Miller's Anesthesia

米勒麻醉学

（第9版）

注　意

医学在不断进步。虽然标准安全措施必须遵守，但是由于新的研究和临床实践在不断拓展我们的知识，在治疗和用药方面做出某种改变也许是必需或适宜的。建议读者核对本书所提供的每种药品的生产厂商的最新产品信息，确认推荐剂量、应用方法与时间及相关的禁忌证。确定诊断、决定患者的最佳服药剂量和最佳治疗方式以及采取适当的安全预防措施是经治医师的责任，这有赖于他（她）们的个人经验和对每一位患者的了解。在法律允许的范围内，出版商和编著者对于因本书所包含的资料而引起的任何人身损害或财产损失，均不承担任何责任。

出版者

中华医学会麻醉学分会推荐读物

下卷

Miller's Anesthesia

米勒麻醉学

（第9版）

原著总主编 Michael A. Gropper

原著名誉主编 Ronald D. Miller

原著共同主编 Neal H. Cohen　Lars I. Eriksson
Lee A. Fleisher　Kate Leslie
Jeanine P. Wiener-Kronish

主　译 邓小明　黄宇光　李文志

副主译 姚尚龙　王国林　熊利泽　郭曲练

主　审 曾因明

北京大学医学出版社

MILE MAZUIXUE（DI 9 BAN）

图书在版编目（CIP）数据

米勒麻醉学（第 9 版）（上下卷）/（美）迈克尔·格鲁博（Michael A. Gropper）原著；邓小明，黄宇光，李文志主译. —北京：北京大学医学出版社，2021.3

书名原文：Miller's Anesthesia

ISBN 978-7-5659-2340-1

Ⅰ. ①米… Ⅱ. ①迈… ②邓… ③黄… ④李… Ⅲ. ①麻醉学 Ⅳ. ① R614

中国版本图书馆 CIP 数据核字（2020）第 247792 号

北京市版权局著作权合同登记号：图字：01-2020-7224

Elsevier (Singapore) Pte Ltd.
3 Killiney Road, #08-01 Winsland House I, Singapore 239519
ELSEVIER Tel: (65) 6349-0200; Fax: (65) 6733-1817

米勒麻醉学（第 9 版）（下卷）

主　　译： 邓小明　黄宇光　李文志
出版发行： 北京大学医学出版社
地　　址：（100083）北京市海淀区学院路 38 号　北京大学医学部院内
电　　话： 发行部 010-82802230；图书邮购 010-82802495
网　　址： http://www.pumpress.com.cn
E-mail： booksale@bjmu.edu.cn
印　　刷： 北京金康利印刷有限公司
经　　销： 新华书店
策划编辑： 王智敏
责任编辑： 王智敏　陈　奋　袁朝阳　　**责任校对：** 靳新强　　**责任印制：** 李　啸
开　　本： 889 mm×1194 mm　1/16　　**印张：** 181.75　　**字数：** 6200 千字
版　　次： 2021 年 3 月第 1 版　2021 年 3 月第 1 次印刷
书　　号： ISBN 978-7-5659-2340-1
定　　价： 1350.00 元（上下卷）

主审简介

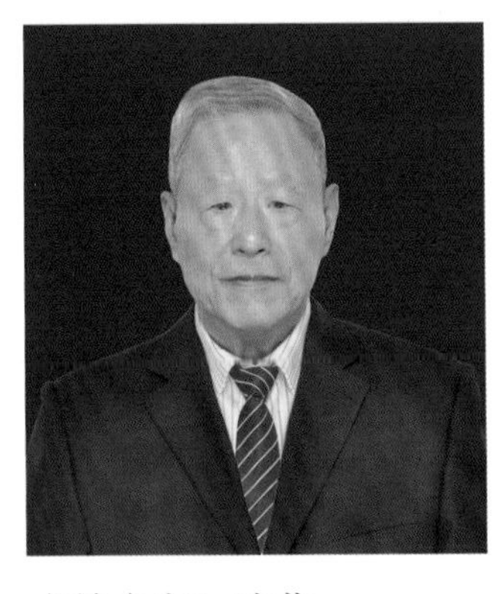

曾因明，现任徐州医科大学终身教授、麻醉学院名誉院长，江苏省麻醉医学研究所所长等职务。兼任中华医学会《国际麻醉学与复苏杂志》名誉总编辑、江苏省麻醉科医疗质量控制中心主任、中华医院管理协会特邀顾问以及中国高等教育学会医学教育专业委员会特邀顾问与麻醉学教育学组名誉组长等。1990 年被国务院学位委员会评为博士生导师；1991 年享受国务院政府特殊津贴；1993 年被国家教委、人事部授予全国优秀教师称号；曾先后两次被评为江苏省优秀研究生导师；1997 年获国家教育成果一等奖（排名第一），在人民大会堂受到党和国家领导人接见。2009 年荣获“第三届中国医师协会麻醉学医师终身成就奖”和“中华医学会麻醉学分会突出贡献奖”；2016 年获“江苏省医学终身成就奖”；2019 年获“中华医学教育终身成就专家”殊荣。

在 2006 年不担任领导岗位后，继续从事麻醉学科建设、教育及人才培养工作。2003 年担任《现代麻醉学》（第 3 版）主编，随后担任《现代麻醉学》（第 4、5 版）主审；2008 年担任《麻醉学》（第 2 版）（供临床医学专业用）主编，随后担任《麻醉学》（供临床医学专业用）（第 3、4 版）主审；2011 年担任《麻醉学高级系列专著》（19 部）总编；担任《麻醉学新进展》（2005、2007、2009、2011、2013、2015、2017、2019）系列主编；担任《米勒麻醉学》（第 6、7、8 版）主译；2017 年担任我国第一部麻醉学科管理学图书《麻醉学科管理学》主编。2011 年获江苏省高校教学成果特等奖（排名第二）；2014 年获国家级教学成果二等奖（排名第二）；2012 年获国家发明专利 2 项（排名第一）。

主译简介

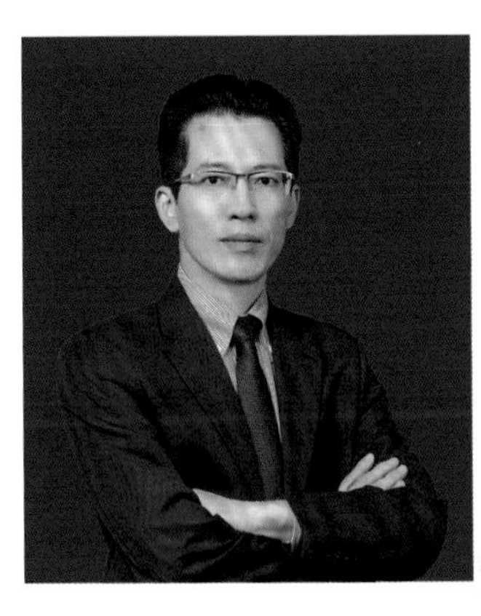

邓小明，1963 年 1 月出生，江西吉安人。现为海军军医大学长海医院麻醉学部、麻醉学教研室主任、教授、主任医师、博士生导师，任中华医学会麻醉学分会候任主任委员兼麻醉学护理学组组长（筹）、中国高等教育学会医学教育专业委员会常委兼麻醉学教育学组组长、全国高等医药院校麻醉学专业第四届教材编审委员会主任委员、上海市医学会第十届麻醉科专科分会主任委员、国家卫生健康委能力建设和继续教育麻醉学专家委员会副主任委员、国家卫生专业技术资格考试麻醉学专家委员会副主任委员、全军麻醉学与复苏专业委员会副主任委员、中华医学会《国际麻醉学与复苏杂志》总编辑和《中华麻醉学杂志》与《临床麻醉学杂志》副总编辑以及世界麻醉科医师协会联盟（WFSA）出版委员会委员等。在疑难复杂高危患者麻醉与围术期管理方面具有丰富的临床经验，在脓毒症的基础与临床方面展开了较深入的研究。获五项国家自然科学基金及多项上海市与军队医疗重点项目等，并获得上海医学科技奖二等奖一项、军队医疗成果二等奖两项。主持我国麻醉学本科教材第四轮修订 / 编写工作、我国麻醉科住院医师规范化培训教材与专科医师培训教材以及麻醉学继续教育教材的编写工作。主编或主译著作或教材 30 余部，包括《现代麻醉学》（第 4、5 版）、《米勒麻醉学》（第 6、7、8、9 版）、《麻醉学新进展》系列、《中国麻醉学指南与专家共识（2014、2017、2020 年版）》、《中国医学发展系列研究报告——麻醉学进展》系列、《危重病医学》（供麻醉学专业用）（第 2、3、4 版）、《麻海新知（2017、2018、2019）》等。以第一作者或通迅作者发表论文约 400 篇，其中 SCI 论文 100 余篇。获得原中国人民解放军总后勤部“育才奖”银奖、上海市“曙光学者”以及“上海市医学领军人才”与“上海市领军人才”称号。培养毕业博士生 55 名、硕士生 65 名。

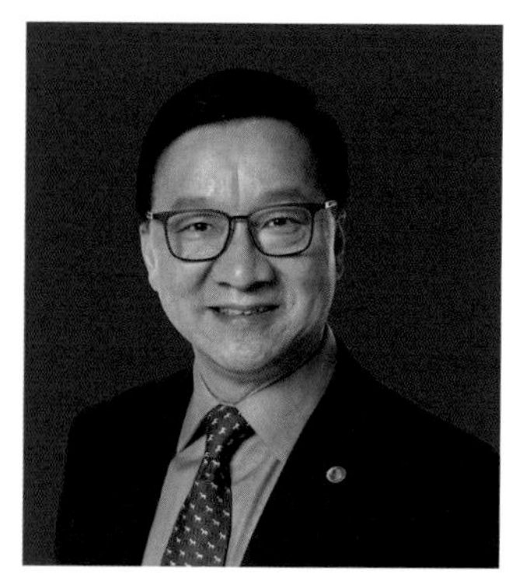

黄宇光，中国医学科学院北京协和医院麻醉科主任、北京协和医学院麻醉学系主任、主任医师、教授、博士生导师。现任中华医学会麻醉学分会主任委员、国家麻醉专业质控中心主任、中国医师培训学院麻醉专业委员会主任委员、中国日间手术合作联盟副主席、中华医学会理事、世界麻醉科医师协会联盟（WFSA）常务理事、国际麻醉药理学会前主席、世界知名生物医学文献评估系统 Faculty of 1000（F1000）评审专家。第十三届全国政协委员及教科卫体委员会委员，第十二、十三届北京市政协委员及教文卫体委员会委员。

担任《临床麻醉学杂志》总编辑、《麻醉安全与质控》杂志主编、《协和医学》杂志副主编兼执行主编、*Anesthesia & Analgesia* 杂志编委。研究领域涵盖临床安全、特殊危重患者麻醉和疼痛机制等，先后获得多项原国家卫生部（现国家卫生健康委员会）行业专项基金和国家自然科学基金资助，以第一作者和通讯作者发表 SCI 论文 60 余篇。作为中华医学会麻醉学分会主任委员，提出“四个麻醉”的定位，即“安全麻醉、学术麻醉、品质麻醉、人文麻醉”，倡导“一起强大”的理念，推进全国麻醉学科优质资源的均质化和全覆盖。2019 年以通讯作者身份在 *The Lancet* 杂志发表了关于麻醉和肿瘤患者预后的国际多中心研究成果；2020 年抗击新冠肺炎疫情期间，应 *Anesthesiology* 主编和 *Anesthesia & Analgesia* 主编的邀请，分别在这两个麻醉领域顶级期刊发表相关文章，并通过带领中华医学会麻醉学分会及时组织制定相关专家建议、加强人文呵护等多种途径支持一线抗疫工作。

先后获得卫生部科学技术进步奖二等奖、教育部科技进步二等奖、中华医学奖三等奖。2014 年当选第六届“全国优秀科技工作者”，2015 年被评为国家卫生和计划生育委员会“突出贡献中青年专家”，享受国务院政府特殊津贴。2018 年获“爱尔兰麻醉医师学院荣誉院士”称号。

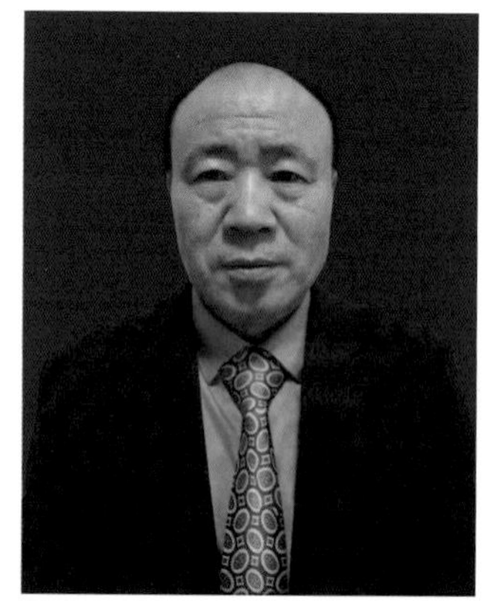

李文志，1960 年 11 月生于黑龙江省。1994 年于日本金泽大学医学博士毕业，1995 年任教授、博士生导师。现任哈尔滨医科大学附属第二医院麻醉学教研室主任、麻醉科主任。2002 年获原国家卫生部“有突出贡献中青年专家”称号，2005 年享受国务院政府特殊津贴。兼任中国高等教育学会医学教育专业委员会麻醉学教育学组副组长，黑龙江省医学会麻醉学分会主任委员，黑龙江省麻醉科医疗质量控制中心主任，《中华麻醉学杂志》与《临床麻醉学杂志》常务编委，《国际麻醉学与复苏杂志》副总编辑。曾任中华医学会麻醉学分会常委、中国医师协会麻醉学医师分会副会长；原民盟黑龙江省委副主委，全国政协委员；现任黑龙江省政府参事。

从事麻醉学临床、教学工作至今 36 年，获得黑龙江省“优秀教师”“省优秀研究生指导教师”“省教学名师”称号。主编、主讲的《危重病医学》课程为国家级精品课程、国家资源共享课程等。主要从事围术期多器官功能保护的研究，主持国家自然科学基金面上项目 5 项，近年来在国际国内专业杂志上发表论文 278 篇，出版著作 25 部，主编 13 部。以第一完成人身份获教育部科技进步二等奖 1 项、黑龙江省科技进步二等奖 4 项。

副主译简介

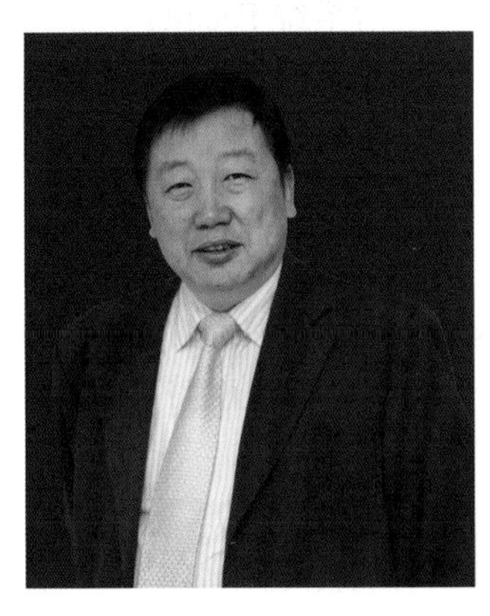

姚尚龙，1956 年 3 月出生于安徽桐城，二级教授，主任医师，博士生导师，“华中学者”特聘教授。湖北省第一层次医学领军人才，原国家卫生部有特殊贡献的中青年专家，享受国务院政府特殊津贴。现任华中科技大学协和医院麻醉与危重病教研所所长，湖北省麻醉临床医学中心主任，国家卫生健康委能力建设和继续教育麻醉学专家委员会主任委员，国家卫生健康委麻醉质控中心副主任，中国高等教育学会医学教育专业委员会麻醉学教育学组副组长；中国医师协会毕业后医学教育麻醉科专业委员会副主任委员，吴阶平基金会麻醉与危重病学部主任委员；全国卫生专业技术资格考试麻醉学专家委员会主任委员；湖北省麻醉质控中心主任。曾任中华医学会麻醉学分会副主任委员；中国医师协会麻醉学医师分会第三任会长；先后获“国之名医卓越建树奖”“医学科学家”“荆楚楷模”以及“最美医师”等称号。2015 年获“中国消除贫困奖”，受到习近平主席的接见。

主要从事麻醉作用机制、临床转化以及围术期肺损伤等方面研究，先后主持 7 项国家自然科学基金（重点项目一项）和 10 余项部省级课题。获部省属奖 10 余项，其中省科技进步、技术发明，成果推广一等奖各一项，获国家级专利 5 项。培养 96 名博士生、130 名硕士生。发表论文 400 余篇，其中 SCI 收录 80 余篇。主编《现代麻醉学》(第 4、5 版)、主编 10 余本教材，参编专著 30 余本，现任《临床麻醉学杂志》《国际麻醉学与复苏杂志》等四本杂志副总编辑。

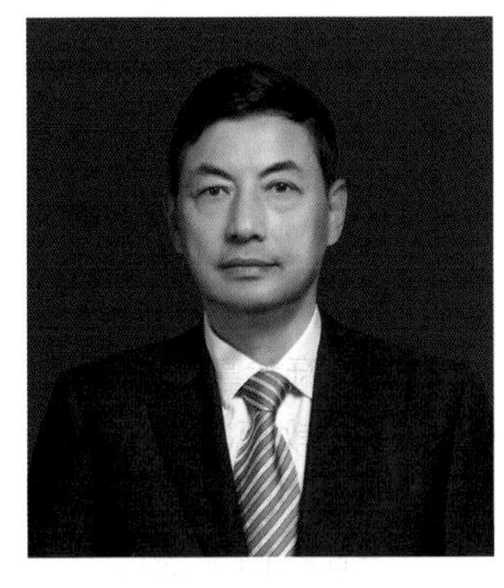

王国林，1955 年 12 月出生于江苏金坛。1982 年毕业于南京医科大学医学系，获学士学位；1989 年毕业于天津医科大学麻醉学专业，获硕士学位；1995 年 12 月至 1996 年 12 月在美国罗格斯大学博士后研修。

现任天津医科大学总医院麻醉科主任医师、二级教授、博士生导师，麻醉科、重症医学科学科带头人，天津医科大学教指委主任。中国老年医学会常务理事、中华医学会麻醉学分会常委兼神经外科麻醉学组组长、中国高等教育学会医学教育专业委员会麻醉学组副组长、天津医学会常务理事、天津市临床麻醉质控中心主任。获“中国杰出麻醉医生”、首届“天津名医”称号。

长期从事临床麻醉和重症患者的救治工作，培养麻醉和重症专业博士生 30 名，硕士生 70 名，发表学术论文 300 余篇，其中 SCI 收录 50 余篇，主编专著 10 余部，主持多项国家自然科学基金课题和省市级课题，获天津市科技进步二等奖 2 项。

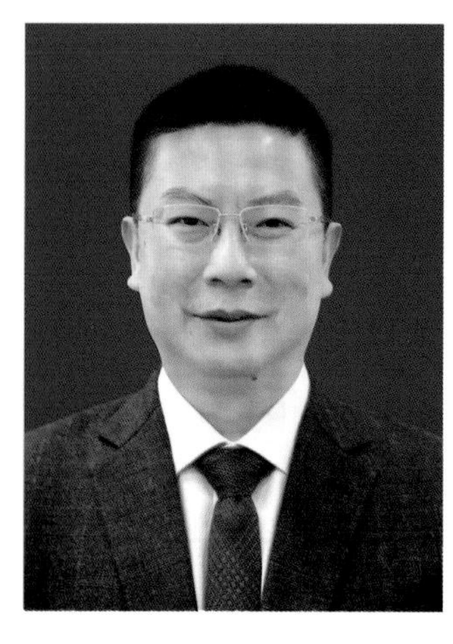

熊利泽，1962 年 12 月出生于湖北省枣阳市，原空军军医大学（第四军医大学）西京医院麻醉科教授、主任医师。现任同济大学医学院脑功能与人工智能转化研究所所长，同济大学附属上海市第四人民医院院长，博士生导师，《中华麻醉学杂志》总编辑，*J Perioperative Medicine* 副主编。国家自然科学基金杰出青年基金获得者，长江学者计划特聘教授，973 项目首席科学家，曾任全军麻醉学研究所所长和全军危重病医学重点实验室主任，教育部创新团队和科技部重点领域创新团队学术带头人。中华医学会麻醉学分会第十二届主任委员，曾任世界麻醉科医师协会联盟（WFSA）常委（2008—2016 年）和亚澳区副主席、秘书长和主席（2006—2018 年），积极倡导麻醉学向围术期医学发展，率先将麻醉科更名为麻醉与围术期医学科。

主要研究方向为围术期脑保护，首次发现并报道高压氧、电针、吸入麻醉药预处理可诱导显著的脑保护作用，探索其作用机制并实现初步转化，先后获得 973、国家自然科学基金重大项目课题、重点项目、杰出青年、国际重大合作、国家新药创制等 23 项基金项目。在 *J Am Coll Cardiol*、*Am J Respir Crit Care Med*、*Clin Invest*、*Anesthesiology* 等杂志发表 SCI 论著 219 篇（通讯或共同通讯作者 149 篇）。以第一完成人身份获得 2011 年度国家科技进步一等奖 1 项，陕西省科学技术一等奖 3 项。荣立一等功、二等功各 1 次。

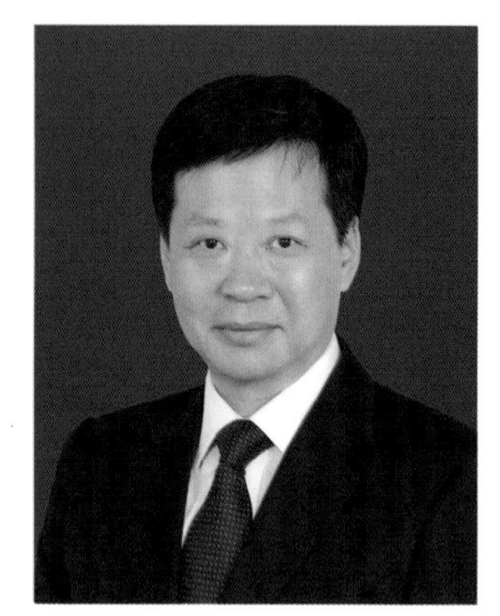

郭曲练，医学博士、教授、一级主任医师、博士生导师，中南大学湘雅医学院麻醉学系主任，中南大学首届湘雅名医，湖南省医学学科领军人才，湖南省保健委员会核心专家。现任中国医师协会麻醉学医师分会副会长、中国高等教育学会医学教育专业委员会麻醉学教育学组副组长、中华麻醉学会日间手术麻醉学组顾问、湖南省麻醉医师协会会长、湖南省麻醉质控中心主任、《国际麻醉学与复苏杂志》副总编辑。2000 年组织成立湘雅医院麻醉后恢复室（PACU）；2010 年带领湘雅医院麻醉科获得第一批国家临床重点专科项目，主持制定中华医学会麻醉学分会《麻醉后监测治疗专家共识》和《日间手术麻醉专家共识》。主持湘雅医学院麻醉学系工作以来，麻醉学专业先后入选省普通高校重点专业、特色专业，主持的《临床麻醉学》课程先后被评为国家精品课程、国家精品资源共享课程、国家精品视频公开课程、国家一流课程；担任第 3 版、第 4 版全国统编教材《临床麻醉学》主编及其他十余部教材的主编、副主编。主持国家自然科学基金面上项目 5 项，国家 863 课题子项目 1 项及其他省部级课题十余项。获得湖南省科技成果奖二等奖 2 项、三等奖 3 项。发表科研论文 200 余篇，其中 SCI 收录 130 余篇，获国家专利 3 项，培养硕士生和博士生 100 余名。

翻译专家委员会委员简介

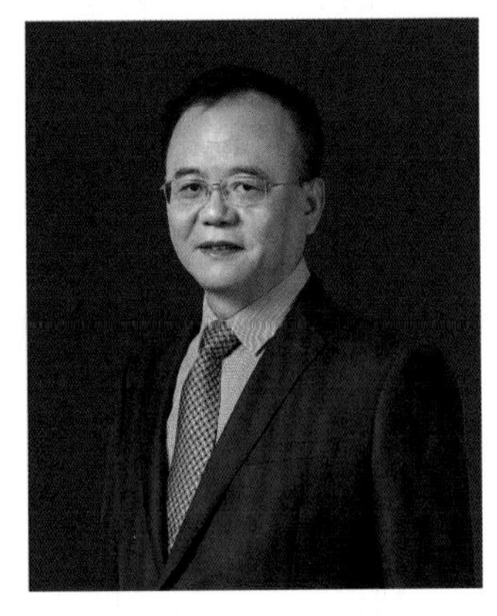

马正良，南京大学医学院附属鼓楼医院麻醉科主任，主任医师、教授、博士生导师，享受国务院政府特殊津贴。现任中华医学会麻醉学分会常务委员兼门诊PACU及日间手术学组组长，中国研究型医院学会麻醉学专业委员会主任委员，中国研究型医院学会理事会理事，全国日间手术联盟副秘书长，江苏省医学会麻醉学分会前任主任委员，江苏省医师协会麻醉学医师分会前任会长，中国医师协会整合医学分会整合麻醉及围术期医学专业委员会副主任委员，国家卫生健康委能力建设和继续教育麻醉学专家委员会委员，南京市麻醉医疗质量控制中心主任，江苏省麻醉医疗质量控制中心副主任、专家委员会主任，《中华麻醉学杂志》常务编委，《国际麻醉学与复苏杂志》常务编委，《临床麻醉学杂志》副主编，国家卫生健康委“十三五”住院医师规范化培训规划教材《麻醉学》(第2版）编委。共获国家自然科学基金5项，省科技进步二等奖2项，发表SCI论文80余篇。为江苏省医学重点学科主任，入选省“333”工程第二层次、省六大人才高峰人才、江苏省医学领军人才等。

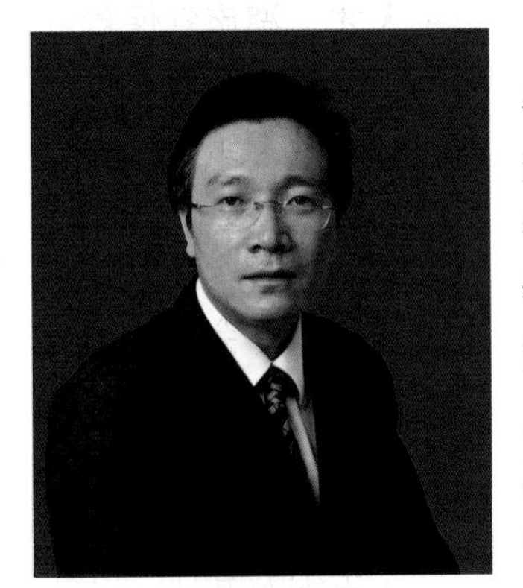

黑子清，1967年5月生于湖南省。2003年于中山大学医学博士毕业，博士生导师，博士后导师，教授、研究员、主任医师。任中山大学附属第三医院院长助理兼粤东医院党委书记及常务副院长，麻醉学教研室主任，麻醉手术中心主任，广东省医学领军人才、广东省医院优秀临床科主任、岭南名医。现任广东省医学会麻醉学分会主任委员，国家卫生健康委麻醉质控专家组成员。《中华麻醉学杂志》常务编委，《国际麻醉学与复苏杂志》《临床麻醉学杂志》编委，原国家卫生和计划生育委员会麻醉科住院医师规范化培训教材《麻醉学基础》编委、《麻醉学基础学习指导与习题集》副主编，国家卫生健康委“十三五”住院医师规范化培训规划教材《麻醉学》编委。

从事麻醉学临床、教学工作至今30年，获得“中山大学优秀研究生指导教师”称号，培养毕业博士生25名、硕士生27名。主要从事围术期器官功能保护的研究。近年来在国内外专业杂志上发表论文200余篇，SCI收录80余篇，荣获2019年度麻醉学领域顶级刊物*ANESTHESIOLOGY*最佳论文获得者荣誉。出版著作8部，主编《肝脏移植麻醉学》《麻醉学考点》等3部。主持国家自然科学基金项目7项，广东省自然科学基金重点项目2项，广州市科技重点项目2项。以第一完成人身份获广东省科技进步二等奖1项，广州市科技进步二等奖1项、三等奖1项，中华医学科技奖三等奖1项。

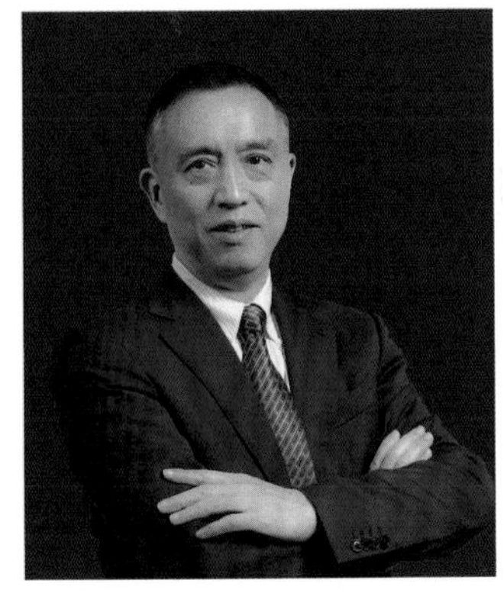

鲁开智，陆军军医大学西南医院麻醉科主任、主任医师、教授、博士生导师。现任中华医学会麻醉学分会常务委员，中国医师协会麻醉学医师分会常务委员，重庆市医学会麻醉学专委会主任委员；重庆英才·创新领军人才，重庆市学术技术带头人，“中国杰出麻醉医师”；获军队“育才银奖”。

研究方向为远端器官疾病致肺损伤的临床和基础研究及危重症事件追踪预警及决策支持。作为负责人主持国家重点研发计划1项，国家科技支撑计划1项，国家自然科学基金4项，国家卫生健康委视听教材2项；获重庆市科技进步一等奖1项，军队医疗成果二等奖1项。以第一作者或通讯作者发表SCI论文50余篇，主编专著2部。

审校专家和译者名单

主　　译　邓小明　黄宇光　李文志

副 主 译　姚尚龙　王国林　熊利泽　郭曲练

主　　审　曾因明

翻译专家委员会（按姓氏笔画排序）

马正良　南京大学医学院附属鼓楼医院
王国林　天津医科大学总医院
邓小明　海军军医大学长海医院
李文志　哈尔滨医科大学第二附属医院
姚尚龙　华中科技大学同济医学院附属协和医院
郭曲练　中南大学湘雅医院
黄宇光　中国医学科学院北京协和医院
黑子清　中山大学附属第三医院
鲁开智　陆军军医大学西南医院
熊利泽　同济大学医学院附属上海市第四人民医院

主译助理（按姓氏笔画排序）

卞金俊　海军军医大学长海医院
包　睿　海军军医大学长海医院
易　杰　中国医学科学院北京协和医院
郭悦平　海南医学院第一附属医院

专家助理（按姓氏笔画排序）

王婷婷　华中科技大学同济医学院附属协和医院
杨谦梓　空军军医大学西京医院
张　伟　南京大学医学院附属鼓楼医院
陈　妍　陆军军医大学西南医院
姚伟锋　中山大学附属第三医院
翁莹琪　中南大学湘雅医院
谢克亮　天津医科大学总医院

审校专家（按审校章节排序）

徐子锋 上海交通大学医学院附属国际和平妇幼保健院
邓小明 海军军医大学长海医院
曾因明 徐州医科大学附属医院，江苏省麻醉医学研究所
黄宇光 中国医学科学院北京协和医院
左明章 北京医院
郭　政 山西医科大学第二医院
王国林 天津医科大学总医院
熊利泽 同济大学医学院附属上海市第四人民医院
董海龙 空军军医大学西京医院
易　杰 中国医学科学院北京协和医院
李天佐 首都医科大学附属北京世纪坛医院
邓晓明 中国医学科学院整形外科医院
范晓华 海军军医大学长海医院
于泳浩 天津医科大学总医院
罗　艳 上海交通大学医学院附属瑞金医院
于布为 上海交通大学医学院附属瑞金医院
吴安石 首都医科大学附属北京朝阳医院
岳　云 首都医科大学附属北京朝阳医院
王东信 北京大学第一医院
王天龙 首都医科大学宣武医院
李文志 哈尔滨医科大学附属第二医院
张　兵 哈尔滨医科大学附属第二医院
潘　鹏 哈尔滨医科大学附属第二医院
崔晓光 海南医学院第一附属医院
席宏杰 哈尔滨医科大学附属第二医院
俞卫锋 上海交通大学医学院附属仁济医院
马　虹 中国医科大学附属第一医院
郭悦平 海南医学院第一附属医院
赵国庆 吉林大学
杜洪印 天津市第一中心医院
喻文立 天津市第一中心医院
赵洪伟 天津医科大学肿瘤医院
马正良 南京大学医学院附属鼓楼医院
顾小萍 南京大学医学院附属鼓楼医院
卢悦淳 天津医科大学第二医院
郭曲练 中南大学湘雅医院
徐军美 中南大学湘雅二医院
王月兰 山东第一医科大学第一附属医院
欧阳文 中南大学湘雅三医院
黑子清 中山大学附属第三医院
徐世元 南方医科大学珠江医院
刘克玄 南方医科大学南方医院
喻　田 遵义医科大学附属医院
韩如泉 首都医科大学附属北京天坛医院
冯　艺 北京大学人民医院
倪　文 海军军医大学长海医院
米卫东 中国人民解放军总医院
高　鸿 贵州医科大学第三附属医院
田　鸣 首都医科大学附属北京友谊医院
徐铭军 首都医科大学附属北京妇产医院
包　睿 海军军医大学长海医院
谭　刚 中国医学科学院北京协和医院
郭向阳 北京大学第三医院
王秀丽 河北医科大学第三医院
方向明 浙江大学医学院附属第一医院
缪长虹 复旦大学附属中山医院
卞金俊 海军军医大学长海医院
许　涛 海军军医大学长海医院
杨　涛 海军军医大学长海医院
袁红斌 海军军医大学长征医院
顾卫东 复旦大学附属华东医院
张良成 福建医科大学附属协和医院
李师阳 福建省泉州玛珂迩妇产医院
薛张纲 复旦大学附属中山医院
江　来 上海交通大学医学院附属新华医院
姜　虹 上海交通大学医学院附属第九人民医院
李金宝 上海交通大学附属第一人民医院
李士通 上海交通大学附属第一人民医院
马武华 广州中医药大学第一附属医院
田国刚 海南医学院
刘敬臣 广西医科大学第一附属医院
余剑波 天津市南开医院
黄文起 中山大学附属第一医院
李雅兰 暨南大学附属第一医院
王英伟 复旦大学附属华山医院
曾维安 中山大学肿瘤防治中心
王　晟 广东省人民医院
杨建平 苏州大学附属第一医院
嵇富海 苏州大学附属第一医院
吕　岩 空军军医大学西京医院
徐国海 南昌大学第二附属医院
许平波 复旦大学附属肿瘤医院
徐美英 上海交通大学附属胸科医院
吴镜湘 上海交通大学附属胸科医院
魏　蔚 四川大学华西医院

曾　俊　四川大学华西医院
王　锷　中南大学湘雅医院
王焱林　武汉大学中南医院
陈向东　华中科技大学同济医学院附属协和医院
张加强　河南省人民医院
杨建军　郑州大学第一附属医院
思永玉　昆明医科大学第二附属医院
罗爱林　华中科技大学同济医学院附属同济医院
王婷婷　华中科技大学同济医学院附属协和医院
麻伟青　中国人民解放军联勤保障部队第九二〇医院
毛卫克　华中科技大学同济医学院附属协和医院
杨宇光　海军军医大学长海医院
闵　苏　重庆医科大学附属第一医院
刘　斌　四川大学华西医院
陈力勇　陆军军医大学大坪医院
姚尚龙　华中科技大学同济医学院附属协和医院
李　洪　陆军军医大学新桥医院
鲁开智　陆军军医大学西南医院
郑　宏　新疆医科大学第一附属医院
拉巴次仁　西藏自治区人民医院
易　斌　陆军军医大学西南医院
阎文军　甘肃省人民医院
王　强　西安交通大学第一附属医院
戚思华　哈尔滨医科大学附属第四医院
万小健　海军军医大学长海医院
谢克亮　天津医科大学总医院
曹铭辉　中山大学孙逸仙纪念医院
宋兴荣　广东省广州市妇女儿童医疗中心
夏中元　武汉大学人民医院
张马忠　上海交通大学医学院附属上海儿童医学中心
王国年　哈尔滨医科大学附属第四医院
倪新莉　宁夏医科大学总医院
孙焱芜　深圳大学总医院
李秀娟　海军军医大学长海医院
张　野　安徽医科大学第二附属医院
刘学胜　安徽医科大学第一附属医院
张铁铮　中国人民解放军北部战区总医院
王志萍　徐州医科大学附属医院
曹君利　徐州医科大学
李斌本　海军军医大学长海医院
闻庆平　大连医科大学附属第一医院
谢淑华　天津市人民医院
容俊芳　河北省人民医院
于建设　内蒙古医科大学附属医院
贾慧群　河北医科大学第四医院

译　者（按翻译章节排序）

王卿宇　青岛大学附属医院
贾丽洁　上海交通大学医学院附属国际和平妇幼保健院
孙晓璐　北京医院
李俊峰　北京医院
龚亚红　中国医学科学院北京协和医院
张瑞林　山西医科大学第二医院
王　祯　天津医科大学总医院
路志红　空军军医大学西京医院
张君宝　空军军医大学西京医院
马　爽　中国医学科学院北京协和医院
申　乐　中国医学科学院北京协和医院
孙艳霞　首都医科大学附属北京同仁医院
徐　瑾　中国医学科学院整形外科医院
杨　冬　中国医学科学院整形外科医院
蒋　毅　天津医科大学总医院
于　洋　天津医科大学总医院
黄燕华　上海交通大学医学院附属瑞金医院
王雨竹　首都医科大学附属北京朝阳医院
魏昌伟　首都医科大学附属北京朝阳医院
崔　凡　北京大学第一医院
李怀瑾　北京大学第一医院
金　笛　首都医科大学宣武医院
肖　玮　首都医科大学宣武医院
徐咏梅　哈尔滨医科大学附属第二医院
刘冬冬　哈尔滨医科大学附属第二医院
岳子勇　哈尔滨医科大学附属第二医院
周姝婧　上海交通大学医学院附属仁济医院
赵延华　上海交通大学医学院附属仁济医院
刘金锋　哈尔滨医科大学附属第二医院
曹学照　中国医科大学附属第一医院
樊玉花　海军军医大学长海医院
李　凯　吉林大学中日联谊医院
李红霞　天津市第一中心医院
翁亦齐　天津市第一中心医院
王　靖　天津医科大学肿瘤医院
张　伟　南京大学医学院附属鼓楼医院
李冰冰　南京大学医学院附属鼓楼医院
庄欣琪　天津医科大学第二医院

黄长盛 中南大学湘雅医院
官　烨 中南大学湘雅医院
戴茹萍 中南大学湘雅二医院
张宗旺 山东省聊城市人民医院
廖　琴 中南大学湘雅三医院
李　丹 中南大学湘雅三医院
姚伟锋 中山大学附属第三医院
吴范灿 南方医科大学珠江医院
姜　妤 南方医科大学南方医院
王海英 遵义医科大学附属医院
曹　嵩 遵义医科大学附属医院
陈唯韫 中国医学科学院北京协和医院
范议方 首都医科大学附属北京天坛医院
菅敏钰 首都医科大学附属北京天坛医院
查燕萍 海军军医大学长海医院
韩侨宇 北京大学人民医院
车　璐 中国医学科学院北京协和医院
廖　玥 北京大学人民医院
夏　迪 中国医学科学院北京协和医院
李　旭 中国医学科学院北京协和医院
杨路加 中国人民解放军总医院
刘艳红 中国人民解放军总医院
宋锴澄 中国医学科学院北京协和医院
刘　旸 贵州医科大学附属医院
曹　莹 贵州省贵阳市第二人民医院
董　鹏 首都医科大学附属北京友谊医院
金昕煜 首都医科大学附属北京妇产医院
徐　懋 北京大学第三医院
韩　彬 北京大学第三医院
石　娜 河北医科大学第三医院
赵　爽 河北医科大学第三医院
褚丽花 浙江大学医学院附属第一医院
梁　超 复旦大学附属中山医院
孟庆元 湖南省军区益阳离职干部休养所
孟　岩 海军军医大学长海医院
何星颖 海军军医大学长征医院
张细学 复旦大学附属华东医院
俞　莹 福建医科大学附属协和医院
房小斌 四川大学华西医院
徐楚帆 上海交通大学医学院附属新华医院
孙　宇 上海交通大学医学院附属第九人民医院
黄丽娜 上海交通大学附属第一人民医院
唐志航 广州中医药大学第一附属医院
王　勇 广州中医药大学第一附属医院
魏　晓 海南省海口市人民医院
李泳兴 广州中医药大学第一附属医院
林育南 广西医科大学第一附属医院
毛仲炫 广西医科大学第一附属医院
张　圆 天津市南开医院
何思梦 南开大学医学院
胡　榕 中山大学附属第一医院
汪梦霞 暨南大学附属第一医院
熊　玮 中山大学附属第一医院
谭　弘 复旦大学附属华山医院
张颖君 中山大学肿瘤防治中心
彭　科 苏州大学附属第一医院
雷　翀 空军军医大学西京医院
陈　辉 同济大学医学院附属上海市第四人民医院
华福洲 南昌大学第二附属医院
蒋琦亮 上海交通大学附属胸科医院
郑剑桥 四川大学华西医院
彭　玲 四川大学华西医院
林　静 四川大学华西医院
翁莹琪 中南大学湘雅医院
张婧婧 武汉大学中南医院
熊　颖 武汉大学中南医院
徐尤年 华中科技大学同济医学院附属协和医院
郭晓光 郑州大学第一附属医院
夏江燕 东南大学附属中大医院
欧阳杰 昆明医科大学第二附属医院
陈晔凌 华中科技大学同济医学院附属同济医院
周　静 华中科技大学同济医学院附属同济医院
陈　林 华中科技大学同济医学院附属协和医院
李　娜 中国人民解放军联勤保障部队第九二〇医院
夏海发 华中科技大学同济医学院附属协和医院
律　峰 重庆医科大学附属第一医院
周　棱 四川大学华西医院
马　骏 四川大学华西医院
毛庆祥 陆军军医大学大坪医院
王　洁 华中科技大学同济医学院附属协和医院
吴卓熙 陆军军医大学新桥医院
甯交琳 陆军军医大学西南医院
杨　龙 新疆医科大学第一附属医院
顾健腾 陆军军医大学西南医院
黄锦文 甘肃省人民医院
朱　磊 甘肃省人民医院
杨丽芳 西安交通大学附属儿童医院
于　巍 哈尔滨医科大学附属第四医院

王　颖　哈尔滨医科大学附属第四医院
李依泽　天津医科大学总医院
张麟临　天津医科大学总医院
韩　雪　中山大学孙逸仙纪念医院
雷东旭　广东省广州市妇女儿童医疗中心
余高锋　广东省广州市妇女儿童医疗中心
刘慧敏　武汉大学人民医院
赵珍珍　海军军医大学长海医院
马　宁　上海交通大学医学院附属上海儿童医学中心
丁文刚　哈尔滨医科大学附属第二医院
王　坤　哈尔滨医科大学附属肿瘤医院
杨谦梓　空军军医大学西京医院
聂　煌　空军军医大学西京医院
李　锐　安徽医科大学第二附属医院
蒋玲玲　安徽医科大学第二附属医院
孙莹杰　中国人民解放军北部战区总医院
刘　苏　徐州医科大学附属医院
刘学胜　安徽医科大学第一附属医院
武　平　大连医科大学附属第一医院
丁　玲　天津市人民医院
杨　涛　天津市人民医院
曹珑璐　河北省人民医院
都义日　内蒙古医科大学附属医院
石海霞　内蒙古医科大学附属医院
雍芳芳　河北医科大学第四医院
杜　伟　河北医科大学第四医院
陈　园　中南大学湘雅医院
张　重　中南大学湘雅医院

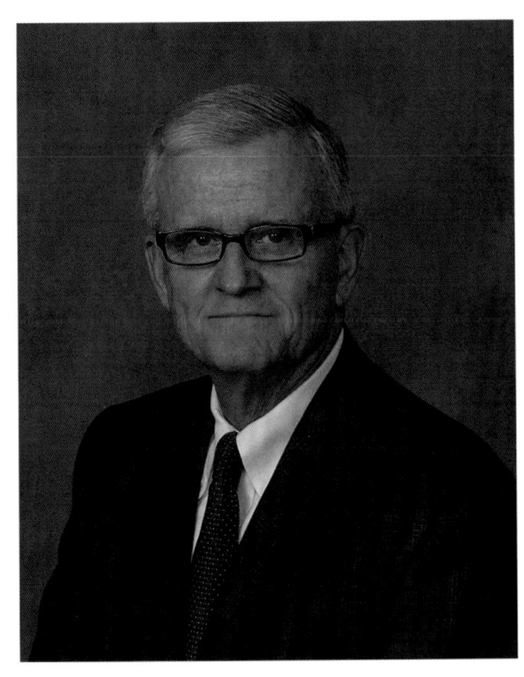

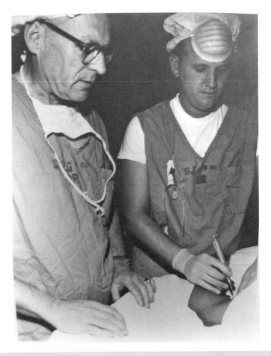

麻醉学科首任主任 Stuart Cullen 博士观察 Ronald Miller 博士实施区域阻滞

很少有像《米勒麻醉学》这样与个人联系如此紧密的教科书。自 1981 年第 1 版出版以来，很难想像任何一位接受麻醉培训的人无不受到该书的影响，不论其国籍或者培训地点。对于从事麻醉以及麻醉各个亚学科实践或研究的人士来说，《米勒麻醉学》是最权威的专著。

罗纳德 · 米勒（Ronald Miller）来自美国印第安纳州，于 1968 年在加州大学旧金山分校（UCSF）完成了其麻醉培训，此间获得了药理学硕士学位，这段经历让他毕生致力于麻醉学研究。之后不久，米勒离开了旧金山来到了越南服役，他在岘港的海军医院救治受伤的士兵，并因功勋而获得青铜星章。他不仅带着享有盛誉的奖章归来，也正是在这段经历中，米勒开始对输血医学产生兴趣；在服役期间，他收集数据，探讨大量输血时凝血病的机制。这项开创性工作带来了输血医学领域重要的实践变化。返回 UCSF 后不久，他开始了备受赞誉的神经肌肉阻断研究工作，这也导致了世界各地的重大临床实践变革。

在 UCSF 任职麻醉学科主任的 25 年里，米勒建立起了一个传奇学科，培训了数百名麻醉科医师，并为世界培养了我们麻醉学专业的领导者。20 多位在此接受培训的住院医师（包括本书主编中的两位）已成为了有关院校的麻醉学科主任。 作为一名学者，他的职业生涯非常辉煌，发表了近 400 篇论文，并不断获得国内外有关组织的赞誉，其中包括被美国国家科学院医学研究所（现在是美国国家医学院）接纳的最高荣誉。除了确立并主编本书之外，米勒于 1991—2006 年担任《麻醉与镇痛》（*Anesthesia and Analgesia*）期刊的总编辑，他完全重新定义了该期刊，并将其变成了我们专业领域中的领先期刊之一，吸引了来自世界各地的编辑和作者。

虽然《米勒麻醉学》是一个团队的努力成果，但是是米勒的灵感创造了这部深入剖析麻醉学专业的著作。在其他专著变得更短小、更简洁之际，米勒就卓有远见地保持该专著的综合性，在改为现今的两卷本之前，本书甚至曾分为三卷。近 40 年来，每一版都定义了麻醉学专业。来自世界各地的作者和主编们就麻醉学专业分享了多样化的观点，使这本书具有了国际风范。在第 9 版出版之际，我们深刻地意识到这本书的历史，以及我们维持并将其精髓发扬光大的责任。因此，我们将该书的第 9 版献给麻醉学专业领域富有远见的领袖——罗纳德 · 米勒。

（王卿宇　译　邓小明　审校）

原著副主编

Matthew T.V. Chan, MBBS, FANZCA, FHKCA, FHKAM
The Chinese University of Hong Kong

Kristin Engelhard, MD, PhD
University Medical Center, Johannes Gutenberg-University

Malin Jonsson Fagerlund, MD, PhD
Karolinska University Hospital and Karolinska Institutet

Kathryn Hagen
Aukland District Health Board

Meghan Brooks Lane-Fall, MD, MSHP
University of Pennsylvania Perelman School of Medicine

Lisa R. Leffert, MD
Massachusetts General Hospital

Linda L. Liu, MD
University of California, San Francisco

Vivek K. Moitra, MD
Columbia University Medical Center

Ala Nozari, MD, PhD
Harvard Medical School

Andrew Patterson, MD, PhD
Emory University School of Medicine

Marc P. Steurer, MD, MHA, DESA
University of California, San Francisco

Tracey L. Stierer-Smith, MD
Johns Hopkins University School of Medicine

原著编者

Anthony Ray Absalom, MBChB, FRCA, MD
Professor, Anesthesiology
University Medical Center Groningen
University of Groningen
Groningen, Netherlands

Leah Acker, MD, PhD
Department of Anesthesiology
Duke University Medical Center
Durham, North Carolina
United States

Oluwaseun Akeju, MD, MMSc
Associate Professor
Harvard Medical School
Department of Anesthesia, Critical Care and Pain Medicine
Massachusetts General Hospital
Boston, Massachusetts
United States

Meredith A. Albrecht, MD, PhD
Chief of Obstetric Anesthesia
Associate Professor
Department of Anesthesiology
Medical College of Wisconsin
Milwaukee, Wisconsin
United States

J. Matthew Aldrich, MD
Medical Director, Critical Care Medicine
Clinical Professor
Anesthesia and Perioperative Care
University of California, San Francisco
San Francisco, California
United States

Paul Denney Allen, MD, PhD
Professor, Anesthesia
University of Leeds
Leeds, United Kingdom
Professor Emeritus
Anesthesia
Harvard Medical School
Boston, Massachusetts
United States

Katherine W. Arendt, MD
Associate Professor of Anesthesiology
Department of Anesthesiology and Perioperative Medicine
Mayo Clinic College of Medicine
Rochester, Minnesota
United States

Carlos A. Artime, MD
Associate Professor and Vice Chair of Finance and Operations
Department of Anesthesiology
McGovern Medical School at University of Texas Health Science Center
Houston, Texas
United States

Atilio Barbeito, MD, MPH
Associate Professor
Department of Anesthesiology
Duke University
Durham, North Carolina
United States

Brian Bateman, MD, MSc
Associate Professor of Anesthesia
Department of Anesthesiology, Perioperative and Pain Medicine
Brigham and Women's Hospital
Harvard Medical School
Boston, Massachusetts
United States

Charles B. Berde, MD, PhD
Sara Page Mayo Chair, Pediatric Pain Medicine
Department of Anesthesiology, Critical Care, and Pain Medicine
Boston Children's Hospital
Professor of Anesthesia and Pediatrics
Harvard Medical School
Boston, Massachusetts
United States

Sheri Berg, MD
Medical Director of the Post-Anesthesia Care Units
Director of Anesthesia, ECT Service
Director of Anesthesia, MGH Ketamine Clinic
Department of Anesthesia, Critical Care and Pain Medicine
Massachusetts General Hospital
Boston, Massachusetts
United States

Miles Berger, MD, PhD
Duke Anesthesiology Department
Neuroanesthesiology Division
Adjunct Faculty
Duke Center for Cognitive Neuroscience Senior Fellow
Duke Center for the Study of Aging and Human Development
Duke University Medical Center
Durham, North Carolina
United States

Edward A. Bittner, MD, PhD, MSEd, FCCM
Associate Professor of Anaesthesia
Harvard Medical School
Program Director, Critical Care-Anesthesiology Fellowship
Associate Director, Surgical Intensive Care Unit
Massachusetts General Hospital
Department of Anesthesia, Critical Care and Pain Medicine
Boston, Massachusetts
United States

James L. Blair, DO
Assistant Professor
Anesthesiology
Vanderbilt University Medical Center
Nashville, Tennessee
United States

Michael P. Bokoch, MD, PhD
Assistant Clinical Professor
Anesthesia and Perioperative Care
University of California, San Francisco
San Francisco, California
United States

Matthias R. Braehler, MD, PhD
Professor, Anesthesia and Perioperative Care
Medical Director, Post Anesthesia Care Unit
University of California, San Francisco, School of Medicine
San Francisco, California
United States

Kristine E.W. Breyer, MD
Associate Professor
Anesthesia
University of California, San Francisco
San Francisco, California
United States

Emery N. Brown, MD, PhD
Warren M. Zapol Professor of Anesthesia
Harvard Medical School
Department of Anesthesia, Critical Care and Pain Medicine
Massachusetts General Hospital
Edward Hood Taplin Professor of Medical Engineering
Professor of Computational Neuroscience
Institute for Medical Engineering and Science
Picower Institute for Learning and Memory
Institute for Data Systems and Society
Department of Brain and Cognitive Sciences
Massachusetts Institute of Technology
Boston, Massachusetts
United States

Richard Brull, MD, FRCPC
Professor
Anesthesia
University of Toronto
Toronto, Ontario
Canada

Sorin J. Brull, MD, FCARCSI (Hon)
Professor
Mayo Clinic College of Medicine and Science
Consultant
Anesthesiology and Perioperative Medicine
Mayo Clinic Florida
Jacksonville, Florida
United States

David Winthrop Buck, MD, MBA
Associate Professor
Anesthesiology
Cincinnati Children's Hospital
Cincinnati, Ohio
United States

Daniel H. Burkhardt III, MD
Associate Professor
Anesthesia and Perioperative Care
University of California, San Francisco
San Francisco, California
United States

Enrico M. Camporesi, MD
Emeritus Professor of Surgery and Molecular Pharmacology/Physiology
University of South Florida
Attending Anesthesiologist and Director of Research
TEAMHealth Anesthesia
Tampa, Florida
United States

Javier H. Campos, MD
Professor
Anesthesia
University of Iowa Health Care
Iowa City, Iowa
United States

Vincent W.S. Chan, MD, FRCPC, FRCA
Professor
Anesthesia
University of Toronto
Toronto, Ontario
Canada

Joyce Chang, MD
Assistant Clinical Professor
Anesthesia and Perioperative Care
University of California, San Francisco
San Francisco, California
United States

Catherine L. Chen, MD, MPH
Assistant Professor
Department of Anesthesia and Perioperative Care
University of California, San Francisco
San Francisco, California
United States

Lucy Lin Chen, MD
Associate Professor
Department of Anesthesia, Critical Care and Pain Medicine
Massachusetts General Hospital
Harvard Medical School
Boston, Massachusetts
United States

Anne D. Cherry, MD
Assistant Professor
Department of Anesthesiology
Duke University Medical Center
Durham, North Carolina
United States

Hovig V. Chitilian, MD
Assistant Professor of Anesthesia
Department of Anesthesia, Critical Care and Pain Medicine
Massachusetts General Hospital
Harvard Medical School
Boston, Massachusetts
United States

Christopher Choukalas, MD, MS
Associate Clinical Professor
Department of Anesthesia and Perioperative Care
University of California, San Francisco
San Francisco, California
United States

Mabel Chung, MD
Instructor in Anesthesia
Department of Anesthesia, Critical Care and Pain Medicine
Massachusetts General Hospital
Boston, Massachusetts
United States

Casper Claudius, MD, PhD
Head of Anesthesia Section
Department of Anesthesia and Intensive Care
Bispebjerg and Frederiksberg Hospital
University of Copenhagen
Copenhagen, Denmark

Neal H. Cohen, MD, MPH, MS
Professor of Anesthesia and Perioperative Care
Professor of Medicine
Vice Dean
University of California, San Francisco, School of Medicine
San Francisco, California
United States

Douglas A. Colquhoun, MB ChB, MSc, MPH
Clinical Lecturer of Anesthesiology
Department of Anesthesiology
University of Michigan Medical School
Ann Arbor, Michigan
United States

Lane C. Crawford, MD
Assistant Professor
Anesthesiology
Vanderbilt University Medical Center
Nashville, Tennessee
United States

Jerome C. Crowley, MD, MPH
Clinical Fellow in Anesthesia
Anesthesia, Critical Care and Pain Medicine
Massachusetts General Hospital
Boston, Massachusetts
United States

Gaston Cudemus, MD
Assistant Professor of Anesthesia
Cardiothoracic Anesthesiology and Critical Care
Harvard Medical School
Heart Center ECMO Director
Massachusetts General Hospital
Boston, Massachusetts
United States

Deborah J. Culley, MD
Assistant Professor
Anesthesia and Pain Management
Harvard Medical School
Department of Anesthesiology
Perioperative and Pain Medicine
Brigham and Women's Hospital
Boston, Massachusetts
United States

Andrew F. Cumpstey, MA(Cantab), BM BCh, DiMM
NIHR BRC Clinical Research Fellow and Specialty Trainee
Anesthesia and Critical Care Research Unit
University Hospital Southampton
Southampton, United Kingdom

Andrew Davidson, MBBS, MD, FANZCA, FAHMS
Staff Anaesthetist
Anaesthesia and Pain Management
Royal Children's Hospital
Medical Director, Melbourne Children's Trials Centre
Murdoch Children's Research Institute
Professor, Department of Paediatrics
University of Melbourne
Melbourne, Victoria
Australia

Nicholas A. Davis, MD
Assistant Professor of Anesthesiology
Department of Anesthesiology
Columbia University Medical Center
New York, New York
United States

Hans D. de Boer, MD PhD
Anesthesiology, Pain Medicine, and Procedural Sedation and Analgesia
Martini General Hospital Groningen
Groningen, Netherlands

Stacie Deiner, MS, MD
Vice Chair for Research
Professor
Departments of Anesthesiology, Geriatrics and Palliative Care, and Neurosurgery
Icahn School of Medicine at Mount Sinai
New York, New York
United States

Peter Dieckmann, PhD, Dipl-Psych
Senior Scientist
Copenhagen Academy for Medical Education and Simulation
Center for Human Resources, Capital Region of Denmark
Herlev Hospital
Herlev, Denmark
Professor for Healthcare Education and Patient Safety
Department of Quality and Health Technology
Faculty of Health Sciences
University of Stavanger
Stavanger, Norway
External Lecturer
Department of Clinical Medicine
Copenhagen University
Copenhagen, Denmark

Anne L. Donovan, MD
Associate Clinical Professor
Anesthesia and Perioperative Care, Division of Critical Care Medicine
University of California, San Francisco
San Francisco, California
United States

John C. Drummond, MD, FRCPC
Emeritus Professor of Anesthesiology
University of California, San Diego
San Diego, California
Staff Anesthesiologist
VA San Diego Healthcare System
La Jolla, California
United States

Matthew Dudley, MD
Assistant Clinical Professor
Anesthesia and Perioperative Care
University of California, San Francisco
San Francisco, California
United States

Roderic G. Eckenhoff, MD
Austin Lamont Professor
Anesthesiology and Critical Care
University of Pennsylvania Perelman School of Medicine
Philadelphia, Pennsylvania
United States

David M. Eckmann, PhD, MD
Horatio C. Wood Professor of Anesthesiology and Critical Care
Professor of Bioengineering
University of Pennsylvania
Philadelphia, Pennsylvania
United States

Mark R. Edwards, BMedSci, BMBS, MRCP, FRCA
Consultant in Anaesthesia and Perioperative Medicine
Department of Anaesthesia
University Hospital Southampton NHS Foundation Trust
Honorary Senior Clinical Lecturer
University of Southampton
Southampton, United Kingdom

Matthias Eikermann, MD, PhD
Professor
Anaesthesia, Critical Care, and Pain Medicine
Beth Israel Deaconess Medical Center
Boston, Massachusetts
United States

Nabil M. Elkassabany, MD, MSCE
Associate Professor
Director; Sections of Orthopedic and Regional Anesthesiology
Department of Anesthesiology and Critical Care
University of Pennsylvania
Philadelphia, Pennsylvania
United States

Dan B. Ellis, MD
Assistant Division Chief, General Surgery Anesthesia
Department of Anesthesia, Critical Care and Pain Medicine
Massachusetts General Hospital
Boston, Massachusetts
United States

Kristin Engelhard, MD, PhD
Professor
Department of Anesthesiology
University Medical Center, Johannes Gutenberg-University
Mainz, Germany

Lars I. Eriksson, MD, PhD, FRCA
Professor and Academic Chair
Department of Physiology and Pharmacology
Section for Anaesthesiology and Intensive Care Medicine
Function Preoperative Medicine and Intensive Care
Karolinska Institutet and Karolinska University Hospital
Stockholm, Sweden

Lisbeth Evered, BSc, MBiostat, PhD
Associate Professor
Anaesthesia and Acute Pain Medicine
St Vincent's Hospital, Melbourne
Associate Professor
Anaesthesia, Perioperative and Pain Medicine Unit
University of Melbourne
Melbourne, Australia

Oleg V. Evgenov, MD, PhD
Clinical Associate Professor
Department of Anesthesiology, Perioperative Care, and Pain Medicine
New York University Langone Medical Center
New York University School of Medicine
New York, New York
United States

Malin Jonsson Fagerlund, MD, PhD
Associate Professor, Senior Consultant
Function Perioperative Medicine and Intensive Care
Karolinska University Hospital and Karolinska Institutet
Stockholm, Sweden

Zhuang T. Fang, MD, MSPH, FASA
Clinical Professor
Department of Anesthesiology and Perioperative Medicine
Associate Director, Jules Stein Operating Room
David Geffen School of Medicine at UCLA
Los Angeles, California

Marla B. Ferschl, MD
Associate Professor of Pediatric Anesthesia
Department of Anesthesia and Perioperative Care
University of California, San Francisco
San Francisco, California
United States

Emily Finlayson, MD, MSc, FACS
Professor of Surgery, Medicine, and Health Policy
University of California, San Francisco
San Francisco, California
United States

Michael Fitzsimons, MD
Director, Division of Cardiac Anesthesia
Department of Anesthesia, Critical Care and Pain Medicine
Massachusetts General Hospital
Associate Professor
Harvard Medical School
Boston, Massachusetts
United States

Lee A. Fleisher, MD
Robert D. Dripps Professor and Chair
Department of Anesthesiology and Critical Care
Professor of Medicine
Perelman School of Medicine
Senior Fellow, Leonard Davis Institute of Health Economics
University of Pennsylvania
Philadelphia, Pennsylvania
United States

Stuart A. Forman, MD, PhD
Professor of Anaesthesia
Anaesthesiology
Harvard Medical School
Anesthetist
Anesthesia Critical Care and Pain Medicine
Massachusetts General Hospital
Boston, Massachusetts
United States

Nicholas P. Franks, BSc, PhD
Professor
Life Sciences
Imperial College London
London, United Kingdom

Thomas Fuchs-Buder, MD, PhD
Professor
Anaesthesia and Critical Care
University Hospital Nancy/University of Lorraine
Head of the Department
OR Department
University Hospital
Nancy, France

Kazuhiko Fukuda, MD, PhD
Kyoto University Hospital
Department of Anesthesia
Kyoto University Hospital
Kyoto, Japan

David M. Gaba, MD
Associate Dean for Immersive and Simulation-based Learning
Professor of Anesthesiology, Perioperative and Pain Medicine
Stanford University School of Medicine
Stanford, California
Founder and Co-Director, Simulation Center
Anesthesia
VA Palo Alto Health Care System
Palo Alto, California
United States

Daniel Gainsburg, MD, MS
Professor
Anesthesiology, Perioperative and Pain Medicine
Professor, Urology
Icahn School of Medicine at Mount Sinai
New York, New York
United States

Samuel Michael Galvagno Jr., DO, PhD, MS
Associate Professor
Anesthesiology
University of Maryland/Shock Trauma Center
Baltimore, Maryland
United States

Sarah Gebauer, BA, MD
Anesthesiologist, Elk River Anesthesia Associates
Chair, Perioperative Service Line
Yampa Valley Medical Center
Steamboat Springs, Colorado
United States

Adrian W. Gelb, MBChB
Professor
Anesthesia and Perioperative Care
University of California, San Francisco
San Francisco, California
United States

Andrew T. Gray, MD, PhD
Professor of Clinical Anesthesia
Anesthesia and Perioperative Care
University of California, San Francisco
San Francisco, California
United States

William J. Greeley, MD, MBA
Professor
Anesthesiology and Critical Care Medicine
The Children's Hospital of Philadelphia
Philadelphia, Pennsylvania
United States

Thomas E. Grissom, MD
Associate Professor
Anesthesiology
University of Maryland School of Medicine
Baltimore, Maryland
United States

Michael P.W. Grocott, BSc, MBBS, MD, FRCA, FRCP, FFICM
Professor of Anaesthesia and Critical Care Medicine
Head, Integrative Physiology and Critical Illness Group
CES Lead, Critical Care Research Area
University of Southampton
Southampton, United Kingdom

Michael A. Gropper, MD, PhD
Professor and Chair
Department of Anesthesia and Perioperative Care
Professor of Physiology
Investigator, Cardiovascular Research Institute
University of California, San Francisco, School of Medicine
San Francisco, California
United States

Rachel A. Hadler, MD
Assistant Professor
Anesthesiology and Critical Care
University of Pennsylvania Perelman School of Medicine
Philadelphia, Pennsylvania
United States

Carin A. Hagberg, MD, FASA
Chief Academic Officer
Division Head, Anesthesiology, Critical Care, and Pain Medicine
Helen Shaffer Fly Distinguished Professor of Anesthesiology
Department of Anesthesiology and Perioperative Medicine
University of Texas MD Anderson Cancer Center
Houston, Texas
United States

Dusan Hanidziar, MD, PhD
Instructor in Anesthesia
Harvard Medical School
Department of Anesthesia, Critical Care and Pain Medicine
Massachusetts General Hospital
Boston, Massachusetts
United States

Göran Hedenstierna, MD, PhD
Senior Professor
Uppsala University, Medical Sciences
Clinical Physiology
Uppsala, Sweden

Eugenie S. Heitmiller, MD, FAAP
Joseph E. Robert, Jr. Professor and Chief
Anesthesiology, Pain and Perioperative Medicine
Children's National Medical Center
Professor of Anesthesiology and Pediatrics
Anesthesiology
George Washington University School of Medicine and Health Sciences
Washington, District of Columbia
United States

Hugh C. Hemmings, MD, PhD
Professor, Anesthesiology and Pharmacology
Weill Cornell Medicine
Attending Anesthesiologist
Anesthesiology
New York Presbyterian Hospital
Senior Associate Dean for Research
Weill Cornell Medicine
New York, New York
United States

Simon Andrew Hendel, MBBS (Hons), FANZCA, GDip Journalism
Specialist Anaesthetist
Anaesthesia and Perioperative Medicine
Trauma Consultant
Trauma Service and National Trauma Research Institute
The Alfred Hospital
Lecturer
Anaesthesia and Perioperative Medicine
Monash University
Retrieval Physician
Adult Retrieval Victoria
Ambulance Victoria
Melbourne, Victoria
Australia

Robert W. Hurley, MD, PhD, FASA
Professor
Department of Anesthesiology and Public Health Sciences
Wake Forest School of Medicine
Executive Director
Pain Shared Service Line
Wake Forest Baptist Health
Winston Salem, North Carolina
United States

Samuel A. Irefin, MD, FCCM
Associate Professor
Anesthesiology and Intensive Care Medicine
Cleveland Clinic
Cleveland, Ohio
United States

Yumiko Ishizawa, MD, MPH, PhD
Assistant Professor of Anaesthesia
Harvard Medical School
Assistant Anesthetist, Critical Care and Pain Medicine
Massachusetts General Hospital
Boston, Massachusetts
United States

Alexander I.R. Jackson, BMedSci (Hons), MBChB
NIHR Academic Clinical Fellow and Specialty Trainee
Anaesthesia and Critical Care Research Unit
University of Southampton
Southampton, United Kingdom

Yandong Jiang, MD, PhD
Professor
Anesthesiology
McGovern Medical School
University of Texas
Houston, Texas
United States

Daniel W. Johnson, MD
Associate Professor
Division Chief, Critical Care
Fellowship Director, Critical Care
Medical Director, Cardiovascular ICU
Department of Anesthesiology
University of Nebraska Medical Center
Omaha, Nebraska
United States

Ken B. Johnson, MD
Professor
Anesthesiology
University of Utah
Salt Lake City, Utah
United States

Rebecca L. Johnson, MD
Associate Professor of Anesthesiology
Department of Anesthesiology and Perioperative Medicine
Mayo Clinic
Rochester, Minnesota
United States

Edmund H. Jooste, MBChB
Associate Professor
Department of Anesthesiology
Duke University School of Medicine
Clinical Director
Pediatric Cardiac Anesthesiology
Duke Children's Hospital and Health Center
Durham, North Carolina
United States

David W. Kaczka, MD, PhD
Associate Professor
Anesthesia, Biomedical Engineering, and Radiology
University of Iowa
Iowa City, Iowa
United States

Cor J. Kalkman, MD, PhD
Professor
Division of Anesthesiology, Intensive Care, and Emergency Medicine
University Medical Center Utrecht
Utrecht, Netherlands

Brian P. Kavanagh, MB FRCPC†
Professor of Anesthesia, Physiology, and Medicine
Departments of Critical Care Medicine and Anesthesia
Hospital for Sick Children
University of Toronto
Toronto, Ontario
Canada

Jens Kessler, MD
Department of Anesthesiology
University Hospital Heidelberg
Heidelberg, Germany

Mary A. Keyes, MD
Clinical Professor
Department of Anesthesiology and Perioperative Medicine
David Geffen School of Medicine at UCLA
Director, Jules Stein Operating Room
University of California, Los Angeles
Los Angeles, California
United States

Sachin K. Kheterpal, MD, MBA
Associate Professor of Anesthesiology
Department of Anesthesiology
University of Michigan Medical School
Ann Arbor, Michigan
United States

Jesse Kiefer, MD
Assistant Professor
Anesthesiology and Critical Care
University of Pennsylvania
Philadelphia, Pennsylvania
United States

Todd J. Kilbaugh, MD
Associate Professor of Anesthesiology, Critical Care, and Pediatrics
Department of Anesthesiology and Critical Care Medicine
Children's Hospital of Philadelphia
University of Pennsylvania School of Medicine
Philadelphia, Pennsylvania
United States

Tae Kyun Kim, MD, PhD
Professor
Anesthesia and Pain Medicine
Pusan National University School of Medicine
Busan, Republic of Korea

Christoph H. Kindler, MD
Professor and Chairman
Department of Anesthesia and Perioperative Medicine
Kantonsspital Aarau
Aarau, Switzerland

†Deceased

John R. Klinck, MD
Consultant Anaesthetist
Division of Perioperative Care
Addenbrooke's Hospital
Cambridge, United Kingdom

Nerissa U. Ko, MD, MAS
Professor
Department of Neurology
University of California, San Francisco
San Francisco, California
United States

Michaela Kolbe, PD, Dr rer nat
Psychologist, Director
Simulation Center
University Hospital Zurich
Management, Technology, Economics
Faculty ETH Zurich
Zurich, Switzerland

Andreas Kopf, Dr med
Anesthesiology and Critical Care Medicine
Freie Universität Berlin - Charité Campus Benjamin Franklin
Professor
International Graduate Program Medical Neurosciences
Charité, Berlin
Germany

Sandra L. Kopp, MD
Professor of Anesthesiology
Department of Anesthesiology and Perioperative Medicine
Mayo Clinic
Rochester, Minnesota
United States

Megan L. Krajewski, MD
Instructor in Anaesthesia
Harvard Medical School
Department of Anesthesia, Critical Care and Pain Medicine
Beth Israel Deaconess Medical Center
Boston, Massachusetts
United States

Kate Kronish, MD
Anesthesiology and Perioperative Care
University of California, San Francisco
San Francisco, California
United States

Avinash B. Kumar, MD, FCCM, FCCP
Professor
Anesthesiology and Critical Care
Vanderbilt University Medical Center
Brentwood, Tennessee
United States

Alexander S. Kuo, MS, MD
Assistant Professor
Harvard Medical School
Assistant in Anesthesia
Massachusetts General Hospital
Boston, Massachusetts
United States

Yvonne Y. Lai, MD
Instructor in Anesthesia
Anesthesia, Critical Care and Pain Medicine
Massachusetts General Hospital
Boston, Massachusetts
United States

Arthur Lam, MD
Professor of Anesthesiology
University of California, San Diego
San Diego, California
United States

Benn Morrie Lancman, MBBS, MHumFac, FANZCA
Assistant Professor
Director of Trauma Anesthesia
Department of Anesthesia
University of California, San Francisco
San Francisco, California
United States

Meghan Brooks Lane-Fall, MD, MSHP
Assistant Professor
Anesthesiology and Critical Care
University of Pennsylvania Perelman School of Medicine
Co-Director
Center for Perioperative Outcomes Research and Transformation
University of Pennsylvania Perelman School of Medicine
Senior Fellow
Leonard Davis Institute of Health Economics
University of Pennsylvania
Philadelphia, Pennsylvania
United States

Brian P. Lemkuil, MD
Associate Clinical Professor of Anesthesiology
University of California, San Diego
San Diego, California
United States

Kate Leslie, MBBS, MD, MEpid, MHlthServMt, Hon DMedSci, FANZCA
Professor and Head of Research
Department of Anaesthesia and Pain Management
Royal Melbourne Hospital
Melbourne, Australia

Jason M. Lewis, MD
Assistant Division Chief, Orthopedic Anesthesia Division
Anesthesia, Critical Care, and Pain Medicine
Massachusetts General Hospital
Boston, Massachusetts
United States

Yafen Liang, MD, PhD
Visiting Associate Professor
Cardiovascular Anesthesiology
Director of Advanced Heart Failure Anesthesiology
McGovern Medical School
University of Texas
Houston, Texas
United States

Elaine Chiewlin Liew, MD, FRCA
Assistant Clinical Professor
Department of Anesthesiology and Perioperative Medicine
David Geffen School of Medicine at UCLA
Los Angeles, California
United States

Michael S. Lipnick, MD
Assistant Professor
Anesthesia and Perioperative Care
University of California, San Francisco
San Francisco, California
United States

Philipp Lirk, MD, PhD
Attending Anesthesiologist
Department of Anesthesiology, Perioperative and Pain Medicine
Brigham and Women's Hospital
Associate Professor
Harvard Medical School
Boston, Massachusetts
United States

Steven J. Lisco, MD
Chairman
Newland Professor of Anesthesiology
Department of Anesthesiology
University of Nebraska Medical Center
Omaha, Nebraska
United States

Kathleen D. Liu, MD, PhD, MAS
Professor
Departments of Medicine and Anesthesia
University of California, San Francisco
San Francisco, California
United States

Linda L. Liu, MD
Professor
Department of Anesthesia and Perioperative Care
University of California, San Francisco
San Francisco, California
United States

Per-Anne Lönnqvist, MD, FRCA, DEAA, PhD
Professor
Department of Physiology and Pharmacology
Karolinska Institutet
Senior Consultant
Pediatrics Anesthesia and Intensive Care
Karolinska University Hospital
Stockholm, Sweden

Alan J.R. Macfarlane, BSc (Hons), MBChB, MRCP, FRCA, EDRA
Consultant Anaesthetist
Department of Anaesthesia
Glasgow Royal Infirmary
Honorary Clinical Associate Professor
Anaesthesia, Critical Care and Pain Medicine
University of Glasgow
Glasgow, United Kingdom

Kelly Machovec, MD, MPH
Assistant Professor
Department of Anesthesiology
Duke University Hospital
Durham, North Carolina
United States

Aman Mahajan, MD, PhD
Peter and Eva Safar Professor and Chair
University of Pittsburgh School of Medicine
Pittsburgh, Pennsylvania
United States

Michael Mahla, MD
Professor and Chair
Anesthesiology
Sidney Kimmel Medical College of Thomas Jefferson University
Philadelphia, Pennsylvania
United States

Feroze Mahmood, MD
Professor of Anaesthesia
Harvard Medical School
Department of Anesthesia, Critical Care and Pain Medicine
Beth Israel Deaconess Medical Center
Boston, Massachusetts
United States

Anuj Malhotra, MD
Assistant Professor
Associate Program Director, Pain Medicine
Department of Anesthesiology, Perioperative, and Pain Medicine
Icahn School of Medicine at Mount Sinai
New York, New York
United States

Gaurav Malhotra, MD
Assistant Professor
Anesthesiology and Critical Care
Perelman School of Medicine
Philadelphia, Pennsylvania
United States

Vinod Malhotra, MD
Professor and Vice Chair, Clinical Affairs
Anesthesiology
Professor of Anesthesiology in Clinical Urology
Weill Cornell Medicine
Clinical Director of Operating Rooms
Medical Director
David H. Koch Ambulatory Care Center
Weill Cornell Medicine-New York Presbyterian Hospital
New York, New York
United States

Jianren Mao, MD, PhD
Richard J. Kitz Professor of Anesthesia Research
Anesthesia, Critical Care, and Pain Medicine
Massachusetts General Hospital, Harvard Medical School
Harvard University
Boston, Massachusetts
United States

Jonathan Mark, MD
Professor of Anesthesiology
Assistant Professor in Medicine
Duke University School of Medicine
Durham, North Carolina
United States

Laurie O. Mark, MD
Assistant Professor of Anesthesiology
Department of Anesthesiology
Rush University Medical Center
Chicago, Illinois
United States

J.A. Jeevendra Martyn, MD, FRCA, FCCM
Professor of Anesthesiology
Director, Clinical & Biochemical Pharmacology Laboratory
Department of Anesthesia, Critical Care and Pain Medicine
Massachusetts General Hospital
Anesthetist-in-Chief at the Shriners Hospital for Children
Professor of Anaesthesia
Harvard Medical School
Boston, Massachusetts
United States

George A. Mashour, MD, PhD
Bert N. La Du Professor of Anesthesiology
Director, Center for Consciousness Science
Department of Anesthesiology
University of Michigan
Ann Arbor, Michigan
United States

John J. McAuliffe III, MD, CM, MBA
Professor of Clinical Anesthesiology
Department of Anesthesiology
Cincinnati Children's Hospital Medical Center
University of Cincinnati College of Medicine
Cincinnati, Ohio
United States

Claude Meistelman, MD
Professor and Chair
Anesthesiology and Intensive Care Medicine
CHU de Nancy Brabois
Université de Lorraine
Vandoeuvre, Lorraine
France

Marcos F. Vidal Melo, MD, PhD
Professor of Anaesthesia
Department of Anesthesia, Critical Care and Pain Medicine
Massachusetts General Hospital
Boston, Massachusetts
United States

Marilyn Michelow, MD
Assistant Clinical Professor
Department of Anesthesia and Perioperative Care
University of California, San Francisco
Staff Physician, Anesthesia
San Francisco VA Medical Center
San Francisco, California
United States

Ronald D. Miller, MD
Professor Emeritus of Anesthesia and Perioperative Care
Department of Anesthesia and Perioperative Care
University of California, San Francisco, School of Medicine
San Francisco, California
United States

Richard E. Moon, MD, FACP, FCCP, FRCPC
Professor of Anesthesiology
Professor of Medicine
Medical Director
Center for Hyperbaric Medicine and Environmental Physiology
Duke University Medical Center
Durham, North Carolina
United States

William P. Mulvoy III, MD, MBA
Major, U.S. Army Medical Corps
Assistant Professor
Division of Critical Care and Division of Cardiovascular Anesthesiology
Department of Anesthesiology
University of Nebraska Medical Center
Omaha, Nebraska
United States

Glenn Murphy, MD
Director, Cardiac Anesthesia and Clinical Research
Anesthesiology
NorthShore University Health System
Evanston, Illinois
Clinical Professor
Anesthesiology
University of Chicago Pritzker School of Medicine
Chicago, Illinois
United States

Monty Mythen, MBBS, FRCA, MD, FFICM
Smiths Medical Professor of Anaesthesia and Critical Care
Centre for Anaesthesia
University College London
London, United Kingdom

Jacques Prince Neelankavil, MD
Associate Professor
Department of Anesthesiology
University of California, Los Angeles
Los Angeles, California
United States

Patrick Neligan, MA, MB, FCARCSI
Professor
Department of Anaesthesia and Intensive Care
Galway University Hospitals and National University of Ireland
Galway, Ireland

Mark D. Neuman, MD, MSc
Associate Professor
Anesthesiology and Critical Care
University of Pennsylvania Perelman School of Medicine
Philadelphia, Pennsylvania
United States

Dolores B. Njoku, MD
Associate Professor
Anesthesiology and Critical Care Medicine, Pediatrics and Pathology
Johns Hopkins University
Baltimore, Maryland
United States

Ala Nozari, MD, PhD
Associate Professor of Anaesthesia
Harvard Medical School
Director of Neuroanesthesia and Neurocritical Care
Beth Israel Deaconess Medical Center
Boston, Massachusetts
United States

Shinju Obara, MD
Associate Professor
Surgical Operation Department
Department of Anesthesiology
Fukushima Medical University Hospital
Fukushima, Japan

Stephanie Maria Oberfrank, MD, Dr med, MBA
Marienhospital Stuttgart
Academic Teaching Hospital of the University of Tübingen, Germany
Department of Anesthesia, Intensive Care and Pain Medicine
Stuttgart, Germany
InPASS GmbH
Institute for Patient Safety and Simulation Team Training
Reutlingen, Germany

Anup Pamnani, MD
Assistant Professor of Anesthesiology
Department of Anesthesiology
Weill Cornell Medicine
New York, New York
United States

Anil K. Panigrahi, MD, PhD
Clinical Assistant Professor
Department of Anesthesiology, Perioperative and Pain Medicine
Department of Pathology, Division of Transfusion Medicine
Stanford University School of Medicine
Stanford, California
United States

Anil Patel, MBBS, FRCA
Anaesthesia and Perioperative Medicine
Royal National Throat, Nose and Ear Hospital
University College Hospital
London, United Kingdom

Piyush M. Patel, MD
Professor of Anesthesiology
University of California, San Diego
San Diego, California
Staff Anesthesiologist
VA San Diego Healthcare System
La Jolla, California
United States

Robert A. Pearce, MD, PhD
Professor
Anesthesiology
University of Wisconsin-Madison
Madison, Wisconsin
United States

Rupert M. Pearse, MBBS, BSc, MD(Res), FRCA, FFICM
Professor of Intensive Care Medicine
Queen Mary University
Adult Critical Care Unit
Royal London Hospital
London, United Kingdom

Misha Perouansky, MD
Professor
Anesthesiology and Perioperative Care
University of Wisconsin SMPH
Madison, Wisconsin
United States

Isaac Ness Pessah, MS, PhD
Professor and Chair
Molecular Biosciences
School of Veterinary Medicine
University of California, Davis
Davis, California
United States

Beverly K. Philip, MD
Founding Director, Day Surgery Unit
Department of Anesthesiology, Perioperative and Pain Medicine
Brigham and Women's Hospital
Professor of Anesthesia
Harvard Medical School
President
International Association for Ambulatory Surgery
Boston, Massachusetts
United States

Richard M. Pino, MD, PhD, FCCM
Associate Anesthetist
Department of Anesthesia, Critical Care and Pain Medicine
Massachusetts General Hospital
Associate Professor
Anesthesia
Harvard Medical School
Boston, Massachusetts
United States

Kane O. Pryor, MD
Vice Chair for Academic Affairs
Associate Professor of Clinical Anesthesiology
Associate Professor of Clinical Anesthesiology in Psychiatry
Weill Cornell Medicine
New York, New York
United States

Patrick L. Purdon, PhD
Associate Professor of Anaesthesia
Harvard Medical School
Nathaniel M. Sims Endowed Chair in Anesthesia Innovation and Bioengineering
Department of Anesthesia, Critical Care and Pain Medicine
Massachusetts General Hospital
Boston, Massachusetts
United States

Marcus Rall, MD, Dr med
CEO and Founder, InPASS GmbH
Institute for Patient Safety and Simulation Team Training
Prehospital Emergency Physician
Academic Teach Hospital
Founding President, DGSiM
German Society for Simulation in Healthcare
Reutlingen, Germany

James G. Ramsay, MD
Professor of Anesthesiology
Department of Anesthesia and Perioperative Care
University of California, San Francisco
San Francisco, California
United States

Marije Reekers, MD, PhD, MSc
Associate Professor
Anesthesiology
Leiden University Medical Center
Leiden, Netherlands

Michael F. Roizen, MD
Chair, Wellness Institute
Cleveland Clinic
Professor, Anesthesiology
Cleveland Clinic Learner College of Medicine
Cleveland, Ohio
United States

Mark D. Rollins, MD, PhD
Professor
Anesthesiology
University of Utah
Salt Lake City, Utah
United States

Stanley H. Rosenbaum, MA, MD
Professor of Anesthesiology, Internal Medicine, and Surgery
Department of Anesthesiology
Yale University School of Medicine
New Haven, Connecticut
United States

Patrick Ross, MD
Associate Professor of Anesthesiology and Critical Care Medicine
Children's Hospital of Los Angeles
University of Southern California School of Medicine
Los Angeles, California,
United States

Steven Roth, BA, MD
Michael Reese Endowed Professor of Anesthesiology
Professor, Ophthalmology and Visual Science
Professor Emeritus, Anesthesia and Critical Care
University of Chicago
Vice Head for Research and Faculty Development
Anesthesiology
University of Illinois College of Medicine
Chicago, Illinois
United States

Sten Rubertsson, MD, PhD
Professor
Department of Anesthesiology and Intensive Care Medicine
Uppsala University
Uppsala, Sweden

A. Sassan Sabouri, MD
Assistant Professor of Anesthesiology
Department of Anesthesia, Critical Care and Pain Medicine
Massachusetts General Hospital
Boston, Massachusetts
United States

Muhammad F. Sarwar, MD
Associate Professor of Anesthesiology
Director, Division of Cardiac Anesthesia
Department of Anesthesiology
SUNY Upstate Medical University
Syracuse, New York
United States

Becky Schroeder, MD, MMCi
Associate Professor
Anesthesiology
Duke University
Durham, North Carolina
United States

Mark Schumacher, MD, PhD
Professor and Chief
Division of Pain Medicine
Department of Anesthesia and Perioperative Care
University of California, San Francisco
San Francisco, California
United States

Bruce E. Searles, MS, CCP
Associate Professor and Department Chair
Department of Cardiovascular Perfusion
SUNY Upstate Medical University
Syracuse, New York
United States

Christoph N. Seubert, MD, PhD, DABNM
Professor of Anesthesiology
Anesthesiology
Chief, Division of Neuroanesthesia
Anesthesiology
University of Florida College of Medicine
Gainesville, Florida
United States

Steven L. Shafer, MD
Professor of Anesthesiology
Perioperative and Pain Medicine
Stanford University Medical Center
Stanford, California
United States

Ann Cai Shah, MD
Assistant Clinical Professor
Anesthesia and Perioperative Care
Division of Pain Medicine
University of California, San Francisco
San Francisco, California
United States

Nirav J. Shah, MD
Assistant Professor of Anesthesiology
Department of Anesthesiology
University of Michigan Medical School
Ann Arbor, Michigan
United States

Ahmed Shalabi, MBBCH, MSC
Associate Professor
Anesthesia and Perioperative Care
University of California, San Francisco
San Francisco, California
United States

Emily E. Sharpe, MD
Assistant Professor of Anesthesiology
Department of Anesthesiology and Perioperative Medicine
Mayo Clinic College of Medicine
Rochester, Minnesota
United States

Kenneth Shelton, MD
Assistant Professor of Anesthesiology
Medical Co-Director of the Heart Center ICU
Lead Intensivist of the Heart Center ICU
Director of Perioperative Echocardiography/Ultrasonography
Department of Anesthesia, Critical Care and Pain Medicine
Massachusetts General Hospital
Boston, Massachusetts
United States

Shiqian Shen, MD
Assistant Professor
Department of Anesthesia, Critical Care and Pain Medicine
Massachusetts General Hospital
Boston, Massachusetts
United States

Linda Shore-Lesserson, MD, FAHA, FASE
Professor of Anesthesiology
Zucker School of Medicine at Hofstra Northwell
Vice Chair for Academic Affairs
Director, Cardiovascular Anesthesiology
Northwell Health System, Northshore
Manhasset, New York
United States

Elske Sitsen, MD
Anesthesiology
Leiden University Medical Center
Leiden, Netherlands

Folke Sjöberg, MD, PhD
Professor, Consultant, and Director
The Burn Center
Department of Hand and Plastic Surgery and Intensive Care
Linköping University Hospital
Co-Chair, Division of Research
Department of Clinical and Experimental Medicine
Linköping University
Linköping, Sweden

Mark A. Skues, B Med Sci (Hons), BM, BS, FRCA
Editor-in-Chief
Ambulatory Surgery
Chester, United Kingdom
Chairman
Scientific Subcommittee Ambulatory Anaesthesia
European Society of Anaesthesiology
Belgium

Peter Slinger, MD, FRCPC
Professor
Anesthesia
University of Toronto
Toronto, Ontario
Canada

Ian Smith, FRCA, MD
Retired Senior Lecturer in Anaesthesia
Directorate of Anaesthesia
University Hospital of North Staffordshire
Stoke-on-Trent, United Kingdom

Ken Solt, MD
Associate Professor of Anaesthesia
Harvard Medical School
Department of Anesthesia, Critical Care and Pain Medicine
Massachusetts General Hospital
Boston, Massachusetts
United States

Abraham Sonny, MD
Assistant Anesthetist
Department of Anesthesia, Critical Care and Pain Medicine
Massachusetts General Hospital
Assistant Professor
Anesthesia
Harvard Medical School
Boston, Massachusetts
United States

Randolph H. Steadman, MD, MS
Professor and Vice Chair
Department of Anesthesiology and Perioperative Medicine
David Geffen School of Medicine at UCLA
University of California, Los Angeles
Los Angeles, California
United States

Christoph Stein, Prof, Dr med
Professor and Chair
Anesthesiology and Critical Care Medicine
Freie Universität Berlin - Charité Campus Benjamin Franklin
Professor
International Graduate Program Medical Neurosciences
Charité, Berlin
Germany

Marc P. Steurer, MD, MHA, DESA
Professor of Anesthesia and Perioperative Care
University of California, San Francisco
President, Trauma Anesthesiology Society
Vice-Chair
Committee on Trauma and Emergency Preparedness
American Society of Anesthesiologists
Associate Chair for Finance
UCSF Department of Anesthesia and Perioperative Care
Associate Chief
Department of Anesthesia
Zuckerberg San Francisco General Hospital and Trauma Center
San Francisco, California
United States

Marc E. Stone, MD
Professor of Anesthesiology
Program Director, Fellowship in Cardiothoracic Anesthesiology
Icahn School of Medicine at Mount Sinai
New York, New York
United States

Michel MRF Struys, MD, PhD
Professor and Chair, Department of Anesthesia
University of Groningen and University Medical Center Groningen
Groningen, Netherlands
Professor, Department of Anesthesia
Ghent University
Ghent, Belgium

Lena S. Sun, MD
E.M. Papper Professor of Pediatric Anesthesiology
Anesthesiology and Pediatrics
Columbia University Medical Center
New York, New York
United States

Santhanam Suresh, MD, FAAP
Professor and Chair, Pediatric Anesthesiology
Ann and Robert H Lurie Children's Hospital of Chicago
Arthur C. King Professor in Anesthesiology
Northwestern Feinberg School of Medicine
Chicago, Illinois
United States

John H. Turnbull, MD
Associate Professor
Anesthesia and Perioperative Care
University of California, San Francisco
San Francisco, California
United States

Gail A. Van Norman, MD
Professor
Anesthesiology and Pain Medicine
University of Washington
Adjunct Professor
Bioethics
University of Washington
Seattle, Washington
United States

Anna Mary Varughese, MD, FRCA, MPH
Director, Perioperative Quality and Safety
Associate Chief Quality Officer
Johns Hopkins All Children's Hospital
St. Petersburg, Florida
Associate Professor (PAR)
Anesthesiology
Johns Hopkins University School of Medicine
Baltimore, Maryland
United States

Rafael Vazquez, MD
Assistant Professor of Anesthesia
Harvard Medical School
Director of Anesthesia for Interventional Radiology
Department of Anesthesia, Critical Care and Pain Medicine
Massachusetts General Hospital
Boston, Massachusetts
United States

Laszlo Vutskits, MD, PhD
Head of Pediatric Anesthesia
Department of Anesthesiology
Clinical Pharmacology, Intensive Care, and Emergency Medicine
University Hospitals of Geneva
Geneva, Switzerland

Jaap Vuyk, MD, PhD
Associate Professor in Anesthesia
Vice-Chair, Anesthesiology
Leiden University Medical Center
Leiden, Netherlands

Stephen D. Weston, MD
Assistant Clinical Professor
Anesthesia and Perioperative Care
University of California, San Francisco
San Francisco, California
United States

Elizabeth L. Whitlock, MD, MSc
Assistant Professor
Department of Anesthesia and Perioperative Care
University of California, San Francisco
San Francisco, California
United States

Jeanine P. Wiener-Kronish, MD
Henry Isaiah Dorr Professor of Research and Teaching in Anaesthetics and Anaesthesia
Department of Anesthesia, Critical Care and Pain Medicine
Harvard Medical School
Anesthetist-in-Chief
Massachusetts General Hospital
Boston, Massachusetts
United States

Duminda N. Wijeysundera, MD, PhD, FRCPC
Associate Professor
Department of Anesthesia; and Institute of Health Policy, Management, and Evaluation
University of Toronto
Staff Physician
Department of Anesthesia
St. Michael's Hospital
Scientist
Li Ka Shing Knowledge Institute of St. Michael's Hospital
Toronto, Ontario
Canada

Christopher L. Wray, MD
Associate Professor
Department of Anesthesiology and Perioperative Medicine
University of California Los Angeles
Los Angeles, California
United States

Christopher L. Wu, MD
Clinical Professor of Anesthesiology
Department of Anesthesiology
The Hospital for Special Surgery/Cornell
New York, New York
United States

Victor W. Xia, MD
Clinical Professor
Department of Anesthesiology and Perioperative Medicine
David Geffen School of Medicine at UCLA
University of California, Los Angeles
Los Angeles, California
United States

Sebastian Zaremba, MD
Vice Head of Sleep Disorders Program
Department of Neurology
Rheinische Friedrich-Wilhelms University
Bonn, Germany

Jie Zhou, MD, MS, MBA
Assistant Professor of Anaesthesia
Department of Anesthesiology, Perioperative and Pain Medicine
Brigham and Women's Hospital
Harvard Medical School
Boston, Massachusetts
United States

Maurice S. Zwass, MD
Professor of Anesthesia and Pediatrics
Chief Pediatric Anesthesia
Department of Anesthesia
University of California, San Francisco
San Francisco, California
United States

译者前言

《米勒麻醉学》一直被誉为世界麻醉学领域公认的最经典、最权威的学术专著，由著名麻醉学家罗纳德·米勒（Ronald D. Miller）教授主编。自1981年首次出版以来，历经近40年发展，该书已更新至第9版。《米勒麻醉学》（第9版）由包括加州大学旧金山分校麻醉与围术期管理学科主任迈克尔·格鲁珀（Michael A. Gropper）教授为总主编，5位麻醉学国际最知名专家为共同主编，12位国际麻醉学专家为副主编在内的共223位国际麻醉界著名学者作为编者共同编写而成。

在麻醉学波澜壮阔的发展历程中，其临床范畴不断外延，学术内涵不断深入，现如今正迈步走向围术期医学。麻醉学理论及技术的完善与更新对患者围术期的医疗安全与质量保障显得尤为重要。麻醉学科作为医院发展的重要学科，其学科建设及实力对于医院综合实力的提升至关重要。近三年来，国家层面先后发布了一系列加强和完善麻醉学科发展的指导性文件，包括国卫办医函〔2017〕1191号、国卫医发〔2018〕21号、国卫办医函〔2019〕884号以及国办发［2020］34号等。这些重要文件为我国麻醉学科将来若干年的发展指明了方向，切实落实这些文件的精神是当务之急。加强麻醉学科的建设，除优化麻醉从业人员配比和改善科室硬件设施外，更重要的是加强麻醉从业人员的教育与培养。人才的培养离不开知识的教育，《米勒麻醉学》作为麻醉学领域最经典、最权威的著作，其内容涵盖麻醉学基础及临床各个专科和亚专科，对提升麻醉从业人员应对围术期突发事件的处理能力以及针对危重患者的临床救治能力具有重要的指导作用。因此，翻译并出版《米勒麻醉学》对我国麻醉学的发展与进步具有深远的意义。2005年，在曾因明教授的大力倡议、具体主持与指导下，我们组织翻译并于2006年出版《米勒麻醉学》（第6版）的中文版，并于2011年和2016年分别翻译出版了第7版和第8版；如今我们在《米勒麻醉学》（第9版）英文版出版的当年即高效地组织完成了该中文版的翻译审校工作。

《米勒麻醉学》（第9版）从历史和国际视角阐述了基础科学与临床实践的所有内容，总结了有关麻醉学的科学、技术和临床问题的最新信息。全书经过全面修订和内容更新，分为8个部分共90章，其中新增4个全新章节：极端环境下的临床治疗：高压、沉浸、溺水、低温和高热；手术和麻醉引起的认知功能障碍和其他远期并发症；临床研究；解读医学文献。该书的新任作者以全新的视角将多个主题归纳为单个章节，从而使专著更具可读性和实用性。此外，与以往版本不同的是，本书除了涵盖现代麻醉药物、麻醉实践与患者安全指南、新技术、患者管理的详细说明以及儿科患者的麻醉特殊管理之外，另附有1500余张插图以增强视觉清晰度。新增的临床研究和解读医学文献两个章节对我国麻醉学相关从业人员的临床和科研具有重要的指导意义。

总有一些年份，注定会在历史的时间坐标上镌刻下特殊的印记。2020年是不平凡的一年。在这一年里，我们举国上下齐心抗疫。在抗疫队伍里，麻醉科医师无处不在，凭借专业优势参与危重患者的气管插管、深静脉穿刺、主要脏器功能的维护、监测与管理等，赢得了各级领导的肯定和社会的尊重与认可。在繁忙而紧张的常态化抗疫期间，《米勒麻醉学》（第9版）的翻译和审校工作在全国诸多高等医学院校和各大医院的麻醉学专家与学者（包括154位译者与130位审校者）的共同努力下得以圆满地完成。在此，我们对所有译者与审校者的辛勤付出表示衷心的感谢并致以崇高敬意，特别要感谢翻译专家委员会专家与助理的努力和奉献，感谢北京大学医学出版社王智敏编审等对全书编辑工作的付出，感谢主译助理卞金俊教授、包睿教授、易杰教授、郭悦平教授在翻译、审校与协调工作中付出的巨大辛劳，感谢海军军医大学长海医院麻醉学部团队对清样的严谨审校与校对工作，最后感谢长期以来一直关心支持《米勒麻醉学》翻译审校与出版的广大读者以及为本书顺利出版而献力献策、默默奉献的所有参与者。

我们衷心希望我国的麻醉从业人员，尤其是年轻的麻醉科医护人员，能够通过学习《米勒麻醉学》（第9版），针对临床问题反复思考和实践，提升临床应对能力及科研创新能力，为我国麻醉医学事业不断进步与发展而贡献才智，在改善患者围术期结局中逐渐发挥领导性作用。

邓小明　黄宇光　李文志

2020年12月

原著前言

几乎没有教科书如同《米勒麻醉学》(*Miller's Anesthesia*)一样被公认为是一个医学专业的最权威专著。1981 年首次出版以来，该书在麻醉学专业领域的影响力日益广泛，是一部深入了解麻醉实践的国际性专著。本书第 9 版标志着一个转变。该书是加州大学旧金山分校（UCSF）麻醉系主任罗纳德·米勒（Ronald Miller）博士所创立，其第 1 版到第 8 版均是由他任主编以及由国际上享有盛誉的副主编们联合编撰。而到第 9 版时，米勒博士认识到必须投入很多的时间以保持本书的卓越，所以他开始着手本书的移交。本书新任总主编是 Michael A. Gropper 博士，现任 UCSF 麻醉与围术期管理学科主任，罗纳德·米勒曾在此职位上任职 25 年有余。原来的副主编在这一版成为了共同主编，以表彰他们对本书的独特贡献。这些国际知名的专家和学术领军者们确保了第 9 版将一如既往地保持高质量水准。William Young 博士是前几版的杰出副主编，在第 8 版出版之前辞世；来自澳大利亚的顶级麻醉临床科学家 Kate Leslie 博士加入了主编队伍。其他的共同主编包括麻省总医院麻醉科主任、哈佛医学院麻醉学教授 Jeanine P. Wiener-Kronish 博士，斯德哥尔摩卡罗林斯卡大学医院学术主任、教授 Lars I. Eriksson 博士，UCSF 副校长、麻醉学教授 Neal H. Cohen 博士，宾夕法尼亚大学麻醉与重症医学科主任、教授 Lee A. Fleisher 博士。

《米勒麻醉学》第 9 版代表了该书演变的下一个阶段，我们做了大量的修改，努力使本书具有时代相关性与代表性。随着本书内容的不断增加，我们共同努力，以确保采用统筹协调的方法并专注于与麻醉学当前实践相关的主题。修订内容包括将几章内容进行整合，第 8 版包含 112 章，而第 9 版为 90 章。章数的减少并不表示代表当前麻醉实践范围的主题缩减。例如，我们删除了一些内容冗余或者内容在其他章易于找到的章节。整合了某些章节以更好地集中讨论特定的主题（如围术期和麻醉神经毒性与先前有关儿科麻醉与认知的章节合并在一起）。增加了两章全新的精彩内容，旨在提高临床医师和研究人员解读医学文献的能力，其中一章为“临床研究”，由 Kate Leslie、Cor J. Kalkman 和 Duminda N. Wijeysundera 编撰，另外一章是“解读医学文献”，作者是 Elizabeth L. Whitlock 和 Catherine L. Chen。

归根结底，这本书的成功在于其选题的广度和深度对全球麻醉科学与实践具有重要意义。我们齐心协力，同时具有国际视野——其中有些章节完全由国际作者撰写，另有一些章节则与美国作者共同合作编写。该理念在第 2 章“全球范围的麻醉与镇痛”中得到了充分体现，该章节汇集了来自全球的 20 位作者，对麻醉学专业在各种条件下的实践提供了敏锐的见解。

最后，我们主编向所有的作者和副主编们表示感谢，并感谢在第 9 版更新之前各版本中各章节的作者。我们也感谢出版商 Elsevier，以及 Ann Anderson、Sarah Barth 和 Cindy Thoms 提供的专业性指导。我们还要感谢 Tula Gourdin 一直为本版和以前版本所做的工作，他为主编、编者与出版商提供了周到的编辑与协调方面的交流工作；感谢 Morgen Ahearn 给予我们非常宝贵的编辑和设计。我们希望您会发现这本权威的教科书对实践中的麻醉科医师以及正开始从事麻醉学专业的受训人员具有重要的价值。

（王卿宇　译　邓小明　审校）

目 录

上卷

下卷

第 4 部分

成人亚专业麻醉管理

51 慢性疼痛患者的管理

CHRISTOPH STEIN，ANDREAS KOPF
雷翀　陈辉　译　吕岩　熊利泽　审校

要　点

- 持续性疼痛可改变神经元的功能、受体和离子通道的正常生理状态。
- 由于慢性疼痛的病因和临床表现的多样性，其分类应包括癌性疼痛、神经病理性疼痛、炎性疼痛、关节疼痛和肌肉骨骼疼痛。
- 慢性疼痛的跨学科协作治疗应包括心理学、物理治疗、职业治疗、神经病学和麻醉学领域的专家。
- 治疗慢性疼痛的药物种类繁多，包括阿片类药物、非甾体抗炎药及解热镇痛药、5-羟色胺受体的配体、抗癫痫药物、抗抑郁药物、外用镇痛药（如非甾体抗炎药、辣椒素、局部麻醉剂及阿片类药物）以及其他辅助用药，如局部麻醉剂、α_2受体激动剂、巴氯芬、肉毒杆菌毒素、止吐药、泻药，以及大麻素之类的新型药物和离子通道阻滞剂。
- 慢性疼痛的介入治疗包括诊断性阻滞、治疗性阻滞、连续置管神经阻滞（周围、硬膜外或鞘内），以及神经刺激术，如针灸、经皮神经电刺激及脊髓刺激。
- 慢性疼痛患者的围术期管理包括以下三个方面：阿片类和非阿片类镇痛药的使用，对药物依赖、成瘾和假性成瘾的评估，以及临床实践中其他需要考虑的事项。

引言

持续性疼痛的生理学变化

兴奋性机制

疼痛大致可分为两类：生理性疼痛和病理性疼痛。生理性疼痛（急性、伤害感受性）是人类必不可少的早期预警信号，通常诱发反射性逃避，使机体免受进一步的损伤，从而提高生存率。与此相反，病理性疼痛（如神经病理性）是一种神经系统（对损伤或疾病）适应不良的表现，是一种疾病[1]。生理性疼痛是由初级传入神经元、脊髓中间神经元、上行传导束以及一些脊髓以上水平的部位组成的感觉神经系统介导的。三叉神经节和背根神经节（dorsal root ganglia，DRG）发出高阈值的Aδ和C类神经纤维支配外周组织（皮肤、肌肉、关节及内脏）。这些特化的初级传入神经元也称伤害性感受器。它们可将伤害性刺激转换为动作电位并传递到脊髓背角（图51.1）。当外周组织损伤时，初级传入神经元被热、机械和（或）化学等刺激敏化和（或）直接激活。这些刺激因子包括氢离子、交感胺类、腺苷三磷酸（adenosine triphosphate，ATP）、谷氨酸、神经肽（降钙素基因相关肽和P物质）、神经生长因子、前列腺素、缓激肽、促炎细胞因子和趋化因子[2]。多数刺激因子可以导致神经元细胞膜上的阳离子通道开放（门控）。这些通道包括辣椒素、氢离子和热敏感的瞬时感受器电位受体1（transient receptor potential vanilloid 1，TRPV1）或者ATP门控嘌呤能$P2X_3$受体。通道开放引起伤害性感受器末梢的钠离子和钙离子内流。如果这种去极化电流足以使电压门控钠离子通道激活（例如$Na_V1.8$），那么它们也将开放，从而进一步使细胞膜去极化而引起爆发性动作电位。动作电位沿感觉神经轴突传递到脊髓背角[2-3]。

伤害性感受器将痛觉信号经由脊髓神经元投射到大脑。这个传递过程由直接的单突触连接或者多个兴奋性或抑制性中间神经元介导。伤害性感受器的中枢端含有兴奋性递质，如谷氨酸、P物质和神经营养因子。它们分别激活突触后N-甲基-D-天冬氨酸（N-methyl-D-asparate，NMDA）、神经激肽（neurokinin，NK_1）和酪氨酸激酶受体。反复刺激伤

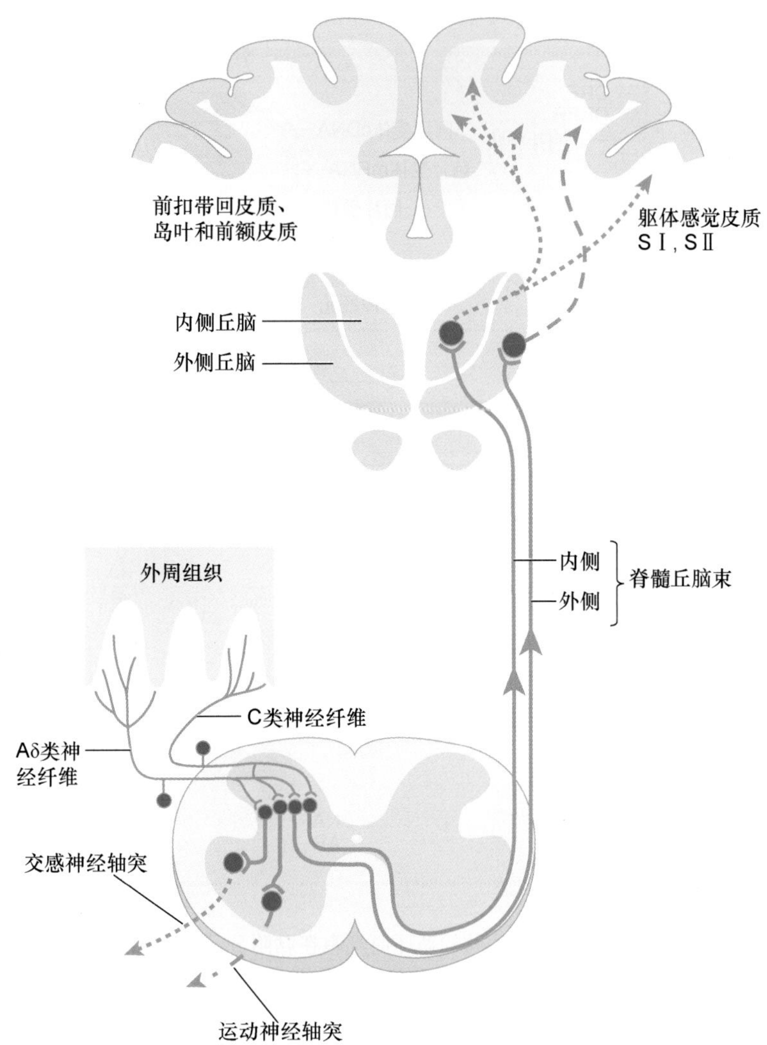

图 51.1　**伤害感受性神经通路。**详见正文（Adapted from Brack A，Stein C，Schaible HG. Periphere und zentrale Mechanismen des Entzündungsschmerzes. In：Straub RH，ed. Lehrbuch der klinischen Pathophysiologie komplexer chronischer Erkrankungen. vol.1. Göttingen Vandenhoeck & Ruprecht；2006：183-192.[203]）

害性感受器可使周围神经元和中枢神经元敏化（活性依赖可塑性）。伤害性感受器持续兴奋导致脊髓神经元输出递增，称为“上扬现象（wind-up）”。随后，敏化因伤害性感受器和脊髓神经元的基因转录改变而持续存在。这些基因编码位于伤害性感受器和脊髓神经元的神经肽、神经递质、离子通道、受体和信号分子（转录依赖可塑性）。重要的包括 NMDA 受体、环氧合酶 -2（cyclooxygenase-2，COX-2）、钙离子和钠离子通道以及神经元和（或）神经胶质细胞表达的细胞因子和趋化因子[2-3]。此外，周围和中枢神经系统的细胞出现凋亡、神经生长以及轴突侧支萌芽，而使神经回路发生生理性重塑[1]。由于中枢敏化的诱导和维持均主要依赖外周伤害性感受器的驱动，提示即使已经发生慢性疼痛综合征，把外周伤害性感受神经元作为靶点进行治疗性干预也可能特别有效[3-4]。

抑制性机制

在发生上述机制的同时，强大的内源性镇痛机制也发挥着作用。这最初在 1965 年的“疼痛门控理论”中被提出[5]，此后得到了实验数据的证实和扩展。1990 年，通过证明免疫细胞来源的阿片肽能够阻断损伤组织内携带阿片受体的伤害感受器的兴奋，从而发现了疼痛产生来源的“外周门”[6]（图 51.2）。这是许多随后描述的疼痛相关神经-免疫相互作用的第一个代表性例子[7-11]。周围组织炎症导致背根节神经元阿片受体表达和轴突运输增加，以及 G 蛋白阿片受体偶联增加。同时，神经束膜的通透性也增加。这些现象都依赖于感觉神经元电活动、促炎细胞因子的产生以及炎症组织内神经生长因子的存在。与此同时，含有阿片样肽的免疫细胞在炎症组织中渗出和积聚[9, 11]。这些细胞上调阿片样肽前体基因的表达，并通过酶切将其加工成功能活性肽。受应激、儿茶酚胺、促肾上

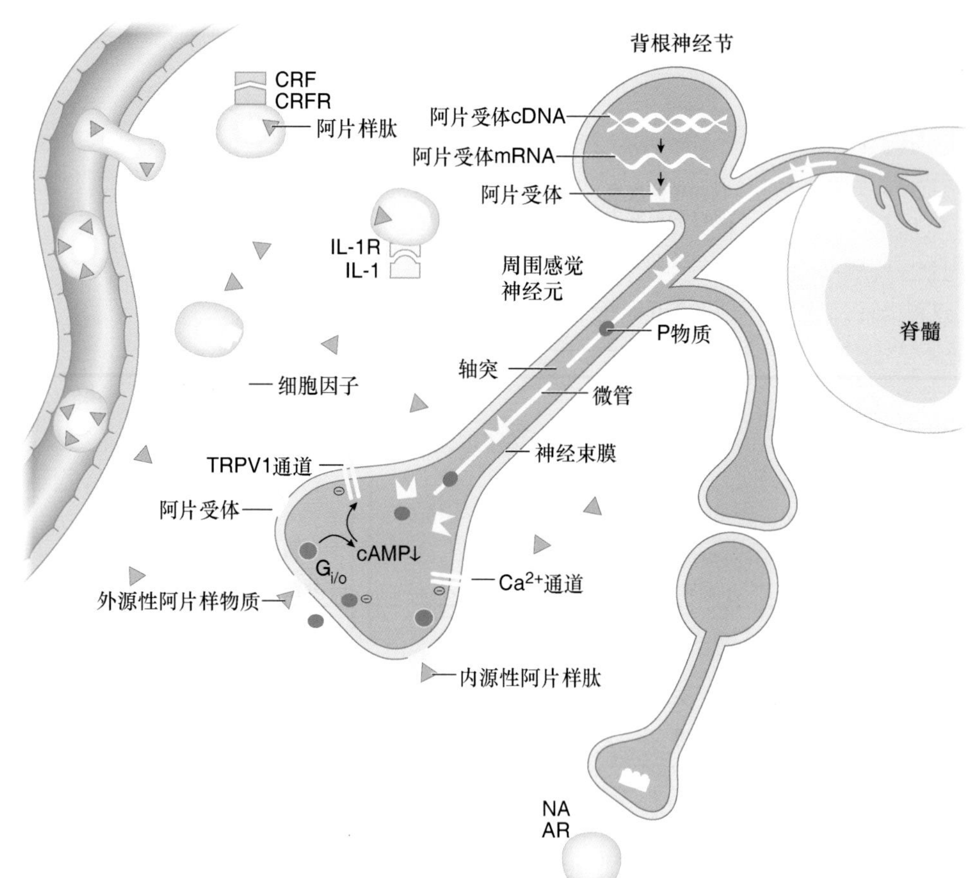

图 51.2 **周围损伤组织内的内源性镇痛机制**。含有阿片肽的循环白细胞在黏附分子活化和趋化因子的作用下渗出。随后，这些白细胞受应激或释放因子的刺激分泌阿片肽。例如，促肾上腺皮质激素释放因子（corticotropin-releasing factor，CRF）、白细胞介素 -1（interleukin-1，IL-1）和去甲肾上腺素（noradrenaline，NA，由交感神经节后神经元释放）可以分别激活白细胞上的促肾上腺皮质激素释放因子受体（CRF receptor，CRFR）、白细胞介素 -1 受体（IL-1R）和肾上腺素受体（adrenergic receptor，AR），引起阿片样物质的释放。外源性阿片样物质或内源性阿片肽（绿色三角符号）与阿片受体结合。这些受体在背根神经节内合成并沿轴突微管被输送到周围（和中枢）的感觉神经末梢。随后通过抑制离子通道（例如 TRPV1、Ca^{2+}）（见图 64.3 和正文内容）和 P 物质的释放产生镇痛作用（Adapted from Stein C，Machelska H. Modulation of peripheral sensory neurons by the immune system：implications for pain therapy. Pharmacol Rev. 2011；63：860-881.[9]）

腺皮质激素释放因子、细胞因子、趋化因子或细菌等的影响，白细胞分泌阿片类物质，后者激活外周阿片受体，通过抑制伤害性感受器兴奋性和（或）兴奋性神经肽释放而产生镇痛作用[9, 11-12]（图 51.2）。这些机制已在临床研究中得到证实：膝关节炎患者的免疫细胞表达阿片肽，而滑膜组织内的感觉神经末梢表达阿片受体[13]。膝关节手术后，当关节内应用纳洛酮阻断内源性阿片肽和阿片受体间的相互作用时[14]，这些患者术后疼痛程度和镇痛药物的使用量显著增加，而刺激内源性阿片肽分泌则可缓解术后疼痛，同时减少镇痛药物的使用[15]。

脊髓同样存在内源性镇痛机制。脊髓中间神经元释放的阿片类物质、γ- 氨基丁酸（γ-aminobutyric acid，GABA）或甘氨酸激活突触前伤害性感受器中枢端的阿片和（或）GABA 受体，使兴奋性递质的释放减少。此外，阿片类物质或 GABA 分别激活突触后钾离子或氯离子通道，诱发了背角神经元的超极化抑制电位。持续性的伤害性刺激上调了脊髓中间神经元阿片肽基因的表达和阿片肽的合成[16-17]。另外，强大的脑干下行抑制通路也通过去甲肾上腺素能、5- 羟色胺能和阿片能神经元系统而被激活。中脑导水管周围灰质和延髓头端腹内侧髓质是下行抑制通路的关键脑区，其沿着背外侧索投射到脊髓背角[2, 18]。兴奋性和抑制性神经递质介导的神经信号与认知、情感、环境因素（见后）的整合最终产生了疼痛的中枢感知。当生物因素、心理因素以及社会因素之间的复杂平衡被打破时，则开始出现慢性疼痛[19-20]。

基础研究的临床转化

疼痛相关的基础研究进展很快，但其临床转化应用却十分困难[4, 21]。临床转化困难的原因包括数据的过度解读、忽视阴性结果的报告偏倚、动物模型不充分、研究设计缺陷、遗传和种属差异等[4, 21-23]。尽管如此，动物研究非常必要、也在不断改进、并成功预测了候选药物的副作用[22-23]。由于伦理原因，许多模型的研究时间仅限于数天或数周，但人类慢性疼痛通常持续数月或数年。因此，动物模型应更谨慎地将其称为"持续性"疼痛[21, 23]。人脑成像研究是目前研究的热点，并且已被用于观察各种疼痛综合征患者的变化。然而，这些研究尚不能为特定疾病或特定综合征的病理生理基础提供可重复验证的结论[22]。神经成像仅能检测到伤害性刺激处理过程中相关的变化，但是临床疼痛包含更为复杂的依赖于自主评价的主观感受。因此，尽管新近数据已经为疼痛的神经生理学提供了有价值信息，当前的成像技术尚不能成为反映疼痛的较为客观的评估指标、生物标记物或预测指标[24-25]。遗传学是另一个新兴的科学领域。然而，除代谢酶 CYP2D6 外，预期遗传药理学尚不能很快地为临床疼痛的个体化（个性化）治疗提供指导[22, 26-29]。

慢性疼痛的临床定义、患病率和分类

定义

国际疼痛研究协会（International Association for the Study of Pain，IASP）将疼痛定义为"一种与实际或潜在组织损伤相关的、不愉快的感觉和情绪体验，或患者关于此类损伤的描述"[30]。该定义进一步阐明了疼痛常常是主观上的感受，是身体局部的感觉。同时它也是不愉快的，因此也包含情绪 / 心理成分。此外，除了恶性疾病外，许多人在没有组织损伤或任何病理生理改变的情况下感觉到慢性疼痛，通常没有办法区分他们的疼痛是否源于组织损伤。如果患者把他们的感受认定为疼痛或者他们所反映的感受与组织损伤引起的疼痛相同，那么就应当被认为是疼痛[31]。伤害性感受是周围感觉神经元（伤害性感受器）和更高级伤害感受通路中的神经生理活动。IASP 将其定义为"编码伤害性刺激的神经过程"。伤害性刺激不等同于疼痛。美国麻醉医师协会将慢性疼痛定义为"持续时间超过组织损伤和正常愈合预期时间，并且对患者的功能或健康产生不利影响的疼痛"[32]。IASP 分类委员会于 1986 年将慢性疼痛定义为"无明显生理改变且持续时间已超过正常组织愈合时间（通常为 3 个月）的疼痛"。

患病率

除了这些笼统的定义外，人们对慢性疼痛患者的特征还没有达成共识。这可能是不同刊物报告的慢性疼痛患病率有巨大差异的原因之一。由于统计患病率时所选择的人群不同、存在未被检出的合并症、对慢性疼痛尚无统一定义以及数据收集方法不同等原因，所报道的慢性疼痛患病率从 20% 至 60% 不等。一些调查表明，妇女和老年人的患病率更高。另外，慢性疼痛治疗相关的卫生保健、残疾补偿、误工以及相关费用造成了巨大的社会经济负担[31, 33-34]。

分类

按照传统方法，慢性疼痛可分为恶性疼痛（与癌症及其治疗有关）和非恶性疼痛（如神经病理性、肌肉骨骼性和炎性疼痛）。非恶性慢性疼痛通常分为炎症性（如关节炎）、肌肉骨骼性（如腰痛）、头痛及神经病理性疼痛（如带状疱疹后神经痛、幻肢痛、复杂区域疼痛综合征、糖尿病性神经病变、人类免疫缺陷病毒相关的神经病变）。神经病理性疼痛的主要症状包括自发性刀割样痛、刺痛或烧灼痛、痛觉过敏以及痛觉超敏[35]。癌性疼痛可发生于肿瘤侵袭感觉神经支配的组织（如胸膜或腹膜），或者肿瘤直接侵入周围神经丛。后一种情况表现为以神经病理性疼痛的症状为主。对癌性疼痛治疗存在的问题是，患者对疼痛的自我描述与医务人员的评估不吻合。医务人员和家庭成员可能低估了患者的疼痛程度，导致疼痛控制不足[31]。许多癌症治疗方法都会伴有严重疼痛。例如细胞毒性的放、化疗经常引起口腔黏膜炎性疼痛，这种现象在接受骨髓移植的患者中尤为显著[36]。

慢性疼痛的生物−心理−社会学概念

慢性疼痛以生物（组织损伤）、心理（认知、记忆、调节）和环境 / 社会因素（注意、强化）之间的复杂交互为特征。研究表明，植根于这一概念的多模式疼痛管理方案，可减轻疼痛、增加活动并改善日常功能[37]。因此，对持续性疼痛患者进行危险因素筛查极为重要。应特别关注表现为活动受限、缺乏动力、抑郁、愤怒、焦虑、害怕再损伤的患者，以上这些会妨碍患者恢复正常工作或娱乐活动。这类患者可能会全神贯注于疼痛和躯体过程，这可能会破坏睡眠，引起烦躁和社交退缩。其他的认知因素，如患者的期望或信念（如感到无法控制疼痛），会影响其心理、社会和生理功能。疼痛行为，如跛行、服药或抗拒活动等，易受"操作式条件反射"的影响，即应答奖赏和惩罚。例如，患者的疼痛行为会因配偶或医务工作者的关注而加重（如神经阻滞不全或者药物的使用不足）。与此相反，当疼痛被忽视，或因周围人的关注和鼓励而使患者增加了活动时，疼痛行为可能消失[19]。应答的学习机制（即经典的条件反射）可能也参与了疼痛的慢性化[20]。其他参与疼痛慢性化的因素，如药物滥用问题、家庭不和睦、法律或保险制度的限制等常常并存。因此，患者一旦感觉疼痛便会寻医问药，导致医疗保健系统的过度使用。这些生物、心理及社会因素的共同作用导致疼痛持续状态和病态行为[19-20]。仅仅治疗这种复杂的综合征中的一个方面显然是不够的。生物-心理-社会学概念最早是1959年由Engel首先提出的[38]，但很晚才被应用到日常医疗实践中，特别是用于慢性疼痛患者的治疗[39-40]。这一概念有助于理解为什么慢性疼痛可能并不存在明显的躯体原因，或者为什么病理性躯体表现可能仍然不被患者注意。有趣的是，社会和身体疼痛的体验和调节可能具有共同的神经解剖学基础[41]。在多模式方法中，疼痛管理同时涉及生理、心理和社会技能，并强调患者通过改善身体功能和健康状况重新获得生活控制的积极责任[20, 37, 42]。方法通常包括认知行为治疗、体育锻炼和药物管理。认知行为治疗旨在纠正不适应的认知和行为模式，如灾难化和恐惧-回避-信念。它鼓励患者在愈合过程中发挥主动与被动的作用，并通过决策、接受和坚定的行动来有意识地体验生活[43-44]。功能恢复包括职业和物理治疗，以帮助患者获得对体力活动的信心。激活本身似乎比特定的治疗技术更重要。社会支持可以通过解决就业和退休问题以及其他问题，如财务和法律纠纷，影响疼痛强度和情绪。

慢性疼痛的跨学科治疗

麻醉医师John J. Bonica首先意识到慢性疼痛的治疗需要跨学科协作的必要性。Bonica在第二次世界大战中以及战后积累了相当多的经验，这使他确信，跨学科联合治疗可使医生根据各自的专业知识和技能对疼痛做出正确的诊断，制订最有效的治疗策略，从而更有效地解决复杂的疼痛问题。Tacoma总医院成立了第一个跨学科联合的疼痛管理机构，随后，华盛顿大学在1960年也成立了相似的疼痛管理机构。1970—1990年，北美和欧洲疼痛管理机构的数量不断增加，主要是由麻醉医师负责。这些综合性疼痛中心应该有专职人员和专门的设施去评估和治疗慢性疼痛的生物医学、社会学、心理学和职业相关等各个因素，并且应对医学生、住院医师和进修医师进行教育培训。IASP已经公布了疼痛治疗机构建设的指导方针[45]。跨学科、多模式的治疗方法加速了生理、社会和心理功能的恢复，降低了医疗费用，促进了职业能力的恢复。这种治疗模式为非恶性的慢性疼痛提供了最有效、最经济的基于循证医学的治疗[37, 40]。如果没有跨学科联合的治疗模式，则治疗并不完善，而且极易导致误诊。例如，在椎间盘源性腰痛中忽视了心理学因素，或在“心因性”疼痛中漏诊了身体上的病因，均可能导致错误的诊断[46]。此外，传统的单模式疗法，如单纯的药物疗法，只会使患者继续昂贵且无效的治疗，并不断地寻医问药[40, 42]。一个突出的例子是最近的“阿片类药物危机”，不恰当地将阿片类药物作为慢性非癌痛的单模式治疗，这显著延误了恰当的诊断和治疗[47]。“当前阿片类药物滥用监测”问卷可能是检测阿片类药物不当使用的有用工具[48]。

疼痛治疗核心团队应包括一名治疗疼痛的医师（通常是接受过亚专科培训的麻醉医师，但也可能是接受过适当培训的物理治疗和康复治疗医生或精神病学家）、一名心理医师、一名理疗医师以及一名职业治疗师。根据当地情况，这个团队可以纳入管理人员、社会工作者、专科护士和（或）药剂师。疼痛治疗核心团队成员初步评估患者，以决定是否需要其他学科专家来完成对疼痛的全面评估。评估后，整个核心团队参与制订综合治疗方案。针对患者的个人要求、能力和对疗效的期望，制订个体化的治疗方案，以获得可量化的疗效。对某些患者来说，患者教育和药物治疗就足够了，其他患者可能需要为时几周的高强度全日的门诊或住院康复治疗。根据患者的预后（疼痛导致永久性残疾的低、中、高风险）尽早对疼痛治疗进行分级，可以显著提高临床治疗的性价比[49]。为了培养患者的依从性，结合患者预期，公开讨论治疗目标是有必要的。许多患者希望彻底消除疼痛并恢复全部功能，然而，这个目标可能无法实现。更现实的目标是一定程度的减轻疼痛、改善身体功能和（或）恢复工作。情绪、睡眠、积极应对技能和社会功能也可能得到改善[50-51]。因此，康复比治愈更适合作为治疗目标[40]。

心理治疗

心理医生的作用包括初步评估和心理治疗，例如进行教育、认知行为治疗和放松训练。对患者的评估应着重于慢性疼痛的感觉、情感、认知、行为以及职业等方面。包含详细询问病史、行为分析以及问卷调查。多数问卷包含疼痛强度评分（如数字或视觉模拟量表），但疼痛行为（如West-Haven-Yale多维疼痛量表）、多维疼痛性质、认知应对、恐惧（如状态-特性-焦虑-总结）、抑郁和其他相关症状的相关性要大得多。疼痛心理治疗的适应证包括相关的躯体化症状、抑郁症、适应能力差、药物滥用和易受周围环境（如家庭成员）强化的疼痛行为。一个关键因素是接受复杂治疗方案的动机变化[52]。某些类型的疼痛综合征患者，如慢性头痛、炎性风湿痛或非特异性背痛，可能从行为治疗中获益[20, 40]。这意味着观点的根本转变，即患者从单纯地被动接受治疗转变为积极依靠自己克服疼痛进行功能恢复和职业康复训练，并减少医疗依赖。因此，单纯地减轻疼痛不再是治疗的重点[37, 40]。

物理治疗

物理治疗师的任务包括对患者的肌肉骨骼系统的初步评估，对患者的工作场所和住所的评估，对患者主动生理适应能力的培训，以及对物理康复进程的管理。强调患者自我管理的强化训练方案是慢性非恶性疼痛的综合方案的组成部分[37, 40, 53]。适应性、灵活性以及姿势的改善抵消了废用带来的副作用，是行为疗法的补充。理疗师鼓励患者在日常生活中进行定期训练，帮助患者忍受疼痛并尽可能地多运动，以及加强对患者疼痛管理的生物-心理-社会模式的教育。不同的训练技术，例如肌肉适应性训练、有氧运动，对改善功能，以及减少痛苦、残疾和恐惧回避行为是有效的[54-55]。但按摩或推拿等被动治疗是无益的[56]。分等级训练的概念来自于 Fordyce[19]。患者在指导下找出对每项训练的基本耐受水平，然后协商制订训练计划。要求患者每天记录改善情况，并且不论自身感受如何必须完成训练计划。因此，是依照计划而不是根据疼痛情况安排物理治疗。因为物理治疗效果和疼痛改善情况并不是一致的。当然，患者本人的动力是决定其能否很好地学会疼痛管理的重要因素[57]。

职业治疗

职业治疗师指导患者克服疼痛带来的限制并实现生活目标。职业治疗评估包括对工作史及工作场所、家庭生活和日常活动的评估，以及通过体格检查来明确关节活动幅度和可能存在影响活动的运动障碍或畸形。主要的治疗目标是减少疼痛及其导致的功能损害，促进日常生活中最佳的功能，鼓励建立有意义的家庭、社会和工作关系[58]。一个重要的目标是帮助患者重返工作岗位，包括特殊的工作条件[59]。例如，因腰背疼痛等原因休病假后重返工作岗位的机会会随着休假时间的延长而明显减少，从而产生如工资补偿、社会保障和生产损失等巨大的社会成本[31]。重返工作的障碍包括工作不满意以及认为是工作因素导致了疼痛。职业治疗师应当与患者一起制订治疗方案，以增加患者的自尊，恢复自立，使其克服疼痛，促进在工作和娱乐中达到最佳状态。

麻醉学

过去的几十年间，麻醉医师在慢性疼痛治疗中的作用发生了巨大变化。“神经阻滞治疗”已经被跨学科的疼痛治疗中心所取代。现在，麻醉医师同时担当了医师培训者和技术专家的角色。能否把局部麻醉技术、药理知识和慢性疼痛的心理-社会因素以最佳方式结合，以提供更加全面的疼痛治疗服务是麻醉医师面临的一项挑战。在以广义的生物-心理-社会学为基础的综合治疗中，麻醉医师需要发挥他们在药物治疗、神经阻滞以及操作技巧方面的特长。因为治疗的重点不仅是减轻疼痛，而且要减少残疾、提高生活质量以及改善功能。传统的“按需”给药方式或利用神经阻滞使疼痛短期缓解的方法可能会加重疼痛，患者会坚持认为对其潜在的身体异常最好通过生物医学的方法处理[42]，这也会导致患者过度期待治疗效果。例如，患者会认为在治疗中他应该是一个被动接受者而不是主动参与者。患者会错误地认为疼痛是他生活中的首要问题。这种治疗方法忽略了疼痛的心理-社会因素，延续了昂贵且无效的单一生物医学治疗方案，并导致在慢性疼痛患者中产生医源性躯体化、过度医疗以及高额的医疗费用[42]。麻醉医师在跨学科治疗团队中的作用因患者类型的不同而不同。对癌性和急性疼痛的处理需要麻醉医师全面的专业技能和药理知识。在慢性非恶性疼痛治疗中，麻醉医师作为一个教育者、指导者和激励者的角色更为重要。作为一名跨学科治疗团队的成员，麻醉医师必须加强和保持对生物-社会-心理因素的关注，对患者的身体症状做出恰当的判断，并且合理用药。与团队其他成员一起，麻醉医师采用激励策略来鼓励患者在身体、社会心理、娱乐和职业等方面达到自我管理的康复目标。同时，麻醉医师的参与，提供了“白大褂可信度”，可使患者确信他的疼痛是真实存在的，从而避免患者认为“疼痛只是我的想象”。麻醉医师监测患者的身体状况、新病情发生的潜在发展以及用药情况。此外，麻醉医师对未检查出相关异常的患者给予安慰和解释，同时负责向患者说明手术的局限性，以便其做出知情选择。麻醉医师在多学科团队中发挥着关键作用，引导患者采用多模式疼痛治疗计划并协调该方案。全球大多数的疼痛治疗医师都是麻醉科医师。在临床上，麻醉医师与其他医护专业人员密切协作，从而在手术室外的工作领域得到了更多的认可[42]。

慢性疼痛的药物治疗

镇痛药物干扰神经系统伤害性刺激（伤害性感受）的产生和（或）传递。这种作用可发生在周围和中枢水平的轴突。其治疗目标是减轻疼痛的感觉。镇痛药用来调节疼痛介质（如前列腺素）的产生，或者调节转导或传递伤害性刺激的神经受体或离子通道的激活（如肽、激肽、单胺受体及钠离子通道）。目前用于治疗慢性疼痛的药物包括阿片类药物、非甾体抗炎药（NSAIDs）、5- 羟色胺化合物、抗癫痫药物和抗抑郁药物（表 51.1）。局部麻醉药用于局部和区域麻醉。混合性药物具有多种作用机制，例如，同时具有抑制去甲肾上腺素再摄取和激活阿片受体的作用（如曲马多、他喷他多），或同时具有阿片受体激动剂和 NMDA 受体拮抗剂效应（氯胺酮）。依据病情可以采用多种给药途径（如口服、静脉注射、皮下注射、鞘内注射、硬膜外注射、外用、关节内注射及经黏膜给药）。此外，已经证实，通过阿片和非阿片机制，安慰剂治疗也可产生显著的镇痛效应[60]。对慢性疼痛需要采取跨学科的治疗方法，包括各种药物治疗和非药物治疗（心理治疗及理疗）（见前“慢性疼痛的跨学科治疗”）。

阿片类药物

阿片类药物作用于具有 7 次跨膜的 G 蛋白偶联受体。已克隆出三种类型的阿片受体（μ、δ 和 κ）。基于基因的多态性、剪切变异体和选择性处理等方式，阿片受体的一些亚型也被发现（如 μ_1、μ_2、δ_1 和 δ_2）。阿片受体分布在各级神经轴突，并且可以被激活，包括初级感觉神经元（伤害性感受器）的周围突和中枢突、脊髓（中间神经元和投射神经元）、脑干、中脑和皮质。所有的阿片受体与 G 蛋白（主要是 G_i/G_o）偶联，随后抑制腺苷酸环化酶，降低电压门控钙通道的通透性或开放钾通道，或者是这些效应的任何联合（见图 51.3a）[61]。这些效应最终导致神经元活性降低。钙离子内流受阻，抑制了兴奋性（伤害性）神经递质的释放。典型的例子如抑制初级感觉神经元在脊髓和受损组织外周末梢释放 P 物质。在突触后膜，阿片类药物通过开放钾离子通道产生超极化，从而阻止了二级投射神经元内动作电位的形成或传播。此外，阿片类药物抑制感觉神经元特异性河豚毒素抵抗钠离子通道、TRPV1 通道以及脊髓内的谷氨酸受体（如 NMDA）诱发的兴奋性突触后电流。其结果是导致伤害性刺激在各级神经轴突传递的减少和疼痛感觉的明显降低。内源性阿片受体配体的前体是来自阿黑皮素原（编码 β- 内啡肽）、脑啡肽原（编码 Met- 脑啡肽和 Leu- 脑啡肽）和强啡肽原（编码强啡肽类）。这些肽类的氨基端包含共同的 Tyr-Gly-Gly-Phe-Met/Leu 序列，称为阿片类基序。β- 内啡肽和脑啡肽是强效止痛剂，作用于 μ 和 δ 受体。强啡肽类

表 51.1 镇痛药物、作用靶点、机制和副作用

药物	目标	机制	功能性后果	副作用
阿片类药物	G 蛋白偶联 μ、δ 和 κ 受体	↓ cAMP ↓ Ca^{2+}电流 ↑ K^+电流	↓周围和中枢神经元的兴奋性 ↓兴奋性神经递质的释放	μ、δ：镇静作用、恶心、欣快感 / 奖赏、呼吸抑制、便秘 κ：焦虑 / 厌恶、多尿、镇静作用
NSAIDs	环氧合酶（COX-1、COX-2）	↓前列腺素 ↓血栓素	↓感觉神经元的致敏作用 ↑脊髓神经元的抑制作用	非选择性：胃溃疡、穿孔、出血、肾损害 COX-2：血栓形成、心肌梗死、脑卒中
5- 羟色胺激动剂	G 蛋白偶联 5-HT 受体，$5\text{-}HT_3$：离子通道	↓ cAMP（$5\text{-}HT_1$） ↑ cAMP（$5\text{-}HT_{4\text{-}7}$） ↑ PLC（$5\text{-}HT_2$）	↓兴奋性神经肽的释放 ↓神经源性炎症 ↑血管收缩	心肌梗死、脑卒中、外周血管闭塞
抗癫痫药物	Na^+、Ca^{2+}通道，GABA 受体	↓ Na^+电流 ↓ Ca^{2+}电流 ↑ GABA 受体活性	↓周围神经元和中枢神经元的兴奋性 ↓兴奋性神经递质的释放	镇静作用、眩晕、认知损害、共济失调、肝毒性及血小板减少症
抗抑郁药物	去甲肾上腺素 /5-HT 载体 Na^+、K^+离子通道	↓去甲肾上腺素 /5-HT 再摄取 ↓ Na^+电流 ↑ K^+电流	↓周围神经元和中枢神经元的兴奋性	心律失常、心肌梗死、镇静作用、恶心、口干、便秘、眩晕、睡眠障碍、视物模糊

NSAIDs，非甾体抗炎药；GABA，γ- 氨基丁酸

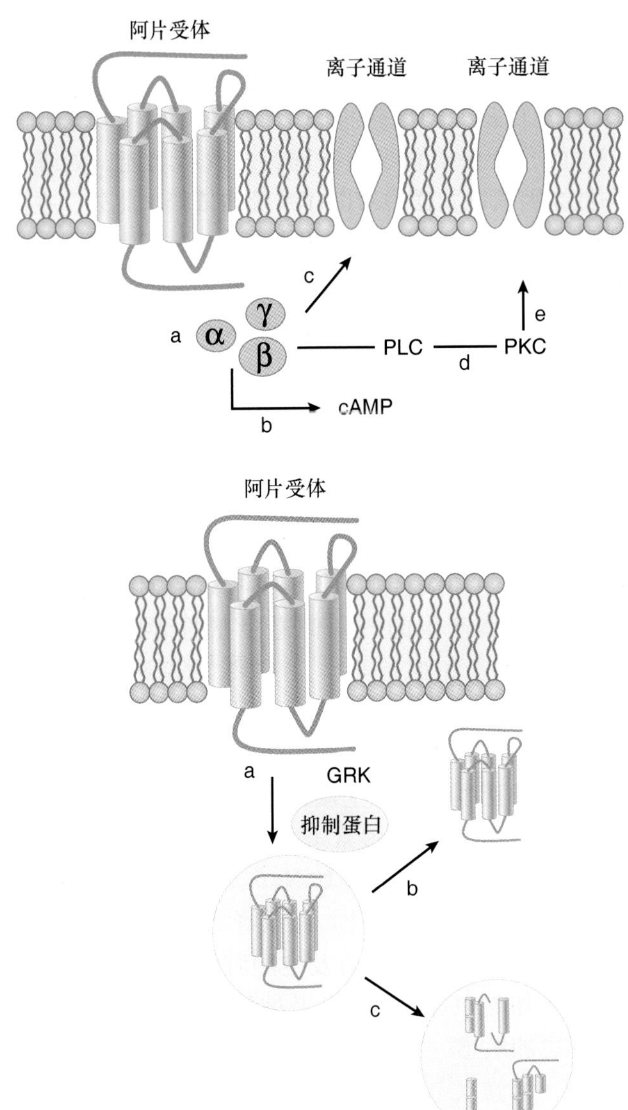

图 51.3 阿片受体的信号通路和再循环。上半部分：阿片类配体诱导受体发生构象改变，使 G 蛋白与受体偶联。游离的异源三聚体 G 蛋白裂解为活化的 G_{α} 和 $G_{\beta\gamma}$ 亚基（a），可以抑制腺苷酸环化酶，减少 cAMP（b），降低电压门控钙离子通道（Ca^{2+}）的传导性或开放整流钾离子（K^{+}）通道（c）。此外，磷脂酶 C（phospholipase，PLC）/ 磷酸激酶 C（phosphokinase，PKC）途径可被激活（d），以调节质膜上 Ca^{2+}离子通道的活性（e）。下半部分：阿片受体的脱敏化和运输能被 G 蛋白偶联受体激酶（G-protein-coupled receptor kinase，GRK）激活。在与抑制蛋白结合后，质膜上的受体处于脱敏状态（a）。随后，抑制蛋白结合受体可以通过一个依赖性网格蛋白途径被内化，并且循环到细胞表面（b）或在溶酶体降解（c）（Adapted from Zöllner C，Stein C. Opioids. Handb Exp Pharmacol. 2007;（177）: 31-63.[204]）

可以分别经由 NMDA 受体和 κ 受体而产生促痛和镇痛作用。约 1/4 来自未知前体的四肽（内吗啡）不包含泛阿片基序，但能与 μ 受体高选择性结合。阿片肽及其受体在整个中枢和周围神经系统、神经内分泌组织和免疫细胞中表达[9, 62]。细胞外的阿片肽被氨基肽酶 N 和中性内肽酶快速酶解而失活。这两种肽酶在中枢神经系统、周围神经和白细胞内表达。在阿片肽中，脑啡肽是它们的最适底物。许多动物模型和小样本的人类试验已经证实，在中枢和周围神经系统运用肽酶抑制剂抑制内源性阿片肽的细胞外降解可产生强大的镇痛效应[63-64]。

常用的阿片类药物（吗啡、可待因、美沙酮、芬太尼及其衍生物）是 μ 受体激动剂。纳洛酮是所有三种受体的非选择性拮抗剂。部分激动剂比完全激动剂需要结合更多的功能受体才能产生相同的效应。混合性激动 / 拮抗剂（丁丙诺啡、布托菲诺、纳布啡和喷他佐辛）在低剂量时可作为激动剂，而在较高剂量时可作为拮抗剂（在相同或不同的受体类型）。这类化合物的镇痛效果具有典型的封顶效应，当与纯激动剂一起使用时可能会引起急性戒断综合征。所有这三种受体（μ、δ 和 κ）都介导镇痛作用，但有不同的副作用。μ 受体介导呼吸抑制、镇静、奖赏 / 欣快感、恶心、尿潴留、胆管痉挛和便秘。κ 受体介导焦虑、厌恶、镇静和利尿作用。δ 受体介导奖赏 / 欣快感、呼吸抑制和便秘[65-67]。在实验研究中常常观察到使用阿片类药物产生的免疫抑制现象，但这一现象没有在临床研究中得到证实[68-69]。

耐受性指在反复给予相同剂量药物后药物的效应降低，或需要增加剂量来产生相同药效的现象。耐受性与依赖性不同。身体依赖性定义为一种适应状态，表现为突然停药、快速减量和（或）给予拮抗剂引起的戒断综合征[70]。所有阿片类药物均可产生临床相关的身体依赖性，即使仅在相对较短的时间内给药[71]。尽管程度不同，但阿片类药物的全部效应（如镇痛、恶心、呼吸抑制、镇静及便秘）均可形成耐受。例如，呼吸抑制、镇静和恶心的耐受性通常比便秘或瞳孔缩小的耐受性形成快[66-67, 72-73]。此外，阿片类药物之间的不完全交叉耐受或遗传差别可以解释一些临床现象，如对一些疼痛缓解不理想或有无法耐受副作用的患者，更换阿片类药物种类（阿片类药物轮替）有时会有效[74]。阿片类药物引起的适应可发生在多层次的神经水平和其他器官系统，从开始直接改变阿片受体的信号通路进而扩展到包括学习行为的复杂神经网络。产生药效耐受可能的机制包括阿片受体 -G 蛋白的解偶联，受体内化 / 再循环减少，以及 NMDA 受体的敏感性提高（见图 51.3b）[61]。此外，药代动力学（如阿片类药物分布或代谢的变化）和获得性耐受（如轻度中毒时形成的代偿），还有肿瘤生长、炎症或神经瘤的形成导致伤害性刺激增加也是导致剂量需求增加的可能原因[72, 75]。目前尚缺乏设计严谨的临床对照研究，以明确证实患者对阿片类药物镇痛（如减轻临床疼痛）产生药效学耐受[76-77]。

目前对于阿片类药物是否可引起难以理解的痛觉过敏还有争论。然而，事实上，现有的许多研究显示存在停药后诱发的痛觉过敏。这是一个众所周知的突然停用阿片类药物出现的现象[78-80]。有个案报道，重度癌痛患者因使用超高剂量的阿片类药物而导致痛觉超敏，并将其归因于阿片类药物代谢产物的神经兴奋作用[81]。目前尚无明确的证据表明，围术期或长期的常规剂量阿片类药物治疗会产生痛觉过敏[77-78, 82-83]。

阿片类药物经外周组织（如体表或关节内给药，尤其是在炎性组织中）、中枢神经系统（如鞘内、硬膜外或脑室给药）及全身性用药（如静脉注射、口服、皮下给药、舌下含服或透皮吸收给药）均有效[18]。临床上对药物种类及剂型的选择取决于阿片类药物的药代动力学（如给药途径、起效时间或持续时间和亲脂性等）及与给药途径相关的副作用[18]。用药剂量有赖于患者的个体差异、疼痛类型及给药途径。全身性用药及椎管内用药可产生相似的副作用，这与药物剂量以及药物的鞘内/全身重新分布有关。鞘内应用时，首选脂溶性药物，因为脂溶性药物易局限在脊髓内，而很少随脑脊液循环至脑。仔细调整剂量、密切监测可最大程度地减少阿片类药物的副作用，而联合用药（止吐药或泻药）或阿片受体拮抗剂（如纳洛酮）可治疗这些副作用。尚未见小剂量全身性应用阿片类药物时导致明显的副作用。

阿片类药物被认为是治疗急性重症疼痛和癌症相关慢性疼痛的最有效药物。但对慢性非癌痛（如神经病理性疼痛和肌肉骨骼痛）患者能否长期使用阿片类药物尚存在争议。此方面的随机对照研究（randomized controlled trials，RCTs）的观察时间最长的仅为3个月。相关meta分析结果表明，疼痛评分降低程度不具有显著的临床意义，并且流行病学资料显示患者的生活质量和功能状态并未获得改善[84-86]。最近一项纳入针对慢性非癌痛患者RCTs的meta分析，从高质量研究中获得的证据显示与安慰剂相比，使用阿片类药物在疼痛和身体功能的改善上具有统计学显著性，但改善幅度小，并增加了呕吐风险[86a]。这项比较阿片类药物与非阿片类替代药物的meta分析提示，疼痛和功能的获益可能相似，尽管证据仅来自低至中等质量的研究。在RCTs和非对照观察性研究中，当观察时间超过3个月时，因副作用（如恶心、镇静、便秘及头晕等）和缺乏镇痛效果而使很多受试者退出了试验研究[86]。很少有研究观察心理-社会学预后指标，显示这些指标仅获得中度改善。因此，对于由多种因素引起的慢性疼痛，单纯使用阿片类药物也无法产生明显的镇痛效应。显然，必须对患者进行全面评估，而非仅仅进行疼痛评估[87]。同时，治疗的目标不仅是处理疼痛的来源（如果可以明确来源的话），而且还要着重于消除痛苦，改善功能，处理心理-社会因素以及摆脱对医疗系统的依赖。此外，在接受阿片类药物治疗的慢性疼痛患者中报告了大量成瘾病例，并且用药过量、死亡率高、阿片类处方药滥用已成为公众卫生问题[84, 88]。因此，强烈不建议使用阿片类药物作为慢性非恶性疼痛的唯一治疗方式[47]。

非甾体抗炎药和解热镇痛药

NSAIDs及解热镇痛药（如对乙酰氨基酚、安替比林）可抑制环氧合酶（COX）。该酶催化花生四烯酸（是由磷脂产生的一种普遍存在的细胞成分）转变为前列腺素和血栓素[89]。COX的两种亚型——COX-1和COX-2在外周组织及中枢神经系统内表达。在损伤和炎性介质（如细胞因子和生长因子）的刺激下，这两种亚型都可以上调，从而引起前列腺素生成增加。在外周，前列腺素（主要为PGE_2）通过激活EP受体引起离子通道（如Na^+、TRPV1）磷酸化，从而导致痛觉感受器敏化。结果导致伤害性感受器对有害的机械刺激（如压力及空腔脏器的扩张）、化学性刺激（如酸中毒、缓激肽及神经营养因子）或热刺激变得更加敏感。在脊髓内，PGE_2抑制甘氨酸抑制性神经元，增强兴奋性氨基酸的释放，同时使上行投射神经元去极化。这些机制易化了伤害性感受器刺激的产生以及从脊髓到达大脑的高级中枢传递。阻断COX可以减少前列腺素的合成。最终，伤害感受器对伤害刺激反应减弱，脊髓中的神经传递也减弱。

经过口服给予非选择性NSAIDs（如阿司匹林、布洛芬、吲哚美辛、双氯芬酸）或解热镇痛药（如对乙酰氨基酚）通常被用来治疗程度较轻的疼痛（如早期关节炎和头痛）。一些药物可经胃肠外、直肠或透皮给药。由于它们属于非处方药物，患者可自行用药，因而常导致该种药物的滥用以及药物毒性反应[89]。其副作用归因于COX-1介导的血栓素生成受阻，血小板功能抑制（引起胃肠道及其他出血性疾病），有组织保护作用的前列腺素减少（胃、十二指肠溃疡和穿孔），肾中有血管舒张作用的前列腺素降低（肾毒性），以及高活性代谢产物的生成（对乙酰氨基酚的肝毒性）。在假设COX-2仅选择性地表达于炎症组织、而生理性的具有组织保护作用的COX-1不受影响的基础上，开发出了选择性COX-2抑制剂。然而，研究表明，COX-2也存在于许多健康组织内（如消化道上皮、血管内皮及脊髓等），抑制 COX-2 可能会加重炎症，抑制溃疡愈合，减少血管保护性前列环素的合成。COX 抑制剂可增加血栓形成、心肌梗死、肾损害、高血压、脑卒中及肝毒性的风险，也可引起罕见的过敏反应。

NSAIDs 和解热镇痛药在慢性疼痛治疗中发挥的作用存在争议。例如，不受控制的使用可能导致药物过度使用性头痛[90]。在慢性退行性肌肉骨骼疼痛，它们的使用也存在争议[91]，并且不适用于神经病理性疼痛[92]。

5- 羟色胺类药物

5- 羟色胺（5-HT）是被发现于交感神经系统、胃肠道及血小板中的一种单胺类神经递质。它作用于分布在各级神经组织及血管中的 5-HT 受体。在脊髓背角，血清素能神经元是内源性镇痛机制的一部分。除了 5-HT_3（一种配体门控离子通道）以外，其他 5-HT 受体都是 G 蛋白偶联受体。大量研究发现 $5\text{-HT}_{1B/1D}$ 激动剂（曲坦类药物）能有效地治疗神经血管性头痛（如偏头痛和丛集性头痛）。现在认为偏头痛的发生与支配脑膜和颅内血管的三叉神经感觉神经元释放神经肽（如降钙素基因相关肽）有关。这些神经肽的释放导致血管舒张和炎症反应，最终产生疼痛。曲坦类药物通过作用于三叉神经传入系统的 5-HT_{1D} 受体抑制神经源性炎症。该类药物其他的作用位点可能包括丘脑神经元及中脑导水管周围灰质。激活位于血管的 5-HT_{1B} 受体可以收缩脑膜血管（及冠状）血管。后一效应迫使人们寻找一种替代治疗方法，如靶向降钙素基因相关肽或高选择性 5-HT_{1F} 激动剂[93]。曲坦类药物可以经口服、皮下或经鼻滴入等方式用药，而且已经被用于治疗偏头痛。所有曲坦类药物在临床剂量下均通过 5-HT_{1B} 受体使冠状动脉狭窄，因此，禁用于合并有冠状动脉、脑血管及外周血管性疾病等危险因素的患者。许多化合物可能引起显著的药物间相互作用[93]。

抗癫痫药物

抗癫痫类药物用于治疗由周围（如糖尿病和疱疹）或中枢（如脑卒中）神经系统病变所导致的神经病理性疼痛和偏头痛的预防。神经病理性综合征被认为是由于再生神经芽突导致伤害感受器敏化而产生的异位电活动，或原先“沉默”的伤害性感受器重新被激活，或者是自发的神经元活动（也可能是这些机制的任意组合）。这些机制可引起初级传入神经元敏化，随后还可能引起二级或三级上行神经元敏化。在这些机制中，研究较为明确的有离子通道（如 Na^+、Ca^{2+} 和 TRP 等）表达与转运的增加以及谷氨酸（NMDA）受体的活性增强等。抗癫痫药物的作用机制包括通过阻断病理性活化的电压敏感 Na^+ 离子通道（卡马西平、苯妥英钠、拉莫三嗪和托吡酯），以及阻断电压依赖性 Ca^{2+} 离子通道（加巴喷丁和普瑞巴林），抑制兴奋性神经递质（加巴喷丁和拉莫三嗪）的突触前释放，从而增强 GABA 受体（托吡酯）的活性。抗癫痫药物最常见的副作用有精神障碍（嗜睡、头晕、认知障碍及疲劳）和运动功能障碍（共济失调）。这限制了它的临床应用，尤其是在老年患者。报道的其他严重副作用包括肝毒性、血小板减少症以及皮肤与血液反应[94]。特定适应证包括钠通道阻滞剂治疗三叉神经痛和钙通道阻滞剂治疗糖尿病性神经病变[95]。

抗抑郁药

抗抑郁药用于治疗神经病理性疼痛和头痛。这类药物可分为非选择性去甲肾上腺素 /5-HT 再摄取抑制剂（阿米替林、丙咪嗪、氯米帕明、度洛西汀和文拉法辛）、选择性去甲肾上腺素再摄取抑制剂（地昔帕明）、选择性 5-HT 再摄取抑制剂（西酞普兰和氟西汀）。阻断再摄取作用可激活脊髓及大脑中内源性单胺能疼痛抑制机制。三环类抗抑郁药还具有拮抗 NMDA 受体、提高内源性阿片水平、阻断 Na^+离子通道以及开放 K^+离子通道的作用。这些作用可抑制周围及中枢神经系统敏化。三环类抗抑郁药阻断心脏的离子通道，可导致心律失常。缺血性心脏病患者有突发心律失常的风险，故三环类抗抑郁药禁用于近期心肌梗死、心律失常或心脏功能失代偿者。三环类抗抑郁药还可以阻断组胺、胆碱能及肾上腺素受体。不良反应包括镇静、恶心、口干、便秘、头晕、睡眠障碍及视物模糊[94]。

局部麻醉药

各种镇痛药的局部应用是值得重视的领域，因为许多慢性疼痛综合征在一定程度上依赖于周围初级传入神经元的激活[3-4]。局部给药可以潜在优化疼痛产生部位的药物浓度，同时避免高血浆水平、全身副作用、药物相互作用以及省去滴定治疗剂量的过程。研究已证实外用 NSAIDs、三环类抗抑郁药、辣椒素、局部麻醉剂和阿片类药物的有效性[4, 94, 96-97]。

外用的 NSAIDs 是商业广告中常见的治疗急性和

慢性疼痛的典型非处方药。市面上已有许多剂型（乳剂、凝胶剂和软膏剂）。meta分析结果表明，外用NSAIDs对慢性肌肉骨骼疼痛的疗效有限[96]。局部应用辣椒素通过辣椒素受体（TRPV1）与伤害感受性神经元相互作用而产生效果。辣椒素通过激活伤害感受性神经元释放P物质而产生最初的反应。大量患者感受到一种烧灼感或瘙痒感，伴有潮红反应[96]。重复应用可能造成感觉神经元P物质耗竭而脱敏。另一个潜在机制是对小直径感觉神经纤维的直接毒性作用。外用辣椒素可缓解带状疱疹后神经痛、肿瘤切除术后综合征、骨关节炎和各种神经病理性疼痛[98]。

局部麻醉药的外用制剂通过阻断初级传入神经元的Na^+离子通道而发挥作用。Na^+离子通道被阻断后，正常和受损的感觉神经元产生的冲动均减少。受损的神经元自发和异位放电可能导致慢性神经病理性疼痛。在这些条件下，离子通道沿轴突的表达、分布和功能的改变与对局部麻醉药的敏感性增加有关。因此，采用低于完全阻断神经冲动传导的局麻药浓度就可以达到镇痛的效果[99]。一些研究显示，使用利多卡因贴剂和凝胶可以减轻带状疱疹后遗神经痛和其他类型神经病理性疼痛的痛觉超敏[96]。

外用或局部注射阿片类药物可以激活初级传入神经元上的阿片受体而产生镇痛作用。阿片受体的激活抑制了炎症介质介导的Ca^{2+}、Na^+及TRPV1跨膜电流[9, 62]。随后，伤害性感受器的兴奋性、动作电位的传播以及感觉神经末梢促炎神经肽的释放（如P物质）都受到抑制。所有这些机制最终都会产生镇痛作用和（或）抗炎作用[9, 100]。外用阿片类药物治疗炎性疼痛的其他机制包括感觉神经元上阿片受体的上调[101]和远端转运[102]，外周阿片受体与G蛋白偶联的增加[103]，以及神经周围屏障通透性的增加所导致的阿片激动剂与受体结合的易化[104-105]。沿未损伤神经（如腋神经丛）周围局部应用阿片类药物并不会产生明显的镇痛效果[106]。此外，由炎症组织内的免疫细胞[10, 107]所生成和分泌的内源性阿片肽与外源性阿片类药物似乎可以产生累加或协同作用[108]，而非交叉耐受[109]。临床上围术期关节腔内注射吗啡较为常用并且有效[110-111]。关节内注射吗啡还可对慢性类风湿和骨关节炎产生镇痛作用，其作用与标准的关节内注射类固醇作用相似且持久，可能是由于吗啡的抗炎活性[9, 100]。在一些小样本研究中，局部应用的阿片类药物（如凝胶）在治疗皮肤溃疡、膀胱炎、癌症相关的口腔黏膜炎、角膜擦伤和骨损伤方面显示出镇痛效果，并且未见明显不良反应报道[97]。

其他镇痛药及辅助用药

局部麻醉药有外用、口服、静脉注射、扳机点注射及区域阻滞等给药方法。其中，区域阻滞主要用于局部慢性疼痛综合征的治疗（见后文“用于慢性疼痛的介入方法”和其他章节的“局部麻醉药”部分）。局部麻醉药的全身用药在各种神经病理性疾病中显示不同的疗效。meta分析表明，静脉输注局部麻醉药对神经病理性疼痛产生中度镇痛效果，但其临床意义尚存争议[94]。严重的副作用包括心律失常、头晕、恶心和疲劳，这些副作用限制了局部麻醉药的全身使用。

α_2肾上腺素受体是G蛋白偶联受体，与阿片类药物作用相似，α_2受体激动剂（可乐定）可以开放K^+离子通道，抑制突触前Ca^{2+}通道和腺苷酸环化酶的活性。因此，与阿片类药物一样，α_2受体激动剂可以减少神经递质的释放及突触传递，从而在整体上产生抑制效应[112]。可乐定可以对某些神经病理性疼痛产生镇痛效果[94]，但经常发生不良反应如镇静、高血压及心动过缓等限制了其应用。

大麻素类药物被广泛研究，目前正成为公众关注的焦点。动物和体外模型研究表明四氢大麻酚的衍生物具有镇痛作用，大麻素受体及其内源性配体在脑、脊髓和外周等与疼痛相关的区域表达。其中外周大麻素受体可能发挥显著的镇痛作用[9]。临床试验meta分析结果表明，大麻素类药物具有中度镇痛效果，其镇痛效果与其他镇痛药相比不具有优势，其临床意义尚存在争议。精神方面的副作用，如镇静、头晕、认知功能障碍，以及恶心、口干和运动障碍等限制了其临床应用[113-114]。

减轻肌肉痉挛的药物（如苯二氮䓬类、巴氯芬）常被用于肌肉骨骼疼痛的治疗。但尚无证据显示其有长期的治疗效果，且困倦和头晕等不良反应较为常见[115]。巴氯芬可以激活突触前及突触后的GABA-B受体，导致兴奋性神经传导降低，抑制性神经传导增强。据报道，巴氯芬在三叉神经痛及中枢性神经病理性疼痛中有镇痛效果。最常见的副作用有困倦、头晕和胃肠不适[116]。肉毒杆菌毒素抑制神经肌肉接头处乙酰胆碱的释放，从而缓解肌肉痉挛状态。肉毒杆菌素注射可用于治疗头痛，但效果尚不确切，而且对肌筋膜扳机点、头面部或颈部疼痛均无效[94, 117-118]。其副作用包括注射部位疼痛、红斑及相邻肌肉的意外瘫痪。

合成多肽齐考诺肽可阻断N型电压敏感性Ca^{2+}离子通道，从而抑制脊髓初级传入神经元中枢端兴奋性神经递质的释放。齐考诺肽获批可以鞘内注射，但可产生显著的不良反应（困倦、意识错乱、异常步态、记忆受损、眼球震颤、幻觉、眩晕、谵妄、呼吸暂停和低血压），因此，仅适用于少数顽固性疼痛患者[119]。假定其具有抗炎活性，虽然尚无确切证据证明其疗效，类固醇药物硬膜外或神经周围注射仍被广泛使用（见后文“治疗性神经阻滞”）。

止吐药被用于治疗恶心。恶心是镇痛药常见的一种副作用（尤其是阿片类药物），同时也是癌症患者的常见症状。手术患者术后恶心和呕吐的治疗方法不能照搬到慢性疼痛的患者。例如，在癌症患者中，除了要考虑阿片类药物所引起的恶心外，还要考虑放疗、化疗、尿毒症、高钙血症、肠梗阻及颅内压增高等原因导致的恶心。另外，疼痛本身及焦虑也可引起恶心。临床上已有恶心和呕吐的治疗指南，所以，应根据其机制选择止吐药物[67，120]。延髓化学感受器触发区、胃肠道刺激或胃肠道功能衰竭、前庭和皮质机制以及味觉与嗅觉的改变都可能导致恶心和呕吐，这在癌症患者中更为明显。常推荐使用的止吐药包括胃肠动力药（甲氧氯普胺）、吩噻嗪类（如左美丙嗪）、多巴胺受体拮抗剂（如氟哌啶醇）、5-HT 拮抗剂（如昂丹司琼）及抗组胺药（如赛克力嗪）。除此之外，还有使用地塞米松（机制不明）、抗胆碱能药物（如东莨菪碱）和神经激肽 -1 受体拮抗剂的报道。不同作用方式的止吐药可以联合应用。这些药物很多本身存在副作用（如镇静、嗜睡、意识模糊和锥体外系综合征）[67，120]。大麻素类及苯二氮䓬类药物的药效较弱，故不推荐作为一线用药[120-121]。

泻药适用于治疗排便次数减少（每周少于 3 次）和伴有排便困难或排便不畅者。便秘的危险因素包括应用阿片类药物、高龄、癌症晚期、低钾血症、制动以及正在使用三环抗抑郁药、吩噻嗪类药、抗惊厥药、利尿剂及补铁剂治疗。阿片类药物相关的便秘是通过肠内及（部分）中枢的 μ 受体介导的[66]。在癌症患者，这是阿片类药物最常见的副作用，而且常无耐受性。充足的液体摄入量、富含纤维营养支持及加强运动是预防便秘的方法，但证据并不充分[122]。泻药包括帮助大便成形、改变渗透压的高渗性泻药，结肠灌洗药，促胃肠动力药和阿片拮抗药。通常建议首选乳果糖、番泻叶和聚乙二醇[67]。但是，乳果糖禁用于液体量不足的患者，例如老年患者及处于癌症晚期的患者。如果这些药物效果不佳，可将一线药物和石蜡油或蒽苷类（比沙可啶）药物联合应用。对于采取以上方法仍未奏效的顽固病例，可进一步采取直肠应用山梨醇或造影剂的治疗方法。对难治性便秘，有时还可加用促胃肠动力药如甲氧氯普胺等。对阿片类药物导致的便秘，可选择阿片受体拮抗剂进行治疗。为了避免纳洛酮进入中枢所产生的减弱阿片类药物镇痛作用或戒断症状，可口服纳洛酮，或使用选择性外周阿片受体拮抗剂甲纳曲酮和爱维莫潘。由于药物效应较低、副作用大和费用较高等因素限制了阿片类拮抗剂的应用[123]。

新型镇痛药物的研发

新型药物的研究重点和潜在的药物靶点包括：降钙素基因相关肽、表达于周围痛觉神经元的 Na^+ 离子通道（$Na_v1.8$ 和 $Na_v1.7$）），电压门控 Ca^{2+} 离子通道（如 $Ca_v2.2$）、神经生长因子抗体、辣椒素受体 TRPV1 和 P2X 受体[21]。目前，越来越多的研究关注抑制内源性阿片和大麻素机制的增强，着重研究外周受体的活化以避免中枢副作用[11，62-64，124-125]。然而，镇痛药物开发因不恰当的动物模型或疼痛测试、动物种系差异、发表偏倚、对机制的认识不足、试验设计的缺陷、随机化、盲法和统计分析的缺陷，在临床阶段失败是常见的[21]。

用于治疗慢性疼痛的介入疗法

随着时间的推移，使用介入方法的程度有所下降。虽然早期的疼痛治疗学家（如 Leriche）普遍采用“阻滞”来治疗疼痛，慢性疼痛的生物-心理-社会学理念的引入促使临床医师更加谨慎、合理地使用这些技术（见前“慢性疼痛的跨学科管理”），特别是大部分介入技术都没有循证医学的证据。单一的阻滞疗法一般不能治愈疾病，但有利于促进患者参与康复。因此，阻滞疗法在慢性疼痛的治疗中具有一定的作用。不管采用哪种治疗方法，跨学科团队在使用介入治疗上的意见必须一致。

诊断性神经阻滞

神经阻滞有利于更好地理解患者潜在的疼痛机制，也可预测择期神经毁损术的效果（尤其是癌痛）。根据不同的阻滞目的，诊断性神经阻滞可以是选择性地阻断周围单根神经，或选择性地阻滞某一类神经纤维（自主神经或躯体神经），以明确疼痛的来源[126]。然而，无法证实这些手术的临床有效性[127-128]。特别是，决定疼痛感知的复杂因素限制了诊断性神经阻滞的疗效（参阅前面“疼痛的生物-心理学概念”和“慢性疼痛的跨学科管理”）。此外，局部麻醉药选择性阻滞某一类神经纤维的假设本身可能就是错误的[126]。然而，经验丰富和观察力敏锐的医师发现，这些治疗技术有时会对后续的治疗提供指导性的帮助，尽管系统综述认为其尚存在方法学限制[129-130]。

治疗性神经阻滞

癌痛

治疗性神经阻滞主要用于治疗少部分癌症相关性疼痛患者。此时的神经阻滞治疗是 WHO 癌痛阶梯治疗的第四阶梯[131]。约 90% ～ 95% 癌痛患者的疼痛可通过药物治疗得到充分缓解[132]。此外，仔细权衡患者的个体风险和收益以及着眼于生物-心理-社会综合治疗方法（例如在慢性非癌痛中）是神经阻滞技术成功的先决条件[133]。当保守治疗不能缓解疼痛和（或）出现副作用时，可采用神经阻滞治疗。例如，当全身应用镇痛药物对神经病理性疼痛、偶发性疼痛或爆发性疼痛的控制不佳时，可选择神经阻滞治疗。对于癌症患者的姑息性治疗，一些成熟的神经阻滞技术的应用，如腹腔神经丛阻滞、腹下神经丛阻滞和鞍区阻滞非常必要[134]。

临床上还有一些神经阻滞部位，如肋间神经（如肋骨转移）、上腹腔下神经节、奇神经节和腰交感神经节等（如骨盆肿瘤）。对直肠癌局部浸润导致的会阴部疼痛，如果不考虑膀胱及括约肌功能的话，可以行鞘内神经毁损术治疗[134-135]。肺癌晚期可行胸部鞘内或硬膜外神经毁损术[136]。通常优先选择乙醇作为神经毁损药物，因为乙醇（3 ～ 6 个月）具有较高的成功率，以及与苯酚（2 ～ 3 个月）相比更长的疼痛缓解期。尽管目前尚未有对这两种药物进行直接比较的研究。鉴于肿瘤患者的生存期较短，通常乙醇神经毁损所提供的疼痛缓解时间是足够的[137]。

非癌痛

疼痛感知及持续存在的复杂因素（参见前文“疼痛的生物-社会-心理”和“慢性疼痛的跨学科治疗”）以及神经毁损术带来的持续性神经损害（自发性异位神经元放电、神经离子通道及兴奋性氨基酸受体表达上调所致的神经病理性疼痛，见“持续性疼痛的生理学变化”和“抗癫痫药物”）都提示对非癌症相关性疼痛的患者应谨慎地实施神经毁损术。尽管如此，许多临床医师仍然在小关节和骶髂关节处行射频消融术或神经冷冻毁损术，以及其他破坏性治疗。然而，由于可利用数据的质量较差，IASP 未提出最终建议[138]。

非破坏性治疗包括使用局部麻醉药或类固醇药物（或同时使用）进行扳机点注射、硬膜外注射、神经周围及关节内注射。使用类固醇药物是假设其具有抗炎活性。例如，在对慢性背痛或颈痛的（最常见的主诉）治疗中，经常使用小关节或关节突关节内注射和脊神经后内侧支注射，尽管并没有确切的远期效果[139-140]。同样，骶髂关节注射、扳机点注射及枕神经阻滞均无确切的远期疗效[129，141-142]。硬膜外注射类固醇药物被广泛用于治疗背痛和颈痛[143]，但相关的随机对照试验研究显示，其是否具有长期疗效尚存在争议[144]。这同样适用于经腰椎间孔硬膜外注射类固醇药物[145]。因此，应当对那些没有疼痛慢性化的生物心理社会危险因素患者，限制使用上述有创治疗方法，而仅把其作为躯体康复和多模式治疗计划中的一部分来应用[146]。应用局部麻醉药的交感神经连续阻滞，通常用于带状疱疹相关疼痛和复杂区域疼痛综合征，但缺乏随机对照试验的证据[147]。有报道称交感神经阻滞可以治疗缺血性疼痛，如周围血管病或雷诺病。

连续置管技术

利用程序控制的植入泵、植入式可加药的药物存储系统及皮下隧道外置导管，可将药物持续输注到鞘内或硬膜外间隙。其主要优点是减少了全身用药的副作用。与神经阻滞相似，该治疗技术对癌痛患者的效果要优于慢性非恶性疼痛患者。

癌痛

只有少数癌症患者因无法忍受药物的副作用需要进行椎管内（鞘内、硬膜外）给药，但是对于全身使用镇痛药物效果不佳的患者，这种方法没有得到充分利用[148-149]。支持这种给药模式的证据主要来自一些非随机、非对照性研究[150-151]。椎管内技术的优势在于被大多数麻醉科普遍应用。缺点在于镇痛药分布不均，可能全身吸收以及由于局部肉芽肿形成和操作失败而导致治疗持续时间有限[151]。通常，吗啡（1 ～ 15 mg，取决于之前的全身剂量）或氢吗啡酮被推荐为鞘内导管镇痛的首选药物。对于难治性疼痛，可与布比卡因、可乐定、齐考诺肽和其他药物联合使用[150]。

非癌痛

虽然尚缺乏随机对照试验的支持，但是一些临床观察已经报道了连续置管技术在慢性非恶性疼痛患者中的使用[151]。大多数研究采用鞘内注射吗啡，另一些在慢性腰背痛患者则使用氢吗啡酮、布洛芬和齐考诺肽等药物。此外，随着时间的推移，这些患者吗啡用量逐日增加，且并发症的发生率较高（高达 25%）。这些并发症包括导管阻塞、导管尖端肉芽肿的形成、皮肤瘙痒、尿潴留和感染。在缓解疼痛或改善身体功能方面，与安慰剂、自然病程或其他治疗方法相比，该项技术尚未显示出有效性[151]或效果有限[152]。

神经刺激技术

疼痛治疗中常使用的神经刺激技术包括针灸、脊髓电刺激（spinal cord stimulation，SCS）（或脊髓背角电刺激）以及经皮神经电刺激（transcutaneous electrical nerve stimulation，TENS）。长期以来，针灸深受患者的欢迎，最近也激起了传统医学界的浓厚兴趣。关于偏头痛预防及关节痛治疗的对照研究的系统综述显示，根据中国传统的经络理论的特定穴位治疗与随机选择针灸穴位治疗无明显疗效差异[153-154]。目前尚无确凿的证据表明针灸可能对骨关节炎[154-155]和慢性腰痛[156-158]有益。随着高频技术的引入，SCS 获得了新的发展[159]，但其优越性仍有待证明[160]。到目前为止，SCS 在慢性疼痛中的效果尚未充分被双盲 RCTs 明确证实[161-162]。非盲研究表明，选定的复杂区域疼痛综合征或背痛患者，尤其是背部手术失败综合征患者，可能从 SCS 中获益，但仍需进行对照试验的论证[138, 163]。

慢性疼痛患者的围术期管理

围术期慢性疼痛患者的特征

慢性疼痛患者的中枢敏化增强或内源性镇痛功能减弱[164]会导致术后疼痛程度增加和时间延长。同时，亦需要考虑长期使用阿片类药物后使该类药物的敏感性下降[165]。此外，在慢性疼痛患者，围术期疼痛、焦虑、抑郁或过度警觉的发生率较高[166-167]。通常很难鉴别围术期患者属于正常的紧张还是适应不良的焦虑。但是癌痛患者发生焦虑的可能性远高于无疼痛的癌症患者。此外，慢性疼痛患者，包括癌痛患者，对预后不如其他慢性疾病患者自信[168]。因此，对这类患者而言，围术期疼痛控制困难，并且发展成慢性疼痛的风险增加。然而，对慢性疼痛患者，不管有无阿片类药物长期使用、滥用或误用，都需要而且必须获得足够的疼痛控制。

因此，麻醉前访视时应询问患者慢性疼痛史以及日常镇痛药和辅助药的使用情况（见第 31 章）。虽然已知这类患者的许多特点，如围术期阿片类药物需求增加，疼痛被低估，以及依从性差，但仅有很少的具体性建议可供参考，如阿片类药物剂量的增加应足够满足镇痛需求，持续应用术前镇痛药物以防撤药反应，加强沟通教育以增强患者的应对能力。迄今为止，在特定的术后镇痛技术之间（如患者经静脉自控镇痛和区域阻滞）尚未见明显差异。而且，抛开镇痛药的因素，术前疼痛的强度与术后疼痛呈正相关[169]。慢性疼痛患者通常伴有长期的活动力降低和（或）神经功能障碍，这增加了围术期不良反应发生的风险。部分关键点归纳于框 51.1。

镇痛药和辅助药物的长期使用

慢性疼痛患者术前常使用阿片类药物、COX 抑制剂、抗抑郁药、抗癫痫药物，或抗抑郁药与抗癫痫药物联合应用来治疗疼痛。围术期可出现药物耐受、药物之间的相互作用以及药物的副作用。此外，用药不当或用药过量也较为常见[47, 170]。慢性疼痛患者可能低估或隐瞒了其用药史[171]。因此，围术期常出现镇痛药使用不足，从而诱发神经兴奋性的戒断症状，并伴有严重的心、肺功能紊乱。

相关文献对阿片类药物的长期使用进行了全面、深入的探讨（详见前文“阿片类药物”）。再加上广泛的市场宣传，逐渐改变了医师对使用这类药物的保守态度。结果，阿片类药物已被广泛应用于治疗癌症及非癌症相关性疼痛，大部分非癌痛患者现今也使用阿片类药物[47, 170]。虽然在癌痛患者中应用阿片类药物

框 51.1 慢性疼痛患者围术期风险因素的管理

- 常规围术期镇痛方案不能满足慢性疼痛患者的需求。
- 给药不足所致的术后疼痛未缓解以及可能诱发撤药反应。
- 患者倾向于隐瞒既往用药史。
- 因无法控制的焦虑或对疼痛的恐惧，患者往往夸大疼痛。
- 既往使用阿片类药物的患者术后对硬膜外和静脉阿片类药物（包括患者自控镇痛）的需求量是首次使用阿片类药物患者的 2 ～ 4 倍。
- 可预见的苏醒延迟及术后对镇痛的需求。
- 焦虑及不够合作导致患者对镇痛方法的依从性降低。
- 由于阿片类药物存在个体差异性，需要通过序贯试验选择最佳药物及剂量。
- 为了寻找镇痛和副作用之间的平衡，需进行药物剂量的个体化滴定。
- 辅助药物可能会对麻醉及术后镇痛产生影响。

Adapted from Kopf A，Banzhaf A，Stein C. Perioperative management of the chronic pain patient. Best Pract Res Clin Anaesthesiol. 2005；19：59-76[202]

似乎是合理的，但是慢性非癌性疼痛也作为使用阿片类药物的指征似乎不太被接受（详见前文“阿片类药物”）。然而，麻醉医师面对的是越来越多的长期接受阿片类药物治疗的患者。与首次使用阿片类药物患者相比，之前使用过阿片类药物可导致围术期全身及硬膜外腔镇痛药的需求量成倍增加[73, 172-174]。既往应用阿片类药物进行镇痛治疗的慢性疼痛患者，术后疼痛评分也比较高[174]。术后镇痛需求增加的原因可能是疼痛阈值较低，或所需药物浓度较高。此外，阿片类药物的需求量还可受性别、遗传因素、年龄、手术类型以及术前疼痛程度的影响[74, 169]。相反，阿片类药物相关的副作用（如恶心和皮肤瘙痒）要轻得多。医护人员可能高估了阿片类药物的耐受、成瘾以及镇静作用，而低估了患者对药物的依赖。首要关注点是维持围术期足够的阿片类药物剂量，以防止戒断反应[173-174]（见框 51.1）。

COX 抑制剂是最常用的非阿片类镇痛药。它们可产生严重的副作用，主要见于胃肠道、肾、心血管和凝血系统（见“慢性疼痛的药物治疗”）。麻醉医师关心的主要是凝血功能紊乱，这会增加蛛网膜下腔麻醉和硬膜外麻醉时发生血肿的风险。

抗癫痫药物能够以不同的方式影响麻醉。抗惊厥药的镇静作用可能与麻醉药物发生叠加效应，而药物的酶诱导作用可以改变麻醉药的反应性以及麻醉药的脏器毒性。加巴喷丁的不良反应较少，很少发生药物相互作用，可以在围术期快速达到治疗剂量并长期持续使用[175]。苯妥英钠和卡马西平加快非去极化肌松药的恢复，但其机制尚不清楚。建议术前避免服用过量的苯妥英钠，以减少发生房室传导阻滞的风险。定向力障碍、眼球震颤、共济失调以及复视等可能是苯妥英钠血药浓度过高的临床表现。卡马西平可能会产生镇静、共济失调、恶心和骨髓抑制（罕见）或肝、肾功能损害。围术期应监测血钠水平以避免低钠血症的发生。丙戊酸口服通常用于预防偏头痛，静脉注射用于治疗阵发性头痛[176]。它可抑制肝微粒体酶活性，并干扰血小板聚集[177]。抗癫痫类药物不能突然停药，以免引起中枢神经系统兴奋性过高。整个围术期需要维持稳定的药物剂量。

抗抑郁药通常主要用于治疗神经病理性疼痛和其相关的抑郁症。不良反应多，包括镇静、抗胆碱能作用及对心血管系统的影响。心电图可以发生改变，如 PR 间期延长及 QRS 增宽，但是之前提示的此类药可增加心律失常的风险未被证实，除非药物过量[178]。因此，麻醉前无须中断抗抑郁药，但由于酶诱导作用可能需要增加麻醉药物的剂量。由于累加的抗胆碱能作用，术后发生谵妄及意识错乱的可能性会增加。选择性 5-HT 再摄取抑制剂及非典型抗抑郁药，如米氮平或文拉法辛，很少影响麻醉。

氯胺酮是一种混合性阿片受体激动剂 /NMDA 受体拮抗剂，亚麻醉剂量可以在部分神经病理性疼痛患者中产生镇痛作用[179-180]。患者需长期口服氯胺酮的情况非常罕见。这种情况下，由于从口服用药转换成静脉用药的调整非常困难，所以围术期应当停止使用氯胺酮[181]。在镇痛剂量范围之内，发生戒断综合征的风险很低[180, 182]。

由于苯二氮䓬类药物并不能产生镇痛作用，所以慢性疼痛的治疗很少用到苯二氮䓬类药物，除非姑息性疗法[115, 183]。然而，慢性疼痛预示苯二氮䓬类药物的使用会增加[184]。与麻醉相关的副作用包括镇静及肌无力。由于其半衰期较长，可能发生延迟的撤药反应，围术期必须维持稳定的剂量以防止撤药反应。围术期也不常用精神安定药，只偶尔用于慢性疼痛[185]。围术期抗精神类药物治疗的患者可能发生恶性综合征。典型症状包括高热、肌张力增高、间断性意识障碍及自主神经系统功能紊乱。

药物依赖、成瘾和假性成瘾

生理依赖性是指一种适应状态，表现为针对特定药物的戒断综合征，可因突然停药、快速减少药物用量、血药浓度下降或使用拮抗药等出现[186]。依赖性与耐受性不同（见之前“阿片类药物”相关部分）。当使用相当长一段时间阿片类药物、苯二氮䓬类药物以及抗惊厥药后，都可以产生临床相关的身体依赖，但有时药物使用数小时后就产生生理依赖性[71]。因此，所有术前持续应用阿片类药物的患者，如果围术期未得到足够的阿片类替代药物，均有发生戒断综合征的风险。阿片类药物及苯二氮䓬类药物产生的戒断综合征，尤其是心动过速及高血压，对高危的心脏病患者是非常危险的。抗惊厥药物快速撤药可能引发癫痫、焦虑和抑郁。

成瘾性是一种行为综合征，其特点为出现心理依赖性（成瘾），不顾其有害副作用而无法控制地或强迫性地用药，以及出现其他药物相关异常行为（如更改处方、强迫医疗机构、囤积或销售药品以及未经允许地加大剂量）[186-187]。阿片类药物的成瘾性在慢性非恶性疼痛患者中的发病率高达 34%，而在癌痛患者中达到 8%[187-188]。对药物成瘾患者管理时其他应注意的问题将在其他章节探讨[173-174, 189]。

围术期管理和临床实践的建议

围术期管理必须明确阿片类药物的撤药风险、疼痛敏感性的变化和慢性疼痛患者心理状态的变化。以下建议中的大部分仅为“专家观点”[174，190-191]。

术前评估（另见第 31 章）

麻醉前评估包括患者教育，改善患者术前的生理功能，选择最佳的麻醉技术以及制订包括围术期疼痛管理的术后恢复计划[173]。患者通常对手术操作、麻醉医师在围术期的作用，以及术后疼痛治疗存在误解[192]。术前需详细了解病史，以知晓所有的术前用药，包括阿片类药物、其他镇痛药及辅助用药，以及辨别合并的精神疾病与药物相关的异常行为。应该告知使用脊髓刺激器的患者术中关闭该设备。此外，进行术前评估时，建议使用筛查工具和进行充分的患者教育[167，193]。必要时可咨询疼痛专家。相关问题及临床实用性建议见框 51.1 和框 51.2。

围术期管理

为了避免阿片类药物戒断综合征的发生，在整个围术期，必须维持术前全身性用药剂量，同时避免应用混合性阿片类药物激动或拮抗剂（丁丙诺啡、纳布啡）。若使用椎管内置管给予阿片类药物，整个围术期应维持一定的给药速度和浓度，以提供背景剂量镇痛[194]。对于中小手术，可继续常规口服缓释阿片类药物。对于需要限制术后进食的大手术而言，应当停止口服阿片类药物，并替换成等效价的静脉用阿片类药物，并应用于整个围术期。这种方法适用于全身麻醉，也适用于区域麻醉。麻醉方法应根据患者的个体情况，结合患者预期进行选择。尚无数据显示对于这类患者，是全麻、区域阻滞还是联合麻醉更具有优势[191]。应根据患者风险选择围术期监测。

不管是否应用特殊的镇痛技术，个体化的镇痛方案通常优于“常规的”的镇痛方案[195]。对于中小手术，联合应用阿片类药物和非甾体类药物常可以提高阿片类药物的镇痛效果。因普瑞巴林和加巴喷丁可减轻术后疼痛，减少阿片类药物用量[196]，并具有抗焦虑作用[197]。慢性疼痛伴焦虑患者可从中受益。建议使用普瑞巴林 150 mg，每日 2 次，持续用药至术后 2～3 天[190]。氯胺酮也可用作辅助治疗[180]，但是没有资料推荐对慢性疼痛患者围术期常规使用。这些药物的使用需要获得多模式疼痛治疗中心或急性疼痛服务机构的支持。此外，除了镇痛技术的选择和阿片类药物的使用外，优化组织结构也是提高围术期镇痛质量的关键因素[198]。若怀疑成瘾，需在患者度过手术和术后疼痛期以后，对其戒断症状和功能恢复进行重新评估[199]。慢性疼痛患者的特殊风险因素总结于框 51.1。

框 51.2　慢性疼痛患者术前考虑注意事项及建议

- 收集详实的病史，以了解患者目前所用的镇痛药及辅助用药、危险因素及合并症。
- 告知患者关于围术期的各种操作、疼痛加重以及阿片类药物需要量增加的可能性。
- 将治疗计划通知手术室、麻醉后恢复室指定的麻醉医师以及病房的手术医生和护理人员。
- 鉴别长期应用阿片类药物患者的成瘾、假性成瘾以及生理依赖性。
- 预计到长期应用阿片类药物患者可能存在生理依赖性。
- 对短时间的手术，可继续使用之前的长效阿片类镇痛药。
- 对接受大手术并且禁食超过 8 h 的患者，经计算后在手术室给予等效镇痛剂量的阿片类药物作为背景输注。
- 手术当天早晨给予常规阿片类药物。
- 维持术前剂量的抗癫痫药物及苯二氮䓬类药物。
- 如果禁食超过 24 h，停用一切辅助性用药。
- 对患者的睡眠障碍、情绪低落、注意力下降、自信心及活动力开展筛查问卷，以发现未处理的抑郁症。
- 通过对患者的烦躁不安、易激惹、难以控制的焦虑及担忧开展筛查问卷，以发现未处理的焦虑症。
- 请疼痛专家会诊评估。
- 根据患者的个体情况选择区域麻醉或全身麻醉。

Adapted from Farrell C，McConaghy P. Perioperative management of patients taking treatment for chronic pain. BMJ. 2012；345：e4148；and Kopf A，Banzhaf A，Stein C. Perioperative management of the chronic pain patient. Best Pract Res Clin Anaesthesiol. 2005；19：59-76[191-202]

术后区域镇痛

在慢性疼痛患者的术后镇痛治疗中，尽管缺乏强有力的证据支持区域麻醉技术的优势，然而从个体化角度考虑倾向选择区域麻醉，因为这类患者易经历术后剧烈的疼痛。长期应用阿片类药物的患者需经静脉或口服阿片类药物以防止发生撤药反应[173]。除此之外，类似于非慢性疼痛患者，慢性疼痛患者术后可通过硬膜外或神经丛放置的导管联合使用局部麻醉药和阿片类药物，实现术后镇痛（见第 45 章和第 46 章）。由于有报道认为存在口服及硬膜外腔应用阿片类药物之间的交叉耐受，所以推荐硬膜外腔使用更高剂量的阿片类药物。对于长期使用阿片类药物的患者而言，硬膜外亲脂性阿片类药物（芬太尼和舒芬太尼）比硬膜外吗啡注射有更好的术后镇痛效果。这种效果归因于舒芬太尼需要更少的受体结合以及其与吗啡之间不完全性交叉耐受[200]。

术后静脉注射阿片类药物

需要使用阿片类药物的总剂量包括手术前每日使用剂量以及由手术刺激导致的额外增加的阿片类药物剂量。如果患者不能口服用药，推荐给予等效于日常口服剂量的持续性静脉输注药物[173, 195]。在麻醉后监护病房中，额外追加的阿片类和（或）非阿片类药物剂量需根据满足个体患者充分镇痛的需要而进行滴定。根据具体情况，可由患者、护士或医师控制。追加剂量应等于每小时的背景输注量。一旦患者每天所需的额外追加的次数少于4次，背景输注量就以每日20%～30%的幅度递减。计算等效阿片类剂量时，必须考虑到药物的相对效力、半衰期、生物利用度以及用药途径[201]。尽快恢复口服用药。应将术后24～48 h之内的静脉注射剂量换算成等效的口服剂量。总剂量的一半给予长效阿片类药物，另一半间断给予短效阿片类药物[173]。

框51.3 术中和术后的管理问题及实用性建议

- 患者进入手术室后，立即开始阿片类药物的背景输注。
- 择期大手术时，除去阿片类药物的透皮贴剂；小手术时，可继续使用并且不需要背景输注量。
- 对每一位慢性疼痛患者，术后均应每日访视3次，以评估静息痛、运动痛（如咳嗽）、恶心、镇静、活动和睡眠质量。
- 密切监护呼吸抑制及撤药反应征象（如原因不明的心动过速、烦躁不安、大汗淋漓、意识错乱和高血压）。
- 如可行，将患者纳入急性疼痛服务流程。
- 以滴定法给予短效阿片类药物控制急性疼痛，其起始剂量为首次应用阿片类药物患者常规剂量的2～4倍。
- 按需加用COX抑制剂、抗惊厥药以及其他辅助用药。
- 经常评估患者自控镇痛（PCA）中的按压总次数与实际进药次数的比值；调整单次追加剂量至背景输注量（单次追加剂量等于每小时的背景输注量）。
- 在PCA中根据每日累积的追加剂量的比例增加背景输注剂量（将每日累积的追加剂量的50%～75%增加至背景输注剂量）。
- 如尽管反复培训患者，药物使用仍存在不足，此时应更改术后镇痛方法。
- 如果硬膜外吗啡镇痛不完善，可以换用芬太尼或舒芬太尼。
- 如果经静脉阿片类药物剂量不断增加，可以考虑行鞘内或硬膜外给药或更换静脉阿片激动剂。
- 手术2天后开始逐渐递减每日的阿片类药物用量，最终使其达到术前用量。
- 尽早改为口服或经皮用药：将最后一天静脉阿片类药物剂量的50%～75%改为口服缓释剂或经皮吸收剂，剩余剂量作为按需追加剂量。
- 当改为经皮给药时，考虑药物起效有12～16 h的延迟，要为这部分患者在这一阶段提供充分的按需镇痛。
- 不要试图在术后短时间内解决慢性疼痛的问题。
- 适当使用非药物技术（分散注意力、放松身体），术后恢复后在疼痛病房提供咨询。

Adapted from Farrell C, McConaghy P. Perioperative management of patients taking treatment for chronic pain. BMJ. 2012; 345: e4148; and Kopf A, Banzhaf A, Stein C. Perioperative management of the chronic pain patient. Best Pract Res Clin Anaesthesiol. 2005; 19: 59-76[191, 202]

围术期经皮使用的阿片类药物

透皮芬太尼贴剂是药物释放进入血液循环速度较为恒定的外用贴剂。然而，在手术过程中，药物透皮吸收量可能发生明显的改变。血容量的变化、体温的改变以及挥发性麻醉药改变皮肤的渗透性及灌注，从而对药物渗透入血液的速率产生影响。除此之外，将充气加温毯和加热包覆盖在透皮贴剂上会造成芬太尼透皮吸收增加数倍[73]。因此，在大手术中，去除透皮给药是明智的，这样避免了无法预料的全身阿片类药物摄取的减少或增加。应将经皮吸收的阿片类药物剂量转换为静脉使用吗啡等效剂量，并持续背景输注方式给药[201]。相关问题及实用性建议见框51.3。

致谢

本章受Bundesministerium für Bildung und Forschung（0316177B/C1，01EC1403E，01EC1403F），欧盟第七框架方案（FP7-健康-2013-创新）602891捐赠的支持。

参考文献

1. Woolf CJ. *Ann Intern Med*. 2004;140:441.
2. Basbaum AI, et al. *Cell*. 2009;139:267.
3. Baron R, et al. *Ann Neurol*. 2013;74:630.
4. Richards N, McMahon SB. *Br J Anaesth*. 2013;111:46.
5. Melzack R, Wall PD. *Science*. 1965;150:971.
6. Stein C, et al. *Proc Natl Acad Sci U S A*. 1990;87:5935.
7. Machelska H. *Arch Immunol Ther Exp (Warsz)*. 2011;59:11.
8. Stein C. *N Engl J Med*. 1995;332:1685.
9. Stein C, Machelska H. *Pharmacol Rev*. 2011;63:860.
10. Rittner HL, et al. *Br J Anaesth*. 2008;101:40.
11. Basso L, et al. *Curr Opin Pharmacol*. 2015;25:50.
12. Rittner HL, et al. *PLoS Pathog*. 2009;5:e1000362.
13. Mousa SA, et al. *Ann Rheum Dis*. 2007;66:871.
14. Stein C, et al. *Lancet*. 1993;342:321.
15. Likar R, et al. *Clin J Pain*. 2007;23:136.
16. Herz A, et al. *NIDA Res Monogr*. 1989;95:110.
17. Cheng HY, et al. *Cell*. 2002;108:31.
18. Schumacher MA, et al. Opioid agonists and antagonists. In: Katzung BG Trevor AJ, ed. *Basic and Clinical Pharmacology*. New York McGraw-Hill Medical; 2015:531.
19. Fordyce WE, et al. *Behav Res Ther*. 1968;6:105.
20. Flor H, Diers M. *Handb Exp Pharmacol*. 2007:415.
21. Yekkirala AS, et al. *Nat Rev Drug Discov*. 2017;16:545.
22. Mogil JS, et al. *Pain*. 2010;151:12.
23. Berge OG. *Br J Pharmacol*. 2011;164:1195.
24. Davis KD, et al. *Pain*. 2012;153:1555.
25. Smith SM, et al. *J Pain*. 2017;18:757.
26. Roberts NJ, et al. *Sci Transl Med*. 2012;4:133ra158.
27. Walter C, et al. *Pharmacogenomics*. 2013;14:1915.
28. Chidambaran V, et al. *Curr Opin Anaesthesiol*. 2017;30:349.
29. Matic M, et al. *Clin Chem*. 2017;63:1204.
30. Loeser JD, Treede RD. *Pain*. 2008;137:473.
31. Pizzo PA, Clark NM. *N Engl J Med*. 2012;366:197.
32. Anesthesiologists ASo. *Anesthesiology*. 2010;112:810.
33. Dzau VJ, Pizzo PA. *JAMA*. 2014;312:1507.
34. Leadley RM, et al. *J Pain Palliat Care Pharmacother*. 2012;26:310.
35. Baron R. *Nat Clin Pract Neurol*. 2006;2:95.

36. Barasch A, Peterson DE. *Oral Oncol.* 2003;39:91.
37. Kaiser U, et al. *Pain.* 2017;158:1853.
38. Engel GL. *Science.* 1977;196:129.
39. Schatman ME. *Pain Med.* 2011;12:415.
40. Gatchel RJ, Okifuji A. *J Pain.* 2006;7:779.
41. Eisenberger NI, et al. *Science.* 2003;302:290.
42. Jacobson L, et al. *Anesthesiology.* 1997;87:1210.
43. Bernardy K, et al. *Cochrane Database Syst Rev.* 2013:CD009796.
44. Vowles KE, et al. *Behav Res Ther.* 2011;49:748.
45. *Pain IAftSo: Recommendations for Pain Treatment ServicesInternational Association for the Study of Pain*; 2009. http://www.iasp-pain.org/AM/Template.cfm?Section=Pain_Treatment_Facilities&Template=/CM/HTMLDisplay.cfm&ContentID=9218. Accessed Aug 20 2012.
46. Engel CC, et al. *Pain.* 1996;65:197.
47. Dowell D, et al. *JAMA.* 2016;315:1624.
48. Lawrence R, et al. *Br J Anaesth.* 2017;119:1092.
49. Hill JC, et al. *Lancet.* 2011;378:1560.
50. Gunreben-Stempfle B, et al. *Headache.* 2009;49:990.
51. Kamper SJ, et al. *BMJ.* 2015;350:h444.
52. Rothman MG, et al. *Clin J Pain.* 2013;29:195.
53. Stanos SP, et al. *Anesthesiol Clin.* 2007;25(4):721.
54. van Middelkoop M, et al. *Best Pract Res Clin Rheumatol.* 2010;24:193.
55. Hoffman MD, Hoffman DR. *Curr Pain Headache Rep.* 2007;11:93.
56. Ernst E. *Clin J Pain.* 2004;20:8.
57. Jensen MP, et al. *J Pain.* 2003;4:477.
58. Mullersdorf M, Soderback I. *Occup Ther Int.* 2002;9:1.
59. Schaafsma F, et al. *Cochrane Database Syst Rev.* 2010;(1):CD001822.
60. Carlino E, et al. *Curr Opin Anaesthesiol.* 2011;24:540.
61. Williams JT, et al. *Pharmacological Reviews.* 2013;65:223.
62. Stein C. Opioid receptors. *Annu Rev Med.* 2016;67:433–451.
63. Roques BP, et al. *Nat Rev Drug Discov.* 2012;11:292.
64. Schreiter A, et al. *FASEB J.* 2012;26:5161.
65. Spahn V, Stein C. *Expert Opin Investig Drugs.* 2017;26:155.
66. Imam MZ, et al. *Neuropharmacology.* 2017;131:238.
67. McNicol E. *J Pain Palliat Care Pharmacother.* 2008;22:270.
68. Brack A, et al. *J Neuroimmune Pharmacol.* 2011;6:490.
69. Smith MA, et al. *Ann Pharmacother.* 2014;48:77.
70. Smith SM, et al. *Pain.* 2013;154:2287.
71. Compton P, et al. *Pharmacol Biochem Behav.* 2004;77:263.
72. Collett BJ. *Br J Anaesth.* 1998;81:58.
73. Rozen D. *Grass GW Pain Pract.* 2005;5:18.
74. Ross JR, et al. *Oncologist.* 2006;11:765.
75. Collin E, et al. *Pain.* 1993;55:319.
76. Galer BS, et al. *Pain.* 2005;115:284.
77. Schneider JP, Kirsh KL. *J Opioid Manag.* 2010;6:385.
78. Fishbain DA, et al. *Pain Med.* 2009;10:829.
79. Spahn V, et al. *Pain.* 2012;154:598–608.
80. Comelon M, et al. *Br J Anaesth.* 2016;116:524.
81. Carullo V, et al. *J Pain Palliat Care Pharmacother.* 2015;29:378.
82. Fletcher D, Martinez V. *Br J Anaesth.* 2014;112:991.
83. Angst MS. *J Cardiothorac Vasc Anesth.* 2015;29(suppl 1):S16.
84. Szigethy E, et al. *Nat Rev Gastroenterol Hepatol.* 2017.
85. Eriksen J, et al. *Pain.* 2006;125:172.
86. Reinecke H, et al. *Br J Pharmacol.* 2015;172:324.
86a. Busse JW, et al. *JAMA.* 2018.
87. Fordyce WE. *APS Bull.* 1991;1:1.
88. Psaty BM, Merrill JO. *N Engl J Med.* 2017;376:1502.
89. Grosser T, et al. *Clin Pharmacol Ther.* 2017;102:611.
90. Diener HC, et al. *Nat Rev Neurol.* 2016;12:575.
91. Solomon DH. *Arthritis Rheum.* 2010;62:1568.
92. Moore RA, et al. *Cochrane Database Syst Rev.* 2015:CD010902.
93. Gonzalez-Hernandez A, et al. *Expert Opin Drug Metab Toxicol.* 2018;14:25.
94. Finnerup NB, et al. *Lancet Neurol.* 2015;14:162.
95. Attal N, et al. *Eur J Neurol.* 2010;17:1113.
96. Derry S, et al. *Cochrane Database Syst Rev.* 2017;5:CD008609.
97. Graham T, et al. *Pain.* 2013;154:1920.
98. Maihofner CG, Heskamp ML. *Eur J Pain.* 2014;18:671.
99. Yanagidate F, Strichartz GR. *Handb Exp Pharmacol.* 2007:95.
100. Stein C, Küchler S. *Trends Pharmacol Sci.* 2013;34:303.
101. Pühler W, et al. *Neuroscience.* 2004;129:473.
102. Hassan AHS, et al. *Neuroscience.* 1993;55:185.
103. Zöllner C, et al. *Mol Pharmacol.* 2003;64:202.
104. Antonijevic I, et al. *J Neurosci.* 1995;15:165.
105. Rittner HL, et al. *Anesthesiology.* 2012;116:1323.
106. Picard PR, et al. *Pain.* 1997;72:309.
107. Celik MO, et al. *Brain Behav Immun.* 2016;57:227.
108. Likar R, et al. *Br J Anaesth.* 2004;93:375.
109. Zöllner C, et al. *J Clin Invest.* 2008;118:1065.
110. Stein C, et al. *N Engl J Med.* 1991;325:1123.
111. Zeng C, et al. 2013;29:1450–1458.e1452.
113. Whiting PF, et al. *JAMA.* 2015;313:2456.
114. Hauser W, et al. *Dtsch Arztebl Int.* 2017;114:627.
115. Richards BL, et al. *Cochrane Database Syst Rev.* 2012;1:CD008922.
116. Yang M, et al. *Cochrane Database Syst Rev.* 2011;(1):CD004029.
117. Soares A, et al. *Cochrane Database Syst Rev.* 2012;4:CD007533.
118. Langevin P, et al. *J Rheumatol.* 2011;38:203.
119. Brookes ME, et al. *Curr Neuropharmacol.* 2017;15:217.
120. Basch E, et al. *J Clin Oncol.* 2011;29:4189.
121. Mucke M, et al. *J Cachexia Sarcopenia Muscle.* 2018;9:220.
122. Nee J, et al. *Clin Gastroenterol Hepatol.* 2018.
123. Diego L, et al. *Expert Opin Investig Drugs.* 2011;20:1047.
124. Spahn V, et al. *Science.* 2017;355:966.
125. Gonzalez-Rodriguez S, et al. *Elife.* 2017;6:e27081.
126. Hogan QH, Abram SE. *Anesthesiology.* 1997;86:216.
127. Cohen SP, Raja SN. *Anesthesiology.* 2007;106:591.
128. Hansen HC, et al. *Pain Physician.* 2007;10:165.
129. Hansen H, et al. *Pain Physician.* 2012;15:E247.
130. Atluri S, et al. *Pain Physician.* 2012;15:E483.
131. Miguel R. *Cancer Control.* 2000;7:149.
132. de Leon-Casasola OA. *Cancer Invest.* 2004;22:630.
133. Lema MJ. *Surg Oncol Clin N Am.* 2001;10:127.
134. Vissers KC, et al. *Pain Pract.* 2011;11:453.
135. Slatkin NE, Rhiner M. *Am J Hosp Palliat Care.* 2003;20:62.
136. El-Sayed GG. *Pain Pract.* 2007;7:27.
137. Candido K, Stevens RA. *Best Pract Res Clin Anaesthesiol.* 2003;17:407.
138. Boswell MV, et al. *Pain Physician.* 2007;10:7.
139. Boswell MV, et al. *Pain Physician.* 2007;10:229.
140. Manchikanti L, et al. *Anesthesiol Res Pract.* 2012;585806:2012.
141. Shen FH, et al. *J Am Acad Orthop Surg.* 2006;14:477.
142. Ashkenazi A, Levin M. *Curr Pain Headache Rep.* 2007;11:231.
143. Benyamin RM, et al. *Pain Physician.* 2009;12:137.
144. Wilkinson IM, Cohen SP. *Curr Pain Headache Rep.* 2012;16:50.
145. Friedly JL, et al. *N Engl J Med.* 2014;371:11.
146. Boswell MV, et al. *Pain Physician.* 2007;10:7.
147. Zernikow B, et al. *Schmerz.* 2012;26:389.
148. Smith TJ, et al. *Ann Oncol.* 2005;16:825.
149. Brogan SE. *Curr Pain Headache Rep.* 2006;10:254.
150. Hassenbusch SJ, et al. *J Pain Symptom Manage.* 2004;27:540.
151. Markman JD, Philip A. *Med Clin North Am.* 2007;91:271–286.
152. Patel VB, et al. *Pain Physician.* 2009;12:345.
153. Diener HC, et al. *Lancet Neurol.* 2006;5:310.
154. Scharf HP, et al. *Ann Intern Med.* 2006;145:12.
155. Kwon YD, et al. *Rheumatology (Oxford).* 2006;45:1331.
156. Manheimer E, et al. *Ann Intern Med.* 2005;142:651.
157. Furlan AD, et al. *Spine.* 2005;30:944.
158. van Tulder MW, et al. *Best Pract Res Clin Rheumatol.* 2005;19:639.
159. Bicket MC, et al. *Pain Med.* 2016;17:2326.
160. De Andres J, et al. *Pain Med.* 2017;18:2401.
161. Coffey RJ, Lozano AM. *J Neurosurg.* 2006;105:175.
162. Cruccu G, et al. *Eur J Neurol.* 2007;14:952.
163. Frey ME, et al. *Pain Physician.* 2009;12:379.
164. Burgmer M, et al. *Neuroimage.* 2009;44:502.
165. Chu LF, et al. *Pain.* 2012;153:1583.
166. Svensson I, et al. *Eur J Pain.* 2001;5:125.
167. Lautenbacher S, et al. *Clin J Pain.* 2009;25:92.
168. Thielking PD. *Curr Pain Headache Rep.* 2003;7:249.
169. Slappendel R, et al. *Anesth Analg.* 1999;88:146.
170. Haffajee RL, Mello MM. *N Engl J Med.* 2017;377:2301.
171. Breivik H, et al. *Eur J Pain.* 2006;10:287.
172. Hadi I, et al. *Can J Anaesth.* 2006;53:1190.
173. Carroll IR, et al. *Reg Anesth Pain Med.* 2004;29:576.
174. Richebe P, Beaulieu P. *Can J Anaesth.* 2009;56:969.
175. Fassoulaki A, et al. *Anesth Analg.* 2002;95:985.
176. Stillman MJ, et al. *Headache.* 2004;44:65.
177. Pohlmann-Eden B, et al. *Acta Neurol Scand.* 2003;108:142.
178. Kudoh A, et al. *Can J Anaesth.* 2002;49:132.
179. Sarton E, et al. *Anesth Analg.* 2001;93:1495. table of contents.
180. Visser E, Schug SA. *Biomed Pharmacother.* 2006;60:341.
181. Benitez-Rosario MA, et al. *J Pain Symptom Manage.* 2003;25:400.
182. Pal HR, et al. *Anaesth Intensive Care.* 2002;30:382.
183. Passik SD, et al. *J Pain Symptom Manage.* 2002;23:526.
184. Neutel CI. *Int Rev Psychiatry.* 2005;17:189.
185. Lynch ME, Watson CP. *Pain Res Manag.* 2006;11:11.
186. Savage SR, et al. *J Pain Symptom Manage.* 2003;26:655.
187. Hojsted J, Sjogren P. *Eur J Pain.* 2007;11:490.

188. Vowles KE, et al. *Pain*. 2015;156:569.
189. Peng PW, et al. *Can J Anaesth*. 2005;52:513.
190. Pogatzki-Zahn EM, et al. *Curr Opin Anaesthesiol*. 2009;22:627.
191. Farrell C, McConaghy P. *BMJ*. 2012;345:e4148.
192. Laffey JG, et al. *Ir J Med Sci*. 2000;169:113.
193. Perks A, et al. *J Neurosurg Anesthesiol*. 2009;21:127.
194. Grider JS, et al. *Anesth Analg*. 2008;107:1393.
195. Peacock JE, et al. *Anaesthesia*. 2000;55:1208.
196. Tiippana EM, et al. *Anesth Analg*. 2007;104:1545.
197. Bandelow B, et al. *Expert Rev Neurother*. 2007;7:769.
198. Rawal N. *Anesthesiol Clin North Am*. 2005;23:211.
199. Streltzer J. *Curr Psychiatry Rep*. 2001;3:489.
200. de Leon-Casasola OA. *Best Pract Res Clin Anaesthesiol*. 2002;16:521.
201. Gammaitoni AR, et al. *Clin J Pain*. 2003;19:286.
202. Kopf A, et al. *Best Pract Res Clin Anaesthesiol*. 2005;19:59.
203. Brack A, et al. Periphere und zentrale Mechanismen des Entzündungsschmerzes. In: Straub RH, ed. *Lehrbuch der klinischen Pathophysiologie komplexer chronischer Erkrankungen*. Vol. 1. Göttingen, Germany: Vandenhoeck & Ruprecht; 2006:183.
204. Zöllner C, Stein C. Opioids. In: *Handb Exp Pharmacol*; 2007:31–63.

52 姑息医学

ANN CAI SHAH，ANNE L. DONOVAN，SARAH GEBAUER
华福洲　译　许平波　徐国海　审校

要　点

- 姑息治疗（palliative care）是跨专业途径实施的针对一系列严重疾病患者的症状管理和决策制定，而不仅限于预期行将死亡的患者。
- 姑息治疗团队可降低严重疾病患者的医疗费用，并缓解其症状。
- 医师很少接受敏感话题沟通技巧方面的培训，在与病情严重的患者交流时易侧重于细节，并使用非医学人士难以理解的医学术语。
- 患者和家属希望医师坦诚交流，对其痛苦感同身受，并参与疾病治疗的决策。
- 虽然患者和家属渴望知道预后，但他们理解并接受医师很难预测某例患者的预后。
- 在接受姑息治疗的患者中，小剂量使用阿片类药物治疗呼吸困难是有效的，不会加速患者的死亡。
- 由于治疗局限性的存在应促使医患双方就围术期治疗方案进行充分的沟通。

什么是姑息医学？

定义

世界卫生组织（WHO）将姑息治疗定义为“通过早期识别、积极评估、控制疼痛和治疗其他痛苦症状，包括躯体、社会心理和宗教的困扰，来预防和缓解身心痛苦，从而改善患有面临危及生命疾病的患者及其家属的生活质量”[1]。重要的是，姑息治疗不一定需要局限于生命的尽头。姑息治疗推进中心指出：“与临终关怀不同，姑息治疗可以与根除治疗同时开展；它适用于任何年龄的患者和任何阶段的严重疾病。”疾病具有多面性；症状控制、家庭支持以及决策辅助是姑息治疗团队共同关注的领域（图 52.1）[2]。控制包括身体症状（即疼痛、便秘、恶心呕吐和精神错乱）以及情感症状（即抑郁、焦虑和痛苦）。姑息**治疗**是指跨专业团队的工作，而姑息**医学**则指为严重疾病患者提供症状控制和决策支持的医学专业。

初级姑息医学与专科姑息医学

根据姑息治疗的水平可将姑息医学分为初级姑息医学和专科姑息医学，以便将普通医师（包括麻醉科医师）的工作和姑息治疗医师的专业化服务区分开来。初级姑息医学包括患者疼痛或症状的基础治疗，患者预后、治疗目标以及复苏力度的探讨[3]；而专科姑息医学则包括处理难治性或复杂症状，化解家庭、工作人员以及治疗团队之间与治疗目标相关的冲突（图 52.2）[4]。

姑息医学的发展史

“palliative”一词来源于拉丁语“to clothe”，意思是“掩盖”疼痛等症状。现代姑息医学起源于 20 世纪 60 年代末由 Cicely Saunders 医师发起的临终关怀运动[5]，并于 20 世纪 70 年代引入美国。从那时起，这一领域已经从对生命末期患者的关注扩展至对所有患有严重疾病患者的关注。同时逐渐得到认可的还有，包括减轻痛苦在内的多项临终关怀原则可适用于所有重症患者而与预后无关（图 52.3）[6]。为了满足日益增长的姑息治疗需求，在过去几十年中多个学术性医学中心成立了住院姑息治疗团队[7]。

目前，90% 拥有 300 张床位以上的医院和 67% 拥有 50 张床位及以上的医院都设有姑息治疗团队[8]。2006 年，临终关怀和姑息医学专科正式成立，并于 2008 年进行了该专业的首轮专科资质考试。来自包括麻醉学在内的 10 个医学专业的医师有资格完成专科医师培训并参加专科资质考试[9]。在 2008—2017 年

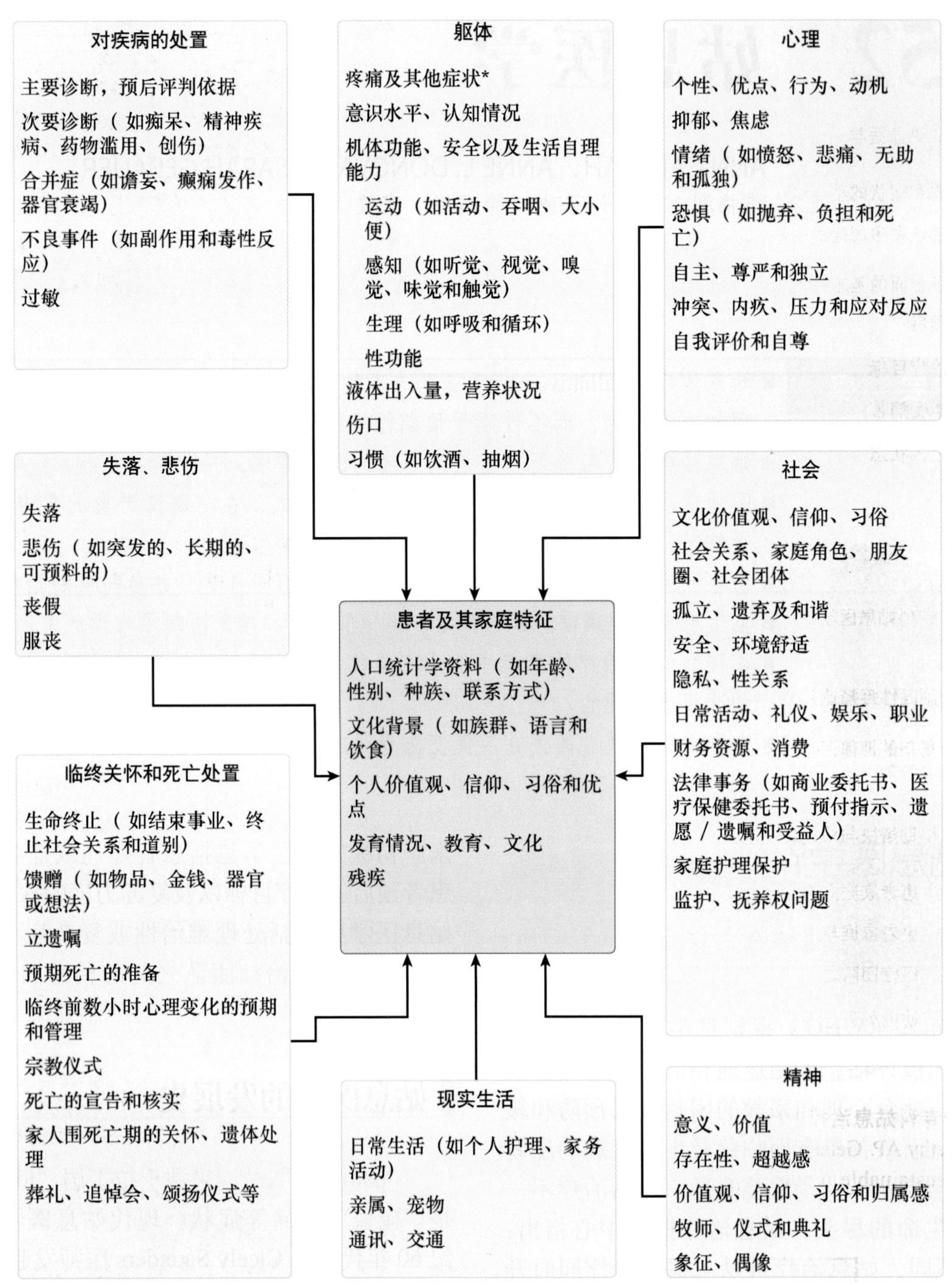

图 52.1 **疾病多面性**。* 其他常见症状包括但不限于：呼吸、循环系统：呼吸急促、咳嗽、水肿、呃逆、窒息及濒死呼吸模式；消化系统：恶心、呕吐、便秘、顽固性便秘、肠梗阻、腹泻、腹胀、吞咽困难、消化不良；口腔状况：口干、黏膜炎；皮肤状况：皮肤干燥、结节、瘙痒及皮疹；全身表现：烦躁、厌食、恶病质、疲乏、虚弱、出血、嗜睡、渗出（胸腔、腹腔）、发热 / 寒战、大小便失禁、失眠、淋巴水肿、肌阵挛、异味、发汗、晕厥、眩晕（Modified from Ferris FD，Balfour HM，Bowen K，et al. A model to guide patient and family care：based on nationally accepted principles and norms of practice. J Pain Symptom Manage. 2002；24：106-123.）

间，125 名麻醉科医师获得了姑息治疗专业的职业认证[10]。目前美国有 7600 多名临终关怀和姑息治疗医师，每年临终关怀和姑息治疗毕业的专科认证人员中有 1% ～ 2% 来自麻醉学专业[10a,b]。

为什么需要姑息医学？

随着人口的老龄化和医学的进步，慢性疾病患者越来越多。在美国，医疗保险支出目前超过 6000 亿美元，其中 42% 的医疗保险支出花在了 5% 的患者身上[11]。这些患者大多合并多种内科合并症，反复或长期住院治疗，预期寿命不足 1 年，其中许多适于接受临终关怀和姑息治疗[12]。

患有严重疾病的患者有明显的症状负担，大多数人常伴有疼痛、呼吸困难、焦虑和抑郁，其家人也常提及类似的担心[13]。在限制生命的疾病中，疼痛管

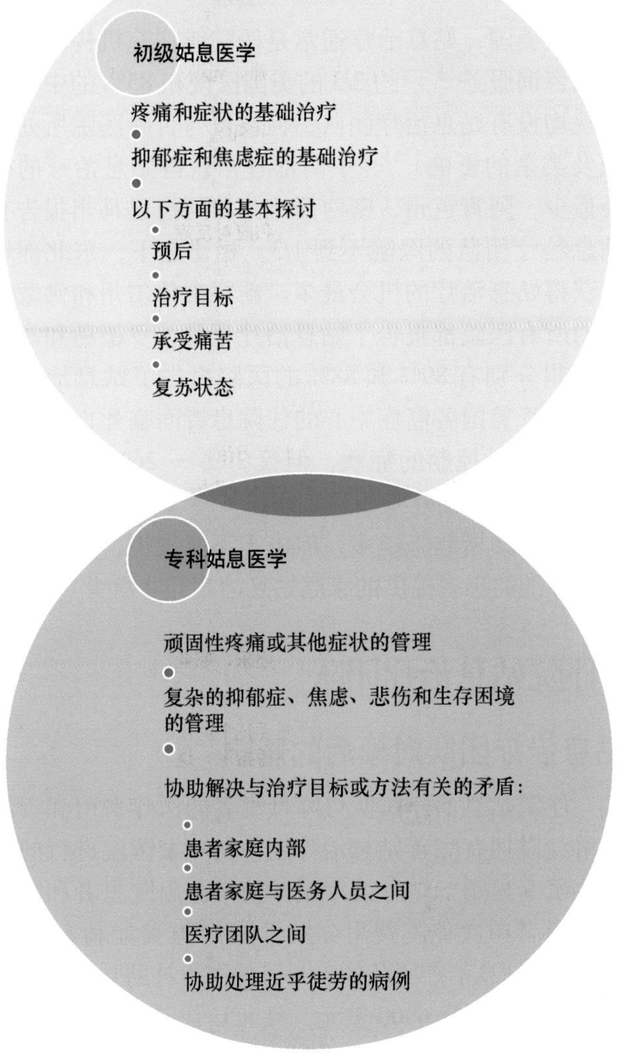

初级姑息医学
疼痛和症状的基础治疗
抑郁症和焦虑症的基础治疗
以下方面的基本探讨
预后
治疗目标
承受痛苦
复苏状态
专科姑息医学
顽固性疼痛或其他症状的管理
复杂的抑郁症、焦虑、悲伤和生存困境的管理
协助解决与治疗目标或方法有关的矛盾：
患者家庭内部
患者家庭与医务人员之间
医疗团队之间
协助处理近乎徒劳的病例

图 52.2　**初级和专科姑息治疗的代表性技能集**（Modified from Quill TE，Abernethy AP. Generalist plus specialist palliative care-creating a more sustainable model. N Engl J Med. 2013；368：1173-1175.）

理的质量往往是患方关注的焦点，但多项调查显示此类患者的疼痛管理质量往往不甚满意[13-14]。患者及其家庭还认为存在医患沟通不足，尤其是在预后的沟通方面[15]。姑息治疗强调症状的管理和治疗目标的设定，以试图解决上述问题。

为什么姑息医学对麻醉科医师很重要?

高龄、重症患者也会接受手术治疗[16]，因而麻醉科医师应对姑息医学概念有一定的理解。麻醉科医师精于症状管理，可令患者获益，而且他们对手术进程有独特的见解，可为姑息医学和手术团队提供帮助[17]。随着患方与姑息治疗团队接触的增多，麻醉科医师应提出自身的关切点，制订包含姑息理念的麻醉计划，如商讨治疗目标及控制症状。此外，许多疼痛和危重症亚专业的麻醉科医师通过对重症患者的频繁管理来发展专业知识。

姑息治疗全球化

全球范围内，大约有一半的国家至少拥有一家临终关怀或姑息治疗机构，但这些机构大都位于经济较发达的大国。实施姑息治疗的方法和场所在世界各地差异很大，这取决于国家的基础设施。不同国家间姑息治疗医师人均占有量差异极大，从新西兰附近小国纽埃岛每 1000 名居民拥有 1 名姑息专科医师，到中国每 850 万居民拥有 1 名姑息专科医师，再到巴基斯坦每 9000 万居民拥有 1 名姑息专科医师[18]。除了人均拥有量差异悬殊外，获得恰当治疗的机会也差别迥异并且常受到限制。由于担心阿片类药物的成瘾性

减轻疾病的治疗
治疗焦点
临终关怀或姑息治疗
减轻痛苦和（或）改善生活质量的治疗
时间
临床表现/诊断
患者的死亡
疾病
丧亲之痛
急性
慢性
晚期危及生命
临终关怀

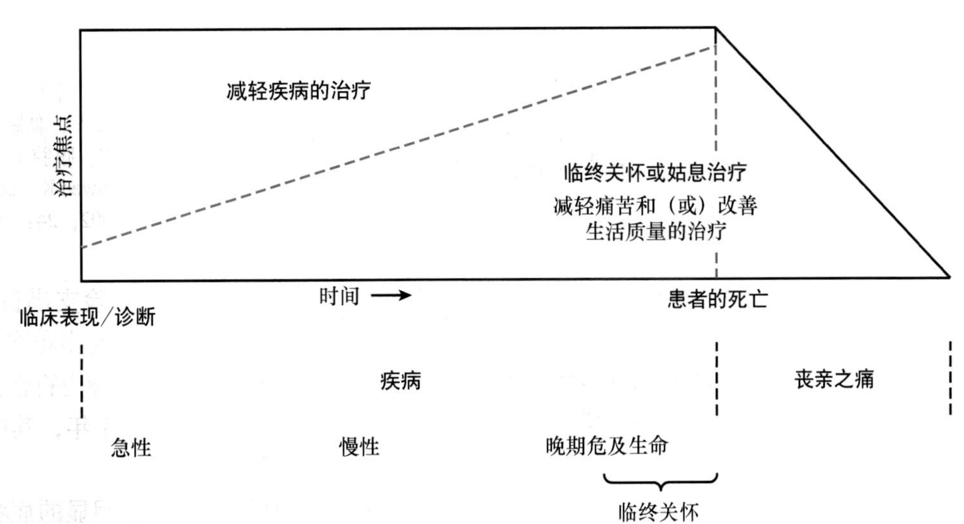

图 52.3　图解说明临终关怀和姑息治疗在疾病和丧亲期间的作用（From Ferris FD，Balfour HM，Bowen K，et al. A model to guide patient and family care：based on nationally accepted principles and norms of practice. J Pain Symptom Manage. 2002；24：106-123.）

以及国家层面的限用政策，估计全世界有 80% 的疼痛患者无法获得阿片类药物[19]。因而，世界卫生组织（WHO）实施了“姑息治疗公共卫生战略”（Public Health Strategy for Palliative Care），其中包括国家政策、药物供应和教育等方面，旨在全球范围内对姑息治疗进行规范和整合[20]。

姑息治疗团队

指南建议，能满足患者及其家属躯体、心理、社会和精神需求的专业人士均应参与制订姑息治疗计划。理想的状态是，根据患者的需要成立一个包括医师、护士、社会工作者、牧师以及其他专业人士在内的跨学科团队[21]。许多专业团队相继开展了姑息治疗的专业认证或培训（框 52.1）。

框 52.1 姑息治疗团队的成员及其分工

医师	诊断、治疗和管理患者的各种医疗问题 提供专业的症状管理和咨询 在与重症患者、家属以及其他工作人员交流中提供专业技能和咨询
护士	在执业范围内参与诊断、治疗和处理急、慢性严重疾病 评估严重疾病患者的社会心理和宗教需求 在执业范围内参与症状的管理 运用特殊技能与患者、家属、健康治疗小组以及社会团体沟通
社会工作者	解决被严重疾病困扰的患者及其家属的社会心理需求 参与医疗团队与患者及其家属之间的会谈 协助复杂的出院需求，负责协调社区资源
牧师	帮助患者及其家属识别和处理严重疾病相关的精神困扰 提供或促进开展适当的精神或宗教仪式 联系社区宗教资源
可提供姑息治疗服务的其他专业人士	麻醉疼痛专家 药剂师 康复治疗师 精神科医师

注意：角色和能力可能因地区和培训而异。Data from the following resources：National Association of Social Workers. The certified hospice and palliative social worker. https：//www.socialworkers.org/Careers/Credentials-Certifications/Apply-for-NASW-Social-Work-Credentials/Certified-Hospice-and-Palliative-Social-Worker. Accessed March 19，2019；Hospice and Palliative Nurses Association. http://www.hpna.org/DisplayPage.aspx?Title=Position Statements. Accessed June 20，2013.
Board of chaplaincy certification. Palliative care specialty certification competencies. http://bcci.professionalchaplains.org/content.asp?admin=Y&pl=45&sl=42&contentid=49. Accessed June 20，2013.
Center to Advance Palliative Care. http://www.capc.org. Accessed June 20，2013

从何处可以获得姑息治疗

在美国，姑息治疗通常是医院或住院机构设置的一项咨询服务[6]。约 2/3 的美国医院和 85% 的中大型医院均设有姑息治疗团队，但设置与否受医院所处地域及类型的影响[22]。中南部各州获得姑息治疗的机会最少，阿肯色州、密西西比州和阿拉巴马州报告有姑息治疗团队的医院不到 1/3。相比之下，东北部地区获得姑息治疗的机会最多。新罕布什尔州和佛蒙特州的所有医院都报告了姑息治疗项目，罗德岛和马萨诸塞州分别有 89% 和 88% 的医院报告了姑息治疗项目。尽管美国各癌症中心的住院患者面临死亡威胁或常伴有难以控制的症状，但仅 20% ～ 26% 的癌症中心可提供姑息治疗专用住院病床[6, 23]。在美国，尽管姑息治疗诊所越来越多，但由于不能报销，为不符合入院标准的患者提供的家庭姑息治疗却非常少[6]。

住院姑息治疗团队

姑息治疗团队对预后的影响

住院姑息治疗团队可降低患者的医疗费用和资源利用。对拥有完善姑息治疗团队的 6 家医院进行的回顾性研究显示，姑息治疗服务使幸存出院患者和院内死亡患者单次住院费用分别下降 1700 美元和 5000 美元[23a]。姑息治疗团队的参与可使医疗补助受益人的住院费用平均下降 6900 美元，且 ICU 住院时间更短[24]，ICU 死亡率更低[25]。一项对 41 000 多例住院患者进行的队列研究表明，与没有接受姑息治疗咨询的倾向匹配队列相比，接受住院姑息咨询以实现护理目标的患者未来的急性护理成本、医疗保健利用率和 30 天再入院发生率显著降低[25a]。对晚期癌症住院患者进行的研究表明，如果在住院期间较早要求姑息治疗咨询[25b]，则可节省更多费用，在合并症较多的患者中也能得到相同结论[25b]。更早的姑息治疗咨询也有助于在治疗目标和使用侵入性手段支持生命的问题上建立共识[26]。住院姑息治疗团队改善了以患者为中心的结局，包括生活质量[27]、患者和护理人员的满意度[27]以及在不同程度上症状的缓解[28-29]。重要的是，姑息治疗咨询不会增加住院死亡率[24, 30]，甚至已经证实能减少住院天数和住院患者死亡率[30a]。这对于那些误以为姑息治疗会加速死亡的患者及其家属意义重大。

何时咨询姑息治疗团队

基本的姑息治疗知识和技能的掌握对所有临床医

师都是必要的；然而，某些情况下需要姑息治疗专家的专业知识。有许多指标有助于医师决定何时应行姑息治疗评估。经治医师会评估患者接受姑息治疗的必要性，并据此决定是否需要咨询姑息治疗专科医师。专业姑息治疗的基础是存在潜在的生存期受限（如多器官衰竭、严重创伤及脓毒症）或危及生命的疾病（如转移癌、肝硬化及慢性肾衰竭）[31]。此外，患者应至少具备以下一个附加条件，如经常因同一疾病住院、功能衰退以及 ICU 住院时间≥ 7 天。更具体的咨询标准应该考虑到当地的医院系统、医疗资源和患者群体。每家医院都应该制定一套程序，以确定哪些患者将从姑息治疗咨询中受益[31]，这通常包括为难以控制的症状提供帮助、复杂的决策、医护人员或家庭支持。

外科 ICU 的姑息治疗

ICU 中姑息治疗的整合主要有三种模式：咨询模式、整体模式及混合模式[32]。咨询模式是由专业姑息治疗团队为该患者的经治医师提供建议。整体模式没有姑息治疗专科医师的参与，需要手术医师或重症医师发现并解决姑息治疗相关的问题。混合模式是以上两种方法的结合。目前仍不清楚哪种模式更有效，选择何种模式通常由医院的资源配置情况以及文化理念所决定。

为促进姑息治疗与 ICU 的整合，提出了许多质量改进措施[32a]。其中一项就包括对危重患者进行筛查，然后在姑息治疗提供者和 ICU 医疗人员之间就符合预先指定标准的患者进行直接沟通。这使得内科重症监护病房（MICU）和外科重症监护病房（SICU）的姑息治疗咨询在一年的时间内分别增加了 113% 和 51%[32b]。虽然最初的姑息治疗实践和研究都集中在 MICU 上，但为 SICU 中适当的患者提供姑息治疗正在获得更多的关注[32]。

外科 ICU 姑息治疗的启动标准

在 ICU 死亡的外科患者常遵循如下两种病程之一。第一种是住院时间较长，在急性护理、ICU 以及预后不确定的间隔期之间多次过渡；第二种常发生在创伤患者或更危急的外科患者中，病情迅速恶化[32]。一项对创伤 ICU 患者的研究表明，早期评估患者和家属的意向以及早期跨学科会诊对死亡率、不复苏（DNR）以及撤除生命支持的要求没有影响；然而，DNR 和撤除生命支持的要求在住院期间完成较早，最终缩短了 ICU 死亡患者的住院时间[26]。在住院期间早期识别适宜的姑息治疗咨询需求变得越来越重要，尤其对于第一种病程的患者群体。

对于存在一个或多个预先确定风险因素的患者，采用启动标准自动开展姑息治疗咨询已经显示出令人鼓舞的结果[24]。在广大危重患者中，使用特定的筛查标准来主动启动姑息治疗转诊降低了 ICU 资源的利用率，而不影响死亡率[32c]。采用这些筛查或触发标准可以鼓励患者进行主动和系统的筛查，从而消除个体识别者在识别患者时的偏见，这些患者可受益于姑息治疗团队的参与[32]。例如，一项研究对所有进入 SICU 的肝移植患者在入 ICU 后 72 小时内实施结构化姑息治疗干预并随后召开跨学科家庭会议的效果进行了检验[32d]。干预治疗后，增加了查房、记录患者代码状态和停止生命支持的护理，但缩短了签署 DNR 协议和 ICU 住院时间，而死亡率没有差别。家属表示他们有更多的时间与亲人在一起[32d]。

最有效的 SICU 姑息治疗咨询启动标准尚未确定[32]。外科患者群体间的差异及许多其他因素使通用标准变得非常复杂。许多方案包括如下指标：ICU 住院时间、ICU 期间缺乏改善、患者的年龄及病种[32]。在一项 SICU 研究中，研究人员基于专家共识采用了 10 个姑息治疗的启动标准，其中包括多器官功能衰竭、SICU 住院时间≥ 1 个月、单次住院期间入住 ICU ≥ 3 次以及本次 SICU 收治期间可能死亡的患者[33]。然而，该研究发现姑息治疗咨询没有增加，仅 6% 的患者达到了启动标准，并且当患者达到启动标准并通报主治医师后，仍然由该主治医师而非姑息治疗专科医师完成姑息治疗咨询[33]。正如一些成功的 ICU 研究观察到的那样[24]，包容性更强的筛选过程或经授权的姑息治疗转诊可能会改变上述结果。目前的观点建议，转诊标准应根据可用数据，利用利益相关者（包括姑息治疗提供者、重症监护医师、院领导和非内科 ICU 护理提供者）的意见，为每个医院，甚至每个 ICU 进行个性化调整[32c]。

门诊患者的姑息治疗

门诊姑息治疗诊所的存在是为了在患者出院后对患者进行随访，或者为门诊患者提供症状控制和社会心理支持[34]。姑息治疗诊所内医务人员的组成、门诊时间以及诊疗关注点存在很大的差异[34]。2010 年，Temel 在一项具有里程碑意义的研究中将 151 例伴有远处转移的非小细胞肺癌患者随机分为联合治疗组（早期门诊姑息治疗＋常规肿瘤治疗）和单纯治疗组（常规肿瘤治疗），结果发现：联合治疗组患者的生活质量评分更高，抑郁症状更少[35]。或许最令人意外的是，尽管联合治疗组患者较少接受激进治疗，但其平均生存期仍较单纯治疗组长2.7个月[35]。上述结果以及其他研究成果最终促使美国胸科医师学会（American College of Chest Physicians）做出如下推荐：应对Ⅳ阶段肺癌或伴有严重症状的患者在治疗早期启动姑息治疗[36]。对各种晚期疾病患者的系统回顾显示，门诊姑息治疗改善了抑郁症状和生活质量，减少了生命末期的激进治疗，增加了高级指令，减少了住院时间和住院次数，并提高了家庭和护理者的满意度。一篇Cochrane综述发现，虽然效果有限，但早期姑息治疗干预可能会改善晚期癌症患者的生活质量和症状程度。2017年，由于其他癌症的多项新的随机对照研究，美国临床肿瘤学临床实践指南将他们对早期姑息治疗咨询的建议扩大到涵盖所有晚期癌症，而不仅仅是晚期肺癌。

临终关怀和姑息治疗的区别

与姑息治疗相比，不同国家间临终关怀的定义差异很大，这主要与临终关怀患者的类别、医疗团队参与情况以及医疗资源配置情况有关[39]。在一些国家，临终关怀和姑息治疗这两个术语可以互换使用，但在美国，临终关怀是指政府卫生保健系统提供的福利。当患者的预期寿命不到6个月时，并且通常在延长生命的治疗（如化疗）停止后，患者有资格登记临终关怀。尽管存在逻辑上的差异，但临终关怀的理念通常侧重于减少痛苦，提高生活质量，为患者及其家人提供支持（图52.4）。

美国的临终关怀

在美国，临终关怀仅提供某些特定医疗服务，并且按日收费，主要是针对经两位医师共同确认预期寿命≤6个月的患者[40]。国家医疗保险大约支付80%的临终关怀费用，而许多私人保险公司也建立了类似的支付方案。其中，有一项服务是护士（临床护理的主要执行者[41]）、医师助理、社会工作者和牧师上门为患者提供服务[40]。此外，家人也有资格获得一年的丧亲咨询[40]。症状控制不理想的患者可获得连续护理和短期住院待遇。临终关怀服务体现了患者的多种核心需求（图52.5）。当然，除了以上需求外，每个临终关怀团队可决定实施何种治疗，这在不同团队间可能差异很大。例如，一些临终关怀机构可实施姑息性放疗，而其他机构可能无力进行。如果患者存活超过6个月，在与医师面谈后如仍符合临终关怀标准，则可额外再享受60天的临终关怀服务。

谁有资格获得临终关怀？

临终关怀资格的确认，需由一名主治医师和一名临终关怀医疗顾问共同证明：按疾病正常进展，患者的生存期少于6个月[40]。医保已公布临终关怀服务的准入标准，尽管解释的机会确实存在。例如，慢性肺疾病患者的准入条件包括：静息性呼吸困难、支气管扩张剂治疗无效、静息性低氧血症以及反复急诊入院[41]。当然，由于对指南的解读存在一定的主观性，某些临终关怀机构可能会接受一些被别的机构拒收的患者。此外，临终关怀机构并不强制入住患者签署DNR协议。

临终关怀人群

过去，肿瘤患者是接受临终关怀服务的主体，但近年来非肿瘤患者，如痴呆、慢性阻塞性肺疾病（chronic

共同特点

- 跨学科团队
- 症状管理：疼痛、呼吸困难、社会心理
- 关注基于质量的医疗
- 家庭支持
- 追求痛苦最小化

早期姑息治疗	临终关怀
• 适用于严重疾病的任何阶段 • 通常住院或门诊均可提供 • 可与积极治疗联合进行 • 免费服务模式	• 预后<6个月（每60天再评估） • 关注以家庭为中心的治疗 • 患者常更同意关注于舒适度而不是延续生命 • 医保支付，按日计费

图52.4 美国姑息治疗和临终关怀的特点

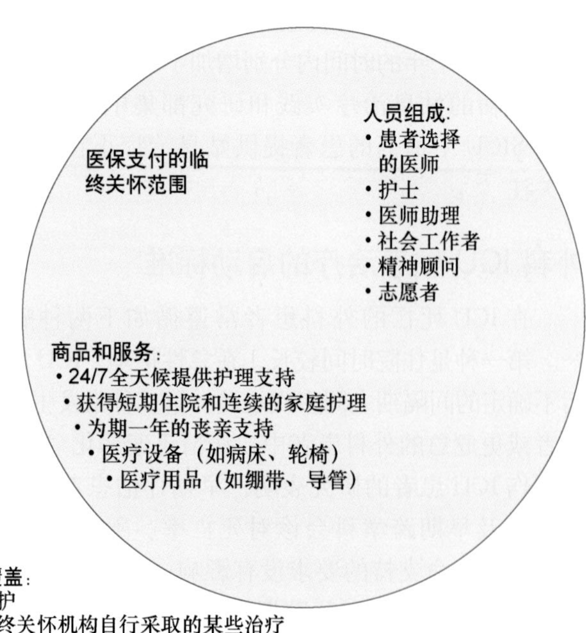
医保支付的临终关怀范围
人员组成：
•患者选择的医师
•护士
•医师助理
•社会工作者
•精神顾问
•志愿者
商品和服务：
•24/7全天候提供护理支持
•获得短期住院和连续的家庭护理
•为期一年的丧亲支持
•医疗设备（如病床、轮椅）
•医疗用品（如绷带、导管）
不覆盖：
•监护
•临终关怀机构自行采取的某些治疗
•与临终关怀诊断无关的用药、住院和治疗

图52.5 医疗支付的临终关怀福利

obstructive pulmonary disease，COPD）以及充血性心力衰竭（congestive heart disease，CHF）患者所占比例已从 1990 年的 16% 增加至 2010 年的 69%[42]。考虑到某些疾病缺乏 6 个月预期寿命的良好预后标准，这一增长尤其有问题，这可能会使临终关怀转诊的时机复杂化[43]。与此同时，医保患者临终前接受临终关怀服务的比例也从 5.5% 增加至 44%[42]，尽管患者接受临终关怀的时间依然很短。2010 年，临终关怀住院时间的中位数为 18 天[42]，大约三分之一的临终关怀患者在进入临终关怀后的生存时间不到 1 周[41]。根据利用率审查，14.3% 的肿瘤医疗保险患者直到生命的最后 3 天才登记[43a]。这种延迟入院的趋势表明，许多符合准入标准的患者均顺利地被转诊至临终关怀机构。

临终关怀对预后的影响

临终关怀可减轻患者的症状[44]，提升护理人员的满意度，因而有 98% 的患者家属会向他人推荐临终关怀服务[41]。一项研究调查了 1500 多位死者家属，结果发现：接受过临终关怀服务的患者，其家属中有 70% 的受访者给予临终关怀“非常棒”的评价，远高于那些接受家庭健康服务的死亡患者家属对服务“非常棒”的认可占比（低于 50%）[45]。目前，有关临终关怀的成本-效益研究结果大相径庭，但仍有少数研究认为临终关怀时限与成本节约与否有关[44, 46]。2007 年，Taylor 的研究认为临终关怀时限在 53 ～ 107 天的患者可节约成本[46]。而 2013 年，Kelley 的研究则认为更短的临终关怀时间同样能节约成本[44]。一项研究观察预后不良的癌症患者的预计节省额度，认为将临终关怀利用率从 60% 提高到 80%，并且持续时间从 2 周增加到 6 周，每年可以节省 17.9 亿美元[46a]。

姑息治疗和麻醉科医师

麻醉科医师，以及从事疼痛和危重病医学亚专业的专科医师均有可能接触到临终关怀患者。理解临终关怀服务的目标和内容有助于手术麻醉科医师制订与患者治疗目标相匹配的个体化麻醉方案。危重病麻醉科医师经常被要求协助判断患者是否符合临终关怀的准入标准，并帮助患者家属制订治疗计划。疼痛科医师可以与姑息治疗医师合作提供药物管理和介入手术，或作为临终关怀福利的一部分。

危重患者的外科治疗

姑息手术指“针对绝症患者进行的审慎的外科手术，以缓解其症状，减轻患者痛苦，并提高其生活质量”[51]。2004 年对 1000 多例接受姑息手术的晚期癌症患者的研究显示，30 天的发病率为 29%，死亡率为 11%，其中 80% 的患者在 30 天后症状有所改善。同一作者在 2011 年进行的一项类似研究显示，与他们之前的研究相比，情况有了显著改善。在 227 例患者中，发病率为 20%，死亡率为 4%，90% 的患者表现出症状缓解[51, 53]。研究作者将这一变化的部分原因归因于通过与患者和家人共同决策来使患者做出更好的选择[51]。

严重疾病患者的手术风险沟通

临终手术的决策是复杂的；虽然一些手术可能会提高生活质量或让患者实现特定的目标，但手术可能会导致过度疼痛、功能下降、延长 ICU 或住院时间，或者增加资源的使用而没有明显的获益。需要改善术前沟通的质量，支持外科医师和患者的决策，并优先考虑接受高危手术患者的提前护理计划。尽管在高危患者人群中实施手术的风险是公认的，但许多患者并没有完全了解与手术相关的各种可能的结果[53a]。外科医师和他们的患者经常使用的心理框架或可导致对可能的结果缺乏了解，以及在手术后形成最大限度地维持生命的合同义务[53b-d]。这两个问题都可能导致提供的护理与患者的目标和偏好不太一致。

沟通框架可以帮助指导与考虑进行高风险手术的患者进行术前对话[53e, f]。“最佳情况 / 最坏情况”工具使用带有可视化辅助的共享决策模型来解释最佳情况、最坏情况以及与手术和保守治疗相关的最可能的结果（图 52.6）[53f]。该工具允许外科医师根据现实的结果来选择治疗方案。在向考虑进行高风险手术的患者解释可能的结果时，最佳情况 / 最坏情况工具的最佳使用将患者特定的并发症和风险因素与手术特定的风险相结合。在过去一年内，研究人员通过聚焦于外科医师以及为自己或家人作医疗决定的老年患者，对“最佳情况 / 最差情况”工具进行了定性分析[53f]。从患者的角度来看，该工具为其建立了选择，便于看清不同的路径以帮助决策，并鼓励基于各种治疗偏好的考虑，总体上而言是有利的。对于外科医师而言，使用这一工具提供了一个有用的结构来指导对话，允许讨论患者的偏好，并可能使非手术治疗方案合法化，因其仍然提供护理，而不是什么都不做。使用这样的工具可能会提高患者对选择特定疗法的潜在并发症和后果的理解，这允许他们选择最符合他或她接近生命末期目标的治疗方案。

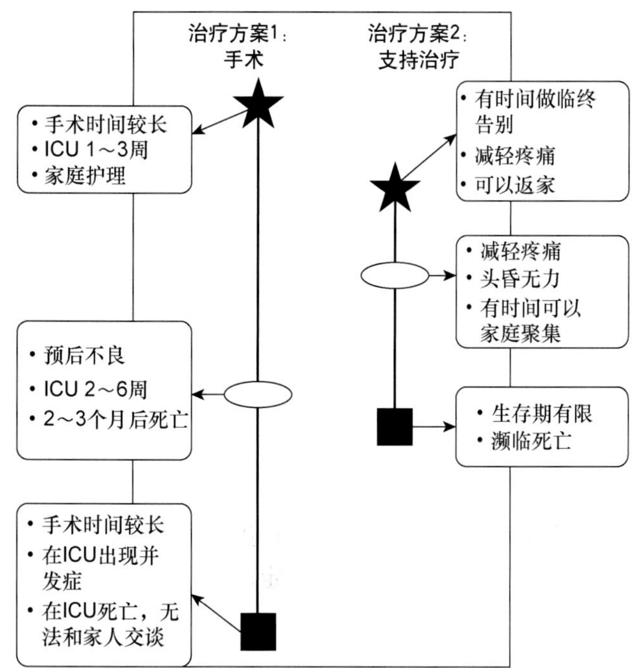

图 52.6 结合医师手绘的最佳情况 / 最坏情况预后工具图。竖线描绘了每个治疗选项，竖线的长度代表了可能结果的范围。星形代表最好的情况，方框代表最坏的情况，椭圆形代表最可能的结果。医师使用源自临床经验和相关证据的叙述来描述每种"情况"，并在图表上写下要点。ICU，重症监护治疗病房（Redrawn from Kruser J，Nabozny MJ，Steffens NM，et al. "Best case/worst case"：Qualitative evaluation of a novel communication tool for difficult in-themoment surgical decisions. J Am Geriatr Soc. 2015；63［9］：1805-1811.）

姑息治疗患者的麻醉问题

术前注意事项

患者的决策能力在住院期间或随着时间的推移可能会发生变化，在寻求患者的同意进行麻醉之前应该进行评估。如第 8 章所述，当等待手术的患者存在长期 DNR 指令时，应在手术前讨论患者的目标，并制订符合患者目标的术中和术后管理计划。如果患者取消了 DNR 协议，则应立即着手修改治疗计划[53g]，并适当与外科医师和护士讨论。

术前应对患者的疾病进行彻底的评估，同时注意患者的认知状况、最近的药物治疗（包括化疗）、有无转移和伤口。了解患者术前的功能状态和预后可能会影响麻醉计划，也可能提供准确的风险和益处评估。关于特定疾病状态如癌症、COPD 及其他疾病的特殊考虑详见第 32 章。考虑到接受姑息治疗的患者在围术期可能服用大剂量阿片类药物，建议麻醉科医师遵循第 51 章关于围术期疼痛管理的指南。

术中关注的问题

应将患者对复苏状态的选择告知所有参与患者围术期管理的医护人员。应注意预防患者术后恶心呕吐，并护理患者脆弱的皮肤。患者可能有凝血障碍、血小板减少症或中性粒细胞减少症，这可能使他们无法接受局部或椎管内麻醉，从而影响他们术中的疼痛处理。

麻醉药物选择与癌症

最近的研究试图阐明麻醉在癌症进展和复发中的作用。关于区域麻醉对癌症患者的影响的研究喜忧参半，但提示可能减少死亡率[53h]，尽管 meta 分析没有发现区域麻醉与全身麻醉对癌症复发的有益或有害影响[53i]。深入讨论见第 45 章。尽管有关肿瘤手术选择何种全麻药物的研究大多为在体或离体实验，但现有数据也表明不同药物对肿瘤细胞的影响存在差异（表 52.1）[53j]。

表 52.1 麻醉药物与宿主防御

药物	对免疫宿主防御的潜在影响
氯胺酮	在动物模型中，减少了自然杀伤（natural killer，NK）细胞的活性和数量
硫喷妥钠	在动物模型中，减少了 NK 细胞的活性和数量
丙泊酚	在动物模型中，减少了 NK 细胞的数量
吸入麻醉剂	在动物模型中，抑制了干扰素对 NK 细胞的细胞毒性刺激，在人体中减少了 NK 细胞的数量；与局部麻醉药相比，黑色素瘤切除后情况更差
氧化亚氮	在动物模型中，与肝肺转移的加速发展有关 在人体中，对结直肠癌术后结果无影响 抑制可能对肿瘤细胞重要的造血细胞的形成
局部麻醉药	在体外，利多卡因可抑制表皮生长因子（EGF）受体和肿瘤细胞增殖；罗哌卡因抑制肿瘤细胞生长
吗啡	在动物模型中，抑制包括 NK 细胞活性在内的细胞免疫 在人体中抑制 NK 细胞活性
芬太尼	在人体内抑制 NK 细胞活性
曲马多	在动物模型中，刺激 NK 细胞活性 在人体内，刺激 NK 细胞活性
COX-2 抑制剂	在动物模型中，表现出抗血管形成和抗肿瘤生长的效应

From Snyder GL，Greenberg S. Effect of anaesthetic technique and other perioperative factors on cancer recurrence. Br J Anaesth. 2010；105：106-115

术后疗程

常规的术后管理足以应对大多数姑息治疗患者。此类患者出现术后疼痛、谵妄、恶心和呕吐的风险增加，并且存在个体差异。围术期医务人员应就患者限制抢救措施的意愿进行沟通，当治疗意愿恢复至术前状况时也应如此。

沟通

治疗目标和偏好治疗方案的沟通与危重病患者的预后相关。更好的沟通与生活质量的提高、生命末期减少延长生命疗法的使用、提供更符合患者偏好的治疗以及更早的临终转诊有关[53k]。美国医师协会将与重症患者的沟通描述为一种“低成本、高价值的干预”[53k]。美国医师协会建议，理想情况下，应在重症疾病的早期由与患者建立了既定关系的医师开始沟通[53k]。

预设治疗计划

1991 年，美国《患者自决法案》(Patient Self-Determination Act) 生效，它要求卫生治疗机构或部门提醒患者有预设医疗指示的权利，并建立相应的制度规范和宣教工作[54]。然而，随着预设医疗指示的开展，实际工作中出现了不少问题，如病情与环境的变化改变了患者的治疗倾向[55-57]。要想了解患者的治疗目标，需要患者和医师进行开放性的交流，并且随着病情的变化，有时需要进行反复沟通，以明确或修订治疗目标。有关预设医疗指示和决策代理的详细内容参见第 8 章。

预设治疗方案对预后的影响

1995 年发表的了解预后及对治疗结果和风险的偏好研究 (Study to Understand Prognoses and Preferences for Outcomes and Risks of Treatments，SUPPORT) 是一项为期 2 年、包括 5 家美国教学医院 9105 例患者的具有里程碑意义的前瞻性、随机对照观察性研究，旨在改善终末期患者的决策[14]。该研究招募了 9 种处于疾病终末期的非创伤患者，6 个月死亡率为 45% ～ 48%。观察 2 年后发现，49% 的不愿接受心肺复苏的患者未事先签订 DNR 协议，而医师很少意识到患者有这方面的诉求[14]。治疗期间，医师可获得患者的预后信息，有专职护士负责共享预后信息、预设治疗计划以及评估疼痛程度。治疗期间，两组患者在医师交流、疼痛管理、临终关怀资源的应用以及其他预后指标方面没有差别[21]。虽然病历记录了较多的预设治疗计划，但仅 14% 的患者在完成预设计划后会告知医师，而大约只有 25% 的医师会在患者入院 1 周后才注意到他们预设的治疗计划[61]。相似的研究显示，预设治疗计划并不会影响治疗的类型及其所占用的资源[62-63]。这项研究表明，仅为加强预设治疗计划作出的努力并不足以推动医疗服务产生任何变化。

预设治疗计划存在许多难题，包括时间安排、设置和交流质量。虽然医师时常认为能与患者进行良好的治疗计划沟通，但是数据显示，患者对于治疗方案和预后的看法常常差距很大[63a]。例如，有 50% 至 75% 的不可治愈的癌症患者认为化疗、放疗或者手术可以使其存活[63a]。目前尚不清楚这种不一致是由于医师沟通失败、患者无法理解和接受所提供的信息，还是两方面共同导致的。许多专业组织建议，临终护理计划应开始于患者生存时间约一年时的门诊诊疗中[63a]。然而，实际上这些讨论通常要到患者病程晚期才进行，例如当需要机械通气等侵入式干预时[63b]。

多种因素阻止在高危手术时使用预先指示[63c-e]，包括外科医师的感知[53d]。在一项全国性调查中，超过半数的外科医师表示，他们不会对那些表示希望限制术后维持生命的干预措施的患者进行手术[63d]。但是，以往经历过高风险手术的患者回顾表明，术前的三个关键点将有所帮助：①手术需求与替代疗法间的选择，②对术后恢复的期望，③术前预设治疗计划的使用[53a]。这项研究强调了在手术管理过程中与患者及其家属沟通的必要性，并为麻醉科医师提供了一个促进这些对话的机会。

医师交流技巧的培训

面对困难问题时，医师的沟通方法可能会影响患者及其家属对疾病、死亡的态度，进而影响其治疗选择。这些技能作为医学院课程的一部分被越来越高频地进行教授，但是技能的保留率却往往很低[63f]。因此，大部分医师在讨论代码状态（*译者注：代码状态指患者在入院时签署的有法律效应的预先决策，当发生呼吸心搏骤停时是否接受心肺复苏，fullcode 指全力抢救，DNR 指不要压胸复苏，DNI 指不要插管*）时会觉得不像讨论别的话题（如手术知情同意）那样轻松[64]。40% ～ 75% 的医师认为他们不善于传达坏消息，具体比例取决于他们受训的水平[65]。尽管美国外科手术委员会将姑息治疗的基本知识和技能作为外科手术委员会认证的要求[65a]，仅 9% 的外科住院医师认为他们在住院医师期间接受了良好的姑息治疗培训[66]，而多达 90% 的内科住院医师则希望能额外接受如何与患者探讨诸如 DNR 协议等方面的培训[67]。尽管缺乏这方面的培训，但住院医师常需要就这些问题与患者进行沟通[68]，从而凸显了在该领域进行相关培训的重要性。

医师交流技巧

医师常对自己的医患沟通能力感到自信，但对患者或其他医师开展的调查显示，医师自我的评价可能并不准确。一项针对 ICU 开展的调查显示，90% 的外科医师对自己在预后方面的沟通技巧感到满意，但仅 23% 的重症治疗医师和 3% 的护士予以认可[69]。同样，尽管肿瘤医师认为他们已向肿瘤患者清楚地解释病情，但患者往往仍不了解自身肿瘤的分期和预后[70]。医患会谈记录显示，医师常专注于技术细节，避谈情感话题，往往主导谈话内容[71]。但当患方谈得更多并且获得医师的理解时，患方满意度会明显增加[71]。即便是医患间的单独谈话，他们也往往无法就预后达成共识。一项调查显示，医师错误理解转移性肿瘤患者采取心肺复苏意愿的概率高达 30%[72]。目前仍无有关针对麻醉科医师的对比研究。上述研究结果表明，术前或 ICU 住院期间麻醉科医师在评估患者对自身疾病进程的了解程度方面扮演着重要的角色。

外科“合同”

在照顾患者时，重要的是理解能频繁影响方案提供者和患者的护理方法概念框架。首先，许多患者认为，手术将“修复”其急性异常并恢复其生活的正常状态[53f]，而不是可能进一步导致功能上或认知能力的下降。后者发生的可能性在术前也很少讨论。此外，外科医师与患者的关系与医学中的其他关系不同，因为许多外科医师认为在术后追求最大程度的维持生命措施是一种隐性“合约”协议[53c, d, 72a]。据认为，外科医师遵循一种契约伦理，即一旦实施手术，外科医师就对患者的生命承担责任[72a]。一项人类学研究探究了三个重症病房（一个由外科医师负责，一个由外科医师和重症医师共同负责，另一个由重症医师负责）中，手术患者临终管理方面的差异，明确了外科医师和重症医师优先重点之间的差异。尽管许多重症医师在决策中考虑将稀有资源应用于更多的患者，但是外科医师往往只专注于个体患者，即使在患者家属要求下，也推迟撤离挽救生命的治疗措施[72a]。外科医师和重症医师在提供有关治疗和预后的信息上常常是不同的[72a]。一项评估外科医师实施高风险手术的术前对话记录的研究发现，外科医师通常将高风险手术描述为“大手术”，并在术前对话中着重于手术的技术方面[53b]。若讨论到术后需要生命支持的问题，他们会着重于常规恢复，而不是潜在的长期并发症（例如长时间的机械通气或透析）。此外，尽管许多外科医师认为已经签订了寻求积极术后护理的合同协议，但他们很少与患者明确地签署该合同[53b]。其他的沟通障碍可能发生于患者层面（如焦虑、恐惧或无法理解）或医疗系统（如时间紧迫、缺乏事先护理计划），并促进了实施非受益性手术决定的确定[53e]。了解外科患者在临终独特的沟通方式，有助于促进与患者、家属和护理团队的沟通。

临终谈话中家属最看重的是什么？

大多数家属认为，在高质量的临终治疗过程中，最重要的两个因素是医患间的信任和坦诚的病情交流[73]。如果能参与更高层次的治疗决策，家属的满足感会更强[74]。在会谈中，医师的安慰性语言会提升患者家人的满意度[75]。Virdun 和同事进行了 16 项定性综合研究，探究了患者和家属在住院临终护理期间认为重要的因素[75a]。在有效沟通和共同决策的主题下，与家庭成员使用简单易懂的语言进行真诚而明了的沟通；提供必要的信息以帮助做出决策；并让患者和家属的参与护理计划且作为优先考虑事项[75a]。

患者及其家属的各种喜好会影响医疗人员接收信息的数量和方式。这些喜好可能是由个人、文化和家庭因素的有机结合所决定；但是医师不应仅依据患者的种族或民族来猜测患者的喜好[76]。许多姑息治疗医师常问这样一个问题：“你想了解多少？”[77]但仍没有研究调查患者对这种谈话方式的看法。有研究表明，某些肿瘤患者参与决策的意愿会随着疾病的进程而改变[78]。一些研究指出，护理人员比患者更想了解治疗相关的信息[79]。某些患者可能会提出，他们不愿了解所患疾病的现状，因而指定某一代理人帮助其进行决策。

临终时的精神需求

精神是指人表达意义或目的并影响个人与周围世界联系感的方式。对某些人来说，宗教是精神世界的一部分，但精神世界也存在其他方面。Swinton 和同事对 ICU 里 70 例临终患者及参与其护理的家庭成员和临床医师进行了半结构化的定性访谈[79a]。受访者将死亡视为一个精神的过程。他们认为精神需求是患者死亡之前、之中、之后的重要部分。严重疾病及其死亡预期可给患者及其家庭带来一系列的精神困扰，从质疑生命的意义到宗教层面对具体医疗措施的解读均可涉及[80]。患者往往会希望医师询问自己的宗教信仰[81]，但他们常觉得自己的精神需求很少得到满足[82]。有人建议询问患者一个简单的问题，如“在你的生命中，宗教或信仰重要吗？”这个问题有助于甄别那些精神需求未得到满足的患者。许多患者及其家属常依据宗教信仰做出决策，因而询问患者的宗教信仰可为医疗团队提供参考[83]。理解患者决策的依据有可能提高临终治疗的效果。

交流模式

上述研究表明，由于医患间误解频繁且沟通不足，因而医患双方进行有效的沟通非常重要[85]。目前已提出许多有助于医患沟通的模式[86-88]，但迄今尚无研究比较上述模式对患者及家人结局的影响。此外，极少研究评估了某一特定交流模式对患者及其家属结局的影响[77]。上述模式的共同点包括积极倾听、确认患者的关注点以及评估患者的理解程度。通过综合多个定性研究所收集的数据而编撰的推荐综合性对话指南包括以下要素：建立对话，评估理解力和喜好，分享预后，探索关键主题（例如目标，恐惧和担忧，动力来源，关键能力，权衡取舍和家庭），结束对话，记录谈话内容，与主要临床医师进行交流（图 52.7）[88a]。

家庭会议

在 ICU，家庭会议越来越多地被用来促进家庭与医疗机构之间的信息共享。入住 ICU 后 72 h 内召开家庭会议可减少患者在 ICU 的住院时间，并且不增加死亡率[89]。在为数不多的评估标准化交流方式的研究中，有一项单中心研究将重症患者家庭随机分为标准化交流组（依照丧亲手册进行）和常规交流组[87]。交流干预强调使用安慰性语言，理解患者正常的情绪反应，并允许患者家属提问，可归纳为重视、认可、倾听、理解和鼓励提问（value，acknowledge，listen，understand，elicitquestions）。为了便于记忆，用单词 VALUE 来表示[87]。3 个月后，调查显示标准化交流组家庭心理困扰的症状明显减少（框 52.2）[87]。

许多医师不知如何召开家庭会议。尽管对这方面没有专门的研究，但大致流程如下：介绍患者的家庭成员和治疗团队成员→鼓励家庭成员提升理解→简要解释召开家庭会议的原因，例如：“医师向您透露了哪些有关您父亲目前病情的信息？”

分解坏消息

可采用 SPIKES 六步法（setting，perception，invitation，knowledge，empathy，sequelae，即环境、了解、引导、告知、安抚和后续交流）来分解坏消息。它包含多个要素，如找一间安静的会议室，询问患者或家人对病情的知晓程度，以及制订下一步的治疗方案，可用于多种场合（框 52.3）[86]。对现有的定性数据的 meta 分析表明，分解坏消息是一项技能，它要求提供者根据其与患者关系、患者和家属反应、环境及文化或社会等在内的多方面因素进行重新评估和调整对话[89a]。

不良情绪的应对

NURSE（name，understand，respect，support，explore，即指出、理解、尊重、支持和探讨）草案是处理患者包括愤怒等不良情绪的框架模式。严重疾病患者及其家人常会向医疗保健人员表达愤怒的情绪[90]。此时，医务人员需牢记以下要点：不能表现出防御性或随之愤怒，认真倾听，并保持适当的安全距离[90]。当然，在那种场合下往往难以全部做到，但将患者及其家属的愤怒看做是内心悲痛的一种本能反应，往往有助于问题的解决（框 52.4）[91]。

保密要求

患者家人可能会要求医师不要将病情告知患者。在不同的文化体系或国家，病情告知的文化差异极大。在美国，疾病告知文化发生了很大变化。目前，多数医师希望患者能了解疾病预后[92]。至今尚无处理家属保密要求的规范，但专家共识建议医师应安抚家属，设法理解他们对病情披露后果的担心，并询问患者是否希望以及如何参与治疗决策。例如，“有些人想了解所有的健康问题并自己做决定，而其他人则希望让家人来了解并做决定，您选择哪一种[93]？”

限时试验

当无法判断某种临床干预是否有益于某个特定患者时（如机械通气对缺血性脑病），进行限时试验可能是有益的。医患双方商定在该时限后，将再次评估临床干预的效果[94]。限时试验可让患者家人知道医疗团队将在何时判定治疗措施的有效性，从而拥有对重新评估的期待。

严重疾病对话指南

测试患者语言

开始

"我想和你聊聊你的病症以及提前想想对你来说什么重要，这能让我们确定你希望我们提供怎样的护理——你认为如何？"

分析

"现在你对自己疾病的进程有什么了解？"

"你想从我这里了解多少关于你自己疾病可能发生情况的信息？"

分享

"我想和你分享我对你的疾病情况的看法。"

不确定："很难预测疾病的下一步发展。希望你能健康长寿但我担心疾病可能马上来袭，我认为为此提前做好准备非常重要。"或者

时间："我们不希望如此，但恐怕时间只剩____了（一个期限，比如天、周、月）或者

功能："我们不希望事情发生，但是恐怕病情比较糟糕，并且可能继续发展。"

探究

"如果情况发展到最糟，你最重要的目标是什么？"

"对自己未来的健康你最担心害怕的是什么？"

"你认为是什么给了你面对疾病的力量？"

"你认为你生活中最不能失去的能力是什么？"

"如果你病了，你愿意付出多大可能去获得更多时间？"

"你的家人对你优先考虑的事和愿望了解多少？"

结束

"我听说___对你很重要。请把它记在心里，并且对于你的病情，我们建议______。这将帮助我们确定你的治疗计划符合你的需要。

" 你怎么看这个治疗计划？"

"我将尽我所能帮你渡过难关。"

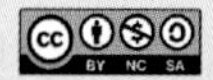

SI-CG 2017-04-18

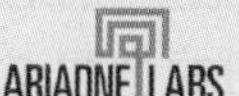

图 52.7 **严重疾病对话指南测试患者语言**（2015 to 2017 Ariadne Labs：A Joint Center for Health Systems Innovation [www.ariadnelabs.org] between Brigham and Women's Hospital and the Harvard T.H. Chan School of Public Health，in collaboration with Dana-Farber Cancer Institute. Licensed under the Creative Commons Attribution-NonCommercial-ShareAlike 4.0 International License，http://creativecommons.org/licenses/by-nc-sa/4.0/.）

复苏状态

心肺复苏的结果

20 世纪 60 年代，心肺复苏术作为术中意外事件的处置手段被率先用于临床[95]，此后被推广至外科病房以外的区域。目前，住院期间心搏骤停接受心肺复苏术的患者的预后大为改观，超过 1/2 的患者可经历初级心肺复苏阶段仍存活，近 1/4 的患者可存活出院[96]。与无脉性电活动（12%）或心搏停止（11%）患者相比，具有可电击初始节律（37%）的患者生存

框 52.2 VALUE：生命终末期交流框架

重视（value）：重视和赞赏患者家人的谈话："谢谢您让我了解了您丈夫过去一年疾病的变化过程。"
认可（acknowledge）：认可家人的情绪反应："这往往是家人悲伤的时候。"
倾听（listen）：积极倾听。记得保持沉默，给家人发言时间。
理解（understand）：了解患者是怎样的一个人。"您能和我谈谈您的父亲吗？他是什么样的人？什么东西对他最重要？"
鼓励提问（elicitquestions）：询问家人是否有问题要问。"我们已经交流了许多，您有什么问题要问吗？"

Data from Lautrette A，Darmon M，Megarbane B，et al. A communication strategy and brochure for relatives of patients dying in the ICU. N Engl J Med. 2007；356：469-478

框 52.3 SPIKES 分解坏消息模式

环境（setting）：安排一个安静、宽敞并可容纳所有与会者的私密空间。
了解（perception）：了解参与者对病情的知晓程度。"医师向您透露了哪些有关您妻子病情的信息？"
引导（invitation）：询问患方希望了解哪些信息。"有些人希望了解所有细节，其他人只想知道大概，您想知道些什么？"
告知（knowledge）：将已知状况通俗易懂地告知与会者，避免使用难懂的医学术语。
安抚（empathy）：认可患者的情绪。"我真希望事情不是这样的。"
后续交流（sequelae）：确定下一次会面。"我们明天下午见，届时我会将她最新的状况告诉您。"

Data from Baile WF，Buckman R，Lenzi R，et al. SPIKES-A six-step protocol for delivering bad news：application to the patient with cancer. Oncologist. 2000；5：302-311

框 52.4 NURSE：情绪处理模式

指出（name）：指出您认为患者及其家属表现出的情绪："看来您很生气。"
理解（understand）：同情并认可患方的情绪。"我无法想象这对您来说是多么困难。"
尊重（respect）：赞赏患者及其看护人员的坚强。"在这个艰难时期您为您母亲做出了巨大的付出。"
支持（support）：提供支持。"我愿意帮助您。"
探讨（explore）：请患者及其看护人员解释情绪变化的原因。"您能告诉我今天为何如此沮丧吗？"

Data from Back AL，Arnold RM，Baile WF，et al. Approaching difficult communication tasks in oncology. CA Cancer J Clin. 2005；55：164-177

率更好[96a]，除颤时间是影响患者预后的关键因素。

在外科患者，约 85% 的心搏骤停发生在术后，其存活概率高于其他类型的心搏骤停患者[97-98]。一项大样本研究调查了院内心肺复苏后存活出院的老年患者。结果发现：约 1/2 的患者遗留有中重度神经损伤[99]，1 年后 60% 的患者存活[99]。诱导亚低温可改善心搏骤停后的神经系统结局，而在院外骤停人群中此益处更加明显[99a]。越来越多的数据表明，心搏骤停的结局之间存在性别差异。一项比较心搏骤停后男女结局的研究显示，在对多个因素进行多变量调整后，心搏骤停后存活至出院的女性在认知力、功能和精神方面预后较差[99b]。

复苏状态讨论

复苏状态的讨论对某些提供者可能具有挑战性[64]。麻醉科医师可能参与 ICU 或围术期患者复苏状态相关的讨论。理想的情况是，在全面讨论病情和治疗目标时商讨患者的代码状态。例如，某些患者可能将延长生命作为治疗目标。在这种状况下，即使明知抢救不会成功，医师也可能会试图抢救；而其他同种疾病患者可能将解放身体视作治疗目标，这时医师往往会建议患者签署 DNR 协议，以减少 ICU 时间住院较长或出现无法接受的身体状况的可能性。而这种方法的效果尚不明确。在一项小型仿真研究中，研究人员让肿瘤患者观看了一段商谈患者代码状态的标准化视频。结果显示：不管是直接询问患者希望的抢救力度，还是建议签署 DNR 协议，都不影响患者的最终选择[100]。关于复苏最佳方法的研究很少且并未清楚地表明哪一种是最佳方法[95]。例如，一项研究对于晚期癌症患者使用术语"允许自然死亡"而不是"不进行复苏"，然而两者都没有比对方更受青睐[100a]。

围术期限制医疗措施

美国麻醉科医师协会发布了有关围术期签署限制医疗措施协议的指南[101]。围术期签署 DNR 协议相关的伦理在第 8 章进行了更全面的讨论。

预后

许多研究考察了医师预测特定患者生存率的能力。一项囊括了 8 项研究、患者平均生存期为 4 周的 meta 分析显示，医师对患者预后高估了约 30%[108]。患者的体能状况越差，则预测准确性越高[108]。一项研究调查了 365 名医师和 504 例临终关怀患者，结果证实：医师预计的生存率比真实值高 5 倍，63% 的预测高估了真实情况[109]。此外，医师了解患者病情的时间越长，预测准确性就越低[109]。ICU 医师往往过于悲观：一项包括了 851 例机械通气患者的研究发现，在 ICU 医师预计生存率低于 10% 的患者中，仅 71% 的患者在 ICU 住院期间死亡[110]。meta 分析提示，在 ICU 入住 24 h 内，医师预测患者预后的准确性高于算法评分模型（algorithmic scoringsystems，将在预后工具章节详述）。然而，无论是医师还是评分系统都无法准确预测特定患者的预后[111]。总体而言，医师的预测与患者生存率之间确实存在一定的相关性[112]，而且在预测死亡率方面比其他结果（如恢复认知基线）更准确[112a]。然而，一项包括了521例ICU患者的研究发现，医师和护士均无法预测入院6个月后患者的生活质量满意度。总之，护士往往比医师更为悲观，建议对最终存活的患者停止治疗的概率更高（图52.8和52.9）[113]。包括临床医师评估在内的预后工具比仅依赖客观数据的工具要好，但是当多个提供者［医师和（或）护士］达成一致时，预测情况将最为准确[113a]。

预后判断的困难使某些医师不愿预估患者的生存时间以免犯错[114-115]。然而，在179名决策代理人中，有87%的人希望医师能提供预后预测，即使这种预测并不确切[116]。大部分决策代理人都清楚预后预测本身的不确定性，但在沟通过程中仍希望医师能将这种不确定性表述得更明确些[116]。尽管预后预测存在不确定性，但它仍有助于家人准备丧事，并在协调工作安排、亲友探视和财务方面做出重要决策[116]。目前，仍无告知患者预后的最佳方式。一种可行的办法是用宽泛的时间段，如数小时至数天、数天至数周、数周至数月、数月至数年来形容患者的功能状态。这些范围以及有关预测难度的解释往往能为家人做出重要决策提供充分的依据。然而，不同的患者及其家属可能在理解同一预后预测方面存在巨大差异。有研究人员

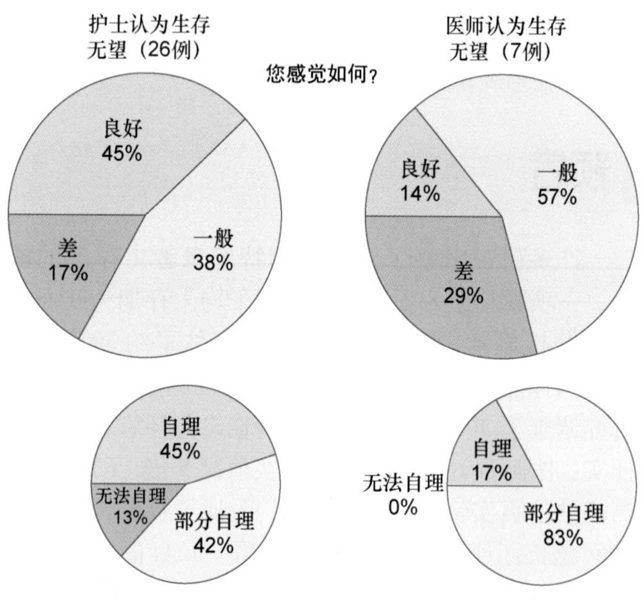

图52.8 被医师或护士认为目前治疗无法或难以改善生存期，但在离开ICU 6个月后仍存活的患者的回复（From Frick S，Uehlinger DE，Zuercher Zenklusen RM. Medical futility：predicting outcome of intensive care unit patients by nurses and doctors—a prospective comparative study. Crit Care Med. 2003；31：456-461.）

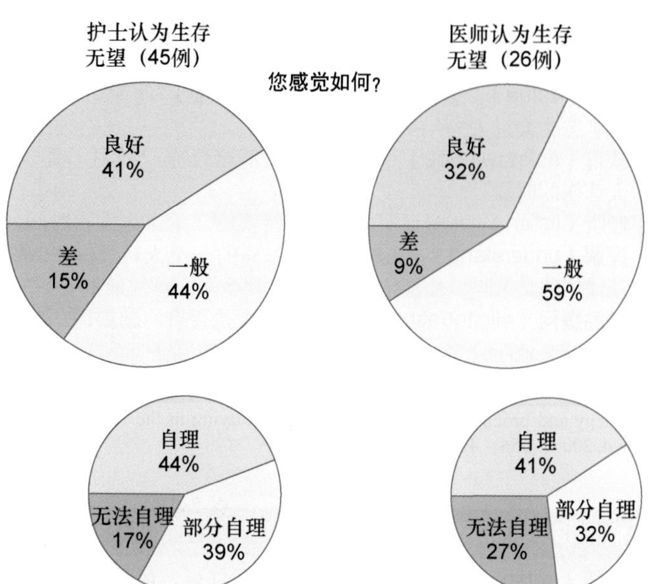

图52.9 被医师或护士认为目前治疗无法或难以改善生存质量，但在离开ICU6个月后仍存活的患者的回复（From Frick S，Uehlinger DE，Zuercher Zenklusen RM. Medical futility：predicting outcome of intensive care unit patients by nurses and doctors—a prospective comparative study. Crit Care Med. 2003；31：456-461.）

向ICU患者的决策代理人出示了一份模拟的医师预后声明，并要求他们予以解读。结果发现，这些代理人趋于乐观，尤其是预后更差的患者的代理人[117]。

疾病发展轨迹

临床上存在多种疾病发展轨迹，但大多可归入以下类别：突发重度残疾或濒临死亡；早期功能良好，随后出现迅速、持续的下降；病情恶化与改善，此消彼长，交替出现；功能较差且渐进下降（图52.10）[119]。上述分类可能有助于医患间的预后交流，特别是对那些难以预测预后的疾病，如COPD和慢性心力衰竭。

预后工具

目前有多个基于网络的肿瘤预后预测工具，但没有一个工具适用于所有类型的肿瘤。一个重要的原因在于，许多患者因素，如体能和实验室检测比肿瘤类型更重要。这些因素可随疾病的进展而变化（图52.11）[120]。总之，每日卧床时间超过12 h的肿瘤患者其中位生存期为6个月（框52.5）[121]。

目前临床上有多种有助于临床医师预测ICU患者死亡率的工具，将在第84章深入讨论。这些工具在研究背景中可能比在患者个体的预测结果中更加有用。

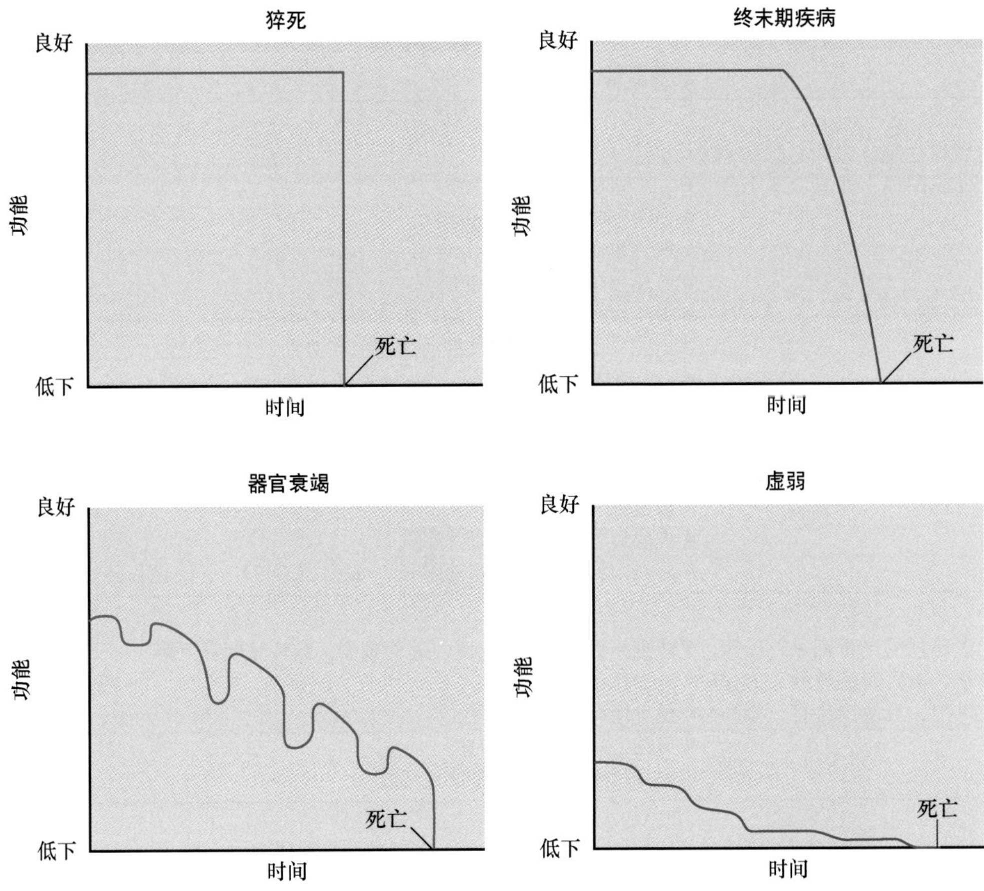

图 52.10　**死亡轨迹**（From Lunney JR，Lynn J，Hogan C. Profiles of older Medicare decedents. J Am Geriatr Soc. 2002；50：1108-1112.）

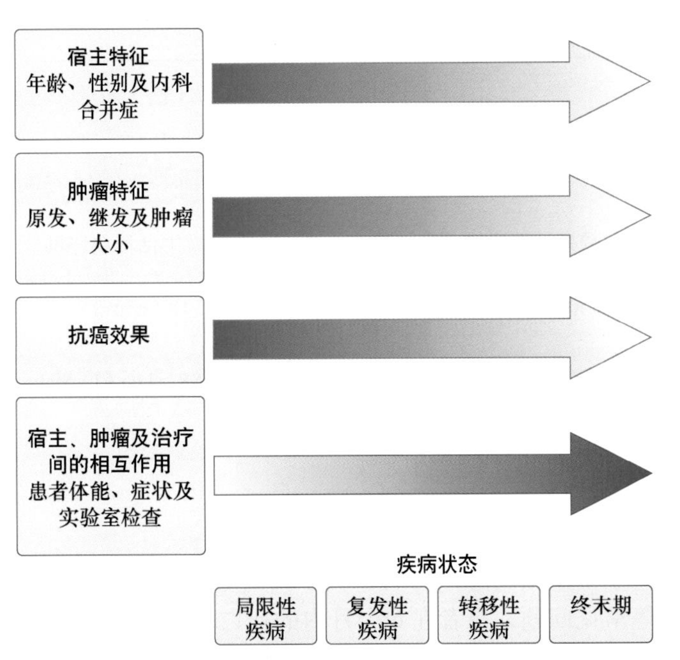

图 52.11　影响肿瘤患者生存期的因素。阴影的深度表示该因素在生存期预测中的权重（From Hauser CA，Stockler MR，Tattersall MH. Prognostic factors in patients with recently diagnosed incurable cancer：a systematic review. Support Care Cancer. 2006；14：999-1011.）

框 52.5　中位生存期≤ 6 个月的肿瘤特征

一般的实性肿瘤

至少伴有一个下列因素的所有局部晚期或转移性实性肿瘤：

- 每日卧床≥ 12 h
- 血清钙> 11.2 mg/dl
- 下肢静脉血栓或肺栓塞
- 脑转移灶或颅内转移瘤≥ 2 个
- 脊髓受压且行走受限
- 恶性心包积液

原发灶不明的肿瘤

至少伴有一个下列因素的所有原发灶不明的转移性腺癌或未分化癌：

- 患者能行走且生活自理，但无法工作
- 存在肝、骨或肾上腺转移
- 化疗后肿瘤复发
- 血清白蛋白< 3.5 mg/dl 或 6 个月内体重下降≥ 10%

Modified from Salpeter SR，Malter DS，Luo EJ，et al. Systematic review of cancer presentations with a median survival of six months or less. J Palliat Med. 2012；15：175-185

许多疾病的发展过程难以预料。表 52.2 列出了非癌症患者相关的特征，比如心力衰竭、痴呆、肝硬化和慢性阻塞性肺疾病，这些患者的中位生存期≤ 6 个月[122]，但需要指出的是，这些因素的预测价值仍不确切。

表 52.2 中位生存期≤ 6 个月的非肿瘤患者的特征

诊断	高危因素
心力衰竭	
因中、重度心力衰竭住院，纽约心脏病协会（NYHA）Ⅲ级或Ⅳ级，伴有≥ 3 个危险因素	■ 年龄＞ 70 岁 ■ 左心室射血分数≤ 20% ■ 血浆脑钠肽＞ 950 pg/ml ■ 肌钙蛋白 I ＞ 0.4 ng/ml ■ C 反应蛋白＞ 3.5 mg/L ■ 第 4 次因心力衰竭住院，或 2 个月内再次住院 ■ 出院后至少有 2 项日常活动需他人协助或家庭护理 ■ 2 个月内体重下降≥ 2.3 kg 或血清白蛋白＜ 2.5 g/dl ■ 曾有心源性休克、室性或室上性心律失常、心搏骤停、心肺脑复苏或机械通气史 ■ 收缩压＜ 110 mmHg ■ 血清肌酐＞ 2 mg/dl 或血尿素氮＞ 40 mg/dl ■ 血清钠＜ 135 mEq/L ■ 外周血管疾病或脑血管疾病 ■ 其他内科合并症，如糖尿病、痴呆、COPD、肝硬化和肿瘤
痴呆	
日常生活完全无法自理的严重痴呆、卧床不起、大小便失禁、语言交流障碍、入住医院或专业护理机构，且至少伴有一个高危因素	■ 体重指数＜ 18.5 kg/m^2，进食减少，或体重明显下降 ■ 至少存在一处褥疮 ■ 至少伴有一种合并症 ■ 男性，且年龄＞ 90 岁 ■ 因吞咽困难或误吸而留置胃管
肝硬化	
失代偿性肝硬化，且至少合并一项高危因素	■ 终末期肝病模型评分≥ 21 分
失代偿性肝硬化，且因肝病有关的急性疾病住院，并至少伴有一项高危因素	■ 终末期肝病模型评分≥ 18 分 ■ 因肝病严重失代偿入住 ICU，并且伴有需升压药治疗的低血压，血清肌酐＞ 1.5 mg/dl 或黄疸表现 ■ 肝肺综合征或急进性肝肾综合征
慢性阻塞性肺疾病	
因严重 COPD 病情恶化住院，PaO_2 ≤ 55 mmHg，$PaCO_2$ ≥ 50 mmHg，需吸氧治疗，且至少伴有≥ 3 项高危因素	■ 年龄＞ 70 岁 ■ 存在右心功能不全的证据 ■ 2 个月内因 COPD 再次住院 ■ 有气管插管或机械通气史 ■ 住院前需要大量的支持和频繁的医学护理和（或）至少有 3 项日常生活需要协助 ■ 出院后需要家庭护理 ■ 营养不良（体重下降≥ 2.3 kg，血清白蛋白＜ 2.5 g/dl，或 BMI ＜ 18 kg/m^2） ■ 血清肌酐＞ 2 mg/dl

BMI，体重指数；COPD，慢性阻塞性肺疾病；PaO_2，动脉血氧分压；$PaCO_2$，动脉血二氧化碳分压（Modified from Salpeter SR，Luo EJ，Malter DS，et al. Systematic review of noncancer presentations with a median survival of 6 months or less. Am J Med. 2012；125：512 e1-6.）

充血性心力衰竭

充血性心力衰竭的病情常出现反复。西雅图心力衰竭模型（Seattle Heart Failure Model）常用来评估心力衰竭患者 1 ～ 3 年的平均生存率，但无法判断患者是否仅有 1 年的存活期[123]。提示患者预后不良的因素有住院、心动过速、低血压、射血分数降低以及肌酐水平升高[124]。因急性失代偿性心力衰竭住院、高龄以及合并 COPD 是使 1 年生存率降低的高危因素[125]。

痴呆

难以预测痴呆的病程。一旦出现感染、无法进食等常见问题，患者在 6 个月内的死亡率显著增加[126]。在众多临床指标中，高龄、气促、无法活动以及进食不足预示患者 6 个月内的死亡率增加[127]。

COPD

BODE 指数囊括了体重指数（**b**ody mass index，BMI）、气道阻塞（airflow **o**bstruction）、呼吸困难

（dyspnea）和运动能力（exercise capacity），可用于预测 COPD 患者的死亡风险[128]。但麻醉科医师无法在床旁实施 6 min 步行试验。机械通气≥ 3 天或无法成功拔除气管导管则提示预后不良[129]。

肝病

终末期肝病模型（Model for End-Stage Liver Disease，MELD）评分常用来预测失代偿性肝病患者的预后[130]。肝性脑病和肝肾综合征也预示预后不良[130-131]。

肾病

在匹配年龄和性别因素后，接受透析的慢性肾病患者的寿命将比不接受透析的患者长 16% 到 33%[132]。对年龄≥ 65 岁的肾病透析患者，其 10 年生存概率为 3.1%[132]。体能差、营养状况低下以及有内科合并症者提示预后不良[132]。每年终止透析所致的死亡占透析患者死亡总数的 20%，末次透析后患者平均生存 8 ～ 12 天[133]。

症状管理

给药途径的选择

许多终末期患者可能因口腔病变、恶心、濒临死亡以及其他原因而无法口服药物。许多姑息治疗或临终关怀患者因频繁的临床治疗、脱水或其他原因而无法开放静脉通路。为了避免多次尝试静脉置管，许多姑息治疗医师和多数临终关怀机构采用皮下注射的给药方式，尤其是阿片类药物[136-137]。皮下注射药物往往是适应证外使用，但该方式的安全性较高，部分原因在于经肌内注射的大部分药物会渗透至皮下组织[138]。值得注意的是，在姑息治疗背景下，其他类型的药物，如苯二氮䓬类药物、某些止吐药、抗生素、神经安定药以及液态药也可经皮下给药[136-137, 138a]。目前人们在给药途径变更后药物剂量换算方面存在争议，但皮下注射阿片类药物是安全的[139]。有研究也支持阿片类药物经黏膜，舌下和直肠的给药方式[139]。最后，还可以通过硬膜外持续输注或鞘内泵注给药，特别是对顽固性疼痛患者[139a]。

疼痛

严重疾病患者的疼痛管理与普通患者差异较大。这些患者中的疼痛有些最好由疼痛管理专家来处理，有些患者则需要用辅助药物（表 52.3）。实性瘤患者的疼痛发生率为 15% ～ 90%，这取决于癌症的类型和分期，以及患者的年龄、种族和性别[144]。大多数癌症疼痛是由癌症本身引起的，但大约五分之一的患者会出现与癌症治疗相关的疼痛[145]。大部分癌症疼痛可以通过世界卫生组织的“癌症疼痛阶梯”来控制[146]。Zech 发表了一项针对 2118 例使用阶梯法的癌症患者的前瞻性研究，其中 76% 的患者达到了副作用最小的疼痛缓解[146]。然而，对于晚期癌症患者来说，疼痛管理可能更具挑战性。这一人群中 60% ～ 90% 者报告说疼痛会显著影响功能、情绪和睡眠。这类严重的疼痛可能需要更先进的技术，如介入止痛医学（见第 51 章）[146a, b]、心理干预[147]或姑息化疗或放射治疗才可缓解。

骨癌痛

乳腺癌、肺癌、肾癌和前列腺癌经常转移到骨骼[148]。转移性疾病的患者既可能有成骨细胞病变，也可能有溶骨病变，导致剧烈疼痛[149]。骨癌痛可能有多个靶点，但在最佳治疗方法上还没有达成明确的共识[150]。激素治疗对乳腺癌、前列腺癌和子宫内膜癌有效。鞘内导管等介入性技术可能适用于某些患者[151]。姑息性放射治疗对骨转移瘤患者有帮助，尽管疼痛缓解可能需要几周时间[152]。尽管只有几项小型研究支持使用地塞米松[154]，专家们仍普遍推荐地塞米松口服、皮下或静脉注射治疗骨痛。研究证实，骨代谢调节药，如唑来膦酸或帕米膦酸钠，有利于部分减轻骨癌痛，因此，应在疼痛初始阶段或从肿瘤学角度考虑在适当时开始应用[148, 155]。非甾体抗炎药有助于减轻癌症疼痛，尽管它们与阿片类药物联合使用的优势不太清楚[156]。更积极的治疗措施，如硬膜外类固醇注射、椎体成形术 / 椎体后凸成形术或外科手术可能适用于某些骨转移患者[156a]。

神经病理性疼痛

17% 到 28% 的晚期癌症患者会伴有神经病理性疼痛[157]。有关神经性疼痛、利多卡因和氯胺酮的使用以及其他辅助药物的更多信息，请参见第 25 章和第 51 章（参见表 52.3）。

与其他类型的疼痛相似，治疗神经病理性疼痛时应考虑患者的预期寿命，并且某些药物的靶浓度可能难以在短时间内滴定到达。

ICU 的疼痛治疗

在重症监护病房，疼痛是常见的，可归因于许多因素，如手术伤口、侵入性监测设备的放置和制动[158]。

表 52.3 癌痛治疗中的辅助止痛药

类别	举例	评价
多效镇痛药		
皮质类固醇	地塞米松、泼尼松	用于骨癌痛、神经病理性疼痛、淋巴水肿性疼痛、头痛以及肠梗阻
抗抑郁药		
三环类抗抑郁药（TCAs）	地昔帕明、阿米替林	用于阿片类药物耐受的神经病理性疼痛；合并抑郁症的疼痛患者；仲胺化合物（如地昔帕明）的副作用少，可能是首选
选择性5-羟色胺去甲肾上腺素再摄取抑制剂（SNRIs）	度洛西汀、米那普伦	有证据表明该药对某些疾病疗效较好，但总体效能不如TCAs；副作用较TCAs小，常一线使用
选择性血清素再摄取抑制剂（SSRIs）	帕罗西汀、西酞普兰	疼痛治疗的证据很少；如需控制疼痛，应首选其他亚类药物
其他	安非他酮	无疼痛治疗的证据，但镇静作用较其他抗抑郁药轻，常首选用于主诉乏力或嗜睡的患者
α_2受体激动剂	替扎尼定、可乐定	除替扎尼定外，副作用大，极少全身用药；可乐定可用于椎管内镇痛
大麻	四氢大麻酚/大麻二醇、大麻隆、大麻	有证据表明四氢大麻酚/大麻二醇可用于治疗癌痛；其他商品化化合物无临床使用依据
外用药		
局麻药	利多卡因贴剂、局麻药软膏	偶尔用于局部疼痛
辣椒素	8%贴剂、0.25%～0.75%软膏	高浓度贴剂适用于带状疱疹后遗神经痛
非甾体抗炎药（NSAIDs）	双氯芬酸钠及其他	研究证实可用于局灶性的肌肉骨骼疼痛
TCA	多塞平软膏	可治疗瘙痒，可试用于疼痛
其他		已开始经验性使用多种药物的复方软膏，但效能有待验证
神经病理性疼痛		
广谱药物	同上	同上
抗惊厥药		
加巴喷丁类药物	加巴喷丁、普瑞巴林	为阿片类药物耐受且不伴抑郁症的神经病理性疼痛首选；鉴于术后痛的使用情况，具有多种治疗潜能；可阻断中枢神经系统N型钙离子通道，但个体差异大
其他	奥卡西平、拉莫三嗪、托吡酯、拉科酰胺、丙戊酸钠、卡马西平、苯妥英钠	缺乏文献支持；新药副作用小，应首选，但个体差异大；可用于对阿片类药物耐受且抗抑郁药或加巴喷丁治疗无效的神经病理性疼痛
钠通道药物		
钠通道阻断剂	美西律、静脉应用利多卡因	有证据支持静脉使用利多卡因
钠通道调节剂	拉科酰胺	新型抗惊厥药用于疼痛治疗的证据极少
GABA受体激动剂		
$GABA_A$受体激动剂	氯硝西泮	无文献支持，但可用于伴有焦虑的神经病理性疼痛
$GABA_B$受体激动剂	巴氯芬	治疗三叉神经痛的证据是用于其他神经痛的基础
N-甲基-D-天门冬氨酸抑制剂	氯胺酮、美金刚及其他	氯胺酮治疗癌痛的证据很少，但晚期患者或疼痛大爆发患者静脉注射氯胺酮疗效显著；口服氯胺酮无文献支持
骨癌痛用药		
双膦酸盐类药物	帕米膦酸二钠、伊班膦酸钠、氯膦酸二钠	有证据支持；与NSAIDs或皮质类固醇相似，均为一线用药；可减少骨骼相关的不良事件，但下颌骨坏死和肾功能不全风险限制了其临床使用
降钙素		文献依据少，但耐受性好
放射性药物	^{89}锶、^{153}钐	有证据支持，但骨髓抑制效应限制了其使用，需专家同意方可使用
肠梗阻用药		
抗胆碱能药物	东莨菪碱化合物、格隆溴铵	与皮质类固醇相似，可作为无手术指征的肠梗阻患者的一线辅助用药
生长抑素类似物	奥曲肽	与皮质类固醇相似，可作为无手术指征的肠梗阻患者的一线辅助用药

GABA，γ-氨基丁酸；NSAIDs，非甾体抗炎药（Modified from Portenoy RK. Treatment of cancer pain. Lancet. 2011；377：2236-2247.）

ICU 中的疼痛也很难评估，因为气管留置插管或患者无法说话。行为疼痛评定量表[159]和重症监护疼痛观察工具[160]是评估 ICU 患者疼痛的有效方法[161]。上述工具的共性在于评估患者的面部表情、体动以及机械通气的配合程度。SUPPORT 试验发现，院内死亡患者的疼痛控制较差。有 1/2 的决策代理人反映，他们的家人在临终前 3 日至少有一半的时间处于中重度疼痛状态[14]。幸运的是，最近的一项研究表明 ICU 的疼痛评估和治疗有所改善[162]。

阿片类药物的使用

全球阿片类药物的用量差异巨大，但生命终末期患者常需使用阿片类药物[19]。在 2012 年对美国六个医疗中心的 1068 例患者进行的一项研究中，70% 的患者在生命的最后一周接受了阿片类药物治疗，47% 的患者在最后 24 h 内接受了阿片类药物治疗[163]。一些医师因为担心会加速患者的死亡，对在生命末期使用阿片类药物犹豫不决。2001 年，Morita 回顾性分析了 209 例患者临终前 48 h 内阿片类药物和镇静药物的使用情况。结果发现，临终前使用阿片类药物或镇静剂并不影响患者的生存时间[164]。一项关于阿片类药物增长率的小型研究发现，尽管研究中吗啡总剂量相对较低，但与死亡时间没有相关性[165]。2006 年，Portenoy 主持的更大样本研究表明，麻醉药的绝对用量与死亡时间之间有微小的相关性，但即便将其与别的变量合并，这种相关性似乎仍不足总方差的 10%[166]。大多数专家认为，适当使用阿片类药物不会加速死亡，可以安全使用，而且一般不需要援引双重效应学说[167]。某些学者认为，对肿瘤或别的预后不确定的患者应谨慎使用阿片类药物，以减少那些治疗后可长期存活患者出现阿片类药物依赖或滥用的风险[168]。但总体而言，阿片类药物应该根据临床医师对疼痛的评估进行滴定。

临终时疼痛的介入控制

尽管世界卫生组织提供了阶梯的指导[168a]，但 10% 至 20% 的癌症患者有胃肠外管理难以控制的疼痛[168b, c]。入选的患者可能从介入控制模式中受益[156a]。然而，生命末期的患者可能更容易因凝血病或血小板减少症而出血，以及因免疫抑制而感染。这些问题需要由介入疼痛专家仔细评估。腹痛，尤其是胰腺癌，可以用腹腔神经丛阻滞或神经松解术治疗，而盆腔疼痛可以用上腹下神经丛阻滞或神经松解术治疗。这些技术在第 51 章中有详细描述。侵入性较小的方式，如周围神经阻滞或触发点注射也可能有帮助。

椎管内（即鞘内和硬膜外）镇痛可以降低数字疼痛评分，同时显著减少口服阿片类药物的摄入，从而减少便秘和镇静等副作用[139a]。在一项对 202 例顽固性癌痛患者接受综合药物治疗或植入式鞘内给药系统疗效的随机对照试验中，鞘内给药组患者的疲劳和抑郁水平显著降低。此外，该研究显示了存活率增高的趋势，接受鞘内镇痛的患者在 6 个月时存活率为 53.9%，而对照组为 37.2%（$P = 0.06$）[168d]。

恶心和呕吐

恶心和呕吐是姑息治疗和临终关怀患者的常见症状，常给患者及其家属带来严重的困扰[169]。用于治疗恶心和呕吐的许多技术和药物与围术期应用的技术和药物相似。对每一例患者来说，治疗恶心和呕吐的第一步是全面评估可能的原因（图 52.12）。下一节重点介绍生存时间受限患者特有的问题。

与化疗和放疗相关的恶心呕吐

许多接受化疗的患者会出现预期的恶心和呕吐。2011 年美国临床肿瘤学会化疗和放疗实践指南包含了采用 5- 羟色胺受体拮抗剂（如昂丹司琼）来治疗放、化疗后的恶心和呕吐，且通常与地塞米松合用，而对高致吐性化疗方案可增用神经激肽 -1 受体拮抗剂，如阿瑞吡坦[170]。苯二氮䓬类药物或许有益。对接受姑息治疗的放疗引起的或非化疗相关的恶心和呕吐患者，目前没有 1a 或 1b 级证据可用于指导姑息治疗人群中止吐剂的选择。与常规的术后恶心和呕吐不同，患者可能受益于根据需要额外使用药物的止吐计划。

肠梗阻

一些腹部肿瘤患者可能会出现部分或完全性肠梗阻。一线治疗方案包含药物治疗，类固醇激素和奥曲肽是常用药物[171]。伴有肠梗阻且预期寿命小于 2 个月的患者手术疗效不佳[172]，此时应考虑放置胃肠支架或鼻胃管以立即缓解症状，同时考虑其他治疗措施。胃造瘘管是难治性患者的一种选择，可以让患者在胃减压的同时享受食物的味道。

人工水化和营养

许多接受姑息治疗的患者由于恶心、吞咽困难或

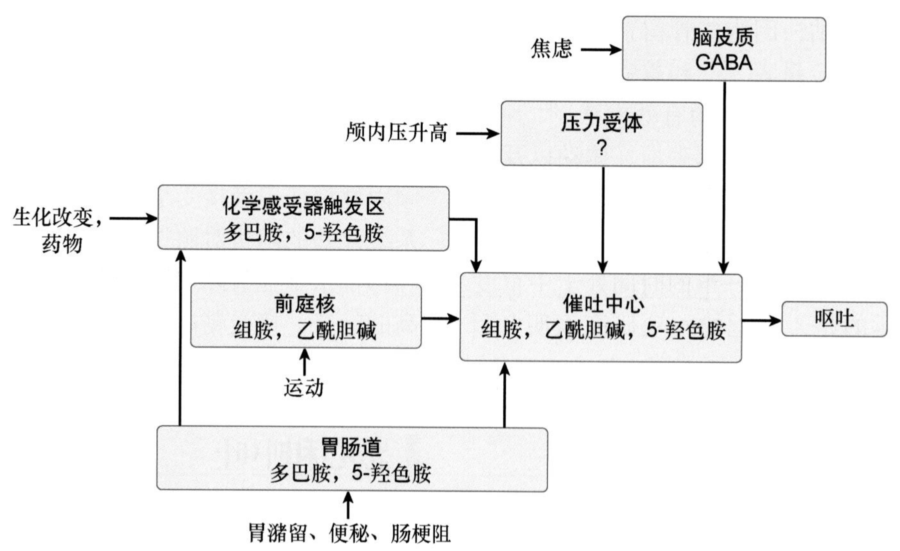

图 52.12 **恶心和呕吐的原因**（From Gupta M，Davis M，LeGrand S，et al. Nausea and vomiting in advanced cancer：the Cleveland Clinic protocol. J Support Oncol. 2013；11：8-13.）

梗阻而无法进食或进饮。但医患双方常难以决定是否进行人工水化和营养。医患双方都怀着强烈的文化或宗教理念，担心患者经受“饥饿”的痛苦[173]。其实，在疾病晚期，饥饿症状并不常见，而口渴可通过冰片或口腔湿棉签擦拭缓解[174]。人工水化和营养有引起液体超负荷，进而导致窒息、水肿、腹泻以及恶心的风险[175]。与放置胃造瘘管相关的其他风险包括移位和需要额外处理造瘘管刺激带来的不适[175]。肠内或肠外营养和水合作用的管理被认为是一种医疗干预，因此，应与患者和家属讨论风险和益处[173]。人工水化和营养的益处已被确立用于持续性植物状态的患者或患有急性卒中或脑损伤、短期危重疾病、口咽癌以及可能的球肌萎缩性侧索硬化的患者[176]。此外，尽管人工水化并不影响晚期肿瘤患者的生存率，但有助于减轻患者的谵妄症状[177]。晚期痴呆患者使用经皮饲管不能预防肺炎或提高生存率，因此不推荐使用[178-179]。对于某些患者，进行有时间限制的试验性人工水化或营养可能适合评估其益处，如谵妄的改善，同时监测副作用。

呼吸困难

呼吸困难是“患者主观感受到的不同程度的呼吸不适”[180]，与旁人观察到的呼吸费力或过快有显著区别。高死亡风险患者常出现呼吸困难[182-183]，不论机械通气状态如何，呼吸困难是在 ICU 能交流的患者认为最令人苦恼的症状[184]。呼吸困难可加速患者死亡的进程，即便是无心肺疾病史的患者[185]。治疗的目的或是逆转呼吸困难的原因（如胸腔积液穿刺术），或是控制症状。非药物治疗，如机械通气或肺部康复可能有帮助[186]。对难治性呼吸困难患者的低剂量阿片类药物的研究支持其安全性和有效性[187-188]。一项随机、双盲、交叉研究对每天服用 20 mg 缓释吗啡的 48 例慢性阻塞性肺疾病患者进行了观察，结果显示呼吸困难明显改善，副作用轻微[189]。尽管采用苯二氮䓬类药物（伴或不伴阿片类药物）治疗呼吸困难的研究样本量较小且存在混杂因素，但结果的趋势是有可能使患者获益[190-192]。

姑息治疗患者的抑郁和焦虑

生命终末期常伴有抑郁和焦虑，其发生率分别在 5% ～ 30% 和 7% ～ 13% 之间[198]。许多因素导致心理困扰，包括与严重疾病相关的社会、经济、精神和生理性压力[199]。抑郁症快速筛查测试包括两个问题：“你抑郁了吗？”和“你是否经历过对你通常喜欢的事物或活动失去兴趣？”其敏感性为 91%，特异性为 68%，已在姑息治疗人群中得到验证[200]。对抑郁症筛查呈阳性或有自杀或杀人想法的患者应转诊至精神病医师或其他有经验的服务者处。抑郁症应区别于谵妄和正常的悲伤（表 52.4）[201]。对麻醉科医师来说，识别抑郁症并做出适当的转诊是很重要的。

抑郁症的治疗因预期寿命而异。选择性 5- 羟色胺再摄取抑制剂和单胺氧化酶抑制剂，因为起效时间为 1 至 2 个月，可能适用于预期寿命较长的患者。哌醋甲酯已经在预期寿命为几周到几个月的癌症人群中得到很好的研究。该药起效时间为 1 ～ 3 天，对抑郁和疲劳通常有效且耐受性良好[202-203]。

表 52.4 绝症患者悲伤情绪和抑郁症的区别

特征	正常的悲伤情绪	抑郁症
自然反应	适应	不适应
困扰焦点	对特定损伤的反应；不影响生活的各个方面	普遍存在，影响生活的方方面面
症状波动	症状的出现有波动性，常随时间推移而改善	持续不变
情绪	心情悲伤、烦躁不安	长期持续的抑郁和情感贫乏
兴趣和愉悦能力	兴趣和愉悦能力完好，但因体能下降使参与活动减少	对所有活动不感兴趣或感觉不到乐趣，缺乏快感
希望	短暂或局限性地失去希望，对未来给予积极引导可随时间推移而改变	对未来持续、普遍的绝望
自尊	感觉无助，但仍保持自尊	自觉人生毫无意义
内疚	对特定事情的遗憾和内疚	过度的负罪感
自杀意念	对死亡有被动和短暂的渴望	常渴望死亡

From Widera EW，Block SD. Managing grief and depression at the end of life. Am Fam Physician. 2012；86：259-264

临终前谵妄

谵妄在第 65 章有深入的论述。它影响到 28% 至 88% 的终末期患者，随着死亡的临近，发病率也在增加[204-205]。混淆评估方法已经在姑息治疗人群中得到验证[206-207]。一些患者或有不止一种可能的谵妄原因（框 52.6）。谵妄会明显削弱患者选择合理治疗措施（包括手术）的能力，从而引发道德甚至法律方面的问题。从谵妄恢复后，大部分患者会遗留有谵妄有关的痛苦记忆[208]。

临终前的谵妄有一半可能是可逆的[205]。年龄较小、损伤较轻和没有器官衰竭的患者可逆性谵妄的可能性增加[209]。真正的晚期谵妄患者的预期寿命非常短[204]。医务人员应依据患者的治疗目标选择治疗措施（框 52.7）。例如，患有谵妄但先前生活质量可接受的癌症患者的家人可能希望对潜在的可逆原因进行检查（例如，尿液分析、胸部 X 射线或脑部成像），而先前已接近昏迷且预期在数小时至数天内死亡的患者的家人可能不希望对患者进行进一步检查。

谵妄常表现为躁动，但活动减少型谵妄患者与周围环境的互动减少，对周围环境的关注下降，其发生率可能远高于多数临床医师的预估[210]。活动减少型谵妄患者的内心烦扰不安，但是对于是否能够或如何治疗活动减少型谵妄还没有达成共识[211]。

虽然对于姑息治疗患者谵妄的治疗与内科和外科住院患者相似，但是对于姑息治疗环境中谵妄的治疗，尚无足够的证据提出具体的建议[211a]。常规和非典型抗精神病药物都可以在姑息治疗中用于治疗谵妄[211a]。一些患者可能最终需要姑息性镇静来治疗晚期谵妄。

框 52.6 谵妄的诱因

- 代谢紊乱
  - 高钙血症
  - 低钠血症
  - 高钠血症
  - 脱水
  - 糖代谢紊乱
- 器官衰竭
  - 肾衰竭
  - 肝衰竭
  - 呼吸衰竭
- 药物治疗
  - 阿片类药物
  - 苯二氮䓬类药物
  - 抗胆碱能药物
  - 类固醇激素
- 脓毒症
  - 肺炎
  - 尿路感染
- 脑部病理性改变
  - 原发性脑肿瘤
  - 转移性脑肿瘤
  - 软脑膜疾病
  - 无抽搐型癫痫
- 缺氧
- 戒断症状
  - 酒精
  - 苯二氮䓬类药物
- 血液系统疾病
  - 弥散性血管内凝血
- 贫血

From LeGrand SB. Delirium in palliative medicine：a review. J Pain Symptom Manage. 2012；44：583-594

姑息治疗患者的出血

出血可由多种病理状况引起，包括凝血障碍和癌症。纤溶抑制剂（如氨甲环酸），以及进行介入（如

框 52.7 谵妄的评估

确定治疗目标
回顾使用过的药物
考虑是否存在戒断症状
确定有无血液系统疾病、代谢紊乱以及器官功能衰竭
  综合代谢检查
  全血细胞计数
评估氧供需水平
  氧饱和度
确认有无感染
  尿培养
  血培养
  胸部 X 线检查
必要时特殊检查
  脑电图
  动脉血气
  弥散性血管内凝血的筛查实验
  甲状腺刺激激素检测
  脑部 CT 和 MRI 检查
  脑脊液检查

From LeGrand SB. Delirium in palliative medicine：a review. J Pain Symptom Manage. 2012；44：583-594

栓塞术）或手术治疗可用来止血。至于采取何种措施，应综合考虑患者的治疗目标和预期生存时间[212]。放血疗法很少用于姑息治疗患者，它可加剧患者、家属以及医务人员的不安。目前，尚未实施关于最佳治疗的随机试验。一些实用的建议包括使用深色毛巾、吸引、保持压力和与患者在一起能减轻患者的恐慌。在放血期间，经常建议使用苯二氮䓬类、阿片类和氯胺酮等药物，以提供镇静和遗忘[213]。

死亡过程

大多数医师见过患者死亡，但可能没有目睹死亡过程。仅在美国，每年就有超过 500 000 人死于重症监护室，更多的人在离开重症监护室后死亡[213a]。了解死亡过程很重要，因为家人可能会问医师患者的死亡过程会是什么样的。麻醉科医师需要能够识别患者即将死亡的迹象。

患者出现多种症状的时间差异很大，84% 的患者在死亡前 24 h 昏昏欲睡或处于昏迷状态，在临死前中位数为 1 h 的时间出现发绀和桡动脉脉搏消失[213b]（表 52.5）。一些最明显的症状是停止经口进食，缺乏反应，以及口腔和气管分泌物堆积导致咕噜声，有时被称为"死亡嘎嘎声"。终末期分泌物被认为是来自气道或口咽，由于不能咳嗽或吞咽而无法清除[213c]。尽管抗毒蕈碱类药物在临床上广泛应用于治疗终末期分泌物，但支持此做法的研究却少之又少。一项比较阿托品、丁溴东莨菪碱和东莨菪碱的大型研究显示症状有所改善，但这些药物之间没有差异[213d]。一项使用舌下阿托品与安慰剂的研究显示没有差异[213e]。值得注意的是，许多这些小样本研究中存在多种方法学缺陷。患者家属对呼吸杂音的解释也不尽相同。部分家属觉得这种杂音令人不安[213f]。许多临床医师认为，患者临终前大多意识不清，呼吸杂音本身并不会给患者带来不适，但目前仍缺乏相关证据来支持这一观点。

撤去生命支持装置

一些患者或家庭成员可能希望停止机械通气或其他形式的生命支持。撤去生命支持在伦理上是可以接受的，并且尊重患者的自主权。麻醉科医师在药物滴定以及处理疼痛和焦虑方面可为撤机提供专业的技术支持。重症监护室有多种方案用于停止通气支持，包括使用阿片类药物治疗疼痛或呼吸困难，使用苯二氮䓬类药物治疗躁动或焦虑[213g]。有趣的是，程序化生命支持撤除的研究并没有证明医务人员对死亡质量的感知有改善[213h, i]。一项评估使用程序指导生命支持撤除效果的试点研究表明，虽然症状在拔管时得到了很好的控制，但包括家庭会议记录以及向家庭和工作人员提供情感或精神支持等方面仍需改进[213j]。这项研究强调有必要特别关注患者和家属在临终前的非症状需求，包括安排仪式和家庭支持，以及为一些家庭安排精神顾问[213g]。

停止生命支持的结果

一项针对 74 例预计在拔管后不久死亡的 ICU 患者的研究显示，在机械通气最后 1 h，这些患者吗啡的平均用量是 5.3 mg/h，临终前 1 h 吗啡用量是 10.6 mg/h[213k]。拔管至死亡的平均时间是 153 min（4 ~ 934 min）。有点令人惊讶的是，吗啡每增加 1 mg/h，死亡时间就会延迟 8 min[213k]。这种反应类似于早期一项研究所显示的，苯二氮䓬类药物每增加 1 mg/h，死亡时间就会延迟 13 min[213i]。从开始停止生命支持到死亡的时间间隔越长，家庭满意度越高[213m]。

生命支持撤除过程中肌松药物的使用

如第 8 章所述，患者在气管拔管前不应使用肌松药物；这样会影响症状评估，并可能导致患者痛苦。除非会给患者造成额外的不适，否则已经使用肌松药物的患者应在拔管前等待神经肌肉功能恢复[213n]。

表 52.5 死亡过程中的变化

改变	表现的标志
疲劳，虚弱	功能下降 对医疗的关注下降 不能在床上移动 不能将头抬离枕头
皮肤缺血	骨节上的红斑 皮肤破裂 伤口
疼痛	面部痛苦表情 前额与眉间的紧张
减少食物的摄入，浪费食物	厌食 摄入不足 误吸、窒息 体重减轻，肌肉和脂肪减少，尤其太阳穴明显
失去闭眼的能力	眼睑没有合上 眼白显示（瞳孔可见或者不可见）
减少液体摄入，脱水	减少液体摄入 误吸 由低蛋白血症引起的外周水肿 脱水、黏膜或结膜干燥
心功能不全、肾衰竭	心动过速 高血压随后低血压 外周体温下降 周围和中心发绀（四肢发蓝） 皮肤色斑（网状青斑） 依赖于皮肤表面的静脉汇聚 溺赤 少尿，无尿
神经功能障碍，包括：意识水平降低	睡意增加 觉醒困难 对言语和触觉刺激无反应
沟通能力下降	难于言语 单音节词、短句 延迟或者不适当的回应 无口头回应
呼吸功能障碍	呼吸频率发生变化：先增加后减少 潮气量减少 异常呼吸模式：呼吸暂停、陈-施呼吸、痛苦呼吸 丧失吞咽能力 吞咽困难 咳嗽、窒息 呕吐反射丧失 口腔和气管分泌物积聚 咕噜声
括约肌失去控制	大小便失禁 皮肤浸渍 会阴念珠菌病 晚期谵妄 认知障碍的早期表现（如昼夜颠倒） 烦躁不安 无目的的重复运动 呻吟
罕见的意外事件	死亡来临前爆发的能量，即“回光返照” 误吸、窒息

From Ferris FD. Last hours of living. Clin Geriatr Med. 2004；20：641-667，vi

儿科临终关怀和姑息护理

姑息治疗适用于许多患有慢性严重疾病的儿童，世卫组织指出，即使在资源有限的情况下，儿科姑息治疗也可以成功实施[1]。儿科临终关怀和姑息护理与成人护理相似，但患儿的治疗计划要考虑到患儿所处的发育阶段。孩子对疾病和死亡的认知取决于年龄的大小：两岁以下的孩子没有死亡的概念，而10岁的孩子可能对死亡过程的细节感兴趣[213o]。

儿科姑息治疗人群的特征

儿科姑息治疗患者的诊断种类比成人更广泛[213p]，大多数常见疾病都是先天性和神经肌肉性的[213p]。在迄今为止最大的观察性研究中，超过三分之一接受姑息治疗咨询服务的儿童患者年龄为1～9岁，三分之一为10～18岁，不到20%小于1岁[213p]。与成年人相比，儿童在最初的姑息治疗咨询后通常能延长生存期[213p]。一些疾病，如染色体或严重的发育异常，很少在成人姑息治疗群体中发现。对治疗意愿强烈的家庭而言，要做出放弃治疗的决定往往非常困难。同样，对医护人员而言，要做出准确的预后预测也是相当不易的[213o]。此外，与儿童拒绝医疗相关的多种法律问题与成人不同[213q]。

儿科姑息治疗中的症状管理

从过去的经验来看，患有严重疾病的儿童的症状控制不善。一项有关丧子家庭的回顾性调查发现，患儿在离世前经历了“许多”或“大量”痛苦，尤其是疼痛、疲劳和呼吸困难[213q]。与大多数对接近生命末期的成年人的研究相反，2011年的一项研究指出，儿科人群中神经症状更为普遍[213p]，提示需要更好地理解和治疗这些症状。据报道，区域麻醉对患有疼痛的儿童患者有益，但这种疼痛很难通过系统治疗来控制[213r]。儿童特定疗法的数据有限，因此许多医师使用的是基于成人研究的药物。

参考文献

1. WHO definition of palliative care. http://www.who.int/cancer/palliative/definition/en/.
2. Ferris FD, et al. *J Pain Symptom Manage*. 2002;24:106.
3. Quill TE, Abernethy AP. *N Engl J Med*. 2013;368:1173.
4. von Gunten CF. *JAMA*. 2002;287:875.
5. Meier DE, et al. *Palliative Care: Transforming the Care of Serious Illness*. San Francisco: Jossey-Bass; 2010.
6. Morrison RS. *Curr Opin Support Palliat Care*. 2013;7:201.
7. Morrison RS, et al. *Arch Intern Med*. 2008;168:1783.
8. America's care of serious illness: a state-by-state report card on access to palliative care in our nation's hospitals. https://reportcard.capc.org/wp-content/uploads/2015/08/CAPC-Report-Card-2015.pdf2015. Accessed Feb 28, 2018.
9. ABMS Certification. http://www.aahpm.org/certification/default/abms.html.
10. American Board of Medical Specialties. 2018. https://www.abmsdirectory.com/pdf/Resources_certification_statistics.pdf.

10a. Lupu D, et al. *J Pain Symptom Manage*. 2017;53(5):944–951.

10b. Kamal AH, et al. *J Pain Symptom Manage*. 2016;51(3):597–603.

11. Medicare Payment Advisory Commission. *A data book: health care spending and the Medicare program*: 2017. http://www.medpac.gov/docs/default-source/data-book/jun17_databookentirereport_sec.pdf?sfvrsn=0.
12. Meier DE. *Milbank Q*. 2011;89:343.
13. Robinson J, et al. *Palliat Med*. 2013;28:18.
14. The SUPPORT principal investigators. *JAMA*. 1995;274:1591.
15. Nelson JE, et al. *Crit Care Med*. 2010;38:808.
16. Kwok AC, et al. *Lancet*. 2011;378:1408.
17. Fine PG. *Anesth Analg*. 2005;100:183.
18. Lynch T, et al. *J Pain Symptom Manage*. 2012;45:1094.
19. Bosnjak S, et al. *Support Care Cancer*. 2011;19:1239.
20. Stjernsward J, et al. *J Pain Symptom Manage*. 2007;33:486.
21. *National Consensus Project for Quality Palliative Care*. 2013. http://www.nationalconsensusproject.org/. Accessed May 25, 2013.
22. Morrison RS, et al. *J Palliat Med*. 2011;14:1094.
23. Hui D, et al. *JAMA*. 2010;303:1054.

23a. Morrison RS, et al. *Arch Intern Med*. 2008;168:1783–1790.

24. Norton SA, et al. *Crit Care Med*. 2007;35:1530.
25. Morrison RS, et al. *Health Aff (Millwood)*. 2011;30:454.

25a. O'Connor NR, et al. *Am J Hosp Palliat Care*. 2017.

25b. May P, et al. *Health Aff (Millwood)*. 2016;35(1):44–53.

26. Mosenthal AC, et al. *J Trauma*. 2008;64:1587.
27. El-Jawahri A, et al. *J Support Oncol*. 2011;9:87.
28. Zimmermann C, et al. *JAMA*. 2008;299:1698.
29. Casarett D, et al. *J Am Geriatr Soc*. 2008;56:593.
30. Scheunemann LP, et al. *Chest*. 2011;139:543.

30a. Reyes-Ortiz CA, et al. *Am J Hosp Palliat Care*. 2015;32(5):516–520.

31. Weissman DE, Meier DE. *J Palliat Med*. 2011;14:17.
32. Mosenthal AC, et al. *Crit Care Med*. 2012;40:1199.

32a. Aslakson RA, et al. *Crit Care Med*. 2014;42(11):2418–2428.

32b. Sihra L, et al. *J Pain Symptom Manage*. 2011;42(5):672–675.

32c. Nelson JE, et al. *Crit Care Med*. 2013;41(10):2318–2327.

32d. Lamba S, et al. *J Pain Symptom Manage*. 2012;44(4):508–519.

33. Bradley C, et al. *Surgery*. 2010;147:871.
34. Smith AK, et al. *J Palliat Med*. 2013;16:661.
35. Temel JS, et al. *N Engl J Med*. 2010;363:733.
36. Ford DW, et al. *Chest*. 2013;143:e498S.

36a. Davis MP, et al. *Ann Palliat Med*. 2015;4(3):99–121.

36b. Haun MW, et al. *Cochrane Database Syst Rev*. 2017;6:CD011129.

36c. Ferrell BR, et al. *J Clin Oncol*. 2017;35(1):96–112.

37. Deleted in proofs.
38. Deleted in proofs.
39. Radbruch L, Payne S. *EJPC*. 2009;16:278.
40. MedicareBenefitPolicyManual. http://www.cms.gov/Regulations-and-Guidance/Guidance/Manuals/downloads/bp102c09.pdf. Accessed May 5, 2018.
41. Gazelle G. *N Engl J Med*. 2007;357:321.
42. Stevenson DG. *N Engl J Med*. 2012;367:1683.
43. Han PK, et al. *J Pain Symptom Mnage*. 2012;43:527.

43a. Earle CC, et al. *J Clin Oncol*. 2008;26(23):3860–3866.

44. Kelley AS, et al. *Health Aff (Millwood)*. 2013;32:552.
45. Teno JM, et al. *J Pain Symptom Manage*. 2007;34:120.
46. Taylor Jr DH, et al. *Soc Sci Med*. 2007;65:1466.

46a. Powers BW, et al. *J Palliat Med*. 2015;18(5):400–401.

47. Deleted in proofs.
48. Deleted in proofs.
49. Deleted in proofs.
50. Deleted in proofs.
51. Miner TJ, et al. *Arch Surg*. 2011;146:517.
52. Deleted in proofs.
53. Miner TJ, et al. *Ann Surg*. 2004;240:719; discussion 726.

53a. Steffens NM, et al. *JAMA Surg*. 2016;151(10):938–945.

53b. Pecanac KE, et al. *Ann Surg*. 2014;259(3):458–463.

53c. Schwarze ML, et al. *Crit Care Med*. 2010;38(3):843–848.

53d. Schwarze ML, et al. *Crit Care Med*. 2013;41(1):1–8.

53e. Cooper Z, et al. *Anesthesiology*. 2015;123(6):1450–1454.

53f. Kruser JM, et al. *J Am Geriatr Soc*. 2015;63(9):1805–1811.

53g. Ethical guidelines for the anesthesia care of patients with do-not-

resuscitate orders or other directives that limit treatment. https://www.asahq.org/resources/ethics-and-professionalism. Last updated 10-16-2013, accessed 02-11-2018
53h. Sun Y, et al. *Reg Anesth Pain Med.* 2015;40(5):589–598.
53i. Sekandarzad MW, et al. *Anesth Analg.* 2017;124(5):1697–1708.
53j. Snyder GL, Greenberg S. *Br J Anaesth.* 2010;105:106–115.
53k. Bernacki RE, et al. *JAMA Intern Med.* 2014 Dec;174(12):1994–2003.
54. La Puma J, et al. *JAMA.* 1991;266:402.
55. Straton JB, et al. *J Am Geriatr Soc.* 2004;52:577.
56. Fried TR, et al. *J Am Geriatr Soc.* 2007;55:1007.
57. Ditto PH, et al. *Arch Intern Med.* 2001;161:421.
58. Deleted in proofs.
59. Deleted in proofs.
60. Deleted in proofs.
61. Teno J, et al. *J Am Geriatr Soc.* 1997;45:500.
62. Teno JM, et al. *J Am Geriatr Soc.* 1997;45:508.
63. Teno J, et al. *J Am Geriatr Soc.* 1997;45:513.
63a. Norals TE, et al. *Oncology (Williston Park, NY).* 2015;29(8):567–571.
63b. Dy SM, et al. *J Palliat Med.* 2011;14(4):451–457.
63c. Bradley CT, et al. *Surgery.* 2010;148(2):209–216.
63d. Redmann AJ, et al. *Ann Surg.* 2012;255(3):418–423.
63e. Yang AD, et al. *Am J Surg.* 2004;188(1):98–101.
63f. Parikh PP, et al. *J Surg Res.* 2017;211:172–177.
64. Sulmasy DP, et al. *J Med Ethics.* 2008;34:96.
65. Orgel E, et al. *J Palliat Med.* 2010;13:677.
65a. Weissman DE, et al. *J Palliat Med.* 2007;10(2):408–419.
66. Klaristenfeld DD, et al. *Ann Surg Oncol.* 2007;14:1801.
67. Siddiqui MF, Holley JL. *Am J Hosp Palliat Care.* 2011;28:94.
68. Smith AK, et al. *Arch Intern Med.* 2006;166:1597.
69. Aslakson RA, et al. *Crit Care.* 2010;14:R218.
70. Mackillop WJ, et al. *Br J Cancer.* 1988;58:355.
71. Fine E, et al. *J Palliat Med.* 2010;13:595.
72. Haidet P, et al. *Am J Med.* 1998;105:222.
72a. Cassell J, et al. *Crit Care Med.* 2003;31(5):1551–1557; discussion 1557–1559.
73. Heyland DK, et al. *CMAJ.* 2006;174:627.
74. White DB, et al. *Arch Intern Med.* 2007;167:461.
75. Selph RB, et al. *J Gen Intern Med.* 2008;23:1311.
75a. Virdun C, et al. *Palliat Med.* 2017;31(7):587–601.
76. Barclay JS, et al. *J Palliat Med.* 2007;10:958.
77. Back AL, et al. *Cancer.* 2008;113:1897.
78. Mallinger JB, et al. *Psychooncology.* 2006;15:297.
79. Parker SM, et al. *J Pain Symptom Manage.* 2007;34:81.
79a. Swinton M, et al. *Am J Respir Crit Care Med.* 2017;195(2):198–204.
80. Lo B, et al. *JAMA.* 2002;287:749.
81. Sulmasy DP. *Gerontologist.* 2002;42(Spec No 3):24.
82. Balboni TA, et al. *J Clin Oncol.* 2007;25:555.
83. Phelps AC, et al. *JAMA.* 2009;301:1140.
84. Deleted in proofs.
85. Prendergast TJ. *Crit Care Med.* 2001;29:N34.
86. Baile WF, et al. *Oncologist.* 2000;5:302.
87. Lautrette A, et al. *N Engl J Med.* 2007;356:469.
88. Billings JA, Block SD. *J Palliat Med.* 2011;14:1058.
88a. Bernacki RE, et al. *JAMA Intern Med.* 2014;174(12):1994–2003.
89. Lilly CM, et al. *Am J Med.* 2000;109:469.
89a. Bousquet G, et al. *J Clin Oncol.* 2015;33(22):2437–2443.
90. Philip J, et al. *Intern Med J.* 2007;37:49.
91. Rueth TW, Hall SE. *Am J Hosp Palliat Care.* 1999;16:743.
92. Mystakidou K, et al. *Support Care Cancer.* 2004;12:147.
93. Hallenbeck J, Arnold R. *J Clin Oncol.* 2007;25:5030.
94. Quill TE, Holloway R. *JAMA.* 2011;306:1483.
95. Loertscher L, et al. *Am J Med.* 2010;123:4.
96. Girotra S, et al. *N Engl J Med.* 2012;367:1912.
96a. Meaney PA, et al. *Crit Care Med.* 2010;38(1):101–108.
97. Kazaure HS, et al. *JAMA Surg.* 2013;148:14.
98. Ehlenbach WJ, et al. *N Engl J Med.* 2009;361:22.
99. Chan PS, et al. *N Engl J Med.* 2013;368:1019.
99a. Arrich J, et al. *Cochrane Database Syst Rev.* 2016;2:CD004128.
99b. Agarwal S, et al. *Resuscitation.* 2018;125:12–15.
100. Rhondali W, et al. *Cancer.* 2013;119:2067.
100a. Miljković MD, et al. *J Palliat Med.* 2015;18(5):457–460.
101. *Ethical guidelines for the anesthesia care of patients with do-not-resuscitate orders or other directives that limit treatment.* 2008. http://www.asahq.org/For-Members/Standards-Guidelines-and-Statements.aspx.
102. Deleted in proofs.
103. Deleted in proofs.
104. Deleted in proofs.
105. Deleted in proofs.
106. Deleted in proofs.
107. Deleted in proofs.
108. Glare P, et al. *BMJ.* 2003;327:195.
109. Christakis NA, Lamont EB. *BMJ.* 2000;320:469.
110. Rocker G, et al. *Crit Care Med.* 2004;32:1149.
111. Sinuff T, et al. *Crit Care Med.* 2006;34:878.
112. Glare PA, Sinclair CT. *J Palliat Med.* 2008;11:84.
112a. Detsky ME, et al. *JAMA.* 2017;317(21):2187–2195.
113. Frick S, et al. *Crit Care Med.* 2003;31:456.
113a. Gwilliam B, et al. *BMJ Support Palliat Care.* 2015;5(4):390–398.
114. White DB, et al. *Crit Care Med.* 2007;35:442.
115. Hancock K, et al. *Palliat Med.* 2007;21:507.
116. Evans LR, et al. *Am J Respir Crit Care Med.* 2009;179:48.
117. Zier LS, et al. *Ann Intern Med.* 2012;156:360.
118. Deleted in proofs.
119. Lunney JR, et al. *J Am Geriatr Soc.* 2002;50:1108.
120. Hauser CA, et al. *Support Care Cancer.* 2006;14:999.
121. Salpeter SR, et al. *J Palliat Med.* 2012;15:175.
122. Salpeter SR, et al. *Am J Med.* 2012;125:512 e1.
123. Haga K, et al. *Heart.* 2012;98:579.
124. Muntwyler J, et al. *Eur Heart J.* 2002;23:1861.
125. Goldberg RJ, et al. *Arch Intern Med.* 2007;167:490.
126. Mitchell SL, et al. *N Engl J Med.* 2009;361:1529.
127. Mitchell SL, et al. *JAMA.* 2010;304:1929.
128. Celli BR, et al. *N Engl J Med.* 2004;350:1005.
129. Nevins ML, Epstein SK. *Chest.* 2001;119:1840.
130. Said A, et al. *J Hepatol.* 2004;40:897.
131. Cardenas A. *Am J Gastroenterol.* 2005;100:460.
132. Cohen LM, et al. *J Palliat Med.* 2006;9:977.
133. Moss AH, et al. *J Palliat Med.* 2000;3:253.
134. Deleted in proofs.
135. Deleted in proofs.
136. Herndon CM, Fike DS. *J Pain Symptom Manage.* 2001;22:1027.
137. Fonzo-Christe C, et al. *Palliat Med.* 2005;19:208.
138. Chan VO, et al. *Eur J Radiol.* 2006;58:480.
138a. Remington R, Hultman T. *J Am Geriatr Soc.* 2007;55:2051–2055.
139. Radbruch L, et al. *Palliat Med.* 2011;25:578.
139a. Burton AW, et al. *Pain Med.* 2004;5(3):239–247.
140. Deleted in proofs.
141. Deleted in proofs.
142. Deleted in proofs.
143. Deleted in proofs.
144. Goudas LC, et al. *Cancer Invest.* 2005;23:182.
145. Caraceni A, Portenoy RK. *Pain.* 1999;82:263.
146. Zech DF, et al. *Pain.* 1995;63:65.
146a. van den Beuken-van Everdingen MHJ, et al. *Ann Oncol.* 2007; 18(9):1437–1449.
146b. Azevedo São Leão Ferreira K, et al. *Support Care Cancer.* 2006; 14(11):1086–1093.
147. Portenoy RK. *Lancet.* 2011;377:2236.
148. Aapro M, et al. *Ann Oncol.* 2008;19:420.
149. Mundy GR. *Nat Rev Cancer.* 2002;2:584.
150. Smith HS, Barkin RL. *Am J Ther.* 2013;21:106.
151. Buga S, Sarria JE. *Cancer Control.* 2012;19:154.
152. Ferris FD, et al. *Surg Oncol Clin N Am.* 2001;10:185.
153. Deleted in proofs.
154. Paulsen O, et al. *J Pain Symptom Manage.* 2012;46:96.
155. Van Poznak CH, et al. *J Clin Oncol.* 2011;29:1221.
156. McNicol E, et al. *J Clin Oncol.* 1975;22:2004.
156a. Vayne-Bossert P, et al. *Support Care Cancer.* 2016;24(3):1429–1438.
157. Nekolaichuk CL, et al. *J Palliat Med.* 2013;16:516.
158. Stanik-Hutt JA, et al. *Am J Crit Care.* 2001;10:252.
159. Payen JF, et al. *Crit Care Med.* 2001;29:2258.
160. Gelinas C, et al. *Am J Crit Care.* 2006;15:420.
161. Puntillo K, et al. *Chest.* 2009;135:1069.
162. Penrod JD, et al. *Crit Care Med.* 2012;40:1105.
163. Bailey FA, et al. *J Pain Symptom Manage.* 2012;44:681.
164. Morita T, et al. *J Pain Symptom Manage.* 2001;21:282.
165. Thorns A, Sykes N. *Lancet.* 2000;356:398.
166. Portenoy RK, et al. *J Pain Symptom Manage.* 2006;32:532.
167. Sykes N, Thorns A. *Lancet Oncol.* 2003;4:312.
168. Ballantyne JC. *Curr Pain Headache Rep.* 2007;11:276.
168a. World Health Organization. *Traitement De La Douleur Cancéreuse.*

Geneva, Switz: World Health Organization; 1987.
168b. Cleeland CS, et al. *N Engl J Med.* 1994;330(9):592–596.
168c. Vainio A, Auvinen A. *J Pain Symptom Manage.* 1996;12(1):3–10.
168d. Smith TJ, et al. *J Clin Oncol.* 2002;20(19):4040–4049.
169. Wood GJ, et al. *JAMA.* 2007;298:1196.
170. Basch E, et al. *J Clin Oncol.* 2011;29:4189.
171. Davis MP, et al. *J Pain Symptom Manage.* 2010;39:756.
172. Blair SL, et al. *Ann Surg Oncol.* 2001;8:632.
173. Casarett D, et al. *N Engl J Med.* 2005;353:2607.
174. Ganzini L, et al. *N Engl J Med.* 2003;349:359.
175. Mitchell SL. *JAMA.* 2007;298:2527.
176. Ganzini L. *Palliat Support Care.* 2006;4:135.
177. Bruera E, et al. *J Clin Oncol.* 2005;23:2366.
178. Teno JM, et al. *J Am Geriatr Soc.* 2012;60:1918.
179. Fischberg D, et al. *J Pain Symptom Manage.* 2013;45:595.
180. Parshall MB, et al. *Am J Respir Crit Care Med.* 2012;185:435.
181. Deleted in proofs.
182. Delgado-Guay MO, et al. *Cancer.* 2009;115:437.
183. Solano JP, et al. *J Pain Symptom Manage.* 2006;31:58.
184. Puntillo KA, et al. *Crit Care Med.* 2010;38:2155.
185. Currow DC, et al. *J Pain Symptom Manage.* 2010;39:680.
186. Buckholz GT, von Gunten CF. *Curr Opin Support Palliat Care.* 2009;3:98.
187. Currow DC, et al. *J Pain Symptom Manage.* 2011;42:388.
188. Mahler DA, et al. *Chest.* 2010;137:674.
189. Abernethy AP, et al. *BMJ.* 2003;327:523.
190. Navigante AH, et al. *J Pain Symptom Manage.* 2010;39:820.
191. Navigante AH, et al. *J Pain Symptom Manage.* 2006;31:38.
192. Gomutbutra P, et al. *J Pain Symptom Manage.* 2013;45:885.
193. Deleted in proofs.
194. Deleted in proofs.
195. Deleted in proofs.
196. Deleted in proofs.
197. Deleted in proofs.
198. Mitchell AJ, et al. *Lancet Oncol.* 2011;12:160.
199. Block SD. *J Palliat Med.* 2006;9:751.
200. Payne A, et al. *Palliat Med.* 2007;21:193.
201. Rao S, et al. *J Palliat Med.* 2011;14:275.
202. Kerr CW, et al. *J Pain Symptom Manage.* 2012;43:68.
203. Block SD. *Ann Intern Med.* 2000;132:209.
204. Breitbart W, Alici Y. *JAMA.* 2008;300:2898. E1.
205. Lawlor PG, et al. *Arch Intern Med.* 2000;160:786.
206. Ryan K, et al. *Palliat Med.* 2009;23:40.
207. Inouye SK, et al. *Ann Intern Med.* 1990;113:941.
208. Breitbart W, et al. *Psychosomatics.* 2002;43:183.
209. Leonard M, et al. *Palliat Med.* 2008;22:848.
210. Spiller JA, Keen JC. *Palliat Med.* 2006;20:17.
211. LeGrand SB. *J Pain Symptom Manage.* 2012;44:583.
211a. Hosker CMG, Bennett MI. *BMJ.* 2016;353:i3085.
212. Gupta D, et al. *J Palliat Med.* 2008;11:250.
213. Harris DG, Noble SI. *J Pain Symptom Manage.* 2009;38:913.
213a. Mularski RA, et al. *Chest.* 2009;135:1360–1369.
213b. Morita T, et al. *Am J Hosp Palliat Care.* 1998;15:217–222.
213c. Bennett M, et al. *Palliat Med.* 2002;16:369–374.
213d. Wildiers H, et al. *J Pain Symp Manag.* 2009;38(1):124–133.
213e. Heisler M, et al. *J Pain Symptom Manage.* 2013;45:14.
213f. Wee BL, et al. *Palliat Med.* 2006;20:171.
213g. Marr L, Weissman DE. *J Support Oncol.* 2004;2:283–288.
213h. Treece PD, et al. *Crit Care Med.* 2004;32:1141–1148.
213i. Campbell ML. AACN Adv crit care. 2007;18:397–403; quiz 344–345.
213j. Rajamani A, et al. *Anaesth Intensive Care.* 2015;43(3):335–340.
213k. Mazer MA, et al. *J Pain Symptom Manage.* 2011;42:44–51.
213l. Chan JD, et al. *Chest.* 2004;126:286–293.
213m. Gerstel E, et al. *Am J Respir Crit Care Med.* 2008;178(8):798–804.
213n. Truog RD, et al. *Crit Care Med.* 2008;36:953–963.
213o. Himelstein BP, et al. *N Engl J Med.* 2004;350:1752–1762.
213p. Feudtner C, et al. *Pediatrics.* 2011;127:1094–1101.
213q. Wolfe J, et al. *N Engl J Med.* 2000;342:326–333.
213r. Rork JF, et al. *J Pain Symptom Manage.* 2013;46:859–873.
214. Deleted in proofs.

53 胸科手术的麻醉

PETER SLINGER，JAVIER H. CAMPOS
蒋琦亮　译　吴镜湘　徐美英　审校

要　点

- 应从三个方面对肺切除术患者的呼吸功能进行术前评估：肺呼吸力学、肺换气功能和心肺储备功能（呼吸功能评估“三足凳”方案）。
- 伴有潜在肺部疾病的患者接受肺切除术时，采用电视辅助胸腔镜手术（video-assisted thoracoscopic surgery，VATS）可以降低呼吸系统并发症的风险。
- 肺切除术后，在保持患者警醒、温暖和舒适（alert，warm，and comfortable，AWaC）的情况下，预计具有足够术后呼吸功能的患者通常可以在手术室内脱机并拔管。
- 能减少高危患者胸科术后呼吸系统并发症的干预措施包括戒烟、物理疗法和胸段硬膜外镇痛。
- 老年患者在大范围肺切除术后发生心脏并发症，尤其是心律失常的风险较高（参见第 65 章）。术前运动耐量是预测老年患者开胸手术预后的最好指标。
- 实施可靠的肺隔离需要麻醉医师掌握纤维支气管镜的操作技能和详细的支气管解剖知识。
- 使用双腔支气管导管（double-lumen endobronchial tubes，DLTs）是成人实施肺隔离的标准方法。存在上呼吸道或下呼吸道异常的患者，支气管堵塞导管是一种合理的备选方法。
- 单肺通气（one-lung ventilation，OLV）期间采用静脉麻醉技术或使用的吸入麻醉药浓度小于或等于 1 个最低肺泡有效浓度（minimum alveolar concentration，MAC）时，很少发生低氧血症。治疗 OLV 期间的低氧血症时，使用持续气道正压（continuous positive airway pressure，CPAP）或呼气末正压（positive end-expiratory pressure，PEEP）应以个体患者的呼吸力学为指导。
- OLV 时使用大潮气量（如 10 ml/kg）可导致急性肺损伤，尤其是呼吸系统风险因素增高的患者，如全肺切除术后患者。
- 处理支气管胸膜瘘患者的基本原则是在为手术重新放置患者体位实施正压通气前确保肺隔离。
- 前纵隔或上纵隔肿瘤患者的麻醉管理应以患者的症状、术前 CT 扫描和超声心动图结果等为指导，这类患者麻醉管理的基本原则是“别断了自己的后路”。
- 持续椎旁神经阻滞复合多模式镇痛是一种用于胸科手术替代硬膜外镇痛的合理方法，其副作用更少。

引言

胸科麻醉涉及各种包含肺、气道和其他胸内结构的诊断与治疗操作。随着非心脏胸科手术患者群的演变，处理这类患者的麻醉技术也发生了相应改变。上世纪初的胸科手术主要适应证为感染性疾病（如肺脓肿、支气管扩张、脓胸）。尽管在后抗生素时代仍存在这类手术病例，但目前最常见的适应证与恶性肿瘤（肺、食管和纵隔）有关。此外，在过去二十年中已开始了手术治疗终末期肺部疾病，如肺移植术和肺减容术。对于大多数胸科手术而言，麻醉管理的两大基本技术为：①肺隔离便于胸内暴露术野；② OLV 的麻醉管理。本章中，我们首先讨论胸科手术的麻醉前评估，概述大多数胸科手术中常见的术中管理原则，讨论常见和罕见手术操作的特殊麻醉考量，最后介绍胸科手术患者的术后管理。

胸科手术患者的术前评估（参见第 31 章）

胸部手术前麻醉评估是一项不断发展的科学与艺术。麻醉管理、手术技术和围术期管理的新进展已扩大了目前认为“可手术的”患者范围[1]。本节主要讨论肺癌患者行肺切除术的麻醉前评估。然而，这些基本原则也适用于所有其他类型的非恶性肺切除术和其他胸部手术。

尽管 87% 的肺癌患者死于该疾病，但 13% 的治愈率意味着北美每年大约有 26 000 例存活者。手术切除是这些治愈患者的根本原因。“可切除的”肺癌患者是指疾病范围仍是局部或局部区域，处于合理的手术范围内。“可手术的”患者是指在可接受的风险情况下，能耐受建议切除的手术。

患者最初通常作为门诊患者接受评估，且常常不是由实际实施麻醉的麻醉团队成员评估。实际接触具体负责的麻醉医师可能仅在麻醉诱导前 10 ～ 15 min。有必要将这些患者的术前评估组织和标准化为两个独立的阶段：即初步（门诊）评估和最终（入院当天）评估。并描述每项评估的要素。

目前越来越多的胸外科医师正被培训实施“肺保留”切除术，如袖状肺叶切除术或肺段切除术和采用微创技术的切除术如 VATS 或机器人手术。研究显示术后呼吸功能的保留与功能性肺实质保存量成正比。为了评估肺功能受限患者，除了常规的开放肺叶切除术或全肺切除术之外，麻醉医师还必须了解这些新的手术方法。

麻醉医师的职责是通过术前评估识别高风险患者，而后应用风险评估实施围术期分级处理，并将资源集中于高风险患者以改善其预后。这也是麻醉前评估的主要作用。然而，有时麻醉医师须就某一特定高危患者是否能耐受某一特定手术发表意见。这种情况可能发生在术前，但也会发生在术中，此时外科探查结果显示原计划手术如肺叶切除术，可能需要扩大切除范围，如全肺切除术。基于上述原因，麻醉医师必须全面了解患者术前的治疗状况，并了解肺切除术的病理生理。开胸手术前的评估实际上包含了完整的麻醉评估内容：既往史、过敏史、用药史和上呼吸道情况等。除了标准麻醉评估，这部分将重点介绍麻醉医师处理实施肺切除术患者所需了解的额外信息。

围术期并发症

胸科手术患者围术期发病与死亡的主要原因是呼吸系统并发症。主要的呼吸系统并发症包括肺不张、肺炎和呼吸衰竭，发病率为 15% ～ 20%，且占预计死亡率 3% ～ 4% 的大部分[2]。对于其他类型的手术，心血管并发症是围术期早期发病与死亡的主要原因。胸科手术患者心脏并发症，如心律失常和心肌缺血的发生率为 10% ～ 15%。

呼吸功能的评估

对呼吸功能的最佳评估源于对患者既往生活质量的详细了解。所有肺切除患者术前应行基础简易肺量计法测定[3]。需客观检测肺功能以指导麻醉管理，检测结果应以易于医疗团队成员间交流的格式记录。呼吸功能可分为既相互关联又在一定程度上独立的三个方面：呼吸力学、气体交换和心肺交互作用（例如，运动耐量）。细胞外呼吸的基本功能单位是为了输送氧气：①进入肺泡，②进入血液和③进入组织（二氧化碳排出过程与之相反）。

呼吸力学

许多呼吸力学与容量的检测与开胸手术后的预后有关：1 秒用力呼气量（forced expiratory volume in 1 second，FEV_1）、用力肺活量（forced vital capacity，FVC）、最大通气量（maximal voluntary ventilation，MVV）和残气量 / 肺总量比值（residual volume/total lung capacity ratio，RV/TLC）等（参见第 13 章关于肺功能检测）。这些指标常用按年龄、性别和身高校正的预计容量的百分比表示（例如 FEV_1%）。在这些指标中，预测开胸术后呼吸系统并发症最有效的单个检测指标是术后 FEV_1 预计值（predicted postoperative FEV_1，ppoFEV_1%）[4]，其计算方法为：

$$\text{ppoFEV}_1\% = \text{术前 FEV}_1\% \times (1 - \text{功能肺组织切除量百分比}/100)$$

估计功能肺组织百分比的方法基于被切除的功能肺亚段的计算数量（图 53.1）。ppoFEV_1% 高于 40% 的患者术后发生呼吸系统并发症风险较低。ppoFEV_1 低于 40% 患者亚组（尽管并非该亚组所有患者发生

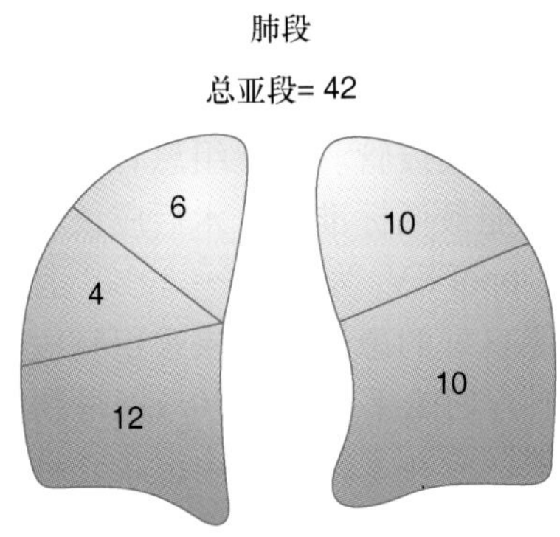

图 53.1　每个肺叶的亚段数量用于计算术后肺功能的预计值。例如：术前 FEV_1（或 DLCO）为正常预计值 70% 的患者在右下肺叶切除术后的 FEV_1 预测值为 70%×（1 − 29/100）= 50%。预计术后肺一氧化碳弥散量（predicted postoperative diffusing capacity for carbon monoxide，ppoDLCO）(Reproduced with permission from Slinger P. Principles and Practice of Anesthesia for Thoracic Surgery. New York：Springer；2011.)

呼吸系统并发症）发生重大呼吸系统并发症的风险增加，$ppoFEV_1$ 低于 30% 患者存在高风险。

肺换气功能

对呼吸过程而言，与将空气输送至远端气道同样重要的是之后肺血管床与肺泡间交换氧与二氧化碳的能力。传统上，动脉血气数据，如 PaO_2 低于 60 mmHg，或 $PaCO_2$ 高于 45 mmHg 被用作肺切除术的临界值。尽管仍可作为风险增加的预警指标，但已成功切除肿瘤或甚至伴有容量减少的患者不符合这些标准。肺气体交换功能最有用的检测是一氧化碳弥散量（diffusing capacity for carbon monoxide，DLCO）。DLCO 与肺泡-毛细血管界面的总功能表面积相关。DLCO 也可通过与 FEV_1 相同的方法来计算肺切除后（ppo）的值（图 53.1）。ppoDLCO 低于 40% 与呼吸和心脏的并发症增加有关，并在很大程度上独立于 FEV_1[5]。与 FEV_1 不同，DLCO 不受术前化疗的影响，且可能是这类患者预测并发症的最重要指标。有些研究者认为 ppoDLCO 较高的临界风险阈值，如小于 50% 可能更合适[6]。一项全国性肺气肿治疗试验表明，术前 FEV_1 或 DLCO 低于 20% 的患者围术期死亡率过高[7]。这些可以视为与成功的预后共存的绝对最小值。

心肺的相互作用

呼吸功能评估最后可能也是最重要的是心肺相互作用的评估（患者运动耐量的评估）。运动耐量通常以代谢当量（metabolic equivalent of task，MET）为单位来描述。静坐时氧耗量为 3.5 ml/（kg · min）(1 MET)。爬一层楼梯为 4 MET。在病史可靠的患者中，能不间断爬两层楼梯的是考虑行肺切除术评估的最低要求。而一层楼梯的高度没有绝对定义，通常采用 10 英尺（3 m）为标准。如果患者无法提供可靠病史或因为并存疾病爬楼梯能力有限，则需简易和（或）正规的运动试验。

最有效的简易运动试验是患者在 6 min 内能步行的最远距离[8]。6 分钟步行试验（6-minute walk test，6 MWT）显示与最大氧耗量（maximal oxygen consumption，VO_2max）具有很好的相关性且无需实验设备。研究发现在慢性阻塞性肺疾病患者中，可用以米为单位 6 MWT 距离除以 30 来估算 VO_2max（例如，6 MWT 为 450 m，估算的 VO_2max = 450/30 = 15 ml/（kg · min））[9]。其他简易运动试验包括折返步行试验，即患者在相距 10 m 的两个标志物间以固定且逐渐增加的速度步行。距离小于 250 m 与 VO_2max 小于 10 ml/（kg · min）相关[3]。另一项简易试验为运动血氧饱和度检测：患者运动期间血氧饱和度（SpO_2）降低超过 4% 提示存在高风险。

正规的实验室运动试验是评估心肺功能的“金标准”[10]，VO_2max 是开胸手术预后最有用的预测指标。如果术前 VO_2max 低于 15 ml/（kg · min），患者发生并发症与死亡的风险较高，如果术前 VO_2max 低于 10 ml/（kg · min）(35% 正常预计值)，则患者发生并发症与死亡的风险极高[11]。VO_2max 高于 20 ml/（kg · min）(75% 正常预计值）的患者很少有呼吸系统并发症。[作为对照，VO_2max 为 85 ml/（kg · min）的记录由美国自行车运动员 Lance Armstrong 于 2005 年所创造[12]；从那以后几名顶级皮划艇选手和越野滑雪选手已超越了这项纪录。]

肺切除术后右心室功能障碍似乎与被切除的功能性肺血管床量成正比。该功能障碍的确切病因学和持续时间尚不清楚。当患者处于静息状态时，这一血流动力学问题的临床证据很少，但在运动时影响显著，导致肺血管压力升高、心排血量受限，并未出现通常劳累时正常肺血管阻力（pulmonary vascular resistance，PVR）下降的现象[13]。

通气-灌注闪烁扫描

可以通过通气-灌注（V/Q）肺扫描评估要切除的肺或肺叶的术前比重，进一步完善肺切除术后肺功能的预测。如果被切除的肺组织无功能或功能很小，术后肺功能的预测可以相应地修改。这对于全肺切除患者特别有用，术前 FEV_1% 和（或）DLCO 低于 80% 的任何全肺切除患者应考虑行 V/Q 扫描检查。然而，V/Q

扫描在预测肺叶切除术后肺功能时，其作用有限[14]。

检测的组合

没有一项呼吸功能检测显示出充分有效而作为单一的术前评估。术前应在三方面对每位患者行呼吸功能评估——肺呼吸力学、肺换气功能和心肺的相互作用。肺功能的这三方面构成了作为开胸手术前呼吸功能评估基础的“三足凳”方案（框 53.1）。

肺切除术患者术前呼吸功能评估流程见图 53.2。近年来微创手术技术应用的增多对肺癌患者手术可行性的评估产生了重大影响。以往被认为开胸手术有高风险的患者如果采用 VATS 或机器人手术可能不再具有高风险[15]。肺叶切除术中 $ppoFEV_1$ 风险增加的阈值似乎已从开胸手术的不足 40% 变为 VATS 的不足 30%（图 53.3）[16]。ppoDLCO 可能也发生了相同的变化（图 53.4）[17]。

如果患者的 $ppoFEV_1$ > 40%，而手术结束时假定患者处于警醒、温暖和舒适（AWaC）状态，常常可在手术室内拔管。如果 $ppoFEV_1$ > 30%，且运动耐量和肺换气功能超过风险增加阈值，根据相关医疗状况可在手术室内完成拔管。该亚组患者中无法满足心肺功能和换气功能最低标准者，术后应该考虑分阶段脱离机械通气。$ppoFEV_1$ 为 20% ～ 30%，且预计心肺功能和换气功能良好的患者，如果采用胸段硬膜外镇痛或在 VATS 下行切除手术，可以考虑早期拔管。在风险增加患者中，应在术前评估中记录几种相关因素和疾病的存在，并将其考虑纳入术后管理（见后文）。

框 53.1　开胸手术前呼吸功能评估的“三足凳”方案

呼吸力学。最有效检测：$ppoFEV_1$。风险增高阈值：< 30% ～ 40%（见正文）
肺换气功能。最有效检测：ppoDLCO。风险增高阈值：< 30% ～ 40%（见正文）
心肺相互作用。最有效检测：最大氧耗量。风险增高阈值：< 15 ml/（kg · min）

ppoDLCO，预计术后肺一氧化碳弥散量；$ppoFEV_1$，预计术后 1 秒用力呼气量

伴发疾病

心脏疾病

心脏并发症是导致胸科手术患者围术期发病和死亡的第二大最常见病因。

心肌缺血

由于大多数肺切除术患者有吸烟史，因此已具备一项冠心病风险因素。就围术期心肌缺血而言，择期肺切除术被认为是“中危”手术[18]。文献报道的开胸手术后心肌缺血的总体发病率为 5%，术后 2 ～ 3 天达到高峰。除了标准病史、体格检查和心电图检查外，对所有开胸手术前患者心脏病常规筛查试验性价比似乎不高。无创检查适用于有重大（例如，不稳定

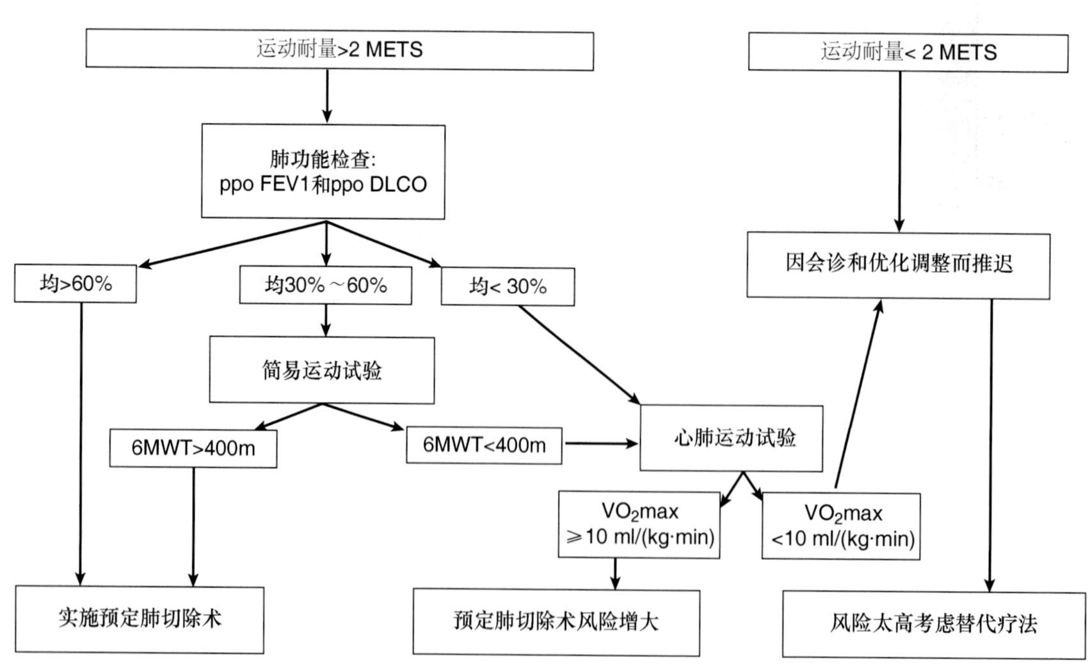

图 53.2　肺切除术患者术前呼吸功能评估流程图（Based on data from Brunelli A，Kim A，et al. Physiological evaluation of the patient with lung cancer being considered for resectional surgery. Chest. 2013；143：e166s-190s；and Licker M，Triponez F，Diaper J，et al. Preoperative evaluation of lung cancer patients. Curr Anesthesiol Rep. 2014；4：124-134.）

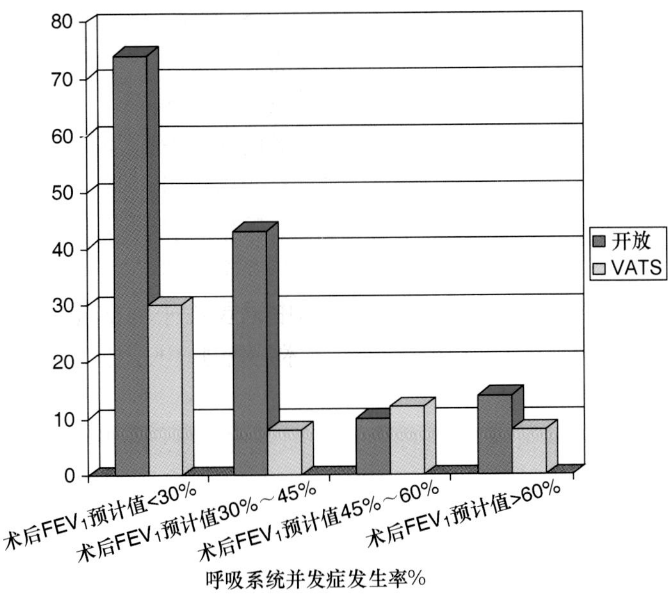

图 53.3　开胸和 VATS 行肺癌肺叶切除术后呼吸系统并发症发生率比较。这是一项非随机回顾性研究。风险增高的阈值从开胸手术组 $ppoFEV_1 < 40\%$ 降至 VATS 手术组 < 30%（Based on data from Berry M，et al. Ann Thorac Surg. 2010；89：1044-1052.）

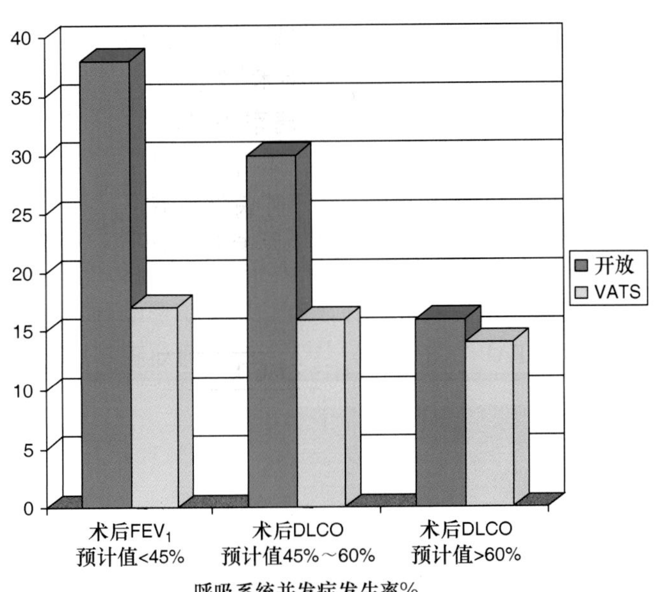

图 53.4　开胸和 VATS 行肺癌肺叶切除术后呼吸系统并发症发生率比较。ppoDLCO 低于 60% 的开胸手术似乎存在风险增加的阈值，VATS 手术阈值无法确定，但本研究中只有极少数患者 ppoDLCO < 40%（Based on data from Berry M，et al. Ann Thorac Surg. 2010；89：1044-1052.）

性心肌缺血、近期心肌梗死、重度瓣膜疾病、严重心律失常）或中等（例如，稳定型心绞痛、陈旧性心肌梗死、既往充血性心力衰竭、糖尿病）心肌损伤风险预测指标的患者。伴有严重冠心病的患者可考虑的治疗选项包括：在肺切除术前或术中，优化药物治疗、冠状动脉成形术或冠状动脉旁路移植术。心肌梗死后行肺切除术的时机总是难以决策。心肌梗死后在病情稳定、接受全面检查且得到优化治疗的患者，可以接受有限的推迟手术 4 ～ 6 周。通常冠状动脉支架植入术后金属裸支架适当延迟 4 ～ 6 周，药物洗脱支架推迟 6 个月[19-20]。手术应推迟至能安全地暂停主要抗血小板药物（阿司匹林除外）[20]。冠心病患者行肺切除术的术前评估应遵循美国心脏病学会的最新指南（参见第 31 章）[21]。

心律失常

心律失常是肺切除术的一种常见并发症，采用 Holter 监测时，术后第一周的发生率为 30% ～ 50%[22]。在这些心律失常中，60% ～ 70% 为房颤。与心律失常发生率增高相关的几项因素包括：肺切除的范围（全肺切除术，60%；肺叶切除术，40%；不切除肺的开胸手术，30%）、心包内剥离、术中失血和患者年龄。胸膜外全肺切除术患者是一类特别高危的群体[23]。

开胸手术后早期两种因素的相互作用导致房性心律失常：①由于永久性（肺切除）或一过性（肺不张、低氧血症）原因导致的肺血管床血流阻力增加，伴随右心张力增加；②交感刺激增强和氧需增加，在术后第二天随着患者活动增加时达到高峰。

在一些经过全肺切除的患者中，右心可能无法充分增加心排血量以满足常见的术后应激。经胸超声心动图研究通过测量三尖瓣反流束（tricuspid regurgitation jet，TRJ）发现，全肺切除术患者在术后第二天而非第一天出现右心室收缩压升高。TRJ 速度的增快与开胸手术后的室上性快速心律失常有关[24]。术前用来评估心肺相互作用的运动试验可以预测开胸术后的心律失常。COPD 患者开胸术后发生心房颤动时，药物控制心率效果更差，常需使用多种药物[25]。

由美国胸外科医师协会撰写的胸科手术后心房颤动防治指南见表 53.1[26]。目前，地尔硫䓬是预防开胸手术后心律失常最有效的药物[19]。房性心律失常似乎是右心功能不全的一种体征，预防并发症并不能解决根本问题。β 肾上腺素受体阻滞剂可能是预防心律失常最有效的药物，但对在反应性气道疾病患者中常规使用存在担心[27]。

充血性心力衰竭

开胸或胸腔镜手术单肺通气（one-lung ventilation，OLV）期间，非通气侧肺有 20% ～ 30% 的分流。如果基础心排血量降低，混合静脉血氧饱和度（mixed venous oxygen saturation，SvO_2）下降会导致动脉血氧饱和度大幅下降。有充血性心力衰竭和（或）心肌病

表 53.1 胸科手术中预防术后心房颤动（atrial fibrillation，AF）建议

所有患者	AF 高风险患者
	包括：前纵隔肿瘤，肺叶切除术，全肺切除术和食管切除术
如果术前服用 β 受体阻滞剂应续用	如果心功能尚好且不服用 β 受体阻滞剂，使用地尔硫䓬
如果血清镁水平低下或怀疑机体总储存耗竭，使用镁剂	考虑使用胺碘酮
	考虑使用他汀类药物

Based on 2014 AATS Guidelines. Frendl G，Sodickson A，et al. J Thorac Cardiovasc Surg. 2014；148：772-791

病史的患者对 OLV 耐受性较差。这类患者需要监测静脉血氧饱和度并使用正性肌力药物维持心排血量。

肺动脉高压

伴有不同程度肺动脉高压［经导管测量平均肺动脉压（PAP）＞ 25 mmHg 或肺动脉收缩压＞ 35 mmHg］[28] 的患者可能接受各种胸科非心脏手术，包括恶性或良性病变的肺切除术、食管手术或血管手术[29]。与肺动脉压正常的患者相比，伴有肺动脉高压的患者行非心脏手术后发生呼吸系统并发症的风险增高，且需延长插管时间[30]。肺动脉高压分类中有五大不同诊断组别，每组又有多个亚组[31]。然而，对于麻醉医师来说，有两大类肺动脉高压：左心系统疾病导致的肺动脉高压和肺部疾病导致的肺动脉高压（框 53.2）。大多数麻醉文献聚焦于伴有潜在心脏疾病的患者[32]。

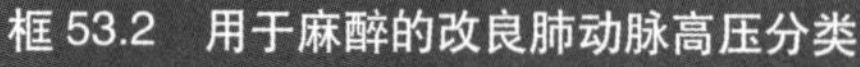
框 53.2 用于麻醉的改良肺动脉高压分类

左心系统疾病	肺部疾病
收缩功能障碍	肺血管疾病
舒张功能障碍	慢性肺病、低氧血症、睡眠呼吸暂停
二尖瓣病变：狭窄、反流	栓塞性肺动脉高压
先天性心脏病	其他：自身免疫性，代谢性等

然而，行非心脏手术患者更可能有继发于肺部疾病的肺动脉高压[33]。在严重慢性肺部疾病中，肺动脉高压的患病率为 40% ～ 50%[34]。

正常情况下，右心室心肌在整个心动周期都有灌注。与肺动脉高压有关的右心室跨壁压和腔内压增高，可能限制收缩期右冠状动脉的灌注，尤其是 PAPs 达到体循环压力水平时。避免低血压是处理这些患者的关键。在实践中，这可能是一个挑战，因为麻醉药通常与体循环阻力（systemic vascular resistance，SVR）降低（例如，丙泊酚和吸入麻醉药）有关，且对 PVR 的作用效应不一。氯胺酮或依托咪酯对继发于肺部疾病的肺动脉高压的麻醉诱导有帮助[35]。正性肌力药物和强心扩血管药物，如多巴酚丁胺和米力农可能改善继发于左心系统疾病的肺动脉高压患者的血流动力学。但是，它们会降低体血管张力和导致心动过速，并可能导致继发于肺部疾病的肺动脉高压患者的血流动力学恶化。为了维持体循环动脉血压超过肺动脉压，通常使用血管升压药，如去氧肾上腺素或去甲肾上腺素[36]。血管加压素也用于维持体循环压。血管加压素似乎能显著升高收缩压而不影响肺动脉高压患者的 PAP（图 53.5）[37-38]。重度肺动脉高压患者

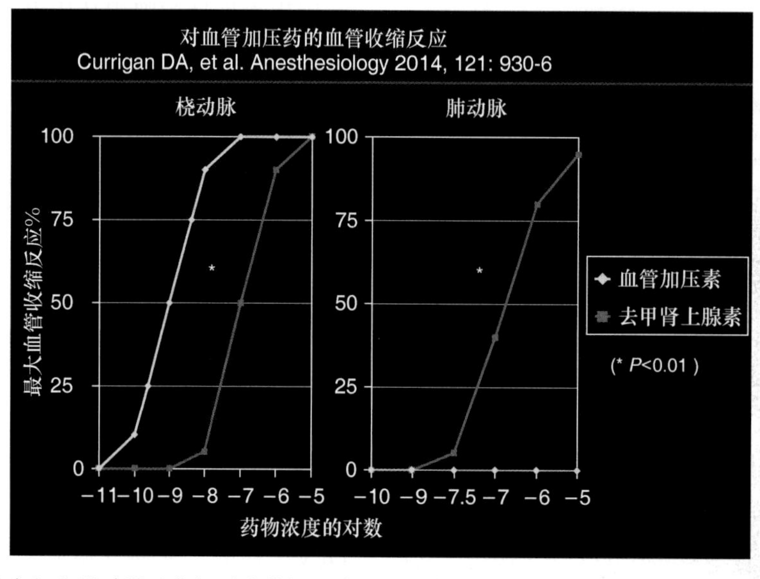

图 53.5 离体人类桡动脉（左）和肺动脉（右）对血管加压素和去甲肾上腺素最大收缩力的剂量-反应曲线。所有血管收缩药物研究（包括去氧肾上腺素和间羟胺）在以上两种动脉均有相似的剂量-反应曲线，除了血管加压素，其在肺动脉未显示收缩效应（Based on data from：Currigan DA，Hughes RJA，Wright CE，et al. Vasoconstrictor responses to vasopressor agents in human pulmonary and radial arteries. Anesthesiology. 2014；121：930-936.）

应考虑吸入选择性肺动脉扩张剂（框 53.3）。包括一氧化氮（10～40 ppm）[39]或雾化前列腺素［前列环素：50 ng/（kg・min）］（图 53.6）[40]。

目前，非心脏胸科手术的肺动脉高压患者术中监测的基础依然是肺动脉导管。然而，仅凭肺动脉数据可能会误导这些患者。肺动脉压升高几乎总是不良体征。而肺动脉压降低可能是提示肺血管舒张的良好体征，或可能是提示即将发生右心室失代偿的更差的体征。因此，需将肺动脉压数据与心排血量或混合静脉血氧饱和度数据相结合解读。经食管超声心动图（transesophageal echocardiography，TEE）也有助于胸科手术中监测右心功能。超声心动图技术的进步可能在不久的将来使对右心室功能的持续客观监测成为可能[41]。

尽管在伴有肺动脉高压的产科患者中已有多例成功使用腰段硬膜外镇痛和麻醉的报道[42]，肺动脉高压患者接受胸段硬膜外镇痛的报道还十分少见。肺部疾病导致的肺动脉高压患者似乎极度依赖心脏交感神经张力来维持血流动力学的稳定。动物实验表明，采用胸段硬膜外或腰段硬膜外阻滞，对右心室后负荷升高的血流动力学反应很不一致。在一项研究中，采用局部麻醉药腰段硬膜外阻滞的动物，其右心室收缩力随着后负荷增加而增加，与未神经阻滞的动物反应性相似。胸段硬膜外阻滞的心交感神经阻断效应消除了这一收缩力增强现象（图 53.7）[43]。由于这些患者术后呼吸系统并发症风险增加，常希望术后采用胸段硬膜外镇痛。但是，这些患者通常需要在胸段硬膜外局部镇痛期间小剂量输注正性肌力药物或血管加压药，可能需要持续中心静脉导管留置和入住重症监护病房。椎旁神经阻滞镇痛与胸段硬膜外镇痛相比，在心功能正常患者中开胸术后血流动力学更稳定[44]，但尚未在肺动脉高压患者中进行专门研究。

框 53.3 继发于肺部疾病的肺动脉高压的处理原则

1. 尽可能避免低血压和扩血管麻醉药
2. 氯胺酮不会加重肺动脉高压
3. 用血管加压药维持平均收缩压：去甲肾上腺素、去氧肾上腺素和血管加压素
4. 必要时使用吸入性肺血管扩张剂（一氧化碳、前列环素）而非静脉内血管扩张药
5. 监测心排血量

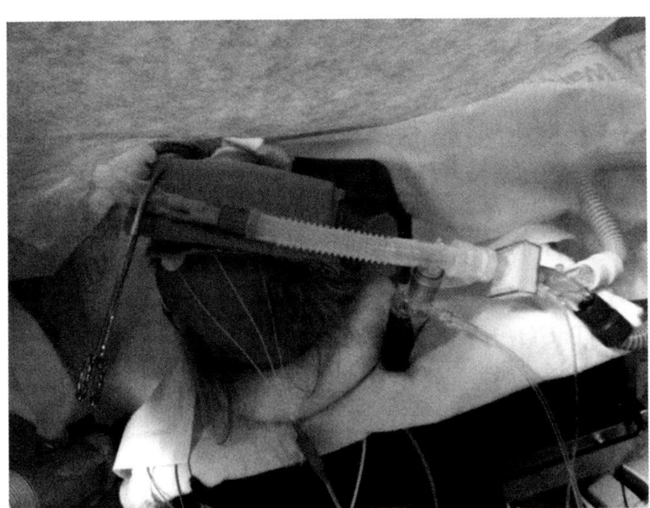

图 53.6 前列环素可被持续输入标准的麻醉回路并滴定至所需剂量。图中肺动脉高压患者行胸科手术单肺通气时，前列环素通过雾化经双腔管输送至通气侧肺

年龄

肺切除没有最高年龄临界值[4]。在一项系列研究中[45]，80～92 岁年龄组患者的手术死亡率为 3%，这是一个可敬的数字。然而，呼吸系统并发症发生率（40%）是年轻人群的两倍；心脏并发症发病率（40%），特别是心律失常，几乎是年轻患者的 3 倍。在老年患者中，开胸手术应被看作心脏并发症发生的高危手术，心肺功能是术前评估最重要的部分。老年胸科手术的心脏评估流程见图 53.8。尽管老年患者肺叶切除术的死亡率是可以接受的，但是全肺切除术，尤其是右全肺切除术的死亡率过高[46]。全肺切除术后的生活质量明显低于切除范围较小的肺切除术[47]。因此，应尽可能采用保留肺组织切除术。全肺切除术在所有肺癌切除术中所占的比例已降至 15 年前的 1/3 左右[48]。运动耐量似乎是决定老年患者预后的主要

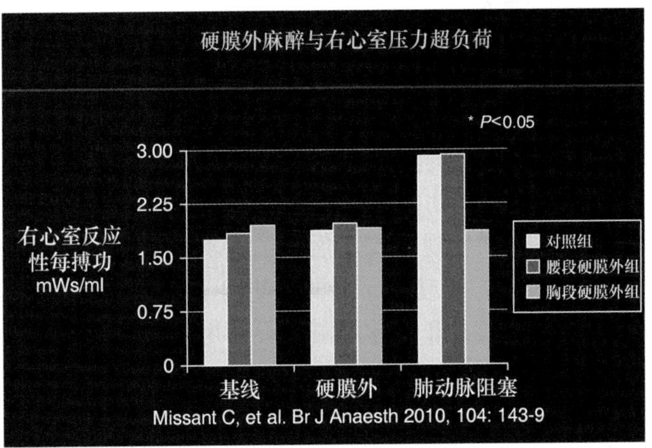

图 53.7 右心室反应性每搏功是右心室收缩力的一项参数，在三组麻醉的猪中进行测量：对照组，无硬膜外组；腰段硬膜外组；胸段硬膜外组。在任何研究组中，硬膜外注射布比卡因对右心室功能无影响。随后在主肺动脉内气囊充气（肺动脉阻塞），右心室后负荷增加并导致对照组和腰段硬膜外组右心室收缩力代偿性增强，而胸段硬膜外组无此现象（Based on data from Missant C，Claus P，Rex S，Wouters PF. Differential effects of lumbar and thoracic epidural anaesthesia on the haemodynamic response to acute right ventricular pressure overload. Br J Anaesth. 2009；104：143-149.）

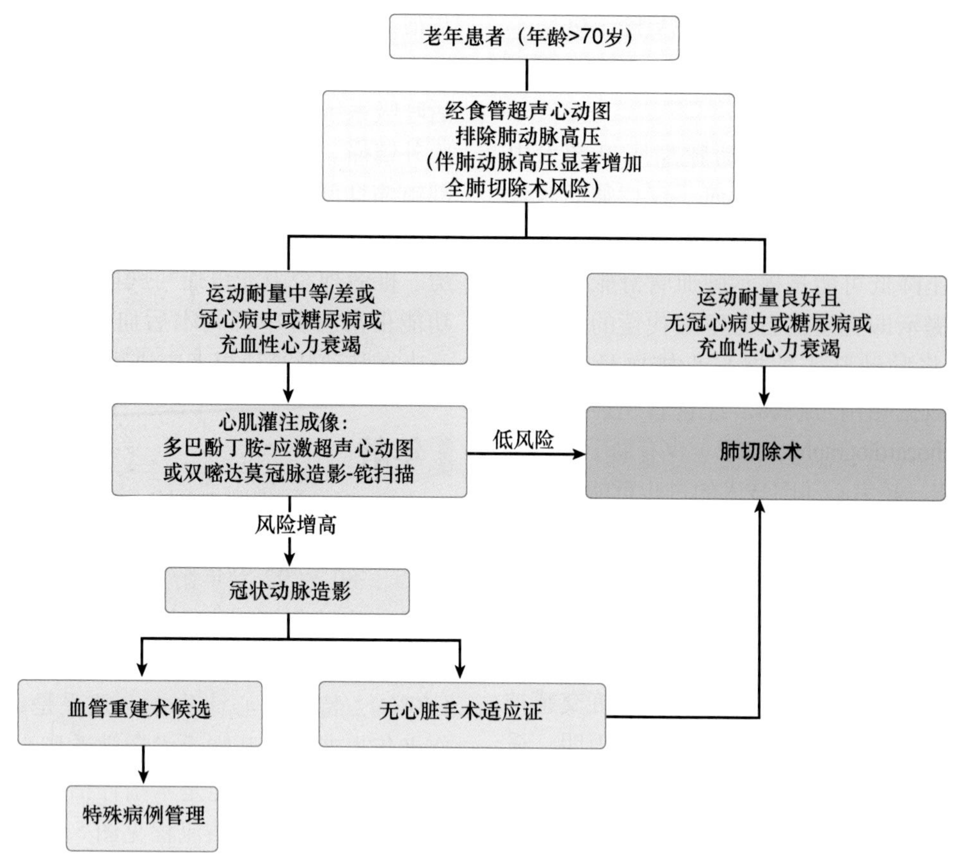

图 53.8 老年患者胸科（非心脏）手术前心脏评估流程图

因素。作为最低限度的心脏检查，老年患者应行经胸超声心动图检查以排除肺动脉高压。

肾功能不全

肺切除术后肾功能不全以前与高死亡率有关。Golledge 与 Goldstraw[49]报道了开胸手术术后血清肌酐显著升高患者的围术期死亡率为 19%（6/31），相比较未显示任何肾功能异常患者的死亡率为 0%（0/99）。更近的报道未发现开胸术后肾功能不全与术后死亡率增加有关[50]。肾功能不全的预测因子包括：术前高血压、血管紧张素Ⅱ受体阻滞剂、使用羟乙基淀粉和开胸手术。

慢性阻塞性肺疾病

胸科手术患者群中最常见的合并症是 COPD，其包含三种病变：肺气肿、周围气道病变和慢性支气管炎。每位患者可能存在一种或全部病变，但患者的主要临床特征是呼气气流受损[51]。根据预计值 FEV_1% 评估 COPD 的严重程度。美国胸科学会将 FEV_1% 高于预计值 50% 定为Ⅰ级；35% ～ 50% 定为Ⅱ级；低于 35% 定为Ⅲ级。Ⅰ级患者不应有显著的呼吸困难、低氧血症或高碳酸血症，如果出现这些症状应考虑其他原因。

呼吸驱动

许多Ⅱ级或Ⅲ级 COPD 患者静息时 $PaCO_2$ 升高。依照病史、体格检查或肺功能检测无法区分这些“CO_2 潴留”和非潴留患者[52]。CO_2 潴留更多地与无法维持肺机械功能低下患者保持正常 $PaCO_2$ 所需的呼吸功（work of respiration，W_{Resp}）增加有关，而这主要不是源于呼吸调控机制的改变。过去认为，慢性低氧 / 高碳酸血症患者依赖低氧刺激作为通气驱动，而对 $PaCO_2$ 不敏感。这解释了临床上观察到的初期呼吸衰竭 COPD 患者在吸入高浓度氧（fraction of inspired oxygen，FiO_2）可能出现高碳酸血症性昏迷。实际上，这类 $PaCO_2$ 升高患者仅有少部分是由通气驱动下降所致，因为分钟通气量基本不变[53]。因高 FiO_2 所致的 $PaCO_2$ 升高引起了由局部缺氧性肺血管收缩（hypoxic pulmonary vasoconstriction，HPV）减少[54]，通过使灌注从 V/Q 匹配相对正常的肺区域向 V/Q 比率极低的区域再分布的肺泡通气相对不足，肺泡无效腔和分流增加，这也是 Haldane 效应的结果[55]。然而，这些患者术后必须给氧以防止与无法避免的功能残气量（function residual capacity，FRC）下降有关的低氧血症。应预见并监测相应的 $PaCO_2$ 升高。为了术前区分这些患者，所有Ⅱ级或Ⅲ级 COPD 患者均需行动脉血气分析。

夜间低氧血症

COPD 患者睡眠中氧饱和度下降频率和严重程度比正常患者更高[56]。这是由于所有患者快速动眼相（REM）睡眠期间浅快呼吸模式所致。对于呼吸空气的 COPD 患者而言，这将导致呼吸无效腔 / 潮气量（V_D/V_T）比率显著升高和肺泡氧分压（PAO_2）与 PaO_2 下降。这不是睡眠呼吸暂停低通气综合征（sleep apnea/hypoventilation syndrome，SAHS）。COPD 患者 SAHS 的发病率并不增加。

右心室功能不全

多达 50% 的 COPD 患者存在右心室功能不全。功能不全的右心室对后负荷的突然增加耐受较差[57]，如由自主呼吸转变为控制通气[58]。当肺动脉压升高时，右心室功能对维持心排血量至关重要。COPD 患者锻炼时并不像正常人那样右心室射血分数增加。反复发作的慢性低氧血症是导致右心室功能不全的原因，并最终发展为肺源性心脏病。与 COPD 患者一样，尽管肺组织正常仍有发作性低氧血症的患者（如中枢性肺泡通气不足、SAHS）[59]也发生相同的继发性心脏问题。唯一能改善 COPD 患者远期生存率并降低右心劳损的疗法是提高吸入氧浓度。静息时 PaO_2 低于 55 mmHg，运动时低于 44 mmHg 的 COPD 患者应在家中吸氧。吸氧目标是维持 PaO_2 在 60 ～ 65 mmHg。与慢性支气管炎患者相比，肺气肿型 COPD 患者的心排血量和混合静脉血氧分压往往下降，却可维持较低的肺动脉压。

肺大泡

许多中、重度 COPD 患者会出现肺实质囊性气腔样改变，称作肺大泡。这些肺大泡往往在占据一侧胸腔 50% 以上时才出现症状，此时患者除了阻塞性肺疾病还有限制性肺疾病的表现。肺大泡实际上是肺内结构性支撑组织丧失的局部区域伴周围肺实质弹性回缩（图 53.9）。肺大泡内的压力实际上是整个呼吸周期中周围肺泡内的平均压力。这意味正常自主呼吸时，肺大泡内的压力与周围的肺实质相比，实际上存在轻微负压[60]。然而，只要进行正压通气，肺大泡内的压力相对于邻近肺组织会变成正压并扩张有明显的破裂、张力性气胸和支气管胸膜瘘的风险。肺大泡患者只要保持较低的气道压，并在需要时有充分的专业人员和即刻使用的设备插入胸腔引流和实施肺隔离，仍可安全地使用正压通气。肺大泡切除术患者的管理将在本章的后面讨论。

气流受限

静息时重度 COPD 患者即使以潮气量呼气时，也常常存在“气流受限”[61]。正常患者只有在做用力呼气动作时才会出现气流受限。呼气过程中，当胸内气道出现等压点（equal pressure point，EPP）时会出现气流受限。正常患者平静呼气时，由于从肺泡传递来的上行弹性回缩压的存在，气道腔内压总是高于胸膜腔内压。这种弹性回缩压的作用随着气流在气道内下行而减小。当用力呼气的胸膜腔内压可能在某一点与气道腔内压相等，该点就是 EPP，随后其限制了呼气气流。然后，在指定的肺容量下，无论如何用力呼气也不会增加气流[62]。

气流受限特别容易发生于肺气肿患者，其主要问题在于肺弹性回缩丧失和显著的劳力性呼吸困难。由于呼吸肌、胸廓和 EPP 远端气道内的机械刺激感受器受刺激，气流受限可引起呼吸困难。任何呼吸功增加

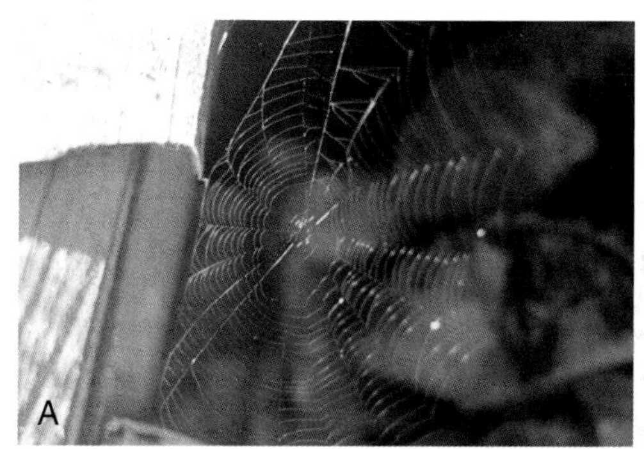

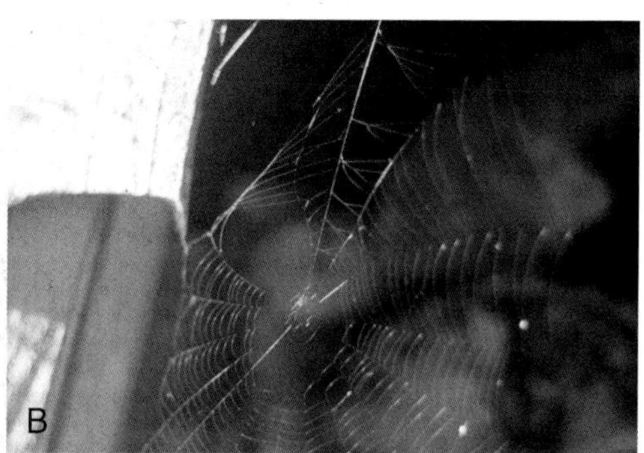

图 53.9 A，以蜘蛛网作为肺模型演示肺大泡的病理生理。B，切断蜘蛛网一格导致弹性回缩将蜘蛛网从失去结构支撑的区域拉开形成大泡。尽管大泡周围的小格看似被压缩，但这只是因弹力的再分布，不是大泡内正压引起周围出现压缩现象（Reproduced with permission from Slinger P. Principles and Practice of Anesthesia for Thoracic Surgery. New York：Springer；2011.）

均可加重呼吸困难。这种由过度膨胀的肺泡对气道造成的可变机械性压迫是肺气肿气流受阻的主要原因。

由肺部动态过度充气所致的正压通气的使用使严重气流受限患者处于血流动力学崩溃的风险。即使诱导时用皮囊/面罩行手法通气的轻微气道正压也可导致低血压，因为这些患者的吸气阻力没有增加，而有显著的呼气梗阻。其中某些患者出现“Lazarus”综合征，即只有在中断复苏和正压通气后患者才能从心搏骤停中恢复[63]。

自发性呼气末正压

严重 COPD 患者常在肺泡压降至大气压水平之前中断呼气的方式呼吸。这一不全呼气由多种因素造成，包括气流受限、呼吸功增加和气道阻力增加。这种呼气中断导致呼气末肺容量增高超过 FRC。这种静息时肺泡内呼气末正压（end-expiratory pressure，PEEP）被称为自发性 PEEP（auto-PEEP）或内源性 PEEP。自主呼吸时，吸气开始前，胸膜腔内压必须降至抵消 auto-PEEP 的水平。因此，COPD 患者在呼气负荷已增加的基础上可能还有吸气负荷的增加。

机械通气时 auto-PEEP 变得更加重要。它直接与潮气量成正比，与呼气时间成反比。标准麻醉呼吸机压力计检测不到 auto-PEEP 的存在。可以通过呼气末气流中断来测量，这在大多数重症监护呼吸机上都有。大多数行 OLV 麻醉的 COPD 患者都存在 auto-PEEP[64]。

COPD 的术前治疗

有四种可治疗的 COPD 并发症必须在开胸术前初次评估时积极寻求并开始治疗。包括肺不张、支气管痉挛、呼吸道感染和肺水肿（表 53.2）。肺不张损害局部肺组织淋巴细胞和巨噬细胞功能，容易诱发感染。有 COPD 的患者肺水肿通过听诊可能很难诊断，并可能出现异常的影像学分布（例如单侧肺上叶）。支气管高反应可能是充血性心力衰竭的症状或可能代表可逆性气道梗阻加重。所有 COPD 患者应根据其症状接受最大化的扩张支气管治疗。只有 20% ～ 25% 的 COPD 患者对皮质激素治疗有反应。对于经拟交感神经能和抗胆碱能支气管扩张剂控制较差的患者，试用糖皮质激素治疗可能有益。

表 53.2 COPD 患者麻醉前需治疗的合并症

病症	诊断方法
支气管痉挛	听诊
肺不张	胸部放射检查
感染	病史、痰液检查
肺水肿	听诊、胸部放射检查

理疗

当 COPD 患者术前启动强化胸部理疗的围术期计划时，术后发生肺部并发症较少[65]。在不同模式中［咳嗽和深呼吸、激励性肺功能锻炼、PEEP、持续气道正压（CPAP）］，没有被明确证明的较好方法。家属或非理疗医务人员可经简单培训实施有效的术前胸部理疗，应在术前初步评估时安排这项工作。即使最严重的 COPD 患者，也可能通过理疗计划改善运动耐量。理疗少于一个月效果不明显。痰多的 COPD 患者胸部理疗的获益最大。

涉及胸部理疗、运动、营养和宣教的全面肺康复治疗计划可以改善严重 COPD 患者的肺功能[66]。这些计划往往需要持续数月，通常对恶性肿瘤切除术不可行，但对于非恶性肿瘤肺切除术的严重 COPD 患者，应考虑康复计划。恶性肿瘤切除术前的短期康复计划的益处尚未被充分评估。

吸烟：胸科手术患者术前戒烟超过 4 周肺部并发症降低[67]。如果停止吸烟超过 12 h，血液中碳氧血红蛋白浓度降低[68]。患者术后避免吸烟尤其重要。吸烟延长了组织低氧血症的时间。伤口组织的氧分压与伤口愈合和抗感染能力有关。如果患者术前短期戒烟（＜ 8 周），肺部并发症无反弹性增高[69]。强化戒烟干预是最成功的措施[70]。

原发性胸部肿瘤

大多数行肺部大手术的患者有某些类型的恶性肿瘤。由于不同类型的胸部恶性肿瘤对手术和麻醉有不同的影响，对麻醉医师而言了解一些这些肿瘤的临床表现和生物学知识很重要。迄今为止，最常见的肿瘤是肺癌。北美每年新诊断肺癌患者超过 200 000 例，全球超过 120 万例。在 1940—1970 年间吸烟率达到高峰之后，肺癌是目前北美男女两性癌症死亡的首要原因[71]。

肺癌大致分为小细胞肺癌（small cell lung cancer，SCLC）和非小细胞肺癌（non-small cell lung cancer，NSCLC），其中约 75% ～ 80% 是 NSCLC。其他较少见且恶性程度较低的肿瘤包括类癌瘤（典型和非典型）和腺样囊性癌。与肺癌相比，原发性胸膜肿瘤较罕见。它们包括局限性胸膜纤维瘤（以往称为良性间皮瘤）和胸膜恶性间皮瘤。高达 80% 的胸膜恶性间皮瘤与暴露于石棉有关，其剂量-反应关系并不总是很明显，即使短暂暴露亦可致病。由于肿瘤出现临床症状前的潜伏期可能长达 40 ～ 50 年，因而往往难以了解患者的接触史。

吸烟与约 90% 的肺癌发生有关，而肺癌的流行随着吸烟的流行，滞后约 30 年[72]。其他环境因素包括石棉和氡气（一种铀的自然衰变产物），氡气和烟雾一起发挥致癌物作用。对于每天一包的吸烟者，其一生的肺癌风险约为 1/14。假如目前的死亡率保持不变，在这 10 年内癌症将超过心脏病成为北美的首要致死原因。

非小细胞型肺癌

这类病理机制不同的肿瘤包括鳞状细胞癌、腺癌和大细胞癌。手术治疗的 5 年总生存率接近 40%。这个看似较低数值必须估计非手术患者 5 年生存率不足 10% 来观察。尽管并非总能在术前明确特定肺部肿瘤的病理状况，但依据之前的细胞学检查、支气管镜检查、纵隔镜检查或经胸穿刺抽吸活检，很多患者在麻醉前评估时已有明确的组织学诊断。这是麻醉医师术前需要了解的有用信息。表 53.3 列出了不同类型肺癌特殊的麻醉处理特点。

鳞状细胞癌

NSCLC 的这一亚组与吸烟密切相关。肿瘤往往体积大，转移比其他类型较晚。其引起的临床症状与大范围占据支气管内空间的巨大肿块的局部作用有关，如空洞、咯血、阻塞性肺炎和上腔静脉综合征，并侵犯主支气管、气管、隆嵴和肺动脉主干。高钙血症可能与这型肿瘤分泌甲状旁腺样因子有关，不是肿瘤骨转移所致。

腺癌

腺癌是目前男女两性中最常见的 NSCLC。这些肿瘤往往是周围型的，且在病程中常较早出现转移，易尤其是脑、骨骼、肝和肾上腺。常侵犯肺外结构，包括胸壁、膈肌和心包。几乎所有肺上沟瘤都是腺癌。腺癌可以分泌多种副肿瘤代谢因子，如生长激素和促肾上腺皮质激素。肥大性肺骨关节病（hypertrophic pulmonary osteoarthropathy，HPOE）与腺癌极其相关。

表 53.3　不同类型肺癌的麻醉注意事项

类型	注意事项
鳞状细胞癌	中央型病变（占大部分） 常伴有支气管内肿瘤 肿块作用：梗阻、空洞化 高钙血症
腺癌	周围型病变 肺外侵犯常见 多数为肺上沟瘤 生长激素、促肾上腺皮质激素 肥大性骨关节病
大细胞癌	大的空洞型外周肿瘤 与腺癌类似
小细胞癌	中央型病变（占大部分） 通常不适合手术 副瘤综合征 Lambert-Eaton 综合征 生长速度快 转移早
类癌	近端型、支气管内 支气管梗阻伴远端肺炎 血管丰富 良性（占大部分） 与吸烟无关 5 年生存率＞ 90% 类癌综合征（罕见）

支气管肺泡癌是腺癌的一个亚型，与吸烟无关。在早期阶段，肿瘤细胞沿着肺泡膜形成薄层，不破坏肺泡结构。由于其肺外转移的倾向低，多病灶支气管肺泡癌可行肺移植治疗[73]。

大细胞型未分化癌

这是一类最少见的 NSCLCs。瘤体通常较大，常为空洞型的周围型肺癌。快速生长可能导致广泛转移，与腺癌类似。

小细胞肺癌

这种神经内分泌源性的肿瘤出现时就被看作是转移性的，通常被看作内科疾病非外科疾病。手术治疗仅适用于极少数情况。其分期系统与 NSCLC 不同，简单地分为局限期和广泛转移期。采用联合化疗（依托泊苷 / 顺铂或环磷酰胺 / 阿霉素 / 长春新碱）治疗局限期 SCLC 为超过 80% 的患者提供了客观缓解率。此外，这些患者通常接受对原发肺部肿瘤的积极放疗和预防性的颅脑照射。尽管初期有反应，但肿瘤不可避免地会复发，且对进一步治疗相当抵抗。总体生存率不足 10%。广泛转移期病变可根据需要采取化疗和姑息性放疗。

已知SCLC因能生成肽类激素和抗体，可引起各种副瘤综合征。其中最常见的是低钠血症，通常是由于抗利尿激素分泌异常所致（抗利尿激素分泌异常综合征）。由促肾上腺皮质激素异位分泌造成的Cushing综合征和皮质醇增多症也很常见。

一种罕见的与小细胞肺癌有关的神经副瘤性综合征称为Lambert-Eaton（也称Eaton-Lambert）肌无力综合征，它是由于神经末梢释放乙酰胆碱功能障碍所致。通常表现为近端下肢无力和疲劳，运动可使其暂时得到改善。可通过肌电图确诊，表现为高频刺激引起异常动作电位的波幅增加。与真正的重症肌无力患者相似，肌无力综合征患者对非去极化肌松剂极为敏感，但对抗胆碱酯酶拮抗剂反应差[74]。需要注意的是，患者可能存在膈肌和呼吸肌受累的亚临床表现。胸段硬膜外镇痛已被用于这些患者开胸术后，无并发症发生。这类患者肺癌切除后神经肌肉功能可能得到改善。

类癌瘤

神经内分泌肿瘤涵盖了从恶性程度最高的SCLC到最良性的典型类癌的一系列疾病，类癌瘤是其中的一部分。典型类癌切除术后的五年生存率超过90%。全身性转移少见，而类癌综合征是由于血管活性介质异位合成所致，通常见于已转移到肝的肠源性类癌瘤。非典型类癌瘤侵袭性更高且可能发生转移。支气管镜切除术中，类癌瘤可诱发术中血流动力学危象或冠状动脉痉挛[75]。麻醉医师应准备处理对常用缩血管药物无反应患者的严重低血压，且需使用特异性拮抗剂奥曲肽或生长抑素[76]。

胸膜肿瘤

胸膜局部纤维瘤通常是与壁胸膜或脏胸膜相连的大的占位性肿块。它们可以是良性的，也可以是恶性的。

恶性胸膜间皮瘤与暴露于石棉密切相关。在过去15年中，加拿大的发病率几乎增加了一倍。随着含石棉产品的逐步淘汰和暴露与诊断间的长潜伏期，预计未来10年不会出现高峰发病率。肿瘤最初在脏胸膜和壁胸膜之间增殖，通常形成血性积液。受胸腔积液的影响，大多数患者出现劳力性呼吸气促或困难。胸腔穿刺常可缓解症状，但几乎无法确诊。VATS胸膜活检是确诊最有效的方法，在相同的麻醉药作用下实施滑石粉胸膜固定术治疗胸腔积液。

恶性胸膜间皮瘤对治疗反应差，中位生存时间不到1年。处于疾病早期的患者可考虑行胸膜外全肺切除术，但难以确定是否能提高生存率。最近，几个研究小组报道了联合放疗、化疗和手术治疗可提高疗效。胸膜外全肺切除术手术范围大，术中和术后潜在并发症较多[77]。裸露的胸壁或大血管结构造成的失血总是危险的。与膈肌和心包切除术相关的并发症是全肺切除术的额外风险。

肺癌患者的评估

肿瘤患者初始评估时应对与恶性肿瘤相关的“4 Ms”进行评估（框53.4）：肿块效应（mass effects）、代谢异常（metabolic abnormalities）、转移（metastases）和药物治疗（medications）。应考虑患者是否用过加剧氧诱发肺毒性的药物，如博来霉素[78]。博来霉素不用于治疗原发性肺癌，但对源自生殖细胞的肺转移性肿瘤患者，通常会先接受博来霉素治疗。尽管之前的博来霉素治疗与吸入高浓度氧所致肺毒性之间的关联有据可查，但对该关联的细节仍不清楚（即氧的安全浓度和使用博来霉素后的安全期）。最安全的麻醉处理方法是对任何接受过博来霉素治疗的患者，在保障安全和密切监测血氧饱和度的前提下，尽量使用最低的吸入氧浓度。我们曾见过术前接受顺铂化疗的肺癌患者，当术后使用非甾体抗炎药（NSAIDs）时出现血清肌酐升高。为此，对于近期接受过顺铂治疗的患者，我们不常规使用NSAIDs。

术后镇痛

应在初次术前评估时讨论并制订患者的术后镇痛方案。术后镇痛相关内容将在本章最后进行讨论。很多技术优于按需胃肠外（肌注或静脉注射）单独使用阿片类药物镇痛。在麻醉性镇痛药的基础上，可以加用其他技术如椎管内阻滞、椎旁阻滞和抗炎药。硬膜外技术已被证明能确实减少高风险患者开胸术后发生呼吸系统并发症[2]。持续椎旁神经阻滞也能提供相同的镇

框53.4 肺癌患者的麻醉注意事项（“4 Ms”）

1. 肿块效应：阻塞性肺炎、肺脓肿、上腔静脉综合征、气管支气管扭曲、Pancoast综合征、喉返神经或膈神经麻痹、胸壁或纵隔扩张
2. 代谢异常：Lambert-Eaton综合征、高钙血症、低钠血症、Cushing综合征
3. 转移：尤其是转移到脑、骨骼、肝和肾上腺
4. 药物治疗：化疗药物、肺毒性（博来霉素、丝裂霉素）、心脏毒性（阿霉素）、肾毒性（顺铂）

痛效果，且出现阻滞失败率较低和副作用较少[79]。

在初次麻醉前评估时应将各种开胸术后镇痛方式的风险和益处向患者讲解清楚。应注意患者是否具有对特定镇痛方法的潜在禁忌证，如凝血功能障碍、脓毒症或神经系统疾病。如果患者要使用预防性抗凝药并选择采用硬膜外镇痛，需合理安排使用抗凝药和放置椎管内导管的时机。美国区域麻醉学会（American Society of Regional Anesthesia，ASRA）指南建议在导管放置前间隔 2 ～ 4 h 或导管放置后间隔 1 h 预防性给予肝素[80]。低分子肝素（low-molecular-weight heparin，LMWH）的使用建议和注意事项为：①小剂量 LMWH 后最少间隔 12 h 和②大剂量 LMWH 后最少间隔 24 h 后放置导管。

术前用药

对于肺切除术患者，我们术前并不常规使用镇静药或镇痛药。一般是在建立有创监测和放置导管前即刻静脉注射短效苯二氮䓬类镇静药行轻度镇静。对于分泌物较多的患者，止涎剂（如格隆溴铵）有助于纤维支气管镜定位双腔支气管导管（DLT）或支气管堵塞导管。可以通过口服或在外周静脉置入后即刻经静脉给药来代替肌内注射给药。胸科手术患者预防性短期静脉应用抗生素（如头孢菌素）是常规方法。如果有些医院习惯在患者入手术室前使用抗生素，则在术前应开出医嘱。对头孢菌素或青霉素过敏患者的处理必须在初次术前访视时就考虑好。

初次术前评估小结

初次术前评估应考虑的麻醉注意事项见框 53.5。特别是必须注意与患者呼吸系统并发症相关的危险因素，这些因素是导致胸科手术后患者并发症和死亡的主要原因。

末次术前评估

对大多数胸科患者的末次术前评估是在其进入手术室之前即刻进行的。此时最重要的是回顾初次术前评估的资料和当时开具检查的结果。另外，其他两个影响胸科麻醉的特殊内容也需评估：①难以肺隔离的可能性和② OLV 时氧饱和度下降的风险（框 53.6）。

框 53.5 胸科手术初次麻醉前评估

1. 所有患者：评估运动耐量、肺功能测定、讨论术后镇痛、戒烟
2. $ppoFEV_1$ 或 DLCO < 60% 的患者：运动试验
3. 癌症患者：考虑“4 Ms”：肿块效应、代谢异常、转移、药物治疗
4. COPD 患者：动脉血气、理疗、支气管扩张剂
5. 肾脏风险增加：测定肌酐与血尿素氮水平

困难支气管插管

困难支气管插管最有用的预测工具是胸部影像学检查（图 53.10）。

麻醉医师在麻醉诱导前应查看胸部影像，因为放射科医师和外科医师的影像报告都不会对肺隔离作特殊考虑。普通胸片上无法查出的一些远端气道问题有时在 CT 扫描上可以看到：气管远端侧方受压，所谓的“剑鞘样”气管，左侧开胸术在使用左侧 DLT，对右肺进行通气时引起气管腔堵塞[81]。同样，影响支气管导管放置的主支气管外压性狭窄或腔内梗阻只能在 CT 扫描上发现。成功的下呼吸道管理的主要因素是基于术前评估的预测与准备。上呼吸道和下呼吸道困难患者肺隔离的管理将在本章后续部分讨论。

框 53.6 胸科手术末次麻醉前评估

1. 回顾初次评估和检查结果
2. 评估肺隔离的难度：阅读胸片及 CT 扫描结果
3. 评估 OLV 时低氧血症的风险

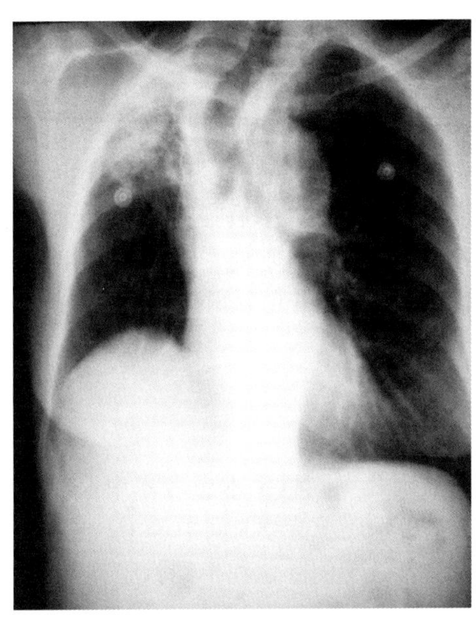

图 53.10 一例 50 岁女性的术前胸片，有肺结核病史和右上肺叶切除史，近来咯血，拟开胸行右侧全肺切除术。通过查看胸片很容易看出该患者放置左侧双腔管存在问题，但在放射科医师的报告中未提及。麻醉医师必须在术前单独检查胸部影像以预测肺隔离的问题（Reproduced with permission from Slinger P. Principles and Practice of Anesthesia for Thoracic Surgery. New York：Springer；2011.）

预测单肺通气时氧饱和度下降

大多数情况下可以确定开胸手术 OLV 期间氧饱和度下降风险最大的那些患者。与 OLV 期间氧饱和度下降相关的因素列表见框 53.7。在氧饱和度下降的高风险患者中，OLV 时应采取预防措施降低这类风险。最有效的预防措施是非通气侧肺采用 CPAP（2 ～ 5 cmH_2O 氧气）和（或）通气侧肺加用 PEEP（参见“OLV 期间低氧血症的治疗”）。

OLV 时 PaO_2 最重要的预测指标是双肺通气时的 PaO_2，尤其是术中 OLV 之前，侧卧位双肺通气时的 PaO_2[82]。术前 V/Q 扫描中，非手术侧的灌注或通气比例也与 OLV 期间的 PaO_2 相关[83]。如果术前手术侧肺由于单侧病变已有低灌注，OLV 期间患者氧饱和度不可能降低。OLV 期间开胸侧对 PaO_2 有影响。因为左肺比右肺小 10%，左肺塌陷时分流量较少。在一组患者中，左侧开胸手术时的平均 PaO_2 较右侧开胸时高约 70 mmHg[84]。最后，阻塞性肺疾病的严重程度与 OLV 期间 PaO_2 呈负相关。如果其他因素不变，术前肺功能测定存在严重气流受限的患者 OLV 期间的 PaO_2 往往要高于术前肺功能检查正常的患者（这将在后面的“麻醉管理”中讨论）[85]。

再次胸科手术的评估

肺癌术后幸存的患者是原发肿瘤复发或出现第二原发肿瘤的高危人群。据估计，每年第二原发肺肿瘤的发病率为 2%。常规小剂量螺旋 CT 筛查可能提高早期检出率[86]。再次开胸手术患者应采用与首次手术相同的流程进行评估。术后呼吸功能的预计值应根据术前肺呼吸力学、换气功能、运动耐量和切除的功能性肺组织量来计算，并用以识别风险增加患者。

术中监测

需要强调几点胸科手术患者术中监测特殊要点。大部分这类手术属于持续时间中等（2 ～ 4 h）的大手术，并在患者处于侧卧位和半侧胸腔打开的情况下实施。因此，所有这类患者应考虑监测和维持体温与液体量。由于手术通常在侧卧位下进行，因此在最初患者处于仰卧位时放置好监测，在患者变换体位后必须重新检查定位。手术开始后如果出现并发症，难以增加额外的监测，尤其是有创血管监测。因此，权衡利弊，通常倾向于在一开始就积极地建立有创监测。监测的选择应以可能发生并发症的情况为指导（见表 53.4）。

框 53.7　OLV 期间与氧饱和度下降风险增加的相关因素

1. 术前肺 V/Q 扫描发现手术侧肺高百分比通气或灌注
2. 双肺通气时 PaO_2 低下，尤其是术中侧卧位时
3. 右侧开胸手术
4. 术前肺功能测定正常（FEV_1 或 FVC）或限制性肺疾病
5. 仰卧位单肺通气

氧合

OLV 期间尽管吸入 100% 高浓度 O_2，但仍有 1% ～ 10% 手术患者脉搏氧饱和度显著降低（SpO_2 ＜ 90%）（详见“单肺通气管理”）。大多数开胸手术患者 SpO_2 并未否定经间断血气分析直接测定 PaO_2 的需求。PaO_2 值比 SpO_2 估计氧饱和度下降的安全上限更有用。双肺通气患者，FiO_2 为 1.0 时，PaO_2 大于 400 mmHg（或等效 PaO_2/FiO_2 比率），OLV 期间氧饱和度不可能降低，而如果患者的 PaO_2 为 200 mmHg，OLV 期间易出现氧饱和度降低，尽管两者的 SpO_2 均为 99% ～ 100%。

二氧化碳分压测定

OLV 期间潮气末二氧化碳（$P_{ET}CO_2$）监测的可靠性低于双肺通气时，且 OLV 期间 $PaCO_2$-$P_{ET}CO_2$ 梯度呈上升趋势。尽管 OLV 期间 $P_{ET}CO_2$ 与肺泡分钟通气量的直接相关性较低，但由于 $P_{ET}CO_2$ 也反映了肺灌注和心排血量，因而体位变化和 OLV 期间，它能独立指示双肺灌注的相对变化[87]。当患者改为侧卧位时，上肺的 $P_{ET}CO_2$ 相对于下肺将出现下降，反映了下肺灌注增加和上肺无效腔量增加。然而，大多数

表 53.4　胸科手术期间发生率增加的术中并发症

并发症	病因学
1. 低氧血症	OLV 期间肺内分流
2. 突发严重低血压	手术压迫心脏或大血管
3. 通气压力或容量突变	支气管内导管或堵塞导管移位、漏气
4. 心律失常	心脏直接机械刺激
5. 支气管痉挛	直接气道刺激、气道反应性疾病发生率高
6. 大出血	大血管或炎症胸膜所致手术失血
7. 低温	一侧胸腔开放致热量丢失

患者由于上肺的通气分数增加，该肺的 CO_2 排出分数更高。OLV 开始时，由于全部分钟通气量转移到下肺，因而该肺的 $P_{ET}CO_2$ 通常会短暂下降。随着非通气侧肺萎陷和肺血管收缩，至下肺的灌注分数增加，继而 $P_{ET}CO_2$ 出现上升。如果不纠正分钟通气，净结果是 $PaCO_2$ 基线升高和 $P_{ET}CO_2$ 梯度增加。$P_{ET}CO_2$ 严重（> 5 mmHg）或持续降低，提示通气侧肺与未通气侧肺间灌注分布不均，可能是 OLV 期间患者氧饱和度下降的早期预警信号。

有创血流动力学监测

动脉置管

胸内手术期间手术压迫心脏或大血管常会发生显著的短暂性严重低血压。为此，除了间断动脉血气分析，在大多数胸科手术患者中采用持续实时体循环压监测。当然，有限的手术可以例外，如年轻健康患者行胸腔镜切除术。对大多数开胸手术，可在任一手臂桡动脉穿刺置管。

中心静脉压

普遍认为在开胸侧卧体位下，CVP 读数作为容量监测指标是不可靠的。CVP 对术后监测有帮助，尤其对于需严格进行液体管理的患者（如全肺切除术）。在某些情况下，中心静脉通路可能需要用作液体通路或用来输注血管收缩药 / 正性肌力药物。我们的做法是，全肺切除术、复杂手术或再次开胸手术患者常规放置中心静脉导管，但对于较小的肺切除术则不需要，除非患者存在其他明显的合并症。除非存在禁忌证，我们常规选择右侧颈内静脉置管，以使气胸的风险降到最低。对于上腔静脉梗阻的患者，其颈内静脉的 CVP 数值不可靠。

肺动脉导管

与 CVP 的情况相似，与其他临床情况相比，在开胸侧卧位下，术中肺动脉压反映左心前负荷的准确性下降。部分原因是由于往往最初并不知道肺动脉导管尖端是位于下肺还是上肺。此外，还有一个可能的原因是，OLV 时，如果双肺灌注存在显著暂时性差异，热稀释法心排血量的测量数据就可能不可靠。对于 OLV 期间热稀释测量心排血量的可靠性问题尚未达成共识[88]。

纤维支气管镜检查

放置 DLTs 和支气管堵塞导管的问题将在后面“肺隔离”部分进行讨论。OLV 中 DLTs 和堵塞导管的明显移位可引起氧饱和度降低，但听诊或其他判断导管位置的常规方法常难以发现[89]。DLTs 或堵塞导管的放置应在纤维支气管镜引导下完成，且患者体位变换后应再次确认，因为 DLTs/ 堵塞导管在患者重新摆放体位时可发生移位[90]。

持续肺功能测定

旁流式肺功能仪的发展，使人们有可能在单肺麻醉时持续监测吸气和呼吸的容量、压力和流量的相互作用。在肺切除手术中这种监测特别有用。持续实时监测吸气和呼气潮气量可为术中 DLT 意外移位提供早期预警，如果呼气量突然减少则提示肺隔离失败（由于氧的摄入，每次呼吸正常会有 20 ～ 30 ml 差异）。OLV 期间出现持续性呼气末气流（一般与出现 auto-PEEP 有关）可在流量-容积环上观察到[91]。此外，准确测量吸气和呼气潮气量间的差异非常有助于评估和处理术中和肺切除术后的漏气。

经食管超声心动图

经食管超声心动图（TEE）使麻醉医师能连续、实时地监测心肌功能和心脏前负荷。术中侧卧位时其他血流动力学监测难以估测这些信息[92]。胸科手术中使用 TEE 的潜在适应证包括血流动力学不稳定（图 53.11）、心包积液、肿瘤累及心脏、空气栓塞、肺血栓内膜剥脱术、胸外伤、肺移植和胸膜肺疾病。与胸科手术有关的低氧血症的一个罕见原因是存在未经诊断的经卵圆孔的逆向分流。非胸科手术患者控制呼吸时加用 PEEP（达 15 cmH_2O）时，9% 患者产生右向左心内分流[71]。TEE 应能检测这种可能术中发生的胸科手术期间或术后右向左心房内分流。

其他监测技术

脑氧饱和度（$SctO_2$）已被报道用于术中 OLV 期间的监测[94]。年老体弱的患者 OLV 期间更可能发生 $SctO_2$ 下降，这与 SpO_2 下降和术后认知功能障碍相

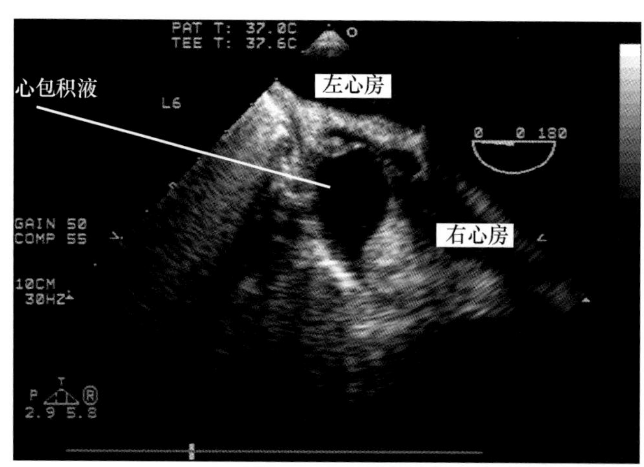

图 53.11 食管中段 TEE 显示转移性乳腺癌患者，因左侧胸腔积液行 VATS 引流术，全麻诱导后出现血流动力学崩溃。TEE 用于诊断血流动力学紊乱并显示以前未确诊的大量心包积液。“心包积液”标记处显示，收缩期由于积液的影响右心房完全塌陷，符合心包压塞。手术经改良加做了心包开窗术

关。然而，尚无证据表明任何针对 $SctO_2$ 下降的治疗对预后有影响。

间接心排血量

使用间接心排血量或静脉氧饱和度监测行目标导向液体治疗对改善腹部手术预后的作用尚不明确[95]。目前，尚不清楚该技术作为开胸状态时用于指导液体管理的可靠指南的有效性。

肺隔离技术

肺隔离技术主要设计用于涉及胸腔的心脏、胸部、纵隔、血管、食管和骨科手术中方便实施 OLV[96]。肺隔离也用于支气管胸膜瘘、肺出血和全肺灌洗中保护健侧肺免遭对侧肺污染。此外，肺隔离可在单侧肺再灌注损伤（肺移植或肺动脉内膜切除取栓术后）或单侧肺创伤患者中用于提供不同的模式通气。

可以通过三种不同的方法实现肺隔离：DLTs、支气管堵塞导管或单腔支气管导管（single-lumen endobronchial tubes，SLTs）（表 53.5）。最常用的技术是 DLTs。DLTs 是一种具有一个气管内腔和一个支气管内腔的分叉型导管，可用于实现右肺或左肺隔离。第二种方法是通过阻断一侧主支气管使梗阻远端的肺塌陷。支气管堵塞导管可经标准的气管内导管放置，也可整合在改良的 SLT 中，如 Univent 导管（LMA，North America，San Diego，CA）。肺隔离的最后一种方法是采用 SLT 或单腔支气管导管插入对侧主支气

表 53.5 肺隔离的可选方法

选项	优点	缺点
双腔管 1. 直接喉镜 2. 经导管交换导丝 3. 纤维支气管镜引导	易于成功放置 很少需重新定位 支气管镜确认隔离肺 吸引隔离肺 便于加用 CPAP 便于 OLV 在两肺间切换 无纤维支气管镜仍可放置 绝对肺隔离的最佳装置	型号选择较困难 困难气道或气管异常患者置管困难 非术后通气最佳选择 潜在喉部损伤 潜在支气管损伤
支气管堵塞导管（BB） Arndt Cohen Fuji EZ-Blocker	无型号选择问题 易于在常规气管内导管加用 放置期间允许通气 困难气道和小儿患者易于放置 术后撤除堵塞器行双肺通气 可行选择性肺叶隔离 隔离肺可行 CPAP	定位所需时间较长 常需重新定位 支气管镜定位至关重要 因右上叶解剖限制右肺隔离 支气管镜无法进入隔离肺 隔离肺难以吸引 两肺难以交替实施 OLV
Univent 导管	同支气管堵塞导管 与支气管堵塞导管相比，较少需重新定位 使用较少	同支气管堵塞导管 气管内导管部分气流阻力大于常规导管 气管内导管部分直径大于常规导管
支气管内导管	与常规气管内导管类似，困难气道患者放置较容易 比常规气管内导管长 短套囊设计便于肺隔离	放置需支气管镜 隔离肺无法支气管镜检、吸引或加用 CPAP 右肺 OLV 困难
气管内导管置入支气管	困难气道患者易于放置	隔离肺无法支气管镜检、吸引或加用 CPAP 套囊设计不适用于肺隔离 右肺 OLV 极度困难

管，以保护该侧肺，同时使术侧肺塌陷（图 53.12）。由于插管后限制了至非通气侧肺的通路且难以在支气管内定位标准的 SLT，目前这种技术已很少用于成人患者（除非某些困难气道患者、颈部切除术或全肺切除术后患者）。但该技术仍在需要时用于婴幼儿：在婴儿支气管镜直视引导下将无套囊、未剪短的小儿尺寸的气管内导管送入主支气管。

双腔气管内导管

1950 年为肺手术设计的 CarlensDLT 是胸科麻醉发展的里程碑，因为它使麻醉医师仅靠喉镜和听诊即可对多数患者实施可靠的肺隔离。然而，Carlens 导管由于管腔狭窄气流阻力较大，且有一些患者隆嵴钩难以通过声门。20 世纪 60 年代，Robertshaw 提出设计修改，将左侧与右侧 DLTs 分开，移除了隆嵴钩并扩大了管径。20 世纪 80 年代，制造商在 Robertshaw DLT 的基础上引入一次性聚氯乙烯 DLTs。在随后其他的改进中包含了靠近气管内导管和支气管内套囊的放射标记和在右侧 DLT 右上肺叶开口周围的放射标记。纳入亮蓝色、低容量、低压支气管内套囊便于纤维支气管镜检查识别。

VivaSight DLT（ETView Medical，Misgav，Israel）带有集成摄像头，可持续观察其在气管内的位置[97]。摄像头整合在 DLT 气管腔末端，通过视频线连接显示器可持续观察气管隆嵴。此外，该 DLT 装置带有集成冲洗系统，可原位清洗摄像头[98]。VivaSight DLT 的优势之一在于可持续监测气道且影像便于及时纠正气管隆嵴部 DLT 的移位。为了保持 VivaSight 摄像头的清晰视野，建议插管前使用除雾液。图 53.13 展示了 VivaSight DLT 和显示屏。一些中心报道了 VivaSight DLT 比传统 DLT 插管迅速且在一部分患者中，免除了纤维支气管镜的使用需求[98]。然而，体外长时间连接摄像头可能导致靠近光源处管腔部分的熔化。

ECOM-DLT（ECMO Medical，Inc.，San Juan Capistrano，CA）套囊和导管带有多个电极，可持续测量气管近端来自升主动脉的生物阻抗信号。当将其与 ECOM 监测仪相连接并结合动脉导管，可提供心排血量测定（图 53.14）。这种新型 DLT 尚未与其他技术比较，但根据其原型 ECOM 气管导管的表现[100]，似乎有望在胸科手术患者中获取血流动力学参数。

Fuji System 公司发明了由硅胶制成的 Silbroncho DLT。其独特特性在于具有柔软钢丝加强的支气管内顶端。此外，支气管开口为斜面，减少了支气管套囊的长度，与其他 DLTs 的设计相比提高了安全范围。结合使用可视喉镜和交换导管，Silbroncho DLT 特别适用于实施单腔管换成双腔管（见后文“困难气道与单肺通气”）[101]。

型号选择

表 53.6 列出了 DLT 的不同型号、所用合适的纤维支气管型号和与单腔气管导管相比较的直径。型号合适的左侧 DLT 其支气管顶端小于患者左支气管直径 1 ～ 2 mm，以便容纳放气的支气管套囊。Eberle 和同事们[102]的研究，通过螺旋 CT 采用气管支气管解剖的三维影像重建结合叠加 DLTs 的透明影像，预测右侧或左侧 DLT 的适当型号。胸部影像和 CT 扫描除了在评估气管支气管解剖异常的可靠价值外，还是选择合适 DLT 型号的有用工具，应在放置 DLT 前重新阅片（图 53.15）。胸部多排 CT 扫描（multidetector CT，

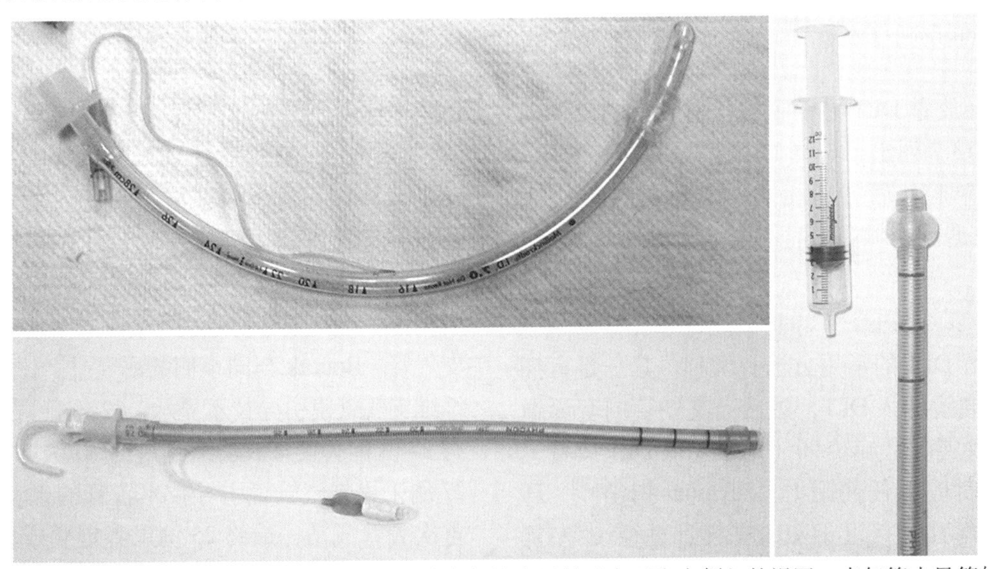

图 53.12 标准单腔气管内导管（左上）和专门设计的单腔支气管内导管（左下和右侧）的视图。支气管内导管较长且套囊较短。可作为一种气管内导管，需肺隔离时经纤维支气管镜引导置入支气管主干（Courtesy Phycon，Fuji Systems Corp.，Tokyo，Japan.）

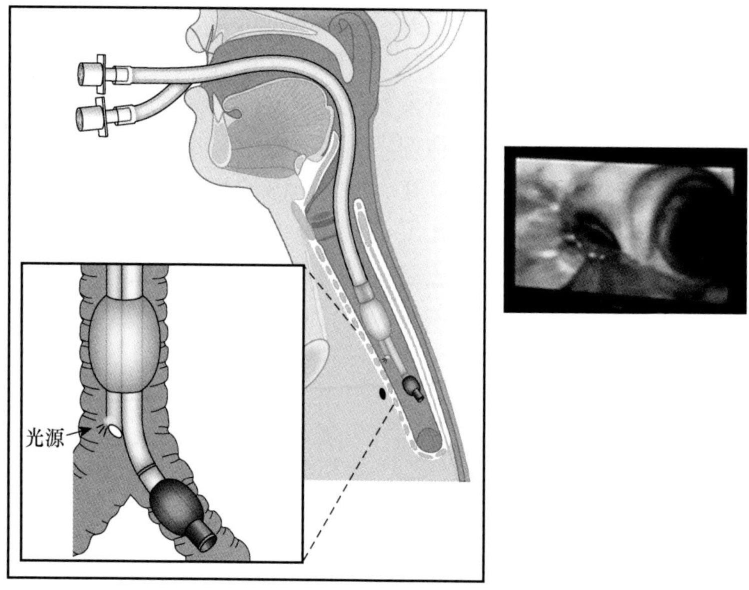

图 53.13 左图显示 Vivasight DLT 置入气管和左主支气管。右图显示从位于气管腔开口的光源旁的摄像头看到的隆嵴画面。DLT，双腔支气管导管（Courtesy ETView Medical.）

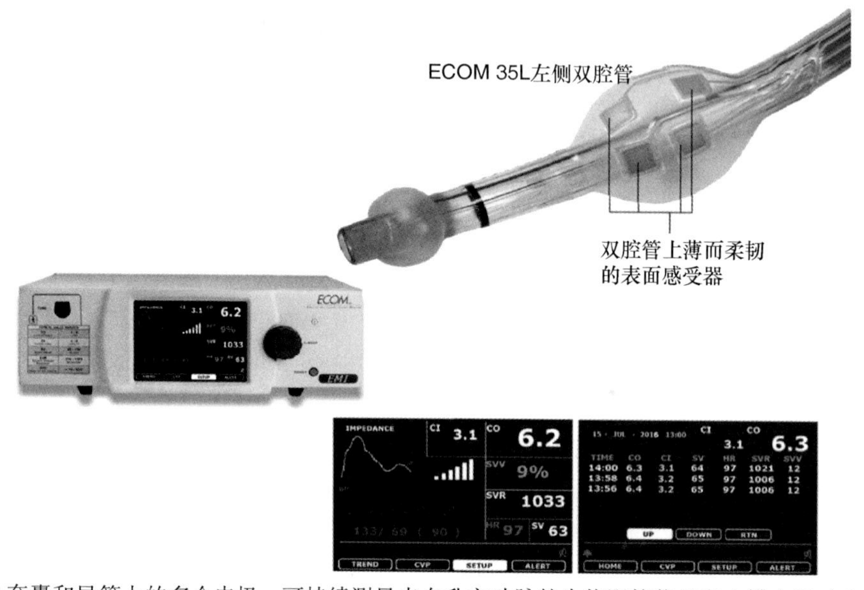

图 53.14 ECOM DLT 套囊和导管上的多个电极，可持续测量来自升主动脉的生物阻抗信号和心排血量（Courtesy ECOM Medical，Inc.，San Juan Capistrano，CA.）

MDCT）允许在放置 DLT 之前了解任何异常的气管支气管解剖。表 53.7 列出了选择 DLT 型号的简化方法。重要的是，与单腔气管导管相比，DLTs 的外径更大（图 53.16），在遇到明显阻力时不应继续置入。

置管方法

置入和放置 DLT 的常用方法有两种。其一是盲插技术：用直接喉镜插入 DLT，然后当支气管内套囊通过声带后，导管逆时针旋转 90°（用于左侧 DLT 放置）。DLT 通过声门时应无任何阻力。Seymour 指出[103]环状软骨环的平均直径接近于左主支气管直径。，左侧 DLT 的最佳置入深度与平均体型成人的身高有关。成人在门齿处测量准确定位 DLT 的深度约为 12 +（患者身高 /10）cm[104]。亚洲人种身材矮小者较多（< 155 cm），身高不是 DLT 插入深度的良好指标[105]。DLT 意外插入过深可造成严重并发症，包括左主支气管破裂。图 53.17 显示了左侧 DLT 的盲插方法。

支气管镜引导下的直视技术是指当 DLT 通过声带后，用纤维支气管镜直视下将支气管腔顶端置入正确的支气管。Boucek 与同事们的研究[106]比较了盲插技术与纤维支气管镜引导技术显示，32 例行盲插技术的患者中有 27 例首次置管成功，且最终 30 例均成功。相反，在 27 例采用支气管镜引导技术置管的患者中，仅有 21 例首次置管成功，最终 25 例患者置管成功。虽然采用两种方法的所有患者最终均成功置入左主支气管，但使用纤维支气管镜引导技术时耗时更长（181 s *vs.* 88 s）。

A 25岁健康男性多排螺旋CT气管支气管树

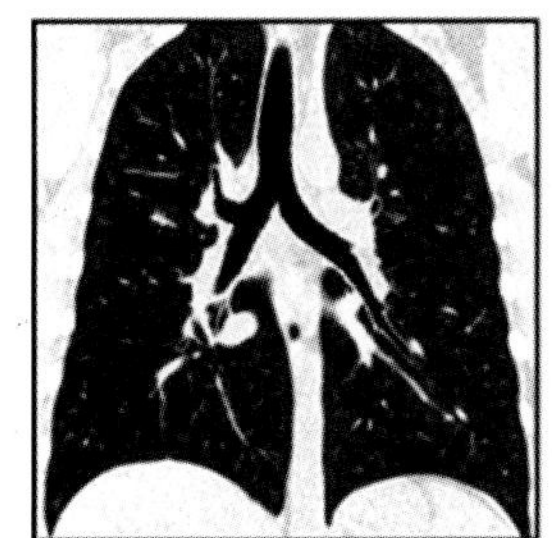
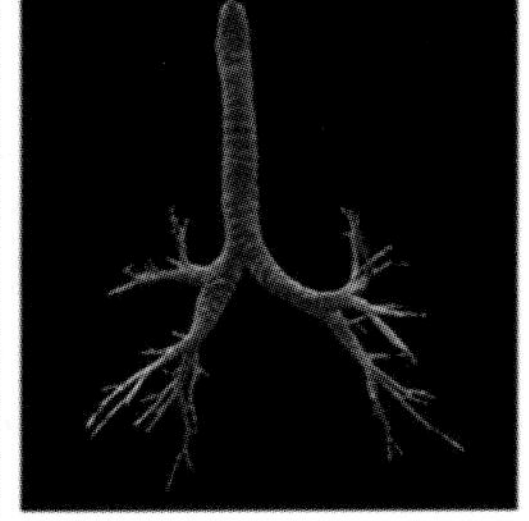

正常气管支气管解剖

B 60岁吸烟男性多排螺旋CT气管支气管树

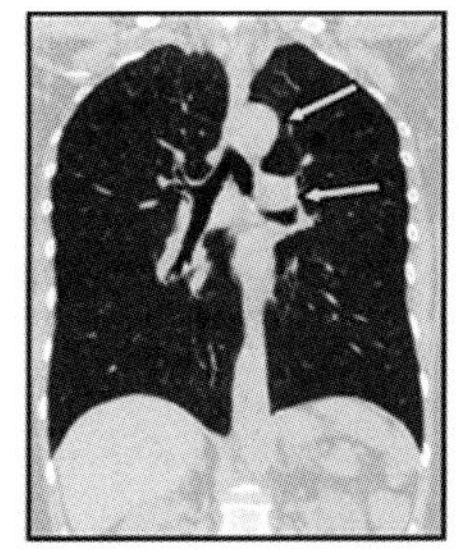
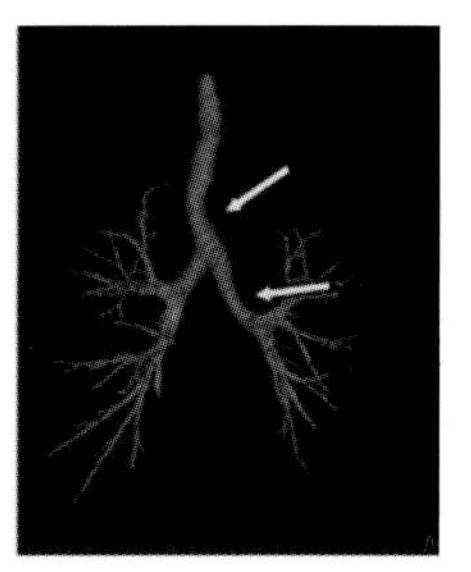

异常气管支气管解剖，扩张的主动脉导致气管向右偏移

图 53.15 （A）健康志愿者多排螺旋 CT 扫描和三维气管支气管解剖影像。（B）60 岁吸烟患者异常气管支气管解剖。箭头指示扩张的主动脉（左）和由扩张的主动脉引起的气管向右偏移（右）

表 53.6 单腔管与双腔管的直径比较

单腔管		双腔管			
内径（mm）	外径（mm）	型号（Fr）	双腔管外径（mm）	支气管腔内径（mm）	支气管镜型号（mm）
6.5	8.9	26	8.7	3.2	2.4
7.0	9.5	28	9.3	3.4	2.4
8.0	10.8	32	10.7	3.5	2.4
8.5	11.4	35	11.7	4.3	≥ 3.5
9.0	12.1	37	12.3	4.5	≥ 3.5
9.5	12.8	39	13.0	4.9	≥ 3.5
10.0	13.5	41	13.7	5.4	≥ 3.5

外径是指导管双腔部分的近似直径。纤维支气管镜型号是指能通过特定型号双腔管两个腔的最大纤维支气管镜直径

表 53.7 根据成年患者性别和身高双腔管型号选择

性别	身高（cm）	双腔管型号（Fr）
女性	＜ 160（63 英寸）*	35
女性	＞ 160	37
男性	＜ 170（67 英尺）**	39
男性	＞ 170	41

* 身材矮小女性（＜ 152 cm 或 60 英寸），CT 扫描检查支气管直径，考虑 32 Fr 双腔管。
** 身材矮小男性（＜ 160 cm），考虑 37 Fr 双腔管

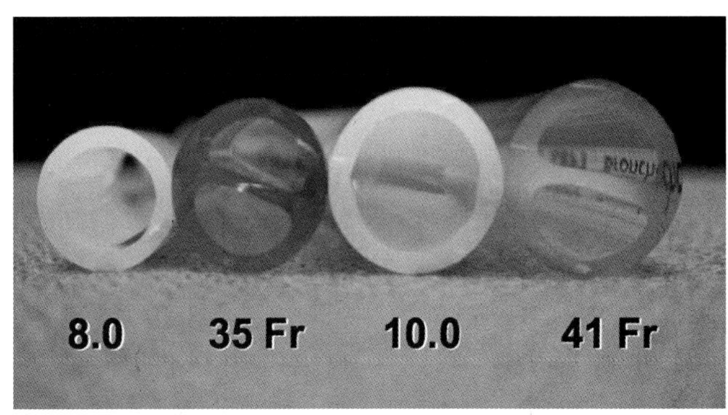

图 53.16 几种单腔管和 DLTs 切面照片。注意：35 Fr DLT 外径大于 8.0 mm（ID）单腔管；41-Fr DLT 外径大于 10 mm 的单腔管（Photo courtesy Dr. J Klafta.）

视频喉镜检查是处理预期或意义困难气道患者的重要技术。临床研究表明，视频喉镜改善了喉部结构的可视度，并易于单腔气管内导管的插入[107]。在正常气道患者 DLT 插管时，使用 C-MAC 可视喉镜与 Macintosh 喉镜片（插 DLT 时喉镜最常用的装置）和 Miller 喉镜片作了比较。该回顾性研究的作者表明，通过 DLT 时，视频喉镜的视野与 Miller 喉镜片获得的视野相似[108]。相比之下，使用 Macintosh 喉镜片组报道的 DLT 插管难度更高。一项比较 GlideScope 可视喉镜和 Macintosh 直接喉镜用于正常气道患者 DLT 插管的研究表明，与 GlideScope 相比，Macintosh 喉镜片插管成功率更高[109]。且 Macintosh 组中，发音改变更少见。因此作者不推荐正常气道患者使用 DLT 时常规使用 GlideScope。相比之下，放置 DLT 时使用 Airtraq DL 视频喉镜的研究显示，正常气道患者插入 DLT 时，声门上的暴露有所改善[110]。插入 DLT 时视频喉镜的作用取决于操作者的经验和患者气道的个体解剖。

右侧双腔支气管内导管

尽管多数择期胸科手术中左侧 DLT 更常用[111]，但有些特殊临床情况下需使用右侧 DLT（框 53.8）。左、右主支气管的解剖差异反映了右侧和左侧 DLT 设计的根本区别。由于右主支气管较左侧短，且右上叶支气管开口距隆嵴仅 1.5 ～ 2 cm，因此采用右支气管内插管技术必须考虑位置和右上叶支气管开口被堵塞的可能。右侧 DLT 包含改良的套囊和支气管内腔上开口，以便右上肺叶通气（图 53.18）[112]。

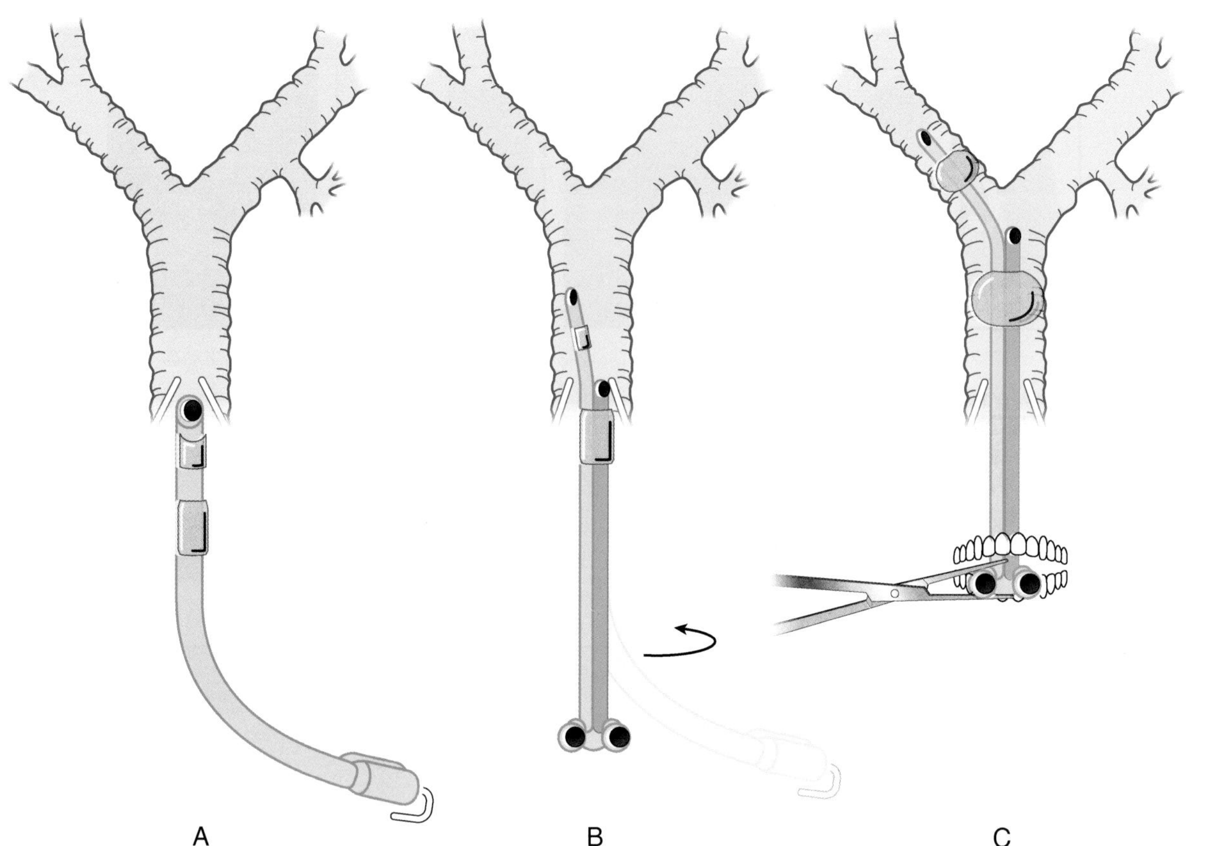

图 53.17 左侧 DLT 放置的盲插方法。(A)DLT 在直接喉镜下通过声带;(B)DLT 向左旋转 90°(逆时针);(C)DLT 置入适当深度(一般距门齿 27 ~ 29 cm)(Reproduced with permission from Slinger P. Principles and Practice of Anesthesia for Thoracic Surgery. New York：Springer；2011.)

框 53.8 右侧双腔管的适应证

- 左主支气管入口的解剖学异常
  - 外部或腔内肿瘤压迫
  - 胸段降主动脉瘤
- 手术部位包含左主支气管
  - 左肺移植
  - 左侧气管支气管破裂
  - 左全肺切除术 *
  - 左侧袖状切除术

* 使用左侧 DLT 或支气管堵塞导管可以完成左全肺切除术，但在闭合左主支气管前必须撤出 DLT 或堵塞器。
这是使用右侧 DLT 常见的临床操作模式并假设气管支气管解剖正常，尤其是右上肺叶开口位置正常；但是有些临床医师偏爱所有左侧手术都用右侧 DLTs

双腔管的定位

仅凭听诊不能确定 DLT 放置是否正确。每次放置 DLT 均应进行听诊（图 53.19）与支气管镜检查，并在患者体位变动时再次检查。操作纤维支气管镜先通过气管腔确认 DLT 的支气管部分进入左支气管内，且支气管套囊充气后没有疝入隆嵴上部位。通过气管腔视野，理想状态下，应在气管隆嵴下约 5 ~ 10 mm 的左主支气管内看到蓝色的支气管内套囊。经气管腔视野确定右上叶支气管的起始部至关重要。支气管镜进入右上叶应显示 3 个开口（尖段、前段和后段）。这是气管支气管树中唯一具有 3 个开口的结构。仰卧位患者右上叶支气管的起始部正常位于右主支气管侧壁，相对于隆嵴的位 3 点到 4 点钟位置。Mallinckrodt 生产的 Broncho-Cath 导管有一条环绕导管的不透射线的标记线。这条线位于支气管套囊近端，可用于定位左侧 DLT。不透射线的标记距支气管内腔远端 4 cm。该标记在纤维支气管镜视野下反射白光，当其被定位略高于气管隆嵴时，应为定位进入左主支气管提供必要的安全界限[113]。纤维支气管镜的下一步检查是经支气管内腔检查导管的通畅并确定安全界限。必须确定左上叶和左下叶开口，避免左下叶远端受影响并堵塞左上叶（彩图 53.20）。彩图 53.21 显示用纤维支气管镜从左侧 DLT 气管内腔或支气管内腔所见的气管支气管解剖。

与双腔管相关的问题

使用 DLT 最常见的问题和并发症是位置不当和气道损伤。DLT 位置不当使肺无法萎陷，导致正压通气时气体滞留，或导致通气侧或下侧肺的部分萎陷，引起低氧血症。位置不当的常见原因是支气管内套囊因过度充气、支气管的手术操作或放置患者体位期间或

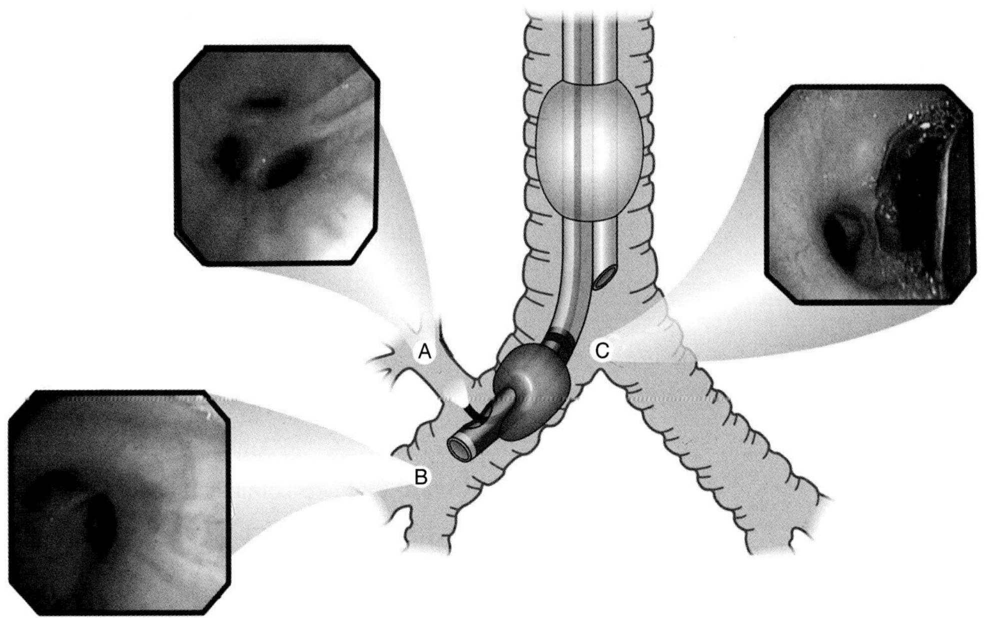

图 53.18　Rusch 右侧 DLT 的纤维支气管镜检查。(A) 支气管腔上的开口与右上叶支气管入口正确对齐。(B) 当支气管镜通过支气管腔远端部分时支气管的中间部分。(C) 当支气管镜通过气管腔时的右主支气管入口处的支气管套囊边缘 (Reproduced with permission from Slinger P. Principles and Practice of Anesthesia for Thoracic Surgery. New York：Springer；2011.)

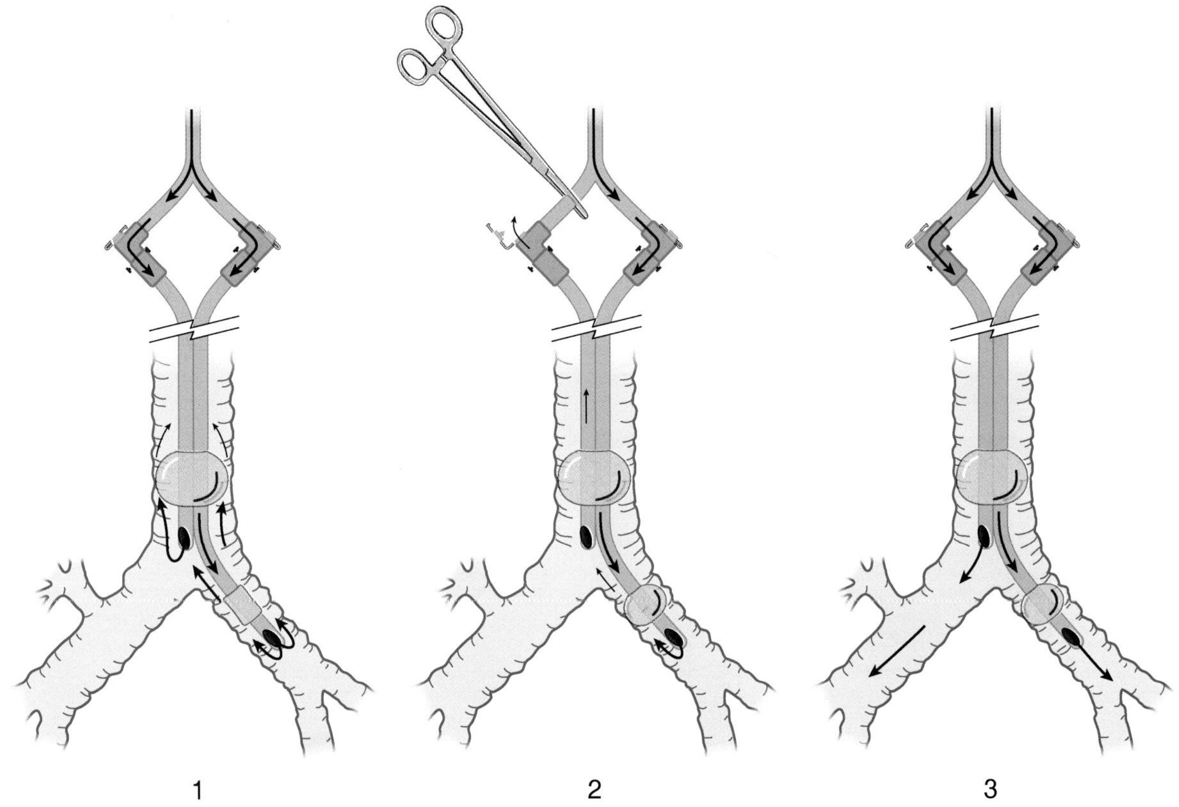

图 53.19　经听诊定位左侧 DLT 的"三步"法。第 1 步，双肺通气时，气管套囊最低容量充气封闭声门漏气。听诊确认双肺通气。第 2 步，钳闭 DLT 气管腔近端 ("钳闭短的一侧短管")，并开放钳闭侧远端。在经支气管腔通气时，支气管套囊充气至最低容量封闭从开放的气管腔端漏气。听诊确认正确的单侧通气。第 3 步，松开气管腔钳夹并关闭端口，听诊确认双侧呼吸音恢复 (Reproduced with permission from Slinger P. Principles and Practice of Anesthesia for Thoracic Surgery. New York：Springer；2011.)

之后头颈部的拉伸而移位。建议使用纤维支气管镜检查诊断和纠正术中 DLT 位置不当和正确识别气管支气管解剖。如果仰卧位或侧卧位时 DLT 位置不当，OLV 时发生低氧血症的可能性更大。如果 DLT 处于最佳位置，但肺仍无法完全萎陷，应在需萎陷侧肺插入吸引管。吸引可加速肺萎陷，但之后必须移除吸引管，以免被缝线缝住。

气道损伤和气管或支气管膜部破裂是使用 DLT 的

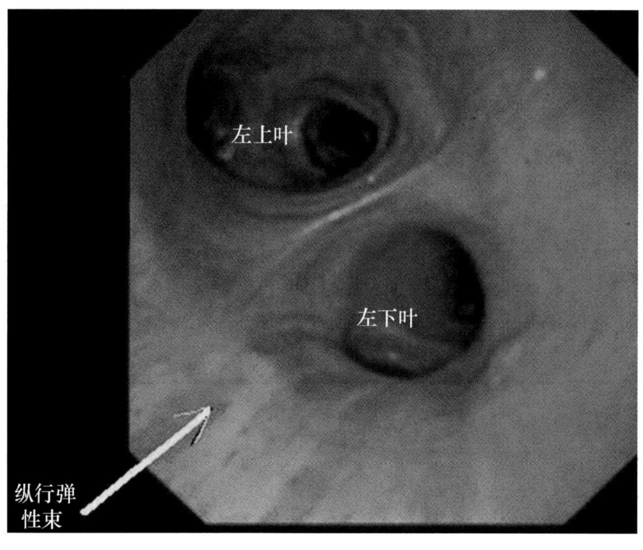

彩图 53.20 准确定位的左侧 DLT 支气管腔远端视图。左上叶（LUL）和左下叶（LLL）开口均可确认。注意纵行弹性条束（LEB，箭头所示），其向下延伸至气管和主支气管黏膜后壁。是支气管镜检医师确定前后方向的有用标志。在左主支气管内，可延伸入左下叶，且是区分下叶与上叶的有用标志

潜在并发症[114]。气道损伤可由 DLT 型号过大引起或由于型号过小的 DLT 向远端移位进入叶支气管，且 DLT 主干（即气管端）进入支气管，造成气道撕裂伤或破裂。DLT 使用中的气道损伤可表现为意外漏气、皮下气肿、气道大量出血流入 DLT 管腔或气管内套囊或支气管内套囊突入术野，手术医师可以发现。如果发生上述任一情况，均应行支气管镜检查和手术修补。另一个潜在问题是 OLV 期间发生下侧通气侧肺的张力性气胸[115]。

支气管堵塞导管

实施肺隔离的另一种可选方法包括堵塞一侧主支气管使堵塞部远端的肺塌陷（图 53.22）。必要时支气管堵塞导管还可用于选择性肺叶萎陷。目前，有几种不同的可用于肺隔离的堵塞导管。这些装置既可在改良的单腔管内作为封闭式的支气管堵塞导管（Torque Control Blocker Univent；Vitaid，Lewinston，NY），也可单独用于常规单腔管，如 Arndt 带导引线支气管堵塞导管（Cook Critical Care，Bloomington，IN）、Cohen 尖端偏转的支气管堵塞导管（Cook Critical Care，Bloomington，IN）、Fuji 联合堵塞导管（Vitaid，Lewinston，NY）或 EZ 堵塞导管（Teleflex，Dresden，Germany）。

有些特殊情形下，支气管堵塞导管可能优于 DLT，比如既往有口腔或颈部手术史的患者，其气道具有挑战性，需肺隔离行胸内手术。这些病例可以选用单腔管，在清醒状态下先经鼻或经口气管插管或气管切开以保证气道安全，然后再单独置入支气管阻塞导管以实现肺隔离。另一种可能受益于使用支气管阻塞导管的患者是那些既往曾进行过对侧肺切除术的肺癌患者。这些患者使用支气管阻塞导管行术侧选择性肺叶堵塞可改善氧合和手术暴露。支气管阻塞导管通常经 SLT 管腔内置入（同轴性）。Cohen 阻塞器和 Fuji 阻塞器也可以在 SLT 的外面单独经声门或气管切开

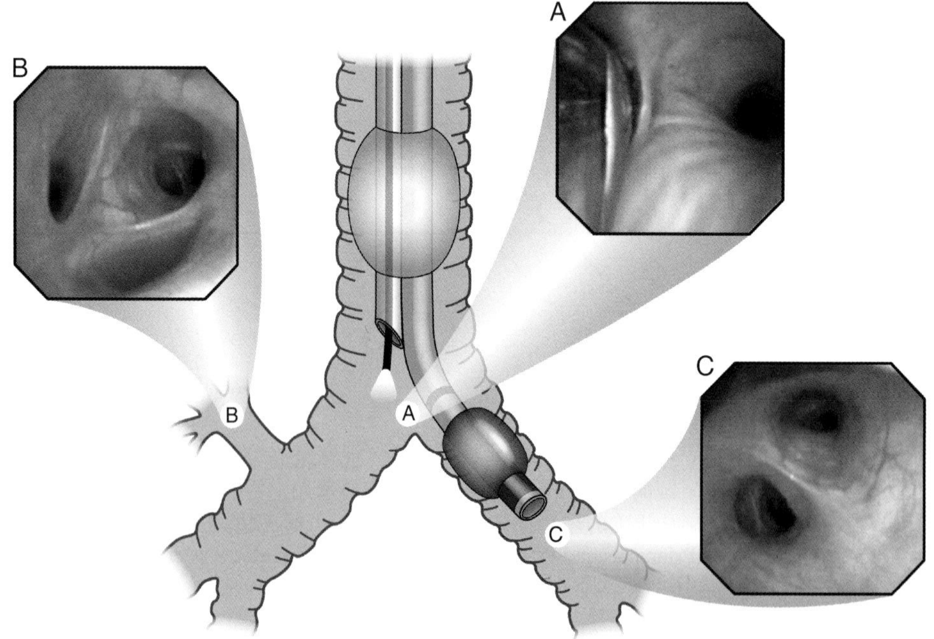

彩图 53.21 Mallinckrodt 左侧 DLT 的纤维支气管镜检查。（A）当纤维支气管镜通过气管腔时，可见左主支气管入口周围的支气管套囊边缘。气管隆嵴上方可见一白线标记。（B）右上叶支气管和三个开口的清晰图像：尖段、前段与后段。（C）左侧 DLT 处于最佳位置时，纤维支气管镜通过支气管内腔的支气管分叉（左下叶与左上叶支气管）清晰图像（Reproduced with permission from Slinger P. Principles and Practice of Anesthesia for Thoracic Surgery. New York：Springer；2011.）

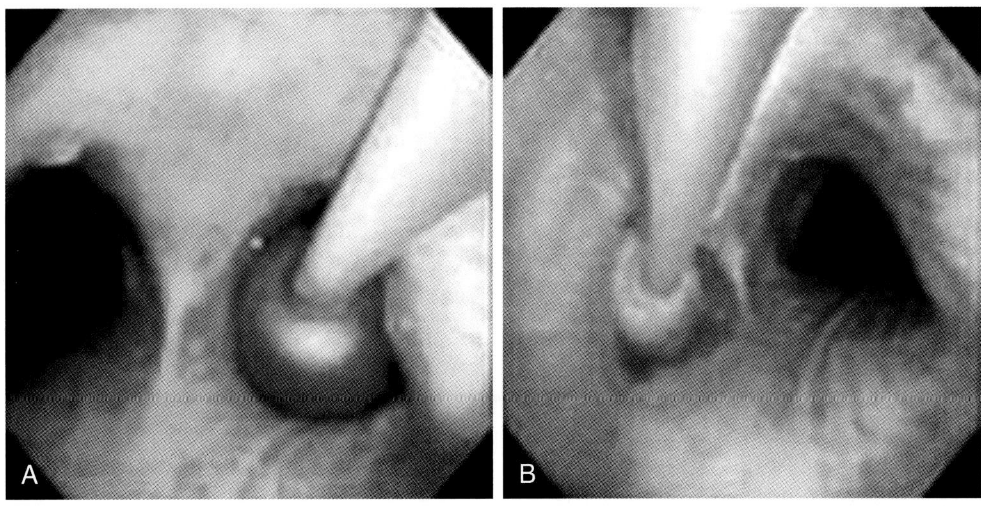

图 53.22　支气管堵塞导管的放置。纤维支气管镜从气管内隆嵴上方观察支气管堵塞导管在右主支气管（A）和左主支气管（B）的正确位置（Reproduced with permission from Slinger P. Principles and Practice of Anesthesia for Thoracic Surgery. New York：Springer；2011.）

口置入。这样可允许使用内径较小的 SLT，常用于儿科患者。支气管阻塞导管的另一个优点是，可用于在长时间胸科或食管手术后考虑机械通气的患者。因为很多病例证明这些患者在手术结束时存在上呼吸道水肿。如果术中使用的是支气管阻塞导管，术后机械通气无需更换 SLT。表 53.8 介绍了现有的几种支气管阻塞导管的特征。气管导管内能同时容纳支气管阻塞导管和纤支镜的最小内径（ID）取决于纤支镜和阻塞导管的直径。例如，使用成人 9 Fr 的阻塞导管和内径大于或等于 7 mm 的气管内导管时，可选用直径< 4 mm 的纤支镜。使用更大直径的纤支镜时，气管导管的内径应大于 7.5 mm。所有阻塞导管在置入前必须很好地润滑。

导线引导的支气管内堵塞导管（Arndt 堵塞导管）

图 53.23A 展示的是 Arndt 堵塞导管。Arndt 堵塞导管具有一个可回缩的线圈套在纤维支气管镜上，从而在纤维支气管镜的引导下放置到位。Arndt 堵塞器通常可在不使用线圈的情况下轻易置入右主支气管。

Cohen 支气管内堵塞导管

Cohen 堵塞导管（见图 53.23B，左堵塞器）利用位于最近端的转盘，使堵塞导管的顶部偏转而进入目标支气管。这种堵塞器的远端前部预成角设计，以便顺利置入目标支气管。其远端主干上气囊上方有一箭头，通过纤维支气管镜观察可判断出顶端偏转的方向。在定位 Cohen 堵塞导管时，箭头方向应与要插入的支气管方向保持一致，旋转近端转轮使远端顶部转向预期的方向，然后在没为支气管镜的引导下将堵塞导管置入支气管。

Fuji 联合阻塞导管

Fuji 联合堵塞导管（见图 53.23B，右堵塞器）是一种硅胶材料制成的独立堵塞导管，其远端类似于冰球杆，具有一个简单固定的角度，以方便置入。为置入目标支气管，仅需在纤维支气管镜引导下按照需求简单地向左或向右旋转堵塞导管即可。

表 53.8　Cohen、Arndt、Fuji 和 EZ 支气管堵塞导管的特点

	Cohen 堵塞导管	Arndt 堵塞导管	Fuji 阻塞导管	EZ 堵塞导管
型号	9 Fr	5 Fr、7 Fr、9 Fr	5 Fr、9 Fr	7 Fr
气囊形状	球形	球形或椭圆形	球形	2 个球形
引导机制	轮盘装置使顶端偏转	使用的尼龙线圈与纤支镜配合	无、顶端预成型	无
建议同轴使用时的最小内径 ETT	9 Fr（8.0 ETT）	5 Fr（4.5 ETT）、7 Fr（7.0 ETT）、9 Fr（8.0 ETT）	9 Fr（8.0 ETT）	7.5 ID
Murphy 孔	有	9 Fr 有	无	无
中央管道	1.6 mm ID	1.4 mm ID	2.0 mm ID	1.4 mm ID

ETT，气管内导管；ID，内径（Modified from Campos JH：Which device should be considered the best for lung isolation：Double-lumen endotracheal tube versus bronchial blockers. Curr Opin Anaesthesiol. 2007；20：30，with permission.）

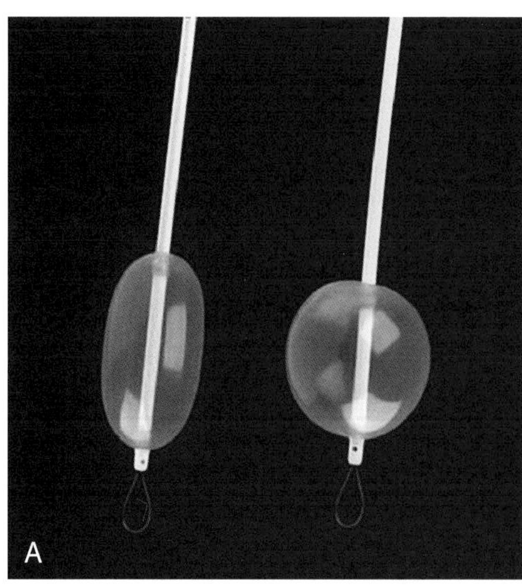

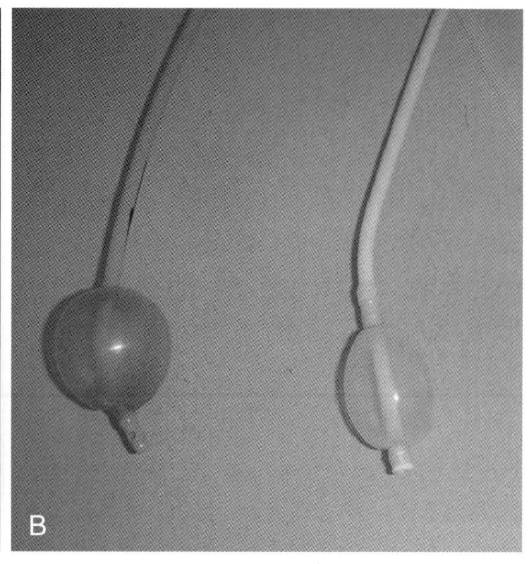

图 53.23 （A）原始椭圆形（左）和新一代球形 Arndt 堵塞导管（Cook Critical Care，Bloomington，IN）。（B）Cohen 支气管内堵塞导管（左）（Cook Critical Care，Bloomington，IN）和 Fuji 联合堵塞导管（右）

EZ 阻塞导管

EZ 堵塞导管（彩图 53.24）是最近问世的一种带有 Y 形分叉的型号为 7Fr 的四腔导管。每个远端都带有一个气囊，可被引导进入右侧和左侧主支气管。该装置自身带一个多路接头，能够用于 7.5 号单腔管。Y 形分叉坐落于隆嵴上。两个远端分别置入右侧和左侧支气管，术侧支气管内气囊充气用于肺隔离。

与支气管堵塞导管相关的并发症

已有因解剖异常导致无法肺隔离或支气管内密闭欠佳的报道[116]。还有报道在肺叶切除术时，支气管堵塞导管或 Arndt 堵塞导管远端的引导线环被缝线缝住[117]，拔管后无法移除支气管堵塞导管而需再次手术探查。为了避免出现上述灾难性后果，提醒手术团队术侧有支气管堵塞导管的存在是至关重要的。支气管堵塞导管必须在缝合之前撤回数厘米。

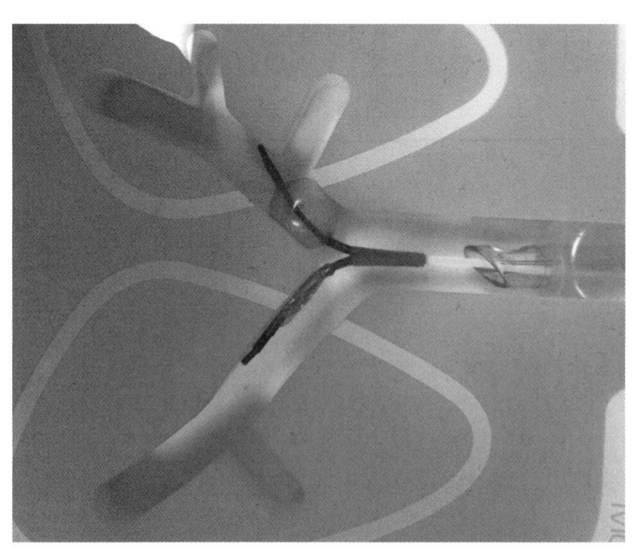

彩图 53.24 EZ 堵塞导管（Rusch，Teleflex）有两个带气囊的远端分支，可以进入每个主支气管并固定在隆嵴部位。两个分支有彩色涂层（蓝色和黄色），相应颜色的外部充气阀对应相应颜色的堵塞气囊

所有种类的支气管堵塞导管的另一个潜在危险并发症是充气的套囊可能移位到气管内或意外地在气管内被充气。除非及时发现并将套囊放气，否则有导致无法通气、缺氧、甚至心搏骤停的风险[118]。据报道，与双腔管相比，使用支气管堵塞器移位的发生率更高[119]。

一项单中心连续 302 例回顾性病例分析发现，各种不同支气管堵塞导管用于肺隔离期间未发生重大并发症[120]。最近一份 3 例患者的病例报道描述了手术结束时无法将 Fuji 联合支气管堵塞导管套囊放气的状况。其中 2 例不得不在拔除气管导管时将支气管阻塞导管一同拔出[121]。我们建议在使用前测试并确保套囊可以在充气后抽气并完全瘪陷。

困难气道与单肺通气

许多需要 OLV 的患者在术前评估时发现存在困难气道的可能[122]。其他一些患者可能在麻醉诱导后意外地出现插管困难。5% ～ 8% 原发性肺癌患者同时伴有咽部肿瘤，通常在会厌部位[123]。这些患者中很多曾行颈部放疗或气道手术，如半颌切除术和半舌切除术，造成上呼吸道解剖异常，导致插管和实施 OLV 困难。另外，需 OLV 的患者也可能存在隆嵴或隆嵴上水平的解剖异常，如胸段降主动脉瘤可压迫左主支气管入口，或靠近支气管分叉的腔内或腔外性肿瘤使左侧 DLT 插入相当困难甚至无法置入。复习胸片和胸部 CT 片可发现这些异常情况。在选择特殊的支气管导管或堵塞导管进行 OLV 前，需使用纤维支气管镜对异常部位进行评估。

对于需行 OLV 并伴有困难气道的患者，首要目标是在适当的气道麻醉下，使用纤维支气管镜经口插入单腔管先建立人工气道。对于一些看起来通气不困难的患者可在全麻诱导后利用纤维支气管镜或可视喉镜完成气管插管[124]。一旦单腔管就位，可置入单独的支气管堵塞导管。如果患者需要 OLV 而又不能经口插管时，则可经鼻清醒插管（单腔管），气道建立后再置入支气管堵塞导管。

对于困难气道患者，实现 OLV 的另一个方法是先插入单腔管，然后在麻醉诱导后使用交换导管将单腔管换成 DLT。对于 DLT，交换导管至少要有 83 cm 长。14 Fr 的交换导管可用于 41 Fr 与 39 Fr 的 DLT；11 Fr 交换导管可用于 37 Fr 与 35 Fr 的 DLT。专为 DLT 设计的交换导管的前端更柔软，以避免远端气道损伤（例如，Cook 交换导管，Cook Critical Care，Bloomington，IN）。

使用前，交换导管、单腔管和 DLT 都应进行检查。吸气位利于进行导管的交换。将交换导管润滑后，经单腔管插入。导管插入深度距口唇不应超过 24 cm，以免造成气管或支气管意外破裂或撕裂伤。套囊放气后，将单腔管拔出。然后将 DLT 的支气管腔经交换导管置入。换管时最好是在可视喉镜明视下引导 DLT 通过声门（彩图 53.25）。如果没有可视喉镜，应让助手使用标准喉镜帮助尽量将口咽部和声门调整成一条直线，以便于换管操作。听诊与纤维支气管镜确定 DLT 的最终位置是否恰当。

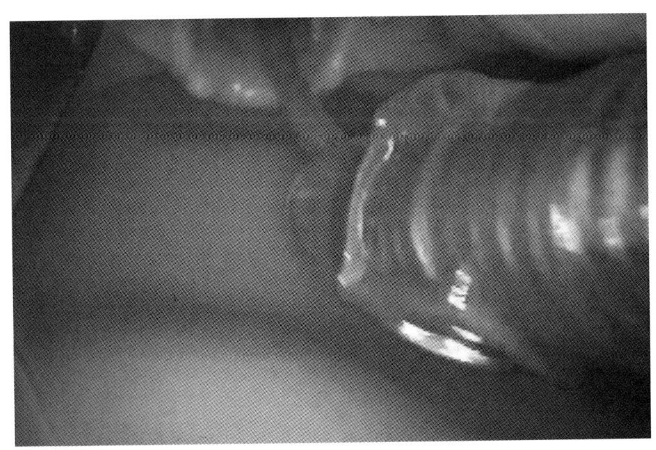

彩图 53.25　通过交换导管在可视喉镜指导下放置 DLT。绿色的交换导管（Cook Critical Care，Bloomington，Ind）最初通过单腔管放置，而单腔管已经被拔除（在这张照片拍摄前），然后交换导管通过 DLT 管腔抽出，而 DLT 是在直视下通过声门插入。照片中的 DLT（Fuji，Phycon，Vitaid，Lewinston，NY）在远端支气管开口处为斜面且具有一个可弯曲的支气管腔，有助于这项操作

气管切开患者的肺隔离技术

经气管切开口置入 DLT 易造成置入导管位置不当，因为上气道变短，而常规的 DLT 可能太长。在经气管切开口置入任何肺隔离装置前，重要的是考虑气管切开口是新鲜的（例如，若气管切开仅几天，应警惕拔除气切套管后气管造口处可立刻闭合而造成无法控制的气道）还是陈旧的。对气管切开患者实施 OLV 的替代方法是：①先置入单腔管，再经单腔管管腔内或管腔外置入单独的支气管堵塞导管[125]；②经带套囊的一次性气切套管置入单独的支气管堵塞导管；③将气切套管更换为专门为气管切开患者设计的短 DLT，如 Naruke DLT[126]；④通过气管切开口置入小号 DLT；或⑤如可能，经口直接插入标准的 DLT 或支气管堵塞导管（对因呼吸衰竭或术后并发症而需长期机械通气的患者，有时可以考虑使用）。

总之，理想的肺隔离取决于多种因素，包括患者气道解剖、肺隔离的指征、现有的设备条件和麻醉医师的培训等。无论使用什么方法进行肺隔离，肺隔离的“ABCs”就是：

解剖（A）：了解气管支气管解剖。对许多麻醉医师而言，不能完成满意肺隔离的主要问题是缺乏对远端气道解剖的了解（图 53.26）。

支气管镜检查（B）：如可能，应尽可能使用纤维支气管镜定位支气管导管或支气管堵塞导管。纤维支气管的操作技术现已是胸科手术麻醉医师必备的基本技能。在线纤维支气管模拟软件能帮助训练麻醉医师定位 DLT 或支气管堵塞导管。该模拟软件采用实时图像，可在 www.thoracicanesthesia.com 免费获得。

胸部影像学检查（C）：麻醉医师在置入 DLT 或支气管堵塞导管前应阅读胸部影像检查资料。下呼吸道解剖异常情况通常可事先确定，且这对于具体病例选择最优化的肺隔离方案将产生重要影响（见图 53.10 和 53.15）。

体位

大多数胸科手术在侧卧位下实施，最常见是侧躺卧位。但是根据手术需要，可能还会采取仰卧、半仰卧位、半俯侧卧位。这些体位对于麻醉医师而言具有特定意义。

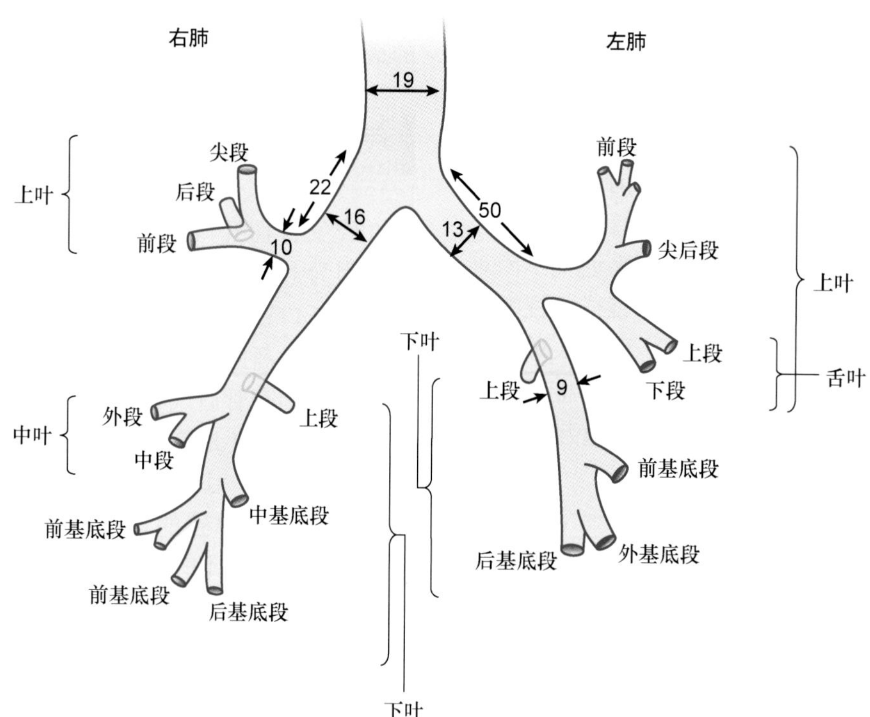

图 53.26 气管支气管树示意图。平均长度与直径以 mm 表示。注意：右中叶支气管开口位于正前方，而下叶上段（一些作者称之为“尖”段）位于正后方。为便于记忆，可将右侧段支气管名称的第一个字母连成“A PALM A MAPL”（Reproduced with permission from Slinger P. Principles and Practice of Anesthesia for Thoracic Surgery. New York：Springer；2011.）

体位改变

对侧卧位患者行麻醉诱导比较棘手。因此通常在患者仰卧位时建立监测并进行麻醉诱导，然后重新摆放体位。侧卧位下麻醉诱导是有可能做到的，在确保肺隔离的条件下单侧肺疾病例如支气管扩张症或肺咯血时可能会有指征实施。然而，即使是这些患者诱导完后仍需重新摆体位使患侧肺位于上方。

由于麻醉后静脉血管张力降低，患者转为侧卧位或从侧卧位变成其他体位时常常出现低血压。所有监护仪和连线在转换体位时应保证正常运行，并且在改变体位后需重新校对评估。体位改变时麻醉医师应负责头、颈及气道，并负责指导手术小组摆放体位。在诱导插管后对患者进行最初的“从头到脚”检查，包括检查氧合、通气、血流动力学、监护仪和导线以及潜在性的神经损伤。在改变体位后还须重新检查一遍。在重新摆放体位时，DLT 或支气管堵塞导管的位置移动几乎不可避免。当然，患者的头部、颈部和支气管导管应与患者的胸腰段脊柱形成一体。然而，支气管导管或者堵塞导管位置的误差范围常常很小，以至于很小的移动都可能具有重要的临床意义。气管隆嵴与纵隔可随体位的变动而发生移位，这将导致先前定位准确的气管导管错位。摆放体位后必须通过听诊和纤维支气管镜重新确定支气管导管或堵塞导管的位置以及通气状况。

此外，随着机器人手术在胸科领域的开展，气道装置必须格外小心，因为根据机器人手术要求改变体位可能会导致气道装置移位。在机器人手术过程中想要接近患者气道是非常困难的[127]。

神经血管并发症

必须认识到侧卧位与某些神经血管的损伤有关。大部分与侧卧位相关的术中神经损伤部位是臂丛神经[128]。基本分成两类：多数是处于下侧的臂丛发生压迫损伤，但对上侧臂丛发生牵拉性损伤的风险也很高。臂丛相对固定于两点：近端颈椎横突和远端腋筋膜。这两点固定加上附近骨骼肌肉组织剧烈位移，使臂丛非常易于受损（框 53.9）。患者侧卧位时胸部下放置衬垫以避免上身重力压迫下侧臂丛。但是，如果这个衬垫向腋窝移动，则会增加对臂丛的压力。

手臂不能外展超过 90°，不应向后伸展超过中间位置，也不应向前固定超过 90°。幸运的是，多数这类神经损伤在一个月后可自愈。手臂前屈跨过胸部范围或颈部向对侧弯曲，可造成肩胛上神经的牵拉[129]，将导致肩后部与侧面较深的疼痛且边界不清，这可能是某些病例开胸术后肩痛的原因。

侧卧位后，由于患者头部不适宜的姿势很容易发

框 53.9 侧卧位时臂丛损伤的易患因素
A. 下侧手臂（压迫性损伤）
1. 手臂直接位于胸腔下面
2. 将锁骨压向锁骨后间隙
3. 颈肋
4. 胸衬向腋窝尾端移位 *
B. 上侧手臂（牵拉性损伤）
1. 颈椎侧屈
2. 手臂过度外展（> 90%）
3. 在手臂固定支撑后改为半俯卧位或半仰卧位

* 不幸的是，该胸垫在一些机构被误称为“腋窝垫”。这个衬垫**绝对**不能放在腋窝

生颈椎过度侧屈。造成臂丛损伤加重的不恰当体位，可造成“颈椎过度屈曲”综合征，这种情况站在手术床头端很难判断，特别是在消毒铺巾后。麻醉医师应在体位转换后立即从侧面检查患者以保证整个脊柱适当对齐，这种做法很有用。

下侧腿应稍微屈曲，并在膝下放置衬垫以保护腓总神经外侧和近端腓骨头。上侧腿处于中度伸展体位并且有衬垫置于两腿间。下侧腿必须检查血管受压情况。髋部水平绑扎过紧可以造成上侧腿的坐骨神经受压。侧卧位时其他部位尤其是眼睛与耳郭的神经血管容易受损。一项用来监测侧卧位时神经血管潜在损伤的“从头到脚”方案见框 53.10。

侧卧位的生理改变

通气 当患者处于侧卧位时两肺通气将发生显著变化[130]。由于容量存在差异所以双肺的顺应性曲线不同。侧卧位、麻醉、肌松和开胸共同作用加剧了两肺间的差异（图 53.27）。肺顺应性曲线（容量变化对比压力变化）取决于两个“弹簧”的平衡：胸壁（通常扩张肺）和肺自身的弹性回缩。能改变任一方机械力学的任何因素都可使肺顺应性曲线不同[131]。

对于健康、意识清醒的自主呼吸患者，变换为侧卧位时下肺通气量将增加大约 10%。一旦患者麻醉和

框 53.10 侧卧位特异性神经血管损伤：常规“从头到脚”检查
1. 外侧眼睛
2. 下侧耳郭
3. 颈椎与胸椎成直线
4. 下侧手臂：①臂丛，②循环
5. 上侧手臂 *：①臂丛，②循环
6. 下侧与上侧的肩胛上神经
7. 上侧腿的坐骨神经
8. 下侧腿：①腓神经，②循环

* 如果上侧手臂被悬吊或置于非固定的臂托中，则更可能发生神经血管损伤

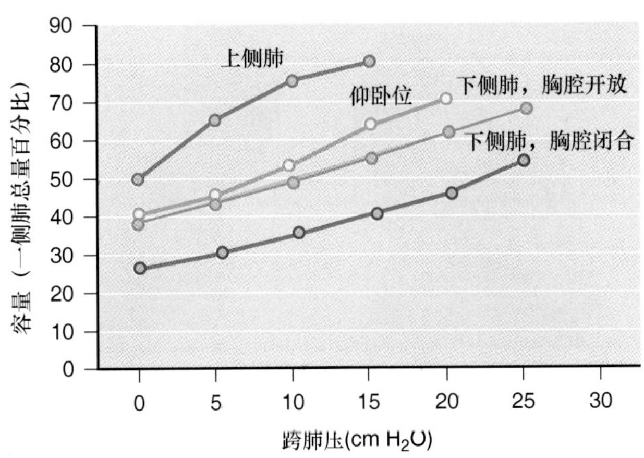

图 53.27 控制性机械通气时麻醉肌松患者体位变化时单侧肺顺应性的变化。这些顺应性变化决定了侧卧位两肺通气结果不同。注意：当上侧胸腔开放与闭合相比，下侧肺的顺应性增加

肌松后，下肺通气量将下降 15%。如果上肺开胸，虽然通气量变化不显著，上肺功能残气量（FRC）将增加约 10%。这些变化取决于个体患者使用的通气模式。开胸后，由于胸壁完整性破坏，如果呼气延长双肺趋于萎陷至最小容积。因此，每侧肺的呼气末容积是受呼气时间直接影响的。一旦上侧开胸，整个呼吸系统的顺应性将显著增加。

由于侧卧位时下侧肺 FRC 与顺应性降低，对其进行选择性 PEEP 通气（通过 DLT 和双麻醉回路）将改善气体交换[132]。这与侧卧位时对双肺进行无选择性 PEEP 通气明显不同，因为后者 PEEP 通气时气体易分布于顺应性好的区域，将会导致上侧肺过度膨胀，而无法改善气体交换[133]。

仰卧位患者麻醉诱导后，平均 6% 肺实质将发展成肺不张。肺不张可能均匀地分布于双肺的重力依赖区[134]。患者转为侧卧位后肺不张轻微减少，约为整个肺容积的 5%，但此刻肺不张主要集中在通气侧肺。

灌注 重力对肺血流分布有一定影响。一般认为侧卧位时下侧肺血流与仰卧位相比增加 10%[135]。然而，不同体位下肺血流分布与固有的肺血管解剖因素的相关性可能要大于重力因素（图 53.28）[136]。麻醉过程中侧卧位与平卧位进行比较，通气与灌注的匹配通常降低。全麻时肺动静脉分流常常从仰卧位时的约 5% 增加到侧卧位时的 10% ～ 15%[137]。

麻醉管理

胸科麻醉与胸科手术的发展滞后于乙醚麻醉发明超过 50 年，因为仅凭面罩麻醉，麻醉医师无法对伴自主呼吸的开胸患者进行管理。这些患者发生了最初

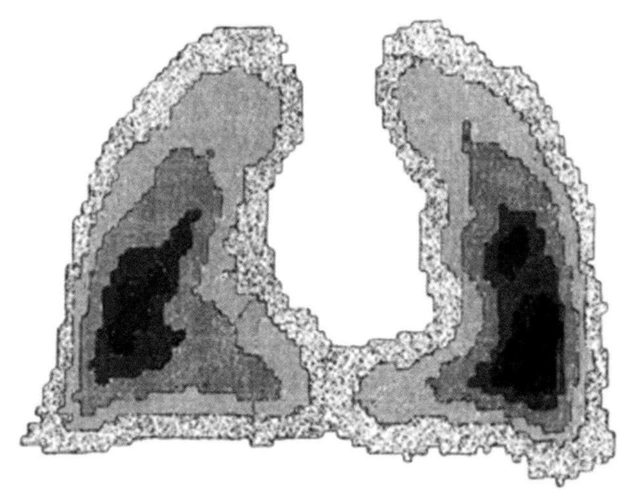

图 53.28 在体直立位肺灌注扫描显示，除了重力作用，有明显的中心到外周的肺血流分布，同时下侧肺区域血流增加（Reproduced with permission from Slinger P. Principles and Practice of Anesthesia for Thoracic Surgery. New York：Springer；2011.）

被称为的“气胸综合征”[138]。哺乳动物呼吸系统在单侧胸腔开放时由于以下两方面生理原因不能充分发挥功能：第一，呼气时气体从闭合侧肺转移到开放侧肺，称为反常呼吸（亦称为“摆动呼吸”），在吸气时则相反，这将导致高碳酸血症和低氧血症。第二，在每个呼吸周期内位于两侧胸腔间的纵隔剧烈摆动，可干扰心脏前负荷，导致血流动力学不稳。20 世纪初，一些先驱，如新奥尔良市手术医师 Matas 主张正压通气和气管内通气的原始模式，并在动物实验中证明对胸科麻醉是安全的。现代与 OLV 结合的所有技术，均是从这些实验演变而来。从本质上讲，任何可为重大手术提供安全稳定的全麻技术能并且已用于肺切除术。

液体管理

由于流体静力学效应，静脉给予过多液体可造成肺内分流增加，随后导致下侧肺肺水肿，尤其是长时间手术患者[139]。由于下侧肺 OLV 期间必须进行气体交换，容量管理应尽可能精确。肺切除术麻醉过程中，静脉补液以维持和补充液体丢失为主。不用补充“第三间隙”丢失液体（框 53.11）[140]。

体温

由于开放单侧胸腔热量丢失，开胸手术期间体温维持是一个问题，尤其是老年或婴幼儿患者。低体温时人体多数生理功能包括 HPV 受抑制。提高手术室环境温度、输液加温、下半身和（或）上半身充气加温装置是预防术中意外低温的最佳方法。

框 53.11 肺切除术的液体管理

- 围术期首个 24 h 液体保持正平衡，不超过 20 ml/kg
- 对于普通成人患者，围术期首个 24 h 晶体液不超过 3 L
- 肺切除术中不补充第三间隙丢失液体
- 尿量＞ 0.5 ml/（kg · h）时不需补液
- 如果术后需增加组织灌注，最好使用有创监测和强心药，而非给予过多液体

预防支气管痉挛

由于开胸手术患者中并存气道高反应性疾病的概率很高，因此，应选择降低支气管反应性的麻醉技术。这非常重要，因为气道操作如置入 DLT 或支气管堵塞导管将成为引发支气管痉挛的潜在触发原因。麻醉管理原则与任何哮喘患者一样：避免在浅麻醉状态进行气道操作，使用具有支气管扩张作用的麻醉药，并避免使用引起组胺释放的药物。应用丙泊酚或氯胺酮进行静脉麻醉诱导有望减少支气管痉挛的发生，但巴比妥类、阿片类、苯二氮䓬类药物或依托咪酯静脉诱导时无此效应。麻醉维持时，丙泊酚和（或）任一种挥发性麻醉药复合应用会降低气道反应性。七氟烷可能是支气管扩张效应最强的吸入性麻醉药[141]。

冠心病

由于肺切除术患者多为老年人和吸烟者，合并冠心病的概率非常高。这是大多数胸科手术患者选择麻醉技术时要考虑的重要因素。麻醉方法应通过维持动脉氧合和舒张压，避免不必要的心排血量和心率增快，从而使心肌氧供 / 氧耗比达到最佳。胸段硬膜外麻醉 / 镇痛可能有助于改善心肌氧供 / 氧耗（见后文术后镇痛）。

单肺通气的管理

OLV 期间麻醉医师有独特且常常矛盾的目标，即试图使非通气侧肺萎陷最大化方便手术操作同时尽量避免通气侧肺不张，达到最佳气体交换状态。OLV 前即刻非通气侧肺内混合气体可明显影响该侧肺萎陷的速度。由于血气溶解度低，氮气（或空-氧混合气体）可能导致该侧肺塌陷延迟（图 53.29）[142]。尤其是当

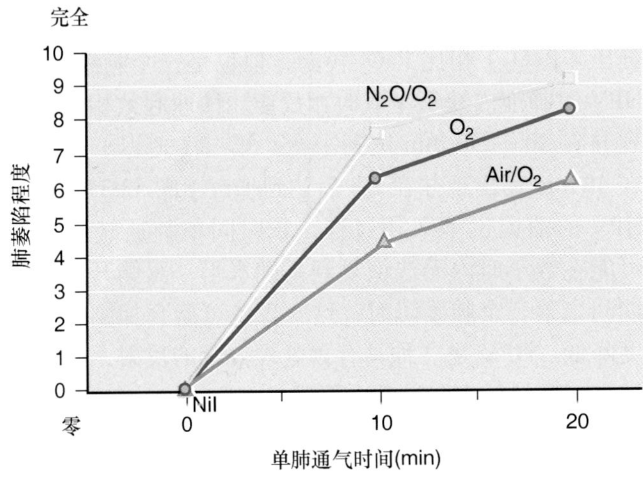

图 53.29　双肺通气、OLV 前即刻使用混合气体对 OLV 过程中非通气侧肺塌陷速度的影响。O_2 = FiO_2 1.0；N_2O/O_2 =氧化亚氮 / 氧气 60/40；Air/O_2 =空气 / 氧气 FiO_2 0.4。OLV 期间所有患者通气时 FiO_2 为 1.0。混合气体中氮气溶解度低，使非通气侧的肺塌陷延迟（Based on data from Ko R，et al. Anesth Analg. 2009；108：1029.）

VATS 手术开始术侧胸腔内的术野受限和肺气肿患者非通气侧肺由于弹性回缩力下降而萎陷延迟时，这一问题更为突出。在开始肺萎陷之前即刻通过纯氧通气对手术侧肺进行彻底去氮十分重要。虽然氧化亚氮比氧气可以更有效地加速肺塌陷，但由于之前提到的原因，氧化亚氮并不常用于胸科麻醉，因为很多患者可能患有胸膜下疱或肺大疱。

另外，OLV 开始前行双肺通气时，下侧肺会形成肺不张。OLV 开始后马上施行肺复张手法（类似于咽鼓管充气检查法，保持双肺呼气末压力在 20 cmH_2O，持续 15 ～ 20 s）会很有帮助，可以减少肺不张的发生。这种肺复张手法已被证明在之后的 OLV 期间增加平均 PaO_2 水平[143]。

低氧血症

OLV 期间发生低氧血症会影响胸科手术麻醉管理。OLV 期间氧饱和度的安全低限没有一个普遍接受的数值，但通常认为氧饱和度应≥ 90%（PaO_2 > 60 mmHg），但对于没有其他严重合并症的患者，短时间氧饱和度值处于 80% 以上偏高位置是可接受的。然而，对于缺氧高风险患者，包括局部血流受限（如冠心病或脑血管疾病）和携氧能力受限（如贫血或心肺储备低）的患者，其最低可接受的氧饱和度应更高。已证明，慢性阻塞性肺疾病患者 OLV 期间实施血液等容稀释，其氧饱和度下降比正常人更快[144]。

以前，OLV 期间频繁发生低氧血症。1950—1980 年间的文献报道，OLV 期间低氧血症的发生率（动脉氧饱和度< 90%）为 20% ～ 25%[145]。最近报道的发生率低于 5%[146]。改善最可能包括几项因素：改进肺隔离技术如常规使用纤维支气管镜以避免由于 DLT 造成的肺叶堵塞；改进麻醉技术使 HPV 抑制更少；以及对 OLV 病理生理更好的理解。OLV 的病理生理学涉及机体将肺动脉血流再分布到通气肺组织中的能力。有一些因素可以帮助或阻碍这种再分布，而麻醉医师对这些因素的可控程度是不同的。这些因素在图 53.30 中详细列举。OLV 期间麻醉医师的目的是使非通气侧肺的血管阻力（PVR）最大化，而使通气侧肺 PVR 最小化。对其生理学反应理解的关键在于 PVR 与肺容量的关系呈双相（图 53.31）。在功能残气量（FRC）时 PVR 最低，随着肺容量增加或降低超过或低于 FRC 时 PVR 均呈现增加趋势[147]。麻醉医师在 OLV 期间应使肺血流再分布最佳化，以保证通气侧肺容量尽可能接近功能残气量，而非通气侧肺更易于塌陷以增加 PVR。

术中体位

多数胸科手术在侧卧位实施。患者侧卧位 OLV 时 PaO_2 明显优于仰卧位 OLV 时 PaO_2[148]。这适用于肺功能正常与慢性阻塞性肺疾病（COPD）患者[149]（图 53.32）。

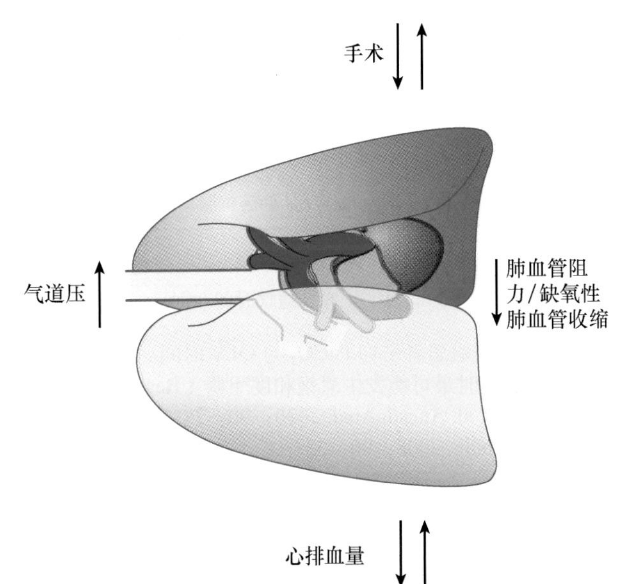

图 53.30　OLV 期间肺动脉血流分布的影响因素。缺氧性肺血管收缩（HPV）和非通气侧肺塌陷增加肺血管阻力（PVR），血流分布倾向于通气侧肺。通气侧与非通气侧胸腔间的气道压梯度倾向于血流向非通气侧肺分布。手术与心排血量产生不同影响，或增加或降低流向通气侧肺的比例

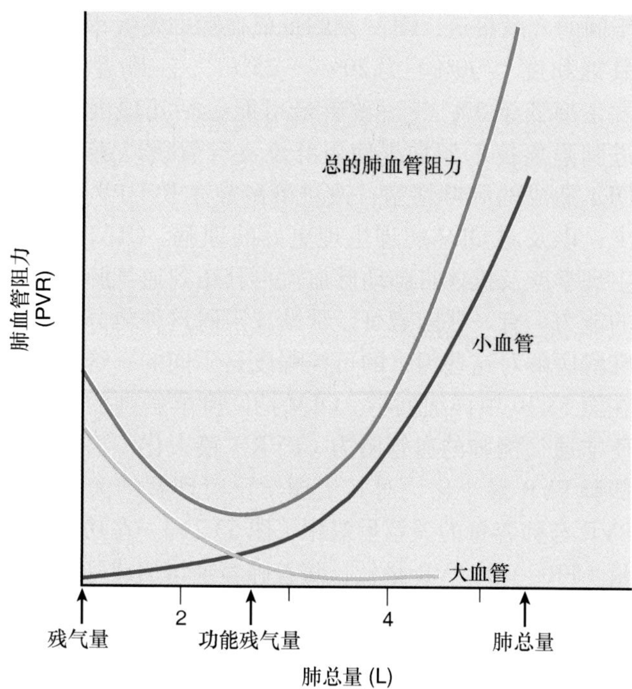

图 53.31　肺血管阻力（PVR）与肺容量的相互关系。PVR 在功能残气量（FRC）时最低，当容量降至残气量（RV）时增加，主要因为大的肺血管阻力增加。当肺容量超过 FRC 增至肺总量（TLC）时 PVR 也增加，这是因为肺泡间肺血管阻力增加

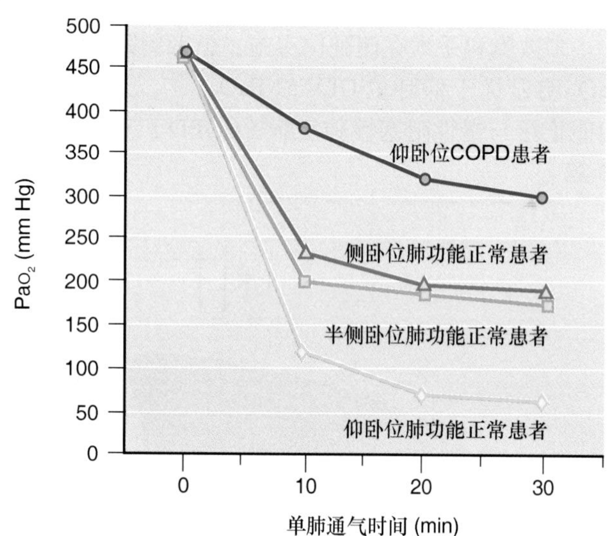

图 53.32　不同组患者平均 $PaCO_2$ 与 OLV 时间。肺功能正常患者仰卧位 OLV 时最可能发生氧饱和度下降（Based on data from Watanabe S，et al. Anesth Anal. 2000；90：28；and Bardoczy G，et al. Anesth Analg. 2008；90：35.）

缺氧性肺血管收缩

通常认为 HPV 可减少 50% 流向非通气侧肺的血液[150]。对 HPV 的刺激因素主要为肺泡氧分压（PaO_2），刺激使前毛细血管收缩，经一氧化氮（NO）途径和（或）环氧合酶（COX）合成抑制，使肺血流再分布，减少缺氧部位的血流[151]。尽管混合静脉氧分压（PvO_2）相比 PaO_2 较弱，但也是一个刺激因素。HPV 对肺泡内缺氧呈双时相反应。快速起效相立即出现并在 20 ~ 30 min 达到平台。第二（延迟）起效相在 40 min 后出现并在 2 h 后达到平台（图 53.33）[152]。HPV 的消退也呈双相过程，长时间单肺通气后 PVR 可能在数小时内无法恢复到基础水平。双侧开胸手术期间当第二个肺萎陷时，这一现象可能会加剧氧饱和度降低。HPV 是一种具有预处理效应的反射，第二次缺氧刺激的反应会比首次更强[153]。

肺手术创伤能影响肺动脉血流的再分布。手术可使肺局部释放血管活性代谢物或损伤肺门周围自主神经丛的反射效应以抵抗 HPV。反之，手术会有意或无意机械性干扰肺动脉或静脉血流[154]，使非通气侧肺血流明显减少。通气增加缺氧肺血流量的作用大于含氧正常肺，一般认为这没有临床意义，但是会导致 HPV 的研究复杂化。应用血管扩张药，如硝酸甘油和硝普钠可降低 HPV。一般情况下，OLV 期间使用血管扩张药会引起 $PaCO_2$ 降低。由于 HPV 是肺组织内一种局部化学反应，胸段硬膜外交感神经阻滞对 HPV 的影响可能很少或无影响[155]。然而，OLV 期间胸段硬膜外麻醉后如出现低血压和心排血量下降，则对氧合具有间接作用（见后文“心排血量”部分）。

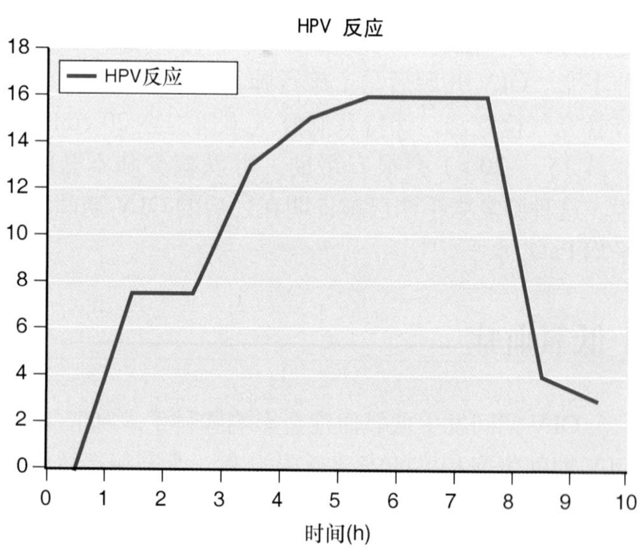

图 53.33　暴露于二氧化碳正常的缺氧（吸入氧分压约 60 mmHg）的患者，从基线开始至 8 h 时恢复正常氧分压，HPV（纵坐标）与以小时为单位的时间（横坐标）间的关系。超声心动图测定右心室收缩压的升高监测 HPV 反应。请注意 HPV 的快速起效和缓慢起效两相。也需注意长时间 HPV 后，肺动脉压数小时内无法恢复到基线水平（Based on data from Talbot，et al. J Appl Physiol. 2005；98：1125.）

麻醉药的选择

所有挥发性麻醉药呈剂量依赖性抑制 HPV。动物研究表明，这种抑制作用取决于不同药物：氟烷＞安氟烷＞异氟烷[156]。较老的药物抑制 HPV 作用强，这可能是造成 20 世纪 60 ～ 70 年代报道 OLV 期间低氧血症发生率高的原因（见前文）；许多这类研究采用的氟烷剂量为 2 ～ 3 MAC。

现代挥发性麻醉药（异氟烷、七氟烷[157]和地氟烷[158]）剂量小于等于 1 MAC，是较弱且等效的 HPV 抑制剂。吸入 1 MAC 挥发性麻醉药如异氟烷对 HPV 的抑制作用相当于整个 HPV 反应的 20%，导致 OLV 期间动静脉分流的增加占总量的 4%，由于差异太小以至于在大多数临床研究中[159]无法发现。另外，挥发性麻醉药通过肺动脉血流到达血管收缩活跃区域比通过肺泡到达引起的 HPV 抑制更弱。这种模式与氧气对 HPV 的刺激特性类似。OLV 初始阶段，挥发性麻醉药通过混合静脉血仅到达低氧含量肺毛细血管。全凭静脉麻醉与 1 MAC 现代挥发性麻醉药相比，对 OLV 期间氧合的影响无明显差异[160]。

开胸术后射线显示，使用 N_2O/O_2 混合气体下侧肺肺不张的发生率（51%）高于使用空氧混合气体（24%）。对于肺动脉高压患者，氧化亚氮也易于增加肺动脉压，氧化亚氮还抑制 HPV。基于以上原因，胸科麻醉通常不使用氧化亚氮。

吸入麻醉技术与静脉麻醉技术相比，似乎与促炎因子的释放减少有关，且 OLV 后肺部并发症可能更少。在一项比较七氟烷和丙泊酚用于肺切除术麻醉的随机研究中，七氟烷组术后肺部并发症更少（14% *vs.* 28%），且一年死亡率更低（2.3% *vs.* 12.5%）[161]。

心排血量

OLV 期间心排血量改变的影响较复杂（图 53.34）。增加心排血量易导致肺动脉压增加和肺血管床被动扩大，这反过来抑制 HPV，且已经发现与 OLV 期间动静脉分流（Qs/Qt）增加有关[162]。对氧耗量相对固定的患者，麻醉平稳时增加心排血量会引起 S_vO_2 上升。因此，OLV 期间心排血量增加易使分流和 S_vO_2 增加，却降低 P_aO_2。S_vO_2 的增加量存在天花板效应。通过使用强心药如多巴胺使心排血量增加到超常水平，总体上容易使 P_aO_2 降低[163]。相反，心排血量下降会引起分流减少和 S_vO_2 降低，其净效应是 P_aO_2 降低。因为即使最佳的麻醉管理，OLV 期间也常存在 20% ～ 30% 的分流，保持心排血量十分重要。

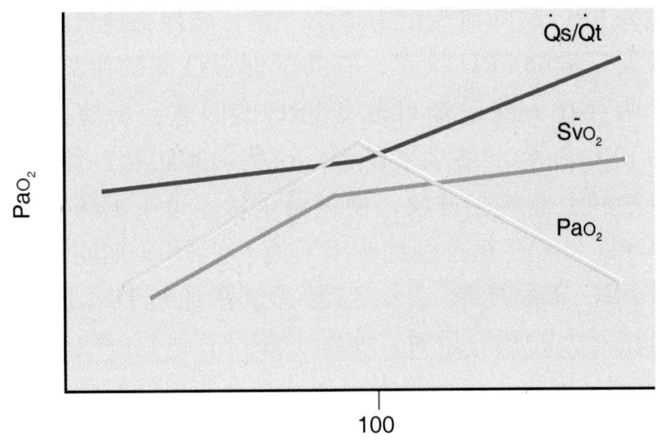

图 53.34 OLV 期间 PaO_2 与心排血量间的关系。当心排血量下降低于基线水平时，动静脉分流（Qs/Qt）降低，而混合静脉血氧饱和度（SvO_2）也降低。相反，增加心排血量高于基线水平时，SvO_2 倾向于增加，而 Qs/Qt 也增加，净结果仍是 PaO_2 下降（Based on data from Slinger P，Scott W. Anesthesiology. 1995；82：940，and Russell W，James M. Anaesth Intens Care. 2004；32：644.）

单肺通气期间的通气策略

OLV 期间通气侧肺的通气策略，对于肺动脉血流在两肺间的分布具有重要意义。OLV 期间许多麻醉医师习惯采用与双肺通气一样的大潮气量（10 ml/kg 理想体重）。这种策略可能通过使通气侧肺不张部位反复复张来减少低氧血症的发生，OLV 期间的 PaO_2 值比小潮气量通气更高[164]。尽管如此，OLV 期间有应用小潮气量复合 PEEP 的趋势，原因包括：第一，OLV 期间低氧血症发生率低于 20 ～ 30 年前；第二，长时间持续大潮气量使通气侧急性肺损伤的风险增加；最后，反复肺不张和肺复张的通气模式似乎是有损伤性的[165]。通气技术需要根据患者基础呼吸力学进行个体化设置。

呼吸性酸碱状态

低氧肺区域的 HPV 反应在呼吸性酸中毒时增强，在呼吸性碱中毒时减弱。然而，OLV 期间低通气量并不会为气体交换带来净增益。这是因为呼吸性酸中毒优先增加富氧区域的肺血管张力，这与临床上有益的肺血流再分布正相反[166]。总体而言，过度通气的效应通常会倾向于降低肺血管压力。

呼气末正压

肺血流阻力与肺容量的关系呈双相模式，当肺容量为 FRC 时肺血流阻力最小。尽可能保持通气侧肺容量为正常的 FRC 状态，有助于促进该侧肺血流灌注。术中存在一些已知可改变 FRC 的因素，易使通气侧肺 FRC 降至正常水平以下，这些因素包括：侧卧位、肌松和上侧胸腔开放，使纵隔重量压迫下侧肺。由于 COPD 患者存在持续性呼末气流，使 OLV 期间试图测量 FRC 变得复杂[167]。当患者试图通过 DLT 管腔呼出相对大的潮气量时，实际上并没有达到呼气末平衡的 FRC 容积。这些患者出现动态充气过度和隐蔽的呼气末正压（auto-PEEP）[61]。

Auto-PEEP 最容易发生在肺弹性回缩力下降如老年性或肺气肿患者[168]。当吸呼比（I∶E）增加即呼气时间缩短时 auto-PEEP 增加。大量伴有 COPD 的肺癌患者观察研究发现大部分 auto-PEEP 平均为 4 ～ 6 cmH_2O，与前文提到的因素相反，auto-PEEP 降低 OLV 期间下侧肺的 FRC。通过呼吸机对已存在 auto-PEEP 的肺施加外源性 PEEP 时，影响会很复杂（图 53.35）。auto-PEEP 较低（＜ 2 cmH_2O）患者与 auto-PEEP 较高（＞ 10 cmH_2O）患者相比，在给予一个中等外源性 PEEP（5 cmH_2O）通气时，前者总 PEEP 增加更显著。OLV 期间给予 PEEP 通气是否可改善患者的气体交换，取决于患者个体的呼吸力学。如果应用 PEEP 后呼吸顺应性曲线中呼气平衡点向曲线较低的拐点（LIP）移动，即接近 FRC，则外源性 PEEP 是有益的（图 53.36）。但是，如果应用 PEEP 使平衡点上移，远离曲线较低的拐点（LIP），将会使气体交换变差。

现有麻醉机难以发现和测定 auto-PEEP。为了监测 auto-PEEP，呼吸回路在呼气末必须封闭，直到与气道压形成平衡[169]。当前大多数重症监护病房的呼吸机可用于测量 auto-PEEP。

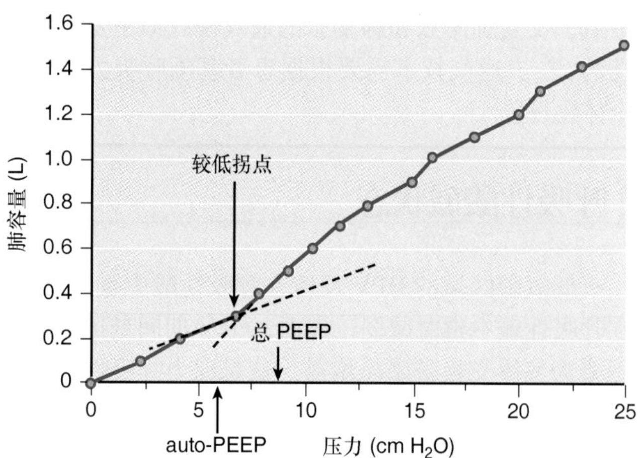

图 53.35 伴有轻度 COPD 的典型肺癌患者非通气侧肺静态顺应性曲线。较低拐点被认为代表 FRC。OLV 期间患者的 auto-PEEP 为 6 cmH_2O。通过呼吸机给予 5 cmH_2O PEEP 使环路中总的 PEEP 达到 9 cmH_2O。附加 PEEP 通气时患者 PaO_2 下降（Based on data from Slinger P，et al. Anesthesiology. 2001；95：1096.）

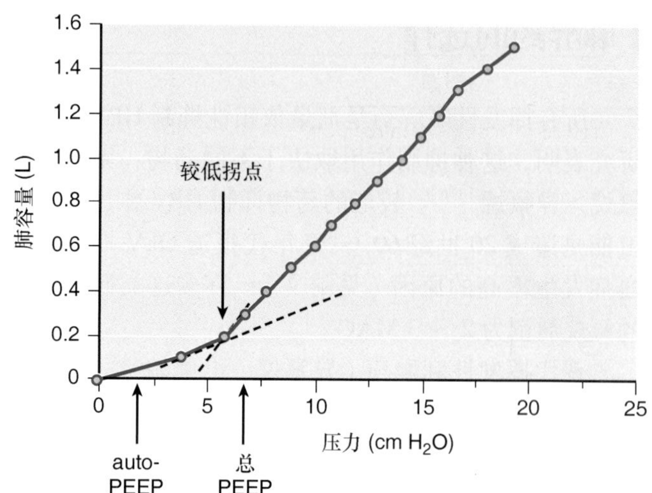

图 53.36 肺功能正常的年轻患者 OLV 期间的静态顺应性曲线（该病例为纵隔肿瘤切除）。曲线较低拐点（FRC）是 6 cmH_2O。OLV 期间 auto-PEEP 是 2 cmH_2O。通过呼吸机给予 5 cmH_2O PEEP 使环路中总的 PEEP 达到 7 cmH_2O，可改善 PaO_2。年轻患者和弹性回缩力增加的患者（如由于限制性肺疾病），OLV 期间 PEEP 通气将增加 PaO_2（Based on data from Slinger P，et al. Anesthesiology. 2001；95：1096.）

潮气量

OLV 期间每个患者个体都有一套最佳呼吸参数组合：包括潮气量、呼吸频率、吸呼比和压力或容量控制通气。然而，使用现有麻醉机实施麻醉的同时，试图评估每一个参数是不实际的，临床医师必须首先使用一个简易的策略（表 53.9）。改变潮气量的结果是不可预测的。部分原因可能是 auto-PEEP 与潮气量的相互影响。OLV 期间以 5 ～ 6 ml/kg 理想体重的潮气量加上 5 cmH_2O PEEP 通气作为初始设定，对多数患者（COPD 除外）是合理的[170]。必须控制潮气量以避免气道峰压超过 35 cmH_2O，其对应气道平台压接近 25 cmH_2O[171]。气道峰压超过 40 cmH_2O 可能导致 OLV 期间通气侧肺过度充气损伤[172]。

患者转为侧卧位将使呼吸无效腔增加，并使动脉-呼气末 CO_2 分压梯度（$P_{a-ET}CO_2$）增大，通常要求分钟通气量增加 20% 以维持 $PaCO_2$ 不变。$P_{a-ET}CO_2$ 的个体差异很大，在 OLV 期间监测 $P_{a-ET}CO_2$ 与 $PaCO_2$ 相比，可靠性更低。这种影响可能是因为在通气侧肺与非通气侧肺之间 CO_2 排出存在个体差异。

表 53.9 OLV 通气参数的建议

参数	建议	指南 / 附加说明
1. 潮气量	5 ~ 6 ml/kg 理想体重	维持： 气道峰压＜ 35 cmH_2O 气道平台压＜ 25 cmH_2O
2. PEEP	5 ~ 10 cmH_2O	COPD 患者不加 PEEP
3. 呼吸频率	12 次 / 分	保持正常 $PaCO_2$，OLV 期间 Pa-etCO_2 常增加 1 ~ 3 mmHg
4. 模式	压力控制或容量控制	有肺损伤风险患者（如肺大泡、全肺切除术、肺移植术后）行压力控制

容量控制通气与压力控制通气比较

与容量控制通气比较，压力控制通气虽然气道峰压稍低，但对多数患者至今还没有证据表明能改善氧合[173]。压力控制通气时气道峰压下降主要位于麻醉回路而非远端气道[174]。压力控制通气可避免胸腔内手术操作引起的气道峰压突然增加。当使用支气管堵塞导管或高气道压状态下肺损伤风险高，如肺移植后或全肺切除术患者，使用压力控制通气可以获益[175]。在肺切除术期间由于肺顺应性的快速变化，当应用压力控制通气时，必须密切监视潮气量，因可能突然改变。

单肺通气期间低氧血症的预测

胸科麻醉中 OLV 期间的低氧血症问题有很多研究。大多数病例 OLV 期间的低氧血症是可预测（见框 53.7）、可预防和可治疗的[176]。

术前通气 / 血流扫描

术中 OLV 期间，分流和 PaO_2 与术前通气 / 血流扫描测得的通气侧肺的灌注密切相关[177]。长期患有手术侧肺部疾病的患者，患侧通气与血流下降，能很好耐受 OLV。类似的，术中 OLV 期间下侧肺气体交换比例高的患者，其氧合更好。

术侧

右侧开胸患者往往在 OLV 期间分流增加，PaO_2 降低，因为右肺较大且通常比左肺血流多 10%。总体而言，OLV 平稳期间左侧与右侧开胸相比，平均 PaO_2 相差约 100 mmHg[178]。

双肺氧合

侧卧位双肺通气时 PaO_2 较好的患者，OLV 期间往往氧合也较好。这些患者的通气与血流匹配能力更强（HPV 反应的个体差异）和（或）通气侧肺不张较少。对于因创伤需开胸手术但通气侧肺又存在挫伤的患者，尤其需要权衡考虑。

术前肺功能测定

多项研究一致表明，当前文提及的因素被控制时，术前肺功能较好的患者在 OLV 期间更容易发生氧饱和度降低和 PaO_2 下降。临床上这很明显，因为肺气肿行肺减容术患者通常能很好地耐受 OLV。其原因尚不清楚，但是可能与气道阻塞性疾病患者开胸手术 OLV 期间产生 auto-PEEP，能保持更理想的 FRC 有关[64]。

单肺通气期间低氧血症的治疗

OLV 期间动脉氧合会降低，在 OLV 启动后 20 ~ 30 min 常降至最低点。随后在 2 h 内，随着 HPV 增强，氧饱和度趋向稳定或逐渐上升。多数患者氧饱和度在 OLV 的前 10 min 降低非常快。但 OLV 期间大多数低氧血症对治疗反应很快。治疗方案要点见框 53.12。

1. 重新双肺通气。再次膨胀上侧肺并将 DLT 或

框 53.12 OLV 期间氧饱和度下降的治疗

- 严重或突发氧饱和度下降：恢复双肺通气（如果可能）
- 氧饱和度逐渐下降：
  - 确保给予 FiO_2 为 1.0
  - 应用纤维支气管镜检查 DLT 或堵塞器位置
  - 确保最佳心排血量，降低挥发性麻醉药至＜ 1 MAC
  - 通气侧肺使用复张手法（这会暂时加重低氧血症）
  - 增加通气侧肺 PEEP（除非患者伴有肺气肿）
  - 非通气侧肺暂停呼吸时吹入氧气
  - 非通气侧肺应用 CPAP 1 ~ 2 cmH_2O（CPAP 前即刻对该肺使用复张手法）
  - 非通气侧肺部分通气技术
    - 间歇正压通气
    - 纤维支气管镜下肺叶吹入氧气
    - 选择性肺叶萎陷（用支气管堵塞导管）
    - 小潮气量通气
  - 药物处理（见后文）
  - 机械性限制到至非通气侧肺的血流（如果可能）
  - 静脉-静脉 ECMO

CPAP，持续气道正压；ECMO，体外膜式氧合；MAC，最低肺泡有效浓度；PEEP，呼气末正压

堵塞导管套囊放气。这将迫使手术中断，但对于严重或突然发生的低氧血症十分必要。获得适当氧合水平后，可对低氧血症原因进行诊断，在试图再次 OLV 之前采取预防措施（见后）

2. 增加 FiO_2。确保吸入气 FiO_2 为 1.0。这基本是所有患者可用的选择，但除外接受博来霉素治疗或类似治疗具有引发潜在吸入氧增加药物肺毒性作用的患者。

3. 重新检查 DLT 或堵塞导管位置。确保通气侧肺肺叶未被堵塞。

4. 检查患者的血流动力学确保心排血量未降低。手术医师在肺切除术中可能意外压迫下腔静脉，发生血压和心排血量下降，导致 OLV 期间氧饱和度迅速下降，这一情况很常见。应根据情况处理心排血量降低（如由于胸段硬膜外交感神经阻滞，可应用正性肌力药 / 血管收缩药）。停止应用扩血管药，降低挥发性麻醉药浓度至小于等于 1.0 MAC。

5. 对通气侧肺使用肺复张手法。20 cmH_2O 或更高压力将肺膨胀 15 ～ 20 s 以消除肺不张。这可能导致血压一过性下降且血流暂时性向非通气侧肺再分布，导致 PaO_2 一过性进一步下降。

6. 通气侧肺应用 PEEP。应用 PEEP 通气之前应实施肺复张手法以便最大获益。对于呼吸力学正常的患者和由于限制性肺疾病使肺弹性回缩力增强的患者，PEEP 通气将增加通气侧肺的呼气末容量使之接近于 FRC。对每个患者预测理想的 PEEP 是不可能的。一个有用的做法是在 5 ～ 10 cmH_2O 之间滴定 PEEP，保证驱动压（平台压 -PEEP）小于等于 15 cmH_2O 的同时使肺顺应性最大化[179]。PEEP 将增加存在显著 auto-PEEP 患者（如肺气肿）的呼气末容量。不同于 CPAP 通气，施行 PEEP 通气不会使非通气侧肺再膨胀和中断手术。对于肺功能正常患者，OLV 期间 PEEP 表现出与 CPAP 同样的提高 PaO_2 的效果（图 53.37）[180]。对于肺功能正常患者，从 OLV 实施开始即常规进行肺复张手法和 PEEP 通气是合理的。

7. 上侧肺暂停呼吸时吹入氧气。通过吸引管在 DLT 非通气侧管腔内给予 3 L/min 氧可以在 OLV 期间提高 $PaCO_2$ 而不影响术野[181]。

8. 使用氧气在非通气侧肺行 CPAP 是 OLV 期间提高 PaO_2 的可靠方法[182]。CPAP 必须应用于膨胀（复张）的肺才有效。肺不张区域的开放压大于 20 cmH_2O[183]，且这些区域如果简单地给予 5 ～ 10 cmH_2O 水平的 CPAP 不能使之复张[184]。当 CPAP 应用于完全膨胀的肺时，可使用低至 1 ～ 2 cmH_2O 的 CPAP[185]。因为在处于功能残气量状态时正常跨肺压约为 5 cmH_2O，如将 5 ～ 10 cmH_2O CPAP 用于完全复张的肺时，将导致肺容积增大，妨碍手术进程，尤其是微创手术。使用空氧混合气体降低 CPAP 的 FiO_2 水平具有临床益处，可被滴定至氧毒性风险高患者的通气侧肺。

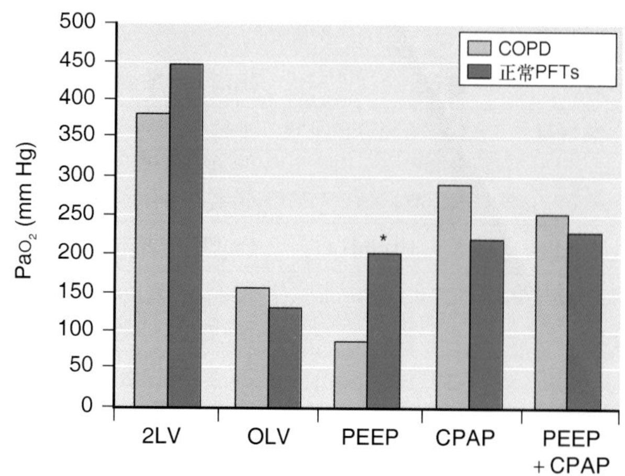

图 53.37 OLV 期间通气侧肺行呼气末正压（PEEP）与非通气侧肺持续气道正压（CPAP）对平均 PaO_2 影响的比较。2LV，双肺通气；COPD，一组肺癌手术合并 COPD 患者；正常 PFTs，一组术前肺功能检测（PFTs）正常的食管手术患者。* 与 OLV 比较差异显著 $P < 0.05$（Based on data from Fujiwara M, et al. J Clin Anesth. 2001；13：473；and Capan L, et al. Anesth Analg. 1980；59：847.）

已有很多麻醉系统可对非通气侧肺进行 CPAP 通气。这需要基本的 CPAP（或 PEEP）阀与氧气气源。理想环路中应允许调节不同 CPAP 水平并包括一个可用来对非通气侧肺进行肺复张的储气囊和一个测量实际 CPAP 水平的压力计。这些麻醉回路有商业产品（图 53.38）或可由标准的麻醉设备组装。CPAP 可通过 DLT 或者支气管堵塞导管的吸引通道实施。

即使在正确使用 CPAP 的前提下，对改善 OLV 期间的氧合也不完全可靠。当术侧肺的支气管堵塞，或开放于空气中（如支气管胸膜瘘、支气管内手术）

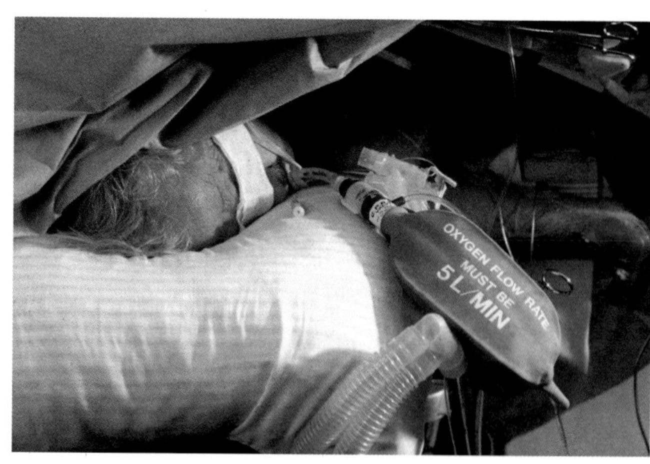

图 53.38 一次性 CPAP 回路左侧开胸时用于非通气侧肺商品（Mallinckrodt，St. Louis，MO）图像（该病例用于右侧 DLT 气管腔）。该回路上有一个可调节排气阀，允许从 1 ～ 10 cmH_2O 调节 CPAP 压力

CPAP 无法改善氧合。且在某些情形下，尤其是胸腔镜手术操作空间受限的情况下，CPAP 可明显干扰手术[186]。

9. 使用体外膜式氧合（extracorporeal membrane oxygenation，ECMO）。已有很多关于胸科手术中传统方法无法保证氧合情况下使用 ECMO 的报道。静脉-静脉 ECMO 由于其安全性成为一些复杂肺部手术的选择[187]。

药物处理

停用强效血管扩张药如硝酸甘油、氟烷和其他大剂量挥发性麻醉药，可改善 OLV 期间的氧合[188]。联合使用 NO 和肺血管收缩药如去氧肾上腺素显示在重症监护治疗病房内可提高成人呼吸窘迫综合征患者机械通气时的氧合[189]，这可能也适用于 OLV。血管收缩药通过全身给药促进肺动脉收缩的同时在通气侧肺吸入肺动脉扩张药在一些 OLV 期间氧饱和度降低的病例中可起到改善低氧的作用。已有使用静脉注射去氧肾上腺素联合吸入依前列醇（Flolan）的相关报道[190]。该方法的一项限制是用于雾化依前列醇的甘氨酸稀释液会在麻醉回路中的湿热交换器（heat-moisture exchanger，HME）上积聚，造成气流阻力增高。在使用雾化依前列醇期间，HME 过滤器应每小时更换一次。

另一种药物为右旋美托咪定，选择性 α_2 受体激动剂。研究表明，OLV 期间七氟烷麻醉下持续输注右旋美托咪定可改善术中氧合并增加 PaO_2/FiO_2 值[191]。后续 meta 分析显示在 OLV 期间使用静脉麻醉和（或）吸入麻醉的情况下，右旋美托咪定通过提高氧合和减少肺内分流可以改善氧合指数（通过评估肺内分流和平均气道压）[192]。右旋美托咪定这种效应的可能解释是减少吸入性麻醉药需求量，从而减轻其潜在的 HPV 抑制效应。

间断复张非通气侧肺

反复低氧刺激可使 HPV 效应更显著。复张后，肺再次萎陷时氧饱和度往往更合适。复张可由额外 CPAP 回路对非通气侧肺进行规律性地控制来实现。

部分通气法

已经报道过几项 OLV 的替代方法能改善 OLV 期间的氧合，都包含非通气侧肺部分通气。对发生氧饱和度降低风险特别高的患者，例如有对侧肺切除史，这些方法都很有用。这些替代方案包括：

1. 非通气侧肺间歇正压通气。可以通过多种方法实施。Rusell 介绍的一种方法将抑菌呼吸过滤器与 DLT 非通气侧管腔相连，通过呼吸过滤器上的 CO_2 采样管接口以 2 L/min 的速度供氧（图 53.39）[193]。人工堵塞呼吸过滤器 2 s 可使非通气侧肺充入约 66 ml 氧。每 10 s 重复一次可将对术野的影响降到最低限度。

2. 术侧肺段选择性吹入氧气但远离手术部位（图 53.40）[194]。在微创手术中使用纤维支气管镜吹氧是一种有用的技术。通过纤维支气管镜吸引头以 5 L/min 流量供氧，纤维支气管镜在直视下进入远离手术部位的肺段，按下纤维支气管镜上的吸引器开关则可以使相应肺段复张。手术医师在胸腔镜下通过观察肺的膨胀程度来防止复张肺段过度膨胀。

3. 开放侧胸腔仅手术肺叶选择性肺叶萎陷[195]。可将堵塞导管置入接受手术的肺叶支气管而对同侧其他肺叶继续通气。

4. 通过另一台呼吸机与 DLT 非通气侧肺管腔相连对术侧（上侧）肺行小潮气量通气。术侧肺行间歇短暂正压小潮气量（如 70 ml）通气，呼吸频率 6 次 / 分可提高 OLV 期间 P_aO_2 和 SpO_2 而不影响手术[196]。

机械限制肺血流

手术医师可以直接压迫或夹闭非通气侧肺血流[197]。这在氧饱和度紧急下降或确定将行全肺切除术或肺移植时可临时使用。另外一种限制非通气侧肺血流的方法是将位于术侧肺动脉主干的肺动脉导管球囊充气。

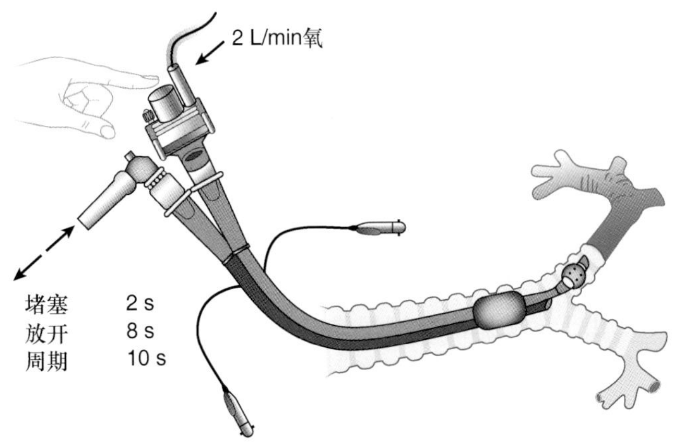

图 53.39　用于提供非通气侧肺间歇气道正压的简单装置。抑菌呼吸过滤器与 DLT 非通气侧管腔相连，呼吸过滤器上的 CO_2 采样管连接氧源。间断手动堵塞呼吸过滤器可改善氧合，并对手术暴露影响最小（详情见正文）（Reproduced with permission from Slinger P. Principles and Practice of Anesthesia for Thoracic Surgery. New York：Springer；2011.）

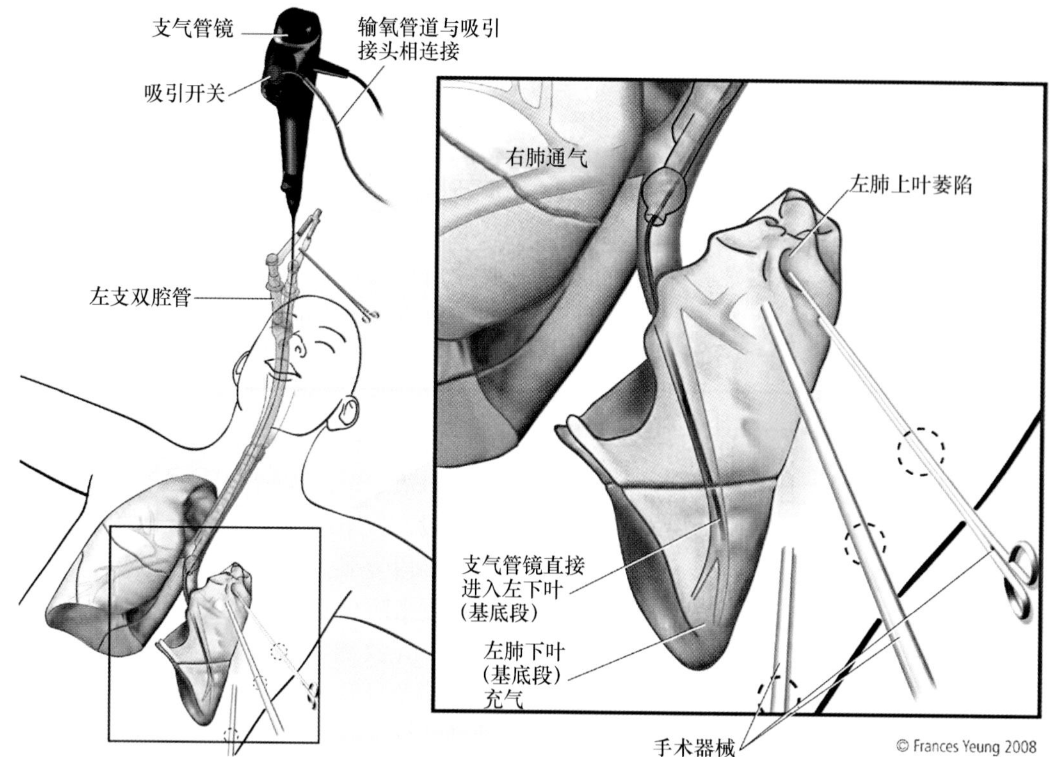

图 53.40 胸腔镜手术中使用纤维支气管镜对术侧非肺通气肺的部分肺段进行间歇吹氧（详见正文）（Reproduced with permission from Slinger P. Principles and Practice of Anesthesia for Thoracic Surgery. New York：Springer；2011.）

肺动脉导管可在透视引导下定位，并根据术中情况膨胀气囊。对于巨大肺动静脉瘘切除术，已被证明是一有用的技术[198]。

预防低氧血症

大部分低氧血症的治疗原则均可用于预防 OLV 期间氧饱和度降低高风险患者的低氧血症。预防性治疗低氧血症的优点在于除了明显增加患者安全外，还包括启动 OLV 时以控制模式设定术侧肺进行 CPAP 或其他替代模式通气，因而不需要中断手术和避免极度不利的非通气肺紧急再膨胀。

双侧肺手术

由于术侧肺的机械损伤，这侧肺在 OLV 后气体交换将要短暂受损。HPV 的补偿作用在复张第一个肺萎陷后可能延迟。当双侧肺都进行手术操作时，尤其是在第二次 OLV 期间氧饱和度降低将成为一个问题（对已手术的肺行单肺通气）[199]。因此，双肺均行手术时，建议先做气体交换好的一侧肺，减少 OLV 期间氧饱和度降低的倾向。对于大多数患者，这意味着首先行右侧肺手术。

常见手术的麻醉管理

纤维支气管镜检查

纤维支气管镜检查在胸科手术与麻醉临床实践中是一项很有价值的诊断与治疗手段。在许多临床中心，肺切除术之前需常规行纤维支气管镜检查，以再次确认诊断（肿瘤是否压迫气道），或确定末端气道的侵犯与阻塞情况（与支气管切除的范围有关）。

麻醉管理

有多种方法用于纤维支气管镜检查。包括清醒或全身麻醉下经口与经鼻途径。用于局部麻醉的方案包括经雾化器、手持喷雾剂或浸泡麻药的纱布行表面麻醉；神经阻滞［喉和（或）舌咽神经］；通过支气管镜直接注入局部麻醉药（边行进边喷洒技术）[200]，用或不用镇静药或阿片药；或使用止涎药。用于全身麻醉的方案包括保留自主呼吸或正压通气期间用或不用肌松药。全身麻醉时的气道管理可采用气管内插管或喉罩（LMA）。一个带有自动封闭阀的 Portex 旋转连接器（Smith Medical，Ashford，Kent，UK）可用来帮助通气和支气管镜操作；同时吸入和（或）静脉麻醉药均可用于麻醉。围术期分泌物多的患者可应用抗胆碱能药物治疗，以确保操作视野干燥，纤维支气管镜图像清晰。

喉罩技术的优点包括允许声带和声门下结构可视化，并且当置入纤维支气管镜时与气管导管相比气道阻力较低（图 53.41）。对于困难气道患者非常有用，当患者保持自主呼吸时这可能是最安全的麻醉管理方法[201]。自膨式柔性金属气管和支气管支架可通过纤维支气管镜或硬质支气管镜放置（彩图 53.42）。然而，硅胶气道支架只能通过硬质支气管镜置入。

硬质支气管镜

硬质支气管镜检查在传统上被看作是术前诊断性评估气管阻塞、治疗大咯血和气道异物的首选方法。激光、气管扩张或支架植入等支气管镜介入术已用于治疗恶性或良性气管和支气管内病变（图 53.43）[202]。硬质支气管镜还可用于气道狭窄扩张术。

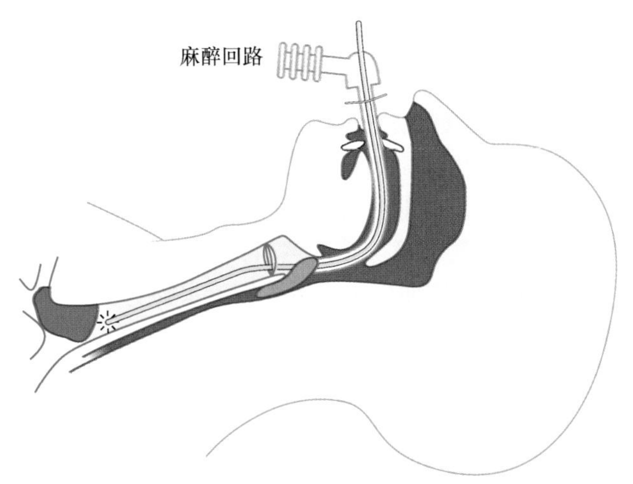

图 53.41　一例气管隆嵴肿瘤患者在全身麻醉下保持自主呼吸通过喉罩插入纤维支气管镜的示意图。该病例中可进行诊断和 Nd：YAG 激光肿瘤切除。通过喉罩插入纤维支气管镜可看到声带和声门下结构，而气管导管内插入支气管镜则不可能做到这一点

麻醉管理

行硬质支气管镜检查的患者应有一个包括影像学检查在内的完整术前评估。应在术前行胸片和 CT 影像回顾。如果时间允许，建议严重哮喘患者接受药物干预以暂时稳定病情。治疗包括雾化吸入冷生理盐水、消旋肾上腺素喷雾和全身使用类固醇药物[203]。

硬质支气管镜检查时通气管理的四种基本方法：

1. 自主呼吸。气道实施表面麻醉或神经阻滞降低使用挥发性麻醉药时出现屏气和咳嗽的倾向。

2. 暂停呼吸氧合（有 / 无氧气吹入）。这需要充分预充氧和麻醉医师在氧饱和度下降前中断手术进行通气。这意味着，允许手术医师操作的时长为 3 min 或更长时间，根据患者病情而定。

3. 通过可通气的支气管镜进行正压通气（图 53.44）。这需要使用标准气道回路设备，但如果较小型号的支气管镜与较大气道间相差太大，可能造成严重漏气。

4. 喷射通气。这需要通过手提式喷射器如 Sanders 喷射器（Sulz，Germany）[204]或高频喷射通气机完成。这些技术最好复合静脉麻醉，因为喷射器的循环气体来自室内空气或附属的麻醉回路气体，因而任何挥发性麻醉药的输送剂量极不确定。

在气道操作前应用抗胆碱能药物（如静脉注射 0.2 mg 格隆溴铵）将减少支气管镜检查中的分泌物。对于行硬质支气管镜检查的患者，麻醉诱导时手术医师必须在场，随时做好使用硬质支气管镜建立气道的准备。儿童接受硬质支气管镜手术时保留自主呼吸最常见，而对于成人患者，使用静脉麻醉并给予肌松药

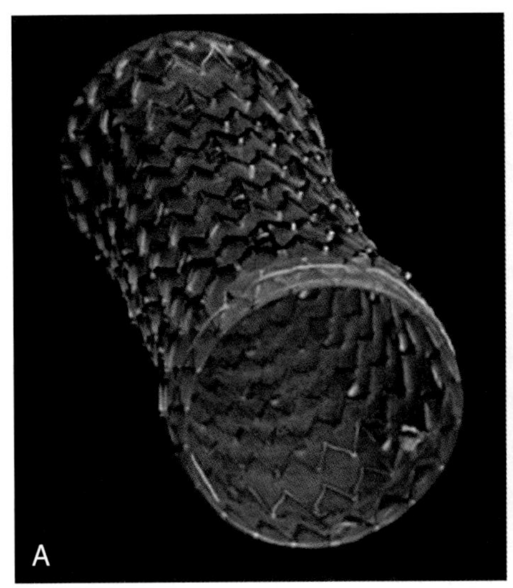

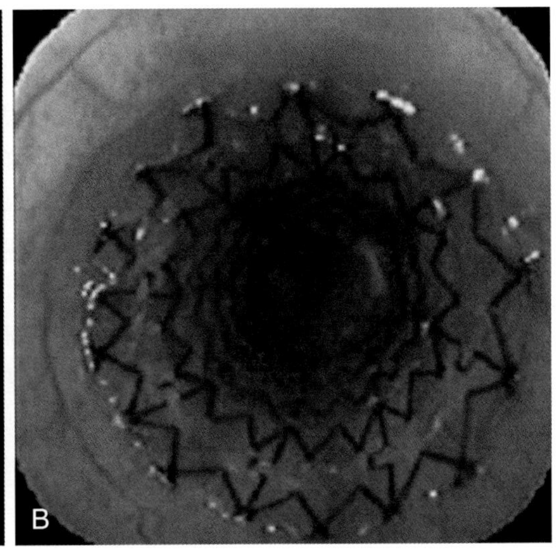

彩图 53.42　（A）自膨式柔性金属气管支架；（B）纤维支气管镜视野下自膨式柔性金属气管支架近端

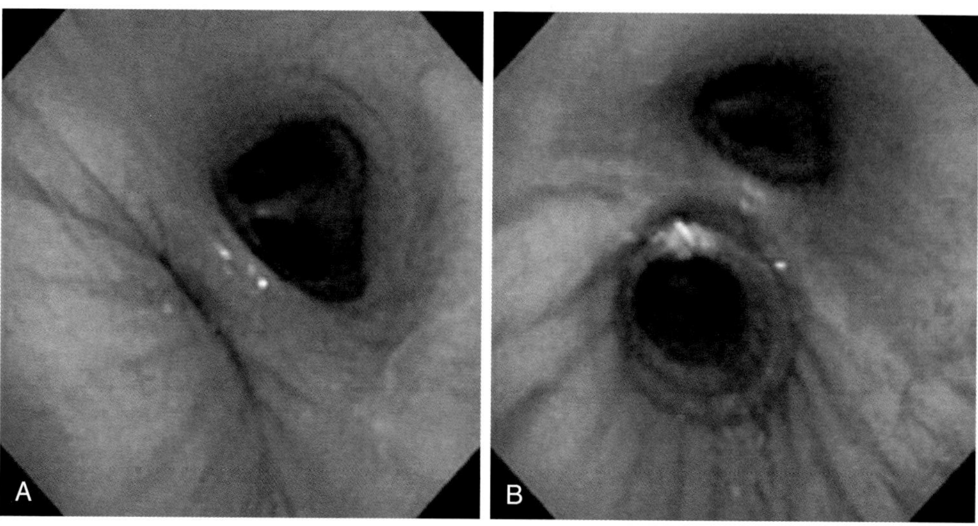

图 53.43 （A）肺移植术后左下肺叶萎陷患者的气道图像；（B）通过硬质支气管镜已将硅化橡胶支架置入左下肺叶

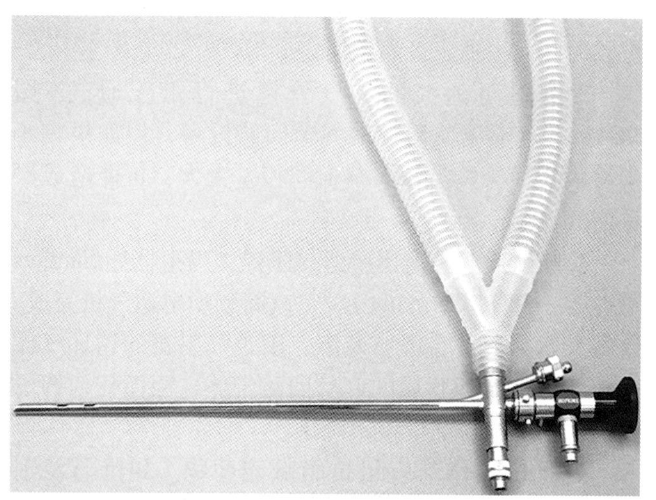

图 53.44 有麻醉回路附着于侧臂的可通气硬质支气管镜图像。图片显示伸缩镜头封闭支气管镜近端（From Kaplan J，Slinger P，eds. Thoracic Anesthesia. 3rd ed. Philadelphia：Churchill Livingstone；2003.）

则更为普遍。

对于使用肌松药无禁忌证的患者，可先使用短效肌松药（如琥珀胆碱）以便插入单腔管或硬质支气管镜。非去极化肌松药可用于较长时间的操作，如支架置入或肿瘤切除。应使用护牙托以保护上、下牙齿和牙龈免遭支气管镜压伤。如果计划使用静脉麻醉，可选瑞芬太尼与丙泊酚[205]。如果手术医师需要对开放气道进行反复操作（如吸引或置入仪器），选择静脉麻醉则较为有利，保持麻醉深度并避免呼出麻醉药经开放气道污染手术室。

对于使用掺钕-钇-铝-石榴石（Nd：YAG）激光的患者，根据氧饱和度将 FiO_2 控制在最低可接受范围（尽可能＜ 30%），避免气道燃烧的可能。因为任何普通材料（包括瓷和金属）均可被 Nd：YAG 激光所穿透，因此当使用 Nd：YAG 激光时，气道中最好避免使用可能易燃的材料[206]。由于 Nd：YAG 激光具有高能量、短波长的特点，对于远端气道手术，与用在上气道手术的 CO_2 激光相比具有很多优势：Nd：YAG 激光穿透组织更深，因而对血管肿瘤组织具有更强的凝血效果；并且折射并传导激光的光纤可经纤维支气管镜或硬质支气管镜操作。然而，其反射性激光冲击的可能性更高，因而发生延迟性气道水肿更多见。

硬质支气管镜具有大小不同的型号，通常直径范围 3.5 ～ 9 mm，并具有通气侧孔以便置入气道时通气。正压通气时如果在支气管镜周围漏气过多，可以放置咽部填塞物以保证通气。在氧饱和度降低的情况下，有必要与手术医师或呼吸科医师持续保持沟通。如果氧饱和度降低，必须停止手术，并允许麻醉医师对患者进行通气处理，给氧方式可通过硬质支气管镜，或取出支气管镜后经面罩、喉罩或气管导管通气。

由于氧饱和度降低的风险很高，硬质支气管镜检查时监测脉搏氧饱和度至关重要。没有监测呼气末 CO_2 或挥发性麻醉药的简单方法，因为呼吸道基本保持开放状态。对于长时间手术，反复动脉血气测定以确定通气充足很有必要。另一种备选方法是中断手术操作，通过连接喉罩或气管插管的标准麻醉回路来检测呼气末 CO_2。

与经气管导管纤维支气管镜检查不同的是，硬质支气管镜不能保证绝对的气道安全，且在高风险患者如伴有饱胃、食管裂孔疝和病态肥胖症的患者常有误吸的可能。对这些患者，最好推迟硬质支气管镜检查以降低误吸风险。当因推迟而没有明显获益和（或）是紧急气道（误吸阻塞性异物）时，没有简单的解决方法，每个病例需要逐个根据病情权衡风险以管理气道。

需要麻醉的硬质支气管镜的其他用途包括：扩张良性气道狭窄、气管恶性病变根除、支气管内或隆嵴上肿瘤激光消融和肺癌手术切除前支气管镜介入治疗。此外，介入性支气管镜通常还用于肺移植后处理呼吸道并发症。

硬质支气管镜的并发症包括气道穿孔、黏膜损伤、出血、术后气道水肿、手术结束后气道失控。在某些情况下，如果存在可疑气道水肿，或患者不能拔管时，必要时可在硬质支气管镜检查后插入小号（6.0 mm ID）单腔气管导管。这些患者可能需要通过皮质类固醇、吸入雾化消旋肾上腺素或氦氧混合气来治疗术后气道喘鸣。

纵隔镜检查

纵隔镜检查是非小细胞肺癌分期时评估纵隔淋巴结的传统方法。已被正电子发射断层显像和超声引导经支气管活检术取代。此外，纵隔镜可用来帮助前/上纵隔肿块的诊断[207]。最通常的纵隔诊断操作是经颈部纵隔镜检查术，即在下颈部胸骨上切迹中线作小横切口（2～3 cm）。平行于气管前筋膜钝性分离一隧道，将纵隔镜朝隆嵴方向插入。另外一种术式是胸骨旁（或前）纵隔镜检查术，即在软骨间或第二肋软骨位置作一小切口。

与纵隔镜相关的并发症从 2%～8%，最严重的并发症是大出血，这可能需要紧急开胸手术。其他可能的并发症包括气道阻塞、压迫无名动脉、气胸、喉返神经麻痹、膈神经损伤、食管损伤、乳糜胸和空气栓塞[208]。

麻醉管理

对行颈部纵隔镜患者而言，应该在术前评估时检查胸片以及胸部 CT 扫描，以便发现可能阻碍气道的肿块。在局部麻醉下也可完成纵隔镜（尤其是前纵隔肿瘤纵隔镜）。对于患有前纵隔肿瘤累及气道且合作良好的成人患者，这可能是一种可选方案。然而，患者咳嗽或体动可能导致手术并发症。多数患者需要全身麻醉并插入单腔气管导管。这些病例不必置入动脉导管。然而，监测右侧手臂脉搏是必需的（脉搏氧饱和度仪、动脉导管或麻醉医师手指触诊应位于患者右手），因为纵隔镜检查可能压迫无名动脉，而手术医师往往意识不到这种情况。无名动脉的血供不仅包括右手臂，还有右侧颈总动脉。脑侧支循环差的患者（通常不可能预测是哪些患者）如果无名动脉受压，则发生脑血管缺血风险高。无创血压袖带应放在左臂以保证在无名动脉可疑受压时提供正确的收缩压。

少量纵隔出血可采用保守措施，包括：将患者置于头高位、将收缩压控制在 90 mmHg 以内、手术纱布填塞。但大出血时必须紧急胸骨切开或开胸止血（框 53.13）。如果需要肺隔离，通过现有气管导管可置入支气管堵塞导管，因为在手术医师填塞伤口时常很难交换 DLT。应行动脉置管（如果先前没有置入）监测动脉血压。如果出血是因为上腔静脉撕裂，补充容量和治疗药物可能丢失在手术野，除非通过下肢外周静脉给药。

气胸是纵隔镜少见的并发症。术中发生气胸（有证据表明吸气压力峰值增加、气管移位、呼吸音遥远、低血压和发绀）需立即处理，通过胸腔引流管减压。在纵隔镜术后的麻醉后恢复室，所有患者必须行胸片检查以排除气胸。

纵隔镜检造成的喉返神经损伤，约有 50% 病例是永久性的。如果怀疑喉返神经损伤，在患者自主呼吸时可直视检查声带的变化。如果声带不动或处在中线位置，则应警惕术后喉梗阻。

纵隔镜检时，其前端位于胸腔内，因此直接暴露于胸膜压。患者自主呼吸吸气时由于胸腔内负压增加，如果发生静脉出血，则可能发生静脉空气栓塞。在此过程中，如使用控制性正压通气，可以最大限度地降低空气栓塞的风险。气管、迷走神经、大血管受压或牵拉可引起自主神经反射。如果纵隔镜检查不复杂，患者可以在手术室内拔管或当天出院。

超声引导下支气管内活检

可用多种方法获得纵隔淋巴结的病理标本，这些方法包括 CT 引导下经皮穿刺术针吸活检、常规支气管镜下经支气管针吸活检和超声引导下经支气管活

框 53.13　纵隔镜出血的麻醉管理

1. 停止手术压迫伤口。如果手术麻醉团队没有足够早地发现问题，患者到达循环崩溃点的危险会很大。
2. 麻醉医师和手术医师均开始复苏并呼叫帮助。
3. 大口径留置针开放下肢静脉通路。
4. 动脉穿刺置管（如果麻醉诱导时没有置动脉导管）。
5. 准备输血加温和快速输血装置进行大量输血。
6. 在手术室获取已行交叉配型试验的血制品。
7. 如果手术医师觉得可能需要开胸手术，放置双腔管或支气管堵塞导管。
8. 一旦患者稳定且准备工作充分，手术医师可重新探查颈部切口。
9. 如果指征明确，改为胸骨切开或开胸术。

检。支气管内超声检查（endobronchial ultrasonography，EBUS）通过纤维支气管镜工作通道应用辐射状探针，识别纵隔和肺门淋巴结[209]。支气管内超声直接引导下，针吸活检可用于纵隔分期，有助于纵隔和肺门淋巴结介入诊断的安全性和准确性。这些患者的麻醉管理通常在辅助检查室，如超声或者 CT 室。一般来说，这些患者要进行完善的表面麻醉（雾化利多卡因）和清醒镇静［芬太尼和（或）咪达唑仑］。由于 EBUS 支气管镜较粗，使用全身麻醉时，应采用喉罩或大号气管导管（内径≥ 8.5 mm）。

肺手术

任何肺切除术可以通过不同手术方法完成。在不同病例中手术方法的选择取决于多个因素，包括病变部位、病理诊断和手术团队的培训与经验。常见的胸科手术方法及其公认的优缺点见表 53.10。

微创胸腔镜手术

电视辅助胸腔镜手术（video-assisted thoracoscopic surgery，VATS）是胸膜疾病、周围型肺结节和间质性肺疾病的诊断与治疗方法（图 53.45）。自 20 世纪 90 年代初现代 VATS 时代开始以来，已被推荐作为一种比开放手术创伤更少的手术方式。目前已被广泛接受并成为一种成熟的手术方式，是肺活检、胸膜切除术、交感神经切除术和其他各种肺部疾病的首选技术[210]。

此外，VATS 还可用于其他各种外科手术。一些临床中心常规应用 VATS 施行大部分肺叶切除术。对于呼吸储备功能受限的患者，使用 VATS 进行肺叶切除术与常规开胸术相比预后似乎更好[211]。其他手术，如脊柱融合术和脊柱侧凸矫正术均已在 VATS 下完成。与开胸手术比较，VATS 的优势在于：①减少住院时间；②如无意外出血少；③疼痛减轻；④与常规开胸相比改善肺功能[212]；⑤早期活动，早期恢复和迅速恢复工作和日常生活；⑥通过测量细胞因子发现，VATS 肺叶切除术比常规开胸手术炎症反应少[213]。

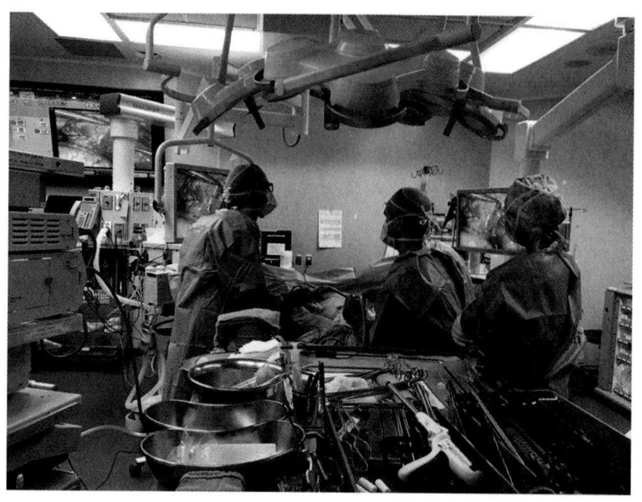

图 53.45　从手术台足侧拍摄的电视胸腔镜术中照片。多个高分辨率屏幕使术中麻醉医师与手术医师交流更便捷

VATS 肺叶切除术已被证明是一种安全有效的治疗早期非小细胞肺癌的方法[214]。VATS 肺叶切除术通过有限数量的切孔（1 ～ 3 个）和一个约 5 cm 长的切口进行[215]。其优势为不用撑开肋骨。VATS 通常在侧卧位完成，但双侧 VATS，如双侧楔形肺切除术或肺减容术，可在仰卧位进行。VATS 有使用单孔的趋势[216]。单孔 VATS 可能会减少术后疼痛和缩短住院时间。

机器人胸科手术理论上被认为是 VATS 的高级形式，因为通过机器人技术的运用，使手术医师获得更好的三

表 53.10　肺切除术的手术方法比较

切口	优点	缺点
后外侧开胸术	整个手术侧胸腔暴露良好	手术后疼痛伴或不伴呼吸功能障碍（短期与长期）
保留外侧肌开胸术	手术后疼痛减轻	伤口皮下积液发生增加
前外侧开胸术	剖腹手术、复苏或对侧开胸术的较好入路，尤其是外伤	后胸入路受限
经腋下开胸术	减少疼痛 第一肋切除、交感神经切除、肺尖部小泡或肺大疱较好入路	暴露受限
胸骨切开术	减少疼痛 双侧入路	左下叶和后胸暴露差
经胸骨双侧开胸术（“蛤壳状切口”）	双侧肺移植暴露良好	术后疼痛和胸壁功能障碍
VATS 或机器人手术	减少术后疼痛和呼吸功能障碍	中央型肿瘤和胸壁粘连者操作困难

维视野和更大的胸腔内活动范围（图 53.46）[217]。麻醉管理的重点概括见框 53.14。

麻醉技术

VATS 可以在局部、区域或全身麻醉下经双肺通气或 OLV 完成[218]。对于较小的诊断性手术，VATS 可在清醒状态下进行。在切口水平的上下两个间隙进行肋间神经阻滞，可提供完善的镇痛效果。当气体进入胸膜腔时，手术侧肺可发生部分萎陷。清醒患者局部麻醉时，当试图扩大视野而将气体加压注入单侧胸腔是非常危险的。虽然许多患者为晚期肺部疾病，当患者局部麻醉并保留自主呼吸的情况下进行胸腔镜手术，术中 PaO_2、$PaCO_2$ 和心律的变化很小[219]。然而，仍建议通过面罩吸入高浓度氧以克服由不可避免的气胸造成肺容积减少而引起的分流。

多数 VATS 是在全身麻醉下用 DLT 或支气管堵塞导管通过 OLV 完成。如果手术持续时间较短，肺仅需短暂萎陷，不必常规检查动脉血气。但如果患者接受的 VATS 如肺叶切除术时间较长或肺功能处于边缘状态，必须动脉置管并监测动脉血气变化。单次注射局部麻醉药进行椎旁神经阻滞，已证实可减轻患者胸腔镜术后 6 h 疼痛[220]。

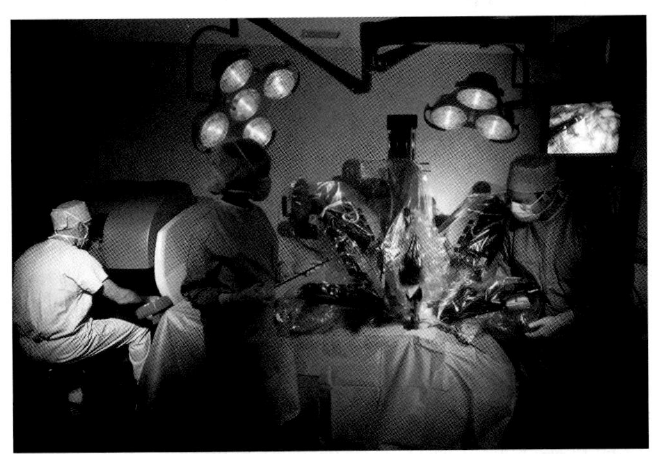

图 53.46 机器人手术。手术医师在左侧远处，坐在机器人操纵台前。值得注意的是，机器人就位后，麻醉医师接触患者受限

框 53.14 机器人胸科手术的麻醉注意事项

1. 必须预先制定和练习快速紧急（< 60 s）撤除机器人的流程。
2. 由于接触患者受限，肺隔离装置的定位必须在机器人就位前确认。
3. 可能需要延长监护导线和麻醉管道。
4. 胸腔吹入 CO_2 需求的增加可能累及静脉回流和血流动力学。
5. 注意保证在机器人就位时手术床不会移动。
6. 潜在手术时间延长导致体位相关神经损伤的风险增加；建议采取限制性输液策略。

虽然手术医师操作对任何组织结构都有可能造成损伤，但 VATS 的麻醉并发症非常罕见。麻醉医师必须明白，如发生大出血或手术医师无法定位需要活检的肺部结节时，存在转为开胸手术的可能，多数 VATS 需要留置术后胸管。胸管闭式引流系统很重要，可以保证拔管的安全。

肺叶切除术

肺叶切除术是治疗肺癌的标准手术，因为与范围较小的切除术相比肿瘤局部复发降低了。肺叶切除术通常在开胸或 VATS 下完成。如果肺癌临床分期为晚期，手术中选择性肺叶切除术可能转为双肺叶（右肺）切除术或全肺切除术。虽然后外侧开胸术是肺叶切除术的经典切口，但前外侧和保留肌肉的侧切口也有使用。

术后镇痛常通过胸段硬膜外镇痛（thoracic epidural analgesia，TEA）或椎旁镇痛（见本章后文“术后镇痛”）。所有开胸手术或较大的 VATS 患者均需放置动脉导管，以管理动脉血气和测量血压。应准备两路静脉通路，其中至少一路为大口径静脉导管，以便必要时快速输液。肺叶切除患者必须保持体温和血压正常，$PaCO_2$ 和氧饱和度在可接受范围，特别是 OLV 期间。患者下肢应放置保温毯预防低温和对 HPV 的危害。肺叶和血管解剖分离完成后，在手术医师夹闭手术部位支气管的情况下，需进行一项测试操作以确定相应的肺叶被摘除。该操作方法是松开 DLT 所钳闭的一侧连接管，或在使用支气管堵塞导管的情况下，将支气管堵塞导管套囊放气，然后通过手控再膨胀双肺。在 VATS 肺叶切除过程中，由于残余肺叶膨胀对术野带来干扰，麻醉医师可能被要求通过纤维支气管镜检查支气管树确定手术未涉及肺叶的支气管是否通畅。一旦肺叶切除完成，支气管残端需要测试，一般是通过麻醉回路中 20 cmH_2O 的正压检测有无漏气。对于肺叶切除术后患者，假如术前呼吸功能正常（见前文“术前评估”），且患者清醒、温暖、舒适（“AWaC”），则通常可在手术室拔管。

Pancoast 瘤是肺上沟癌，可侵犯和压迫局部组织，包括低位臂丛神经、锁骨下血管、星状神经节（引起霍纳综合征）和椎骨。肺叶切除术可能需要两期手术过程，包括前期的后路探查 / 稳固脊柱的手术。在肺叶切除术中，可能需广泛切除胸壁，因而可能发生大出血。由于术中需频繁压迫手术同侧血管，外周置管与监测应在对侧手臂。

肺叶袖状切除术

支气管袖状切除术用于治疗肿瘤或良性气管狭窄。支气管肺癌是最常见的肺叶袖状切除术指征，其次为类癌、支气管内转移灶、原发性气道肿瘤和支气管腺瘤。对于肺功能储备受限的患者行肺叶袖状切除术结合肺实质保留技术，是无法耐受全肺切除术时的一种备选手术方案。肺叶袖状切除术涉及支气管主干的切除而不涉及肺实质，并可能切除肺动脉以避免全肺切除（图 53.47）。

肺叶袖状切除术患者需要使用对侧 DLT 或支气管内导管（如左侧袖状肺叶切除术需用右侧 DLT）进行肺隔离。靠近气管隆嵴的切除术可能需应用高频喷射通气（high-frequency jet ventilation，HFJV）。肺叶袖状切除术如涉及血管重建，必需肝素化。在这些病例中，肝素给药后 24 h 内不应操作胸段硬膜外导管。肺动脉成形术时可能发生不可控的大出血，因此应建立大口径静脉导管通道。肺叶袖状切除术患者在转移至麻醉恢复室前通常在手术室内拔管。对于分期相同的右上肺癌患者，肺叶袖状切除术后的短期和长期生存率优于右全肺切除术[221]。

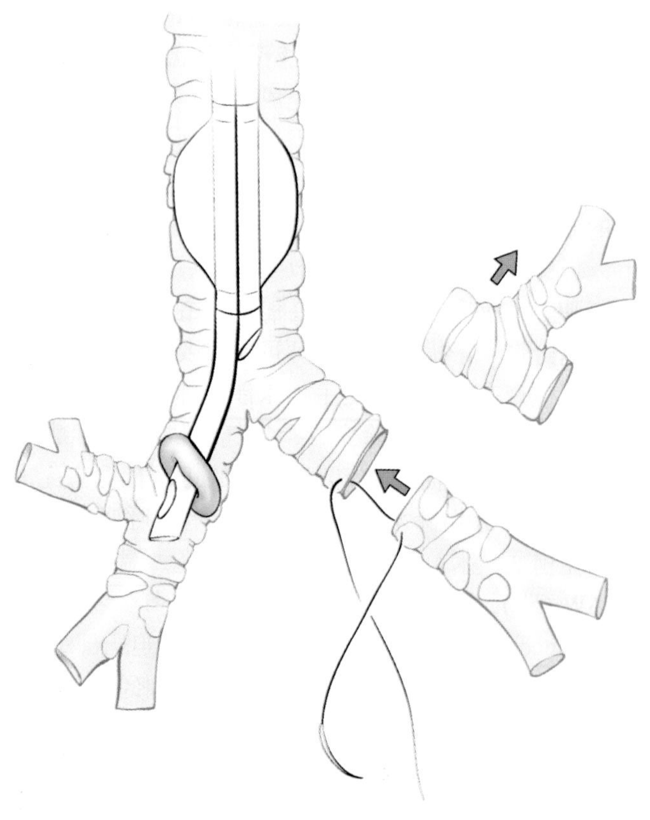

图 53.47 左上叶袖状切除术示意图。气道管理采用右侧 DLT。注意术中不可能在同侧主支气管内定位支气管内导管或支气管堵塞导管

全肺切除术

当肺叶切除术或改良肺叶切除术不足以切除局部病变和（或）同侧转移淋巴结时，需要全肺切除术。全肺切除与肺叶切除一样，术后可能出现肺不张或肺炎，但实际上，发生率较低，因为已切除了手术侧残留功能障碍的肺实质。然而，由于术后心脏并发症和急性肺损伤，全肺切除术后的死亡率高于肺叶切除术。全肺切除术后 30 天总手术死亡率为 5% ～ 13%，且与手术病例数呈负相关[222]。65 岁以上患者并发症的发生率增加至 5 倍[223]。

开胸行全肺切除术通常采用标准后外侧切口。在所有血管夹闭后，夹闭支气管，将肺从胸腔取出。这时通常要进行气体泄漏试验，并完成支气管残端重建。支气管残端应尽可能短以防形成分泌物聚集的囊袋。

关于处理肺切除术后遗留空间的最佳方法，胸科医师没有达成共识。如果对单侧空虚胸腔进行抽吸，或者胸腔引流管与标准的水下密封系统相连，则可能导致纵隔摆动并伴随血流动力学崩溃。有些胸科医师全肺切除术后不放置胸腔引流管，一些宁愿选择临时性引流管以增添或排出空气。胸腔排空需排出大约 0.75 ～ 1.5 L 空气，这样可以保持纵隔和气管位于正中线上（平衡）。有些手术医师放置一个特别设计的全肺切除术后胸腔引流系统，具有低压或高压水下调压阀以平衡纵隔[224]。在患者进入麻醉恢复室或外科重症监护室后必须行胸片检查，以评估有无纵隔移位。

拟行全肺切除术的患者应考虑其围术期并发症和死亡率风险高的问题。应放置大口径静脉导管以便输注血液制品。置入有创动脉导管监测实时动脉血压，并可检测动脉血气。建议放置中心静脉导管，有助于指导容量管理和给予血管升压药，特别是在术后。

较大的肺切除术，如全肺切除术，可降低通气功能，并对右心室功能有显著影响[225]。全肺切除术后即刻，右心室可能扩张，且功能降低。右心室后负荷增加是由于肺动脉压和肺血管阻力增加。这被认为是较大肺切除术后右心室功能障碍的主要原因之一。

全肺切除术患者的肺隔离管理可以通过 DLT、支气管堵塞器或单腔管完成。当全肺切除术患者使用 DLT 时，最好应用不干扰同侧支气道的器械（如，右全肺切除术，用左侧 DLT）。如果左侧 DLT 或支气管堵塞导管用于左肺切除术，那么在夹闭支气管前必须回撤，以防其被意外缝合。

全肺切除术患者的特殊管理包括：①液体管理，②术中潮气量管理，③术后急性肺损伤。较大的肺切

除手术后输液仍然是一个问题。在 Zeldin 和同事们[226]的回顾性报道中，确定发展成急性肺损伤（全肺切除术后肺水肿）的危险因素是右全肺切除、围术期静脉输液增加和术后尿量增加。Licker 和同事们的最新研究表明，胸科患者静脉输液过多（第一个 24 h 超过 3 L）是急性肺损伤的独立危险指标[227]。有合理的临床证据表明，过多的输液与急性肺损伤的发生有关，而全肺切除术后急性肺损伤患者死亡率很高。因此，全肺切除术应在维持肾功能的同时实行术中限制性输液管理。某些情况下可能需要使用强心 / 升压药物，在实施限制性输液的同时维持血流动力学稳定（框 53.11）。

呼吸衰竭是全肺切除术患者术后并发症和死亡率的首要原因。一份涉及 170 例全肺切除的回顾性报告显示[228]，接受平均潮气量超过 8 ml/kg 通气的患者，肺切除术后发生呼吸衰竭的风险很高。与此相反，接受潮气量不足 6 ml/kg 的患者术后呼吸衰竭发生风险降低。Schilling 和同事们研究表明[229]，OLV 期间潮气量 5 ml/kg 可显著降低肺泡细胞因子的炎症反应。因此，全肺切除患者 OLV 期间，应谨慎地使用较低潮气量（即 5 ～ 6 ml/kg，理想体重），限制峰压和平台期吸气压力（即分别小于 35 cmH_2O 与 25 cmH_2O）。

全肺切除术后急性肺损伤（全肺切除术后肺水肿）的发生率仅为 4%。然而，死亡率却高达 30% ～ 50%。在病原学上这似乎是多重因素造成的。一项研究[229]证实肺切除术后有 4 项急性肺损伤独立危险因素，包括：①全肺切除术，②围术期输液过多，③术中通气压力指数高（综合气道压力和时间），④术前酗酒。右全肺切除术与左侧相比，急性肺损伤的发生率更高。这可能与右全肺切除术后肺动脉压力大于左全肺切除术后有关（图 53.48）[230]。目前对于治疗这种肺损伤只有对症处理是恰当的，包括液体限制、应用利尿药、低压通气，低潮气量（如果应用机械通气）和降低肺动脉压等措施。ECMO 可能有助于处理这一并发症[231]。

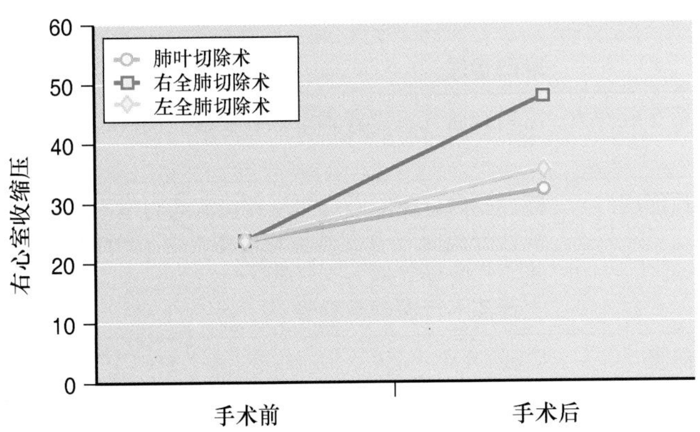

图 53.48　患者肺切除术前和术后 6 个月超声心动图测定的右心室收缩压比较。注意右全肺切除术后右心室收缩压显著升高，随后导致肺动脉压升高（Based on data from Foroulis C, et al. Eur J Cardiothorac Surg. 2004；26：508.）

胸膜外全肺切除术

胸膜外全肺切除术是恶性胸膜间皮瘤患者一种治疗手段[232]。恶性胸膜间皮瘤晚期患者行胸膜外全肺切除术和术后大剂量放疗后，可显著改善患者生存。胸膜外全肺切除术涉及范围广泛，可能包括淋巴结、心包、膈肌、壁胸膜和胸壁切除。其麻醉管理特点是由于涉及胸壁血管会造成大出血。建议使用中心静脉导管以指导容量管理，以及确保大口径静脉通道。肿瘤切除时，静脉回流心脏受阻，原因有多种因素，包括：出血、肿瘤压迫上腔静脉或手术原因。如果继发大出血，必须输血以保证血细胞比容在可接受范围，且维持凝血在正常范围内。由于广泛肿瘤切除和右侧手术中可能切除心包，因此患者术后由侧卧位改成平卧位时可发生心脏疝或血流动力学不稳。由于手术持续时间长和大量液体转移，通常术后短时间内需进行机械通气。如果术中使用 DLT，则在手术结束时通常换成单腔管。

袖状全肺切除术

涉及支气管近端和隆嵴的肿瘤可能需要行袖状全肺切除术。常见于右肺肿瘤，往往不需 ECMO 在右侧开胸下完成。在气管支气管吻合期间，单腔气管导管可以插至左主支气管。高频正压通气（HFPPV）也可被用于这一手术，且已有关于高频正压通气联合 DLT 的报道[233]。由于外科手术从右侧更容易到达隆嵴，所以左全肺袖状切除术通常分两阶段进行：首先，左侧开胸，行肺切除术，然后右侧开胸切除隆嵴。并发症和死亡率很高，5 年生存率（20%）显著低于其他肺切除术。右全肺袖状切除术后肺水肿更是一个问题。

限制性肺切除术：肺段切除术及楔形切除术

限制性肺切除术是指不到一个完整的肺叶被切除。有两种手术符合这一概念，即肺段切除术和楔形切除术。肺段切除术是对肺动脉、肺静脉、支气管和特定段肺实质的解剖性肺切除术。肺段切除术常用于手术治疗原发性肺癌且心脏、呼吸功能储备受限的患者。而楔形切除术是距边缘1.5～2.0 cm非解剖性切除肺实质，可以通过VATS或开胸手术完成。楔形切除术最常用于组织学不明的肺病变诊断，或对来自远处原发性肿瘤肺部转移灶的姑息治疗。通常认为小于3 cm，且没有淋巴结转移，位于肺边缘的病变可用限制性肺切除术。对于位于肺外周部位的小病灶，可以在VATS术前通过CT定位并放置线圈作为标记[233]。这对麻醉的影响是可能会导致气胸和支气管胸膜瘘。为防止麻醉诱导期间发生张力性气胸，应避免（或尽量减少）双肺正压通气并及早建立肺隔离并实施OLV。

当一些曾行肺叶切除术或者肺切除术，又发生新的原发性肿瘤病灶者，应考虑行限制性肺切除术。这些肺功能受损的患者围术期风险将增加（OLV期间氧饱和度降低或术后拔管延迟）。Cerfolio和同事们[235]报道称，如果选择恰当，肺功能已受损的肺癌患者，可以安全接受限制性肺切除术。肺段切除术和楔形切除术可通过任何标准的开胸手术或VATS完成。最常见被切除的肺段位于肺上叶或是肺下叶上段。

麻醉技术和监测基本上与较大的肺切除术相同。为了便于手术暴露和肺隔离，有必要应用DLT或者支气管堵塞导管。如果患者曾经有对侧肺叶切除或全肺切除病史，应用支气管堵塞导管进行选择性的肺叶塌陷，将有利于手术暴露，并能维持氧合。在特定病例中，如联合应用DLT与支气管堵塞导管将允许在手术同侧选择性肺叶萎陷和通气[236]。选择性肺叶通气时应用低潮气量（如3～4 ml/kg）非常重要，特别是对于曾经有全肺切除史的患者，可预防残余肺叶过度充气。

肺段切除术对于患有第二原发肺癌的患者治疗非常重要。这些患者中多数曾接受开胸手术，其中包括肺叶切除或全肺切除术，因此术中将面临出血增加的风险。此外，由于这些患者多伴有肺功能损害，早期拔管未必可行。术后常见的并发症是漏气。放置胸管可使肺在术后最大程度膨胀，并最大限度减少术后胸腔遗留空间引起的并发症。术后应使用负压吸引和胸腔闭式引流。

特定手术的麻醉管理

食管手术

食管手术用于治疗食管恶性和良性疾病，可以是根治性的也可能是姑息性的。几乎所有食管手术的患者均应注意由于食管功能障碍导致的误吸风险增加和营养不良的可能性。

食管切除术

食管切除术用于食管癌姑息性和可能根治性治疗，有时也用于对保守疗法无反应的良性阻塞性病变的治疗。这种大手术的并发症和死亡率（10%～15%）较高。围术期死亡率和手术病例数呈负相关，而食管癌通过手术的治愈率为10%～50%。食管癌有多种手术方式（表53.11），由以下三种基本方式组合而成：①经胸途径；②经食管裂孔途径；③微创手术（腹腔镜/胸腔镜，或机器人食管切除术）[237]。不论经胸或经食管裂孔行食管癌切除术，呼吸系统并发症的发生率据报道为18%～26%[238]。一项研究表明，14.5%患者发生急性呼吸窘迫综合征（ARDS），而24%患者发生急性肺损伤[239]。与胃食管吻合术相关的并发症是吻合口漏/裂开（发生率5%～26%），以及狭窄（发生率12%～40%）。多模式麻醉管理规程应用限制

表53.11 食管切除术与食管胃切除术的手术方式

手术	切口	麻醉管理
开腹与右侧开胸（“Ivor Lewis”）	两切口：上腹正中切口，第5或第6肋间右侧开胸	需单肺通气，患者术中仰卧位改左侧卧位
经食管裂孔（Orringer术式）（食管下1/3病变；一些临床中心用于中1/3病变）	两切口：上腹正中切口，左颈部切口	钝性胸内分离时心脏受压致血流动力学不稳定 钝性分离时气管支气管树隐匿性穿孔可能（可能需气管导管插入支气管） 左颈部不行深静脉置管
左胸腹联合切口（仅食管下端病变）	一切口：左侧开胸延至左上侧腹	需要OLV
经颈、胸、腹（三切口；食管上中段病变）	三切口：右侧开胸，开腹，左颈部	需要OLV 术中侧卧位改仰卧位 左颈部不行深静脉置管
微创、腹腔镜加VATS或机器人手术	一至三小切口加腔镜入口 最终可能需左颈切口	需要OLV 可能延长手术时间

性输液、早期拔管、胸部硬膜外镇痛和血管升压药 / 强心药支持血压使预后得到改善[240]。低血压使胃食管吻合口血流减少。容量正常的患者使用血管升压药或强心药可以维持体循环血压和吻合口血流量[241]。食管手术的液体管理本质上和肺切除术的液体管理相同。

经胸入路　经胸食管切除术通常分成两个阶段完成。第一阶段为患者仰卧位进行剖腹手术，制作管状胃作为新的食管。第二阶段为左侧卧位下右胸开胸手术，经胸完成食管重建。有些医师可能会选择单一扩大的左胸腹联合切口完成手术。

这类患者的麻醉管理，包括使用标准监护仪，有创动脉置管和中心静脉置管以应对大量液体转移。常规选择右侧颈内静脉入路没有问题，但是因为吻合口位于左侧颈部的可能性存在，左侧颈内静脉入路为禁忌。通常放置胸段硬膜外导管用于术后镇痛。为涵盖两个切口范围，硬膜外输注药物必须包括较宽的皮区。最好联合应用亲水性阿片类药物（如氢吗啡酮）与局部麻醉药，优于应用亲脂性阿片类药物。多数食管癌患者都有胃反流，因此，应保护呼吸道（包括快速诱导、压迫环状软骨）以防止误吸。

第二阶段（右胸开胸术），需要使用左侧 DLT 或右侧支气管堵塞导管，便于肺萎陷。因为食管切除术需较长时间的 OLV，会发生显著炎症反应。Michelet 与其同事研究表明[242]，OLV 期间应用通气保护策略可降低炎症反应，通气侧肺潮气量设定为 5 ml/kg 并结合 5 cmH_2O PEEP，而非食管切除术中传统使用的 9 ml/kg 潮气量。

经胸食管手术操作期间可能影响静脉回流，导致低血压。如果患者能达到拔管要求则鼓励在手术室内早期拔管。如果不可能拔管，应该将 DLT 换成单腔管，术后机械通气。

经食管裂孔入路　应用单腔管进行气道管理。除此以外，麻醉管理在本质上与经胸入路手术相同。应特别注意当手术医师通过狭缝钝性 / 盲探性手动分离胸部食管时，常可发生心脏受压和突发严重低血压。此外，如果肿瘤粘连，盲性分离可导致血管或远端气道损伤[243]。对于该手术来说，不剪短气管导管的做法很好，因为万一手术操作造成气管或支气管穿孔时需要将气管导管向下插入主支气管实施紧急 OLV。

微创法　微创食管切除术包括应用腹腔镜、胸腔镜和（或）机器人手术方式。腹腔镜手术期间，二氧化碳气腹造成腹内压升高而出现血流动力学变化。在这种情况下，重要的是调整呼吸参数，以达到最佳的二氧化碳分压。对于胸腔镜手术，需要左侧 DLT 或支气管堵塞导管。在机器人手术中，使用肺隔离装置以实现 OLV。机器人手术应特别考虑保护患者，以防患者发生源于机器人的任何损伤；机器人操作时不要移动手术台。胸腔镜辅助下食管癌切除有一定的优势，包括失血少、疼痛轻、住院时间短。但是此方法手术耗时较长。一些中心倾向于使用俯卧位进行微创食管切除术[244]。这类患者肺隔离通常采用单腔管加支气管堵塞导管。

所有食管切除术患者均需插胃管，且必须于手术结束时固定牢靠。呼吸系统并发症包括术后急性肺损伤。胸腔内吻合口瘘是食管手术后可怕的主要并发症，伴随 4% ～ 30% 的高死亡率[245]。为处理这些潜在并发症，必须进行胃管减压和营养支持。严重渗漏通常出现在术后早期，其结果是胃坏死，症状可能表现为呼吸系统综合征和休克症状。即使有非常高的死亡率，仍建议立刻手术处理。年龄超过 80 岁的患者食管癌术后死亡风险增加，且独立于并存疾病[246]。

食管良性病变手术

食管裂孔疝　虽然胃食管反流的多数患者有裂孔疝，但是食管裂孔疝的多数患者并没有明显的反流[247]。感觉烧心的患者屏障压降低，胃内容物反流风险增加。食管裂孔疝有两种类型：Ⅰ型疝，也称为滑动疝，大约占食管裂孔疝的 90%。这种类型食管胃交界处和胃底的疝沿轴向经食管裂孔向胸腔突出（图 53.49）。“滑动”是指壁腹膜囊的存在。食管下段括约肌朝向头侧膈肌，对增加的腹压不能适当作出反应。因此，在咳嗽或呼吸时屏障压降低导致反流。Ⅱ型疝，或称食管旁裂孔疝，其特点是部分胃向胸腔突出邻近食管。Ⅱ型疝中，食管胃交界处仍然位于腹部，其最常见的并发症是失血、贫血和胃扭转。

手术修补滑疝的目的是获得胃食管结合部的反应能力。由于恢复正常解剖并不总能成功防止并发的反流，因此有一些对抗反流的手术，比如 Nissen 胃底折叠术。修补食管裂孔疝可以通过开胸、剖腹或微创手术完成。

良性食管狭窄　慢性酸性胃内容物反流可导致溃疡、炎症，最终发生食管狭窄。如果酸性胃内容物终止与食管黏膜层接触，那这种病理变化是可逆的。如果内科治疗不佳和扩张不良时，手术可能是必要的。手术修复方式有两类，通常情况下均选择左胸腹联合切口。将食管黏膜与胃酸性环境之间的胃底经食管扩张干预后，进行胃成形术。其余胃底可以缝合在食管

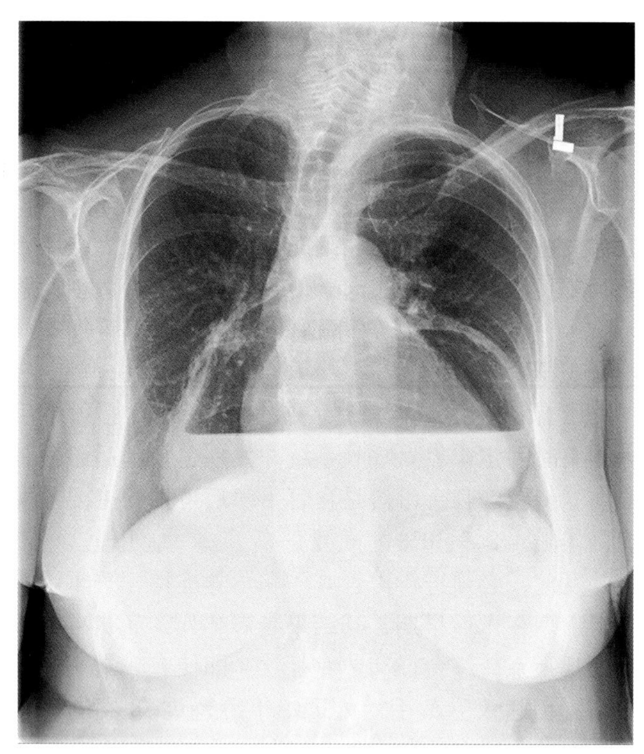

图 53.49　食管裂孔疝患者的胸片，胸腔内见膨胀的胃，拟行经左胸食管裂孔疝修补术。心脏后面可见胃内液-气平面。这些患者麻醉诱导时误吸的风险很高

下端，产生一种阀门样的效果。第二类修复是切除狭窄，并且行胸腔内食管胃底侧吻合术。切断迷走神经并切除胃窦以消除胃酸，结合空肠 Roux-en-Y 胃引流手术，用于防止肠道碱性反流。

食管穿孔与破裂　有多种原因导致食管穿孔，包括异物、内镜检查、探条扩张、损伤性气管插管、胃管和口咽吸痰。医源性原因是最常见的，其中上消化道内镜是最常见原因。食管破裂常是不协调呕吐，与举重、分娩、排便相关的过度用力和胸部与腹部挤压伤等引起的爆裂伤。通常破裂位于食管胃连接处左侧 2 cm。破裂是由于食管下段括约肌松弛和食管入口受阻，同时出现腹压突然增加而造成。相对于穿孔，食管破裂使胃内容物在高压下进入纵隔，出现症状更为突然。

除了胸部和（或）背部疼痛，胸内食管穿孔或破裂患者可能出现低血压、出汗、呼吸急促、发绀、肺气肿和胸腔积液或液气胸[248]。影像学检查可能提示皮下气肿、纵隔气肿、纵隔增宽、胸腔积液和气腹。轻微的穿孔有时可保守治疗。如果不手术治疗，较大的损伤将迅速发展成纵隔感染和脓毒症。因此，通常需要紧急经左侧或右侧开胸行修补和引流术。

贲门失弛缓症　贲门失弛缓症是一种食管缺乏蠕动和食管下段括约肌不能响应吞咽而松弛的功能失调。临床上，患者出现食管扩张，这可能导致慢性反流和误吸。治疗目的是减轻远端阻塞，可以通过食管扩张或外科修复术完成。食管扩张存在穿孔风险，可通过机械、液压或气体等方法实现。修复手术包括 Heller 肌切开术，是将食管胃连接处的环形肌切开。这种肌切开术常结合食管裂孔疝修补术一起完成，以防止并发的反流。可以通过开胸、开腹或腹腔镜方式完成[249]。还可以通过内镜来完成手术。经口内镜下肌切开术（peroral endoscopic myotomy，POEM）需在全身麻醉气管插管下进行[250]。经内镜吹入二氧化碳常会导致气腹，术中需要进行腹部减压。

食管气管瘘　成人食管气管瘘多为恶性。良性比较偶发，可能由气管插管、外伤或炎症受损所致。恶性食管气管瘘，大约 85% 继发于食管癌。食管气管瘘的儿科患者，通常是下段食管与后面的气管壁相通。与之相反，成人瘘可与任何部分的呼吸道相通[251]。大多数情况下，通过食管镜或支气管镜可见瘘管。对于恶性病例，手术目的通常是姑息性的。肺隔离方法将取决于瘘管位置。对于气管远端瘘的成人患者，可选择应用小号双侧支气管内导管（5 ～ 6 mm ID）[252]。

Zenker 憩室　Zenker 憩室实际上是低咽憩室。它邻近食管，源自于甲咽肌和环咽肌交界处的薄弱点。由于它靠近食管上段，并且发病原因可能由于吞咽时食管上段括约肌不能松弛所致，因而普遍认为它是食管病变。其早期症状可能是非特异性的，包括吞咽困难、诉食物附着于喉部。随憩室扩大，患者症状多种多样，如吞咽发声、未消化食物反流、仰卧时反复咳嗽。反复出现误吸和吸入性肺炎。

麻醉方面需要关注的是憩室切除术全麻诱导时存在误吸可能[253]。即使长时间禁食也不能确保憩室是空的。排空憩室内容物的最好方法是让患者在麻醉诱导前快速吐出内容物。因而要求许多憩室患者在家里常规训练这种排空方法。由于憩室口几乎总是高于环状软骨水平，压迫环状软骨并不能防止误吸，憩室内容物还可能进入气道导致误吸。手术切除通常采取较低的左颈部切口。

这类患者最安全的气道管理方法可能是纤维支气管镜引导下清醒插管。然而，采用患者仰卧及头部抬高 20° ～ 30°，一种修正的不必压迫环状软骨的快速序贯诱导麻醉也是安全的。其他需要考虑的安全因素包括在放置胃管、空肠管、食管探条时有憩室穿孔的可能。

气管切除术的麻醉

气管切除和重建术适应于因气管肿瘤、气管外伤

（最常见的是气管插管后狭窄）、先天畸形、血管性损害和气管软化后引起气管阻塞患者。对于可手术切除的肿瘤患者，约 80% 行直接切除吻合术，10% 切除后利用人工材料行重建术，其余 10% 置入 T 形支架。

回顾诊断性检查结果被认为是术前评估的一部分，CT 扫描是确定病变程度、级别和长度的有效工具。支气管镜检查是明确诊断气管阻塞的方法之一。有气管狭窄的患者应在手术室完成支气管镜检查，以便在手术和麻醉人员准备就绪的情况下及时应对可能出现的气道丢失。硬质支气管镜优于软质支气管镜的一个特点是，可通过阻塞部位，且如果发生完全阻塞，也可提供通气。手术中，所有患者都应行有创动脉置管便于动脉血气分析和监测动脉血压。中心静脉导管或肺动脉导管，只用于需要行心肺转流术（cardiopulmonary bypass，CPB）的患者。

在气管切除术期间，实现充足氧合与二氧化碳排出的方法有：①标准经口气管插管，②切除区域远端的气管或支气管插入消毒的单腔气管导管，③跨狭窄区 HFJV，④ HFPPV，⑤使用 ECMO。

气道受累及患者行麻醉诱导，需手术组和麻醉医师的良好沟通。麻醉诱导期间手术医师应在手术室内以便在需要时随时通过外科手段开放气道[254]。硬质支气管镜应随时可用。诱导前患者应预先充分给予纯氧。先天性或获得性气管狭窄患者诱导期间不大可能发生气道塌陷。然而，气管内肿块可在诱导期间阻塞气道，这类患者的处理方法类似于前纵隔肿块的处理（后文讨论）。一种方法是首先使用硬质气管镜扩张气管，然后插入单腔管通过狭窄段。一旦气管切开，将原来的单腔管退至近端，由手术医师在远端气管插入无菌单腔管。带有气体采样管的无菌麻醉呼吸管道跨过手术铺单进入手术区域进行通气（这种技术通常称为“跨术野通气”）。对于低位气管病变，右侧开胸可以提供最佳的术野。无菌单腔管用于病变远端肺通气。气管后壁吻合完成后，拔出远端支气管导管，原来的单腔管越过切除部位（图 53.50）。这种技术还可以用于隆嵴切除手术。

气管切除术中第三种气道管理技术是通过小号气管导管行 HFJV[255]。使用这种技术插入无气囊的小号气管导管通过狭窄区，通气是通过间歇给予高流量新鲜气体来完成。其他用于远端气管切除术时氧合的方法还包括 HFPPV，氦氧混合气和 CPB。

气管切除后，大部分患者都保持颈部屈曲位以减少缝线张力。如需进行紧急气管镜检查，可以将单腔管更换为喉罩。可采用胸-颏密集缝合数日以保持颈部前屈位或使用颈托[256]。手术结束后为防止声门水肿或需通气支持，可插入 T 管并使 T 管上支超过声带 0.5 ～ 1 cm。如果行气管切开，一定要在吻合口远端进行。要求尽早拔管。如果患者需再次插管，应在纤维支气管镜直视引导下将单腔管插入气管内。抬高患者头部可以减少水肿。使用类固醇药物可能有助于减少气道水肿。

术后可能的并发症之一是四肢麻痹，颈部极度弯曲被视为潜在原因。这种情况下，有必要剪开下颏缝线。输注丙泊酚 / 瑞芬太尼或右美托咪定，纤维支气管镜引导和患者的全力配合，将有助于拔管[257]。

支气管扩张 / 肺脓肿 / 脓胸

支气管扩张是部分支气管树局灶性、不可逆扩张。相关支气管有炎症并易于萎陷，导致气流阻塞

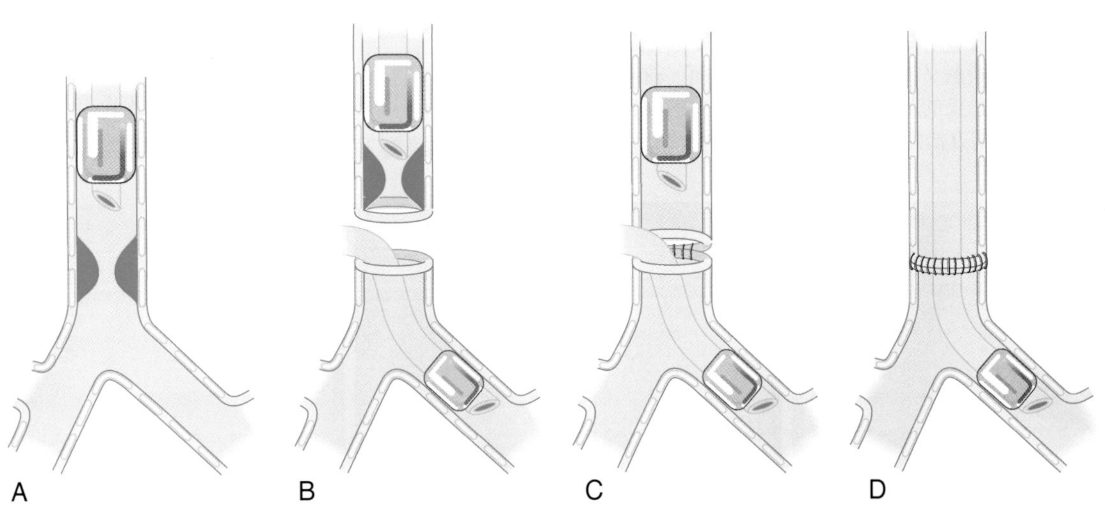

图 53.50 低位气管病变切除术与气道管理。（A）先在病变上方气管插管。（B）气管切开后，在病变远端将另一导管插入左支气管。（C）缝合气管断端后壁。（D）拔出支气管导管，将原气管导管越过尚未缝合前壁的吻合口插入一侧支气管（Modified from Geffin B，Bland J，Grillo HC. Anesthetic management of tracheal resection and reconstruction. Anesth Analg. 1969；48：884.）

并影响分泌物的排出。支气管扩张症与一系列疾病有关，但是主要是由细菌感染性坏死引起。如果发生咯血或反复肺炎发作，则可能需要手术治疗。肺脓肿是肺炎或阻塞远端形成的非解剖性液性坏死（图53.51）。脓胸是脓液在胸膜壁层和脏层之间积累而形成的，常是肺炎或手术并发症。肺切除术患者中脓胸的发生率为2%～16%，使围术期死亡率增加40%。如果并发支气管胸膜瘘，死亡率将进一步增加。手术措施包括胸膜剥脱术（当脓腔壁增厚使肺叶无法扩张时选择此种方法），或胸廓造口术（肺切除术后并发肺脓肿时，控制感染症状的理想胸腔引流方法）[258]。在不太严重的情况下，胸管引流、抗生素冲洗和清创治疗即可。

抗生素应用以来，以上这些需行胸科手术的感染在发达国家已不常见。这些感染性手术麻醉管理的要点包括肺隔离以保护健侧肺不被感染区域的脓液污染。如果在麻醉诱导后肺尚未完全隔离时进行手术体位摆放，则有污染风险。此外，由于炎症的存在，手术更加困难，并且大出血的风险更大。

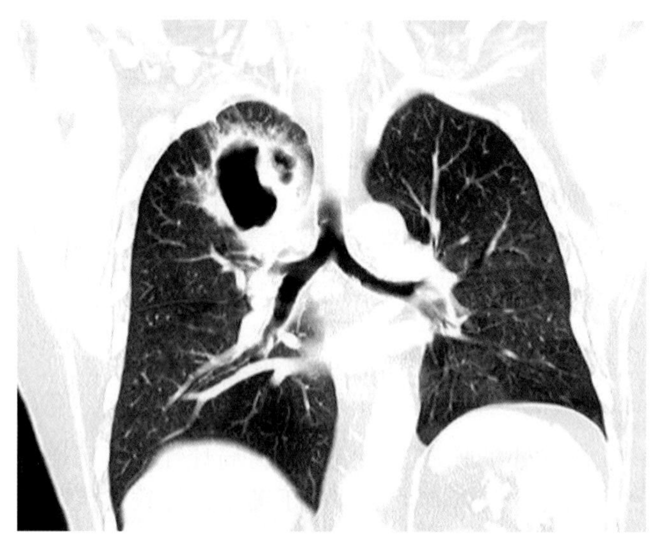

图53.51 右上叶肺癌远端阻塞性肺脓肿患者的CT扫描。右侧胸腔上部可见具有诊断意义的脓肿厚壁和气液平面。这些患者在摆放手术体位时未感染的肺可能有被脓肿内流出的脓液污染的风险。最好的肺隔离方法为使用DLT

麻醉管理

有些患者手术时可能存在脓毒症。此时不推荐放置胸段硬膜外导管。这些患者需要肺隔离，最好使用DLT。DLT有利于吸出气管支气管内的坏死物和分泌物。行胸膜剥脱术的患者可能发生大出血。如果存在肺慢性萎陷，则应逐步进行肺扩张，以避免复张性肺水肿。如果患者符合拔管标准，提倡在手术室内拔管。

支气管胸膜瘘

发生支气管胸膜瘘的原因可能有：①肺脓肿、肺大疱、肺囊肿或肺实质破裂入胸膜腔；②支气管肺癌或慢性炎症性疾病侵蚀支气管；③肺切除术后支气管残端缝线裂开。行全肺切除术患者支气管胸膜瘘的发生率为2%～11%[259]，死亡率为5%～70%。

支气管胸膜瘘的诊断通常是临床诊断。全肺切除术后的患者，主要依靠突发呼吸困难、皮下气肿、气管向对侧移位和连续性胸片检查显示液平面的下降（图53.52）来诊断支气管胸膜瘘。肺叶切除患者，若存在持续漏气、脓液引流物和脓痰即可诊断。当瘘发生在胸腔引流管拔出后时，其诊断主要依据发热、脓痰和胸片显示新的液-气平面。

其确诊有赖于支气管镜检查。此外，支气管造影和瘘的造影摄片也有助于确诊。其他诊断方法包括向胸腔内注入指示剂，如亚甲蓝，随后在痰中发现该指示剂。吸入氙气或O_2和N_2O混合气后胸膜内放射性同位素的蓄积情况也可以作为检测支气管胸膜瘘的一项指标[260]。

如果全肺切除术后早期发生残端裂开可能会危及生命，可以重新缝合残端。如果是晚期或慢性发生的支气管残端裂开，需要引流或应用Clagett方法，该方

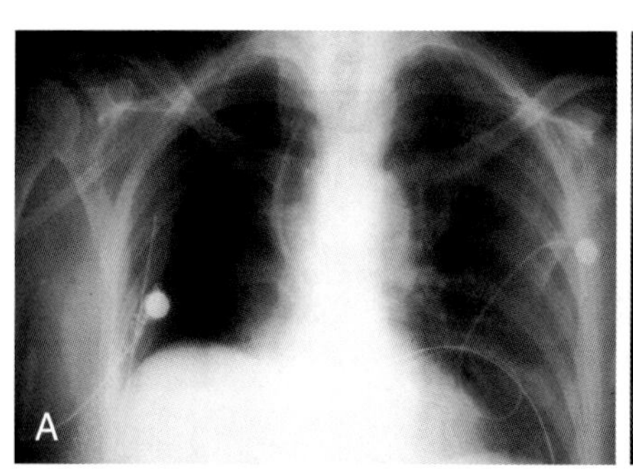

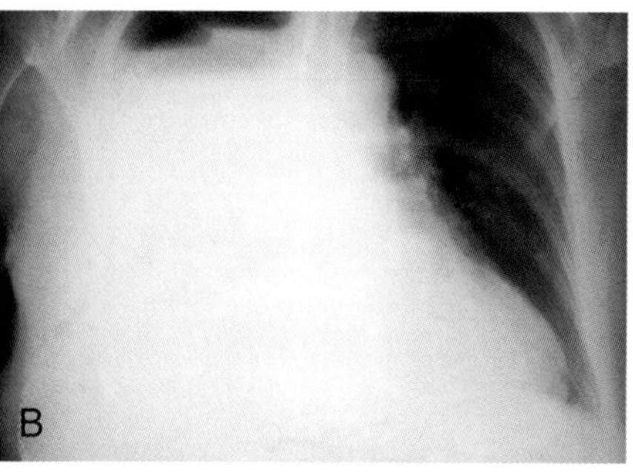

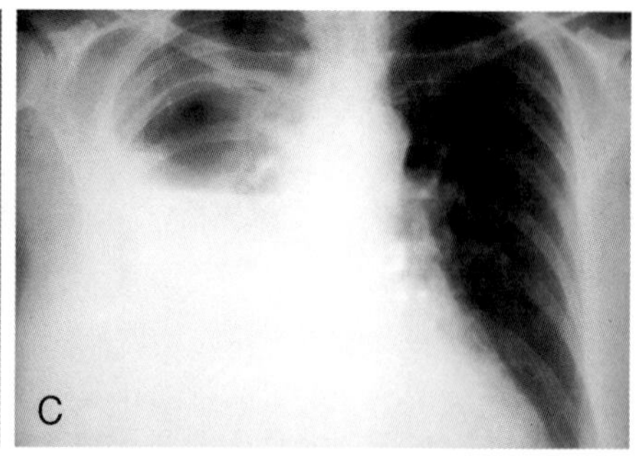

图53.52 （A）右全肺切除术后即刻胸片；（B）同一患者术后第6天的胸片。这是一个标准的全肺切除术后胸片。右侧胸腔逐渐被脓液填充；（C）同一患者术后第7天的胸片。患者有突发严重呼吸困难、氧饱和度下降和咳嗽。胸片显示右胸腔液面下降。这是由支气管残端裂开引起支气管胸膜瘘的特征

法包括胸腔开放引流和用肌瓣来加强支气管残端。非全肺切除术病例，如果肺能够扩张充满胸腔，则仅通过胸腔闭式引流就可控制漏气。但是，如果瘘口巨大并持续存在胸膜腔严重漏气，则不可能自行闭合，需手术切除。

麻醉管理

支气管胸膜瘘手术的麻醉面临一些挑战，包括：①需要肺隔离以保护健侧肺，②正压通气时可能发生张力性气胸，以及③气体从瘘口泄漏导致通气不足。术前估计经瘘口损失的潮气量是很有益处的，通常有两种办法：第一，可通过引流管观察引流气泡是间歇性还是持续的。如果是间断的，则瘘口小。相反，当一个患者有大的支气管胸膜瘘或支气管断裂，胸腔闭式引流瓶的气泡是持续不断的。第二，瘘口的大小可以通过吸入和呼出潮气量间的差值进行测定。对于未插管患者，可以通过密闭面罩和反应迅速的肺量计来测定。对于已插管者，可以通过肺量计与气管导管直接连接进行测定。漏气越严重，越需要用肺隔离装置（DLT 或独立的支气管堵塞导管）来隔离支气管胸膜瘘。

几种非手术方法（应用不同类型的机械通气 / 胸腔引流系统）已用于支气管胸膜瘘的治疗。这些方法分为单肺通气和双肺分别通气，包括高频通气，使用与胸腔内 PEEP 相同的胸膜腔 PEEP 和单向活瓣的胸导管。单向支气管内活瓣已被成功用于不适合手术的支气管胸膜瘘患者[261]。

对于需手术修复的患者，术前必须仔细考虑能否提供足够的正压通气。诱导前放置胸腔引流，以避免正压通气引起张力性气胸。DLT 是提供正压通气的最佳选择。DLT 可向健侧肺提供正压通气而不会通过瘘管损失分钟通气量，并且在改为侧卧位时，可以降低健侧肺感染的风险。

肺隔离最安全的方法是清醒状态下纤维支气管镜引导 DLT 气管插管[262]。然而，这需要患者的配合和良好的表面麻醉，不是常用方法。另一种选择是在诱导和插管时保留自主呼吸，直到肺被安全隔离。这可避免正压通气时因空气泄漏导致的通气不足，但是合并多种严重疾病的老年患者不能很好地耐受。若患者是全肺切除术后发生的瘘，DLT 或单腔管必须在纤维支气管镜引导直视下将支气管管腔尖端放置在健侧肺（例如，右侧胸膜瘘应用左侧导管）。不管使用什么麻醉技术，支气管胸膜瘘的麻醉管理原则是：正压通气或改变体位前完成肺隔离。

对于全肺切除术后发生支气管胸膜瘘的患者，为避免气道操作可在微创外科操作过程中选择胸段硬膜外麻醉复合静脉麻醉（后文“非插管胸科手术中讨论）[263]。对于有多发支气管瘘的患者，可以选择在允许性高碳酸血症的情况下使用高频振荡通气。这可避免非手术侧肺的气压伤，减少支气管胸膜瘘的漏气，有利于术后转归[264]。与传统的机械通气相比，高频振荡通气的优点是使用气道峰压更低而气道低压更高，从而减少瘘口漏气。所有行瘘管修补术的患者都应该在手术室内尽早拔管，以避免术后阶段正压通气对手术残端的气压伤。

一项报道介绍了两例左侧支气管胸膜瘘合并胸廓造口术的患者使用静脉-静脉 ECMO 进行右侧开胸肿瘤切除（左肺通气，右肺萎陷）[265]。ECMO 在 OLV 开始前开始使用以维持肺萎陷期间的氧合。

胸膜下疱、肺大疱、囊肿和肺膨出

胸膜下疱

胸膜下疱是一个肺泡破裂造成的脏胸膜下积气。气体通过肺实质并在肺表面扩大形成气泡。胸膜下疱最常发生在肺尖，可以破裂进入胸膜腔，造成气胸。单次的、偶发的自发性气胸可放置胸管引流治疗，直至漏气停止。而反复发作的气胸、双侧气胸或胸管引流时间长者需行胸膜下疱切除（resection of blebs）。单次的自发性气胸行胸膜下疱切除的适应证是职业暴露于明显快速波动的大气压下的患者（例如飞行人员或潜水人员）。胸膜下疱切除同时常常通过部分胸膜切除术或胸膜摩擦法闭塞胸腔。胸膜下疱切除术通常通过 VATS 完成。虽然 VATS 本身对术后镇痛的要求有限，但是胸膜切除和胸膜摩擦是非常痛的。

肺大疱

肺大疱是由于肺泡结构组织缺失造成的肺实质内的充气薄壁区域（图 53.53）。通常与肺气肿有关，但是其确切原因还不清楚。虽然这方面的术语有一些混淆，但是对于先天性畸形或继发于外伤或感染的肺大疱样病变，更为准确地应称为肺膨出或肺囊肿。目前还没有统一的肺大疱手术切除的指征。出现呼吸困难症状以及一个巨大的大疱（或泡），其体积大于 30% 胸腔容积，并且胸片和 CT 提示功能性肺组织能恢复良好的解剖学状态的患者，可考虑行肺疱切除术。能证实肺大疱是造成患者呼吸困难的指标是肺功能测定显示为限制性通气困难（FEV_1 和 FVC 成比例下降）

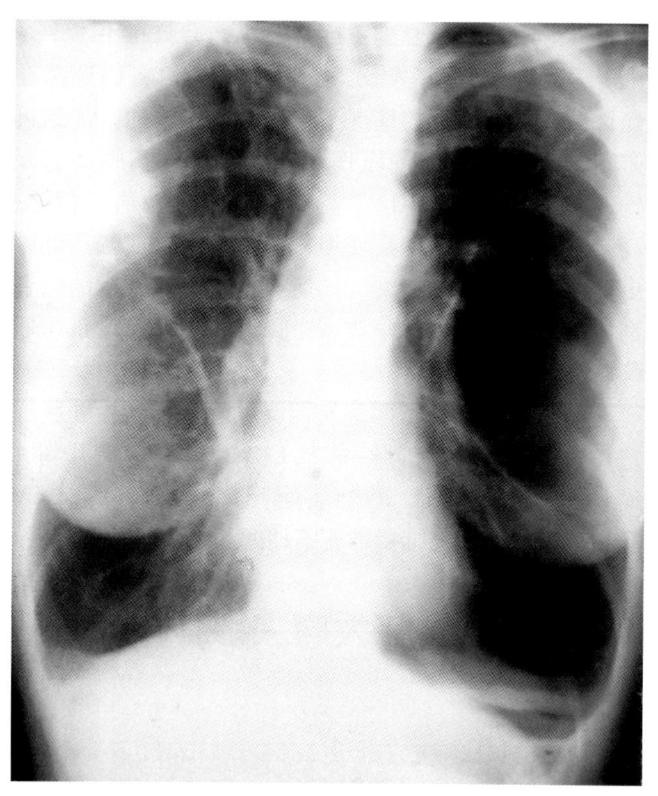

图 53.53 胸部X线片，患者有严重的肺气肿和多发肺大疱，包括左上和左下肺叶巨大疱

及在肺容量研究中的差异，即通过容积描记法测得的FRC超过通过氦稀释法测得值2 L以上。

在正常的潮气量范围内，肺大疱比正常肺顺应性更好，自主呼吸时优先充气。但是当超出正常潮气量范围时，肺大疱的肺顺应性下降，随着气道压升高，肺大疱内压急剧升高。麻醉前及麻醉期间应用细针测量体内肺大疱内压力，没有发现存在活瓣机制的证据[60]。虽然有些气体流通非常缓慢，但是所有研究过的肺大疱均与中央气道相通。在射线或CT上看到的典型压缩模式很有可能是正常肺区域的继发性弹性回缩力所致（见图53.9）。FRC时肺大疱内压力与一个呼吸周期的平均气道压相符。因此，在自主呼吸时，相对于周围肺组织，肺大疱内为负压。然而，在使用正压通气时，肺大疱内压力与周围肺组织相比增高，这将使肺大疱面临充气过度和破裂的风险。肺大疱破裂的并发症可危及患者生命，归因于由张力性气胸造成的血流动力学衰竭或支气管胸膜瘘造成的通气不足。

切除巨大肺大疱后，患者的呼吸困难症状和肺功能得到改善，大多数患者 FEV_1 增加0.3 L以上，生活质量短期内得到极大改善，但是这种改善在3年后开始下降[266]。高碳酸血症不是肺大疱切除术的禁忌证。肺部感染患者，术前必须认真治疗。手术效果取决于患者年龄、吸烟史和心功能状态。其主要并发症是术后肺漏气。手术方式主要包括传统的或改良的开胸和胸骨切开术或VATS。激光切除术可减少漏气的发生率。现在已经采用多种非手术性胸腔镜和支气管镜操作，例如肺亚段局部注射纤维蛋白胶的方法来处理漏气。

肺大疱切除的麻醉要点与支气管胸膜瘘手术的麻醉相近，但是最好不要预防性使用胸腔引流，因为引流管有可能会进入肺大疱而发生瘘，并且健侧肺没有被瘘管内胸膜外的液体所污染的危险。麻醉诱导时最佳选择是维持自主呼吸直到肺或存在肺大疱的肺叶被隔离[267]。当存在误吸风险或者认为患者的血流动力学或气体交换不允许维持自主通气情况下诱导时，麻醉医师则必须使用小潮气量、低气道压正压通气，直到气道被隔离。

囊肿

先天性支气管囊肿是由肺发育过程中气管支气管分支异常造成的。它们可发生在肺的外周部位（70%），或发生在纵隔或肺门附近的中央部位。如果支气管囊肿逐渐扩大到影响肺功能或纵隔结构，或者破裂造成气胸或者感染，则会造成麻烦。与支气管不相通的小支气管囊肿通常无症状，可能会偶然在胸片上发现圆形、边界清晰的病变区域。相交通的囊肿经常产生气液平面，容易反复感染，并可能通过球-阀机制吸收气体，有迅速膨胀和破裂的危险。感染的囊肿可被周围的肺炎所掩盖或很难与脓胸鉴别。CT扫描有助于区分实质性和囊性病变。不管是否与支气管相通，通常建议行支气管囊肿保守切除手术。

肺包虫囊肿是包含犬细粒棘球绦虫类幼虫的水样寄生虫囊肿[268]。在流行地区（澳大利亚，新西兰，南美和一些第三世界地区）包虫病是肺囊肿的常见原因。包虫囊肿的直径可能每年会增加达5 cm，在以下几个方面导致临床事件。他们可能对邻近组织（例如，支气管、大血管、食管）造成压迫。自发性或外伤性破裂时将囊液、寄生虫、坏死组织释放至邻近组织、支气管、胸膜或循环系统（致全身栓塞）。可产生超敏反应、支气管痉挛和过敏反应。引流入支气管会有大量液体流到支气管可能会导致呼吸窘迫或窒息，其严重程度取决于所涉及的液体量。破裂入胸膜腔可能会大量的胸腔积液积气、严重呼吸困难、休克、窒息或过敏反应。囊肿越大，发生破裂的可能越大，破裂后的危险也越大。任何大于7 cm的囊肿都推荐切除。

小型、完整、肺外周的囊肿往往容易摘除而不损害肺实质。当一个或多个囊肿占据了大部分肺段或肺叶，应行肺段或肺叶切除术。化脓性囊肿患者术前应行体位引流及抗生素治疗。剥离囊肿时，肺隔离和（或）降低气道压力可能有助于防止囊疝。切除时增加气道压力可能有助于囊肿摘除。必须找出残腔中支气管的多个开口并进行闭合。在残腔中应用生理盐水进行多次"漏气试验"以确定所有的支气管的开口位置。另一种可供选择的手术方式是向囊肿里注入高渗盐水灭菌，然后吸出囊内容物并剥除被抽空的囊壁。

肺膨出

肺膨出是因肺部感染或创伤所产生的薄壁，充满空气的空间。它们通常出现在肺炎的第 1 周并在 6 周内自行消退。与其他肺囊肿相似，肺膨出的潜在并发症包括继发感染以及因空气集聚而扩大并可能破裂，或者使正常肺压缩和移位。张力性气胸或张力性肺膨出可引起血流动力学的不稳定。后者是不常发生的，推测可能是单向阀机制造成的，经常在正压通气时发生[269]。肺膨出有时需要手术减压，可经皮穿刺吸引、置管引流或在 CT 或透视引导下放置胸腔引流管。很少需要 VATS 或开放手术引流或切除。

肺移植

终末期肺病是死亡的最常见原因之一。肺移植是治疗这些患者的有效治疗方法。肺移植的适应证和禁忌证见框 53.15。全世界每年大约有 1500 例肺移植手术，移植数量因为缺少供体而受到限制。受体可分为四大类（按适应证的多少）：

1. 肺纤维化：特发性，与结缔组织疾病相关性，其他
2. COPD
3. 肺囊性纤维化（cystic fibrosis，CF）（图 53.54）和其他先天性支气管扩张
4. 原发性肺动脉高压

还有其他一些罕见适应证，如原发性支气管肺泡肺癌，淋巴管平滑肌瘤等[270]。根据患者的病理生理改变，手术有几种选择：单肺移植、双肺序贯移植、心肺移植和活体亲属肺叶移植。总的 5 年生存率的基准是 50%，但是决定于受体的年龄和疾病。除高龄肺纤维化患者以外，双肺移植通常要比单肺移植的生存率高，而高龄肺纤维化患者两种手术方式的预后无差别。

麻醉中气道管理最常使用 DLT。使用 DLT 的优点是可以直接、连续地对两侧肺进行吸痰，供氧，并检查支气管吻合情况。一些技术进步允许 DLT 用于肺移植手术。诱导时，在放置 DLT 前通过单腔管行部分支气管灌洗，有利于分泌物过多患者的吸痰。在大多数中心，监测包括有创动脉、肺动脉导管和 TEE。麻醉维持主要是静脉麻醉，因为频繁的气道操作需要（例如需要经常吸痰和支气管检查）将难以维持麻醉气体的稳定浓度。尽管肺保存技术得到了提高，但是供肺缺血时间最好限制在 4 h 以内。

框 53.15　肺移植的适应证和禁忌证

适应证
无法治愈的终末期肺实质和（或）血管疾病
无其他重大疾病
日常活动严重受限
预计 2～3 年生存率＜ 50%
NYHA 分级Ⅲ或Ⅳ级
有康复潜力
良好的心理素质和情感支持系统
可接受的营养状况
疾病特定死亡率超过移植特定死亡率 1～2 年的

相对禁忌证
年龄大于 65 岁
存在严重或不稳定临床表现（如休克，机械通气或 ECMO）
康复可能性小的严重限制性功能障碍
受抵抗力强或致命性的细菌、真菌或分枝杆菌感染
重度肥胖，体重指数大于 30 kg/m^2
严重的或有症状的骨质疏松症
其他导致终末器官损害的疾病（如糖尿病、全身高血压、周围血管疾病、冠状动脉疾病行冠状动脉支架植入术或 PTCA 术后患者）

绝对禁忌证
其他重要脏器系统无法治愈的进行性功能障碍（如心、肝、肾）
过去 2 年有活动性恶性肿瘤的存在
无法治愈的慢性肺外感染
慢性活动性乙型肝炎，丙型肝炎或艾滋病毒
严重胸壁 / 脊柱畸形
有不遵守或无法进行治疗或诊室随访的记录，或两者都有
无法配合或完成医学治疗的，且无法治愈的精神病或心理疾病患者
缺乏持续的或可靠的社会支持系统
活动性物质成瘾或过去 6 个月内物质成瘾活跃（如酒精，烟草或毒品）

（Based on Weill D，et al. J Heart Lung Transplant. 2015；34：1.）

各大临床中心肺移植过程中 ECMO 和 CPB 的使用存在很大差异。对于成人患者，由于可以减少输血并改善预后，术中静脉动脉 -ECMO 正在大量取代 CPB[271]。静脉静脉 -ECMO 也越来越多地用于术后呼吸支持。

肺移植术中，麻醉并发症在很大程度上取决于肺的基础疾病。肺气肿患者诱导时正压通气容易导致低血压（请参阅前文"术前评估"，慢性阻塞性肺疾病）。肺囊性纤维化患者的问题包括难以处理支气管

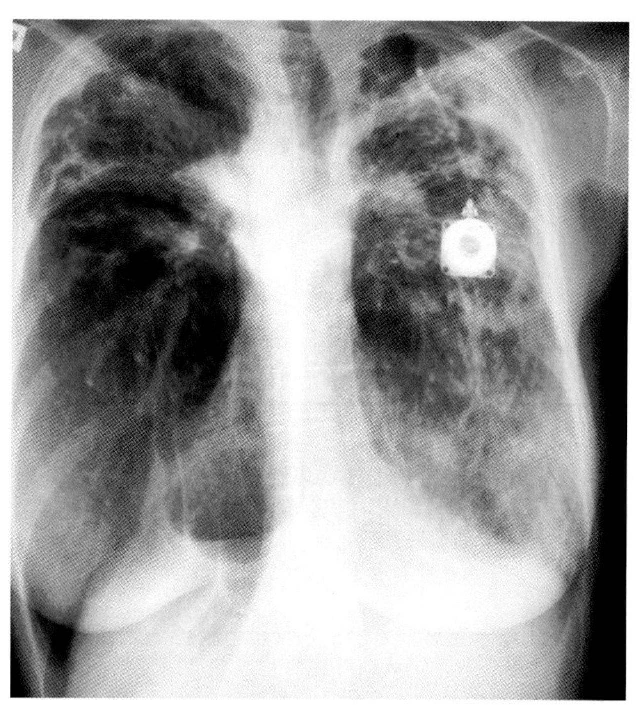

图 53.54 一例囊性纤维化患者行双侧肺移植的胸片。胸部影像显示典型的支气管扩张征象。左上胸可见皮下静脉注射泵的储液器

黏稠分泌物以及难以保证充分通气。由于肺囊性纤维化患者吸气和呼气时气流阻力增加，可能从高气道压的慢吸气相通气中受益[272]。由于肺顺应性严重下降，如能避免空气滞留，这种通气方法几乎没有血流动力学波动。还有一些受体疾病相关的问题，如原发性肺动脉高压引起的右心功能不全在诱导时致血流动力学衰竭；肺纤维化患者对单肺通气的耐受性差，还有胸部淋巴管平滑肌瘤患者出现气胸的风险。

肺移植后患者的麻醉

许多肺移植受体由于相关或不相关的手术问题需要再次麻醉[273]。这些患者手术的次数增多的原因可能是免疫抑制并发症（如感染、肿瘤、肾衰竭），或移植并发症（例如支气管狭窄、闭塞性细支气管炎）。

应回顾患者术前的肺功能和弥散功能检查结果以发现肺功能储备较差的患者。闭塞性细支气管炎综合征（bronchiolitis obliterans syndrome，BOS）是常见的肺移植后慢性排异紊乱，可导致限制性肺疾病。BOS是相当大比例患者肺功能恶化的原因，移植后生存满5年的患者超过半数患有BOS。是生存超过一年的患者的主要死亡原因[274]。

大多数移植受体都可以接受常规麻醉管理来完成，包括最佳的围术期呼吸管理，预防性使用抗生素和继续应用免疫抑制剂。近期的血气分析结果、胸片以及CT扫描在处理这些患者时是非常重要的。大多数行支气管吻合的成人病例可以接受气管插管。如果需要支气管插管或使用DLT，应首先行支气管镜检查以评估支气管吻合情况，并在纤支镜引导下插管。

单肺移植后对侧肺气肿患者需特别注意。因为双肺的顺应性明显不平衡，原肺顺应性高，而移植肺顺应性正常或降低（如有排斥反应）。然而，大部分肺血流都供应移植肺。如果使用常规的正压通气，肺气肿侧由于持续的充气过度可使血流动力学不稳定及气体交换障碍。如果必须进行正压通气，这些患者可能需要行DLT插管以及双肺分别通气，以减少原有肺气肿侧肺的气道压力和分钟通气量。

肺减容术

一些严重肺气肿患者行多个肺楔形切除可以减少肺容积、改善症状[275]。根据患者和医疗中心的不同，手术可以是单侧，也可以是双侧，手术方式可以采用开胸、胸骨正中切开或VATS。该手术对于异质性肺疾病的治疗效果好于均质性肺疾病（例如：α_1抗胰蛋白酶缺乏），前者可以切除最严重的病变部位（通常是肺尖）。极严重的患者（FEV_1或DLCO＜预计值20%）手术后存活率很低[276]。这一手术目前最常用于具有肺移植禁忌证的严重肺气肿患者。

通常情况下，患者的症状和肺功能可以在术后立即得到明显的改善，许多患者能够停止或减少使用家庭氧疗。这是因为气道压降低、气流阻力和呼吸做功减少[277]，而这些变化将导致auto-PEEP显著下降，而动态顺应性相应增加。尽管术后早期肺功能可以得到很大程度的改善，但是这种改善是短暂的[278]。因而，必须是在患有这种程度肺气肿的患者预期寿命短且该手术有可能提高他们生活质量的情况下考虑应用这种治疗措施。

麻醉管理与其他伴有严重COPD患者胸科手术的麻醉相似（见前慢性阻塞性肺疾病，术前评估），由于存在auto-PEEP，诱导时有发生低血压的危险，并且术后需要良好镇痛以避免术后机械通气[279]。一些中心使用支气管镜引导下将单向阀门或线圈放置在最相关肺段的方法，造成严重肺气肿患者的远端肺区域萎陷[280]，从而避免手术。

肺出血

大咯血定义为24～48 h内咯血量超过200 ml。

最常见的原因是肺癌、支气管扩张症和创伤（钝伤、穿透伤或继发性于肺动脉导管的损伤）。大咯血引起的窒息可迅速导致死亡。处理需要四个连续步骤：肺隔离、复苏、诊断和针对性治疗。麻醉医师经常需要到手术室外处理这些情况。这些病例肺隔离的最佳方法现在还没有达成一致意见。肺隔离的初步方法取决于能否提供适当的设备以及对患者气道进行评估。目前肺隔离的基本方法共有 3 种：DLTs、单腔管和支气管堵塞导管。在肺急性出血时使用纤维支气管镜引导气管导管或堵塞导管放置通常是没有益处的，肺隔离必须由临床征象（主要是听诊）作为指导。DLT 能够迅速并安全地完成肺隔离，即使左侧 DLT 插入右主支气管，仅会造成右上肺叶阻塞。但是，由于 DLT 管腔狭窄，很难通过 DLT 吸出大量血液或血块。一种选择是先放置单腔管以便于给氧和吸引，然后通过喉镜或交换导管放置 DLT。未剪短的单腔管可以直接进入右主支气管或逆时针旋转 90° 进入左主支气管[281]。支气管堵塞导管通常很容易进入右主支气管，这对于右侧出血是有效的（90% 的肺动脉放置导管所致出血都在右侧）。除了钝伤或穿透伤病例外，在肺隔离和复苏完成后，目前最常用的是通过放射介入阻塞肺动脉假性动脉瘤来进行大咯血的诊断和确切治疗[282]。

肺动脉导管诱发的出血

对于已放置肺动脉导管患者的咯血，在确定是其他原因之前，必须考虑为肺动脉导管引起的血管穿孔。肺动脉导管引发出血的死亡率可能超过 50%。目前这种并发症似乎较以前减少，可能是因为使用肺动脉导管的适应证更严格，以及更恰当的肺动脉导管管理包括较少依赖楔形测压有关。治疗应根据既定流程进行，并视出血的严重程度进行相应调整（框 53.16）。

心肺转流术（CPB）停机过程中

CPB 停机阶段是肺动脉导管引起出血最易发生的时间点之一。CPB 期间将肺动脉导管从可能引起楔入的深度回撤并观察肺动脉压波形，以避免在 CPB 期间形成楔入性损伤，可能会降低这种并发症的风险。当 CPB 停机阶段发生气道出血，麻醉医师应避免迅速逆转抗凝以尽快停止 CPB 的策略，因为这可能会使出血演变为致命的窒息。继续进行完全的 CPB 以确保氧合，同时充分吸引气管支气管，然后再用纤支镜检查。可能需要肺动脉插管引流减少肺血流量，以便确定出血部位（通常为右下肺叶）。应该打开胸腔评估肺损害情况。如果可能，最佳治疗方法是肺隔离同时保守治疗，避免肺切除术。如果患者有持续性出血而又不适合肺切除，可在 CPB 停机时或之后暂时性使用血管环阻断肺叶动脉。

框 53.16　有肺动脉导管患者的处理

诱发肺出血

1. 首先将患者置于侧卧位，出血侧肺在下。
2. 气管插管、给氧、清理气道。
3. 通过 DLT 或单腔支气管导管或支气管堵塞导管实现肺隔离。
4. 退出肺动脉导管数厘米，使之停留在肺动脉主干。不要充气（除非在透视指导下）。
5. 调整患者体位将已经隔离的出血侧肺向上。如果可能，对出血侧肺采用 PEEP。
6. 如果可行，转运患者进行影像学诊断和栓塞治疗。

气管切开术后出血

在气管切开术后即刻出现的出血通常是切口的局部血管出血，如颈前静脉或甲状腺下静脉出血。术后 1 ～ 6 周大出血最常见的原因是气管无名动脉瘘[283]。大多数患者在大出血之前会有少量出血。气管无名动脉瘘的处理流程见框 53.17。

框 53.17　气管无名动脉瘘出血的处理

- 气管切开导管套囊过度充气以压迫止血。
- 如果此操作失败：
  - 应用经口气管内插管替换气管切开导管。在纤维支气管镜引导下将套囊放置于隆嵴上。
  - 用手指穿过气管切开口向胸骨后方压迫无名动脉。
- 如果此操作失败
  - 慢慢拔出气管内导管并给套囊过度充气以压迫止血。
  - 然后进行彻底治疗：开胸行无名动脉结扎。

肺动脉内膜血栓切除术

肺动脉内膜血栓切除术（pulmonary thromboendarterectomy，PTE）是治疗慢性血栓栓塞性肺动脉高压（chronic thromboembolic pulmonary hypertension，CTEPH）的一种手术方式。CTEPH 是一种进行性的病变，保守治疗效果不佳，PTE 是其最适合的治疗方法，围术期间死亡率约 4%，低于肺移植。大部分 CTEPH 患者出现临床症状较晚，因为没有明显的深静脉血栓形成或肺栓塞的过程，疾病进展隐匿。患者表现为严重运动性呼吸困难和右心衰竭。手术适应证为血流动力学方面存在严重肺血管阻塞的患者［肺血管阻力＞ 300 dynes/（s · cm^5）］。

术前应预防性放置下腔静脉滤器。手术采用正中胸骨切开、CPB 下完成，可以应用也可以不应用深低温停循环技术（deep hypothermic circulatory arrest，DHCA）。麻醉管理与原发性肺动脉高压行肺移植时基本相同，但是不需要肺隔离，气道管理只需行标准气管插管。监测包括股动脉和肺动脉导管、经食管超声心动图、脑电监测以及直肠 / 膀胱温度[284]。

全麻诱导时，患者可因为低血压而导致右心衰竭从而有血流动力学崩溃的危险。诱导可使用依托咪酯或氯胺酮，以避免低血压。常需用去甲肾上腺素和去氧肾上腺素来维持外周血管阻力。如果使用 DHCA，需预先应用甘露醇、甲泼尼龙以减少脑细胞水肿，增强自由基清除。复温和降温速度由 CPB 控制，保持血温和膀胱 / 直肠的温度梯度低于 10℃。DHCA 的时间通常被限制在 20 min 内。这类病例在 CPB 期间很少发生大量肺出血。将去氧肾上腺素 10 mg 和血管加压素 20 u，用生理盐水稀释至 10 ml，经气管导管内给药可能有益。术后患者应保持镇静、保留气管导管并维持机械通气至少 24 h 以减少再灌注肺水肿的危险。去甲肾上腺素或血管加压素可以用于提高全身血管阻力、减少心排血量以减少降低肺血流量。

支气管肺灌洗

支气管肺灌洗（bronchopulmonary lavage，BPL）是全麻下通过 DLT 向一侧肺慢慢灌输总量可高达 10 ～ 20 L 生理盐水，然后再排出来的一种治疗方法，每次冲洗量为 500 ～ 1000 ml 直至流出液变干净为止[285]。可以在同一次麻醉下，完成一侧肺的灌洗后进行对侧肺灌洗，或者也可以恢复数天后再次麻醉进行对侧肺灌洗。它是治疗肺泡蛋白沉积症最有效的方法。这种疾病是由类似于肺表面活性物质的脂蛋白物质在肺泡积累所致[286]。这一疾病似乎与免疫相关，使用粒细胞-巨噬细胞集落刺激因子的传统治疗方法对一些患者有效[287]。其他应用 BPL 治疗的病理情况包括如肺囊性纤维化、哮喘、吸入放射性尘埃、类脂性肺炎和矽肺，但是都没有令人信服的成功报道。

与肺移植相同，应用静脉麻醉药进行全身麻醉诱导和维持。气道管理应用左侧 DLT[288]。患者在整个手术过程中保持仰卧位。由于静水压可以从灌洗肺传至肺循环，在灌入液体阶段氧合增加，吸出阶段则减少，与肺血流量分布的变化一致。这些变化通常是短暂性，患者能很好地耐受。通常需要注入 10 ～ 15 L 生理盐水，90% 以上被引流回收，剩下的不到 10%。操作结束时要彻底吸引灌洗侧肺。给予呋塞米（10 mg），以增加吸收的生理盐水的排出。如果对侧肺也要行灌洗，则至少需要进行 1 小时的双肺通气，以恢复灌洗侧肺功能，在此期间进行动脉血气监测。如果肺泡动脉氧梯度持续较大，则终止该项操作，可以使用静脉静脉-ECMO 或患者以后再择期进行对侧肺灌洗。灌洗完成后，重新行单腔气管插管，应用纤维支气管镜检查并吸引。传统通气方法并加用 PEEP，通常少于 2 h。常规需在 ICU 观察 24 h。有些患者需要每隔数月灌洗一次，而有些患者可能很多年都不需要再灌洗。

纵隔肿瘤

纵隔肿瘤，尤其是上纵隔或前纵隔肿瘤，或两者兼而有之，对麻醉医师来说是很棘手的问题。患者在经纵隔镜或 VATS 进行活检，或通过胸骨切开、开胸手术切除肿瘤时可能需要麻醉。纵隔肿瘤包括胸腺瘤、畸胎瘤、淋巴瘤、囊性淋巴管瘤、支气管源性囊肿以及甲状腺肿瘤。纵隔肿瘤可能压迫主气道、肺动脉干、心房和上腔静脉。前或上纵隔肿瘤患者全身麻醉诱导时，呼吸道阻塞是最常见和最可怕的并发症。必须注意到气管、支气管受压通常发生在所插入气管导管的远端（图 53.55），麻醉诱导时一旦塌陷，气管导管是不可能强行通过气道的。一个患者如有仰卧位时呼吸困难或咳嗽病史，则提示该患者诱导时可能发生气道阻塞。儿童可发生致命的并发症而无症状。其他主要并发症是继发于心脏或大血管受压引起的心血管衰竭。仰卧晕厥症状提示血管受压。

麻醉死亡报道主要发生在儿童。可能是因为儿童气道软骨结构易于受压，或者由于取得儿童体位症状的病史困难。诊断纵隔肿瘤最重要的检查方法是行气管和胸部 CT 扫描。如果 CT 扫描显示儿童的气管支气管压迫大于 50%，则进行全身麻醉时不安全[289]。通过流量-容积环来预测什么样的患者会发生术中气道塌陷并不总是可靠的，尤其是那些仰卧位时出现恶化型胸内梗阻（呼气平台）模式的患者[290-291]。有血管压迫症状的患者可应用经胸超声心动图诊断进行检查。

处理

全身麻醉可能通过三个方面加重外源性胸内气道受压。首先，全身麻醉时肺容积减少，气管支气管直径随容积减小。第二，全麻时支气管平滑肌松弛，使大气道更容易受压。第三，肌松消除了自主通气期间可看到的横膈向尾侧的运动。这使正常吸气时能使气道扩张、并将胸腔内气道外在压迫降低到最小程度的

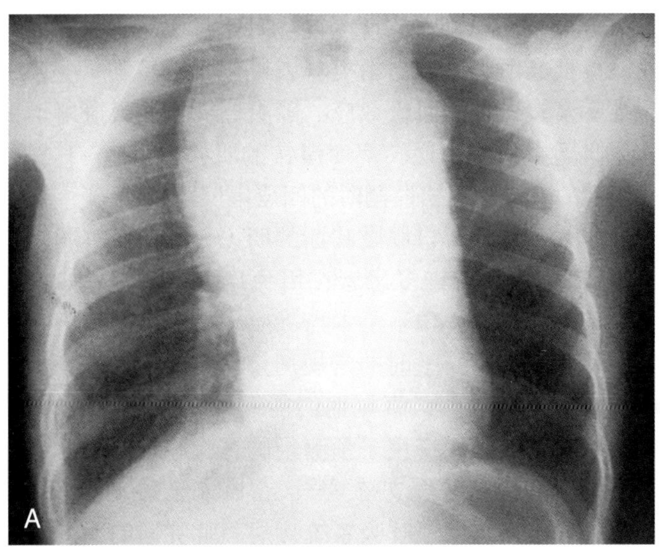

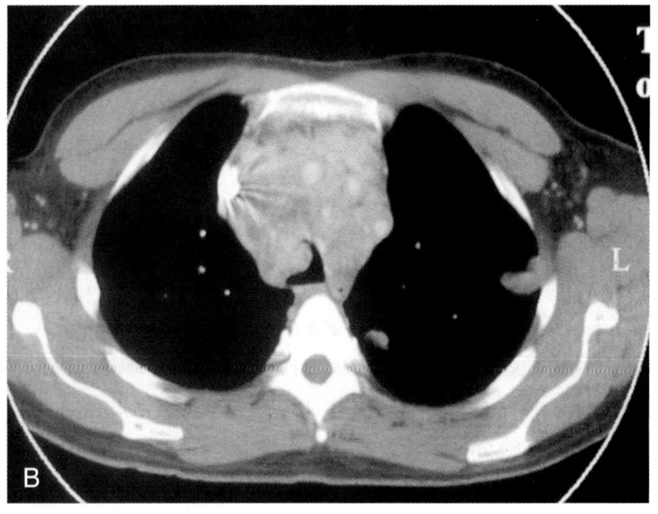

图 53.55 （A）成人前上纵隔肿瘤患者胸片；（B）胸部增强 CT 隆嵴上平面显示隆嵴和右总支气管部分受压。该患者为“不确定”气道

跨胸膜压消失。

纵隔肿瘤患者需根据其症状和 CT 扫描（框 53.18 和 53.19）进行处理。“不确定”气道患者应尽可能在局麻和区域麻醉下完成诊断性操作。“不确定”气道且需要全身麻醉的患者需要持续监测气体交换和血流动力学的情况下一步一步地进行麻醉诱导。这种“NPIC”（noli pontes igniiconsumere，即“给自己留条退路”）麻醉诱导可以使用挥发性麻醉药如七氟烷进行吸入诱导，也可以滴定浓度方式静脉输注丙泊酚，辅以或不辅以氯胺酮，保留自主通气直至确认气道安全或完成操作[292]。对一些成年患者，如果 CT 扫描示气管远端未受压，则可以诱导前行清醒气管插管。如果需要肌肉松弛药，应首先将通气逐步转变为手控通气，以确保正压通气是可行的，然后才能使用短效肌肉松弛剂（框 53.20）。

框 53.18 前或上纵隔肿瘤患者症状分级

无症状
轻度：可以平卧伴轻度咳嗽 / 压迫感
中度：只能短时间内平卧，平卧的时间不能确定
重度：不能耐受平卧

框 53.19 纵隔肿瘤患者全身麻醉安全度分层

A.	**安全**	（Ⅰ）	无症状的成人，CT 示最小气管支气管直径>正常 50%
B.	**不安全**	（Ⅰ）	有严重症状的成人或儿童
		（Ⅱ）	CT 检查气管直径<正常 50% 的儿童，不论有无症状
C.	**不确定**	（Ⅰ）	轻度 / 中度症状，CT 示气管直径>正常 50% 的儿童
		（Ⅱ）	轻度 / 中度症状，CT 示气管直径<正常 50% 的成人
		（Ⅲ）	不能提供病史的成人或儿童

发生气道或血管受压，患者须尽快清醒，然后可考虑进行其他操作。术中危及生命的气道受压通常有两种解决方法：重新改变患者体位（必须在诱导前确定是否存在某一可以减轻压迫和症状的体位）或者使用硬质支气管镜并向阻塞远端通气（这意味着遇到此类病例时，手术室内必须备有随时可用的经验丰富的支气管镜使用者和设备）。硬质支气管镜即使只能到达一侧主支气管，也可用于维持抢救过程中的氧合（见前“硬质支气管镜”）[293]。一旦恢复足够氧合，可以应用硬质支气管镜放置气管交换导管，可在支气管镜撤出后，通过它进行气管插管。硬质支气管镜在保证气道安全方面的另一项技术是在一细硬质支气管镜（例如 6 mm）上先放置一个气管导管，然后利用支气管镜将气管导管送至阻塞的远端[294]。

对于行“NPIC”全身麻醉还是“不安全”的成人患者，可以在麻醉诱导前建立股-股转流 ECMO。全麻诱导期间将 CPB 作为“备用”的想法是危险的[295]，因为一旦发生气道塌陷，没有足够的时间在缺氧性脑损伤发生前建立 CPB[296]。“不安全”患者的其他选择包括：局部麻醉下行纵隔肿瘤活检或淋巴结活检（例如，锁骨上淋巴结活检）；活检前先行放疗，但是要在准备以后活检的区域留有非放疗窗；术前化疗或短

框 53.20 所有纵隔肿瘤和不确定气道患者的全身麻醉管理

1. 术前确定患者的最佳体位
2. 如果可行，在清醒时获得超过狭窄处的安全气道
3. 诱导时备好硬质支气管镜，并有手术医师在场
4. 如果可能，保留自主呼吸（给自己留条后路）
5. 术后监测气道受累情况

期类固醇治疗以及 CT 引导下肿瘤活检或囊肿引流。前或上纵隔肿瘤患者的管理要点如下[297]：

1. 所有纵隔肿瘤的儿童和成人都应行诊断操作并完成影像学检查，尽可能不要让患者冒全麻的风险[298]。

2. 对于每一位患者，应首先寻找胸腔外来源的组织进行诊断性活检（胸腔积液或胸外淋巴结）。

3. 无论做何诊断或治疗，都不应该强制要求患者仰卧位。

4. 高危患儿（框 53.21），如果无胸外淋巴结肿大或胸腔积液，活检前皮质类固醇治疗是合理的[299]。在这种情况下，需肿瘤科医师，外科医师和麻醉医师协作确定活检的适当时间。高危患者术前激素治疗的替代方法包括肿瘤照射，但是要留有一小部分区域不进行照射，为随后的活检作准备。

随着对患者术中急性呼吸道阻塞的危险认识的提高，手术室发生危及生命的事件越来越少。在儿童，如果术前影像检查时强迫仰卧位往往容易发生此类事件。成人急性呼吸道阻塞现在更可能发生在术后恢复室[300]。因此整个围术期都应保持警觉。

胸腺切除术治疗重症肌无力

重症肌无力是一种神经肌肉接头疾病，患者由于神经肌肉接头运动终板上乙酰胆碱受体数量减少而引起肌无力症状[301]。患者可能伴有或不伴有胸腺瘤。即使没有胸腺瘤，胸腺切除术后也常常可以减轻临床症状。重症肌无力使肌松药的作用发生改变，该病患者对琥珀胆碱抵抗而对非去极化肌松药极其敏感。胸腺切除术可通过完全或部分胸骨切开或经颈部切口入路、VATS 的微创方法来完成。对于有胸腺瘤的患者，常采用胸骨切开法；对于无确切胸腺瘤者，常采用微创技术。最好避免使用肌肉松弛剂。诱导时使用丙泊酚、瑞芬太尼和表面麻醉进行气管插管。此外，也可采用吸入麻醉如七氟烷进行诱导[302]。如果采用胸骨切开术式，全身麻醉复合胸段硬膜外麻醉是有益的。

重症肌无力患者应谨慎使用肌肉松弛药，因为对非去极化肌松药的敏感度增加将导致与死亡率增加和术后机械通气有关的肌肉麻痹时间延长[303]。环糊精衍生物——舒更葡糖可以包绕甾类肌松药。舒更葡糖已被批准用于逆转由甾类非去极化肌松药罗库溴铵和维库溴铵导致的肌松效应。舒更葡糖已被报道用于重症肌无力患者中逆转罗库溴铵的肌松效应[304]。舒更葡糖的剂量由肌松监测时的四成串反应来定。

框 53.21 纵隔肿瘤患儿气道受累的预测因素

1. 肿瘤位于前纵隔
2. 组织学诊断为淋巴瘤
3. 上腔静脉综合征
4. 大血管受压或移位的影像学证据
5. 心包或胸腔积液

Based on Lam JCM，et al. Pediatr Surg Int. 2004；20：180

大多数患者口服吡啶斯的明（一种口服抗胆碱酯酶药物），并且许多患者在用免疫抑制药物（如皮质激素）治疗过程中。手术当天应确保围术期给予吡啶斯的明的剂量与平时的常规剂量一样。少数患者需静脉注射新斯的明，直至他们能继续口服吡啶斯的明。已有一个评分系统用于预测经胸骨胸腺切除术后是否需要长期机械通气支持[305]。在该评分系统中，病程超过 6 年、有慢性呼吸系统疾病、吡啶斯的明剂量大于 750 mg/d 或肺活量小于 2.9 L 的患者，术后可能需要机械通气支持。更好的术前准备和微创手术已经降低了与该评分的准确性[306]。在病程早期进行手术治疗并通过药物和血浆置换使病情稳定，同时微创技术应用的增加，已经大大减低术后机械通气的需要。患者情况好时，微创胸腺切除术后平均住院时间可减少到 1 天，经胸骨胸腺切除后为 3 天[307]。术后患者应该仍然保持术前的用药方案。胸腺切除术后肌无力症状的缓解需几个月至几年不等。

不插管胸科手术

19 世纪末最初的胸科手术中，患者在乙醚麻醉下自主呼吸而未行气管插管。在开胸期间没有给氧，导致进行性低氧血症和高碳酸血症并限制了安全手术的时长。随着麻醉和 VATS 技术的提高，在一些中心出现回归非插管胸科手术的趋势。最初的报道集中于胸膜腔引流、肺组织活检、脓胸引流和类似手术[308]。近来，非插管手术已经扩展到肺叶切除、肺段切除以及其他更复杂的手术。优势在于减少住院时间和降低术后并发症[309]。

非插管胸科麻醉技术包括一系列能够保持自主呼吸的镇静或全身麻醉方法[310]。患者应接受给氧以避免低氧血症。患者可能会出现高碳酸血症；不过轻度高碳酸血症通常是可以很好耐受的。对于静息状态下高碳酸血症患者，经鼻高流量给氧可能有益。右美托咪定结合硬膜外麻醉使严重呼吸功能不全的患者行 VATS 手术时获得满意的镇静。如果选择全身麻醉，不管是全凭静脉还是吸入麻醉，喉罩对非插管手术很有好处。区域麻醉通常使用肋间、椎旁神经阻滞或硬膜外阻滞。超声引导下胸壁阻滞，无论是前锯肌阻滞或竖脊肌阻滞（erector spinae plane）适用于一部分患者。瑞芬太尼持续输注对一部分呼吸急促而没有低氧血症的患者有帮助。同时，瑞芬太尼还可以减轻咳嗽反射。但是必须密切关注窒息的风险并严密监测患者的呼吸状态。对于涉及肺门附近的手术操作，咳嗽可能是个问题。Chen 和同事介绍了胸内迷走神经神经阻滞的方法，右胸气管下段或左胸主肺动脉窗处迷走神经旁注射 2 ～ 3 ml 0.25% 布比卡因。这可以保持 3 h 咳嗽消失[311]。

体外膜式氧合（ECMO）

胸科手术使用 ECMO 进行氧合越来越多。ECMO 在肺移植手术中的应用已经成熟。越来越多病例报道 ECMO 用于其他胸外科手术期间传统方法无法保证氧合的情况[312]。ECMO 的优势在于因患者特定的并存疾病或解剖干扰导致正常通气不足或无法进行时它可以维持氧合并排出二氧化碳。大量病例或系列病例报道了使用 ECMO 对危重气道阻塞患者进行气管肿瘤切除或支架置入[313]。ECMO 还被用于气体交换功能差但需行肺萎陷的患者的麻醉。在这些报道中，麻醉诱导前或手术开始前开始行 ECMO（通常静脉–静脉）可以获得较好的预后[314]。胸外科手术 ECMO 的指征在框 53.22 中列出。静脉静脉 -ECMO 可以通过 1 根双腔导管（右颈内静脉）或 2 根导管（通常股静脉和颈内静脉）建立。动脉静脉 -ECMO 可以通过外围血管置管（股、动静脉）或中心置管（如右心房和升主动脉）。术中使用 ECMO 时在外周脉搏氧饱和度的基础上加用脑氧饱和度监测十分有用。

术后管理

加速康复外科

加速康复外科（enhanced recovery after surgery，ERAS）是一种多学科的围术期管理理念，已被用于很多外科亚专业[315]。指导思想是降低手术应激反应并促进快速康复。肺癌手术的 ERAS 可以减少并发症、降低住院时间、节约成本[316]。最近，欧洲胸科医师协会发布了胸外科 ERAS 指南（表 53.12 和 53.13）[317]，针对手术和麻醉都给出了建议。他们的推荐（强或弱）基于证据的级别（高、中、低和非常低）以及每项干预措施带来的好 / 坏效应的平衡。

框 53.22 胸科手术期间体外膜式氧合的潜在适应证

- 严重气道阻塞
- 急性气道丢失
- 隆嵴全肺切除
- 严重肺气肿行肺减容术
- 急性呼吸窘迫综合征行开胸和胸膜剥脱术
- 全肺切除术后气管食管瘘修补术
- 全肺切除术后食管切除术
- 对侧全肺切除术后肺段切除术
- 单肺移植术后开胸手术
- 对侧支气管胸膜瘘行开胸术
- 严重胸部创伤的抢救性治疗

早期主要并发症

胸科术后早期可能发生多种严重的并发症，如肺叶切除后剩余肺叶扭转、支气管残端裂开和大血管出血。幸运的是这些并发症不常发生，即使发生，也可按前面叙述的原则进行处理。在这些可能发生的并发症中，有两个需详细讨论：①呼吸衰竭，因为它是胸科手术后主要并发症的最常见原因；②心脏疝，尽管罕见，但是如果得不到迅速诊断和适当治疗，通常是

表 53.12 加速康复的可改良手术因素

手术因素	证据级别	推荐程度
营养状况不良时补充营养	中	强
戒烟	高	强
肺功能或活动能力处于边缘状态的患者行肺功能康复训练	低	强
机械和药物手段预防静脉血栓	中	强
预防性使用抗生素	高	强
早期肺癌行 VATS	高	强
术后呼吸训练	低	强

（Based on Batchelor T，Rasburn N，Abdelnour-Berchtold E，et al. Eur J Cardio-Thorac Surg. 2018，in press.）

表 53.13 加速康复可改良的麻醉因素

麻醉因素	证据级别	推荐程度
DLT 或堵塞导管肺隔离	中	强
保护性肺通气	中	强
温度监测和主动加温	高	强
全身麻醉与区域麻醉结合	低	强
术后恶心呕吐的多模式管理	中	强
对乙酰氨基酚和非甾体抗炎药在镇痛中的应用	高	强
优化液体管理	高	强
非插管胸科手术	低	不推荐

（Based on Batchelor T，Rasburn N，Abdelnour-Berchtold E，et al. Eur J Cardio-Thorac Surg. 2018，in press.）

致命的。

呼吸衰竭

呼吸衰竭是较大范围肺切除术后患者发病和死亡的主要原因。肺切除术后急性呼吸衰竭的定义为：急性发生的低氧血症（$PaO_2 < 60$ mmHg）、高碳酸血症（$PaCO_2 > 45$ mmHg）、术后需机械通气时间超过24 h或拔管后需再次插管进行机械通气。肺切除术后呼吸衰竭的发病率为2%～18%。术前肺功能下降的患者术后发生呼吸并发症的风险更高。此外，年龄、有无冠状动脉疾病以及肺切除范围等因素是术后死亡率和发病率的重要预测因子。由于在肺切除术中肺隔离失败导致的交叉感染，可能会引起对侧肺炎和术后呼吸衰竭[318]。肺切除术后实施机械通气与发生医院获得性肺炎和支气管胸膜瘘的风险相关。

高危患者肺部并发症的减少可能与围术期使用胸段硬膜外镇痛有关[2]。预防肺不张和继发感染可以更好地维持功能残气量及黏液纤毛清除功能，并减轻接受硬膜外镇痛患者膈肌反射的抑制作用[319]。胸部物理治疗、鼓励肺功能锻炼和早期行走，对减少肺切除术后并发症是至关重要的。对于不太复杂的肺切除病例，早期拔管可避免因长期插管和机械通气引起的肺部并发症。目前治疗急性呼吸衰竭的方法是支持疗法，即在不进一步损害肺的情况下提供更好氧合、治疗感染以及对重要脏器的支持。

心脏疝

急性心脏疝是一种不常见、但是已经得到很清楚的描述的并发症，是由全肺切除术后心包闭合不完全或裂开引起的[320]。它通常发生在术后即刻或术后24 h内，死亡率＞50%。打开心包的肺叶切除术后或其他涉及心包的胸部肿瘤切除手术或创伤后也可能发生心脏疝[321]。右全肺切除术后发生心脏疝的临床表现是由静脉回心血流受损造成的，伴有中心静脉压升高、心动过速、严重低血压和休克。由于心脏的扭转，出现急性上腔静脉综合征[322]。与此相反，左全肺切除术后发生心疝时，很少发生心脏扭转但是心包边缘会压迫心肌，可能会导致心肌缺血、心律失常和心室流出道阻塞。关胸后两侧胸腔的压力差造成了心脏疝的发生，这种压力差可能会导致心脏通过心包缺损被挤出来。

心脏疝应急诊处理。鉴别诊断应包括胸腔内大出血、肺动脉栓塞或由于胸管引流不当造成的纵隔移位。早期诊断并立即使用自体或人工补片修补心包缺损是挽救患者的关键。由于此类患者都是开胸手术后患者，应考虑再次开胸探查的所有注意点。包括使用大口径静脉导管和建立动脉导管监测以及使心血管反应最小化的操作如将患者摆放至术侧在上的完全侧卧位。由于时间紧迫，应使用单腔气管导管。探查期间应使用血管升压药和（或）正性肌力药物进行循环支持。术中心肺复苏心脏归位后可以考虑使用TEE指导心包补片的缝合，以防止心脏过度受压[323]。总体而言，急诊再次开胸探查患者术后应保留气管导管并转入重症监护病房。

术后镇痛

1990年之前的研究报道，一致认为胸科术后3天内有15%～20%的患者可发生呼吸系统严重并发症（肺不张、肺炎、呼吸衰竭）[1]。发病时间延迟到术后72 h可能与开胸术后肺功能恢复的独特模式有关，这种情况在其他行大型外科手术切口的患者中不会出现[324]。目前呼吸道并发症总的发生率下降，已不足10%，而心脏并发症发生率没有改变[2]。术后管理的提高，特别是镇痛管理的改进是呼吸道并发症下降的主要原因。

开胸术后有多个感觉传入神经传递伤害性刺激（图53.56）。其中包括切口（肋间神经T_4～T_6），胸腔引流（肋间神经T_7～T_8），纵隔胸膜（迷走神经，CN 10），中央膈胸膜（膈神经，C_3～C_5）[325]，和同侧肩部（臂丛）。没有一种镇痛技术可以阻断所有的疼痛传入，因此镇痛模式应该是多模式的。每例患者镇痛方法的最佳选择取决于患者因素（禁忌证和个人意愿）、手术因素（切口类型）以及系统因素（现有的设备、监测和护理支持）。胸科术后理想的镇痛技术包括三类经典药物：阿片类药物、抗炎药物和局部麻醉药物。

全身镇痛

阿片类药物

单独使用全身阿片类药物能有效控制背景疼痛，但是若要控制与咳嗽和运动关联的急性疼痛，则需要较高的血浆浓度，而此浓度可能使大部分患者呈现镇静状态或通气不足。即使患者使用自控镇痛装置，疼痛控制也较差[326]，而且当阿片类药的血浆浓度降至治疗水平以下时，将影响患者的睡眠。

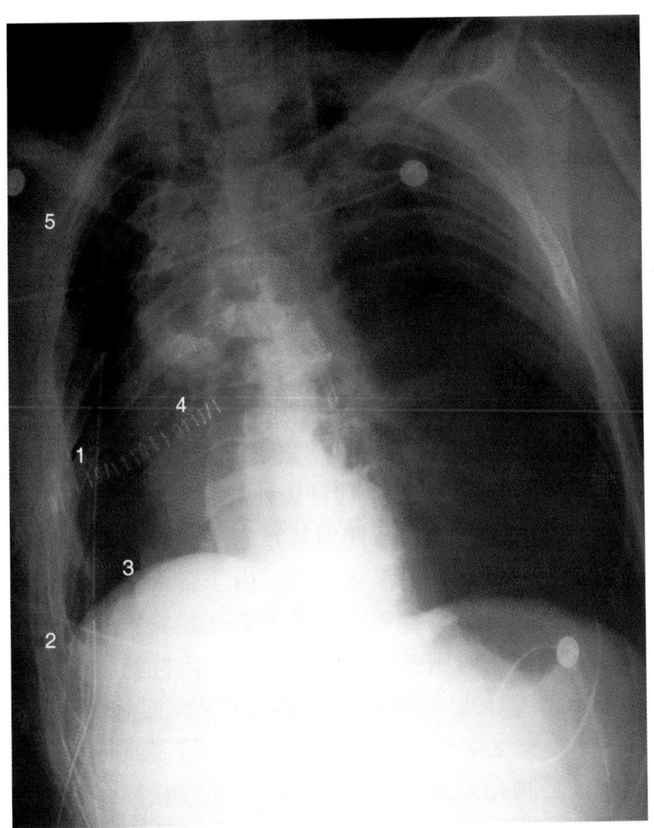

图 53.56　开胸后疼痛感觉传入的多个来源：(1) 切口位置的肋间神经（通常 $T_4 \sim T_6$）；(2) 胸腔引流位置的肋间神经（通常为 $T_7 \sim T_8$）；(3) 膈肌穹顶的膈神经；(4) 纵隔胸膜的迷走神经；(5) 臂丛

非甾体抗炎药

开胸手术后使用非甾体抗炎药可以减少超过 30% 的阿片类药物用量，特别是对治疗同侧肩部疼痛非常有效。术后同侧肩痛经常发生，而硬膜外镇痛对其疗效差。非甾体抗炎药可逆性抑制环氧化酶，发挥抗炎和镇痛作用，但是也可能引起血小板功能降低、胃糜烂、支气管反应性增加以及肾功能减退。对乙酰氨基酚是一种解热 / 镇痛药、环氧化酶抑制作用较弱，可口服或直肠给药，剂量可高达 4 g/d。它能有效治疗肩部疼痛，其毒性低于其他具有更强环氧化酶抑制作用的非甾体抗炎药[327]。

氯胺酮

氯胺酮作为多模式镇痛的一部分，结合区域镇痛、阿片类药物和抗炎药越来越多地用于开胸术后镇痛[328]。术中氯胺酮可低剂量静脉注射或输注开始给药并持续输注至术后。通常术后输注剂量为 0.1 ～ 0.15 mg/（kg · h）[329]。人们总是担心氯胺酮的拟精神病作用，但是在镇痛、亚麻醉剂量下很少发生。尽管围术期使用氯胺酮可以减少开胸术后急性痛，但是对开胸术后慢性痛的作用尚不清楚[330]。

右美托咪定

右美托咪定是一种选择性肾上腺素 α_2 受体激动剂，据报道其是开胸术后镇痛有益的辅助药物，复合硬膜外局麻药镇痛时可显著减少阿片类药物的需求量[331]。儿童和成人术后镇痛的维持量为 0.3 ～ 0.4 μg/（kg · h）[332]。右美托咪定可能会引起低血压，但是似乎有保护肾功能的作用。

静脉注射利多卡因

术中和术后静脉输注利多卡因常被用于多种外科手术的多模式镇痛中[333]。常用剂量范围为 1 ～ 2 mg/（kg · h）。静脉输注利多卡因在开胸 /VATS 术后的镇痛作用尚未得到很好的研究。一些小型研究的结果不一[334-335]。

加巴喷丁类似物

加巴喷丁和普瑞巴林是治疗慢性疼痛综合征的常用药物。胸外科术后急性疼痛的治疗效果尚不清楚。在使用硬膜外镇痛的情况下，术前单次加巴喷丁并未带来获益[336]。一项开胸术后使用静脉吗啡镇痛的研究中，术前和术后使用加巴喷丁有显著疗效[337]。

局部麻醉药 / 神经阻滞

肋间神经阻滞

肋间神经区域阻滞是开胸术后手术切口所在皮节镇痛的一种有效辅助方法，它可以经皮完成，也可以在开胸手术时直视下完成。镇痛持续时间因局部麻醉药的作用时间而受到限制，需要重复阻滞才能有利于术后肺功能恢复。肋间留置导管是一种选择，但是很难经皮确定可靠的位置。神经阻滞是 VATS 后多个小切口以及胸腔引流管引起疼痛的一种有效的镇痛方法。重要的是需避免麻醉药注入与肋间神经相邻的肋间血管。此外，阻滞应靠近腋后线以确保肋间神经的外侧皮支被阻滞。每次阻滞时布比卡因总量不应超过 1 mg/kg（例如：75 kg 患者，需要阻滞 5 个节段，则每个节段注射含 1 : 20 万肾上腺素的 0.5% 布比卡因 3 ml）。

脂质包裹布比卡因可以在 72 ～ 96 h 内缓慢释放局麻药。脂质包裹布比卡因最初用于局部伤口浸润麻醉，然而，也被用于开胸或 VATS 的肋间神经阻滞。与多模式镇痛相结合可以获得与胸段硬膜外相媲美的镇痛效果[338]。脂质布比卡因的起效时间为 45 min，因此在手术结束时注射可能会有问题[339]。

硬膜外镇痛

开胸患者术后常规行椎管内镇痛是项成熟的技术。蛛网膜下腔注射阿片类药物可为开胸手术提供接近 24 h 的术后镇痛。留置蛛网膜下腔导管可能导致感染，而不留置导管则需要反复脊髓注射，因此，临床研究和治疗的重点在于硬膜外镇痛技术。对手术后各类呼吸系统并发症的系统性分析表明，硬膜外镇痛技术可减少呼吸系统并发症[340]。胸段硬膜外输注局麻药和阿片类药物用于胸科手术镇痛与其他开胸术后镇痛技术相比，已经成为公认的"金标准"。联合应用局麻药和阿片类药物比单独使用一种药物镇痛效果更好且给药剂量小[341]。硬膜外镇痛在常规外科术后病房使用时安全性极好[342]。旁正中硬膜外穿刺技术（图 53.57）提高了许多医生中胸段硬膜外穿刺的成功率。与其他区域神经阻滞不同的是，超声引导下硬膜外穿刺尚未被证实有助于硬膜外置管[343]。阻力消失法是最常用来判断硬膜外腔的方法。经硬膜外穿刺针注射小剂量生理盐水（5 ml）后可以直接测量硬膜外压力并记录到典型的压力曲线，这种方法确认硬膜外腔具有很高的敏感性和特异性[344]。

已有研究证明硬膜外镇痛时局部麻醉药物和阿片类药物协同作用的药理学基础。在一项随机双盲研究中，Hansdottir 和同事[345]比较腰段硬膜外注射舒芬太尼、胸段注射舒芬太尼以及胸段注射舒芬太尼复合布比卡因用于开胸术后镇痛，滴定药物直至在静息状态下产生相同镇痛效果。胸段舒芬太尼复合布比卡因组与其他组相比运动时镇痛效果更好，镇静程度轻。虽然在舒芬太尼复合布比卡因组中舒芬太尼剂量和血清水平明显较其他两组低，但是复合组 24 h 和 48 h 的腰段脑脊液中舒芬太尼水平高于胸段舒芬太尼组（这表明，局部麻醉药可促进阿片类药物从硬膜外腔扩散入脑脊液）。

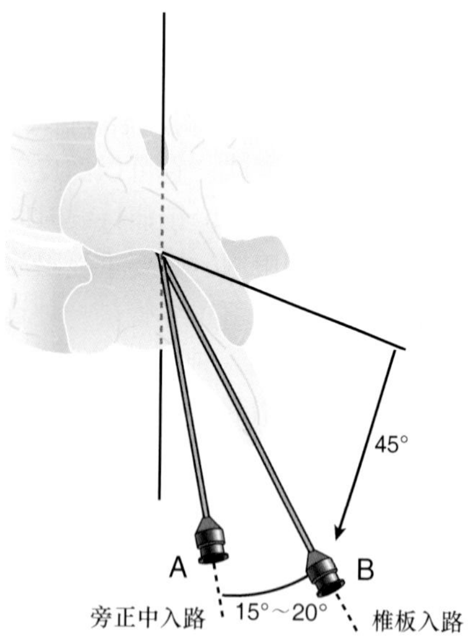

图 53.57 （A）目前大多数麻醉医师行中胸段硬膜外穿刺时常用旁正中入路。穿刺针在靠近上一棘突并旁开 1 cm 的位置进入，然后垂直进入直到下一椎体的椎板。然后针倾斜角度（45°）和中线（20°）方向向上"缓慢"进入，直至感觉到椎板斜缘。然后穿刺针越过椎板边缘进入，刺破黄韧带后进入硬膜外间隙时有一种阻力消失的感觉。（B）一些医师偏爱椎板入路。穿刺针沿棘突边缘直接进针，与中线不存在角度（Reprinted with permission from Ramamurthy S. Thoracic epidural nerve block. In：Waldman SD，Winnie AP，eds. Interventional Pain Management. Philadelphia：Saunders；1996）

胸段硬膜外镇痛的布比卡因剂量不会造成严重肺气肿患者任何呼吸力学指标的下降和气道阻力的增加[346]。一项志愿者的试验证明胸段硬膜外阻滞可增加 FRC[347]。FRC 的增加主要是由于膈肌静息水平下降致胸内气体容量增加，而潮气量没有下降。由于脂溶性不同，当全身使用阿片类药物时，其临床表现差异不大；但是当椎管内使用时则差异很大。高度脂溶性药物（如芬太尼，舒芬太尼）可能扩散的皮区窄、起效快、瘙痒/恶心发生率低，可应用硬膜外给药。但是，这些脂溶性药物在硬膜外注射时吸收明显，并具有全身作用[348]。对于切口涉及多个皮节（如胸骨切开）或胸腹联合切口（如食管切除术）时，选择亲水性阿片类药物（如吗啡，氢吗啡酮）更合适。

椎旁神经阻滞

椎旁间隙是一深至胸内筋膜的潜在间隙，肋间神经从椎间孔穿出经由此处穿至肋间隙（图 53.58）。放置胸椎旁导管可以经皮或直接在术中开胸时完成。

另外还有一种结合经皮/直视的方法，无论是开胸或胸腔镜手术，Tuohy 穿刺针针尖在直视下经皮进入到椎旁间隙。针尖在直视下进入椎旁间隙而不刺破胸膜，通过穿刺针向椎旁间隙注入生理盐水使其分离形成一潜在间隙，然后将硬膜外导管送入其中，并固定于皮肤上。

椎旁局部麻醉药物可产生可靠的、单侧的多节肋间阻滞而很少扩散至硬膜外腔。临床上，这种方法的镇痛作用与硬膜外给予局部麻醉药具有可比性[349]。关于开胸术后行椎旁阻滞和胸段硬膜外镇痛比较的研究表明，椎旁阻滞的优势在于：镇痛效果相似，阻滞失败率少，引起椎管内血肿、低血压、恶心或尿潴留的概率更少[350]。因为可以选择直视下放置椎旁导管，这可能可以使阻滞失败的发生率比胸段硬膜外镇痛更低。

对于儿童或椎管内阻滞有禁忌证的患者，椎旁阻滞复合非甾体抗炎药和全身阿片类药物是一种合理选择。当使用普通治疗剂量［例如，0.5% 布比卡因 0.1 ml/（kg·h）］，4 天后血清布比卡因浓度可能接近

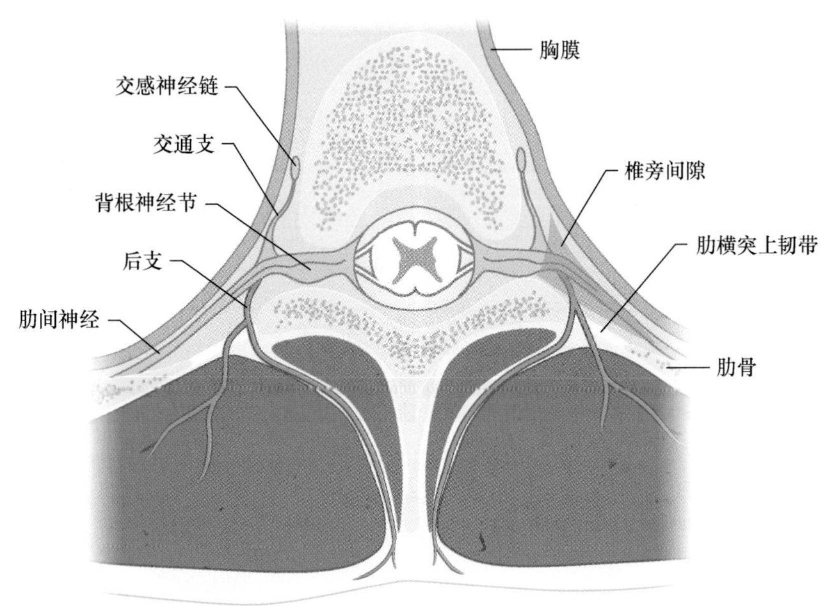

图 53.58　椎旁间隙示意图。该间隙中间与椎体相连，后部为肋横韧带与肋骨头，前方为胸内筋膜和部分胸膜（From Conacher ID, Slinger PD. Thoracic Anesthesia. 3rd ed. Kaplan J，Slinger P，eds. Philadelphia：Churchill Livingstone；2003.）

中毒水平[351]。椎旁注射的一种替代方案是 1% 利多卡因，1 ml/（10 kg · h），极量 7 ml/h。目前尚未证明椎旁阻滞是否可减少高危患者呼吸系统并发症，而胸段硬膜外镇痛已被证实具有该作用[352]。

超声引导阻滞

超声引导显著提高了椎旁神经阻滞的成功率[353]并导致了一些用于开胸 /VATS 术后镇痛的新方法的出现。

前锯肌平面阻滞一般在腋中线第 5 肋间水平进行。前锯肌覆盖在肋骨上而背阔肌则覆盖在前锯肌表面。根据术者喜好，穿刺可以采用平面内或平面外法。前锯肌平面阻滞可将局麻药注射至前锯肌深面或浅面，不影响局麻药的分布范围。研究表明前锯肌平面阻滞提高了患者自控吗啡镇痛的效果[354]。

超声引导下竖脊肌阻滞用于开胸术后急性痛或慢性痛。它实际上可能是椎旁神经阻滞的一种变体。在 T_5 横突水平将 20 ml 局麻药溶液注入竖脊肌深部筋膜层可以将局麻药扩散至 C_7 ～ T_8 水平[355]。有报道在预防使用抗凝药的患者使用该方法对硬膜外镇痛失败的患者进行开胸术后补救性镇痛[356]。与椎旁神经阻滞相比，竖脊肌平面阻滞时针尖的目标更明确，直接抵达椎骨横突。超声显影区域神经阻滞针（如，8 cm，17 G）穿刺至竖脊肌前筋膜深部的相应胸椎骨横突（图 53.59）。总量 20 ～ 25 ml 局麻药溶液（如，0.2% 罗哌卡因）直视下以 5 ml 每次的剂量注射。导管过针尖 5 cm 固定并以 5 ～ 8 ml/h 的速度开始输注。

术后疼痛管理相关问题

肩痛

术侧肩痛在胸外科手术后非常常见。有报道称 78% 患者术后出现肩痛[357]。其中 42% 患者肩痛具有临床意义。术后第 4 天，32% 患者有肩痛，但只有 7% 患者的肩痛具有临床意义。开胸和 VATS 术后都会出现肩痛，而 VATS 可能会降低肩痛的发生率。这种疼痛被认为存在两种类型：

1. 牵涉痛（55%）。主要认为是膈肌或纵隔受到刺激后由膈神经传入而引起。

2. 肌肉骨骼痛（45%）。肩部肌肉受压引起疼痛且为运动痛。

两类肩痛中肌肉骨骼痛更剧烈也更难处理。

胸外科常用的神经阻滞（如，胸段硬膜外、椎旁神经阻滞）对肩痛无效。抗炎药物对肩痛的疗效最好。膈神经浸润和肌间沟臂丛神经阻滞[358]已经取得了一定成功，但是可能伴随膈肌功能障碍的风险。

开胸后神经痛和慢性切口疼痛

在一项前瞻性研究中，开胸术后 6 个月的慢性疼痛发生率为 33% 而 VATS 为 25%[359]。不同于其他手术后慢性疼痛与术前心理社会因素的关系，在这项研究中，术前心理社会量表与慢性疼痛不相关。这一结果表明，开胸术后慢性疼痛可以通过积极处理急性术后疼痛来部分预防[360]。

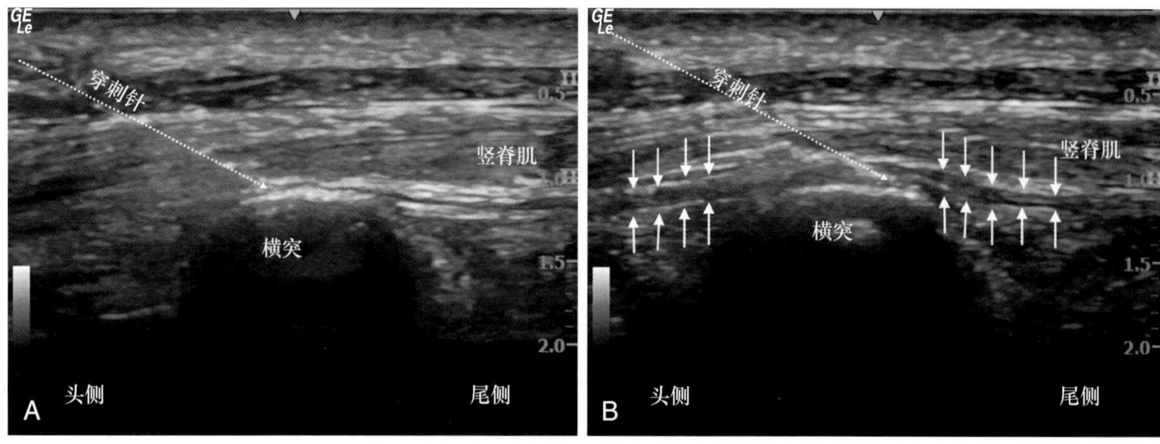

图 53.59 （A）竖脊肌平面阻滞。超声探头置于棘突侧方以获取目标横突尖表面覆盖竖脊肌的旁矢状切面。阻滞针（虚线箭头）从头端向尾端进针直至抵达横突表面。（B）正确的针尖位置通过局部麻醉药（实线箭头）向深部竖脊肌和横突表面线型扩散而显示（Photos courtesy KJ Chin Medicine Professional Corporation.）

阿片耐受患者的管理

阿片耐受患者行开胸手术很具有挑战性。一些患者为了缓解某些胸科病理过程或其他慢性疼痛综合征引起的疼痛，可能使用医生所开的阿片类药物。滥用毒品或在康复过程中、每天接受美沙酮的患者，也包括在这类患者中。只要有可能，患者术前应该继续使用他们常规应用的镇痛药或美沙酮，否则，必须提供替代阿片类药物。若要提供足够的术后镇痛，阿片类剂量将增加。

多模式联合镇痛方案是最理想的。必须选择阿片类药物的给药途径，全身和（或）硬膜外给药。可以在硬膜外溶液中增加阿片类药物的剂量，也可以在应用标准的硬膜外浓度同时复合全身用药。de Leon-Casasola 和 Yarussi 报道[361]，对大多数患者来说，硬膜外使用较高剂量阿片类药物可减少阿片类药撤离症状的发生。更常见的是，患者硬膜外使用标准或轻微增加的阿片类药复合一定的全身阿片类药，以尽量减少阿片类药撤离症状的发生。如果患者无法立即口服药物时，一种便利方式是采用芬太尼的透皮贴剂。全身阿片类药物可以通过持续静脉滴注或口服给药来提供。

这些患者进行患者自控镇痛方法的管理比较困难，最好的管理方案是固定给药剂量，然后根据需要进行调整。最终，经过剂量滴定后，患者可能接受更多的硬膜外阿片类药物以及比术前剂量更大的全身阿片类药，但是没有明显的副作用。硬膜外镇痛采用布比卡因 – 吗啡的镇痛不足的患者，替换为布比卡因 – 舒芬太尼可能有反应[362]。正在使用美沙酮治疗处于康复状态的患者，可能不太情愿在围术期调整美沙酮剂量，因为他们经过努力才建立起一个稳定的剂量。他们通常在围术期使用完全剂量的美沙酮。

对这些患者的补充治疗包括硬膜外用药中加入肾上腺素 5 μg/ml，以及静脉低剂量持续输注氯胺酮[363]。此外，所有阿片耐受患者需要经常调整镇痛剂量。尽管如此，最低的疼痛评分常常是运动时 4 ～ 5 分 /10 分。相对于初次使用阿片类药的患者来说，阿片类药耐受患者术后镇痛需求要持续更长时间。

参考文献

1. Slinger P, et al. Preanesthetic assessment for thoracic surgery. In: Slinger P, ed. *Principles and Practice of Anesthesia for Thoracic Surgery*. New York: Springer; 2011.
2. Licker M, et al. *Ann Thorac Surg*. 2006;81:1830.
3. Brunelli A, et al. *Chest*. 2013;143:e166s–190s.
4. Licker M, et al. *Curr Anesthesiol Rep*. 2014;4:124.
5. Choi H, Mazzone P. *Curr Opin Anesthesiol*. 2015;28:18.
6. Amar D, et al. *Anesth Analg*. 2010;110:1343.
7. National Emphysema Treatment Trial Research Group. *N Engl J Med*. 2003;348:2059.
8. Lee L, et al. *Anaesthesia*. 2013;68:811.
9. Carter R, et al. *Arch Phys Med Rehab*. 2003;84:1158.
10. Weisman IM, et al. *Semin Thorac Cardiovasc Surg*. 2001;13:116.
11. Licker M, et al. *Eur Resp J*. 2011;37:1189.
12. Coyle EF, et al. *J Appl Physiol*. 2005;98:2191.
13. Heerdt PM, et al. Cardiovascular adaptation to lung resection. In: *Thoracic Anesthesia*. Philadelphia: Churchill Livingstone; 2003:423.
14. Win T, et al. *Ann Thorac Surg*. 2004;78:1215.
15. Donahoe LL, et al. *Ann Thorac Surg*. 2017;103(6):1730.
16. Berry M, et al. *Ann Thorac Surg*. 2010;89:1044.
17. Burt B, et al. *J Thorac Cardiovasc Surg*. 2014;148:19.
18. Fleisher LA, et al. *Anesth Analg*. 2007;104:15.
19. ASA Committee on Practice Standards. *Anesthesiology*. 2009;110:22.
20. Wijeysundera ND, et al. *Anesth Analg*. 2012;113:s62.
21. Fleisher L, et al. *Circulation*. 2014;130:2215.
22. Ritchie AJ, et al. *Ann Thorac Surg*. 1990;50:86.
23. Amar D, et al. *Ann Thorac Surg*. 1997;63:1374.
24. Amar D, et al. *Chest*. 1995;108(349).
25. Sekine Y, et al. *Chest*. 2001;120(1783).
26. Frendl G, et al. *J Thorac Cardiovasc Surg*. 2014;148:772.
27. Zhao B-C, et al. *Chest*. 2017;151:149.
28. Galie N, et al. *Eur Heart J*. 2009;30:2493.
29. Fischer LG, et al. *Anesth Analg*. 2003;96(6):1603.
30. Lai H-C, et al. *Br J Anaesth*. 2007;99:184.
31. Simonneau G, et al. *J Am Coll Cardiol*. 2013;62:D34.

32. Pritts CD, Pearl RG. *Curr Opin Anaesthesiol*. 2010;23:411.
33. Lai H-C, et al. *Br J Anaesth*. 2007;99:184.
34. Han MK, et al. Pulmonary diseases and the heart. *Circulation*. 2007;116(25):2992.
35. Maxwell BG, Jackson E. *J Cardiothorac Vasc Anesth*. 2012;26:e24.
36. Subramaniam K, Yared JP. *Semin Cardiothorac Vasc Anesth*. 2007;11(2):119.
37. Price LC, et al. *Br J Anaesth*. 2007;99(4):552.
38. Currigan DA, et al. *Anesthesiology*. 2014;121:930.
39. Wauthy P, et al. *J Thorac Cardiovasc Surg*. 2003;126:1434.
40. Jerath A, et al. *Anesth Analg*. 2010;110:365.
41. Focardi M, et al. *Eur Heart J*. 2014.
42. Smedstadt KG, et al. *Can J Anesth*. 1994;41:502.
43. Missant C, et al. *Br J Anaesth*. 2009;104:143.
44. Powell ES, et al. *Br J Anaesth*. 2011;106:364.
45. Osaki T, et al. *Ann Thorac Surg*. 1994;57:188.
46. Spaggiari L, et al. *Curr Opin Oncol*. 2007,19.84.
47. Schulte T, et al. *Chest*. 2009;135:322.
48. Tang SS, et al. *Eur J Cardiothorac Surg*. 2009;34:898.
49. Golledge J, et al. *Ann Thorac Surg*. 1994;58:524.
50. Ahn H, et al. *Anesth Analg*. 2016;122:186.
51. American Thoracic Society. *Am J Resp Crit Care Med*. 1995;152:s78.
52. Parot S, et al. *Am Rev Resp Dis*. 1980;121:985.
53. Aubier M, et al. *Am Rev Resp Dis*. 1980;122:747.
54. Simpson SQ, et al. *Crit Care Med*. 2002;30:258.
55. Hanson III CW, et al. *Crit Care Med*. 1996;24(23).
56. Douglas NJ, et al. *Am Rev Resp Dis*. 1990;141:1055.
57. Schulman DS, et al. *Cardiol Clin*. 1992;10:111.
58. Myles PE, et al. *Br J Anaesth*. 1995;74:340.
59. MacNee W, et al. *Am J Resp Crit Care Med*. 1994;150:833.
60. Morgan MDL, et al. *Thorax*. 1989;44:533.
61. O'Donnell DE, et al. *Am Rev Resp Dis*. 1987;135:912.
62. Slinger P, et al. *Curr Rev Clin Anesth*. 1995;15:169.
63. Ben-David B, et al. *Anesth Analg*. 2001;92:690.
64. Slinger P, et al. *Cardiothorac Vasc Anesth*. 1998;12:133.
65. Warner DO, et al. *Anesthesiology*. 2000;92:1467.
66. Kesten S, et al. *Clin Chest Med*. 1997;18:174.
67. Vaporciyan AA, et al. *Ann Thorac Surg*. 2002;73:420.
68. Akrawi W, et al. *J Cardiothorac Vasc Anesth*. 1997;11:629.
69. Barrera R, et al. *Chest*. 2005;127:1977.
70. Thomsen T, et al. *Br J Surg*. 2009;96:451.
71. *American Cancer Society*.; 2012. www.cancer.org.
72. Feinstein MB, et al. *Chest Surg Clin N Am*. 2000;10:653.
73. de Perrot M, et al. *J Clin Oncol*. 2004;22:4351.
74. Levin KH, et al. *Neurol Clin*. 1997;15:597.
75. Metha AC, et al. *Chest*. 1999;115:598.
76. Vaughan DJ, et al. *Int Anesthesiol Clin*. 1997;35:129.
77. Hartigan PM, et al. *Thorac Surg Clin*. 2004;14:575.
78. Sleijfer S, et al. *Chest*. 2001;120:617.
79. Davies RG, et al. *Br J Anaesth*. 2006;96:418.
80. Horlocker T, et al. *Reg Anesth Pain Med*. 2010;35:64.
81. Bayes J, et al. *Anesth Analg*. 1994;79:186.
82. Slinger P, et al. *Can J Anaesth*. 1992;39:1030.
83. Hurford WE, et al. *Anesthesiology*. 1987;64:841.
84. Lewis JW, et al. *J Cardiothorac Vasc Anesth*. 1992;6:705.
85. Katz JA, et al. *Anesthesiology*. 1982;56:164.
86. Naunheim KS, et al. *Chest Surg Clin N Am*. 2001;11:213.
87. Fujii S, et al. *J Clin Anesth*. 2004;16:347.
88. Hasan FM, et al. *Crit Care Med*. 1984;12:387.
89. Klein U, et al. *Anesthesiology*. 1998;88:346.
90. Bussieres J, et al. *Can J Anaesth*. 2012;59:431.
91. Bardoczy GI, et al. *Br J Anaesth*. 1993;70:499.
92. *Anesthesiology*. 2010;112:1084.
93. Jaffe RA, et al. *Anesth Analg*. 1992;75:484.
94. Tang L, et al. *Br J Anaesth*. 2012;108:223.
95. Gomez-Izquierdo JC, et al. *Anesthesiology*. 2017;127:36.
96. Campos JH, et al. *Thorac Surg Clin*. 2005;15(71).
97. Campos J, Hanada S. DLT with Incorporated Fiberoptic Bronchoscopy. In: Rosenblatt W, Popescu W, eds. *Chapter 116 in Master Techniques in Upper and Lower Airway Management*. Philadelphia: Wolters Kluwer; 2015:250–251.
98. Saracoglu A, et al. *J Clin Anesth*. 2016;33:442.
99. Levy-Faber D, et al. *Anaesthesia*. 2015;70:1259.
100. Leclercq T, et al. *J Clin Monit Comput*. 2018;32:81.
101. Gamez R, Slinger P. *Anesth Analg*. 2014;119:449.
102. Eberle B, et al. *J Cardiothorac Vasc Anesth*. 1999;13:532.
103. Seymour AH, et al. *J Cardiothorac Vasc Anesth*. 2003;17:299.
104. Bahk JH, et al. *J Cardiothorac Vasc Anesth*. 1999;16:370.
105. Yasumoto M, et al. *Eur J Anaesthesiol*. 2006;23:42.
106. Boucek CD, et al. *J Clin Anesth*. 1998;10:557.
107. Cavus E, et al. *Anesth Analg*. 2010;110:473.
108. Purugganan RV, et al. *J Cardiothorac Vasc Anesth*. 2012;26:845.
109. Russell T, et al. *Anaesthesia*. 2013;68:1253.
110. Chastel B, et al. *Anaesth Crit Care Pain Med*. 2015;34:89.
111. Brodsky JB, Lemmens JMH. *J Cardiothorac Vasc Anesth*. 2003;17:289.
112. Campos JH, Gomez MN. *J Cardiothorac Vasc Anesth*. 2002;16:246.
113. Campos J. Lung isolation. In: Slinger P, ed. *Principles and Practice of Anesthesia for Thoracic Surgery*. New York: Springer; 2011:227–246.
114. Yüceyar L, et al. *Acta Anaesthesiol Scand*. 2003;47:622.
115. Weng W, et al. *J Clin Anesth*. 2002;14:529.
116. Peragallo RA, Swenson JD. *Anesth Analg*. 2000;91:300.
117. Soto RG, Oleszak SP. *J Cardiothorac Vasc Anesth*. 2006;20:131.
118. Sandberg WS, et al. *Anesth Analg*. 2005;100:1728.
119. Narayanaswamy M, et al. *Anesth Analg*. 2009;108:1097.
120. Ueda K, Goetzinger EH, Gauger C, et al. *J Anes*. 2012;26:115.
121. Honikman R, et al. *J Cardiothorac Vasc Anesth*. 2017;31:1799.
122. Collins SR, et al. *Anesth Analg*. 2017.
123. Campos JH, et al. *Curr Opin Anaesthesiol*. 2010;23:12.
124. Jones PM, et al. *Can J Anaesth*. 2007;54:677.
125. Tobias JD, et al. *J Clin Anesth*. 2001;13:35.
126. Saito T, et al. *Anesthesiology*. 1998;89:1038.
127. Campos JH, Ueda K. *Minerva Anestesiol*. 2014;80(83).
128. Britt BA, Gordon RA. *Can Anaesth Soc J*. 1964;11:514.
129. Lawson NW, et al. The lateral decubitus position. In: Marton JT, ed. *Positioning in Anesthesia and Surgery*. 2nd ed. Philadelphia: Saunders; 1987:175.
130. Larsson A, et al. *Br J Anaesth*. 1987;59:585.
131. Lumb AB, ed. *Nunn's Applied Respiratory Physiology*. 7th ed. Philadelphia: Churchill Livingstone; 2010:33.
132. Bachrendtz S, Klingstadt C. *Acta Anaesthiol Scand*. 1984;28:252.
133. Rehder K, et al. *Anesthesiology*. 1973;39:597.
134. Klingstedt C, et al. *Acta Anaesthesiol Scand*. 1990;34:315.
135. Chang H, et al. *J Appl Physiol*. 2002;92:745.
136. Johser J, et al. Physiology of the lateral position, open chest and one-lung ventilation. In: Slinger P, ed. *Principles and Practice of Anesthesia for Thoracic Surgery*. Springer; 2011:72.
137. Klingstedt C, et al. *Acta Anaesthesiol Scand*. 1990;34:421.
138. Mushin WM, Rendell-Baker L. *The Origins of Thoracic Anesthesia*. Park Ridge: Wood Library-Museum of Anesthesia; 1991:47.
139. Ray III JF, et al. *Arch Surg*. 1974;109(537).
140. Chappell D, et al. *Anesthesiology*. 2008;109:723.
141. Rooke GA, et al. *Anesthesiology*. 1997;86:1294.
142. Ko R, et al. *Anesth Analg*. 2009;108:1092.
143. Unzueta C, et al. *Br J Anaesth*. 2012;108:517.
144. Szegedi LL, et al. *Anesth Analg*. 2005;100(15).
145. Tarhan S, Lundborg RO. *Can Anaesth Soc J*. 1970;17(4).
146. Karzai W, Schwarzkopf K. *Anesthesiology*. 2009;110:1402.
147. Lumb AB, ed. *Nunn's Applied Respiratory Physiology*. 7th ed. Philadelphia: Churchill Livingstone; 2010:104.
148. Watanabe S, et al. *Anesth Analg*. 2000;90(28).
149. Bardoczky GI, et al. *Anesth Analg*. 2000;90(35).
150. Eisenkraft JB. *Br J Anaesth*. 1990;65:63.
151. Moudgil R, et al. *J Appl Physiol*. 2005;98:390.
152. Talbot NP, et al. *J Appl Physiol*. 2005;98:1125.
153. Dorrington KL, et al. *Am J Physiol Heart Circ Physiol*. 1997;273:H1126.
154. Ishikawa S, et al. *Br J Anaesth*. 2003;90:21.
155. Brimioulle S, et al. *Cardiovasc Res*. 1997;34:384.
156. Marshall C, et al. *Anesthesiology*. 1984;60:304.
157. Wang JY, et al. *Br J Anaesth*. 2000;81:850.
158. Wang JY, et al. *Anaesthesia*. 2000;55(167).
159. Benumof J. *Anesthesiology*. 1986;64:419.
160. Reid CW, et al. *J Cardiothroac Vasc Anesth*. 1997;10:860.
161. de la Gala F, et al. *Br J Anaesth*. 2017;119:655.
162. Slinger P, Scott WAC. *Anesthesiology*. 1995;82:940.
163. Russell WJ, James MF. *Anaesth Intensive Care*. 2004;32:644.
164. Kim SH, et al. *J Anesth*. 2012;26:568.
165. Kozian A, et al. *Anesthesiology*. 2011;114:1009.
166. Loepply JA, et al. *J Appl Physiol*. 1993;72:1787.
167. Larsson A, et al. *Br J Anaesth*. 1987;59:585.
168. Bardoczky GI, et al. *Chest*. 1996;110:180.
169. Pepe P, Marini JJ. *Am Rev Resp Dis*. 1982;126:166.
170. Colquhoun D, et al. *Anesth Analg*. 2018;126:495.
171. Szegedi LL, et al. *Anesth Analg*. 1997;84:1034.
172. van der Weff YD, et al. *Chest*. 1997;111:1278.
173. Unzueta MC, et al. *Anesth Analg*. 2007;104:1029.
174. Roze H, et al. *Br J Anaesth*. 2010;105:377.
175. Slinger P. *Anesth Analg*. 2006;103:268.

176. Slinger P. *Can J Anaesth*. 1992;39:1030.
177. Hurford WE, et al. *Anesthesiology*. 1987;64:841.
178. Ribas J, et al. *Chest*. 2001;120:852.
179. Spadaro S, et al. *Anesthesiology*. 2018;128:531.
180. Fujiwara M, et al. *J Clin Anesth*. 2001;13:473.
181. Jung DM, et al. *J Thorac Cardiovasc Surg*. 2017;154:360.
182. Capan LM, et al. *Anesth Analg*. 1980;59:847.
183. Rothen HU, et al. *Br J Anaesth*. 1993;71:788.
184. Slinger P, et al. *Anesthesiology*. 1988;68:291.
185. Hogue Jr CW, et al. *Anesth Analg*. 1994;79:364.
186. Bailey S, et al. *J Cardiothorac Vasc Anesth*. 1998;12:239.
187. Campos JH, Feider A. *J Cardiothorac Vasc Anesth*. 2017;(17):31014. pii: S1053-0770.
188. Nomoto Y, Kawamura M. *Can J Anaesth*. 1989;36:273.
189. Doering EB, et al. *Anesthesiology*. 1997;87(18).
190. Raghunathan K, et al. *Ann Thorac Surg*. 2010;89:981.
191. Lee SH, et al. *Eur J Anaesthesiol*. 2016;33:275.
192. Huang SQ, et al. *Chin Med J*. 2017;130:1707.
193. Russell WJ, et al. *Anaesth Intensive Care*. 2009;37:432.
194. Ku CM, et al. *J Cardiothorac Vasc Anesth*. 2009;37:432.
195. Campos JH, et al. *Anesth Analg*. 1997;85:583.
196. Chigurupati K, et al. *Ann Card Anaesth*. 2017:20(72).
197. Ishikawa S, et al. *Br J Anaesth*. 2003;90:21.
198. Abiad MG, et al. *J Cardiothorac Vasc Anesth*. 1995;9:89.
199. Antognini SF, Hanowell LH. *Anesthesiology*. 1991;74:1137.
200. Stolz D, et al. *Chest*. 2005;128:1756.
201. Slinger P, et al. *J Cardiothorac Vasc Anesth*. 1992;6:755.
202. Herth F, et al. *Chest*. 2001;119:1910.
203. Stephens KE, Wood DE. *J Thorac Cardiovasc Surg*. 2000;119:289.
204. Sullivan MT, Neff WB. *Anesthesiology*. 1979;50:473.
205. Hillier JE, et al. *Anesth Analg*. 2004;99:1610.
206. Van Der Spek AFL, et al. *Br J Anaesth*. 1988;60:709.
207. Metin M, et al. *Ann Thorac Surg*. 2002;73:250.
208. Lohser J, et al. *J Cardiothorac Vasc Anesth*. 2005;19:678.
209. Rintoul RC, et al. *Eur Resp J*. 2005;25:416.
210. Stammberger U, et al. *Eur J Cardiothorac Surg*. 2000;18:7.
211. Berry MF, et al. *Ann Thorac Surg*. 2010;89:1044.
212. Kaseda S, et al. *Ann Thorac Surg*. 2000;70:1644.
213. Yim AP, et al. *Ann Thorac Surg*. 2000;70:243.
214. McKenna RJ, et al. *Ann Thorac Surg*. 2006;81:421.
215. D'Amico TA, et al. *J Thorac Cardiovasc Surg*. 2006;132:464.
216. Ismail M, et al. *J Thorac Dis*. 2017;9:885.
217. Steenwyck B, et al. *Anesth Clin*. 2012;30:699.
218. Cerfolio JR, et al. *Chest*. 2004;126:281.
219. Pompeo E, et al. *Ann Thorac Surg*. 2004;78:1761.
220. Hill SE, et al. *Anesthesiology*. 2006;104:1047.
221. Bagan P, et al. *Ann Thorac Surg*. 2005;80:2046.
222. Ramnath N, et al. *Ann Thorac Surg*. 2007;83:1831.
223. Powell ES, et al. *J Cardiothorac Surg*. 2009;4:41.
224. Alvarez J, et al. Post-pneumonectomy pulmonary edema. In: Slinger P, ed. *Progress in Thoracic Anesthesia. Society of Cardiovascular Anesthesiologists Monograph*. Philadelphia: Lippincott Williams Wilkins; 2004:87.
225. Foroulis CN, et al. *Eur J Cardiothorac Surg*. 2004;26:508.
226. Zeldin RA, et al. *J Thorac Cardiovasc Surg*. 1984;87:359.
227. Licker M, et al. *Anesth Analg*. 2003;97:1558.
228. Fernandez-Perez ER, et al. *Anesthesiology*. 2006;105:14.
229. Schilling T, et al. *Anesth Analg*. 2005;101:957.
230. Foroulis CN, et al. *Eur J Cardiothorac Surg*. 2004;26:508.
231. Iglesias M, et al. *Ann Thorac Surg*. 2008;85:237.
232. de Perrot M, et al. *J Thorac Cardiovasc Surg*. 2007;13:111.
233. Dartevelle PG, et al. *Ann Thorac Surg*. 1988;46:68.
234. Donahoe L, Nguyen E, Chung T-B, et al. *J Thorac Dis*. 1986;8:2016.
235. Cerfolio RJ, et al. *Ann Thorac Surg*. 1996;62:348.
236. McGlade DP, et al. *Slinger PD: Anesthesiology*. 2003;99:1021.
237. Smithers BM, et al. *Ann Surg*. 2007;245:232.
238. Rentz J, et al. *J Thorac Cardiovasc Surg*. 2003;125:1114.
239. Tandon S, et al. *Br J Anaesth*. 2001;86:633.
240. Buise M, et al. *Acta Anaesthiol Belg*. 2008;59:257.
241. Al-Rawi OY, et al. *Anesth Analg*. 2008;106:884.
242. Michelet P, et al. *Anesthesiology*. 2006;105:911.
243. Sung H, Nelems B. *Can J Anaesth*. 1989;36:333.
244. Jarral O, et al. *Surg Endoscopy*. 2012;26:2095.
245. Pross M, et al. *Gastrointest Endosc*. 2000;51:73.
246. Moskovitz AH, et al. *Ann Thorac Surg*. 2006;82:2031.
247. Eisenkraft JB, Neustein SM. Anesthesia for esophageal and mediastinal surgery. In: Kaplan J, Slinger P, eds. *Thoracic Anesthesia*. 3rd ed. Philadelphia: Churchill Livingstone; 2003:269.
248. Topsis J, et al. *Anesth Analg*. 1989;69:532.
249. Finley RJ, et al. *Arch Surg*. 2001;13:892.
250. Yang D, Pannu D, Zhang Q, et al. *Endosc Int Open*. 2015;3:e289.
251. Hindman B, Bert A. *J Cardiothorac Anesth*. 1987;1:438.
252. Au C, et al. *Can J Anaesth*. 1999;46:688.
253. Aouad MT, et al. *Anesthesiology*. 2000;92:187.
254. Pinsonneault C, et al. *Can J Anaesth*. 1999;46:439.
255. Watanabe Y, et al. *Scand J Thorac Cardiovasc Surg*. 1988;22:227.
256. Mueller DK, et al. *Ann Thorac Surg*. 2004;78:720.
257. Saravanan P, et al. *Can J Anaesth*. 2006;53:507.
258. Chan DT, et al. *Ann Thorac Surg*. 2007;84:225.
259. Wright CD, et al. *J Thorac Cardiovasc Surg*. 1996;112:1367.
260. Mulot A, et al. *Anesth Analg*. 2002;95:1122.
261. Travaline JM, et al. *Chest*. 2009;136:355.
262. Patane PS, et al. *J Cardiothorac Anesth*. 1990;4:229.
263. Williams A, Kay J. *Anesthesiology*. 2000;92:1482.
264. Tietjen CS, et al. *J Clin Anesth*. 1997;9:69.
265. Perdomo JM, et al. *J Anesth Clin Res*. 2015;6(2).
266. Schipper PH, et al. *Ann Thorac Surg*. 2004;78:976.
267. Eagle C, et al. *Can J Anaesth*. 1995;42:168.
268. Jacob R, Sen S. *Paediatr Anaesth*. 2001;11:733.
269. Shen H, et al. *Chest*. 2002;121:284.
270. Trulock EP, et al. *J Heart Lung Transplant*. 2007;26:782.
271. Machuca T, et al. *J Thorac Cardiovasc Surg*. 2015;149:1152.
272. Robinson RJ, et al. *J Heart Lung Transplant*. 1994;13:779.
273. Haddow GR, Brock-Utne JG. *Acta Anaesthesiol Scand*. 1999;43:960.
274. Cheng M, et al. Anesthesia for the patienst with a previous lung transplant. In: Slinger P, ed. *Chapt. 48 in Principles and Practice of Anesthesia for Thoracic Surgery*. 2nd ed. NY: Springer; 2019.
275. Shah P, Herth F, van Geffen W, et al. *Lancet Respir Med*. 2017;5:147.
276. National Emphysema Treatment Trial Research Group. *N Engl J Med*. 2003;348:2059.
277. Tschernko EM, et al. *Thorax*. 1997;52:545.
278. Roue C, et al. *Chest*. 1996;110:28.
279. Zollinger A, et al. *Anesth Analg*. 1997;84:845.
280. Strange C, et al. *BMC Pulm Med*. 2007;7:10.
281. Kubota h, et al. *Anesthesiology*. 1987;67:587.
282. Fortin M, et al. *J Cardiothorac Vasc Anesth*. 2006;20:376.
283. Grant CA, et al. *Br J Anaesth*. 2006;96:127.
284. Maus T, Banks D. Anesthesia for pulmonary thromboendarterectomy. In: Slinger P, ed. *Chapt. 49 in Principles and Practice of Anesthesia for Thoracic Surgery*. 2nd ed. Springer; 2018.
285. Bussieres JS, et al. *Anesthiol Clin North America*. 2001;19:543.
286. Ramirez -RJ, et al. *Dis Chest*. 1966;50:581.
287. Huizar I, Kavuru MS. *Curr Opin Pulm Med*. 2009;50:64.
288. Bussieres JS, et al. Whole lung lavage. In: Slinger P, ed. *Principles and practice of Anesthesia for Thoracic Surgey*. New York: Springer; 2011:497.
289. Shamberger RC, et al. *Surgery*. 1995;118:468.
290. Vander Els NJ, et al. *Chest*. 2000;117:1256.
291. Hnatiuk OW, et al. *Chest*. 2001;120:1152.
292. Frawley G, et al. *Anaesth Intensive Care*. 1995;23:610.
293. McMahon CC, et al. *Anaesthesia*. 1997;52:150.
294. Pelton JJ, Ratner IA. *Ann Thorac Surg*. 1989;48:301.
295. Takeda S, et al. *Ann Thorac Surg*. 1999;68:2324.
296. Turkoz A, et al. *Anesth Analg*. 2006;102:1040.
297. Slinger P, Karsli C. *Curr Opin Anaesthesiol*. 2007;20:1.
298. Chait P, et al. *Pediatr Radiol*. 2005;35:S76.
299. Borenstein SH, et al. *J Pediatr Surg*. 2000;35:973.
300. Bechard P, et al. *Anesthesiology*. 2004;100:826.
301. White MC, Stoddart PA. *Paediatr Anaesth*. 2004;14:625.
302. Della Rocca G, et al. *Can J Anaesth*. 2003;50:547.
303. Campos JH. *J Cardiothorac Vasc Anesth*. 2017.
304. de Boer HD, et al. *Eur J Anaesthesiol*. 2014;31:715.
305. Leventhal SR, et al. *Anesthesiology*. 1980;53:26.
306. Eisenkraft JB, et al. *Anesthesiology*. 1986;65:79.
307. De Perrot M, et al. *Eur J Cardiothorac Surg*. 2003;24:677.
308. Katlic M, Facktor M. *Ann Thorac Surg*. 2010;90:240.
309. Deng H-Y, et al. *Interactive Cardiovasc Thorac Surg*. 2016;23:31.
310. Sunaga H, et al. *Curr Opin Anesthesiol*. 2017;30(1).
311. Chen K, et al. *J Thorac Dis*. 2012;4:347.
312. Perdomo JM, et al. *J Anesth Clin Res*. 2015;6:2.
313. Dunkman WJ, et al. *A&A Case Rep*. 2017;9:97.
314. Redwan B, et al. *Interact Cardiovasc Thorac Surg*. 2015;21:766.
315. Teeter E, Mena G, Lasala D. Enhanced recovery after surgery (ERAS) for thoracic surgery. In: Slinger P, ed. *Chapt. 52 in Principles and Practice of Anesthesia for Thoracic Surgery*. 2nd ed. New York: Springer Clinical Medicine; 2019.

316. Li S, et al. *Cancer Manag Res*. 2017;9:657.
317. Batchelor T, et al. *Eur J Cardio-Thorac Surg*. 2018.
318. Schweizer A, et al. *J Clin Anesth*. 1998;10:678.
319. Azad SC, et al. *Anaesthesist*. 2000;49:9.
320. Baisi A, et al. *J Thorac Cardiovasc Surg*. 2002;123:1206.
321. Rippey JC, et al. *CJEM*. 2004;6:126.
322. Mehanna MJ, et al. *J Thorac Imaging*. 2007;22:280.
323. Sugarbaker DJ, et al. *J Thorac Cardiovasc Surg*. 2004;128:138.
324. Ali J, et al. *Am J Surg*. 1974;128:376.
325. Scawn NDA, et al. *Anesth Analg*. 2001;93:260.
326. Kavanagh BP, et al. *Anesthesiology*. 1994;81:737.
327. Mac TB, et al. *J Cardiothorac Vasc Anesth*. 2005;19:475.
328. Moyse D, et al. *Pain Physician*. 2017;20:173.
329. Subramaniam K, et al. *Aneth Analg*. 2004;99:482.
330. Humble S, Dalton A. *Eur J pain*. 2015;19:451.
331. Dong C, et al. *BMC Anesthesiol*. 2017;17:33.
332. Chrysostomou C, et al. *Pediatr Crit Care Med*. 2007;7:186.
333. Omote K. *Anethesiology*. 2007;106(5).
334. Cui W, et al. *Eur J Anaesth*. 2010;27:41.
335. Slovak M, et al. *Can J Anesth*. 2015;62:676.
336. Kinney M, et al. *Pain Pract*. 2012;12:175.
337. Omran A. *Egypt J Anaesth*. 2002;21:277.
338. Khalil K, et al. *Ann Thorac Surg*. 2013;100:2015.
339. Mehran R, et al. *Ann Thorac Surg*. 2016;102:e595.
340. Ballantyne JC, et al. *Anesth Analg*. 1998;86:598.
341. Wiebalck A, et al. *Anesth Analg*. 1997;85:124.
342. Moniche S, et al. *Acta Anaesthesiol Scand*. 1993;37:65.
343. Chin KJ, Karmakar MK. *Anesthesiology*. 2011;114:1446.
344. Leurcharusmee P, et al. *Reg Anesth Pain Med*. 2015;40:694.
345. Hansdottir V, et al. *Anesth Analg*. 1996;83:394.
346. Gruber EM, et al. *Anesth Analg*. 2001;92:1015.
347. Warner DO, et al. *Anesthesiology*. 1996;85:761.
348. Ginosar Y, et al. *Anesth Analg*. 2003;97:1428.
349. Casati A, et al. *Eur J Anaesthesiol*. 2006;7(1).
350. Davies RG, et al. *Br J Anaesth*. 2006;96:418.
351. Dauphin A, et al. *Can J Anaesth*. 1997;44:367.
352. Rigg JRA, et al. *Lancet*. 2002;359:1276.
353. Luyet C, et al. *Br J Anaesth*. 2009;102:534.
354. Okmen K, Okmen B. *J Anesth*. 2017;31(4):579.
355. Chin KJ, et al. *Reg Anesth Pain Med*. 2017;42(3):372.
356. Forero M, et al. *A&A Case Reports*. 2017;8:254.
357. Blichfeldt-Eckhardt M, et al. *J Cardiothorac Vasc Anesth*. 2017;31:147.
358. Barak M, et al. *J Cardiothorac Vasc Anesth*. 2007;21:554.
359. Bayman E, Parekh K, Keech J, et al. *Anesthesiology*. 2017;126:938.
360. Senturk M, et al. *Anesth Analg*. 2002;94:11.
361. de Leon-Casasola OA, et al. *Curr Rev Pain*. 2000;4:203.
362. de Leon-Casasola OA, et al. *Anesthesiology*. 1994;80:303.
363. Schmid R, et al. *Pain*. 1999;82:111.

54 心脏外科手术的麻醉

MUHAMMAD F. SARWAR，BRUCE E. SEARLES，MARC E. STONE，LINDA SHORE-LESSERSON
林静　郑剑桥　彭玲　译　曾俊　魏蔚　审校

要　点

- 常见的成人心脏外科手术包括心肺转流（cardiopulmonary bypass，CPB）或非心肺转流下冠状动脉血运重建术、涉及瓣膜反流或狭窄的心脏瓣膜修复或置换术、外科心衰治疗（如心室辅助装置、体外膜氧合、心脏移植）、先天性心脏病的首次或再次修复手术、房颤的外科射频消融术、心包穿刺术或心包切开术、心脏或胸主动脉外伤修复术。
- 再次心脏手术（如既往实施正中胸骨切开术）的患者应警惕突发的大出血。必须保证能立即获得至少 2 个单位的红细胞。
- 麻醉诱导药物和技术的选择，应考虑患者心脏的病理生理改变及其他合并症。麻醉药物可导致交感张力下降并继发血管扩张产生低血压，左心功能不全的患者尤为明显。相反，喉镜置入、气管插管导致的交感神经兴奋以及诱导前的焦虑都可能诱发高血压。
- 心肺转流前，在准备建立心肺转流期间应维持患者血流动力学和代谢的稳定，这个时间段的手术刺激强度变化较大。
- CPB 激活了内源性和外源性凝血通路，并且通过血液稀释、低温及管路材料的接触性激活等作用影响血小板功能。
- 心肺转流后或术后可能发生因手术失败、左右心室衰竭、血管麻痹综合征或左室流出道梗阻导致的低血压。其他潜在问题包括心律失常、肺部并发症（如肺不张、支气管痉挛、黏液或血液堵塞气管导管、肺水肿、血胸、气胸）、代谢紊乱（如低 / 高钾血症、低钙血症、低镁血症、高糖血症）以及出血和凝血功能障碍。
- 胸外科医师协会（Society of Thoracic Surgeons，STS）、心血管麻醉科医师协会以及美国体外技术学会发布了关于心脏外科手术的输血及血液保护指南的联合申明。欧洲心胸外科协会和欧洲胸科麻醉共同发布的欧洲指南肯定了这些建议。这份指南包括以下几点建议：①使用降低术后出血的药物，包括抗纤溶药物；②血液保护技术，包括血液回收机、心肺转流逆行预充以及血液等容稀释；③执行基于即时检测的输血流程。
- 尽管合并糖尿病和高血压的患者比例增加，目前接受单独冠状动脉旁路移植术的患者术后脑卒中的风险已经明显下降至 1.2%。中枢神经系统损伤或功能障碍的主要危险因素是微血栓和微气栓；其他危险因素包括脑部低灌注以及手术和 CPB 引起的炎性反应。
- STS 指南建议在围术期将血糖控制在 180 mg/dl 以下，但许多医疗中心通过持续输注胰岛素的方式更为积极地将心脏手术患者血糖尽量控制在 150 mg/dl 以下。当然，也应该避免低糖血症。
- 胸骨正中切开或胸廓切开术后的疼痛使交感神经张力升高，导致心率加快，肺血管阻力、心肌做功以及心肌氧耗增加，并诱发心肌缺血。疼痛导致类似“夹板固定”的效应，影响患者咳嗽以及清除呼吸道分泌物的能力，导致术后呼吸功能不全。
- 在“杂交”或心脏介入手术间进行的操作通常涉及电生理手术以及经皮操作的心脏结构性病变的手术，包括瓣膜疾病和房 / 室间隔缺损。在手术室外完成的其他经皮操作包括心室辅助装置、体外膜氧合以及主动脉内支架的植入。

21 世纪的心血管疾病

年龄，性别和种族

据估计，美国成年人中有 8260 万人（< 1/3）至少患有一种心血管疾病（cardiovascular disease，CVD），其中年龄在 60 岁及以上者约占一半以上[1]。由于美国人口老龄化以及肥胖和高血压发病率增加，CVD 的患病率似乎在增长[2]。虽然由冠状动脉疾病（coronary artery disease，CAD）导致的死亡率从 20 世纪 70 年代以来已有下降，CVD 依然是美国男性及女性死亡的主要原因（图 54.1）。而且，美国每年大约有 758.8 万名住院患者接受心血管手术或治疗，直接和间接花费的总费用约 3154 亿美元[3]。由于目前的医疗体制改革扩大了治疗覆盖面，这些费用很可能会上涨[2]。

一般认为 CVD 主要影响男性，但只在年轻人群中才是如此。CVD 的性别分布随年龄而变化；60 岁人群中 CVD 的男女发病率相等，到 80 岁时女性多于男性。CVD 对美国女性健康状况的影响已经获得公认，并成为大众教育的焦点，如由美国心脏协会（AHA）赞助的“珍爱女人心”（Go Red for women）活动以及国家卫生与公共服务部、国立卫生研究院和国家心肺和血液研究所赞助的“Red Dress”项目[4]。而且，发表在胸心血管外科杂志[5]上的一系列编者按和文章以及胸外科年鉴[6]上的冠状动脉手术性别-特异性指南都强调了性别差异对心脏外科手术患者的影响。如使用内乳动脉旁路能显著降低两种性别患者的死亡率，但直至最近，这项技术仍然较少应用于女性患者[6]。虽然一些研究表明冠状动脉旁路移植术（coronary artery bypass grafting，CABG）后女性患者的短期生存率低于男性患者[7]，但另一些研究也发现女性患者 CABG 术后的 5 年生存率实际要高于男性[8]。

黑种人的 CVD 死亡率始终高于白种人[1]。2008 年，CVD 的相关死亡率中每 10 万人中 390.4 个是黑人男性患者，287.2 个是白人男性患者；277.4 个是黑人女性患者，200.5 个是白人女性患者。有报道指出 CABG 预后存在种族差异：黑种人未校正的死亡率以及患者相关特征校正后的死亡率都高于白种人[9]。事实上，美国某些州通过 CABG“报告卡”向公众发布患者预后相关信息导致了一个不幸的后果，一些医疗机构以及外科医师可能会根据“种族特征”来选择拟行 CABG 手术的患者[10]。例如纽约州的医师会避免收治少数族裔患者，因为他们出现不良预后的风险更高，从而加大了白种人、黑种人及西班牙裔人实施 CABG 手术频次的差异。

遗传影响

人类的迅速进化超越了种族的范畴（在美国这“大熔炉”中，“种族”正逐渐失去他们的医学和科学意义），围术期基因组学是一项对手术患者独特生物学特性的研究。这个领域有希望揭开具有相同危险因素的患者却有截然不同围术期临床结局的生物学原因[11]。让有复杂合并症的患者在心脏手术室内接受的创伤是可控的（图 54.2）。这有赖于不久的将来在术前风险

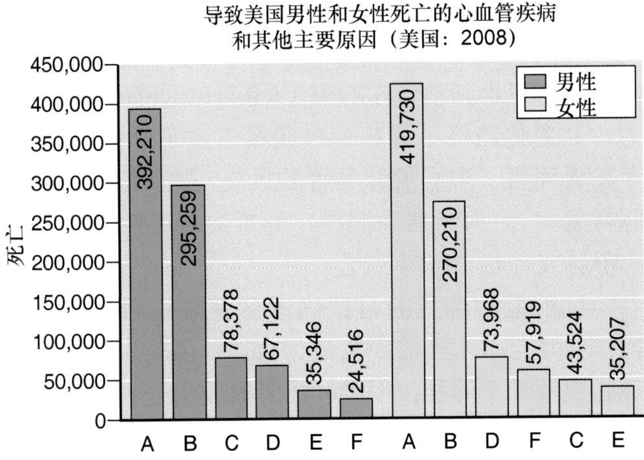

图 54.1 2008 年导致美国男性和女性死亡的心血管疾病和其他主要原因（From Roger VL，Go AS，Lloyd-Jones DM，et al. Heart disease and stroke statistics—2012 update：a report from the American Heart Association. Circulation. 2012；125：e2-e220；Chart 3-10.）

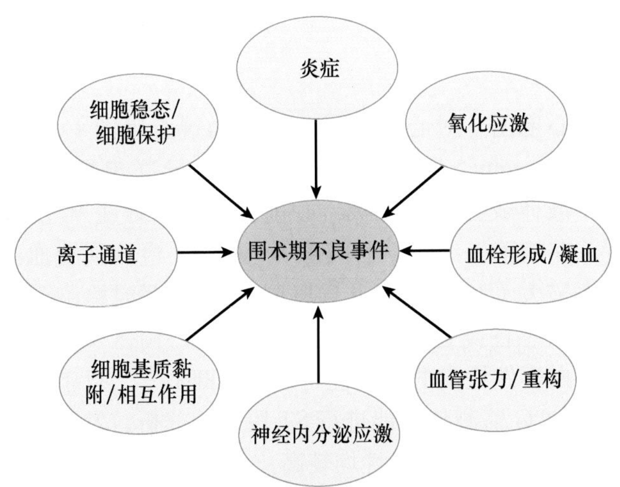

图 54.2 与围术期不良事件遗传性相关的生物系统及作用路径（Redrawn from Podgoreanu MV，Schwinn DA. New paradigms in cardiovascular medicine：emerging technologies and practices：perioperative genomics. J Am Coll Cardiol. 2005；46：1965-1977.）

评估以及预后估测中增加患者对CPB和手术导致的炎性、血管性反应以及血栓形成的相关特异性基因标志物的检查。

以预防围术期心肌梗死（myocardial infarction，MI）为例，心肌坏死的发病机制包括手术和CPB导致的一系列复杂的急性炎症反应。经证实细胞因子和白细胞-内皮细胞作用通路的功能性基因变异与心脏手术后的心肌坏死严重程度独立相关[12]。研究最为深入的炎性标志物-C反应蛋白（C-reactive protein，CRP）浓度的升高与CABG术后死亡率增加相关[13]。基础血浆CRP水平和急性期术后血浆CRP水平增加都是由遗传决定的[14]。围术期MI的另一项病理生理改变是凝血功能的改变导致血栓更易形成。多态性血小板激活[15]和凝血酶形成与心肌损伤以及心脏术后死亡相关。

遗传因素还与其他术后并发症相关。CRP和白介素-6（interleukin-6，IL-6）的共同基因变异与心脏手术后脑卒中[16]和认知功能下降[17]显著相关。血管紧张素转化酶（angiotensin-converting enzyme，ACE）基因多态性可预测心脏术后呼吸系统并发症-机械通气时间延长的风险[18]。

决定心脏术后患者转归的遗传和分子学因素的相关研究将持续进行。除了术前危险因素评估外，这些研究的新发现将影响术中诊断以及相应的术后监护策略规划。

成年心脏患者的麻醉处理

术前评估、准备以及监测

心血管系统

心电图 对心脏手术患者的常规心电图（electrocardiography，ECG）监测需使用5导联电极系统。每个肢体放置一个电极，心前区电极放置在V_5的位置（左侧腋前线第5肋间隙）。V_5导联检测到缺血的概率最大（75%）。当Ⅱ导联联合V_5导联时检测到缺血的敏感性高达80%[19]。多加一个心前区V_4导联，对缺血事件检出的敏感性可达到100%[20]。目前，大部分ECG监测仪都能进行ST段自动分析，发现缺血事件的敏感性和特异性均较高。

即使选择适当的导联并使用ST段自动分析，围术期ECG监测还是有重大局限。通过肉眼观察监护仪的心电图对缺血性改变诊断的敏感性较低，而ST段自动分析依赖于电脑对等电位线和J点设定的准确性。在心脏手术期间，应该在心肺转流前、后检查心电图的设定，因为手术开始时的参考值对后面的情况可能并不合适，特别是当心率发生持续性变化时[21]。

动脉血压及中心静脉压监测（另见第36章） 有创动脉置管及监测是心脏手术患者的常规监护手段。患者常合并控制不佳的高血压、动脉粥样硬化CVD或两者都有。而且机械性刺激诱发心律失常、牵拉以及静脉插管造成静脉回流受阻、压迫心脏等外科操作因素常导致动脉血压发生急剧下降[22]。此外，突发大量失血可能导致低血容量和低血压。最后，在非搏动性CPB期间，无创血压监测并不准确。有创动脉监测在整个心脏手术过程中可连续、实时、逐次评估动脉灌注的压力及动脉波形。动脉内导管也能用于反复抽动脉血做检查[22]。

虽然桡动脉是最常用的穿刺部位，但也可选择股动脉、肱动脉、尺动脉、足背动脉、胫后动脉以及腋动脉。外周动脉与中心动脉血压的差异源于信号往动脉系统远端传导时，动脉波形会逐渐变形[22]。通常外周动脉和中心动脉的平均动脉压（mean blood pressure，MAP）相似，但CPB开始后可能发生改变[23]。当选择桡动脉置管时，应注意手部的侧支循环情况以及需游离切除桡动脉用做移植血管的可能。通常会选择非优势侧手臂的桡动脉为移植动脉，此时动脉置管则应选择在优势侧进行。

心脏手术期间中心静脉通道也是常规监护。除了进行中心静脉压（central venous pressure，CVP）监测外，中心静脉导管还为容量替代治疗、药物治疗以及放置其他有创性监测装置，如肺动脉（pulmonary artery，PA）导管提供通道。此外，CVP导管可以用于测量右室充盈压和评估血管内容量状态[22]。虽然CVP不能直接反映左心充盈压，但对于左心功能良好的患者，可用其估计左心室（left ventricular，LV）压力。其变化趋势可能比单个测量值更可靠[22]。对许多患者而言，中心静脉导管的风险/效益比优于肺动脉导管[24]。为了准确测压，导管尖端必须位于胸内大静脉或者右心房内[22]。

目前最常选择的是颈内静脉穿刺，因为它易于操作并且与手术野的距离最为合适。虽然也可选择股静脉或锁骨下静脉，但肥胖患者腹股沟处置管比较困难，而且需要进行股动-静脉转流或切取静脉移植血管时也不合适。锁骨下静脉通路也有缺陷，因为在撑开胸骨时容易发生导管阻塞。

超声引导下中心静脉置管可减少其相关并发症，正在全美快速推广[25]。虽然超声引导下的中心静脉置管更容易，也似乎能改善患者的预后，但设备和培训的相关费用限制了该技术在全球的广泛使用（框 54.1）。

肺动脉导管 PA 导管是一种血流导向的漂浮导管，通常可经置于颈内静脉、锁骨下静脉或股静脉的鞘管进行放置（另见第 36 章）。PA 导管可以测量肺动脉压（PA pressure，PAP）、CVP 和肺毛细血管楔压（pulmonary capillary wedge pressure，PCWP）。但 PCWP 可能高估或低估左心室充盈压（框 54.2）。一些 PA 导管带有热敏电阻以记录血液温度变化，可以通过热稀释法计算右心输出量（cardiac output，CO）或射血分数。肺动脉导管也可测量混合静脉血氧饱和度（mixed venous oxygen saturation，$S_{\bar{v}}O_2$）。因此通过

框 54.1 部分公认的超声引导下中心静脉置管的益处和顾虑
益处 *
首次穿刺成功率更高
总的穿刺次数更少
颈部解剖异常的患者穿刺更容易（比如肥胖或有既往手术史）
并发症更少（比如误穿到颈动脉、穿刺部位抗凝相关性出血）
直观的血管充盈程度，解剖变异
成本相对不昂贵
顾虑
当使用探头无菌保护套时，操作人员需进行培训以保证无菌操作。
额外的培训
无法显示表面解剖
当需要紧急中心静脉置管时，可能丧失了经体表标志定位的穿刺能力

* 对颈部解剖异常（如短颈，肥胖）或既往接受过颈部手术的患者、接受抗凝治疗的患者以及婴儿进行颈内静脉置管时使用超声引导尤其有利（Modified from Kaplan JA，Reich DL，Savino JS，eds. Kaplan's Cardiac Anesthesia：The Echo Era. 6th ed. St. Louis：Saunders；2011：426.）

框 54.2 导致肺毛细血管楔压和左心室舒张末压不一致的可能原因
肺毛细血管楔压＞左心室舒张末压（PCWP ＞ LVEDP）
正压通气
呼吸末正压（PEEP）
胸内压增高
肺动脉导管（PAC）未置于 West 第 3 区
慢性阻塞性肺疾病
肺血管阻力增加
左心房黏液瘤
二尖瓣疾病（如狭窄、反流）
肺毛细血管楔压＜左心室舒张末压（PCWP ＜ LVEDP）
左心室顺应性降低（如缺血、肥大）
主动脉瓣反流（二尖瓣提前关闭）
左心室舒张末压（LVEDP）＞ 25 mmHg

（Modified from Tuman KJ，Carroll CC，Ivankovich AD. Pitfalls in interpretation of pulmonary artery catheter data. Cardiothorac Vasc Anesth Update. 1991；2：1.）

肺动脉导管可以评估血管内容量状态、测量 CO、测量 SO_2 并获得衍生的血流动力学参数[22]。

CO 代表心脏输送到组织的血容量，这是心脏麻醉科医师特别关注的指标。心输出量由每搏量和心率决定，因此受前负荷、后负荷、心率和收缩力影响。能够持续监测 CO 的肺动脉导管于 20 世纪 90 年代进入临床[22]。在心肺转流前后患者体温稳定时，连续测量与用热稀释法间断测量的心输出量间具有较好的相关性。

持续监测 $S_{\bar{v}}O_2$ 能评估氧供是否满足氧耗[22]。$S_{\bar{v}}O_2$ 降低可能提示 CO 下降、氧耗增加、动脉氧饱和度降低或血红蛋白浓度减低。假设氧耗和动脉血氧含量维持不变，混合静脉血氧饱和度变化可以反映 CO 的改变[22]。但是 London 及其同事发现持续监测混合静脉血氧饱和度患者的预后并不比标准肺动脉导管监测的更好[26]。

可起搏的 PA 导管已经上市，有 5 个分别用于心房、心室或房室（atrioventricular，AV）顺序起搏的电极。Paceport PA 导管（Edwards Life sciences，Irvine，CA）允许通过心室或房室起搏导线进行临时起搏。

自 20 世纪 90 年代以来，使用 PA 导管的风险 / 效益比一直存在争议。PA 导管置入术的并发症包括在 CVP 置入术一节中提到的并发症，以及短暂的心律失常、完全性心脏传导阻滞、肺梗死、支气管出血、血栓形成、导管扭结和嵌顿、瓣膜损伤以及血小板减少症[22]。除此之外，一个常见的并发症是 PA 导管数据的错误解读，导致错误的治疗[27]。Schwann 及其同事的一项大样本国际多中心前瞻性观察研究发现，CABG 手术患者使用 PA 导管时比单独使用 CVP 的死亡率和致残率高[24]。小样本观察性研究同样发现，放置 PA 导管的心脏手术患者并发症发生率增加而生存率降低[28-29]。

目前，随着经食管超声心动图（transesophageal echocardiography，TEE）的广泛应用，美国的趋势是只选择性地在可能获益的患者中放置 PA 导管。PA 导管的绝对禁忌证包括三尖瓣或肺动脉瓣狭窄、右心房或右心室肿块以及法洛四联症[22]。相对禁忌证包括严重的心律失常和近期植入起搏导线（放置过程中可能出现导线移位）。显然，低风险的心脏外科手术管理无需留置 PA 导管[22]。但对于高危心脏手术以及合并右心衰竭、肺动脉高压的患者，许多心脏外科医师和麻醉科医师仍使用 PA 导管，更有助于术后管理（框 54.3）。

经食管超声心动图 多数现代心脏外科手术都会

框 54.3 肺动脉导管监测的临床适应证

患者行可能发生大量体液转移或血液丢失的大型手术，并且伴有：
右心衰竭，肺动脉高压
治疗无效的严重左心衰竭
心源性或感染性休克、多器官功能衰竭
因血流动力学不稳定需要正性肌力药物治疗或安置主动脉内球囊反搏
需要进行肾上阻断的主动脉手术
肝移植手术
原位心脏移植手术

(Modified from Kaplan JA，Reich DL，Savino JS，eds. Kaplan's Cardiac Anesthesia：The Echo Era. 6th ed. St. Louis：Saunders；2011：435.)

使用 TEE。有关这一颇具价值的诊断和监测手段的讨论详见 37 章。

中枢神经系统

虽然现在糖尿病和高血压的发病率增加，但单纯 CABG 后脑卒中发生率从 2000 年的 1.6% 降到了 2009 年的 1.2%[30]。众多研究中提及了术后认知功能障碍（postoperative cognitive disorder，POCD），如今被称为延迟的神经认知功能恢复，它被认为是术后神经认知障碍（postoperative neurocognitive disorder，PND）的一部分[31]。但由于测试认知功能的量表、测试时机以及认知功能下降的诊断标准间差异很大，导致 POCD 的诊断变得比较复杂[32]。且研究表明 CABG 患者术后 1 年认知功能下降的发生率和非手术组以及健康对照组相似[33-34]。

框 54.4 中列出了心脏术后易发生 CNS 损伤或功能障碍的危险因素[35]。其中最常见的原因是微粒或微气栓[36-37]。其他危险因素包括脑部低灌注，特别是有脑血管疾病的患者，以及对手术和 CPB 产生的炎性反应[38-39]。

框 54.4 神经损伤的机制和危险因素

栓塞
低灌注
炎性反应
影响因素
主动脉粥样硬化斑块
脑血管疾病
脑自主调节改变
低血压
心内组织碎片
空气
心肺转流中颅内静脉回流受阻
心肺转流管路表面
回输未处理的自体血
脑部高温
低氧

(From Kaplan JA，Reich DL，Savino JS，eds. Kaplan's Cardiac Anesthesia：The Echo Era. 6th ed. St. Louis：Saunders；2011：1070.)

监护

经食管和主动脉表面超声心动图 TEE 可以直观显示升主动脉的第一段、主动脉弓的中-远段和大部分胸段降主动脉。但由于气管和支气管位于经食管超声探头和主动脉之间，升主动脉远段和主动脉弓的近中段不能很好地显示。而主动脉表面超声，即手持高频探头放置在升主动脉或主动脉弓表面，可显示那些 TEE 不能显示的“盲区”。

超声发现的主动脉动脉粥样病变与心脏术后 CNS 损伤有关[40]。20% ～ 40% 的心脏手术患者合并升主动脉粥样硬化，随年龄增长其发病率增加。主动脉粥样硬化的严重程度可有效预测 CABG 后死亡和脑卒中的发生率（表 54.1）[41]。一项研究连续纳入 500 例患者，并与全国的数据库对照，发现 TEE 引导下主动脉插管或外科操作能显著降低脑卒中发生率[42]。严重主动脉粥样硬化的患者提倡避免探查升主动脉（“无接触技术”）[43]。复合升主动脉表面扫描可以提高术中超声对该节段显著粥样硬化病变诊断的敏感性。显然，两种技术联用对该病变的诊断优于外科的触诊[44]。

脑氧饱和度 脑氧监测类似于脉搏氧监测，采用近红外光谱技术。发射红外光的电极放置在患者前额，由外侧至中线覆盖两侧额皮质。由于红外光可透过颅骨，且氧合血与未氧合血对两种不同波长红外光的吸收特性不同，因此通过返回的信号可计算出局部脑氧饱和度（regional cerebral oxygen saturation，rSO_2）。脑氧饱和度监测仪可同时监测双侧额叶，并探测到相较于自身基线的脑氧饱和度变化。

近红外光谱技术在围术期应用的相关研究正在进行。rSO_2 低于术前基础值的 80% 或绝对数值小于 50%

表 54.1 主动脉粥样硬化分级

主动脉粥样硬化分级	超声心动图征象
1 级	内膜正常或轻微增厚
2 级	内膜严重增厚，没有突出的粥样斑
3 级	粥样斑向腔内突出小于 5 mm
4 级	粥样斑向腔内突出 ≥ 5 mm
5 级	任意尺寸的粥样斑，可见活动部分

(Modified from Béïque FA，Joffe D，Tousignant G，Konstadt S. Echocardiography-based assessment and management of atherosclerotic disease of the thoracic aorta. J Cardiothorac Vasc Anesth. 1998；12：206-220.)

提示术后不良事件的发生率增加[45-46]。这些事件包括 POCD[47]、脑卒中[48]、器官功能障碍、死亡[49-50]以及住院时间延长[51]。建议依据由生理学衍生的流程图纠正围术期脑氧饱和降低（图 54.3）[52]。Murkin[35]认为影响脑氧饱和度监测作用的一个重要混杂因素就是对脑氧饱和降低治疗的有效性。

患者吸氧后基础 rSO_2 仍低（绝对值≤ 50%）是术后 30 天和 1 年死亡率的独立危险因素[53]。基础 rSO_2 是术前风险分级的精确指标，有助于临床医师鉴别术后需要重症监护的患者[53-54]。

经颅多普勒 经颅多普勒（transcranial Doppler，TCD）通过使用超声探查大脑中动脉或颈总动脉的血流速度[45]间接测量大脑血流。这项技术作为研究工具已广泛用于各项研究。例如 TCD 联合脑氧监测仪可提示心肺转流期间大脑自我调节的范围[55]。TCD 同样能发现脑部栓子，但不同于以往的认知，这些栓子和 POCD 间的相关性仍不确定[56-57]。

TCD 技术的主要缺陷之一在于无法区分气栓和固体栓子[45, 56]。其他不足包括以下几点：①信息的质量非常依赖于操作者的水平；②信息的准确度取决于探头的稳定性及位置的准确性，且操作过程繁琐；③患者的相关特性，如皮肤厚度可影响信息采集。这些困难限制了这项技术在围术期的应用[45]。

脑电图和脑电双频指数监测 脑电图（electroencephalogram，EEG）通过粘贴式或拧入式头皮电极记录脑皮质表面的电活动（另见第 9 章和第 10 章）。患

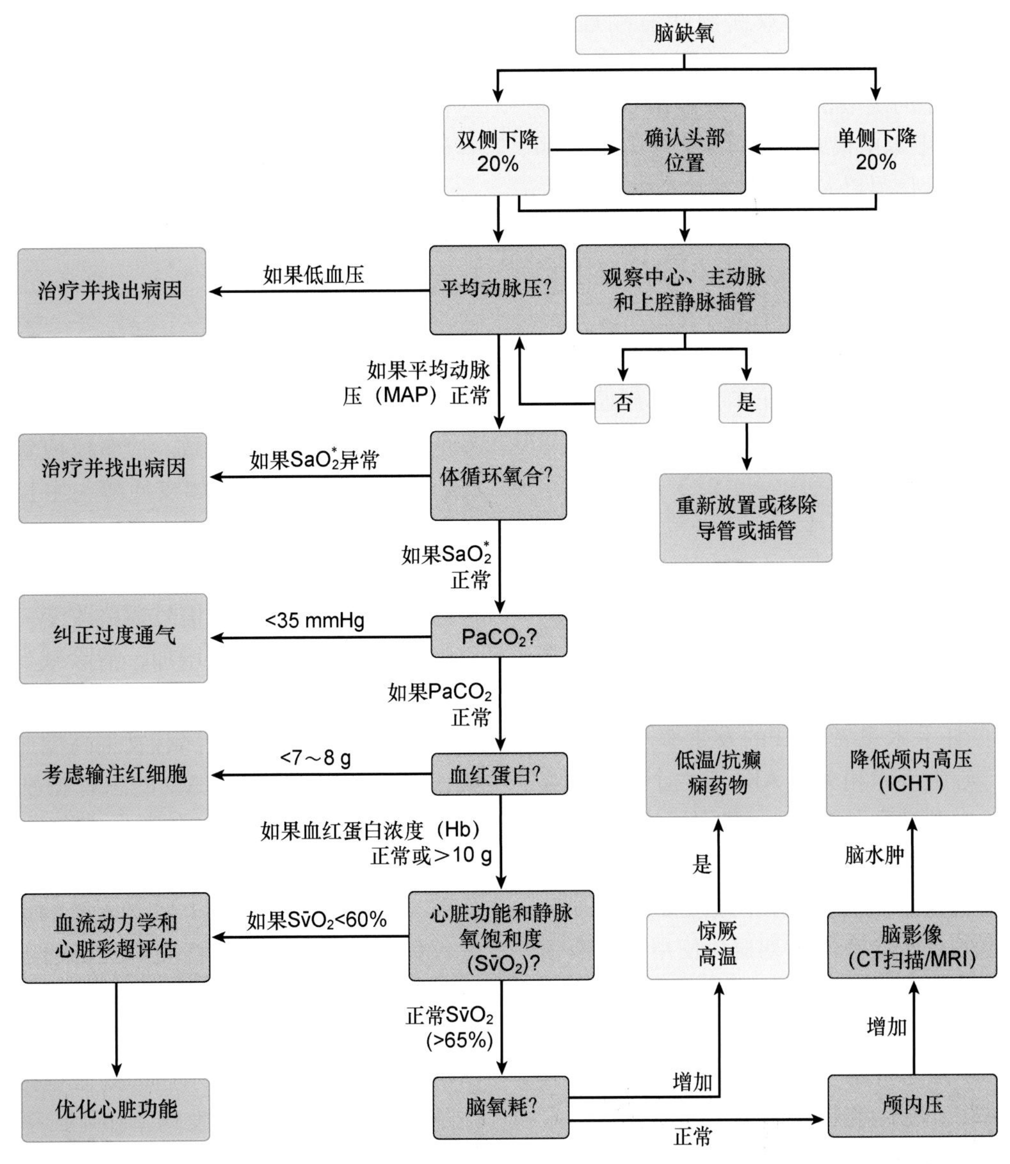

图 54.3 **脑氧监测应用流程图。** CT，计算机断层扫描；ICHT，颅内高压；MRI，磁共振成像；$PaCO_2$，动脉二氧化碳分压；SaO_2，动脉血氧饱和度；$S\bar{v}O_2$，混合静脉血氧饱和度（Redrawn from Denault A，Deschamps A，Murkin JM. A proposed algorithm for the intraoperative use of cerebral near-infrared spectroscopy. Semin Cardiothorac Vasc Anesth. 2007；11：274-281.）（*译者注：原图有误，原英文为 $SaCO_2$，经核实应为 SaO_2）

者清醒状态下与麻醉后的EEG信号波形不同。建立EEG的基线值以及监测其变化是EEG监测的前提。EEG信号频率的改变（脑电波更慢）和波幅下降时需警惕皮质神经元功能的改变。

多通道EEG监测在心脏手术中并非常规使用，但单通道或双通道EEG监测，如脑电双频指数（bispectral index，BIS））再次受到重视[45, 58-59]。BIS用于监测术中知晓、降低麻醉药物用量以及监测脑灌注。但使用BIS监测是否能有效降低术中知晓仍存在争议[45, 60-62]。对心脏手术患者进行的随机对照研究并未证实BIS在指导减少麻醉药物用量以及成功实施快通道麻醉中的作用[58]。

心脏手术中或CPB时突发的EEG改变可能与导致脑缺血的原因相关，如上腔静脉梗阻或CO显著降低[58]。最新的BIS监测仪具有双侧额叶监测通道，提高了对单侧额叶缺血的诊断能力，特别是患者术前EEG正常，麻醉平稳时突发的广泛性或局限于额叶的损伤[58, 63]。但心脏手术中很多因素可能干扰EEG，如低温、药物抑制EEG信号以及泵机械运动产生的干扰。除此之外，EEG只能反映皮质功能，因此可能发现不了皮质水平以下的缺血或栓塞。因此，EEG及其衍生指标在监测脑缺血方面既不具备敏感性也无特异性[58]。

总结 目前尚缺乏纠正异常值治疗价值的相关循证学建议。虽然神经功能监测并非临床常规监护措施，但其相关研究仍将继续深入开展。

肾脏系统

心脏术后急性肾损伤（acute kidney injury，AKI）依然是导致术后发病率和医疗费用增加、后期发展为慢性肾脏疾病、短期以及长期死亡的重要原因[59]。虽然AKI的发病机制是多因素造成的，但控制某些特异性因素可降低心脏手术患者AKI的发生率。Bellomo及其同事发现，心脏手术相关的AKI有六个主要的损伤通路：毒素（内源性和外源性）、代谢因素、缺血-再灌注损伤、神经激素活性、炎症以及氧化应激[60]。

有关心脏术后AKI的特异性预防措施的随机研究很少。可以确定的是，应在围术期避免使用任何有潜在肾毒性的药物（框54.5）[59, 61]。当然，水化是广为认可的预防造影剂肾病的策略之一[61]。遗憾的是尚无明确的药物可以预防早期AKI[61]。升主动脉粥样硬化似乎是发生AKI的独立危险因素[60]。

血栓栓塞风险高的患者应该在术中使用TEE监测[60-61]。虽然观察性研究提示非心肺转流下进行手术和避免主动脉操作有助于预防AKI的发生，但仍缺乏确切的证据[60-61]。需要在心肺转流下进行的心脏手术，应尽可能缩短主动脉阻断时间，特别是对具有肾脏并发症高风险如既往合并肾功能不全的患者[60]。应尽快处理血流动力学不稳定，维持或快速补充血管内容量[60-61]。最后，应该避免发生围术期高糖血症[60-61]。

框54.5 引起肾损伤的药物
造影剂
氨基糖苷类
两性霉素
非甾体抗炎药
β-内酰胺类抗生素（特别容易发生间质性肾病）
磺胺类药
阿昔洛韦
甲氨蝶呤
顺铂
环孢素
他克莫司
血管紧张素转换酶抑制剂
血管紧张素受体拮抗剂

（Modified from Bellomo R，Kellum JA，Ronco C. Acute kidney injury. Lancet. 2012；380：756-766.）

显然有必要明确能预防心脏术后AKI的措施[60-61]。对于患者以及社会而言，治疗AKI所需要的费用可能比先前想象的高[59]。

内分泌系统

血糖控制 外科手术患者的高糖血症是由创伤诱发的炎性或应激反应所致。应激反应包括内分泌反应（通过负反馈调节激发如皮质醇、生长激素、胰高糖血症素和儿茶酚胺类激素生成增加）（图54.4）；免疫反应导致细胞因子生成增加；自主神经反应导致交感神经系统兴奋，胰岛素信号通路改变。这些改变导致心肺转流期间血糖生成增加，清除减少，诱发胰岛素抵抗，最终造成高糖血症[62]。

所有心脏手术患者都有发生高糖血症的风险。高龄、合并糖尿病以及CAD的患者特别容易发生。尽管非CPB的心脏手术也会产生应激反应，但CPB会导致这种反应成倍增加[63]。血糖升高的程度取决于几个与CPB相关的因素，如预充液的选择、低温的程度。肾上腺素和其他正性肌力药可通过刺激肝糖原分解和糖异生导致CPB后高糖血症发生。

无论心脏手术患者是否合并糖尿病，术前空腹血糖水平异常、术中以及术后即刻血糖持续升高均提示住院时间延长、围术期发病率和死亡率增加[64-65]。但糖尿病患者行心脏手术时，高糖血症可能只是导致患者预后不良风险增加的原因之一[65]。糖尿病患者常合并免疫功能异常，如趋化作用、吞噬作用、调理作用、杀菌能力及抗氧化保护功能的减弱使糖尿病患者

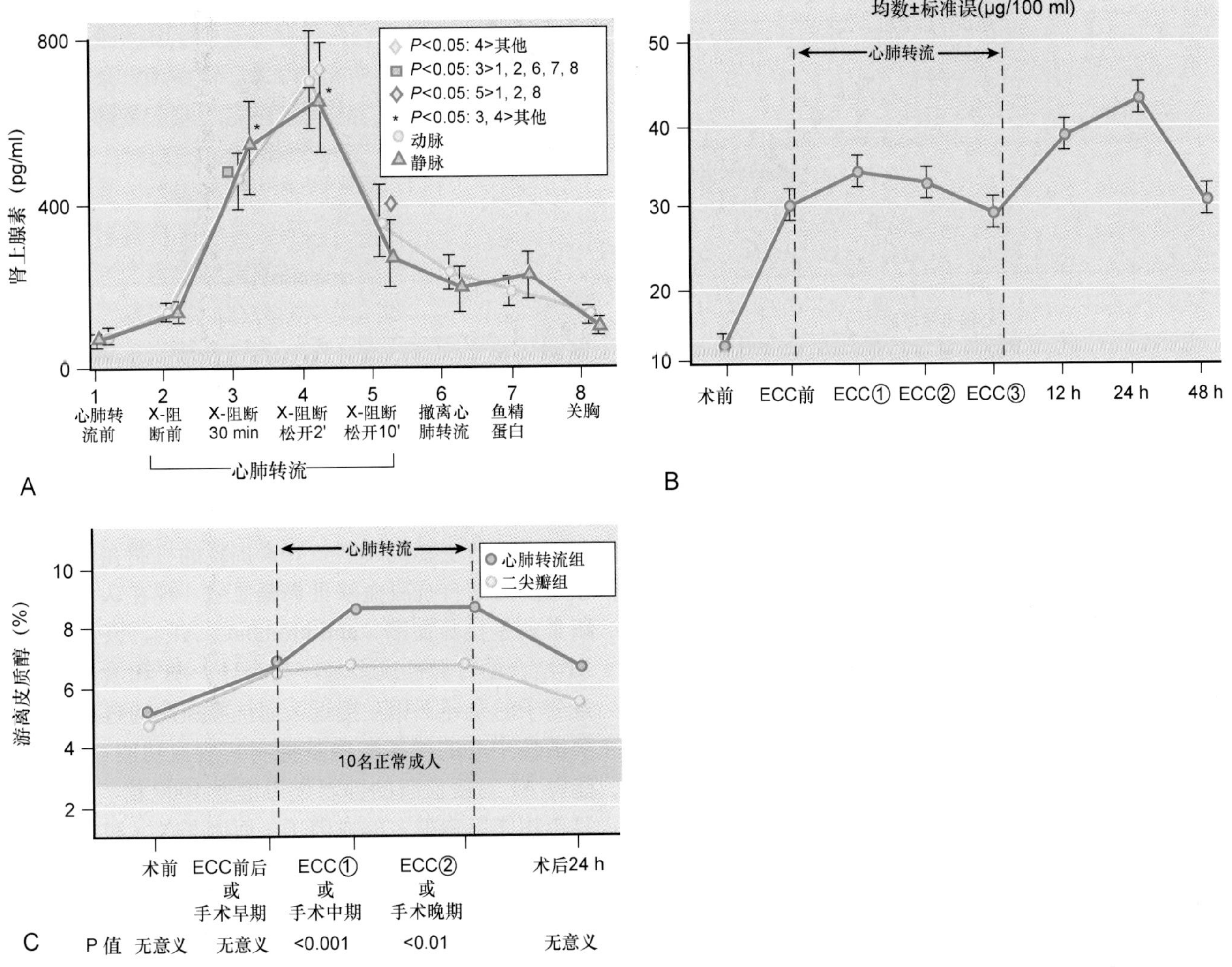

图 54.4 （A）心脏手术中血浆肾上腺素（Epi）水平。竖条表示标准误。B 和 C，心脏手术中皮质醇水平。ECC，心肺转流；PCV，血细胞比容（[A] Redrawn from Reves JG, Karp RB, Buttner EE, et al. Neuronal and adrenomedullary catecholamine release in response to cardiopulmonary bypass in man. Circulation. 1982；66：49-55；[B and C] From Taylor KM, Jones JV, Walker MS, et al. The cortisol response during heart-lung bypass. Circulation. 1976；54：20-25.）

感染风险增大，从而增加了不良事件的发生率[66]。

应该从术前就开始控制血糖直至出院[67]。在一项经典研究中，心脏手术患者被随机分为围术期胰岛素强化治疗组（血糖维持在 80 ～ 100 mg/dl）和传统治疗组（血糖< 200 mg/dl）[68]。但令人意外的是，研究者发现胰岛素强化治疗组患者的死亡率和脑卒中发生率反而增加，虽然并没有统计学差异。目前胸外科医师协会（STS）指南推荐围术期血糖水平应该控制在 180 mg/dl 以下[69]。有的心脏外科中心会更激进地持续泵注胰岛素，控制血糖在 150 mg/dl 以下。

甲状腺激素　图 54.5 显示甲状腺激素对血流动力学的影响[70]。甲状腺功能异常通过多个途径影响心脏功能（表 54.2）。心脏手术中心肺转流对甲状腺激素生成的影响尚不明确。心肺转流过程中或结束后即刻，甲状腺激素水平可能增高也可能降低。游离三碘甲状腺原氨酸（free triiodothyronine，T3）是甲状腺激素的生物活化形式，在心脏病患者中常降低，这是负责将外周组织中甲状腺素（thyroxine，T4）转化为 T3 的 5′ - 单脱碘酶活性降低所致[71]。T3 水平低的患者容易在心脏术后出现 CO 降低并死亡。术前应检测 T3 水平，如果降低应标记为高危患者[72]。

接受 CABG 的女性患者发生甲状腺功能低下较男性患者更为普遍[73]。Zindrou 及其同事发现，行 CABG 的女性患者因甲状腺功能低下接受甲状腺素替代治疗，其死亡率高达 17% 以上[74]。Edwards 及其同事撰写的一篇综述认为：甲状腺功能低下的女性患者行 CABG 手术时，围术期维持正常的甲状腺功能有助于降低其死亡率[75]。

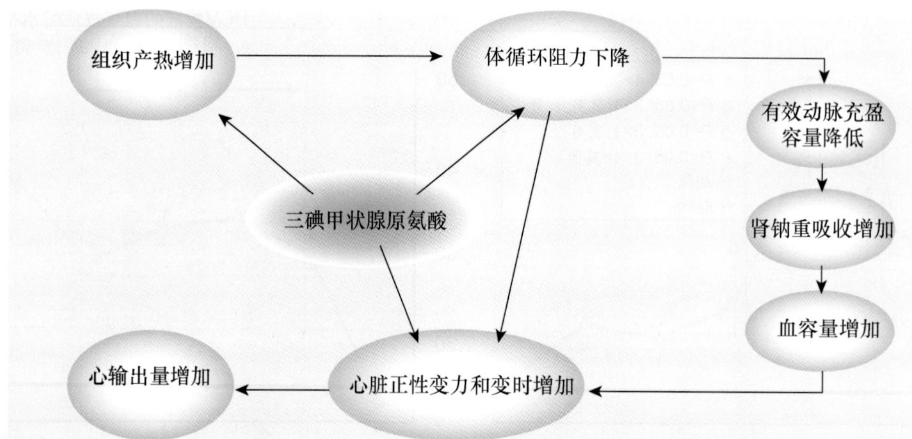

图 54.5 **甲状腺激素对心血管血流动力学的影响**。该图显示三碘甲状腺原氨酸通过影响组织氧耗（产热）、血管阻力、血容量、心脏收缩力和心率增加心输出量（Redrawn from Klein I，Ojamaa K. Thyroid hormone and the cardiovascular system. N Engl J Med. 2001；344：7.）

表 54.2 甲状腺功能异常对血流动力学和心脏功能的影响

参数	正常值	甲状腺功能亢进	甲状腺功能低下
血容量（正常值 %）	100	105.5	84.5
心率（次 / 分）	72 ～ 84	88 ～ 130	60 ～ 80
心输出量（L/min）	4.0 ～ 6.0	＞ 7.0	＜ 4.5
体循环阻力 [dyne/（sec · cm^5）]	1500 ～ 1700	700 ～ 1200	2100 ～ 2700
左室射血分数（%）	＞ 50	＞ 65	≤ 60
等容舒张时间（ms）	60 ～ 80	25 ～ 40	＞ 80

（Reprinted with permission from Klein I，Ojamaa K. Thyroid hormone and the cardiovascular system. N Engl J Med. 2001；344：501-509. Copyright © 2001 Massachusetts Medical Society.）

血液系统

需要接受 CPB 的心脏手术的主要并发症是出血。实际上在美国，10% ～ 15% 的血制品用于心脏手术，而且这个比例还在不断增加，这很大程度上是因为心脏手术变得越来越复杂。来源于 STS 成人心脏手术数据库的大样本数据显示，50% 的心脏手术患者输过血[76]。复杂的心脏手术，如“再次”手术、主动脉手术以及心室辅助装置安置术（ventricular assist devices，VADs），较简单手术需要输血的概率更大。血制品稀缺且输血增加医疗费用和患者风险。而且围术期接受输血的患者，其短期和长期预后更差[77-78]。因此，减少出血和输血已经成为提高心脏手术医疗质量的重点。

抗凝剂肝素 自从 1915 年 Jay McLean 发现肝素以来，肝素经受住了时间的考验并一直是需心肺转流心脏手术的主要抗凝剂。肝素抗凝的机制在于肝素分子可同时结合抗凝血酶Ⅲ和凝血酶。现在认为抗凝血酶Ⅲ就是抗凝血酶（antithrombin，AT）。该过程由与 AT 结合的特异性戊多糖序列介导。AT 和凝血酶在肝素分子的介导下相互接近，而抗凝血酶通过结合凝血酶活性中心的丝氨酸残基抑制其凝血功能[79]。肝素能将 AT 对凝血酶的抑制作用增强 1000 倍。肝素 -AT 复合物能影响很多凝血因子，而因子Ⅹa 和凝血酶对肝素的抑制作用最敏感，凝血酶对其敏感性比因子Ⅹa 高出 10 倍[80]。

肝素制剂中仅大约三分之一的肝素分子包含与 AT 有高亲和力的戊糖片段。因此，需要相对大剂量的肝素才能达到心肺转流所需的抗凝效果。事实上，心肺转流所需肝素剂量的确定多少有些经验性。一般而言，检测了基础活化凝血时间（activated clotting time，ACT）（正常范围 80 ～ 120 s）后单次静注 300 ～ 400 U/kg 的肝素。体外测定患者肝素剂量反应性的分析仪已经上市。部分医师已经依据体外剂量反应的测定结果给予肝素。心肺转流期间应追加肝素以维持 ACT 值大于 400 ～ 480 s。肝素浓度检测仪可使用鱼精蛋白体外滴定计算全血肝素浓度。该方法复合 ACT 测定能进一步明确肝素浓度是否达到 CPB 的要求。然而，临床条件以及具体测定方法的不同导致 ACT 结果差异很大。因此支持 ACT 阈值为 400 或 480 s 的证据几乎只是经验之谈[81]。

接受心肺转流的患者所需肝素剂量的依据源于 Bull 及其同事于 1975 年发表的标志性研究[82]。一项灵长类动物和幼儿在心肺转流中凝血酶活性的小型研究发现了更低的 ACT 安全阈值，即至少大于 400 s[83]。1979 年，Doty 及其同事提出一个简化方案，即只依据 ACT 数值而不需要量效曲线指导肝素用量[84]。这些为数不多的研究所得出的数据和建议是目前肝素剂量方案的主要基础。

尽管肝素长久以来一直被用于心肺转流患者的抗凝，但它并非完美的抗凝剂。即便使用了肝素，内源性和外源性凝血还是会发生，血小板仍然会因与心肺转流管路接触或在肝素的直接作用下被激活[85]。替代抗凝剂将在肝素诱导的血小板减少症（heparin-induced thrombocytopenia，HIT）章节中简要讨论。

抗凝监测　用 ACT 监测肝素的有效性并不严谨。观察发现给予一定剂量肝素后，不同患者抗凝效果的差异性很大。造成这些差异的原因在于不同个体体内肝素结合蛋白以及 AT 的浓度不同。因此，ACT 数值与实际肝素浓度的相关性差。然而，自从 Bull 及其同事的早期研究发表后[82]，ACT 就成了监测心脏手术心肺转流中抗凝效果的主要手段。

市面上有各种不同的 ACT 测定仪，各自使用不同的测定方法探知血凝块的形成和终止信息。但他们都需要将全血加入一个含接触活化剂的试管。试管中所含活化剂可以是硅藻土、白陶土、玻璃或它们的混合物。测量前需将标本加温至 37℃。不同的检测仪器可根据速度、压力、渗透压、电磁力甚至颜色改变等参数来确定血凝块的形成和终止时间[85]。

许多临床因素能影响 ACT（表 54.3）。除了生理因素外，ACT 测量装置的设计同样影响 ACT 的正常值和测量值（厂商不同）。ACT 与全血及血浆的肝素浓度相关性差，成人和儿童的 ACT 值也有所差异[86]。有的学者认为，由于 ACT 与肝素浓度的相关性差，单独的 ACT 检测不足以反映肝素的有效性，应该在心肺转流期间同时或辅助使用肝素浓度监测。导致 ACT 延长的常见非肝素相关性因素包括低温、血液稀释、血小板数量和质量异常等。麻醉科医师需要了解这些因素，以便确定在 ACT 延长时减少肝素用量是否安全。由于 ACT 与肝素浓度的相关性很差，即使 ACT 数值处于可接受范围，仍可能因减少肝素剂量导致其浓度不足。

一些床旁（point-of-care，POC）监测仪，如 Hepcon HMS 系统（Medtronic Perfusion Systems，Minneapolis，MN）通过使用鱼精蛋白滴定分析计算肝素浓度。Despotis 及其同事认为监测并维持肝素浓度会相对增大肝素的用量，但事实上这样保护了凝血系统，并降低了输血需求[87]。但其他学者质疑大剂量肝素可更好保护凝血功能的说法，因为无论用传统的 ACT 还是肝素浓度指导肝素用量，所测得凝血过程的标志物浓度都一样[88]。2018 年美国胸外科医师协会（STS），心血管麻醉科医师协会（SCA）和美国心肺转流技术学会（AmSECT）的指南认为：“心肺转流中应用 ACT 复合肝素浓度监测可显著降低凝血酶的生成、纤维蛋白溶解以及中性粒细胞活化。但不能降低术后出血和输血（Ⅱ b 类，证据级别 B 级）。”[81] 附加建议包括：“在 CPB 期间，常规固定时间间隔追加肝素且监测 ACT，可以安全替代肝素浓度监测（Ⅱ b 类，证据级别 C 级）[81]。

表 54.3　影响活化凝血时间的临床因素

血液稀释	肝素化患者延长 ACT
低温	延长 ACT
血小板减少症	延长 ACT
血小板抑制剂	延长 ACT
血小板溶解	缩短 ACT
抑肽酶	延长硅藻土 ACT
手术应激	缩短 ACT

ACT，活化凝血时间

高剂量凝血酶时间（high-dose thrombin time，HiTT）是改良的凝血酶时间，可用于检测 CPB 期间高浓度的肝素[81]。与 ACT 不同，无论在心肺转流前还是心肺转流中，HiTT 与肝素浓度都有很好的相关性，且不受血液稀释和低温影响。HiTT 测定的是凝血酶被抑制的情况，因此对肝素作用于凝血酶能力的检测比 ACT 的特异性更高，而且更少受人为因素干扰。术前输注肝素并不影响 HiTT 的值[89]。

鱼精蛋白与抗凝作用的中和　鱼精蛋白在临床上应用的时间与肝素一样久远，一直被用于中和心脏手术中使用的肝素。中和肝素所需鱼精蛋白的剂量尚有争议。在最早发表的文章中，Bull 及其同事将每 100 U 肝素用 1.3 mg 鱼精蛋白进行中和，比预计的每 100 U 肝素 1.2 mg 鱼精蛋白略多些[90]。鱼精蛋白的用量通常决定于整个手术过程中肝素的总量（每 100 U 肝素用鱼精蛋白 1.0 ~ 1.3 mg）。这种方案可能导致鱼精蛋白剂量过多，能理论上或许实际上也减少发生肝素反跳的风险，但同时患者因鱼精蛋白的抗凝作用发生出血的风险也更高。关于 CPB 中的抗凝方案，指南推荐如下：

1. 控制鱼精蛋白 / 肝素的比例小于鱼精蛋白 2.6 mg/100 U 肝素。因为鱼精蛋白总量高于此比例会抑制血小板功能、延长 ACT 并增加出血风险（Ⅱ a 类，证据级别 C 级）[81]。

2. 需要大剂量肝素的患者存在 CPB 时间延长和肝素反跳的风险，因此可在 CPB 结束后持续输注小剂量鱼精蛋白（25 mg/h），最长可达 6 h。这是多模式血液保护计划的一部分（Ⅱ b 类，证据级别 C 级）[81]。

可以依据肝素浓度确定鱼精蛋白的用量，而肝素浓度来源于鱼精蛋白滴定分析计算。抗凝指南[81]也支持这个方法，并认为“通过鱼精蛋白滴定中和血中现有肝素的方法来确定其用量有助于减少出血[87]和输血”（Ⅱa类，证据级别B级）[87]。如果没有测量肝素浓度，可在术中多次测定ACT值并描记出肝素剂量-反应曲线，而鱼精蛋白的剂量通过ACT值在曲线上对应的肝素剂量予以确定。依据该方法获得的鱼精蛋白剂量是基于给药时患者循环中的肝素浓度而定。理论上按这种方法给予的鱼精蛋白不会过量，但存在肝素反跳的风险，可能需要追加鱼精蛋白。一项针对瓣膜手术的小样本研究显示，鱼精蛋白分成两次滴定给药，虽然其用量增大但出血减少，原因可能在于抑制了肝素反跳[91]。

心脏手术特有的血液系统问题

心肺转流对凝血系统的作用 心肺转流对凝血系统的影响很复杂。血液暴露在心肺转流管道表面是一个强烈的促炎刺激，而凝血系统的激活是正常炎症反应的一个组成部分。传统的凝血模型认为，心肺转流同时激活了内源性和外源性凝血通路并直接导致血小板功能下降。接触激活以及心肺转流管路表面通过将因子Ⅻ活化为Ⅻa激活内源性凝血通路。创伤产生的组织因子与循环中组织凝血活酶结合，通过细胞介导的凝血途径激活外源性凝血通路，这一过程涉及了承载组织因子的白细胞和内皮细胞。组织因子途径中产生的凝血酶是导致心肺转流相关性凝血功能障碍的主要原因（图54.6）[92]。

心肺转流不仅能同时激活内源性及外源性凝血通路，还能通过不同机制直接影响血小板功能。血小板表面表达各种糖蛋白受体，这些受体能与循环中的纤维蛋白原、凝血酶及胶原蛋白等配体结合（图54.7）。心肺转流管路吸附血液中的蛋白并以此为中心触发血小板趋化和黏附。这些黏附的血小板被激活后释放其细胞质的颗粒内含物并在局部形成凝血酶，导致微血管血栓引发栓塞。

心肺转流下纤溶活性明显增强。接触激活使因子Ⅻ、前激肽释放酶及高分子量激肽原活化并激活内皮

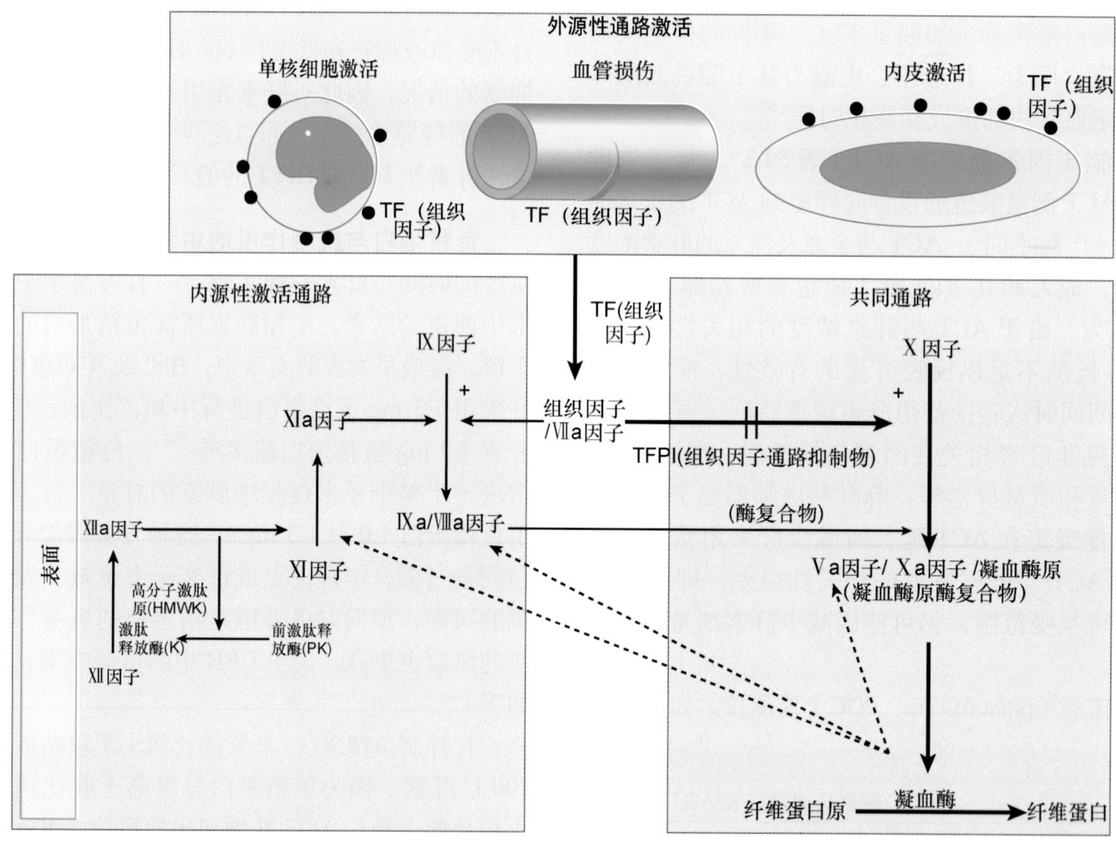

图54.6 心肺转流可以通过管道表面吸附并激活Ⅻ因子、高分子激肽原（high-molecular-weight kininogen，HMWK）及前激肽释放酶（prekallikrein，PK）而激活内源性凝血通路引发凝血。CPB通过组织损伤和系统性炎症反应激活外源性凝血通路，并导致单核细胞和内皮细胞表达组织因子（tissue factor，TF）。TF协同Ⅶa因子促使Ⅹ因子活化为Ⅹa因子而开始共同通路。凝血酶原复合物在磷脂表面形成后促使凝血酶产生并将纤维蛋白原转化为纤维蛋白。组织因子通路抑制物（Tissue factor pathway inhibitor，TFPI）抑制TF/Ⅶa。凝血酶可通过活化Ⅺ、Ⅷ和Ⅴ因子消除TFPI的这种抑制作用，并通过酶复合物促发Ⅹ因子的活化（From Kottke-Marchant K，Sapatnekar S. Hemostatic abnormalities in cardiopulmonary bypass：pathophysiologic and transfusion considerations. Semin Cardiothorac Vasc Anesth. 2001；5：187-206.）

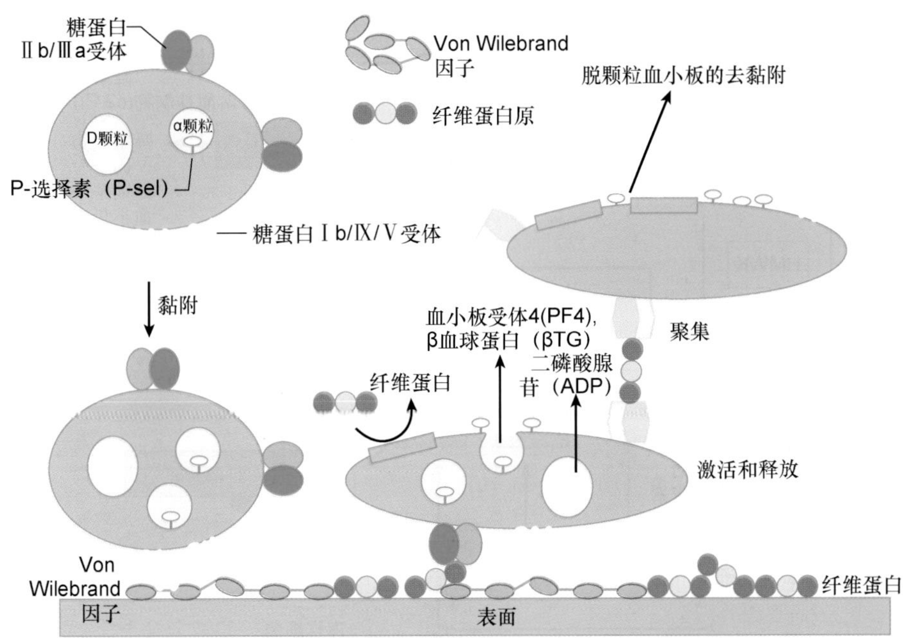

图 54.7　心肺转流管道通过引起 Von Wilebrand 因子（VWF）和纤维蛋白原等血浆蛋白的快速黏附及变构而激活血小板。血小板通过表面糖蛋白（glycoprotein，Gp）Ⅰb/Ⅸ/Ⅴ与 VWF 黏附，并通过 GP Ⅱb/Ⅲa 受体与纤维蛋白原黏附，从而激活血小板胞内信号传导通路，导致 α 颗粒［血小板因子 4（platelet factor 4，PF4）及 β 血小板球蛋白（β-thromboglobulin，βTG）］脱颗粒，并使磷脂重构而形成凝血复合物及纤维蛋白。释放致密颗粒中的二磷酸腺苷（adenosine diphosphate，ADP）以及 Gp Ⅱb/Ⅲa 受体的激活也会发生，并使血小板在粘连层聚集。由于血液流体剪切力的作用，黏附和聚集的血小板可被从内膜上冲刷下来，以脱颗粒的状态回到血液循环或形成微小聚集物淤滞于末梢血管（From Kottke-Marchant K，Sapatnekar S. Hemostatic abnormalities in cardiopulmonary bypass：pathophysiologic and transfusion considerations. Semin Cardiothorac Vasc Anesth. 2001；5：187-206.）

细胞，促使其释放组织纤溶酶原激活物，进而出现纤维蛋白和纤维蛋白原溶解（图 54.8）。

血管内皮本身是个活性底物，对血液循环中的介质敏感，它能表达与释放抗凝及促凝因子。在心肺转流过程中，低氧及炎症介质刺激内皮细胞发生反应并进入促血栓形成状态，表现为组织因子表达上调、血小板聚集加速和白细胞黏附蛋白表达增多（图 54.9）[93]。

肝素抵抗，肝素反应性改变以及抗凝血酶　肝素抵抗是指注射推荐剂量的普通肝素后 ACT 值无法达到治疗水平。有人提出肝素抵抗是指静脉使用 600 ～ 800 U/kg 的肝素后 ACT 仍然小于目标值（400 ～ 480 s）[94]。有人提出在心肺转流肝素抗凝的任何时段，ACT 值小于 400 s 也称之为肝素抵抗[95]。肝素抵抗可能是由于先天性 AT 缺乏或异常，需要输注 AT 恢复肝素的抗凝特性[96]；其更常见的原因是患者的疾病和生理状态导致。加大肝素的剂量可能提高 ACT 数值。因此，这种临床现象有一种更准确的表达方式，称之为“肝素反应性改变”。这种改变可能是由于后天 AT 缺乏、肝素结合蛋白水平增加、血小板激活、脓毒症或其他疾病导致。近期一项小型临床研究显示，术前使用过肝素的心脏手术患者肝素反应性改变的发生率约为 40%[96]。

目前报道的导致肝素反应性改变的危险因素包括 AT 水平小于正常值的 60%、术前肝素使用史、血小板计数大于 300 000/μl。Ranucci 和他的同事们发现术后 AT 水平低与 ICU 停留时间长相关[97]，其他人还发现 AT 水平低与心源性预后不良有关[98]。并非所有的肝素抵抗都是 AT 介导的，因此明确导致肝素反应性改变的生理因素十分重要，这样才能进行适当的治疗[99-101]。

临床上处理肝素抵抗一般采用增加肝素用量的方法。对于难治性患者，可补充能产生 80% ～ 100% AT 活性的 AT 浓缩物或重组 AT 以恢复肝素反应性。对因 AT 缺乏导致的肝素抵抗，补充 AT 是Ⅰ级适应证[102]。由于输注异体血易出现并发症，因此在肝素抵抗时不再推荐输注血浆，而采用上述特定因子替代治疗较血浆输注更具有优势。当进行 AT 补充治疗时，使用鱼精蛋白需要格外谨慎并仔细止血，因为 AT 能提高肝素作用并轻度加重术后出血[102]。

肝素反跳　肝素反跳是鱼精蛋白中和肝素后 1 h 内出现的出血。凝血功能检测提示肝素残余，如 APTT 或 PT 延长、抗Ⅹa 因子活性增强等。肝素反跳的机制包括：鱼精蛋白清除之后与蛋白结合的肝素缓慢解离、鱼精蛋白清除速度快于肝素、细胞外间隙中肝素经过淋巴回流以及血液中不明肝素拮抗物的清除等。

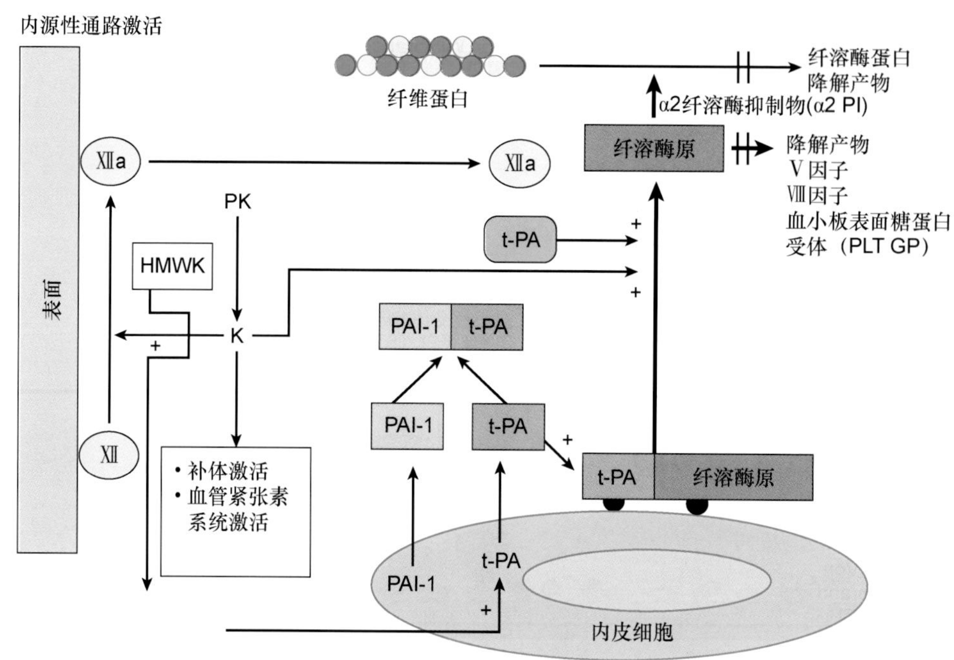

图 54.8 **纤溶系统通过激活纤溶酶从而降解纤维蛋白。**内源性凝血因子参与了这一过程。心肺转流管道表面可以吸附及活化Ⅻ因子、高分子量激肽原（HMWK）及前激肽释放酶（prekallikrein，PK）。激肽释放酶（K）及Ⅻ a 因子使纤溶酶原转换为纤溶酶，组织纤溶酶原激活物（t-PA）也具有同样的作用。t-PA 与其抑制物，纤溶酶原激活物抑制物 -1（plasminogen activator inhibitor-1，PAI-1）都是由内皮细胞释放的。纤溶酶不仅能降解纤维蛋白，也能降解Ⅴ、Ⅶ因子及血小板表面糖蛋白受体（platelet surface glycoproteins，PLT GP）。激肽释放酶同时能够激活补体及血管紧张素系统，HMWK 也可通过刺激内皮细胞产生 t-PA 从而加速纤溶过程。FDP，纤维蛋白降解产物；α_2PI，α_2 纤溶酶抑制物（From Kottke-Marchant K，Sapatnekar S. Hemostatic abnormalities in cardiopulmonary bypass：pathophysiologic and transfusion considerations. Semin Cardiothorac Vasc Anesth. 2001；5：187-206.）

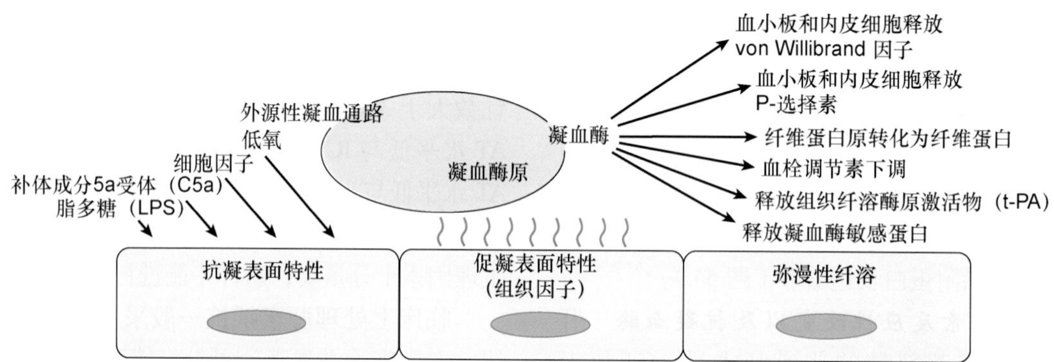

图 54.9 **内皮细胞激活后的促凝血作用。**内皮细胞激活释放组织因子，从而使凝血酶原转化为凝血酶。凝血酶有多种生物学作用：（1）促进 VWF 及 P- 选择素的释放，从而促进血小板聚集和血小板、中性粒细胞和内皮细胞黏附；（2）促进纤维蛋白原转化为纤维蛋白，形成血凝块的固态部分；（3）下调凝血调节蛋白 / 蛋白 C 和蛋白 S 系统；（4）激活 t-PA 的释放，进而催化纤溶酶形成；（5）激活凝血酶敏感蛋白，它结合 t-PA，可阻止其被纤溶酶原激活物抑制物 -1（PAI-1）降解，从而加速纤溶酶形成。LPS，脂多糖（From Boyle EM Jr，Verrier ED，Spiess BD. Endothelial cell injury in cardiovascular surgery：the procoagulant response. Ann Thorac Surg. 1996；62：1549-1557.）

肝素反跳很罕见，根据 CPB 终止时残留的肝素浓度计算鱼精蛋白剂量的方法比依据总体肝素用量按比例给予鱼精蛋白的方法更容易发生肝素反跳，因为按比例给药通常导致轻微“过量”。根据凝血功能检查，肝素反跳很容易通过追加鱼精蛋白来预防或治疗。大剂量使用肝素或 CPB 时间延长的患者，存在肝素反跳的风险，鱼精蛋白输注可成功预防[103]。灌注管理指南建议 CPB 后持续输注低剂量鱼精蛋白（25 mg/h）达 6 h 可作为多模式血液保护方案的部分内容（Ⅱ b 级，证据级别 C 级）[82]。

肝素诱导性血小板减少症（heparin-induced Thrombocytopenia，HIT） HIT 是因使用肝素后出现的、免疫介导的促血栓形成状态。当血小板因子 4（protein platelet factor 4，PF4）和肝素形成复合物时，体内产生抗 PF4 的抗体。在正常情况下 PF4 主要存储于血小板的 α 颗粒中，而血浆中含量很低，但肝素能通过解离内皮细胞上的 PF4 使其血浆中浓度提高 15 ～ 30 倍。PF4 还通过 α- 颗粒膜的膜融合作用在激活的血小板膜表面表达并与肝素结合。血小板表面的 PF4- 肝素复合物被一种特异性的免疫球蛋白 G（IgG）识别并与之结合，进而通过免疫介导激活血小板。血小板高聚集性是 HIT 的特点并导致促血栓形成状态[104-105]。通常可以使用 4 Ts 临床评分来确定是否应进行肝素-血小板抗体检测诊断 HIT（Ⅱa 类，证据级别 B 级）[82]。心脏术后 HIT 的诊断可能很困难，通常 4 Ts 评分不可靠。

HIT 最具特征性的表现就是血小板的数量小于 100 000/μl 或者小于基础值的 50%。心肺转流以及使用肝素后血清 HIT 抗体阳性的发生率较高（20% ～ 50%）[106]。然而据报道，心肺转流术后 HIT 的发生率仅为 1% ～ 3%[107]。因此，术后血清抗体阳性的心脏手术患者发生 HIT 的风险小于 10%。

决定 HIT 易感及血栓栓塞并发症风险的是免疫反应的强弱，而不仅仅是 PF4- 肝素抗体是否阳性[107]。除了术后抗体阳性外，术前存在抗体也与心脏术后并发症增加有关[108]。其并发症包括肠缺血、肾功能不全、肢体缺血以及其他血栓前事件。

心脏手术患者 HIT 的处理必须对风险效益进行仔细的评估，认真权衡栓塞风险与接受非肝素类抗凝剂的风险。手术的紧急程度是影响决策的重要因素。应尽可能推迟手术直至血浆中抗体滴度呈阴性或弱阳性[82]，这可能需要 90 天以上的时间（Ⅱa 类，证据级别 C 级）[107]。如果无法推迟手术，则应考虑使用其他治疗措施（框 54.6 和 54.7）。目前通常选用直接的凝血酶抑制剂进行抗凝。水蛭素和阿加曲班是经 FDA 批准的可用于治疗 HIT 血栓形成的药物[109]。使用这些药物作为心肺转流的抗凝剂可能发生术后出血。经 FDA 批准比伐卢定可用于经皮介入治疗，由于它半衰期短，可作为 HIT 患者心肺转流的抗凝剂[110-112]。指南建议：诊断为 HIT 且需要 CPB 的急诊手术可以选择比伐卢定进行抗凝（Ⅱa 类，证据级别 B 级）[82]。但目前只有肝素是 FDA 认可的唯一能用于心肺转流的抗凝药物。比伐卢定经肾消除，因此合并严重肾功能不全且血清阳性的 HIT 患者需要紧急 CPB 时，抗凝可以选择阿加曲班或在肝素化之前通过血浆置换清除抗体或肝素联合抗血小板药（替罗非班，伊洛前列素）以防止血小板活化（Ⅱb 类，证据级别 C 级）[82]。后两种方法使用了肝素，因此有一定的风险且出血的可能性增加。框 54.6 及 54.7 总结了不能延期手术至血清抗体阴性的 HIT 患者的治疗措施及替代抗凝方案。图 54.10 描述了每种替代药如何抑制Ⅹa 因子、凝血酶或纤维蛋白原。

框 54.6 肝素诱导性血小板减少症患者心肺转流的替代抗凝治疗

1. 安克洛酶
2. 低分子肝素或类肝素（先测试）
3. 其他凝血酶抑制剂（水蛭素，比伐卢定，阿加曲班）
4. 使用单次剂量的肝素，早期用鱼精蛋白中和，以及
   a. 推迟手术直至抗体消失，或
   b. 使用血浆置换术降低抗体水平或
   c. 用伊洛前列素、阿司匹林和双嘧达莫（潘生丁）、阿昔单抗或 RGD 阻滞剂来抑制血小板

所有患者：
1. 冲洗液中不含肝素
2. 不用肝素涂层的导管
3. 静脉通路不用肝素帽
目前尚缺乏用于心肺转流的抗凝药。

RGD，糖蛋白受体衍生的（Modified from Kaplan JA，Reich DL，Savino JS，eds. Kaplan's Cardiac Anesthesia：The Echo Era. 6th ed. St. Louis：Saunders；2011：966.）

框 54.7 可用于心肺转流的其他抗凝药

安克洛酶
低分子肝素
Ⅹa 因子抑制剂
比伐卢定或其他直接凝血酶抑制剂（水蛭素、阿加曲班）
血小板受体抑制剂

（From Kaplan JA，Reich DL，Savino JS，eds. Kaplan's Cardiac Anesthesia：The Echo Era. 6th ed. St. Louis：Saunders；2011：967.）

鱼精蛋白反应 鱼精蛋白可引发多种血流动力学改变，依据其表现和机制分为不同的种类。鱼精蛋白的不良反应囊括了血压轻微或明显降低，以及导致住院死亡率增高的血流动力学剧烈变化等诸多种类[113-114]。对于临床症状的解读是对其机制探讨的第一步。通常，这些反应分为Ⅰ型、Ⅱ型和Ⅲ型。Ⅰ型鱼精蛋白反应只表现为低血压，伴随正常或稍低的左心充盈压及正常的气道压。该型反应相对较轻，补充容量、减缓鱼精蛋白推注速度或少量使用血管活性药物就可有效缓解。Ⅱ型反应表现为中到重度低血压以及类过敏反应的特征，如支气管收缩。类过敏反应就是鱼精蛋白过敏反应，它是由 IgE 抗体介导的经典免疫或过敏性反应。非免疫性反应的机制是由 IgG 或补体激活介导。Ⅲ型反应是由于大量肝素-鱼精蛋白复合物沉积在肺循环而引起介质释放，导致严重低血压和肺动脉高压，并继发急性右心功能衰竭。这是一种导致循环崩溃的严重反应，而且由于难治性右心衰竭可能需要重行心肺转流。幸运的是，这种情况在临床上相对少见[113]。

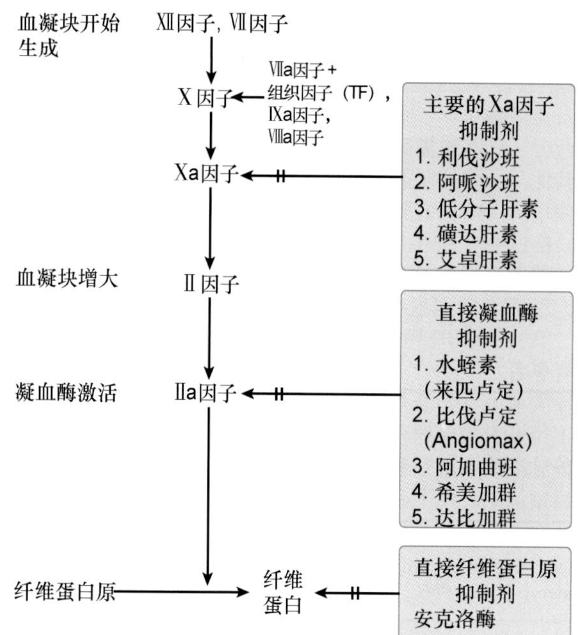

图 54.10 **肝素的替代方案**。图右侧框中显示了最新的抗凝药，这些药物抑制Ⅹa因子、凝血酶或纤维蛋白原。LMWH，低分子量肝素；TF，组织因子（From Kaplan JA，Reich DL，Savino JS，eds. Kaplan's Cardiac Anesthesia：The Echo Era. 6th ed. St. Louis：Saunders；2011：968.）

鱼精蛋白反应的机制包括快速输注引起的内皮细胞一氧化氮释放、肥大细胞脱颗粒及组胺释放。Kimmel等研究发现，易导致鱼精蛋白反应的独立危险因素包括中性精蛋白锌胰岛素的使用、鱼类食物过敏史及非鱼精蛋白类药物过敏史[115]。在此项研究中，39%的心脏手术患者具有至少一项上述危险因素。其他可能的但尚未证实的危险因素包括曾经使用过鱼精蛋白、曾行输精管结扎术、左心功能降低及血流动力学不稳定等[115]。鱼精蛋白反应与注射部位无关[116]。预防性使用组胺受体阻滞剂不能阻止其发生。

以下总结了具有鱼精蛋白反应风险患者的临床处理原则：

1. 应缓慢推注鱼精蛋白且推注时间大于5 min。控制鱼精蛋白总量，小于2.6 mg鱼精蛋白/100 U肝素。因为鱼精蛋白总量高于此比例会抑制血小板功能、延长ACT并增加出血风险（Ⅱa类，证据级别C级）[82]。

2. 患者有明确的鱼精蛋白过敏史，应避免再次冒险使用鱼精蛋白。可使用鱼精蛋白的替代药物或者不拮抗肝素。可考虑进行无肝素化心肺转流、采用非心肺转流冠状动脉旁路移植术（off-pump coronary artery bypass，OPCAB）联合肝素替代药物抗凝，如果已使用了肝素可用非鱼精蛋白类药物如肝素酶进行中和，或等肝素自行代谢。

3. 一般情况下，减缓推注速度或暂停推注，并通过静脉通道或主动脉插管补充容量就能缓解鱼精蛋白引起的低血压反应。必要时给予血管活性药物，如去氧肾上腺素、麻黄碱或氯化钙等，或加大正性肌力药物用量。

4. 严重的或顽固性低血压，无论是否合并肺循环问题、支气管痉挛或右心衰竭，都应给予足够的重视和积极的处理，必要时可考虑重新进行心肺转流。临床处置步骤如下：

a. 重新肝素化以备必要时重新进行心肺转流及减少肝素–鱼精蛋白复合物。如果血流动力学允许，可在继续支持治疗的前提下先给予低剂量肝素70 U/kg；若患者确有必要再次行CPB，则补充至全剂量肝素（300 U/kg）（Ⅰ类，证据级别C级）[82]。

b. 静脉持续泵注或间断推注血管活性药物。一般选用肾上腺素及去甲肾上腺素，若患者血流动力学允许也可以考虑米力农。

c. 如果血流动力学允许，可考虑使用沙丁胺醇雾化以缓解气道痉挛及高气道压。

抗纤溶治疗：预防出血 随机试验和meta分析发现，心脏手术患者心肺转流前预防性使用抗纤溶药物能减少出血和输血[117-118]。最为熟悉的抗纤溶药物包括合成赖氨酸类似物ε-氨基己酸（ε-aminocaproic acid，EACA）、氨甲环酸（tranexamic acid，TA）以及丝氨酸蛋白酶抑制剂抑肽酶。合成药物是通过结合纤溶酶的赖氨酸结合位点从而抑制纤溶发挥血液保护作用。同时因结合产物可抑制纤溶酶的抗血小板作用，因此这些药物也有血小板保护的特性。

抑肽酶是纤溶酶的直接抑制剂，同时可抑制其他蛋白酶，因此具有抗炎和抗血管舒缓的作用。但是，一项大范围的观察性研究发现抑肽酶与CPB后肌酐水平增加以及其他组织器官预后不良显著相关[119]。一项随机的前瞻性研究发现，抑肽酶组虽然出血减少，但死亡率增加，该药物随后在全球下市[120]。虽然并未发现抑肽酶治疗组患者的死亡原因与血栓或其他与药物相关的作用有联系，但是这项研究发表以后该药物被禁用了多年。通过再次分析这些研究数据，禁用抑肽酶的决定被重新审视。如今，抑肽酶已经在加拿大和其他国家再次使用，但被特别指定用于CABG手术。

高凝状态 抗纤溶药物已经成为心肺转流手术的常规药物。抗纤溶药物、促凝药和血液制品的使用增加了心肺转流期间血栓发生的风险，这期间的反馈机制很重要但体内平衡很难维持。随着消耗性凝血障碍的进展，所有患者都有形成血栓的风险，但先天性或获得性易栓症患者的风险明显增加[121]。在心脏手术患者常规使用抗纤溶药物的现状下需要尤为关注这类疾病。

凝血因子Ⅴ的 Leiden 基因（factor V Leiden，FVL）突变是遗传性易栓症的最常见病因，在白种人中发病率约为 3% ～ 7%[122-123]。无论从机制还是临床表现而言，FVL 均参与了心脏术中血栓形成，尤其是对于经历了停循环以及使用了抗纤溶药物的患者[124]。Donahue 在其综述中对于 FVL 突变做出了以下几点总结及建议[121]：

- 携带 FVL 突变基因的患者行心脏手术时出血量少于非携带者。
- FVL 基因缺陷的患者早期移植血管血栓形成的风险可能增高。
- FVL 突变患者使用抗纤溶药物可能会增加血栓风险
- 实例研究表明，暴露于深低温停循环手术的 FVL 突变患者，抗纤溶药物会增加血栓形成风险。

抗凝患者行心脏手术　心脏手术患者的抗血栓治疗有很多标准及应用原则。对于缺血性心脏病可能需要短期或长期服用阿司匹林、AT 抑制剂（肝素）、直接凝血酶抑制剂或血小板抑制剂（二磷酸腺苷 ADP 受体抑制剂，糖蛋白Ⅱb/Ⅲa［GP Ⅱb/Ⅲa］受体抑制剂）等抗凝制剂。合并外周血管病变、瓣膜疾病或心脏射血功能降低的患者需要用华法林等药物进行抗血栓治疗。患者在手术前往往接受了多种药物联合的抗血栓治疗。所以对心脏手术患者而言，术后出血是一个常见的且棘手的并发症，尤其是 CPB 本身也可能增加其出血风险。

缺血性心脏病患者接受经皮冠状动脉介入治疗如血管成形及冠状动脉支架植入术后，需使用抗血栓药物尤其是抗血小板药物维持支架的通畅，预防其堵塞。早期的 ACC/AHA 经皮冠状动脉介入治疗指南推荐（Ⅰ类证据），患者安置药物洗脱支架后，需服用阿司匹林及氯吡格雷至少 1 年[125]。但接受经皮冠状动脉介入治疗并放置二代药物洗脱支架患者的数据显示，缩短双联抗血小板治疗的时间也能同样有效预防支架内血栓形成，因此可在六个月后停用单个抗血小板药物[126]。患者可更早接受外科治疗且也减少了出血的风险。同时服用阿司匹林和噻吩并吡啶类抗血小板药物会增加心脏术后出血风险[127]，但尚不清楚单独服用阿司匹林是否增加此风险。大量证据表明（大部分来自小样本、回顾性、非随机研究的 B 级证据），ADP 受体拮抗剂氯吡格雷（波立维）与 CABG 患者围术期大量出血有关[128]。有报道显示此类患者行 OPCAB 也呈现这种趋势，虽然并非所有研究结果均一致[129]。早期的建议认为拟行 CABG 手术的患者需提前 5 ～ 7 天停用氯吡格雷。但指南[77]推荐停药 3 天足以减少出血风险并保证预后安全[130]。虽然可能没有必要停药 5 ～ 7 天，但是目前证据支持停用氯吡格雷后一段时间后再行 CABG 手术。

使用 GP Ⅱb/Ⅲa 受体拮抗剂，尤其是在手术前 12 h 内接受阿昔单抗治疗急性冠状动脉综合征的患者，心脏手术围术期出血的风险及血制品使用量增加[131-132]。短效Ⅱb/Ⅲa 受体拮抗剂不会增加围术期出血或不良事件的风险。事实上，使用 GP Ⅱb/Ⅲa 受体拮抗剂可能改善心肌预后[133]。心脏或非心脏手术停用抗血小板治疗的时间对预防血栓性事件同时又不增加出血风险十分关键。可根据药物的药理特性以及抗血小板药物的药效检测决定是否停药。

依诺肝素是一种低分子肝素，在 CPB 期间使用可增加输血量和外科再次探查的风险[134]。低分子肝素也能降低肝素反应性[135]。

华法林残留的患者行心脏手术时可因心肺转流期间抗凝效果增强而获益。如果术后发现大量出血并通过凝血检查确定华法林残留，可输注血制品或使用药用凝血酶原复合物浓缩物（pharmacologic prothrombin complex concentrates，PCCs）补充凝血因子。

房颤患者可能服用新的抗血栓药——直接口服抗凝药（direct oral anticoagulants，DOACs）包括凝血酶抑制剂（达比加群）和Ⅹa 因子抑制剂（利伐沙班，阿皮沙班和伊多沙班）。这些药物药效好，作用时间长且无拮抗药，因此心脏手术患者使用这类药物会增加出血风险。与维生素 K 拮抗剂相比，DOAC 具有相似的预防血栓作用，但出血并发症更少[136]。其另一个好处是具有可预测的药效学特点且通常不需要常规监测。常规监测项目（例如 INR 和 aPTT）无法准确评估 DOAC 的抗凝活性，而凝血酶时间或直接测定抗Ⅹa 活性更准确[137-138]。

总之，术前因服用药物导致凝血障碍的患者行心脏手术时，术后可能发生出血。不论凝血功能紊乱是由心肺转流本身还是由药物抑制造成的，或者两者共同作用所致，这个并发症的诊断和治疗都应该是一样的。术后持续出血的处理会在“术后阶段”这一节中详细讨论。

麻醉诱导和转流前期

术前用药

麻醉科医师应确保让患者在术晨用一小口水服用适当的药物。除少数药物外，患者手术当天应继续服用平时长期服用的药物，特别是 β 肾上腺素受体阻断剂。医师应了解，若患者在手术当天服用了 ACEI 类药物，低血压的发生率可能会增加[139]。已证实在 CABG 术后早期应用阿司匹林会减少缺血性并发症的发生[140]。但是，如果患者术前近期内服用了阿司匹林可能会导致更多的纵隔出血以及输血量增加。STS 发布的共识指出：心脏手术术前停用低强度的抗血小板药物（比如阿司匹林）可降低患者输血率，但是这只针对不合并急性冠脉综合征的择期手术患者[76]。

然而抑制血小板 P2Y12 受体的药物应尽量在冠状动脉重建术（心肺转流下或非心肺转流）前停用[76]。停药时间决定于药物的药效学，但是不可逆的 P2Y12 血小板受体抑制剂至少需要停用 3 天。可以用 POC 检查测定血小板 ADP 的反应性。如果 POC 检查发现在服用初始剂量的氯吡格雷后血小板 ADP 反应性正常，则提示 P2Y12 抵抗，其特异性高达 85%[141-142]。这就是“血小板高反应性”。流式细胞仪可能在诊断血小板抑制程度上更具特异性，但不能进行即时检测[141, 143]。

对于绝大多说患者来说，将要进行的心脏手术会给他们带来焦虑情绪。而且麻醉诱导前进行动静脉置管会导致疼痛。而疼痛和焦虑会诱发交感兴奋从而出现心动过速和高血压。为预防这种情况，首先应向患者详细介绍可能使用的麻醉方法以及各种操作。在患者被转运到手术间前，推荐使用阿片类药物或者抗焦虑药（或者两种药物联用）缓解其焦虑和疼痛。麻醉诱导前进行桡动脉置管时有必要静脉追加药物，通常为咪达唑仑和芬太尼。但对于合并充血性心力衰竭且心输出量降低的患者，使用镇静药物时应非常小心，避免心肌抑制导致低血压。并且对于合并肺动脉高压的患者，必须避免因过度镇静和呼吸抑制导致的高碳酸血症或低氧血症。

麻醉诱导

准备诱导时，下列药物应即时可得：缩血管药物（如去氧肾上腺素、麻黄碱、氯化钙、随时可拿到的血管加压素）；一种或多种正性肌力药（如麻黄碱、肾上腺素、随时可拿到的去甲肾上腺素、多巴胺或多巴酚丁胺）；一种或多种扩血管药（如硝酸甘油、硝普钠、尼卡地平）；抗胆碱药（阿托品）；抗心律失常药（如利多卡因、艾司洛尔、镁剂、胺碘酮和腺苷）和肝素[144]。常用的药物应先抽好，以备适当的时候推注或泵注，其他不太常用药物应在手术间备好以供随时拿取。鱼精蛋白应易于拿取，但很多中心要求将鱼精蛋白存放在特殊的包装里或单独放置在附近的地方，避免不小心提前误用。

除此之外，应该根据外科治疗改进方案指南（Surgical Care Improvement Project，SCIP）选择并给予抗生素。STS 推荐头孢菌素作为心脏手术主要的预防性抗生素，应在切皮前 1 h 内给药[145]。对青霉素过敏的患者，应该在切皮前 2 h 内给予万古霉素。另外，心脏手术常使用抗纤溶药物以减少出血和输血。最常用的抗纤溶药物为合成的赖氨酸类似物 TA 和 EACA，两种药物都能降低心脏手术中的总体失血量和需要输血的患者数量[76]。

麻醉诱导药物和方法的选择应考虑患者心脏的病理生理和其他合并症。没有单一的“秘方”能保证诱导期间的血流动力学稳定。低血压的原因可能源于相对的低血容量状态、使用血管扩张剂以及麻醉诱导引起的交感张力降低。低血压在左心室功能差的患者特别常见。与之相反，心功能好的患者可因诱导前焦虑、喉镜置入和气管插管引发的交感兴奋在诱导期间出现高血压。

在麻醉诱导前应进行桡动脉或者其他部位的动脉穿刺置管以实时监测动态血压。如果手术需要切取一侧的桡动脉作为移植血管，可以在对侧的桡动脉、肱动脉或者股动脉进行穿刺置管。麻醉诱导期间也需要包括 ECG 和血氧饱和度在内的基本监测。任何心脏手术均需建立中心静脉通路以便进行容量输注、输血治疗以及确保血管活性药物直接进入循环。中心静脉导管或肺动脉导管可以在麻醉诱导前或者麻醉后放置。麻醉诱导前放置更好，这样可在诱导期间监测 CVP。但是，在清醒患者身上放置导管可能花费的时间更多并造成不适，从而导致不必要的高血压和心动过速。权衡利弊后一般建议在麻醉诱导后放置中心静脉导管。尿管、鼻胃管、TEE 探头以及温度监测探头（例如鼻咽温度探头）也应该在麻醉诱导后放置。

在麻醉诱导和维持期间选择麻醉药物种类和剂量时，应该考虑到麻醉药的药效学特性可能会影响血压、心率或心输出量，以及考虑术后“早期”拔管（即在手术结束后数小时内）。通常使用阿片类药物和镇静催眠药物（依托咪酯、硫喷妥钠、丙泊酚或咪达唑仑）进行麻醉诱导。所有的麻醉药物都可以通过降低交感张力、降低体循环阻力、减慢心率或者直接抑制心肌收缩力导致血压下降。唯一的例外是氯胺酮，它具有拟交感作用。然而对于儿茶酚胺耗竭的患者，氯胺酮的拟交感作用不能抵消本身直接的负性肌力作用。鉴于复杂的药理学特性，危重患者或者左心功能差的患者进行麻醉诱导时应谨慎使用麻醉药物。

麻醉诱导期间肌松剂的使用顺序通常比较靠前，特别是使用大剂量的阿片类药物时，这样可以减少胸壁强直（另见第 27 章）。常规进行“快通道”麻醉或倾向于早期拔管时，麻醉维持通常首选吸入麻醉药。异氟烷、地氟烷以及七氟烷都有剂量相关性血管扩张作用，从而降低体循环阻力及血压。吸入麻醉药物的好处还在于具有预处理作用，这对于心肺转流或非心肺转流下行 CABG 的患者尤其重要，因为这些手术中可能会发生心肌缺血。吸入麻醉药具有多重心肌保护作用，包括触发预处理级联反应及减轻再灌注损伤[146]。但绝大多数的心脏麻醉科医师都会避免使用氧化亚氮，因为它会增加气泡的体积并增加肺血管阻力（pulmonary vascular resistance，PVR）。

心肺转流前期

麻醉诱导后有些细节必须注意到，特别是体位（另见第 34 章）。不同医学中心对于放置患者手臂的方法有所不同，但都必须避免因过度外展造成的臂丛神经损伤、在尺骨鹰嘴部位不恰当衬垫造成的尺神经损伤、因上臂挤压在胸骨牵拉器支撑柱上造成的桡神经损伤以及手指卡在手术床金属边缘造成的手指损伤。正确的体位也包括确保先前在桡动脉、尺动脉或者肱动脉放置的动脉导管不会“打折”。头部也需要衬垫，并在手术过程中不时调整位置以避免发生枕部脱发，这通常发生在术后数天。眼睛应尽可能润滑，用贴膜贴合并避免受压。任何软组织的压伤都可能因 CPB 期间低温及低灌注而加重。在体位调整好后应检查所有监测导线及导管，确保没有打折、受压、成角或无法采集。另外，应在切皮前 1 h 内使用抗生素并记录（万古霉素在 2 h 内使用）。麻醉诱导后应尽快检测动脉血气和生化检查（电解质、血糖及血钙）以及基础 ACT。如果放置了能持续监测混合静脉血氧饱和度的肺动脉导管，应测定混合静脉血氧饱和度进行仪器的校准。

在转流前期，麻醉科医师的主要任务是在准备建立心肺转流时维持患者的血流动力学和内环境的稳定。这个阶段外科操作刺激的强度变化很大。摆放体位、放置额外的监护、消毒以及取大隐静脉等操作引发的交感刺激很小。因此，低血容量和心功能差的患者在这个阶段可能发生低血压。而切皮、劈胸骨以及取内乳动脉都是刺激很强的操作。先前低血压的患者在这些操作刺激下也会出现高血压、心动过速以及心律失常。心肺转流开始前大血管插管时，刺激强度又再一次变小；而且心脏以及大血管上的操作会使静脉回流暂时性减少，从而导致血压快速剧烈下降。麻醉科医师应该对血流动力学的波动做好充分的准备，及时使用前面提到的缩血管药、正性肌力药、扩血管药、抗心律失常药以及抗胆碱能药物。

在准备心肺转流时必须要进行抗凝。目前肝素仍是首选的抗凝药物，通过中心静脉给予 300 ～ 400 U/kg 的初始剂量。给药后即刻起效，但通常需要让药物循环 3 ～ 5 min 后再检测其效果。开始心肺转流时 ACT 必须至少达到 300 s，但绝大多数中心都将 ACT 至少达到 400 s 作为开始心肺转流的标准。如果需要，可以增加肝素的用量直至达到设定的 ACT 标准。随后常规给予抗纤溶药（EACA 或 TA）以尽量减少心脏术中出血和输血。

肝素化后，转流前很重要的一个步骤就是大血管插管。一根或多根大静脉或者右心房的插管可将体循环的静脉血引流到氧合器。另外，通过大动脉，通常是升主动脉的插管，氧合后的血液可回输至体循环。插管前必须使用肝素。动脉插管通常在静脉插管之前建立，以便必要时可进行快速的血液输注或容量复苏。动脉插管的并发症包括动脉夹层、出血及其导致的低血压、意外的主动脉弓插管和粥样斑块脱落或者插管时进入的气泡或动脉插管的附壁气泡造成的栓塞。静脉插管的并发症包括失血、心律失常以及外科操作对心脏以及大血管的机械压迫造成的低血压。当动脉插管建立并确保管道内没有空气后，可以每 100 ml 递增的速度进行容量补充，纠正因为失血或者低血容量导致的低血压。必要时可通过电复律或药物治疗心律失常，也可立即开始心肺转流。

对于再次心脏手术的患者（即以前接受过胸骨正中劈开的患者）要特别小心可能突然发生的大出血。对再次手术的病例，应至少准备两个单位的红细胞备用。通常外科医师会对这些患者使用摆锯，但与胸骨下方粘连的纵隔结构仍然有可能受损。如果损伤到右心房、右心室、大血管或者之前的冠状动脉血管桥，外科医师会紧急建立并开始心肺转流。因此，麻醉科医师应该准备好全剂量的肝素。一旦肝素化后，立刻进行股动脉或主动脉插管，同时通过心内吸引装置建立静脉回流（称为吸引下转流）。

启动心肺转流

准备 CPB 期间心脏麻醉科医师会遇到新的挑战。准备 CPB 时，外科医师会在升主动脉上缝荷包以便进行主动脉插管。此时麻醉科医师必须将患者的血压稳定在一个插管时不易损伤主动脉的范围内。一般认为收缩压尽量控制在 90 ～ 110 mmHg。期间应给予肝素抗凝，通常剂量为 300 U/kg，维持目标 ACT 450 ～ 500 s。主动脉插管完成后，外科医师需要完成其余的插管然后开始 CPB。

在上述过程中，心脏麻醉科医师需监控患者的血流动力学和心律是否发生任何意外的变化。

心肺转流开始后，灌注医师必须检查动脉管道的压力以及是否存在静脉回流不足的现象，以排除动/静脉插管位置异常的情况。麻醉科医师应该检查是否存在持续低血压、单侧面部发白、颈静脉怒张、面部肿胀或结膜水肿。一旦灌注达到全流量且心脏射血停止时，便可以停止机械通气并停用吸入麻醉药物。如果放置了肺动脉导管，这时候应该回退 3 ～ 5 cm 以免在肺动脉塌陷时造成肺动脉穿孔。记录并放空转流前的尿量以便能单独记录转流期间的尿量。可以通过 TEE 观察心肺转流开始后左心室的充盈程度，以便了解是否存在主动脉瓣反流和其他血流动力学问题。一旦心肺转流建立后，应将 TEE 探头保持未锁定的中立位直至心脏气体排空且并准备撤离心肺转流时。

为保证足够的麻醉深度应静脉追加镇静催眠药物，或将挥发罐连接到氧合器气体入口，使用吸入麻醉药维持麻醉。并继续使用肌肉松弛药物避免自主呼吸、体动以及低温和复温时发生的寒战。

撤离心肺转流

在 CPB 下完成手术后，患者需要脱离 CPB 并恢复自身的生理功能。

心脏麻醉科医师的一部分至关重要的职责就是为心脏手术的这一过程事先制订好相应的计划。该计划应考虑手术本身操作、心肺转流时间、主动脉阻断时间和患者的术前心脏状况和合并症。

在准备脱离 CPB 之前需要解决几个问题，包括温度、电解质（特别是钾）、心脏节律、体循环血压、心肌收缩力和左心室（LV）的空气。

解决了上述问题后，灌注医师逐渐让心脏替代心肺转流机泵出越来越多的血液。此时心脏麻醉科医师应保障患者所需的所有正性肌力药和（或）容量，这样才能成功完成 CPB 的撤离。

“CVP”记忆法

幸运的是，大多数患者撤离心肺转流的过程相对而言都比较顺利。Licker 和同事在一篇综述中强调手术室团队成员之间清晰的沟通是成功撤离心肺转流的关键[147]。明尼苏达州罗切斯特市的 Mayo 医学中心[148]开展的一项研究显示，技术性错误发生的频率和外科医师、麻醉科医师和灌注医师间沟通合作不良有明显相关性。

临床上所有的心脏手术患者尝试撤离心肺转流前都应该满足多条标准。Morris 及其同事将其总结为“CVP”记忆法，以帮助临床医师记住撤离心肺转流前需要完成的主要任务（表 54.4）[149]。“CVP”的每一个字母代表了数项以其为首字母的任务或要点。

第一个“C”代表寒冷，指在撤离心肺转流时患者的体温应在 36 ～ 37℃之间。回流到心肺转流管道的静脉血温度以及鼻咽温都不应该超过 37℃，因为高温可能增加术后神经系统并发症（查阅有关温度章节）。

第二个“C”代表传导，指心率和心律。通常心率维持在 80 ～ 100 次/分是比较理想的。心动过缓时可以安置心外膜起搏导线，也可使用具有正性变时、变传导以及正性变力作用的 β 肾上腺能药物。心动过速（即心率超过每分钟 120 次）也是需要处理的。导致窦性心动过速的原因包括贫血、低血容量、麻醉过浅或者使用了正性变时的药物，应根据可能的原因采取相应的治疗方法。心脏节律也是改善心输出量的一个重要因素。三度房室传导阻滞需要进行起搏治疗，最好是房室顺序起搏。维持窦性心律对左心室顺应性很差的患者是有利的，这些患者特别依赖心房的收缩以获得足够的心脏充盈。如果发生了室上性心动过速，可采用直接同步电复律。另外，如胺碘酮、艾司洛尔、维拉帕米或腺苷等药物也可用以室上性心动过速的初期治疗或防止其复发。

第三个“C”代表心输出量或者心肌收缩力。心

表 54.4 Romanoff 和 Royster 提出“CVP”记忆法中包含的撤离心肺转流需注意的事项

C	V	P
寒冷（Cold）	通气（Ventilation）	预测因素（Predictors）
传导（Conduction）	观察（Visulization）	压力（Pressure）
心输出量（Cardiac Output）	挥发罐（Vaporizer）	缩血管药物（Pressors）
红细胞（Cells）	扩容剂（Volume expanders）	起搏器（Pacer）
钙（Calcium）		钾（Potassium）
凝血（Coagulation）		鱼精蛋白（Protamine）

From Morris BN，Romanoff ME，Royster RL. The postcardiopulmonary bypass period：weaning to ICU transport. In：Hensley FA，Martin DE，Gravlee GP，eds. A Practical Approach to Cardiac Anesthesia. 4th ed. Philadelphia：Lippincott Williams & Wilkins；2008：230-260

肌收缩力可以通过 TEE 或肺动脉导管进行评估。

第四个"C"指的是细胞（即红细胞）。在撤离心肺转流前，患者的血红蛋白浓度应达到 7 ～ 8 g/dl 或者稍微再高一些。如果开始复温时血红蛋白浓度低于 6.5 g/dl，灌注以及麻醉科医师都应该考虑进行血液浓缩或者输注一个单位的浓缩红细胞。

第五个"C"代表钙。应随时有钙剂备用以治疗低钙血症和高钾血症。复温后应监测离子钙浓度。虽然钙剂并不是常规给予，但离子钙浓度偏低时可通过补充钙剂来增加外周阻力。

第六个"C"代表的是凝血。使用鱼精蛋白后应测量 ACT。对于可能发生凝血功能异常的患者，应在数分钟后检测 PT、PTT 及血小板计数。如血栓弹力图之类的床旁监测（POC）可用，此时也需进行检测。合并下列因素的患者易发生凝血功能障碍：CPB 持续时间过长、深低温或（和）停循环、合并慢性肾衰竭。服用血小板抑制剂（氯吡格雷 / 阿司匹林）的患者应行血小板功能检测（关于服用华法林、抗血栓药物、血小板 Gp Ⅱ b/ Ⅲ a 抑制剂或凝血酶抑制剂的患者行急诊手术的详细讨论请参考"血液系统"一章的出血与凝血病一节）

第一个"V"代表肺通气。撤离心肺转流时，静脉引流逐渐被阻断，而肺循环的血流逐渐恢复。必须重新恢复肺通气以及氧合功能，使其再次成为气体交换的场所。比较好的做法是先进行几次峰压为 30 cmH_2O 的手动膨肺。如果选用了内乳动脉作为冠状动脉的移植血管，麻醉科医师在膨肺的时候需要观察术野，避免血管桥过度牵拉导致远端吻合口撕裂。另外可以通过前期的膨肺评估肺的顺应性，必要时可使用支气管扩张剂。外科医师应吸引出胸膜腔内所有的液体或者血液，如果有气胸则需要安置胸腔闭式引流。

第二个"V"代表"观察"心脏。包括直接观察术野内的心脏（主要为右心）以及通过 TEE 评估心脏的整体或局部收缩力和心脏的充盈程度（低血容量、容量适宜或者容量过度）。另外还可以通过 TEE 检查心腔内是否有残余气体。

第三个"V"指的是"挥发罐"。如果在心肺转流期间曾使用挥发性麻醉药防止术中知晓或控制血压，应在撤机后立即恢复小剂量吸入。由于所有的挥发性麻醉药都会降低心肌收缩力和血压，可能会干扰心肺转流撤离期间低血压或心功能不全原因的鉴别诊断。

最后一个"V"表示扩容。当心肺转流储血槽内的所有液体都已输完且没有输血指征时，必要的时候可用晶体液、白蛋白或羟乙基淀粉快速扩容增加前负荷。

对于"CVP"中的 P，Morris 等解释第一个 P 是注意预示发生不良心血管事件的因素[149]。例如术前射血分数降低或者长时间心肺转流都预示该患者可能脱离心肺转流困难且需要正性肌力药物支持治疗。另外，因急性冠脉综合征行急诊手术的患者可能发生心肌顿抑。如果外科修复不彻底（如冠状动脉再血管化不完全）可能导致心肌持续缺血。

第二个"P"代表压力。在开始撤离心肺转流时应该对压力传感器重新校正并归零。应注意是否存在远端动脉（通常为桡动脉）和中心主动脉压力的差异。有时外科医师需要放置一个临时的主动脉根部测压管或长时间使用的股动脉测压管，以便在心肺转流期间及停机之后准确监测体循环压力。

第三个"P"代表的是升压药。即缩血管药物和正性肌力药物。这些药物应该备好以便随时使用。血管扩张剂，例如硝酸甘油、尼卡地平或硝普钠同样也应该随时备用。

第四个"P"代表的是"起搏"。对于所有的患者都应准备体外起搏装置。心动过缓常常需要进行起搏治疗。对于有心脏传导阻滞的患者，最好选用房室顺序起搏以维持心房的有效收缩。

第五个"P"代表钾。因为低钾可能导致心律失常，而高钾可能造成心脏传导异常。另外，也需要对血液内离子钙的浓度进行检测，很多临床医师会比较积极的额外给予氯化钙。通常在心肺转流终止前给予 2 ～ 4 g 镁剂。尽管没有明确的证据表明镁离子对于预防术后房性或室性心律失常有效，但是心肺转流后低镁血症比较常见，而且给予 2 ～ 4 g 的镁利大于弊。

最后一个"P"代表鱼精蛋白。许多中心要求将鱼精蛋白放置在特殊包装内或附近单独的位置以确保不会被提前误用（心肺转流期间使用鱼精蛋白是个灾难性错误）。不过当外科医师、麻醉科医师以及灌注医师决定拮抗抗凝剂时，可能需要花点时间去拿取。

终止心肺转流

当上述准备就绪且肺恢复通气后，通过逐渐钳夹静脉管道减少回到心肺转流泵内的静脉血，并逐渐通过主动脉或者其他动脉插管谨慎增加患者血管内容量。应该避免心室过度充盈，因为这会增加心室壁的张力和心肌氧耗。减少泵入主动脉的血液逐步过渡到并行循环阶段。此时一部分静脉血液会回流到机械泵内，而另一部分则会经过右心室和肺，然后通过左心室泵入主动脉。部分临床医师直接将泵流量减半而非缓慢减少静脉回流。当负荷状态达到一个理想的水平，同时心肌收缩力足够的时候，可以钳夹主动脉插管而彻底停止心肺转流。

如果心肺转流已撤离而心脏表现不佳，可以通过主动脉插管输注血液增加前负荷，成人以每 100 ml 递增。通过 TEE 定性判断左心室容量情况，直接目测右心室以及测量充盈压等方法评估前负荷是否足够。这时候需要外科医师与麻醉科医师共同判断心脏充盈是否足够以及功能是否良好。可以通过 TEE 对左、右心室的整体以及局部功能进行评估。如果可能，也可以测定心输出量补充信息。此时应将后负荷调整到最佳的水平。心肺转流后成人的收缩压维持在 95 ～ 125 mmHg 是一个比较理想的状态。应该避免过高的收缩压对心脏或者主动脉上的缝合处造成过大的张力。如果患者的血流动力学不稳定而使用或追加正性肌力药物或缩血管药又需要一定的时间，可松开静脉插管处的管钳使静脉血再次回流到心肺转流氧合器，重新开始心肺转流（图 54.11）。

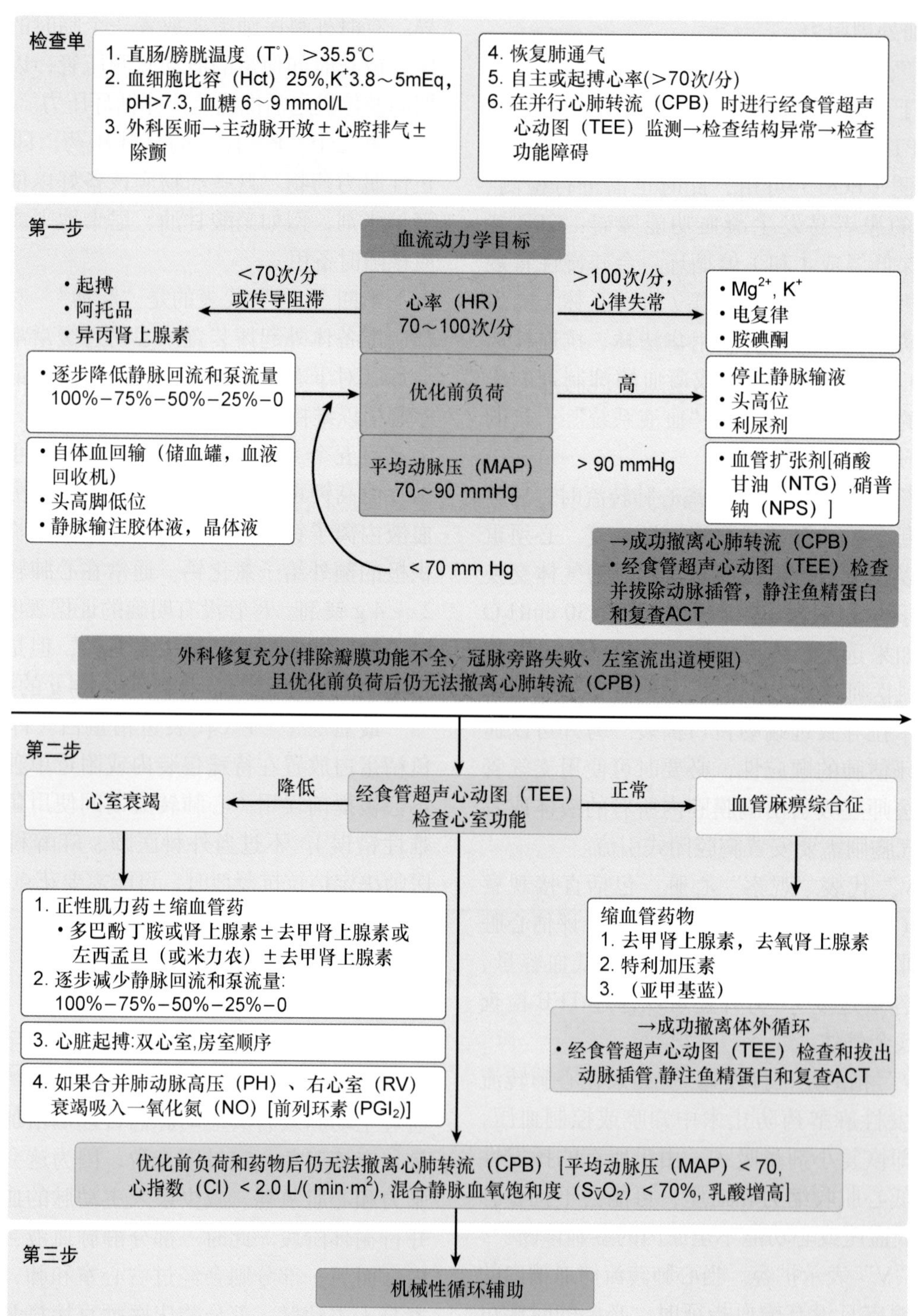

图 54.11 撤离心肺转流的流程图。ACT，活化凝血时间（From Licker M，Diaper J，Cartier V，et al. Clinical review：management of weaning from cardiopulmonary bypass. Ann Card Anaesth. 2012；15：206-223.）

使用了鱼精蛋白后再次进行心肺转流的过程更复杂，因为需要再肝素化。所以需要麻醉科医师和外科医师共同对心脏功能、心率、心律、前负荷、后负荷以及灌注状态进行最后一次评估。通常给予初始试探剂量的鱼精蛋白后，就可以拔出静脉导管。很多外科医师在至少使用一半剂量的鱼精蛋白后才拔出动脉插管。不同的中心或者不同医师使用鱼精蛋白的速度以及方法不尽相同（小量缓慢推注或者持续输注），但都应该避免大剂量快速推注鱼精蛋白。

表 54.5 显示了通过 TEE 特定诊断的在撤机和终止 CPB 期间可能遇到的撤机困难的表现和治疗方法[147]。

关胸

随着心脏外科手术进程的结束，将迎来关键步骤-关胸。关胸很重要，因为由此可产生相应的血流动力学变化。

通常手术团队会告知麻醉团队准备关胸，但即便外科医师没有告知，麻醉科医师也应保持警惕。

在 CPB 结束即刻，患者通常处于低血容量状态，而关胸会加剧因血容量降低导致的低血压。准备关胸时，麻醉科医师应根据患者的具体情况输注晶体、胶体或血液。如果关胸导致严重的低血压，应要求外科医师重新开胸并等到容量复苏起效（或至少容量状态相对容易管理）后再关闭胸腔。

表 54.5　撤机困难的表现和治疗方法

	手术或技术失败	心室功能不全	血管麻痹综合征	左室流出道梗阻
诊断标准	**经食管超声心动图（TEE）检查** 瓣膜反流或狭窄 患者-人工瓣膜不匹配 瓣周漏 心内分流 血管移植物堵塞	**1. 经食管超声心动图（TEE）检查** 左心室（LV）和右心室（RV）收缩力↓，左心室（LV）和右心室（RV）扩大，舒张功能↓ **2. 血流动力学** 心输出量（CO）↓和平均动脉压（MAP）↓	**1. 经食管超声心动图（TEE）检查** 心室收缩力正常 **2. 血流动力学** 心输出量（CO）正常或↑以及平均动脉压（MAP）↓	**经食管超声心动图（TEE）检查** 二尖瓣前瓣收缩期前向运动 左心室（LV）室间隔肥厚 左室流出道有压差
发生率	2% ～ 6%	15% ～ 40%	4% ～ 20%	二尖瓣术后 5% ～ 10%
危险因素	团队和手术者经验、资质 手术量少 疾病范围大，解剖困难	年龄（> 65 岁），女性 充血性心衰，左心室射血分数（LVEF）低 左心室（LV）舒张功能障碍 既往心肌梗死（MI），慢性阻塞性肺疾病（COPD） eGFR < 60 ml/min 广泛的冠状动脉疾病（CAD），左主干冠状动脉疾病（CAD） 再次手术，急诊，联合手术 心肺转流（CPB）时间长	术前使用血管紧张素转换酶抑制剂（ACEI）或血管紧张素Ⅱ拮抗剂、β 受体阻滞剂、肝素 Euroscore 评分高，心肺转流（CPB）时间长 左室射血分数（LVEF）低（< 35%）	二尖瓣黏液样病变 高动力性左心室（LV） 二尖瓣（MV）关闭点和左心室（LV）隔面距离短
特殊处理	**再次手术** 二次修复或瓣膜置换 闭合分流 进行额外的冠脉旁路	**1. 药物** 肾上腺素能激动剂（多巴酚丁胺、肾上腺素、多巴胺） 磷酸二酯酶抑制剂（米力农） 钙增敏剂（左西孟旦） 扩血管药［硝酸甘油（NTG），硝普钠（NPS）］ 扩肺血管药［一氧化氮（NO），前列环素（PGI_2）］ **2. 机械支持** 双心室起搏 主动脉球囊反搏 体外膜氧合 心室辅助装置	**缩血管药** 去氧肾上腺素 去甲肾上腺素 特利加压素 亚甲蓝	**1. 药物** 扩容 停止正性肌力药 β 受体阻滞剂 **2. 外科** 切除室间隔肥厚处 二尖瓣（MV）再次修复或置换

eGFR，估算的肾小球滤过率（From Licker M，Diaper J，Cartier V，et al. Clinical review：management of weaning from cardiopulmonary bypass. Ann Card Anaesth. 2012；15：206-223.）

除血容量不足外，关胸还易导致心脏表面或周围的动/静脉移植血管受挤压出现缺血性改变。此时会出现心电图和（或）血流动力学的变化，麻醉科医师应通知手术团队重新打开胸腔并调整移植血管位置免受关胸影响。

其他导致关胸期间严重低血压的原因除低血容量、因冠状动脉血管桥扭曲造成的心肌缺血外，还包括因心肌严重水肿导致的右心收缩功能及静脉回流障碍。TEE 对诊断导致关胸时低血压的原因非常有用，因为心脏压塞、低血容量、右心或左心室功能不全以及新出现的明显室壁运动异常都可以被 TEE 很快确认。有时可能需要再次打开胸腔。偶尔会因血流动力学不稳定而不能关闭胸骨，这种情况下可以先缝上皮肤，等患者心肌功能在 ICU 恢复后再回到手术室关上胸骨。

转运到重症监护病房

转运心脏术后患者到 ICU 通常很危险且其风险容易被低估。在手术间评估患者是否稳定是准备转运的第一步。应备好配备便携式血流动力学监护仪的 ICU 病床。即使转运只需几分钟，任何时候都不能完全中断监护。理想的转运监护设备是将手术室监护仪上的模块直接转移到转运监护仪上。如果没有这种设备，则监护设备间的转换必须依次进行，从而可在两个监护仪上观察患者的监护数据。这类患者绝对不能处于“无监护”状态。

应该教导所有工作人员关于依次连接转运监护仪的重要性。

在 CPB 后的阶段，患者经常需要持续输注药物。心脏麻醉科医师应确保心脏手术中输液泵能正常工作。最好在离开手术室前几分钟拔下输液泵的插头，测试电池的寿命是否能支持转运。无论 ICU 与手术室的距离多长，在转运时中断血管活性药物的输注对某些危重患者而言可能是灾难性的。

由于许多患者带管转运，因此转运时最好携带喉镜片和气管插管。即使患者在离开手术室之前已拔管，也应携带气道管理设备和通气装置前往 ICU。此外，转运期间麻醉科医师应携带至少可支持一个抢救周期的“急救药物”，以协助处理转运过程中发生的心搏骤停。转运床上应备有除颤仪。

到达 ICU 时，心脏麻醉科医师应向接收的医师或护士进行详细的交班。

到达 ICU 或者心脏术后恢复室后，患者及相关信息从一个团队移交给另一个团队，这称作转交或交接。交接失败是造成医疗事故的重要原因，可能发生于团队内部或团队之间[150-152]。遵循交接方案进行交接可减少信息遗漏和错误发生。交接过程应该严格按顺序展开：应先转接监护仪再转换呼吸机，第一阶段的事情完成后再进行患者信息的交接[153-154]。按照正规有序的交接流程进行并不会延长交接班时间[155]。以下是推荐的交接程序[155]（Wahr J，人员沟通，2012 年 11 月 17 日）：

第一阶段：仪器和设备交接

1. 转运监护仪转接到 ICU 监护设备上
2. 启动呼吸机
3. 检查输注液体和药物
4. 检查胸腔引流管固定且引流通畅
5. 确认生命体征平稳，呼吸机工作良好，液体输注通畅
6. 麻醉科医师、护士和外科医师都做好了信息交接的准备

第二阶段：信息交接

1. 麻醉科医师交班：

a. 患者的基本信息（年龄、体重、内外科病史、过敏史、基础生命体征、相关的实验室检查结果、诊断、目前的状态和生命体征）

b. 麻醉信息（术中经过以及任何并发症、现有的通道、总的输血和输液量、肌松剂或阿片类药物、抗生素、目前输液、生命体征参数设定、镇痛计划、实验室结果）

2. 外科医师交班：手术过程（诊断、手术方式、术中发现、并发症、失血、引流、抗生素计划、预防深静脉血栓、用药计划、需完成的检查、营养、术后 6 ～ 12 h 的重要目标）

第三阶段：问题和讨论

对于所有患者，麻醉科医师应待其血流动力学及总体稳定后才能离开。

转流后阶段：心肺转流后常见问题

术中知晓

在心肺转流期间以及之后应该评估患者是否有发生术中知晓的风险（另见第 40 章）。这个令人痛苦的并发症在心脏手术患者中的发生率远高于其他手术[156-157]。虽然在复温阶段，加热后的血液通过下丘脑的体温调

节中枢会导致患者出汗，但如果此时麻醉药物浓度过低，同样可以因为大脑恢复到正常温度后发生术中知晓而导致出汗。如果镇静催眠药或阿片类药很久没有追加，或者在心肺转流期间只使用了小剂量的麻醉药，或者患者较年轻，则更容易发生术中知晓。一旦肺通气恢复以后就应该考虑继续使用吸入麻醉药，并追加镇静药物、阿片类药物或两者联用。有些临床医师在患者脱离心肺转流后开始输注丙泊酚或者右美托咪定，而且在转运过程中以及回到 ICU 或者心脏术后恢复室后仍继续使用。

已发表的研究结果显示使用 BIS 等麻醉深度监测能降低高危患者术中知晓发生率[156-157]（另见第 40 章）。但泵头旋转、起搏器和低温本身的干扰都可导致假性 BIS 值升高[158]。而且，由于将原始 EEG 数据转换为 BIS 值需要 15 ～ 30 s，因此 BIS 值要比临床实际情况滞后一些。

在脱离心肺转流期间以及之后另一个重要的决定为是否需要追加肌肉松弛剂。使用外周神经刺激仪可能有助于决策（另见第 43 章）。虽然患者体动可以作为患者术中知晓的一个表现，但是在手术中发生体动是相当危险的，这可能会导致主动脉或静脉插管发生移位。在经历了低温心肺转流后，患者可能因为体温“续降”而发生寒战反应。因为寒战使氧耗增加 300% ～ 600%，可通过肌肉松弛剂进行预防。

心血管失代偿（低心输出量综合征）

尽管最近几十年心肌保护措施有较大进步，研究显示 CABG 及其他心脏手术后 8 ～ 24 h 可能出现左室功能明显下降[159]。心脏术后缺血再灌注损伤导致心肌能量缺乏，限制了心肌从血中吸收能量（框 54.8）。主动脉阻断时间长、血运重建或心肌保护不完全增加了额外的风险。特别是术前存在左心功能不全的患者，心脏手术后心肌恢复延迟，需要采取措施减轻心脏的负荷。此外，术前合并舒张功能障碍与 CPB 撤机困难、术后及 ICU 内需要血管活性药物持续支持治疗相关[160]。

低 CO 综合征（LCOS）的定义包括心脏指数低于 2.4 L/（min · m^2），乳酸水平升高，并且尿量少于 0.5 ml/h 超过 1 h[161]。

低 CO 综合征高危患者的术后管理需要应用一系列生理学方法。优化前负荷、降低后负荷有助于最大程度优化心脏功能。应避免心动过速和心动过缓，并处理术后心律失常。此外应避免寒战，因其会加快心率、增加氧耗。术后使用深镇静和肌松剂可降低 25% ～ 30% 的代谢需求，从而减轻心脏负荷。

CPB 撤机后通常需要药物支持以改善心肌收缩力，最终在 ICU 内康复（表 54.6）[161-162]。儿茶酚胺（β 肾上腺素激动剂）和磷酸二酯酶抑制剂是常用的

框 54.8　心肺转流后低心输出量综合征的危险因素

术前左心功能不全
瓣膜性心脏病进行瓣膜修复或置换
主动脉阻断时间和总的心肺转流时间长
外科矫正不充分
心肌缺血再灌注
停搏液的残留作用
心肌保护差
再灌注损伤和炎症改变

（From Kaplan JA，Reich DL，Savino JS，eds. Kaplan's Cardiac Anesthesia：The Echo Era. 6th ed. St. Louis：Saunders；2011：1028.）

表 54.6　常用血管活性药物的相对效力

		心脏			外周血管	
	剂量	心率	收缩力	缩血管	舒张血管	多巴胺能
去甲肾上腺素	2 ～ 40 μg/min	+	++	++++	0	0
多巴胺	1 ～ 4 μg/（kg · min）	+	+	0	+	++++
	4 ～ 20 μg/（kg · min）	++	++，+++	++，+++	0	++
肾上腺素	1 ～ 20 μg/min	++++	++++	++++	+++	0
去氧肾上腺素	20 ～ 200 μg/min	0	0	+++	0	0
血管加压素	0.01 ～ 0.03 units/min	0	0	++++	0	0
多巴酚丁胺	2 ～ 20 μg/（kg · min）	++	+++，++++	0	++	0
米力农	0.375 ～ 0.75 μg/（kg · min）	+	+++	0	++	0
左西孟旦	0.05 ～ 0.2 μg/（kg · min）	+	+++	0	++	0

（From Hollenberg SM，Parrillo JE. Acute heart failure and shock. In：Crawford MH，DeMarco J，Paulus WJ，eds. Cardiology. 3rd ed. Philadelphia：Saunders；2010：964.）

改善心肌收缩力的药物。儿茶酚胺（例如肾上腺素、去甲肾上腺素、多巴胺、多巴酚丁胺、多巴沙明、异丙肾上腺素）通常是一线治疗药物。它们通过激动 β_1 受体发挥正性肌力作用，导致细胞内环状单磷酸腺苷（cyclic adenosine monophosphate，cAMP）含量增加。不同儿茶酚胺类药物的主要血流动力学作用取决于 α、β_1、β_2 和多巴胺能受体的激活程度。磷酸二酯酶抑制剂（例如米力农、氨力农）有时被称为强心扩张剂，可用作一线治疗药物或辅助 β 肾上腺素药物治疗。磷酸二酯酶抑制剂通过抑制 cAMP 的分解来增强 β 肾上腺素的作用。当使用儿茶酚胺类药物的同时加用这些药物，表现为两种正性肌力的相加或协同作用。磷酸二酯酶抑制剂还扩张全身和肺的血管。因此，对于合并肺动脉高压、RV 衰竭以及主动脉瓣、二尖瓣关闭不全的患者尤其有用。

尽管目前在美国尚未获批，但新一类钙增敏剂已表现出强大的强心、扩血管的特性[163-164]。左西孟旦是第一个此类药物，并且已经在世界其他地方广泛应用。一项在美国开展的针对心脏手术的随机对照试验，患者使用左西孟旦后（尽管被认为是有益的）并未达到其主要终点指标[165]，因此该药物未获得美国 FDA 的批准。它的作用机制是通过稳定钙与肌钙蛋白 C 的结合，使心肌细胞对钙的敏感性增加，从而增强肌动蛋白-肌球蛋白横桥的结合效率并增加收缩力[166]。因此患者的心肌收缩力增强，而舒张功能得以保留。像磷酸二酯酶抑制剂一样，左西孟旦可增加心肌收缩力，而不会明显增加心肌耗氧量。

LCOS 患者也可能出现 RV 衰竭，表现为 PA 和 CVP 压力升高。超声心动图可用以诊断，其表现包括右心室增大、右心室收缩力降低，常伴有重度 TR。RV 衰竭的管理包括确保充足的右心室充盈并维持足够的体循环压力预防 RV 缺血。可有效降低肺循环后负荷的药物有助于治疗。米力农可降低 PVR 和改善 CO。一氧化氮和吸入性前列腺素类具有选择性扩张肺血管的作用。其他减少 PVR 的措施包括过度换气（加快呼吸频率）诱发轻度低碳酸血症以及积极治疗低氧血症和酸中毒。

右心衰竭

任何情况下，右心无法满足循环要求即为右心衰竭。随着新的影像学技术发展，已经能够轻松准确地评估右心功能。

框 54.9 列出了右心衰的要点，强调了借助新的影像学技术及时发现问题的重要性。心脏麻醉科医师可以用三维 TEE 成像发挥关键作用。TEE 检查中许多参数可用于评估右心衰：右心房和心室的大小、RV 收缩功能、室间隔曲率、三尖瓣关闭不全（TR）、右心室流出道的压力阶差以及 PA 和 RA 压力的估算值[167]。

框 54.9 右心衰竭的要点

- 右心室（RV）功能与高死亡率相关
- 带有应变的新超声心动图模式在预测右心室（RV）衰竭方面似乎很有希望
- 术中使用近红外光谱和肝血流动力学来监测右心室（RV）功能的影响似乎有助于调整治疗干预措施和输液管理

（From Haddad F，Elmi-Sarabi M，Fadel E，et al. Pearls and pitfalls in managing right heart failure in cardiac surgery. Curr Opin Anesthesiol. 2016；29：68-79.）

右心衰竭的治疗始于确定衰竭的病因：缺血、肺动脉栓塞、流出道梗阻、空气栓塞等。维持窦性心律、降低 RV 后负荷和使用正性肌力药物在右心支持上起着至关重要的作用。在这种情况下，应重视维持足够高 MAP 的重要性。

右心衰竭也可使用吸入性血管扩张剂。一些医疗中心联合使用两个不同作用机制的吸入性血管扩张剂，尤其是对于意外发生的右心衰竭病例。

右心衰患者的输液管理应该非常谨慎，因为右心已处于充血的状态。

最后，右心衰的患者可采用机械支持治疗，并且在近些年中取得了重大进步。根据患者的情况，这些设备可以是临时的也可以是永久的[167]。

右心室功能障碍或心衰

右心室功能障碍或衰竭也可能在心肺转流（CPB）后发生，通常源于心肌保护不充分、血管重建不完全导致右心室缺血或梗死、先前存在的肺动脉高压、冠状动脉或肺动脉空气栓塞、慢性二尖瓣疾病或 TR。RV 衰竭可能表现为 RV 扩张和 TEE 显示的 RV 运动减弱以及 CVP 和 PA 压力（PAP）升高。

RV 衰竭的治疗包括增加前负荷和正性肌力支持。米力农、多巴酚丁胺和异丙肾上腺素是常用的一线药物。其他偶尔用于扩张肺血管的药物包括硝酸甘油和硝普钠。静脉使用强心扩张剂和血管扩张剂的一个潜在问题是其作用不仅限于肺循环。必须维持 SVR 以保证 RV 灌注压。难治性病例可以考虑吸入性药物如一氧化氮、依泊汀（Flolan）和伊洛前列素。降低 PVR 的辅助措施包括过度换气（较高的呼吸频率）产生轻度低碳酸血症，并防止低氧血症和酸中毒。少数患者可能需要 RVAD 的支持。

血管麻痹

不恰当的血管舒张导致的 SVR 降低是 CPB 术后即刻发生心血管失代偿的另一常见原因，可能导致严重的低血压。诱发因素包括长期服用如 ACEIs 或血管紧张素受体阻滞剂（angiotensin receptor blockers，ARBs）类药物、CPB 持续时间过长、严重贫血导致血液黏稠度降低以及酸碱失衡和脓毒症。输注血管收缩药如去氧肾上腺素、去甲肾上腺素、血管加压素或者偶尔使用亚甲蓝或 B12 通常能有效治疗。

心律失常

正常窦性心律最为理想，因为心房的正常收缩有助于心室充盈，并且能使左右心室同步收缩。但在心肺转流结束即刻有可能发生室上性或室性心律失常。

心脏术后心律失常经常发生，一般分为房性和室性心律失常。表 54.7[168] 总结了常见的术后心律失常的原因和治疗方法。

房性心律失常 心房颤动（房颤）是心脏术后最常见的心律失常（27% ～ 40%）[169-170]。心脏术后 2 ～ 3 天新发房颤的风险最高[170]。这种心律失常可导致患者的住院时间延长并增加治疗血流动力学不稳或术后血栓栓塞的相关费用[171]。

研究已揭示许多可预测术后房颤发生的潜在危险因素。随着年龄的增长，心房逐渐长大阻断了心房肌纤维的细胞间电耦合。其他术前已存在的危险因素包括房颤史、慢性阻塞性肺疾病、瓣膜手术以及术后停用 β 受体阻滞剂或 ACEI 类药物[170]。

表 54.7 术后心率和心律失常

心律失常	常见原因	治疗
窦性心动过缓	术前或术中 β 受体阻滞	心房起搏 β 受体激动剂 抗胆碱能药物
心脏传导阻滞（一度、二度和三度）	缺血 手术创伤	房室顺序起搏 儿茶酚胺
窦性心动过速	躁动或疼痛 低血容量 儿茶酚胺	镇静或镇痛 给予容量 更换或停用药物
房性心律失常	儿茶酚胺 心腔扩张 电解质紊乱（低钾血症，低镁血症）	更换或停止药物 治疗潜在原因（例如血管扩张剂，给予 K^+/Mg^{2+}） 可能需要同步电复律或药物治疗
室性心动过速或心室颤动	缺血 儿茶酚胺	心脏电复律 治疗缺血，可能需要药物治疗 更换或停用药物。

K^+，钾；Mg^{2+}，镁（Modified from Kaplan JA，Reich DL，Savino JS，eds. Kaplan's Cardiac Anesthesia：The Echo Era. 6th ed. St. Louis：Saunders；2011：1030.）

术前血红蛋白 A1c 增加[172]、术前 1 年内活动能力下降至较低水平[173]、高加索人种[174]、肥胖和电解质紊乱（低钾血症，低镁血症）也被证实有促发房颤的风险。

围术期因素包括术中心房保护不足、心包炎、术后自主神经失调、因液体转移导致心房大小改变、电解质（钾和镁）异常以及儿茶酚胺产生过多[175]。术后使用 β 受体阻滞剂、ACEI、补钾和非甾体抗炎药（nonsteroidal antiinflammatory drugs，NSAID）可降低风险[170]。

心房颤动的治疗包括药物和电刺激。许多研究表明，β 受体阻滞剂可显著降低术后房颤的发生，停用该药将增加其发生的风险[176-177]。同步电复律适用于血流动力学不稳定的房颤患者[178]。血流动力学稳定的情况下可以使用药物预防快心室率。相关药物包括钙通道阻滞剂、β 受体阻滞剂、镁和胺碘酮。治疗开始前应先咨询专家，尤其是在患者情况稳定时[177-178]。

室性心律失常 虽然心脏术后常发生室性心律失常，但是持续性室性心律失常相对少见。相关因素可能包括血流动力学不稳定、电解质异常、缺氧、血容量不足、心肌缺血或梗死、急性移植血管闭塞以及正性肌力药物的使用[178]。

室性心律失常的类型可以从简单的室性早搏（premature ventricular complexes，PVCs）到心室颤动（VT）。单一的 PVCs 不是构成危及生命的严重心律失常。然而复杂的室性心律失常，包括频发 PVCs（＞30/h）和非持续性的 VT 可能导致患者猝死，尤其是在远期术后。如果同时合并心室功能受损，则猝死的可能性更大。对 126 例术后合并复杂性室性心动过速（室速）患者的研究发现死亡率为 75%[178]。持续性室性心律失常患者的短期和长期预后均较差。

尽管血流动力学不稳定的 VT 应该进行同步电复律治疗，但是 PVCs 患者或血流动力学稳定的短暂非持续性 VT 患者不需要治疗。应该寻求和纠正所有可逆的原因。血流动力学稳定的室速或节律不确定的患者可以考虑胺碘酮。心室颤动应及时进行电除颤[178]。室性心律失常患者的长期管理，除了抗心律失常药物外，电生理检查或放置 ICD 也应予以考虑。

心动过缓 心动过缓在术后即刻并不少见。大多数情况下，一个临时的心外膜起搏器就足够了。小部分患者可能需要永久起搏器，尤其是 CABG 或瓣膜修复术后窦房结功能障碍或 AV 传导障碍的患者[178]。安置永久性起搏器的患者可选择单腔或双腔起搏器。诸多因素决定了哪一种起搏器最能使患者受益[179]。

高血压

心脏术后即刻，患者容易出现包括高血压在内的血流动力学不稳定[180]。术后高血压的原因通常是多因素的，可能包括术前停用抗高血压药物（如 β 受体阻滞剂和中枢性 α_2 受体激动剂）、疼痛、低氧血症、高碳酸血症和体温过低。但动脉血管收缩通常在急性术后高血压中起重要作用[181]。未经治疗的术后高血压的危害包括心肌负荷和氧耗增加、心肌梗死、心律失常、脑血管意外、出血增加甚至缝合线断裂。在术后，通过加深镇静控制高血压可能不是唯一可行的或最好的方法，尤其对于需要早期拔管（快通道）的患者[180-181]。

有几种药物可以用做降压药（框 54.10）[181]。在临床实践中最常用的药物为硝化类血管扩张药和二氢吡啶类钙通道阻滞剂。硝酸甘油因具有抗缺血的作用且更被熟知，常被用作冠状动脉血运重建时的一线降压药。但这类患者使用硝酸甘油时并不总是有效，因为它主要导致静脉而非动脉扩张。此外患者容易出现硝酸甘油耐受[181]。

因为心脏术后高血压发生的重要原因在于动脉血管收缩，治疗上应选择可有效缓解血管收缩的药物。硝普钠是一种非特异性的动 / 静脉扩张剂，也是常用的药物。虽然冠脉窃血的风险仅限于理论上[181]，但肾衰患者硝普钠的消除速度比正常患者慢，其代谢产物（氰化物和硫氰酸盐）更易发挥毒副作用。

非诺多泮是一种短效的多巴胺激动剂，通过激动 D1 受体引起特异性动脉血管扩张。与硝普钠不同，非诺多泮增加肾血流量并产生利尿和排钠的作用[182]。然而，大多数临床试验对非诺多泮对肾的保护作用都是模棱两可的。此外，严重高血压需要大剂量的非诺多泮治疗，可能诱发不利的心率加快。

框 54.10 用于治疗围术期高血压的血管扩张药

腺苷
α_1 肾上腺素拮抗剂
α_2 肾上腺素激动剂
血管紧张素转换酶抑制剂（依那普利）
血管紧张素Ⅱ拮抗剂
心房利钠肽（奈西利肽）
β_2 肾上腺素激动剂
二氢吡啶类钙通道阻滞剂 *
多巴胺激动剂
肼屈嗪
硝基血管扩张剂 *
磷酸二酯酶抑制剂
前列腺素

* 常用于治疗围术期高血压的静脉输注血管活性药物（From Levy JH. Management of systemic and pulmonary hypertension. Tex Heart Inst J. 2005；32：467-471.）

二氢吡啶类钙通道阻滞剂，如尼卡地平和氯维地平，选择性扩张动脉血管，且没有负性变力或变传导的作用，并可扩张肾、脑、肠道和冠状血管床。最近，由于硝普钠的制造问题，在美国的价格已经涨到几千美元。因此，作者所在单位现在将尼卡地平作为治疗高血压的一线药物。

当给予任何血管活性药物时，必须确保准确的测量患者动脉血压。肢端血管收缩或灌注不良会导致主动脉和外周动脉血压不一致。

在监测患者血压时，需注意动脉换能器的位置。传感器位置低于腋中线时会人为升高血压数值。此外，如果手的位置不理想，且导管在桡动脉内过短，会因位置不佳或远端灌注不良，导致动脉波形“衰减”。有时在围术期，心脏麻醉科医师或外科医师必须更换远端末梢动脉置管（如改为股动脉置管）以确保准确监测血管活性药物的治疗效果。

肾功能不全

围术期发生需要透析的肾衰竭比例约为 2%[183]。虽然各个研究的肾功能不全或衰竭的定义不一致，三项常用的标准为：①血清肌酐水平超过术前基础值 44 mmol/L 以上（> 0.5 mg/dl）；②血清肌酐水平超过术前基础值的 50% 以上；③血清肌酐水平大于 177 mmol/L（> 2.0 mg/dl）[184]。其他急性肾功能不全的分类定义方案用 RIFLE 表示（表 54.8）[185]。

心脏手术后肾功能不全患者常见的术前危险因素包括：术前合并肾功能不全、1 型糖尿病、年龄大于 65 岁、进行大血管手术、动脉性病变、遗传易感性以及近期接触肾毒性药物（例如放射性造影剂、胆汁色素、氨基糖苷类抗生素和非甾体抗炎药）[183-184]。Ejaz 及其同事认为，除了血清肌酐外，血清尿酸也是 AKI 的重要预测指标[186]。此外，一些术中因素也可能诱发肾功能不全，包括急诊手术、再次心脏手术、瓣膜手术和 CPB 时间超过 3 个小时的手术[183-184]。心脏术后肾功能不全的其他围术期危险因素有血容量不足或 LCOS 导致的低血压以及栓塞。此外肾髓质肾单元损伤导致急性肾小管坏死，而缺氧是肾单元损伤的常见原因[184]。

心脏术后肾功能不全与 ICU 停留时间及总体住院时间延长、死亡率增加有相关性[183-184]。因此应尽可能预防肾功能不全。在针对放射性造影剂肾病的研究

表 54.8　RIFLE* 急性肾衰竭分级表

	肾小球滤过率（GFR）标准	尿量标准
高危	血浆肌酐升高 1.5 倍或肾小球滤过率（GFR）降低＞25%	＜0.5 ml/（kg · h）×6 h
损伤	血浆肌酐增加 2 倍或肾小球滤过率（GFR）降低＞50%	＜0.5 ml/（kg · h）×12 h
衰竭	血浆肌酐升高 3 倍，急性血浆肌酐≥350 μmol/L，或急性升高≥44 μmol/L	＜0.3 ml/（kg · h）×24h 或无尿 ×12h
功能丧失	持续性急性肾衰竭－肾功能完全丧失＞4 周	
终末期肾病（ESKD）	终末期肾病（＞3 个月）	

* 高危，损伤，衰竭，功能丧失和终末期肾病的缩写（From Kuitunen A，Vento A，Suojaranta-Ylinen R，et al. Acute renal failure after cardiac surgery：evaluation of the RIFLE classification. Ann Thorac Surg. 2006；81：542-546.）

中，研究者认为在给予放射性造影剂前进行水化可保护肾[184]。因为 CPB 后肾损伤的机制与放射性造影剂诱发的肾损伤类似，研究者们认为水合足够并维持正常血容量有助于预防心脏术后肾功能不全[184]。

现已提出几种预防或改善术后肾功能不全的治疗方式（框 54.11）[184]。基本的支持疗法包括确保足够的 CO、灌注压和血管内容量。应停用所有的肾毒性药物（NSAID，某些抗生素）。利尿剂无济于事，反而可能有害[187]。未经证实的药物治疗方法包括甘露醇、钙通道阻滞剂、ACEI、心房利钠肽和 N- 乙酰半胱氨酸。最后，如果需要进行透析，连续性透析可能比间歇透析更好[188]。

中枢神经系统功能障碍

最近几十年术后卒中的发生率已有所降低[30]。然而，老年患者[189]以及同时行 CABG 和心脏瓣膜手术或其他复杂心脏手术的患者发生术后神经系统并发

框 54.11　减少或预防出现术后肾功能不全的目标和治疗方式

1. 维持充足的氧供－确保足够的心输出量，足够的携氧能力和适当的血红蛋白饱和度
2. 抑制肾血管收缩－确保足够的前负荷和输注甘露醇，使用钙通道阻滞剂和血管紧张素转化酶抑制剂。
3. 促进肾血管舒张－多巴胺能药物、前列腺素和心钠素。
4. 维持肾小管血流－髓袢利尿剂和甘露醇（可预防肾小管阻塞，但可引起细胞肿胀，局部缺血和死亡）。
5. 减少氧耗－袢利尿剂和轻度降温。
6. 减轻缺血再灌注损伤－由氧自由基和钙离子释放导致。

（Modified from Sear JW. Kidney dysfunction in the postoperative period. Br J Anaesth. 2005；95：20-32.）

症的风险增加[190]。明显的神经系统并发症相关危险因素列于框 54.4。严重脑卒中的影响是深远的，经校正后其住院期间预后变差、ICU 和术后住院时间延长、术后生存率低[191]。

无明确定义的疾病如 POCD（或最新被命名为 PND）更为普遍。谵妄包含在 POCD 中，表现为记忆力、注意力和意识活动障碍。多达 40% 的心脏手术患者存在早期认知功能障碍，这曾被认为是暂时性，但目前发现可以持续 5 年[192]。以前认为 POCD 是由 CPB 引起的生理性紊乱所致。越来越多的近期研究发现，心肺转流及非心肺转流心脏手术甚至非心脏手术术后 POCD 的发生率均相似[193]。因此目前研究者们主要关注手术应激、麻醉药物以及与患者自身疾病等相关因素，特别是患者术前脑血管疾病的程度[194-195]。实际上外科手术很可能只是揭露了患者对认知功能障碍的易感性，患者术前可能已经存在认知障碍，即使不做手术最终也会发病[195]。尽管 POCD 的破坏性不如卒中，但其对生活质量的潜在影响仍然明显，且大量浪费整体卫生保健资源[196]。

神经保护策略　已有很多措施可用于降低心脏手术患者神经系统损伤的发生率和严重程度。最常见的非药物学方法强调减少大的栓塞和微栓。如本章前面各节所述，这些策略包括应用 TEE 或主动脉表面超声来避开主动脉粥样斑块、选择主动脉插管的位置、冠脉旁路时避免近端吻合时部分阻断而采取单次阻断主动脉以及不阻断主动脉（“无接触技术”）[43, 197-198]。其他减少微栓塞的策略包括在心肺转流回路中常规使用动脉滤器和回输心内吸引的血液之前使用血液回收机去除微粒和脂质物质[199]。尽量减少空气微栓塞的策略包括在任何涉及打开心腔的操作时应尽量排空空气，并用二氧化碳淹没术野以最大程度地减少从术野进入心脏的空气栓子[200]。在特定患者中舍弃 CPB 实施非心肺转流下 CABG 术被吹捧为可减少栓子的数量，但这种方法并未降低术后 1 年或 5 年 POCD 的发生率[201]。许多迟发性脑卒中可能是由房颤引起。必须进行早期进行药理或电生理干预以及充分的抗凝治疗（请参阅本节术后心律失常）。

其他非药物方法包括围术期温度控制以及 CPB 期间低温时的血气管理（α-stat 或 pH-stat）。这些注意事项在 CPB 一节中进一步讨论。

糖尿病被认为是心脏术后卒中和谵妄的危险因素[202]。即使是非糖尿病患者，高糖血症在心脏手术中也极为常见，这是对外科手术（以及 CPB）的应激反应、循环中儿茶酚胺和皮质醇的增加以及体温过低

引起的胰岛素效能降低所致。实验数据表明不同类型神经损伤后的预后不良与高糖血症相关。但事实证明抑制心脏手术或CPB应激所致的血糖升高很难。此外积极控制血糖时还应避免引发严重低糖血症[203]。对于大多数患者而言，围术期血糖的控制目标应为140～180 mg/dl[204]。

术中血流动力学的变化可能影响神经系统和其他预后。Gold和同事进行的一项前瞻性随机试验比较了维持"正常"MAP（最低50 mmHg）与较高MAP（目标80～100 mmHg）的区别[205]。这些研究发现，高MAP组患者心脏和神经系统并发症的发生率显著降低。在另一项研究中研究者指出，在心脏手术CPB期间MAP比CPB前至少低10 mmHg的患者低灌注性"分水岭"卒中的发生率更高[206]。当前的建议是有神经系统损伤风险的高危患者MAP应维持更高（如＞50 mmHg）。由于高危患者容易识别并且存在明确的治疗窗，药物保护将是非常值得期待的。但目前尚无已证实的可用于预防或治疗心脏手术后神经系统损伤的药物。

有人提出脑血氧饱和度监测对预防心脏手术中的神经系统损伤有益，但是这方面的证据仍然不足。

中枢神经系统损伤或功能障碍的术后处理 患者在术后不能遵循命令或移动所有肢体提示可能发生了卒中。应请神经内科会诊并进行影像学诊断。对心脏手术患者而言，弥散加权磁共振是最敏感、最准确的成像技术[207]。与传统的磁共振成像相比，它能够检测到更多的微栓塞病变，并且能够更好地发现多发性分水岭病变。

心脏术后中枢神经系统损伤或功能障碍的管理是常规支持治疗。应避免低血压、补充容量、增加心肌收缩力（药物或机械）或使用缩血管药物（加压素或去氧肾上腺素）以维持血压和脑灌注；应通过充分的氧供、镇静和严格的温度控制来优化大脑的氧供需平衡；应积极控制体温升高（发热）；应避免高糖血症和低糖血症。溶栓治疗在心脏外科手术中几乎没有使用，因为存在术后出血的风险。

POCD可能表现不明显，仅在心理测验时才会发现或表现为术后谵妄。**谵妄**的定义是急性的认知功能或注意力改变，表现为意识障碍和思维混乱[208]。心脏外科文献中报道的谵妄发病率在很大程度上取决于相应的评估方法，其发生率从3%（仅图表评估）到8%（与护士的访谈）不等；如果每天进行严格的心理状态测试并使用经过验证的诊断流程，发病率可能会高达53%[209]。

危险因素包括术前存在的认知障碍、术前状态不佳、脑卒中病史或短暂性脑缺血发作史、抑郁、酗酒以及术前实验室检查异常（葡萄糖，钠，钾和白蛋白）。术后谵妄的诱发因素包括术中和术后的用药，尤其是镇静剂和镇痛药。术后ICU的环境通常会导致睡眠不足和刺激过度，从而导致谵妄发作[208]。那些导致机械通气时间延长且行动能力降低的住院和外科手术并发症也会加重谵妄的进展和严重程度。

表54.9[208]中列出了术后预防谵妄的非药物性策略[208]。药物包括常见的控制疼痛和焦虑的药物。文献中关于苯二氮䓬类和右美托咪定谁能更有效降低谵妄发生率的争论仍在继续。对于躁动不安的患者，主要治疗措施包括进行全面检查所用药物以及消除其他诱发因素，例如低CO或低灌注状态，代谢紊乱（例如高糖血症），体液和电解质紊乱（低糖血症或高糖血症和尿毒症），便秘，尿潴留和环境噪声。当这些非药物干预疗效不佳时，抗精神病药物（通常是氟哌啶醇）作为一线药物用于治疗谵妄相关的躁动。

谵妄可能会加速合并阿尔茨海默病患者的认知减退或诱发年轻患者发生创伤后应激综合征[208]。谵妄的长期心理健康影响尚未完全被揭示，但可能导致功能恢复受损。

周围神经损伤 周围神经损伤在心脏手术患者中并不少见，但常是自限性的。这通常是体位摆放时上肢尺神经未充分加垫保护的结果。另外胸骨牵开器过度伸展也容易导致臂丛神经损伤。常见症状是麻木、

表54.9 术后谵妄的预防

模式	术后干预
认知刺激	定向（时钟，日历，定位板） 避免使用认知活性的药物
感觉输入增强	眼镜 助听器和放大器
活动	早期活动和复健
避免使用精神活性药物	去除不必要的药物 疼痛管理方案
液体和营养	液体管理 电解质监测和补充 充足营养方案
避免医院并发症	肠道方案 尽早拔除尿管 充足的中枢神经系统氧供，包括供氧和低血细胞比容时输血 监测术后并发症的方案

（Modified from Rudolph JL，Marcantonio ER. Postoperative delirium：acute change with long-term implications. Anesth Analg. 2011；112：1202-1211.）

肌力减弱、疼痛、反射减弱和协调能力下降。

膈神经、喉返神经和交感神经链损伤也有报道。大隐静脉切取过程中的隐神经损伤也有报道。

肺部并发症

呼吸衰竭是心脏手术非常常见的并发症。肺部并发症在心肺转流后很快就会出现，程度从轻到重包括肺不张、支气管痉挛、血胸、气胸、气管插管入支气管、导管内黏液栓或血凝块、肺水肿，而肺功能不全的程度也从肺泡-动脉血氧梯度的轻度增加到严重的被称为“灌注后肺综合征”的成人呼吸窘迫综合征（adult respiratory distress disorder，ARDS）不等[210]。由于心肺转流期间肺部未通气或只使用了很小潮气量，肺不张是心肺转流后动脉血氧降低的常见原因。心肺转流停机后以及术后短期内，控制通气时通常使用呼气末正压。

胸膜腔内血液或者血凝块的聚积可导致血胸，应该在关胸前彻底清除。分离内乳动脉或者过度正压通气时进入胸膜腔的气体可导致气胸。气胸通常在关胸以后才表现出来，可放置胸腔闭式引流管进行处理。如果麻醉科医师不能完全看见患者的头部，气管导管就有可能过深而进入单侧支气管内。撤离心肺转流前胸腔是打开的，可以通过膨肺来检查双侧肺是否都能完全膨胀。如果气管导管内有血液或者痰液，应该在撤离心肺转流期间或之后吸引清除。

导致呼吸机撤离困难的更严重的术后呼吸功能不全反映存在肺部本身的疾病，如 CPB 相关性急性肺损伤、输血相关性急性肺损伤或心源性肺水肿。心脏功能处于边缘状态的患者可能需要进行利尿、降低后负荷或使用正性肌力药帮助其脱离呼吸机。

对择期心脏手术患者而言，减少术后肺部并发症的措施包括改善患者术前肺功能。

过去几十年，心脏术后的重症监护治疗包括通宵的机械通气，如今称之为“长时间通气”。临床上维持一段时间的机械通气是比较重要的，以便于进行复温和麻醉复苏、优化心脏功能以及确保血流动力学稳定和无出血。但目前有许多患者在进入监护室 3 ～ 6 h 后就能满足条件脱离机械通气（快通道）（参见框 54.11）[211]。

在计划快通道麻醉的时候，重要的是术中要控制阿片类药物和肌肉松弛剂至最低需要量，并且给药时机要恰当。

实际上大多数接受心脏手术的患者在到达 ICU 的几个小时内就拔管了。多种危险因素导致患者需要长时间带管接受呼吸机支持治疗。其中包括急诊手术、术前 LVEF 低、高龄、术前肾功能不全、主动脉阻断时间长、高糖血症、近期心梗、近期吸烟和 FEV1 低于预测值的 70%[211-212]。

与肺相关的引发撤离呼吸机困难的原因包括非心源性肺水肿、肺炎、严重 COPD、ARDS 和肺栓塞。非肺部并发症如术后持续出血、神经系统并发症（包括卒中和谵妄）、肾功能不全或衰竭、胃肠道并发症和脓毒症也可能导致长时间的机械通气。在一项大型针对心脏术后呼吸机依赖（即机械通气时间＞ 72 h）患者的研究中，30 天的生存率为 76%，1 年生存率为 49%，5 年为 33%[213]。

此外应当遵循避免呼吸机相关性肺炎的相关策略。包括正规的感染控制流程、洗手、维持足够的气管导管套囊压力、避免胃过度扩张、半卧位、定期排放呼吸机管路的冷凝水、每日中断镇静、充足的营养支持、尽早拔除气管导管和鼻饲管以及避免不必要的再次插管[210-211]。

减少肺部并发症的措施应包括术后疼痛管理。胸骨劈开后导致的疼痛可能会限制患者咳嗽和深呼吸的能力，大隐静脉获取导致的腿部疼痛可能会阻止患者早期下床活动，从而增加发生肺部并发症的风险。读者可以参考之后有关心脏术后疼痛的章节，以获得其他降低术后疼痛的措施，从而最大程度地减少“夹板”效应以及如肺不张、肺炎和住院时间延长等并发症发生。

代谢紊乱

CPB 后的代谢紊乱具有多样性，包括钙、钾、镁及葡萄糖代谢异常、尿量改变和温度变化。

电解质失衡 CPB 后由于血液稀释，钙、钾和镁的浓度通常较低。低钙血症也可能在心肺转流后发生，特别是那些因出血接受了大量含枸橼酸血液制品的患者。而低温和低心输出量会加重这种状态。低钙血症会降低心肌收缩力，因此需要纠正[214]。然而由于钙剂可能导致再灌注损伤和内乳动脉等移植血管的痉挛，因此不鼓励常规使用[214-215]。推注钙剂还可能导致室壁顺应性降低和 SVR 急性升高[216]。最常用的钙剂是 10% 氯化钙，应在监测患者血压的同时小剂量给予。

心肺转流后短时间内出现低钾血症可能是由于利尿剂、甘露醇的使用或用胰岛素控制术中血糖所致。如果曾在 CPB 期间输注胰岛素控制血糖，应注意密切监测血糖和血钾。通常胰岛素不需要持续使用到 CPB 结束，在此期间应降低输注速度，避免发生低糖血症及低钾血症。根据血钾水平补充钾，因为

CPB 后心肌对低钾非常敏感。低钾血症增加心肌细胞自律性，并可能导致房性或室性心律失常。因此应以 10 ～ 20 mEq/h 的速率泵入钾以纠正低钾血症，并经常监测动脉血气、钾离子浓度以及血糖。

心肺转流期间可能出现高钾血症。常见的原因是 CPB 期间使用的心脏停搏液以及继发受损的肾功能。高钾血症时会因钾浓度过高影响心脏传导。处理高钾血症的常规策略（过度通气、胰岛素、碳酸氢盐、利尿、钙）能有效地将钾恢复到正常水平。

CPB 后的镁含量也可能较低。通常的病因包括用不含镁的液体进行血液稀释或利尿。低镁血症可能表现为新发的心律失常、心室功能障碍或缺血。由于镁离子浓度的检测不会在短时间内完成，如果怀疑合并低镁血症，可静脉给予镁剂 1 ～ 2 g，给药时间为 15 min 以上[217]。很多中心在撤离心肺转流时或停机后常规使用 2 ～ 4 g 的镁，以减少室性和房性心律失常的发生率。

高糖血症 心肺转流后发生高糖血症是相当常见的（请参阅前面的内分泌系统章节）。CABG 患者围术期血糖控制不佳与并发症发生率和死亡率增加有关[218]。糖尿病患者行 CABG 手术期间，维持血糖水平≤ 180 mg/dl 能降低并发症发生率和死亡率，降低伤口感染率，减少住院时间，增加远期生存率。非糖尿病患者行 CABG 手术时，血糖控制在 180 mg/dl 以下同样能改善围术期预后。目前 STS 指南推荐术后早期血糖应该控制在 180 mg/dl 以下[219-220]，因呼吸机依赖、接受强心药物治疗、机械装置辅助、抗心律失常药物或肾替代治疗需在 ICU 停留超过 3 天的患者，血糖应控制在 150 mg/dl 以下[218]。关于这些患者应当如何控制血糖已有很多争论。控制不佳与预后不良有关，但血糖控制过严可导致心脏手术患者卒中的发生率显著上升[219]，并更容易引起低糖血症。

因机构不同控制血糖的方案也不尽相同。通常在手术期间开始注射胰岛素，同时密切监测血糖。如果使用胰岛素输注，应在 CPB 结束时减少胰岛素输注的剂量，避免 CPB 撤机后发生低糖血症。单次静脉推注可以作为静脉持续输注胰岛素的补充或代替疗法。另外，由于胰岛素导致钾从细胞外向细胞内转移，因此应严密监测血钾浓度并避免低血钾症。

尿量 每个人术中尿量可能有所不同，这可能继发于多个因素。患者的尿量可能正常或过多，这可能是由于肾血流量比较充足或虽然肾血流量不足但进行了利尿治疗所致。患者尿量减少的原因包括血容量不足、灌注不足或缺血性肾损伤。为了监测肾功能，我们会经常监测尿量，并将长时间少尿的情况告知灌注师和外科团队，以便及时采取措施进行改善。保护肾功能对心脏手术患者至关重要，因为肾相关性不良事件增加患者术后患病率。

低温 尽管心脏手术患者 CPB 撤机需经过一定时间的复温至患者体温接近 37℃，但 CPB 后仍可观察到患者的体温下降，称之为“续降”[221]。低温会导致心肌功能障碍、凝血障碍和药物代谢延迟。

为了防止体温过低，可以采取措施防止患者撤离 CPB 后体温的续降。密切监测温度并采取包括使用温暖的液体、提高室温以及使用充气式保温毯。

疼痛

引发心脏术后疼痛的原因很多，包括胸骨劈开后的切口、胸腔引流管、血管插管处和腿部切口（另见第 81 章）[222]。胸廓切开术导致的疼痛和随之而来的呼吸功能障碍易使人虚弱[223]。心脏术后疼痛的不利影响一部分是由应激反应及其产生的炎症反应和交感张力增加所致，使心率、PVR、心肌负荷和心肌耗氧量增加，所有反应都易诱发心肌缺血。

心脏术后的疼痛也可引起膈肌功能障碍相关的呼吸系统并发症。此外术后疼痛可能导致胸部和腹部肌肉的主动运动减少，这种现象通常被称为“夹板”，可能会影响患者的咳嗽和排痰能力。但目前尚无明确证据提示术后镇痛可明显降低患者心脏术后的患病率和死亡率[224]。

持续的疼痛确实影响心理健康。与疼痛有关的焦虑、抑郁和睡眠不足可能会导致 ICU 患者发生谵妄。有效缓解疼痛的主要好处是患者满意度提高。所谓的快通道麻醉需要尽早拔管、缩短 ICU 停留时间、更快出院以及降低整体费用，这已是心脏麻醉科医师的管理目标。有效控制疼痛可有助于实现这些目标。

阿片类药物仍然是控制心脏术后疼痛的一线药物，但这些药物的副作用包括恶心、呕吐、尿潴留、胃动力下降、瘙痒、镇静和呼吸抑制。一项吗啡术后镇痛的 meta 分析显示，患者自控镇痛比护士控制镇痛有轻微的优势[225]。

越来越多人采用鞘内和硬膜外注射局麻药和阿片类药物来改善心脏手术的疼痛。但关于心脏手术患者椎管内镇痛的 meta 分析或随机试验均未显示这些技术可以改善预后[226-227]。然而一些研究表明，胸段硬膜外镇痛确实有助于减少疼痛并降低心律失常的风险、降低肺部并发症的发生和缩短气管拔管时间，降低了静息和活动时的疼痛评分。椎管内镇痛尤其是硬膜外镇痛的主要问题在于术中需进行抗凝治疗，麻醉科医师会顾虑可能出现的硬膜外血肿引起脊髓损伤[227]，尽管该并发症鲜有报道。其他技术包括使用双侧单次的椎旁阻滞[228]或肋间神经阻滞复合皮下连续输注局麻药[229]。

因为所有止痛药都有副作用，所以有的学者建议最好联合用药或联合各种技术（即多模式镇痛；另见第 72 章）。虽然倡导心脏手术后采用多模式镇痛，然而心脏术后联合使用环氧合酶 -2 选择性抑制剂和非选择性 NSAID 仍为禁忌，因为有导致血栓栓塞的风险[230]。

出血和凝血功能障碍

尽管手术止血不彻底是心肺转流后出血最常见的原因，但必须要排除可能存在的由于过度接触激活、血小板功能障碍以及纤溶导致的凝血功能障碍。历来心脏术后大量失血最常见的原因包括与心肺转流管路接触导致的血小板激活、血小板消耗及纤溶亢进。虽然使用了大剂量的肝素，心肺转流期间仍然会生成凝血酶。这会导致微血管凝血和纤溶的发生，并降低血小板功能[231]。如今，血栓弹力图检测可用以帮助鉴别心肺转流术后出血的原因是凝血功能障碍还是外科性出血。

术前服用抗凝及抗血栓药物的患者是另一类在心肺转流后有出血风险的人群。应尽可能了解患者术前血小板抑制程度的相关信息，这样如果患者 CPB 后出血，可以明确抗血小板药物治疗可能导致的出血程度[232]。Chen 和 Teruya 发现，术前使用床旁血小板检测仪测定血小板功能可以甄别围术期出血的高危患者，也可以使用其他血小板功能检测仪[233]。

用循证的方法来诊断和治疗心肺转流后残余的微血管出血就必须及时发现并治疗导致凝血功能障碍的原因[234]。将 POC 纳入输血治疗流程，即结合药物和输血治疗可能会让术后出血的患者受益。制定治疗流程图是为了减少不必要的血液制品滥用[235-237]。

有时需要输血以治疗凝血障碍或贫血，但会增加医疗资源的负担以及引发患者不良预后。一项超过 1900 例针对心脏手术患者的研究发现，接受输血会使死亡风险增加 70%，将合并症进行校正后，与不输血的患者相比，输血患者的 5 年死亡率翻了一番[77]。一项国际性研究表明，不同国家的不同输血方案导致患者的预后不同[238]。克利夫兰诊所数据库中一项纳入人数为 10 000 例的针对 CABG 患者的研究表明，输血与早期和晚期（即 10 年）死亡率均相关；这项研究使用平衡分数以消除混杂因素的影响[239]。除此之外，Marik 和 Corwin 对 45 个试验进行了 meta 分析，统计了输血治疗的相关并发症，发现输血患者的死亡率增加（相对危险度，1.7，95% 置信区间 1.4 ～ 1.9）[240]。

指南和建议　STS 和 SCA 在 2007 年发布了一份有关输血和心脏术中血液保护的联合声明，并在 2011 年进行了更新[77，241]。其中 6 项因素是心脏术中是否需要输血的重要预测指标：

1. 高龄
2. 术前红细胞容积低（即术前贫血或体表面积小）
3. 术前抗血小板或抗血栓药物治疗
4. 复杂或再次手术
5. 急诊手术
6. 非心脏合并症

指南就血液保护问题提出了专门的建议，包括以下 5 个要点[241]：

1. 应考虑使用下列药物：增加术前血容量（例如促红细胞生成素）或减少术后出血（例如抗纤溶药物）。

2. 血液保护技术，包括自体血液回收机和心肺转流逆行预充。

3. 为了使患者的血液免受 CPB 的破坏，可以考虑等容血液稀释或富血小板血浆。

4. 医疗机构应执行输血流程并辅以 POC 检查。

5. 联合应用前面提到的所有指南是节省血液的最佳方法。

这些建议与患者血液管理方法类似且原则上完全一致，这是一种以患者为中心的、新的输血方法。患者血液管理方法的三大支柱如下：

1. 术前优化红细胞质量；
2. 围术期降低 RBC 丢失；
3. 围术期治疗贫血。

出血和输血指征的定义　应该谨慎考虑是否给心脏手术患者输血，因为同种异体血的输注存在几个相关的风险。应仔细评估有大量外科性出血的患者，通常此类患者需要输注同种异体血制品维持血红蛋白和凝血功能直至找到出血的源头。由于凝血功能障碍导致微血管出血过多的患者，应仔细检查凝血系统，通常采用 POC 监测以评估需要哪些血液制品或药物。确定输血指征的困难在于出血的定义含糊不清。许多中心认为连续 2 个小时每小时超过 250 ml，或在一个小时内超过 300 ml 的出血可定义为胸腔引流过多。除了明确出血的严重程度以外，这些标准还经常帮助临床医师确定是否将患者推回手术室进行探查。

明确何时输注 RBCs 同样具有挑战性，因为输血指征的确定通常取决于血红蛋白水平，这个指标不能替代组织氧供。众所周知心脏手术和 CPB 可能导致贫血并可能引发一定的风险[242]。这些风险包括肾衰竭[243]、其他终末器官疾病甚至死亡[244]，所有这些相关性均是通过精心设计的多元性分析获得。但可耐受的血红蛋白最低值在不同患者也不尽相同，并且文献中也没有明确定义。尽管如此，STS/SCA 血液保护指南为输血指征搭建了大的框架，大多数患者在这个范围内得到了适当的治疗。这些输血指征包括 CPB 期间血红蛋白水平至少为 6 g/dl，CPB 前 / 后为 6 ～ 7 g/dl[241]。但患者有潜在的合并症时会而且确实需要提高最低安全血红蛋白或血细胞比容水平。

如果只有标准的实验室检测手段，在手术室内对凝血功能障碍患者的监测仅限于血红蛋白浓度、凝血酶原时间或国际标准化比率、aPTT、血小板计数以及纤维蛋白原和纤维蛋白降解产物的水平。这些指标都无法反映血小板功能，并且由于检测时间太长无法及时启动治疗，因此在 CPB 后的应用有限。由于这些原因，在没有 POC 凝血检测的情况下，输血治疗通常是随意的和凭经验决定。

血小板计数提供了血小板浓度的定量信息，但几乎不能反映血小板功能。即便血小板计数低于 50 000/μl 也与术后出血无关。关于血小板功能的实验室检查包括出血时间、聚集功能测定和细胞计数，这些检测方法的速度不快（需要＞ 1 h 才能产生结果），因此术中无法及时获取信息。当发生严重微血管出血时，无论血小板计数为多少，通常认为是 CPB 引起的血小板功能障碍，而现在可以在床旁实时检测血小板功能。

POC 检测仪与实验室标准检测相比能及时提供更多有关凝血级联的信息，并可连续评估血小板的动态功能。该检测仪旨在测试凝血系统的各个部分。血液黏弹性检测是全血凝块形成的动态检测方法，可以测量血小板完整性以及血小板-纤维蛋白原连接的强度。这些检测仪包括血栓弹力图（TEG；Haemonetics，Braintree，MA）、Sonoclot（Sienco，Arvada，CO）和旋转血栓弹力检测（ROTEM；Tem Innovations GmbH，慕尼黑，德国）。血小板对激动剂的反应是检测血小板功能的另一种方法。可在床旁进行检测的仪器包括血小板功能分析仪 100（PFA-100；西门子医疗公司，宾夕法尼亚州马尔文），Plateletworks（Helena Laboratories，博蒙特，德克萨斯州），VerifyNow（Accriva Diagnostics，圣地亚哥，CA）和 Multiplate analyzer（Roche Diagnostics，瑞士 Rotkreuz）[244]。POC 检测仪还能对接受抗血栓药物（如氯吡格雷，普拉格雷或 Gp Ⅱ b/ Ⅲ a 受体抑制剂）且拟行手术治疗患者的出血风险进行分层[245-249]。最后，POC 检测仪可提供数据帮助医疗机构制订并执行针对心脏手术患者血液保护和输血方案[241]。

床旁检测的流程图 STS/SCA 血液保护指南强烈建议采取多种方式降低输血率并做好血液保护（另见第 49 和 50 章）。研究发现使用输血流程与 POC 数据联合指导治疗的方法既具有效性又可节约成本[76, 241]。图 54.12 和 54.13 分别显示使用 TEG 与 ROTEM 检测的标准 POC 流程图。可以加入任何一个特定的动态 POC 或检测仪构建流程图[250-256]。有研究整合了多种 POC 检测，其结果显示可减少输血量甚至不输血[254]。一般而言，流程所使用的一种或多种 POC 检测应能测量血小板功能的某个方面。TEG 的黏弹性检测既可反映血小板功能也能检测血小板对 ADP 和花生四烯酸的反应。许多基于 TEG 和 ROTEM 流程的研究结果表明，它们可有效减少血液制品在心脏手术相关性出血中的使用。最新的 POC 流程包括联合 ROTEM 检测与早期

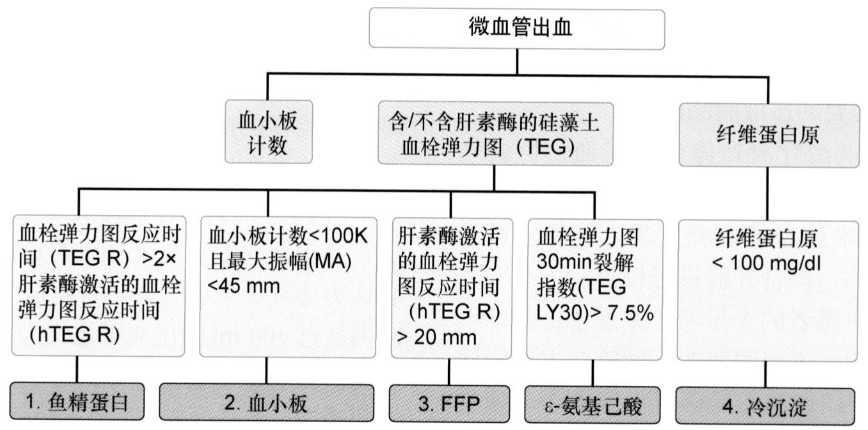

图 54.12 一项研究中的血栓弹力图（TEG）组的输血需求流程图。一旦诊断出血，便根据流程图中测定的结果进行输血。基于出血通常与血小板有关的假设，并根据血小板计数和 TEG 迅速返回的结果，按编号顺序进行治疗。FFP，新鲜冷冻血浆；hTEG，肝素酶激活的 TEG；LY30，30 min 裂解指数；R，反应时间（From Shore-Lesserson L，Manspeizer H，DePerio M，et al. Thromboelastography-guided transfusion algorithm reduces transfusions in complex cardiac surgery. Anesth Analg. 1999；88：312-319.）

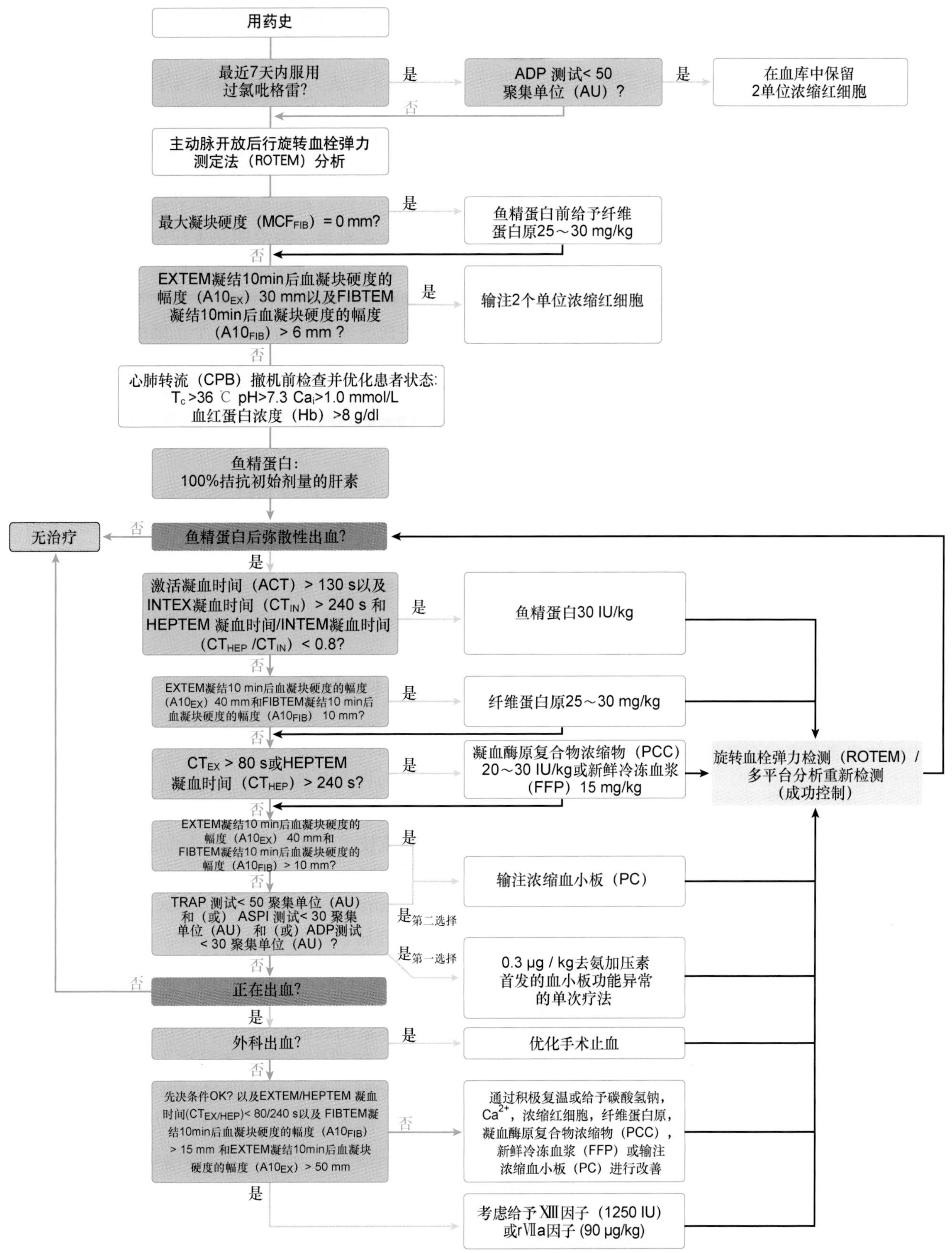

图 54.13　**使用床旁检测的止血流程图。**ACT，激活的凝血时间；ADP，ADPtest；ASPI，ASPitest；AU，聚合单位；A10，凝结 10 min 后血凝块硬度的幅度；CPB，心肺转流；CT，凝血时间；EX，ExTEM；FFP，新鲜冷冻血浆；FIB，FIBTEM；HEP，HEPTEM；IN，INTEM；MCF，最大的血凝块硬度；TRAP，TRAPtest。ROTEM（旋转血栓弹力检测）和 Multiplate 的制造商分别是德国慕尼黑的 Tem International GmbH 和 Verum Diagnostica GmbH（From Weber CF，Gorlinger K，Meininger D，et al. Point-of-care testing：a prospective，randomized clinical trial of efficacy in coagulopathic cardiac surgery patients. Anesthesiology. 2012；117：531-547.）

应用纤维蛋白原和PCC治疗的方案（见图54.13）[257]。这种止血方法推迟了需要异体血的时间，因此成功减少了异体血液制品的使用。早期研究表明，这种“药理学”止血方法不会增加血栓形成事件，但在确定安全性之前需要进行更多大型研究。

药物治疗 CPB中使用的药物包括预防纤溶亢进和治疗出血的药物。在CPB前使用抗纤溶药物防止因血液与心肺转流管路间接触激活的纤溶和凝血。STS/SCA指南为使用合成抗纤溶药进行血液保护提供了最有力的循证支持（Ⅰ类）。

从结构上讲合成抗纤维蛋白溶解剂是赖氨酸类似物，与纤溶酶原和纤溶酶结合，从而抑制它们与纤维蛋白上赖氨酸残基结合的能力，阻止纤维蛋白溶解。临床上使用的两种合成抗纤维蛋白溶解剂是EACA（Amicar）和TA。它们的主要区别在于效价和消除半衰期：TA的效价比EACA高6至10倍，并且半衰期更长[258]。

合成抗纤维蛋白溶解药的给药剂量并未统一。通常EACA的负荷剂量为50～150 mg/kg，维持输注速度为15～25 mg/（kg·h）。TA的负荷剂量是10～30 mg/kg，维持输注速度1～15 mg/（kg·h）。但文献中还描述了许多其他的给药方案[259-264]。

由于EACA和TA均经肾排泄，因此不适用于上尿路出血的患者。肾集合系统内药物的浓度可能导致血栓形成和阻塞性肾病[265]。

既往心脏手术患者围术期常规使用抑肽酶作为抗纤维蛋白溶解药，直到2006年发表的文章报道了随机对照研究中从未发现的不良预后[119, 266]。数项观察性研究证实了这些不良反应后，一项随机对照试验提示抑肽酶的使用增加死亡率，FDA和其他全球机构暂停了抑肽酶的销售[120]。

STS/SCA指导方案的更新版中提到了其他可用于心脏手术出血的药物[76]。对去氨加压素治疗有效的患者（von Willebrand因子或Ⅷ因子缺乏症、肝硬化、使用阿司匹林和尿毒症所致血小板功能障碍）使用去氨加压素被认为是“合理”的[241]。去氨加压素应缓慢给药以减少低血压的发生率，通常剂量为0.3～0.4 μg/kg，给药时间为20～30 min。已重新评估重组Ⅶa因子（rⅦa因子）的使用指征，但在已发布的更新中未更改（Ⅱb类推荐）[76]。对传统治疗方法无反应的，危及生命的严重出血患者使用Ⅶa因子被认为是合理的[241]。一项在心脏手术中进行的多中心随机试验发现，rⅦa治疗组患者的出血量少于对照组；然而治疗组患者不良事件发生率增加，虽然趋势不明显，因此该研究被终止了。建议在使用该药物时需小心谨慎[267]。不应在心脏外科手术中预防性使用rⅦa因子。

PCCs已成为CPB后凝血因子缺乏症患者的常见治疗方法。最初用于治疗血友病或逆转华法林的4-因子PCC已在心脏手术患者出血的输注流程中“超说明书”使用[257]。

总之，跨学科的血液保护方法对于心脏手术患者的治疗至关重要。围术期和重症监护期间必须使用一系列综合方法减少输血以及输血和贫血带来的不利影响。这种方法需要结合POC检测、药理学治疗以及合理使用血液制品从而制定一个正确的流程以改善患者预后。

心肺转流

心肺转流术（CPB）是心肺转流（extracorporeal circulation, ECC；extra意指“外部”, corporeal意指“身体”）的一种方式，指将患者的血液引至血管系统外，暂时承担心脏、肺以及部分肾功能的替代技术。本章以下部分将主要介绍该技术所需要的管路和设备。

管路和设备

心肺转流术是最常见且最复杂的心肺转流技术，其目的为将涉及患者心、肺的所有血液引至体外，从而为外科医师提供一个静止、无血的手术视野。其他心肺转流技术包括左心转流（left heart bypass，LHB）、心肺支持（cardiopulmonary support，CPS）和体外膜氧合（extracorporeal membrane oxygenation，ECMO）。

心肺转流所需的泵、管路、人工器官及监测系统如图54.14所示。简言之，静脉血在回流至右心房时被阻断，通过心肺转流的静脉管路被引至静脉储血罐。动脉泵的功能相当于人工心脏：它将血液从储血罐抽出，驱动血液依次通过变温器、人工肺（氧合器）及动脉滤器，然后通过动脉管路进入患者的动脉系统。附加泵和管路设备用于吸引术中出血（泵吸引）、心脏减压（引流）以及灌注心脏停搏液。

血液管路

用于连接各部件并将血液引出和泵入患者血管系统的管路均由医用聚氯乙烯（polyvinyl chloride，PVC）制成。数十年来，血液管路的表面均是未经处理的PVC。然而，新一代PVC管路表面已经开始进行表面涂层和其他修饰，显著改善了生物相容性。总

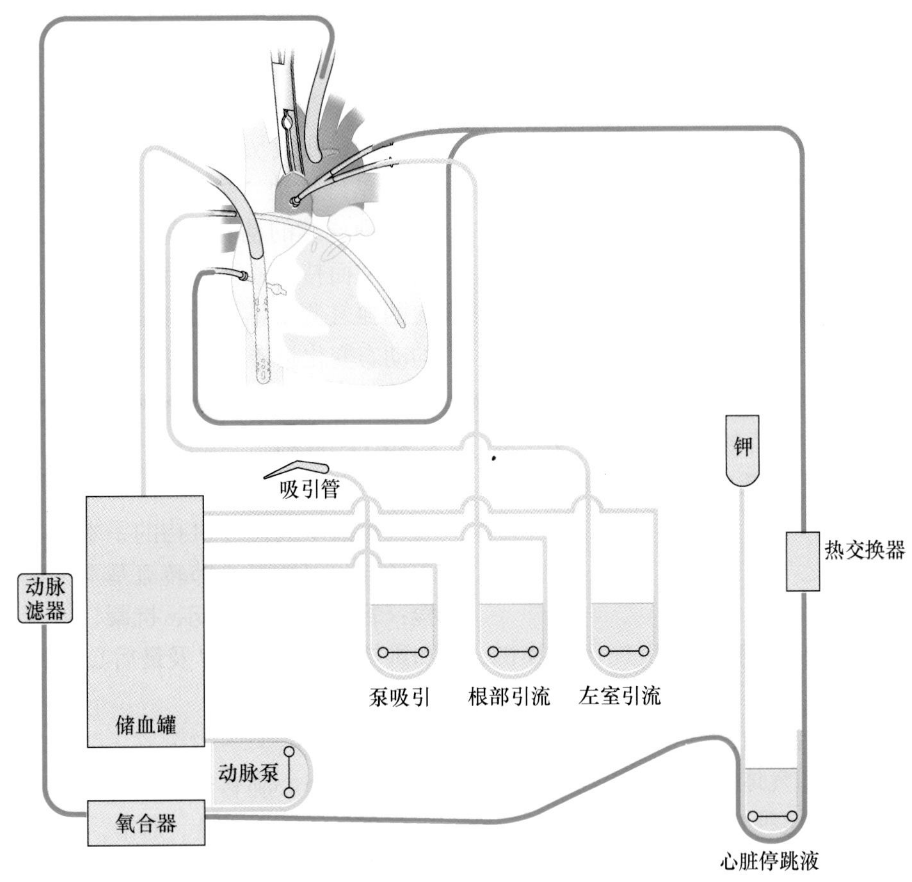

图 54.14　**与患者连接的典型心肺转流环路示意图**

的说来，这些涂层能降低亚临床凝血标志物的血浆水平，减少细胞因子及其他炎症反应标志物的释放，并缩短插管时间[268-270]。

静脉储血罐

储血罐在心肺转流的过程中发挥着重要的作用：它能在手术中将大量血液保存于循环之外。储血罐在静脉管路和动脉泵之间，可以是软塑料袋或者透明的硬壳塑料容器。硬壳塑料储血罐内置一套由筛状滤网及深度滤板构成的过滤器，血液在达到管路出口前必须先通过该过滤器。几乎所有的硬壳储血罐都有正压和负压减压阀，以便使用负压吸引加快静脉引流。如果使用了负压辅助静脉引流，在满足引流的情况下，应尽可能维持最小负压，绝对禁止术野空气进入静脉管路。当储血器的压力超过 60 mmHg 时，在动脉灌注管路中能测量到的微泡数目会大量增加[271]。

动脉泵

泵驱动设备通常采用两种主要技术代替心脏功能，即滚压泵或离心泵。滚压泵是一种正压闭合式移位泵，它在转动过程中沿着管道逐渐向前压闭管腔，从而驱动关闭点前的液体向前流动，同时压闭点后的管道开放而抽吸液体。相反，离心泵是一种非压闭性动力泵，它通过高转速可重复使用的发动机和安装于一次性锥形泵壳中的塑料泵片、扇叶或管道进行磁性耦合，从而驱动血液流动。该过程将产生小型的涡流，推动液体从锥形泵壳边缘开口处泵出，同时从锥形泵壳的顶点吸入液体。这两种泵技术对血液的有形成分都会有破坏，但离心泵所造成的破坏性被认为要小于滚压泵[272]。

必须注意的是，这两种泵各有其独特的风险。滚压泵具有压闭性的特性，可以产生极大的正性和负性压力，也可能泵入大量的气体。因此，国家医疗标准规定，对这种泵必须加装辅助调节设备，当监测到血液在管路中压力过高或者出现气体时，该设备能自动降低泵速。而离心泵为非压闭性泵，不能产生过高或过低的压力。此外，当大团气体进入一次性锥形泵时，气体将会取代血液留在泵内，此时泵将无法产生前向血流。这一特性避免了离心泵会泵入大量气体。然而，由于管道内缺少压闭点，血液有可能从患者高压的动脉系统逆行，依次通过动脉管道、过滤器及氧合器，并最终进入低压的静脉储血罐。只要当泵的转速低于临界值以下，这种情况就可能发生。在动脉管路上安装一个大口径的单向阀或者智能激活的电子钳夹，则能避免动脉的血液逆流及疏忽造成患者的放血。

热交换器

热交换器是心肺转流的重要组成部分，有助于调节患者血液的温度。在整个心肺转流过程中，患者20%～35%的循环血量被引流至体外并暴露于手术室的室温条件下，容易导致低温。因此在停止心肺转流前，血液都必须经过复温。另外，对许多外科手术来说，适当的低温治疗，从轻度低温（35℃）到深度低温（18℃），都有助于降低患者的代谢率。热交换器在心肺转流开始阶段可用于降低血温，在结束前用于升高血温。

氧合器

氧合器代替了患者自己的肺，承担气体交换的重要功能。肺脏和氧合器之间存在诸多相似之处：两者都有气室和血室；两者都由被动扩散梯度差驱动，两者均使用膜将血液和气体隔开。氧合器中的膜通常由微孔聚丙烯制成。这种材料能被压制成外径200～400 μm、壁厚20～50 μm的微管，整个氧合器的表面积可达2～4 m^2。一般而言，氧合器的静态预充量为135～340 ml，且能以高达7 L/min的速度将静脉血氧合为动脉血[273]。

肺通过气管进行吸气和呼气，同时依靠一定的潮气量和呼吸频率周期性地更新肺泡内的气体。氧合器则有单独的进气口和排气口，气流持续通过或间断“扫过”氧合器，以不断更新气室内（微吸管的内腔）的气体。氧合器的血液包绕在微管的外部空间。当气体流过中空纤维内部时，进入氧合器的静脉血同时被引至微管外部。血室和气室间的压力梯度差驱动氧气穿过氧合器的膜进入血液，而二氧化碳则反向进入气室。同样，挥发性麻醉气体也可以通过氧合器进入患者体内。然而，氧合器的膜和人体肺内真正的膜并不相同。中空纤维的微孔（0.5～1.0 μm）能阻止血浆和血液中的有形成分漏出，但仍大到允许气体通过。因此，必须注意气室内的压力绝对不能超过血室内的压力。否则，血液中将会出现气栓。意识到气室使用压缩气体所存在的固有风险，大部分氧合器都设计了多个出气孔。在任何情况下都应确保气相出口没有被堵塞。

动脉微栓过滤器

在美国，超过95%的成人心肺转流术中都使用了动脉微栓过滤器。这些过滤器被连接于动脉管道中，是血液回到体内前的最后一道关口。过滤器孔的大小为20～40 μm，通过去除血液中的颗粒和微小气栓而提高CPB的安全性。为有效去除血液通路中的气泡，少量血液从过滤器顶部回流到静脉储血器，可使之得以持续地“净化”。许多心肺转流的设计都利用了这种连续的动脉分流，将血流-血气传感器并入其中，从而持续监测氧合血液中的气体浓度。这些管路上的血气测量结果通常是可靠的，可及时发现氧合器的动态变化趋势便于精细管理。

操作流程

虽然不同医疗机构的手术操作对心肺转流术的要求各异，但所有心肺转流基本上都遵循同一套操作流程：管路选择和预充、抗凝、插管、心肺转流的启动和维持、心肌保护以及最后心肺转流的停止和撤机。

管路的选择和预充

在选择心肺转流管路时，灌注师首先要计算术中可能需要的最高流量。通常，最高流量是2.4～3.0 L/（min·m^2）或60～70 ml/（kg·min）。通过对照计算出的流量和管路的额定流量来选择。额定流量是指管路在可接受的水压（压力和切应力）范围内正常工作而不引起过度血液破坏时的最高血流量。

心肺转流各部件的容量总和决定了管路的“预充量”，或者说是完全排除管路中的空气所需要的电解质平衡液容量。心肺转流造成的血液稀释主要来自预充量。因此，灌注师必须计算出患者稀释后的血细胞比容（hematocrit，HCTr），即患者术前血容量与心肺转流管路中的预充液混合之后的预期血细胞比容。HCTr的计算公式为患者的红细胞总容积除以心肺转流预充量和患者血容量总和（框54.12）。心肺转流开始后，成人患者的血容量将增加20%～35%。这部分增加的容量不仅稀释了血液中所有的蛋白和有形成分，同时也稀释了药物的血浆浓度。如果没有到考虑这种稀释作用，心肺转流开始时，患者的麻醉深度会

框54.12 稀释后血细胞比容（HCTr）计算公式

HCTr＝患者术前的红细胞总容积/心肺转流开始时的总容量

HCTr＝（BVp×HCT）/（BVp＋PVc）

HCTr＝（kg×75×HCT）/（kg×75＋PVc）

HCTr＝稀释后血细胞比容（resultant hematocrit）

BVp＝患者血容量

kg＝患者体重（以kg表示）

PVc＝心肺转流的预充量（prime volume of the extracorporeal circuit）

变浅，许多药物的循环浓度也会降低。

通常用含有与正常血浆离子相同浓度的电解质平衡溶液预充心肺转流回路。在预充液中加入多种药物，可以减弱心肺转流对机体成分的稀释作用（如白蛋白、肝素和碳酸氢盐），减少水肿形成，或可使用利尿剂（如甘露醇）增加预充液的排出。

抗凝

循环管路预充完成且显露好要插管的大血管后，患者在动脉插管前需完全抗凝。肝素用量及 ACT 监测已在本章前面讨论过。目前市面上用来监测 ACT 的设备有很多种，虽然 ACT 测定似乎已经是标准化的检测手段，但不同厂家生产的设备所测得的结果远达不到标准化。对同一份肝素化血标本进行测定，不同设备测得 ACT 值的差异高达 40%（见图 54.7）。

ACT 并非用于监测肝素水平，而是监测肝素和其他抗凝剂的抗凝效果。因此，在心肺转流前、中及停机后，肝素外的其他因素（如低温、血液稀释、凝血功能障碍以及抗凝药）也可导致 ACT 测值的升高。

部分研究发现，心肺转流期间 ACT 值在可接受范围内时，仍可能发生亚临床凝血。维持较高的肝素水平能降低该情况的发生[88, 274]。POC 肝素监测仪已上市，可用于监测心肺转流支持患者循环中的肝素水平。一些医疗中心会同时监测循环肝素水平及其抗凝效果，在心肺转流过程中间断给予肝素以维持预定的肝素治疗水平和能接受的最低 ACT 值。

肝素的用量可基于患者体重（300 ～ 400 U/kg）或量-效曲线决定。肝素的量-效曲线是通过体外测量患者血液 ACT 的基础值（未加肝素时）和加入已知浓度肝素后（2.5 U/ml）的 ACT 值决定。通过绘制 ACT 值及其对应的肝素浓度关系图，便可推算出心肺转流中达到预期目标 ACT 值所需肝素的血药浓度。大部分患者所需肝素的血药浓度为 1.5 ～ 3.0 U/ml，以便使 ACT 达到 400 s 以上。市面上的仪器能够自动完成该过程，利用体外量-效曲线计算肝素剂量。然而，计算得到的剂量并不能模拟体内对肝素的反应，而且通常计算结果都有误差。大多数中心在开始心肺转流时，采用基于患者体重计算肝素用量的给药策略[275]。目前已有仪器可根据患者的身高、体重、性别以及肝素量-效曲线的监测结果，计算出心肺转流期间患者所需肝素的剂量。

插管

所有的心肺转流都需要在大的动静脉中插入高流量的动 / 静脉插管，分别将患者血液输回体内和引流出来（表 54.10）。大多数手术还需要额外管道，用来灌注心脏停搏液和移除（吸引）心腔内的血液和气体（图 54.15）。不同的手术对插管技术要求不同，下面将介绍最常用的插管技术。

静脉插管的位置通常在右心房。右心房是所有静

表 54.10 心肺转流中动、静脉插管的常规方法

手术类型	静脉	动脉	心脏停搏液灌注	心脏引流	备注
冠状动脉旁路移植术	右心房腔房管	升主动脉	主动脉根部和（或）冠状静脉窦	主动脉根部	左心室引流有益于 EF 值降低或者无法脱机的患者
主动脉瓣成形术或置换术	右心房腔房管	升主动脉	主动脉根部和（或）冠状静脉窦，及主动脉根部切开直接灌注冠状动脉	左心室和主动脉根部	无
二尖瓣成形术或置换术	上、下腔静脉插管	升主动脉	主动脉根部和（或）冠状静脉窦	左心室和主动脉根部	无
升主动脉置换术，但不包括主动脉弓手术	右心房腔房管	升主动脉	主动脉根部和（或）冠状静脉窦	左心室和主动脉根部	修复位置离头部血管越近，则主动脉插管越难
主动脉弓手术	右心房腔房管	腋动脉或股动脉	主动脉根部和（或）冠状静脉窦	左心室和主动脉根部	冠状动脉没有梗阻时不必经冠状静脉窦灌注心脏停搏液
再次手术	股静脉	股动脉	主动脉根部和（或）冠状静脉窦	主动脉根部和（或）左心室	只在极端情况下使用，即当心脏与胸骨后壁紧紧粘连时或劈开胸骨过程中出现心脏撕裂
其他心内手术	上、下腔静脉插管	升主动脉	主动脉根部和（或）冠状静脉窦	左心室和主动脉根部	任何需要打开右心房或过度牵拉心脏的手术

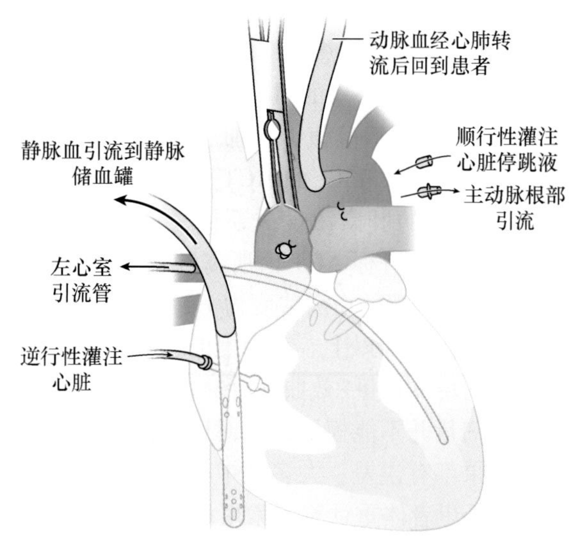

图 54.15 心肺转流（CPB）的常见插管方法。心肺转流至少需要两个插管：右心房插管，将静脉血引流到体外管路；升主动脉插管，将动脉血从体外回输到患者体内。其他插管也是必要的，主要用以保护阻断后的心脏。心脏停搏液可通过位于主动脉瓣和主动脉阻断钳之间的升主动脉的特殊灌注针，进行顺行性灌注。逆行性灌注是通过尖端有球囊的特殊插管直接经冠状静脉窦灌注心脏停搏液。引流管用于主动脉阻断后的心脏减压和主动脉开放前排出气泡。顺行性灌注针也用于主动脉根部引流，左心室引流管可经右上肺静脉插入

脉血的中央储存库，而且胸骨切开后很容易暴露右心耳。虽然右心房插管是大多数心脏手术的最佳选择，但当心脏受到牵拉时，会影响右心房的引流。特别是旁路手术中为显露后方的冠状动脉或者需切开左心房显露二尖瓣时，会大幅度牵拉心脏。因手术显露需要以及右心房牵拉的原因，二尖瓣或三尖瓣手术中静脉插管位置通常选择上下腔静脉而不是右心房。如果每根腔静脉均有插管，静脉血在汇入右心房前被截流，这样能保证外科医师有一个无血的术野并可保证充分的引流。右心房插管也可经股静脉进行，股静脉引流管经过下腔静脉全程最后置于右心房开口处。

静脉插管的大小或位置不当会妨碍静脉血回流至心肺转流，导致 CVP 升高，从而增加液体从血管内向细胞外腔隙（第三间隙）渗透。因此，在开始心肺转流时评估静脉引流情况至关重要。恰当的静脉插管能使右心系统完全减压，表现为 CVP 和 PAP 值均为 0，同时无搏动性动脉血压。

心肺转流通过动脉管路将氧合血泵回患者体内。对于冠状动脉旁路术和瓣膜手术，标准的动脉插管位置应在主动脉弓下、主动脉瓣上 3 ～ 4 cm 的升主动脉区域。需要进行主动脉根部和（或）大部分主动脉弓的操作时，可选择腋动脉或者股动脉插管。腋动脉插管通常是将一段人工血管与腋动脉侧壁相吻合，这样既有利于插管，也不会影响右臂的血流。主动脉弓手术时选择腋动脉插管的另一个好处是，在停循环期间可以钳夹无名动脉进行脑顺行性灌注。股动脉插管指经股动脉将插管置入腹主动脉。血液经胸腔以逆行的方式向上流入主动脉。股动脉插管常并发插管侧肢体缺血的风险，所有的动脉插管处都有发生动脉夹层的风险。在美国，每年大约有 200 台手术在插管处发生医源性动脉夹层，死亡率达 48%[276]。因此，在启动心肺转流前需要确认插管位置和开口是否正确。

动静脉插管完成后即可开始心肺转流，但仍需要其他插管以保障主动脉阻断和心脏停搏。例如，可将心脏停搏灌注管置于升主动脉，然后用大的血管钳（如阻断钳）横跨主动脉并将其阻断，阻断位置介于动脉插管和顺行心脏停搏灌注管之间，从而阻断了从动脉管道到冠状动脉的血流，导致一段时间的全心缺血。通过顺行或逆行心脏停搏灌注管（图 54.15）间断或持续灌注心脏停搏液，能减少心肌缺血性损伤（机制在后面讨论）。

支气管动脉输送大约 1% 心输出量的血液到肺部，并最终回到左心系统。对慢性肺部疾病的患者，支气管动脉的血液可能超过心输出量的 10%。在主动脉阻断期间，若这部分血液不能有效引流，则会出现左侧心腔和肺血管扩张。此外，心内操作不可避免地会导致空气进入左心，在患者撤机前必须排出这部分空气。

吸引管用于心脏减压和排出心内空气。从主动脉根部或左心室直接吸引是最常用的心内吸引方式。主动脉根部吸引时用的是顺行心脏停搏灌注管（图 54.15），左心室内的血液和空气经过主动脉瓣被抽出，回到心肺转流储血罐内。因为顺行心脏停搏灌注针偏小，并位于主动脉瓣上，所以根部吸引具有明显的不足之处：不能在进行顺行性灌注心脏停搏液时使用；在松开阻断钳后，也无法进行有效的左心室减压。对不复杂的 CABG 而言，上述不足通常不明显。但对于合并重度心功能不全的 CABG 患者以及所有需要心内操作的手术，直接左心室引流必不可少。通常，从右上肺静脉置入左心室引流，经过左心房和二尖瓣，进入左心室（图 54.15）。使用 10 ～ 14 Fr 导管进行左心引流的效果显著优于主动脉根部吸引。必要时左心引流管可达到每分钟几升的引流量。由于引流管直接插入左心室中，它还能有效地排出心内操作完成后残留的气泡。另外，由于左心室引流与心脏停搏灌注管分开，在进行顺行心脏停搏液灌注期间可以用它进行心脏减压，这对于主动脉瓣反流的患者尤为必要。不幸的是，已有较多由于安置引流管操作失误，导致空气被泵入心脏使患者受损的个案报道。因此将泵与引流

管连接前，应再次确认吸引泵功能正常（即处于吸引而非输注状态）。

心肺转流的启动与维持

一旦确定抗凝和插管完成后，即可启动心肺转流。启动前应确认动脉插管是否通畅。确认插管位置合适后，松开静脉插管和储血器之间的管钳，患者的血液被动流入心肺转流系统，启动心肺转流。同时，心肺转流环路中的动脉泵将预充液和自体血混合后，经动脉插管泵入患者体内。在心肺转流开始的初始数秒内，评估动静脉插管的状态十分重要。心肺转流动脉管路内的压力应低于 300 mmHg，以防止血液中的有形成分过度破坏。静脉插管的位置主要通过监测患者的血流动力学指标进行评估。如果静脉插管能充分引流心脏的静脉血，则右心系统的压力（CVP 和 PAP）应降到 0 mmHg，而动脉压应达到正常平均动脉压水平（50 ～ 90 mmHg），且无搏动波形。

因为心脏已被排空，且血流的驱动力从源于心室的搏动性灌注转变为心肺机的非搏动性灌注，故动脉压力通常无搏动波形。但对于主动脉瓣关闭不全的患者，即使静脉引流完全（CVP 和 PAP ＝ 0 mmHg），来自主动脉插管的血液经过关闭不全的主动脉瓣反流至左心室，因此，仍能监测到搏动性的动脉波。若右心压力未降到 0 mmHg，动脉波可监测到搏动，而动脉泵流量无法增至全流量。在这种情况下，必须重新评估静脉插管位置。一旦达到全流量，心肺功能将全部移交给心肺转流设备，此时麻醉科医师就可关闭呼吸机，开始给患者降温。

心肺转流启动时常出现一段时间的低血压，可在心肺转流环路中的静脉储血罐中加入 α 受体激动剂（如去氧肾上腺素）予以纠正（图 54.16）。尽管这段时间内脑氧饱和度暂时性下降是比较常见的，但如果 CPB 开始时脑氧饱和度出现急剧下降，通常可能是上腔静脉引流差或单根头部动脉选择性灌注所致[277-279]。脑氧饱和度数值改变明显时，务必要再次确认插管的位置与功能。心肺转流的维持过程中，可通过持续监测血流动力学参数评估灌注是否充分。可将动脉泵的流量控制在 1.6 ～ 3.0 L/（min · m^2），以维持动脉压 50 ～ 90 mmHg，且混合静脉血氧饱和度＞ 65%。在流量充足和混合静脉血氧饱和度正常时发生的任何低血压或高血压，都可以通过使用血管收缩剂或血管扩张剂调节患者的体循环阻力进行纠正。

至少每隔 30 min 检查一次动脉血气。抽动脉血气是为了评估氧合器功能，监测患者酸中毒的进展。碱剩余为－5 或更低时可用碳酸氢钠纠正，但最终应该解决其产生的根本原因，这时可能需要提高灌注流量和灌注压。抽血监测 ACTs 用于评估抗凝的充分性，当 ACT 值低于所规定的心肺转流最低值（通常≥ 400 s），可在心肺转流机内直接添加一定剂量的肝素来纠正。

心肺转流期间同样需要监测尿量，作为灌注流量和灌注压力的指标。然而，CPB 期间的少尿不能预示术后肾功能不全。而年龄、术前肾功能、心肺转流的持续时间和射血分数均与术后肾功能不全有关[280]。

心肌保护

为了给术者提供静止的手术野，可灌注高钾停搏液，使心脏停搏在舒张期。中止心肌的电机械活动是降低心脏代谢最重要的一步。钾诱导的心脏停搏本身能降低 90% 的心肌氧耗。通常灌注冷的停搏液降低心肌温度，能增强其降低氧耗的作用。高钾停搏液联合降低心肌温度至 22℃，能使心肌耗氧降低 97%，且组织可耐受长达 20 ～ 40 min 的血流完全中断。一旦手术结束，通过灌注钾浓度正常的温血可以使心脏复跳。

心脏停搏液的成分因医疗机构而异，但均使用了高钾。有些医学中心使用非常简单的高钾全血停搏液，而有些中心则在停搏液中添加了多种化学制剂。现在大多数中心临床上都使用某种形式的含血停搏液替代纯晶体的停搏液。血液与晶体液的比例通常是 4 : 1 或 8 : 1。晶体液经常与心肺转流环路中的氧合全血按特定的比例精确混合，其方法为：将两个不同

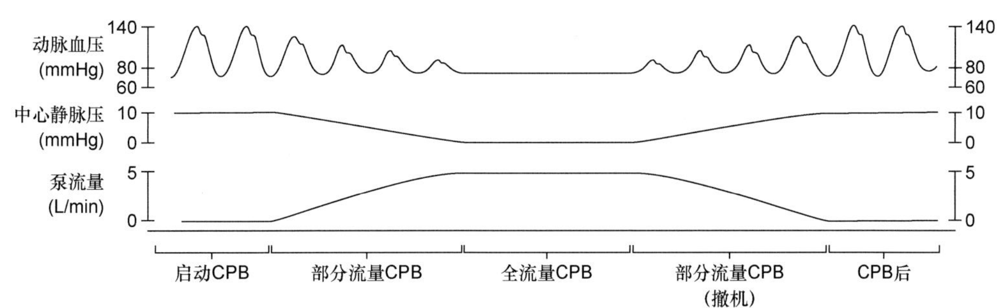

图 54.16 心肺转流之前、启动时、全流量、停机时及停机后的血流动力学图解

型号的管路（大的管路来自心肺转流动脉管路，小的管路来自于晶体停搏液），安装在一个滚压泵中，在泵的出口汇合成一个管道。心脏停搏液中加入的化学成分使其渗透压轻度升高，从而减轻心肌水肿。这些化学成分包括缓冲剂（中和心脏产生的酸性代谢产物）、能量代谢底物或促进心脏产生腺苷三磷酸的催化剂。心脏停搏时通常会使用两种不同钾离子浓度的灌注液：20 ～ 30 mEq 的“高钾”灌注液用于诱导心脏停搏，心脏停搏呈等电位后，使用 10 mEq 的“低钾”灌注液维持心脏停搏。

心脏停搏液可顺行性通过放置于主动脉插管和主动脉瓣之间的灌注针经主动脉根部进入冠状动脉，或逆行性经置于冠状静脉窦里的头端有气囊的导管进入冠状静脉进行灌注。顺行性灌注是最符合生理的方式。然而当患者存在严重冠脉疾病或主动脉瓣关闭不全时，顺行性灌注可能无法使停搏液均匀的通过冠状动脉，灌注到整个心肌，此时可以使用逆行灌注。但逆性灌注同样存在不足，包括：右心室游离壁和室间隔后 1/3（右冠状动脉分布区）逆行灌注的效果差[281]。除此之外，逆行灌注时心脏微血管床无法维持正常的心肌能量代谢[282]。因此最完整的心肌保护技术应结合顺行和逆行灌注。事实上，同时进行顺行性和逆行性灌注心脏停搏液的情况并不少见。

心脏停搏液通常以单次定量的方式进行间断灌注，在初次灌注 1000 ～ 1500 ml 的“高钾”溶液后可暂停 10 ～ 40 min，以便术者进行心脏相关操作。然后手术操作过程中周期性灌注 200 ～ 500 ml 的“低钾”溶液，为细胞提供营养并维持钾浓度。术中评估心肌保护是否充分主要依靠经验，主要依据心电图的静止状态、灌注的间隔时间和心脏温度，也可以根据心室的充盈状态评估。如果负责引流的管路无法持续保持心脏的排空状态，心脏复温就会变快，而且心肌将处于高张力状态。这种情况会增加心肌耗氧，妨害心肌保护。用血钾浓度正常的温血灌注冠状动脉，能恢复心脏的电机械活动，可通过心脏灌注管灌注“温”血或只需开放主动脉阻断钳。

停心肺转流和脱机

患者撤离心肺机的过程，需要麻醉科医师、灌注师和外科医师之间交流和提高警觉性。患者撤离和终止心肺转流前，需要复温并排空心腔内的空气。确认心电活动已恢复稳定的节律，必要时可安装起搏器进行支持。必须恢复肺通气，确认实验室检查结果，必要时予以纠正。通过缓慢减少心肺转流的静脉引流量，同时将储血罐中的血液缓慢回输至患者体内，使心脏重新获得正常的充盈量。当心输出量恢复正常时，逐步降低心肺转流动脉泵的流量直至停机。心肺转流终止后，通常需要回输心肺转流机内剩余的血液进行容量替代治疗，以保障患者血流动力学的稳定。经常需要使用缩血管药物或正性肌力药进行辅助治疗（参见前面“心肺转流撤机”章节）。

患者的血流动力学稳定后即可给予鱼精蛋白以拮抗肝素的抗凝作用。注射鱼精蛋白是重大的、需要所有人员都警惕的事件，因此麻醉科医师、灌注师及外科医师必须保持良好沟通。一旦吸引装置误将含鱼精蛋白的血吸引回心肺转流系统，残留的血液可能发生凝固，将无法重建紧急心肺转流。因此，应在完全拮抗肝素作用前拔除所有的插管。同时，通过离心或血液过滤后由麻醉科医师回输心肺转流机中的残余血液。

鱼精蛋白通过不可逆地结合强酸性的肝素分子而形成稳定的无抗凝作用的盐，从而拮抗肝素活性。许多 ACT 机器能够进行快速床旁检查，计算患者需要的鱼精蛋白剂量[283]。如果不能自行生成鱼精蛋白量-效反应曲线，许多医学中心会根据注入患者体内的肝素总量计算出所需要的鱼精蛋白量。其比例通常是每 100 U 肝素需 1 ～ 1.3 mg 鱼精蛋白。鱼精蛋白至少应在 5 ～ 10 min 内缓慢推注以减少低血压的风险。注射完鱼精蛋白后，ACT 应恢复至基础水平。ACT 的升高可能意味着肝素残余或由凝血功能障碍所致，需要进一步的实验室检查，如凝血全套检查、肝素测定、血小板功能分析、血栓弹力图或以上检查的任意组合。

其他问题

温度

人工低温是一种可靠的神经保护方法，通常用于心肺转流。对手术期间必须停循环的心脏手术，深低温无疑对大脑有保护作用。动物实验证实，即使浅低温（下降 1 ～ 2℃）也能减轻脑缺血损伤。低温的各种神经保护作用机制均已在动物模型中得到了证实（表 54.11）[284]。低温可通过降低氧耗改善脑的氧供需平衡，从而减轻脑缺血的危害。低温不仅能降低脑代谢率，还可以延缓兴奋性氨基酸的释放，这些神经递质在神经细胞死亡过程中起着非常重要的作用。另外，低温能降低脑部小动脉的通透性，防止出现血脑屏障功能的损害。低温还可以通过抑制受损区域多形核粒细胞的黏附而降低炎性反应。

然而 Rees 及同事通过 meta 分析得到的结论却是，在常规心肺转流中低温没有确切的神经保护作用[285]，尽管纳入分析的这些研究存在一定的局限性。例如，

表 54.11 脑缺血时低温的保护作用以及高温的损伤作用

低温	高温
有利于氧供需平衡	氧供需失平衡
兴奋性毒性神经递质释放减少	兴奋性毒性神经递质释放增加
血脑屏障通透性降低	血脑屏障通透性增加
炎症反应降低	炎症反应增加
	氧自由基产生增加
	细胞内酸中毒增加
	细胞骨架降解

(From Hindler K，Nussmeier NA. Central nervous system risk assessment. In：Newman M，Fleisher L，Fink M，eds. Perioperative Medicine：Managing for Outcome. Philadelphia：Saunders；2008：69-88.)

低温的时机可能限制了它的保护价值。一般在主动脉插管和心肺转流启动之后开始降温。在此期间不太可能发生大血管的脑栓塞，因为主动脉阻断后已将心脏孤立于循环之外。相反，有证据表明，发生微血管和大血管栓塞最危险的时段位于主动脉操作期间及其之后不久、主动脉阻断和开放时。因为临近心肺转流开始前后进行了主动脉插管和阻断，而此时还没有进行脑部降温。而主动脉开放多发生于心肺转流将要结束时，通常在患者复温后。

相反，一般认为高温是有害的。体温仅仅升高 2℃就会降低脑对缺血的耐受能力。高温使神经元代谢恢复的时间延长，兴奋性神经递质的释放及氧自由基的产生增加，加重细胞内酸中毒并增加血脑屏障的通透性，从而导致丘脑、海马区和纹状体等多个部位发生病变（表 54.11）。高温还会影响蛋白激酶的活性，降低细胞骨架的稳定性。临床上，发热和高温使脑卒中患者的预后更差[286]。

20 世纪 90 年代，为了改善心脏预后，一些医学中心开始使用常温的心脏停搏液，同时避免刻意去降低体温。这种“温血心脏手术”的做法受到质疑，因为低温的神经保护作用将不复存在。随后进行的关于该技术对脑卒中发生率和术后神经认知能力减退方面影响的研究结果不一致。这可能是因为在不同的“温血心脏手术”研究中温度管理策略存在差异。温度的变化范围从温度续降导致实际的轻度低温到过度复温导致的脑高温[287]。

心肺转流复温期间，脑部高温可能加重已存在的脑损伤。过去，为了防止心肺转流停止后的温度续降，通常会复温过高。但这种操作可能导致脑部高温，而复温期间又最易发生脑栓塞。因此应当提前缓慢复温以确保心肺转流结束前获得稳定的目标温度[288]。

外科医师还应了解心肺复苏期间使用的任何温度监测点的局限性。心脏手术期间不能直接测定脑实质的温度，而是通过测量鼓膜、鼻咽、食管、直肠、膀胱、体表、肺动脉以及颈静脉球的温度后推测获得。但脑部温度与上述大多数部位测定温度的相关性很差[289-290]。一般认为颈静脉球温度是“金标准”。因为颈静脉球接近颈总动脉起始部，主动脉插管使颈静脉球的温度较其他部位更接近脑部温度（Ⅰ级，C 级）[290-291]。复温时，鼻咽、食管、直肠、膀胱和体表测定的温度低于颈静脉球的温度[289-290]。通常很难监测颈静脉球的温度，因此，一般认为氧合器出口处动脉管路内的血温最接近脑部温度[290, 292]。肺动脉或鼻咽部（Ⅱa 级，C 级）也是撤机期间合理的温度监测部位。

术后发生高温与术中高温一样危险。心脏手术术后 48 h 内，温度超过 38.5℃很常见且发生的比例接近 40%[293]。术后高温与心脏术后 6 周认知功能障碍发生率的增加相关[294]。因此，发生术后高温时应当使用解热药治疗，必要时，积极使用体表降温。

总之，患者在心肺转流时应该提早且缓慢地复温，任何部位监测的温度都不应高于 37.0℃[292]，该措施可预防脑部温度过高。

血气管理

温度对气体在溶液中的溶解度有显著影响。特别是在血气分析时，温度的改变能够显著改变 CO_2 浓度（进而影响 pH）。温度降低时，CO_2 在血浆中更易溶解，导致动脉二氧化碳分压（$PaCO_2$）下降。由于心肺转流期间患者体温降低，而相应产生的问题在于如何在较低的温度下进行最佳的酸碱平衡管理（即管理低温患者的血气时，使用温度校正还是非温度校正）。关于这个问题几十年来争论的焦点在于：血气管理的 α 稳态与 pH 稳态（表 54.12）。

α 稳态假说 水的 $[H^+] = [OH^-]$ 时即达到电中性（pN）。水的解离受温度影响，因此，达到 pN 时的 pH 值随温度的变化而变化。对血温随环境温度变化的动物（即变温动物和冷血动物）进行了有关酸碱比较的生理学研究，结果显示血液和细胞内的 pH 随着温度的不同而变化[295]。基于上述发现，产生了 α 稳态理论，其目的为在不同温度下始终维持细胞内电中性。

维持这种电中性需要合适的缓冲系统。蛋白质缓冲系统被认为是维持温度 -pH 关系的主要缓冲系统。组氨酸所含的咪唑基团与血液的解离常数（pKa）相似。因此，在降温过程中如果 CO_2 的含量保持恒定，电离状态（术语为 α）也维持不变。这一点非常重

表 54.12　血气管理措施总结

方法	目标	管理	CO_2 总量	理论上的优点
α 稳态	通过维持稳定的 OH^-/H^+ 比值来维持电化学中性	使用非温度校正的血气分析值	恒定	保护酶的功能和脑的自我调节能力
pH 稳态	维持稳定的 pH	使用温度校正的血气分析值	增加	脑降温更加均匀，减少脑氧耗
联合	在降温时维持稳定的 pH，然后在停循环前恢复电化学中性	在降温和复温阶段使用温度校正的血气分析值，在停循环前变为非温度校正的血气分析值	在降温时增加，然后恢复到基线	脑降温均匀，然后恢复中性状态；改善脑氧代谢率

OH^-/H^+，羟基离子与氢离子比值

要，因为离子化状态会影响蛋白质的结构和功能。通过允许血液的 pH 值随水的电中性而改变，从而保持电荷状态不变（α 稳态），这对于低温期间维持酶的结构和功能非常重要。研究显示，使用 α 稳态时，在达到深低温前，脑的自身调节能力基本上能维持正常[296]。

在低温心肺转流中使用 α 稳态管理酸碱平衡时，必须要维持非温度校正的血气值。“非校正”一词容易让人产生混淆，这是指血气分析仪通常所给出的实际测定值，并没有将数值校正到患者的实际体温。例如，当患者在 18℃下进行心肺转流时抽取血标本测定血气，血气分析仪在隔离空气的情况下将血标本加热到 37℃，并报告该正常温度下所测得的值。使用 α 稳态管理时，需要尽可能维持正常的非温度校正血气值，这在理论上能维持细胞内电中性。

pH 稳态假说　pH 稳态是酸碱平衡管理的另一种方法。pH 稳态管理是在温度变化时努力维持 pH 不变。冬眠动物往往采用这种方式。遵循水的中性曲线，随着温度的降低 pH 变为碱性。为了避免在降温过程中血液 pH 变为碱性，这些动物通过增加血液 CO_2 含量来维持低体温时 pH 正常。

CO_2 是强效的脑血管扩张剂，因此，pH 稳态管理时增加的 CO_2 含量将会降低脑的自身调节功能，使脑血流增加不基于脑代谢需求的变化。存在主-肺动脉侧支的婴儿进行心肺转流时，这些效应有神经保护作用，并且循环停止前有利于大脑深部均匀降温[297]。但是，复温时采取 pH 稳态管理将会增加脑血流，增加栓子进入脑部的可能。

心肺转流中应用 pH 稳态管理时需进行温度校正，即将血气分析仪测定的血气参数校正为患者体温下的参数。转流期间的温度下降会增加 CO_2 的溶解度，从而使 $PaCO_2$ 降低。因此，灌注师必须降低空氧混合气流的流速，或者通过另一种不常用的方法，即向氧合器吹入 CO_2 气体增加其含量，从而在血液温度降低时维持 $PaCO_2$ 在 40 mmHg（和 pH 正常）。必须在体外管路上安装实时血气分析仪，以便在整个心肺转流期间持续监测 $PaCO_2$ 值。

哪种管理方式最好？　一些独立的前瞻性随机临床研究表明，与 pH 稳态相比，在成人 CPB 中度低温时使用 α 稳态管理，患者神经系统的预后更好。根据这些研究结果，循证学推荐成人中度低温心肺转流时使用 α 稳态管理（ACC/AHA Ⅰ A 级）[288, 298]。但是，目前仍不清楚，成人深低温停（/ 不停）循环时使用哪种管理策略更好。

在儿童的心肺转流中，一些人类和动物的研究表明，对婴儿而言使用 pH 稳态管理比 α 稳态管理更有益。这些研究显示，与 α 稳态管理相比，使用 pH 稳态管理时降温更加均匀，氧耗更少，脑代谢恢复更好。小儿心肺转流多倾向于单用 pH 稳态管理或者在使用深低温时联合使用 α 稳态管理（即在降温时使用 pH 稳态，而在复温时使用 α 稳态）[299]。

心肺转流的炎症反应

从 20 世纪 80 年代，很多文献均报道了心肺转流引起的快速而严重的炎症反应。外科操作本身会导致炎症反应，而心肺转流则因血液与异物的表面接触、缺血-再灌注以及气体和固体微栓加重了这种炎症反应。这些过程将会启动和放大一系列相互联系的免疫级联反应。在心肺转流开始时，“启动”物质［包括内毒素、肿瘤坏死因子（TNF）和核因子 κ B 以及过敏毒素和细胞因子］的表达增加并刺激“效应”细胞（包括多形核粒细胞、血小板和血管内皮细胞），上调黏附分子，释放细胞毒性的氧自由基和蛋白酶。这种反应在不同的器官系统中导致不同程度的组织损伤。

许多临床方法已被证明可以不同程度的减轻心脏手术患者的炎症反应（图 54.17）。这些方法大致可以分为 3 大类：改进外科和灌注技术、改进循环管路成分以及药理学干预。

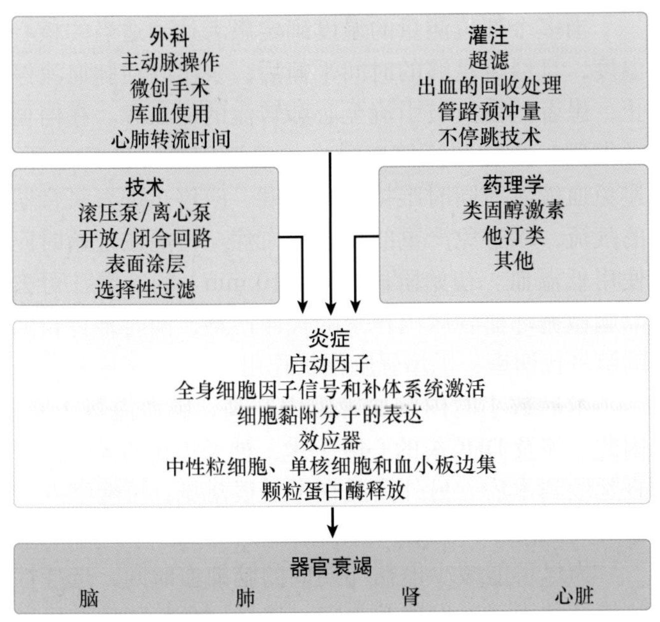

图 54.17　简要回顾目前了解的影响心肺转流（CPB）患者炎症反应的各种变量

外科和灌注技术的改进

外科技术的改进　微创心脏手术发展的部分原因是为了减轻患者的炎症。"微创"一词可指使用改良的外科技术，包括有或无机器人辅助下行微型切口，以及使用传统手术方法以缩短或避免心肺转流，从而减少血液与心肺转流管道的接触（如 OPCAB）。尽管 OPCAB 不能完全消除炎性反应，但与心肺转流下的冠状动脉旁路移植比较，它能够减少炎症细胞因子的表达[300]。但 OPCAB 这种降低炎性反应的作用将在手术后数天变得微乎其微[301]。另外，OPCAB 预后优于传统心肺转流下冠状动脉旁路移植的原因可能不仅仅归功于去除了心肺转流，同时它还能够减少或避免对主动脉的手术操作。尤其对于严重动脉硬化的患者，这可能是降低脑卒中发生率的独立因素[43]。

灌注技术的改进　目前心肺转流在炎性反应过程中的确切作用缺乏共识，其原因包括目前灌注技术尚未达到标准化[298]。多种灌注技术和方法已被证明能够减轻炎症反应，如出血的回收处理[302]、超滤[303-304]、温度管理[285]、循环管道最小化[305-306]以及心肺转流辅助下的不停搏技术[307]。

灌注技术

除了灌注方法外，灌注技术的类型也可以减轻心肺转流引起的炎症反应。哪种动脉泵（滚压泵/离心泵）导致的溶血更少，目前尚无定论。一些研究表明，心肺转流中使用表面材料改良的管路（如肝素涂层）可能减轻炎症反应[308-310]。另外，使用白细胞滤过器选择性地滤除管路中的白细胞，已被建议作为减少激活的白细胞数量，抑制炎症反应的一种方法。Warren 及其同事[311]对 63 项研究进行综述后得出结论，白细胞过滤可能有些许优势，但尚缺乏改善炎症相关并发症的确切证据。另外可以利用大容量零平衡的超滤技术进行血液浓缩，去除循环中的炎症介质[304]。但是对于成人心肺转流患者仍缺乏显著改善临床预后的证据。

药理学方法

经过数十年的实验室研究和临床试验，目前仍然缺乏一种经过严格审查的能减轻心肺转流患者炎症反应的药理学方法。抑肽酶曾被认为是最完美的药物，但由于使用后增加急性肾衰竭的风险，已在 2007 年下市[119]。因此，临床医师只能从少数的药物中进行选择，这些药物具有多种作用机制且改善临床预后的证据不足。

糖皮质激素因具有免疫抑制和抗炎作用，已在心脏手术中应用了数十年。但关于甲泼尼龙或地塞米松小型随机临床试验的 meta 分析结果却与之互相矛盾[312-313]。这些药物可能会降低房颤的发生率，但也可能会增加胃肠道出血的发生率，并且不影响术后死亡率或心脏及肺部并发症的发生率[312-313]。第一个大样本（4494 例患者）的随机对照临床研究发现，成人心脏手术中常规使用大剂量的地塞米松（1 mg/kg）并不能降低术后 30 天的重大不良事件发生率（死亡、心肌梗死、脑卒中、肾衰竭或呼吸衰竭）[314]。

一项 meta 分析纳入术前预防性使用他汀类药物减少炎症介质的随机对照研究，其结果显示，如果在术前 1 天到 3 星期期间每天服 20 ～ 80 mg 他汀类药物，能降低血浆 IL-6、IL-8、TNF-α 以及 C 反应蛋白的浓度[315]。Cochrane 数据库的综述对 11 项心肺转流或非心肺转流下心脏外科手术的随机对照研究进行合并分析，结果显示术前使用他汀类药物进行预处理能降低术后房颤的发生率，缩短术后 ICU 的住院时间，但对死亡率无影响[316]。最后，一项 meta 分析纳入了 14 篇关于氯胺酮可能具有抗炎作用的研究，结果提示氯胺酮能显著降低术后 IL-6 的反应[317]。

深低温停循环

深低温停循环（deep hypothemiccirculatory arrest，DHCA）是指将患者的中心温度降至非常低的水平（15 ～ 22℃），随后阻断流向全身的血流，并将全身血液引流至患者体外，保存于心肺转流的储血罐内。在成年患者中，这一操作主要用于主动脉的外科修复，特别是涉及主动脉弓的夹层或者主动脉瘤手术。

在全身缺血时，人工低温是唯一可靠的神经保护的方法。一些临床医师还将冰袋放置于患者头部，以加速降温或维持脑部低温。一些医学中心会使用神经保护的药理学方法，如使用类固醇减轻炎性反应，或使用巴比妥类药物或丙泊酚诱导脑爆发性抑制，即使尚缺乏足够的证据支持这些药物在全身缺血时的保护作用。此外，如果能监测脑电图（EEG），在停循环开始前通过低温诱导EEG出现等电位线非常重要，而不是通过追加巴比妥类药物或丙泊酚获得神经保护作用[318]。

在DHCA过程中使用的心肺转流设备、环路与标准心肺转流通常没有很大区别。在降温和复温期间，成年患者DHCA的血气管理遵循α稳态的管理方法，小儿患者则需要遵循pH稳态的管理方法（参见前面部分“血气管理”）。心肺转流开始时即开始全身降温，并持续到患者的温度低到能在循环停止期间提供足够的保护为止。当确定何种温度“足够”提供保护时，必须优先考虑脑保护。临床上没有能够测定脑部温度的可行性方法，因此，必须使用替代温度估计核心温度（参见此前关于温度的章节）。从动脉血到达目标温度到脑实质组织与血液温度达到平衡，该过程存在一定的时间延迟。因此，当降温过快时，动脉血液温度会低于脑的温度。对于一个中等体型的成年人来说，达到“目标”动脉血温度后，必须以全心输出量持续进行20～30 min低温的动脉灌注，才能保证脑具有充足时间来降温。如果预期停循环的时间为30～40 min，18～20℃的温度可能足够；但如果停循环时间较短或能够维持脑灌注，温度稍微提高一些也可以接受[319]。除了监测血液温度外，监测患者多个部位的温度也是一个很好的方法，这样可以在降温和复温时观察各温度间的相对变化。另外，EEG为降温时的脑保护提供了良好的药效学终点指标。在停循环开始前，EEG上应出现低温诱导的等电位线[319]。

患者体温下降时，血液黏度会增加。温度为18℃，HCT为30%～35%时，血液黏度将会升高到正常的3～4倍。心脏外科教科书建议，血液稀释非常必要，它可以最大限度地减少血液黏度升高造成的微循环功能障碍。因此，在DHCA期间，一些临床医师可能会设定一个适合患者体温的血细胞比容值，约为18%至20%。然而，Duebener及同事在幼猪身上进行的一项研究结果表明，如果使用DHCA，维持30%的HCT更为合适[320]。

当多个部位测量的温度确定患者达到适当的核心温度，且经过足够的时间平衡后，泵出的动脉血流停止，患者的血液被引流至心肺转流的储血罐。在停循环期间，心肺转流储血罐中的血液应进行自身循环，避免血液淤滞同时维持目标温度。应停止进入氧合器的气流，以避免严重的低碳酸血症。再灌注开始时应使用低温血。初始阶段（5～10 min）的冷灌注可去除脑微循环血管床内积聚的代谢产物，同时维持较低的脑氧代谢率，以增强脑保护作用。

术后数小时内脑血管阻力升高，脑血流量下降，因此，涉及DHCA的心脏手术，神经损伤的风险会一直延续到术后。另外高温在术后很常见，可能继发于全身炎症反应，应当积极治疗。

为尽可能减少停循环期间的脑缺血时间，选择性脑灌注技术已经发展起来了。选择性顺行脑灌注可以通过左颈总动脉插管直接灌注[321]；或在心肺转流中进行腋动脉或无名动脉插管，也可以很容易地通过右颈总动脉行脑灌注[322]。在降温和复温过程中，腋动脉插管有助于将动脉血液从心肺转流机输送到整个循环系统，或者也可以加用阻断钳，阻断无名动脉的近端，选择性地灌注右颈总动脉和桡动脉。由于腋动脉插管靠近右侧桡动脉，右侧桡动脉血压可能明显高于左侧桡动脉或股动脉的监测压力。因此，降温和复温时不应当使用右侧桡动脉压力作为灌注标准。用心肺转流中的低温动脉血进行顺行性选择脑灌注时，应使脑血管血压维持在30～60 mmHg之间。达到这种压力所必需的灌注流量因动脉插管的位置而异。单纯左颈总动脉直接插管需要的流量最少，而头部多根血管插管或腋动脉插管（灌注右颈总动脉、右胸内动脉以及右手臂）需要更高的流量。因此，研究报道的流量范围为150 ml/min至1500 ml/min。将导管从右心房插入上腔静脉，可通过该插管实施选择性逆行脑灌注。采用这种灌注方式，在患者停止全身灌注后即可开始灌注。心肺转流中的低温动脉血以相对高的流速［≈5 ml/（kg·min）］进行灌注，以维持上腔静脉（SVC）压力在35～40 mmHg[323]。虽然对于是否需要采用任何形式的选择性脑灌注使DHCA手术后神经系统的预后达到最佳仍有争议[324]，但研究者们普遍认为，如果使用得当，顺行脑灌注优于逆行脑灌注[325-326]。

左心转流

如果降主动脉瘤或主动脉夹层需要使用人工血管行手术置换时，必须阻断患者胸主动脉的血流。使用血管钳阻断大血管会突然增加心脏后负荷，并导致阻断钳远端所有身体部位的缺血。如患者存在心功能异常或是缺血时间过长的外科手术，则需要一些循环支持的方法。最简单的方法是绕过手术修复部位插入暂时的分流管路（如 Gott 分流），但它无法提供左心转流（left heart bypass，LHB）或心肺转流所达到的支持力度。

对于这些手术，一般经左胸切开以便获得很好的进入左心房的入路。最简单的 LHB 是使用离心泵将血液从左心房引出，然后将血液泵回患者的股动脉。这种简单的 LHB 循环使临床医师能够很好地控制进入阻断钳远端的血流，因此能够调整心脏做功时必须克服的后负荷。然而，一些复杂的外科手术需要使用全量的心肺转流。

这类患者的外科并发症较为常见，包括低氧、低温及失血等。通常使用双腔气管导管或支气管阻塞器隔离左右肺。打开左侧胸腔暴露动脉瘤后，停止左肺通气。如果患者术前存在肺功能障碍或主动脉夹层引起的创伤性肺损伤，单侧肺通气可能难以维持足够氧合。因为外科暴露术野较大，而且有时候手术时间较长，患者常出现低体温。这种手术会增加失血的风险，因此快速给予液体和血液制品的需求也会增加。通常建议使用完整的 LHB 来降低这些风险。由于广泛开展介入技术治疗降主动脉病变，目前 LHB 在临床中的应用有所减少。

图 54.18 阐明了建立简单和完整 LHB 循环管路的方法。完整 LHB 循环管路和标准 CPB 循环的主要区别在于管路中静脉储血罐的位置和患者静脉插管位置的不同。不同于心肺转流循环管路，完整 LHB 循环管路中的储血罐不能接收患者体内的血液。储血罐位于循环管路之外，使心肺转流的有效面积减少，可降低血液的接触激活，从而使肝素化剂量降至最低。

这两种技术的管理目标都是在主动脉阻断期间维持阻断远端和近段的血压 60 mmHg 以上。然而，完整的 LHB 环路让临床医师能够控制低氧、低温和血液丢失。在循环管路中加入氧合器能增强患者的通气和氧合；热交换器用于维持体温正常；储血罐有利于出血和（或）低血容量时快速补充大量的液体或血液制品。

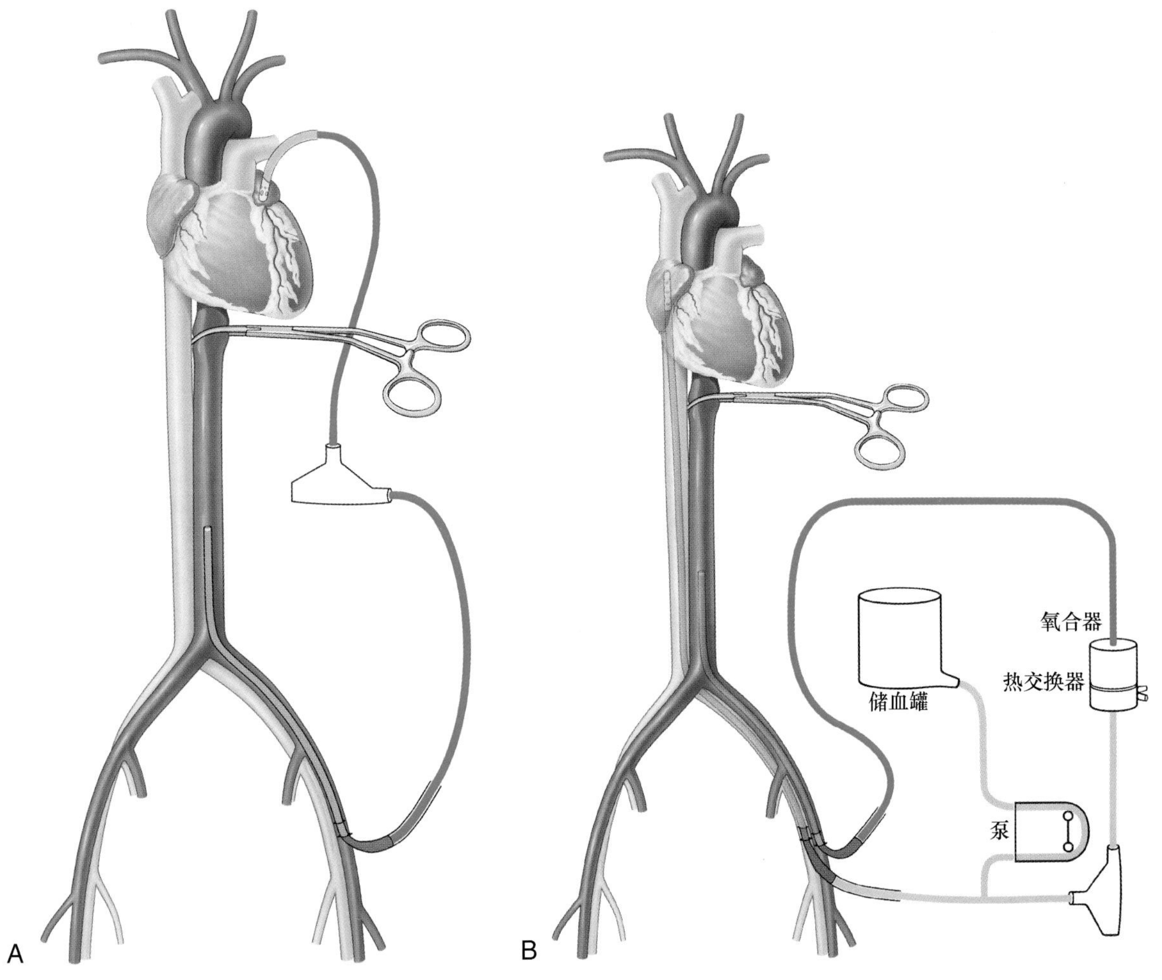

图 54.18　**左心转流（LHB）简图**。（A）简单 LHB（左心房、离心泵和股动脉）。（B）完整的 LHB（包括氧合器、热交换器以及用于给予液体的储血罐）

心肺支持和体外膜氧合

实际上，心肺支持（cardiopulmonary support，CPS）循环和体外膜氧合（extracorporeal membrane oxygenation，ECMO）没有区别。两者均由不含储血罐的心肺转流（CPB）管路、动脉滤器以及辅助泵（即吸引泵、排气和心脏停搏液泵）组成。由于循环内无储血罐，这些系统被认为是“闭合”的。密闭环路有自己的静态内部容量，因此无法为患者的血管系统减负。

从环路中移除储血罐和过滤器有其优缺点。主要的优点是显著降低了管路的表面积，这有助降低肝素的抗凝用量。肝素的初始剂量为 75 ～ 150 U/kg，以 25 ～ 75 U/（kg · h）的剂量持续泵注，可以维持 ACT 在 180 ～ 250 s†。

主要的缺点是闭合的循环不容易去除栓子。因此，当闭合的 ECC 连接到患者的插管，向管路输注液体和药物以及从静脉管路取样时均需要特别注意。另外，由于降低了抗凝的力度，应避免管路中血液的淤滞以及缩短低流量时间。

在 ICU 中，ECMO 或 CPS 被用于进行数天或数周的心和（或）肺支持。新一代离心泵和中空纤维氧合器性能良好，越来越普遍地被用于长期使用的危重患者（图 54.19）。

特殊的心血管疾病状态

冠状动脉疾病

冠状动脉疾病的病理生理

冠状动脉解剖 了解冠状动脉解剖对理解冠状动

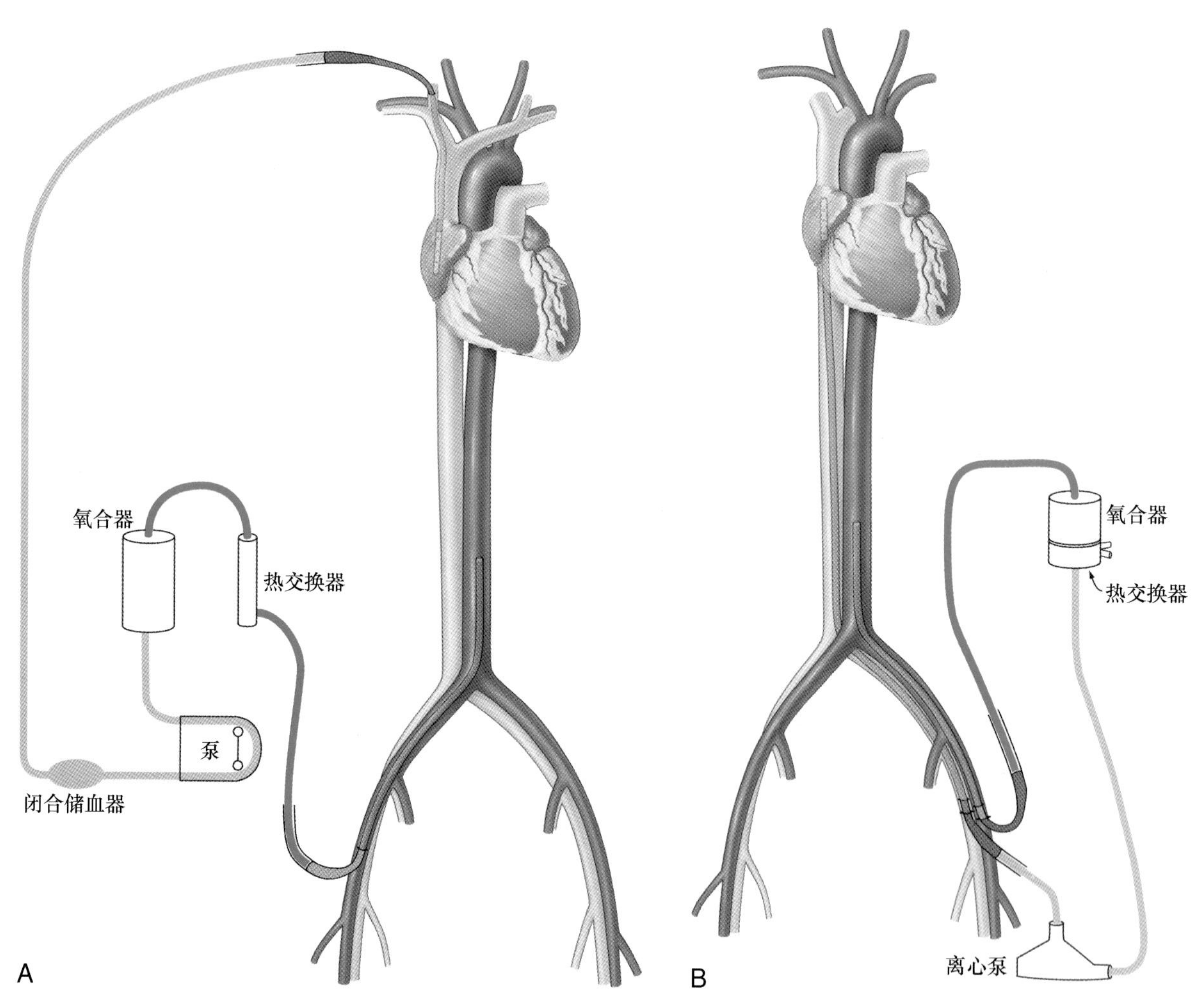

图 54.19 （A）患者通过颈内静脉和股动脉插管，中间连接传统的体外膜氧合管路。（B）患者通过股静脉和股动脉插管，中间连接简单的心肺支持管路

† 来自体外生命支持组织（Extracorporeal Life Support Organization，ELSO）的抗凝指南，https://www.elso.org/Portals/0/Files/elsoanticoagulatio nguideline8-2014-table-contents.pdf

脉疾病（CAD）的病理生理以及血管重建手术患者的麻醉管理非常重要。主动脉分出两根主要的冠脉供应心肌，即：左冠状动脉主干（left main coronary artery，LMCA）和右冠状动脉（right coronary artery，RCA）。随后 LMCA 分为左前降支（left anterior descending，LAD）和左回旋支（left circumflex artery，LCx）。左前降支沿室间沟下行，发出对角支和间隔支。左前降支的对角支支配心脏的前外侧壁。间隔支支配室间隔、心脏的传导束和浦肯野系统。左前降支终止于左心室尖部。左回旋支是左冠状动脉主干的另一分支，沿左房室间沟走行，发出 1～3 支钝缘支支配左心室侧壁。45% 的患者，其窦房结动脉起源于左回旋支。15% 的患者，左回旋支发出后降支动脉，支配左心室的后下壁（“左冠优势”）。

右冠状动脉横贯右房室间沟，发出锐缘支支配右心室的右前壁。在 85% 的人群中，右冠状动脉发出后降支支配左心室的后下壁（“右冠优势”）。房室结动脉分支起源于优势侧动脉，支配房室结、希氏束以及传导束分支的近端部分。此外，在 55% 的人群中，窦房结动脉的血供源于右冠状动脉。

心肌氧供和氧耗的决定因素　氧的供需平衡较为复杂（图 54.20 和 54.21）。氧供取决于动脉血氧含量和冠脉血流。静息时，机体从动脉血中获取的摄氧量最高。当需求增多时（运动或血流动力的应激），心肌的氧供也必须增加。

正常冠状动脉血流的决定因素包括跨冠状血管床的压力差（即冠状动脉灌注压）和冠状血管的阻力。左心室的冠状动脉灌注压等于舒张期主动脉压力减去左心室舒张末压力（LV end-diastolic pressure，LVEDP）。因此，左心室舒张末压力的升高会妨碍心内膜下的血流。由于冠状动脉狭窄已使狭窄远端的血

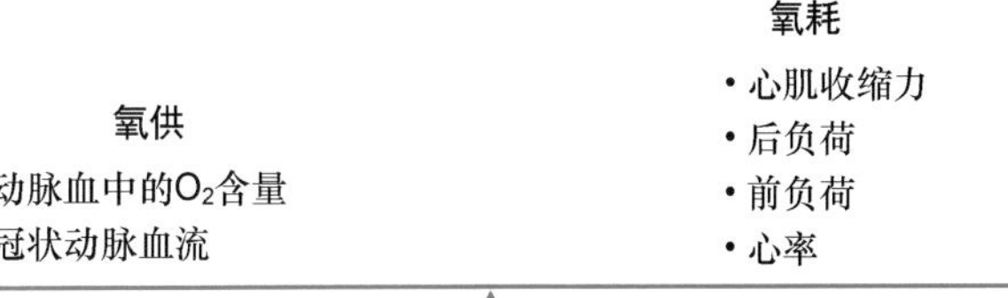
氧耗
• 心肌收缩力
• 后负荷
• 前负荷
• 心率
氧供
• 动脉血中的O_2含量
• 冠状动脉血流

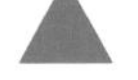
心肌氧平衡

图 54.20　氧供和氧耗的决定因素（From Mittnacht AJC，Weiner M，London MJ，et al. Anesthesia for myocardial revascularization. In：Kaplan JA，Reich DL，Savino JS，eds. Kaplan's Cardiac Anesthesia：The Echo Era. 6th ed. St. Louis：Saunders；2011：524.）

管最大程度地扩张，因此，调控冠状动脉灌注压是控制冠状动脉血流（及避免或治疗心肌缺血）的重要方法。然而，因为决定心肌氧供需平衡的因素以复杂的方式相互作用，改变其中的任何一个都会引发多重效应。例如，血压升高增加了冠状动脉血流，但也会增加后负荷，进而增加心室壁的张力和氧耗。

舒张期持续时间是影响心肌氧供的另一个重要因素，因为 70%～80% 的冠状动脉血流来源于心动周期的舒张期。收缩期的心脏收缩增加了心室腔内的压力和冠状血管的阻力，因而妨碍了心肌灌注。每分钟舒张期总的持续时间与心率间存在非线性的函数关系（图 54.22）。这是 β 受体阻滞剂可作为抗缺血药物的主要原因，它既可用于长期治疗，也可用于预防围术期心率的轻度增快。

血液氧含量取决于血红蛋白结合的氧量，在较小程度上也取决于氧的溶解。虽然高血红蛋白水平赋予血液高的携氧能力，但临床研究尚不能确定避免缺血所需的最低血红蛋白水平。影响这个限定值的因素包括 CAD 的严重程度、心率、灌注压以及心肌的厚度和张力。此外，心肌组织的氧气输送也依赖于较高的

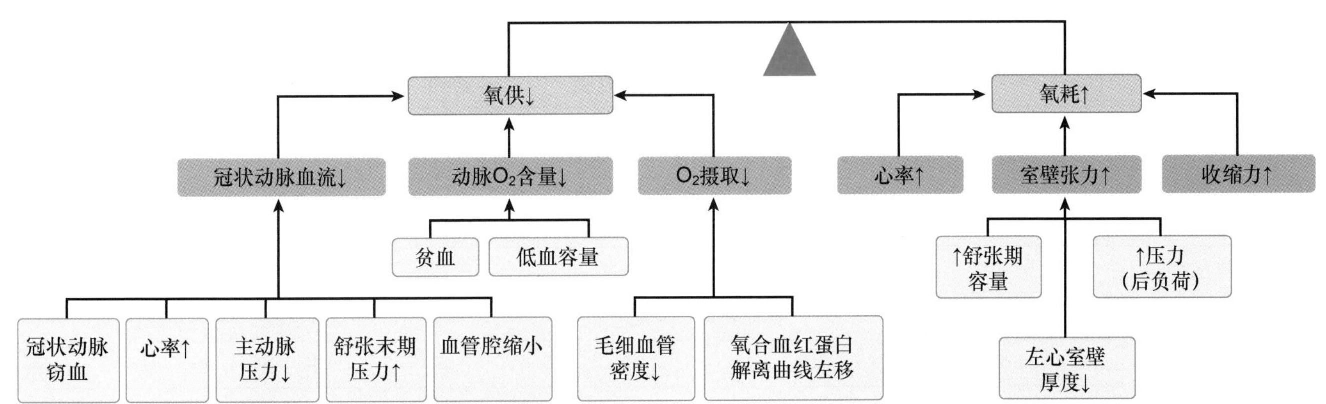

图 54.21　影响心肌氧供需因素总览（From Green MS，Okum GS，Horrow JC. Anesthetic management of myocardial revascularization. In：Hensley FA，Martin DE，Gravlee GP，eds. A Practical Approach to Cardiac Anesthesia. 5th ed. Philadelphia：Lippincott Williams & Wilkins；2013：319-358；and Modified from Crystal GJ. Cardiovascular physiology. In：Miller RD，ed. Atlas of Anesthesia，Vol 8，Cardiothoracic Anesthesia. Philadelphia：Churchill Livingstone；1999：1.）

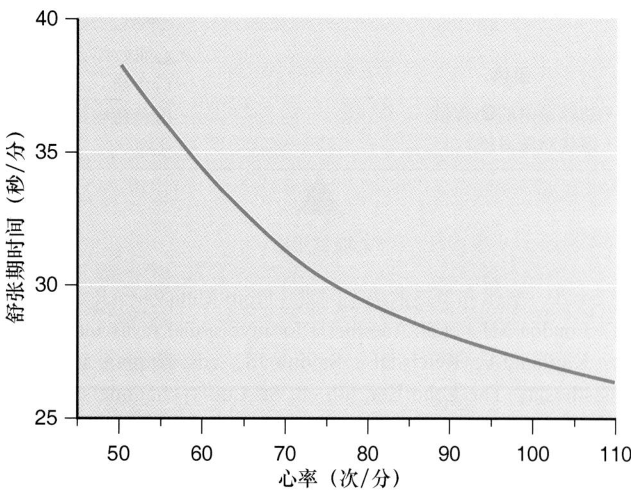

图 54.22 每分钟的舒张期总时间与每分钟心搏次数的函数关系。随着心率的增加，舒张期会缩短，导致左心室血流减少（From Green MS，Okum GS，Horrow JC. Anesthetic management of myocardial revascularization. In：Hensley FA，Martin DE，Gravlee GP，eds. A Practical Approach to Cardiac Anesthesia. 5th ed. Philadelphia：Lippincott Williams & Wilkins；2013：298.）

氧气分压（PO_2）和基于氧解离曲线进行的血红蛋白实际的氧释放。由碱中毒、低温或低 2,3- 二磷酸甘油酸造成的氧解离曲线左移将减少氧的释放。

行血管重建术的患者，心肌氧供的下降可能因低血压、心动过速、贫血或冠脉血管狭窄所致。同时心肌氧耗的增加继发于心动过速或后负荷的增加。在全身血流动力学没有任何改变的情况下也可能发生心肌缺血，因此在整个围术期谨慎地监测心肌氧供和氧耗间的失衡以及心肌缺血的进展十分必要。ECG 监护、ST 段分析以及 TEE 观察局部室壁运动异常等方法都可用于监测心肌缺血。

心肺转流下的冠状动脉旁路移植术

术前评估和管理 行 CABG 的患者常常需要在术前对其心脏疾病进行充分的评估（参见第 31 章）。应注意冠状动脉的解剖，特别是左主干、左前降支近端或三支血管存在严重程度高的病变时。通常用血管造影或超声心动图测定的 EF 值来评估心室功能。术前检查时发现的其他心脏疾病也应加以注意和了解，包括瓣膜异常，如并发的二尖瓣反流、主动脉瓣狭窄、主动脉瓣关闭不全、房 / 室间隔缺损或室壁瘤。麻醉科医师应关注心电图或病史中的任何异常心律，如房颤或其他室上性心动过速（可能导致血流动力学不稳定或增加患者栓塞性神经并发症的发生）、左束支传导阻滞、PR 间期延长（可能发展为更严重的心脏传导阻滞）及可能依赖起搏心律的完全性房室传导阻滞。应注意所有的抗心律失常治疗，不论是药物还是仪器设备，如起搏器或者植入式心律转复除颤器（implantable cardioverter-defibrillator，ICD）。

现已建立多种评估总体风险的模型，增加风险的相关因素包括：左心室功能差（充血性心力衰竭病史或 LVEF ＜ 30%）、高龄、肥胖、急诊手术、联合手术（如瓣膜成形或置换术联合 CABG）、既往心脏手术史、糖尿病病史或肾衰竭病史（表 54.13）[327-328]。

术前用药 目前心脏外科的患者经常在手术当日入院。通常患者只会在术晨服用咪达唑仑以减轻焦虑。但在置管期间，尤其在全麻诱导前行中心静脉置管时，可追加小剂量的咪达唑仑、芬太尼或两者联合给药（请参考麻醉诱导和心肺转流前期章节）。这可能对冠脉疾病患者特别重要，可以尽量减少不必要的交感刺激导致的心动过速和高血压。但对低 CO 或严重肺动脉高压的患者，应该循序渐进谨慎地给药。

表 54.13 冠状动脉旁路移植手术不同风险分层方案的危险因素

	蒙特利尔	克利夫兰	纽瓦克	纽约	北英格兰	胸外科学会
急诊	+	+	+	+	+	+
左心室功能差或充血性心力衰竭	+	+	+	+	+	+
再次手术	+	+	+	+	+	+
性别或体型小	−	+	+	+	+	+
瓣膜疾病	−	+	+	+	−	−
高龄	+	+	+	+	+	+
肾疾病	−	+	+	+	+	−
肥胖	+	−	+	−	−	−

（Modified from Green MS，Okum GS，Horrow JC. Anesthetic management of myocardial revascularization. In：Hensley FA，Martin DE，Gravlee GP，eds. A Practical Approach to Cardiac Anesthesia. 5th ed. Philadelphia：Lippincott Williams & Wilkins；2013：293-318.）

麻醉的诱导和维持　没有一种麻醉剂或联合使用的麻醉剂适合所有接受冠脉血运重建手术患者的麻醉诱导和维持。对该类患者通常使用苯二氮䓬类药物（咪达唑仑）联合麻醉镇痛药（通常为芬太尼）和肌肉松弛剂进行麻醉诱导[328]。依托咪酯或丙泊酚联合麻醉性镇痛药也经常被使用。其目标是避免诱导及随后气管插管时血流动力学的剧烈波动。通常，心肺转流前、中、后全程都可以使用吸入麻醉药。另外，吸入麻醉药有多重心脏保护作用，包括触发预处理级联反应和减轻再灌注损伤[146]。需要追加咪达唑仑以确保避免术中知晓。

患者现有的左心室功能是影响麻醉药物种类和剂量的一个因素。左心室功能正常的患者通常会对手术刺激产生明显的交感反应，可能导致血压升高和心动过速。如果这种情况继续发展下去，使用 β 受体阻滞剂、追加丙泊酚、大剂量的吸入麻醉药或血管扩张剂可能具有保护作用。相反，左心室功能较差的患者，给予麻醉药物后可能由于心输出量减少和（或）血管扩张而引起低血压。这类患者可能需要使用血管收缩药物和（或）正性肌力药物进行支持。

选择麻醉药物的第二个考虑因素是进入 ICU 后 4～6 h 内早期拔管的可能性（所谓快通道）。对术前心功能良好以及单纯接受 CABG 手术的患者通常采用快通道技术。快通道策略要求所使用的药物不能在长时间内，使患者镇静或无法充分的自主呼吸。心功能差、严重肺部疾病或肥胖患者或行急诊手术的患者、CABG 联合其他手术或再次手术的患者可能不适合早期拔管。

监护　自 20 世纪 60 年代以来，冠脉血运重建术患者术中缺血事件的监测技术已有较大进步。通常使用美国麻醉科医师协会（ASA）推荐的标准监护以及有创动脉血压监测（同时无创血压监测备用）。一般使用 Ⅱ 导联和 V_5 导联持续监测以及自动 ST 段分析，以提高发现心肌缺血的概率[329]。

现今肺动脉导管的使用较过去有所减少，因为有几项研究表明使用肺动脉导管并不能改善预后[330]。其实，使用这些导管带来的潜在风险实际上可能会超过其获益[24]。尽管肺动脉波形的改变更能预见缺血，但显然不能将肺动脉压的绝对值作为缺血的诊断依据。例如，在肺动脉楔压波形上出现一个新的 V 波提示缺血性乳头肌功能异常。另外，特殊的肺动脉导管能获得多个心脏功能指标，包括心脏指数以及混合静脉血氧饱和度。而且，一些临床医师认为，当术后无法使用 TEE 对患者进行持续监测时，PA 导管会有用。

总之，由于误用导管提供的信息所具有的风险，在常规 CABG 手术中使用肺动脉导管的情况多年来已有所降低。个别医疗机构的执业医师已经制定了在心脏手术中使用肺动脉导管的个人偏好和政策。肺动脉导管的使用手册要求在放置导管时，须对每个患者进行风险-收益评估。

在心肌缺血时，TEE 监测到的局部室壁运动异常比心电图改变或肺动脉导管波形和压力的变化更敏感[329]。TEE 可以用于同时检查三支主要冠状动脉支配的所有心脏节段。该技术常用于血管重建术的整个过程，通过观察心腔半径的缩短和室壁厚度变化来评估局部室壁的运动，这在血管重建术后尤其有用。另外，TEE 可以用来评估心室前负荷和收缩力、诊断瓣膜异常、评估主动脉插管部位的钙化和动脉粥样硬化病变、监测左心室血栓和不常见的先天性异常（如房间隔缺损或室间隔缺损、残存左上腔）。详见第 37 章，围术期 TEE 的应用细节。

外科注意事项　传统的（心肺转流下的）CABG 手术是心脏手术中最常见的手术方式。标准的操作需要使用胸骨锯进行胸骨正中完全切开。锯开胸骨时需要暂时停止肺的机械通气，以避免胸膜撕裂。既往曾经行胸骨切开术（再次手术）的患者，需要使用摆动锯。再次行胸骨切开术的风险包括右心室穿孔、之前静脉移植血管的损伤以及已存在的胸骨钢丝传导电凝器电流导致室颤。因此，应该有立即可用的浓缩红细胞（2 个单位），同时，在准备和铺巾前，应安置体表除颤电极。此外，对原先的静脉移植血管进行手术处理时，可能引发粥样斑块栓塞并导致心肌缺血。如果在胸骨切开或在暴露心脏和插管部位时发生了并发症，可以通过股动脉和股静脉插管来建立紧急转流。

如果需要使用内乳动脉，应将手术床升高并向左侧倾斜以便于外科医师进行游离操作。同时，也应减小潮气量以便于显露。夹闭带蒂的内乳动脉前通常给予肝素，并可以向该血管内注入罂粟碱。心肺转流下 CABG 术的转流前期可能相对较短（＜1 h），也可能需要数小时以分离左内乳动脉、右内乳动脉、桡动脉或其中数支血管。对大多数 CABG 手术而言，必须获取足够的静脉血管，目前常采用内镜下隐静脉切除术。

在主动脉插管前，TEE 和（或）主动脉表面的超声心动图可以提供关于主动脉弓有无钙化及钙化灶或游离粥样斑块的精确位置等关键信息。手术医师可能需要 TEE 引导下行冠状静脉窦逆行插管。此外，如果患者合并残存左上腔静脉，可导致逆行性灌注心脏停搏液出现问题[328]。启动心肺转流后，TEE 也可用来确定左心室引流管的位置是否正确，以及确认近期发生前壁心肌梗死或室壁瘤患者的左心室是否存在血栓。

CABG手术中外科和技术性并发症表现为缺血，包括：①移植物近端或远端的吻合不佳；②血管在心脏充盈时受到牵拉；③冠状动脉缝合闭合；④静脉移植物长度不足导致心脏充盈时静脉牵拉；⑤移植静脉过长导致静脉打折；⑥移植静脉血栓形成[327]。可能需要重新建立心肺转流来纠正血管重建术后外科原因导致的缺血。如果有紧急再次建立心肺转流的需求，应该备好即时可用的肝素。

心肺转流后导致心肌缺血的其他原因包括：①由于无法进行血管移植或冠状动脉远端弥漫性病变导致血管重建不完全；②冠状动脉气体栓塞或粥样斑块碎屑栓塞；③冠状动脉痉挛；④机械性因素：如肺过度膨胀导致移植静脉牵拉或内乳动脉血流阻塞；⑤血栓形成[327]。缺血的治疗包括使用多种药物：在外周阻力偏高或偏低时给予硝酸甘油或缩血管药；使用硝酸甘油、钙通道阻滞剂（地尔硫䓬、硝苯地平或尼卡地平）或联合用药缓解冠状动脉痉挛；当怀疑有空气栓塞时，缩血管药物（通常去氧肾上腺素）可以“驱赶”冠状动脉内气体通过血管；β受体阻滞剂（艾司洛尔）治疗心动过速；必要时使用一种或多种正性肌力药以增加CO。此外，适当的时候可以用房室顺序起搏改善心率、心律和血流动力学稳定性。有时，可能需要使用主动脉内球囊反搏或左室和（或）右室辅助装置（LAVD或RVAD）进行机械支持。心脏停搏液的残留、室壁瘤或心包炎可能导致ST段抬高，但实际并无缺血。

非心肺转流下冠状动脉旁路移植术，微创冠状动脉旁路移植术和杂交冠脉重建术

非心肺转流下冠状动脉旁路移植术（off-pump coronary artery bypass surgery，OPCAB） 对心肺转流不良影响的认识促进了其他心肌血管重建技术的发展，特别是OPCAB。OPCAB的支持者指出，接受该方法的患者发病率和死亡率更低，康复速度更快，手术费用也更低。来源于STS的数据显示目前大约22%的冠状动脉重建术在非心肺转流下进行[331]。

胸骨正中切开是OPCAB手术的传统入路。可供移植的血管有左右内乳动脉、隐静脉和桡动脉。心包切开后，反折并缝合固定于纵隔胸膜的边缘。在特殊的胸骨撑开器上可以放置灵活可调的固定装置，该装置通过对心肌表面直接压迫和（或）吸附而起作用。这些装置可以固定目标血管，并且让外科医师能很好地将心尖从心包内“垂直”拉出，对位于后壁和侧壁的血管进行操作（彩图54.23）。OPCAB肝素的剂量由各医学中心决定，全剂量和低剂量方案目前均有使用。

当目标血管和周围心肌稳定后，在冠状动脉周围放置弹性结扎带，以减少动脉切开时的出血。外科助手使用可以喷出混有二氧化碳的雾状无菌冲洗液的吹风机或喷雾器，使手术视野达到最佳。在这些条件下，行一根或多根远端冠状血管的吻合，将隐静脉移植血管或游离的移植动脉的近端直接与侧壁钳夹的主动脉吻合。另一种方法是间接的近端吻合，与内乳动脉行T形（端-侧）吻合，而该动脉近端仍与锁骨下动脉相连。

外科注意事项包括：①充分暴露吻合部位；②吻合期间限制心脏活动；③冠状动脉血流中断时保护心肌[332]。为了达到前两个目标，外科医师必会使用可能明显影响血流动力学的操作，包括影响双侧心室充盈，特别是室壁薄弱容易受压的右心室。心室充盈的改变还可由心尖部处于垂直位置引起（可能扭结或部分阻碍静脉回流）（见彩图54.23）。除此以外，冠状动脉本身也可能出现心肌缺血，临时弹性缝合结扎目标血管可能加重缺血[328]。吻合旁路移植血管时，可

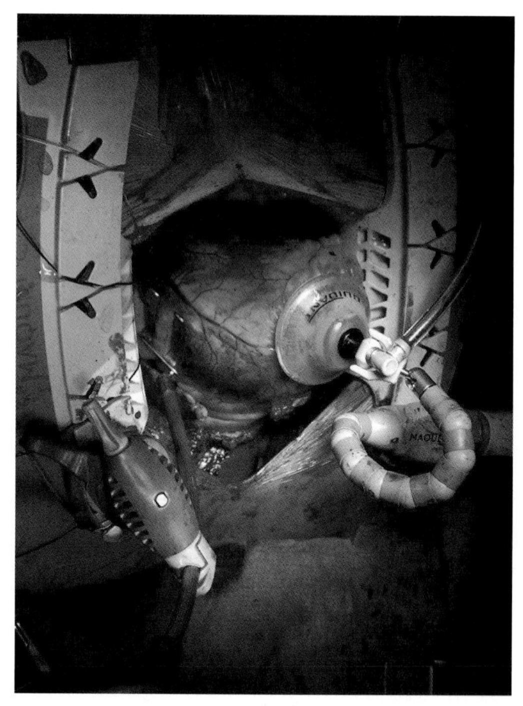

彩图54.23 本图显示OPCAB时第一钝缘支（OM1）与大隐静脉移植血管吻合。视角来自患者头端。可见已经完成的左侧内乳动脉与左冠状动脉前降支吻合。Maquet接入设备（MAQUET，Wayne，NJ）凭借其吸附力使心脏位置“垂直化”，易于对冠状动脉的回旋支进行操作（Courtesy Alexander Mittnacht，MD，Mount Sinai School of Medicine，New York；From Mittnacht AJC，Weiner M，London MJ，et al. Anesthesia for myocardial revascularization. In：Kaplan JA，Reich DL，Savino JS，eds. Kaplan's Cardiac Anesthesia：The Echo Era. 6th ed. St. Louis：Saunders；2011：524.）

能出现远端心肌节段的缺血，功能恶化的程度与血管狭窄情况和侧支循环的范围有关[332]。

因此，麻醉科医师必须采取措施预防严重低血压，最大限度减少因血流动力学变化导致的冠状动脉灌注减少和术中心肌缺血。通常，可以增加血管内容量（晶体或胶体）和患者取头低位，也常常使用缩血管药物（去氧肾上腺素或去甲肾上腺素）。当二尖瓣关闭不全加重进一步导致血流动力学紊乱时，一个简单的方法是重新摆放心脏，这样可增加心室充盈并让心室瓣环保持正常的几何形状。

患者的监护包括五导联心电图和有创动脉血压监测。可以考虑进行肺动脉压和心输出量监测或持续脉搏波形心输出量测定[332]。使用 TEE 是有益的，但在手术的某些阶段成像会受限。心脏处于垂直位和心脏表面固定垫板的应用使超声成像欠佳。当进行远端冠状动脉吻合时，食管中段平面可能比经胃平面更适合持续监测 TEE。

持续或不断恶化的心电图改变或即将发生心血管衰竭时要求麻醉科医师和手术医师必须迅速采取行动。一种选择是将小而易弯曲冠状动脉内支架植入开放的冠状血管吻合处，以保证远端节段有一定的血流。另外的选择是建立完全或部分的心肺转流和安置 IABP。大约有 3% 的患者由 OPCAB 紧急转为心肺转流下的 CABG[333-334]。而这个过程往往伴发一系列并发症。据报道，这种意外的中转与死亡、卒中、肾衰竭、伤口感染和呼吸衰竭等风险增加有关。

OPCAB 的短期预后和长期疗效仍在不断的研究和争论。meta 分析已经发现 30 天死亡率无明显差异[335-336]。目前有关 CPB 下 CABG 和 OPCAB 相比较的最大样本量的多中心随机研究显示，30 天死亡率以及死亡率与并发症发生率的复合结局指标均无差异[337]。而许多大样本的观察性分析却提示 OPCAB 可降低死亡率。Hannan 及其同事对来源于纽约州立心脏手术数据库的 49 830 例患者通过使用风险校正分析（Cox 比例风险模型和倾向性分析）发现 OPCAB 有降低死亡率的优势[338]。但行 OPCAB 的患者（93.6%）再次接受血管重建术的需求比 CABG 患者（89.9%）高[338]。几项关于传统 CABG 和 OPCAB 手术的大样本回顾性研究发现，与接受心肺转流下的 CABG 的女性相比，接受 OPCAB 手术的女性生存率更高[339-341]。

最近一项历时 5 年，涉及 19 个不同国家的 4000 多例患者的研究发现，在对接受心肺转流和非心肺转流下 CABG 的患者进行 5 年的随访，在脑卒中、心肌梗死、肾衰竭、再次行血管重建术和死亡等方面没有差异[342]。

微创冠状动脉旁路移植术（minimally invasive coronary artery bypass，MIDCAB） 经左前开胸是最常用的代替胸骨切开术的方法，可以直视下获取内乳动脉并将其吻合至左冠状动脉前降支。有些外科医师通过机器人辅助内镜技术获取左侧内乳动脉（LIMA），再通过左前胸切开小切口，完成左侧内乳动脉到左前降支的吻合。在这些患者中，可使用双腔气管导管或支气管封堵器，使左肺塌陷以显露吻合部位。另外，肺部塌陷后还需要向左侧胸腔充入二氧化碳。

通常 MIDCAB 技术只涉及单一血管的移植，而且吻合部位的显露可能欠佳[332]。MIDCAB 时，麻醉科医师面临的挑战包括解剖游离左侧内乳动脉和进行吻合时需要行单肺通气。因为这些患者只能进行左前降支移植，不会出现将心脏摆放至极端位置而导致严重影响血流动力学的情况。然而，在消毒和铺巾前就应该给患者贴上体外除颤或起搏的电极片，因为在这类手术中外科操作空间受限[343]。

随着技术的发展，从 MIDCAB 手术首次引入至今，外科和麻醉技术也在不断发展。尽管如此，还是有许多不同的方法管理 MIDCAB 手术的麻醉用药，不同的机构也有不同的技术来护理这些患者。

除了进行标准的 ASA 规定的监测外，这些患者还需要进行动脉置管（最好是桡动脉）、中心静脉置管，可能还需要放置肺动脉导管进行监测。

与任何接受 CABG 手术的患者一样，行 MIDCAB 的患者都采用常规的麻醉诱导方式。行 MIDCAB 手术时，心脏麻醉科医师更倾向使用双腔气管导管或使用支气管封堵器，通过肺隔离技术最大限度地保障手术暴露。在麻醉的维持过程中必须记住，MIDCAB 是非心肺转流下的手术。通过药物和液体治疗调控血流动力学指标。去甲肾上腺素和去氧肾上腺素对这类患者均有效。MIDCAB 术后的拔管流程因医疗机构而异。

MIDCAB 的预后 多年来，众多研究评估了在美国和其他国家中 MIDCAB 的预后。与传统的 CABG 手术相比，MIDCAB 显示出了良好的前景。与心肺转流下和非心肺转流下的 CABG 手术相比，MIDCAB 具有更低的发病率和死亡率[345-346]。

全内镜下冠状动脉旁路移植术 全内镜下冠状动脉旁路移植术（total endoscopic coronary artery bypass，TECAB）是目前 CABG 手术中创伤最小的操作。TECAB 通过几个操作端口（图 54.24）完成[347]，外科医师通过机器人系统远程操控端口[347]。TECAB 有三种不同的手术方式：心脏停搏下的 TECAB，CPB 下不停搏的 TECAB 和非 CPB 下不停搏的 TECAB。术前需要给患者安置体外除颤电极片。在心搏停止的

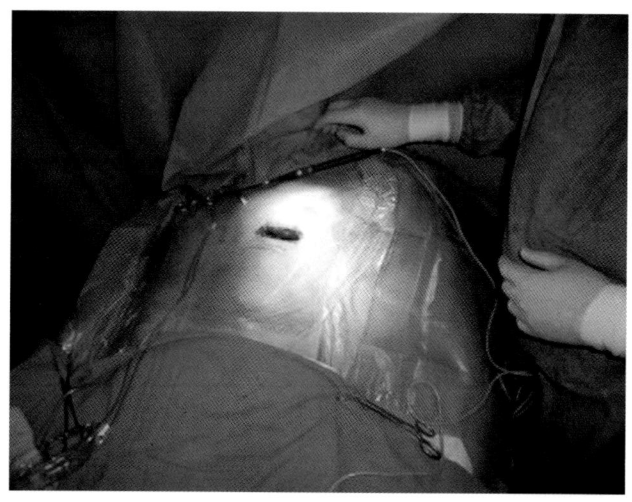

图 54.24 通过几个操作端口进行 TECAB，外科医师通过机器人系统远程控制操作端口

情况下，通过主动脉内球囊阻断（EAOBC）技术进行远端灌注（图 54.25）[347]。

可经股动脉放置 EAOBC，如果存在禁忌或无法经股动脉或降主动脉入路，则可经腋动脉放置 EAOBC。TEE 可以提供有用的信息来指导 EAOBC 的放置。

麻醉注意事项 接受 TECAB 患者的麻醉管理不同于常规心脏病手术的全身麻醉。常规进行全麻诱导。与 MIDCAB 相似，可以使用双腔气管导管或支气管阻塞器进行单肺通气。TECAB 手术时，至少需要一个大口径的外周静脉通路，行中心静脉置管和双侧桡动脉置管。双侧桡动脉置管用于监测 EAOBC 的位置，以确保其不会移位和阻塞无名动脉。TECAB 患者可能需要放置肺动脉引流管或冠状静脉窦导管。据报道，行 TECAB 手术的患者可复合区域麻醉，并有利于患者早期拔管[347]。TECAB 患者的拔管主要由患者合并症决定。

TEE 在 TECAB 的应用 TEE 在微创手术患者管

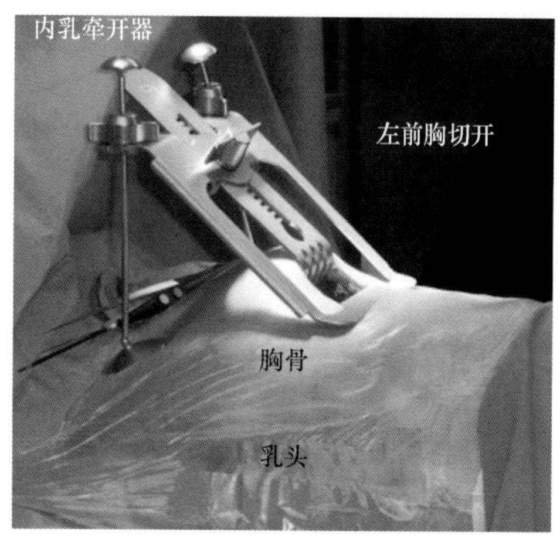

图 54.25 主动脉内球囊阻断钳（EAOBC）的远端灌注技术

理中起着至关重要的作用。除了常规的监测和诊断功能外，TEE 还可用于监测主要的血管结构，并在插管过程中引导导管的放置。

在使用 EAOBC 时，TEE 作为导管移位或错位的关键监测手段提供气囊位置的实时影像。

TECAB 的预后 与 MIDCAB 类似，缺少大规模的涉及 TECAB 手术预后的随机研究数据。小样本量的研究看来是有希望的，尽管有其局限性[348]。

杂交冠状动脉血管重建术 杂交冠状动脉血管重建术联合了 MIDCAB 技术和导管介入治疗[349]。在杂交手术间进行手术较为理想。杂交手术的外科手术步骤可以完全在内镜下使用机器人技术完成。这类手术的目的是缩短恢复时间[349]。虽然杂交手术的围术期结局和中期预后似乎已达到心肺转流下 CABG 的标准，但尚无关于远期结局的数据。

进行 OPCAB、MIDCAB 和杂交冠状动脉血管重建术的患者无须使用心肺转流。无法使用 CPB 灌注对温度的变化进行治疗。因此，手术室温暖的环境和保温毯的使用对预防体温下降十分重要。

杂交冠状动脉血管重建术的麻醉管理 如前所述，杂交冠状动脉血管重建术联合了微创外科的冠状动脉血管重建术和导管介入治疗术。杂交冠状动脉血管重建术可以分阶段完成。

在手术开展早期，通常采用两阶段模式，要求患者接受手术或者接受 PCI 治疗，后期再回来接受另一部分手术。这需要分两次入院，进行两次手术，随之而来的是给患者和家人带来的不便。尽管麻醉科医师很少参与 PCI，但需要参与杂交血管重建的外科手术。一期模式允许手术和 PCI 血管重建术在入院后一次性在杂交手术室内完成。患者可以接受一次麻醉，随后按照任意顺序接受外科手术和 PCI 治疗。

杂交冠状动脉血管重建术的预后 虽然目前缺乏大规模的研究，但关于预后的单中心小规模的研究不断进行，增加了这方面的文献报道。对现有数据的综述表明，HCAR 的预后是有前途的。这并不奇怪，因为 HCAR 利用了 CABG 和 PCI 的益处，同时将两者的风险降至最低。如果 HCAR 的预后类似或优于传统的血管重建术，那么将进行仔细的成本效益分析，以确定 HCAR 在我们医疗设备中的作用[350]。

心脏瓣膜病变

二尖瓣病变

在美国及其他工业化国家，二尖瓣疾病通常是由于原发退行性病变（即年龄相关）或遗传性二尖瓣异常导致，缺血性心脏疾病导致的二尖瓣功能不全也越来越多。相反，在发展中国家，风湿性心脏病更常见，是导致二尖瓣疾病的主要原因[351]。原发性或“器质性”二尖瓣疾病包含瓣膜本身或瓣膜下结构的异常[352]。二尖瓣脱垂、二尖瓣黏液退行性变、风湿性二尖瓣关闭不全、合并房室间隔缺损的二尖瓣裂以及由全身性疾病导致的任何浸润性或纤维化病变都与遗传性的二尖瓣结构异常有关。

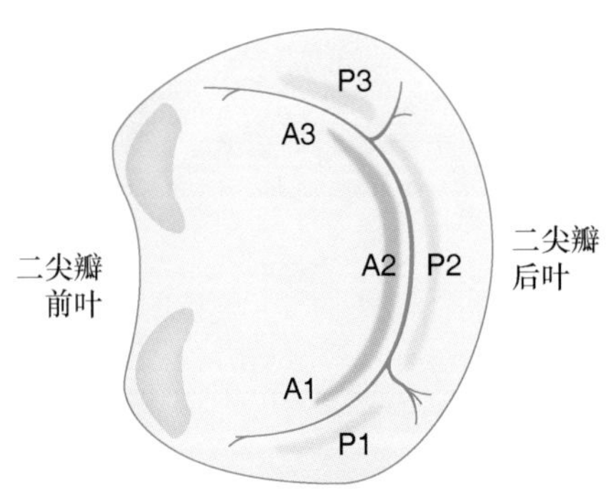

图 54.26　该图显示的是二尖瓣叶的标准术语。前、后二尖瓣叶都各自被分成三个区（From Savage RM，Aronson S，Thomas JD，et al.，eds. Comprehensive Textbook of Intraoperative Transesophageal Echocardiography. Baltimore：Lippincott Williams & Wilkins；2005.）

二尖瓣的解剖

二尖瓣的解剖结构包括瓣叶、交界、腱索、瓣环、乳头肌和左心室。二尖瓣有两个瓣叶，二尖瓣前叶（AML）和二尖瓣后叶（PML）。两个瓣叶均依据 Carpentier 分类来细分。二尖瓣后叶分为三个区：前或内侧区（P1）、中间区（P2）和后或外侧区（P3）。与二尖瓣后叶（PML）相对的二尖瓣前叶（AML）也相应类似的称为 A1、A2 和 A3（图 54.26 和彩图 54.27）。二尖瓣前叶（AML）形态较宽，与二尖瓣后叶（PML）相比，其占据了更多的二尖瓣面积（MVA），但只附着于二尖瓣环的五分之二。二尖瓣后叶（PML）尽管面积较小，但为新月形，附着于二尖瓣环的五分之三。彩图 54.28[353] 显示了三维超声心动图下二尖瓣叶的组成。通用的命名法可以用来确保外科医师和超

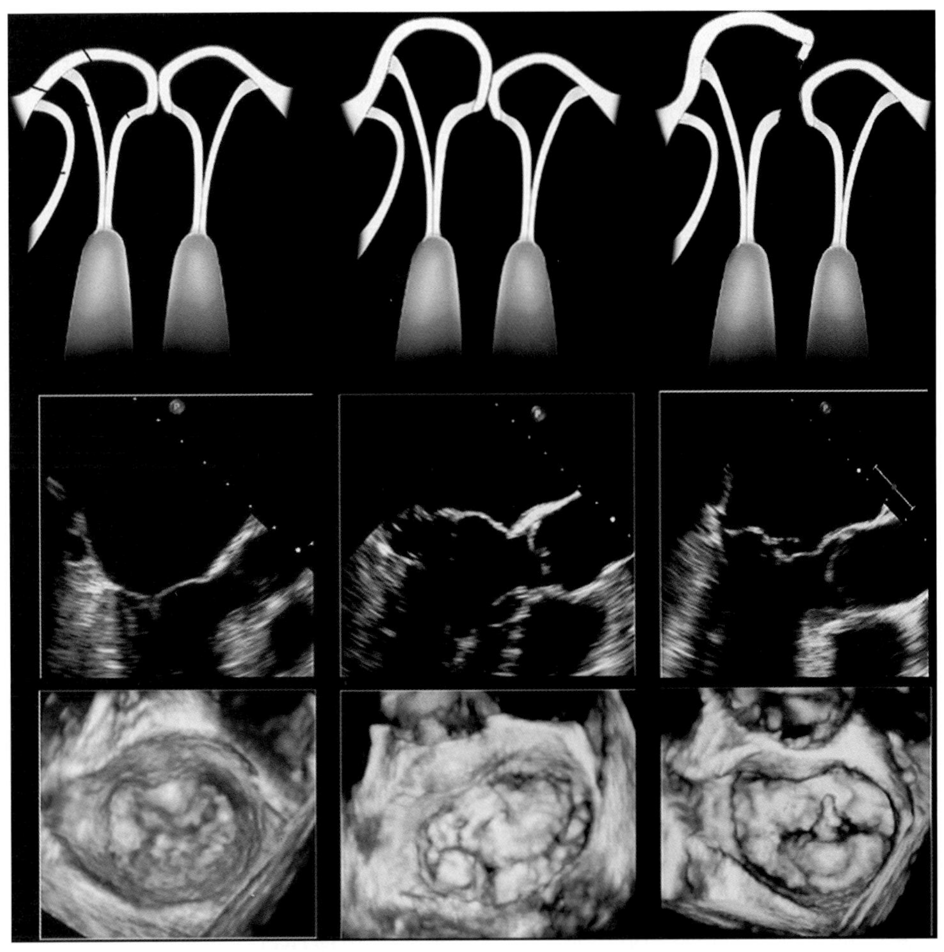

彩图 54.27　术中 2D 和 3D TEE 描述的二尖瓣脱垂和瓣叶连枷（From O’Gara P，Sugeng L，Lang R，et al. The role of imaging in chronic degenerative mitral regurgitation. JACC Cardiovasc Imaging. 2008；1［2］：221-237.）

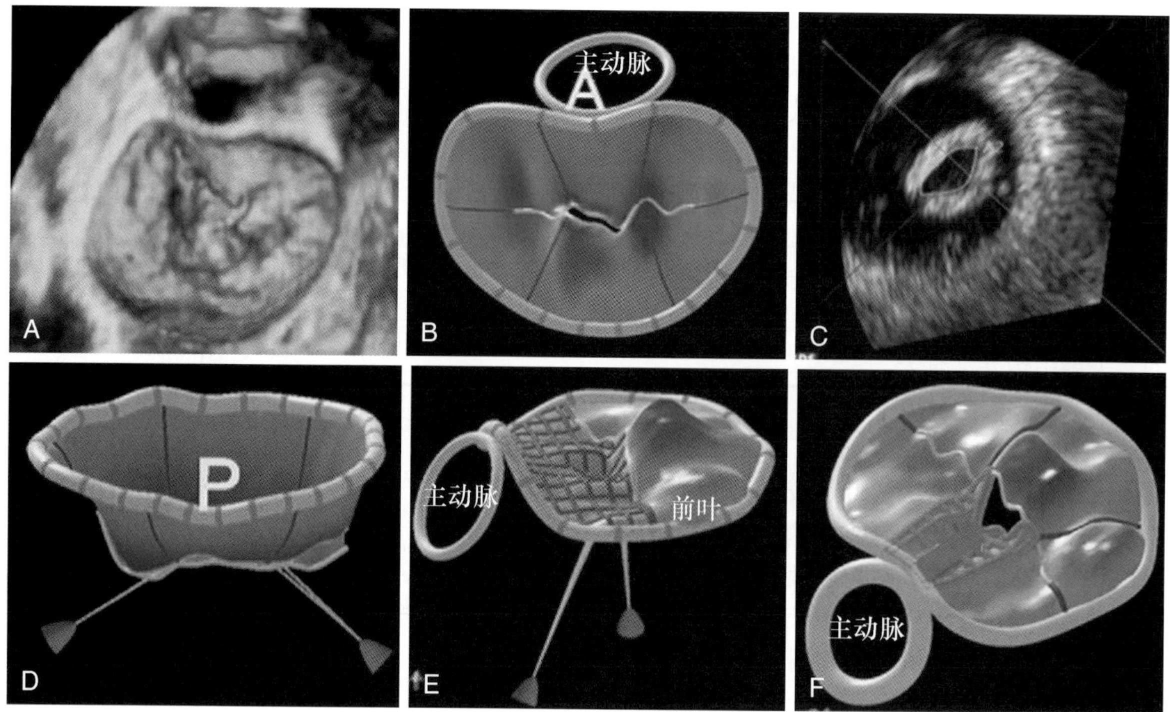

彩图 54.28 三维超声心动图下的二尖瓣叶的组成。A，二尖瓣的心房面，可以看到 P2 区的脱垂。B，二尖瓣三维重建显示红色的 P2 区。C，二尖瓣的心室面。D，二尖瓣三维重建的侧面视图，可见腱索。E，二尖瓣前外侧交界视角，红色为脱垂的区域。F，瓣膜心房视角显示脱垂区域和瓣叶闭合不全导致的反流

声心动图医师之间的准确交流。

二尖瓣交界定义为二尖瓣瓣叶在瓣环上嵌入聚集的区域。腱索起源于乳头肌头端，附着在二尖瓣叶上。腱索通常分为三种类型。一级腱索附着在瓣叶的三个游离缘，从而防止边缘的脱垂，并确保对合时粗糙的边缘能对齐。二级腱索附着在两个瓣叶或瓣叶的心室面，避免收缩期瓣叶膨出至左心房，另外，可以降低张力。三级腱索或基部腱索从乳头肌延伸至二尖瓣瓣环。

二尖瓣瓣环是左心房和左心室之间的解剖连接，其前部和后部附着于二尖瓣瓣叶。其前部附着在纤维三角。有两个纤维三角——左侧和右侧纤维三角。部分二尖瓣、三尖瓣、主动脉瓣环和室间隔的膜部构成右纤维三角区。主动脉-二尖瓣幕的左纤维边界构成左纤维三角区。心脏纤维骨架在二尖瓣后瓣环区域不连续，因此该区域相对较弱，容易随左心扩张而扩大。二尖瓣瓣环整体呈鞍状，在收缩期，二尖瓣交界向心尖移动时，二尖瓣环会收缩。

前外侧和后内侧乳头肌附着左心室中段三分之一和心尖之间的左心室游离壁。前外侧乳头肌为单一乳头肌（或头），而后内侧肌可有两个或多个乳头肌。前外侧肌的血供源于左冠状动脉的一个或多个分支，而后内侧乳突肌只有单一的血供（即来自冠状动脉回旋支）。这解释了为什么后内侧乳头肌更容易缺血和梗死。由于乳头肌与左心室的连接错综复杂，心室几何形状的改变可能会导致二尖瓣的扭曲和功能异常[354]。

二尖瓣狭窄

病理生理 风湿性二尖瓣狭窄（MS）的病理改变包括二尖瓣瓣叶的增厚、交界融合以及二尖瓣瓣叶硬度逐渐增加，也有腱索和乳头肌头端的增厚、融合和挛缩。此外，长期患有风湿性疾病，瓣膜会不可避免地发生某种程度的钙化。在生理上，这些变化将导致二尖瓣水平的梗阻。

正常的二尖瓣口面积为 4 ～ 5 cm^2[355]。如果瓣膜面积小于 2.5 cm^2 就会出现症状，当出现与心输出量增加和随之而来的瓣口血流量增加相关的临床事件时，症状可能会加重。这些事件包括应激、运动、贫血、妊娠及发热性疾病（图 54.29）。休息时常常不会出现症状，除非二尖瓣面积小于 1.5 cm^2。通过二尖瓣的血流与跨瓣的压差或梯度相关。当通过二尖瓣的血流保持不变时，二尖瓣狭窄越严重则跨瓣压力梯度越大。MS 分级见表 54.14[353]。

二尖瓣两侧的压力梯度取决于通过二尖瓣血流的流速。严重的二尖瓣狭窄可能出现测量或计算的跨瓣压力梯度偏低，如右心衰竭和肺动脉高压的患者。二尖瓣面积评估是二尖瓣狭窄严重程度更为独立的衡量方法。虽然可以通过心导管检查用 Gorlin 方程来计算

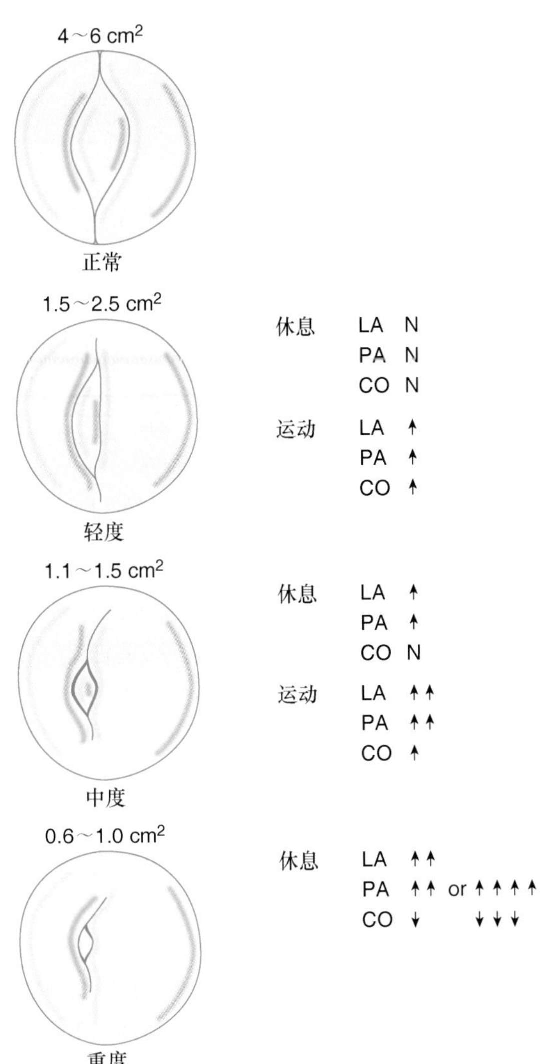

图 54.29 二尖瓣狭窄不同严重程度时出现的血流动力学变化图示。瓣膜面积被列于各阶段上方。↑，增加；↓，降低；CO，心输出量；LA，左心房压；N，正常；PA，肺动脉压（From Rappaport E. Natural history of aortic and mitral valve disease. Am J Cardiol. 1975；35：221-227.）

二尖瓣面积，但目前主要通过超声心动图进行二尖瓣狭窄的诊断和监测[356]。超声心动图对二尖瓣狭窄严重程度的评估包括二尖瓣瓣口的二维面积测量和多普勒测量推算的压力梯度、压力半降时间和减速时间。三维技术的出现，使临床医师能更准确地观察二尖瓣的解剖结构（彩图 54.30）[354]。

二尖瓣狭窄的治疗重点在于强调左心房、肺血管、右心和左心室发生的病理生理改变。血流流入二尖瓣受阻，会引起左心房压力的增加，逐渐导致左心房扩大，这会导致房颤和（或）血栓栓塞性并发症，如血流速度降低，导致左心房或心耳中形成血栓。

二尖瓣狭窄和慢性房颤的患者发生栓塞性脑卒中的风险会增加，每年发生率为 7% ～ 15%[356]。治疗

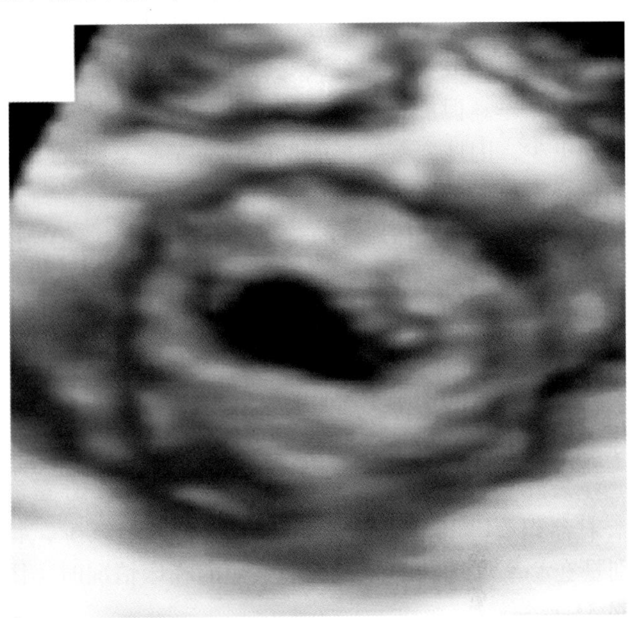

彩图 54.30 左心房视角下狭窄二尖瓣的三维图像（From Lang RM，Tsang W，Weinert L，et al. Valvular heart disease：the value of 3-dimensional echocardiography. J Am Coll Cardiol. 2011；58：1933-1944.）

表 54.14 二尖瓣狭窄分级

严重程度	二尖瓣面积（cm^2）	压力梯度（mmHg）	肺动脉压	症状	体征	治疗
轻度	＞ 1.8	2 ～ 4	正常	通常无症状	S_2 ～ OS 时距＞ 120 ms；P_2 正常	预防 IE
中度	1.2 ～ 1.6	4 ～ 9	正常	Ⅱ级	S_2 ～ OS 时距 100 ～ 120 ms；P_2 正常	预防 IE；利尿剂
中度至重度	1.0 ～ 1.2	10 ～ 15	轻度肺动脉高压	Ⅱ～Ⅲ级	S_2 ～ OS 时距 80 ～ 100 ms；P_2 亢进	预防 IE；如适用可行 BMV 或如果症状超过轻度，可行手术
重度	＜ 1.0	＞ 15	轻到重度肺动脉高压	Ⅱ～Ⅳ级	S_2 ～ OS 时距＜ 80 ms；P_2 增高；如出现右心功能衰竭，右心室会加重症状	预防 IE；BMV 或手术

IE，感染性心内膜炎；OS，二尖瓣开瓣音（From Carabello BA. Modern management of mitral stenosis. Circulation. 2005；112：432-437.）

包括静脉注射肝素或口服华法林的抗凝治疗、药物控制心率以及药物或电复律治疗血流动力学不稳定或急性发作的房颤。对计划进行心脏复律的患者，可能需要首先做 TEE 检查以排除存在左心房血栓[355]。

左心房压升高会导致肺静脉和肺动脉压力被动性的升高。如果单纯从左心房压力升高的角度来评估肺动脉压，大多数二尖瓣狭窄患者的肺动脉压会超过预计值。这些超出预计的压力是继发于反应性的肺血管收缩或肺动脉及肺小动脉中膜与内膜层的组织学改变。肺动脉压力在一定程度上与二尖瓣狭窄的严重程度相关，但由于受二尖瓣跨瓣压差、左心室舒张末期压力、二尖瓣瓣口的实际面积和慢性肺病病史的影响，其压力变化范围很大。

二尖瓣狭窄引起肺动脉压力的慢性升高可导致右心室的代偿性或失代偿性改变。暴露于高压下会导致右心室肥厚。但由于右心室的形状、室壁厚度及心肌成分更少，因此，右心室的反应没有左心室明显。由于右心室相对来说比较脆弱，慢性肺高压总会导致进行性的右心室扩张和最终的右心室衰竭。

二尖瓣狭窄对左心室的影响主要由舒张期血流流入受阻所致。狭窄的二尖瓣瓣口会导致舒张早期血液流入二尖瓣的时间延长和左心室的充盈延迟。继发于二尖瓣狭窄的房颤患者心房收缩期间出现的左心室舒张晚期充盈会明显受损。二尖瓣狭窄患者压力-容量环会左移，导致左心室舒张末期压力和左心室舒张末容积（LVEDV）会偏低。每搏血量会减少，特别是在心率增加和舒张充盈期缩短的临床情况时（图 54.31）[357]。

一般认为大多数二尖瓣狭窄患者的左心室功能或收缩力正常。但在文献综述中，Klein 和 Carroll 指出二尖瓣狭窄患者的左心室收缩功能得到保留的假设尚存争议[358]。相反，二尖瓣狭窄的患者中左心室功能障碍的发生率可能高达 30%。提出的机制包括减少了左心室的充盈、心肌萎缩、炎症性心肌纤维化导致的室壁运动异常、瓣膜下结构的瘢痕化、左心室收缩模式异常、左心室顺应性降低引起的舒张障碍、左心室后负荷增加导致左心室重构、肺动脉高压导致右心室改变引发的室间隔右向左移位以及体循环高血压和冠状动脉疾病等合并症[358]。图 54.29 总结了二尖瓣狭窄相关的血流动力学改变。

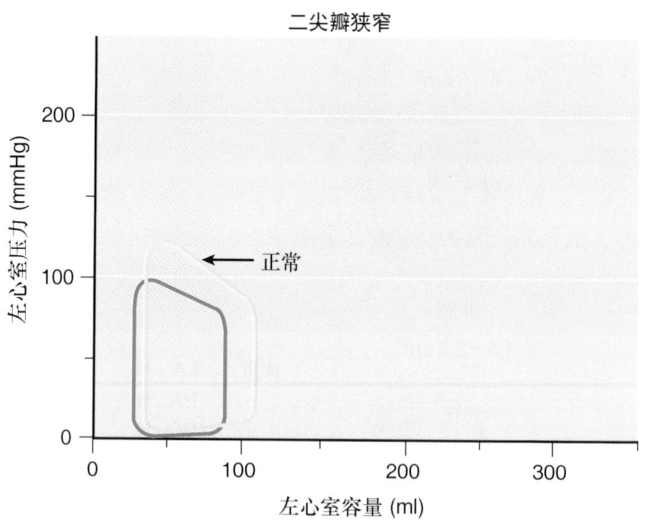

图 54.31 **二尖瓣狭窄的压力-容量环**（From Jackson JM, Thomas SJ, Lowenstein E. Anesthetic management of patients with valvular heart disease. Semin Anesth, 1982; 1: 239.）

麻醉管理 对二尖瓣狭窄病理生理改变的理解和审视是对这些患者进行麻醉管理的基础（表 54.15）。二尖瓣狭窄患者的关注要点包括管理心室前负荷、心率、合并的肺动脉高压和可能受损的左心室和右心室收缩功能。大多数瓣膜性心脏病患者对心室前负荷的依赖性和敏感度会增加。血流通过狭窄的二尖瓣需要左心房和左心室之间有高于正常的压力梯度。因此，不论是由于失血或麻醉导致的静脉血管扩张引起的前负荷降低都能明显地影响每搏量、心输出量以及组织灌注。但在二尖瓣狭窄更为严重的患者中，左心房压力可能非常高，保证足够的充盈压和导致充血性心力衰竭的左心房压间的差别可能很小。因此，必须审慎地进行液体管理。

二尖瓣狭窄患者的心率应该保持在正常范围内。因为舒张充盈时间缩短，患者可能很难耐受心动过速。而且，二尖瓣狭窄患者的压力梯度在一定程度上依赖于流量。高流量状态，如妊娠和任何原因导致的交感神经活性的增加，能急剧增加跨瓣压力梯度，表现为左心房压力或肺静脉压力的升高。使用连续波多普勒测量通过二尖瓣的血流流入速度所得的数据，根

表 54.15 二尖瓣狭窄患者（围术期）血流动力学管理目标（*译者注：原文应译为“二尖瓣狭窄的病理生理改变”，依据对原始引文的核查认为原作者有误*）

	左心室前负荷	心率	收缩力	体循环血管阻力	肺血管阻力
二尖瓣狭窄	↑	↓	维持	维持	↓

（From Townsley MM, Martin DE. Anesthetic management for the surgical treatment of valvular heart disease. In: Hensley FA, Martin DE, Gravlee GP, eds. A Practical Approach to Cardiac Anesthesia, 5th ed. Philadelphia: Lippincott Williams & Wilkins; 2013: 340.）

据改良 Bernoulli 方程，$\Delta P = 4v^2$，可得到跨瓣压力梯度。这里的“v”是指测量的通过瓣膜的血流速度。因此，任何心率的增快会导致跨瓣血流速度的增加，会明显改变跨瓣的血流动力学和左心房压。

二尖瓣狭窄的患者在疾病的早期阶段且无房颤时，心房收缩对每搏量的贡献可能会增加。当发生房颤时，心房的有效收缩便消失。然而，导致患者临床病情恶化的最重要因素是心动过速本身，而不是心房有效收缩的消失。

二尖瓣狭窄患者的心室收缩力和外周血管阻力通常得到保留。二尖瓣狭窄患者如果存在改变，唯一变化的是左心室长期处于低负荷状态，但仅在小部分患者中可能出现室壁运动异常或整体收缩功能障碍。通常，外周血管阻力不是增加前向血流量的一个因素，因为每搏量由二尖瓣口面积和舒张充盈期决定。左心室有明显收缩功能障碍时，适当降低外周血管阻力可能是合适的。但必须慎重，因为后负荷降低必然伴有前负荷的降低，而这并不利于二尖瓣重度狭窄的患者。

在治疗二尖瓣狭窄的患者时，右心室功能障碍可能比左心室功能障碍更具挑战性。长期存在肺动脉高压患者，左心房压会持续慢性升高。残留肺血管疾病和不可逆性肺动脉高压的患者，支持衰竭或处于衰竭边缘的右心功能成为临床的首要任务。

监测包括标准的无创监测、有创的血压监测、CVP 监测以及术中超声心动图。监测肺动脉压和使用肺动脉导管监测心输出量可能非常有用，但必须谨慎且充分判断，应考虑到长期肺动脉高压的患者放置 PA 时有肺动脉破裂的倾向。继发性右心功能障碍或衰竭的患者可能需要正性肌力药物支持。肾上腺素和米力农是很好的治疗选择。右心室功能障碍的管理包括优化酸碱平衡和降低二氧化碳分压、给予高浓度氧及可能需要使用血管扩张剂降低肺血管阻力。

二尖瓣反流 二尖瓣反流手术患者的管理以及患者的病理生理改变与二尖瓣复杂的解剖结构有重要关系。二尖瓣包括六个主要结构：左心房壁、二尖瓣瓣环、二尖瓣瓣叶、腱索、乳头肌和左心室壁。任何结构的异常和功能不全都可能导致二尖瓣关闭不全。

二尖瓣反流可分为器质性（瓣膜本身的病变）或功能性（即与二尖瓣结构的非瓣膜性结构相关）[359]。二尖瓣反流通常包含功能性反流和器质性反流，如风湿性瓣膜病，导致瓣环或左心室扩张并伴有瓣叶闭合异常。在发达国家，二尖瓣反流最常见的原因如下：①二尖瓣瓣膜的黏液退行性变导致瓣环扩大，腱索拉伸和断裂，以及二尖瓣瓣叶冗长、脱垂或连枷状二尖瓣瓣叶；②缺血性心脏病引起的二尖瓣关闭不全。对反流的二尖瓣进行手术修复或置换的最常见指征是黏液退行性变，包括二尖瓣脱垂综合征[360]。10% ~ 20% 的冠心病患者存在慢性缺血性或功能性二尖瓣反流，不同于原发性瓣膜原因所致的二尖瓣反流，它不涉及二尖瓣形态学的异常[361]。但是，该类型二尖瓣反流的长期发病率和死亡率很高[352]。

二尖瓣反流的严重程度需要考虑二尖瓣反流是急性还是慢性。症状表现、体格检查、血流动力学和超声心动图，均能为其严重程度分级提供有用信息（表 54.16）。超声心动图评估对于指导术中决策特别重要，包括干预的必要性以及二尖瓣修复或置换是否成功（图 54.32）。与二尖瓣狭窄相似，一些二维和多普勒获取的参数均可以对二尖瓣反流的严重程度进行分级（表 54.17）。三维超声技术的出现和现有的计算软件大大提高了临床医师评估二尖瓣反流严重程度以及明确其确切原因的能力（彩图 54.33，也见图 54.32）。

病理生理 二尖瓣关闭不全使血液在收缩期从左心室反流到左心房。反流量的大小与反流口面积、左心房和左心室间的压力差以及反流周期的持续时间有关[359]。因此，较高的收缩期驱动压力，如高血压，可增加反流容量。负荷状态也同样重要，尤其当瓣环和左心室几何形态的功能变化是二尖瓣反流机制的重要组成部分时。在术中评估二尖瓣反流时应考虑这些情况，因为麻醉对后负荷和前负荷的影响可以彻底改变术前超声心动图或导管评估所示的二尖瓣反流严重

表 54.16 急性和慢性二尖瓣反流

特点	慢性代偿	慢性失代偿	急性
发病症状	无	渐进的劳力性呼吸困难	突发充血性心力衰竭
体格检查			
血压	正常	正常	↓
肺充血	无	不确定	↑↑↑↑
血流动力学			
左心房压力	正常	↑	↑↑
v 波	无	不确定	↑
超声心动图			
左心室大小	↑	↑↑	正常
左心房大小	↑	↑	正常
二尖瓣反流 v 波	无	不确定	↑

箭头表示与正常相比，相对的增加（↑）或减少（↓）(From Otto CM. Valvular heart disease：prevalence and clinical outcomes. In：Otto CM, ed. Valvular Heart Disease. 2nd ed. Philadelphia：Saunders；2004：1-17.)

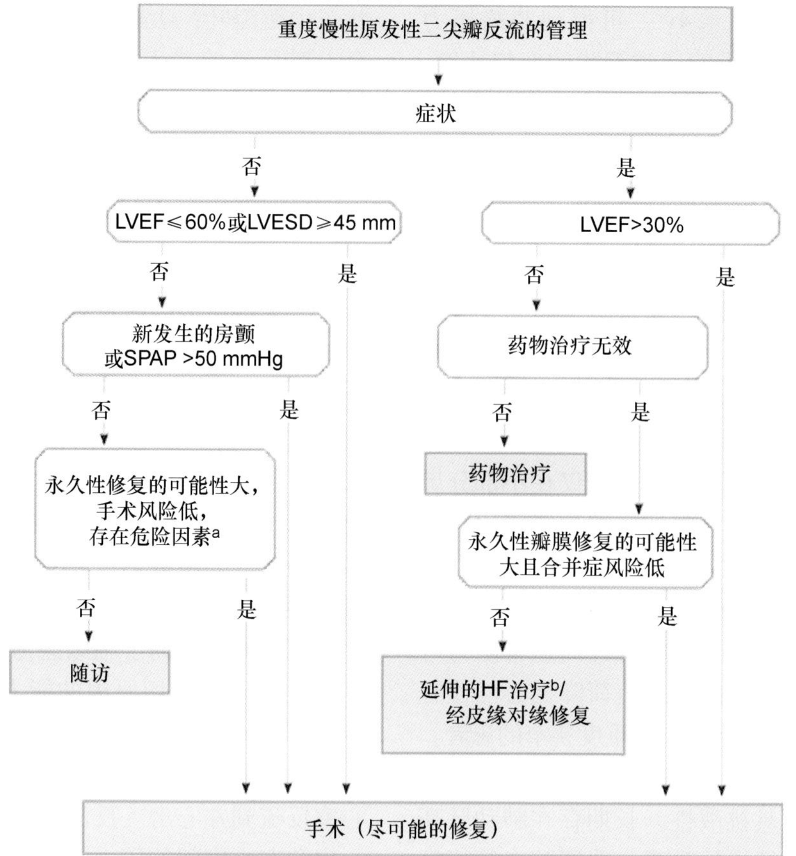

图 54.32　**重度慢性原发性二尖瓣反流的管理。**[a] 患者 LVESD ≥ 40 mm，且存在以下情况之一时：窦性心律时，出现连枷状瓣叶或左心房容积≥ 60 ml/m^2 体表面积，如果永久性瓣膜修复的可能性大且手术风险低时，应考虑进行瓣膜修复（Ⅱ a C）。[b] 延伸的 HF 治疗包括：CRT，心室辅助装置，心脏抑制装置，心脏移植。CRT，心脏再同步化治疗；LVEF，左室射血分数；LVESD，左心室收缩末内径；SPAP，肺动脉收缩压（Redrawn from Baumgartner H，Falk H，Bax JJ，et al. 2017 ESC/EACTS guidelines for the management of valvular heart disease. Eur Heart J. 2017；38：2739-2791.）

表 54.17　成人二尖瓣反流严重程度分级

	二尖瓣反流		
	轻	**中**	**重**
定性 血管造影分级	1＋	2＋	3～4＋
彩色多普勒的反流面积	小的中心型反流（＜ 4.0 cm^2 或＜左心房大小的 20%）	二尖瓣反流图像超过轻度但未及重度	缩流颈宽度＞ 0.7 cm 伴有大的中心型反流（面积＞左心房面积的 40%）或左心房内有一束旋涡状的冲击房壁的反流
多普勒缩流宽度（cm）	＜ 0.3	0.3 ～ 0.69	≥ 0.7
定量指标 反流量（毫升 / 次）	＜ 30	30 ～ 59	≥ 60
反流分数（%）	＜ 30	30 ～ 49	≥ 50
反流孔面积（cm^2）	＜ 0.2	0.2 ～ 0.39	≥ 0.4
附加标准 左心房大小			增大
左心室大小			增大

From Bonow RO，Carabello BA，Chatterjee K，et al. 2008 focused update incorporated into the AC/AHA 2006 guidelines for the management of patients with valvular heart disease：a report of the American College of Cardiology/American Heart Association Task Force on Practice Guidelines（Writing Committee to revise the 1998 guidelines for the management of patients with valvular heart disease）. Endorsed by the Society of Cardiovascular Anesthesiologists，Society for Cardiovascular Angiography and Interventions，and Society of Thoracic Surgeons. J Am Coll Cardiol. 2008；52：e1-142.

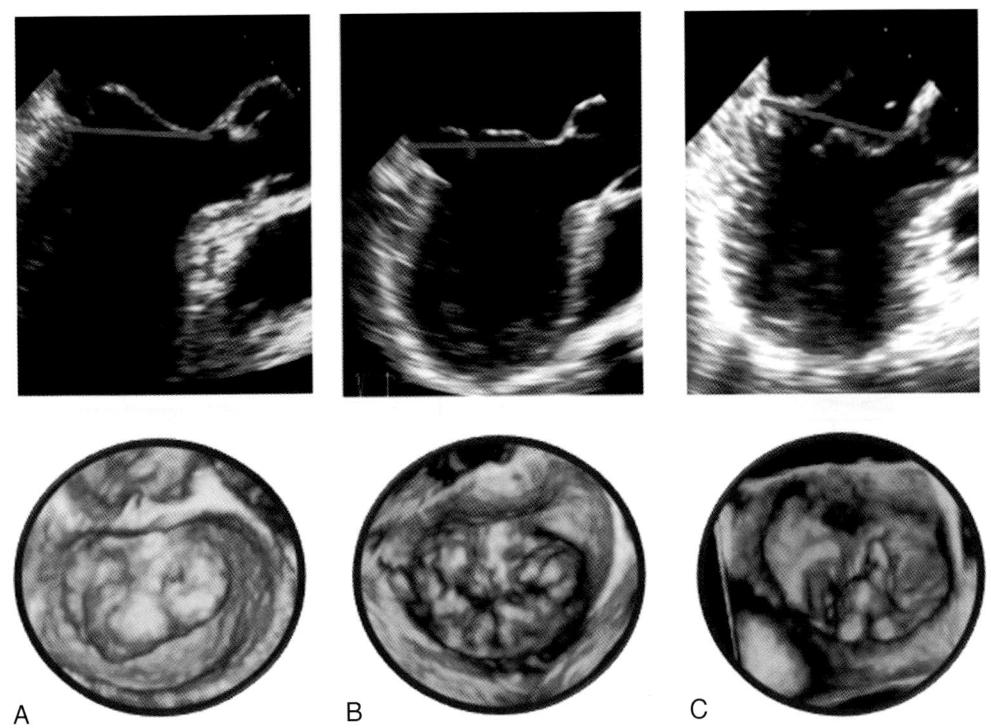

彩图 54.33　**二尖瓣脱垂的鉴别诊断**。二维（2D）食管超声心动图（TEE）长轴切面显示前瓣脱垂（A，顶部），从左心房面观察的三维（3D）食管超声的示意图（A，底部）。当瓣叶游离缘在收缩期超过二尖瓣瓣环平面时应诊断二尖瓣脱垂。2D TEE 长轴切面显示腱索伸长导致二尖瓣脱垂，两个瓣叶呈波浪状（B，顶部），从左心房面观察的 3D TEE 示意图（B，底部）。由于瓣叶组织过多，在收缩期瓣体突入左心房，瓣叶游离缘仍低于二尖瓣环平面，诊断为瓣叶涌出（leaflet billowing）。2D TEE 长轴切面显示由于腱索破裂，出现连枷样瓣叶（C，顶部），从左心房面观察 P2 连枷的 3D TEE 示意图（C，底部）(From Lang RM，Tsang W，Weinert L，et al. Valvular heart disease：the value of 3-dimensional echocardiography. J Am Coll Cardiol. 2011；58：1933-1944.)

程度（表 54.18）。

慢性二尖瓣反流患者的左心室功能和压力趋于正常。射血分数一般正常或高于正常，除非心室因慢性二尖瓣反流出现失代偿或出现急性缺血。正常的射血分数具有一定的误导性，可能掩盖已有的心室功能障碍，而这在瓣膜修复或置换后可表现出来。左心房在收缩射血期可作为一个低压通路，导致所测的射血分数高估了真实的心室功能。

二尖瓣反流急性发作时，左心房来不及发生代偿性的变化，所以左心房压会升高。左心房压、肺动脉压或肺动脉楔压波形中均可能会出现一个“v”波。相反，慢性二尖瓣反流，因心腔的扩张功能使左心房的顺应性发生改变，所以左心房压的升高并不明显。

二尖瓣反流的长期改变与慢性压力和容量对左心房和左心室的影响有关。左心室处于慢性、单纯的容量超负荷状态。左心室出现离心性肥大，导致心腔扩大，室壁厚度不会明显增加。因为离心性肥大和左心房的低阻抗-生理上等效于后负荷降低，使前向心输出量得以维持。增加的左心室每搏量由正常回流到左心房的肺静脉血和上一个心动周期的反流量组成。在二尖瓣反流的早期，因为左心室顺应性的改变，左心室舒张末期压力会相对正常。然而，随着时间的推移，代偿性离心性肥厚不能维持左心室收缩功能，从而逐渐出现收缩功能衰竭，如压力-容量环所示（图 54.34）。在二尖瓣反流的患者中，决定手术干预的时机是心脏专科医师的重要职责，因为当左心室收缩功能恶化到一定程度时，瓣膜术后的功能可能无法完全恢复。

左心房处于增加的容量和压力中。左心房扩张，以代偿收缩时反流的容量。在二尖瓣反流的早期阶段，维持接近正常的左心房压和保护肺血管是有可能

表 54.18　二尖瓣反流患者（围术期）血流动力学管理目标（译者注：原文应译为“二尖瓣反流的病理生理改变”，依据对原始引文的核查认为原作者有误）

	左室前负荷	心率	收缩力	体循环血管阻力	肺血管阻力
二尖瓣反流	↑或↓	↑，维持	维持	↓	↓

(From Townsley MM，Martin DE. Anesthetic management for the surgical treatment of valvular heart disease. In：Hensley FA，Martin DE，Gravlee GP，eds. A Practical Approach to Cardiac Anesthesia. 5th ed. Philadelphia：Lippincott Williams & Wilkins；2013：346.)

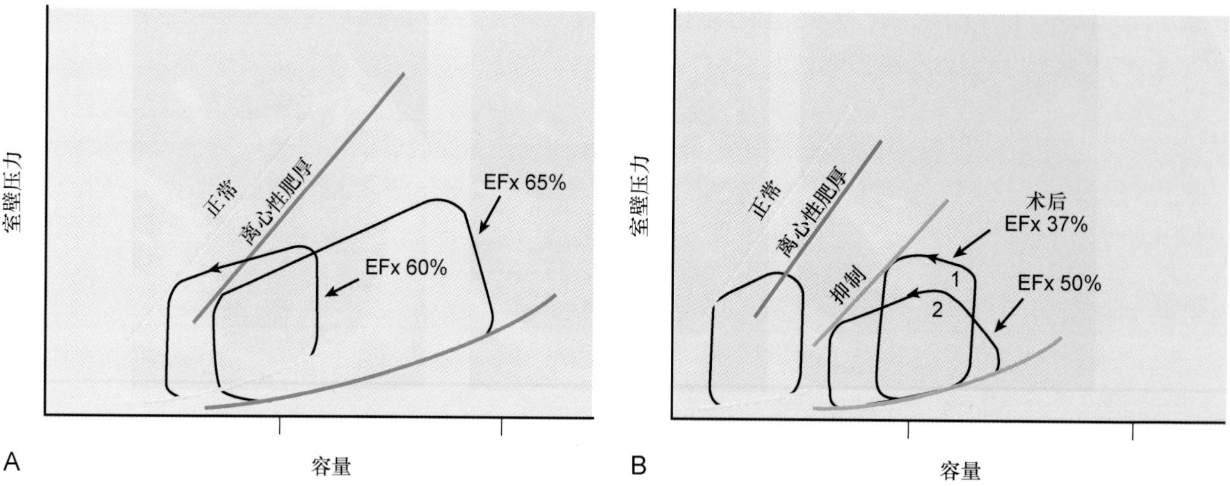

图 54.34 重度的二尖瓣反流室壁压力-容量环和收缩末容量-室壁压力关系的图示。(A)与主动脉瓣反流一样，舒张和收缩末关系右移使容量超负荷的左心室维持较高的每搏输出量。射血时的平均室壁压力有所降低。当收缩力正常时，二尖瓣反流情况下的射血分数(EFx)为正常高值。(B)随着收缩力的降低，术前收缩末室壁压力-容量关系右移。即使收缩力严重降低，心室也能够维持接近正常的 EFx，因为射血时心室容量非常大而且平均室壁压力相对较低(心搏 2，EFx = 50%)。二尖瓣置换(术后)后收缩力仍然低，为了纠正低阻抗性泄漏，心室必须抵抗较高的室壁压力而将每搏输出量全部输送到主动脉；EFx 因而降至 37%(心搏 1)

的。进行性的左心房增大常常导致房颤，大约 50% 即将进行手术矫正的二尖瓣反流患者会出现这种情况。然而，二尖瓣反流患者发生血栓栓塞并发症的风险比二尖瓣狭窄患者要低。

当达到左心房顺应性的阈值时，左心房压和肺动脉压就会升高。最终，如果长期暴露于升高的肺动脉压下，右心室会逐渐增大，且进展为右心功能不全。

Carpentier 根据引起反流的机制将二尖瓣反流分为三种不同的类型。Ⅰ型二尖瓣反流特点是“瓣膜活动正常”，而瓣环扩张是导致反流的原因；Ⅱ型二尖瓣反流由瓣膜边缘过度运动引起，在三种病因中最常见。Ⅱ型病因是瓣膜过度运动导致瓣叶超过瓣环水平。Ⅲ型二尖瓣反流的特征是二尖瓣活动受限。进一步被细分为两个亚型：Ⅲ a 型是由二尖瓣的瓣膜下结构纤维化造成；而Ⅲ b 型是由于心室重塑导致瓣叶紧贴于心室壁所致(缺血性病因)[354]。

图 54.27 显示了上述 Carpentier 分型[354]。

麻醉管理 二尖瓣反流的麻醉管理主要目标是要保持前向的循环血流。对于慢性、代偿性的二尖瓣反流，维持前负荷，审慎地降低后负荷，且维持心率在高的正常范围内可能比较合适(见表 54.18)。

与大多数代偿性的瓣膜性心脏疾病一样，有血流动力学显著性变化的二尖瓣反流患者对心室的负荷状态很敏感。在麻醉诱导之前应谨慎增加前负荷。然而，二尖瓣反流呈动态性变化，心室膨胀可导致已扩张的二尖瓣环进一步扩张，从而加重二尖瓣反流。

心率应该维持在高正常值范围(即 80 ~ 100 次/分)。心动过缓对二尖瓣反流有双重不利影响：它延长收缩期，同时也延长了反流时间；另外，它延长了舒张时的充盈期，这可能导致左心室扩张。窦性心律是首选，但慢性代偿性二尖瓣反流患者比狭窄性瓣膜性心脏病患者更少依赖心房收缩。

在二尖瓣反流的代偿早期，左心室的收缩力可得到维持。然而，在中度至重度二尖瓣反流的患者中，射血分数与左心室收缩功能相关性较差，潜在的收缩功能障碍可能被严重低估。二尖瓣反流严重患者出现低血压可以通过控制心率和容量，在一定程度上进行控制，但最好使用正性肌力药物来治疗持续的血流动力学不稳定。多巴酚丁胺、小剂量肾上腺素和米力农都是可供选用的正性肌力药物，药物的选择取决于临床医师对监测数据的理解。

二尖瓣反流患者麻醉管理的一般原则是降低体循环阻力，使前向的心输出量最大化。根据情况，足够的麻醉深度、体循环血管扩张剂、正性肌力血管扩张药以及有时用 IABP 机械性降低后负荷均可作为临床选择。直接作用的 α_1 受体激动剂可增加体循环阻力和血压，并降低心率，从而加重二尖瓣反流。临时使用小剂量麻黄碱可能是一个较好的选择。在使用麻黄碱后，如果需要持续增加血压，应该考虑使用正性肌力支持治疗。

在急性或长期存在二尖瓣反流的患者中，肺动脉压和肺血管阻力可能都会升高。右心室大小和功能的继发性改变可能是重要的临床问题。应当尽可能地补救任何可能增加肺血管阻力以及不适宜的加重右心功能不全的因素(如低氧、高碳酸血症和酸中毒)。

最后，由于缺血性乳头肌断裂而导致急性重度二尖瓣反流和心源性休克的患者，除药物支持左心室功能外，如果必要的话，也可行 IABP 机械性支持。

肥厚型梗阻性心肌病与二尖瓣　肥厚型梗阻性心肌病（HOCM）可导致动力性的瓣膜关闭不全和左心室流出道（LVOT）梗阻。此外，试图外科修复功能不全的二尖瓣可能会造成医源性的左心室流出道梗阻。

典型的肥厚型梗阻性心肌病是一种常染色体显性遗传的家族性疾病。遗传性和表型表达存在异质性，临床表现各异。一些编码心肌肌原纤维蛋白的基因突变可导致心室节段性肥大。虽然室间隔常常受累，但肥厚型梗阻性心肌病同样也可累及左心室其他区域[362]。该疾病是导致年轻人猝死最常见的原因，但它也会导致老年患者死亡和发病。

当左心室间隔基底受累时，可能导致左心室流出道（LVOT）狭窄（图 54.35）。基于心室和二尖瓣的形态，可能会发生动力性流出道梗阻伴二尖瓣关闭不全。当左心室流出道因心肌肥厚而变窄时，室间隔基底部和二尖瓣的前瓣极为贴近。心肌肥厚和缩短的室间隔-前瓣间距可产生一个狭窄的通道，从而产生跨流出道的压力梯度。血流受阻及其压力梯度会导致进行性代偿性的心肌肥厚，转而进一步阻塞流出道，加剧压力梯度。在收缩期，血液经过此狭窄的流出道被射出时，通过狭窄口的血流速度会增加。血流速度的增加可产生文丘里效应，会将二尖瓣前瓣或腱索结构拉入流出道，因而导致机械性和动力性的左心室流出道梗阻，并因二尖瓣对合障碍而导致二尖瓣反流[363]。在超声心动图上，这称为二尖瓣收缩期前移（SAM）（彩图 54.36）。在选择手术治疗的肥厚型梗阻性心肌病（即心肌切除术、二尖瓣修复，或同时实施）患者中能看到这种功能异常的二尖瓣运动。

有时可在术前就发现 SAM，或在血管重建或二尖瓣手术中偶然发现。另外，二尖瓣修复术也可能造成医源性的 SAM。行二尖瓣修复术的二尖瓣反流患者，心脏彩超的评估和手术视察都可阐明二尖瓣关闭不全的机制。患者可能有腱索及附件的断裂或伸长、瓣叶冗长或脱垂或瓣环扩张减弱了瓣叶的有效闭合。通常情况下，多种因素会共同参与。手术治疗包括单纯瓣环扩张时使用简单的瓣环成形环，但更常见的是切除二尖瓣病变部位，可能行腱索的再分配或重建以及环状瓣膜成形术。

根据左心室的几何形态、大小以及二尖瓣的生理特点，外科修复时可能会让前瓣和瓣膜的闭合点靠近室间隔和左心室流出道。间隔的闭合点狭窄到一定程度时，足以在流出道产生压力梯度，致使前瓣由文丘里效应被牵拉至左心室流出道，导致流出道梗阻和继发性二尖瓣关闭不全（见彩图 54.36）。二尖瓣闭合点前移和多余的前瓣瓣叶长度被认为是导致 SAM 的机制，这促进了能降低高危患者 SAM 发生率的外科技术的发展[364]。梗阻性心肌病的麻醉管理集中在容量和药物干预降低梗阻的程度，同时减轻二尖瓣关闭不全的程度。大多数流出道异常的患者具有正常或高于正常的心肌收缩力。

通常要避免使用正性肌力药。肥厚的心室顺应性常常降低，而且对负荷变化非常敏感，在低血容量时流出道梗阻会加重。在管理一个有流出道梗阻的患者，以及评估是否需要手术重塑 LVOT 和（或）修复

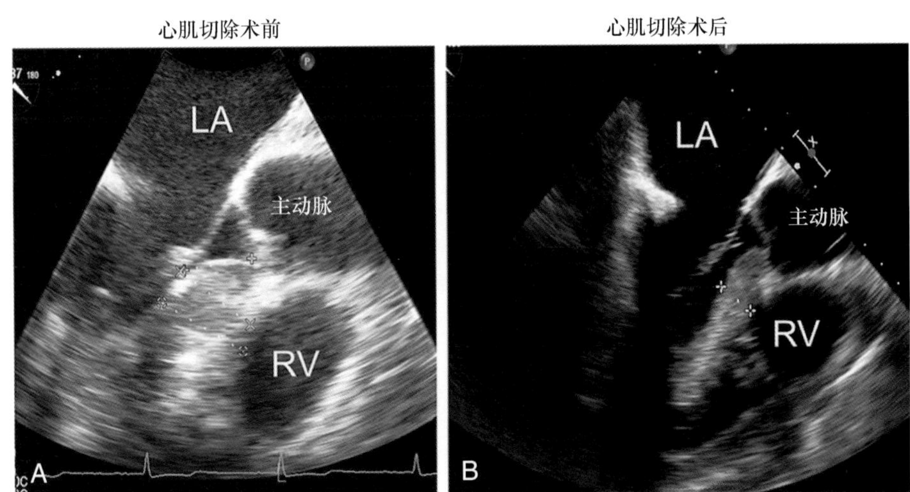

图 54.35　TEE 测量心肌切除术前的室间隔（A）（厚度，2.9 cm）和心肌切除术后的室间隔（B）（厚度，1.5 cm）。LA，左心房；RV，右心室（From Nagueh SF，Bierig SM，Budoff MJ，et al. American Society of Echocardiography clinical recommendations for multimodality cardiovascular imaging of patients with hypertrophic cardiomyopathy：endorsed by the American Society of Nuclear Cardiology，Society for Cardiovascular Magnetic Resonance，and Society of Cardiovascular Computed Tomography. J Am Soc Echocardiogr. 2011；24：473-498.）

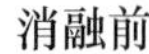

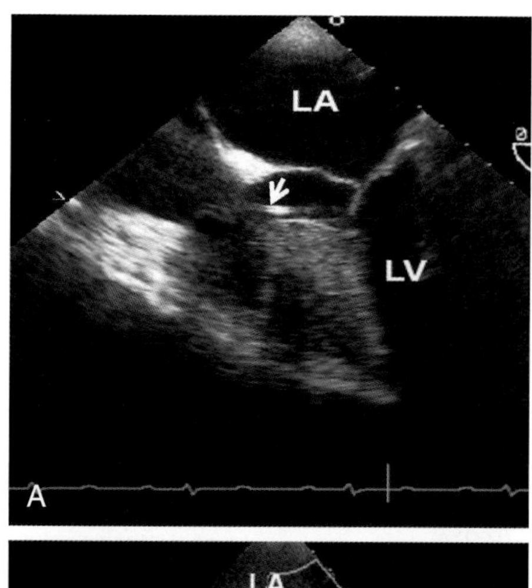

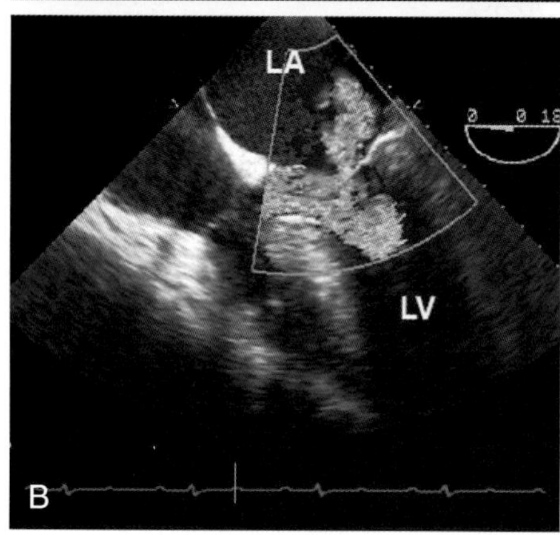

彩图 54.36　**食管超声心动图的图像。**（A）二维图像显示左心室流出道狭窄，合并瓣叶收缩期前移（箭头）。（B）彩色多普勒图像显示高速血流信号呈马赛克样色彩交替镶嵌，二尖瓣偏心反流位于后外侧。LA，左心房；LV，左心室（From Naguch SF, Bierig M, Budoff MJ, et al. American Society of Echocardiography clinical recommendations for multimodality cardiovascular imaging of patients with hypertrophic cardiomyopathy. J Am Soc Echocardiogr. 2011；24：473-498.）

二尖瓣时，应适当调整前负荷以及心室充盈量。应该避免降低后负荷，因其会加重梗阻。相反，增加后负荷会降低跨流出道的压力梯度，从而减轻 SAM 和流出道梗阻。因此，应该考虑使用血管收缩药，如去氧肾上腺素和血管加压素。在先天性和医源性 LOVT 梗阻中，梗阻的程度呈动态变化。心脏过度收缩和心率加快都会加重梗阻，应考虑使用 β 受体阻滞剂减慢心率。

持续而准确的超声心动图评估和诠释，对优化这类患者的术中管理十分重要。必须由麻醉科医师和外科医师共同评估流出道梗阻的严重程度和机制，并谨慎决定是否重新建立心肺转流以修正修复或替换瓣膜。最好能有合适的心脏病专家协助指导。

微创二尖瓣手术　Cosgrove、Sabik 和 Cohen 是第一批改良传统心脏手术方法的外科医师，他们开创了微创心脏手术的理念[365]。微创技术的快速发展和完善使人们认识到该技术不会危及患者的安全或影响手术暴露，且预后可与传统的开放性手术相媲美。Mihaljevic 和同事刊出了 1996 年到 2003 年进行的 1000 例微创瓣膜手术，并指出以下益处：减少转流和阻断时间、减少心肌梗死的发生率、缩短住院时间、出院后回家概率高于去往其他医疗机构[366]。

微创技术可通过胸骨下段正中小切口、切除部分第三、四肋软骨的右侧胸骨旁切口或通过 4 cm 切口的右侧开胸进入二尖瓣[367]。随后经左心房或经右心房通过房间隔显露二尖瓣。修复或置换瓣膜的可视化技术可通过以下方式实现：通过直视和使用手术器械；通过胸腔镜引导和视频辅助下的“端口接入”；或更完整的内镜技术即使用达芬奇机器人系统（Intuitive Surgical，Inc.，Sunnyvale，CA）。达芬奇系统由外科医师坐在一个远程、计算机增强、三维成像的控制台前控制机器人手臂和器械完成手术[368]。用于患者的达芬奇机器人如图 54.37 所示[369]。图 54.38 显示了外科医师在手术室的位置[370]。

内镜下或微创二尖瓣置换术涉及动静脉插管的心肺转流，分别通过股动脉和股静脉进行插管。此外，外科医师可能选择使用腔内主动脉阻断装置，该装置可实现无血手术视野和心脏停搏（图 54.39）[371]。在全内镜冠状动脉血管重建术中，主动脉腔内阻断的定位需要术中造影或超声心动图来确定导管的确切位置。已知的问题和风险包括导管穿过主动脉瓣移位入心脏，以及移位至远端阻塞头臂干[372]。也可以通过小的胸壁切口使用灵活的阻断钳直接阻断主动脉。采用 Chitwood 经胸主动脉阻断钳（Scanlan International，Inc.，St. Paul，MN）和 Cosgrove 弹性阻断钳（Cardinal Health，McGaw Park，IL）可达到此目的（图 54.40）[367]。心脏停搏液灌注针可在直视或经胸腔镜下插入[372]。逆行灌注心脏停搏液并非适用于所有患者，可以通过在手术部位（右心房入路）直接将逆行导管插入冠状静脉窦，或在颈内静脉置入经皮冠状静脉窦导管，并在超声心动图的引导下进行定位。次要的手术注意事项包括使用机器人器械时要求患者的独特体位。大多数微创手术需要右侧抬高 30 度的体位。

根据手术暴露需要，麻醉管理可采用双腔气管导管或支气管封堵器实施单肺通气。监测要点与标准入路心脏瓣膜手术的监测相似。此外，肺动脉引流（PA 引流）导管的放置方式类似于肺动脉导管的放置[372]。这两种导管有两个重要的不同点。第一，肺动脉引流管因其顺应性非常好，在追踪时有大量的换能器“噪声”。第二，肺动脉引流管开口较少，因此不能监测

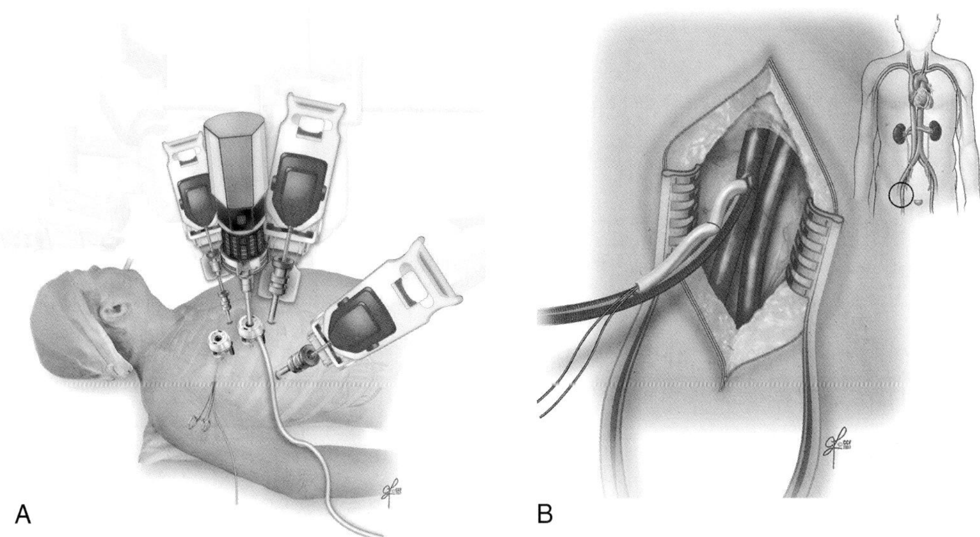

图 54.37　**患者行机器人二尖瓣修复术。**（A）端口置入；（B）股血管插管（Cleveland Clinic Foundation，2017. From Cuartas M，Javadikasgari H，Pfannmueller B，et al. Mitral valve repair：robotic and other minimally invasive approaches. Progr Cardiovasc Dis. 2017；60［3］：394-404.）

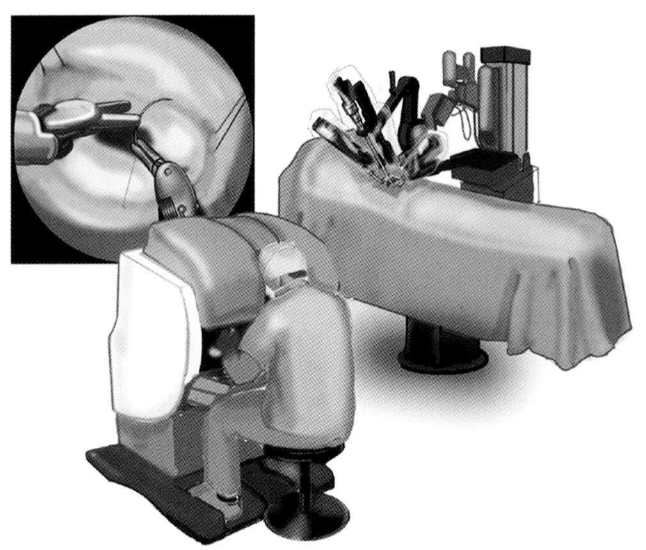

图 54.38　**机器人手术显示的达芬奇手术系统。**外科医师坐在控制台前，机器人被安置在手术台上。图中显示了二尖瓣修复的外科医师视角（From Soltesz EG，Cohn LH. Minimally invasive valve surgery. Cardiol Rev. 2007；15：109-115.）

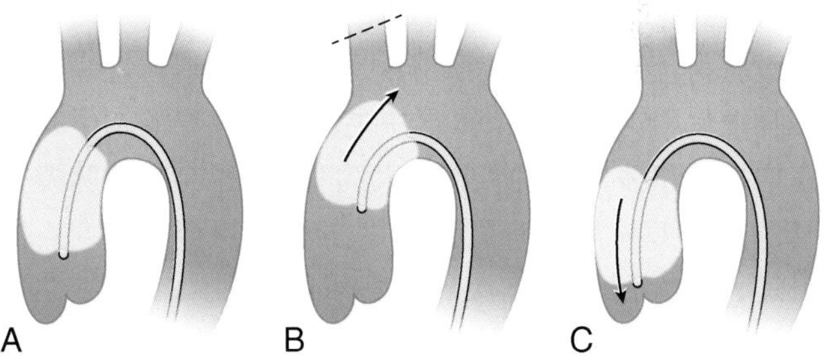

图 54.39　（A）升主动脉内位置精确的内镜阻断的图画。（B）内镜阻断远端移位可能阻无名动脉的血流。（C）内镜阻断近端移位可能导致主动脉阻断或心脏停搏不充分（Modified with permission from Kottenberg-Assenmacher E，Kamler M，Peters J. Minimally invasive endoscopic port-access intracardiac surgery with one lung ventilation：impact on gas exchange and anaesthesia resources. Anaesthesia. 2007；62：231-238；and From Vernick WJ，Woo JY. Anesthetic considerations during minimally invasive mitral valve surgery. Semin Cardiothorac Vasc Anesth. 2012；16：11-24.）

心输出量。有些外科医师喜欢在术野中放置肺动脉引流管。此时，心脏麻醉科医师可以放置肺动脉导管抽取混合静脉血和监测心输出量。

微创二尖瓣手术的预后鼓舞人心。虽然比较微创二尖瓣手术和标准入路手术的前瞻性试验有限，但技术的发展和团队整合的协作方法可能促成良好的手术预后[367]。报告描述的死亡率和发病率与全胸骨切开入路相当，但其术后出血减少，具有缩短住院时间的趋势，且出院回家率更高[370，373]。

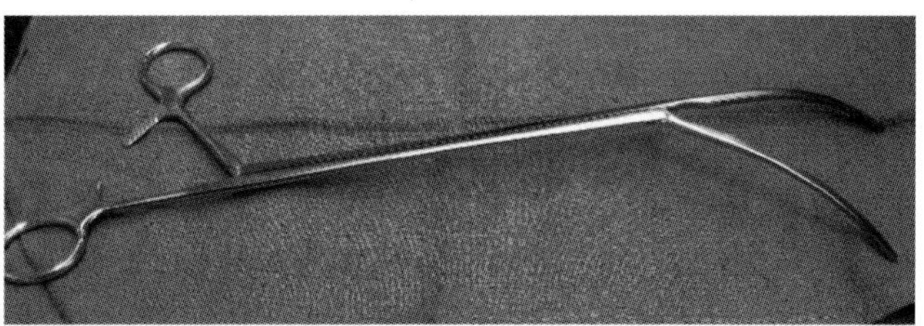

图 54.40　使用前的 Chitwood 经胸主动脉阻断钳（Scanlan International，Inc.，St. Paul，MN）（From Vernick WJ，Woo JY. Anesthetic considerations during minimally invasive mitral valve surgery. Semin Cardiothorac Vasc Anesth. 2012；16：11-24.）

主动脉疾病

主动脉瓣狭窄

病理生理 在美国主动脉瓣狭窄是最常见的心脏瓣膜疾病。近年来，主动脉瓣置换术的年手术量增长显著，尤其在老年和高危患者中[374]。

主动脉瓣狭窄通常由先天性瓣膜缺陷引起，先天性二叶式主动脉瓣的患者占人口的1%～2%[374]。遗传因素起了重要作用，表现为常染色体显性遗传和可变的外显率[375]。即使是功能正常的二叶式主动脉瓣也会倾向出现开放和闭合时的异常折叠和折皱，导致瘢痕和钙化，最终导致主动脉瓣狭窄伴或不伴主动脉瓣反流。尽管二叶式主动脉瓣患者直至疾病晚期才出现症状，但严重、有症状的主动脉瓣狭窄或反流可能在中年时就出现。另外，二叶瓣的异常运动造成血流流入主动脉后形成湍流，这将最终导致主动脉扩张，随后发生破裂或夹层[376-377]。二叶式主动脉瓣的明显标志为TEE食管中段主动脉短轴横切面上，主动脉瓣开口呈典型的“鱼口”征或椭圆形。

获得性主动脉瓣狭窄常常是由于老年退行性病变的瓣膜硬化和钙化所致。人群中主动脉瓣狭窄的发生率正在增加。75岁以上的人群中大约有3%患有主动脉瓣狭窄，其中12%患有中度或重度主动脉狭窄[374, 378]。据报道，动脉粥样硬化疾病的临床危险因素（如慢性炎症过程）与主动脉瓣狭窄的进展有明确的联系[378-379]。在发达国家，风湿性疾病不是主动脉瓣狭窄常见的病因，其主动脉瓣狭窄通常伴有主动脉瓣反流。

主动脉瓣狭窄患者典型的压力-容量环如图54.41所示。主动脉瓣狭窄患者，左心室流出道梗阻增加了收缩期心室壁的峰值压力，随后导致慢性的压力超负荷，直接刺激左心室的肌原纤维平行复制，从而导致向心性心室肥厚。收缩期由左心室产生的峰值压力较高，这是由于过高的跨瓣压力梯度所致。左心室向心性肥厚主要是由于压力负荷的增加导致（图54.42）。

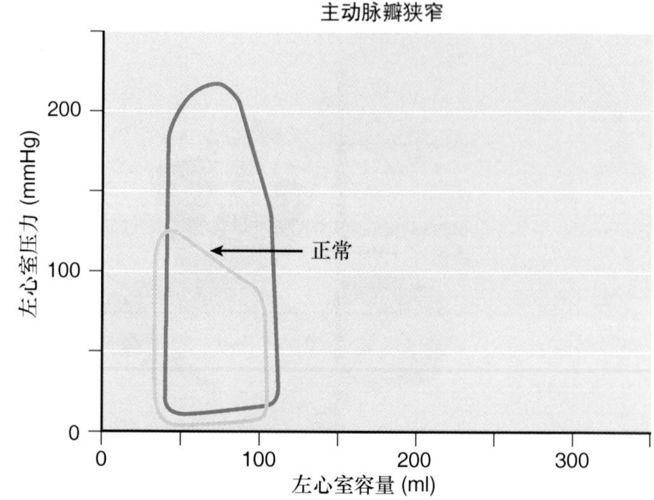

图54.41 **主动脉瓣狭窄的压力-容量环**（Modified from Jackson JM，Thomas SJ，Lowenstein E. Anesthetic management of patients with valvular heart disease. Semin Anesth. 1982；1：239.）

增加的压力负荷同样导致舒张功能障碍，增加左心室舒张末压和内膜下缺血。

无论是在门诊检查还是在主动脉瓣置换术中，超声心动图和术中TEE对主动脉瓣狭窄患者的诊断和最终管理尤为重要。可以通过超声心动图的各种参数评估主动脉瓣狭窄的严重程度，常用的一个指标是主动脉瓣瓣口面积。主动脉瓣瓣口面积的正常范围是3～4 cm^2，如果主动脉瓣瓣口面积减至1 cm^2以下，即为重度狭窄[380]。另外一项确定主动脉瓣狭窄程度的常用参数是跨主动脉瓣压差。如果平均跨瓣压差超过40 mmHg则提示重度主动脉瓣狭窄[355]。超声心动图可用于检查主动脉瓣狭窄病理生理的多个方面，包括主动脉瓣狭窄的程度、导致左室流出道梗阻的任何瓣膜结构异常、升主动脉病变以及伴随的心脏瓣膜病变。

TEE检查主动脉瓣的最佳切面是食管中段主动脉瓣短轴切面、食管中段主动脉瓣长轴切面和经胃切面。TEE食管中段切面有助于明确主动脉瓣的形态和主动脉瓣狭窄的二维结构（彩图54.43），而经胃

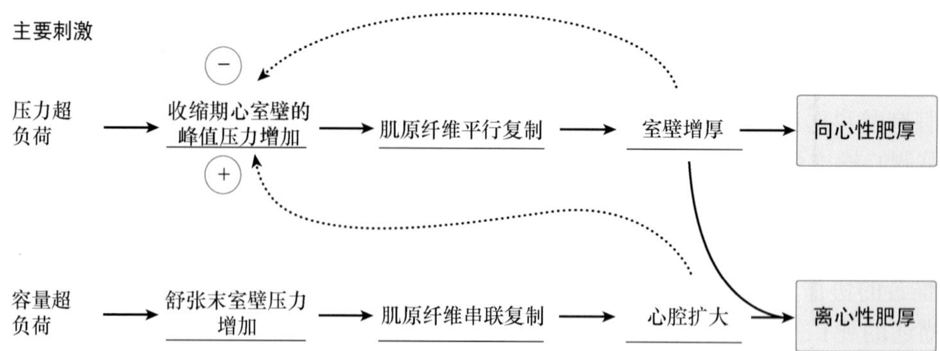

图54.42 慢性压力负荷过重导致收缩期室壁应力峰值增加，从而直接刺激心室向心性肥厚，倾向于对抗增高的室壁应力或使其“正常化”（From Grossman W，Jones D，McLaurin LP. Wall stress and pattern of hypertrophy in the human left ventricle. J Clin Invest. 1975；56：56.）

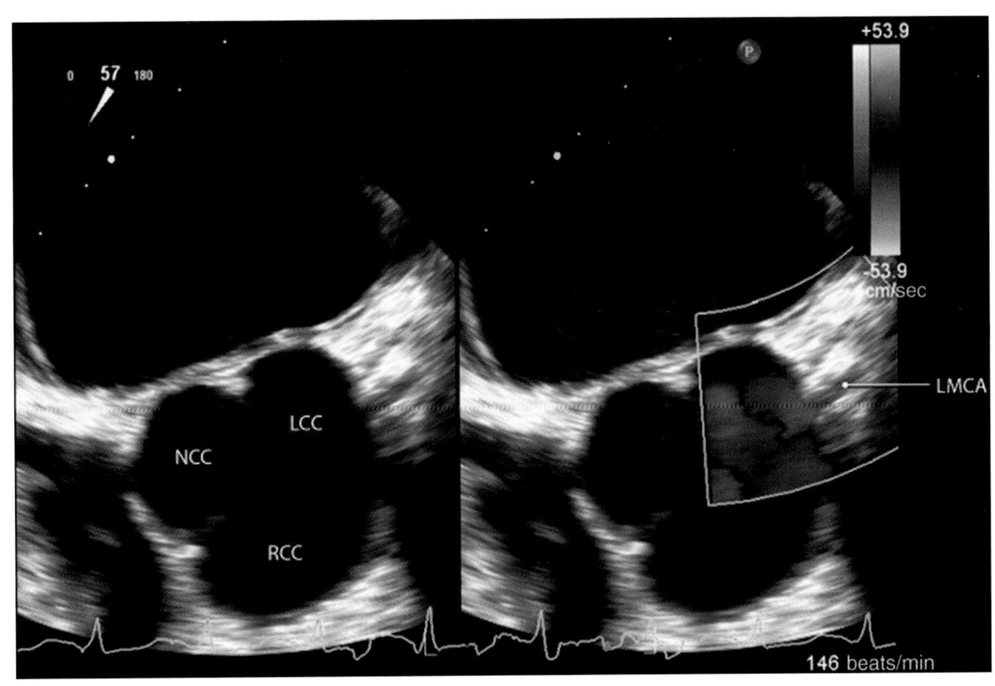

彩图 54.43 **食管中段主动脉短轴切面。** LCC，左冠瓣；LMCA，左冠状动脉主干；NCC，无冠瓣；RCC，右冠瓣（From Virtual TE：< http://pie.med.utoronto.ca/tee >.）

切面有助于获得跨瓣和跨左心室流出道的压差（彩图 54.44）。另外，食管中段和经胃切面都可以测量主动脉瓣环和左心室流出道的大小。这些测量有助于根据瓣膜的大小做出手术决策。

对于尚未出现症状的主动脉狭窄患者应密切监测病情进展。出现症状的患者（包括运动耐量下降和劳力性呼吸困难、心绞痛、充血性心力衰竭以及晕厥）应该考虑瓣膜置换，如延迟手术治疗会导致预后更糟糕[378]。

麻醉管理 术前用药可缓解患者对心脏手术的焦虑，同时有助于预防主动脉瓣狭窄患者发生围术期心动过速。这类患者的监测包括标准的无创或有创动脉血压和 CVP 监测。脉压可因主动脉瓣狭窄的严重程度而降低至 50 mmHg 或以下。TEE 适用于监测，获得的测量结果提供了极有价值的信息（图 54.45；另见图 54.43 和 54.44）[381-382]。

在手术过程中可以考虑置入肺动脉导管来监测肺动脉压和心输出量，但心室功能正常的患者很少需要。由于主动脉瓣狭窄患者的冠状动脉灌注严重受损，如果 PA 导管放置期间发生心律失常则会导致风险增加。此外，如果需要心肺复苏，胸部按压无法通过狭窄的瓣膜产生有效的心输出量。

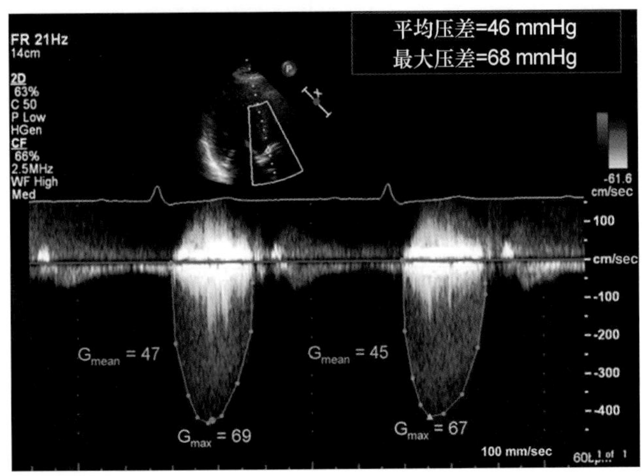

彩图 54.44 **连续多普勒超声定量主动脉的狭窄程度。** G_{max}，最大压差；G_{mean}，平均压差（From http://web.stanford.edu/group/ccm_echocardio/cgi-bin/media wiki/index.php/Aortic_stenosis_assessment. Accessed August 21，2014.）

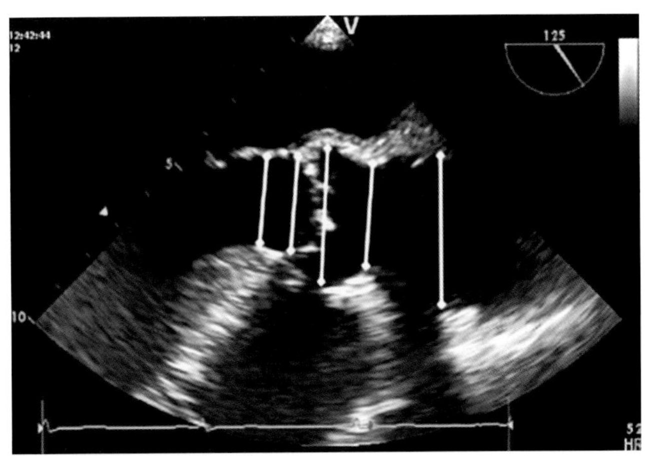

图 54.45 术中 TEE 测量主动脉瓣环，包括左心室流出道（以排除重度非对称性室间隔肥厚）、主动脉瓣环径、主动脉窦、窦管交界和升主动脉的直径（箭头，从左到右）（From Pasic M，Buz S，Dreysse S，et al. Transapical aortic valve implantation in 194 patients：problems，complications，and solutions. Ann Thorac Surg. 2010；90：1463-1469；discussion：1469-1470.）

主动脉瓣狭窄患者的麻醉管理不应使用任何可能有负性肌力性、心动过速或血管舒张作用的药物。此外，应尽一切努力确保患者维持窦性心律。主动脉瓣狭窄患者，“心房收缩”可贡献总心输出量的 40%。

表 54.19 总结了主动脉瓣狭窄患者的麻醉管理目标。

主动脉瓣反流

病理生理　主动脉瓣反流是指血流在心动周期的舒张期从主动脉回流入左心室。慢性主动脉瓣反流比急性主动脉瓣反流更常见，且会发生代偿性的生理改变。相反，急性主动脉瓣反流在血流动力学上无法很好地应对。然而，目前尚不清楚慢性和急性主动脉瓣反流的确切患病率[383]。

慢性主动脉瓣反流的原因包括先天性病变、退行性改变和风湿性疾病，然而特发性病因似乎最常见[383]。这些因素通过导致主动脉瓣瓣叶自身异常或主动脉瓣环和（或）主动脉根部扩张，造成主动脉瓣关闭不全。主动脉瓣瓣叶的异常包括先天性病变（如二叶式主动脉瓣）、心内膜炎、风湿性疾病、炎症疾病、某些结缔组织病和胸部创伤导致的主动脉瓣瓣叶损伤。近端主动脉根部扩张可能是由于长期慢性高血压或仅仅是由正常的衰老过程造成瓣环-主动脉的扩张所致[384]。导致主动脉瓣反流的其他主动脉瓣环或主动脉根部病因包括马方综合征、梅毒、先天性疾病如成骨不全、Ehlers-Danlos 综合征及特发性因素[383-384]。

慢性主动脉瓣反流　患有慢性主动脉瓣反流的患者可能多年甚至数十年都没有症状。左心室会经历一个重塑的过程，该过程由肌原纤维串联复制和慢性反流量长期增加导致的心脏离心性肥厚和心腔扩大所致（图 54.42）。尽管慢性主动脉瓣反流患者的压力-容量环右移很多，但由于左心室舒张末容积缓慢增加，左心室舒张末压力仍保持相对正常（图 54.46）。外周血管扩张可以改善前向血流。代表的特征是，较大的每搏量可以使射血分数维持正常。然而，随着时间推移，左心室壁应力和后负荷会增加。最终，随着左心室扩张和肥厚的进展，出现不可逆的左心室功能障碍，患者就会出现症状。作为对心输出量不足的代偿机制，外周血管发生交感性收缩来维持血压，但这种适应会加剧反流并进一步减少心输出量。

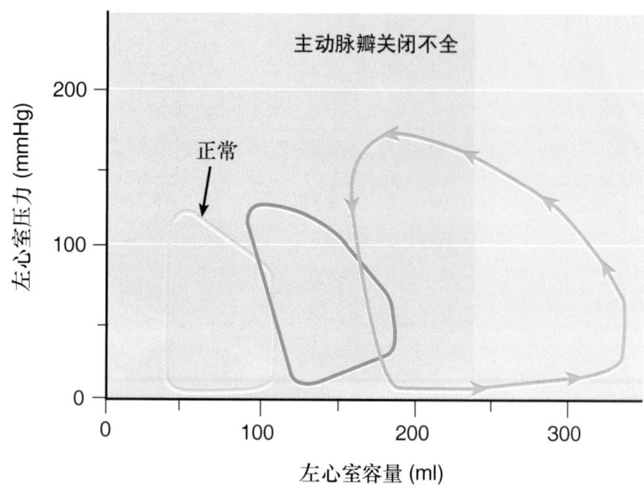

图 54.46　主动脉瓣反流（AR）的压力-容量环。急性主动脉瓣反流，中间环；慢性主动脉瓣反流，右侧环（Modified from Jackson JM，Thomas SJ，Lowenstein E. Anesthetic management of patients with valvular heart disease. Semin Anesth. 1982；1：239.）

除了详细的病史采集和体格检查，诊断性检查如磁共振成像、放射性核素血管造影和运动负荷试验都能用来评估主动脉瓣反流。然而，超声心动图依然是最重要的诊断工具（彩图 54.47）。主动脉瓣反流严重程度的评估如下：反流量小于左心室每搏量的 20% 为轻度，20% ～ 39% 为中度，40% ～ 60% 为中重度，

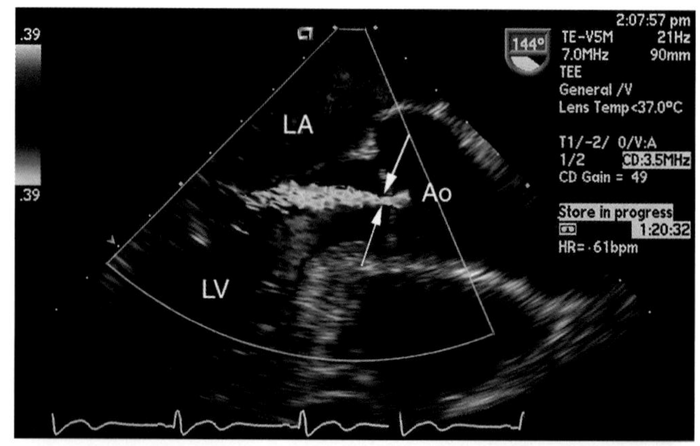

彩图 54.47　**缩流颈**。卡尺测量主动脉反流束最窄的部分，这相当于反流口近似面积。Ao，主动脉；LA，左心房；LV，左心室（From Perino AC，Reeves ST，eds. A Practical Approach to Transesophageal Echocardiography. 2nd ed. Philadelphia；Lippincott Williams & Wilkins；2008：232.）

表 54.19　主动脉瓣狭窄患者（围术期）血流动力学管理目标（译者注：原文应译为“主动脉瓣狭窄的病理生理改变”，依据对原始引文的核查认为原作者有误）

	左心室前负荷	心率	收缩力	体循环血管阻力	肺血管环力
主动脉瓣狭窄	↑	↓（窦性）	维持恒定	↑	维持恒定

（From Townsley MM，Martin DE. Anesthetic management for the surgical treatment of valvular heart disease. In：Hensley FA，Martin DE，Gravlee GP，eds. A Practical Approach to Cardiac Anesthesia. 5th ed. Philadelphia：Lippincott Williams & Wilkins；2013：327.）

超过 60% 为重度。

超声心动图的多种半定量方法可用于评估主动脉瓣反流。其中包括彩色血流图，它通过主动脉瓣反流束的宽度与左心室流出道宽度的比值来确定主动脉瓣反流的严重程度。由于流体的夹带作用，位于流场中心的反流可能看起来比实际上要大[383]。将中心型反流和偏心型反流评估对比时，应该考虑这种可能性。缩流颈是反流中最狭窄的部分，测量缩流颈可以用来评估主动脉瓣反流的严重程度（图 54.47）。缩流颈≥6 mm 提示主动脉瓣重度反流的敏感性是 95%，特异性是 90%[385]。缩流颈小于 3 mm 提示主动脉瓣轻度反流。超声心动图可以测量主动脉瓣反流束的压力半降时间。压力半降时间小于 200 ms 提示重度主动脉瓣反流，而压力半降时间超过 500 ms 提示轻度主动脉瓣反流。此外，降主动脉全舒张期反向血流提示中度到重度主动脉瓣反流。

虽然慢性主动脉瓣反流的患者可以数十年无症状，但最终还是会出现左心衰竭的症状，比如运动耐量下降、呼吸困难、夜间阵发性呼吸困难或端坐呼吸。随着疾病进展，可能有必要降低后负荷。此外，少数患者会出现心绞痛，虽然冠状动脉正常。这种心绞痛是由于舒张压低导致冠状动脉灌注差造成的。对于心脏病学家来说，在疾病进展中的哪个阶段采取手术治疗，才能防止出现不可逆的左心功能障碍，这一点很难决策，尤其是在严重的慢性主动脉瓣反流的患者[382-383]。

急性主动脉瓣反流 急性主动脉瓣反流比慢性主动脉瓣反流少见，但预后更差。引起急性主动脉瓣反流的常见病因包括创伤、细菌性心内膜炎以及主动脉夹层。极少见的情况下，急性主动脉瓣反流作为一种特发的并发症出现，如主动脉瓣成形术后。急性主动脉瓣反流的病理生理是容量负荷的急剧增加导致左心室的损害。由于左心室没有时间像慢性主动脉瓣反流一样去经历离心性肥厚的过程，所以左心室没有准备好去适应突发增加的容量。如图 54.46 所示，左心室舒张末压力的突然增加导致压力-容量环右移[384]。交感反应被激活，心率加快和心肌收缩力增强是维持足够心输出量的主要代偿机制。除非急性主动脉瓣反流得到适当管理，否则这些代偿机制很快就会失效。而且交感反应引起外周血管收缩，会增加外周血管阻力，进一步加剧主动脉瓣反流。左心室功能会迅速恶化，需要紧急手术治疗。在患者被转运至手术室的过程中，血管扩张剂治疗可暂时稳定患者的病情[383]。

麻醉管理 对主动脉瓣反流患者的麻醉管理应包括维持相对较快的心率（约 90 次 / 分）以及在维持前负荷和收缩力的基础上相对较低的外周血管阻力。表 54.20 总结了主动脉瓣反流患者的麻醉管理目标。推荐使用少量的术前用药。关于这类患者全身麻醉药物的选择，应避免使用导致心动过缓或高血压的药物，因为这些变化会加重主动脉反流的程度，并导致左心室功能衰竭。

应标准化在术前放置动脉导管和中心静脉导管，如有肺动脉高压或左心功能受损，还可考虑放置肺动脉导管。在心肺转流前期，麻醉科医师可以用 TEE 来确定主动脉瓣反流的原因和严重程度，评估左心室大小和功能，评估其他心脏瓣膜的功能。而且，TEE 可在心肺转流后即刻评估新主动脉瓣的正确位置和功能。

术前存在左心室功能不全时，脱离心肺转流会更复杂。此外，主动脉瓣机械瓣膜置换可产生轻度的跨瓣压力梯度。因此，需要用正性肌力作用的药物来改善左心室功能。必须继续增加前负荷，以维持已扩张左心室的充盈。

微创主动脉瓣手术 主动脉瓣的手术入路可以通过几个不同的切口，包括右侧胸骨旁切口、胸骨上段正中小切口和胸骨下段正中小切口[365]。由于手术暴露受限，应在准备和铺巾前安置体外除颤电极片，以备除颤之需[372]。

从远处放置 CPB 插管是微创手术的一个特点，但也说明了麻醉科医师通过 TEE 进行指导的重要性。为了获得动脉通路，手术的决定可能需要进行股动脉插管[373]。或者，如果主动脉粥样硬化性疾病阻碍了逆行的主动脉血流，外科医师可能会尝试直接切开主动脉进行主动脉插管，或者通过腋动脉进行插管[370, 372]。可以通过右心房插管进行静脉回路的引流（如果不会妨碍手术暴露），或者通过股静脉进行引流。TEE 可以指导或确定股静脉插管远端引流的位置，是在下腔静脉、右心房或 SVC 远段（彩图 54.48）[373]。为了减

表 54.20 主动脉瓣反流患者（围术期）血流动力学管理目标（译者注：原文应译为“主动脉瓣反流的病理生理改变”，依据对原始引文的核查认为原作者有误）

	左室前负荷	心率	收缩力	体循环血管阻力	肺血管环力
主动脉瓣反流	↑	↑	维持	↓	维持

LV，左心室（From Townsley MM，Martin DE. Anesthetic management for the surgical treatment of valvular heart disease. In：Hensley FA，Martin DE，Gravlee GP，eds. A Practical Approach to Cardiac Anesthesia. 5th ed. Philadelphia：Lippincott Williams & Wilkins；2013：335.）

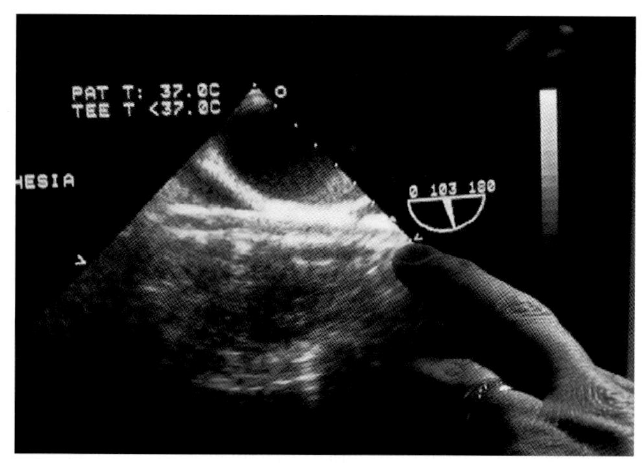

彩图 54.48 静脉插管经下腔静脉-右心房进入上腔静脉

少左心室腔内残留空气的发生率和量，可将二氧化碳充弥至手术野[370]。

通常，麻醉监测的注意事项与标准入路的心脏瓣膜手术相似。在无法直视心脏的情况下，TEE 在评估插管位置和确保心室充分排气方面更有价值[372]。如果需要逆行灌注心脏停搏液，可以使用 TEE 指导颈内静脉逆行导管进入冠状静脉窦。

一项大型研究报告涉及超过 900 例接受微创主动脉瓣手术的患者。与国内平均水平相比，这些患者血液制品的使用会减少（53% 的首次主动脉瓣手术患者未接受血液制品），且出院回家率更高（包括 40% 的 80 岁以上的患者）。

其他瓣膜疾病

三尖瓣疾病 大多数成人的右心瓣膜疾病常常是肺动脉压力增高的继发表现（如继发于原发性肺部疾病、肺血管疾病或左心疾病），但风湿、创伤、感染、体液免疫和（或）新生物也会引起右心瓣膜病变。

三尖瓣反流 成人三尖瓣疾病以反流为主。虽然患者能够耐受轻-中度的三尖瓣反流，但严重三尖瓣反流时会出现右心房压力增高的症状和体征（如肝大、外周水肿、腹水）。长期三尖瓣反流产生的代偿性改变包括右心房和右心室扩大，也可能出现房颤。长期三尖瓣反流和右心室扩张可导致右心室收缩功能受损，这将会使右心室腔进一步扩大，三尖瓣瓣环也随之扩大，从而加重三尖瓣反流和右心室扩大。三尖瓣反流的分期基于反流严重程度及其影响瓣膜修复方式的继发改变[387]。

- 1 期：继发于右心室扩大的瓣环初期扩张。三尖瓣反流通常不明显。
- 2 期：瓣环进一步扩张导致瓣叶对合不良，三尖瓣反流明显，右心室扩张更显著。
- 3 期：严重的右心室扩张和功能不全，由于右心室扩张引起三尖瓣瓣叶活动受限，从而导致严重三尖瓣反流。

如果三尖瓣关闭不全是继发于右心室压力超负荷状态，如肺动脉高压，右心室肥厚也会随之发生。这种肥厚和右心室压力升高可导致室间隔左移，并使左心室收缩和舒张功能受损。

由风湿、创伤、感染、免疫和（或）新生物所引起的原发性或结构性三尖瓣反流，会造成瓣叶本身形态异常。西方国家三尖瓣反流最常见的病因是继发性或功能性反流[388]，也可能是左心疾病引起肺血管压力升高、肺心病和（或）原发性肺动脉高压的结果。三尖瓣瓣环扩张（三尖瓣瓣叶形态正常）是功能性三尖瓣反流最常见的原因，在主动脉瓣、尤其是二尖瓣瓣膜手术患者中更常见。已经证实正常人群中有 70% 的人存在少量的三尖瓣反流，但该征象是否正常仍然存在一些争议。然而，毋庸置疑的是三尖瓣反流会逐渐导致右心容量超负荷和瓣环逐渐扩张，瓣环扩张不会因为左心瓣膜病变的修复而自发重塑，甚至有可能进一步的持续扩张[389]。

重度三尖瓣反流是长期死亡率的一个预测因素（合并重度三尖瓣反流患者的一年生存率是 65%，不合并三尖瓣反流患者的一年生存率是 90%）。因此，目前美国和欧洲指南认为，接受左心瓣膜手术且合并重度三尖瓣反流的患者为同期行三尖瓣修复或置换的Ⅰ类指征；三尖瓣瓣环扩张合并轻度反流是三尖瓣修复或置换的Ⅱ类指征。

三尖瓣反流使右心室泵出的血液通过肺回流至左心的能力下降，因此三尖瓣反流患者麻醉管理的重点是维持前负荷。提高右心室前向血流最有效的管理策略来源于心室-动脉偶联原理。这一原理认为，不管心腔本身的收缩机制受到何种程度损害，通常可以通过减轻后负荷来提高其泵功能。因此，降低肺血管阻力（如用一氧化氮或前列腺素吸入）有助于改善右心室功能，减少三尖瓣反流，促使血液跨过肺血管床到左心。稍快的心率、维持心房收缩、恰当使用正性肌力药或血管扩张药均有助于改善右心室的前向血流。功能性三尖瓣反流的修复需要通过手术行瓣环成形（例如使用成形环或成形带）或三尖瓣二瓣化，任何一种方式通常都能成功地减轻三尖瓣反流的程度，但有时会有残余的微量反流。如果三尖瓣环缩小过度，会造成三尖瓣跨瓣压差增大[385]。

三尖瓣狭窄 临床上成年人三尖瓣狭窄相对少见。三尖瓣狭窄患者可能会有显著的右心房扩大和房颤。长期慢性右心房压升高会引起下腔静脉扩张、颈静脉怒张和肝淤血等。临床症状和体征包括肝大（伴或不伴肝功能异常）、腹水、外周性水肿、疲劳和呼吸困难[385, 391]。

三尖瓣狭窄导致右心室充盈减少。正常的三尖瓣面积为 7 cm^2，当瓣膜面积小于 1.5 cm^2 时，心室充盈受损。通常通过超声心动图多普勒测量三尖瓣跨瓣压力梯度来评估三尖瓣狭窄程度。轻度三尖瓣狭窄是指压力梯度＜ 2 mmHg，中度是 2 ～ 6 mmHg，重度是＞ 6 mmHg[392]。

麻醉管理的重点是保持前负荷和控制好心率。应该避免心率过快而缩短心室的舒张期充盈时间，而这类患者由于存在瓣膜的狭窄应该延长充盈期。目标心率也不能太慢，因为心率太慢会降低 CO，最好是将心率维持在正常低限。当患者没有房颤时，保持房室同步性对于维持右心室输出量很重要。尽管单纯的三尖瓣狭窄不常考虑右心室收缩功能不全，但合并多个瓣膜疾病或缺血性心脏病时就要适当考虑用正性肌力药物支持。应维持外周血管阻力，因为三尖瓣水平的恒定梗阻破坏了后负荷降低时前负荷升高的代偿机制。

肺动脉瓣疾病 肺动脉瓣疾病绝大多数是先天性的，也可以是后天获得性的。既往肺动脉瓣手术是成人肺动脉瓣膜病的常见病因。

肺动脉狭窄 肺动脉狭窄（PS）本质上可引起右心输出受阻，阻塞可能位于瓣下水平（位于右心室流出道内肺动脉瓣下）、瓣口或者瓣上水平（位于肺动脉主干内肺动脉瓣上）。在瓣膜型肺动脉狭窄中有 95% 的病例是先天性瓣膜异常[385]，但单纯的先天性瓣膜型肺动脉狭窄相对少见。成人获得性的病因包括类癌性疾病、风湿性疾病以及既往肺动脉瓣、右心室流出道或肺动脉主干手术。还包括先前的 ROSS 手术（矫正先天性主动脉瓣狭窄），这一手术将肺动脉瓣移至主动脉瓣的位置，在肺动脉瓣的位置植入同种异体瓣。跨瓣压升高导致了右心室肥大、扩张，最终可能出现右心室衰竭。治疗方法包括球囊瓣膜成形术、瓣膜切开术、右心室至肺动脉管道重建以及外科或经皮瓣膜置换术。然而，近年的数据表明当前的经皮导管肺动脉瓣置换术并不适用部分右心室流出道形态复杂的患者[393]。瓣膜型肺动脉狭窄进行经皮或外科介入治疗前，其医疗管理策略包括精确地控制心率、维持前负荷，以及正性肌力支持治疗。肺动脉瓣瓣上狭窄通常可以用经皮扩张和（或）支架植入解决，瓣下漏斗部肌性梗阻可发生于法洛四联症（增加后负荷通常可以缓解，根据需要可增加或不增加容量负荷）。漏斗部梗阻也可由长期的慢性肺动脉瓣狭窄所引起。与左心室流出道动力性的梗阻一样，心动过速和低血容量可引发右心室流出道动力性梗阻的临床表现，加重梗阻。动力性右心室流出道梗阻的处理原则与动力性左心室流出道梗阻相同，包括维持前负荷、增加后负荷、控制心率以及避免增强心肌收缩力。

肺动脉瓣关闭不全 肺动脉瓣关闭不全的原因可能是儿时因先天性肺动脉瓣狭窄做过瓣膜球囊扩张，或因法洛四联症做过瓣膜切开术。肺动脉瓣关闭不全也可与风湿性心脏病、肺动脉高压、肺栓塞、类癌综合征、创伤、马方综合征、特发性肺动脉扩张以及心内膜炎等有关[385]。轻度肺动脉瓣关闭不全的常见原因是左心疾病所引起的肺动脉高压。大多数患者都没有症状，但长期严重的肺动脉瓣关闭不全引起有症状的右心室扩张和衰竭时应考虑肺动脉瓣置换。

对因原发性心脏或肺部疾病导致的肺动脉瓣关闭不全的麻醉管理要谨慎。对于原发性肺动脉瓣关闭不全的麻醉管理目标应包括保持前负荷、保障心肌收缩力以及通过调整呼吸机和（或）或选择肺血管扩张药来降低肺血管阻力（通过一氧化氮或吸入前列腺素）。

与房间隔缺损一样，微创手术也可用于治疗三尖瓣疾病[394]。微创心脏手术最好是在精心设计的杂交手术室完成。

结构性心脏病手术

杂交手术室 为了满足特定血管内和经导管手术的外科及影像设备要求，许多机构都建造了杂交手术室。这些手术室具有完整的双重功能，可进行透视、开放手术或两者皆有。理想情况下，此类手术室应位于普通外科手术室内或其附近。杂交手术室的实际位置可能代表了对患者监测的提高，因为关键人员更容易处理意外的并发症和紧急情况。

在杂交手术室进行的手术类型根据机构的偏好而有所不同，但可能包括：①电生理手术，②瓣膜病变的经皮治疗，③放置封堵器或封堵伞以闭合心内缺损或交通，④经皮心室辅助装置植入术，⑤左心耳封堵设备植入术，⑥腹主动脉或胸主动脉瘤支架植入术。

尽管不同手术类型的要求不一样，但镇静或全身麻醉以及有麻醉科医师的监测可提高许多手术的有效性和安全性[398]。术中提供稳定的血流动力学满足器官灌注和功能保护十分重要。一些手术可以通过麻醉监测或区域阻滞给患者提供很好的舒适度的情况下完成，然而，在许多情况下，全身麻醉可能是最好的选择。如果需要的话，气管插管全身麻醉可以提供既保证气道安全又使患者的舒适度最大化的可控的情况[399]。也可以使用喉罩或面罩通气，但在自主呼吸过程中持续的膈肌运动可能会干扰心脏和血管结构的透视显影。在没有严重并发症或合并症的情况下，患者可以在麻醉结束后转移至复苏室。在更复杂的情况下，患者可能会被转移到重症监护室缓慢苏醒。

大多数在透视和TEE引导下进行的经皮手术都是在全麻下进行的。这些手术包括避免胸骨切开和心肺转流的二尖瓣修复和TAVI手术，TEE对手术的指导和评估至关重要[396]。经皮封堵装置如房缺和室缺封堵器的植入，以及开窗术通常是在心内超声心动图引导下进行的。如果可以仅使用心内超声心动图或经胸超声心动图或透视成像，手术可以在镇静的情况下进行[397-398]。通常需要放置桡动脉置管，以及建立大的外周静脉或股静脉通道。

经皮VADs常用于接受冠状动脉介入治疗的高危患者或射频消融手术患者以及合并心源性休克的患者[397]，这些装置几乎可以完全支持左心室功能，产生非搏动性的灌注。因此，脉搏血氧仪和无创血压监测可能无法正常工作，建议进行动脉内置管。根据患者血流动力学状态和配合程度，可使用镇静或全身麻醉。由于有大失血的可能，需要建立大的静脉通道。在这些操作过程中，中转开放手术的准备是必要的。

经导管主动脉瓣植入 有症状的重度主动脉瓣狭窄患者预后不良，接受药物治疗的患者一年死亡率是50%。经导管主动脉瓣植入术（TAVI）最初是对需要进行心脏手术，但传统主动脉瓣置换有巨大风险的重度主动脉瓣狭窄患者的一种替代治疗，特别是对高龄且有严重合并症的患者（如瓷化主动脉、既往放疗、衰弱患者、严重肝或肺疾病）[401-403]。目前，经皮主动脉瓣置换术正在用于治疗中危患者，并且正在进行用于低危患者的试验研究[404]。

技术的进步推动了TAVI手术的发展。然而，该手术仍存在短期和长期的并发症，包括死亡率、卒中、需要植入永久性起搏器、血管并发症、瓣膜栓塞、肾衰竭、心脏破裂、主动脉破裂、心脏压塞和出血[405-406]。已发表的TAVI手术指南推荐专业的多学科心脏团队，包括心脏内科医师、心脏外科医师、麻醉科医师、重症医师、护士以及其他人员[404]。进行该手术的杂交手术室或心导管手术室必须要有足够的空间、专业的超声心动图医师、急救用品、团队的支持以及在必要时能立即建立心肺转流的技术人员和心脏外科医师。

TAVI手术需要选择血管入路进入主动脉瓣瓣环（图54.49）[407]。大多数手术都是通过股动脉逆行穿刺进入的，然而，其他的逆行入路还可以通过锁骨下动脉或无名动脉或直接从升主动脉穿刺进行。在一些病例中，如果主动脉疾病或解剖结构不允许逆行入路，也可以通过手术暴露左心室和经心尖进行顺行入路。经心尖手术需要全身麻醉[405]。大口径的静脉通道、动脉置管和中心静脉置管是必要的，肺动脉漂浮导管可用于既往有肺动脉高压的患者。在手术开始前需要放置体外除颤电极并与除颤仪连接（室颤可因心内导管操作或快速心室起搏引发）[405]。因为在瓣膜手术的某些过程中需要一段时间的快速心室起搏，所以需要建立一个用于临时起搏电极的静脉通路，通常是通过股静脉或锁骨下静脉（如果是经心尖手术，可直接缝在心外膜表面）[405]。

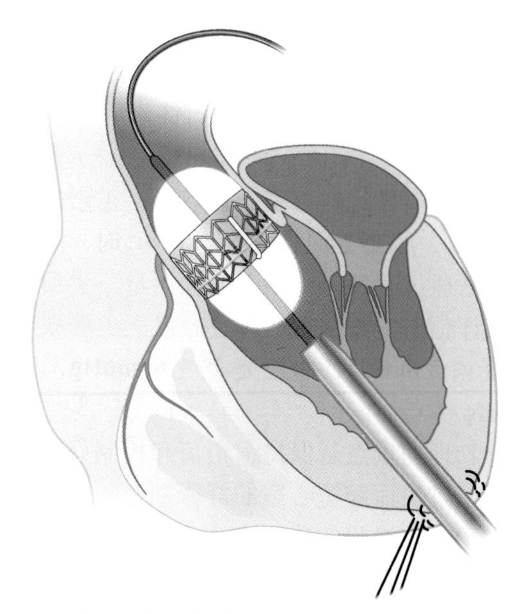

图54.49 **经心尖主动脉瓣植入术的示意图。**通过球囊扩张在自身瓣环上植入人工瓣膜（From Walther T，Ralk V，Borger MA，et al. Minimally invasive transapical beating heart aortic valve implantation：proof of concept. Eur J Cardiothorac Surg. 2007；31：9-15.）

全麻时麻醉诱导后放置TEE探头，以便TAVI术中确定解剖结构。许多中心已经采用了一种最简单的经股动脉行TAVI的方法，其中镇静已经代替了全身麻醉，并且快速康复流程加快了这些患者的周转。尽管这一技术高度依赖机构，且成功也取决于训练有素的团队动力和经验，但在一些中心这种手术已经成为日间手术，结果也相对较好[408-409]。

与全身麻醉相比，镇静的优点包括可行神经功能监测、血流动力学更稳定以及尽可能缩短了术后在ICU的停留时间[410]。但是，如果需用TEE评估瓣膜情况、主动脉完整性和排除心脏并发症，则建议全身麻醉。

TEE在评估瓣环大小、主动脉疾病、心室功能和二尖瓣反流以及确定血流动力学不稳定的原因方面起着重要作用[407，411]。在放入人工生物瓣膜之前需先行主动脉瓣球囊扩张术。将生物瓣装载在扩张球囊导管上，膨胀后可植入。该装置在实时 TEE 和 X 线透视检查联合引导下定位。膨胀释放后即刻用 TEE 测量主动脉瓣反流的来源和程度[412]，以及检查主动脉是否存在夹层[407，411]。

在 TAVI 手术过程中最主要的挑战是维持血流动力学稳定。重度左心室向心性肥厚以及血管容量不足的患者可能由于心室起搏、心内导丝或导管操作或球囊主动脉瓣膜扩张本身而出现血流动力学迅速恶化[405]。避免长时间反复低血压、内膜下缺血以及低心输出量对于预防血流动力学衰竭十分重要。需要限制快速心室起搏的频率和持续时间，以确保两次起搏期间能有足够的时间让自主循环恢复。必要时可单次加量推注或持续泵注缩血管药物（去甲肾上腺素、肾上腺素或去氧肾上腺素）。在这项多学科手术过程中成员之间经常沟通十分重要。

TAVI 术需要先进的影像技术以及能够快速、安全建立外科通路和心肺转流的人员[403]。超声评估的 TAVI 短期疗效不错[406]，但需进一步收集来源于国家 TAVI 注册处长期预后的相关数据[405，413]。

二尖瓣夹合术　经皮二尖瓣夹合器修复术是一种以导管为基础的手术，通过夹合器（MitraClip，Abbott Inc.，North Chicago，IL）对二尖瓣进行缘对缘修复（图 54.50）[414]。二尖瓣夹合手术是用于对接受传统二尖瓣修复手术风险极高的患者来进行的瓣膜修复。经皮手术是在心脏搏动的情况下进行。TEE 在指导设备的应用和夹合器的放置方面起着至关重要的作用。在手术开始前要通过三维 TEE 提供瓣环和瓣叶的相关测量。该装置通过股静脉进入，经房间隔穿刺后，在 TEE 引导下推进到位，同时注意避开心房壁。成功的二尖瓣夹合术会产生一个双孔二尖瓣（彩图 54.51）[414]，类似于 Alfieri 修复术，即在手术室心肺转流下进行的二尖瓣缘对缘的缝合术[414]。

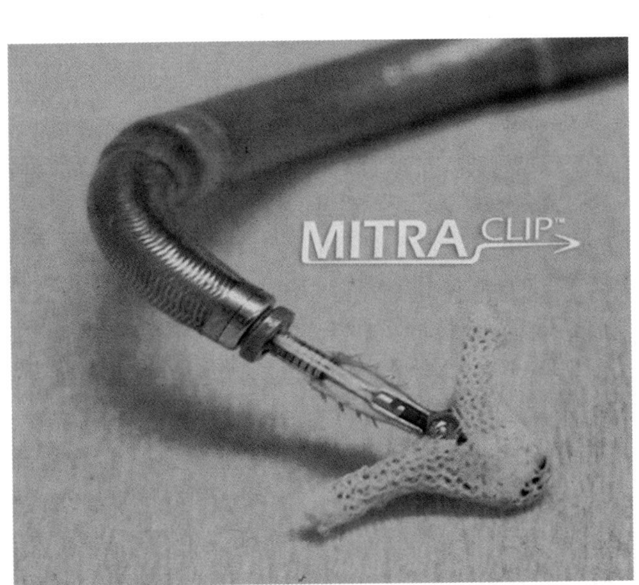

图 54.50　MitraClip 的特写（AbbottInc.，NorthChicago，IL）（From Kothandan H，Vui KH，Khung KY，et al. Anesthesia management for MitraClip device implantation. Ann Card Anaesth. 2014；17［1］：17-22.）

二尖瓣夹合术已被证明能显著减少二尖瓣反流，改善患者的 NYHA 功能分级，对于心脏直视手术而言相对缩短了住院时间（图 54.52）。与手术相关的潜在问题包括反流加重、瓣膜狭窄、残留房间隔缺损和房壁破裂导致心脏压塞[414]。

一个由心脏内科医师、心脏外科医师、心脏麻醉科医师、心脏专科护理人员和放射技术人员组成的多学科团队是确保这些手术成功的必要条件。

麻醉注意事项　二尖瓣夹合术需在全身麻醉气管插管下进行。使用常规监测指标和动脉置管监测血压。一般认为建立两条较大的外周静脉通路就足够了。

房间隔穿刺后，通过注射肝素使 ACT 达到 250 s 进行抗凝。每 30 min 查一次，确保将 ACT 维持在合适的水平[414]。

手术过程中，在某些关键操作时可能需要停止通气。放置第二个夹合器可能需要心脏麻醉科医师特别注意。当第二个夹合器从心房到心室的推进过程中，有可能损坏第一个夹合器。一些患者在手术过程中可能会出现短暂的低血压，必要时可使用血管活性药物来维持血压。在每次夹合器夹闭和释放之前，应将血压恢复到患者的非麻醉状态，以评估是否存在残余反流。这将有助于决定夹合器是否可以释放还是需要再加一个夹合器[414]。

手术结束，使用鱼精蛋白逆转肝素的抗凝作用，除非有医疗要求需要，通常在手术结束后拔除气管导管。对于二尖瓣夹合手术，尽管目前倾向于快速康复和术后不送返 ICU，但术后第一晚所有患者通常仍在 ICU 观察。

左心耳封堵器植入术　房颤仍然是最常见的心律失常。由于附壁血栓形成，房颤使卒中的风险增加了五倍，发病率和死亡率显著增加[416]。常用于预防血栓形成的药物包括华法林、X a 因子抑制剂和直接凝血酶抑制剂，可使脑卒中风险降低 60%。有使用抗凝药物禁忌证的患者可选择左心耳封堵术，其应用正日益增加。

PROTECT-AF 临床试验研究了 Watchman-LAA 系

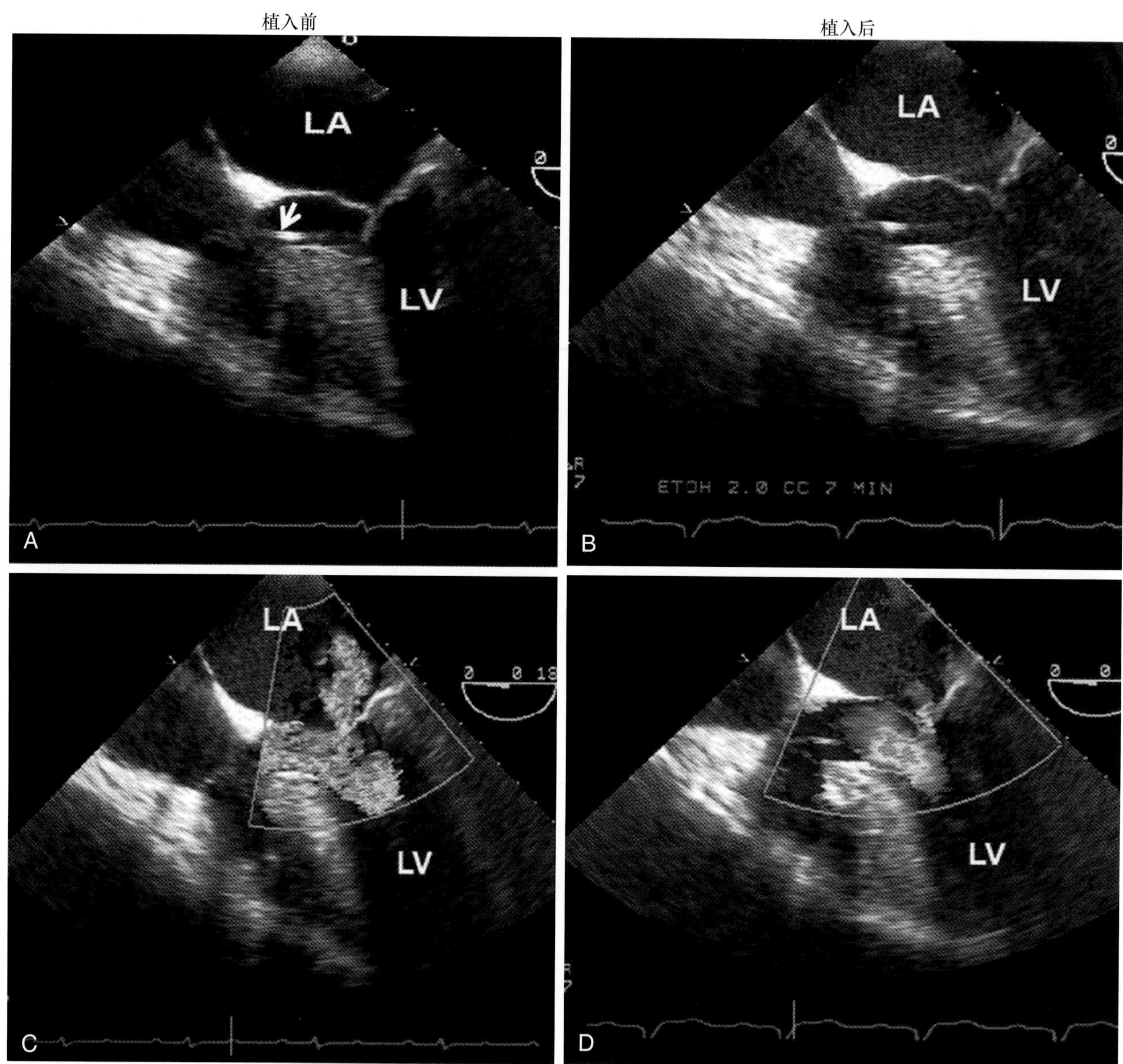

彩图 54.51 经胸超声心动图（TTE）显示功能性二尖瓣反流患者 MitraClip 植入前后的图像。四腔心切面显示 MitraClip 植入前（A）和植入后（B）的二尖瓣反流情况；两腔心切面显示 MitraClip 植入前（C）和植入后（D）的二尖瓣反流情况。LA，左心房；LV，左心室（From Kothandan H，Vui KH，Khung KY，et al. Anesthesia management for MitraClip device implantation. Ann Card Anaesth. 2014；17［1］：17-22.）

统（Boston Scientific Corporation，Natick，MA），这一试验的假设是房颤患者使用 Watchman 可以同使用全身抗凝剂一样达到预防效果［414］。

图 54.53 显示了 Watchman 装置（Boston Scientific Corporation）［416］。Watchman 装置的设计像降落伞一样，从股静脉入路植入，在 TEE 和透视的引导下，穿过房间隔进入左心耳。TEE 广泛用于评估该装置的最终放置，并确认装置周围的残余血流量最小。

经食管超声心动图在 Watchman 手术中的作用 手术前应进行 TEE 检查，以排除左心耳中存在血栓，因为左心耳血栓是该手术的禁忌证。而血液自发显影不认为是手术禁忌证。TEE 进一步用于确定左心耳的形态、大小和位置，并与心脏 CT 检查进行对比。此外，通过 TEE 多平面角度切面来测量左心耳开口大小，以确定封堵器理想的放置位置，距离左心耳开口远端 10 mm 的距离是比较合适的。建议封堵器的尺寸比测得最大径大 3 ～ 5 mm［417］。

封堵器是通过房间隔穿刺送入的。为了使装置能对准左心耳的轴线，房间隔穿刺需在卵圆窝的下部和后部进行。在引导装置放置过程中必须要远离主动脉瓣。食管中段主动脉瓣短轴切面和食管中段双房切面可用于确保该装置位于下腔静脉附近并远离主动脉瓣。用拖拽试验和彩色多普勒来排除任何明显的封堵器周围残余血流后，才能从输送鞘管上释放封堵器。

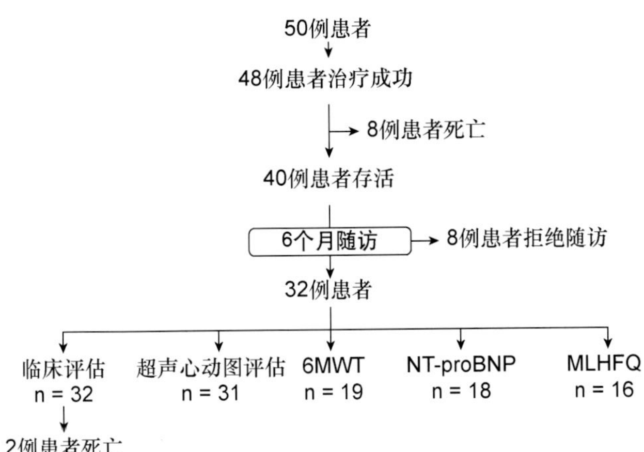

图 54.52　**MitraClip 植入术后 6 个月的预后情况。**临床随访 32 例，超声心动图随访 31 例，平均 6.1 个月（4.2 ～ 10.4 个月）。8 例患者在预定的随访时间内死亡，8 例患者没有返回随访，1 名患者在 MitraClip 植入术后 3 个月后接受了左心室辅助装置植入，其他的患者则因为离各自治疗中心太远。6 个月期间的患者情况。MLHFQ，明尼苏达州心力衰竭患者问卷；6 MWT，6 min 步行试验（Redrawn from Franzen O，van der Heyden J，Baldus S，et al. MitraClip therapy in patients with end-stage systolic heart failure. Eu J Heart Fail. 2011；13：569-576.）

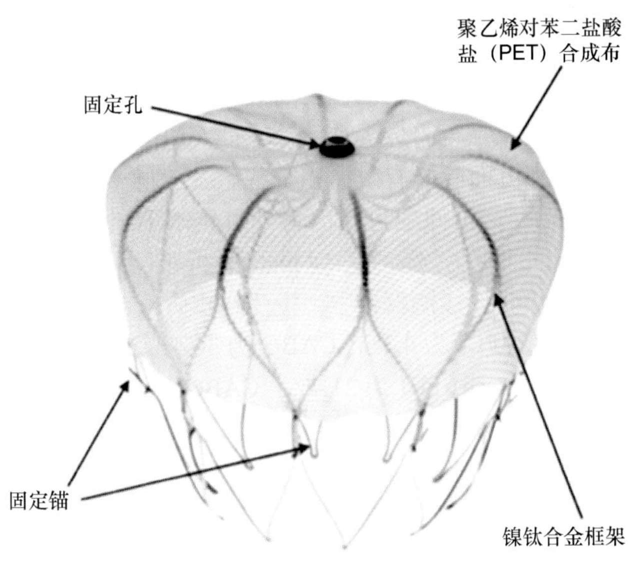

图 54.53　Watchman 设备（Boston Scientific Corporation，Natick，MA）是一种可自发膨胀的镍钛合金框架结构，具有固定倒钩和覆盖心房表面的可渗透聚酯织物（From Ding J，Zhu J，Lu J，et al. Transcatheter closure of the LA：initial experience with the Watchman device. Int J Clin Exp Med. 2015；8［9］：15230-15237.）

封堵器植入术后很重要的一点是进行全面的 TEE 评估以排除相关并发症，包括左上肺静脉受压迫、二尖瓣受影响、冠状动脉回旋支受压。

麻醉管理　左心耳封堵术需在全身麻醉气管插管下进行。除了常规监测外，这些手术还需要开放两条大口径外周静脉通道。在行房间隔穿刺时，给予肝素使目标 ACT 大于 250 s。根据手术结束时的 ACT 值，可使用鱼精蛋白中和肝素。一般来说，Watchman 手术时间很短，在 30 ～ 45 min 之间。患者一般在手术室内拔管，术后留院观察一晚。

心力衰竭

心力衰竭定义为因任何结构性或功能性异常导致的心脏（作为一个泵）维持机体代谢所需的能力受损而引起的一系列临床综合征。因此，舒张充盈受损和（或）收缩射血受损都能导致心力衰竭。一旦出现心力衰竭，进行性的恶化与短暂的循环代偿可能让心力衰竭持续数年。舒张末期的容积增加基本上可被内源性增加的利尿作用代偿，而利尿作用可通过交感兴奋代偿。交感兴奋进一步促进了利尿，利尿作用又需要进一步激活交感，如此往复。随着这一综合征不断进展，血流动力学逐渐改变，液体潴留和相对低血容量循环出现，机体低灌注扰乱了许多神经内分泌、体液和炎症反馈通路（框 54.13），从而导致心脏和机体主要器官的生理和功能进入不可逆的渐进性循环恶化。在美国，有超过 600 万人患有心力衰竭，其发病率在 65 岁以上者估计为 10%。虽然心力衰竭的生存率在改善，但是心力衰竭相关的死亡率仍然很高，至少有 50% 的心力衰竭患者预计在 5 年内死亡。

ACC/AHA 慢性心力衰竭评估和处理指南根据疾病的分期将患者分为 4 级（框 54.14）[418]。在疾病早期，通过肾上腺素能刺激和肾素-血管紧张素-醛固酮及其他神经激素和细胞因子系统激活来维持心室收

框 54.13　心力衰竭的病理生理学：从损伤到临床综合征

1. 病因
   a. 心肌损伤
      i. 缺血
      ii. 中毒
      iii. 容量负荷过重
      iv. 压力负荷过重
   b. 基因变异
2. 心肌重构
   a. 心肌细胞生长
      i. 向心性肥大
      ii. 离心性肥大
   b. 间质纤维化
   c. 凋亡
   d. 肌小节滑脱
   e. 心腔增大
3. 临床心力衰竭表现
   a. 泵功能
   b. 循环动力学
   c. 代谢异常

框 54.14 ACC/AHA 慢性心力衰竭分级

A：存在心力衰竭的高风险
　高血压、糖尿病、冠状动脉疾病、有心肌病家族史
B：无症状心力衰竭
　既往有过心肌梗死、左心室功能障碍、瓣膜性心脏病
C：有症状心力衰竭
　心脏结构异常、呼吸困难、疲劳、活动能力受限
D：顽固性终末期心力衰竭
　尽管接受了最大程度的治疗，静息时仍有明显症状

From Hunt SA，Abraham WT，Chin MH，et al. 2009 Focused update incorporated into the AC/AHA 2005 guidelines for the diagnosis and management of heart failure in adults：a report of the American College of Cardiology Foundation/American Heart Association Task Force on Practice Guidelines developed in collaboration with the International Society for Heart and Lung Transplantation. J Am Coll Cardiol. 2009；53：e1-e90

缩力[419-420]。该阶段的患者属于 ACC/AHA B 级。但随着时间的推移，这些代偿作用减小，出现心室扩大和纤维化，心功能逐渐衰退。这将导致慢性低灌注状态，最终出现顽固性终末期心力衰竭，标志进入 ACC/AHAD 级。纽约心脏协会（New York Heart Association，NYHA）功能分级系统也被用来评估功能限制的严重程度，与预后之间有良好的相关性（框 54.15）。部分患者虽然出现心室重构和扩张，射血分数下降，但可能多年无症状表现。

心力衰竭的内科处理

处理终末期心力衰竭的目标是限制疾病继续发展，延长生命，以及提高生活质量。药物治疗，如 ACEIs、β 受体阻滞剂、利尿剂、正性肌力药和抗心律失常药等是心力衰竭的标准治疗。总体来说，根据目前 ACC/AHA 指南，A 级和 B 级心脏结构异常但还未出现症状的患者是使用 β 受体阻滞剂、ACEIs 和 ARBs（用于无法耐受 ACEIs）药物的Ⅰ级适应证[418]。有症状和体征的心力衰竭（C 级）是使用某些能延长寿命的 β 受体阻滞剂（如比索洛尔、卡维地洛和缓释美托洛尔）、ACEIs 和 ARBs 的Ⅰ级适应证。应对液体潴留患者利尿和限盐。在适当的时候应该植入能够进行心脏复律和除颤的装置，实施血管重建术、瓣膜修复和置换术。对有症状和无症状的患者，目前 ACC/AHA 指南都列出多个Ⅱ和Ⅲ级适应证的辅助治疗。

然而，即使采用多种药物联合治疗，也可能不能阻止病程向 D 级心力衰竭进展。若患者达到此阶段，其 2 年病死率高于 75%。因此，在病情相对较早的阶段进行外科干预已成常态，试图阻止该综合征不可逆转的进展。

框 54.15 纽约心脏协会（NYHA）心力衰竭症状分级系统

NYHA 功能受损分级
Ⅰ：日常体力活动不受限
Ⅱ：日常体力活动下稍有呼吸困难
Ⅲ：轻度体力活动下感到呼吸困难活动受限
Ⅳ：静息状态或极轻度活动下感到呼吸困难

心力衰竭的外科处理

近几十年，心脏移植被证实是唯一有效的治疗终末期心力衰竭的外科方法。心脏移植能使患者获得良好的生存率和功能储备能力。但是某些外科治疗（联合药物治疗）可延缓甚至潜在具有逆转疾病进程的作用。虽然尚无大型多中心试验显示特定的外科治疗（如冠状动脉血运重建、二尖瓣修复 / 置换）能对生存率的提高有独立影响，但为了提高生活质量目前对晚期心衰患者进行外科治疗已成常规。

长久以来的报道中，冠心病始终是心衰最常见的病因。当心肌活力尚存并且有可供手术的目标血管时，衰竭心脏的血管重建术能改善心脏功能和 NYHA 分级[421-422]。它同样也能减缓重构并降低心律失常的发生率[423]，并且已被证实能改善生存。比如，Liao 和同事发现，在心力衰竭的患者中进行血管重建术者的生存率优于未进行手术的患者[421]。关于血管重建术的最佳方法尚无定论，但陆续有研究分析了经皮冠脉支架植入是否与金标准治疗（即 CABG）在改善长期生存率方面同样有效。在某些患者亚群（比如糖尿病患者），这个问题可能因为外科技术不统一和使用支架不同而更为复杂。一项 meta 分析显示，在合并心衰的冠状动脉移植患者中，接受经皮介入治疗患者早期死亡率（PCI 为 4.3%，CABG 为 36.4%，$P < 0.001$）和总死亡率（PCI 为 21.4%，CABG 为 42.3%，$P = 0.049$）均低于冠状动脉旁路术的患者[424]。

谨慎选择晚期心衰合并二尖瓣反流的患者可以从二尖瓣修复或置换中获益。包括左心室舒张末容积逐渐下降，逆转重构，左心室射血分数逐渐改善，提高功能状态或 NYHA 分级，改善 6 min 步行测试，增加氧耗峰值，以及降低远期死亡率风险[425-426]。事实上，2017 年重点更新了 2014 版 ACC/AHA 心脏瓣膜病管理指南，为心衰患者瓣膜功能障碍的外科治疗提供了一些建议[427]。值得注意的是，指南中提出，原发性和继发性二尖瓣反流是不同的疾病。原发性（结构性）二尖瓣反流的主题是治疗和预防性建议。从治疗的角度来看，在左心室功能不全（左心室射血分数 30% ～ 60%）和（或）左心室收缩末径（LVESD）大于 40 mm 的情况下通过手术治疗原发性重度二尖瓣反流是Ⅰ级证据，可使左心室逆转重塑，防止疾病进一步进展。单纯从预防角度来看，当代偿的左心室射血

分数逐渐低于 60% 和（或）LVESD 在连续检查中超过 40 mm 时，以手术治疗无症状的原发性重度二尖瓣反流是Ⅱ a 类证据。然而，一旦左心室功能障碍进展，只有Ⅱ b 证据，即当左室射血分数小于 30% 时，也许可考虑修复症状严重的二尖瓣反流。如果要实现最大获益，选择合适的患者十分重要。应该在瓣膜的几何结构和功能紊乱达到某种程度之前进行二尖瓣修复或置换。已经明确了多个不能逆转重构的重要预测因素：左心室舒张末内径＞ 6.5 cm，左心室收缩末期内径＞ 5.1 cm，左心房容量大，左心室球形指数高，以及左心室射血分数严重下降[321, 426-430]。与二尖瓣修复或置换是否能够提高老年及危重合并症患者的生存率类似，理想的修复方式仍然在摸索中。显然，任何修复的质量都会显著影响预后。

关于继发性或功能性二尖瓣反流（通常继发于缺血性疾病），2017 年 ACC/AHA 提供了Ⅱ a 类证据，建议为 NYHA Ⅲ或Ⅳ级慢性重度二尖瓣反流患者选择保留腱索的二尖瓣置换术而非修复术。2016 年一项 251 例缺血性重度二尖瓣反流患者随机进行修复或置换术的试验显示，2 年后左心室重塑或死亡率无差异，但 2 年后瓣膜修复组（与瓣膜置换组相比）中-重度二尖瓣反流复发率增加，再发心衰和因心衰再住院的发生率也增加[431]。

血管重建术联合其他外科手术（瓣膜修复或置换，心室塑形）的效果和潜在生存优势继续是大样本多中心的主题。针对心力衰竭患者，迄今尚未发现外科心室修复（塑形）联合血管重建术能改善生存、减轻症状或增加活动耐量[432]。

除了常见的外科治疗外，电生理治疗在现代心力衰竭的处理中占有重要位置。大型国际多中心试验已经显示接受心脏再同步化治疗和（或）ICDs 的有症状或无症状心力衰竭患者的生存率增加，住院风险降低，心脏猝死风险下降，左心室射血分数改善，左心室容量降低，症状缓解[433-437]。

如今，当药物、电生理和外科治疗仍无法阻止心力衰竭的进展时，通常使用心室辅助装置进行机械循环支持（mechanical circulatory support，MCS）。短期的 MCS 通常作为急性心脏事件后的“即刻生命支持的过渡”“康复的过渡”或“下一个决定的过渡”和（或）“下一个过渡的过渡”。终末期心力衰竭的患者心室恢复无望（或即便短期支持也无法康复），现在常规接受中期或长期 VAD 支持是“心脏移植的过渡”和“移植候选者的过渡”。众所周知，MCS 可以用来改善多系统器官功能，使以前不适合移植的患者变为适合移植的患者。从 2002 年起，无法移植的患者可能接受 LVADs 作为“最终治疗”，其生存率优于单独只用药物治疗。对于终末期心力衰竭患者，心脏移植依然是最根本的外科治疗。但是，每年全世界心力衰竭患者的数量远超过供体数量，因此，用 VAD 进行 MCS 是晚期和终末期心力衰竭患者的最佳选择。

之前已经表明 VAD 是通往心脏移植的过渡性治疗，能改善生存率和失代偿心力衰竭患者的结局，并且在 VAD 支持期间能改善多器官功能[438-443]。这就是使用这项过渡性治疗技术的患者数量剧增的原因。

但最近从国际心肺移植协会（International Society for Heart and Lung Transplantation，ISHLT）获得的数据分析显示，从 2004 年 7 月到 2009 年 6 月接受心脏移植的患者中用搏动性或非搏动性 VAD 过渡到心脏移植实际上并无显著的生存率优势[444]。而且，一项分析了从 2002 年 1 月到 2009 年 6 月接受心脏移植患者的研究显示搏动性或非搏动性 VAD 过渡到心脏移植者实际的移植后 6 个月生存率比不过渡的患者还要低（7 年生存率持平）。不过，这项技术早期死亡人数占多数的现象，以及用于进行分析的统计方法都可能对现代进行的 meta 分析产生重大影响。尽管如此，随后的一篇文章发现，通过 LVAD 过渡到心脏移植的患者围术期对血液和血液制品的需求增加，移植后第一年内临床上显著的细胞介导的排斥反应发生率更高，术后死亡率呈增加趋势[445]。目前正在进行进一步的分析，因为总的来说，近年来使用现代设备和在患者管理方面积累的广泛团队经验，似乎确实使之更具生存优势。因此，过渡手术的适应证（如择期或由于严重的失代偿“必须”手术）可能是继续下一步治疗的纳入标准的一个重要部分。在这方面，机械辅助循环支持注册机构（Interagency Registry for Mechanically Assisted Circulatory Support，INTERMACS）的信息在选择合适的患者和干预时机上起重要作用[446]。根据临床状况和症状，INTERMACS 把心衰患者归为以下几大类[447]。

- INTERMACS 1：致命的心源性休克
- INTERMACS 2：正性肌力药物支持下病情恶化
- INTERMACS 3：依赖正性肌力药物维持
- INTERMACS 4：静息时有症状
- INTERMACS 5：活动不耐受
- INTERMACS 6：活动受限
- INTERMACS 7：NYHA Ⅲ级晚期症状

源于 INTERMACS 的最新统计结果提示，自从持续流量装置作为美国的终点治疗措施以来，总体生存率已经显著提高：1 年生存率约 80%，2 年生存率约 70%，3 年生存率约 60%，4 年生存率约 50%[448]。这一发现非常有意义，因为机械性辅助治疗充血性心力衰竭的随机评价（Randomized Evaluation of Mechanical Assistance for the Treatment of Congestive Heart Failure, REMATCH）研究结果显示 1 年生存率约为 25%，因此，2002 年 9 月 HeartMate VE 获得 FDA 批准用于终极治疗。

第一代搏动性 VAD 在 20 世纪 90 年代和 21 世纪初用于心脏复苏和心脏移植的过渡性治疗，如今这些设备在全世界范围已经被第二代和第三代非搏动性装置所取代。这些装置可产生持续性血流，具有体积小、安静、无瓣膜等优点，比第一代设备更耐用。

尽管目前这一代设备比第一代搏动性设备常见的围术期和长期并发症显著减少，但因为出现了第一代设备不存在的新的并发症，似乎"不良事件"的总发生情况并没有明显减少。对多数人而言，生活质量比寿命更为重要，权衡 VAD 的临床获益与感染、泵功能不全（现在最常见的原因是泵血栓或电气传动系统问题）、神经系统事件和出血等并发症的风险是很重要的。也就是说，有 MCS 的终末期心衰患者的生存明显优于没有 MCS 者。

在撰著此书时，美国最常用的长期 LVAD 是 HeartMate Ⅱ（HM Ⅱ；雅培）。Heart-Mate Ⅱ是一种小型轴式流量泵，它通过一个快速旋转的泵轮从左心室心尖持续抽出血液，再将血液以非搏动的状态回流至升主动脉。从 2008 年起，它在美国被批准用于移植的过渡性治疗，2010 年起被批准用于终极治疗。HeartMate Ⅱ的并发症发生率远低于前一代搏动性装置，使用寿命也远超过 HeartMate Ⅰ（＞ 10 年 *vs.* 仅能使用 18 个月）。目前使用 Heart-Mate Ⅱ维持到移植的成功率大约是 87%。对于目前所有可植入的 LVAD，建议慢性抗凝维持 INR 于 2.5 ～ 3.5，但 HeartMate Ⅱ相对于现有的其他装置的一个优点是，它可以在不抗凝的情况下维持一段时间，对依从性差的患者可能是有帮助的。

Heartware HVAD（美敦力）是一种小型离心泵，带有磁悬浮叶轮。2012 年被正式批准为"移植的桥梁"，2017 年被批准用于"终极治疗"。由于它体积小，植入部位是心包内，因此对于体表面积较小的患者使用有优势。使用 HVAD 过渡到心脏移植的成功率和总生存率与使用 HeartMate Ⅱ相似，但脑卒中的风险稍高[449-450]。在未控制的高血压患者中，HVAD 可能不是一个理想的选择，因为 MAP 大于 90 与 LVAD 支持期间卒中风险增加有关[449]。

HeartMate 3（雅培）是一种小型的心包内植入的可使血液持续流动的离心泵，无轴承，拥有由磁力驱动的磁悬浮叶轮。使用这种离心泵，每分钟 3000 到 5000 的转速可以产生 10 L 以上的流量。根据制造商的说法，如第一次报道植入人体所述，通过在所有血液接触表面涂上经典的 HeartMate 烧结－钛微球膜内衬，提高了该装置的血液相容性。此外，通过在此设备中创建三个独立的血流路径来连续清洗所有内部设备原件，从而降低了血栓形成的风险。同时，转子的磁悬浮消除了对轴承的需求，这不仅减少了磨损，也减少了叶轮旋转过程中产生的热量。正如其他"磁悬浮"设备所显示的那样，更少的热量意味着更少的溶血，从而减少了血浆中游离血红蛋白对微血管的堵塞。此外，由于体积较小且植入部位是心包内，这就允许其可以用于体表面积较小的患者，正如 HVAD 一样。

随着过去十年整体生存率的提高，现在分析主要在其他重要细节上，"离心与轴向"设计已成为一个重要问题。在 MOMENTUM 3 试验（一项对患者行 HeartMate 3 磁悬浮技术机械循环支持治疗的多中心研究）中，将 HM3 与 HM Ⅱ进行了比较[452]。这项针对近 300 例患者的多中心试验的第一次分析证实，与 HM Ⅱ相比，HM3 患者终点生存率显著升高，且 6 个月内无致残性脑卒中、再次手术或设备故障（86.2% *vs.* 76.8%；非劣校性检验的 P 值＜ 0.001；优校性检验的 P 值＝ 0.04）。6 个月时，植入 HM3 患者**没有**疑似或确诊的泵血栓形成，而植入 HM Ⅱ的患者有 10.1% 的患者有血栓。重要的是，两组在出血、脓毒症、右心衰、肝、肾或肺衰竭、住院时间、出院率、心律失常、溶血或动力系统感染方面也没有显著差异。因此，总的结论是植入 HM3 可获得更好的预后，主要是由于泵"故障"而再手术的次数较少。2018 年公布了 MOMENTUM 3 的两年随访数据，再次发现，HM3 不仅"不劣于"HM Ⅱ，而且坦率地说是"优于"HM Ⅱ[453]。不管植入的适应证是什么（移植过渡 *vs.* 终极治疗），在植入后 2 年，79.5% 的 HM3 植入患者存活且无致残性脑卒中、再次手术或设备故障，而 HM Ⅱ植入患者仅有 60.2%（非劣校性检验的 P 值＜ 0.001；优校性检验的 P 值＜ 0.001）。再次推论 HM3 可免于因泵故障（离心泵组为 1.6%，轴流泵组为 17.0%，P ＜ 0.001）而再次手术。两组的死亡率和致残性脑卒中发生率相似，但离心泵组的总脑卒中率低于轴流泵组（10.1% *vs.* 19.2；P ＝ 0.02）。HM3 在 2017 年获得了 FDA 对"短期适应证"（如"移植过渡"）的批准，对"长期"适应证（如"终极治疗"）在撰写本报告时仍在等待批准。

CardioWest 整体人工心脏（TAH-t，SynCardia Systems，Inc，Tucson，AZ）已获得 FDA 批准（欧洲

和加拿大也批准上市），作为需要双心室长期支持的患者移植的过渡性治疗。有两种型号可供选择：70 ml 心室（体表面积＞ 1.7 m^2，第 10 椎体水平胸内前后径＞ 10 cm）；50 ml 心室（体表面积＜ 1.7 m^2）。TAH 的适应证包括：不可逆的双心室衰竭、同种异体移植衰竭（排斥反应或心脏移植血管病变）、不能脱离 ECMO、影响 VAD 植入的大面积心梗、复发性室性心动过速 / 纤颤、心内血栓、肿瘤、限制型心肌病、梗死后室间隔缺损、A 型主动脉夹层伴冠状动脉夹层或终末期先天性心脏病（CHD）[454-456]。2016 年的一项研究报道 TAH 植入术后 3 个月和 6 个月的存活率分别为 76% 和 65%；2005 年到 2015 年之间，45% 的 TAH 患者在 6 个月内进行了心脏移植[457]。最近，TAH-t 再次受到欢迎，主要是因为它是目前唯一可供双心室衰竭患者植入进行中长期支持治疗的解决方法。在前几年，据报道 TAH-t 维持到移植的成功率高达 79%，但最近没有这方面的数据发表。根据厂商数据，已经植入了超过 1100 台 TAH-t 装置。

心肌病

1980 年 WHO/ISFC 特别工作组定义了“原因不明的心肌疾病”后，对心肌病的理解和分类已经发生了巨大变化，心肌病可简单地分为：

- 扩张型心肌病
- 肥厚型心肌病
- 限制型心肌病

同一份文件中特别工作组将原因已知的或与其他系统疾病相关的心肌病定义为“特异性心肌病”，其中包括各种感染性疾病、代谢性疾病、全身性疾病（如浸润性和结缔组织疾病）、遗传性疾病（肌营养不良）、过敏性和毒性反应[458]。

到 2006 年，分子遗传学的重大进展使人们对“心肌病”的病因和发病机制有了全新的认识，从而对心肌病提出了全新的定义和分类。根据美国心脏协会 2006 年的科学声明[459]：

> “心肌病是一组与机械和（或）电生理功能障碍相关的心肌疾病，通常（但并非总是）表现出不适当的心室肥大或扩张，其原因多种多样，往往是遗传性的。心肌病或局限于心脏，或是全身性疾病的一部分，常常导致与心血管相关的死亡或与进行性心衰相关的功能丧失。”
>
> “心肌病不是其他心血管疾病的直接后果，如瓣膜病、系统性高血压、冠心病和动脉粥样硬化导致冠状动脉血流障碍而引起的缺血性心肌损害。”

因此，目前根据心肌病的概念将其分为原发性（局限于心脏的疾病）或继发性（心脏的病理 / 病理生理结果为系统性疾病的表现）。原发性心肌病的病因进一步细分为遗传性、后天性或混合性。继发性心肌病按发病机制进行分类，包括感染性、内分泌性、浸润性、自身免疫 / 炎症性、营养性、毒性和神经肌肉疾病。框 54.16 列举了原发性心肌病的示例[460]。在目前的概念中，获得性（非遗传性）心肌病与继发性心肌病（如缺血性冠状动脉疾病引起的心肌功能障碍不再被视为“心肌病”）是不同的。

与内科学上心肌病分类不同，无论是心脏功能不全被称为原发性或继发性，还是获得性或遗传性，“心肌病”的外科治疗直接根据由此产生的心脏病理生理改变而确定。有些心肌病可以接受手术治疗，有些可以通过电生理干预来“管理”，同时给予或不给予药物治疗；有些心肌病需要所有这些治疗措施。

鉴于一些原发性心肌病（如围产期、应激性心肌病、心肌炎）引起的急性和潜在的严重心脏机械功能障碍，可能需要紧急的 MCS 或 ECMO 作为“即刻生命支持的过渡”“康复的过渡”“下一个决定的过渡”或“下一个过渡的过渡”。大多数继发性心肌病和一些原发性心肌病（如左心室致密化不全和扩张）从发病时起就具有不断进展的特性。除去急性失代偿外，疾病的长期处理基于最终计划的心脏移植或作为“移植的过渡”的中长期 MCS，其在某些情况下便是“终极治疗”。

许多主要与电生理障碍相关的心肌病（但组织学上心肌正常），可以通过电生理干预（如植入式除颤器 ICD、基于导管的经皮消融、双心室起搏的心脏再

框 54.16　原发性心肌病

遗传性
- 肥厚型心肌病
- 离子通道病
- 致心律失常性右心室发育不全
- 左心室致密化不全
- 线粒体肌病

获得性
- 围产期
- 应激（Takotsubo）
- 心肌炎
- 急性淋巴病

混合性
- 限制性
- 扩张性

（Adapted from Brieler J，Breeden MA，Tucker J. Cardiomyopathy：an overview. Am Fam Phys. 2017；96（10）：640-647.）

同步治疗等）进行治疗。

肥厚型心肌病

肥厚型心肌病（HCM）是一种常染色体显性遗传的疾病，是最常见的原发性心肌病，发病率为1∶500[461]。外科手术和介入干预对HCM都非常适用。尽管有不同的描述，最常见的描述是不对称的室间隔肥厚可导致室性心律失常和（通常）二尖瓣前叶收缩期前向运动（SAM），可引起收缩期LVOT梗阻，这种独立性病变被称为肥厚型梗阻性心肌病或HOCM。心律失常和SAM都有猝死的风险。因此，ICD和手术干预（如室间隔肌切除术、二尖瓣修复术、乳头肌松解术等）可以降低猝死风险和减轻症状。对于手术风险太高的患者，经皮室间隔酒精注射可用于消融肥厚的间隔组织。

HCM/HOCM患者应评估其猝死的风险和ICD植入指征[462]。除了ICD的潜在保护作用外，手术行室间隔肌切除术是治疗室间隔厚度大于15 mm和（或）二尖瓣有SAM倾向的首选方法，但仅切除室间隔组织对改善LVOT梗阻并不总是有效。通常需要同时对二尖瓣和瓣下结构进行处理，以实现完全修复。大多数LVOT梗阻和二尖瓣结构相关异常的患者可以行二尖瓣修复而无需行二尖瓣置换。

可能的手术包括：

1. Morrow肌切除术：一种典型的主动脉下室间隔心肌切除术，但并不是常做的方式。主动脉下区域容易暴露并切除，但不总是由此区域导致SAM[463]。

2. 广泛心肌切除术：是目前更常做的术式；切除肥厚的室间隔肌束到二尖瓣与室间隔交界点的位置，通常是到前外侧乳头肌的基部，因此，这一切除术引导血流远离二尖瓣叶向内侧和前部转向，从而改善SAM[464]。

3. 乳头肌松解术：分离乳头肌与左心室游离壁的连接，随着乳头肌的松解，二尖瓣装置向后坠入左心室，更好地分离了左心室的流入和流出部分，以改善SAM[465-466]。

4. 二尖瓣前叶折叠术：缩短冗长的前叶，减少由前叶松弛所导致的SAM[467]。

经胸超声心动图（TTE）一般用于初诊，以明确病变的位置和程度以及外科修复的可行性，TEE一般用于手术室。手术前，TEE用于评估室间隔增厚的位置和程度、倾向SAM的解剖基础、合并的原发性二尖瓣反流、与二尖瓣相关的异常以及LVOT压力梯度的定量测量。为了获得最好的结果，超声心动图检查者必须在心肺转流开机前、心肺转流停机前以及心肺转流停机后，与外科医师回顾并讨论所有TEE检查的发现。

外科手术后，超声心动图检查者了解特定的外科手术操作尤其重要，因为这将允许对手术干预的有效性进行更全面的评估。干预后TEE评估应包括：

- 干预有效性的评估，有时可通过激发性操作来确定持续性梗阻是否能被引出；
  - 二尖瓣、二尖瓣腱索、乳头肌［这些结构可能在修复过程中变薄、折叠、切除和（或）松解］；
  - 评估心肌切除术潜在的手术并发症（如室间隔缺损、室间隔穿孔）。

术后左心室流出道的压力梯度大小主要取决于对前负荷、后负荷、心率和收缩力的优化，以及是否仍有SAM。一旦患者得到优化并且没有SAM，最初梗阻导致的压力梯度常常消失。已知促进SAM形成的因素包括：低血容量、血管扩张、强收缩状态和心动过速。在血流动力学的决定因素尚未接近于清醒状态值以及患者术后血容量恢复正常之前，不应评估残余的压力梯度。在没有SAM的情况下，10 mmHg到30 mmHg之间的残余LVOT压力梯度是可以接受的，但应该考虑给予激发性操作是否会增加。残余LVOT压力梯度在30～50 mmHg且没有SAM，提示心肌切除可能不够。这种程度SAM的压力梯度提示血流动力学优化不够，可能还需要对二尖瓣和（或）瓣下结构进行额外的修复。SAM造成残余LVOT压力梯度大于50 mmHg时，提示二尖瓣［瓣叶、瓣环和（或）瓣下结构］可能需要进一步修复。如果外科医师已经进行了除心肌切除术外的瓣膜“修复”，这可能需要评估是否通过二尖瓣置换术或Alfieri缝合术来控制SAM。

可引起左心室流出道残余梗阻的激发性操作并不总是必要的，方法包括Valsalva操作、降低前负荷（例如，反向Trendelenburg体位、单次小剂量硝酸甘油等）、通过药物使血管舒张和（或）增加心肌收缩力。

医源性室间隔缺损（从左心室到右心室的分流）应在肌切除术后进行排除，因为这种情况需要立即修复。然而，区分室间隔缺损和冠状动脉间隔支节段（冠状动脉瘘）也很重要。这样的瘘管将显示为肌切除处舒张期流入左心室的血流。大的冠状动脉切断支可能需要结扎或封堵，以免心内分流导致容量负荷过重和潜在的心衰可能。

既往，这种瘘管通常被报道为“罕见”，但采用超声心动图检查就会发现识别这种瘘管很常见，研究报告心肌切除术后的发生率在19%到23%之间[468-469]。这些瘘管的临床意义取决于其大小（大多数微不足道），自然情况下大多数在几周内自发闭合。但是现代一项纳入 40 例心肌切除术患者的研究发现，在术后 6 个月，近四分之一的这种瘘管仍然可以通过超声心动图检测到[469]。

心脏移植

在 20 世纪 80 年代早期，免疫抑制剂环孢素的发现使心脏移植成为终末期心力衰竭患者可以接受的外科治疗选择[470]。目前，1 年生存率为 80% ～ 90%，5 年生存率大约为 70%[444]。30 ～ 59 岁的患者以及由于非缺血性心肌病需要移植的受体生存率最高。因先天性心脏病而需要移植的患者和接受二次移植的患者，1 年生存率约为 68%[471]。

大部分心脏移植的候选者属于心力衰竭 D 级，他们已接受过最大限度的药物治疗，但其预计生存期仍小于 1 年。这类患者往往因为心源性休克或慢性低心输出量而需要机械或正性肌力药物支持。但候选者还包括有晚期心力衰竭症状且摄氧量峰值＜ 10 ml/（kg · min）（达到缺氧阈值）的患者，终末期肥厚型或限制型心肌病导致心功能为 NYHA Ⅳ级的患者，有顽固性心绞痛和不能接受外科手术的冠状动脉疾病的患者，以及有危及生命的室性心律失常并且药物和外科治疗均无效的患者。通常这类患者的射血分数小于 20%。有时部分 NYHA 心力衰竭Ⅲ级且存在恶性心律失常可能发生猝死的患者也会被列在等待手术的名单上。

在美国，心脏移植手术在国家器官共享网络（UNOS）会员医学中心进行。该机构负责器官获取、分配和信息统计。UNOS 根据每个患者的优先次序、ABO 血型相容性、体型匹配以及与供体所在中心的距离来分配供体心脏。最为优先者是因血流动力学急性失代偿而需要机械性循环辅助装置的住院患者、必须依靠辅助装置但又有严重装置相关并发症的患者、需要持续静脉泵注一种或多种大剂量正性肌力药物的患者以及若不进行心脏移植则其生存期预计小于 7 天的患者。

需要心脏移植的心力衰竭患者所患的最常见疾病包括特发性或者缺血性心肌病和复杂先天性心脏病。较少见的疾病有病毒性心肌病、产后心肌病、难治性心脏瓣膜病、原发性心肌病（如肉状瘤病和淀粉样变）以及药物诱发性心肌病。

最常见的指征是特发性扩张型心肌病，约占 2018 年所有病例的 46%[471]。在世界范围内，缺血性心肌病是第二常见的心脏移植指征，占所有登记病例的 38%[444]。与美国的经验相似，非缺血性心肌病是全世界最常见的心脏移植指征，占所有登记病例的 53%。

近年来，心脏移植供体和受体的选择标准都有所扩大[472]。例如，有糖尿病和超过 65 岁以上的心力衰竭患者在以往不考虑手术治疗，但现在很多医学中心都将这类患者列于等待移植的名单中[473]。另外，尽管一般要求心脏捐赠者的年龄在 35 岁以下，但在一些合适的供体（如无心脏疾病的高危因素或无冠脉疾病）中，该标准已经被适当放宽至 60 岁或以上。使患者只能接受 VAD 最终治疗而不能进行心脏移植的主要禁忌证包括年龄大于 70 岁、肾功能不全和高体重指数[447]。目前可变的危险因素（如肺动脉高压）依然是临床研究的内容。如果 PVR 高于 5 dyne/（s · cm^5）并且对肺血管扩张药无反应，则提示“永久性”肺血管高压。这种肺血管高压与原位心脏移植后早期死亡有关[473]。严重的缺乏依从性、缺乏社会支持结构、预后不良的合并症以及严重的药物和（或）酒精滥用也可能使患者不具移植资格。

供体心脏植入的方式也有所改变，从经典的双房技术（1960 年由 Lower 和 Shumway 最早报道）到 20 世纪 90 年代早期报道的双腔 Wythenshawe 技术。双腔植入技术的优势包括左房扩张的发生率较低，术后对利尿剂的依赖降低，房性心律失常、传导障碍、二尖瓣和三尖瓣关闭不全以及右心衰竭的发生率较低。此外，这项技术已被证明与较短的住院时间有关。而且，多个系列病例报道显示与经典的 Shumway 技术相比，双腔技术的 1 年生存率更高[474-475]。

有一种更新式的植入技术进一步减少了自身左心房残留部分的大小，只剩下分别包含一侧肺静脉的两个相互分离的部分房壁。即所谓的“完全”技术，是由 Dreyfus 和 Carpentier 于 1991 年描述的[476]。

由于现代双腔技术都不再常规保留受体自身窦房结，目前移植后 ECG 上的双 P 波理念成为历史。但是，移植后的生理依然不变：在获取供体心脏过程中进行必要的神经切断导致由自主神经和躯体神经直接支配的输入和输出神经缺失。简单地说，移植后的心脏是独立于受体神经系统之外的，不过心肌受体（如心肌肾上腺素受体）保留有可以被循环中的因子直接激活的潜力，也保留了所有内源性心肌反射和机制（如 Starling 机制、Anrep 作用、Bowditch 作用等）。移植心脏失去了副交感张力意味着静息时心率比正常快，通常约为 90 ～ 100 次 / 分，这也正是维持心输出量所必需的。

充分理解移植心脏中哪些是保留完整的以及哪些是缺失的能指导移植术后的麻醉管理。充足的前负荷很重要。当移植心脏需要正性肌力或正性频率支持时，直接作用药物（如肾上腺素、异丙肾上腺素）以及心脏起搏可以迅速、有效地发挥作用。间接作用药物（如麻黄碱、多巴胺）主要依赖肾上腺释放肾上腺素和去甲肾上腺素。地高辛抑制钠-钾-腺苷三磷酸酶，增加心肌内钙离子浓度而保留对心脏的直接正性肌力作用，但失去了负性频率作用（副交感神经介导作用于窦房结）。在给予可导致心动过缓（如芬太尼）或心动过速（如哌替啶和泮库溴铵）的药物后，由于其副作用是通过神经机制起作用的，因此不会出现心率加快或减慢。抗胆碱能药物（如阿托品和格隆溴铵）不能增加去神经心脏的心率，但是通常还是会在拮抗肌肉松弛作用的时候使用乙酰胆碱酯酶抑制剂（如新斯的明），以降低抗胆碱酯酶潜在的心外胆碱能不良效应。

去神经后的心脏容易发生进展迅速的动脉粥样硬化，这导致移植受体5年CAD的发生率显著增加，但他们不会有心绞痛。移植的心脏出现严重心律失常时应该考虑是心肌缺血的征兆，除非明确证实了存在其他病因。

成人先天性心脏病

背景和现状

自20世纪60年代以来，随着内科及外科手术技术的发展，先天性心脏病（congenital heart disease，CHD）的死亡率大大降低。目前患有先天性心脏病的成人患者数量已超儿童的数量[477]。目前还没有正式的成人先心病数据库，但这一人群正以每年5%以上的速度增长。成人先天性心脏病患者的病情复杂，需要细致的评估和手术计划。他们可能是初次手术，也可能是再次的姑息治疗；可能是根治性的，也可能有病变残留。绝大多数成人先天性心脏病患者可能终生面临医疗挑战[478]，从长期预防性使用抗生素的并发症，到心律失常和肺动脉高压相关的血栓栓塞所导致的心室功能障碍。

术前麻醉注意事项

这类人群特有的问题为单心室生理、发绀、体循环化右心室、复杂心内板障和肺动脉下右心室功能不良等因素对多系统的影响[477]。成人先天性心脏病的首次病情评估、病史采集以及体格检查应涉及全身各个器官系统，以捕获任何可能的非心脏病变情况。对于每个器官系统的全面评估不在本章讨论范围，建议读者们阅读由Chassot、Bettex[478]和Lovell[479]撰写的两篇综述。咨询患者的心内科医师（儿童期以及成人后）以及查阅既往病历记录是极其重要的，特别是对于复杂先天性心脏病患者或曾接受过复杂心脏手术的患者。术前超声心动图能帮助麻醉科医师充分了解先天性心脏病患者原发性以及代偿性的解剖异常及心功能改变。

对患者的早期临床决策包括确定在指定医疗机构进行适当的手术治疗。显然急诊手术没有多少选择的余地，但在行择期手术时必须进行谨慎的评估，尤其应该对负责复杂先天性心脏病患者麻醉的麻醉科医师的能力和经验进行评定。2001年举行的第32届Bethesda CHD会议（Bethesda Conference on CHD）提出应成立成人先天性心脏病中心（ACHD中心）。在该中心应配备具有在先天性心脏病患者管理技能方面专业的心脏麻醉科医师和其他亚专业人员[480]。会议推荐所有高度复杂（框54.17）和中度复杂（框54.18）的成人先天性心脏病患者均应在该中心接受治疗。目前，美国[481-482]和加拿大[477]已更新了相关指南支持这些建议。

术中麻醉注意事项

本章的主要目的不是深入讨论具体某种成人先天性心脏病的麻醉管理方法。不过，让所有的麻醉科医师知道一些基本的原则还是很有必要的，特别是那些没有接受过心脏麻醉以及先天性心脏病麻醉训练，但可能需要处理先天性心脏病成人患者紧急非心脏手术的麻醉科医师。

框54.17 高度复杂的成人先天性心脏病的类型

带瓣或不带瓣的异常管道
发绀型先天性心脏病（所有类型）
心室双出口
艾森门格综合征
Fontan术
二尖瓣闭锁
单心室（也称双入口或双出口心室，共同心室或未分化心室）
肺动脉闭锁（所有类型）
肺血管阻塞性疾病
大动脉转位
三尖瓣闭锁
永存动脉干或半共干
其他未包含的房室连接或者心室动脉连接异常（如十字交叉心、异构、内脏异位综合征、心室转位）

（From Warnes CA，Williams RG，Bashore TM，et al. AC/AHA 2008 guidelines for the management of adults with congenital heart disease：executive summary：a report of the American College of Cardiology/American Heart Association Task Force on Practice Guidelines（Writing Committee to Develop Guidelines for the Management of Adults with Congenital Heart Disease）. Developed in collaboration with the American Society of Echocardiography，Heart Rhythm Society，Angiography and Interventions and Society of Thoracic Surgeons. Circulation. 2008；118：2395-2451.）

框 54.18　中等复杂的成人先天性心脏病类型

部分或完全性肺静脉异位引流
主动脉-左心室瘘
房室间隔缺损（部分或完全）
主动脉缩窄
Ebstein 畸形
严重的右心室流出道漏斗部梗阻
房间隔原发孔缺损
动脉导管未闭
肺动脉瓣反流（中度至重度）
肺动脉瓣狭窄（中度至重度）
Valsalva 窦瘘管 /Valsalva 窦瘤
静脉窦型房间隔缺损
主动脉瓣上或瓣下狭窄（肥厚型梗阻性心肌病除外）
法洛四联症
室间隔缺损合并
　一个或多个瓣膜缺失
　主动脉瓣反流
　主动脉缩窄
　二尖瓣疾病
　右室流出道狭窄
　三尖瓣或二尖瓣骑跨
　主动脉瓣下狭窄

（From Warnes CA，Williams RG，Bashore TM，et al. AC/AHA 2008 guidelines for the management of adults with congenital heart disease：executive summary：a report of the American College of Cardiology/American Heart Association Task Force on Practice Guidelines（Writing Committee to Develop Guidelines for the Management of Adults with Congenital Heart Disease）. Developed in collaboration with the American Society of Echocardiography，Heart Rhythm Society，Angiography and Interventions，and Society of Thoracic Surgeons. Circulation. 2008；118：2395-2451.）

麻醉管理是一大挑战，需要仔细了解心脏缺损的解剖和生理改变[479]。一个熟练的跨学科团队能提供最佳的管理[483-484]。在术前评估成人先天性心脏病患者时，需要全面的系统回顾以查出充血性心力衰竭、发绀或外周血管疾病的体征。对不同种类的缺损有不同的麻醉考虑，很多综述都有相关讨论[479，485-486]。

原则 1：是否存在发绀　发绀通常是复杂先天性心脏病的标志。慢性发绀常导致红细胞生成和凝血功能异常。发绀患者血液中促红素水平升高会导致高黏滞综合征，增加神经系统并发症的风险性。

若患者患有发绀型先天性心脏病，麻醉科医师需要进行静脉液体治疗并监测尿量以减少围术期禁食、脱水和术中低血容量对循环的影响。这些情况会使血液黏滞度升高，从而导致凝血功能异常。许多先天性心脏病修复，包括有导管或植入物的患者，需要使用抗血小板药物，这一点应该注意。动脉压监测可能是明智的，而决定放置中心静脉导管时，应仔细考虑患者的解剖和准备进行的外科修复方式。

原则 2：是否有心内或心外的分流　心内分流大多位于心房或心室水平。分流的大小通常用肺血流（Qp）与体循环血流（Qs）的比值（Qp/Qs）来表示。体肺血流平衡或 Qp/Qs 等于 1，代表正常生理状态。Qp/Qs > 1 时常存在非发绀型心脏病，肺血流增多。在发绀型心脏病中 Qp/Qs < 1。心内分流和 Qp/Qs 通常是双向的，这取决于生理状况，因此必须始终认为心内分流是体循环栓塞一个风险。心内分流的位置和大小对先心病患者的麻醉管理至关重要[478]。心内或心外分流的血流方向和大小与 PVR 和 SVR 之间的平衡直接相关，这种关系可以通过使用血管活性药物来管理。

1. 分流方向很重要。分流可能是向左、向右或者是双向的。分流量可能随分流两侧压差或接受血流腔室压力的改变而改变。机械通气、咳嗽、Valsalva 动作、支气管痉挛以及呼气末正压可能使胸内压力升高，导致左向右分流变为双向甚至右向左分流。因此，空气栓子或血栓导致的反常性栓塞对于有心内分流的患者是很危险的，通过静脉通路给药时应非常仔细，确保静脉通道没有气体。

2. 心内缺损的大小很重要。通常根据心导管或者超声心动图测得的血流速度和压力特征将分流分为限制性或非限制性。非限制性分流常见于较大的缺损合并低压力梯度。另外，较大的缺损可能对下游的结构和压力的影响更大。高压力或者压力梯度的小缺损会限制分流量。对存在心内分流患者的麻醉处理要点在于理解和调节影响分流方向和大小的因素。肺血管阻力和体循环血管阻力可直接影响分流的量和方向。增加体循环血管阻力并降低肺血管阻力将明显增加左向右分流的倾向和分流量。相反，降低体循环血管阻力和（或）提高肺血管阻力将会降低左向右分流量，或者造成右向左的分流。机械通气、吸入氧浓度、二氧化碳水平和麻醉药物对血流动力学的影响均可用来调节与 PVR 和 SVR 相关的某些治疗目标，从而实现对分流的管理。氧气和低二氧化碳分压都是有效的肺血管扩张剂。若患者存在肺血流过多的情况，应该避免吸入高浓度的氧气。同样，分流的方向和量决定了是否应进行过度通气，以使二氧化碳分压降低还是使其处于正常范围的高限。

3. 存在分流时，心腔的潜在扩张以及心腔容量和压力升高很重要。房室瓣水平以上的分流，如心房水平的左向右分流通常引起右侧心腔的增大。任何水平的左向右分流都会增加肺血流量，从而导致肺血管阻力和肺动脉压升高。此外，持续处于高肺动脉压和高后负荷情况下，会导致右心持续扩大、右室功能衰竭、双向分流，在极端情况下，还会导致分流方向逆转或右向左的分流，临床上表现为发绀。当PVR升高、固定且不可逆时，称之为艾森门格综合征。

心外分流可能来源于先天性心脏病（如肺静脉异位引流）、外科手术建立（如在一些发绀型心脏病患者行Blalock-Taussig分流术）或者代偿（如在长时间发绀型心脏病患者中主-肺动脉侧支形成）。应特别注意某些外科建立的主-肺动脉分流。这些体循环与肺循环之间的分流过去常被用于某些发绀型心脏病的姑息性手术。近端连接可能是来源于升主动脉、头臂干或锁骨下动脉。由于分流量取决于体循环压力，体循环压过低会加重低氧血症。另外，长期的心外分流会因容量负荷过大而导致左侧腔室扩大以及心功能不全。

原则3：是否合并肺动脉高压 肺动脉高压的定义为平均PAP ＞ 25 mmHg，或者运动时＞ 30 mmHg。成人先天性心脏病患者中有5% ～ 10%发展为一定程度的肺动脉高压。肺高压与运动耐量下降及功能储备下降有关，对于患者的预后有重要的预示作用[484]。

对肺动脉高压患者的麻醉处理可能非常棘手，常需要进行有创监测以及谨慎的麻醉药物滴定。对于某些合适的手术类型，可以采用区域麻醉，但由于产生交感神经阻滞，应谨慎使用椎管内阻滞。肺动脉压明显升高的患者对前负荷很敏感，因此，对低血容量应该立即积极地处理。肺动脉高压可以通过药物和机械性治疗。框54.19列出了降低肺血管阻力从而使肺动脉压降低的因素[479]。

原则4：是否有心室功能不全 若成年患者的心脏疾病是非先天性的，心功能不全是围术期以及远期并发症及死亡的重要危险因素。关于右心功能不全，提示患者预后不良的因素包括肺动脉高压、肺动脉瓣关闭不全以及由此导致的肺动脉瓣下心室功能不全[486]。法洛四联症修复后的患者可能发生左心室功能不全。左心室功能不全与男性、左心室扩大、修复前分流时间长短、心律失常病史、长QRS持续时间、有无ICD以及中度到重度右心室功能不全有关[487]。

其他心脏手术

房颤外科射频消融术

在美国，估计有270万～ 610万人患有房颤[488]。在美国联邦医疗保险（Medicare）的65岁及以上患者中，房颤发病率从1992年的3.2%增加到2002年的6.0%[489]。并且年龄越大，发病率越高。脑卒中依然是房颤最可怕的并发症。房颤患者发生脑卒中的风险是没有心律失常患者的4倍以上。此外，在80岁以上的脑卒中患者中24%是由房颤造成的[488]。

框54.19 降低肺血管阻力和肺动脉压力的相关因素

降低肺血管阻力
增加动脉氧分压
低碳酸血症
碱血症
降低胸膜腔内压
自主呼吸
  正常肺容量
  高频喷射通气
  避免交感神经刺激
  深麻醉
药物方法
  异丙肾上腺素
  磷酸二酯酶Ⅲ抑制剂
  前列腺素输注（PGE_1 和 PGE_2）
  吸入一氧化氮
增加肺血管阻力
交感神经刺激
  浅麻醉
  疼痛
酸血症
低氧
高碳酸血症
低温
增加胸膜腔内压
  控制通气
  呼气末正压
  肺不张

From Lovell AT. Anaesthetic implications of grown-up congenital heart disease. Br J Anaesth. 2004；93：129-139

持续性房颤的发病和持续发作的机制都与左心房和肺静脉有关。相反，阵发性房颤可能是由于肺静脉内皮和左心房心内膜并置排列导致的。电信号从一种类型的组织传递到另外一种类型可能导致这种心律失常。

经典的迷宫手术是目前治疗房颤最有效的方法[490-491]。为了简化手术过程、提高疗效，Cox和他的同事两次改良了手术方式，因此，目前它的名字是Ⅲ型Cox迷宫手术[490]。这种术式能治愈约99%的房颤患者[491]。Ⅲ型Cox迷宫手术的适应证包括不耐受药物治疗、不耐受心律失常症状以及有多次栓塞史的患者[492]。

房颤的消融治疗包括对左、右心房切开、冷冻，从而阻断了导致房颤的多发性折返通路。完整的迷宫手术还包括肺静脉的隔离以及左心耳的切除。这个操作需要进行心肺转流和心脏停搏[493-495]。该手术通过胸部小切口代替胸骨切开并在心肺转流下进行。

Prasad及其同事的一项研究提示，在冠状动脉或瓣膜手术期间同时进行Ⅲ型Cox迷宫手术或单独行Ⅲ

型 Cox 迷宫手术均能有效治愈房颤[492]。同时接受此类手术的患者中，Cox 迷宫Ⅲ型手术没有显著增加与血管重建或瓣膜修复手术相关的死亡率或病死率。

迷宫手术在过去未得到广泛应用可能反映了手术操作的复杂性。目前，新的技术能够快速阻滞传导通路，外科医师在患者行其他心脏外科手术的同时进行消融治疗。这些技术包括替代能源，如射频、微波能、超声波、冷冻疗法和激光疗法（表 54.21）。微创外科消融手术也可应用这些技术治疗单纯房颤[491]。另外，心外膜探头的发展推动了非心肺转流下对不停搏心脏进行房颤消融治疗的应用。

由于外科消融在术中可直视心脏结构，建立消融通路相对安全，因此可减少肺静脉狭窄的发生率，心外膜消融还可以避免食管损伤[490-491]。外科方法的优点在于可以切除左心耳，从而彻底消除了脑卒中的风险。目前，隔离肺静脉和切除左心耳可以通过“锁孔入路”（keyhole approach）微创手术（图 54.54）或者胸腔镜进行[496]。这些方法都不需要心肺转流[491]。随着 Cox 迷宫手术经验的增加和技术的发展，目标是改善患者的生活质量，无须服用抗心律失常药物和抗凝药。

心脏压塞和限制性心包炎

心脏压塞 心包有两层：外面的壁层心包和直接附着在心脏表面的脏层心包（心外膜）。通常两者间心包腔内的液体量为 15 ～ 30 ml，产生的压力比 CVP 低 5 mmHg，与胸膜腔的压力大致相等。

心脏压塞是心包腔内的液体量增加并压迫心脏，因而限制了心输出量[497]。心脏压塞时，机体通过增加全身的静脉压和肺静脉压来平衡心包腔压力，从而避免心室腔的塌陷[498]。PCWP、左心室、右心室和右心房舒张压增加，以平衡心包内的压力。因此，心脏压塞的标志是心房和心室舒张期的透壁压力基本上为零。虽然透壁压的降低使每搏量减少，但高肾上腺素能水平通过使心率增加，而有助于部分保持心输出量。

当心包内液体集聚到一定量，心包伸展停止，心包腔容量不再随呼吸周期变化[498]。导致心室间相互依赖，即心脏一侧心腔容量的改变引起另一侧心腔容量相反的变化。在吸气相，静脉回流的增加以及右心的充盈导致房间隔和室间隔左移，损害左心室的射血能力。在呼气相则相反。通过超声可以清楚地看到这种现象。

心室间相互依赖在临床上表现为奇脉[499]，在吸气时桡动脉明显减弱（图 54.55）。奇脉是指吸气时收

表 54.21 房颤外科消融的能量源

能量种类	心内膜消融	心外膜消融	可调节探头	透壁性评估	无组织碳化	快速性
射频 *	+	+	+	+	—	+
微波	+	+	+	—	+	+
冷冻	+	+	—	—	+	—

* 射频消融可分为单极射频或双极射频。市售的双极设备可进行透壁性评估（From Gillinov AM，Blackstone EH，McCarthy PM. Atrial fibrillation：current surgical options and their assessment. Ann Thorac Surg. 2002；74：2210-2217.）

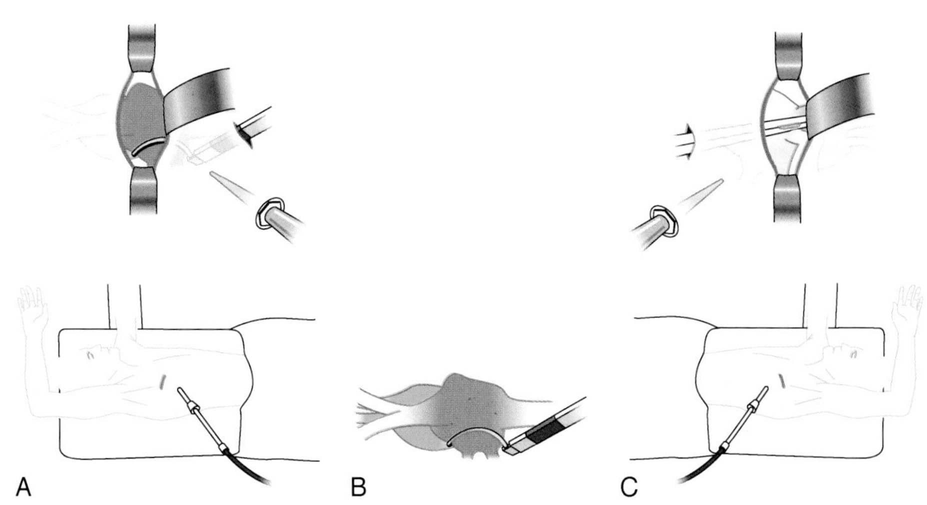

图 54.54 **通过左心耳切除进行心外膜肺静脉隔离“锁孔入路”的微创手术方式。**（A）在内镜引导下通过小切口进入右肺静脉。（B）采用双极射频夹隔离左心房与右肺静脉的连接处。（C）采用相同方法隔离左肺静脉后用吻合器切除左心耳（From Gillinov AM，Wolf RK. Surgical ablation of atrial fibrillation. Prog Cardiovasc Dis. 2005；48：169-177.）

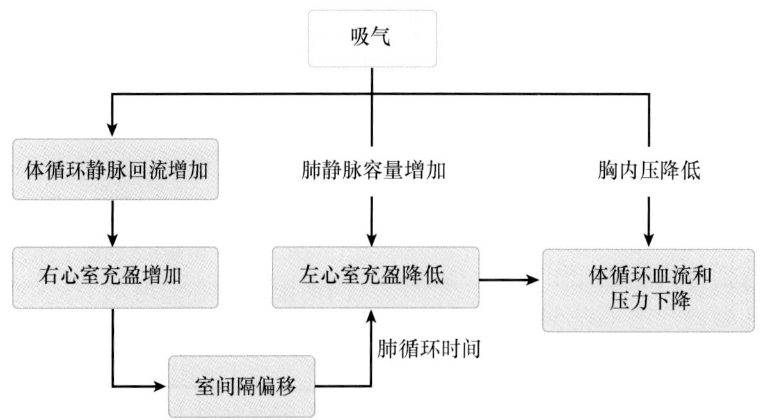

图 54.55　**心脏压塞时奇脉产生的机制**（From Fowler NO. Diseases of the pericardium. Curr Probl Cardiol. 1978；2：6-38.）

缩压下降超过 10 mmHg[500]。在一些严重的病例，甚至在吸气时不能扪及桡动脉或肱动脉搏动[501]。

心脏压塞不是奇脉的唯一病因。胸膜腔内压的剧烈变化、肺栓塞以及低血容量休克等也可引起奇脉。另外，心脏压塞的患者如果同时合并主动脉瓣关闭不全、房缺，或因左心室肥厚、扩张导致 LVEDP 增加时可能不会出现奇脉。

图 54.56 显示当液体快速或缓慢积聚时心包的压力-容量关系[501]。J 形曲线表示心包腔液体快速增加 100 ～ 200 ml 时会使压力升高 30 mmHg 或者更多，引起严重的心脏压塞。液体积聚越快，则血流动力学改变越明显。引起急性心脏压塞的病因包括胸主动脉瘤破裂、纵隔外伤，以及心导管手术时意外导致的心脏或血管穿刺伤[498]。

当心包腔液体缓慢积聚时，壁层心包的顺应性较好，因此随着液体量的增加，对心包腔压力的影响较快速聚积时小。随着心包腔液体增加，压力也随之增加，CVP 代偿性增加以保持一定的压力梯度来保证心脏的充盈[497]。当心包的顺应性不能继续增加时，心包内的压力几乎等于心腔内的压力。心输出量逐渐降低，并伴有代偿性的心动过速、外周血管收缩以及心肌收缩力增加。

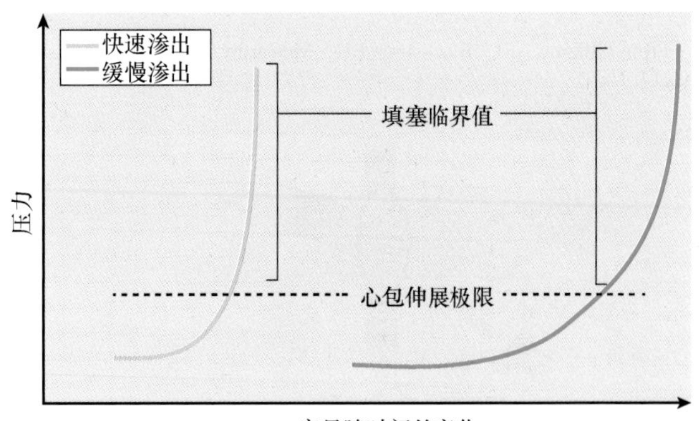

图 54.56　**心脏压塞**。显示随着容量缓慢或快速增加的心包压力-容量（或应变-应力）曲线。左侧曲线显示急速增长的心包积液先到达心包容量储备极限（初始平坦的节段），之后快速超过壁层心包伸展的极限，最终导致压力陡然增加。心包积液轻度增加导致压力急速上升，最终造成心包压力与液体量增加速度不对称。右侧曲线显示心包充盈速度缓慢，由于心包伸展的时间更多，使机体可启动代偿机制，达到心包伸展极限的时间更长（From Spodick DH. Acute cardiac tamponade. N Engl J Med. 2003；349：684-690.）

心脏压塞的症状和体征　心脏压塞的患者可能出现胸部疼痛或者饱胀感、呼吸困难、嗜睡、发热、咳嗽、虚弱、乏力、厌食及心悸[497]。严重心脏压塞时可出现贝克三联征（Becktriad）：低血压、颈静脉压力升高和心音遥远。但慢性继发性（恶性肿瘤、终末期肾病及胶原血管病）心脏压塞可能不会表现出典型的贝克三联征。

心脏压塞的超声心动图特征　心脏压塞的超声征象变化多样（框 54.20），其中最具特征性的是舒张期右心房或右心室萎陷。在舒张早期可见右心室萎陷，表现为右心室游离壁的内陷（彩图 54.57）；相反，右心房萎陷见于舒张末期和收缩早期，表现为右心房壁的内陷（彩图 54.57）。这两个心腔萎陷的时限取决于其腔内压力最低的时间（即右心室是舒张早期，右心房是舒张晚期至收缩期）。右心房和右心室的同时萎

框 54.20　心脏压塞的多普勒超声征象

吸气时两个心室的明显变化（吸气相右心室扩大，同时左心室受压，呼气相则相反）
右心房萎陷
右心室萎陷
左心房萎陷
左心室萎陷
下腔静脉淤血
跨瓣流速随呼吸的异常增加（吸气相二尖瓣和主动脉瓣跨瓣流速降低）

（From Pepi M，Muratori M. Echocardiography in the diagnosis and management of pericardial disease. J Cardiovasc Med（Hagerstown）. 2006；7：533-544.）

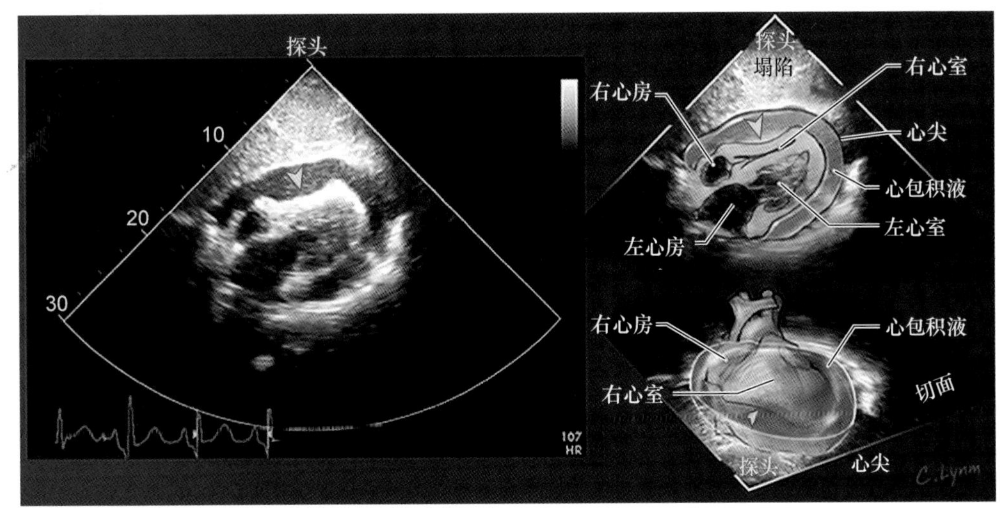

彩图 54.57　心包积液导致心脏压塞的超声表现。舒张早期的剑突下切面显示大量的环绕心脏的心包积液导致右心室完全萎陷（箭头）（From Roy CL，Minor MA，Brookhart MA，et al. Does this patient with a pericardial effusion have cardiac tamponade? JAMA. 2007；297：1810-1818.）

陷提示心包积液对血流动力学的明显影响。左心塌陷极少见，这是由于左心室壁厚，且硬度较大，使之能够抵抗塌陷，并且左心房位于后方。然而，当心包积液量很大时，液体积聚在左心房后面，也能够使之萎陷[502]。左心房萎陷高度提示填塞[501]。

心脏压塞的麻醉管理　Soler-Soler 及同事总结了心包穿刺术（心包积液的外科引流）指征（框 54.21）[503]。心包疾病的外科治疗需要有创性的监测，应包括动脉置管及可能的情况下中心静脉置管。麻醉诱导前应确保大口径静脉通路的建立。

对那些出现严重血流动力学紊乱的患者可实施心包穿刺引流或局部麻醉剑突下探查术[504]，心脏压塞部分解除后才能进行全身麻醉诱导。如果拟行全身麻醉，心脏压塞管理的关键是**“快、满、强”**。心率应维持在正常偏高水平，以便在心室每搏量受限的情况下维持。为了获得最佳前负荷，诱导前应补充容量。血管内容量的增加有助于提高心脏的有效充盈压，恢复房室间的压力梯度，以及提高动脉血压。

框 54.21　心包穿刺 / 外科引流的适应证

心包穿刺引流术适用于有明显心脏压塞临床表现的患者，怀疑存在化脓性心包炎的患者，以及特发性慢性大量心包积液的患者。

外科引流术的适应证是心脏压塞、心包穿刺引流术后无效或复发以及入院 3 周症状持续不缓解。

没有心脏压塞表现的大量心包积液患者在首次治疗时并不一定需要进行心包引流。因为其诊断价值低，并且对心包积液的进展影响不大。即使心脏超声显示有右心萎陷（说明心包内压力升高），也不能说明一定需要进行心包引流，因为大多数患者都没有演变成严重的心脏压塞。

（Modified from Soler-Soler J，Sagrista-Sauleda J，Permanyer-Miralda G. Management of pericardial effusion. Heart. 2001；86：235-240.）

应该避免所有减少静脉回流心脏的措施，包括大潮气量的控制性正压通气，否则会显著降低前负荷和心输出量[504]。如果需要全身麻醉，一种选择是手术切口消毒铺巾后再行麻醉诱导，然后迅速排出心包积液。另一种选择是让患者保留自主呼吸下行麻醉诱导，避免胸内正压，直至心包腔被打开[504]，或者选择高频率低潮气量的通气模式以减少平均气道压力。

应避免使用可能引起心肌抑制的药物，因此依托咪酯常被用于诱导[505]。另外，也应避免心动过缓，因为心率的增加是保障心输出量最重要的代偿机制。前文已描述过在心包开窗术时使用氯胺酮进行麻醉诱导[506]。

一旦解除了心脏压塞，内源性产生和外源性输注的儿茶酚胺会导致心率和血压突然急剧升高。应预见到这一现象并给予处理。

缩窄性心包炎

病理生理　缩窄性心包炎是指增厚、粘连的心包限制了心脏舒张期的充盈。已证实有数种原因可导致缩窄性心包炎，其中包括感染性疾病。另外，在过去数十年中胸部放射和心脏手术本身也是缩窄性心包炎的原因[507]。如果心包的两层，即脏层和壁层，由于心包纤维化和钙化粘连，那么这两层之间的间隙则会消失[507]。

缩窄性心包炎的症状和体征　缩窄性心包炎患者通常有典型的右心衰竭的症状和体征。较高的跨瓣压驱使血流在舒张期通过瓣口，导致心室快速充盈，并使心室压力陡增。当心室压力超过心房压力时，血流骤停，全部四个心腔的压力达到一致[507]。

缩窄性心包炎的另一个体征是 Kussmaul 征（在 CVP 波形图上 x 和 y 下降的幅度增大），与之对应的是右心回心血量在吸气相的增加。因为心包膜的增厚让心脏不能继续扩张容纳所有回流的血液，回心血液导致的压力被传递到中心静脉系统[508]。

与心脏压塞相似，缩窄性心包炎的患者也经常表现为奇脉。但在部分病例，心包膜增厚能使心肌免受呼吸周期的影响，因此奇脉可能不明显。由于缩窄性心包炎降低了心输出量，从而使患者的活动耐量严重下降，因此，缩窄性心包炎的患者常表现为呼吸困难和端坐呼吸；某些极端的病例会出现心源性恶病质和肌肉萎缩[509]。也可以见到腹水和外周水肿。超声心动图特别有助于鉴别缩窄性心包炎以及有类似临床症状的其他疾病，如限制型心肌病[509-510]。

心包切除术的麻醉要点 心包切除术是治疗缩窄性心包炎的有效方法[511]。这一手术通常是经胸骨正中入路，但也可以经左侧开胸。在较严重的患者，心包切除术需要将心包膜从心脏剥离，必要时需要使用心肺转流。

对缩窄性心包炎患者进行心包切除术的血流动力学管理与对心包积液和心脏压塞患者手术治疗相似。但是，由于需要将心包膜从心脏表面“剥离”，心包切除术还增加了心律失常和心肌损伤的风险，其中包括心脏破裂。心肌的原始表面和心包的剥离会导致纤溶激活，补体和凝血级联被激活。因此，除了实际的手术出血以外，心包切除术可能还与凝血因子消耗引起的全身出血有关。应对心律失常和术中大出血采取防治措施。

心脏和主动脉外伤

心脏穿通伤 在过去的数十年中，随着暴力犯罪的增加，心脏枪伤和刀刺伤的案例数目不断增加。心脏穿通伤的患者往往可能因为出血或心脏压塞导致情况极不稳定，但他们的心脏损伤也可能并不严重[512]。许多患者的血流动力学和心电图可能无明显变化，但这并不能排除危及生命的心脏及其周围组织的损伤[513]。超声心动图可以鉴别心脏周围的液体或血液，可以帮助决定手术方案是实施胸骨切开还是其他入路[512, 514]。

对心脏穿通伤患者的麻醉管理与其他创伤患者相似。血流动力学不稳定的患者需要进行急诊手术。得知立刻要进行心脏穿通伤手术时，麻醉科医师必须确认是否有备血。对极度不稳定的患者，麻醉科医师必须在外科医师切皮的同时建立安全气道，建立静脉通道，以及连接监护导线。为了高效地处理此类患者，麻醉助手的帮忙很有必要。在计划麻醉诱导和气管插管时麻醉科医师还应考虑到患者可能存在饱胃和血容量不足的情况。监测应包括动脉置管和中心静脉置管。由于既往史的缺乏，除非患者有禁忌证，还应考虑额外的监测——经食管超声心动图（TEE）。麻醉管理应力求维持稳定的血流动力学和防止术中知晓。与其他创伤患者相似，对于不稳定患者，术后应继续控制通气，并在全面监护及通气支持的情况下将患者转运至ICU。

创伤性主动脉损伤 主动脉钝器伤可导致创伤性主动脉横断（traumatic aortic transection，TAT）或急性破裂，这是钝器伤造成死亡最常见的原因之一，仅次于脑外伤。只有25%的胸部钝器伤和继发性主动脉创伤（主动脉横断或急性破裂）在到达医院时患者还是活着的[515]。此外，创伤初期活下来但没有得到治疗的患者预后会很糟糕。30%的患者在6 h内死亡，50%的患者在24 h内死亡，90%的患者在4个月内死亡[516]。

导致胸部钝器伤的患者胸主动脉损伤的机制是：由于突然的减速，主动脉相对固定的部分（峡部）受到一个突然的牵引力[515]。主动脉峡部位于左锁骨下动脉的远端、第三肋间动脉的近端，通过动脉韧带与左肺动脉相连。动脉韧带的连接区域类似于主动脉弓活动的铰链。因此，在胸部遭受暴力时它是主要承受剪切力的地方，也是主动脉破裂最常见的部位（50%～70%）。其次是升主动脉或主动脉弓（18%），胸主动脉远端占14%[515]。胸部钝器伤时胸主动脉的损伤程度可以从单纯的内膜下出血到完全的主动脉横断。

可通过胸部X线平片、CT、血管造影或TEE检查诊断主动脉损伤。TEE可以发现心脏压塞、左侧胸腔积液、低血容量、心肌挫伤导致的心室功能不全或胸部穿通伤导致的血管损伤[517]。用TEE诊断TAT时需要识别在内膜破裂处飘动的内膜片以及内出血导致的动脉壁变形。在降主动脉近端，若探头和主动脉间的距离超过7 mm，同时主动脉壁和胸膜间有血液，则高度提示主动脉破裂。TEE可以用于监测较小的内膜撕裂伤的进展，或者对胸部钝器伤后纵隔正常患者进行筛查。

主动脉损伤管理的重点在于这种损伤破裂的风险很高。因为难以预计破裂的时间，因此，对这类患者需要加强观察。术前积极的血压控制对降低破裂风险是必要的[518]。收缩压不应超过100 mmHg，心率不应大于100次/分。推荐使用β受体阻滞剂和硝酸甘油或硝普钠静脉滴注。

手术期间的监测应该包括动脉置管和中心静脉通道，并应确保大口径静脉输液通道建立。对主动脉损伤患者麻醉管理的关键在于避免收缩压的大幅波动以及持续监测终末器官有无缺血。因为许多主动脉损伤患者的手术都是在紧急情况下实施的，因此，建议使用改良的快速顺序诱导。即便做好了所有预防措施，在诱导和置入喉镜时还是会经常见到血压显著波动。应备有硝酸甘油和艾司洛尔等药物以随时取用，以便快速处理气管插管、放置 TEE 探头和外科切皮时出现的血压升高。

外科修复降主动脉或主动脉弓需在心肺转流以及深低温停循环下进行。降主动脉损伤时需要切开一段动脉来修复。主要挑战包括重要器官尤其是脊髓的保护。在开放手术中，使用部分左心转流（LHB）可以使手术更方便，同时保证内脏和脊髓的灌注。因为不需要使用大剂量的肝素，这一技术并不会导致患者已有的其他创伤恶化[516]。虽然有可能需要开放修复，但是在条件允许的情况下，经皮血管内主动脉修复是更好的治疗手段（STS Ⅰ级推荐；证据级别为 B 级）[519-520]。

心导管室的缺血性和其他紧急事件

随着心脏介入治疗学的快速发展，在美国及欧洲，在心导管室内接受介入治疗的患者人数正不断增加。这些紧急事件包括冠状动脉夹层、破裂、心脏压塞、异物栓塞和导丝嵌顿。如果患者存在冠状动脉解剖异常或严重的心室功能不全，那么他们在心导管室发生并发症的风险就越高。某些病例需要综合考虑心脏外科医师和心脏麻醉科医师的建议，并需要他们在一旁待命以备紧急手术。快速的外科介入（如血管重建或临时的机械支持）对降低接受血管造影患者的死亡率和致残率起到了决定性的作用。

如果在进行经皮冠状动脉血管成形术和支架植入术时发生了缺血，在将患者紧急转送至手术室内进行开放性冠状动脉重建术前，可给予药物治疗和使用一些可能的辅助装置，如 IABP 或 VAD，以稳定患者的血流动力学。患者可能在心导管室内接受紧急气管插管。对于冠状动脉夹层或严重缺血的患者，在将其转送至手术室的过程中有可能要进行心肺复苏[521]。尽管麻醉科医师、心内科医师都能指导进行复苏，还是要求介入治疗小组全体成员-医师、护士和技术人员都应该完成基本的心肺复苏课程训练。此外，也特别需要获得高级心肺支持的资格证并且每年进行重新认证[522]。

如果还没有对患者气管插管，应该依据患者的血流动力学情况来选择麻醉诱导药物，应避免发生低血压和心动过速。另外，还要注意患者之前的进食情况。对这类患者的围术期监护应包括快速建立动脉置管和中心静脉通道。TEE 在心脏问题的诊断及术中监测方面极为重要。

其他需要在心导管室进行的操作、侵入性血管试验以及电生理室试验（如主动脉瘤支架植入术和射频消融术），也可能需要手术室的后备支持。应有一个专门的手术团队，以应对随时出现的危及生命的并发症。在动脉瘤破裂、导管刺破大血管或心腔时有必要做好转为“开放”手术的准备。介入心血管杂交手术间是处理这种事件的最佳场所[523]。在没有杂交手术间的机构，有必要将患者紧急转入常规手术间。

最佳的救治还取决于是否具有可靠的急诊检验。血气分析、电解质、血色素或血细胞比容的监测在紧急情况下是非常重要的。接受冠状动脉重建术的患者会接受抗血小板凝集的药物。常规的凝血功能检测不能诊断这些患者的出血状态，因此 POC 试验和血栓弹力试验对评估血小板功能和处理围术期出血是有用的[523]。

与择期心脏手术相比，急诊心脏手术具有更高的死亡和致残的风险，特别是当患者存在心源性休克时[524]。识别介入手术患者中的高风险的患者，同时加强介入心内科医师、心外科医师及心脏麻醉科医师间的交流是改善这类急诊手术预后最重要的保障。

杂交手术室内进行的手术

一般注意事项

从 20 世纪 90 年代开始，心导管室（cardiac cathete-rization laboratory，CCL）涉及的范围大大增加，不再仅仅局限于简单的诊断以及对心脏瓣膜疾病、冠状动脉疾病和先天性心脏病的评估[396-397，522，525]。在这些场所进行的操作越来越复杂，涉及的患者病情通常也越来越重[397]。因此，心脏麻醉科医师会发现自己身处一个相对隔离的环境：有众多的设备，灯光昏暗，操作空间狭小[521，524]。在需要时，往往也得不到来自外科同仁的帮助。此外，来自麻醉后勤人员、药房和放射科的服务也不是随叫随到。最后，接受深度镇静或全身麻醉的中到重症患者的复苏室往往位于比较远的地方。

由于心导管室和杂交手术室内的介入手术经常要使用透视检查，患者和医务工作者会有很高的辐射暴露的风险。电离辐射的潜在风险包括皮肤损害和细胞突变，会导致白血病、骨癌和出生缺陷。CDC 的辐射安全程序提出了这样的观念：辐射应尽可能低（“as low as reasonably achievable，ALARA”）。可通过距离、时间和屏障三种方式将辐射暴露降至最低[522]。作业人员与放射源间的距离应尽可能大，因为辐射剂量率与放射源到受照物之间的距离平方成反比。此外，作业人员的暴露时间应尽可能短，因为辐射剂量率与时间直接相关。最后，在个人防护与放射源屏障上都应做到最好。

伦琴（rad）是一个吸收剂量单位，指单位质量被照物质吸收的电离辐射能量[522]。Rem 是有效剂量的单位，是用于评估全身的剂量。在辐射环境中工作的医务工作者必须佩戴放射剂量测定仪以追踪个人辐射暴露累积量。应将放射剂量测定器佩戴于暴露风险较高的部位，而且应该戴在防护服的外面（比如甲状腺防护项圈外）。建议对全身每年接受辐射超过 5 rem 的个人（患者或工作人员）给予矫治措施（框 54.22）[522]。如果是孕妇，孕期胎儿总的辐射暴露不应该超过每月 0.05 rad 或总量 0.5 rad。

预防造影剂过敏是心导管室或杂交手术室内手术时需要特别考虑的一个问题。既往有类过敏反应或过敏病史如哮喘是发生高敏反应的最重要危险因素[522]。对于高危患者，特别是之前已知过敏发作的患者应提前使用组胺阻滞剂（H_2）和糖皮质激素。目前的方法为操作前 13 h、7 h 和 1 h 分别口服 50 mg 泼尼松，或在心导管检查前 2 h 静脉给予氢化可的松 200 mg，可联合或者不联合 H_2 受体阻滞剂[522]。

对肾功能不全的患者，造影剂相关肾病也是我们所关心的。糖尿病患者在使用造影剂后出现急性肾功能不全的风险特别高[521-522]。应通过小心注射造影剂和控制造影剂的总量将影响降至最低。推荐术前和术后给予生理盐水和（或）碳酸氢钠[522]。但是，对于存在严重心功能不全的患者，或接近终末期的肾病患者，必须谨慎避免容量超负荷[521-522]。在给予造影剂后，常常发现血清肌酐水平升高，对高风险患者应监测肌酐水平 72 h 或更久。目前认为，血浆肌酐水平渐进升高＞ 0.5 mg/dl 或升高＞ 25% 提示造影剂相关肾病。幸运的是，肾功能不全常常是暂时性的，并且很少发展为急性肾衰竭。

框 54.22 医疗工作者允许的最大辐射限量

- 全身：5 rem/yr（50 mSv/yr）
- 皮肤：50 rad/yr（500 mGy/yr）
- 晶状体：2 rad/yr（20 mGy/yr）
- 胎儿（孕期工作者）：整个孕期 0.5 rad（5 mGy）或 0.05 rad/mo（0.5 mGy/mo）（通过铅围裙下方的腹部辐射剂量牌估算）
- 累计暴露量（一生）：1rem× 年龄（10 mSv× 年龄）

yr，年；mo，月（Modified from Bashore TM，Balter S，Barac A，et al. 2012 American College of Cardiology Foundation/Society for Cardiovascular Angiography and Interventions expert consensus document on cardiac catheterization laboratory standards update：a report of the American College of Cardiology Foundation Task Force on Expert Consensus documents. J Am Coll Cardiol. 2012；59：2221-2305.）

杂交手术室

为了解决某些血管内和经导管操作对外科和影像设备的技术及操作的需求，许多医疗机构建立了杂交手术室。杂交手术室具有完整的双重能力，可以应对需要透视检查和（或）开放手术。理想情况下，杂交手术室应位于常规手术室内或旁边。这类杂交手术室所处的位置代表了先进的医疗水平，因为有关键人物可随时处理复杂并发症和紧急情况。

因各医疗机构的注重不同，心导管室或杂交手术室内开展的手术类型不尽相同，但是可能包括：①电生理手术；②经皮瓣膜病变处理；③使用闭塞器或伞形装置闭合房间隔缺损、室间隔缺损或动脉导管未闭；④经皮心室辅助装置（VAD）植入术；⑤胸主动脉瘤或腹主动脉瘤支架植入术[400-402]。

尽管不同手术有不同要求，镇静或麻醉可以提高许多手术的有效性和安全性[525]。麻醉过程中为器官灌注和器官保护保持稳定的血流动力学是一个重要的目标。一些心导管室内的手术只需要麻醉监护或局部麻醉，为患者提供一定的舒适度。然而，在比较困难和时间比较长的手术中，让患者保持不动是很困难的。很多时候全身麻醉也许是最好的选择。如果有指征，气管插管全身麻醉可以使患者具有最佳的舒适度和安全的气道控制[521]。使用喉罩或面罩通气也是可以的，但是自主呼吸时持续的膈肌活动会干扰对心脏的血管结构的透视检查。在没有严重并发症和合并症的情况下，可以在将患者转运入心导管恢复室或病房之前拔管。在某些复杂病例，需要将患者转入 ICU。

经皮二尖瓣修复术的优势（如二尖瓣反流矫治和二尖瓣狭窄瓣膜连合部切开术）和经导管主动脉瓣植入术一样，避免了胸骨切开、心肺转流以及主动脉阻断[399]。这些手术也是在全麻下进行的，需要透视和 TEE 引导[402]。

经皮封堵术常用于房间隔缺损，较少用于室间隔缺损、动脉导管未闭和开窗术[402, 525]。TEE 可帮助指导放置封堵器和确认放置成功。如果使用 TEE，需要在全身麻醉下进行。如果使用心内心脏彩超，只要在镇静下即可完成操作[402]。通常需要大口径的外周或股静脉通道和桡动脉置管。

经皮 VAD 植入（TandemHeart，and Impella Recover LP 2.5 and 5.0）适用于进行高危冠状动脉介入、射频消融手术或心源性休克的患者[402]。这些装置的非搏动血流产生的心输出量能完全代替左心室的功能。因此，脉搏血氧饱和度和无创血压测量可能无法正常工作，因为它们的测量机制依赖于脉搏的存在。根据患者的血流动力学以及配合情况，可选择镇静或全身麻醉。由于操作过程中会使用到动脉插管，因而可以进行有创监测[402]。由于可能有大量失血，需要建立大口径的静脉通道。在这些操作过程中需要外科医师随时待命。建立 ECMO 进行完全心肺支持通常在导管室或杂交手术室内完成的。

致谢

本章合并了第 8 版同标题章节和第 104 章"一氧化氮和其他吸入性肺血管扩张剂"。此版本作者 Muhammad F. Sarwar、Bruce E. Searles、Linda Shore-Lesserson 和 Marc E. Stone 及编辑和出版社感谢 Nancy A. Nussmeier、Iso-bel Russell、FumitoIchinose 和 Warren M. Zapol 对上一版作出的贡献。它是本章的基础。

参考文献

1. Roger VL, et al. *Circulation*. 2012;125:e2.
2. Capewell S, Lloyd-Jones DM. *JAMA*. 2010;304:2057.
3. Alan SG, et al. *Circulation*. 2013;129:e28.
4. Kim ES, Menon V. *Arterioscler Thromb Vasc Biol*. 2009;29:279.
5. Wechsler AS. *J Thorac Cardiovasc Surg*. 2003;126:617.
6. Edwards FH, et al. *Ann Thorac Surg*. 2005;79:2189.
7. Blankstein R, et al. *Circulation*. 2005;112:I323.
8. Guru V, et al. *J Thorac Cardiovasc Surg*. 2004;127:1158.
9. Konety SH, et al. *Circulation*. 2005;111:1210.
10. Werner RM, et al. *Circulation*. 2005;111:1257.
11. Podgoreanu MV, Schwinn DA. *J Am Coll Cardiol*. 2005;46:1965.
12. Podgoreanu MV, et al. *Circulation*. 2006;114:I275.
13. Perry TE, et al. *Anesthesiology*. 2010;112:607.
14. Perry TE, et al. *BMC Med Genet*. 2009;10(38).
15. Rinder CS, et al. *Anesthesiology*. 2002;97:1118.
16. Grocott HP, et al. *Stroke*. 2005;36:1854.
17. Mathew JP, et al. *J Am Coll Cardiol*. 2007;49:1934.
18. Yende S, et al. *Crit Care Med*. 2004;32:922.
19. London MJ, et al. *Anesthesiology*. 1988;69:232.
20. Landesberg G, et al. *Anesthesiology*. 2002;96:264.
21. Fleisher LA. *Anesthesiology*. 2000;92:1183.
22. Reich DL, et al. Monitoring of the heart and vascular system. In: Kaplan JA, Reich DL, Savino JS, eds. *Kaplan's Cardiac Anesthesia: The Echo Era*. 6th ed. St. Louis: Saunders; 2011:416.
23. Carmona MJ, et al. *Rev Bras Anestesiol*. 2007;57:618.
24. Schwann NM, et al. *Anesth Analg*. 2011;113:994.
25. Hind D, et al. *BMJ*. 2003;327:361.
26. London MJ, et al. *Anesthesiology*. 2002;96:860.
27. Iberti TJ, et al. *JAMA*. 1990;264:2928.
28. Connors Jr AF, et al. *JAMA*. 1996;276:889.
29. Peters SG, et al. *J Crit Care*. 2003;18:166.
30. ElBardissi AW, et al. *J Thorac Cardiovasc Surg*. 2012;143:273.
31. van Harten AE, et al. *Anaesthesia*. 2012;67:280.
32. Rudolph JL, et al. *Acta Anaesthesiol Scand*. 2010;54:663.
33. Sweet JJ, et al. *Ann Thorac Surg*. 2008;85:1571.
34. Währborg P, et al. *Circulation*. 2004;110:3411.
35. Murkin JM. Central nervous system dysfunction after cardiopulmonary bypass. In: Kaplan JA, Reich DL, Savino JS, eds. *Kaplan's Cardiac Anesthesia: The Echo Era*. 6th ed. St. Louis: Saunders; 2011:1061.
36. Abu-Omar Y, et al. *J Thorac Cardiovasc Surg*. 2004;127:1759.
37. Hindman BJ. *Heart Surg Forum*. 2002;5(249).
38. Ridderstolpe L, et al. *J Cardiothorac Vasc Anesth*. 2002;16:278.
39. Murkin JM. *Ann Thorac Surg*. 2001;72:S1838.
40. Djaiani G, et al. *Stroke*. 2004;35:e356.
41. Hartman GS, et al. *Anesth Analg*. 1996;83:701.
42. Gold JP, et al. *Ann Thorac Surg*. 2004;78:1579.
43. Emmert MY, et al. *J Thorac Cardiovasc Surg*. 2011;142:1499.
44. Wilson MJ, et al. *Ann Thorac Surg*. 2000;70(25).
45. Grocott HP. *Anaesthesia*. 2012;67:216.
46. Murkin JM, Arango M. *Br J Anaesth*. 2009;103(suppl 1):i3.
47. Yao FS, et al. *J Cardiothorac Vasc Anesth*. 2004;18:552.
48. Goldman S, et al. *Heart Surg Forum*. 2004;7:E376.
49. Fischer GW, et al. *J Thorac Cardiovasc Surg*. 2011;141:815.
50. Murkin JM, et al. *Anesth Analg*. 2007;104(51).
51. Slater JP, et al. *Ann Thorac Surg*. 2009;87:36. discussion 44.
52. Denault A, et al. *Semin Cardiothorac Vasc Anesth*. 2007;11:274.
53. Heringlake M, et al. *Anesthesiology*. 2011;114(58).
54. Murkin JM. *Anesthesiology*. 2011;114(12).
55. Joshi B, et al. *Anesth Analg*. 2012;114(503).
56. van Dijk D, Kalkman CJ. *Anesth Analg*. 2009;109(1006).
57. Liu YH, et al. *Anesth Analg*. 2009;109(1013).
58. Kertai MD, et al. *Anesth Analg*. 2012;114(533).
59. Bellomo R, et al. *Lancet*. 2012;380:756.
60. Bellomo R, et al. *Int J Artif Organs*. 2008;31:166.
61. Schetz M, et al. *Int J Artif Organs*. 2008;31:179.
62. Rassias AJ. *Semin Thorac Cardiovasc Surg*. 2006;18:330.
63. Reves JG, et al. *Circ*. 1982;66(1).
64. Wade AO, Cordingley JJ. *Curr Opin Crit Care*. 2006;12:437.
65. Lazar HL. *Adv Surg*. 2012;46:219.
66. Streeter NB. *J Cardiovasc Nurs*. 2006;21:E14.
67. McDonnell ME, et al. *J Card Surg*. 2012;27:470.
68. Gandhi GY, et al. *Ann Intern Med*. 2007;146:233.
69. Lazar HL, et al. *Ann Thorac Surg*. 2009;87:663.
70. Klein I, Ojamaa K. *N Engl J Med*. 2001;344(No. 7).
71. Iervasi G, et al. *Circulation*. 2003;107:708.
72. Cerillo AG, et al. *Ann Thorac Surg*. 2014;97:2089.
73. Eagle KA, et al. *Circulation*. 2004;110:e340.
74. Zindrou D, et al. *Ann Thorac Surg*. 2002;74:2121.
75. Edwards FH, et al. *Ann Thorac Surg*. 2005;79:2189.
76. Society of Thoracic Surgeons Blood Conservation Guideline Task Force, et al. *Ann Thorac Surg*. 2011;91(3):944.
77. Engoren MC, et al. *Ann Thorac Surg*. 2002;74(4):1180.
78. Koch CG, et al. *N Engl J Med*. 2008;358(12):1229.
79. Young G, et al. *Blood Coagul Fibrinolysis*. 2007;18(2):97.
80. Hirsh J, et al. *Circulation*. 2001;103(24):2994.
81. Shore-Lesserson L, et al. *Ann Thorac Surg*. 2018;105(2):650.
82. Bull BS, et al. *J Thorac Cardiovasc Surg*. 1975;69(5):674.
83. Young JA, et al. *Ann Thorac Surg*. 1978;26(3):231.
84. Doty DB, et al. *J Cardiovasc Surg (Torino)*. 1979;20(6):597.
85. Shore-Lesserson L. *Semin Cardiothorac Vasc Anesth*. 2005;9(1):41.
86. Guzzetta NA, et al. *Anesth Analg*. 2010;111(1):173.
87. Despotis GJ, et al. *Thromb Haemost*. 1996;76(6):902.
88. Gravlee GP, et al. *J Thorac Cardiovasc Surg*. 1990;99(3):518.
89. Shore-Lesserson L, et al. *Anesth Analg*. 2000;90(4):813.
90. Bull BS, et al. *J Thorac Cardiovasc Surg*. 1975;69(5):685. 1975.
91. Guo Y, et al. *Can J Cardiol*. 2012;28(5):547.
92. Edmunds Jr LH, Colman RW. *Ann Thorac Surg*. 2006;82(6):2315.
93. Boyle Jr EM, et al. *Ann Thorac Surg*. 1996;62(5):1549.
94. Levy JH. *J Cardiothorac Vasc Anesth*. 2004;18(2):129.
95. Ranucci M, et al. *Perfusion*. 2002;17(3):199.
96. Linden MD, et al. *J Cardiothorac Vasc Anesth*. 2004;18(2):131.
97. Ranucci M, et al. *Crit Care Med*. 2005;33(2):355.
98. Garvin S, et al. *Anesth Analg*. 2010;111(4):862.
99. Avidan MS, et al. *J Thorac Cardiovasc Surg*. 2005;130(1):107.
100. Dietrich W, et al. *Anesth Analg*. 2001;92(1):66.
101. Garvin S, et al. *Anesth Analg*. 2010;111(4):856.
102. Avidan MS, et al. *Anesthesiology*. 2005;102(2):276.
103. Teoh KH, et al. *J Thorac Cardiovasc Surg*. 2004;128(2):211.
104. Warkentin TE, et al. *Thromb Haemost*. 1998;79(1):1.
105. Warkentin TE, et al. *Chest*. 2008;133(suppl 6):340S.
106. Everett BM, et al. *Ann Thorac Surg*. 2007;83(2):592.
107. Warkentin TE. *Br J Haematol*. 2003;121(4):535.
108. Kress DC, et al. *Ann Thorac Surg*. 2007;83(5):1737.
109. Lewis BE, et al. *Circulation*. 2001;103(14):1838.
110. Koster A, et al. *Ann Thorac Surg*. 2007;83(2):572.
111. Koster A, et al. *Ann Thorac Surg*. 2007;83(1):72.
112. Koster A. *Ann Thorac Surg*. 2007;83(5):1865.
113. Welsby IJ, et al. *Anesthesiology*. 2005;102(2):308.
114. Kimmel SE, et al. *Anesth Analg*. 2002;94(6):1402. table of contents.
115. Kimmel SE, et al. *J Am Coll Cardiol*. 1998;32(7):1916.

116. Comunale ME, et al. *J Cardiothorac Vasc Anesth*. 2003;17(3):309.
117. Brown JR, et al. *N Engl J Med*. 2006;354(18):1953. author reply -7.
118. Henry D, et al. *CMAJ*. 2009;180(2):183.
119. Mangano DT, et al. *N Engl J Med*. 2006;354(4):353.
120. Fergusson DA, et al. *N Engl J Med*. 2008;358(22):2319.
121. Donahue BS. *Anesth Analg*. 2004;98(6):1623. table of contents.
122. Donahue BS. *Anesth Analg*. 2004;99(6):1598. table of contents.
123. Donahue BS, et al. *Circulation*. 2003;107(7):1003.
124. Donahue BS. *Anesthesiology*. 2002;97(3):760. author reply 1.
125. Levine GN, et al. *Circulation*. 2011;124(23):e574.
126. Levine GN, et al. *Circulation*. 2016;134(10):e123.
127. Ferraris VA, et al. *Ann Thorac Surg*. 2012;94(5):1761.
128. Berger JS, et al. *J Am Coll Cardiol*. 2008;52(21):1693.
129. Berger PB, et al. *J Interv Cardiol*. 2015;28(3):223.
130. Maltais S, et al. *Eur J Cardiothorac Surg*. 2008;34(1):127.
131. Singh M, et al. *Mayo Clin Proc*. 2001;76(8):784.
132. Lincoff AM, et al. *Ann Thorac Surg*. 2000;70(2):516.
133. Brown DL, et al. *Am J Cardiol*. 2001;87(5):537.
134. McDonald SB, et al. *J Cardiothorac Vasc Anesth*. 2005;19(1):4.
135. Bar-Yosef S, et al. *Can J Anaesth*. 2007;54(2):107.
136. Ruff CT, et al. *Lancet*. 2014;383(9921):955.
137. Douxfils J, et al. *Thromb Haemost*. 2012;107(5):985.
138. Douxfils J, et al. *Thromb J*. 2014;12:24.
139. Sun JZ, et al. *Hypertens Res*. 2011;34(15).
140. Mangano DT. *N Engl J Med*. 2002;347:1309.
141. Gremmel T, et al. *Thromb Haemost*. 2009;101(333).
142. Breet NJ, et al. *JAMA*. 2010;303:754.
143. Bonello L, et al. *J Am Coll Cardiol*. 2008;51:1404.
144. Puskas F, et al. Induction of anesthesia. In: Hensley FA, Martin DE, Gravlee GP, eds. *A Practical Approach to Cardiac Anesthesia*. 5th ed. Philadelphia: Lippincott Williams & Wilkins; 2013:179.
145. Engelman R, et al. *Ann Thorac Surg*. 2007;83:1569.
146. Raphael J. *Semin Cardiothorac Vasc Anesth*. 2010;14:54.
147. Licker M, et al. *Ann Card Anaesth*. 2012;15:206.
148. ElBardissi AW, et al. *Eur J Cardiothorac Surg*. 2008;34:1027.
149. Morris BN, et al. The post cardiopulmonary bypass period: weaning to ICS transport. In: Hensley FA, Martin DE, Gravlee GP, eds. *A Practical Approach to Cardiac Anesthesia*. 5th ed. Philadelphia: Lippincott Williams & Wilkins; 2013:238.
150. Nagpal K, et al. *Ann Surg*. 2010;252:171.
151. Nagpal K, et al. *Ann Surg*. 2011;253:831.
152. Kitch BT, et al. *Jt Comm J Qual Patient Saf*. 2008;34:563.
153. Joy BF, et al. *Pediatr Crit Care Med*. 2011;12:304.
154. Petrovic MA, et al. *J Cardiothorac Vasc Anesth*. 2012;26:11.
155. Catchpole KR, et al. *Paediatr Anaesth*. 2007;17:470.
156. Myles PS, et al. *Lancet*. 2004;363:1757.
157. Avidan MS, et al. *N Engl J Med*. 2008;358:1097.
158. Dahaba AA. *Anesth Analg*. 2005;101:765.
159. Levy JH, et al. Postoperative cardiovascular management. In: Kaplan JA, Reich DL, Savino JS, eds. *Kaplan's Cardiac Anesthesia: The Echo Era*. 6th ed. St. Louis: Saunders; 2011:1025.
160. Bernard F, et al. *Anesth Analg*. 2001;92:291.
161. Gillies M, et al. *Crit Care*. 2005;9:266.
162. Hollenberg SM. *Am J Respir Crit Care Med*. 2011;183:847.
163. Maharaj R, Metaxa V. *Crit Care*. 2011;15:R140.
164. Toller WG, Stranz C. *Anesthesiology*. 2006;104:556.
165. Landoni G, et al. *N Engl J Med*. 2017;376:2021.
166. Desai AS, Jarcho JA. *N Engl J Med*. 2017;376:2076.
167. Haddad F, et al. *Curr Opin Anesthesiol*. 2016;29:68.
168. Kaplan JA, et al. *Kaplan's Cardiac Anesthesia: The Echo Era*. 6th ed. ; 2011.
169. Al-Sarraf N, et al. *Cardiol Res Pract*. 2012;2012:272384.
170. Mathew JP, et al. *JAMA*. 2004;291:1720.
171. Davis EM, et al. *Pharmacotherapy Jul*. 2010;30(7):749. 274e.
172. Kinoshita T, et al. *Eur J Card Surg*. 2012;41:102.
173. Giaccardi M, et al. *Am J Phys Med Rehabil Apr*. 2011;90(4):308.
174. Rader F, et al. *Circ Arrhythm Electrophysiol*. 2011;4:644.
175. Hill LL, et al. *J Cardiothorac Vasc Anesth*. 2002;16:483.
176. European Heart Rhythm Association, European Association for Cardio-Thoracic Surgery, Camm AJ, et al. *Eur Heart J*. 2010;31:2369.
177. Hogue Jr CW, et al. *Chest*. 2005;128(9S).
178. Chung MK. *Crit Care Med*. 2000;28:N136.
179. Atlee JL, Bernstein AD. *Anesthesiology*. 2001;95:1265.
180. Vuylsteke A, et al. *J Cardiothorac Vasc Anesth*. 2000;14:269.
181. Levy JH. *Tex Heart Inst J*. 2005;32:467.
182. Cogliati AA, et al. *J Cardiothorac Vasc Anesth*. 2007;21:847.
183. Bove T, et al. *J CardiothroracVasc Anesth*. 2004;18(4):442.
184. Sear JW. *Br J Anaesth*. 2005;95:20.
185. Kuitunen A, et al. *Ann Thorac Surg*. 2006;81:542.
186. Ejaz AA, et al. *J Nephrol*. 2012;25:497.
187. Mehta RL, et al. *JAMA*. 2002;288:2547.
188. Kellum JA, et al. *Intensive Care Med*. 2002;28(29).
189. Alexander KP, et al. *J Am Coll Cardiol*. 2000;35:731.
190. Bucerius J, et al. *Ann Thorac Surg*. 2003;75:472.
191. Kaplan JA et al.: *Kaplan's Cardiac Anesthesia: The Echo Era*, 6th ed., p 1070
192. Tarakji KG, et al. *JAMA*. 2011;305:381.
193. Newman MF, et al. *N Engl J Med*. 2001;344:395.
194. van Harten AE, et al. *Anaesthesia*. 2012;66:280.
195. Selnes OA, et al. *N Engl J Med*. 2012;366:250.
196. Grocott HP. *Anaesthesia*. 2012;67:213.
197. Gold JP, et al. *Ann Thorac Surg*. 2004;78:1579.
198. Wilson MJ, et al. *Ann Thorac Surg*. 2000;70(25).
199. Djaiani G, et al. *Circulation*. 2007;116:1888.
200. Martens S, et al. *Ann Thorac Surg*. 2008;85:543.
201. van Dijk D, et al. *JAMA*. 2007;297:701.
202. Bucerius J, et al. *Thorac Cardiovasc Surg*. 2003;51(11).
203. Krinsley JS, Grover A. *Crit Care Med*. 2007;35:2262.
204. Galindo RJ, et al. *Endocrinol Metab Clin N Am*. 2018;47:203.
205. Gold JP, et al. *J Thorac Cardiovasc Surg*. 1995;110:1302. discussion 1311.
206. Gottesman RF, et al. *Stroke*. 2006;37:2306.
207. McKhann GM, et al. *Stroke*. 2006;37:562.
208. Rudolph JL, Marcantonio ER. *Anesth Analg*. 2011;112:1202.
209. Rudolph JL, et al. *Circulation*. 2009;119(229).
210. Higgins TL, et al. Postoperative respiratory care. In: Kaplan JA, Reich DL, Savino JS, eds. *Kaplan's Cardiac Anesthesia: The Echo Era*. 6th ed. St. Louis: Saunders; 2011:1046.
211. Reddy SL, et al. *Ann Thorac Surg*. 2007;84:528.
212. Kapadohos T, et al. *J Thorac Dis*. 2017;9(1):70.
213. Murthy SC, et al. *J Thorac Cardiovasc Surg*. 2007;134:484.
214. Prielipp R, et al. *J Cardiothorac Vas Anes*. 1997;11(No 7):908.
215. Janelle GM, et al. *J Cardiothorac Vas Anes*. 2000vol. 14(No 1, 4).
216. Dehert SG, et al. *J Cardiothorac Van Anes*. 1997;11(No 7):864.
217. England MR, et al. *JAMA*. 1992;268(No 17).
218. Lazar HL. *Adv Surg*. 2012;46:219.
219. Gandhi GY, et al. *Ann Intern Med*. 2007;146:233.
220. Lazar HL, et al. *Ann Thorac Surg*. 2009;87:663.
221. Tindall MJ et al.: *Mathematical medicine and biology: a journal of IMA*, V 25, Issue 4, December 2008
222. Mueller XM, et al. *Chest*. 2000;118:391.
223. Gottschalk A, et al. *Anesthesiology*. 2006;104:594.
224. Liu SS, Wu CL. *Anesth Analg*. 2007;104:689.
225. Bainbridge D, et al. *Can J Anaesth*. 2006;53:492.
226. Liu SS, et al. *Anesthesiology*. 2004;101(153).
227. Svircevic V, et al. *Anesthesiology*. 2011;114:262.
228. Olivier JF, et al. *Heart Surg Forum*. 2007;10:E357.
229. Dowling R, et al. *J Thorac Cardiovasc Surg*. 2003;126:1271.
230. Joshi GP, et al. *Anesth Analg*. 2007;105:1793.
231. Despotis GJ, et al. *Thromb Haemost*. 1996;76(6):902.
232. Mahla E, et al. *Ann Thorac Surg*. 2016;102(6):2010.
233. Chen A, Teruya J. *Clin Lab Med*. 2009;29(2):391.
234. Nuttall GA, et al. *Anesthesiology*. 2001;94(5):773. discussion 5A-6A.
235. Ak K, et al. *J Card Surg*. 2009;24(4):404.
236. Karkouti K, et al. *Circulation*. 2016;134(16):1152.
237. Shore-Lesserson L, et al. *Anesthesia and Analgesia*. 1999;88(2):312.
238. Ott E, et al. *J Thorac Cardiovasc Surg*. 2007;133:1242.
239. Koch CG, et al. *Ann Thorac Surg*. 2006;81:1650.
240. Marik PE, Corwin HL. *Crit Care Med*. 2008;36:2667.
241. Ferraris VA, et al. *Ann Thorac Surg*. 2007;83:S27.
242. Loor G, et al. *J Thorac Cardiovasc Surg*. 2012;144:654.
243. Ranucci M, et al. *Tex Heart Inst J*. 2006;33:300.
244. Rochon AG, Shore-Lesserson L. *Anesthesiol Clin*. 2006;24:839.
245. White MM, et al. *J Thromb Thrombolysis*. 2004;18:163.
246. Agarwal S, et al. *Anesthesiology*. 2006;105:676.
247. Malinin A, et al. *Thromb Res*. 2007;119:277.
248. Wheeler GL, et al. *Am Heart J*. 2002;143:602.
249. Steinhubl SR, et al. *Circulation*. 2001;103:2572.
250. Avidan MS, et al. *Br J Anaesth*. 2004;92:178.
251. Nuttall GA, et al. *Anesthesiology*. 2001;94:773.
252. Despotis GJ, et al. *Transfusion (Paris)*. 1994;34:290.
253. Shore-Lesserson L, et al. *Anesth Analg*. 1999;88:312.
254. Helm RE, et al. *Ann Thorac Surg*. 1998;65:125.
255. Spiess BD, et al. *J Cardiothorac Vasc Anesth*. 1995;9:168.
256. Royston D, von Kier S. *Br J Anaesth*. 2001;86:575.
257. Weber CF, et al. *Anesthesiology*. 2012;117:531.
258. Ozier Y, Schlumberger S. *Can J Anaesth*. 2006;53:S21.

259. DelRossi AJ, et al. *Chest*. 1989;96(27).
260. Horrow JC, et al. *Circulation*. 1991;84:2063.
261. Fiechtner BK, et al. *Anesth Analg*. 2001;92:1131.
262. Butterworth J, et al. *Anesthesiology*. 1999;90:1624.
263. Kikura M, et al. *J Am Coll Surg*. 2006;202(216).
264. Horrow JC, et al. *Anesthesiology*. 1995;82:383.
265. Spiess BD, et al. Transfusion medicine and coagulation disorders. In: Kaplan JA, Reich DL, Savino JS, eds. *Kaplan's Cardiac Anesthesia: The Echo Era*. 6th ed. St. Louis: Saunders; 2011:949.
266. Mangano DT, et al. *JAMA*. 2007;297:471.
267. Gill R, et al. *Circulation*. 2009;120(21).
268. Ask A, et al. *J Extra Corpor Technol*. 2006;38:27.
269. De Somer F, et al. *Eur J Cardiothorac Surg*. 2000;18:602.
270. Nutter BT, et al. *J Extra Corpor Technol*. 2004;36:36.
271. Willcox TW, et al. *Ann Thorac Surg*. 1999;68:1285.
272. Linneweber J, et al. *Int J Artif Organs*. 2002;25:549.
273. Federspiel WJ, Henchir KA. Lung, artificial: basic principles and current applications. In: Wnek GE, Bowlin GL, eds. *Encyclopedia of Biomaterials and Biomedical Engineering*. New York: Marcel Dekker; 2004:910.
274. Despotis GJ, et al. *J Thorac Cardiovasc Surg*. 1995;110:46.
275. Shore-Lesserson L, et al. *Ann Thorac Surg*. 2018;105(2):650.
276. Williams ML, et al. *Ann Thorac Surg*. 2010;90:1812.
277. Gottlieb EA, et al. *Paediatr Anaesth*. 2006;16:787.
278. Ing RJ, et al. *J Cardiothorac Vasc Anesth*. 2004;18:472.
279. Tovedal T, et al. *Interact Cardiovasc Thorac Surg*. 2010;11:561.
280. Bove T, et al. *J Cardiothorac Vasc Anesth*. 2004;18:442.
281. Oriaku G, et al. *J Thorac Cardiovasc Surg*. 2000;119:1102.
282. Tian G, et al. *J Thorac Cardiovasc Surg*. 2003;125:872.
283. Guarracino F, et al. *Minerva Anestesiol*. 2001;67(165).
284. Hindler K, Nussmeier NA. Central nervous system risk assessment. In: Newman M, Fleisher L, Fink M, eds. *Perioperative Medicine: Managing for Outcome*. Philadelphia: Saunders; 2008:69.
285. Rees K, et al. *Cochrane Database Syst Rev*. 2001;1:CD002138.
286. Kammersgaard LP, et al. *Stroke*. 2002;33:1759.
287. Hogue Jr CW, et al. *Anesth Analg*. 2006;103(21).
288. Nussmeier NA. *Tex Heart Inst J*. 2005;32:472.
289. Akata T, et al. *J Thorac Cardiovasc Surg*. 2007;133:1559.
290. Nussmeier NA, et al. *Anesth Analg*. 2006;103(1373).
291. Johnson RI, et al. *Perfusion*. 2002;17(145).
292. Engelman R, et al. *Ann Thorac Surg*. 2015;100(2):748.
293. Thong WY, et al. *Anesth Analg*. 2002;95:1489.
294. Grocott HP, et al. *Stroke*. 2002;33(537).
295. Rahn H. *Pneumonologie*. 1974;151(87).
296. Murkin JM, et al. *Anesth Analg*. 1987;66:825.
297. Sakamoto T, et al. *J Thorac Cardiovasc Surg*. 2004;127:12.
298. Shann KG, et al. *J Thorac Cardiovasc Surg*. 2006;132:283.
299. Groom RC, et al. *J Extra Corpor Technol*. 2005;37:343.
300. Schulze C, et al. *Thorac Cardiovasc Surg*. 2000;48:364.
301. Parolari A, et al. *Ann Thorac Surg*. 2007;84:823.
302. Carrier M, et al. *Ann Thorac Surg*. 2006;82:51.
303. Searles B. *J Extra Corpor Technol*. 2006;38:64.
304. Tallman RD, et al. *Perfusion*. 2002;17(111).
305. Ohata T, et al. *J Artif Organs*. 2007;10:92.
306. Fromes Y, et al. *Eur J Cardiothorac Surg*. 2002;22:527.
307. Rastan AJ, et al. *Circulation*. 2006;114:I477.
308. de Vroege R, et al. *Anesth Analg*. 2004;98:1586.
309. Deptula J, et al. *J Extra Corpor Technol*. 2006;38:22.
310. Ikuta T, et al. *Ann Thorac Surg*. 2004;77:1678.
311. Warren O, et al. *Eur J Cardiothorac Surg*. 2007;31:665.
312. Cappabianca G, et al. *J Cardiothorac Vasc Anesth*. 2011;25:156.
313. Dieleman JM, et al. *Cochrane Database Syst Rev*. 2011;5:CD005566.
314. Dieleman JM, et al. *JAMA*. 2012;308:1761.
315. Morgan C, et al. *Crit Care*. 2009;13:R165.
316. Liakopoulos OJ, et al. *Cochrane Database Syst Rev*. 2012;4:CD008493.
317. Dale O, et al. *Anesth Analg*. 2012;115:934.
318. Edmonds Jr HL. Central nervous system monitoring. In: Kaplan JA, Reich DL, Savino JS, eds. *Kaplan's Cardiac Anesthesia: The Echo Era*. 6th ed. St. Louis: Saunders; 2011:466.
319. Cook RC, et al. *J Card Surg*. 2006;21:158.
320. Duebener LF, et al. *Circulation*. 2001;104:I260.
321. Lee AP, et al. *Circulation*. 2009;119:2606.
322. Immer FF, et al. *Ann Thorac Surg*. 2008;85:1614. discussion 1618.
323. Li Z, et al. *Ann Thorac Surg*. 2002;73:1514.
324. Gega A, et al. *Ann Thorac Surg*. 2007;84:759.
325. Harrington DK, et al. *Ann Thorac Surg*. 2007;83:S799. discussion S824.
326. Barnard J, et al. *Interact Cardiovasc Thorac Surg*. 2004;3:621.
327. Green MS, et al. Anesthetic management of myocardial revascularization. In: Hensley FA, Martin DE, Gravlee GP, eds. *A practical Approach to Cardiac Anesthesia*. 5th ed. Philadelphia: Lippincott Williams & Wilkins; 2013:319.
328. Mittnacht AJC, et al. Anesthesia for myocardial revascularization. In: Kaplan JA, Reich DL, Savino JS, eds. *Kaplan's Cardiac Anesthesia: The Echo Era*. 6th ed. St. Louis: Saunders; 2011:522.
329. Shanewise JS. *Semin Cardiothorac Vasc Anesth*. 2006;10:101.
330. Harvey S, et al. *Cochrane Database Syst Rev*. 2006;3:CD003408.
331. Halkos ME, Puskas JD. *Curr Opin Cardiol*. 2010;25:583.
332. Chassot PG, et al. *Br J Anaesth*. 2004;92:400.
333. Mack MJ, et al. *J Thorac Cardiovasc Surg*. 2004;127:167.
334. Patel NC, et al. *J Thorac Cardiovasc Surg*. 2004;128:655.
335. Wijeysundera DN, et al. *J Am Coll Cardiol*. 2005;46:872.
336. Cheng DC, et al. *Anesthesiology*. 2005;102:188.
337. Shroyer AL, et al. *N Engl J Med*. 2009;361:1827.
338. Hannan EL, et al. *Circulation*. 2007;116(1145).
339. Puskas JD, et al. *Ann Thorac Surg*. 2007;84.1447. discussion 1454.
340. Fu SP, et al. *Ann Thorac Surg*. 2009;87:1090.
341. Eifert S, et al. *J Cardiothorac Surg*. 2010;5:90.
342. Lamy A, et al. *N Eng J Med*. 2016;375:2359.
343. Kim JY, et al. Alternative approaches to cardiac surgery with and without cardiopulmonary bypass. In: Hensley FA, Martin DE, Gravlee GP, eds. *A Practical Approach to Cardiac Anesthesia*. 5th ed. Philadelphia: Lippincott Williams & Wilkins; 2013:359.
344. Grayes Emery. *J Cardio Thorac Vasc Anes*. 1997;11(No 5):625.
345. Reser D, et al. *Thorac Cardiovasc Surg*. 2015;63:313.
346. Tekin AI, et al. *Videosurgery Miniinv*. 2017;12(3):285.
347. Deshpande, et al. *Curr Opin Anesthesiol*. 2014;27:49.
348. Cao C, et al. *Ann Cardiothorac Surg*. 2016;5(6):530.
349. Bonatti JO, et al. *Ann Thorac Surg*. 2012;94:1920.
350. Halkos ME, et al. *Ann Thorac Surg*. 2014;97:484.
351. Rheumatic fever and rheumatic heart disease: World Health. *Organ Tech Rep Ser*. 2004;923(1).
352. Borger MA, et al. *Ann Thorac Surg*. 2006;81:1153.
353. Quader N, Rigolin VH. *Cardiovascula Ultrasound*. 2014;12(42).
354. O'Gara P, et al. *JACC: Cardiovascular Imaging*. 2008;1(2).
355. Bonow RO, et al. *J Am Coll Cardiol*. 2008;52:e1.
356. Carabello BA. *Circulation*. 2005;112:432.
357. Savage RM, et al. *Comprehensive Textbook of Perioperative Transesophageal Echocardiography*. Philadelphia: Wolters Kluwer; 2005.
358. Klein AJ, Carroll JD. *Heart Fail Clin*. 2006;2(443).
359. Adams DH, et al. Mitral valve regurgitation. In: Hurst JW, Fuster V, Walsh RA, et al., eds. *Hurst's the Heart*. 13th ed. New York: McGraw-Hill Medical; 2011:1721.
360. Nishimura RA, Schaff HV. Mitral regurgitation: timing of surgery. In: Otto CM, Bonow RO, eds. *Valvular Heart Disease: A Companion to Braunwald's Heart Disease*. 3rd ed. Philadelphia: Saunders; 2009:274.
361. Levine RA, et al. Ischemic mitral regurgitation. In: Otto CM, Bonow RO, eds. *Valvular Heart Disease: A Companion to Braunwald's Heart Disease*. 3rd ed. Philadelphia: Saunders; 2009:260.
362. Hudson JKC, et al. Echocardiographic assessment of cardiomyopathies. In: Savage RM, Aronson S, Shernan SK, eds. *Comprehensive Textbook of Perioperative Transesophageal Echocardiography*. Philadelphia: Lippincott Williams & Wilkins; 2010:611.
363. Roberts R, Sigwart U. *Circulation*. 2001;104:2113.
364. Manabe S, et al. *Interact Cardiovasc Thorac Surg*. 2012;15:235.
365. Soltesz EG, Cohn LH. *Cardiol Rev*. 2007;15(109).
366. Mihaljevic T, et al. *Ann Surg*. 2004;240(529). discussion 534.
367. Bhamidipati CM, et al. *Innovations (Phila)*. 2010;5(295).
368. Rehfeldt KH, et al. *J Cardiothorac Vasc Anesth*. 2011;25:721.
369. Javadikasgari H, et al. *Heart*. 2018;104(10):861–867.
370. Soltesz EG, et al. MIMVS. *Cardiol Rev*. 2007;15:109–115.
371. Kottenberg-Assenmacher E, et al. *Anaesthesia*. 2007;62(3):231.
372. Vernick WJ, Woo JY. *Semin Cardiothorac Vasc Anesth*. 2012;16:11.
373. Mihaljevic T, et al. *Ann Surg*. 2004;240:529–534.
374. Dunning J, et al. *J Thorac Cardiovasc Surg*. 2011;142. 776 e773.
375. Cripe L, et al. *J Am Coll Cardiol*. 2004;44:138.
376. Robicsek F, et al. *Ann Thorac Surg*. 2004;77:177.
377. Beller CJ, et al. *Circulation*. 2004;109:763.
378. Freeman RV, Otto CM. *Circulation*. 2005;111:3316.
379. Schoen FJ. *Cardiovasc Pathol*. 2005;14(189).
380. Mochizuki Y, Pandian NG. *Curr Opin Cardiol*. 2003;18:327.
381. Pasic M, et al. *Ann Thorac Surg*. 2010;90:1463. discussion 1469.
382. Augoustides JG, et al. *J Cardiothorac Vasc Anesth*. 2009;23:569.
383. Bekeredjian R, Grayburn PA. *Circulation*. 2005;112(125).
384. Scheuble A, Vahanian A. *Am J Cardiovasc Drugs*. 2005;5:113.
385. Otto CM. Right-sided valve disease. In: Otto CM, Bonow RO, eds. *Valvular Heart Disease: a Companion to Braunwald's Heart Disease*. 3rd ed.

Philadelphia: Saunders; 2009:334.
386. Kim BS, et al. *Semin Thorac Cardiovasc Surg*. 2006;18:148.
387. Taramasso M, et al. *J Am Coll Cardiol*. 2012;2012(59):703.
388. Cohen SR, et al. *J Thorac Cardiovasc Surg*. 1987;94:481.
389. Matsunaga A, Duran CM. *Circulation*. 2005;112:I453.
390. Nath J, et al. *J Am Coll Cardiol*. 2004;43:405.
391. O'Rourke RA. Tricuspid valve, pulmonic valve, and multivalvular disease. In: Fuster V, Wayne AR, O'Rourke RA, eds. *Hurst's the Heart*. 11th ed. New York: McGraw-Hill Medical; 2004:1707.
392. Sivarajan M, Modak R. Valvular stenosis. In: Mathew JP, Ayoub CM, eds. *Clinical Manual and Review of Transesophageal Echocardiography*. New York: McGraw-Hill Medical; 2005:118.
393. Kheiwa A, et al. *Exp Rev Cardiovasc Ther*. 2018;16(3):197.
394. Pfannmuller B, et al. *Ann Thorac Surg*. 2012;94:2005.
395. Chikwe J, et al. Procedures in the hybrid operating room. In: Kaplan JA, Reich DL, Savino JS, eds. *Kaplan's Cardiac Anesthesia: The Echo Era*. 6th ed. St. Louis: Saunders; 2011:807.
396. Braithwaite S, et al. *Curr Opin Anaesthesiol*. 2010;23:507.
397. Shook DC, Savage RM. *Anesthesiol Clin*. 2009;27:47.
398. Reddy K, et al. *Anaesthesia*. 2006;61:1175.
399. Joe RR, et al. *Anesthesiol Clin Nrth America*. 2003;(3):639.
400. Leon MB, et al. *N Engl J Med*. 2010;363:1597.
401. Braithwaite S, et al. *Curr Opin Anaesthesiol*. 2010;23:507.
402. Shook DC, Savage RM. *Anesthesiol Clin*. 2009;27:47.
403. Chikwe J, Kerr J, Love BA. Procedures in the hybrid operating room. In: Kaplan JA, Reich DL, Savino JS, eds. *Kaplan's Cardiac Anesthesia: The Echo Era*. 6th ed. St. Louis: Saunders; 2011:807–813.
404. Otto CM, et al. *JACC*. 2017;69(1313).
405. Holmes Jr DR, et al. *J Thorac Cardiovasc Surg*. 2012;144:e29.
406. Yan TD, et al. *J Thorac Cardiovasc Surg*. 2010;139:1519.
407. Billings 4th FT, et al. *Anesth Analg*. 2009;108(1453).
408. Hosoba S, et al. *Int CardVasc Thor Surg*. 2018;26:420.
409. Greason KL, et al. *J Thorac Cardiovasc Surg*. 2016;151:1026.
410. Fassl J, et al. *J Cardiothorac Vasc Anesth*. 2011;25:576.
411. Patel PA, et al. *J Cardiothorac Vasc Anesth*. 2012;26:698.
412. Pressman GS. *Cardiology*. 2017;137(25).
413. Tommaso CL, et al. *J Thorac Cardiovasc Surg*. 2012;143:1254.
414. Kothandan H, et al. *Ann Card Anaest*. 2014;17(1):17.
415. Franzen O, et al. *Eur J Heart Fail*. 2011;13:569.
416. Ding J, et al. *Int J Clin Exp Med*. 2015;8(9):15230.
417. Kumar D, et al. *Ann Card Anaesth*. 2018;21:88.
418. Hunt SA, et al. *J Am Coll Cardiol*. 2009;53:e1.
419. Francis GS, et al. *Ann Intern Med*. 1984;101:370.
420. Levine B, et al. *N Engl J Med*. 1990;323:236.
421. Liao L, et al. *Am J Cardiol*. 2004;93:1275.
422. Vitali E, et al. *Am J Cardiol*. 2003;91:88F.
423. Kumpati GS, et al. *Cardiol Clin*. 2001;19:669.
424. Luc JG, et al. *Ann Cardiothorac Surg*. 2018;7(1):19.
425. Atluri P, Acker MA. *Semin Thorac Cardiovasc Surg*. 2012;24:51.
426. Romano MA, Bolling SF. *Heart Fail Monit*. 2003;4(7).
427. Nishimura R, et al. *JACC*. 2017;70(2):252.
428. Bax JJ, et al. *Circulation*. 2004;110:II103.
429. Braun J, et al. *Ann Thorac Surg*. 2008;85:430. discussion 436.
430. Ciarka A, et al. *Am J Cardiol*. 2010;106:395.
431. Goldstein D, et al. *N Engl J Med*. 2016;374:344.
432. Jones RH, et al. *N Engl J Med*. 2009;360:1705.
433. Bardy GH, et al. *N Engl J Med*. 2005;352:225.
434. Bristow MR, et al. *N Engl J Med*. 2004;350:2140.
435. Buxton AE, et al. *N Engl J Med*. 1999;341:1882.
436. Cleland JG, et al. *N Engl J Med*. 2005;352:1539.
437. Moss AJ, et al. *N Engl J Med*. 2002;346:877.
438. Delgado DH, et al. *J Card Surg*. 2004;19:47.
439. Feller ED, et al. *Ann Thorac Surg*. 2007;83:1082.
440. Maybaum S, et al. *Circulation*. 2007;115:2497.
441. Reinlib L, Abraham W. *J Card Fail*. 2003;9:459.
442. Rose EA, et al. *N Engl J Med*. 2001;345:1435.
443. Xydas S, et al. *J Heart Lung Transplant*. 2006;25(7).
444. Stehlik J, et al. *J Heart Lung Transplant*. 2011;30:1078.
445. Stone ML, et al. *J Card Surg*. 2015;30:194.
446. Kirklin JK, et al. *J Heart Lung Transplant*. 2008;27:1065.
447. Kirklin JK, et al. *Surg Clin North Am*. 2004;84:257. xi.
448. Kirklin JK, et al. *J Heart Lung Transplant*. 2015;34(12):1495.
449. Rogers JG, et al. *N Engl J Med*. 2017;376:451.
450. Stulak JM, et al. *J Heart Lung Transplant*. 2015;34:1535.
451. Schmitto JD, et al. *J Heart Lung Transplant*. 2015;34:858.
452. Mehra MR, et al. *N Engl J Med*. 2017;376(5):440. 2017.
453. Mehra MR, et al. *N Engl J Med*. 2018.
454. Feldman D, et al. *J Heart Lung Transplant*. 2013;32:157.
455. Shah KB, et al. *J Card Fail*. 2016;22(11):913.
456. Cook JA, et al. *J Thorac Dis*. 2015;7(12):2172.
457. Yaung J, et al. *Anesth Analg*. 2017;124:1412.
458. Report of the WHO/ISFC task force on the definition and classification of cardiomyopathies. *Br Heart J*. 1980;44:672.
459. Maron BJ, et al. *Circulation*. 2006;113:1807.
460. Brieler J, et al. *Am Fam Phys*. 2017;96(10):640.
461. Argulian E, et al. *Am J Med*. 2016;129(2):148.
462. Gersh BJ, et al. *Circulation*. 2011;124(24):e783.
463. Morrow AG, Brockenbrough EC. *Ann Surg*. 1961;154:181.
464. Sherrid MV, et al. *Ann Thorac Surg*. 2003;75:620.
465. Messmer B. *Ann Thorac Surg*. 1994;58:575.
466. Schoendube FA, et al.: *Circulation* 92 (suppl II):II 122, 1995.
467. Balaram SK, et al. *Ann Thorac Surg*. 2012;94:1990.
468. Chenzbraun A, et al. *Am J Cardiol*. 1993;71:1244.
469. Sgalambro A, et al. *J Thorac Cardiovasc Surg*. 2010;140:1046.
470. Gemmato CJ, et al. *Tex Heart Inst J*. 2005;32:168.
471. Health Resources and Services Administration, U.S. Department of Health and Human Services: Organ Procurement and Transplantation Network. <http://optn.transplant.hrsa.gov/data/> (Accessed 2.24.2018)
472. Frazier OH, et al. Surgical treatment of advanced heart failure. In: Willerson JT, Cohn JN, Wellens HJJ, et al., eds. *Cardiovascular Medicine*. 3rd ed. New York: Springer; 2007:1461.
473. Natale ME, Pina IL. *Curr Opin Cardiol*. 2003;18:136.
474. Myers J, et al. *Chest*. 2003;124:2000.
475. Sun JP, et al. *J Heart Lung Transplant*. 2007;26:1243.
476. Dreyfus G, et al. *Ann Thorac Surg*. 1991;52(11).
477. Silversides CK, et al. *Can J Cardiol*. 2010;26:143.
478. Chassot PG, Bettex DA. *J Cardiothorac Vasc Anesth*. 2006;20:414.
479. Lovell AT. *Br J Anaesth*. 2004;93:129.
480. Webb GD, Williams RG. *J Am Coll Cardiol*. 2001;37:1166.
481. Warnes CA, et al. *Circulation*. 2008;118:2395.
482. Bhatt AB, et al. *Circulation*. 2015;131:1884.
483. Marelli A, et al. *Can J Cardiol*. 2010;26:e65.
484. Diller GP, et al. *Circulation*. 2005;112:828.
485. Cannesson M, et al. *Anesthesiology*. 2009;111:432.
486. Stayer SA, et al. *Anesthesiol Clin North Am*. 2003;21:653.
487. Broberg CS, et al. *Am J Cardiol*. 2011;107:1215.
488. Roger VL, et al. *Circulation*. 2012;225:e2.
489. Lakshminarayan K, et al. *Stroke*. 2006;37:1969.
490. Cox JL, et al. *Semin Thorac Cardiovasc Surg*. 2000;12(15).
491. Gillinov AM, Wolf RK. *Prog Cardiovasc Dis*. 2005;48:169.
492. Prasad SM, et al. *J Thorac Cardiovasc Surg*. 2003;126:1822.
493. Arcidi Jr JM, et al. *Semin Thorac Cardiovasc Surg*. 2000;12:38.
494. McCarthy PM, et al. *Semin Thorac Cardiovasc Surg*. 2000;12:25.
495. Schaff HV, et al. *Semin Thorac Cardiovasc Surg*. 2000;12:30.
496. Cox JL. *Tex Heart Inst J*. 2004;31:257.
497. Roy CL, et al. *JAMA*. 2007;297:1810.
498. Shabetai R. *Heart*. 2004;90(255).
499. Kussmaul A. *Berl Klin Wochenschr*. 1873;10(433).
500. Maisch B, et al. *Eur Heart J*. 2004;25:587.
501. Spodick DH. *N Engl J Med*. 2003;349:684.
502. Pepi M, Muratori M. *J Cardiovasc Med (Hagerstown)*. 2006;7:533.
503. Soler-Soler J, et al. *Heart*. 2001;86:235.
504. Longo SR, Campbell DB. Management of cardiothoracic surgical emergencies. In: Hensley FA, Martin DE, Gravlee GP, eds. *A Practical Approach to Cardiac Anesthesia*. 4th ed. Philadelphia: Lippincott Williams & Wilkins; 2008:474.
505. De Jong A, Jaber S. *Critical Care*. 2014;18:560.
506. Aye T, Milne B. *Can J Anaesth*. 2002;49:283.
507. Nishimura RA. *Heart*. 2001;86:619.
508. Osterberg L, et al. *West J Med*. 1998;169:232.
509. Little WC, Freeman GL. *Circulation*. 2006;113:1622.
510. Asher CR, Klein AL. *Cardiol Rev*. 2002;10:218.
511. Imazio M. *Curr Opin Cardiol*. 2012;27:308.
512. Parasramka SV, et al. *Eur J Echocardiogr*. 2008;9:563.
513. Degiannis E, et al. *Ann R Coll Surg Engl*. 2005;87:61.
514. Lin PH, et al. *J Vasc Surg*. 2006;43(suppl A):22A.
515. Jamieson WR, et al. *Am J Surg*. 2002;183:571.
516. Nzewi O, et al. *Eur J Vasc Endovasc Surg*. 2006;31:18.
517. Cinnella G, et al. *J Trauma*. 2004;57:1246.
518. Kahn RA, Moskowitz DM. *J Cardiothorac Vasc Anesth*. 2002;16:218.
519. Svensson LG, et al. *Ann Thorac Surg*. 2008;85(S1).
520. Akowuah E, et al. *J Thorac Cardiovasc Surg*. 2009;138:768.
521. Joe RR, Chen LQ. *Anesthesiol Clin North Am*. 2003;21:639.
522. Bashore TM, et al. *J Am Coll Cardiol*. 2012;59:2221.
523. Bracey AW, et al. *Am J Cardiol*. 2006;98:25N.
524. Hata M, et al. *Ann Thorac Cardiovasc Surg*. 2006;12(28).
525. Reddy K, et al. *Anaesthesia*. 2006;61:1175.

55 心律失常治疗中的麻醉处理

SAMUEL A. IREFIN
翁莹琪　黄长盛　译　王锷　审校

要　点

- 心律失常的原因包括冲动形成异常、冲动传导障碍或两者兼而有之。心律失常可导致心输出量减少和（或）心肌血流量降低，或引起更严重的心律失常，从而危及生命。
- 多种类型的心律失常可选择射频消融治疗。
- 电生理检测可用来描绘正常和异常的心内结构，它不仅能明确心律失常的机制，还能同时进行消融治疗。
- 起搏技术可用于治疗心力衰竭。该技术可提高脉压、左心室搏出量、心脏指数和肺毛细血管楔压。
- 植入式起搏器用于治疗有症状的心动过缓，并可对血流动力学需求的变化做出反应。
- 植入式心律转复除颤器（implantable cardioverter-defibrillator，ICD）可对心室释放高压电击，从而终止室性心动过速。该技术是治疗心律失常的革命性疗法。
- 植入ICD的主要目的是防止血流动力学不稳定的室性心律失常导致心源性猝死。
- 植入ICD也可用于进行心脏再同步治疗。心脏再同步治疗可改善心衰症状、生活质量、运动能力和心电图变量。
- 心律失常治疗的麻醉管理取决于相关的合并症和拟行的手术。

在美国，心律失常导致约100万人住院和近50 000人死亡[1]。过去，曾使用具有潜在毒性的药物治疗心律失常，但正如临床试验所示，电生理在心律失常治疗中的作用已从单纯的诊断性检测转变为直接的治疗干预手段。心律失常的原因包括冲动形成异常、冲动传导障碍或两者兼而有之。冲动形成异常包括窦房结自律性增高或降低、异位起搏点以及触发活动。冲动传导障碍包括递减传导、兴奋折返、传入或传出阻滞、隐匿性传导和超常传导[2]。

如今射频导管消融术已经取代了抗心律失常药物，成为多种心律失常的治疗选择。20世纪80年代以前，心电生理学主要用于明确心律失常的机制，而心律失常的治疗主要依靠药物。由于抗心律失常药物治疗（包括随机试验的结果）的缺陷，射频消融和植入式心律转复除颤器（ICD）得以发展[3-4]。

历史回顾

应用装置治疗心律失常大约始于1899年，Prevost和Batteli[5]在一次试验后的回顾中发现直接电击可以终止犬的心室颤动（简称室颤）。30年后，Hooker及其同事[6]的研究显示经过心脏的电流可以引发或终止室颤。1947年，在一次胸部手术中，Beck[7]首次成功地使用心脏电除颤技术地挽救了人类生命，拯救了一位在胸科手术中发生室颤的14岁男孩，这名男孩最终完全康复。这些早期的成果为Mirowski和Mower[8]的卓越工作提供了基础。两人在1980年最终发明了ICD。在过去的30年里，有越来越多的患者使用起搏器和ICD来纠正心律失常。

心律失常的范畴

心律失常很常见，一些心律失常是致命性的，而其他的仅有轻微不适。心律失常由冲动形成或传导异常引起，可导致或快或慢、规则或不规则的心脏节律改变。现今，由于起搏器可根据机体需求调整节律，治疗缓慢型心律失常已不再困难[9]。然而，对快速型心律失常患者的治疗情况则不同。快节律可以起源于心脏的任何部位，并且机制各不相同。这些机制可能是局灶性的，这表示异常冲动的起源局限于很小的范围内；也可能是冲动在一个由许多相连的心肌细胞组成的回路中传导所引起的，比如心房扑动，以及其他正常房室传导系统和房室间旁路共存的心律失常。这样的回路可大可小[10]。

最初药物干预用于终止和预防快速节律。然而抗心律失常药物可能存在严重的副作用，有时还可能导致致死性心律失常和猝死[11]。因此，人们开始研究定位心律失常起源或传导路径并隔离或破坏该处组织的技术。如今借由心内导管，我们可以准确定位心律失常的起源或传导路径，并且对该部位施行射频、激光、超声、微波或冷冻处理以治疗节律紊乱。

心力衰竭是老年患者的主要问题。尽管心力衰竭的药物治疗已经有所改进，但患者预后仍然欠佳。新的起搏技术可用于治疗某些心力衰竭患者。多年以来，永久性起搏器被用于治疗有症状的心动过缓患者。当伴有心脏传导阻滞时起搏可以减轻心力衰竭症状。一部分心力衰竭患者并未合并有症状的传导阻滞和心动过缓，一些研究观察了传统的双腔房室-右室起搏器对这些患者的治疗效果[4, 12]。双心室起搏旨在恢复心脏同步收缩，研究显示，当心室不同步的情况减轻时，心脏能更有效地收缩，左心室射血分数和心输出量增加，心脏做功和耗氧降低[13]。此外，重建左心室同步性可延长左心室充盈时间，降低肺毛细血管楔压，减少二尖瓣反流。

正常心脏节律

正常心脏的支配节律起源于窦房结，其速率为60～100次/分（图55.1），睡眠时心率可降至30～50次/分[14]。当窦房结冲动暂停达3秒时，常可出现窦房阻滞、交界区心律、Ⅰ度和Ⅱ度房室传导阻滞（尤其见于运动员），这些都属于正常变异[9]。

起源于窦房结的冲动沿三条房室传导路径传播：前、中和后节间束。这些节间束并不是分离、独立的路径，而是一组传导速度比心房肌稍快的细胞[15]。节间束发出房间束，经由节间束或心房肌传导的电冲动会聚于房室交界区。位于房室交界区的房室结最终接收到这些来自窦房结的冲动。电冲动在房室结内延迟，最终经浦肯野纤维传播到心室肌。

正常情况下，运动可使心率增加至年龄预测最大心率（220减去年龄）的85%以上，达不到这一标准则称为“心脏变时性功能不全”。窦性心律失常的定义是窦性节律的P-P间期变异＞10%（图55.2）。窦性心律失常是由于迷走神经张力周期性变化引起的，这通常与呼吸相关（吸气时节律加快，呼气时节律减慢）[16]。窦性心律不齐在运动、屏气和阿托品试验时消失，并且多见于无器质性心脏病的个体[17]。

心律失常

心律失常的原因包括冲动形成异常、传导异常，或两者兼而有之。心律失常可导致心输出量下降，心肌血流量降低，或促发更严重的心律失常，从而危及生命[18]。可根据以下情况来描述心律失常：①心率（心动过缓或心动过速）；②节律（规则或不规则）；③冲动的起源部位（室上性、室性或人工起搏）；④冲动传导（房室、室房或阻滞）；⑤心室率；⑥特殊现象（如预激）。

折返是诱发大多数室性心律失常和室上性心动过速常见的电生理机制。折返最常见的模型是由Erlanger和Schmitt提出的，并随后由Wit改进[2]。该模型假定存在一个功能上与周围组织分离的心肌组织

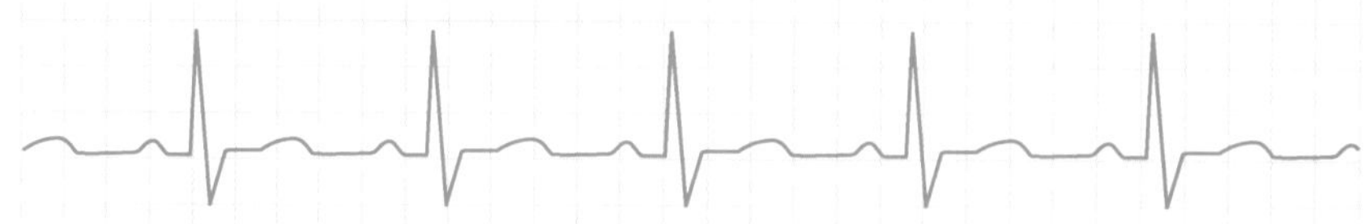

图55.1 **正常窦性节律**（Courtesy M. Kanj，MD，Cleveland Clinic，Cleveland，OH.）

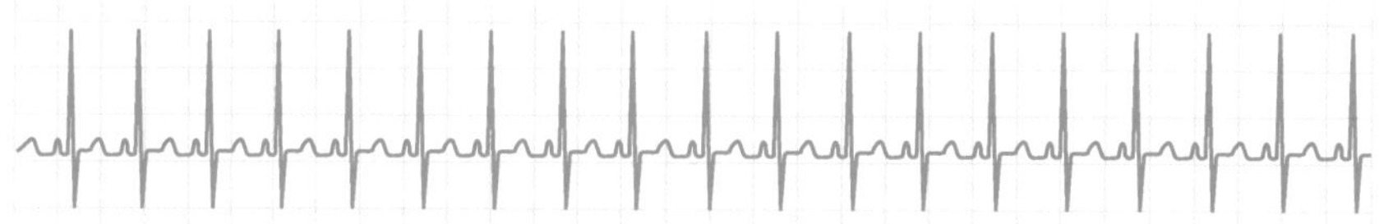

图55.2 **窦性心律失常**（Courtesy M. Kanj，MD，Cleveland Clinic，Cleveland，OH.）

环，该环上某一部位存在暂时性或永久性的单向阻滞。这种单向阻滞的起源可以是解剖性的（如束支、纤维化、双通道、房室结和旁路），也可以是功能性的（如缺血、药物作用）。

心房扑动是一种大折返性心律失常，有典型的扑动波，速率为 250 ～ 300 次 / 分（图 55.3），常见于下导联。患者常出现 2∶1 房室传导，心室率通常为 150 次 / 分，不过房室传导比率也可能突然改变。心房颤动（简称房颤）是一类窄 QRS 波快速型心律失常，是在一般人群最为常见的心律失常（图 55.4）。房颤发病率很高，在一般人群中房颤发病率随年龄增加呈指数性增长，从 40 岁人群的 0.9% 增长至 65 岁以上人群的 5.9%。一般人群发生房颤最重要的危险因素是结构性心脏病、瓣膜性心脏病和左心室肥厚[19]。房颤也是导致心绞痛和卒中的重要原因之一。未接受治疗的房颤患者发生脑卒中的风险为 3% ～ 5%[20]。

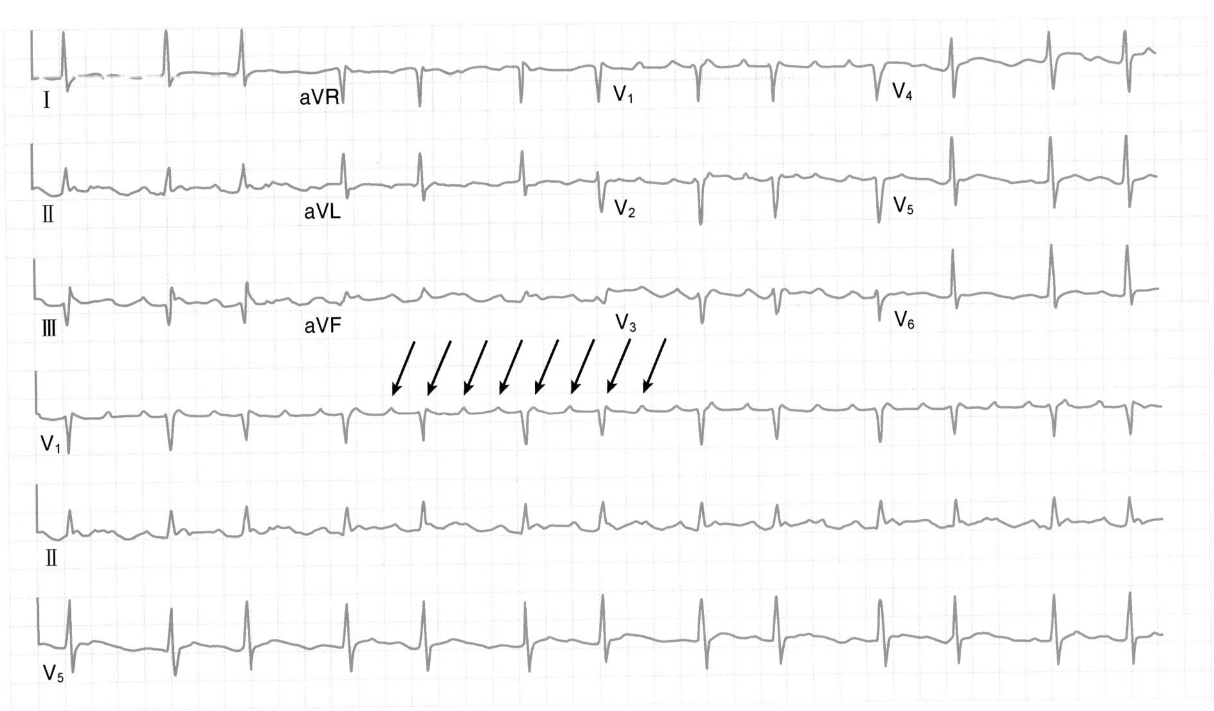

图 55.3 **心房扑动**。注意 V_1 导联的扑动波（箭头所指）（Courtesy M. Kanj，MD，Cleveland Clinic，Cleveland，OH.）

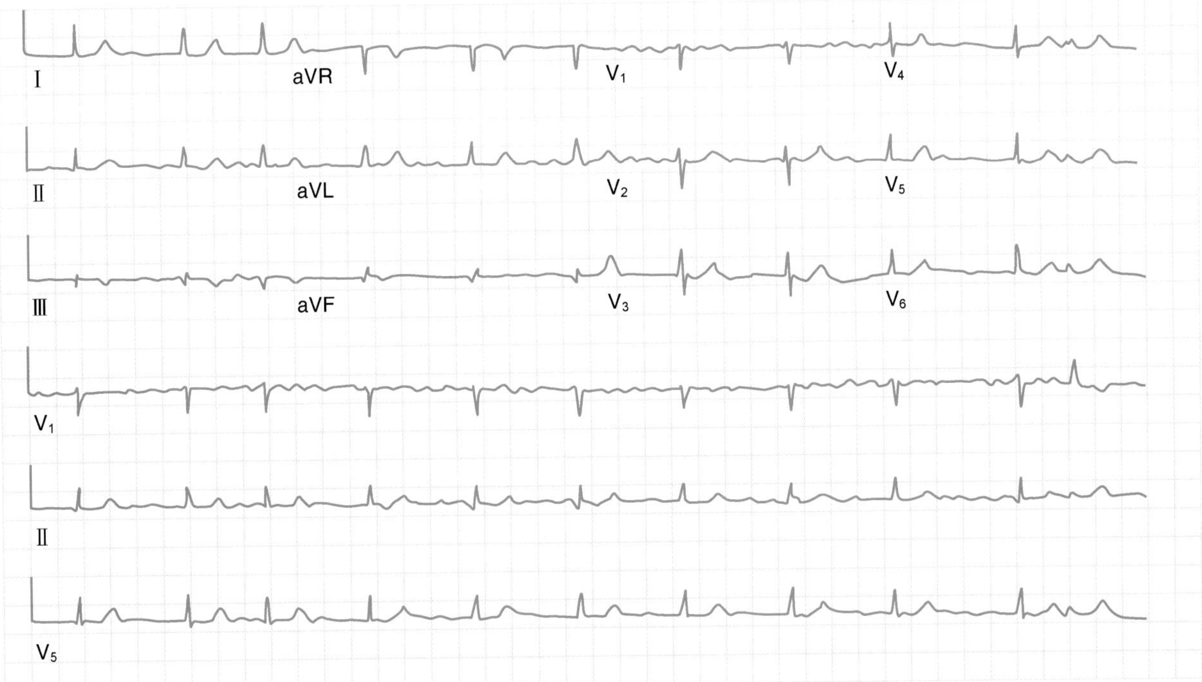

图 55.4 **心房颤动**（Courtesy M. Kanj，MD，Cleveland Clinic，Cleveland，OH.）

室性心动过速的定义为三个或以上连续的室性异位搏动，速率＞100 次 / 分（图 55.5）[21]。室性心动过速传统上分为非持续性和持续性两类。持续超过 30 s 的室性心动过速定义为持续性，而在 30 s 以内自行终止的室性心动过速则被定义为非持续性。持续性室性心动过速又分为单形性（一处起源）或多形性（两处或更多起源）两类[22]。单形性室性心动过速通常因折返引起，折返的部位与心脏疾病的类型有一定的关系。冠心病患者的折返环路通常位于心室肌，而伴左束支传导阻滞的扩张型心肌病患者，其折返环路则通常位于束支[23]。单形性室性心动过速可发生于无其他异常的心脏，而多形性室性心动过速常由一些造成 Q-T 间期显著延长的后天疾患引发。非持续性室性心动过速通常没有症状，但也可引起心悸、乏力和先兆晕厥[22]。

“Torsades de pointes”是一个法语单词，意为“尖端扭转”。这是一种由多形性室性心动过速组成的综合征（图 55.6）。其原因可能是药物的作用或电解质失衡。尖端扭转型室性心动过速多为阵发性，但通常症状明显且导致意识丧失，有时可发展为心室颤动（室颤）。80% ～ 85% 的心源性猝死是由室颤导致的[22]。

室颤常常发生于室性心动过速之后，但也可以是原发的（图 55.7）。最近的研究表明，室颤是由多个通过折返的主要环路随机传播的波长引起的[22]。室颤最常见的原因是急性心肌梗死，也见于慢性缺血性心脏病、任何原因的缺氧、酸中毒、低钾血症和大量失血的患者。

治疗心律失常的适应证

心内电生理研究可提供心内结构正常或异常电生理的有价值的信息（另见第 36、38 和 86 章）。这些研究可用来确定心律失常的机制，明确其解剖组成以及如何消除它，也可以对心室的电稳定性和抗心律失常药物的作用进行评估。

此外，日渐发展的起搏技术在心力衰竭的治疗上获得了可喜的成果，将改善心力衰竭患者的发病率和病死率。

双心室起搏的血流动力学反应包括左心室压力升高、脉压加大、左心室做功增加、心脏指数和肺毛细血管楔压升高[23]。与多巴酚丁胺等正性肌力药物相比，心脏同步治疗可在不增加心肌氧耗的前提下改善心室功能[13]，并且能随着时间的推移逆转左心室重构[24]。

永久起搏

根据美国心脏病学会和美国心脏协会的指南，近年来起搏治疗的指征有所放宽，缓慢型心律失常和心力衰竭也包括在内[25]。该指南对窦房结功能不全、获得性房室传导阻滞、慢性双束支和三束支传导阻滞、颈动脉窦高敏以及神经介导性晕厥（neurally mediated syndrome）患者的起搏治疗指征进行了阐述。该指南可指导临床医师辨别哪些患者可从起搏治疗中获益。

由 Sennings 和 Elmqvist 领导的一个瑞典研究小组在 1958 年首次为患者植入起搏器[26]。该患者接受了

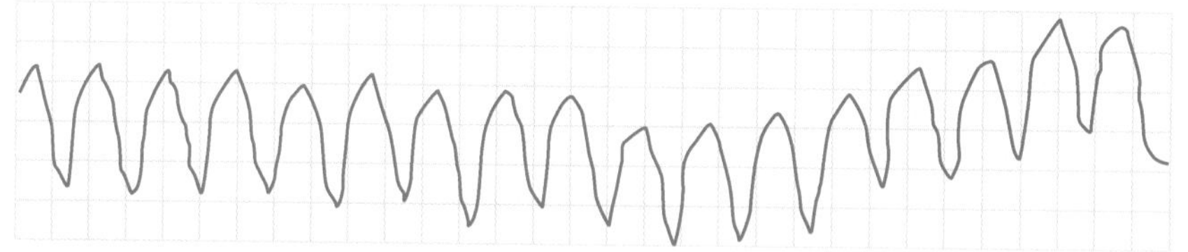

图 55.5　**室性心动过速**（Courtesy M. Kanj，MD，Cleveland Clinic，Cleveland，OH.）

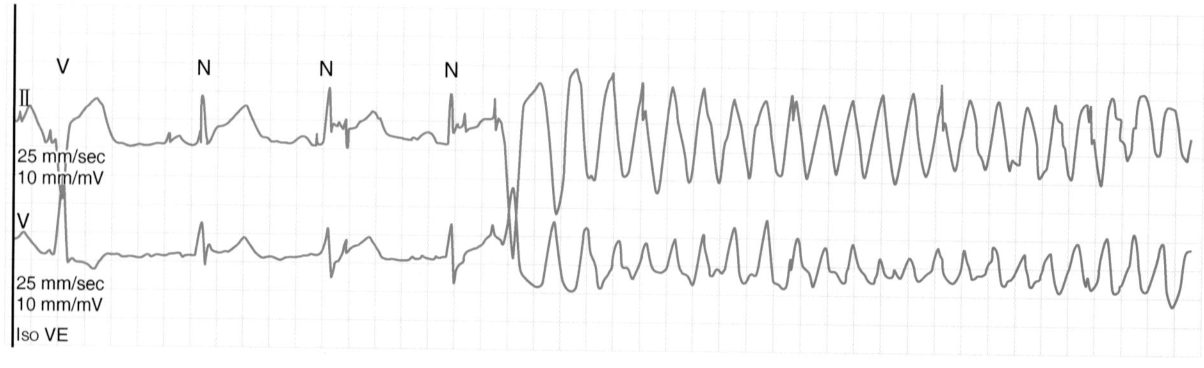

图 55.6　**尖端扭转型室性心动过速**（Courtesy M. Kanj，MD，Cleveland Clinic，Cleveland，OH.）

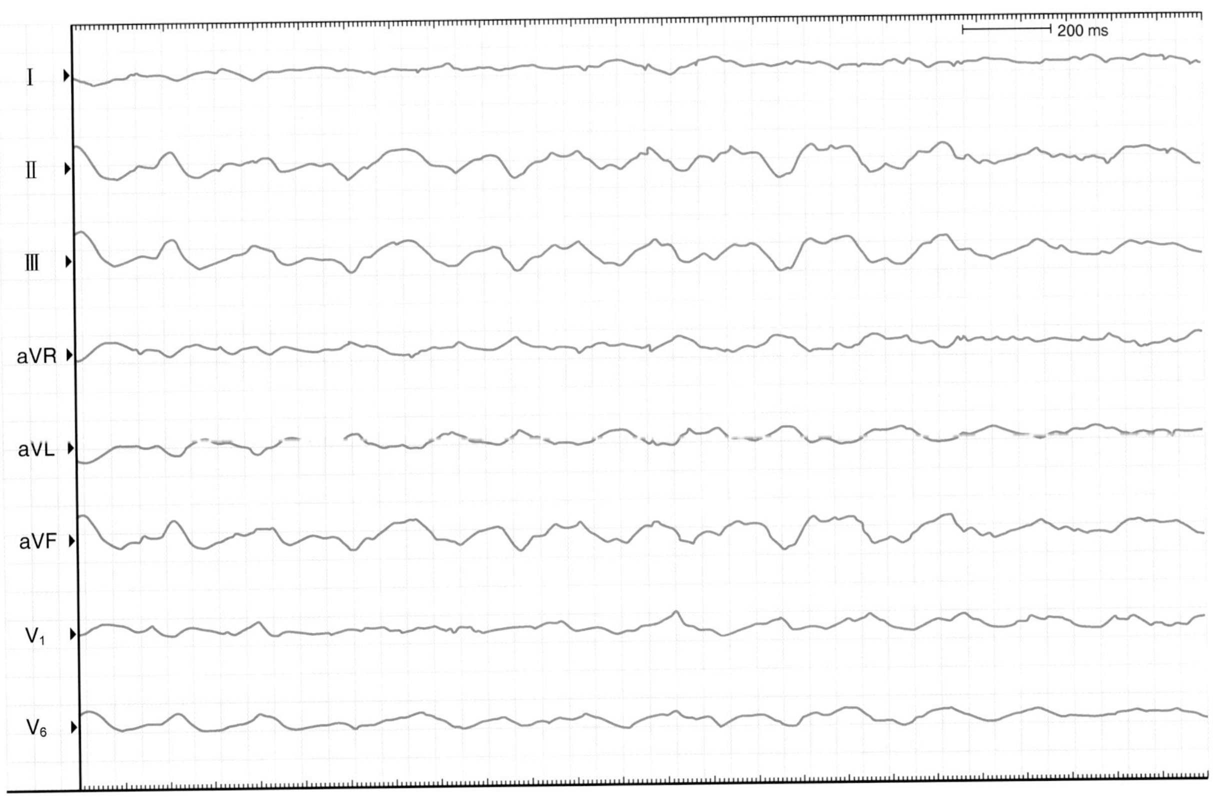

图 55.7　**心室颤动**（Courtesy M. Kanj，MD，Cleveland Clinic，Cleveland，OH.）

开胸手术，通过缝合在心外膜的电极进行起搏。在这些早期的装置中，起搏阈值改变、电极感染和断裂是常见的严重问题。Furman 及其同事开发了经静脉植入起搏器的方法来克服上述问题[27]。1958 年，Furman 通过静脉置入导管电极成功地为一名老年患者进行了起搏。其他研究人员也相继解决了许多技术问题，如装置微型化、电池寿命延长和更稳定可靠的电极材料[28]。由于起搏器植入的适应证已由房室传导障碍扩展到窦房结功能不全，植入式起搏器的需求也相应增长[28]。寿命更长的碘化锂电池的出现给起搏器技术带来了快速革新。用集成电路取代独立元件使起搏器实现了微型化。现今的起搏器电极材料采用硅胶和聚氨酯，这比传统材料具有更好的生物相容性和稳定性。有了这些技术改进，现代的起搏器体积更小，在需要更换发电机前能稳定工作 8 ～ 10 年。现代起搏器在功能上的最大挑战是起搏如何模拟心脏兴奋和传导的正常生理过程，从而能根据循环需求来维持心率。在健康的心脏，窦房结受自主神经系统调节，其节律由运动、情绪和血压等多种因素决定。除节律外，激动顺序和房室传导时间也因需而异，这些因素也必须考虑在内。起搏频率由起搏器放电控制，而激动和传导顺序则由起搏电极安放的位置决定。在美国，每年大约有 120 000 例患者植入起搏器。这些人中大部分是病态窦房结综合征患者。其余植入指征包括房室传导阻滞、颈动脉窦高敏、恶性血管扩张综合征和肥厚型心肌病[29]。植入式起搏器主要目的是治疗有症状的心动过缓。随着起搏疗法在心动过缓治疗上的显著发展，人们也开始探索其在新领域的应用。起搏器已由大的、固定速率的单腔起搏装置发展为多功能程控的多腔装置，可以对血流动力学的需求做出反应。随着科技的发展，起搏器还将有更大的应用空间。

再同步治疗

心脏再同步是起搏疗法的一种，旨在改善心房和两心室的协调性，对传导延迟和左心室收缩功能障碍的心力衰竭患者有效[30]。心脏再同步治疗能降低心力衰竭患者的再住院率，改善生存质量[31]。

心脏再同步治疗可以改善心力衰竭症状，提高生活质量和运动耐量，减少住院以及改善超声心动图结果[32]。从已有的研究结果来看，心脏再同步治疗适用于药物难治的、纽约心脏病学会心功能分级Ⅲ或Ⅳ级的有症状心衰患者，无论这些患者的心衰是否是由缺血引起的[31]。当与 ICD 系统联用时，可减轻这些患者发生心源性猝死的危险[30]。

体内自动除颤仪或 ICD 的应用始于 20 世纪 60 年代。在冠心病监护病房，使用体外除颤仪治疗室颤和心源性猝死的情况日渐增多。虽然最初提出体外自动除颤仪构想的是 Zycoto，但 Mirowski 和他的同事[33]是首次主张并开始开发实用的体内自动除颤装置的人。1969 年，Mirowski 和 Mower 发明了当代植入式自动除颤仪的原型[34]。

所有除颤仪最初的目标是通过对心室释放高压电击来终止室性心动过速。与植入式起搏器一样，除颤仪也需要小巧和稳定，并且有足够长的寿命。ICD 还发展出一些其他的功能，如抗心动过速心室起搏、双腔起搏和终止房性心动过速。

起搏和除颤最重要的区别在于：起搏时只需要刺激极小数量的心肌，而除颤则需要刺激绝大多数心肌。由于心肌在整个舒张期极易兴奋，起搏中一个小的除极波就能在整个心脏播散。与之相反，室颤时常常存在多个复杂的折返波，其位置和大小都在不断变化。要想成功除颤，必须同时消除这些波阵。为了做到这一点，必须同时夺获在相对不应期状态的所有组织[35]。除颤的一个独特之处在于它的成功是概率性的[36]，某次成功除颤的能量可能并不一定能完成下一次成功除颤。

植入 ICD 的主要目的是预防血流动力学不稳定的室性心动过速导致的死亡。尽管随着技术的进步，这些装置在监测心律失常、调整电击治疗量方面更灵活，但其主要目的仍是减少心源性猝死，据称每年大约有 30 万名美国人发生心脏猝死。植入 ICD 的另一项指征是对心脏停搏后存活的患者进行二级预防。对这些患者，尤其是找不到可逆转或者可治疗的病因的患者，研究已反复证实植入 ICD 可大幅改善病死率[37]。近年来，房性心动过速的治疗得到了越来越多的关注。目前认为，30% 的室性心动过速患者同时伴有房性心动过速[38]。这些心房来源的心动过速可加重患者的症状，引起异常的心室搏血，还可能引发室性心动过速甚至导致心力衰竭。治疗和预防房性心动过速的新策略被整合于装置中，使其能除颤、对心房和心室进行抗心动过速起搏，以及进行双腔起搏[39]。

ICD 植入的便捷和当代除颤仪使用寿命的延长使其成为初级预防的重要工具。患者无须先经历心脏停搏再植入 ICD 来平衡风险和收益。

术前评估

大多数需要安装起搏器或 ICD 的人都患有严重的心血管疾病。此外，纠正心律失常还可能需要射频消融。射频消融能有效治疗房室结折返和旁路心动过速。随着应用的增加，起搏器和 ICD 植入的指征不断扩展。尽管大多数起搏器植入术都在局部浸润麻醉下进行，但 ICD 植入术可能需要监护性麻醉甚至全身麻醉。现代的 ICD 装置具有双腔起搏 / 感知、频率调节和模式转换功能，可对所有的室性心动过速和心动过缓进行治疗。

如前所述，ICD 植入术有两个常见的适应证。其一是药物治疗效果欠佳的持续性室性心动过速，其二是有与心肌梗死无关的突发心脏停搏病史。在决定施行 ICD 植入术前，应当完善 ICD 植入必要的术前评估。植入 ICD 的患者需要全面的评估，包括进行电生理检查以明确室性心动过速的可诱导性，以及进行电生理指导下的药物治疗。服用胺碘酮的患者可能需要进行术前肺功能检查以评估药物的可能毒性，因为胺碘酮可能导致慢性阻塞性肺疾病或肺间质疾病。有时，恶性室性心律失常的潜在病理生理与缺血性或原发性心肌病有关[40]。这类患者多表现左心室功能不全，并且充血性心力衰竭的发生率更高。有充血性心力衰竭病史的患者需在术前调整到最佳状态。

一般来说，所有进行心律失常治疗的患者术前评估都应包括心电图（ECG）、胸片、血红蛋白数值和电解质水平。患者术前至少需禁食、禁饮 8 小时。此外，由于装置故障或感染需移除装置和电极的患者可能需要输注血制品。因此，这类患者通常需要检查血型和交叉配血。

麻醉注意事项

起搏器

永久性植入式起搏器是治疗所有类型缓慢型心律失常患者的标准方式。许多这类患者表现为病态窦房结综合征，并且年龄较大。因此，这些患者通常在全身麻醉下接受植入手术。最近随着起搏器技术的发展，这类装置成为一种用来改善血流动力学状态的治疗方式。过去通常由外科医师负责装置植入，而现在这项任务可由心内科专家来完成。装置植入一般在门诊心导管室的局部麻醉下完成。除了患有美国心脏病学会和美国心脏协会发布的适应证的患者，许多有疑难杂症的高危病患也需要植入起搏器。随着适应证的增加，对这些患者进行监测和围术期诊疗需要麻醉科医师的专业技术。

监护麻醉（monitored anesthesia care，MAC）

目前，大多数起搏器植入术由心内科专家实施。大部分手术在局部麻醉和镇静状态下进行。镇静和镇痛也可由经过培训的护士完成。

在需要深度镇静以使患者舒适时，或对血流动力学不稳定的重症患者实施操作时，可能需要麻醉科医师进行监护麻醉。这种情况下需要有充分的监护和复苏设备。监护麻醉的目的是镇痛、镇静和抗焦虑，保证术后快速苏醒并减少且避免副作用。任何镇静催眠药物都可通过各种输注系统用于监护麻醉[41]。亚麻醉剂量的吸入麻醉药也可作为局部麻醉的补充。更新的药物，如中枢性 α_2 受体激动剂，被证实能在监护麻醉中发挥抗焦虑、镇静和减少补充镇痛药物用量的作用。

全身麻醉

植入起搏器很少需要全身麻醉。如果需要全身麻醉，应考虑潜在的心脏病理生理学、适应证、并发症和血流动力学目标。全身麻醉下植入起搏器需要准备好随手可取的生命支持设备，如心脏除颤器和经皮起搏器。

植入式心律转复除颤器（ICD）

自 20 世纪 80 年代起，ICD 的应用指征日渐增多。在过去 20 年里，ICD 经历了重要的变革。在 20 世纪 70 和 80 年代，ICD 植入术通常需要施行开胸手术以安放心外膜电极。

术前评估

如前所述，植入 ICD 的常见指征包括药物治疗无效的持续性室性心动过速和患者既往有非心肌梗死相关的心脏停搏病史。最新的适应证还包括各型先天性长 QT 间期综合征[42]。已发作过心脏停搏的长 QT 间期综合征患者和明确诊断的多形室速患者正越来越多地接受 ICD 治疗，尤其是那些在药物治疗期间发作的患者。此外，无猝死病史的肥厚型心肌病患者也可考虑接受植入 ICD[43]。在这些患者中，持续性室性心律失常、非劳累性晕厥以及有明显的早年猝死家族史的患者是 ICD 植入的强烈指征。

任何时候在决定施行 ICD 植入术前，都应当完善 ICD 植入必要的术前评估。电生理检查可用来明确心律失常的类型。当室性心律失常的病理生理与特发性或缺血性心肌病有关时[44]，患者可能表现出左心室功能不全，且充血性心力衰竭发生率高，因此，他们需在术前尽可能调整到最佳状态。

麻醉注意事项

20 世纪 80 年代，ICD 植入术需在全身麻醉单肺通气下切开胸廓安放心外膜电极。随着经静脉植入电极的植入式 ICD 的技术发展，植入步骤得以简化。因此，与起搏器植入术一样，ICD 也可在深度镇静下进行，从而极少甚至不需要麻醉科医师的干预[45]。不过，对患者而言，全身麻醉下植入 ICD 可能更安全、舒适。需要植入 ICD 的患者通常为伴有严重的心肺合并症的重症患者。这类患者的心脏射血分数常 < 30%，术中常常需要使用血管收缩药物来支持血流动力学。此外，术中测试除颤阈值时需要进行全身麻醉。

监护麻醉（MAC）

更小的新一代装置和经静脉植入的电极系统使得 ICD 植入术可在局部麻醉和静脉镇静下完成。咪达唑仑和芬太尼是监护麻醉下植入 ICD 的首选药物。监护包括脉搏氧饱和度、五导联心电图和无创血压。通过临床指标观测麻醉深度。植入 ICD 的另一个重要方面是测试装置，此时要求深度镇静或全身麻醉，因为测试时的电击可能会使患者非常痛苦。监护麻醉下植入 ICD 术可能需要麻醉小组的参与。

全身麻醉

大多数植入 ICD 的患者合并有室性心动过速、射血分数 < 30% 的充血性心力衰竭、冠心病、肺动脉高压、慢性肾功能不全或瓣膜性心脏病等。这些患者可能无法长时间平卧，不能满足植入 ICD 的需要。此外，测试装置时需要严密的血流动力学监测。这类患者应该考虑全身麻醉。一旦选择全身麻醉，除了标准监测项目以外，还需要置入动脉导管。所有 ICD 植入术都需准备体外心脏复律除颤装置以备植入的除颤仪不工作。焦虑和极度紧张的患者也应考虑全身麻醉。因为起搏器和 ICD 都是经皮植入，麻醉科医师需要留意可能的并发症，如心肌梗死、脑卒中、可能的心脏损伤（穿孔或心脏压塞）以及锁骨下血管穿刺导致的气胸。

拆除装置

随着植入起搏器和 ICD 的患者日益增多和指征的逐渐扩大，当出现机械故障，需要升级到更复杂的设备，或存在局部或全身感染时，可能需要拆除电极。拆除电极可能是目前心脏电生理专家需要面对的最大挑战之一。

拆除电极的适应证可分为两类——患者相关和电极相关。患者相关的适应证包括感染、治疗无效（高除颤阈）、穿孔、移位、栓塞、诱发新的心律失常、静脉血栓形成、顽固性疼痛、仪器干扰和仪器升级[46]。电极相关的适应证包括电极召回、电极故障和电极干扰[47]。电极的拆除可通过带电的护套来完成，传递到护套末端的能量为准分子激光或电烙。该系统可沿途烧灼黏附在电极壁的瘢痕组织。拆除术存在潜在的致命并发症，如电极断裂、静脉或心肌破裂和心包填塞等，因此，全身麻醉和有创监测是更为谨慎的选择。少数情况下还需要进行紧急心脏手术来拆除电极，因此，治疗团队应当注意心血管失代偿的征象。

术后治疗

植入起搏器或 ICD 患者的术后治疗取决于装置植入前后的多重因素。如前所述，大多数患者伴有严重合并症，左心室功能不全、射血分数＜ 30% 的充血性心力衰竭的情况并不少见。因此，这些患者必须在麻醉后复苏室监护，尤其是全身麻醉下接受植入术或拆除术的患者。术后恢复的地点包括从术后恢复室到冠心病重症监护病房的各处。大多数植入术在门诊进行，因此，需要制订麻醉方案以确保术后快速苏醒。

射频消融治疗心律失常

射频消融治疗心律失常是安全、有效的，对最经常接受治疗的多种心律失常，其治愈率为 85% ～ 98%[48]，主要并发症的发生率小于 3%[48]。心脏消融治疗是经由通常放置于心内膜的导管传递能量，破坏引起心律失常的心肌组织（图 55.8）。术中插入多个电极来定位心律失常并将其消融，通常诊断和消融治疗同时进行[49]。导管消融的效果取决于能否准确定位心律失常的起源。一旦确定了部位，导管电极会与心律失常部位直接接触，传递射频能量并毁损病灶。

射频产生的电流是交流电，用于导管消融的电流周期长度为 300 ～ 750 kHz[50]。与电极直接接触的组织被加热，加热的程度与半径的四次方成反比[51]。因此，射频能量造成的损伤是微小的。尽管电损伤在其中也有一定的作用，但组织毁损的主要机制是热损伤。射频消融造成的急性损伤包括中央区的凝固性坏死以及中央区周围的出血和炎症[52]。适用于射频消融治疗的心律失常包括阵发性室上性心动过速、预激综合征、房扑、房颤和特发性室性心动过速。大多数用射频消融治疗的心律失常都不是致命的，但会严重损害患者的生活质量[53]。射频消融治疗心律失常的优点包括缓解症状，改善心脏功能能力和患者生活质量，使患者无须终身服用抗心律失常药物。射频消融

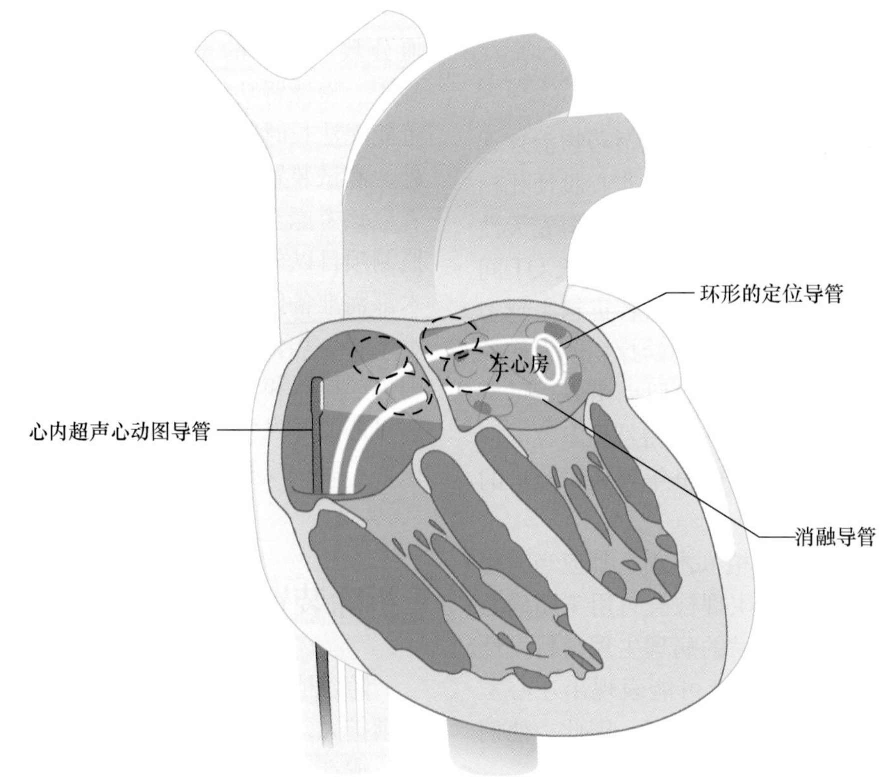

图 55.8　**消融手术中的导管放置。**在心内超声心动图的引导下放置定位导管和消融导管（Courtesy O. Wazni，MD，Cleveland Clinic，Cleveland，OH.）

最主要的危险是并发症，其发生取决于消融操作的类型和术者的技术。

麻醉注意事项

导管消融于 1982 年开始应用于临床。最初是通过直接电击来完成消融[54]。射频消融在许多方面都优于直流电消融，因此逐渐将其取代。这些优越性包括不刺激骨骼和心肌，能量传输时仅有轻微不适，可在清醒状态下进行操作以及形成的损伤是分散的[52]。

直到最近，大部分心脏消融治疗心律失常都是在适度镇静或监护性麻醉下进行。随着操作的进行，一些患者可能需要深度镇静。目前，由于患者的焦虑和所需操作时间的延长，绝大多数心脏射频治疗都常规在全身麻醉下进行。全身麻醉时需进行 ASA 标准监护，并要建立静脉通路。导管消融是大多数心律失常的首选治疗方法。它是一种安全的治疗，通常一次手术就有效。它能治愈许多患者，为那些需要长期药物治疗的患者提供了另一种治疗选择。

未来趋势

心动过速的治疗在过去 20 年间有了显著的进步。人们关注的重点从药物治疗转移到非药物治疗，从而导致射频导管消融和除颤器的植入明显增多。科技的进步证明这些治疗方法比抗心律失常药物更有优势，从而促成了这种发展[55]。因此，室上性心动过速和房室旁路心动过速是导管射频治疗的主要领域。消融的治愈率非常高。此外，在可预见的将来，致死性室性心动过速仍是未来 ICD 应用的主要领域。ICD 治疗的目标是延长生命，并作为高危人群猝死的初级预防[56]。

近年来，电生理病房（特别是接受了消融治疗的患者）围术期治疗使高频喷射通气（high-frequency jet ventilation，HFJV）的使用得到复兴[57]。尽管在电生理病房使用 HFJV 仍是一种相对较新的技术，但研究表明，HFJV 能改善患者预后，缩短手术时间[58]。HFJV 能为患者身体尤其是心房后壁提供稳定的环境。因此，未来 HFJV 的应用将会增加，并成为传统通气模式之外导管消融患者可选择的一种具有吸引力的通气模式[20, 59]。最近有文章回顾了在电生理病房使用 HFJV 对麻醉的意义[60]。

由于这些新进展，在心脏病房中将出现越来越多的麻醉小组。在这些区域接受治疗的患者病情更重，存在严重合并症。治疗过程中采用清醒镇静的情况将会持续减少。这些患者需要在麻醉科医师的指导下接受全面的监护和治疗。

参考文献

1. Roger VL, et al. *Circulation*. 2011;123:e18.
2. Wit AL. *Cardiol Clin*. 1990;8:393.
3. Jackman WM, et al. *N Engl J Med*. 1992;327:313.
4. Hochleitner M, et al. *Am J Cardiol*. 1990;66:198.
5. Prevost J, et al. *J Physiol Path Gen*. 1899;1:399.
6. Hooker D, et al. *Elect Eng*. 1936;55:444.
7. Beck C, et al. *JAMA*. 1947;135:985.
8. Mirowski M, et al. *Heart Lung*. 1973;2:867.
9. Mangrum JM, et al. *N Engl J Med*. 2000;342:703.
10. Anonymous. *Am Heart J*. 1979;98:263.
11. Kjekshus J, et al. *Am J Cardiol*. 1992;69:103.
12. Linde C, et al. *Am J Cardiol*. 1995;75:919.
13. Nelson GS, et al. *Circulation*. 2000;102:3053.
14. Clarke JM, et al. *Lancet*. 1976;1:508.
15. Truex RC. *Cardiovasc Clin*. 1974;6:1.
16. Anonymous. *Br Med J*. 1978;2:1663.
17. Barrett PA, et al. *Prog Cardiovasc Dis*. 1981;23:299.
18. Schamroth L. *Circulation*. 1973;47:420.
19. Josephson ME, et al. *Circulation*. 1987;75:III–41.
20. Wazni O, et al. *N Engl J Med*. 2011;365:2296.
21. Hsia HH, et al. *Cardiol Clin*. 1993;11:21.
22. DiMarco JP. *Cardiol Clin*. 1993;11:11.
23. Kass DA, et al. *Circulation*. 1999;99:1567.
24. St. John Sutton MG, et al. *Circulation*. 1985;107:2003.
25. Gregoratos G, et al. *J Cardiovasc Electrophysiol*. 2002;13:1183.
26. Elmqvist R, et al. *Am Heart J*. 1963;65:731.
27. Furman S, et al. *Surg Forum*. 1958;9:245.
28. Greatbatch W, et al. *IEEE Eng Med Biol Soc*. 1991;10:38.
29. Daley WR. *Am J Cardiol*. 1998;82:392.
30. Abraham WT, et al. *N Engl J Med*. 1845;346:2002.
31. Cleland JG, et al. *N Engl J Med*. 2005;352:1539.
32. Auricchio A, et al. *J Am Coll Cardiol*. 2002;39:2026.
33. Mirowski M, et al. *Arch Intern Med*. 1972;129:773.
34. Mower MM. *Pacing Clin Electrophysiol*. 1995;18(3 Pt 2):506.
35. Mehra R, et al. Tachyarrhythmia termination: lead system and hardware design. In: Singer I, ed. *Implantable Cardioverter-Defibrillator*. Armonk, NY: Futura; 1994:109.
36. McDaniel WC, et al. *Med Instrum*. 1987;21:170.
37. Antiarrhythmics Versus Implantable Defibrillators (AVID) Investigators. *N Engl J Med*. 1997;337:1576.
38. Schmitt C, et al. *Pacing Clin Electrophysiol*. 1994;17(3 Pt 1):295.
39. Wharton M, et al. *Circulation*. 1998;98(1):190.
40. Gartman DM, et al. *J Thorac Cardiovasc Surg*. 1990;100:353.
41. Newson C, et al. *Anesth Analg*. 1995;81:486.
42. Groh WJ, et al. *Am J Cardiol*. 1996;78:703.
43. Primo J, et al. *J Am Coll Cardiol*. 1998;31:1081.
44. Tchou PJ, et al. *Ann Intern Med*. 1988;109:529.
45. Tung RT, et al. *Am J Cardiol*. 1995;75:908.
46. Chua JD, et al. *Ann Intern Med*. 2000;133:604.
47. Brodell GK, et al. *Cleve Clin J Med*. 1992;59:91.
48. Calkins H, et al. *Circulation*. 1999;99:262.
49. Calkins H, et al. *N Engl J Med*. 1991;324:1612.
50. Borggrefe M, et al. *Clin Cardiol*. 1990;13:127.
51. Haines DE, et al. *Pacing Clin Electrophysiol*. 1989;12:962.
52. Huang SK, et al: Pacing Clin Electrophysiol 11:449.
53. Bubien RS, et al. *Circulation*. 1996;94:1585.
54. Scheinman MM, et al. *JAMA*. 1982;248:851.
55. Echt DS, et al. *N Engl J Med*. 1991;324:781.
56. Moss AJ, et al. *N Engl J Med*. 1933;335:1996.
57. Raiten J, et al. *Anesth Analg*. 2011;112:1110.
58. Goode JS Jr, et al. *Heart Rhythm*. 2006;3:13.
59. Hutchinson MD, et al. *Heart Rhythm*. 2013;10:347.
60. Raiten J, et al. *Curr Opin Anaesthesiol*. 2012;25:482.

56 血管外科手术的麻醉

AHMED SHALABI，JOYCE CHANG
张婧婧　熊颖　译　王焱林　审校

要　点

- 血管外科手术围术期的管理要求麻醉医师对特定血管疾病的病理生理学机制有所了解。
- 大血管手术对麻醉医师极具挑战性，因为此类患者多具有显性或隐性冠状动脉疾病。这也是导致围术期及术后远期患者死亡的主要原因。
- 进行准确的临床评估以预测发生严重冠状动脉疾病的可能性十分必要，它有助于术前心脏检查项目的选择以及对检查结果进行合理的解读。
- 围术期心血管评估和管理的指南建议，仅仅是为了降低手术风险而行冠状动脉介入治疗没有必要。冠状动脉介入治疗应有其适应证，而与术前状况无关。有证据显示，预防性行冠状动脉血管重建术并不能减少大血管外科手术围术期或术后远期死亡率。药物治疗才是冠状动脉疾病管理的基石。
- 围术期患者应继续使用原先使用的心血管类治疗药物。应特别重视抗血小板治疗，并且应个体化治疗。
- 为了预防和治疗围术期心肌缺血，必须对影响心肌氧供和氧需的各种决定因素进行严密调控。应采用ST段监测，尤其是计算机化的ST段分析，以发现围术期心肌缺血。
- 围术期应用β肾上腺素受体阻滞剂有利有弊。
- 已经接受他汀类药物治疗的患者在围术期应继续使用该类药物进行治疗。
- 术中选择何种监测技术归根到底取决于疾病种类、对数据的准确解读和合理的治疗措施。
- 维持围术期血流动力学的稳定以保障重要器官的灌注和功能对主动脉手术患者的总体预后的影响比麻醉药物和麻醉方式的选择更为重要。
- 主动脉阻断及开放的病理生理学变化极为复杂，取决于多种因素，包括主动脉阻断的水平、冠状动脉疾病及心肌障碍的程度、血管内容量及血液分布、交感神经系统的激活，以及麻醉药物和麻醉技术。
- 术前肾功能不全的严重程度是术后肾功能障碍严重程度最有力的预测指标。
- 血管内主动脉手术创伤较小，已成为传统开放式主动脉修复术的替代手术方式。内漏或者难以做到主动脉瘤囊与主动脉血流间的完全隔绝，是血管内主动脉修补术的特殊并发症。
- 颈动脉内膜切除术中的脑功能监测的主要目的是判断患者是否有必要进行颈动脉分流，其次为判断患者是否需要提高血压，是否需要更改手术方案。
- 术后低体温与许多意外的生理功能紊乱有关，并且可能导致心脏不良事件的发生。

术前评估

并存疾病

血管外科手术患者常常并存其他疾病，包括糖尿病、高血压、肾功能不全及肺部疾病。术前应对上述疾病予以充分评估。如果条件允许，应进行积极治疗。由于动脉粥样硬化的病变具有全身发病的特点，患有血管疾病的患者通常有影响多个血管分布区域的病变。冠状动脉疾病（coronary artery disease,

CAD）是血管外科手术期间死亡的主要原因，心脏事件的高发也是严重影响此类患者术后长期生存的主要因素[1]。在血管外科手术患者中，冠状动脉正常者不到 10%，而半数以上患有晚期或严重的 CAD。未识别的心肌梗死（myocardial infarction，MI）（静息条件下室壁运动异常，无 MI 病史）和无症状性心肌缺血（由应激诱导的室壁运动异常，无心绞痛症状）常见于血管外科手术的患者（分别为 23% 及 28%），并与长期死亡率升高和严重心脏事件相关[2]。血管疾病患者的左心室收缩功能不全（left ventricular systolic dysfunction，LVSD）通常是对照组的 5 倍[3]。目前尚不清楚，哪些特定类型的血管疾病与 CAD 并存的可能性更大。一些调查者显示，主动脉、下肢血管、颈动脉疾病患者的 CAD 发病率及严重程度类似。亦有研究表明，下肢血管疾病的患者更易发生严重 CAD 及围术期并发症。药物治疗是控制 CAD 的基础。

围术期及远期心脏预后

术前应考虑到血管外科手术患者心肌梗死及死亡发生的可能性（表 56.1）。非致死性及致死性心肌梗死是决定血管外科患者围术期心脏发病率的最重要和最特异性的部分。综合近期多项研究结果，围术期心肌梗死和死亡的总发生率分别为 4.9% 和 2.4%。而对术后 2 ～ 5 年的远期预后的评估表明，心肌梗死和死亡的发生率分别为 8.9% 和 11.2%。尽管积极采用药物和手术治疗，上述围术期和远期心肌梗死的发病率和死亡率依然存在[4]。

表 56.1　血管外科手术患者心肌梗死的发病率和死亡率

研究	发病率（%）	死亡率（%）	点评
短期随访（住院期间或住院 30 天内）			
Ouyang 等[5]	8	0	小型研究
Raby 等[6]	2.3	0.06	主动脉、下肢和颈动脉
Mangano 等[7]	4.1	2.3	仅报道血管病变
Bode 等[8]	4.5	3.1	全部为下肢血管病变
Christopherson 等[9]	4.0	2.0	全部为下肢血管病变
Mangano 等[7]	5.0	0	仅报道血管病变
Fleisher 等[10]	6.0	3.0	仅报道血管病变
Pasternack 等[11]	4.5	1.0	主动脉、下肢和颈动脉
Krupski 等[12]	2.1	2.9	主动脉、下肢血管病变
Baron 等[13]	5.9	4.0	全部为主动脉病变
Norris 等[14]	3.3	5.4	全部为主动脉病变
Fleron 等[15]	5.5	4.1	全部为主动脉病变
McFalls 等[4]	8.4	3.2	主动脉、下肢血管病变
平均	4.9	2.4	
长期随访（住院期间和出院后）			
Raby 等[6]	7.4	5.1	随访 20 个月
Mangano 等[7]	4.7	3.5	随访 15 个月
Mangano 等[16]	19.4	13.5	随访 24 个月
Hertzer 等[17]	12		随访 60 个月
Krupski 等[12]	3.9	11.2	随访 24 个月
McFalls 等[4]	22		随访 30 个月
平均	8.9	11.2	

基于指南的方法

以指南为基础的医疗服务相对较新，主要起源于美国。由美国心脏病学院（American College of Cardiology，ACC）基金会和美国心脏病协会（AHA）共同制订的心血管疾病领域的指南已超过了 20 年。ACC/AHA 实践指南专责小组于 1996 年出版了"非心脏手术的围术期心血管评估指南"。以循证医学为基础的围术期评估及管理在 2002 年、2007 年[18]、2009 年[19]及 2014 年[20]进行了更新。关于非心脏手术围术期心脏评估及管理的阶梯法（2007 年指南的简化）可参阅第 31 章。指南强调，术前评估的目的不是为了进行体检，而是要对患者目前的身体状态进行评估，并针对评估、管理及心脏风险提出建议；同时提供临床风险预测，以便于患者及医护人员制订有益于围术期和长期心脏结局的治疗决策。围术期指南的首要主题是：无论术前状态如何，除非表明干预措施是必要的，否则单纯为降低手术相关风险的干预并非必需。因此，除非可能影响到患者的治疗，否则不应该进行术前检查。本章对血管外科手术患者的特殊情况进行了探讨。更新的指南及其循证方法也将在本章讨论。

心脏风险评估

术前心脏评估有助于实施和优化药物治疗，进行合理的诊断和治疗措施，以及调整整体治疗策略。这不仅仅降低了围术期风险，同时也降低了心血管事件的远期风险。临床医师面临的挑战是既要准确评估心脏疾病的发病风险，同时还要控制策略的成本-效益比、临床相关性并遵循循证原则。ACC/AHA 阶梯法考虑到了血管外科手术与其他非心脏外科手术的不同，并在第 31 章进行了详细论述。本章仅对血管外科手术的相关问题进行探讨。

在评估心脏风险后，为了降低风险而调整围术期管理同样充满挑战。具体包括：调整或增加心脏用药（如 β 肾上腺素受体阻滞剂）的应用，行直接冠状动脉介入术［如经皮冠状动脉介入术（percutaneous coronary intervention，PCI）或冠状动脉旁路移植术（coronary artery bypass grafting，CABG），调整或加强围术期监测（如有创血流动力学监测），改变术前方案（如将开放性主动脉修复术改为血管内主动脉修复术）。由于不同学科其风险评估的标准和调整的目标可能不同，外科医师、麻醉科医师及心脏病专家之间有必要进行协调。

临床风险指数

评估血管外科手术前患者的心脏风险是一个有争议而且艰巨的任务。虽然风险指数是决定哪些患者需要进一步行心脏评估（即无创技术提供的额外危险分层）的成本-效益筛选方法，但血管外科手术患者 CAD 的高发病率使风险指数的有效性在某种程度上减弱了。最近针对血管外科手术提出了专门的风险指数，以优化对择期及急诊血管外科手术患者围术期死亡率[21]及心脏疾病发病率[22]的预估。虽然风险指数不能为个体提供具体的风险预测，但能将患病群体归类于某一总体风险中。常分为低度风险（心脏风险一般＜ 1%）、中度风险（心脏风险为 1% ～ 5%）或高度风险（心脏风险往往＞ 5%）。血管外科手术患者队列中由回归分析确定的临床风险变量可与无创性心脏检查联合，以达到优化血管外科术前心脏风险评估的目的。预防性冠状动脉血管重建术的临床试验（coronary artery revascularization prophylaxis，CARP）的登记资料显示，在行择期血管外科手术的患者中如未见多种术前心脏风险变量，则其术后远期生存率最高[23]。

无创的诊断性心脏检查

对发生严重 CAD 的可能性进行准确的临床评估极其重要。一般来说，最好选择那些具有中度临床风险的患者并在血管手术之前行无创检查。如果不能改变治疗策略，则不需要进行此类检查。此类检查也不能作为初步检查以判断是否行冠状动脉血管重建术。没有必要采取单纯旨在帮助患者度过围术期的血管重建术。进行血管手术前过度的心脏评估检查可能导致发病率升高、手术延迟以及患者拒绝手术。关于这一主题的详尽阐述另见第 31 章。

心导管检查及预防性血管重建术

Cleveland 医院的 Hertzer 等进行的系列研究是目前规模最大的关于血管外科手术预后的研究[24]。这些研究者对连续 1000 例血管外科手术患者进行了术前心脏导管检查，拟进行的手术包括主动脉瘤切除术、颈动脉内膜剥脱术和下肢血管血运重建术。根据以下分级评估 CAD 的发生和严重程度：正常冠状动脉、轻至中度 CAD（无狭窄超过 70% 的病损）、晚期代偿性 CAD（狭窄超过 70% 的病损≥ 1 处，但侧支循环充分）、严重可治性 CAD（狭窄超过 70% 的动脉分支≥ 1）以及严重无法手术的 CAD（狭窄超过 70% 的动脉分支≥ 1 支，伴严重远端病变或心室功能不全）。该研究最重要的发现是，冠状动脉正常者仅占 8.5%，晚期或严重冠状动脉损害（即狭窄超过 70%）者高达 60%。即使在根据临床病史不考虑存在 CAD 的患者中，也有 1/3 以上存在晚期或严重冠状动脉损害（表 56.2）。

在 Hertzer 的研究中，对可纠正的严重 CAD 患者在进行血管外科手术前实施 CABG 手术，对正常或轻到中度的 CAD 患者直接进行血管外科手术，对无法手术的严重 CAD 患者进行个体化治疗。术后即刻及远期死亡率（4.6 年随访）情况见表 56.3[17]。在 216 例接受冠脉血管重建术（CABG）的患者中，12 例（5.5%）在术后发生死亡。这一死亡率比接受 CABG 但不伴有外周血管疾病患者的死亡率（1% ～ 2%）更高。可能在此类患者中，应将 CABG 相关风险作为术前风险评估的一部分认真对待。接受和未接受 CABG 手术患者的总死亡率（包括早期及＞ 5 年的远期死亡率）分别为 12% 和 26%。尽管这些数据支持 CABG 有改善患者预后的观点，但该治疗本身的死亡率（5.5%）使其优势不是那么明显。

表 56.2 1000 例外周血管疾病患者冠状动脉造影结果

	临床 CAD					
	无		可疑		合计	
根据造影分类	例数	%	例数	%	例数	%
正常冠状动脉	64	14	21	4	85	8.5
轻至中度 CAD	218	49	99	18	317	32
晚期代偿性 CAD	97	22	192	34	289	29
严重可治性 CAD	63	14	188	34	251	25
严重无法手术的 CAD	4	1	54	10	58	5.8

CAD，冠状动脉疾病。
Data from Hertzer NR，Beven EG，Young JR，et al. Coronary artery disease in peripheral vascular patients：a classification of 1000 coronary angiograms and results of surgical management. Ann Surg. 1984；199：223-233

表 56.3 外周血管重建术患者围术期和晚期死亡统计（依据冠状动脉造影分类，随访 5 年以上）

临床特征	总例数	正常或轻到中度 CAD		晚期代偿性 CAD		严重可治性 CAD 接受过 CABG		严重可治性 CAD 未接受 CABG		严重无法手术的 CAD		总心源性死亡	
		例数	%	例数	%	例数	%	例数	%	例数	%	例数	%
男性	685	10/242	4.1	33/204	16	13/174	7.5	6/24	25	14/41	34	76	11
女性	315	5/160	3.1	12/85	14	12/42	29	3/11	27	8/17	47	40	13
年龄＜ 70 岁	722	10/328	3.0	29/198	15	19/148	13	3/20	15	13/28	46	74	10
年龄＞ 70 岁	278	5/74	6.8	16/91	18	6/68	8.8	6/15	40	9/30	30	42	15
血压正常	403	7/185	3.8	15/102	15	8/82	9.8	2/15	13	8/19	42	40	9.9
高血压	597	8/217	3.4	30/187	16	17/134	13	7/20	35	14/39	36	76	13
血糖正常	830	12/348	3.4	28/232	12	17/183	9.3	8/30	27	13/37	35	78	9.4
糖尿病	170	3/54	5.5	17/57	30	8/33	24	1/5	20	9/21	43	38	22
总计	1000	15/402	3.7	45/289	16	25/216	12	9/35	26	22/58	38	16	12

CABG，冠状动脉旁路移植术；CAD，冠状动脉疾病。
Data from Hertzer NR，Young JR，Beven EG，et al. Late results of coronary bypass in patients with peripheral vascular disease. II. Five year survival according to sex，hypertension，and diabetes. Cleve Clin J Med. 1987；54：15-23.

有研究者进行了两项随机临床试验，以明确预防性冠状动脉血管重建术对开放性主动脉及下肢动脉血管手术预后的影响[4, 25]。从 5859 例患者中，CARP 试验根据临床风险因素和无创性影像学资料筛选出 1190 例患者进行冠状动脉造影[26]。关于 CAD 的发病率和严重程度，血管造影结果显示，43% 的患者至少有一支主要冠状动脉具有 70% 以上的狭窄，适合血管重建术（在血管外科手术前随机接受或不接受血管重建术）；31% 的患者未出现冠状动脉堵塞；18% 的冠状动脉狭窄的患者不适合采用血管重建术；5% 的患者左冠状动脉主干狭窄≥ 50%。CARP 试验表明，预防性冠状动脉血管重建术（CABG 或 PCI）是安全的，但是并没有改善血管外科手术的远期预后。血管重建组的远期死亡率（2.7 年）为 22%，不适合血管重建术组的远期死亡率为 23%（图 56.1）。虽然该试验的设计目的并不是用来研究预防性血管重建术的短期效益，但此干预并未减少围术期不良后果，如干预组及未干预组的死亡率分别为 3.1% 和 3.4%，心肌梗死的发生率分别为 12% 和 14%。CARP 的试验结果适用于大多数血管外科病例，但不适用于不稳定性心脏病、左主冠状动脉疾病、主动脉狭窄或严重的左心室功能不全的患者，因为这些患者被此研究排除在外了。DECREASE-V 试验 26 对 1880 例血管外科手术患者进行了筛选，其中 430 例有≥ 3 个临床危险因素的患者接受了无创检测，包括负荷超声或灌注成像检查。有严重应激诱发缺血表现（26%）的患者被随机分配接受或不接受血管重建术。冠状动脉造影显示，

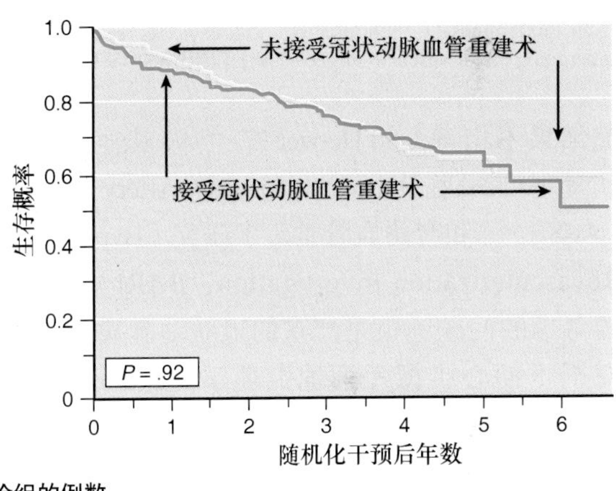

处于风险组的例数						
血管重建术组	226	175	113	65	18	7
非血管重建术组	229	172	108	55	17	12

图 56.1 选择性大血管手术前随机化接受或未接受冠状动脉血管重建术的患者长期生存率（CARP 试验）(From McFalls EO，Ward HB，Moritz TE，et al. Coronary-artery revascularization before elective major vascular surgery. N Engl J Med. 2004；351：2796-2804.）

24% 的患者有 2 支病变，67% 的患者有 3 支病变，8% 的患者有左主冠状动脉疾病。预防性冠状动脉重建术（CABG 或 PCI）并未改善围术期或远期预后（表 56.4）。接受血管重建术与未接受血管重建术的患者，30 天内各种原因所致死亡或非致命性心肌梗死的发生率分别为 43% 和 33%。1 年的复合终点发生率在两组间也很相近，分别为 49% 和 44%。如前面所提及的，不幸的是，此研究因为主要研究者的学术不端行为而受到审查。

在 CARP 和 DECREASE-V 试验中，预防性冠状动脉血管重建术并无益处，这与其他更有说服力的研

表 56.4　DECREASE-V 试验中患者的围术期和长期结局

	接受血管重建术，例数（%）	未接受血管重建术，例数（%）	HR（95% CI）	*P* 值
患者例数	49	52		
术前事件				
各种因素死亡	2（4.1）	0	—	0.23
心肌梗死	1（2.1）	0	—	
复合	3（6.1）	0	—	0.11
术后 30 天事件				
各种因素死亡	11（22.5）	6（11.5）	2.2（0.74 ～ 6.6）	0.14
心肌梗死	17（34.7）	16（30.8）		
复合	21（42.9）	17（32.7）	1.4（0.73 ～ 2.8）	0.30
术后 1 年事件				
各种因素死亡	13（26.5）	12（23.1）	1.3（0.55 ～ 2.9）	0.58
心肌梗死	18（36.7）	19（36.5）		
复合	24（49.0）	23（44.2）	1.2（0.68 ～ 2.3）	0.48

CI，置信区间；HR，危险比。
From Poldermans D，Schouten O，Vidakovic R，et al. A clinical randomized trial to evaluate the safety of a noninvasive approach in high-risk patients undergoing major vascular surgery. The DECREASE-V Pilot Study. J Am Coll Cardiol. 2007；49：1763-1769

究结果不相符，如 Hertzer 等[25]及其他一些研究［冠状动脉手术临床试验（Coronary Artery Surgery Study，CASS）[27]和旁路血管重建术研究（Bypass Angioplasty Revascularization Investigation，BARI）］[28]。显然，要考虑的问题不仅是严重的冠状动脉病变，目前人们对围术期心肌梗死病理生理学的认识还不完整。例如，围术期心肌梗死可能通常是由位于冠状动脉血管没有明显狭窄处的“元凶病灶”（即容易形成血栓的易损斑块）引起的[29]。对于此类心肌梗死（动脉粥样血栓性），以减少围术期导致冠状动脉斑块不稳定和破裂的触发因素为目的的处理策略比冠状动脉重建术更为恰当。需求性缺血可能是导致围术期心肌梗死最主要的原因，此观点被最近一项血管造影研究的结果证实[30]。

肺功能评估

血管外科手术患者术后可能会出现严重的呼吸系统并发症，行开放主动脉手术的患者术后呼吸系统并发症的发病率尤为突出（参见第 54 章）。最重要的呼吸系统并发症有肺不张、肺炎、呼吸衰竭及潜在的慢性疾病加重。此类患者中吸烟人数众多，慢性阻塞性肺疾病（chronic obstructive pulmonary disease，COPD）和慢性支气管炎甚为常见。一旦存在此类疾病，患者术后发生肺部并发症的概率便会增加。当临床评估提示存在严重肺部损害时，肺功能检测有助于评估并优化肺功能（参见第 32 和 41 章）。术前进行动脉血气分析可作为术后比较的基准值。基础高碳酸血症（$PaCO_2 > 45$ mmHg）提示术后肺部并发症的发病率会升高。肺功能检测的结果可以用来指导支气管扩张药的治疗，但同时也要考虑 β 受体激动剂所诱发的心律失常及心肌缺血。对于严重慢性阻塞性肺疾病或支气管哮喘的患者，术前短疗程使用糖皮质激素（泼尼松 40 mg/d，连续 2 天）可能有益。若出现肺部感染，则需要适当的抗生素治疗。尽管目前支持区域麻醉能改善肺部预后的证据有限，但是硬膜外阻滞对严重肺部疾病患者可能有益。应用此类技术可避免术后全身性应用阿片类镇痛药所致的呼吸抑制（参见第 81 章）。术后发生肺部并发症是难以避免的。刺激性肺量测定法及持续气道正压通气具有一定的益处[31]。即使存在严重肺功能不全者，只要处理恰当，也可以耐受主动脉血管手术而不出现过高的病死率[32]。

肾功能评估

慢性肾疾病常见于血管外科手术患者，并且与患者死亡及罹患心血管疾病的风险增加有关（参见第 30 和 42 章）[33]。在有症状的下肢动脉阻塞性疾病患者，无论疾病严重程度、心血管风险及治疗方法、慢性肾疾病均强烈预示远期高死亡率[34]。作为独立的危险因子，心血管疾病与肾功能衰退和肾疾病发展有关[35]。血肌酐、肌酐清除率通常用来评估围术期肾功能。术前血肌酐水平＞ 2 mg/dl 是非心脏重大手术后心脏并发症的独立危险因子[36]。术前肌酐清除率＜ 60 ml/min 是择期血管外科手术后短期及远期死亡率升高的独立危险因子[37]。对肾功能受损的血管外科手术患者，围术期使用 β 受体阻滞剂[38]和他汀类药物[37]可降低患者的死亡风险。腹主动脉或肾动脉的粥样硬化病变也可对肾血流和肾功能造成损害。相反，肾动脉狭窄可以通过肾素及血管紧张素诱导血管收缩而导致高血压。高血压本身可导致肾功能不全或肾衰竭。糖尿病肾病也很常见（参见第 32 章）。除了基础肾功能异常之外，术前和术中使用造影剂具有直接的肾毒性。术中主动脉阻断会中断肾血流而引起肾缺血。即使体循环动脉血压和心输出量均正常，在肾下方行主动脉阻断也会减少肾血流。血栓斑块可能会进入肾动脉，尤其容易发生在肾动脉上方主动脉阻断和开放时。术中和术后血容量和心输出量的波动可损害肾灌注。一组超过 500 例腹主动脉重建术的报道显示，术后急性肾衰竭的发生率为 7%。

围术期 β 受体阻滞剂治疗

围术期 β 受体阻滞剂治疗是一个重要且颇具争议的话题，尤其对于接受血管外科手术的患者（参见第 31 和 32 章）。对长期接受 β 受体阻滞剂治疗的患者，β 受体阻滞剂的使用应贯穿整个围术期。β 受体阻滞剂治疗不能作为围术期事件，如血容量不足、贫血、疼痛或感染因素所致的的初始或主要治疗方法，因为对上述情况应该进行病因治疗。对高风险患者，尤其是已知有潜在缺血的患者（如术前检测发现缺血的患者），应考虑到手术应激相关的交感神经刺激引起的心动过速。应避免低血压和心动过缓，也应避免围术期突然使用高剂量 β 受体阻滞剂治疗。如果决定在围术期初始采用 β 受体阻滞剂治疗来降低心脏风险，最安全的方法是从低剂量开始，在手术前超过 7 ～ 10 天内逐渐增量直至达到效果。虽然围术期使用 β 受体阻滞剂可能会减少术前需行心脏检查患者的人数，但不应取消此类检查，应仔细评估检查的风险 / 收益比。

围术期他汀类药物治疗

除了降低血脂的作用以外，他汀类药物还能抗炎、稳定斑块及抗氧化（参见第 32 章）。在过去的 10 年中，他汀类药物作为一项有效的治疗措施开始被用于血管外科手术患者，以预防围术期心血管并发症[39]。一项名为 DECREASE- Ⅲ的双盲安慰剂对照临床试验支持这一药物的使用。不幸的是，Erasmus 大学最近进行的调查研究发现该研究的科学家有不端行为，因此，此研究的结果也受到质疑[40]。他汀类药物的应用对主动脉术后的肾功能有保护作用，也有利于保持下肢移植血管的通畅 . 尽管目前的指南推荐对所有的外周血管病变患者使用他汀类药物，但关于围术期用药的最佳时间和剂量并无定论。

围术期双重抗血小板治疗

对于接受过冠状动脉支架治疗的患者，非心脏手术的时间选择涉及双重风险，包括中断双重抗血小板治疗（dual antiplatelet therapy，DAPT）可能引起的支架血栓风险，和持续 DAPT 可能增加的术中出血的风险[20, 41]。关于 DAPT 持续时间和非心脏手术的时间选择，早期的推荐是基于对那些接受了第一代支架治疗的患者进行观察所得出的。目前所使用的新一代的支架，尤其是更新的药物洗脱支架（drug eluting stents，DES），形成支架内血栓的风险较低，并且需要 DAPT 有一个更短的最小持续时间[42]。在一篇 meta 分析里，四项临床试验对于采用新一代 DES 治疗患者并且进行短时间 DAPT（3 ～ 6 个月）的安全性进行了说明[43]。并且，在“支架置入患者不坚持抗血小板治疗模式”（Patterns of Nonadherence to Antiplatelet Regimens in Stented Patients，PARIS） 登记处，基于临床医师的判断对手术患者在任何时间点中断 DAPT 均未影响主要心脏事件的风险[44]。因此，ACC/AHA 指南在 2016 年进行了修改，以体现这些改变（参见第 31 和 32 章）[45]。

腹主动脉重建术

传统腹主动脉重建术的麻醉要求麻醉医师对相关病理生理学知识有深入了解，熟悉外科手术操作的程序和步骤，能够准确理解复杂的血流动力学监测结果，并能够娴熟地对患者的血流动力学状态进行药物控制和干预。在术前和术中麻醉医师与手术医师进行充分的沟通十分重要。所有的腹主动脉及其分支的开放性手术都有巨大的手术切口并且必须进行广泛剥离，主动脉或其分支的阻断和开放，会引起时间不等的器官缺血－再灌注损伤，也可能引起大幅度的体液转移和体温波动，并伴随神经内分泌及炎性反应的激活。主动脉手术治疗的主要目的是减轻症状，减少相关并发症的发生。如果是主动脉瘤手术，则主要为了预防动脉瘤破裂。近20年来，随着导管技术在外周动脉疾病中应用的发展和成熟，人们开始对采用微创手术治疗主动脉疾病产生强烈的兴趣。

主动脉瘤腔内修复术已成为传统外科修复手术损伤较小的一种替代方法（后文将进一步讨论）)，该技术已被用于75%的择期修复手术，以及30%的动脉瘤破裂后修补术[46]。随着新设备和新技术的涌现，及其在主动脉疾病中适用范围的扩展，腔内血管手术领域正在迅速发展。

自然病史和外科死亡率

腹主动脉瘤

腹主动脉瘤（abdominal aortic aneurysm，AAA）在老年男性中的发病率较高，接近8%（参见第65章）。高龄、吸烟、家族史和动脉粥样硬化均为确切的腹主动脉瘤的风险因子。尽管腹主动脉瘤在女性中的发病率较男性低，但是其风险因子与男性相似。在美国，每年死于腹主动脉瘤破裂的患者超过3万人[47]。以主动脉瘤为第一诊断出院的人数接近7万人；每年大约有4万例患者接受腹主动脉瘤修复术，医疗费用超过10亿美元。腹主动脉瘤的发病率近年来仍在上升，并且与年龄和性别密切相关。

腹主动脉瘤是一种多因素疾病，与主动脉的老化和粥样硬化有关。尽管还没有统一的学说阐述其发病机制，遗传、生物化学、代谢、感染、机械和血流动力学等因素均可能参与了腹主动脉瘤的发展。主动脉外膜弹性组织降解是腹主动脉瘤形成的标志性改变，也可能是最根本的改变。慢性炎症在主动脉血管壁结缔组织破坏中起关键性作用。腹主动脉瘤患者中有20%～25%合并有主髂动脉闭塞性疾病。在接受腹主动脉切除术的患者中约有5%的人有炎症性动脉瘤。引起腹主动脉瘤的罕见病因包括创伤、真菌感染、梅毒感染及马方综合征。

腹主动脉瘤大多是在因为其他原因行影像学检查或筛查时意外发现的。腹主动脉瘤的自然病史为瘤体进行性扩大、破裂，最终导致患者死亡。对于无症状的腹主动脉瘤，其直径和扩张速度是预计破裂风险大小的最佳指标。目前的指南强调不能仅将直径阈值作为患者是否需要进行手术干预的指标。然而对直径在6 cm或以上的腹主动脉瘤患者均应行择期修补手术。尽管对直径在5.5～5.9 cm的腹主动脉瘤是否应行择期修补术仍存在争议，直径为5.5 cm的腹主动脉瘤的破裂风险（每年）等于或高于围术期死亡率，因此应该进行手术修补。对于直径在5.5～5.9 cm、6.0～6.9 cm、≥7.0 cm的腹主动脉瘤患者，若拒绝或不适合择期手术治疗，动脉瘤在1年内破裂的风险分别为9.4%、10.2%及32.5%[48]。超过90%的腹主动脉瘤在发现时其直径还未达到目前手术治疗的指标（5.5 cm）。一项对直径在4.0～5.5 cm的腹主动脉瘤患者进行的随机对照试验让人们对较小、无临床症状的主动脉瘤的自然转归有了深入的认识[49]。有4项临床试验已经证实对小动脉瘤（直径在4.0～5.5 cm）进行严密观察是一种安全的选择，早期行修复手术（开放或血管内手术）对长期生存率并无益处。如果小动脉瘤出现症状或在6个月的时间增大超过0.5 cm，则考虑手术治疗。虽然人们倾向于使用药物治疗（如抗生素、β受体阻滞剂或他汀类药物）来延缓或逆转小动脉瘤的扩张，但是关于药物治疗的保护作用支持证据有限[50]。一般认为直径＜4.0 cm的动脉瘤为良性，不易破裂或增大。

择期肾下主动脉瘤切除术的围术期死亡率逐步从20世纪50年代的18%～20%，下降至60年代中期的6%～8%，70年代早期为5%～6%，80年代为2%～4%，并稳定于此水平。一项纳入了15年里连续1000例肾下型主动脉瘤择期修复术患者的研究报道围术期死亡率为2.4%[51]。Hertzer等[52]报告克利夫兰医院（Cleveland Clinic）连续1135例择期腹主动脉修复术患者的死亡率为1.2%。这个单中心的死亡率远低于来自美国的两个全国性资料显示的死亡率（5.6%～8.4%）。全国性统计结果的高死亡率使一些人认为，过去20年中取得的技术和治疗的进步都未对需要开放性AAA修复的患者的预后产生影响。目前，患者治疗的局部化和血管内治疗有望改善手术死亡率。

过去40年里，围术期腹主动脉瘤破裂导致的死亡率没有显著改变，仍然接近50%，且几乎没有任何例外。如果考虑到入院前就已死亡的患者，则主动脉瘤破裂的总死亡率远远超过90%。

肾下腹主动脉瘤开腹手术的远期效果良好，血管移植迟发性并发症的发生率很低（0.4%～2.3%）。未破裂腹主动脉瘤术后1年生存率为92%，5年生存率为67%。

主髂动脉闭塞性疾病

肾下主动脉和髂动脉是发生慢性粥样硬化最常见的两个部位。主髂动脉粥样硬化具有弥漫性和进行性发展的特征。当粥样斑块增大，使下肢血流降低到某个临界水平以下时便会出现缺血症状。与主动脉瘤不同，主髂动脉闭塞性疾病患者只有出现症状时才考虑手术治疗。当出现致残性间歇性跛行和可能导致截肢的下肢缺血症状时，需行外科手术治疗。手术干预的目的是恢复有效的外周循环，以缓解跛行症状并预防截肢。局限性主髂动脉闭塞性疾病患者典型的表现仅为跛行，因为通常侧支循环足以防止下肢缺血。主髂动脉手术的围术期死亡率低于腹主动脉手术。

主髂动脉疾病的治疗选择包括：解剖或直接重建（即主双股动脉旁路），解剖外或间接移植物旁路移植（即腋股动脉旁路），导管相关的腔内技术（即，经皮腔内血管成形术［PTA］或无需插入支架）。主双股动脉旁路被视为主髂动脉闭塞性疾病治疗的金标准。解剖外旁路移植一般用于有特殊情况的患者，如存在感染、血管重建手术失败史，或有禁忌风险的患者，其围术期并发症的发生率和死亡率较低，但其长期通畅率较低及功能改善效果欠佳。导管相关的血管腔内技术，如经皮腔内血管成形术，适用于部分病变相对局限的患者，10% ～ 15% 的主髂动脉闭塞性疾病患者可以采用导管技术替代主动脉双侧股动脉旁路。

肾动脉和内脏动脉病变

肾动脉狭窄最常见的原因是动脉粥样硬化。闭塞性病变的部位几乎无一例外地发生在肾动脉的近段开口处，通常是主动脉粥样硬化的延续。纤维性肌发育不良是导致肾动脉狭窄的重要原因，但较少见，并且主要累及肾动脉的远端 2/3。血流动力学上，显著的肾动脉狭窄可通过激活肾素-血管紧张素-醛固酮系统引起高血压，而双侧受累可导致肾衰竭。即使采用最大剂量的药物治疗，肾血管性高血压患者的血压控制也并不理想。上述患者往往存在严重的双侧肾动脉狭窄、反复发作的充血性心力衰竭及波动性肺水肿。治疗适应证包括控制高血压以及保护肾功能。手术干预方法包括主动脉肾动脉旁路、解剖外旁路（肝肾动脉或脾肾动脉旁路），或经主动脉行肾动脉内膜切除术。开放性手术常需要在肾动脉或腹腔动脉开口水平以上行腹主动脉阻断。放置支架的经皮经腔血管成形术是部分择期手术患者的一线治疗方案。

腹腔动脉和肠系膜动脉开口处狭窄是由主动脉粥样硬化的延伸导致的。肠系膜下动脉是最常累及的部位，其次是肠系膜上动脉和腹腔动脉。

由于内脏血管的侧支循环丰富，单根血管的闭塞很少引起缺血性症状。但是任何两根血管的闭塞或严重狭窄可能对侧支循环造成严重影响，从而导致慢性内脏缺血。针对内脏血管狭窄所行的外科修复手术适用于有症状的患者。手术干预方法包括经主动脉内膜切除术和旁路移植。后者通常需要在腹腔动脉水平以上行主动脉阻断，其死亡率为 7% ～ 18%。为降低开放性修复术的高死亡率，经皮经腔血管成形术在治疗慢性内脏缺血中的应用越来越广泛。急性的内脏动脉闭塞可以由栓塞引起，也可以由血栓形成导致（比栓塞少见）。为了避免急性内脏缺血导致死亡，必须在肠缺血坏死之前及时做出诊断和处理。

主动脉阻断

主动脉阻断引起的病理生理变化极为复杂，与多种因素有关，包括主动脉阻断的水平、左心室状态、主动脉周围侧支循环状况、血容量及其分布、交感神经系统的激活程度以及所使用的麻醉药物及技术。多数腹主动脉重建术需要在肾动脉下水平行主动脉阻断。但对肾上型腹主动脉瘤、肾动脉或内脏动脉血管重建术，则必须于肾动脉上和腹腔动脉上水平行主动脉阻断。此外，对靠近肾动脉的动脉瘤和炎性动脉瘤，以及向近端延伸的主髂动脉闭塞性疾病，也必须在肾动脉上和腹腔动脉上水平行主动脉阻断。在较高水平行主动脉阻断会严重影响心血管系统，并导致其他重要器官的缺血及低灌注。缺血可能导致肾衰竭、肝缺血及凝血功能异常、肠梗死以及截瘫。随着血管内血管修复术越来越普遍，开放手术中解剖复杂的动脉瘤比例也在增加，其中很多必须在肾动脉以上水平行主动脉阻断[53]。

血流动力学和代谢变化

与主动脉阻断有关的血流动力学及代谢变化总结于框 56.1 中。这些改变的幅度以及方向是复杂、动态的，在不同的实验和临床研究中观察到的结果也不一致，其变化需考虑多项重要因素（框 56.2）。主动脉阻断对整个心血管系统的影响很大，其程度主要取决于阻断的水平。阻断水平以上出现动脉血压升高，阻断水平以下则出现动脉血压降低。这是各个水平主动脉阻断时均会出现的血流动力学反应。阻断水平以上出现血压升高的主要原因是主动脉血流阻力突然增大，继而收缩期左心室壁张力或后负荷增加。然而，其他因素，如心肌收缩力、前负荷、血容量和交感神经的激活程度也至关重要[54]。除非采用分流循环支持方法或静脉应用血管扩张药，膈肌以上的主动脉阻断导致的血压升高最为明显。主动脉阻断时心输出量和充盈压变化的方向并不完全一致，对变化的方向和

框 56.1 主动脉阻断 * 的生理功能改变和干预措施

血流动力学变化
↑阻断水平以上动脉血压
↓阻断水平以下动脉血压
↑节段性室壁运动障碍
↑左室室壁张力
↓射血分数
↓心输出量[†, ‡]
↓肾血流
↑肺阻塞压力
↑中心静脉压
↑冠状动脉血流
代谢变化
↓机体总氧耗量
↓机体总二氧化碳生成量
↑混合静脉血氧饱和度
↓机体总摄氧量
↑肾上腺素及去甲肾上腺素
呼吸性碱中毒
代谢性酸中毒
治疗措施
降低后负荷
 硝普钠
 吸入麻醉药
 氨力农
 分流及主动脉-股动脉旁路
降低前负荷
 硝酸甘油
 控制性静脉切开放血
 主动脉-股动脉旁路
肾保护
 液体输注
 远端主动脉灌注技术
 选择性肾动脉灌注技术
 甘露醇
 增加肾灌注的药物
其他
 低体温
 减小每分通气量
 碳酸氢钠

* 阻断时间越长，阻断平面越靠近近端，则这些改变越明显。
† 胸段阻断时心输出量可能增加。
‡ 通气设置未变与阻断前相同时

框 56.2 主动脉阻断时生理功能改变程度及方向的影响因素

主动脉阻断水平
种属差异
麻醉药物及技术
血管扩张剂治疗
分流循环支持
主动脉周围侧支循环情况
左心室功能
冠状动脉循环状况
血容量
神经内分泌激活
主动脉阻断持续时间
体温

幅度应进行综合理解（图 56.2）。胸段降主动脉近段阻断使平均动脉压、中心静脉压、平均肺动脉压和肺毛细血管楔压分别升高 35%、56%、43% 和 90%，心脏指数降低 29%[55]。心率和左心室搏出量无显著变化。腹腔动脉以上水平主动脉阻断使平均动脉压上升 54%，肺毛细血管楔压上升 38%[56]。二维超声心动图显示射血分数下降 38%。即使通过麻醉药物及血管舒张剂治疗，使体循环血压和肺毛细血管楔压维持在正常水平，腹腔动脉上主动脉阻断仍导致左心室收缩末及舒张末容积显著增加（分别为 69% 和 28%），并且在 12 例患者中发现有 11 例出现异常室壁运动，提示心肌缺血（表 56.5）。肾动脉上水平主动脉阻断对心血管的影响与上述腹腔动脉上主动脉阻断的变化相似但程度较轻，而肾动脉下阻断仅造成轻微影响，并且不会导致异常室壁运动。

高位主动脉阻断时心室充盈压（前负荷）显著升高，可能是后负荷增加及血液重新分布的结果。这是胸主动脉阻断时发生的最重要的变化。该假设的中心理论是腹腔内脏循环构成功能血容量储备的重要来源。内脏器官可容纳总血容量的 25%，其中近 2/3 容量（800 ml 以上）可在数秒钟内由高顺应性的静脉血管床进入体循环，即自体输血效应[57]。由于内脏静脉容量较小，血容量由阻断远端的血管床再分布到阻断近端相对顺应性较小血管床（图 56.3）。胸主动脉阻断时，被动及主动机制同时使内脏静脉容量减少。

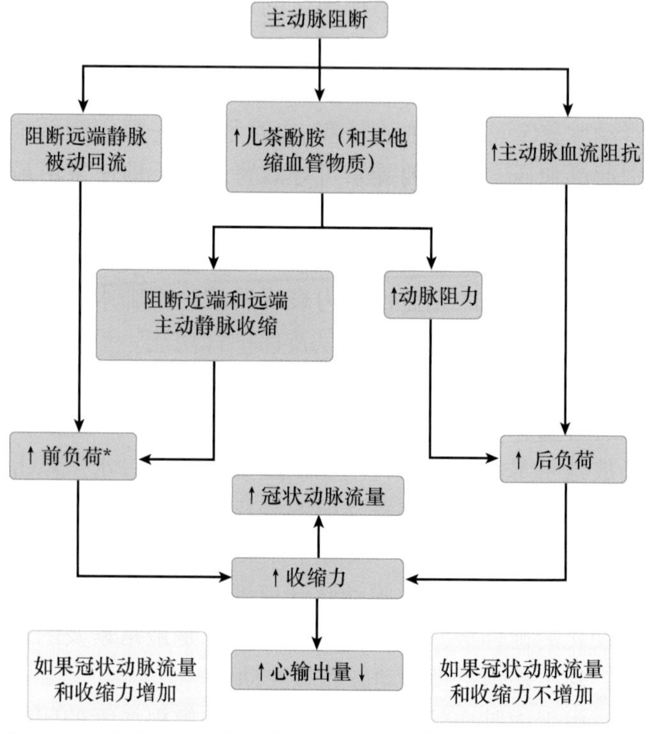

图 56.2 主动脉阻断导致的血流动力学反应。前负荷（带星号标记）并不一定由于肾下腹主动脉阻断而增加。根据内脏血管张力的不同，血流可分流至内脏循环，前负荷可能并不增加

表 56.5　主动脉阻断开始时心血管参数的百分比变化

心血管参数	阻断后参数百分比变化 腹腔动脉上	肾动脉上–腹腔动脉下	肾动脉下
平均动脉压	54	5*	2*
肺毛细血管楔压	38	10*	0*
舒张末面积	28	2*	9*
收缩末面积	69	10*	11*
射血分数	−38	−10*	−3*
出现室壁运动异常	92	33	0

* 与腹腔动脉以上水平阻断比较有显著差异（$P < 0.05$）。

From Roizen MF，Beaupre PN，Alpert RA，et al. Monitoring with two-dimensional transesophageal echocardiography：comparison of myocardial function in patients undergoing supraceliac，suprarenal-infraceliac，or infrarenal aortic occlusion. J Vasc Surg. 1984；1：300-305

在腹腔内脏系统以上阻断主动脉导致内脏动脉血流急剧减少，使内脏容量血管的压力显著降低[58]。这种压力的降低使内脏静脉被动地回流，增加回心血量，进而增加了阻断近端的血容量。胸主动脉阻断还可使血浆肾上腺素和去甲肾上腺素水平显著升高，从而使阻断水平上下的血管运动张力增加。内脏静脉对肾上腺素的刺激高度敏感。儿茶酚胺对内脏容量血管床的主要作用是引起静脉血管收缩，从而主动驱使内脏血液流出，使内脏静脉血容量减少，并增加心脏的静脉回流[58]。

动物实验支持血容量再分布假说。在以狗为对象的实验中，胸主动脉阻断会导致平均动脉压上升84%，左室舒张末期压升高188%，而每搏量无显著改变[59]。在同一个实验模型中同时阻断胸主动脉和下腔静脉，前负荷和平均动脉压没有显著变化（彩图 56.3），但每搏量减少了74%。通过在夹闭期间于阻断水平以上输血，作者模拟了胸主动脉单独阻断相同的血流动力学影响。这项研究还表明，胸主动脉阻断使阻断以上水平的血流量急剧增加（155%），而同时阻断胸主动脉和下腔静脉则无变化。另有动物实验发现，胸主动脉阻断后近段主动脉高血压和中心静脉压升高能够通过放血的方法完全逆转[60]。在对狗的动物实验中，在胸段和肾动脉上水平阻断主动脉均可导致近端高血压，但只有胸段阻断会使中心静脉压升高[61]，在这项研究中，胸主动脉阻断增加了阻断近端器官和组织的血容量，而肾动脉上水平阻断无此改变。这些试验数据强烈支持主动脉阻断期间的血容量再分布假说，也有助于解释不同水平阻断主动脉所观察到的血流动力学反应的显著差异[56]。

主动脉阻断还可出现后负荷依赖性的前负荷增加，这通常见于心肌收缩力受损和冠状动脉储备弱时。左心室功能不全时，后负荷增加会导致舒张末期容积增加，并伴每搏量减少（后负荷不匹配），导致每搏量减少的原因可能是前负荷储备受限、心肌缺血或压力诱导心肌收缩力增强的能力丧失（即 Anrep 效应）。若右心室功能正常，则夹闭前右心室搏动量加上左心室收缩末期容积增加会导致左心室扩张和舒张末期容积增加。如果不采取纠正措施，可能导致明显的左心室超负荷，并伴有严重的周围器官功能障碍和肺水肿。

多数临床研究提示，胸主动脉阻断时（无血管扩

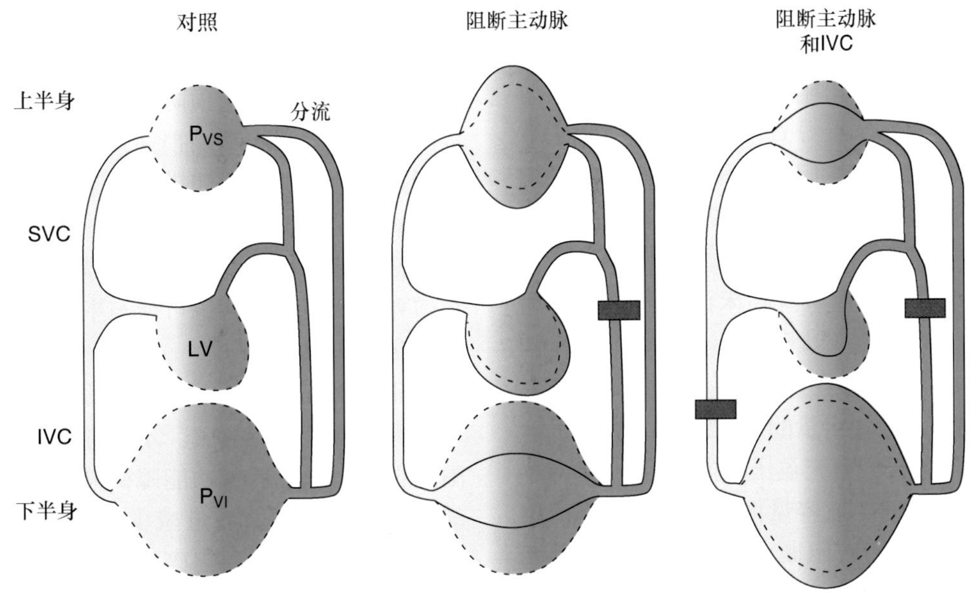

彩图 56.3　**不同阻断方式导致的顺应区变化示意图。**上半身、下半身和左心室顺应区；用虚线表示；左图为对照组，不行任何阻断，中图表示仅阻断主动脉，右图表示主动脉和下腔静脉同时阻断。IVC，上腔静脉；LV，左心室；PVS，上半身顺应性压力；PVI，下半身顺应性压力；SVC，下腔静脉

张剂治疗或分流循环支持）心输出量减少，而大多动物实验未显示心输出量显著变化或增加。

然而，左心室的功能状态显然发挥着重要的作用。一个正常、未受损的心脏可以耐受容量负荷的急剧增加，而不会出现明显的心室扩张或功能不全。然而受损心脏的心肌收缩力与冠状动脉储备降低，对负荷增加会表现为由急性左心功能不全和心肌缺血导致的心室扩张。尽管在动物实验中很少见心肌收缩力受损和冠状动脉储备减少，但这些异常在接受主动脉重建术的老年患者中十分常见。胸段或腹腔动脉上主动脉阻断[55-56]造成的心室负荷增加可增加左室壁压力（后负荷），进而导致左心室功能的急剧恶化和心肌缺血。

心肌内压高引起的心内膜灌注不足可能是异常室壁运动和射血分数改变的原因，主动脉阻断后心输出量减少也可能是由于反射机制导致的反馈性抑制。如主动脉压力升高激活压力感受器，从而抑制心率、心肌收缩力和血管张力。胸主动脉阻断后，使用血管舒张剂使心室负荷维持在正常水平，可以维持或增加心输出量[65]。主动脉阻断和开放对代谢的影响总结见框56.1。胸主动脉阻断使机体总氧耗量减少约50%，氧耗量减少仅发生在阻断水平以上的组织，但此现象的原因不明。临床研究发现，腹腔干水平以上主动脉阻断使混合静脉血氧饱和度增加，可能是由于氧耗减少的程度超过心输出量的下降，因此，机体氧的总摄取量下降。中心高血容量或阻断近端组织发生的动静脉分流可能对机体氧的总摄取量减少也起到了一定的作用。胸主动脉阻断后与阻断前的基础值比较，阻断远端的动脉血压降低78%～88%，血流量减少79%～88%，氧耗量减少62%。主动脉阻断水平以下组织和器官的血流量依赖于灌注压，而不受心输出量的影响。已经证明，若使用硝普钠将阻断近端的主动脉压维持在阻断前水平，会导致阻断远端的动脉压下降53%。这些数据对主动脉阻断期间重要器官的保护有重要意义，后面将进一步讨论此问题。

肾动脉下主动脉阻断导致的心血管反应不及高位阻断剧烈（表56.5）。尽管一些临床试验报道，肾动脉下阻断血流动力学改变不太明显，包括动脉血压升高（7%～10%），体循环阻力增加（20%～32%），而心率无明显改变。心输出量的变化最为一致，下降了9%～33%，但关于心室充盈压的报道结果不一致。肾动脉下主动脉阻断时，血容量再分布可能影响前负荷（图56.3）。此情况下，阻断水平以下的血容量转移到阻断水平以上内脏循环的顺应性静脉节段，使预期的前负荷增加程度减缓。肾动脉下主动脉阻断后的前负荷变化还可能依赖冠状动脉循环状况。对有严重缺血性心脏病的患者进行肾动脉下主动脉阻断时，中心静脉压及肺毛细血管楔压明显升高（升高程度分别为35%和50%），而无冠心病者则表现为充盈压降低。超声心动图发现，进行肾动脉下主动脉重建时出现节段性心室壁异常运动者占30%，其中60%发生在主动脉阻断时。主髂动脉闭塞性疾病患者对肾动脉下阻断的血流动力学反应较腹主动脉瘤患者轻，这可能是由于主动脉周围侧支循环丰富。

肾功能及其保护

在主动脉重建手术期间，肾功能的保护十分重要。择期行肾动脉下主动脉血管重建术的患者，急性肾衰竭的发生率接近3%，术后急性肾衰竭相关死亡率超过40%。尽管对这些患者的围术期管理有了显著改善，但在过去的几十年中，急性肾衰竭的高发病率和由此带来的高死亡率状况基本上没有改变。大多数与术后肾衰竭发生有关的疾病实质上并非肾相关疾病。

在主动脉手术中，虽然尿量受到严密监控且经常增加，但术中尿量不能预测术后肾功能，亦不能依靠尿量推测肾灌注是否充分。需行肾动脉上主动脉阻断的手术可使肾血流量急剧减少。有研究报道胸主动脉阻断时肾血流量将减少83%～90%。于肾动脉下阻断主动脉可使肾血管阻力增加75%，肾血流量下降38%，肾内血流再分布到肾皮质。虽然全身的血流动力学变化并不明显，但肾血流动力学已经出现剧烈变化，且变化会持续到主动脉开放后。肾动脉下主动脉阻断期间及后续的肾灌注和肾功能持续恶化是由于肾血管的收缩所致，但其具体的病理生理学机制目前尚不明确。麻醉平面到T_6水平的硬膜外麻醉可以阻滞肾交感神经，但并不能预防和改善肾下主动脉阻断所导致的严重肾灌注和功能损伤。尽管主动脉阻断期间血浆肾素活性增加，但如果在肾下主动脉阻断前用血管紧张素转换酶抑制剂预处理，并不能缓解肾血流量减少和肾小球滤过率降低。另外血浆内皮素、肌红蛋白和前列腺素等介质，也可能与主动脉阻断后肾灌注及肾功功能受损有关。

几乎所有主动脉重建术后的肾功能障碍和衰竭均与急性肾小管坏死有关。术前肾功能不全的程度是预测是否会出现术后肾功能障碍最有效的指标。除了主动脉阻断导致肾血流量减少以外，缺血再灌注损伤、血容量不足、粥样硬化碎片栓塞肾血管以及手术损伤肾动脉均与肾功能障碍有关。

甘露醇、襻利尿剂及多巴胺药物在临床上用于在主动脉手术中保护肾功能。但关于这些药物的使用及其肾保护作用机制存在很大争议。尽管还未被证实，但是普遍认为主动脉阻断前药理保护对肾功能是有益的而被应用。临床上，在主动脉阻断前使用甘露醇 12.5 g/70 kg 诱导渗透性利尿的做法十分普遍。在肾动脉水平以下阻断主动脉时，甘露醇能够增加肾皮质血流，减轻缺血所致的肾血管内皮细胞水肿和血管床充血。甘露醇还可能通过其他机制保护肾，包括清除自由基、减少肾素分泌以及增加肾前列腺素的合成。襻利尿剂和小剂量多巴胺［1～3 μg/（kg · min）］可增加术中肾血流量和尿量以保护肾，减轻由主动脉阻断带来的损害。对术前肾功能不全及需行肾动脉上主动脉阻断的患者常规使用以上药物，同时加强术后对血容量和电解质的监测。由于低血容量及随之带来的肾低灌注，使用襻利尿剂和多巴胺可能有一定损害。此外，多巴胺的正性变力和正性变时作用可能引起心动过速并增加心肌氧耗，对冠状动脉储备不全的患者不利。

甲磺酸非诺多泮是一种选择性多巴胺 1 型受体激动剂，可优先扩张肾和内脏血管床，被认为具有肾保护作用。但该药在预防主动脉手术后肾功能不全的作用上尚不清楚。在需行肾上主动脉阻断的主动脉手术后，他汀类药物的使用与肾功能保护有关[63]。远端缺血预处理能降低开放性主动脉手术后肾损害的发生率[64]。主动脉阻断期间及阻断后最有效的肾功能保护措施是使体循环血流动力学达到最佳状态，包括血容量和血细胞比容的维持，其目标是使前负荷达到足以让左心室能够与主动脉阻断引起的心肌收缩力及后负荷改变相适应，从而维持心输出量。然而采用该措施时，应避免血容量过多，因为在心肌功能储备不足的患者，容量过多会使前负荷过重或导致肺水肿的发生。

治疗策略

既往存在心室功能受损和冠状动脉储备下降的患者对于主动脉阻断对循环系统造成的应激极为敏感。预防主动脉阻断导致的不利影响的合理治疗策略主要包括降低后负荷，维持正常的前负荷及心输出量。可以选择性地应用血管扩张剂、正性和负性变力药物和控制性减容（即放血法）。

对心室功能受损而又必须行腹腔动脉上主动脉阻断患者的治疗及具挑战性。主动脉阻断造成的血流动力学改变会导致心肌缺血，而心肌缺血反映了心肌氧供和氧需失衡。控制性（即缓慢阻断）腹腔动脉上阻断对避免心脏承受急而强的压力极为重要，通常需要降低前后负荷。硝普钠或氯维地平（以扩张小动脉为主）最常用于降低后负荷，进而减轻心脏负荷和降低室壁张力。一项以需行胸段降主动脉阻断的患者为对象的大型临床研究显示，阻断期间应用硝普钠能够稳定的左心室功能。硝普钠可在主动脉开放前维持使血容量充足，进而稳定开放后血流动力学。维持正常的前负荷同样重要，需要仔细调整液体输入量并应用血管扩张药。硝酸甘油增加静脉容量的作用优于硝普钠，因此应用较普遍。

行腹腔动脉上主动脉阻断时，若无明显的左心室功能失代偿和心肌缺血，可允许近端主动脉压达到 120 mmHg。若术中发现主动脉组织脆性高，外科医师会要求降低近端动脉压。阻断部位以下的血流呈与压力相关，血管扩张剂可使压力降低。此时，阻断远端的重要器官和组织灌注压降低，血流量减少。在少数情况下，为了维持足够的心输出量，有时需要应用正性变力药物进行积极干预。

主动脉开放

主动脉开放对血流动力学和代谢的影响见框 56.3。对主动脉开放的血流动力学反应取决于多个因素，包括主动脉阻断的水平、阻断持续时间、是否采用分流支持措施以及血容量状况。低血压是主动脉开放后最常见的血流动力学反应，低血压在腹腔动脉上阻断开放后（图 56.4）尤其严重。主动脉开放后阻断

框 56.3 主动脉开放的生理改变 * 和干预措施

血流动力学变化
↓心肌收缩力
↓动脉压
↑肺动脉压
↓中心静脉压
↓静脉回流
↓心输出量
代谢改变
↑机体总耗氧量
↑乳酸生成
↓混合静脉血氧饱和度
↑前列腺素生成
↑补体激活
↑心肌抑制因子
↓体温
代谢性酸中毒
治疗干预措施
↓吸入性麻醉药的使用
↓扩血管药的使用
↑液体输入
↑血管收缩药的使用
严重低血压者重新阻断主动脉
考虑使用甘露醇
考虑使用碳酸氢钠

* 阻断时间越长，阻断水平越靠近近端则这些改变越明显

远端的组织和器官反应性充血，以及随后的相对中心低血容量是发生低血压的主要机制。主动脉开放后的血流动力学反应可能还与缺血组织中洗脱的血管活性物质和心脏抑制介质，以及一些体液因子有关。这些体液因子和介质也可能与主动脉阻断后器官功能障碍的发生有关。这些因子和介质包括乳酸、肾素-血管紧张素、氧自由基、前列腺素、中性粒细胞、激活的补体、细胞因子及心肌抑制因子[54]。

麻醉管理

术中监测

短时间大量失血是围术期不可忽视的可能并发症。静脉通路通常由一根颈内静脉导管和两根外周静脉导管组成，中心静脉导管的类型和大小可以根据具体情况确定。所有腹主动脉重建术的患者应该常规留置动脉导管。与其他血管操作相似，桡动脉是最常用的穿刺部位，具有部位表浅、容易置管及并发症少的优点。应在另一只手臂绑上无创性测压袖带，以防直接动脉测压导管出现故障。

应对所有的开放性主动脉手术常规放置中心静脉导管，以便进行 CVP 监测和向中心循环直接给药。行肾动脉下腹主动脉重建时，不推荐无选择性地常规放置肺动脉导管。对于心肺功能严重受限或复杂主动脉重建患者推荐放置肺动脉导管。患者的左心室功能和肺功能良好时，CVP 与左心室充盈压之间有很好的相关性。既可以在麻醉诱导前放置有创性监测导管，也可以在诱导后放置。诱导前放置的优点是可以评估患者清醒时（基线值）的心血管状态，以便在诱导前纠正心室充盈和心功能方面的严重异常。

肺动脉导管监测时有选择地行肺动脉导管监测，准确理解所测数据，并采用合理的治疗策略，对于接受复杂主动脉重建术的高危患者来说是有益的。但肺动脉导管监测对高危患者的临床价值尚未确定[65]。过去 20 年里，临床研究的结果中死亡率升高或降低均可观察到。美国国家心肺血液研究院（National Heat，Lung and Blood Institute）以及食品和药品监督管理局（FDA）[66]启动了一项大型前瞻性随机临床研

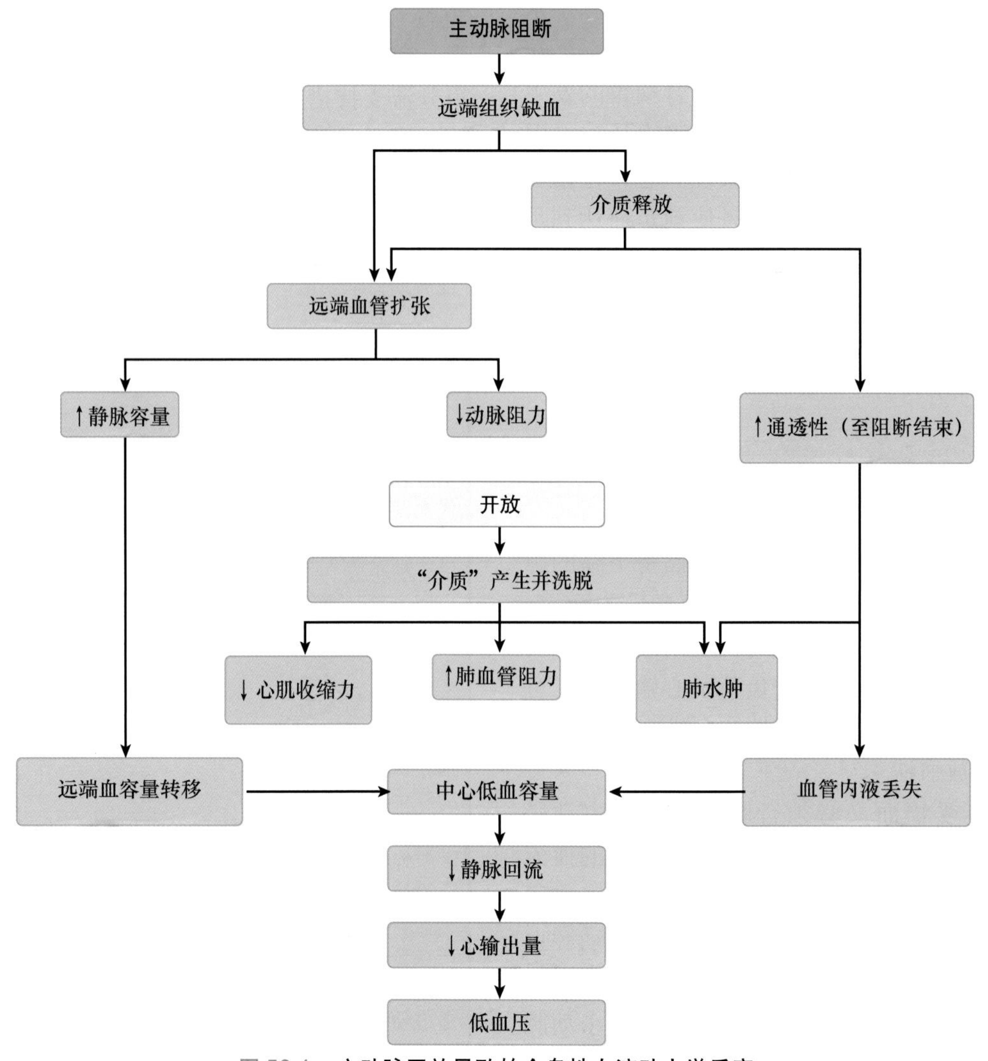

图 56.4 主动脉开放导致的全身性血流动力学反应

究，对两组高危手术患者进行了比较。一组患者接受以肺动脉导管为指导的目标指向疗法，另一组接受无肺动脉导管检测的标准疗法。结果显示放置肺动脉导管没有益处[67]，但亦未发现放置肺动脉导管导致死亡率增加。

经食管超声心动图（transesophageal echocardiography，TEE）已被用于术中评估整体心室功能、指导液体治疗以及监测心肌缺血。行腹腔动脉上主动脉阻断的患者，超声心动图发现心室舒张末期面积显著扩大，且射血分数显著降低，应用扩血管药也不能完全纠正，而肺动脉导管监测通常不能发现这些变化[56]。

目前对腹主动脉重建手术的最佳监测技术尚无定论。关于肺动脉导管或 TEE 监测能否改善预后，现有的临床研究尚不足以给出结论性的答案。任何监测技术的临床实用性最终取决于病例的选择、对检测数据的准确解读以及恰当的治疗干预。

血液回收

术中血液回收广泛用于与同种异体输血相结合，在某些医疗机构已经成为常规。该技术设备昂贵，需要严格的训练和相关的专业技能。一项早期的非随机研究报道，择期主动脉手术时采用血液回收技术后，异体红细胞输注单位数减少了 75%，但后来随机试验得出了相反的结果。进行主动脉手术时常规使用血液回收技术的性价比不高，因此该技术最好仅用于预计会出现大量失血的部分患者。体现该技术最优成本-效益的做法是先进行血液回收贮血槽收集血液，当发生大出血时才启动血液回收全流程。

麻醉药物及技术

多种麻醉技术已成功应用于腹主动脉重建术，包括全身麻醉、区域（硬膜外）麻醉以及联合麻醉技术。复合麻醉技术通常是在全麻的基础上，复合腰段或下胸段硬膜外置管，将局部麻醉药、阿片类药物（更为常见的是将二者联合）以单次注入或连续注入方式注入硬膜外腔。比麻醉药物和麻醉方式的选择更为重要的是维持围术期血流动力学的稳定，保证重要脏器的血流灌注和功能对总体预后的影响[14]。因此针对行腹主动脉重建术的患者选用可以快速而准确地控制血流动力学参数的麻醉技术非常重要。鉴于主动脉重建术患者心脏并发症的高发病率和死亡率，麻醉对心室功能和心肌灌注的影响是最为重要的。全身麻醉的诱导应保持在意识消失、喉镜暴露、气管插管及诱导后各阶段血流动力学稳定。可以应用多种静脉麻醉药（丙泊酚、依托咪酯和硫喷妥钠）。合用短效的强力阿片类药物如芬太尼（3 ～ 5 μg/kg）通常能使诱导期间及随后阶段的血流动力学保持稳定。在气管插管前辅助通气期间，以低浓度吸入挥发性麻醉药作为辅助，可以减轻喉镜暴露及气管插管造成的血流动力学反应。诱导期间应该备有艾司洛尔 10 ～ 25 mg、硝普钠 5 ～ 5 μg、硝酸甘油 50 ～ 100 μg、氯维地平 100 μg 和去氧肾上腺素 50 ～ 100 μg，酌情选用以维持血流动力学稳定。

麻醉维持可以联合应用强效阿片类药物（芬太尼或舒芬太尼）和吸入性麻醉药（七氟烷、地氟烷或异氟烷）（即平衡麻醉）。严重左心室功能不全者可单纯使用阿片类药，但采用平衡麻醉技术可以充分利用强效阿片类药物和吸入性麻醉药的优点，同时还能最大限度地减少其副作用。以阿片类药物或吸入性药物为主时，均可吸入氧化亚氮作为辅助。

各种不同的区域麻醉和镇痛技术已被有效地用于主动脉重建的手术期间及术后。过去的 20 年来，应用区域麻醉和镇痛技术以减少主动脉重建术患者围术期发病率受到关注。关于全身麻醉和联合硬膜外麻醉的益处，以及术后是否持续给予硬膜外镇痛药仍存在争议[13-14, 68-71]。此外，报道可改善预后的研究并没有说明是术中麻醉、术后镇痛，抑或是二者联合的作用。Breslow 等[72]的一项随机试验发现，主动脉手术时硬膜外应用吗啡可以减轻肾上腺素能反应，并减少术后高血压的发生。而另一项大型随机试验发现鞘内应用阿片类药物并未减少非手术并发症的发生[15]。麻醉或镇痛技术对围术期心肌缺血发生率的影响已经受到高度关注。4 项随机试验共观察了接近 450 例主动脉重建术患者，未发现使用硬膜外技术能够降低术前[14, 73]、术中[74]和术后[70]心肌缺血的发生率。另外一些随机试验也表明主动脉手术中应用硬膜外技术并未减少心血管、肺或肾并发症的发生率[13-14, 69-70, 75]。

主动脉手术后治疗时间和强度取决于围术期是否发生生理功能紊乱（即意识状态的抑制、低体温、液体超负荷、切口疼痛、肠梗阻和呼吸抑制），以及一些发生率稍低但严重的术后并发症（即心肌梗死、肺炎、脓毒症、肾衰竭及组织低灌注）。因此住院时间是与所有围术期严重并发症的综合副作用（除院内死亡以外）相关性最强的一项，并且是受麻醉或镇痛技术影响最大的一个参数。已有的随机试验未能证明主动脉手术中使用区域麻醉技术能够缩短住院时间。Norris 等[14]的一项随机临床试验以不同形式将麻醉方法（即全身麻醉或全身麻醉-硬膜外联合麻醉）和术后镇痛措施（即静脉给药患者自控镇痛或硬膜外给药患者自控镇痛）进行组合，比较了在不同的组合下腹主动脉术后患者的住院时间。本研究有两个独特之处：其一，此研究是一个阶乘设计（图 56.5），包括术中麻醉和术后镇痛的所有 4 种组合，并且可能区分哪些是时间因素，哪些是技术因素。其二，此研究采用双盲设计，以避免研究者与医师导致的偏倚。此研究严格遵照预案进行围术期管理，实施标准的术后外科处理并给予最优化的术后疼痛治疗。尽管此研究中总的住院时间（平均 7 天）远远低于已报道的其他研究[13, 68, 70, 75]，但该研究并没有证实麻醉或镇痛技术能够缩短住院时间或直接降低医疗费用（表 56.6）。本研究中术后并发症总的发生率较低，但是各种麻醉方法和镇痛技术之间没有差别。术后疼痛也都得到了很好的控制，不同镇痛治疗组的疼痛评分相近。因此对主动脉手术患者，如果围术期管理和疼痛治疗均能做到最优化，与全身麻醉和静脉给药患者自控镇痛方法相比，硬膜外麻醉和镇痛并没有明显的优势或劣势。

在主动脉重建术时，全身麻醉联合硬膜外局麻药的应用尚存在许多问题，包括主动脉开放时低血压，以及液体和缩血管药的用量增加。对腹腔动脉上阻断的手术，以上副作用可能更为突出，因此医生应尽量避免在此类手术中使用硬膜外局麻药物。在需行腹腔动脉上主动脉阻断的手术中，硬膜外腔可以给予阿片类药物而不是局麻药物。主动脉开放后，在血流动力学及血容量恢复稳定的情况下，再向硬膜外腔注入局麻药物。尽管有在单纯硬膜外麻醉（无全身麻醉）下以逆行腹膜路径行主动脉重建术的报道，但此技术并不被推荐作为常规使用。

当复苏期间出现高血压和心动过速时，应该积极用短效药物予以纠正，如艾司洛尔、硝酸甘油、氯维地平和硝普钠。应在循环恢复和建立充分的器官灌注后再行麻醉苏醒。拔管前必须保证血流动力学、代谢和体温达到稳态，或患者应带气管导管，在控制通气下将其转运至 ICU。

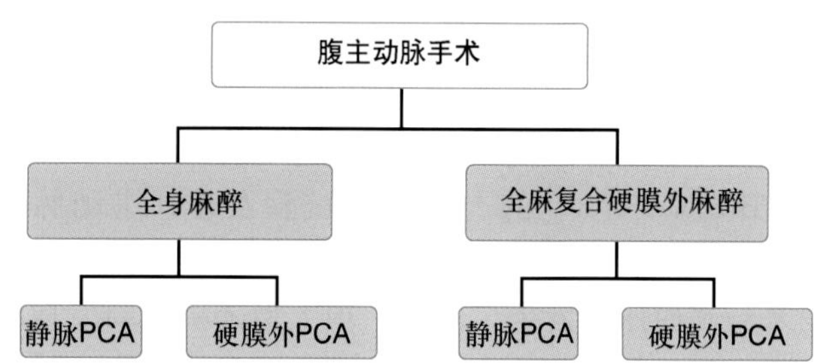

图 56.5　**因素研究设计图示。**设计中包括术中麻醉和术后镇痛的所有 4 种组合，从而能够将时间和不同技术产生的影响分隔开。在对治疗组的数据进行分析时，对术中治疗、术后治疗以及硬膜外镇痛进行的分析，与同一模型下的术中和术后治疗联合评估（因素分析）一样，都是可行的。可对预后的改善是由于术中麻醉、术后镇痛，或二者的共同作用，还是均无关联进行评价。PCA，患者自控镇痛

体温控制

术后低体温会带来许多不利的生理反应，可能会造成预后不良（参见第 80 章）。在切皮前可以通过提高手术室温度、使用加温毯和加热输注的液体维持正常体温。如果手术开始不久就出现严重低体温，使体温恢复正常极为困难。对此类患者需延迟复苏和拔管。手术过程中所有输注的液体和血液制品均应在加热后输注。患者的上半身应覆盖充气加热毯，下半身则不宜加热。原因是加热后可以增加代谢需求，进而加重主动脉阻断远端组织的缺血性损伤。

胸腹主动脉手术

对于麻醉及围术期管理，开放性胸腹主动脉修复术是公认的最具有挑战性的手术。修复术可适用于多

表 56.6　住院时间和直接重症监护治疗病房的医疗费用（随机治疗评估腹主动脉瘤手术后患者出院生存率试验）

	GA-IVPCA	RSGA-IVPCA	GA-EPCA	RSGA-EPCA	总计	*P* 值
病例数	35	36	36	44	151	
住院时间（天）*	7.0（2.2）	8.0（2.8）	7.0（2.0）	7.0（2.8）	7.0（2.2）	0.833†
范围	4～43	5～28	5～20	5～18	4～43	
95% CI	7.0～13.3	7.4～10.2	6.9～8.8	7.6～9.6	7.9～9.7	
直接医疗费用（美元，1997）*						
住院	12 413	13 786（4413）	12 492（3111）	13 767（3900）	12 793（3777）	0.242
内科治疗	10 394	10 288（4538）	9609（3866）	9790（3567）	9934（4072）	0.459
总计	22 674	23 001（6079）	22 182（3914）	22 727（3961）	22 674（4930）	0.851

CI，置信区间；GA-IVPCA，全麻-静脉自控镇痛；RSGA-IVPCA，区域麻醉复合全身麻醉-静脉自控镇痛；GA-EPCA，全身麻醉-硬膜外自控镇痛；RSGA-EPCA，区域麻醉复合全身麻醉-硬膜外自控镇痛。

From Norris EJ，Beattie C，Perler B，et al. Double-masked randomized trial comparing alternate combinations of intraoperative anesthesia and postoperative analgesia in abdominal aortic surgery. Anesthesiology. 2001；95：1054-1067

种病变，包括退行性主动脉瘤、急性和慢性主动脉夹层、壁内血肿、真菌性动脉瘤、假性动脉瘤、穿通性主动脉溃疡、主动脉缩窄以及创伤性主动脉撕裂。自 1955 年首例胸腹主动脉瘤（thoracoabdominal aortic aneurysm，TAA）修复术实施以来，该领域逐渐取得了重大进展。手术死亡率和围术期并发症的发生率显著降低。然而，即使在有大量手术经验的医疗中心，其发病率和死亡率仍然居高不下，尤其是主动脉夹层或破裂的主动脉瘤。为了此类患者的治疗，麻醉科医师必须掌握多方面的知识，如单肺通气、体外循环支持（包括循环暂停）、肾和脊髓保护、人工降温、有创血流动力学监测（包括 TEE）、大量输血以及凝血功能异常的处理。术中管理需要整个团队的共同努力，外科医师、麻醉科医师、灌注师、护理和电生理监测人员之间必须保持密切合作。腔内支架-血管移植修复术在胸段和胸腹段降主动脉病变的应用上也正在迅速发展。如下文所述，随着腔内支架-血管移植修复术在胸主动脉瘤、主动脉夹层和创伤性主动脉撕裂中应用的经验不断积累，对部分患者而言，腔内血管修复术可能是一种有效替代开放修复术的选择。

病因和分型

胸腹主动脉瘤发病的主要原因是粥样硬化退行性病变（占 80%）和慢性主动脉夹层（占 17%）[76]。其他原因有创伤、累及主动脉壁的结缔组织疾病（如马方综合征）、动脉囊性中层退行性变、Takayasu 大动脉炎及梅毒性动脉炎。TAA 的实际发病率尚不明确，但是人群研究提示其发病率远远低于肾动脉下腹主动脉瘤的发病率。退行性 TAA 和夹层型 TAA 的相关危险因子、累及主动脉的程度和自然演变过程均不相同。因此对这两类 TAA 的特征必须有透彻了解才能制订出全面的治疗计划。退行性及夹层型 TAA 实质上都与主动脉血管壁的薄弱有关。尽管不经手术治疗主动脉瘤的自然转归并不一定，但是瘤体通常会进行性扩大，非手术治疗一般预后不佳。随着动脉瘤进行性增大，主动脉自身的营养性血流也会受到影响。即使动脉血压稳定，动脉直径增加也会伴有血管壁张力的增加（LaPlace 定律）。TAA 患者中高血压的发病率较高，高血压也会促进动脉瘤增大。

初诊时，退行性 TAA 和夹层 TAA 中有症状者分别占 57% 和 85%，最常见的主诉是背痛。邻近动脉瘤的器官或组织受压迫可引起其他症状。这两类 TAA 发生主动脉破裂（可作为 TAA 的证明）的概率均为 9%。胸段和腹段主动脉破裂的发生率相当，并且破裂通常发生于动脉瘤直径在 5 cm 以上的患者。当动脉瘤直径超过 6 cm 时，一般建议外科手术修复治疗，但对马方综合征及有主动脉瘤的家族史的患者提倡早期修复。

除了依据病因以外，胸腹主动脉瘤还可根据其解剖部位进行分型。1986 年 Crawford 等[84]发现动脉瘤累及程度与临床结局之间的相关性，于是依据动脉瘤累及主动脉的范围提出了一种分型方法（图 56.6）。Crawford 分型将动脉瘤分为Ⅰ、Ⅱ、Ⅲ和Ⅳ型。此分型适用于各种原因引起的主动脉瘤（退行性和夹层型）。Ⅰ型动脉瘤累及全部或大部分胸段降主动脉，以及腹主动脉上部。Ⅱ型动脉瘤累及全部或大部分胸

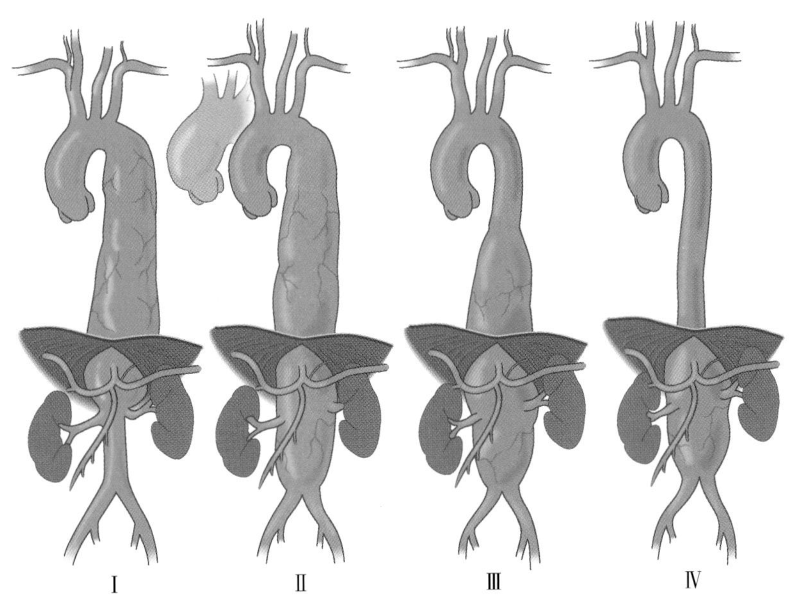

图 56.6　胸腹主动脉瘤 Crawford 分型法。依据解剖部位和累及范围划分：Ⅰ型动脉瘤，累及全部或大部分胸段降主动脉，以及腹主动脉上部。Ⅱ型动脉瘤，累及全部或大部分胸段降主动脉，以及全部或大部分腹主动脉。Ⅲ型动脉瘤，累及胸段降主动脉下段，以及大部分腹主动脉。Ⅳ型动脉瘤，累及全部或大部分腹主动脉，包括内脏节段

段降主动脉，以及全部或大部分腹主动脉。Ⅲ型动脉瘤累及胸段降主动脉下段，以及大部分腹主动脉。Ⅳ型动脉瘤累及全部或大部分腹主动脉，包括内脏节段。由于同时累及主动脉的胸段和腹段，对Ⅱ和Ⅲ型动脉瘤的修复最为困难。Ⅱ型动脉瘤发生截瘫和肾衰竭的风险性最大，因为阻断主动脉会导致脊髓和肾缺血。即使采用体外循环支持，由于供给这些器官的血液来主源于阻断动脉之间，总是有一段无法避免的血流中断时间。因此，采用缺血性损伤的预防措施对于降低发病率极为重要。

无论是否有动脉瘤形成，对主动脉夹层同样也可依据累及主动脉的范围进行分型。应用最为广泛的是 DeBakey 分型法，将主动脉夹层分为Ⅰ、Ⅱ和Ⅲ型（图 56.7）。

Ⅰ型始于升主动脉，并延伸到整个主动脉。通常对本型病变分两次进行修复，首次手术修复升主动脉和主动脉弓，第二次手术处理胸段降主动脉。Ⅱ型动脉瘤的范围限于升主动脉。Ⅰ和Ⅱ型都常常累及主动脉瓣而导致反流，有时还会累及冠状动脉开口。Ⅲ型动脉瘤起始于左锁骨下动脉远侧，延伸到膈肌（Ⅲ A 型），或延伸到主髂动脉分叉部位（Ⅲ B 型）。

另一种常用的主动脉夹层分型系统是 Stanford 分型法。这种方法更简单地将其分为两型：累及升主动脉为 Stanford A 型，不累及升主动脉的则为 Stanford B 型。主动脉夹层还可根据发病时间分型，发病 2 周以内者为急性，发病超过 2 周以上者为慢性。发病时间

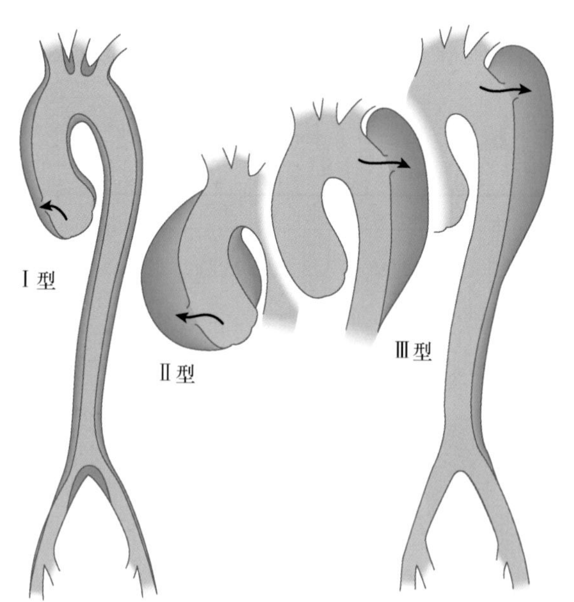

图 56.7　主动脉夹层 DeBakey 分型法。Ⅰ型自升主动脉内膜撕裂，主动脉夹层向下延伸到整个主动脉；Ⅱ型自升主动脉内膜撕裂，主动脉夹层仅限于升主动脉；Ⅲ型自胸降主动脉近端内膜撕裂，主动脉夹层仅限于胸主动脉（Ⅲ A 型），或延伸到腹主动脉或主髂动脉分叉部位（Ⅲ B 型）

分型对判断死亡率有显著意义，急性期死亡率远远高于慢性期。

累及升主动脉的急性主动脉夹层（DeBakey Ⅰ型和Ⅱ型、Stanford A 型）属于外科急症，需要立即进行心脏外科修补（参见第 54 章）。大多累及降主动脉的急性主动脉夹层（DeBakey Ⅲ型、Stanford B 型）通常采取保守治疗（即控制血压、心率和镇痛）。因为就病情稳定的患者而言，与内科或介入治疗相比，外科手术修补不具有明显的优势。如有以下情况可能应早期进行外科治疗：动脉瘤形成、有破裂风险、发生下肢或内脏缺血，以及对内科治疗反应不佳。在慢性主动夹层患者中，20% ～ 40% 的患者会在胸段降主动脉或胸腹主动脉发展为显著的瘤样扩张。

发病率和死亡率

尽管外科和麻醉技术均有巨大进步，开放性 TAA 修复术的死亡率和并发症发生率仍然很高。行全胸腹主动脉（Crawford Ⅱ型）置换的患者在围术期的风险最高。据一些大型医疗机构报道，目前的死亡率为 5% ～ 14%，而全州及全美国的死亡率可能更高（约为 20%）。围术期死亡率可能使得 TAA 修复术有关风险被低估。一个大样本全州范围的调查显示，选择性 TAA 修复术的 30 天死亡率为 19%，365 天死亡率为 31%[77]。

对患者行 TAA 外科修复术后截瘫或下肢轻瘫的发生率为 3.8% ～ 40%，其发生率与多种复杂因素有关，包括动脉瘤的解剖部位、主动脉阻断的时间、保护措施的应用、剥脱的程度以及动脉瘤是否发生破裂。对广泛剥脱的 TAA 行修复手术导致神经系统功能障碍的风险性最高。一项以连续的 210 例开放性 TAA 修复术患者为对象的研究报告称其中 3 例患者发生截瘫，2 例发生暂时性下肢轻瘫，神经系统功能障碍的总发生率为 2.4%（其中永久性障碍占 1.4%）[78]。肾衰竭的发病率为 3% ～ 30%，影响发病率的因素与前面所述相似。TAA 修复术后患者中大约 6% 需要进行透析，而透析与高死亡率有关（30% ～ 60%）。约 7% 的患者发生胃肠道并发症，并有接近 40% 的死亡率。此外，肺部并发症是 TAA 修复术后最常见的并发症，术后肺功能不全的发病率接近 50%，8% ～ 14% 的患者需要行气管切开。与所有其他血管外科手术一样，心脏并发症十分常见，也是围术期首要的死亡原因。通常开放性单独降主动脉置换术的围术期死亡率和主要并发症发生率较 TAA 修复术低。

术前准备和监测

对开放性 TAA 手术修复须进行详尽的术前评估并制订周密的方案。合并存在心肺疾病的评估和处理在本章前一部分已做讨论。手术前一日，麻醉科医师和血管外科医师至少应该就以下问题进行讨论：动脉瘤的范围和拟采用的手术修复方式，对主动脉阻断远端如何灌注，脊髓缺血的监测，肾和脊髓保护，血流动力学监测和通气策略。根据降主动脉中主动脉疾病的程度和位置，决定是否使用左心转流术。

TAA 修复术中可能出现大量失血。笔者常规在手术期间准备压缩红细胞和已解冻的新鲜冰冻血浆各 10 单位，血小板若干以备随时取用，并确保需要更多的血液制品时可随时获得。

留置大孔径的静脉通路极为重要，尤其对计划行部分体外转流者（与完全转流不同），因为灌注师很难或不可能通过局部的紧闭转流环路进行补液或输血。快速输液系统（rapid infuser system，RIS）可以保证以 1500 ml/min 的速率输注血液制品，并将温度控制在 37 ～ 38℃。对近端胸降主动脉瘤患者，应取右侧桡动脉穿刺置管，因为有可能在靠近左锁骨下动脉处行主动脉阻断，从而导致左上肢血流被阻断。当采用远端灌注措施时，还可对阻断远端动脉血压进行监测。可以在右股动脉穿刺置管，或者由手术医师将导管直接置入股动脉或阻断远端主动脉。在主动脉阻断水平高、下半身部分的灌注由分流或体外循环提供时，远端动脉压监测有助于了解肾、脊髓和肠系膜循环的灌注压。桡动脉和股动脉的压力应该同时显示在麻醉医师的监视器上，并且也能让手术医师和灌注师同时看到。TAA 手术修复时常规进行 TEE 监测（参见第 37 章）。接受过正规训练的人员可以通过 TEE 来评估左心室舒张末期容积、心肌缺血和膜瓣功能。动脉瘤的大小及范围也可能通过此手段来明确。

应对拟行单肺通气的患者放置双腔气管导管（参见第 53 章）。单肺通气能够提供最佳的手术视野，并减少左肺回缩的相关损伤。手术结束时，若有可能应将双腔导管更换为单腔导管，这样有助于在 ICU 进行气道管理，并减少术后脱机期间的气道阻力。许多中心使用体感诱发电位（somatosensory evoked potential，SSEP）或运动诱发电位（motor evoked potential，MEP）进行电生理检测以监测脊髓缺血（参见第 39 章）。这些监测技术有助于识别为脊髓供血的重要肋间动脉以及确认主动脉移植物的成功植入。一旦发现脊髓缺血，通常需要改变阻断的位置，提高上半身或下半身的血压，以通过侧支循环增加脊髓的血流灌注，或采取其他脊髓保护措施（即脑脊液引流、控制性低温或鞘内用药），这些技术会在后面讨论。进行 TAA 修复术时应用 SSEP 监测普遍有三个问题：第一，由于是感觉电位监测，更容易检测出与感觉有关的脊髓侧索和后索缺血，而对传导运动的脊髓前索缺血不敏感。因此尽管 SSEP 数值正常，也有发生截瘫的可能性；第二，吸入性麻醉药和低温对 SSEP 信号有严重干扰；第三，缺血可影响外周神经功能，下肢缺血使来自常用刺激部位（如胫后神经）的信号传导延迟。为了排除外周神经的影响，通过对留置于腰段硬膜外腔的电极进行脊髓刺激，与单用外周监测相比，对发现脊髓缺血可能更有特异性。采用阻断远端灌注技术可以避免下肢和外周神经缺血。为了避免左侧股动脉逆向灌注导管插入处血流受阻而导致下肢缺血，有些外科医师会在股动脉上缝合一个直径较小的人造血管（端-侧吻合）用于插入灌注导管，以保证正反两个方向的血流灌注。一项关于 TAA 修复术的大型前瞻性研究显示，SSEP 应用的限制性是神经学预后未能改善的原因。经颅 MEP 技术已经成功地被用于对脊髓前索的监测。该技术相对简单，可以看做是脑和脊髓的“四个成串”（train-of-four）刺激。对运动皮质的电刺激使 α 运动神经元激活，下肢肌肉便可获得诱发的肌电图反应。只有肌电反应才能特异性地反映脊髓前角灰质运动神经元的状态。将双极记录针放在腘窝处（即腘神经），在腓肠肌与胫前肌上放置双面电极。在腘窝放置刺激针是为了监测肌肉的直接反应和神经肌肉阻滞的平面。行主动脉阻断时每分钟监测一次 MEP。若 MEP 波幅降至低于基线的 25% 时，提示脊髓缺血，需采取纠正措施。因为不需要进行信号叠加处理，一旦发生缺血，脊髓前角细胞几乎立即丧失功能，所以该项技术能够迅速确定供应脊髓的肋间动脉。另外，可以应用这项技术评估阻断远端的动脉灌注以及对再植起关键作用的肋间动脉的通畅情况。此方法须精确调节短效神经肌肉阻滞剂的剂量以维持稳定的肌肉松弛状态，如神经肌肉完全阻滞，则无法进行 MEP 监测。异氟烷、地氟烷、七氟烷和氧化亚氮均能抑制突触传导，并显著降低肌源性 MEP 波幅。尽管刺激技术的改进使应用吸入性麻醉药时的监测效果得到了改善，但全凭静脉麻醉仍是最佳选择。芬太尼和氯胺酮对肌源性 MEP 几乎无影响，两种药物可作为联合用药用于采用 MEP 监测的病例[78]。在本组 210 例连续病例中，所报道的神经障碍的发生率是最低的，仅为 2.4%，永久性截瘫仅为 1.4%[78]。使用体外循环时应该同时监测中心温度和外周温度，以便评估降温和升温。然而体温监测在完全体外循环和部分体外循环下差别是很大的。完全体外循环是通过升主动脉进行灌注，通常上半身的中心体温（即鼻咽和食管）下降和升高最为迅速，而下半身体温的变化较为缓慢。部分体外循环时情形恰好相反，此时旁路的血液返回到股动脉，下半身（直肠和膀胱）的温度变化早于上半身。了解以上差别对于准确控制体温非常重要，因为降温和升温的终点是使滞后变化的温度到达目标温度。

麻醉管理

单纯主动脉阻断

降主动脉和胸腹段主动脉手术也可不在体外循环下进行（即左心旁路或心肺旁路）。“夹闭和缝合”技术已显示出相对良好的结果，但是这些病例来自一些经验丰富的医疗中心，其阻断时间也是最短的。支持该技术的人多是看重其简洁性。然而应该将该技术可避免复杂体外循环及并发症的优点与重要器官发生缺血性损伤，肾衰竭及截瘫并发症的风险相权衡。除了动脉瘤的部位和范围，主动脉阻断时间是使用夹闭和缝合技术时是否发生截瘫和肾衰竭最重要的独立决定因素。随着阻断时间的延长，需要一些辅助方法来防止终末器官出现缺血并发症，包括硬膜外降温以保护脊髓，局部降温以保护肾脏，肠系膜分流术以减少内脏缺血，但上述方法均缺乏足够的临床证据。

采用单纯夹闭和缝合技术时，主动脉阻断会导致显著的近端高血压，此时需要进行积极的药物治疗。处理方法在腹主动脉重建术一节已有讨论。

左心转流

当压力足够维持器官灌注，通过使用逆行主动脉远端灌注来维持下半身灌注，可减少缺血性损伤并改善预后。主动脉远端灌注最简单的方法是被动运输或旁路分流。肝素涂层的 Gott 旁路可将血流从左心室或近端降主动脉引流到远端主动脉。该管道是为了避免全身肝素化而专门开发的。一些中心则安放临时的腋-股动脉转流管用作主动脉阻断时的分流。部分旁路又称左心旁路或左心房-股动脉旁路，是最常用的远端主动脉灌注技术（图 56.8）。该技术可以对血流进行调节，通常将血液从左心房引出，再使其流回左股动脉，该技术需使用离心泵（Bionedicus，Eden Prairie，MN），但由于使用的管道为肝素涂层故不需要行全身肝素化。部分转流使用的肝素常规用量是 100 u/kg。此外由于仅有左心血流经过旁路，故不需要体外氧合器。在回路中安放热交换器以控制血液温度的升降是一项有益的措施，但并非必需措施。左心旁路转流的插管方式多种多样，可以在主动脉弓或胸降主动脉近端插管来代替左心房插管，可以使主动脉阻断时左心室后负荷的升高得到缓解。行左心房插管时，左心室前负荷降低，心输出量也会减少。无论采用哪种环路，均能使阻断近端的高血压得到控制，心室做功减少，并保障阻断远端的血流灌注。当联合应用低温（30℃）和心房插管转流时，近 15% 的患者会出现新发心房颤动。尽管多数患者在复温后可恢复窦性心律，但仍然可能需要进行直接的心脏复律。

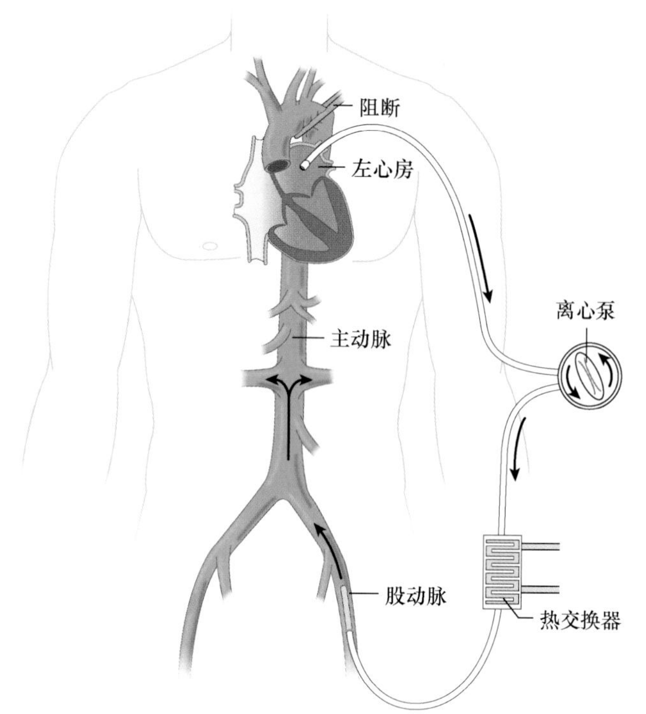

图 56.8 **左心房-股动脉旁路示意图。**左心房和左股动脉插管，通过肝素涂层管道连接离心泵构成环路。可能会在环路中加入热交换器以便降温和复温

行左心转流时，需密切监测主动脉阻断近端和远端的动脉血压，并精准调节血容量、旁路泵的流量并应用血管活性药来达到目标血压。术中外科医师、麻醉医师与灌注师之间必须保持不断的交流和合作。在近端主动脉阻断时我们一般按心输出量的 50% 设定初始泵流量，然后逐渐调整流量以达到近端及远端目标血压，这一阶段较少使用扩血管药物。由于没有重要器官缺血，手术医师可以从容地完成近端吻合。随着阻断时间延长，可在对泵流量做微小调整的情况下行肋间动脉重建。当行内脏动脉和肾动脉吻合时，泵流量明显降低。此时仅有下肢得到灌注。此时可实施中度低温（32℃），以保护重要器官的功能。在完成远端吻合后，增加泵流并主动将患者体温恢复到 37℃。

深低温停循环

进行累及主动脉弓的复杂动脉瘤手术时，由于术中脑血流会有短暂的中断，必须采用选择性心肺转流术，并兼以深低温（15℃）停循环（deep hypothermic circulatory arrest，DHCA）(参见第 54 章)。可以采用股动脉和股静脉插管方式形成旁路（即股-股转流）。在 DHCA 期间，一些中心也采用正向（无名动脉）或逆向（颈内静脉）灌流的方法，选择性地向脑部灌注冷的氧合血液，以延长停循环的最大安全时限。未采用选择性脑灌注时 DHCA 的安全时限为 45 ～ 60 min，采用此技术时安全时限则延长至 90 min。当在胸或胸腹主动脉修复术中无法行近端主动脉阻断时，无论主动脉疾病的位置、范围和严重程度如何，都必须行 DHCA，此种情况常见于既往有主动脉弓修复术病史的患者。既往手术史患者主动脉弓处易形成粘连和瘢痕，从而使 TAA 修复时近端主动脉阻断十分困难，甚至无法进行。DHCA 下手术不需要行近端主动脉阻断，并且可为近端主动脉吻合提供无血的手术野。一些医学中心主张常规在复杂主动脉重建术中采用 DHCA，以更好地保护终末器官和脊髓功能。这种潜在的优势必须与心肺转流延长以及循环停止时间所致的风险进行权衡。在 DHCA 下完成近端主动脉吻合和肋间动脉-移植物吻合后，应对移植物进行插管，从而在上半部形成旁路循环。经过低温和低流量转流阶段，主动脉远端吻合得以完成，之后开始进行复温。

麻醉技术

对于 TAA 修复术，没有单一的最佳麻醉技术可言。通常联合应用阿片类药、小剂量强效吸入麻醉药、苯二氮䓬类及肌松剂进行平衡麻醉。如果采用经颅 MEP 监测，则全凭静脉麻醉为最优选择。麻醉诱导过程应该缓慢而可控。由于急性应激可能导致动脉瘤破裂，故应当避免血压升高。由于心肌缺血与心率有关，故心率不应高于基础水平。应该在 ICU 中待血流动力学及代谢均得以稳定后，才能拔除气管导管。术后镇痛方案也应集中于疼痛的控制及血流动力学的稳定。

脊髓缺血及保护

截瘫是主动脉手术中极为严重的并发症。据报道，截瘫在主动脉缩窄修补术中的发生率为 0.5% ～ 1.5%，在胸主动脉瘤修补术中的发生率为 0% ～ 10%，在胸腹主动脉瘤修补术中的发生率为 10% ～ 20%，在广泛的夹层性 TAA 修复术中的发生率则高达 40%。脊髓的供血来自两根脊髓后动脉（约为 25%）和一根脊髓前动脉（约为 75%）(图 56.9)。脊髓后动脉接受来自小脑后下动脉、椎动脉和根动脉后支的血液，为脊髓感觉束供血。脊髓前动脉由椎动脉颅内部分的两条分支构成，向脊髓的运动束供血。脊髓上颈段的大部分血液来自椎动脉。脊椎前动脉胸段部分的血液由根动脉前支供应（根动脉在颈段有 1 ～ 2 根，胸段有 2 ～ 3 根，腰段也有 1 ～ 2 根）。最大的根动脉称为大根动脉（great radicular artery，GRA） 或 Adamkiewicz 动脉（AKA）。脊髓下 2/3 的血供主要来自 AKA。AKA 的来源节段多变（T_5 ～ L_5），但在 75% 的人群中位于 T_9 与 T_{12} 之间。AKA 起源的多变解释了即使行肾动脉下主动脉瘤修复术，截瘫的发生率也有 0.25% 的原因。目前在 TAA 修复期间脊髓供血广泛受到影响的原因尚不明确。

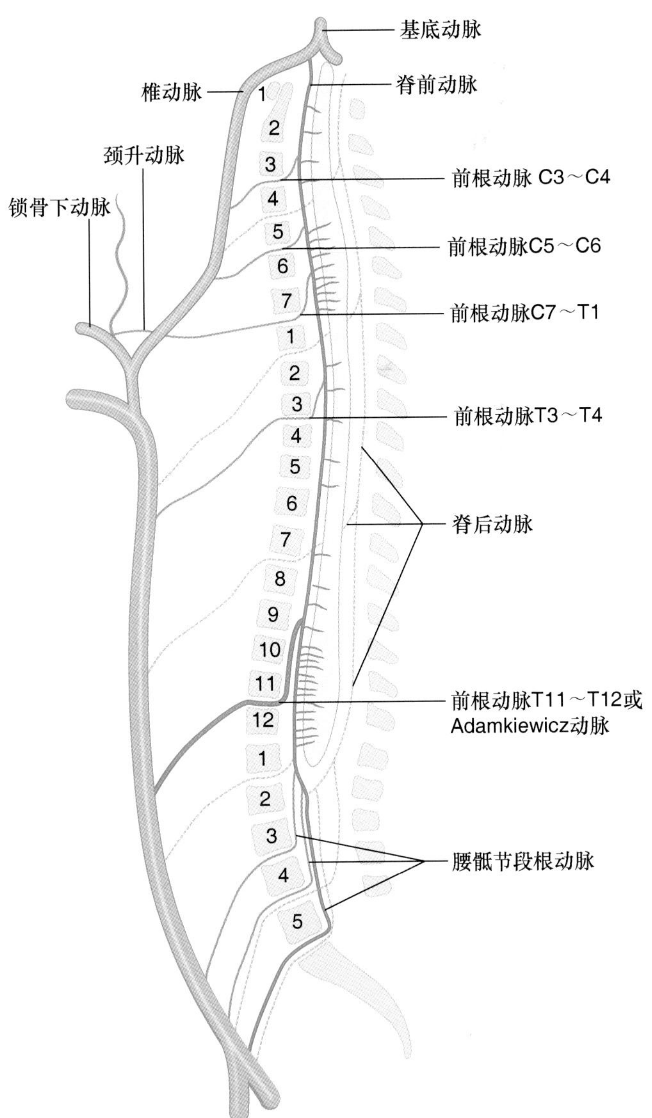

图 56.9　脊髓血供图，显示脊髓根动脉前后分支的侧面观。胸腰段脊髓的主要血供来自大根动脉，即 Adamkiewicz 动脉，其发源部位有变异，通常在 T_9 与 T_{12} 之间自主动脉发出

许多方法可用于预防脊髓的缺血性损害。利用体外循环支持灌注远端主动脉可以减少偏瘫的发生。当预期阻断时间超过 30 min 时，任何远端旁路技术均可能有益，但是若阻断时间短于 20 min，则旁路技术可能并无益处。行 TAA 修复术时常采用脑脊液引流的方法改善脊髓灌注，并且常常与主动脉远心端灌注联合使用。脊髓灌注压的定义为：远端平均主动脉压减去脑脊液压力或中心静脉压中的高值。脊髓血流的自主调节功能与大脑相似，灌注压在 50 ～ 125 mmHg 时其血流相对恒定。发生缺氧或高碳酸血症时自主调节功能丧失，血流量则与灌注压呈线性相关。因此即使灌注压极低，仍然可以保留充足的脊髓血流灌注。胸主动脉阻断时脑脊液压通常升高 10 ～ 15 mmHg，因此脑脊液引流极为重要。脑脊液压力升高会导致脊髓灌注压降低，从而增加脊髓缺血损伤的可能性。

尽管动物研究证实脑脊液引流对脊髓有保护作用，但是临床中对该措施仍存在争议。一项随机试验报道应用脑脊液引流使截瘫的发生率降低，但另一项研究却认为脑脊液引流并无益处。绝大多数支持脑脊液引流的报道来自非随机性回顾性队列研究，这些研究中除脑脊液引流术外还联合应用了其他措施，例如罂粟碱鞘内注射和低温部分旁路技术。Coseli 等[79]的试验提供了支持脑脊液引流有效的最有力的证据：他们进行了一项前瞻性随机试验，来评估脑脊液引流对 Crawford Ⅰ型和Ⅱ型 TAA 修复术后患者脊髓损伤的影响。脑脊液引流使术后脊髓损伤的相对风险降低了 80%。对照组 9 例（13%）患者发生截瘫或下肢轻瘫，而脑脊液引流组仅出现 2 例（2.6%）。两组均采取了左心旁路技术、中度肝素化、耐受性轻度低温，以及特定的肋间或腰动脉血管重建。脑脊液压力的目标值为 10 mmHg。脑脊液引流还可逆转开放性或血管内 TAA 修复术[80]后的迟发性神经功能障碍。

尽管在 TAA 修复术中脑脊液引流术被普遍采用，但也存在风险。潜在的并发症包括头痛、脑膜炎、慢性脑脊液渗漏、脊髓和硬膜外血肿以及硬膜下血肿。如手术后出现任何下肢神经功能损害，均应该考虑到椎管内病变的可能性。一项包含 230 例 TAA 修复术时采用脑脊液引流患者的回顾性分析报告了 8 例（3.5%）硬膜下血肿[81]。大量脑脊液引流被确定是硬膜下血肿发生的风险因素，6 例患者在住院期间发现硬膜下血肿，其死亡率为 67%。另外 2 例出现迟发性血肿，对他们均进行了硬膜补片以控制慢性脑脊液渗漏。

低温可能是针对缺血性损伤最可靠的神经保护措施。体温每降低 1℃，能够减少 5% 的氧需求。即使采用浅低温（34℃），也可使对主动脉阻断的耐受时间延长 2 倍。由于代谢率降低与温度呈线性相关，故中度或深度低温的保护作用更强。无论全身性低温还是脊髓局部降温均是有益的。完全性体外循环（有或无 DHCA）和部分体外循环均可以达到全身性降温的目的。通过左心房-股动脉转流降温到 30 ～ 32℃，并结合脑脊液引流技术，在 20 例平均阻断时间相对较长（约 70 min）的患者中没有发现持续的神经系统后遗症。在动物模型中，经 AKA 灌注预冷血液或晶体液对脊髓进行局部降温能够对缺血脊髓提供显著的保护作用。在人类，以 4℃盐水进行硬膜外腔输注实施局部冷却也是有益的。即使不采用主动性降温措施，行 TAA 手术时使患者被动降温到 33 ～ 34℃也有好处，被动降温措施的难点在于手术修复完成后如何复温。最简单的措施是在患者的上肢覆盖充气式温毯。但对下肢不能采取主动复温措施，因为缺血组织温度升高会增加代谢需求，从而加重代谢性酸中毒和缺血损伤。

多种药物被研究用于降低脊髓缺血性损伤的发生率。其中巴比妥类药物能够提供显著的保护作用。糖皮质激素对犬能够提供保护作用，但是人类只有在同时采用脑脊液引流时才有益处。钙通道阻滞剂对脊髓缺血的保护作用还没有一致的结果。N- 甲基 -D- 天冬氨酸（N-methyl-D-aspartate，NMDA）受体拮抗剂也成为研究关注的对象，因为缺血性损伤与兴奋性氨基酸（尤其是谷氨酸）水平升高有关，因其会导致钙离子通透性增加并增加细胞内钙的浓度。右啡烷（dextrorphan）（一种非竞争性的 NMDA 受体拮抗剂）对脊髓缺血可能有保护作用。镁也是一种 NMDA 受体拮抗剂，在大鼠和犬模型中进行鞘内注射可以促进脊髓缺血的恢复。纳洛酮在人外伤性脊髓损伤及兔缺血性脊髓损伤模型中均显示出保护作用，在 TAA 修复术患者中，联合应用纳洛酮及脑脊液引流技术也显示出保护作用。术前脊髓血管造影已用于接受 TAA 修复术的患者。实施脊髓血管造影这种高侵入性检查的目的在于确认为 AKA 供血的肋间动脉，以便在手术中再植这些动脉从而预防脊髓缺血。当选择性肋间动脉造影显示某个肋间动脉分支向头侧形成一个发卡样回旋后返回椎管，并为脊髓中央的纵向动脉供血（即脊髓前动脉），便可确认该肋间动脉为 AKA 的来源（图 56.10）。43% ～ 86% 的患者，可以通过传统的血管造影辨认 AKA。有报道称计算机断层血管造影（computed tomographic angiography，CTA）及磁共振血流成像术（magnetic resonance angiography，MRA）对 AKA 定位的准确性更高，后者几乎可达 100%[83]。

为 AKA 供血的肋间动脉再植的重要性并未被广

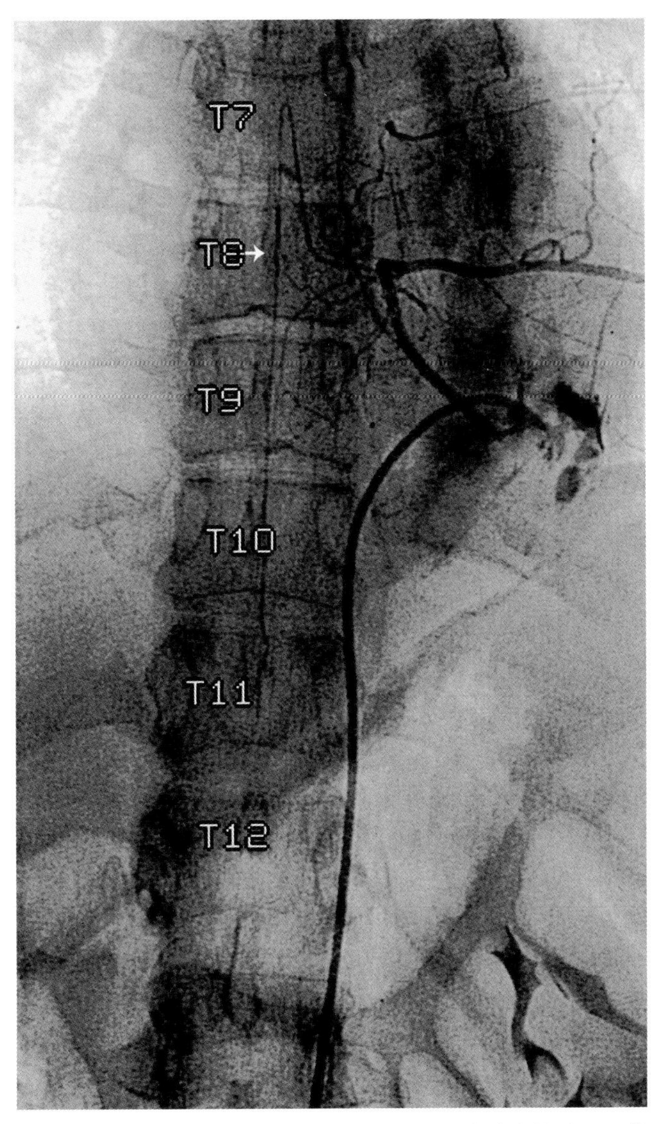

图 56.10 一例广泛变性型胸腹主动脉瘤的脊髓血管造影。将造影剂选择性注入位于 T_8（箭头处）水平的肋间动脉，显示大根动脉（GRA）和广泛的侧支循环

泛接受。即使接受了 AKA 定位及再植的患者，脊髓损伤也并非能完全避免。一些研究人员认为，术前 AKA 定位对 TAA 修复术后神经系统的预后几乎没有影响。报道称[84]术前脊髓血管造影未能改善总体神经系统的预后，但是能为动脉瘤类型、AKA 的确认及神经系统的预后提供重要信息。在一组行手术修复治疗的广泛退行性动脉瘤患者中，对 AKA 进行了确认的 45 例患者均未发生脊髓损伤，而未对 AKA 进行确认的 81 例患者中有 10 例发生脊髓损伤（12%）。相反，对慢性扩张性主动脉夹层 20 例术前经过 AKA 确认者中有 3 例术后发生脊髓损伤（15%），而在 49 例没有进行 AKA 确认者中，仅 3 例发生脊髓损伤（6%）。研究者认为退行性动脉瘤患者发生附壁血栓导致许多肋间动脉堵塞，倾向于形成广泛的脊柱旁侧支循环（图 56.10），确认 AKA 并集中进行血管重建便可获得成功。但慢性夹层患者绝大多数肋间动脉是通畅的，侧支循环形成不良时，仅对 1 或 2 根肋间动脉实施血管重建并不足以为脊髓提供充分的血液灌注。有临床研究支持该侧支血供的概念，该研究发现在大多数行 TAA 修复术的患者术中阻断供应 AKA 的节段并不会造成严重的脊髓缺血[83]，说明一定有独立于 AKA 的足够维持脊髓完整功能的侧支血供存在。

TAA 修复术后常常会出现迟发性神经功能缺陷[85]。在一项样本量为 2368 例 TAA 修复术患者的研究中，93 例（3.9%）患者发生术后截瘫或下肢轻瘫，其中 34 例（37%）最初脊髓功能完整，但随后出现功能缺陷[86]。术前肾功能不全、急性夹层及Ⅱ型 TAA 是迟发性神经系统缺陷的重要预警因素。术后低血压和脑脊液引流障碍可能在这些缺陷的发展中起重要作用。保持最佳血压并维持脑脊液引流常常可以使神经系统缺陷得以恢复。

肾缺血及保护

TAA 术后的肾衰竭常由以下因素导致：术前并存肾功能障碍、阻断时缺血性损伤、血栓形成或栓塞发生影响肾血流，以及低血容量和低血压。即使在临床经验最丰富的医疗中心，仍然有接近 6% 的患者需要行术后透析，其相关死亡率也居高不下。术前肾功能不全是出现术后肾衰竭最根本的因素。对“夹闭和缝合”技术而言，主动脉阻断时间是非常重要的因素。逆行远端主动脉灌注术被广泛用于主动脉阻断期间的肾保护。充足的旁路流量和动脉血压对肾功能的维持至关重要。全身及局部降温可以通过减少氧需来保护缺血期的肾。一些中心提倡在远端 TAA（TAA Ⅲ型和Ⅳ型）手术中采用 DHCA 治疗来保护肾功能。应用药物保护肾功能尚有争议，阻断常使用 12.5 ~ 25 g/70 kg 甘露醇。缺血性动物模型研究发现甘露醇能够改善肾皮质血流及肾小球滤过率，同时可减轻内皮细胞肿胀，还有渗透性利尿作用。有动物实验证据显示，甘露醇还具有清除自由基的作用，进而对肾缺血起保护作用。也可以应用襻利尿剂，但动物实验中其效果不及甘露醇。临床研究显示，预防性应用襻利尿剂并未改善预后，也未降低术后急性肾衰竭患者的透析需求。小剂量多巴胺［1 ~ 3 μg/（kg · min）］能够扩张肾血管，增加肾血流量和尿量，尽管这些作用有益，但多巴胺是否对缺血期的肾具有保护作用还不清楚。甲磺酸培诺多泮（fenoldopam mesylate）是一种选择性多巴胺 1 型受体激动剂，优先扩张肾和内脏血管床，也有一定的神经保护作用，但目前没有证据支持其常规使用。

目前对 TAA 手术患者肾保护的最佳策略包括低

体温、应用甘露醇、预防低血压，以及肾低灌注。

凝血功能和代谢功能的管理

凝血功能障碍是 TAA 修复手术常见的并发症。当大量输血而使患者的全身血液被替换后，可能因为血小板缺乏而发生稀释性凝血障碍（参见第 49 章和第 50 章）。当输血量达到 1 ～ 2 个全身血容量时，凝血因子被稀释，从而会增加出血风险。其他引起凝血异常的因素包括肝素的残余，肝缺血导致凝血因子生成障碍，以及转流结束后体温持续低下。早期使用新鲜冰冻血浆和血小板常可以避免严重的凝血障碍发生。应该经常检测凝血酶原时间、部分凝血活酶时间、纤维蛋白原水平和血小板计数。也可以使用床旁血栓弹力图（TEG 或 ROTEM）。有时需应用冷沉淀来纠正凝血障碍，尤其是在凝血酶原时间和部分凝血活酶时间延长、血容量过多而不能输注大量新鲜冰冻血浆时。经过以上措施仍然不能改善凝血功能时，可用氨基己酸进行抗纤溶治疗，还可以应用去氨加压素以增加循环中的 von Willebrand 因子和Ⅷ因子。体外转流停止前应该使体温恢复到正常，此后应采取提高环境温度并在上肢覆盖充气式温毯以保持体温正常。

应经常检测动脉血气及电解质水平，积极纠正高钾血症，特别是少尿或无尿的患者。氯化钙、碳酸氢钠、胰岛素和葡萄糖是针对高钾血症最基本的急救药物。

主动脉腔内修复术

主动脉腔内修复（EVAR）历史

首例 EVAR 是由乌克兰外科医生 Nicholas Volodos 博士和同事实施并报告。1987 年 3 月 24 日，他们对创伤后的胸主动脉假性动脉瘤进行了世界上首次人类血管内修复，患者在植入支架移植物 18 年仍然存活，并且没有任何与支架相关的并发症。但由于冷战时期铁幕的影响，该报道未能在全球范围内传播，而是于 1988 年首次以俄语出版[87]。

1990 年 9 月 7 日，阿根廷外科医生胡安 · 帕罗迪（Juan Parodi）和阿根廷放射科医生朱利奥 · 帕尔玛兹（Julio Palmaz）及其同事在西方世界首次成功进行了 EVAR。Parodi 在获得了对人类进行病例治疗许可前，用有限的资金对狗进行了多年的支架试验，人类病例治疗许可的条件是患者必须已被至少两个中心拒绝治疗。1990 年，他接到阿根廷总统打来的电话，要求为他患有主动脉瘤和严重 COPD 的表哥使用该技术，这成为 Parodi 第一个成功的 EVAR。术后三个月，患者并发远端内漏，并使用单分支型的主动脉内膜支架，对对侧髂总动脉夹闭和股骨搭桥术。该患者存活了 9 年后因胰腺癌去世[88]。

对于所有类型的主动脉疾病，血管内技术均是可行性最高的治疗选择，并且是通过腔内装置辅助治疗 AAA 的完美选择（图 56.11）[89]。血管内移植已用于多种类型的创伤性损伤、动脉瘤破裂、主动脉夹层以及胸腹和胸主动脉疾病。EVAR 由于其侵入性较小，围术期死亡率和发病率低，住院时间短，被认为是 AAA 患者的主要治疗选择[90]。

支架型移植物的发展

血管内技术始于 20 世纪 60 年代末，从开始实验性地用于治疗动脉疾病逐渐发展进步最终使 EVAR 成为修复 AAA 的最常用技术。二十多年前，Parodi 及其同事报道了 AAA 的首次血管内修复术[91]。当时 AAAs 内移植物被用于行开放型 AAA 修复术高风险的患者。在对过去 20 年中 EVAR 的发展进行分析和详细比较后，研究人员证实了在操作过程、结局和效率方面的巨大成功。移植物由模块化的合成纤维分叉装置组成，该装置可通过导管进入人体。在成功治疗降主动脉的血管内修复之后，血管内支架对于肾下主动脉疾病的治疗也获得了巨大的成功。1994 年，Dake 等[92]首次报道了带支架的人造血管在胸降主动脉瘤治疗中的应用。他们在 13 名患者中使用特制的自扩型支架移植物，其成功率为 100%，也因此 FDA 于 2005 年批准了支架内移植物的使用。自此，FDA 陆续批准了许多其他用于多种主动脉疾病的支架植入装置，例如创伤横断性损伤、主动脉瘤破裂、穿通性溃疡、夹层和动脉瘤。2012 年，FDA 批准了带孔的覆膜支架，用于通过血管内机制改善肾旁和近肾主动脉瘤[93]。这种移植物的开口容易与主动脉切开口对齐，有助于隔绝动脉瘤并维持终末器官灌注。这种带孔的移植物称为 FEVAR（fenestrated EVAR），而原始的 EVAR 名称通常用于指代治疗肾下动脉瘤的分支移植物。

另外值得注意的是，现有商业化的标准化的支架移植物可用于治疗急性环境中复杂性 AAA 患者。在使用这些标准的带孔的支架移植物的病例中，研究人员没有发现围术期死亡、动脉瘤破裂、扩张和支架移位[94]等并发症。然而有关现有商业化的带窗孔的和分支支架移植物的潜在好处仍然缺乏重要的临床证据。因此，需要更多的研究来支持商业化的支架可以减少 AAA 患者围术期对于定制型移植物的需求。

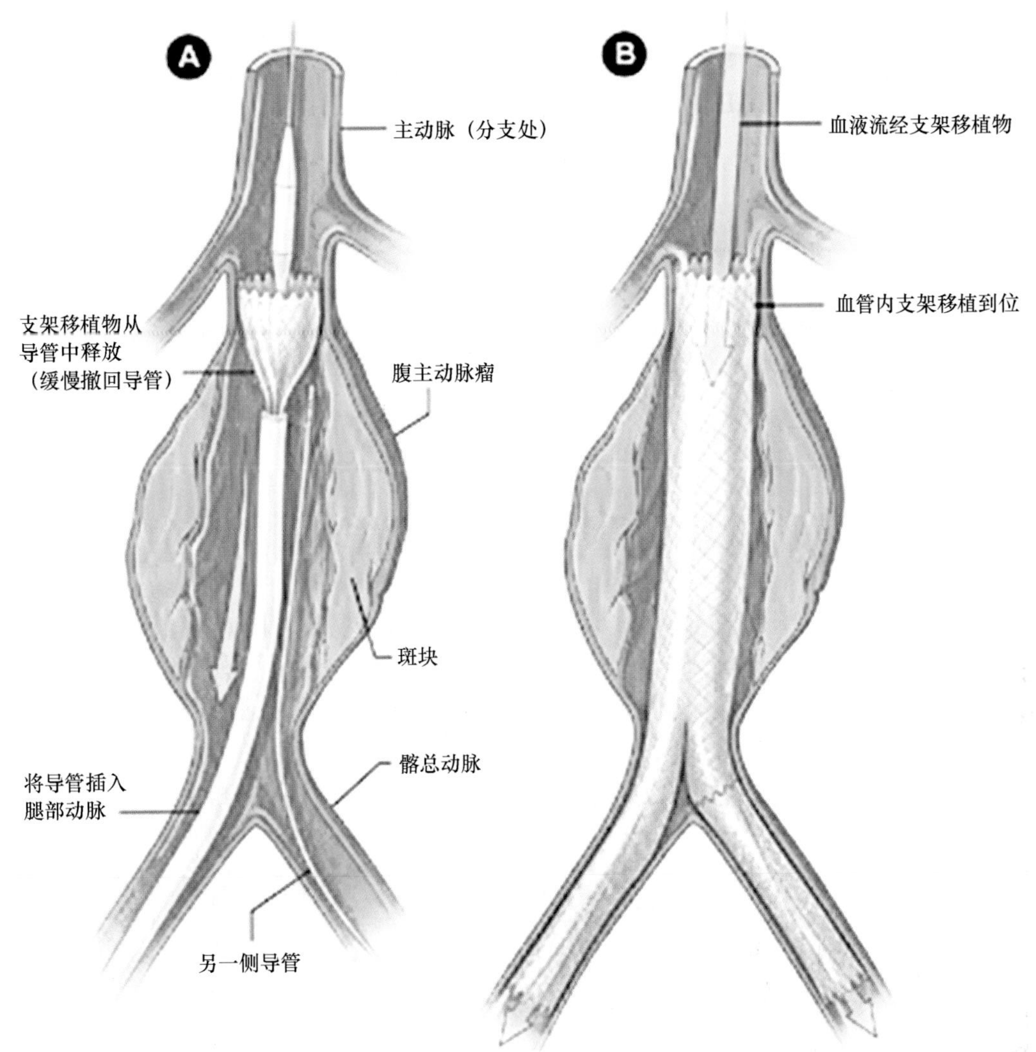

图 56.11　血管内动脉瘤修复，腹主动脉瘤。（A）将导管经腹股沟插入动脉后将支架移植物从导管中释放。（B）动脉瘤血液经支架流过（Retrieved from：https://surgery.ucsf.edu/conditions--procedures/endovascular-aneurysm-repair.aspx.）

带孔的移植物（FEVAR）和多分支式移植物（multi-branched grafts，mBEVAR）之间的主要区别在于后者具有轴向定位的套囊，可作为靶向置入肠系膜或肾血管的途径。进而减小了对外科医生精度的要求。也使得在上下移动主动脉时有了一个相对安全的小空间，这样做的代价是 BEVAR 的装置较长并最终覆盖降主动脉的大部分，因此存在脊髓损伤的风险，应考虑采取脊髓保护策略[95]。

腔内血管技术可以避免开放性手术相关的手术切口过大、分离广泛、主动脉阻断时间过长、大量失血和大量体液转移而成为治疗血管疾病的最优选择。为 AAA 患者选择的最佳治疗策略时须谨慎。血管内技术需根据病变水平和血管大小放置血管内支架。股动脉可通过切开术或经皮穿刺术进入后置管。通常市售的较小设备可用于经皮穿刺 EVAR、FEVAR 和 BEVAR。设备的尺寸，股动脉的尺寸，是否有股骨或髂骨病史或手术史以及外科医生的经验是决定行切开术还是经皮穿刺的因素。如果患者有严重的髂动脉或股动脉病变，则可能需要同时进行局部动脉内膜切除术或球囊血管成形术。此外，在血管内 AAA 治疗期间，约 20% 的患者需接受腹膜后辅助手术治疗，即通过腹膜后入路暴露髂总动脉并放置人工髂导管，用于将输送系统从腔内置入主动脉。毫无疑问，该辅助性腹膜后手术使很多患者能够进行 EVAR 手术，但同时也伴随着住院时间的延长，手术时间的延长及大量失血的风险[96]。

了解手术方法和血管通路对于麻醉计划的制订至关重要。目前大多数体外循环是通过股动脉经皮穿刺进行的，这使得通过局部浸润途径进行麻醉监测（MAC）成为更为安全的选择（图 56.12 至 56.14）。另一方面，多分支移植物因其涉及内脏分支的插管，

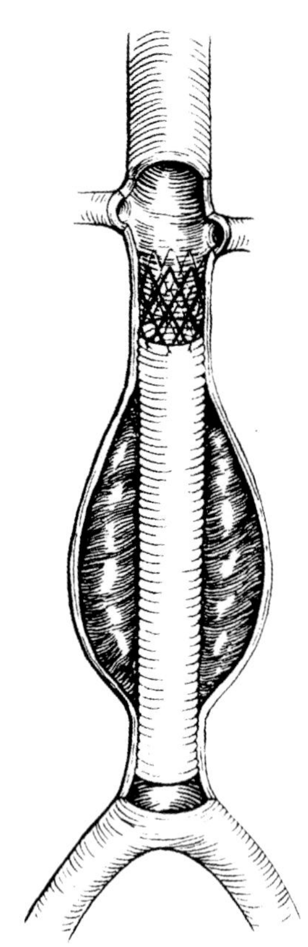

图 56.12 **支架移植物与头部支架的组合**（From Yao JST, Eskandari MK. Transfemoral intraluminal graft implantation for abdominal aortic aneurysms：two decades later. Ann Vasc Surg. 2012；26［7］：895-905.）

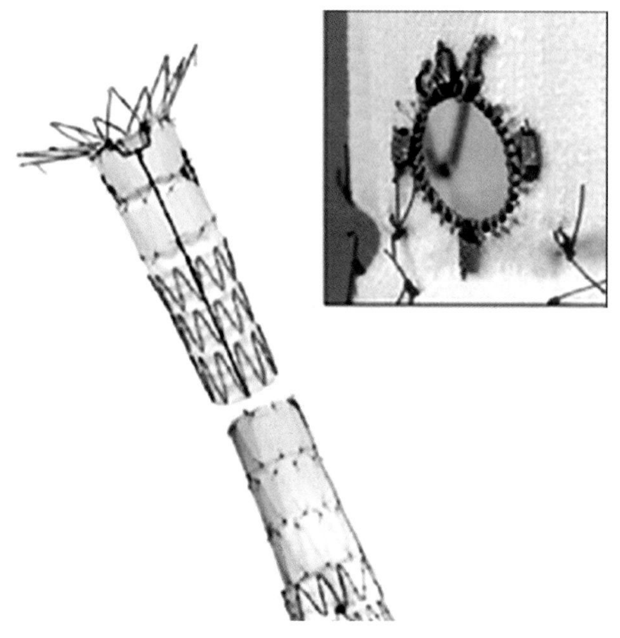

图 56.13 **定制的带孔腔内支架**（Modified from Kothandan H, Chieh GLH, Khan SA, et al. Anesthetic considerations for endovascular abdominal aortic aneurysm repair. Ann Cardiac Anaesthesia. 2016；19［1］：132.）

故而设备较大，耗时较长。如果通过左腋动脉通路进行，沿腹腔中轴和肠系膜上动脉方向的插管会更容易操作。然而，可偏转、可调试的导管鞘的出现使得外

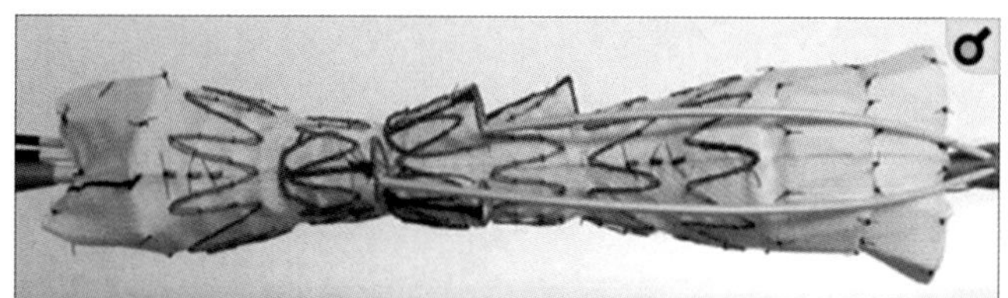

图 56.14 **定制的分支型支架移植物**（From Kothandan H, Chieh GLH, Khan SA, et al. Anesthetic considerations for endovascular abdominal aortic aneurysm repair. Ann Cardiac Anaesthesia. 2016；19［1］：132.）

科医生可以从用于插入主动脉组件相同的股血管通道中插入指定的末端血管，而无需在左臂行额外的动脉切开术。

麻醉管理

关于 EVAR 相关的麻醉管理，在过去较长一段时间里长时间的手术均使用全身麻醉，随着经验积累以及新一代器械的出现，手术时间大为缩短，局部麻醉和区域麻醉的使用更为常见，通常辅助使用静脉镇静药。尽管局部、区域和全身麻醉均具有可行性，但对其报道仍存在争议，进而提高了人们对麻醉管理的关注。有研究表明，使用局部麻醉或区域麻醉可减少患者 ICU 的转入率，缩短住院天数并减少早期并发症的发生率[97]。麻醉医生须综合评估患者的各器官功能状况，是否有合并症，动脉瘤的复杂性和手术的紧急性。根据 Kothandan 及其同事的观点，在血管内手术中检验特定的风险分层模型时，没有单一有用的模型[97a]。在进行血管内手术时，很少有麻醉医生会利用风险评分，如改良心脏风险指数或修订后的风险评分[98-99]。

脊髓血供

由于脊髓复杂的解剖结构，对其血液供应的全面了解至关重要，但是最新的成像技术已经能极大程度地了解极小且复杂的血管。因此与过去相比，现在更容易确定脊髓血管模式，如上文在胸腹腔修复术部分中所述。为了更好地理解脊髓的血液供应，适应性侧支网络的概念非常重要。该概念可以概括如下：

- 有一个供应脊髓并在椎旁组织中运行的轴向动脉网络。
- 该轴向动脉网络来源于节段动脉、锁骨下动脉和腹下动脉。
- 当其中一种来源受损时，另外两种来源的血液将会增加以保证脊髓的血液供应。如在主动脉夹闭后从肋间动脉向开放的主动脉囊出血便是窃血现象的例子[100]。

因此，脊髓动脉系统由外部血管系统和内部血管系统组成。外部动脉网络由肋间和腰动脉、锁骨下动脉和腹下动脉形成的节段动脉组成。内部动脉网络是由供应脊髓后部的两条脊髓后动脉和供应脊髓前部的一条脊髓前动脉动脉形成，且脊髓内部动脉可以接收来自外部动脉的血液供应（彩图 56.15）。脊髓后部相对来说不容易受到缺血的影响，因为与单根脊髓前动脉相比，两根脊髓后动脉的侧支循环使脊髓前部更容易受到局部缺血的影响。脊髓前动脉起源于椎动脉的终末支，并沿着脊髓的前部纵裂走行，沿途由后肋间动脉或腰动脉的根动脉或节段性髓质分支补充加强。最大的脊髓节前动脉是 Adamkiewicz 动脉（AKA），脊髓下 2/3 的血供主要来自 AKA，由于它是唯一供应该区域的主要动脉，因此容易发生分水岭缺血。AKA 起源于降主动脉旁的左后肋间动脉，通常位于 T_9 和 T_{12} 之间，在某些情况下会低至 L_5。AKA 独特识别特征是成像上的“发夹结构”，可通过胚胎学发育过程中脊髓和脊柱的生长差异来解释。

脊髓前动脉综合征的发生是由于脊髓前动脉供应部分的脊髓发生梗死。这可能是由于 AKA 或胸腹水平上的脊髓前动脉本身破裂所致。病因可能是主动脉夹层、栓塞、血管内支架覆盖胸腹主动脉的大部分区域以及胸腹主动脉瘤（thoracoabdominal aortic aneurysm，TAAA）修复期间的手术剥离。该综合征的临床表现与脊髓束和脊髓损伤的程度有关。一般来说，包括皮质脊髓束和皮质核束在内的脊髓前内侧部分只接受脊髓前动脉的血液供应，如果供应中断，则会导致损伤水平以下的运动瘫痪。脊髓的前外侧包含脊髓丘脑束和脊髓小脑束，是同时接收来自脊髓前动脉和脊髓后动脉血液的分水岭，但在脊髓前动脉综合征中仍然会发生梗死，影响疼痛和温度感觉。负责振动感觉和本体感觉的背侧束因有脊髓后动脉供血而保持完整。脊髓前动脉综合征的患者也可能出现自主神经功能障碍，如肠道和膀胱失禁、体位性低血压和性功能障碍等[101]。

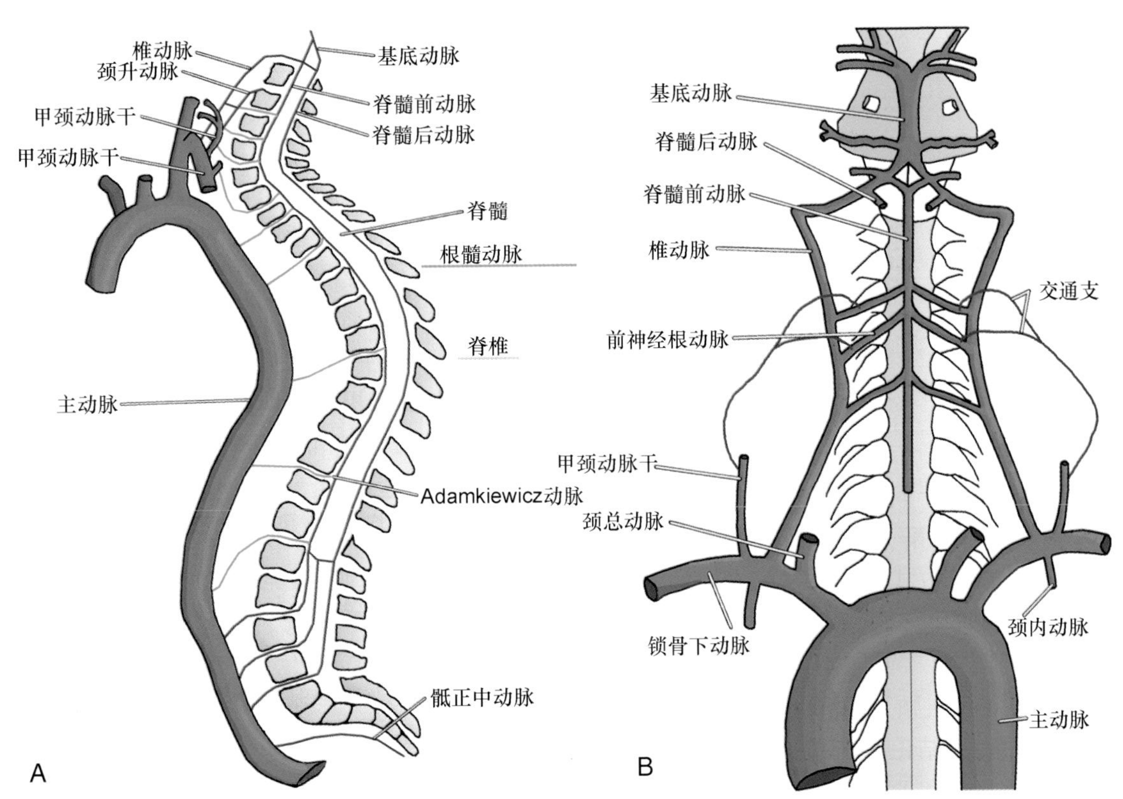

彩图 56.15　**概述脊髓和颈脊髓的血液供应以及脊髓前动脉的起源。**（A）脊髓血液供应概述。脊髓主要接收来自颅颈交界处的三个动脉的血液。这些动脉沿脊髓纵轴延伸，止于脊髓尾端。三个动脉分别为脊髓前动脉和一对脊髓后动脉，其血液供应主要来自椎动脉，颈升动脉，甲颈动脉干的分支。甲颈动脉干还通过多支前、后神经根髓质动脉为颈椎脊髓供血。这些动脉不与脊髓动脉（前和后）吻合；相反，它们沿水平方向进入椎管直接供应脊髓。随着脊髓延伸，尾部血液供应变少。来自胸主动脉和腹主动脉根髓动脉持续直接供应脊髓，但直至位于下胸部或腰椎水平 Adamkiewicz 的动脉水平时，脊髓动脉才接受新的吻合。腰部和骶部脊髓同时从骶部前正中动脉接受血液。紫红色线代表根髓动脉，黄色方框代表椎骨。（B）颈髓和脊髓前动脉的起源。脊髓前动脉起源于颅颈交界处的椎动脉，此外脊髓前动脉从前根神经根动脉（椎动脉分支）和颈升动脉（甲颈动脉干的分支）接收血液，脊髓前动脉无其他吻合支，直至下胸部和腰椎区域与 Adamkiewicz 的动脉吻合（未显示）。脊髓前动脉向脊髓前部供应大量的含氧血液（From Hoehmann CL，Hitscherich K，Cuoco JA. The artery of Adamkiewicz：vascular anatomy，clinical significance and surgical considerations. J Cardiovasc Res. 2016；5：6.）

EVARs 麻醉路线图

麻醉管理主要关注点：

- 患者血流动力学的稳定性
- 保证内脏血管、肾、脊髓、心脏和大脑等关键器官的灌注
- 及早发现并处理失血并维持血管容量
- 维持正常的核心体温（围术期体温正常）

Karthikesalingam 等认为，因大多数文献都依赖于回顾性和描述性研究。在标准 EVAR 病例中，很少有证据表明哪种麻醉技术是最好的，而在复杂 EVAR 病例中则更为有限[102]。因此，技术的选择应基于动脉瘤的复杂性、患者发病前的状态、血管团队的经验、麻醉医师的选择以及患者等因素。Fleisher 等赞成 ACC/AHA 指南中关于心脏病患者没有特定的麻醉管理模式的观点，因为在这方面没有足够的证据支持[18]。EVAR 手术变成开放性修复的情况并不常见（发生率低于 2%），但是麻醉医师应始终建立适当的血管通路随时准备应对术中破裂并大量失血的情况[104]。以下清单提供了临床医生在考虑如何进行血管内主动脉手术时可参考的麻醉路线图。

1. 麻醉方式的选择
2. 辐射安全
3. 肾保护
4. 血管通路和失血
5. 温度控制
6. 脊髓保护

麻醉方式的选择

Broos 和同事于 2015 年回顾了不同麻醉方式，如全身麻醉、区域或局部麻醉对 EVAR 修复结果的影响，最终得出结论，麻醉方式的选择与围术期的发病率和死亡率无关[105]。同时，就术后住院时间，ICU 住院时间和手术时间而言，局部或区域麻醉比全麻更有优势。Edwards 与同事回顾了 6009 例选择性 EVAR 手术的结果[106]，并得出结论：与局部 / 脊髓麻醉相比，全身麻醉与肺部疾病和 EVAR 术后住院时间的延长密切相关。同样，Karthikesalingam 及其同事对包含 13 459 例在局部或全身麻醉下接受 EVAR 手术的患者的 10 项研究进行了系统的回顾和 meta 分析[102]，结果显示与全身麻醉相比，局部麻醉的术后并发症更少，术后住院时间和手术时间更短。尽管有回顾性研究和系统性回顾的结果，但目前的文献仍然缺乏前瞻性数据的结果。此外，可买到的商业性设备的增加以及血管内修复手术经验的增加均可减少手术时间，如今的手术时间远远少于最初进行血管内主动脉试验时所需的时间。

关键的问题是尚无足够的证据证明某一种麻醉技术有特殊的优势，同样，EVAR 的成功也不能说明某种特定类型麻醉技术的优势。一般来说，若无麻醉禁忌证，经腹股沟静脉穿刺进行简单的 EVAR 可以在局部麻醉和 MAC 麻醉、椎管内麻醉或全身麻醉下进行。需要进行多次动脉切开或腹股沟和手臂联合入路的复杂性血管内修复，例如 FEVARs 或 BEVARs，则需行全身麻醉。

辐射安全

血管内手术因其低出血量而获得越来越多的认可，但与此同时，患者也容易受到辐射暴露的危险[107]。故“在合理范围内尽可能低”（As low as reasonably achieved，ALARA）的原则是限制员工和患者相对少地暴露于辐射照射的基础[108-110]。临床医生可以利用实时辐射监控程序，以更好地了解情况并调整辐射剂量[111]。

肾保护

造影剂诱发的肾病（contrast-induced nephropathy，CIN）是静脉内给予造影剂的 2 到 3 天内血清肌酐浓度基线升高 25% 或以上或绝对值升高 0.3 ～ 0.5 mg/dl 为表现的肾功能损害[112]。

最近发表的一项 2 乘 2 阶乘设计、双盲、安慰剂和药物控制的随机研究预测 PRESERVE 试验，旨在回答使用高碳酸氢钠和乙酰半胱氨酸血管造影后，CIN 高危患者的预后是否发生改变的问题。该研究的结论是，静脉注射碳酸氢钠和静脉注射氯化钠对预防死亡，达到透析指征，肾功能持续 90 天下降或预防造影剂引起的急性肾损伤均无益处[113]。

导致 CIN 的两个最重要因素是造影剂负荷和已存在的肾疾病，故应限制造影剂负荷，充分水合以降低碘染料的黏度，从而降低近曲小管的氧化应激。

血管通路和失血

外科医生通常使用腋窝或左肱入路来插入通气管或 FEVAR 的支架。Cheng 强调了在 EVAR 麻醉管理中面临的特殊挑战，例如预防截瘫、卒中和血压控制[114]。除此之外，外科医生可能需要进行双侧股血管切开术以及左腋窝入路，此时的选择将极为有限［即主动脉内球囊泵（intraaortic balloon pump，IABP）右臂入路］。一般来说，中心静脉通路并非必选项，但在使用复杂

的分支移植物且合并症多且外周静脉通道受限时，可以使用中心静脉通路。在肝素抗凝作用下进行长时间的操作（如分支移植）会导致从多个动脉切开部位持续缓慢失血的可能，在暗室中容易被忽视。而患者突然出现血流动力学不稳定的情况并不常见，除非患者的动脉瘤破裂或使用主动脉闭塞气囊。

温度控制

患者容易在围术期发生体温过低而产生不良后果。因此强烈建议在切皮前维持正常体温，可以通过提高手术室环境温度，加热静脉输注的液体和使用身体加热器来实现。体温过低可能会延长气管拔管时间，若存在卒中或脊髓损伤的风险，应尽早进行神经系统检查。

脊髓保护

脊髓损伤（spinal cord injury，SCI）是胸和胸腹主动脉修复的严重并发症之一[115-116]。SCI 发生的原因很多，如与主要的侧支动脉 AKA 相关的支架置入术的闭塞风险，或者是骶中动脉、肠系膜下动脉或髂内动脉的损伤。脊髓损伤的危险因素包括急诊手术、主动脉夹层、广泛的主动脉疾病、主动脉破裂、腹部手术史、腹下动脉阻塞和肾功能不全史。多种措施被用于减轻脊髓损伤，如增加动脉压，脑脊液引流和降低中心静脉压等[117]。2014 年欧洲主动脉疾病治疗指南指出，脑脊液引流对高危患者有益（Ⅱ a 类，证据等级 C）[118]。同样，ACCF/AHA 胸主动脉疾病指南建议对高脊髓损伤风险的（Ⅰ级，证据水平 B）TEVAR 患者进行脑脊液引流[119]。若患者耐受性低，可以在全身麻醉诱导前或诱导后放置脊髓引流管。对于接受抗凝或抗血小板治疗的患者，应遵循美国区域麻醉和疼痛医学学会（ASRA）指南，并与围术期团队一起安排围术期药物的管理[120]。

为了优化脊髓灌注，通常会监测 CSF 压力并定期排出 CSF。大多数医疗中心都有处理脊柱引流和脑脊液引流的方案。指南多主张将 CSF 压力控制为 10 ～ 15 mmHg。有些机构常规在术中和术后定期引流 CSF，有些则根据 CSF 压力或是否有 SCI 症状决定是否引流。应注意避免脑脊液过度流失。脑脊液引流速度过快，特别是在术中肝素化或术后凝血病期间，可能导致颅内低血压并增加颅内出血的风险。

如果在放置导管时遇到血性脑脊液，应与外科医生和患者讨论是否暂时放弃，并重新安排置管。一些机构鼓励常规透视引导下行脊柱引流术，以减少插入次数。可以考虑超声引导下置管。

降低 SCI 风险可通过维持流经左锁骨下动脉和髂内动脉的血流实现。如果 TEVAR 移植物覆盖左锁骨下动脉的来源，则会减少锁骨下动脉的血流量，此时可以通过左颈动脉弓形分支到左锁骨下旁路来增加血流。在髂内动脉血流减少的情况下，通过扩大导引鞘进而减少的阻塞可改善脊椎侧支血流[121]。

潜在并发症

早期和晚期并发症

早期并发症是指从术后 2 ～ 30 天发生的并发症，此类并发症包括移植后综合征（postimplantation syndrome，PIS）、截瘫、脑卒中、急性肾衰竭、下肢和盆腔器官缺血、动脉瘤破裂等。术后 31 天发生的晚期并发症常与内漏有关，但也包括动脉瘤破裂、动脉瘤近端颈部变性、移植物移位、肢体闭塞和移植物感染。

内漏

血管内支架消除了动脉瘤，但 EVAR 仍容易受到动脉瘤囊动脉血流的影响而无法维持或完全消除动脉囊的血流（图 56.16 和 56.17）。Chen 和 Stavropoulos 等解释了Ⅰ型内漏，即支架移植物无法在远端（ⅠB）或近端（ⅠA）位置完成圆周密封，由于动脉瘤囊压力增加需立即治疗[122]。若不及时治疗，可能导致动脉瘤扩张甚至破裂。ⅠA 需要早期进行血管内干预，可能产生主动脉近端颈部的反向压力。锥束计算机断层扫描等技术可以检测内漏。内漏的治疗常通过近端附着部位的球囊血管成形术，通过支架移植物的重塑达到密封。内漏也可以通过内移植物的覆盖延伸治疗[123]，特别是当肾动脉和支架之间的空间不足时，也可以选择栓塞治疗。复杂的近端内漏也可用有孔的或分支的移植物延伸替代。

动脉瘤囊的分支血管通过腰动脉或肠系膜下动脉反向充盈时即为Ⅱ型内漏[124-125]。这可能导致动脉瘤破裂，囊腔增大和囊内压力升高等各种异常[126]。Ⅱ型内漏可通过髂动脉行动脉栓塞治疗或通过肠系膜上或肠系膜下动脉的逆行栓塞治疗，也可以在腰椎 CT 血管造影（CTA）引导下行栓塞治疗[127]。当Ⅱ型内漏接近 IVC，可选择经颈静脉鞘通过 IVC 进入动脉瘤囊进行栓塞。此类手术的潜在风险包括腹膜后出血，非靶向栓塞引起的肺栓塞和主动脉腔瘘[128]。

当支架移植物发生结构故障时会导致血液流入动脉瘤囊进而引起Ⅲ型内漏。此类内漏可能是由于设备故障（例如模块化移植组件的分离，连接泄漏）或织物腐蚀。Ⅲ型内漏要立即进行干预和治疗，以避免

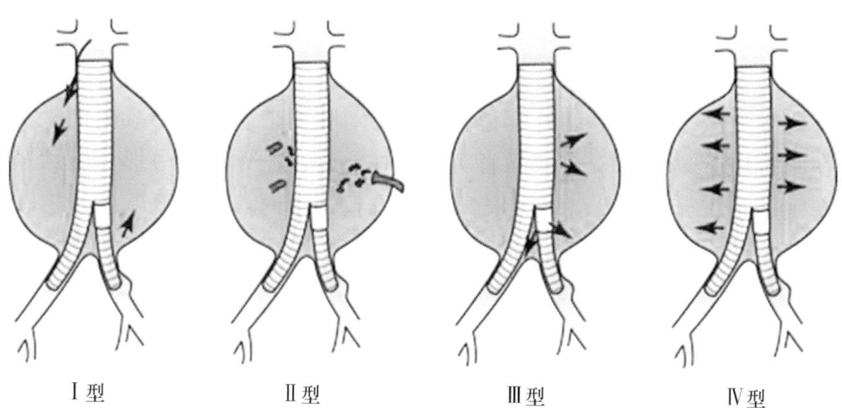

图 56.16 **内漏分型**（From White GH，May J，Waugh RC，et al. Type III and type IV endoleak：toward a complete definition of blood flow in the sac after endoluminal AAA repair. J Endovasc Ther. 1998；5：305-309.）

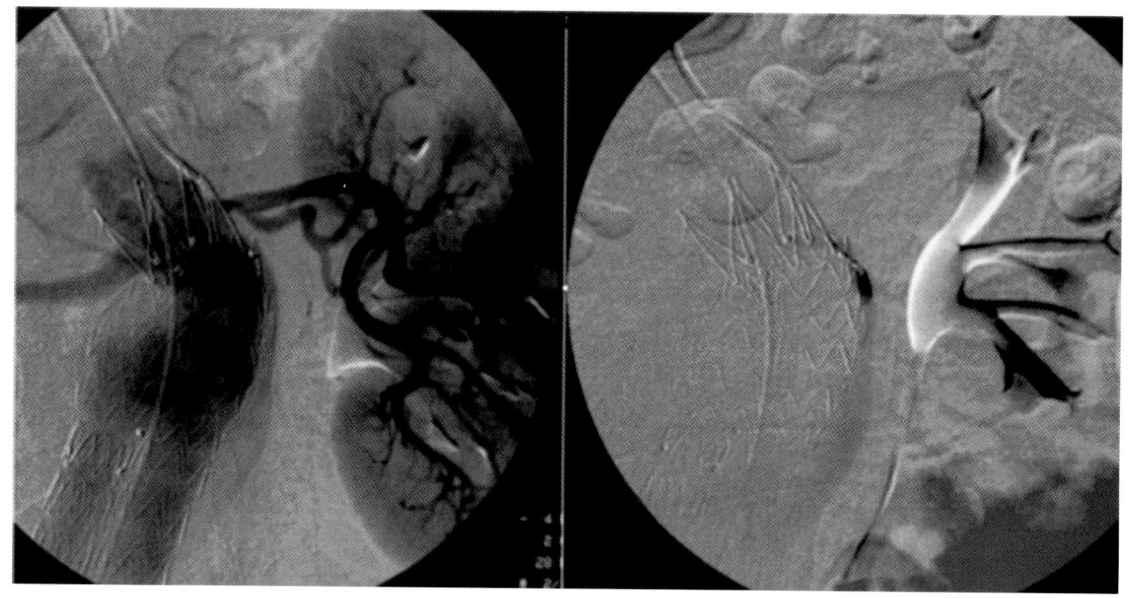

图 56.17 **血管内动脉瘤修复后2天CT结果显示1A型内漏逐渐扩大**（From Tureli D，Baltacioglu F. Type I endoleak management after endovascular repair of infrarenal abdominal aortic aneurysm. Vasc Dis Manag. 2014；11：E91-E97.）

动脉瘤迅速扩张和破裂。通过血管成形术在故障位置插入新的预制支架移植物从而实现有效密封。Ⅳ型内漏与移植物孔隙率相关，而Ⅴ型内漏显示动脉瘤囊增大，在影像学检查中没有任何明显的痕迹。

如果血管腔内治疗失败或无法进行，可选择开放手术治疗。外科治疗可包括结扎内漏的动脉，移植物切除和外源性移植物开放动脉瘤修复。麻醉和手术团队之间仔细的术前计划需所有人都做好术中可能出现动脉瘤囊破裂的准备，在血管腔内治疗失败时及时转为开放手术。

移植后综合征

目前对于PIS的了解甚少，可能发生于血管腔内主动脉手术后，并且发病率和临床表现差异较大。病因可能是人体对血管内皮或支架移植物材料的反应引起的一种全身性炎症反应综合征（SIRS）。临床表现可能包括发热、白细胞增多、血小板减少和凝血障碍。治疗多为支持性治疗、应用解热退热药、血小板或新鲜冷冻血浆输注以治疗凝血障碍[129]。

混合性主动脉弓修复术

自20世纪90年代初期引入胸主动脉腔内修复术（thoracic endovascular aortic repair，TEVAR）[130]以来，对降主动脉和胸腹动脉瘤的低侵入性较小的血管内治疗方法随着各种商业性胸腔支架移植物发展有了巨大进步。鉴于开放性主动脉弓手术技术的侵袭性和复杂性，混合性主动脉弓修复术成为趋势，即将TEVAR与常规“象鼻修复术”或脑血管开放性去分支术相结合，并联合解剖外旁路术[131-132]。混合性手术简化了主动脉弓重建术，并使得有并发症的高危患者可行主动脉弓修复。主动脉弓病理也适合行TEVAR，但通常需要同时或分段行开放式去分支术，例如颈动脉-颈动脉或颈动脉-锁骨下旁路。去分支术在保证头部和上肢血液灌注的同时允许支架横跨整个主动脉弓的起始部[133]。

混合性主动脉弓修复术的麻醉管理

TEVAR 的麻醉管理必须有利于在主动脉弓短侧近处精确放置支架[134]。主动脉血流的流体动力学迫使支架向远端移动（风向袋效应）使得支架的放置变得复杂。根据支架移植物与左心室流出道的距离，短暂性低血压（收缩压为 60 mmHg）在放置支架期间限制支架移动非常有益。多种药物已被用于降低支架放置时收缩压[135]，但快速心室起搏（rapid ventricular pacing, RVP）通常是首选技术（图 56.18）[136]。据报道，与硝普钠相比，RVP 诱导血压降低的速度更快，持续时间更短[137-138]。尽管在 TEVAR 和颅内手术中，腺苷常被用于短暂性停搏，但有报道认为停搏持续时间不可预测且药物剂量的个体差异较大（0.3 ～ 41 mg/kg）。左心室的意外收缩可能会使支架放置在关键时刻复杂化。与药理学技术不同，RVP 的发作和持续时间可以精确控制。来自经导管主动脉瓣置换术（TAVR）文献的关于 RVP 的大量公开数据表明 RVP 被用于球囊瓣膜成形术和瓣膜展开术。有小型研究报道 RVP 对 TEVAR 的有效性和安全性，但也有死亡病例报道（图 56.19）[139]。

图 56.20 阐述了混合性主动脉弓修复术的类型Ⅰ、Ⅱ和Ⅲ。

采用混合性方法治疗主动脉弓动脉瘤越来越普遍，反映了外科医生越来越适应腔内技术，以及将支架移植物置入胸主动脉技术的进步。随着胸主动脉疾病患者的年龄增长，医生对于腔内技术的熟悉程度将至关重要。除了复杂手术（如混合性主动脉弓修复术）的相关手术死亡率外，这种手术致命弱点仍然是神经系统并发症。多组研究表明，主动脉弓混合性修复术的死亡率在可接受范围内，且术后和长期内漏发生率极低，但神经系统并发症，包括卒中和脊髓损伤，仍然是发病率和相关死亡率的重要原因[140]。

颈动脉内膜切除术

目前已明确脑卒中与颈动脉疾病之间有较强的相关性。颈动脉疾病的主要原因是动脉粥样硬化，最常见的累及部位为颈总动脉分叉，而后蔓延到颈内动脉和颈外动脉。颈动脉疾病可表现为轻重不同的一组临床症状，最严重者为脑梗死导致的致死性或致残性脑卒中，其次为非致残性脑卒中、短暂性脑缺血发作（transient ischemic attack，TIA）和一过性黑矇（单眼的短暂失明）。最轻者仅有无症状性颈动脉杂音。颈动脉粥样硬化造成的脑血管后遗症可能是由于血栓或粥样斑块脱落导致栓塞，或颈动脉狭窄导致脑血流量

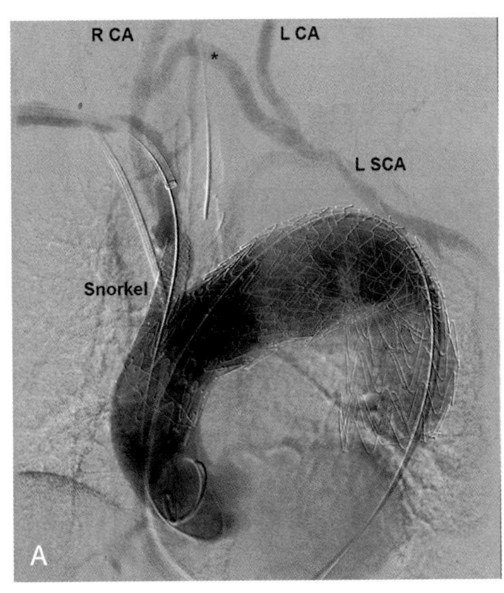

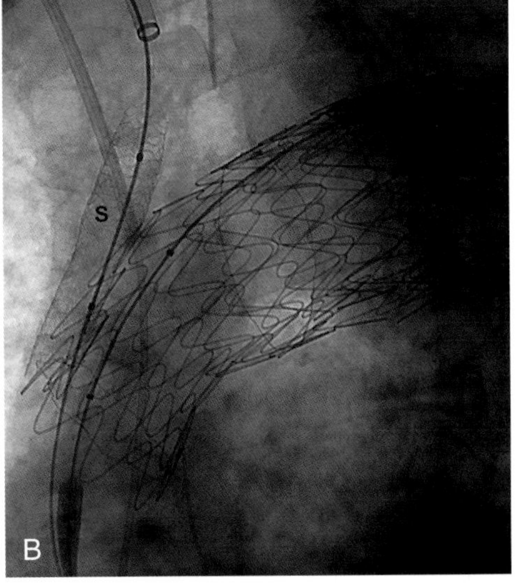

图 56.18　**术中数字减影血管造影术显示，支架放置完成并快速心室起搏（RVP）后行胸主动脉腔内主动脉修复，并进行了主动脉弓去分支术。**（A）足弓血运重建概述，显示了主动脉弓支架移植物，无名静脉腔内支架和颈动脉-颈动脉-锁骨下旁路（用星号表示）。图中标记了右颈总动脉（R CA），左颈总动脉（L CA）和左锁骨下动脉（L SCA）。可以观察到用于传送 RVP 的临时起搏器导线从左上方进入图像。（B）从升主动脉弓延伸到无名动脉腔内支架（snorkel stent，S）的特写。腔内支架可以保证流向颈动脉和锁骨下动脉的血流量，并允许在近端起始处放置支架（From Bokoch MP，Hiramoto JS，Lobo EP，et al. Rapid ventricular pacing for landing zone precision during thoracic endovascular aortic arch repair：a case series. J Cardiothorac Vasc Anesth. 2017；31［6］：2141-2146.）

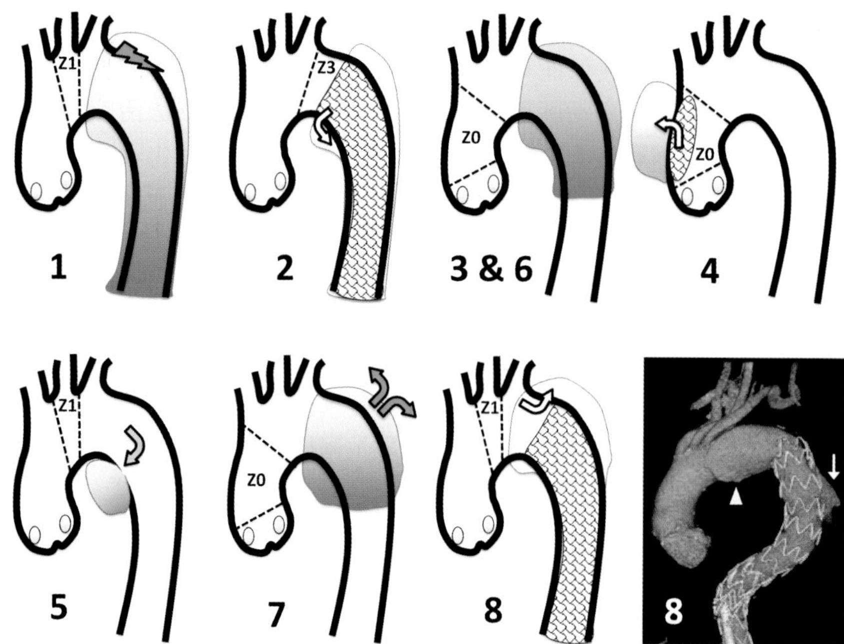

图 56.19 研究中接受快速心室起搏（RVP）的胸腔内血管主动脉修复（TEVAR）患者的主动脉弓病理学示意图。（患者 #1）慢性 B 型夹层动脉瘤，（#2）因 TEVAR 术后内漏引起的动脉瘤扩大，（#3 和 #6）孤立性弓状动脉瘤，（#4）冠状动脉旁路移植术前主动脉插管部位的斑块外漏导致升主动脉假性动脉瘤，（#5）穿透主动脉弓的动脉粥样硬化溃疡，（#7）破裂主动脉弓动脉瘤，（#8）扩大 TEVAR 后的主动脉弓动脉瘤和内漏。虚线表示在 RVP 下展开的支架近端边缘的放置区域（Z），箭头指示血液漏出或渗出，闪电样图标表示剥离。（右下）患者 #8 的术前三维重建 CT 血管造影照片，显示动脉瘤扩张（三角）和内漏（箭头）（From Bokoch MP，Hiramoto JS，Lobo EP，et al. Rapid ventricular pacing for landing zone precision during thoracic endovascular aortic arch repair：a case series. J cardiothoracic Vasc Anesthesia. 2017；31［6］：2141-2146.）

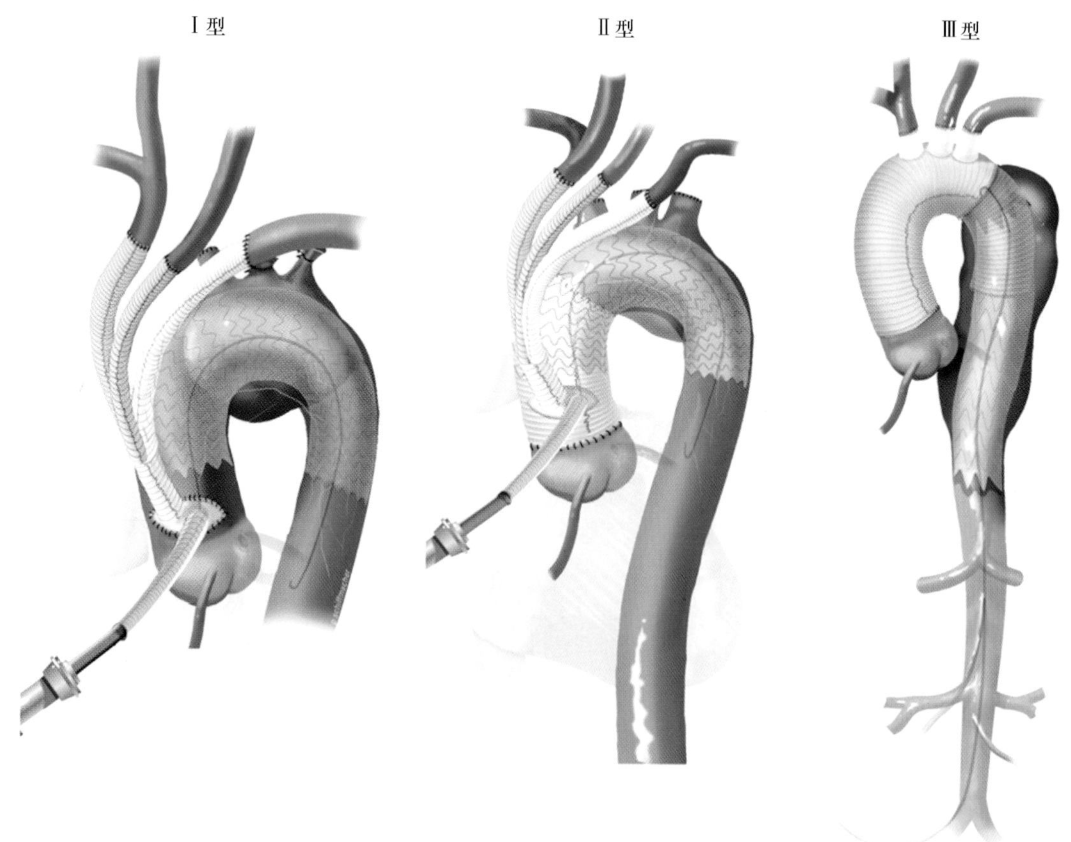

图 56.20 **主动脉弓修复术分型：Ⅰ型、Ⅱ型、Ⅲ型**（From Vallabhajosyula P，Szeto W，Desai N，et al. Type Ⅰ and type Ⅱ hybrid aortic arch replacement：postoperative and mid-term outcome analysis. Ann Cardiothoracic Surg. 2013；2［3］：280.）

减少（低灌注）。后者在颈动脉粥样硬化导致的脑血管后遗症中所占比例可能不到 10%。尽管对动脉粥样硬化的发生和演变已有相当深入的认识，但对造成粥样斑块不稳定和破裂的原因却知之甚少。不管其机制如何，脑损伤的程度取决于许多因素，例如粥样斑块的形态、血栓的性质、低灌注的时间、脑血管的反应性、颅底动脉环（Willis 环）的完整性和脑侧支循环。已有关于颈动脉疾病处理的多学科指南用于临床[141]。

脑卒中是世界范围内公众健康的主要负担。在美国，脑卒中在致死原因中排第五位，也是导致严重和长期残障的首要原因。此外，脑卒中也在医疗费用中占据一大部分。2008 年美国直接和间接用于脑卒中的治疗费用约为 655 亿美元[142]。美国几乎每年有 78 万人新发（约 60 万人）或再发（约 18 万人）脑卒中[142]。每年因脑卒中而住院者高达 95 万人次，导致的死亡人数为 16.5 万人。有一些明确界定脑卒中的危险因素，其中最重要的是高血压。大约 83% 的脑卒中原因是由于脑缺血（即脑血栓形成或栓塞），7.6% 的缺血性脑卒中患者在初诊后 30 天内死亡[143]。颅外的动脉粥样硬化疾病在所有的缺血性脑卒中患者中占 20%。不到 20% 的患者在发生脑卒中之前有短暂性脑缺血发作。尽管脑卒中的死亡率确实有所降低，但是年发病率却在增长。发病率增长的原因可能是高危人群增加的缘故。围术期脑卒中在全身麻醉及手术患者中的发生率分别为：在随机患者中为 0.1%，在其有无症状性颈动脉杂音的患者中为 1.0%，在颈动脉至少有 50% 狭窄的患者中为 3.6%。

尽管可供选择的逆转急性缺血性脑卒中的治疗方法有限，但采取恰当的治疗还是能够改善预后。一种获得批准的治疗是使用重组组织纤溶酶原激活物（recombinant tissue plasminogen activator，rtPA）。由于治疗窗仅为症状出现后的 3 ～ 4.5 h，因此，迅速评估和诊断缺血性脑卒中至关重要。结合血管内治疗的选择改善了预后。2015 年发表的一项研究中，三项随机对照试验表明，与标准的溶栓治疗相比，结合血管内取栓术具有更好的效果。美国心脏病协会（AHA）及美国脑卒中协会（American Stroke Association）2015 年的指南建议，如果急性缺血性脑卒中患者满足条件，则可采用血管内治疗，这些条件包括：大血管前循环闭塞，基线独立，于 24 小时内治疗[144]。

适应证

在颈动脉分叉处实施内膜剥脱术用于减轻症状和预防脑卒中已经有 50 多年的历史。尽管大规模随机临床试验已证实，无论有无症状，颈动脉内膜切除术对预防其同侧脑卒中的发生是有效的[145-146]，但在总体评估时应考虑多个因素，包括围术期风险、合并症及预期寿命。在一些技术水平较高的医疗中心，该手术已经成为一种效果持久的低风险操作。在美国，颈动脉内膜切除术已经成为最常见的外周血管手术，每年估计完成 13 万例。自 20 世纪 70 年代早期，行颈动脉内膜切除术的比例和数量有剧烈波动。随着血管外科专业的迅速发展和手术适应证的扩展，在非联邦医院内进行颈动脉内膜切除术的例数由 1971 年的 1.5 万例迅速增加到 1985 年的 10.7 万例，而在随后的 5 ～ 6 年里却逐渐减少。引起手术例数减少的原因可能是发表了一些质疑该手术适应证的文章，以及有一些独立报告过度强调该手术的高并发症发生率和死亡率。

1992 年，在两项大型前瞻性随机试验结果发表后，颈动脉内膜切除术的例数又有了显著增加。这两项研究是北美有症状的颈动脉内膜切除术研究（The North American Symptomatic Carotid Endarterectomy Trial，NASCET）和欧洲颈动脉手术研究（European Carotid Surgery Trial）。这两项研究均报告了颈动脉内膜切除术对有症状的高度颈动脉狭窄（狭窄程度达 70% ～ 99%）患者的确切治疗效果[145, 147]。在 NASCET 中，经手术治疗的患者 2 年随访脑卒中发病率为 9%，经内科治疗的患者则为 26%。颈动脉内膜切除术这一优势一直持续到第 8 年随访[148]。在欧洲颈动脉手术研究中，手术组长期脑卒中的发生率为 2.8%（不包括围术期脑卒中与死亡率为 7.5%），而内科治疗组长期脑卒中的发生率为 16.8%。

已有 5 项随机试验评估了对无症状颈动脉狭窄患者实施颈动脉内膜切除术的有效性[146, 149-152]。第一项公布结果的研究为颈动脉手术无症状性狭窄手术治疗与阿司匹林研究（Carotid Artery Surgery Asymptomatic Narrowing Operation Versus Aspirin Trial）。其结论是，颈动脉狭窄程度 50% ～ 90% 的无症状患者不是进行颈动脉内膜切除术的指征[149]。不幸的是，这项研究存在严重缺陷，结果受到质疑。第二项研究 Mayo 无症状颈动脉内膜切除术研究（Mayo Asymptomatic Carotid Endarterectomy Study）提前终止，原因是手术组急性心肌梗死和短暂性脑缺血事件的发生率显著增加[150]。但这类事件多数与手术本身无关，而是与手术组患者停用阿司匹林有关。第三项试验退伍军人办事处研究（Department of Veterans Affairs Trial）专门就颈动脉狭窄程度达 50% 或以上的无症状男性患者进行了研究，将采用颈动脉内膜切除术联合阿司匹林治疗与单纯内科治疗（即使用阿司匹林）的治疗效果进行了比较[151]。结果显示手术组的同侧神经系统事件发生率（8%）比内科治疗组（20.6%）显著降低。但总的脑卒中和死亡发生率在两组间没有差别。第四项研究无症状颈动脉粥样硬化研究（Asymptomatic Carotid Atherosclerosis Study，ACAS）显示，无症状的颈动脉狭窄（≥60%）患者接受颈动脉内膜切除术联合阿司匹林治疗，其5年内发生同侧脑卒中的风险比单纯使用阿司匹林治疗低（分别为5.1%和11.0%）[146]。这项研究显示5年绝对风险仅降低5.9%，即每年仅超过1%。值得注意的是，此项研究中随机纳入手术组的患者其预后在术后3年才显示出改善趋势。迄今为止最大的试验欧洲无症状颈动脉手术试验（European Asymptomatic Carotid Surgery Trial）与ACAS的结果大部分相同，但前者在某种程度上设计得更实际[152]。这项试验表明，经超声诊断的无症状性颈动脉狭窄（狭窄程度约为70%）的患者，即刻行颈动脉内膜切除术并联合药物治疗与单独接受药物治疗比较，其5年脑卒中的风险更低（脑卒中发生率分别为6.4%与11.8%）。值得注意的是，半数的5年收益包括致残或致命性脑卒中。

尽管具有里程碑意义的随机临床试验已明确指出对哪一部分颈动脉狭窄患者实施颈动脉内膜切除术可能是有益的（并为世界各地建立循证实践指南提供标准）。但在过去的10年里，颈动脉内膜切除术的例数显著增加，部分原因可能是试验结果被过度演绎，而被用于某些试验并不直接支持的患者和机构。例如，无论是NASCET还是ACAS，均排除了80岁以上的患者，并严格挑选了医疗机构和手术医师，从而达到手术效果最优化。此外，ACAS的亚组分析中女性患者并不能获得显著益处[146]。随着另一项介入治疗手段的出现，即经皮颈动脉血管成形并支架植入术（后面会进一步讨论），以及重症医疗的发展，此问题变得更为复杂。

围术期发病率和死亡率

尽管上述随机试验已显示颈动脉内膜剥落术对同侧脑卒中有预防作用，但是决定一项技术是否有益的最关键因素应包括总的围术期事件发生率和预期长期生存率。因此，颈动脉内膜切除术的围术期脑卒中发生率及死亡率必须非常低才能显示其效果优于单纯的内科治疗。除此之外，为了抵消手术相关的围术期风险，患者必须有适当的预期寿命（12～18个月）。在ACAS（1987—1993年）中，无症状患者的30天脑卒中和死亡的发生率为2.3%，在NASCET（1988—1991年）中，有症状患者30天脑卒中和死亡的发生率为5.0%，此结果被当作基准值。更多最近的研究报告了更低的事件发生率。比如，一项前瞻性数据库研究对13 316名在2007—2008年接受颈动脉内膜切除术治疗的患者进行了总结，显示在无症状患者中30天脑卒中及死亡发生率为1.3%，而在有症状的患者中则为2.9%[153]。发生脑卒中的患者30天死亡率要高于未发生脑卒中的患者（12.9% *vs.* 0.6%）。有解剖学高风险因素的患者，例如发生再狭窄以及对侧颈动脉闭塞，则其围术期脑卒中及死亡风险最高。术前高血压控制不佳及术后出现高血压或低血压的患者更易出现神经系统缺陷。接受颈动脉内膜切除术的患者，其围术期心肌梗死的发生率为0～5%。最近有研究报道，心肌梗死的发生率相对低下。对颈动脉手术行全麻还是局部麻醉研究（General Anesthesia versus Local Anesthesia for Carotid Surgery，GALA）（将 在后面进一步讨论），结果显示在3526名患者中有13人（0.37%）发成了围术期心肌梗死[154]。其中仅有4例致死性心肌梗死病例，在总的30天死亡率中仅占8.9%。虽然对年龄超过80岁的患者，颈动脉内膜切除术的效果还不确切，但最近有研究显示在高龄及高风险患者中可以安全地进行颈动脉内膜切除术，其脑卒中及死亡的发生率与随机试验（NASCET和ACAS）的结果无明显差异。

术前评估

关于颈动脉内膜切除术患者的最佳术前评估方案还存在争议（参见第31章）。近期有症状的颈动脉疾病患者最具有挑战性，因为存在有力的证据支持在出现症状2周内应行手术治疗，所以用以评估并优化相关合并症及开始新的药物治疗的时间是有限的[155]。对无症状的颈动脉疾病患者，应优化其药物治疗，治疗药物应包括β受体阻滞剂、他汀类药物以及抗血小板药物。家庭医师应注意加强对控制不佳的高血压的治疗。术前几周内使血压逐渐下降可以使血容量得以恢复，使脑自动调节能力恢复到正常范围，并改善围术期管理。控制不佳的糖尿病同样需要得到优化，因为此措施可以改善围术期预后[156]。

颈动脉内膜切除术患者常常患有冠心病。冠心病也是行颈动脉内膜切除术的患者早期和晚期死亡的首要原因。Hertzer等[157]在术前对拟行颈动脉内膜切除术的506名患者行冠状动脉造影。这些患者有一支或多支冠状动脉存在严重狭窄（>70%）。在怀疑有CAD的患者中，CAD的发生率为83%，在被认为没有 CAD 的患者中，CAD 的发生率为 40%。尽管已知行颈动脉内膜切除术的患者 CAD 发病率较高，但是医师在术前很少进行专门评估心肌功能或心肌缺血的检查。当然，这不包括有不稳定型心绞痛、新近发生心肌梗死且目前有明显缺血表现、失代偿充血性心力衰竭和有明显瓣膜疾病的患者。通常，特殊的心脏检查不大可能会取消手术或改变围术期的管理方案。进一步考虑到颈动脉内膜切除术围术期非致死性及致死性心肌梗死的总体发生率低，则过度检查甚至行预防性冠脉血管重建则显得没有那么必要[154]。最近有一项关于冠状动脉造影及血管重建治疗以预防颈动脉内膜切除术后心肌缺血事件的安全性及有效性的临床研究。随机选取 426 例无 CAD 病史的患者，并随机在进行颈动脉内膜切除术前接受动脉造影（216 例患者）或不接受动脉造影（210 例患者）。在接受造影的患者中，有 68 例存在严重的冠状动脉狭窄，其中 66 例行 PCI 治疗，2 例行 CABG。在术前 1 ～ 8 天进行 PCI，其步骤都包括血管成形及支架置入。接受血管造影的患者中没有人术后发生心脏缺血事件或出现 PCI 相关并发症，然而未接受血管造影的患者中有 9 例发生了缺血性事件（1 例致死性心肌梗死，另 8 例接受药物治疗）。尽管所有的 PCI 患者都接受了双重抗血小板治疗，但没有明显的出血或颈部血肿发生。没有报告长期随访的结果。

对同时患有颈动脉狭窄和需行冠状动脉血管重建的患者的治疗是一个难题，因为常常无法确定应该优先治疗哪种疾病[158]。必须从临床症状和解剖病变的角度对颈动脉和冠状动脉病变的严重程度进行评估，然后决定是进行联合治疗，还是分步治疗（先行颈动脉内膜切除术），或是逆序治疗（先行 CABG）。对有症状的颈动脉疾病患者及无症状的双侧颈动脉严重狭窄的患者，推荐在 CABG 前先行颈动脉血管重建治疗（分步治疗）。目前尚不清楚如何对行 CABG 的严重单侧无症状颈动脉狭窄患者进行优化管理。目前仅有一项相关的随机临床试验。该试验随机选择了 185 例患有严重单侧无症状性颈动脉狭窄的患者行 CABG，并将这些患者随机分为两组：一组进行分步或联合治疗（94 例），另一组接受逆序治疗（90 例）[159]。尽管两组的围术期死亡率相当（约 1.0%），但 90 天脑卒中和死亡发生率在分步及联合治疗组明显更低（1.0% *vs.* 8.8%）。由于缺乏高质量证据，对具体患者而言，应该根据外科医师和该医疗机构对此类患者的经验，通过仔细评估其 CAD 及颈动脉疾病的相对严重程度来决定如何治疗管理。进行分步治疗时，颈动脉血管成形加支架置入术已作为血管重建手术的替代方法被广泛用于 CABG 之前的治疗。最近出现了一种新的联合治疗方案（颈动脉血管成形 / 支架置入术联合 CABG）。一项小规模的可行性和安全性研究（90 例）的结果显示，局部麻醉下行颈动脉血管成形加支架置入，而后紧接着行 CABG，30 天时患者脑卒中及死亡的发生率为 2.2%[160]。

麻醉管理

颈动脉内膜切除术麻醉管理的目标是保护心和脑不遭受缺血性损伤，控制心率和血压，缓解手术疼痛及应激反应。在满足这些目标的同时，还必须记住，应保证患者术毕清醒以便进行神经学检查。

颈动脉手术患者的术前访视尤其重要。术前访视时应对血压和心率进行一系列的测量，以便为围术期心率和血压管理确定一个可接受的范围。患者长期服用的心脏治疗药物应继续服用到手术当日清晨并包括手术当日清晨一次。整个围术期不应停用阿司匹林治疗。既往研究发现，颈动脉内膜切除术患者如停用阿司匹林治疗可能导致心肌梗死及短暂性脑缺血事件的发生概率增加。手术当日患者到达医院后，应该问诊是否有与心血管及脑血管疾病相关的新发症状。如果在家未服用长期的心血管用药，只要有可能，则应在术前等待室服用。由于焦虑与心率加快、体循环阻力增加以及心肌氧耗增加有关，而在该类患者这些变化会诱发心肌缺血，因此，此时对患者进行安抚也尤其重要。

ECG 应包括连续的Ⅱ导联和 V_5 导联监测，以发现异常心律及 ST 段改变。对所有患者应常规行动脉内置管监测实时血压。推荐在另一侧手臂进行无创血压监测。颈动脉手术通常不需要采用中心静脉置管及肺动脉置管进行监测，除非极少数有失代偿心力衰竭或近期发生心肌梗死并持续有心肌缺血而又需要紧急手术的患者。如果需要进行这些检测，一般选择锁骨下静脉或股静脉置管，以免颈静脉穿刺不慎误伤颈动脉导致血肿形成而影响颈动脉血流。一般来说，行中心静脉置管最常见的原因是建立外周静脉通路困难或者不适合。放置两个安全的，中等直径（16 G）的外周静脉导管即可满足输液及用药的需要。由于患者的两只手臂将被固定在紧贴身体的部位，因此，应确保摆好手术体位后静脉通路的通畅。

全身麻醉

只要能够维持术中血流动力学稳定，保证患者术毕清醒，任何常用的麻醉诱导药、麻醉维持药和非去极化肌肉松弛药均可安全地用于颈动脉内膜切除术。现简述常规的步骤。术前镇静药物（如咪达唑仑）可能会影响早期的神经功能评估，因此，应避免使用。进行常规监测和面罩给氧后，在建立动脉通道的同时开始输注小剂量阿片类药物（如芬太尼 0.5 ～ 1.0 μg/kg）。通过渐进式给予丙泊酚并继续追加阿片类药物（芬太尼总用量为 2 ～ 4 μg/kg）来完成麻醉诱导过程。也可以使用依托咪酯来诱导，此药物尤其适用于心脏功能储备受限的患者。使用短效或中效的非去极化肌松药如罗库溴铵来协助气管插管。艾司洛尔特别适用于缓解喉镜置入及气管插管时心率加快和血压升高的情况，常用于诱导期。在插管中和插管之后，是难以预计此类患者动脉血压的反应的，临床医师应做好立即处理血压极高或极低情况的准备。可选用短效药物来处理血压变化，如使用去氧肾上腺素 50 ～ 100 μg 来处理低血压，使用硝普钠 5 ～ 25 μg 或氯维地平 100 ～ 250 μg 来处理高血压。对血压控制不佳的患者（舒张压＞ 100 mmHg）需要特别注意。此类患者通常血管内容量不足，在麻醉诱导期间可能会出现严重的低血压。静脉输液管理，仔细调节麻醉药用量，以及立即处理低血压均十分重要。

采用吸入性麻醉药维持麻醉。七氟烷或地氟烷可能会被首选，因为其起效更迅速。使用 EEG 和局部脑血流（regional cerebral blood flow，rCBF）测定的研究结果表明，使用异氟烷时的临界 rCBF 值（当 rCBF 低于此数值时，就会出现脑缺血产生的 EEG 变化）更低。行颈动脉内膜切除术的患者使用七氟烷时的临界 rCBF 值与使用异氟烷时相近[161-162]。以 50% 氧化亚氮混合氧气吸入曾经经常被使用，然而其常伴随着术后恶心呕吐的增多。也可以通过吸入挥发性麻醉药复合静脉麻醉药丙泊酚、瑞芬太尼或右美托咪定来进行麻醉维持。如果术中使用神经监测，则要求吸入麻醉药浓度低于 0.5 倍最低肺泡有效浓度（minimum alveolar concentration，MAC），并复合静脉麻醉药的使用。另外，有临床研究显示，吸入麻醉与全凭静脉麻醉（total intravenous anesthesia，TIVA）之间无差异[163]。在全身麻醉基础上，浅丛神经阻滞不是必需的，但可以考虑作为补充麻醉方式。

尽管颈动脉内膜切除术只是一种中度刺激的手术，但是术中常出现血流动力学波动。如有需要，术中可以应用短效药物（去氧肾上腺素、艾司洛尔、硝酸甘油、硝普钠、尼卡地平、氯维地平），将动脉血压和心率控制在术前制订的个体化的合适范围内。手术过程中，应将动脉血压控制在正常高值范围，特别是在颈动脉阻断期间，以增加侧支循环血流，预防脑缺血的发生。当患者有对侧颈动脉闭塞或严重狭窄时，若颈动脉阻断期间无神经生理学监测，可实施诱导性高血压，即使血压高于基础水平 10% ～ 20%。可以通过应用维持浅麻醉深度或使用拟交感药，如去氧肾上腺素、麻黄碱或去甲肾上腺素，来提升血压。因为血压升高和心率加快可能增加心肌缺血[164]或心肌梗死的风险，因此，在颈动脉内膜切除术中应用升压药提升血压时应该高度谨慎。在脑缺血的某些特定情况下应有限制地使用缩血管药[165]。一项报道称，颈动脉阻断期间采用诱导性高血压，与心肌缺血的发生无相关性[166]。

对颈动脉窦部位进行的手术操作诱导压力感受器反应，可以导致突发的心动过缓及低血压。及时停止手术操作便可恢复血流动力学稳定，通常用 1% 利多卡因在颈动脉分叉处做浸润麻醉可以预防上述情况再次发生。但是浸润麻醉可能增加术中和术后高血压的发生率[167]。

术毕用敷料覆盖切口时，给予肌肉松弛拮抗药（即新斯的明或舒更葡糖），并将氧浓度提高到 100%。在患者能够自主睁眼或活动前，给予轻度辅助通气。除了极个别情况外，所有患者在进行神经功能评估后即可拔除气管导管。若苏醒期突发神经功能障碍，应该立即与手术医师探讨是否需要进行血管造影或再次手术，或者两者都需要。苏醒期及气管导管拔除期间可能出现严重高血压和心动过速，需要进行积极的药物处理。此阶段可能比麻醉诱导期更需要对血流动力学进行严格控制。有报道称，行颈动脉内膜切除术时，与异氟烷比较，使用丙泊酚麻醉的患者在苏醒期的血流动力学更加稳定，所需药物干预更少。另外，丙泊酚组在苏醒期心肌缺血的发生率显著低于异氟烷组（分别为 1/14 和 6/13）。需特别注意的是，所有在苏醒期发生心肌缺血的患者，其收缩压均高于 200 mmHg。

区域麻醉和局部麻醉

区域麻醉和局部麻醉应用于颈动脉内膜切除术已超过 50 年。许多中心认为这是可供选择的麻醉方法。区域麻醉是通过阻滞颈浅丛、中间颈丛、颈深丛或行联合颈丛阻滞，以实现对 C_2 ～ C_4 支配节段的阻滞（参见第 46 章）。单独行颈浅丛或中间颈丛阻滞就可以达到满意的麻醉效果，可能是局部麻醉药扩散到颈部神经根的缘故[168]。在切口和手术区域行局部浸润麻醉可以提供必需的感觉阻滞。最近一项包括 1 万多例在颈丛阻滞下行颈动脉内膜切除术患者的综述报道，与颈浅丛或中间颈丛阻滞相比，采用颈深丛（或联合颈丛）阻滞时与穿刺针相关的严重并发症的发生率更高（颈浅丛或中间颈丛阻滞：0；颈深丛或联合颈丛：0.25%）[169]。行颈深丛阻滞的患者转为全身麻醉的概率也更高（2.1% *vs.* 0.4%）。两组间严重的系统性并发症发生率没有差别。尽管颈丛阻滞发生严重并发症的概率不高，但是接受颈浅丛和颈深丛阻滞的患者中几乎有一半局部麻醉药用量接近中毒剂量[170]。虽然未出现局部麻醉药中毒相关的严重并发症，但是当要求外科医师使用局部麻醉药进行额外的阻滞时，需要警惕局部麻醉中毒的发生。

区域麻醉或局部麻醉可使患者保持清醒状态从而能够进行持续的神经学评估，这是检测是否有脑灌注不足和脑功能受损最敏感的手段。患者保持清醒可以减少分流操作的需要，并节约间接检测脑灌注的相关费用。被报道过的其他优点还包括血压更稳定，对升压药物的需求更少，减少术野出血，并降低医疗费用。局部麻醉或区域麻醉潜在的缺点包括不能通过麻醉药实施药物性脑保护，患者可能出现惊恐或不配合，颈动脉阻断时可能出现惊厥或意识丧失，无法对气道进行管理而不得不转为全身麻醉。在局部或区域麻醉下行颈动脉内膜切除术期间，术中神经功能改变的发生率在报道中波动范围很大（2.4% ～ 24%）。报道的局部麻醉转全身麻醉率为 2% ～ 6%。颈丛阻滞后常见膈神经麻痹，一般情况下不会造成临床后果，除非患者有严重的 COPD 或者对侧膈肌运动障碍。

区域麻醉和局部麻醉需要患者在整个手术过程中充分配合，最好在术中不断与患者进行交流，并保持手术操作轻柔。术中外科医师追加局部麻醉药浸润是有益的，特别是在下颌骨下缘及下颌支部位。如果在手术中使用镇静药，必须应用最小剂量，以便能够持续进行神经功能检查。手术消毒巾应该越过患者的头面部，以减少幽闭恐怖症性焦虑。手术中需要不断检测患者的意识和语言状态，以及对侧手的握持能力。如果双侧手臂都被固定于身体两侧，则可以通过发声玩具来检测手的握持能力。在颈动脉试探性阻断时或分流以后，如果出现神经系统改变，可应用去氧肾上腺素提升血压。对清醒患者试验性阻断颈动脉 2 ～ 3 min 可以迅速判断患者是否能够从分流中获益。患者对区域麻醉的接受程度很高，愿意在将来的颈动脉内膜切除术中再次接受颈丛阻滞者达 92%。在以下情况下应该避免使用区域麻醉：患者强烈要求行全身麻醉（即幽闭恐怖症），存在语言障碍而交流困难，以及血管存在解剖学变异导致操作困难。解剖学上的操作困难通常见于短颈和颈动脉分叉部位高（向头侧偏移）的患者，可能需要用力行下颌下牵拉。

区域麻醉与全身麻醉比较

过去几十年，关于麻醉方法对颈动脉内膜切除术预后的影响一直都存在争议，并一直在研究中。直到最近，非随机化的研究结果显示，区域麻醉与围术期死亡、脑卒中、心肌梗死和肺部并发症的显著减少有关[171]。具有里程碑意义的 GALA 研究解决了缺乏随机化数据支持这一问题[154]。这项多中心随机对照研究纳入了 3526 名来自 24 个国家 95 个医疗中心的有症状或无症状的颈内动脉狭窄患者。这些患者被随机分配在全身麻醉（1753 例）或局部麻醉下（1773 例）进行颈动脉内膜切除术，试验时间为 1999—2007 年。该研究的主要结局指标包括围术期死亡、心肌梗死及脑卒中（包括视网膜梗死）。该研究主要发现，麻醉方法与复合终点指标的明显差异并不相关（全身麻醉中出现上述主要结局的比例为 4.8%，局部麻醉为 4.5%）。麻醉方法与次级结局指标的差异也不相关，次级结局包括手术时间、ICU 住院时间、总的住院时间以及术后 1 个月期间的生活质量。全身麻醉组与局部麻醉组在其他转归上也无差别，包括脑神经损伤（10.5% *vs.* 12.0%）、伤口血肿（8.3% *vs.* 8.5%）、伤口血肿需再次手术（2.6% *vs.* 2.3%）和胸腔感染（2.0% *vs.* 1.9%）。需要注意的是，4.4% 的局部麻醉患者（其中 93% 接受了颈丛阻滞）出现了并发症而需要取消手术或改为全身麻醉。GALA 研究的重要局限性包括缺乏标准化，未行盲化处理，可能存在研究者偏倚。根据 GALA 研究患者层面的数据，最近有报道称，在成本-效益方面局部麻醉优于全身麻醉[172]。

尽管随机临床试验，如 GALA，被看做是临床研究的金标准，但是，其结果也并非总是具有推广性，也可能不能反映不符合纳入条件患者治疗中的实际情况。最近来自一个大型国际血管机构的报告称，2003—2007 年在 10 个国家进行的 20 141 例颈动脉内膜切除术中，麻醉方法与围术期死亡率（总死亡率 0.5%）或脑卒中发生率（总发生率 1.5%）无关[173]。这些实际结果对 GALA 研究的结果是一种补充。因此，行颈动脉内膜切除术时，如果主要考虑围术期严重并发症的情况，那么没有理由认为某种麻醉方法优于另一种。最终选用哪种麻醉方式主要取决于手术医师和麻醉医师的经验以及患者本人的意愿。

CO_2 和血糖的管理

脑血管对 CO_2 的反应性是复杂的脑血流自主调节系统的组成部分。正常情况下，脑血流自主调节机制能够针对 $PaCO_2$ 的急性改变做出反应，当出现低碳酸血症时，脑血流会减少（即脑血管收缩）；而高碳酸血症时，脑血流会增加（即脑血管扩张）。在颈动脉狭窄或闭塞的患者，由于颅内的侧支循环不足，会发生同侧的脑血流减少。在这种侧支循环不足而导致脑部低灌注的情况下，低灌注区域的阻力血管会扩张以维持脑血流。阻力血管的慢性扩张会使针对 CO_2 的脑血流反应削弱或消失（即“血管舒缩麻痹”现象）。颈动脉狭窄或闭塞时，脑血管对高碳酸血症反应性的受损可能在同侧脑卒中的发病中起重要作用。尽管可以推测 CO_2 反应性受损可能增加颈动脉阻断后脑缺血的风险性，但术中监测的结果并没有提示这种相关性，而且颈动脉内膜切除术后受损的 CO_2 反应性会得到显著改善。

关于全身麻醉期间对通气和呼吸末 CO_2 的控制存在争议。高碳酸血症会导致“盗血现象”（即低灌注区血管扩张而使血液自缺血区域分流出来），应予以避免。同时，低碳酸血症可使脑血管收缩。有人提倡用此反应来逆转盗血现象，但是能否逆转“盗血现象”还缺乏临床证据。另外，研究结果也不支持在局部大脑缺血的情况下以低碳酸血症作为一种治疗方法以实现血液再分布。实际上，在局部大脑缺血的动物模型中，低碳酸血症（$PaCO_2$ 为 23 mmHg）反而扩大了有缺血风险的脑组织面积。因此，在颈动脉内膜切除术时，通常保持 CO_2 为正常水平，或在轻度低碳酸血症水平。

有证据表明高血糖可加重神经组织的缺血性损伤。来自 Johns Hopkins 医院的数据显示，手术日行颈动脉内膜切除术时，血糖高于 200 mg/dl 与围术期卒中或短暂性脑缺血发作、心肌梗死及死亡发生风险的增加有关[156]。因此，在出现其他数据之前，颈动脉内膜切除术时将血糖水平控制在 200 mg/dl 以下可能是有益的。如果在术前或术中使用胰岛素处理高血糖，则应该严密监测血糖水平，尤其是实施全身麻醉时，以免发生低血糖的危险。

神经学监测和脑灌注

关于颈动脉内膜切除术时脑缺血、低灌注的监测以及最近的对脑栓塞的监测问题仍存争议（参见第 39 章）。监测手段包括颈内动脉残端压（internal carotid artery stump pressure）测量、rCBF 测量、EEG 监测、SSEP 监测，经颅多普勒超声（transcranial Dopper ultrasonagraphy，TCD）以及脑氧饱和度监测。使用上述监测手段是基于预防术中脑卒中发生的需要。这些监测最主要的临床用途是鉴别哪些患者可以在颈动脉阻断期间从颈动脉分流中获益。其次可以鉴别哪些患者可以从提高血压或改变手术方式中获益。尽管做了大量调查工作，也只有有限的数据支持脑监测能改善行颈动脉内膜切除术患者的预后。几项大型研究报道，对经动脉内膜切除术患者，无论常规分流术、不行分流术还是选择性分流术，使用下面将要详细讲解的一个或多个监测方法都取得了很好的结果，这使问题更复杂化了。在一篇综述中，文献报道的行常规分流的脑卒中平均发生率为 1.4%，而常规不行分流的发生率为 2%[174]。在行选择性分流的患者中，进行残端压监测时，平均围术期脑卒中发生率为 1.6%，行 EEG 监测时为 1.6%，行 SSEP 监测时为 1.8%，行 TCD 时为 4.8%[174]。

颈动脉残端压

颈内动脉残端压代表来自对侧颈动脉和椎基底动脉系统的侧支循环经 Willis 环反流形成的压力。监测颈内动脉残端压的优点是费用低，操作相对简便，并且可以在颈动脉阻断时全程持续监测（动态残端压）。尽管如此，很少有医疗机构使用该项监测。最近的一个单中心报告称，在连续的 1135 名全身麻醉下行颈动脉内膜切除术患者中行残端压监测，并以＜ 45 mmHg 作为需选择性行分流术的标准[175]。在接受了选择性分流的患者（21%）中，30 天脑卒中发生率为 3%；在未行分流的患者（79%）中，脑卒中发生率为 0.5%；总体 30 天脑卒中发生率为 1%。总的 30 天死亡率为 0.5%。值得注意的是，没有患者因为术中广泛的大脑低灌注而发生脑卒中。最近一项前瞻性随机临床试验对常规分流与选择性分流两种情况进行了比较。该研究中共有 200 例患者在全身麻醉下行颈动脉内膜切除术，以残端压＜ 40 mmHg 作为选择性分流的标准，结果发现两种方法都与围术期脑卒中的发生有关，但发生率不高（常规分流为 0，选择性分流为 2%）[176]。行选择性分流的队列中出现的 2 例脑卒中与颈动脉血栓形成有关。围术期无患者死亡。尽管残端压监测是一种老方法，但该方法似乎经得起时间的考验。

局部脑血流量

颈动脉内膜切除术时 rCBF 监测是通过静脉或同侧颈动脉注射放射性氙，再经放置于同侧大脑中动脉供应皮质区的探测器收集信号，最后对获得的放射性衰减曲线进行分析得到的。监测通常在颈动脉阻断前、阻断期间和阻断后即刻进行。这一技术与 EEG 结合应用，使人们对 rCBF 与大脑缺血的 EEG 证据间的关系，以及不同麻醉药物作用下 rCBF 的临界值有了更深入的了解[177-178]。不同挥发性麻醉药的临界 rCBF 值不同。氟烷、安氟烷、异氟烷或七氟烷与氧化亚氮混合吸入时，临界 rCBF 值分别为每分钟 20、15、10 和 10 ml/100 g 脑组织[161, 177-178]。但是，由于该技术价格昂贵，技术要求较高并需要专业人员对结果进行解释，目前只在少数中心得到使用。

脑电图

许多中心提倡术中应用 EEG 监测脑缺血的发生，并为后续选择性分流提供依据（参见第 39 章）。全套 16 导联的带状图 EEG 以及经计算机处理的（压缩频谱图）EEG 均可以用于脑缺血的术中监测。后者较原始 EEG 图更容易解读，但敏感性不及前者。全身麻醉下行颈动脉阻断时，所监测的患者中有 7.5% ～ 20% 出现明显的缺血性 EEG 改变。与对侧颈动脉无病变者相比，严重的 EEG 改变在存在对侧颈动脉病变者中出现得更为频繁（发生率分别为有对侧病变者 14.3% 和无对侧病变者 5.1%）。对存在对侧颈动脉闭塞的患者实施颈动脉阻断时，发生严重缺血性 EEG 改变的比例上升到 50%。由于对侧颈动脉闭塞高度预示颈动脉阻断时发生缺血性 EEG 异常，故建议此时不适用 EEG 监测。在分流失效、低血压及脑血栓时也会出现 EEG 的缺血性改变。

在颈动脉内膜切除术采用 EEG 进行脑缺血监测时，必须保持患者的生理以及麻醉状态平稳。异氟烷、地氟烷和七氟烷在等效剂量下对 EEG 的影响相似，当以 0.5 MAC 的浓度吸入时，可获得可靠的 EEG 脑缺血监测。

行颈动脉内膜切除术时应用 EEG 对脑缺血情况进行监测的临床效用受到多种因素的限制。第一，EEG 监测可能难以发现皮质下或小的皮质梗死灶。第二，假阴性结果（即术中未发现 EEG 的缺血性改变，但却存在神经功能缺陷）并不少见。既往有过脑卒中或可逆性神经功能障碍患者中假阴性率尤其高。第三，EEG 的变化对脑缺血并无特异性，EEG 可能会受到体温、血压波动及麻醉深度的影响。第四，由于并非所有的脑缺血必然发展为脑梗死，所以也会出现有术中假阳性（即术中有典型的 EEG 缺血样改变，却不存在围术期神经功能障碍）。第五，术中 EEG 监测有固有的局限性，因为术中发生的脑卒中大多被认为是血栓栓塞所致，而围术期脑卒中大多数发生于术后。目前尚无一致的数据可以证明 EEG 监测明显优于其他脑功能监测手段，或证明应用 EEG 监测能够改善预后。

躯体感觉诱发电位

SSEP 监测的基础是大脑皮质感觉区对外周神经受刺激后发出的电脉冲信号产生反应。皮质感觉区的血液供应主要来自大脑中动脉，在颈动脉阻断时存在缺血危险。与 EEG 不同的是，SSEP 能够发现皮质下感觉通路的缺血。脑缺血的特征性 SSEP 表现（即波幅降低、潜伏期延长，或两者同时出现）会伴随 rCBF 的降低，并且在灵长类动物，若脑血流量减少到每 100 g 脑组织 12 ml/min 以下时，SSEP 会完全消失。尚未能确立特定的波幅下降值或潜伏期延长值，以作为人类在手术条件下 rCBF 受损的生理学标志。麻醉药、低温和血压都可能对 SSEP 产生剧烈的影响，已经有关于假阴性结果的相关报道。SSEP 监测颈动脉内膜切除术中脑缺血的有效性尚未得到肯定。

经颅多普勒超声

TCD 检查能够持续监测平均血流速度，并能发现大脑中动脉的微血栓栓塞事件（参见第 39 章）。由于大多数围术期神经系统功能障碍的发生原因都是血栓栓塞，因此，上述参数具有重要的临床意义。采用 TCD 技术已在超过 90% 的颈动脉内膜切除术患者中发现存在术中栓塞。术中发现的栓子绝大多数为空气栓，并且并没有造成不良的神经系统后果。TCD 可能对术中分流效果是否良好和建立分流时是否发生了栓塞提供重要信息。如在颈动脉分离时出现栓塞，则提示颈动脉内粥样硬化斑块不稳定，宜及早进行颈动脉阻断。在动脉分离及伤口缝合时发生的栓塞与术中脑卒中的发生有关。有一个中心报道将 TCD 监测与颈动脉血管造影结合起来，术中脑卒中发生率由 4% 降为 0%。超过 70% 的颈动脉内膜切除术患者在术后早期发现存在栓塞，几乎无一例外地是微小栓子。多数 TCD 检查出来的栓塞发生于术后 2 ～ 3 h。。术后早期阶段持续微小栓塞预示血栓形成，并可能发展为严重的神经功能障碍。已证明如果术后早期频繁出现 TCD 血栓信号，则高度提示存在术后早期同侧局灶性脑缺血。研究显示颈动脉内侧剥脱术后应用右旋糖酐治疗能够减少并最终终止栓塞形成。围术期微栓塞在女性和有症状的颈动脉病变患者中更为常见。有报告称，TCD 监测能够早期发现无症状性颈动脉闭塞，以及颈动脉内膜切除术后的高灌注综合征。尽管 TCD 监测显示出一定的作用，但目前还缺乏证明该监测可以改善预后的结论性证据。此外，由于其技术失败率较高，从而大大限制了这种监测手段的临床效用[179]。

脑氧合

通过颈静脉球可直接监测脑氧合。这种监测可以测定动脉-颈静脉氧含量差和颈静脉血氧饱和度，从而提供全脑氧代谢的相关信息。可通过向手术同侧置入的颈静脉球导管以获得颈内静脉血样本。也可以使用连续纤维光学颈静脉氧饱和度导管，但其明显的技术和方法学缺点限制了这一监测在颈动脉内膜切除术中的临床应用。

近红外光谱法是一种无创技术，可通过头皮和颅骨对局部脑氧饱和度行连续监测。与脉搏血氧饱和度测定法相似，脑氧饱和度监测是基于氧合和脱氧血红蛋白对近红外光谱吸收不同的特性而产生的。与脉搏氧饱和度检测仪不同，脑氧饱和度仪测量的是整个组织床（即脑组织、动脉及静脉血液）的血红蛋白氧饱和度。由于其主要为静脉血，因此，脑氧饱和度的值与静脉血接近。市场上能买到的脑氧饱和度传感器用于手术部位同侧的前额皮肤，测得的局部脑氧饱和度来自于传感器下的一小部分额叶皮质。到目前为止，脑氧饱和度基线值在不同患者存在很大变异，同时，尚无脑氧饱和度降低的临床阈值可以提示是否需要行分流术，以上这些缺陷阻碍了这一新型监测方法的广泛应用。

术后管理

颈动脉内膜切除术后大多数神经系统并发症（短暂性及永久性）可以用术中栓塞、颈动脉阻断时低灌注，以及术后颈动脉内膜切除部位栓塞和血栓形成予以解释。一般来说，大多数神经系统并发症与外科操作有关。血栓栓塞因素（而非血流动力学因素）似乎是围术期发生神经系统并发症的主要机制，并且多数血栓栓塞发生于术后阶段。颈动脉血栓形成造成的神经并发症可能高达 3.3%，即使即刻进行手术干预，此类患者仍有很高的大面积脑卒中或死亡发生率。其他相对少见的重要并发症包括颅内出血和脑组织高灌注。报道称颈动脉内膜切除术后颅内出血的发生率为 0.4% ～ 2.0%。多数颅内出血发生于术后 1 ～ 5 天，并有很高的并发症发病率和死亡率。

颈动脉内膜切除术后高血压很常见。不难想象，术前血压控制不佳的高血压患者通常会发生严重的术后高血压。发生术后高血压的原因尚不清楚，但是手术造成颈动脉窦压力感受器的去神经现象似乎起到一定的作用。区域麻醉时较少发生高血压。其他引起术后高血压的原因包括低氧血症、高碳酸血症、膀胱膨胀及疼痛，应及时排除并处理此类因素。由于神经系统和心脏并发症均与术后高血压有关，因此，应该采取积极措施，将术后血压控制到接近术前水平。短效的药物最为安全、有效。血压持续升高者，可在离开 ICU 前改用长效的静脉或口服药治疗。

术后脑组织高灌注综合征是指通过手术处理得到再灌注的脑组织的血流量骤然增加，同时脑血流的自主调节功能丧失，表现为头痛、惊厥、局灶性神经体征、脑水肿以及颅内出血的可能。不幸的是，目前对高灌注综合征的原因和治疗方法知之甚少。典型情况下，颈动脉内膜切除术数日之后才会发生高灌注综合征。术后出现严重高血压及术前有严重颈内动脉狭窄的患者发生高灌注综合征的风险增加。但是最新的数据不支持以上观点，这些数据提示近期接受过对侧颈动脉内膜切除术可能预示高灌注综合征[180]。

颈动脉内膜切除术后低血压的发生率几乎与高血压相当。颈动脉窦压力感受器过度敏感或重激活似乎在其中起重要作用。区域麻醉后低血压可能更为常见。应该及时纠正低血压，以避免脑缺血和心脏缺血的发生。颈动脉内膜切除术后低血压患者的心输出量一般是正常或增加的，而体循环阻力则降低。对术后低血压患者应该严密监测，以及时发现心脑缺血的发生，并合理给予液体及血管活性药物治疗。大多数患者经过 12 ～ 24 h 其低血压状态会得到纠正。

文献中对颈动脉内膜切除术后脑神经和颈神经功能障碍已有完善的报道。尽管多数损伤为短暂的，但永久性损伤可能导致严重残疾。拔除气管导管后，应该尽快检查患者是否有喉返神经、喉上神经、舌下神经和下颌缘神经的损伤。单侧喉返神经损伤可能导致同侧声带在旁正中位麻痹。尽管多数患者有声嘶和咳嗽功能障碍，但患者一般可以耐受。但双侧喉返神经损伤会导致双侧声带麻痹，进而造成致命性的上呼吸道梗阻。对先前曾进行过对侧颈动脉内膜切除术或颈部手术的患者应该考虑到这种情况发生的可能性。

颈动脉内膜切除术后可发生颈动脉体去神经现象，这是手术操作导致的。单侧颈动脉体功能丧失可能导致对于轻度低氧血症的通气反应削弱，此类情况几乎没有临床意义。双侧颈动脉内膜切除术可能与急性缺氧和静息 $PaCO_2$ 升高引起的正常通气和动脉血压反应丧失有关。此时，中枢化学感受器便成为维持通气的主要感受器，应用阿片类药物可能导致严重的呼吸抑制。幸运的是，多数患者只需要对乙酰氨基酚或酮咯酸来缓解术后疼痛。

伤口血肿的发生率可能高于文献所报道的数值。在北美有症状的颈动脉内膜切除术试验（NASCET）中[145]，5.5% 的患者发生伤口血肿。多数伤口血肿的原因是静脉渗血，只需表面压迫 5 ～ 10 min 即可。若血肿扩大，则应该立即进行床边评估，如果有气道压迫迹象，应即刻抽去积血。积极控制术后血压有助于减少血肿发生率。

尽管一些医师认为颈动脉术后不需要常规行重症监护，但有相当多的患者确实需要重症监护和积极干预治疗。作者本人认为颈动脉内膜切除术后患者均应在 ICU 中观察至少 8 h，因为大多数需要干预治疗的事件均发生于这一时间段[181-182]。

颈动脉疾病的血管内治疗：颈动脉血管支架植入术

颈动脉疾病的血管内治疗是预防脑卒中措施进展中的一项革新，目前该治疗包括经皮经腔血管成形及支架置入术。重要的技术进展包括使用双重抗血小板治疗、自膨式支架，以及防止血栓脱落的装置。近 10 年已经发表了比较颈动脉支架置入与颈动脉内膜切除术的主要随机临床研究的结果。最近一篇系统综述对随机试验（共 16 项试验，包含 7572 名患者）进行了总结。结果发现与动脉内膜切除术相比，腔内治疗（包括球囊血管成形术或支架置入术）与围术期脑卒中或死亡发生的风险增高相关[183]。值得注意的是，风险的增加似乎只限于年龄在 70 岁或以上的患者。血管内治疗与心肌梗死、脑神经麻痹以及操作部位血肿发生的风险降低有关。两组患者在围治疗期后同侧脑卒中的发生率上无差别。在对不适宜接受手术治疗的患者进行血管内治疗或内科治疗时，其死亡率或脑卒中发生率无差别。最新的指南对有症状及无症状的接受血管重建治疗的患者提出了特殊建议[149]。

颈动脉支架置入包括以下步骤：股动脉穿刺置管，主动脉弓造影，选择性行颈总动脉起始处置管并造影，将导丝置入颈外动脉，颈动脉鞘置入套管并使之到达颈总动脉，置入防止血栓脱落的装置，在病变部位进行球囊血管成形术，使支架释放导管越过已扩张的病变部位，打开自膨式支架，支架球囊扩张，完成血管造影，最后处理穿刺部位的伤口。股动脉是标准入路，但据报道肱动脉及高位桡动脉入路的成功率也很高。必须有防止血栓脱落的设备，包括远端滤器或闭塞球囊以及近端阻断血流或逆转血流的结构。当前，心脏病专家及放射科专家在特殊的血管内治疗室为很大一部分患者进行了血管内治疗。

大多数颈动脉支架置入都是在局部麻醉联合轻度镇静或在无镇静情况下进行的，以使患者更容易配合，同时进行持续的神经功能评估。除了常规检测以外，应行动脉置管以持续检测血压。在放置支架的阶段及放置完毕以后常见一定程度的血流动力学波动。与不进行血管成形术相比，在颈动脉放置支架以后进行球囊血管成形术时，心动过缓与低血压更为常见[184]。一项最近的大型回顾性研究报告称在颈动脉支架置入后有 4.9% 的患者发生心搏骤停[185]。在从右侧进行操作的患者中，对侧颈动脉有严重狭窄的患者及左室射血分数降低的患者发生心搏骤停的概率增加。在球囊扩张以前预防性使用阿托品可以使初次行颈动脉支架置入的患者术中发生心动过缓及心脏相关并发症的概率减小[186]。

下肢血管重建术

外周动脉疾病

外周动脉疾病（peripheral artery disease，PAD）或下肢动脉粥样硬化闭塞性疾病是美国医疗系统中资源消耗性疾病的一种[187]。与 PAD 相关的主要风险是下肢截肢，并且也可以导致肾血管、脑血管以及心血管床的动脉粥样硬化。这也是 PAD 患者为何易患脑卒中，心肌梗死甚至死亡的原因[188]。也有研究指出，糖尿病患者进展为长期严重残疾的风险较高[189]。由于这些事实，Hirsch 等强调，因为需要广泛的治疗规程和相关的诊断性检测，PAD 患者通常经历着昂贵的治疗处理[190]。

PAD 患者抗血小板与抗凝治疗的围术期管理

对于 PAD 患者的长期治疗管理包括日渐增加的有效抗血小板和抗凝药物的使用。而因为多种风险和获益并存，在围术期使用这些药物变得越来越有挑战性[191]。与围术期管理相关的主要关注点之一是增加的出血风险。但如果抗血小板治疗暂停，因为手术相关的血栓前期影响，患者又会处于更高的血栓性并发症的风险中[192]。

单一抗血小板疗法在有症状的外周动脉疾病患者中的应用

研究者合作进行了 42 项随机临床试验，对 9214 名指定接受单一抗血小板治疗（single antiplatelet therapy，SAPT）的患者进行了 meta 分析[193]，据此发现，PAD 患者发生严重血管事件的概率降低了 23%。Mahmoud 及合作者进行了另外一项重要的研究，这项研究对于阿司匹林在无症状和有症状的外周血管疾病患者中的疗效进行了调查。研究显示，阿司匹林的使用与出血加重或者心血管病变改善均无严格的相关性[194]。他们由此推论，迫切需要大规模的随机临床试验来证实阿司匹林在此类疾病中的疗效。

双重抗血小板治疗在有症状的外周动脉疾病患者中的应用

Field和Benavenate提出了氯吡格雷对于动脉粥样硬化血栓风险和缺血稳定性管理和避免（CHARISMA）研究。此研究包括了15 603名患者，他们受无症状的多种血管风险因素影响，或者患有有症状的血管疾病。这些患者被分为两组，一组接受单一阿司匹林治疗，另一组接受阿司匹林（75～162 mg/d）与氯吡格雷（75 mg/d）双重治疗[195]。结果显示两组之间并无明显差异，并且事实上，患者的出血风险还增加了。

另外一项研究，对于先前有心脏病发作的患者在阿司匹林-心肌梗死溶栓的基础上使用替格瑞洛对比安慰剂预防心血管事件（PEGASUS-TIMI 54）试验是由Bonaca和合作者执行的。他们在有心脏病发作史的患者中研究了替格瑞洛（一种可逆的P2Y12抑制剂）的使用，结果显示，替格瑞洛显著降低了心血管性死亡、心肌梗死以及脑卒中的风险，但是这是以严重出血风险增加为代价的[196]。

利伐沙班用于冠状动脉或外周动脉疾病患者预防主要心血管事件（COM-PASS）研究随机纳入了27 395名患有稳定的冠状动脉粥样硬化血管疾病的参与者。这些患者被随机分配到三个组：一组接受利伐沙班（一种直接的Ⅹa因子抑制剂）（2.5 mg，bid）和阿司匹林（100 mg/d）治疗，一组只接受利伐沙班（5 mg，bid）治疗，另一组只接受阿司匹林（100 mg/d）治疗[197]。主要的预后结局由心血管性死亡，卒中，或者心肌梗死组成。这项试验因为压倒性的效果被停止了。总死亡率，CAD死亡率，心血管性死亡率被降低了20%。当患者因为CYP2C19酶发生遗传学变异并影响其在肝激活，则对氯吡格雷产生了药物遗传学性抵抗（慢反应），而COM-PASS试验为氯吡格雷的选择性替代药品提供了强有力的证据。据推测，30%的患者可能对氯吡格雷具有药物遗传学性抵抗。

开放性旁路手术与麻醉管理

一般来说，开放性旁路手术和血管内血管重建是PAD患者治疗的两种选择方式[198]，尤其是对于那些在内科治疗后未见改善的患者以及被严重肢体缺血所影响的患者[199-200]。就这点而言，由于这些患者存在严重合并症，因此他们也具有主要围术期并发症的风险。尽管全麻通常被用于开放性外周血管重建手术，也可以采用区域麻醉神经轴索麻醉[201]。它们可以改善术后疼痛控制和围术期血流动力学稳定。在进行神经轴索麻醉或区域麻醉之前，应该考虑关于抗血栓药的ASRA指南，尤其是因为在远端旁路血管手术动脉阻断期间会使用中等剂量的肝素[155]。

外周动脉疾病的血管内治疗

全麻、椎管内麻醉，或者MAC均可以用于外周动脉支架手术，因其通常经皮穿刺即可完成。除非有不同技术的其他适应证，我们通常使用MAC。同其他经皮介入操作类似，适应证和禁忌证有一些要求，包括患者同意保持清醒或者清醒镇静状态，患者能够平躺以进行股动脉操作，以及患者能在整个手术过程中安静地平躺。在这些情况中不同的是，经皮穿刺操作可能会被疾病进程影响。例如，股动脉狭窄可能需要一个开放性的切口，或者甚至在支架置入远端动脉之前联合进行股动脉内膜切除术。如果是这种情况，那么麻醉方式将只能选择全麻或者椎管内麻醉。再次强调，如果考虑椎管内麻醉的话，则必须重视ASRA指南[155]。值得注意的是，几项研究均指出，无论接受全麻还是椎管内阻滞的患者，在心脏预后方面没有明显差异[8-9]。

致谢

本书编辑，出版方以及本章作者向Dr. Edward J. Norris致以诚挚的感谢，感谢他为此主题章节原先版本所作出的贡献。他的上一版此章内容是现今版本的基础。

参考文献

1. Mangano DT. *Anesthesiology*. 1990;72:153–184.
2. Feringa HH, et al. *Coron Artery Dis*. 2007;18:571–576.
3. Kelly R, et al. *J Am Coll Cardiol*. 2002;39:219–224.
4. McFalls EO, et al. *N Engl J Med*. 2004;351:2795–2804.
5. Ouyang P, et al. *Am J Cardiol*. 1989;64:1113–1116.
6. Raby KE, et al. *Am J Cardiol*. 1990;66:1309–1313.
7. Mangano DT, et al. *N Engl J Med*. 1990;323:1781–1788.
8. Bode RH, et al. *Anesthesiology*. 1996;84:3–13.
9. Christopherson R, et al. *Anesthesiology*. 1993;79:422–434.
10. Fleisher LA, et al. *Am Heart J*. 1991;122:980–986.
11. Pasternack PF, et al. *J Vasc Surg*. 1989;10:617–625.
12. Krupski WC, et al. *J Vasc Surg*. 1992;15:354–363.
13. Baron JF, et al. *Anesthesiology*. 1991;75:611–618.
14. Norris EJ, et al. *Anesthesiology*. 2001;95:1054–1067.
15. Fleron MH, et al. *Anesth Analg*. 2003;97:2–12. 12818934.

16. Mangano DT, et al. *JAMA*. 1992;268:233–239.
17. Hertzer NR, et al. *Cleve Clin J Med*. 1987;54:15–23.
18. Fleisher LA, et al. *Circulation*. 2007;116:e418–e499.
19. Fleisher LA, et al. *J Am Coll Cardiol*. 2009;54:e13–e118.
20. Fleisher LA, et al. *Circulation*. 2014;130:e278.
21. Kertai MD, et al. *Arch Intern Med*. 2005;165:898–904.
22. Bertges DJ, et al. *J Vasc Surg*. 2010;52:674–683.
23. McFalls HB, et al. *J Vasc Surg*. 2007;46:694–700.
24. Hertzer NR, et al. *Ann Surg*. 1984;199:223–233.
25. Poldermans D, et al. *J Am Coll Cardiol*. 2007;49:1763–1769.
26. Eagle KA, et al. *Ann Intern Med*. 1989;110:859–866.
27. Eagle KA, et al. *Circulation*. 1997;96:1882–1887.
28. Hassan SA, et al. *Am J Med*. 2001;110:260–266.
29. Naghavi M, et al. *Circulation*. 2003;108:1664–1672.
30. Duvall WL, et al. *Catheter Cardiovasc Interv*. 2012;80:768–776.
31. Bapoje SR, et al. *Chest*. 2007;132:1637–1645.
32. Compton CN, et al. *J Vasc Surg*. 2005;42:650–653.
33. Go AS, et al. *N Engl J Med*. 2004;351:1296–1305.
34. Pasqualini L, et al. *J Intern Med*. 2007;262:668–677.
35. Elsayed EF, et al. *Arch Intern Med*. 2007;167:1130–1136.
36. Lee TH, et al. *Circulation*. 1999;100:1043–1049.
37. Welten GM, et al. *Am Heart J*. 2007;154:954–961.
38. Welten GM, et al. *Kidney Int*. 2007;72:1527–1534.
39. Schouten O, et al. *J Vasc Surg*. 2006;44:419–424.
40. Erasmus Medical Center: Follow-up Investigation committee: Report on the 2012 follow-up investigation of possible breaches of academic integrity. https://www.erasmusmc.nl/nl-nl?lang=en.
41. Siller-Matula JM, et al. *Eur Heart J Acute Cardiovasc Care*. 2015. Published online before print May 5, 2015.
42. Schulz-Schüpke S, et al. *Eur Heart J*. 2015;36:1252–1263.
43. Palmerini T, et al. *J Am Coll Cardiol*. 2015;65:1092–1102.
44. Mehran R, et al. *Lancet*. 2013;382:1714–1722.
45. Levine GN, et al. *J Am Coll Cardiol*. 2016;68:1082–1115.
46. Schermerhorn ML, et al. *Ann Surg*. 2012;256:651–658.
47. Bobadilla JL, et al. *Adv Surg*. 2012;46:101–109.
48. Lederle FA, et al. *JAMA*. 2012;287:2968–2972.
49. Filardo G, et al. *Cochrane Database of Systematic Reviews*. 2012;3:CD001835.
50. Rughani G, et al. *Cochrane Database of Systematic Reviews*. 2012;9.
51. Lloyd WE, et al. *CardiovascSurg*. 1996;4:724–726.
52. Hertzer NR, et al. *J Vasc Surg*. 2002;35:1145–1154.
53. Wahlgren CM, et al. *Ann Vasc Surg*. 2007;21:687–694.
54. Gelman S. *Anesthesiology*. 1995;82:1026–1057.
55. Kouchoukos NT, et al. *Surgery*. 1979;85:25–30.
56. Roizen MF, et al. *J Vasc Surg*. 1984;1:300–305.
57. Gelman S, Mushlin PS. *Anesthesiology*. 2004;100:434–439.
58. Gelman S. *Anesthesiology*. 2008;108:735–748.
59. Stokland O, et al. *Am J Phys-Hrt Circ Phys*. 1980;238:H423–H429.
60. Mutch WA, et al. *Anesthesiology*. 1991;74:320–324.
61. Gelman S, et al. *Anesth Analg*. 1994;2:219–224.
62. Eide TO, et al. *Euro Surg Res*. 2005;6:330–334.
63. Schouten O, et al. *Am J Cardiol*. 2006;97:1383–1385.
64. Ali ZA, et al. *Circulation*. 2007;116:I–98.
65. Shah MR, et al. *JAMA*. 2005;294:1664–1670.
66. Bernard GR, et al. *JAMA*. 2000;283:2568–2572.
67. Sandham JD, et al. *N Eng J Med*. 2003;348:5–14.
68. Her C, et al. *J Cardiothorac Anesth*. 1990;4:552–557.
69. Davies MJ, et al. *Anaesth Int Care*. 1993;21:790–794.
70. Bois S, et al. *Anesth Analg*. 1997;85:1233–1239.
71. Park WY, et al. *Ann Surg*. 2001;234:560.
72. Breslow MJ, et al. *JAMA*. 1989;261:3577–3581.
73. Garnett RL, et al. *Can J Anaesth*. 1996;43:769–777.
74. Dodds TM, et al. *J Cardiothorac Vasc Anesth*. 1997;11:129–136.
75. Boylan JF, et al. *Anesthesiology*. 1998;89:585–593.
76. Crawford E, et al. *J Vasc Surg*. 1986;3:389–404.
77. Rigberg DA, et al. *J Vasc Surg*. 2006;43:217–222.
78. Jacobs MJ, et al. *Ann Thorac Surg*. 2002;74:S1864–S1866.
79. Coselli JS, et al. *J Vasc Surg*. 2002;35:631–639.
80. Fedorow CA, et al. *Anesth Analg*. 2010;111:46–58.
81. Dardik A, et al. *J Vasc Surg*. 2002;36:47–50.
82. Frank SM, et al. *J Vasc Surg*. 1994;19:687–697.
83. Nijenhuis RJ, et al. *J Vasc Surg*. 2007;45:677–685.
84. Williams G, et al. *J Vasc Surg*. 2004;39:314–321.
85. Achouh PE, et al. *Ann Thorac Surg*. 2007;84:782–788.
86. Wong DR, et al. *Ann Thorac Surg*. 2007;83:1345–1355.
87. Karpovich IP, et al. *Grudnaia khirurgiia (Moscow, Russia)*. 1988;6:84–86.
88. Parodi JC, et al. *Ann Vasc Surg*. 1991;5:491–499.
89. Schermerhorn ML, et al. *N Eng J Med*. 2008;358:464–474.
90. Steuer J, et al. *Euro Hrt J*. 2015;37:145–151.
91. Tadros RO, et al. *J Vasc Surg*. 2014;59:1518–1527.
92. Dake MD, et al. *N Eng J Med*. 1994;331:1729–1734.
93. Buck DB, et al. *Nat Rev Cardio*. 2014;11:112.
94. Chuter TAM, et al. *J Vasc Surg*. 2011;54:660–668.
95. Chuter TAM, et al. *J Endovasc Ther*. 2003;10:940–945.
96. Kothandan H, et al. *Ann Card Anaesth*. 2016;19:132.
97. Lee W, et al. *J Vasc Surg*. 2003;38:459–463.
98. Ruppert V, et al. *J Vasc Surg*. 2006;44:16–21.
99. Lee TH, et al. *Circulation*. 1999;100:1043–1049.
100. Kertai MD, et al. *Arch Int Med*. 2005;165:898–904.
101. Hoehmann CL, et al. *J Cardiovasc Res*. 2016;5.
102. Griepp RB, et al. *Ann Thorac Surg*. 2007;83:S865–S869.
103. Karthikesalingam A, et al. *J Vasc Surg*. 2012;56:510–519.
104. Fleisher LA, et al. *Circulation*. 2007;116:1971–1996.
105. Blankensteijn JD, et al. *N Eng J Med*. 2005;352:2398–2405.
106. Broos P, et al. *J Endovasc Ther*. 2015;22:770–777.
107. Edwards MS, et al. *J Vasc Surg*. 2011;54:1273–1282.
108. Center S. *J Imag Interv Radiol*. 2016;2:21.
109. Ketteler ER, Brown KR. *J Vasc Surg*. 2011;53(suppl):35S–38S.
110. Durán A, et al. *Cath Cardiovasc Int*. 2013;82:29–42.
111. Fazel R, et al. *Circulation*. CIR-0000000000000048;2014.
112. Christopoulos G, et al. *Circulation:Cardiovasc Int*. 2014;114:CIRCINTERVENTIONS.
113. McDonald JS, et al. *Radiology*. 2013;267:119–128.
114. Weisbord SD, et al. *N Eng J Med*. 2018;378:603–614.
115. Cheng SWK. *BJA*. 2016;117:ii3–ii12.
116. Bajwa AM, et al. *Euro J Vasc Endovasc Surg*. 2008;35:46–48.
117. Lioupis C, et al. *Vasc Endovasc Surg*. 2010;44:56–60.
118. Cheung AT, et al. *Ann Thorac Surg*. 2005;80:1280–1289.
119. Erbel R, et al. *Russian J Cardio*. 2015;123:7–72.
120. Hiratzka LF, et al. *J Am Coll Cardiol*. 2010;55:1509–1544.
121. Horlocker TT, et al. *Reg Anesth Pain Med*. 2018;43:263–309.
122. Maurel B, Haulon S. *Euro J Vasc Endovasc Surg*. 2016;51:316.
123. Chen J, Stavropoulos SW. *Sem Interv Rad*. 2015;32:259.
124. Thomas BG, et al. *J Vasc Surg*. 2010;51:1373–1380.
125. Dangas G, et al. *JACC*. 2012;5:1071–1080.
126. Sidloff DA, et al. *Br J Surg*. 2013;100:1262–1270.
127. Jones JE, et al. *J Vasc Surg*. 2007;46:1–8.
128. Bryce Y, et al. *Cardiovasc Diag Ther*. 2018;8:S131.
129. Mansueto G, et al. *J Vasc Surg*. 2007;45:1120–1127.
130. Bischoff MS, et al. *Gefässchirurgie*. 2013;18:381–387.
131. Dake MD, et al. *N Eng J Med*. 1994;331:1729–1734.
132. Fann JI, et al. *Ann Thorac Surg*. 1995;60:1102–1105.
133. Xydas S, et al. *J Thorac Cardiovasc Surg*. 2010;139:717–722.
134. Bicknell C, Powell JT. *Heart*. 2015;101:586–591.
135. Vallabhajosyula P, et al. *Ann Cardiothorac Surg*. 2013;2:378.
136. Bernard EO, et al. *J Vasc Surg*. 2000;31:790–793.
137. Tagarakis GL, et al. *J Cardiothorac Vasc Anesth*. 2014;28:843–847.
138. Nienaber CA, et al. *J Endovasc Ther*. 2007;14:506–512.
139. Chen J, et al. *Clin Interven Aging*. 2014;9:73.
140. Bokoch MP, et al. *J Cardiothorac Vasc Anesth*. 2017;31:2141–2146.
141. Vallabhajosyula P, et al. *Ann Cardiothorac Surg*. 2013;2:280.
142. Brott TG, et al. *J Am Coll Cardiol*. 2011;57:1002–1044.
143. Rosamond W, et al. *Circulation*. 2008;117:e25–e146.
144. Rosamond WD, et al. *Stroke*. 1999;30:736–743.
145. Powers WJ, et al. *Stroke*. 2015;46.
146. North American Symptomatic Carotid Endarterectomy Trial Collaborators. *N Engl J Med*. 1991;325:445–453.
147. Executive committee for the asymptomatic carotid atherosclerosis study. *JAMA*. 1995;273:1421–1428.
148. European carotid surgery trialists' collaborative group. *Lancet*. 1991;337:1235–1243.
149. Barnett HJ, et al. *N Engl J Med*. 1998;339:1415–1425.
150. CASANOVA Study Group. *Stroke*. 1991;22:1229–1235.
151. Mayo Asymptomatic Carotid Endarterectomy Study Group. *Mayo Clin Proc*. 1992;67:513–518.
152. Hobson 2nd RW, et al. *N Engl J Med*. 1993;328:221–227.
153. Halliday A, et al. *Lancet*. 2004;363:1491–1502.
154. Gupta PK, et al. *J Surg Res*. 2011;167:182–191.
155. Lewis SC, et al. *Lancet*. 2008;372:2132–2142.
156. Rothwell PM, et al. *Lancet*. 2004;363:915–924.
157. McGirt MJ, et al. *Neurosurgery*. 2006;58:1066–1073.
158. Hertzer NR, et al. *Arch Intern Med*. 1985;145:849–852.
159. Brown KR. *J Cardiovasc Surg (Torino)*. 2003;44:395–399.
160. Illuminati G, et al. *J Vasc Surg*. 2011;54:993–999.
161. Velissaris D, et al. *J Vasc Surg*. 2011;53:1237–1241.

162. Grady RE, et al. *Anesthesiology*. 1998;88:892–897.
163. Umbrain V, et al. *Anaesthesia*. 2000;55:1052–1057.
164. Jellish WS, et al. *J Neurosurg Anesthesiol*. 2003;15:176–184.
165. Smith JS, et al. *Anesthesiology*. 1988;69:846–853.
166. Modica PA, et al. *Neurosurgery*. 1992;30:842–846.
167. Mutch WA, et al. *Can J Anaesth*. 1995;42:577–587.
168. Fardo DJ, et al. *Am Surg*. 1999;65:648–651.
169. Pandit JJ, et al. *Br J Anaesth*. 2003;91:733–735.
170. Pandit JJ, et al. *Br J Anaesth*. 2007;99:159–169.
171. Tissot S, et al. *Anesth Analg*. 1997;84:1377–1379.
172. Rerkasem K, et al. *Cochrane Database Syst Rev*. 2008:CD000126.
173. Gomes M, et al. *Br J Surg*. 2010;97:1218–1225.
174. Menyhei G, et al. *Eur J Vasc Endovasc Surg*. 2011;41:735–740.
175. Aburahma AF, et al. *J Vasc Surg*. 2011;54:1502–1510.
176. Jacob T, et al. *J Cardiovasc Surg (Torino)*. 2007;48:677–681.
177. Aburahma AF, et al. *J Vasc Surg*. 2010;51:1133–1138.
178. Michenfelder JD, et al. *Anesthesiology*. 1987;67:336–340.
179. Messick Jr JM, et al. *Anesthesiology*. 1987;66:344–349.
180. Moritz S, et al. *Anesthesiology*. 2007;107:563–569.
181. Ascher E, et al. *J Vasc Surg*. 2003;37:769–777.
182. Lipsett PA, et al. *J Vasc Surg*. 1994;20:403–409.
183. Sheehan MK, et al. *J Vasc Surg*. 2001;34:13–16.
184. Bonati LH, et al. *Cochrane Database Syst Rev*. 2012;9:CD000515.
185. Bussiere M, et al. *J Neurosurg*. 2009;110:905–912.
186. Satya K, et al. *J Endovasc Ther*. 2011;18:513–517.
187. Cayne NS, et al. *J Vasc Surg*. 2005;41:956–961.
188. Conte MS, et al. *J Vasc Surg*. 2015;61:2S–41S.
189. Diabetes care. *J Vasc Surg*. 2004;6:1356–1357.
190. Marso SP, Hiatt WR. *J Am Coll Cardio*. 2006;47:921–929.
191. Hirsch AT, et al. *Vasc Med*. 2008;13:209–215.
192. Yeung LY, et al. *Trauma Surg Acu Care Open*. 2016;1:e000022.
193. Zimarino M, et al. *Drugs*. 2005;65:725–732.
194. Trialists'collaboration. *BMJ*. 2002;324:71–86.
195. Mahmoud A, et al. *PloS One*. 2017;12:e0175283.
196. Field TS, Benavente OR. *Curr Neurolog Neurosci Rep*. 2011;11:6–14.
197. Bonaca MP, et al. *N Eng J Med*. 2015;372:1791–1800.
198. Bosch J, et al. *Can J Cardiol*. 2017;33:1027–1035.
199. Chang CH, et al. *Sci Rep*. 2016;6:37177.
200. Rooke T, et al. *J Am Coll Cardiol*. 2011;58:2020–2045.
201. Tsai TT, et al. *J Vasc Surg*. 2016;63:1663.
202. Bouman E, et al. *J Cardiovasc Surg (Torino)*. 2014;55:207–216.

57 神经外科和神经介入手术的麻醉

BRIAN P. LEMKUIL，JOHN C. DRUMMOND，PIYUSH M. PATEL，ARTHUR LAM
徐尤年 译 陈向东 审校

要 点

- 在制订颅内压（intracranial pressure，ICP）控制策略时，临床医师应考虑颅内空间的四个组成部分：细胞、细胞间液和细胞内液、脑脊液，以及血液。
- 临床医师术前应评估颅内顺应性的储备，这是选择麻醉药物和麻醉技术的基础。
- 脑循环中的静脉端易于被动扩张，是导致颅内压升高或手术野“张力高”的常见原因。
- 近期颅脑损伤［如创伤性颅脑损伤（TBI）、蛛网膜下腔出血（SAH）以及脊髓损伤（SCI）］的患者，其静息状态下的脑血流量降低，自身调节功能受损，因此脑灌注压（CPP）应维持在接近清醒时的正常水平。
- 处坐位行神经外科手术患者的动脉血压应以外耳道的水平进行校正，无高血压病患者的平均动脉血压（MAP）应维持在 60 mmHg 以上。
- 当存在静脉空气栓塞（VAE）风险时，标准的监测项目至少应包含经胸多普勒和呼气末二氧化碳分析。
- 虽然浅低温的临床前实验效果令人鼓舞，但目前治疗性浅低温不提倡用于重症监护治疗病房（ICU）中的颅脑损伤患者或行颅内动脉瘤手术的术中管理，因为人体试验发现治疗性浅低温对这类患者无益。
- 急性蛛网膜下腔出血患者在行动脉瘤夹闭或栓塞术时，麻醉管理中最重要的注意事项是防止阵发性高血压所导致的动脉瘤破裂的危险。但是在处理脑动脉瘤的过程中，如果需要临时性夹闭血管，则应维持较高的灌注压。
- 虽然择期动脉瘤手术较少应用控制性降压，但仍应做好充分的准备，一旦动脉瘤破裂，应及时和精确地控制血压。
- 颈椎损伤情况不明的脑外伤患者，可采用快速诱导顺序气管插管，但应手法保持轴线固定（患者枕部紧靠颈托），这种方法导致脊髓损伤的风险很小。
- 成人脑外伤发生后的前 48 ～ 72 h 内的脑灌注压（CPP ＝ MAP － ICP）应维持在 60 ～ 70 mmHg 目标范围内。
- 低碳酸血症有导致脑缺血的潜在危险，近期颅脑损伤的患者以及术中撑开器下受压的脑组织更容易发生。因此只有在绝对需要如颅内压剧烈升高或不确定性颅内压的情况下，才可考虑使用过度通气。

本章主要为神经外科麻醉管理中的常见问题提供指导性建议。本章首先回顾种类繁多的神经外科手术相关的问题，并将这些问题组成一份清单，麻醉科医师在实施任何神经外科麻醉前，均应该复习这份清单。随后本章将就特定的手术问题进行讨论。在学习本章之前，应当先熟悉第 11 章中介绍的脑生理和麻醉药物对脑生理影响方面的知识，第 39 章中所讲述的神经系统监测方面的知识，以及第 56 章中讲述颈动脉内膜切除术（CEA）、颈动脉成形术和支架植入术等相关知识。

神经外科麻醉的一般性问题

神经外科手术和麻醉管理中的几个基本性问题具有共性，如果外科医师与麻醉科医师之间缺乏充分了解，则麻醉科医师应该在每次手术前就这些基本性问题与外科医师一起讨论并达成共识（框 57.1）。框 57.1 列出的清单因手术的不同而异，但一般包括确定手术体位和体位固定装置；有关类固醇、渗透剂 / 利尿剂、抗惊厥药和抗生素的使用；外科医师对脑“张力过高”和残留的颅内顺应性储备的感知；血压、二氧化碳分压和体温的控制目标；预计失血量；有针对性的神经生理功能监测［可能导致麻醉药和（或）肌松药的使用受限］；以及在某些情况下预知静脉空气栓塞的风险。对这些问题的关注，以及由此引发的决定将在本节中讨论。另一个共性问题——脑保护，将在“动脉瘤和动静脉畸形”一节中进行简单介绍，详细介绍见第 11 章。

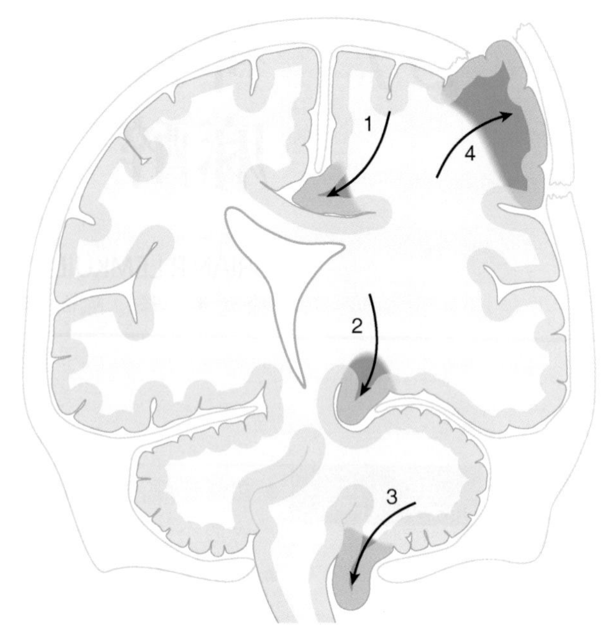

图 57.1 **各种脑疝路径示意图：**1. 大脑镰疝，2. 小脑幕疝，3. 小脑疝，4. 经颅盖疝（From Fishman RA. Brain edema. N Engl J Med. 1975；293：706-711.）

控制颅内压和脑松弛

防止颅内压（ICP）升高和控制已升高的 ICP 是神经外科麻醉的共性问题。颅骨未打开前，麻醉科医师的目标是维持足够的脑灌注压（CPP）［脑灌注压＝平均动脉压（MAP）－ICP］，并防止脑组织在颅内各脑室之间或通过枕骨大孔疝出（图 57.1）[1]。颅骨打开后，应保持脑松弛以利于外科手术操作，或在某些极端情况下，须通过开颅手术逆转进展性脑疝。无论颅骨打开与否，麻醉管理原则相似。

ICP 增高的临床表现多样，包括头痛（尤其是夜间头痛痛醒的患者）、恶心、呕吐、视物模糊、嗜睡和视乳头水肿。CT 可显示颅内压升高或颅内顺应性降低，指征包括中线移位、基底池消失、镰状结构和脑室消失（脑积水或孤立性脑室时脑室增大）以及脑水肿。脑水肿的 CT 片显示为低密度区。基底池在 CT 上显示为脑干上段的黑环（液性）（图 57.2），包括脑间池（位于两侧大脑脚之间）、第四脑室（内有上、下丘脑）和周边池（位于大脑脚两侧）。

框 57.1 神经外科麻醉的一般性问题

- 控制颅内压或脑松弛
- $PaCO_2$ 的管理
- 动脉血压的管理
- 类固醇的使用
- 渗透性脱水药的使用
- 利尿剂的使用
- 抗惊厥药物的使用
- 患者体位
- 颅内积气
- 静脉空气栓塞
- 监测
- 静脉液体管理
- 低温
- 血糖管理
- 麻醉苏醒

颅内容积-压力关系见图 57.3。低脑容量时表现为平台期，表示颅内不是一个完全封闭的空间，颅内存在一定程度的代偿空间。代偿主要是由于颅内的脑脊液（CSF）向脊髓内的 CSF 空间转移以及颅内静脉血向颅外静脉转移。当代偿最终耗竭时，颅内容量的轻度增加即可导致 ICP 显著升高。ICP 的增加可导致

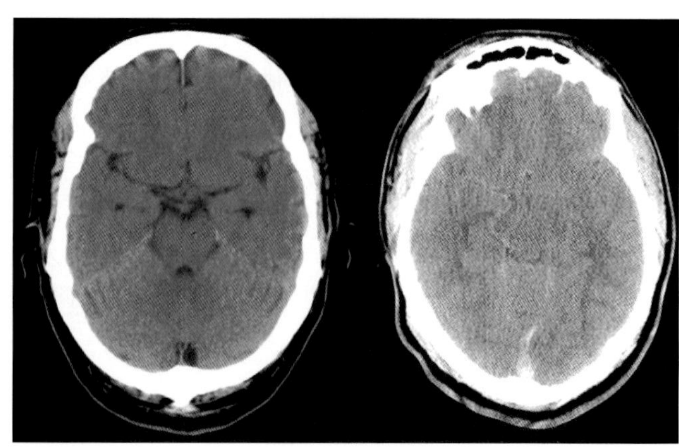

图 57.2 CT 扫描的正常图（左）和受压的基底池（右）。基底、脑组织周围和脑脊液的腔隙包括脚间池（前部）、周边池（侧部）和第四脑室（后部）。右侧是弥散性脑水肿的患者（由于矢状窦血栓形成所致），示脑池结构消失（Courtesy Ivan Petrovitch，MD.）

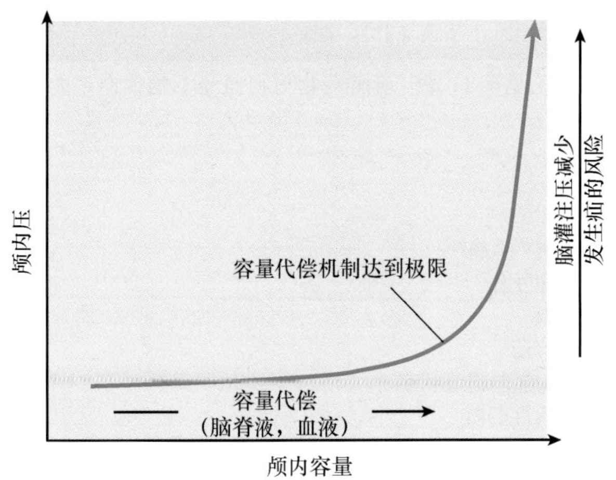

图 57.3　**颅内容量-压力的关系。**曲线的水平部分显示颅内压对颅内损伤组织肿胀有一定的代偿。代偿大部分依赖于 CSF 流出及静脉血自颅内转移到颅外。一旦代偿失衡，则颅内容量轻度增加将导致颅内压明显增高伴随脑疝形成和灌注压（CPP）降低，最后导致脑缺血

脑组织从一个脑区疝入另一个脑区（如图 57.1 所示），从而对脑组织造成机械性损伤，或导致脑灌注压下降，从而引起脑缺血性损伤。

一些因素的相互作用可引起或加重颅内高压（图 57.4）。当临床医师面对处理增高的 ICP 的问题时，总体而言，其目标是为了减少颅内容量的容积。为便于记忆，颅内空间被分为四个部分（表 57.1）：细胞（包括神经元、神经胶质细胞、肿瘤和外渗性积血）、体液（细胞内液和细胞外液）、CSF 和血液。

1. 细胞部分　这部分基本属于外科医师的领域，但是麻醉科医师有责任给外科医师提出诊断性意见。

表 57.1　颅内成分及其容量调节的方法

成分	容量控制方法
1. 细胞（包括神经元、神经胶质细胞、肿瘤和外渗性积血）	手术切除
2. 体液（细胞内液和细胞外液）	渗透性脱水剂 / 利尿剂 类固醇（主要针对肿瘤）
3. 脑脊液	引流
4. 血液 动脉血 静脉血	 减少脑血流量 增加脑静脉引流

在硬膜外血肿清除后，当脑组织膨入手术野时，临床医师应当考虑是否存在对侧硬膜下或硬膜外血肿，可立即穿刺或术后立刻进行影像学检查。

2. 脑脊液部分　目前在手术室内还没有药物方法可在短时间内调控脑脊液的多少。减少 CSF 部分的唯一实用方法就是引流。当手术视野受限时，手术医师可通过穿刺针穿入侧脑室引流 CSF，从而改善手术野的状况。在没有沟回疝和枕骨裂孔疝危险时，腰部 CSF 引流可起到改善手术视野的作用。

3. 体液部分　这部分容积可用类固醇激素和利尿剂处理。这两类药物的使用将在本章后续部分讨论。

4. 血液部分　此部分最受麻醉科医师关注，因为此部分易于快速调控。血液部分又分为两部分：动脉血和静脉血。

对血液部分，首先应该关注静脉部分。静脉部分一般呈被动性扩张，而这一点常被忽视。尽管静脉部分的扩张是被动式的，但静脉充血常是 ICP 升高和手

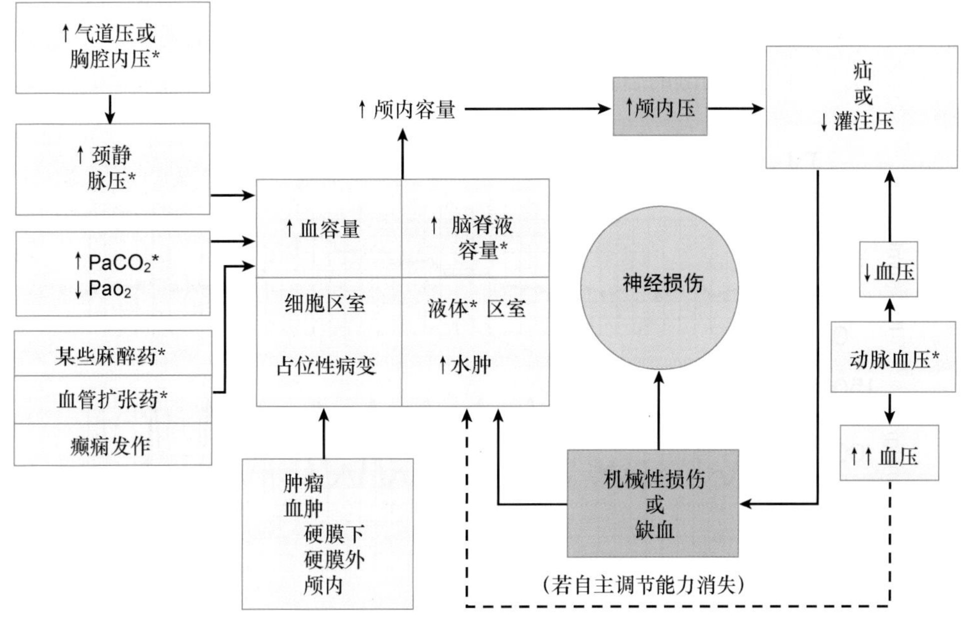

图 57.4　**颅内高压的病理生理。**本图显示了四种颅内成分：血液、脑脊液、体液（细胞内液和细胞外液）和细胞，这四种成分中的任何一个或所有成分的增加将导致颅内压升高，并最终导致神经系统损伤。麻醉科医师可调控的内容用星号（*）标识（通过脑室造口术的导管调节 CSF 的容量）。$PaCO_2$，动脉血二氧化碳分压；PaO_2，动脉血氧分压

术野显露不良的重要原因（图 57.5）。为保证静脉引流通畅，在神经外科手术的麻醉和重症监护中，常采用头部抬高的措施。阻碍静脉回流的因素如头部姿势不当或头颈部周围受压（如颈托、气管导管系带）应去除。胸腔压力升高也可导致颅内静脉回流受阻，相关因素包括气管导管折曲或不畅、张力性气胸、呛咳、不耐受气管导管或肺部气体排出不畅如支气管痉挛。在无禁忌证的情况下，开颅手术中应保持良好的肌松，肌松剂的使用可防止突然的咳嗽而导致颅内容物膨出手术切口。

最后，循环的动脉端也应受关注。关注麻醉药物和技术（见第 11 章）对脑血流量（CBF）的影响是神经外科麻醉的固有组成部分。总体而言，CBF 的增加与脑血容量（CBV）的增加相一致[2-4]。低血压或血管阻塞所致的脑缺血是例外，在这些情况下，当 CBF 突然减少时，脑内血管扩张，从而导致 CBV 增加。然而总体而言，CBF 的增加导致 CBV 的增加。当容量代偿机制耗竭或 ICP 已经增高时，应注意 CBF 的控制。常用的方法是通过选择麻醉药或控制某些生理参数以避免 CBF 的不必要升高。影响 CBF 的参数见框 57.2，并见第 11 章的讨论。

框 57.2　影响脑血流的因素

详细讨论见第 11 章“麻醉药物对脑血流及脑代谢率的影响”一节。

- PaO_2
- $PaCO_2$
- 脑代谢率
  - 清醒 / 疼痛
  - 癫痫发作
  - 体温
  - 麻醉药
- 血压 / 自主调节状态
- 血管活性药物
  - 麻醉药
  - 升压药
  - 正性肌力药
  - 血管舒张剂
- 血液黏度
- 神经源性通路（轴外和轴性通路）

麻醉药物的选择

神经外科麻醉药物的选择，尤其是在 ICP 不稳定情况下的选择，是需要经常考虑的问题。第 11 章已对相关问题进行了详细讨论，本章只进行概要介绍。

总体而言，静脉麻醉药物、镇痛药和镇静药可降低 CBF 和脑代谢率（cerebral metabolic rate，CMR），且对 ICP 没有不利的影响。术前意识清醒的患者给予大剂量氯胺酮是例外。在麻醉期间，静脉麻醉药物一般不影响脑自主调节功能和对 CO_2 的反应性（见第 11 章）。

与静脉麻醉药物相反，所有的吸入性麻醉药物均导致剂量依赖性的脑血管扩张，这取决于生理和药理环境。扩张血管强弱的顺序约为氟烷＞恩氟烷＞地氟烷＞异氟烷＞七氟烷。正如第 11 章所述，地氟烷、异氟烷和七氟烷引起 CBF 改变的差异性并无临床意义。吸入性麻醉药物引起的 CBF 变化的单独作用受下列因素的影响：麻醉药物浓度、术前脑代谢抑制程度、血压变化合并脑自主调节功能异常，以及 $PaCO_2$ 变化加上原发病引起的对 CO_2 的反应性受损。

氧化亚氮（nitrous oxide，N_2O）也是一种脑血管扩张剂。单独使用 N_2O 麻醉时，对 CBF 的影响最大；在已使用麻醉药物丙泊酚或苯二氮䓬类的情况下，再应用 N_2O 时对 CBF 的影响最小；与其他强效吸入性

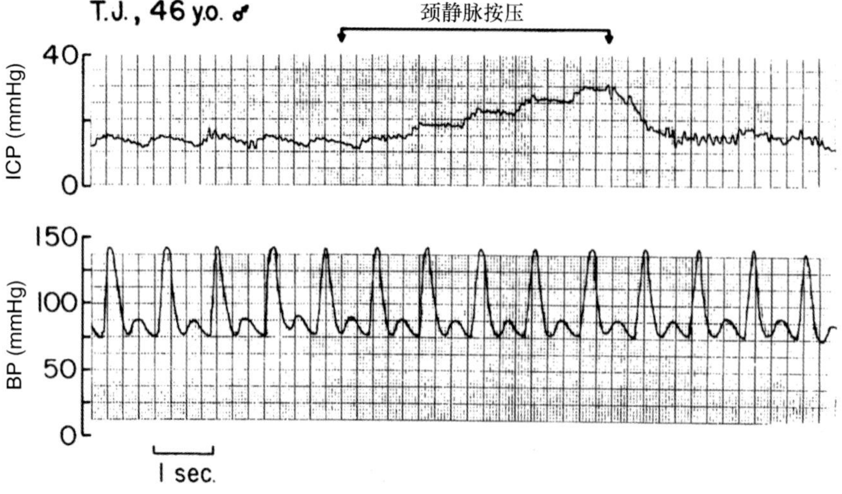

图 57.5　**一例颅内血肿患者脑内静脉系统阻塞对颅内压（ICP）的影响。**短暂压迫双侧颈静脉可用以验证新放置的脑室引流设备的效果。ICP 的变化显示保持颅内静脉通畅的重要性

麻醉药物合用时对 CBF 的影响中等（见第 11 章）。

虽然 N_2O 和强效吸入麻醉药物具有扩张脑血管的作用，但经验表明，如果后者的浓度低于最低肺泡浓度（MAC），再辅以阿片类药物的平衡麻醉适用于大多数择期和较多的急诊神经外科手术。考虑到 N_2O 和其他吸入性麻醉药均一定程度上扩张脑血管，在脑容量代偿功能耗竭和生理功能异常的情况下，还是不应忽视吸入麻醉药物的脑血管扩张作用。对于存在嗜睡、呕吐、视乳头水肿、巨大肿瘤、基底池压缩的患者，以及 CT 显示肿块扩大或脑池和脑沟消失的创伤性脑损伤（TBI）患者应选择以静脉麻醉为主，直至颅骨和硬膜打开，这时可通过观察手术野的情况来直接评估麻醉技术的效果。虽然吸入麻醉药可用于神经外科手术的麻醉，但当 ICP 持续升高或手术野张力持续过高时，N_2O 和其他吸入性麻醉药应停用[5-6]，改为静脉麻醉。

肌松剂（如阿曲库铵）引起组胺释放，应少量分次给药。琥珀胆碱可引起 ICP 升高，但 ICP 的升高轻微且短暂，而且预先给予非去极化肌松剂可防止琥珀胆碱引起的 ICP 升高，此外至少在一般的急诊脑外科手术患者中（如头部损伤，蛛网膜下腔出血），琥珀胆碱升高 ICP 的作用不明显[7-8]。因此，在具有控制呼吸道的技术和维持 MAP 的情况下，当临床上需要快速麻醉诱导以控制气道和维持 MAP 时，可使用琥珀胆碱。

上述内容和第 11 章讲述的脑生理知识，使我们能够轻松建立起一套系统的临床操作程序，这套操作程序有助于解决急性 ICP 升高或手术野条件急剧恶化等情况，见框 57.3。

如果按照框 57.3 仍不能满意的解决问题，则框 57.4 提供了进一步方案。有关 CSF 引流问题前面已讨论过。神经外科手术中常用到高渗透性溶液（见后面“渗透疗法和利尿剂”一节）。巴比妥类药物常用于降低 CMR，继而引起 CBF 和 CBV 的降低。丙泊酚在这方面的应用也越来越广泛。然而，值得注意的是，巴比妥类药物在重症监护治疗病房（ICU）中使用的经验已证实其可有效控制 ICP（虽然并不改善预后）[9]，但丙泊酚尚无类似的经验。此外，在 ICU 中长期输注丙泊酚的患者，常会发生致命性的代谢酸中毒和横纹肌溶解综合征[10-12]。

$PaCO_2$ 的管理

麻醉科医师和外科医师关于 $PaCO_2$ 管理问题应达成共识。控制性低碳酸血症曾是颅脑外科手术中控制颅内压升高的常规方法之一。基本原理是，低碳酸血症常伴有 CBF 和 CBV 的减少，从而导致 ICP 的降低或“脑松弛”（见第 11 章图 11.9）。这种原理是正确的[13]。但是，两方面的顾虑影响了临床医师对过度通气的使用：第一，低碳酸血症的脑血管收缩效应在某些情况下可导致脑缺血；第二，低碳酸血症降低 CBF 和 ICP 的效应不能持续很长时间[14]。

框 57.3　颅内高压 / “脑组织高张力”的检查项目

1. 相关压力是否已控制?
   a. 颈内静脉压
      i. 头部扭转或颈部扭曲过度?
      ii. 颈静脉受压?
      iii. 是否头高位?
   b. 气道压
      i. 气道阻塞?
      ii. 支气管痉挛?
      iii. 劳损、呛咳、肌肉松弛适当?
      iv. 气胸?
      V. PEEP 过高或 APR 通气?（译者注：原文没有介绍 PEEP 对颅内压的影响，第 8 版介绍了 PEEP 引起颅内压升高。）
   c. O_2 和 CO_2 分压（PaO_2 和 $PaCO_2$）
   d. 动脉压
2. 脑代谢是否控制?
   a. 疼痛 / 清醒?
   b. 癫痫发作?
   c. 发热?
3. 是否使用了脑血管扩张药物?
   a. N_2O、强效挥发性麻醉药、硝普钠、钙通道阻滞药?
4. 是否有未知的脑组织损伤?
   a. 血肿
   b. 脑积气基础上采用或不采用 N_2O 吸入
   c. CSF 引流（脑室引流管被夹闭）

APR，气道压力释放；CSF，脑脊液；PEEP，呼气末正压

框 57.4　迅速降低颅内压 / 脑容量的方法（检查框 57.3 清单后的操作方案）

- 进一步降低 $PaCO_2$（但不低于 23 ～ 25 mmHg）
- CSF 引流（脑室切开术、脑室引流术）
- 利尿（常用甘露醇）
- 降低 CMR（巴比妥类药、丙泊酚）
- 降低 MAP（如果脑自主调节功能失调）
- 外科手术控制（即：脑叶切除或去骨瓣术）

CMR，脑代谢率；MAP，平均动脉压

低碳酸血症引发的脑缺血

正常脑组织接受临床常用的过度通气不太可能导致损伤。但在某些病理情况下却并非如此。

正常脑组织　资料显示[15-19]：当 $PaCO_2 > 20$ mmHg 时，正常脑组织不出现缺血性损害。然而一项研究显示[18]，过度通气导致 $PaCO_2 < 20$ mmHg 的志愿者出

现EEG异常和感觉异常，这些异常可被高压氧所逆转，提示这些异常可能确实由脑缺血所致。相应地，鉴于$PaCO_2$ < 20 ~ 25 mmHg并不能进一步改善颅内顺应性，因此手术前$PaCO_2$水平正常的患者，应尽量避免$PaCO_2$快速降低至22 ~ 25 mmHg以下。

受损脑组织 调整低碳酸血症主要考虑用于防止脑疝形成、保持ICP < 20 mmHg、降低脑撑开器对脑组织的压力以及方便施行外科手术。但过度通气有潜在的危害，应防止滥用。过度通气可引起脑缺血[20-21]，特别是在基础脑血流已经明显减少时更常见，而这种情况常出现在脑损伤后的最初24 h内[22-24]。颅脑损伤患者在急性过度通气时，CBF低的区域更易受损[20-21, 25]。此外，降低过度通气的幅度可增加颈静脉血氧饱和度（$SjvO_2$）[26-28]。

证明过度通气的危害性比较困难。Muizelaar及其同事进行了一项研究[29]，受试者分为血碳酸正常组（$PaCO_2$维持在35 mmHg左右）和低碳酸血症组（$PaCO_2$约为25 mmHg）。研究发现，虽然两组患者术后3个月和6个月预后均没有差异，但是对其中由试验前运动评分良好的患者组成的亚组进行分析发现，血碳酸正常组的预后较低碳酸血症组好。这些术前运动评分良好的亚组患者，可能代表了一类虽然需要气管插管，但并不需要通过过度通气来控制ICP，因此很难从过度通气中受益的人群。总体而言，预防性过度通气并不被推荐。目前，这个结论的适用人群逐渐扩大，已经不再局限于轻度TBI的患者。

过度通气不应被列为每个神经外科手术麻醉的常规方法。过度通气的使用应有其确切的适应证（通常为ICP升高或ICP不确定，或需要改善手术野的状况，以及同时存在这两种情况）。过度通气存在不良反应，无适应证时应避免使用。从脑损伤中得出的低碳酸血症具有危害性的概念，已影响到所有的神经外科手术。需要特别指出的是，低碳酸血症在SAH患者的管理中更应该避免使用，因为这类患者的低CBF状态肯定会出现[30-31]。另外，撑开器下的脑组织的CBF同样可降低[32-33]。然而，在以下情况下，还是可以考虑尽可能短地使用过度通气以作为一种“急救”措施，这些情况包括脑疝发生或进展期，以及手术野的状况恶化导致手术难以继续进行时。

低碳酸血症引起CBF减少的过程

低碳酸血症对CBF的影响并不是持续性的。图57.6为在持续过度通气过程中CBF和CSF的pH值的非定量性变化。在过度通气的初期，CSF的pH值和脑组织细胞外液的pH值均升高，同时CBF急剧下降。但脑组织的碱化并不持久。由于碳酸酐酶功能发生改变，CSF和脑细胞外液中碳酸盐浓度下降，8 ~ 12 h后，CSF和脑组织细胞外液的pH值恢复至正常水平。同时CBF也相应地恢复至正常水平[34-35]。这有两层意义：首先，只有当患者需要降低脑容量时才可应用过度通气。持续性但非必要性的过度通气可能最终仍需要其他治疗措施来降低脑容量，在这种情况下，加深过度通气是无效的。如果已经使用过度通气，当$PaCO_2$已处于23 ~ 25 mmHg范围内时，再加深过度通气可能造成患者的肺组织出现气压伤。其次，已持续过度通气一段时间（如在ICU中持续过度通气2天）的患者，$PaCO_2$应由25 mmHg缓慢恢复至正常水平（如40 mmHg）。长时间过度通气的患者，如果$PaCO_2$从25 mmHg快速增至40 mmHg，将出现与血碳酸水平正常的患者将$PaCO_2$从40 mmHg快速增至55 mmHg时相同的生理改变。

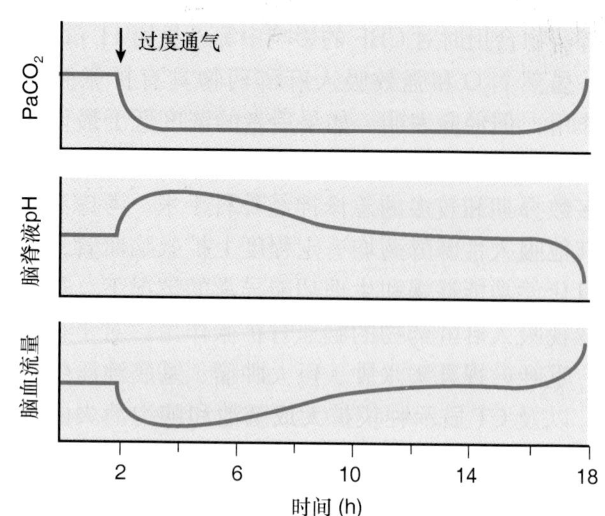

图57.6 持续过度通气时动脉血$PaCO_2$、脑血流量（CBF）以及脑脊液（CSF）pH值的变化趋势。尽管在持续过度通气期间$PaCO_2$的下降和碱中毒水平能维持，但脑内pH和CBF在8 ~ 12 h后回归正常

在开颅手术中，如果需要低碳酸血症作为一种辅助手段来松弛脑组织，则当撑开器移去后（如果此时关闭硬脑膜没有问题），应升高$PaCO_2$，以最大程度地减少颅内残余气体（见“脑积气”一节）。

动脉血压的管理

动脉血压维持范围在神经外科手术开始前就应确定。当代神经外科普遍认为，在急性中枢神经系统损伤后和大多数颅脑手术中，CPP应当维持正常，甚至高于正常水平。这种观念基于累积起来的认识，即当存在急性神经系统损伤时，尤其是脑损伤和 SAH 后，某些脑区的 CBF 通常非常低。另外两个因素也须加以考虑：首先，整个脑组织对血压下降的自主调节反应可能受损。图 57.7 显示，对于脑组织自主调节功能正常时被认为是安全的血压水平，对低 CBF 灌注和脑组织自主调节功能丧失的患者却可能造成脑组织缺血性损害。其次，动脉血压的维持与使用撑开器时的脑组织受压有关[32]，局部组织受压将降低其有效灌注压。

虽然尚无证据支持这种观点，但我们认为，对以下情况应维持较高血压：新近脊髓损伤、脊髓受压或存在脊髓受压的危险因素、疾病引起的血管受压或血管病变（通常存在于颈椎管狭窄伴或不伴后纵韧带硬化）、某些特定的手术，以及脊髓受牵拉的手术患者。对于这些患者，我们认为，血压维持标准为麻醉期间的血压尽可能维持在清醒状态时的平均血压水平或确保血压波动范围在该水平 10% 以内。

类固醇激素

应用类固醇激素以减少或防止脑水肿的形成，是神经外科的标准做法。类固醇在减轻肿瘤相关水肿[36-39]和放射性坏死方面的疗效得到了很好的证实，但对任何其他颅内病理相关水肿的疗效却没有得到证实。虽然类固醇激素起效迅速，但在起效时间上仍不足以应对术中的紧急事件。择期手术前 48 h 使用类固醇激素可具有潜在的在开颅时减轻脑水肿形成并改善手术条件的效果[45]。虽然使用类固醇激素在 24 h 内即可改善手术条件[40]，但降低 ICP 的作用可能在应用激素后的 48 ～ 72 h 也不会出现[49]。类固醇激素在减轻脑水肿前，以某种方式改善颅内空间的"黏弹性特征"，但机制尚不明确[41]。对照研究显示，在颅脑损伤患者中使用类固醇激素虽然没有明显的不良反应，但也没有任何有利的作用，所以在颅脑损伤患者中已经不再使用类固醇激素[42]。

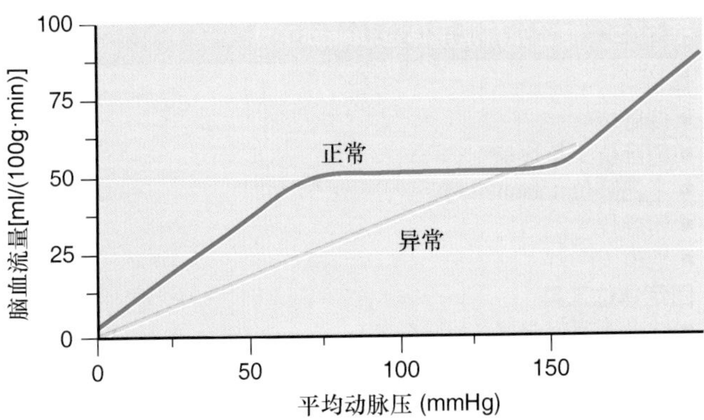

图 57.7 **脑血管自主调节功能正常和异常情况下的脑血流量随平均动脉压力变化曲线。**"脑血管自主调节功能异常"曲线显示脑血流量（CBF）与脑灌注压成正比。该曲线提示，在头颅损伤[26]和蛛网膜下腔出血[30]后即刻，即使血压正常，CBF 值也低于正常值。即使中度低血压也可能引起明显脑缺血

渗透性脱水药物和利尿药物

在神经外科手术和神经重症监护治疗中广泛使用高渗剂和利尿剂来减少脑组织的细胞内液和细胞外液的容量。临床上常用的有渗透性利尿剂和袢利尿剂。虽然袢利尿剂有效性明确[43]，但渗透性利尿剂的应用更加广泛。

甘露醇

甘露醇最常见于神经外科术中，因其应用于神经外科手术历史悠久，降低脑容量的效果确切且快速。甘露醇的使用剂量为 0.25 g/kg 至 100 g，最常用的剂量为 1 g/kg。然而，一项系统研究显示，在颅脑损伤患者中使用 0.25 g/kg 的甘露醇也可达到同样的降低 ICP 的效果，虽然作用时间不像大剂量那样持久[44]。最近的研究报告显示，与 0.25 g/kg 剂量相比，较高剂量（1 ～ 1.5 g/kg）的甘露醇可获得更好的手术大脑松弛评分[45]。甘露醇必须输注给予（输注时间为 10 ～ 15 min）。快速输注的甘露醇进入脑循环，增高渗透压，可导致血管扩张，引起脑肿胀并增加颅内压，但在缓慢输注时这种情况不会发生。

输注的甘露醇进入脑组织，并在短时间内进入脑脊液[46]。甘露醇可进入脑实质而加重脑组织水肿，因此部分临床医师在某种程度上不愿意使用甘露醇[47]。大部分临床医师将甘露醇作为控制 ICP 的首选。但是否只有在大部分脑组织的血脑屏障功能基本完整的情况下使用甘露醇才有效呢？对此大部分临床医师的回答是，凭经验使用甘露醇，即如果使用以后可以有效地降低颅内压，改善手术野条件，则继续使用甘露醇。使用高渗性液体脱水治疗，理论受到渗透压上限即 320 mOsm/L 的限制（尽管支持该限值的依据不是非常充分[48]）。然而，在危及患者生命的时候，用药主要凭临床经验，甘露醇的剂量会逐渐增加（如 12.5 g 甘露醇），直至临床医师确认甘露醇不再出现更好的效果为止。

高渗盐水

近年来，在重症监护治疗中高渗盐水（HTS）代替甘露醇的使用正逐渐增加[49]。虽然高渗盐水在短期使用时，降低颅内压的效果与等渗透量的甘露醇相似[50-53]，

但高渗盐水在 ICU 中的使用更具优势，在 ICU 中反复使用甘露醇导致的副作用（多尿和肾损害）对临床影响更大。此外，个别报道称：对于甘露醇脱水效果不佳的患者，使用高渗盐水有效[54-55]。虽然大家对高渗盐水的使用热情很高[54, 56-57]，但是支持文献却比较少[58-59]。在有限的文献中，研究所使用的高渗盐水的浓度不等（3%、7.5%、15% 和 23.4%），种类多、差异大，且渗透负荷也不同，因此很难对高渗盐水的脱水效果作出客观公正的评价。

利尿剂的联合使用

有些医师提倡合用袢利尿剂（通常是呋塞米）和渗透性利尿剂。显而易见，甘露醇形成渗透压梯度，使脑实质脱水，呋塞米通过加速血管内水的排出而维持该梯度，这是利尿剂联合使用的一种机制。第二种机制进一步说明了两种利尿剂联合应用的合理性。神经元和神经胶质细胞拥有内稳态机制来调节细胞容积。当细胞外液渗透压增加时，神经元和神经胶质细胞收缩，细胞内某些高渗物质堆积，从而缩小细胞内液和细胞外液间的渗透压梯度，并使细胞容积迅速恢复。氯离子是细胞内高渗物质中的一种。氯离子通过氯离子通道进入细胞，而袢利尿剂可以抑制氯离子通道，从而抑制了细胞容量的正常恢复机制[60-61]。联合利尿可能导致低血容量和电解质紊乱。

神经元和神经胶质细胞的正常容积调节机制可能与脑水肿的反弹有关。反弹现象通常是由于以前使用过甘露醇和脑组织内甘露醇蓄积所致。虽然有这种可能性，但实际上，反弹现象可能是“高渗性反弹”而非“甘露醇性反弹”。不管病因如何，在持续使用任何高渗性液体后，当体内渗透压迅速降至正常时，神经元和神经胶质细胞（已有高渗物蓄积）都可能发生水肿反弹。血糖异常升高期间也可发生脑水肿反弹。应用高渗盐水与应用甘露醇一样，不能避免水肿反弹现象。

抗惊厥药

一般认为，大脑皮质的任何刺激，包括急性神经系统疾病如脑损伤和 SAH，都可导致惊厥[62-63]。皮质层切开部位和撑开器刺激部位均可成为惊厥源。现代的抗惊厥药物（如左乙拉西坦）安全性高、不良反应少，只要没有禁忌证，对大多数幕上肿瘤手术患者应常规给予抗惊厥药物治疗。用药目的是防止术后惊厥，因此无需快速给药。

体位

手术开始前确定好特定手术的体位及必要的体位固定用具。常见的体位、体位辅助用具和支撑装置见框 57.5（另见第 34 章）。

概述

多数神经外科手术时间较长，所有体位问题均须认真对待。确定受压点并用垫子加以仔细保护。避免神经受压和受牵拉。由于神经外科手术患者存在较高的血栓栓塞风险，应使用弹力袜和持续充气加压装置加以预防[64]。开颅时，维持头部抬高的体位（如抬高 15° ～ 20°）可确保最佳的静脉回流。但慢性硬膜下血肿清除术是个例外，术后患者应处于平卧位以防止积液。另外，CSF 引流术后也应平卧以避免脑室过快萎陷。

仰卧位

仰卧位通常用于正中位或偏向额侧、颞侧和顶部入路的手术。头部极度扭曲可妨碍颈静脉回流，肩枕可改善这一状况。双侧额骨切开术和经蝶窦垂体手术时，头部一般处于中立位。头部抬高的体位最好是通过调整手术台成躺椅（草坪椅）状（采取臀部弯曲、膝关节下垫枕，轻度反向 Trendelenburg 的放松体位）完成。这种体位不但可以促进脑静脉回流，还可减轻背部受牵拉。

半侧卧位

半侧卧位又称 Jannetta 体位，以一位神经外科医师的名字命名，他常用此体位来通过乳突后径路做第Ⅴ脑神经的微血管减压术。此体位通过把手术床倾斜 10° ～ 20° 同时旋转肩部而成。应避免过度旋转头部导致颏部压迫对侧颈内静脉。

框 57.5　神经外科常用体位和辅助工具

体位
- 仰卧位
- 侧卧位（草坪椅）
- 半侧卧位（Jannetta）
- 俯卧位
- 坐位

固定体位工具
- 针形头部固定器（Mayfield）
- 可透射线的针形头部固定器
- 马蹄形头部支架
- 泡沫头部支架（如 Voss，O.S.I，Prone-View）
- 真空垫（“bean bag”）
- Wilson 型支架
- Andrews（“hinder binder”）型支架
- Relton-Hall（四根柱子）支架

侧卧位

侧卧位适用于顶骨后部、枕部和颅后窝的手术，包括桥小脑角的肿瘤以及椎动脉和基底动脉处的动脉瘤。腋垫对防止臂丛神经损伤非常重要。

俯卧位

俯卧位适用于脊髓、枕叶、颅骨连接处和颅后窝的手术。颈部脊髓和颅后窝的手术体位常是颈部屈曲，反向 Trendelenburg 体位，并抬高下肢。这种体位使手术野呈水平位。在摆俯卧位时，麻醉科医师应有条不紊地断开、再连接监护仪，以防止长时间的无监护“窗口期”。颈椎不稳的患者，可以采用清醒气管插管和清醒时摆俯卧位，以确保在麻醉诱导时和在最终手术体位下患者的神经系统状态稳定。该方法有时也适用于肥胖患者。

摆俯卧位时，头部常用针形固定器（摆体位前先固定好）或一次性泡沫头枕来固定，马蹄形头部支架不常用。俯卧位的一个并发症应引起重视：视网膜缺血或失明。这是由于眼球受压导致视网膜中央血管血流受阻所致。每隔一段时间（如每 15 min）以及术中改变头 / 颈部位置后都应确保眼睛未受压迫。但是，并非所有的术后失明都是眼眶直接受压所致。缺血性视神经病变较压迫性视网膜中央血管受阻更易导致术后失明。缺血性视神经病变的病因不明，统计表明：低血压、血细胞比容低、长时间手术操作和大容量血管内补液与之有关[65]。

直接压迫可导致前额、上颌骨和颏部不同程度的坏死，尤其是长时间的脊柱手术。应使压力尽可能均匀地分布在面部各处。应检查腋窝、乳房、髂嵴、股鞘、外生殖器、膝和足跟是否受压。应避免牵拉臂丛神经应做到不超过“90-90”状态（手臂外展不超过 90°，肘曲不超过 90°），确保肘在肩前方，防止臂丛神经缠绕在肱骨头周围。术中适当的使用止涎剂（如格隆溴铵）和黏合剂（如安息香）有助于防止固定气管导管的胶布松动而致气管导管移位。

俯卧位手术，尤其是腰椎手术，应避免下腔静脉受压。下腔静脉受压使血液进入硬膜外血管丛，可导致椎板切除术中的出血量增加。所有脊椎手术中均应避免下腔静脉受压，应用 Wilson、Andrews 和 Jackson 变形支架极为有效。使用这些支架增加空气栓塞的危险性[66-67]，尽管导致严重临床后果的发生率很低[68]。

俯卧位应防止舌损伤。在颈部和颅后窝手术时，常需颈部极度屈曲，以利于手术操作，这将缩短下咽部的前后径。在异物存在时（如气管导管、食管听诊器、经口通气道）可能导致舌根压迫性（包括软腭及咽后壁）缺血。拔除气管导管后，由于缺血组织再灌注后的水肿而很快出现“巨舌”，引起气道阻塞（见后面章节）[69]。因此，应避免口咽部不必要的设备。完全忽视经口通气道并不明智，因为在长时间俯卧位手术期间，随着面部进行性水肿，舌可能伸入牙齿之间而受到上下牙列的压迫。纱布卷牙垫可以防止这一问题，而无需在咽喉部添加保护物。

坐位

多篇综述介绍了坐位手术的丰富经验[70-74]，均认为采取坐位实施手术所致的并发症的发生率和死亡率处于可接受的范围内。然而，报道的每年的坐位手术量在 50 ～ 100 例以上，而对于平常很少使用坐位手术的医疗小组，其危险性可能较高。坐位可以用其他体位（俯卧位、半侧卧位、侧卧位）代替，但在中缝结构部位的手术（四叠体、第四脑室底、脑桥延髓的连接处和小脑蚓部）时，即使倾向于用其他替代体位的医师也可能选择坐位。颅后窝手术已有替代体位，当坐位有禁忌时，应当考虑替代体位。

设定坐姿　合适的坐姿应是一种斜倚姿势而不是真正意义上的坐位（图 57.8）。腿部应尽可能地抬高（常用软垫垫在膝盖下）以促进静脉回流。头架应连接在手术台的患者后背支撑处（图 57.8A）而不应在手术台患者大腿或小腿下方的支撑部[75]（图 57.8B）。这样可以在必要的时候方便降低头部和进行胸外按压而不必先从患者身上取下头架。

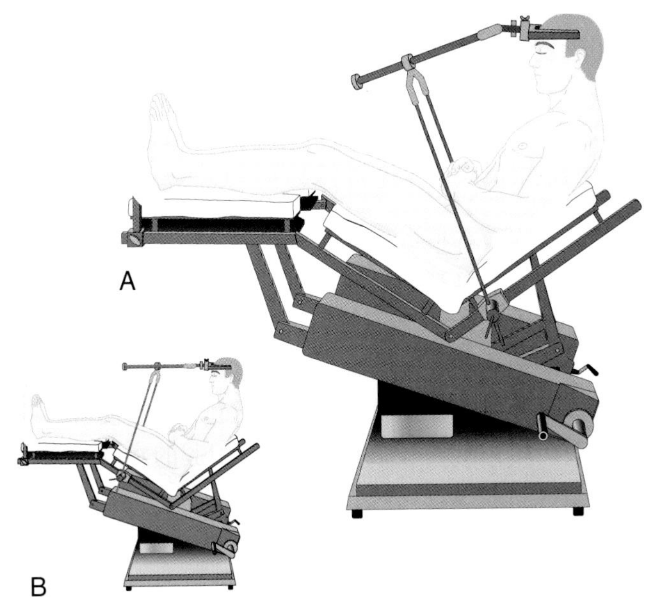

图 57.8　**坐位。**图 A 显示的头部支架位置正确，该体位可不需先拆除头部装置即可降低头部。图 B 所示的头部支架安装在手术台靠近大腿的部分，这种方式应避免（From Martin JT. Positioning in Anesthesia and Surgery. Philadelphia：Saunders；1988，with permission.）

当采用坐位时，临床医师应注意测量和维持手术野的灌注压。压力换能器的基点以外耳道的水平为准。如果在臂部用袖带测压，则须对手臂和手术野之间的流体静压差进行校正 *。

坐位存在许多危险因素。本节将讨论坐位时的循环不稳定、巨舌症和四肢麻痹。脑积气将在“脑积气”部分讨论，静脉空气栓塞（VAE）和反常性空气栓塞（PAE）在“静脉空气栓塞”部分讨论。这几种危险在行颈椎和颅后窝的非坐位手术时也可能发生，但坐位时更易发生。

坐位对心血管系统的影响 应避免低血压的发生。防止低血压的措施包括预先扩容、下肢用弹力绷带以对抗重力、缓慢及分阶段升高手术台。一些患者需使用升压药。大多数健康患者血流动力学的改变达不到威胁生命的程度。一项研究观察到，对于年龄在 22 ～ 64 岁的健康成年患者，麻醉后的循环改变相对轻微[76]。MAP 不变，而肺动脉楔压、每搏量和心指数降低，后者下降约 15%，这些患者使用的麻醉药物有些差别。MAP 不变（一般需要使用“温和”的兴奋交感神经的麻醉药物）而心指数下降则提示外周血管阻力（systematic vascular resistance，SVR）升高。他们的计算结果以及其他学者的观察结果都说明 SVR 显著升高[77]。因此，对于那些不能耐受 SVR 急剧升高的患者，坐位可能较危险，应考虑采用替代体位。

坐位时，MAP 应以头部水平进行校正和测量才能真实地反映 CPP。健康人 CPP（MAP －估计的 ICP）的低限应维持在 60 mmHg，以保证正常脑血流灌注。老年患者、高血压或脑血管疾病、颈椎退行性病变或颈椎管狭窄的患者（这些患者可能导致脊髓灌注不足），以及在撑开器强力或持续压迫脑和脊髓的时候，CPP 的低限值应适度提高。

巨舌症 有报道称，在颅后窝手术后出现了上呼吸道阻塞，并已观察到咽部结构水肿，包括软腭、咽后壁、咽部和舌根部[39, 69, 78]。这是由于颈部屈曲位（为了术中更好地显露脑后部结构）长时间手术时，口部由于外来物（一般为经口通气道）压迫使得口咽结构损伤和长时间缺血后再灌注而引起的水肿。为防止口咽部前后径过度减少，常保持颏部和胸骨 / 锁骨间至少两横指宽。巨舌症与神经外科患者使用经食管超声（TEE）可能有关。神经外科手术中常规使用 TEE 的医疗中心，一般应采用小儿探头来避免咽喉部结构创伤。

四肢麻痹 坐位本身可引起罕见的、不明原因的术后截瘫。有学者推测，坐位常并存的颈部屈曲可导致颈部脊髓受牵拉或受压[79]。这种可能性提示，颈椎退行性病变，尤其是伴有脑血管疾病的患者可能是坐位的相对禁忌证。动脉血压管理见上文有关心血管影响中所涉及的内容。这也提示，对于高危患者，在坐位手术中监测体感诱发电位具有合理性（另见第 39 章）。

脑积气

脑积气多发于颅后窝开颅术采取头高位的患者[80-81]。在这些手术中，空气进入幕上，就像空气进入倒置的饮料瓶中一样。脑积气的压力可能与外界大气压一致，也可能不一致，这取决于脑干和颞叶切迹之间的关系。这种现象与使用 N_2O 有关，N_2O 易进入密闭的空腔，并使空腔扩大。在术中颅内呈完全密闭的气室情况下（不常发生），使用 N_2O 导致的后果与不断扩张的占位性病变相似。我们并不认为 N_2O 绝对禁用，因为在关闭硬脑膜前，颅内积气的可能性很小。然而，在颅后窝开颅手术时，当出现脑膜越来越紧时，应考虑颅内积气的可能性[82-83]。

头高位经颅后窝手术，在手术缝合，颅内腔室完全与外界隔绝后，应停用 N_2O，因为 N_2O 可导致张力性气颅。值得注意的是，在硬脑膜未关闭前使用 N_2O 对患者有利[84]，因为气体室中的 N_2O 可使气体室的收缩更快（因为 N_2O 比 N_2 弥散的更快）。张力性气颅常被简单地认为仅由 N_2O 引起。现在可以肯定，张力性气颅是颅内手术的并发症，与 N_2O 完全无关[85]。张力性气颅是颅后窝和幕上手术后苏醒延迟和不苏醒的重要原因之一（图 57.9）[85-86]。头高位时，患者由于低碳酸血症、静脉回流良好、渗透性利尿的使用和手术野 CSF 丢失等综合性因素使颅内容积减少，空气进入颅内。而关颅后，患者体位变为接近仰卧位，CSF、静脉血和细胞外液重新聚集于颅内，颅内空气压缩引起组织广泛损伤（因为 N_2 弥散很慢）。气颅可导致苏醒延迟或严重头痛。在幕上开颅术中，因为使用脑松弛技术以改善手术野，在前颅底打开后，空气从额下大量进入颅内，从而形成较大的气体空间（图 57.9）。手术快结束时，体位改为仰卧位 / 眉弓高位，此时不可能与较小的开颅手术一样，用生理盐水填充颅内无效腔，因而留下大量残留气体在颅内。我们质疑在这种情况下对 N_2O 的禁用。但在头皮缝合时停用 N_2O 是合理的。眉弓侧位片可诊断脑积气，但 CT 扫描

* 32 cm 血柱产生 25 mmHg 的压力。

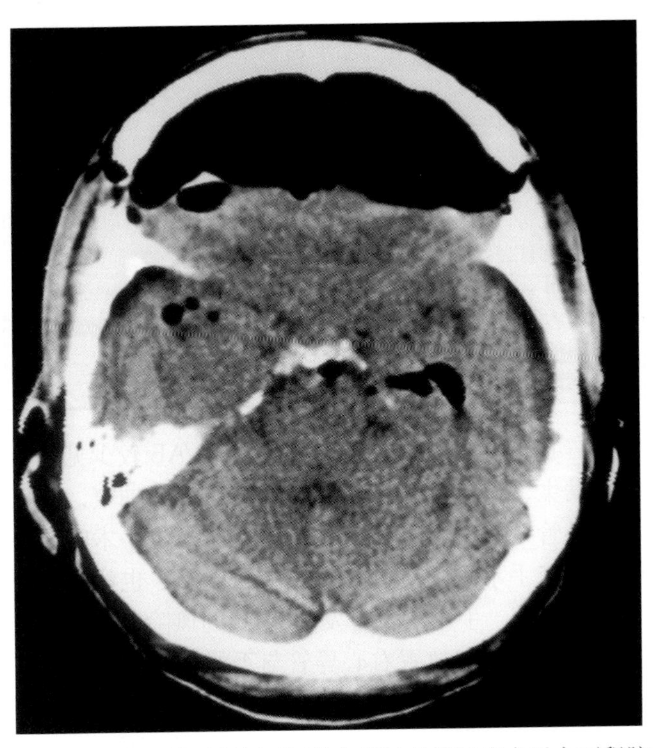

图 57.9 CT 扫描示经额下行鞍上部神经胶质瘤术后大面积脑积气。患者术后立即出现意识模糊、烦躁和严重头痛

更常用。治疗方法为颅骨钻孔，然后针刺穿破硬膜。

无论是神经外科手术还是非神经外科手术，当患者需再次麻醉时，应考虑颅内气体残留的可能性。开颅术后 7 天在 CT 上仍常见到气体残留[87]。硬膜缺损患者和鼻窦与颅内空间相通的患者在术后有可能发生自发性脑积气[88]。

静脉空气栓塞

静脉空气栓塞（venous air embolism，VAE）的发生率与手术操作、手术体位和监测手段有关。在坐位颅后窝手术中，经心前区多普勒监测其发生率为 40%，用 TEE 监测则发生率高达 76%[89-92]。在非坐位颅后窝手术中，其发生率要低得多（据 Black 和同事报道，心前区多普勒监测为 12%[72]），每次进入的气量可能也较少，但未经证实。坐位行颈椎椎板切除术时，VAE 的发生率为 25%（TEE 监测），明显低于颅后窝手术的 76%[91]。虽然 VAE 主要发生在坐位的颅后窝和上颈椎手术中，但是也可发生于幕上手术。最常见的疾病包括肿瘤，特别是矢状窦旁或大脑镰脑膜瘤侵犯矢状窦后半部分的肿瘤（图 57.10），特别是儿童颅骨连接处的手术[93-94]。头钉固定点也可能是进气点。因此，当患者的头高位去除后，头钉就应该及时取下。自主呼吸时，患者存在胸内负压，将增加气体进入静脉的风险。最近研究发现，在保留患者自主呼

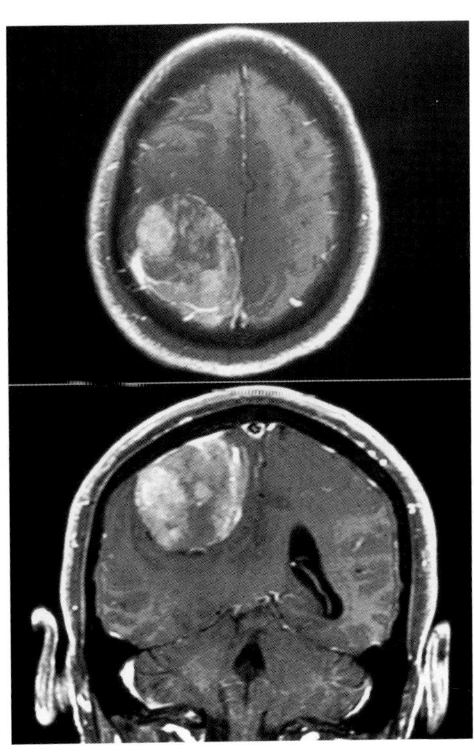

图 57.10 矢状窦旁脑膜瘤患者水平面（上图）和冠状面（下图）的磁共振成像。在矢状窦旁脑膜瘤、大脑凸面脑膜瘤以及大脑镰旁脑膜瘤的肿瘤切除术中，因脑膜瘤接近矢状窦（在下图中两半球连接处顶端的三角形结构）可能出现静脉空气栓塞

吸进行脑深部刺激电极置放手术中，用超声监测发现有 6% 的患者发生了 VAE[95]。

严重 VAE 主要来源于脑的大静脉窦，尤其是横窦、人字缝窦和矢状窦后部，这些结构在硬膜的牵拉下不会塌陷。空气也可通过静脉断裂处，尤其是枕骨下肌肉组织、颅骨板（可由颅骨切开术和针状固定器造成）和颈部硬膜外的静脉处进入。我们认为（未经系统性研究证实），颈部椎板切除术中，由于手术暴露需要横断枕骨下肌肉，断裂的静脉与大气相通，空气自该处进入枕骨，因而 VAE 的危险性很大。有资料显示[96]，脑室内或硬膜下的空气在压力的驱使下，偶尔可通过 CSF 的正常流动而进入静脉系统。

静脉空气栓塞的监测

VAE 的监测设备应具备：①灵敏度高，②特异性强，③反应迅速，④可定量测定 VAE，⑤可监测 VAE 的恢复过程。联合应用心前区多普勒和呼气末二氧化碳监测即可达到这些标准，而且这两项监测手段是临床上的常规技术。心前区多普勒探头放置在胸骨左侧或右侧的第 2 与第 3 或第 3 与第 4 肋间处，监测到气体栓塞的概率极高[97]。当心音明显时，不需要特别在意放置位置。TEE 监测 VAE 比心前区多普勒更加灵敏（图 57.11）[98]，并可确定空气有无右向左分流。

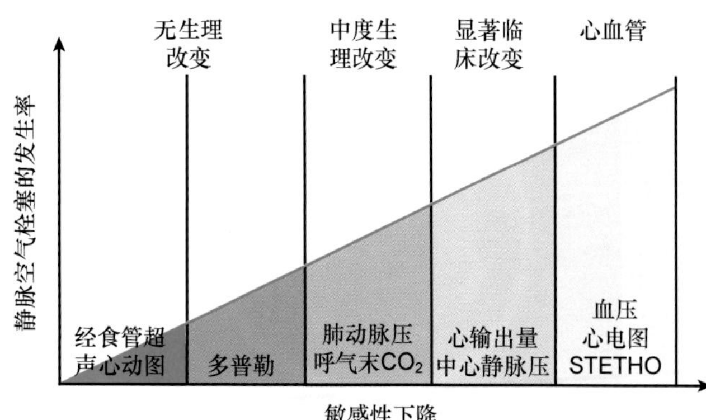

图 57.11 **监测静脉空气栓塞的不同技术的相关敏感性。** STETHO，经食管听诊；T-echo，经食管超声心动图；VAE，静脉空气栓塞

然而 TEE 在长时间手术（尤其是颈部屈曲度较大的手术）中的安全性尚待证实。呼出气 N_2 分析在理论上可行，但呼出气 N_2 仅能显示严重的 VAE，因此灵敏度有限[99]。

空气栓塞的生理变化和监测反应如图 57.12 所示。处理空气栓塞的应对措施见框 57.6。

框 57.6 急性空气栓塞事件的处理

1. 防止更多空气进入
   - 告知外科医师（淹盖或包裹手术野）
   - 颈静脉按压
   - 放低头部
2. 处理血管内空气
   - 抽吸右心导管
   - 停用氧化亚氮
   - 吸入氧浓度改为 100%
   - 缩血管药，正性肌力药
   - 胸部按压

哪些患者需要放置右心导管？

所有采用坐位施行颅后窝手术的患者基本上均应放置右心导管。虽然危及生命的严重 VAE 较少见，但一旦发生，该导管可立即将心脏中的气体抽空，因此右心导管是成功复苏的必备条件。非坐位手术时，一般只要与手术医师讨论并做好书面记录，也经常不放置右心导管。手术是否有发生 VAE 的风险以及患者的生理状况是决定放置右心导管与否的重要因素。三叉神经痛患者行第 5 对脑神经血管减压术和半侧面部痉挛患者行第 7 对脑神经减压术一般不放置右心导管。半侧卧位的经乳突后开颅的短小手术中，采用心前区多普勒监测到的 VAE 发生率很低。然而，在决定不应用右心房导管前，应该了解该单位的外科操作，特别注意头高位的角度。在 Jannetta 手术中，在横窦与矢状窦之间实施经乳突后的开颅术，常见到枕骨下骨质

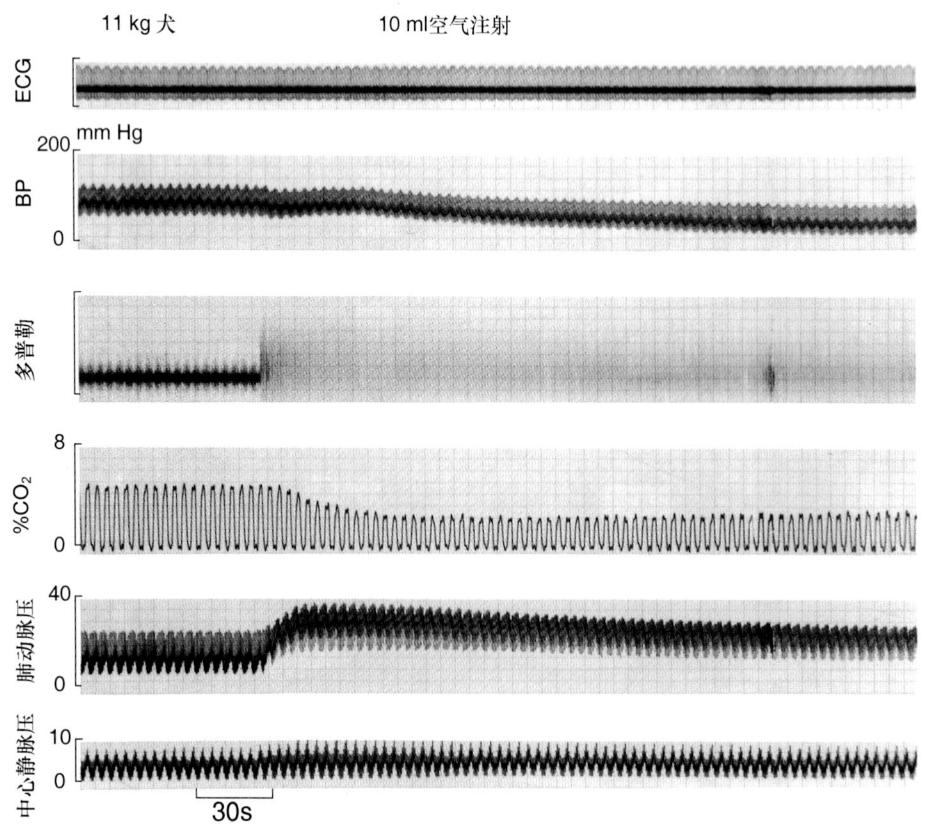

图 57.12 一只 11 kg 的犬在 30 s 内注射 10 ml 空气后心电图、动脉血压、肺动脉压、呼出气 CO_2 浓度、心前区多普勒和中心静脉压的变化

中的静脉窦和静脉断裂，如果此时采用头高位，VAE 的危险性仍然很大。

右心导管入路的选择

虽然有些外科医师要求不通过颈部静脉置管，但是如果操作熟练，经颈内静脉置管也是可行的。只有极少数患者由于 ICP 高而不能采取头低位（译者注：在置管的操作过程中需要头低位）。如果解剖结构变异导致置管困难或形成血肿，则建议采用其他静脉途径置管。

右心导管的定位

Bunegin 等建议[100]，多孔导管的尖端置于上腔静脉（superior vena cava，SVC）和心房连接处下方 2 cm 处，单孔导管的尖端置于该连接的上方 3 cm 处。当少量气体进入而心输出量稳定时，此定位的微小差别与去除气体的效率有关，但当进入的空气量很大，并引起心血管系统衰竭时，导管置于右心房的任何位置均可。确定右心导管位置的方法包括：① X 线摄片；②血管内心电图[101]；③经食管超声心动图[102]。虽然无文献报道，经右侧颈内静脉置入导管，若置入通畅，放置在胸骨右侧第 2 或第 3 肋间水平即可。血管内心电图基于以下事实：处于右心房中部的电极，当电极逐渐接近 P 波起搏点时，最初可见逐渐增大的正向 P 波；随着导管深入，电极逐渐远离起搏点和心房去极化，P 波呈逐渐增大的负向波（图 57.13）。双向 P 波是电极置于心房内的特征波形。这项技术要求中心静脉（CVP）导管作为 ECG 的探测电极。这项技术要求导管用电解质溶液（最好用碳酸氢盐）充满，并且连接 ECG 导联（如果选择Ⅱ导联，则另一 ECG 电极贴在腿上）于 CVP 导管接头处。现在已有市售的带 ECG 电极的 CVP 套件。血管内不同部位的 ECG 波形见图 57.13。为降低微电流休克的风险，首选电池供电的 ECG 装置，且在放置导管的过程中，应从患者身上移走不必要的电子仪器。

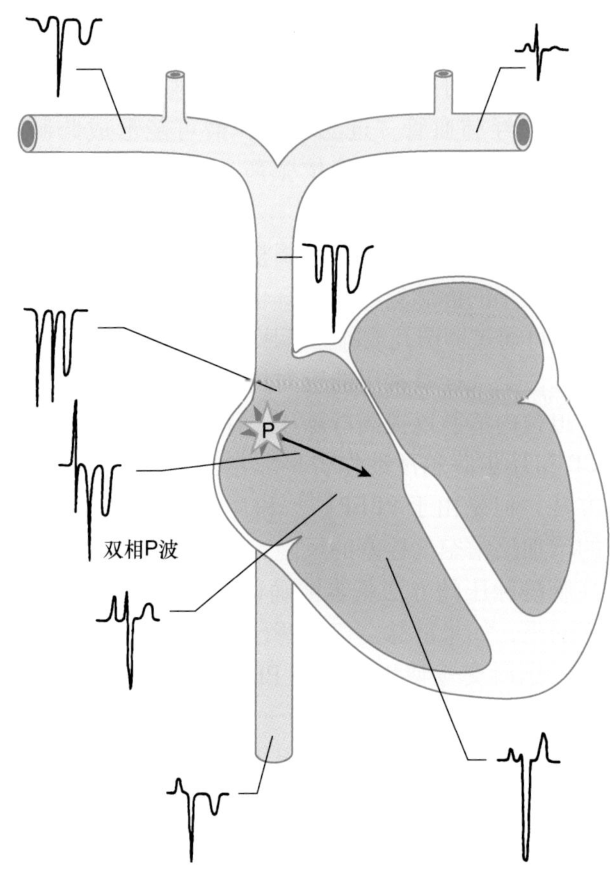

图 57.13 中心静脉导管作为一个血管内 ECG 电极放置在不同部位时的 ECG 波形。该波形记录Ⅱ导联。阳极（腿部电极）连接在中心静脉导管上；P 表示窦房结；黑色箭头表示 P 波的向量；等量双相 P 波表示导管在右心房的中部[101]

反常性空气栓塞

25% 的成人存在卵圆孔（patent foramen ovale，PFO）未闭，空气有经卵圆孔进入左心的可能性[103]，可导致严重的脑血管和冠脉事件。然而，反常性空气栓塞（paradoxical air embolism，PAE）是否就是脑血管或冠脉空气栓塞的确切原因尚无定论。开放卵圆孔的最小压力尚未知，压力梯度可能为 5 mmHg。Mammoto 等的临床研究观察到，PAE 只发生在严重空气栓塞时，因此，右心压力显著升高是发生 PAE 的重要先决条件[104]。一些临床研究者观察了右心房到左心房的压力梯度的影响因素。呼气末正压通气（positive endexpiratory pressure，PEEP）增加右心房压（right atrial pressure，RAP）与肺毛细血管楔压（pulmonary capillary wedgepressure，PCWP）之差[105]，而大量输液（如 2800 ml/ 人与对照组 1220 ml/ 人比较）可降低此压力梯度[106]。因此，曾提倡 PEEP 作为预防空气栓塞的手段之一，现已弃用。现主张在施行颅后窝手术中应多补充液体。但其后的资料表明，即使平均左心房压超过平均右心房压，PAE 仍可能发生，其原因在于，心房内的压力在每个心动周期中发生短暂的逆转[107]。

有些治疗中心主张术前用超声心动图[92]、经颅多普勒（TCD）[108]或 TEE[109]技术对坐位手术患者进行诊断，如果发现存在卵圆孔未闭，将对这类患者采用替代体位[91, 110]。一些中心提倡使用 TEE 来识别术中 PAE[91, 111]。但是，这些方法均未普及为常规方法。因 PAE 所致的严重事件相当少见，当外科医师认为坐位是手术的最佳体位时[74]，他们常不愿意因为这种极低的可能性而放弃使用坐位。

肺血管通道进气

空气偶尔可跨过肺血管床进入体循环[112-114]。当大量空气经肺血管"过滤"时，最可能形成跨肺通道[115-116]。此外，肺血管扩张药，包括吸入麻醉药，可降低跨肺通道的阈值[115-117]。不同麻醉药物之间的差别不足以导致麻醉技术的调整。但应强调的是，即使发生很小的静脉空气栓塞，也应立刻停用 N_2O，因为气体可通过卵圆孔或肺血管床进入左心。

急性空气栓塞常用的应对措施见框 57.6。包括直接压迫颈内静脉以提高静脉压（译者注：脑静脉压）。PEEP 和瓦尔萨尔瓦动作曾是非常推崇的提高静脉压的方法，但是由于 PEEP[105] 和瓦尔萨尔瓦动作有潜在的增加反常空气栓塞的风险，而直接压迫颈内静脉提高脑静脉压的方法基本被确认为有效[118-119]。更为重要的是，如果静脉空气栓塞已经引起了血流动力学紊乱，这时突然使用很高的 PEEP 将阻碍静脉回流，从而加剧血流动力学的紊乱。

改为左侧卧位曾被推荐用于严重空气栓塞所致血流动力学不稳定的患者。左侧卧位可使空气停留在右心房，避免空气堵塞右心室流出道，并便于从右心导管抽气。问题在于，摆侧卧位虽然可行，但患者带着头架，摆侧卧位不是一件容易的事情。另外，唯一的一个验证改变体位的效果的实验是用犬做的，但是该实验发现改变体位并没有改善实验动物的血流动力学状态[120]。

氧化亚氮

N_2O 可弥散进入滞留在血管床的气泡内；因此，在发生静脉空气栓塞后，应停用 N_2O 以免加重心血管系统损害。如前所述，出现 VAE 后，停用 N_2O 的另一原因是为了避免 PAE 的发生。当严重 VAE 发生时，不论之前的 RAP-LAP 梯度如何，与 LAP 相比，RAP 将快速升高[121]，对于 PFO 患者而言，严重 VAE 使导致 PAE 的危险性急剧升高[104]。存在 VAE 危险因素的患者可否使用 N_2O？有人建议麻醉中不用 N_2O，这样就不存在 N_2O 可能引起的不良后果的顾虑，形容这是"最容易走的路"。但是，鉴于 N_2O 并不增加 VAE 的发生率[122]，在严重 VAE 发生后立即停用 N_2O 并不加重 VAE 所致的血流动力学紊乱[123]，因此 N_2O 仍可应用。

监测

神经学方面的监测技术在第 39 章讨论。神经外科手术中常使用有创监测。框 57.7 列举了有关动脉导管置入的一些适应证。

ICP 增高的患者不能耐受由于浅麻醉所致的突然性血压升高。外科手术使升高的 ICP 下降，脑干受压被解除，可能导致突然性的低血压。实时直接动脉压监测也可作为麻醉深度监测和早期神经损伤的预警指标。脑组织大多无感觉，因而许多神经外科手术在颅内操作时无明显刺激性，较浅的麻醉即可维持循环稳定。此时应注意突然躁动情况的发生（大多数是由于脑神经受牵拉或刺激引起）。这种情况在应用面肌电图仪监测脑神经而不得不减少肌松药用量的情况下尤其容易发生。血压的变化可提示即将发生的躁动，也可提示外科医师有过度或未知的刺激、牵拉或神经组织受压。这些情况多发生在颅后窝的脑干或脑神经手术中，血压的突然变化应立即报告给手术医师。

用右心导管回抽空气在"静脉空气栓塞"部分已讨论。一般情况良好，外周静脉通路通畅，没有空气栓塞风险的患者，我们一般不行右心导管置管。有心脏病史者应行肺动脉导管置管。心前区多普勒监测在"静脉空气栓塞"部分中已讲述。

框 57.7 直接动脉压监测的相对适应证

- 颅内压升高
- 神经组织缺血或早期缺血
  - 新近的蛛网膜下腔出血
  - 新近的颅脑损伤
  - 新近的脊髓损伤
  - 可能或潜在的短暂性血管阻塞
- 循环不稳定
  - 外伤
  - 脊髓损伤（脊髓休克）
  - 坐位
  - 巴比妥类药物引起的昏迷
- 存在控制性降压的可能性
- 存在控制性高血压的可能性
- 预计 / 潜在性大量出血
  - 动脉瘤钳夹
  - 动静脉畸形
  - 血管肿瘤
  - 波及大静脉窦的肿瘤
  - 颅面部重建手术
  - 颅骨连接处的大型手术
- 实施预计不需要肌肉松弛的浅麻醉
- 脑干操作 / 受压 / 离断
- 预计涉及脑神经的操作（尤其是第 5 对脑神经）
- 利于术后护理的情况
  - 高血容量
  - 颅脑损伤
  - 尿崩症
- 心脏意外事件

静脉内液体管理

神经外科麻醉中液体管理的总原则为：①维持正常血容量；②避免血浆渗透压下降。第一条原则是“动脉血压的管理”一节中的一部分，即在大多数神经外科手术中和神经外科监护病房中，一般应维持正常的 MAP。维持正常血容量仅是维持 MAP 的一个因素。第二个原则是血浆渗透压下降可导致正常脑组织和异常脑组织水肿[124-125]这个问题的延伸。如果输入液中的自由水（液体中含非葡萄糖的溶解物不足，导致与血液相比不等渗）超过自由水的丢失量，则血浆渗透压将降低。术中补液通常使用生理盐水和乳酸林格液（Lactated Ringer’s solution，LR）。生理盐水的渗透压为 308 mOsm/L，略比血浆（295 mOsm/L）高渗。缺点是大量输入生理盐水可导致高氯性代谢性酸中毒[126]。这种酸中毒涉及细胞外液而非细胞内液，其生理意义尚不明。至少，当存在酸中毒时，它可能混淆诊断。在心脏外科[127]和重症监护治疗[128]患者中，生理盐水和平衡晶体溶液之间的比较没有显示任何可归因于生理盐水的不良事件（急性肾损伤、死亡率、住院时间）。尽管如此，为避免高氯性代谢性酸中毒，许多临床医师仍首选乳酸林格液。虽然理论上乳酸林格液（273 mOsm/L）补充血容量和第三间隙以及隐性丢失量的作用并不理想，但它是满足以上两种要求的合理选择，因而被广泛应用。然而，乳酸林格液是一种低渗液，研究发现，健康动物输注大量乳酸林格液后血浆渗透压降低，导致脑水肿[125]。因此，当需输注大量液体，如大出血和多发伤时，我们的经验是，采用 1∶1 交替输注乳酸林格液和生理盐水。或者可以考虑等离子体碱液（Baxter International Inc.; Deerfield，IL），一种物理化学性质类似于等离子体的缓冲晶体溶液（pH 7.4）[129]。血浆碱液被认为是等渗的，其体内渗透压的计算范围约为 270 至 294 mOsmol/kg（取决于制造工艺）。尽管使用生理平衡的溶液如血浆碱液可能有好处，但目前仍没有足够的临床证据支持一种液体胜过另一种液体。

晶体和胶体液孰优孰劣是一个反复讨论的话题，尤其是在脑外伤患者的使用上更是如此。尽管争论很激烈，但一个简单的事实足以说明问题：在实验性动物头部损伤[130]时，在渗透压不变的情况下，胶体渗透压的降低将加重脑水肿。与血浆渗透压相比，胶体渗透压降低所致的跨毛细血管压力梯度的改变实际上很小。尽管如此，这种在中度脑外伤所致的血-脑屏障障碍的动物模型上的实验数据得出的结论依然提示，胶体渗透压梯度微小的改变仍可加重脑水肿。因此，液体补充模式应是，除维持正常血浆渗透压外，还应防止胶体渗透压明显降低。多数择期开颅术患者补液量不大，可不必补充胶体液。但在需要大量输液的情况下（多发伤、动脉瘤破裂、脑静脉窦撕裂、巴比妥类药物所致昏迷时需要补充液体以支持充盈压），联合应用等张晶体液和胶体液可能更为合适。

选择何种胶体液

胶体液的选择备受关注，一方面是胶体液的有效性，另一方面是胶体液的安全性。本中心的经验是选择白蛋白。然而，文献上存在相反的意见和分歧。最近的关于重度脑外伤［格拉斯评分（GCS）3 ～ 8 分］的盐水对比白蛋白（Saline *vs*. Albumin Fluid Evaluation，SAFE）临床研究的亚组结果分析表明，使用白蛋白增加患者死亡率[131]。这个结论有几点疑点：第一，SAFE 研究的分组没有遵循随机原则，两组患者受伤的轻重程度不一样，白蛋白组患者的受伤更重[132]。第二，使用的白蛋白的浓度为 4%，为低渗透压液（274 mOsm/L），低渗透压可加重脑外伤患者的脑水肿[133]。而且，关于白蛋白对机体生理功能存在不利影响的原因，此研究没有给出相应的合理化的解释。脑水肿的形成难以解释清楚也是此研究难以消除的疑点之一[134]。即使该研究的结论成立，此结论应适用于所有的胶体（冰冻血浆和淀粉类液体），而不仅仅适用于白蛋白。其他关于白蛋白在脑外伤中应用的研究并未发现不良反应[135-136]。与此前白蛋白的不良反应的研究相反，另外两个关于白蛋白在颅脑损伤中应用的Ⅲ期临床试验发现，白蛋白具有优势，这两个试验的研究对象是蛛网膜下腔出血和脑卒中的患者[137-138]。尽管白蛋白的使用与症状性颅内出血（ICH）和充血性心力衰竭（CHF）的发病率增加有关，但在最初的预后测量中没有发现任何负面影响，即 90 天时神经系统的良好预后率[139]。在白蛋白应用方面，目前的研究最多提示应限制其在重度颅脑损伤患者中的用量。关于胶体液的适应证和使用中需要注意的问题，特别是白蛋白的使用问题，在第 47 章中有详细的介绍。

在神经外科手术中，含淀粉类胶体液应慎重使用，一方面其稀释凝血因子，另一方面其直接干扰血小板和第Ⅷ因子复合体的功能[140]。其对凝血功能影响的大小与淀粉制剂的平均分子量和羟乙基取代基所占的比例成正比。已有多份病例报告发现，神经外科手术患者的出血与羟乙基淀粉的使用有关。事实上，所有这些报告中患者的淀粉类胶体的用量都超过了厂商建议的限量[141]或者羟乙基淀粉连续数日的使用而达到推荐的极量，这可能导致蓄积效应[142]。目前应用小分子量、低取代基淀粉类制剂的应用范围较宽。这类制剂在手术室的使用总体上是安全的[143]，也可用于重度颅脑损伤的患者[144]。是否使用这类胶体取决于各医院的态度。虽然羟乙基淀粉可以正常用于颅脑损伤患者，但临床医师应遵照厂家推荐的剂量，并且对凝血功能障碍的患者限用。最近，羟乙基淀粉制剂对ICU中危重病患者肾功能不良影响的报道使得一些医师在临床工作中的任何场合都不愿意使用羟乙基淀粉。应避免使用含右旋糖酐的制剂，因其影响血小板功能。

长期以来，临床医师们对高张液体在多发性损伤，特别是颅脑损伤患者复苏中的应用很感兴趣。然而还没有科学的、令人信服的证据证实高张液体能够改善预后[145]。

血糖管理

血糖升高加重脑缺血的观点被广泛接受。这种观点对既往脑功能正常的急性脑缺血患者可能适用，但不能外推至所有的“神经科患者”都需要非常严格地控制血糖。在急性缺血早期控制血糖可能有益（在临床上并没有非常确凿的证据）的观点可能被夸大，清晰的证据是，对正常脑组织而言为正常的血糖水平，对脑损伤（脑外伤或蛛网膜下腔出血）的患者而言将致脑组织“低血糖”和严重的代谢异常[146-149]。这可能与创伤导致的高血糖状态有关[147, 150]。虽然应控制严重的高血糖以降低感染率，急性颅脑损伤患者（脑外伤或蛛网膜下腔出血）的血糖不应过于严格的控制。正如一篇综述所述，受损伤的脑组织“爱甜食”[151]。作者的标准是，围术期血糖的干预值为250 mg/dl（14 mmol/L），目标是控制血糖在200 mg/dl（11 mmol/L）以下。最近指南推荐的标准是，ICU中脑外伤患者的血糖控制在180 mg/dl（10 mmol/L）以下，但不得低于100 mg/dl（5 mmol/L）[152]。NICE-Sugar研究中对照组的血糖控制在140～180 mg/dl（7.8～10 mmol/L）范围内[153]是一个合理的范围。控制血糖时切记应防止低血糖的发生，控制血糖水平越低，这种警惕性应越高。

低温

低温对脑生理的影响及其脑保护机制见第11章。大量的动物实验发现，在标准的脑损伤和脊髓损伤动物模型上，浅低温（32～34℃）可减轻神经系统损害。基于这些研究，低温曾广泛用于脑血管手术，尤其是动脉瘤，偶尔也用于动静脉畸形（AVMs）的管理。然而，一项关于分级较良好的动脉瘤手术的患者使用浅低温的多中心国际研究发现，在1001例患者中，神经系统的损害并没有得到改善[154]。临床上似乎应该放弃术中常规使用低温。

脑损伤后据推测可导致脑缺血[26, 155]，因此低温在外伤性脑损伤动物模型中也被深入的研究[156]。动物实验结果证明有效，从而催生出一项关于低温的前瞻性多中心研究：在损伤后的8 h内降温并维持低温（33℃）48 h。但这项前瞻性研究未发现低温具有改善预后的作用[157]。进一步对组内亚组间的数据进行分析显示，年龄低于45岁、进入一个三级医院时的体温低于35℃的患者，如果被随机分配在该研究的低温组，则预后明显改善。随后进行的另一项快速低温对预后影响的研究，即在损伤后的2.6 h内降温至35℃，4.4 h内降温至33℃，结果依然为阴性[158]。低温也被认为是小儿脑外伤的一种神经保护策略。最大的随机对照试验（RCT）未能在6个月时显示出改善的结果，事实上，在低温组显示出恶化的趋势[159]。

由于无确切临床效果，神经外科中常规使用低温疗法不能在标准教科书中提倡。低温技术通常限于动脉瘤手术，是否应用取决于医院的态度。本章作者选择性地应用浅低温技术，主要用于预计术中具有脑缺血高风险的患者。如果应用低温技术，当体温过低时，可能出现心律失常和凝血功能障碍。患者苏醒前应充分复温，以防止出现寒战、高血压和苏醒延迟。

与神经外科手术中使用低温技术的情况相比，浅低温技术在心搏骤停复苏术后的应用更广泛。两项多中心研究发现，给予有目击者的心搏骤停成活的患者4 h内将温度降到32～34℃，持续12～24 h，则其神经功能的预后更好[160-161]。随后的一项随机试验报告了在33℃或36℃下采用靶向温度管理治疗的患者的相似结果[162]。因此这项技术被国际工作团队推荐广泛应用于临床[163-164]。

尽管浅低温有导致凝血功能障碍和心律失常的风险，但是在临床脑外科择期手术中使用浅低温治疗（32～34℃）并无这些风险。另一个需要指出的问题是，究竟测量身体的哪一个部位的温度最能够反映大脑的温度[165]。观察发现：食管、鼓膜、肺动脉、颈静脉球的温度与大脑深部温度都很接近，而膀胱温度则不能反映大脑温度。脑膜切开后，大脑皮质的温度明显低于脑组织深部温度和中枢温度。

麻醉苏醒

大多数神经外科麻醉科医师认为，应大力提倡

“平稳”麻醉苏醒，即苏醒期避免出现咳嗽、屏气和高血压。苏醒期高血压应该避免，高血压可导致颅内出血和脑水肿形成[166-171]。在脑血管自主调节功能低下的情况下，高血压可通过血管充血而导致 ICP 升高。同样原理，咳嗽和屏气也可使 ICP 升高。胸内压的突然升高通过动脉和静脉系统的传递，引起脑动脉和静脉压力的一过性升高，导致同样的后果：水肿形成、出血和 ICP 升高。在某些手术中，应特别注意咳嗽问题。在经蝶窦行垂体手术时，外科医师打开蛛网膜后需再关闭蛛网膜，以防止脑脊液漏。如果这时出现咳嗽，可因突然大幅度增加的 CSF 压力而使关闭的蛛网膜重新开放，从而导致脑脊液漏。颅内与鼻腔之间通道的形成有导致术后脑膜炎的危险。一些操作可能损伤颅前窝底筛板，使空气通向一个单向阀门进入颅内，导致张力性气颅。这种情况仅在拔除气管导管后咳嗽时才可能发生。

目前尚缺乏有关评价“不平稳”苏醒的危险程度的临床资料。两项回顾性临床研究显示，术后高血压与颅脑手术后颅内出血有关[170-171]。然而，苏醒期高血压是否导致术后颅内出血尚不清楚。苏醒期一过性高血压与脑水肿形成之间的关系也未被证实。麻醉动物研究显示，突然而急剧的血压升高可引起血-脑脊液屏障受损，造成示踪剂外渗[167]。但并无资料证实咳嗽引起的一过性高压或苏醒期一过性高血压与脑水肿的形成有关。尽管如此，还是应采取措施防止这些事件的发生，前提条件是，这些措施本身不增加患者的风险。

一种常见的循环高血压管理的措施为，在开颅手术的最后阶段，预防性或针对性地应用利多卡因和血管活性药物，常用拉贝洛尔和艾司洛尔[172]。其他药物如肼屈嗪、依那普利和地尔硫䓬的效果也很好。术中应用右美托咪定也可减轻苏醒期的高血压反应[173]和防止术后恢复室内高血压的发生[174]。

防止呛咳和屏气的方法有很多。本章作者有自己独特的方法：在手术结束时，作者鼓励手下“在保持患者自主呼吸的情况下尽可能多的应用麻醉性镇痛药”。该方法的理论基础是，可待因及其相关化合物具有镇咳效应（麻醉性镇痛药抑制气道反射）。我们也主张 N_2O 是最后被停用的吸入麻醉药。如有必要，可以用丙泊酚单次注射或以 12.5 至 25 μg/（kg · min）的速率输注作为补充。

神经外科手术麻醉苏醒期的另一个原则是，麻醉苏醒始于头部包扎完毕，而不是始于手术缝合的最后一针。适用于神经外科手术的麻醉药物的一个固有的缺点是，头部包扎时的扭动可带动气管导管移动，从而引起严重的呛咳和屏气。我们在临床工作中还有一个细节，即在手术结束前的后期阶段，尽可能迟地应用肌松拮抗剂。在麻醉苏醒期减浅麻醉的过程中，减轻气道反应性和防止呛咳和屏气的另一项常用且有效的措施是给予利多卡因。我们常在头部包扎可能产生相关运动之前静注利多卡因 1.5 mg/kg。

基于防止呛咳、屏气和高血压处于优先地位的原则，现在有一种在患者意识未完全清醒前拔除气管导管的趋势。这种早拔管在某些情况下是可行的。然而，应警惕的是，神经外科手术可导致神经功能受损，从而引起意识恢复延迟，或导致脑神经功能障碍。在这些情况下，最安全的办法还是等患者意识恢复或能合作且气道反射恢复时再拔管。

特殊手术

多数与具体神经外科手术相关的问题是共性的，这些共性问题已在本章“神经外科一般性问题”一节中讲述。接下来的讲述将集中在一些特殊手术（见框 57.8）。

幕上肿瘤

神经外科常见的手术是幕上肿瘤开颅切除术或活检术。其中神经胶质瘤和脑膜瘤最常见。术前应考虑的问题包括颅内压以及肿瘤的位置与大小。肿瘤的位置和大小可提示手术的部位、估计出血量，有时也提示空气栓塞的风险。大多数幕上肿瘤空气栓塞的发生率低。但当肿瘤（通常是向外凸出的脑膜瘤）侵犯到矢状窦时很可能发生空气栓塞。因而，只有当幕上肿瘤靠近矢状窦后半部时，才考虑采取预防空气栓塞的措施，包括放置右心房导管。

蝶鞍上的颅咽管瘤和垂体瘤切除的患者，术中可

框 57.8　特殊手术

- 幕上肿瘤
- 动脉瘤和动静脉畸形
- 创伤性颅脑损伤
- 颅后窝手术
- 经蝶窦手术
- 清醒开颅 / 癫痫病灶切除手术
- 脑立体定位手术
- 颅内镜手术
- 介入手术
- 脑脊液分流手术
- 小儿神经科手术
- 脊柱手术

能需要在下丘脑或在下丘脑周围操作（见图57.18）。刺激下丘脑可兴奋交感神经，导致高血压。下丘脑受损可导致一系列生理功能紊乱，特别是水平衡紊乱。尿崩症最常见，偶尔也可发生脑盐消耗综合征（cerebral salt-wasting syndrome），但相当罕见。水平衡紊乱一般出现较晚，常始于术后12～48 h，而非在术中。术后还可能出现体温调节紊乱。

经额叶下入路开颅术的患者有时表现为术后即刻出现意识障碍。牵拉和刺激额叶表面可导致患者嗜睡和清醒不彻底，表现为苏醒延迟或一定程度的去抑制化或二者都有。这种现象有时又称为“额叶分裂”。这种现象在双侧额叶受牵拉时比单侧更常见。这提示麻醉科医师应在拔管前确保意识恢复，而不是仅凭估计清醒时间而擅自拔管。另一个提示是（但未经系统研究证实），当双侧额叶下部受牵拉时，应减少常用的镇静镇痛药（阿片类，丙泊酚输注）的用量。这是因为，不影响大多数普通患者意识恢复的残余的低浓度镇静药，往往影响这类患者的意识恢复。额叶下部入路最常用于嗅沟处脑膜瘤的切除，以及蝶鞍上肿瘤如颅咽管瘤和向鞍上扩展的垂体瘤的切除。

术前准备

患者出现明显的肿瘤相关的压迫症状尤其是脑水肿时，术前应使用类固醇激素。如果患者没有使用激素，麻醉科医师有责任找出原因。激素的使用最好于术前48 h开始（见“类固醇激素”一节），虽然术前24 h使用也很有效。最常用的药物是地塞米松，通常静注或口服10 mg，随后每6 h给予10 mg。为避免颅内顺应性异常的患者出现CO_2潴留，所有存在肿瘤压迫症状的患者不应在手术室外使用术前用药。

监测

常规监测技术的使用因医院的不同而异，但全麻下肿瘤切除术中行有创血压监测是统一的。存在严重压迫症状和代偿空间很小的患者应在麻醉诱导前放置动脉测压导管。最迟也应在上头架之前完成动脉穿刺测压。诱导期和上头架的过程中可能出现高血压，对脑顺应性受损和自主调节功能丧失的患者，高血压可导致高风险。动脉血压监测也有利于麻醉苏醒期的血压管理。除有创血压外，对于手术中可能出现大出血（肿瘤侵犯矢状窦、大血管的肿瘤）的患者，如果外周静脉开放不够，应放置中心静脉导管。如果没有其他指征，术中是否需要进行颅内压监测呢？我们认为没有必要。麻醉科医师对麻醉药物和麻醉技术的认识非常充分，有能力在没有ICP监测的情况下进行麻醉诱导。待颅骨打开之后，通过对手术野的直接观察可以了解与ICP监测一样的信息。

麻醉管理

麻醉药物选择的原则见“颅内压的控制和脑松弛”一节。

动脉瘤和动静脉畸形

现代观念认为，颅内动脉瘤破裂的当代管理和当前的建议要求尽早进行干预，以降低再出血率[175]。干预措施包括手术夹闭或血管内介入治疗[175]。后一种方法将在随后的“神经介入手术”中讲述。

早期干预治疗过去只针对评分较好的患者，如世界神经外科医师联合会（World Federation of Neurosurgeons，WFNS）分级Ⅰ～Ⅲ，至多Ⅳ级（表57.2）或Hunt-Hess评分Ⅰ～Ⅲ级（表57.3）的患者，但现在早期干预范围已扩展到大部分患者[175]。如果无法进行早期干预而必须进行手术治疗，则手术应推迟至蛛网膜下腔出血后的10～14天以后，以期安全度过血管痉挛的最危险期（蛛网膜下腔出血后4～10天）。

早期干预有几点理由：首先，动脉瘤夹闭或切除越早，再出血的可能性越小（再出血是SAH后住院

表57.2 世界神经外科医师联合会（WFNS）蛛网膜下腔出血量化表

WFNS等级	GCS评分	运动缺陷
Ⅰ	15	无
Ⅱ	14～13	无
Ⅲ	14～13	有
Ⅳ	12～7	有或无
Ⅴ	6～3	有或无

GCS，格拉斯哥昏迷评分

表57.3 蛛网膜下腔出血后神经系统功能的Hunt-Hess分级

分级	标准*
Ⅰ	无症状或轻微头痛和颈强直
Ⅱ	中到重度头痛，颈强直，除脑神经麻痹外无其他神经功能障碍
Ⅲ	昏睡，意识模糊，或轻度局灶性神经功能障碍
Ⅳ	昏迷，中到重度半身瘫痪，可能出现早期去大脑僵直和植物人状态
Ⅴ	深度昏迷，去大脑僵直，临终表现

* 存在严重的系统性（全身性）疾病，如高血压、糖尿病、严重的动脉硬化、慢性肺疾病和动脉造影显示严重血管痉挛时，将患者分入更严重的一级中

患者死亡的首因[176]）；其次，血管痉挛引起的缺血的治疗措施包括扩容和升高血压，早期夹闭动脉瘤消除了因这些治疗所引起的再出血的风险。以前的治疗方案要求患者绝对卧床约 14 天，直至血管痉挛的危险期结束。早期手术夹闭动脉瘤可减少住院时间，降低因长期卧床而出现的医源性并发症（深静脉血栓、肺不张、肺炎）的发生率。

早期干预的手术难度较大。蛛网膜下腔出血后的早期比 2 周后更易出现脑组织水肿。此外，血液流入蛛网膜下腔后常导致一定程度的脑积水。9% ～ 19% 的蛛网膜下腔出血患者以后需行 CSF 分流术[175，177-180]。早期干预增加术中动脉瘤破裂的风险，因为出血处的血凝块形成的时间很短，可能不足以堵塞原始出血点。所有这一切要求我们把减少颅内容物的容积（见“颅内压的控制和脑松弛”一节）的技术处于优先考虑的地位，以便清晰暴露手术野并尽可能减少脑组织受牵拉。

术前评估

多数拟行颅内动脉瘤夹闭手术的患者直接来自于 ICU，ICU 的治疗直接影响到患者术前的状态。

液体管理 蛛网膜下腔出血（SAH）后出现抗利尿激素异常分泌综合征（syndrome of inappropriate secretion of antidiuretic hormone，SIADH）的患者应限制输液。但是，SAH 后的脑盐消耗综合征可导致低钠血症，脑盐消耗综合征可能是脑组织释放脑钠尿肽的结果[181-182]。脑盐消耗综合征表现为低钠血症、低血容量和尿中高钠（大于 50 mmol/L）三联征，导致全身血管收缩[183]。鉴别脑盐消耗综合征和 SIADH 很重要。SIADH 以正常血容量或轻度高血容量为特征，治疗上应限制液体输注。脑盐消耗综合征与血管内容量减少有关，这类患者 SAH 后限制输液将导致容量不足加剧，对机体特别不利，因而应当避免[184-186]。虽然临床上区分这两种低钠血症（SIADH 和脑盐消耗综合征）可能很困难，但是治疗相对简单：以正常容量为目标输注等张液体。

血管痉挛 麻醉科医师应当判断患者是否出现了血管痉挛，如果已经出现，治疗是否已经开始。SAH 后血管痉挛的原因是由于血红蛋白的裂解产物积聚在 Willis 环血管周围所致。具体机制或调节因素尚不明确。钙离子通道可能参与其中，NO 以及内皮素系统也可能与血管痉挛有关[186-187]。

当临床上怀疑发生脑血管痉挛（典型特征是皮质感觉中枢的改变和新出现的神经功能障碍）时，应当推迟手术，改行 TCD、血管造影或其他的影像学检查。既往有症状的血管痉挛通常采用“3H”治疗（高血容量、高血压和血液稀释），目前的治疗方法已转向液体复苏，包括正常血容量（而非高血容量）[175，188]、高血压，有时也采用球囊血管成形术或动脉血管扩张药[189]。

如果行手术治疗，术中应避免低血压[175]，CPP 应维持在接近清醒时的水平。低血压与血管痉挛患者的预后不良有关[190]，低血压是脑缺血的潜在诱因或者能够加重已经发生的脑缺血[191-193]，这一点已是共识。这种观点甚至适用于 WFNS 分类 I 级的患者，此类患者在血压正常时也可能出现亚临床症状的局灶性脑缺血[30]。

ICU 治疗血管痉挛的方案通常包括联合应用高血容量、血液稀释和升高血压（*译者注：3H 治疗*）。“高血容量、高血压”治疗血管痉挛缺乏充足的科学依据，前瞻性研究发现“3H”治疗方案以及单纯扩容治疗的效果均不佳[188，194-196]。虽然单独采用升高血压的措施有效[187，196-199]，但是血液流变学与血压的关系尚不明确。去氧肾上腺素和多巴胺是最常用的升压药，选择升压药首先应考虑全身的心血管状况。升压的目标值多种多样。大多数情况下，升压的目标为，MAP 高于基础平均压约 20 ～ 30 mmHg（*译者注：原文为“高于基础收缩压”，译者认为有误*）。有报道认为，多巴酚丁胺可增加心输出量但不升高 MAP，增加脑血管痉挛区域的 CBF[196]。有人认为血细胞比容应当低至 30% 以下，但降低血细胞比容不是临床上优先考虑的目标。血细胞比容的降低常发生于为升压而采取扩容措施后。

钙通道阻断药 钙通道阻断药是目前治疗 SAH 的一部分。尼莫地平可以降低 SAH 后脑缺血并发症的发生率[200]，尽管血管造影认为其并不能降低血管痉挛的发生率[201]。SAH 后的患者在入室前应已使用过尼莫地平治疗。在北美，尼莫地平只能口服，曾有研究评估以静脉使用尼卡地平代替尼莫地平口服的可能性。多中心研究显示，尼卡地平降低有症状的血管痉挛的发生率，但不改善预后[202-203]。因此尼莫地平依然广泛应用。对于顽固性血管痉挛患者，直接经动脉使用钙通道阻断剂（维拉帕米、尼卡地平、尼莫地平[204-207]）是首选。米力农和罂粟碱在临床也有应用[206，208]。

其他药物治疗 其他类别的药物也曾被尝试使用以缓解血管痉挛，延缓缺血性损伤，但都没有成为常规。近期一项关于内皮素拮抗剂克拉松的研究发现，其可降低死亡率，但对存活者的预后没有影响。有几项小样本的研究认为镁离子有效，然而一项随机对照的大样本研究发现，对 SAH 后 4 天内进行镁剂治疗的患者，镁剂并不能改善预后[209]。另外有几项关于他汀类药物在 SAH 后的应用的小样本研究。meta 分析结果显示，他汀类药物虽然有减轻出血后缺血性损伤和降低死亡率的趋势，但差异并没有统计学意义[210]。虽然某些中心已经将他汀类药物作为当地的常规治疗，但是广泛应用尚需大样本的研究来证实[211]。有报道称，动脉夹闭后，口服磷酸二酯酶抑制剂西洛他唑可以显著降低脑血管痉挛[212-213]、延迟性脑梗死的发生率[213]以及改善 SAH 后结果[212]。但该实验不是双盲设计，而且西洛他唑是一种血小板抑制剂，同时还是一种血管扩张剂。因此，虽然结果很好，但在推广使用之前尚需进一步证实其安全性和有效性。

抗纤维蛋白溶解药 抗纤维蛋白溶解药曾用于降低再出血的发生率。虽然其确实降低了再出血的发生率，但长时程以此目标为目的应用抗纤维蛋白溶解药，却是以增加缺血症状和脑积水的发生率为代价，总体上恶化了预后。但是，在动脉瘤被控制前，早期、短期使用抗纤维蛋白溶解药可能有利于预后[175]。

蛛网膜下腔出血相关心肌功能障碍 SAH 可导致广泛的、可逆性、“顿抑”样心肌损伤。心肌功能障碍的严重程度与神经功能障碍的严重程度高度相关[214]，心功能障碍常需要升压药物支持[215]。虽然 SAH 导致心肌功能障碍的机制尚不清楚，但认为与儿茶酚胺的介导有关[216]。肌钙蛋白常升高，但升高的幅度尚未达到诊断心肌梗死的标准[217]。肌钙蛋白的峰值与神经功能损害和超声心动图下的心肌功能障碍的严重程度相关[215, 218]。

SAH 后的患者通常出现 ECG 的异常。除典型的“峡谷 T 波”外（图 57.14），还有非特异性的 T 波改变、QT 间期延长、ST 段压低和出现 U 波。ECG 的改变与超声心动图所见的心肌功能障碍没有特定的关系[217]。ECG 的异常并不能预示心脏疾病的发生和发展[219]。如果心室功能良好，但 ECG 异常且为非心肌缺血的

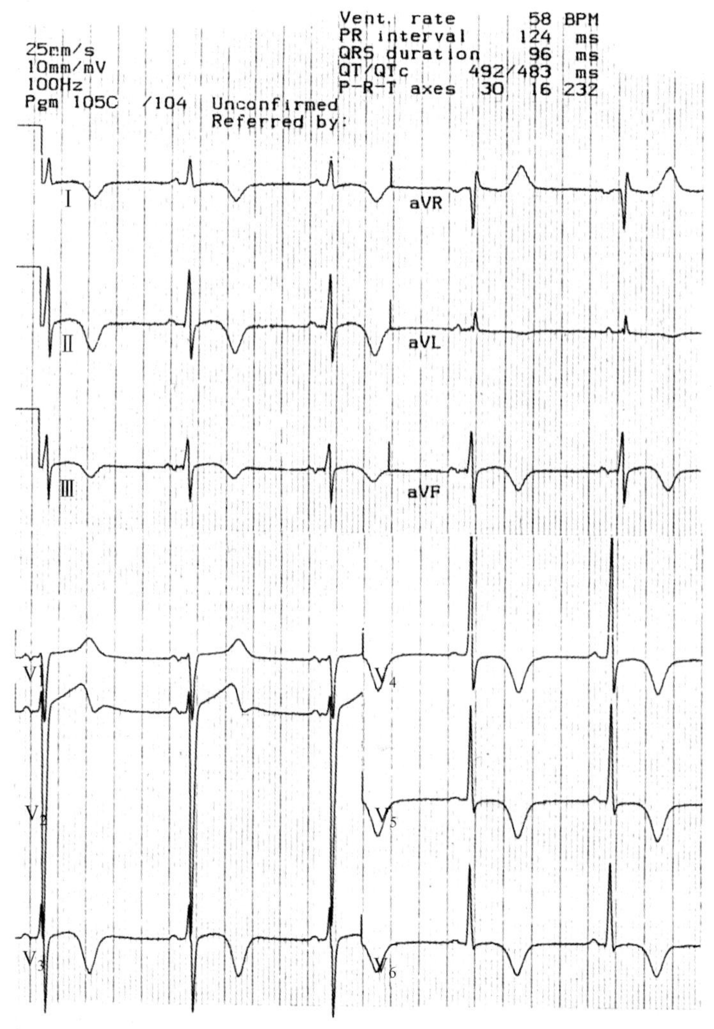

图 57.14 **与蛛网膜下腔出血（SAH）相关的心电图异常**。SAH 后“峡谷 T 波”是其典型特征

典型表现时，无需特别干预，也不需要改变治疗方案，但应警惕发生心律失常的可能性。SAH 后常出现 QT 间期延长（大于 550 ms），尤其是当 SAH 患者病情严重时[218]，这种 ECG 异常与恶性室性心律失常的发生有关，包括尖端扭转型室性心动过速[220]。

麻醉技术

麻醉技术包括以下要点：

1. 绝对避免急性高血压，以免发生血管再破裂。
2. 术中维持脑松弛，以便于实施动脉瘤手术。
3. 维持高于正常的平均动脉压，以防止近期受损的、临界灌注区域、主要依靠侧支循环的区域的 CBF 明显减少。
4. 当手术医师试图钳夹动脉瘤或控制破裂的动脉瘤出血时，包括临时进行血管阻断时，都应精确控制 MAP。

监测

必须行有创动脉压监测，如外周静脉开放不足，应放置中心静脉导管。

麻醉药物选择 能精准调控 MAP 的麻醉技术都可选用，但当 ICP 升高或手术野张力增大时，吸入麻醉不太合适。在动脉瘤夹闭手术中，唯一绝对需要的技术是防止阵发性高血压。再出血具有致命性[176]，而蛛网膜下腔出血早期行动脉瘤夹闭术时，由于动脉瘤上的血凝块不牢固而极易发生再出血。麻醉诱导期的再出血尤其具有致命性。从破裂口处流出的动脉血难以通过 CSF 流出道（被血凝块填塞）而被迫渗入脑组织，由于此时颅内顺应性低（脑肿胀、脑积水），将导致 ICP 急剧升高。

控制性降压 控制性降压已不再作为常规（见前面的“动脉血压管理”部分）。然而，麻醉科医师应做好降压准备，一旦需要，应立即并精确地降低血压。在出血前就应做好降低血压的准备。我们在诱导前准备好硝普钠，并用 Y 型管连接到静脉通道上。由于输送药物的液体流速稳定，硝普钠输注速度的变化能迅速反映到中央室。各种降压药均有其优缺点。麻醉科医师应当选择其最熟悉的降压方法，以便精确控制 MAP。当出现活动性动脉出血时，麻醉科医师需要将 MAP 控制在 40 ～ 50 mmHg 范围内，但这种情况不常见。如果出血开始时患者处于低血容量状态，则精确控制血压在此范围内相当困难。我们的经验是，维持正常血容量。

控制性高血压 在临时性动脉阻断时，为增加通过侧支循环的脑血流量，可能需要提升血压（见随后的“临时阻断”一节）。此外，在钳夹动脉瘤后，有些外科医师需要穿刺动脉瘤的顶部以确定钳夹部位是否合适，此时可能需要暂时升高收缩压至 150 mmHg。在以上两种情况下，均可使用去氧肾上腺素。

低碳酸血症 作为松弛脑组织的辅助手段，低碳酸血症曾一度常规使用。但因其可能加重脑缺血而深受质疑（见前面的“$PaCO_2$ 管理”部分）。因此，现在认为，除非存在降低 ICP 和保持脑松弛的需要，应避免使用。

腰段 CSF 引流 脑脊液引流曾被实施以使手术野显露更清晰，但现在越来越少用，因为外科医师在手术中可以通过大脑基底池排放 CSF 来达到同样的脑松弛效果。如果放置腰段 CSF 引流管，应避免 CSF 流失过多。引流脑脊液时，应当避免动脉瘤壁与外界之间的压力梯度突然降低（CSF 过度引流导致 ICP 突然降低），这种突然性的减压可引起再出血。在确认腰段引流系统通畅后，关闭该引流，直到手术医师打开硬膜后再开放 CSF 引流。引流管开放，让 CSF 自由流入置于地面水平的引流袋内。在撑开器撤除后，应及时停止引流，以便 CSF 重新汇集，以减轻脑积气的程度。术后一般立即拔除 CSF 引流管。

有些外科医师使用大剂量的甘露醇（例如 2 g/kg）。甘露醇在一定程度上可使手术野显露更清晰，并减轻撑开器对脑组织的压力。除此以外，有证据显示，甘露醇还有其他优点。动物实验和人体试验均表明，甘露醇可提高中度缺血区域的 CBF，其机制尚不清楚[221-224]。降低毛细血管周围组织的静水压或改变血液流变学（或两者均存在）可能是甘露醇这种作用的机制。通常在硬膜打开前，使用剂量为 1 g/kg 的甘露醇[45]。有些外科医师在临时阻断血流前 15 min 再次输注 1 g/kg 的甘露醇，认为具有增加脑组织灌注的作用。

临时阻断 外科医师有时在放置永久性血管夹前需要临时性阻断动脉瘤的血供。临时阻断动脉瘤的血供（例如暂时阻断动脉瘤两侧的血管）有利于分离出动脉瘤的根部而利于完成动脉瘤的夹闭。这种方法常用于较大的动脉瘤。颈动脉虹吸部附近的巨大动脉瘤，可通过单独的颈部切口在颈内动脉根部水平进行阻断。Samson 等通过对神经功能预后的临床观察发现，正常体温和正常血压的患者可耐受 14 min 以内的阻断。阻断时间越长，脑缺血损伤的可能性越大，如果阻断时间超过 31 min，则脑缺血性损害达 100%[225]。

另一项研究显示，阻断引起脑缺血的时间阈值为 20 min[226]。一般来说，“7 min 阻断原则”较适用。阻断期间应维持高于正常值的 MAP，以利于通过侧支循环来增加 CBF。

脑保护 在麻醉药物选择原则上，我们不应把药物可能具有脑保护作用而作为选择的依据。脑保护的主要措施包括，维持 MAP 以保证侧支循环的血流以及撑开器下脑组织的灌注、保持脑松弛以利于手术进行并减轻撑开器对脑组织的压力、限制临时性阻断的时间以及可能应用浅低温。某些麻醉药被认为具有脑保护作用（见第 11 章的讨论）。丙泊酚和依托咪酯最为大家所熟知。但是，动物实验表明，在标准的脑缺血损伤动物模型上，丙泊酚对脑缺血的保护作用并不强于吸入麻醉药。旨在证明依托咪酯具有脑保护作用的局灶性脑缺血动物模型的研究结果发现，依托咪酯加重脑缺血性损害[227]。动脉瘤钳夹手术的临床观察也显示，依托咪酯使脑组织的 PO_2 降低，而地氟烷麻醉却可增加脑组织的 PO_2。进而在血管临时性阻断期间发现，使用依托咪酯导致脑组织中的 pH 值严重降低，而地氟烷对脑组织的 pH 值无影响[228]。由于无实验支持依托咪酯的有效性，依托咪酯不应使用。就吸入麻醉药物而言，异氟烷曾被实验证实有脑保护作用，但是目前的实验研究发现，各种吸入麻醉药对局灶性和全脑性脑缺血预后的影响并无差别[227, 229-231]。采用显著抑制 EEG 的较高浓度的吸入麻醉药与中等浓度（如 1 MAC）相比，二者产生的脑保护作用也无差别[231-232]。但是，这些动物实验确实显示，与清醒状态相比，吸入麻醉药可提高脑缺血的耐受能力[230-231, 233]。同时，动物实验也证实，与单纯的 N_2O 复合麻醉性镇痛药的麻醉方案相比，包含强效吸入麻醉药的麻醉方案相对而言更具脑保护作用。各种麻醉药物的脑保护作用的程度不同，且缺乏与患者关联起来的证据，使得标准教科书常不介绍具体的麻醉方案。选择麻醉药物最重要的依据是精确的血流动力学控制和苏醒及时，这两点决定了大多数动脉瘤手术的麻醉方案的制订。麻醉药物中，只有巴比妥类药物被证实具有确切的脑保护作用。但是，这类药物在血流动力学控制方面和苏醒方面存在着潜在的不良作用，因而不建议常规使用。巴比妥类药物可用于预计需要长时间血管阻断的手术，且在这类手术中，当临时血管阻断致使 EEG 上观察到脑缺血时，使用巴比妥类药物的效果较理想[234]。

对于已发生脑血管痉挛或者发生脑血管痉挛风险很高的患者，血红蛋白应高于状态平稳的 ICU 患者（大于 7 g/dl）。最新的资料建议血红蛋白不应低于 9 g/dl[199, 235]。

低温 正如前文“低温”部分所述，一项前瞻性研究显示，浅低温用于动脉瘤手术并不能改善神经功能的预后[154]。但是，许多曾经使用过浅低温的神经外科团队在临时阻断血管时仍然使用浅低温（32 ~ 34℃）。使用低温的医疗机构的医师团队愿意接受麻醉苏醒延迟，以保证充分的复温，从而避免患者在体温尚未恢复前苏醒，因为低温苏醒可导致严重的高血压。

神经生理监测 诱发电位和 EEG 已用于临床监测，尽管尚未广泛使用[234, 236]。EEG 监测用于指导血流阻断期间的管理或指导阻断前降低脑代谢率的麻醉药物的使用[223]。有些外科医师在阻断时习惯性地把电极安放在危险区域的皮质区，但更常见的是置于额部-乳突部位的皮肤表面，这个部位放置电极足以显示重要的缺血事件。在大多数情况下，如果必须阻断血流，血管常会临时性阻断，这时应观察临时阻断期间 EEG 的变化。如果 EEG 明显变慢，需重新松开夹钳、升高 MAP、阻断时间应尽可能的短或间断性临时阻断。如果预计需要较长时间的阻断，则应使用巴比妥类药物（见前述），以产生爆发性抑制。这种情况罕见（另见第 39 章）。

术中血管造影术 术中造影术越来越多地应用于颅内动脉瘤的管理。对于麻醉科医师而言，这种技术并没有太大的意义。但是患者头部的装置应妥善固定，以便 C 臂通过而不影响气道管理和监测设备。

特殊部位动脉瘤的特殊问题

最常见的手术是动脉瘤位于 Willis 环上或 Willis 环附近。血管可能起源于前交通动脉、大脑中动脉、大脑前动脉、眼动脉、基底动脉的顶端、后交通动脉以及少数起源于大脑后动脉。所有这些动脉瘤的处理对于麻醉科医师而言大同小异，一般采取仰卧位，头稍转向手术部位的对侧。

眼动脉瘤 眼动脉是颈动脉进入硬脑膜后发出的第一个分支，因周围有前床突和眼神经，使眼动脉瘤的手术操作比较困难。因此，这类动脉瘤常需要临时性血管阻断。外科医师常先分离颈部的颈动脉，当找到通往动脉瘤的颈部动脉后，首先阻断颈部的动脉，然后阻断最接近后交通动脉起源部的颈动脉的颅内部分。在已阻断的血管的两部分中间插入导管并持续吸引。失血量通常不大，但仍需监测。

椎基底动脉瘤　这部位的动脉瘤手术常需侧卧位。手术需要暴露颅中窝和颅后窝，有发生静脉气栓（VAE）的风险，虽然可能性很小，但也需警惕。椎基底动脉瘤的皮质层或体表 EEG 监测的相关性差，可用听觉或体感诱发电位进行监测[237-239]。与其他可能影响到脑干出现机械性或血管性损害的手术一样，此类手术中应监测心血管反应，外科操作引起的心血管系统的突然改变应立即通知外科医师[240-241]。

盖伦静脉瘤样畸形　盖伦静脉瘤样畸形是先天性的硬脊膜动静脉瘘，常在婴儿期采用血管内的方法进行治疗，处理与动静脉畸形（AVMs）相同。这些方法涉及预测脑自主调节功能障碍的问题，将在接下来的内容中加以讨论。

动静脉畸形

大多数颅内动静脉畸形（AVMs）与动脉瘤手术的注意事项相似：避免出现急性高血压以及在出血时能够精确地控制血压。AVMs 的一个独特的表现是“灌注压骤增”或脑自主调节功能障碍[242-243]。其特征性表现为，突发性的脑充血和脑肿胀，脑组织有时表现为向脑外呈菜花状突出。这种现象常发生在长时间手术、大的 AVMs 手术的后期，是术后不能解释的脑肿胀和出血的原因。其机制尚未完全阐明。动静脉畸形的血管长期以大流量、低阻力的形式使血流从血管分布区的附近涌向血管支配区。这部分脑组织的血管可能处于极度扩张状态，当动静脉畸形的血管被夹闭后，脑组织的高血压难以通过血管收缩机制进行调节。虽然这种解释与临床表现相符，但是实验证据并不完全支持这种解释[242-245]。至少部分血管充血并不是被动的，可能由神经源性或某种旁分泌所引起。

麻醉技术　虽然动静脉畸形术中发生血管破裂的概率非常小，但总体的麻醉管理原则与动脉瘤相同。具体的麻醉管理每家医院不尽相同。作者的处理原则是，除出血以外，我们一般不使用控制性降压。我们认为，在正常压力下断流血管对动静脉畸形血管支配区域的周围脑组织产生的影响较小。如果出现顽固性脑肿胀，严格控制血压非常重要。其理论依据是，脑血流通过受损区域与压力有关，降低 MAP 可以减少脑血流。在严重脑水肿期，我们联合使用低碳酸血症、低温和巴比妥类药物（配合控制性降压。正常情况下我们一般慎用控制性降压，因控制性降压有致脑缺血的风险）。这三种措施通过减少正常脑组织的容积而起作用，即低碳酸血症直接降低 CBF，巴比妥类药物和低温具有降低 CMR 和 CBF 的双重作用。低温还可减少巴比妥类药物的用量。所有的神经外科手术后均应防止高血压，而动静脉畸形手术后更应如此，因为动静脉瘤切除后的相邻区域的脑组织的自主调节功能障碍，如果出现高血压，将导致脑水肿和脑出血。

颅脑外伤

颅脑外伤患者的气管插管

对于一个外伤性脑损伤（traumatic brain injury，TBI）的患者，麻醉科医师参与协助治疗的第一个措施通常是进行气道管理。格拉斯哥昏迷评分（GCS）为 7～8 分（表 57.4）或更低的患者需要行气管插管和控制呼吸，以控制 ICP 和（或）气道。颅脑外伤不严重的患者，如果外伤导致心肺功能障碍或不能配合诊断性操作也需要气管插管。麻醉科医师在气管插管时，可能会遇到诸多限制（框 57.9），包括：① ICP 升高；②饱胃；③颈椎情况不明；④气道情况不明（出血，可能有喉-气管损伤、颅底骨折）；⑤血容量状态不明；⑥患者不合作、躁动；⑦低氧血症。没有绝对正确的方案，最好的方法是权衡各种因素的利弊和病情紧急程度的权重。麻醉科医师不应一开始就过度关

表 57.4　格拉斯哥昏迷评分（Glasgow Coma Scale）

睁眼	
无睁眼	1
疼痛刺激时睁眼	2
语言刺激时睁眼	3
自发性睁眼	4
语言	
无发音	1
含糊和无意义的发音	2
只能说出不适当单词	3
含糊但能交流	4
表达清楚正确	5
运动	
无运动	1
异常伸展（去大脑僵直）	2
异常屈曲（去皮质僵直）	3
对疼痛刺激逃避反应	4
对疼痛刺激定位反应	5
遵从指令动作	6
总分	3～15

（译者注：睁眼评分 2 分与 3 分的体征原文颠倒有误，此处已纠正。）

框 57.9 影响颅脑外伤患者插管的因素

- 饱胃
- 颈椎情况不明
- 气道情况不明
  - 出血
  - 气道损伤（喉，环杓软骨）
  - 颅底骨折
- 容量状况不明
- 不合作 / 躁动
- 低氧血症
- 颅内压升高

注 ICP，而应始终坚持复苏的 ABC 步骤：保持气道通畅、确保气体交换和保持循环稳定，这些措施比控制 ICP 更重要。不能因为气管插管时出现呛咳和暂时的高血压而不控制气道或者过度的降低血压，这样对患者很不利。

颈椎

应当时刻注意某些因素可导致或加重颈椎损伤的可能性。大约 2% 钝性外伤住院患者和 8% ～ 10% 格拉斯哥评分小于 8 分的严重创伤性脑外伤的患者存在颈椎骨折[246-247]。颈椎骨折的高发生率提示，对于闭合型颅脑损伤的患者，在镇静药和肌松药诱导下的经喉镜明视插管可能导致脊髓损伤。虽然有些文献报道认为，快速诱导顺序插管应列为禁忌，但是另外一些文献认为，快速诱导插管并不显著增加神经损伤的风险[248-251]。当然也有可能是与插管相关的神经损伤没有被报道。Criswell 等的一份调查报告[252]认为，此类事件比文献报道的要多[253-254]。虽然文献对于是否“绝对抛弃”这种方法存在争议，但大多数创伤性颅脑损伤的患者，在控制气道的时候，是在镇静药-肌松药-直接喉镜下完成气管插管。但是我们认为，严重脊髓损伤可能高发于寰椎-枕骨区的损伤，这种损伤很难用普通的影像学检查来证实，麻醉科医师应进行更详细的检查或用进一步的影像学资料进行评估。如果气道或颈椎情况不明，且在不需要紧急控制气道的情况下，应当避免使用快速诱导直接喉镜插管（可导致寰椎-枕骨过度延伸）。如果临床情况允许，可以考虑经鼻气管插管，但是应谨记，当颅底骨折导致脑脊液漏时，经鼻插管可增加感染的风险。麻醉科医师需要慎重考虑（例如在严重的面部受损时，应当避免使用经鼻气管插管），如果插入气管导管遇到异常阻力时应提高警惕。

如果采用镇静药-肌松药顺序插管（紧急情况下多用此法），标准做法包括压迫环状软骨和保持脊柱轴线固定。曾经的轴线牵引法已被固定法所代替，因为前者在脊柱本身不稳定时会导致过度牵拉而引起脊髓损伤。临床上的系列研究均认为，可采用麻醉药和肌松药诱导后经口气管插管[248]，在插管的过程中保持患者的脊柱轴线固定，患者的枕部紧贴在颈托上，限制性“嗅花”位插管（图 57.15）。毫无疑问，轴线固定方法将增加喉镜暴露的难度，但这也减轻了为暴露声门所必要的寰椎-枕骨伸展的程度[255]。这种情况可能是由于喉镜对抗助手的压力使舌和口底软组织更受压所致。有人主张在使用喉镜操作时保留颈托的后半部分固定（见图 57.15），该颈托可作为肩部和枕骨间的支架以进一步限制寰椎-枕骨的伸展。

在复苏过程中，在使用镇静-肌松药顺序插管前，麻醉科医师应准备好环甲膜切开装置，必要时能够做到快速和熟练地使用。近期受伤的脑组织对低血氧和低血压的耐受性极低[256]。麻醉科医师难免会遇到困难插管。据巴尔的摩 Cowley 休克创伤中心的经验，环甲膜切开术或气管切开术的比例为 0.3%[257]。在多数情况下，插管失败时喉罩可以替代环甲膜切开术而成为一种暂时、有效的通气手段，也可作为气管插管的通道。

正如第 11 章所述，虽然琥珀胆碱可能会增加 ICP，但增加幅度很小，且在重度脑外伤患者可能并不增加 ICP[8]。因此，琥珀胆碱不应列为创伤性脑损伤（TBI）患者的禁忌。当急需保持气道安全时（保证氧供和控制 $PaCO_2$），且琥珀胆碱适合使用时，应该使用琥珀胆碱。然而，在这种情况下使用琥珀胆碱的必要性随着罗库溴铵和肌松药拮抗剂舒更葡糖的使用而减少。

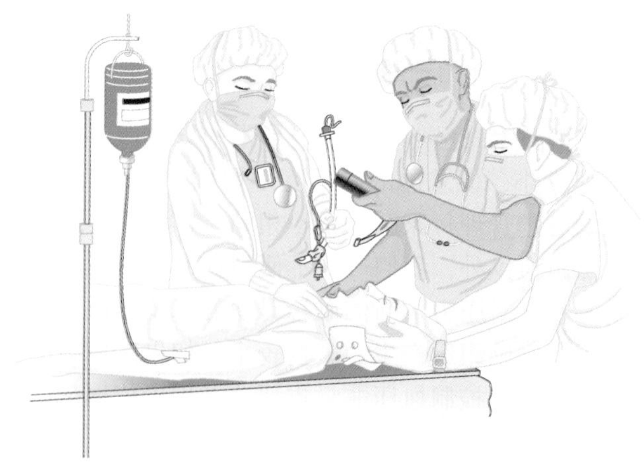

图 57.15 **颈椎情况不明的急性创伤患者的气管插管**。已用镇静药和肌松药。一助手轴线固定颈椎，使枕骨紧贴颈托，另一助手压迫环状软骨。颈托后半部分仍保留，以限制寰椎轴线伸展（Reproduced with permission from Stene JD. Anesthesia for the critically ill trauma patient. In：Siegel JH，ed. Trauma：Emergency Surgery and Critical Care，Melbourne：Churchill Livingstone；1987：843-862.）

麻醉科医师在面对颈部情况不明时该如何应对？这种情况应当越少越好。曾经的标准的“三视角”X线平片（这项检查操作困难，假阴性率高）已逐渐被CT扫描所代替，因为CT检查速度快、扫描断面薄，而且可以对图像进行矢状面重建。一项大样本的meta分析认为，“现代的多层螺旋CT足以对外伤后颈椎损伤的患者进行筛查”[258]。但是有人还是担心CT可能漏诊韧带损伤，这种损伤需要用核磁共振（MRI）检查[259]。对于没有行颈椎影像学评估的清醒患者，几项临床观察发现，神志清楚、没有醉酒、没有显著移位损伤的患者，如果发生了颈椎骨折，通常伴有疼痛、中线压痛、自主活动受限或神经损伤的症状[260-262]。因此，麻醉科医师经常遇到因颈椎损伤情况不明而戴着颈托的患者，只要患者神志清楚，没有症状，一般也没有必要采取特殊的预防措施。

麻醉技术

麻醉药物选择　最常见的开颅手术是清除硬膜外、硬膜下或颅内血肿。这三种手术的麻醉方法相似。指导原则在“颅内压的控制和脑松弛”一节中已经讨论过。总体而言，对脑血管具有收缩作用的麻醉药物优于那些对脑血管具有扩张作用的麻醉药物。除氯胺酮外，所有静脉麻醉药物均有一定程度的脑血管收缩作用而可被选用，前提条件是，这些药物需维持血流动力学的稳定。所有吸入麻醉药物（N_2O和所有强效吸入性麻醉药）均有一定程度的脑血管扩张作用。虽然吸入麻醉药物的使用也可保持良好的ICP水平和手术野的状态，但是当ICP失控（或不明）或手术野“紧张”时，应停用吸入麻醉药而改用其他麻醉药物。如患者术后需保留气管导管，以麻醉性镇痛药（例如芬太尼）为主的麻醉和肌松药常常效果较好。所有的肌松剂均可使用，有组胺释放作用的肌松剂（现已少用）虽然可以使用，但应当以小剂量追加的形式缓慢滴注。对于术后可立刻拔管的患者（例如急性硬膜外血肿患者在病情恶化前有短暂的清醒期），开颅后应调整麻醉方案。可根据手术野的情况决定采用吸入麻醉药还是短效的静脉麻醉药。冲击伤或复合性颅骨骨折的患者在使用N_2O时，麻醉科医师必须注意颅内积气的可能性。

监测　麻醉科医师应认识到，尽快开颅是优先考虑的问题[263]。在建立静脉通道后，应当仔细权衡因为建立有创压力监测通路所致的延迟开颅的利和弊。所有的急性外伤的开颅术，在紧急情况下应在麻醉诱导后放置有创动脉监测。外周静脉输液通常可满足手术需要。ICP高的患者在打开硬膜后，解除了对脑干的压迫，可能出现血压剧降[264]。充分的容量复苏可以缓解这种并发症。偶尔情况下，对于矢状窦处凹陷性骨折患者，应行心前区多普勒监测，并在外科医师评估VAE风险的建议下，放置右心导管。

血压管理　动物实验表明，受损的脑组织对较小的伤害性刺激（例如中度的低血压、低氧血症）非常敏感[265]。虽然在人类还没有得出明确的因果关系，但是几项临床观察证实了成人TBI患者预后不良与轻度的低血压和低氧血症有关[256, 266-271]，小儿患者亦是如此[272]。这种对低血压的敏感性的原因，可能与损伤后2～3天内患者的部分脑区出现CBF降低[23, 26, 273-275]、脑的自主调节功能受损有关[276-278]。TBI患者的CBF特征为，TBI后CBF先降低，48～72 h后逐渐升高至正常，有时甚至稍高于正常水平[23, 26, 273-274, 276, 279-280]。研究证据表明，脑损伤后CBF降低与预后不良相关[26, 270, 275, 281-283]，脑外伤后死亡的患者中很大一部分都是缺血相关的病理性损伤[155]。这些结果导致神经外科医师、神经外科监护人员和麻醉科医师更加强调TBI患者的血压维持问题。

对于颅脑外伤的患者，适宜的血压是多少？系统研究中从$SjvO_2$和TCD数据得出的脑灌注充分指数显示，当平均CPP（CPP＝MAP－ICP）小于70 mmHg时[270, 284-285]，脑灌注开始下降。许多中心把70 mmHg作为CPP的目标值。一项临床研究，比较了TBI患者在ICU治疗中维持CPP在70 mmHg与50 mmHg的区别，结果显示，前者的脑功能恢复较好，但预后并没有明显的优势，这可能与维持CPP在70 mmHg时出现相关心肺事件较多有关[286]。因此许多中心和权威机构将60 mmHg作为CPP管理的最低目标值[279, 287-290]。脑外伤基金会的推荐意见给出较宽泛的范围：成人“CPP目标值在60～70 mmHg之间”。与年龄相关的儿童的CPP目标值在40～50 mmHg之间[291]。

对于脑外伤的患者，“前2～3天将CPP维持在60～70 mmHg之间”是大家比较容易接受的一个方案。但也有人怀疑这种“一刀切”的方案是否合适，认为这种方案忽略了TBI患者间病理生理学的差异。的确如此，并非所有脑外伤患者的脑血流都会减少，也并非所有脑外伤患者都会发生脑血管自主调节功能障碍。虽然在受伤的初期，脑外伤患者主要表现为脑血流减少，但也确实可能有脑充血的患者[22, 24, 280, 282, 293-294]。这种情况多见于脑实质性损伤，在脑挫伤中比较少见。即使是在损伤后短期内出现脑血流下降的患者，24 h或以后，患者的延迟性脑充血仍达高峰[22, 280, 282, 293-294]。

脑充血在小儿中更常见[295]。也有证据表明，提高灌注压并不是对所有患者均有利。只是有利于脑血管自主调节功能障碍、基础脑血流低、颅内压高、GCS评分低的患者[296-299]。“目标导向治疗”概念因而被提了出来[300-306]。但是，鉴别不同血流状态（连续CBF监测设备、TCD、$Sjvo_2$）的方法并不普及。某些机构拥有必要的数据收集能力，采用另一种方法达到目标导向治疗的目的。他们根据ICP随MAP变化的关系找出“最佳CPP值”。ΔICP/ΔMAP最小的MAP范围值被认为是脑血流自主调节功能良好的范围，也是这个患者的目标血压范围值[301, 302]。这种方法在大多数ICU中并不可行。结果是，虽然“目标导向治疗”这个概念看似极具吸引力，但60～70 mmHg的CPP作为目标值更易于被大多数人所接受。

目前，至少有两种替代方法用于颅脑外伤患者的血压管理（图57.16）。第一种就是所谓的隆德（Lund）观点，其依据是，血压导致静水压性脑水肿的形成，而且过低的胶体渗透压和晶体液输注过量加重脑水肿的形成[307-309]。最初提出时，隆德策略的做法是，脱水治疗（呋塞米利尿治疗、限制晶体液的输注）、白蛋白输注维持正常的胶体渗透压、输注美托洛尔和可乐定控制血压以维持CPP在50～55 mmHg。隆德概念一经提出即备受争议，因为这种理论与大多数临床医师所熟知的维持CPP在70 mmHg的重要观念相悖，并且与后来的研究发现保持液体负平衡对脑损伤的患者不利的观点相悖[271]。随着时间的推移（同时也由于部分以前支持维持脑组织高灌注的学者逐渐放宽了灌注压的

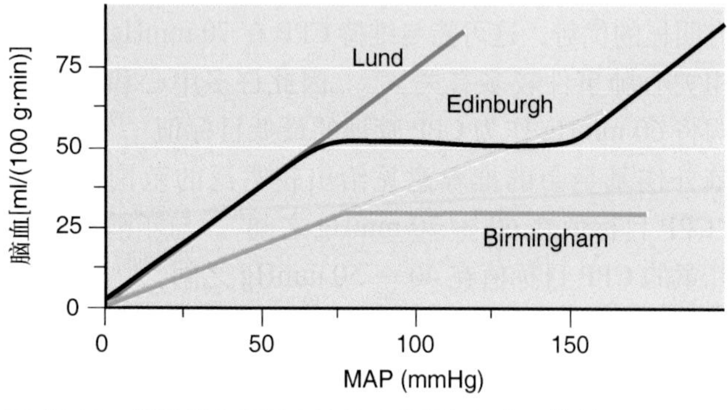

图57.16 **颅脑损伤后脑血流量（CBF）与血压的关系。**关于脑损伤后的病理生理紊乱存在不同认识，因此产生了三种脑灌注压管理策略。最常用的一种观点是Edinburgh(爱丁堡）观点（由其最初的机构命名），它强调脑损伤后CBF降低，脑自主调节功能受损，需要维持CPP［平均动脉压（MAP）－颅内压（ICP）］至60 mmHg～70 mmHg。“Lund”（隆德）观点强调脑充血促进了ICP升高。它主张使用降压药降低血压[307]，同时维持CPP大于50 mmHg。最近主张将CPP值升高为60～70 mmHg，允许偶尔低至50 mmHg[309]。Alabama大学的观点称为“Birmingham”（伯明翰）观点，主张用药物诱导高血压，其理论基础是脑自主功能大部分完好，高血压将引起血管收缩，与此同时降低脑血容量和ICP[314-315]

范围[279, 287-288]），隆德概念的提出者对最初的方案作出了修改。新概念要求维持正常血容量，并且要求大多数患者的CPP维持在60～70 mmHg。后者的提出使隆德观念不再广受争议。但是，对于颅内压控制不好的患者，CPP维持在50～60 mmHg的观点[135]，目前还是饱受质疑[310]。虽然隆德概念提出者声称，遵照隆德概念可以改善颅脑外伤患者的预后，但是得出该结论的研究要么没有设置对照组，要么对照不足[136, 311-313]。因此在北美，隆德概念并没有被广泛接受。

第二个观点是由Alabama大学伯明翰分校的神经外科医师提出（也被称为“罗斯纳概念”，以这个治疗方法的主要倡导者的名字命名），认为控制性高血压（维持血压高于正常）可作为控制ICP的辅助措施[26, 314-315]。这一概念基于以下理论：脑外伤后脑自主调节功能至少部分存在，MAP的增加可引起脑自主调节介导的脑血管收缩，降低脑容量，进而降低ICP。这个概念的提出者声称，该方法的使用在当地医院取得了满意的效果[315]，但其他研究者却发现，就降低升高的颅内压而言，该方法要么无效，要么恶化[13, 316]。这一概念目前倡导者很少（*译者注：原文在图57.16中介绍了三种方案，但在文字中只介绍了两种*）。

面对这些不同的方法，麻醉科医师究竟应该如何管理TBI患者？这些方法的一个共同主题是维持灌注压在不同的水平，维持CPP在60 mmHg或略高的范围内是最可能被大家广为接受的方法。如果单凭维持正常血容量不能达到这个目标，则可使用去氧肾上腺素、去甲肾上腺素和多巴胺来升高血压。虽然CPP的推荐值确定了，但是各自的做法不同，因此需要与当地医疗机构的创伤科医师和神经外科医师沟通，以确定CPP的目标值。

过度通气 低碳酸血症已经在“$Paco_2$管理”部分中有详细叙述。急性低碳酸血症对于降低ICP的有效性已明确[13]。但大量的证据表明，过度通气可能有害[20-21, 26, 29, 317-318]，因此应避免滥用。有证据表明，过度通气和由其引发的血管收缩可导致脑缺血[20-21, 25, 27, 317]，特别是在CBF的基础值已降低的情况下尤其如此[27]，这种情况正是在颅脑外伤后前48～72 h内所发生的情况[23-24, 26, 273]。颅脑外伤基金会的专家们一致认为：不建议用小于或等于25 mmHg的$PaCO_2$进行长时间的预防性过度换气[62]”。虽然没有正式贯彻第三版的建议，但他们重申了以下建议，以示对血管收缩介导的缺血的关注：①“过度通气是降低颅内压升高的一种临时措施”；②“在损伤后的24 h内，当CBF经常严重降低时，应避免过度通气”；③“如果使用过度

通气，建议监测 $SjvO_2$ 或脑组织 PO_2 来监测氧供”。现有资料表明，过度通气应该有选择地使用，而不是常规应用于 TBI 患者的治疗。维持 ICP 小于 20 mmH、预防和逆转脑疝、最大程度地减少撑开器对脑组织的压力，以及利于手术操作仍是 TBI 患者术中管理的重要目标，如果其他方法难以达到这些目标，则仍可使用过度通气。在手术开始前，麻醉科医师应与外科医师就一些参数的管理达成一致。

液体管理 颅脑外伤患者的液体管理见前面的“静脉输液管理”部分。液体管理中关于液体选择的重要原则是，防止血浆渗透压和胶体渗透压的降低，即在大量液体复苏时（如失血量大于循环血量的一半），应混合输注胶体和晶体。临床目标是维持正常的血管内容量，以作为维持 MAP 和 CPP 的辅助部分。慢性液体负平衡，如采用联合中度液体限制和大量应用渗透性利尿剂，对患者不利，应当避免[271]。严重颅脑外伤可释放大量的促凝血酶原激酶进入循环系统，导致消耗性凝血功能障碍[319-321]。应进行相应的实验室检查并予以及时补充。在麻醉管理的早期测定血浆渗透压有助于评价前期给予的甘露醇和羟基乙基淀粉的蓄积作用。关于高张液体的使用和胶体液的相关属性已在“血管内液体管理”中讨论过。创伤性颅脑损伤的患者可发生脑缺血，因此，与病情稳定的危重患者的 7 g/dl 的血红蛋白的要求相比，创伤性脑外伤患者要求的血红蛋白应更高一些。但这方面的可供参考的信息比较少。一项通过观察脑组织氧分压变化的研究建议，这类患者的血红蛋白应维持在 9 g/dl 以上[235]。

监测

颈内静脉氧饱和度 颈内静脉氧饱和度（$SjvO_2$）监测已用于指导颅脑损伤患者的管理[20-21, 27-28, 270, 285-286, 317, 322-323]。其原理是：边缘状态或 CBF 不足将导致氧摄取增加，从而使动-静脉氧含量差增大，$SjvO_2$ 降低。正常人的 $SjvO_2$ 在 60% ～ 75% 之间。当 $SjvO_2$ 小于 50% 达 5 min 时，通常认为是“颈静脉血失饱和”。大量研究资料表明，防止过度通气、提高 MAP 或控制性高血容量的干预措施可使降低的 $SjvO_2$ 得以改善。$SjvO_2$ 是对整个大脑的氧摄取进行评估。然而，其对单纯的局灶性脑损伤的评估的敏感性有限，已有资料表明，$SjvO_2$ 降低并不能反映局部的脑组织灌注不足[20-21, 24, 317]。Stocchetí 等[324]发现，单侧放置 $SjvO_2$ 导管本身就存在固有的缺点，他们观察到，两侧的颈静脉球氧饱和度的差值平均为 5.3%±5%，血红蛋白氧饱和度差值常达到 15%[324]。

尽管有成功使用 $SjvO_2$ 监测的报道[28, 325-326]，但我们认为，这种方法尚不足以广泛用于术中监测。当然，在排除明显的假阴性结果的情况下，在 ICU 中，当脑的灌注开始受影响时，$SjvO_2$ 可作为一种趋势性监测以确定 CPP 的水平或过度通气的时机[20-21, 24, 317]。这种技术不只是用于监测脑组织灌注。高 $SjvO_2$ 提示患者出现 ICP 增高，高灌注是 ICP 增高的重要促发因素，因此积极降低 CBF（例如过度通气、巴比妥类药物）可能对患者有利。

脑组织 PO_2 监测 脑组织 PO_2（$PbtO_2$）已用于指导 TBI 和 SAH 患者的治疗，但有关此方法改善预后的报道不多[316, 318-331]。$PbtO_2$ 的正常值应大于或等于 20 ～ 25 mmHg，小于或等于 10 ～ 15 mmHg 被认为有低氧性损伤的危险。一项研究发现，尽管 CPP 大于或等于 60 mmHg 以及 ICP 小于 25 mmHg，仍有 29% 的 GCS 评分小于或等于 8 分的 TBI 患者的局部脑组织的 $PbtO_2$ 小于或等于 10 mmHg[289]。该研究的结果似乎支持这项监测技术的使用。$PbtO_2$ 监测与 $SjvO_2$ 监测正好相反，$PbtO_2$ 仅监测电极尖端周围脑组织很小区域的氧饱和状态。如果将电极放置在离受损区域较远的地方来测量整体的氧合，就不能监测到受损处的不良事件[332]。这种技术对于不可逆性脑损害似乎不可能成为一种指导治疗的有用手段。迄今为止，$PbtO_2$ 监测既没有标准化也没有被广泛应用。

颅脑外伤患者行非神经外科手术时的 ICP 监测 当考虑对脑损伤患者进行非神经外科手术时，相关变量包括：

1. 意识水平 任何时候如果发现意识丧失（或者在没有证人的情况下对事件失忆）或 GCS 评分小于 15，则应进行 CT 扫描。如果 CT 扫描提示基底池受压（显示幕上无代偿空间）、中线移位或脑室消失以及任何可能的颅内损伤（例如挫伤、小的硬膜下损伤），则术中应进行 ICP 监测，48 h 内应行全身麻醉。GCS 评分高的患者也不应放松警惕。GCS 评分高的患者，在颅脑外伤后，可能出现开始能谈话而后失语，出现脑损伤相关的意识丧失，病情恶化直至死亡。有报道发现，脑外伤 4 天后仍可发生病情延迟性恶化[333-334]。额颞部损伤，通常为挫伤，尤其是颞中部外伤的患者最易发生这种情况。该脑区（也就是靠近易发生疝的沟回和切迹处）损伤范围的中度扩大可导致脑疝，甚至在较低的 ICP（20 mmHg 左右）时也可发生脑疝。在作者医院，神经外科医师建议此类患者应避免使用麻醉药品，如果必须行长时间的全身麻醉，则建议使用 ICP 监测。

2. 损伤时间 损伤后的时间越长，越不需要进行ICP监测。但延迟性恶化可出现在受损后的48 h[333]，个别文献报道可长达4.5天[334]。对于CT证实有损伤且GCS低于15的患者，至少在这个时间窗内应进行监护。

3. 手术的性质和时间 俯卧位6 h以上的脊柱手术发生不良的ICP事件的危险性显然高于20 min的清创术和手臂伤口的缝合术。

低温

缺血性损害无疑是TBI的病理生理的组成部分之一，浅低温在动物实验性脑缺血中显示出较强的脑保护作用。在此基础上，对TBI后的实验性低温进行了研究，提示低温可改善预后[156]。随后开展了几项单中心前瞻性关于TBI后使用低温的研究[335-338]。这些研究均发现，患者对长时间的浅低温（32～34℃）具有良好的耐受性，同时发现浅低温改善ICP和预后，据此开展了一项多中心研究。这项多中心研究要求对颅脑外伤患者在8 h以内进行低温治疗，结果发现，低温对颅脑外伤患者的总预后无改善作用[157]。考虑到外伤后8 h内行低温治疗太晚，因而进行了另外一项研究，在外伤后2.5 h内达到预定的低温目标值，但结果依然为阴性[158]。近期的一项欧洲多中心试验（EUROTHERM）评估了低温联合标准治疗与单纯标准治疗之间的差异，但未能证明低温对预后有益[339]（另请参见“低体温”一节。）因此，截至撰写本文时，低温在TBI管理中尚未确立作用。

颅后窝手术

有关颅后窝手术（表57.5）的大部分注意事项在本章“共性问题”部分已讨论过，包括坐位、心血管影响、合并症（例如四肢麻痹、巨舌症）、颅内积气和静脉空气栓塞、反常性空气栓塞。采用坐位可使颅后窝手术操作更方便，但增加了上述并发症的发生率，虽然这些并发症在非坐位时也可能发生。本节主要讲述颅后窝手术对脑干直接刺激的相关心血管效应以及对术后管理的影响。

表57.5 颅后窝手术应注意的问题和在本章中讲述的位置

注意事项	讲述位置（节/段）
坐位时血流动力学影响	体位，坐位
静脉空气栓塞	静脉空气栓塞
反常空气栓塞	静脉空气栓塞
脑干或脑神经手术血流动力学影响	颅后窝手术
巨舌症	体位，坐位
颅腔积气	颅腔积气
四肢麻痹	体位，坐位

脑干刺激

脑桥下部、延髓上段和第五对脑神经（彩图57.17）的轴外部受刺激可导致一系列的心血管反应。在第四脑室底部手术时常刺激脑桥下部和延髓上段，在小脑桥脑角或邻近部位手术时［如听神经瘤，第五对脑神经（三叉神经痛）、第七对脑神经（半侧面部痉挛）或第九对脑神经（舌咽神经痛）微血管减压术］常刺激脑桥下部和延髓上段。心血管反应包括心动过缓和低血压、心动过速和高血压、心动过缓和高血压以及室性心律失常[340]。对这些部位进行手术操作时，必须仔细观察ECG的变化并行直接动脉测压，以便及时提醒外科医师，防止损伤邻近脑神经核和呼吸中枢。药物治疗心律失常可掩盖心律失常的发生，导致提醒减少，这一点应当注意。

在准备拔管以及术后监护时均应考虑到颅后窝内的组织结构在手术中可能受到刺激和损伤。特别应注意的是，当涉及第四脑室底部的分离手术时，可能损伤该区域的脑神经核或术后该区域可能出现水肿，或者两者均发生。脑神经功能障碍，特别是第Ⅸ、Ⅹ和Ⅻ对脑神经功能障碍可导致上呼吸道丧失通畅，脑干水肿可导致脑神经功能障碍和呼吸驱动力受损。颅后窝的空间相对较小，其代偿空间比幕上空间更为有限。相对较轻的水肿即可导致意识、呼吸驱动力和心脏运动功能异常。麻醉科医师和神经外科医师充分合作，应就可否拔管以及术后监护的地点（如ICU或非ICU）等进行协商。

曾提倡在手术中保留自主呼吸，因为自主呼吸可提示呼吸中枢受损。现在已经很少保留自主呼吸，因为呼吸中枢和心血管中枢距离很近，可用心血管的反应来反映呼吸中枢的受损情况。此外，电生理监测作为检测脑干损伤的一种手段，在很大程度上取代了自主通气的作用[341]。

在颅后窝手术中，可采用多种电生理监测，包括体感诱发电位和运动诱发电位（SSEPs、MEPs）、脑干听觉诱发电位和面神经肌电图监测（EMG）。面神经肌电图监测要求患者处于无肌松或不完全肌松状态。体感诱发电位监测需要限制一些麻醉药的使用。这些已在39章中进行了讨论。

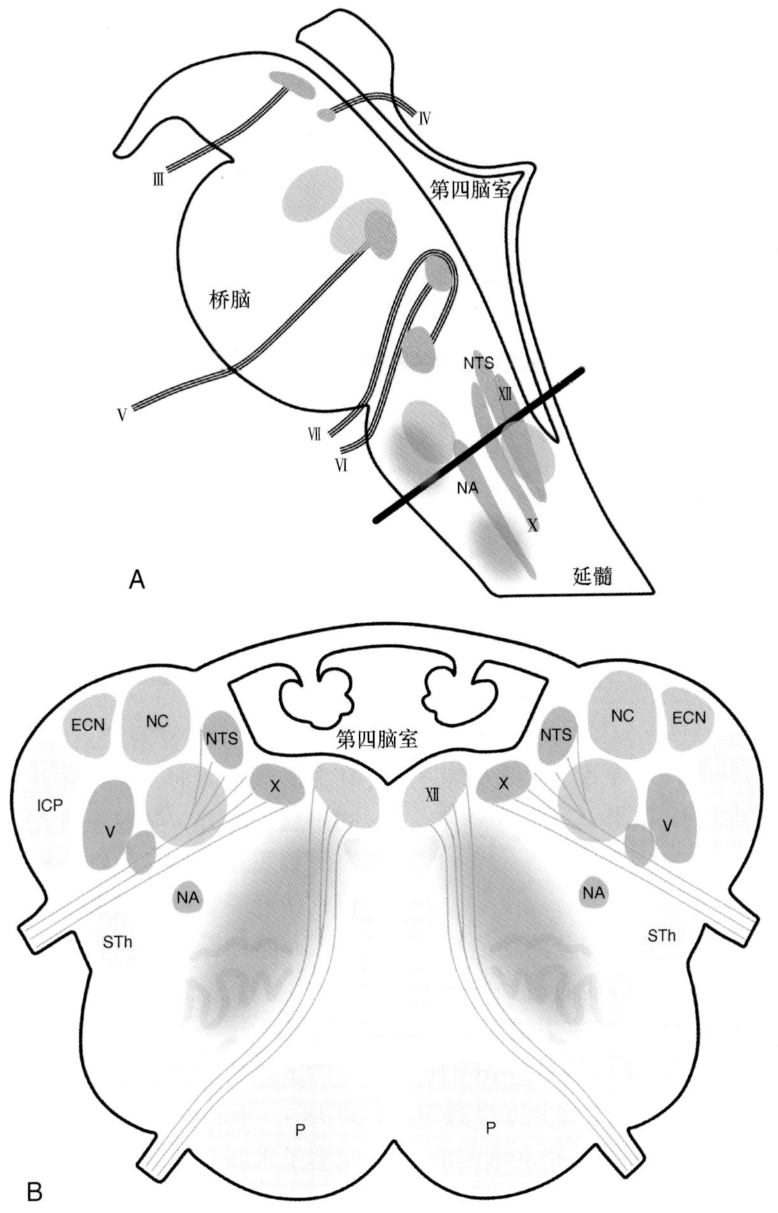

彩图 57.17　**血管舒缩中枢和呼吸中枢。**矢状面（A）和轴向面（B）显示第四脑室底附近的血管舒缩中心（红色）和呼吸中枢（蓝色）。轻微的脑干操作引起的红色结构区域的刺激可导致显著的心血管反应，包括高血压、低血压、心动过缓和心动过速。ECN，外楔形核；ICP，小脑下角；NA，疑核，NC，楔状核；NTS，孤束核；P，锥体；STH，脊髓丘脑束；Ⅴ，三叉神经脊核和束；Ⅹ，迷走神经运动背核；Ⅻ，舌下神经核

球囊压迫三叉神经节

球囊压迫三叉神经节是可能导致心律失常的另一种情况。该手术是在 Meckel 腔内采用 Fogarty 球囊快速充气法毁损第五对脑神经[342-343]。球囊通过颊部和上颌骨处经皮进入。该手术应在全麻下进行，因为穿刺针进入 Meckel 腔和球囊压迫（持续几分钟）的刺激很强。此时可发生明显的短暂性的心动过缓，这种心动过缓常是确定施压是否正确的指征。虽然有人认为建议安置体外起搏电极，但我们认为没有必要。

经蝶窦入路手术

经蝶窦经路的蝶鞍手术常用于切除蝶鞍内及邻近部位的肿瘤（图 57.18）。病变多来源于垂体，最常见的病变是分泌催乳素的微小腺瘤和无分泌功能的巨大腺瘤。前者多见于继发性闭经和继发性泌乳的妇女。无分泌功能的腺瘤表现出明显的压迫症状（例如头痛、视物模糊、垂体功能减退）且在就诊时肿瘤就较大。由于肿瘤压迫垂体组织，这类患者常表现出垂体功能减退的症状。其他三种不常见的垂体瘤是：分泌生长激素的肿瘤，可导致肢端肥大症；分泌促肾上腺

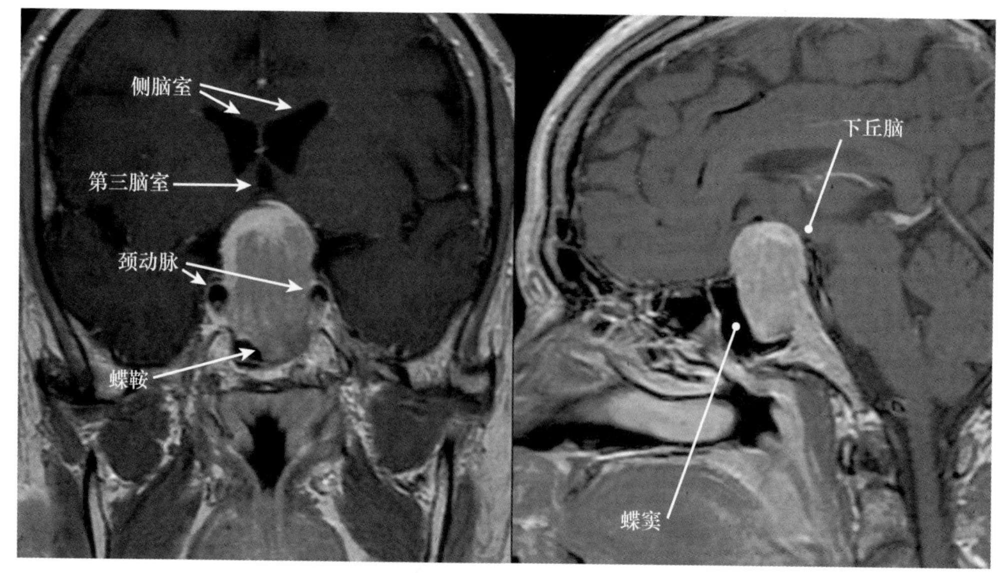

图 57.18 **垂体瘤伴鞍上伸展。**左侧显示肿瘤靠近颈动脉（位于海绵状窦内），脑室受到压迫变形。视神经交叉（未见）位于蝶鞍之上，位于肿瘤向上扩张的路径上。右图显示位于蝶鞍上方的肿瘤（包括出现在此位置的颅咽管瘤）毗邻并可侵入下丘脑。在肿瘤的右上侧和解剖侧上方，放射密度较高（白色）的是正常垂体

皮质激素（ACTH）的肿瘤，可导致库欣病；罕见的分泌促甲状腺刺激激素的肿瘤，可导致甲状腺功能亢进。这类患者的围术期管理已有详细的综述[344]。

术前评估

术前评估的重要内容是对患者的内分泌功能和视力情况进行评价。总体而言，当垂体病变增大并压迫垂体组织时，垂体功能受限。激素功能丧失的次序为：首先是促性腺激素，其次是生长激素，第三是ACTH，最后是促甲状腺激素（TSH）。ACTH减少可导致肾上腺皮质功能减退。对这一点的关注是非常重要的，因为艾迪生病危象可能会接踵而至，尤其是在手术的压力下。严重的肾上腺皮质功能低下，伴随低钠血症者，术前应予以纠正。甲状腺功能低下很少见，但如术前发现严重的甲状腺功能低下则应纠正，因为甲状腺功能低下的患者常不能耐受麻醉药物的心血管抑制作用。垂体分泌功能亢进的表现也应高度重视。分泌ACTH的腺瘤（库欣病）通常伴随高血压、糖尿病、阻塞性睡眠呼吸暂停（OSA）和向心性肥胖。进行性肢端肥大症的患者可出现舌体肥大和声门狭窄，应进行相应的气道评估。皮肤变厚，导致动脉穿刺置管困难，亦可出现高血压、OSA和心肌病变。

监测

许多医师主张放置动脉导管以利于血压的监测，因为手术时通常需要在鼻黏膜中注入含有肾上腺素的局麻药。如果术后患者出现尿崩症，动脉导管提供了一条采血途径。经蝶窦入路手术的失血量较少。海绵窦是蝶鞍区的边侧缘，内有颈动脉通过（图57.18），在大肿瘤切除时，如果涉及海绵窦，将导致极其严重的出血。另外，某些患者在垂体前有一个静脉窦与两个海绵窦相通，导致整个蝶鞍区的硬脑膜被海绵窦覆盖，使经蝶窦的蝶鞍区手术风险极高。有时不得不放弃经此路径行垂体手术。

麻醉技术

虽然向蝶鞍上生长的肿瘤偶尔可导致脑积水（图57.18），增高ICP，限制了一些麻醉技术的使用，但此类手术麻醉药物的选择范围总体而言很宽泛。手术常采用仰卧位，并取一定程度的头高位以防止静脉回流受阻。咽部填塞可防止血液进入胃内（导致呕吐）或聚集于声门部位（引起拔管时呛咳）。一种RAE型导管很适用，它可固定于手术医师优势手对侧嘴角的下颌骨上（例如对右侧优势手的医师来说是左侧嘴角）。小型食管听诊器和温度探头沿着气管导管置入。

这类手术通常需要在C臂机图像辅助系统下完成（侧位），因此在铺巾后，麻醉科医师难以再接触患者的头部和手臂。宜将神经刺激仪固定于下肢。手术通常是从上唇下面切开或鼻孔经由鼻窦进入。当手术进行时，鼻黏膜表面用局麻药和肾上腺素浸润，此时应注意观察有无心律失常的发生。

手术对CO_2管理的要求视情况而定。有些情况下，要求使用低碳酸血症以减少脑容积，从而最大限度地减轻蛛网膜凸入蝶鞍的程度。需要重点关注的问题之一是应尽可能避免切开蛛网膜，切开蛛网膜可引起脑脊液漏。术后持续性CSF漏极易引发脑膜炎。相

反，蝶鞍上的肿瘤在正常 CO_2 的情况下有助于病变组织进入蝶鞍而便于切除[345]。为达到同样的利于手术切除肿瘤的目的，另一种方法是“泵”盐水进入腰段的 CSF 腔[346]。

苏醒平稳很重要（见“麻醉苏醒”部分），尤其是在蛛网膜曾被打开（随后用纤维胶黏住、脂肪或肌肉封闭）的患者。多次剧烈的 Valsalva 动作以及咳嗽或呕吐可导致 CSF 漏并增加继发性脑膜炎的危险。气道应清理干净，包括血凝块。考虑到可能出现持续性 CSF 漏，外科医师可能在手术后的早期在腰段放置 CSF 引流管以减压。

尿崩症

抗利尿激素（antidiuretic hormone，ADH）在下丘脑视上核合成，经视上核-垂体束转运到垂体后叶。垂体后叶在手术中常常保留不切除。即使后叶被切除，也不影响体内水的平衡，推测是由于 ADH 可从通道的切口端释放出来。如果垂体柄被离断，即使垂体后叶保持完整，仍可发生短暂尿崩症。尿崩症很少发生在术中，常发生在术后 12 ～ 48 h。临床特征为多尿并伴血浆渗透压升高。通过比较尿与血浆的渗透压可作出诊断。低渗尿和已升高或进行性升高的血浆渗透压可明确诊断。真性尿崩症患者的尿比重低（低于或等于 1.002），但尿比重测定现也较少使用。

尿崩症确诊后，液体补充方案为：每小时的液体维持量加上前一个小时的尿量 2/3（另一种方案是前一个小时的尿量减去 50 ml 再加上液体维持量）。补液的种类应根据患者电解质的检查结果而定。患者丢失的液体通常为低渗和低钠溶液。0.45% 盐水和 5% 葡萄糖液通常用于液体的补充。当大量使用 5% 葡萄糖液时，应注意高糖血症的可能性。如果每小时需要量超过 350 ～ 400 ml 时，通常使用去氨加压素。

清醒开颅术和癫痫手术

当肿瘤或癫痫病灶接近语言和运动皮质（术中要求患者讲话或做出动作）或接近颞正中部短期记忆部位时，需施行清醒开颅术。多数患者为颞叶癫痫。在磁共振成像（MRI）中常见器质性病变。患者多有外伤史。

术前评估

大多数患者术前将进行韦达测试和（或）视频脑电监测分析[347]。近年来，逐渐采用 MR 和（或）正电子发射计算机断层扫描来进行术前功能评估。韦达测试是将戊巴比妥钠注射入颈动脉以选择性麻醉大脑半球，用于定位控制语言中枢的半球和（或）确认是否存在两侧半球的短时记忆。颞叶的后外侧部分主管语言，正中部主管记忆。

放置 EEG 电极的麻醉

视频脑电监测用于确定临床症状性癫痫灶的定位。通常需要在硬膜下放置条状电极（通过颅骨钻孔）或硬膜下电极栅（需要开颅）。较少的情况下，需将电极放置于脑实质，通常置于颞叶内（在立体定位下通过钻孔放置），或者通过直视颞叶表面的情况下放置。后者常为卵圆型电极。放置使用的针与硬膜外穿刺针类似。穿刺点位于嘴角外侧大约 2 cm 处。穿刺针通过软组织，经颧骨的颞突下方和下颌骨分支的内侧，向上到达颅底卵圆孔附近。该操作常在称作“监护下的麻醉（MAC）”下完成，当穿刺针到达颅底刺激骨膜时应使用小剂量的麻醉药，通常是丙泊酚。放置好相关电极后，患者的癫痫治疗药物应停用。将患者置于观察室，连续观察 EEG 和患者的行为。采用这种方法，通过观察临床癫痫发作时 EEG 的改变可以确定癫痫的解剖来源。

麻醉前评估和准备

术前访视时，应就操作过程、持续时间及术中避免体动等方面的知识对患者进行宣教。应熟知癫痫发作的先兆症状以便确认患者是否将发生癫痫大发作。如果术中需要通过皮质电图以确认癫痫灶，在停用抗癫痫药物或将抗癫痫药物减半时应预知难控性癫痫发生的风险。应避免使用具有抗惊厥作用的术前用药（例如苯二氮䓬类），这些药物可干扰术中 EEG 定位。

麻醉技术

麻醉技术的目标包括：

1. 尽量减轻患者操作部位的疼痛及长时间手术时活动受限造成的不适。

2. 确保患者在受到皮层刺激而进行语言、记忆或运动 / 感觉评估过程中的反应性和依从性。

3. 选择对自发癫痫活动抑制作用最小的麻醉技术。

达到上述目标的镇静方法很多。这些技术包括轻度镇静、保留自主呼吸开放气道的深度镇静（伴有间断无反应性）、使用喉罩（LMA）或气管插管进行气道管理的睡眠—清醒—睡眠技术，有时需行正压机械通气。从麻醉一开始，麻醉科医师就应该明白，实施清醒开颅术的主要麻醉方式是局麻。镇静并不能弥补因神经阻滞和头钉固定点浸润不完善所造成的疼痛（图 57.19）。虽然麻醉科医师可给予一定的全麻药物

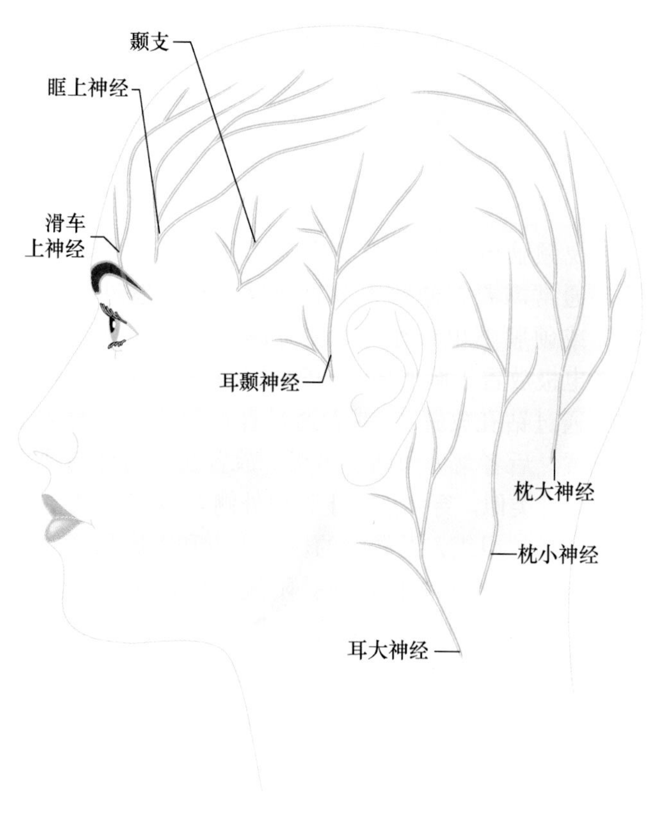

图 57.19 **头皮的皮神经**

使患者在术中更舒适，并使患者对疼痛和长时间无活动较易耐受，但麻醉科医师不能错误地认为，只要保留患者自主呼吸，即使在气道不受保护、紧急情况下麻醉科医师无法靠近患者以给予及时的呼吸管理的情况下，也可以保证患者的安全。

镇静方法很多。一些麻醉科医师（包括作者）主要用丙泊酚[348-349]，必要时也可联合使用小剂量的瑞芬太尼［例如瑞芬太尼 0.02 ～ 0.05 μg/（kg · min）］或者右美托咪定［0.2 μg/（kg · h）］。其他的组合包括丙泊酚复合芬太尼或瑞芬太尼、右美托咪定复合或不复合瑞芬太尼，都是合理的[350-352]。合用镇静药物必须特别注意，尤其是在合用麻醉性镇痛药物时，这些药物与丙泊酚合用对呼吸的抑制具有协同作用。尤其是在使用针型固定器时更应注意，因为针型固定器限制了麻醉科医师对呼吸抑制的迅速处理或使麻醉科医师无法管理气道。在 EEG 记录前应停止丙泊酚输注至少 15 min。尽管丙泊酚清醒快，但在 EEG 上仍然会留下印迹，特征为高频、高波幅的 β 波，可干扰皮质表面的 EEG[348]。右美托咪定除有镇静和抗焦虑作用外，还具有镇痛作用，以及对呼吸抑制作用轻等优点，使其应用越来越广泛[352-356]。许多右美托咪定的研究显示，其可为功能性检查提供满意的条件，在脑刺激确定语言中枢以及脑皮质电图检查时，右美托咪定持续输注的速度为 0.1 ～ 0.5 μg/（kg · h）[352, 354, 357-358]。有报道认为，使用右美托咪定后需要很长的停药时间才能使患者的反应性恢复[355, 359]，因此在认知功能检测时推荐的输注速度较低［（0.1 ～ 0.2 μg/（kg · h）］[357]。应常规使用止吐药（例如昂丹司琼、地塞米松，或两者联合），特别是在使用了麻醉性镇痛药的情况下。

有几个团队报道称在开颅时可使用 LMA，保留自主呼吸或行控制通气，在脑组织暴露后，停止使用镇静药并拔除 LMA[353-355, 357, 360-361]。虽然这些方法都有效，但应注意的是，LMA 大多数使用在没有头钉固定的患者。在使用清醒-睡眠-清醒的技术中，需要插管-拔管-再插管，一种特制的气管导管可以使局部麻醉药涂抹在声门和气管，以减轻患者的不适[362]。

常规无创监测已足以保证围术期安全。如果手术中要求深度镇静，则必须应用二氧化碳分析仪，其可以显示每一次呼吸的波形，以确认气道是否通畅以及呼吸驱动力是否正常。通常这类手术时间较长。应注意患者的舒适度（例如温度管理，防止压疮等），以提高患者的耐受性。

放置针型固定器（不是所有医师都用针型固定器）和开颅时患者将感到不适。许多患者在硬膜操作，特别是牵拉颞下的硬脑膜时感觉到疼痛。幕上脑实质的操作无痛觉。浸润固定钉部位和头皮神经阻滞麻醉的局麻药容量很大，麻醉科医师应记录使用的局麻药用量，并对局麻药的使用量提供建议。

麻醉科医师应积极参与头部的固定。头部固定越接近“嗅花位”，则越易于保留自主呼吸和开放气道的管理，镇静的安全性也越高。在摆体位时，应保持患者面部暴露在外。清楚地看到患者的面部很重要，可保证在语言测试时看到患者的表情，运动描计时看到患者的面部活动。

一般情况下，在硬膜完全打开后，在切除癫痫灶时，皮质表面的 EEG 记录应可确定癫痫灶的部位。如果未观察到癫痫活动，则需要采用刺激试验[363]。使用约 0.3 mg/kg 的美索比妥安全有效。也可使用 0.05 ～ 0.1 mg/kg 的依托咪酯。也可在浅全麻（例如 N_2O/ 芬太尼 / 低剂量的异氟烷）下进行癫痫灶的定位。据报道，全麻时静脉推注阿芬太尼的剂量为 30 ～ 50 μg/kg[364, 365]，依托咪酯的剂量为 0.2 ～ 0.3 mg/kg[366-367]，瑞芬太尼的剂量为 2.5 μg/kg[368] 在诱发癫痫灶时有效。过度通气也有助于激发癫痫灶[369]。

EEG 确定癫痫病灶后，通过电刺激皮质表面，观察运动、感觉、语言阻断作用来进行功能性检查。在皮质刺激之前，麻醉科医师应做好控制癫痫大发作的准备。停止皮层刺激或者给予皮质以冰盐水，癫痫发作一般自行停止。如果癫痫发作不自行停止，应及时给予药物处理（例如追加丙泊酚 0.5 ～ 1 mg/kg）。如果癫痫发作已自行停止，应立即停用丙泊酚，因为可能还需要使用 EEG 进行癫痫灶的定位，而丙泊酚对定位有干扰作用[348]。

脑立体定位术

脑立体定位术适应证较多，包括深部小病变的活检、放置深部脑刺激电极。放置深部脑刺激电极可作为运动失调症的治疗（如帕金森病、特发性震颤、肌张力障碍）[370]，以及其他疾病（抽动病、强迫性抽动症、抑郁）。运动失调症手术最常见的靶核是丘脑底核、内侧苍白球或者是丘脑腹外侧核（图 57.20）[370]。深部刺激的有益作用的机制还不清楚。一个重要的理论认为，异常运动由涉及基底核、皮质神经元的异常同步震荡回路所引起，高频刺激这个通路中的任何一点都可干扰这种震荡[371]。

术前评估包括患者凝血功能正常、未使用血小板抑制药物（包括中草药）。应详尽告知患者手术方式、可能的持续时间及必要的体动限制。

麻醉科医师面对的困难主要包括：

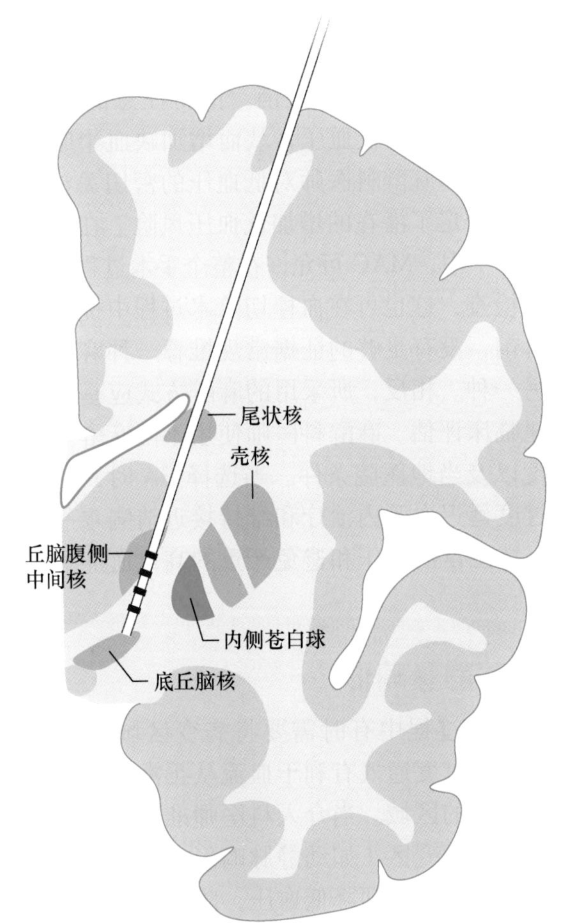

图 57.20　**脑刺激电极的目标位置**。最常见治疗运动失调，目标核是底丘脑核、丘脑腹外侧核（Vim）和内侧苍白球

1. 气道管理。立体定位装置种类繁多，通常在局麻下安置，在进入手术室以前已经进行了图像定位。安装的支架有时妨碍了面罩的使用和通气、喉镜的使用及颈部伸展。如果采用全麻，有时需采用清醒插管。这些定位装置常固定在手术床上。如果使用镇静，麻醉科医师应知道在紧急情况下如何快速卸下这些装置（包括知道必要的工具或扳手在哪里）。

2. 麻醉药对微电极记录结果和症状的影响。在深部电极定位过程中，依赖于立体定位轴和特定神经核的典型电生理印迹（如丘脑底核、苍白核）。镇静剂不应影响这些特征性电信号。但是麻醉药对这些电生理信号影响的性质和持续时间（不同的核团影响还可能不一样）我们还缺乏系统的了解。基于“宁可信其有，不可信其无”的原则，一些神经外科医师和电生理学家要求不用任何镇静剂。这种限制麻醉药使用的要求没有必要。目前有几篇这方面的综述性文章[372-374]。简而言之，苯巴比妥类影响最大，应避免使用。丙泊酚对运动功能干扰严重，但是这种药还是经常使用[375]。应计算好丙泊酚的使用与电极记录之间的时间间隔。右美托咪定在小剂量使用时对信号没有明显的干扰[376]，因而应用广泛。瑞芬太尼半衰期短，虽然也有部分报道称其影响帕金森病患者的震颤，但还是比较适用[377]。刺激后患者症状停止，没有出现严重的不良反应，是证明刺激部位准确和参数设置合理的重要指标。震颤不应被镇静药所抑制，而丙泊酚可产生这种抑制作用[378]。帕金森病患者使用右美托咪定作为深部脑刺激器放置时的镇静获得了满意的电生理记录和震颤的保存，右美托咪定的剂量以保持患者存在正常言语反应为限[352, 376, 379]。另一个难题是，运动功能失调的患者在震颤持续发作时如何获得高质量的影像学资料。在进行立体定位时立即给予一定的镇静药物可能是一个可行的办法。可用丙泊酚，但是停药后至开始记录的时间间隔应尽可能地长。

3. 颅内血肿和防止高血压。颅内血肿是立体定位手术中的一个严重的并发症。预防或迅速控制高血压是麻醉科医师管理的重要目标。一个重要的考量是，当多个穿刺针通过脑组织时，高血压可促使脑内血肿的形成。当出现严重血肿时，可能需要紧急开颅，麻醉科医师应自手术开始之时就做好充分准备。

另外，如前“空气栓塞”一节所讲，行立体定位术时保留患者自主呼吸也可能发生静脉空气栓塞[95]。

神经内镜手术

切除脑室内的病变（如胶质囊肿，第三脑室终板或基底部开窗术治疗脑积水等）可以在内镜下完成。入路通常是在额骨或者是枕骨部位钻孔进入侧脑室。麻醉科医师需要重点关注的是，行脑室冲洗的液体（应经过预热）像骨科关节镜手术一样，应清亮透明。流出端管道的阻塞可引起颅内压急剧升高，导致生命体征的突然变化。典型特征为“挤压样”表现，即血压升高和心率减慢，但心率改变通常不典型。心血管系统的反应是颅内结构（如丘脑）受到机械刺激的一种表现，虽然不一定具有预示作用。血流动力学的任何急剧变化都要在第一时间通知外科医师。是否需要直接动脉血压监测可与外科医师商量共同决定。

介入神经放射学

各类介入手术是为了对颅内和颅外疾病实施评估和治疗。这些手术包括：动脉粥样硬化疾病的支架辅助血运重建；在急性血栓栓塞性疾病中进行血栓切除术；动脉瘤，AVM，肿瘤和动静脉瘘栓塞[380]。在神经麻醉的复发问题一节中已经讨论了许多神经介入麻醉的管理方法。介入性神经麻醉的关键组成部分包括限制患者活动，快速诱导麻醉以促进神经系统检查，严格的血流动力学操作以防止过度灌注和灌注不足以及对 $PaCO_2$ 的管理。另外，麻醉科医师可能需要监测凝血功能并进行相应调节。神经介入手术的基础是充分了解血管解剖学和基础病理学。在整个过程中麻醉科医师与介入科医师之间的密切沟通是至关重要的。图 57.21 中回顾了脑血管解剖。

麻醉技术

全麻被广泛采用的原因有很多：①确保手术过程中患者固定不动；②在手术过程中确保患者舒适；③控制患者的合并症或神经系统疾病。保护气道和控制通气（$PaCO_2$ 主导，呼吸暂停）也可能成为决定采用全麻的因素。全麻的潜在缺点包括：插管、拔管时的血流动力学不稳定；麻醉药引起的低血压导致脑灌注不足；无法直接监视患者的神经系统状况；与拔管时和咳嗽、劳累有关的并发症；以及由于残留麻醉药而导致的延迟苏醒或术后神经系统检查受损。如果采用全麻，只要达到基本的神经麻醉目标（严格的血流动力学控制，快速诱导且对神经系统检查残留麻醉剂的影响最小，并且诱导/苏醒顺利），几乎没有证据表明使用特定麻醉剂会更好。一些人提倡避免使用 N_2O，因为在手术过程中可能会将气体引入动脉系统。尽管 N_2O 可能会扩大气体范围并可能增加缺血风险，但作者的本地经验表明，只要介入技术精准，N_2O 是安全的。

由于各种原因（例如，更好地维持 CPP，避免诱导/苏醒时血流动力学不稳定，神经系统检查功能保护，便利），在介入放射科室提倡采用静脉镇静药物实施 MAC。尽管这些原因是直观的，但麻醉类型是否真的在这些领域提供了明显的优势仍不清楚。

急性血栓切除术

最近发表的研究表明，在卒中症状出现后 24 h 内接受血栓切除术的部分患者的预后改善。麻醉科人员参与急性卒中患者急诊血栓切除术的频率可能会增加[381-382]。近年来，关于该手术的最佳麻醉类型（GA 与 MAC）一直存在一些争论。许多回顾性研究发现 GA 与急性血栓切除术后神经功能恶化有关[383]。这些研究中固有一个明显的选择偏差，即气道控制通常用于有严重神经功能缺陷和意识障碍的患者，这排除了患者合作的可能。随后的 RCTs[384-385] 和最近的一项 meta 分析[386] 没有显示 MAC 在这个患者群体中的有益结局。尽管 MAC 有可能加快建立血管通路时间（成像与腹股沟穿刺时间间距）[383]，但最近的研究未能显示其在平均再血管化时间上的优势[383-385]。这可能是因为气管内插管引起的短时间延迟被患者活动性降低和手术条件改善所抵消。值得注意的是，MAC 和 GA 都能显著降低血压，从而增加缺血半暗带梗死的风险。然而麻醉科医师对低血压的密切关注和积极治疗似乎否定了潜在的增加低血压风险。在选定的患者（合作）中，MAC 可允许在整个手术过程中进行神经系统检查，这也可在血栓切除术过程中提供治疗终点。目前，没有足够的证据常规推荐一种麻醉方法而拒绝另一种。相反，所采用的麻醉方式应基于对患者的快速临床评估、麻醉科医师使用不同麻醉方式的舒适程度以及当地医院条件。当选择 GA 时，必须注意避免过度延迟血管内治疗和维持接近清醒水平的脑灌注。保持正常的血压和避免严重的高氧血症也可能是合理的。

肿瘤和动静脉畸形

在操作过程中有时需要将病变区域夹闭或者用材料填塞，过度通气有利于血流从正常脑组织分流到将要被闭塞的区域。当介入科医师准备将封堵胶注入血流丰富的病变区（如动静脉畸形、动静脉瘘）的时候，要求麻醉科医师降低血压，防止封堵胶进入病变区域的引流静脉或进入全身静脉系统。降压药物的选择依据麻醉科医师的个人经验并考虑患者全身心血管

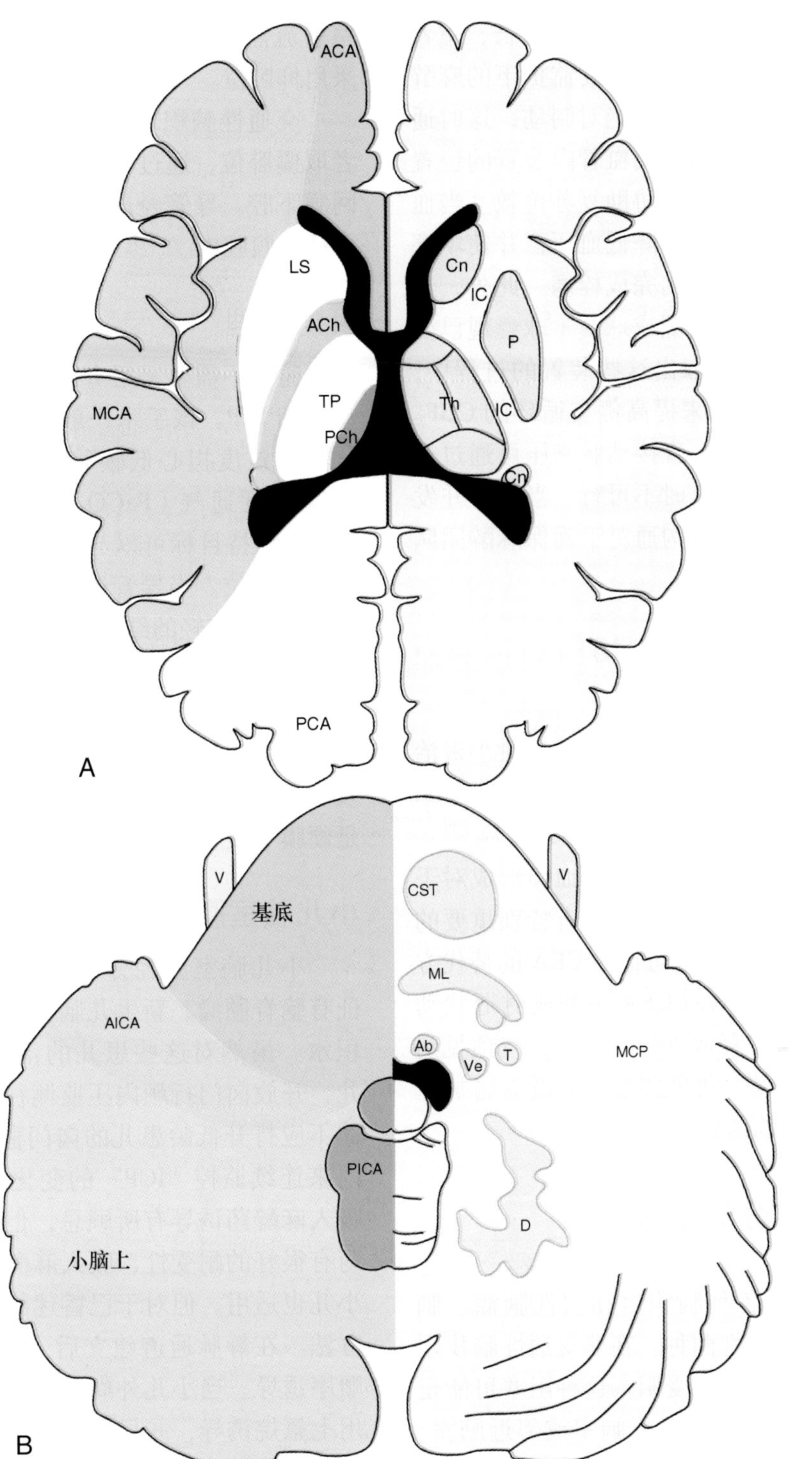

图 57.21 **脑血管解剖分布。**Ab，外展神经核；ACA 大脑前动脉；ACh，脉络膜前动脉；AICA，小脑前下动脉；CST，皮质脊髓束；Cn，尾状核；D，齿状核；IC，内囊；LS，豆纹动脉；MCA，大脑中动脉；MCP，中脑脚；ML，内侧丘系；P，壳核；PCA，大脑后动脉；PCh，脉络膜后动脉；PICA，小脑后下动脉；T，三叉神经核；Th，丘脑；TP，丘脑穿通动脉；V，三叉神经；Ve，前庭核

功能状态而定。腺苷可导致一过性血流停滞，是达到此降压目标的最有效药物[387]。

颅内动脉瘤

国际蛛网膜下腔动脉瘤试验和随后的 meta 分析已经证实，血管介入方法可治疗大多数的颅内动脉瘤[388-389]。但是，也有相当多的患者需要采用手术夹闭[390]，主要是宽颈动脉瘤、近端血管阻塞或有其他病变以及其他复杂解剖的情况。

动脉瘤相关的一些操作，特别是解决血管痉挛的措施，如选择性的动脉内使用血管扩张药（罂粟碱、钙离子通道拮抗剂），以及较常用的球囊扩张术，可能不需要麻醉科医师的参与。如果手术时间长、患者原因或偶尔需要精确的生理控制就需要监护下的麻醉或全麻。介入科医师通常要求患者绝对制动，这时通常需要全麻。此外，当血管破裂或血管内装置的位置放置不当时，也需要麻醉科医师协助复苏抢救。当血管破裂时，介入科医师可能要求降低血压，并使填塞动脉瘤的弹簧圈在最短的时间内完成栓塞。此外，还需要立即逆转肝素化。当弹簧圈或球囊（球囊现已少用）移位时可导致缺血，在取出这些装置的过程中，需要液体负荷和使用升压药来提高侧支循环的 CBF。这时通常需要有创动脉测压。直接动脉测压可通过介入科医师的血管鞘进行，但有时不可行。当这些并发症发生时，与介入医师的密切沟通对于确保麻醉团队做出适当的反应是至关重要的。

支架辅助血管重建术或支架辅助动脉瘤弹簧圈栓塞

血管内支架置入术通常需要准备双重抗血小板治疗 5 ～ 7 天。阿司匹林和氯吡格雷抑制试验可在手术当天进行，以确认患者的依从性和药物生理反应[391]。有效的双抗血小板制剂预防早期支架内血栓形成对于使用导流支架（例如管道栓塞装置）具有特别重要的意义。颈动脉支架（CAS）置入可作为 CEA 的替代方法，特别是当血管解剖结构对 CEA 不利或对冠状动脉疾病有显著影响时。在释放支架[392]时，应预见到低血压和（或）心动过缓，可能需要临时的血管加压剂支持或心动过缓的药物治疗。

脑脊液（CSF）分流手术

CSF 分流用于缓解各种脑积水和假性脑瘤。脑积水分为交通性和非交通性两种。在非交通性脑积水中，脑脊液从脑室流出的过程受阻。这种阻塞可能是由于脑室内积血、感染或肿瘤位于脑室或邻近脑室。在交通性脑积水中，脑脊液可从脑室中流出但不被蛛网膜绒毛所吸收。这种情况多见于继发性脑脊液感染或脑脊液血染。蛛网膜下腔出血后常见一定程度的交通性脑积水。

脑室-腹腔分流最常见。导管通过颞角钻孔插入非优势脑（通常是右脑）侧脑室。储备囊放置在邻近穿刺孔的皮下，排放端通过皮下隧道直达上腹部，并通过一个小切口插入腹腔内。中度肌松较适宜。胃扩张可能导致意外的胃切开伤。脑脊液阻塞的脑室可能不止一处，这就需要双管分流，多见于小儿。此时需要两个引流点，分别位于侧脑室和第四脑室。第四脑室引流需要采用俯卧位，而大多数脑室-腹腔分流术采用仰卧位。

交通性脑积水偶尔采取腰大池-腹腔分流术。患者取侧卧位，通过 Tuohy 型穿刺针将导管插入腰部蛛网膜下腔。导管经皮下隧道至腹前壁并通过一个小切口插入腹腔内。

麻醉管理

通常不需要采用有创监测。麻醉选择应避免进一步增加 ICP。该手术一般不在外伤的急性期实施，因此不必过度担心低碳酸血症的危害。术中习惯采用中度过度通气（$PaCO_2$ 为 25 ～ 30 mmHg）。但具体 $PaCO_2$ 维持目标可以与外科医师共同协商。手术通常采用仰卧位。当导管进入脑室后，血压可能突然下降（脑干压力减轻的结果），偶尔需用短效升压药。建立皮下隧道时可产生疼痛刺激。术后患者不适感轻微。与其他神经外科患者不同，分流术后患者常取平卧位，以防止脑室系统塌陷过快。分流后硬膜下血肿的发生率低，脑组织快速萎缩所致的交通静脉撕裂可能是硬膜下血肿的一个原因。

小儿脑室腹腔分流术

小儿脑室腹腔分流术比成人多见。常见的适应证有脑脊髓瘤、新生儿脑室内出血和颅后窝肿瘤伴脑积水。虽然对这些患儿的治疗不能随意，但是在小儿，开放囟门行颅内压监测往往会发生定位误差，因此不应打开低龄患儿的囟门监测 ICP，可通过触诊囟门来连续监控“ICP”的变化趋势。尽管在理论上用吸入麻醉药诱导有所顾忌，但临床上患儿对吸入麻醉药有很好的耐受性，吸入麻醉药即使对于囟门闭合的小儿也适用。但对于已昏迷的小儿不宜采用这种麻醉方法。在静脉通道建立后，一般采用丙泊酚-肌松药顺序诱导。当小儿外周静脉通道难以很快建立时，常用七氟烷诱导，并尽快行面罩控制辅助呼吸。当呼吸控制后，应建立静脉通道，并通过静脉通道使用肌松药，有时需要给予静脉麻醉药，以便在最佳的条件下行气管插管。对于大于 6 个月的未昏迷的小儿，常静脉滴定应用芬太尼，因为这种手术并非完全无痛，有阿片类镇痛药作为背景可使术后苏醒更平稳。

儿科神经外科手术

表 57.6 列举了常见的儿科手术及其麻醉管理注意事项。最常见的手术是脑室-腹腔分流时导管的放置和调整（前文已讨论）。多数小儿肿瘤位于颅后窝，

表 57.6　小儿神经外科疾病和麻醉管理注意事项

年龄组	病变	发病原因	麻醉注意事项
新生儿	脑室内出血	室管膜下血管破裂	早产相关问题
	凹陷性颅骨骨折	钝器伤	脑水肿相关问题
	脊膜膨出	脊膜自颅骨缺损处膨出	巨大膨出导致气道管理困难
			俯卧位或侧卧位 修复手术导致 ICP 升高 出血较多
	脑膨出	脊膜及脑组织自颅骨膨出	类似脊膜膨出
	脊髓脊膜膨出	脊膜及脊神经根自脊椎裂膨出	俯卧或侧卧位 巨大缺损修复后呼吸受限
婴儿	脑积水	多种病因	ICP 升高
	Arnold-Chiari 畸形	颅后窝内容物疝入枕骨大孔	头部屈曲使脑干受压，伴或不伴脑积水和 ICP 升高；伴或不伴脊髓脊膜膨出；术后呼吸抑制
	颅缝早闭	颅缝过早闭合	开颅或内镜手术 失血量大 空气栓塞 仰卧或俯卧位
	颅面骨发育不良	发育异常	手术时间长 失血量大 脑组织回缩 空气栓塞 插管损伤
	血管畸形	多种病因	充血性心力衰竭 大量失血 控制性降压
	硬膜下血肿	外伤	与损伤相关的问题
儿童	颅后窝肿瘤	室管膜瘤	脑积水
		星形细胞瘤	ICP 升高
		髓母细胞瘤	俯卧位或坐位
		畸胎瘤	空气栓塞
		脑干胶质瘤	脑干受压 术后脑神经功能障碍或脑干水肿或受压

ICP，颅内压

且多位于中线附近，常伴有脑积水。小儿颅后窝手术时，其 VAE 的风险、监测和治疗类似于成人和儿童，已在前面讨论过。当采用坐位实施手术时，常采用心前区多普勒监测并放置右心导管。骨缝处的手术出血量可能较大，与涉及的骨缝的数量成正比。存在明显的 VAE 风险时需采用心前区多普勒监测[97]。椎管内肿瘤的小儿可能已行紧急的姑息性放射治疗，或伴有颅内压升高和脑疝形成。患儿可能伴有顽固性疼痛且对镇痛药物耐受，如使用激素可导致向心性肥胖，其他的化疗药物的副作用也可能产生复杂影响。

脊柱外科手术

表 57.7 总结了神经外科医师实施脊髓和脊柱手术时可能出现的一些问题。

脊柱手术的内容在第 66 章中有详细的介绍。相关的电生理监测技术见第 39 章。俯卧位的问题在前面已有介绍，术后视觉丧失问题在第 39 章中有详细的讨论。

脊髓的生理与脑相似，如对 CO_2 的反应性、血脑屏障、自主调节功能、高代谢率和血流量（虽然在

表 57.7 各种脊柱手术的麻醉管理和所需的体位

脊柱节段和外科情况	问题 / 注意事项	体位和评论
颈椎区：椎管狭窄、外伤、类风湿关节炎、椎间盘退行性疾病	保持颈部正中位置，避免压迫脊髓	仰卧位 / 经前路完成大部分椎间盘手术 俯卧位或者坐位 / 经后路做椎板切除和椎弓根手术
	维持灌注压在接近清醒时的水平	考虑是否存在脊髓压迫，新近期的脊髓损伤或脊髓牵拉
	低血压（脊髓休克）	多发生在完全性的颈髓损伤
	术后呼吸功能不全	多发生在颈髓损伤
	空气栓塞	多发生在坐位椎板切除手术中
前路颈椎椎间盘手术	膨出压迫气道 术后组织水肿 / 气道受压 术后脑神经功能异常	仰卧位 需要牵引，方便移植物植入 需要气管导管套囊放气，再充气
颈椎不稳定	清醒插管 清醒体位 如果清醒插管不可行，插管时保持头部轴线位	俯卧位或者仰卧位
胸腰段：退行性病变，椎管狭窄，外伤	体位变化大 清醒插管和清醒摆体位 失血 空气栓塞 术后失明	俯卧位、侧卧位或膝胸位 是否颈椎不稳定、外伤后、体位变化大 尤其是再次手术、器械损伤、椎管狭窄；损伤主动脉、髂动脉或大静脉 少见 病因不明，与长时间俯卧位、低血细胞比容、大量出血和低血压有关；患者的个体差异（见第 34 章）
椎体转移瘤	大量失血	俯卧位、前外侧 / 腹膜后 L1 以上病变使用肺隔离术
脊髓肿瘤	牵拉时保持灌注压	俯卧位
有重大神经损伤危险的手术	唤醒试验（目前罕见） 体感诱发电位 运动诱发电位 椎弓根螺钉时应用肌电图监测	训练患者 麻醉药物使用受限 麻醉药 / 肌松药使用受限 肌松药使用受限

某种程度上少于脑），以及灰质对严重缺血的易感性。减轻脊髓水肿的方法与降低颅内压升高的方法相似，但很少使用。麻醉科医师应特别注意脊髓受压的相关情况。这种情况常见于颈椎椎管狭窄的患者，据推测与脊柱骨折的移位有关。对于这类患者需行动脉穿刺置管测压，并维持血压稳定。我们认为，对于这类患者和脊髓急性损伤（＜7 天）的患者，血压应维持在 85 ～ 90 mmHg 或接近清醒时的水平，以较高者为准。如果只是脊神经根受压，则血压管理不必像脊髓受压那样严格。椎管狭窄和脊髓受压的患者通常都有下肢反射亢进和踝阵挛，当然也有例外情况。对于颈椎不稳和某些严重颈椎椎管狭窄的患者应选择清醒气管插管，以减轻颈部的屈曲和（或）后伸，轻度的屈曲和后伸可加重颈髓压迫。插管前应与外科医师商量并达成一致。

参考文献

1. Fishman RA. *N Engl J Med*. 1975;293:706.
2. Grubb RL, et al. *Stroke*. 1974;5:630.
3. Archer DP, et al. *Anesthesiology*. 1987;67:642.
4. Greenberg JH, et al. *Circ Res*. 1978;43:324.
5. Grosslight K, et al. *Anesthesiology*. 1985;63:533.
6. Petersen KD, et al. *Anesthesiology*. 2003;98:329.
7. Stirt JA, et al. *Anesthesiology*. 1987;67:50.
8. Kovarik DW, et al. *Anesth Analg*. 1994;78:469.
9. Eisenberg HA, et al. *J Neurosurg*. 1988;69:15.
10. Cremer OL, et al. *Lancet*. 2001;357:117.
11. Cannon ML, et al. *J Neurosurg*. 2001;95:1053.
12. Otterspoor LC, et al. *Curr Opin Anaesthesiol*. 2008;21:544.
13. Oertel M, et al. *J Neurosurg*. 2002;97:1045.
14. Steiner LA, et al. *Intensive Care Med*. 2004;30:2180.
15. Grote J, et al. *Pflugers Arch*. 1981;391:195.
16. Alexander SC, et al. *J Appl Physiol*. 1968;24:66.
17. Hansen NB, et al. *Ped Res*. 1986;20:147.
18. Cohen PJ, et al. *Anesthesiology*. 1966;27:211.
19. Bruce DA. *Clin Perinatol*. 1984;11:673.
20. Coles JP, et al. *Crit Care Med*. 2002;30:1950.
21. Coles JP, et al. *Crit Care Med*. 2007;35:568.
22. Martin NA, et al. *J Neurosurg*. 1997;87:9.
23. van Santbrink H, et al. *Acta Neurochir*. 2002;144:1141.
24. Coles JP, et al. *J Cereb Blood Flow Metab*. 2004;24:202.

25. Cold GE. *Acta Neurochir*. 1989;96:100.
26. Bouma GJ, et al. *J Neurosurg*. 1991;75:685.
27. Gopinath SP, et al. *J Neurol Neurosurg Psychiatry*. 1994;57:717.
28. Matta BF, et al. *Anesth Analg*. 1994;79:745.
29. Muizelaar JP, et al. *J Neurosurg*. 1991;75:731.
30. Ishii R. *J Neurosurg*. 1979;50:587.
31. Engquist H, et al. *J Neurosurg Anesthesiol*. 2018;30:49.
32. Andrews RJ, Muto RP. *Neurol Res*. 1992;14:19.
33. Xu W, et al. *Acta Neurochir*. 2002;144:679.
34. Raichle ME, et al. *Arch Neurol*. 1970;23:394.
35. Muizelaar JP, et al. *J Neurosurg*. 1988;69:923.
36. Miller JD, et al. *Neurosurg*. 1977;1:114.
37. Yeung WTI, et al. *J Neurooncol*. 1994;18:53.
38. Wilkinson ID, et al. *Neurosurg*. 2006;58:640; discussion 640.
39. Bebawy JF. *J Neurosurg Anesthesiol*. 2012;24:173.
40. Miller JD, Leech P. *J Neurosurg*. 1975;42:274.
41. Bell BA, et al. *Lancet*. 1987;1:66.
42. Edwards P, et al. *Lancet*. 1957;365:2005.
43. Cottrell JE, et al. *Anesthesiology*. 1977;47:28.
44. Marshall LF, et al. *J Neurosurg*. 1978;48:169.
45. Seo H, et al. *J Neurosurg*. 2017;126:1839–1846.
46. Rudehill A, et al. *J Neurosurg Anesthesiol*. 1993;5:4.
47. Kaufmann AM, Cardoso ER. *J Neurosurg*. 1992;77:584.
48. Diringer MN, Zazulia AR. *Neurocrit Care*. 2004;1:219.
49. Hays AN, et al. *Neurocrit Care*. 2011;14:222.
50. Qureshi AI, Suarez JI. *Crit Care Med*. 2000;28:3301.
51. Doyle JA, et al. *J Trauma*. 2001;50:367.
52. Francony G, et al. *Crit Care Med*. 2008;36:795.
53. Sakellaridis N, et al. *J Neurosurg*. 2011;114:545.
54. Khanna S, et al. *Crit Care Med*. 2000;28:1144.
55. Horn P, et al. *Neurol Res*. 1999;21:758.
56. Ogden AT, et al. *Neurosurg*. 2005;57:207; discussion 207.
57. Marko NF. *Crit Care*. 2012;16:113.
58. Mortazavi MM, et al. *J Neurosurg*. 2012;116:210.
59. Berger-Pelletier E, *CJEM*. 2016;18:243.
60. Staub F, et al. *J Neurotrauma*. 1994;11:679.
61. Ringel F, et al. *J Neurochem*. 2000;75:125.
62. Carney N, et al. *Neurosurgery*. 2017;80:6.
63. Lin C-L, et al. *J Neurosurg*. 2003;99:978.
64. Prell J, et al. *J Neurosurg*. 2018:1.
65. Postoperative Visual Loss Study Group. *Anesthesiology*. 2012;116:15.
66. Albin MS, et al. *Anesth Analg*. 1991;73:346.
67. Sutherland RW, Winter RJ. *Acta Anaesthesiol Scand*. 1997;41:1073.
68. Brown J, et al. *Resusciation*. 2001;50:233.
69. Ha JF, et al. *A A Pract*. 2018;10:204.
70. Standefer M, et al. *Neurosurgery*. 1984;14:649.
71. Matjasko J, et al. *Neurosurgery*. 1985;17:695.
72. Black S, et al. *Anesthesiology*. 1988;69:49.
73. Duke DA, et al. *Neurosurgery*. 1998;42:1286.
74. Harrison EA, et al. *Br J Anaesth*. 2002;88:12.
75. Martin JT. *Positioning In Anesthesia And Surgery*. Philadelphia: Saunders; 1988.
76. Marshall WK, et al. *Anesth Analg*. 1983;62:648.
77. Dalrymple DG, et al. *Br J Anaesth*. 1979;51:1079.
78. Pivalizza EG, et al. *J Neurosurg Anesthesiol*. 1998;10:34.
79. Wilder BL. *Neurosurgery*. 1982;11:530.
80. Toung TJK, et al. *Anesth Analg*. 1986;65:65.
81. Morales F, et al. *Neurocirugia (Astur)*. 2003;14:5.
82. Drummond JC. *Anesthesiology*. 1984;60:609.
83. Goodie D, Traill R. *Anesthesiology*. 1991;74:193.
84. Skahen S, et al. *Anesthesiology*. 1986;65:192.
85. Prabhakar H, et al. *J Neurosurg Anesthesiol*. 2003;15:278.
86. Toung TT, et al. *Neurosurgery*. 1983;12:164.
87. Reasoner DK, et al. *Anesthesiology*. 1994;80:1008.
88. Satyarthee GD, Mahapatra AK. *J Clin Neuro Sci*. 2003;10:495.
89. Michenfelder JD, et al. *Anesthesiology*. 1972;36:164.
90. Marshall WK, Bedford RF. *Anesthesiology*. 1980;52:131.
91. Papadopoulos G, et al. *Acta Neurochir*. 1994;126:140.
92. Schwarz G, et al. *J Neurosurg Anesthesiol*. 1994;6:83.
93. Faberowski LW, et al. *Anesthesiology*. 2000;92:20.
94. Tobias JD, et al. *Anesthesiology*. 2001;95:340.
95. Johnson M, et al. *ASA Meeting Abstracts A469*. 2012.
96. Matjasko J. *J Neurosurg Anesthesiol*. 1996;8:1.
97. Schubert A, et al. *Anesth Analg*. 2006;102:1543.
98. Mirski MA, et al. *Anesthesiology*. 2007;106:164.
99. Drummond JC, et al. *Anesth Analg*. 61985;4:688
100. Bunegin L, et al. *Anesthesiol*. 1981;55:343.
101. Martin JT. *Anesth Analg*. 1970;49:793.
102. Roth S, Aronson S. *Anesthesiology*. 1995;83:1359.
103. Hagen PT, et al. *Mayo Clin Proc*. 1984;59:17.
104. Mammoto T, et al. *Acta Anaesthesiol Scand*. 1998;42:643.
105. Perkins NAK, Bedford RF. *Anesth Analg*. 1984;63:429.
106. Colohan ART, et al. *J Neurosurg*. 1985;62:839.
107. Black S, et al. *Anesthesiology*. 1989;71:235.
108. Engelhardt M, et al. *Br J Anaesth*. 2006;96:467.
109. Kwapisz MM, et al. *J Neurosurg Anesthesiol*. 2004;16:277.
110. Leonard IE, Cunningham AJ. *Br J Anaesth*. 2002;88:1.
111. Black S, et al. *Anesthesiology*. 1990;72:436.
112. Bedell EA, et al. *Anesthesiology*. 1994;80:947.
113. Tommasino C, et al. *J Neurosurg Anesth*. 1996;8:30.
114. Ljubkovic M, et al. *J Appl Physiol*. 2012;112:91.
115. Butler BD, Hills BA. *J Appl Physiol*. 1979;47:537.
116. Katz J, et al. *Br J Anaesth*. 1988;61:200.
117. Yahagi N, et al. *Anesth Analg*. 1992;75:720.
118. Grady MS, et al. *J Neurosurg*. 1986;65:199.
119. Toung TJK, et al. *Anesthesiology*. 1988;68:53.
120. Geissler HJ, et al. *Anesthesiology*. 1997;86:710.
121. Mehta M, et al. *Acta Anaesthesiol Scand*. 1984;28:226.
122. Losasso TJ, et al. *Anesthesiology*. 1992;77:21.
123. Losasso TJ, et al. *Anesthesiology*. 1992;77:148.
124. Weed LH, McKibben PS. *Am J Physiol*. 1919;48:512.
125. Tommasino C, et al. *Crit Care Med*. 1988;16:862.
126. Kellum JA. *Crit Care Med*. 2002;30:259.
127. McIlroy D, *Intensive Care Med*. 2017;43:795–806.
128. Semler MW, *N Engl J Med*. 2018;378:829.
129. Weinberg L, et al. *World J Crit Care Med*. 2016;5:235.
130. Drummond JC, et al. *Anesthesiology*. 1998;88:993.
131. Myburgh J, et al. *N Engl J Med*. 2007;357:874.
132. Drummond JC, et al. *Anesth Analg*. 2011;113:426; author reply. 427.
133. Van Aken HK, et al. *Curr Opin Anaesthesiol*. 2012;25:563.
134. Drummond JC. *Anesthesiol*. 2010;112:1079.
135. Grande PO. *J Neurosurg Anesthesiol*. 2011;23:358.
136. Rodling Wahlstrom M, et al. *Acta Anaesthesiol Scand*. 2009;53:18.
137. Suarez JI, et al. *Acta Neurochir Suppl*. 2015;120:287–290.
138. Suarez JI, et al. *Stroke*. 2012;43:683.
139. Hill MD, et al. *Stroke*. 2011;42:1621.
140. Kozek-Langenecker SA. *Anesthesiology*. 2005;103:654.
141. Cully MD, et al. *Anesthesiology*. 1987;66:706.
142. Trumble ER, et al. *J Neurosurg*. 1995;82:44.
143. Van Der Linden P, et al. *Anesth Analg*. 2012;116:35.
144. Neff TA, et al. *Anesth Analg*. 2003;96:1453; table of contents.
145. Bulger EM, Hoyt DB. *Adv Surg*. 2012;46:73.
146. Oddo M, et al. *Crit Care Med*. 2008;36:3233.
147. Zetterling M, et al. *J Neurosurg*. 2011;115:66.
148. Magnoni S, et al. *Crit Care Med*. 2012;40:1785.
149. Vespa P, et al. *Crit Care Med*. 2012;40:1923.
150. Bergsneider M, et al. *J Neurosurg*. 1997;86:241.
151. Shutter L. *Crit Care Med*. 2012;40:1995.
152. Jacobi J, et al. *Crit Care Med*. 2012;40:3251.
153. Finfer S, et al. *N Engl J Med*. 2009;360:1283.
154. Todd MM, et al. *N Engl J Med*. 2005;352:135.
155. Graham DI, et al. *J Neurol Neurosurg Psychiatry*. 1989;52:346.
156. Clifton GL, et al. *J Cereb Blood Flow Metab*. 1991;11:114.
157. Clifton GL, et al. *N Engl J Med*. 2001;344:556.
158. Clifton GL, et al. *Lancet Neurol*. 2010;10:131.
159. Hutchison JS, et al. *N Eng J Med*. 2008;358:2447.
160. Bernard SA, et al. *N Engl J Med*. 2002;346:557.
161. Hypothermia-after-cardiac-arrest-study-group. *Engl J Med*. 2002; 346:549.
162. Nielsen N, et al. *N Engl J Med*. 2013;369:2197.
163. Nolan JP, et al. *Circulation*. 2003;108:118.
164. Donnino MW, et al. *Resuscitation*. 2016;98:97.
165. Crowder CM, et al. *J Neurosurg*. 1996;85:98.
166. Johansson B, et al. *Acta Neuropathol (Berl)*. 1970;16:117.
167. Forster A, et al. *Anesthesiol*. 1978;49:26.
168. Hatashita S, et al. *J Neurosurg*. 1986;64:643.
169. Mayhan WG. *Am J Physiol*. 1990;258:H1735.
170. Kalfas IH, Little JR. *Neurosurg*. 1988;23:343.
171. Jian M, Han R. *J Neurosurg Anesthesiol*. 2012;24:459.
172. Grillo P, et al. *Anesth Analg*. 2003;96:1145.
173. Tanskanen PE, et al. *Br J Anaesth*. 2006;97:658.
174. Bekker A, et al. *Anesth Analg*. 2008;107:1340.
175. Connolly Jr ES, et al. *Stroke*. 2012;43:1711.
176. Broderick JP, et al. *Stroke*. 1994;25:1342.
177. O'Kelly CJ, *J Neurosurg*. 2009;111:1029.

178. Kwon JH. *J Korean Neurosurg Soc*. 2008;43:177.
179. Adams H, et al. *Stroke*. 2016;47:2488.
180. Tso MK, et al. *World Neurosurg*. 2016;86:226.
181. Tisdall M, et al. *J Neurosurg Anesthesiol*. 2006;18:57.
182. Berendes E, et al. *Lancet*. 1997;349:245.
183. Igarashi T, et al. *Neurol Res*. 2007;29:835.
184. Wijdicks EFM, et al. *Ann Neurol*. 1985;18:211.
185. Okuchi K, et al. *Acta Neurochir*. 1996;138:951.
186. Rahman M, Friedman WA. *Neurosurgery*. 2009;65:925; discussion. 935.
187. Deshaies EM, et al. *Neurol Res*. 2009;31:644.
188. Kiser TH. *Hospital Pharmacy*. 2014;49:923.
189. Haque R, et al. *Neurol Res*. 2009;31:638.
190. Rasulo FA, et al. *J Neurosurg Anesthesiol*. 2012;24:3.
191. Chang HS, et al. *J Neurosurg*. 2000;92:971.
192. Foroohar M, et al. *Surg Neurol*. 2000;54:304.
193. Schmidt JM, et al. *Stroke*. 2011;42:1351.
194. Treggiari MM, et Al. *J Neurosurg*. 2003;98:978.
195. Rinkel GJ, et al. *Cochrane Database Syst Rev*. 2000;2:CD000483.
196. Kim DH, et al. *Neurosurg*. 2003;53:1044.
197. Muizelaar JP, Becker DP. *Surg Neurol*. 1986;25:317.
198. Raabe A, et al. *J Neurosurg*. 2005;103:974.
199. Dhar R, et al. *J Neurosurg*. 2012;116:648.
200. Pickard JD, et al. *Br Med J*. 1989;298:636.
201. Petruk KC, et al. *J Neurosurg*. 1988;68:505.
202. Haley EC, et al. *J Neurosurg*. 1993;78:537.
203. Haley EC, et al. *J Neurosurg*. 1993;78:548.
204. Stuart RM, et al. *Neurosurg*. 2011;68:337; discussion. 345.
205. Linfante I, et al. *Neurosurg*. 2008;63:1080; discussion. 1086.
206. Kerz T, et al. *Br J Neurosurg*. 2012;26:517.
207. Feng L, et al. *AJNR Am J Neuroradiol*. 2002;23:1284.
208. Fraticelli AT, et al. *Stroke*. 2008;39(3):893.
209. Dorhout Mees SM, et al. *Lancet*. 2012;380(9836):44.
210. Vergouwen MD, et al. *Stroke*. 2010;41:e47.
211. Kirkpatrick PJ, *Lancet Neurol*. 2014;13:666.
212. Matsuda N, et al. *Cerebrovasc Dis*. 2016;42:97.
213. Senbokuya N, et al. *J Neurosurg*. 2013;118:121.
214. Macrea LM, et al. *Resuscitation*. 2005;65:139.
215. Naidech AM, et al. *Circulation*. 2005;112:2851.
216. Lee VH, et al. *Neurocrit Care*. 2006;5:243.
217. Bulsara KR, et al. *J Neurosurg*. 2003;98:524.
218. Hravnak M, et al. *Stroke*. 2009;40:3478.
219. Brouwers PJAM, et al. *Stroke*. 1989;20:1162.
220. Lanzino G, et al. *J Neurosurg Anesth*. 1994;6:156.
221. Meyer FB, et al. *J Neurosurg*. 1987;66:109.
222. Jafar JJ, et al. *J Neurosurg*. 1986;64:754.
223. Bouma GJ, Muizelaar JP. *J Neurosurg*. 1990;73:368.
224. Ogilvy CS, et al. *Neurosurg*. 1996;38:1202.
225. Samson D, et al. *Neurosurg*. 1994;34:22.
226. Ogilvy CS, et al. *J Neurosurg*. 1996;84:785.
227. Drummond JC, et al. *Neurosurg*. 1995;37:742.
228. Hoffman WE, et al. *Anesthesiology*. 1998;88:1188.
229. Ridenour TR, et al. *Anesthesiology*. 1992;76:807.
230. Warner DS, et al. *Anesthesiology*. 1993;79:985.
231. Engelhard K, et al. *Br J Anaesth*. 1999;83:415.
232. Baughman VL, et al. *Anesthesiology*. 1988;69:192.
233. Soonthon-Brant V, et al. *Anesth Analg*. 1999;88:49.
234. Young WL, et al. *Anesthesiology*. 1989;71:794.
235. Oddo M, et al. *Intensive Care Med*. 2012;38:1497.
236. Symon L, et al. *J Neurosurg*. 1984;60:269.
237. Little JR, et al. *Neurosurgery*. 1987;20:421.
238. Quinones-Hinojosa A, *Neurosurg*. 2004;54:916; discussion 924.
239. Bacigaluppi S, *World Neurosurg*. 2012;78:276.
240. Manninen PH. *J Neurosurg Anesthesiol*. 1995;7:63.
241. Mack WJ, et al. *Neurosurgery*. 2007;60:815; discussion. 815.
242. Young WL, et al. *Neurosurgery*. 1996;38:1085.
243. Zacharia BE, et al. *Neurosurg Clin N Am*. 2012;23:147.
244. Young WL, et al. *Neurosurgery*. 1993;32:491.
245. Meyer B, et al. *Stroke*. 1999;30:2623.
246. Morris CG, McCoy E. *Anaesthesia*. 2004;59:464.
247. Crosby ET. *Anesthesiology*. 2006;104:1293.
248. Stene JD. Anesthesia for the critically ill trauma patient. In: Siegel JH, ed. *Trauma: Emergency Surgery And Critical Care*. Melbourne: Churchill Livingstone; 1987:843.
249. Talucci RC, et al. *Am Surgeon*. 1988;54:185.
250. Suderman VS, et al. *Can J Anaesth*. 1991;38:785.
251. Shatney CH, et al. *Am J Surg*. 1995;170:676.
252. Criswell JC, et al. *Anaesthesia*. 1994;49:900.
253. Hastings RH, Kelley SD. *Anesthesiology*. 1993;78:580.
254. Muckart DJJ, et al. *Anesthesiology*. 1997;87:418.
255. Hastings RH, Wood PR. *Anesthesiology*. 1994;80:825.
256. Chesnut RM, et al. *J Trauma*. 1993;34:216.
257. Stephens CT, et al. *Anesth Analg*. 2009;109:866.
258. Panczykowski DM, et al. *J Neurosurg*. 2011;115:541.
259. Stassen NA, et al. *J Trauma*. 2006;60:171.
260. Bachulis BL, et al. *Am J Surg*. 1987;153:473.
261. Fischer RP. *Ann Emerg Med*. 1984;13:905.
262. Stiell IG, et al. *N Engl J Med*. 2003;349:2510.
263. Seelig JM, et al. *N Engl J Med*. 1981;304:1511.
264. Miller P, et al. *Anesth Analg*. 2006;103:869.
265. DeWitt DS, et al. *J Neurosurg*. 1992;76:812.
266. Pietropaoli JA, et al. *J Trauma*. 1992;33:403.
267. Stocchetti N, et al. *J Trauma*. 1996;40:764.
268. McHugh GS, et al. *J Neurotrauma*. 2007;24:287.
269. Henzler D, et al. *Crit Care Med*. 2007;35:1027.
270. Jones PA, et al. *J Neurosurg Anesthesiol*. 1994;6:1.
271. Clifton GL, et al. *Crit Care Med*. 2002;30:739.
272. Samant UB, et al. *J Neurotrauma*. 2008;25:495.
273. Bouma GJ, *J Neurosurg*. 1992;77:360.
274. Diringer MN, et al. *J Neurosurg*. 2002;96:103.
275. Tazarourte K, et al. *Acta Anaesthesiol Scand*. 2011;55:422.
276. Hlatky R, et al. *Neurosurg*. 2002;97:1054.
277. Schmidt EA, et al. *J Neurosurg*. 2003;99:991.
278. Schramm P, et al. *J Neurosurg Anesthesiol*. 2011;23:41.
279. Bruzzone P, et al. *Acta Neurochir*. 1998;71:111.
280. Steiger HJ, et al. *Stroke*. 1996;27:2048.
281. Schroder ML, et al. *J Neurotrauma*. 1996;13:17.
282. Marion DW, et al. *J Neurosurg*. 1991;74:407.
283. Soustiel JF, et al. *J Neurotrauma*. 2005;22:955.
284. Chan K-H, et al. *J Neurosurg*. 1992;77:55.
285. Chan KH, et al. *Neurosurg*. 1993;32:547.
286. Robertson CS, et al. *Crit Care Med*. 1999;27:2086.
287. Marshall LF. *Neurosurg*. 2000;47:546.
288. Robertson CS. *Anesthesiol*. 2001;95:1513.
289. Stiefel MF, et al. *J Neurosurg*. 2006;105:568.
290. Schirmer-Mikalsen K, et al. *Acta Anaesthesiol Scand*. 2012;57:46.
291. Kochanek PM, et al. *Pediatr Crit Care Med*. 2012;1(suppl 13):S1–S2.
292. Romner B, et al. *J Neurosurg*. 1996;85:90.
293. Kelly DF, et al. *J Neurosurg*. 1996;85:762.
294. Kelly DF, et al. *J Neurosurg*. 1997;86:633.
295. Muizelaar JP, et al. *J Neurosurg*. 1989;71:63.
296. Coles JP, et al. *Brain*. 2004;127:2479.
297. Cremer OL, et al. *Anesth Analg*. 2004;99:1211; table of contents.
298. Hlatky R, et al. *Neurosurg*. 2005;57:917; discussion, 917.
299. Lin JW, et al. *Acta Neurochir Suppl*. 2008;101:131.
300. Warner DS, Borel CO. *Anesth Analg*. 2004;99:1208.
301. Howells T, et al. *J Neurosurg*. 2005;102:311.
302. Zweifel C, et al. *Neurosurg Focus*. 2008;25:E2.
303. Trivedi M, Coles JP. *J Intensive Care Med*. 2009;24:96.
304. Johnson U, et al. *Neurosurg*. 2011;68:714; discussion. 721.
305. Aries MJ, et al. *Crit Care Med*. 2012;40:2456.
306. Caricato A, Pitoni S. *Crit Care Med*. 2012;40:2526.
307. Asgeirsson B, et al. *Intensive Care Med*. 1994;20:260.
308. Asgeirsson B, et al. *Acta Anaesthesiol Scand*. 1995;39:103.
309. Grande PO, et al. *Acta Anaesthesiol Scand*. 2002;46:929.
310. Sharma D, Vavilala MS. *J Neurosurg Anesthesiol*. 2011;23:363.
311. Naredi S, et al. *Intensive Care Med*. 1998;24:446.
312. Eker C, et al. *Crit Care Med*. 1998;26:1881.
313. Naredi S, et al. *Acta Anaesthesiol Scand*. 2001;45:402.
314. Rosner MJ, Daughton S. *J Trauma*. 1990;30:933.
315. Rosner MJ, et al. *J Neurosurg*. 1995;83:949.
316. Czosnyka M, et al. *J Neurosurg*. 2001;95:756.
317. Imberti R, et al. *J Neurosurg*. 2002;96:97.
318. Stocchetti N, et al. *Chest*. 2005;127:1812.
319. Nekludov M, et al. *J Neurotrauma*. 2007;24:174.
320. Talving P, et al. *J Trauma*. 2011;71:1205.
321. Laroche M, et al. *Neurosurg*. 2012;70:1334.
322. White H, Baker A. *Can J Anesth*. 2002;49:623.
323. Clayton TJ, et al. *Br J Anaesth*. 2004;93:761.
324. Stocchetti N, et al. *Neurosurg*. 1994;34:38.
325. Schneider GH, et al. *Acta Neurochirurgica*. 1995;134:71.
326. Gopinath SP, et al. *Anesth Analg*. 1996;83:1014.
327. Stiefel MF, et al. *J Neurosurg*. 2005;103:805.
328. Nortje J, Gupta AK. *Br J Anaesth*. 2006;97:95.
329. Narotam PK, et al. *J Neurosurg*. 2009;111:672.
330. Spiotta AM, et al. *J Neurosurg*. 2010;113:571.

331. Bohman LE, et al. *Neurocrit Care*. 2011;14:361.
332. Ponce LL, et al. *Neurosurg*. 2012;70:1492; discussion, 1502.
333. Marshall LF, et al. *J Neurosurg*. 1983;59:285.
334. Peterson EC, Chesnut RM. *J Trauma*. 2011;71:1588.
335. Shiozaki T, et al. *J Neurosurg*. 1993;79:363.
336. Marion DW, et al. *J Neurosurg*. 1993;79:354.
337. Clifton GL, et al. *J Neurotrauma*. 1993;10:263.
338. Metz C, et al. *J Neurosurg*. 1996;85:533.
339. Andrews PJ, et al. *Trials*. 2011;12:8.
340. Drummond JC, Todd MM. *Anesthesiology*. 1984;60:232.
341. Manninen PH, et al. *Anesthesiology*. 1992;77:681.
342. Lobato RD, et al. *J Neurosurg*. 1990;72:546.
343. Skirving DJ, Dan NG. *J Neurosurg*. 2001;94:913.
344. Nemergut EC, et al. *Anesth Analg*. 2005;101:1170.
345. Korula G, et al. *J Neurosurg Anesthesiol*. 2001;13:255.
346. Nath G, et al. *J Neurosurg Anesthesiol*. 1995;7:1.
347. Chui J, et al. *Anesth Analg*. 2013;116(4):881.
348. Drummond JC, et al. *Anesthesiol*. 1992;76:652.
349. Herrick IA, et al. *Anesth Analg*. 1997;84:1280.
350. Manninen PH, et al. *Anesth Analg*. 2006;102:237.
351. Keifer JC, et al. *Anesth Analg*. 2005;101:502; table of contents.
352. Rozet I. *Curr Opin Anaesthesiol*. 2008;21:537.
353. Mack PF, et al. *J Neurosurg Anesthesiol*. 2004;16:20.
354. Ard J, et al. *J Neurosurg Anesthesiol*. 2003;15:263.
355. Bekker AY, et al. *Anesth Analg*. 2001;92:1251.
356. Frost EA, Booij LH. *Curr Opin Anaesthesiol*. 2007;20:331.
357. Souter MJ, et al. *J Neurosurg Anesthesiol*. 2007;19:38.
358. Talke P, et al. *J Neurosurg Anesthesiol*. 2007;19:195.
359. Bustillo MA, et al. *J Neurosurg Anesthesiol*. 2002;14:209.
360. Sarang A, Dinsmore J. *Br J Anaesth*. 2003;90:161.
361. Deras P, et al. *Neurosurgery*. 2012;71:764.
362. Huncke K, et al. *Neurosurgery*. 1998;42:1312. discussion, 1316.
363. Cascino GD. *Electroencephalogr Clin Neurophysiol Suppl*. 1998;48:70.
364. Cascino GD, et al. *J Clin Neurophysiology*. 1993;10:520.
365. McGuire G, et al. *Br J Anaesth*. 2003;91:651.
366. Ebrahim ZY, et al. *Anesth Analg*. 1986;65:1004.
367. Gancher S, et al. *Anesthesiology*. 1984;61:616.
368. Wass CT, et al. Epilepsia. 2001;42:1340
369. Kjaer TW, et al. *Acta Neurol Scand*. 2012;121:413.
370. Lyons MK. *Mayo Clin Proc*. 2011;86:662.
371. Hammond C, et al. *Trends Neurosci*. 2007;30:357.
372. Poon CC, Irwin MG. *Br J Anaesth*. 2009;103:152.
373. Venkatraghavan L, et al. *Anesth Analg*. 2010;110:1138.
374. Erickson KM, Cole DJ. *Anesthesiol Clin*. 2012;30:241.
375. Deogaonkar A, et al. *Anesthesiol*. 2006;104:1337.
376. Rozet I, et al. *Anesth Analg*. 2006;103:1224.
377. Bohmdorfer W, et al. *Anaesthesist*. 2003;52:795.
378. Anderson BJ, et al. *Br J Neurosurg*. 1994;8:387.
379. Elias WJ, et al. *Mov Disord*. 2008;23:1317.
380. Lee CZ, Young WL. *Anesthesiol Clin*. 2012;30:127.
381. Nogueira RG, et al. *N Engl J Med*. 2018;378:11.
382. Albers GW, et al. *N Engl J Med*. 2018;378:708.
383. Brinjikji W, et al. *Stroke*. 2017;48:2784.
384. Schonenberger S, et al. *JAMA*. 2016;316:1986.
385. Lowhagen Henden P, et al. *Stroke*. 2017;48:1601.
386. Ilyas A, et al. *World Neurosurg*. 2018;112:e355.
387. Hashimoto T, et al. *Anesthesiology*. 2000;93:998.
388. Molyneux A, et al. *Lancet*. 2002;360:1267.
389. Li H, et al. *Stroke*. 2013;44:29.
390. Lanzino G, et al. *J Neurosurg*. 2006;104:344.
391. Faught RW, et al. *J Neurointerv Surg*. 2014;6:774.
392. Lin PH, et al. *J Vasc Surg*. 2007;46:846; discussion 853.

58 减重手术的麻醉

GAURAV MALHOTRA，DAVID M. ECKMANN
郭晓光　夏江燕　译　张加强　杨建军　审校

要点

- 在美国有超过 2/3 的人超重或肥胖。全球肥胖者的数量远远超过营养不良者。肥胖已逐渐成为死亡原因中最重要的可预防独立危险因素，是影响疾病发病率及死亡率的重要原因。
- 代谢综合征包括腹型肥胖、高密度脂蛋白水平下降、胰岛素抵抗、糖耐量异常及高血压。仅美国成年人中此类患者比例约为 34%。
- 肥胖是睡眠呼吸暂停最重要的独立风险因素。多数肥胖患者存在口腔及咽部组织增生，从而使通气、气管内插管及拔管更具有挑战性。
- 可用于肥胖治疗的药物是有限的，并且单纯药物治疗往往疗效不佳。患者行为学的改变对治疗是否成功很重要。
- 对体重指数（body mass index，BMI）> 40 kg/m^2 或者 BMI > 30 kg/m^2 且合并高血压、糖尿病、高胆固醇血症等的患者推荐实施减重手术，患者有望术后体重下降。临床研究发现，实施减重手术的肥胖患者远期生存率优于依赖药物治疗的患者。
- 术前评估应重点关注心肺功能及气道安全，同时关注有无糖尿病、高血压及阻塞性呼吸睡眠暂停等。
- 麻醉药物的选择应基于药物的脂溶性以及是否增加迟发性呼吸抑制的风险。
- 充分的麻醉前准备及良好的体位安置是气道管理的关键。如条件允许，术前应使用压力辅助通气。
- 术中机械通气时，充分肌松、适当呼气末正压、基于理想体重设置潮气量以及必要时实施肺复张有助于改善通气。
- 术后常见严重并发症为深静脉血栓及手术吻合线相关问题。
- 对肥胖患者行非减重手术时采用与减重手术相似的麻醉方法是有益的。

肥胖是一种疾病

肥胖是 21 世纪严重的流行病之一[1]。在 20 世纪中叶之前，在全世界范围内肥胖都是少见的[2]。但目前，地球上有 19 亿超重成年人和 6.5 亿肥胖者，其中美国成年人占了相当高的比例[3-5]。肥胖同时也是困扰年轻人的一个问题，2016 年统计显示超过 3.4 亿的 5 至 19 岁儿童及青少年同样存在肥胖问题[6]。目前 2/3 美国成年人存在超重或肥胖，其中 1/3 成年人是肥胖患者，而 1/13 成年人的 BMI 超过 40 kg/m^2 属于极端肥胖[7]。在 2 至 19 岁儿童及青少年中，肥胖患者约占 1/6，而极度肥胖患者约占 1/17[8]。肥胖及其相关健康问题是目前导致疾病发病率和死亡率增加，医疗费用大幅增长的重要原因。在美国每年因为肥胖相关疾病导致死亡的人数超过 30 万例，而治疗肥胖相关疾病的医疗费用超过 2700 亿美元[6]。肥胖已成为仅次于吸烟的第二大可预防的致死因素[9]。

肥胖可被定义为一种疾病，因其是一种由于环境、遗传及内分泌原因导致的机体生理功能障碍[9]。肥胖经常发生于摄入食物中的卡路里长期超过机体消耗的能量。肥胖的影响因素既有能量摄入，也包括能量消耗，而能量摄入和消耗又受到遗传因素、生活方式、文化及社会经济状况因素的影响[10]。例如，一些综合征与肥胖有关，包括瘦素缺乏、Prader-Willi 综合征及 Lawrence-Moon-Biedl 综合征[4]。激素、多肽、营养素、解耦联蛋白及肠、肝、脑、脂肪细胞源性神经调节物质等代谢因子均可影响能量调节，但其中多数机制尚未阐明。

体重指数（BMI）是使用最广泛的评价体重状态的分级工具[11]。BMI 的定义为患者的体重（kg）除以患者身高（m）的平方，得到的数值以千克 / 平方米（kg/m^2）为单位。图 58.1 显示了经年龄性别修正后的 BMI（13 ～ 50 kg/m^2）曲线，坐标轴分别为身高（同时以英寸及厘米表示）及体重（同时以磅及千克表示）。多数电子医疗病例系统均可在输入身高及体重后显示患者的 BMI。国家卫生研究院提供网上 BMI 计算器及可通过（https://www.nhlbi.nih.gov/health/educational/lose_wt/BMI/bmicalc.htm.）下载到智能手机的 BMI 应用。通过该系统，根据 BMI 对患者进行分类，相关健康问题发生的风险见表 58.1。BMI 25 ～ 29.9 kg/m^2 属于超重，30 ～ 49.9 kg/m^2 属于肥胖。肥胖进一步划分为三级：1 级（BMI 30 ～ 34.9 kg/m^2）、2 级（BMI 35 ～ 39.9 kg/m^2）和 3 级（BMI 40 ～ 49.9 kg/m^2）。BMI ≥ 50 kg/m^2 时被认为是超级肥胖。如果 BMI 超过正常范围，则出现严重健康问题的风险显著增加，且与患者的腰围有关（表 58.2）。营养不良及营养失调通常可用于解释低体重患者为何罹患疾病的风险也会增加。

表 58.1 与 BMI 增加相关的风险分级

分级	BMI（kg/m^2）	发生健康问题的风险
低体重	＜ 18.5	增加
正常体重	18.5 ～ 24.9	最小
超重	25.0 ～ 29.9	增加
肥胖		
1 级	30.0 ～ 34.9	高
2 级	35.0 ～ 39.9	很高
3 级	40.0 ～ 49.9	非常高
极度肥胖	≥ 50	异常增高

BMI，体重指数

一些特殊疾病常与肥胖相关，肥胖常并发数种而非一种疾病[7]，包括：胰岛素抵抗、2 型糖尿病、阻塞性睡眠呼吸暂停（obstructive sleep apnea，OSA）、哮喘、慢性阻塞性肺疾病、通气不足、心血管疾病、高血压、恶性肿瘤及骨关节炎[1, 12-22]。事实上，BMI 异常增高引起的健康风险可涵盖全身各器官系统。表 58.3 详细列举了最常见的特殊疾病及其与肥胖相关的

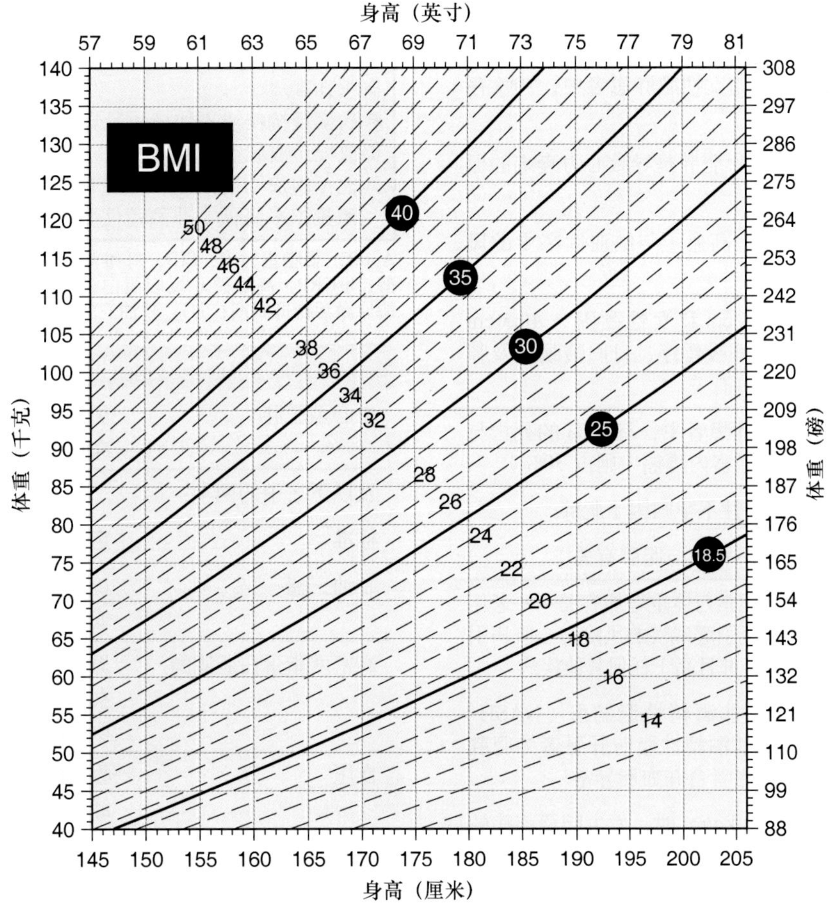

图 58.1 iso-BMI 曲线（13 ～ 50），坐标轴显示身高（厘米和英寸）和体重（千克和磅）

风险。由于这些合并症的存在，肥胖患者也易于发生过早死亡[11, 23]。在表 58.3 中所列举的健康风险中，需要特别关注代谢综合征及阻塞性睡眠呼吸暂停，因为这两者会对肥胖患者的麻醉管理带来特殊影响。

表 58.2 腰围和风险

腰围	体重指数（kg/m²）		
	正常体重	超重	1 级肥胖
< 102 cm（♂） < 88 cm（♀）	风险最低	风险增加	高风险
≥ 102 cm（♂） ≥ 88 cm（♀）	风险增加	高风险	非常高的风险

♂，男性；♀，女性；

表 58.3 与 BMI 增加相关的健康风险

代谢综合征	在发达国家中，30% 中年人具有代谢综合征的特点
2 型糖尿病	90% 2 型糖尿病者 BMI > 23 kg/m²
高血压	肥胖患者患高血压的风险增加 5 倍
	66% 的高血压患者伴有超重
	85% 的高血压患者伴有 BMI > 25 kg/m²
冠心病	BMI 每增加一单位，冠心病风险增加 3.6 倍
冠心病和脑卒中	BMI > 21 kg/m² 时，患者会逐渐发生血脂异常，同时伴有小颗粒低密度脂蛋白水平升高
	在伴有高血压的女性肥胖患者中，70% 存在左心室肥厚
	在> 10% 患者中肥胖是导致心力衰竭的促进因素
	超重 / 肥胖加上高血压与缺血性卒中的风险增加有关
呼吸系统影响（如阻塞性睡眠呼吸暂停）	男性颈围> 43 cm 和女性颈围> 40.5 cm 与阻塞性睡眠呼吸暂停、日间嗜睡以及肺动脉高压的发生有关
癌症	在不吸烟的癌症患者中，有 20% 的死亡与肥胖有关（在子宫内膜癌中则占 30%）
生殖功能	6% 的女性原发性不孕归因于肥胖
	男性的阳痿和不育常与肥胖有关
骨关节炎	在老年患者本病常与体重增加有关——老年患者由骨关节炎引起残疾的风险与心脏病引起的风险相等，并且高于任何其他疾病
肝及胆囊疾病	超重和肥胖与非酒精性脂肪肝（NASH）有关；40% 的非酒精性脂肪肝患者为肥胖患者，20% 的患者合并血脂异常
	女性 BMI > 32 kg/m² 时，发生胆囊疾病的风险增加 3 倍，BMI > 45 kg/m² 时，风险增加 7 倍

BMI，体重指数

代谢综合征

现在将一系列代谢异常及生理异常称为“代谢综合征”（metabolic syndrome）[24]。如框 58.1 所列，代谢综合征患者常伴有腹型肥胖、高密度脂蛋白水平（high-density lipoprotein, HDL）降低、高胰岛素血症、糖耐量异常、高血压和其他特征性表现[15]。诊断代谢综合征的特殊标准见表 58.4。其诊断需要符合以下标准中的至少三项：腹型肥胖、空腹血糖升高、高血压、低 HDL 及高甘油三酯血症[25]。体重增加伴内脏肥胖是代谢综合征的一个主要预测因素。由于 BMI 对肥胖相关代谢性疾病和心血管疾病的预测相对不敏感，因此临床上使用腰围而非 BMI 来确定促成代谢综合征的脂肪含量。腰围可反映腹部皮下脂肪和腹腔内脏脂肪组织，而 BMI 不能。因此腰围是反映中心或躯干脂肪的更好指标。

在美国，约 34% 成年人患有代谢综合征[26]。在这些患者中，超过 83% 的患者达到了腹型肥胖的诊断标准。代谢综合征的发病率随年龄增加而升高，在年龄达到 60 岁的肥胖人群中超过 40% 的人合并代

框 58.1 与代谢综合征相关的特征性表现

腹型肥胖
导致动脉粥样硬化的血脂异常（↑ TGs，↓ HDL-C，↑ ApoB，↑ LDL 小颗粒）
血压升高
胰岛素抵抗伴或不伴糖耐量异常促炎症状态（↑ hs-CRP）
促血栓形成状态（↑ PAI-1，↓ FIB）
其他（内皮功能不全，微量白蛋白尿，多囊卵巢综合征，雄激素水平降低，非酒精性脂肪肝，高尿酸血症）

ApoB，载脂蛋白 B；FIB，纤维蛋白原；HDL-C，高密度脂蛋白胆固醇；hsCRP，高敏感 C 反应蛋白；LDL，低密度脂蛋白；PAI-1，纤溶酶原激活物抑制剂；TG，甘油三酯

表 58.4 诊断代谢综合征的临床标准

中心型肥胖	男性腰围> 102 cm 女性腰围> 88 cm
及以下之中的两项：	
标准	**定义值**
甘油三酯	≥ 150 mg/dl（1.7 mmol/L） 或血脂异常特殊性治疗
高密度脂蛋白胆固醇	男性< 40 mg/d（1.03 mmol/L） 女性< 50 mg/dl（1.29 mmol/L） 或血脂异常特殊性治疗
血压	收缩压> 130 mmHg 舒张压> 85 mmHg 或治疗既往诊断高血压
空腹血糖	> 110 mg/dl（5.6 mmol/L） 或既往诊断 2 型糖尿病

谢综合征[24]。通常男性患者多于女性，并且西班牙裔及南亚裔美国人的易感性似乎更高。非洲裔美国男性的发病率常低于白人男性。糖皮质激素、抗抑郁药、抗精神病治疗药物等一些常用的处方药也可能引起代谢综合征。由治疗人免疫缺陷病毒（human immunodeficiency virus，HIV）感染的蛋白酶抑制剂引起的胰岛素抵抗可能导致代谢综合征。

代谢综合征患者发生心血管疾病的风险及全因死亡风险增加。代谢综合征患者罹患 2 型糖尿病的风险增加，而糖尿病本身既是动脉粥样硬化疾病的一个重要危险因素，同时也是与冠心病同等级别的疾病[17, 24]。代谢综合征也与多囊卵巢综合征、非酒精性肝疾病、胆结石、睡眠障碍、性功能异常及某些肿瘤有关包括乳腺癌、子宫内膜癌、胰腺癌、结肠癌和肝癌，详见表 58.3[27]。纳入了近 1900 例患者的多项研究发现，对病态肥胖的患者实施减重手术后体重减轻量显著高于非手术减重患者，并且与病态肥胖相关的多数疾病可在 1 年内缓解[28]。在实施减重手术后体重减轻达到预期水平的患者中，超过 95% 的患者代谢综合征可以得到解决[29]。这项发现可清楚地表明减重手术不是简单的一种控制体重的措施，而且可以干预代谢[30]。

炎症过程在代谢综合征中似乎具有重要作用[20]。脂肪组织具有两大主要功能：①储存及释放富含能量的脂肪酸。②分泌调节能量代谢所需的内分泌和自分泌蛋白质。脂肪细胞通过释放游离脂肪酸发挥代谢效应，儿茶酚胺、糖皮质激素的释放，β 受体激动剂活性的增强，胰岛素介导的脂肪储备减少等因素可使此效应增强。内脏脂肪组织被证实是肿瘤坏死因子 -α（necrosis factor-α，TNF-α）、白介素 -6（interleukin-6，IL-6）等促炎因子及脂联素等抗炎因子的重要来源。促炎细胞因子水平升高可能会引起胰岛素抵抗，主要是通过阻断胰岛素信号传导以及促进过氧化物酶体增殖物激活受体 -γ 的下调（此两者为脂肪细胞分化及控制最重要的调节过程）。另外，胰岛素抵抗还可通过削弱胰岛素的抗炎效能起到促炎作用。最后，肥胖患者的氧化应激作用增强，主要由于摄入过量的营养物质和相应增加的代谢率所致。这些因素可能也是引起肥胖患者炎症反应增加的原因[20]。

肥胖患者的自然免疫反应异常。自然杀伤细胞（natural killer cell，NK cell）的细胞毒性活性随肥胖而降低，血浆中可调节自然杀伤细胞功能的细胞因子 IL-12、IL-18、干扰素 -γ 的水平也均降低[31]。其他细胞因子（主要是 IL-6 和 TNF-α）和脂肪因子（瘦素、脂联素、脂肪衍生抵抗素）是脂肪和脂肪相关组织产生和释放的两大主要炎症蛋白[20]。肥胖患者血浆及脂肪组织中的 IL-6 及 TNF-α 水平均有升高。在 2 型糖尿病或者糖耐量异常患者的循环中 IL-6 也一直处于较高水平。瘦素及脂联素是主要由脂肪细胞产生的蛋白质，被称为脂肪细胞因子。虽然瘦素主要参与食欲控制，但其免疫效应包括保护 T 淋巴细胞免受凋亡和调节 T 细胞活化和增殖。瘦素水平降低可增进食欲，降低代谢，同时增强机体对内毒素、TNF-α 等促炎刺激因子毒性作用的易感性。瘦素水平升高可促炎症，这可能在心脏病和糖尿病的进展中起重要作用，尤其是对肥胖患者而言。血清脂联素水平与胰岛素敏感性相关，它在肥胖人群中不升高。2 型糖尿病患者脂联素水平明显降低。脂联素降低 TNF-α 的产生和活性，也抑制 IL-6 的产生。抵抗素是一种诱导胰岛素抵抗的脂肪因子，由内毒素和细胞因子诱导。抵抗素作用于细胞水平，能够上调促炎细胞因子的产生，其机制很可能是通过核因子 κB（nuclear factor κB，NFκB）途径。抵抗素似乎是介导代谢信号、炎症反应过程及心血管疾病发生和发展三者之间相互作用的分子学桥梁。抵抗素水平的升高与人类炎症反应标记物有关，而与 BMI 之间没有明显的依赖关系[20]。

如果要完全阐明肥胖与炎症反应之间的联系，那就必须理解 NFκB 在胰岛素抵抗过程中的作用。游离脂肪酸和 TNF-α 都通过细胞内炎症级联途径作用来抑制胰岛素信号传导。此过程是由位于细胞质内的转录因子的激活所介导的。随着它们转位到细胞核后，最终与调节炎症过程的转录因子结合。细胞质还含有 NFκB（另一种转录因子），其激活与包括糖尿病在内的许多疾病有关。NFκB 也能被低氧血症所诱导，它增加了促炎细胞因子 TNF-α 和 IL-6 的产生，这两种细胞因子在阻塞性睡眠呼吸暂停综合征患者中通常是增加的[20]。因此，炎症反应是联系肥胖、代谢综合征和阻塞性睡眠呼吸暂停这三者之间的桥梁[32]。

阻塞性睡眠呼吸暂停—低通气综合征

OSA 是一种以睡眠时反复发作的部分或完全上气道塌陷为特征的疾病[33]。阻塞性睡眠呼吸暂停的定义是在神经肌肉通气功能正常的情况下，呼吸气流完全停止达 10 s 或更长。然而，梗阻性低通气的定义可能因评分标准而有所不同。医疗保险和医疗补助服务中心（The Centers for Medicare and Medicaid Services，CMS）将低通气定义为持续至少 10 s 的 30% 及以上的部分气流减少，伴随着氧饱和度（SpO_2）下降至少 4%，而美国睡眠医学学会（American Academy of

Sleep Medicine，AASM）定义为 SpO_2 下降 3% 或者末梢皮质觉醒。此外，AASM 定义了第三种呼吸事件，其中监测到气流受限并伴有皮质觉醒，这些事件定义为呼吸努力相关微觉醒（Respiratory Effort Related Arousals，RERAs）。

对 OSA 的诊断只能在接受多导睡眠图或家庭睡眠研究的患者中进行[33]。多导睡眠图的结果以呼吸暂停 / 低通气指数（apnea hypopnea index，AHI）来表示。AHI 取值为发生呼吸暂停和低通气的总次数除以总睡眠时间或包括 RERA 的呼吸障碍指数（Respiratory Disturbance Index，RDI）得出的。健康受试者的流行病学研究尚未确定 AHI 的正常下限。大多数睡眠中心通常使用每小时 5 到 10 次的 AHI 作为正常界限。阻塞性睡眠呼吸暂停 / 低通气综合征（Obstructive Sleep Apnea/Hypopnea Syndrome，OSAHS）的严重程度是主观定义的，但推荐的疾病分级如下[33]：

轻度：AHI 为每小时 5 ～ 15 次

中度：AHI 为每小时 15 ～ 30 次

重度：AHI 为每小时 30 次以上

由于睡眠呼吸暂停 / 低通气综合征患者有继发高血压和肺动脉高压、左心室肥厚、心律失常、认知功能障碍、持续性日间嗜睡及其他疾病的风险，因此，对中、重度患者推荐进行治疗。治疗方法部分取决于睡眠呼吸障碍的严重程度。但有一点是治疗共识，即对于中、重度阻塞性睡眠呼吸暂停患者需要在睡眠期间进行持续气道正压通气（continuous positive airway pressure，CPAP）。其他保守治疗包括减重、睡前避免饮酒以及睡眠时采取侧卧位等。

许多研究证实，肥胖是 OSAHS 的最大危险因素，约 70% 的 OSAHS 患者（高达 80% 的男性和 50% 的女性）患有肥胖。严重的睡眠呼吸暂停疾病在男性中更常见，而女性达到更年期后更常见。AHI 和最低 SaO_2 之间存在明显的负相关。重要的是在患者手术之前 OSAHS 很容易被漏诊。在一项对 170 例手术患者的研究中发现，术前只有 15% 的患者被诊断为 OSAHS，但通过术前检查发现 76% 患合并有 OSAHS[34]。一份 STOP-Bang 问卷（框 58.2）可用于筛查 OSA 患者，评分为 5 至 8 分，确定有中度至重度疾病风险[35]。我们认为，对于肥胖患者在减重手术前进行多导睡眠图检测 OSAHS 是很重要的。术前诊断及适当介入措施可以获得以下好处：减少术后睡眠剥夺，改善对镇痛和麻醉药物的反应，使心血管紊乱恢复正常[36]。

从解剖学上来说，伴有 OSAHS 的典型肥胖患者口咽部脂肪组织增生，包括悬雍垂、扁桃体、扁桃体柱、舌、杓状会厌皱襞以及侧咽壁。肥胖程度与咽腔大小之间存在反比关系。咽侧壁脂肪沉积使气道变窄，并使口咽部形状改变为横轴短、前后轴长的椭圆形[37-39]。这种外观上的变化可加重气道阻塞的严重程度，而且也使在面罩通气期间保持气道通畅及全身麻醉时行直接喉镜下气管内插管的难度更大[40-41]。拔管前应完全逆转神经肌肉阻滞，应采用低潮气量或肺保护性通气。

框 58.2 STOP-Bang 问卷

1. 打鼾：你是否大声打鼾（声音大到可以通过紧闭的门听到）？
2. 劳累：白天你经常感到疲倦、疲劳或困倦吗？
3. 观察：有人观察到你在睡觉时停止呼吸吗？
4. 血压：你是否有或正在接受高血压治疗？
5. BMI：BMI 大于 35 kg/m² ？
6. 年龄：50 岁以上？
7. 颈围：颈围 > 40 cm ？
8. 性别：男性？

OSA 高风险：是≥ 3 个问题。
OSA 低风险：是< 3 个问题。
BMI，体重指数

此外，使用阿片类药物和镇静药物处理术后疼痛时，可使拔管后气道梗阻的发生率增加，因为这些药物易于降低咽部扩张肌的张力，以及具有上呼吸道塌陷的可能性[40]。

阻塞性睡眠呼吸暂停在炎症和代谢综合征中也起着重要作用[20, 32]。发生低通气和呼吸暂停事件时，患者睡眠觉醒和氧合血红蛋白饱和度下降构成了 OSAHS 中的一个周期性事件，而低通气和呼吸暂停事件是这个周期性事件中的一部分。未治疗的阻塞性睡眠呼吸暂停患者在经历周期性低氧血症和再氧合过程中，交感神经系统被激活。此种激活可导致促炎症细胞因子水平升高，以及血管内皮细胞的氧化应激增加，进而在合并阻塞性睡眠呼吸暂停的肥胖患者中诱发更严重的全身炎症反应[32]。在 OSAHS 患者中，许多不同炎症介质的水平都是升高的，包括 IL-6、高敏感 C 反应蛋白（hs-CRP）、瘦素、TNF-α、IL-1、活性氧以及黏附分子，如细胞内黏附分子 -1（intracellular adhesion molecule-1，ICAM-1）和血管细胞黏附分子 -1（vascular cell adhension molecule-1，VCAM-1）[20]。因此，肥胖代谢综合征和 OSAHS 是互相关联的疾病。这些疾病可显著改变患者炎性疾病的特征，并增加多种患病风险，尤其是心血管和气道方面的疾病。更为重要的是，手术干预不仅使患者体重减轻，从而可改善肥胖相关的呼吸系统疾病[14]，而且可使血清脂联素水平显著且持续的升高，同时降低 IL-6 和 hs-CRP 水平[42]，改善自然杀伤细胞功能，升高 IL-12、IL-18 及 IFN-γ 的血浆水平升高[31]。

肥胖患者的非手术治疗

肥胖非手术治疗的首要目标包括：减重、代谢综合征相关异常的治疗、2 型糖尿病和心血管疾病相关事件的预防。代谢综合征的治疗需要遵循一种积极、多方面的治疗策略，需要同时处理多种潜在的代谢异常和并存的危险因素[24]。对肥胖和代谢综合征患者而言，治疗性的调整生活方式是一种最基本的恰当的治疗方法，具体包括调整饮食、减肥、锻炼身体以及戒烟。治疗的目标是增进健康，这也是提倡减肥的主要原因。由于存在较强的脑-胃肠轴驱动摄食行为及饱感，故通过饮食调节达到能量平衡并不容易实现。该脑-胃肠轴含有激素成分，包括内源性产生的胃饥饿素（一种由胃产生的促进食欲的多肽）[43]。故应从系统、器官、细胞及分子水平上监测非手术治疗对危险因素及并发症的影响，需要治疗的并发症减少则提示非手术治疗有效。

通过治疗性生活方式改变的减肥目标并非让患者达到正常体重或理想体重（ideal body weight，IBW）。即使是体重减低在 5% ～ 10% 范围内的适度减肥，也能够降低总胆固醇和甘油三酯水平，提高 HDL 胆固醇（HDL-C），降低血压和血糖以及减少胰岛素抵抗，从而对并存疾病如糖尿病、血脂异常及高血压的治疗获得显著的初步成效[22, 24]。肥胖治疗指南强调了通过行为改变来降低能量摄入，增加体育锻炼，从而减轻体重的必要性。降低能量摄入是体重减轻的最重要措施，而增加体育锻炼对于保持体重至关重要[45]。低能量饮食对长期减肥更有效，也更健康。为了能够长期保持减肥的成果，最好将经常锻炼作为减肥方案的主要部分。规律地进行身体锻炼能够改善与肥胖和代谢综合征相关的一些危险因素[46]。有关锻炼标准的建议是每天至少进行 30 min 中等强度且易于实行的体育活动。对那些拟行手术治疗的极度肥胖患者，减肥目标有必要订得更高一些。即便是通过手术治疗，患者也很难达到理想体重，经过几年的平台期后体重往往会再次增加。对某些患者，尤其是存在严重合并症的患者，单纯预防体重进一步增加可能就是其最合理的治疗目标。

除了治疗性的生活方式改变对肥胖患者带来的益处外，还需要对与肥胖和代谢综合征相关的血脂异常及高血压采取一些特殊的干预措施[47]。代谢综合征患者通常存在甘油三酯水平升高和 HDL-C 水平降低。当 LDL-C 水平过高时，很多患者需要接受他汀类药物治疗。他汀类药物被证明可以减少 2 型糖尿病和代谢综合征患者心血管疾病的风险。依泽替米贝可以选择性地抑制肠道对胆固醇的吸收，与他汀类药物合用后可使 LDL-C 进一步降低 15% ～ 20%。纤维酸类药物可以有效降低甘油三酯水平并提高 HDL-C。单用纤维酸类时降低 LDL 胆固醇的作用比较温和，但当与他汀类药物合用时，可增加肌肉疾病的风险。ω-3 脂肪酸能降低代谢综合征患者的甘油三酯水平并改善胰岛素抵抗。它们通常与其他降脂药物联合使用。烟酸对于提高代谢综合征患者的 HDL-C 水平非常有效。烟酸可以降低小而致密的 LDL 颗粒的浓度及血清脂蛋白（a）水平[47]。

对肥胖和代谢综合征患者来说，限制饮食中的食盐量和治疗性的生活方式改变是治疗高血压的基本手段。根据美国心脏病学会和美国心脏学会（ACC/AHA）发布的 2017 年指南[48]，对血压＞ 130/80 mmHg 的患者需采用抗高血压药物治疗。对这些患者，没有可以推荐作为一线用药的特异性的降压药物。通常情况下，联合使用多种药物才能达到降压治疗的目标。降压治疗所获得的患者健康风险降低很大一部分原因归功于血压的下降。

通常代谢综合征、2 型糖尿病和肥胖患者的胰岛素抵抗及高血糖可以通过口服降糖药物进行治疗[47]。一系列不同类型的药物（及同类药物中的不同药物）可以通过不同的作用机制治疗高血糖。这些药物包括 α- 葡萄糖苷酶抑制剂、磺脲类药物、米格列醇类药物、D- 苯丙氨酸衍生物、双胍类以及噻唑烷二酮类药物[47]。麻醉方面的考虑包括：围术期需要对血糖水平进行评估和控制，特别是对那些有胰岛素抵抗但是暂时无法继续使用口服药物的患者需要谨慎地使用胰岛素。目前，对服用二甲双胍（甲福明）的患者麻醉处理仍存在许多争论，因为这类患者术后有发生乳酸酸中毒的可能。因此，对于择期手术前 48 h 内服用过二甲双胍的患者，很多医师会常规取消或延迟手术。然而，也有些医师会在术前和术后继续使用二甲双胍，只要有可能，尽量不中断药物的使用。最近研究证据表明，服用二甲双胍的患者发生围术期并发症的风险降低。似乎说明二甲双胍可以安全地用于围术期[49]。

代谢综合征和肥胖患者可能应接受抗血小板治疗。美国心脏协会（American Heart Association）目前建议，对 Framingham 风险评分确定 10 年内发生心血管疾病风险为 10% 或更高的代谢综合征患者，可以使用小剂量阿司匹林作为一种基本预防措施。

行为干预和调整

行为干预和调整对肥胖患者改变他们已经养成的

饮食习惯及身体锻炼习惯很重要，这样他们可以实现减轻体重并长期维持减肥的成果[47]。这对于非手术减肥及手术减肥患者均适用。典型的行为治疗方案的主要特点包括：自我监测、目标的设定、营养和运动教育、刺激控制、问题的解决、认知的重构以及对反弹的预防。患者通常可以通过多模式减肥方案，包括饮食控制、体力活动和行为干预等措施来达到减肥目标，获得益处，因为这些综合干预措施不需要药物或者手术就可以提供最好的减重和保持体重的效果。然而，关键的问题在于要识别那些有饮食失调或者存在严重精神障碍的患者，以便其能得到获得理想减肥效果所必需的特殊精神和心理治疗。

减重的药物治疗

在采取药物疗法治疗肥胖之前首先要强调生活方式和行为的调整。通过饮食控制和运动没有达到合理减肥目标的患者可能需要药物治疗来增加减肥效果[27]。有几种减肥药物已经被FDA批准，目前可以长期使用。它们通常用于BMI为30 kg/m^{2}或更高（BMI ≥ 27 kg/m^{2}但具有肥胖相关危险因素或者合并症）的患者，作为饮食控制和运动的辅助疗法。目前仅有两种类型的减肥药物：食欲抑制剂和脂肪酶抑制剂。对于有减肥指征的患者，目前有三种药物可供选择：芬特明、氯卡色林[50]和奥利司他[47]。作为一种肾上腺素再摄取抑制剂，芬特明能够增强中枢神经系统和外周组织的肾上腺素能信号。芬特明通过降低食欲、减少食物摄入、增加静息代谢率来促进体重减轻。其副作用包括心动过速和高血压。氯卡色林是一种选择性的五羟色胺受体5-HT$_{2C}$激动剂，通过激活前阿片黑素细胞皮质激素来减少食物摄入。由于其对5-HT$_{2C}$的敏感性高，对比由于存在卒中和急性冠脉综合征风险而在美国退市的其他减肥药物，氯卡色林安全性更高。对于选择性五羟色胺再摄取抑制剂（selective serotonin reuptake inhibitors，SSRIs）或单胺氧化酶抑制剂（monoamine oxidase inhibitors，MAOIs）的患者，不应用氯卡色林，因其可能导致致死性血清素综合征的风险。奥利司他是一种脂肪酶抑制剂，可以可逆性地与脂肪酶结合，抑制某些食物脂肪的吸收和消化。由于奥利司他也抑制脂溶性维生素的吸收，使用这种药物的患者需要补充脂溶性维生素A、D、E和K。它有明显的胃肠道副作用，包括腹泻、脂肪泻、胃肠胀气、大便失禁以及油性直肠排泄物。

替代药物选择

Allison等[51]回顾了有关饮食和中草药减肥的文献。这些物品被用来当作“食物补充成分”来销售，因此避开了FDA的管理权限。尽管这些补充成分不能合法地宣称其可以治疗疾病，但它们声称能降低罹患某种疾病的风险。根据文献回顾，声称能够减肥的产品为复方制剂，包括壳聚糖、甲基吡啶铬、共轭亚油酸、生物碱类（麻黄）[52]和藤黄果[51]。绝大多数有关这些复合物的研究都缺乏随机、对照和盲法设计，因此，这些化合物在有效性和安全性方面仍存在疑问。唯一涉及中草药的被证明有持续减肥效果的研究是麻黄碱和咖啡因的联合使用[53-54]。从药理学角度可以解释这种作用。因为作为一种肾上腺素激动剂，麻黄碱是一种众所周知的食欲抑制剂和产热剂。因此，以减肥为目的的大多数（即使不是全部）食物补充成分中都加入了麻黄（是麻黄碱的一种天然来源）。麻黄碱作为一种减肥物质与咖啡因或（和）阿司匹林同时使用，其疗效已经得到了公认。但遗憾的是，已经出现多例服用此药物后心脏和神经系统并发症的报道[55]，比如高血压、卒中、癫痫甚至死亡。这些并发症的发生可能与药物制备阶段添加的药物剂量不一致，并且患者在使用过程中缺乏医务人员的指导和监督有关。因此，美国国立卫生研究院（National Institutes of Health）禁止在任何推荐的减肥方案中使用这些产品。

植入性电刺激仪

植入性胃刺激仪是被放置于皮下的类似于心脏起搏器的装置，对沿着胃小弯的胃组织起到刺激作用。21世纪初期有人就开始尝试使用这种胃刺激器，发现其具有中等减肥效果，同时副作用很少[56-57]。在美国和欧洲进行的多项临床试验得出了一些有希望的结果。多数研究表明，电极植入后的12个月内体重下降，然而只有少数研究的随访时间超过一年[58]。一项研究发现该设备能够使患者的体重减轻25%，改善口服糖耐量试验，降低血压，改善胃食管反流（Gastroesophageal Reflux Disease，GERD）的症状，同时增加副交感神经的张力。在此研究中首批65例患者没有发生严重的不良反应[56]，在随后的另一项对20例患者的研究中也是如此[57]。胃生长激素释放肽水平的改变可能是该装置产生减肥效果的原因之一。

肥胖的手术治疗

成人肥胖的根源大部分来自儿童肥胖。不幸的是，在美国儿童肥胖是最常见的儿童营养失调疾病。年轻人显著肥胖，而且发病率越来越高，这是当前肥胖流行的悲剧之一。公众对此问题的关注开始增加，并随之制订出了一些诸如调整校园自动售货机的摆放、限制公共场合甜食及软饮料的可获取度等公共策略，以作为控制小儿肥胖流行的一种手段。通常根据BMI、年龄、性别以及参照美国疾病预防和控制中心（Centers for Disease Control and Prevention，CDC）颁布的定义而绘制的特异性临床生长曲线来做出儿童肥胖的诊断[59]。这些百分比曲线适用于年龄在 2 ～ 20 岁的青少年。由于在生长过程中 BMI 显示了非线性的变化，所以使用了百分比范围。CDC 将儿童的 BMI 从第 5 到第 85 百分位数之间定义为“健康体重”，从第 85 到第 95 百分位数定义为“具有超重风险”，大于第 95 百分位数则为“超重”。而以前 BMI 值在第 85 和第 95 百分位数之间和超过第 95 百分位数则分别被认为是“超重”和“肥胖”。这种术语的转变依然有争议。超过第 99 百分位数被认为是极度肥胖儿童。

国家健康和营养测试调查 2011—2014 年的资料显示：2 ～ 5 岁、6 ～ 11 岁以及 12 ～ 19 岁儿童超重的发生率分别为 9.4%、17.4% 和 20.6%[60]。在超过 6 岁的儿童中性别对超重的发生率似乎没有影响。自 1988 年以来，6 至 11 岁和 12 至 19 岁儿童的肥胖率稳步上升，但最近 2 至 5 岁儿童的肥胖率略有下降。在一些发展中国家，儿童超重的发生率比美国高[61]。这提示青少年肥胖已经较为普遍。

儿童肥胖的治疗基础是能量摄入和消耗之间的平衡。在家庭的干预和支持下，改变生活方式最易取得成功。这种治疗方法取得成功的三个关键点是：更好的饮食习惯、增加体育锻炼和减少静坐活动[62]。要取得治疗成功，不仅要对儿童和家庭进行教育，还包括目标的设定、自我监测、激励物和刺激控制。生活方式的干预仍旧是减肥的首选，但对某些患者协同药物治疗可能是有益的。批准用于治疗儿童肥胖的药物有在本章其他地方已提及的奥司利他，作为二线治疗方案[63]。

尽管在 2000 年美国所有行减重手术的患者中，只有不到 1% 的患者年龄小于 20 岁[64]，但总的数字仍在继续增加。不幸的是，目前越来越多的青少年在医学指导和药物的帮助下无法达到减肥目标，或者因出现合并症而接受减重手术。尽管成人减重手术方案可以为青少年患者提供安全而有效的围术期处理，但它们可能无法处理青少年独特的代谢和心理需要。由于肥胖的发生时间较短，与年龄相关的合并症也较少，与成年患者相比，需要接受减重手术的青少年患者住院时间更短，术后即刻死亡率也比成人低[64]。

知情同意对该人群是一个重要问题。对于一个半择期性的、相对风险较高的手术，仅取得父母的同意是否合适？儿童本人是否真正理解“手术之后的 1 个月内有很高的死亡风险”这一概念？对这些问题以及其他诸如伦理之类的问题需要进行讨论，但超出了本章的讨论范围。

随着病态肥胖和超级肥胖发生率的快速上升，以及与之相伴的肥胖人群过早死亡的风险的增加，每年减重手术的实施数量也在显著增加。“减重手术”指通过手术改变小肠或者胃以达到减轻体重的目的。据估计，美国每年实施 216 000 台以上的减重手术。对肥胖患者的关注不仅局限于减重手术，因为肥胖患者也会经历各种类型的手术。然而，肥胖手术治疗的益处表现为：可以逆转代谢综合征、2 型糖尿病以及其他肥胖合并症的病理生理学改变，从而产生明显的内分泌和心血管方面的益处。另外，还可为增加减重效果提供一种机械手段[65-71]。有数种减重术式可供选择，从早期的减少吸收型胃旁路手术，到新式的控制与热量摄取及饱感相关的激素为目的的手术[72]。所有可选择术式最终可以归结为两类：①胃限制性手术，②将胃减容和诱发营养吸收障碍相结合的微创手术。

手术方式

减重手术是世界上增长最快的手术之一[73]。手术方式可分为胃限制性手术和将胃减容和诱发营养吸收障碍相结合的手术[74-83]。这些手术方式可采用开放式，腹腔镜或机器人辅助下实施手术。一般情况下，微创手术（腹腔镜或机器人辅助）要优于开放式手术，由于其并发症少，住院时间短发病率低[84]。开放式减重手术实施例数逐步下降，以至于近 90% 的减重手术都在腹腔镜下实施[85]。

限制性手术

限制性手术操作的目的是减少和限制患者摄入的食物量[80]。通过降低胃的储存能力来实现的。近三十年来垂直束带胃成形术被广泛应用于限制性手术，但目前在很大程度上已经被创伤更小的腹腔镜下胃束带手术（laparoscopic gastric band procedure，LGB）所替代。然而近年来，LGB 手术所占减重手术比例从 2011 年的 35% 下降到了 2016 年的约 3%[86]。比例下降原因可能是减重少及束带修复率较高。近年来袖状胃切除术（sleeve gastrectomy，SG）已经是最常见的减重手术，如图 58.2 所示。在 SG 手术采用绕 32 ～ 40 F 探条去除胃大弯，形成管状胃，SG 手术已经被证实是安全有效的，平均减重约 65%[87]，体重下降后，SG 不仅是限制性胃减容而且由于激素水平的下降可调节食欲和食物摄入[88]。

吸收障碍性手术

吸收障碍性手术的目的在于通过胃减容和营养物质的吸收障碍引起体重减轻。早期的手术是制造一个很长的空肠回肠旁路。术后患者的体重明显减轻，但这种手术常伴有难以接受的严重的维生素和蛋白质吸收障碍、骨质疏松及肝衰竭。

目前，胃分流术（gastric bypass，GBP）（图 58.3）以及胆胰分流术（biliary pancreatic diversion，BPD）是两种最常用的吸收障碍性手术，两者都被证明安全且有效[80]。与 BPD 相比，GBP 更常见，更安全。GBP 手术通过钉舱或者束带制造一个胃小袋，这成为胃限制性手术的一个组成部分。GBP 手术还包括制造一个 Roux-en-Y 吻合，其中胃小袋直接与空肠的中段相连[89]。OrVil 装置，一种非锥形或锥形的探条，如图 58.4，可由外科医生用来协助建立吻合口。OrVil 装置的胃部分通过口咽，然后由外科医生通过胃造口处进行牵拉，直到 OrVil 装置的砧部到达胃。然后，把它连接到吻合器上进行吻合。因而食物在胃肠道内的运行路径绕过了胃残端和十二指肠上段。此手术可以开

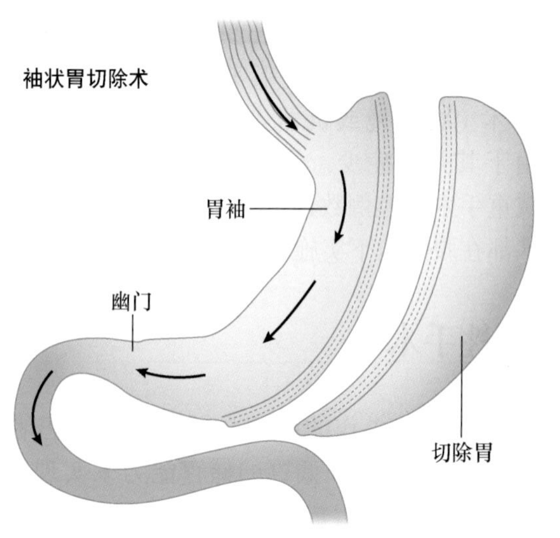

图 58.2 袖状胃切除术：在一个 32 F 至 40 F 的肉芽周围切除胃的胃底和更大的弯曲，形成管状胃

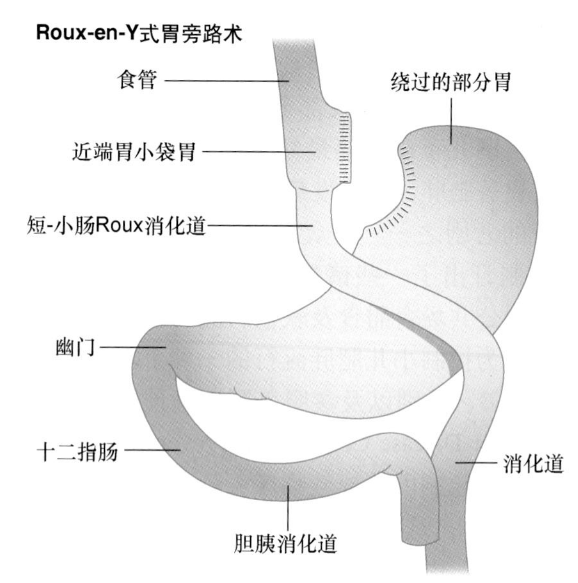

图 58.3 Roux-en-Y 胃旁路：部分胃与其他胃脱离，形成一个小袋。该袋通过一条小肠连接到小肠的下部，类似于 Y；因此，部分胃和小肠被绕过。然而消化液（胆汁酸和胰酶）仍然可以与食物混合，使身体能够吸收维生素和矿物质，减少营养缺乏的风险

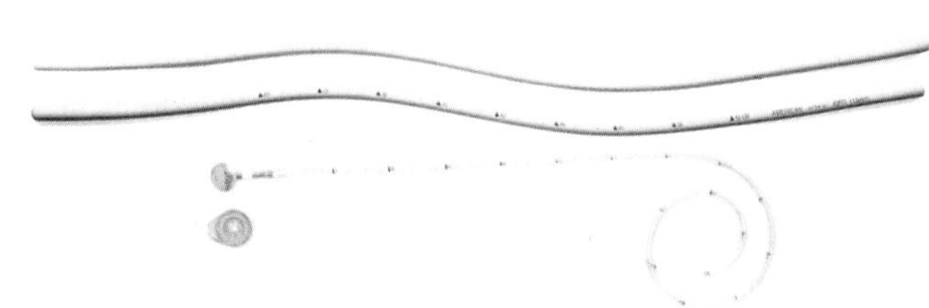

图 58.4 减重手术中常用的 32 F 锥形探条（上），40F 非锥形探条（中），或 OrVil 装置（下）

腹完成，也可以在腹腔镜技术下进行[90-91]。尽管 GBP 被认为是一种安全的手术，但与其相关的围术期死亡率高于 LGB[77]。另外，它还有一些重要的长期并发症，如维生素 B_{12} 缺乏、贫血、切口疝、胆石症以及吻合钉线断裂等发生率相当高。通常需要同期行胆囊切除术以避免将来发生胆石症[92]。BPD 也是一种重建消化道解剖的 Roux-en-Y GBP，其中被搭桥的肠道节段还包括十二指肠的胆管和胰管入口处。这使搭桥的小肠暴露在胆汁和胰液下。胃窦被切除可以避免胃溃疡，食物的摄入仅受到部分影响。离断中等长度的小肠也是此术式的必要部分，将离断的小肠远端部分汇合吻合到胃残端上。离断小肠的近端包括胆胰分泌入口在内被吻合到距回盲瓣 50 cm 的消化道上。无论是患者接受 GBP 还是 BPD 减重手术后，均需要终生随访，并且可能需要长期接受微量营养成分的替代治疗。

微创侵入性装置

最近在美国有几个被批准用于减肥的装置。其中之一胃内球囊，其作用是通过限制性方式发挥[93]。胃内球囊在内镜下放置在患者的胃中，并充满生理盐水，以提供饱腹感。该装置可在患者的胃中保存最长 6 个月，并已被证明平均减少 6.8% 的体重。胃内球囊最常见的并发症与胃肠道症状有关，如恶心、呕吐、口臭、GERD 和腹部不适；然而，也可能发生严重的并发症如球囊破裂、迁移和肠梗阻[94]。

另一种被批准在美国使用的设备是内镜下放置的经皮胃造口管，以促进胃排空。该装置可用于排出摄入的食物，初步研究表明，总体重（total body weight，TBW）下降约 12%[95]。最常见的副作用是腹部不适和蠕动刺激；然而，很少有严重的并发症，如需要住院的腹痛和腹膜炎。

减重手术的健康获益

衡量减重手术成功与否最常用的两个预后指标是体重下降和合并症的解除。已发表的多篇 meta 分析[67，96-97]及一篇重要文献综述[98]已经很好地总结了减重手术的主要效果。采用 SG 或 GBP 术式进行减重手术的患者体重下降了 52% 至 68%[99-100]。减重手术引起的体重减轻程度远远超过常用的非手术治疗方法，与患者的理想体重和预期体重更加接近。这种程度的体重减轻可长期保持至少 10 年。

文献对肥胖和代谢综合征相关合并症的改善程度也进行了评估[67，97-98，101]。临床研究表明，第一年与药物治疗 12% 的有效率相比，40% 手术治疗患者 2 型糖尿病改善[102]。另一项研究表明，2 年的改善率为 85%，而药物治疗患者改善率为 0%[103]。这种获益可长期持续，6 年中 62% 的手术患者的 2 型糖尿病得到了改善[104]。术后糖尿病的缓解与术前疾病的持续时间呈负相关。这种缓解更多地发生在已经通过口服降糖药使糖尿病得到控制的患者。这就说明针对肥胖的手术治疗是一种重要的内分泌学治疗措施，因为通过非手术治疗使糖尿病病情得到了中等程度改善的患者，几乎 100% 都会在 5 年之内发生病情反弹。

手术对高血压和高脂血症的治疗效果也是很明显的。一项对近 1900 名患者的研究表明，在 6.5 年的随访中，32% 的手术治疗患者的高血压缓解，而在非手术治疗患者中，这一比例为 12.5%[105]。一项 5 年的研究表明，约 30% 至 40% 的减重手术治疗患者与 8% 的药物治疗患者，甘油三酯水平明显下降；30% 减重手术治疗患者与 7% 药物治疗患者，HDL 水平增加[106]。OSAHS 的缓解似乎与减重手术的类型无关，共有 85.7% 患者获得了缓解[107]。手术后其他并存疾病的缓解情况也同样得到了证实。有研究报道，减重手术可改善肥胖患者的肝脂肪浸润程度，改善 GERD 症状、增强呼吸功能，减少喘息症状，逆转肥胖性心肌病，缓解关节疼痛症状，以及改善关节活动度等[71，108-112]。5 年的术后随访确定减重手术可以持续减少肥胖相关的合并症[113]。与通过非手术的生活方式干预方法减肥相比，尽管减重手术可使体重减轻得更多，但其在对并发症的切实解决及危险因素的确切改善方面与成功的保守治疗效果类似[101]。

减重手术患者的麻醉管理

实施减重手术患者接受的是目前最好的、对病态肥胖具有远期疗效的治疗手段。然而，此类患者的术前状态存在一些异常生理状况，甚至累及多个器官病变。正因为如此，各种减重手术均与风险相当高的死亡及发病率有关。可使用术前危险分级来识别与减重手术相关的严重致残以及较高死亡风险的患者[114]。无论如何，为了保证患者的安全，必须对围术期、术中及术后各阶段的麻醉管理做出详尽的计划。

术前评估

麻醉的手术前评估包括对高血压、糖尿病、心力衰竭和肥胖性低通气量综合征的评估。患者所行的睡眠试验的结果很重要。AHI 评分超过 30 意味着严重的睡眠呼吸暂停，预示麻醉诱导时可能发生迅速而严重的氧饱和度下降。如 CPAP 水平超过 10 cmH_2O 则意味着患者有面罩通气困难的可能。

术前评估的另一个重要信息可以通过检查患者既往的手术记录、麻醉处理（比如维持气道困难与否，建立静脉通路有无困难）、是否需要入住 ICU、手术结局、患者当时的体重等相关记录来获得。这些信息有助于缓解医者的担忧，或者对随后的麻醉管理做出更好的准备。术前推荐的实验室检查包括空腹血糖和血脂情况、血清生化检查（为了评估肾和肝功能）、全血细胞计数、铁蛋白、维生素 B_{12}、促甲状腺素及 25- 羟维生素 D。

如果在围术期能够做到合理评估、充分准备及最优化的管理，即便是合并有明确冠状动脉疾病（CAD）的患者，其并发症的发生率和死亡率也可与无 CAD 的患者一致[115]。关于阻塞性呼吸睡眠暂停对围术期的风险还有争议[116]，但是如果条件允许，大多数患者应该采用夜间氧饱和度监测、多导睡眠图或两种方法联合来筛查阻塞性呼吸睡眠暂停。如果发现有阻塞性呼吸睡眠暂停，推荐行CPAP，建议患者在家中即开始此治疗并持续至整个围术期。

此类患者中肝功能异常很常见，尤其是非酒精性脂肪肝。肝疾病的严重程度可以作为围术期风险以及术后结局的一个预测因素。肝硬化合并门脉高压被认为是减重手术的禁忌证[116]。如有消化不良的胃肠道症状提示可能存在幽门螺旋杆菌感染，需要接受标准方案治疗。

被视为减重手术禁忌证的情况包括：不稳定性CAD、未控制的严重阻塞性呼吸睡眠暂停、未控制的精神障碍、智力减退（IQ＜60）、无法理解手术、能察觉到的无法遵守术后限制规定者、持续的药物滥用、合并有恶性肿瘤且5年生存预后很差。多数情况下，对所有合并症进行术前处理有助于降低风险，使高风险转变为可接受的风险。

由于麻醉药物对已经存在呼吸功能受损的阻塞性呼吸睡眠暂停患者具有副作用，使对此类患者的麻醉管理变得更加复杂。此类患者常见的并存疾病使问题变得更加严重[117]。根据所使用的麻醉药物来改变围术期的麻醉风险只是个案报道的结果。缺乏足够的试验证据来明确回答这个问题。美国麻醉医师协会及麻醉和睡眠协会都发表了基于现有文献及专家共识的建议，涉及对明确诊断OSA的患者以及那些存在睡眠呼吸暂停风险但未确诊患者的围术期识别及管理。一个在临床上十分常见而至今尚未得到科学证据回答的问题是：对合并睡眠呼吸暂停的患者行门诊手术或日间手术是否安全？对患者来说，哪些手术造成的风险足够大而需要推荐患者手术当晚留在医院？使用的麻醉药是否会影响这个决定？非甾体抗炎药（nonsteroidal anti-inflammatory drugs，NSAIDs）的使用增加会不会使这个观点发生改变？某些因素，如颈围、开腹手术对比腹腔镜手术，对手术结果和预后的影响作用尚在研究中。此类患者及其他需要减重手术的患者健康相关问题的深入研究也在继续。

术中管理

肥胖患者给麻醉医师带来了多方面的特殊挑战，包括气道管理、体位安置、监护、麻醉技术以及麻醉药物的选择、疼痛治疗和液体管理等。这些问题在术后管理阶段同样重要，其中最重要，并且研究证据也最充分的是气道管理，包括气管内插管、呼吸生理以及维持合适的血液氧合和肺容量的技术。为肥胖患者提供麻醉的麻醉管理团队所使用的特殊干预措施和手段是决定患者结局的重要因素。

患者的体位

尽管缺乏循证医学研究来证明肥胖患者在体位安置时更容易发生并发症，但病态肥胖患者在安置体位时需要格外关注（参见第34章）。有报道显示：即便是仰卧位，患者也可由于臀部肌肉受压引起横纹肌溶解而出现肾衰竭[118]或死亡[119]。肥胖患者处于俯卧位时，凝胶衬垫或者其他支撑体重的卷巾则可能承受了过多的重量。必须仔细检查受压点，尽管受压点可能已被小心地垫起，但仍有可能发生皮肤撕脱伤。这可能引起组织坏死或感染，尤其对长时间的手术更是如此[120]。当患者处于侧卧位时很难确保下侧髋部不受压力影响。肥胖患者的腋窝组织增加。在此体位下，很难也不必要依据传统做法在腋窝放置一块卷巾。取截石位时，用常规而非大号的腿架来支持患者的重量是一个挑战。为了降低组织压伤或发生骨筋膜间室综合征的风险，应尽可能缩短将患者大腿放在腿架上的时间[121]。

气道管理

任何的体位问题均没有安置肥胖患者喉镜检查或气管内插管的体位重要，通常认为这两种操作在肥胖患者比BMI正常的患者实施起来更加困难。颈粗短、舌大以及咽部软组织显著增多可引起肥胖患者喉镜检查和插管困难。然而，在临床实践中并未观察到病理性肥胖和喉镜检查及插管困难之间存在相关性。只要在临床操作中遵循一个简单却重要的方法，即在麻醉诱导前充分关注患者的体位安置，那么对较瘦患者和肥胖患者的喉镜检查和插管的难度就可能没有差别了。合适的体位在插管中的作用十分重要，因为它能够为在直接喉镜下成功实施气管插管提供良好的插管条件。

目前已有大量关于在肥胖患者中喉镜检查和困难插管发生率的研究，但结论却并不一致。一项研究发现口咽部Mallampati分级与BMI有关，两者的关系可作为困难喉镜检查的预测指标[122]。在喉镜检查时，无论患者的BMI是多少，都应该将患者的头部放置于最佳嗅花位。有一项仅包括肥胖患者在内的研究发现BMI与插管困难之间没有关系[41]。既往认为较高的Mallampati评分是“潜在困难插管”的预测指标，但在一项包含100例患者的研究中，有99例通过直接喉镜即可成功地完成插管，所有患者的肩膀下面都放置了枕头或者毛巾，以使头部垫高、颈部伸展。另一组关于较瘦患者和肥胖患者的研究发现 Mallampati 评分Ⅲ级或Ⅳ级是对肥胖患者插管困难唯一的独立危险因素[123]。该研究证实 Mallampati 评分预测插管困难的特异性较低，阳性预测值也较低，分别是 62% 和 29%。但其得出了肥胖患者插管更加困难的结论。插管时，患者被置于半卧位（抬高 30°），头位于嗅花位。另一项研究使用超声来定量测定声带水平的皮肤与气管前的软组织量[124]。该研究还通过其他方法来评估气道，包括甲颏距、张口度、颈部活动、Mallampati 分级、颈围以及是否存在阻塞性睡眠呼吸暂停。当患者处于嗅花位时，仅有超声测量到的气管前软组织增多和颈围被认为是直接喉镜下困难插管的阳性预测因子。有一项包含 35 份研究的 meta 分析评价了对没有气道疾病的患者诱导前的检查对预测插管困难的诊断准确度[125]。肥胖患者困难插管的发生率是非肥胖人群的 3 倍。这可能与患者的体位放置未达到最佳状态有关，这一点在之前的研究中都没有仔细描述。最佳体位包括斜坡位或者抬高病理性肥胖患者的上半身和头部，使外耳道与胸骨角成一水平线。这种体位被证实能够改善喉镜检查时的视野[126]。这项研究比较了在气道操作时分别置于斜坡位和嗅花位的两组病理性肥胖患者。研究证实两组患者喉镜暴露的视野有显著的统计学差异，斜坡位时喉镜视野更好。在一项研究中，Mallampati 评分Ⅲ级或者Ⅳ级及男性病态肥胖患者被证明可预测困难插管，而困难的直接喉镜检查与 OSA、颈围及 BMI 之间没有关系[127]。

根据随机对照试验所提供的证据以及其他有关肥胖患者气道管理的文献，如果患者被小心地置于斜坡位，直接喉镜下插管应该更加容易。可借助一些市售的体位安置装置[128]或毯子及手术单实现斜坡位，从而可使患者的头部与胸部处于所要求的位置[129]。对肥胖患者必须检查可能导致插管困难的常用客观指标，包括张口度小、龅牙、颈部活动受限以及小下颌等。备选的气道管理技术包括：使用可视喉镜装置为肥胖患者实施气管插管[130]；与直接喉镜相比，可视喉镜在减重手术中可提供更好的声门暴露，并减少成功气管插管所需要的时间[131]。对清醒患者给予适当镇静、局部麻醉下直接喉镜检查以评估喉镜视野，从而决定是继续全身麻醉诱导，还是在清醒镇静状态下选用纤维支气管镜插管。当然，紧急气道管理工具，包括喉罩和纤维支气管镜，应该处于随时备用的状态。

围术期另外一个需要特别关注的领域是肥胖患者的呼吸生理。管理肥胖患者时使用一些技术来维持氧合和肺容量尤其重要。首先，肥胖患者有多种肺功能异常，包括肺活量降低、吸气容量降低、呼气储备容量降低以及功能残气量降低。其次，肥胖患者的闭合气量接近甚至低于潮气量，尤其是在仰卧位或者斜卧位时。另外，由于肥胖患者在异常低下肺容量参数下呼吸时，其肺顺应性及呼吸系统顺应性都较低[132]。由于存在潜在的呼吸生理异常，肥胖患者很容易发生氧饱和度的迅速降低，特别是在呼吸暂停阶段，例如全身麻醉诱导阶段。只要给予正确的预防措施，单纯阻塞性睡眠呼吸暂停并不增加全身麻醉诱导期氧饱和度降低的风险[133]。然而，在全身麻醉诱导和气管插管后，患者在整个麻醉过程中可能会继续丧失气体交换单位[134]。为了保证肥胖患者的氧合和维持肺容量，已经研究了一系列策略。

在一项关于呼吸暂停期间患者低氧血症发生速度的研究中，患者在麻醉诱导之前通过面罩接受 100% 的氧气以去除氮气[134]，诱导之后继续处于呼吸暂停阶段，SpO_2 降低至 90% 为终点。肥胖患者在 3 min 内达到终点，而 BMI 正常的患者需要 6 min 才能达到终点。为了预防肥胖患者全身麻醉诱导阶段发生肺不张和氧饱和度下降，采用的方法包括：在预氧合阶段应用持续正压通气[135-137]、通过面罩给予呼气末正压（positive end-expiratory pressure，PEEP）以及诱导后给予机械通气[137]。在仰卧位预氧合阶段使用 10 cmH_2O 的 CPAP，可以使插管之后的 PaO_2 升高而肺不张的数量减少[81]。在预氧合阶段使用 CPAP 结合 PEEP 或诱导之后使用机械通气，可以将呼吸暂停阶段的非低氧血症时间从 2 min（对照组不接受 CPAP 或 PEEP）延长到 3 min。然而，在仰卧位预氧合的 3 min 时间内，使用 7.5 cmH_2O 的 CPAP 不能改变肥胖患者 SpO_2 下降到 90% 所需要的时间[136]。预氧合时，与仰卧位不使用气道正压相比，采用 25° 的头高位（背部斜卧）时麻醉后呼吸暂停的肥胖患者 SpO_2 下降到 92% 时所需要的时间延长[138]。采用头高位进行预氧合的患者在麻醉诱导之前 SpO_2 明显升高。肥胖相关的气体交换功能障碍取决于腰围 / 臀围比例，这是反映环绕胸腔脂肪组织分布的指标[139]。该研究进一步证明：病理性肥胖的男性比病理性肥胖的女性更容易发生肺部气体交换功能降低。有一项研究评估了肥胖患者的体位安置与麻醉诱导之后以及插管阶段呼吸暂停时发生低氧血症的关系。在呼吸管路被断开前患者接受 50% 的氧气 /50% 的空气混合气体通气 5 min[140]，其后停止呼吸，直到 SpO_2 下降到 92% 再继续机械通气。仰卧位患者 2 min 达到终点；若将仰卧位患者背部抬高 30°，则到达终点的时间可以延长 30 s；如果采用 30° 的反 Trendelenburg 体位，此时间可延长 1 min。肥胖患者在减重手术时采用30°的反Trendelenburg体位。与仰卧位相比，该体位能降低肺泡-动脉氧分压差，也能增加全肺顺应性，降低气道的峰压和平台压[141]。与正常体重患者相比，全身麻醉时肥胖患者的肺活量降低程度更严重[142]。

关于维持术中肺容量和氧合的不同策略已有大量研究。将肥胖患者全身麻醉机械通气时的潮气量从13 ml/kg逐步提高至22 ml/kg并不能改善气体交换功能，但却使气道压增高[143]。研究证明，在全身麻醉肌松状态下，与正常患者相比，肥胖患者使用10 cmH_2O的PEEP能更好地改善使用肌松剂全身麻醉期间的通气力学，并能提高PaO_2，降低肺泡-动脉氧分压差[144]。在单独应用PEEP的基础上，使用肺复张手法（如在55 cmH_2O压力下持续膨肺10 s）后，使用PEEP可预防肺不张加重并改善氧合的功效已得到证实，单独使用PEEP或肺复张手法时对肺功能的维持不能达到两者合用时的效果[145]。

腹腔镜手术期间的气腹能够增加肺阻力，降低动态肺顺应性[146]。气腹期间，体位、潮气量及呼吸频率的改变对肥胖患者的肺泡-动脉氧分压差没有影响[147]。在腹腔镜减重手术气腹期间，通过反复、持续地将肺膨胀至50 cmH_2O，继之以使用12 cmH_2O的PEEP机械通气的措施来募集肺泡能够提高术中PaO_2，但其代价是可能导致低血压，必要时还需要使用血管收缩药物[148]。为了优化肥胖患者行LBG手术时的PEEP，使用15±1 cmH_2O的PEEP能维持患者的正常功能残气量。为了预防PEEP诱发的血流动力学改变，需要给予扩容治疗[149]。

总之，对肥胖患者，在预氧合阶段、麻醉诱导阶段或术中采用后背抬高的PEEP通气模式可降低患者的A-a梯度[150]。另外，在预氧合、麻醉诱导以及麻醉维持阶段，使用无创通气模式，包括通过面罩给予的压力支持和双水平气道正压，来维持肥胖患者氧合和通气力学的措施被证明是有益的。在麻醉苏醒前及拔管后患者采取最佳体位，加用PEEP，使用特殊通气模式对维持拔管后的肺功能和气体交换的影响也没有得到确认。目前还没有任何公认的指南可以指导肥胖患者接受全身麻醉时如何维持氧合和通气力学的问题。因此，对肥胖患者，考虑到之前详细描述过的气道管理问题以及刚才所描述的氧合、肺容量和通气力学问题，麻醉实施者在安置患者体位时应同时实现如下两个目标的结合：提供一个更好的喉镜视野，以便于气管内插管，同时为氧合和肺力学功能的维持提供最好的条件。

我们的常规做法是，先将患者置于斜坡位，在预氧合之前更换为反Trendelenburg体位。如果有必要的话，使胸部倾斜25°～30°。然后在正压通气下采用100%氧气对患者进行预氧合持续3～5 min。对在家中接受CPAP的OSA患者，通过面罩给予CPAP或者压力支持通气，其压力水平与患者在家中使用的CPAP压力相同。采用另外8～10 cmH_2O的CPAP是合适的。在麻醉诱导后，手术期间可持续使用8～10 cmH_2O的PEEP。但是必须注意，如果发生了低血压，则需要给予治疗。最后，如果患者在手术期间必须改变体位，在苏醒和拔管之前必须将患者的体位恢复到头高位。

在麻醉苏醒阶段，拔管前必须充分逆转神经-肌肉阻滞作用。由于许多新型麻醉机上使用的压力支持模式越来越多，在苏醒期，减重手术患者的自主呼吸一旦恢复即可使用压力支持通气维持，直到自主呼吸充分恢复。当神经刺激器的持续强直刺激试验或者5 s抬头试验证实肌力已经充分恢复后，就可以安全地对能够接受指令的清醒患者拔管了。拔管后，应具备立即通过面罩给予压力支持或CPAP的条件，其实施方法和麻醉诱导之前的预氧合期间相同。患者苏醒或拔管后24小时内，采用PEEP或无创通气已被证实可改善患者的肺功能[151]。在将患者转运出手术室的过程中，应有提供CPAP的不同设备。在肥胖患者麻醉恢复的过程中使用CPAP，尤其是在那些已经接受CPAP治疗的OSA患者。关于气道管理及其与肺功能之间的整体关系，必须重视的基本前提是：病态肥胖引起了肺功能及肺力学的显著紊乱。需仔细处理或纠正这些紊乱，使肥胖患者术中及术后肺部并发症的发生率降到最低[152-153]。

麻醉药物及剂量

众所周知，阻塞性睡眠呼吸暂停的患者对麻醉药品如阿片类药物、丙泊酚及苯二氮䓬类药物的反应增强。这些药物可以降低维持气道通畅所必需的咽部肌肉的张力[40, 154]。在患者有阻塞性睡眠呼吸暂停的背景下，吸入麻醉剂使机体对CO_2的通气反应降低，这在扁桃体肥大的儿童患者中尤为明显。另一项儿童研究提示，在气管插管后保留自主呼吸的患儿中，静脉给予0.5 μg/kg芬太尼可抑制通气，多数患儿甚至会发生呼吸暂停。尽管这些资料来源于儿科文献，在对这些原则没有找到不同的证据之前，将其用于成年肥胖患者时应该谨慎。此时使用短效药物以及对呼吸无抑制作用的药物如（α_2受体激动剂右美托咪定）就很有吸引力了，至少理论上这种方法可以促进患者的呼吸功能恢复到基础状态[120]。

应该根据患者的实际体重（total body weight,

TBW）还是理想体重（ideal body weight，IBW）进行计算常用麻醉药物的剂量主要取决于药物的脂溶性。既往 IBW 解释为不包括脂肪的体重，意味着其可替代“瘦体重”，或者更为恰当的描述为：“去脂体重”（lean body mass，LBM），后者通常大约是 IBW 的 120%。当使用水溶性药物时，去脂体重可以作为很好的体重的估计值。正如所预想的，脂溶性药物在肥胖患者中的分布容积会发生改变。这一点在常用麻醉药物中的苯二氮䓬类和巴比妥类尤其明显。但是针对此规则而言，有两种药物例外，即普鲁卡因胺[155]和瑞芬太尼[156]。这二者尽管是高脂溶性药物，但它们的药物性质与分布容积之间没有关系[157]。因此，常用的麻醉药物，比如丙泊酚、维库溴铵、罗库溴铵和瑞芬太尼的剂量应该根据 IBW 给予。相反，咪达唑仑、琥珀胆碱、顺阿曲库铵、芬太尼和舒芬太尼的剂量应该根据 TBW 给予。但是需要格外注意的是：丙泊酚的维持剂量应该根据 TBW 来计算，而舒芬太尼的维持剂量应该根据 IBW 来计算[157]。这意味着根据患者体重，可以使用偏大剂量的苯二氮䓬类、芬太尼或者舒芬太尼，尽管这些药物最好应该逐渐增加剂量以达到预期的临床效果。相反，根据实际体重，在对患者实施麻醉时应该使用偏小剂量的丙泊酚。

对维库溴铵或罗库溴铵来说，应该根据 IBW 给予初始剂量，之后应该根据外周神经刺激仪的肌松监测结果来决定追加剂量。对肥胖患者给予充分的肌肉松弛不仅能为外科医师提供方便，也有利于机械通气，药物的选择不如患者的肌松程度重要。舒更葡糖钠的药动学特征与罗库溴铵相似，其剂量应基于 IBW[158]。

应该根据其组织溶解度等物理特性选择挥发性麻醉药，如血 / 气分配系数和脂肪 / 血分配系数。有些证据提示：对肥胖患者，地氟烷是一种可供选择的麻醉药物，因为与七氟烷及丙泊酚不同，其具有更加稳定且迅速恢复等特点[159-160]。然而，一些麻醉科医师认为：七氟烷和地氟烷在快速恢复方面并没有明显的临床差异[161]。

尽管 N_2O 具有一定的镇痛效果，而且清除迅速，但应尽量避免使用，因为肥胖患者的需氧量很高。在短小的腹部手术中，N_2O 进入体内空腔对机体的影响可能并不显著，但在减重手术，尤其是腹腔镜或机器人下减重手术中，肠腔内气体容量的增加会使本来就具有挑战性的手术操作变得更加困难。

麻醉诱导

关于肥胖患者是否存在胃内容物误吸的风险以及是否需要对误吸进行预防，目前还存在很多争议[162]。在糖尿病患者中，腹部膨隆以及女性这两个因素与胃内固体和液体的排空减慢有关[163]。尽管很多肥胖患者都合并 2 型糖尿病，但对全身麻醉期间胃食管反流的单独研究并未显示体型是反流率的一个预测因子[164]。肥胖患者禁食或者在麻醉前 2 h 口服 300 ml 清亮液体，其胃内液体容量和 pH 是相同的[165]。肥胖本身并不增加胃内容物误吸的风险。然而，对那些有明确误吸风险的患者，必须考虑使用 H_2 受体激动剂或质子泵抑制剂预防酸性物质的误吸。对这些患者也可以考虑实施快速诱导插管或清醒纤维支气管镜插管[40]。

基于产科实践中得到的经验显示，对体型庞大的患者而言，区域麻醉，尤其是硬膜外麻醉和脊髓麻醉，都是安全可行的[120]。然而，区域麻醉在技术操作上可能更为困难，其对于肥胖患者而言具有生理挑战：导管的置入往往比较困难，而且导管比较容易发生移位，脱出硬膜外腔。这些患者可能需要使用特殊设备，比如更长的穿刺针或者特殊的超声探头来纠正导管的位置。由于肥胖患者的硬膜外腔比正常体重的患者更小，经导管给药时要特别小心，因为药物容易向头侧扩散，产生更强的阻滞作用[166-167]。当区域阻滞平面过高时，肥胖患者比正常体重的患者更容易发生严重的呼吸抑制。

几乎没有证据显示硬膜外镇痛能够改善患者的总体预后。因为腹腔镜手术有逐渐取代开腹手术的趋势，故术后镇痛问题已不再那么重要。对病理性肥胖患者行开腹手术时，通过胸段硬膜外导管进行术后疼痛控制的最大好处就是可减轻术后肺活量下降[168]。

肥胖本身并不需要有创监测，因此，可以在常规监测下安全进行 GPB 手术。肥胖患者存在合并症则是有创监测的适应证。由于需要接受手术治疗的肥胖患者经常存在合并症，因此，在这些患者中有创监测的使用概率也会增加[169]。病理性肥胖患者存在严重的合并症，比如肥胖性低通气量综合征伴有肺动脉高压或者肺源性心脏病时，可能需要肺动脉导管或者术中经食管超声心动图监测。使用中心静脉导管的原因通常是外周静脉建立困难，而非其他原因。对许多需行减重手术的患者，因为肥胖及手术相关的深静脉血栓及肺栓塞的高风险，会预防性放置下腔静脉滤器[170]。推荐对此类患者手术时在超声引导下进行中心静脉置管，以减少并发症，并易于置管。同样，无创血压测量困难以及与体型相关的血压袖带无法正确放置，均可作为有创血压监测的适应证。动脉血气分析有助于指导术中通气和术后气管导管的拔除。

减重手术患者术后疼痛管理可采用静脉患者自控镇痛（patient-controlled analgesia，PCA）或胸段硬膜外镇痛，没有证据显示哪种方式更为优越。因此多数情况下，手术方式采用开放手术还是腹腔镜手术，有助于指导术后疼痛管理方案。在实际工作中，倾向于为开腹 GBP 手术患者保留硬膜外导管镇痛。尽管存在一些不足，极度肥胖患者的镇痛成功率大约也能达到 80%。需要在麻醉诱导前测试硬膜外麻醉的有效性。以阿片类药物为基础的 PCA 加上局部麻醉药伤口浸润以及辅助使用非麻醉性镇痛药对大多数患者来说是合适的选择。切皮前在伤口部位注入局部麻醉药可以起到超前镇痛的作用。口服和静脉注射对乙酰氨基酚、非甾体抗炎药、低剂量氯胺酮和右美托咪定等非麻醉药物的辅助镇痛将降低阿片药物需求，从而减少相关阿片药物相关的副作用。

手术期间根据患者的体重选用合适的手术床也相当重要。如果手术台与患者的体重不匹配，对患者和手术室人员都会造成严重后果。在整个镇静和睡眠期间，给予患者一定的束缚是有用的。除了安全绑带，在患者的身体下面放一个可改变形状的沙袋也可以预防患者从手术台上滑落。可通过强制空气加热器空气加温实现手术间的温度管理。在手臂下方可能需要放置额外的衬垫，以防止患者的手臂和肩膀发生脱位。如果将手臂包起来放在患者身体两侧的话，则可能需要放置一个较宽而且有很好衬垫的托手板。

液体需要量可能比预期的要多，即便是一台持续 2 ～ 3 h 的较短手术，可能也需要 3 ～ 4 L 晶体液，以预防急性肾小管坏死（acute tubular necrosis，ATN）。低血容量能导致较长的肾前性少尿状态，促进急性肾小管坏死的发生，可通过适量补液来预防。来自于 Pittsburgh 大学医学中心的回顾性资料提示，减重手术后原发性急性肾衰竭的发生率是 2%。其他诱发因素有：BMI 超过 50 kg/m^2、手术持续时间较长、既往肾疾病史以及术中低血压[171]。

术后管理

在实践中，倾向于让减重手术患者在手术后一直待在同一个地方。这种方法有助于为患者提供连续的专业护理和辅助治疗。应该尽可能对这些患者使用 CPAP 或者双相正压通气同时推荐监测呼吸末二氧化碳及使用脉氧仪监测 SpO_2。呼吸末二氧化碳分压监测是评估病态肥胖患者呼吸功能的关键，因为术后吸氧可能会延迟对通气不足的诊断。在费城宾夕法尼亚大学医院，对确认有困难气道的患者通过腕带及在床边使用醒目标志加以区别，以电子形式记录住院期间的病历。另外，麻醉主治医师会将插管的难度以及在手术室内为了确保气道畅通所采取的措施写成一个便条留在病房。不管是什么原因，万一患者需要行紧急气管内插管，相信这张便条上提供的信息对抢救小组来说都是很重要的。

术后恶心呕吐（postoperative nausea and vomiting，PONV）是麻醉后监护治疗室（postanesthesia care unit，PACU）延迟出室的常见原因。腹腔镜手术是 PONV 已知的危险因素[172]。减重手术涉及胃部操作，可能增加患者 PONV 的风险。目前建议采用一种多模式 PONV 预防方法，包括排除禁忌证的情况下使用昂丹司琼、地塞米松以及东莨菪碱贴片，以减少患者的不适及严重并发症，如误吸、伤口裂开及吻合口瘘。

加速康复外科（enhanced recovery after surgery，ERAS）方案正在广泛用于手术患者，以降低发病率和减少住院时间。一项针对 SG 患者的研究表明，ERAS 组患者住院时间中位数为 1 天，而对照组为 2 天，而术后并发症及再入院率无差异[173]。该方案包括标准化的术前患者教育，缩短术前禁食时间，多模式镇痛和预防 PONV，避免容量超负荷，早期下床活动及进食以及积极锻炼肺活量。

并发症的处理

虽然减重手术被认为很安全，但也并非没有任何潜在的并发症，目前这些并发症发生的预测率正在提高[174]。腹腔镜手术和开放性减重手术患者的院内死亡率分别为 0.17% 和 0.79%[175]。死亡率与住院期间二次手术相关[176]。肠瘘是一种严重并发症导致大量手术患者死亡[177]。危险因素还包括高龄，过度肥胖，功能状况较差和充血性心力衰竭及肾衰竭。

住院期间，术后短期内发生的并发症可以特征性地分为四类：伤口、胃肠道、肺部和心血管方面的并发症。在每种类型并发症的发生率上，腹腔镜手术均低于开腹手术。美国外科医生学院国家外科质量改进计划数据库显示，与腹腔镜 GBP 相比，开放性 GBP 的患者发病率为 7.4%：3.4%，二次手术率 4.9%：3.6%，术后中位停留时间分别为 3 天和 2 天。框 58.3 提供了减肥手术并发症的分类清单。

需要再次手术的常见并发症包括：术后腹腔出血、吻合口瘘、缝线裂开、小肠梗阻和深部伤口感染[177-182]。这些都需要在全身麻醉下再次开腹手术。尽管围术期已采取了深静脉血栓预防性治疗措施，但患者术后依然可能发生深静脉血栓形成或者肺栓塞，需要在麻醉下放置下腔静脉滤网。如前所述，一般在实施减重手术前置入滤网[170]。静脉血栓栓塞高风险因素包括开

框 58.3 减重手术的并发症

早期	出血
	感染
	脱水
	腹膜炎
	吻合口瘘
	肠梗阻
	穿孔
	肺炎
	深静脉血栓 / 肺栓塞
	死亡
晚期	厌食症
	胆石症 / 胆囊炎
	眼袋扩张或狭窄 .
	胃食管反流病 / 吞咽困难
	切口疝
	小肠梗阻
	吻合口溃疡
	胰腺炎
	营养问题
	脂溶性维生素缺乏症，尤其是维生素 B_{12}

放性手术、男性、术前下肢水肿及肺动脉高压[183]。

对所有首次减重手术后不久需要再次手术的患者，应该谨慎地复习麻醉记录单。特别应该关注上一次麻醉时患者的体位安置以及气道管理所采用的技术。由于存在失血、补液不足、血管扩张以及与发热和感染有关的隐性液体丢失，患者可能处于低血容量状态。特别重要的是，要考虑发生胃内容物误吸的新增风险。误吸原因可能是存在术后肠梗阻、小肠梗阻以及手术造成的 Roux-en-Y 胃分流而使幽门无法发挥预防肠内容物反流的作用和功能。在手术室内行全身麻醉诱导之前，小心放置一根鼻胃管或口胃管能够对手术患者起到胃袋减压的作用，从而减轻小肠梗阻。但此项操作可能会增加新鲜吻合口缝线撕裂的风险，所以在进行此项操作之前，麻醉科医师应该与手术医师进行沟通，权衡利弊。在开腹探查手术中，可以立即修补任何为了达到胃肠道减压目的所造成的吻合口穿孔，随后可将鼻胃管或口胃管调整至合适位置，以用于持续的术后引流。

再次手术的患者可能需要延长术后通气，这取决于再次手术的范围，是否需要容量复苏或者输血，吻合口瘘造成的腹膜炎的程度，以及脓毒症或者其他持续存在的危害健康的风险。术后疼痛治疗也与初次减重手术时有明显的区别。再次手术前，如果患者的血流动力学足够稳定，可以在麻醉诱导之前放置硬膜外导管以便于疼痛治疗，这也是术后护理的一部分。这对行开腹手术的肥胖患者而言特别有价值，这在本章前面部分已有描述。

进行减重手术后可能会发生很多潜在的严重并发症，在几周内、几个月内甚至几年内均需要手术干预。患者可能会发生吻合口狭窄或溃疡、腹部切口疝、胃侧壁瘘以及严重的反流疾病，这些都需要再次手术[92]。小肠梗阻可在手术后数周发生[181]。在体重显著减轻之后，患者可能需要行美容手术来去除过多的皮肤，或者吸脂术来重塑身体变形的部位。患者可能需要对胃束带进行调整或者去除胃束带。对这些患者的麻醉考虑应该包括：复习之前的麻醉记录以及了解气道管理和疼痛治疗方面的相关信息。已经达到减肥效果，包括缓解了糖尿病、高血压以及阻塞性睡眠呼吸暂停等合并症的患者，可使此次手术比较上次减重手术的麻醉方案发生显著改变。

一部分患者在接受 GBP 手术后会发生显著的神经系统并发症[184-186]，包括多发性神经病、多发性神经根性神经病、脊髓病、脑病和视神经疾病。最常发生的是脊髓病，但在手术 10 年后才会出现明显症状[184]。在这些患者可检测出营养缺乏。但除了在某些脊髓病患者中能够发现维生素 B_{12} 和铜缺乏之外，没有发现其他特异性的营养成分缺乏与神经系统并发症有关。尽管伴发于减重手术的神经系统症状不太可能需要再次手术治疗，但提示此类患者可能存在新的或者另外的合并症。麻醉医师在处理之前接受过减重手术的患者时，应该充分考虑到这些问题。

减重手术后营养和代谢方面的并发症还包括蛋白质和蛋白质-能量营养不良。患者可能发生体重过度减轻（降得太快或降低程度超出了预定目标）、脂肪泻或严重腹泻、低白蛋白血症、消瘦、水肿或食欲旺盛[92, 187-189]。如果发生严重营养不良，患者可能需要行肠内或者肠外营养治疗。对体重过度降低和低蛋白血症的患者，可能需要进行手术纠正。在这种情况下，麻醉方案必须考虑到由于血清白蛋白水平降低引起的药物结合减少。

肥胖患者接受非减重手术的管理

很少有研究评估肥胖患者进行普通手术时肥胖对并发症的重要性。Dindo 等[190]研究了 6366 例行普通择期手术的患者，结果发现除了切口感染率之外，其他并发症的发生率和严重性没有差别。其他评估肥胖对伤口感染作用的研究则发现肥胖患者的感染率是增加的[191-192]。多项研究证实，肥胖患者在妇科、骨科、心血管、泌尿科以及移植手术后的并发症风险更高但其他研究却没有发现存在肥胖相关的风险差别[193-194]。

根据 Dindo 等[190]有关并发症和手术操作类型的

资料显示：大手术以及开放手术是导致手术后并发症的独立危险因素。他们发现肥胖和非肥胖组患者的术后并发症类型没有差别。此项研究所提供的资料可以减少如下偏见，即肥胖患者术后并发症的发生风险更高。医务人员产生这一偏见的原因可能与此类患者麻醉和手术操作的难度较高有关。病理性肥胖患者所需的手术时间更长，其腹腔镜下手术比开腹胆囊切除术的手术时间要长 25% 左右。在伤口感染率上腹腔镜手术明显优于开腹手术，因此，肥胖患者应尽量选用腹腔镜手术，而避免选用开腹手术。

参考文献

1. Kaidar-Person O, et al. *Obes Surg*. 2011;21(11):1792–1797.
2. Haslam D. *Obes Rev*. 2007;8(suppl 1):31–36.
3. Baskin ML, et al. *Obes Rev*. 2005;6(1):5–7.
4. Hensrud DD, Klein S. *Mayo Clin Proc*. 2006;81(suppl 10):S5–10.
5. Canoy D, Buchan I. *Obes Rev*. 2007;8(suppl 1):1–11.
6. Obesity and Overweight Fact Sheet. www.who.int/mediacentre/factsheets/fs311/en.
7. Fryar CD, Carroll MD, Ogden CL. *Prevalence of overweight, obesity, and extreme obesity among adults aged 20 and over: United States, 1960–1962 Through 2011–2014*. National Center for Health Statistics Data; 2016.
8. Ogden CL, et al. *JAMA*. 1988-1994 Through 2013-2014. 2016; 315(21):2292–2299.
9. Conway B, et al. *Obes Rev*. 2004;5(3):145–151.
10. Zabena C, et al. *Obes Surg*. 2009;19(1):87–95.
11. Katzmarzyk PT, et al. *Obes Rev*. 2003;4(4):257–290.
12. Kopelman P. *Obes Rev*. 2007;8(suppl 1):13–17.
13. Nguyen NT, et al. *Obes Surg*. 2011;21(5):351–355.
14. Zammit C, et al. *Int. J. Gen. Med*. 2010;3:335–343.
15. Apovian CM, et al. *Circulation*. 2012;125(9):1178–1182.
16. Wearing SC, et al. *Obes Rev*. 2006;7(3):239–250.
17. Scopinaro N, et al. *Obes Surg*. 2007;17(2):185–192.
18. Guidone C, et al. *Diabetes*. 2006;55(7):2025–2031.
19. Pinkney J, et al. *Obes Rev*. 2004;5(1):69–78.
20. Alam I, et al. *Obes Rev*. 2007;8(2):119–127.
21. Machado M, et al. *Curr Opin Clin Nutr Metab Care*. 2006;9(5):637–642.
22. Valera-Mora ME, et al. *Am J Clin Nutr*. 2005;81(6):1292–1297.
23. Poirier P, et al. *Circulation*. 2011;123:1683–1701.
24. Liberopoulos EN, et al. *Obes Rev*. 2005;6(4):283–296.
25. Levin PD, et al. *Med Clin North Am*. 2009;93(5):1049–1063.
26. Ervin RB, et al. *Natl Vital Stat Rep*. 2009;(13):1–7.
27. O'Neill S, et al. *Obes Rev*. 2015;16(1):1–12.
28. Buchwald H, et al. *JAMA*. 2004;292(14):1724–1737.
29. Frezza EE, et al. *Obes Surg*. 2011;21(3):379–385.
30. Buchwald H, et al. *Obes Surg*. 2009;19(12):1605–1611.
31. Moulin CM, et al. *Obes Surg*. 2011;21(1):112–118.
32. Selmi C, et al. *Exp Biol Med*. 2007;232(11):1409–1413.
33. Patil SP, et al. *Chest*. 2007;132(1):325–337.
34. O'Keefe T, et al. *Obes Surg*. 2004;14:23–26.
35. Chung F, et al. *Br J Anaesth*. 2012;108(5):768–775.
36. Tung A, et al. *Curr Opin Anaesthesiol*. 2001;14:671–678.
37. Biro P, et al. *J Clin Anesth*. 1995;7(5):417–421.
38. Pierce RJ, et al. *Clin Exp Pharmacol P*. 1999;26(1):1–10.
39. Mayer P, et al. *Eur Respir J*. 1996;9(9):1801–1809.
40. Benumof JL, et al. *Anesthesiol Clin*. 2002;20(4):789–811.
41. Brodsky JB, et al. *Anesth Analg*. 2002;94(3):732–736.
42. Gomez-Illan F, et al. *Obes Surg*. 2012;22:950–955.
43. Roth CL, et al. *Obes Surg*. 2009;(1):29–35.
44. National Cholesterol Education Program (NCEP). *Circulation*. 2002;106(25):3143–3421.
45. Kushner RF, et al. *Prog Cardiovasc Dis*. 2014;56(4):465–472.
46. Grundy SM, et al. *Circulation*. 2004;109(3):433–438.
47. Low AK, et al. *Am J Med Sci*. 2006;331(4):175–182.
48. Whelton PK, et al. *Hypertension (Dallas, Tex. : 1979)*. 2017.
49. Martinez EA, et al. *Anesth Analg*. 2007;104(1):4–6.
50. Bray GA, et al. *Best Pract Res Clin Gastroenterol*. 2014;28(4): 665–684.
51. Allison DB, et al. *Crit Rev Food Sci Nutr*. 2001;41(1):1–28.
52. Boozer CN, et al. *Int J Obes Relat Metab Disord*. 2001;25(3):316–324.
53. Boozer CN, et al. *Int J Obes Relat Metab Disord*. 2002;26(5):593–604.
54. Astrup A, et al. *Int J Obes Relat Metab Disord*. 1992;16(4):269–277.
55. Haller CA, et al. *N Engl J Med*. 2000;343(25):1833–1838.
56. Cigaina V. *Obes Surg*. 2004;14(suppl 1):S14–S22.
57. Favretti F, et al. *Obes Surg*. 2004;14(5):666–670.
58. Cha R, et al. *World J Gastrointest Endosc*. 2014;6(9):419–431.
59. Dietz WH, et al. *N Engl J Med*. 2005;352(20):2100–2109.
60. Fryar CD, Carroll MD, Ogden CL. *Prevalence of Overweight and Obesity Among Children and Adolescents Aged 2–19 Years: United States, 1963–1965 Through 2013–2014. Surveys, D. o. H. a. N. E., Ed*; 2016.
61. de Onis M, et al. *Am J Clin Nutr*. 2000;72(4):1032–1039.
62. Kirk S, et al. *J Am Diet Assoc*. 2005;105(suppl 5):44–51.
63. Boland CL, et al. *Ann Pharmacother*. 2015;49(2):220–232.
64. Tsai WS, et al. *Arch Pediatr Adolesc Med*. 2007;161(3):217–221.
65. Christou NV, et al. *Ann of Surg*. 2004;240(3):416–423.
66. Pereira JA, et al. *Obes Res*. 2003;11(12):1495–1501.
67. Buchwald H, et al. *J Am Coll Surg*. 2005;200(4):593–604.
68. Shaffer EA, et al. *J Clin Gastroenterol*. 2006;40(3 suppl 1):S44–S50.
69. Encinosa WE, et al. *Med Care*. 2006;44(8):706–712.
70. Flum DR, et al. *J Am Coll Surg*. 2004;199(4):543–551.
71. Lynch RJ, et al. *J Clin Gastroenterol*. 2006;40(8):659–668.
72. Akkary E, et al. *Obes Surg*. 2012;22(5):827–831.
73. Buchwald H, et al. *Obes Surg*. 2013;23(4):427–436.
74. Salameh JR, et al. *Am J Med Sci*. 2006;331(4):194–200.
75. Poulose BK, et al. *J Am Coll Surg*. 2005;201(1):77–84.
76. Santry HP, et al. *Ann of Surg*. 2007;245(1):59–67.
77. Weber M, et al. *Ann of Surg*. 2004;240(6):975–982.
78. Deitel M, et al. *J Am Coll Nutr*. 2002;21(5):365–371.
79. Galvani C, et al. *Surg Endosc*. 2006;20(6):934–941.
80. Kendrick ML, et al. *Mayo Clin Proc*. 2006;81(suppl 10):S18–S24.
81. Deitel M. *Obes Rev*. 2007;17(6):707–710.
82. Eisenberg D, et al. *World J Gastroenterol*. 2006;12(20):3196–3203.
83. Montgomery K, et al. *Obes Surg*. 2007;17:711–716.
84. Weller WE, et al. *Ann Surg*. 2008;248(1):10–15.
85. Nguyen NT, et al. *J Am Coll Surg*. 2011;213(2):261–266.
86. Estimate of Bariatric Surgery Numbers, 2011-2016. https://asmbs.org/resources/estimate-of-bariatric-surgery-numbers.
87. van Rutte PW, et al. *Br J Surg*. 2014;101(6):661–668.
88. Ramon JM, et al. *J Gastrointest Surg*. 2012;16(6):1116–1122.
89. Schauer PR, et al. *Ann of Surg*. 2000;232(4):515–529.
90. Gentileschi P, et al. *Surg Endosc*. 2002;16(5):736–744.
91. Huang CK, et al. *Obes Surg*. 2011;21(3):391–396.
92. Malinowski SS. *Am J Med Sci*. 2006;331(4):219–225.
93. Mathus-Vliegen EM, et al. *Gastrointest endosc*. 2005;61(1):19–27.
94. Gaur S, et al. *Gastrointest endosc*. 2015;81(6):1330–1336.
95. Thompson CC, et al. *Am J Gastroenterol*. 2017;112(3):447–457.
96. Garb J, et al. *Obes Surg*. 2009;19(10):1447–1455.
97. Buchwald H. *J Am Coll Surg*. 2002;194(3):367–375.
98. Franco JV, et al. *Obes Surg*. 2011;21(9):1458–1468.
99. Salminen P, et al. *JAMA*. 2018;319(3):241–254.
100. Peterli R, et al. *Ann Surg*. 2013;258(5):690–694. discussion 695.
101. Martins C, et al. *Obes Surg*. 2011;21(7):841–849.
102. Schauer PR, et al. *N Engl J Med*. 2012;366(17):1567–1576.
103. Mingrone G, et al. *N Engl J Med*. 2012;366(17):1577–1585.
104. Adams TD, et al. *JAMA*. 2012;308(11):1122–1131.
105. Jakobsen GS, et al. *JAMA*. 2018;319(3):291–301.
106. Schauer PR, et al. *N Engl J Med*. 2017;376(7):641–651.
107. Sarkhosh K, et al. *Obes Surg*. 2013;23(3):414–423.
108. Kushner RF, et al. *Mayo Clin Proc*. 2006;81(suppl 10):S46–S51.
109. Ikonomidis I, et al. *J Hypertens*. 2007;25(2):439–447.
110. Dixon JB, et al. *Obes Res*. 2002;10(9):903–910.
111. Bouldin MJ, et al. *Am J Med Sci*. 2006;331(4):183–193.
112. Champault A, et al. *Surg Laparosc Endosc Percutan Tech*. 2006;16(3):131–136.
113. Bolen SD, et al. *Obes Surg*. 2012;22(5):749–763.
114. Thomas H, et al. *Obes Surg*. 2012;22:1135–1140.
115. Lopez-Jimenez F, et al. *Mayo Clin Proc*. 2005;80(9):1157–1162.
116. Collazo-Clavell ML, et al. *Mayo Clin Proc*. 2006;81(suppl 10): S11–S17.
117. Hillman DR, et al. *Sleep Med Rev*. 2004;8(6):459–471.
118. Bostanjian D, et al. *Obes Surg*. 2003;13(2):302–305.
119. Collier B, et al. *Obes Surg*. 2003;13(6):941–943.

120. Passannante AN, et al. *Anesthesiol Clin*. 2005;23(3):479–491.
121. Mathews PV, et al. *J Orthop Trauma*. 2001;15(8):580–583.
122. Voyagis GS, et al. *Eur J Anaesthesiol*. 1998;15(3):330–334.
123. Juvin P, et al. *Anesth Analg*. 2003;97(2):595–600.
124. Ezri T, et al. *Anaesth*. 2003;58(11):1111–1114.
125. Shiga T, et al. *Anesthesiol*. 2005;103(2):429–437.
126. Collins JS, et al. *Obes Surg*. 2004;14(9):1171–1175.
127. Neligan PJ, et al. *Anesth Analg*. 2009;109(4):1182–1186.
128. Cattano D, et al. *Obes Surg*. 2010;20(10):1436–1441.
129. Kristensen MS. *Eur J Anaesthesiol*. 2010;27(11):923–927.
130. Schumann R. *Best Pract Res Clin Anaesthesiol*. 2011;25(1):83–93.
131. Yumul R, et al. *J Clin Anesth*. 2016;31:71–77.
132. Behazin N, et al. *Eur J Appl Physiol*. 2010;108(1):212–218.
133. Eikermann M, et al. *Open Respir Med J*. 2010;4:58–62.
134. Jense HG, et al. *Anesth Analg*. 1991;72(1):89–93.
135. Coussa M, et al. *Anesth Analg*. 2004;98(5):1491–1495.
136. Cressey DM, et al. *Anaesth*. 2001;56(7):680–684.
137. Gander S, et al. *Anesth Analg*. 2005;100(2):580–584.
138. Dixon BJ, et al. *Anesthesiol*. 2005;102(6):1110–1115.
139. Zavorsky GS, et al. *Chest*. 2007;131(2):362–367.
140. Boyce JR, et al. *Obes Surg*. 2003;13(1):4–9.
141. Perilli V, et al. *Anesth Analg*. 2000;91(6):1520–1525.
142. Ungern-Sternberg BS, et al. *Br J Anaesth*. 2004;92(2):202–207.
143. Bardoczky GI, et al. *Anesth Analg*. 1995;81(2):385–388.
144. Pelosi P, et al. *Anesthesiol*. 1999;91(5):1221–1231.
145. Reinius H, et al. *Anesthesiol*. 2009;111(5):979–987.
146. El Dawlatly AA, et al. *Obes Surg*. 2004;14(2):212–215.
147. Sprung J, et al. *Anesth Analg*. 2003;97(1):268–274.
148. Whalen FX, et al. *Anesth Analg*. 2006;102(1):298–305.
149. Erlandsson K, et al. *Acta Anaesthesiol Scand*. 2006;50(7):833–839.
150. Harbut P, et al. *Acta Anaesthesiol Scand*. 2014;58(6):675–680.
151. Neligan PJ, et al. *Anesthesiol*. 2009;110(4):878–884.
152. Pelosi P, et al. *Best Pract Res Clin Anaesthesiol*. 2010;24:211–225.
153. Candiotti K, et al. *Br J Anaesth*. 2009;103(suppl 1):i23–i30.
154. Dhonneur G, et al. *Anesth Analg*. 1999;89(3):762–767.
155. Christoff PB, et al. *Ann Pharmacother*. 1983;17(7):516–522.
156. Egan TD, et al. *Anesthesiol*. 1998;89(3):562–573.
157. Ogunnaike BO, et al. *Anesth Analg*. 2002;95(6):1793–1805.
158. Carron M, et al. *Anaesth*. 2012;67(3):298–299.
159. Juvin P, et al. *Anesth Analg*. 2000;91(3):714–719.
160. De Baerdemaeker L, et al. *Br J Anaesth*. 2003;91(5):638–650.
161. De Baerdemaeker L, et al. *Obes Surg*. 2006;16(6):728–733.
162. Kalinowski CP, et al. *Best Pract Res Clin Anaesthesiol*. 2004;18(4):719–737.
163. Jones KL, et al. *Diabetes Care*. 2001;24(7):1264–1269.
164. Illing L, et al. *Can J Anaesth*. 1992;39(5 Pt 1):466–470.
165. Maltby JR, et al. *Can J Anaesth*. 2004;51(2):111–115.
166. Hodgkinson R, et al. *Anesth Analg*. 1980;59(2):89–92.
167. Hodgkinson R, et al. *Anesth Analg*. 1981;60(6):421–424.
168. Ungern-Sternberg BS, et al. *Br J Anaesth*. 2005;94(1):121–127.
169. Capella J, et al. *Obes Surg*. 1996;6(1):50–53.
170. Vaziri K, et al. *Obes Surg*. 2011;21(10):1580–1584.
171. Ricciardi R, et al. *Surg Laparosc Endosc Percutan Tech*. 2006;16(5):317–320.
172. Gan TJ. *Anesth Analg*. 2006;102(6):1884–1898.
173. Lemanu DP, et al. *Br J Surg*. 2013;100(4):482–489.
174. Turner PL, et al. *Obes Surg*. 2011;21(5):655–662.
175. Lancaster RT, et al. *Surg Endosc*. 2008;22(12):2554–2563.
176. Poulose BK, et al. *J Surg Res*. 2005;127(1):1–7.
177. Fernandez AZ, et al. *Surg Endosc*. 2004;18(2):193–197.
178. Podnos YD, et al. *Arch Surg*. 2003;138(9):957–961.
179. Derzie AJ, et al. *J Am Coll Surg*. 2000;191(3):238–243.
180. Gonzalez R, et al. *J Am Coll Surg*. 2007;204(1):47–55.
181. Hwang RF, et al. *Surg Endosc*. 2004;18(11):1631–1635.
182. Livingston EH, et al. *J Am Coll Surg*. 2006;203(5):625–633.
183. Winegar DA, et al. *Surg Obes Relat Dis*. 2011;7(2):181–188.
184. Juhasz-Pocsine K, et al. *Neurol*. 2007;68(21):1843–1850.
185. Singh S, et al. *Mayo Clin Proc*. 2005;80(1):136–137.
186. Thaisetthawatkul P, et al. *Neurol*. 2004;63(8):1462–1470.
187. Parkes E. *Am J Med Sci*. 2006;331(4):207–213.
188. Poitou BC, et al. *Diabetes Metab*. 2007;33(1):13–24.
189. Xanthakos SA, et al. *Curr Opin Clin Nutr Metab Care*. 2006;9(4):489–496.
190. Dindo D, et al. *Lancet*. 2003;361(9374):2032–2035.
191. Jin R, et al. *Circulation*. 2005;111(25):3359–3365.
192. Shapiro M, et al. *N Engl J Med*. 1982;307(27):1661–1666.
193. Brandt M, et al. *Eur J Cardiothorac Surg*. 2001;19(5):662–666.
194. Engelman DT, et al. *J Thorac Cardiovasc Surg*. 1999;118(5):866–873.

59 麻醉与肾和泌尿生殖系统

VINOD MALHOTRA，ANUJ MALHOTRA，ANUP PAMNANI，DANIEL GAINSBURG
欧阳杰 译 思永玉 审校

要点

- 腹腔内的泌尿生殖系统器官——肾和输尿管的神经支配主要来源于脊髓的胸腰段（T_8～L_2）。盆腔器官，如膀胱、前列腺、精囊和尿道的神经支配主要来源于腰骶部，部分来自于低位胸段。
- 腹腔外的泌尿生殖器官，除了睾丸（T_{10}～L_1）外，疼痛传导的脊髓水平为 $S_{2～4}$。
- 肾血流量占心输出量的15%～25%，其中大部分流向肾皮质。肾髓质乳头更易受到缺血性损害。当平均动脉压为60～160 mmHg时，肾可以很好地调节自身血流。
- 肾小球滤过率（glomerular filtration rate，GFR）是衡量肾小球功能的最佳指标。肌酐清除率能较好地反映GFR，而尿量则不能。
- 高血容量、酸血症、高钾血症、心肺功能不全、贫血及出血紊乱是慢性肾衰竭的表现。
- 血清肌酐作为最常用的评价肾功能的指标局限性明显，新的生物标记物如血清胱抑素C能更早更好地检测急性肾损伤，评估终末期肾病的风险及相关死亡率。
- 肾移植能够逆转终末期肾病的多数异常情况，而透析仅能部分改善，并且其本身可导致其他并发症。
- 新技术的应用，如激光前列腺切除术，使经尿道前列腺切除（transurethral resection of the prostate，TURP）综合征变得罕见。TURP综合征是一种由于膀胱灌洗液的吸收引起的症候群。心血管系统和神经系统的改变与低渗透压、低钠血症、高血糖、高氨血症和高血容量有关。
- 除了激光TURP外，标准的TURP选择区域阻滞麻醉比全身麻醉更具有优势，但两者的30天死亡率没有差别，为0.2%～0.8%。
- 泌尿外科腹腔镜手术常需要在腹膜后间隙充入二氧化碳。长时间手术时可发生纵隔气肿和头颈部的皮下气肿。
- 体外冲击波碎石（extracorporeal shock wave lithotripsy，ESWL）在既往会引起明显的生理变化是因为使用水浴，但是新的技术去除了水浴从而消除了这些风险。冲击波可导致具有临床症状的心律失常。孕妇和未治疗的凝血功能异常是ESWL的禁忌证。
- 5%～10%的肾肿瘤可侵犯肾静脉、下腔静脉和右心房。在手术中可发生循环衰竭甚至肿瘤栓塞等并发症。这类手术可能需要使用心肺转流。
- 根治性前列腺切除术可能导致明显出血，术中有可能发生静脉空气栓塞。保留自主呼吸的区域阻滞麻醉相比全身麻醉和间歇正压通气可减少失血。硬膜外麻醉的其他优点还包括减少深静脉血栓的发生和提供超前镇痛。麻醉方式是否影响预后尚不明确。
- 相对于开放性前列腺根治术，机器人根治性前列腺切除术可减少出血和减轻术后疼痛。麻醉科医师需要注意严重头低位和气腹引起的高碳酸血症、低氧血症、眼内压和颅内压增高、下肢灌注压降低和体位性损伤。
- 机器人手术的麻醉问题包括手术时长、液体管理、气腹和体位。最常见的并发症是周围神经病变、角膜损伤、血管并发症（包括骨筋膜室综合征、横纹肌溶解和血栓栓塞性疾病）和水肿。
- 术后尿潴留是泌尿外科手术术后疼痛的来源之一，尽早使用临床方法或超声确诊，若有指征（残余尿量＞600 ml），放置导尿管是有效的措施并且能够预防后遗症。

处于极端年龄的患者接受肾和泌尿生殖系统手术的概率更高。在老年患者，除了生理性的老龄化改变外，心血管和呼吸系统合并症也很常见。询问病史，以及进行体格检查和适当的实验室检查对于评估这些合并症十分必要。对于小儿泌尿疾病患者，应仔细询问病史以排除非泌尿系统的先天性疾病。

泌尿系统手术主要涉及肾、肾上腺、输尿管、膀胱、前列腺、尿道、阴茎、阴囊、睾丸和精索，其感觉神经支配主要来自于胸腰段和骶部脊髓（表 59.1），因此非常适合实施区域阻滞麻醉。

泌尿生殖系统的神经

位于腹腔的泌尿生殖系统脏器的神经支配来自于自主神经系统，包括交感神经和副交感神经。位于盆腔的泌尿系统器官和外生殖器受躯体神经和自主神经共同支配。表 59.1 总结了泌尿生殖系统的疼痛传导路径和脊髓水平。

肾和腹部输尿管

支配肾的交感神经节前纤维来源于 $T_8 \sim L_1$ 节段，在腹腔丛和主动脉肾神经节处聚集（图 59.1）。支配肾的节后神经纤维主要由腹腔丛和主动脉肾神经节发出。部分交感神经纤维经内脏神经到达肾。副交感神经来源于迷走神经[1]。支配输尿管的交感神经纤维起源于 $T_{10} \sim L_2$ 节段，连接节后纤维的突触位于主动脉肾节、上腹下丛和下腹下丛。支配输尿管的副交感神经由 $S_{2 \sim 4}$ 节段传入[1]。伤害感受器纤维与交感神经纤维伴行，到达相同的脊髓神经节段。来源于肾和输尿管的痛觉纤维主要投射于 $T_{10} \sim L_2$ 躯体节段，即下背部、腰部、髂腹股沟部和阴囊或阴唇。有效阻滞这些神经节段可获得良好的麻醉及镇痛效果。

表 59.1　泌尿生殖系统的疼痛传导途径和脊髓投射节段

器官	交感神经脊髓节段	副交感神经	疼痛传导的脊髓水平
肾	$T_8 \sim L_1$	迷走神经	$T_{10} \sim L_1$
输尿管	$T_{10} \sim L_2$	$S_{2 \sim 4}$	$T_{10} \sim L_2$
膀胱	$T_{11} \sim L_2$	$S_{2 \sim 4}$	$T_{11} \sim L_2$（顶部） $S_{2 \sim 4}$（颈部）
前列腺	$T_{11} \sim L_2$	$S_{2 \sim 4}$	$T_{11} \sim L_2$，$S_{2 \sim 4}$
阴茎	L_1 和 L_2	$S_{2 \sim 4}$	$S_{2 \sim 4}$
阴囊	无	无	$S_{2 \sim 4}$
睾丸	$T_{10} \sim L_2$	无	$T_{10} \sim L_1$

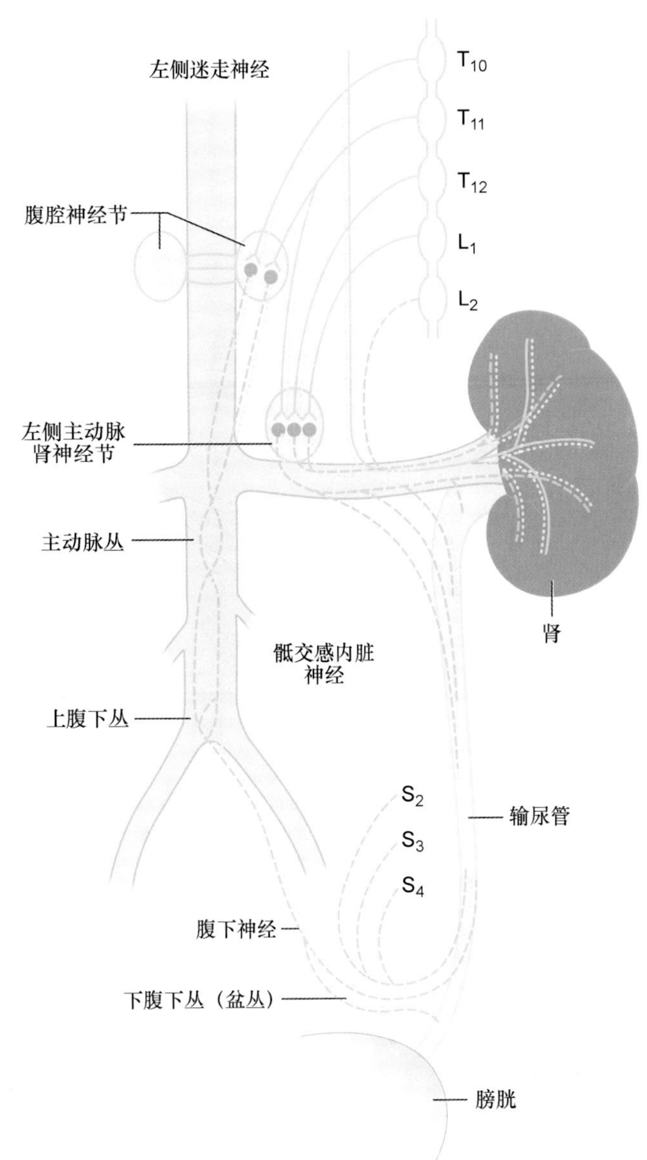

图 59.1　**肾和输尿管的自主和感觉神经支配。**实线表示节前纤维，线段表示节后纤维，点线表示感觉纤维（From Gee WF, Ansell JF. Pelvic and perineal pain of urologic origin. In：Bonica JJ, ed. The Management of Pain. 2nd ed. Philadelphia：Lea & Febiger；1990：1368-1378.）

膀胱和尿道

支配膀胱和尿道的交感神经来源于 $T_{11} \sim L_2$ 节段，随上腹下丛走行，向下通过左、右腹下丛神经支配膀胱[2]。副交感神经自 $S_{2 \sim 4}$ 节段发出，组成副交感神经盆丛。该丛有下腹丛加入。膀胱分支延伸到膀胱底部，支配膀胱和邻近的尿道（图 59.2）。膀胱的运动神经支配主要来自于副交感神经纤维（膀胱三角除外），因此，数量远比交感神经纤维多[2]。

膀胱牵张和膨胀感的传入纤维由副交感神经传导，而疼痛、触觉和温度觉的传入纤维由交感神经传导。支配膀胱底部和尿道的交感神经纤维主要为

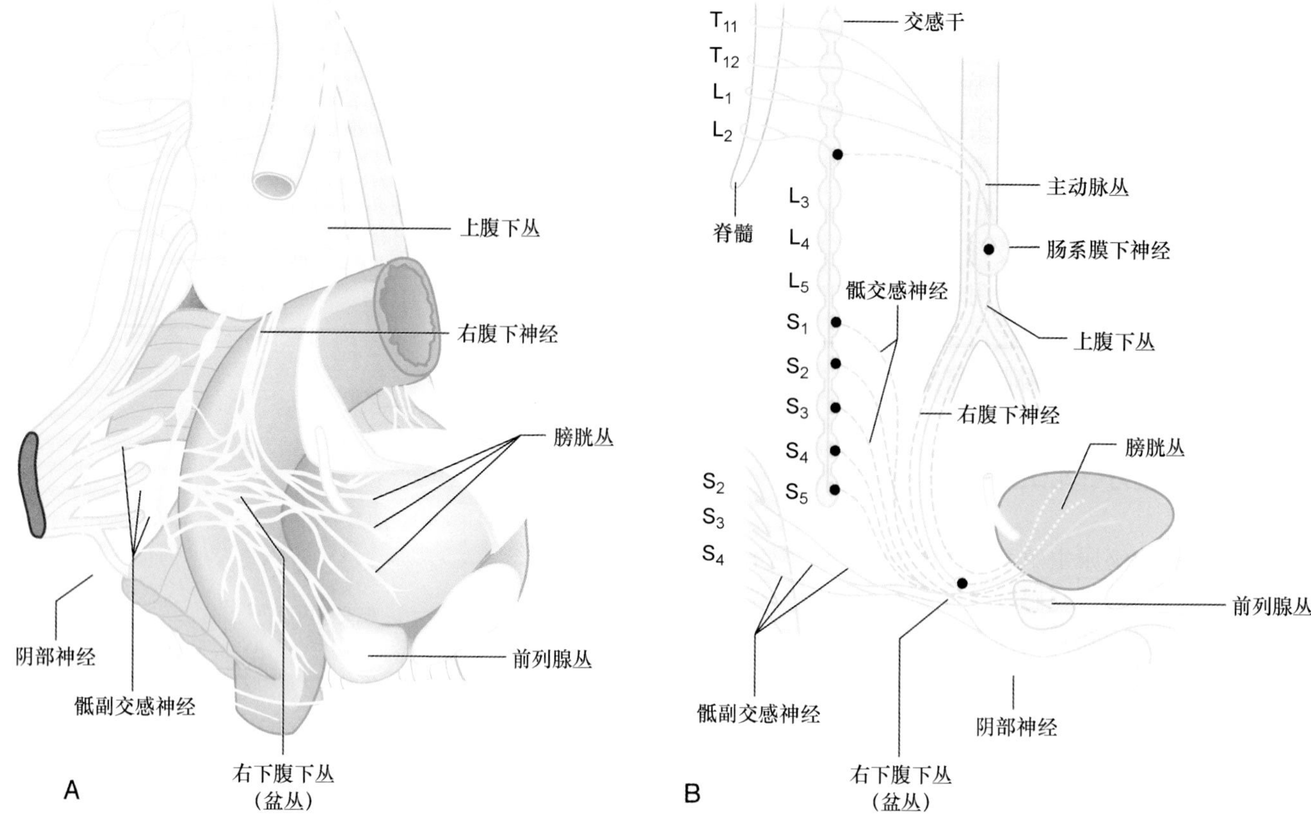

图 59.2 （A）膀胱和前列腺的神经支配，显示出各种神经结构与大肠的关系，以及这些神经在膀胱和前列腺中的分布。（B）示意图显示出膀胱、阴茎和阴囊的节段性神经支配。实线表示节前纤维，虚线表示节后纤维，点线表示感觉纤维（From Gee WF, Ansell JF. Pelvic and perineal pain of urologic origin. In：Bonica JJ，ed. The Management of Pain. 2nd ed. Philadelphia：Lea & Febiger；1990：1368-1378.）

α 肾上腺素能，支配膀胱顶部和侧壁的交感神经主要为 β 肾上腺素能。这些神经解剖方面的知识很重要，有助于评价神经阻滞、局部阻滞和肾上腺素能或胆碱能药物对泌尿系统的药理学作用[2]。

前列腺和尿道

前列腺和前列腺尿道接受来自前列腺丛的交感神经和副交感神经支配。前列腺丛由副交感神经盆丛发出，部分下腹丛神经加入到副交感神经盆丛。这些神经的脊髓来源主要是腰骶段（见图 59.2）[2]。

阴茎和阴囊

支配阴茎、尿道和海绵体组织的自主神经来自前列腺丛。来自外阴神经（$S_{2\sim4}$）的躯体神经纤维支配外括约肌。阴茎的背侧神经，即外阴神经的第一分支，是其主要的感觉支配神经。阴囊前部的神经支配为髂腹股沟神经和生殖股神经（L_1 和 L_2），后部为外阴神经（S_2 和 S_4）的会阴部分支[2]。

睾丸

在胎儿发育过程中，睾丸从腹腔下降至阴囊。由于睾丸与肾有共同的胚胎来源，所以其神经支配也与肾及输尿管上段相似，向上可至 T_{10} 节段[2]。

肾血流量

肾接受 15% ～ 25% 的心输出量。根据机体的状况，流经肾动脉的血液可达到 1 ～ 1.25 L/min。大部分血液流至肾皮质，仅 5% 的心输出量流经肾髓质。这种情况导致肾乳头对缺血非常敏感。机体通过控制血管平滑肌的活动和改变血管阻力的机制来调节肾血流。运动时肾血管交感神经张力增加，肾血流减少，而运动中的骨骼肌血流增加。同样，在机体处于休息状态下，肾血管平滑肌松弛。手术导致的交感刺激可增加血管阻力，导致肾血流减少。麻醉药物通过降低心输出量而导致肾血流减少。

肾小球毛细血管位于入球小动脉和出球小动脉之间。肾小球毛细血管是高压系统，而肾小管周围毛细血管是低压系统。因此，肾小球毛细血管是液体过滤系统，而肾小管周围毛细血管是液体吸收系统。由出球小动脉形成的直小血管是肾小管周围毛细血管的特殊部分，通过逆流倍增机制在尿液浓缩方面起着重要作用，调控肾入球小动脉血管舒张和收缩的内在机制自动调节肾血流。当平均动脉压降至 60 mmHg 以下时，肾血流减少，并最终影响肾小球滤过率（GFR）。平均动脉压持续低于 60 mmHg 可以影响肾血流，但由于内在的自主调节机制，不影响 GFR（图 59.3）。在完整或去神经支配的肾，当平均动脉压维持在 60 ～ 160 mmHg 时，通过自我调节功能可以维持 GFR 稳定[3]。

掌握神经解剖学和肾血流的知识对麻醉科医师很重要，透彻理解肾生理学和药理学同样重要。泌尿外科患者常伴有肾器质性或功能性损害。麻醉和手术可显著改变肾功能。肾功能不全将严重影响麻醉药物和辅助药物的药动学和药效学。对肾疾病患者的评估将在随后讨论。

肾疾病患者的麻醉

肾功能评估

肾疾病可能在常规体检中意外发现，或在患者表现出肾功能不全的症状时发现，如高血压、水肿、恶心以及血尿。在这两种情况下，首要措施是进一步评估肾异常的原因和程度。对所有患者的评估应包括：①疾病持续时间；②详尽的尿液分析；③评估 GFR。虽然病史和体格检查很重要，但肾疾病的症状多变。具体的症状和体征将在各个疾病章节分别讨论。根据解剖学特点进行诊断性分类：肾前性、肾后性和肾性疾病。肾性疾病又可以进一步分为肾小球性、肾小管性、肾间质性和血管异常性疾病。下面将阐述对肾功能评估有帮助的实验室检查（表 59.2）。

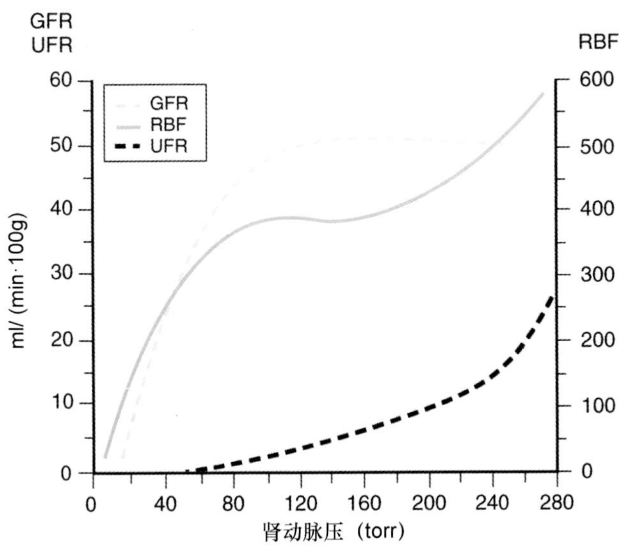

图 59.3　**肾血流量（renal blood flow，RBF）和肾小球滤过率（GFR）的自主调节**。图示当犬的平均动脉压从 20 mmHg 变化到 280 mmHg 时，RBF、GFR 和 尿 量（urine flow rate，UFR）与平均动脉压的关系。当平均动脉压在 80 ～ 180 mmHg 时，可以观察到 RBF 和 GFR 的自主调节（Redrawn from Hemmings HC. Anesthetics，adjuvants and drugs and the kidney. In：Malhotra V，ed. Anesthesia for Renal and Genitourinary Surgery. New York：McGraw-Hill；1996；18.）

肾小球功能

肾小球滤过率

GFR 是反映肾小球功能的最佳指标。正常 GFR 约为 125 ml/min。GFR 下降至正常的 50% 以下才可能

表 59.2　常用肾功能检查

试验名称	参考值范围	单位
尿素氮	5 ～ 25	mg/dl
肌酐	0.5 ～ 1.5	mg/dl
钠	133 ～ 147	mmol/L
钾	3.2 ～ 5.2	mmol/L
氯	94 ～ 110	mmol/L
CO_2	22 ～ 32	mmol/L
尿酸	2.5 ～ 7.5	mg/dl
钙	8.5 ～ 10.5	mg/dl
磷	2.2 ～ 4.2	mg/dl
尿常规		
颜色	淡黄-琥珀色	
外观	透明-模糊	
蛋白质	0	mg/dl
血	阴性	
葡萄糖	0	mg/dl
酮体	0	mg/dl
pH	4.5 ～ 8.0	
比重	1.002 ～ 1.030	
胆红素	阴性	
显微镜尿分析		
红细胞	0 ～ 3	每高倍镜视野
白细胞	0 ～ 5	每高倍镜视野
管型	0 ～ 2	每低倍镜视野

From Miller ED Jr. Understanding renal function and its preoperative evaluation. In：Malhotra V，ed. Anesthesia for Renal and Genitourinary Surgery. New York：McGraw-Hill；1996：9

被发现。当 GFR 下降至正常的 30% 时，即为中度肾功能不全阶段。患者无症状，仅有生化证据表明 GFR 下降（即尿素和肌酐的血清浓度升高）。进一步检查通常会发现其他异常，例如夜尿症、贫血、能量损失、食欲下降以及钙和磷代谢异常。

随着 GFR 进一步降低，开始进入重度肾功能不全阶段。这一阶段的特点是尿毒症的典型临床表现和生化异常，如酸中毒、容量超负荷，以及神经、心脏和呼吸系统改变。在轻度和中度肾功能不全阶段，如并发应激反应，将进一步损害肾功能，并导致明显的尿毒症症状和体征。当 GFR 降低至正常的 5% ～ 10% 时，称为终末期肾病（end-stage renal disease，ESRD）。未行肾替代疗法的患者将无法继续生存。临床上多数促肾上腺皮质释放激素的异常可以通过肾移植而逆转，透析治疗的效果则不确切（表 59.3）。

血尿素氮

血尿素氮（BUN）浓度与 GFR 降低无直接相关性。BUN 浓度受非肾因素影响，如运动、出血、类固醇激素，以及组织大量分解。更重要的是，在肾疾病中，GFR 降低至正常值的 75% 时尿素氮才会升高[1]。

肌酐和肌酐清除率

肌酐检测是评价整体肾功能的一项检测指标。血清肌酐来源于肌肉组织代谢以及日常蛋白质的摄入。正常值为 0.5 ～ 1.5 mg/dl，妊娠期为 0.5 ～ 1.0 mg/dl。肌酐在肾小球中自由滤过，既不重吸收又不分泌（远端肾单位分泌的肌酐数量几乎可以忽略不计）。因此，血清肌酐检测可反映肾小球功能（图 59.4）[4]，肌酐清除率是 GFR 的特异性检测指标。肌酐清除率可以由 Cockcroft-Gault 导出的以下公式进行计算，从中可以看出 GFR 的降低与年龄、体重以及性别有关：

肌酐清除率（ml/min）＝（140 －年龄）×
去脂体重（kg）/［（血浆肌酐（mg/dl）×72）］

女性此计算值应再乘以 0.85，因为女性机体的肌肉所占比例较低。

由于血肌酐正常值的范围广，除非知道其基础值，否则无法确定代表 GFR 减少 50% 的血清肌酐升高 50% 的数值。同样，尽管血清肌酐值似乎仅仅是轻度升高（1.5 ～ 2.5 mg/dl），但依赖于肾小球滤过的药物排泄却可能显著降低。相对于尿素氮，血清肌酐浓度和清除率是能更好地反映整体肾功能和 GFR 的指标（框 59.1）。但是有些情况下血清肌酐可能发生变化，而 GFR 不受影响（表 59.4）。目前肾小球滤过率估算值的主要局限性是，在没有已知慢性肾病的人群中，其准确性比那些有慢性肾病的人群要高。尽管如此，目前的肾小球滤过率估算值有助于疾病的检测、评估和

表 59.3 慢性肾衰竭的临床表现及其对透析和促红细胞生成素治疗的反应

透析可改善的症状	促红细胞生成素可改善的症状	反应不确定的症状	不能改善的症状	透析治疗后加重的症状
容量过多和过少	疲劳	继发性甲状旁腺功能亢进	脂蛋白水平升高	再生不良型骨软化
高钠血症和低钠血症	精神异常	高尿酸血症	高密度脂蛋白水平降低	β_2 微球蛋白血症
高钾血症及低钾血症	昏睡	高甘油三酯血症	生长和发育迟缓	肌肉痉挛
代谢性酸中毒	苍白	蛋白质-能量营养不良	不孕症和性功能障碍	透析失衡综合征
高磷酸血症	贫血	头痛	闭经	低血压和心律失常
低钙血症	出血倾向	外周神经病变	睡眠障碍	肝炎
维生素 D 缺乏性骨软化		不宁腿综合征	瘙痒症	特发性腹水
糖耐量降低		瘫痪	淋巴细胞减少	腹膜炎
低体温		癫痫发作	脾大和脾功能亢进	白细胞减少症
扑翼样震颤		肌病		低补体血症
肌紧张		高血压		
肌阵挛		心肌病		
昏迷		渐进性动脉粥样硬化		
充血性心力衰竭或肺水肿		血管钙化		
心包炎		色素沉着		
尿毒症性肺病		消化性溃疡		
瘀斑		胃肠道出血		
尿毒症性寒战		增加对感染的易感性		
厌食				
恶心和呕吐				
尿毒症性恶臭				
胃肠炎				

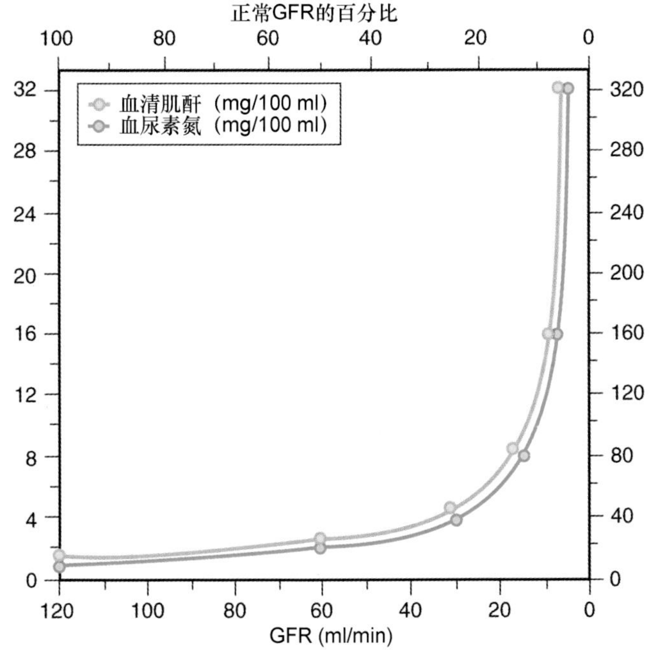

图 59.4 **血尿素氮、肌酐和肾小球滤过率（GFR）之间理论上的关系**（Redrawn from Kassirer JP. Clinical evaluation of kidney function-glomerular function. N Engl J Med. 1971；285：385.）

框 59.1 影响血尿素氮而不影响 GFR 的情况

增加血尿素氮
- 有效循环血量减少（肾前性氮质血症）
- 分解代谢状态（消化道出血，皮质类固醇的使用）
- 高蛋白饮食
- 四环素

降低血尿素氮
- 肝病
- 营养不良
- 镰状细胞性贫血
- 抗利尿激素异常分泌综合征

表 59.4 影响血清肌酐而不影响 GFR 的情况

情况	机制
引起血肌酐升高的情况	
酮症酸中毒	非肌酐色原体
头孢噻吩，头孢西丁	非肌酐色原体
氟胞嘧啶	非肌酐色原体
其他药物，如阿司匹林、西咪替丁、丙磺舒和甲氧苄	抑制肾小管肌酐分泌
引起血肌酐降低的情况	
高龄	生理性肌肉含量下降
恶病质	病理性肌肉含量下降
肝病	肝合成肌酸减少及恶病质

管理，并改善患者的护理和获得更好的临床结果[5]。

肾小管功能

浓缩

尿比重是衡量肾浓缩功能，特别是肾小管功能的指标。测定尿渗透浓度［每千克溶剂中溶质分子的数量（克分子量）］的意义与尿比重类似，但特异性更高。浓缩尿（尿比重 1.030，渗透压 1050 mOsm/kg）是肾小管功能良好的指标，而尿渗透压维持在血浆渗透压水平（尿比重 1.010，渗透压 290 mOsm/kg）则提示肾疾病。当出现尿浓缩功能障碍后尿稀释机制仍然存在时，尿渗透压在 50 ～ 100 mOsm/kg 可能与肾疾病的加重相一致。

蛋白

无肾疾病时，人体每天可排泄 150 mg 蛋白质；剧烈运动后或者站立数小时后排泄量更大。大量蛋白（＞ 750 mg/d）通常表示异常，提示严重的肾小球损害。

葡萄糖

葡萄糖经肾小球自由滤过，并随后在近端肾小管重吸收。尿糖标志着糖负荷过高，超过了肾小管的重吸收能力，往往提示糖尿病的存在。无糖尿病但正接受静脉葡萄糖注射的住院患者也可能出现尿糖。

其他诊断测试

尿液分析和外观

尿液及尿沉渣的肉眼和显微镜检查，以及尿 pH、比重、蛋白含量和糖含量检测，是一项简便、低成本、实用的实验室检查。尿的大体外观可提示泌尿生殖系统的出血或感染。尿沉渣的显微镜检查可显示管型、细菌和不同的细胞形态，从而为肾疾病患者的诊断提供信息。

尿和血电解质及血气分析

如果怀疑肾功能受损，应检测钠、钾、氯化物和碳酸氢盐的浓度。但是这些检查的结果通常正常，除非出现了症状明显的肾衰竭，并且患者进展成尿毒症时才发生高钾血症。当试图辨别低钠血症的原因，容量减少（无论是总循环血容量的减少还是有效动脉血容量的减少）和盐损失增加相关情况的病因，如抗利尿激素分泌异常综合征，失盐性肾病或肾上腺功能不全，测量尿钠或氯排泄就特别有用[6]。如果存在严重的肾脏疾病，患者食用高动物蛋白的食物可能引起代谢性酸中毒。

新的肾功能生物标记物 尽管血清肌酐最常被用作 GFR 的标记物，也可作为肾功能的标志物，但它受非肾因素的影响，有一定的局限性。影响血清肌酐的非肾因素有：年龄、性别、肌肉量和代谢、饮食和水合作用等。此外急性肾损伤时，肌酐水平可能需要数小时或数天才能达到稳定状态，才能准确反映 GFR 作为肾功能的指标。已经确定了几种新的肾功能标志物。血清胱抑素 C 是一种普遍存在的蛋白，仅通过肾小球滤过排出，与肌酐相比，其受肌肉质量和营养变化的影响较小。它可以更好地预测不同人群的死亡风险和 ESRD 风险[7]。

其他新型的生物标志物，如 N- 乙酰基 -β-D- 氨基葡萄糖苷酶，肾损伤分子 1，白介素 18，尿调节蛋白和微小 RNA 显示出早期识别肾损伤的希望。这些生物标志物未来可能在降低围术期肾损伤相关的发病率和死亡率方面发挥作用[8]。

心电图 与血清钾浓度检测相比，心电图能更有效地反映钾离子过多的毒性反应。

影像学研究

肾脏超声 超声是最常用于评估肾和泌尿道的诊断检查。它具有非侵入性，无电离辐射，患者需要的检查前准备最少等特点。是肾功能不全患者的首选检查，用于评估肾大小以及是否存在肾盂积水和梗阻。它可以用于评估原生肾和移植肾的血管系统。超声也用于评估肾结构和描述肾占位病变特征[9]。

肾脏 CT 计算机断层扫描（CT）对肾、输尿管和膀胱的扫描已经成为检测肾结石的选择，因为它能够检测各种类型的结石，包括在输尿管的尿酸性结石和非阻塞性结石。即使在超声是第一线成像方式的领域，CT 也提供了补充，有时甚至是更好的成像方法。增强 CT 或肾超声检查均可用于肾包块的诊断[9]。

CT 血管造影 CT 血管造影术被用于评估肾动脉狭窄，并迅速成为一种有用的诊断工具。尽管它可以和无创的磁共振血管造影（MRA）检查相媲美，但是 CT 血管造影需要使用碘造影剂，可能会引起造影剂诱发的肾病[9]。

磁共振成像与磁共振血管造影 磁共振成像可以详细显示肾的组织特征和周围的结构。它是增强 CT 的一种很好的替代检查，特别是在不能耐受碘造影剂的患者以及希望减少放射线照射的患者（例如孕妇和儿童）。钆，一种顺磁静脉造影剂，常用于 MRA，因为它能更灵敏地检测病灶和提高诊断的准确性，且具有良好的安全性和耐受性。肾性全身纤维化是一种罕见的多器官纤维化疾病，目前尚无有效的治疗方法。中度至重度肾疾病的患者会发生这种疾病[9]。

慢性肾衰竭的重要病理生理表现

高血容量

发生慢性肾衰竭（chronic renal failure，CRF）时机体钠离子和水的总含量增加[6]，但只有当 GFR 降低到非常低的水平时才可出现临床症状。体重增加通常与容量增加有关，但伴发的瘦体重减轻抵消了容量引起的体重增加。联合使用袢利尿剂与美托拉辛（一种远曲小管 Na^+-Cl^- 协同转运体的抑制剂）可以克服利尿剂抵抗。

酸血症

虽然大多数 CRF 患者的尿液能正常酸化，但这些患者生成氨的能力下降。在早期阶段，伴随有机阴离子被分泌入尿，代谢性酸中毒不伴有阴离子间隙的改变。但是，随着肾衰竭的进展，会形成巨大的阴离子间隙（约 20 mmol/L），而血浆碳酸氢根离子（HCO_3^-）浓度则相应降低。血液透析通常能纠正这种酸血症。在中度慢性肾衰竭患者，虽然酸血症可以很好地被代偿，但患者术后仍可发生酸血症和高钾血症[10]（表 59.5）。

高钾血症

每天经过肾小球最多可以滤过约 700 mmol K^+，大部分在肾小管被重吸收。终尿液中的 K^+含量反映了皮质集合管及其以外的组织结构对 K^+的分泌和重吸收情况。CRF 患者的胃肠道 K^+分泌增加。但是，多种因素可引起高钾血症，包括蛋白质分解代谢、溶血、出血、输入库存红细胞、代谢性酸中毒以及使用某些抑制 K^+进入细胞或在远端肾单位分泌的药物。

心脏和肺部表现

高血压是 CRF 和终末期肾病的常见并发症。由于高血容量是尿毒症高血压的主要原因，所以透析前患者使用利尿剂或者终末期肾病患者进行透析常可使血压恢复正常。然而，尽管进行了治疗，由于激活了肾

表 59.5　慢性肾衰竭的代谢性酸中毒

	$PaCO_2$ (mmHg)	pH	HCO_3^- (mEq/L)	K^+ (mEq/L)
术前	32	7.32	17	5
术中	40	7.25	18	5.3
术后	44	7.21	19	5.6
	48	7.18	19	5.9

该患者为 36 岁，男性，患有重度糖尿病性肾病，肾衰竭晚期，拟行肾移植。术前，患者有慢性代谢性酸中毒（HCO_3^- 为 17 mEq/L），并伴有部分呼吸代偿（$PaCO_2$，32 mmHg，pH7.32）。钾为正常值的高限（5 mEq/L）。术中患者接受了"标准"机械通气，维持"正常"$PaCO_2$（40 mmHg），但代谢性酸中毒没有改善（pH 为 7.25），血钾上升到 5.3 mEq/L。术后拔出气管导管，但移植肾的功能并不理想，仍然存在代谢性酸中毒。由于残余的阿片类药物的作用，患者出现了轻度 CO_2 潴留（$PaCO_2$ 为 44 mmHg 及 48 mmHg），而且出现了危险的高钾血症（K^+ 为 5.9 mEq/L）

素-血管紧张素系统和自主神经因子，患者仍存在高血压。患者普遍存在左心室肥大和急进型动脉粥样硬化（糖代谢和脂肪代谢紊乱）的情况。与规律透析的 CRF 患者相比，未规律透析的患者易发生心包炎。

肺水肿和限制性肺功能障碍是肾衰竭患者的常见特征。高血容量、心力衰竭、血清渗透压降低和肺毛细血管通透性增加均促进了肺水肿的发展。由于血管内容量过大，利尿剂治疗或透析可有效用于治疗肺充血和水肿[11]。

血液学表现

CRF 常导致正常色素及正常红细胞性贫血。当 GFR 降至 30 ml/min 以下时，常可观察到贫血，这是由于病肾分泌的促红细胞生成素不足造成的。另一个因素是铁的缺乏，部分是血液丢失造成的，包括重复实验室检查，血液残留在透析机中，以及胃肠道出血等，也有的与血液丢失无关[10]。使用铁剂、达贝伯汀以及重组人红细胞生成素（表 59.6）能够使红细胞比容恢复正常，减少红细胞输注次数，减少住院次数以及降低 30% 的心血管死亡率[13]。

血小板因子 3 活力降低、异常的血小板聚集和黏附以及异常的凝血酶消耗引起的出血时间延长均可导致凝血障碍。能通过透析来纠正与血小板因子 3 相关的凝血异常，但在透析效果良好的患者也可出现出血时间延长的情况。对肾衰竭患者的出血时间异常和凝血异常可使用去氨加压素、冷沉淀、混合雌激素、输血和促红细胞生成素来控制[9]。

表 59.6　纠正慢性肾病贫血的管理指南

促红细胞生成素	
开始剂量	每周 50 ～ 150U/kg 静脉注射或者皮下注射（每周 1 次、2 次或者 3 次）
目标血红蛋白	11 ～ 12 g/dl
最佳纠正速率	4 周中血红蛋白增加 1 ～ 2 g/dl
阿法达贝泊	
开始剂量	0.45 g/kg 单次静脉或皮下注射，每周 1 次
	0.75 g/kg 单次静脉或皮下注射，每 2 周 1 次
目标血红蛋白	12 g/dl
最佳纠正速率	4 周中血红蛋白增加 1 ～ 2 g/dl
铁剂	
通过转铁蛋白饱和度（percent transferrin saturation，TSat）和血清铁蛋白来检测铁储备	
如果患者缺铁（TSat ＜ 20%，血清铁蛋白＜ 100 g/L），则给予铁剂，50 ～ 100 mg 静脉注射，每周 2 次，持续 5 周；如果铁指标仍处于低位，重复此处理	
如果铁指标正常，但血红蛋白仍然不足，在给予以上处理的同时静脉补充铁剂，监测血红蛋白、TSat 和血清铁蛋白	
当 TSat ＞ 50% 或血清铁蛋白＞ 800ng/ml（＞ 800 g/L）时，停止铁治疗	

药物对肾功能下降患者的影响

大多数麻醉药物是非离子状态的弱电解质和脂溶性药物，这些药物可被肾小管大量重吸收。这些药物作用的消失并不取决于肾的排泄，而是由再分配和代谢决定。这些药物经生物转化后，以水溶性、极性原体的形式被排泄入尿液。这些代谢产物在药效学上无活性，所以其蓄积也无不利影响[10]。多数具有中枢和周围神经活性的药物归入此类，包括多数麻醉性镇痛药物、巴比妥类药物、吩噻嗪类药物、苯丁酮衍生物、苯二氮䓬类药物、氯胺酮及局部麻醉药[12]。有些药物为非脂溶性或在生理 pH 范围内高度离子化，将以原形经尿液消除。这些药物的作用时间在肾功能受损患者中将延长。这类药物包括肌肉松弛剂、胆碱酯酶抑制剂、噻嗪类利尿药、地高辛和许多抗生素（表 59.7）[14]。

阿片类药物

肾衰竭严重影响吗啡和哌替啶的临床作用，但是

表 59.7 麻醉中常用的依赖肾清除的药物

完全依赖	部分依赖
地高辛、正性肌力药物（常用，对慢性肾衰竭患者监测血药浓度）	静脉麻醉药：巴比妥类
其他：氨基糖苷类、万古霉素、头孢菌素类和青霉素	肌松剂：泮库溴铵
	抗胆碱药：阿托品、格隆溴铵
	胆碱酯酶抑制剂：新斯的明、依酚氯铵
	其他：米力农、肼屈嗪、环丝氨酸、磺胺类和氯磺丙脲类

对芬太尼类药物则影响不大[15]。

吗啡是一种阿片类药物，其活性代谢物依赖于肾清除机制来消除。吗啡主要通过在肝中的结合而代谢，而水溶性葡萄糖醛酸（吗啡 3- 葡萄糖醛酸和吗啡 6- 葡萄糖醛酸）通过肾脏排泄。肾在吗啡的结合中也发挥作用，占其新陈代谢的近 40%[16]。肾衰竭患者可出现高水平的吗啡 -6- 葡萄糖醛酸和危及生命的呼吸抑制。鉴于肾衰竭引起的这些变化，对于肾清除机制严重改变的患者，应考虑使用吗啡替代品[15]。

肾衰竭也显著改变了哌替啶的临床药理学。主要代谢物去甲哌替啶具有止痛和中枢神经系统（CNS）兴奋作用。由于活性代谢物经肾排泄，因此，去甲哌替啶蓄积后产生的潜在中枢神经系统毒性在肾衰竭患者中尤其值得关注[17]。

芬太尼同类药物的临床药理作用并未因肾衰竭而发生重大改变，尽管血浆蛋白结合力的下降可能会改变芬太尼类阿片类药物的游离分数[15]。与芬太尼一样，尽管患者肾功能受损时舒芬太尼的清除和消除半衰期存在更大的变异性，但肾病不会以某种一致的方式改变舒芬太尼的药代动力学[18]。阿芬太尼在肾衰竭中的临床疗效可能会增加，因为初始分布量减少且阿芬太尼的游离分数增加[19]。但是，阿芬太尼的恢复不应延迟。肾功能不全不会改变瑞芬太尼的药代动力学或药效学[20]。

氢吗啡酮本体在血液透析患者中基本不积累。相反，在透析治疗之间，其活性代谢产物氢吗啡酮 -3- 葡糖醛酸迅速积累，但能够在血液透析过程中被有效去除[21]。在严密监测下，氢吗啡酮可安全用于需要透析的患者。但应用于 GFR 低于 30 ml/min 且尚未开始透析或已退出透析的患者应特别注意。

吸入麻醉药

所有吸入的麻醉药都会发生某种程度的生物转化，新陈代谢的非挥发性产物几乎完全被肾清除[22]。吸入麻醉药对中枢神经系统作用的逆转取决于肺的排泄。因此，肾功能受损不会改变对这些麻醉药的反应。对肾功能轻度或中度损害的患者从选择无害的麻醉剂的观点来看，所有现代有效的吸入麻醉剂都是可以接受的。吸入异氟烷后的氟化物水平仅增加 3 ～ 5 μM[23]，吸入氟烷之后仅增加 1 ～ 2 μM[24]。因此这些麻醉剂没有肾毒性。

地氟烷和七氟烷是两种新型的吸入麻醉剂，它们在分子稳定性和生物转化方面均存在显著差异。地氟烷是高度稳定的，可抵抗碱石灰[25]和肝的降解。使用 1.0 MAC 地氟烷后，平均氟化物浓度小于 1 μM[26]。地氟烷在肾衰竭患者中的安全性已得到证实。此外，肾功能损害的更敏感指标尿视黄醇结合蛋白和 β-N- 乙酰氨基葡萄糖苷酶未显示肾损害的证据。长时间暴露于地氟烷（7 MAC 小时）与肾功能损害无关[27]。

七氟烷不太稳定，钠石灰会使其分解[28]，并且会被肝进行生物转化。长期吸入七氟烷后，血浆中无机氟化物的浓度接近肾毒性水平（50 μmol/l）[29]。然而，尚未在人类中发现肾功能有明显变化的证据[30]。数据还表明，七氟烷低流量 1 L/min 麻醉时，不会产生化合物 A 的分解产物（氟–邻甲基 -2,2- 二氟 -1-［三氟甲基］乙烯基醚），这种分解产物被认为具有潜在的肾毒性[31]。

吸入麻醉药会导致肾功能短暂性可逆性下降。GFR、肾血流量、尿量和钠的尿排泄减少（表 59.8）。可能的机制包括肾自我调节功能丧失，神经体液因子（例如抗利尿激素，血管加压素，肾素）的激活以及神经内分泌反应。尽管大多数吸入麻醉药已显示可降低 GFR 和钠的尿排泄，但研究其对肾血流影响的研究却产生了矛盾的结果，这可以用试验方法的差异来解释。数据表明，氟烷、异氟烷和地氟烷能维持肾血流量[32-33]，而七氟烷会降低肾血流量[34]。

静脉麻醉药

超短效巴比妥类药物如硫喷妥钠和美索比妥钠的中枢神经系统作用的消退是由药物再分布造成的，肝代谢是这些药物消除的唯一途径。硫喷妥钠的白蛋白结合率为 75% ～ 85%[35]，但在尿毒症患者，其白蛋白结合率显著降低。由于硫喷妥钠是一种高结合率的药物，结合率的降低将使更多的药物到达受体部位。另外，硫喷妥钠的 p*K*a 值在生理范围内呈弱酸性，因此，酸中毒将产生更多的非离子化、非结合型的活性硫喷妥钠。这些综合作用使 CRF 患者游离的硫喷妥钠从正常人的 15% 上升至 28%。因为在肾疾病患者中，

表 59.8 各种麻醉药对肾功能的影响

	肾血流	肾小球滤过率	尿量	尿中溶质
全身麻醉	↓	↓	↓	↓
静脉麻醉药物				
硫喷妥钠	↔	↓	↓	↓
咪达唑仑	↔	↔	↓	↔
芬太尼（大剂量）	↔	↔	↔	↔
吸入麻醉药物				
氟烷	↔	↓	↓	↓
异氟烷安氟烷	↔↓	↓↓	↓↓	↓↓
呼气末正压异氟烷	↓↔	↓↓	↓↓	o ↓
区域麻醉呼气末正压	↓	↓	↓	o
硬膜外区域麻醉（加肾上腺素）	↓	↓	↓	o
硬膜外（不加肾上腺素）硬膜外（加肾上腺素）	↔↓	↔↓	↔↓	oo
腰硬联合（不加肾上腺素）	↔↔	↔↔	↔↔	oo
脊髓麻醉	↔	↔	↔	o

↔，无明显变化；o，显著影响；↓，减少。
虽然研究方法的不同导致麻醉药对肾血流量影响的报道有争议，但似乎目前的文献支持这些数据。
From Hemmings HC Jr. Anesthetics，adjuvant drugs and the kidney. In：Malhotra V，ed. Anesthesia for Renal and Genitourinary Surgery，New York：McGraw-Hill：1996；20

硫喷妥钠的代谢从本质上没有改变，所以应减少其产生和维持麻醉作用所需要的量[36]。美索比妥钠与硫喷妥钠相似，尽管代谢在其疗效消退中所占的比重略微高一些[37]。

从肌酐浓度的测定来看，丙泊酚对肾功能没有不利影响。长时间输注丙泊酚可产生绿色尿液，这是由于尿液中存在酚类物质。这种颜色的改变对肾功能无影响。给予丙泊酚后尿酸排泄增加，在低 pH 和低温条件下，尿酸结晶使尿液呈云雾状[38]。

目前尚无尿毒症患者使用大剂量麻醉性镇痛药和镇静剂的报道。这些药物在排泄前被大量代谢，所以它们的作用没有明显延长。苯二氮䓬类药物，尤其是地西泮[14]，半衰期长，所以容易产生蓄积。由于强效吸入麻醉药相对于静脉药物而言更易于被逆转，因而在尿毒症患者中，吸入麻醉药用于全身麻醉诱导更具有优势。

肌肉松弛剂及其拮抗剂

琥珀胆碱可用于肾功能低下或肾功能缺失的患者。琥珀胆碱被假性胆碱酯酶降解，产生无毒的终末代谢产物——琥珀酸和胆碱。这两种化合物的代谢前体，即琥珀单胆碱，经肾排泄。因此，在肾衰竭患者应避免长时间输注大剂量琥珀胆碱。虽然假性胆碱酯酶水平在尿毒症患者中降低[39]，但降低程度不足以引起琥珀胆碱的阻滞时间延长。据报道，血液透析对胆碱酯酶水平没有影响[40]。

给予琥珀胆碱后，血清钾离子水平快速而短暂地升高 0.5 mEq/L。在创伤、烧伤或神经功能损伤患者，升高可达 5 ～ 7 mEq/L，可能与肌膜去神经性化后对琥珀胆碱和乙酰胆碱的超敏感有关[41]，可导致心血管系统衰竭。在尿毒症高钾血症患者中，血清钾的进一步升高非常危险，因此，除非患者在术前 24 h 内已经接受透析治疗，否则不推荐使用琥珀胆碱。如果患者最近进行了透析或血清钾正常，且没有其他禁忌证的情况下，琥珀胆碱的使用是安全的。

已对非去极化肌松药的使用进行了深入研究。肾衰竭减少了药物或其代谢产物的经肾消除或通过降低药物代谢酶的活性（如美维库铵的代谢），而影响非去极化肌松药的药理学（表 59.9）。此类肌松药的作用时间在肾衰竭患者可能延长。

长效非去极化肌肉松弛剂泮库溴铵 40% ～ 50% 经尿液排出，一部分泮库溴铵被生物转化成活性较低的代谢产物——3- 羟泮库溴铵之后再排出[42]。泮库溴铵在肾功能降低患者中的终末清除半衰期延长（表 59.9）[43]；因此，应谨慎给予泮库溴铵，特别是需要重复给药时。

表 59.9 正常患者和无肾患者的非去极化肌松剂的药动学数据

药物	被研究的患者	消除半衰期（h）	清除率 ml/（kg · min）	分布容积（L/kg）
维库溴铵	正常患者	0.9	5.3	0.2
	无肾患者	1.4	3.1	0.24
阿曲库铵	正常患者	0.3	6.1	0.18
	无肾患者	0.4	6.7	0.22
泮库溴铵	正常患者	1.7	1	0.14
	无肾患者	8.2	0.3	0.14
罗库溴铵	正常患者	0.71	2.9	0.207
	无肾患者	0.97	2.9	0.264
顺阿曲库铵	正常患者	—	5.2	0.031
	无肾患者	—	—	—
美维库铵	正常患者	0.03	106	0.278
	无肾患者	0.06	80	0.478

在 20 世纪 80 年代初阿曲库铵和维库溴铵这两种非去极化肌松药被投入临床使用。阿曲库铵通过酯酶水解作用和非酶的碱性降解作用（霍夫曼消除）形成无活性产物，后者不依赖肾排泄[44]。可以预见，其终末消除半衰期和神经肌肉阻滞指数（起效时间、维持时间和恢复时间）与正常患者和肾功能不全患者相同[45]。

约 30% 的维库溴铵经肾消除。Lynam 及其同事[46]发现，肾衰竭患者与肾功能正常患者相比，前者给予维库溴铵后神经肌肉阻滞的时间较长（99 min *vs.* 54 min），这是由于其清除半衰期较长（83 min *vs.* 52 min）以及血浆清除率较低［3.1 ml/（kg · min）*vs.* 5.3 ml/（kg · min）］。有关环孢素溶剂（Kolliphor EL）与阿曲库铵和维库溴铵之间的相互作用的研究已有报道。在猫的动物实验中这些肌松药的阻滞作用被加强[47]，但是尚不清楚在肾移植患者是否也存在这种强化作用。

顺阿曲库铵是阿曲库铵的顺式单体。器官非依赖性消除机制（霍夫曼消除）占整个顺阿曲库铵消除的 77%。由于肾排泄只占顺阿曲库铵消除的 16%，所以肾衰竭对其作用时间的影响很小[45]。

短效药物美维库铵由血浆假性胆碱酯酶降解。在终末期肾衰竭患者中，其作用延长 10 ～ 15 min。这可能与尿毒症患者或者血液透析患者血浆胆碱酯酶活性降低有关[48-49]，因而在肾功能缺失的患者中，美维库铵的输注量应减少[49]。

罗库溴铵是一种氨基类固醇非去极化肌肉松弛剂。罗库溴铵在肾衰竭患者中的清除半衰期延长，这是由于其分布容积增加但清除率不变所致。这可以解释在肾功能缺失患者罗库溴铵的作用时间延长，但这种延长有无临床意义尚不得而知[50]。

胆碱酯酶抑制剂新斯的明、吡斯的明和依酚氯铵在正常人、肾功能缺失患者和肾移植患者中的药动学数据见表 59.10，三种药物之间无较大的差异[51-53]。肾排泄对于这三种药物的清除都十分重要，大约 50% 的新斯的明和 70% 的吡斯的明及依酚氯铵被排泄入尿。所有胆碱酯酶抑制剂的排泄在肾功能受损患者中均延长，延长程度与肌松剂的肌松作用消除延长的程

表 59.10 正常患者、肾功能缺失患者和肾移植患者胆碱酯酶抑制剂的药动学数据

药物	被研究的患者	消除半衰期（h）	清除率 ml/（kg · min）	分布容积（L/kg）
新斯的明	正常患者	1.3	8.4	0.7
	无肾患者	3*	3.9*	0.8
	肾移植患者	1.7	9.4	1.1
吡斯的明	正常患者	1.9	8.6	1.1
	无肾患者	6.3*	2.1*	1
	肾移植患者	1.4	10.8	1
依酚氯铵	正常患者	1.9	8.2	0.9
	无肾患者	3.6*	2.7*	0.7
	肾移植患者	1.4	9.9	0.9

* 与正常相比 $P < 0.05$

度相同或程度更高。因此，在多数肾衰竭患者中，神经肌肉阻滞作用被拮抗后的“再阻滞”是由其他原因所致。表 59.10 数据显示，所有胆碱酯酶抑制剂的药动学在正常患者和功能良好的肾移植患者中均相似。

舒更葡糖是一种较新的拮抗药物，它是一种环糊精分子，可以选择性地与维库溴铵和罗库溴铵等氨基类固醇神经肌肉阻滞剂结合，从而使其失去活性。所产生的舒更葡糖-神经肌肉阻滞剂复合物从肾排出。在严重肾功能不全的患者中，这些环糊精复合物会累积。尽管舒更葡糖可以有效逆转这些患者的神经肌肉阻滞，但长期暴露于舒更葡糖的影响尚不清楚。目前尚无足够的数据推荐对重度肾功能不全患者进行常规给药[54]。也有数据表明，舒更葡糖复合物可有效地被高流量血液透析透析掉[55]。

血管加压药和降压药

严重肾功能疾病的患者常使用抗高血压药物和其他心血管药物。90% 以上的噻嗪类利尿药[56]和 70% 的呋塞米[57]经由肾排泄，因而在肾功能异常或者肾功能不全患者中，其作用时间延长。普萘洛尔几乎完全在肝中代谢[58]，艾司洛尔由红细胞细胞质中的酯酶生物降解[59]，所以这些药物在肾功能异常或者肾功能不全患者中的作用时间不会延长。钙通道阻滞剂硝苯地平、维拉帕米和地尔硫䓬大部分在肝中被代谢为无药理学活性的产物，因此，这些药物在肾功能不全患者中可以给予常规剂量[60]。硝酸甘油代谢迅速，只有不到 1% 从尿液中以原形排泄，所以可广泛使用[61]。

自从 20 世纪 20 年代硝普钠作为降压药应用于临床以来，人们对其应用又有了新的认识。氰化物是硝普钠的中间代谢产物，硫氰酸盐是其终末代谢产物。作为硝普钠治疗的并发症，氰化物中毒已经广为人知，但是硫氰酸盐的潜在毒性还没有被充分认识。硫氰酸盐的半衰期超过 4 天，而且在肾衰竭患者中还进一步延长。有报道发现，当硫氰酸盐水平高于 10 mg/dl 时，患者出现低氧血症、恶心、耳鸣、肌肉痉挛、定向障碍和精神障碍症状。因此，与咪噻吩和硝酸甘油相比，硝普钠不适合长期使用。

与上述三种药物相比，肼屈嗪的作用较为缓慢。在肝被羟化和葡萄糖醛酸化后，其作用消除，只有约 15% 以原形从尿中排泄[63]。在尿毒症患者中，肼屈嗪的消除半衰期延长，所以使用时需谨慎[64]。单次静脉注射 0.5 mg/kg 拉贝洛尔后，其分布容积、消除率和消除半衰期在终末期肾病患者和正常受试者中相似[65]。如果需要使用血管收缩剂，使用直接作用于 α 肾上腺素受体的激动剂将是有效的，如去氧肾上腺素。然而这类血管收缩药对肾循环的干扰巨大。虽然 β 肾上腺素激动剂，如异丙肾上腺素，能够维持心脏和脑的灌注而不造成肾血管收缩，但这些药物增加心肌的应激性。所以，如果可能，最好用简单的方法如血容量的扩充代替药物治疗。如果这些措施效果不佳，应使用 β 肾上腺素激动剂或多巴胺。

急性肾损伤和血液透析

AKI 经常被认为是一种离散综合征，但其代表了不同严重程度和病因的多种病理生理过程。其中包括由于正常肾灌注不足没有引起肾实质损伤但导致了 GFR 降低；部分或完全尿液阻塞；以及一系列具有肾小球、间质、肾小管或血管等肾实质损伤特征的病变过程。诱发 AKI 通常是多因素的，并且发生在有异质性患者人群中[66]。以前作者们曾使用过的术语众多，如肾功能不全、肾功能障碍、急性肾衰竭，以及需要透析的肾衰竭。定义这些术语的参数包括（图 59.5）肌酐的绝对值和百分比变化值、预估 GFR 的绝对值和百分比变化值，以及尿量减少[67]。急性肾损伤的发生率取决于手术类型和残存的肾功能（框 59.2 和表 59.11）

在心脏外科手术中，如果定义宽泛，急性肾损伤的发生率为 7.7% ～ 11.4%[68]，而需要透析的急性肾损伤则较低，低于 1% ～ 5%。在胃旁路手术中的发生率为 8.5%[69]，而在主动脉瘤术后为 15% ～ 16%[70]。同样，肝移植术后急性肾损伤的发生率也较高。据报道，肝移植术后 48% ～ 94%[71]的患者存在急性肾功能不良。

在非心脏手术中，Kheterpal[72]及其同事已经确定了一些独立的 AKI 危险因素：年龄，急诊手术，肝疾病，体重指数，高危手术，周围血管疾病和慢性阻塞性肺疾病（需要进行慢性支气管扩张剂治疗）。根据增量评分，肾衰竭的发生率分别增加 0.3% 和 4.5%。

急性肾损伤患者的围术期管理

尽管已知许多因素可导致外科手术患者发生 AKI，但很少有预防 AKI 的干预措施，也没有明显的围术期肾损伤治愈方法。对此类干预措施的完整回顾不在本章的范围之内。但是，有些值得一提。

透析

透析可能不会降低围术期 AKI；但是可以治疗相关的酸中毒，高钾血症和高血容量。对于某些手术，

RIFLE分级	血清肌酐*	尿量	AKIN分级
危险	1.5×基础值	<0.5ml/(kg·h) ×6h	1阶段
损伤	2×基础值	<0.5ml/(kg·h) ×12h	2阶段
衰竭	3×基础值，或 肌酐>4mg/dl或 伴有急性升高≥0.5mg/dl	<0.3ml/(kg·h) ×24h 或 12h无尿	3阶段**
缺失$^{\varnothing}$			
终末期肾病			

急性肾损伤严重程度增加

* RIFLE标准包括GFR改变：
危险：GFR降低25%
损伤：GFR降低50%
衰竭：GFR降低75%
**所有接受肾替代治疗的患者属于AKIN 3阶段
$^{\varnothing}$ RIFLE标准中的缺失＝持续急性肾衰竭，如肾功能完全丧失>4周

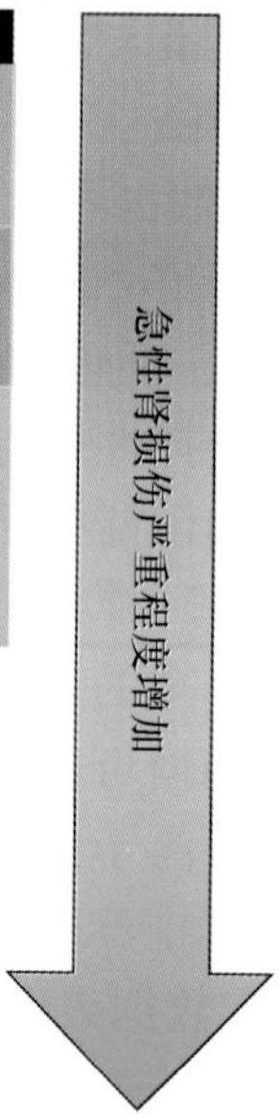

图 59.5 **急性肾损伤的相关参数**（From Mehta RL，Kellum JA，Shah SV，et al. Acute Kidney Injury Network：report of an initiative to improve outcomes in kidney injury. Crit Care. 2007；11：R31.）

框 59.2 术后引起急性肾损伤的危险因素

术前因素
- 术前肾功能不全
- 高龄
- 心脏疾病（缺血性或充血性）
- 吸烟
- 糖尿病
- ASA Ⅳ级或Ⅴ级

术中因素
- 急诊手术或腹腔，胸腔，腹股沟以上水平的血管外科手术
- 输注红细胞
- 使用正性肌力药物
- 主动脉阻断时间
- 体外循环：使用呋塞米，尿液输出，再次转流

术后因素
- 输注红细胞
- 使用缩血管药物
- 使用利尿剂
- 使用抗心律失常药物

Data from Abelha FJ，Botelho M，Fernandes V，et al. Determinants of postoperative acute kidney injury. Crit Care. 2009；13：R19；Parolari A，Pesce LL，Pacini D，et al. Risk factors for perioperative acute kidney injury after adult cardiac surgery：role of perioperative management. Ann Thorac Surg. 2012；93：584-591

例如主动脉手术，透析实际上可减少肾衰竭患者的 30 天死亡率。这些幸存者中有多达 75% 的患者恢复了肾功能并且不再依赖透析[73]。

非透析管理

针对肾功能不全的最佳治疗方法尚未建立，ACE-I 治疗或利尿剂治疗等干预措施能否防止围术期肾功能下降尚不清楚[68]。

手术期间应维持正常的血流动力学参数，以防止 AKI。此外，可给予氧自由基清除剂如甘露醇和 N- 乙酰半胱氨酸以防止缺血-再灌注损伤。然而，实施这些策略的研究显示并不能减少心脏手术患者 AKI 的发生。多年来，甘露醇是在主动脉阻断之前，特别是在腹主动脉瘤手术中的肾上腹主动脉阻断之前应用。迄今为止的临床试验未能证明这种方法可以降低该人群的肾衰竭发生率[74]。

多巴胺和心钠素最初都在预防 AKI 中显示出潜力，因为它们具有血管活性作用，可导致肾血流量增加。研究表明，多巴胺[75]和心房利钠肽[76]均与死亡率增加无关。使用选择性多巴胺受体激动剂非诺多巴胺可以减少术后 AKI 发生。然而，这并没有减少对肾替代疗法的需求或院内死亡率[77]。

肾和泌尿生殖手术

经尿道前列腺切除术

经尿道前列腺电切术（transurethral resection of the prostate，TURP）与麻醉相关的一系列特殊问题有关。选择麻醉方案时，必须考虑这些问题以及通常的考虑因素，例如患者的总体健康状况、手术时间长短以及患者和外科医师的选择。

前列腺增生症的病理生理学

前列腺通常被描述为膀胱底部的胡桃大小器官。

表 59.11 术后尿量减少和急性肾损伤的常见原因

	部位		
	肾前性	肾性	肾后性
鉴别诊断	低血压 绝对 相对 血容量减少 绝对 相对（如腹内高压）	急性肾小管坏死 缺血再灌注 造影剂 急性间质性肾炎	导尿管梗阻 导尿管扭结 导尿管破损 前列腺肥大 膀胱痉挛 尿潴留

From Chenitz KB，Lane-Fall MB. Postoperative oliguria. Anesth Clin. 2012；513-526

有三个主要区域——围绕腺体的纤维肌基质和两个被称为中央和外周的腺体区域。还有一小部分围绕前列腺尿道周围的正常前列腺腺体区域称为过渡区，约占正常前列腺的 5%。这是良性前列腺增生（benign prostatic hyperplasia，BPH）的主要部位。该区域的结节性扩张导致男性尿道受压并伴有部分膀胱出口梗阻[78]。前列腺的血液供应丰富，血管穿透前列腺包膜并在腺内分支。在前列腺包膜附近还有大静脉窦[79]。BPH 的发病率从男性生命的第四个十年开始急剧上升，在 80 多岁时达到 88% 的高峰[80]。

外科手术

TURP 长期以来一直被认为是 BPH 外科治疗的“黄金标准”。在过去的几十年中，由于医疗管理，α 受体阻滞剂和 5α 还原酶抑制剂的改进，在美国每年完成的单极 TURP（M-TURP）手术数量逐步下降。现在引入了更新的外科治疗方式，如双极 TURP（B-TURP）、激光 TURP（L-TURP）、微波消融和水消融。制定完善了患者护理指南[81-84]。

TURP 手术是通过尿道插入切除镜有序的切除或汽化前列腺组织。可以通过使用以下几种技术之一来实现：使用电切电凝金属环的 M-TURP 或 B-TURP，前列腺钬激光摘除术（HoLEP），以及双极等离子体汽化或激光汽化[82, 85-87]。最近引入的新技术是水消融，这是一种结合图像引导和机器人技术的微创水消融技术，利用高速盐水流靶向和无热切除前列腺组织[83]。切除期间，必须注意不要破坏前列腺包膜。如果前列腺包膜破损，大量灌洗液可能会通过前列腺周围或腹膜后间隙吸收到循环中。如果怀疑有穿孔，应立即终止手术并止血[88]。

M-TURP 期间出血很常见，但通常很容易控制。通过电凝控制动脉出血；然而，当大静脉窦被打开时，止血变得困难。如果出血变得不可控制，则应尽快终止手术，并应将 Foley 导管插入膀胱并牵引压迫止血。大约 2.5% 的 M-TURP 手术因出血过多而需要输血[89]。

灌洗液

理想情况下，在 TURP 期间使用的冲洗溶液应该是等渗、不溶血、电惰性、透明、不代谢、无毒、排泄迅速、易消毒且价格便宜[90-91]。但这种溶液并不存在。最初，M-TURP 选择的冲洗溶液是蒸馏水，因为它是电惰性的，透明且便宜，但它渗透压极低。当它被吸收进循环时，会引起大量溶血、低钠血症、肾衰竭和中枢神经系统症状[92]。生理盐水或乳酸林格液是等渗的，如果被吸收到循环中可以耐受，但是它们是高度电离的，会导致来自 M-TURP 切除环的高频电流分散。这些问题导致只能使用接近等渗的冲洗溶液，例如甘氨酸、Cytal（2.7% 山梨醇和 0.54% 甘露醇的混合液）、山梨醇、甘露醇、葡萄糖和尿素（表 59.12）。这些灌洗液允许电灼和适度低渗，以保持透明度[93-94]。

尽管这些灌洗液不会引起明显的溶血，但是过度吸收会导致一些围术期并发症，例如循环超负荷、肺水肿和低钠血症。此外，这些灌洗液中的溶质还可能产生不良反应：甘氨酸可引起心脏、神经系统和视网膜方面的副作用；甘露醇迅速扩张血容量，在心脏病患者会导致肺水肿。山梨醇被代谢为果糖和乳酸，可能引起高血糖症和（或）乳酸性酸中毒；葡萄糖会导致糖尿病患者严重的高糖血症。

表 59.12 用于经尿道前列腺电切术的灌洗液的渗透压

灌洗液	渗透压（mOsm/kg）
1.2% 甘氨酸	175
1.5% 甘氨酸	220
Cytal（见文中）	178
3.5% 山梨醇	165
5% 甘露醇	275
2.5% 葡萄糖	139
1% 尿素	167
蒸馏水	0

用几乎等渗的溶液代替蒸馏水，消除了M-TURP的并发症如溶血及其后遗症。与严重低钠血症相关的严重中枢神经系统症状（如癫痫发作和昏迷）的发生率也降低。然而，与大量吸收灌洗液有关的水化过度却仍然存在。新的外科技术使用生理盐水作为膀胱灌洗液，消除了稀释性低钠血症和TURP综合征的风险。

经尿道前列腺切除术的麻醉注意事项

进行传统的M-TURP手术时，可选择脊髓麻醉[95]。脊髓麻醉为患者提供充分的麻醉，同时松弛患者的骨盆底和会阴部为外科医师的操作提供便利。全身麻醉或脊髓麻醉下行M-TURP后的心脏发病率和死亡率是相似的[96]；然而，脊髓麻醉的优点是患者保持清醒状态，麻醉科医师能够识别TURP综合征的早期体征和症状（例如，精神状态改变）或灌洗液的渗出。躁动和意识模糊通常不是麻醉平面不足的表现，而是低钠血症和（或）血浆低渗透压的早期征兆。持续给予镇静剂或全身麻醉可能会掩盖TURP综合征的严重并发症，甚至导致死亡[97]。

脊髓麻醉感觉阻滞平面达到T_{10}就能阻断前列腺和膀胱颈部的感觉传导，为TURP提供满意的麻醉。此外，达到T_{10}感觉阻滞平面消除了膀胱膨胀的不适感。但较高的感觉阻滞平面可能会掩盖清醒患者膀胱或前列腺包膜意外穿孔的症状［腹部或肩部疼痛和（或）恶心和呕吐］[94]。

TURP时选择脊髓麻醉相对于硬膜外麻醉具有一些优点。从技术上讲，它在老年患者中更容易实施。骶神经支配前列腺、膀胱颈和阴茎的感觉神经，硬膜外麻醉时偶尔会发生骶神经的不完全阻滞，而在脊髓麻醉时则可以避免这一问题。然而，如果由于技术困难、骶神经覆盖、凝血状态或患者拒绝等原因而无法实施椎管内麻醉，则需要选择全身麻醉。

关于椎管内麻醉或全身麻醉是否影响TURP期间的失血仍存在争议。一些研究报告了在椎管内麻醉下出血减少[98-100]，而另一些研究则发现这两种麻醉方式之间没有显著差异[101-104]。基于椎管内麻醉下出血减少的研究，作者们推测椎管麻醉不仅降低体循环血压减少失血，而且还通过降低中心静脉和外周静脉压力从而减少失血。然而，与全身麻醉相比，脊髓麻醉通过降低中心静脉压（CVP）可以使灌洗液吸收得更多[105]。影响TURP期间失血的其他因素包括腺体的血管分布和大小、手术的持续时间、切除期间打开的静脉窦数量以及近期或重复导尿管插入引起的感染和前列腺炎症的存在[89, 95]。

TURP的麻醉注意事项还应包括体位。TURP通常需要在截石位伴稍倾斜的头低脚高位下进行。这种体位会导致肺血容量的变化，肺顺应性下降，膈肌的头向移位，同时导致肺容量减少，诸如残气量、功能残气量、潮气量和肺活量都减小。心脏前负荷也可能会增加。此外，可能会发生腓总神经、坐骨神经和股神经的损伤[106]。

经尿道前列腺切除术后的发病率和死亡率

接受TURP手术的通常为高龄患者，往往有并存疾病。据报道与M-TURP相关的30天死亡率在0.2%～0.8%之间，常见的死亡原因包括肺水肿，肾衰竭和心肌梗死[95, 107]。接受椎管内麻醉或全身麻醉的患者死亡率相似[108]。一项研究发现，术后的发病率为18%。合并急性尿潴留、腺体大于45 g、切除时间超过90 min、年龄大于80岁的患者，术后发病率增加[95]。

M-TURP最令人担忧的并发症是TURP综合征。该综合征具有多因素的病理生理表现，本质上是冲洗溶液的过度吸收和所导致的低钠血症共同引起的医源性水中毒[109]。大型研究报告称，轻度至中度TURP综合征的发生率在0.78%～1.4%之间[110-111]。然而据报道，严重TURP综合征（血清钠浓度＜120 mEq/L）的死亡率高达25%[112]。

由于许多接受TURP的患者是老年人，因此另一个需要关注的问题是术后认知功能障碍的发生率。在一项小型前瞻性研究中发现，老年TURP患者接受脊髓麻醉辅助静脉镇静或全身麻醉，发现两组患者在术后6小时认知功能均显著降低，但两组患者相比较，在围术期任何时段甚至30天后心理功能均无差异[113]。

经尿道前列腺切除术的并发症

灌洗液的吸收

几乎每一台TURP手术都伴随着灌洗液通过开放的前列腺静脉窦吸收的情况。以下几个因素决定吸收的量和速度：①手术台上方灌洗液的高度，影响静水压力；②膀胱扩张的程度；③开放静脉窦的范围；④手术切除时间的长短[114]。通常切除的每分钟可吸收10～30 ml液体，在持续2小时的手术中可能吸收6～8 L。患者是否因吸收灌洗液而出现并发症取决于吸收液体的总量和类型[115-116]。

循环容量过多、低钠血症与低渗透压

过量吸收灌洗液会导致血管内容量快速扩张，从

而导致循环超负荷。最初，可能会观察到高血压和心动过缓，对于心脏功能受损的患者，可能会发展为肺水肿，最终导致心搏骤停[117]。在最初的高血压阶段之后，或将伴随一段长时间的低血压。一种可能的机制是：高血压和低钠血症因素结合，导致静水流沿着渗透压梯度和静水压力梯度从血管内进入肺间质，引起肺水肿和低血容量性休克[118-120]。此外，内毒素释放进入血液循环导致的代谢性酸中毒也会引起低血压[121-122]。某一特定的患者是否发生循环超负荷的症状取决于患者的心血管状况、灌洗液吸收的量和速度以及手术出血的程度[116]。

低钠血症症状的严重程度与血清钠浓度下降的速度相关。血清钠水平的急性变化比慢性低钠血症更令人担忧[123]。此外，通常不可能将低钠血症引起的心血管损害症状与继发性循环超负荷的症状区分开来。当血清钠水平急剧下降至 120 mEq/L 以下时可观察到中枢神经系统症状和心血管反应。起初，可能会观察到躁动和神志不清，随着血清钠水平的持续下降，可能会导致意识丧失和癫痫发作（$<$ 110 mEq/L）。血清钠水平低于 120 mEq/L 时，也可能发生低血压、肺水肿和充血性心力衰竭，在小于 115 mEq/L 的水平会伴有心电图改变（QRS 波增宽，心室异位节律和 ST 段抬高）。最终在接近 100 mEq/L 的水平，可能会发生呼吸停止和心搏骤停[124]。

目前认为 TURP 综合征的典型中枢神经系统症状不是由低钠血症本身引起的，而是由于急性血浆低渗透压导致血管内液体进入大脑，进而导致脑水肿。随着现代非电解质灌洗液的出现，严重中枢神经系统并发症的发生率已经降低。然而，严重中枢神经系统紊乱仍可继发于低钠血症[115-116]。

甘氨酸毒性

甘氨酸是一种非必需氨基酸，当被大量吸收时可能会对神经和心脏产生影响。甘氨酸被认为是 TURP 患者短暂性失明的可能原因。中枢性作用机制（例如脑水肿）也可能导致视力障碍，但正常的瞳孔光反射是保留的。在短暂性失明的 TURP 患者中，瞳孔光反射迟钝或无反应，提示有视网膜的副作用。甘氨酸是视网膜的一种抑制性神经递质，在一项研究中，观察到吸收了几百毫升 1.5% 的甘氨酸灌洗液后，视觉诱发电位随视力下降而延长[125]。甘氨酸也被证明对心肌有亚急性作用，在心电图上表现为 T 波低平或倒置。在一些患者中，CK-MB 同工酶的升高可能持续 24 h，但达不到心肌梗死的诊断标准[126]。

氨中毒

由于甘氨酸在肝中代谢为氨，因此甘氨酸的吸收可能会导致中枢神经系统毒性[127]。氨中毒的早期症状，恶心和呕吐通常发生在术后 1 小时内。当血清氨浓度大于 100 μmol/L 时，可观察到中枢神经系统的症状和体征[128]。如果血氨浓度更高，患者可能会陷入持续 10 ～ 12 h 的昏迷，在血氨浓度降至 150 μmol/L 以下时才会苏醒[94]。

膀胱穿孔

膀胱意外穿孔是 TURP 的另一种常见并发症，据报道发病率约为 1%，大多发生在腹膜后[129]。常见原因是手术器械损伤或灌洗液导致膀胱过度扩张。穿孔早期迹象是灌洗液回流减少，但经常被忽视。最终，大量的液体积聚在腹部导致腹部膨胀。神志清醒的椎管内麻醉患者可能会主诉腹部疼痛和（或）恶心和呕吐。如伴有腹腔内穿孔，症状相似且进展较快，患者可主诉由于膈肌刺激引起的严重肩痛。腹腔内穿孔可采用开放式手术修复或经腹腔引流来治疗[130]。

短暂性菌血症和脓毒症

前列腺内寄生有多种细菌，这些细菌可通过开放的前列腺静脉窦入血而引起围术期菌血症。留置导尿管可能会进一步增加这种风险。因此，建议对 TURP 手术患者预防性使用抗生素。菌血症通常是短暂的，无症状的，用普通的抗生素组合很容易治疗；然而，这些患者中有 6% ～ 7% 可能会发生脓毒症[95]。

低温

TURP 手术患者使用室温灌洗液可能会引起寒战和体温过低。在体温调节能力较弱的老年人中尤其明显[131]。加热灌洗液将减少热量损失和寒战。有担忧这些加热灌洗液可能导致血管扩张增加出血，但这种担忧没有显示出临床意义[132-133]。

出血和凝血功能障碍

由于血液与大量灌洗液的混合，导致 TURP 手术失血的估计常常不准确。据估计，M-TURP 手术的出血量为 2 ～ 4 ml/min，前列腺切除的出血量为 20 至 50 ml/g[89]。但是这些都是粗略的估计，应严密监测患者生命体征，通过连续血细胞比容变化来评估失血量和输血必要性。

TURP 术后异常出血的发生率低于 1%。可能的原因包括血小板稀释（稀释性血小板减少症）和大量吸收灌洗液后继发的凝血因子减少以及全身性凝血功能障碍。在这些患者中，凝血功能障碍是由原发性纤维蛋白溶解或者弥散性血管内凝血病引起的。在原发性纤溶过程中，前列腺释放出纤溶酶原激活物，将纤溶酶原转化为纤溶酶，然后通过纤维蛋白溶解增加出血。如果怀疑原发性纤维蛋白溶解，则应在第一个小时内静脉给予 4 ～ 5 g 氨基己酸进行治疗，然后以 1 g/h 的速度持续输注。一些临床医师认为，切除的前列腺组织富含促凝血酶原激酶，吸收后会诱发弥散性血管内凝血病[89]。应根据需要给予静脉输液和血液制品支持治疗。

经尿道前列腺电切术并发症的治疗

TURP 综合征可能最早可在手术开始后几分钟出现，也可能术后数小时才出现。手术团队必须对症状和体征有高度的认识（表 59.13）。首先，应根据患者的症状对症支持治疗（保证通气，增强氧合，心血管支持等）；同时还应考虑其他需要治疗的情况，如高碳酸血症、低糖血症和糖尿病昏迷或药物相互作用[90]。如果怀疑有 TURP 综合征，应抽取血样分析电解质，葡萄糖和动脉血气，并监测 12 导联心电图。此外，外科医师应尽快终止手术[94]。

低钠血症和容量超负荷的治疗取决于患者症状的严重程度。如果血清钠水平高于 120 mEq/L，并且患者症状较轻，则应限制液体并使用袢利尿剂（一般为呋塞米），通常能使血清钠恢复正常水平。

在严重的 TURP 综合征伴有血清钠低于 120 mEq/L 的情况下，应考虑静脉输注高渗盐水（3% 氯化钠）治疗。但高渗盐水快速纠正低钠血症有可能引起脑水肿和桥脑中央髓鞘溶解症[134-135]。

前列腺激光切除，等离子汽化，微波消融和水消融

为了减少围术期的并发症，泌尿外科界不断地开发传统 TURP 和 M-TURP 的外科替代疗法。这些新技术的主要优势是使用生理盐水代替低渗冲洗溶液（例如甘氨酸），避免了稀释性低钠血症和 TURP 综合征的发生[136]。但是，仍然存在容量过负荷的可能。目前观察到这些最新的手术方式的其他优点是减少了术中和术后出血，减少了灌洗液的吸收以及缩短了住院时间。尽管脊髓麻醉是 TURP 和 M-TURP 的首选麻醉方式，因为它可以监测患者精神状态，但这些外科新技术允许麻醉科医师能够根据患者的身体状况和选择来制订麻醉方案。此外，患者可能正在服用抗凝药物或存在凝血功能障碍，可能无法实施脊髓麻醉或进行传统 TURP 或 M-TURP 手术[137-139]。

前列腺激光切除术（L-TURP）已成为治疗 BPH 的越来越常见的选择。L-TURP 输送光能，根据前列腺组织被加热到的温度，确定组织是凝固还是蒸发[82]。有人建议将 HoLEP 推荐为 BPH 外科治疗的新的金标准[85, 140]。

钬激光发射器是一种固态、高功率脉冲激光器，可发射波长为 2140 nm 的光，具有精确的切割能力。前列腺组织被激光汽化，所散发的热量使中小血管凝结。这种技术允许从包膜中逆行切除整个前列腺叶，然后将其推入膀胱用软组织粉碎器粉碎后取出。HoLEP 可安全地用于前列腺较大（重量大于 70 到 100 g）的患者，其效果与接受开放式前列腺切除术的患者相似[141]。与传统 M-TURP 相比，HoLEP 具有输血率低、留置尿管时间短以及缩短住院时间等优点[142-145]。

BPH 激光治疗的另一个进展是前列腺光选择性汽化（photoselective vaporization of prostate，PVP）技术的发展。初始的 80 瓦 KTP（磷酸钛氧钾）激光发生器是一种高功率的钕激光使光束通过 KTP 晶体，将波长减半至 532 nm，而频率加倍。532 nm 波长能够被血红蛋白和血液丰富的组织选择性地吸收，被水吸收的很少。这种激光在使前列腺组织汽化时，耗散到周围组织的能量最小。现今已引入功率更高的 120 和 180 瓦系统，该系统引用激光发生器使用三硼酸锂晶体，可以更快地汽化和凝固前列腺组织[82, 146]。

表 59.13 TURP 综合征的症状和体征

心血管和呼吸系统	中枢神经系统	代谢	其他
高血压	兴奋 / 精神错乱	低钠血症	低渗透压
心动过缓 / 心动过速	癫痫发作	高甘氨酸血症	溶血
充血性心力衰竭	昏迷	高血氨症	急性肾衰竭
肺水肿和低氧血症	视力障碍（失明）		
心肌梗死			
低血压			

这项技术的优点有：几乎无血的手术视野，快速闭合静脉窦而止血，减少灌洗液的吸收。多项研究表明，PVP 对于保留抗凝治疗的患者是安全有效的，这类患者有高风险的心血管危险因素而不宜停药[147-149]。PVP 的潜在并发症包括膀胱穿孔、排尿困难和感染（继发于发生凝血的坏死组织）。与 M-TURP 相比，PVP 的残留腺体再手术率较高，但在 180 瓦动力系统中再手术率却降低了[82]。这种激光手术方式允许麻醉科医师根据患者的身体状况和选择制订麻醉方式，包括静脉麻醉[150]。

前列腺增生的双极等离子汽化技术是近年来非激光治疗前列腺增生的一项进展。这种双极系统的设计将有源和回收极结合在同一电极上。因此，与单极系统相比，能量不会越过患者的身体返回电极垫，而是停留在前列腺汽化的部位。等离子体汽化系统在球形（蘑菇状或纽扣状）的双极性电极表面上产生等离子体电晕。该电极在不与前列腺组织直接接触的情况下在上方滑动时会产生一层高度电离的颗粒薄层，产生最少的热量，并随之蒸发和凝结前列腺组织。等离子体场蒸发了有限的前列腺细胞层，从而显著地减少出血[87]。

经尿道前列腺微波消融术（transurethral microwave thermotherapy，TUMT）被认为是 M-TURP 的有效替代方法，该疗法的主要并发症较少，可作为门诊手术在局部麻醉或骶管阻滞下完成。TUMT 通过专用导管将前列腺组织加热到 45 ～ 65℃。虽然 TUMP 在远期缓解尿道梗阻方面的效果不如 M-TURP，但它适合于老年患者和高危患者[86，151]。

外科治疗 BPH 的最新方式是水消融，这是一种微创的高速盐水消融技术，结合了超声图像引导和机器人技术，可在全身麻醉下有针对性地无热切除前列腺组织。利用超声波图像，绘制出前列腺被切除的区域，系统调整高速盐水流的压力水平，以控制前列腺组织的消融。然后使用单极或双极技术对切除区域进行定向烧灼止血。在这项技术的初期小型研究中，围术期血清钠或血细胞比容变化不显著。由于切除时间约为 5 min，整个手术时间为 45 min，与其他手术时间更长的技术相比，该技术可能具有更高的安全性。精细测绘手术区域可保留膀胱颈和精囊周围组织，从而保护正常性功能。但需要进一步的临床研究以验证这一新技术[83，152]。

输尿管镜碎石术和经皮肾镜碎石术

肾结石病是一种常见且花费高昂的疾病，据报道，肾结石在美国患病率为 8.8%[153]。大多数肾系统结石患者尽管接受了保守治疗，但对于较复杂的结石患者仍需要手术治疗。最常用的手术方式是输尿管镜（ureteroscopy，URS）和经皮肾镜取石术（percutaneous nephrolithotomy，PCNL）。肾内结石的大小和位置是治疗选择的依据。有症状的非下极肾结石较小的患者和（或）输尿管中段或远端结石的患者建议使用 URS。与体外冲击波碎石术（ESWL）相比，URS 单次手术的结石清除率较高。对于肾结石直径大于 20 mm 或有肾下极结石大于 10 mm，且有症状（侧腹部疼痛）的患者，应选择 PCNL 治疗。结石较多和肾下极结石的患者，PCNL 结石清除率较高，但复发率也高[154]。

小直径的输尿管软镜的出现，液电碎石术（electrohydraulic lithotripsy，EHL）探针的小型化，特别是激光纤维，改变了与该手术相关的麻醉方式。最初，URS 需要使用更大、更硬的器械进行输尿管扩张，因此患者需要进行全身麻醉或椎管内麻醉。这些麻醉方式的优点是可以防止患者体动，从而减少输尿管损伤的风险。虽然全身麻醉或椎管内麻醉仍然很普遍，但研究表明，在局部麻醉或静脉镇静的情况下，实施 URS 是安全有效的[155-157]。

EHL 使用一根可弯曲的探针穿过输尿管镜，在两个电极之间产生高压电火花，产生球形液压冲击波，并在结石附近形成空泡以粉碎结石。EHL 可以在生理盐水溶液中进行，因此避免了用低渗灌洗液冲洗泌尿道的风险。EHL 主要关注的问题是它对输尿管黏膜的损伤，可能会导致输尿管穿孔。激光碎石术通过输尿管镜放入钬：YAG 柔性激光纤维抵近结石，通过激光的光热作用使结石汽化。与 EHL 相比，钬激光技术更安全、更高效，因为它可以在接近输尿管壁的地方使用，而不会造成黏膜伤害。此外，它能将结石打成更小的结石碎片[155]。

PCNL 是治疗大型（＞ 20 mm）或复杂结石的首选手术方式。PCNL 的禁忌证包括患者有未治疗纠正的凝血功能障碍和活动的、未经治疗的尿路感染。随着结石的碎裂，细菌和细菌内毒素可能被释放，使患者面临脓毒症的风险。为了降低这种风险，应该在围术期使用广谱抗生素。在透视或超声引导下进行肾穿刺，放置鞘管，置入硬性或柔性肾镜，然后可以通过各种内镜技术清除结石。尽管有椎管内麻醉和局部麻醉辅助镇静在该类手术中成功应用的报道，但 PCNL 通常都是在全身麻醉俯卧位下进行[155]。也可采用仰卧位，但手术视野变小，肾收集系统塌陷，上极肾盏穿刺难度增加[158]。除了典型的麻醉问题，包括那些与俯卧位有关的问题，PCNL 还有一些额外的风险。

胸膜损伤，包括气胸和胸腔积液；肾镜检查期间灌注大量灌洗液导致患者体温过低；出血或血液稀释可能导致急性贫血。仔细监测患者的肺部状况（气道压力，呼气末 CO_2 分压和氧饱和度）、血流动力学和体温可能会早期提示这些潜在的并发症[155]。

体外冲击波碎石术

ESWL 是一种替代治疗方法，用于崩解肾非下极结石和输尿管上段结石。虽然 ESWL 被认为是治疗这些类型结石的首选，但是在美国它已被 URS 超越[159]。对于有症状结石小于 20 mm 的患者，ESWL 仍然是一种有效的治疗方法；但是与 URS 相比，患者可能会重复使用体外震波碎石治疗。因此，为了提高结石清除率，ESWL 的成功治疗取决于几个因素：肥胖、皮肤到石头的距离、集合系统的解剖结构、结石的组成和结石的密度 / 衰减[154]。最初的第一代碎石器（Dornier HM-3）需要将患者浸入水浴中，这可能对心血管和呼吸系统产生严重影响（框 59.3）。新一代碎石机使用更小的能量，并且取消了水浴，因此降低了碎石的效率，导致了再治疗比率升高[160]。碎石机重复产生的高能冲击波通过密度和水相近的身体组织，聚焦在结石上，使其碎裂。最初的第一代碎石机利用了放置在水浴中的电极（或火花塞）产生的电液冲击波。这种火花引起水的爆炸汽化，导致气泡迅速膨胀和破裂，从而产生压力波，然后用一个金属椭球体将其聚焦在结石上。新一代使用压电晶体或电磁发电机来产生这些冲击波，然后沿着充水的锥形体或坐垫，或硅胶膜和（或）凝胶传导，不经过空气而耦合在患者身上[161]。

冲击波疗法的生物力学效应

为了使 ESWL 冲击波有效，在治疗过程中应避免结石移动。否则会使治疗时间延长，同时暂停冲击波，直到结石返回或重新对准治疗焦点区域；如果不暂停冲击波，则附近的组织可能会因冲击波的能量而受到损伤。在全身麻醉期间使用机械控制通气可能使结石偏移超过 60 mm。保留自主呼吸可使结石位移超过 12 mm，而在有足够镇静的患者中，结石的偏移可限制在约 5 mm[161]。

框 59.3 碎石术中浸入的变化

心血管	增加	中心血容量
	增加	中心静脉压
	增加	肺动脉压
呼吸	增加	肺血流量
	减少	肺活量
	减少	功能残气量
	减少	潮气量
	增加	呼吸频率

为了有效地碎石，冲击波应以能量无衰减的形式到达结石，所以腰部不可接触任何为冲击波能量衰减提供接触面的介质。应去掉肾造瘘口敷料，并将肾造瘘的导管用胶带固定以避开冲击波路径。虽然冲击波穿过大部分组织时相对不衰减，但冲击波确实可导致组织损伤，并且损伤程度取决于暴露的组织和冲击波到达组织时的能量。损伤多见皮肤损伤和腰部瘀斑，也可发生腰部肌肉的痛性血肿。手术结束时常出现血尿，是由于冲击波引起肾和输尿管内皮损伤所致。必须充分补充水分以防止血凝块阻塞。

患者在接受浸泡式碎石术时，冲击波引起心律失常的发生率为 10% ～ 14%[163-164]。对于新的碎石技术，一些作者发现使用压电冲击波，约 20% ～ 59% 的患者发生心律失常，而使用电磁碎石术的患者心律失常发生率只有 1.4% ～ 9%。这些心律失常发作似乎没有任何临床意义[162]。一些心律失常可能是由于冲击波对传导系统造成的机械应力所致。碎石机复杂的接地系统保证了不可能发生电流引起的心律失常。心电图伪迹很常见。一旦停止碎石，心电图伪迹和心律失常通常会消失。

碎石术的麻醉选择

历史上，用于浸没式碎石术的麻醉方案包括全身麻醉、硬膜外麻醉、脊髓麻醉、腹侧浸润伴或不伴肋间阻滞和镇痛-镇静，包括患者自控镇痛[165-172]。对于新一代的碎石术，大多数镇痛-镇静的联合应用即可满足要求。甚至有使用阿芬太尼让患者自控镇痛和阿芬太尼联合丙泊酚的报道[173-174]。许多中心通常使用短效吸入麻醉药或静脉麻醉药实施全身麻醉，置入喉罩实施机械通气。

新一代碎石机

新一代碎石机没有水浴，使用透视和（或）超声检查来观察和定位结石，倾向于使用多功能的手术床，以便在不将患者搬离手术床的情况下完成其他手术，如膀胱镜检查和支架放置。由于冲击波高度聚焦，所以在进入部位引起的疼痛较轻，静脉镇痛镇静是这些新型碎石术的主要麻醉方式。如果需要更改为其他手术方式，如膀胱镜检查，处理结石或支架放置，则需要改变麻醉方式。因为这些新型碎石术的冲击波聚焦区要小得多，所以必须提供足够的镇痛和镇静，使随着呼吸动度产生的结石偏移仅限于聚焦区。

禁忌证

妊娠、活动性尿路感染和未经治疗的出血性疾病是碎石术的主要禁忌证。育龄妇女在行碎石术前必须进行妊娠检查，阴性方可手术。凝血标准试验，如血小板计数、凝血酶原时间和部分凝血活酶时间，应根据病史进行测定。心脏起搏器、自动植入式心律转复除颤器（AICDs）、腹主动脉瘤、矫形假体和肥胖不再被视为禁忌证。

安装起搏器的患者，如果将起搏器安装在胸部，应注意以下预防措施，也能安全地接受碎石术[175-177]。在治疗前应将起搏器重新程控，切换到无需求模式，以防冲击波干扰其功能。同时应准备好其他的节律调整方法。虽然大多数心脏起搏器位于胸部，与冲击波路径存在比较安全的距离，但仍有一些起搏器可能受损。Weber 及其同事[175]检测了 43 个不同的心脏起搏器，发现其中 3 个受到了冲击波的影响。双腔起搏器对干扰更为敏感。碎石应从较低能量开始，观察心脏起搏器的功能，然后再逐步增加能量。

AICD 的生产厂家和碎石机的生产厂家都认为，AICD 是体位冲击波碎石术的禁忌证，但也有 AICD 的患者成功接受了碎石治疗的报道[176]。应在治疗前即刻关掉 AICD 装置，准备好替代的除颤设备，治疗后立即重新开启[178]。

对合并小型主动脉瘤的患者，如果动脉瘤不紧邻结石，则可安全地进行碎石治疗。矫形外科假体，如髋关节假体，甚至哈氏棒，如果这些假体不在冲击波的路径上，通常情况下都不是问题。对于重度肥胖患者，不仅肥胖患者的麻醉是个挑战，而且将冲击波聚焦对准结石也变得非常困难。对于这类高危患者，谨慎的做法是在给予麻醉药物之前先尝试将冲击波聚焦对准结石。

泌尿外科开放性根治性手术

根治性手术是指切除肿瘤或病变的器官和可能的邻近结构，以及它们的血液供应和淋巴引流。这类手术通常用于恶性疾病而不是良性疾病的患者。手术时间可能会很长，会突发大量的失血。虽然过去几十年的趋势是从开放手术到腹腔镜或机器人辅助手术，但仍有一些病例需要接受大型开放式泌尿外科手术。

根治性肾切除术

肾最常见的恶性肿瘤是肾细胞癌，占所有肾实质性包块的 80% ～ 85%[179]。由于肾细胞癌对化疗和放疗不敏感，手术切除或消融是局限性肾细胞癌的根治性疗法（框 59.4），该手术包括切除肾、同侧肾上腺、肾周脂肪和周围的筋膜。

近来，对肾上极较大的肿瘤、肾上腺增大或出现异常的患者需行同侧肾上腺切除[180]。部分肾切除术（肾保留手术）适用于孤立功能性肾、小病变、双侧肿瘤或因糖尿病、高血压等疾病导致风险增加的患者[181-182]。部分肾切除术治疗肾细胞癌已被证明具有与根治性肾切除术同等的治疗效果[183]。

进行根治性肾切除时，麻醉科医师必须关注侧卧位导致的明显的心血管系统和呼吸系统改变。呼吸系统的改变包括胸廓顺应性、潮气量、肺活量和功能残气量的下降，以及随后的肺膨胀不全和可能的低氧血症。术中可能发生气胸，从而引起明显的呼吸系统和血流动力学改变。肾桥升起时血压下降是很常见的。这种血压下降通常与下腔静脉受压有关。此外，肝压迫腔静脉和纵隔移动可减少静脉血回流进而减少每搏量。侧卧位时，颈丛、臂丛和腓总神经由于牵拉或受压可能出现神经损伤。

5% ～ 10% 患者的肾细胞癌侵入肾静脉、下腔静脉及右心房。右侧肾细胞癌易侵犯下腔静脉和心房。这些患者术中可发生许多严重问题，如术中腔静脉被肿瘤完全堵塞引起的循环衰竭，或者肿瘤碎片脱落引起急性肺栓塞。对于这类患者，术前应确定病变范围，甚至有可能需要体外循环支持。在这种情况下，由于下腔静脉栓塞导致回流不畅，中心静脉压不能准确地反映血管内容量，经食管超声心动图有一定的价值[184]。静脉回流下降也预示患者在麻醉诱导时可能出现低血压。静脉阻塞可引起硬膜外腔静脉扩张、腹壁及腹膜后侧支循环的形成。需要进一步强调的是，完善的术前准备非常重要，而只有在明确肿瘤范围的前提下才能进行完善的术前准备[185]。

框 59.4 肾肿瘤根治性肾切除术的麻醉管理中应考虑的问题

- 85% ～ 90% 为肾细胞癌
- 5% ～ 10% 扩散至下腔静脉和右心房
- 安置大孔径的静脉通路、动脉测压通道、颈内静脉导管（如果出现下腔静脉受侵犯，最好放置在左侧）
- 副瘤综合征
- 高钙血症，嗜酸性粒细胞增多，催乳素、促红细胞生成素和糖皮质激素增多
- 男性多于女性
- 通常与长期吸烟史有关
- 冠状动脉疾病和慢性阻塞性肺疾病
- 肾衰竭

根治性膀胱切除术

膀胱癌是美国男性第四大常见癌症，女性的第十二大癌症[186]。对于浸润肌层无转移的膀胱癌和高危无肌层浸润的膀胱癌，根治性膀胱切除术加盆腔淋巴结清扫术是首选的手术治疗方法。根治性膀胱切除术合并尿道转流被认为是最复杂的泌尿外科手术之一，包括切除整个膀胱、远端输尿管，淋巴结，以及男性的前列腺和精囊或者女性尿道、邻近的阴道和子宫。对于尿道转流，通常选择原位新膀胱或者回肠代膀胱术[187]。这个手术的并发症发生率高，住院时间长。一项在英国对2537例开腹根治性膀胱切除术患者进行了为期两年的大规模研究（2014—2015年），发现中位失血量为500至1000 ml，输血率为21.8%[188]。基于监测、流行病学和最终结果-医疗保险数据库的统计分析显示，1991年至2009年间接受根治性膀胱切除术的5207例65岁以上患者中30天的死亡率为5.2%[189]。该手术的并发症包括尿液外渗、肠吻合口漏、术后肠梗阻、术后感染和静脉血栓栓塞。加速康复外科（enhanced recovery after surgery，ERAS）理念可改善情感和身体的恢复[190]。此外，给予外周μ阿片类受体拮抗剂阿维莫泮的患者，肠道功能恢复速度明显加快[191]。

就像任何可能发生严重失血的大手术一样，充足的静脉通路和动脉置管测压是必不可少的。全麻气管插管时应考虑全麻复合硬膜外技术进行术后镇痛或应用加速康复外科（ERAS）流程。由于不能观察到尿液故不能将尿量作为衡量体内液体状况的指标，然而，手术团队可以观察在输尿管的截断端是否有尿流。乳酸水平可以用于监测是否有足够的器官灌注。当预计会大出血时，可考虑放置中心静脉导管以备液体复苏[192]。对于接受根治性膀胱切除并尿道转流的患者，实施ERAS流程可加速肠功能的恢复，缩短住院时间，再次入院率也不增加[193]。

根治性前列腺切除术

前列腺癌是男性最常见的癌症，也是美国男性癌症死亡的第二大原因[186]。对局限性前列腺癌可用放疗或根治性前列腺切除术进行治疗（框59.5）。由于常规对年龄超过50岁的男性行前列腺特异性抗原的实验检查，以及降低阳痿风险的保留神经手术的普及，目前根治性前列腺切除术越来越多。虽然1905年最先描述的是经腹腔入路，但目前多采用耻骨上径路，将前列腺、输精管、贮精囊和部分膀胱颈随同盆腔淋巴结一起切除。

框59.5 前列腺癌根治术的麻醉管理中应关注的问题

- 老年病
- 冠状动脉疾病，慢性阻塞性肺疾病，肾功能不全
- 失血量大
- 建立大孔径静脉通路和有创监测
- 急性等容血液稀释与自体输血
- 极度伸展的体位
- 神经损伤、软组织损伤、关节脱位
- 静脉空气栓塞
- 麻醉管理
  - 区域麻醉与全身麻醉比较优劣的争议
  - 对死亡率的影响不明确
  - 硬膜外麻醉时自主呼吸可降低失血量
  - 全身麻醉或联合麻醉中间歇正压通气可增加失血量

传统的根治性前列腺切除术是通过开腹手术进行的，但机器人辅助手术正在越来越频繁地取代这种技术。开放的前列腺根治术中最常见的问题是出血和大量失血后的输血。因此，建议使用大口径静脉通路。减少患者对异体血需求的常用方法为：术前自体血采集、术前使用重组促红细胞生成素、术中等容血液稀释和术中自体血回收。术后早期并发症包括深静脉血栓、肺栓塞、血肿、皮下积液和伤口感染，发生率为0.5%～2%[194]。晚期并发症包括尿失禁、阳痿和膀胱颈挛缩[195]。行前列腺根治术患者的体位为仰卧、背部过伸和耻骨高于头部的Trendelenburg体位。前列腺静脉与心脏之间的重力梯度可导致经前列腺窝吸入空气而发生空气栓塞[196]。

前列腺癌根治术麻醉技术的比较

硬膜外麻醉、脊髓麻醉、全身麻醉以及硬膜外麻醉复合全身麻醉均可用于前列腺根治术。对复合麻醉中的硬膜外麻醉部分，可经胸段或腰段硬膜外入路实施；对全身麻醉部分，可采取自主呼吸或间歇正压通气（intermittent positive pressure ventilation，IPPV）模式。许多研究报道了这三种麻醉方法用于耻骨后前列腺根治术的优缺点[197-200]。

当选择硬膜外麻醉或硬膜外麻醉与保留自主呼吸的全身麻醉联合使用时，术中失血明显减少。在一项比较了将这三种麻醉方法用于前列腺根治术的研究中，在动脉压几乎没有差异的条件下，全身麻醉和应用IPPV的复合麻醉组的失血量明显多于硬膜外麻醉组[197]。据推测，根治性前列腺切除术中IPPV引起的静脉压升高可能是全身麻醉和复合麻醉组出血增多的原因。曾有研究证实，硬膜外麻醉或保留自主呼吸复合麻醉的患者，其中心静脉压和外周静脉压低于应用

IPPV 的全身麻醉患者[201]。其次，硬膜外麻醉单独或复合全身麻醉药物可降低术后患者的血栓栓塞风险[202]，降低患者术后疼痛和对镇痛的需求[203]，且患者肠道功能的恢复比全身麻醉快。正确选择硬膜外麻醉可缩短住院时间和降低住院费用，这也确定了其临床应用的合理性[204-205]。在一项研究中，80% 的患者可在手术 1 天后出院，平均住院时间为 1.34 天[206]。

目前还不清楚全身麻醉与硬膜外麻醉对患者预后的影响是否存在差异。医院选择何种麻醉方式依泌尿外科医师、麻醉科医师及患者的意愿而定。

泌尿外科机器人和腹腔镜手术

腹腔镜手术相对传统开放手术的优势包括缩短住院时间，改善手术视野，减少失血量，加快恢复时间，减轻术后疼痛和改善美容效果。机器人辅助手术的引入进一步增强了外科医师的控制能力和灵活性，但也增加了成本。与腹腔镜技术相比，该技术是否明显降低发病率和死亡率还存在争议[207]。机器人在泌尿外科的应用已经扩展到前列腺根治术、膀胱根治术、肾盂成形术以及成人和儿童的肾和肾上腺手术。

机器人手术的麻醉问题包括手术时长、静脉输液管理、气腹和体位。最常见的并发症是周围神经病变、角膜损伤、血管并发症（包括筋膜室综合征、横纹肌溶解和血栓栓塞性疾病）和水肿。此外，泌尿外科微创手术的麻醉问题主要包括气腹的生理影响，侧卧位和极度的头低脚高位（steep head down tilt，SHDT），以及机器人和机器臂的操作限制了患者的接触和观察。

尽管所有与腹腔镜和机器人辅助手术相关的常规并发症和麻醉关注点都适用于泌尿科手术，但需要强调两个独特的问题。首先，由于泌尿生殖系统主要是在腹膜后，较大的腹膜后间隙及其与胸腔和皮下组织的连接会暴露在注入的二氧化碳中，这些患者会出现严重的皮下气肿，并可能一直延伸到头部和颈部[195]。最严重的情况下，黏膜下层的二氧化碳蓄积引起咽部肿胀，导致上呼吸道有受损伤的风险。这些患者在拔管之前，应特别注意此类并发症。其次，机器人手术时间可能很长，会出现二氧化碳吸收过多导致酸血症和明显的酸中毒[195]。由于二氧化碳气腹导致腹腔和胸腔内压力显著增加，在某些情况下使用 SHDT 体位，以及手术时间长，麻醉方式应选择全身麻醉控制通气。尽管血管内容量充足，但术中可能出现少尿，应在术后即刻开始利尿。在腹膜后间隙注入的气体引起肾周压力增加，直接压迫肾实质和肾静脉，导致肾血管阻力增加。这会导致肾素、醛固酮和抗利尿激素的释放，从而暂时减少肾血流量，影响肾功能和尿量[209]。

气腹造成的通气和呼吸变化包括肺顺应性降低、气道压增高和通气血流比例失调。呼气末正压通气可改善患者的氧合[210]，在注入 CO_2 15 ～ 30 min 后，血碳酸浓度开始升高，最终引起高碳酸血症、酸中毒、心动过速、心律失常及其他血流动力学和中枢神经系统的改变，可通过过度通气来避免这些变化[211]。尽管临床表现很明显，但多数健康患者可以耐受这些变化。相对于腹腔内气腹，腹膜外气腹动脉血 CO_2 分压增幅更大[212]。气腹开始时观察到的血流动力学变化（框 59.6）包括体循环血管阻力增加和平均动脉压增加。这些变化是由于腹内压增加、主动脉受压和后负荷增加引起的[213]。随着气腹充气，心输出量会下降[214-215]。已有报道心率也会发生变化。随着气腹的建立观察到反射性心动过缓的发生，这可能与腹膜受到牵拉和迷走神经刺激有关[216]。

机器人辅助根治性前列腺切除术

机器人辅助根治性前列腺切除术（robotic-assisted radical prostatectomy，RARP）已成为全球第二大机器人辅助手术[217]。麻醉关注点主要是极度的头低脚高位时使用气腹。RARP 时，患者被置于背侧截石位，双臂裹进手术床的两侧，并且患者全身覆盖无菌单，这限制了麻醉科医师对患者的接触观察。气腹开始，将患者置于头低脚高 30° ～ 45° 体位。消毒铺巾后接触患者将受到限制；各种动静脉管路、监护仪和保护患者的装置需要事先放置和固定妥当。一旦机器人安置在患者上方并将其手臂连接（对接）到端口上；除非先将机器人拆下，否则不能移动患者和（或）实施心肺复苏[218]。术中患者体动可能会导致内脏或血管损伤，建议术中经常评估肌肉松弛度。由于接触患者受限，手术时间又长，应特别注意手臂和腿部的受压部位，以避免尺神经和股外侧皮神经损伤[214]。

对容量正常的患者，严重头低脚高位引起的生理变化包括血流动力学变化，如下肢灌注压降低、Willis

框 59.6　气腹相关的生理变化

增加	减少
全身血管阻力	心输出量
血压	功能残气量
气道峰压	肺顺应性
通气血流比失调	肾血流量
颅内压	肾小球滤过率
	内脏血流量

环平均动脉压升高、中心血容量增加、心输出量降低和重要脏器灌注压降低。心肌耗氧量增加、心肌缺血、心律失常和心肌氧供降低对心脏病患者具有潜在风险。Lestar 及其同事发现，对 ASA Ⅰ～Ⅱ级行根治性前列腺切除术的患者，尽管左、右心室充盈压上升 2～3 倍，但是心功能没有明显的变化[219]。严重头低脚高位引起的呼吸系统变化为肺顺应性降低，肺活量和功能残气量减少，肺容量减少 20%，以及通气血流比例失调，这些变化复合了气腹的影响。曾有敏感患者出现肺充血和肺水肿的报道。SHDT 体位时也可能出现面部、咽部和喉部水肿。球结膜水肿（结膜水肿）在 RARP 中很常见，但通常是自限性的，患者解除 SHDT 体位后可自行恢复。如果在手术结束时发现面部和（或）结膜水肿，麻醉科医师应高度怀疑有喉头水肿。曾有病例报道，在机器人前列腺切除术中，由于气腹导致一过性的肌酐升高[220]。对有反流病史的患者，严重的头低位将增加胃内容物反流误吸的风险。

严重头低位的其他影响包括颅内压增高、眼内压增高、静脉空气栓塞、臂丛神经损伤、关节痛、筋膜室综合征和手指损伤。对既往脑室腹腔分流的患者，围术期应对分流情况进行详细评估[221]。在严重头低位气腹时，必须意识到颅内压增高或脑室腹腔分流无效这个问题。Kalmar 及其同事研究得出，总体而言，机器人前列腺切除术的患者可以承受长时间的极度头低位和 CO_2 气腹对心脑血管（包括脑灌注压和氧合）和呼吸系统造成的影响[222]。

据报道，在机器人前列腺切除术中采用 SHDT 体位可显著增加眼内压，但其临床意义尚不清楚[223]。然而，值得关注的是原发性开角型青光眼患者通过小梁网的房水流出减少，从而导致眼内压升高。2 例严重青光眼患者被建议不进行 SHDT 体位的 RARP 手术，而选择平卧位的开放式根治性前列腺切除术[224]。另一位接受 RARP 手术的严重青光眼患者在术中使用乙酰唑胺和甘露醇来控制眼压的升高[225]。需要引起重视的是，前列腺根治术后，至少有 6 例发生失明的报道，其中 3 例为开放性手术，3 例为机器人腹腔镜前列腺切除术。限制 SHDT 体位的时间和减少静脉输液量可能会降低这种严重并发症的风险[227]。

除一项研究以外，与耻骨后根治性前列腺切除术相比，RARP 能减少失血[228]。在耻骨后根治性前列腺切除术和 RARP 术患者中，使用酮咯酸超前镇痛联合苏醒期使用阿片类或非阿片类镇痛，患者术后疼痛评分在 0～4 分，只有轻至中度疼痛。大部分患者在术后第 1 天就可出院。

机器人辅助根治性膀胱切除术

近几十年来，随着机器人辅助泌尿外科手术的普及，2003 年出现了第一例机器人辅助根治性膀胱切除术（robotic-assisted radical cystectomy，RARC）并体外或体内新膀胱成形。自 2003 年起，RARC 在美国和全球范围内的应用大大增加，但是在机器人使用的安全性、有效性和成本效益方面仍存在争议。一个对四项随机对照试验进行的 meta 分析比较了体外尿路改道的 RARC 和开放性膀胱根治性切除术，发现 RARC 组失血量和伤口并发症显著降低，但是 RARC 组手术时间显著延长，两组在围术期发病率、住院时间、手术切缘阳性、淋巴结取出量和淋巴结阳性方面均无明显差异[233]。在一项多中心回顾性研究中，体外和体内尿路改道 RARC 相比，90 天总并发症发生率无显著差异，但体内组患者的胃肠道和感染的并发症发生率明显较低[234]。体内尿路改道有几点优势：肠道在腹部内不会发生低体温或因为渗透作用丢失体液；减少出血；减少输尿管剥离的需要；降低肠道和输尿管的张力[235]。体内尿路改道的 RARC 有利于 ERAS 方案的实行，减少患者的住院时间[236-237]。尽管机器人手术能尽量减少并发症，但是三十年来，肿瘤患者的结局并未明显改善，所以外科技术不太可能提高生存率[238]。

与 RARP 一样，RARC 的麻醉关注点包括 SHDT 体位的管理，背部截石位时的气腹和接触观察患者受限。因为 RARC 患者术后疼痛比开放性手术轻，并且鼓励患者早期活动所以一般不需要硬膜外镇痛。术中除了注意预防低体温、低氧血症、低血容量，避免液体过多外，还需要注意阿片类药物对肠道功能恢复的副作用[239]，避免使用阿片类药镇痛。ERAS 方案有助于限制术后阿片类药物的使用。在一个具有丰富泌尿手术经验的医学中心进行的研究中，100 例患者接受了 RARC 并尿路改道手术，因尿路改道类型不同，手术时间长短不一（4～12.9 h），失血量最高达 1400 ml[237]。因为这类手术所需时间长，可能会大量失血，建议开通足够的静脉通路和实施动脉测压，每隔一定时间做一次血气分析，评估患者是否存在呼吸性和（或）代谢性酸中毒。长时间充入二氧化碳可能导致呼吸性酸中毒，因此需要注意呼气末二氧化碳和 $PaCO_2$。此外，由于长时间的手术和冷二氧化碳气体的充入会导致热量丢失，在手术和低体温发生前有可能出现代谢性酸中毒（继发于液体限制）[240]。

腹腔镜肾切除术

腹腔镜肾切除术通常用于根治性和活体供体肾切

除手术。对于根治性肾切除术，尽管腹腔镜技术具有降低发病率、失血量、术后镇痛需求和住院时间的优势，但研究表明，开放手术和腹腔镜手术对肿瘤患者结局影响没有显著差异[241-242]。在 2003—2015 年对 23 753 例患者进行的一项大型回顾性研究中，比较了机器人辅助手术与腹腔镜根治性肾切除术对肾肿瘤患者的围术期结果，两组在主要并发症或输血率上没有差异，但机器人辅助肾切除术的使用率却从 1.5% 增长到 2015 年的 27%；与腹腔镜手术相比，机器人辅助肾切除术延长了手术时间，增加了住院费用[243]。

腹腔镜肾切除术采用经腹膜或经腹膜后两种方法。经腹膜腹腔镜手术的主要优势是为较大的肾肿瘤（≥ 10 cm）切除提供足够的手术空间[244]。经腹膜后腹腔镜手术可以避免经过腹部脂肪组织，并能很快的剥离肾脏而直接进入肾门[245]。腹腔镜肾切除术一般借用缓冲袋、枕头或腋枕将患者摆为侧卧位或屈曲的半侧卧位，除了腹腔镜手术可能引起的常见并发症（如：体位损伤、皮下气肿和二氧化碳栓塞），还要注意术后可能出现横纹肌溶解症。危险因素包括手术时间过长、高体重指数（BMI）、容量不足和侧卧位体位。限制体位的屈曲角度可能会减少这种并发症的发生[246]。麻醉关注点除了考虑上述气腹的生理影响外，对某些高危的择期手术患者，可能还需要足够的静脉通路、动脉穿刺置管、CVP 导管和（或）经食管超声心动图。

机器人辅助部分肾切除术

部分肾切除是小的肾肿块（< 4 cm）的标准治疗（见根治性肾切除术）[247]。手术切除这些肿瘤已从开放性根治性肾切除发展到腹腔镜部分肾切除（LPN）和机器人部分肾切除（RPN）。RPN 已成为首选技术，因为 RPN 的学习曲线估计为 25 例，而 LPN 超过了 200 例[248]。为提高手术可见度并减少失血量，LPN 和 RPN 都需要临时夹闭肾门，为防止夹闭后出现 AKI，热缺血时间应低于 30 min[249-250]。在对 23 项包括 2240 例患者进行 meta 分析后发现，RPN 中转开腹或转为根治性肾切除术的发生率比 LPN 更低，术后 GFR 更好，热缺血时间更短，失血量更少，住院时间更短[251-252]。

RPN 的麻醉关注点像腹腔镜肾切除术一样要注意体位和气腹。为了方便机械臂自由活动，患者要侧卧位在手术床的边缘，肾处弯曲约 15°[253]。肾部分切除术后，由于剩余肾小球超滤的功能性单位数量减少，剩余肾小球负荷的增加导致肾小球内压升高，在短期和长期对肾造成损害。一项观察肾部分切除术后 AKI 的回顾性研究中发现，术中输入液体越多，术后 GFR 下降越多。RPN 比开放或 LPN 更能耐受输液。作者推测，这可能是因为机器人手术的操作精度可以对剩余肾组织进行最小程度的处理而保留更多的剩余肾组织从而保护肾功能。因此，肾部分切除术中需对输液作出正确的评估[254]。

泌尿生殖系统疼痛综合征和治疗

泌尿生殖系统疼痛可分为术后即刻疼痛、急性或慢性非恶性疼痛以及癌性疼痛。治疗包括药物、椎管内或局部神经阻滞、神经调节或手术。围术期选择镇痛方式应权衡其镇痛作用与相关副作用，尤其是做侵入性降低的普通泌尿外科手术和实施 ERAS 方案的快速手术时。

术后疼痛和治疗

炎性疼痛

泌尿生殖系统手术后的疼痛与其他术后疼痛类似，是手术操作和创伤的直接结果。急性疼痛是最常见的炎性疼痛，与切口、回缩和缝合有关。炎性介质有局部和全身性的，包括缓激肽、5- 羟色胺、前列腺素、组胺、白三烯和细胞因子[255]。疼痛在术后前几天最严重，一般随着组织愈合而迅速改善。

神经性疼痛

术后也可能存在神经性疼痛，可能是由神经性炎症引起[256]，也可能是由于暂时或持续的压力、拉伸或直接结扎神经引起的。这种疼痛可能是即时的，也可能随着神经末梢的重新生长或在瘢痕组织中形成神经瘤而持续数周至数月。这种疼痛被描述为灼痛、针刺样疼痛、电击样疼痛和放射痛（放射至皮肤或周围神经分布区域）。

术后尿潴留

对泌尿外科手术，术后疼痛特别需要考虑术后尿潴留（postoperative urinary retention，POUR）。因为椎管内或区域阻滞、全身麻醉的残留或内脏痛的弥散性，是否有术后尿潴留可能难以评估。术后易发生尿潴留的危险因素包括：男性，手术时间，输液量，并存神经系统疾病，会阴手术，使用抗胆碱药、β 受体阻滞剂或肾上腺素能药物，使用椎管内局麻药或阿片类药物[257]。此外，如果疼痛伴有不同的自主神经改变的迹象，如心动过缓和低血压，则值得高度怀疑术后尿潴留。POUR 如果不及时治疗，可能会导致膀胱扩张，并对长期的尿流动力学产生不利影响。无论是临床诊断还是超声诊断，均应及时诊断以避免后遗症，必要时进行导尿术（残留尿量＞600 ml）。

加速康复外科

传统的泌尿外科手术（例如根治性膀胱切除术或根治性前列腺切除术）失血量大，恢复时间长，术后疼痛明显。因此，常选用椎管内或区域阻滞行术后镇痛，尽量减少 NSAIDs（非甾体抗炎药）的使用以降低出血风险。各种研究表明在开放性根治性膀胱切除术中可以使用硬膜外麻醉[259]和直肠鞘管置入[260]镇痛。随着腹腔镜技术和机器人辅助技术的发展，这些手术变得微创，焦点转向早期活动、康复和出院。这些目标通常变成围术期 ERAS 方案的一部分。从疼痛管理的角度来看，主要目标是使用多模式镇痛以最大程度减少阿片类药物的使用和副作用（主要是肠梗阻）。在实施 ERAS 之前，根治性膀胱切除术后有 12% ～ 25% 的患者会发生术后肠梗阻或缺乏胃肠动力，而这也是导致住院时间延长和再入院的最常见原因[261]。

为了实现早期活动，目前多主张使用静脉给药或口服对乙酰氨基酚或扑热息痛和非甾体抗炎药（NSAIDs）治疗暴发性疼痛，必要时也可加用加巴喷丁类药物，或使用单次神经阻滞或区域阻滞来替代硬膜外镇痛[263]。

慢性术后疼痛

多数情况下，术后疼痛会在术后几天到几周内消失，还可通过口服阿片类或非阿片类药物来治疗。但是，对某些患者，药物对胃肠道、呼吸系统或认知方面的副作用可能会妨碍其有效使用。一部分患者会发展为慢性手术后疼痛（chronic postsurgical pain，CPSP），国际疼痛研究协会将慢性手术后疼痛定义为术后疼痛持续超过 2 个月，并且不能以先前存在的疼痛或持续的创伤来解释[264]。CPSP 的危险因素在许多类型的手术中都有说明，而且 CPSP 的发生率很高，其中 20% 至 50% 的患者存在各种类型的持续性慢性疼痛，2% 至 10% 的患者存在严重的致残性疼痛，其疼痛分数在疼痛强度数字评分量表上显示为 5 ～ 10[265]。CPSP 的最大危险因素就是急性术后疼痛控制不佳[266]，这导致了人们对围术期的关注。

围术期管理注意事项

对肾功能不全的患者，应尽量避免使用哌替啶和吗啡，因为这些药物的代谢产物经肾排泄，可以在体内聚集，如去甲哌替啶和吗啡 -3- 葡萄糖苷酸可以降低癫痫的阈值。吗啡 -6- 葡萄糖苷酸仍具有激动 μ 阿片受体的作用，如果肾清除率不足，还可能会蓄积至毒性水平。阿片类药物容易造成尿潴留，尤其是经椎管内途径给药时。如果使用加巴喷丁类药物，要注意其通过肾排泄，需根据肌酐清除率调整剂量。抑制前列腺素合成的 NSAIDs 可减少易感患者的肾血流或增加出血风险。

急性或慢性非恶性疼痛

肾良性肿瘤

腰痛是成人血管平滑肌脂肪瘤常见的症状。血管平滑肌脂肪瘤由异常生长的血管、平滑肌和脂肪组成。这种良性肿瘤可出现压迫症状而影响肾功能。当发生急性疼痛加剧时，应怀疑肿瘤破裂和血肿形成。血管平滑肌脂肪瘤可能与结节性硬化症有关，但也常见于健康患者。治疗措施包括用对乙酰氨基酚和神经调节药物进行对症治疗。由于血管平滑肌脂肪瘤可能影响肾功能，因此，使用非甾体抗炎药物（NSAIDs）时应谨慎。

多囊肾

多囊肾多为常染色体显性遗传。多囊肾可造成肾重度增大并伴有肾功能的损害。肾疼痛是由于囊肿扩张和肾筋膜受牵拉造成，囊肿内出血、囊肿破裂或感染可使疼痛加剧。肾囊肿的经皮引流可缓解症状，急性期可使用阿片类药物来控制疼痛。

肾结石

尿路梗阻可引起严重的痉挛性腰痛。输尿管上 1/3 的疼痛反射至下腹部和腰部，中 1/3 的疼痛反射至髂窝，下 1/3 的疼痛反射至耻骨上和腹股沟区域。液体摄入过少和高浓度结石盐易形成肾结石。肾绞痛、血尿和不透射线的结石（70% ～ 75% 的结石不透 X 线）或普通 CT 可以明确诊断[267]。阿片类药物和 NSAIDs 是缓解严重肾绞痛症状的首选。虽然静脉输液被广泛地应用，但是在肾绞痛时未被证实有益。

肾感染性疾病

引起腰痛的感染性肾病通常包括急性肾盂肾炎和肾周脓肿。发热是提示感染存在的重要标志。由于肾是腹膜后器官，因此缺乏腹腔体征。鉴别诊断主要为肾周围脏器的感染，如下叶肺炎、胰腺炎、阑尾炎及胆囊炎。口服和注射阿片类药对控制急性疼痛非常有效。尽管需要外科干预消除感染灶（如结石、尿道反流、反复性尿道感染），但对大多数肾感染性疾病而言，全身使用抗生素可以治愈。

间质性膀胱炎

间质性膀胱炎是一种不明原因的疾病，患者没有感染性疾病或恶性肿瘤，以耻骨上慢性疼痛为特征，与膀胱充盈及尿频、尿急相关[268]。间质性膀胱炎的病理特征可能提供一些证据，但是不一定能做出诊断，包括 Hunner 溃疡（表现为膀胱壁的间断出血）和膀胱膨胀后的点状出血。病理生理学认为是由于膀胱壁缺乏黏多糖层而使其渗透性增加，导致炎症和疼痛。可以用戊聚糖多硫酸酯（用于修补黏多糖层）、抗神经过敏药、抗组胺药、二甲亚砜滴注以及骶神经刺激器来控制疼痛。

神经痛

有时分布在下腹部及腹股沟区的感觉神经病变会被误认为同区域泌尿系统的疼痛，故称为假性肾痛综合征。疝气手术后的生殖股神经痛很常见，因为它与精索很近。疼痛通过生殖股神经的股支放射至腹股沟韧带，通过生殖支放射至睾丸。下腹部切开或者腹腔镜手术放置套筒时可损伤髂腹下神经和髂腹股沟神经，此时神经痛可放射至下腹部和腹股沟区。在这些情况下，疼痛通常是神经病理性疼痛，皮区试验可证明感觉缺失。超声引导下行神经阻滞有助于明确诊断和鉴别泌尿生殖痛，还可以对疼痛进行治疗[269]。一旦明确神经损伤，则使用治疗神经病理性疼痛的药物有利。

慢性前列腺炎

急性前列腺炎通常为细菌感染，对抗生素治疗有效。由于慢性前列腺炎的症状与前列腺炎症无确定关系，因此，近来更倾向于称作慢性盆腔疼痛综合征或慢性非细菌性前列腺炎[270]。慢性前列腺炎的症状包括盆腔或者生殖系统疼痛，性功能障碍，常伴有下尿路症状。使用抗生素、α 受体阻滞剂、抗雄激素药物、NSAIDs 和盆底部的物理治疗可以缓解症状。

阴茎持续勃起症

阴茎持续勃起症是指阴茎持续勃起超过 4 h，可由缺血性（静脉闭塞）或非缺血性（动脉）病变引起。缺血性阴茎持续勃起通常是急症，需要立刻采取措施来控制疼痛和预防由阴茎海绵体纤维化导致的阳痿。治疗方法是阴茎背神经阻滞（在耻骨联合处穿刺进入耻骨下间隙），在不加肾上腺素的局部麻醉下，进行抽血或者向阴茎海绵体内注射去氧肾上腺素[271]。非缺血性阴茎持续勃起通常由外伤后的动静脉瘘形成所致。这种类型的阴茎持续勃起疼痛通常较轻，保守治疗有效。对镰状细胞性阴茎持续勃起症，可通过水化、碱化以及输血将血红蛋白提高到 10 g/dl 以上来治疗。

女性慢性盆腔痛

慢性痛经可以通过抑制排卵或使用 NSAIDs 药物来治疗。NSAIDs 通过抗前列腺素的作用减小子宫内膜厚度和减轻痉挛[272]。慢性盆腔疼痛也可能与子宫内膜异位症、盆腔充血、盆腔粘连和盆腔炎症性疾病有关。纠正这些异常是缓解慢性盆腔疼痛最有效的方法。外阴疼痛是一种慢性疼痛症状，与性冷淡或性功能障碍有关。在有些病例给予三环类抗抑郁药、坐浴，或局部应用雌激素软膏和外阴神经阻滞进行治疗，有一定的效果。阴道痉挛与盆底肌（耻尾肌和肛提肌）肌肉张力增加导致的痉挛有关，可导致疼痛性性功能障碍。性交困难被定义为性交前或性交后的反复出现和持续性生殖器疼痛，不能单独用感染、外伤、缺乏湿润及阴道痉挛来解释。心理因素通常起重要作用，全面了解患者病史后，患者可能会有性虐待经历。治疗包括盆底物理治疗和全身脱敏治疗。

睾丸疼痛

睾丸疼痛通常由创伤、扭转、感染或者肿瘤引起。睾丸创伤或扭转必须马上急诊手术探查，恢复睾丸血供。全面的病史采集后，如果存在局部或系统性感染的症状并伴有疼痛，应怀疑睾丸炎或者附睾炎。睾丸肿瘤大多数为恶性，但阴囊内的非睾丸肿瘤通常为良性。睾丸肿瘤的早期体征为无痛性睾丸肿块。疼痛是较晚期的症状，而且通常为钝痛或肿块导致的睾丸沉重感。

药物治疗

与治疗多数慢性疼痛一样，必须谨慎权衡药物的使用、风险和收益。局部用药（如利多卡因、辣椒素）、对乙酰氨基酚和 NSAIDs 类低风险高效的药物常被作为一线治疗药物，尤其是疼痛阵发或不频繁发作的时候。抗神经病变药物（加巴喷丁类，选择性去甲肾上腺素再摄取抑制剂，三环类抗抑郁药）可以预防某些疼痛，某些药物的副作用可用于特殊疼痛情况（如三环类抗抑郁药对膀胱痉挛的抗胆碱能作用）。阿片类药物仅适用于急性疼痛，如梗阻性结石疼痛，几乎没有证据证明阿片类药物能长期使用。

神经阻滞和神经调节

最好能确定与疼痛传递有关的神经并单独治疗。治疗包括诊断性神经阻滞、选择性神经根阻滞、治疗性神经阻滞、周围神经的脉冲射频神经调节、背根神经节刺激、冷冻消融、射频消融、化学神经溶解和植入性外周神经刺激[273]。介入治疗的第一步是确定最可能受损的神经。超声机器便携、没有辐射暴露，而且受影响的神经多位于表层，这些都使超声引导非常适合诊断和治疗泌尿生殖系统神经疼痛。使用少量局麻药对受累神经进行初始阻滞可以确认感觉阻滞范围。如果这种阻滞能缓解患者疼痛，则能诊断为该区域的神经痛。泌尿生殖系统疼痛通常发生在腹部和大腿之间，分布在相应区域的皮肤和结构的神经称为“边缘神经”，包括来源于 $T_{12} \sim L_3$ 前支并组成上腰丛的髂腹股沟神经、髂腹下神经、生殖股神经和股外侧皮神经，以及来源于 $S_{2\sim4}$ 的阴部神经。

癌症相关疼痛

小儿肿瘤

肾母细胞瘤（Wilms 瘤）通常发生在一侧肾，开始时无痛，可能与先天性异常如 Beckwith-Wiedemann 综合征有关。肾母细胞瘤的治疗包括手术切除。由于这种肿瘤对化疗高度敏感，因此，大多数情况下辅以化疗。硬膜外镇痛、对乙酰氨基酚和阿片类药物均可用于围术期疼痛的治疗。化疗导致的神经病变可用抗神经病变药物进行治疗。

肾细胞癌

肾细胞癌的典型三联征为血尿、腰痛和肾实质性包块。疼痛常常是肾细胞癌的晚期症状，也可能是肿瘤转移的征兆。肾细胞癌转移通常有广泛的疼痛且预后不佳。早期采取鞘内放置硬膜外导管持续给予阿片类药物、局麻药物或者齐考诺肽来控制疼痛，以提高患者的生活质量。腰痛可能是由于肾筋膜受牵拉所致。肾癌转移主要是沿着肾静脉和下腔静脉，或者转移至肋间神经而导致节段性神经痛。在这些病例中，可以用乙醇或苯酚实施透视或超声引导下的肋间神经阻滞和神经毁损来缓解疼痛。

膀胱癌

膀胱移行细胞癌是最常见的尿路上皮肿瘤，最常见的症状是无痛性血尿，如果肿瘤侵犯膀胱肌层，患者常有膀胱刺激征。外科治疗包括电灼、经尿道切除和膀胱切除术。NSAIDs、对乙酰氨基酚、阿片类药物和神经调节药物可以控制肿瘤引起的疼痛。

前列腺癌

前列腺腺癌是男性最常见的肿瘤，通常为无痛性，常由常规体检偶然发现。如果使用放射粒子植入式的短距离放射治疗，可以行硬膜外麻醉来控制疼痛。如果前列腺癌患者出现腰部或骶部的疼痛，应考虑肿瘤的骨转移，并可能对姑息性放射治疗有反应。

子宫和宫颈癌

子宫癌通常表现为不规则出血，并与年龄增长、肥胖、未生育和激素治疗有关。因为包块占位或肿瘤侵入子宫肌层才会出现疼痛，一般疼痛出现的较晚。宫颈癌[273]通常可以通过常规阴道巴氏试验而早期发现。随着儿童接种 HPV（人乳头状瘤病毒）疫苗后，其发病率有所降低。然而，当发生时，性交困难是宫颈癌最常见的表现。

神经溶解

子宫和子宫颈的交感神经经腹下神经丛，走行于直肠两侧骶孔内侧的骶前组织内，到达 S_2、S_3 和 S_4 脊髓节的腹侧。经骶神经入路可以进入神经丛。神经松解术也可施行，但在靠近运动神经根的地方需要特别注意。

男性的盆腔脏器（泌尿生殖器官、远端结肠和直肠）由腰部交感神经链发出的传入神经支配，上腹下丛的阻滞可干扰这些神经传导通路。上腹下丛是一个腹膜后结构，位于 L_5 和 S_1 椎骨前面，可以在透视下或 CT 引导下行神经阻滞并注射苯酚或者乙醇[275]。

神经节毁损是神经溶解的另一种途径，它可以治疗尿道末端、外阴、会阴和阴道外 1/3 的混合躯体感觉、自主神经和内脏神经痛，一般在透视下阻滞骶尾结节的前表面。

周围神经消融可以采用多种方式进行。不建议对以运动为主的神经进行消融，因为会发生虚弱。幸运的是，边缘神经主要是感觉神经。神经消融术通常会造成某些患者局部皮肤脱敏，甚至会造成麻醉性的并发症（尽管对刺激麻木但是还是会表现为疼痛）。这些方法都应和患者充分讨论风险和利益后再进行，从而获得利大于弊的收益。可以采取注射化学性神经毁损剂，如苯酚或脱水乙醇。射频消融是沿着针尖产生 80℃的热而损伤神经。冷冻消融是在神经鞘周围产生过冷的－70℃的“冰球”产生沃勒变性而减少神经传递。一系列病例报告表明神经溶解的结果可以减少疼痛和镇痛的要求。

鞘内用药

对难治性疼痛，如经最优化的口服治疗和静脉途径给药后仍没有得到控制，应考虑单次或隧道鞘内导管试验，放置植入式药物输注系统。持续鞘内输注使脑脊液药物水平波动最小，镇痛效果良好，而且椎管内阿片类药物辅以其他药物（如局麻药和齐考诺肽）的使用能显著减少药物的剂量依赖性副作用。

总之，对泌尿生殖系统围术期疼痛综合征以及与恶性或非恶性疾病相关的疼痛应及时关注，全面评估，尽早采取多模式干预措施如非阿片或阿片类药物治疗、椎管内和局部神经阻滞、神经调节或必要的手术治疗。

致谢

主编、编者和出版商感谢 Drs. Vijeyandra Sudheendra 和 Jerome O’Hara 所作的贡献，他们的工作为本章节奠定了基础。

参考文献

1. Palmer DA, Moinzadeh A. Surgical, radiographic and endoscopic anatomy of the retroperitoneum, kidneys, and ureters. In: Wein AJ, Kavoussi LR, Partin AW, Peters CA, eds. *Campbell-Walsh Urology*. 11th ed. Philadelphia: Elsevier; 2016:765–783.
2. Kavoussi PK. Surgical, radiographic and endoscopic anatomy of the male reproductive system. In: Wein AJ, Kavoussi LR, Novick AC, Partin AW, Peters CA, eds. *Campbell-Walsh Urology*. 11th ed. Philadelphia: Saunders; 2016:498–515.
3. Hemmings HC. Anesthesia, adjuvant drugs and the kidney. In: Malhotra V, ed. *Anesthesia for Renal and Genitourinary Surgery*. New York: McGraw-Hill; 1996:18.
4. Kassirer JP. *N Engl J Med*. 1971;285:385.
5. Stevens LA, et al. *N Engl J Med*. 2006;354:2473.
6. Landry DW, Bazari H. Approach to the patient with renal disease. In: Goldman L, Schafer AI, eds. *Goldman-Cecil Textbook of Medicine*. 25th ed. New York: Elsevier; 2016:728–736.
7. Shlipak MG, et al. *N Engl J Med*. 2013;369:2457.
8. Mårtensson J, et al. *Br J Anaesth*. 2012;109:843.
9. Duddalwar VA, Jadvar H, Palmer SL, Boswell WD. Diagnostic kidney imaging. In: Skorecki K, Chertow GM, Marsden PA, Yu AS, Taal MW, eds. *Brenner and Rector's the Kidney*. 10th ed. Philadelphia: Elsevier; 2016:846–914.
10. Elkington JR, et al. *Am J Med*. 1960;29:554.
11. Stafford-Smith M, Sandler A, Privratsky JR, Kuhn C. The renal system and anesthesia for urologic surgery. In: Barash PG, Cullen BF, Stoelting RK, et al., eds. *Clinical Anesthesia*. 8th ed. Philadelphia: Lippincott; 2017:1400–1440.
12. Mann JF. *Nephrol Dial Transplant*. 1999;14:29.
13. Winearls CG. *Nephrol Dial Transplant*. 1998;13:3.
14. Prescot LF. *Br J Anaesth*. 1972;44:246.
15. Davies G, et al. *Clin Pharmacokinet*. 1996;31:410.
16. Mazoit JX, et al. *Clin Pharmacol Ther*. 1990;48:613.
17. Schochet RB, Murray GB. *J Intensive Care Med*. 1988;3:246.
18. Davis PJ, et al. *Anesth Analg*. 1988;67:268.
19. Chauvin M, et al. *Anesth Analg*. 1987;66:53.
20. Murphy EJ, et al. *Anaesth Intensive Care*. 2005;33:311.
21. Koncicki HM, et al. *Semin Dial*. 2015;28:384.
22. Mazze RI. *Br J Anaesth*. 1985;56:275.
23. Mazze RI, et al. *Anesthesiology*. 1974;40:536.
24. Mazze RI, et al. *Anesthesiology*. 1984;60:161.
25. Eger EI. *Anesth Analg*. 1987;66:983.
26. Jones RM, et al. *Br J Anaesth*. 1990;64:482.
27. Weiskopf RB, et al. *Anesth Analg*. 1992;74:570.
28. Hanaki C, et al. *Hiroshima J Med Sci*. 1987;36:61.
29. Kobayashe Y, et al. *Anesthesiology*. 1991;75:A348.
30. Holaday DA, Smith FR. *Anesthesiology*. 1981;54:100.
31. Kobayashi S, et al. *J Clin Anesth*. 2003;15(1):33.
32. Priano LL. *Anesthesiology*. 1985;63:357.
33. Merin RG, et al. *Anesthesiology*. 1991;74:568.
34. Cook TL, et al. *Anesthesiology*. 1975;43:70.
35. Ghoneim MM, et al. *Anesthesiology*. 1976;45:635.
36. Burch PG, Stanski DR. *Clin Pharmacol Ther*. 1982;32:212.
37. Hudson RJ, et al. *Anesthesiology*. 1983;59:215.
38. Masuda A, et al. *Anesth Analg*. 1997;85:144.
39. Thomas JL, Holmes JH. *Anesth Analg*. 1970;49:323.
40. Ryan DW. *Br J Anaesth*. 1977;49:945.
41. Gronert GA, Theye RA. *Anesthesiology*. 1975;43:89.
42. Stanski DR, Watkins WD. *Drugs Disposition in Anesthesia*. Orlando, FL: Grune & Stratton; 1982.
43. McLeod K, et al. *Br J Anaesth*. 1976;48:341.
44. Hughes R, Chapple DJ. *Br J Anaesth*. 1981;53:31.
45. Fisher DM. *Anesth Analg*. 1996;83:901.
46. Lynam DP, et al. *Anesthesiology*. 1988;69:227.
47. Gramstad L, et al. *Br J Anaesth*. 1986;58:1149.
48. Cook DR, et al. *J Anaesth*. 1992;69:580.
49. Phillips BJ, Hunter JM. *Br J Anaesth*. 1992;69:492.
50. Szenohradsky J, et al. *Anesthesiology*. 1992;77:899.
51. Cronnelly R, et al. *Anesthesiology*. 1979;51:222.
52. Cronnelly R, et al. *Clin Pharmacol Ther*. 1980;28:78.
53. Morris RB, et al. *Br J Anaesth*. 1981;53:1311.
54. Panhuizen IF, et al. *Br J Anaesth*. 2015;114:777.
55. Cammu G, et al. *Br J Anaesth*. 2012;109:382.
56. Beermann B, et al. *Clin Pharmacol Ther*. 1976;19:531.
57. Smith DE, et al. *J Pharmacokinet Biopharm*. 1979;7:265.
58. Kornhauser DM, et al. *Clin Pharmacol Ther*. 1978;23:165.
59. Wiest D. Esmolol. *Clin Pharmacokinet* . 1995;28:190.
60. Henry PD. *Am J Cardiol*. 1980;46:1047.
61. Neurath GB, Dunger M. *Arzneimittelforschung*. 1977;27:416.
62. Smith RP. *Proc Soc Exp Biol Med*. 1973;142:1041.
63. Talseth T. *Eur J Clin Pharmacol*. 1976;10:395.
64. Talseth T. *Eur J Clin Pharmacol*. 1976;10:311.
65. Luke DR, et al. *Ther Drug Monit*. 1992;14:203.

66. Sharfuddin AA, Weisbord SD, Palevsky PM. Acute kidney injury. In: Skorecki K, Chertow GM, Marsden PA, Yu AS, Taal MW, eds. *Brenner and Rector's the Kidney*. 10th ed. Philadephia: Elsevier; 2016:958–1011.
67. Josephs SA, Thakar CV. *Int Anesthesiol Clin*. 2009;47:89.
68. Thakar CV, et al. *J Am Soc Nephrol*. 2005;16:162.
69. Thakar CV, et al. *Clin J Am Soc Nephrolo*. 2007;2:426.
70. Barratt J, et al. *Eur J Vasc Endovasc Surg*. 2000;20:163.
71. Yalavarthy R, et al. *Hemodial Int*. 2007;11(suppl 3):S7.
72. Kheterpal S, et al. *Anesthesiology*. 2007;107:892.
73. Gordon AC, et al. *Br J Surg*. 1994;81:836.
74. Hersey P, Poullis M. *Interact Cardiovasc Thoracic Surg*. 2008;7:906.
75. Freidrich JO, et al. *Ann Intern Med*. 2005;142(7):510.
76. Nigwekar SU, et al. *Clin J Am Soc Nephrol*. 2009;4(2):261.
77. Gillies MA, et al. *Crit Care*. 2015;19:449.
78. Aaron L, et al. *Urol Clin N Am*. 2016;43:279.
79. Azar I. Transurethral resection of prostate. In: Malhotra V, ed. *Anesthesia for Renal and Genitourinary Surgery*. New York: McGraw-Hill; 1996:93.
80. Roehrborn CG. Benign prostatic hyperplasia: etiology, pathophysiology, epidemiology, and natural history. In: Wein AJ, Kavoussi LR, Partin AW, Peters CA, eds. *Campbell-Walsh Urology*. 11th ed. Philadelaphia: Elsevier; 2016:2425–2462.
81. Lepor H, et al. *Rev Urol*. 2011;13:20.
82. Welliver C, McVary KT. Prostatic hyperplasia. In: Wein AJ, Kavoussi LR, Partin AW, Peters CA, eds. *Campbell-Walsh Urology*. 11th ed. Philadelaphia: Elsevier; 2016:2504–2534.
83. Gilling P, et al. *BJU Int*. 2015;117:923.
84. McConnell JD, et al. Rockville: Agency for Health Care Policy and Research; 1994.
85. Michalak J, et al. *Am J Clin Urol*. 2015;3:36.
86. Hoffman RM, et al. *Cochrane Database Syst Rev*. 2012;(Issue 9):CD004135. Art. No.
87. Bucuras V, Barden R, et al. *Ther Adv Urol*. 2011;3:257.
88. Weeliver C, McVary KT. Minimally invasive and endoscopic management of benign prostatic hyperplasia. In: Wein AJ, Kavoussi LR, Partin AW, Peters CA, eds. *Campbell-Walsh Urology*. 11th ed. Philadelaphia: Elsevier; 2016:2504–2534.
89. Hatch PD. *Anaesth Intensive Care*. 1987;15:203.
90. Jensen V. *Can J Anaesth*. 1991;38. 90–6.
91. Madsen PO, Madsen RE. *Invest Urol*. 1965;3:122.
92. Marx GF, Orkin LR. *Anesthesiology*. 1962;23:802.
93. Issa MM, et al. *Urology*. 2004;64:298.
94. Azar I. Transurethral prostatectomy syndrome and other complications of urological procedures. In: McLeskey CH, ed. *Geriatric Anesthesia*. 1st ed. Baltimore: Williams & Wilkins; 1997:595–607.
95. Mebust WK, et al. *J Urol*. 1989;141. 243.
96. Edwards ND, et al. *Br J Anaesth*. 1995;74:368.
97. Aasheim GM. *Can Anaesth Soc J*. 1973;20:274.
98. Abrams PH, et al. *Anaesthesia*. 1982;37:71.
99. Mackenzie AR. *Scott Med J*. 1990;35:14.
100. Madsen RE, Madsen PO. *Anesth Analg*. 1967;46:330.
101. McGowan SW, Smith GFN. *Anaesthesia*. 1980;35:847.
102. Nielsen KK, et al. *Int Urol Nephrol*. 1987;19. 287.
103. Fraser I, et al. *Br J Urol*. 1984;56:399.
104. Slade N, et al. *Br J Urol*. 1964;36:399.
105. Gehring H, et al. *Acta Anaesthesiol Scand*. 1999;43:458.
106. Malhotra V. *Anesthesiol Clin North Am*. 2000;18:883.
107. Melchior J, et al. *J Urol*. 1974;112:634.
108. Cullen DJ. *Ann Surg*. 1994;220:3.
109. Hawary A, et al. *J Endourol*. 2009;23:2013.
110. Zepnick H, et al. *(Ger) Akuelle Urol*. 2009;39:369.
111. Reich O, et al. *J Urol*. 2008;180:246.
112. Hahn RG. *Br J Urol*. 1997;79:669.
113. Chung FF, et al. *Can J Anaesth*. 1989;36:382.
114. Rao PN. *Br J Urol*. 1987;60:93.
115. Hahn RG. *Reg Anesth Pain Med*. 1998;23:115.
116. Gravenstein D. *Anesth Analg*. 1997;84:438.
117. Hahn RG. *Acta Anaesthesiol Scand*. 1991;35:557.
118. Harrison RH, et al. *J Urol*. 1956;75:95.
119. Hahn RG. *Br J Urol*. 1989;64:500.
120. Ceccarelli FE, Mantell LK. *J Urol*. 1961;85:75.
121. Sohn MH, et al. *Br J Urol*. 1993;72:605.
122. Hahn RG. *Eur J Anaesthesiol*. 1992;9:1.
123. Osborn DE, et al. *Br Med J*. 1980;281:1549.
124. Henderson DJ, Middleton RG. *Urology*. 1980;15:267.
125. Hahn RG, et al. *Acta Anaesthesiol Scand*. 1995;39:214.
126. Hahn RG, Essen P. *Acta Anaesthesiol Scand*. 1994;38:550.
127. Roesch RP, et al. *Anesthesiology*. 1983;58:577.
128. Hoekstra PT, et al. *J Urol*. 1983;130:704.
129. Holtgrewe HL, Valk WL. *J Urol*. 1962;87:450.
130. Herkommer K, et al. *J Urol*. 2012;187:1566.
131. Stafford-Smith M, Sandler A, Privratsky JR, Kuhn C. The renal system and anesthesia for urologic surgery. In: Barash PG, Cullen BF, Stoelting RK, et al., eds. *Clinical anesthesia*. 8th ed. Philadelphia: Lippincott; 2017:1400–1440.
132. Allen TD. *J Urol*. 1973;110:433.
133. Heathcote PS, Dyer PM. *Br J Urol*. 1986;58:669.
134. Gravenstein D. *Anesth Analg*. 1997;84:438.
135. Malhotra V. *Anesthesiol Clin North Am*. 2000;18:883.
136. Issa MM. *J Endourol*. 2008;22(8):1587.
137. Delongchamps NB, et al. *Can J Urol*. 2011;18:6007.
138. Hanson RA, et al. *Anesth Analg*. 2007;105:475.
139. Ruszat R, et al. *Eur Urol*. 2007;51:1031.
140. Elzayat EA, et al. *Urology*. 2005;66(suppl 5A):108.
141. Kelly DC, Das A. *Can J Urol*. 2012;19:6131.
142. Gupta N. *BJU Int*. 2006;97:85.
143. Kuntz RM, et al. *J Urol*. 2004;172:1012.
144. Montorsi F, et al. *J Urol*. 2004;172:1926.
145. Tan A, et al. *J Urol*. 2003;170:1270.
146. Muir G, et al. *Eur Urol*. 2008;7(suppl):370.
147. Sandhu JS, et al. *J Endourol*. 2005;19:1196.
148. Chung DE, et al. *J Urol*. 2011;186:977.
149. Lee DJ, et al. *Urology*. 2016;91:167.
150. Sandhu JS, et al. *J Urol*. 2004;64:1155.
151. Djavan B, et al. *Curr Opin Urol*. 2012;22(1):16. Review.
152. Gilling P, et al. *J Urol*. 2017;197:1565.
153. Scales CD, et al. *Eur Urol*. 2012;62:160.
154. Assimos D, et al. *J Urol*. 2016;196:1161.
155. Matlaga BR, Krambeck AE, Lingeman JE. Surgical management of upper urinary tract calculi. In: Wein AJ, Kavoussi LR, Partin AW, Peters CA, eds. *Campbell-Walsh Urology*. 11th ed. Philadelaphia: Elsevier; 2016:1260–1290.
156. Cybulski PA, et al. *Urol Clin North Am*. 2004;31:43.
157. Park HK, et al. *Eur Urol*. 2004;45:670.
158. Rosette J, et al. *Eur Urol*. 2008;54:1262.
159. Oberlin DT, et al. *J Urol*. 2015;193:880.
160. Bierkens AF, et al. *J Urol*. 1992;148:1052.
161. Lucas SD, Zheng G, Gravenstein D. Extracorporeal shock wave therapy and percutaneous nephrolithotripsy. In: Gainsburg DM, Bryson EO, Frost EAM, eds. *Anesthesia for Urologic Surgery*. New York: Springer; 2014:75–91.
162. Zanetti G, et al. *J Endourol*. 1999;13:409.
163. Carlson CA, Gravenstein JS, Gravenstein N. Ventricular tachycardia during extracorporeal shock wave lithotripsy for renal stone disease. In: Gravenstein JS, Peter K, eds. *Renal Stone Disease*. Boston: Butterworth; 1986:119. Technical and Clinical Aspects.
164. Walts LF, Atlee JL. *Anesthesiology*. 1986;65:521.
165. Malhotra V, et al. *Anesth Analg*. 1987;66:85.
166. Abbott MA, et al. *Anaesthesia*. 1985;40:1065.
167. Monk TG, et al. *Anesthesiology*. 1991;74:1023.
168. Monk TG, et al. *Anesth Analg*. 1991;72:616.
169. Gissen D, et al. *Reg Anesth*. 1988;3:40.
170. Coloma M, et al. *Anesth Analg*. 2000;91:92.
171. Basar H, et al. *J Endourol*. 2003;17:3.
172. Richardson MG, Dooley JW. *Anesth Analg*. 1998;86:1214.
173. Coleman SA, Davies JB. *Pain*. 1993;52:372.
174. Tailly GG, et al. *J Endourol*. 2001;15:465.
175. Weber W, et al. *Anesth Analg*. 1988;67:S251.
176. Cooper D, et al. *Pacing Clin Electrophysiol*. 1988;11:1607.
177. Vassolas G, et al. *Pacing Clin Electrophysiol*. 1993;16:1245.
178. Chung MK, et al. *Pacing Clin Electrophysiol*. 1999;22:738.
179. Belibi FA, Edelstein CL. *Clin Med Rev Oncol*. 2010;2:4.
180. Shalev M, et al. *J Urol*. 1995;152:1415.
181. Uzzo R, Novick A. *J Urol*. 2001;166:6.
182. Ghavamian R, Zincke H. *Curr Urol Rep*. 2001;2:34.
183. Nguyen C, et al. *Urol Clin N Am*. 2008;35:645.
184. O'Hara JF, et al. *J Cardiothorac Vasc Anesth*. 1999;13:69.
185. Shah N. Radical cystectomy, radical nephrectomy and retroperitoneal lymph node dissection. In: Malhotra V, ed. *Anesthesia for Renal and Genitourinary Surgery*. New York: McGraw-Hill; 1996:197.
186. Siegel RL, et al. *J Clin Oncol*. 2018;68:7.
187. Witjes JA, et al. *Eur Urol*. 2017;71:462.
188. Jefferies ER, et al. *BJU Int*. 2018.
189. Schiffmann J, et al. *Eur J Surg Oncol*. 2014;40:1738.
190. Karl A, et al. *J Urol*. 2014;191:335.
191. Lee CT, et al. *Eur Urol*. 2014;66:265.

192. Berrigan MJ, Sherman ML. Open urologic procedures: radical cystectomy with diversion, radical prostatectomy, and radical nephrectomy anesthetic considerations. In: Gainsburg DM, Bryson EO, Frost EAM, eds. *Anesthesia for Urologic Surgery*. New York: Springer; 2014:197–214.
193. Daneshmand S, et al. *J Urol*. 2014;192:50.
194. Monk TG. Cancer of the prostate and radical prostatectomy. In: Malhotra V, ed. *Anesthesia for Renal and Genitourinary Surgery*. New York: McGraw-Hill; 1996:177.
195. Catalona WJ. *Cancer*. 1995;75:1903.
196. Albin MS, et al. *Anesth Analg*. 1992;74:151.
197. Malhotra V, et al. *Anesthesiology*. 1994;81(3A):973.
198. Malhotra V, Stout R. *Acta Anaesthesiol Scand*. 1994;38(Nov suppl):76.
199. Shir Y, et al. *Anesthesiology*. 1994;80:49.
200. Heller AR, et al. *Anaesthetist*. 2000;49:949.
201. Modig J, Karlstrom G. *Eur J Anaesthesiol*. 1987;4:345.
202. Rodgers A, et al. *BMJ*. 2000;321:1493.
203. Gottschalk A, et al. *JAMA*. 1998;279:1076.
204. Worwag E, Chodak GW. *Anesth Analg*. 1998;87:62.
205. Kirsh EJ, et al. *Urology*. 1998;56:101.
206. Hara I, et al. *J Urol*. 2003;169:2045.
207. Wright JD. *JAMA*. 2017;318:1545.
208. Maerz DA, et al. *Br J Anaesth*. 2017;118:492.
209. Vasdev N, et al. *Rev Urol*. 2014;16:1.
210. Meininger D, et al. *Acta Anaesthesiol Scand*. 2005;49:778.
211. Meininger D, et al. *World J Surg*. 2002;26:1423.
212. Meininger D, et al. *Surg Endosc*. 2004;18:829.
213. O'Malley C, Cunningham AJ. *Anesthesiol Clin N Am*. 2001;1:1.
214. Danic MJ, et al. *J Robotic Surg*. 2007;1:119.
215. Falabella A, et al. *Int J Med Robotics Comput Assist Surg*. 2007;3:312.
216. Gainsburg DM, et al. *JSLS*. 2010;14:1.
217. *Intuitive Surgical, Inc*. Sunnyvale, Ca, USA: Annual Report; 2016.
218. Baltayian S. *J Robotic Surg*. 2008;2:59.
219. Lestar M, et al. *Anesth Analg*. 2011;113(5):1069.
220. Cho JE, et al. *Urology*. 2009;73:1056.
221. Ravaoherisoa J, et al. *Br J Anaesth*. 2004;92:434.
222. Kalmar AF, et al. *Br J Anaesth*. 2010;104(4):433.
223. Awad H, et al. *Anesth Analg*. 2009;109(2):473.
224. Awad H, et al. *Anesthesiology*. 2013;119:954.
225. Lee M, et al. *AA Case Rep*. 2016;6:19.
226. Lee L. *ASA Newsl*. 2011;75(2):26.
227. Kan KM, et al. *Minerva Anestesiol*. 2015;81:557.
228. Farnham SB, et al. *Urology*. 2006;67:360.
229. Webster T, et al. *J Urol*. 2005;174:912.
230. Menon M, et al. *BJU Int*. 2003;92:232.
231. Beecken W-D, et al. *Eur Urol*. 2003;44(3):337.
232. Hu JC, et al. *Eur. Urol*. 2016;70:195.
233. Tan WS, et al. *PLoS One*. 2016;11:e0166221.
234. Ahmed K, et al. *Eur Urol*. 2014;65:340.
235. Tyritzia SI, Wiklund NP. *Int J Urol*. 2018;25(3):187.
236. Collins JW, et al. *Scand J Urol*. 2016;50(1):39.
237. Dason D, Goh AC. *Curr Urol Rep*. 2018;19(5):28.
238. Zehnder P, et al. *BJU Int*. 2013;112:E51.
239. Collins JW, et al. *Eur Urol*. 2016;70:649.
240. Oksar M, et al. *Braz J Anesthesiol*. 2014;64:109.
241. Dunn MD, et al. *J Urol*. 2000;164(4):1153.
242. Permpongkoso IS, et al. *J Urol174*. 2005;(4 pt 1):1222.
243. Jeong IG, et al. *JAMA*. 2017;318(16):1561.
244. Verhoest G, et al. *Clin Genitourin Cancer*. 2016;14(4). e335–40.
245. Naghiyev R, et al. *Turk J Urol*. 2017;43(3):319.
246. Irvine J, et al. *Nephrology*. 2006;11(4):282.
247. MacLennan S, et al. *Eur Urol*. 2012;61:972.
248. Pierorazio PM, et al. *Urology*. 2011;78:813.
249. Porpiglia F, et al. *Eur Urol*. 2007;52(4):1170.
250. Desai MM, et al. *BJU Int*. 2005;95(3):377.
251. Choi JE, et al. *Eur Urol*. 2015;67:891.
252. Porpiglia F, et al. *Urology*. 2016;89:45.
253. Chang C, et al. *J Endourol*. 2014;28(6):631.
254. Rajan S, et al. *Br J Anaesth*. 2016;116:70.
255. Beilin B, et al. *Anesthesiology*. 2003;98:151.
256. De Kock M. *Anesthesiology*. 2009;111:461.
257. Baldini G, et al. *Anesthesiology*. 2009;110(5):1139.
258. Deleted in proofs.
259. Maffezzini M, et al. *Surg Oncol*. 2008;17:41.
260. Daneshmand S, et al. *J Urol*. 2014;192:50.
261. Chang SS, et al. *J Urol*. 2002;167(1):208.
262. Azhar RA, et al. *Eur Urol*. 2016;70(1):176–187.
263. Collins JW, et al. *Eur Urol*. 2016;70(4):649.
264. Macrae WA, Davies HTO. Chronic postsurgical pain. In: Crombie IK, Linton S, Croft P, Von Korff M, LeResche L, eds. *Epidemiology of Pain*. Seattle: IASP Press; 1999:125–142.
265. Schug SA, et al. *IASP Pain Clinical Updates*. 2011;19(1):1.
266. Kehlet H, et al. Persistent postsurgical pain: risk factors and prevention. *Lancet*. 2006;367:1618.
267. Carter MR, Green BR. *Emerg Med Pract*. 2011;13(7):1.
268. Le BV, Schaeffer AJ. *Urol Clin North Am*. 2009;36(4):527. vii.
269. Peng PWH, Tumber PS. *Pain Physician*. 2008;11(2):215.
270. Potts JM, Payne CK. *Pain*. 2012;153(4):755.
271. Tay YK, et al. *BJU Int*. 2012;109(suppl 3):15.
272. Marjoribanks J, et al. *Cochrane Database Syst Rev*. 2010;(1):CD001751.
273. Malhotra A. In: Jacob Brian P, Chen David C, Ramshaw Bruce, Towfigh Shirin, eds. *Management of Groin Pain: Interventional and Pharmacologic Approaches. The SAGES Manual of Groin Pain*. New York, NY: Springer; 2016.
274. Mohamed SA-E, et al. *Pain Res Manag*. 2013;18(5):249.
275. Patt RB, Plancarte RS. Superior hypogastric plexus block. In: Waldman SD, ed. *Interventional Pain Management*. Philadelphia: Saunders; 2001:528.
276. Malhotra V, Malhotra A. In: Fleischer Lee A, Roizen Michael F, eds. *Nephrectomy/Radical Nephrectomy. Essence of Anesthesia Practice*. 3rd ed. Philadelphia, PA: Saunders; 2010:502.
277. Malhotra A, Malhotra V, Rawal N. In: Yao Fun-Sun F, Fontes Manuel L, Malhotra Vinod, eds. *Perioperative Pain Management. Yao & Artusio's Anesthesiology: Problem-Oriented Patient Management*. 8th Ed. Philadelphia, PA: Lippincott Williams & Wilkins; 2016:51.
278. Malhotra A, Malhotra V, Yao F. In: Yao Fun-Sun F, Fontes Manuel L, Malhotra Vinod, eds. *Transurethral Resection of the Prostate. Yao & Artusio's Anesthesiology*. 8th Ed. Philadelphia, PA: Lippincott Williams & Wilkins; 2016:24.

60 腹部器官移植麻醉

CHRISTOPHER L. WRAY，JOHN R. KLINCK，RANDOLPH H. STEADMAN
周静　陈晔凌　译　罗爱林　审校

要　点

- 腹部器官移植术后的生存率在不断提高。
- 由于器官移植新的适应证的出现，越来越多的老年患者进行移植手术，这导致器官供体与受体间的供需失衡正在加剧。
- 为了增加器官供体，接受活体器官捐赠以及放宽遗体捐赠标准的情况越来越常见。
- 随着对移植供体进行灌注的器官保存技术的不断发展，有望改善边缘供体器官的质量，增加器官供应。
- 为了能给进行移植手术的患者提供最优化的服务，我们需要了解这些疾病终末期的相关病理生理变化。
- 肾是移植率最高的器官。
- 接受肾移植的患者年龄越来越大，且更易合并有其他慢性疾病。
- 肾终末期疾病的患者发生围术期和远期心血管意外的风险升高。
- 围术期维持肾的灌注压对移植肾的功能至关重要。
- 接受肝移植的患者年龄越来越大，较既往更易存在其他合并症。
- 在美国终末期肝病模型（Model for End-stage Liver Disease，MELD）评分有助于优化供体器官在移植受体候选人中的分配次序。
- 肝疾病相关的病理生理改变几乎对全身各个器官系统都有影响。
- 肝移植手术的术中管理需要做好大量输血、纠正凝血功能异常和维持血流动力学稳定的准备。
- 胰腺移植是糖尿病治疗的最终手段。
- 胰腺移植可单独实施，也可行胰肾联合移植或在肾移植之后进行。
- 年龄＜50 岁、糖尿病合并终末期肾疾病的患者行胰肾联合移植有利；然而现在越来越多年龄超过 50 岁的患者和 2 型糖尿病患者正在接受胰腺移植手术。
- 胰腺移植手术围术期应密切监测血糖水平。
- 糖尿病患者发生心血管意外的风险显著升高。

实体器官移植手术正在世界范围内蓬勃开展。在过去几十年中，器官移植技术所取得的成就使患者术后生存率显著提高。器官移植的适应证也在逐渐拓宽，一些过去认为的禁忌证，如高龄、某些类型的心肺疾病，已不再被列为禁忌。

全球数据显示，2015 年器官移植手术量达 126 670 例，且近 5 年来每年的数量还在稳步增加（彩图 60.1）[1]。美国 2016 年的移植数量是 33 610 例，也是每年都在增长[2]。在美国和全世界，肾都是移植率最高的器官，其次是肝（彩图 60.2 和彩图 60.3）。

尽管器官移植的增长趋势令人鼓舞，但需要通过移植手术获益的患者数量仍远远大于已接受手术的患者数量。器官供需失衡是限制各国器官移植数量的主要因素。为了解决器官供体短缺的问题，人们采取了各种措施，如接受活体器官捐赠。活体肾移植比活体肝移植更多见。其他措施还包括放宽供体标准，包括脑死亡的边缘供体（患者脑死亡后捐赠）和心搏骤停供体（患者心搏停止后捐赠）。其他章节会详细讨论这些问题。

不同的移植中心对患者的评估方法不尽相同，但

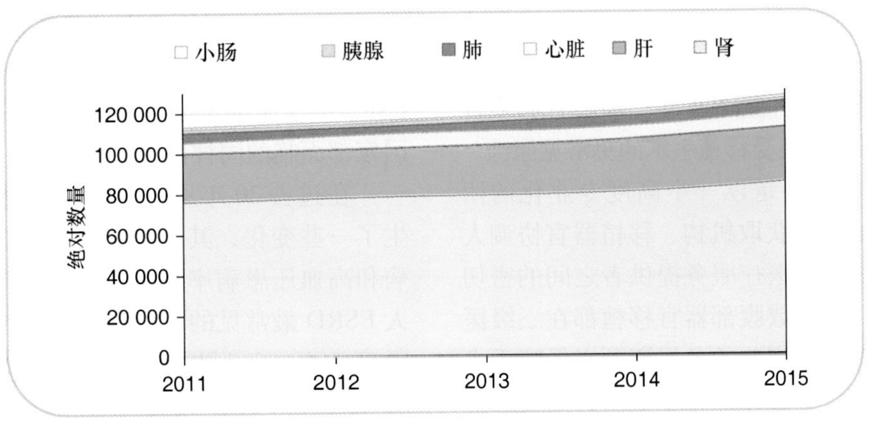

彩图 60.1　**2011—2015 年全球各种器官移植的数量**（From http://www.transplant-observatory.org/organ-donation-transplantation-activities-2015-report-2/. Accessed June 25，2018.）

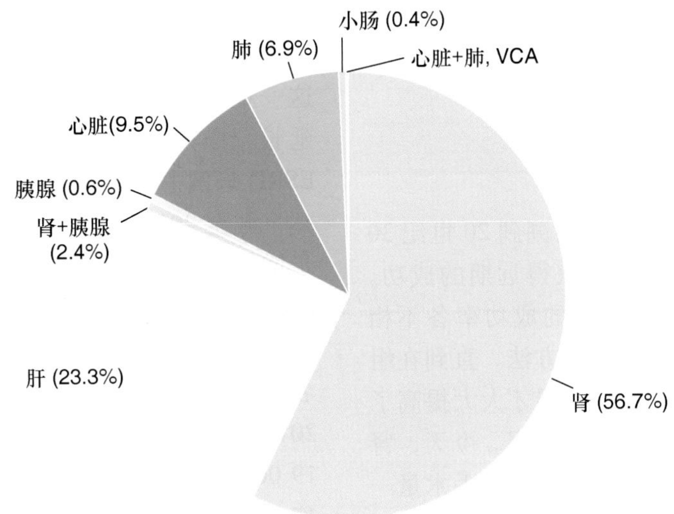

彩图 60.2　**2016 年美国各种器官移植的比例**（From https://unos.org/about/annual-report/2016-annual-report/. Accessed June 25，2018.）

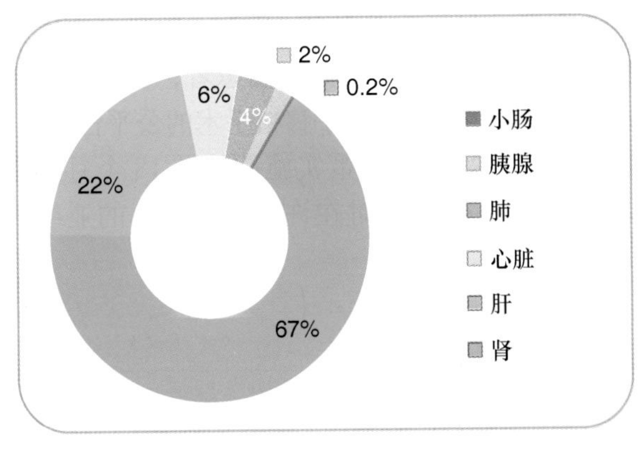

彩图 60.3　**2015 年全球各种器官移植的比例**（From http://www.transplant-observatory.org/organ-donation-transplantation-activities-2015-report-2/. Accessed June 25，2018.）

目标是相似的，包括以下明确的 3 点：①患者在病情需要时可行移植手术。②合并其他疾病不再是手术禁忌。③社会的关心和支持有利于手术开展和术后康复，包括患者对长期免疫抑制治疗的依从性。医学中心的移植委员会一般由内科医师（肾内科医师和肝病内科医师分别处理肾移植和肝移植）、外科医师、精神科医师、营养师、社会工作者和相关的会诊医师组成。根据达成的共识，麻醉医师需要会诊高危患者，包括那些合并有严重心血管或呼吸系统疾病、营养或功能状态不良、多器官衰竭、血管通路受限和已知有麻醉风险的患者。

尽管美国肝病研究协会制订的肝移植指南和国际共识要求肝移植术后预计的 5 年生存率大于 40% ～ 60%，然而在不同的移植中心对移植手术禁忌证的要求并不相同。正在接受生命支持、使用升压药物或者透析的危重患者移植术后生存率降低[3]。一些合并症也可使手术风险明显增加，例如合并严重的冠状动脉疾病（coronary artery disease，CAD）、中至重度肺动脉高压、肿瘤转移、未控制的颅内压增高和未治疗的脓毒症等，这导致有些移植中心可能拒绝实施手术。不利的社会心理因素包括嗜酒、药物滥用和缺乏社会支持等也使患者不宜接受移植手术，因为可能会妨碍术后的免疫抑制治疗或随访医疗，抑或两者皆受影响。单纯高龄总体上已不再是手术禁忌证，除非与精确计算后的预期寿命（中位生存期）较短有关，如肝移植术后的生存寿命不超过 5 年。高龄且有多种合并症，是老年患者不能接受移植手术的更常见原因。

移植手术的成功主要是以一个高度专业化的团队合作为基础，包括器官获取机构、移植器官协调人员、护士、医师以及相关医疗服务提供者之间的密切合作。除了肾移植，大多数腹部器官移植都在三级医疗中心进行，因为其具有充分的备用资源来保障手术的成功。很多大型移植中心还配备了专门的移植麻醉组，特别针对肝移植和多脏器联合移植麻醉。

本章将综述成人肾、肝、胰腺以及小肠移植的麻醉问题。小儿器官移植以及心肺移植的麻醉管理将在其他章节详细阐述。

肾移植

人类对肾移植的早期尝试可以追溯到 20 世纪 30 年代，然而直到 20 世纪 50 年代才获得远期的成功。最初由于不同移植中心的零星病例的成功率各不相同，肾移植只是治疗肾衰竭的实验性方法。直到在组织分型和免疫抑制药物上的突破性进展才大大提高了移植物的存活率，肾移植才得到广泛开展。今天，肾移植已成为最常见的移植手术。全球肾移植手术量一直在持续增长，遍及欧洲、北美洲和亚洲，以及许多发展中国家。由于文化障碍阻碍了尸体捐赠或者器官获取设备缺乏等原因，全世界不同国家和地区的供体肾来源有很大不同。许多非洲和亚洲国家仅依赖活体器官捐赠，而一些欧洲国家的主要来源是尸体肾[4]。然而，许多发展中国家通过实施了全国尸体供肾分配制度，使肾移植的手术量稳步增加[5-6]。尽管付出了许多努力，在发展中国家进行肾移植仍然存在很多障碍，包括患者获得护理的机会、经济成本、基础设施和文化障碍[7]。在终末期肾病（end-stage renal disease，ESRD）发病率不断上升的状况下，供体缺乏是所有国家都面临的同样问题。

在过去 20 年里，美国肾移植患者的人群特征发生了一些变化，其原因很多，包括人口老龄化、糖尿病和高血压患病率较高等。糖尿病和高血压是美国成人 ESRD 最常见的两种病因。尽管不知道有多少慢性肾病（chronic kidney disease，CKD）患者会进展为 ESRD，但 ESRD 在美国的患病率仍在继续上升。截至 2015 年底，美国共有 703 243 例 ESRD 患者，比上年增加 3.4%[8]。在世界范围内 ESRD 病例数也在持续增长。2015 年各国报告的数据都显示其发病率较前一年有所上升[9]。尽管 ESRD 发病率在美国不断增加，这一观察结果也可能反映了 ESRD 患者生存期比以前延长。令人鼓舞的是，在 2015 年底美国报告的所有 ESRD 病例中，有 30% 的患者进行了功能性肾移植[8]。

截至 2014 年，在美国等待肾移植的患者仍在稳步增加，这反映了由于高血压和糖尿病使老年人群中 CKD 发病率的增加。然而，在 2016 年等待肾移植的患者出现连续第二年减少；30 869 名患者被列入等待名单，而 33 291 名患者被移除[10]。与此一致的是，2016 年美国的肾移植总量也连续第二年增加，共计 19 060 例。肾移植手术量的增加是由于尸体捐赠的增加，而活体肾移植仍保持稳定（图 60.4）[10]。2014 年底在美国实施了一项新的供肾分配制度，可能是导致尸体肾移植增加的原因。这个制度使一些特殊的肾移植候选人群，包括少数种族 / 民族、B 型血患者、高度敏感型患者，和有长期透析史患者，获得尸体肾移植的机会大大增加，提高了移植手术的公平性[11]。分析表明，在新的分配政策实施后的前 18 个月，肾移植数量增加了 7%，同时在许多优先次序的亚组中也

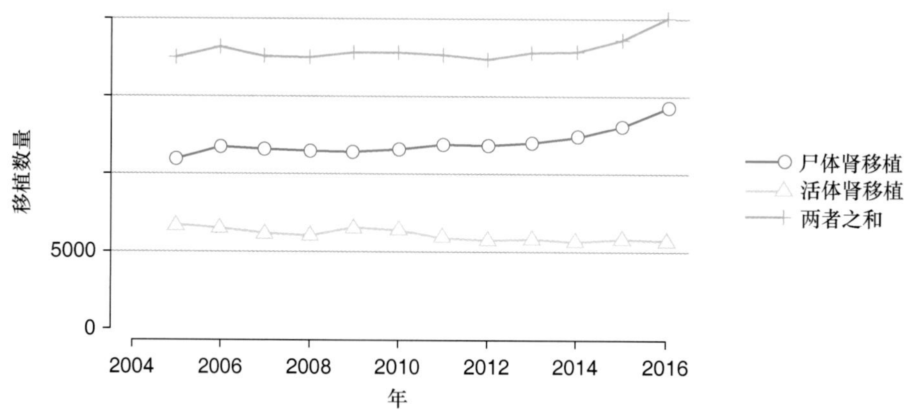

图 60.4 **2004—2016 年美国肾移植的趋势**（From Hart A，Smith JM，Skeans MA，et al. OPTN/SRTR 2016 Annual Data Report：Kidney. Am J Transplant. 2018；Suppl 1：18-113.）

观察到肾移植率的增加[12]。尽管近年来取得了一些成功，但在 2016 年由于自身病情太重无法进行移植手术而从名单上删除的患者人数却比往年增多[10]。这一趋势反映了肾移植患者年龄较大，更容易患各种慢性疾病，使围术期风险明显增加。然而 2016 年报道的数据却显示，活体肾移植和尸体肾移植短期与长期的预后都在不断改善[10]。在美国、欧洲、加拿大和澳大利亚 / 新西兰，尸体肾移植的 1 年生存率均超过 90%；5 年生存率，欧洲、加拿大和澳大利亚 / 新西兰稍高于美国，原因尚未完全明确[13]。

尽管活体肾移植的移植肾存活率比尸体肾移植有明显优势，但在过去 10 年里美国的活体肾移植率一直保持稳定，大约每年 5000 例，其原因尚未完全明确[10, 13]。配对肾捐赠是一种增加活体肾移植机会的策略，由两对配型不成功的供体-受体组之间交换肾供体，以使两组配型均相符。配对肾捐赠在美国和全球都有所增加。随着肾供体链的发展和配对捐赠分配系统的建立，有望在未来提高活体肾移植的比率[14]。

肾移植适应证

肾移植的适应证为各种疾病引起的 ESRD。肾小球疾病、先天性疾病以及多囊肾是年轻患者常见的肾移植适应证。在美国，高血压、糖尿病相关的肾疾病已成为肾移植手术最常见的适应证。糖尿病也成为 ESRD 的主要病因，在 2016 年所有等待肾移植的患者中占 36%（图 60.5）[10]。因移植肾衰竭需再次手术的患者也越来越多。2015 年在美国等待肾移植的患者中需要再次移植的占 16%，而在其他国家这一比例更高[15-16]。

终末期肾疾病的病理生理

ESRD 是指各种 CKD 进展到晚期时出现不可逆的肾功能损伤，最终引起尿毒症。肾的主要功能为调节血浆电解质浓度和酸碱平衡，维持机体正常的体液容量，清除血液中含氮代谢物和药物，合成促红细胞生成素以及调节血浆 pH。当这些功能严重受损时，会引起肾小球滤过率（glomerular filtration rate，GFR）显著下降和尿量减少，导致尿毒症。出现 ESRD 后需行肾替代治疗。ESRD 对全身各器官系统均有影响。尽管可以通过长期透析维持生命，但仍严重影响患者的死亡率。

ESRD 患者体内液体量和电解质存在失衡。尿毒症少尿期细胞外液增加，表现为水肿、高血压等容量过多的症状和体征。血浆中钠、钙、镁离子和磷酸盐浓度异常，可引起骨骼代谢的慢性改变、甲状旁腺功能亢进和血管钙化。高钾血症对心肌有抑制作用，是最严重的电解质失衡。另外，体内的酸性代谢产物清除减少可引起阴离子间隙增大型代谢性酸中毒。

ESRD 对心血管系统有很大影响。心血管疾病是引起 ESRD 患者死亡的最常见原因，占所有血液透析患者死亡的 35% ～ 40%[17]。随着 GFR 降低，发生心脏意外的风险增加[18]。另外，ESRD 还可加速动脉粥样硬化的进程，引起冠状动脉、脑血管和外周血管的缺血性疾病。高血压和糖尿病使 CAD 的发病风险增加，可出现心绞痛、心肌梗死、心律失常和心源性猝死。接近 30% 的 ESRD 是由高血压引起的，或者反过来说，ESRD 相关的高肾素血症、高血容量和肾血管改变也可引起高血压。左心室向心性肥厚、舒张功能减退常发生在 CKD 早期，是 ESRD 患者超声心动图检查时最常见的异常表现[19]。ESRD 患者易发生充血性心力衰竭，尤其当血容量过多时。由扩张型心肌病

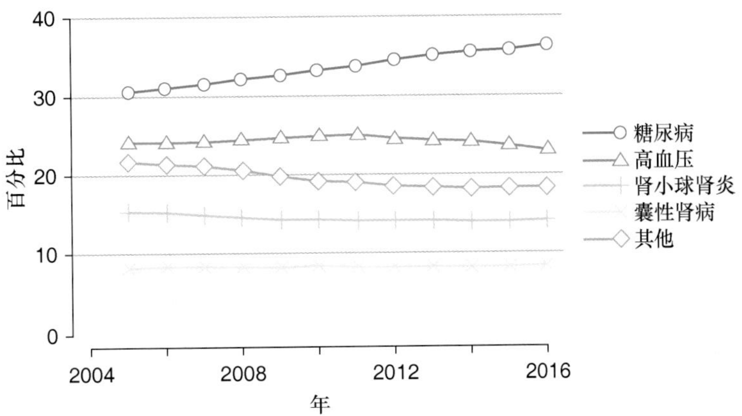

图 60.5　2004—2016 年美国成人肾移植的适应证（From Hart A，Smith JM，Skeans MA，et al. OPTN/SRTR 2015 Annual Data Report：Kidney. Am J Transplant. 2018；Suppl 1：18-113.）

引起的心肌收缩功能降低也会导致 ESRD 患者出现心力衰竭。心肾综合征指心脏和肾两者任一器官功能受损均可引起另一器官功能降低。有证据显示，肾移植术后肾功能恢复可明显改善心肌收缩功能，逆转左心室扩张和肥厚[20-21]。由于心脏疾病的进展、心肌缺血或电解质失衡，可出现各种心律失常。27% 的透析患者会出现房颤，这是引起脑卒中、心衰和血流动力学紊乱的高危因素。脑卒中是 ESRD 患者出现房颤时需要重点关注的问题。与普通人群相比，ESRD 患者的卒中风险增加了近 50%[22]。ESRD 合并房颤患者的抗凝治疗是常见的临床难题。另外，尿毒症患者中心包疾病也很常见，主要表现为心包炎或心包积液。

ESRD 患者常伴有特殊的血液学异常和凝血功能紊乱。由于促红细胞生成素合成减少，患者通常表现为正常细胞色素性贫血。当合并缺铁、慢性炎症和骨髓纤维化时贫血会加重。贫血降低了患者的生活质量，并且与不良的心脏事件有关。促红细胞生成素刺激素和铁剂是常用的治疗药物，可使血红蛋白提升至 11 ～ 12 g/dl[23]。凝血异常主要是由于血小板激活、聚集和黏附功能降低所致。另外，vWF 因子和Ⅷ因子生成也减少。因此，过去认为，肾衰竭会增加出血的风险。然而 ESRD 患者也常表现为血液高凝，可能与多种复杂的凝血状态改变有关，包括纤维蛋白原水平升高、抗凝血酶水平降低、获得性血栓形成因子和内皮细胞改变。临床上随着肾功能下降，静脉血栓栓塞的风险似乎在增加，表现可能包括深静脉血栓 / 肺栓塞、动静脉瘘和血管通路导管血栓形成[24]。在肾移植手术后许多患者的血液高凝状态可恢复[25]。

ESRD 常出现各种胃肠道症状，包括恶心、呕吐和腹痛。胃排空延迟与末次进食时间无关。50% ～ 70% 的血液透析患者会出现消化不良；有消化不良症状的 ESRD 患者胃排空时间显著延长[26]。当合并糖尿病或肥胖时，会进一步影响胃排空功能。

由于含氮化合物清除减少，ESRD 还可引起中枢神经系统和神经肌肉功能紊乱。其异常表现包括从记忆力和注意力的轻度变化到出现神经肌肉兴奋性增高的症状和体征。扑翼样震颤、癫痫发作和神志淡漠等严重的神经症状在规律的透析治疗后会消失。周围神经病变是 ESRD 最常见的神经系统异常表现，在透析患者中占 90%。自主神经功能紊乱也很常见，在透析患者中多达 50%，与 ESRD 患者出现直立性低血压、心律失常和胃动力障碍有关。肾移植是治疗 ESRD 神经症状最有效的方法[27]。

肾移植麻醉：术前评估

肾移植手术前通常要由跨学科的移植委员会对患者进行长期的评估，以确定其是否适合移植手术并评估移植后长期生存的可能性。总的来说，术前评估应重点关注 ESRD 患者的各器官功能，明确风险分级，并使患者的生理状况在术前达到最佳状态。尸体肾移植通常需要紧急手术，一般在 24 h 内进行，因为器官耐受冷缺血的时间有限。活体肾移植多为择期手术，可对患者进行更详尽的术前评估。

如前文所述，目前肾移植患者中多数合并心脏疾病，这对肾移植术后的生存率有显著影响。因此，术前进行心脏风险评估非常重要。与非心脏病患者的常规术前评估相比，肾移植患者手术前需要考虑心脏近期和远期的预后。心脏风险评估的最终目的是为了降低心血管疾病相关的死亡率。尽管高危患者可以接受肾移植手术，但术前麻醉医师仍应进行常规的心脏风险评估，并重点鉴别是否合并隐匿性缺血性心脏病。

2014 年美国心脏病学基金会和心脏学会（American College of Cardiology/American Heart Association，ACC/AHA）制订了关于围术期心血管风险评估和非心脏手术围术期管理的指南，并推荐了一种术前风险分级的评估方法。包括识别已知的 CAD 或 CAD 危险因素，结合临床和外科的危险因素来评估主要不良心脏事件的围术期风险，以及了解患者的心功能储备。决定继续手术还是进行进一步的无创性心肌缺血检查取决于患者的心功能储备，以活动时的代谢当量（metabolic equivalent tasks，METS）水平来量化评估。当心功能良好（≥ 4 ～ 10 METS）或者非常好（≥ 10 METS）时，不建议做进一步的检查。当心功能＜ 4 METS 或者无法评估时，应进行进一步的心肌缺血检查[28]。然而依据已出版的指南来鉴别肾移植患者是否合并缺血性心脏病的实用性已被质疑。与 2014 年偏概括性的指南相比，2012 年 ACC/AHA 提出的建议更为具体，认为肾移植和肝移植患者的心脏评估和管理应成为移植患者长期评估的基础[29]。因为 ESRD 患者中更多发生无症状性心肌缺血，使不稳定性冠状动脉综合征更难被发现。一项研究报道，透析治疗的 ESRD 患者发生急性心肌梗死时出现胸痛症状的比例低于未透析者（44% *vs.* 68%）[30]。因此，心功能降低对于肾移植患者来说可能不是一个预示心血管风险的特异性或灵敏性指标，并且许多 ESRD 患者由于身体状况的原因无法进行心功能评估。另一项研究测试了各种指南用于检出无症状 CAD 的有效性。作者认为，如果 2014 年的 ACC/AHA 指南被严格地用于此人群，仅有一小部分患者在无创检查时可被检出心肌缺血[31]。此外，肾功能不全本身也是 CAD 的一个危险因素。由于 ESRD 患者的独特特征以及各指南内容间的差异，人们对一些关于肾移植患者心功能检查的建议提出了质疑[29]。

学者们对肾移植患者中 CAD 的无创检查进行了深入研究，尽管其中大多数研究的样本量较小。一些研究比较了肾衰竭患者与非肾衰竭患者进行多巴酚丁胺负荷超声心动图（dobutamine stress echocardiography，DSE）检查和冠状动脉造影心肌灌注成像检查，结果显示此两种检查方法的精确度在肾衰竭患者均降低[29, 32]。合并糖尿病时 ESRD 患者对扩张冠状动脉药物的反应降低，这可能导致心肌灌注试验结果呈假阴性[33]。心肌变时功能不全时可能降低 ESRD 患者对多巴酚丁胺的最大心率反应，而左心室肥厚也可能会影响超声心动图应力试验中可逆性室壁运动异常的检测[34]。尽管与普通人群相比，无创检查在肾移植患者中似乎不太可靠，但在无创检查时检出心肌缺血仍与 ESRD 患者和肾移植患者的不良心脏事件和死亡率密切相关[35-36]。一项关于对 ESRD 患者行 DSE 检查或者心肌灌注成像检查的 meta 分析发现，检查结果提示发生诱导性心肌缺血或者有心脏结构异常的患者与结果正常的患者相比，发生心源性死亡的风险显著增加[37]。

尽管已经有了许多关于肾移植患者术前心脏风险评估的指南和专家共识，但是目前还没有被确认的标准方法[29, 38]。评估内容应包括全面的心血管病史、有无晚期心脏疾病的症状和体征、心功能分级以及合并的其他危险因素。

对于大多数肾移植患者，尤其是年龄在 40 岁以上者，基础心电图是合适的初筛方法。ESRD 患者中常见与心脏疾病相关的各种异常心电图。对于有 CAD、外周血管疾病和各种心脏症状的患者，术前应行心电图检查[29]。无心脏症状、合并多个 CAD 危险因素的患者可考虑行无创检查。2012 年 ACC/AHA 发布的最新版专家共识为肾移植患者术前心脏检查提出了建议[29]。无论肾移植患者的心功能如何，对于具有以下三种及以上危险因素的候选人，应考虑进行无创性心肌缺血检查：心血管病史、糖尿病史、超过 1 年的透析史、年龄超过 60 岁、吸烟、左心室肥厚、血脂异常和高血压[29]。

由于 ESRD 患者可能出现心脏结构异常和左心室功能不全，大多数肾移植患者术前应通过超声心动图评估左、右心室的功能[29]。经胸超声心动图可提供静息状态下心脏功能和结构的详细信息，并且检查风险很低。

行透析治疗的 ESRD 患者隐匿性肺动脉高压的发病率呈增长趋势，有文献报道可高达 40%。其发病机制涉及尿毒症诱导的肺血管收缩和动静脉瘘引起的心输出量增加。肾移植手术后肺动脉高压可恢复正常。对肺动脉高压进行诊断很重要，因为它可引起 ESRD 患者术后生存率降低[39]。超声心动图提示有明显肺动脉高压的患者还可能需行右心导管置入检查。

一些合并心脏疾病的患者可能需要等待数年才能进行移植手术。在此期间，心脏疾病可能仍在进展。尽管对于无心脏症状的移植患者不推荐进行定期的无创筛查，但对已知合并心脏疾病的患者仍需反复评估心脏功能，然而目前还不确定理想的评估次数[29]。

术前应详细了解患者既往的心血管疾病治疗情况，并应明确告知患者哪些药物在手术前应继续服用或者停用。大多数 ESRD 患者需要使用多种药物治疗慢性高血压，然而目前仍不清楚最佳的联合用药方式。围术期进行降压治疗很重要，但由于尸体肾移植手术通常很紧急，使术前的治疗时间受限。在最新的 ACC/AHA 指南中，对手术患者围术期开始或维持药物治疗的风险和获益进行了全面的回顾。药物种类包括 β 受体阻滞剂、他汀类药物、α_2 受体激动剂、钙通道阻滞剂和血管紧张素转换酶抑制剂[28]。目前关于肾移植患者围术期抗高血压治疗及其对生存率影响的资料十分有限。一般来说，应用当前 ACC/AHA 推荐的围术期抗高血压治疗方案是合理的。

如前文所述，肾移植患者中糖尿病的发病率正在增加。在糖尿病和非糖尿病患者中围术期高血糖均与不良预后相关[40]。合并糖尿病的肾移植患者围术期应控制血糖，然而严格控制血糖的“利”并没有被证实。研究表明，在外科和重症监护治疗病房（intensive care unit，ICU）患者中采用“严格的”血糖控制方案有导致低血糖发作的风险，提示围术期采用常规的血糖控制目标可能更安全[41-42]。大多数医学会组织制订的指南建议在围术期血糖水平应控制在 110 ～ 160 mg/dl，当血糖水平超过 180 mg/dl 时开始给予胰岛素治疗[40]。

手术当日

在手术前，接受血液透析的患者应继续按照原计划透析治疗，无论是血液透析还是腹膜透析。如果可能，应尽量在术前透析。手术当天进行术前实验室检查是必要的，包括电解质浓度、全血细胞计数和血小板计数。发现血钾水平升高，尤其出现与高钾血症相符的心电图改变时，应考虑延期手术并立即予以透析治疗。住院患者术前应密切监测生命体征，尤其是心率和动脉血压的变化趋势。还要评估其血容量状态，可以用患者目前的实际体重与已知的“干体重”相比较。出现直立位低血压、静息性低血压和心率加快时可确诊为严重低血容量。而患者术前的体重比“干体重”重时，则可能血容量过多，术中易发生充血性心力衰竭。应仔细检查患者的心肺功能，出现明显的血容量过多的症状和体征时，应立即行透析治疗。术日清晨应检测血糖浓度。对于有严重高血糖的患者，术前应给予胰岛素治疗，并在围术期进行连续血糖监测以维持合适的血糖水平。对于非胰岛素依赖型糖尿病患者，不论进行何种手术，术日清晨应停用口服降糖药。术前还应了解患者血型和红细胞的交叉配型情况。虽然在常规的肾移植手术中大量失血并不常见，但由于手术操作涉及大血管，仍可能会发生灾难性的大出血。最后，对于有心脏病史或心脏症状发生改变的患者，可能需要床边超声对心脏结构进行检查，特别是评估心室功能、瓣膜病变或心包疾病的变化。

肾移植麻醉：术中管理

气管插管全身麻醉是大多数肾移植中心首选的麻醉方法。麻醉目标是达到足够的麻醉深度，同时维持血流动力学稳定以及提供良好的肌松以利于手术操作。如前文所述，ESRD 患者因合并尿毒症性胃病和其他异常，如肥胖和糖尿病，易发生胃内容物误吸。麻醉诱导前可口服非颗粒抗酸药液和静脉注射 H_2 受体阻滞药。快速顺序诱导是首选的全麻诱导方法。当血清钾在正常水平（通常＜ 5.5 mEq/L）时琥珀胆碱的标准剂量对于 ESRD 患者是安全的。无论 ESRD 患者还是肾功能正常的患者，血清钾在降至正常水平前可一过性升高 0.5 ～ 1.0 mEq/L 并持续 10 ～ 15 min[43]。当出现高钾血症或者其他琥珀胆碱禁忌证时，改良的快速顺序诱导方案为使用罗库溴铵 0.8 ～ 1.2 mg/kg 静脉推注，可很好地替代琥珀胆碱。然而罗库溴铵应用于 ESRD 患者时亦应谨慎，因为其作用时间会延长。一项包含 26 项研究的 meta 分析对使用琥珀胆碱和罗库溴铵后的插管条件进行了比较，结果显示在给予丙泊酚麻醉诱导时两者的插管条件相似[44]。合并慢性高血压的 ESRD 患者在置入喉镜时可能会出现更加剧烈的血流动力学波动。给予短效血管活性药或者阿片类药静脉滴定可减弱由应激反应导致的心动过速和高血压。在气管插管的应激反应之后和手术切皮之前患者可能出现低血压，尤其是刚行透析治疗后血容量不足或者正在接受肾素-血管紧张素阻滞药治疗的患者。

对于年轻、身体状况较好，并接受择期活体肾移植手术的患者，围术期可仅进行标准的无创监护。直接有创动脉血压监测对于高血压未控制、合并 CAD 或心功能衰竭的患者可能更有利。桡动脉穿刺置管应选择在预留的动静脉瘘对侧进行。股动脉穿刺置管通常需避免，并禁止在肾移植手术同侧进行，因其有形成血肿或血栓的风险，会对移植肾产生不利影响。评估 ESRD 患者进行动脉穿刺的风险与获益是很重要的，因为上肢动脉穿刺置管可能会损害将来透析的动静脉通路。肺动脉（pulmonary artery，PA）导管或者经食管超声心动图监测主要用于有症状的 CAD、左心室或右心室功能不全和肺动脉高压患者。在有些移植中心，中心静脉压是标准的监测项目，然而对于体内的容量状态及其反应性来说中心静脉压并不完全可信[45]。置入中心静脉导管为静脉补液和输血、方便采血以及给予免疫抑制药和血管活性药提供了可靠的静脉通路。在没有预留动静脉瘘或透析导管的患者中，如果情况需要，中心静脉导管可以用来行紧急术后透析。许多医疗中心认为没有必要置入中心静脉导管，应充分评估中心静脉穿刺置管的风险和获益。而大口径静脉通路对于围术期的容量管理是必需的。有些肾移植患者在建立外周静脉通路时可能具有挑战性，因为上肢动静脉瘘会使静脉穿刺点受限。相反，曾多次经中心静脉置入透析导管，尤其是中心静脉内已有血栓形成的 ESRD 患者，进行中心静脉穿刺置管可能会很困难。

术中麻醉维持通常使用静脉和吸入复合麻醉。根据不同手术操作引起的手术刺激大小不同来调节吸入麻醉药的浓度。地氟烷和异氟烷与肾毒性没有明显的相关性。尽管七氟烷的代谢产物复合物 A 和氟化物离子有潜在的肾毒性，但其对肾功能不全患者的肾功能损害作用并未被证实[46-47]。尽管大型的前瞻性研究很少涉及肾移植患者，然而肾移植手术中使用七氟烷麻醉仍是合理的。

围术期镇痛可使用合成阿片类药，如芬太尼、舒芬太尼、阿芬太尼和瑞芬太尼，其药动学和药效学不受肾功能的影响。而吗啡、羟考酮和哌替啶等对于肾衰竭患者应慎用，因为它们的活性代谢产物主要依赖肾清除，可能会在体内蓄积。

为了利于手术操作，选择合适的肌肉松弛药很关键。然而不管使用何种肌肉松弛药，不同的 ESRD 患者肌肉松弛的恢复时间可能不相同[48]。对肾衰竭患者应用维库溴铵和罗库溴铵时肌肉松弛作用的时间延长，因为其清除依赖肾和肝代谢。而顺阿曲库铵可不经过肝、肾代谢清除，是合适的选择。泮库溴铵主要通过肾清除，肾衰竭患者应避免使用。因此，围术期应合理选用肌肉松弛药，根据手术的需要追加，并密切监测肌肉松弛水平。

手术过程是将移植肾置入左侧或者右侧髂窝内，通常首选右侧（图 60.6）。沿耻骨联合到髂前上棘上方做一 20 ～ 25 cm 长的垂直弧形切口，分离腹壁各层肌肉，显露腹膜。在最初的切皮和分离操作时手术刺激增大，有些患者可能出现血流动力学波动增大，应根据患者的反应适当加深麻醉深度、镇痛和肌肉松弛。移植肾血管常与髂外动静脉吻合，偶尔也选择其他血管。钳夹血管前可给予肝素。最先夹闭髂外静脉，与肾静脉吻合。接着夹闭髂外动脉，与肾动脉吻合。在肾血管吻合期间，应给予平衡盐溶液扩容。在再灌注前给予呋塞米和甘露醇以利尿。甘露醇的使用以及维持充足的血容量降低了肾移植患者急性肾小管坏死的发生率[49]。使用晶体液或者胶体液充分扩容可增加肾血流，能改善移植肾功能[48]。髂血管阻断钳开放后，仍需继续扩容以维持血流动力学稳定。偶尔阻断钳开放后会发生急性失血，此时需要进行输血和补液治疗。再灌注后低血压可引起移植肾低灌注，导致缺血损伤，并引起血栓形成。对大多数患者来说适当地降低吸入麻醉药的浓度和补液治疗有利于维持足够的肾灌注压。出现低血压时应避免使用肾上腺素类升压药，因为可引起肾血管收缩。补液治疗后低血压无明显改善时，需要采取其他措施来增加心输出量，尤其对于高危患者。此时进行有创血流动力学监测非常重要。很可能需要使用正性肌力药来维持肾灌注压，然而对于肾移植患者首选哪种药物，目前还没有共识。血管吻合完毕后，将供体肾的输尿管与受体膀胱吻合。为了便于吻合操作，可通过福莱导尿管向膀胱内注入含有抗生素的盐水灌洗液使膀胱充盈，还可以置入临时的输尿管支架。最后逐层缝合切口。应维持肌肉松弛药至筋膜层缝合完毕，以防止患者用力或者咳嗽引起移植肾移位和血管吻合处破裂出血。麻醉苏醒期常发生血流动力学的剧烈波动，尤其是术前高血压控制不好的患者，应选用合适的短效药物降低心血管应激反应。监测肌肉松弛水平并给予相应的肌肉松弛拮抗药，这对于避免术后肺部并发症非常重要。舒更葡糖（Sugammadex）是罗库溴铵的特异性螯合剂，与罗库溴铵结合后形成无活性的复合物，主要通过肾清除。在 ESRD 患者中其清除率降低，尽管可以通过透析去除[50]。舒更葡糖能够有效地拮抗罗库溴铵的肌松作用，但其安全性尚未在肾移植人群中得到证实[51]。ESRD 患者可出现麻醉苏醒延迟，并且对阿片类药和镇静催眠药的敏感性增加。由于患者术后仍有发生胃内容物误吸的风险，因此，应在患者的气道保护能力恢复后拔除气管导管。

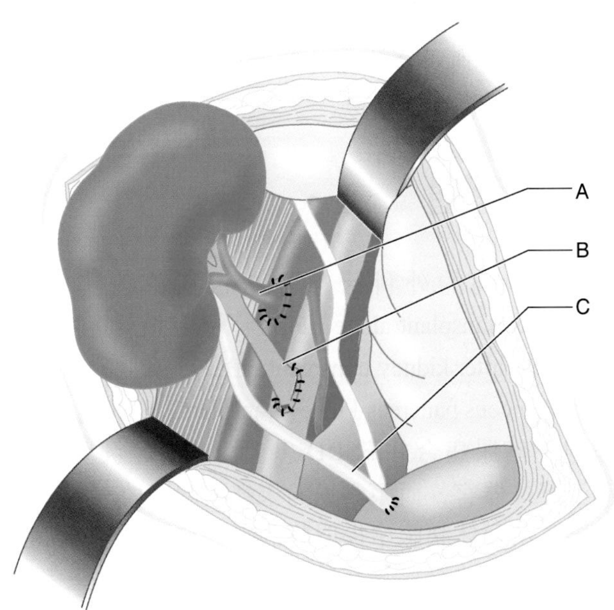

图 60.6 **肾移植**。A，肾动脉与髂外动脉行端侧吻合。B，肾静脉与髂外静脉行端侧吻合。C，输尿管与膀胱黏膜吻合（From Hardy JD. Hardy's Textbook of Surgery. 2nd ed. Philadelphia：JB Lippincott；1988.）

肾移植麻醉：术后管理

拔除气管导管后，患者需要在麻醉复苏室进行监护。术后早期密切关注尿量十分重要。尿量急性减少时应立即查找原因，并给予相应的治疗。如果是肾前性因素导致的，可通过大量补液来纠正。此时有些患者可能还需要有创血流动力学监测。如果是由于移植肾输尿管吻合的技术性问题引起的肾后性因素，则可能需要尽早实施再次探查性手术。术后外科并发症包括血管内血栓形成、切口血肿和感染。非手术因素相关的心血管、肺和胃肠道并发症也并不少见。有研究报告肾移植术后 90 天内严重并发症的发生率为 15%[52]。心肺疾病晚期的高危患者可能需要术后转入 ICU 进一步监护。总的来说，肾移植患者术后转入 ICU 的比例远低于肝移植和胰肾联合移植的患者。一项单中心研究发现仅有 6% 的肾移植患者术后需转入 ICU。进入 ICU 监护的肾移植患者死亡率要高于 ICU 内的非移植患者[53]。

肾移植术后常给无活性代谢物的合成阿片类药来镇痛。术后疼痛程度个体差异很大，一些患者可能出现剧烈疼痛，并且难以有效治疗。肾衰竭改变了大多数阿片类药的药理学特征，通常需要减少剂量。此外，慢性疼痛和阿片依赖可能会加重肾移植术后疼痛，而 40% ～ 60% 的透析患者合并慢性疼痛[54]。通常在麻醉复苏室即可开始进行患者自控镇痛，持续

24～48小时。区域麻醉是否合适目前还有争议。有报道显示硬膜外麻醉可提供有效的术后镇痛。然而由于存在对尿毒症相关的凝血异常的担忧和硬膜外镇痛发生低血压的潜在风险，因而限制了硬膜外麻醉在肾移植手术中的广泛应用[55]。尽管腹横肌平面阻滞在肾移植术后镇痛中被提倡，但随机对照实验的结果并不一致[56-58]。

器官配型和分配

肾移植的配型涉及很多步骤来鉴定供体与受体的相容性。首先检查所有供体和受体的主要血型（ABO血型）的相容性。在移植手术前，把受体和供体的血细胞混合进行交叉配型，判断受体形成的反应性抗体对供体抗原的反应。组织相容配型是配型中的一个重要组成部分，确定受体的人类淋巴细胞抗原（human lymphocyte antigen，HLA）分型，并与供体的HLA分型相比较以判断组织相容性。受体的免疫系统通过识别供体细胞表面非自身的HLA抗原产生排异反应。术前应将供体与受体的标准HLA抗原进行比较。总的来说，HLA配型差的患者移植肾存活率低下。尽管近30年来免疫抑制治疗的不断进步改善了术后总体生存率，HLA配型差的患者移植失败率仍高于HLA配型好的患者[59]。尸体肾移植时，比较受体与供体的HLA分型，并根据最佳匹配进行合适的供受体配对。活体肾移植的HLA配型亦应在术前尽早进行。2014年美国实施了新的供肾分配制度，尸体移植优先考虑高敏感型候选者，这些候选者以前在获得脏器提供者需要很长时间的等待。在新分配制度运行一年后，有数据显示高度敏感型患者的肾移植率增加了4倍，移植肾的半年存活率总体上与前几年相当[11]。

肾移植后患者的麻醉

肾移植成功后，大部分患者的GFR超过30 ml/min，按照全国肾基金会的标准可被归入2期或者3期CKD。移植受体的GFR以每年1.4～2.4 ml/min的速度进行性降低[60]。随着移植肾功能的恶化，患者的死亡率明显增加。术后前几年应密切关注移植肾功能，以评估有无排异反应。一旦发生排异反应，肾功能将显著恶化。对肾移植患者行非移植手术时，术前应仔细评估肾功能。术后最初的几年，大部分患者需要肾病科医师的监护，应在术前详细了解患者的医疗记录和肾功能测试结果。发生排异反应的患者不宜行非移植手术，因为可明显增加术后死亡率[61]。

尽管成功的肾移植手术降低了ESRD患者的整体心血管风险，但与普通人群相比，心血管疾病在肾移植患者中患病率更高，仍然是肾移植患者最常见的死亡原因[62]。如前文所述，心血管疾病既与肾衰竭的发生有关，也是肾疾病导致的后果。缺血性心脏病、脑血管疾病、外周血管疾病严重影响患者的术后生存率。由于免疫抑制药物也可引发高脂血症、高血压和糖尿病，之前合并CAD的患者术后病情可能会加重。术后高血压（92%）、高脂血症（66%）、糖尿病（41%）和肥胖（38%）的发病率增加[63]。在全球10个肾移植中心，术前明确记录有CAD的患者占20%，而移植术后CAD的患病率却可能增加[63-64]。由于缺乏关于肾移植患者接受非移植手术时心脏预后的长期研究，因此，也没有关于心血管功能评估的特殊建议。对于接受非移植手术的肾移植患者，ACC/AHA指南提出的非心脏手术术前心血管评估可用于指导其术前心血管功能检查[28]。

术前应积极了解患者有无合并与肾疾病相关的其他疾病以及免疫抑制药物治疗情况。肾移植患者发生移植后恶性肿瘤、贫血和骨营养不良的风险明显升高。术后感染是患者的长期困扰，因为发生机会性和社区获得性感染的风险均增大。巨细胞病毒感染最为常见，并且很少由输血引起。需要输血时，巨细胞病毒阴性患者仍应输入巨细胞病毒阴性血液。

非移植手术麻醉可选择全身麻醉、区域麻醉和局部麻醉辅助镇静技术。如果患者的肝、肾功能正常，大部分麻醉药对移植后的患者来说是安全的[61]。尽管肾移植后患者的血肌酐水平接近正常，但GFR通常降低，导致通过肾代谢的药物作用时间延长。另外，应禁用有肾毒性的药物。

胰腺移植

糖尿病的外科治疗方法包括单独胰腺移植（pancreas transplant alone，PTA）、肾移植后再胰腺移植（pancreas after kidney transplant，PAK）和胰肾联合移植（simultaneous pancreas-kidney transplant，SPK）。后两者适用于糖尿病合并ESRD患者。通常全胰腺移植来源于尸体器官，而不常见的末端胰腺移植来源于活体捐赠。从尸体胰腺中提取胰岛细胞移植是一种新的非手术治疗方法，尽管其控制血糖效果稍差。患者通常处于镇静状态，借助放射线引导将β细胞输注到门静脉[65]。

1966年实施的第一例胰腺移植术成功了。由于外科技术、供体-受体配型、移植物监测和免疫抑制治疗等方面的进步，移植胰腺的存活率逐渐提高，目前已与移植肾和移植肝的存活率相当[66]。2016 年美国报告的移植胰腺 90 天存活率 PAK 为 92%，PTA 为 91%，SPK 为 92%，均较 10 年前有所上升[67]。在世界范围内，随着预后的改善，胰腺移植在 20 世纪 90 年代逐渐增加。然而尽管如此，美国胰腺移植在 21 世纪早期达到顶峰后却稳步下降[66]。直到 2016 年，美国进行了 1013 例胰腺移植，比上年增加了 7%，其中大部分是 SPK。这是近 10 多年来的首次年度增长，可能与 2014 年其实施了新的胰腺分配制度有关[67]。在新制度下创建了一个独立于肾移植的 SPK 等待名单，允许胰腺移植候选人从同一个供体获取胰腺和肾脏。此外，所有胰腺移植候选人都被列在同一个等待名单上，无论他们接受何种类型的移植手术，都同等优先[66]。尽管美国胰腺移植总量有所增加，但等待名单仍在继续增多，其中 2016 年新增 957 名候选者[67]。

胰腺移植和胰肾联合移植的适应证

胰岛素依赖型糖尿病患者行胰腺移植术后可长期自身合成胰岛素，使血糖水平恢复正常。SPK 和 PAK 适用于正在等待或已接受肾移植手术的糖尿病合并 ESRD 患者。PTA 的适应证为无肾移植指征的糖尿病患者，出现严重的常见代谢并发症，如低血糖昏迷，或者胰岛素维持治疗效果不佳而出现难治性并发症[65, 68]。大部分胰腺移植患者为 1 型糖尿病。极少见的适应证还包括某些 2 型糖尿病、伴内分泌功能障碍的慢性胰腺炎和囊性纤维化以及全胰腺切除后。

以前胰腺移植主要针对年轻患者，一般是 40 岁以下。以往的数据显示糖尿病合并 ESRD 的患者中年龄小于 50 岁比超过 50 岁的患者 SPK 术后生存率更高[69]。近年来，胰腺移植已经考虑 50 岁以上的候选者，这与糖尿病患者老年化的趋势相一致。最近的单中心研究结果显示，胰腺移植受体中 50 岁以上的患者与年轻患者预后相似[70-71]。这些结果表明，未来胰腺移植可能会考虑年龄更老的人群，这一趋势也见于其他实体器官移植[66]。排除患者的年龄因素，SPK 术后的生存优势可能与 CAD 远期并发症减少有关[72]。

肾功能正常的患者 PTA 术后远期生存率与长期接受胰岛素治疗的患者相似[73]。然而，胰腺移植在阻止视网膜病变的进展上有良好的效果。与传统胰岛素治疗相比，很多 PTA 患者视网膜病变进展减缓，甚至可恢复[74]。

胰腺功能不全的病理生理

1 型糖尿病由于胰腺的胰岛细胞受损，永久失去生成胰岛素的功能，因此需要终身补充胰岛素治疗。其发病原因目前尚不清楚。2 型糖尿病是由于胰岛素外周抵抗引起的。两者均引起血糖浓度慢性升高，导致出现糖尿病的多器官临床表现。

糖尿病的各种慢性并发症中对患者发病率和生存率影响最大的是心血管疾病。由于糖尿病可加速动脉粥样硬化，糖尿病患者可出现 CAD、脑血管疾病和外周血管疾病。大血管和小血管病变均存在。与非糖尿病患者相比，糖尿病患者发生 CAD 的时间较早，并且更多可能没有典型的临床症状，心肌梗死相关的死亡率也更高[75]。外周和自主神经病变可引起胃轻瘫、下肢感觉异常、溃疡形成、直立位低血压、心率和动脉血压不稳定等。另外，糖尿病患者发生以下疾病的风险也很高，如失明（16%）、肾衰竭（22%）、下肢截肢（12%）、心肌梗死（21%）和卒中（10%）[76]。

1 型糖尿病的急性并发症多与严重的高血糖有关，如糖尿病酮症酸中毒和高血糖高渗性非酮症昏迷。低血糖是外源性胰岛素补充过多的直接后果。1 型糖尿病更容易发生血糖的剧烈波动。低血糖发作可增加糖尿病患者的急性发病率和死亡率。尤其是低血糖昏迷，严重影响了患者的生活质量，是胰腺移植的常见适应证。

胰腺移植麻醉：术前评估

胰腺移植患者的术前评估包括了对 1 型糖尿病所有潜在的急性、慢性并发症的评估。一些胰腺移植中心在列出候选者之前需要对患者进行综合、跨学科的评估和选择。术前评估内容应涉及长期受糖尿病影响最大的器官系统，如心血管系统、泌尿系统和神经系统。对所有患者均应鉴别是否合并 CAD 及其严重程度，可通过无创的心肌缺血检查、心室功能评估以及必要时行冠状动脉造影检查。以前年龄 < 50 岁、心血管疾病风险低的糖尿病患者才被考虑胰腺移植手术。而现在许多高龄患者也可接受胰腺移植手术，他们合并 CAD 和血管疾病的风险明显升高[77]。围术期适当使用 β 受体阻滞剂和降脂治疗可减少心血管并发症[28]。

大多数情况下移植胰腺来源于尸体器官，最长的冷缺血时间不超过 24 h，因此，胰腺移植通常是急诊手术。术前麻醉评估应重点关注患者病情中的急性改变，尤其是发生糖尿病的急性并发症如酮症酸中毒和低血糖发作。术前应密切监测血糖，并记录最近的胰岛素治疗情况。大多数患者在术前禁食期间都会静脉输注胰岛素和维持量的葡萄糖。术前应仔细评估肾功能。大多数需要胰腺移植的糖尿病患者出现ESRD时需要进行SPK。术前应充分了解有无电解质异常，如肌酐和血钾水平的异常。另外，大部分患者，尤其是肾衰竭患者，既往有高血压病史且使用多种药物治疗，需评估心率和动脉血压的变化。术前血容量评估对于依赖透析治疗的ESRD患者尤为重要。最后，应进行关于气道和心肺系统的体检。糖尿病患者的上呼吸道组织由于长期受高血糖的影响而产生解剖结构的改变，容易造成气管插管困难，但最新的两项研究却显示出不同的结果[78-79]。然而，关注潜在困难气道的解剖体征对糖尿病患者来说仍十分重要，尤其是当患者合并颈椎关节炎和严重肥胖时。

胰腺移植麻醉：术中管理

气管插管全身麻醉可用于各种类型的胰腺移植。除了胰岛细胞移植，所有类型的胰腺移植均采用气管插管全身麻醉。胰岛细胞移植是在放射线引导下的介入手术，通常只需患者处于镇静状态。由于移植手术时间长，足够的麻醉深度和良好的肌肉松弛是最佳选择。糖尿病或者糖尿病合并ESRD时引起胃病的可能性较大，发生胃内容物误吸的风险明显升高。术前应口服非颗粒抗酸药液。快速顺序诱导是保障气道安全的最佳方式。糖尿病合并ESRD、心血管疾病和自主神经病变时，在麻醉诱导和气管插管期间更易发生心率和动脉血压的剧烈波动。应密切监测患者的生命体征，维持血流动力学稳定，尤其在麻醉诱导期前后。标准的监测还包括一些有创监测。动脉穿刺置管可以提供实时的动脉血压变化，并方便采血以监测动脉血气和血糖。需要通过中心静脉给予血管活性药和免疫抑制药时，可进行中心静脉置管。大口径静脉通路是必需的，可用于术中液体复苏和在术前没有预留透析导管的情况下用于术后临时透析。

一些移植中心还会进行中心静脉压（central venous pressure，CVP）监测，但其实用性已被质疑，因为CVP可能并不是一个血管内容量反应性的可信指标[45]。对于合并严重高血压或CAD患者应在麻醉诱导前进行动脉穿刺置管。术中麻醉维持通常采用吸入麻醉药、阿片类药与肌肉松弛药联合用药的平衡麻醉技术。对于肾衰竭患者应选择不依赖肾代谢的药物。另外，所有的肾移植的麻醉管理要点可用于SPK。

正中切口适用于胰腺移植和胰肾联合移植术。腹部暴露的面积大，需要充分肌肉松弛。由于腹腔内脏长时间暴露，导致第三间隙液体丢失严重，通常需要充足的晶体或胶体溶液扩容。一般将胰腺植入髂窝，胰腺动脉与髂动脉吻合。胰腺静脉通常与髂静脉吻合更多见，因为静脉血栓的发生率更低；也可与门静脉吻合，这更符合胰腺静脉回流的生理学方式。然而，胰腺静脉回流通过门静脉与通过体循环静脉相比，似乎并没有明显优势[72]。

可将移植胰腺的外分泌液引流到膀胱或者小肠（图60.7）。尽管直接引流到小肠更符合生理学方式，但这一方法可能因为手术并发症而导致移植胰腺功能障碍、血栓形成和早期排异反应。引流到膀胱有利于监测尿淀粉酶水平，以判断血糖浓度变化前的早期排斥反应。然而这一方法可引起泌尿系统并发症和代谢性酸中毒。目前大部分胰腺移植采用小肠引流。因为与膀胱引流相比，移植物存活率和患者生存率均没有明显差异[80]。

由于糖尿病患者术中血糖水平经常波动，在血管吻合完成前应至少每小时检测一次血糖。将血糖浓度控制在200 mg/dl以内，可采用滑动胰岛素输注方案。必要时补充葡萄糖，以防止手术早期发生酮症酸中毒。然而，一些中心从开始吻合胰腺血管时起就停止胰岛素输注，在胰腺恢复再灌注后如果患者出现高血糖时才重新开始输注胰岛素。移植血管开放前应进行充分的容量复苏，以保证足够的心脏前负荷和维持正常的动脉血压。

移植血管开放后，可能发生大出血。这通常是由于在冷保存液中修整胰腺时没有发现并结扎来自腹膜后和结肠系膜的侧支血管造成的。维持足够的灌注压对胰腺功能恢复非常重要。此时应迅速纠正低血压，补足血容量。如果低血压是由心功能不全引起的，心内压监测或者经食管超声心动图有助于诊断和指导治疗。纠正开放后的低血压可能需要输血、补充胶体液和给予血管活性药物。也可根据动脉血气中电解质和血红蛋白的检测结果来指导治疗。

胰腺移植术中管理最重要的是胰腺再灌注后血糖的调控。移植胰腺血管开放后，胰腺分泌的胰岛素可在数分钟内进入血液循环。应每30 min检测一次血糖。胰腺移植成功后，患者对外源性胰岛素的需要量迅速减少，此时易发生低血糖。若术后仍出现高血糖，可诊断为移植胰腺功能延迟，此时需要补充胰岛素治疗，以维持血糖浓度不超过200 mg/dl[76]。

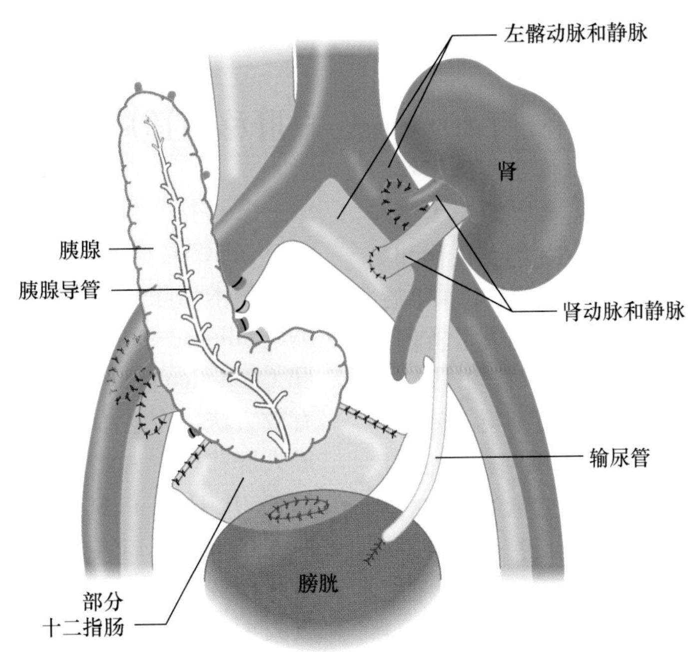

图 60.7　**胰腺移植。**外分泌液通过胰-十二指肠-膀胱造口吻合术引流至膀胱。肾移植时肾动脉和静脉分别与髂总动脉和静脉吻合（Modified from Moody FG，ed. Surgical Treatment of Digestive Diseases. 2nd ed. St Louis：Mosby-Yearbook；1990.）

胰腺移植麻醉：术后管理

手术结束后，完全拮抗肌松残余作用、保持血流动力学稳定、体温正常、患者气道的自我保护能力恢复将有利于拔除气管导管，之后患者进入麻醉后监护治疗室和 ICU 密切监护。为了避免发生低血糖，应继续定时检测血糖浓度。由于术后常发生酸碱失衡、贫血和电解质紊乱，应立刻进行电解质测定、全血细胞计数和动脉血气分析，并维持合适的血容量。另外，需要根据患者的年龄和发生 CAD 的潜在风险进行血清肌钙蛋白和 ECG 监测，以了解是否发生心肌缺血或心肌梗死，因为此类患者可能没有任何心脏症状。胰腺移植手术的创面大、时间长，术后可能发生剧烈疼痛。术后镇痛常给予阿片类药物，并在术后早期实行患者自控镇痛。也可选择硬膜外镇痛，尽管对于可能患有严重微血管病变的患者发生低血压、稀释性凝血功能障碍和脊髓低灌注的风险尚未明确。对于 SPK，肾移植的常规术后管理包括密切监测尿量。

7% ～ 9% 的胰腺移植术后会出现并发症，并通常需要再次手术。技术性并发症与潜在的移植物功能丧失和患者死亡有关[81]。与肾移植不同，技术性并发症是术后第一年移植胰腺功能丧失的最常见原因。胰腺内血栓形成是最重要的早期并发症，需要紧急手术探查。而使用抗凝药物治疗血栓时可引起凝血异常，导致腹腔内出血。迟发型并发症包括膀胱漏或者肠漏、腹腔内脓毒症和移植物排异反应。排异反应是远期移植胰腺失功能的最常见原因，多发生于术后 1 年以后，然而 15% ～ 21% 的胰腺移植受者在术后 1 年内发生了排异反应[82]。

器官配型和分配

胰腺移植的器官配型过程与肾移植类似。首先检查血型（ABO）的相容性以及受体的 HLA 分型，接着进行交叉配型。大部分胰腺器官被分配给年龄小于 40 岁的糖尿病患者。然而近 10 年来，由于器官更多地被分配给了 2 型糖尿病患者，使移植患者的平均年龄越来越大[77]。2016 年，年龄超过 50 岁的胰腺移植患者数从上年的 185 人增加到 240 人，相应地，接受胰腺移植的 2 型糖尿病患者数也在增加[67]。

胰腺移植后患者的麻醉

胰腺移植成功后，血糖可长期处于正常水平。胰腺移植患者再次接受手术时，需在术前仔细了解有无移植后并发症以及器官排异反应。手术当日应检测血糖浓度。还需要关注有无 CAD、肾疾病和血管病变。尽管胰腺移植能阻止糖尿病的靶器官病变进展，但与普通人群相比，胰腺移植患者中这些靶器官的患病率仍较高。尽管胰腺移植手术很成功，患者的病情仍可能会进展。因此，ACC/AHA 指南提出的术前心功能评估适用于胰腺移植患者进行非移植手术[28]。

肝移植

1963年，在咪唑硫嘌呤和泼尼松用于肾移植的有效性被确定后不久，Thomas Starzl 博士实施了第一例人体肝移植手术[83]。受体是一名3岁的先天性胆道闭锁症患儿，然而，患儿最终因静脉侧支损伤和凝血异常导致难以控制的大失血而在术中死亡。4年后，Starz 对一名18个月的肝细胞肿瘤患儿完成了首例成功的肝移植手术。1979年环孢素问世，接着1983年国家卫生共识会议宣布肝移植试验阶段结束，使肝移植跨入了新的纪元。在之后的几十年里，随着外科技术、免疫抑制药物、纠正凝血异常和抗感染治疗的不断进步，肝移植在全世界范围内广泛开展并逐渐走向成熟。

肝移植的发展与跨学科的团队合作密不可分，其中不仅包括专业的医师如肝病医师、外科医师、肾病医师、重症监护治疗病房及抗感染治疗医师、麻醉医师、儿科医师、放射科医师和病理科医师，还包括移植协调人员、护士、血库人员和器官获取机构。

与腹部其他器官移植不同，由于术中会出现多种特殊的挑战，因此，肝移植手术通常需要专业的团队来完成。依据与美国卫生服务部门签署的合同，器官共享联合网络（United Network of Organ Sharing，UNOS）负责管理全国的器官移植系统。认识到麻醉医师在肝移植患者围术期管理中的重要作用后，2011年UNOS要求各肝移植中心根据个人经验和受过的培训指定一位肝移植麻醉主任。类似的资格要求也适用于对外科医师和内科医师（肝病医师）的选择。另外，UNOS划分了麻醉主任的临床职责，包括参与移植患者的选择、术前评估、围术期管理、术后随访、死亡与发病讨论[84]。最后，麻醉科主任还需要参加与肝移植相关的继续医学教育活动以保持肝移植麻醉领域的最新知识。

肝移植适应证

肝移植手术是治疗丙型病毒性肝炎（hepatitis C virus，HCV）与酒精性肝病导致的失代偿期肝硬化、无法手术切除的原发性肝癌、急性肝功能衰竭（acute liver failure，ALF）和代谢性疾病包括非酒精性脂肪肝（non-alcoholic fatty liver disease，NAFLD）的唯一有效方法。在这些适应证中，NAFLD在2016年美国成人肝移植中占比近1/3（31%），其次是酒精性肝病（24%）、HCV（18%）、肝细胞癌（14%）、胆汁淤积症（9%）和ALF（3%）（图60.8）。

在美国，慢性肝病和肝硬化是年龄在45～64岁成人中第四位主要的死亡原因，占此年龄组总死亡人数的4.2%，列于肿瘤、心脏疾病和意外伤亡之后。2015年肝脏疾病引起了所有年龄组超过29 000人的死亡，成为了第12位主要死因[85]。

肝移植趋势

2016年，美国成人肝移植数量增加到7800多例，比上年增加10%，比1998年翻了一倍。由于手术适应证相同，欧洲每年的肝移植数量也相近（2013年接近7000例）[86]。肝移植数量的增加是由于尸体供肝的增加。术后移植物存活率也不断提高，在2016年移植肝1年存活率可达90%。2016年美国报告的肝移植患者5年生存率为86%，比2015年的74%有所改善[87-88]。

慢性肝病治疗的进展，特别是抗病毒治疗的进展，导致因HCV需要进行肝移植的数量明显下降，截至2016年，HCV已不再是肝移植最常见的适应证[87]。

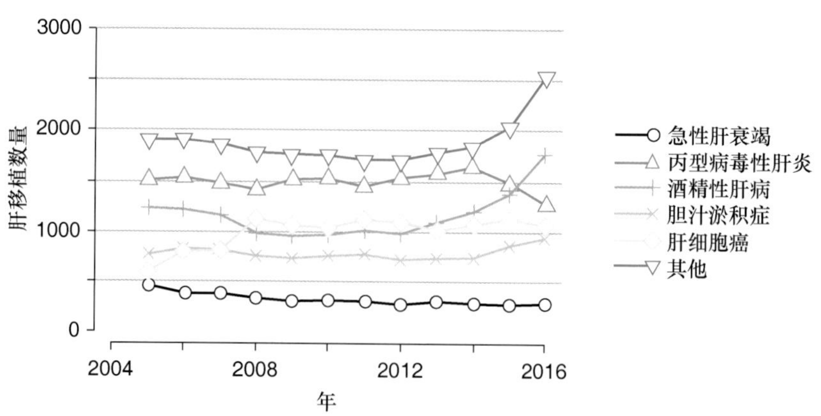

图60.8 2004—2016年美国肝移植的适应证（From Kim WR，Lake JR，Smith JM，et al. OPTN/SRTR 2016 Annual Data Report: Liver. Am J Transplant. 2018；18：172-253.）

在过去的十年里，因肥胖导致脂肪肝（NAFLD）进行移植的比例正在增加。随着 HCV 在肝移植中占比的急剧减少，NAFLD 已取代 HCV 成为最常见的肝移植适应证。然而，尽管药物治疗取得了很多进展，当肝衰竭出现威胁生命的并发症，如肝性脑病、腹水、胃肠道出血或者尿毒症时，进行肝移植与药物治疗相比可显著提高生存率（术后 1 年生存率可达 90%）（见表 60.1），因此应为首选。

近 10 年来，接受肝移植手术的存活患者（成人和儿童）已从 2001 年 30 000 例增加至 2015 年 80 000 例，数量超过了 2 倍[88-89]。

至 2015 年底，美国肝移植的中位等待时间为 11.3 个月，是近年来最短的等待时间[87]。

近 10 年来，65 岁及以上的肝移植患者比例持续增加，在 2015 年美国肝移植手术患者中占 20% 以上[87]。

尽管供体肝来源有所增加，但在过去 3 年中，每一年等待名单上的患者人数都超过 13 000 人。在此等待期间患者的死亡率也令人担忧，高达 10% ～ 12%[87]。这些问题使肝移植放宽了供体标准，包括进行尸体肝移植，已从 2001 年占肝移植总量不足 2%，到 2011 年增加至 6%，到 2015 年仍保持不变[87]。近 10 年来活体肝捐赠数量减少，尤其是对成人受体。2001 年成人活体肝移植超过 400 例，至 2015 年已不足 300 例。这一变化是由于捐肝者对于术后并发症的担忧，尤其是那些捐肝体积较大者，例如捐赠肝右叶。2010 年报道了 2 名捐肝者死亡，进一步显示了活体肝捐赠的风险。

近些年来（2002—2015 年）美国儿童肝移植的数量稳定在每年 500 ～ 600 例，约 10% ～ 15% 的患儿接受活体肝移植，这一数据比 10 年前的 20% ～ 25% 有所下降[89]。儿童肝移植最常见的适应证是胆汁淤积症（43%），其次是代谢性疾病（15%）、ALF（4%）和肝母细胞瘤（2%）[87]。欧洲肝移植注册中心（European Liver Transplant Registry，ELTR）报道了相似的小儿数据，约占肝移植总量的 10%[90]。

表 60.1　肝硬化并发症的预后

并发症	生存率
曲张静脉破裂出血	65% ～ 70%（1 年）*
腹水	48% ～ 60%（1 年）†
肝肾综合征	50%（3 个月）‡
肝性脑病（2/3 级）	40% ～ 50%（1 年）§

肝硬化并发症的预后不良，但在肝移植术后 1 年生存率可达 90%。

* Thomopoulos K，Theocharis G，Mimidis K，et al. Improved survival of patients presenting with acute variceal bleeding. Prognostic indicators of short-and long-term mortality. Dig Liver Dis. 2006；38：899-904.

† Fernández J，Navasa M，Planas R，et al. Primary prophylaxis of spontaneous bacterial peritonitis delays hepatorenal syndrome and improves survival in cirrhosis. Gastroenterology. 2007；133：818-824.

‡ Alessandria C，Ozdogan O，Guevara M，et al. MELD score and clinical type predict prognosis in hepatorenal syndrome：relevance to liver transplantation. Hepatology. 2005；41：1282-1289.

§ Stewart C，Malinchoc M，Kim W，et al. Hepatic encephalopathy as a predictor of survival in patients with end-stage liver disease. Liver Transplant. 2007；13：1366-1371

终末期肝病的病理生理以及评估

肝硬化是慢性肝实质细胞炎性坏死的最终结果，导致肝结构纤维化和破坏。血流受阻导致门脉高压和门静脉与体循环静脉间形成分流[91]。门静脉和肝静脉之间的压差超过 10 ～ 12 mmHg 时为重度门脉高压，可出现腹水、食管静脉曲张出血、肝性脑病、肝肾综合征（hepatorenal syndrome，HRS）等并发症。肝硬化失代偿期几乎可影响全身各器官系统[92]。对肝移植患者的术前评估需要了解肝硬化失代偿期的一系列病理生理改变。

心血管并发症

以高心输出量、低动脉血压和低外周血管阻力为特征的高动力循环是终末期肝病的标志。尽管动脉收缩压低于 100 mmHg，患者仍表现出灌注良好。由于血流量增加，肺动脉压可能轻度升高。肺血管阻力（pulmonary vascular resistance，PVR）通常在正常范围内。患者的血容量增加，储存于扩张的内脏血管床，使有效循环容量显著减少。

高动力循环是由于门脉高压引起大量舒血管因子生成所致，例如钠尿肽、血管活性肠肽、内毒素和胰高血糖素，尤其是一氧化氮[93]。在肝硬化形成高动力循环之前，可观察到一氧化氮生成增多。舒血管因子大量生成，引起循环系统对交感刺激反应减弱[94]。临床上通常需要增加缩血管药物的用量。

另外，肝硬化患者可能合并有在基础状态无明显表现的其他心功能异常，即肝硬化性心肌病，包括心肌收缩功能和舒张功能不全、对肾上腺素刺激耐受及电生理异常。心肌收缩功能不全的表现是尽管心室舒张末期容积增加，但在生理或者药物刺激时不能有效地增加心输出量和射血分数。其严重程度似乎与肝疾病的严重程度直接有关[95]。舒张功能不全主要依据超声心动图诊断，显示心室舒张期经二尖瓣的流量异常，包括 E/A 比值减小或者倒置以及 E 波减速时间延长，反映了心室舒张期的充盈阻力。其临床表现为对心室充盈量的变化很敏感，易发生心力衰竭。

很大一部分肝硬化患者还合并自主神经功能不全，表现为在发生血流动力学剧烈波动时心肌的变时功能不足以及对血流动力学反应不够。有些肝硬化患者还会出现QT间期延长，因此给予有延长QT间期作用的药物时应谨慎[96]。

肝硬化患者发生CAD的危险因素与其他患者相似：高血压、血脂异常、年龄、性别和肥胖。NAFLD已被认为是肝移植越来越主要的适应证，而NAFLD易合并肥胖、糖尿病和慢性炎症。目前鉴别诊断肝硬化患者是否合并严重CAD的最佳检查方法还不清楚。药物应激试验是最常用的，因为许多患者不能运动。另外，对无创心功能检查的预测价值的研究，尤其是对多巴酚丁胺负荷超声心动图检查的研究，显示总体上灵敏度不高以及阴性结果的预测价值不确定（75%～89%）[97]。因此，当肝移植患者合并CAD的可能性较高时，应考虑行冠状动脉造影检查[98]。然而对于一些不太复杂的外科手术，此检查可不需要。有证据显示已接受治疗的CAD患者与血管造影证实无CAD的患者相比，肝移植术后生存率无明显差异[99]。

肺部并发症

50%～70%的慢性肝病患者有气短的表现[100]。鉴别诊断包括可引起通气/血流比值异常的各种疾病，如潜在的气道阻塞性疾病、肺内液体滞留、胸膜腔积液、大量腹水引起肺容积减少等。与囊性纤维化一样，α_1抗胰蛋白酶缺乏症亦有肺和肝的表现。另外，门脉高压患者有两种特有的血管性异常，且发病率和死亡率较高，即肝肺综合征（hepatopulmonary syndrome，HPS）和门脉性肺动脉高压（portopulmonary hypertension，PPHTN），对肝移植患者可分别产生不同的影响。

约20%的肝移植候选者可出现HPS[101]。HPS的诊断标准包括门脉高压、吸入室内空气时血氧分压低于70 mmHg（或肺泡-动脉氧分压差＞15 mmHg）、或者有肺内血管舒张（intrapulmonary vascular dilation，IPVD）的证据[102-103]。IPVD可通过对比增强的超声心动图或者使用锝标记的大颗粒白蛋白进行肺灌注扫描显现。在没有HPS的患者，注射入静脉循环的微泡和白蛋白大颗粒可被肺毛细血管床捕获。微泡延迟显影（超过3个心动周期）左心房（依据超声心动图）或者肺外摄取锝标记的大颗粒白蛋白增加（大于5%）提示IPVD，此时肺毛细血管直径可明显扩大，从8～15 μm增加至50～500 μm。肺毛细血管舒张和高动力循环导致血液流经整个肺毛细血管床时氧气的弥散时间不足，可引起血液氧合不良，出现功能性分流。通常可通过吸入纯氧来纠正。由于IPVD在肺内主要发生在基底部，因此站立位比仰卧位时低氧血症更加恶化（直立性低氧血症）。

HPS的自然病程通常是进行性低氧血症的过程。肝移植可能有望纠正85%以上患者的低氧血症，尽管可能需要1年时间[104]。HPS患者肝移植后的生存率比未进行移植手术的患者显著提高。以前，动脉血氧分压≤50 mmHg被认为是HPS患者死亡率升高的预测因素，无论患者是否进行肝移植手术。然而在最大的单中心研究中，HPS患者肝移植术后的5年生存率总体上可达76%，与无HPS的肝移植患者接近[105]。这些结果显示HPS患者尽早进行肝移植手术可改善预后。相应地，器官分配时应优先考虑HPS患者和吸入室内空气时血氧分压＜60 mmHg的患者[106]。

PPHTN指门脉高压患者在没有其他潜在诱因时出现肺动脉高压。欧洲呼吸学会（European Respiratory Society Task Force，ERSTF）对PPHTN的诊断标准如下：①有门脉高压的临床证据，伴或不伴肝疾病。②静息时平均肺动脉压达25 mmHg或者活动时达30 mmHg。③平均肺动脉楔压＜15 mmHg或者跨肺压差（平均肺动脉压减去楔压）大于12 mmHg。④ PVR＞240dyn·s·cm^{-5}或者3个Wood单位[107]。

需要计算PVR是由于肝硬化患者仅靠心输出量增加即可使平均肺动脉压轻度增加（见表60.2）。轻度、中度和重度PPHTN分别指平均肺动脉压＜35 mmHg和35～50 mmHg及＞50 mmHg。

PPHTN的发病率在已知门脉高压的患者中为2%[108]，在普通人群中仅为0.13%[109]，在肝移植候选者中为4%～6%[110]。PPHTN的发生与潜在肝疾病的严重程度无关。与HPS类似，PPHTN的临床症状无特异性，一般表现为呼吸困难、乏力及活动耐受减弱。

PPHTN的最佳筛查方法是采用经胸二维超声心动图，利用三尖瓣反流的速度评估右心室收缩压。在没有肺动脉瓣狭窄时，右心室收缩压可以很好地用来估算肺动脉收缩压。经胸超声心动图对诊断肝移植术前中至重度PPHTN的灵敏性为97%，特异性为77%[111]。然而，要证实肺动脉压升高和测量PVR，则需要置入右心导管。

中至重度PPHTN与肝移植患者术后死亡率增加有关。一项多中心的研究显示，36例合并PPHTN的肝移植患者中超过1/3在住院期间死亡（手术后3周以内）。平均肺动脉压＞35 mmHg的患者全部死亡（13名患者中有12名）[112]。另外，成功的肝移植对PPHTN自然进程的影响也不可预测。一些患者在术后PPHTN有所改善，一些患者需要继续药物治疗，还有一些患者PPHTN甚至会加重。这提示中至重度

表 60.2　4 例代表性的、平均肺动脉压升高相同的肝硬化患者在置入右心导管后的数据

患者	平均肺动脉压（mmHg）	肺毛细血管楔压（mmHg）	心输出量（L/m）	肺血管阻力（dynes · sec · cm^{-5}）	诊断
1	35	15	5	320	肺动脉高压
2	35	15	10	160	高动力循环
3	35	25	5	160	液体过多
4	35	25	10	80	液体过多并高动力循环

注意仅第 1 位患者是原发性肺动脉高压，因为肺血管阻力增加

PPHTN 患者应在肝移植术前进行针对 PPHTN 的相关治疗。

扩张肺血管的药物包括前列腺素（依前列醇）、磷酸二酯酶抑制剂（西地那非）和内皮素拮抗剂（波生坦）。钙通道阻滞剂通常用于有肺动脉高压的非肝硬化患者，对于肝硬化患者应禁用，因为相关的肠系膜血管舒张可使门脉高压进一步恶化。如果患者对药物治疗反应较好，平均肺动脉压降至 35 mmHg 以下，PVR 减少至 400dyn · s · cm^{-5} 以下，则可视为适合的肝移植候选者[112-113]。

肾功能不全

肝硬化患者合并肾功能不全是由于肾低灌注和钠潴留引起的。HRS 是由于肝硬化晚期循环改变引起的肾前性异常。HRS 患者捐赠的肾可成功地用于肾移植手术，因而 HRS 被认为是一种功能紊乱[114]。肾功能是计算 MELD 评分时仅有的三个变量之一，是影响患者死亡率的重要危险因素。

除了 HRS，肝硬化患者还有引起肾功能不全的其他危险因素，如肾实质病变、脓毒症、肾毒性损害和低血容量。HRS 是一个排他性诊断，其他可被治愈的因素均应被排除。HRS 在引起住院肝硬化患者急性肾功能损伤的因素中仅占 1/4[115]。肝硬化腹水患者 5 年内 HRS 的发病率接近 40%[116]。

HRS 是由于门脉高压后局部生成舒血管因子，尤其是 NO 引起的。内脏血管舒张导致有效循环血容量减少，动脉血压下降，引起交感系统、肾素-血管紧张素-醛固酮系统和血管加压素系统激活，最终导致肾灌注严重减少和肾小球滤过率明显降低。

Ⅰ型 HRS 表现为在诱因之后，如自发性细菌性腹膜炎、脓毒症、胃肠道出血或者手术应激，出现快速进行性的肾衰竭和血清肌酐水平翻倍，持续时间超过 2 周。如果不给予相应的治疗，Ⅰ型 HRS 患者的中位存活期为 2 ～ 4 周[117-118]。Ⅱ型 HRS 患者的中位存活期约为 6 个月[119]。

尽管肾血管收缩是引起 HRS 的直接原因，但给予前列腺素、多巴胺受体激动剂或者内皮素拮抗剂来直接增加肾灌注的方法却并不成功。针对内脏血管舒张给予收缩血管的药物治疗反而显示更有效[120]。

治疗药物包括精氨酸后叶加压素、生长激素抑制素以及 α 受体激动剂如去甲肾上腺素和甲氧安福林，以及扩容治疗。特利加压素是针对 HRS 研究最多的血管加压素，目前在美国处于 3 期临床试验阶段[121-123]。

经颈内静脉肝内支架门体分流术（transjugular intrahepatic portosystemic shunt，TIPS）可降低门脉压力，从而减轻内脏循环的压力。前期的一些研究显示 TIPS 可逆转以上两种类型的 HRS，但由于试验中大量的排除标准和存在使肝性脑病恶化的风险，TIPS 可能并不对所有的 HRS 患者都适用[124]。

肝移植是 HRS 患者的最终治疗方法。对准备接受肝移植的 HRS 患者来说，进行肾替代治疗是移植手术前的标准桥接方案。尽管预期肾功能可恢复，术前有 HRS 的患者中有 35% 的患者仍需要术后短期的支持治疗，而术前无 HRS 的患者中比例仅占 5%[125]。关于肝移植患者肾功能不全的首届国际肝移植学会专家共识建议，每周接受透析治疗至少 2 次且持续超过 6 周的患者应考虑行肝肾联合移植[126]。

肝性脑病

尽管病情可逆，肝性脑病（hepatic encephalopathy，HE）仍是各种急慢性肝疾病的严重神经精神并发症。其常见的临床表现包括从轻微的亚临床异常到明显的神经和行为错乱。

肝性脑病是由于血氨过多引起的，但是肝性脑病的严重程度却与血氨水平没有必然联系。肝性脑病的发生也与许多其他因素和机制有关，包括一些肠源性神经毒素、γ- 氨基丁酸（γ-aminobutyric acid，GABA）和其他内源性 GABA 受体激动剂、氧化应激、炎性介质、低钠血症、5- 羟色胺和组胺神经传递异常[127-128]。

评估肝性脑病患者的第一步是排除HE以外的其他可能因素。鉴别诊断包括其他代谢疾病，如尿毒症、脓毒症、血糖和电解质异常以及内分泌疾病。中枢神经系统结构性和血管性病变或者感染也应考虑在内。由于肝硬化患者对镇静药物非常敏感，且肝代谢功能受损（通常还合并有肾功能受损），应仔细排查可能的药物相关性脑病。一旦其他的潜在因素被排除，接下来应系统检查潜在的诱因，例如感染（如自发性细菌性腹膜炎和脓毒症）或者胃肠道出血。

降低血氨浓度的治疗包括使用不可被吸收的双糖乳果糖和不可被吸收的抗生素如新霉素、甲硝唑和利福昔明。抗生素似乎与双糖乳果糖同样有效，但长期用药引起的药物毒性限制了其应用。

腹水

腹水是肝硬化患者住院治疗的最常见并发症[129]。在没有肝移植禁忌证时，应对腹水患者进行术前评估。非肝因素引起的腹水占15%，包括恶性肿瘤、心功能衰竭、肾疾病、胰腺炎和结核病。穿刺检查是重要的诊断方法[130]。血清-腹水白蛋白差值> 1.1 mg/dl提示门脉高压的准确性可达97%[131]。快速纠正低钠血症是有害的，可引起肝硬化患者发生脑桥中央髓鞘溶解症，这是一个潜在的灾难性神经系统并发症。对肝移植患者的观察结果显示围术期纠正低钠血症的幅度应不超过16 mEq/L[130]。

一旦出现难治性腹水，即对最大剂量的标准药物治疗仍然效果不佳时，治疗选择通常很有限，包括穿刺抽腹水、肝移植、置入TIPS和腹腔颈静脉分流术。

发生自发性细菌性腹膜炎的危险因素包括之前的急性感染、胃肠道出血、腹水白蛋白水平< 1.5 g/dl。对发生过自发性细菌性腹膜炎的患者，推荐长期给予诺氟沙星或者甲氧苄啶 / 磺胺甲噁唑预防性治疗[129]。

静脉曲张

由于慢性炎症，肝硬化会使门静脉压力升高。纤维化和再生结节引起内脏血流阻力增加，导致门体静脉侧支循环形成。门静脉高压的进展会增加局部一氧化氮产生，加剧内脏血管扩张。高压的侧支血管破裂是门静脉高压的一种高度致命的可怕的并发症。

通过测量肝静脉楔压（wedged hepatic venous pressure，WHVP）来诊断门静脉高压。WHVP虽然不是直接测量门静脉压力，但已被证明与之有良好的相关性[132]。测量方法是向肝静脉内置入一根导管至楔入位置。为了排除由腹水引起的腹腔内压力增加的影响，应该用测得的WHVP减去游离肝静脉或下腔静脉（inferior vena cara，IVC）压力，即得到肝静脉压力梯度（hepatic venous pressure gradient，HVPG）。正常的HVPG为3 ～ 5 mmHg。静脉曲张患者的HVPG可达10 ～ 12 mmHg或更高。

食管胃十二指肠镜检是诊断静脉曲张的金标准。静脉曲张的出血风险与曲张静脉的大小、有无红色凸纹征和曲张静脉的压力（即HVPG）有关。治疗方案是基于这些观察和检测结果。非选择性β受体阻滞剂通过减少心输出量（β_1）和内脏血管收缩（β_2）两种机制降低门静脉压力。对不能耐受β受体阻滞剂或有用药禁忌的患者，内镜结扎是预防静脉曲张出血的另一种选择。TIPS疗法一直被用于静脉曲张的支持治疗，但最近已被推荐用于部分患者的早期治疗[133]。不过，TIPS疗法相关的脑病发生率较高。尽管如此，TIPS可能会降低部分患者的死亡率[133]。

对急性静脉曲张出血应该联合使用血管内容量复苏、纠正严重的凝血障碍、用药物控制门脉压力和内镜曲张静脉结扎等多种治疗。过度积极的血管内容量替代治疗会导致持续或反复出血，因为出血与血压高低相关[134-135]。择期行气管插管术保护气道通常是恰当的。降低门脉压力的药物包括抗利尿激素和生长抑素。尽管β受体阻滞剂可以降低门脉压力，但它对全身血压的影响使之不适于此种情况治疗。早期内镜结扎曲张静脉联合药物治疗是急性静脉曲张出血的首选治疗。球囊填塞可有效地用于静脉曲张持续出血，但存在严重并发症，包括食管破裂和误吸，建议将其作为更明确的治疗如手术分流桥、TIPS或肝移植前的过渡治疗。

止血

止血是一个动态过程，是凝血、血小板和纤维蛋白溶解相互作用的产物，导致血凝块的形成和修整。肝脏疾病会影响所有这些成分的质和量。除了组织促凝血酶原激酶（Ⅲ因子）、钙（Ⅳ因子）和血管性血友病因子（Ⅷ因子）外，肝是所有促凝和抗凝因子合成的部位，也是这些活化因子清除的部位。

由于常规凝血检查如凝血酶原时间（prothrombin time，PT）和部分凝血活酶时间（partial thromboplastin time，PTT）结果异常，肝硬化患者通常被认为有出血倾向。然而，这些实验只能反映部分促凝因子的活动，而未考虑和评估伴随的抗凝因子减少。凝血酶的有效生成是基于促凝和抗凝作用的平衡，而不是孤立地取决于其中某一方面的检测结果。因此，PT和PTT的异常与侵入性操作如肝活检引起的出血并发症相关性很差就毫不奇怪了[136]。有证据表明，肝硬化患者的蛋白 C 水平降低与促凝血因子水平的下降相平衡，从而使体内凝血酶的生成不变[137]。

如果由于抗凝因子（S 蛋白、C 蛋白和抗凝血酶Ⅲ）不成比例地减少，并伴随促凝因子（FV Ⅲ）的增加，凝血占优势，就会导致高凝状态[138-139]。有研究报道，在肝硬化和非硬化性肝疾病中伴有静脉血栓栓塞，证实了这种可能性[140-141]。

血小板减少是肝硬化的一个常见症状。主要原因是门静脉高压时脾对血小板的截留。vWF 因子水平的升高代偿了血小板计数的减少，增加了血管壁上血小板与内皮细胞的相互作用。

肝硬化患者的纤溶系统有很多异常，可能加速纤维蛋白溶解。肝是组织纤溶酶原激活物清除的部位，已发现在肝硬化患者中组织纤溶酶原激活物水平升高[142]。肝也是血纤维蛋白溶酶抑制剂如纤溶酶激活物抑制剂（plasmin activator inhibitor-1，PAI-1）和凝血酶激活的纤溶抑制物（thrombin-activatable fibrinolysis inhibitor，TAFI）合成的部位。促进和抑制纤维蛋白溶解的因子最好能保持平衡。常用的用来评估纤溶加速及其严重性的实验包括优球蛋白溶解时间和血栓弹力图（thromboelastography，TEG）。

弥散性血管内凝血（disseminated intravascular coagulation，DIC）早期出现血栓形成，随后继发广泛的纤维蛋白溶解。由于凝血因子的消耗，凝血因子和血小板出现缺乏，DIC 将发展为出血。将有无 DIC 作为慢性肝病稳定与否的一个特征尚有争议。标准实验室检查不能区分因子消耗或是减少合成，所以几乎不能使用。取而代之的是评估凝血酶生成过量的指标，包括凝血因子活化的裂解产物，如凝血酶原片段 F1 + 2、纤维蛋白肽 A 和凝血酶-抗凝血酶复合物。这些检测表明，明显的 DIC 不是稳定的慢性肝病的特征[143]，但在肝病中能发现加速的血管内凝血和纤维蛋白溶解这些较低的消耗过程[144]。在已知刺激，如脓毒症或自发性细菌性腹膜炎下表现出加速的血管内凝血和纤维蛋白溶解的患者，发生 DIC 的风险增加。

肥胖和肌肉减少

肝疾病与蛋白质、碳水化合物和脂代谢改变相关。在超过 50% 的失代偿期肝硬化患者中存在着蛋白质能量营养不良[145]。营养状况可以用一些标准化问卷及体格检查来评估。现有的工具包括主观全面评估表（Subjective Global Assessment，SGA）和皇家免费医院全球评估量表（Royal Free Hospital Global Assessment，RFHGA）[146-147]，量表联合使用了多种变量。肌肉减少和脂肪消耗与依据这些工具得到的评分值高度相关。肱三头肌皮褶厚度作为脂肪储存量的指标，与营养不良相关。测量值低于第 5 百分位数可诊断中度营养不良[148]。此外，计算机 X 线断层摄影术也被评价为可用于肌肉减少的评估，结果与移植前的死亡率相关[149]。

NAFLD 是指没有明确的肝脂肪沉积原因而出现的肝脂肪变性。可分为非酒精性脂肪肝（nonalcoholic fatty liver，NAFL）和非酒精性脂肪肝炎（nonalcoholic steatohepatitis，NASH），后者与前者的区别在于存在和酒精性脂肪肝炎一样的炎症表现。与疾病进展相关的因素包括体重指数、糖尿病和年龄增长。鉴于目前 NAFLD 是肝移植最常见的指征，移植受体的体重指数也相应增加[87]。

手术步骤

术前处理

2015 年，在美国等待移植的中位数时间是 11 个月（四分位数范围，＜1 月到＜1 年）[87]。因此，在确定得到合适的供体时等待移植者可能离最初接受评估已经有数月，所以在安排好器官捐赠后应该回顾受体的评估状况。等待移植者会接受由多个团队进行的广泛的术前评估，通常包括手术团队、肝病学家、心脏病学家、肺病学家、精神科医师及社会工作者。在有特定并发症时，可能需要更多顾问参与。麻醉医师特别感兴趣的是健康状况的临时改变、住院情况改变（新发生的脑病可能伴发感染，静脉曲张出血，腹水或血流动力学恶化），最初和后续的心肺状况细节的评估（评估有无冠状动脉疾病、心力衰竭、肺动脉高压或心律失常），以及肾状况（急性肾损伤）。

与慢性肝病不同，ALF 伴有颅内压（intracranial pressure，ICP）的升高；术前评估和治疗的重点在于预防不可逆的神经系统损伤。详见“急性肝衰竭”一节。

无价值移植（Futility） 被全球许多项目采纳的美国的器官分配政策使用 MELD 评分优先将器官分配给最危重的患者。为了提高评分的预测能力，人们也提议对 MELD 评分进行了一些修正[150-151]。然而，这样的分配政策却与拯救更多的患者相冲突，因为 MELD 评分高的患者临床预后通常较差。对无价值移植的定义有多种，如 90 天死亡率[152]和 5 年存活率低于 50%。但是，这些定义都是主观的，需要根据年龄、合并疾病、体质和其他 MELD 评分以外的因素来推测。近期一篇综述对无价值移植进行了深度讨论[153]。

无价值移植的定义很可能会被修订，有望提供能够可靠实施的客观性指标。

移植后1年预期生存率降低的患者为高危人群，包括接受再移植的患者或靠机械通气、输注血管加压素及肾替代治疗支持的患者[3]。依赖于肾替代治疗的患者术前透析可能得益，少尿、高钾血症或酸血症患者术中使用肾替代治疗可能受益[154-155]。术中肾替代治疗并非没有风险；一项观察中，有40%患者术中凝血功能波动与血透回路凝血有关[154]。按我们的经验，回路凝血提示高凝状态，与心脏血栓栓塞事件相关。

应该制订规范，通知血库准备移植，以便按照机构规范备好一定量的红细胞和血浆。如果预计获得血液制品可能有任何延迟的状况，例如存在抗体时，血库人员应通知移植协调员和麻醉医师。存在红细胞抗体时，我们的规范是准备兼容的红细胞后开始和完成移植手术，在需要大量输血时使用未知兼容性的红细胞。

手术分为三个不同的阶段。在无肝前期或肝切除阶段，肝被移开，显露血管结构（肝上和肝下下腔静脉、门静脉和肝动脉）。无肝期始于阻断这些血管，切除原肝，并持续至移植肝植入。再灌注（通常通过门静脉）标志着新肝期开始，一直持续到完成剩余的血管吻合（通常是肝动脉）、胆管吻合、止血及关腹。

术中管理

肝移植的术中过程可能复杂而漫长，麻醉团队对手术成功至关重要。不同机构根据其经验、病例数及资源，对肝移植手术的人员配置和监护手段有所不同。大多数中心分配两个麻醉医师负责肝移植，但人员的资质有所不同。在教学型医疗单位常见的安排是一位有丰富肝移植经验的主治医师和一位高年资住院医师。在私立医院，第二人员可能是另一位麻醉医师、注册麻醉护士、注册的卫生保健人员如灌注师，或这些人员的组合。一般情况下，多数中心会雇用专门的肝移植麻醉团队。这些团队的成员在肝移植的管理方面受过严格培训，经验丰富，并且常常致力于肝移植麻醉的研究和学术工作。在许多中心还建立了致力于培训专业从事肝移植麻醉的医生的肝移植团队。有证据表明麻醉医生的经验可以影响预后；一项观察证实，麻醉医生实施肝移植麻醉例数少于6例时术后死亡率会升高[156]。

麻醉通常采用快速顺序诱导。由于是急诊手术，术前口服免疫抑制剂/肠道消毒的抗生素，并且存在腹水，肝移植患者被认为是胃内容物误吸的高风险患者。动脉置管可在诱导前或诱导后立即进行，这取决于患者诱导前的血流动力学稳定性。有些中心会常规进行股动脉置管，因为在严重血管扩张时或使用大剂量缩血管药物时桡动脉测压可能会低估中心动脉血压。不过，尚没有明确数据支持在肝移植患者中使用大动脉测压优于桡动脉测压[157]。由于常常发生快速失血，大量液体转移，血流动力学不稳定，因此必须准备大口径的静脉通路。大多数中心会放置大口径的单腔或双腔中心静脉导管，如果考虑有大出血的可能（例如再次移植或患者有腹部大手术病史时），可以放置两个中心静脉导管。静脉穿刺时应尽可能避开静脉-静脉转流（venovenous bypass，VVB）的部位。在常规使用肺动脉导管方面各中心有所不同。当患者有PPHTN史，或超声心动图提示肺动脉压升高时，有必要放置肺动脉导管，以便在手术前计算PVR，其结果可能影响到患者能否接受移植手术[158]。对肺动脉压升高或PVR处于临界值的患者，肺动脉导管可以协助指导围术期治疗。但如果受体近期检查无肺动脉高压，一些临床工作者可能会认为没有必要放置肺动脉导管。经食管超声心动图因为能提供连续的心脏显影，有利于快速诊断诸如心力衰竭、心肌缺血或心肌梗死、心脏压塞和心内血栓等危急事件，在肝移植中被越来越多的使用。近期的一项调查显示，经食管超声心动图在美国的肝移植中心中已被广泛应用[159]。即使存在食管静脉曲张，经食管超声心动图似乎也很少引起出血并发症[160]。一些肝移植中心在使用经食管超声心动图的情况下不再放置肺动脉导管。动脉压力波形分析和三维超声心动图等新技术与热稀释法参数的相关性并不好，目前尚不推荐在术中常规使用[161-162]。

高流率（> 500 ml/min）的快速输注系统常规被使用。该系统包含一个贮存罐、泵、过滤器和热交换器，以及防止和监测血液或空气栓塞、低温和线路阻塞的一些安全设置。快速输注系统对于容量替代、输血管理和维持正常体温非常重要。

麻醉技术对患者预后的影响尚不清楚。许多中心使用平衡麻醉，一般用低到中等浓度［0.5～1.0最低肺泡浓度（minimum alveolar concentration，MAC）］的挥发性麻醉剂以确保患者意识消失，而选择人工合成阿片类药物，通常用芬太尼，来阻断刺激引起的交感神经反应，并为术后镇痛提供平稳过渡。对暴发性肝衰竭和脑水肿的患者，要避免或谨慎使用低浓度的挥发性麻醉剂，且常常会进行ICP监测（见后）。在这两种情况下，术中发生低血压时可能需要短暂降低挥发性麻醉剂浓度。咪达唑仑对血流动力学的影响很小，发生低血压时仍可使用以发挥遗忘作用。历史上挥发性麻醉剂一直选用异氟烷，因为它比以前的挥发性药物能更好地保护内脏血流[163]。对健康人的研究已经证实，异氟烷对肝循环产生血管舒张效应[164]。这种有益于肝氧供的作用对移植物再灌注有利。关于地氟烷对肝血流量的影响研究结果不一致。在动物身上，1.0 MAC 以下的地氟烷剂量依赖性地减少肝总血流量；然而，在一项排除肝疾病的人体研究中，使用地氟烷者的肝血流量比用异氟烷者略快，尽管这种影响没有统计学差异[165]。另一项研究比较了七氟烷和地氟烷对老年患者肝血流和肝细胞完整性的影响[166]。这两种麻醉剂都导致胃黏膜的 pH 值降低和肝细胞酶的增加。尽管结果提示内脏灌注和肝的氧供都有短暂的降低，作者仍推断，使用这两种麻醉剂时肝细胞功能都保存完好。七氟烷代谢是地氟烷的 100 倍，这对肝是否有害并不清楚，但七氟烷的代谢产物引起肝损伤似乎不太可能[167]。七氟烷的分解产物之一化合物 A，曾被发现对动物有肾毒性，但即使是使用低流量麻醉，它也未曾在人体显现出肾毒性[168]。

顺阿曲库铵的消除不依赖于器官，且组胺释放少，因此是肝移植患者很好的神经肌肉阻滞剂[169]。在终末期肝病患者，顺阿曲库铵的分布容积比健康对照者大。肝病患者的肝清除率也增加，这导致消除半衰期和作用时间相似。有报告建议在肝移植中使用罗库溴铵，因为肌松阻滞时间似乎是一个预测移植肝功能的有用指标。所有恢复时间超过 150 min 的患者都发生了移植肝功能不良[170]。

无肝前期

无肝前期始于手术切皮，止于血管离断和原肝切除。使用传统的原位肝移植技术时，离断肝血管需要钳夹门静脉、肝上 IVC、肝下 IVC 以及肝动脉（图 60.9）。如果使用背驮式技术，则保留原本的肝后腔静脉（图 60.10）。

无肝前期包括对原肝的解剖分离以及肝门的识别。开腹和引流腹水时会出现低血容量。应该预先使

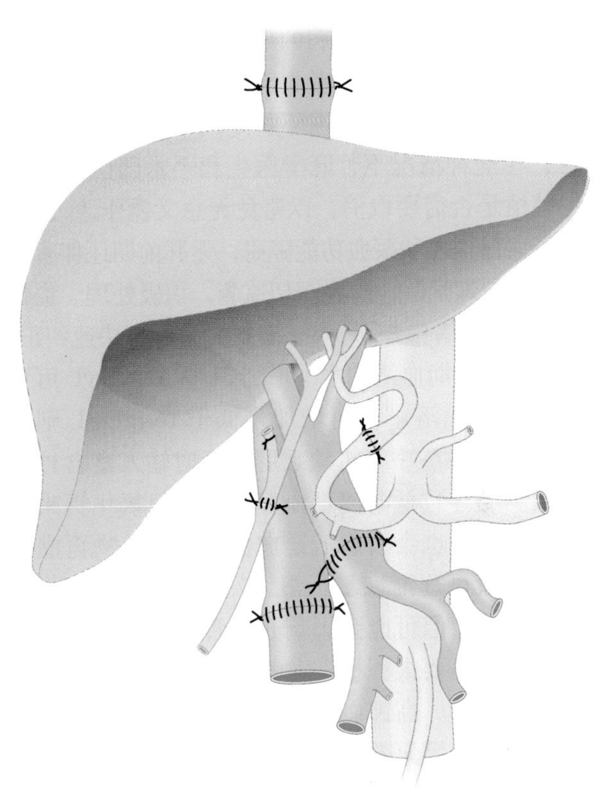

图 60.9　**肝移植**。图示为经典的腔静脉间植入技术，显示了肝上和肝下下腔静脉、门静脉、肝动脉和胆管的吻合（From Molmenti E，Klintmalm G. Atlas of Liver Transplantation. Philadelphia：Saunders；2002.）

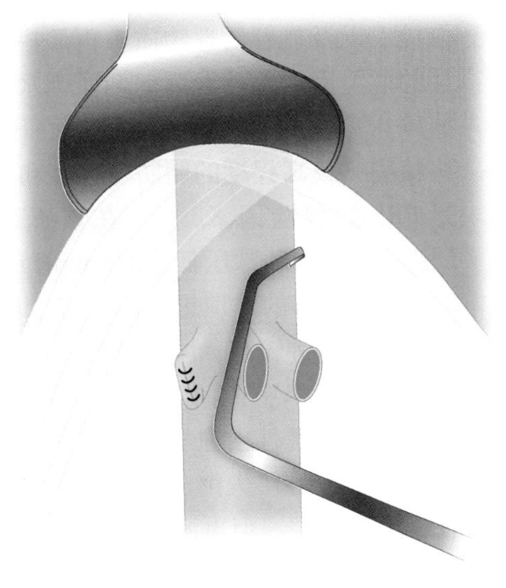

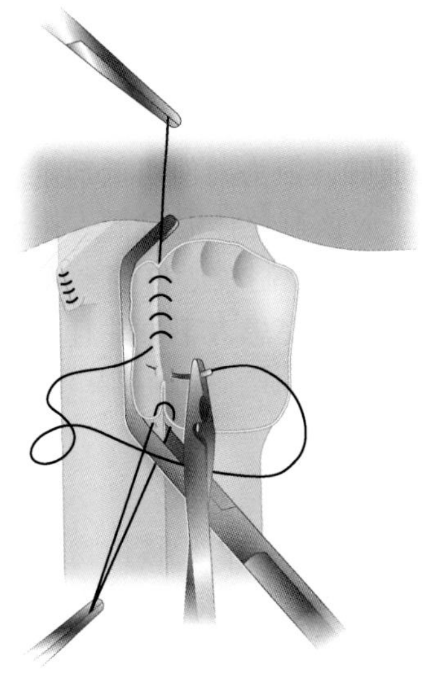

A　　B

图 60.10　**肝移植**。(A) 背驼式技术，图示部分腔静脉钳夹和缝合的原肝右静脉。(B) 保留原有的肝后下腔静脉和肝静脉袖式吻合（From Molmenti E，Klintmalm G. Atlas of Liver Transplantation. Philadelphia：Saunders；2002）

用含胶体的液体治疗以减少前负荷的变化。此外，肝切除期可发生严重失血，需要大量输血及止血治疗（见后文）。这一阶段的出血与术前存在的凝血功能障碍程度，门静脉高压的程度，以及手术持续的时间和复杂性（受以前腹部手术和粘连影响）有关[171-172]。维持终末器官的灌注压常常需要输注血管活性药物，对那些伴有肝硬化性心肌病的危重患者尤其如此。在无肝前期，偶尔会出现患者腹部解剖异常影响肝切除或引起严重的心血管和代谢不稳定的情况，使手术无法进行；在这种情况下，麻醉医生和手术团队需要讨论决定移植是否需要取消，以避免无意义操作。

除了大量输血和凝血功能障碍，无肝前期还伴有显著的代谢和酸碱紊乱，需要密切监测，积极处理。血钠异常在肝移植患者中并不少见；低钠血症不应快速纠正。文献报道，围术期血清钠水平增加 21 ～ 32 mEq/L 可引起脑桥中央髓鞘溶解，而增加量低于 16 mEq/L 则不会[130, 173]。柠檬酸中毒（缺乏肝功能时输入富含柠檬酸的血液制品导致低游离钙血症）可使用氯化钙来治疗。柠檬酸输入也会引起低镁血症，但移植物再灌注后镁离子数值可逐渐恢复正常[174]。这一现象的临床意义仍不清楚，但可能会影响心血管功能。对低钾血症的治疗最好不要太积极，尤其在准备再灌注时，血清钾会随之升高。高钾血症应该用利尿剂和胰岛素加葡萄糖纠正，如果无效，应采取术中透析。除了儿科患者或严重疾病如暴发性肝衰竭外，一般不需要在不用胰岛素时补充葡萄糖。应避免高血糖症，因为血糖水平超过 180 mg/dl 会增加肝移植受体手术部位的感染率[175]。应定期检测血气、电解质、血糖、游离钙和血红蛋白水平，在大量失血或已存在异常时应每小时测定。重点实验室检测方案可以方便、快速地传回实验室数据。凝血功能检查通常在手术开始时、纠正特定凝血障碍后、再灌注后和出现微血管出血时进行。

维持尿量是可取的，但为此使用低剂量多巴胺并未得到证实[176-177]。应该避免体温过低。在无肝期可以使用 VVB 加温来辅助控制核心体温。无论使用何种旁路，都应将变温毯垫在患者下方并且覆盖身体上下部分。

无肝期

无肝期始于阻断肝血流，止于移植物再灌注。阻断肝上和肝下 IVC 可使静脉回流减少高达 50%。VVB 将 IVC 和门静脉的血流通过腋静脉转移到上腔静脉，从而缓解了前负荷的减少，提高了肾灌注压，减少了内脏淤血，并且可以延缓代谢性酸中毒的发生[178]。然而，使用 VVB 并非没有风险。空气栓塞、血栓栓塞和管道意外脱落可以致命或导致严重并发症[179]。VVB 并未在所有中心统一使用。一项对三个研究的 Meta 分析未发现随机分组的患者使用或不使用 VVB 在肾功能不全患者的发生率或输血需求方面存在差异[180]。使用背驮式技术保留了 IVC，可减少 VVB 的需要[181]。

肝切除之后将进行止血，并吻合肝上、肝下 IVC 和门静脉血管。尽管在无肝期没有肝产生的凝血因子，但因为已经夹闭进入肝的血管，失血通常不多。不过，在这个阶段，由于缺乏肝产生的纤溶酶原激活物抑制剂，导致无法对抗组织纤溶酶原激活物的作用，可能开始发生纤维蛋白溶解。各医疗中心抗纤溶药物的应用各有不同（稍后讨论）。

新肝期

新肝期开始于经门静脉对移植物再灌注。再灌注导致钾离子和氢离子浓度急剧增加，前负荷增加，全身血管阻力和血压降低。通过中心导管监测出现低体温标志着移植物的血液回流到体循环。临床上可从心电图的变化发现危及生命的高钾血症，需要立即治疗。氯化钙和碳酸氢钠是高钾血症紧急治疗的首选药物。如果时间允许，沙丁胺醇和胰岛素也有效。少尿伴血钾升高的患者术中应早期考虑透析。

再灌注综合征（postreperfusion syndrome，PRS）的标志是体循环低血压和肺动脉高压，发生于移植物再灌注后 5 min 内。大约 1/3 接受原位肝移植（orthotopic liver transplantation，OLT）的患者再灌注后会发生严重的低血压。其原因不确定，但涉及许多因素，如高钾血症、酸中毒、低体温、栓子（空气或血栓）以及血管活性物质。再灌注后早期发生高钾血症的危险因素包括无肝前期血钾水平升高以及使用心搏停止后捐献的器官[182]。一项研究发现，非理想的移植物（较高程度的脂肪变性）和移植物冷缺血时间是 PRS 的危险因素[183]。在该研究中，所有的 PRS（定义为平均动脉压低于 60 mmHg）都发生于冷缺血时间超过 6 h 的非理想供体。与非 PRS 组相比 PRS 组再灌注后血钾较高，体温较低。

此外，术中任何时刻都可能发生其他危急事件，例如严重的急性出血导致血流动力学不能维持而需要大量输血。心律失常和心脏内血栓栓塞也可以在术中任何时间发生，但再灌注后更容易出现[184-185]。

肝动脉吻合和胆道重建一般在静脉再灌注后进行，但在儿科患者可能在再灌注前完成动脉吻合。移植物有功能的一些表现可在手术室和术后早期被观察到，包括对钙的需求减少、酸中毒改善、尿量增加、核心体温增加以及胆汁从移植物流出[186]。

输血，止血及抗凝治疗

如前所述，终末期肝疾病会引起复杂的凝血功能紊乱，同时影响促凝和抗凝系统，导致患者在不同的临床情况下容易发生出血或者血栓形成。在肝移植过程中，终末期肝疾病的已有的凝血功能状态可能会进一步受到大量输血，稀释性凝血病，肝合成功能丧失，移植物再灌注后肝素样凝血病及纤维蛋白溶解的影响[187]。对凝血紊乱和输血的管理是肝移植患者护理的关键。

从无肝前期开始，引流腹水及手术失血均需要进行容量复苏。如果已存在凝血功能障碍，切皮后应马上输注新鲜冰冻血浆，尽管一些作者已质疑新鲜冰冻血浆在 OLT 中的使用[188-189]。含维生素 K 依赖凝血因子的浓缩凝血酶原复合物（prothrombin complex concentrates，PCCs）被认为可以替代血浆输注，以避免输血相关性急性肺损伤和输血引起的循环超负荷[190-191]。一些含有治疗剂量Ⅱ、Ⅶ、Ⅸ、Ⅹ因子的 PCCs 已可用于临床[192]。使用 PCC 时主要需要考虑血栓栓塞并发症，这与患者的基础疾病、用药剂量和各 PCC 产品的组成成分有关[193]。尽管在一项对非肝移植患者使用 PCC 逆转华法林作用的大型研究中血栓的发生率很低（1.4%），但针对 PCC 在肝移植患者中的安全性评价仍没有随机对照研究发表[194]。另一种产品——重组激活Ⅶ因子（rF Ⅶ a），在肝移植中进行了评估，结果发现可以改善凝血功能，但不能减少输血需求[195-196]。rF Ⅶ a 引起动脉而非静脉血栓栓塞的风险增加[197]。肝移植术中由于大量输血、血液稀释以及消耗，纤维蛋白原水平可能下降。富含纤维蛋白原的成分，如冷沉淀和浓缩纤维蛋白原，在有确定的低纤维蛋白原血症的凝血功能障碍引起失血时可以使用。冷沉淀在北美和英国可用，而欧洲使用的是浓缩的纤维蛋白原[192]。肝移植患者中常见血小板减少症，但肝移植患者术中预防性输注血小板对改善凝血指标似乎效果欠佳[192]。此外，对肝移植患者术中输注血小板还被证实有一定副作用，包括增加急性肺损伤发生率、一年移植物失功及死亡率[198-199]。总的来说，在肝移植患者中使用血液制品和（或）凝血因子应限于临床显著出血时；不推荐预防性输注[200]。

TEG 或标准实验室检查（PT、纤维蛋白原和血小板计数）可用于指导纠正凝血障碍[190，201]。在心脏手术患者中用血栓弹力图指导凝血功能管理已得到广泛研究并证实可减少输血[202]。尽管以血栓弹力图为指导的方案在肝移植的队列研究中也有使用，但少有证据支持它能显著影响输血需求。在一项单中心的肝移植患者的研究中，术中使用了以血栓弹力图为指导的止血管理方案，包括使用 PCC 和浓缩纤维蛋白原。其红细胞输注的中位数较低（2 单位）；29% 患者使用了血小板，15% 输注了血浆[203]。然而，在另一项单中心的对照研究中，使用血栓弹力图指导的方案与标准的输血方案相比并不能减少肝移植患者血液输注[204]。各机构在 OLT 中的输血实践有很大区别，正如从 MELD 评分显示的患者病情严重程度也不一样。单中心研究显示，术中血液输注是移植后存活率的一个预测因子，但文献报道的影响预后的输血阈值各有不同[205-207]。肝移植患者输血的需求似乎受多因素影响，许多供体、受体及手术方式的因素都表现出对术中输血的影响[200]。肝移植中纤维蛋白溶解也可以导致需要针对性治疗的出血。纤维蛋白溶解在再灌注后最为严重，这是由于移植物内皮细胞释放的组织纤溶酶原激活物突然增加所致，可能需要抗纤溶药物和冷沉淀。自从 2008 年抑肽酶退出全球市场，赖氨酸类似物 ε- 氨基己酸和氨甲环酸成为纤维蛋白溶解引起的凝血障碍性出血的经典治疗药物，但在肝移植患者中其恰当剂量仍未确定[200]。已有研究评价抗纤溶治疗在肝移植患者中对输血的影响。近期的三项研究显示预防性使用赖氨酸类似物可减少输血需求，但有一项研究发现抗纤溶治疗与深静脉血栓风险升高相关[208-210]。尽管没有明确证据显示在肝移植中使用抗纤溶治疗会导致高凝状态，但在肝移植患者中已有详细的重要血栓并发症的报道[200]。总之，抗纤溶治疗应该在怀疑或已确诊高纤溶状态引起显著出血的时候使用[200]。

术后管理

术后早期的目标是确保患者从麻醉和手术中平稳过渡（维持血流动力学稳定、代谢稳态和充分镇痛），监测移植物功能（转氨酶水平、凝血酶原时间、胆红素水平、胆汁和尿量和酸碱状态），并持续监测已知的并发症（出血、胆漏、血管血栓形成、原发性移植物无功能）。使用糖皮质激素会导致高糖血症，可能需要胰岛素治疗。

缺乏胆汁分泌伴血流动力学不稳定提示原发性移植物无功能，可能需要紧急再移植。相反，移植肝功能良好可促进神经功能早期恢复和心血管稳定性，改善肾功能，这些迹象可在手术结束后几小时内发生。

肝动脉血栓形成会导致移植物坏死，需要再移植。术后 2 ～ 3 天内，由于采集、保存和再灌注过程中移植物的缺血或损伤，转氨酶显著异常很常见。在此之后，如果转氨酶和胆红素水平无下降趋势，提示存在肝动脉血栓形成的可能，需要立即行多普勒超声检查。

术后镇痛一般使用阿片类药物，包括患者自控镇痛。与其他腹部大手术相比，对镇痛药物的需求可能会减少[211-212]。因为事先存在或在围术期发生凝血功能障碍，禁行硬膜外镇痛。

气管拔管和终止术后机械通气的恰当时间仍不确定[213-214]。早期气管拔管，包括在手术室拔管，在部分患者是可行的。然而，术后立即拔管的好处似乎仅限于减少资源利用。但在一些医疗中心，移植后患者无论是否需要机械通气都会被直接送去ICU，这种好处更不明显。因此，许多医疗中心更希望在拔管前看到移植物有功能的清晰迹象。

急性肝衰竭（ALF）

ALF（以前被称为暴发性肝衰竭）的定义为原先没有肝病的患者在病程不超过26周内发生肝性脑病伴凝血功能障碍［国际标准化比值（INR）≥1.5］。ALF是一种罕见的情况，在美国每年大约发生2000例，在英国报道的发生率在百万分之一到八[215]。药物相关毒性，主要是对乙酰氨基酚中毒，占美国和欧洲ALF病例中的大多数，而在许多亚洲和发展中国家，病毒感染是ALF最常见的原因[216]。其他原因包括特发性急性肝衰竭、自身免疫性疾病和缺血。病因对预后有重大影响，对乙酰氨基酚中毒、缺血性损伤或甲型肝炎的患者预后最佳，而非对乙酰氨基酚引起的药物性肝损伤、急性乙型肝炎、Wilson病或自身免疫性肝炎如不接受移植则预后不良[217]。由于移植和药物治疗的进展，ALF患者的预后在近40年有显著改善；超过70%的ALF患者可以存活[218-219]。总体上，ALF是肝移植的罕见指征。在一项为期13年的关于美国等待肝移植的ALF的患者的研究中，仅64%患者接受了肝移植。在未接受肝移植的患者中，一半以上通过药物治疗存活[219]。在美国，最近12年内，成年ALF患者等待移植和接受移植的比例都有轻微下降[87]。在欧洲，每年肝移植病例中约7%为ALF患者[220]。ALF患者肝移植后一年生存率在74%～84%之间；与慢性肝衰竭病例相比早期和晚期预后均较差[221]。ALF病因不同也导致肝移植预后出现显著差异；对乙酰氨基酚中毒和急性病毒性肝炎引起的ALF预后优于其他[215]。危重ALF患者术前存在的多器官功能障碍包括神经系统受累的严重程度很可能影响移植预后。

由于疾病进展迅速，通常ALF不伴有肝硬化和门静脉高压的征象。慢性肝病急性失代偿被称为慢性肝病急性发作，是另一种在病因、治疗和预后指标上均不同的情况。尽管ALF有各种病因，但发生广泛肝坏死的所有患者都有一些共同表现。最严重和致命的是急性脑水肿和颅内压增高。对其他器官系统的影响包括凝血病、循环障碍和低血压、急性肾损伤以及代谢紊乱。

减少脑水肿的一般措施包括维持患者于30°头高位，并确保头处于正中位以免妨碍静脉回流。支持治疗包括维持血压，预防脓毒血症，气管插管保护气道和控制通气。应考虑使用镇静剂和肌肉松弛剂以减轻咳嗽、对抗和寒战引起的ICP增高。甘露醇可用来诱发渗透性利尿，但在患者肾功能受损时使用受限。早期使用肾替代疗法可用于控制血氨水平，调整电解质和酸碱状态。高渗盐水也可使用，调节血清钠目标值为145～155 mEq/L。目前推荐维持正常的二氧化碳分压以保留对ICP急性上升时的过度通气反应。巴比妥类药物可以用来降低脑代谢，但低血压会限制它们的使用。

监测脑水肿和颅内压增高的技术是有争议的。头部序列CT图像不是颅内压增高的敏感指标，但CT可以提供结构异常方面的信息如颅内出血。尽管许多医疗中心对Ⅲ～Ⅳ级昏迷患者使用ICP监测指导治疗，但没有随机对照研究支持这种做法。此外，放置ICP监测并不简单，对危重、脆弱的患者经常需要积极纠正凝血障碍并进出手术室。尽管如此，对于指导急性治疗和帮助确定哪些患者不再适于接受移植来说，ICP监测非常重要。除了测量ICP，这些监测还能用来计算脑灌注压［(cerebral perfusion pressure，CPP）＝平均动脉压（MAP）－颅内压（ICP）］，CPP应维持在50～80 mmHg。有人描述过一个在Ⅲ～Ⅳ级脑病患者中管理颅内压增高的有效方案，在ICP＞20 mmHg时95%的患者对治疗有反应。此外，在这项前瞻性研究中，对所有患者都监测ICP，没有患者单独死于脑水肿。作者使用的方案包括在放置ICP监测前使用激活重组Ⅶ因子（rF Ⅶ a）纠正凝血功能障碍，未发生ICP监测引起的显著出血的并发症[222]。

关于哪些患者应该接受移植手术的决定应基于哪些患者可能自行恢复或不太可能从移植中受益，这是肝病患者管理期间遇到的最困难的决定之一。两个最广泛使用的预后模型是Clichy或者Paul Brouse医院标准和帝国学院医院标准。Clichy标准推荐对Ⅲ～Ⅳ级昏迷的患者根据年龄和因子Ⅴ的水平决定是否移植[223]。但该标准不考虑ALF的病因差别，这是它的一个缺点。帝国学院医院的标准在预测对乙酰氨基酚中毒的ALF患者预后方面更有优势，但在没有使用对乙酰氨基酚的患者中其阴性预测值不到 50%[224]。这样，无法满足这些标准的患者有部分会死于没有适当地接受移植。近期，一些动力学模型被用来预测 ALF 患者的预后[225]。

对于进行有创操作的 ALF 患者，建议纠正血小板减少症到至少 50 000/mm^3 或 INR ≤ 1.5[217, 226]。在有严重异常时（如血小板计数≤ 10 000/mm^3，INR > 7，纤维蛋白原 < 100 mg/dl），建议预防性治疗[217]。血栓弹力图可用于指导治疗。对不能耐受大容量血浆治疗的患者，可以使用 rF Ⅶ a 快速纠正凝血障碍。但这种药物可能带来血栓风险，在有高凝状态时为禁忌。除非计划进行有创操作，一般不推荐预防性使用 rF Ⅶ a[227]。另外，给予凝血酶原复合物治疗也可能有用。

低血压的 ALF 患者在使用正性肌力药物或缩血管药物治疗前应该进行血容量状态和心脏功能评估。应提高 MAP 以达到足够的 CPP。缩血管药物可用于治疗全身性低血压或维持足够的 CPP。按照对脓毒症患者的治疗建议，应该使用去甲肾上腺素。抗利尿激素的使用有争议，因为有证据表明它的使用与 ICP 增高有关[228]。但另一项使用特利加压素的研究并未发现有类似的 ICP 增高[229]。

活体供体肝移植

见第 61 章（器官获取的麻醉）。

儿科肝移植

见第 77 章（小儿麻醉）和第 78 章（小儿心脏手术麻醉）

器官配型及分配

供体肝与受体配型的主要标准是 ABO 血型和移植物大小。ABO 血型不相容的肝移植（ABO-incompatible liver transplantation，ILT）通常仅限于紧急情况，并且据早期报道其中多达一半的成人需要接受再次移植。后续报道发现了在 ILT 后预后更好的患者群体。O 型血受体和儿科患者对 ILT 的耐受性更好[230]。尽管如此，ILT 仍然是一个用于紧急情况的技术。

在美国，由 UNOS 维护的国家登记中心将器官分配给移植候选人。在欧洲，有许多地区或国家的器官分配机构根据不同的标准在他们各自的国家或地区进行器官分配。UNOS 在分配死亡供体肝时只考虑疾病的严重程度，而不再使用等待时间。旧系统使用 Child-Turcotte-Pugh（CTP）评分来确定疾病严重程度（表 60.3）。从 2002 年开始，MELD 评分取代了 CTP 评分。MELD 评分是一个数学公式，整合了血清胆红素、肌酐水平和 INR。它被认为更为客观，因为它不依赖于主观的体格检查来确定症状的存在和严重性，例如腹水或脑病。MELD 评分是一个连续量表，而不是分级的（如 CTP 评分），它将不同的风险值分开而不是放在一个组中，因此具有更高的鉴别能力。此外，它包含肌酐水平（CTP 评分中没有），反映了肾功能不全对进展期肝病预后的重要性。MELD 评分是一个预测移植前（候补名单）90 天死亡率很好的指标（图 60.11）。

MELD 分配体系被认为是肝器官分配的一项重大进步。但为了使分配更合理，人们一直在根据最新进展对 MELD 体系进行调整并针对特定患者群体增补 MELD 体系中没有的项目。例如，由于观察到低钠血

表 60.3　Pugh 对 Child-Turcotte 分级的修正

	评分		
变量	1	2	3
脑病	无	1 ~ 2	3 ~ 4
腹水	无	轻度	中度
凝血酶原时间（延长，秒）	< 4	4 ~ 6	> 6
白蛋白（g/dl）	> 3.5	2.8 ~ 3.5	< 2.8
胆红素（mg/dl）	< 2	2 ~ 3	> 3

Child-Pugh 分级：A 级，5 ~ 6 分；B 级，7 ~ 9 分；C 级 10 ~ 15 分。Modified from Wiesner RH，McDiarmid SV，Kamath PS，et al. MELD and PELD：application of survival models to liver allocation. Liver Transpl. 20017；7（7）：567-580

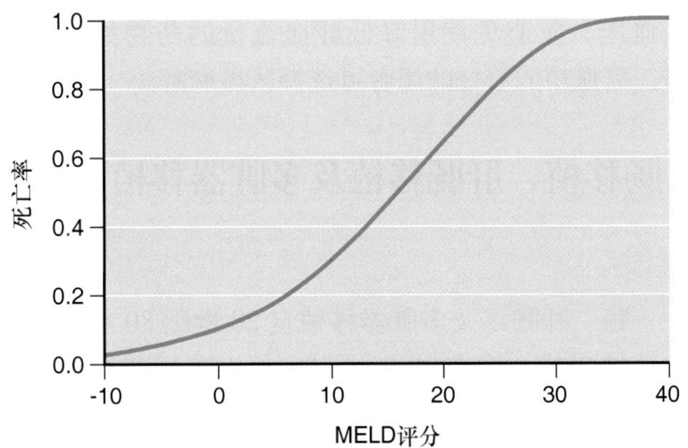

图 60.11　终末期肝病模型（MELD）评分与肝硬化的住院患者（移植前）3 个月死亡率之间的关系（From Wiesner RH，McDiarmid SV，Kamath PS，et al. MELD and PELD：application of survival models to liver allocation. Liver Transplant. 2001；7：567-580.）

症是肝硬化患者死亡的预测因子，2016 年血钠被加入到器官分配的计算中（MELD-Na 评分）[231]。肝细胞癌（hepatocellular carcinoma，HCC）在 MELD 评分改变前就可能进展到不能手术的程度，这对患者不利。因此，UNOS 的政策允许给 HCC 患者特别加分，使之能公平得到器官分配；从 2002 年开始，这一政策已得到许多修改[232]。其他患者群体，包括 PPHTN、HPS、淀粉样变和肝门胆管癌的患者，也获得了 MELD 的特别加分。移植候选人获得移植机会的地区差异问题在地区共享 35 条 / 国家共享 15 条政策中得到解决[233]。MELD 评分低于 15 分者不接受移植生存率更高[234]。不过，若使用供体风险指数将供肝品质纳入考虑的话，MELD 评分在 12 ～ 14 分的候选人如能得到较好的供体（供体风险指数低）也可从肝移植中获益[235]。

肝移植术后患者的麻醉

在美国有接近 8000 例接受肝移植后存活的患者；这些患者可能会需要接受各种类型的非移植手术[87]。移植物有功能的肝移植受体通常按正常方式代谢药物，但是移植物的功能必须接受评估而不是假设。PT（或 INR）是肝合成功能的一个很好的指标。对移植肝合成功能受损的患者，凝血异常可用维生素 K 或新鲜冰冻血浆来纠正；对腹水用利尿剂、白蛋白来治疗或做穿刺引流；对脑病的风险可以给予乳果糖并谨慎使用镇静剂，使之最小化。

对这类免疫抑制的人群需要小心遵守无菌技术的要求，以防止感染并发症。对长期应用糖皮质激素的患者应补充应激剂量的糖皮质激素。应该评估并小心处理肾功能，以避免加重免疫抑制剂相关的肾损伤。在使用钙调神经磷酸酶抑制剂如环孢素的患者中常见高血压。应避免使用降低肝血流量的药物如普萘洛尔。凝血功能较好的患者可选择区域麻醉。

肠移植，肝肠移植及多脏器移植

背景

肠、肝肠以及多脏器移植自 20 世纪 80 年代中期就开始实施，但在 90 年代引入他克莫司和抗淋巴细胞单克隆抗体充分控制排斥反应之前，其预后一直不好。过去的 20 年中，随着免疫抑制治疗、供体–受体配型、手术技术及围术期管理的进一步改进，预后得到了持续的改善。这些手术方式目前在治疗许多病因导致的肠衰竭方面发挥了重要作用。肠移植登记系统收集了 1985 年到 2013 年全球进行肠移植的 82 个研究的 2699 例患者数据，得出患者的总体生存率分别为 1 年 76%、5 年 56% 和 10 年 43%[236]。虽然结果在持续改善，但肠移植的生存率和成本–效益比仍低于其他器官移植[237-239]。肠移植需要高度专业化并能够提供长期术后管理的多学科团队。病例数较少有利于集中在经验丰富的地区或国家医疗中心管理。

肠移植手术的定义仍有争议，但应用最广泛的包括：小肠移植，即不包含肝和胃的肠移植；肝肠移植，即包含小肠和肝的移植但不包含胃；改良的多脏器移植，包含胃和肠的移植但不包含肝；多脏器移植，即肠、肝、胃联合移植。胰腺常常被囊括在移植物中，这一般是为了简化手术操作，但有时也用于治疗胰腺功能不足。移植物中还可能包含一段结肠。

儿童肠移植的适应证包括由腹裂、坏死性小肠结肠炎和肠扭转引起的短肠综合征。成人则因血栓或创伤性肠梗死，硬纤维瘤，克罗恩病相关的短肠综合征和肠运动障碍而接受移植。其中大多数人接受移植是因为肠外营养出现危及生命的并发症，包括进展性胆汁淤积和肝衰竭，静脉血栓形成以致失去两条中心静脉通路，反复发生导管相关性脓毒血症。此外，如果基础疾病具有高死亡风险也有移植指征，如先天性黏膜疾病，硬纤维瘤和超短肠综合征。有些患者由于造口处丢失过多引起脱水，经常因虚弱而需要住院治疗，也可考虑进行移植。近年来肠外营养（parenteral nutrition，PN）脂制剂的改进大大减少了 PN 相关性肝病，肠移植又有新的适应证出现[239]，包括终末期肝病患者肠系膜血栓形成，慢性腹部瘘管及脓毒血症，以及患者不愿终身使用 PN。这些情况的预后尚未有数据报导。

手术方式

需要移植的器官依赖于适应证、受体肝功能以及以前手术后的手术条件。单纯的小肠移植或小肠–胃–十二指肠移植常用于短肠综合征、运动功能障碍以及硬纤维瘤。这种手术中，由供体与受体的肠系膜上动脉（superior mesenteric artery，SMA）吻合提供动脉血流流入，供体门静脉与受体 IVC 或门静脉吻合提供静脉回流（图 60.12）。

在 PN 相关性肝病严重时推荐进行肝肠移植，可包括或不包括胃、十二指肠、胰腺移植。将胰腺包括在内可避免在后方切取器官时损失肝门的风险，也可减少移植时撕裂毗邻血管（肠系膜上血管，门静脉，结肠中动脉）的风险；这样还可以避免做 Roux 式胆道引流，对糖尿病的受体更有益。流入道一般经主动

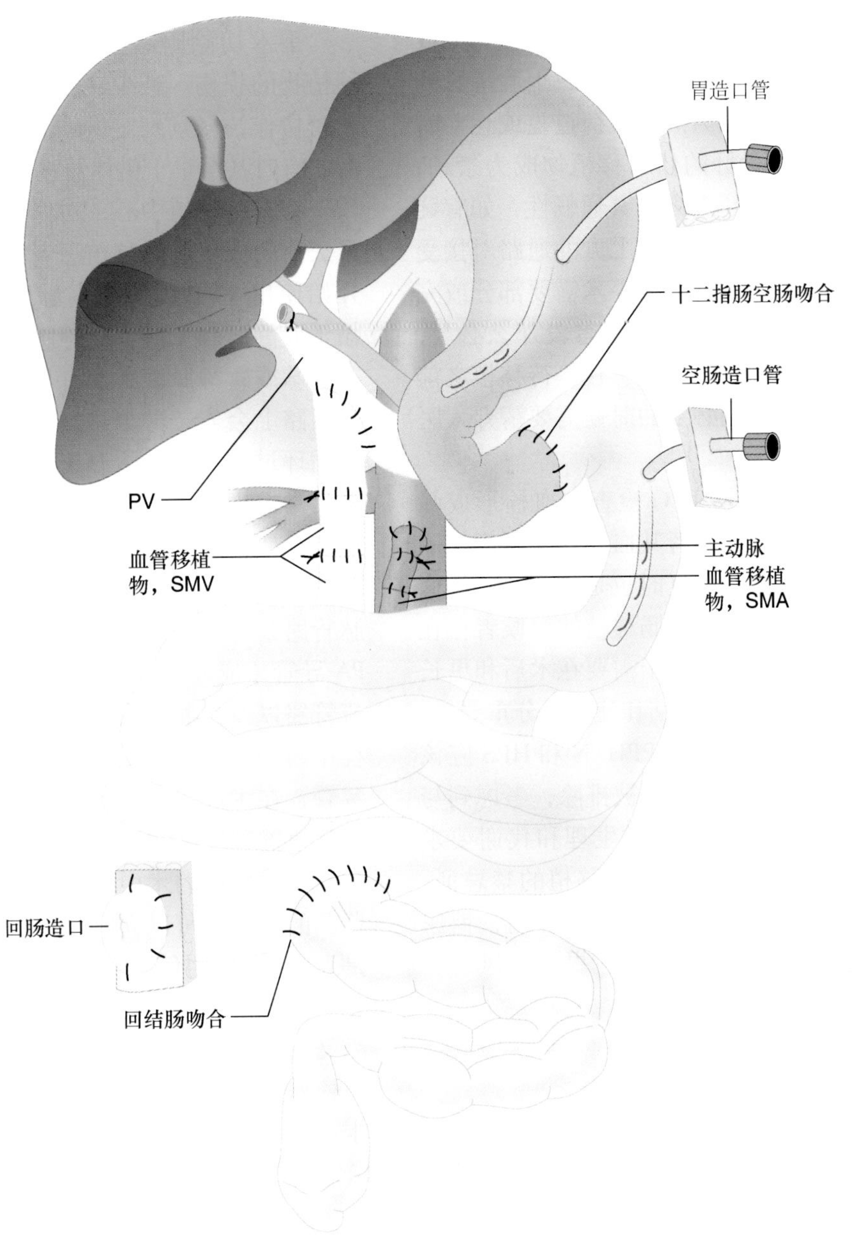

图 60.12 **小肠移植。**图示植入的供体小肠。PV，门静脉；SMA，肠系膜上动脉；SMV，肠系膜上静脉（Modified from Abu-Elmagd K，Fung J，Bueno J，et al. Logistics and technique for procurement of intestinal，pancreatic and hepatic graft from the same donor. Ann Surg. 2002；232：680-687.）

脉 -SMA 吻合口或导管进入，而流出道沿供体肝静脉至 IVC 或侧侧吻合供体与受体的肝后 IVC（背驼式技术）。梗阻性泌尿系统疾病引起的移植前肾功能不良，肾静脉血栓形成或反复发生的严重脱水可能需要在手术中联合行肾移植。

移植物复合体再灌注后，接下来是进行近端肠道与胃，或胃食管吻合以恢复上段肠道的连续性。后续可行受体结肠与供体回肠的端侧吻合以恢复下段肠道的连续性。移植小肠的远端将被拉出作为临时造口。或者为保留受体的回盲瓣，可将供体的回肠与受体的远端回肠吻合，将受体的远端回肠用于造口。回肠造口可保证移植肠管术后不扩张，并可用内镜监测有无排斥反应。结肠并非必须保留，但它有助于水和电解质吸收，通常患者希望保留。完成肠道吻合后关腹，这可能会有困难，有时需要延期关腹，或使用加强金属网，肌肉瓣，或者甚至移植部分供体腹壁。

术前评估

多脏器移植以及较小范围的不含肝的肠移植通常都伴有术中大量出血，血流动力学不稳定，电解质紊乱以及代谢性酸中毒。足够的营养状况和心肺功能的健康至关重要。术前评估与肝移植相似（如前所述）

但有下列事项需要注意。

中心静脉通路常常因既往出现导管相关性感染或血栓而不能使用。有时会发生无名静脉或上腔静脉的部分或完全堵塞，甚至表现为液体负荷过重或运动时面部水肿，这可能使包含肝的任何移植物成为禁忌。所以中心静脉通路必须用超声评估其通畅性，如有疑虑，可使用磁共振血管成像。膈肌上方的通路对接受肝移植的患者来说至关重要，因为手术需要部分或完全阻断IVC。这在只接受肠移植的患者没那么必要，但此时须确认双侧股静脉的通畅性。在等待移植之前就应该计划好血管通路，在必要的时候需要请介入医生参与其中。

凝血功能的评估应包括TEG检查和血栓形成筛查。大多数多脏器移植的等候者其血栓弹力图都显示为高凝，即使在伴有肝功能不良时也是如此，确认这一点可影响术中管理方案。许多肠移植的等候者存在慢性腹痛并使用阿片类药物，由于需要在术后和更长期进行随访，专业的疼痛治疗评估和建议十分重要。

在合并肝疾病的等候者中，PPHTN和HPS应该作为有望接受常规肝移植的受体而被排除，考虑到与单纯的肝移植相比，多脏器移植对生理和代谢要求更高，这两种情况都可以作为多脏器移植的禁忌证。重要的合并症如肌肉减少症、缺血性心脏病、糖尿病，尤其是患者年龄超过60岁时，也提示高风险禁忌手术。

术中管理

到目前为止，关于肠和多脏器移植受体术中麻醉管理的文献多为个案。麻醉技术、血管通路和监测模式主要与肝移植中相同，尽管终末期肝病的病理生理改变仅在肝肠移植或多脏器移植的等候者中存在。肝肠移植与单纯肝移植的区别描述如下[240-242]。

部分肝肠移植手术需要24小时或更长时间。大多数需要两位有丰富经验的麻醉医师以及专业的辅助人员，包括协助管理血液滤过、VVB、血液回收、快速输注装置以及重点执行检测方案的护士或技术人员。

大多数受体曾接受过腹部大手术，因此会有不同程度的腹膜硬化。伴有门脉肠系膜静脉血栓形成或PN相关性肝病的患者可能还存在严重门静脉高压。因此分离和切除受体脏器可能耗时较长并伴有严重出血。有些完整的多脏器移植中，为减少手术失血，在手术前当即进行床旁血管造影和SMA/腹腔动脉栓塞。其他时候，如果有足够位置容纳移植物，可以通过避免左上腹切开和脾切除来减少出血。在所有病例中都应预期出现大量的血容量丢失。必须与医院的血库就大量输血方案达成一致。

手术切除困难也增加了缺血时间延长的风险和移植物的损伤。减少缺血时间需要供体和受体团队的紧密协作，一旦判定供体器官可用就应该开始受体麻醉，有时甚至早于供体器官切取。

在有些移植中心，对伴有门静脉高压，预计会大量失血的成年肝肠移植患者，在器官切除阶段早期就开始使用VVB以降低门脉压，提高心输出量。这依赖于股静脉和（或）门静脉流出道，颈内静脉、锁骨下静脉或臂静脉流入道有足够的血管通路。在旁路血管回路上会安装一个热交换器，从而在长时间部分体外循环过程中维持体温正常。由于这些大量输血的患者常常出现酸中毒和高钾血症等并发症，有些中心会预防性使用术中血滤，这需要在中心静脉再放置一条双腔透析管，而且最好与输注血管活性药物的多腔静脉管路分开。还需要用于快速输注血液制品的管道和PA导管（成人），两者或其中之一可沿旁路血管的回流管路以及右侧颈内静脉的四腔导管放置。在置管过程中超声引导不可或缺。如果已知右侧颈内静脉不能置管，在术前评估时应选好其他置管部位。可以对膈上其他置管位点进行介入造影或手术切开。

肝肠移植的术中监测与肝移植类似。经食管超声监测的优势是可以立即发现心脏内的空气或血栓，这是VVB带来的危险。由于肝肠移植患者基础的血栓弹力图常常显示高凝状态，术中快速输注大量血液制品又引起凝血功能不可预测的改变，术中发生自发性血栓栓塞的风险也高于单纯的肝移植手术，可能危及生命。在切除过程中可以使用血液回收，但仅用于肠管和肠瘘没有切开，手术野没被污染前。实际操作中，这个时间一般不长。但如果没有使用血滤，可以用血液回收机将库血清洗后输注，减少高钾血症的风险。

凝血功能的管理同肝移植术，以手术野的表现和TEG为指导。如果临床上有血栓形成病史或TEG提示高凝状态，要避免使用氨甲环酸。但如果发生大量出血，伴凝血功能障碍的临床表现，TEG显示纤维蛋白溶解，氨甲环酸可以考虑使用。与输血科的专业人员开放式交流非常重要。这能帮助血库和移植团队之间维持支持关系以满足术中特殊需求，在需要时还便于适时使用凝血酶原和纤维蛋白原浓缩制剂。

单纯肠移植的再灌注一般很平稳，但包含肝的移植复合物由于再灌注涉及大量组织，肝动脉和门静脉系统在短时间内相继开放，常常会引起高钾血症和至少短暂的低血压。其处理与肝移植相同，谨慎地按需补充容量和升压药物以维持MAP。体温的明显下降也可观察到。尽管在使用VVB和热交换器时低温时间短暂，但有时也恢复很慢，尤其是在进行持续的静脉静脉血液透析时。虽然血液透析在预防高钾血症和严重酸中毒方面有利，但其益处并未得到证实。其使用还经常因滤过或加温系统出现血凝块而被打断，有人认为它对本来就很复杂的环境产生严重干扰。

术后处理

术后管理包括时间不等的持续机械通气和血容量维持，因液体在组织中转移引起的血管内容量减少可持续 1 ～ 3 天。围术期预防性使用抗生素和用多种药物诱导强免疫抑制很重要，用多普勒超声和内镜监测移植物灌注也很重要。腹壁注药（腹直肌鞘和肋缘下腹横肌平面阻滞）有助于拔管后的镇痛，但患者自控镇痛常常需要高剂量，持续使用阿片类药物也很常见。尽管有专业的疼痛服务介入，出院后很多患者仍然常常持续使用阿片类药物，他们可能需要长期的心理支持。术后手术并发症很常见，但移植物失功能目前已较少见。

总结

幸运的是在这个具有挑战性的领域中患者数量较少，但通过 20 年的经验其预后变得更好，而预后的改善又带来更多和较早期的患者。未来的进展取决于集中国家或地区各中心的经验，在各中心间紧密合作，更好地确定适应证，细化临床管理。

腹部器官移植后并发症

手术并发症

早期术后手术并发症包括术后出血、引流液漏（胆汁、尿液及胰腺分泌物）和血管血栓形成。当促凝物质和抗凝物质（蛋白 S 和 C，抗凝血酶）之间维持平衡时，出血和血栓形成的风险减小。由于标准实验室检查只监测凝血，缺乏检测全血凝固的黏弹性测试，可能很难评估这种平衡。

并发症随着供体移植物质量和受体的特点而不同。例如，肝动脉血栓形成在儿科受体更常见，因为其血管细小；而肝移植后胆漏更常见于使用心脏死亡供体的器官时[243]。

感染

在术后极早期，感染是首要的死亡原因。用来预防排斥反应的免疫抑制剂是造成这种风险的主要原因。在术后早期以细菌感染为主。常见手术部位感染、腹腔内脓肿和血肿感染。在这类免疫抑制人群中，多重耐药菌是常见的。在肝移植受体，细菌易位或胆漏可导致腹膜炎、胆管炎和肝周脓肿。在一项对肝移植受体的研究中，47% 的 ICU 患者有血液感染，35% 有腹腔内脓肿，17% 有呼吸机相关性肺炎[244]。应该及时诊断和考虑微创引流技术治疗而非早期剖腹手术。当这种方法失败时可考虑剖腹手术。

长期气管插管和保留中心静脉导管与导尿管是常见的感染源。这些装置在术后应该尽早去除。同时，在留置各种导管时需要严格遵循无菌技术。

糖尿病和肾功能不全等合并症会增加感染的风险。病毒和真菌感染更容易发生在术后 1 周之后。肝移植术后真菌感染的危险因素包括先前存在病毒性肝炎、糖尿病、多器官衰竭、长期肠外营养、长时间机械通气和抗生素使用增多[245]。真菌感染的常见部位包括口腔、食管、肺和颅内。即使对侵袭性真菌感染延长用两性霉素或伊曲康唑治疗的时间，其预后仍不良。

免疫抑制

急性细胞排斥（acute cellular rejection，ACR）是移植后一年内移植物功能障碍的重要原因。随着免疫抑制疗法的进展，ACR 的发生率已经降低：在肝移植患者中为 15% ～ 25%，在肾移植受体中低于 10%[10, 246]。总的来说，ACR 对治疗反应好，但慢性排斥反应是所有器官移植物丧失功能的重要原因。免疫抑制的目标是防止移植物失功能，同时避免抗排斥治疗方案的不良反应[247]。实体器官移植的免疫抑制分为初始（诱导）和维持阶段。钙调磷酸酶抑制剂环孢素和他克莫司（原先的 FK506）是大多数诱导和维护方案的基础。这两种药物都抑制白介素 -2（IL-2）和其他细胞因子的转录，主要作用于辅助 T 淋巴细胞。两者都有肾毒性，这是由于入球动脉血管收缩和 GFR 减少引起的。由此产生的氮质血症在减少剂量后是可逆的。高血压是血管收缩和钠潴留引起的，通常出现在治疗的头几个星期。神经毒性包括震颤、头痛、抽搐甚至局灶性神经异常。骁悉疗法可以减少钙调磷酸酶抑制剂的剂量，是一种有益的辅助治疗。

除了他克莫司这种使用最广泛的药物外，还有许多其他药物可使用[248]。西罗莫司是蛋白 mTOR 的抑制剂，用于节省钙调蛋白磷酸酶抑制剂以及用于肝细胞癌的移植患者以减少复发[249]。巴利昔单抗是 CD25 的单克隆抗体，用于替代类固醇类药物在肝移植中诱导免疫抑制[250]。

新的免疫抑制剂通常在被用于肝移植前会先用于肾移植。值得注意的是，肝移植的受体比接受其他器官移植的受体需要的免疫抑制剂更少，并且移植肝对来自同一供体的其他移植器官有保护作用。这种作用是肝特殊免疫状态的一个例子[247]。

诊断排斥反应需要活检。进行活检的门槛应该放低，但应意识到其他情况可以出现与排斥反应相似的组织学变化。例如，肾弥漫性淋巴细胞浸润可见于排斥反应或淋巴增生性疾病，而丙型肝炎复发与排斥反应在肝的表现相似。

恶性肿瘤

免疫抑制剂增加移植受体对恶性肿瘤的易感性[251]。这种效应主要与免疫抑制的程度有关，但可能也和转化生长因子 β（TGF-β）的产生有关。恶性肿瘤的范围广泛，包括 HIV 感染后的肿瘤（也与免疫抑制有关）。如果早期停用免疫抑制剂，淋巴瘤可以消退。

在对 25 万多个实体器官移植受体的回顾性研究中，霍奇金淋巴瘤的危险因素包括男性、青年、移植时 EB 病毒（Epstein-Barr virus，EBV）血清反应阴性[252]。在对 17.5 万例实体器官移植受体（主要是肾和肝受体）的一项研究中，有超过 1 万例患者被发现患有恶性肿瘤，与普通人群相比标准化发病率（standardized incidence ratio，SIR）大于 2[253]。相对危险因子最高的癌症发生部位包括卡波西肉瘤（SIR ＝ 61），嘴唇（SIR ＝ 17），皮肤非黑色素瘤（SIR ＝ 14），肝（SIR ＝ 12），外阴（SIR ＝ 8），非霍奇金淋巴瘤（SIR ＝ 8）。

移植后淋巴组织增生障碍（posttransplant lymphoproliferative disorder，PTLD）与移植后 EB 病毒感染引起的 B 淋巴细胞增殖有关。临床表现从单核细胞增生样综合征到恶性淋巴瘤各不相同。由于之前接触 EB 病毒的可能性较低，儿科患者的风险增加。通过对病变区域（可能包括移植器官）的活检可以诊断。治疗包括降低免疫抑制水平和抗 EB 病毒疗法，主要是更昔洛韦。高危个体，例如对 EB 病毒血清反应阴性的患者或接受血清反应阳性的供体器官者，应维持抗病毒预防。

移植后所有癌症的平均潜伏期为 3 ～ 5 年，但特定的恶性肿瘤表现出独特的时间间隔。发生癌症的部位取决于移植的器官。例如，肾移植受体在自体肾发生癌症的风险比预期要高 100 倍[254]，其原因尚不清楚，但移植前长期透析可能是一个危险因素[255]。使用特定的免疫抑制剂也会影响患各种癌症的相对风险。例如，包含抗 T 淋巴细胞抗体的 OKT3 与 PTLD 的发病率增加有关。针对 B 淋巴细胞的抗体（利妥昔单抗）可以减少 PTLD 的发病率。西罗莫司与癌症发病风险无关，而事实上可能还有抗肿瘤作用。

长期生存率

长期生存率受伴随疾病的影响，如高血压、高脂血症和糖尿病[256]。肝移植后的长期死亡因素中排名最前的是肝疾病进展（疾病复发或器官排斥）、恶性肿瘤和心血管疾病[257]。

总结

腹部器官移植在过去的 50 年已经发展成熟。从一开始作为一种实验性方法，肝移植已成为肝终末期疾病患者的最佳的生存希望，肾和胰腺移植则成为让相应患者能独立生活的最佳选择。对未来的挑战包括解决器官短缺、探索减少疾病复发可能性的方法以及限制免疫抑制剂副作用的药理学进步。

参考文献

1. Organ Donation and Transplantation Activities, 2015 Report. GODT. http://www.transplant-observatory.org/organ-donation-transplantation-activities-2015-report-2/. Accessed March 26, 2018.
2. UNOS. | 2016 annual report. https://unos.org/about/annual-report/2016-annual-report/. Accessed March 26, 2018.
3. Desai NM, et al. *Transplantation*. 2004;77:99.
4. Persy VP, et al. *Nephron Clin Pract*. 2010;115:c122.
5. Abraham G, et al. *World J Transplant*. 2016;6(2):331.
6. White SL, et al. *Bull World Health Organ*. 2014;92(11):826–835.
7. Muralidharan A, White S. *Transplantation*. 2015;99(3):476.
8. United States Renal Data System. *2017 USRDS Annual Data Report: Epidemiology of Kidney Disease in the United States*. Bethesda, MD: National Institutes of Health, National Institute of Diabetes and Digestive and Kidney Diseases; 2017:247–276. https://www.usrds.org/2017/view/Default.aspx
9. United States Renal Data System. *2017 USRDS Annual Data Report: Epidemiology of Kidney Disease in the United States*. Bethesda, MD: National Institutes of Health, National Institute of Diabetes and Digestive and Kidney Diseases; 2017:461–499. https://www.usrds.org/2017/view/Default.aspx
10. Hart A, et al. *Am J Transplant*. 2018;17:21.
11. Stewart DE, Klassen DK. *Clin J Am Soc Nephrol*. 2017;12(12):2063–2065.
12. Stewart DE. The new kidney allocation system (KAS): The first 18 months. United Network for Organ Sharing. www.transplantpro.org/wp-content/uploads/sites/3/KAS-18-month-report-Aug-2016.pdf. Accessed February 22, 2018.
13. Wang JH, et al. *Adv Chronic Kidney Dis*. 2016;23(5):281.
14. Maggiore U, et al. *Nephrol Dial Transplant*. 2015;30(2):217–222.
15. United States Renal Data System. *2017 USRDS Annual Data Report: Epidemiology of Kidney Disease in the United States*. Bethesda, MD: National Institutes of Health, National Institute of Diabetes and Digestive and Kidney Diseases; 2017:351–382. https://www.usrds.org/2017/view/Default.aspx
16. Lea-Henry T, Chacko B. *Nephrology*. 2018;23(1):12–19.
17. Badve SV, et al. *J Am Coll Cardiol*. 2011;58(11):1152.
18. Matsushita K, van der Velde M, et al. *Lancet Lond Engl*. 2010;375(9731):2073–2081.
19. Pecoits-Filho R, et al. *Semin Dial*. 2012;25(1):35.
20. Hawwa N, et al. *J Am Coll Cardiol*. 2015;66(16):1779–1787.
21. Zolty R, et al. *Am J Transplant*. 2008;8(11):2219.
22. Gill S, et al. *Nephrol Dial Transplant*. 2017.
23. Locatelli F, Del Vecchio L. *Expert Opin Pharmacother*. 2012;13(4):495.
24. Lutz J, et al. *Nephrol Dial Transplant*. 2014;29(1):29–40.
25. Cho J, et al. *Clin Transplant*. 2017;31(9):e13051.
26. Salles LD Junior, et al. *BMC Nephrol*. 2013;14(1).
27. Arnold R, et al. *JRSM Cardiovasc Dis*. 2016;5:204800401667768 .

28. Fleisher LA, et al. *J Am Coll Cardiol*. 2014;64(22):e77–e137.
29. Lentine KL, et al. *J Am Coll Cardiol*. 2012;60(5):434.
30. Herzog CA, et al. *Circulation*. 2007;116(13):1465.
31. Friedman SE, et al. *Clin J Am Soc Nephrol*. 2011;6(5):1185.
32. Wang LW, et al. *Am J Kidney Dis*. 2011;57(3):476–487.
33. Ragosta M, et al. *Am Heart J*. 2004;147(6):1017–1023.
34. Parnham SFC, et al. *Front Cardiovasc Med*. 2014;1.
35. Wong CF, et al. *Transplant Proc*. 2008;40(5):1324–1328.
36. Tita C, et al. *J Am Soc Echocardiogr*. 2008;21(4):321–326.
37. Rabbat CG, et al. *J Am Soc Nephrol*. 2003;14(2):431.
38. Abbud-Filho M, et al. *Transplantation*. 2007;83(suppl 8):S1.
39. Yigla M, et al. *Semin Dial*. 2006;19(5):353.
40. Duggan EW, et al. *Anesthesiology*. 2017;126(3):547–560.
41. Gandhi GY, et al. *Mayo Clin Proc*. 2008;83(4):418–430.
42. Investigators N-SS. *N Engl J Med*. 2009;360(13):1283–1297.
43. Thapa S, Brull SJ. *Anesth Analg*. 2000;91(1):237–241.
44. Brysbaert M, New B. *Behav Res Methods*. 2009;41(4):977–990.
45. Marik PE, et al. *Chest*. 2008;134(1):172–178.
46. Conzen PF, et al. *Anesthesiology*. 2002;97(3):578–584.
47. Higuchi H, et al. *Acta Anaesthesiol Scand*. 2001;45(10):1226–1229.
48. Lemmens HJ. *Anesthesiol Clin North America*. 2004;22(4):651.
49. van Valenberg PL, et al. *Transplantation*. 1987;44(6):784.
50. Cammu G, et al. *Br J Anaesth*. 2012;109(3):382–390.
51. Staals LM, et al. *Br J Anaesth*. 2010;104(1):31–39.
52. Levine MA, et al. *Can Urol Assoc J Assoc Urol Can*. 2017;11(12):388–393.
53. Klouche K, et al. *Transplantation*. 2009;87(6):889.
54. Pham PC, et al. *Clin Kidney J*. 2017;10(5):688–697.
55. Akpek E, et al. *Transplant Proc*. 1999;31(8):3149.
56. Gulyam Kuruba SM, et al. *Anaesthesia*. 2014;69(11):1222–1226.
57. Freir NM, et al. *Anesth Analg*. 2012;115(4):953–957.
58. Mukhtar K, Khattak I. *Br J Anaesth*. 2010;104(5):663.
59. Zachary AA, Leffell MS. *Front Immunol*. 2016;7.
60. Djamali A, et al. *Clin J Am Soc Nephrol*. 2006;1(4):623.
61. Kostopanagiotou G, et al. *Anesth Analg*. 1999;89(3):613.
62. Stoumpos S, et al. *Transpl Int Off J Eur Soc Organ Transplant*. 2015;28(1):10–21.
63. Carpenter MA, et al. *Clin Transplant*. 2012;26(4):E438–E446.
64. Pilmore HL, et al. *Transplantation*. 2011;91(5):542–551.
65. Dholakia S, et al. *J R Soc Med*. 2016;109(4):141–146.
66. Redfield RR, et al. *Curr Opin Organ Transplant*. 2015;20(1):94–102.
67. Kandaswamy R, et al. *Am J Transplant*. 2018;18:114–171.
68. Robertson RP, et al. *Diabetes Care*. 2003;26(suppl 1):S120.
69. Ojo AO, et al. *Transplantation*. 2001;71(1):82.
70. Shah AP, et al. *Clin Transplant*. 2013;27(1):E49–E55.
71. Schenker P, et al. *Transpl Int Off J Eur Soc Organ Transplant*. 2011;24(2):136–142.
72. Dhanireddy KK. *Gastroenterol Clin North Am*. 2012;41(1):133.
57. Gruessner RW, et al. *Am J Transplant*. 2004;4(12):2018.
73. Giannarelli R, et al. *Diabetologia*. 2006;49(12):2977.
74. Giannarelli R, et al. *Diabetologia*. 2006;49(12):2977–2982.
75. Nathan DM. *N Engl J Med*. 1993;328(23):1676.
76. Larson-Wadd K, Belani KG. *Anesthesiol Clin North America*. 2004;22(4):663.
77. Gruessner AC, Sutherland DE. *Clin Transplant*. 2008;45.
78. Warner ME, et al. *Anesth Analg*. 1998;86(3):516.
79. Halpern H, et al. *Transplant Proc*. 2004;36(10):3105.
80. Senaratne NVS, Norris JM. *Int J Surg*. 2015;22:149–152.
81. Gruessner AC, Sutherland DE. *Clin Transplant*. 2005;19(4):433.
82. Redfield RR, et al. *Curr Transplant Rep*. 2015;2(2):169–175.
83. Starzl T. *Surg Gynecol Obstet*. 1963;117:659.
84. *UNOS Attachment I to Appendix B of UNOS Bylaws*. Designated Transplant Program Criteria; 2011. www.unos.org/docs/Appendix_B_AttachI_XIII.pdf. Accessed December 2012.
85. Heron M. *Natl Vital Stat Rep Cent Dis Control Prev Natl Cent Health Stat Natl Vital Stat Syst*. 2017;66(5):1–76.
86. European Liver Transplant Registry - ELTR. http://www.eltr.org/. Accessed March 27, 2018.
87. Kim WR, et al. *Am J Transplant*. 2018;18:172–253.
88. Kim WR, et al. *Am J Transplant*. 2017;17:174–251.
89. OPTN/SRTR 2011 Annual Report of the U.S. Organ Procurement and Transplantation Network and the Scientific Registry of Transplant Recipients: Transplant Data 1998-2011. http://optn.transplant.hrsa.gov/data/annualreport.asp. Published December 19, 2012. Accessed December 28, 2012.
90. Recipient data - European Liver Transplant Registry - ELTR. http://www.eltr.org/Recipient-data.html. Accessed March 27, 2018.
91. Pinzani M, et al. *Best Pract Res Clin Gastroenterol*. 2011;25(2):281–290.
92. Ripoll C, et al. *Gastroenterology*. 2007;133(2):481.
93. Moller S, Henriksen JH. *Gut*. 2008;57(2):268.
94. Schepke M, et al. *Hepatology*. 2001;34(5):884.
95. Wong F, et al. *Gut*. 2001;49(2):268.
96. Puthumana L, et al. *J Hepatol*. 2001;35(6):733.
97. Raval Z, et al. *J Am Coll Cardiol*. 2011;58(3):223.
98. Ehtisham J, et al. *Liver Transpl*. 2010;16(5):550.
99. Wray C, et al. *Am J Transplant*. 2013;13:184.
100. Palma DT, Fallon MB. *J Hepatol*. 2006;45(4):617.
101. Schenk P, et al. *Gut*. 2002;51(6):853.
102. Rodriguez-Roisin R, Krowka MJ. *N Engl J Med*. 2008;358(22):2378.
103. Steadman R, Ramsay MAE. Portopulmonary hypertension and hepatopulmonary syndrome. In: Busuttil RW, Klintmalm GB, eds. *Transplantation of the Liver*. 3rd ed. Philadelphia: Elsevier Saunders; 2015:215–535.
104. Arguedas MR, et al. *Hepatology*. 2003;37(1):192.
105. Gupta S, et al. *Am J Transplant*. 2010;10(2):354.
106. Fallon MB, et al. *Liver Transpl*. 2006;12(12 suppl 3):S105.
107. Rodriguez-Roisin R, et al. *Eur Respir J*. 2004;24(5):861.
108. Hadengue A, et al. *Gastroenterology*. 1991;100(2):520.
109. McDonnell PJ, et al. *Am Rev Respir Dis*. 1983;127(4):437.
110. Kawut SM, et al. *Hepatology*. 2008;48(1):196.
111. Kim WR, et al. *Liver Transpl*. 2000;6(4):453.
112. Krowka MJ, et al. *Liver Transpl*. 2004;10(2):174.
113. Ramsay M. *Curr Opin Anaesthesiol*. 2010;23(2):145.
114. Koppel MH, et al. *New Engl J Med*. 1969;280(25):1367.
115. Garcia-Tsao G, et al. *Hepatology*. 2008;48(6):2064.
116. Gines A, et al. *Gastroenterology*. 1993;105(1):229.
117. Salerno F, et al. *Gut*. 2007;56(9):1310.
118. Moreau R. *J Gastroenterol Hepatol*. 2002;17(7):739.
119. Ginès P, et al. *Lancet*. 2003;362(9398):1819.
120. Ginès P, et al. *Hepatology*. 2004;40(1):16.
121. Kiser TH, et al. *Pharmacotherapy*. 2009;29(10):1196.
122. Sola E, Gines P. *J Hepatol*. 2010;53(6):1135.
123. Lucassin (terlipressin) FDA Approval Status. Drugs.com. https://www.drugs.com/history/lucassin.html. Accessed March 27, 2018.
124. Guevara M, et al. *Hepatology*. 1998;28(2):416.
125. Gonwa TA, et al. *Transplantation*. 1991;51(2):428.
126. Charlton MR, et al. *Liver Transpl*. 2009;15(11):S1.
127. Bass NM, et al. *New Engl J Med*. 2010;362(12):1071.
128. Munoz SJ. *Med Clin North Am*. 2008;92(4):795. viii.
129. Runyon BA. *Hepatology*. 2009;49(6):2087.
130. Wszolek ZK, et al. *Transplantation*. 1989;48(6):1006.
131. Runyon BA, et al. *Ann Int Med*. 1992;117(3):215.
132. Perello A, et al. *Hepatology*. 1999;30(6):1393.
133. García-Pagán JC, et al. *N Engl J Med*. 2010;362(25):2370–2379.
134. Castaneda B, et al. *Hepatology*. 2001;33(4):821.
135. Garcia-Tsao G, et al. *Hepatology*. 2007;46(3):922.
136. Segal JB, Dzik WH. *Transfusion*. 2005;45(9):1413.
137. Tripodi A, et al. *Hepatology*. 2006;44(2):440.
138. Lisman T, et al. *J Hepatol*. 2010;52(3):355.
139. Tripodi A. *Clin Liver Dis*. 2009;13(1):55.
140. Dabbagh O, et al. *Chest*. 2010;137(5):1145.
141. Sogaard KK, et al. *Am J Gastroenterol*. 2009;104(1):96.
142. Puoti C, et al. *J Gastroenterol Hepatol*. 2009;24(12):1847.
143. Ben-Ari Z, et al. *Am J Gastroenterol*. 1999;94(10):2977.
144. Joist JH. *Am J Gastroenterol*. 1999;94(10):2801.
145. Cheung K, et al. *Clin Gastroenterol Hepatol*. 2012;10(2):117–125.
146. Figueiredo FAF, et al. *J Gastroenterol*. 2006;41(5):476–482.
147. Morgan MY, et al. *Hepatology*. 2006;44(4):823–835.
148. Frisancho AR. *Am J Clin Nutr*. 1981;34(11):2540–2545.
149. van Vugt JLA, et al. *Am J Transplant*. 2016;16(8):2277–2292.
150. Halldorson JB, et al. *Am J Transplant*. 2009;9(2):318–326.
151. Schilsky ML, Moini M. *World J Gastroenterol*. 2016;22(10):2922.
152. Petrowsky H, et al. *Ann Surg*. 2014;259(6):1186–1194.
153. Linecker M, et al. *J Hepatol*. 2018;68(4):798–813.
154. Townsend DR, et al. *Liver Transplant*. 2009;15(1):73.
155. Douthitt L, et al. *Transplant Proc*. 2012;44(5):1314.
156. Hofer I, et al. *Liver Transpl*. 2015;21(1):89–95.
157. Rudnick MR. *World J Hepatol*. 2015;7(10):1302.
158. Krowka MJ, et al. *Transplantation*. 2016;100(7):1440–1452.
159. Soong W, et al. *J Cardiothorac Vasc Anesth*. 2014;28(3):635–639.
160. Burger-Klepp U, et al. *Transplantation*. 2012;94(2):192.
161. Tsai YF, et al. *Transplant Proc*. 2012;44(2):433.
162. Biancofiore G, et al. *Anesth Analg*. 2011;113(3):515.
163. O'Riordan J, et al. *Br J Anaesth*. 1997;78(1):95.
164. Gatecel C, et al. *Anesth Analg*. 2003;96(3):740.

165. Armbruster K, et al. *Anesth Analg*. 1997;84(2):271.
166. Suttner SW, et al. *Anesth Analg*. 2000;91(1):206.
167. Frink Jr EJ. *Anesth Analg*. 1995;81(suppl 6):S46.
168. Kharasch ED, et al. *Anesth Analg*. 2001;93(6):1511.
169. De Wolf AM, et al. *Br J Anaesth*. 1996;76(5):624.
170. Marcel RJ, et al. *Anesth Analg*. 1997;84(4):870.
171. Haagsma EB, et al. *Liver*. 1985;5(3):123–128.
172. Bechstein WO, Neuhaus P. *Liver Transplant Surg Off Publ Am Assoc Study Liver Dis Int Liver Transplant Soc*. 1997;3(6):653–655.
173. Lee EM, et al. *Eur Neurol*. 2009;62(6):362.
174. Scott VL, et al. *Liver Transpl Surg*. 1996;2(5):343.
175. Park C, et al. *Transplantation*. 2009;87(7):1031.
176. Bellomo R, et al. *Lancet*. 2000;356(9248):2139.
177. Holmes CL, Walley KR. *Chest*. 2003;123(4):1266.
178. Rossi G, et al. *Transplant Proc*. 1998;30:1871.
179. Prager MC, et al. *Anesthesiology*. 1990;72(1):198.
180. Gurusamy KS, et al. *Cochrane Database Syst Rev*. 2011;(3):CD007712.
181. Tzakis A, et al. *Ann Surg*. 1989;210(5):649.
182. Xia VW, et al. *Anesth Analg*. 2007;105(3):780.
183. Chui AK, et al. *Transplant Proc*. 2000;32(7):2116.
184. Xia VW, et al. *Liver Transplant*. 2010;16(12):1421.
185. Warnaar N, et al. *J Thromb Haemost*. 2008;6(2):297.
186. Steadman RH. *Anesthesiol Clin North America*. 2004;22(4):687.
187. Forkin KT, et al. *Anesth Analg*. 2018;126(1):46–61.
188. Massicotte L, et al. *Transplantation*. 2012;93:1276.
189. Dupont J, et al. *Anesth Analg*. 1996;83(4):681–686.
190. Gorlinger K, et al. *Br J Anaesth*. 2013;110:222.
191. Morrison GA, et al. *J Cardiothorac Vasc Anesth*. 2012;26(4):654.
192. Chow JH, et al. *Semin Cardiothorac Vasc Anesth*. 2017:108925321773968.
193. Sorensen B, et al. *Crit Care*. 2011;15(1):201.
194. Dentali F, et al. *Thromb Haemost*. 2011;106(09):429–438.
195. Lodge JP, et al. *Liver Transpl*. 2005;11(8):973.
196. Planinsic RM, et al. *Liver Transplant*. 2005;11(8):895.
197. Levi M, et al. *N Engl J Med*. 2010;363(19):1791.
198. Pereboom ITA, et al. *Anesth Analg*. 2009;108(4):1083–1091.
199. Chin JL, et al. *Clin Appl Thromb*. 2016;22(4):351–360.
200. Bezinover D, et al. *Transplantation*. 2018;102(4):578–592.
201. Kang Y. *Liver Transplant Surg Off Publ Am Assoc Study Liver Dis Int Liver Transplant Soc*. 1997;3(6):655–659.
202. Deppe A-C, et al. *J Surg Res*. 2016;203(2):424–433.
203. Kirchner C, et al. *Transfusion (Paris)*. 2014;54(10pt2):2760–2768.
204. Roullet S, et al. *Liver Transpl*. 2015;21(2):169–179.
205. de Boer MT, et al. *Anesth Analg*. 2008;106(1):32–44.
206. Esmat Gamil M, et al. *Transplant Proc*. 2012;44(9):2857–2860.
207. Rana A, et al. *J Am Coll Surg*. 2013;216(5):902–907.
208. Badenoch A, et al. *Transplantation*. 2017;101(7):1658–1665.
209. Kong HY, et al. *World J Surg*. 2014;38(1):177–185.
210. Mangus RS, et al. *Transplant Proc*. 2014;46(5):1393–1399.
211. Moretti EW, et al. *J Clin Anesth*. 2002;14(6):416.
212. Eisenach JC, et al. *Mayo Clin Proc*. 1989;64(3):356.
213. Mandell MS, Hang Y. *J Cardiothorac Vasc Anesth*. 2007;21(5):752.
214. Steadman RH. *J Cardiothorac Vasc Anesth*. 2007;21(5):756.
215. Donnelly MC, et al. *Liver Transpl*. 2016;22(4):527–535.
216. Bernal W, et al. *J Hepatol*. 2015;62(1):S112–S120.
217. Polson J, Lee WM. *Hepatology*. 2005;41(5):1179.
218. Bernal W, et al. *J Hepatol*. 2013;59(1):74–80.
219. Reddy KR, et al. *Liver Transpl*. 2016;22(4):505–515.
220. Germani G, et al. *J Hepatol*. 2012;57(2):288–296.
221. Mendizabal M. *World J Gastroenterol*. 2016;22(4):1523.
222. Raschke RA, et al. *Crit Care Med*. 2008;36(8):2244.
223. Bismuth H, et al. *Ann Surg*. 1995;222(2):109.
224. Riordan SM, Williams R. *Semin Liver Dis*. 2003;23(3):203.
225. Kumar R, et al. *J Clin Exp Hepatol*. 2012;2(1):S24.
226. Stravitz RT, et al. *Crit Care Med*. 2007;35(11):2498.
227. Patton H, et al. *Gastroenterol Hepatol*. 2012;8(3):161–212.
228. Shawcross DL, et al. *J Hepatol*. 2004;40(2):247.
229. Eefsen M, et al. *J Hepatol*. 2007;47(3):381.
230. Stewart ZA, et al. *Liver Transplant*. 2009;15(8):883.
231. Elwir S, Lake J. *Gastroenterol Hepatol*. 2016;12(3):166–170.
232. Parikh ND, Singal AG. *Clin Liver Dis*. 2016;7(5):97–100.
233. Edwards EB, et al. *Liver Transpl*. 2016;22(4):399–409.
234. Merion RM, et al. *Am J Transplant*. 2005;5(2):307.
235. Schaubel DE, et al. *Am J Transplant*. 2008;8(2):419.
236. Grant D, et al. *Am J Transplant Off J Am Soc Transplant Am Soc Transpl Surg*. 2015;15(1):210–219.
237. Bharadwaj S, et al. *Gastroenterol Rep*. 2017.
238. Lauro A, et al. *J Visc Surg*. 2017;154(2):105–114.
239. Hawksworth JS, et al. *Am J Transplant*. 2018.
240. Nguyen-Buckley C, Wong M. *Anesthesiol Clin*. 2017;35(3):509–521.
241. Fukazawa Pretto, Nishida. Anaesthetic management of adult intestinal and multivisceral transplant. In: *Oxford Textbook of Transplant Anaesthesia and Critical Care*. Oxford University Press; 2015.
242. Jorge Ekwenna. Paediatric intestinal and multivisceral transplantation: indications, selection, and perioperative management. In: *Oxford Textbook of Transplant Anaesthesia and Critical Care*. Oxford University Press; 2015.
243. Maheshwari A, et al. *Liver Transpl*. 2007;13(12):1645–1653.
244. Karapanagiotou A, et al. *Transplant Proc*. 2012;44(9):2748.
245. Yang CH, et al. *Ann Transplant*. 2012;17(4):59.
246. Choudhary NS, et al. *J Clin Exp Hepatol*. 2017;7(4):358–366.
247. Rosen HR. *Gastroenterology*. 2008;134(6):1789.
248. Geissler EK, Schlitt HJ. *Gut*. 2009;58(3):452.
249. Mehrabi A, et al. *Clin Transplant*. 2006;20(suppl 17):30.
250. Lupo L, et al. *Transplantation*. 2008;86(7):925.
251. Gutierrez-Dalmau A, Campistol JM. *Drugs*. 2007;67(8):1167.
252. Quinlan SC, et al. *Transplantation*. 2010;90(9):1011.
253. Engels EA, et al. *JAMA*. 2011;306(17):1891.
254. Doublet JD, et al. *J Urol*. 1997;158(1):42.
255. Denton MD, et al. *Kidney Int*. 2002;61(6):2201.
256. Sethi A, Stravitz RT. *Aliment Pharmacol Ther*. 2007;25(3):229.
257. Watt KDS, et al. *Am J Transplant*. 2010;10(6):1420–1427.

61 器官获取的麻醉

VICTOR W. XIA，RANDOLPH H. STEADMAN
陈林　译　王婷婷　审校

要　点

- 可供移植器官数量的短缺是世界性难题。
- 等待器官移植的患者数量与可供移植器官数量之间的差异仍然很大，但自2013年以来有所缩小。
- 在美国，大多数器官捐赠来源于脑死亡患者，少部分来源于心脏死亡患者或活体器官捐献。
- 为确保器官能被移植所用，需要对脑死亡患者的生理改变予以积极处理。
- 确定脑死亡和心脏死亡时应遵循国家指南和地方医疗机构规程。
- 麻醉科医师必须熟悉与器官捐赠之前宣告死亡有关的伦理和法律知识。
- 为解决器官短缺问题并降低等待移植患者的死亡率，可以通过放宽标准的方式，如纳入某些高危供体器官，以扩大供体库。
- 使用放宽标准的高风险器官会显著影响受体的预后，也给围术期管理带来了诸多挑战。
- 器官移植不可避免地存在缺血再灌注损伤；但是，管理策略可以减少术后移植失败的可能性。
- 以目标为导向的供体管理可以提高每个供体提供的移植器官数量。
- 活体器官供体肾移植在美国仍然是重要的供体来源，而活体供体在肝移植中的使用因国家而异。
- 包括器官获取后机器灌注在内的新技术有望降低保存时间过长的影响，增加供体库并改善受体的预后。

引言

器官移植需要供体器官的捐赠和成功获取。器官移植成功与否取决于供体移植器官的功能状态。在美国，大多数用于移植的器官来源于宣布脑死亡的供体（donation after neurologic death，DND）。尽管来源于循环（心脏）死亡后的器官捐赠［donationaftercirculatory（cardiac）death，DCD］和活体器官捐赠为数不多，但仍然是重要的供体来源[1]。上述不同来源获取的器官生理特点迥异，器官管理也面临着不同的挑战。例如，DND供体往往存在与神经系统死亡相关的重要病理生理改变和血流动力学紊乱。此类变化和紊乱如未得到处理，将导致器官功能恶化，使之难以用于移植。相反，DCD供体在心搏骤停前必定会经历一段时间的低血压期。由此所致的灌注不足会加重再灌注损伤，并增加移植后胆管功能障碍的发生率。

器官短缺是一个世界性难题，对器官移植的实施构成了重要的障碍。等待移植的患者数量与可用移植器官之间的差距在不断扩大（图61.1）。2015年，在美国通过器官共享联合网络列出了超过119 000例等待移植的患者。其中只有33 000例候选患者接受了移植手术[2]。大多数候选患者在等待肾移植，而少数在等待肝、心和肺移植。目前已实施了许多策略来缓解移植供需之间的矛盾，包括提高公众认识和更新器官分配系统。器官捐赠率和每个供体能提供移植器官的数量存在很大的地域差异。2016年，在美国每100例符合标准的死亡人数中，器官捐赠率为72.3%，从最低52.9%到最高93.3%（器官获取移植网络2016年度数据报告）[3]。为了增加器官移植的数量，许多项目通过使用放宽标准的供体（extended criteria donors，

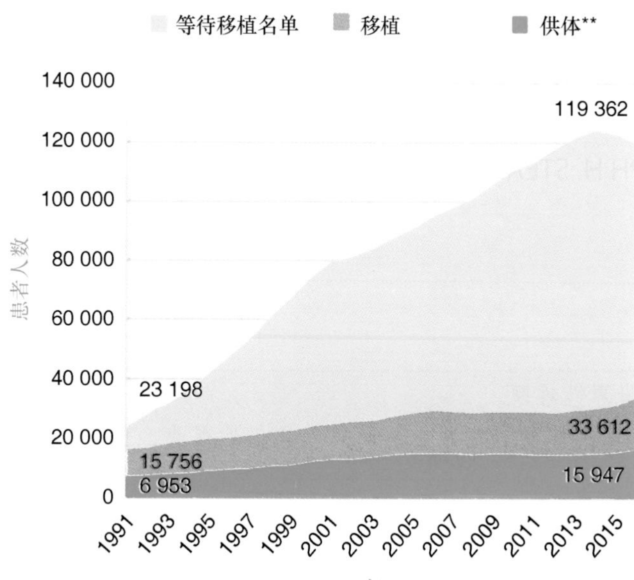

图 61.1 1991—2015 年期间，美国每年供体、接受移植患者以及在等待移植名单上患者人数之间的差距。该差距自 2013 年来有所缩小。** 包括死亡后供体和活体供体。http://www.organdonor.gov/statistics-stories/statistics.html.

ECDs）来扩大供体库。毫无疑问，每个供体可供移植的器官数量根据捐献者类别而异，包括 ECD、DCD 或标准供体（standardcriteriadonor，SCD）。从 DCD 来源的器官移植数量与 ECD 相似，主要归因于在 DCD 后获取器官时肾能耐受较长时间的缺血。许多在伦理或者法律上反对使用神经系统死亡供体来源的国家，无论使用与活体有关或者无关的器官捐献都非常广泛，并且是重要的世界范围的供体来源地。已出台了许多政策以促进器官捐赠的实施达到最佳化[3-4]。有几个领域有可能扩大供体库，其中包括未转介到器官共享机构和器官已获取但未用于移植的死亡患者。

器官移植是一个复杂的过程，需要许多专业团队之间的密切配合。参与者包括获取器官人员、移植协调员、社会工作者、护士、外科医师、内科医师、重症护理人员和麻醉科医师。为了获取最大数量的移植器官并使保存的捐赠器官处于最佳功能状态，麻醉科医师需要了解供体所发生的病理生理紊乱和器官的缺血再灌注损伤。此外，麻醉科医师必须熟悉与宣布死亡和器官捐赠相关的伦理和法律问题。

宣布脑死亡后器官供体的管理

在美国，DND（也称为宣布脑死亡）提供了大部分供体器官[3]。只有在宣告死亡后才能摘取 DND 供体的器官。脑死亡的概念源于 20 世纪 50 年代。1968 年，哈佛特设委员会制定了一套关于不可逆昏迷的标准，该标准已被广泛用于判定脑死亡[5]。美国于 1981 年由联邦法律委员会的全国会议与美国医师协会、美国律师协会和关于医学和生物医学行为的伦理问题研究的总统研究委员会合作，批准了判定死亡的法案。尽管判定脑死亡的标准基于几十年前的伦理原则，但该标准在今天仍然有效[6]。

脑死亡的概念已被西方文化广泛接受，但不同国家对其在定义和实施上存在微小差异。尽管存在这些差异，临床标准却是相似的[7]。若文化不同，在接受和实施脑死亡标准方面则存在较大差异。事实上，脑死亡在某些国家，如中国，尚未获得法律认可。

脑死亡的病理生理变化

脑死亡将导致多种病理生理变化。脑死亡的病理生理机制深刻影响分子、细胞和组织水平。与脑死亡相关的临床表现很复杂，不同患者间的差异很大。若患者先前已有病理异常、疾病及治疗史，则其临床特征会更加复杂。表 61.1 进一步描述了与脑死亡相关的典型病理生理变化。

脑死亡的心血管反应

心血管系统受中枢神经系统密切调控。脑死亡时的心血管反应通常包括两个时相。第一时相的特征是

表 61.1 脑死亡相关的病理生理改变

症状和体征	病理生理变化	发生率（%）
高血压	儿茶酚胺风暴	80 ～ 90
低血压	血管麻痹 低血容量 冠状动脉血流减少 心功能障碍	80 ～ 90
心动过缓和其他心律失常	儿茶酚胺风暴 心肌损伤 冠状动脉血流减少	25 ～ 30
肺水肿	急性血容量转移 毛细血管损伤	10 ～ 20
尿崩症	神经垂体损伤	45 ～ 80
弥散性血管内凝血	组织因子释放 凝血功能障碍	30 ～ 55
低温	下丘脑损伤 代谢率降低 血管扩张和热量丢失	发生率不同
高血糖	胰岛素浓度降低 胰岛素耐量增加	常见

交感神经放电（儿茶酚胺风暴），出现强烈的血管收缩或全身血管阻力升高（高血压危象）、心动过速以及内脏缺血的血容量再分配。在并无冠心病病史的脑死亡供体可能发生急性心肌损伤[8]。在 40% 的用作心脏供体的脑死亡供体中，超声心动图检查发现存在心肌功能障碍[9]。副交感神经激活有时会导致心动过缓。经过第一时相的交感神经放电后，第二时相出现交感神经张力丧失、心输出量减少、止血反应迟钝和严重的外周血管扩张（血管麻痹）。除神经内分泌紊乱外，其他异常因素包括失血、毛细血管渗漏导致血管内容量消耗、对颅内压升高的渗透性治疗和尿崩症。

第一时相与颅内压增高引起大脑不同部位的缺血相关，第二时相则为脑疝和脊髓缺血所致。虽然第一时相高血压通常代表脑死亡进程相对短暂，但第二时相的低血压则更为持久并严重。无法纠正这些心血管紊乱会导致器官灌注障碍和组织氧合不足，进而威胁到所捐赠器官的存活力。

脑死亡的呼吸反应

脑死亡后由于全身血管阻力增加，导致血液从全身循环向顺应性更好的肺循环转移。肺循环中静水压的增加促使肺毛细血管渗漏及肺水肿发生。交感神经活性增强触发无菌性全身炎症反应、中性粒细胞浸润和肺血管内皮通透性增加，从而进一步加重肺损伤。促炎细胞因子在肺泡内的释放与肺移植后早期移植失败和死亡率密切相关。脑死亡供体的炎症反应与心功能的恶化和组织向无氧代谢的转化有关。激素分泌不稳定可以减少肺泡液清除，导致血管外肺水明显蓄积。如果不给予通气支持，则呼吸节律改变会进展为呼吸暂停和心搏骤停[10-11]。

脑死亡的内分泌、代谢和应激反应

脑死亡通常引起垂体功能衰竭和皮质醇、甲状腺激素、抗利尿激素和胰岛素分泌紊乱。脑死亡的供体通常都丧失了垂体后叶功能。多达 90% 的脑死亡供体会出现中枢性尿崩症，导致严重的体液和电解质紊乱[10]。垂体前叶功能在脑死亡时也可能受到影响，导致 T_3、T_4、促肾上腺皮质激素、促甲状腺激素和人类生长激素缺乏。甲状腺激素缺乏可能类似于在非神经系统损伤多器官功能衰竭患者中常见的甲状腺病态综合征。脑死亡供体内胰岛素浓度降低和胰岛素抵抗增加导致高血糖。下丘脑功能和对体温的控制亦丧失。尽管最初可能会出现高热，但随后出现体温过低，这是由于代谢率和肌肉活动的减少以及周围血管舒张引起的。有高达 1/3 的头部受伤隔离患者会出现弥散性血管内凝血，目前认为是脑组织中组织凝血活酶的释放所致[11]。

循环（心脏）死亡后的器官捐赠

在接受脑死亡之前，所有的移植器官均来源于心脏死亡供体（DCD，以前被称为无心搏供体捐赠）。当哈佛的脑死亡标准确立后，DND 迅速成为器官捐赠的主要来源。但是，近年来使用 DCD 器官的兴趣再次升温，原因是 DND 供体捐赠的持续短缺以及某些国家对脑死亡的接受程度不高。医疗机构已制定出相关策略和方案，鼓励应用 DCD 器官，并且其使用在美国和其他国家 / 地区正在增加。在美国，DCD 捐赠者的数量持续增加，占 2016 年器官捐赠者的 17% 以上[3]（图 61.2）。在同一时期，活体器官捐赠者的数量从 7000 人略降至 6600 人。在此期间肾移植占活体器官移植的 95% 以上。美国麻醉医师协会制定了心脏死亡后器官捐赠的示例策略，并建议其成员积极参与

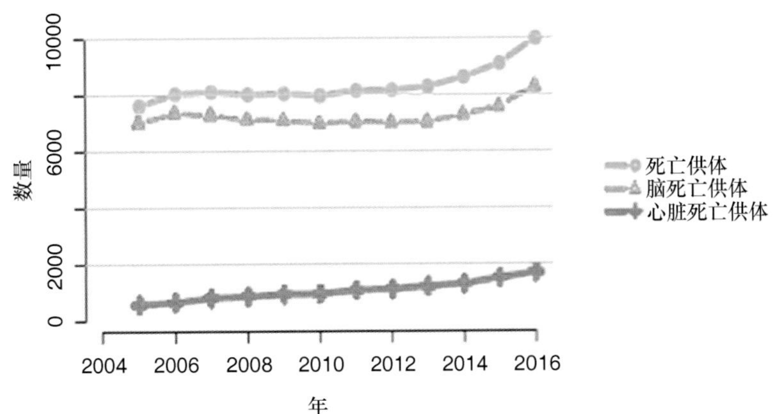

图 61.2　2005—2016 年期间，美国每年器官供体总数（Redrawn from Israni AK，Zaun D，Rosendale JD，et al. OPTN / SRTR 2016 Annual Data Report：Deceased organ donation. Am J Transplant. 2018；18：434-463.）

医疗机构DCD程序的制定。

DCD供体分为以下五类：Ⅰ，患者被送到医院时已经死亡；Ⅱ，复苏失败的患者；Ⅲ，随时可能发生心搏骤停的患者；Ⅳ，心搏骤停的脑死亡器官捐赠者；Ⅴ，在ICU意外发生心搏骤停患者。仅第Ⅲ和Ⅳ类被视为可控性DCD，其余的都是不可控的DCD。可控的DCD意味着可以有计划地撤除生命支持，且移植团队正在等待心搏骤停和准备快速获取器官。相反，不可控的DCD意味着患者经历了意外的心搏骤停，只有在复苏失败后才考虑器官捐赠。不可控的DCD热缺血时间明显延长。目前，用于器官移植的大多数DCD是可控性供体。不可控DCD移植成功的案例亦见诸于多个报道[12]。

DCD供体通常有不可逆的脑或脊髓损伤，但不符合脑死亡标准。其预后差，因而难以维持有意义的生活质量。停止治疗必须基于两点，即临床治疗无益并且符合患者和家属的意愿。若考虑撤除生命支持疗法，必须独立于任何与移植有关的讨论。移植团队不能参与此决定。在撤除生命支持的同时可用药物缓解疼痛和焦虑，并提供安慰。旨在提高移植物质量但对患者无益的治疗措施尚存争议。但是，在某些方案中允许使用对患者影响最小的治疗，以提高器官存活率。

心脏死亡的宣布应根据国家组织建议的程序和地方机构采用的政策进行[13-14]。一旦做出撤除生命支持的决定，即可拔除气管导管并停止生命支持。不参与器官移植的医生宣布心脏功能停止。宣布心脏死亡与常规临床程序无异，需要检查以确认无脉搏或动脉波形消失。从心血管活动终止到宣布心脏死亡的时间间隔通常为2～5分钟，以确保其不可逆转。宣布死亡后即可开始器官获取。

虽然取自DCD的器官没有暴露于脑死亡后紊乱的生理环境，但与DND供体相比，其遭受缺血再灌注损伤的风险更大。这种潜在后果的原因是获取DCD器官时特有的热环境下缺氧和缺血。从拔管到心脏死亡的时间长短是确定该器官是否适宜捐赠的重要因素。如果撤除生命支持后自主呼吸和（或）心脏功能持续较长时间，则该供体器官可能不适合移植，尤其是当供体存在合并症时。为了帮助医生预测撤除生命支持后患者的生命能维持多久，威斯康星大学（UW）开发出了6项参数评分法（表61.2）。低分（8～12分）表示呼吸和（或）心脏功能将持续一段时间。高分（19～24分）则表示将很快发生呼吸和心搏骤停[15]。

DND和DCD这两种不同定义和程序的应用引发了针对死亡定义和判定的新的争论。目前正在提出一种统一的死亡概念，其将先前所有的死亡标准结合在一起。越来越多的共识是，所有用于诊断人类死亡的标准都依赖于出现呼吸能力及意识能力的不可逆转丧失，这两个功能的不可逆转的丧失等同与人类死亡[16]。

表61.2 威斯康星大学制定的心脏死亡后捐赠标准：一种评估工具

参数	分数
10 min后存在自主呼吸	
呼吸频率＞12次/分	1
呼吸频率＜12次/分	3
潮气量＞200 ml	1
潮气量＜200 ml	3
吸气负压＞20 cmH_2O	1
吸气负压＜20 cmH_2O	3
无自主呼吸	9
体重指数（kg/m^2）	
＜25	1
25～29	2
≥30	3
血管升压药	
无	1
1种升压药	2
≥2种升压药	3
患者年龄（岁）	
0～30	1
31～50	2
＞50	3
器官插管	
气管内插管	3
气管切开	1
10 min后氧合	
氧饱和度＞90%	1
氧饱和度80%～90%	2
氧饱和度＜80%	3

威斯康星大学评分，拔管后继续呼吸的可能性：8～12分，高度可能；13～18分，中度可能；19～24分，低度可能（From Lewis J, Peltier J, Nelson H, et al. Development of the University of Wisconsin Donation After Circulatory Death Evaluation Tool. Prog Transplant. 2003; 13: 265-273.）

第Ⅲ类（即将发生心搏骤停）DCD是器官移植的理想来源。来自于DCD的肾使用率较高。一些研究表明，尽管移植后器官功能延迟恢复（DGF）的发生率较高，但DCD来源的肾移植后短期和长期存活率相当[12]。与DND供体相比，来源于DCD的肝脏在移植后胆道并发症（如弥散性缺血性胆管病变和肝内胆管狭窄）发生率较高，原发性移植物无功能和DGF的发生率也较高[17]。如果供体年龄较大，超重且缺血期延长，则移植后缺血性胆管病变的发生率更高。由于心脏和肺容易遭受缺血损伤，因此只有少数几例成功使用来自DCD的心/肺移植的报道[15]。

放宽标准的供体

传统意义上，DND 器官供体人群指仅遭受颅脑意外或者头部外伤（SCD）的年轻人或者健康人。随着等待移植的患者人数的增加，许多中心应用放宽标准的供体以最大程度地减少等待人群的死亡率。因此产生了许多术语，包括亚理想的供体、边缘供体、低水平供体、非标准供体和高风险供体[18]。这些标准使得 ECD 人群的界限变得模糊并且在不断变化。不同器官放宽标准供体的特征各异，但通常包括高龄、冷缺血时间延长、器官功能低下和伴有其他合并症[18-19]。但是，供体风险是一个相对术语，应被描述为一个连续体，而不是 SCD 和 ECD 的二分法。据此为供体制定了供体风险指数（DRI）。

针对肾的 DRI 包括了 10 个供体特征（框 61.1）[20]。肾 DRI 可以转换为供体肾质量指数（比例为 1% ～ 100%）。较高的供体肾质量指数意味着移植失败率很高。肝移植中也有 DRI 定义。DRI 是对与供体相关的移植失败风险的定量评估。肝 DRI 是通过 8 个供体特征计算得出的（框 61.2）[21]。尽管移植失败的风险在增加，但与仍在等待移植的病例相比，配型为中至高度吻合的移植候选者在接受高 DRI 移植后具有较高的生存优势[22]。DRI 的计算可以帮助医生决定是否接受某个供体；然而，计算时需要权衡冷缺血时间。

框 61.1　肾供体特征指数

采用以下供体特征计算肾供体特征指数
年龄
身高
体重
种族
高血压病史
糖尿病病史
死因
血肌酐
丙型肝炎状态
心脏死亡后捐赠

From https://optn.transplant.hrsa.gov/resources/allocation-calculators/kdpi-calculator

框 61.2　肝捐赠风险指数

年龄（4 个亚组）：＞ 40，＞ 50，＞ 60，＞ 70 岁
死因（2 个亚组）：脑血管意外（低风险）与其他
种族：非裔美国人（高风险）与其他
心脏死亡后捐赠：是或否
部分移植：是或否
身高：低于 170 cm 时风险增加
区域或国内共享：是或否
冷缺血时间

应用 ECD 或高风险 DRI 移植物对术中管理提出了更高的要求。在一项肝移植研究中，成人术中高血钾的高发病率与下列供体特征相关：DCD 移植、缺血时间延长以及器官获取前住院时间较长[23]。ECD 肝移植物也与再灌注后综合征、术中出血和术后再次手术有关[24]。

供体器官获取前的管理

如前所述，各种生理紊乱在 DND 中十分常见。如果不及时治疗，这些紊乱可能导致移植物恶化，从而导致器官不适合移植。相关治疗策略的讨论如下。

心血管管理

与脑死亡有关高血压和低血压均可能导致器官灌注不足，以低血压更为严重且难以治疗。维持足够的血容量可能是血管麻痹的最为有效的治疗措施。没有证据表明某种特定的晶体溶液疗效优于其他溶液。采用适当的复苏措施，维持平均动脉压为 60 ～ 100 mmHg，可降低细胞因子水平并增加可用于移植的器官数量[25]。应避免应用大容量的淀粉类胶体溶液，因为可能与 DGF 相关[26]。

当液体复苏无法维持血流动力学稳定时，应考虑使用血管活性药物。最常选用的血管活性药物是多巴胺。一旦需要大剂量的多巴胺，那么应添加另一种血管活性药物。多巴胺和其他儿茶酚胺类药物具有抗炎和免疫调节的有益作用。美国心脏病学院推荐将加压素作为潜在心脏供体的初始治疗选择[27]。加压素可降低儿茶酚胺的需求量，也能有效治疗尿崩症。

对潜在的心脏供体而言，应评估其心脏功能，并尽早干预以提高器官获取成功率。超声心动图非常有用，因为它可以识别功能和结构异常。早期发现的功能异常可以在心脏移植之前进行处理，而结构异常则可能妨碍移植。对怀疑或已知的冠状动脉疾病的老年供体而言，冠状动脉造影很有价值。通过控制心血管反应可以预防或减轻儿茶酚胺引起的心肌损伤，这可能会增加心脏移植的数量[11]。然而，大剂量应用去甲肾上腺素会加重移植心脏的功能障碍，增加受体人群的死亡率[28]。

对于肺供体，过度的血管内液体治疗可能造成不利影响，应予以避免。限制液体入量可增加可供移植的肺供体数量。由于这种做法会对获取何种器官造成

利益冲突，尤其在面临是选择肺还是肾时，此时的液体管理应均衡化，以使供体的可利用性达到最佳。上述管理的目标是维持等容量状态，并在尽可能少的血管活性药物支持下维持动脉血压和心输出量。有创血流动力学监测可用于指导血管内液体治疗。

肺的管理

肺极易遭受损伤，因此是最难保存的器官之一。仅15%～25%的捐赠肺用于移植。目前对肺供体的管理趋向于采用小潮气量通气方法。肺管理的重点是在限制潮气量和吸气压力的同时尽可能复张和保存肺功能单位。这一措施是从急性呼吸窘迫综合征的研究中推演而来。供体肺的呼吸机管理的具体方法各不相同，但常用的方法是小潮气量（6～8 ml/kg）、低吸入氧气浓度（FiO_2）以及相对较高的呼气末正压（PEEP）[29]。也有学者推荐肺复张法，先采用压力控制通气和高PEEP（15 cmH_2O），然后再恢复较低PEEP的常规容量控制通气。雾化吸入特布他林通过兴奋β肾上腺素受体增加肺泡液的清除[30]。如前所述，大量的血管内液体和（或）大剂量的血管加压素与潜在的肺供体中的移植物功能受损有关[10]。

良好的气体交换和肺内氧合是衡量肺功能质量的最重要指标。但是，初始PaO_2/FiO_2比值小于300 mmHg不应用作排除移植的理由。分泌物、肺水肿和肺不张等可逆过程会影响PaO_2/FiO_2比值。一般应用支气管镜去除黏液栓。

温度

由于失去了下丘脑功能和对体温的调节，DND供体常会先出现体温升高然后出现低体温。代谢率降低和外周血管扩张亦可引起供体体温过低。传统意义上，应在器官获取前以及获取期间使用主动加热装置来维持正常体温。近期的一项前瞻性临床研究对器官获取之前的这种传统温度管理提出了挑战。在该研究中，器官捐赠者被随机分为两组：亚低温（34～35℃）或正常体温（36.5～37.5℃）。亚低温组肾移植后DGF发生率明显降低[31]。另一项回顾性研究证实亚低温可降低DGF，但对肾移植中的移植物存活率没有影响[32]。

激素、类固醇、电解质和血糖控制

在脑死亡的供体中激素缺乏较为常见，进行激素替代治疗是有益的[8, 10]。外源性替代脑死亡供体的抗利尿激素可改善移植肾、肝和心脏的功能[10]。甲状腺激素替代治疗能改善每个供体可供移植器官的数量并提高心脏受体的存活率[25, 33]。然而，大多数对补充激素优势结果的研究是回顾性的，缺乏良好的随机试验结果。

与脑死亡相关的全身炎症反应导致中性粒细胞肺浸润和白介素升高。供体全身性炎症反应与移植失败和受体死亡率密切相关。给予甲泼尼龙可减轻炎症反应并改善氧合，减少肺水以及增加可以利用的肺组织。甲泼尼龙也可以减少肝、心脏和肾的炎症反应。

在供体管理中，血管内容量替代至关重要。首选等渗晶体（乳酸林格溶液或0.9%生理盐水）。但是，由于可能引起高氯代谢性酸中毒，0.9%生理盐水可能不是最佳选择。胶体溶液适合于快速的血管内容量扩张。不建议常规使用羟乙基淀粉，因为它与潜在的急性肾损伤和凝血功能障碍相关。在初始补液纠正低血容量后，应考虑给予低张溶液治疗高血钠症[10]。研究表明，供体高钠血症（＞155 mol/L）与肝移植后预后不良有关[34]。对欧洲心脏供体分析后发现，当供体血钠水平＜130 mmol/L或＞170 mmol/L时受体死亡率增加[35]。在器官获取之前纠正严重的高钠血症可以减轻移植后肝功能障碍[10]。供体出现高血糖很常见，采用类固醇治疗则会进一步加重。血糖控制不良会严重影响供体肾功能[36]。需要应用胰岛素治疗，将葡萄糖水平控制在120～180 mg/dl。不建议常规使用含葡萄糖的静脉输液[33]。

供体管理目标

当前的建议强调采用标准化供体管理方式，在器官获取前设定具体目标。供体管理目标（donor management goals，DMGs）在于维持心血管、肺、肾和内分泌的稳态。血流动力学主要目标是通过确保足够的血管内容量和心输出量使得器官灌注最大化以保护器官功能[33]。表61.3总结了各种研究报告并得到一些委员会推荐的共同目标。研究表明，遵循预定目标可以显著提高获取和移植器官的数量[25, 37]。DMG的早期实现很重要。每个将捐赠四个或更多器官的供体在同意捐赠时应满足个性化的DMG。在灾难性神经损伤初期应对患者进行早期治疗，直至达成器官捐赠的意向[38]。一项研究表明，在达成意向时只有15%的供体能满足DMG，尽管在器官获取前这一比率更高。

表 61.3　不同作者报道的供体管理目标（DMGs）

预设临床终点	6 项 DMGs*	8 项 DMGs†	10 项 DMGs‡
平均动脉压（mmHg）	≥ 60	60 ～ 120	60 ～ 100
中心静脉压（mmHg）	≤ 10（或血浆渗透压为 285 ～ 295 mmol/L）	4 ～ 12	4 ～ 10
最终钠浓度（mmol/L）	≤ 155	≤ 155	135 ～ 160
升压药	≤ 1（可以接受血管加压素复合 1 种升压药治疗尿崩症）	≤ 1 或低剂量	≤ 1 和低剂量
PaO_2（mmHg）或 PaO_2/FiO_2	当吸入 100% 氧气时，$PaO_2 \geq 300$（或 $PaCO_2/FiO_2 > 3$）	最终 $PaO_2 > 100$	当 PEEP － 5 cmH_2O 时，$PaO_2/FiO_2 > 300$
动脉血气 pH	7.25 ～ 7.50	7.30 ～ 7.50	7.30 ～ 7.45
葡萄糖（mg/dl）		≤ 150	< 150
器官摘除前 4 h 尿量［ml/（kg · h）］		0.5 ～ 3.0	1 ～ 3
左室射血分数			> 50%
血红蛋白（mg/dl）			> 10

FiO_2，吸入氧浓度；PaO_2，动脉血氧分压；$PaCO_2$，动脉血二氧化碳分压。

* Hagan ME，McClean D，Falcone CA，et al. Attaining specific donor management goals increases number of organs transplanted per donor：a quality improvement project. Prog Transplant. 2009；19（3）：227-231.

† Franklin GA，Santos AP，Smith JW，et al. Optimization of donor management goals yields increased organ use. Am Surg. 2010；76（6）：587-594.

‡ Malinoski DJ，Daly MC，Patel MS，et al. Achieving donor management goals before deceased donor procurement is associated with more organs transplanted per donor. J Trauma. 2011；71（4）：990-995，discussion：996

心脏死亡后供体管理

大多数 DCD 是在 ICU 中等待心搏骤停的患者（Ⅲ类）。为了最大程度地减少热缺血时间，通常在手术室撤除生命支持。然而，因家属期望到场，一些医疗机构只能在其他地点撤除生命支持。在确定不可逆转的死亡即撤除生命支持和宣告死亡期间，器官获取团队不应参与患者管理。围绕是否给予药物治疗，尤其是给予促进死亡的治疗，以最大限度地保证供体的可用性还存在很多争议。然而，通常会持续应用麻醉性镇痛药和苯二氮䓬类药物并调整剂量，以缓解交感神经反应。临终前使用肝素便于器官获取，但因存在出血风险，一些机构不予采用。大多数协议需要特别指明同意接受临终供体治疗。

有报告临终采用一些有创技术以减少热缺血时间。这些措施包括在撤除生命支持之前行股动静脉插管，以便在宣告死亡后迅速输注冷保存液。这些插管也可在死亡后用于体外膜肺氧合（ECMO）。然而，针对死后是否使用 ECMO 恢复重要器官的血液供应引起了激烈的争论，这凸显了供体管理中不断出现的伦理问题，即如何促使他或她的器官捐赠意愿并最大程度地保障濒死患者的权益[39]。

获取器官手术中供体的管理

只有对脑死亡供体行器官获取时才需要麻醉。大多数器官获取手术社区医院而并非在三级医疗中心进行的。对麻醉科医师而言，器官获取流程、社会环境和不寻常的术中事件可能显得有点令人生畏。

手术方式依据获取单个或者多个器官的需要而有所不同。一般情况下，需要延长胸骨切口至腹中线，以使手术视野广泛暴露。先行主动脉插管，以便用低温保存溶液灌注器官。将冰块置于手术区域，以进一步保护器官。一般按照对缺血的敏感性差异顺序分离器官，并连同血管结构一起切除，心脏最先，肾最后。

大多数供体在到达手术室时已行气管内插管，并通过静脉输注血管活性药物支持。在器官获取手术期间，患者可能因脊髓反射而出现体动，因此可以使用神经肌肉阻滞剂。自发性脊髓反射或手术刺激会导致儿茶酚胺释放和高血压。高血压可以通过多种药物来治疗，包括血管扩张药、阿片类药物和麻醉药；然而，首选挥发性麻醉药。如前所述，挥发性麻醉药可能会提供其他益处，包括缺血预处理和减轻缺血再灌注损伤[40]。

应用输液和血管活性药物可治疗因外科手术操作引起的失血和心血管系统紊乱。维持血流动力学稳定可使外科医生在器官获取过程中不会对器官造成进一步损害。在主动脉钳夹时应用血管扩张药如苯妥拉明或前列地尔（用于肺恢复）可以降低全身血管阻力，确保器官保存液能均匀地分布于相应器官。临床上，脑死亡供体出现的明显心动过缓对阿托品无反应。因此，应常规准备好异丙肾上腺素。通常在主动脉阻断前给予肝素。如果预期获取心脏或肺，则需要在主动脉阻断前退出肺动脉导管和（或）中心静脉导管。如果预期获取肺，则主动脉阻断后应保证肺部通气良好。手术团队与麻醉科医师之间的沟通对于确保最佳的器官质量至关重要。一旦开始器官冷灌注，就可以停止机械通气和麻醉。

活体器官供体的管理

活体供体器官移植已成功地被作为一种死后供体移植的替代措施。自2011年以来，美国的活体供体器官移植数量一直保持稳定[3]。在某些亚洲国家（例如日本和韩国），由于文化信仰因素，DND供体移植并不常见，因而活体供体移植是一种标准程序。活体供体器官移植具有一些优势。该程序可以在同一医疗机构以择期手术的方式进行，以协调供体和受体的手术，并最大限度地减少冷缺血时间。另外，移植器官没有暴露于与DND或DCD供体相关的生理变化。活体供者可直接指定捐赠特定受体；因此，可以根据受体情况选择最佳的移植时机，以避免因死后供体移植短缺所需的长时间等候。这样，受体通常处于更好的整体状况中。尽管活体器官移植有其优势，但它会使健康的供体面临医疗风险。其他需要重视的问题包括供体潜在生活质量的下降以及捐赠后对个人财务的不良影响。针对活体器官捐赠，尤其是肝供体的伦理方面的讨论，仍需仔细审查[41-42]。

在进行活体捐赠之前，应先进行全面的医学、心理和社会评估，以确认没有禁忌证和强制行为。知情同意内容应包括充分告知可能出现的并发症，在许多机构是供体本人自愿并与受体无关。在过去，捐赠者与受体通常有某种关联。而现在，在美国，与受体不相关的供体在活体肾移植中所占的比例更高。配对或链式捐赠允许两个或多个不相容受体的捐赠者进行交换，从而改善两个受体移植的配对结果。与放宽死后供体标准相类似，已将活体捐赠者标准扩展到包括高龄和肥胖人群[43]。尽管少见，但已有报道来自单个供体的同时或序贯的多器官活体捐赠。需要仔细筛选此类供体，公开风险并进行密切随访[44]。

活体肾供体

由于肾是一成对的器官，它成为活体捐赠的自然选择。1954年首例成功的肾移植手术是在同卵双胞胎之间进行的活体器官移植术。现在，活体供体约占美国所有肾移植的29%[1，45]。活体供体肾移植为移植提供了最佳时机，并且可以避免移植前透析，从而提高了生存率[46]。此外，与死后供体相比较而言，活体供体移植提供了更好、更持久的器官功能[47]。为了确保移植供体的安全，需要全面考虑医疗和非医疗因素。为了确保在捐赠后有足够的储备功能，许多移植中心使用肾小球滤过率（GFR）大于80 ml/（min・1.73 m^2）作为是否捐赠的临界值。通常通过测量尿肌酐清除率来估计GFR。如果估计的GFR为临界值，则可用放射性和非放射性示踪剂来获得额外信息[48]。一些移植中心允许采用GFR更低的肾[49]。

传统活体肾供体手术是采用肋下外侧切口行开放性肾切除术。现在通常是在腹腔镜下进行。此种方法可以减少供体术后疼痛，康复更快，住院时间更短[49]。左肾或右肾均可用于移植；然而首选左肾，因为更容易暴露手术野且供血血管较长。右肾静脉较短，且动脉走行于下腔静脉后方。

取肾时供体取侧卧位，调整手术台使肾所在部位抬高。手术开始后，先分离肾，随后确认并分离输尿管、肾静脉和动脉，并分离肾上腺静脉。当切除右侧供体肾时，还需要游离十二指肠和分离肝、肾。当肾完全游离和钳夹血管结构后，可通过手法辅助或非手法辅助通过小切口取出肾。供体肾切除术可通过经腹途径进行，但越来越多地使用微创技术经腹膜后途径进行。腹膜后入路的优点是减少了腹腔内脏的操作。已有报道通过特殊的手术器械进行单切口供体肾切除术。近来已有机器人辅助的腹腔镜活体供体肾切除术的报道[49-50]。该技术可以进一步减轻供体遭受的创伤和不适。

对健康供体行择期腹腔镜肾切除术的麻醉管理与择期腹腔镜肾切除术相似。通常情况下，标准的无创性监测即已足够。通常开放1～2个大孔径外周静脉通路。术中输注红细胞很少见；但是，在某些中心常规配型筛查或交叉配型1～2U血液，以免术中大血管损伤。腹腔镜肾切除术通常需要全身麻醉，如果计划行开腹肾切除术，则多采用全身麻醉复合硬膜外麻醉。

虽然腹腔镜肾切除术对健康患者来说是常规操作，但除了术中出血外仍存在一些需要注意的问题。腹内压增高会减少静脉回流，并与术后肾功能不全有关。较低气腹压可能会防止肾静脉和实质组织受压[51]。适当的输液治疗似乎是保护肾脏功能的最佳策略。尽管腹腔镜肾切除术通常失血量较少，但有人主张大量输液治疗［10 ～ 20 ml/（kg・h）］。其他人则使用尿量作为液体管理的指标。为了确保术中尿量大于 2 ml/（kg・h），输液量常超过生理需要量。为了增加尿量，外科医生可能在手术期间要求给予呋塞米和（或）甘露醇。目前仍不清楚在供体肾切除术中采用何种液体进行扩容最佳。在缺乏证据的情况下，大多数中心使用等渗晶体溶液。应避免使用氧化亚氮，以防止肠道过度胀气影响术野暴露。通常在夹闭肾血管之前即刻静脉注射肝素（3000 ～ 5000 IU）。不同机构之间的程序可能会有所不同，但与外科医生的密切沟通是必不可少的。如果经过适当的液体替代治疗后仍发生低血压，与直接作用的血管加压素相比，应用多巴胺和麻黄碱能最大程度地减少移植血管的收缩。一旦肾取出，麻醉科医师应做好快速停止麻醉的准备，并确保神经肌肉阻滞情况得以恢复。

腹腔镜肾切除术后的轻度或中度疼痛主要来源于腔镜插入口、腹部切口、盆腔器官操作、膈肌刺激和（或）输尿管绞痛。大多数患者的疼痛可通过术后早期静脉注射阿片类药物、术后晚期口服阿片类药物和对乙酰氨基酚得到缓解。非甾体抗炎药应谨慎使用，因其可能导致前列腺素介导的肾损伤。经肋下横切口肾切除术时疼痛较为严重，可持续数天，剧烈疼痛会限制患者呼吸、咳嗽和活动，从而导致肺不张和术后感染。对这些患者应考虑行术后硬膜外镇痛。

器官获取和移植网络报告的捐赠后 6 周内的并发症包括需要输血（0.4%）、再次入院（2.1%）、介入手术（0.9%）和再次手术（0.5%）[45]。一项针对超过 80 000 个活体肾供体的研究显示其 90 天死亡率为每 10 000 个供体中 3.1 例（0.03%），并且该死亡率在过去 15 年中保持不变[52]。有 0.1% 的供体发生肺栓塞，并且是导致其死亡的主要原因[45]。肾供体发生静脉血栓栓塞的风险为中度；因此，建议在出院前使用间歇性充气加压装置和预防性肝素化。肾捐赠后预计 GFR 将减少 30%，大多数捐赠者在 3 个月时 GFR 都将保持在 60 ml/min 以上[49]。供体肾切除术似乎并未增加长期死亡率或终末期肾脏疾病的发生。在捐赠者人群中，供体以后发生慢性肾病、高血压和糖尿病的可能性在某些亚组（例如非裔美国人和肥胖者）中相对较高，但是单侧肾切除术对这些亚组某些终生性不良风险的发生情况不清楚，因为尚不清楚该组人群未经受肾切除术者的风险[45]。值得注意的是，所有关于捐赠后并发症的研究都是回顾性的，且缺乏长期的随访和对照。

活体肝供体

活体供肝移植（living donor liver transplantation，LDLT）于 1988 年首次用于儿科受体[53]，后来扩大应用到成人。尽管 LDLT 在一些亚洲国家较常实施，但它仅占美国所有肝移植的一小部分（＜ 5%）[3]。与肾捐赠相比，LDLT 对供体健康的危害更大。

肝本身具有强大的储备能力以及独特的再生能力构成了 LDLT 的基础。当肝被切除 2/3 后，供体的肝可在 2 ～ 3 周内恢复到原来的大小[54]。将部分成人的肝（通常是左叶或左外侧段）移植到小儿受体后将会与小儿一同生长。大多数 LDLT 用于慢性肝病患者的择期肝移植。紧急 LDLT 并不常见，偶尔用于急性肝衰竭患者。对 LDLT 能否用于终末期患者仍有相当多的争议。

对 LDLT 来说，测定供体肝体积和预计移植肝体积的大小是一项独有的工作。已经开发出根据人口统计学数据，如体重、身高、年龄和性别来进行计算的公式。还有学者已经提出使用 X 线或超声测量进行计算[55]。为了避免发生受体移植肝体积过小综合征，并为供体保留足够的肝体积，那么准确估计供体的肝体积和预计肝移植物体积至关重要[56]。对于小儿 LDLT 来说，左外侧段（Ⅱ和Ⅲ段）或整个肝左叶（Ⅱ、Ⅲ和Ⅳ段）足以提供充分的肝体积（图 61.3）。从手术的角度看，左半肝切除术并不复杂且手术时间较短。自 2002 年首次报道以来，已有更多的应用腹腔镜进行了活体左肝叶切除术[57]。但若是对成人行 LDLT，通常需要进行肝右叶切除术。肝右叶切除的外科操作包括将肝右叶（Ⅴ、Ⅵ、Ⅶ和Ⅷ段）与肝左叶分离。与左半肝切除术相比，肝右叶切除术技术上的挑战更大，且围术期风险更高。供体肝右叶切除术需要切除 500 ～ 1000 g 肝组织，只剩下原肝重量约为 1/3。如果一个供体不足以提供足够移植肝体积，则可以采用两个供体对一个受体供肝的技术[58]。对于较小的受体来说，使用较大供体的左叶即已足够。

麻醉管理始于与患者和家属进行术前讨论，应告知手术过程相关的风险和应关注的问题。大多数移植程序提供深入而充分的教育材料、讨论和支持，并且在术前即已开始。活体肝捐赠手术需要使用神经肌肉阻滞剂进行全身麻醉。患者取仰卧位，术中采用头高脚低体位以利于肝暴露。通常开放两个大口径静脉通路。常规行标准的无创监测和动脉血压监测。应放置胃管减压，以便于术野暴露。

活体供肝手术经常使用 L 形或标准的双边肋下切口并向中线延伸的手术方式。在分离肝及其脉管系统

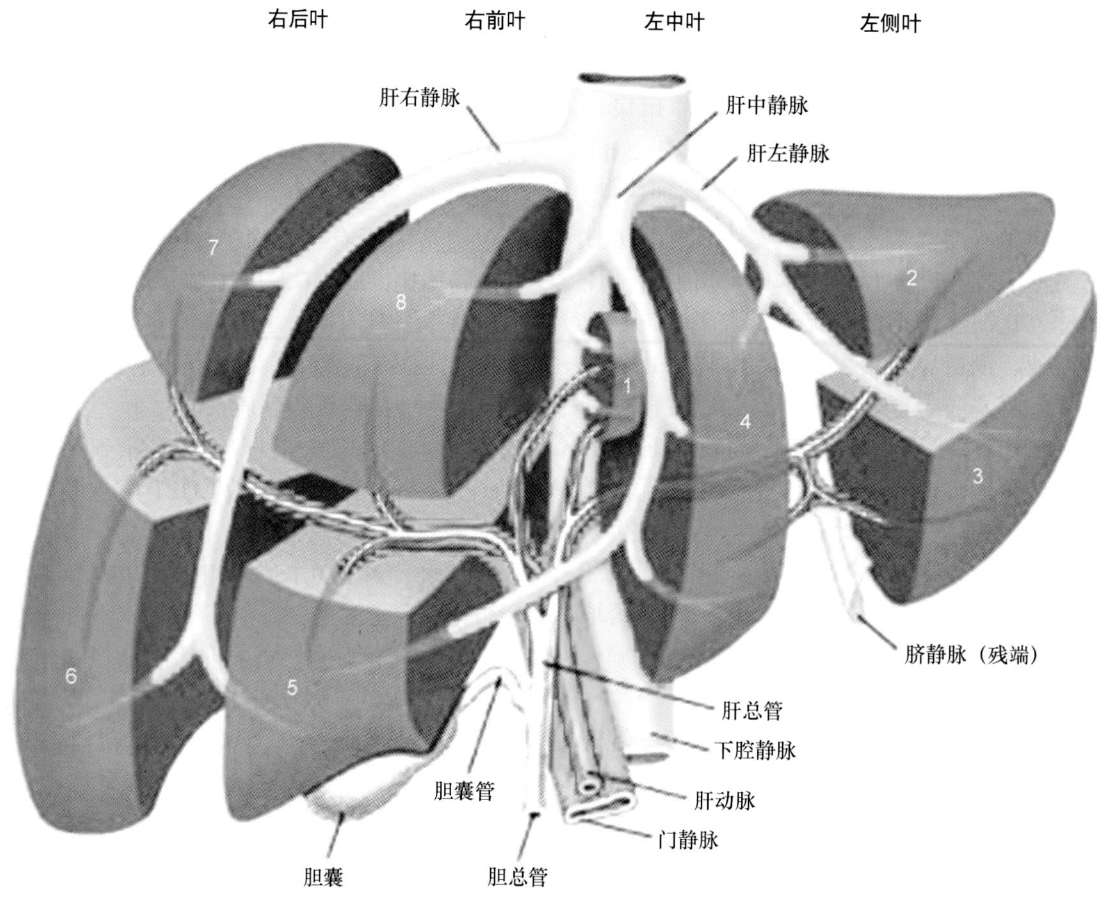

图 61.3 肝分段解剖图显示在各种部分肝切除时应切除的肝部分（Redrawn from Steadman RH，Braunfeld M，Park H. Liver and gastrointestinal physiology. In：Hemmings HC，Egan T，eds. Pharmacology and Physiology in Anesthesia：Foundations and Clinical Applications. Philadelphia：Saunders；2013：475-486.）

的过程中，对肝的操作偶尔会导致静脉回心血量减少以及一过性低血压。将肝复位可减轻静脉阻塞；或者给予短效血管活性剂和（或）快速补液可以解决上述问题。大多数失血发生于肝实质离断时。随着肝切除专用外科手术设备的应用，可显著减少活体供体肝切除术期间的失血。在夹闭和分离供体肝叶血管床后，取出肝叶，然后缝合血管和胆管。止血完成后关闭腹腔。

肝切除术中失血是一个棘手的问题，常与预后不良有关。某些中心提倡放置中心静脉导管并使用低 CVP（< 5 cmH_2O）技术以减少失血和输血需求[59]。低 CVP 可通过增加肝血窦静脉引流和减少血液反流而减少失血[59]。此外，低 CVP 可降低术后移植肝水肿并改善其功能[51]。低 CVP 通常是通过限制血管内输液，有时通过应用药物（包括利尿剂和血管扩张药）来实现的[59]。有些人认为无需在肝切除术期间放置中心静脉导管和采用低 CVP 技术，因为无法证明 CVP 的高低与失血之间存在因果关系[60]。其他因素，包括脂肪肝程度、体重和性别，可能对活体供肝切除术中失血的影响比 CVP 更大[61]。低 CVP 技术潜在的缺陷包括 CVP 导管放置的风险以及在发生大出血时难以逆转的血流动力学紊乱。有人指出，低 CVP 的使用源于数十年前的早期经验，那时肝切除术失血量很大。随着外科技术和设备的改进，肝切除术中失血量已大大减少，从而无需再进行 CVP 放置和监测[60-61]。在笔者所在的医院，现已很少放置中心静脉导管。可以通过测量手臂外周静脉压力替代传统的 CVP 监测[62]。

活体供肝切除术还可使用其他几种节血策略。这些措施包括细胞回收技术和术前采集 1 ～ 2 U 的自体血，从而减少异体输血的机会。术中行等容血液稀释，即在手术室回收 1 ～ 2 U 的血液可以最大程度地减少输血的可能性[63]。在绝大多数患者中，通常使用前面所列举的一种或多种节血策略就足够了[60]。在切除移植肝后，应避免过量输液，因为这可能会阻碍静脉血回流并导致剩余肝充血[51]。

大多数活体肝移植供体在手术结束后可以在手术室内拔管，然后转移到术后监护病房。停止机械通气可以降低胸腔内压力，从而减轻剩余肝充血。患者术后通常不需要转入 ICU，但是某些医院仍首选转入 ICU。术后早期应谨慎使用静脉镇痛药和阿片类药物。

尽管还未得到完全证实，但剩余的肝组织可能存在某种程度的功能不全[51]。维护剩余肝组织最佳灌注的措施包括维持足够的心输出量，避免血容量不足、贫血和体温过低引起的凝血功能障碍[51]。

对活体供体手术是否需要使用硬膜外镇痛仍存在许多争议。与其他上腹部手术类似，同静脉自控镇痛相比，硬膜外镇痛可提供更好的镇痛且镇静程度较轻[64]。因使得肺内分泌物更容易清除，硬膜外镇痛降低了呼吸道感染的风险。尽管有上述优点，仅有某些移植中心常规术前放置胸段硬膜外导管，而其他移植中心则完全不采用。造成该操作上差异的原因在于供肝切除术患者术后会出现凝血功能障碍。术后会出现血小板减少、凝血酶原时间和活化的部分凝血酶时间延长，这些变化于术后 2 ~ 3 天达到峰值，随后数天又趋于正常[65]。因此，避免放置硬膜外导管的原因是担心发生硬膜外血肿。有一些研究发现在该类患者中放置硬膜外导管并无不良影响。在一项针对 755 例供体接受硬膜外导管行术后镇痛的研究中，并未出现与硬膜外导管相关的并发症[66]。另一项包括 242 例活体肝移植的研究也表明，如果谨慎使用，硬膜外镇痛是较为安全的选择[65]。另一个支持硬膜外置管的证据是，血栓弹力图监测结果表明大多数肝切除术后的患者会出现高凝状态，而非低凝状态[67-68]。尽管硬膜外血肿整体发生率较低，但有人认为这些研究缺乏对这种罕见事件评估的权威性。一旦置入硬膜外导管，需待各项凝血参数恢复正常后方可拔出，通常需要 3 ~ 5 天[51]。如若未置入硬膜外导管，则采用患者自控镇痛。术后选择何种镇痛措施取决于患者的期望值、手术方式、院内共识、术后监测设施以及护理人员对各种技术的熟悉程度。

许多与 LDLT 相关的供体并发症以及死亡率在世界范围内均有报道[69-70]。一项针对 760 例成人 LDLT 的多中心观察性研究表明，在长达 12 年的随访期间有 40% 的供体出现了并发症（表 61.4）[69]，19% 的供体出现了一种以上的并发症。尽管大多数并发症并未造成残疾，但有一些相当严重。感染是最常见的并发症，胆道并发症如胆漏或狭窄可能难以治疗，并可能导致住院时间延长和再次手术。术前肌酐水平升高、术中低血压和术中输血与供体并发症相关。医疗经验丰富并不意味着并发症会相应减少[69]。最近另一项针对 5202 例活体供肝切除的研究发现，有 12% 的供体出现至少一种并发症，其中 3.8% 是严重并发症，而行右肝切除的患者此概率翻倍[71]。

表 61.4 760 例活体肝移植供体并发症的类型以及发生频率，其中约 40%（296 例）共出现 557 个并发症；剔除 20 例

并发症	频率（760 例中所占 %）
感染	13.2
胸腔积液	11.0
胆漏或胆汁瘤	8.1
切口疝	6.6
精神障碍	5.6
神经失用症	3.4
腹水	2.8
计划外的再次手术探查	2.7
肺水肿	2.1
肠梗阻	1.6
腹腔内脓肿	1.2
肺栓塞	1.0
气胸	0.8
深静脉血栓	0.8
胆道狭窄	0.7
门静脉血栓	0.5
下腔静脉血栓	0.4

Modified from Abecassis MM, Fisher RA, Olthoff KM, et al. Complications of living donor hepatic lobectomy—a comprehensive report. Am J Transplant. 2012；12：1208-1217

活体肺供体

活体肺移植是死亡后肺移植的另一种选择。通常情况下，活体肺移植的做法是两位供体供一位受体使用，但是也有单一供体使用的报道[72]。如果涉及两个供体，则需要对两个供体以及受体的麻醉诱导时程严密协调。将一个供体的右肺下叶和另一个供体的左肺下叶移植到受体，以替代整个左、右肺。供体肺叶切除术需要足够的支气管、动脉和静脉以便吻合成功。支气管漏气会延长胸管引流时间，导致住院时间延长。

在全身麻醉诱导后，通常先插入单腔气管导管，以便在肺叶切除前行纤维支气管镜检查。一旦做出继续手术的决定，则用左侧双腔气管导管置换单腔气管导管。标准的无创监测、动脉血压监测和二氧化碳分析仪即已足够。将供体置于侧卧位后，需用纤维支气管镜检查双腔管位置，随即进行开胸手术。术中若能维持心肺和代谢的内稳态，则术后并发症的风险将会降到最低。通常静脉给予前列腺素 E_1 扩张肺血管，其

用量根据全身血压进行调整（需要避免发生低血压）。在肺叶游离完成后，应膨肺 5 ～ 10 分钟，然后给予肝素和类固醇。在肺再次萎陷后进行肺横断术。

胸段硬膜外镇痛是围术期管理的一种有用辅助手段。术前数小时即可置入硬膜外导管[51]。尽管该方法因患者肝素化而备受质疑，但其所具有的术后镇痛、防止肺不张和感染的益处可能大于供体硬膜外置管的风险[73]。

缺血再灌注损伤

如果血供中断，则移植器官将不可避免地出现缺血再灌注损伤。在缺血期间血液供应中断必然导致代谢和病理生理学改变。血流再通和氧供恢复本身也可能导致组织损伤，以及严重的免疫和炎症反应[74]。

众多病理过程介导了缺血再灌注损伤。缺血时，氧供不足会导致三磷酸腺苷（ATP）和糖原耗竭。由于缺乏 ATP，钠钾（Na-K）泵不能维持细胞膜内外的离子浓度梯度。结果是细胞外钠离子进入细胞内，导致细胞肿胀。由于细胞内环磷酸腺苷水平和腺苷酸环化酶活性降低，血管通透性将增加[74-75]。血供恢复亦引起一系列病理生理变化从而导致组织损伤。再灌注相关的损伤包括坏死、凋亡（程序性死亡）和自噬相关的细胞死亡。再灌注也会激活自身免疫反应，包括对新抗原的自然抗原识别、补体系统的激活、先天免疫和适应性免疫反应激活以及细胞向受损区域迁移。

器官获取后的保存与管理

在获取器官行再灌注成为主流管理策略之前，器官获取后通常将其保存在冷保存液（4℃）中。尽管静态冷保存可减慢器官新陈代谢的速率，但其能量消耗并未完全停止。代谢产物和细胞内钙蓄积限制了静态冷保存的最长时间[76]。在世界范围内使用的各种冷保存方案中，威斯康星大学（UW）溶液的应用最为广泛。UW 溶液中含有高钾和腺苷，可在器官冷藏期间提供 ATP。组氨酸-色氨酸-酮戊二酸（HTK）溶液最初是作为心脏停搏液研发的，随后在欧洲用于器官保存，现已逐渐流行起来[77]。与 HTK 溶液相比，使用 UW 溶液时器官再灌注期间（特别是肝）发生高钾血症的可能性显著增加。但是，无论使用哪种溶液，移植物在再灌注前通常都使用胶体进行灌洗，从而降低了发生严重高钾血症的可能性。最新研究数据表明，在腹部器官移植中，HTK 溶液可能与移植器官功能不良有关[78-79]。还有一些针对特定器官的保存液，例如用于保存肺的 Perfadex 溶液（由瑞典哥德堡的 Vitrolife 制造）和用于保存心脏的 Celsior 溶液（由麻省剑桥的 Genzyme 制造）。虽然应尽量缩短冷缺血时间，但较长的保存时间可将移植物远距离运送至配型最优的患者。现在普遍接受的冷缺血时间是：肾 24 小时，肝 12 小时，心脏 6 小时和肺 4 小时。

除静态冷保存外，还可针对获取的器官进行机器灌注。为了扩大供体库，最近对机器灌注重新产生了极大的关注[79]。机器灌注技术的潜在优势包括更长的存储时间、评估器官活性以及保存过程中的潜在干预措施。机器灌注过程中的温度可以是低温（4 ～ 10 ℃）、亚低温（12 ～ 30 ℃）和常温（35 ～ 37℃）。不同的温度各有优缺点[76]。当使用常温进行灌注时，需要添加氧气。在不同情景下可以使用不同技术和温度的组合（图 61.4）[79]。临床试验和 meta 分析表明，机器灌注可改善近期预后，包括减少 DGF 和器官原发无功能的概率。这些影响在高风险供体中更为明显[76, 80-82]。灌注液中生物标志物的变化反映了保存器官的损伤程度，并用于预测移植预后。在不远的将来，可以使用代谢组学、蛋白质组学和基因组学方法进行测试提供更多有用的信息[83]。有几种药物和生物制剂已被用于动物模型和临床前试验；其中一些包括阻断白细胞黏附的重组因子有望成功[84-85]。在动物模型中，使用挥发性麻醉药预处理对组织缺血再灌注损伤有保护作用[86]。在人体试验中，挥发性麻醉药对心肌梗死有一定的有益作用，可减少缺血再灌注损伤，但还没有定论[87]。

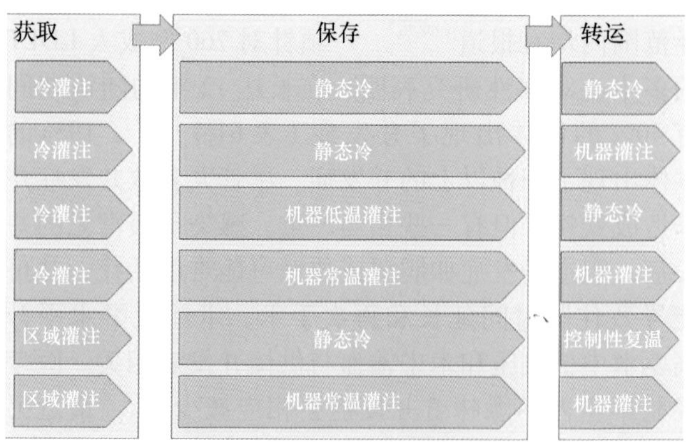

图 61.4 在器官获取、保存以及转运期间通过采用不同技术的组合可以改善供体器官功能以及受体预后

参考文献

1. Hart A, et al. *Am J Transplant*. 2018;17:21.
2. National Data - OPTN. https://optn.transplant.hrsa.gov/data/view-data-reports/national-data/#. Accessed March 28, 2018.
3. Israni AK, et al. *Am J Transplant*. 2018;18:434.
4. Price DP. *Br J Anaesth*. 2012;108(suppl 1):i68.
5. *JAMA*. 1968;205(6):337–340.
6. Wijdicks EF, et al. *Neurology*. 2010;74(23):1911.
7. Smith M. *Br J Anaesth*. 2012;108(suppl 1):i6.
8. Ranasinghe AM, Bonser RS. *Best Pract Res Clin Endocrinol Metab*. 2011;25(5):799.
9. Venkateswaran RV, et al. *Transplantation*. 2010;89(7):894–901.
10. Dare AJ, et al. *Curr Neurol Neurosci Rep*. 2012;12(4):456.
11. McKeown DW, et al. *Br J Anaesth*. 2012;108(suppl 1):i96.
12. Hoogland ER, et al. *Am J Transplant*. 2011;11(7):1427.
13. Dhanani S, et al. *J Intensive Care Med*. 2012;27(4):238.
14. Bernat JL, et al. *Am J Transplant*. 2006;6(2):281.
15. Fanelli V, Mascia L. *Curr Opin Anaesthesiol*. 2010;23(3):406.
16. Gardiner D, et al. *Br J Anaesth*. 2012;108(suppl 1):i14.
17. Hong JC, et al. *Arch Surg*. 2011;146(9):1017.
18. Cameron A, Busuttil RW. *Liver Transpl*. 2005;11(suppl 2):S2–5.
19. Fernández-Lorente L, et al. *Am J Transplant*. 2012;12(10):2781–2788.
20. KDPI Calculator - OPTN. https://optn.transplant.hrsa.gov/resources/allocation-calculators/kdpi-calculator/. Accessed April 1, 2018.
21. Feng S, et al. *Am J Transplant*. 2006;6(4):783.
22. Schaubel DE, et al. *Am J Transplant*. 2008;8(2):419.
23. Xia VW, et al. *Anesth Analg*. 2007;105(3):780.
24. Park C, et al. *Transplant Proc*. 2010;42(5):1738.
25. Malinoski DJ, et al. *J Trauma*. 2011;71(4):990. discussion, p 996.
26. Cittanova ML, et al. *Lancet*. 1996;348(9042):1620.
27. Hunt SA, et al. *Crit Care Med*. 1996;24(9):1599.
28. Mukadam ME, et al. *J Thorac Cardiovasc Surg*. 2005;130(3):926.
29. Mascia L, et al. *JAMA*. 2010;304(23):2620.
30. Ware LB, et al. *J Appl Physiol*. 2002;93(5):1869.
31. Niemann CU, et al. *New Eng J Med*. 2015;373(5):405–414.
32. Schnuelle P, et al. *Am J Transplant*. 2018;18(3):704–714.
33. Kotloff RM, et al. *Crit Care Med*. 2015;43(6):1291–1325.
34. Totsuka E, et al. *Liver Transpl Surg*. 1999;5(5):421.
35. Hoefer D, et al. *Transpl Int*. 2010;23(6):589.
36. Blasi-Ibanez A, et al. *Anesthesiology*. 2009;110(2):333.
37. Hagan ME, et al. *Prog Transplant*. 2009;19(3):227.
38. Malinoski DJ, et al. *Crit Care Med*. 2012.
39. Abt PL, Feng S. *Am J Transplant*. 2016;16(9):2508–2509.
40. De Hert SG, et al. *Anesth Analg*. 2005;100(6):1584.
41. Bachir NM. *Larson AM: Am J Med Sci*. 2012;343(6):462.
42. Quintini C, et al. *Transpl Int*. 2012.
43. O'Brien B, et al. *Transplantation*. 2012;93(11):1158.
44. Henderson ML, et al. *Transplantation*. 2018.
45. Lentine KL, Patel A. *Adv Chronic Kidney Dis*. 2012;19(4):220.
46. Mandelbrot DA, Pavlakis M. *Adv Chronic Kidney Dis*. 2012;19(4):212–219.
47. Wolfe RA, et al. *N Engl J Med*. 1999;341(23):1725.
48. Bertolatus JA, Goddard L. *Transplantation*. 2001;71(2):256.
49. Rocca JP, et al. *Mt Sinai J Med*. 2012;79(3):330.
50. Pietrabissa A, et al. *Am J Transplant*. 2010;10(12):2708.
51. Feltracco P, Ori C. *Minerva Anestesiol*. 2010;76(7):525.
52. Segev DL, et al. *JAMA*. 2010;303(10):959.
53. Raia S, et al. *Lancet*. 1989;2(8661):497.
54. Marcos A, et al. *Transplantation*. 2000;69(7):1375.
55. Lee SG. *Br Med Bull*. 2010;94:33.
56. Tongyoo A, et al. *Am J Transplant*. 2012;12(5):1229.
57. Cherqui D, et al. *Lancet*. 2002;359(9304):392.
58. Lee S, et al. *Surgery*. 2001;129(5):647.
59. Ryu HG, et al. *Am J Transplant*. 2010;10(4):877.
60. Niemann CU, et al. *Liver Transpl*. 2007;13(2):266.
61. Kim YK, et al. *Acta Anaesthesiol Scand*. 2009;53(5):601.
62. Hoftman N, et al. *J Clin Anesth*. 2006;18(4):251.
63. Balci ST, et al. *Transplant Proc*. 2008;40(1):224.
64. Clarke H, et al. *Liver Transpl*. 2011;17(3):315.
65. Choi SJ, et al. *Liver Transpl*. 2007;13(1):62.
66. Adachi T. *J Anesth*. 2003;17(2):116.
67. Cerutti E, et al. *Liver Transpl*. 2004;10(2):289.
68. Mallett SV, et al. *Anaesthesia*. 2016;71(6):657–668.
69. Abecassis MM, et al. *Am J Transplant*. 2012;12(5):1208.
70. Iida T, et al. *Transplantation*. 2010;89(10):1276.
71. Rössler F, et al. *Annals of Surgery*. 2016;264(3):492–500.
72. Date H, et al. *J Thorac Cardiovasc Surg*. 2012;144(3):710.
73. De Cosmo G, et al. *Minerva Anestesiol*. 2009;75(6):393.
74. Eltzschig HK, Eckle T. *Nat Med*. 2011;17(11):1391–1401.
75. Zhai Y, et al. *Am J Transplant*. 2011;11(8):1563–1569.
76. Selten J, et al. *Best Pract Res Clin Gastroenterol*. 2017;31(2):171–179.
77. Fridell JA, et al. *Clin Transplant*. 2009;23(3):305–312.
78. Stewart ZA, et al. *Am J Transplant*. 2009;9(5):1048–1054.
79. Stewart ZA, et al. *Am J Transplant*. 2009;9(2):286–293.
80. Henry SD, et al. *Am J Transplant*. 2012;12(9):2477–2486.
81. Tso PL, et al. *Am J Transplant*. 2012;12(5):1091–1098.
82. Hameed AM, et al. *Medicine*. 2016;95(40):e5083.
83. Jochmans I, et al. *Curr Opin Organ Trans*. 2017;22(3):260–266.
84. Busuttil RW, et al. *Am J Transplant*. 2011;11(4):786–797.
85. Abu-Amara M, et al. *Cochrane Database Syst Rev*. 2009;4:CD008154.
86. Jin L-M, et al. *Pathobiology*. 2010;77(3):136–146.
87. Gerczuk PZ, Kloner RA. *J Am Coll Cardiol*. 2012;59(11):969.

62 产科麻醉

EMILY E. SHARPE，KATHERINE W. ARENDT
李娜 译 麻伟青 审校

要点

- 妊娠正常的生理改变始于孕早期，涉及全身所有器官系统，并改变许多麻醉常用药物的药代动力学和药效学反应。
- 大多数药物及物质通过胎盘进行母-胎交换的主要方式是单纯扩散。胎儿体内这种扩散率和峰值取决于母-胎浓度梯度、母体蛋白结合率、药物分子量大小、脂溶性和离解度。
- 所有的产妇都应被视为饱胃人群，麻醉诱导期间其发生反流误吸的风险增加。因此，对所有产妇在术前均应考虑预防反流误吸。
- 妊娠期间，子宫血流量逐渐增加，从非妊娠状态的大约 100 ml/min 上升到妊娠末期的 700 ～ 900 ml/min（约占心输出量的 10%）。因此妊娠期出血具有显著的发病率，是全球孕产妇死亡的主要原因。早期识别和及时干预、最佳的医疗团队协作以及适当的血制品输注都是改善患者预后的关键。
- 子宫和胎盘血流量取决于母体的心输出量，且与子宫灌注压正相关，与子宫血管阻力负相关。低血容量、主动脉-下腔静脉受压、交感神经阻滞以及椎管内麻醉或全身麻醉后外周血管阻力的下降，均可造成母体低血压，从而导致子宫灌注压降低。预防性或治疗性的单次或持续输注去氧肾上腺素可以减少剖宫产脊髓麻醉引起的低血压的发生率和严重程度。与麻黄碱相比，去氧肾上腺素减少了胎儿酸中毒的发生。
- 妊娠期间，母体的氧合血红蛋白解离曲线逐渐右移，而胎儿的氧合血红蛋白解离曲线左移。这有利于氧气从母体血红蛋白转运至胎儿血红蛋白。即使给母体吸入纯氧，胎儿的血氧饱和度也不会超过 60%。在孕早期，母体 $PaCO_2$ 从 40 mmHg 降低至约 30 mmHg，便于二氧化碳通过胎盘转运，该转运主要受限于胎盘血流量而非单纯扩散。
- 分娩是一个连续的过程，可分为第一、第二和第三产程。第一产程包括从厚实闭合的宫颈管扩张开始，直到宫颈管扩大至开口约 10 cm 以便胎儿可以娩出。这一阶段可再分为潜伏期和活跃期。
- 椎管内镇痛是减少分娩疼痛最可靠和最有效的方法。为了达到完善的分娩镇痛，第一产程的阻滞范围需要达到 T_{10} 至 L_1 平面，而在第二产程则需要扩大到 S_2 至 S_4 平面。
- 与不用药或者静脉给予阿片类药物镇痛相比，椎管内的分娩镇痛可能会延长第二产程，但并不增加剖宫产的风险。早期硬膜外镇痛与晚期相比，不会增加剖宫产风险或延长第一产程。
- 与其他阿片类药物静脉镇痛比较，瑞芬太尼患者自控镇痛（patient controlled analgesia，PCA）具有镇痛效果好，胎儿效应小的优点。但其镇痛效果不如椎管内分娩镇痛，且需要对产妇进行仔细的氧合与通气监测。
- 全球妊娠并发高血压的比例为 5% ～ 10%，可导致母婴死亡。先兆子痫患者发生颅内出血、肺水肿及凝血功能障碍的风险增加。收缩期和舒张期血压高于 160/110 mmHg 时应进行治疗，以防止颅内出血。
- 脓毒症是英国和美国孕产妇发病率和死亡率的主要原因。已证实早期识别和治疗可以改善预后。

妊娠及分娩期生理改变

妊娠、围生期，母体解剖学和生理学的实质性改变继发于：①激素活性的变化；②增大的子宫导致机械性压迫；③胎儿胎盘系统导致的母体新陈代谢需求的增加和生化的改变。这些变化对麻醉药理学和生理学有着重要影响，因此妊娠期麻醉管理有特殊的要求。对于合并其他疾病的产妇，麻醉管理要求更高。

心血管系统的改变

心血管系统的改变贯穿整个妊娠期，包括：①解剖变化；②血容量增加；③心输出量增加；④血管阻力下降；⑤仰卧位低血压。表 62.1 和以下各节将进行详细说明。

体格检查和心脏评估

正常孕妇心血管系统的变化也是十分显著的。心脏听诊可以闻及第一心音（S1）增强以及三尖瓣、二尖瓣先后关闭产生第一心音的分裂音。在孕晚期通常可闻及第三心音（S3）。由于血容量增加和血液湍流，在少数妊娠者甚至可闻及第四心音（S4）。但 S3 和 S4 都没有明显的临床意义。另外，在胸骨左缘常可闻及特征性的 2/6 级收缩期喷射样杂音，这是由于心脏容量增加造成三尖瓣环扩张后轻度反流所致。妊娠期心电图和心脏超声的变化详见表 62.1。子宫增大引起的膈肌抬高使心脏向左前移位，正常孕妇常见左室肥厚及轴向左偏。如果孕妇出现胸痛、晕厥、更高级别的心脏杂音、心律失常或心衰症状（如缺氧或有临床意义的呼吸短促），应该进行相应的诊断或转诊治疗。

血容量

由于肾素-血管紧张素-醛固酮系统亢进所导致的水钠潴留，母体血容量从孕早期就开始增加。导致这些变化的原因可能是孕囊分泌的孕酮不断增加。与非孕期相比，足月产妇血浆蛋白的浓度降低，其中白蛋白减少 25%，总蛋白减少 10%[1]。因此在整个孕期中，孕妇的血浆胶体渗透压从 27 mmHg 逐渐下降到 22 mmHg[2]。足月孕妇的血容量相比孕前，增加了约 50%～55%，血容量的增加为分娩时失血做好了准备。大约产后 6～9 周，产妇血容量回到孕前水平。

心输出量

与孕前相比，孕妇心输出量在孕早期的后段大约增加 35%～40%，在孕中期后段继续增加 40%～50%[3-5]，孕晚期则维持不变。此时心输出量的增加是由于每搏量（25%～30%）和心率（15%～25%）的增加所致[6-7]。在分娩时心输出量进一步增加，并随每次宫缩而波动。与分娩前相比，心输出量在第一产程增加 10%～25%，在第二产程增加约 40%。分娩结束时心输出量增至最大值，与产前相比，此时的心输出量增加了 80%～100%[8]。这种心输出量的骤增是由于分娩后子宫收缩引起血液自体回输、胎盘绒毛间隙剥离

表 62.1 妊娠期心血管系统的改变

心血管参数	足月参数变化值（对比非妊娠期）
血容量	增加 35%～45%
血浆容积	增加 45%～55%
红细胞容积	增加 20%～30%
心输出量	增加 40%～50%
每搏输出量	增加 25%～30%
心率	增加 15%～25%
血压和血管阻力	
体循环阻力	降低 20%
肺血管阻力	降低 35%
中心静脉压	无变化
肺毛细血管楔压	无变化
股静脉压	增加 15%
临床检查	
心电图	心率依赖性 PR 间期和 QT 间期缩短 QRS 轴轻度右偏（孕早期） QRS 轴轻度左偏（孕晚期） 左胸导联和肢体导联 ST 段压低（1 mm） 左胸导联和肢体导联 T 波平坦 Ⅲ导联小 Q 波和 T 波倒置
超声心动图	心脏左前移位 右心增大 20% 左心增大 10%～12% 左室偏心性肥厚 射血分数增大 二尖瓣、三尖瓣、肺动脉瓣环扩张 主动脉瓣环未扩张 三尖瓣和肺动脉瓣反流常见 偶有二尖瓣反流（27%） 可能合并轻微心包积液

Data from references Bucklin BA, Fuller AJ. Physiologic Changes of Pregnancy. In：Sures MS, Segal BS, Preston RL, Fernando R, Mason CL, eds. Shnider and Levinson's Anesthesia for Obstetrics. 5th ed. Philadelphia：Lippincott Williams & Wilkins 2013；Kron J, Conti JB. Arrhythmias in the pregnant patient：current concepts in evaluation and management. J Interv Card Electrophysiol. 2007；19：95-107；and Conklin KA. Maternal physiologic adaptations during gestation, labor, and puerperium. Semin Anesth. 1991；10：221-234

导致的循环容积减少，以及主动脉-腔静脉的压迫解除后下肢静脉压的下降。对于合并心脏病的孕产妇而言，心输出量的剧烈波动是其分娩后的一项独立危险因素，特别是对于那些合并心脏瓣膜狭窄和肺动脉高压的孕产妇。心输出量在产后24 h内逐渐恢复到产前水平，这取决于分娩方式和失血量[9]。产后2周，心输出量大幅下降，分娩后12～24周则恢复至孕前水平[10]。

外周血管阻力

尽管妊娠期间的心输出量和血浆容积增加，但是其外周血管阻力降低还是可以导致体循环血压下降。外周血管阻力减小是由于孕酮和前列腺素舒张血管的作用和子宫胎盘血管床阻力的减小[11]。孕妇的收缩压、舒张压和平均动脉压受其体位和分娩次数的影响，但是这些血压参数在20周时都会下降5%～20%，直到足月后才逐渐升高向孕前水平接近[12-14]。动脉舒张压下降的幅度大于收缩压，故脉压略增大。尽管孕妇血浆容积增加，但是由于同时伴随着静脉储存容积的增加，所以中心静脉压和肺毛细血管楔压保持不变[6]。

主动脉-腔静脉压迫

仰卧位时妊娠子宫压迫主动脉-腔静脉导致血压下降。几乎所有足月分娩的孕妇下腔静脉都受到压迫[15]，但只有8%～10%的孕产妇出现了仰卧位低血压综合征[16]（也称为主动脉-腔静脉压迫综合征）。仰卧位综合征定义为平均动脉压下降幅度大于15 mmHg，且心率升高幅度大于20次/分，临床表现为出汗、恶心、呕吐和神志改变。足月孕产妇在仰卧位时下腔静脉几乎被完全压扁，进而导致下腔静脉回流受阻，以及硬膜外静脉、奇静脉和椎静脉回流代偿性增加（图62.1A）。另外，15%～20%的孕妇会出现主动脉-髂动脉受压。下腔静脉在仰卧位时受压不仅导致每搏输出量和心输出量降低10%～20%（图62.1B），还可以加重下肢静脉血淤积，进而增加足踝水肿、下肢静脉曲张甚至下肢深静脉血栓形成的风险。

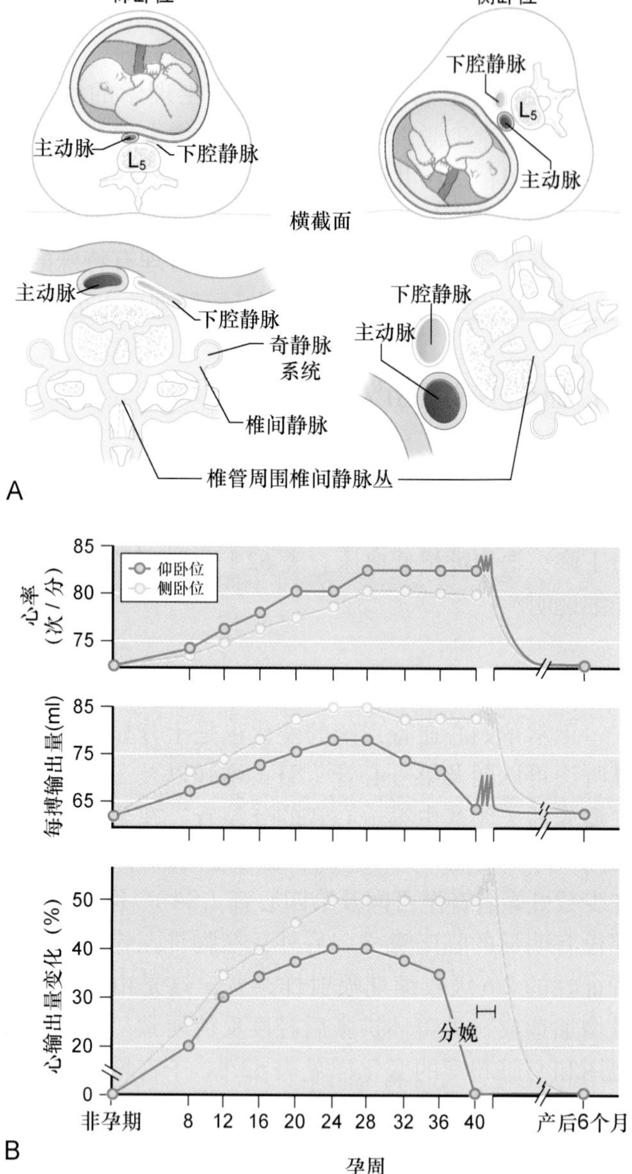

图62.1　**主动脉-腔静脉压迫示意图。**（A）妊娠子宫仰卧位时对主动脉-腔静脉的压迫和侧卧位时解除压迫的横截面示意图。（B）不同妊娠时期孕妇仰卧位和侧卧位心率、每搏输出量和心输出量的改变（Reprinted with permission from Bonica JJ，ed. Obstetric Analgesia and Anesthesia. Amsterdam：World Federation of Societies of Anaesthesiologists；1980.）

大多数孕妇可以代偿仰卧位时主动脉受压所导致的低血压。其中一个代偿机制是反射性地增加交感神经活性，进而提高外周血管阻力，在心输出量降低的情况下维持动脉血压的稳定。由此可见，对于进行椎管内麻醉和全身麻醉的产妇，麻醉降低了交感神经张力，损害了机体的血压代偿反应，从而增加了仰卧位时低血压的风险。

因此，进行椎管内阻滞下分娩镇痛或剖宫产的孕妇应避免仰卧体位。左侧卧位可以减轻产妇腹主动脉和下腔静脉的压迫，减小血压的降低幅度，从而维持子宫和胎儿血流的稳定。左侧卧位的摆放可以通过旋转手术台保持患者左侧倾斜，或者在患者右侧臀部下垫一个高10～15 cm的毯子或楔形垫实现（目标为向左倾斜15°）。

近年来，子宫左移这一操作受到了挑战。对健康孕妇志愿者进行的一项MRI研究发现，仰卧位与左倾斜15°相比，下腔静脉的血容量并无明显差别，但当左倾30°时，下腔静脉血流量确实增加[15]。另外，在椎管内麻醉下进行择期剖宫产手术的健康女性，随机分为仰卧位组和左倾15°组，术中输注去氧肾上腺素，发现新生儿的酸碱状态并没有差别。然而仰卧位组心输出量降低，去氧肾上腺素的需求量更多[17]。对于何类孕产妇子宫左移有效以及不影响手术的情况下左倾的最大角度是多少还需要进行深入的研究。同时，在椎管内麻醉或全麻诱导期间，以及母亲低血压或胎儿窘迫时，应使子宫保持左倾。

呼吸系统变化

妊娠期呼吸系统的显著变化包括：①上呼吸道的变化；②肺容量及分钟通气量的变化；③氧耗及代谢速率的变化（表 62.2）。

上呼吸道

妊娠期孕妇毛细血管充盈，口咽、喉以及气管组织脆性增加，黏膜表层水肿，不仅增加了上呼吸道操作时出血的风险，也增加了面罩通气困难和气管插管的风险。所以，对上呼吸道进行任何操作，如吸痰、气管插管、喉镜暴露等，都要求动作尽可能轻柔以预防上呼吸道损伤出血（应该避免经鼻操作）。另外，由于气道水肿，面罩通气时气道梗阻的风险增大，喉镜暴露和气管插管也变得更加困难。拔管后，气道可能会因为水肿而受损，增加了麻醉苏醒早期阶段气道梗阻的风险。

表 62.2　妊娠足月产妇呼吸系统的变化

呼吸系统参数	近足月期参数值与孕前期的比值（%）
分钟通气量	增加 45% ～ 50%
呼吸频率	增加 0% ～ 15%
潮气量	增加 40% ～ 45%
肺容积	
补吸气量	增加 0% ～ 5%
潮气量	增加 40% ～ 45%
补呼气量	减少 20% ～ 25%
残气量	减少 15% ～ 20%
肺容量	
肺活量	无改变
吸气量	增加 5% ～ 15%
功能残气量	减少 20%
肺总量	减少 0% ～ 15%
氧耗	
足月	增加 20% ～ 35%
第一产程	比产前增加 40%
第二产程	比产前增加 75%
肺功能	
FEV_1	无变化
FEV_1/FVC	无变化
闭合容积	无变化

Data from Conklin KA. Maternal physiologic adaptations during gestation, labor, and puerperium. Semin Anesth. 1991；10：221-234

因此，为了减少孕妇呼吸道水肿导致的气管插管困难，应该尽量减少喉镜暴露的次数并且使用较小型号的气管导管（内径 6.0 ～ 7.0 mm）[18-19]。对于合并先兆子痫、上呼吸道感染，以及阴道分娩时主动用力导致静脉压升高的产妇，其呼吸道水肿的程度可能更加严重[20]。此外，由于孕妇体重和乳房组织增加，特别是矮胖体型的孕妇，可能导致喉镜暴露困难。因此，所有孕妇在进行气管插管之前都应该保持良好的插管体位，并且准备好所有合适的插管工具。产科麻醉科医师协会和困难气道学会的《产科插管困难和插管失败的管理指南》中建议，产科的全身麻醉中应使用可视喉镜[21]。

通气和氧合

胎盘和胎儿的不断生长导致氧耗和二氧化碳生成量增加，比起妊娠前，孕妇的分钟通气量在整个妊娠期间增加了 45% ～ 50%。分钟通气量的增加是因为潮气量增大和呼吸频率的轻微增快。母体孕早期分钟通气量的增加，使 $PaCO_2$ 从 40 mmHg 下降至 30 mmHg 左右。然而，由于肾代偿性地增加了碳酸氢根离子的分泌（足月时的碳酸氢根通常为 20 ～ 21 mEq/L），动脉血 pH 维持轻度偏碱状态（通常为 7.42 ～ 7.44）。由于过度通气和肺泡内 CO_2 降低，妊娠早期母体吸入空气时 PaO_2 超过 100 mmHg。仰卧位时母体 PaO_2 值逐渐正常甚至稍降低，最可能的解释是尽管孕妇通气时潮气量正常，但是存在小气道关闭和肺内的分流。孕妇由平卧位改为侧卧后可改善氧合。妊娠期间，母体的氧合血红蛋白解离曲线右移，足月时，P_{50}（氧合血红蛋白达 50% 时的氧分压）从 27 mmHg 增至 30 mmHg 左右[22]。母体较高的 P_{50} 和胎儿较低的 P_{50} 意味着胎儿血与氧气的亲和力更高，且促进了氧气通过胎盘释放。表 62.3 概述了妊娠与非妊娠女性的血气分析结果。

足月孕产妇氧耗增加 20% ～ 35%，分娩第一产程的氧耗较产前上升 40%，第二产程则上升 75%。在分娩时由于疼痛导致产妇出现严重的过度通气时，$PaCO_2$ 可降低至 20 mmHg 以下。

表 62.3 妊娠期动脉血气测定

血气指标	妊娠	非妊娠
$PaCO_2$（mmHg）	30	40
PaO_2（mmHg）	103	100
HCO_3^-（mmol/L）	20	24
pH	7.44	7.4
P_{50}（mmHg）	30	27

肺容量

妊娠期间，潮气量在妊娠早期增加 20%，足月时则增加到 45% 以上。孕妇不断增大的子宫将横膈推向胸腔，足月时功能残气量（functional residual capacity，FRC）下降 20%（见表 62.2）[23]。FRC 下降是由于补呼气量（expiratory reserve volume，ERV）和残气量（residual volume，RV）等量降低。然而，闭合容积（closing capacity，CC）维持不变，导致 FRC/CC 比值下降，进而导致肺容量减少时小气道快速闭合。特别是当孕妇仰卧位时，许多小气道的 FRC 甚至小于 CC，导致肺不张的发生率升高。妊娠期间肺活量无变化。因此，分钟通气量增加和 FRC 下降导致孕妇肺泡中吸入麻醉药的浓度上升得更快。妊娠期间肺功能参数无显著变化。

由于氧储备降低（继发于 FRC 下降）和氧耗增加（由于新陈代谢率上升），孕妇在全身麻醉（简称全麻）诱导期比非妊娠妇女更容易出现氧饱和度下降和低氧血症。为了减少这些生理变化导致的低氧血症并推后患者缺氧出现的时间，孕妇全麻诱导前进行预充氧对患者的安全至关重要。建议以呼气末氧分数大于 0.9 为目标吸入 100% 氧气进行预充氧（通常可在麻醉诱导前进行 2 ～ 3 分钟的预充氧）（见第 44 章）。尽管在非妊娠患者中，鼻导管吸入高流量湿化了的氧气已被证明与常规的预充氧一样有效，但对于足月妊娠的孕妇，还未证明此操作可达到满意的预充氧水平[24]。孕妇呼吸道水肿加重了通气和气管插管的困难程度，并进一步增加了妊娠期间全麻并发症的风险。

消化系统变化

妊娠中期后，孕妇在全麻诱导时发生胃内容物反流误吸以及发生吸入性肺炎的风险增加。妊娠子宫将胃及幽门向头侧推移，导致横膈下食管向胸腔移位，降低了食管下段括约肌的张力。妊娠期间孕酮和雌激素水平升高，进一步降低了食管下段括约肌的张力。胎盘分泌的胃泌素可以促进胃壁分泌氢离子，从而使孕妇胃内 pH 降低。上述消化系统的改变及增大的子宫对胃的挤压进一步增加了孕妇出现胃酸反流误吸的风险。孕妇反流性食管炎比较常见（烧心症状），并随着妊娠继续而不断加重[25]。孕妇的胃排空时间并未延长[26]，但是，分娩、疼痛、焦虑、阿片类药物的使用会降低胃排空能力，胃内容物的增加进一步增大了反流误吸的风险。单独使用局麻药进行硬膜外麻醉不会延长胃排空时间，相比之下，硬膜外注射芬太尼可以延长胃排空时间[27]。

所有孕妇应被视为饱胃患者，在麻醉诱导期间发生胃内容物反流误吸的风险增大。因此，超过孕中期的孕妇进行全麻时必须采取规范的措施，包括使用非颗粒型抑酸药、实施快速顺序诱导技术、环状软骨压迫和气管插管等以降低误吸风险。

肝胆系统变化

孕妇肝血流没有明显的变化。其肝功能指标，包括天冬氨酸转氨酶（aspartate aminotransferase，AST）、丙氨酸转氨酶（alanine aminotransferase，ALT）和胆汁酸都处于正常水平的上限。由于胎盘分泌增加，碱性磷酸酶浓度将翻倍。孕妇血浆蛋白和白蛋白浓度降低，导致高蛋白结合率的药物在血浆中游离浓度上升。从孕 10 周到产后 6 周，患者的血浆胆碱酯酶活性下降 25% ～ 30%[28-30]。胆碱酯酶活性下降可能并不明显延长琥珀胆碱的临床肌松效应，但在拔除气管导管之前仍应判断孕妇的肌松恢复状况。妊娠期胆囊排空不完全且胆汁成分发生改变，从而导致孕妇患胆囊疾病风险增加。急性胆囊炎是妊娠急腹症的第二大常见病因，发病率为 1/10 000 至 1/1600[31]。

肾变化

孕妇的肾血流量和肾小球滤过率（glomerular filtration rate，GFR）升高。肾血流量在孕中期增加了 60% ～ 80%，孕晚期增加了 50%。妊娠第 3 个月时，GFR 比基线高 50%，并持续增加至产后 3 个月[32]。由于妊娠期肌酐、尿素氮和尿酸清除率上升，正常孕妇血浆尿素氮和肌酐的实验室正常值上限下降了大约 50%。由于孕妇的肾小管重吸收能力下降，其尿蛋白和尿糖水平通常增高。孕妇 24 h 尿蛋白定量正常值的上限为 300 mg。

血液系统的变化

如前所述，妊娠期间血容量增加。足月时，血浆容量比孕前增加了大约 50%，而红细胞容积仅增加了大约 25%。妊娠期血浆容量的相对增加导致孕妇生理性贫血，血红蛋白通常在 11.6 g/dl 左右。在妊娠期间任何时候血红蛋白低于 11.6 g/dl 都应警惕发生贫血。由于孕期心输出量增加，孕妇生理性贫血并不导致机体氧供减少。足月时额外增加的大约 1000 ～ 1500 ml 的血容量，有助于弥补阴道分娩（300 ～ 500 ml）和标准术式剖宫产中预计的失血量（800 ～ 1000 ml）。分娩后，排空的子宫收缩会产生超过 500 ml 的自体血回输，弥补了分娩中丢失的血液。

白细胞增多是妊娠期的一种常见现象，通常与感染无关。白细胞增多是指白细胞（white blood cell，WBC）计数大于 10 000/mm^3。在妊娠期间，WBC 计数的正常范围可以高达 13 000/mm^3。WBC 计数可能随着分娩时间的延长而增加[33]。产后第一周，WBC 数目开始下降，但可能需要数周或数月才能降至孕前水平[34]。

凝血功能

孕期血液系统处于高凝状态，尤其是凝血因子Ⅰ（纤维蛋白原）和凝血因子Ⅶ显著增加，其他凝血因子轻度增加（见表 62.4）。凝血因子Ⅺ和ⅩⅢ则降低，凝血因子Ⅱ和Ⅴ通常保持不变。抗凝血酶Ⅲ和 S 蛋白在妊娠期间降低，C 蛋白水平保持不变[35]。这些变化导致正常孕妇的凝血酶原时间（PT）和部分凝血活酶时间（PTT）缩短约 20%。由于血液稀释，足月时血小板计数可保持正常或略有下降（10%）；但是，8% 的健康产妇血小板计数低于 150 000/mm^3[36]，如果没有合并其他血液系统疾病，一般是血小板减少造成的，但其血小板计数通常不会降低至 70 000/mm^3 以下。这种妊娠期血小板减少与异常出血无关。妊娠期血小板的减少与血液稀释和血小板寿命缩短有关，是一种排除性诊断。必须排除其他诊断，例如特发性血小板减少性紫癜和以溶血、肝酶升高和血小板计数减少为特征的综合征（hemolysis，elevated liver enzymes，and low platelets，HELLP）（详见母体合并症、凝血功能障碍部分）。

表 62.4 足月时凝血功能的变化

促凝血因子	
增加	Ⅰ，Ⅶ，Ⅷ，Ⅸ，Ⅹ，Ⅻ、vWF
减少	Ⅺ，ⅩⅢ
无变化	Ⅱ，Ⅴ
抗凝血因子	
增加	无
减少	抗凝血酶Ⅲ、S 蛋白
无变化	C 蛋白
血小板	减少 0% ～ 10%

血栓弹力图（thromboelastography，TEG）是一种止血试验，用于测量血栓形成和裂解的动力学，它可以提供有关凝血变量的信息，包括血小板功能以及其他凝血因子的功能（另见第 50 章）。在妊娠末期，TEG 分析显示血液处于高凝状态，包括血凝块形成的启动时间（R）缩短、达到特定血凝块强度时间（K）缩短、血凝块生成速率（α）增加，以及血凝块强度（MA）增加[37]。虽然 TEG 分析中各参数变化出现的时间和程度不同，但大多数变化从孕早期就已开始[38]。

神经系统变化

孕妇对吸入麻醉药和局麻药的敏感性增高，吸入麻醉药的最低肺泡有效浓度（MAC）降低。动物实验研究显示，妊娠动物的 MAC 下降 40%[39-40]，人类在孕早期的 MAC 下降 28%[41]。然而，根据一项脑电图研究显示，在妊娠和非妊娠状态下，七氟烷对大脑的麻醉作用是相似的，这表明 MAC（即 50% 的患者对伤害性刺激无体动）的降低发生在脊髓水平[42]。孕妇 MAC 下降的潜在机制依然不明，可能有多种因素参与，孕激素在其中可能也发挥了一定的作用。

孕妇对局麻药更加敏感，椎管内麻醉药物的需要量在足月时减少了 40%。足月产妇硬膜外静脉扩张、硬膜外脂肪组织增多，导致硬膜外腔容积和蛛网膜下腔脑脊液（cerebrospinal fluid，CSF）的容量均减少，这些改变虽然促进了局麻药的扩散，但实际上从孕早期开始，主动脉-腔静脉还未受到明显压迫或其他机械压力相关的改变还未发生时，孕妇椎管内麻醉的局麻药需要量就开始下降了[43]，所以，孕妇麻醉敏感性上升和局麻药需求量下降可能是由妊娠本身导致的。

子宫和胎盘生理

胎盘是一个重要的器官，从受精卵着床子宫壁到胎儿出生，胎盘经历了巨大的变化。胎盘由母体和胎儿的组织共同构成，母体和胎儿的血液循环在胎盘交汇，是两系统生理交换的平台。胎盘包括基蜕膜和绒毛膜两部分，中间被绒毛间隙所分隔。母体血液通过子宫动脉进入胎盘，通过螺旋动脉到达绒毛间隙，然后向绒毛膜移动，途经进行物质交换的胎儿绒毛后，流回基板上的静脉，最后通过子宫静脉离开子宫。胎儿血液通过两条脐动脉到达胎盘，形成穿过绒毛的脐毛细血管。经胎盘交换后，富含氧气、营养物质且已排除废物的血液通过一条脐静脉再返回胎儿体内。

子宫血流

了解孕妇子宫胎盘血流状况对制订适当的临床方案是十分重要的。妊娠期间子宫的血流量逐渐增加，从孕前的大约 100 ml/min 逐渐增多至足月期的 700 ～ 900 ml/min（约占心输出量的 10%）[44-45]。大约 80% 的子宫血流灌注至胎盘绒毛间隙，其余的血流则灌注至子宫肌层。妊娠期间子宫血流的自我调节能力很低，血管床基本上处于完全扩张状态。子宫和胎盘血流量取决于母体的心输出量，与子宫灌注压呈正相关，与子宫血管阻力呈负相关。子宫灌注压在母体发生低血压时降低，其原因包括：失血或脱水导致血容量减少、全身麻醉或椎管内麻醉导致的循环阻力降低或主动脉-腔静脉受压。子宫静脉压的升高也降低子宫灌注压，常见于主动脉-腔静脉受压、子宫收缩时间过频或过长，以及第二产程腹肌用力时间过长（Valsalva 动作）等。另外，产妇分娩时由于疼痛剧烈，过度通气会导致严重的低碳酸血症（$PaCO_2 < 20$ mmHg），可能减少子宫的血流，导致胎儿低氧血症和酸中毒。只要避免椎管内麻醉时的低血压，椎管内麻醉本身并不影响子宫的血流，所以无论是椎管内麻醉还是全身麻醉，都应该及时纠正母体低血压。

内源性儿茶酚胺和外源性血管升压药都有不同程度的增加子宫动脉阻力和减少子宫血流的作用，具体取决于给药种类和剂量。对妊娠母羊的研究显示，α 受体激动剂甲氧明和间羟胺可以增加子宫动脉阻力从而减少子宫血流，但是麻黄碱在升高母体动脉血压的同时不减少子宫的血流[46]。因此，麻黄碱通常被认为是治疗产妇椎管内麻醉低血压的首选药物。但是越来越多的临床试验却显示了完全相反的结果，即去氧肾上腺素（α 受体激动剂）用于预防和治疗孕妇椎管内麻醉引起的低血压，不仅升压效果比麻黄碱好，并且可以减少胎儿酸中毒和碱缺失的发生[47-50]。椎管内麻醉及全身麻醉低血压的其他预防和治疗措施将在剖宫产麻醉一节中讨论。

胎盘交换

氧气转运

影响母体和胎儿间氧气交换的因素较多，包括母体-胎儿的胎盘血流比值、母体-胎儿循环的氧分压梯度、胎盘的扩散交换能力，以及母体、胎儿各自的血红蛋白浓度、氧亲和力和血液酸碱度（Bohr 效应）。胎儿的氧离曲线左移（氧亲和力较高）和母体氧离曲线右移（氧亲和力较低）有利于氧气从母体转运至胎儿。与母体血红蛋白（P_{50}：27 mmHg）相比，在氧饱和度为 50% 时胎儿的血氧分压较低（P_{50}：18 mmHg），其血红蛋白对氧气具有较高的亲和力。即使孕妇吸入 100% 的纯氧，胎儿的血氧分压（通常为 40 mmHg）也不会超过 60 mmHg[51]。动物实验显示，在母体氧供下降至正常值的 50% 之前，胎儿的氧需可以通过加强氧的解离来维持[52-53]。CO_2 很容易透过胎盘，从胎儿到母亲的转运仅受限于胎盘血流，而不受扩散能力的影响。

药物转运

母体-胎儿之间的交换，可通过四种机制中的任一种发生：单纯扩散、易化扩散、转运体介导机制和囊泡运输[54]。大多数药物的分子量小于 1000 道尔顿且为非解离状态，可以通过单纯扩散透过胎盘。药物扩散的速度和峰值取决于多种因素，包括母体-胎儿浓度梯度、母体蛋白结合率，以及药物的分子量、脂溶性和解离程度。最终有多少药物进入胎儿体内，主要由母体的血药浓度决定。非去极化肌松药的高分子量和低脂溶性特性决定了其通过胎盘的能力有限。琥珀胆碱分子量较小但解离程度较高，因此，临床剂量的琥珀胆碱难以通过胎盘屏障。所以，全身麻醉下行剖宫产手术一般不会导致胎儿或新生儿的肌肉松弛。由于肝素和格隆溴铵解离程度高，极少通过胎盘。相比较而言，挥发性麻醉药、苯二氮䓬类药物、局麻药物和阿片类药物由于分子量较小，易透过胎盘。右美托咪定虽然可能透过胎盘屏障，但多数储存在胎盘里，进入胎儿体内的量很少[55]。一般认为容易透过血脑屏障的药物也易透过胎盘，因此大多数作用于中枢的全身麻醉药会透过胎盘影响胎儿。目前还缺乏关于布比卡因脂质体和舒更葡糖等新药物胎盘转移的证据。

胎儿血液比母体血液偏酸，较低的 pH 导致弱碱性药物（例如局麻药物和阿片类药物）以非离子形态通过胎盘进入胎儿血液后变为离子状态。这些离子化的药物通过胎盘返回母体的阻力更大，从而不断蓄积在胎儿体内，甚至高于母体血药浓度，这一过程被称为“离子障”。胎儿窘迫时（胎儿酸血症），高浓度弱碱性药物更容易蓄积[56]。高浓度的局麻药物降低新生儿的肌张力。尤其是局麻药误注入血管内时，极高浓度的局麻药物会对胎儿产生各种影响，包括心动过缓、室性心律失常、酸中毒和严重的心脏抑制等。特殊的麻醉和镇痛药物的胎盘转运和胎儿摄取将在后面分娩镇痛和剖宫产麻醉方法的内容中进行详细叙述。

胎儿的血液循环及生理

妊娠期间胎儿血容量不断增加，胎儿-胎盘血液循环中大约有 1/3 的血液在胎盘中运行[57]。孕中期和孕晚期的胎儿血容量约为 120 ～ 160 ml/kg[58]。因此，正常的足月胎儿血容量大约有 0.5 L。尽管胎儿的肝功能还没有成熟，但已可以不依赖母体循环系统合成凝血因子。胎儿血浆中凝血因子的浓度随着孕周增加而不断上升，并且不通过胎盘屏障。然而，胎儿组织损伤后血液凝结能力仍弱于成人。

胎儿血液循环的解剖特点有助于降低脐静脉血中高浓度药物带来的风险。胎儿大约 75% 的血液首先通过脐静脉进入肝进行代谢（首过效应），明显降低了进入大脑和心脏血液中的药物浓度。胎儿和新生儿的肝酶系统代谢活性低于成人，但是依然可以代谢大多数药物。另外，药物通过胎儿的静脉导管进入下腔静脉，在进入门静脉和肝循环前，被来自下肢和盆腔脏器不含药物的血液稀释。胎儿循环的这些独特解剖特点增加了母体-胎儿间药物代谢动力学的复杂性。

产程

分娩起始于反复的子宫收缩和随之造成的宫颈扩张，最后形成通道便于胎儿由子宫经产道娩出。实际上，分娩的准备工作在分娩活跃期之前几小时或几天就开始了，即通过炎性细胞的浸润和局部细胞因子的释放介导炎症反应，促进宫颈软化。目前尚不明确调控自然分娩启动所需要的信号通路，规律而有序的宫缩使宫颈进行性扩张直至消失。如果产妇到了预产期却没有启动自然分娩，可以根据胎儿或母亲的适应证，通过各种药物或方法作用于胎儿和母体来触发分娩[59]。

分娩是一个连续的过程，常分为第一产程、第二产程和第三产程。第一产程从规律的、痛苦的宫缩开始，宫颈由厚实、闭合的管道扩张至大约 10 cm 的开口，便于胎儿娩出。这一阶段可以进一步分为潜伏期和活跃期。第二产程是宫口全开直至胎儿娩出。第三产程为胎盘娩出期。Emanuel Friedman 对第一产程的过程特点最先进行了研究，他将宫颈扩张-时间关系描述成 S 形曲线（图 62.2A）。这种 S 形的曲线关系已被质疑，因为几乎没有证据表明宫颈在宫口开全（大约 10 cm）之前存在一个减速期。然而，第一产程被分为宫颈缓慢扩张的潜伏期和宫颈快速扩张的活跃期的观点，已经受到了时间和现代技术的考验[60-61]。考虑到当代产科人口中孕产妇年龄偏大、母婴体型增大，在对 62 415 例产妇进行分析后，提出了一种新的分娩曲线[62-63]。新旧曲线的主要区别在于潜伏期何时向活跃期过渡，过去认为这个过渡点是宫颈口扩张至 4 cm 时，然而，新的曲线显示，多产和未产的产妇都在宫颈口扩张至 6 cm 时开始进入分娩活跃期（图 62.2B）。

异常分娩包括分娩潜伏期异常缓慢、活跃期停滞以及胎头下降停滞（第二产程失败）。异常分娩又称为难产，常见原因是异常子宫收缩、头盆不称或胎位不正。难产的诊断主要根据产程分娩指标偏离人群的正常值，然而，产妇个体间正常分娩的产程指标也存在显著的差异。产程的差异受到人群因素和基因因素的影响[60-61, 64-67]。通常而言，经产妇分娩的速度更快，大体重产妇、高龄产妇和巨大胎儿与分娩迟缓有关[60, 65, 68]。已经有流行病学研究证实了遗传因素对产程有影响[69]，特别是 β_2 肾上腺素受体和催产素受体结构的多样性导致了不同产妇的产程差异[64-66]。部分产妇对内源性或外源性催产素的反应异常低下，可导致子宫收缩异常；同理，若对内源性或外源性的 β_2 肾上腺素受体激动剂的反应异常增高，可能会抑制宫缩。

分娩监测和胎儿监测

分娩中的胎儿监测是为了尽可能准确评价胎儿状态和尽早发现胎儿窘迫，以便于采取相应的干预措施来避免发生胎儿永久性的损伤。电子胎儿监测（electronic fetal monitoring，EFM）是一种对胎心率（fetal heart rate，FHR）和宫缩的联合监测，胎心监测自从 20 世纪 60 年代发明以来迅速且广泛地被应用[70]，监测者对胎心变化曲线的解读存在较大的差异[71-72]。一项 meta 分析显示，比起间断胎心听诊，电子胎儿监测能更好地降低胎儿风险［相对危险度（RR）为 0.5］，但不能降低围生期胎儿的死亡率和脑瘫的风险[73]。已有研究证明，电子胎儿监测增加了剖宫产和助产术的采用率[73-74]。

2009 年美国妇产科学会（American College of Gynecology，ACOG）对胎心监测相关名词的定义、

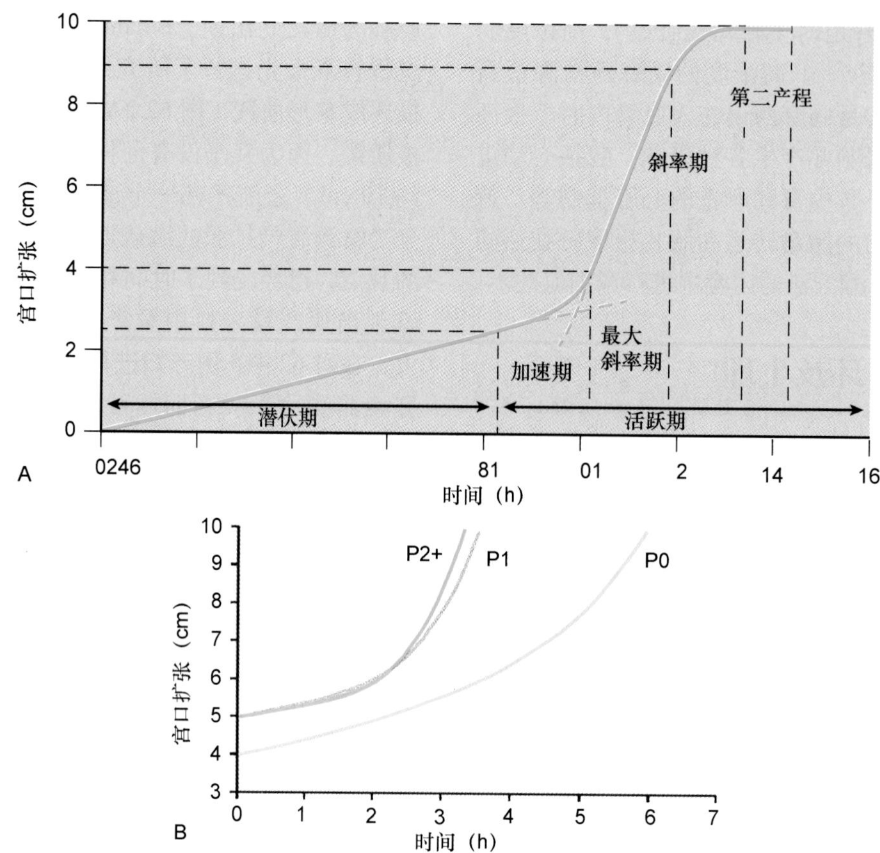

图 62.2 **宫口扩张示意图：**（A）Friedman 宫口扩张的 S 形曲线原始模型图，基于 500 例足月初产妇的分析得出的。（B）更新后的曲线，消除了减速阶段，并将激活阶段开始的阈值从 4 cm 更改为 6 cm。P0，初产妇；P1，生产过 1 次的产妇；P2 +，生产过 2 次及以上的产妇（Reproduced with permission from［A］Friedman E. Primigravid labor：a graphicostatistical analysis. Obstet Gynecol. 1955；6：567-589；and［B］Zhang J，Landy HJ，Brand DW，et al. Contemporary patterns of spontaneous labor with normal neonatal outcomes. Obstet Gynecol. 2010；116：1281-1287. doi：10.1097/AOG.0b013e318fdef6e.）

图形的解读和临床处理进行了重新修正[74]。最新的指南建议将在后面详述，相关专用术语在框 62.1 中列出。正确理解宫缩和胎心监测指标及临床意义，对麻醉科医师、产科医师、产科护士和助产士能否在紧急情况下进行良好的沟通至关重要。

宫缩监测

宫缩可通过宫外分娩力监测，也可通过宫腔内压力传感器监测。宫外监测只能用于测量宫缩的频率，而宫内监测可以定量测量宫腔内的压力。Montevideo 数值常被产科医师用来评估子宫收缩是否充分。Montevideo 数值是用宫缩强度（以 mmHg 为单位，用宫内压力导管测量）乘以 10 分钟内宫缩发生的次数。

ACOG 指南建议将 30 min 的时间窗内每 10 min 的宫缩次数的平均值作为定量指标[74]。将正常的子宫收缩定义为 30 min 的时间窗内每 10 min 子宫收缩平均小于或等于 5 次。子宫收缩过频被定义为 30 min 的时间窗内每 10 min 宫缩平均超过 5 次。宫缩过频多见于自然分娩或引产，可以分为有胎心减速的宫缩过频和无胎心减速的宫缩过频。可根据分娩时具体的临床状况来对宫缩过频进行不同的治疗，但大多包括舌下含服或静脉注射硝酸甘油[75]来暂时松弛子宫，或使用 β_2 受体激动剂如特布他林。

胎心率曲线

胎心率（FHR）监测通常是通过体表超声多普勒探头（宫外监测）完成的，但必要时会使用胎儿头皮电极来获得连续准确的 FHR 监测（宫内监测）。宫内监测时通过头皮电极采集的胎儿心电图 R 波的波峰或波谷电压来测量 FHR。值得注意的是，胎儿头皮电极仅在宫颈张开及破膜之后放置。胎儿窘迫时，外周和中枢化学感受器及压力感受器的激活以及中枢神经系统代谢的变化都会造成胎心率变化[76]。胎心率变化的方式和特点为评估胎儿状态提供了依据。

FHR 曲线可以非特异性地反映胎儿酸中毒。除了胎儿酸中毒之外，有众多因素对 FHR 曲线产生干扰，

框 62.1 胎心率监测图形的定义

基线

- 10 min 时间段内，平均 FHR 上下波动约 5 bpm，需排除：
  - 周期性或间断性的变化
  - 明显的 FHR 变异期
  - 变异超过 25 bpm 的胎心率基线片段
- 任一个 10 min 的时段内，必须以至少 2 min 的胎心率为基线。当某个时段的基线无法确定时，可以参考前一个 10 min 时段内的基线
- 正常 FHR 基线：心率为 110 ～ 160 bpm
- 心动过速：FHR 基线大于 160 bpm
- 心动过缓：FHR 基线小于 110 bpm

基线变异

- FHR 基线波动的振幅和频率是不规则的
- 变异的程度可以从视觉上量化为每分钟 FHR 曲线波峰到波谷的幅度
  - 无变异：波幅无改变
  - 轻度变异：波幅改变，但≤ 5 bpm
  - 中度（正常）变异：波幅范围为 6 ～ 25 bpm
  - 显著变异：波幅范围＞ 25 bpm

胎心加速

- 明显可见 FHR 突然上升（30 s 内达到峰值）
- 妊娠 32 周及以后，胎心加速为胎心率较基线上升≥ 15 bpm，持续≥ 15 s，但从出现到恢复小于 2 min
- 妊娠 32 周之前，胎心加速为胎心率较基线上升≥ 10 bpm，持续≥ 10 s，但从出现到恢复小于 2 min
- 延迟的胎心加速是指胎心加速持续 2 min 及以上，但少于 10 min
- 如果胎心加速持续≥ 10 min，则是胎心基线改变

正弦波图形

- 明显可见、平滑的、正弦波型摆动方式的 FHR 基线图形，频率在每分钟 3 ～ 5 个周期，持续≥ 20 min

bpm，次 / 分；FHR，胎心率。
Data from Macones GA，Hankins GD，Spong CY，et al. The 2008 National Institute of Child Health and Human Development workshop report on electronic fetal monitoring：update on definitions，interpretation，and research guidelines. Obstet Gynecol. 2008；112：661-666

因此应结合当时的临床状况和母体及胎儿的其他并发症综合判断。框 62.1 中对 FHR 曲线的基线、基线变异和胎心加速情况进行了定义。正常胎心基线范围为 110 ～ 160 次 / 分，胎心变异性是指胎心基线波动的频率和幅度是不规则的。正常的胎心率变异性可预测新生儿早期的健康状况，也可预测胎儿中枢神经系统与心脏的正常调节功能。加速是指胎心率高于基线的突然变化，由胎儿的胎龄决定。

图 62.3 中详细地叙述了胎心减速的特点。晚期胎心率减慢的第一种类型，是由于宫缩时子宫胎盘功能不全导致胎儿大脑相对缺氧，由此造成的交感神经兴奋使胎儿血压升高，进而激活压力感受器，反射性地减慢了胎儿的心率。另一种类型的晚期胎心率减慢是由于胎儿缺氧时心肌抑制所致[77]。所以晚期胎心率减慢是令人担忧的。然而，早期的胎心率减慢被认为是良性的，与子宫的收缩有关，可能是胎头受压导致迷走神经兴奋的结果。多变的胎心减速与脐带受压有关。正弦型胎心率与胎儿贫血有关，且预后不良[78]。一般而言，胎心减速而 FHR 变异消失则预示着胎儿酸中毒[79]。胎心率长时间减慢（＜ 70 次 / 分，持续时间＞ 60 秒）与胎儿酸血症有关，尤其在胎心率变异消失时，预示胎儿极度危险[80]。

胎心率曲线分类

目前建议采用三级 FHR 类别分类系统对胎儿进行评估，每个类别的具体标准见框 62.2[74, 78]。这个系统可以对胎儿在某个特定时刻的状态进行评价。胎儿的状况可能会随着时间的推移在各个类别中来回变化。用于分类的具体术语定义参见框 62.1。

Ⅰ类 FHR 曲线是正常曲线，反映了观察期间胎儿正常的酸碱状态，因此不需要特殊的临床处置。

Ⅱ类 FHR 曲线不是确定的曲线，包括所有不能被列为Ⅰ类或Ⅲ类 FHR 曲线的图形。Ⅱ类 FHR 曲线并不能预测胎儿的酸碱异常，因此需要结合所有临床表现来进行反复监测和评估。在某些情况下，可以进行额外的测试来了解胎儿的情况，或者采取宫内复苏技术来改善胎儿的状态。

Ⅲ类 FHR 曲线是一种异常胎心曲线，反映了在监测期间胎儿异常的酸碱状态。Ⅲ类 FHR 曲线需要即刻评估孕妇病情，并且努力改善胎儿的状况。干预措施包括：改变产妇体位，进行宫内复苏；抑制产程进展；进行液体复苏和（或）使用血管活性药物治疗产妇低血压；氧疗；抑或使用特布他林等子宫收缩抑制剂。如果 FHR 曲线没有改善，则应该立即采取有效措施娩出胎儿，包括辅助经阴道分娩（产钳或者真空负压胎头吸引）或者剖宫产。

分娩镇痛

对于每一个家庭而言，新生命的诞生都是一件大事，常有各种各样的传统和风俗。部分风俗有一定的科学意义，但是大多数只因是传统而流传下来而已。本节介绍了一些非药物分娩镇痛的传统技术，包括针灸[81]、按摩[82-83]和催眠[84]。直到 19 世纪中期，药物分娩镇痛才在西方医学界推广开来，其中最著名的案例就是英国维多利亚女王分娩利奥波德王子时选择使用吸入氯仿镇痛[85]。

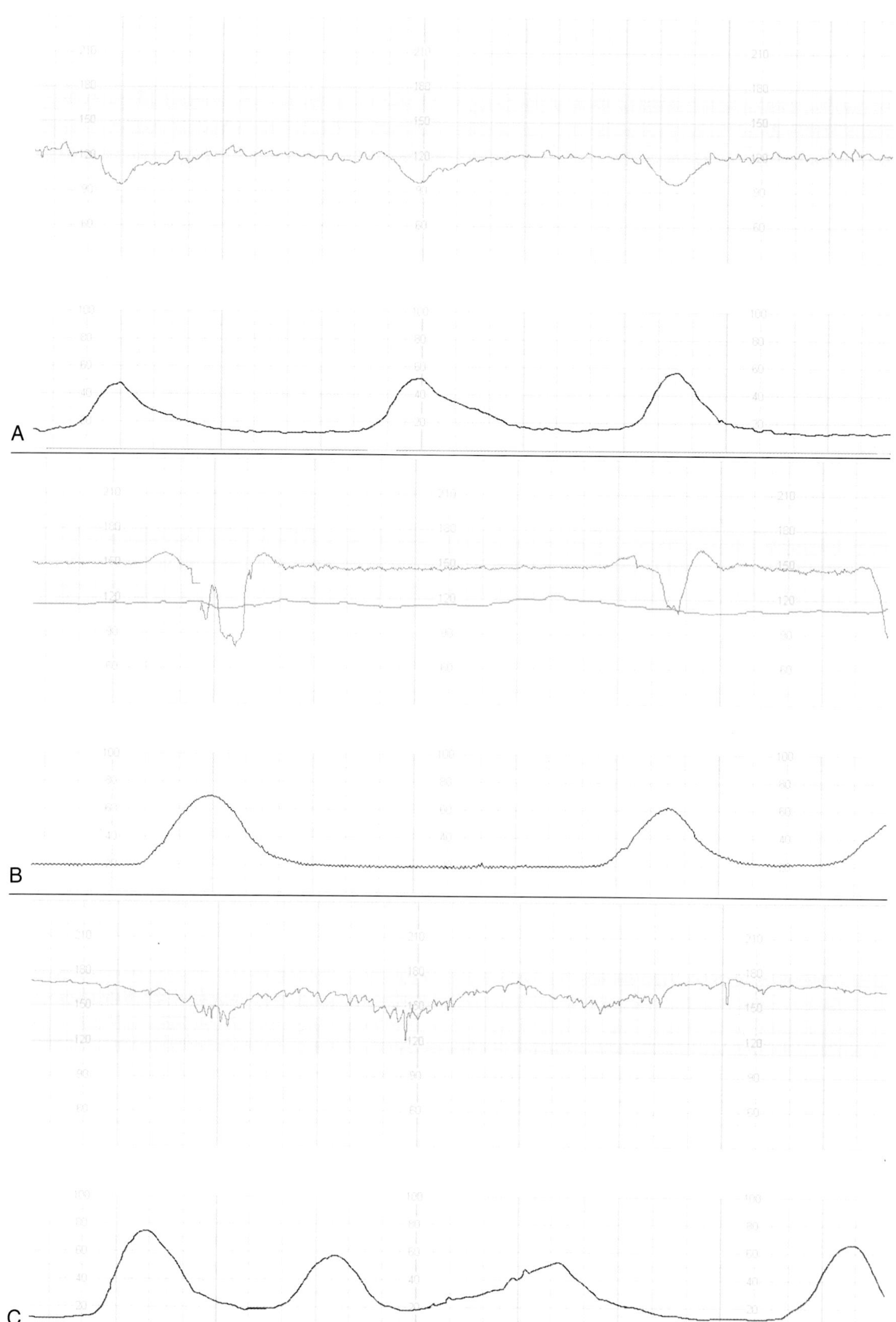

图 62.3 **胎儿心率减速。**（A）早期减速：明显可见，胎心率通常是对称且逐渐地下降和恢复，减速的最低点与子宫收缩的峰值同时出现。（B）可变减速：明显可见，FHR 的突然下降持续时间≥ 15 s 但＜ 2 min。减速开始与子宫收缩之间的关系是可变的，深度和持续时间也是可变的。（C）晚期 FHR 减速：明显可见，FHR 通常是对称且逐渐地减少和恢复，在此期间减速的最低点出现在子宫收缩峰值之后

框 62.2　胎心率 FHR 三级分类系统

Ⅰ类 FHR 曲线

Ⅰ类 FHR 曲线的特征包括：

- FHR 基线为每分钟 110 ～ 160 次
- 中度 FHR 基线变异
- 无晚期或可变胎心减速
- 有或无加速和早期减速

Ⅱ类 FHR 曲线

Ⅱ类 FHR 曲线包括所有不能被列为Ⅰ类或Ⅲ类 FHR 曲线的图形。几种常见的Ⅱ类 FHR 曲线包括：

- 基线心率
  - 不伴有基线变异的心动过缓
  - 心动过速
- 基线 FHR 变异
  - 幅度最小的基线变异
  - 无基线变异，无反复出现的胎心减速
  - 显著的基线变异
- 胎心加速
  - 刺激胎儿后没有诱发出胎心加速
- 周期性或偶发性胎心减速
  - 反复出现的可变胎心减速，合并轻度或中度的基线变异
  - 延长胎心减速时间超过 2 min，但不超过 10 min
  - 反复出现的晚期减速，合并中度基线变异
  - 可变胎心减速，缓慢返回基线，存在“超射”或“肩峰”现象

Ⅲ类 FHR 曲线

Ⅲ类 FHR 曲线的特征包括：

- FHR 变异消失合并以下任何一项：
  - 反复性晚期减速
  - 反复性可变减速
  - 心动过缓
- 正弦曲线图形

FHR，胎心率。
Data from Macones GA，Hankins GD，Spong CY，et al. The 2008 National Institute of Child Health and Human Development workshop report on electronic fetal monitoring：update on definitions，interpretation，and research guidelines. Obstet Gynecol. 2008；112：661-666

对于大多数妇女而言，分娩是一个十分痛苦的过程。分娩疼痛持续的时间和不断进展的过程具有极大的差异性和不可预知性。部分孕妇在第二产程开始前才感受到剧烈疼痛，而其他产妇从第一次宫缩开始就诉说疼痛难忍。几乎很少有妇女会经历无痛分娩，或在不合时宜的条件下意外分娩[86]。不同的产妇对分娩疼痛的感受存在差异，其根本原因不明，但可能与基因有关。一项研究指出，亚洲产妇分娩时报告的疼痛等级大于其他人种的产妇[60]。这种结果可能和 β_2 肾上腺素受体的基因单核苷酸多态性有关[65]。其他因素可能包括：产次，产妇骨盆的大小和形状，胎儿的大小和胎位，产妇的焦虑、疼痛耐受性和其他心理因素，分娩期间产妇是否获得来自家庭和心理上的支持，是否引产，以及宫缩程度。

非药物分娩镇痛技术

许多产妇愿意在整个或部分分娩阶段进行非药物分娩镇痛。针灸可以有效地缓解剖宫产术后疼痛[87]，但对分娩过程中的镇痛效果不明显。一项涉及 10 项随机对照试验（$n = 2038$）的针灸缓解分娩疼痛的系统回顾和 meta 分析发现，针灸在 1 h 和 2 h 内并不优于假针灸（在实际穴位外侧进行浅表针刺）[88]。遗憾的是，大多数试验并没有设计合理的盲法对照，这增加了偏倚的可能性。

有研究显示按摩可以减少产妇第一产程的疼痛和焦虑。一篇 Cochrane 系统评价对 7 项按摩分娩镇痛的随机研究进行了回顾，其中 6 项研究具有低或无偏差风险[83]。第一产程中使用按摩可以使产妇的疼痛评分降低 0.98/10（置信区间 CI，0.47 ～ 1.17）。按摩组和非按摩组之间镇痛药物的使用无差别，第二和第三产程的疼痛程度也没有明显区别。一项纳入 60 例产妇的研究认为，按摩可以减轻分娩中的焦虑情绪[89]。

催眠被认为是一项集促进产妇放松和分娩镇痛为一体的技术。将催眠和标准的产科护理进行对比，没有证据支持催眠能降低产妇的分娩疼痛或提高产妇的镇痛满意度[83]。另一篇 Cochrane 系统评价对 9 个纳入了 2954 例产妇的随机研究进行了回顾，发现与对照组相比，催眠组的产妇使用药物止痛的可能性更小。两组在满意度、自然阴道分娩和产后抑郁方面没有显著差异[90]。

其他非药物镇痛技术包括 Lamaze 呼吸法、LeBoyer 分娩法、经皮电神经刺激、水浴分娩法、家人陪伴分娩、皮内注水法和生理反馈法。一项全美国范围的关于妇女妊娠经历的回顾性调查研究显示，尽管神经阻滞是最有效的分娩镇痛方法，但是水浴分娩和按摩都具有与阿片类药物相同或更好的镇痛效果[91]。虽然许多研究认为非药物分娩镇痛方法似乎可以降低分娩时的疼痛感受，但是由于大多数相关研究都缺乏科学严谨的实验设计，因此无法有效地与药物分娩镇痛相比较。

药物分娩镇痛策略

所有产妇都可能需要进行椎管内镇痛或紧急剖宫产，因此在分娩前需要进行相关程序的术前评估。对所有进入产房的患者都应进行临床评估，不仅要在剧烈疼痛前讨论分娩镇痛方案，还要评估患者是否存在可能使分娩、产科手术或麻醉复杂化的合并症。产科麻醉团队应做好准备，有效应对所有产科急诊患者出

现的状况。对于其他方面都健康的妇女，不需要常规的实验室检查结果[92]。

尽管产妇在分娩过程中随时可能行紧急剖宫产，但是由于分娩过程常持续数小时，因此需要适当进食饮水。为了平衡这两方面的风险，美国 ASA 建议进行椎管内镇痛的产妇在整个分娩过程中都可以适量饮水，甚至在进行椎管内镇痛之前都可以食用固体食物。然而，ASA 同时也建议产妇最好避免食用固体食物[92]。

全身性用药

阿片类药物可用于分娩镇痛。阿片类药物价格低廉，应用广泛，可以肌内注射，无需静脉注射。虽然阿片类药物之间存在差异，但它们都能穿过胎盘，并可能对胎儿产生影响，包括与剂量相关的呼吸抑制和 FHR 变异性减速。

哌替啶是全世界产科最常用的长效阿片类药物[93]，但也是最可能有副作用的药物。哌替啶通常静脉给药，剂量不超过 50 mg 也可肌内注射，剂量为 50 ～ 100 mg。在母体中半衰期为 2.5 ～ 3 h，而其活性代谢产物去甲哌替啶的半衰期为 13 ～ 23 h。而在胎儿和新生儿中，两者的半衰期都将延长至少三倍。反复注射哌替啶后，在胎儿体内容易产生并蓄积具有潜在神经毒性的代谢产物去甲哌替啶。在分娩中加大注射哌替啶的剂量会增加新生儿的风险，包括新生儿出生后 Apgar 评分降低和辅助呼吸时间延长[94]。

吗啡极少运用于分娩镇痛。与哌替啶类似，其活性代谢产物吗啡 -6- 葡萄糖苷酸在新生儿体内半衰期较长，且容易导致产妇过度镇静。因此，产科医师常在分娩潜伏期对产妇使用吗啡肌内注射，使其产生一种镇静-镇痛的休息状态，一般在注射 10 ～ 20 min 起效。对产妇的副作用可能包括呼吸抑制和组胺释放导致的瘙痒和皮疹。

纳布啡和布托啡诺等混合激动剂-拮抗剂阿片类镇痛药也被用于分娩镇痛。纳布啡的镇痛效力与吗啡相似。它可以静脉注射、肌内注射或皮下注射，剂量为每 4 ～ 6 h 给予 10 ～ 20 mg。布托啡诺的药效是吗啡的 5 倍，是哌替啶的 40 倍。静脉或肌内注射的剂量为 1 ～ 2 mg。产妇通常都能耐受这两种药物，故常用于分娩镇痛。

在过去的 20 年里芬太尼和最近上市的瑞芬太尼已经成为流行的全身阿片类止痛药。芬太尼是一种合成的阿片类药物，具有高度脂溶性，药效持续时间短，无活性代谢物。静脉注射小剂量芬太尼（50 ～ 100 μg/h）与没有注射芬太尼的产妇相比，两组新生儿的 Apgar 评分和呼吸运动并没有明显的差别[95]。芬太尼也常用于分娩期间的患者自控镇痛（PCA）。芬太尼用于自控镇痛的常用剂量为 10 ～ 25 μg 的泵入剂量，锁定间隔为 5 ～ 12 min。临产前使用大剂量的全身性芬太尼，可能会导致新生儿抑制。

瑞芬太尼 PCA 的镇痛效果优于其他静脉注射阿片类镇痛药且对胎儿的副作用更少，但是其镇痛效果不如硬膜外镇痛，同时需要严密监测母体氧合和通气情况。瑞芬太尼的代谢完全依赖于组织与血浆酯酶，而这套系统在胎儿已完全成熟。并且与母体血浆相比，瑞芬太尼可以更快地被胎盘内的酯酶所代谢，因此胎儿-母体血药比值很低。在妊娠母羊的动物实验中，瑞芬太尼的母体-胎羊血药比值大约是 10[96]，与临床试验的研究结果大体相同[97]。瑞芬太尼的这些特性使其安全性大于依赖肝缓慢代谢的长效阿片类药物，所以可以考虑更多地运用于临近分娩的产妇。瑞芬太尼比长效阿片类药物的镇痛效能更强[93]，但是这可能与使用的剂量较大有关[98]。

虽然瑞芬太尼可能优于长效全身阿片类药物，但效果不如硬膜外分娩镇痛。一项纳入了比较瑞芬太尼 PCA 和硬膜外镇痛随机对照试验的 meta 分析发现，接受瑞芬太尼 PCA 的产妇在 1 h 内的疼痛评分高于接受硬膜外镇痛的产妇[99]。两组产妇瘙痒、恶心和呕吐的发生率没有统计学差异，但置信区间较宽。随后的 meta 分析证实，与硬膜外镇痛组相比，接受瑞芬太尼 PCA 的产妇麻醉满意度较低，但优于其他肠外阿片类药物[100]。瑞芬太尼在分娩中的主要副作用是母体呼吸抑制。故需要严密监测以确保产妇在整个治疗过程中有足够的氧合和通气，因此临床实践中一些医师则避免选择瑞芬太尼 PCA 分娩镇痛。

吸入性镇痛

尽管吸入性麻醉药已不再用于分娩镇痛，但氧化亚氮（N_2O）仍然在世界范围内普遍采用。N_2O 通常与 O_2 以 50∶50 的比例混合用于患者自我控制吸入镇痛。一项评估 N_2O 用于分娩镇痛的系统性综述发现，硬膜外镇痛比 N_2O 能更有效地缓解疼痛，但大多数研究质量不高[101-102]。某些研究认为吸入 N_2O 可以产生中等程度的镇痛（疼痛评分从 8/10 降低至 6/10）[103]，而某些研究则认为 N_2O 并不导致疼痛评分的差异[104]。奇怪的是，许多产妇在研究结束后依然希望继续进行 N_2O 吸入。总的来说，虽然 N_2O 的镇痛效果可能不太尽如人意，但患者却会对整个麻醉治疗过程表示满意[102]。

因此，尽管它的疗效不如椎管内镇痛，但它为那些希望采用无创镇痛方法的患者以及有椎管内镇痛禁忌证的患者提供了一种选择。在不联合使用阿片类药物的情况下，使用混合 50% 氧气的 N_2O 是安全的，并不会导致缺氧或昏迷[105]。

椎管内镇痛

椎管内镇痛是最可靠和最有效的分娩镇痛方式[91]。一项大型 meta 分析发现，与安慰剂相比，硬膜外镇痛提供了更好的镇痛效果（中位疼痛评分降低 3.4/10，95% 置信区间：1.3 ～ 5.4），并减少了其他镇痛药物的使用[106]。最常见的镇痛方式是硬膜外镇痛、蛛网膜下腔、蛛网膜下腔和硬膜外腔联合镇痛（combined spinal-epidural，CSE）或硬脑膜穿刺后硬膜外镇痛（duralpuncture epidural，DPE）。这些技术提供了比其他方法更好的镇痛效果，而且是安全的。

椎管内镇痛与产程进展

关于椎管内镇痛对产程进展的影响，已经引起了相当大的争议。观察性研究表明，硬膜外镇痛与较慢的产程和较高的剖宫产率有关[65，107]。但是较多的混杂因素可能是造成这种关联的原因。例如，分娩功能障碍的患者（进行剖宫产的风险更高）更易出现剧烈产痛，故更有可能要求硬膜外镇痛，也更有可能更早地要求硬膜外镇痛。前后对照研究和多项前瞻性随机对照试验均未发现硬膜外分娩镇痛与剖宫产之间存在必然关联。事实上 2011 年一项 Cochrane 系统评价分析了 38 个临床研究共计 9658 例产妇，比较了硬膜外和非硬膜外分娩镇痛，发现两组间剖宫产的风险没有差异[101]。多项关于早期或晚期椎管内麻醉的大型前瞻性随机对照研究都得出一样的结论，早期椎管内分娩镇痛不会延长第一产程的时限，也不会增加剖宫产的概率[108-112]。但值得注意的是，几项前瞻性试验和一项 meta 分析表明，椎管内麻醉可能导致第二产程延长约 15 min 左右[106，113-114]。因为密集的运动阻滞会阻碍宫缩的协调推进，第二产程的持续时间可能会增加。如果阻滞过于密集，无法发动协调有效的宫缩，有时会在第二产程减少局部麻醉剂的剂量。然而，最近的一项纳入了 400 例接受硬膜外麻醉产妇的随机双盲试验发现，和安慰剂（生理盐水）相比在分娩第二产程开始时注射局部麻醉剂，两者的产程时间长短并无差异[115]。

硬膜外分娩镇痛在第二产程可能会给产妇带来益处。当产妇感受舒适时，对较长第二产程的耐受性可能会在自发推送开始前使子宫收缩降低胎位，这种方法有时被称为“定向推送”[116]。一项大型随机对照试验对接受椎管内镇痛的初产妇进行了研究，发现延迟推送和即时推送（即在第二产程开始时立即开始推送）相比，自然经阴道分娩率没有差异[117]。这种技术可以使产妇避免经历剧烈产程，对于合并有严重心血管疾病的产妇，可以减轻频繁的 Valsalva 动作引起的血流动力学障碍。此外，硬膜外分娩镇痛可以在分娩过程中保护会阴部不易受伤，因为产妇可以有控制地娩出胎儿，使得会阴部组织得以伸展松弛（而不是撕裂）[118]。

椎管内镇痛的时机

椎管内分娩镇痛的最佳时机已被广泛研究。2011 年的一项 meta 分析研究在第一产程早期进行椎管内镇痛是否会导致第一产程延长[119]。汇总了 6 个前瞻性、随机临床试验共计 15 399 例产妇，按椎管内镇痛的时机将其分为宫口不大于 3 cm 组和分娩活跃期组。结果显示椎管内镇痛并不会导致剖宫产率增加和第一产程延长。因此，如果临产产妇同意选择椎管内镇痛，没有证据显示在第一产程中任何时间点进行椎管内镇痛会“过早”。最新的 ASA 指南指出，产妇对分娩镇痛的要求是十分合理的，分娩镇痛的时机不取决于宫口扩张的程度[92]。

硬膜外镇痛

腰段硬膜外镇痛是一种安全有效的分娩镇痛方法，是分娩镇痛的主要方法。最常见的是在 $L_{2\sim3}$ 和 $L_{4\sim5}$ 间隙硬膜外穿刺置管进行硬膜外镇痛（见第 45 章）。镇痛技术具有多样性，如果需要手术分娩，可使阻滞更密集、时间更长。一般情况下，在分娩过程中采用低剂量局麻药和阿片类药物联合应用以提供持续的感觉阻滞。硬膜外镇痛的优点包括降低产妇儿茶酚胺水平，有效缓解疼痛，提高患者满意度，并能快速实现手术麻醉，进行紧急剖宫产。

防止血管内或蛛网膜下腔局麻药意外注射是硬膜外镇痛安全的首要条件。不建议通过硬膜外穿刺针推入首次剂量，因为这样可能导致局麻药误注入血管内或蛛网膜下腔引起局麻药中毒或全脊麻。此外很多麻醉科医师会在硬膜外导管放置后注射试验剂量的局麻药，试验剂量可以检测硬膜外导管是否不小心置入血管或蛛网膜下腔[120]。如果试验剂量的局麻药误注入血管，将会出现感觉异常，最常见的有眩晕、耳鸣和口唇麻木感，但不至于造成损害。同样的，如果试验剂量的局麻药注入蛛网膜下腔，会导致下半身麻术和运动阻滞，但不至于造成高位脊麻。有的麻醉科医师喜欢在试验剂量中添加少量肾上腺素，这样如果导管置入血管，可以出现心率轻度增快和（或）血压升高。总的来说，即使是试验剂量给药，也有可能发生血管内或蛛网膜下腔导管的意外置入。通过缓慢给药、在整个注射过程中间断回抽，观察导管中是否存在脑脊液或血液回流，以及在整个给药过程中严密监测生命体征、中枢神经系统（CNS）症状或运动阻滞引起的快速和意外反应，可以降低这种风险。

蛛网膜下腔镇痛

蛛网膜下腔镇痛可采用单次注射或持续输注的方式进行。单次注射阿片类药物结合小剂量的蛛网膜下腔局部麻醉剂，操作快捷，镇痛迅速，不再需要时作用即可消散。蛛网膜下腔单次注射分娩镇痛可用于不能制动而难以行硬膜外置管的产妇（因导管通常需要保留到可以合理估计产程），如晚期扩张的经产妇或处于第二产程的产妇。对于意外硬膜外穿刺或高危产妇，可考虑使用蛛网膜下腔置管持续镇痛。由于硬膜外穿刺后头痛（postdural puncture headache，PDPH）的发生率较高，使得大多数患者不能通过硬膜外针选择性放置椎管内镇痛。而导管穿刺系统提供了一种选择，即在27号笔尖式腰麻针内放置23号鞘内导管。虽然从理论上讲这应该减少PDPH的发生率，但最近一个包含5例患者的病例系列报道了两例PDPH[121]。持续的蛛网膜下腔镇痛，可以提供良好的镇痛效果，同时如果病情需要，还可以迅速转为手术麻醉。

蛛网膜下腔和硬膜外腔联合镇痛

蛛网膜下腔和硬膜外腔联合镇痛（combined spinal-epidural analgesia，CSE）在产科麻醉实践中越来越受欢迎。它能提供快速有效的镇痛，同时能将运动阻滞降到最低。最常见的放置方法是“套针”技术，即通过阻力突破感识别硬膜外间隙，然后将一根细长的笔尖式腰麻针（25～27 G）插入蛛网膜下腔。在确认脑脊液自然流出后，注射阿片类药物、局部麻醉药或两者混合药液。取出腰麻针，并将导管置入硬膜外间隙。一项纳入了27个临床试验共计3275例产妇的大型系统评价发现，CSE的止痛起效更快，而且较少可能需要额外的硬膜外推注。在PDPH发生率和剖宫产率方面，CSE组与传统硬膜外组无明显差异[122]。在一项大型回顾性研究中，接受CSE的产妇整体镇痛失败、镇痛不充分和导管放置的发生率比硬膜外镇痛低[123]。CSE的缺点包括在脊髓麻药药效消退之前无法评估硬膜外导管的有效性。然而，一项研究不仅发现CSE的硬膜外导管失败率较低（6.6% *vs*. 1.6%；$P = 0.001$），而且导管置入失败在放置后30 min内被确认的概率CSE组（48.4%）比硬膜外组（30.6%）更高（$P = 0.009$）[124]。

硬脊膜穿破硬膜外阻滞技术

硬脊膜穿破硬膜外阻滞技术（dural puncture epidural，DPE）是一种新兴的分娩镇痛技术。用硬膜外针定位硬膜外间隙后，利用“套针”技术插入笔尖腰麻针，穿刺硬脊膜。通常使用25或26 G腰麻针，因为在一项研究中显示由27 G针放置的DPE没有任何益处[125]。不直接将药物注入蛛网膜下腔，但硬脊膜的破孔可加快注入硬膜外间隙的药物向蛛网膜下腔转移。DPE可缩短镇痛实施后达到充分镇痛效果的中位时间[126]。一项研究发现，与硬膜外镇痛组相比，DPE组的阻滞质量有所提高（通过医师追加药液剂量来衡量），不对称阻滞的发生率较低[127]，而另一项研究则没有观察到这种差异[126]。要充分了解DPE在椎管内分娩镇痛中的作用，还需要更多的研究。

椎管内镇痛药物

任何不含防腐剂的局麻药都可以应用于硬膜外腔。完美的分娩镇痛配方应提供了良好的镇痛效果，同时没有运动阻滞，也不应给产妇或胎儿造成影响。低浓度的局麻药（单独或与阿片类药物联合使用）用于最大限度地提高感觉阻滞，并最大限度地减少运动阻滞和交感神经阻滞引起的产妇低血压。最常见的是布比卡因（0.0625%～0.125%）和罗哌卡因（0.0625%～0.2%），因为它们产生感觉运动分离的效果优于利多卡因和2-氯普鲁卡因。罗哌卡因和左旋布比卡因是人工合成的特定化学结构，可以减少意外血管内注射导致像布比卡因一样的心脏毒性。不过，目前分娩镇痛一般使用小剂量的局麻药，心脏毒性并不常见。

在布比卡因中添加芬太尼可以在减少局麻药用量的同时提供一样的镇痛[128-129]。添加脂溶性的阿片类药物芬太尼1～3 μg/ml或舒芬太尼0.1～0.5 μg/ml，一方面可以减少局麻药物的剂量，另一方面可以在保留镇痛效果的同时减轻运动神经阻滞，增加产妇的满意程度[130]。需注意的是，硬膜外使用阿片类药物在加强镇痛的同时都伴随一些难以接受的副作用。最烦恼的副作用是瘙痒，从而限制了芬太尼和舒芬太尼的使用剂量。

有研究试图找到完美的硬膜外分娩镇痛辅助用药，从而减少所需的局麻药剂量。这些药物大多通过激活肾上腺素受体来起作用。肾上腺素是一种非选择性肾上腺素受体激动剂，激活 α_1、α_2、β_1 和 β_2 肾上腺素受体。肾上腺素激活硬膜外腔内的内的 α_1 肾上腺素受体可以导致血管收缩，从而延缓局麻药和阿片类药物的吸收[131]。肾上腺素激活 α_2 肾上腺素受体可以产生额外的镇痛作用[132]。硬膜外肾上腺素的常规稀释浓度是 1∶400 000 到 1∶800 000，较大的剂量易产生全身影响，有导致子宫动脉收缩的顾虑。蛛网膜下腔或硬膜外新斯的明通过增加乙酰胆碱对脊髓毒蕈碱和烟碱受体的刺激产生镇痛[133-135]。蛛网膜下腔注射新斯的明可引起难以忍受的恶心和呕吐，并且相关的临床研究已被停止[133]。然而，硬膜外注射新斯的明已被证明可以减少局部麻醉药用量而不产生恶心和呕吐。一项随机对照试验比较了在加入新斯的明与芬太尼时产妇使用布比卡因的情况，发现布比卡因的需求量没有差异[136]。

可乐定相对选择性地激动 α_2 肾上腺素受体，可以混合在局麻药稀释液中以产生辅助镇痛效果[137-138]。尽管可乐定有明确的分娩镇痛作用，但是美国 FDA 在相关声明中提醒不建议将其用于分娩期、产褥期或围术期的镇痛，因为其导致血流动力学不稳定的风险（例如低血压和心动过缓）在上述人群中是不能被接受的。此声明的监测指南中指出，可乐定用于分娩期、产褥期或围术期的镇痛，收益极少大于风险。右美托咪定是 α_2 肾上腺素受体的高选择性激动剂，目前在美国并没有被批准进行硬膜外镇痛[139]。然而，右美托咪定联合布比卡因或罗哌卡因进行产科硬膜外镇痛有十分显著的效果[140-141]。

镇痛药物给药技术

硬膜外镇痛可通过持续输注、患者自控硬膜外镇痛（patient-controlledepidural analgesia，PCEA）或程序间歇硬膜外泵注（programmedintermittent epidural bolus，PIEB）进行。通常使用持续泵入，因为它可以维持稳定的麻醉水平，而不需要麻醉科医师频繁、耗时地手动推注。PCEA 允许患者通过硬膜外导管自行给药，并使用泵限制每小时的最大药物剂量以防止毒性。PCEA 可以单独使用，也可以与持续输注或 PIEB 联合使用。PCEA 可减少局部麻醉药的使用，还能减少运动阻滞[142]。PIEB 则是通过一个泵，在设定的时间间隔内以较快的速度自动给药，而不是缓慢的连续输注。理论上，PIEB 的功能可以使硬膜外输注的药液分布更广、更均匀，从而减少单侧阻滞、阻滞保留面积和镇痛所需的局麻药总量。早期的研究表明，这种泵的功能事实上可以达到这样的效果[143-145]。

椎管内镇痛的禁忌证

椎管内镇痛的禁忌证包括患者拒绝、凝血功能障碍、穿刺部位感染、未纠正的低血容量休克、占位效应导致的颅内压升高以及医疗资源或专业知识不足。相对禁忌证可能包括全身感染、患有神经系统疾病、严重心脏瓣膜狭窄和已使用药物抗凝。椎管内镇痛应针对患者实行个体化方案，并要考虑风险和收益比。

其他区域神经阻滞

多年来，使用局麻药神经阻滞已被用于分娩镇痛，大多是由产科医师来完成的[146]。宫颈旁阻滞是将局麻药注射至子宫颈旁四点钟和十点钟方向的神经，要注意避免进入血管。并且它只控制第一产程的疼痛，与安慰剂或肌内注射哌替啶相比，宫颈旁阻滞有更好的分娩镇痛效果[147]。与患者自控芬太尼静脉镇痛相比，在疼痛的缓解程度上没有差异[148]。宫颈旁阻滞可能发生局麻药注射到入盆的胎头内，造成灾难性的并发症。宫颈旁阻滞较常见的并发症是短暂性胎儿心动过缓和产妇局麻药中毒[149-151]。因此对于存活胎儿的分娩，美国的产科医师一般会避免这一操作。而宫内死产镇痛、宫内刮宫、宫内扩张清宫术仍采用宫颈旁阻滞技术。目前穿刺针引导技术可以确保注射的部位更为表浅，使用局麻药的浓度更低，宫颈旁阻滞技术的安全性得到改善。

会阴神经来源于骶神经丛（S_2 ～ S_4），可以通过经阴道途径或经会阴途径进行局麻药阻滞，以缓解第二产程和会阴切开修补术的疼痛。会阴神经阻滞有助于减轻疼痛，但是效果不如芬太尼和布比卡因的蛛网膜下腔阻滞那样完善[152]。会阴神经可以影响第二产程阴部肌肉的分娩用力[153]。其他的并发症包括常见的阻滞失败、全身局麻药毒性、坐骨直肠血肿或阴道血肿和罕见的局麻药胎儿注射。

助产术的麻醉

低剂量的硬膜外镇痛不能满足阴道产钳助产术和负压吸引助产术的需要。这种情况下可通过留置的硬膜外导管注入高浓度的药物来提供完善的镇痛。一般而言，硬膜外补充给予 5 ～ 10 ml 1% ～ 2% 的利多卡因或 2% ～ 3% 的 2- 氯普鲁卡因，可以达到负压吸引助产术或产钳助产术所需的镇痛效果。会阴神经阻滞也可以考虑使用于助产术。在助产术失败并随后需要剖宫产的情况下，可以考虑采用 CSE 方法，而不是单次注射“第二产程腰麻”。

剖宫产麻醉

产妇的麻醉风险和注意事项

在1998年至2016年期间，美国剖宫产率增加了50%，从22%上升到32%[154-155]。剖宫产的常见指征包括胎位不正、胎儿窘迫、难产和既往有剖宫产史。尽管在二十世纪上半叶，孕产妇死亡率大幅度下降，但孕产妇死亡率在过去25年中并未下降，且在美国最近似乎一直在上升[156]。有趣的是，根据对2000年至2006年间150万例分娩病例的回顾性研究显示，接受剖宫产的产妇死亡率是自然分娩的10倍[157]。

与神经阻滞相比，尤其在紧急情况下，剖宫产发生胃内容物误吸、气管插管失败或术后通气不足的风险增加。然而与全身麻醉有关的风险似乎一度出现显著降低，以至于很难说避免全身麻醉可防止产妇死亡。1979—1990年美国的数据表明，与神经阻滞相比，全麻剖宫产的死亡率风险比为16.7[158]；而1997年至2002年，全身麻醉与神经阻滞相比，风险比并未显著增高（RR 1.7；CI，0.6～4.6，$P=0.2$）[159]。风险比的降低可能是由于先进的气道技术（例如声门上气道和视频喉镜）和更安全的通气操作（例如困难气道流程）所致。

使用神经阻滞进行剖宫产时，可将新生儿暴露于产妇的麻醉药中的影响降至最低，避免通气操作，改善术后疼痛，并使母亲几乎在出生后立即看到孩子。无论计划如何，所有孕妇均应在术前评估分娩方式或麻醉技术类型，并提供适当的风险和受益咨询。制订麻醉计划时，还应考虑胎儿和产科管理计划的现状。此外，应始终保持适当的设备和药物随时可用，以安全地为紧急情况或意外情况提供全身麻醉。

尽管很难确定在全麻诱导下产妇发生胃内容物误吸的概率，但根据回顾性数据，此类事件的死亡率估计为5%～15%[160-161]。ASA指南建议在进行产科手术之前使用非颗粒抗酸药、H_2受体拮抗剂和（或）甲氧氯普胺预防误吸[92]。使用全麻或神经阻滞进行剖宫产取决于多种因素，包括胎儿的状况和分娩的紧迫性、产妇合并症、先前放置硬膜外导管用于分娩镇痛、手术注意事项和产妇的意愿。目前，发达国家中大多数剖宫产手术都是通过神经阻滞技术实施。

脊髓麻醉

如果尚未放置硬膜外导管，则通常将脊髓麻醉用于非紧急剖宫产。与硬膜外注射相比，单次注射蛛网膜下腔内通常更快，技术上更容易执行，在较短的时间内允许充分的手术条件，能提供更强的阻滞，且更具成本效益，同时不太可能失败（失败率＜1%）[162-163]。脊髓麻醉通常是通过小（24 G或更小的）笔尖脊麻针进行的。有时，连续的脊椎导管可用于剖宫产麻醉。如前所述，在硬脑膜非故意性穿刺的情况下可放置脊椎导管，但在有高风险的产科患者中可有意放置后行剖宫产。

相比于硬膜外麻醉，脊髓麻醉的产妇发生严重低血压的机会更大。子宫左移位加上适当的补液和使用血管加压药物可以减少相关的低血压。静脉内静滴晶体或胶体液可以降低剖宫产脊髓麻醉后的低血压程度[164]。Cochrane回顾评估了11项试验，其中在698名女性中比较了胶体和晶体的使用，显示使用胶体后低血压的女性明显减少（RR 0.68；95%CI，0.52～0.89）[165]。然而，作为术中和重症监护复苏的一部分，合成胶体的安全性令人担忧。值得注意的是，液体复苏被认为在持续预防脊髓后位低血压方面效果有限，通常应与血管升压药联合使用。

过去认为麻黄碱是产妇椎管内麻醉后低血压的首选血管收缩药；然而与麻黄碱相比，去氧肾上腺素的推注或泵入不仅可以更有效地升高血压，而且不转移到胎儿体内，从而减少胎儿酸中毒的发生[62, 90, 166]。去氧肾上腺素现在被认为是治疗脊髓性低血压的首选血管加压药，而且有越来越多的证据表明，通过预防性给药来治疗脊髓性低血压的效果更好。一项系统回顾发现，与安慰剂相比，预防性注射去氧肾上腺素显著降低了低血压（RR 0.36；95%CI，0.18～0.73）和恶心呕吐（RR 0.39；95%CI，0.17～0.91）的风险[167]。去氧肾上腺素是一种α肾上腺素受体激动剂，通常与产妇反射性减慢心率和心输出量减少有关。人们对去甲肾上腺素作为一种替代血管活性药治疗脊髓性低血压的兴趣与日俱增。与去氧肾上腺素相比，去甲肾上腺素在剖宫产椎管内麻醉期间维持动脉血压的效果相似，并可引起更快的心率和更高的心输出量[168]。需要进一步的工作来评估去甲肾上腺素作为预防和治疗脊髓性低血压首选血管活性药的安全性和有效性。

虽然各种局麻药可用于脊髓阻滞，但常使用高比重布比卡因10～12 mg以达到足够的阻滞水平（T_4）。患者的身高和体重都不影响阻滞范围[169]，尽管剂量可能需要在身高谱的极端处进行调整。脂溶性阿片类药物（如芬太尼或舒芬太尼）可通过减少局麻药剂量和减少手术牵引内脏的刺激来加强椎管内阻滞。可以添加肾上腺素（0.1 ～ 0.2 mg）来改善阻滞的质量和持续时间[170]。可乐定也可以延长阻滞的持续时间，改善术中镇痛，但可以加深镇静，因此被认为是超说明书使用[171]。不含防腐剂的吗啡 0.1 ～ 0.2 mg 或氢化吗啡酮 0.75 mg 经常与椎管内麻醉药一起使用，以在麻醉药失效后 18 ～ 24 h 内减轻术后疼痛[172-173]。

硬膜外麻醉

如果剖宫产的产妇已经预先放置硬膜外导管进行分娩镇痛，那么可以直接为手术提供良好的麻醉。这种硬膜外置管技术可以精确地给予局麻药以控制合适的麻醉平面，并且可以根据不同情况随时增加麻醉药的剂量。如果产妇没有预先放置硬膜外导管，那么选择硬膜外麻醉的条件是剖宫产手术有一定的等待时间，或者由于母体合并某些疾病需要硬膜外麻醉平稳有效地起效。硬膜外麻醉达到满足手术条件的时间长于脊髓麻醉，但是如果产妇已经进行了硬膜外分娩镇痛，可在很多紧急状况时迅速起效满足手术需要。

在置入硬膜外导管后，即使快速起效的局麻药如 3% 的 2- 氯普鲁卡因达到 T_4 水平可能也需要 10 min[174]，使用 3% 的 2- 氯普鲁卡因或 2% 的碱性利多卡因从之前分娩镇痛的 T_{10} 水平上升到剖宫产所需的 T_4 水平大约只需要 5 min[175]。如果不需要那么快的起效速度，可以选择 0.5% 布比卡因，但是由于其增加了局麻药的全身性毒性风险，常避免其使用。依据之前硬膜外给药的情况，剖宫产所需局麻药的容量通常为 10 ～ 20 ml。推注硬膜外局麻药应该分次进行，以确保导管的位置没有移至血管或蛛网膜下腔。局麻药中加入 1：200 000 的肾上腺素、芬太尼 50 ～ 100 μg 或舒芬太尼 10 ～ 20 μg，可以改善硬膜外的麻醉效果。在硬膜外推注可乐定 50 ～ 100 μg 有益于合并慢性疼痛或严重高血压的产妇，但是必须权衡收益与导致低血压和心动过缓风险之间的关系。通常在硬膜外推注 2 ～ 5 mg 吗啡来减轻术后镇痛[176]。

联合脊髓-硬膜外麻醉（CSE）

在某些情况下，CSE 是剖宫产麻醉的最佳方式，因为它结合了脊髓麻醉和硬膜外麻醉的优势。这项技术可以迅速起效，阻滞完善、可靠，而且可通过硬膜外导管控制阻滞平面和持续时间。在患有心脏疾病或者身材矮小患者中可以采用小剂量序贯 CSE，即先在蛛网膜下腔注射小剂量局麻药，然后再经过硬膜外导管给药[177]。这项技术可能的缺点包括：无法及时确定硬膜外导管的位置，硬膜外导管可能移位或者硬膜外麻醉失败。该椎管内阻滞技术的详细叙述可见于本章无痛分娩部分。

全身麻醉

虽然椎管内麻醉常作为首选，在某些紧急情况下（例如胎儿心动过缓、产妇出血或凝血功能障碍、产妇创伤或子宫破裂），全麻下剖宫产由于其快速、可靠的特点而被麻醉科医师所采用。此外与椎管内麻醉相比，全身麻醉的优点包括控制了产妇的气道、控制性通气、增加了血流动力学稳定性，还可能降低产妇心理应激。

准备适当的麻醉设备、了解患者的基础疾病、评估气道情况和熟悉困难气道处理流程是提供安全的全身麻醉的必要准备。有专家已经将 ASA 的困难气道处理流程稍微修改以用于剖宫产[178]，图 62.4 中显示的是已发表的处理流程。在紧急情况下，手术团队所有成员之间清晰、简洁的沟通尤为重要，能够最大程度地提高患者安全性并减少手术并发症。对麻醉诱导时机、气道管理和手术切口的开放性讨论是必不可少的。

快速顺序诱导麻醉始于预吸氧，随后是压迫环状软骨、静脉注射诱导药物（通常为丙泊酚）和神经肌肉阻滞药物（通常为琥珀胆碱或罗库溴铵）。如果气管内插管失败，请考虑放置声门上气道装置，例如喉罩通气（LMA）或行面罩通气并压迫环状软骨[92]。产妇有较高的喉罩通气成功率，但是由于它不能防止胃内容物的误吸，应该主要作为插管失败的补偿措施。在一项超过 1000 例择期剖宫产的前瞻性研究中，使用喉罩的情况下无误吸或缺氧发生[179-180]。

剖宫产全身麻醉引起的并发症比其他手术全身麻醉更为常见。例如，虽然全身麻醉下外科手术的术中知晓的风险估计为 1：19 000，但剖宫产术中知晓的风险估计为 1：670（1：380 ～ 1：1300）[181]。困难气道导致的麻醉相关死亡病例多见于急诊患者，可发生于麻醉诱导期或麻醉恢复期[182]。产妇病情紧急、麻醉监测不当、麻醉科医师经验缺乏和患者的肥胖程度都可能增加产妇的风险[183]。急诊剖宫产是一种并不常见但可预见的紧急情况，可以进行医疗团队的模拟训练。

全麻诱导：静脉用药

通常在剖宫产时应避免使用利多卡因或芬太尼，以限制胎儿的暴露。在合并先兆子痫或心脏病等必须

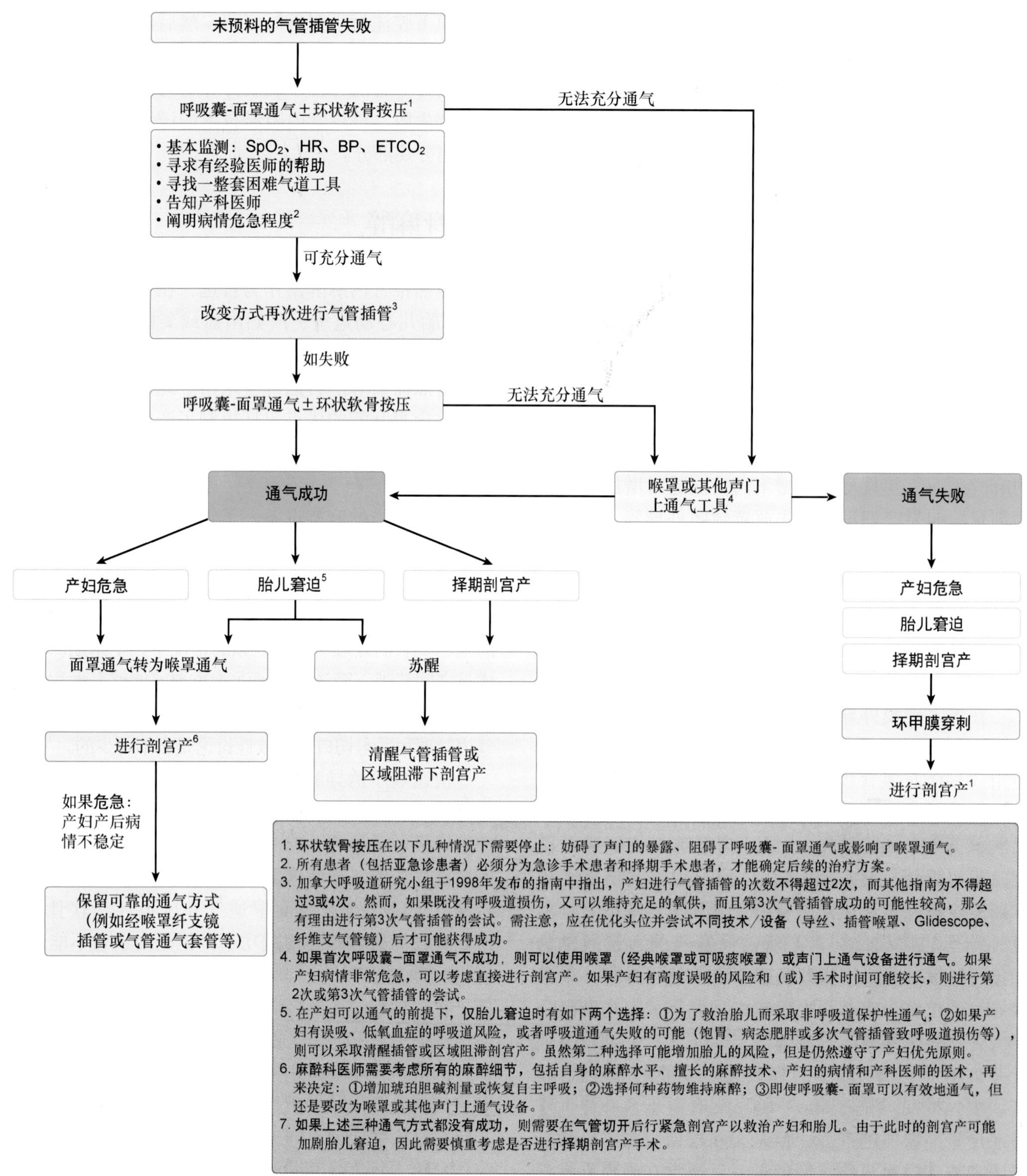

图 62.4 **产科患者中未预料的困难气道的处理流程**。BP，血压；$ETCO_2$，呼气末二氧化碳；HR，心率；SpO_2，氧饱和度（Redrawn from Balki M，Cooke M，Dunington S，et al. Unanticipated difficult airway in obstetric patients：development of a new algorithm for formative assessment in high-fidelity simulation. Anesthesiology. 2012；117：883-897，with permission.）

优先考虑血流动力学稳定性的情况下，可以使用瑞芬太尼 1～2 μg/kg 或速效降压药（例如艾司洛尔或拉贝洛尔）。

目前剖宫产最常用的全身麻醉诱导药物是丙泊酚，使患者的意识消失大约需要 45 s。静脉注射硫喷妥钠 4～6 mg/kg 仍在许多国家用于诱导麻醉。丙泊酚可导致显著的低血压，其脐动脉 / 脐静脉血流比为 0.7[184]。常规静脉诱导剂量（2～2.5 mg/kg）的丙泊酚不影响新生儿的 Apgar 评分，但反复或大剂量（9 mg/kg）给药可以产生明显的新生儿抑制[185]。

依托咪酯起效迅速，可以快速地发生水解，作用时间相对较短。与硫喷妥钠和丙泊酚相比，依托咪酯对产妇血流动力学的影响较小。但在健康产妇未经辅助预用药的情况下使用依托咪酯可导致明显的高血压，同时产妇恶心、呕吐的发生率较高，会降低癫痫发作的阈值从而增加癫痫患者发作的风险。常规诱导剂量（0.3 mg/kg）的依托咪酯导致新生儿皮质醇降低的作用不超过 6 h，并且没有发现明显的临床意义[186]。

氯胺酮抑制 N- 甲基 -D- 天冬氨酸受体，具有镇痛、遗忘和催眠的作用，呼吸抑制作用较小。常规诱导剂量（1 ～ 1.5 mg/kg）的氯胺酮刺激交感神经系统，并且抑制去甲肾上腺素的再摄取，有助于维持产妇的动脉血压、心率和心输出量，但是可能引发先兆子痫产妇出现高血压。对于出血的产妇，氯胺酮是维持血流动力学平稳的理想诱导药物。常规诱导剂量的氯胺酮不会导致新生儿抑制[187]。大剂量的氯胺酮可以增加子宫张力，减少子宫动脉灌注和增加产妇癫痫发作的风险。在某些情况下，可以静脉注射小剂量的氯胺酮（< 0.25 mg/kg）镇痛，联合使用苯二氮䓬类药物以减少幻觉。当氯胺酮重复给药进行镇痛或清醒镇静时，需要对产妇进行密切监测，因为清醒镇静保留了患者的意识的同时失去了对呼吸道的控制，增加了肺误吸的风险。

肌松药

骨骼肌松弛剂不影响子宫平滑肌的张力，并且常规剂量的肌松药都很难转移到胎儿体内。1 ～ 1.5 mg/kg 的琥珀胆碱静脉注射后起效迅速（30 ～ 45 s），效果持续的时间较短。琥珀胆碱静脉注射后被血浆中的胆碱酯酶水解，由于其离子化高和脂溶性低，只有少量进入胎儿体内。注射较大剂量的琥珀胆碱（2 ～ 3 mg/kg）才能在脐带血样中检测出来，而极大剂量的琥珀胆碱（10 mg/kg）才可能导致新生儿神经肌肉阻滞[188]。注射琥珀胆碱后应该对产妇进行长时间的肌松监测，因为一旦血浆中水解酶浓度降低或结构改变（比如假性胆碱酯酶缺乏），或者术前曾注射过硫酸镁，均可以延长肌无力的时间。

罗库溴铵是一种可以替代琥珀胆碱的肌松药。静脉注射 0.9 ～ 1.2 mg/kg 罗库溴铵使产妇在给药 60 s 之内有足够的肌松条件进行气管插管[189-190]。其成为了一种有吸引力的替代琥珀胆碱的方法，即使静脉注射 0.9 ～ 1.2 mg/kg 的罗库溴铵，产妇肌肉神经阻滞的效果也可以快速地被大剂量舒更葡糖（12 ～ 16 mg/kg）逆转，肌松的持续时间甚至短于琥珀胆碱。和琥珀胆碱一样，非去极化肌松药也不通过胎盘进入胎儿体内导致胎儿肌无力[191]。然而，如果长时间大剂量地给予非去极化肌松药，也会产生明显的胎儿神经肌肉阻滞。尽管胆碱酯酶抑制剂可以应用于新生儿，但还是主要采用呼吸支持治疗直至肌松药完全消除。新生儿的肌松药清除速度明显慢于成人。

非去极化肌松药在使用了硫酸镁的产妇中作用明显增强，导致肌松恢复时间延长。因此，肌松药种类和剂量的选择需要考虑与硫酸镁的相互作用，以避免因肌松残余而导致产妇在术后复苏时发生肌无力的潜在风险。因此，应该在客观肌松观察技术的基础上，使用肌松监测仪来评估这些产妇的神经肌肉功能。

全身麻醉的维持

麻醉诱导后多采用挥发性麻醉药吸入维持，可混合 N_2O。吸入麻醉有助于减少产妇的回忆意识的发生率。尽管妊娠妇女对伤害刺激无肢动反应的 MAC 值下降，但是脑电图证据显示吸入麻醉药中卤化成分对妊娠妇女和非妊娠妇女大脑的作用是相似的[42]。挥发性麻醉药脂溶性高并且分子量低，易于进入胎儿体内。胎儿的药物浓度取决于母体血药浓度和胎儿娩出前麻醉持续的时间。在胎儿娩出后，可以辅助使用阿片类药物、丙泊酚和苯二氮䓬类药物、N_2O 或联合用药，卤化麻醉剂通常减少到 0.5 MAC，但是这些辅助药物应在剪断脐带之后再添加，以预防其进入胎儿体内而导致胎儿呼吸抑制。单独采用高浓度挥发性吸入麻醉时，麻醉药容易降低子宫张力，进而加重出血，因为所有挥发性麻醉剂都会对子宫肌收缩产生负面影响[192]。

全身麻醉剖宫产具有麻醉快速、可靠的特点，在胎儿窘迫时经常被采用。产前的胎儿窘迫常可以明确地导致产后新生儿抑制。一项关于无合并其他疾病的剖宫产孕妇的 Cochrane 系统评价中，将产妇分为全身麻醉组和椎管内麻醉组，结果显示两组足月新生儿在娩出后 1 min、5 min 的 Apgar 评分出现 6 分及以下或 4 分及以下的概率相同，需要抢救复苏的概率也没有明显区别[193]。该研究认为，没有任何一种麻醉方式是特别有益于新生儿的。

长时间大剂量地吸入挥发性麻醉药可以导致新生儿松弛、呼吸循环系统抑制及肌张力下降。如果挥发性麻醉药导致新生儿抑制，那么应该对其进行辅助呼吸以排出麻醉药。因此，在全麻剖宫产期间必须有儿科医师在场，以便进行新生儿辅助呼吸支持。另外，如果预计胎儿娩出前全身麻醉的时间较长，则与所有围生期医师进行沟通是非常必要的。同时产科医师可以预料某些患者（如术前有严重疤痕组织或极度肥胖的患者）在分娩前在全身麻醉时间会延长，因此在这些情况下，新生儿可能会受益于椎管内麻醉。

剖宫产后疼痛的控制和恢复

剖宫产后的疼痛强度具有个体差异。剖宫产后极佳的疼痛控制能够改善产妇的功能、促进康复、减少持续使用阿片类药物及减少慢性疼痛的发生率，并能提高产妇与婴儿之间的纽带联系[194-195]。采用多重模式疗法可以实现术后疼痛控制。其典型的策略包括椎管内应用阿片类药物，定时使用非甾体抗炎药和对乙酰氨基酚，以及限制系统性使用阿片类药物。椎管内应用阿片类药物被认为是有效控制术后疼痛的“金标准”，并已证明优于系统性使用阿片类药物[196]和腹横肌平面（transverse abdominis plane，TAP）阻滞[197]。瘙痒、恶心、呕吐和呼吸抑制是与阿片类药物相关的副作用。

如果存在椎管内应用阿片类药物禁忌或采用全身麻醉，则可以使用替代的镇痛方式，如周围神经阻滞，包括 TAP 阻滞、腰方肌和髂腹下-髂腹股沟阻滞（见第 46 章）。一项 meta 分析显示，TAP 阻滞可显著降低未接受鞘内吗啡治疗妇女的术后疼痛强度，并能减少阿片类药物的摄入[197]。同时，腰方肌阻滞在剖宫产术中越来越常用，其可能比 TAP 阻滞有优势。一项比较腰方肌和 TAP 阻滞的随机对照试验显示腰方肌阻滞组吗啡使用减少[198]。同时，局部麻醉药的持续伤口浸润对于全麻患者也可能有益[199]。

区域麻醉的并发症

除了上述提到的与椎管内给药相关的并发症外，椎管内麻醉还可能导致 PDPH，硬膜外或脊髓血肿，神经系统损伤或全脊髓麻醉（包括第 45 章）。

硬脊膜穿刺后头痛

最早期的脊髓可卡因实验可导致严重的 PDPH。脑脊液渗漏被认为会导致血管充血，偏头痛生理和疼痛敏感纤维的牵拉。PDPH 相关的头痛呈姿势性，在站立位会加重头痛，躺下可缓解。PDPH 的发生率、严重性和持续时间与穿刺针的大小和针尖的形状有关。用于 CSE 技术的脊针在 25 ~ 29 G 规格范围内时，导致 PDPH 的发生率小于 1%[200-201]。硬膜外导管通常通过 17 G 或 18 G 钝头针放置。硬膜外麻醉下分娩时，硬脊膜穿刺意外的发生率为 1% ~ 1.5%[202-203]。据报道使用硬膜外针进行非故意性硬膜外穿刺后，其头痛的发生率为 30% ~ 80%[200]。

在使用硬膜外针进行非故意性硬膜穿刺的情况下，可以引导鞘内导管，或者拔除硬膜外针后更换穿刺间隙。如果放置鞘内导管，则须格外小心以避免硬膜外麻醉剂的意外注射。鞘内导管的放置可以提供分娩镇痛作用，并降低了多次重复硬膜外穿刺和潜在的二次硬脑膜穿刺损伤[204]。

诊断 PDPH 时，考虑产后头痛的其他原因很重要。评估患者的发热和颈部僵硬度很重要，因为硬膜穿刺后脑膜炎最初可能会出现头痛。脑膜炎的早期治疗对于降低发病率和死亡率很重要。同样，评估患者的高血压对于检测产后先兆子痫也很重要，后者可能会出现头痛，需要快速治疗以预防产妇卒中。由于脑静脉血栓形成，颅底硬脑膜下血肿以及缺血性或出血性卒中可能会导致产后头痛，因此也应进行彻底的神经系统检查。在治疗 PDPH 之前，应考虑因紧张、脱水、睡眠不足、咖啡因戒断或偏头痛引起的良性头痛。

PDPH 最开始以保守性治疗为主。鉴于其症状与偏头痛的相似性，PDPH 已使用对偏头痛有用的药物治疗，但疗效却不尽相同。由于咖啡因具有血管收缩作用，其治疗 PDPH 疼痛的效果可能在短期内最轻微[205]。

如果症状严重到足以限制患者的活动，则应考虑采用硬膜外血补丁（EBP）。如果有脑神经受累的证据，例如复视，则应立即进行 EBP。需要注意的是，听力下降的症状在 PDPH 中很常见，并且不是颅脑受累的结果，而是由于中耳压力的降低导致，因为中耳液通过耳蜗导水管连接到脑脊液。在对 EBP 数据库的一项回顾性回顾中，所有出现 PDPH 的产妇在 EBP 后均会缓解，但 16.8% 的患者需要 2 次 EBP，而 1.5% 的患者需要 3 次 EBP[203]。关于在 EBP 期间注射最佳血液量存在争议，但是研究支持在操作过程中尝试给予 20 ml 自体血液[203, 206]。

硬膜外血肿

硬膜外腔富含血管，在进行硬膜外穿刺或者置管时极易刺穿血管。如果血小板及凝血功能正常的话，硬膜外血肿极为少见。严重并发症知识库（SCORE）项目报告硬膜外血肿发生率为 1/251 463（95% CI，1：46 090 ~ 1：10 142 861）[207]。另一项大数据研究发现 79 837 例产科的硬膜外置管中无一例发生硬膜外血肿（95% 置信区间上限 $1/4.6\times10^{-5}$）[208]。虽然硬膜外血肿较少见，背痛和持续的运动阻滞是其潜在症状。若出现此类情况应该进行彻底评估。对产妇的产后随访应该到硬膜外阻滞效果完全解除时。产妇的凝血功能障碍和抗凝治疗可能会让硬膜外血肿发生风险增加，应该特别注意。遵循美国区域麻醉与疼痛医学会指南及美国产科麻醉与围产医学学会专家共识，认为已接受抗凝治疗的分娩产妇行椎管内麻醉推荐意见如图 62.5 所示[209-210]。如果怀疑硬膜外血肿，应立即进行影像学检查，以期及时清除硬膜外血肿，避免永久性神经损伤。

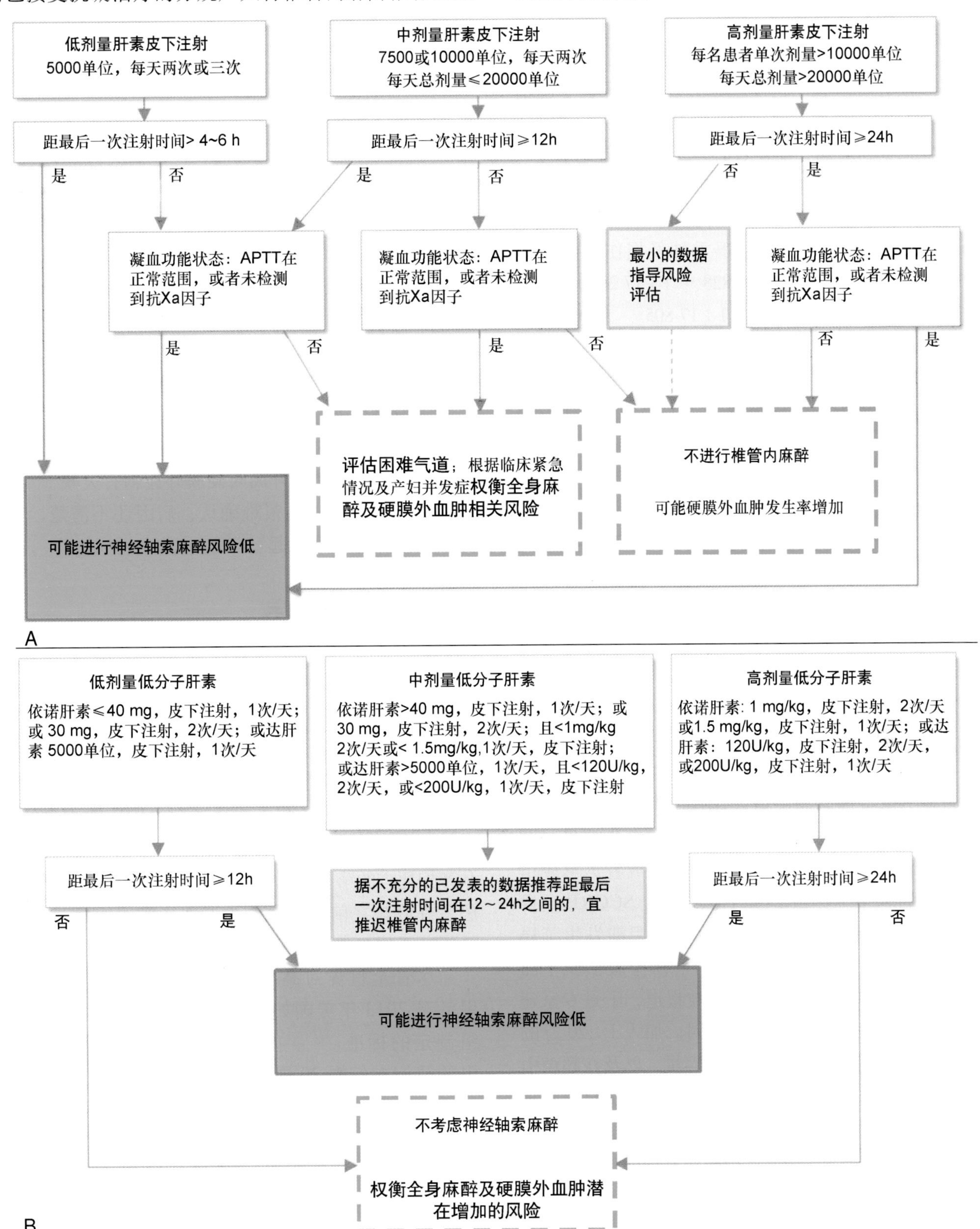

图 62.5　（A）接受普通肝素治疗的产妇行紧急椎管内麻醉的辅助决策；（B）接受低分子肝素治疗的产妇行紧急椎管内麻醉的辅助决策。APTT，活化部分凝血活酶时间（Reproduced with permission from Leffert L，Butwick A，Carvalho B，et al. The Society for Obstetric Anesthesia and Perinatology Consensus Statement on the Anesthetic Management of Pregnant and Postpartum Women Receiving Thromboprophylaxis or Higher Dose Anticoagulants. Anesth Analg. 2018；126：928-944.）

神经损伤

分娩时硬膜外或腰麻穿刺针造成的直接脊髓损伤非常罕见，因为产科椎管内麻醉通常在脊髓圆锥以下进行。尽管如此，亦有报道脊髓空洞形成造成意外的高水平节段脊麻。在7例发生该并发症的患者中均出现药物注射时的疼痛[211]。如果在蛛网膜下腔注射药液时患者感觉到疼痛，操作者必须**立即**停止注射。

总的来说，椎管内麻醉直接造成神经损伤的发生率分别为：硬膜外麻醉0.6/10万，脊髓麻醉3/10万[212-214]。SCORE项目数据显示，产后严重神经损伤发生率为1/11 389（95%置信区间，1∶7828～1∶17 281），但只有1/35 923（95%置信区间，1∶17 805～1∶91 244）被认为与麻醉有关[207]。

产后腰骶部神经病变的评估是产科麻醉常规检查部分。一项大型前瞻性研究显示，0.92%的女性曾经历过产后腰骶部或下肢神经损伤，其发生率与初产妇和延长的第二产程有关，但与硬膜外镇痛无关[215]。股神经和股外侧皮神经病最常见，很可能是因为分娩时半坐卧位时髋关节极度屈曲所致。鼓励产妇在两次推举之间伸直双腿，可以恢复腰丛神经的血液流动，从而降低该并发症的发生。这些周围神经病变大多随着时间的推移会痊愈，但在疾病期间应考虑相关科室（如神经内科医师）门诊随访以排除其他原因。

局麻药中毒

如果不慎将局麻药注射入血管中将导致局麻药中毒（LAST）。局麻药中毒在产科麻醉中十分罕见，可能因为分娩镇痛的局麻药浓度比较低，或者常常应用毒性较小的利多卡因或2-氯普鲁卡因。SCORE项目报道了一名产妇在腹横肌平面（TAP）阻滞发生了局麻药中毒导致心搏骤停[207]。产科麻醉中腹横肌平面（TAP）阻滞造成局麻药中毒多次被报道，于是专家建议应用浓度不高于0.25%布比卡因，加入1∶20万的肾上腺素，每侧注射不超过20 ml容量，以及在超声引导下确保未注射到腹腔内且缓慢、间断回抽的注射是避免局麻药中毒的措施[216]。局麻药中毒的治疗除了基本及高级生命支持外，还应使用脂肪乳剂治疗[217]。

全脊麻

全脊麻是一种罕见的危及生命的并发症，由于局麻药在脑脊液中向头侧过度扩散平面过高导致的严重的呼吸与心脏抑制。其可能发生在单次脊髓麻醉时，或者硬膜外麻醉时药物误入蛛网膜下腔。全脊麻相关危险因素包括肥胖，硬膜外阻滞失败后改用蛛网膜下腔阻滞，患者身材矮小，硬膜外穿刺误入蛛网膜下腔，脊柱畸形等[207]。

其他并发症

当使用严格的无菌技术时，感染在蛛网膜下腔或者硬膜外麻醉中并不常见[218-219]。尽管如此，硬脊膜穿刺后脑膜炎和硬膜外脓肿已有报道[220]。美国麻醉科医师协会和区域麻醉与疼痛医学会建议在进行椎管内穿刺及硬膜外置管时采用以下无菌技术：摘下首饰，洗手，戴帽子，戴口罩遮住口鼻，戴无菌手套，使用消毒溶液（如酒精氯己定），铺无菌单[221-222]。

无论是否进行过分娩镇痛，产后背痛十分常见。没有证据表明椎管内镇痛更容易导致背痛。一些临床试验表明，产妇产后体温升高与硬膜外穿刺有关联[223]。但他们之间的因果关系很难确认，病因还不清楚，也可能由于无菌性炎症引起[223-224]。

妊娠合并疾病

妊娠高血压

妊娠期高血压是最常见的孕产妇并发症之一，并且与母婴死亡率的关系越来越密切[225]。全世界妊娠高血压发病率为5%～10%，先兆子痫的发病率为3%[225]。世界卫生组织（WHO）已经明确妊娠期高血压是导致孕产妇死亡的第二大原因，占孕产妇死亡率的14%[226]。患者在妊娠之前可能已经患慢性高血压，合并或不合并先兆子痫。

尽管全世界对高血压的定义不同，但是美国使用的是2013年美国妇产科医师协会（ACOG）工作组制定的标准[227]。妊娠高血压定义为无高血压病史的孕妇在妊娠20周之后新出现的高血压（收缩压＞140 mmHg或舒张压＞90 mmHg），不合并蛋白尿。先兆子痫定义为孕妇在妊娠20周之后出现高血压（收缩压＞140 mmHg或舒张压＞90 mmHg）合并蛋白尿。先兆子痫患者的24 h尿蛋白大于300 mg，或蛋白质/肌酐比值≥0.3。2013年后，大量蛋白尿（＞5 g/24 h）和胎儿生长受限不再被纳入先兆子痫的诊断标准，而被认为是重症先兆子痫的症状。另外，不再使用轻度先兆子痫的诊断，仅分为先兆子痫和重症先兆子痫。重症先兆子痫的症状包括：①孕妇卧床休息时间隔至少 4 h 两次随机测量的血压，收缩压≥ 160 mmHg 或者舒张压≥ 110 mmHg；②血小板减少（血小板计数< 100 000/μl）；③肝功能受损，肝酶升高两倍；④右上腹疼痛；⑤进行性肾功能不全，血清肌酐> 1.1 mg/dl，或无肾疾病的情况下血清肌酐升高至正常值的两倍；⑥肺水肿；⑦新出现的脑功能或视觉紊乱。如果孕妇只有高血压和上述重症先兆子痫的症状而没有蛋白尿，那么只能诊断为先兆子痫[227]。

如果合并溶血症、肝酶升高和血小板减少，被认为是先兆子痫合并 HELLP 综合征。先兆子痫合并抽搐发作则被称为子痫。可能是因为高龄孕妇和肥胖孕妇增多，先兆子痫的发病率有所上升，但是由于越来越多的产前护理和预防性镁剂的使用，子痫的风险已经下降[225, 228]。先兆子痫发病机制尚不清楚，一般认为由于抗血管生成因子（如 s-Flt）一系列反应导致胎盘循环失调，最终导致母体全身内皮功能紊乱。胎盘循环失调的原因可能是多样的，包括母方或父方自身基因或外界环境因素。先兆子痫患者发生脑出血、肺水肿和凝血功能障碍的风险增高。最近的指南中建议，收缩压大于 160 mmHg 的孕产妇就需要进行治疗以预防颅内出血[227]。初始的常规治疗包括静脉给予拉贝洛尔和肼屈嗪或口服硝苯地平[229]。最近的指南还建议警惕呼吸道水肿导致困难插管的风险，以及使用镁剂导致术后子宫收缩乏力的风险。先兆子痫患者使用麦角新碱需要非常小心，因为它可以导致高血压危象。先兆子痫患者对内源性和外源性儿茶酚胺都很敏感。因此建议谨慎使用肾上腺素能药物。

先兆子痫的患者在进行椎管内麻醉或拔除硬膜外导管时需要检查血小板的数量。凝血功能障碍是实施椎管内麻醉的禁忌证。尽管孕产妇发生椎管内血肿的风险比老年患者低[213]，但是一项研究显示，椎管内麻醉之后出现血肿的患者 68% 存在凝血性疾病[230]。尽管椎管内麻醉可能引起低血压，但对于先兆子痫患者仍然是安全的麻醉方法[231-232]。

凝血功能障碍

10% 的孕妇可因为多种病因而导致血小板减少[233-234]。有的血小板减少发生于妊娠之前，有的则是妊娠直接导致的。正如前面所讨论的，妊娠 20 周之后出现的血小板减少可能是先兆子痫伴 HELLP 综合征的一种表现。然而大多数血小板减少是良性的，即妊娠性血小板减少。正常妊娠可以导致血小板计数下降约 10%[235]。自身免疫性血小板减少症、抗磷脂综合征和肝疾病则较为少见[234]。在某些严重疾病中静脉使用糖皮质激素或免疫球蛋白可增加血小板计数，但是需要数天的治疗才有一定效果[236]。没有一个确切的血小板计数可以保障所有患者硬膜外麻醉的安全。大多数麻醉科医师认为当血小板计数大于 100 000/mm^3 时，硬膜外置管是安全的，最近的文献报道血小板计数相对低一些也在安全范围。对 14 个不同机构的病例进行回顾性观察研究结合系统评价，评估了 1524 名血小板计数低于 100 000/mm^3 的产妇，发现血小板计数为 0 ～ 49 000/mm^3 的发生硬膜外血肿风险的 95% 置信区间上限为 11%，50 000 ～ 69 000/mm^3 为 3%，70 000 ～ 100 000/mm^3 为 0.2%[237]。值得注意的是，在该项研究中没有需要手术减压的硬膜外血肿病例。

血管性血友病（von Willebrand disease，vWD）的妇女在分娩中和分娩后出血的风险增加[238]。建议对血管性血友病因子（von Willebrandfractor，vWF）小于 50IU/dl 的妇女进行预防性治疗。由于不同种类及不同亚型的血管性血友病对治疗的反应不同，因此将血液学检查作为指导绝大多数合理治疗的参考是非常必要的。Ⅰ型 vWD 孕妇的 vWF 只有部分减少，并且通常在孕晚期恢复至 50 IU/dl 以上，因此不需要进行预防性治疗。Ⅰ型 vWD 的妇女通常使用去氨加压素来升高 vWF。Ⅱ型 vWD 的特征是 vWF 的功能下降，因此升高 vWF 的治疗无效。Ⅲ型 vWD 的孕妇在分娩前几乎都需要补充 vWF，因为她们体内几乎没有内源性 vWF。尽管有硬膜外血肿发生风险增加的顾虑，正常 vWF 水平的妇女如果血小板计数也正常的话，可以进行椎管内麻醉[239]。

由于激素的变化，妊娠期深静脉血栓形成（DVT）和肺栓塞更为常见。显著的危险因素是莱顿第Ⅴ因子（Factor Ⅴ Leiden）、凝血酶原 G20210A、蛋白 S、蛋白 C 和抗凝血酶缺乏，以及抗磷脂抗体[240]。妊娠期诊断为 DVT 或肺栓塞的患者需要长期的抗凝治疗，在择期椎管内麻醉和分娩之前需暂停抗凝治疗。凝血因子Ⅴ是Ⅹa 因子激活凝血酶的辅助因子，莱顿第Ⅴ因子是Ⅴ因子的异常变体，其难以通过活化蛋白质 C 降解，因此导致高凝血症。莱顿第Ⅴ因子的患者可以继续使用抗凝剂预防或治疗 DVT，且在硬膜外置管前必须适当停止抗凝剂的使用[210, 241]。

肥胖

母亲肥胖（孕前体重指数≥ 30 kg/m^2）和代谢综合征可导致妊娠期糖尿病、新生儿高糖血症、巨大婴儿、分娩时间延长和剖宫产[68, 242]。肥胖产妇剖宫产的死亡率更高[243-244]。睡眠呼吸暂停是肥胖产妇的常见症状，预示着使用阿片类药物后通气不足和全身麻醉时困难插管的风险。病态肥胖产妇第一产程和手术分娩时间延长的风险增加[245]。肥胖产妇硬膜外麻醉及置管难度更大，时间更长，而且由于镇痛不充分或无法达到双侧感觉阻滞，更可能需要重复操作[245-246]。无论病态肥胖的产妇计划采取何种分娩方式，都应该及早对其进行麻醉评估。

心脏疾病

美国孕产妇死亡的首要原因是心脏疾病[156]。在为患有先天性或获得性心脏病的产妇计划分娩麻醉时，麻醉实施者必须考虑到患者的心脏病变或疾病状态，妊娠和分娩的正常生理变化，以及麻醉本身对血流动力学的影响。在妊娠或分娩期间，孕产妇伴有瓣膜关闭不全性心脏病耐受性要优于瓣膜狭窄性心脏病[247]。肺动脉高压、严重左室流出道梗阻、中重度二尖瓣狭窄和发绀性先天性心脏病都是孕产妇发病率和死亡率的重要危险因素。多种危险因素已被确定可增加女性主要发病率和死亡率，包括卒中、低射血分数、主动脉病变和心力衰竭。美国心脏协会（AHA）/ 美国心脏病学会（ACC）和欧洲心脏病学会已将某些疾病或心脏病变归类为危及母体或胎儿的高风险因素[248-251]。与其他风险分层系统相比[251-252]，改良的 WHO 风险分层系统在预测孕产妇发病率或死亡率上最好[253]。该系统协助产科和麻醉科团队为患有心脏疾病的孕产妇提供他们需要的资源帮助妊娠或分娩，及帮助他们决定是否需要将其转移到三级护理机构分娩。

在分娩时加强监护是必要的，包括五导联心电图和有创动脉血压监测，特别是在有快速心律失常病史及不稳定血流动力学的孕产妇中应用。推荐对心脏病产妇进行硬膜外镇痛，以减少分娩疼痛导致的心动过速和心输出量增加。硬膜外镇痛可降低后负荷应密切关注。需要小心泵注 α 肾上腺素受体激动剂以预防心动过速和心肌缺血。当需要剖宫产时，根据每例患者具体情况调整麻醉方案十分重要。区域阻滞麻醉并不是禁忌，绝大多数心脏疾病孕产妇应该考虑实施此类麻醉。

抗凝治疗

部分先天性心脏病、人工瓣膜置换术后、肺动脉高压和心肌病患者需要进行持续抗凝治疗。硬膜外麻醉的产妇需要谨慎地掌控停用抗凝治疗的时间，且在分娩后需要重启抗凝治疗以预防血栓形成。因为肝素可以被快速代谢，所以它可以持续使用至分娩前。如果静脉注射普通肝素，应在手术前 4 ～ 6 h 停用。并在椎管内麻醉操作或拔除硬膜外导管前监测凝血功能［PTT 或活化凝血时间（ACT）］[209-210]。如果产妇皮下注射普通肝素，那么实施椎管内麻醉之前普通肝素停用时间根据其剂量及 APTT 值确定（见图 62.5A）。如果抗凝治疗不能转变为肝素静脉注射，那么口服华法林的患者进行椎管内麻醉必须推迟到 PT 正常和 INR 值小于 1.5 后。越来越多的孕妇使用低分子肝素（Low-molecular-weight heparin，LMWH）来预防深静脉血栓。与普通肝素不同，低分子肝素的抗凝效果无法可靠地监测，并且它不能被鱼精蛋白所中和。建议在实施椎管内麻醉之前停用规定的时间，而不是进行实验室检查。应结合 LMWH 单次剂量及每日总剂量来决定实施椎管内麻醉或拔除硬膜外导管时机（图 62.5B）[210]。非甾体抗炎药本身并不增加硬膜外血肿的风险，但在联合其他抗凝治疗时风险可能增加[209]。如果在分娩开始之前不能安全地实施椎管内镇痛，那么在某些情况下可以选择使用静脉注射瑞芬太尼和吸入氧化亚氮分娩镇痛[254-255]。

肺部疾病

正如前文所述，妊娠期呼吸系统发生了许多变化以适应母体和胎儿代谢增加的需求，包括每分通气量增加和氧储备降低，最显著的是呼吸道水肿增加。

哮喘的特点是可逆性气道阻塞、气道高反应性和气道炎症。它是妊娠期最常见的呼吸道疾病。对 1739 例妊娠期哮喘患者进行前瞻性研究，发现轻度哮喘患者病情加重率为 12.6%，住院率为 2.3%；中度哮喘患者病情加重率为 25.7%，住院率为 6.8%；重度哮喘患者加重率为 51.9%，住院率为 26.9%[256]。支气管扩张剂和抗炎药通常对胎儿是安全的，可以在妊娠期间用于控制哮喘。一项 meta 分析发现，母亲哮喘与母体和胎盘发生并发症的风险增加有关，包括剖宫产、妊娠期糖尿病、胎盘早剥和出血[257]。

社区获得性肺炎是导致孕妇死亡最常见的非产科感染性疾病[258]。在 2009 年 H1N1 流感流行期间，孕妇受累程度不成比例，其住院、ICU 收治和死亡的风险增加[259]。即使在抗生素治疗的情况下，早产仍是肺炎的重要并发症。孕妇气管插管时胃反流误吸的风险高于非妊娠妇女，原因是胃贲门括约肌松弛和增大的子宫压迫胃肠道[260]。建议在孕妇进行全身麻醉之前严格控制禁食时间、快速顺序诱导气管插管和使用非颗粒型抑酸药。

囊性纤维病是一种常见的常染色体显性遗传性疾病，北欧血统的女性多发。随着医疗水平的提高，患者多存活至生育年龄之后。囊性纤维病患者的妊娠并不常见（216/24 000），但一旦发生，需要多学科的悉心治疗[261]。这种疾病是由基因突变导致上皮细胞出现囊性纤维性变，导致肺、胰腺、肠和肝胆系统异常。在妊娠期间的主要问题是肺限制性疾病和糖尿病。

神经系统疾病

多发性硬化症是一种好发于年轻女性的神经炎性疾病。多发性硬化症的复发率在妊娠期间下降，但在分娩之后 3 个月上升，且高于妊娠前一年[262]。多发性硬化是神经脱髓鞘疾病，因此理论上存在局麻药毒性增加的问题。有病例报道在区域麻醉后多发性硬化症的症状加重，但是解释这一现象时很难区分是发生在多发性硬化症的复发期还是缓解期。然而，麻醉中应该尽可能使用最低有效浓度的局麻药，并且不能添加血管收缩药物。建议实施硬膜外麻醉而非脊髓麻醉[263]。

神经纤维瘤是一种临床表现复杂的常染色体显性遗传性疾病，发病率为 1/3000。它的特点是皮肤咖啡牛奶（Café-au-lait）色斑、皮肤神经纤维瘤、虹膜 Lisch 结节、骨骼异常和脊髓脑神经肿瘤[261]。神经纤维瘤通常在妊娠期也生长。神经纤维瘤产妇存在椎管内血管瘤的可能，因此该病是否为椎管内麻醉的禁忌证一直存在争议。有病例报道，一位神经纤维瘤的患者在椎管内肿瘤的位置出现了硬膜外血肿[264]。妊娠期间激素水平的变化可能导致肿瘤生长，因此需要了解肿瘤的部位和当前的临床症状以避免操作伤及肿瘤，从而保障椎管内麻醉的安全[265]。

阿片类药物依赖

在美国，阿片类药物的使用日益增加，甚至于滥用。给孕妇开阿片类药物也很常见。一项研究发现，14% 的美国女性在妊娠期间至少开过一次阿片类药物[266]。值得关注的是，孕期阿片类药物滥用或依赖与产科发病率和死亡率有关，包括胎盘早剥、住院时间延长、羊水过少和产妇死亡[267]。此外，阿片类药物的长期使用或依赖会导致新生儿出现新生儿戒断综合征（NAS），通常需要药物治疗和延长住院时间。NAS 的特点是中枢神经系统过度刺激，自主神经系统、胃肠系统和呼吸系统功能紊乱。美沙酮常用于治疗妊娠期阿片类药物依赖，但与 NAS 有关。丁丙诺啡在妊娠期的应用越来越广泛，尽管它与 NAS 有关，但新生儿的症状可能较轻[268]。阿片类药物依赖患者的围产期疼痛管理具有挑战性，建议阴道分娩和剖宫产均采用多模式镇痛。

臀位和外倒转术的麻醉

臀位发生在胎儿臀部及下肢先入盆的情况下，是妊娠期最常见的胎位异常。大约四分之一的妊娠在 28 周前呈臀位，但大多数在妊娠 34 周时变为头位。大约 3% ～ 4% 的胎儿足月时为臀位[269]。臀位可通过外倒转术转变为头位，椎管内麻醉可提高成功率[270]。麻醉药物浓度应大于分娩镇痛药浓度，这可以使腹壁肌肉松弛，有利于产科医师翻转[271]。然而，最近的一项随机双盲试验发现，递增剂量的布比卡因（2.5、5、7.5 和 10 mg）并没有改变外倒转术的成功率[272]。外倒转术的总成功率（所有胎龄）约为 60%，有发生胎盘早剥、胎儿心动过缓、胎膜破裂和需要紧急分娩的风险。因此，麻醉科医师需要时刻做好紧急分娩的准备。

多胎妊娠可能经常因为脐带缠绕和胎头压迫而进行剖宫产。双胞胎可以经阴道分娩，但可能出现分娩困难。如果第二个胎儿不是顶先露的胎位，在硬膜外麻醉提供的腹部肌肉松弛和和充分镇痛的条件下，可进行胎位倒转术或人工助产[273-275]。此外，硬膜外麻醉可以满足助产术的镇痛和松弛会阴，便于在第二个胎儿窘迫或不能经阴道分娩时中转实施剖宫产。对于臀位的胎儿，同样也可以在硬膜外麻醉下进行胎位外倒转术。

产科急诊

产妇在医疗过程中可能出现各种各样的突发情况。这些紧急情况通常包括产妇出血和（或）胎儿窘迫。为了追求最好的临床预后，围生期的医疗团队中所有成员应该提前进行准备和充分交流。

孕产妇死亡率

据估计，2015 年全球共有 303 000 例产妇死亡[276]。发展中国家孕产妇死亡人数约占全球孕产妇死亡人数的 99%。准确测算孕产妇死亡率具有挑战性，许多死亡人数都没有统计出来。出血、妊娠高血压和脓毒症是全球孕产妇死亡的主要原因[226]。尽管全球孕产妇死亡率在下降，但在美国却在上升[156, 226]。原因还不完全清楚，可能与产妇年龄、肥胖、剖宫产和产前并存病的增加有关。

美国一项与妊娠相关死亡的研究，数据来源于2006年到2010年的妊娠死亡率监测系统，发现心血管疾病导致的死亡占14.6%，感染占13.6%，非心血管疾病占12.7%，心肌病11.8%，出血11.4%，血栓性肺栓塞或其他栓塞9.6%，妊娠高血压9.4%。值得关注的是，非西班牙裔黑人女性死于妊娠并发症的风险最高[156]。这项研究还发现，由于心血管疾病和感染导致的死亡率有所增加，而出血、妊娠高血压疾病、栓塞和麻醉并发症相关的死亡率有所下降[156]。

英国对孕产妇死亡率和发病率的调查发现，从2014年到2016年，亚裔女性的孕产妇死亡率是白种人的两倍，黑种人女性是白种人的五倍[277]。孕产妇直接死亡的主要原因包括血栓栓塞、产科出血和自杀。在英国，大多数（57%）的孕产妇死亡与间接原因有关，心脏疾病是最大的单一原因。在英国和美国，脓毒症也是孕产妇发病率和死亡率的主要原因。

为了提高孕产妇的安全，预防产后出血、血栓栓塞及严重妊娠高血压导致死亡及并发症的相关患者安全诊疗包及组织已经建立了[278]。实施产科出血患者安全诊疗包计划后，有出血并发症的孕产妇发病率降低了20.8%，而在没有实施医院中，仅降低了1.2%（$P < 0.0001$）[279]。作为围产期医师，麻醉科医师可以通过实施这些患者安全诊疗包来改善预后。

产科出血

妊娠期出血的发生率较高，是全世界产妇最主要的死亡原因之一[226, 280]。此外，根据2008—2009年间美国围生期的医疗数据，是否需要输血是评估产妇病情严重程度的最常用指标[281]。大多数出血相关性死亡是可以避免的，适当的培训、模拟演练、团队沟通和医疗教育是改善患者预后的重要因素[282-283]。对产科出血进行管理，常见的困难包括无法准确估计出血量、不易察觉的出血危险因素、干预措施不及时和血液制品输注不当或不足。围生期出血的各种原因和相关管理方法将在下一节中做详细的讨论。

前置胎盘及胎盘植入

胎盘附着于子宫下段位于胎先露的前方，胎盘下缘到达或覆盖了宫颈内口，则诊断为前置胎盘，妊娠妇女中其发生率约为0.5%。前置胎盘的危险因素包括高龄产妇、辅助生殖、经产妇、前置胎盘史、感染或手术史导致的瘢痕子宫。前置胎盘通常表现为无痛性阴道出血，第一次出血常为自限性。前置胎盘可通过超声检查确诊。除非胎盘位置在分娩之前发生了明显远离宫颈内口的位置变化，否则前置胎盘一般需要进行剖宫产术。

胎盘植入通常分为粘连性胎盘、植入性胎盘和穿透性胎盘三种亚型。粘连性胎盘，指胎盘附着于子宫肌层，但缺乏分隔的蜕膜线；植入性胎盘，是指胎盘在子宫肌层异常植入和生长；穿透性胎盘，指胎盘穿过子宫肌层，并附着于子宫周围的组织，可能为膀胱、小肠、卵巢或其他周围的器官。发达国家孕妇的胎盘植入发病率为0.04%；然而，这一比率正在上升，似乎已影响到0.17%～0.34%的孕妇[284-285]。在一个多中心队列研究中，胎盘植入的超声及磁共振成像检查的灵敏度分别为93%和80%，特异性分别为71%和65%[286]。胎盘植入的发病率与前置胎盘和子宫切开术之间明显相关。经历过0、1、2、3甚至更多次子宫切开术的前置胎盘患者，合并胎盘植入的概率分别是3%、11%、40%和60%以上[287]。不幸的是，如果不对胎盘植入高风险产妇进行影像学检查确诊，直到剖宫产切开子宫时才发现产妇并存胎盘植入，极可能发生大出血[92, 283]。如果产妇在分娩前确诊为植入性胎盘或穿透性胎盘，可以考虑行术前干预，例如双侧髂总动脉球囊导管置入或选择性栓塞子宫动脉，但是疗效尚不明确[288-290]。

前置血管

脐血管如丝状穿过胎膜后跨过宫颈内口，称为前置血管，十分罕见[291-292]。前置血管的发病率为0.02%～0.04%，如果产前未诊断，那么胎儿的致死率很高。在一项包含155例妇女的研究中，若产前诊断出前置血管，新生儿生存率为97%，若没有进行产前诊断，新生儿生存率仅44%[293]。如果未确诊，阴道出血可发生在胎膜破裂时，此时是意味着胎儿出血而非产妇。未预先确诊的前置血管是一种产科急症，需要立即剖宫产，通常在快速的全身麻醉下进行。如果早已在产前诊断出前置血管，则需要在分娩自发开始前择期剖宫产。目前还不能确定前置血管胎儿的分娩最佳孕周，但是建议用类固醇药物促进胎儿肺成熟，在妊娠大约36周时进行剖宫产，并且建议妊娠28～32周的产妇住院治疗，以防早产[291-292]。

胎盘早剥

胎盘早剥是妊娠20周后至分娩前，胎盘组织部分或完全与子宫壁分离，发生率大约是 1%。孕妇的年龄、绒毛膜羊膜炎、使用可卡因、酗酒、高血压、胎膜早破、胎盘早剥史、吸烟和创伤都是胎盘早剥的危险因素。胎盘早剥的临床表现有阴道出血和查体子宫压痛。然而，大量的出血可以蓄积在胎盘后方而无法流出子宫。对于妊娠期任何情况下的大量失血，常常并发凝血功能障碍。胎盘早剥的患者与没有胎盘早剥的患者相比，发生凝血功能障碍的可能性高 54 倍，胎儿死亡的可能性高 11 倍[294]。所以应该进行相应的实验室检查，并准备大量血制品和凝血因子，需要与输血科或血库的专家密切配合（参见后面有关产科大出血的处理方法的讨论）。

子宫破裂

子宫破裂对母体和胎儿来说，是危及生命的产科急症。有剖宫产病史的产妇发生子宫破裂的概率为 0.4% ～ 1%，包括从瘢痕裂开到子宫完全破裂的一系列病理过程[295]。子宫破裂的其他危险因素包括胎位不正、器械助产、巨大胎儿、过量使用缩宫素、急产、创伤和肿瘤。典型的临床表现包括胎心减慢、宫缩停止、腹部疼痛、阴道流血和意识丧失。最可靠的临床征象是出现了无法改善的异常胎心曲线。少数患者有爆发痛，与进行硬膜外麻醉无关[296-298]。ACOG 建议有剖宫产病史的产妇进行阴道分娩时必须配备产科医师、麻醉科医师和护理人员，如果突发子宫破裂，能够快速开始紧急剖宫产手术及必要的止血治疗[299]。

子宫收缩乏力

子宫收缩乏力是产后严重出血最常见的原因，且此类大出血是全世界产妇死亡的首要原因，其发病率在不断上升[226, 300-301]。子宫收缩乏力的危险因素包括绒毛膜羊膜炎、产程中使用催产素、高产次、巨大儿、多胞胎、产程延长、妊娠物残留、使用挥发性麻醉剂、硫酸镁或特布他林。双手按摩子宫后，催产素应作为子宫收缩乏力首选的预防性用药和治疗性用药。不同国家和医疗机构的催产素使用剂量不同[302]。虽然 WHO 建议正常剖宫产术后使用催产素 20 个国际单位（稀释于 1 L 的晶体液中），但大多数情况下会使用更小的剂量[303]。有人主张严格控制催产素的给药方式，包括分娩后立即给予小剂量缩宫素（30 秒内给药 3 个国际单位）或使用输注泵。缓慢输注稀释过的缩宫素对血流动力学的影响很小，产妇耐受性也好，但大剂量注射会导致明显的低血压、心动过速、恶心和头痛。如果催产素不足以控制产后出血，应考虑肌内注射 0.2 mg 麦角新碱，或肌内注射 0.25 mg 卡前列腺素［前列腺素 $F_2\alpha$（$PGF_2\alpha$）］，或口服、舌下含服、阴道、直肠给予米索前列醇（前列腺素 E_1［PGE_1］）600 ～ 800 μg，但是这些药物的副作用较多[304]。麦角新碱是一种麦角碱的衍生物，其副作用包括恶心、高血压、肺动脉高压和冠状动脉痉挛，先兆子痫产妇和心脏病产妇禁忌使用。$PGF_2\alpha$ 的副作用包括肺动脉高压、支气管痉挛、缺氧、恶心和心率过快，因此哮喘患者紧急使用。PGE_1 没有明显的心血管作用，但是可能导致轻度的体温升高。如果药物治疗不能控制产后出血，那么应该进行介入治疗和手术治疗，具体参见下文。

产科大出血的管理

成功控制产科大出血，需要围术期所有医务人员之间有效的交流与配合，包括麻醉科医师、妇产科医师、产科及手术室护士、新生儿医师、介入治疗医师和输血科专家。对产科出血尽早诊断和及时干预，是降低产妇病死率的关键。产科出血的相关研究很少，大多数发表了的研究都是军队和创伤医院对输血比例和输血时间点的研究。大量输血方案的制订对产科大出血是有益的。现用于治疗产科大出血的特定比例新鲜冷冻血浆（FFP）和浓缩红细胞（PRBCs），来源于非产科研究，因此近年来一直受到产科专家的质疑[305-306]。虽然在条件许可的情况下，参照频繁的实验室检查结果对产妇进行治疗是最佳选择，但输血应以临床情况和患者评估为指导，而不是等待实验室检查的结果。如果纤维蛋白原降低或可能降低，应考虑输注冷沉淀或纤维蛋白原浓缩物。血栓弹力图（TEG）或旋转血栓弹力测定法（ROTEM）可作为诊断或治疗出血相关性凝血功能障碍的工具。重组的活化因子Ⅶ并不常规推荐用于治疗大出血，因为 FDA 已报告了很多未经临床试验认可，用 FⅦa 治疗大出血时发生的不良事件[307-309]。

氨甲环酸是一种抗纤维蛋白溶解药，用于创伤、心脏手术和其他多种外科手术中以减少失血量。它是一种赖氨酸类似物，与纤溶酶原和纤溶酶上的受体结合，从而抑制纤溶酶介导的纤维蛋白降解。一项大型随机、双盲、安慰剂对照试验中，随机抽取 20 060 名妇女在确诊产后出血后接受氨甲环酸或安慰剂治疗。作者发现，如果在 3 h 内给药，妇女产后因出血导致的死亡减少（RR 0.69；95%CI，0.52 ～ 0.91；$P = 0.008$）[310]，两组在血栓栓塞事件或其他副作用方面没有差异。在最新的产后出血实践公告中，ACOG 建议，当初始用于治疗产后出血的药物失败时，应考虑使用氨甲环酸[311]。因氨甲环酸可穿过胎盘进入母乳，建议等脐带夹闭后再给药。关于预防性使用氨甲环酸预防产后出血的有效性的证据仍然缺乏。一项多中心、双盲的随机对照试验，将 4079 名妇女随机分为两组，在阴道分娩后，产妇除催产素外还预防性地给予氨甲环酸或安慰剂，发现与安慰剂相比，使用氨甲环酸并未降低产后出血的风险[312-313]。对于活动性静脉血栓栓塞、严重肾脏疾病和蛛网膜下腔出血的患者，禁忌使用氨甲环酸。

尽管理论上担心羊水栓塞，但在许多已发表病例中，血液回收技术已成功应用于产科出血[314-315]。现已证明，使用去白细胞的回收装置可去除组织因子、甲胎蛋白、胎儿鳞状细胞、细菌及其他有害物质[316-317]。如果患者的自体血供应受到限制或患者拒绝输注血液制品，血液回收尤其有用。即使这些情况不存在，血液回收也已被证明在产科大出血中使用，其性价比高[317]。在 Rh 阴性的产妇中，抗 -D 免疫球蛋白应尽快与 KleihauerBetke 试验配合使用，以防止同种异体免疫反应，因为不定量的胎儿红细胞将通过血液回收输给母亲。

当标准复苏方法不足以控制产科出血时，围产期的产科医师应考虑使用有创性的方法，包括子宫球囊填塞、压迫缝合、结扎子宫血管，以及在患者能够稳定转运的情况下通过介入手术进行动脉栓塞。根据对文献的系统回顾，没有哪一个有创性方法明显优于另一个，所有方法的成功率都在 85% 到 90% 之间[318]。如果这些方法均失败了或不可行，则应进行子宫切除术。

羊水栓塞

羊水栓塞（amniotic fluid embolism，AFE）的发病率难以估计，因为难以确诊。发病率在每 10 万次分娩中 1.7 至 7.7 之间[319-321]。AFE 的临床表现包括低血压、呼吸窘迫、缺氧、弥散性血管内凝血（DIC）、意识改变和循环衰竭。这一系列的临床特征与某些疾病类似（即空气栓塞、肺栓塞、心功能不全、大出血和反流误吸），AFE 应与其鉴别诊断。AFE 的机制尚不清楚，但目前倾向于认为 AFE 不是栓塞而是一种过敏反应[319-322]。过去常通过尸检在母体肺循环中发现胎儿鳞状上皮细胞来确诊，但是现在发现无典型症状的产妇在分娩中及分娩后的肺循环中也存在胎儿鳞状上皮细胞。因此，目前 AFE 的确诊主要是通过临床表现进行排他性诊断，而不是实验室检查或尸检。早期识别和积极复苏可以改善母亲和胎儿的预后。复苏的重点包括维持氧合、血流动力学支持和凝血功能障碍的纠正[323]。

肩难产

肩难产发生在头部娩出后，由于胎儿肩部嵌顿于母体骨盆而出现的胎儿娩出困难。这是一个产科紧急状况。相关因素包括过期妊娠、引产术、母体肥胖、胎儿过重、宫口扩张 8 ～ 10 cm 时间延迟和硬膜外镇痛[324-325]。过期妊娠和难产的产妇往往要求硬膜外镇痛，这可能是硬膜外镇痛和肩难产之间存在相关性的原因。但是，硬膜外镇痛为肩难产的婴儿抢救提供了优越的条件。推荐处理肩难产的方法包括 McRoberts 手法，即产妇大腿屈曲并用力推挤其腹部以增加耻骨上压力[326]。硬膜外镇痛可以放松肌肉并缓解疼痛，便于 McRoberts 手法的实施。然而实施 Gaskin 手法时需产妇双手及膝部着地，如果使用了高剂量硬膜外局麻药，可能因为肌力不足无法完成。如果这些手法失败，则应该将胎儿推回骨盆，进行紧急剖宫产。肩难产分娩增加了产后出血和会阴四度裂伤的风险[327]。

其他的产科急诊

某些发生于围生期的紧急情况需要适当的麻醉处理以改善母婴的预后。脐带脱垂出子宫颈可导致胎心骤降。脐带脱垂的发病率为 0.1% ～ 0.6%[328]。其危险因素包括胎横位、胎臀位、多胎妊娠和脐带过长。另外，脐带脱垂多发生于胎膜破裂时，通常见于胎位不正或羊水过多的产妇。通过在阴道看到或用手摸到胎先露部位下面的脐带可以确诊脐带脱垂。常见的处理措施是，在可行紧急剖宫产手术前将造成压迫的胎儿肢体推回盆腔，以解除其对脐带的压迫。如果胎心曲线正常，可以选择椎管内麻醉，但在胎儿窘迫的情况下，则需要进行全身麻醉。

子宫内翻的发病率约为 0.04%[329]，通常表现为低血压、疼痛和产后大出血。危险因素包括胎盘分离前过度牵拉脐带、子宫松弛、胎盘在子宫底部和存在植入性胎盘。治疗目标为松弛子宫后的子宫复位、产妇的液体治疗和子宫复位后增加子宫张力以减少产后出血。起初，所有的子宫收缩剂应该立即停用。静脉注射硝酸甘油或挥发性麻醉剂可以快速有效地松弛子宫[330-332]。应根据母亲的血流动力学状况来选择治疗的方案。由于子宫不松弛、产妇疼痛和血流动力学不稳定等原因，可能导致在硝酸甘油辅助下子宫复位失败，则应该将产妇送至手术室。在产妇进入手术室后，在标准的预防措施下进行快速诱导插管，然后使用吸入麻醉药以满足子宫复位所需的子宫松弛和镇痛等条件。大多数经阴道子宫手法复位都会成功，只有极少数需要进行腹腔镜手术复位。子宫复位后应该探查子宫腔是否有子宫穿孔、撕裂或胎盘残留。子宫复位后可以开始使用子宫收缩药物。

阴道分娩最常见的损伤是阴道、宫颈和会阴部的撕裂。血肿的形成可能掩盖显性出血，产妇低血压和心动过速可能是出血性损伤的首要表现。腹膜后血肿是罕见的，但可危及生命，需要剖腹探查术止血。撕裂修补术和出血探查术的麻醉管理取决于产妇的血流动力学状态。一般的患者可以进行局部麻醉或椎管内麻醉，严重血流动力学紊乱的患者则应该进行全身麻醉。在产妇急救的同时应该进行血流动力学评估，因为两者同样重要。即使是很小的撕裂伤口，也可能导致大量的失血。

妊娠期高级循环生命支持

妊娠期心脏骤停需要兼顾两个患者，母亲和胎儿。孕妇高级循环生命支持（ACLS）措施与普通成人患者心搏骤停处理基本相同，唯一的区别是增大的子宫对大血管的压迫影响胸外按压的成功率。急救人员需要给予患者充分氧疗，且由丰富气道管理经验的急救人员开放气道，保证通气。虽然孕妇反流误吸的风险增加，但给氧和通气仍然是首要目标，并优先于预防反流误吸策略。应在近心端建立静脉通道，使患者仰卧，手推动子宫使其避免压迫大血管。如果复苏 4 分钟后没有恢复自主循环，考虑在心肺复苏同时立即剖宫产，目的是在母体心脏骤停 5 分钟内分娩[19]。尽管不知道这种紧急剖宫产手术是否对胎儿有利，但有利于母亲的心肺复苏[333]。如果母体的心脏骤停是由于局麻药中毒引起的，应使用脂肪乳剂抢救[334]。

妊娠期间非产科手术的麻醉

围术期注意事项

尽管择期手术一般不在妊娠期间进行，ACOG 建议孕妇不应该被拒绝有指征的手术。0.75% 到 2% 的孕妇需要行非产科手术。最常见的手术适应证是孕妇急性阑尾炎、胆囊炎、创伤和癌症[335]。框 62.3 概述了孕妇麻醉的注意事项。

框 62.3　孕妇行非产科麻醉注意事项

- 延迟择期手术直到分娩后
- 尽可能使用区域麻醉
- 预防反流误吸
- 妊娠 20 周后子宫左倾以减轻主动脉压迫
- 术中胎儿监护
- 区域麻醉
  - 减少局麻药用量
- 全身麻醉
  - 充分预给氧
  - 快诱导插管
  - 避免缺氧和低血压
  - $ETCO_2$ 目标为 28 ～ 32 mmHg。避免过度换气，因为低碳酸血症会减少继发于子宫血管收缩的胎盘血流量
  - 清醒后再拔管
- 术后应监测胎心率和子宫肌力
- 提供适当的术后镇痛

麻醉药的毒性

所有全身麻醉药都可以通过胎盘。虽然没有确切的证据表明麻醉药物在人体存在毒性，但是对啮齿类动物和灵长类动物的研究表明，全麻药物（包括吸入麻醉药、丙泊酚和氯胺酮）可以诱导神经元凋亡，从而导致长期的行为异常[336-338]。这些动物研究的结果引起广泛的关注，但还不知道这些药物是否对人类产生毒性。从胎儿期到 2 岁是人类神经突触快速发育的关键时期[339]。通过分析现有的临床试验数据发现了相互矛盾的证据，而且这些研究结果很难解释，因为麻醉的原因不能脱离麻醉本身的影响（详见第 77 章）。研究显示手术与出生缺陷没有关联，但可能小幅增加早产或流产的风险，尤其是腹部手术[340-342]。一般而言，孕妇非产科手术的时机首选孕中期，因为孕早期是胎儿许多器官成长发育的重要时期，而孕晚期则增加了早产的风险。2016 年，美国食品和药物管理局（FDA）发出警告，3 岁以下儿童或妊娠晚期孕妇反复使用全麻药物或长时间手术可能会影响儿童大脑发育。有人担心警告可能会延误必要的手术，并对这些患者造成不良后果，特别是缺乏成人或胎儿暴露于麻醉下的不良后果的有力数据时[343]。

建议进行宫缩监测，可指导某些情况下使用宫缩抑制剂。由于全身麻醉对胎儿的长期影响尚不清楚，手术尽可能选用区域麻醉。但除非麻醉科医师和外科医师都有在区域麻醉下为孕妇做手术的经验，并且母亲能接受清醒下手术且感到舒适，否则不应该选用区域麻醉。

围术期胎心监测

围术期应该对胎儿的健康状况进行监测，ACOG 建议对于未成熟的胎儿，在手术前后采用多普勒超声

测量胎儿的心率；对于成熟的胎儿，则推荐至少在手术前后进行电子胎心监测或宫缩监测。经常在术中对胎儿状况进行持续性监测，FHR 变异性是反应胎儿状况的可靠指标。全身麻醉时，FHR 变异性的消失可在预料之中，此时胎儿心动过缓更为重要，其可能会受到低体温、母体酸中毒，或母体用药情况的影响，如选择性 β 受体阻滞剂可透过胎盘降低胎心率。胎儿的监测方式应该与产科医师会诊再决定，且应该基于患者的个体化评估结果、胎龄、妊娠过程和可用的监测设施来决定[344]。

麻醉管理

为了减少胎儿在麻醉中的暴露，孕期非剖宫产手术应尽可能选择区域麻醉而非全身麻醉。建议在全麻时，预充氧后采用快速顺序诱导气管插管。从孕中期开始，外周血流量的增多导致气道水肿，且脆性增加，麻醉科医师应该考虑到孕妇困难气道风险增加，所以在气管插管前就需要准备好高级插管设备。同样重要的是，麻醉中应该避免引起子宫血流量和胎儿氧供的减少，因为子宫无自动调节血流量的功能。剖宫产麻醉中讨论的麻醉注意事项同样适用于妊娠期非产科手术的麻醉。麻醉计划的制订需要尽可能优化孕妇和胎儿的状态。围术期麻醉科医师应该与产科医师团队合作，一起商讨和制订关于处理意外事件的策略，包括紧急剖宫产。

术后疼痛管理

对于孕妇而言，妊娠期非产科手术的术后镇痛非常重要，尤其在腹部手术后还可减少早产的风险。推荐多模式镇痛，使用局部麻醉药进行硬膜外麻醉，常可在术后继续用于镇痛。但术后静脉使用阿片类药物，包括用于患者自控镇痛的阿片类药物，均可能透过胎盘导致胎心率的变异性降低，如果胎儿暴露于母体体内的阿片类药物后不久就早产，需要对胎儿进行呼吸支持。非甾体抗炎药可以作为非妊娠患者的镇痛辅助用药，但是在妊娠期使用则避免。孕早期使用非甾体抗炎药会增加流产和胎儿畸形的风险，而在妊娠30周后使用则会增加动脉导管未闭和羊水过少的风险[345]。在妊娠期口服或静脉给予对乙酰氨基酚，被认为比较安全。

术后应该监测 FHR 和子宫张力。可以通过合适的保胎药物预防早产。因为术后镇痛药物的使用可能导致患者难以察觉早期的宫缩，因此不能凭患者自身的感觉来替代标准的产科监测。另外，如果没有外科禁忌，孕妇应采取措施预防血栓形成。

特殊的手术技术

腹腔镜

阑尾炎和胆囊炎手术在妊娠期间很常见。在非孕期，这些手术通常是采用腹腔镜技术进行；在妊娠期，腹腔镜技术的运用也越来越多，因为该技术减少了母亲的发病率，而且由于对子宫的操作也减小，早产的发生率可能会降低[346]。最近一项对纳入了6210例孕妇的20项研究的 meta 分析发现，与腹腔镜下阑尾切除术相比，虽然开放式阑尾切除术患者的住院时间和总体并发症更为常见，但胎儿死亡率和妊娠期延长的发生率稍低[347]。然而在瑞典，一项对超过200万的孕妇的研究，对比了腹腔镜手术和剖腹手术后发现，胎儿结局在这两种技术中没有差异[348]。妊娠中期后应保持子宫左移位，以利于子宫灌注。腹腔镜手术需建立气腹，随着腹内压的增加，母体心输出量和子宫胎盘灌注量可能会减少，因此，应尽可能使用最小的气腹压力。

根据美国胃肠内镜外科学会发布的关于妊娠期间腹腔镜手术的指南[349]，孕妇的手术尽可能应推迟到妊娠中期，且腹腔镜技术的使用适应证应与非妊娠患者相同。应维持正常的血碳酸浓度，并监测胎儿和子宫状态。在腹腔镜手术中，呼气末二氧化碳分压和动脉血二氧化碳分压之间的梯度通常小于3 mmHg，一些麻醉科医师认为除非另有指征，否则不需要进行动脉血气监测[350]，但很多人可能会选择参考 $PaCO_2$，以避免高碳酸血症或低碳酸血症的发生。进入腹腔首选开放性技术，应避免主动脉–腔静脉受压。最后，应使用较低的气腹压力（15 mmHg）。一项关于妊娠期阑尾炎腹腔镜手术的系统回顾指出，妊娠并不影响并发症的发生率，术中需转为开放性手术的可能性不到1%，且与开放性手术相比，腹腔镜手术的早产率更低[351]。

创伤手术

在美国，导致产妇死亡最常见的非产科原因是创伤。产妇的创伤救治应该首先直接救治产妇本身，并且在创伤初级检查和高级检查中考虑妊娠导致的生理变化。胎龄是一个重要的创伤评估指标。在孕早期，胎儿被骨盆保护，所以只有严重低灌注才可能对胎儿造成伤害。然而，随着妊娠的进展，子宫不仅暴露于骨盆之外，还对产妇的下腔静脉和主动脉造成压迫，从而可能影响血流灌注和抢救复苏。对妊娠大于 20 周的产妇进行抢救时，左倾子宫位应该作为首要步骤。钝性创伤可能导致宫内胎儿死亡、胎儿受损、胎盘早剥和子宫破裂。这些风险应该通过 FHR 检测、超声技术、CT 检查来评估，甚至有指征时应进行剖腹探查[352]。产妇 ACLS 的流程详见前一章节。

心脏手术

对于一些既往伴有心脏病的妇女，妊娠期间血流动力学的变化会加重其症状。循环血量及心输出量的增大，可能会导致伴有中至重度二尖瓣或主动脉瓣狭窄的患者发生心衰。这些患者在妊娠期间可能需要心脏介入治疗，妊娠期间，经皮球囊瓣膜成形术可以避免产妇在妊娠期间进行开胸心脏手术，并可降低胎儿和新生儿死亡率[353-354]。体外循环将导致胎儿的风险增加，其原因包括非搏动性灌注、血流灌注压低、子宫胎盘系统栓塞和产妇释放儿茶酚胺[355]。为了维持子宫胎盘的血流量，建议增加产妇心脏手术中体外循环的泵流量［> 2.5 L/（min · m^2）］和灌注压力（> 70 mmHg）[356-357]。常温体外循环和脉冲式泵压转流可以更好地维持子宫胎盘的灌注，提高胎儿存活率；与常温转流相比，低温转流与胎儿体温快速下降有关。术中不仅要避免低碳酸血症导致的子宫胎盘血管收缩，胎儿氧供减少，还需要避免高碳酸血症导致的酸中毒。

神经外科手术

动脉瘤破裂或动静脉畸形引起的颅内出血是一种神经外科急症，情况也因妊娠而变得更为复杂。妊娠期高血压也增加了颅内出血的风险。对于未妊娠的患者，通常的神经外科手术麻醉处理包括控制性降压、过度通气和渗透性利尿，但是对于妊娠患者，这些处理技术都需要小心谨慎。平均动脉压降低到 70 mmHg 以下就会导致子宫胎盘血流量的显著下降，因此为了保障胎儿安全，应该考虑使用胎心监测。过度通气会使子宫动脉收缩进而导致胎盘灌注下降，过度通气还会使母体的氧合血红蛋白解离曲线向左移，减少了胎儿的氧供。高渗性利尿可以减轻脑水肿，理论上也可以减少羊水量，也会导致胎儿循环容量不足。在动物实验中发现，甘露醇可能会蓄积在胎儿体内，导致渗透压升高，肾血流量减少和血浆钠浓度升高[358]。一项病例报告显示，开颅术中孕妇在清醒状态下使用单剂量甘露醇后宫内容积减少，48 h 后宫内容积恢复，且胎儿无不良反应[359]。袢利尿剂是一类渗透性利尿剂的替代品，使用时应对羊水量进行监测。

致谢

编者及出版商感谢 Pamela Flood and Mark D. Rollins 博士在前版本章中所作的贡献，他们的工作为本章节奠定了基础。

参考文献

1. Coryell MN, et al. *J Clin Invest*. 1950;29:1559.
2. Wu PY, et al. *J Perinat Med*. 1983;11:193.
3. Katz R, et al. *Circulation*. 1978;58(3 Pt 1):434.
4. Ueland K, et al. *Am J Obstet Gynecol*. 1969;104(6):856.
5. Robson SC, et al. *Am J Physiol*. 1989;256(4 Pt 2):H1060.
6. Clark SL, et al. *Am J Obstet Gynecol*. 1989;161(6 Pt 1):1439.
7. Conklin KA. *Semin Anesth*. 1991;10(4):221.
8. Hunter S, Robson SC. *Br Heart J*. 1992;68(6):540.
9. Robson SC, et al. *BMJ(Clinical research ed)*. 1987;295(6607):1169.
10. Robson SC, et al. *Br J Obstet Gynaecol*. 1987;94(11):1028.
11. Poppas A, et al. *Circulation*. 1997;95(10):2407.
12. Iwasaki R, et al. *Acta Obstet Gynecol Scand*. 2002;81:918.
13. Wilson M, et al. *Am J Med*. 1980;68(1):97.
14. Mabie WC, et al. *Am J Obstet Gynecol*. 1994;170(3):849.
15. Higuchi H, et al. *Anesthesiology*. 2015;122(2):286.
16. Kinsella SM, et al. *Obstet Gynecol*. 1994;83(5 Pt 1):774.
17. Lee AJ, et al. *Anesthesiology*. 2017;127(2):241.
18. Jeejeebhoy FM, et al. *Circulation*. 2015;132(18):1747.
19. Lipman S, et al. *Anesth Analg*. 2014;118(5):1003.
20. Munnur U, et al. *Crit Care Med*. 2005;33(suppl 10):S259.
21. Mushambi MC, et al. *Anaesthesia*. 2015;70(11):1286.
22. Kambam JR, et al. *Anesthesiology*. 1986;65(4):426.
23. Crapo RO. *Clin Obstet Gynecol*. 1996;39(1):3.
24. Tan PCF, et al. *Br J Anaesth*. 2019;122(1):86.
25. Marrero JM, et al. *Br J Obstet Gynaecol*. 1992;99:731.
26. Wong CA, et al. *Anesth Analg*. 2007;105:751.
27. Ewah B, et al. *Int J Obstet Anesth*. 1993;2:125.
28. Shnider SM. *Anesthesiology*. 1965;26:335.
29. Weissman DB, et al. *Anesth Analg*. 1983;62:444.
30. Leighton BL, et al. *Anesthesiology*. 1986;64:202.
31. Dietrich 3rd CS, et al. *Surg Clin North Am*. 2008;88:403. vii.
32. Dafnis E, Sabatini S. *Am J Med Sci*. 1992;303(3):184.
33. Acker DB, et al. *Am J Obstet Gynecol*. 1985;153(7):737.
34. Taylor DJ, et al. *Br J Obstet Gynaecol*. 1981;88(6):601.
35. Kjellberg U, et al. *Thromb Haemost*. 1999;81(4):527.
36. Tygart SG, et al. *Am J Obstet Gynecol*. 1986;154:883.
37. Othman M, et al. *Semin Thromb Hemost*. 2010;36:738.
38. Karlsson O, et al. *Anesth Analg*. 2012;115:890.
39. Palahniuk RJ, et al. *Anesthesiology*. 1974;41:82.
40. Datta S, et al. *Anesth Analg*. 1989;68:46.
41. Gin T, et al. *Anesthesiology*. 1994;81:829.
42. Ueyama H, et al. *Anesthesiology*. 2010;113:577.
43. Fagraeus L, et al. *Anesthesiology*. 1983;58:184.
44. Thaler I, et al. *Am J Obstet Gynecol*. 1990;162(1):121.
45. Konje JC, et al. *Am J Obstet Gynecol*. 2001;185(3):608.
46. Ralston DH, et al. *Anesthesiology*. 1974;40:354.
47. Allen TK, et al. *Anesth Analg*. 2010;111:1221.
48. Lee A, et al. *Anesth Analg*. 2002;94:920.
49. Ngan Kee WD, et al. *Br J Anaesth*. 2004;92:469.
50. Ngan Kee WD, et al. *Anesthesiology*. 2009;111:506.
51. Haydon ML, et al. *Am J Obstet Gynecol*. 2006;195:735.
52. Richardson BS. *Clin Perinatol*. 1989;16:595.
53. Edelstone DI. *Semin Perinatol*. 1984;8:184.
54. Myllynen P, et al. *Placenta*. 2005;26(5):361.
55. Ala-Kokko TI, et al. *Acta Anaesthesiol Scand*. 1997;41(2):313.
56. Biehl D, et al. *Anesthesiology*. 1978;48:409.
57. Yao AC, et al. *Lancet*. 1969;2:871.
58. Morris JA, et al. *Am J Obstet Gynecol*. 1974;118:927.
59. Ramirez MM. *Obstet Gynecol Clin North Am*. 2011;38:215.
60. Debiec J, et al. *Anesthesiology*. 2009;111:1093.
61. Laughon SK, et al. *Am J Obstet Gynecol*. 2012;419:206.
62. Obstetric care consensus no. 1: safe prevention of the primary cesarean delivery. *Obstet Gynecol*. 2014;123(3):693–711.

63. Zhang J, et al. *Obstet Gynecol.* 2010;116(6):1281.
64. Miller RS, et al. *Am J Obstet Gynecol.* 2011;137:205.
65. Reitman E, et al. *Anesthesiology.* 2011;114:927.
66. Terkawi AS, et al. *Am J Obstet Gynecol.* 2012;207:184.
67. Zhang J, et al. *Am J Obstet Gynecol.* 2010;326:203.
68. Vahratian A, et al. *Obstet Gynecol.* 2004;104(5 Pt 1):943.
69. Algovik M, et al. *Acta Obstet Gynecol Scand.* 2004;83:832.
70. Martin JA, et al. *Natl Vital Stat Rep.* 2003;52(1).
71. Nielsen PV, et al. *Acta Obstet Gynecol Scand.* 1987;66:421.
72. Beaulieu MD, et al. *Can Med Assoc J.* 1982;127:214.
73. Alfirevic Z, et al. *Cochrane Database Syst Rev.* 2006;3:CD006066.
74. American College of Obstetricians and Gynecologists. *Obstet Gynecol.* 2009;114:192.
75. Mercier FJ, et al. *Anesth Analg.* 1997;84:1117.
76. Jensen A, et al. *Eur J Obstet Gynecol Reprod Biol.* 1999;84(155).
77. Parer JT, et al. *Am J Obstet Gynecol.* 2007;26:197.
78. Macones GA, et al. *Obstet Gynecol.* 2008;112(3):661.
79. American College of Obstetricians and Gynecologists. *Obstet Gynecol.* 2005;106:1453.
80. Parer JT, et al. *J Matern Fetal Neonatal Med.* 2006;19:289.
81. Xu J, et al. *Curr Opin Obstet Gynecol.* 2012;24:65.
82. Jones L, et al. *Cochrane Database Syst Rev.* 2012;3:CD009234.
83. Smith CA, et al. *Cochrane Database Syst Rev.* 2012;2:CD009290.
84. Stefanidou M, et al. *J Hist Neurosci.* 2007;16:351.
85. Ramsay MA. *Proc (Bayl Univ Med Cent).* 2006;19:24.
86. Gaskin IM. *Midwifery Today Int Midwife.* 2003;66:38.
87. Wu HC, et al. *Chin Med J (Engl).* 2009;122:1743.
88. Cho SH, et al. *BJOG.* 2010;117:907.
89. Chang MY, et al. *J Adv Nurs.* 2002;38:68.
90. Madden K, et al. *Cochrane Database Syst Rev.* 2016;(5):CD009356.
91. Declercq ER, et al. *J Perinat Educ.* 2007;16:15.
92. Practice guidelines for obstetric anesthesia: an updated Report by the American Society of Anesthesiologists Task Force on Obstetric Anesthesia and the Society for Obstetric Anesthesia and Perinatology. *Anesthesiology.* 2016;124(2):270.
93. Olofsson C, et al. *Baillieres Clin Obstet Gynaecol.* 1998;12:409.
94. Nissen E, et al. *Acta Paediatr.* 1997;86:201.
95. Rayburn W, et al. *Am J Obstet Gynecol.* 1989;161:202.
96. Coonen JB, et al. *Br J Pharmacol.* 2010;161:1472.
97. Kan RE, et al. *Anesthesiology.* 1998;88:1467.
98. Leong WL, et al. *Anesth Analg.* 2011;113:818.
99. Liu ZQ, et al. *Anesth Analg.* 2014;118(3):598.
100. Jelting Y, et al. *Anaesthesia.* 2017;72(8):1016.
101. Likis FE, et al. *Anesth Analg.* 2014;118(1):153.
102. Richardson MG, et al. *Anesth Analg.* 2017;124(2):548.
103. Westling F, et al. *Acta Anaesthesiol Scand.* 1992;36:175.
104. Carstoniu J, et al. *Anesthesiology.* 1994;80:30.
105. Yentis MY, Cohen SE. Inhalational analgesia and anesthesia for labor and vaginal delivery. In: Hughes SC, Levinson G, Rosen MA, eds. *Shnider and Levinson's Anesthesia for Obstetrics.* 4th ed. Philadelphia: Lippincott Williams & Wilkins; 2002:189.
106. Anim-Somuah M, et al. *Cochrane Database Syst Rev.* 2011;12: CD000331.
107. Thorp JA, et al. *Am J Perinatol.* 1991;8:402.
108. Wong CA, et al. *Obstet Gynecol.* 2009;113:1066.
109. Wong CA, et al. *N Engl J Med.* 2005;352:655.
110. Sharma SK, et al. *Anesthesiology.* 2002;96:546.
111. Wong CA. *Semin Perinatol.* 2012;36:353.
112. Wang F, et al. *Anesthesiology.* 2009;111:871.
113. Halpern SH, Leighton BL. Epidural analgesia and the progress of labor. In: Halpern SH, Douglas MJ, eds. *Evidence-Based Obstetric Anesthesia.* Malden, Mass: BMJ Books, Blackwell; 2005:10.
114. Sharma SK, et al. *Anesthesiology.* 2004;100:142; discussion, p 6A.
115. Shen X, et al. *Obstet Gynecol.* 2017;130(5):1097.
116. Gillesby E, et al. *J Obstet Gynecol Neonatal Nurs.* 2010;39:635.
117. Cahill AG, et al. *JAMA.* 2018;320(14):1444.
118. Jango H, et al. *Am J Obstet Gynecol.* 2014;210(1):59 e51.
119. Wassen MM, et al. *BJOG.* 2011;118:655.
120. Gaiser RR. *J Clin Anesth.* 2003;15:474.
121. McKenzie CP, et al. *Reg Anesth Pain Med.* 2016;41(3):405–410.
122. Simmons SW, et al. *Cochrane Database Syst Rev.* 2012;10:CD003401.
123. Pan PH, et al. *Int J Obstet Anesth.* 2004;13(4):227.
124. Booth JM, et al. *Anesthesiology.* 2016;125(3):516.
125. Thomas JA, et al. *Anesthesiology.* 2005;103(5):1046.
126. Wilson SH, et al. *Anesth Analg.* 2018;126(2):545.
127. Chau A, et al. *Anesth Analg.* 2017;124(2):560.
128. Gambling DR, et al. *Can J Anaesth.* 1988;35(3 Pt 1):249.
129. Chestnut DH, et al. *Anesthesiology.* 1988;68(5):754.
130. Collis RE, et al. *Lancet.* 1995;345:1413.
131. Niemi G, et al. *Acta Anaesthesiol Scand.* 1998;42:897.
132. Meert TF, et al. *Acta Anaesthesiol Belg.* 1989;40:247.
133. Eisenach JC. *Anesth Analg.* 2009;109:293.
134. Owen MD, et al. *Anesthesiology.* 2000;92:361.
135. Nelson KE, et al. *Anesthesiology.* 1999;91:1293.
136. Booth JL, et al. *Anesthesiology.* 2017;127(1):50.
137. O'Meara ME, et al. *Br J Anaesth.* 1993;71:651.
138. Eisenach JC, et al. *Anesthesiology.* 1989;70:51.
139. Sabbe MB, et al. *Anesthesiology.* 1994;80:1057.
140. Selim MF, et al. *J Prenat Med.* 2012;6:47.
141. Zhao Y, et al. *Clin J Pain.* 2017;33(4):319.
142. van der Vyver M, et al. *Br J Anaesth.* 2002;89(3):459.
143. McKenzie CP, et al. *Int J Obstet Anesth.* 2016;26:32.
144. Wong CA, et al. *Anesth Analg.* 2006;102(3):904.
145. Lim Y, et al. *Int J Obstet Anesth.* 2005;14(4):305.
146. Novikova N, et al. *Cochrane Database Syst Rev.* 2012;4:CD009200.
147. Jensen F, et al. *Obstet Gynecol.* 1984;64:724.
148. Nikkola EM, et al. *J Clin Monit Comput.* 2000;16:597.
149. Philipson EH. *Acta Obstet Gynecol Scand.* 1984;63:187.
150. Morishima HO, et al. *Am J Obstet Gynecol.* 1981;140:775.
151. Guillozet N. *Pediatrics.* 1975;55:533.
152. Pace MC, et al. *Ann N Y Acad Sci.* 2004;1034:356.
153. Langhoff-Roos J, et al. *Acta Obstet Gynecol Scand.* 1985;64:269.
154. MacDorman MF, et al. *Clin Perinatol.* 2008;35:293.
155. Martin JA, et al: Births: Final data for 2016. In: Statistics NCfH, ed. *National Vital Statistics Reports.* Vol. 67. Hyattsville, MD2018.
156. Creanga AA, et al. *Obstet Gynecol.* 2015;125(1):5.
157. Clark SL, et al. *Am J Obstet Gynecol.* 2008;199:36; discussion, p 91.
158. Hawkins JL, et al. *Anesthesiology.* 1997;86:277.
159. Hawkins JL, et al. *Obstet Gynecol.* 2011;117:69.
160. Janda M, et al. *Best Pract Res Clin Anaesthesiol.* 2006;20:409.
161. Kalinowski CP, et al. *Best Pract Res Clin Anaesthesiol.* 2004;18:719.
162. Fettes PD, et al. *Br J Anaesth.* 2009;102:739.
163. Riley ET, et al. *Anesth Analg.* 1995;80:709.
164. Cyna AM, et al. *Cochrane Database Syst Rev.* 2006;4:CD002251.
165. Chooi C, et al. *Cochrane Database Syst Rev.* 2017;8:CD002251.
166. Smiley RM. *Anesthesiology.* 2009;111:470.
167. Heesen M, et al. *Anaesthesia.* 2014;69(2):143.
168. Ngan Kee WD, et al. *Anesthesiology.* 2015;122(4):736.
169. Norris MC. *Anesth Analg.* 1988;67:555.
170. Katz D, et al. *Anesth Analg.* 2017.
171. Crespo S, et al. *Int J Obstet Anesth.* 2017;32:64.
172. Palmer CM, et al. *Anesthesiology.* 1999;90(2):437.
173. Sviggum HP, et al. *Anesth Analg.* 2016;123(3):690.
174. Bjornestad E, et al. *Acta Anaesthesiol Scand.* 2006;50:358.
175. Gaiser RR, et al. *Int J Obstet Anesth.* 1998;7:27.
176. Palmer CM, et al. *Anesth Analg.* 2000;90(4):887.
177. Hamlyn EL, et al. *Int J Obstet Anesth.* 2005;14(4):355.
178. American Society of Anesthesiologists task force on management of the difficult airway. *Anesthesiology.* 2003;98:1269.
179. Bailey SG, et al. *Int J Obstet Anesth.* 2005;14:270.
180. Han TH, et al. *Can J Anaesth.* 2001;48:1117.
181. Pandit JJ, et al. *Br J Anaesth.* 2014;113(4):549.
182. Mhyre JM, et al. *Anesthesiology.* 2007;106(6):1096.
183. Mhyre JM, et al. *Anesthesiology.* 2007;106:1096.
184. Dailland P, et al. *Anesthesiology.* 1989;71:827.
185. Gregory MA, et al. *Can J Anaesth.* 1990;37:514.
186. Crozier TA, et al. *Br J Anaesth.* 1993;70:47.
187. Little B, et al. *Am J Obstet Gynecol.* 1972;113:247.
188. Kvisselgaard N, et al. *Anesthesiology.* 1961;22:7.
189. Abouleish E, et al. *Br J Anaesth.* 1994;73:336.
190. Magorian T, et al. *Anesthesiology.* 1993;79:913.
191. Kivalo I, et al. *Br J Anaesth.* 1972;44:557.
192. Lertakyamanee J, et al. *J Med Assoc Thai.* 1999;82:672.
193. Afolabi BB, Lesi FE. *Cochrane Database Syst Rev.* 2012;10:CD004350.
194. Eisenach JC, et al. *Pain.* 2008;140(1):87.
195. Bateman BT, et al. *Am J Obstet Gynecol.* 2016;215(3):353.e351.
196. Bonnet MP, et al. *Eur J Pain (London, England).* 2010;14(9):894–e891.
197. Mishriky BM, et al. *Can J Anaesth = Journal canadien d'anesthesie.* 2012;59(8):766–778.
198. Blanco R, et al. *Reg Anesth Pain Med.* 2016;41(6):757.
199. Bamigboye AA, Hofmeyr GJ. *Cochrane Database Syst Rev.* 2009;(3): CD006954.
200. Van de Velde M, et al. *Int J Obstet Anesth.* 2008;17:329.
201. Ross BK, et al. *Reg Anesth.* 1992;17:29.
202. Choi PT, et al. *Can J Anaesth = Journal canadien d'anesthesie.*

2003;50(5):460.
203. Booth JL, et al. *Int J Obstet Anesth*. 2017;29:10.
204. Russell IF. *Int J Obstet Anesth*. 2012;21(7).
205. Basurto Ona X, et al. *Cochrane Database Syst Rev*. 2015;(7):CD007887.
206. Paech MJ, et al. *Anesth Analg*. 2011;113(1):126.
207. D'Angelo R, et al. *Anesthesiology*. 2014;120(6):1505.
208. Bateman BT, et al. *Anesth Analg*. 2013;116:1380.
209. Horlocker TT, et al. *Reg Anesth Pain Med*. 2018;43(3):263.
210. Leffert L, et al. *Anesth Analg*. 2018;126(3):928.
211. Reynolds F. *Anaesthesia*. 2001;56(3):238.
212. Reynolds F. *Anesthesiol Clin*. 2008;26:23.
213. Moen V, et al. *Anesthesiology*. 2004;101:950.
214. Cook TM, et al. *Br J Anaesth*. 2009;102:179.
215. Wong CA, et al. *Obstet Gynecol*. 2003;101(2):279.
216. Griffiths JD, et al. *Br J Anaesth*. 2013;110(6):996.
217. Neal JM, et al. *Reg Anesth Pain Med*. 2018;43(2):113.
218. McKenzie AG, et al. *Anaesthesia*. 2011;66:497.
219. Green LK, et al. *Int J Obstet Anesth*. 2010;19:38.
220. Bacterial meningitis after intrapartum spinal anesthesia - New York and Ohio, 2008-2009. *MMWR Morb Mortal Wkly Rep*. 2010;59(3):65.
221. Hebl JR. *Reg Anesth Pain Med*. 2006;31(4):311.
222. Practice Advisory for the Prevention, Diagnosis, and Management of Infectious Complications Associated with Neuraxial Techniques: An Updated Report by the American Society of Anesthesiologists Task Force on Infectious Complications Associated with Neuraxial Techniques and the American Society of Regional Anesthesia and Pain Medicine. *Anesthesiology*. 2017;126(4):585.
223. Goetzl L, et al. *Obstet Gynecol*. 2007;109:687.
224. Unal ER, et al. *Am J Obstet Gynecol*. 2011;223:204.
225. Hutcheon JA, et al. *Best Pract Res Clin Obstet Gynaecol*. 2011;25:391.
226. Say L, et al. *Lancet Glob Health*. 2014;2(6):e323.
227. American College of Obstetricians and Gynecologists. Task force on hypertension in pregnancy. *Obstet Gynecol*. 2013;122:1122.
228. Sibai BM. *Clin Obstet Gynecol*. 2005;48:478.
229. Committee Opinion No. 692. Emergent therapy for acute-onset, severe hypertension during pregnancy and the postpartum period. *Obstet Gynecol*. 2017;129(4):e90.
230. Vandermeulen EP, et al. *Anesth Analg*. 1994;79:1165.
231. Hood DD, et al. *Anesthesiology*. 1999;90:1276.
232. Walace DH, et al. *Obstet Gynecol*. 1995;86:193.
233. Kadir RA, et al. *Semin Thromb Hemost*. 2011;37:640.
234. Bockenstedt PL. *Hematol Oncol Clin North Am*. 2011;25:293.
235. Matthews JH, et al. *Acta Haematol*. 1990;84:24.
236. George JN, et al. *Blood*. 1996;88:3.
237. Lee LO, et al. *Anesthesiology*. 2017;126(6):1053.
238. Chi C, et al. *Best Pract Res Clin Obstet Gynaecol*. 2012;26:103.
239. Chi C, et al. *Thromb Haemost*. 2009;101:1104.
240. Tufano A, et al. *Semin Thromb Hemost*. 2011;37:908.
241. Kujovich JL. *Genet Med*. 2011;13:1.
242. Vahratian A, et al. *Ann Epidemiol*. 2005;15:467.
243. Davies GA, et al. *J Obstet Gynaecol Can*. 2010;32:165.
244. Roofthooft E. *Curr Opin Anaesthesiol*. 2009;22:341.
245. Tonidandel A, et al. *Int J Obstet Anesth*. 2014;23(4):357.
246. Chanimov M, et al. *J Clin Anesth*. 2010;22:614.
247. Lupton M, et al. *Curr Opin Obstet Gynecol*. 2002;14:137.
248. Regitz-Zagrosek V, et al. *Eur Heart J*. 2011;32(24):3147.
249. Canobbio MM, et al. *Circulation*. 2017;135(8):e50.
250. Nishimura RA, et al. *Circulation*. 2014;129(23):e521.
251. Siu SC, et al. *Circulation*. 2001;104(5):515.
252. Drenthen W, et al. *Eur Heart J*. 2010;31(17):2124.
253. Lu CW, et al. *Circ J: Official Journal of the Japanese Circulation Society*. 2015;79(7):1609.
254. Ismail MT, et al. *Arch Gynecol Obstet*. 2012;286:1375–1381.
255. Volmanen P, et al. *Curr Opin Anaesthesiol*. 2011;24:235.
256. Schatz M, et al. *J Allergy Clin Immunol*. 2003;112(2):283.
257. Wang G, et al. The journal of maternal-fetal & neonatal medicine : the official journal of the European Association of Perinatal Medicine, the Federation of Asia and Oceania Perinatal Societies. *International Society of Perinatal Obstet*. 2014;27(9):934.
258. Brito V, et al. *Clin Chest Med*. 2011;32:121. ix.
259. Mosby LG, et al. *Am J Obstet Gynecol*. 2011;205(1):10.
260. Husemeyer RP, et al. *Br J Obstet Gynaecol*. 1980;87:565.
261. Chetty SP, et al. *Obstet Gynecol Surv*. 2011;66:765.
262. Vukusic S, et al. *Brain: A Journal of Neurology*. 2004;127(Pt 6):1353.
263. Bader AM, et al. *J Clin Anesth*. 1988;1(1):21.
264. Youngs P, et al. *Br J Anaesth*. 2002;88:745; author reply, p 745.
265. Spiegel JE, et al. *Int J Obstet Anesth*. 2005;14:336.
266. Bateman BT, et al. *Anesthesiology*. 2014;120(5):1216.
267. Maeda A, et al. *Anesthesiology*. 2014;121(6):1158.
268. Jones HE, et al. *N Engl J Med*. 2010;363(24):2320.
269. Hickok DE, et al. *Am J Obstet Gynecol*. 1992;166(3):851.
270. Magro-Malosso ER, et al. *Am J Obstet Gynecol*. 2016;215(3):276.
271. Sullivan JT, et al. *Int J Obstet Anesth*. 2009;18(4):328.
272. Chalifoux LA, et al. *Anesthesiology*. 2017;127(4):625.
273. Goetzinger KR, et al. *Obstet Gynecol*. 2011;118:1137.
274. Yoshida M, et al. *J Perinatol*. 2010;30:580.
275. Lavoie A, et al. *Can J Anaesth*. 2010;57:408.
276. Alkema L, et al. *Lancet (London, England)*. 2016;387(10017):462.
277. Knight MBK, et al., ed. *Saving Lives, Improving Mothers' Care - Lessons learned to inform future maternity care from the UK and Ireland Confidential Enquiries into Maternal Deaths and Morbidity 2014-16*. 2018.
278. Scavone BM, Main EK. *Anesth Analg*. 2015;121(1):14.
279. Main EK, et al. *Am J Obstet Gynecol*. 2017;216(3):298.e291.
280. Mhyre JM. *Curr Opin Anaesthesiol*. 2012;25:277.
281. Callaghan WM, et al. *Obstet Gynecol*. 2012;120:1029.
282. Berg CJ, et al. *Obstet Gynecol*. 2005;106:1228.
283. Snegovskikh D, et al. *Curr Opin Anaesthesiol*. 2011;24:274.
284. Thurn L, et al. *BJOG*. 2016;123(8):1348.
285. Fitzpatrick K, et al. *BJOG*. 2014;121(1):62.
286. Dwyer BK, et al. *J Ultrasound Med*. 2008;27:1275.
287. Silver RM, et al. *Obstet Gynecol*. 2006;107:1226.
288. Salazar GM, et al. *Tech Vasc Interv Radiol*. 2009;12:139.
289. Mok M, et al. *Int J Obstet Anesth*. 2008;17:255.
290. Angstmann T, et al. *Am J Obstet Gynecol*. 2010;38:202.
291. Gagnon R, et al. *Int J Gynaecol Obstet*. 2010;108:85.
292. Oyelese Y, Smulian JC. *Obstet Gynecol*. 2006;107:927.
293. Oyelese Y, et al. *Obstet Gynecol*. 2004;103(5 Pt 1):937.
294. Saftlas AF, et al. *Obstet Gynecol*. 1991;78(6):1081.
295. Kaczmarczyk M, et al. *BJOG*. 2007;114:1208.
296. Johnson C, et al. *Reg Anesth*. 1990;15:304.
297. Molloy BG, et al. *Br Med J (Clin Res Ed)*. 1987;294:1645.
298. Farmer RM, et al. *Am J Obstet Gynecol*. 1991;165(4 Pt 1):996.
299. American College of Obstetricians and Gynecologists. *Obstet Gynecol*. 2010;116(2 Pt 1):450.
300. Knight M, et al. *BMC Pregnancy Childbirth*. 2009;9:55.
301. Hogberg U. *Scand J Public Health*. 2005;33:409.
302. Dyer RA, et al. *Curr Opin Anaesthesiol*. 2011;24:255.
303. Butwick AJ, et al. *Br J Anaesth*. 2010;104:338.
304. Vercauteren M, et al. *Acta Anaesthesiol Scand*. 2009;53:701.
305. Collis RE, Collins PW. *Anaesthesia*. 2015;70(suppl 1):78–86. e27.
306. Ducloy-Bouthors AS, et al. *Anesth Analg*. 2014;119(5):1140.
307. O'Connell KA, et al. *JAMA*. 2006;295:293.
308. Franchini M, et al. *Clin Obstet Gynecol*. 2010;53:219.
309. Ahonen J. *Curr Opin Anaesthesiol*. 2012;25:309.
310. Effect of early tranexamic acid administration on mortality, hysterectomy, and other morbidities in women with post-partum haemorrhage (WOMAN): an international, randomised, double-blind, placebo-controlled trial. *Lancet (London, England)*. 2017;389(10084):2105.
311. Practice Bulletin No. 183. Postpartum Hemorrhage. *Obstet Gynecol*. 2017;130(4):e168.
312. Sentilhes L, et al. *N Engl J Med*. 2018;379(8):731.
313. Sentilhes L, et al. *BMC pregnancy and childbirth*. 2015;15:135.
314. Goodnough LT. *Anesthesiol Clin North America*. 2005;23:241.
315. Grainger H, et al. *J Perioper Pract*. 2011;21:264.
316. Waters JH, et al. *Anesthesiology*. 2000;92:1531.
317. Lim G, et al. *Anesthesiology*. 2018;128(2):328.
318. Doumouchtsis SK, et al. *Obstet Gynecol Surv*. 2007;62:540.
319. Moore J, et al. *Crit Care Med*. 2005;33(suppl 10):S279.
320. Fitzpatrick KE, et al. *BJOG*. 2016;123(1):100.
321. Abenhaim HA, et al. *Am J Obstet Gynecol*. 2008;199(1):49–e41.
322. Tuffnell DJ. *Curr Opin Obstet Gynecol*. 2003;15:119.
323. Dean LS, et al. *Anesthesiology*. 2012;116(1):186.
324. Hopwood Jr . *HG: Am J Obstet Gynecol*. 1982;144:162.
325. Mollberg M, et al. *Acta Obstet Gynecol Scand*. 2005;84:654.
326. Kish K, Collea J. Malpresentation & cord prolapse. In: Nathan L, ed. *Current Obstetric & Gynecologic Diagnosis & Treatment*. New York: Lange/McGraw-Hill; 2003:382.
327. Sokol RJ, et al. *Int J Gynaecol Obstet*. 2003;80:87.
328. Lin MG. *Obstet Gynecol Surv*. 2006;61:269.
329. Watson P, et al. *Obstet Gynecol*. 1980;55:12.
330. Catanzarite VA, et al. *Obstet Gynecol*. 1986;68(suppl 3):7S.
331. Smith GN, et al. *Obstet Gynecol Surv*. 1998;53:559.
332. Hong RW, et al. *Anesth Analg*. 2006;103:511.
333. Morris S, et al. *BMJ*. 2003;327:1277.

334. Bern S, et al. *Curr Pharm Biotechnol*. 2011;12:313.
335. Goodman S. *Semin Perinatol*. 2002;26:136.
336. Rizzi S, et al. *Brain Pathol*. 2008;18:198.
337. Palanisamy A, et al. *Anesthesiology*. 2011;114:521.
338. Slikker Jr W, et al. *Toxicol Sci*. 2007;98:145.
339. Casey BJ, et al. *Curr Opin Neurobiol*. 2005;15:239.
340. Mazze RI, et al. *Am J Obstet Gynecol*. 1989;161:1178.
341. Shnider SM, et al. *Am J Obstet Gynecol*. 1965;92:891.
342. Czeizel AE, et al. *Arch Gynecol Obstet*. 1998;261:193.
343. Andropoulos DB, Greene MF. *N Engl J Med*. 2017;376(10):905.
344. Committee Opinion No. 696. Nonobstetric Surgery During Pregnancy. *Obstet Gynecol*. 2017;129(4):777.
345. Antonucci R, et al. *Curr Drug Metab*. 2012;13:474.
346. Reynolds JD, et al. *Curr Surg*. 2003;60:164.
347. Prodromidou A, et al. *Eur J Obstet Gynecol Reprod Biol*. 2018;225:40.
348. Reedy MB, et al. *Am J Obstet Gynecol*. 1997;177:673.
349. Soper NJ. *Surg Endosc*. 2011;25:3477.
350. Bhavani-Shankar K, et al. *Anesthesiology*. 2000;93:370.
351. Walsh CA, et al. *Int J Surg*. 2008;6:339.
352. Mirza FG, et al. *Am J Perinatol*. 2010;27:579.
353. de Souza JA, et al. *J Am Coll Cardiol*. 2001;37:900.
354. Onderoglu L, et al. *Int J Gynaecol Obstet*. 1995;49:181.
355. Kuczkowski KM. *Obstet Gynecol Surv*. 2004;59:52.
356. John AS, et al. *Ann Thorac Surg*. 2011;91:1191.
357. Arnoni RT, et al. *Ann Thorac Surg*. 2003;76:1605.
358. Lumbers ER, et al. *J Physiol*. 1983;343:439.
359. Handlogten KS, et al. *Anesth Analg*. 2015;120(5):1099.

63 胎儿手术及其他胎儿治疗的麻醉

MARLA B. FERSCHL，MARK D. ROLLINS
夏海发　译　杨宇光　包睿　毛卫克　审校

要　点

- 大多数的胎儿异常不适合进行宫内治疗，只有在胎儿遭受进行性的不可逆损害而通过早期治疗能予缓解时方行胎儿治疗，治疗时机多选择在能进行宫外新生儿干预的胎龄前。
- 多学科全面开放的沟通合作是成功进行各种胎儿干预的必要条件。
- 保障孕妇安全及“无害”原则是决定最适当治疗方式及围术期方案的首要法则。此时，要求对孕妇及胎儿进行全面评估，并由治疗团队的所有成员与孕妇就相关的风险和益处进行坦诚的讨论，以确定适当的诊疗方案。
- 虽然行开放性胎儿手术通常需要全身麻醉，但在局部麻醉或神经阻滞麻醉下行微创手术同样可行。
- 随机对照临床试验表明，采用激光光凝胎盘血管治疗双胎输血综合征及宫内开放手术治疗脊髓脊膜膨出能改善预后。
- 妊娠期间非产科手术除需考虑相关的麻醉问题外，胎儿手术时还需考虑胎儿麻醉及镇痛方案、胎儿监护、对子宫的松弛作用、突发事件（如胎儿心动过缓、产妇出血）的准备和保胎等诸多问题。
- 胎膜分离、胎膜早破和早产仍是胎儿介入手术发病和结局不良的最常见的原因。
- 深入研究针对不同胎儿介入诊疗操作的最佳麻醉方式对改善患者预后及推动胎儿手术领域发展至关重要。

直到最近，医疗专业人士才开始关注胎儿的外科手术和医疗干预。这一发展主要得益于产前检查、影像技术及手术设备等系统性的改进。尽管许多胎儿手术只能在高度专业化的机构施行，但有些胎儿干预措施已被认为是一种传统的治疗手段并已广泛推行。本章主要综述不同胎儿的独特病理生理过程及适合进行干预治疗的胎盘情况、目前的结果资料、操作中需考虑的特殊问题，以及围术期麻醉的注意事项。

大多数的胎儿异常不适合进行产前干预，更适合于在分娩后进行治疗。然而，一些解剖异常会导致不可逆的终末器官损伤，而产前干预会对其有利。这就导致了这样一种理论的出现：采用子宫内手术或操作进行矫正将能使胎儿正常地发育，并可缓解预期出现的有害病理过程[1]。其他缺陷，如先天性气道阻塞，于分娩期在保持子宫胎盘完整性的前提下进行修复或控制气道，而不必在分娩后即刻紧急进行相似的操作。

最早关于实行胎儿手术的指南是在1982年由来自于5个国家13个医疗机构的专业人士组成的一次多学科会议中颁布的[2]。随着时间的推移，此指南逐步发展，包含了以下几个要素：①胎儿的损伤已被明确诊断；②胎儿异常的发育过程及其严重性是可预期的，并被充分了解；③胎儿干预可能导致其他相关的严重异常被排除；④如果胎儿异常生前不进行治疗，将会导致胎儿死亡、不可逆的器官损伤或严重的产后并发症，因而出生前进行干预将改善胎儿的预后；⑤孕妇的风险应低至可接受的水平；⑥已经在动物模型中验证了手术技术的可行性；⑦胎儿干预是在专业的多学科机构中进行的，经中心伦理委员会批准并征得产妇的知情同意；⑧患者可以获得专业化的多学科护理，包括生物伦理护理和心理咨询[1-3]。

所有的干预措施应由一个多学科团队对临床病例进行全面评估后再进行。讨论的重点在于全面的风险效益分析，并能为患儿家属提供适当的咨询服务，包括可选择择期终止妊娠或不进行胎儿治疗而继续妊娠。孕妇自身的潜在风险应作为知情同意内容的一部分，实施详细的孕妇围术期评估以最大限度地降低孕妇的风险[4]。

胎儿手术的进步得益于多学科的合作，以及致力于通过国际登记程序传播技术和结果数据的国际胎儿内外科协会的成立[5]。医疗中心之所以能进行胎儿治疗，主要依赖于具有专注于为这些复杂的孕妇和胎儿患者提供治疗和咨询服务的外科医师和麻醉科医师，同时，也离不开放射科医师、围生期医师、遗传学专家、新生儿学专家、社会工作者及大量其他后勤人员的专业意见和支持。源于美国妇产科学会及美国儿科学会的一个生物伦理委员会为胎儿治疗中心提供了实践指南，其推荐内容包括：全面的知情同意和咨询服务程序、孕妇-胎儿研究的监管、采用多学科方法，以及加入协作性数据共享的胎儿治疗网络等[6]。

胎儿手术大致分为三种干预类型：微创手术、开放手术和分娩期手术。表 63.1 总结了胎儿干预的条件以及相应的原理和治疗方式。

胎儿微创手术包括：①超声引导下的经皮干预，亦称胎儿影像引导下的手术干预或治疗（FIGS-IT）；②胎儿内镜手术是采用经皮插入小型内镜器械，直接在电视上成像，并联合实时超声影像来进行。与开放性手术如子宫切开相比，微创技术应用后早产的风险大大降低。与胎儿开放手术不同的是，孕妇此次妊娠和今后的妊娠都可安全地进行经阴道分娩。然而，早产胎膜早破（premature rupture of membrane，PROM）的风险依然存在[7]。

开放式胎儿手术涉及产妇剖腹、子宫切开，这都需要在术中子宫松弛。与微创手术相比，这些操作对胎儿及孕妇造成的风险都较高。增加的风险包括 PROM、羊水减少、早产、子宫破裂及胎儿死亡[8-9]。其他的孕妇及胎儿风险不仅包括在妊娠期非产科手术的麻醉风险（参见第 62 章），还包括肺水肿、出血、胎膜分离、绒毛膜羊膜炎[4, 8]。开放性胎儿手术后均需采用剖宫产的方式分娩，而且对于孕妇将来的每一次妊娠，在子宫切开部位发生子宫裂开或破裂的风险均会增加。

对于已知的胎儿气道狭窄或阻塞，分娩期子宫外治疗（ex utero intrapartum therapy，EXIT）[10]可以保证胎儿在气道修复或进行其他操作期间，继续得到完整的子宫胎盘血供（胎盘旁路），而无须担心胎儿出生后即刻出现呼吸功能障碍、低氧血症及窒息。随着适应证的增多，EXIT 已经成为广泛应用的胎儿干预

表 63.1 目前认为需要进行干预的胎儿疾病

胎儿疾病	合理的治疗	类型	干预措施
胎儿贫血或血小板减少	预防胎儿心力衰竭或积液	FIGS-IT	子宫内输血
主动脉瓣狭窄、房间隔完整或肺动脉闭锁	预防胎儿积液、心功能障碍、左右心发育不良	FIGS-IT	经皮胎儿瓣膜成形术或间隔成形术
下尿路梗阻	在肾功能不全、肺发育不良、羊水过少和肢体畸形的情况下行膀胱减压	FIGS-IT 或胎儿镜检查	经皮膀胱羊膜分流术或胎儿镜下后侧瓣膜激光消融术
双胎反向动脉灌注	通过对双胎中无心畸形胎儿断流来预防正常胎儿出现高心输出量性心力衰竭	FIGS-IT 或胎儿镜	经脐射频消融或经胎儿镜电凝；也可采用经皮脐带绕线或结扎术
双胎输血综合征	降低双胎胎儿间血流量并预防心力衰竭	胎儿镜	胎儿镜下激光胎盘血管凝固治疗
羊膜带综合征	预防肢体缺损	胎儿镜	胎儿镜引导下羊膜带消融
先天性膈疝	预防肺发育不良	胎儿镜	胎儿镜引导下胎儿气管闭塞
脊髓脊膜膨出	减轻脑积水和后脑疝，以改善神经功能	开放手术或胎儿镜	子宫切开修复胎儿缺损
骶尾部畸胎瘤	预防高心输出量性心力衰竭、积液和羊水过多	FIGS-IT 或开放手术	肿瘤血管消融或开放式胎儿减瘤术
先天性肺囊性腺瘤样畸形	逆转肺发育不良和心力衰竭	FIGS-IT 或开放手术	胸羊膜分流或开放手术切除
胎儿气道受压	保证开放气道和（或）循环灌注，防止出生时呼吸窘迫	分娩期开放手术	分娩期子宫外治疗，依靠胎盘循环确保胎儿情况稳定

FIGS-IT，胎儿影像引导下的干预或治疗。
Modified from Partridge EA，Flake AW. Maternal-fetal surgery for structural malformations. Best Pract Res Clin Obstet Gynaecol. 2012；26：669-682；and Hoagland MA，Chatterjee D. Anesthesia for fetal surgery. Paediatr Aneasth. 2017；27：346-357

手段。可采用 EXIT 进行治疗的先天性病变包括囊状水瘤、淋巴管瘤、宫颈畸胎瘤和其他可能威胁气道安全的先天性综合征[11]。先天性肺损伤和骶骨畸胎瘤也可在手术过程中切除，即使手术时间超过 2.5 小时，出生时脐带血二氧化碳和 pH 值也正常[12]。在对患有严重心肺疾病的胎儿进行 EXIT 治疗时，可以采用体外膜式氧合（extracorporeal membrane oxygenation，ECMO）[13]。

过去 30 年中，胎儿治疗的成功主要归因于超声检查及磁共振成像（MRI）技术的非凡成就。它们大幅改善了产前检查的准确性，并拓宽了我们对各种未经治疗的胎儿异常的病理生理因素的理解。超声换能器及数字信号处理的显著进步使影像分辨率更高，对胎儿解剖异常的区分更为准确，并全方位改善了多视角的视图和近场、远场信噪比。采用这一改进的超声成像技术作为实时监测手段使医师能改进和实行多种诊断方式，使胎儿治疗更精确和安全。胎儿超声引导下的诊断包括孕早期绒毛膜绒毛取样、胚胎镜检查、羊膜穿刺、胎儿血样检查及胎儿活组织检查[14]。这些诊断技术的进步使产前咨询更为精确，从而能在妊娠的更早期进行干预，并保证孕妇一旦有需要时能有足够的时间改变产前护理的场所及分娩方案。实时的超声波检查通常用来指导所有的胎儿微创手术，并在胎儿开放手术及胎儿监测的最初阶段也具有重要作用。

MRI 已经历技术改进，包括减少图像采集时间、减少运动伪影及提高图像分辨率等，使胎儿 MRI 常用来与超声结合，更好地检测和分析胎儿解剖的病理进程。胎儿 MRI 可以作为超声的补充技术帮助诊断，因为它提供了一个更大的视野，不被胎儿骨伪影所掩盖，但它很昂贵，并非所有中心都可以使用[15-16]。

除影像技术的进步外，几十年的革新和研究也为当今临床宫内胎儿干预措施奠定了基础。(Albert) William Liley 爵士是胎儿治疗领域的先驱之一。20 世纪 60 年代早期，Liley 率先采用腹腔内输血方法，使输注的红细胞经膈下淋巴管和胸导管吸收进入胎儿循环，成功地治疗了胎儿骨髓成红细胞增多症[17-18]。然而，直接通过脐血管置管进行胎儿输血直至 1981 年胎儿镜得到应用才得以尝试成功[19-20]。随着成像分辨率的提高，标准技术很快成为超声引导下直接穿刺脐血管的方法。20 世纪 70 年代早期，Liggins 对有呼吸窘迫综合征风险的早产儿经孕产妇循环系统使用皮质类固醇以增加胎儿肺泡表面活性物质的产生[21]。20 世纪 80 年代早期，在对羊[22-24]和猴[25]模型进行了严谨的研究及技术改进后，胎儿手术得以开展。Harrison 及其同事对一位先天性尿路阻塞导致双侧肾盂积水的胎儿施行了小儿膀胱造口术，这是首例成功的人类胎儿手术[26]。20 世纪 80 年代早期与 Harrison 共事的 Rosen 在猴子身上改进了麻醉技术，以改善术中子宫松弛[25]和临床预后，并将研究结果应用于其后的第一例人类胎儿手术。从 20 世纪 80 年代早期开始，经皮微创技术、胎儿镜检查以及子宫切开的胎儿手术有了巨大的进步。从发表的病例报道和系列性的前瞻性随机对照研究的结果评价来看，胎儿治疗也已取得了进步。

胎儿手术对于矫正一些特定的可预测具有致命风险或严重发育后果的胎儿畸形，是一种合理的治疗措施。对于所有的胎儿干预措施，细致的计划和多学科成员的合作对取得治疗成功都至关重要。接下来的部分将对先天性损害、结局资料、程序上的考量以及围术期麻醉的注意事项等方面和目前应遵从的胎儿干预的各种情况进行回顾和总结。

适应证、操作程序和结果

贫血和子宫内输血

自 20 世纪 60 年代后期以来，随着恒河猴 D（rhesus D，RhD）免疫球蛋白的预防性应用，继发于 RhD 的胎儿贫血的发病率已降低至 1/1000 左右[18]。然而，其他红细胞抗原、细小病毒 B19 感染、孕妇胎儿出血、纯合型地中海贫血也会导致胎儿贫血，上述因素加在一起使存活新生儿的贫血发病率达到约 6/1000[18, 27]。尽管对羊水分次采样进行光谱分析检测胆红素水平最初用来检测胎儿贫血并决定治疗时间，但目前大多数的医疗中心都依赖无创的多普勒技术检查大脑中动脉（MCA）[27]。MCA 血流峰值速度增加超过中值的 1.5 倍是检测需要干预的中重度胎儿贫血的准确阈值[28]。峰值流速阈值随着每次输血而增加的现象可以用来减少假阳性率。子宫内输血（intrauterine transfusion，IUT）前采集的脐静脉胎儿血样是诊断胎儿贫血程度的金标准。脐静脉在妊娠 18 周以前难以进入，因此在此胎龄前无法采用 IUT。对于需要更早期进行干预的病例，胎儿腹腔内输血是首先应考虑的措施[29]。

IUTs 通常使用局部麻醉，孕妇辅以最小的镇静与镇痛。然而，胎儿在可存活的妊娠期，麻醉科医师在此操作中的任何时候都应准备好施行紧急剖宫产。在超声成像的引导下，将一根 20 G 或 22 G 的穿刺针置入脐静脉。穿刺点通常选择在胎盘附着点附近以保持穿刺针稳定（图 63.1）。如果穿刺到动脉而不

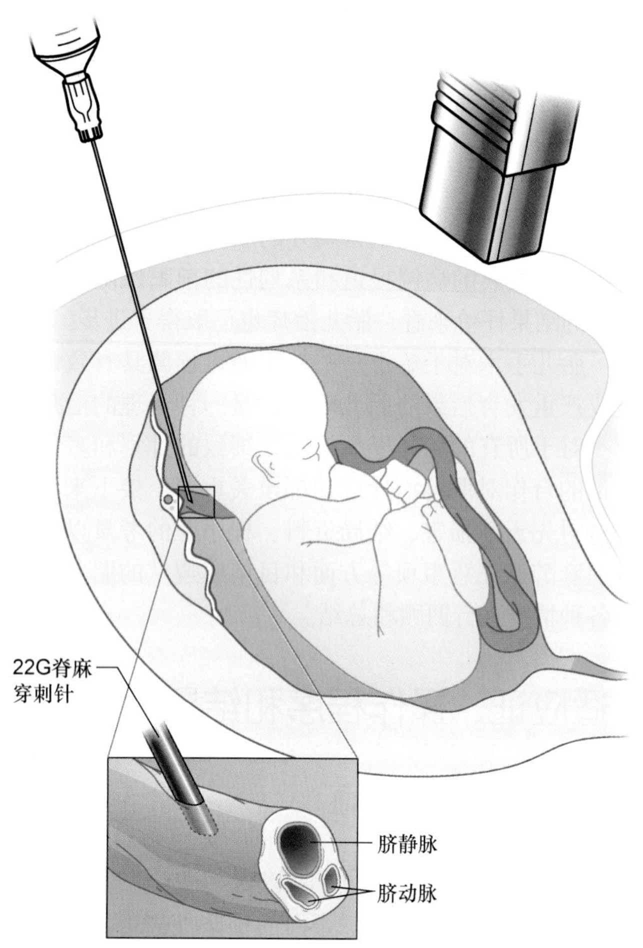

图 63.1　**脐带穿刺术在宫内输血中的应用示意图。**图中显示22号脊麻穿刺针尖端进入脐静脉（Redrawn from Ralston SJ, Craigo SD. Ultrasoundguided procedures for prenatal diagnosis and therapy. Obstet Gynecol Clin North Am. 2004；31：101-123.）

是静脉，会导致长时间的出血以及继发于血管痉挛而出现胎儿心动过缓[18]。有时可以选用游离的脐带或者脐静脉的肝内部分进行穿刺。脐带没有已知的疼痛受体，但进入脐静脉肝内部分的针可能会刺激胎儿的疼痛受体。芬太尼可减弱胎儿对肝内穿刺的应激反应[30]。最近的一项研究显示，胎儿在IUT中应激激素的改变与置针位置没有相关性[31]。然而，激素水平会随胎儿贫血及血管容量扩张所导致的血流动力学变化而变化，因此上述结果很难解释。考虑到这种不确定性，在使用肝内入路之前，推荐肌内注射芬太尼（10～20 μg/kg）。有证据表明，胎儿麻醉不会改变输血后MCA收缩期峰值血流模式[32]。

可给予胎儿肌内注射肌肉松弛剂（如罗库溴铵2.5 mg/kg），以减少胎儿移动可能会使针头脱落或切断脐静脉的可能性[33]。如果肌肉松弛剂直接注入脐静脉，可减少肌肉松弛剂的剂量（如罗库溴铵1.0 mg/kg）。根据孕龄、胎儿体重、输注的血红蛋白（Hb）的单位含量以及胎儿输注前的Hb水平来评估O型Rh阴性、经辐照和病毒筛查的浓缩红细胞的输注量[34]。输血速率一般为5～10 ml/min，输注目标血细胞比容为45%～55%。在输注过程中，可通过超声多普勒评估穿刺针尖是否稳定地位于血管内。通过定期取样来指导最终需要输注的血容量。IUT治疗后，胎儿的Hb水平大约每天下降0.3 g/dl[35]，可以依据Hb的下降速度多次重复采用IUT，一般为1～3周一次。

每次IUT治疗导致的围生期胎儿流产率约为2%，常见的并发症是短暂的胎儿心动过缓（8%）[27, 36]。约3%的IUT手术会发生其他一些并发症包括紧急剖宫产、宫内感染、早产PROM和早产[37]。尽管水肿胎儿的存活率明显较低，但最近公布的IUT的总存活率超过了95%[27, 37]。一项对291例因妊娠期溶血病经历过IUT的儿童（平均年龄为8.2岁，年龄跨度为2～17岁）进行的长期研究结果发现，4.8%存在神经发育障碍，包括脑瘫（2.1%）、严重的发育迟缓（3.1%）、双侧失聪（1.0%）[38]。严重的胎儿水肿与神经发育障碍之间存在独立的相关性。

先天性心脏缺损

先天性心脏异常在活产婴儿的发生率为1/100（参见第78章）[39]。室间隔缺损是最常见的心脏异常[40]。大多数心脏缺陷不适合行胎儿介入治疗。超声成像可在妊娠12～16周早期诊断心脏缺损，但通常在妊娠18～22周时进行，此时产科超声评估可用于筛查其他胎儿异常[41]。

大多数胎儿外科心脏介入治疗的重点是打开狭窄的瓣膜或扩大狭窄的开口。包括：①主动脉球囊瓣膜成形术治疗严重主动脉瓣狭窄和发育不全性左心综合征（hypoplastic left heart syndrome，HLHS），②房间隔造口术治疗高度限制性或完整性的HLHS房间隔，③肺动脉瓣成形术治疗肺动脉闭锁或完整的室间隔和发育不良的右心室，④心包穿刺术治疗先天性心脏肿瘤或动脉瘤[41-43a]。宫内干预试图在不可逆的后果发生之前阻止或逆转心脏损害的病态影响。严重心脏缺陷（如HLHS）导致的幼儿死亡率仍在25%～35%之间[44-45]。存活患者的神经发育有明显的相关异常[46-47]。

最常见的手术是对出现HLHS的主动脉瓣狭窄患者实行主动脉瓣膜成形术。当胎儿存在严重的主动脉瓣狭窄时，胎儿血流主要是通过阻力较低的卵圆孔流动，从而影响了左心室的发育。目前施行胎儿主动脉瓣成形术的适应证主要是出现明显主动脉瓣狭窄并出现HLHS、且在技术上成功的可能性较高以及出生后会有双心室的胎儿[48-49]。手术过程中[50]，胎儿理想的体位是左胸前侧位，在超声引导下经皮将 18 G 或 19 G 穿刺针经子宫和胎儿左胸置入左心室尖端（图 63.2A）。此操作过程中孕妇常用局部浸润或者神经阻滞麻醉，必须备好胎儿复苏药物。有些病例可以采用全身麻醉维持子宫松弛，以利于施行胎儿体位的外倒转术并改善穿刺导管的进针轨迹。在导管置入前，需在超声引导下给胎儿肌内注射芬太尼和镇痛药物，具体流程在“胎儿麻醉、镇痛与疼痛感知”中有详细介绍[51]。

导管前端最好放置在左心室，直接位于狭窄的主动脉瓣开口的前面，与左心室流出道平齐。带导丝的冠脉气囊导管通过套管进入狭窄的瓣膜并放置在主动脉瓣环内，进行多次充气和放气（图 63.2B）。对一些特定的患者，可以使用微型腹腔镜，以方便改良的导管与心脏病变部位对位。通过使用带导丝的血管成形球囊，胎儿主动脉瓣成形术的成功率约为 75%[51a]。在 90% 的干预措施中，技术上的成功可以改善左心室功能，改善主动脉瓣和二尖瓣的发育，以及提高活产新生儿的出生率[52-53]。从奥地利的利兹（$n = 24$）和波士顿的医学中心（$n = 70$）获取的胎儿主动脉瓣成形术并发症发生率分别为：胎儿心动过缓（17%、38%）、心包积液（13%、14%）、心室血栓形成（21%、15%）和胎儿死亡（13%、8%）[48, 54-55]。最近的一项系统回顾指出，胎儿主动脉瓣成形术后并发症发生率为早产（16%）、新生儿死亡（16%）、心动过缓（52%）和心包出血（20%）。大约 40% 的成功病例会出现主动脉反流及轻度后期左心室发育。大约一半的成功病例在出生时出现双心室血液循环[43a]。

除对主动脉瓣狭窄的治疗外，其他类型心脏异常也可在子宫内得到治疗。类似的手术技术也用于房间隔成形术和肺瓣膜成形术。一些胎儿房间隔造口术的治疗预后良好；但是，除非放置支架，否则球囊扩张造成的缺陷往往会随着时间的推移而闭合（此技术很难操作，在一项小型病例系列研究中，仅 44% ～ 62% 的成功率）。对肺动脉闭锁实行的肺动脉成形术及对右心室发育不良的治疗在 11 例患者中有 7 例获得了成功，但长期结果还未知[42, 57-58]。在子宫内放置心脏起搏器能治疗对经胎盘给予抗心律失常药物这种传统治疗方式不敏感的胎儿心律失常[59-60]。但是这些最初的尝试往往失败。

泌尿道梗阻

活产儿先天性泌尿道梗阻的发生率大约为 2/10 000[61]。梗阻可为单侧或者双侧，可发生于输尿管肾盂连接处、输尿管膀胱连接处及尿道处。如果

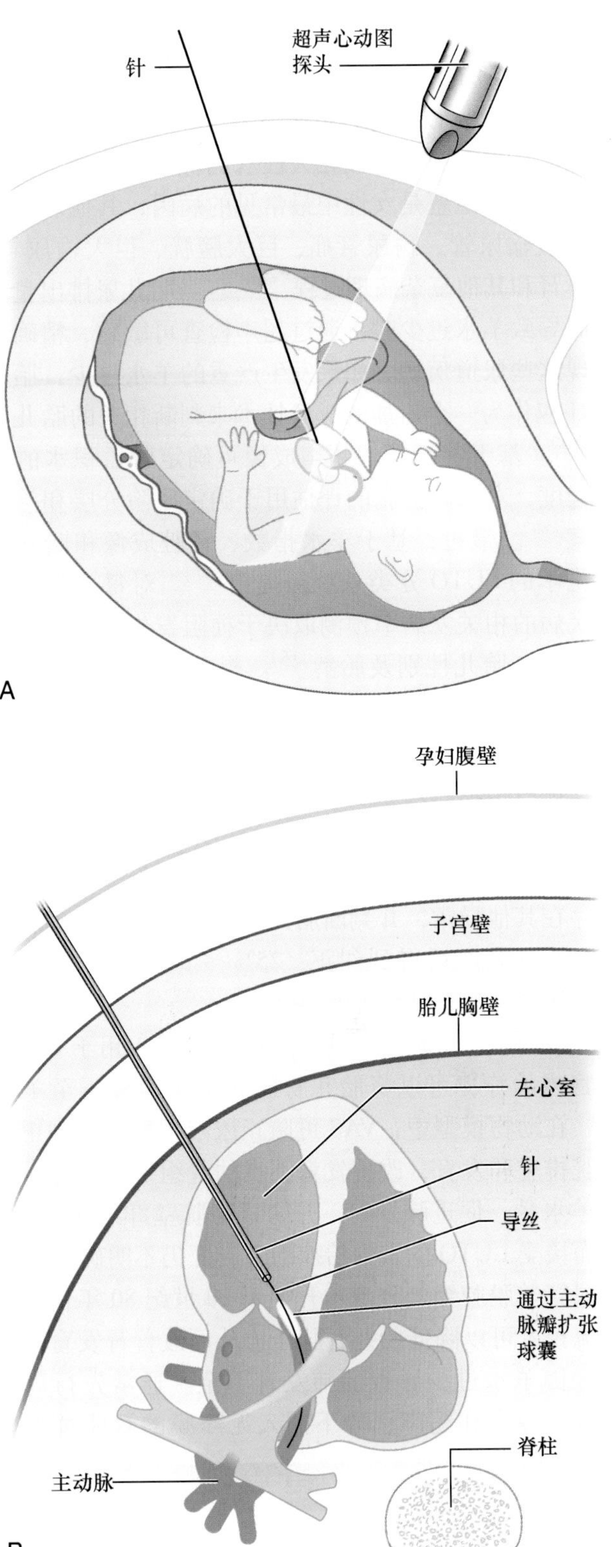

图 63.2（A）理想的胎儿体位及进针方位示意图。胎儿为左胸前位，从母体腹部进针点到左心室心尖的通路通畅。（B）直线插管从左心室心尖一直延伸至主动脉瓣（Redrawn from Tworetzky W，Wilkins-Haug L，Jennings RW，et al. Balloon dilation of severe aortic stenosis in the fetus：potential for prevention of hypoplastic left heart syndrome—candidate selection，technique，and results of successful intervention. Circulation. 2004；110：2125-2131；with permission from Lippincott Williams & Wilkins.）

梗阻发生在尿道或者双侧输尿管，会引起明显的发育障碍（框 63.1）。上述病例的围生期死亡率高达 90%，存活者有 50% 以上有肾功能损害[62-63]。

后尿道瓣膜是男性先天性双侧肾盂积水最常见的病因。尿道阻塞是女性中最常见的病因，其他病因包括异位输尿管、输尿管疝、巨大膀胱、巨大输尿管、多囊肾和其他复杂病理过程[63-64]。当胎儿尿排出量减少而导致羊水过少时，通过超声检查可敏感、精确地发现这些尿道疾病。如果发生严重的羊水过少，胎儿 MRI 应作为一个附加的成像技术来判断相关的胎儿异常[65]。基于肾直径的超声成像可确定肾盂积水的严重程度，对尿路扩张的评估用于确定风险分层和治疗方案[66]。最近，基于羊水指数、肾脏成像和胎儿尿液化学的 LUTO 分类系统被提出[67]。对每一类型尿道疾病的相关发病率预测取决于梗阻发生的部位、持续时间、胎儿性别及胎龄[68]。提前出生虽可缓解新生儿尿道压迫，但因肺组织不成熟所致的高病死率阻止了早期干预并限制了这一过程的有效性。

预后不良与妊娠早期出现羊水过少、相关结构异常、胎儿尿电解质、渗透压、蛋白质和 β2 微球蛋白浓度升高有关[68-69]。应全面评估每个病例，以确定是否存在其他异常，并判断胎儿是否适合进行干预。如果 LUTO 在产后得到纠正，25% ~ 30% 的存活新生儿在 5 岁之前需要行透析治疗[70]。

宫内胎儿膀胱-羊膜腔分流术（VAS）用于 LUTO 的宫内治疗，可以将胎儿膀胱和泌尿道减压至羊膜腔。在动物模型中，VAS 可防止尿液积聚，允许正常膀胱排空和发育，改善发育不良的肾组织学条件，增加羊水量，促进肺发育，并防止膀胱壁纤维化[71-73]。然而接受 LUTO 的宫内治疗的适应证仍不明确[70, 74]。输尿管羊膜腔穿刺分流术开始于 20 世纪 80 年代，此分流技术可以降低胎儿膀胱压力从而改善肾发育，并减轻因羊水过少导致的肺发育不全。通常先行局部麻醉，经皮在超声引导下插入无瓣膜的双曲分流导管，其中一个卷曲在膀胱，另一个保留在羊膜腔，预先向羊膜腔内输入液体可帮助分流装置置于适当的部位。与上述导管置入相关的并发症包括放置困难、放置后闭塞和位置迁移（超过 60% 的病例会出现功能障碍）[75]。胎儿和母体并发症包括胎儿创伤、医源性腹壁损伤、腹裂、羊水腹膜渗漏、未足月 PROM、早产和分娩以及感染[61]。文献报道在进行输尿管羊膜腔穿刺分流术后，新生儿存活率为 40% ~ 90%，其中 50% 的存活者肾功能正常[70, 76-78]。对截至 2015 年的 LUTO 治疗研究进行的一项 meta 分析表明，与标准护理相比，宫内 VAS 放置具有围产期生存优势（57% *vs.* 39%），但最终在肾功能及 2 年生存率方面没有差异[79]。一项多中心随机对照研究（低位尿道梗阻的经皮分流术，PLUTO）正在进行中，该研究比较了对胎儿 LUTO 分别施以输尿管羊膜腔穿刺分流术或保守的非干预性治疗对围生期死亡率和肾功能的影响。该试验未能招募到足够的病例，在 4 年的时间里，150 例患者中只有 31 例被招募。对这一小规模登记的分析表明，在 28 天、1 岁和 2 岁时，胎儿治疗组的死亡率有所下降；然而，两组均出现了严重的发病率，导致 2 岁时只有两例儿童肾功能正常[79]。

框 63.1　胎儿尿道梗阻进展的后果

羊水过少
- Potter 面容（突出的眶下褶皱）
- 肺发育不全
- 屈曲挛缩畸形

肾盂积水
- 4 型囊性发育不良
- 肾衰竭

输尿管积水、巨型膀胱
- 腹部肌肉缺乏
- 梅干腹综合征

Data from Harrison MR，Filly RA，Parer JT，et al. Management of the fetus with a urinary tract malformation. JAMA. 1981；246：635-639

胎儿膀胱镜检查是一种新的干预手段，可以在孕期直接观察胎儿尿道并行尿道梗阻消融术。膀胱镜检查有助于诊断是尿道闭锁还是后尿道瓣膜所致的 LUTO。尿道闭锁几乎都一致认为是致命的，并不能通过行 VAS 来改善，而后尿道瓣膜可以接受胎儿干预，这是两者重要的区别。与预期治疗相比，后尿道瓣膜消融术可提高生存率。一项 80 例病例系列研究和 81 例病例回顾性对照研究发现，胎儿内镜下行后尿道瓣膜激光消融术，可以实现膀胱减压和羊水正常化。此外，与无胎儿干预相比，胎儿膀胱镜检查可提高重度 LUTO 患儿的 6 个月生存率，并且与 VAS 治疗相比，可以改善出生时的肾功能。未来有望通过前瞻性的试验来验证这些回顾性研究的结论。

LUTO 行选择性的胎儿分流术或膀胱镜检查可恢复羊水量，预防肺发育不全，并提高围产儿存活率。然而，对中长期肾功能、神经功能、膀胱功能和其他疾病的影响尚不清楚，还需要更多的临床研究[74, 82]。

双胎反向动脉灌注序列征

双胎反向动脉灌注（twin reversed arterial perfusion，TRAP）序列征是一种同卵双胎异常，妊娠发病率约为 1/35 000，双胎妊娠中的发病率为 1/100，三胎妊娠中的发病率为 1/30[83]。这种情况下，同卵双胎中的一个胎儿出现心脏缺如或心脏无功能，并与胎盘无关联。双胎中无法存活的胎儿通过来自另一胎儿的动脉-动脉瘘口的逆行血液得以灌注，血液通过静脉-静脉瘘口绕过胎盘回流入正常胎儿的循环。接受不充分灌注的胎儿（主要通过脐动脉发生逆灌）会出现如无心畸形、无头畸形这些致命异常。由于正常的胎儿，或者称为“泵血”胎儿，要为自身和无存活能力的胎儿供血，导致出现高心输出量性先天性心力衰竭以及由羊水过多导致的尿容量增加而有早产风险，且无存活能力胎儿因水肿会出现体积增大[84-85]。如果不进行治疗，TRAP 综合征将有 35% ～ 55% 的风险出现正常胎儿的宫内死亡，而存活胎儿的平均孕期也只有 29 周[86-87]。超声检测出无存活能力胎儿脐动脉出现反流是诊断此疾病的依据。治疗的目标是中断胎儿间的血管交通，以阻止泵血胎儿出现心力衰竭。TRAP 序列征的成功治疗使接受血液胎儿的脐动脉血流中断并使其死亡。

数种宫内操作可达到这一目标。超声引导下使用激光、射频或双极技术凝固脐带，胎儿镜下激光凝固胎盘吻合术，经皮胎儿内激光或射频消融无心胎儿的脐带基底似乎是最可行的治疗选择（图 63.3）[88-90]。其他的干预措施包括选择性地对无存活胎儿进行剖宫产、结扎、用激光或双极电凝进行横断，通过线圈或其他可形成血栓的物质进行凝固，用激光、乙醇、高频技术直接在脐血管底部对无心畸形胎儿进行消融治疗。消融技术可能优于脐带结扎或闭塞技术[88, 91]。对 98 例经射频消融术治疗的 TRAP 序列征病例进行多中心回顾性研究发现，存活率为 80%，分娩时的孕龄平均为 37 周[89]。虽然很难确定最佳时机和治疗方案，但早在 12 周时就已经证明了消融治疗的疗效，因为如果治疗推迟到妊娠 16 周后，三分之一的供血胎儿可能会发生严重的心衰和死亡[88, 91-92]。TRAP 治疗后最常见的并发症包括未足月 PROM、早产和宫内胎儿死亡。

采用微创技术治疗 TRAP 时，尽管可以使用神经阻滞麻醉，但通常在胎儿镜的穿刺点对孕妇使用局部浸润麻醉。超声引导与评估是操作过程的一个组成部分，手术成功的标志为手术结束后或 12 ～ 24 h 后没有血流流入不能存活的胎儿。

双胎输血综合征

单绒毛膜双胎共用同一胎盘，通常在胎儿间有共享血液的相互连接的血管。大量的绒毛血管吻合会导致两个单绒毛膜胎儿间胎盘血流不平衡，从而导致双胎输血综合征（twin-to-twin transfusion syndrome，TTTS）。TTTS 的发生率为（1 ～ 3）/10 000[93]。单绒毛膜双胎在双胎妊娠中的发生率为 20% ～ 25%，其中 10% ～ 15% 会出现 TTTS[93-95]。TTTS 通常在孕早期即显示出来，并在妊娠中期得到诊断[94, 96]。

脐动脉通常运送低氧的血液至胎盘表面，在此处与孕妇血液循环进行气体与营养物质的交换。回流的静脉血与动脉血流伴行，两者相距很近（图 63.4）。这种胎儿-胎盘的血管结构（绒毛叶）是正常的解剖结构。TTTS 会出现多种异常的单向及不平衡的血管连接（图 63.5）。在 TTTS 中，脐动脉的一个分支汇入胎盘和绒毛叶，但它并没有和配对的静脉相连接，而是连接到了另一根为另一个胎儿输送血液的静脉上，从而导致两个胎儿间出现动静脉吻合[94, 96]。尽管在单绒毛膜双胎中有 90% ～ 95% 会出现胎儿间的动静脉血管结构，但由于动脉-动脉及静脉-静脉间双向连接的存在，从而使共享的血流得以平衡；在单绒毛膜胎盘中，这现象出现的比例分别为 85% ～ 90% 和 15% ～ 20%[94, 97-98]。动脉-动脉连接的出现被认为是一种保护机制，它能使双胎间的血管整体阻力和血流达到平衡，因而可显著减少 TTTS 的发生[99]。

TTTS 的复杂病理生理过程是动态的，它继发于两个胎儿的各种体液、生化、血流动力学和功能等方面的改变[94]。两个胎儿中受血的一方由于血流量增加，会导致红细胞增多症、多尿症、羊水过多，并可

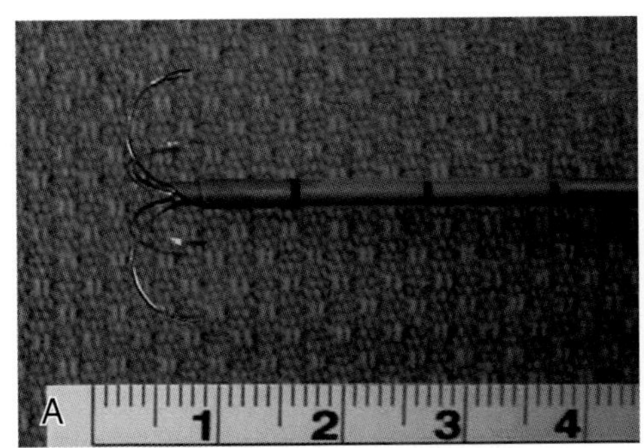

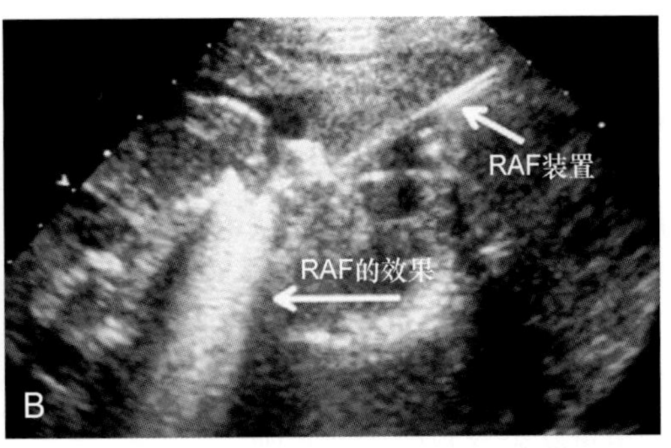

图 63.3 （A）顶部展开状的射频消融（RFA）装置图片。图下方的标尺单位为厘米。（B）术中超声图像显示 RFA 装置（顶部展开）的位置合适，并显示出射频能量对胎儿组织作用的效果（局部回声增强）（Figures reproduced with permission from Hopkins LM, Feldstein VA. The use of ultrasound in fetal surgery. Clin Perinatol. 2009；36：255-272.）

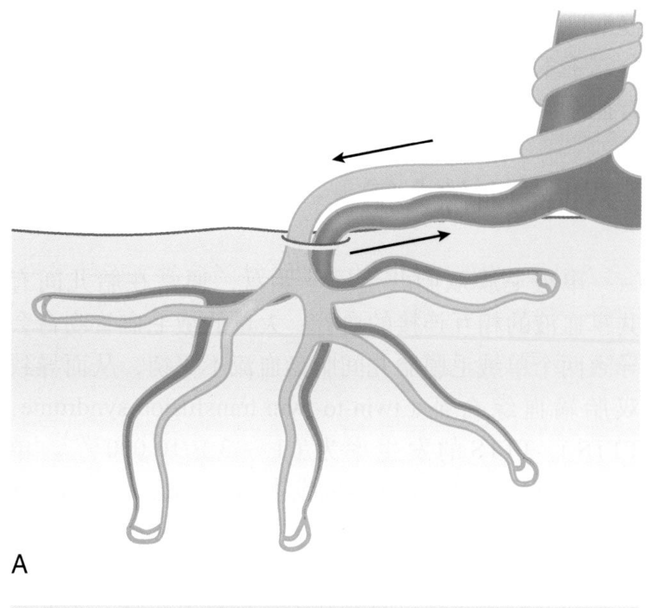

A

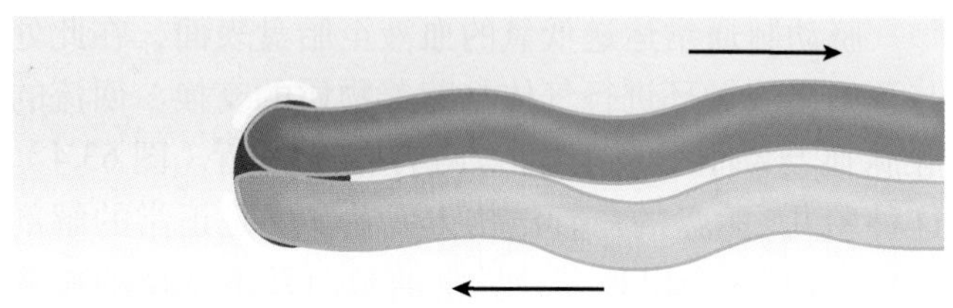

B

图 63.4 （A）正常胎盘血管造影（绒毛叶）。（B）进出绒毛叶的双向血流的表面观（Redrawn from Rand L，Lee H. Complicated monochorionic twin pregnancies：updates in fetal diagnosis and treatment. Clin Perinatol. 2009；36：417-430.）

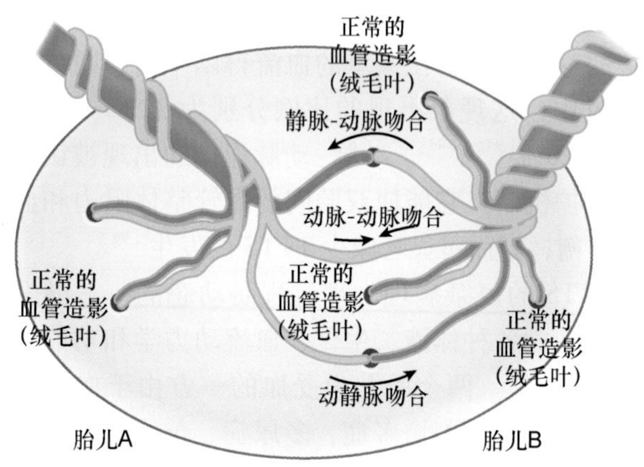

图 63.5 单绒毛膜双胎胎盘中各种类型血管吻合的示意图（Modified with permission from Simpson LL. Twin-twin transfusion syndrome. Am J Obstet Gynecol. 2013；208：3-18.）

出现肥厚型心肌病、胎儿水肿和胎儿死亡。而供血胎儿（通常被称为“泵血”胎）可出现特征性的低血容量和生长受限，并在羊水过少的囊袋中受到子宫内膜的限制。这一胎儿的主要风险在于肾衰竭、心功能不全以及由高心输出量状态导致的胎儿水肿。

TTTS 的诊断需要符合：①单绒毛膜的羊膜囊妊娠；②超声检测羊水量出现显著异常：在羊水过少胎儿中最大垂直径（maximal vertical pocket，MVP）小于 2 cm，而羊水过多胎儿的 MVP 大于 8 cm[94，100]。TTTS 中常出现双胎发育大小不一致和宫内发育受限的表现，但其不能作为确诊 TTTS 的依据。尽管有很多判断 TTTS 严重程度的分级系统存在，但最常用的还是基于超声成像的 Quintero 分级系统（表 63.2）[101-102]。Rychlik 及其同事[103-104]制定的评分系统可对受血方胎儿肥厚型心肌病的发展进行详细描述，此评分系统结合 Quintero 分级系统可对 TTTS 严重程度进行更详细的评估[95]。

患有 TTTS 的胎儿存在出现早产 PROM、早产、伴有白质病变的神经损伤及长期残疾的风险[105]。神经发育损伤与出生低孕龄有关[106-108]。尽管有关严重 TTTS 胎儿结局的研究资料十分有限，但较高的死亡率可能与更晚期的疾病进展有关[100，109]。TTTS 治疗在第一阶段有 85% 的存活率，而如果不治疗，较高级别的 TTTS 可增加到 80% 以上的死亡率[93，110]。

治疗 TTTS 的方法已经有很多。羊水抽取术有助于控制羊水过多，从而减少早产及孕妇呼吸窘迫的风险。并且，通过降低羊膜囊内的静水压，可能在胎盘脉管系统处增加胎盘血流量。通过改善胎盘灌注和降低早产率，间断羊水抽取已经被用于治疗 TTTS 超过 25 年[111]。对 223 例 TTTS 患儿的回顾性研究显示，施行羊水抽取术后，胎儿出生时的总体存活率可达 78%，在分娩后 1 个月时受血胎儿的存活率为 65%，供血胎儿的存活率为 55%[112]。另一项对 112 例 TTTS 病例的回顾性分析显示，采用羊水抽取术后，围生期存活率为 61%[113]。

表 63.2 双胎输血综合征的分期

分期	超声表现
Ⅰ	羊水： 供血胎儿胎囊羊水过少，MVP ＜ 2 cm，受血胎儿胎囊羊水过多，MVP ＞ 8 cm
Ⅱ	胎儿膀胱： 符合Ⅰ期标准，且供血胎儿超声观察 1 h 以上没有发现膀胱
Ⅲ	多普勒血流情况： 符合Ⅱ期标准，且①脐动脉舒张末期血流缺失或出现逆向血流，②出现静脉导管反向 a 波血流，或③脐静脉出现搏动性血流
Ⅳ	胎儿水肿： 符合Ⅰ期或Ⅱ期标准，且两胎儿中的任意一个出现水肿
Ⅴ	胎儿死亡： 通过胎心活动消失判断双胎中的一个或两个胎儿死亡

MVP，最大垂直径。
Staging data based on criteria from Quintero RA，Morales WJ，Allen MH，et al. Staging of twin-twin transfusion syndrome. J Perinatol. 1999；19：550-555

有一种假说采用超声引导的穿刺针施行胎囊间隔造口术可以通过平衡两个胎囊间的羊水压力，改善TTTS 胎儿的预后。一项比较间断羊水抽取术与胎囊间隔造口术的前瞻性随机对照研究显示，两种技术的胎儿存活率没有差异[114]。目前，间隔造口术很少用于 TTTS 治疗，因为它并不能改善胎儿的预后，而且人工创建的单羊膜囊会增加脐带缠绕的风险。有研究者采用双胎反向动脉灌注这一章节所使用的技术进行选择性的堕胎，以期改善另一胎儿的存活概率。此种方式通常只用于最严重的 TTTS 病例。

对胎儿间的血管吻合进行选择性胎儿镜超声消融术（selective fetoscopic laser photocoagulation，SFLP）是治疗 18 ～ 26 周孕龄 TTTS 的最好手段[94-95, 115]。在开始操作前，通过精细的超声检查以确定胎盘的位置、脐带的植入点、胎位及解剖结构。孕妇可以采用神经阻滞麻醉，或使用局麻药从孕妇的皮肤至子宫肌层行局部浸润麻醉。在超声引导下，将 3 mm 的穿刺鞘或套管通过导丝经皮置入到双胎中受血方羊膜囊内，穿刺方向应与双胎中供血方的长轴相垂直[115]。将胎儿镜插入套管鞘中，并将激光纤维束插入胎儿镜的导引孔腔内。此时可见穿过隔膜并分隔开羊膜囊的血管，多普勒成像可以用来确定血流的大小和方向，将异常的连接血管选择性地进行激光凝固，并尝试分离出正常的绒毛叶[7, 96]。理想情况下，上述这种方法可以创建两个独立的胎盘区域，每一区域都独立供应一个胎儿。在激光消融之后还进行羊水抽取以尽可能降低早产。通常应该避免对所有交通血管无选择性地进行激光消融，因其会增加胎儿宫内死亡的风险，并可能会无谓地消除一些正常的胎盘血管[101, 115]。手术成功并不意味着要消除所有非正常连接的血管[116]。一些执业医师提倡在凝固多种类型的异常血管吻合时可使用特殊的顺序，以创建一个从受血胎儿到供血胎儿的血液净流出网络，从而降低供血胎儿在操作过程中出现血流动力学紊乱和低血压的风险[117]。首先消融含有供血胎儿动脉的表浅动静脉吻合支，然后凝结动脉-动脉吻合支，最后再消融静脉-静脉吻合支。一项前瞻性的多中心研究比较了程序性与非程序性 SFLP 后发现，程序性 SFLP 能提高双胎 30 天的存活率并降低胎儿死亡率[118-119]。然而，采用程序性操作的手术时间和手术难度都会增加，尤其是当胎盘位于子宫前壁时[120]。在 Solomon 技术中，整个血管赤道在可见血管凝固后凝固，以减少残余吻合。一项比较 SFLP 和 Solomon 技术试验的随机对照试验指出，Solomon 技术降低了 TTTS 或双胎贫血红细胞增多序列征在初始治疗后复发的风险，但在无神经发育障碍的 2 年生存率方面没有发现差异[121-122]。

2004 年的一项随机多中心研究比较了对 15 ～ 26 周孕龄诊断出严重 TTTS 的胎儿施行激光治疗与羊水抽取术[123]。采用激光治疗组双胎中至少一个胎儿存活的概率要高于羊水抽取术组，无论是在治疗后第 28 天（76% *vs*. 56%，$P < 0.01$）还是 6 个月（76% *vs*. 51%，$P < 0.01$）。此外，激光治疗组的神经病学方面的结局也更好。在这一研究中，对大部分存活者随访了 6 年，在存活率与长期神经病学结局上与术后 6 个月的原始数据相比没有改变[124]。这一结论与 Cochrane 对 TTTS 的回顾性研究一致[110]。最近的研究表明，与预期治疗相比，早期干预第一阶段 TTTS 可能是有益的[125]。

尽管最近对 TTTS 的 SFLP 治疗研究表明具有超过 60% 的双胎生存率和接近 90% 的至少一胎生存率[125]，接受 SFLP 的 TTTS 幸存者的长期神经功能预后尚不清楚，幸存者的主要神经功能异常率在 3% ～ 25% 之间[124, 127]。最近对 9 项接受激光治疗的患者在 24 个月内神经发育结果进行回顾性研究发现，神经损伤的平均发生率为 14%。认知障碍的平均发生率为 8%，运动障碍为 11%，交流障碍为 17%，脑瘫为 6%[105]。新生儿脑损伤与 2 岁时的神经发育障碍相关[128]。

SFLP 最常见的并发症为未足月 PROM，最终会出现早产。未足月 PROM 发生率在不同的研究中相差很大，用 SFLP 治疗 TTTS 后出现未足月 PROM 的发生率为 12% ～ 30%，而 32 周孕龄前早产的发生率大约为 30%[94-95]。其他可能的并发症包括胎盘早剥、需要行第二次 SFLP、套管鞘置入胎盘、出血、可能的羊膜穿孔导致肢体圈套与缺血[94-95]。

总之，对 TTTS 进行 SFLP 治疗与羊水抽取术相比结局更佳。需要进一步的研究以确定最佳的手术时机、改进手术技术，以及减少用 SFLP 治疗 TTTS 后的长期神经病学不良结局。

羊膜带综合征

羊膜带综合征（ABS）是指纤维状的束带在子宫内缠绕或限制胎儿身体的不同部位或脐带所导致的多种胎儿畸形（图 63.6）。导致的畸形包括肢体与手指离断、颅面部异常、内脏缺陷和体壁缺陷。其发病率为 1/15 000 ～ 1/3000[129]。ABS 的主要病因与发病机制仍然未知，但这些缺陷通常继发于受损部位的血管损伤或其他原因造成的灌注异常[130]。其病因学理论包括胚胎发育的原发性缺陷、早期羊膜破裂形成的羊膜绒毛膜带以及妊娠早期的血管破坏[131]。

ABS 的确诊依据为超声检查发现相关解剖部位

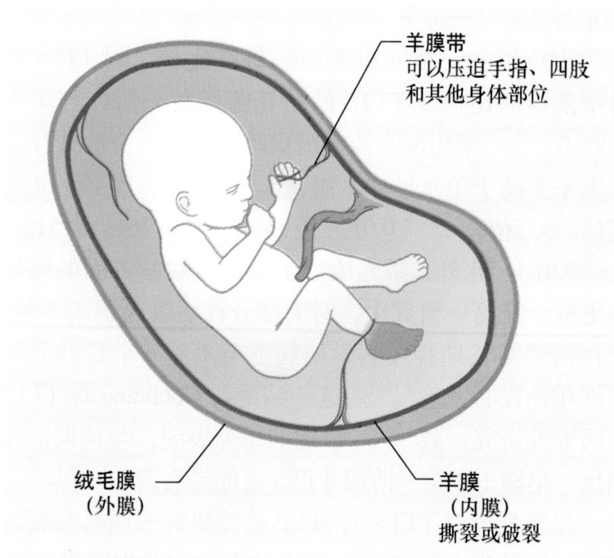

图 63.6 **羊膜带综合征示意图。**羊膜可以包裹胎儿的各个部位（如手指、四肢、颈部），导致截肢或畸形［Redrawn from Graves CE, Harrison MR, Padilla BE. Minimally invasive fetal surgery. Clin Perinatol. 2017; 44（4）: 729-751.］

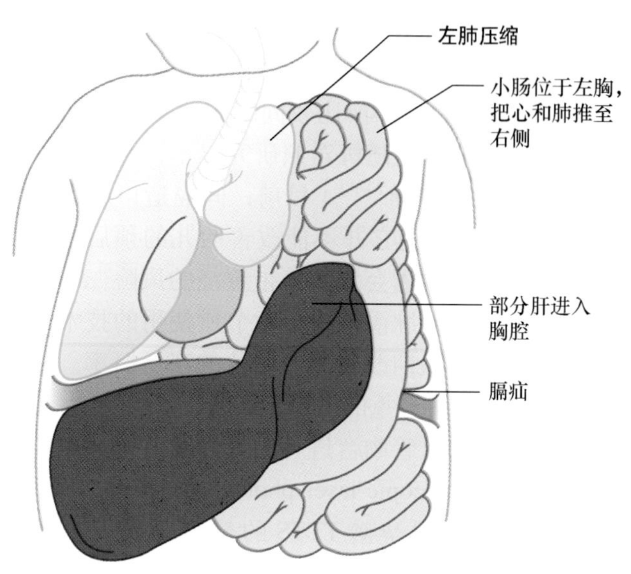

图 63.7 **先天性膈疝示意图。**胎儿横膈膜的缺陷允许腹部内容物（如肠、肝）进入胸腔，压迫心脏，阻止肺的生长和成熟［Redrawn from Graves CE, Harrison MR, Padilla BE. Minimally invasive fetal surgery. Clin Perinatol. 2017; 44（4）: 729-751.］

出现特征性的胎儿畸形。看见羊膜带并非确立诊断所必需[132]。胎儿MRI可作为超声诊断的有益补充，目前其应用效果仅限于病例报告和小样本系列报道[133]。在出现肢体圈套的病例中，羊膜带的收缩会减少肢体的动静脉血流。这种灌注减少最终会导致圈套肢体远端离断。对于相对健康的胎儿，在胎儿镜的引导下用激光切除束带有可能会恢复远端的灌注，并可能在某些病例中改善肢体的功能[131]。该技术的有效性基于文献中对少数病例的回顾，这些病例的范围从50%～80%的肢体形态和功能保持，前提是在干预前有动脉血流入患肢[134-135]。与多肢受累的胎儿相比，单肢受累的手术结局更有利[135]。有趣的是，这些手术中PROM的发生率高于其他胎儿镜手术[129, 131]。ABS也可能是单绒毛膜-羊膜分离或隔膜造瘘术后的医源性并发症[136]。

先天性膈疝

约1/2500的新生儿会出现先天性膈疝（congenital diaphragmatic hernia，CDH）[137]。在妊娠早期，腹内容物会疝入胸腔并挤压胎肺（图63.7）。这会导致新生儿肺发育不良、呼吸功能不全与肺动脉高压的发病率和死亡率增加。过去的25年中，三级医疗中心不依赖ECMO的使用，CDH的存活率已提高至70%以上[138-139]。这些高度专业化的医疗中心能提供的医疗措施包括：使用表面活性物质、能减轻肺创伤的特殊通气方法、手术闭合膈疝以及进行ECMO治疗。患儿的死亡率随着肺动脉高压和呼吸功能紊乱的严重程度不同而差异显著[140-141]。如果需要ECMO，存活率在50%到80%之间[139]。CDH的胎儿治疗目标是改善胎儿的肺发育和降低肺发育不良的发病率。

在羊模型中进行的子宫内膈疝修复可以逆转与CDH相关的肺实质发育不良和肺血管改变[23]。最初在人体进行的宫内胎儿治疗主要是行胎儿膈肌的开放性修补，其成功率十分有限[142-143]。然而，这些最初的治疗方法促进了胎儿手术技术的发展，并为微创治疗CDH铺平了道路。

早期的开放性手术经验发现，需要使用胎儿腹部补片以便腹腔内能容纳增加了的脏器容量。应用补片完成修复术能避免对腹内压及静脉导管血流的影响。这些开放性的手术也证明了子宫内肝疝入部分下降会导致脐带血液循环障碍，胎儿的死亡率显著增加。此外，用吻合器打开子宫有助于有效止血的优点也得到了证实。然而，如何在术后适当控制子宫的张力仍然是一个大问题。由美国国立卫生研究院赞助的一项前瞻性临床试验报道，与标准的出生后治疗相比，对不存在肝疝入胸腔的CDH胎儿行宫内开放性胎儿手术并不能增加新生儿的存活率[144]。

经过上述努力后，人们开始探索一些微创的方法，关注的焦点在于气管闭塞术。胎儿肺每天能分泌超过100 ml/kg的液体，经气管开口排入羊膜腔。在羊的胎儿模型中，气管闭塞限制了胎儿肺中液体的正常流出，使肺的静水压升高。这种压力的增加会将内脏推出胸腔，并促进发育不良的肺膨胀，从而改善肺的生长和发育[145-146]。胎儿可逆性的气管闭塞术[147-149]已经取代早期的宫内修复术用于治疗 CDH。开始时通过开放性手术将一块气管海绵塞置入胎儿的气道，但其并不能可靠地阻塞气道[150]。后来，又通过精细的颈部解剖将金属止血夹放置在气管周围[150]。但不幸的是，这种早期的开放性气管闭塞术的存活率很低（15%），甚至低于采用标准的出生后治疗 CDH 的方法（38%）[151]。

随后，微创胎儿内镜手术放置血管夹的技术代替了开放性的手术。这一手术中，孕妇采用的是局部或神经阻滞麻醉，胎儿则采用肌内注射麻醉的方法。在不同的医学中心已经试用了多种封闭装置，包括套囊、塞子、瓣膜和球囊[149]。目前，主要采用的是经皮内镜下放置的气管内插管，在胎儿气管内置入一个可分离的小封闭球囊[152]。在最初的手术过程中，该球囊被留置到胎儿分娩时（参见 EXIT 过程的讨论），但最近多在胎儿分娩前通过第二次内镜手术将其放气并移除[153]。移除球囊可改善Ⅱ型肺泡上皮细胞的功能，增加表面活性物质的产出，如果条件合适，胎儿可以经阴道分娩[152]。

用超声确定胎儿的肺面积与头围的比值（lung area to head circumference，LHR）以及肝疝入胸腔情况（“肝上位”与“肝下位”）是判断 CDH 胎儿预后最可靠的指标[152, 154-155]。通过分析患有左侧 CDH 且肝疝入胸腔的胎儿出生后治疗的生存率发现，LHR ≤ 0.7 的胎儿的生存率为 0，LHR ≥ 1.4 的胎儿的生存率为 72.7%（表 63.3）[154]。不幸的是，LHR 随着孕龄的增加而呈指数性增长，在孕 28 周后该比率的意义已显著下降[156]。一个产前 CDH 注册小组发现，按孕龄校正 LHR 后得到的一个 LHR 观察值与期望值的比值（o/e LHR）[157]能与胎儿的生存率之间良好相关（图 63.8）[158-159]。最近，采用 MRI 测量的胎儿肺容量（作为评估肺发育不良的一个指标）能与患有孤立的 CDH 胎儿的新生儿生存率相关良好[160-161]。除有肝疝外，使用 25% 阈值的 o/e LHR 和 o/e TFLV 可作为 CDH 生存率的最佳预测指标[159]。

一项前瞻性的随机对照研究（1999—2001 年）评估了对 CDH 胎儿分别使用夹子与球囊进行内镜下气管闭塞产前治疗的效果[162]。入选指标包括孕龄 22 ～ 28 周、肝疝入左侧胸腔和 LHR < 1.4。此试验被提前终止了，因为出生前治疗（n = 11）与对照组（n = 13）相比，没有发现生存率改善和 90 天发病率减少（生存率为 73% 比 77%）。此外，胎儿干预组未足月 PROM 与早产发生率更高，进行胎儿镜干预的胎儿 100% 出现未足月 PROM[162]。该研究中让 LHR 高达 1.4 的胎儿入组可能影响了对显著性差异的辨识，因为许多这样的胎儿出生后在三级医疗中心可以存活（表 63.3）。

三个欧洲医学中心和胎儿镜气管闭塞术（fetal endoscopic tracheal occlusion，FETO）专家组开始合作，进行有关高死亡风险的 CDH 重度病例（LHR < 1.0、肝疝入单侧胸腔）的治疗[157, 163]。由于考虑到极早期放置气管球囊有致气管损伤的风险[164]，因而一般在妊娠 26 ～ 28 周放置气管球囊，并于胎儿出生前取出。210 例来自 2008 年 FETO 专家组的病例（孕龄平均为 27 周，LHR < 1.0，主要为左侧 CDH）与既往传统的出生后治疗病例（1995—2004 年）进行对比。出生前

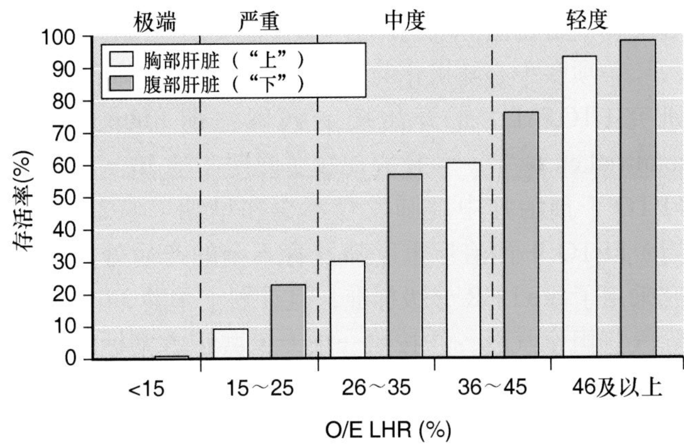

图 63.8　根据肺面积与头围比值的观察值与期望值的比值（o/e LHR）和肝的位置统计的孤立性左侧先天性膈疝胎儿生存率（Redrawn from Deprest JA，Nicolaides K，Gratacos E. Fetal surgery for congenital diaphragmatic hernia is back from never gone. Fetal Diagn Ther. 2011；29：6-17.）

表 63.3　基于胎儿肺头比的左侧先天性膈疝和胸内肝疝胎儿的出生后存活率

	出生后治疗		胎儿镜气管阻塞	
LHR（mm）	胎儿数（%）	存活数（%）	胎儿数（%）	存活数（%）
0.4 ～ 0.5	2	0	6	1（16.7）
0.6 ～ 0.7	6	0	13	8（61.5）
0.8 ～ 0.9	19	3（15.8）	9	7（77.8）
1.0 ～ 1.1	23	14（60.8）		
1.2 ～ 1.3	19	13（68.4）		
1.4 ～ 1.5	11	8（72.7）		
≥ 1.6	6	5（83.3）		
总数	86	43（50）	28	16（57.1）

LHR，肺面积与头围的比值。
Modified from Jani JC，Nicolaides KH，Gratacos E，et al. Fetal lung-to-head ratio in the prediction of survival in severe left-sided diaphragmatic hernia treated by fetal endoscopic tracheal occlusion（FETO）. Am J Obstet Gynecol. 2006；195：1646-1650

可逆性的气管闭塞可显著改善存活率（47% *vs.* 20%），分娩时孕龄的中位数为35周[163]。此外，平均手术时间很短（< 10 min），且超过95%的手术在第一次即成功。胎儿存活率的提高可能部分得益于选择偏倚及后期技术和新生儿护理水平的提高。

一项2016年对所有相关研究进行的meta分析（比较接受FETO的胎儿和对照组之间的生存结果）发现，胎儿干预改善了孤立性CDH和LHR ≤ 1.0患者的生存率。110例胎儿中有51例（46.3%）存活出院，而对照组101例（5.9%）中有6例（5.9%）存活出院[165]。另一项最新研究表明，严重孤立性CDH胎儿的发病结局与中度肺发育不全的胎儿相似[166]。尽管可以促进肺生长及减少对ECMO的需要，胎儿的左心发育不全可能持续到产后CDH修复后[167]。

一项多中心随机化的“气管闭塞以加速肺的发育”研究（TOTAL）正开始接受病例注册（http://www.totaltrial.eu）[168]。该研究比较了晚期（孕30～32周）FETO干预治疗中度肺发育不全和早期（孕27～30周）FETO干预治疗重度肺发育不全的产后处理。研究采用了o/e LHR分级标准，且计划于孕龄34周时移除气管阻塞气囊，并按照一项专家共识方案标化出生后的治疗措施，但如果要将FETO应用于严重的CDH病例，仍需进一步研究其对远期治疗效果和神经发育的影响。新数据表明，无论是否进行有创性胎儿手术，产前应用西地那非可进一步降低新生儿肺动脉高压[149]。

脊髓脊膜膨出

脊柱裂包括所有的神经管闭合不全畸形。脊髓脊膜膨出（myelomeningocele，MMC）是最常见的脊柱裂类型，可导致脑脊膜和脊髓经脊椎的发育缺损处膨出，其上一般覆有组织。MMC在妊娠3～4周发生，伴有胚胎期神经板发育不完全。在孕妇饮食里补充叶酸可使MMC发生率下降近50%，但其效应存在平台期，并不能完全避免MMC的发生，其发生数约占存活新生儿的1/3000[169-170]。采用甲胎蛋白测定和超声检查等改良的分娩前筛查方法能让孕妇及时终止妊娠。据估计，25%～40%的MMC妊娠被终止。MMC可导致终身疾患并致残，根据损伤程度不同，可出现运动和感觉异常、肠及膀胱功能紊乱、性功能紊乱、脑积水、Ⅱ型小脑扁桃体下疝畸形（Arnold-Chiari畸形）、脊髓束紧症和认知障碍[169, 171]。如果在子宫内未得到矫正，则对脊髓缺陷的手术封闭必须在出生后几天内完成。MMC胎儿因脑积水通常需要进行脑室腹腔分流术[172]。即使分流术成功，中枢性肺通气不足、声带功能紊乱、吞咽困难等并发症也可因相关的Arnold-Chiari畸形而持续存在[173]。经历过脑室-腹腔分流术的胎儿平均智商为80（低于正常）[174]。有脊柱裂的新生儿5年死亡率为14%，而脑干功能紊乱与Ⅱ型Arnold-Chiari畸形的胎儿死亡率达35%[169]。

MMC的病因仍未知。据推测，MMC畸形是由两个独立的机制所导致的。其主要原因是解剖结构异常并伴有脊髓和相关组织的发育异常。而继发性损伤则是由于这些开放的神经成分暴露于羊水中以及直接损伤所导致的。因此，与延迟至出生后再闭合损伤部位相比，如果能在子宫内封闭此缺陷并将神经组织与子宫内环境隔离，将有望改善胎儿的预后。

动物模型实验支持了上述假设，实验发现在子宫内进行胎儿缺陷封闭可改善新生儿的神经功能[176-179]。超声评估证实，在妊娠期，中枢及外周的神经损伤呈进展性[180-181]。运动障碍和认知功能障碍与病变程度相关，较高的运动障碍和认知功能障碍与较高的发病率相关[177]。与经阴道分娩或在产程发动后再行剖宫产相比，在产程发动前即行剖宫产的儿童2岁时的运动功能得到了改善[169, 182]。因此，对孕有MMC胎儿的孕妇，通常都在产程发动或胎膜破裂前行剖宫产，以期减轻对暴露的神经组织的额外损伤。

对MMC进行胎儿干预是为了改善功能和生活质量。MMC的产前修复通常是通过开放性的胎儿手术技术，即孕妇的剖腹术和子宫切开术来实现的，不过也有一些中心已经开始使用内镜胎儿技术进行修复。麻醉科医师在MMC修复术中的注意事项包括（见“开放性手术的管理”一节）广泛积极地参与术前孕妇的多学科评估和咨询；做好术中出血的准备；做好松弛子宫的麻醉方案；直接对胎儿进行镇痛及肌松治疗；术中进行胎儿评估，并做好胎儿复苏及紧急分娩的准备；术后孕妇镇痛以及术后子宫及胎儿监护[183]。

MMC的子宫内手术通常在妊娠19～26周之间进行。早期的人体研究发现，子宫内修复能逆转Ⅱ型Arnold-Chiari畸形中的后脑疝，并减少了1岁前婴儿对脑室-腹腔分流术的需求[184]。此外，1999年对10例在妊娠22～25周进行子宫内MMC关闭的胎儿研究中发现，与按照损伤程度预计的功能障碍水平相比，9例胎儿中6例的下肢功能得到了改善，1例伴有呼吸功能不全的胎儿于妊娠25周早产死亡[185]。近期一项前瞻性随机临床研究统计了美国三个医疗中心2003—2010年183例行开放性MMC子宫内修复术的风险效益和结局[186]，发现开放性胎儿修复术减少了患儿在 30 个月时需行脑室-腹腔分流术的比率，并改善了患儿的下肢运动功能。然而，出生前修复明显增加了孕妇及胎儿发生并发症的风险，如自发性的胎膜破裂、羊水过少、部分或完全性的子宫撕裂、早产伴呼吸窘迫综合征的风险（表 63.4）。每组都有 2 例胎儿在术中死亡。一项为期 30 个月的随访研究表明，接受胎儿手术的患者比预期的功能水平高 2 级或更高（26.4% *vs*. 11.4%），能够独立行走（44.8% *vs*. 23.9%，$P = 0.004$），在 Bayley 精神发育指数上表现更好，并改善了 Peabody 发育运动指标[187-188]。这项试验的长期调查仍在进行中，但 54 例接受胎儿 MMC 修复的患者，特别是在不需要脑室-腹腔分流术的儿童，在 10 岁时的功能和行为结果有所改善[189]。

该研究结果不能推广应用于本研究入选标准以外的其他患者，而且只有在具备了适当人力和物力资源的医学中心才能考虑进行这类手术[190]。目前推荐这一手术只能在具备专业知识、有多学科合作治疗小组、具有为该类患者提供重症治疗所需的相应服务和设备的单位中进行，且需严格地筛选患者[191]。

随着外科技术和动物实验的可行性的进步，内镜下 MMC 修复的应用越来越广泛[192]。从理论上讲，微创手术可以减少产妇并发症，消除产妇剖宫产的需要[193]。经皮内镜修补（$n = 10$）的一期临床试验显示，在缺损处使用生物细胞补片，然后进行皮肤闭合术，可以改善后脑疝和运动功能，但是早产非常显著，平均胎龄为 32 周[194]。另外，10 例中有 2 例因子宫失通而流产，10 例均发生未足月 PROM，1 例胎儿和 1 例新生儿死亡。随着胎儿镜修复技术的发展，结局已经有所改善，包括在插入胎儿镜端口之前，母亲剖宫产和子宫外翻[193, 195]。胎儿镜放置后，一部分羊水被抽出，二氧化碳被吸入。一项回顾性队列研究显示，28 例接受宫腔镜 MMC 修补术的患者（22 例接受宫腔镜修补术，4 例转为子宫切除术，2 例放弃），采用双口技术的标准化手术入路（$n = 10$），平均分娩周期为妊娠 39 周，未足月 PROM 率在 10% ～ 30%[193]。在 22 例接受胎儿镜修补的患者中，50% 是经阴道分娩的。最近，有报道采用不去除羊水的情况下部分羊水二氧化碳吹入的方法已成功地用于 MMC 修复[196]。

表 63.4　脊髓脊膜膨出研究试验患者母体的并发症

	产前（n = 91）（%）	产后（n = 92）（%）	P 值
母体结局			
绒毛膜羊膜分离	30（33%）	0	＜ 0.0001
肺水肿	5（6%）	0	0.03
羊水过少	19（20%）	3（3%）	＜ 0.001
胎盘早剥	6（7%）	0	0.01
自发性胎膜破裂	40（44%）	7（8%）	＜ 0.0001
自然分娩	39（43%）	13（14%）	＜ 0.0001
分娩时输血	8（9%）	1（1%）	0.02
分娩时子宫切开部位变薄、局部或全部撕裂	31（35%）	N/A	N/A
平均出生时的胎龄（周）	34.0±3.0	37.3±1.1	＜ 0.0001

针对脊髓脊膜膨出研究（MOMO）管理中 183 例患者的完整队列分析发现，产前与产后修复造成的产妇并发症差异显著（$P < 0.05$）。研究对其他结果也进行了评估，此处仅罗列了两组之间有差异的结果。每组的数据以绝对数和百分比的形式显示。

Modified from Johnson MP, Bennett KA, Rand L, et al. The Management of Myelomeningocele Study: obstetrical outcomes and risk factors for obstetrical complications following prenatal surgery. Am J Obstet Gynecol. 2016; 215: 778.e1-e9

2017 年对 11 项检查胎儿 MMC 修复的研究进行的 meta 分析发现，采用开放式或内镜技术治疗的胎儿患者在死亡率或脑室-腹腔分流术需求方面没有差异[9]。经皮胎儿镜治疗的患者 PROM 率较高（91% *vs*. 36%），早产风险较高（96% *vs*. 81%），MMC 修复部位的脑脊髓液渗漏率较高（30% *vs*. 7%）。母体剖腹经胎儿镜修补胎儿的早产率较低。开放手术组子宫裂开率较高（11% *vs*. 0%）。作者认为，胎儿镜技术是一种有前途，但尚未完善的胎儿 MMC 修复技术[9]。考虑到学习曲线陡峭和缺乏长期预后数据，微创内镜修复 MMC 仍应被视为经验性治疗[7]。

骶尾部畸胎瘤

骶尾部畸胎瘤（sacrococcygeal teratoma，SCT）的发病率为每 15 000 ～ 40 000 活产中有 1 例[197]。畸胎瘤通常在妊娠中期由超声诊断，其生长可能很迅速（每周＞150 cm^3），有一些将达到 1000 cm^3 或更大[198]。较大的肿瘤就相当于一个大的动静脉旁路，其血管阻力低，可导致出现高心输出量性心力衰竭。不同文献中报道的胎儿围生期病死率不同，波动范围为 16% ～ 63%[199]。患有较大 SCT 的胎儿可出现胎盘增大、羊水过多和胎儿水肿，宫内死亡的风险较高。此外，患有 SCT 的胎儿还具有分娩期难产、肿瘤破裂出血及尿路梗阻的风险，经常需行剖宫产[200]。

肿瘤分期基于美国儿科学会外科部分的标准，详细说明见 Altman 分级标准（图 63.9）[201]。Ⅰ期肿瘤完全在骨盆外，骶骨前没有肿瘤，因此适于进行胎儿干预。相反，Ⅳ期肿瘤完全位于骨盆和腹部内，不适于进行胎儿切除[198]。胎儿 MRI 可帮助进行肿瘤分期

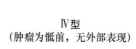

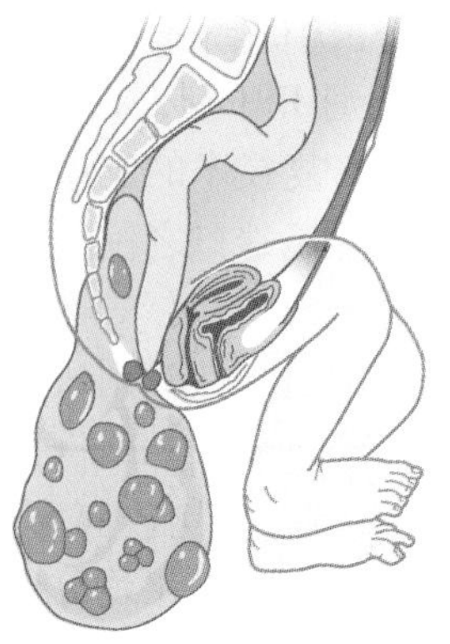

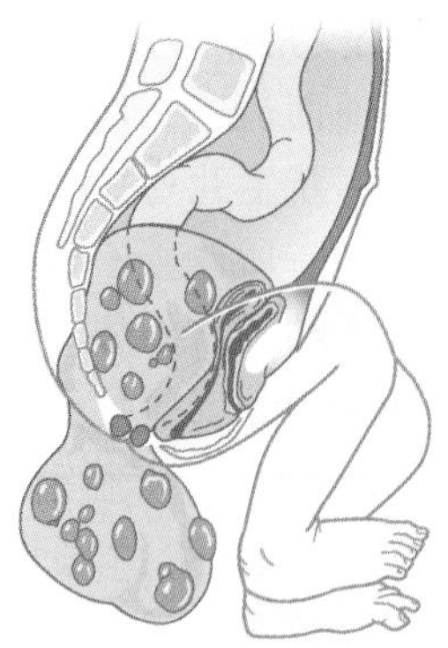

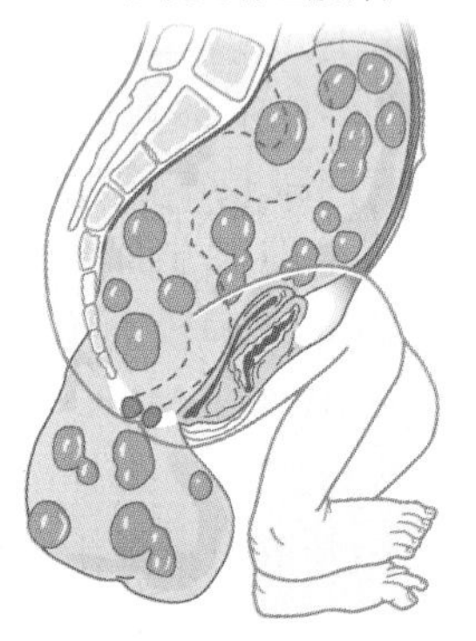

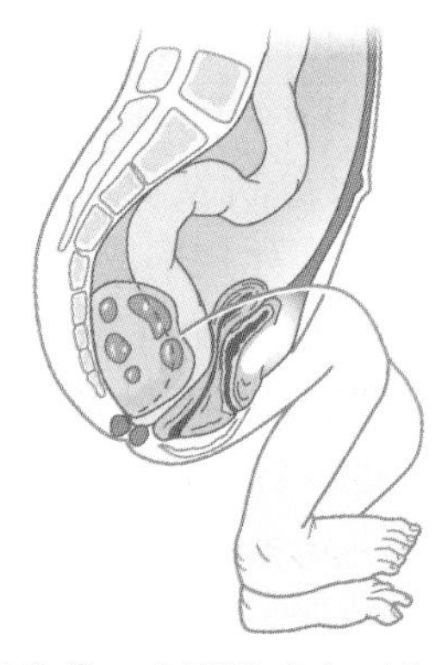

图 63.9 **骶尾部肿瘤按其位置进行分类。**Ⅰ型肿瘤主要位于外（骶尾）部伴少量骶前成分；Ⅱ型肿瘤位于外部，但有明显的骨盆内延伸；Ⅲ型肿瘤位于外部，但主要肿块位于盆腔并延伸至腹部；Ⅳ型肿瘤位于骶前，无外部表现（Redrawn from Altman RP，Randolph JG，Lilly JR. Sacrococcygeal teratoma：American Academy of Pediatrics Surgical Section Survey-1973. J Pediatr Surg. 1974；9：389-398.）

并对肿瘤进行定位。妊娠 24 周前诊断出 SCT 的胎儿且肿瘤体积与胎儿体重之比大于 0.1 cm^3/g 预示胎儿预后不良[202]。

妊娠 30 周前诊断出 SCT 的胎儿或肿瘤生长迅速的胎儿预后较差（存活率＜ 7%），但可能通过子宫内治疗获益[203]。子宫内治疗可采用射频消融术、热凝固术或囊肿引流术，但其有效性仍未知[127，203]。

一篇综述回顾了 1980—2013 年对 34 例 SCT 患者进行的微创胎儿介入治疗，总生存率为 44%，平均分娩时间为 29.7±4.0 周[199]。此前存在的水肿导致更差的结局，在此队列中的存活率仅有 30%（6/20）。随后一项研究对 33 例患者进行了回顾，比较了间质肿瘤消融（$n = 22$）和靶向肿瘤滋养血管（$n = 11$）的不同方法的疗效[127]。接受血管消融术的胎儿似乎比间质消融术组（63.6% *vs.* 40.9%）有生存优势，作者认为这可能是因为间质消融术常导致肿瘤坏死和继发出血。

已有子宫内成功切除 SCT 的案例（图 63.10），但胎儿干预的最佳时机和标准尚不确定[12，198-199，204]。胎儿畸胎瘤切除术的出血风险很高；因此，术中在胎儿手、腿或脐带静脉放置静脉导管对于为胎儿及时输血、输液或紧急使用复苏药物是十分重要的。

在一些病例中，胎儿 SCT 会导致孕妇镜像综合征，即孕妇的生理功能会仿效水肿胎儿的异常循环生理表现[205]。孕妇可出现高血压，并伴有因外周和肺水肿所致的高血流动力学状态。镜像综合征是一种严重的子痫前期，可能与胎儿水肿有关，尽管血小板水平和肝酶通常保持在正常范围，但在大多数情况下必须实施分娩[206]。孕妇镜像综合征通常不会随着胎儿病理生理学的纠正而立刻得到缓解，并可能引发危及生命的母体并发症[205-206]。

先天性肺部损伤

先天性肺气道畸形（congenital pulmonary airway malformations，CPAM）也被称为先天性囊性腺瘤样畸形，它是一种典型的良性非功能性肺肿瘤，由囊性和实性成分组成，通常局限于某一肺叶[208]。这类胎儿

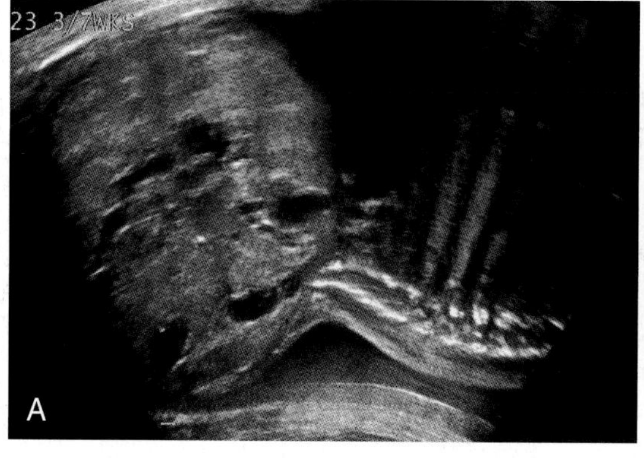

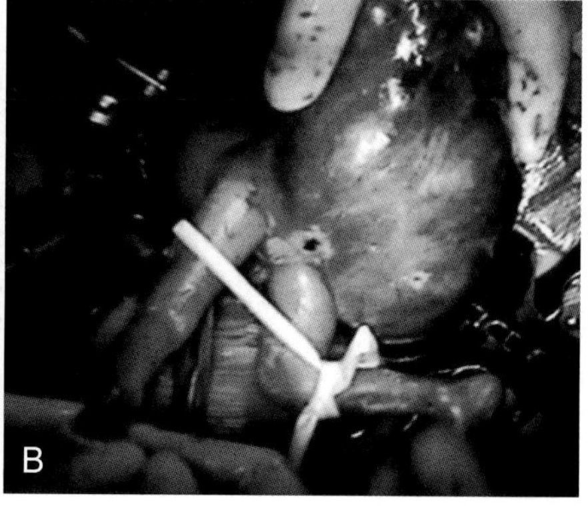

图 63.10 （A）骶尾部畸胎瘤胎儿的超声图像。注意骶部肿块的来源。（B）胎儿 SCT 行子宫内肿块切除术。注意在静脉导管置入隐静脉之前，左腿暂时放置止血带（Courtesy Dr. Anita Moon-Grady，Department of Pediatrics，University of California，San Francisco，CA.）

疾病在活产儿的发生率约为 1/35 000 ～ 1/25 000[209]。其他可能需要进行鉴别的肺畸形包括支气管肺隔离、支气管源性囊肿、先天性肺气肿、神经源性囊肿、外周性细支气管闭锁和 CDH[210]。按肿瘤生长的部位，可将 CPAM 分为 5 个亚型（表 63.5）[211]。产前超声检查可将损伤分为巨大囊肿（囊肿直径＞ 5 mm）及微小囊肿（囊肿直径＜ 5 mm），其中微小囊肿更偏实质性或回声信号更强[212]。一般情况下，小病灶会在妊娠后 3 个月消退，继而在出生后手术切除，也可以在没有手术干预的情况下保守治疗[213]。大的病变会压迫大血管，造成肺发育不良，从而导致心脏受压及纵隔移位，常导致胎儿水肿（继发于心脏病变）。胎儿的预后主要取决于 CPAM 的大小及生长特征，而不是肿瘤的类型[214]。为了使肿瘤体积与胎儿大小的比例标准化，一般将超声测量的肿瘤体积与胎儿头围的比值（CPAM volume to fetal head circumference ratio，CVR）作为评估胎儿水肿及出生后结局的预测指标[214-216]。CVR 由公式（瘤体的长度 × 宽度 × 高度 ×0.52）（cm^3）计算的椭圆球状瘤体的体积除以胎儿头围（cm）计算所得。对 71 例胎儿的回顾性分析发现，CVR 小于 0.56 的胎儿不会出现出生后不良后果（阴性预测值为 100%），而 CVR 大于 0.56 时对出生后不良后果的阳性预测值为 33%[215]。此外，CVR 大于 1.6 的胎儿发生水肿的风险较高[214-216]。最近一项对 24 例 CVR 大于 1.6 的胎儿进行的回顾性分析发现，出现超声心动图异常并伴有胎儿水肿是一个提示胎儿死亡率增高的明确预测指标，这类胎儿需要进行胎儿干预[218]。

一些病变会消退，后续影响轻微，而另一些则生长很迅速。伴有水肿的 CPAM 肿瘤胎儿在不进行干预的条件下，生存率低于 5%[219-220]。母体注射倍他米松可提高高危 CPAM 患者的生存率[220-221]。大的囊性病变可通过放置囊肿与羊膜腔的分流导管而在子宫内进行减压（图 63.11）。在超声引导下给胎儿肌内注射镇痛药及肌松剂可减少胎儿的应激反应，并可在操作的关键阶段防止胎儿移动。分流管的放置可抑制或逆转水肿的生成，此举可将瘤体切除术推迟至出生后进行[222]。在一项针对 75 例胸腔积液或大囊性肺病变的胎儿置入分流导管的回顾性分析中[223]，置入分流导管可导致大囊性肺病变体积减少 55±21%，29% 和 71% 的胎儿胸腔积液完全或部分消失。干预后 83% 的胎儿水肿消失。新生儿总存活率为 68%，与水肿消退、胎龄、单侧胸腔积液和病变面积缩小百分比相关[223]。另一项回顾性研究指出，尽管需要重复手术，采用胸腔羊膜腔分流术治疗的胎儿出生后生存率为 59%[224]。在一些 CPAM 病变中，由于囊肿间不存在交通性连接、分流障碍或分流导管移位，导致分流术无效。此外，放置分流导管可导致胎儿出血或绒毛膜羊膜炎[210]。放置胸腔羊膜腔分流管也已成功地用于因乳糜胸造成的胎儿严重先天性胸腔积液的减压，该病变也可造成胎儿水肿、肺压缩、胎儿及新生儿死亡[225-226]。

一些不适于分流的胎儿可进行开放性的肺叶切除（图 63.12）。与开放性的 SCT 切除相似，存在胎儿明显出血及需要行子宫内复苏的风险。伴有水肿的 CPAM 病变开放性切除胎儿，出生后 30 天的生存率达 50% ～ 60%，肿瘤切除后肺可以代偿性地生长，水

表 63.5　先天性肺气道畸形的病理分型及特点

分类	0 型	1 型	2 型	3 型	4 型
部位	气管支气管	支气管 / 细支气管	细支气管	细支气管 / 肺泡	远端腺泡
概率	1% ～ 3%	＞ 65%	10% ～ 15%	5% ～ 8%	10% ～ 15%
最大囊肿大小（cm）	0.5	10.0	2.5	1.5	7
囊肿肌壁厚度（μm）	100 ～ 500	100 ～ 300	50 ～ 100	0 ～ 50	25 ～ 100
黏液细胞	存在	33% 的病例中存在	未发现	未发现	未发现
软骨组织	存在	5% ～ 10% 的病例中存在	未发现	未发现	罕见
骨骼肌	未发现	未发现	5% 的病例中存在	未发现	未发现
累及肺小叶	所有小叶	95% 的病例中累及一个小叶	通常累及一个小叶	整个肺叶或肺	通常累及一个小叶
恶性肿瘤风险	无	细支气管肺泡癌	无	无	胸膜肺母细胞瘤
兰斯顿分类	腺泡发育不良	大囊肿	小囊肿	增生实性 / 腺瘤样	
原始 CCAM 分类		Ⅰ型	Ⅱ型	Ⅲ型	

CCAM，先天性囊性腺瘤样畸形。
Modified from tables in David M，Lamas-Pinheiro P，Henriques-Coelho T. Prenatal and postnatal management of congenital pulmonary airway malformation. Neonatology 2016；110：101-115；and Fowler DJ，Gould SJ. The pathology of congenital lung lesions. Semin Pediat Surg. 2015；24：176-182

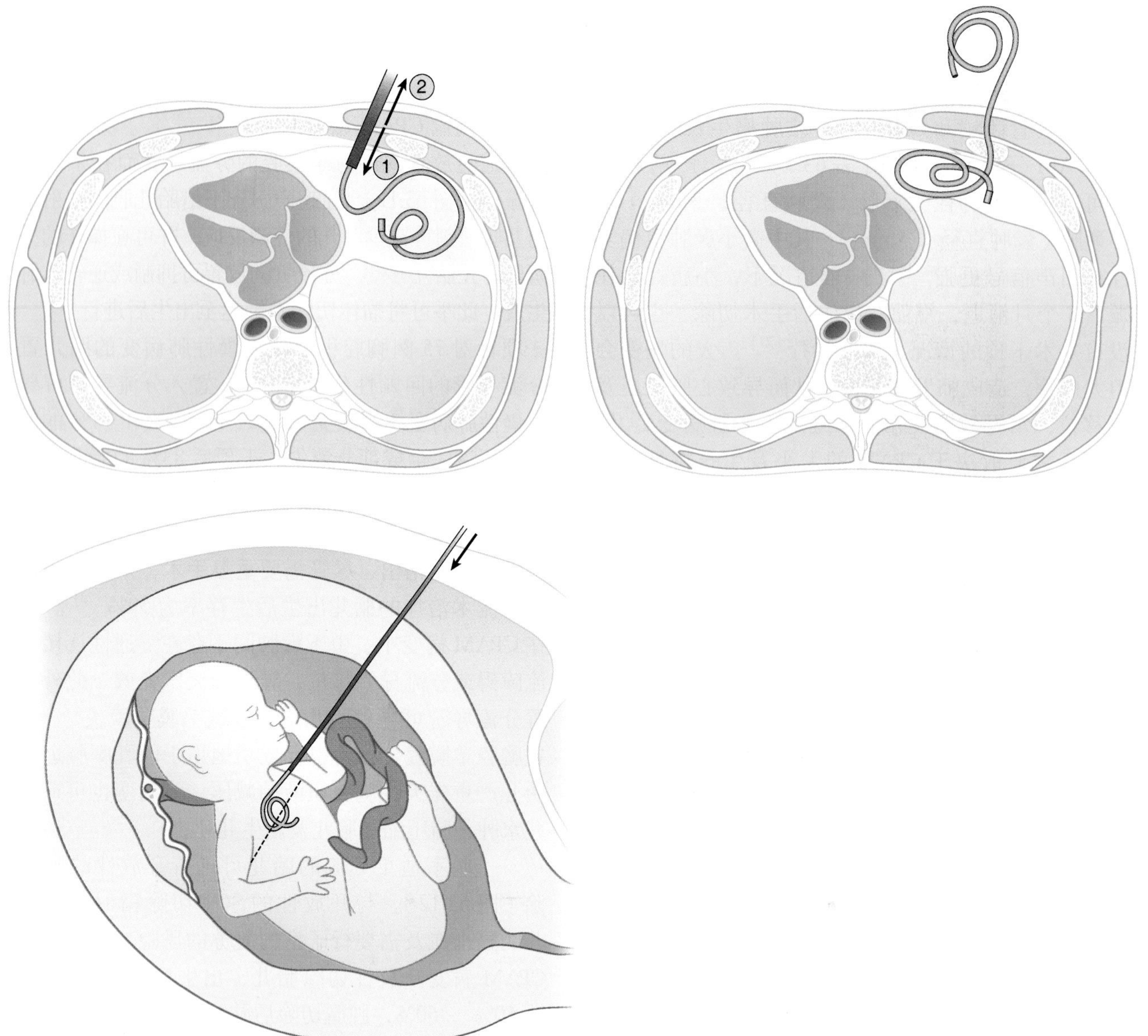

图 63.11 胸腔分流管的置入（左上及右上图）及释放（左下图）(From van Mieghem T，Baud D，Devlieger R，et al. Minimally invasive fetal therapy. Best Pract Res Clin Obstet Gynaecol. 2012；26：711-725.）

肿也可得到解决[227]。

在某些情况下，对于存在持续纵隔移位的胎儿，已有成功采用 EXIT 程序在分娩前行胸腔切开、肿瘤切除并确保气道的方法[228-229]。9 例存在巨大肺部肿瘤（CVR 为 1.9 ～ 3.6）的胎儿，采用 EXIT- 切除的流程后，所有手术都取得了成功，没有出现严重的手术并发症[228]。

术前评估与咨询

对于经历母体–胎儿手术的孕妇，术中管理的注意事项类似于妊娠期的非产科手术。在制订改善胎儿预后的治疗方案时，孕妇的安全是需要优先考虑的问题。多学科综合小组的所有成员应积极参与孕妇咨询、患者评估、围术期计划的制订。为使胎儿治疗计划达到最优化，常需要多学科综合小组成员的有效沟通，包括外科医师、超声科医师、孕产妇胎儿医学医师、麻醉科医师、护士、遗传咨询师和社会工作者。定期安排多学科会诊有助于确保围术期治疗计划的完善，以及在操作过程中及时获得所需的设备和人员，尽量使孕妇和胎儿都能获得最佳的治疗结果。术前进行孕妇评估时，麻醉科医师的参与至关重要，有助于判断在考虑胎儿可能受益的情况下，孕妇的风险是否在可接受的范围内。在制订围术期计划和风险评估时，需要掌握有关妊娠生理变化及其对麻醉管理的影响等相关知识（详见第 62 章）。

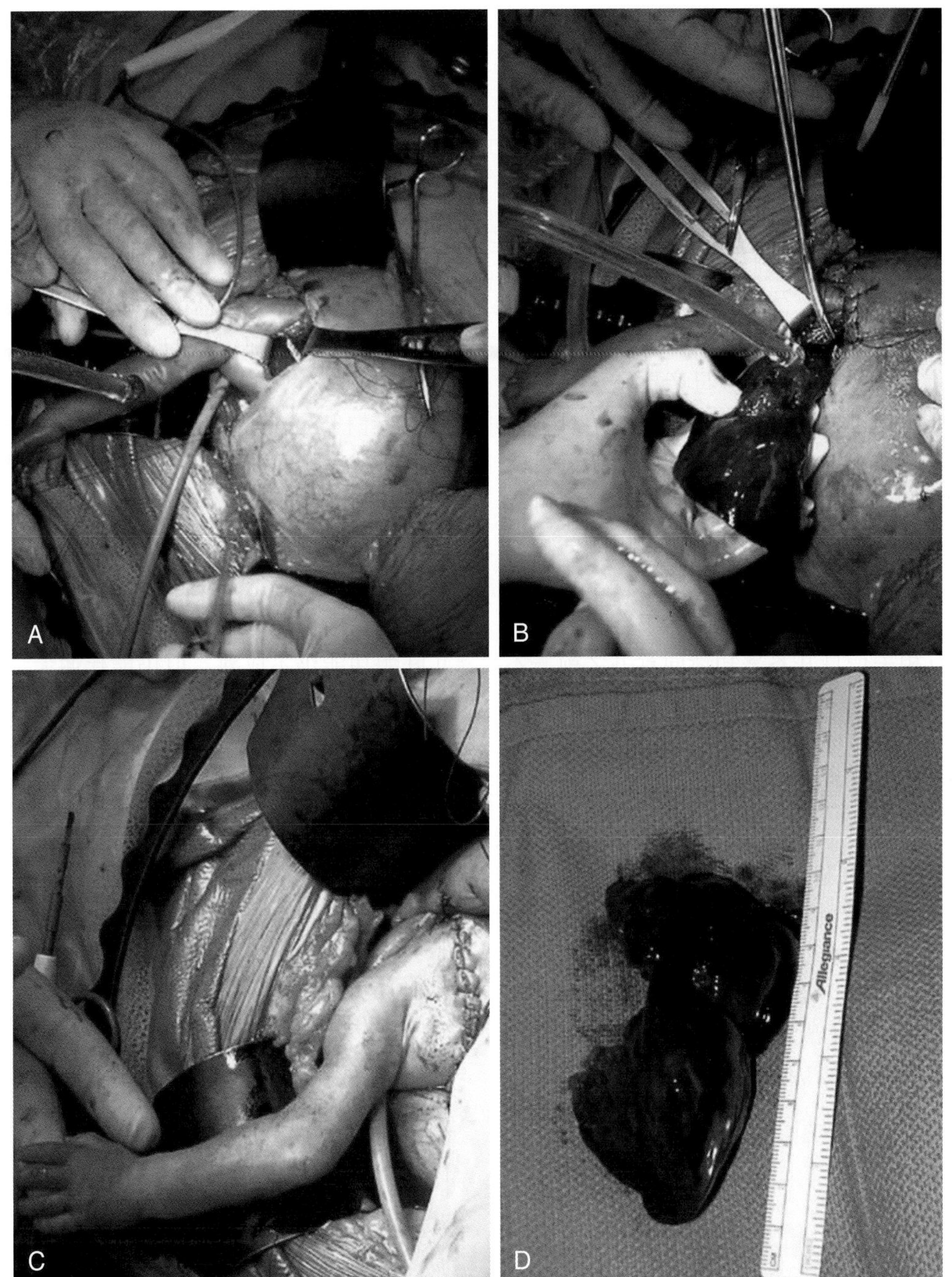

图 63.12 （A）胸骨切开后显示的先天性肺气道畸形（CPAM）的开放性切除。（B）切除的 CPAM 肿块。（C）关闭胎儿胸腔。（D）切除的 CPAM 肿块的病理标本（Courtesy Dr. Anita Moon-Grady，University of California，San Francisco Fetal Treatment Center，San Francisco，CA.）

在为孕妇提供相关手术的风险和收益咨询时，应确保内容完整而无偏差，并能向孕妇转达相关治疗的最新结果及并发症的发生情况。对于非紧急手术，咨询过程通常耗费时日。治疗团队必须向孕妇传达其胎儿特殊病情的自然病程、诊断的局限性以及是否发现其他反常情况[230]。讨论的重点应在于所推荐的治疗方法对孕妇本人、本次妊娠、胎儿、出生后治疗和今后妊娠方面的影响，以及相关治疗的中远期预后方面的所有资料和备选方案等[6]。类似的讨论也应包括替代治疗方面的意见，如不进行干预以及在适当情况下终止妊娠的可能性等。为了保证咨询意见的统一，所有咨询医师都应提供其本专业相关的内容咨询，但应了解胎儿病程和所推荐的治疗措施的总体风险及收益（详见前文适应证、操作程序和结果部分）。应按照循证的要求区分不同的干预措施，并了解哪些方法是创新性的或实验性的。孕妇应被告知分娩的计划时机和方法、对再次妊娠的影响，以及如果计划采用剖宫产，其造成本次妊娠和再次妊娠时子宫破裂和需采用剖宫产的风险等。胎儿开放手术似乎并不影响生育能力，但产前子宫破裂或裂开的风险是显著的，其发生率相当于甚至高于既往采用传统切口行剖宫产的再次妊娠孕妇[231]。

在某些情况下，可能需要咨询姑息性治疗医师、神职人员或伦理学家。此外，在咨询时应该详细列出事件的顺序，这样可以保证回答所有的问题。在大多数情况下，咨询过程中有孕妇伴侣或其他支持者参与是非常重要的，这样可确保他们对治疗决策的合理性有一个更好的理解。然而，孕妇本人的意愿在妊娠过程中具有最高优先权。针对小儿外科疾病的全面咨询可减轻父母的焦虑[232-233]。大多数母亲更愿意接受以富有同情心的方式提供的明确且实事求是的信息，而无论这些信息是多么可怕，并且希望能保留期待可能的最佳结果的权利[234]。如果胎儿的胎龄已达到可存活期，还需额外提供有关一旦出现与所计划的治疗无关的意外胎儿宫内窘迫事件，孕妇希望进行紧急分娩和新生儿复苏方面的咨询。最后，在孕妇有足够的时间仔细考虑所有相关信息并签署知情同意书之前，不应进行胎儿治疗操作。

术中管理与注意事项

与大多数妊娠期间进行的手术中胎儿只是一个“旁观者”（如孕妇阑尾切除术）不同，胎儿手术要涉及两个患者。因此，除了要考虑妊娠期间的麻醉管理对孕妇的影响外，还有必要了解手术和麻醉管理对胎儿生理的影响，以及胎儿镇痛与麻醉方法、胎儿监测、术中麻醉管理及术后对孕妇和胎儿双方面的护理。

胎儿生理与监测

在胎儿手术中，操作和药物干预可以直接影响胎儿的生理，或通过改变子宫胎盘或胎儿胎盘的循环和气体交换产生间接影响。适当的监控有利于早期进行干预。除了要了解孕妇和胎儿用药对生理功能的影响外，详细掌握胎儿心血管、神经学和胎盘生理学方面的相关知识是能为胎儿提供最佳治疗的基础。子宫胎盘和胎儿胎盘生理学，包括子宫灌注、胎盘气体交换、药物转运等，详见第 62 章。第 62 章还讨论了孕妇体位、孕妇神经阻滞麻醉和子宫胎盘单位全身麻醉的管理。

胎儿心输出量主要取决于心率[235]。与新生儿相比，由于肌原纤维密度降低，胎儿心肌的收缩力降低，并且由于钙调节系统不成熟，不能耐受低钙血症[236]。胎儿心肌也比成人心肌顺应性差，接近峰值 Frank-Starling 心室功能曲线和充液肺也抑制额外的心室充盈[236-237]。因此，适度的预负荷变化对心输出量的影响最小。正常胎心输出量（左、右心室输出量之和）在妊娠期间波动在 425 ～ 550 ml/(min · kg)[235]。

妊娠期间胎儿血容量逐渐增加，大约 2/3 的胎儿胎盘血容量都留存在胎盘中，胎盘接收约 40% 的胎儿心输出量[238-239]。在妊娠中期，按胎儿体重计算的胎儿血容量为 110 ～ 160 ml/kg[240]。妊娠后期，以孕龄（GA）计算胎儿血流量的公式为：估计的胎儿血容量（ml）= 11.2×GA − 209.4[241]。在发育中的胎儿中，血红蛋白 F 是主要的氧载体。正常妊娠中，胎儿 Hb 平均值从妊娠 17 周的 11 g/dl 线性增加到妊娠 40 周的 18 g/dl[243-244]。

胎儿肺上皮细胞每天产生超过 100 ml/kg 的液体，这些液体充满肺部并促进肺的生长和发育。多余的肺液从气管内排出，被胎儿吞咽或流入羊水中。尽管胎儿肝酶功能仍不成熟，但仍能代谢大多数药物，在药物到达胎儿大脑或心脏之前，脐带循环提供了最初的肝代谢（首过代谢）。尽管胎儿肝功能仍不成熟，但其凝血因子却可以独立合成，并不依赖母系循环且不通过胎盘。这些因子的血清浓度随着孕龄的增加而升高（见表 63.6）[245]，但与成人相比，在整个妊娠期和出生后的前 6 个月，胎儿组织损伤引起的血块形成能力是下降的[246]。血小板在妊娠 5 周时首次出现，并随着时间的推移而增多，在孕早期结束时达到平均值为 150×10^9/L 水平，在妊娠 22 周时达到正常成人范围[247]。

在开放性胎儿手术中，对胎儿或脐带的操作会影响胎儿的心输出量、胎儿血液循环的局部分布或脐带中的血流量。在开放手术中，对脐带、下腔静脉和纵隔的直接压迫会严重影响胎儿循环。子宫活动增加、母体低血压和母体明显低碳酸血症都会降低子宫胎盘灌注。无论是微创手术还是开放式手术，胎儿心率（FHR）监测都很重要。在 IUT 中，胎儿的意外移动可能造成输液针对胎盘血管的损伤，而采用激光治疗 TTTS 可能会损伤胎盘表面对胎儿血流量至关重要的血管。在分娩过程中，通常使用多普勒超声或胎儿头皮电极监测 FHR 以评估胎儿的状况。然而，在胎儿手术中评估胎儿状态的主要方法是使用超声心动图、脉搏氧饱和度仪和超声监测脐动脉血流。在 EXIT 术中暴露出胎头后，已有作者成功地采用置入胎头电极的方法监测 FHR[11, 248]。对于采用氧饱和度仪或 FHR 监测脐带-胎儿血流的下降是否更敏感，目前仍不清楚。一项采用羊胎模型压迫脐带的研究发现，在出现心动过缓前，脉搏氧饱和度仪即探测到了血红蛋白氧

表 63.6　胎儿和足月新生儿的凝血功能筛查

检查 *	孕周			
	19 ～ 23	24 ～ 29	30 ～ 38	新生儿
PT（s）	32.5（19 ～ 45）	32.2（19 ～ 44）	22.6（16 ～ 30）	16.7（12 ～ 24）
PT（INR）	6.4（1.7 ～ 11.1）	6.2（2.1 ～ 10.6）	3.0（1.5 ～ 5.0）	1.7（0.9 ～ 2.7）
aPTT（s）	169（83 ～ 250）	154.0（87 ～ 210）	104.8（76 ～ 128）	44.3（35 ～ 52）
TCT（s）	34.2（24 ～ 44）	26.2（24 ～ 28）	21.4（17 ～ 23）	20.4（15 ～ 25）

aPTT，部分活化凝血酶原时间；INR，国际标准化比值；PT，凝血酶原时间；s，秒；TCT，凝血酶凝血时间。
* 凝血功能监测的正常值由脐带取血确定。数值以均值表示，括号内为包含 95% 研究对象的上下限。
Modified from Reverdiau-Moalic P，Delahousse B，Body G，et al. Evolution of blood coagulation activators and inhibitors in the healthy human fetus. Blood. 1996；88：900-906

饱和度的下降[249]。但在分娩过程中，FHR 减速反应却出现在采用脉搏氧饱和度仪探测到氧饱和度下降之前[250]。

术中超声监测能显示 FHR、心肌收缩力和心脏充盈情况，同时，多普勒超声可用于评估脐带血流。脐动脉舒张期血流中断和出现逆向血流都与围生期的发病率和死亡率增加有关[251]。在许多情况下，采用超声评估胎儿的状态只能间断进行。这是因为术中可能反复需要超声引导下操作，或在某些情况下，超声探头的放置可能会干扰手术操作。

在胎儿手术中，一旦出现长时间的心动过缓、氧饱和度下降或脐动脉血流动力学的明显改变，即需迅速采取措施增加子宫灌注、确保子宫-胎盘连接的完整性并释放对脐带或胎盘的任何压迫。有些情况下，如果先前已判断胎儿处于可存活的孕龄，则可能需要进行胎儿子宫外复苏。

在子宫内，胎儿无法自我调节体温，其温度取决于母体的体温。全麻诱导、手术暴露和子宫切开术可明显降低胎儿体温。胎羊的研究表明，在子宫里胎儿无法通过产热机制产热[252]，胎温降低会导致宫内心动过速和高血压。相反，人体研究发现，低温与胎儿心动过缓相关[253-254]。因此，在微创手术中监测体温并采用主动式加温装置维持孕妇的体温可能会改善胎儿的状况；在开放性胎儿手术中，采用加温的液体进行子宫内灌流并监测孕妇的中心体温和羊水温度也很重要。

胎儿麻醉、镇痛和疼痛感知

对胎儿是否能感知疼痛仍然存在争议。胎儿早在妊娠 16 ～ 18 周就表现出对伤害性刺激的垂体-肾上腺、交感和循环应激反应[255-258]。虽然对胎儿的有创操作会诱发应激反应[30, 259-260]，但这种反应是在脊髓、脑干和（或）基底节水平介导的，并不像清醒状态下对疼痛的感知那样需要皮质的参与[261]。早产新生儿使用阿片类药物能够减弱对手术的主要应激反应（包括血浆肾上腺素、去甲肾上腺素、胰高血糖素、醛固酮、皮质酮、葡萄糖和乳酸盐的变化）[262]。适当的麻醉和镇痛能够减轻有害影响并改善结果[259]。继发于胎儿有创操作的应激反应能够被阿片类药物抑制[30]，但血浆应激激素的水平未必是镇痛适当的证据[261]。

在 6 ～ 10 周孕龄时，人体皮肤开始出现压力、温度和振动感觉神经末梢的发育[263]。外周伤害性感觉神经末梢的发育可能出现在 10 ～ 17 周孕龄[264]。伤害性刺激沿着传入神经纤维的反射弧与脊髓中间神经元发生突触连接，继而与运动神经元进行突触连接。胎儿自 19 周孕龄起即可对伤害性刺激出现逃避反射，而无须大脑皮质的传入信号[265-266]。

疼痛的感知不仅需要外周至初级感觉皮质神经通路保持完整，而且需要更高级的皮质结构参与[266]。丘脑皮质环路的组织学研究表明，在 24 ～ 30 周孕龄时丘脑痛觉纤维可能已到达躯体感觉皮质[258, 266]。丘脑神经在妊娠 20 ～ 22 周时投射到视觉垫板[267]，在 23 ～ 27 周到达视觉皮质[268]，在 26 ～ 28 周到达听觉皮质板[269]。然而，胎儿在妊娠 24 周前可能不会体验到疼痛，因为这时皮质需要进一步生长和发育才能建立与其他中枢神经系统（CNS）结构的广泛神经网络通路。

上述时间表得到了脑电图（EEG）研究的支持，研究证实皮质活动大幅增加。在妊娠 24 周时，胎儿只有 2% 的时间会出现皮质活动，在妊娠 34 周时皮质活动时间达到 80%，EEG 的模式也变得更有特征性[270]。

未经处理的胎儿应激的长期影响以及胎儿疼痛感知的时间变化仍然未知。鉴于这种不确定性，加上超过 35 年的对新生儿和胎儿进行有创操作的麻醉安全管理经验[271-273]，要求在胎儿手术中给予镇痛[258, 274]。

除了减轻疼痛，胎儿镇痛还能预防胎动、抑制循环应激反应。

阿片类镇痛药可以通过母体给药转运至胎儿，或在超声引导下胎儿直接肌内注射或经脐静脉给药。对于大多数可能会导致胎儿伤害性刺激的有创操作，可在操作前即刻给胎儿肌内注射芬太尼 10 ～ 20 μg/kg（或等效剂量的其他阿片类药物）进行镇痛[30, 183, 258]。可在超声引导下经皮穿刺给药，也可在子宫切开后直视下给药。某些医师在使用阿片类药物的同时预防性地肌内注射阿托品 20 μg/kg 以减少胎儿心动过缓的风险[275-276]。胎动可以通过超声引导下肌内注射或脐带静脉内给予肌松剂来预防，如罗库溴铵（肌内注射 2.5 mg/kg 或静脉注射 1.0 mg/kg）或维库溴铵（肌内注射 0.25 mg/kg 或静脉注射 0.1 mg/kg）[183, 258]。胎儿肌松作用的起效时间随药物种类和剂量的不同而异，但通常为 2 ～ 5 min，持续时间 1 ～ 2 h[277]。在很多情况下，阿片类药物、抗胆碱能药物和肌松剂常混合后单次注射。在只涉及脐带或胎盘的胎儿镜手术中，母体静脉使用瑞芬太尼经胎盘转运至胎儿即可发挥适当的胎儿制动作用[278]。

对于开放性胎儿手术，可以通过母体吸入全身麻醉药并经胎盘转移提供胎儿麻醉。这些麻醉药物容易通过胎盘转移，胎儿体内药物浓度和胎儿与母体的比值（F/M）主要取决于母体吸入的麻醉药浓度和给药的持续时间。在对人体剖宫产时麻醉药物浓度的研究（全身麻醉时间约 10 min）中发现，异氟烷和氟烷的 F/M 都约为 0.7[279]。尽管地氟烷和七氟烷的胎盘转移可能是相似的，但已发表的文献中仍缺少有关人体 F/M 方面的资料。另外，N_2O 给药 3 min 后 F/M 就可达到 0.83[280]。

高浓度挥发性麻醉药可抑制胎儿心肌，增加胎儿酸中毒风险[281]。在动物模型中，已证实常用于松弛子宫的挥发性麻醉药浓度［＞ 2 倍最低肺泡有效浓度（MAC）］可显著减少母体心输出量，导致子宫灌注量下降达 30%[282]。对开放性胎儿手术和 EXIT 操作的超声心动图资料的回顾性分析发现，使用高浓度的地氟烷可导致胎儿出现中度至重度心功能不全[283]。此外，有病例报道，暴露于高浓度七氟烷的成人和胎儿 EEG 上均可能出现癫痫样电活动和广泛的强直痉挛性发作[284]。癫痫发作也可归因于开放性胎儿手术期间的高剂量七氟烷[285]。因此，尽管已经成功使用了多年，且使用高浓度的挥发性麻醉药有利于松弛母体的子宫，但对胎儿来说，它可能并不是一种理想的麻醉药。因此，一些机构采用减少挥发性麻醉剂使用浓度（1.0 ～ 1.5 MAC）并与瑞芬太尼和丙泊酚联合方式用于开放式胎儿手术[283, 286]。瑞芬太尼的胎盘转移作用明显，可预防 TTTS 激光光凝治疗中胎儿的胎动[278, 287]。有些人倾向于在开放性胎儿手术和 EXIT 操作中给母体加用瑞芬太尼和硝酸甘油，以减少挥发性麻醉药的用量[275, 278, 288]。目前尚无证据表明，与其他麻醉方法相比，有任何一种麻醉方法能够改善胎儿或母体的结局。

在胎儿手术中麻醉科医师都担心的麻醉剂的神经毒性会影响发育中的大脑。在动物模型中，麻醉剂会影响新生儿的大脑发育，造成组织学改变，以及学习和记忆障碍[289-290]。最近的非人灵长类动物研究发现，在婴儿期反复接触临床相关浓度的七氟烷会导致 1 ～ 2 岁时的神经认知障碍和行为改变[291-292]。然而，麻醉药是否会对新生儿或胎儿大脑功能造成长期的特定影响，目前尚无定论。两项前瞻性试验表明，短期麻醉剂暴露并不会造成长期的神经发育后果[293-295]。2016 年，美国食品和药物管理局咨询委员会发出警告，“在 3 岁以下儿童或妊娠期后 3 月妇女的手术或操作中反复或长期使用全身麻醉和镇静药物可能影响儿童大脑的发育。”[296]。

关于胎儿麻醉暴露的数据有限。一项研究回顾了剖宫产术中采用过全身麻醉出生的胎儿在其 5 岁时的学习障碍发生率，并没有发现相关性[297]。迄今为止，还没有关于妊娠中期接受胎儿麻醉如何影响神经认知的研究。目前还不清楚哪一种全身麻醉剂优于其他药物，妊娠期接触全身麻醉比新生儿期更有益或有害还不得而知。为了系统地收集当前的数据，已经建立了一个国际注册中心，以评估胎儿手术患者的长期神经发育结果（Clinical Trials.gov 网站，标识码 NCT02591745）[298]。由于许多接受胎儿手术的患者在婴儿和儿童时期再次暴露于全身麻醉，因此，与产后暴露相比，宫内暴露于麻醉药物是否对神经认知结果有任何影响尚不清楚，这使得数据收集和分析变得困难[299]。

微创手术的管理

在妊娠期非产科手术中需要考虑的问题在胎儿手术中同样需要遵循。对于大多数胎儿影像引导手术（见表 63.1），在麻醉监护下采用局部浸润麻醉进入腹腔可满足孕妇对舒适度的要求。可以使用其他阿片类、苯二氮䓬类或其他麻醉药对孕妇进行镇痛和抗焦虑治疗，使用的辅助麻醉药物可能通过胎盘转运降低胎动的风险。局部麻醉浸润也可用于胎儿手术，该类手术中最常使用的胎儿镜穿刺器的直径仅为 2 ～ 5 mm[300]。当需要采用多点穿刺、孕妇需要制动、必须使用小切口剖腹操作或在操作中需要患者足够舒适或适当配合时，椎管内麻醉可能有利。除非胎盘位置和胎位特殊导致操作难度增加，或需要术中外置子宫，经皮手术操作通常很少需要使用全身麻醉，如宫腔镜下 MMC 修补术[301]。

虽然应按照术中需求进行母体静脉输液管理，但胎儿镜手术中应避免在羊膜腔内使用大量加压的晶体子宫灌流液，以免出现母体肺水肿[302]。

在 IUT、脐带血取样或放置胸腔分流管的操作中，胎动可引起穿刺针或导管的移位，导致损伤、出血或脐带循环障碍。在对胎儿镜手术的一项研究中，与孕妇使用地西泮相比，输注瑞芬太尼［0.1 μg/（kg · min）］能够减少胎动并改善手术操作条件[278]。尽管母体使用阿片类和苯二氮䓬类药物可减少胎动[123]，但并不能保证在涉及胎儿的操作中胎儿仍能不动。正如前文中有关胎儿镇痛和麻醉中的叙述一样，胎儿直接肌内注射或经脐静脉给予肌松剂可以安全地保证胎儿不动。对于对胎儿存在潜在伤害性刺激的有创操作，例如放置分流导管、内镜下 MMC 修复或胎儿心脏手术，应肌内注射或静脉给予阿片类药物（如肌内注射芬太尼 10 ～ 20 μg/kg）。全身麻醉时，挥发性麻醉药通过胎盘转运可提供胎儿麻醉，并防止胎动，但补充阿片类药物也可辅助进行必要的胎儿镇痛。

应将按体重计算的阿托品 20 μg/kg 和肾上腺素 10 μg/kg 抽于单独做好标记的注射器中，以备在胎儿出现紧急情况时，外科医师能马上用药。在开始手术操作前，即应将上述药物按无菌原则在手术区域内备好，并仔细做好标记，确保剂量无误。当紧急情况发生时，外科医师可以根据其紧迫性选择不同的给药途径，包括肌内注射、静脉注射或心脏内给药。如果胎儿已发育至可以在子宫外存活的阶段，一旦胎儿经过子宫内复苏的努力后心动过缓仍持续存在，则产科医师应做好施行紧急剖宫产的准备，麻醉科医师应做好紧急施行孕妇全身麻醉的准备，并协助新生儿复苏。

开放性胎儿手术的管理

尽管大多数妇女接受剖宫产时都采用椎管内麻醉，但对于需要行子宫切开术的胎儿手术，仍首选全身麻醉。与微创胎儿手术不同的是，开放性胎儿手术需要较深程度的子宫松弛，除间歇性超声检查外，往往需要额外的胎儿监护。开放性胎儿手术会对胎儿造成更多的刺激，干扰胎儿的血流动力学，并有造成胎儿损伤的风险；有时还需直接对胎儿用药。与微创手术相比，开放式胎儿手术对母亲的风险更大。麻醉科医师和其他团队成员应做好孕妇和胎儿严重失血、孕妇和胎儿复苏甚至紧急分娩的准备。孕妇和胎儿麻醉以及松弛子宫通常选用挥发性麻醉药，所需浓度可能超过 2 MAC[303]。为了减少与高浓度挥发性麻醉剂相关的胎儿心功能不全和异常脐动脉血流，一项较新的技术将 1 ～ 1.5 MAC 挥发性麻醉剂与瑞芬太尼和丙泊酚的输注结合起来应用[283, 286, 304]。有关开放性胎儿手术的围术期注意事项详见框 63.2。

正如前文中有关“胎儿麻醉、镇痛和疼痛感知”一节中所详细讨论的那样，手术医师应能随时取用按胎儿千克体重计算的单次剂量的镇痛药和肌松剂。另外，复苏用药（阿托品 20 μg/kg，肾上腺素 10 μg/kg，晶体液 10 ml/kg）也应在术前做好准备，已备术中当胎儿出现血流动力学障碍时能紧急取用。应备好给孕妇输血所用的经交叉配型的血液。对于胎儿出血风险高的手术，应备好供胎儿紧急输注的血液（即 O 型阴性、巨细胞病毒阴性、经放射辐照、去除白细胞、与母体做过交叉配型）。

孕妇术前应使用子宫安胎药（即吲哚美辛）。术前应放置硬膜外导管用于术后镇痛。应评估胎儿的基础 FHR 和超声心动图，并于麻醉诱导前及麻醉用药的早期间断使用超声评估脐带血流的特性，以评估母体体位变化、麻醉药物的使用以及母体血流动力学的任何变化对胎儿的影响。术中脐动脉舒张期血流缺失或逆转可能是胎儿窘迫的早期征象[304]。额外的监测点包括胎儿心脏收缩功能和动脉导管血流[283, 305-306]。采用与妊娠非产科手术相似的技术，将孕妇置于子宫左侧位后，以快速顺序诱导行全身麻醉诱导。

在孕妇全身麻醉诱导后和切皮前，使用常规浓度的麻醉药；控制性通气以保持血二氧化碳浓度正常（呼气末二氧化碳水平为 28 ～ 32 mmHg）；超声重新评估胎儿的胎位、朝向和胎盘的位置。如果计划使用硝酸甘油进行保胎治疗，则需为孕妇放置动脉测压导管。如果不放置动脉导管，则应将孕妇的一条手臂置于可随时接近的位置，以备术中意外情况下需要建立有创动脉压监测（如产妇血流动力学不稳定时）。还需建立第二条大口径的静脉通路，以备术中意外大量出血。但术中应尽量减少孕妇的输液量（$<$ 2 L），以降低在胎儿手术中使用硫酸镁或大剂量硝酸甘油时孕妇发生肺水肿的风险[307]。有些胎儿手术团队对术中输液量有更严格的限制（$<$ 500 ml），但没有临床研究证明严格限制静脉输液量是有益的。

孕妇血流动力学管理的典型目标是维持动脉收缩压波动在基础值的 10% 范围内，平均动脉压大于 65 mmHg 及适当的心率。可使用去氧肾上腺素治疗母体低血压，其对胎儿的酸碱平衡状态影响很小[308]。单次注射麻黄碱

框 63.2 开放性胎儿手术围术期注意事项 *

术前

- 完成孕妇的病史和体格检查
- 完整的胎儿检查以排除其他异常
- 影像检查以确定胎儿病变和胎盘的位置并估计重量
- 由多学科团队和术前咨询小组会诊孕妇
- 根据生存能力制订紧急分娩计划
- 放置高位腰段硬膜外导管用于术后镇痛，使用前需给予试验剂量
- 预防性术前用药：非颗粒状的抗酸剂（预防误吸），直肠吲哚美辛（抑制宫缩）
- 血型鉴定和血制品的交叉配型，以备母体或胎儿需要输血；胎儿用血应为 O 型阴性、去除白细胞、经放射辐照巨细胞病毒阴性，并与母体血做交叉配型
- 按体重计算复苏药物剂量，并交给洗手护士
- 放置下肢连续压迫装置预防血栓形成
- 诱导后启动空气加热器维持母亲正常体温

术中

- 左侧子宫卧位和标准监测
- 母体诱导前的胎儿评估
- 诱导前预充氧 3 min
- 快速顺序诱导插管
- 保持母体 FiO_2 大于 50% 和呼气末二氧化碳 28 ～ 32 mmHg
- 超声检查以确定胎儿、胎盘位置
- 放置导尿管；建立第二条大口径的静脉输液通路；放置或不放置动脉测压导管
- 预防性使用抗生素
- 静脉使用去氧肾上腺素、麻黄碱和（或）格隆溴铵维持血压，目标是维持合适的心率以及保持动脉血压波动在诱导前水平的 10% 以内
- 切皮后，开始使用高浓度的挥发性麻醉药（2 ～ 3 MAC）或挥发性麻醉药（1.0 ～ 1.5 MAC）与静脉注射丙泊酚和瑞芬太尼联合使用
- 如果子宫张力仍然较高，考虑加大挥发性麻醉药剂量或辅以静脉输注硝酸甘油
- 如果需要，放置胎儿监测装置（如胎儿脉搏血氧饱和度仪、宫内温度探头）
- 子宫切开后，胎儿肌内注射阿片类药物和肌松剂；抗胆碱能药物也可与阿片类药物一起使用
- 如果预计胎儿有大出血的风险，应建立胎儿静脉通路
- 按需以加温盐水对胎儿进行外冲洗
- 晶体液的用量应限制在 2 L 以内，以降低母体出现肺水肿的风险；可考虑使用胶体液
- 一旦开始关闭子宫，静脉使用负荷剂量的硫酸镁
- 一旦负荷剂量的硫酸镁用完，停用挥发性麻醉药
- 开始进行术后硬膜外镇痛操作
- 母体按需使用麻醉药物
- 因为使用了硫酸镁，需仔细监测神经肌肉阻滞作用
- 患者完全清醒后拔除气管导管

术后早期注意事项

- 完成术后评估
- 继续保胎治疗
- 患者自控硬膜外镇痛
- 监测子宫收缩和胎儿心率
- 继续胎儿监测评估

* 本总结可能需要根据开放性胎儿手术的类型和患者的合并症进行调整。
FiO_2，吸入氧浓度；MAC，最低肺泡有效浓度。
Modified from Ferschl M，Ball R，Lee H，et al. Anesthesia for in utero repair of myelomeningocele. Anesthesiology. 2013；118：1211-1223

或格隆溴铵有助于母体维持心率和心输出量[309]。当挥发性麻醉药浓度适当时，母体通常不需要使用非去极化肌肉松弛剂，但其也可用于改善操作条件。如果使用了非去极化肌肉松弛剂，则应仔细监测神经肌肉功能，并于拔管前使用适当的肌松拮抗药，尤其是在同时使用硫酸镁的情况下，因其会显著增强神经肌肉阻滞作用。

皮肤切开之前增加挥发性麻醉药的浓度，子宫切开前进一步增加挥发性麻醉药的呼气末浓度（≥ 2 MAC），以使子宫完全松弛。如果通过观察宫缩或触诊发现子宫松弛不够，增加挥发性麻醉药吸入浓度（达 3 MAC）或静脉泵注或单次静脉注射小剂量（50 ～ 200 μg）的硝酸甘油有助于降低子宫张力。

如前所述，另一种技术依赖于辅助静脉麻醉。静脉给予丙泊酚和（或）瑞芬太尼联合 1.5 MAC 的挥发性麻醉剂可预防胎儿心室功能不全，并改善母体血流动力学、子宫血流量和胎儿酸碱状态，同时减少胎儿接触高浓度挥发性药物的剂量，并能充分松弛子宫[283，286]。采用该麻醉方案的绵羊模型显示，与母体浓度相比，胎儿血浆中丙泊酚浓度显著降低[288]。胎儿手术期间妊娠中期瑞芬太尼的药代动力学与一般人群相似[310]，并且瑞芬太尼很容易从母体循环到达胎儿循环[287]。

对于罕见的禁忌使用挥发性麻醉药或全身麻醉诱导的患者（例如，恶性高热患者），神经阻滞麻醉结合静脉给予硝酸甘油达 20 μg/（kg · min）的方法已成功得以应用[288]。这种方法可能会增加孕妇因使用大剂量硝酸甘油继发肺水肿的风险，因而应限制于可能从该方法中获益的特殊患者使用。目前，还没有一种技术被证实能显著改善胎儿的预后。

应定期采用超声评估 FHR 和胎儿的心脏功能。如前所述，在一些开放性胎儿手术中，在子宫切开后可以采用脉搏血氧饱和度仪或其他胎儿直接监测技术。在一些罕见情况下，当不能确定胎儿的状况时，可以采集脐带血进行血气检查。如前一部分有关胎儿麻醉、镇痛与疼痛感知中所述，可采用在子宫切开前超声引导下穿刺注射或子宫切开后直视下给药的方式，给胎儿肌内注射阿片类药物和肌肉松弛剂。也可同时肌内注射阿托品，以降低阿片类药物诱发胎儿心动过

缓的风险。

在子宫暴露并用超声检查过胎盘后，于远离胎盘的位置做子宫小切口。采用装有可吸收钉的吻合器延长切口。这些吻合钉能防止松弛的子宫出血，并能将羊膜密封到子宫内膜上。子宫出血可能很迅速，且出血量难以估计。仔细观察手术野并密切监护孕妇对于避免漏诊隐蔽的出血是必不可少的。使用加温的晶体液代替丢失的羊水来浸泡暴露的胎儿。密切监测子宫内的温度，以避免体温过低及其所致的胎儿循环功能障碍[253-254]。

对于胎儿肿块切除术或出血风险高的其他开放手术，应该在胎儿的肢体上放置静脉内导管用以输血。可以使用一根无菌的细导管越过手术区铺单连接到静脉导管上，让麻醉科医师给胎儿输液。胎儿输注的任何血制品或液体都必须经过加温。在紧急情况下，如果无法建立胎儿静脉通路，可以通过在手术野中建立的脐静脉输液通路直接为胎儿输液。

在出现孕妇血流动力学障碍的罕见情况下，如果超过 4 min 仍无法使孕妇血流动力学恢复正常，则胎儿应该紧急分娩以解除对孕妇主动脉-下腔静脉的压迫，提高孕妇复苏的质量并增加胎儿存活的概率[311]。在需紧急分娩的情况下，新生儿专家和新生儿复苏团队应随时就位，并按目前推荐的指南要求进行新生儿复苏[312]。

胎儿手术操作完成后，在关闭子宫的过程中，通常静脉缓慢注射（20 min 以上）4 ～ 6 g 的硫酸镁，以降低子宫肌层的收缩力[313]。单次静脉注射后，以 1 ～ 2 g/h 的速度持续泵注硫酸镁，维持子宫无收缩状态直至术后阶段。硫酸镁单次注射完成后，可以迅速减少或停用挥发性麻醉药。硬膜外使用试验剂量后，可以开始硬膜外镇痛。采用硬膜外麻醉维持孕妇的麻醉，辅以静脉注射阿片类药物、吸入挥发性麻醉剂和（或）静脉注射丙泊酚；这样能让孕妇在腹腔切口关闭前有足够的时间排出挥发性麻醉药。在孕妇清醒并确认神经肌肉功能恢复、血流动力学稳定后，可以拔除气管导管。

术后管理及注意事项

除了术后需关注与剖宫产手术相同的问题（即疼痛管理、预防静脉血栓形成、监测出血征象和避免切口感染）外，对于胎儿手术后的患者，还应关注安胎和胎儿监护方面的问题。微创手术，如脐带穿刺或 IUT，通常不需要进行安胎治疗。对于创伤更大的手术（如放置分流导管、内镜手术），有些胎儿外科手术团队会在术前给予安胎药，如吲哚美辛，术后很少需要补充额外的药物。

开放性胎儿手术后，患者常早期出现宫缩，需持续监测子宫 2 ～ 3 天。胎儿手术后早产的术后护理仍是一个挑战，胎儿并发症的发生率显著升高。术中开始输注的硫酸镁应持续至术后约 24 h 或更长的时间。经常还需要使用其他安胎药（如吲哚美辛、特布他林、硝苯地平）。加用安胎药（如吲哚美辛）往往是必要的。使用吲哚美辛的患者需定期进行胎儿超声心动图检查，因为动脉导管早闭是此种治疗已知的一种并发症。在欧洲，催产素受体拮抗剂阿托西班（atosiban）已被证明在开放性胎儿 MMC 修复术后提供有效的催产作用，且母体副作用较小[314]。阿托西班目前在美国不可用。

术后采用超声进行胎儿评估。术后持续监测 FHR，并制订好胎儿宫内窘迫的处理预案。监测的时长基于胎儿孕龄、胎儿状况及所制订的胎儿宫内窘迫处理计划而确定。胎儿可能出现的并发症包括感染、心力衰竭、颅内出血和死亡。若怀疑孕妇出现肺水肿，应行胸片检查，并可能需要紧急护理。

对于微创手术，口服以阿片类药物为主的镇痛药常可取得完善的术后镇痛效果。而对于开放手术，可持续应用稀释的局麻药和阿片类药物行硬膜外镇痛 1 ～ 2 天。应用患者自控装置行静脉阿片类药物镇痛可用以替代硬膜外镇痛，或在硬膜外镇痛结束后使用。使用阿片类药物可降低胎儿心率的变异性，给 FHR 监测的解读带来一定困难[315]。镇痛不全可导致血浆催产素水平升高，增加早产的风险[316]。

在开放性胎儿手术后，患者存在未足月 PROM、早产、感染和子宫破裂的高风险。除了这些风险外，出于评估胎儿健康状况、生长情况以及妊娠的完整性的需要，手术后的开始几周内，孕妇应居住在离胎儿治疗机构较近的地方。由于有早产的风险，可能需要对孕妇进行一个疗程的类固醇治疗，以促进胎儿肺成熟。开放手术后，一般都计划于妊娠 37 周时行剖宫产，但可能因胎儿出现早产征象而提前进行。近期做过子宫切开术会增加子宫破裂的风险，可能相应地需要行急诊剖宫产[317]。

分娩期子宫外治疗操作的管理

虽然 EXIT 最初的目的是能在一个可控而稳定的条件下取出前期因治疗 CDH 而放置在胎儿气道中的封堵装置，但目前该方法已拓展为一种治疗多种其他胎儿疾病的技术（表 63.7）[10, 12, 275, 286, 318]。EXIT 操

表 63.7 分娩期子宫外治疗的适应证

操作	原因	胎儿畸形
EXIT-气道管理	气道内阻塞	先天性高位气道阻塞综合征
		喉闭锁 / 狭窄
		气管闭锁 / 狭窄
		喉蹼 / 囊肿
	气道外阻塞	宫颈畸胎瘤
		囊状水瘤
		牙龈瘤
		甲状腺肿
		血管瘤
		淋巴管瘤
		神经母细胞瘤
	医源性阻塞	取出因治疗 CDH 而放置的气管阻塞装置
	颅面部	严重小颌畸形 严重下颌退缩
EXIT-切除术	胸内气道损害或纵隔压迫	支气管囊肿
		支气管肺隔离症
		先天性肺气道畸形
		纵隔肿块
		胸部肿瘤
EXIT-ECMO	心肺损害	主动脉瓣狭窄伴完整 / 限制性房间隔
		CDH 伴严重肺损害
		左心发育不全综合征伴完整 / 限制性房间隔
EXIT-分离术	分离术的桥接 *	连体儿

CDH，先天性膈疝。
Modified from Hoagland MA，Chatterjee D. Anesthesia for fetal surgery. Paediatr Aneasth. 2017；27：346-357.
* 译者注：原文为“Prolonged surgical compromise”不易理解，原始引文为“Bridge to separation”

作使胎儿能在进行手术修复和复苏治疗的同时，在可控的状态下继续得到胎盘单位的供血，以维持适当的氧合和灌注。该方法已成功用于胎儿胸内肿瘤切除、连体胎儿分离以及作为一种 ECMO 支持的桥梁。

EXIT 的主要目标是保持长时间的子宫松弛状态，延缓胎盘分离，并维持胎盘-胎儿灌注。类似于开放性胎儿手术，EXIT 治疗通常在全身麻醉下进行，常采用高浓度（≥ 2 MAC）的挥发性麻醉药使子宫松弛。椎管内麻醉联合瑞芬太尼与硝酸甘油已经被成功地应用[288, 319-321]。已经发表了多篇关于 EXIT 的麻醉、外科及产科注意事项的综述[10-11, 275, 286, 322]。术前和术中麻醉管理方法总体上类似于之前介绍的开放性胎儿手术（见框 63.2）。最主要的差异出现在胎儿娩出后，此时不再需要维持子宫松弛。因此，新生儿分娩后的麻醉管理变得与全身麻醉下剖宫产的管理相似。

在 EXIT 操作之前，开展详尽的多学科会诊是非常有价值的。重要的是确保在进入手术室之前，所需的胎儿监测设备，孕妇、胎儿和新生儿复苏设备，以及产后监护等都准备到位。紧急情况会在许多情境下出现，有一份预先准备的清单和 EXIT 所需急救用品车是非常有价值的。除了胎儿超声外，在呼气末二氧化碳指示器的基础上通常还采用脉搏血氧饱和度仪监测以辅助确认气道安全。类似于开放性胎儿手术，应备好按体重计算的阿托品、肾上腺素和钙剂，以防可能需要进行紧急胎儿复苏。除了要备好用于胎儿气管插管的不同型号的气管导管、喉镜和新生儿用喉镜片外，还需另外准备一套带有空气 / 氧气源和压力表的胎儿通气回路。新生儿支气管硬镜和软镜也很有用。还应备好无菌袖带、静脉导管、晶体液和血液（即：O 型阴性、巨细胞病毒阴性、去除白细胞、与母体做过交叉配型）用以静脉输液和容量替代。

产妇的麻醉注意事项与开放性胎儿手术类似（见框 63.2）。包括可能需要放置硬膜外导管用于术后镇痛、建立大口径的静脉输液通路、备好动脉有创监测或放置动脉内导管、胎盘娩出后可能需要使用缩宫药物，以及备好经交叉配型供孕妇使用的血液等。产妇的麻醉诱导和气管插管类似于剖宫产的全身麻醉，维持合适的产妇血流动力学状态对于保证足够的胎儿灌注是至关重要的。与开放性胎儿手术技术相似，可能需要采用高浓度（≥ 2 MAC）的挥发性麻醉药加用或不加用硝酸甘油静脉单次注射（100 ～ 250 μg）或泵注［1 ～ 10 μg/（kg · min）］来维持长时间适当的子宫松弛。胎儿通过从胎盘转移获得母体的挥发性麻醉药而得以麻醉，可辅以胎儿肌内注射一种阿片类药物（如芬太尼 5 ～ 15 μg/kg 或吗啡 0.1 mg/kg）和肌肉松弛剂（罗库溴铵 2.5 mg/kg 或维库溴铵 0.3 mg/kg）。有时需要肌内注射阿托品（20 μg/kg）以预防胎儿心动过缓。胎儿肌内注射的麻醉药可在子宫切开前在超声引导下给予，或在子宫切开后直视下给药。在行 EXIT 时，由胎儿脐带采血可知，胎儿血清芬太尼浓度存在很大的差异[232]。尽管能引起所观察到的变异的原因很多，但胎儿血清肌肉松弛剂和其他用药的浓度也存在很大的个体差异，使得这些药物的药理作用更难预测。

另一种替代麻醉方法是，产妇采用椎管内麻醉并静脉使用硝酸甘油，其目的在于避免出现前文中所提及的采用全身麻醉后可能出现的许多风险[288, 319-321]。但常需要使用 1 ～ 10 μg/（kg・min）的大剂量硝酸甘油才能起到长时间适当松弛子宫的作用。尽管硝酸甘油能通过胎盘，但其中很大一部分被代谢掉了，对胎儿的影响很小[288, 320]。当计划需长时间使用硝酸甘油时，推荐为孕妇放置动脉测压导管，并做好肺水肿的监测。一些医师还在麻醉方案中加入瑞芬太尼注射液［0.1 ～ 0.3 μg/（kg・min）］。给母亲静脉注射瑞芬太尼能迅速穿过胎盘[287]，据报道可提供足够的胎儿制动[319, 321]。尚缺少前瞻性的临床研究来确定 EXIT 操作中的最佳麻醉技术。

在评估子宫松弛是否适当后，采用超声确定胎盘的边界。在开始做好的子宫小切口上，于胎盘边界外采用吻合器扩大子宫切口，以防止失血过量。如果进行 EXIT 操作的目的是便于胎儿气管内插管或切除颈部肿块，则开始时仅需让胎儿头部和肩部先娩出（图 63.13）。如果操作范围更广，需要接近胎儿胸腔或其他解剖部位，可以让胎儿完全娩出。

子宫切开前，采用超声心动图监测胎儿，并采用超声评估脐带的血流状况。子宫切开后，将脉搏血氧饱和度仪探头放在胎儿手上并避光。使用加温的晶体液持续灌注子宫腔，以维持胎儿体温并防止出现胎盘分离或脐带血管痉挛。须注意避免对脐带造成意外压迫或进行不必要的操作，以防出现血管反应并导致血流量下降。

按照适应证不同，EXIT 操作的持续时间从几分钟（如气管插管）到几小时不等（胸内肿块切除、颈部肿块切除术并气管造口或放置 ECMO 导管）。现有的麻醉技术已能为孕妇及胎儿提供安全的麻醉，并维持适当

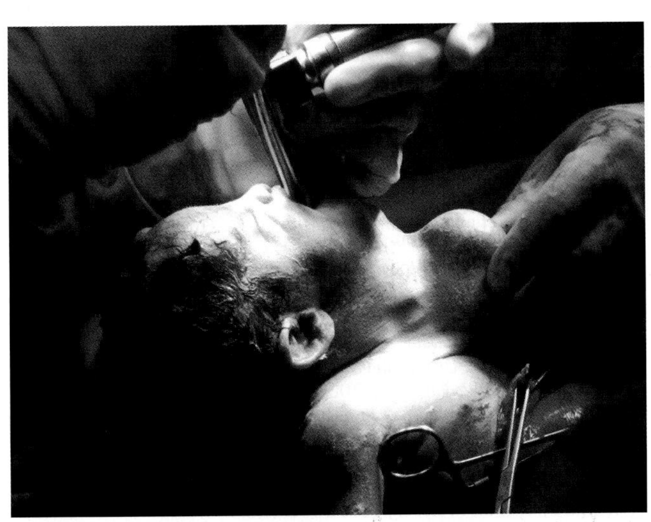

图 63.13 分娩期子宫外治疗中，患有颈部肿块的胎儿头颈及上胸部首先被娩出，并予以及时插管（Courtesy Dr. Anita Moon-Grady，University of California，San Francisco Fetal Treatment Center，San Francisco，CA.）

的子宫松弛和子宫胎盘稳定达数小时之久[234]。在胎儿肺通气之前，血红蛋白氧饱和度一般只有 40% ～ 70%[235]。一旦开始进行胎儿肺通气，则氧饱和度应明显上升至 90% 以上。即使有适当的气管插管，若胎儿肺通气不能相应地升高氧饱和度，则是在夹闭脐带和胎儿娩出前行 ECMO 的指征[326]。呼气末二氧化碳指示器也有利于确认气管导管的位置是否正确。如果需要，一旦放置了气管内导管，即可使用肺表面活性物质。在将新生儿转运至加强医疗病房进一步治疗时，需特别小心，要确保至关重要的临时性气道不脱出。

胎儿一旦娩出，即可显著降低挥发性麻醉药的吸入浓度，并且停止硝酸甘油的输注，以使子宫能恢复收缩，避免产后出血的风险[327-328]。使用挥发性麻醉剂（≤ 0.5 MAC）、氧化亚氮、丙泊酚和（或）阿片类药物的组合可以维持足够的麻醉，同时改善子宫张力。常规使用催产素，必要时可以加用其他缩宫药物（详见第 62 章）。一旦患者血流动力学状态稳定且子宫张力正常，就可以开始使用硬膜外镇痛了。气管导管在孕妇完全清醒后即可拔除。

结论和展望

在各种学术中心建立有组织、多学科、综合性的胎儿治疗方案是改善患者预后的关键，同时要引入创新性的手术技术和完善诊断与治疗策略，并进行能明确对新生儿长期预后影响以及对孕妇和胎儿并发症发病率影响的临床研究。外科技术和产前诊断与治疗策略的进步能降低孕妇和胎儿的风险，并可能安全地用于对其他先天性畸形以及更轻微异常的治疗。此外，干细胞和基因治疗的研究可能会促进新型胎儿治疗方法的出现，使胎儿在存在先天性畸形的情况下仍能正常发育[329-331]。对早产和分娩处理的进步将大大改善胎儿治疗的预后。早产儿的并发症，包括呼吸窘迫综合征、坏死性小肠结肠炎和脑室出血，都会对儿童产生长期影响，且代价高昂[332]。采用体外支持并持续液体交换早产儿的人工胎盘装置是目前正在动物身上试验的新疗法[333]。

胎儿外科是儿科医学中一个相对较年轻且发展迅速的领域。子宫内治疗会带来远超过大多数成人或儿科手术所涉及的复杂而困难的伦理、社会和法律问题，这些问题包括孕妇的权利、有权接受医疗以及终止妊娠的选择等[334-335]。每一项新治疗方案的评估或治疗方案的改变都只能在完成了适当的转化医学研究和动物实验，并证实了其可能的益处后，才可进行多中心的临床研究。这种从创新性的突破到随机临床试

验，再到标准治疗方案的转变，必须在一个可靠的伦理框架下进行管理。

此外，针对胎儿宫内治疗的预后，与由更完善的胎儿治疗中心参与的临床研究所得到的结果相比，由仅具有有限经验的新机构对未按严格的入选标准筛选的患者进行治疗的临床研究结果往往更加不利，且并发症的发生率升高[336]。针对这些问题，来自美国妇产科学会和美国儿科学会的一个生物伦理委员会对提供胎儿治疗的中心给出了推荐意见[6]。这些推荐意见总结起来包括一个完整的知情同意流程、适当的机构性研究安全保障、多学科团队的参与以及开放合作研究网络的需要。虽然该方法的经济成本较高，但对更好地管理未来可能出现的革新性技术的风险和效益而言，全面的基础与临床研究及转化都是至关重要的。同时，还需更好地建立适当的病例选择标准（包括孕妇和胎儿双方）并明确干预的时点。

按照“首先确保无害”（primum non nocere）的原则，任何一种治疗方法在完成适当的动物模型测试之前进行人体研究都是不符合伦理的[337]。对于胎儿外科手术的新进展，不仅需要评估其对胎儿的益处，同时也要验证其对胎儿和孕妇并发症发病率的可能影响[338]。目前只有动物研究结果和描述性的临床系列研究概要可以用来指导胎儿手术的临床麻醉管理。需要进行进一步严格的研究才能确定能保障孕妇和胎儿血流动力学稳定的麻醉方法，评估进行胎儿麻醉的最佳孕龄，评价麻醉管理策略对子宫肌层张力和子宫胎盘灌注的影响，并提高我们判断麻醉是否能提供适当的胎儿制动和阻断胎儿应激反应的能力[276, 339]。

该领域中临床需求出现增长的部分包括对胎儿治疗下麻醉和其他亚专业培训项目的需求，以及制订这类特殊手术操作的胎儿麻醉及围术期护理的标准指南。胎儿治疗是临床医学中一个相对年轻而发展迅速的领域，具有治疗患者疾病并改善其终身生活质量的远大前景。为实现这些目标，同样具有重大意义的是支持开展相应的研究、发展新的技术及制订伦理标准。

参考文献

1. Partridge EA, et al. *Best Pract Res Clin Obstet Gynaecol*. 2012;26:669.
2. Harrison MR, et al. *N Engl J Med*. 1982;307:1651.
3. Sudhakaran N, et al. *Early Hum Dev*. 2012;88:15.
4. Al-Refai A, et al. *Curr Opin Obstet Gynecol*. 2017;29:80.
5. Kitagawa H, Pringle KC. *Pediatr Surg Int*. 2017;33:421–433.
6. American College of Obstetricians and Gynecologists, Committee on Ethics; American Academy of Pediatrics. *Committee on Bioethics: Pediatrics*. 2011;128:e473.
7. Graves CE, et al. *Clin Perinatol*. 2017;44:729–751.
8. Johnson MP, et al. *Am J Obstet Gynecol*. 2016;215:778.e1–778.e9.
9. Kabagambe SK, et al. *Fetal Diagn Ther*. 2018;43:161–174.
10. Moldenhauer JS. *Semin Pediatr Surg*. 2013;22:44–49.
11. Butler CR, et al. *Curr Opin Otolaryngol Head Neck Surg*. 2017;25:119–126.
12. Hirose S, et al. *Clin Perinatol*. 2003;30:493.
13. Shieh HF, et al. *J Pediatr Surg*. 2017;52:22–25.
14. Cass DL. *Semin Fetal Neonatal Med*. 2011;16:130.
15. Robinson AJ, Ederies MA. *Pediatr Radiol*. 2018;48:471–485.
16. Platt LD, et al. *Prenat Diagn*. 2018;38:166–172.
17. Liley AW. *Br Med J*. 1963;2:1107.
18. Papantoniou N, et al. *J Perinat Med*. 2013;41:71.
19. Adamsons Jr K. *N Engl J Med*. 1966;275:204.
20. Rodeck CH, et al. *Lancet*. 1981;1:625.
21. Liggins GC, Howie RN. *Pediatrics*. 1972;50:515–525.
22. Harrison MR, et al. *Surgery*. 1980;88:260.
23. Harrison MR, et al. *Surgery*. 1980;88:174.
24. Harrison MR, et al. *J Pediatr Surg*. 1981;16:934.
25. Harrison MR, et al. *J Pediatr Surg*. 1982;17:115.
26. Harrison MR, et al. *N Engl J Med*. 1982;306:591.
27. Lindenburg IT, et al. *Fetal Diagn Ther*. 2014;36:263–271.
28. Moise Jr KJ. *Am J Obstet Gynecol*. 2008;198(161):e1.
29. Fox C, et al. *Fetal Diagn Ther*. 2008;23:159.
30. Fisk NM, et al. *Anesthesiology*. 2001;95:828.
31. Adama van Scheltema PN, et al. *Prenat Diagn*. 2011;31:555.
32. Uquillas KR, et al. *Am J Perinatol*. 2018;35:682–687.
33. Mouw RJ, et al. *Acta Obstet Gynecol Scand*. 1999;78:763.
34. Santiago MD, et al. *Blood Transfus*. 2010;8:271.
35. Nicolaides KH, et al. *Fetal Ther*. 1986;1:185.
36. Moise Jr. KJ. *Obstet Gynecol*. 2008;112:164.
37. Zwiers C, et al. *Expert Rev Hematol*. 2017;10:337–344.
38. Lindenburg IT, et al. *Am J Obstet Gynecol*. 2012;206:141 e1–8.
39. Triedman JK, Newburger JW. *Circulation*. 2016;133:2716–2733.
40. Puri K, et al. *Pediatr Rev*. 2017;38:471–486.
41. Donofrio MT, et al. *Circulation*. 2014;129:2183–2242.
42. Gellis L, Tworetzky W. *Semin Fetal Neonatal Med*. 2017;22:399–403.
43. Araujo EJ, et al. *J Evid Based Med*. 2016.
43a. Araujo Júnior E, et al. *Ultrasound Obstet Gynecol*. 2016;48:426–433.
44. Alsoufi B, et al. *Ann Thorac Surg*. 2015;100:591–598.
45. Karamlou T, et al. *J Thorac Cardiovasc Surg*. 2010;139:119–126. discussion 126-7.
46. Oberhuber RD, et al. *Pediatr Cardiol*. 2017;38:1089–1096.
47. Khalil A, et al. *Ultrasound Obstet Gynecol*. 2014;43:14–24.
48. McElhinney DB, et al. *Circulation*. 2009;120:1482.
49. Oepkes D, et al. *Prenat Diagn*. 2011;31:249–251.
50. Schidlow DN, et al. *Am J Perinatol*. 2014;31:629–636.
51. Ferschl MB, et al. *J Cardiothorac Vasc Anesth*. 2016;30:1118–1128.
51a. Tworetzky W, et al. *Circulation*. 2004;110:2125–2131.
52. Marantz P, Grinenco S. *Curr Opin Cardiol*. 2015;30:89–94.
53. Freud LR, Tworetzky W. *Curr Opin Pediatr*. 2016;28:156–162.
54. Arzt W, et al. *Prenat Diagn*. 2011;31:695.
55. Arzt W, et al. *Ultrasound Obstet Gynecol*. 2011;37:689.
56. Jaeggi E, et al. *Trends Cardiovasc Med*. 2016;26:639–646.
57. Bacha EA. *Semin Thorac Cardiovasc Surg Pediatr Card Surg Annu*. 2011;14:35–37.
58. Tworetzky W, et al. *Pediatrics*. 2009;124:e510.
59. Kohl T. *Eur J Cardiothorac Surg*. 2012;42:14.
60. Stirnemann J, et al. *Am J Obstet Gynecol*. 2018.
61. Smith-Harrison LI, et al. *J Pediatr Urol*. 2015;11:341–347.
62. Ruano R. *Prenat Diagn*. 2011;31:667.
63. Johnson MP, Wilson RD. *Semin Fetal Neonatal Med*. 2017;22:391–398.
64. Hubert KC, et al. *Urol Clin North Am*. 2007;34:89.
65. Lyons K, et al. *Semin Ultrasound CT MR*. 2015;36:310–323.
66. Braga LH, et al. *J Urol*. 2017;197:831–837.
67. Ruano R, et al. *Pediatr Nephrol*. 2017;32:1871–1878.
68. Wu S, et al. *Clin Perinatol*. 2009;36:377.
69. Qureshi F, et al. *Fetal Diagn Ther*. 1996;11:306.
70. Nassr AA, et al. *Ultrasound Obstet Gynecol*. 2017;49:696–703.
71. Sato Y, et al. *J Pediatr Surg*. 2004;39:1849.
72. Kitagawa H, et al. *Pediatr Surg Int*. 2006;22:875.
73. Nagae H, et al. *J Pediatr Surg*. 2006;41:2086.
74. Clayton DB, Brock JW. *Curr Urol Rep*. 2018;19:12.
75. Quintero RA, et al. *J Matern Fetal Neonatal Med*. 2010;23:806.
76. Biard JM, et al. *Obstet Gynecol*. 2005;106:503.
77. Freedman AL, et al. *Lancet*. 1999;354:374.
78. Morris RK, et al. *BJOG*. 2010;117:382.
79. Morris RK, et al. *Lancet*. 2013;382:1496–1506.
80. Martinez JM, et al. *Fetal Diagn Ther*. 2015;37:267–273.
81. Ruano R, et al. *Ultrasound Obstet Gynecol*. 2015;45:452–458.

82. Morris RK, et al. *Early Hum Dev*. 2011;87:607.
83. Jelin E, et al. *Fetal Diagn Ther*. 2010;27:138.
84. Moldenhauer JS, Johnson MP. *Clin Obstet Gynecol*. 2015;58:632–642.
85. Kinsel-Ziter ML, et al. *Ultrasound Obstet Gynecol*. 2009;34:550.
86. Moore TR, et al. *Am J Obstet Gynecol*. 1990;163:907.
87. Healey MG. *Teratology*. 1994;50:205.
88. Chaveeva P, et al. *Fetal Diagn Ther*. 2014;35:267–279.
89. Lee H, et al. *Fetal Diagn Ther*. 2013;33:224–229.
90. Sugibayashi R, et al. *Prenat Diagn*. 2016;36:437–443.
91. Berg C, et al. *Ultrasound Obstet Gynecol*. 2014;43:60–64.
92. Lewi L, et al. *Am J Obstet Gynecol*. 2010;203:213.e1–e4.
93. Simpson LL. *Am J Obstet Gynecol*. 2013;208:3.
94. Johnson A. *Clin Obstet Gynecol*. 2015;58:611–631.
95. Khalek N, et al. *Semin Pediatr Surg*. 2013;22:18–23.
96. Benoit RM, Baschat AA. *Am J Perinatol*. 2014;31:583–594.
97. De Paepe ME, et al. *Placenta*. 2010;31:269.
98. Nikkels PG, et al. *J Clin Pathol*. 2008;61:1247.
99. Denbow ML, et al. *Placenta*. 2004;25:664–670.
100. Simpson LL. *Am J Obstet Gynecol*. 2013;208:3–18.
101. Quintero RA, et al. *Am J Obstet Gynecol*. 2003;188:1333–1340.
102. Quintero RA, et al. *J Perinatol*. 1999;19:550.
103. Rychik J, et al. *Am J Obstet Gynecol*. 2007;197(392):e1.
104. Manning N, Archer N. *Twin Res Hum Genet*. 2016;19:246–254.
105. Miralles-Gutierrez A, et al. *J Perinat Med*. 2018;46(9):991–997.
106. Sananes N, et al. *Prenat Diagn*. 2016;36:1139–1145.
107. van Klink JM, et al. *Early Hum Dev*. 2011;87:589.
108. Li X, et al. *BMC Pregnancy Childbirth*. 2011;11:32.
109. Rossi AC, et al. *Am J Perinatol*. 2013;30:5.
110. Roberts D, et al. *Cochrane Database Syst Rev*. 2014:CD002073.
111. Saunders NJ, et al. *Am J Obstet Gynecol*. 1992;166:820.
112. Mari G, et al. *Am J Obstet Gynecol*. 2001;185:708.
113. Dickinson JE, et al. *Am J Obstet Gynecol*. 2000;182:706.
114. Moise Jr. KJ, et al. *Am J Obstet Gynecol*. 2005;193:701.
115. Sago H, et al. *J Obstet Gynaecol Res*. 2018;44:831–839.
116. Lewi L, et al. *Am J Obstet Gynecol*. 2006;194:790.
117. Chmait RH, et al. *J Matern Fetal Neonatal Med*. 2010;23:10.
118. Akkermans J, et al. *Fetal Diagn Ther*. 2015;37:251–258.
119. Chmait RH, et al. *Am J Obstet Gynecol*. 2011;204(393):e1.
120. Slaghekke F, Oepkes D. *Twin Res Hum Genet*. 2016;19:217–221.
121. van Klink JM, et al. *Am J Obstet Gynecol*. 2016;214:113 e1–7.
122. Slaghekke F, et al. *Lancet*. 2014;383:2144–2151.
123. Senat MV, et al. *N Engl J Med*. 2004;351:136.
124. Salomon LJ, et al. *Am J Obstet Gynecol*. 2010;203(444):e1.
125. Emery SP, et al. *Am J Obstet Gynecol*. 2016;215:346.e1–346.e7.
126. Akkermans J, et al. *Fetal Diagn Ther*. 2015;38:241–253.
127. Sananes N, et al. *Ultrasound Obstet Gynecol*. 2016;47:712–719.
128. Chmait RH, et al. *J Matern Fetal Neonatal Med*. 2017:1–5.
129. Husler MR, et al. *Prenat Diagn*. 2009;29:457.
130. Cignini P, et al. *J Prenat Med*. 2012;6:59.
131. Richter J, et al. *Fetal Diagn Ther*. 2012;31:134.
132. Burton DJ, et al. *AJR Am J Roentgenol*. 1991;156:555.
133. Neuman J, et al. *Pediatr Radiol*. 2012;42:544.
134. Javadian P, et al. *Ultrasound Obstet Gynecol*. 2013;42:449–455.
135. Derderian SC, et al. *J Pediatr Surg*. 2014;49:359–362.
136. Ting YH, et al. *Fetal Diagn Ther*. 2016;40:67–72.
137. Danzer E, et al. *Early Hum Dev*. 2011;87:625.
138. Burgos CM, et al. *J Pediatr Surg*. 2017.
139. Dingeldein M. *Adv Pediatr*. 2018;65:241–247.
140. Barriere F, et al. *J Pediatr*. 2018;193:204–210.
141. Wynn J, et al. *J Pediatr*. 2013;163:114–119.e1.
142. Harrison MR, et al. *J Pediatr Surg*. 1993;28:1411; discussion 1417.
143. Esteve C, et al. *Ann Fr Anesth Reanim*. 1992;11:193.
144. Harrison MR, et al. *J Pediatr Surg*. 1997;32:1637.
145. Wilson JM, et al. *J Pediatr Surg*. 1993;28:1433; discussion 1439.
146. Alcorn D, et al. *J Anat*. 1977;123:649.
147. Bealer JF, et al. *J Pediatr Surg*. 1995;30:361; discussion 364.
148. Hedrick MH, et al. *J Pediatr Surg*. 1994;29:612.
149. Russo FM, et al. *Semin Fetal Neonatal Med*. 2017;22:383–390.
150. Harrison MR, et al. *J Pediatr Surg*. 1996;31:1339.
151. Harrison MR, et al. *J Pediatr Surg*. 1998;33:1017; discussion 1022.
152. Shue EH, et al. *Clin Perinatol*. 2012;39:289.
153. Jimenez JA, et al. *Am J Obstet Gynecol*. 2017;217:78.e1–78.e11.
154. Jani JC, et al. *Am J Obstet Gynecol*. 2006;195:1646.
155. Metkus AP, et al. *J Pediatr Surg*. 1996;31:148; discussion 151.
156. Peralta CF, et al. *Ultrasound Obstet Gynecol*. 2005;26:718.
157. Jani J, et al. *Ultrasound Obstet Gynecol*. 2007;30:67.
158. Deprest JA, et al. *Fetal Diagn Ther*. 2011;29:6.
159. Oluyomi-Obi T, et al. *J Pediatr Surg*. 2017;52:881–888.
160. Victoria T, et al. *Seminars in Pediatric Surgery*. 2013;22:30–36.
161. Mayer S, et al. *Prenatal Diagnosis*. 2011;31:1086–1096.
162. Harrison MR, et al. *N Engl J Med*. 1916;349:2003.
163. Jani JC, et al. *Ultrasound Obstet Gynecol*. 2009;34:304.
164. Jani J, et al. *Prenat Diagn*. 2011;31:699.
165. Al-Maary J, et al. *Ann Surg*. 2016;264:929–933.
166. Done E, et al. *Ultrasound Obstet Gynecol*. 2013;42:77–83.
167. Dhillon GS, et al. *Prenat Diagn*. 2018.
168. Dekoninck P, et al. *Early Hum Dev*. 2011;87:619.
169. Adzick SN, et al. *Semin Pediatr Surg*. 2013;22:10.
170. Peranteau WH, Adzick NS. *Curr Opin Obstet Gynecol*. 2016;28:111–118.
171. Blumenfeld YJ, Belfort MA. *Curr Opin Obstet Gynecol*. 2018;30:123–129.
172. Copp AJ, et al. *Nat Rev Dis Primers*. 2015;1:15007.
173. Shaer CM, et al. *Obstet Gynecol Surv*. 2007;62:471.
174. Oakeshott P, et al. *Br J Gen Pract*. 2003;53:632.
175. Roach JW, et al. *Clin Orthop Relat Res*. 2011;469:1246–1252.
176. Julia V, et al. *J Pediatr Surg*. 2006;41:1125.
177. Moldenhauer JS, Adzick NS. *Semin Fetal Neonatal Med*. 2017;22:360–366.
178. Sutton LN. *Best Pract Res Clin Obstet Gynaecol*. 2008;22:175.
179. Yoshizawa J, et al. *Pediatr Surg Int*. 2004;20:14.
180. Korenromp MJ, et al. *Lancet*. 1986;1:917.
181. Sival DA, et al. *Early Hum Dev*. 1997;50:27.
182. Luthy DA, et al. *N Engl J Med*. 1991;324:662.
183. Ferschl M, et al. *Anesthesiology*. 2013;118:1121.
184. Bruner JP. *Semin Fetal Neonatal Med*. 2007;12:471.
185. Sutton LN. *JAMA*. 1999;282:1826.
186. Adzick NS, et al. *N Engl J Med*. 2011;364:993.
187. Farmer DL, et al. *Am J Obstet Gynecol*. 2018;218:256.e1-256.e13.
188. Kabagambe SK, et al. *Childs Nerv Syst*. 2017;33:1185–1190.
189. Danzer E, et al. *Am J Obstet Gynecol*. 2016;214:269.e1-269.e8.
190. Adzick NS. *J Pediatr Surg*. 2012;47:273.
191. American College of Obstetricians and Gynecologists. *Obstet Gynecol*. 2013;121:218.
192. Peiro JL, et al. *Surg Endosc*. 2013;27:3835–3840.
193. Belfort MA, et al. *Obstet Gynecol*. 2017;129:734–743.
194. Pedreira DA, et al. *Am J Obstet Gynecol*. 2016;214:111.e1–111.e11.
195. Belfort MA, et al. *Obstet Gynecol*. 2015;126:881–884.
196. Ziemann M, et al. *Surg Endosc*. 2018;32:3138–3148.
197. Kremer MEB, et al. *J Pediatr Surg*. 2018.
198. Wilson RD, et al. *Fetal Diagn Ther*. 2009;25:15–20.
199. Van Mieghem T, et al. *Ultrasound Obstet Gynecol*. 2014;43:611–619.
200. Usui N, et al. *J Pediatr Surg*. 2012;47:441.
201. Altman RP, et al. *J Pediatr Surg*. 1974;9:389.
202. Gebb JS, et al. *Fetal Diagn Ther*. 2019;45(2):94–101.
203. Peiro JL, et al. *Pediatr Surg Int*. 2016;32:635–647.
204. Roybal JL, et al. *J Pediatr Surg*. 2011;46:1325.
205. Braun T, et al. *Fetal Diagn Ther*. 2010;27:191.
206. Society for Maternal-Fetal Medicine, et al. *Am J Obstet Gynecol*. 2015;212:127–139.
207. Hirata G, et al. *J Matern Fetal Neonatal Med*. 2016;29:2630–2634.
208. Khalek N, et al. *Semin Pediatr Surg*. 2013;22:24.
209. David M, et al. *Neonatology*. 2016;110:101–115.
210. Gajewska-Knapik K, Impey L. *Semin Pediatr Surg*. 2015;24:156–159.
211. Fowler DJ, Gould SJ. *Semin Pediatr Surg*. 2015;24:176–182.
212. Adzick NS. *Clin Perinatol*. 2009;36:363–376, x.
213. Parikh DH, Rasiah SV. *Semin Pediatr Surg*. 2015;24:160–167.
214. Ehrenberg-Buchner S, et al. *Am J Obstet Gynecol*. 2013;208:151.e1–151.e7.
215. Yong PJ, et al. *Fetal Diagn Ther*. 2012;31:94.
216. Crombleholme TM, et al. *J Pediatr Surg*. 2002;37:331.
217. Mann S, et al. *Semin Fetal Neonatal Med*. 2007;12:477–481.
218. Cass DL, et al. *J Pediatr Surg*. 2012;47:40.
219. Harrison MR, et al. *Lancet*. 1990;336:965.
220. Baird R, et al. *Semin Pediatr Surg*. 2014;23:270–277.
221. Derderian SC, et al. *J Pediatr Surg*. 2015;50:515–518.
222. Wilson RD, et al. *Fetal Diagn Ther*. 2004;19:413.
223. Peranteau WH, et al. *J Pediatr Surg*. 2015;50:301–305.
224. Mallmann MR, et al. *Fetal Diagn Ther*. 2017;41:58–65.
225. Rodeck CH, et al. *N Engl J Med*. 1988;319:1135.
226. Mon RA, et al. *J Surg Res*. 2018;221:121–127.
227. Grethel EJ, et al. *J Pediatr Surg*. 2007;42:117.
228. Cass DL, et al. *J Pediatr Surg*. 2013;48:138.

229. Wilson RD. *Prenat Diagn.* 2008;28:619–625.
230. Lakhoo K. *Early Hum Dev.* 2012;88:9.
231. Wilson RD, et al. *Am J Obstet Gynecol.* 2010;203(209):e1.
232. Cass DL. *Seminars in Fetal and Neonatal Medicine.* 2011;16:130–138.
233. Aite L, et al. *J Perinatol.* 2003;23:652.
234. Miquel-Verges F, et al. *Pediatrics.* 2009;124:e573.
235. Rychik J. *Pediatr Cardiol.* 2004;25:201.
236. Morton SU, Brodsky D. *Clin Perinatol.* 2016;43:395–407.
237. Grant DA, et al. *J Physiol.* 2001;535:231.
238. Swanson JR, Sinkin RA. *Pediatr Clin North Am.* 2015;62:329–343.
239. Yao AC, et al. *Lancet.* 1969;2:871.
240. Morris JA, et al. *Am J Obstet Gynecol.* 1974;118:927.
241. Smith GC, et al. *BJOG.* 2002;109:721.
242. Sankaran VG, et al. *Br J Haematol.* 2010;149:181–194.
243. Colombatti R, et al. *Semin Fetal Neonatal Med.* 2016;21:2–9.
244. Nicolaides KH, et al. *Lancet.* 1988;1:1073.
245. Reverdiau-Moalic P, et al. *Blood.* 1996;88:900.
246. Jaffray J, Young G. *Pediatr Clin North Am.* 2013;60:1407–1417.
247. Sola-Visner M. *Hematology Am Soc Hematol Educ Program.* 2012;2012:506–511.
248. Kaneko M, et al. *J Pediatr Surg.* 2011;46:e37.
249. Luks FI, et al. *J Pediatr Surg.* 1998;33:1297.
250. Izumi A, et al. *Gynecol Obstet Invest.* 1997;44:26.
251. Vasconcelos RP, et al. *Fetal Diagn Ther.* 2010;28:160.
252. Gunn TR, et al. *J Dev Physiol.* 1986;8:55.
253. Mann DG, et al. *Ultrasound Obstet Gynecol.* 2018;51:411–412.
254. Aboud E, et al. *Int J Gynaecol Obstet.* 1999;66:163.
255. Teixeira J, et al. *Lancet.* 1996;347:624.
256. Gitau R, et al. *J Clin Endocrinol Metab.* 2001;86:104.
257. Brusseau R, Mizrahi-Arnaud A. *Clin Perinatol.* 2013;40:429–442.
258. Van de Velde M, De Buck F. *Fetal Diagn Ther.* 2012;31:201–209.
259. Anand KJ, et al. *N Engl J Med.* 1987;317:1321.
260. Sekulic S, et al. *J Pain Res.* 2016;9:1031–1038.
261. Derbyshire SW. *Bioethics.* 1999;13:1.
262. Anand KJ, et al. *Lancet.* 1987;1:62.
263. Afif A, et al. *Brain Struct Funct.* 2007;212:335.
264. Terenghi G, et al. *J Comp Neurol.* 1993;328:595–603.
265. Konstantinidou AD, et al. *J Comp Neurol.* 1995;354:11–12.
266. Lee SJ, et al. *JAMA.* 2005;294:947.
267. Hevner RF. *J Neuropathol Exp Neurol.* 2000;59:385.
268. Kostovic I, et al. *J Neurosci.* 1984;4:25.
269. Krmpotic-Nemanic J, et al. *Acta Anat (Basel).* 1983;116:69.
270. Torres F, et al. *J Clin Neurophysiol.* 1985;2:89.
271. Robinson S, et al. *Anesth Analg.* 1981;60:331.
272. Rosen MA. *Yonsei Med J.* 2001;42:669.
273. Van de Velde M, et al. *Semin Fetal Neonatal Med.* 2006;11:232.
274. Glover V, et al. *BMJ.* 1996;313:796.
275. Olutoye OO, et al. *Curr Opin Pediatr.* 2012;24:386.
276. Tran KM. *Semin Fetal Neonatal Med.* 2010;15:40.
277. Leveque C, et al. *Anesthesiology.* 1992;76:642.
278. Van de Velde M, et al. *Anesth Analg.* 2005;101:251.
279. Dwyer R, et al. *Br J Anaesth.* 1995;74:379.
280. Polvi HJ, et al. *Obstet Gynecol.* 1996;87:1045.
281. Biehl DR, et al. *Can Anaesth Soc J.* 1983;30:581.
282. Palahniuk RJ, et al. *Anesthesiology.* 1974;41:462.
283. Boat A, et al. *Paediatr Anaesth.* 2010;20:748.
284. Constant I, et al. *Paediatr Anaesth.* 2005;15:266.
285. Shavit CW, et al. *Br J Anaesth.* 2017;118:634–635.
286. Hoagland MA, Chatterjee D. *Paediatr Anaesth.* 2017;27:346–357.
287. Kan RE, et al. *Anesthesiology.* 1998;88:1467.
288. Rosen MA, et al. *Anesth Analg.* 2003;96:698–700.
289. Brambrink AM, et al. *Anesthesiology.* 2010;112:834.
290. Jevtovic-Todorovic V, et al. *J Neurosci.* 2003;23:876.
291. Raper J, et al. *Br J Anaesth.* 2018;120:761–767.
292. Alvarado MC, et al. *Br J Anaesth.* 2017;119:517–523.
293. Jevtovic-Todorovic V. *Br J Anaesth.* 2017;119:455–457.
294. Sun LS, et al. *JAMA.* 2016;315:2312–2320.
295. Davidson AJ, et al. *Lancet.* 2016;387:239–250.
296. American Society of Anesthesiologists. *ASA Response to the FDA Med Watch Warning - December 16, 2016*; http://www.asahq.org/advocacy/fda-and-washington-alerts/washington-alerts/2016/12/asa-response-to-the-fda-med-watch?month=12&category=Washington%20Alert.
297. Sprung J, et al. *Anesthesiology.* 2009;111:302–310.
298. Olutoye OA, et al. *Am J Obstet Gynecol.* 2017.
299. Andropoulos DB. *Fetal Diagn Ther.* 2017.
300. Farrell J, et al. *J Obstet Gynecol Neonatal Nurs.* 2012;41:419.
301. Arens C, et al. *Anesth Analg.* 2017;125:219–222.
302. Hering R, et al. *Br J Anaesth.* 2009;102:523.
303. Kafali H, et al. *Anesth Analg.* 2002;94:174.
304. Sinskey JL, et al. *Fetal Diagn Ther.* 2017.
305. Howley L, et al. *Prenat Diagn.* 2015;35:564–570.
306. Rychik J, et al. *Fetal Diagn Ther.* 2015;37:172–178.
307. DiFederico EM, et al. *Am J Obstet Gynecol.* 1998;179:925.
308. Ngan Kee WD, et al. *Anesth Analg.* 2008;107:1295.
309. Habib AS. *Anesth Analg.* 2012;114:377.
310. Smith JA, et al. *Front Pharmacol.* 2017;8:11.
311. Jeejeebhoy FM, et al. *Circulation.* 2015;132:1747–1773.
312. Wyckoff MH, et al. *Circulation.* 2015;132:S543–S560.
313. Mizuki J, et al. *Am J Obstet Gynecol.* 1993;169:134.
314. Ochsenbein-Kolble N, et al. *Fetal Diagn Ther.* 2017.
315. Smith CV, et al. *J Matern Fetal Med.* 1996;5:89.
316. Santolaya-Forgas J, et al. *J Matern Fetal Neonatal Med.* 2006;19:231–238.
317. Zamora IJ, et al. *J Pediatr Surg.* 2013;48:951–955.
318. Garcia PJ, et al. *Anesthesiology.* 2011;114:1446.
319. Fink RJ, et al. *Br J Anaesth.* 2011;106:851.
320. George RB, et al. *Can J Anaesth.* 2007;54:218.
321. Ngamprasertwong P, et al. *Int Anesthesiol Clin.* 2012;50:26–40.
322. Hirose S, et al. *J Pediatr Surg.* 2004;39:375–380; discussion 375-80.
323. Tran KM, et al. *Anesth Analg.* 2012;114:1265.
324. Rahbar R, et al. *Arch Otolaryngol Head Neck Surg.* 2005;131:393.
325. Johnson N, et al. *Br J Obstet Gynaecol.* 1991;98:36.
326. Kunisaki SM, et al. *J Pediatr Surg.* 2007;42:98; discussion 104.
327. Abraham RJ, et al. *J Obstet Gynaecol.* 2010;30:1–5.
328. Noah MM, et al. *Am J Obstet Gynecol.* 2002;186:773.
329. Santore MT, et al. *Clin Perinatol.* 2009;36:451.
330. Witt R, et al. *Semin Fetal Neonatal Med.* 2017;22:410–414.
331. Vanover M, et al. *Placenta.* 2017;59:107–112.
332. Meadow W, et al. *Acta Paediatr.* 2012;101:397.
333. Partridge EA, et al. *Semin Fetal Neonatal Med.* 2017;22:404–409.
334. Dickens BM, et al. *Int J Gynaecol Obstet.* 2011;115:80.
335. Antiel RM, et al. *Pediatrics.* 2017:140.
336. Danzer E, et al. *Dev Med Child Neurol.* 2012;54:8.
337. Chervenak FA. *Semin Fetal Neonatal Med.* 2018;23:64–67.
338. Moaddab A, et al. *Best Pract Res Clin Obstet Gynaecol.* 2017;43:58–67.
339. Richardson MG, et al. *Anesthesiology.* 2013;118:1016.

64 矫形外科手术的麻醉

CHRISTOPH H. KINDLER，OLEG V. EVGENOV，LANE C. CRAWFORD，RAFAEL VAZQUEZ，JASON M. LEWIS，ALA NOZARI

律峰 译 闵苏 审校

要 点

- 在美国，退行性骨关节疾病是需行手术的首要原因。随着人口的持续增长和老年人口比例的增加，预计到2030年，髋、膝关节置换术和脊柱手术的需求将增长5倍。
- 包括全关节置换术和脊柱手术在内的许多骨科手术，被列为中危手术，术后30天内心源性死亡或心肌梗死发生率为1%～5%。由于对活动受限的高危患者进行术前心脏风险评估存在困难，建议进行围术期肌钙蛋白水平和更高级的监测，以评估围术期心脏事件的发生风险。
- 对于老年患者的围术期管理，应加强术前综合评估，他们可能存在多种合并症和脆性骨折。预康复方案在改善患者身体虚弱和手术预后方面有一定作用。
- 跌倒致股骨近端骨折在老年患者中十分常见，且伴有较高的并发症发生率和死亡率。早期手术（＜24 h）可减轻疼痛并缩短住院时间。因严重合并症，需延迟手术超过4天的患者，其死亡率较高。
- 与侧卧位相比，沙滩椅位可以为大部分肩部手术提供良好的手术视野，减少肌肉解剖结构的扭曲，并减轻臂丛神经的牵拉。全身麻醉下，坐位患者的脑灌注压会降低15%，对于合并有脑血管疾病的患者，如果不仔细监测和维持血压，会因脑血流量的减少导致危害。而坐位对术后神经系统预后的影响仍然存在争议。
- 全髋关节置换术和全膝关节置换术后最常见的并发症有心脏事件、肺栓塞、肺炎、呼吸衰竭以及感染。对于合并心脏疾病、肺部疾病和糖尿病等严重合并症的老年患者，应进行全面的术前评估。
- 骨水泥植入综合征可能使骨水泥固定股骨假体的过程变得复杂，引起术中低血压、缺氧甚至心搏骤停。建议利用动脉穿刺置管，同时尽可能行中心静脉穿刺置管进行有创血流动力学监测。必要时术中可使用肾上腺素等正性肌力药物进行治疗。在假体植入前，对股骨髓腔进行脉冲冲洗并行股骨钻孔减压，也能减轻血流动力学波动，避免发生严重并发症。
- 脊柱畸形矫形术术中出血量大，应考虑采取相应措施以减少输血。对于合并心血管疾病、存在缺血性并发症和术后视力丧失风险的老年患者，术中控制性降压技术须谨慎使用。抗纤维蛋白溶解药物对减少出血有一定的作用，但对于有血栓栓塞史、冠状动脉支架植入或肾功能不全的患者应避免使用。
- 脊柱外科手术中越来越多地使用神经电生理监测，推荐用于脊髓损伤风险较高的手术，包括脊柱畸形矫形术、椎管内肿瘤切除、不稳定性脊柱外伤、Chiari畸形、脊髓血管畸形，有神经根受损和存在发生压迫性神经病变高风险的患者。
- 脊柱手术后的围术期视力丧失与视神经前部或后部的缺血性病变、视网膜缺血、皮质盲或后部可逆性脑病有关。应避免直接压迫眼睛，并将患者头部置于与心脏齐平或高于心脏的位置。患者头部应保持在向前的中立位置，同时颈部无明显屈曲、伸展、横向屈曲或旋转。对于高危患者应分期进行脊柱外科手术，可以降低发生围术期视力丧失的风险。

术前评估

矫形外科手术的流行病学和人口统计学

在美国，矫形外科手术是目前最为常见的手术。膝关节置换手术是2012年美国住院患者中最为常见的手术种类，总共有700 100例在手术室内完成（每10万人中有223例）。排名第4的髋关节置换手术有468 000例（149/10万），脊柱融合术有450 900例（144/10万）排名第5[1]。

以上数据凸显了退行性关节疾病或骨关节炎（osteoarthritis，OA）的严重性，它是美国医院内需要手术治疗最为常见的疾病。OA是美国成年人中最为常见的关节炎疾病，2018年的数据显示其影响超过5400万人（预计2045年将影响7800万人）[2]。约翰斯顿县骨关节炎项目预测，膝关节OA的终生发生风险为46%，髋关节OA的终生发生风险为25%[3-4]。

年龄是发生骨关节炎的主要危险因素，随着人口老龄化的发展，老年人出现骨关节炎的比例逐渐增加（我们预测2050年65岁以上的美国居民将有8370万，这一数字几乎是2012年约4310万的2倍）（见图64.1 A和B）[5]，到2030年需要计划进行首次全膝关节置换术的患者将增加约5倍，在美国预计每年将

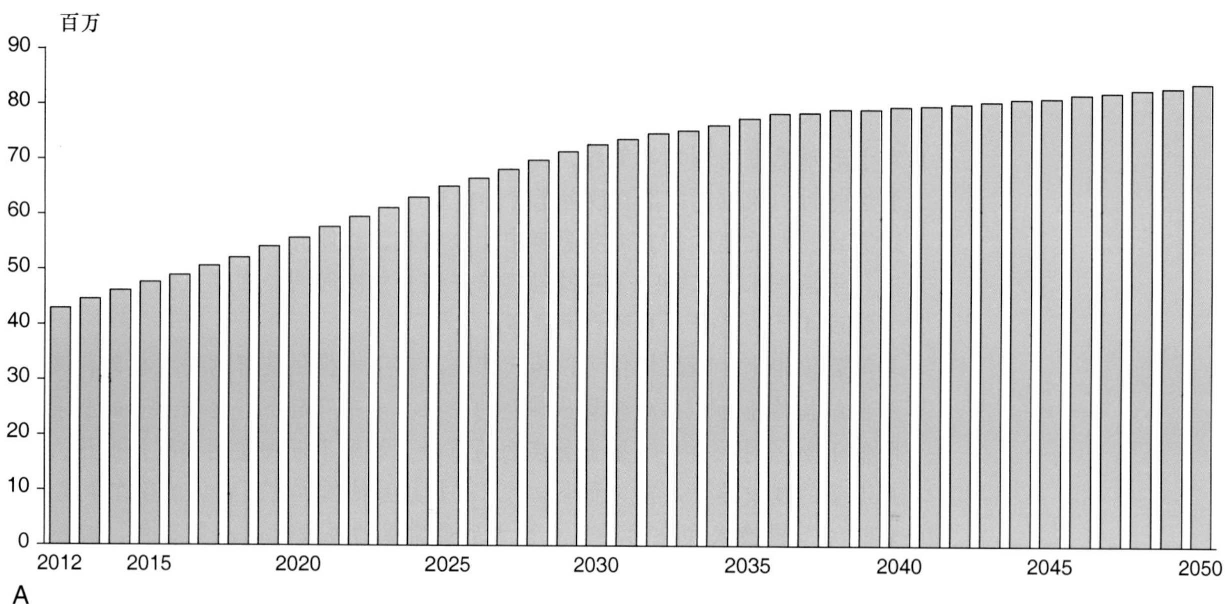

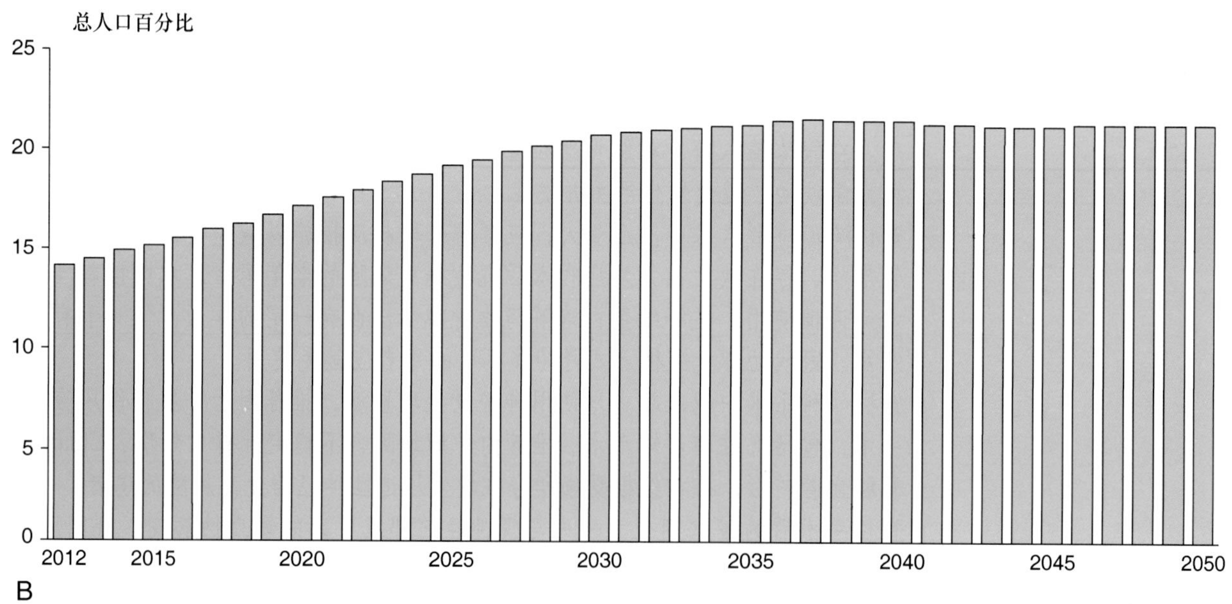

图64.1 2012年至2050年美国65岁以上的人口，以百万计（A）和总人口百分比（B）（With permission from United States Census Bureau. Ortman JM，Velkoff VA，Hogan H. An aging nation：The older population in the United States；May 2014. https://www.census.gov/library/publications/2014/demo/p25-1140.html.）

要完成 340 万例手术（见图 64.2 A 和 B）[6-7]。

随着患者数量和矫形外科手术需求的不断增加，每位麻醉科医师都将成为一名具备矫形外科专科知识的麻醉科医师。低社会支持比（劳动人口 / 退休人口）的人口老龄化，也必将给公共卫生系统带来政策和财政上的压力[8]。应特别指出的是，由于受到老龄化的影响，进行矫形外科手术和麻醉的概率和数量增加，财政压力必然会随之加剧。

因此，2013 年美国由于骨关节炎所消耗的医疗费用估计有 1400 亿美元，而当年的医疗总支出和收入损失为 3040 亿美元[9]，也不足为奇了。当通过功能锻炼增强肌肉力量、韧性和平衡力，控制体重，疼痛药物治疗和其他个性化的治疗措施无效时，关节置换手术就成为骨关节炎患者缓解疼痛和恢复功能的最后选择。

采用传统的核算方法可得出，每例髋关节置换手术的总费用估计为 22 000 到 27 000 美元[10-11]，每例膝关节置换手术的总费用为 29 500 美元[11]。所以需要进行置换手术的骨关节炎是花费最高的疾病之一也就不足为奇了。事实上，2013 年美国骨关节炎的医疗费用仅次于败血症，排名第二。同年，骨关节炎花费 165 亿，占美国所有住院患者相关费用的 4.3%。骨关节炎也是商业保险住院费用中最为昂贵的疾病，超过 62 亿美元，占私立医院住院相关费用的 3.6%[12]。

过去，普遍认为不是每个超高龄患者都应该进行全关节矫形术。较早期研究的提示，对于 80 岁及以上患者进行全关节矫形术，使疼痛缓解和功能恢复的预后证据有限，且并发症的发生率和死亡率会更高[13-18]。其中部分研究样本量太小，只涉及描述性或回顾性的研究，缺少病例对照或基于社区人群的前瞻性研究，因此对于超高龄患者术后较高并发症发生率的研究并不准确[19-21]。这些作者的主要结论是随着预期寿命的增加和择期手术对生活质量的改善，而年龄不再是影响全关节矫形外科手术的独立危险因素，同时也不再是一个决定患者是否进行此类手术的限制因素。在过去 20 年里，80 岁以上甚至 90 岁以上的患者进行矫形外科手术在许多矫形外科医疗机构中已经成为常规。不过，最近的一项纳入 7569 例患者的研究发现，80 岁及以上进行无菌性全髋关节翻修术的患者发生围术期死亡［相对危险（relative risk，RR），3.69；置信区间（confidence interval，CI），1.37 ～ 9.93］、肺炎和泌尿系统感染的风险更大[22]。同时，研究还发现全身麻醉相对于硬膜外麻醉、蛛网膜下腔麻醉、区域麻醉和监护下麻醉管理而言，是这些老年患者发生严重不良事件的独立危险因素（RR，1.90；95% CI，1.29 ～ 2.79）。

考虑到矫形外科手术患者年龄的增加和伴随的合并症造成的巨额费用支出，麻醉科医师必须高度熟练掌握临床技能，并充分重视麻醉计划的制订，包括询问病史、对高危患者的识别、选择合适的围术期麻醉管理方案和术后监护。

心血管合并症

冠状动脉疾病

基于对心脏风险因素的考虑，手术干预可以根据术后 30 天心脏事件（心源性死亡和心肌梗死）的发生率分为：低风险组（小于 1%）、中等风险组（1% ～ 5%）和高风险组（大于 5%）[23]。包括全关节矫形手术和脊柱手术等在内的大部分矫形外科手术为中等风险组，患者术后 30 天心源性死亡和心肌梗死的发生率在 1% ～ 5%。许多研究表明，髋、膝关节矫形

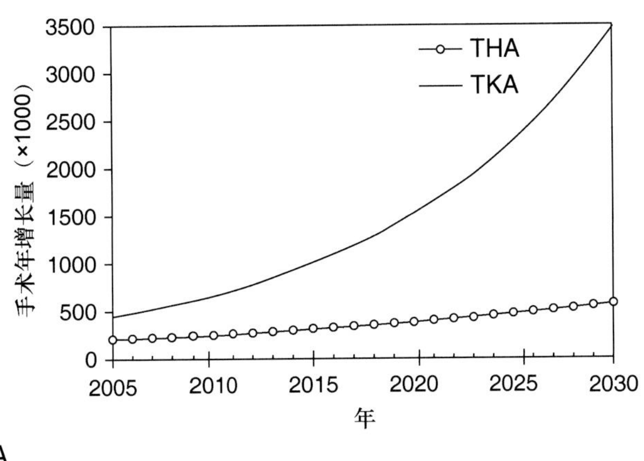

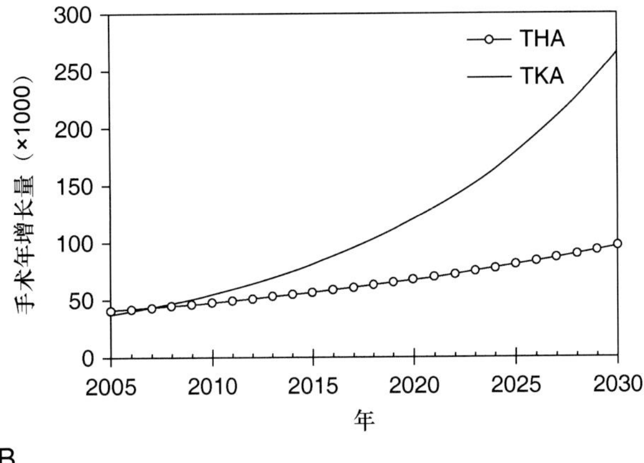

图 64.2　2005—2030 年美国全髋关节置换术（total hip arthroplasties，THA）和全膝关节置换术（total knee arthroplasties，TKA）原始（A）和修订（B）后的数量［With permission from Kurtz S，Ong K，Lau E，et al. Projections of primary and revision hip and knee arthroplasty in the United States from 2005 to 2030. J Bone Joint Surg Am. 2007；89（4）：780-785.］

手术围术期急性心肌梗死的发生率在0.3%～1.8%[24-26]。近期的一项研究指出，对某一个特定手术的心脏风险评估比对某一类手术的心脏风险评估，更能够改进术前心脏风险的评估策略，THA是中等心脏风险的手术，与平均统计的数值比较，优势比（OR）为0.95（95%CI，0.83～1.08）[27]。另一项研究通过与未进行手术的患者比较，发现全髋关节置换手术患者术后2周内发生急性心肌梗死的风险增加了25倍，全膝关节置换手术患者增加了31倍。手术与心脏风险增加的关系，在80岁及以上患者中更加明显。大部分手术术后2周发生急性心肌梗死的风险显著降低，而全髋关节置换手术患者术后6周内发生急性心肌梗死的风险仍需要进一步评估（见图64.3）[28]。

过去40年里，许多指数和评分系统被用于更好地评估围术期心脏风险[29]。Lee Goldman在1977年首次提出[30]。目前临床上应用最为广泛的仍是改良心脏风险指数（Revised Cardiac Risk Index，RCRI）[31]。最近，有人提出了一种新的围术期风险指数，称为Gupta评分，该指数采用了一种新模型和最新的简化方法，且可以直接在网络上进行心脏风险分值计算[32]。该方法通过美国国立外科质量促进项目数据库超过400 000患者的进行验证，使用ASA分级、依赖功能状态、年龄、异常的肌酐水平和手术类型作为术后心脏风险评估的主要因素。这项研究中，矫形外科手术发生心肌梗死或心搏骤停校正后的OR值是2.22（95%CI，1.55～3.17），脊柱外科手术OR值是1.24（95%CI，0.38～4.00），主动脉手术OR值是4.96。随着老年

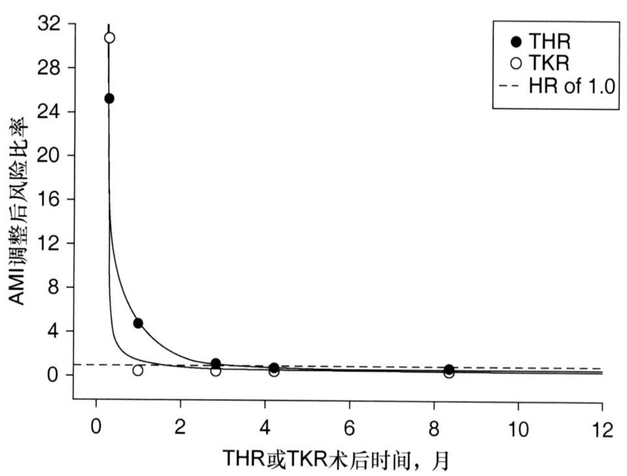

图64.3 接受全髋关节置换术（total hip replacement，THR）和全膝关节置换术（total knee replacement，TKR）患者急性心肌梗死（acute myocardial infarction，AMI）的调整后风险比率（hazard ratios，HR）与手术后时间（月）的关系［With permission from Lalmohamed A，Vestergaard P，Klop C，et al. Timing of acute myocardial infarction in patients undergoing total hip or knee replacement：a nationwide cohort study. Arch Intern Med. 2012；172（16）：1229-1235.］

人群和择期非心脏手术数量的增加，迫切需要对老年患者的心脏风险进行准确的评估。因此，2017年一项从老年数据库中衍生的老年敏感的围术期心脏风险评估指数（geriatric-sensitive perioperative cardiac risk index，GSCRI）开始应用[33]。GSCRI模型一共包含7项指标，其中与老年心脏风险密切相关的3项指标是卒中史、ASA分级和手术类型。与Gupta评分相比，GSCRI模型增加了心力衰竭、卒中史和糖尿病史三个指标。GSCRI与Gupta评分和RCRI相比，对进行非心脏手术老年患者的心脏风险评估有更好的预测效果。通过GSCRI模型预测，矫形手术患者心肌梗死或心搏骤停OR值为2.99（95%CI，2.22～4.02），高于另外两种方法的预测结果。之所以低估了老年患者的心脏风险，是因为这两种方法是由年轻患者的数据中所衍生出来的[33]。

在过去几年里，人们对心脏风险的关注点有所改变，围术期心肌损伤（perioperative myocardial injury，PMI）在术后心脏事件中逐渐引起重视[34-35]。在常规临床工作中，高灵敏度的心肌肌钙蛋白作为一种重要的生物标记物已经得以应用。这些新型生物标记物可以检测出风险超出既定风险评分的患者，且通过肌钙蛋白的检测可以明确是否发生围术期急性心肌损伤[35]。PMI主要是通过术后肌钙蛋白的增加值或最大值，计算围术期肌钙蛋白的绝对值或相对值来定义的。尽管目前国际上对于PMI尚缺乏明确统一的定义，但已确认它与非心脏手术患者术后30天死亡率密切相关，同时是容易被忽略的重要并发症[34，36-37]。最近的一项关于PMI的研究中，Puelacher等定义PMI为，65岁及以上高危患者或45岁及以上合并有冠状动脉疾病、外周动脉疾病或卒中病史的患者，其术后测量高灵敏度的心肌肌钙蛋白比术前增加14 ng/L及以上[38]。这项研究纳入了2000余例患者，矫形外科手术中中度风险手术的（如全髋或膝关节置换术）PMI发生率为20%，脊柱手术PMI发生率为15%（见表64.1）。与PMI密切相关的术后30天死亡率高达9%，术后1年死亡率高达22%，目前已经发表了评估PMI高风险患者的推荐和指南[39]。加拿大心血管学会指南明确指出，对于行急诊非心脏手术的高风险患者，术后48～72 h应每天检测肌钙蛋白[40]。由于接受矫形外科手术的患者往往活动受限，术前的心脏风险评估无法进行，所以围术期肌钙蛋白的检测对这类患者可能非常有用。

其他心脏合并症

冠状动脉疾病是矫形外科手术患者最为重要的心

表 64.1 心血管风险增加患者的围术期心肌损伤发生率（年龄≥ 65 岁、合并有冠状动脉疾病、周围动脉疾病或卒中的患者）

	PMI 发生率［95% CI］	ESC/ESA 手术相关风险		
		＜ 1%	1% ～ 5%	＞ 5%
所有手术	16%［14 ～ 17］(397/2546)	9%［9 ～ 13］(79/833)	17%［19 ～ 23］(248/1432)	25%［28 ～ 39］(70/281)
骨科手术	16%［12 ～ 20］(50/315)	10%［6 ～ 18］(12/115)	20%［15 ～ 26］(36/183)	12%［2 ～ 36］(2/17)
创伤手术	18%［15 ～ 22］(83/455)	12%［8 ～ 17］(22/188)	23%［19 ～ 29］(61/260)	0%［0 ～ 41］(0/7)
脊柱手术	15%［11 ～ 19］(55/372)	19%［6 ～ 44］(3/16)	15%［11 ～ 19］(52/356)	0%［0］(0/0)

CI，置信区间；ESA，欧洲麻醉学会；ESC，欧洲心脏病学会；PMI，围术期心肌损伤（From Puelacher C，Lurati Buse G，Seeberger D，et al. Perioperative myocardial injury after non-cardiac surgery. Circulation. 2018；137：1221-1232.）

脏危险因素。但是，对于心脏瓣膜疾病和肺动脉高压等心脏疾病的检测和评估也是术前评估的重要部分。对于矫形外科手术患者而言，肺动脉高压尤为重要。考虑到手术的有些步骤和定位可能会引起胸腔内压力增加从而影响右心舒张功能，静脉血栓和骨髓腔内脂肪、骨质碎片、骨水泥造成肺栓塞的风险增加，可能会导致术前已存在的右心功能障碍进一步加重和恶化。

肺动脉高压的血流动力学定义为静息时平均肺动脉压≥ 25 mmHg，分为 5 类：①原发性肺动脉高压；②由左心疾病引起的肺动脉高压；③由慢性肺部疾病和（或）缺氧引起的肺动脉高压；④由慢性肺栓塞引起的肺动脉高压；⑤由不明原因、混合或多种因素引起的肺动脉高压［41］。一系列的回顾性研究表明，合并肺动脉高压的患者行非心脏手术的死亡率为 3.5% ～ 18%，其发病和死亡风险较高［42-43］。大手术或急诊手术、手术时间超过 3 h、ASA 分级高、合并心血管疾病、运动耐受性差、术前肺动脉压力高以及原发性高血压，与患者预后不良有关［43-44］。Ramakrishna 等回顾分析了 146 例合并肺动脉高压进行不同非心脏手术的患者病例后，得出其死亡率为 7%。根据手术类型对风险进行分层的分析提示，低风险的手术患者发病率为 17%，矫形外科手术患者发病率为 48%。这表明合并肺动脉高压的患者行矫形外科手术存在的风险很高［45］。其他研究对合并肺动脉高压行 THA 手术的 1359 例患者和行 TKA 手术的 2184 例患者进行了分析。与对照组相比，合并肺动脉高压的患者行 THA 手术的院内死亡率增加 3.72 倍（95%CI，2.13 ～ 6.39），行 TKA 手术的院内死亡率增加 4.55 倍（95%CI，2.16 ～ 9.39）［44］。合并原发性肺动脉高压行髋关节手术患者的院内死亡率最高可达 5%。

对合并肺动脉高压患者的全面临床检查应关注症状的进展、运动耐受性、右心室衰竭的表现、心率、血压、心电图（electrocardiogram，ECG）、胸片和生物标记物（B 型钠尿肽和高敏心肌肌钙蛋白）。进一步完善动脉血气分析、超声心动图评估肺动脉压力、计算机断层扫描（computed tomography，CT）、冠状动脉造影，对于严重的患者还可以行有创血流动力学监测肺动脉压力和心输出量［42］。减少这类手术的死亡率，可通过制订详细的手术计划，在具备密切监测术前、术中和术后血流动力学变化能力的国家级肺动脉高压医疗中心进行手术来实现，从而防治肺动脉高压危象的发生。

最后，对于行矫形外科手术的患者也需要考虑到非心脏危险因素。目前，缺乏非心脏危险因素（如术前精神状态、生活依赖程度、贫血、体重过高或过低、肺部危险因素和免疫状态等）如何与已经存在的心血管危险因素相互作用，以及如何影响矫形外科手术预后的数据。因此，需要制定更加通用的非心脏原因的风险评分来预测手术的预后和死亡率［23］。因此，对行矫形外科手术的老年患者进行更加全面的术前机能储备评估是非常有益的。不仅仅只关注单一器官功能和生物标记物，还需要关注非心脏危险因素。评估疾病的体系大多只围绕单一系统的疾病。今天，衰弱越来越被认为是一种与年龄相关、多维度的综合征和特殊的身体状态，可以反映老年患者机体储备状态下降，由此引起围术期机能衰弱和手术预后不良［46-47］。

衰弱

很久之前，人们已经认识到老年患者发生术后并发症的危险因素增加，可能与耐受手术机体储备降低有关。Linda Fried 首次以更加标准化的方式，使用标准评分系统明确定义脆弱（或衰弱），可以通过 5 个术前特征（体重减轻、握力下降、疲劳、体力活动不足和步行速度减慢），预测术后并发症、住院时间和预判术后生活自理或需要帮助的程度。衰弱评分也增强了 ASA 评分、RCRI 或 Eagle 心脏风险指数等其他风险评估模型[46]。自衰弱评分首次应用于外科手术后，文献已提出了许多包含各种变量的衰弱评分和量表。

矫形外科手术中，临床衰弱评分[48]、衰弱评分[48]、改良衰弱量表（modified Frailty Index，mFI）[49]、格罗宁根衰弱指标（Groningen Frailty Indicator，GFI）调查问卷[50]、衰弱表现和衰弱指数均已得到应用[51]。Flexman 等发现行脊柱手术的 52 671 例患者中有大约 4% 存在衰弱，行手术治疗脊柱退行性疾病的患者中，mFI 可以作为独立因素预测术后严重并发症（未经校正的 OR 值为 1.58），住院时间的延长（未经校正的 OR 值为 1.89），术后需要高级别的护理（未经校正的 OR 值为 2.29），30 天死亡率（衰弱评分每增加 0.1 分，其未经校正的 OR 值为 2.05）[49]。另一项评估 GFI 问卷在全髋或膝关节置换手术患者中可行性和有效性的研究中，研究者发现 33% 髋关节 OA 患者和 24% 膝髋关节 OA 患者存在衰弱[50]。对于老年矫形外科手术患者的研究认为，衰弱评估与术后预后不良密切相关，如外科并发症、住院时间、术后转入康复医疗机构和 30 天再入院率[48, 51]。

需要指出的是，衰弱评估需要进行全面彻底的临床检查和老年患者评估，包括合并症的影响、用药情况、生理功能、心理状态、营养水平、术后谵妄的危险因素和社会支持，以进一步了解实际风险和患者的真实期望[52-54]。对老年患者精心制定的全面评估策略能够比 ASA 评分更有效地预测围术期风险[55]。一项针对平均年龄 78 岁的老年患者的研究中，针对老年患者进行全面评估预测术后并发症发生率和死亡率，发现相对于腹部、胸部以及其他部位的手术，矫形外科手术术后死亡和转入医疗机构康复的风险明显增高[52]。因此，对于合并脆性骨折病情复杂的老年患者，需要进行老年患者的全面评估和建立更完善的医疗护理体系[56]。

尽管越来越多的人认为衰弱是机体功能降低的一个标志，但它仍然是可变的因素。例如，术前康复计划已被应用于临床实践，以缓解衰弱和损伤，改善手术预后。但目前对于康复计划的实施仍存在争议[57-59]。

神经系统合并症

卒中是人们在围术期十分担心的严重并发症，与高并发症发生率和死亡率密切相关[60-61]。大量的研究证明全关节置换手术的患者围术期卒中的发生率为 0.2%，75 岁以上患者的发生率翻倍为 0.4%[60, 62]。Mortazavi 等通过研究报道年龄增加、脑血管意外病史、冠状动脉疾病、动脉粥样硬化或者心脏瓣膜疾病、房颤或其他术中心律失常、急诊手术和全身麻醉是进行全关节置换手术患者出现卒中的独立危险因素[60]。Lalmohamed 团队报道，与未进行手术的对照组比较，THA 后 2 周内患者出现缺血性脑卒中的风险增加 4.7 倍，出现出血性脑卒中的风险增加 4.4 倍。缺血性卒中风险持续至少 6 周，出血性卒中风险持续至少 12 周[63]。术前存在卒中病史是重要的危险因素，因此对于合并神经系统疾病进行手术的患者，需要完成全面评估以降低围术期并发症发生率和死亡率[64]。

术后谵妄是老年患者术后最为常见的并发症，术后发生率为 5%～50%。它与术后主要并发症（包括术后认知功能障碍甚至死亡在内）密切相关[65]。术后谵妄的主要危险因素已被充分证实，包括年龄 65 岁以上、慢性认知功能下降或痴呆、视觉或听觉减退、合并严重疾病和存在感染。为了更好地预防、预测和管理术后谵妄，研究人员制定了不同的谵妄风险评分，其中两项在矫形外科手术患者中得到了验证[66]。Kalisvaart 等通过对 603 例 70 岁及以上行髋关节手术患者研究，应用验证了医学危险因素模型，包括 4 个因素：入院即刻认知功能、视力损害、急性生理或慢性健康状态、血尿素氮（blood urea nitrogen，BUN）和肌酐比值[67]。4 个危险因素每 1 项 1 分，根据结果分为 3 个级别：低风险组、中风险组和高风险组，其谵妄的发生率依次为 3.8%、11.1% 和 37.1%。对于行髋关节手术的患者，认知功能损害和年龄是术后谵妄最为重要的危险因素。急诊髋关节骨折患者术后谵妄发生率是择期髋关节置换手术患者的 4 倍。另外研究发现，对于择期行髋或膝关节矫形手术患者建议使用老年谵妄风险（Delirium Elderly At-Risk，DEAR）评估，危险因素包括：年龄，视觉或听力损害，至少 1 项日常生活内容需要协助，简易精神状态评分低或者既往有术后谵妄的病史，苯二氮䓬类药物或酒精成瘾性[68]。评分为 2 分及以上的患者术后谵妄的发生率明显增加。Logistic 回归模型显示药物滥用和认知功能损害与术后谵妄存在密切的关系。Kat 团队的一项前瞻性对照队列研究发现：70 岁及以上行髋关节手术出现术后谵妄的患者，其术后 30 个月痴呆和轻度认知功能障碍的发生率是未出现术后谵妄患者的 2 倍[69]。另外，最近的一项研究报道，行髋或膝关节置换手术的老年患者，术前认知功能筛查评分低是术后并发症的预测因素，包括发生术后谵妄、住院时间延长、术后健康状况良好可直接回家的概率降低[70]。术后谵妄同样也发生在老年脊柱手术患者中，会导致住院时间延长、住院费用增加、出院率降低[71]。所有这些研究都清楚地表明了老年矫形外科手术患者的术前评估中，对谵妄危险因素评估的重要性。

血栓栓塞性疾病

血栓栓塞合并症目前仍是矫形外科手术术后发生并发症和死亡的重要原因之一。美国胸科医师协会（American College of Chest Physicians，ACCP）不断更新和发布抗血栓指南[72]。一项包含 700 万例全关节矫形手术的系统回顾和 meta 分析发现，心血管疾病、静脉血栓病史、神经系统疾病和 ASA 分级是关节矫形手术术后静脉血栓栓塞事件的重要独立危险因素[73]。ACCP 指南最近一次更新后发表的两项大样本研究表明，阿司匹林是低分子肝素或利伐沙班的有效、安全、方便和廉价的替代药物，可用于关节置换术后血栓预防[74-75]。在不断发展的领域中，有许多新型抗凝药物可供使用，准确的血栓危险因素分层对于医师和患者都有好处。但是目前在普通外科手术中广泛应用的 Caprini 血栓危险因素评估模型，并不能很好地预测全关节矫形手术血栓危险分层[76]，对于这类患者，需要更加个性化的风险模型来提高预防静脉血栓栓塞的疗效[77]。在脊柱外科手术中，静脉血栓栓塞预防仍然存在争议。最近发表了一种来解决这个问题的算法模型，以期建立一个更具体的脊柱手术静脉血栓栓塞预防风险 / 效益评分[78]。

随着经皮冠状动脉介入手术和其他血管支架的使用增加，房颤或外周血管疾病的患者口服抗凝药物的情况增多，麻醉科医师常需要参与围术期抗血小板或抗凝药物的治疗过程[79]。更重要的是，抗血小板和抗凝药物治疗的增加，包括口服非维生素 K 抗凝药物（新型或直接口服抗凝药物）[80-82]，由于这些药物具有独特的药效学和药代动力学特征，所以此类患者的围术期管理更加复杂。必须仔细规划停用和术后重启抗凝或抗凝治疗的时间，同时应评估出血和发生心脏事件的风险。围术期凝血管理的多学科管理需要包括外科医师、麻醉科医师，有时还需要心脏病医师和血液病医师。患者的特殊因素（年龄、肾功能、血管和心脏合并症）和外科因素（是否为急诊、手术类型和出血风险）都应该作为独立的危险因素进行仔细评估[79]。

因此，我们对目前抗血小板和抗凝药物进行了总结（表 64.2 和 64.3）。一般认为，关节成形手术为出血中风险手术，椎体手术为出血高风险手术[81]。简要概括这两类手术的出血风险后，心血管事件的低等和中等风险患者（阿司匹林作为主要预防措施），建议阿司匹林在术前 5 天停药直到术后 7 天恢复用药。对于心血管事件高风险的患者（已知存在冠状动脉疾病的患者，术前急性冠脉综合征＞ 12 个月，安置药物洗脱支架＞ 6 个月，安置裸金属支架＞ 1 个月，心脏旁路移植手术＞ 6 周），关节成形手术患者应持续使用阿司匹林。但是，对于其他抗血小板药物应根据药物的药理学特点和患者的肾功能决定是否停药。但是对于椎体手术，两种抗血小板药物都应该停用。对于心血管风险非常高的患者（术前急性冠脉综合征＜ 12 个月，安置药物洗脱支架＜ 6 个月，安置裸金属支架＜ 1 个月，心脏旁路移植手术＜ 6 周，脑血管意

表 64.2　目前应用的抗血小板药物特征

	阿司匹林	氯吡格雷	普拉格雷	替格瑞洛	坎格雷洛	阿昔单抗	依替巴肽	替罗非班
给药途径	口服 qd	口服 qd，（iv 仍在研究）	口服 qd	口服 bid	iv	iv	iv	iv
生物利用度	68%	50%	80%	36%				
达血浆峰值时长	30 ～ 40 min	1 h	30 min	1.5 h	数秒内	剂量依赖性	剂量依赖性	剂量依赖性
达血浆稳态时长		2 ～ 8 h	30 min ～ 4 h	30 min ～ 2 h	数秒内	初始注射注射并持续应用	初始剂量注射并持续应用 4 ～ 6 h	初始剂量注射并持续应用 10 min
血浆半衰期	15 ～ 30 min	8 h	7 h	7 h	2 ～ 5 min	10 ～ 15 min	2.5 h	2 h
血浆蛋白结合力	强	强	强	强				
消除时长	7 ～ 10 天	7 ～ 10 天	7 ～ 10 天	5 天	60 min	12 h	2 ～ 4 h	2 ～ 4 h
抑制作用的可逆性	不可逆	不可逆	不可逆	可逆	可逆	可逆	可逆	可逆
术前停药时间	0 ～ 5 天	7 天	10 天	7 天	1 ～ 6 h	48 h	8 h	8 h

iv，静脉注射；qd，一天 1 次；bid，一天 2 次［From Koenig-Oberhuber V，Filipovic M. New antiplatelet drugs and new oral anticoagulants. Br J Anaesth. 2016；117（suppl 2）：ii74-ii84.］

表 64.3 目前应用的抗凝药物特征

	口服					肠外途径				
	华法林	达比加群	阿哌沙班	依度沙班	利伐沙班	UFH（sc/iv）	LMWH（sc）	磺达肝素（sc）	阿加曲班（iv）	比伐卢定（iv）
作用机制	维生素K依赖的凝血因子	直接抑制Ⅱa	直接抑制Xa	直接抑制Xa	直接抑制Xa	直接抑制 Xa＝Ⅱa	直接抑制 Xa＞Ⅱa	直接抑制Xa	直接抑制Ⅱa	直接抑制Ⅱa
生物利用度	80%	6%	66%	62%	80%	30%	90%	100%	100%	100%
血浆半衰期	20～60 h	12～14 h	8～15 h	10～14 h	7～10 h	1 h	4 h	17 h	50 min	24 min
消除时间	48～96 h	48 h	24 h	24 h	24 h	剂量依赖性（sc）	剂量依赖性	48～96 h	2～4 h	1 h
达血浆峰值时长	波动	2 h	2.5～4 h	1～2 h	1～3 h	4 h（sc）	3 h	2 h		0.25～2 h
排泄途径	肝代谢	80% 经肾	25% 经肾	50% 经肾	肾/肝各 50%	网状内皮系统	肝代谢，肾排泄 10%	肾	65% 经粪便，22% 经尿液排出	20% 经肾
药物相互作用	CYP2C9，CYP3A4，CYP1A2	P-糖蛋白抑制剂	CYP3Y4，P-糖蛋白抑制剂	P-糖蛋白抑制剂	强 CYP3A4 激动剂或抑制剂，P-糖蛋白抑制剂					

iv，静脉注射；LMWH，低分子量肝素；sc，皮下；UFH，普通肝素［From Koenig-Oberhuber V，Filipovic M. New antiplatelet drugs and new oral anticoagulants. Br J Anaesth. 2016；117（suppl 2）：ii74-ii84.］

外＜4 周），在没有进行优化的抗凝治疗情况下，不建议进行择期矫形外科手术，必要时应延迟手术[81, 83-85]。

与患者抗血小板治疗一样，直接口服抗凝药物或维生素 K 拮抗药物的管理需要考虑发生血栓事件的独立风险和手术出血风险之间的平衡。合理地使用口服抗凝药物对于矫形外科手术患者的区域麻醉十分重要[86]。对于此类治疗术前停药的时间点，欧洲（表 64.4A）和美国（表 64.4B）的推荐意见不同[80, 82, 87-89]。最近，美国区域麻醉和疼痛医学学会（American Society of Regional Anesthesia and Pain Medicine，ASRA）和欧洲麻醉学会共同举办了区域麻醉和抗凝药物共识会议，根据更新的数据，共同制定了神经阻滞麻醉和抗凝药物的专家共识[89]。这些指南对基于证据的综述进行了全面总结，强调对于正在实施抗血栓治疗的患者，选择蛛网膜下腔麻醉还是硬膜外麻醉，以及拔出导管的时间，都应该对区域麻醉带来的好处和椎管内出血的风险进行权衡。

肺、肾、血液、内分泌疾病以及营养状态

虽然对于高风险矫形外科手术患者而言，心脏疾病可能是决定总体预后最重要的因素，但在术前也必须对患者的肺、肾、血液、内分泌疾病以及营养状态进行评估。尽管有许多有关非心脏手术患者术后肺部并发症的研究，但这些研究主要涉及对血管、腹部或普外科手术，针对矫形外科手术的研究很少[90]。一项针对矫形外科手术的研究发现，合并慢性阻塞性肺疾病的患者接受全髋关节置换手术后，其住院时间更长、术后送入长期护理机构的可能性更大，死亡、心肌梗死、肺炎和脓毒性休克等并发症的发生明显增加[91]。也有研究发现合并阻塞性睡眠呼吸暂停综合征的患者，接受全髋或膝关节置换术的术后并发症发生率明显增加[92]。由于脊柱手术采取的俯卧位降低了肺顺应性[93-94]，进行脊柱大手术后，患者发生术后肺部并发症的风险增加。因此对矫形外科手术患者而言，术前进行全面的肺功能评估和体格检查，包括详细的病史采集和积极对症处理是十分必要的[95]。择期手术患者，术前建议完善胸部影像学检查、肺活量、动脉血气分析和白蛋白水平（白蛋白＜3.5 g/dl 患者术后肺部并发症的 OR 值为 2.53）、BUN（BUN＞7.5 mmol/L 的 OR 值为 4.81）的检测[96]。对于接受脊柱侧弯手术的患者，建议术前行胸部 X 线或磁共振检查评估膈肌和胸壁运动，并进行肺功能评估[97]。也可以使用简易风险评分对术后肺部并发症的发生风险进行评估[98-99]。有强有力的证据推荐行肺扩张治疗，如诱发性肺量计训练和深呼吸锻炼可以降低术后肺部风险。

表 64.4A　欧洲术前停用直接口服抗凝剂的时机

	eGFR（ml/min）	低至中度出血风险（h）	高出血风险（h）
达比加群	≥50 30～50 ＜30	≥24 48 ≥72	48 72 ≥120
Xa 因子抑制剂（利伐沙班、阿哌沙班、依多沙班）	≥30 ＜30	≥24 ≥72	48 ≥72

eGFR，估计肾小球滤过率［From Yurttas T，Wanner PM，Filipovic M. Perioperative management of antithrombotic therapies. Curr Opin Anaesthesiol. 2017；30（4）：466-473.］

表 64.4B　美国术前停用凝血酶抑制剂（达比加群）和 Xa 因子抑制剂（利伐沙班、阿哌沙班）的时机

	凝血酶直接抑制剂		Xa 因子抑制剂	
肌酐清除率（ml/min）	低出血风险	高出血风险	低出血风险	高出血风险
＞80	≥1 天	≥2～3 天	≥1 天	≥2 天
50～80	≥1～2 天	≥3～4 天		≥2～3 天
30～49		≥4 天		≥3～4 天
15～29	N/A	N/A	≥36 h	≥4 天

N/A，不适用［From Arnold MJ，Beer J. Preoperative evaluation：a time-saving algorithm. J Fam Pract. 2016；65（10）：702-710.］

如今，随着医学的进步，患者的生存率得以提高，机体功能得以改善，越来越多合并慢性肾病的患者接受择期矫形外科手术治疗[100]。许多文献关于终末期肾病（end-stage renal disease，ESRD）患者行择期矫形外科手术的预后尚存争议。两项大样本的回顾性研究表明，并没有发现合并 ESRD 患者行髋关节术后的发生手术部位感染、血栓栓塞事件和术后 90 天内死亡率增加[101-102]。也有研究者发现合并 ESRD 患者在关节置换术后，其心血管、肺部、感染和血栓栓塞事件等并发症的发生率更高，再入院率和死亡率增加[103-104]。麻醉科医师需要关注的是术前和术后进行血液透析的时间点，以避免高血容量、高血钾和酸中毒；心血管评估和血压的控制；电解质的维持、贫血、药物代谢以及血栓栓塞并发症与高出血风险之间的平衡，是合并 ESRD 患者容易存在的问题。骨科疾病的病理生理变化也是术前需要考虑的重要因素，由于过低或过高的骨转化异常都会造成患者骨强度的减弱。由于骨质较差增加钢板、螺钉和骨水泥的使用，以及不太严格限制的术后活动，会增加患者术后并发症的

发生率[100]。

普通人群贫血的总发病率随着年龄的增长而增加，据估计 65 岁及以上的老年患者为 10% ～ 11%。直到最近，老年患者贫血也只被认为是实验室检测值异常。而今天，大量的文献证据表明，术前未诊断的贫血在择期矫形外科手术患者中很常见，并且会增加输血以及围术期并发症发病率和死亡率[105]。术前对贫血的评估应考虑到通过刺激红细胞生成和治疗基础疾病增加内源性红细胞的数量[106]。应尽可能查找术前贫血的病因，并进行治疗，减少围术期出血。通过检测手术前 28 天内的血红蛋白、血清铁蛋白、转铁蛋白饱和度、转铁蛋白受体指数、网织红细胞血红蛋白、维生素 B_{12}、叶酸、血清肌酐、肾小球滤过率查找贫血病因（图 64.4）[105-106]。通过对择期矫形外科手术患者贫血的预防和管理，可以提高患者的围术期安全和改善预后。对于合并贫血行矫形外科大手术的患者，术前给予羧甲基麦芽糖铁可将术后感染的发生率从 12.0% 显著降低至 7.9%。此外，还可以缩短 1 天的住院时长[107]。

除了前面我们已经讨论过的抗血小板和抗凝药物应用情况外，有些矫形外科手术患者术前合并原发性凝血障碍。鉴于矫形外科手术患者原发性凝血障碍的管理与其他有出血风险的手术类型，如神经外科手术并无不同，这里我们只简单总结了几个要点。基于

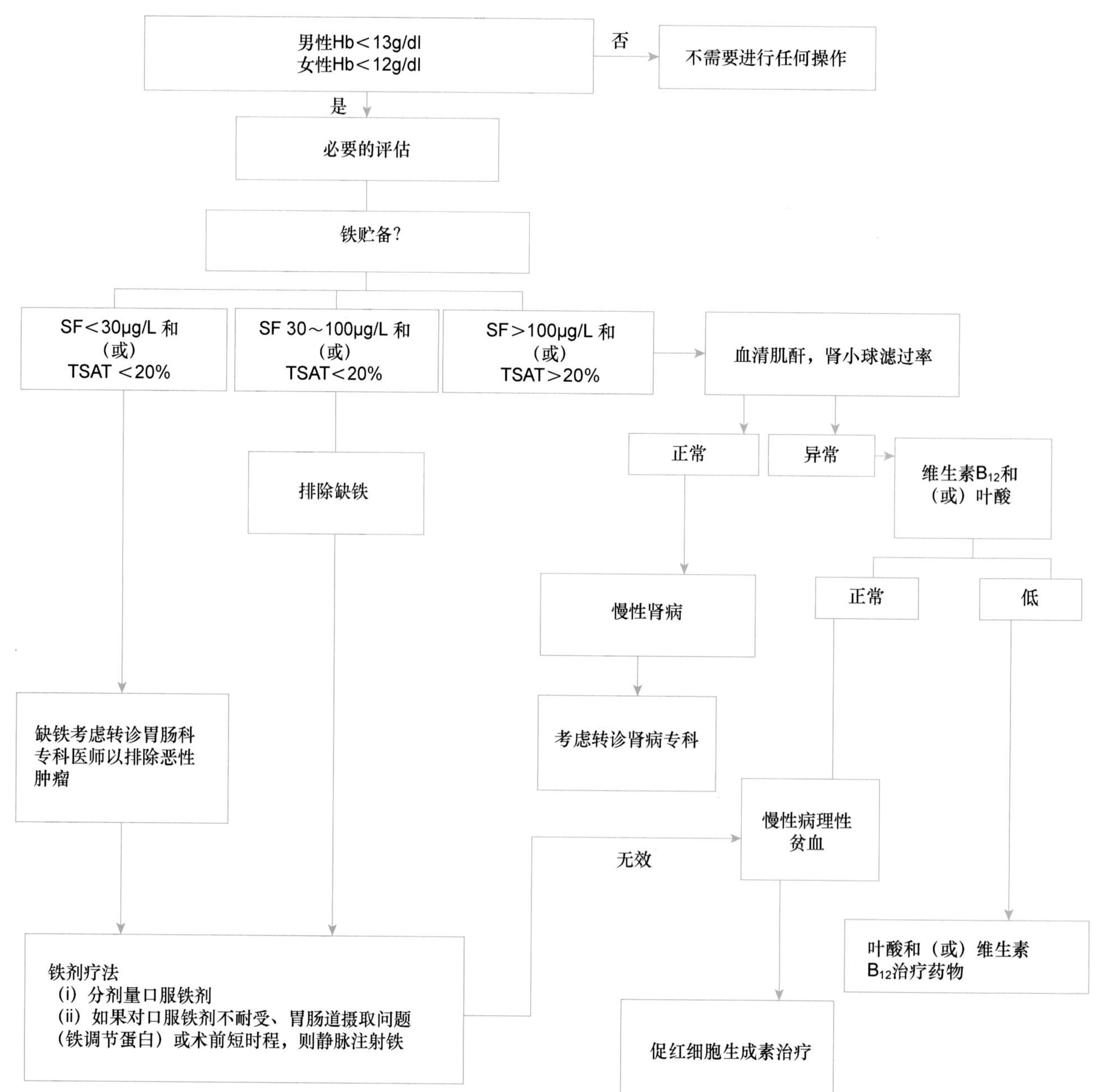

图 64.4　术前贫血的检测、评估和管理流程。SF，血清铁蛋白；TSAT，转铁蛋白饱和度 [With permission from Goodnough LT, Maniatis A, Earnshaw P, et al. Detection, evaluation, and management of preoperative anaemia in the elective orthopaedic surgical patient: NATA guidelines. Br J Anaesth. 2011; 106 (1): 13-22.]

文献中强有力的证据，建议通过标准化问卷且只有在指明的情况下，才使用血小板计数、凝血酶原激活时间、活化部分凝血酶时间、PFA-100 血小板功能分析和血管性血友病因子的测定来识别出血并发症风险增加的患者（表 64.5）[108-109]。

最后，内分泌和营养方面也会影响矫形外科手术的预后。对于严重肥胖的患者，其术前及术中的影像学检查会受到影响，由于手术视野不易暴露给手术带来困难，食管反流和通气血流比值改变等使麻醉风险增加，同时会增加切口感染、术中出血、静脉血栓、肺炎和术中定位困难造成的神经损伤风险[110-111]。同样，营养不良也会增加脊柱和关节置换手术患者术后肺部感染、手术部位感染和术后预后不良的风险[90, 112-113]。矫形外科手术营养不良患者的筛查，包括体重指数、小腿或前臂周长以及肱三头肌前臂褶皱等的测量，还包括总淋巴细胞计数（＜1500 个 /mm^3），血清白蛋白（＜3.5 g/dl），前白蛋白（＜16 mg/dl），转铁蛋白（＜200 mg/dl）和锌水平（＜66～95 μg/dl）等血清实验室检查指标[112]。矫形外科手术患者可以应用多种量表评估营养状态。简易营养评估对于存在严重营养不良风险的矫形外科手术患者是简单有效的[113-114]。虽然常规的肠内或肠外营养不能降低围术期的风险，但对于存在严重营养不良的患者，营养科医师应制订相应的营养方案。术前与患者共同讨论推迟择期手术直至营养状况改善的风险和益处。同样对于糖化血红蛋白增高（＞7%）的糖尿病患者，在择期行矫形外科手术之前控制血糖有利于降低术后感染风险和改善预后。

表 64.5　出血风险增加监测的调查问卷表

1. 你是否有过原因不明的大量流鼻血的经历？
2. 你是否有过非创伤的“蓝点”（血肿）或“小出血”（躯干或身体其他不寻常的部位）？
3. 你是否有过找不到原因的牙龈出血？
4. 你多久有一次出血或“蓝点”（血肿）：一周 1～2 次或更频繁？
5. 你是否有过受到轻伤（如刀割伤）后长时间出血的情况？
6. 你是否有过手术后或手术中（例如扁桃体切除术、阑尾切除术或分娩期间）长时间或严重出血？
7. 你是否有过拔牙后长时间或严重出血？
8. 你是否有过在手术中接受输血或其他血液制品的经历？如果是，请具体描述。
9. 你的家族中有出血性疾病的病史吗？
10. 你吃止痛药或抗风湿病的药吗？如果是，请具体描述：
11. 你还吃其他药吗？如有，请具体描述。
12. 你是否感觉你的月经时间过长（＞7 天）和（或）更换卫生棉条的频率很高？

［From Koscielny J，Ziemer S，Radtke H，et al. A practical concept for preoperative identification of patients with impaired primary hemostasis. Clin Appl Thromb Hemost. 2004；10（3）：195-204.］

并发症和预后

一项纳入 10 万例患者的研究，对包括全髋关节置换手术在内的 8 类常见手术进行分析，寻找术后 30 天死亡率和长期生存率的影响因素[115]。该项研究发现行全髋关节置换手术的 12 184 例患者术后 30 天死亡率为 1%，术后平均随访 8 年时间期间的死亡率为 20%，而所有纳入患者的术后 30 天死亡率为 3%，术后随访 8 年的死亡率为 36%。髋关节置换手术术后 10 年的生存率仍有 75%。术后的主要并发症是尿路感染、深静脉血栓（deep vein thrombosis，DVT）、肺炎、浅表切口感染、深部切口感染、假体功能失败、肺栓塞、心肌梗死和周围神经损伤。出现以上任何一种并发症，患者术后 30 天死亡率从 1% 上升至 6.4%。术后发生肺炎的患者，其术后 30 天死亡率上升至 16.4%，术后 5 年死亡率上升至 62.7%；术后出现心肌梗死的患者，其术后 30 天死亡率上升至 29.2%，术后 5 年死亡率上升至 52.1%[115]。鉴于全关节置换术后并发症会导致许多不良结局，术前评估时需要尽量发现患者风险，治疗潜在疾病，并积极改善其术前的机体功能。术前评估是制订外科手术计划的重要部分。术前鉴别和治疗可能的危险因素，可以降低术后并发症的发生风险。术前、术中和术后采用多学科参与的标准流程可以明显改善预后和降低医疗费用[116]。

对矫形外科手术原发病的特殊考虑

骨关节炎

骨关节炎是一种退行性关节疾病，以关节软骨缺损和骨赘形成为特征，最常见的发生部位是手、膝盖、髋、足和脊柱。临床症状包括随着活动而加剧的关节疼痛，活动量减少。骨关节炎是老年人慢性疼痛和残疾的最常见原因之一，也是患者接受全膝关节和髋关节置换手术的最常见原因。除年龄以外，骨关节炎最重要的危险因素包括肥胖和关节损伤或错位。

虽然骨关节炎没有全身系统性的表现，但这些患者常合并心脏病和糖尿病等内科疾病，使体力活动受限更加明显[117]，因此在术前评估中应考虑到这一点。

对于骨关节炎导致慢性疼痛的患者，特别是长期使用阿片类药物的患者，多模式镇痛方案可能会使他们受益。对于经常服用非甾体抗炎药（NSAIDs）的患者，应该询问是否存在胃食管反流和消化性溃疡相关疾病。对于这些患者手术体位的摆放应格外小心，需要考虑疼痛、关节僵硬和使用骨科器械的情况。严重的颈椎骨关节炎会影响气道管理，而严重的胸椎或腰椎疾病会加大神经阻滞技术的难度。

类风湿关节炎

类风湿关节炎（rheumatoid arthritis，RA）是一种影响关节和其他器官系统的自身免疫性炎症性疾病。在发达国家发病率约为 1%，其中女性的发病率是男性的 2 倍，60 岁～ 80 岁之间最为常见[118]。大多数 RA 患者都可以检测到自身抗体，如类风湿因子和抗环瓜氨酸肽抗体。关节病变包括滑膜组织炎症和肥大、软骨破坏和骨质侵蚀。临床表现为伴有疼痛的关节肿胀、僵硬和进行性畸形改变。与骨关节炎相比，RA 的疼痛和僵硬通常在休息一段时间后更严重，但随着活动而缓解。RA 最常以对称的方式累及手部和足部的小关节，但也可进展至较大关节和非典型关节，如颞颌关节（temporomandibular joint，TMJ）和环杓关节。高达 80% RA 患者的病变会累及颈椎。因为 RA 是一种全身性疾病，麻醉需要考虑的内容比较复杂（表 64.6）。

与骨关节炎患者相似，RA 患者在手术时需要注意体位摆放，特别是在怀疑有颈椎疾病的情况时。颈椎不稳定在 RA 患者中十分常见，一项研究显示行择期全关节置换术的 RA 患者中，受颈椎不稳定影响者高达 61%[119]。颈椎不稳定可能是由于寰枢椎或下颈椎半脱位所致，如果颈部错位，患者可能会面临脊髓受压的风险（图 64.5）。目前尚无对 RA 患者术前颈椎评估的相关指南。当然，应该询问患者颈部的活动范围和任何引起疼痛或神经根病变的症状。然而，部分颈椎病可能不会有明显症状，则需要完善颈椎 X 线片，包括屈曲和伸展的侧位片，整个颈椎的正面图，以及正面张口齿状突面图。如果齿状突后缘与 C1 后弓前缘之间的距离小于 14 mm，则可能存在一定程度的脊髓受压（图 64.6）[120]。

如果怀疑颈椎不稳，应谨慎进行气道管理，对颈

表 64.6 类风湿关节炎患者的麻醉管理要点

气道	TMJ 活动受限 声门裂狭窄
颈椎	寰枢椎不稳
心脏	心包炎 心脏压塞
眼睛	干燥综合征
胃肠道	ASA、皮质激素引起的胃溃疡
肺	弥漫性间质性纤维化
肾	NSAIDs 引起的肾功能不全

ASA，乙酰水杨酸；NSAIDs，非甾体抗炎药；TMJ，颞颌关节

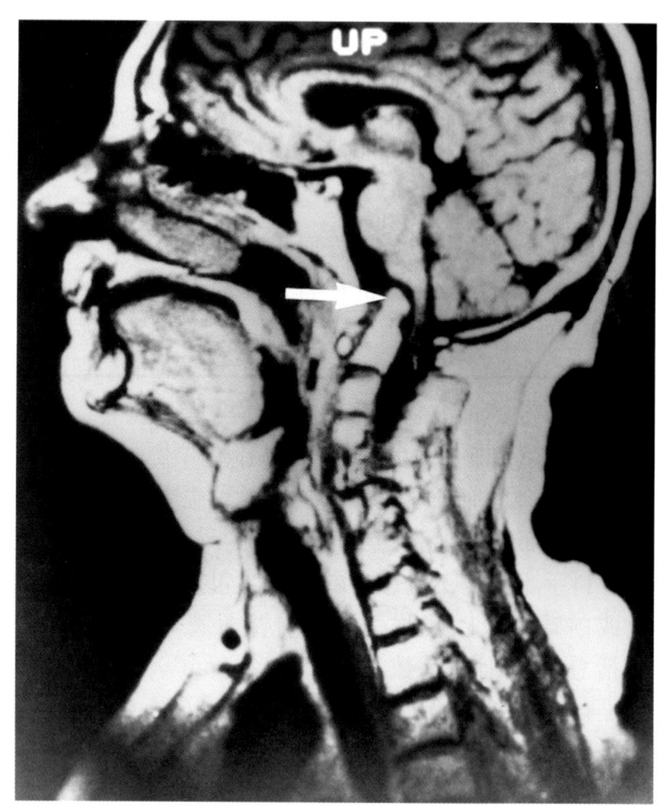

图 64.5 **晚期类风湿关节炎患者的磁共振成像显示，**C_2 椎体齿状突（箭头）通过枕骨大孔内陷并压迫脑干；注意 C_4 和 C_5 椎体退行性变，常见于类风湿关节炎患者

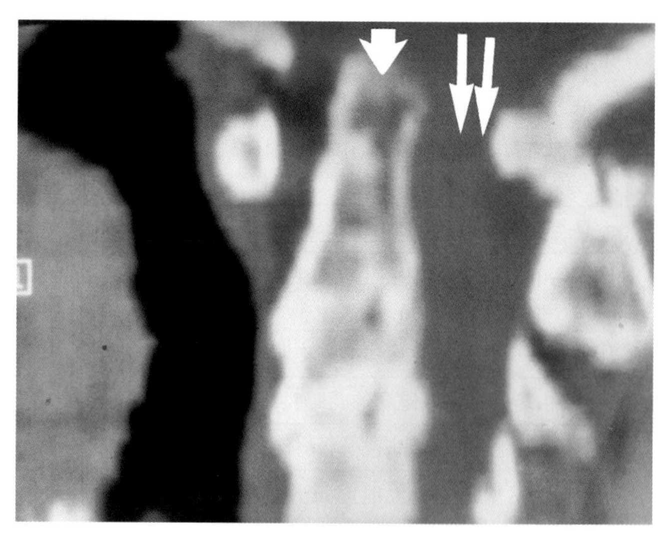

图 64.6 **颈部 CT 扫描显示，C_1 与 C_2 关节中度半脱位。**齿状突（单箭头）有压迫脊髓（双箭头）至 C_1 后弓的趋势，尤其在颈部屈曲时

部进行最小限度的操作。即使在没有颈椎疾病的情况下，RA 患者也可能由于颞颌关节疾病限制张口或环杓关节僵硬阻碍气管导管通过而出现困难气道。对于这些患者来说，推荐使用纤维喉镜插管或自然气道的局部技术。

RA 的关节外表现很常见，且与发病率和死亡率增加有关，主要与心血管疾病有关[121]。RA 引起的全身性炎症会导致早期动脉粥样硬化。因此，RA 患者发生心肌梗死、充血性心力衰竭和卒中的风险是非 RA 患者的两倍[122]。心包炎是 RA 最常见的心脏表现，但很少导致临床重大疾病。尽管 RA 尚未被证明是围术期发生死亡或不良心血管事件的独立危险因素[123]，但对这些患者进行全面的术前心血管风险评估是有必要的。RA 患者的肺部受累情况也较为常见，主要表现为胸腔积液和间质性肺疾病，严重程度可从亚临床到（罕见的）严重不等。当怀疑患者有严重肺部疾病时，建议术前行胸片或肺功能检查。RA 的其他关节外表现包括骨突部位，伸肌表面的皮下类风湿结节，中小血管炎，以及贫血和血小板增多症等血液异常情况。

RA 的治疗重点是早期开始抗风湿药物（disease modifying antirheumatic drug，DMARD）治疗，以达到在临床和影像学上疾病缓解的目的。传统的 DMARDs 包括甲氨蝶呤、羟氯喹、柳氮磺胺吡啶和来氟来特，除此之外，许多患者还受益于越来越多的生物制剂的治疗，包括利用单克隆抗体或受体蛋白来抑制炎性细胞因子或细胞系。免疫抑制是 DMARDs 的危险因素，且能影响伤口愈合。目前的证据支持围术期继续使用甲氨蝶呤，但其他药物对围术期感染和伤口并发症发生率的影响尚不确定。一种保守的治疗方法是在手术前使用至少一个剂量周期的生物制剂，当伤口愈合取得进展后再恢复用药[124]。在每种情况下，改善免疫功能和伤口愈合的益处必须与疾病爆发的风险相平衡，对于一些患者来说，围术期继续使用 DMARDs 是合适的。用药计划应该在风湿科医师和外科医师共同参与下制订。RA 患者在围术期服用皮质类固醇可能需要使用冲击剂量。另外，与长期服用 NSAIDs 的患者一样，需要询问他们是否存在胃食管反流的症状。

强直性脊柱炎

强直性脊柱炎是一种自身免疫性脊椎关节病，通常影响脊柱和骶髂关节，但也可能累及周围关节。多发生于男性，发病年龄常在 20 到 30 岁之间。受累关节的炎症可引起纤维软骨和异位骨的形成，最终导致关节融合。晚期疾病的 X 线表现为典型的竹节样变，这是由脊椎韧带骨化引起的，加上骨质疏松性压缩性骨折，可能会导致硬性后凸，需要进行手术矫正（图 64.7）。

尽管脊柱僵硬，但晚期强直性脊柱炎患者的脊椎也相当脆弱。脊椎骨折可以是自发性的，也可以因轻微的创伤引起，颈椎是常见的骨折部位[125]。显然，这些将严重影响术中的定位和气道管理。术前应全面评估颈部活动范围和先前存在的神经功能障碍，必须始终提供足够的颈部支撑，以避免过度伸展。颈椎后凸可能会使喉镜的直接操作困难或无法显露声门，而颞颌关节疾病会限制张口度。对于患有严重颈椎病的患者来说，清醒状态下采用纤维喉镜行气管插管是最安全的选择，因为在整个插管过程中可以保留自主呼吸并进行神经监测。视频喉镜也已经成功应用于强直性脊柱炎患者[126]。喉罩（laryngeal mask airway，LMA）在不需要气管插管的情况下也可以使用，或者使用插管式喉罩[127]。

强直性脊柱炎的脊柱病理改变会增加椎管内麻醉的技术难度。此外，强直性脊柱炎患者椎管内麻醉后硬膜外血肿发生率高于普通人群。这可能与反复多次的穿刺，使用 NSAIDs 或硬膜外间隙缩小有关，当血肿发生时，原已存在的脊髓受压的情况更严重[128]。如果需要进行椎管内麻醉，可采用超声或透视引导下技术。完成椎管内麻醉后，应警惕硬膜外血肿发生的症状。

强直性脊柱炎的关节外表现多见于病情严重的患者。升主动脉和主动脉根部的炎症和纤维化会导致主

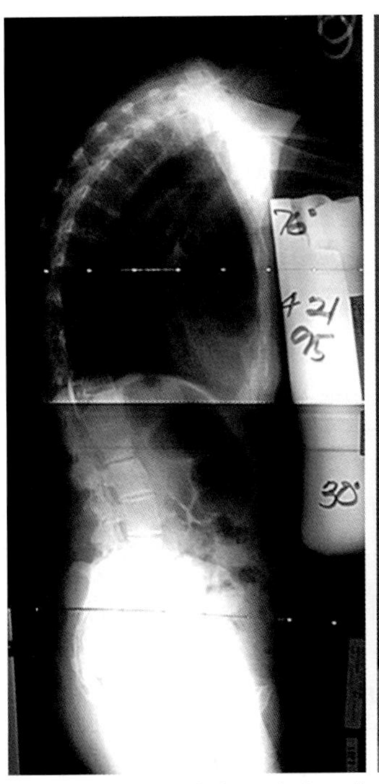

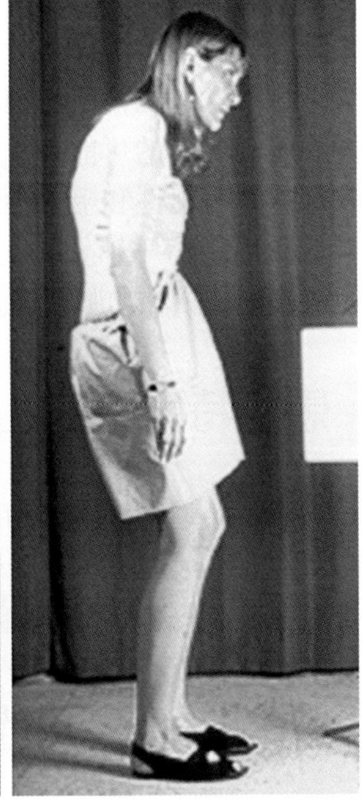

图 64.7　**强直性脊柱炎患者，存在明显的脊柱后凸**。注意，侧位 X 线片提示明显的脊柱后凸

动脉瓣关闭不全，病变延伸到传导系统可能导致心脏传导阻滞或室上性心律失常。强直性脊柱炎患者主动脉瓣关闭不全和传导异常的发生率随着病程的延长而增加，15年后分别为3.5%和2.7%，30年后分别为10%和8.5%[129]。与RA一样，强直性脊柱炎患者也存在更高的动脉粥样硬化风险[130]。由于脊柱后凸和胸壁僵硬影响，强直性脊柱炎的肺部表现为限制性肺部疾病，疾病晚期可见肺纤维化改变。术前心肺评估的级别取决于疾病的持续时间和严重程度，可通过心电图、超声心动图和（或）肺功能检查完成。

软骨发育不全

软骨发育不全的特征是身材矮小、腰椎前凸、头大、面中部发育不全、短手和认知功能发育正常。据估计，其发病率为1/10 000到1/30 000。尽管这是一种常染色体显性疾病，但大多数病例是自发性基因突变的结果[131]。软骨发育不全患者可以在儿童或成人时接受矫形外科手术，以纠正相关畸形，如胫骨弯曲和椎管狭窄。

软骨发育不全患者的主要麻醉挑战是气道管理。面中部发育不良，咽部与扁桃体、腺样体和舌头的比例较小，使这些患者容易发生上气道阻塞，并可能妨碍直接喉镜操作。扁平的鼻梁和较大的下颌骨会影响面罩通气的密闭性。由于存在枕大孔狭窄的可能，应避免颈部过度伸展。对于这些患者，应考虑利用视频喉镜或纤维支气管镜进行气管插管，同时准备多种不同型号的气管导管，因为许多患者需要的型号可能比预期年龄所需的尺寸小。软骨发育不全患者的其他麻醉考虑因素，包括由于脊柱畸形或狭窄导致难以进行神经阻滞麻醉的可能性，以及心肺后遗症，如限制性肺疾病，中枢性和阻塞性睡眠呼吸暂停，以及由此导致的肺动脉高压[132]。行大型手术前应进行超声心动图检查以评估肺动脉高压。

患有特殊疾病儿童的矫形外科手术

儿童矫形外科手术的麻醉管理不在本章讨论。然而，在儿童时期，许多骨骼肌肉疾病需要进行多次矫形外科手术，这可能会对麻醉科医师构成特殊的挑战。

青少年特发性关节炎

青少年特发性关节炎（juvenile idiopathic arthritis，JIA）是儿童中最常见的风湿病。它的特征是慢性关节炎，其发病年龄在16岁之前，包括以下所述的5种不同的亚型。JIA的血清反应可能为阳性或阴性，女孩的发病率是男孩2倍，并且可能持续到成年[133]。

1. 少关节型关节炎：至少占JIA的50%，受累关节少于5个，常合并葡萄膜炎。

2. 多关节型关节炎：占JIA的25%～40%，受累关节5个或5个以上。通常需要抗风湿药物（disease-modifying anti-rheumatic drugs，DMARD）治疗。

3. 银屑病关节炎：患者同时存在银屑病和关节炎。

4. 附着点相关关节炎：累及脊柱、髋关节及骨骼上的肌腱附着点。

5. 全身型关节炎：以出现高热、皮疹为临床表现。

与成人关节炎一样，青少年特发性关节炎患者应特别注意关节活动范围和术中体位的摆放。在JIA中，颈椎和颞颌关节可能会受到影响，尤其是在多关节型关节炎中，进行气道管理时应采取适当的预防措施。对于儿童，清醒状态下行纤维喉镜插管是不可行的。可在诱导后保留自主呼吸的情况下，行纤维喉镜插管。JIA的常见关节外表现包括生长异常和葡萄膜炎。全身型JIA患者有时会合并心包炎和胸腔积液。JIA的药物疗法与RA相似，包括传统的DMARDs和生物制剂，在进行围术期风险评估和管理也有着相似的要求。

成骨不全

成骨不全是由胶原蛋白相关基因突变引起的一组遗传性骨发育不良疾病。发病率为1/10 000，骨骼易碎、易致畸形和骨折易感性是该病最具有特征性的临床表现。次要特征包括身材矮小、蓝色或灰色巩膜、传导性听力丧失、牙本质异常致牙齿软化和变色、枕骨大孔狭窄、心脏瓣膜异常和易出血。尽管最严重的成骨不全亚型会导致围产期死亡，但其他亚型患者的预期寿命可以延长至成年期[134]。

成骨不全患者可能需要进行多次矫形外科手术，例如骨折固定，用于矫正长骨畸形的髓内钉手术，用于矫正脊柱侧弯的脊柱融合术以及关节置换术。其麻醉管理充满挑战性（表64.7）。在对这些患者进行手术时，必须格外小心，避免医源性骨折的发生。进行血压测量的袖带下应加衬垫或行有创动脉穿刺置管，以最大程度地降低肱骨骨折的风险。使用止血带时必须采取类似的护理措施。成骨不全患者应避免使用琥珀胆碱，因为其产生的肌肉抽搐可能会引起骨折。成骨不全患者常伴有颈椎活动度受限，因此进行气道

表 64.7　成骨不全患者的麻醉管理要点

气道	上颌骨、下颌骨和颈椎骨折的风险
出血	血小板异常
心脏	先天性和瓣膜性心脏病，主动脉近端囊性退变
眼睛	突眼——俯卧位
高热	恶性高热，补液，物理降温
体位	骨折的风险
肺	脊柱后侧凸——限制性肺疾病
区域麻醉	骨折，髓内注射

管理时必须轻柔，并尽量减少头颈部的操作，以免造成颈、面部损伤和牙齿断裂，尽量选用纤维喉镜进行气管插管。血小板功能正常的患者可考虑采用区域麻醉，但由于脊柱侧弯造成操作困难时，必须谨慎操作以避免穿刺入骨或将药物注入骨髓内。

成骨不全的几种骨骼外表现值得引起麻醉科医师的注意。影响骨骼的胶原蛋白异常也可能同时影响心脏瓣膜和主动脉，导致反流性病变、主动脉根扩张甚至主动脉夹层。脊柱后凸畸形或胸壁畸形可导致限制性或阻塞性肺疾病。实际上，肺部并发症才是成骨不全患者死亡的主要原因。如果发现杂音或心肺疾病的症状，应考虑术前行超声心动图或肺功能检查，并对其异常结果进行相应的处理。成骨不全患者由于血小板功能障碍和血管脆性而有手术出血增加的风险。术前应评估患者的出血风险，必要时应用精氨酸加压素（1-deamino-8-D-argininevasopressin，DDAVP）或输注血小板治疗。

已有文献提示成骨不全与恶性高热（malignant hyperthermia，MH）之间存在联系，尽管有关这种关联的证据还很薄弱。在成骨不全患者中可以观察到术中高热和代谢性酸中毒，但是在大多数情况下，这与其他代谢亢进的体征无关，仅通过降温措施即可解决。对于成骨不全患者使用 MH- 诱发药缺乏共识，最保守的方法是使用非诱发性的麻醉药，但在有些特殊情况下（例如对难以合作的儿童无法进行静脉注射），可以考虑使用挥发性麻醉药。整个过程，均应仔细监测患者体温过高和酸中毒情况，并随时提供适当的治疗方式[135]。

大脑性瘫痪

大脑性瘫痪是儿童持续性运动障碍的最普遍原因，在发达国家每 1000 例活产儿中有 1 ～ 2 例发生。它是由于发育中的大脑在产前或围产期损伤引起的，其特征是运动和姿势的非进行性异常，例如痉挛、共济失调和运动障碍。运动功能障碍可能是轻度或重度的，孤立性或伴有其他异常表现，包括认知障碍、语言障碍和癫痫发作。脑瘫患者通常需要进行多次矫形外科手术，例如软组织松解和肌腱延长手术以治疗挛缩，截骨术以治疗髋部畸形和脊柱融合术以治疗脊柱侧弯。

对大脑性瘫痪患者的麻醉管理需要考虑其病情的社会心理和医学因素[136]。由于认知迟缓，行为问题或言语障碍，与其沟通可能存在困难，需要在父母或看护人的参与和协助下进行围术期的互动交流。需要注意，言语障碍不一定等于认知障碍。对于癫痫发作的患者，围术期应继续使用抗癫痫药物，并询问癫痫发作的频率和特征。大脑性瘫痪患者常出现胃食管反流，因此应考虑进行快速诱导插管。延髓功能障碍会进一步导致慢性误吸和进食困难，有时需要放置胃造瘘管。由于脊柱后凸畸形引起的慢性误吸，反复呼吸道感染和呼吸功能受限，导致这些患者出现显著的肺部并发症。由于存在颈椎后凸或肌张力障碍，颞颌关节功能障碍或牙列不齐，气道管理可能存在挑战性。大脑性瘫痪患者的最低肺泡有效浓度（minimum alveolar concentration，MAC）低于正常值，并且可能由于下丘脑功能障碍而易发生术中体温过低。已经注意到大脑性瘫痪和乳胶过敏之间存在相关性，这可能与这些患者多次接受外科手术有关[137]。

脊柱裂

脊柱裂是对各种对先天性脊柱和脊髓畸形的描述。在胚胎学上，是由于神经管融合失败而导致的。关于脊柱裂的争论由于术语和分类上的不一致而变得复杂，但畸形可大致分为裸露神经组织的开放性缺损（如髓鞘神经鞘瘤和骨髓分裂症）和闭合皮肤的缺损（如脑膜膨出、脊髓栓系、脊柱纵列畸形）。开放性缺损通常与神经系统缺陷有关，几乎总是在围产期修复或产前进行胎儿手术修复。闭合的缺损可能伴有相关的缺陷，或者直到成年之前都可能无症状而不能确诊。皮肤异常，如骶骨凹陷、血管瘤或骶部一簇毛发，需考虑闭合性缺损，但并不一定同时存在[138]。

与脊柱裂相关的神经系统异常包括低于缺损水平的运动和感觉缺陷，Chiari Ⅱ畸形，脑积水和神经源性膀胱功能障碍。脊柱裂患者可能需要行矫形外科手术，以矫正先天性或后天性肢体畸形，例如马蹄足或髋关节脱位，脊柱侧弯的脊柱融合术或挛缩的解除。脊髓栓系综合征的患者可能会在儿童或成人时出现脊髓松脱。与脑瘫一样，反复进行手术的脊柱裂患者，其乳胶过敏的发生率增加。

脊柱裂影响麻醉最重要的因素与硬膜外麻醉有关。无论患者是否接受过脊柱矫正手术，脊柱的解剖异常都会增加硬脊膜意外穿透、阻滞失败和神经损伤的风险。如黄韧带畸形或缺失，无法通过阻力的突然消失来识别硬膜外间隙。既往行硬膜外腔修补手术的患者，其硬膜外腔可能不正常或不存在。脊髓栓系可导致脊髓末端水平降低和神经组织在椎管内后置，增加脊髓麻醉或硬脊膜穿透意外而导致神经损伤的风险。对于有脊髓栓系综合征的患者，若行硬膜外麻醉是需要非常谨慎的。

脊柱裂患者进行神经轴麻醉时，必须充分了解患者的脊柱解剖。行脊柱的磁共振成像（magnetic resonance imaging，MRI）检查骨质和韧带缺损，脊髓末端水平，以及是否存在脂肪瘤或空洞等情况。避免在手术瘢痕处穿刺，穿刺点应在脊柱缺损水平以上。硬膜外麻醉药物应采用更小的剂量，因为异常的解剖结构会导致药物的过度扩散。阻滞失败或不完全会导致需要进行急救性镇痛或转为全身麻醉的可能[139]。

假肥大性肌营养不良

假肥大性肌营养不良（Duchenne muscular dystrophy，DMD）是一种X染色体隐性遗传神经肌肉疾病，在美国每10万例男性活产儿中就有16例罹患此病。肌营养不良蛋白基因的突变导致肌肉变性，这种变性是渐进性的，最终导致死亡。虚弱通常开始于儿童早期，8～12岁时丧失活动能力，20多岁时出现呼吸功能不全和心肌病，并在30岁前死于肺部并发症或心力衰竭。然而，随着护理水平的提高，DMD患者的预期寿命也在提高，有些患者可能活到30多至40多岁，糖皮质激素是治疗DMD的主要药物。患有DMD的患者可以接受矫形外科手术以矫正下肢畸形、脊柱侧凸或挛缩。这些患者也容易出现骨质疏松，骨折的风险增加，因此需要进行手术固定。

DMD患者围术期心脏系统和呼吸系统发生失代偿的风险增加，术前应进行全面彻底的心肺评估。根据他们所处的疾病阶段，这可能包括心电图、超声心动图和肺功能检查。对于用力肺活量（forced vital capacity，FVC）低于50%预测值的患者，建议拔管后进行无创正压通气，这对于低于30%的患者尤为重要。同时，大力提倡术后肺康复[140]。

由于存在急性横纹肌溶解症的风险，DMD患者禁止使用琥珀胆碱。吸入麻醉药也应避免使用，这与围术期的代谢反应有关，包括术中体温升高、心动过速、横纹肌溶解症和高钾引起心搏骤停。这些反应的机制与MH不同[141]。DMD患者在使用非去极化肌松剂时，药物作用时间和恢复时间均延长，引起肌松残余效应，肌力恢复延迟的风险增加。推荐进行肌松监测，以保证肌力的恢复。胆碱酯酶抑制剂是安全有效的逆转药物，也可使用舒更葡糖[142]。

先天性多发性关节挛缩症

先天性多发性关节挛缩症的特征是至少有两个不同部位的先天性非进行性挛缩。在活产儿中发病率约为1/5100至1/4300。先天性多发性关节挛缩症并不是一种单一疾病，它包含了由遗传和环境因素引起的数百种不同病因的疾病。其中大多数的特征是因胎儿期胎动减少，导致的关节发育异常。畸形可能局限于四肢，或伴随脊柱和颅面畸形。有些病例表现为神经功能障碍，提示预后不良[143]。

多发性先天性关节挛缩症的治疗需要进行早期的矫形外科干预，包括夹板和手术治疗，改善患儿的行走能力和日常生活能力。该病症给麻醉带来的主要挑战是气道管理，这与颅面部异常，如张口度小，高弓腭或小颌，以及颈椎活动度受限有关。由于限制性胸廓畸形、对阿片类药物和肌松剂的敏感性增加，导致围术期呼吸系统并发症的发生风险增加。因此优选区域麻醉和椎管内麻醉，然而因肢体挛缩、脊柱侧凸或脊柱裂，增加了这些技术的临床操作难度[144]。

有2例报道疑似MH的患者被诊断为先天性多发性关节挛缩症，表现围术期体温过高和代谢亢进，但无骨骼肌破坏的征象。这些患者应避免使用琥珀胆碱，并尽量减少挥发性麻醉药的使用[135]。

矫形外科手术患者的围术期管理

特殊考虑

除如前所述的围术期心血管、肺、肾和肝因素外，矫形外科手术与骨损伤、固定、植入物和骨水泥使用等引起的风险和并发症相关。骨质止血存在困难，若不使用抗纤维蛋白溶解药，即便是初次行髋关节和膝关节置换术也会大量出血，需要输血制品治疗。本章节对这些因素不做详细阐述，但鉴于近期越来越多的文献关注这方面的问题及其临床的重要性，我们总结了围术期抗纤维蛋白溶解药的使用、脂肪栓塞、骨水泥植入综合征的临床表现和治疗措施。

抗纤维蛋白溶解药

输血会增加不良事件的发生风险，包括死亡率增加、住院时间延长和手术总费用增加。抗纤维蛋白溶解药，如氨甲环酸（tranexamic acid，TXA）和氨基己酸（epsilon-aminocaproic acid，EACA），通过赖氨酸结合位点与纤溶酶原可逆性结合，抑制纤溶酶原与纤维蛋白结合。还可抑制纤溶酶的蛋白水解活性。TXA 和 EACA 均能有效减少围术期失血，减少输血需要和因术后出血进行的二次手术。

在矫形外科手术中，多节段脊柱手术和关节成形术中使用 TXA 和 EACA 证据最强。一些综合性 meta 分析已经证实了 TXA 在矫形外科手术中的系统化使用。2 项研究脊柱手术中静脉应用 TXA 的 meta 分析显示，与安慰剂相比，术中、术后失血和异体输血显著减少。然而，起始剂量（10～20 mg/kg、100 mg/kg 或 1～2 g）和维持剂量［1 mg/（kg · h）、10 mg/（kg · h）和 100 mg/（kg · h）］的确定存在很大差异[145-146]。类似的结果也证实了静脉注射 TXA 在 TKA 和 THA 中的疗效和安全性。与术后给药相比，术中静脉输注 TXA 可减少总失血量、术后出血量和输血率。常见的方法是在切皮前注射 10～15 mg/kg，然后在手术中输注 1 mg/（kg · h）[147-148]。最近的 1 篇 meta 分析发现，TXA 可以显著减少全肩关节置换术后的总失血量和输血量[149]。在无禁忌证的患者中使用上述剂量的 TXA，血栓栓塞事件的发生率并没有显著增加。

局部使用 TXA，虽然不是美国食品和药物管理局（Food and Drug Administration，FDA）批准的给药途径，但在理论上比静脉给药安全。在 TKA 和 THA 中，局部使用 TXA 与静脉注射 TXA 疗效相似（以总失血量和输血率的减少衡量），均优于使用安慰剂。局部使用 TXA 与使用安慰剂或静脉注射 TXA 比较，血栓栓塞事件的发生率没有差异。研究中使用的局部 TXA 剂量差异很大，通常在 1～3 g 之间。因此，尚未确定标准的局部使用剂量[150-152]。

EACA 也可以减少脊柱手术患者的总失血量和输血需求[153]。然而，EACA 并没有减少 TKA 和 THA 患者的输血需求[154-155]。在 THA 中，尚无 EACA 增加发生 DVT 和肺栓塞风险的报道[154]，而 TKA 或脊柱手术中发生 DVT 和肺栓塞风险的证据也不足。脊柱手术已采用 EACA 负荷剂量（100～150 mg/kg 或 5 g）联合连续输注 10～15 mg/（kg · h）的给药方式[153]。THA 和 TKA 选用 EACA 按体重计算剂量（12.5～100 mg/kg）和固定剂量（5～10 g）的给药方式[154]。

尽管在上述随机临床试验中没有观察到静脉血栓栓塞的发生率增加，但需要注意的是，研究中排除了血栓高风险患者，并且这些研究没有足够证据证明在各治疗组之间存在临床相关的细微差异。因此，考虑到静脉血栓栓塞的风险，有以下任何一种情况的患者应避免使用抗纤维蛋白溶解药：动脉或静脉血栓栓塞疾病史；近期放置心脏支架；严重缺血性心脏病史（NYHA Ⅲ或Ⅳ级）或心肌梗死病史；有脑血管意外、肾功能损害史或妊娠。目前，EACA 用于脊柱手术、THA 或 TAK 的证据有限，而 TXA 的应用证据更为可靠。在血栓高风险患者进行治疗时，推荐静脉或局部使用 TXA。

脂肪栓塞综合征

在所有行长骨或骨盆骨折以及 TKA 或 THA 的患者中，几乎都有无症状脂肪栓塞的发生。而有临床表现的脂肪栓塞综合征（fat embolism syndrome，FES）在上述患者中超过 30%[156-157]。骨折或手术操作（如扩孔）后，髓内压力增加和长骨内静脉窦破裂可导致脂肪和骨髓碎片进入静脉循环。碎片滞留在肺微血管中，导致肺循环机械性阻塞。脂肪球水解后释放的游离脂肪酸会诱发全身炎症反应，并导致肺内皮细胞损害，毛细血管渗透性增加，血小板黏附性增加，微血管内血栓形成。在合并心内（卵圆孔未闭）或肺内分流的情况下，脂肪颗粒也可能进入体循环系统，引起大脑和皮肤上的临床表现。

FES 的临床表现包括低氧血症、呼吸性碱中毒、精神状态改变、皮疹（结膜、口腔黏膜、颈部和腋下皮肤皱褶）、血小板减少和脂肪微球蛋白血症。FES 的表现可呈渐进性，在创伤或手术后 12 到 72 h 内逐步发展。术中，FES 还可表现为在长骨扩髓、髓内植入骨水泥假体或止血带松解后的心血管反应性崩塌。胸片通常表现为双侧弥漫性浸润，特别是在肺上、中叶。有明显精神状态改变的患者的 MRI 可显示多发性高信号病灶。动脉血气分析有助于确定低氧血症的程度[156]。FES 的最佳预防性治疗策略是早期手术复位并固定骨折部位。其治疗包括早期的支持治疗和辅助性供氧，必要时进行机械通气以纠正低氧血症，以及谨慎的液体管理以防止毛细血管渗透恶化。目前没有证据支持在 FES 治疗中使用类固醇、肝素或右旋糖酐[157]。FES 的总死亡率仍然很高（高达 20%）。

骨水泥植入综合征

在人工关节置换术中，股骨假体可借助甲基丙烯酸甲酯水泥或通过骨质嵌生固定于股骨髓腔内。骨水泥固定股骨假体可并发“骨水泥植入综合征（bonecement implantation syndrome，BCIS)"，表现为术中显著低血压、支气管痉挛、缺氧、心律失常、肺血管阻力增加、右心衰，甚至心搏骤停[158]。其机制可能是：股骨髓腔内加压时骨髓碎片进入肺循环造成栓塞；循环中甲基丙烯酸甲酯单体的毒性作用；股骨髓腔钻孔扩大时细胞因子和环氧合酶产物的释放，可诱发肺血管收缩和微血栓的形成。栓子是在骨水泥植入过程中由过高的髓内压所致。在使用骨水泥的关节成形术中，髓内压最高可达 680 mmHg，而在不使用骨水泥的关节成形术中则低于 100 mmHg。术中经食管超声心动图（transesophageal echocardiography，TEE）可发现右心内有骨髓碎片（图 64.8 和图 64.9）[159]。

这种并发症的危险因素包括转移性疾病、未使用过器械的股骨管（一般认为，一旦使用器械和骨水泥，股骨内表面变得光滑和硬化，从而不易渗漏）、长干股骨假体、病理性骨折后 THA、合并肺动脉高压和右心衰以及使用大量骨水泥。在假体植入前，对股骨髓腔进行高压脉冲灌洗，以及在股骨上钻减压孔，可减轻骨髓栓塞引起的血流动力学波动。然而，减压技术可导致骨水泥的显著外渗。因此，高危患者应考虑使用非骨水泥假体[160]。该类患者应进行动脉及尽可能的中心静脉置管监测。骨水泥植入综合征的治疗主要是支持治疗，包括充分的液体复苏和通气支持。骨水泥植入综合征引起的低血压需要使用正性肌力药和缩血管药物，如肾上腺素。

创伤骨科

骨盆骨折

骨盆骨折是最复杂的骨科损伤之一，死亡率高（开放性骨折高达 32%）。通常是由钝性创伤造成的，包括摩托车和机动车事故（60% ~ 80%）。按骨盆环损伤的解剖分类（分离型、压缩型、垂直型、混合外力型）及更重要的血流动力学状态，将骨盆创伤分为轻度、中度和中度[161]。外伤性骨盆骨折患者常合并危及生命的相关损伤（头部和颈部、胸腹部和四肢），需要在围术期处理中予以考虑。此外，骨盆骨折可导致致命性的腹膜后出血[162]。伴发钝性胸部创伤可导致心脏挫伤和主动脉撕裂。术前心电图和心肌酶测定有助于评估心肌损伤的程度。麻醉诱导前应进行全面的术前神经系统评估，包括精神状态、运动和感觉检查。膀胱和尿道损伤也很常见。在安置尿管之前，可能需要泌尿外科进行评估。如果存在严重的血胸或气胸，可能还需要在手术前插入胸导管。存在 DVT 和肺栓塞的高风险患者应考虑安置临时性下腔静脉滤网。

多学科诊疗包括创伤和骨科医师、泌尿外科医师、放射介入科医师、麻醉科医师和重症监护治疗病房（intensive care unit，ICU）医师的共同参与，这对患者的及时治疗至关重要，应注重进行充分容量复苏，止血，并减轻组织损伤[161]。在初步评估和病情稳定后，应尽快进行全面的放射学检查。CT 是金标

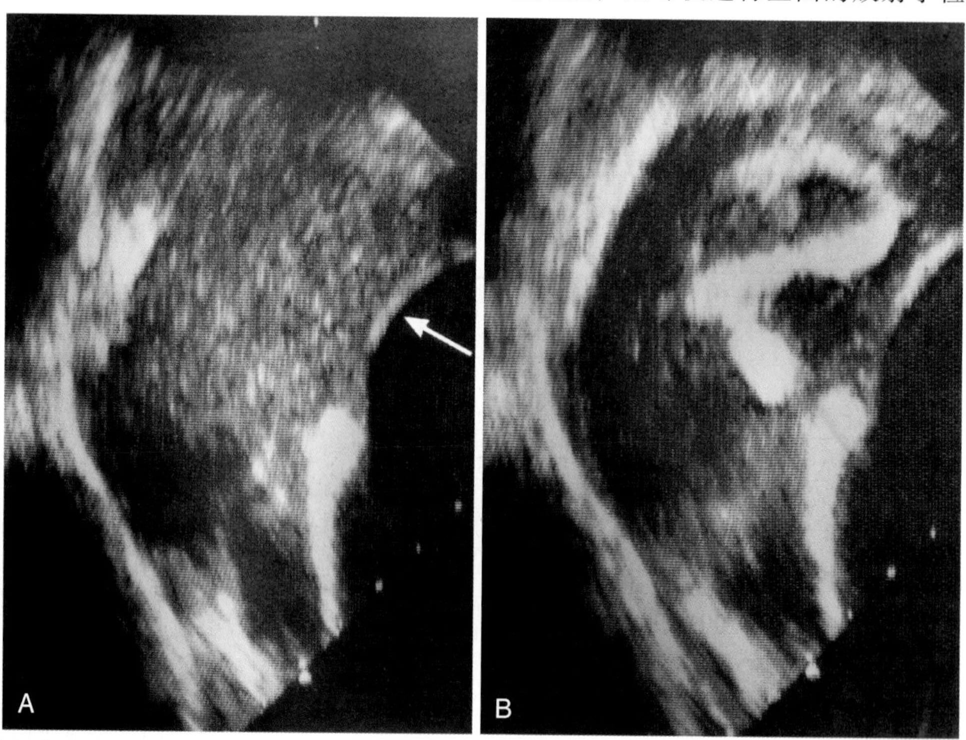

图 64.8 **右心房的超声心动图：**（A）右心房内多发性小栓子（箭头）；（B）大栓子（长 7 cm），可能是股静脉脱落的栓子（Modified from Christie J，Burnett R，Potts HR，et al. Echocardiography of transatrial embolism during cemented and uncemented hemiarthroplasty of the hip. J Bone Joint Surg Br. 1994；76：409-412.）

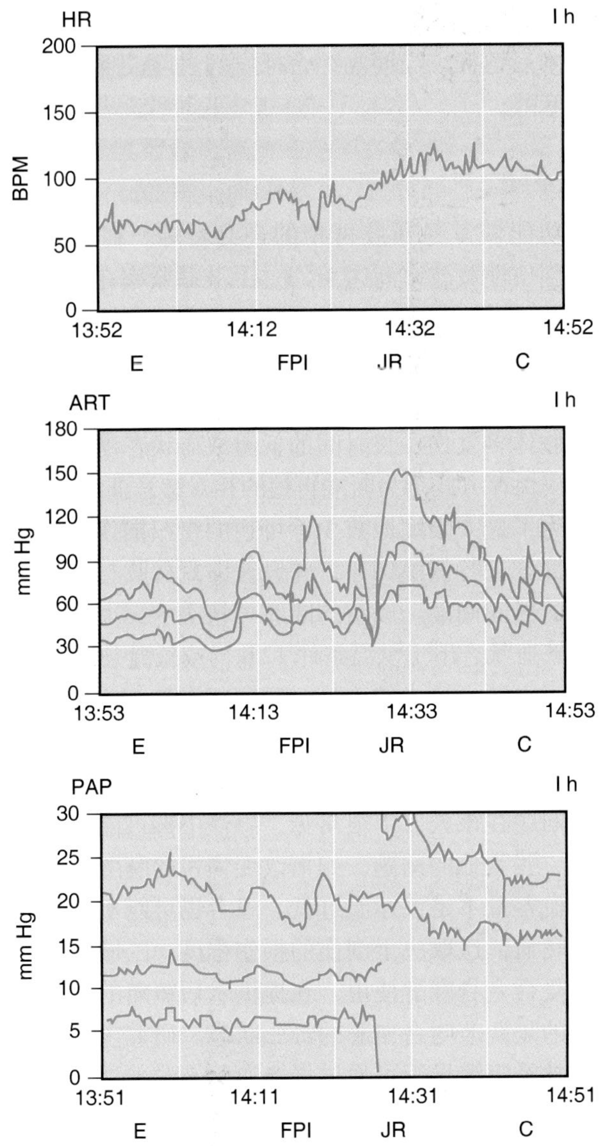

图 64.9　全髋关节成形术患者术中心率（HR）、体循环动脉压（ART）和肺动脉压（PAP）示踪波形。E，硬膜外麻醉开始；FPI，植入骨水泥股骨假体；JR，假体髋关节复位，出现低血压，注射肾上腺素后血压回升；C，关闭切口（From Urban MK，Sheppard R，Gordon MA，et al. Right ventricular function during revision total hip arthroplasty. Anesth Analg. 1996；82：1225-1229.）

准，对骨折检查的敏感性和特异性接近 100%。骨盆创伤的初步治疗，包括损伤控制性复苏和应用无创性骨盆外固定以稳定骨盆环和减少骨盆出血。血流动力学不稳定的患者应考虑盆腔腹膜前填塞，尤其是在没有血管造影技术的医院。骨盆外固定可提供稳定的暂时性骨盆环稳定性，在血流动力学不稳定的骨盆环破裂中可作为早期控制出血的辅助手段[161-162]。骨盆骨折固定手术最好在受伤后 1 周内进行。

在手术室对骨盆创伤患者的麻醉管理是非常有挑战性的。根据手术范围的不同，建议根据临床表现采用标准或快速诱导的气管插管全身麻醉。患者通常需要立即进行积极的复苏，并且需要对受伤的血管进行血管造影和栓塞[161, 163]。快速复苏的主要目标是恢复血容量和维持重要器官的灌注，并不断评估补液的有效性。急性外伤性出血继发组织缺血的敏感实验室标志物，包括动脉血气分析提示的血清乳酸增加和碱剩余减少[161]。由于术中有大量失血的风险，因此在麻醉诱导之前，将血红蛋白恢复到能够提供足够组织氧合（一般认为超过 7 ～ 8 g/dl）的水平，并且应准备充足的血液制品。由于术中失血量大和第三间隙液体的存在，有创的血流动力学监测，包括动脉穿刺置管和中心静脉置管是必要的。建立多条大口径的静脉通道进行输液也是非常重要的。使用液体加热器对静脉液体和血液制品进行加温，以防止体温过低。通常使用快速液体注射器进行输液。自体血回收技术有助于减少患者对异体红细胞的需求。如果患者没有凝血障碍，且下肢神经血管完整，可以考虑放置硬膜外导管以控制术后疼痛。患者可以在术后进入 ICU 进行监护，对于合并肺损伤（脂肪栓塞、误吸或肺挫伤）或其他复杂器官损伤的情况，应保留气管导管。

股骨骨折

股骨近端骨折多见于老年人跌倒，具有并发症发生率高和死亡率高的特点（1 年死亡率高达 30%）[164]。股骨干骨折和股骨远端骨折常见于年轻人，多与机械性创伤有关（如交通事故）。围术期并发症通常与心血管和肺部基础疾病有关，包括心肌梗死、心律不齐、DVT、肺栓塞和谵妄。研究表明，老年患者尽早入院治疗可以有效降低远期死亡率[165]。

股骨近端骨折发生于股骨颈、粗隆间或粗隆下区域。移位性股骨颈骨折多采用人工关节置换术治疗，而股骨粗隆间或粗隆下骨折可选用滑髋螺钉加侧钢板、头髓内钉或钢板治疗。非移位性股骨颈骨折通常采用闭合复位和经皮外固定治疗[166]。股骨干和股骨远端骨折的外科治疗包括沿股骨使用钢板和螺钉进行坚固的内固定和髓内固定。

髋部骨折所致的疼痛和心理应激可诱发心肌缺血。因此，如前文所述，对该类患者进行全面的术前评估与术前准备至关重要。早期手术（< 24 h）与延迟手术相比可降低疼痛评分并缩短住院时间，但不能改善总体生存率[167]。与早期接受治疗的患者相比，因合并症致手术延迟> 4 天的患者，在术后 30 天内死亡风险是前者的 2.5 倍[164]。因此，髋部骨折患者应尽早手术、尽早活动与康复治疗相结合，是稳定该类患者病情的目标。

研究表明，区域麻醉可降低该类患者术后并发症发生率（如DVT、肺栓塞、呼吸系统并发症以及术中失血）和死亡率[168]，所以建议髋关节骨折的患者采用区域麻醉[169]。采用等比重布比卡因行蛛网膜下腔麻醉阻滞 T_{12} 到 S_2 区域，可为手术提供稳定的麻醉效果和足够的阻滞时间。抗凝剂常用于预防DVT和肺栓塞，但术后应用硬膜外镇痛可能因此受限。有证据表明，对包含髂筋膜的区域行神经阻滞能够有效缓解髋部骨折所致的疼痛。也有中等程度的证据表明神经阻滞可以减少谵妄的发生率，缩短住院时长，降低发病率和死亡率[170]。

骨髓碎片和骨水泥导致肺栓塞，进展为低氧血症和右心心力衰竭是该类患者死亡的主要原因[171]。术中经TEE在右心和肺动脉中发现的栓子，主要来源于股骨扩髓腔和股骨干对位，尤其是骨水泥固定的过程（见前）[159]。虽然不推荐在术中常规使用TEE，但对于合并有高风险的股骨骨折人群建议使用。手术过程中可能大量出血，应开放足够的静脉通道、做好交叉配型并备好血液制品。行动脉穿刺置管和中心静脉置管并进行准确的动态监测，可连续检测动脉血气和血红蛋白浓度。注意对老年患者行体温管理。有严重合并症的患者在术后转入ICU治疗。

胫骨骨折

胫骨平台或胫骨近端骨折多见于年轻人以及患有膝关节退行性关节炎的老年人。胫骨平台骨折的切开复位内固定术是指在直视下将骨折断端进行复位，并沿胫骨走向采用钢板和螺钉进行坚固的内固定。必要时也可进行髂骨移植。在该类手术中，间隔综合征是最常见的并发症（10%～20%）。胫骨干骨折常为创伤（95%）所致，多采用胫骨髓内钉治疗。多数骨钉采用螺钉将近端和远端互锁。胫骨骨折外固定经皮将骨钉固定于骨皮质中。该法可暂时稳定胫骨骨折，尤其是在周围关节受伤的情况下。这些固定装置也用于不适合内固定的开放性和（或）感染性骨折[172]。胫骨手术通常在全身麻醉下进行，偶尔也可采用椎管内麻醉。若间隔综合征发生风险较低，可行区域麻醉以缓解术后镇痛。但也有证据表明在大多数患者中，区域麻醉不会干扰间隔综合征的诊断[173]。

上肢骨折

接受上肢骨折手术的创伤患者多为年轻人，身体状况较好。该类手术多为择期手术，有标准的术前评估流程。但复合性骨折和开放性骨折通常需要进行紧急手术。可选用全身麻醉或区域麻醉。经锁骨上，锁骨下或腋窝入路的臂丛神经阻滞适合于前臂手术，而斜角肌肌间沟入路多用于肱骨手术。周围神经导管可用于术后镇痛。当间隔综合征发病风险较低时多采用区域麻醉。

断肢再植

功能恢复是断肢再植的最终目标。在男性患者中，创伤性截肢率高达4∶1，上肢截肢率在该水平浮动。若危及生命，考虑进行截肢优先于断肢移植。最终的手术方案需要基于针对残肢和截肢部位的显微镜检查结果决定。严重挤压伤或烧伤所致大面积污染、同一肢体多发伤、长时间的低温缺血状态以及对断肢的错误保存方式均为断端再植的相对禁忌证。

为了最大限度地减少不可逆的组织损伤，通常对截肢部分进行低温保存，并设法缩短截肢与再植手术之间的时间间隔。成功的断肢再植手术，力求肢体在相对缺血状态下于常温条件12 h内或低温条件24 h内完成。上肢再植术的治疗时间窗相对较窄（缺血时长在常温条件6 h内，低温条件12 h内）[174]。综上，肢体再植术多为急诊手术，患者多为饱腹状态。药物滥用的问题在该人群中很常见，急性中毒可能需要考虑关注一些其他的问题，如需改变惯用的麻醉方式、利尿、血容量不足或体温过低。患者也可能出现急性失血性贫血，这取决于创伤的损伤程度。区域麻醉可单独或复合全身麻醉使用，在提供术后镇痛的同时，更重要的是调节吻合血管的舒张状态。研究表明，留置臂丛神经阻滞导管可通过舒张血管来改善移植肢体的血供[174-176]。作为反映组织灌注水平的替代指标，患者的皮温在接受臂丛神经阻滞后随之升高[177]。此外，一项研究表明，接受连续锁骨上神经阻滞的患者因血管功能不全的再手术率为0，而单纯静脉内使用阿片类药物的患者再手术率为29%[178]。手术通常按以下顺序进行：骨固定，肌腱修复，神经修复，血管吻合和皮肤缝合。取皮的常见部位为腹部和大腿。手术进行微血管部分的过程中常静脉注射肝素和右旋糖酐，以最大限度地降低血栓形成风险，血栓形成会使10%的病例复杂化。理论上应避免使用升压药；但尚无循证医学证据支持这一临床说法。止血带的使用能尽可能减少失血量，但对于所有创伤手术，事先行基线全血细胞计数并核对血库样本是必要的。使用止血带后，手术每进行90～120 min应松开止血带使肢体再灌注。长时间使用止血带可能会导致高乳酸血症，本身合并肺部基础疾病的患者应注意避免该问题的发生，建议对此类患者采用控制性通气以平衡代谢性酸中毒。

手术时长无法预计。在给定的手术时长内，临床医师应谨慎定位并监测所有着力点。使用加温输液器和加热毯，维持围术期体温正常，可有效防止血管痉挛。术后将患者转送至较温暖的房间以促进血管舒张，有利于血液流通。此外，需要继续进行抗凝治疗以预防微血栓。应有专业团队负责定期监测留置导管，拔出导管前注意检查患者的凝血状态。患者自控镇痛系统（patient controlled analgesia，PCA）是术后最初几天缓解疼痛的有效方法，但阿片类药物的使用可以通过周围神经阻滞或留置导管而减少。

上肢手术

手外科手术

手外科手术可由包括普通外科医师、矫形外科医师、整形外科医师和手外科医师在内的多个专科医师进行。该类手术复杂程度各异，从简单的切开引流到涉及数个手指甚至整个手部的神经血管再植，或从择期手术到急诊手术的缺血性断指再植。手术时长由几分钟到数小时不等。简单手术可直接在门诊手术室完成，复杂的大型手术则需要在三级医院中实施。鉴于手外科手术的复杂程度不一，麻醉方式可依手术需要在静脉麻醉或 Bier 阻滞，区域麻醉或气管插管全身麻醉中灵活选择。

静脉区域麻醉（Bier 阻滞）是一项简单的技术，即采用弹性绷带缠绕手臂（如 Esmarch 绷带），将上臂止血带充气至高于患者收缩压 50 至 100 mmHg 之间（通常为 250 mmHg），然后将短效局部麻醉药（通常为利多卡因）注入手静脉。在第一根充气止血带的近端放置另一止血带，15 min 后将其充气，然后再将第一根止血带放气，以尽量减轻止血带引起的疼痛。在注入麻醉药物后 6 ～ 8 min，止血带远端的肢体静脉将充满麻醉药物。若止血带未扎紧或止血带过早放气（＜ 30 min），可能会导致局麻药中毒。酮咯酸和可乐定可作为辅助药物添加到局麻药中，用于延长镇痛时间，但大多数专家不建议常规使用，因为其潜在的益处似乎并未超过复杂性和副作用的增加风险。

用于手外科手术的区域麻醉技术包括经锁骨下（ICB）或腋窝入路阻滞臂丛神经。两大有关锁骨下阻滞的研究报道，采用神经刺激仪刺激后索成功率为 90% ～ 94%，其他研究推荐采用双重阻滞以获取更理想的成功率[179]。超声引导下 ICB 作为第一个超越神经刺激仪的技术正逐渐普及。与神经刺激仪技术类似，在后索注入麻醉药可以提高成功率。该法能缩短操作时间，避免多次进针和组织损伤及气胸发生[180]。对于接受抗凝治疗的高风险患者，可选择腋窝阻滞，因该区域的动脉便于触及和压迫。采用超声引导下神经阻滞可以减少出血。对于复杂和急诊病例，由于手术时间较长，通常行全身麻醉（参考前面的创伤部分内容）。

肩部和肘部手术

在过去的几十年里，越来越多的患者接受了肩部手术，事实表明，这些手术对患者的生活质量有积极影响。肩关节置换术的范围可由持续数小时的开放性手术到短小的肩关节镜手术。该手术多采用坐位（沙滩椅位），该体位与侧卧位相比，可以提供更广阔的手术视野并减少肌肉解剖结构的扭曲，且臂丛神经的张力较小。因此，麻醉科医师需要考虑该体位可能带来的生理紊乱。麻醉方式可采用全身麻醉、清醒镇静或区域阻滞的监护麻醉。在多数情况下，开放性手术需要良好的肌松条件，因此通常首选气管插管全身麻醉。关节镜手术对肌松要求不高，故优先考虑喉罩全麻或区域阻滞的监护麻醉。麻醉技术在很大程度上受当下医师临床操作习惯影响。在行关节镜检查时，外科医师可能因术野受局部出血影响而要求控制性降压。对于存在慢性不可控性高血压的患者或潜在的脑血管功能不全患者，控制性降压可能会带来额外的问题。据报道，以坐位接受全身麻醉的患者的脑灌注压（cerebral perfusion pressure，CPP）降低了 15%。对于合并慢性高血压的患者，其大脑自我调节功能已经改变，曲线右移（图 64.10）。对于合并脑血管疾病的患者，CPP 持续不足可致严重的脑血流（cerebral blood flow，CBF）不足。脑血管自动调节能力也受 $PaCO_2$ 的影响。高碳酸血症可致脑血管扩张，在正常 CPP 范围内增加脑血流。相反的，低碳酸血症通过收缩脑血管减少 CBF[181]。一项随机研究表明，在沙滩椅位进行手术时，维持相对较高的 $P_{ET}CO_2$ 能够有效改善大脑氧合[182]。因此，对于有 CBF 改变的患者，在坐位行肩部手术时，术中可以考虑允许性高碳酸血症以

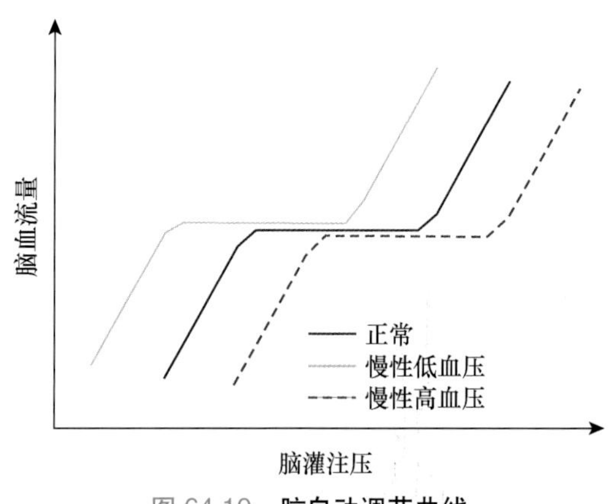

图 64.10　**脑自动调节曲线**

维持灌注。此外，应考虑到坐位时，诸如去氧肾上腺素等血管升压药的作用，使用大剂量的血管升压药可能影响CBF。一项测量坐位患者大脑氧饱和度的研究表明，使用去氧肾上腺素可影响血氧饱和状态，并认为维持脑氧和状态是升压药治疗的终点[183]。行控制性降压时，另一个需要考虑的麻醉因素是无创血压（noninvasive blood pressure，NIBP）与大脑Willis环之间的差值。在仰卧位时，手臂无创血压袖带高度与Willis环几乎持平，因此血压数值与CPP几乎等同。然而，坐位时，无创血压读数与Willis环的实际CPP数值有差异。通常情况下，器官或组织位置每升高10 cm，其平均动脉压就下降7.5 mmHg。坐位时，手臂上的血压袖带与Willis环之间的距离约20 cm。可通过调整坐位角度减少高度差距。当在坐位需要行控制性降压时，这些影响因素必须考虑在内，并在术前与外科医师进行讨论。值得一提的是，采用坐位（沙滩椅位）对术后神经系统预后是否有影响尚存争议。据麻醉患者安全基金会针对坐位的研究发现，与仰卧位对比，两种体位的术后认知或脑损伤生物标志物无差异[184]。

在区域麻醉的监护麻醉下，另一个在肩部手术中需要关注的严重并发症是过度低血压和心律失常，其中一些病例甚至进展为心搏骤停。有证据表明，这些事件是由于心室过度收缩致心室血容量减少（坐位处的静脉汇集）而引起的反射性心脏抑制（即血管迷走反射，Bezold-Jarisch反射）的结果。预防性使用β受体阻滞剂和加强静脉补液可减少这类事件的发生。

区域麻醉，尤其是斜角肌肌间沟阻滞（interscalene block，ISB），因能够提供术后镇痛并减少阿片类药物的用量而在肩关节手术中越来越受欢迎。对于肩关节镜手术，单次ISB能够减少并发症的发生，缩短术后护理时长并提高患者满意度[185]。ISB可能致同侧膈肌麻痹从而影响肺功能，故单独应用该方法维持手术尚未普及[186]。如果需要术后长时间镇痛（> 24 h），可以考虑行肌间沟置管。患者可以带泵出院，甚至在家中自行终止药物泵注[187]。ISB的替代方案包括选择性肩胛上神经（suprascapular nerve，SSN）阻滞，关节内注射镇痛药或口服镇痛药。选择性肩胛上神经阻滞需要患者取坐位，麻醉科医师将局麻药注入肩胛上窝，并避免伤及与神经伴行的血管。该阻滞技术几乎能够覆盖整个肩部，但不包括皮肤[188]。超声引导可用于经肩胛上窝或肩胛上切迹行神经阻滞。可采用超声引导前路的方法自C_5平面的斜角肌肌间沟至肩胛舌骨肌追踪SSN。与等效镇痛条件下的ISB相比，在该部位穿刺注药可减轻运动阻滞[189]。关节内麻醉是另一种有效保证肩部手术术后镇痛的方法。众多研究显示，该法能极大减少术后阿片类药物的使用[190]。最近，布比卡因长效制剂脂质体被用于临床试验来检测其围术期周围神经阻滞的能力。一项小型的前瞻性随机试验比较了局部浸润布比卡因脂质体和常规ISB的效果，结果发现布比卡因脂质体组患者在术后即刻疼痛更强，然而，ISB组术后13～16 h内阿片类药物用量更大。术后24 h后，两组间疼痛评分、住院时长或并发症发生差异无统计学意义。该研究得出，总体来讲，布比卡因脂质体的镇痛作用与ISB相当，但可以辅助减少阿片类药物的用量[191]。为更好地了解布比卡因脂质体在肩关节手术中的作用特点，正在开展更大型的临床研究进行进一步探索。

与肩部手术相反，肘部手术无需沙滩椅位，患者多采用仰卧位或侧卧位。常规肘部手术涉及骨折复位固定和神经血管修复，多数手术采用全身麻醉，对于一些择期手术患者、不可逆性神经损伤或并发症发生风险较低的患者可选用监测下的区域麻醉。

与肩部和手外科手术类似，区域麻醉能在肘部手术后提供良好的镇痛作用。锁骨下（ICB）臂丛阻滞较常用，但锁骨上臂丛阻滞也同样被认为有效[192]。锁骨上臂丛神经阻滞能够避免损伤支配T_2水平上臂内侧皮肤区的肋间臂神经。若使用止血带，则阻滞T_2水平有助于缓解止血带的疼痛。

下肢手术

膝关节及髋关节镜检查

膝、髋和踝关节镜手术作为日间手术的开展正日益增多。这些手术对麻醉科医师来说特别具有挑战性，因为麻醉科医师必须评估患者是否适合门诊手术，或手术是否适合在门诊进行，以及适合该手术的麻醉方式，并提供患者所期望的术后恢复和术后镇痛。

全身麻醉是关节镜手术安全有效的麻醉方式，但是可增加术后恶心、呕吐及疼痛。Pavlin等在一项对1088例门诊手术患者的前瞻性研究中发现，决定出院时间的最重要因素包括疼痛、恶心和呕吐、神经阻滞作用未消退以及尿潴留[193]。该研究强调了麻醉延长日间手术患者院内滞留时间的作用。设计合理的区域麻醉可能减少上述因素的影响。

膝关节镜手术可以在关节内与关节外联合局部麻醉下完成。短效局麻药常与长效局麻药（布比卡因）和吗啡联合用以进行术后镇痛。而膝关节镜手术后关节腔内注射吗啡并不会明显增强镇痛效果。对于更复杂的关节镜手术，如前交叉韧带修复术，需要组织结构松弛，蛛网膜下腔麻醉为这些手术提供了理想的手术条件。日间手术行椎管内麻醉存在的问题包括脊髓阻滞的起效和消退时间难以预计、尿潴留以及短暂性神经系统症状（transient neurologic symptoms，TNS）。据报道，单次注射等比重甲哌卡因 45 mg 可引起运动阻滞的平均时间为 142±37 min。Yoos 报道[194]，门诊手术患者蛛网膜下腔麻醉使用 30 ～ 40 mg 氯普鲁卡因，155±34 min 后患者才能恢复行走。TNS 包括在蛛网膜下腔麻醉后数小时至 24 h 内出现的臀部疼痛，并向双腿放射。其发生率在日间手术截石位患者和膝关节镜手术患者中更高。患者疼痛轻重不等，可持续 2 ～ 5 天，应用 NSAIDs 治疗效果最佳。与使用甲哌卡因（6.5%）和布比卡因（＜ 1%）相比，利多卡因（～ 14%）在蛛网膜下腔麻醉后，发生 TNS 更为常见。对于非卧床患者，必须权衡短效蛛网膜下腔麻醉的益处与发生 TNS 的风险。对于前交叉韧带修复术术后镇痛而言，采用长效局麻药行股神经阻滞（femoral nerve block，FNB）优于关节腔内注射。由于股四头肌被阻滞，患者在活动时需要适应膝关节支具。在内收肌管阻断股神经（内收肌管阻滞，adductor canal block，ACB）可以在不影响早期活动的情况下提供术后镇痛，因为与 FNB 相比，股四头肌的肌力得以保留[195]。但镇痛并不覆盖膝关节后侧。

髋关节镜检查已成为髋关节疾病诊断和治疗的一种常见的门诊手术。手术中患者可采用仰卧位或侧卧位（手术侧朝上），并对手术侧下肢施加 50 ～ 75 lb（22 ～ 34 kg）的牵引力，以便关节镜进入关节腔。在摆放患者体位时，麻醉科医师必须确保会阴部衬垫、避免阴部神经受压以及防止长时间的过度牵引。由于该手术需要肌肉完全松弛，因此，应选择全身麻醉或椎管内麻醉。术后镇痛可采用腰丛神经阻滞。

髋关节和膝关节置换术

如本章前面所述，髋和膝关节置换术是美国最常见的手术。THA 可以通过前入路或侧入路进行。前路入路的优点是术野暴露过程中可避免肌肉损伤，但会限制股骨的充分暴露，有损伤股外侧皮神经的风险。侧后入路可以很好地暴露股骨和髋臼，对肌肉的损伤最小，但增加了髋关节后路脱位的风险。大多数手术医师更喜欢侧后入路，即将患者置于侧卧位，手术侧朝上。麻醉科医师必须注意，该体位由于通气血流比例失调会导致患者氧合下降，尤其是在肥胖和严重关节炎患者中更是如此。此外，为防止下侧腋动脉和臂丛神经过度受压，可以在上胸部的下方放置保护垫或垫圈。

支配髋关节的神经包括闭孔神经、臀上神经和臀下神经。THA 区域麻醉的最佳方法是蛛网膜下腔麻醉或硬膜外麻醉。尽管大多数研究提示，与全身麻醉相比，区域麻醉可减少术后并发症，尤其是静脉血栓形成、肺栓塞以及肺部并发症，但是仍存在一些争议。然而，值得注意的是，区域麻醉可减少深部手术部位感染率和住院时间[196]。

THA 术中出血可能非常严重，尤其是翻修手术。麻醉中采用控制性降压可减少术中出血量。TXA 的应用也被证实可减少关节置换术中的失血量（见前文）。在髋关节脱位和股骨钻孔或假体植入时股静脉可能被阻断，导致血液淤滞、血栓形成。在髋关节复位和股静脉通畅时，股骨假体植入过程中产生的栓塞物质会释放入血，进入循环系统中。所以，择期行股骨手术的患者应考虑术前使用普通肝素，以减少血栓形成造成强烈刺激。

与 THA 类似，TKA 的麻醉方式包括全身麻醉或神经阻滞。股神经联合坐骨神经阻滞较为少见，但对于外翻畸形患者，这种麻醉方式可以早期发现和预防坐骨神经和腓骨神经损伤。1 篇 2016 年的系统综述文献发现，神经阻滞与全身麻醉一样有效，且没有增加发病率，有限的证据指出神经阻滞麻醉可改善围术期预后[197]。区域麻醉还能减少术后阿片类药物的使用。

TKA 患者术后疼痛剧烈，数项研究显示采用区域麻醉治疗该疼痛可减少术后并发症，并改善预后。单次股神经阻滞联合患者静脉和硬膜外自控镇痛，已被用于手术后镇痛和促进功能恢复。股神经置管持续阻滞的方法也可用于代替患者硬膜外自控镇痛。股神经阻滞和硬膜外麻醉均与 TKA 后延迟下床活动有关。最近有研究致力于关节成形术后患者的快速康复，并通过早期物理疗法实现早期活动，这已被证明可以改善患者长期的功能状态。因此，麻醉方式已经慢慢从股神经阻滞和硬膜外麻醉转向了内收肌管阻滞。一项大型 meta 分析显示，接受股神经阻滞联合关节周围局麻药注射的患者比单纯关节周围注射的患者能更早活动。术后镇痛和阿片类药物需求无明显差异[198]。然而，经关节腔内多点注射罗哌卡因、酮咯酸、可乐定和肾上腺素联合口服对乙酰氨基酚、塞来昔布和羟考酮的治疗显示，这种镇痛模式可减少 TKA 术后阿片类药物的用量并提高患者的满意度[199-201]。

TKA 术中常规在大腿上使用充气止血带，以减少术中出血，并为股骨端和胫骨端骨水泥固定提供无血术野。然而，当止血带放气后开始出血，并且通常可持续 24 h。止血带的充气压力通常比患者收缩压高 50 ～ 100 mmHg，持续时间不超过 3 h。缺血和机械损伤的共同作用可造成神经损伤。当需要延长充气加压时间时，止血带放气 30 min 行肢体再灌注可减轻神经缺血。

即使区域麻醉能满足手术要求，止血带充气引起的疼痛也可能在充气 60 min 后出现。推测止血带疼痛是由于随着椎管内阻滞作用的消退，无髓鞘 C 纤维阻滞作用消失所致。蛛网膜下腔麻醉或硬膜外麻醉时加用阿片类药物可能缓解止血带疼痛。在止血带放气后，平均动脉压会显著降低，其部分原因是缺血肢体的代谢产物释放进入血液循环，以及外周血管阻力降低。对于手术侧下肢术前已存在坐骨神经传导功能障碍、神经病理性疼痛和血管疾病的患者，可以在不用止血带的情况下实施手术。

许多患者双膝有症状性关节炎，需要接受双侧 TKA，以改善疼痛和生活质量。然而，关于是否应该行一次手术［同期双侧全膝关节置换术（simultaneous bilateral total knee arthroplasty，SBTKA）］还是分两期手术，目前仍有争议。SBTKA 的优点在于只有一次麻醉风险、只经历一次手术后疼痛、康复和住院时间缩短以及能更早恢复基本功能。然而，SBTKA 围术期严重并发症的发生率更高，其中包括心肌梗死、脂肪栓塞和血栓栓塞事件。

足踝手术

与大多数手外科手术相似，足踝手术被归类为低危手术。但在面对高风险患者时，该手术可能给临床医师带来挑战。制订麻醉计划时，必须仔细权衡利弊，其中包括气管内插管全身麻醉、LMA 全身麻醉、蛛网膜下腔麻醉或硬膜外麻醉以及区域麻醉。手术通常不要求肌肉松弛。在决定麻醉方式和对患者进行监测时，应考虑到手术时间、患者体位和术者偏好。与手外科情况不同，患者体位可以是仰卧位、侧卧位或俯卧位。大部分的择期手术都属于日间手术。创伤病例持续的时间可能会更长，特别是胫骨远端复杂骨折。脚趾感染和足部手术可以很快完成，但患者可能由于组织坏疽而出现脓毒症。需要进行足踝手术的患者通常免疫功能受损，合并糖尿病或血管功能不全，术中可能发生出血但非主要问题。大腿或腿部止血带通常用于限制失血。

足和踝关节手术术后会导致剧烈疼痛，区域麻醉对这类手术有益，常作为主要麻醉方式及术后镇痛方法。通常是这类手术的理想选择，因为区域麻醉对肌力的影响小，患者术后避免负重。在不需要大腿止血带的情况下，坐骨神经联合股神经阻滞能够满足膝关节以下的所有手术。股神经支配小腿内侧到内踝，而小腿的其余部分，包括足部，由坐骨神经的分支腓总神经和胫神经支配。可以在腘窝高位进行坐骨神经阻滞，以保证充分阻滞胫神经、腓总神经。可以通过神经刺激仪刺激反转运动来鉴别胫神经、腓总神经阻滞。然而，坐骨神经阻滞通常是在超声引导下进行的。股神经可以在大腿内侧进行阻滞，即收肌管内阻滞，也可在膝关节水平经股骨内侧髁局部浸润，也可在膝关节以下胫骨内髁远端行局部浸润，或足内踝上方行局部浸润。这些方法中的每一种都有不同程度的成功率，其中阻滞效果最佳的是收肌管阻滞［202］。腘窝坐骨神经阻滞已被证实可减少足部和踝关节手术后的疼痛评分和阿片类药物需求，可采用单次注射或行连续导管输注。研究表明，对于超声引导下的坐骨神经阻滞，当局麻药注射到坐骨神经远端分叉时，可获得最快的起效和最佳的镇痛效果［203-204］。对于连续坐骨神经阻滞，当导管放置在坐骨神经分叉近端 5 cm 处时，可达到最佳镇痛效果［205］。正在被研究的布比卡因脂质体可作为局部浸润麻醉的替代药物［206］。

在行连续坐骨神经阻滞进行术后镇痛前，应与外科医师讨论发生间隔综合征的风险。然而，越来越多的证据表明，区域麻醉可能无法掩盖间隔综合征引起的缺血性疼痛，这个问题仍然存在争议［173，207］。踝部神经阻滞可用于不需要使用大腿或小腿止血带的足部外科手术，但也可使用踝部水平的 Esmarch 止血带。它通常用于脚趾截肢，也是一种拇外翻手术的高效技术［208］。

足部的完全麻醉通常需要阻滞 5 支终末神经：①胫后神经，支配足底感觉；②隐神经，支配内踝；③腓深神经，支配第 1、2 趾间区域；④隐浅神经，支配足背及第 2 ～ 5 趾；⑤腓肠神经，支配足外侧和第 5 趾外侧（彩图 64.11）。Mineo 和 Sharrock 的研究报道，在跗骨水平用 0.75% 的布比卡因 30 ml 行踝部阻滞，局麻药血药浓度在安全水平情况下，平均有效镇痛时间为 17 h［209］。

脊柱手术麻醉

随着脊柱患者人群的扩大和治疗方法的发展，脊柱手术变得越来越普遍。据医疗保健与费用利用项目统计，脊柱融合术和椎板切除术是在 2015 年住院患者中最常见的手术，估计占比分别为 147/100 000 和 136/100 000。据不完全统计，在美国，仅在社区医院就进行了超过 500 000 次脊柱融合术［210］。尽管目前只有不到 10% 的患者在门诊进行手术，但随着医疗技术的进步和围术期护理质量的提高，预计将来会有越来越多的患者接受门诊手术。此外，伴有合并症的复

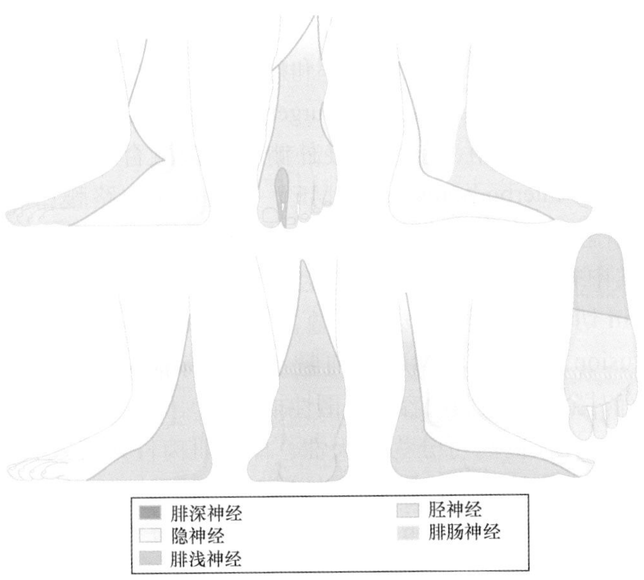

彩图 64.11　踝部神经阻滞的皮肤分布（From Carron H，Korborn GA，Rowlingson JC. Regional Anesthesia：Techniques and Clinical Applications. New York：Grune & Stratton；1984.）

杂脊柱手术也越来越多，如由创伤或肿瘤引起的脊柱侧弯矫正和脊柱固定。潜在的心血管、呼吸或神经系统疾病，加上大型脊柱手术的生理应激，使患者面临更高的围术期并发症风险。如本章前面所述，术前对基础疾病的优化和包括手术、麻醉、康复和其他医疗团队在内的细致的围术期护理，可以将这些并发症的风险降至最低，并改善整体预后。

术前评估

脊柱手术的术前评估应包括对神经功能和潜在脊柱疾病相关的可能症状或缺陷的全面评估。对于颈椎和胸椎疾病患者，应始终考虑气道管理的潜在困难。应评估和记录颈椎的稳定性及其活动范围，并仔细分析气道和颈椎之间的解剖与功能关系。有时需要使用可视喉镜或纤支镜插管，如果考虑进行清醒气管插管，评估患者的配合度非常重要。开展一场多学科的术前会议，以审查每个患者的适合性，并讨论医疗、手术、麻醉和康复的影响，可以提高复杂脊柱手术的质量和安全[211]。除了对患者术前心血管、肺和神经系统、血常规、肝肾功能进行全面回顾外，还需要考虑其术前优化、围术期疼痛控制和康复能力。

脊柱损伤

脊髓损伤（spinal cord injury，SCI）患者是一组面临着独特的围术期挑战的患者。据估计，在美国每 100 万人口中约有 40 人发生非致命性 SCI，即每年约有 12 000 例新增病例[212]。大多数病例为 16 ～ 30 岁之间。一项回顾性分析观察了 500 多例外伤性脊柱骨折，发现 39% 是由高处坠落引起的，26.5% 是由机动车事故引起的[213]。高处坠落往往导致损伤分布在整个脊柱，而机动车事故最常见的损伤分布位于颈椎和胸椎。25% 的脊柱骨折患者有运动和（或）感觉障碍，而运动和感觉神经完全障碍患者中颈椎骨折的人数比例最高。骨折类型分布：压缩性骨折占 54.8%，牵张性骨折占 16.9%，螺旋性骨折占 18.5%。当椎体不能承受突然的压迫时，就会发生压缩性骨折。常见于骨质疏松和恶性肿瘤。楔状压缩性骨折是一种亚型，常累及椎体前塌陷。爆裂性骨折是由于严重的外伤造成的，如机动车事故。椎骨被一个极端的力量压碎，并在多个地方受到撞击。屈曲牵引骨折通常累及脊柱中柱和后柱。屈曲型骨折脱位可包括上述任何一种骨折类型，并且椎骨发生显著位移。通常累及前、中、后柱。以上皆属不稳定性骨折。对于大多数由坠落伤或机动车碰撞引起的 SCI，这些患者通常也会合并面部和气道损伤、创伤性脑损伤、肋骨骨折和肺挫伤、四肢或骨盆骨折、血管损伤或肝脾裂伤。最初的 SCI 可能是源于各种机械损伤，如椎体骨碎片，关节突或椎间关节脱位，韧带撕裂或椎间盘突出，或关节病，如颈椎病或腰椎滑脱。早期损伤后，全身炎症、缺血或缺氧、兴奋性毒性、脂质过氧化和神经元凋亡可导致神经症状进展和预后恶化。如果面部或颈椎损伤是压力性的，气道管理可能特别具有挑战性。不稳定颈椎损伤约占脊髓损伤病例的 14%[214]。在气道管理过程中，应尽量减少颈部活动。由于气道干预的紧迫性，许多医师继续使用直接或间接喉镜和手法保持轴线稳定性（manual in-line stabilization，MILS），在头部和颈部施加相反的力来限制其运动。据报道，在 SCI 患者气管插管期间应用 MILS 时，与插管相关的神经损伤的发生率非常低[215]。然而，MILS 可影响直接喉镜操作时的喉部显露，增加气管插管失败率[216]。硬性间接可视喉镜检查是传统直接喉镜检查的合理替代方法，熟练的技术可以在插管期间将颈部活动最小化，尽管研究尚未能证实存在任何明确的益处[217]。显然，在颈椎不稳的患者中，纤维支气管插管通常是最安全的方法，但临床医师也必须考虑患者在清醒的纤维支气管插管期间的配合能力，以及在需要深度镇静或全身麻醉的情况下反流误吸的风险。神经肌肉阻滞可能有助于插管，但在这些患者中，考虑到与去极化肌松药诱发高钾血症的风险很重要。脊髓损伤后 48 ～ 72 h 内应避免使用琥珀胆碱[218-219]。

脊髓损伤患者面临的另一个严峻挑战是全身性

低血压，这可能是由相关损伤出血引起的。除低血容量外，高颈段脊髓损伤患者低血压的一个常见原因是神经源性休克或脊髓休克，其特征是心动过缓，以及中枢脊髓高段交感神经失控引起的血管舒张[220]。如果处理不当，脊髓损伤低血压可造成脊髓缺血再灌注损伤，导致继发性脊髓损伤。因此，美国神经外科学会（American association of neurological surgeons，AANS）建议，SCI 后 5 ～ 7 天内，体循环动脉压应保持在 90 mmHg 以上（Ⅲ级证据）[221]。尽管仍有争议，Cochrane 系统综述提供的数据表明支持，神经功能不全的患者应在损伤后 8 h 内开始使用高剂量的类固醇药物，持续 48 h[222]。

普通脊柱手术

根据全国住院患者样本和国家医院出院调查（nationwide inpatient sample and the national hospital discharge survey）显示，椎间盘切除术、脊髓减压术、脊柱内固定和脊柱融合术是美国最常进行的脊柱手术。颈椎前路椎间盘切除术适用于椎间盘突出或骨赘压迫脊髓或神经根的患者。患者常表现为神经根病型颈椎病、脊髓型颈椎病，如果韧带松弛或断裂，则表现为颈椎不稳。左侧入路通常是首选，因为它可以将喉返神经损伤的风险降到最低。椎间盘以分段的方式切除，植骨置入椎间隙中进行融合，以保持稳定性、椎间盘高度和正常颈椎前凸。颈椎后路椎间孔切开减压术的优点是不需要植骨融合，因此可以保留活动度，但对中线椎间盘突出症无效，且术后发生中重度疼痛的概率更高。颈椎管狭窄或肿瘤通常需要通过后路椎板减压术。显然，切除硬膜内肿块需要切开硬脊膜，因此应避免头高脚低位，因为髓内逆流趋势会增加气颅的风险[223]。缝合硬脊膜之后，可用 Valsalva 手法检测其完整性。

腰椎椎板切除术和椎板切开术常用于腰椎神经元件的减压。后路腰椎融合术用于治疗与节段性或医源性腰椎不稳和腰椎滑脱有关的腰痛，通常通过后外侧植骨融合术（posterolateral fusion，PLF）或后路腰椎椎体间融合（posterior lumbar interbody fusion，PLIF）进行。PLF 通过小关节和横突的剥离和植骨，将椎板切除术和椎间盘切除术相结合，而在 PLIF 中，在全椎间盘切除和软骨终板切除后，植骨被塞入椎体之间的椎间盘间隙内。这两种方法中，均可植骨融合，并通过椎弓根螺钉和横连接获得稳定性。椎弓根螺钉固定仍然是首选的内固定方式，可提供坚固的三柱固定，但螺钉位置不当会导致神经根损伤。两种方法在临床预后和并发症发生率方面没有显著差异，但 PLIF 在腰椎滑脱治疗方面与更好的融合率和疼痛评分相关[224]。微创手术（minimally invasive surgery，MIS）技术得到越来越多的应用，包括直接外侧椎体间融合术（direct lateral interbody fusion，DLIF）和极外侧入路腰椎椎间融合术（extreme lateral interbody fusion，XLIF），其中脊柱与腹膜后腔横向接近，可以通过骶骨底部 1 cm 切口进行轴位腰骶间融合（transaxial lumbosacral fusion，Transl）。MIS 失血量小，但有报道指出 MIS 有时会造成腹膜内容物隐匿性损伤。

脊柱侧凸可分为先天性、神经肌肉性或特发性。特发性脊柱侧凸的发病率为 4/1000，占该疾病的大多数（约 80%）。Cobb 角大于 10° 定义为脊柱侧凸，而 Cobb 角大于 40° 至 50° 时，建议手术治疗。患者存在限制性肺部疾病和肺泡动脉血氧分压增高可以造成肺血管紧张和肺动脉血缺氧从而导致肺动脉高压。这些患者的肺功能评估结果可以指导手术范围和术后通气支持的需求。经胸超声心动图有助于评估肺动脉高压和右心室肥厚的严重程度。脊柱畸形的矫正手术术中出血量大，应考虑采取措施以尽量减少输血的可能。控制性降压已被广泛应用于控制术中出血，但对于老年人、心血管疾病患者或有缺血性并发症和术后视力丧失风险的患者，必须谨慎使用[225]。抗纤溶药通常用于减少出血，但对于有血栓栓塞史、冠状动脉支架或肾损害病史的患者，应避免使用。TXA 比抑肽酶和 EACA 在减少总失血、术中失血和输血方面更有效[226]。

脊柱侧凸手术的并发症发生率很高，其中 0.5% ～ 7.5% 的病例报告有神经损伤[227-228]。神经损伤可由植骨进入椎管、植入物穿透和神经根压迫引起。术中神经电生理监测（intraoperative neurophysiologic monitoring，IONM）对于评估患者神经结构的完整性和在复杂的脊柱手术中，比如有胸腰椎融合术史的翻修手术，十分有价值。

术中神经电生理监测

自 20 世纪 70 年代以来，体感诱发电位（somatosensory evoked potentials，SSEP）被用来评估脊柱侧凸矫正手术中较大纤维感觉神经系统的完整性。Nash 及其同事描述了一种随着曲线的过度延伸或旋转导致的可逆性电位丧失[229]。随后辅以运动诱发电位（motor evoked potential，MEP）监测，因为临床医师发现，有时尽管术中 SSEP（监测的信号传导是通过脊髓背柱而不是皮质脊髓束）没有改变，但患者仍可能出现截瘫[230]。通过对头部表面的电极施加一系列高压刺激来激活运动通路，从而诱发 MEP。刺激白质或者在椎板切除术打开硬脊膜后，使用柔性电极刺激脊髓，会产生一种顺向传导的神经动作电位，这种电位记为直接的肌肉反应（肌肉 MEPs）。另外直接刺激皮质脊髓束产生 D 波，而刺激皮质脊髓神经元兴奋性投射的皮质脊髓中间神经元产生的电位偏转，记录为更高阈值和更长潜伏期的 I 波[231]。除了肌肉 MEP 监测外，D 波监测也十分有价值，尽管 D 波监测仅限于颈部和上胸段脊髓，并且需要硬膜外记录电极，但它对麻醉抑制和神经肌肉阻滞的抗干扰能力强，且有简单的释义标准。作为 SSEP 和 MEP 的补充，肌电图监测是确定腰椎椎弓根螺钉是否正确放置的极佳技术。IONM 自 20 世纪 70 年代被引入以来，在脊柱外科手术中的应用已经越来越广泛，目前除了脊柱畸形矫正手术外，还推荐用于许多其他手术，包括脊髓损伤高风险的手术（例如，切除壁内肿瘤、不稳定性脊柱创伤、Chiari 畸形，脊髓血管畸形）或神经根损伤高风险的手术（如减压手术、脊髓栓系），以及用于有明显压迫性神经病变风险的患者。这些监测模式在其他章节有详细描述（第 39 章），需要重点强调的是，麻醉科医师在为神经监测提供最佳的条件、正确和及时地监测变化、优化物理参数以将不可逆损伤风险降至最低等方面发挥作用。

除麻醉药物外，重要的病理生理因素，如低血压、低氧血症、低体温和低碳酸血症，也可能导致神经电位的衰减。一般来说，建议在 IONM 期间使用全凭静脉麻醉，因为吸入性麻醉药物和 N_2O 以剂量依赖的方式降低电位的振幅，延长电位的潜伏期。如果使用挥发性吸入麻醉药，建议将吸入浓度维持在一半 MAC 以下，并避免任何不必要或突然的波动。阿片类药物和苯二氮䓬类药物对电位的影响程度不同，氯胺酮或右美托咪定被认为是麻醉方案的合理补充[232-233]。假设这些模式的麻醉效应不变，患者的生理参数保持稳定，术中 SSEP 或 MEP 的丢失应提示临床脊髓背柱或皮质脊髓束的传导受损，即发生了结构性损伤。如果及时采取补救措施，纠正手术引起的脊髓压迫、牵拉、扭转或缺血，脊髓损伤可以逆转。因此，外科、神经生理学和麻醉团队应共同努力，迅速诊断和纠正这些解剖或生理障碍是非常重要的。预设一个 IONM 检查表可以指导临床医师诊断和纠正外科生理损伤并迅速采取干预措施。麻醉科医师应立即采取措施提高脊髓灌注（优化血流动力学，纠正贫血、温度和 pH 值以及 $PaCO_2$ 异常），并为可能的唤醒试验做好准备[234]。在唤醒试验中，麻醉程度减轻，指示患者做出特定动作，通常是下肢的运动。如果患者无法移动双腿，则需要立即采取纠正措施。然而，唤醒试验也具有局限性，包括逆转神经肌肉阻滞和麻醉恢复所需的时间、依赖患者合作以及发生并发症的风险，如意外拔管、器械移位，以及深吸气时空气栓塞。

围术期视力丧失

围术期视力丧失是脊柱手术后的一种罕见但毁灭性的并发症，可由前部或后部缺血性视神经病变（ischemic optic neuropathy，ION；占所有病例的 89%）、视网膜缺血、皮质盲或后部可逆性脑病引起。一项对 80 例 ION 患者的病例对照研究指出，与 315 例匹配的对照组相比，ASA 围术期视力丧失工作组确定了脊柱融合术后 ION 的危险因素有男性、肥胖、使用 Wilson 脊柱架、手术时间较长、失血量较大，以及低比例胶体补液[235]。工作组还发布了一份详细的实践建议，指导临床医师对这些患者进行围术期管理，旨在减少围术期视力丧失的发生率[236]。包括围术期血压管理、液体管理、纠正贫血和解除血管压迫，以及对患者定位和外科手术分期的建议。值得注意的是，工作组经讨论认为低血压与围术期视力丧失之间缺乏确凿关联，因此建议临床医师应具体案例具体分析。高危患者应监测中心静脉压，对于大量失血的患者，应同时使用胶体和晶体液维持血管内血容量。目前还没有关于血红蛋白浓度下限的记录，但对于有大量失血风险的高危患者，手术期间应定期监测血红蛋白或血细胞比容。同样，是否使用 α 肾上腺素激动剂应根据具体情况作出决定。应避免直接压迫眼睛，患者的体位应尽可能使头部与心脏齐平或高于心脏。更重要的是，高危患者的头部应保持在中轴朝前的位置，避免明显的颈部屈曲、伸展、侧屈或旋转。最后，对高危患者来说，分期实施脊柱手术可以减少围术期视力丧失的风险，应予以考虑实施。

脊柱手术术后疼痛

脊柱手术与术后中重度疼痛的高发生率（30% ～ 64%）相关[237]。对这一人群而言，及时有效的疼痛控制对于早期活动非常重要，并有助于改善运动功能预后。术后疼痛的强度与术中涉及的椎体数量成正比，来源于机械刺激或压迫椎体、椎间盘、韧带、硬脑膜、神经根、小关节囊、筋膜和肌肉或对术后炎症作出反应的各种伤害感受器。因此，围术期手术团队在术前制订恰当的疼痛控制计划是非常重要的，特别是对于涉及多节段和广泛组织解剖的复杂脊柱手术。应告知患者术后疼痛的类型和程度，并指导患者发生疼痛后的反应措施。

静脉注射阿片类镇痛药是该类型患者中重度术后疼痛最常见的治疗方法。然而，它们的广泛使用受到许多副作用的限制，主要是呼吸抑制和胃肠道副作用。美沙酮在这类患者中的应用越来越多，据报道，即使在手术切皮前单次给药（0.2 mg/kg），也能明显改善术后疼痛[238]。作为非竞争性N-甲基-D-天冬氨酸受体拮抗剂，美沙酮除了具有镇痛作用外，还可降低阿片类药物的耐受性。氯胺酮可作为围术期阿片类药物的辅助用药，并可减少脊柱手术后镇痛药的用量[239]。非甾体抗炎药在改善脊柱手术后疼痛方面已被证明是有效的，但考虑到其对骨代谢和成骨细胞增殖的影响，其应用应受到一定限制[240]。尽管如此，有证据表明，骨愈合受损可能是由于服用高剂量和长时间的非甾体抗炎药所致，因此可以考虑在术后即刻使用较小剂量的非甾体抗炎药[241]。偶尔也可使用皮质类固醇药物，因为在某些脊柱手术后，皮质类固醇被证明可以减少阿片类药物的需求，可能是通过其抗炎作用以及减少P物质的释放来实现的。治疗脊柱手术后剧烈疼痛的其他选择包括鞘内注射阿片类药物，这已被证明可以减少累积的阿片类药物需求。然而，椎管内阿片类药物的使用受到延迟性呼吸抑制相关风险的限制，需要熟练人员的密切监测。脊柱手术患者通常不考虑使用椎管内麻醉药物，因为它们可以影响感觉和运动功能，会掩盖潜在的术后并发症。然而，在特定的患者中，硬膜外麻醉可以在不影响神经检查的情况下提供有效的镇痛。硬膜外导管可由外科医师在手术中直视下放置，在获得满意的神经检查结果后可开始注入局部麻醉药物。然而，由于神经轴麻醉对神经系统检查的内在影响，大多数临床医师选择了替代性的疼痛管理策略。最近，α2肾上腺素受体拮抗剂如可乐定和右美托咪定作为上述技术的有效辅助药物被广泛应用，增强其镇痛效应。并且有报道称，右美托咪定还能消除术中阿片类药物治疗后可能出现的阿片类药物引起的痛觉过敏[242]。

致谢

编者和出版商感谢Michael K. Urban博士在本书上一版对本章所做的贡献。他的工作为本章节奠定了基础。

参考文献

1. Fingar KR, et al. AHRQ; 2014:1–15.
2. Osteoarthritis (OA). https://www.cdc.gov/arthritis/basics/osteoarthritis.htm. Center for Disease Control and Prevention.
3. Jordan JM. *J Rheumatol*. 2007;34(1):172–180.
4. Jordan JM, et al. *J Rheumatol*. 2009;36(4):809–815.
5. Ortman JM, et al. *An aging nation: The Older Population in the United States*. United States Census Bureau; 2014. https://www.census.gov/library/publications/2014/demo/p25-1140.html.
6. Dreyer HC, et al. *J Clin Invest*. 2013;123(11):4654–4666.
7. Kurtz S, et al. *J Bone Joint Surg Am*. 2007;89(4):780–785.
8. World Population Prospects. *The 2017 Revision*. United Nations: Department of Economic and Social Affairs, Population Division; 2017. https://esa.un.org/unpd/wpp/Publications/Files/WPP2017_Volume-I_Comprehensive-Tables.pdf.
9. Murphy LB, et al. *Arthritis Care Res (Hoboken). 2017*. 2018;70(6):869–876. TG.
10. Delanois RE, et al. *J Arthroplasty*. 2018.
11. Palsis JA, et al. *J Bone Joint Surg Am*. 2018;100(4):326–333.
12. Torio CM, Moore BJ. *National Inpatient Hospital Costs: The Most Expensive Conditions by Payer Statistical Brief #204*. HCUP. Rockville (MD): Agency for Healthcare Research and Quality (US); 2006; 2013–2016. https://www.ncbi.nlm.nih.gov/books/NBK368492/: Healthcare Cost and Utilization Project.
13. Adam RF, Noble J. *J Arthroplasty*. 1994;9(5):495–497.
14. Hosick WB, et al. *Clin Orthop Relat Res*. 1994;(299):77–80.
15. Newington DP, et al. *J Bone Joint Surg Br*. 1990;72(3):450–452.
16. Petersen VS, et al. *J Am Geriatr Soc*. 1989;37(3):219–222.
17. Pettine KA, et al. *Clin Orthop Relat Res*. 1991;(266):127–132.
18. Phillips TW, et al. *CMAJ*. 1987;137(6):497–500.
19. Brander VA, et al. *Clin Orthop Relat Res*. 1997;(345):67–78.
20. Jones CA, et al. *Arch Intern Med*. 2001;161(3):454–460.
21. Zicat B, et al. *J Arthroplasty*. 1993;8(4):395–400.
22. Bovonratwet P, et al. *Bone Joint J*. 2018;100-B(2):143–151.
23. Kristensen SD, et al. *Eur J Anaesthesiol*. 2014;31(10):517–573.
24. Gandhi R, et al. *J Arthroplasty*. 2006;21(6):874–877.
25. Mahomed NN, et al. *J Bone Joint Surg Am*. 2005;87(6):1222–1228.
26. Pulido L, et al. *J Arthroplasty*. 2008;23(6 suppl 1):139–145.
27. Liu JB, et al. *Anesthesiology*. 2018;128(2):283–292.
28. Lalmohamed A, et al. *Arch Intern Med*. 2012;172(16):1229–1235.
29. Mureddu GF. *Monaldi Arch Chest Dis*. 2017;87(2):848.
30. Goldman L, et al. *N Engl J Med*. 1977;297(16):845–850.
31. Lee TH, et al. *Circulation*. 1999;100(10):1043–1049.
32. Gupta PK, et al. *Circulation*. 2011;124(4):381–387.
33. Alrezk R, et al. *J Am Heart Assoc*. 2017;6(11).
34. Devereaux PJ, et al. *JAMA*. 2017;317(16):1642–1651.
35. Devereaux PJ, et al. *JAMA*. 2012;307(21):2295–2304.
36. Ekeloef S, et al. *Br J Anaesth*. 2016;117(5):559–568.
37. van Waes JA, et al. *Circulation*. 2013;127(23):2264–2271.
38. Puelacher C, et al. *Circulation*. 2018;137(12):1221–1232.
39. Kristensen SD, et al. *Eur Heart J*. 2014;35(40):2781–2788.
40. Duceppe E, et al. *Can J Cardiol*. 2017;33(1):17–32.
41. Simonneau G, et al. *J Am Coll Cardiol*. 2013;62(25 suppl):D34–41.
42. Price LC, et al. *Thorax*. 2017;72(11):1035–1045.
43. Steppan J, et al. *Cureus*. 2018;10(1):e2072.
44. Memtsoudis SG, et al. *Anesth Analg*. 2010;111(5):1110–1116.
45. Ramakrishna G, et al. *J Am Coll Cardiol*. 2005;45(10):1691–1699.
46. Makary MA, et al. *J Am Coll Surg*. 2010;210(6):901–908.
47. Walston J, et al. *J Am Geriatr Soc*. 2006;54(6):991–1001.
48. Wang HT, et al. *BMC Musculoskelet Disord*. 2018;19(1):14.
49. Flexman AM, et al. *Spine J*. 2016;16(11):1315–1323.
50. Meessen JM, et al. *Rheumatol Int*. 2018;18(3):457–466.
51. Cooper Z, et al. *J Am Geriatr Soc*. 2016;64(12):2464–2471.
52. Kim KI, et al. *Arch Gerontol Geriatr*. 2013;56(3):507–512.
53. Kim SW, et al. *JAMA Surg*. 2014;149(7):633–640.
54. Pilotto A, et al. *J Am Med Dir Assoc*. 2017;18(2):192 e191–192 e111.
55. Zenilman ME. *JAMA Surg*. 2014;149(7):640–641.
56. Wilson H. *Open Orthop J*. 2017;11:1181–1189.
57. Luther A, et al. *World J Surg*. 2018;42(9):2781–2791.
58. Peer MA, et al. *J Rehabil Med*. 2017;49(4):304–315.
59. Wang L, et al. *BMJ Open*. 2016;6:e009857.
60. Mortazavi SM, et al. *J Bone Joint Surg Am*. 2010;92(11):2095–2101.
61. Selim M. *N Engl J Med*. 2007;356(7):706–713.
62. Bateman BT, et al. *Anesthesiology*. 2009;110(2):231–238.

63. Lalmohamed A, et al. *Stroke*. 2012;43(12):3225–3229.
64. Lieb K, Selim M. *Semin Neurol*. 2008;28(5):603–610.
65. Inouye SK, et al. *J Am Coll Surg*. 2015;220(2):136–148 e131.
66. Steiner LA. *Eur J Anaesthesiol*. 2011;28(10):723–732.
67. Kalisvaart KJ, et al. *J Am Geriatr Soc*. 2006;54(5):817–822.
68. Freter SH, et al. *Age Ageing*. 2005;34(2):169–171.
69. Kat MG, et al. *Dement Geriatr Cogn Disord*. 2008;26:261–268.
70. Culley DJ, et al. *Anesthesiology*. 2017;127(5):765–774.
71. Brown CH, et al. *J Am Geriatr Soc*. 2016;64(10):2101–2108.
72. Falck-Ytter Y, et al. *Chest*. 2012;141(2 suppl):e278S–e325S.
73. Zeng Y, et al. *J Arthroplasty*. 2014;29(12):2430–2438.
74. Anderson DR, et al. *N Engl J Med*. 2018;378(8):699–707.
75. Anderson DR, et al. *Ann Intern Med*. 2013;158(11):800–806.
76. Bateman DK, et al. *J Arthroplasty*. 2017;32(12):3735–3741.
77. Parvizi J, et al. *J Arthroplasty*. 2016;31(9 suppl):180–186.
78. Eskildsen SM, et al. *J Spinal Disord Tech*. 2015;28(8):275–281.
79. Mitchell AJ, et al. *J Thorac Dis*. 2017;9(5):E461–E464.
80. Arnold MJ, Beer J. *J Fam Pract*. 2016;65(10):702–710.
81. Koenig-Oberhuber V, Filipovic M. *Br J Anaesth*. 2016;117(suppl 2):ii74–ii84.
82. Yurttas T, et al. *Curr Opin Anaesthesiol*. 2017;30(4):466–473.
83. Fleisher LA, et al. *Circulation*. 2014;130(24):e278–333.
84. Gurajala I, Gopinath R. *Ann Card Anaesth*. 2016;19(1):122–131.
85. Holcomb CN, et al. *J Am Coll Cardiol*. 2014;64(25):2730–2739.
86. Cappelleri G, Fanelli A. *J Clin Anesth*. 2016;32:224–235.
87. Doherty JU, et al. *J Am Coll Cardiol*. 2017;69(7):871–898.
88. Faraoni D, et al. *Crit Care*. 2015;19:203.
89. Horlocker TT, et al. *Reg Anesth Pain Med*. 2018;43(3):263–309.
90. Lawrence VA, et al. *Ann Intern Med*. 2006;144(8):596–608.
91. Yakubek GA, et al. *J Arthroplasty*. 2018;33(6):1926–1929.
92. Gupta RM, et al. *Mayo Clin Proc*. 2001;76(9):897–905.
93. Jo YY, et al. *J Neurosurg Anesthesiol*. 2012;24(1):14–18.
94. Soh S, et al. *J Neurosurg Anesthesiol*. 2018;30(3):237–245.
95. Smetana GW. *N Engl J Med*. 1999;340(12):937–944.
96. Smetana GW, et al. *Ann Intern Med*. 2006;144(8):581–595.
97. Johnston CE. *Spine (Phila Pa 1976)*. 2010;35(25):2239–2244.
98. Brueckmann B, et al. *Anesthesiology*. 2013;118(6):1276–1285.
99. Canet J, et al. *Eur J Anaesthesiol*. 2015;32(7):458–470.
100. Carlo JO, et al. *J Am Acad Orthop Surg*. 2015;23(2):107–118.
101. Abbott KC, et al. *J Nephrol*. 2003;16(1):34–39.
102. Miric A, et al. *J Arthroplasty*. 2014;29(6):1225–1230.
103. Ackland GL, et al. *Anesth Analg*. 2011;112(6):1375–1381.
104. Miric A, et al. *Acta Orthop*. 2014;85(1):71–78.
105. Goodnough LT, et al. *Br J Anaesth*. 2011;106(1):13–22.
106. Zacharowski K, Spahn DR. *Best Pract Res Clin Anaesthesiol*. 2016;30(2):159–169.
107. Munoz M, et al. *Transfusion*. 2014;54(2):289–299.
108. Koscielny J, et al. *Clin Appl Thromb Hemost*. 2004;10(3):195–204.
109. Pfanner G, et al. *Anaesthesist*. 2007;56(6):604–611.
110. Elgafy H, et al. *Am J Orthop*. 2012;41(3):E46–50.
111. Epstein NE. *Surg Neurol Int*. 2017;8:66.
112. Cross MB, et al. *J Am Acad Orthop Surg*. 2014;22(3):193–199.
113. Oresanya LB, et al. *JAMA*. 2014;311(20):2110–2120.
114. Vellas B, et al. *J Nutr Health Aging*. 2006;10(6):456–463.
115. Khuri SF, et al. *Ann Surg*. 2005;242(3):326–341.
116. Halpin RJ, et al. *Spine (Phila Pa. 1976)*. 2010;35(25):2232–2238.
117. Barbour KE, et al. *MMWR Morb Mortal Wkly Rep*. 2017;66(9):246–253.
118. Crowson CS, et al. *Arthritis Rheum*. 2011;63(3):633–639.
119. Collins DN, et al. *Clin Orthop Relat Res*. 1991;(272):127–135.
120. Joaquim AF, et al. *Neurosurg Focus*. 2015;38(4):E4.
121. Turesson C, et al. *Rheumatology (Oxford)*. 1999;38(7):668–674.
122. del Rincon ID, et al. *Arthritis Rheum*. 2001;44(12):2737–2745.
123. Yazdanyar A, et al. *Arthritis Rheum*. 2012;64(8):2429–2437.
124. Mushtaq S, et al. *Am J Ther*. 2011;18(5):426–434.
125. Jacobs WB, Fehlings MG. *Neurosurg Focus*. 2008;24(1):E12.
126. Lili X, et al. *J Neurosurg Anesthesiol*. 2014;26(1):27–31.
127. Lu PP, et al. *Can J Anaesth*. 2001;48(10):1015–1019.
128. Wulf H. *Can J Anaesth*. 1996;43(12):1260–1271.
129. Graham DC, Smythe HA. *Bull Rheum Dis*. 1958;9(3):171–174.
130. Papagoras C, et al. *Clin Exp Rheumatol*. 2013;31(4):612–620.
131. Baujat G, et al. *Best Pract Res Clin Rheumatol*. 2008;22(1):3–18.
132. Dubiel L, et al. *Int J Obstet Anesth*. 2014;23(3):274–278.
133. Petty RE, et al. *Textbook of Pediatric Rheumatologx*. 7th ed. Philadelphia, PA: Elsevier; 2016.
134. Marini JC, et al. *Nat Rev Dis Primers*. 2017;3:17052.
135. Benca J, Hogan K. *Anesth Analg*. 2009;109(4):1049–1053.
136. Nolan J, et al. *Anaesthesia*. 2000;55(1):32–41.
137. Delfico AJ, et al. *Dev Med Child Neurol*. 1997;39(3):194–197.
138. McComb JG. *Childs Nerv Syst*. 2015;31(10):1641–1657.
139. Murphy CJ, et al. *Int J Obstet Anesth*. 2015;24(3):252–263.
140. Birnkrant DJ, et al. *Lancet Neurol*. 2018;17(4):347–361.
141. Hayes J, et al. *Paediatr Anaesth*. 2008;18(2):100–106.
142. de Boer HD, et al. *Paediatr Anaesth*. 2009;19(12):1226–1228.
143. Ferguson J, Wainwright A. *Orthop Trauma*. 2013;27(3):171–180.
144. Ma L, Yu X. *Front Med*. 2017;11(1):48–52.
145. Cheriyan T, et al. *Spine J*. 2015;15(4):752–761.
146. Zhang F, et al. *BMC Musculoskelet Disord*. 2014;15:448.
147. Wei Z, Liu M. *Transfus Med*. 2015;25(3):151–162.
148. Wu Q, et al. *Eur J Orthop Surg Traumatol*. 2015;25(3):525–541.
149. Sun CX, et al. *Medicine (Baltimore)*. 2017;96(22):e7015.
150. Wang H, et al. *Knee*. 2014;21(6):987–993.
151. Shemshaki H, et al. *Arch Orthop Trauma Surg*. 2015;135(4):573–588.
152. Chen S, et al. *BMC Musculoskelet Disord*. 2016;17:81.
153. Gill JB, et al. *J Bone Joint Surg Am*. 2008;90(11):2399–2407.
154. Kagoma YK, et al. *Thromb Res*. 2009;123(5):687–696.
155. Henry DA, et al. *Cochrane Database Syst Rev*. 2011;(1):CD001886.
156. Akhtar S. *Anesthesiol Clin*. 2009;27(3):533–550.
157. Shaikh N. *J Emerg Trauma Shock*. 2009;2(1):29–33.
158. Kotyra M, et al. *Acta Anaesthesiol Scand*. 2010;54(10):1210–1216.
159. Bisignani G, et al. *J Cardiovasc Med (Hagerstown)*. 2008;9(3):277–281.
160. Ereth MH, et al. *Mayo Clin Proc*. 1992;67(11):1066–1074.
161. Coccolini F, et al. *World J Emerg Surg*. 2017;12:5.
162. Skitch S, Engels PT. *Emerg Med Clin North Am*. 2018;36(1):161–179.
163. Martin JG, et al. *Tech Vasc Interv Radiol*. 2017;20(4):237–242.
164. Moran CG, et al. *J Bone Joint Surg Am*. 2005;87(3):483–489.
165. Moyet J, et al. *Int Orthop*. 2018.
166. Bhandari M, Swiontkowski M. *N Engl J Med*. 2017;377(21):2053–2062.
167. Orosz GM, et al. *JAMA*. 2004;291(14):1738–1743.
168. Rodgers A, et al. *BMJ*. 2000;321(7275):1493.
169. Mauermann WJ, et al. *Anesth Analg*. 2006;103(4):1018–1025.
170. Scurrah A, et al. *Anaesthesia*. 2018;73(6):769–783.
171. Urban MK, et al. *Anesth Analg*. 1996;82(6):1225–1229.
172. Mthethwa J, Chikate A. *Musculoskelet Surg*. 2018;102(2):119–127.
173. Walker BJ, et al. *Reg Anesth Pain Med*. 2012;37(4):393–397.
174. Maricevich M, et al. *Hand*. 2011;6(4):356–363.
175. Wolfe VM, Wang AA. *J Am Acad Orthop Surg*. 2015;23(6):373–381.
176. Niazi AU, et al. *Hand Surg*. 2013;18(3):325–330.
177. Berger A, et al. *Ann Plast Surg*. 1985;14(1):16–19.
178. Kurt E, et al. *Ann Plast Surg*. 2005;54(1):24–27.
179. Dingemans E, et al. *Anesth Analg*. 2007;104(5):1275–1280.
180. Brull R, et al. *Can J Anaesth*. 2009;56(11):812–818.
181. Meng L, Gelb AW. *Anesthesiology*. 2015;122(1):196–205.
182. Murphy GS, et al. *Br J Anaesth*. 2014;113(4):618–627.
183. Soeding PF, et al. *Br J Anaesth*. 2013;111(2):229–234.
184. Laflam A, et al. *Anesth Analg*. 2015;120(1):176–185.
185. Hughes MS, et al. *J Bone Joint Surg Am*. 2013;95(14):1318–1324.
186. Ende D, et al. *Int Orthop*. 2016;40(10):2105–2113.
187. Fredrickson MJ, et al. *Anaesthesia*. 2016;71(4):373–379.
188. Singelyn FJ, et al. *Anesth Analg*. 2004;99(2):589–592.
189. Wiegel M, et al. *Reg Anesth Pain Med*. 2017;42(3):310–318.
190. Tetzlaff JE, et al. *Reg Anesth Pain Med*. 2000;25(6):611–614.
191. Okoroha KR, et al. *J Shoulder Elbow Surg*. 2016;25(11):1742–1748.
192. Dhir S, et al. *J Clin Anesth*. 2018;48:67–72.
193. Pavlin DJ, et al. *Anesth Analg*. 1998;87(4):816–826.
194. Yoos JR, Kopacz DJ. *Anesth Analg*. 2005;100(2):553–558.
195. Abdallah FW, et al. *Anesthesiology*. 2016;124(5):1053–1064.
196. Helwani MA, et al. *J Bone Joint Surg Am*. 2015;97(3):186–193.
197. Johnson RL, et al. *Br J Anaesth*. 2016;116(2):163–176.
198. Ma J, et al. *Medicine*. 2016;95(52):e5701.
199. Fang R, et al. *Orthopedics*. 2015;38(7):e573–581.
200. Busch CA, et al. *J Bone Joint Surg Am*. 2006;88(5):959–963.
201. Tsukada S, et al. *J Bone Joint Surg Am*. 2015;97(5):367–373.
202. Benzon HT, et al. *Anesthesiology*. 2005;102(3):633–638.
203. Prasad A, et al. *Reg Anesth Pain Med*. 2010;35(3):267–271.
204. Buys MJ, et al. *Anesth Analg*. 2010;110(2):635–637.
205. Monahan AM, et al. *Anesth Analg*. 2016;122(5):1689–1695.
206. Davidovitch R, et al. *J Orthop Trauma*. 2017;31(8):434–439.
207. Aguirre JA, et al. *Anesthesiology*. 2013;118(5):1198–1205.
208. Lopez AM, et al. *Reg Anesth Pain Med*. 2012;37(5):554–557.
209. Mineo R, Sharrock NE. *Reg Anesth*. 1992;17(1):47–49.
210. McDermott KW, et al. *Overview of Operating Room Procedures During Inpatient Stays in U.S. Hospitals*. 2014. https://wwwhcup-usah-

rqgov.
211. Sethi R, et al. *J Neurosurg Spine*. 2017;26(6):744–750.
212. National Spinal Cord Injury Statistical Center. *Spinal Cord Injury Facts and Figures at a Glance*. 2018. wwwnscicsuabedu.
213. Leucht P, et al. *Injury*. 2009;40(2):166–172.
214. Ollerton JE, et al. *Emerg Med J*. 2006;23(1):3–11.
215. Manoach S, Paladino L. *Ann Emerg Med*. 2007;50(3):236–245.
216. Thiboutot F, et al. *Can J Anaesth*. 2009;56(6):412–418.
217. Robitaille A, et al. *Anesth Analg*. 2008;106(3):935–941.
218. Hambly PR, Martin B. *Anaesthesia*. 1998;53(3):273–289.
219. Martyn JA, Richtsfeld M. *Anesthesiology*. 2006;104(1):158–169.
220. Wuermser LA, et al. *Arch Phys Med Rehabil*. 2007;88(3 suppl 1):S55–61.
221. Blood pressure management after acute spinal cord injury. *Neurosurgery*. 2002;50(3 suppl):S58–62.
222. Bracken MB. *Cochrane Database Syst Rev*. 2012;1:CD001046.
223. Pirris SM, Nottmeier EW. *Case Rep Neurol Med*. 2013;2013:792168.
224. Sakthivel RN, Balakrishnan V. *J Clin Exp Orthop*. 2017;3(2:36):1–5.
225. Dutton RP. *Eur Spine J*. 2004;13(suppl 1):S66–71.
226. Li G, et al. *Eur Spine J*. 2017;26(1):140–154.
227. Bartley CE, et al. *J Bone Joint Surg Am*. 2017;99(14):1206–1212.
228. Weiss HR, Goodall D. *Scoliosis*. 2008;3:9.
229. Nash Jr CL, et al. *Clin Orthop Relat Res*. 1977;(126):100–105.
230. Lesser RP, et al. *Ann Neurol*. 1986;19(1):22–25.
231. Rothwell JC, et al. *Exp Physiol*. 1991;76(2):159–200.
232. Yang LH, et al. *Acta Neurochir (Wien)*. 1994;127(3-4):191–198.
233. Tobias JD, et al. *Paediatr Anaesth*. 2008;18(11):1082–1088.
234. Vauzelle C, et al. *Clin Orthop Relat Res*. 1973;(93):173–178.
235. Postoperative Visual Loss Study G. *Anesthesiology*. 2012;116(1):15–24.
236. American Society of Anesthesiologists Task Force on Perioperative Visual L. *Anesthesiology*. 2012;116(2):274–285.
237. Sommer M, et al. *Eur J Anaesthesiol*. 2008;25(4):267–274.
238. Gottschalk A, et al. *Anesth Analg*. 2011;112(1):218–223.
239. Loftus RW, et al. *Anesthesiology*. 2010;113(3):639–646.
240. Reuben SS, et al. *Reg Anesth*. 1997;22(4):343–346.
241. Reuben SS, et al. *Can J Anaesth*. 2005;52(5):506–512.
242. Hwang W, et al. *BMC Anesthesiol*. 2015;15:21.

65 老年患者的麻醉

MILES BERGER，LEAH ACKER，STACIE DEINER
周棱　马骏　译　刘斌　审校

要　点

- 随着全世界70岁以上老年人口比例的增加，老年患者手术也相应增多。
- 正常衰老不仅导致生理的变化，也引起病理状态的增加。
- 老年人正常生理及病理改变的程度存在明显的个体差异。
- 老年患者术前筛查推荐和指南为评估和优化治疗方案的提供了一个好的开始。
- 老年患者术前筛查的一些重要内容应当包括：认知的改变、机体的衰弱、抑郁情绪和多重用药等情况。
- 术中管理的质量取决于对老年人群生理学和相关禁忌药物的认识。
- 针对高风险人群制订的术后管理方案，同样有益于极高危患者，比如姑息性治疗和对谵妄的预防等。

美国的人口结构正趋于老龄化。在美国，70岁以上人口数量已经从1975年的约1500万增加到2015年的超过3000万，70岁以上人口占比和人口年龄中位数也相应增长（图65.1A ～ C）。同样，全球70岁以上人口数量从1975年的约1.3亿增长到2015年的超过4亿，70岁以上人口占比和人口年龄中位数也出现了相应的增长（见图65.1B、C）。

人口的年龄变化直接导致接受麻醉和手术的患者群体也发生变化。仅在美国，2006年就有超过1600万名60岁以上的患者接受手术治疗。美国人口和美国接受手术人群的巨大改变同样对麻醉科医师产生了巨大的影响。首先，大多数（虽然不是所有）疾病的发病率随着年龄的增长而增加。其次，年龄依赖性的生理变化会导致每个器官系统生理性和功能性的储备能力下降。然而，同一患者不同器官系统之间随年龄的生理变化程度存在明显差异，不同患者之间各个器官系统随年龄的生理变化程度也存在明显差异。事实上，老年医学的基本原则是：随着年龄的增长，每项生理指标值的差异都会加大。总的来说，由于合并症的增加和生理储备的减少，老年患者的围术期管理将会是一种新的挑战，关键是要对每个老年患者实行个体化管理，避免千篇一律。

老年患者围术期管理应当遵循个体化原则的一个重要原因是，衰老本身涉及诸多生物学途径（图65.2），而这些途径在不同的个体发展速率不同。例如，同样两个80岁的患者可能表现出非常不同的端粒长度、基因突变积累和氧化应激积累。这些与衰老有关的生物学途径类型的差异，使得现在许多人将时序年龄（反映生命的年数）与生物学年龄（反映与衰老有关的生物过程变化的实际积累）区分开来探讨。

在本章中，我们将讨论常见的年龄依赖性生理变化和病理改变，以及它们对老年患者术前评估、术中管理和术后管理的影响。美国人口年龄的显著增长表明，老年患者的围术期管理可能会成为麻醉科医师越来越关注的焦点。此外，我们有理由相信，随着针对衰老和老年人群的生物医学研究的显著增加，我们有理由期待它们会对未来改善老年患者的术后转归产生有益的深远影响。

年龄相关的器官生理和病理改变

除儿科和产科亚专业的麻醉科医师外，绝大多数麻醉科医师都会面临老年患者的麻醉问题，因此，熟悉衰老过程的多种生理变化对治疗老年人群至关重要。本节将讨论衰老导致的各器官系统的生理改变。

心血管系统

在心血管系统中，正常的衰老表现为：血管和交感神经张力、心肌、心脏传导系统、心脏瓣膜和压力感受器系统的变化。

血管

随着年龄的增长，动脉弹性降低会导致后负荷增加，增加心肌耗氧量和心室壁张力增加。若伴有动脉粥样硬化和 β_2 肾上腺素能血管舒张作用的降低，则将进一步加重这种改变。

部分与年龄相关的血管改变有关，静脉血栓栓塞（venous thromboembolism，VTE）的发生率随着年龄增加呈指数增长，每年每 100 000 名 80 岁以上的老人中就有 600 人患此病[1]。Virchow 经典三联征（静脉淤滞、高凝状态和血流异常）影响着老年群体，导致静脉血栓栓塞的风险增加。例如，静脉淤滞可能是由于血管顺应性降低、充血性心力衰竭造成的低流量状态、不活动、静脉曲张、绝经后雌激素替代治疗和吸烟[2]所致。

心肌

在没有病理改变的情况下，心肌的收缩功能通常能终生保存完好。然而，现在舒张功能不全的现象变

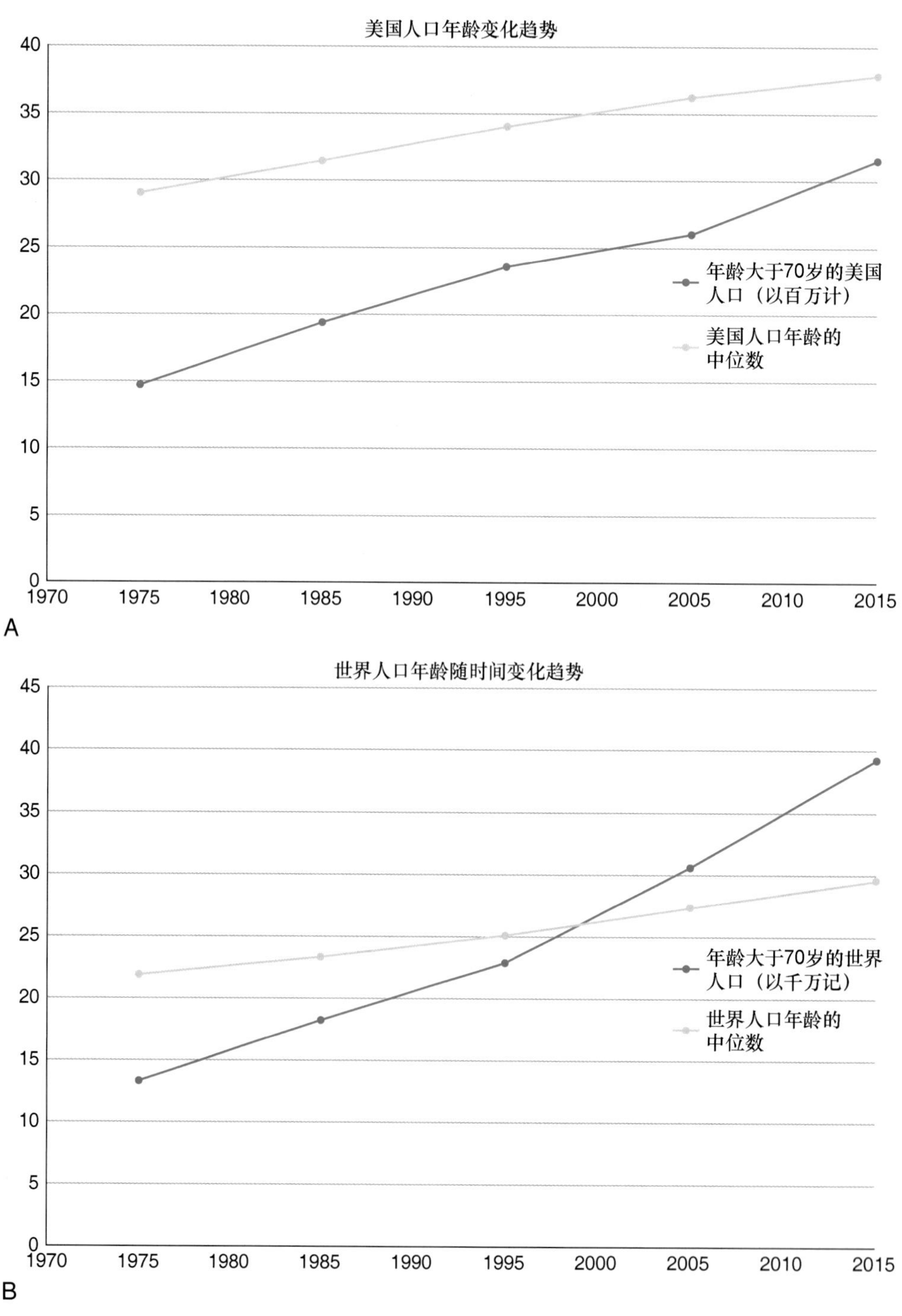

图 65.1 （A）美国人口年龄变化趋势。（B）世界人口年龄随时间变化趋势。（C）70 岁以上人口所占百分比每十年的变化

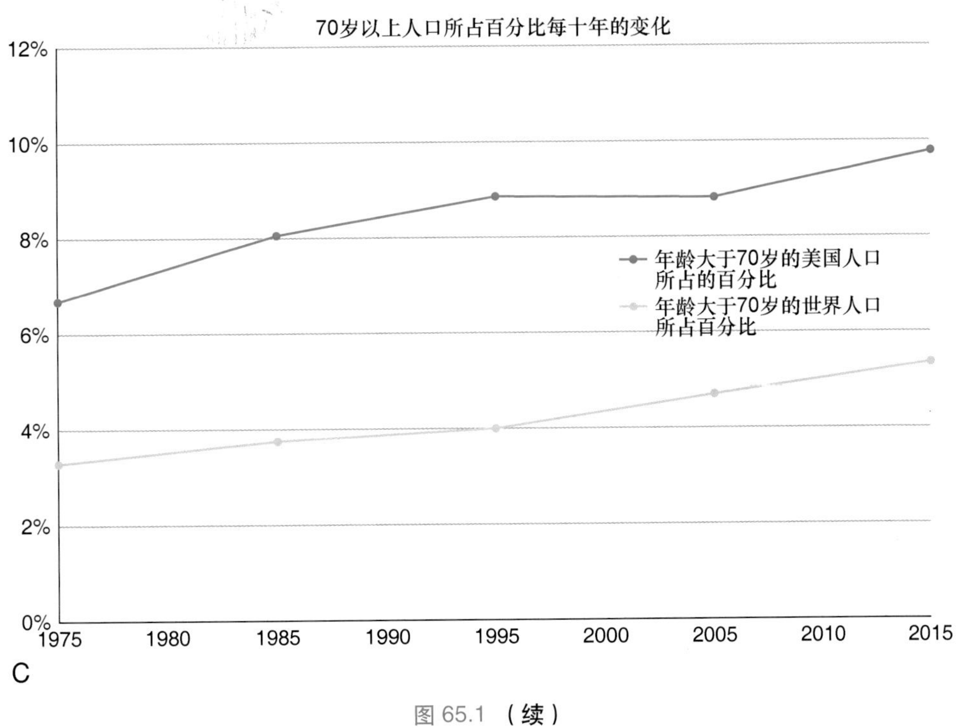

图 65.1 （续）

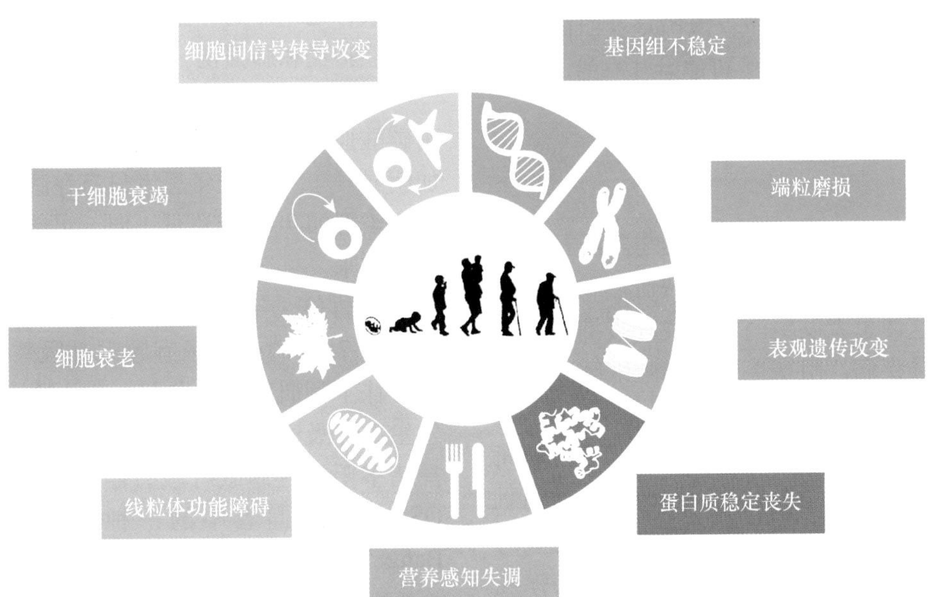

图 65.2 **衰老的分子、细胞和器官水平机制**［Redrawn from López-Otín C，Blasco MA，Partridge L，et al. The hallmarks of aging. Cell. 2013；153（6）：1194-1217.］

得越来越常见。年龄相关的心肌细胞死亡和心肌细胞代偿性增大会导致心肌增厚和弹性下降[3]。慢性高血压可进一步加重心肌肥厚。心室增厚和硬化反过来限制了心脏舒张早期的充盈，在 80 岁时降至峰值的 50%[4]。为了维持心输出量，老年患者越来越依赖前负荷和心房收缩。相反，循环血容量的轻度下降会导致心脏充盈不足，从而显著降低心输出量。

与年轻人相比，老年人最大心率的降低也限制了心输出量[3]；最大心率由以下公式估算：HR（次/分）＝220－年龄（年）。在不发生心律失常的情况下，心脏传导系统和自主神经系统的老化会导致心率变异性降低，异位搏动的发生率增加[4]。心律失常可使老年人心输出量显著下降。心房颤动是最常见的心律失常，每 10 个 80 岁以上的患者中就有 1 个患有心房颤动[5]。心房颤动会限制心房的收缩，减少左心室充盈，导致心输出量减少。

心脏瓣膜

衰老可导致主动脉瓣增厚和钙化。主动脉瓣狭窄随着年龄增长而变得更为常见，在 75 岁以上的人群中其患病率为 12.4%[5]。通常，主动脉瓣狭窄患者可以依靠良好的舒张期容积和正常的窦性心律维持心肌灌注。此外，主动脉瓣狭窄患者左室舒张压升高，容易引起冠状动脉灌注压下降。为了避免主动脉瓣狭窄患者发生心肌缺血，防止低血压和心动过速（缩短心肌舒张时间而进一步减少冠状动脉灌注）就显得非常重要。即使是左心室轻微扩张或左心室收缩功能轻度下降，都可能增加术中心功能失代偿的风险[6]。

交感神经和自主神经系统

交感神经系统和自主神经系统对生理紊乱的反应能力随着年龄的增长而下降。β 肾上腺素能受体敏感性的降低会导致最大心率降低，心输出量减少和对 β 受体激动剂（如多巴酚丁胺）的反应受限[4]。压力感受器受损会增加直立性低血压的发生率[2]。因此，老年患者可能对长时间禁食更敏感，术前禁饮时间控制在手术前 2 h（饮用干净的液体）可能对其有益。

呼吸系统

衰老可以导致肺的顺应性降低，参与呼吸运动的肌肉肌力下降。老年患者中枢对高碳酸血症和低氧血症的反应迟钝，这使患者发生药物相关呼吸抑制的风险增加。限制性肺疾病、阻塞性肺病和睡眠呼吸暂停的发病率会随着年龄的增长而增加。

随着年龄增长，膈肌会变得无力，胸壁会因肋间软骨钙化而僵硬，并伴有肋椎关节炎性改变、肋间肌肉无力及萎缩以及骨质疏松和（或）脊柱后凸造成的身高下降[3]。尽管弹性蛋白生成增加，但胸壁弹性回缩降低，因而肺顺应性仍然是增加的。因此，在肺总容量保持不变的情况下，功能残气量每 10 年就会增加 5% ~ 10%，导致肺活量整体下降[7]。衰老引起与肺气肿相似的肺泡腔增大，导致气体交换减少和通气 / 血流比（V/Q）失调加重[3, 7]。呼吸力学的改变包括肺活量减少、肺储备减少、呼吸功增加和残气量增加，这些改变使老年患者易发生肺不张[7]。闭合容量是指小气道开始关闭时肺内残留的气量，会随着年龄的增长而增加。功能残气量（functional residual capacity，FRC）相对于闭合容量降低，可能导致肺不张、肺内分流和低氧血症。术中一些常见情况，如二氧化碳气腹或头低脚高位引起的腹内压升高，会进一步降低 FRC 和肺顺应性。减少术后肺不张的策略包括：术后早期活动 / 行走、胸部理疗和呼吸训练[2]。

老年患者咽部肌肉较年轻患者弱，分泌物清除率、黏液纤毛运动、咳嗽效率、食管运动等功能都减退，上呼吸道保护性反射也减弱[7]。这些因素加在一起，增加了老年患者发生误吸和术后肺炎的风险。麻醉科医师可以采取以下四种特定的策略来减少误吸和其他肺部并发症的风险。首先，在可能的情况下，使用椎管内麻醉或区域麻醉辅以最低的镇静代替全身麻醉，这样可以减少全身麻醉药物对咳嗽反射的抑制，从而减少误吸的风险。其次，避免使用中长效神经肌肉阻断剂，术后确保充分拮抗神经肌肉阻断剂，也有助于降低误吸和术后肺炎的风险[2]。此外，残余肌松作用是肺功能减退的老年患者需要特别关注的问题[7]。再次，呼吸抑制剂，如阿片类药物可导致低通气和呼吸性酸中毒，进一步增强神经肌肉阻断剂的作用[7]。因此，不使用阿片类药物的镇痛策略对老年患者更为有利[8]。最后，使用非颗粒抗酸剂（如柠檬酸钠）中和胃酸，这对于万一发生误吸的患者，可有助于预防化学性肺炎和肺损伤。

除上述呼吸力学的变化外，老年人对低氧血症和高碳酸血症的呼吸反应下降约 50%，甚至在睡眠时更加明显[9]。一些老年患者只有在睡眠时氧饱和度显著下降（例如 70% 或更低）时，可能才会从快速动眼睡眠期醒来[7]。老年人最常见的睡眠相关呼吸紊乱是睡眠呼吸暂停，年龄在 65 岁以上的老年群体中可能有 50% ~ 75% 的患者患有睡眠呼吸暂停[7, 10]。老年患者往往下咽肌和颏舌肌肌张力下降，这使得他们容易发生上呼吸道阻塞，特别是在睡眠时[7]。术前可以选择诸多阻塞性睡眠呼吸暂停（obstructive sleep apnea，OSA）筛查问卷中的一种进行筛查，例如 STOP-Bang、柏林或美国麻醉医师协会（American Society of Anesthesiologists，ASA）问卷[11]。阻塞性睡眠呼吸暂停患者应被视为潜在的面罩通气困难人群，术后宜使用持续气道正压通气[11]和减少阿片类药物用量[12]。

肾系统

50 岁以后，肾的平均重量会从约 250 克下降到 180 克，这主要是由于肾小球硬化引起的皮质萎缩。随着肾皮质层的减少，从 40 岁开始肾小球滤过率（glomerular filtration rate，GFR）每年下降约 1 ml/（min · m^2）[3]。老年人群中常见的慢性疾病（如高血压、糖尿病和动脉粥样硬化）可加重正常的年龄相关性肾功能减退。虽然老年患者通常血清肌酐水平正常，但他们的肌肉质量也往往减少，总体肌酐较低。因此，老年患者“正常”血清肌酐可能掩盖了肾小球滤过储备的降低，并掩盖了由此产生的肾对缺血性和肾毒性损伤的敏感性。具体来说，在 GFR 降低的情况下，如果不适当地调整剂量，通过肾排出的药物可能会产生蓄积。

除了 GFR 降低，对醛固酮、血管加压素和肾素的反应迟钝也降低了老年患者对容量状态的调节能力，可能导致电解质紊乱和酸碱失衡，特别是血钠紊乱。低钠血症在老年社区门诊患者中的发生率为 11%，在老年住院患者中的发生率为 5.3%，高钠血症在 60 岁及以上住院患者中的发生率为 1%[13]。此外，由于老年人尿钠排泄功能不正常，使得老年人在低血容量时容易出现低血压和急性肾损伤[13]。

泌尿系统疾病（比如膀胱和前列腺）的发生率也会随着年龄的增长而增加。老年男性和女性术后尿潴留的发生率均增高[14]，这一点很重要，因为尿潴留引起的不适可能是术后躁动的常见原因。尿路感染（urinary tract infections，UTI）在老年男性和女性的发病率也均增加[2]。老年女性由于雌激素减少导致阴道萎缩，易引起会阴部皮肤破损[15]，这增加了尿路感染的风险[16]。此外，随着年龄的增长，女性盆腔脱垂的发生率增加，也会增加尿路感染的风险。

胃肠和肝系统

肝大小和功能随年龄增加而下降，从而影响肝的药物代谢。50 岁以后，肝占总体重的比重从 2.5% 下降到 1.5%，部分原因是肝细胞数量减少和血流减少[3]。尽管肝细胞数量减少，应激时肝的储备能力下降，但健康的老年人的肝合成功能通常是正常的[3]。同样，肝血流会随着年龄的增长而减少，65 岁的老年人群平均肝血流比 25 岁时减少 40%[17]。由于肝血流减少，通过Ⅰ相反应（如细胞色素 P450 系统的氧化、还原和水解）清除的药物在老年人体内的代谢可能会更缓慢[18]，但Ⅱ相反应（如乙酰化和结合作用）似乎不受年龄的影响[17]。麻醉科医师应注意，老年患者对高清除率药物（如氯胺酮、氟马西尼、吗啡、芬太尼、舒芬太尼和利多卡因）的清除速度较慢，因为这些药物的清除直接依赖于肝血流[17]。

幸运的是，术后恶心和呕吐的发生率会随着年龄的增长而下降。许多止吐药是通过抗胆碱能和（或）抗组胺机制起作用，易导致精神状态改变和谵妄。Beers 标准建议尽量不使用止吐药，这些药物会增加术后谵妄的风险[2]，具体包括，避免使用丙氯拉嗪、异丙嗪、甲氧氯普胺（胃轻瘫患者除外）和预防性使用皮质类固醇[2, 19]。但 5-HT_3 受体拮抗剂（如昂丹司琼）对老年人来说是更好的选择，尽管 5-HT_3 拮抗剂会导致 QTc 间期延长[2]。

一些肝和胃肠道疾病的发生率随着年龄而增加。例如，非酒精性脂肪性肝病（nonalcoholic fatty liver disease，NAFLD）的发生率随着年龄增加而上升，影响近一半的老年人患者。与年轻人不同，当老年患者首次发现 NAFLD 时，是否与代谢综合征、心血管疾病或肝硬化相关尚不清楚[20]。换句话说，有 NAFLD 的肥胖糖尿病患者随着年龄增长变为老年患者是，他们发生严重的肝纤维化、肝细胞癌和隐源性肝硬化等并发症的风险更高[20]。虽然肝的病变肯定会影响麻醉管理，但老年人其他常见的胃肠疾病如憩室病和胆石症等通常不影响麻醉。

肌肉骨骼系统

与其他器官系统一样，肌肉骨骼系统也会发生麻醉医生应当关注的老龄化改变。功能良好的老年人，肌肉数量每年下降约 1%，而肌肉力量每年下降约 3%，这表明肌肉功能和质量随年龄增长下降的速度比数量更快[21]。对于老年人而言，围术期肌肉力量下降与死亡风险增加有关[22]，因此，维持肌肉力量至关重要。老年人围术期肌肉数量下降的速度比年轻人快得多。例如，卧床休息 10 天的健康的老年人比卧床休息 28 天的健康的年轻人损失更多的肌肉数量[23]。

老年患者在肌肉萎缩的情况下，而体重可能保持稳定，因此医生容易被误导。实际上他们全身脂肪总量增加的同时，皮下脂肪（隔热）储备则减少。对老年人进行的一项为期 10 年的纵向研究显示，皮下脂肪每 10 年就会减少 23%，同时全身脂肪总量每 10 年增加 11%[24]。皮下脂肪厚度的减少和与年龄相关的皮肤循环失调，可能是老年人（年龄为 65 ～ 95 岁）在基础核心温度仅比其他成年人（年龄为 25 ～ 64 岁）低 0.4℃（0.7℉）时，在术中更容易出现体温失调的原因[25]。年龄相关的皮肤微循环失调也可导致伤口愈合功能受损。麻醉科医师可以通过优化术中液体管理、体温维持和组织氧合来改善手术伤口愈合[26]。

衰老不仅产生肌肉和皮肤改变，也会影响骨骼系统。75 岁及以上的人群中，约一半患有骨关节炎，可能导致老年患者关节活动受限。麻醉科医师在术前访视和评估中应该意识到这一点，并询问老年患者骨关节情况，以避免在手术室为患者摆体位时加重已经存在的关节病变[27]。

中枢神经系统

中枢神经系统老化会引起许多年龄相关的问题，如认知能力下降、记忆丧失、睡眠紊乱、痴呆、运动障碍、抑郁症以及谵妄的风险增加。虽然在正常的衰老过程中，大脑中的神经元数量不会减少，但树突和突触会减少，这会导致大脑体积的减小和神经元连接的减少，特别是在海马、额叶/前额皮质和颞叶[28]。磁共振成像研究表明，老年大脑的皮质灰质以每年0.5%到1%的速度变薄[29]。此外，与年龄相关的神经元传递、基础神经元活动、钙代谢和基因表达的失调会降低神经元联结性和适应性[30]。从功能上讲，这些老化引起的生理变化导致老年人在多方面（如执行功能、认知处理速度、工作和空间记忆以及昼夜节律维持等）发生正常的、年龄相关的认知功能降低。与麻醉科医师特别相关的是，这些依赖于年龄的认知储备下降可能表现为对麻醉药物的敏感性增加、术后认知功能障碍和谵妄的风险增加，以及脑功能下降。

尤其是痴呆症患者，其记忆和认知能力的下降严重，会影响日常活动。而轻度认知功能受损的患者，虽然可以检查到明显的认知能力下降，但不影响个人日常活动的能力。痴呆症各种亚型都会发生Frank神经元丢失。阿尔茨海默病是由异常τ和β淀粉样蛋白之间的复杂相互作用而加速整体神经元细胞的死亡。血管性痴呆是由血流动力学的损害引起神经元的死亡，导致认知功能逐步下降。路易氏体痴呆是由异常的α突触核蛋白沉积导致神经元的死亡。总而言之，随着年龄增长，痴呆症患病率呈阶梯式上升趋势（图65.3），90岁以上患者中有近2/3患有痴呆症[31]。

痴呆症会给麻醉科医师带来挑战，尤其是疼痛管理。例如，可能导致无法采用患者自控镇痛。这些患者中阿片类药物的应用通常难以滴定，患者还可能无法配合区域麻醉。此外，痴呆症患者还可能并发谵妄，这很难与潜在的痴呆相鉴别。同样的，帕金森病对麻醉科医师也是特殊的挑战。帕金森病患者更容易出现活动不便，从而形成深静脉血栓；出现吞咽困难和呼吸功能障碍，从而导致误吸和肺炎；出现尿潴留，从而导致尿路感染；以及出现精神并发症，从而导致谵妄[32]。此外，药物相互作用可能是帕金森病患者需要特别关注的一个问题。例如，许多止吐药物如甲氧氯普胺和异丙嗪拮抗多巴胺，可能加重锥体外系症状。常用于帕金森病的单胺氧化酶（monoamine oxidase，MAO）B抑制剂可使患者易患血清素综合征，特别是与某些阿片类药物联合使用时，比如曲马多[33]。在这类人群中，丙泊酚可诱发运动障碍[34]，可用右美托咪定治疗这种情况[33]。

情绪障碍，特别是抑郁症，在老年人中往往没有被充分认识。轻微的抑郁症在老年初级保健患者中的患病率约为7.7%，在老年住院患者中的患病率约为14.4%，在轻度认知障碍患者中的患病率将近20%[35]。抑郁症使患者易发生术后认知功能障碍（postoperative cognitive dysfunction，POCD）、住院期间谵妄、严重的心脏不良事件、术后镇痛药物用量增加和手术预后不佳[36-38]。麻醉前情绪症状的讨论可以指导围术期的管理和抗抑郁症物的使用。通常，在围术期继续使用抗抑郁药物，防止发生“停药综合征”的风险，以及有利于疼痛管理[39]；然而，在交感神经刺激或与拟交感神经药物联合使用时，MAO抑制剂可导致严重的低血压。甚至选择性5-羟色胺再摄取抑制剂这种最常用和“最安全”的抗抑郁药，也与更高的院内死亡率、出血和再入院风险相关[40]。

谵妄和POCD是老年患者术后常见的两种并发

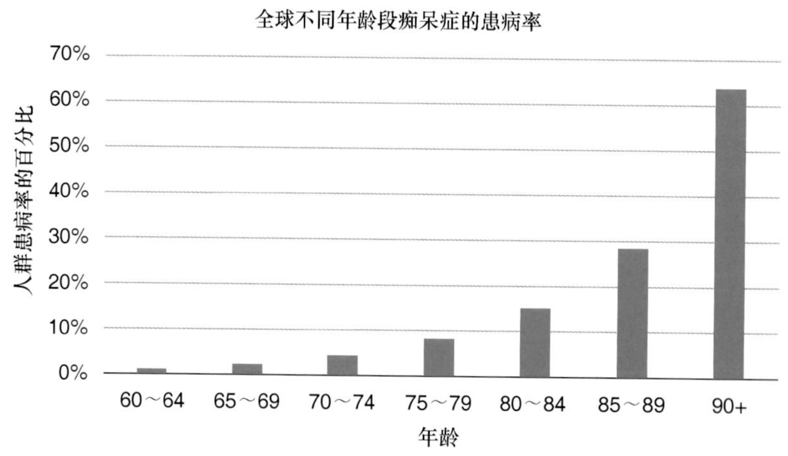

图65.3 **全球不同年龄段痴呆症的患病率**（Redrawn from Prince M，Bryce R，Albanese E，et al. The global prevalence of dementia：a systematic review and metaanalysis. Alzheimers Dement. 2013；9：63-75.）

症。这两种情况在书中都有专门的章节介绍，在这里只简要地回顾一下。谵妄在老年术后患者中患病率约为 10%，在重症监护治疗病房（intensive care unit，ICU）患者中的患病率为 60% 至 80%，表现为急性、波动性混淆，伴有注意力和意识改变，不能用已有的或新近发生的痴呆更好地解释。常见的谵妄筛查工具包括意识障碍评定方法（Confusion Assessment Method，CAM）和用于 ICU 机械通气患者的 CAM-ICU。很少有治疗谵妄的方法被证明是有效的，但对基础疾病的治疗（例如电解质失衡，感染），处理危险因素（例如减少睡眠不足，增加活动，给患者自己的眼镜和助听器，确保良好的水合），以及避免或限制已知诱发谵妄的药物（如苯二氮䓬类，二氢吡啶类，抗组胺类和阿片类药物）可能是有益的。与谵妄相比，POCD 是一种术后神经心理测验与围术期基线相比表现较差的综合征[41]。总的来说，这种涉及多个领域的认知能力下降在手术后几天到几周内表现出来，并且与年龄的相关性超过其他任何风险因素[42]。一般而言，POCD 在心脏和非心脏手术后的几个月内就会得到缓解；然而个别患者可能遵循不同的轨迹，认知能力会下降持续 5 年或更长时间[41]。

术前评估

老年外科手术患者的术前评估在遵循良好医疗的一般原则的同时，还需要特别注意对于老年人群中发生率更高或影响更大的问题。2014 年，美国外科医师协会（American College of Surgeons，ACS）召集了一个专家小组，发表了一份以循证医学为基础的共识声明[43]。良好医疗管理类型的建议包括：对接受非心脏手术的患者使用美国心脏病学会和美国心脏协会的流程图进行评估[44]，根据合并症情况安排适当的实验室检查，以及明确术后肺部并发症的风险。针对老年患者的特殊评估包括：评估患者的认知能力，确定术后谵妄的风险（在第 82 章详细介绍），记录功能 / 衰弱 / 跌倒的风险状态，监测多重用药，筛查抑郁症和酒精滥用，理解患者的期望值，以及预先指示（advanced directives）。

认知功能和谵妄风险的评估

在围术期，隐匿性的老年人术前认知功能损害是很常见的，在 65 岁以上进行术前检测的患者中，其发生率超过 20%，年龄越大发生率则最高[45]。然而，对麻醉科医师来说，在手术前后与患者及其家属讨论认知健康问题是一个新的挑战。2016 年，美国麻醉科医师协会发起了“大脑健康倡议”，这是一个“低障碍准入项目，旨在最大限度地减少对已有认知缺陷患者的影响，并优化 65 岁及以上老年人的认知恢复和围术期体验”。该计划的基本原则包括：术前认知障碍的筛查、麻醉科医师对于术后谵妄和认知功能障碍的可能性进行讨论。

手术前对患者的认知功能评估具有挑战性。深入的神经精神病学测试对于大多数预测试中心来说是不现实的，因为它通常需要训练有素的人员进行一个小时或更长时间的测试。在术前，更实用的是使用简易的筛查工具来识别可能有认知障碍的患者（表 65.1）。最近的一项大型研究表明，提前在门诊进行认知筛查是可行的，并为患者和工作人员所接受[45]。麻醉科医师面临的一个明显的难题是，当患者被诊断为可能有认知功能障碍时，该如何处理？告知患者，并让认知功能障碍方面的专家参与进来为患者提供术后随访就变得很重要。研究同时表明，患者其实都很相信术前筛查的重要性，并且很想知道结果。此外，基线认知对谵妄风险分层也很重要。认知功能障碍的患者术后发生谵妄的风险更高，因此可能会从谵妄预防的计划中获益最多。此外，患者、护理人员和围术期团队应该掌握这些信息，因为这些患者术后更可能需要更高水平的护理，如熟练的护理技能[46]。ACS 指南强烈建议应尽早进行认知功能评估，因为如果患者有认知功能障碍，就表明药物信息和功能状态报告可能不可靠，即使在后者中有一些截然相反的证据[47]。

虽然术前认知功能障碍是术后谵妄发生及严重程度的重要危险因素，但并不是唯一的危险因素[48]。还有几种谵妄风险预测指标，表 65.2 列出了其中两种，尽管每个指标略有不同，但绝大多数都包括年龄，手术前的认知状况，还有一些医学疾病的指标，以及手术的侵入性[49-51]。

功能 / 衰弱的筛查

衰弱是一种常见的病态情况，术前的老年患者中发病率（25% ～ 56%）[52-53]高于社区居住的老年人群（10%）[54]。衰弱包含两个主要方面：一种是应对生理应激的储备减少，其特征是各器官系统功能的下降；另一种是缺陷的积累，即合并症的积累导致整体上机体的脆弱。在许多大型手术中，衰弱已被证明与术后不良结果（死亡及并发症）有关。

表 65.1　简易的认知筛查工具

工具 / 测试	优点	缺点	敏感性（%）*	特异性（%）*	操作时间
简易认知状态评估量表（Minicog）[45, 49, 75-77]	简洁，最少的语言，教育和种族偏倚	使用不同的单词列表可能会影响评分	76 ～ 100（54 ～ 100）	54 ～ 85.2（43 ～ 88.4）	2 ～ 4 min
蒙特利尔认知评估（Montreal Cognitive Assessment，MoCA）[78-81]	能识别轻度认知障碍，可用于多种语言	教育偏倚，公布的数据有限	n/a	n/a	10 ～ 15 min
简易精神状态评估量表（Mini-Mental State Examination，MMSE）[77, 82-83]	广泛被应用和研究	受制于年龄和文化偏倚，天花板效应	88.3（81.3 ～ 92.9）	86.2（81.8 ～ 89.7）	7 ～ 10 min
画钟测试（Clock-drawing Test）[77, 84]	非常简洁	没有实施和评分标准	67 ～ 97.9（39 ～ 100）	69 ～ 94.2（54 ～ 97.1）	＜ 2 min
语言流畅性测验（Verbal Fluency Test）[77, 85]	简洁	分界点不明显	37 ～ 89.5（19 ～ 100）	62 ～ 97（48 ～ 99）	2 ～ 4 min
认知障碍检查（Cognitive Disorder Examination，CODEX）[86-88]	简洁	没有被很好地研究	81 ～ 93	81 ～ 85	≤ 3 min

* 敏感度和特异性值用于检测认知障碍或痴呆症——详见参考文献

表 65.2　用于预测心脏和非心脏手术患者术后谵妄的有效的风险模型

作者	患者和手术	危险因素	结果
Rudolph 等[96]	心脏手术（推导队列：$n = 122$，验证队列：$n = 109$）	■ 卒中史（1 分） ■ 老年抑郁症量表＞ 4（1 分） ■ 白蛋白异常（1 分） ■ MMSE 24 ～ 27（1 分）或 MMSE ＜ 24（2 分）	在验证队列中，每个分数水平的谵妄累积发生率如下： 0 分，18%； 1 分，43%； 2 分，60%；≥ 3 分，87%
Marcantonio 等[50]	普外科、骨科和妇科手术（推导队列：$n = 876$，验证队列：$n = 465$）	■ 年龄＞ 70 岁 ■ 酒精滥用 ■ 认知状况不佳 * ■ 功能状况不佳 † ■ 钠、钾或葡萄糖明显异常 ‡ ■ 非心脏胸外科手术 ■ 主动脉瘤手术	在验证队列中，每个分数水平的谵妄累积发生率如下： 0 分，＜ 1%； 1 分，8%； 2 分，19%；≥ 3 分，45%

* 定义为电话采访所得认知状态＜ 30。
† 特异性活动量表（Specifc Activity Scale）＝Ⅳ
‡ 定义为钠＜ 130 mmol/L 或＞ 150 mmol/L，钾＜ 3.0 mmol/L 或＞ 6.0 mmol/L，葡萄糖＜ 60 mg/dl 或＞ 300 mg/dl。
MMSE，简易精神状态评估［From Brown C IV，Deiner S. Perioperative cognitive protection. Br J Anaesth. 2016；117（S3）：iii52-iii63.］

虽然衰弱是一种老年综合征，但它不需要由老年科医生来衡量。尽管经典的 Linda Fried[55] 衰弱表型测量需要专业人士来进行，但现已有一些经过验证的衰弱筛选工具[56]。尚没有定论哪一种筛查工具能最好地测量衰弱的程度，这些筛选工具可能适合不同的人群和背景[53, 57]。例如，包含握力的衰弱筛查对于颈椎病人群可能并不是最适合的，这些患者通常患有颈脊髓病。术前测试的设施条件可能会决定评估的类型，如一些术前诊疗区可能不适合进行 5 米步态速度测试。表 65.3 列举了衰弱评估工具示例[58]。

许多手术中，衰弱和（或）临衰弱状态被证明与并发症和死亡率密切相关。理想情况下，衰弱会作为术式选择、医患沟通和出院计划的参考依据之一。此外，可能会考虑包括营养支持和锻炼在内的预康复措施，尽管确切的方案还没有定论。当然，营养不良在老年手术患者术前更为常见，并且与术后并发症和住院时间延长有关[59]。衰弱也是谵妄的一个危险因素，衰弱患者可能受益于支持定向力、早期运动和维持睡眠-觉醒周期的多学科干预。手术团队在术前识别衰弱可以提高姑息治疗咨询服务的利用效率，改善患者的预后[60-61]。

表 65.3 目前文献中的衰弱评估工具和评分系统

衰弱测量	描述	临床转归	来源
衰弱表型	体重减轻，握力，疲惫，体力活动减少，以及15 英尺的步行速度	术后 30 天并发症，被送入养老院，住院时长	Makary et al. [52] Revenig et al. [97]
衰弱指数 / 缺陷的积累	30 ～ 70 项共病检查、ADL、物理和神经系统检查	死亡率和被送入养老院	Mitnitski et al. [98] Rockwood et al. [99]
改良衰弱指数	有以下病史：糖尿病、COPD 或肺炎；充血性心力衰竭；心肌梗死；心绞痛 /PCI；需要药物治疗的高血压；周围血管疾病；痴呆症；TIA 或 CVA；神经功能缺损的 CVA；ADL	30 天，1 年，2 年的死亡率，术后 30 天的主要并发症	Adams et al. [100] Farhat et al. [101] Karam et al. [102] Obcid ct al. [103] Patel et al. [104] Tsiouris et al. [105] Velanovichet al. [106]
步行速度	5 m 步行≥ 6 s	死亡率，主要术后并发症，被送入养老院和住院时长	Aflalo et al. [107]
起立行走试验	TUG ≤ 10 s；11 ～ 14 s；≥ 15 s	1 年死亡率	Robinson et al. [108]
跌倒	6 个月内的跌倒次数	术后 30 天主要并发症，被送入养老院，30 天内再入院	Jones et al. [109]
Robinson	Katz 评分、简易认知状态评估、Charlson 指数、贫血＜ 35%、白蛋白＜ 3.4、跌倒次数	术后 30 天主要并发症，住院时长，30 天内再入院，术后 6 个月死亡率	Robinson et al. [110-111]

ADL，日常活动；Cog，认知；COPD，慢性阻塞性肺疾病；CVA，脑血管意外；PCI，经皮冠状动脉介入治疗；TIA，短暂性脑缺血发作；TUG，起立行走试验（From Amrock LG，Deiner S. The implication of frailty on preoperative risk assessment. Curr Opin Anaesthesiol. 2014；27［3］：330-335.）

姑息治疗

姑息治疗的重点是为患有严重疾病而不仅仅限于终末期的患者减轻痛苦并改善生活质量。由姑息治疗方面的专家顾问来对接受手术干预的患者进行干预是相对较新的做法[62]。姑息治疗在 2006 年被认定为一项独立的医学专业，并在 2008 年认证通过了第一批医师。2012 年，在姑息治疗领域获得认证的外科医师和麻醉科医师还不到 100 人，尽管姑息治疗专业招收专科医师的机构在不断增加，但其仍相对短缺[62]。这意味着大多数手术患者的姑息治疗是由非外科亚专科医师来提供的。关于外科手术和姑息治疗的研究相对较新，一项对于老年退伍军人的住院手术队列研究发现，术前进行衰弱筛查增加了术前姑息治疗咨询的数量，并能够降低 180 天死亡率约 33%[61]。

多重用药

术前进行药物评估非常重要。研究表明，手术医师和麻醉科医师评估的差异率超过 70%[63]。数字化医疗记录的出现可能有益，但也可能是有害的，因为可能存在那些忘了从记录中删除的药物而作为当前药物的情况。因此，需要在入院和出院时进行医疗校对，以确保获得最新的信息。最好的方法包括与药剂师一起审查患者的多重用药情况、潜在的药物相互作用和老年人的禁忌药物。其中包括美国老年医学协会对老年人潜在不适合使用药物的 Beers 标准[64]。所列的名单包括麻醉医嘱中常见的几种药物：哌替啶，东莨菪碱，苯二氮䓬类药物（表 65.4）。

对抑郁症和酗酒的筛查

在老年人中，抑郁症和酗酒分别约有 10% 的发病率，两者都会使得术后康复变得更难。前者与更强的疼痛感和术后镇痛药的需求增加有关，后者与术后并发症如肺炎和脓毒症有关[65]。抑郁症可以通过诸如病人健康问卷 -2[66]这样的工具来评估，该问卷询问：

“在过去的 12 个月里，你是否有过至少两周内大部分时间都感到悲伤、忧郁、沮丧或情绪低落？”

“在过去的 12 个月里，你是否有过至少两周的时间不关心你通常关心的事情，或者不喜欢你通常喜欢的事情？”

任何一个问题回答“是”即构成一个阳性的筛选，需要进一步的评估。

酒精饮用的经典筛选工具是改良的 CAGE 问卷，已被验证适用于老年人[67-68]。问卷由四个问题组成：

表65.4 围术期可能会对神经系统产生副作用的常见药物，这些药物也在2012年Beers标准中列出的可能不适合老年人使用的药物列表中

药物	基本原理
苯海拉明	高度抗胆碱能作用，可能会加重意识错乱
羟嗪	高度抗胆碱能作用，可能会加重意识错乱
东莨菪碱	高度抗胆碱能作用
阿米替林	高度抗胆碱能作用，镇静作用
抗精神病药	增加痴呆患者卒中风险和死亡率
苯二氮䓬类药物	老年人的敏感性增加，代谢下降；有认知功能障碍、谵妄和跌倒的风险
甲氧氯普胺	锥体外系副作用；老年人的风险可能会增加
哌替啶	不是有效的止痛药；可能会引起神经毒性
喷他佐辛	可能引起中枢神经系统不良事件，包括意识错乱和幻觉
神经肌肉阻断药	老年人耐受性差，有抗胆碱能副作用

[From Brown C IV, Deiner S. Perioperative cognitive protection. Br J Anaesth. 2016; 117 (S3): iii52-iii-63.]

- 你是否曾感到需要减少饮酒?
- 有人因为批评你喝酒惹你生气了吗?
- 你曾因喝酒而感到内疚吗?
- 你是否觉得早晨醒来（一睁开眼睛）的第一件事就是喝点酒来镇定神经或消除宿醉?

任何一项问题回答“是”，就需要考虑对戒断综合征进行围术期的预防，补充叶酸和硫胺素，并考虑是否需要在成瘾专家的监督下制订解毒方案[43]。

决策能力 / 预先指示 / 预期 / 支持

决策能力

在面对老年患者时，了解他们是否还保有医疗决策的能力是很重要的。认知功能可能和决策能力有重叠之处，但不是一回事。许多有轻度认知功能障碍的患者可能保留决策能力。决策能力的法律定义包括[69]:

- 沟通治疗选择的能力。
- 对医生提供的信息的理解。
- 能够说出他们理解自己的医疗状况、治疗选择和转归。
- 对治疗方案进行理性讨论的能力。

患者可能只有能力对某些事情做决定而其他事情不行，或者完全没有做医疗决定的能力。在老年患者没有医疗决策能力的情况下，了解是否有授权委托人是很重要的。在有委托人在场以及尊重患者意愿的情况下，老年患者可以在适当的情况下参与讨论。

共同决策 / 期望

预先指示是指当患者无法参与医疗决策时，提供患者对医疗决策意愿信息的文件（图65.4）。对预先指示的讨论是理解和尊重患者治疗目标的重要组成部分。ASA指南指出，不复苏指令不应在围术期自动暂停。根据患者的意愿，他们可以选择在某些操作或某些情况下接受有限的复苏尝试（例如，快速且容易逆转的不良事件，如血压下降或需要输血）。由于麻醉的实施过程可能涉及与复苏重叠的操作，因此在实施麻醉之前，应该明确患者和（或）代理人所能接受麻醉过程的细微差别。麻醉科医师应讨论并记录指令的任何修改情况，如患者在发生并发症时的意愿和术后治疗计划。这些应在手术前告知外科医生；不同医疗单元之间的冲突可能需要医疗机构进行调解。

老年患者的术中管理

一旦完成了术前评估和术前同意，麻醉科医师的任务就是为每一位老年患者设计一套术中麻醉方案，该方案应能提供足够的术中和术后镇痛、有效的镇静或遗忘、稳定的血流动力学和为手术团队提供的最佳手术条件（如良好的肌松）。部分由于老年患者在器官系统储备和整体功能状态方面存在广泛的异质性，因此很难对老年患者提出一般性的术中建议。每名老年患者的麻醉方案应根据患者合并症情况、器官系统储备情况和整体功能状况来制订。

尽管如此，大量的研究检视了老年患者特殊的麻醉技术，提出了一些一般性的建议（表65.5）。比如由于生理储备减少，相比于具有更强生理储备的年轻健康的患者，许多的老年患者需要更谨慎的术中管理。因此，老年患者应更加仔细地调整药物应用、“麻醉深度”和血流动力学状态。增加监测，如基于脑电图的麻醉滴定，可能在这方面有所帮助。总的来说，没有哪种特定的麻醉药物或技术（例如局部麻醉或全身麻醉）始终与老年患者术后神经认知障碍（如谵妄或术后认知功能障碍）发生率的增加（或减少）相关。

术后关注要点

对于术后，ACS的最佳实践指南包括：充分的镇痛和以老年人为重点的预防检查表（其中包括：谵妄、

预先指示激活的通知
（有执照的医生或心理健康专家必须填写此表格）

患者姓名：________________ 病案号：________________
日期：________________

在与上述患者进行适当的评估和（或）讨论后，确定了以下情况
（用首字母在其中一个前签名）

______ 该患者目前无法充分理解自己的病情和（或）无法就必要的治疗提供知情同意。

______ 该患者间歇性无法理解自己的病情和（或）无法就必要的治疗提供知情同意。需要一个预先指示的代理人作为紧急/备用的基础。

______ 该患者具有决策能力，但由于疾病负担和（或）知情同意标准，他/她选择将决策权交给他/她的代理人，在该医疗机构有效的预先指示文件中已经列出了该代理人。

依赖于预先指示的代理人预计是：
（用首字母在其中一个前签名）

______ 暂时的。患者将持续接受重新评估，如果患者恢复决策能力和（或）希望恢复决策角色，将通知代理人。

______ 永久的。患者决策能力的丧失预计将是持久的。只有当患者的认知状况发生实质性和意外的变化时，才会对患者的决策能力进行重新评估。

已将以上信息告知在该患者预先指示上列出的代理人，告知时间为：______。他/她已被告知患者的整体健康状况，并同意继续合理地提供咨询和参与决策。如果他/她不能来，他/她同意提前通知医疗机构工作人员和任何替代的代理人。

签名：________________
（主治医生或其他卫生保健提供者）

姓名：________________ 日期：________________

地址：________________ 电话：________________

____

图 65.4 **预先指示激活通知表格的示例**（Modified from http://www.lifecaredirectives.com/assets/Brochures/AD%20A CTIVATION%2009.pdf.）

肺部并发症、跌倒、术后尿路感染或尿潴留、压疮预防和护理过渡）。在恢复室对老年人的护理没有具体的建议。然而，衰老的生理和常见病都提示，这些患者发生氧饱和度降低（因为闭合容量下增加和易发生肺不张）和误吸（例如，由于咳嗽能力减弱）的风险更高。通过抬高床头能够最大化加强患者深呼吸的能力，此外还需提供充分的但不过度的镇痛，这都可以协助解决这些问题。

疼痛的感知和耐受一直是颇有争议的研究领域。最近的一项 meta 分析表明，尽管老年人对低强度疼痛，尤其是对热的敏感性可能有所下降，但衰老对疼痛耐受性没有明显影响[70]。因此，积极监测和治疗老年患者的疼痛并定期反复评估以避免过度镇静是十分重要的。对于痴呆症患者和（或）不言语的患者，使用能够帮助识别疼痛行为的工具变得重要，如认知受损者的疼痛评估（Pain Assessment in Impaired Cognition）工具。恰当的疼痛控制措施包括谨慎地使用多模式镇痛和区域阻滞。必须小心避免使用 Beers

表 65.5 推荐的老年人术中操作方法（按系统分类）

操作建议	基本原理
一般的药物应用要点	
小心进行药物滴定	与年龄相关的许多药物的分布量变化以及白蛋白浓度和其他变化导致许多麻醉药的药代动力学和药效学变化[95]
神经系统	
考虑使用基于脑电图的麻醉剂量滴定	降低术后谵妄的发生率[89-93]；可降低术后认知功能障碍的发生率[89, 91]
考虑根据脑血氧饱和度调整术中血流动力学和输血管理	可降低术后谵妄发生率[91-92]
减小 MAC 分数	30 岁以后，MAC 和 MAC-awake 每十年下降 6%；MAC 分数增加与 PONV、POCD、谵妄的发生率增加有关[92, 94]
减少阿片类药物使用	阿片敏感性随年龄增长而增加；减少阿片类药物用量可减少术后呼吸抑制
尽量减少神经肌肉阻断剂的用量，和（或）确保它们在拔管前完全逆转（即 TOF 比值＞90%）	减少术后肺部并发症
避免使用 Beers 列表上的药物（见表 65.4）	降低术后谵妄和精神状态改变的发生率
心血管	
避免低血压	有助于降低急性肾损伤的发生率；有助于确保足够的冠状动脉灌注
避免高血压	通过避免过度的后负荷以及由此增加的心肌耗氧量（即心肌工作负荷）来帮助减少心肌缺血
皮肤	
垫皮肤时要小心	帮助避免压疮
肌肉骨骼	
垫起关节暴露神经（例如尺神经）	有助于减少术中神经损伤的风险，老年人因软组织 / 填充物丢失而增加神经损伤的风险

POCD，术后认知功能障碍；PONV，术后恶心呕吐

列表中的药物，包括加巴喷丁和长效阿片类药物。

谵妄的预防在第 23、52 和 80 章有做讨论。框 65.1 列出了一些通用的策略。简而言之，多学科非药物治疗是减少谵妄最有效的方法。最常用的方案是医院老年生活方案（Hospital Elder Life Program, HELP），它包括重新定位、活动和促进有规律的睡眠-觉醒周期。HELP 已经证明可以减少谵妄、认知能力和功能下降，而且具有成本效益[71-72]。抗精神病药物只能用于治疗对自身或工作人员有攻击性的谵妄，而不能用于预防[64]。苯二氮䓬类药物禁用于这种情况，它可能会使谵妄发作恶化。

框 65.1 谵妄的预防策略

- 针对医疗保健专业人员的谵妄教育
- 多成分、多学科的非药物干预，可能包括：
  - 日常体育活动
  - 对认知重新定向
  - 尽可能让家人陪伴在床边
  - 增强睡眠（例如，非药物睡眠方案和睡眠卫生）
  - 早期活动和（或）身体康复
  - 适应视觉和听觉障碍
  - 补充营养和液体
  - 疼痛管理
  - 适当的药物使用
  - 充足的氧合
  - 预防便秘
  - 尽可能减少患者身上的连接物（例如：Foley 导尿管，序贯压缩泵定期摘除，心电图导线）

预后

正如以前的版本所指出的，老年患者手术的目标包括：在治疗当前疾病的同时保持自主能力和功能。目前大数据刚刚开始被应用于收集足够深入的信息，以帮助医生更深入地了解患者转归，而不仅仅是 30 天死亡率。2014 年 1 月，美国外科质量改进数据库（The National Surgical Quality Improvement Database）启动了专门针对老年人群的数据收集。强化收集包括认知、决策、功能和流动性等领域的危险因素和预后。早期的一份报告显示，在普通血管和骨科手术中，42.9% 的患者出现功能衰退[73]。与功能减退风险增加相关的因素包括认知障碍、需要代理人同意、使用助行器和有跌倒史[74]。虽然这些因素中的一些目前是术前评估的一部分，但其他的（如认知筛查）并不经常进行评估。还需要做更多的工作来进行老年筛

查以及了解现有状态是如何影响手术预后的。虽然许多情况可能是无法改变的，但显然，了解风险是知情同意的重要组成部分，它会影响手术决策和术后支持。

致谢

编者和出版商感谢 Frederick Sieber 和 Ronald Pauldine 博士在前版本章中所做的贡献，他们的工作为本章奠定了基础。

参考文献

1. White RH. *Circulation*. 2003;107(23 suppl 1):I–4.
2. Mohanty S, et al. A. ACS NSQIP, Editor. 2016: https://www.facs.org/quality-programs/acs-nsqip/geriatric-periop-guideline.
3. Aalami OO, et al. *Arch Surg*. 2003;138(10):1068.
4. Lakatta EG, Levy D. *Circulation*. 2003;107(2):346.
5. Go AS, et al. *JAMA*. 2001;285(18):2370–2375.
6. Samarendra P, Mangione MP. *J Am Coll Cardiol*. 2015;65(3):295.
7. Sprung J, et al. *Can J Anaesth*. 2006;53(12):1244.
8. Gupta DK. Avram MJ. *Clin Pharmacol Ther*. 2012;91(2):339.
9. Peterson DD, et al. *Am Rev Respir Dis*. 1981;124(4):387.
10. Senaratna CV, et al. *Sleep Med Rev*. 34:70.
11. Adesanya AO, et al. *Chest*. 2010;138(6):1489.
12. *Medicine, S.f.A.a.S. Recommendations for the Perioperative Evaluation and Management of Patients with Sleep Apnea*. 2017. Available from: http://sasmhq.org/wp-content/uploads/2017/01/SASM_Educational_v5.pdf.
13. Schlanger LE, et al. *Adv Chronic Kidney Dis*. 2010;17(4):308.
14. Kowalik U, Plante MK. *Surg Clin North Am*. 2016;96(3):453.
15. Matthews N, et al. *Clin Dermatol*. 2018;36(2):208.
16. Goldstein I, et al. *Sex Med*. 2013;1(2):44.
17. Rivera MDR, et al. *Anesthesiology*. 2009;110(5):1176.
18. Mangoni AA, Jackson SH. *Br J Clin Pharmacol*. 2004;57(1):6.
19. Gan TJ, et al. *Anesth Analg*. 2014;118(1):85.
20. Vernon G, et al. *Aliment Pharmacol Ther*. 2011;34(3):274.
21. Goodpaster BH, et al. *J Gerontol*. 2006;61(10):1059.
22. Newman AB, et al. *J Gerontol*. 2006;61(1):72.
23. Kortebein P, et al. *JAMA*. 2007;297(16):1769.
24. Hughes VA, et al. *Am J Clin Nutr*. 2004;80(2):475.
25. Blatteis CM. *Gerontology*. 2012;58(4):289.
26. Bentov I, Reed MJ. *Anesthesiology*. 2014;120(3):760.
27. Martin JT. *Anesthesiol Clin North Am*. 2000;18(1):105.
28. Dickstein DL, et al. *Aging Cell*. 2007;6(3):275.
29. Fjell Anders M, Walhovd Kristine B. *Rev Neurosci*. 2010:187.
30. Burke SN, Barnes CA. *Nat Rev Neurosci*. 2006;7:30.
31. Prince M, et al. *Alzheimers Dement*. 2013;9:63.
32. Katus L, Shtilbans A. *Am J Med*. 2014;127(4):275.
33. Roberts DP, Lewis SJG. *J Clin Neurosci*. 2018;48:34.
34. Krauss JK, et al. *Anesth Analg*. 1996;83(2):420.
35. Polyakova M, et al. *J Affect Disord*. 2014:28–38. 152.
36. Greene NH, et al. *Anesthesiology*. 2009;110(4):788.
37. Rutledge T, et al. *J Am Coll Cardiol*. 2006;48(8):1527.
38. Blumenthal JA, et al. *The Lancet*. 2003;362(9384):604.
39. Kroenke K, et al. *JAMA*. 2009;301(20):2099.
40. Auerbach AD, et al. *JAMA Intern Med*. 2013;173(12):1075.
41. Berger M, et al. *Anesthesiol Clin*. 2015;33(3):517–550.
42. Rasmussen LS. Postoperative cognitive dysfunction: incidence and prevention. In: *Bailliere's Best Pract Res Clin Anaesthesiol*. 2006:315+.
43. Mohanty S, et al. *J Am Coll Surg*. 2016;222(5):930.
44. Fleisher LA, et al. *J Nucl Cardiol*. 2015;22(1):162.
45. Culley DJ, et al. *Anesth Analg*. 2016;123(1):186.
46. Ehlenbach CC, et al. *J Surg Res*. 2015;193(1):1.
47. Farias ST, et al. *Int J Geriatr Psychiatry*. 2005;20(9):827.
48. Racine AM, et al. *Alzheimers Dement*. 2018;14(5):590.
49. Dworkin A, et al. *J Am Geriatr Soc*. 2016;64(11):e149.
50. Marcantonio ER, et al. *JAMA*. 1994;271(2):134.
51. Kim MY, et al. *Medicine (Baltimore)*. 2016;95(12):e3072.
52. Makary MA, et al. *J Am Coll Surg*. 2010;210(6):901.
53. Robinson TN, et al. *J Am Coll Surg*. 2015;221(6):1083.
54. Collard RM, et al. *J Am Geriatr Soc*. 2012;60(8):1487.
55. Fried LP, et al. *J Gerontol A Biol Sci Med Sci*. 2001;56(3):M146.
56. Amrock LG, Deiner S. *Int Anesthesiol Clin*. 2014;52(4):26.
57. Morley JE, et al. *J Am Med Dir Assoc*. 2013;14(6):392.
58. Amrock LG, Deiner S. *Curr Opin Anaesthesiol*. 2014;27(3):330.
59. Kaiser MJ, et al. *J Am Geriatr Soc*. 2010;58(9):1734
60. Hall DE, et al. *JAMA Surg*. 2017;152(3):233.
61. Ernst KF, et al. *JAMA Surg*. 2014;149(11):1121.
62. Dunn GP. *Anesthesiol Clin*. 2012;30(1):13.
63. Burda SA, et al. *Qual Saf Health Care*. 2005;14(6):414.
64. American Geriatrics Society Expert Panel on Postoperative Delirium in Older, A. *J Am Geriatr Soc*. 2015;63(1):142.
65. Nath B, et al. *J Gastrointest Surg*. 2010;14(11):1732.
66. Thombs BD, et al. *Syst Rev*. 2014;3:124.
67. Hinkin CH, et al. *Am J Addict*. 2001;10(4):319.
68. Kuerbis A, et al. *Clin Geriatr Med*. 2014;30(3):629.
69. Appelbaum PS. *N Engl J Med*. 2007;357(18):1834.
70. Lautenbacher S, et al. *Neurosci Biobehav Rev*. 2017;75:104.
71. Rubin FH, et al. *J Am Geriatr Soc*. 2011;59(2):359.
72. Chen CC, et al. *JAMA Surg*. 2017;152(9):827.
73. Neufeld KJ, et al. *J Am Geriatr Soc*. 2016;64(4):705.
74. Berian JR, et al. *J Am Coll Surg*. 2017;225(6):702.
75. Robinson TN, et al. *Ann Surg*. 2009;249(1):173.
76. Robinson TN, et al. *J Am Coll Surg*. 2012;215(1):12; discussion 17.
77. Lin JS, et al. *Ann Intern Med*. 2013;159(9):601.
78. Aykut K, et al. *J Cardiothorac Vasc Anesth*. 2013;27(6):1267.
79. Nasreddine ZS, et al. *J Am Geriatr Soc*. 2005;53(4):695.
80. Partridge JS, et al. *J Vasc Surg*. 2014;60(4):1002.
81. Cordell CB, et al. *Alzheimers Dement*. 2013;9(2):141.
82. Kazmierski J, et al. *Gen Hosp Psychiatry*. 2006;28(6):536.
83. Veliz-Reissmuller G, et al. *Aging Clin Exp Res*. 2007;19(3):172.
84. Puustinen J, et al. *Geriatr Orthop Surg Rehabil*. 2016;7(4):183.
85. Long LS, et al. *Can J Anaesth*. 2015;62(6):603.
86. Belmin J, et al. *Presse Med*. 2007;36(9 Pt 1):1183.
87. Larner AJ. *Presse Med*. 2013;42(12):e425.
88. Meziere A, et al. *Ann Fr Anesth Reanim*. 2013;32(9):e91.
89. Chan MT, et al. *J Neurosurg Anesthesiol*. 2013;25(1):33.
90. Radtke FM, et al. *Br J Anaesth*. 2013;110(suppl 1):i98.
91. Ballard C, et al. *PLoS One*. 2012;7(6):e37410.
92. Berger M, et al. *Anesthesiology*. 2018.
93. Sieber FE, et al. *Mayo Clin Proc*. 2010;85(1):18.
94. Ni K, et al. *Anesthesiology*. 2017.
95. Lopez-Otin C, et al. *Cell*. 2013;153(6):1194.
96. Rudolph JL, et al. *Circulation*. 2009;119(2):229.
97. Revenig LM, et al. *J Am Coll Surg*. 2013;217(4):665.
98. Mitnitski AB, et al. *ScientificWorldJournal*. 2001;1:323.
99. Rockwood K, et al. *J Gerontol A Biol Sci Med Sci*. 2007;62(7):738.
100. Adams P, et al. *JAMA Otolaryngol Head Neck Surg*. 2013;139(8):783.
101. Farhat JS, et al. *J Trauma Acute Care Surg*. 2012;72(6):1526; discussion 30.
102. Karam J, et al. *Ann Vasc Surg*. 2013;27(7):904.
103. Obeid NM, et al. *J Trauma Acute Care Surg*. 2012;72(4):878.
104. Patel KV, et al. *Clin Orthop Relat Res*. 2013.
105. Tsiouris A, et al. *J Surg Res*. 2013;183(1):40.
106. Velanovich V, et al. *J Surg Res*. 2013;183(1):104.
107. Afilalo J, et al. *J Am Coll Cardiol*. 2010;56(20):1668.
108. Robinson TN, et al. *Ann Surg*. 2013;258(4):582; discussion 8.
109. Jones TS, et al. *JAMA Surg*. 2013;148(12):1132.
110. Robinson TN, et al. *Am J Surg*. 2013;206(4):544.
111. Robinson TN, et al. *Ann Surg*. 2009;250(3):449.

66 创伤麻醉

SAMUEL MICHAEL GALVAGNO JR.，MARC P. STEURER，THOMAS E. GRISSOM
毛庆祥 译 陈力勇 审校

要 点

- 急性创伤患者的围术期麻醉管理取决于对创伤救治体系和外科优先级的理解程度。
- 制订明确的处理预案，如美国麻醉医师协会（ASA）困难气道处理流程创伤修订版，是紧急气道管理成功的基础。一般而言，快速序贯麻醉诱导并保持颈椎轴向稳定，随后用直接喉镜或视频喉镜插管是最安全、有效的方法。压迫环状软骨的作用现有争议，不再是I类推荐。
- 识别失血性休克是高级创伤生命支持的核心任务。失血性休克需要立即手术处理，可能需要采取损伤控制策略。虽然建立合适的人工气道是第一优先任务，但对于明显的出血，也应立即同时处理，如上止血带或直接压迫出血点。
- 急性失血性休克的复苏重点有重大调整。目前建议在活动性出血期间限制性输注晶体液，以维持控制性低血压。识别创伤后早期凝血病的危害，实施"止血性"复苏，强调早期输红细胞、血浆和血小板来维持血液成分，以及条件允许时进行血液黏弹性监测。
- 在创伤性重型颅脑损伤患者的手术和重症监护期间，需监测并维持脑灌注和氧合，才能确保救治成功。
- 创伤性损伤（包括骨科创伤）的手术时机必须在早期确定性修复与整体生理应激恶化的潜在风险之间进行平衡抉择。
- 创伤麻醉学是重症监护实践的重要组成部分（参见第83章）。

引言

流行病学

创伤导致的死亡和伤残仍然是全球公共卫生威胁之一。创伤也是美国导致儿童或45岁以下成人的首要死亡原因[1-2]。此外，创伤相关性死亡可造成重大的经济后果；据报道，致死性损伤造成的终身医疗费用和误工费估计超过2400亿美金，而且预计还会增加[1, 3]。意外伤害（比如机动车事故、坠落造成创伤）仍然是45岁以下成人的首要死亡原因，其次是自杀和他杀[2]。

与其他流行性疾病防治一样，创伤的成功救治远远超出了单个医院的能力范围。社会层面的预防措施包括机动车辆中安装气囊，强制摩托车驾乘者佩戴头盔，鼓励市民系安全带，惩罚醉驾司机，提高枪支持有人员的责任感。与戒烟、改变饮食习惯和常规乳腺X线摄片对心脏疾病和癌症发病率的影响类似，这些预防措施能影响创伤的人口统计学特征。当预防措施失败时，社区承诺建立的创伤分级救治组织会对创伤救治结局产生重要影响。

现代创伤救治体系和区域化救治

1966年，美国国家科学院发布"意外死亡和残疾：被忽视的现代社会疾病"这一具有里程碑意义的报告[4]，随后，美国外科医师协会（American College of Surgeons，ACS）创伤委员会开始组建创伤救治系统框架[5-6]。该创伤救治系统由政府指定或内部认证的创伤中心组成，体现了相互协作、分级救治和以患者为中心的创伤救治流程[7]。区分政府指定或内部认证的创伤中心是为了明确医院可用资源的类型以及每年处理患者的数量。创伤中心的指定是由州政府或地区规划并实施的。创伤中心的认证由ACS组织评估，并促进创伤救治水平的提高；创伤中心认证是自愿的，旨在确定医院是否具备为创伤患者提供最佳救治所必需的资源[8]。创伤中心分为Ⅰ级（能提供 24 小时在岗接诊救治的地区综合性医院，是附近社区的转诊医院，也是创伤预防、研究等工作的领军机构）至Ⅴ级［有急诊室（emergency department，ED）基本设施，能实施高级创伤生命支持（advanced trauma life support，ATLS），有非工作时间救治的启动预案，可开展有限的手术和进行重症救治］。Ⅰ级和Ⅱ级中心一般属于三级医院；Ⅰ级和Ⅱ级创伤中心创伤救治水平的评估标准是相同的。创伤救治系统是区域分级治疗的典范，因为医疗服务划分片区内最严重的创伤患者都在指定的三级医院创伤中心接受治疗[7]。在过去的 30 年里，许多研究表明，建立地区创伤救治系统后，创伤死亡率[9-15]、发病率[16-17]和医疗费用节省[17-18]都有显著改善。

麻醉科医师的作用

在各级创伤救治中，麻醉科医师都与多学科创伤团队并肩作战，在手术室准备和复苏资源分配方面发挥主导作用，还直接为患者进行确定性的气道管理和实施高级复苏抢救患者生命[19]。麻醉科医师作为重症治疗和疼痛管理方面的专家也发挥重要作用。在夜间和周末值班期间处理的手术患者中，创伤患者占很大比例[20]。遗憾的是，美国目前极少有麻醉科医师会选择创伤麻醉作为他们的主要专业。欧洲情况与之截然不同，欧洲的麻醉科医师常参与院前救治，可以担任急诊科主任或医院创伤救治小组组长。在美国医疗模式中，许多麻醉科医师参与创伤救治，但是极少成为这方面的专科医师，导致美国在该领域的研究、出版物和教育相对匮乏[20-21]。这种情况令人遗憾，因为创伤是一个快速发展的研究领域，对临床医师具有独特的挑战，并且创伤救治水平进步可对整个社会产生重大影响。

创伤患者的麻醉不同于日常手术麻醉。大多数紧急手术发生在下班时间，此时经验丰富的手术者和麻醉工作人员可能不在岗。在小型医院、军事或人道主义医疗救治中，有限的条件也会影响医疗资源的获取。患者信息可能不全面，过敏、遗传性疾病和之前的手术史可能会诱发突发危象[22]。患者常常是醉酒并伴有饱胃和颈椎不稳定的状态。看似简单的手术可能会复杂化，短时间内需要专门的手术和麻醉设备。患者常常为多发伤，需要摆放复杂的体位、进行多次手术，还要考虑处理的优先顺序。隐匿性损伤如张力性气胸可在意想不到的时候表现出来。幸好创伤麻醉伴随的医疗责任风险并不比非创伤手术麻醉高。患者围术期的成功救治需要麻醉科医师具备良好的基础知识，充分的准备，灵活性以及对情况变化的快速应变能力。

本章概述了创伤救治中麻醉科医师需关注的重要内容。首先介绍创伤患者的早期处理，接着讨论紧急气道管理、复苏以及中枢神经系统（CNS）损伤患者的救治，简要介绍矫形外科和重建手术患者的处理要点，最后对麻醉科医师需要了解的创伤患者术后管理进行讨论。

创伤救治的优先原则

院前分诊

严重创伤患者的院前检伤分类在受伤现场已经启动，但困难重重。失血量的估算很难精确，而教科书上的经典休克分类受极端年龄或生理储备个体差异影响而经常不准确[23]。2011 年，美国疾病控制和预防中心及国家公路交通安全管理局联合 ACS 创伤委员会对之前的现场检伤分类决策流程进行修订，以减少非致命性创伤患者的过度检伤，并帮助将最需要抢救生命的患者转运至适当的创伤中心[24]。目前指南推荐 4 步评估法，帮助院前急救人员决定哪些患者需优先转运至创伤中心（框 66.1）。

损伤机制传统上分为钝性和穿透性损伤，但这并不能反映遭受了多大的能量打击，以及解剖和生理损

框 66.1　分诊转运创伤中心 4 步评估法

生命体征
收缩压＜ 90 mmHg
格拉斯哥昏迷评分≤ 13
呼吸频率＜ 10 或＞ 29（或患者需要呼吸支持）
损伤部位
头部、颈部、躯干和四肢（肘或膝以上）的穿透性损伤
胸壁不稳定或畸形
腕或踝以上部位的离断伤
骨盆骨折
颅骨开放性或压缩性骨折
瘫痪
损伤机制
车内同乘人员死亡
身体甩出距离＞ 20 英尺（约 6.1 米）
车内解救时间＞ 20 min
特殊患者或综合因素
年龄＞ 55 岁
儿童
服用抗凝药物或有凝血系统疾病
烧伤（分诊至指定烧伤中心）
妊娠＞ 20 周

伤的细节信息。有研究表明，单靠损伤机制并不能很好地预测伤员是否需要转运至创伤中心[25-26]。其他研究表明，对于特殊的损伤机制如伤员从车辆内甩出或解救时间较长，则显然需要创伤团队参与救治[27-28]。Lerner 等研究了 ACS 现场检伤分类决策流程，并对仅依据损伤机制将患者转运至创伤中心的急救医疗技术人员进行采访[29]，结果发现当伤员达不到解剖或生理损伤方面的转运评估标准时，只有这 3 种损伤情况能可靠预测伤员需要转运至创伤中心：有同乘人员死亡；身体被甩出距离超过 20 英尺（约 6.1 m）；解救时间超过 20 min。其他研究已经证明，损伤机制作为评估指标，有助于减少严重创伤患者转运至非创伤中心的情况发生[30-31]。有关此主题的更多信息，请参阅第 67 章。

钝性与穿透性损伤

钝性与穿透性损伤的表现通常是完全不同的，但在损伤程度方面可能有相似之处[19]。穿透性损伤可分为弹道性和非弹道性。穿透性损伤患者的受伤部位非常容易辨别，即使非专业医护人员也能识别，但是其组织损伤的广度和深度可能比钝性损伤患者更难检查。相反，穿透性损伤患者可能既有体表失血又有体腔内积血，而钝性损伤患者可能在出现失血性休克时也没有明显的出血迹象。多发性钝性损伤、失血进入组织间隙（如不稳定性长骨骨折）、腹膜后出血（如骨盆骨折、大血管损伤、实质性脏器损伤）以及失血进入体腔，可表现为隐匿性失血性休克[32]。

高级创伤生命支持

全面的患者评估、快速诊断技术的应用以及尽早启动医疗资源是为严重创伤患者争取最佳结局的关键[19]。美国外科医师协会高级创伤生命支持（ATLS）课程是创伤医师全部培训课程中最受广泛认可的科目[33]。虽然没有涵盖所有亚专科领域，但是 ATLS 课程为创伤患者的救治提供了一个框架和共同方案。ATLS 以“初步评估”（primary survey）为基础，包括从最紧急的情况开始，同时努力识别和治疗危及生命和肢体的损伤。ATLS 强调紧急伤情优先处理的理念体现为“黄金 1 小时”这一口号，这也是 ATLS 最重要的经验。处理完紧急伤情后，需要仔细地再次评估（secondary survey）和进一步行诊断性检查，避免损伤漏诊。参与创伤救治的**所有**医师均须掌握 ATLS 的基本要素。图 66.1 是 ATLS 流程的简化示意图。

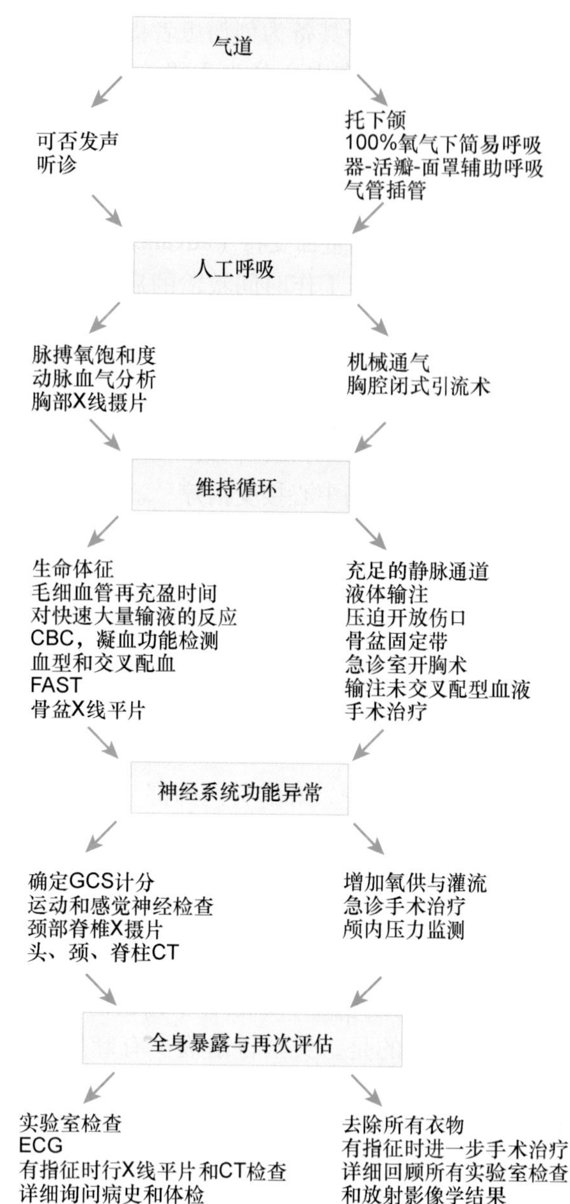

图 66.1 **创伤患者的简要评估和管理。**CBC，全血计数；CT，计算机断层扫描；ECG，心电图；ED，急诊科；FAST，针对性超声创伤评估；GCS，格拉斯哥昏迷评分（Modified from the Advanced Trauma Life Support curriculum of the American College of Surgeons.）

ATLS 强调“ABCDE”对应的 5 项内容：气道（Airway）、呼吸（Breathing）、循环（Circulation）、残疾（Disability）和暴露（Exposure）。确认气道通畅和呼吸动力是否足够是最紧要的步骤，因为缺氧对生命的威胁是最急迫的。患者缺氧 5 ~ 10 min 内会出现永久性脑损伤和死亡。可造成创伤患者气道阻塞和呼吸动力不足的危险原因见框 66.2。无论是院前环境还是在医院急诊室，气管内插管后必须立即通过呼气末二氧化碳监测予以确认。气管导管（ETT）误入食管或脱出很常见，如果不立即纠正，将造成灾难性后果。当患者发生心搏骤停时，呼气末二氧化碳（CO_2）

框 66.2 创伤患者气道阻塞或者通气不足的原因

气道阻塞
面部、下颌骨或颈部直接损伤
鼻咽、鼻窦、口腔或上呼吸道出血
创伤性脑损伤、药物中毒或麻醉性镇痛药等所致的继发性意识障碍
胃内容物、血液或异物（如义齿、脱落牙、软组织）误吸
口咽通气道或气管导管应用不当（如食管插管）
通气不足
继发于创伤性脑或高位颈椎损伤、休克、药物中毒、低温或过度镇静的呼吸动力抑制
气管或支气管的直接损伤
气胸或血胸
胸壁损伤
误吸
肺挫伤
颈椎损伤
继发于烟雾或毒性气体吸入所致的支气管痉挛

值可能极低；如果对气管导管位置有任何疑问，应该用直接喉镜进行检查（参见第 44 章）。

如果建立安全气道和维持充足通气需要有创操作，如气管切开、胸腔置管或开胸术，则有创操作必须优先实施。实际上，这些操作一般是在急诊室进行，且常常是在麻醉科医师到达之前完成。将环甲膜切开改为气管切开或关闭紧急开胸切口的后续手术可在手术室里完成。

出血是第二紧急的情况，因为持续失血将不可避免地导致死亡。休克症状见框 66.3。在排除其他原因之前，休克首先应考虑为出血所致。循环系统的评估可分为早期、活动性出血期以及后期（后期是指从实现止血开始，持续到正常生理止血功能恢复为止）。在早期阶段，诊断重点是表 66.1 所列的 5 个出血部位，也只有这些部位才会造成致死性出血。控制出血的紧急措施包括，用骨盆固定带固定骨盆骨折控制出血或者上止血带控制四肢出血。任何诊断或控制活动性出血的手术操作都属于紧急手术，必须尽快送入手术室进行。这些手术包括颈部或心包探查，以排除敏感部位腔室内出血。在手术室内，创伤外科医师的重点是在解剖上控制出血，麻醉科医师负责恢复患者的

框 66.3 休克的体征和症状

苍白
出汗
烦躁或反应迟钝
低血压
心动过速
毛细血管再充盈迟缓
尿量减少
脉压变小

表 66.1 创伤性出血的诊断和治疗方法

出血部位	诊断方法	治疗方案
胸部	胸部 X 线平片 胸腔引流管出量 胸部 CT	观察 手术
腹部	体格检查 超声检查（FAST） 腹部 CT 腹腔灌洗	手术结扎 血管造影（栓塞）术 观察
腹膜后腔	CT 血管造影术	血管造影（栓塞）术
长骨	体格检查 X 线平片	骨折固定术 手术结扎
体表	体格检查	直接压迫 手术结扎

CT，计算机断层扫描；FAST，创伤超声重点评估

生理状态。早期和后期复苏的目标将在下文详述。

循环评估和处理完后，接着用格拉斯哥昏迷量表（GCS）（见框 66.4）[34] 评估患者的神经系统状况；检查瞳孔的大小、反应和对称性；检查每个肢体的感觉和运动功能。神经系统检查中发现明显异常时，应立即安排头颅 CT 检查。大多数 GCS 评分降低的创伤患者并不需要手术，但是对于少数需要手术清除硬膜外或硬膜下血肿的患者而言，手术时机对结局有很大影响。早期手术减压和固定对不稳定性脊椎损伤和不完全性神经功能缺失患者也有好处。

初步评估的最后一步是暴露患者全身，从头到脚检查可见的损伤或畸形，包括骨骼或关节的畸形、软组织挫伤以及皮肤破损。在这个过程中，麻醉科医师

框 66.4 格拉斯哥昏迷等级评分 *

睁眼反应
4 = 自发睁眼
3 = 言语吩咐睁眼
2 = 疼痛刺激睁眼
1 = 无反应
语言反应
5 = 能说出姓名
4 = 答非所问
3 = 词语不清
2 = 只能发声
1 = 无反应
肢体运动
6 = 能依指令动作
5 = 能定位疼痛刺激
4 = 有躲避疼痛刺激反应
3 = 异常屈曲（去皮质姿势）
2 = 异常伸展（去大脑姿势）
1 = 无反应

* 格拉斯哥昏迷等级评分等于三类评分中最佳得分的总和

应协助维持头、颈部稳定，保持呼吸道通畅，以及保护脊柱。

初步评估完成后，需要进行更为详尽的再次评估，包括获取全面病史和彻底的体格检查，诊断性检查及专科会诊。该阶段要诊断出其他部位存在的损伤，确定治疗方案。再次评估中也会发现需要紧急或急诊手术的指征。血管受损、间隔综合征或严重粉碎性骨折等可能威胁肢体的创伤就属于这类手术指征。尽管必须首先解决 ABCDE 的问题，但是若患者伴有四肢末梢脉搏消失、间隔综合征、肢体几乎完全离断或四肢严重骨折，一旦病情稳定，必须立即送入手术室处理。

需紧急手术干预的损伤类型

图 66.2 是创伤患者外科优先处理的顺序图，需要根据实际医疗条件和患者对治疗的反应进行相应调整。送入手术室的创伤患者可能需要多个手术小组实施多种手术。需急诊手术的创伤患者可能同时伴有其他非紧急手术伤情。在确定做什么手术、以何种顺序治疗、哪种手术可以推迟至患者稳定后等问题时，麻醉科医师将发挥重要作用。

对于一些出血显著、濒临死亡的患者，应跳过急诊室和放射科，直接送入手术室。回顾病例发现，多达 1/3 的可挽救的创伤死亡病例可能是由于进手术室延误而造成的；一项注册研究发现，腹部创伤伴低血压患者的开腹手术每延误 3 min，死亡率就增加 1%[35-37]。Steele 及同事在圣地亚哥收集了 10 年数据，最先提出“直接手术”的救治方法[38]。他们对创伤性心搏骤停、收缩压持续低于 100 mmHg、截肢或外出血未能控制的患者，无论何种损伤机制，均直接送手术室进行复苏；结果发现上述检伤标准用于鉴别需立即手术的患者时，灵敏度低（24.1%），但特异度高（98%）；在这项观察性研究中，“直接手术”患者的实际生存率显著高于预期值。同样，Martin 及其同事回顾分析了 2000 ～ 2009 这 10 年之间的病例数据，他们按照一个扩展版检伤标准（含特殊的损伤机制）共对 1407 例创伤患者实施了直接手术（占总收治人数 5%）[39]。结果发现，在剔除入室已死亡的病例（8%）后，手术患者的术中死亡率为 3.6%；患者整体死亡率（5%）显著低于预测死亡率（10%）；其中 77% 的患者在入室 30 分钟内开始紧急手术，92% 的患者在 60 min 内开始紧急手术。

在战争和严峻环境下的麻醉

“显然，麻醉基本原则不受战争环境影响，但毫无疑问，致力探索战场急救的最佳麻醉手段亦是吾辈

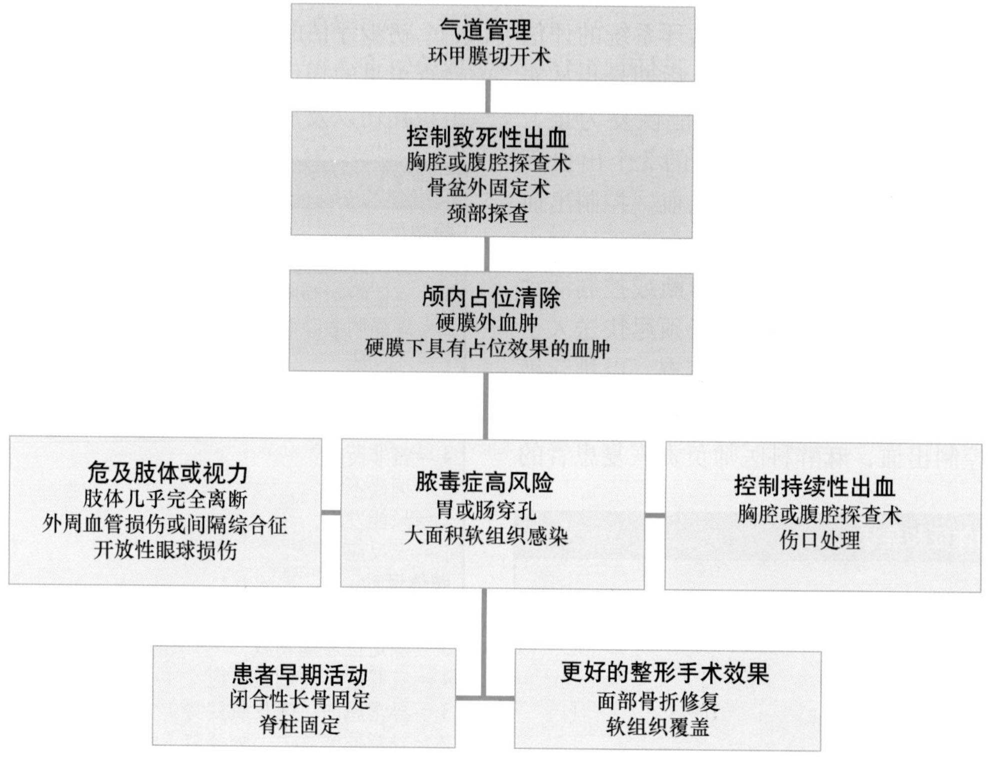

图 66.2　**创伤患者的手术优先分级**（Reprinted with permission from Dutton RP，Scalea TM，Aarabi B. Prioritizing surgical needs in the patient with multiple injuries. Probl Anesth. 2001；13：311.）

之责任[40]。”

这句经典名言写于 1942 年，但时至今天依然适用，早年历次战争中形成的诸多原则仍可用于现代战场或大型灾难中（参见第 68 章）。近期各种冲突和突发事件为麻醉科医师、麻醉护士和其他救治人员对创伤患者在麻醉、复苏管理和损伤控制外科等方面的改进创造了条件。战场伤员的典型处理过程与上文所述的流程一致，但是在院前干预、复苏技术和后勤支持、患者转运、批量伤员处理和手术治疗等方面有自身的特殊之处[41]。创伤疼痛治疗也受伤情和转运等因素影响[42]。

当今在战场防护、院前干预、部署前沿外科手术团队以及复苏策略等方面的改进已经对战伤伤员的生存率产生重大影响[43]。在最近的伊拉克和阿富汗冲突中，阵亡率已经从越南和第二次世界大战中的 20.2% 下降至 13.9%[44]。病死率出现下降也能反映这一改变。反常的是，将大批严重创伤患者送至医院的后方转运模式（直升机快速运送）却导致“伤亡（died-of-wounds）”率增加。如果没有外科处理方面的进步如损伤控制技术、重症监护治疗病房（ICU）治疗水平的提高、复苏策略的不断发展、战术战伤救治技术的推广以及战区创伤救治体系的建立，那么这一比率很可能还会更高[45]。最近，美军将战伤伤员确定性手术“时间窗”从伤后 2 h 缩短至 1 h，这对病死率和阵亡率的下降起到了很大作用[46]。

野战医疗救援的主要进展之一是将患者从作战地区迅速转送至条件更好的综合性医院救治。即使是上世纪 60 年代末，受伤战士也可在伤后 3 天内被转运出越南。在最近的军事冲突中，即使是最严重的伤员，从中东战场受伤到转送回欧洲或北美洲接受确定性手术治疗的时间通常少于 24 ～ 48 h[47]。这个时间可能包括战区内早期损伤控制手术的时间，以及 1 到 2 次长达 12 h 有重症救治空运小组（CCATT）伴随的空运。麻醉科医师必须在伤员转诊之前完成气道管理、疼痛控制和充分复苏等围术期干预措施，为快速转运做好准备。另外，由于麻醉科医师具备全面的技能，在转运途中能为危重或创伤患者提供救治，因此经常担任 CCATT 团队的成员。除了战时提供医疗支援以外，CCATT 在重大灾害后（如 2005 年卡特里娜飓风）危重患者的转运中也起到了很好的作用[48]。

战争时期常常出现大批量救治伤员的情形，麻醉科医师的任务会因为患者数量和紧急手术量而有所变化。由于在绝大多数战斗环境里，麻醉科医师的数量有限，他们一般不参与伤员的检伤分类。但如果参与的话，麻醉科医师可协助进行紧急气道管理、建立静脉通路和指导复苏救治。尽管送达的伤员中大多数最终需要手术治疗，但只有 10% ～ 20% 的伤员需要紧急抢救[49]。一个成熟的创伤救治体系是持续不断完善的，且其参与批量伤员救治的情况将成为常规[50]。

总体而言，战伤伤员的麻醉处理与平民创伤类似；但是，为战伤伤员制订围术期救治方案时必须考虑诸多因素[51]。极端气候、有无水源、沙尘污染、缺乏稳定的电力等环境因素以及其他方面的因素都在考虑范围之内。后勤保障链可能很长，在军事冲突早期可能无法提供足够的供应。配发装备如抽吸式蒸发器（译者注，利用患者吸气负压带出麻醉药蒸汽）或便携式麻醉机可能与和平时所用的型号不同，因此对装备的使用提前进行培训至关重要（图 66.3）[52]。此外，全凭静脉麻醉和区域麻醉或镇痛等方法更适合战场环境，因此必须熟悉麻醉管理及相关设备的使用（见第 46 章）[53]。

要想做到对战时或重大灾害伤员的最佳救治，救治人员不仅要熟练掌握广泛的麻醉原则和技术方法，还要具备对快速变化环境的应变能力。由于麻醉科医师在气道处理、实施麻醉和镇静、复苏、疼痛管理方面受过专门培训，他们在检伤分类、急救处理、围术期管理和重症救治等方面大有用武之地。

紧急气道管理

美国麻醉科医师协会（ASA）的困难气道处理流程创伤修订版（参见图 44.1）为急诊室或手术室的创伤麻醉医师提供了很好的参考（参见第 44 章）[54]。建立处理流程的理念很重要；麻醉科医师应当就气道处理的首选方法以及如何应对可能出现的困难建立一个预案。图 66.4 是对一个不稳定性创伤患者紧急气管插管的典型流程。注意该流程与 ASA 流程的不同之处，它没有再唤醒患者的选项，因为这种患者必须建立紧急气道。一旦决定要建立确定性气道，无论是采用传统插管还是手术方式，一定要将带套囊的导管送入气管。与可能不必要的气道手术并发症相比，没有尽早建立有创气道更容易导致不良后果。

适应证

紧急气道管理的目标是确保足够的氧合与通气，同时防止患者发生误吸。下列情况需要，并尤其适合行气管内插管：

- 心搏或呼吸骤停

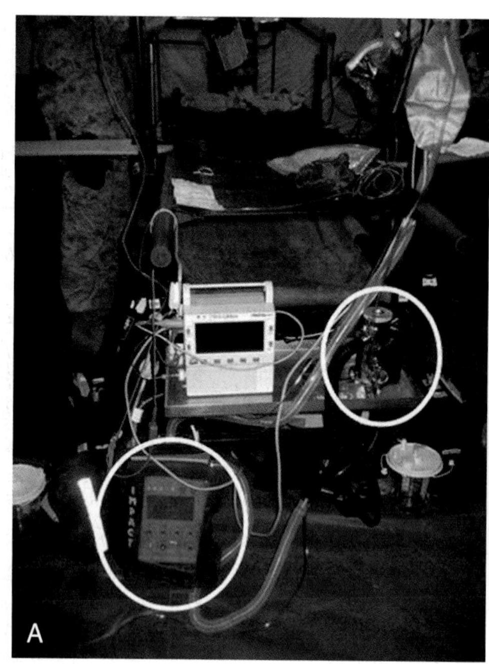

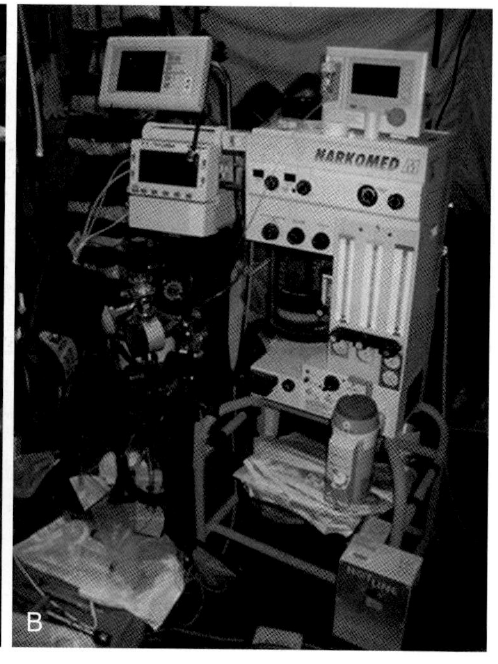

图 66.3 **配发的军用麻醉设备**。(A)野战医院内的抽吸式蒸发器和便携式呼吸机(画圈处)。(B)便携式麻醉机(Used with permission from CPT Bruce Baker, MD, USN.)

- 呼吸功能不全(见框 66.2)
- 气道保护
- 需要深度镇静或镇痛治疗，甚至全身麻醉
- 颅内占位病变和颅内压(ICP)升高患者进行短暂过度通气
- 一氧化碳中毒需要 100% 吸入氧浓度(FiO_2)的患者
- 便于对不合作或药物中毒患者行诊断性检查

气管内插管的方法

一般而言，急诊室气道管理的监测标准应当与手术室一致，应有心电图(ECG)、血压、氧饱和度以及二氧化碳监测。任何可能进行紧急气管内插管的场所(含急诊室)应该配足以下设备：氧源、面罩-活瓣-皮囊通气装置、呼吸机、吸引器、一整套喉镜片、气管内导管、处理困难插管的器具等。

熟练的麻醉科医师应用改良的快速序贯法，能顺利完成几乎所有患者的气管内插管。有人担心手术室外使用神经肌肉阻滞药和强效麻醉药会增加并发症发生率，但是事实可能恰好相反。麻醉药和神经肌肉阻滞能为首次气管插管提供最佳插管条件，对不合作、缺氧或误吸患者是有利的。尝试对清醒或轻度镇静患者建立气道，会增加气道损伤、疼痛、误吸、高血压、喉痉挛和挣扎行为的发生风险。在有合适的监测和设备的条件下，熟练的操作者在手术室外药物辅助下气管插管与手术室内紧急气管插管的效果相当[55-57]。

预防胃内容物误吸入肺

创伤患者常伴有饱胃，麻醉诱导期间有误吸胃内容物的危险(参见第 44 章)。饱胃原因包括受伤前进食或饮用液体，吞入伤后口腔或鼻腔内的血液，创伤应激引起的胃排空延迟，以及腹部 CT 扫描时服用液体造影剂。

环状软骨压迫又称 Sellick 手法，一直被推荐在整个紧急气道管理期间持续使用，即从患者失去保护性气道反射至确认气管导管位置、套囊充气。Sellick 手法包括上提患者下颚(不移动颈椎)，然后将环状软骨压向后方以闭合食管。但是，环状软骨压迫可能会使高达 30% 的患者在喉镜下视野分级变差[58]，且不能有效防止误吸胃内容物[59]。最近一项评价环状软骨压迫对插管成功率影响的院前研究发现，暂停环状软骨压迫有利于气管插管而且不影响喉镜下视野[60]。因此如要改善困难插管，就应该松开对创伤患者的环状软骨压迫。由于缺乏支持使用环状软骨压迫的证据，加之它有加大插管难度的可能，美国心脏学会建议在心搏骤停急救中不再使用该方法[61]。此外，美国东部创伤外科学会(EAST)紧急气道插管临床实践指南已经把该方法从 1 类推荐中移除[62]。

在传统的快速序贯麻醉诱导中，给药至气管插管期间不给予任何通气，可能是担心正压通气会将气体

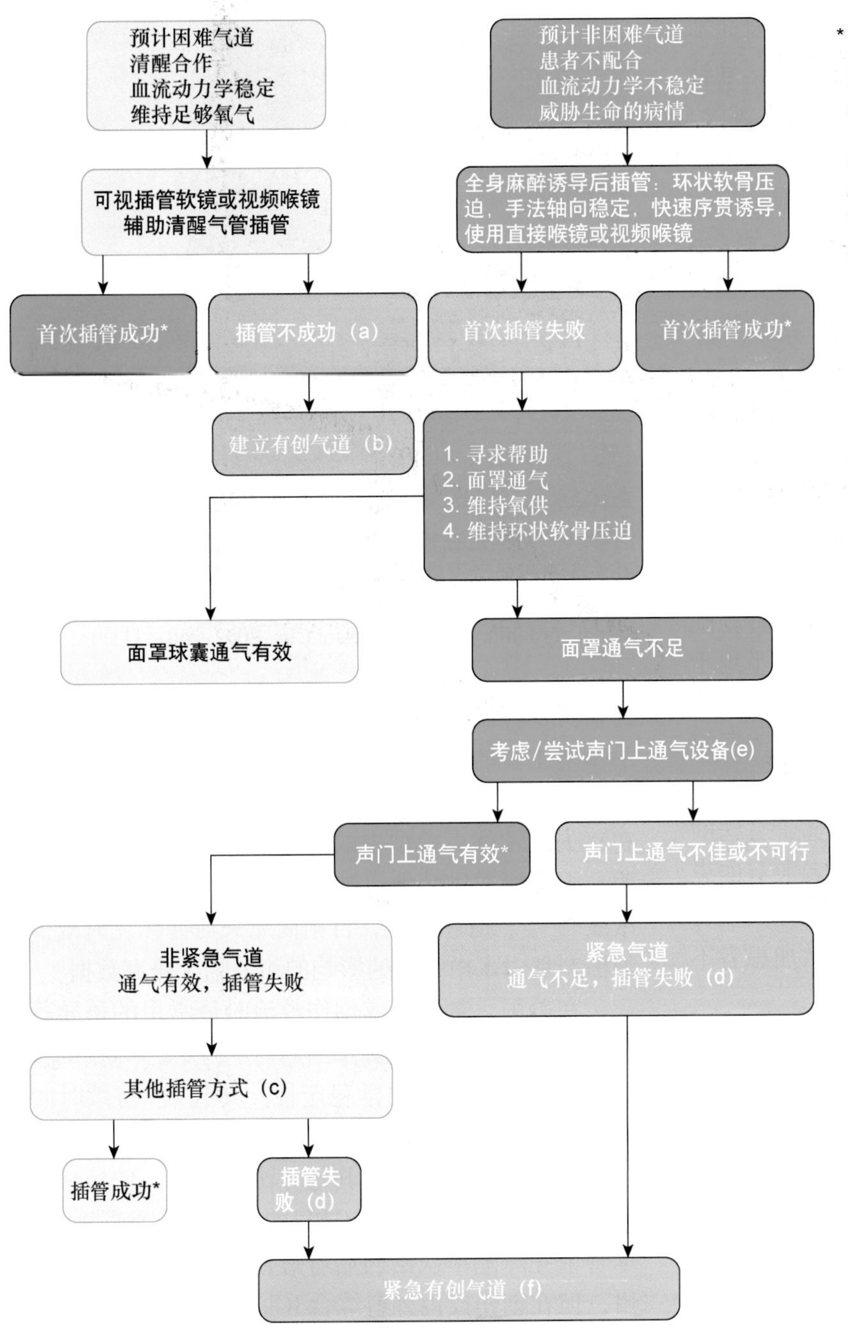

* 使用常规方法确认通气充足，气管插管或声门上通气设备的位置（呼气末CO_2，导管内雾气，听诊呼吸音，SpO_2上升）。如果灌注（和呼气末CO_2）没有，使用其他确认手段[如再次喉镜检查，支气管镜检查，食管检测器（译者注：连接气管导管开口与注射器的软质管道，注射器负压抽吸有气则气管导管在气管，无气则导管在食管），胸部X线检查]。

(a) ASA插管流程中的其他方法：
- 如果患者伴有颌面部创伤，使用面罩或声门上通气设备进行通气可能很困难甚至无效。
- 局部麻醉浸润或区域神经阻滞在大面积创伤手术中的作用较小。

(b) 有创气道方法包括手术或经皮行环甲膜切开术、气管切开术，经气管喷射通气和逆行插管。

(c) 备选困难插管方法包括（但不限于）：视频喉镜，声门上通气装置（如用作引导气管插管的喉罩，联用或不用插管软镜），可视插管软镜，插管探条或换管器，以及光棒。对于颌面部创伤，喉部或气管损伤患者，不建议使用盲探（经口或经鼻）气管插管。

(d) 放弃插管，苏醒患者并择机采用其他方法再次插管（比如清醒插管）对绝大多数创伤患者而言并不适合，因为患者病情危急。

(e) 紧急非有创气道通气包含声门上通气装置。

(f) 外科气道套件应随时备好。

图 66.4　**创伤患者紧急气道处理流程**。不同麻醉科医师和创伤医院应根据自身的技术和资源来制定其自己的流程。ASA，美国麻醉科医师协会（Modified from Hagberg CA，Kaslow O. Difficult airway management algorithm in trauma updated by COTEP. ASA Newsletter. 2014；78：56-60.）

挤入患者胃内，引起反流和误吸。Sellick 的原始论文中有给饱胃患者实施环状软骨压迫时进行通气的描述，他们相信面罩通气时环状软骨压迫可防止胃充气[63]。或许他们是对的，但环状软骨压迫可降低潮气量、增加吸气峰压或阻碍通气[64]。从另一方面来看，由于创伤患者氧耗增加，应尽可能对患者预给氧。如果创伤患者由于面部创伤、自主呼吸努力减弱或躁动而难以预给氧，可能会出现血氧快速降低。在整个诱导期间行正压通气可为紧急气道处理提供最大可能的氧储备，如果患者是困难气管插管，这样可降低患者的缺氧风险。创伤患者诱导期间，应当避免大潮气量和高气道峰压。在正压通气期间可考虑行环状软骨压迫以减少胃充气，但是如果妨碍患者有效通气，应当停止环状软骨压迫。

颈椎保护

标准规范要求，所有钝性伤患者均应视为伴有不稳定颈椎，直到颈椎损伤被排除。麻醉科医师对此类患者进行气道管理时需格外小心，因为使用直接喉镜可引起颈椎移位，有加重脊髓损伤（SCI）的风险。颈椎固定一般在院前救治中实施，入院时患者颈部已放置硬质颈托。颈托需要放置数日，直到完成全部的颈椎不稳定性相关检查（见后文）。在颈椎情况“不明确”时，尝试气管插管过程中应用手保持颈椎轴向（in-line）稳定，而无需牵引[33]。轴向稳定法允许将颈托的前半部分撤去，以利于张口和下颌移动；但是与不需要手保持颈椎稳定的气管插管相比，它会轻度延长插管时间和影响喉镜暴露时的喉部视野[65]。轴向稳定法经过大量临床实践验证，是 ATLS 课程中的标准操作。清醒条件下纤维支气管镜引导的紧急气管插管，虽然很少需要移动颈部，但是常因为气道分泌物和出血、氧饱和度迅速降低以及患者不能很好地配合而非常困难，因此该方法最适合在可控条件下用于颈椎不稳定的能配合操作的患者。使用间接视频喉镜气管插管可以一举两得：患者处于麻醉状态，同时对颈椎移动很小[66-67]。比较直接喉镜、视频喉镜，纤维支气管镜引导、经鼻盲插或环甲膜切开等插管方法的研究发现，对于颈髓受伤、脊柱受伤或两者兼有的患者，各种插管方法在引起神经系统功能恶化方面没有差异，也没有明确的证据证实直接喉镜会增加患者不良结局[68]。

人员

与可控条件下插管相比，紧急气管内插管需要更多的协助（参见第 6 章）。一般需要 3 名参与者分别负责患者通气，维持气道通畅，给予麻醉药物和保持颈椎轴向稳定，如果认为有必要，还需要第 4 人行环状软骨压迫。图 66.5 是这种方法的演示图。因药物中毒或创伤性脑损伤（traumatic brain injury，TBI）而伴有躁动的患者，可能还需要额外的助手来控制患者。

外科医师或其他能进行环甲膜切开的医师能够迅速到场则更为理想。即使不需要手术开放气道，熟练的助手在困难气管插管期间也能派上用场。如果患者有面部或颈部创伤，外科医师可能也希望在喉镜暴露期间检查上呼吸道。一些创伤患者正压通气后可能会出现张力性气胸，需要行紧急胸腔置管术。

麻醉药和麻醉诱导

对于失血性休克的创伤患者，给予任何静脉麻醉药物都可能诱发严重低血压甚至心搏骤停，因为麻醉

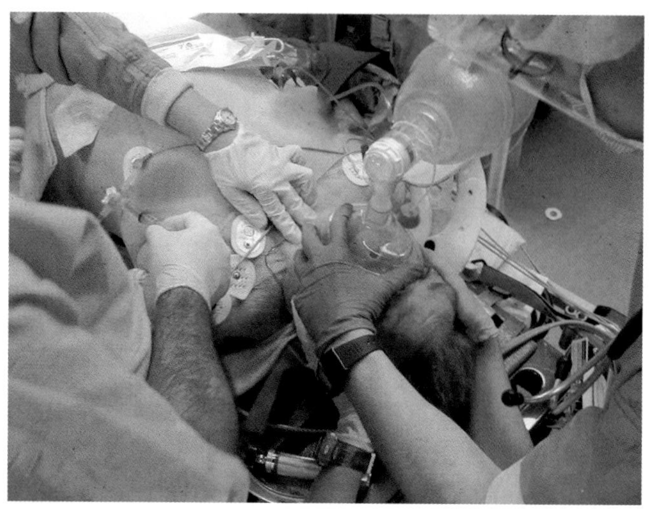

图 66.5 **对固定在长脊柱板上的创伤患者进行紧急气管插管。**用手法轴向稳定颈椎后，将颈托前半部分取走，以便于环状软骨压迫和下颌骨上提（Reprinted with permission from Dutton RP. Spinal cord injury. Int Anesthesiol Clin. 2002；40：111.）

药物可以抑制循环内儿茶酚胺的作用。丙泊酚虽然是手术室主要的静脉诱导药物，但是它不适合用于创伤患者，因为它具有血管扩张和负性肌力作用。此外，在猪失血性休克模型中的药代动力学和药效学研究表明，丙泊酚剂量减少超过 80% 也足以达到目标效应室浓度[69-70]。遗憾的是，目前尚无失血性休克时减少丙泊酚剂量对术中知晓的影响的相关临床研究数据。

在美国，急诊科或创伤救治时最常用的诱导药物是依托咪酯[71]。依托咪酯给药剂量为 0.2 ～ 0.3 mg/kg，具有良好的血流动力学稳定性，其起效 / 持续时间曲线与琥珀胆碱类似。由于大部分相关研究是回顾性的，可能存在选择性偏倚和其他方法学缺陷，依托咪酯用于创伤患者快速序贯麻醉诱导的安全性受到质疑[72-73]。尽管依托咪酯单次给药后有短暂的肾上腺皮质抑制作用，但在创伤或内外科综合 ICU 患者快速序贯麻醉诱导中单次推注后，没有发现该抑制作用有显著的临床意义[74-76]。依托咪酯起效时可引起肌阵挛，使用速效肌松剂如琥珀胆碱可大大减轻此不良反应。

氯胺酮也是低血压创伤患者的常用诱导药物，因为它可以通过中枢神经系统增加交感神经张力和释放儿茶酚胺[77]。由于以前有 ICP 升高的相关报道，氯胺酮在合并 TBI 患者中的应用一直受到质疑[78]。然而最近的研究表明，对于血流动力学不稳定的患者，维持平均动脉血压以维持脑灌注比氯胺酮增加脑活动和 ICP 等理论上的脑损伤风险更为重要[78-79]。一些研究者还提出，令人担忧的是，氯胺酮的精神效应可能会增加创伤患者急性和创伤后应激障碍的风险[80-81]，但是一项关于烧伤患者术中使用氯胺酮的研究并未发现此现象[82]。更值得关注是，监管机构制定的配送、

追踪和记录规定会对及时获取氯胺酮造成潜在的障碍。当这些障碍影响其使用的便利性时，氯胺酮在紧急情况下可能不会像其他诱导药物那样随时可用。由于其潜在的滥用风险，人们已考虑将氯胺酮重新归为 1 类管制药物，这可能会为其使用便利性造成进一步的障碍[83]。总体而言，氯胺酮仍将是创伤患者快速序贯麻醉诱导的常用药物之一[71]。

低血容量患者给予任何麻醉药都会出现低血压，这是由于代偿性交感神经兴奋被药物阻断，以及呼吸模式突然转为正压通气。既往体健的年轻患者在血压出现下降时，失血量可能已高达血容量的 40%，此时不论选择何种麻醉药进行麻醉诱导，都可能导致潜在的、灾难性的循环衰竭。因此，对伴有出血的创伤患者，麻醉药诱导用量必须减小，对危及生命的低血容量患者，甚至可以不用任何麻醉药物。对于循环功能受损患者，可单用肌松剂完成快速序贯麻醉诱导和气管内插管，只是药物起效时间会延长。此类患者以后对插管和急救操作过程的回忆程度差异较大，与是否合并 TBI、药物中毒和失血性休克程度等因素有关（参见第 9 章）。脑灌注下降可抑制记忆形成，但是与具体的血压值或化学物指标之间没有明确的相关性。在这种未用麻醉药物（气管插管）的情况下，可给予 0.2 mg 东莨菪碱（叔铵类迷走神经阻滞药）抑制记忆形成，但该药半衰期长，可能会干扰后续的神经功能检查。小剂量咪达唑仑可降低患者术中知晓的发生率，但是也会加重低血压。尽管在这种情形下发生的急诊室 / 手术室事件回忆并不少见，但似乎对麻醉科医师的负面影响有限；一项对 ASA 终审索赔数据库（ASA Closed Claims Database）内术中知晓诉讼的分析报告显示，目前尚无创伤手术相关的患者索赔[84]。

神经肌肉阻滞药物

琥珀胆碱仍然是目前起效最快（短于 1 min）、作用时间最短（5 ～ 10 min）的神经肌肉阻滞药。由于这些特点，它被广泛用于快速序贯麻醉诱导。尽管给予琥珀胆碱后，如出现“既不能插管，又不能通气”情况，患者能在发生明显缺氧前恢复自主呼吸，但是这一特点对创伤患者紧急气管插管的意义不大。麻醉科医师不应该依赖自主呼吸的及时恢复来应对创伤患者困难气道的困境，而应该继续想方设法建立确定性气道，在各种办法均失败的情况下，则行环甲膜切开术。

给予琥珀胆碱可引起多种不良反应。它一般可使血清钾离子浓度升高 0.5 ～ 1.0 mmol/L，但是一些特殊患者的血钾浓度可上升 5 mmol/L 以上[85]。高血钾反应好发于烧伤患者以及由于直接损伤、去神经支配（如伴有 SCI）或制动而继发肌肉病理改变的患者。创伤后 24 h 内不会出现高血钾反应，因此琥珀胆碱可安全用于紧急气道处理。有高血钾反应风险的患者一般是受伤前已存在病理改变，或者是受伤后数周至数月进行后续手术治疗的患者。

琥珀胆碱可引起眼内压增高，眼部创伤患者应慎用[86]。琥珀胆碱还可导致颅内压（ICP）升高[87]，能否用于颅脑创伤患者存在争议。然而对于这两种创伤患者，缺氧和高碳酸血症的潜在危害可能与琥珀胆碱引起短暂压力增高造成的潜在损害不相上下。如果能更快地完成气管插管，使用琥珀胆碱可能会利大于弊。麻醉科医师应根据每个患者的反应敏锐度、气管插管预计耗费时间以及缺氧可能性等具体情况来权衡是否选用琥珀胆碱。

琥珀胆碱的替代药物有罗库溴铵（0.9 ～ 1.2 mg/kg）和维库溴铵（0.1 ～ 0.2 mg/kg）。一般优先选择罗库溴铵，因为它起效时间比维库溴铵短。随着舒更葡糖（罗库溴铵选择性速效拮抗剂）的面市，使用罗库溴铵行快速序贯麻醉诱导和插管，再用舒更葡糖逆转，能比琥珀胆碱更快地恢复自主呼吸[88]。联合使用罗库溴铵和舒更葡糖基本上实现琥珀胆碱的全部优点且避免其缺点[89-90]。由于这些药物没有明显的心血管毒性，可大剂量给药以达到快速肌松的目的（1 ～ 2 min）。

在一些特定情况下，插管时保持自主通气是首选方法。如果患者可以暂时维持气道通畅，又有建立人工气道的明确指征（如气管穿透性损伤），用氯胺酮或吸入七氟烷进行慢诱导（slow induction）并压迫环状软骨，也能完成气管插管且不影响患者安全。

气管内插管的辅助工具

在任何地方处理紧急气道，都应准备好困难插管的辅助设备。具体设备的选择取决于麻醉科医师的个人偏好；大部分设备的实际效果更多取决于使用者的经验，而不是设备本身。下面一些工具常被列为困难气道处理的辅助设备，值得推荐。

弹性橡胶探条，也称为气管插管探条，是一种便宜、易掌握的困难气道辅助工具。先通过直接喉镜将探条送过声门，然后沿着探条将气管导管送入气管。放置探条比直接气管插管更容易，因为一方面它直径较小，另一方面即使声门无法暴露，它也能使熟练的操作者感觉到是否通过声门。探条通过会厌后，轻柔向前推进；如果遇到阻力，回撤探条，略微旋转再前进。麻醉科医师可以按这种方式摸索着“触诊”喉部，直到探条进入气管。这种探条也可与间接视频喉镜系统联合使用，尤其适用于因颈椎情况不明确而不能采用“嗅花位”（sniffing position）的急诊室患者。

声门上气道（supraglottic airway，SGA）工具如喉罩（laryngeal mask airway，LMA）（LMA North America，San Diego, CA）在 ASA 困难气道处理流程中也推荐使用。当遇到创伤患者是未预计到的困难气道时，可以经喉罩的内腔将气管导管盲插入气管内；或者用纤维支气管镜引导气管导管经喉罩进入气管。对于伴有困难气道的创伤患者，只要没有严重的解剖结构损伤或口咽部出血，喉罩是合适的急救设备。在我们的临床实践中，放置喉罩是紧急气管切开术最常用的过渡性措施，因为它比环甲膜切开术的可控性更高。

面部和咽部的损伤

面部和上呼吸道创伤会给麻醉科医师带来特殊困难[91]。严重的骨骼错位可能会被看似轻微的软组织损伤所掩盖。如果面部或颈部创伤发生漏诊，创伤部位的肿胀和血肿会诱发急性气道梗阻。咽部黏膜受化学或热灼伤的患者还有发生喉水肿的危险。口腔内出血、咽部红肿、声音改变都是早期气管内插管的指征。

一般而言，上、下颌骨骨折会增加面罩通气的难度，但下颌骨骨折却使气管内插管变得较为容易。麻醉科医师在处理气道前触诊面部骨骼，有助于发现可能的骨折。颌骨和颧弓骨折的患者往往牙关紧闭。虽然牙关紧闭可使用神经肌肉阻滞剂缓解，但是它增加了气管插管前气道评估的难度。双侧下颌骨骨折和咽部出血可能导致上呼吸道梗阻，特别是患者处于仰卧位时，尽管这类患者使用直接喉镜检查时骨骼抵抗力消失，气管插管可能更容易。因此，由于气道受损以坐位或俯卧位送达急诊室的患者，在麻醉诱导和气管插管之前最好保持原有体位。

院前气道管理

在很多情况下，院前急救人员遵循的救治流程允许他们实施高级气道管理，包括气管插管和放置声门上气道工具（SGA）。负责气道管理的急诊室人员需要熟悉所在地区制定的救治流程和可用设备，以便进行早期评估和必要时更换气道。所有在救治现场完成的气管插管均应使用二氧化碳监测予以确认。如果患者发生心搏骤停，无法通过呼气末二氧化碳监测来确认导管位置，可使用直接喉镜或视频喉镜直视下确认气管导管的位置。在院前救治中使用声门上气道工具，可通过二氧化碳监测，有无呼吸音和胸廓起伏来确认其位置和通气效率。如果患者有足够的通气，则在初步评估期间可推迟更换声门上气道工具。

声门上气道工具不是安全的确定性气道，因此需在条件允许情况下尽快更换为带套囊的气管导管。更换声门上气道工具的关键是做好准备工作。不幸的是，很少有文献讨论声门上气道工具的“更换”技术，也没有一个适合所有创伤患者的最佳方法。换管过程中发生气道无法维持的风险增加，因此充满挑战。在决定使用哪种技术之前，必须要与现场处理患者气道的院前救治人员进行讨论，以确定以下信息：

- 放置声门上气道工具的原因是什么？
- 是否尝试过经口腔或鼻腔插管？试过几次？
- 使用了哪种喉镜 / 视频喉镜？
- 在尝试插管过程中看到了哪些解剖结构？
- 如果有，在尝试插管期间使用了哪些药物？

如果对这些问题的回答提示患者是困难气道，在换管过程中需更加谨慎。给创伤患者更换气管导管有三种方式：①拔除声门上气道工具，在直接喉镜或视频喉镜下更换；②经声门上气道工具或者用换管管芯引导放置气管导管；③手术建立气道。选择第二种方式主要取决于是否有专用的声门上气道工具，内腔大小和其他必需设备[92-94]。需要指出的是，已有声门上气道工具导致咽部、声门和舌部水肿的相关报道，可能是由于其加重了解剖损伤和间接血管压迫造成的。目前尚不清楚这是部分患者即使导管位置和套囊充气均合适的必然结果，还是口咽套囊过度充气引起结果[93]。在唯一一篇关于院前救治放置 King LT（S）-D（King Systems；Noblesville，IN）的病例系列报道中，9 例外伤患者中有 7 例最终在手术室实施了气管切开术，原因包括对合并面部创伤的顾虑，有上呼吸道水肿表现或直接喉镜下插管失败[93]。

院前急救人员有时会对自主通气的创伤患者实施经鼻盲探气管插管。在急诊室更换经鼻气管导管比声门上通气工具更容易成功。院外经鼻气管插管通常是由院前急救人员进行操作的，他们未获得药物辅助插管的资格。因此这些患者大部分没有接受过喉镜暴露，也不太可能会有插管尝试导致的气道水肿。同样，在这种情况下，应在尝试喉镜暴露插管之前给予肌肉松弛药和足够的镇静 / 麻醉药，以便于操作。推荐使用视频喉镜暴露，因为它可以提供更多的声门视野包括尚未拔除的经鼻气管导管。通常情况下更换导管就是在直接或视频喉镜暴露下放置经口气管导管那么简单。再次强调，务必准备一根适合拟用气管导管内径的探条，以便迅速将气管导管送入声门。如果患者不能通过喉镜充分暴露声门，建议保留经鼻气管导管一段时间，以便在可控条件下行气管切开或者等口咽肿胀改善后再更换为经口气管导管。

失血性休克的复苏

复苏是指创伤后机体恢复正常生理状况。失血性休克的复苏特指恢复正常的循环血容量、血管张力和组织灌注。患者发生创伤后的复苏过程首先靠自身代偿机制立即启动，并在院前、急诊室、手术室和 ICU 阶段的救治中一直维持。

失血性休克的病理生理机制

大量出血时，全身氧供与氧耗之间出现失衡。失血可导致血流动力学不稳定、凝血功能障碍、氧供减少、组织灌注降低和细胞缺氧。出血首先引起大循环（macrocirculatory）反应，由神经内分泌系统介导。动脉血压下降引起血管收缩和儿茶酚胺释放，以维持心脏、肾和脑部的血流，而其他区域的血管床处于收缩状态。创伤造成的疼痛、出血和肾上腺皮质反应引起激素和其他炎性介质的释放，包括肾素、血管收缩素、加压素、抗利尿激素、生长激素、胰高血糖素、皮质醇、肾上腺素、去甲肾上腺素等[95]。这些反应为以后的微循环反应创造条件。

单个缺血细胞对出血的反应是吸收组织间液，这使得血管内液进一步减少[96]。细胞水肿可能会压闭毗邻的毛细血管，导致无复流现象，后期即使是总体灌注充足的情况下，这也会妨碍缺血逆转[97]。缺血细胞产生乳酸和自由基，如果灌注降低，这些物质会在（微）循环内蓄积。这些化合物能直接导致细胞损伤并形成毒物负荷，当血流恢复后，毒性物质被洗入中心循环中。缺血细胞还产生和释放炎性因子：前列腺环素、血栓素、前列腺素、白三烯类物质、内皮素、补体、白介素和肿瘤坏死因子等[98]。图 66.6 显示了休克时的炎症反应，侧重于免疫系统的放大效应。炎症反应一旦启动，就成为一种独立于始动因素的疾病过程。这些改变为后续出现多器官功能衰竭的基础，后者是一种全身性炎症反应过程，可导致多个重要脏器功能障碍，具有很高的死亡率[99]。

不同脏器系统对创伤性休克的反应方式不同。中枢神经系统是休克时神经内分泌反应的首要启动者，

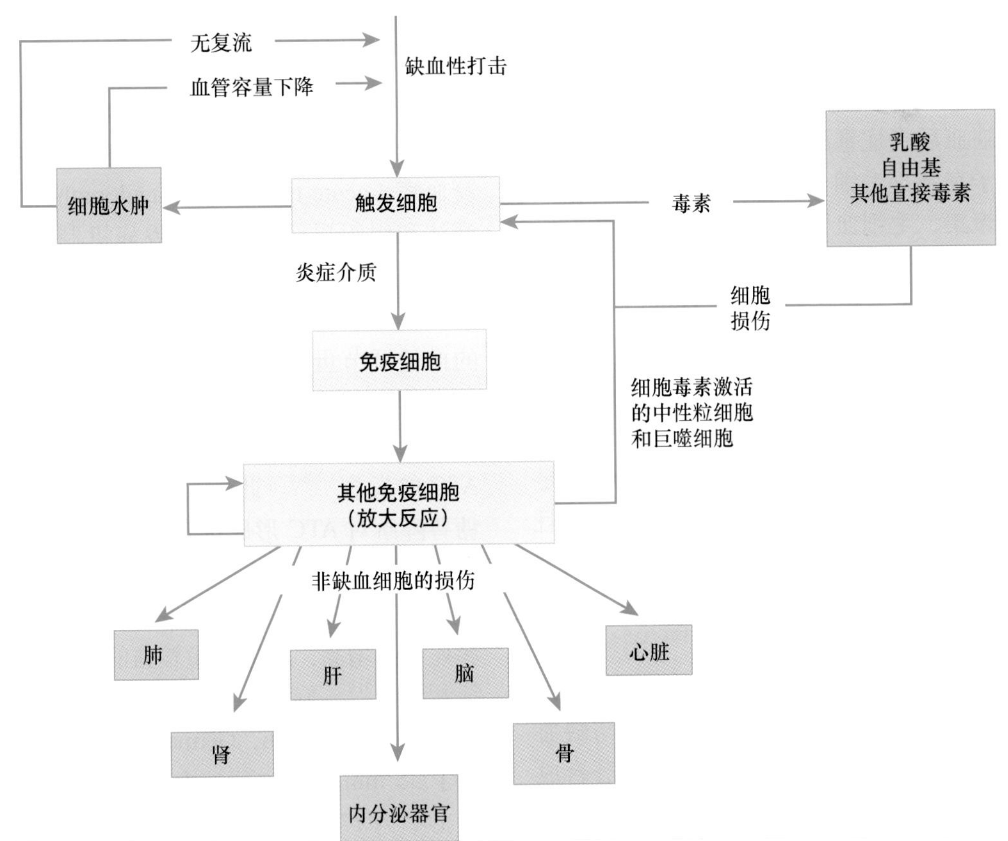

图 66.6 **“休克级联反应”**。机体任何区域的缺血都将触发炎症反应，即使在全身灌注已经充分恢复的情况下，炎症反应也将对非缺血脏器造成损害（Reprinted with permission from Dutton RP. Shock and trauma anesthesia. In：Grande CM，Smith CE，eds. Anesthesiology Clinics of North America：Trauma. Philadelphia，1999，WB：Saunders；83-95.）

该反应以牺牲其他组织为代价保证心脏、肾及大脑的灌注[100]。大脑局部葡萄糖摄取在休克期间发生变化[101]。神经反射和皮质电活动在低血压期间均受到抑制；这些改变在灌注轻度降低时是可逆的，但是长时间缺血将造成永久性损伤。神经系统功能无法恢复至损伤前水平是预后差的一个标志，即便是生命体征已经恢复正常[102]。

肾及肾上腺是休克引起神经内分泌变化的主要反应器官，它们可生成肾素、血管紧张素、醛固酮、皮质醇、促红细胞生成素和儿茶酚胺[103]。肾在低血压时通过选择性血管收缩，使血流集中于髓质和深皮质区以维持肾小球滤过。长时间低血压将导致细胞能量减少以及尿液浓缩能力丧失（肾细胞休眠），随后引起细胞片状死亡、管状上皮细胞坏死和肾衰竭[104]。

心脏在休克期间能较好地耐受休克，这是由于自身营养性血流可维持不变甚至略增加；心功能到休克晚期才开始恶化。缺血细胞释放的乳酸、自由基及其他体液因子具有负性肌力作用，这些因子可诱发失血患者的心功能障碍，即休克螺旋式进程中的终末事件[105]。伴有心脏疾病或心脏直接创伤患者的心功能失代偿风险很高，因为心脏每搏量无法提高，削弱了机体为针对低血容量和贫血而增加血流量的反应能力。患者唯有通过加快心搏来增加血流量，这会给心脏自身氧供需平衡带来灾难性后果。因此，老年患者的休克往往进展迅速，并且液体治疗达不到预期效果[106]。

肺是机体缺血后炎症毒副产物的过滤器。免疫复合物及细胞因子在肺部毛细血管内积聚，导致中性粒细胞和血小板聚集，毛细血管通透性增加，肺组织结构破坏和急性呼吸窘迫综合征（ARDS）[107-108]。肺是创伤性休克患者发生多器官功能障碍（MOD）的首发器官[109-110]。单纯出血，如果没有组织低灌注，一般不会引起肺功能障碍[111]；创伤性休克显然不仅仅是血流动力学失调的问题。

肠是受低灌流影响最早的脏器之一，可能是MOD的启动器官。强烈的血管收缩出现较早，并且常导致“无复流”现象，即使是大循环已经恢复的情况下[112]。肠细胞死亡使肠道的屏障功能受损，细菌向肝和肺的移位增加，从而加重ARDS[113]。

肝具有复杂的微循环，在休克恢复期可能会受到再灌注损伤[114]。肝细胞也具有代谢活性，参与缺血性炎症反应和血糖代谢紊乱[115]。休克后出现肝合成功能衰竭几乎是致命的。

骨骼肌在休克期间没有代谢活性，对缺血的耐受性强于其他器官。然而，巨大数量的骨骼肌细胞使得它们在缺血后乳酸和自由基的生成方面发挥重要作用。肌细胞持续性缺血可引起细胞内钠离子和自由水增加，加剧血管及组织间隙的液体丢失[116]。

最近发现，内皮细胞损伤在失血性休克的病理生理中也发挥作用。**内皮细胞**是人体“最大的”器官之一，其表面积可达5000 m^2[117]。在正常情况下，内皮细胞可以通过多种天然抗凝系统进行抗凝，包括带负电荷的管腔表层和糖萼，后者富含类肝素并且可以和抗凝血酶相互作用[118]。如前所述，严重损伤和休克导致儿茶酚胺水平升高，而儿茶酚胺可直接损伤内皮细胞[119]。内皮糖萼降解的标志物，多配体蛋白聚糖-1，水平升高可以证明这一现象[120-121]。糖萼内肝素样物质的释放也可能促进内源性肝素化和创伤性凝血障碍的形成（在下一节中讨论）[122, 124]。内皮损伤的最终结果是糖萼脱落，紧密连接崩解致毛细血管渗漏，以及微血管系统高凝状态，后者可引起组织压力增加和微血栓形成而进一步减少氧气输送。

急性创伤性凝血病

失血性休克复苏期间，应当注意尽量避免和纠正凝血病。在创伤严重度评分（injury severity scores，ISS）相同的情况下，伴有凝血病的患者死亡率至少增加2～4倍[125-126]；因此，当前的复苏策略侧重于初期和后续复苏中的凝血病和休克问题。创伤引发的凝血病是一种严重创伤后在多因素作用下全身凝血系统衰竭无法维持正常凝血功能的疾病，称为急性创伤性凝血病（acute traumatic coagulopathy，ATC），它与低灌注和组织损伤有内在的发病机制联系[127]。创伤性炎症反应启动后，内皮细胞介导的蛋白C激活可能是ATC的发病机制之一[128]。在组织低灌注情况下形成的血栓调节蛋白-凝血酶复合体可以激活蛋白C为活化蛋白C。活化蛋白C可使Ⅴa和Ⅷa失活，从而催化纤维蛋白形成的凝血酶也同时减少，两者共同促进ATC的发病[129]。此外，低灌注导致的内皮细胞表面糖萼降解对ATC形成也有促进作用[130]。

根据临床定义，早期黏弹性监测有血凝块强度减弱及实验室凝血功能检查异常意味着ATC启动；它可引起死亡率增高，增加大量输血的可能性[131]。Davenport等提出[131]，旋转式血栓弹力测定（ROTEM）（Tem Innovations，Munich，Germany）中5分钟时血凝块振幅低于35 mm可作为预计大量输血的临界值，该指标的检出率为77%，假阳性率为13%（参见第50章）。用RapidTEG（Haemonetics，Niles，IL）黏弹性检测得出的结论与ROTEM类似[132]。由于时间原因，凝血功能实验室检查对早期判断ATC的价值有限。但是，

Frith 及同事[133]发现，如果患者入院时 INR 值大于 1.2，往往需要输更多的血，同时死亡率增加。在严重创伤患者失血性休克复苏期间，不管采用何种方法检测凝血病，复苏本身都应考虑到早期治疗 ATC 问题。

除了上述的凝血级联反应异常，一些更严重的创伤患者会出现纤溶亢进，并参与 ATC 发病[134, 136]。早期纤溶的机制还不是很清楚，可能与低灌注诱导的 APC 活化进而导致纤溶酶原激活物抑制剂（PAI）被消耗有关。PAI 正常情况下可以抑制组织型纤溶酶原激活剂（tPA），而 tPA 可促进纤维蛋白血凝块降解。关于纤溶亢进发病率的报道差异较大，可能是由于不同报道中诊断纤溶的方法和临界值各不相同所致；但其存在明显与 ATC 引起的死亡率和输血需求增加有关。

止血系统评估

考虑到凝血病对严重创伤患者的重要影响，在早期治疗阶段评估止血系统功能至关重要。这个评估过程需收集围术期凝血功能监测四个核心要素信息并综合分析，才能达到最佳效果：①病史，②临床表现，③标准凝血功能实验室检测，④血液黏弹力监测[137]。

获取有针对性的病史是评估个体出血风险的关键手段之一。在某些情况下，可使用标准化评估和特制问卷表，以提高评估的敏感性和特异性；与仅进行常规凝血功能检查相比，这些方法有助于更好地发现止血系统问题[138]。检查出血的临床表现对于鉴别诊断至关重要，还可使临床医师简单快速地识别潜在的凝血功能障碍并进行半定量评估。临床表现评估还有助于将异常凝血检查结果与病情结合起来，使得临床治疗措施不只是以实验室检查为指导。临床评估的目的是辨别出血原因需要“手术”还是“非手术”，后者的特点是弥漫性出血。标准的凝血功能检测指标通常包括凝血酶原时间，国际标准化比值，活化部分凝血活酶时间和血小板计数。在一些医院里，其他实验室指标如纤维蛋白原水平，XIII因子和凝血酶时间也可能是常规凝血功能检测套餐项目中的一部分。标准凝血功能检测本身在创伤后止血功能失常患者初始诊断中的作用有限。仅靠这些标准检测项目对凝血功能障碍的程度和病因进行评估存在明显的局限性。这些检测只能反映部分止血功能，而且价值有限。标准凝血功能检测项目的主要缺点是：检测结果延迟不能适应病情动态改变，缺少研究验证，以及无法同时检测出纤溶亢进和高凝状态。最近一项 meta 分析发现，标准的血浆凝血功能检测使用的是以前确定的参数范围，这些参数在治疗围术期凝血病方面的价值缺少充分的证据支持[139]。这也是黏弹力监测作为围术期凝血功能评估中第 4 个核心要素的附带价值。RapidTEG 和 ROTEM 等黏弹力监测仪器可对整个凝血过程（从最初的凝血酶生成到最大血凝块形成再到血凝块溶解）进行评估[140]。与标准的凝血功能实验室检测相比，TEG 和 ROTEM 在创伤患者凝血病诊断方面的价值得到了较好的临床验证[141-142]。这些检测可显著提高凝血功能评估准确性并促进患者的治疗；并且它们还可以避免促凝血物质［如血小板，新鲜冷冻血浆（fresh frozen plasma，FFP）和凝血因子浓缩物］的不必要使用。其快速提供的检测结果有助于麻醉科医师区分出血是手术原因还是创伤相关凝血病。

复苏的总体思路

液体输注是复苏的基础（参见第 47 章和第 86 章）。血管内容量由于出血、缺血细胞摄取和外渗到组织间隙而减少；静脉输液必然会使低血容量性创伤患者的心输出量和血压上升。ATLS 教程最初提出，任何低血压患者可快速输注多达 2 L 的加温等张晶体液，目标是恢复正常动脉血压。最近这个方法已经被修正，体现了平衡复苏的重要性，不再强调激进的复苏方式。目前的推荐是输注 1 L 晶体液启动复苏，尽早给休克患者输注血液和血液制品[33]。

ATLS 修订治疗推荐说明在活动性出血期间积极的晶体液复苏可能会适得其反。积极输注晶体液可稀释红细胞，降低输氧能力，并引起低体温和凝血功能障碍。动脉血压升高会破坏血凝块并逆转代偿性血管收缩，导致出血增加[143]。积极输液的结果往往是血压一过性上升，随后出血增加，再次出现低血压并需要输注更多的液体量。第一次世界大战以后人们已经认识到这种恶性循环，至今它仍是复苏治疗中的一个并发症。ATLS 手册将这类伴有活动性持续出血的患者称之为“短暂反应者”[33]。这些患者的复苏可分为以下三个阶段（表 66.2）：

- 第 1 阶段，未控制性出血：有持续活动性出血，重点是损伤控制和适当实用复苏。
- 第 2 阶段，控制性出血：主要出血部位已经被控制，重点是目标导向和个体化治疗凝血病和复苏。
- 第 3 阶段，恢复生理功能：出血已完全控制，重点是改善终末器官灌注和优化生理状态。

后期复苏（第 3 阶段）可按最终目标进行处理，包括给予足够的液体优化氧供。早期复苏（第 1 阶

表 66.2 严重创伤复苏分期

	第 1 阶段	第 2 阶段	第 3 阶段
临床情况	■ 危及生命的未控制性出血	■ 持续出血-短时间不会危及生命-部分被外科控制	■ 控制出血
处理优先顺序	■ 中止出血 ■ 呼叫支援 ■ 控制气道，FiO_2 1.0 ■ 损伤控制复苏 ■ SBP < 100 mmHg ■ MAP 50 ～ 60 mmHg ■ 根据患者情况修改方案，如伴有 TBI、颈动脉狭窄、CAD	■ 个体化复苏 ■ 建立辅助通道（动脉 /CVC） ■ 预防低体温 ■ 食管温度探头 ■ 液体加温 ■ 加温毯 ■ 增加室内温度	■ 恢复生理功能 ■ 快速静脉补液 ■ 逐步加深麻醉 ■ 芬太尼单次推注 ■ 增加吸入麻醉药浓度 ■ 放置其他管道（尿管，鼻胃管） ■ 与全体团队成员和 ICU 讨论
血制品	■ 启动 MTP ■ 考虑使用紧急（未交叉配型）血制品 ■ 早期输注 ■ 经验性 1：1：1 比例（PRBC：FFP：血小板）	■ 血液黏弹力检测指导凝血产品使用 ■ 根据 Hb 指导输注红细胞	■ 根据检验结果需求使用 ■ 在适当的时候取消 MTP
晶体液 / 胶体液	■ 谨慎使用	■ 在凝血功能和 Hb 正常情况下，纠正低血容量 ■ 持续乳酸 /BD 检测，指导液体输注	■ 使乳酸 /BD 恢复正常
特殊问题	■ 考虑每输 3 个单位 PRBC 使用 $CaCl_2$ 1 g ■ 大口径静脉通道（> 16 G）或 CVC ■ 快速输液系统 ■ 避免使用缩血管药物	■ 如果允许，考虑血液回收装置 ■ 争取每 30 min 重复一次血液黏弹力检测 ■ 考虑对复杂病例行 TEE 监测	■ 如果合适 / 有必要，考虑使用血管活性药物

BD，碱缺失；CAD，冠状动脉疾病；CVC，中心静脉导管；FFP，新鲜冰冻血浆；FiO_2，吸入氧浓度；Hb，血红蛋白；ICU，重症监护治疗病房；MAP，平均动脉压；mmHg，毫米汞柱；MTP，大量输血方案；PRBC，红细胞悬液；SBP，收缩压；TBI，创伤性脑损伤；TEE，经食管超声心动图

段）治疗更为复杂，因为积极的容量补充伴有风险（框 66.5），包括可能会加重出血，使危重期延长；因此必须与低灌注和缺血的风险进行权衡。从首次进入手术室到最终进入重症监护病房，这些复苏阶段之间的转换并不总是很明显，往往是逐渐过渡。

第 1 阶段：未控制性出血

在早期复苏阶段，创伤大出血患者的救治目标是进手术室接受急诊手术尽快止血。在这种情况下，几乎没有机会进行其他检查、等待检查结果或者围术期

框 66.5 早期复苏过程中积极容量补充的风险
血压上升 血液黏度降低 血细胞比容降低 凝血因子浓度下降 输血需求量较大 电解质平衡紊乱 直接免疫抑制 过早的再灌注 低体温风险增加

容量复苏的大多数并发症是由于出血量增加或血液过度稀释所致

优化评估。麻醉团队的作用是协助尽快止血，同时稳定患者生理状态以便于外科手术控制伤情。第 1 阶段救治的总体思想是损伤控制复苏（damage control resuscitation，DCR）。DCR 包括经验性止血复苏策略，以及在手术或血管栓塞术控制活动性出血期间，实施允许性低血压。第 1 阶段治疗以控制出血为首要目标、稳定生理状态和纠治凝血病，结合包含损伤控制技术的外科手术，为后期进一步确定性手术治疗创造条件。

允许性低血压。在创伤条件下行“允许性”而不是“控制性”低血压存在争议，已成为很多实验室和临床研究工作的重点。控制性降压是公认的常用麻醉管理技术，适用于择期外科手术（如全关节置换，脊柱融合术，根治性颈淋巴清扫术，面部重建术以及骨盆或腹部大手术）[144]。创伤患者在控制出血期间或之前能否耐受一定程度的低血压一直存在争议。

1965 年，Shaftan 等发表了一篇对犬的凝血研究报道，结果显示动脉损伤后，血管腔外软质凝血块的形成能减少出血[145]。该研究还比较了不同条件下标准动脉损伤后的失血量，发现低血压动物组的失血量

最少（不论是出血或应用血管扩张剂引起的低血压），其次是对照组，然后是使用血管收缩药的动物，失血量最大的是出血期间接受大量输液的动物。

实验室研究发现，限制血管内液体容量和血压对活动性出血动物是有益的[146-149]。在一项极为复杂的动物模型研究中，对心输出量和局部灌注直接测定，结果显示中等容量与大量容量复苏组在心输出量，动脉血压，心脏、肾和肠道的局部灌注等方面无显著差异。Burris 等[150]对常规复苏液以及高渗盐水与右旋糖酐不同比例混合液进行研究，发现损伤再出血与平均动脉压（mean arterial pressure，MAP）较高有关，其中 MAP 低于正常水平的复苏组生存率最高；输注液体不同，复苏的最佳目标血压也不同。1994 年的失血性休克复苏专家共识指出，哺乳动物能够耐受 40 mmHg 的血压达 2 h 而无不良后果。专家组的结论是，活动性出血期间减少复苏液体输注，维持灌注略高于缺血阈值，可使自发止血效应和远期生存率最大化[151]。

低血压复苏正逐渐被纳入早期损伤控制复苏策略，避免在活动性出血控制之前输注过多液体。与标准输液方案相比，该方法在出血性休克治疗早期阶段输注的液体和血制品较少[152]。研究显示，创伤患者在院前和院内早期复苏期间实施低血压复苏是安全、可行的[154-157]。早期试验发现，实施低血压复苏后，穿透性损伤患者的结局有所改善[155-156]，没有证据表明钝性损伤患者的结局发生恶化[157]。

1994 年 Bickell 等报道了首个相关研究，他们将躯体穿透伤患者随机分为两组：常规治疗组（院前救治期间输注多达 2 L 晶体液）或延迟复苏组（患者到达手术室之前不输液）[155]。这项研究管理规范，共持续 37 个月，最终纳入了 598 例患者。从受伤到送达急诊室的平均转运和救治时间是 30 min，至送入手术室的平均时间是 50 min；限制输液组在此期间平均输注约 800 ml 液体。立即复苏组在同一时期平均输注 2500 ml 晶体液和 130 ml 血液。尽管两组患者在整个研究期间的血压存在很大差异，但是到达手术室时两组患者的血压接近，据此作者认为未复苏组已经实现自身止血。延迟复苏组存活出院率明显高于立即复苏组［70% *vs.* 62%（$P < 0.04$）］。文献中没有患者在出血控制前送入手术室后的麻醉处理相关数据，也没有术前已自身止血的患者给予容量负荷和麻醉诱导后再出血的发病率数据。

1996 年发表的一项对洛杉矶医学中心收治伤员的回顾性调查也支持上述结论。分析发现，用私人运输工具送到医院（未院前复苏）的患者，其预后好于急救人员接送的患者，即使严重创伤的患者也是如此[156]。对一组早期复苏中使用商用快速输注系统（RIS）（Haemonetics，Inc.）的出血性创伤患者结局进行回顾调查，进一步证实这个结论[158]；比较这组患者的生存率与该中心创伤登记处的预期生存率，发现使用快速输注系统患者的生存率只有 56.8%，而年龄和创伤相似的病例配对对照组为 71.2%（$P < 0.001$）。

继这个回顾性调查之后，2002 年第二项创伤患者延迟性复苏的前瞻性研究发表[157]。研究人员将收缩压低于 90 mmHg 并有出血证据的患者随机分为两组，在手术控制出血之前行液体复苏，分别使收缩压达到 100 mmHg（正常组）或 70 mmHg（研究组）。这项研究的结果概要见表 66.3。与 Bickell 的研究结论一致，低血压有利于出血自行停止和自身复苏；一旦止血，血压在没有外源性液体补充的情况下也会增高。患者的典型表现为一开始低血压，随后血压恢复到目标值附近，随着持续出血和不断输注液体，血压在目标值上下波动，出血控制后即使不再输注液体，血压最终也会超越目标值（图 66.7）。这个研究中患者总体生

表 66.3　控制性低血压复苏的随机研究结果 *

	常规复苏组	低血压组	总例数
入选患者	55	55	110
男性	46	41	87
钝性伤	22	31	53
穿透伤	33	24	57
创伤严重度评分	19.65	23.62（$P = 0.11$）	
预期生存率	0.94	0.90（$P = 0.19$）	
研究期间的收缩压	114	100（$P < 0.001$）	
存活出院	51	51	
死亡	4	4	

* 预期生存率是根据以往发表的资料计算而得

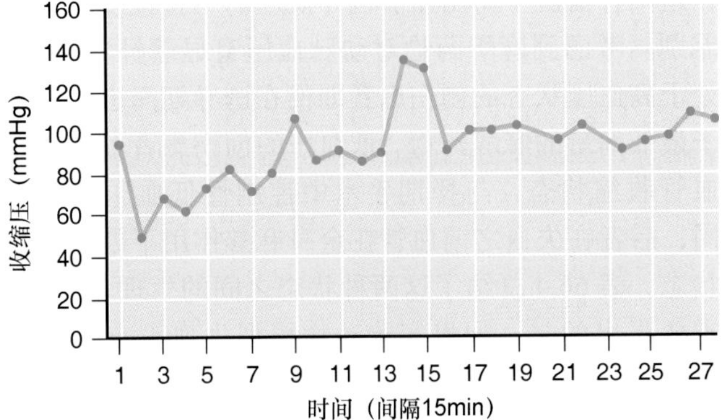

图 66.7　一例 V 级肝损伤后行损伤控制手术患者在控制性低血压期间收缩压监测的典型趋势。早期复苏期间因为持续出血和快速输液，血压常波动不定。一旦控制出血，血压也趋于稳定

存率为93%，高于基于历史资料的预期值，也明显高于Bickell团队的研究数据。这可能是由于该研究未纳入死于院前救治的患者以及送达创伤复苏医院时濒临死亡的患者，也可能是由于整体救治水平的上升、观察效应（如两组患者接受的救治好于未纳入研究的患者）或受试者纳入偏倚。在第一个24 h内，两组患者的乳酸和碱缺失恢复至正常，对液体和血制品的需求量相似，提示两组都达到了相同的复苏终点。作者的结论是，活动性出血患者的液体补充应当精确至特定生理学终点，需要麻醉科医师在多补增加出血和少补灌注不足之间权衡利弊。

最近一项研究中，Morrison等比较了低血压复苏（维持MAP 50 mmHg）与常规复苏（维持MAP 65 mmHg）对紧急手术患者的救治效果[152]。在初步结果中，他们发现低血压复苏组的患者术后早期死亡率较低，凝血病发生率降低，凝血病相关的死亡率较低。这项研究后来由于无意义和临床均势而提前终止，低MAP（50 mmHg）和高MAP（65 mmHg）组患者之间没有明显的生存率差异，凝血病、肾衰竭和感染的发生率也没有差异[159]。需要指出的是，该研究剔除了初步报告中纳入的钝性创伤患者。尽管没有发现主要结局指标的差异，作者的确观察到一些有趣的结果。首先，高MAP组在手术第1个小时升压药用量高于低MAP组。尽管高MAP组输注更多的体液，但没有统计学差异。第二，低MAP和高MAP组的术中MAP之间没有显著差异（分别为65.5±11.6 mmHg和69.1±13.8 mmHg，$P=0.07$）。结合目前的研究数据和经验，大部分创伤中心的共识是实施低血压复苏。尽管最佳动脉血压仍有争议，控制收缩压低于100 mmHg，MAP在50～60 mmHg之间是较为合理的方案[160]。

作为术中管理的一部分，对择期手术或急诊失血性休克患者实施控制性低血压时，需要注意麻醉药物在这两种情况下对出血后机体反应的干扰程度有重要差别。考虑到麻醉药物对动脉血压有显著抑制作用，处于高血压状态的创伤患者即使在诱导期间也只需给予最低剂量的麻醉药物。低血压的创伤患者处于全身血管收缩状态，与择期手术中控制性低血压患者不同，后者在失血之前血管在全身麻醉作用下处于扩张状态。表66.4总结了这两种状态之间的生理学差异。需要指出的是，如果实验动物模型失血没有导致休克，不会引起全身并发症如ARDS[111]。基于这种生理特点，早期复苏的推荐目标如框66.6所示，其处理流程见图66.2。在这种情况下，强调必须快速诊断，控制持续性出血；恢复血容量，维持合适的麻醉，将患者血管的收缩状态转为舒张状态；同时保持较低的动脉压便于止血。

表66.4 择期术中控制性低血压患者与急诊创伤患者之间临床表现的区别*

项目	择期手术患者	创伤患者
血管内容量	正常	低
体温	正常	可能低体温
毛细血管床	扩张	收缩
全身麻醉的深度	深	常较浅
术前精神状态	正常	可能受损
合并创伤	没有	可能很重
合并疾病	已知并经过处理	未知

*其中任何一种因素都可能是创伤患者应用控制性低血压的明确或可能的禁忌证

框66.6 早期复苏的目标*

维持收缩压在80～100 mmHg
维持血细胞比容在25%～30%
维持凝血酶原时间和部分凝血活酶时间在正常范围内
维持血小板计数在每高倍视野50 000以上
维护正常的血清钙离子浓度
维持中心体温高于35℃
维持正常的脉搏血氧饱和度
防止血清乳酸增加
防止酸中毒恶化
达到适当的麻醉和镇痛程度

*通过输液缓解低灌注，需要与血压异常升高造成出血进行权衡

允许性低血压复苏的临床试验一般不招募缺血性并发症的高危人群[155, 157]，包括伴有缺血性冠脉疾病患者，老年患者以及脑或脊髓损伤的患者。创伤性脑损伤（traumatic brain injury，TBI）患者的降压禁令已经得到广泛认可，因为发生低血压与未发生低血压TBI患者的结局之间有显著差异[161-162]。在创伤严重程度相似的情况下，老年患者的结局比年轻患者差，可能与老年人生理储备减少有关[163]。因此老年患者的临床救治重点是避免缺血应激和迅速纠正低血容量。然而情况也可能是，允许性低血压利于迅速控制出血，因而对缺血易感患者同样有益。至今尚无对这类高危人群的临床试验，尽管实验室研究确实发现允许性低血压对伴有TBI和失血性休克的动物有益[164]。鉴于缺乏人类研究的有力证据，老年或颅脑创伤患者应避免使用允许性低血压。

止血复苏。如前所述，与创伤相关性的早期凝血病处理必须纳入到复苏第1阶段，即出血尚未控制时的损伤控制复苏（DCR）策略——通常称为止血复苏。在伴

有活动性出血的情况下，以复苏终点为目标的治疗几乎没有作用。威胁生命的凝血病是大量出血后严重休克患者最严重的并发症之一，通常早期就可以预测[165]。

有证据显示，严重创伤患者可能会在早期出现进展迅猛的内源性凝血病，这与后期由于凝血因子丢失和稀释导致的凝血功能异常是不同的，后者常与低体温和酸中毒相互促进[126, 128, 166]；因此，对伴休克和活动性出血的极度严重创伤患者实施止血复苏的做法已经很普遍。止血复苏需要早期积极输注止血用品，以红细胞悬液（red blood cells，RBC）为首选的复苏液体，避免症状快速恶化至“血液恶性循环”（bloody vicious cycle）和经典死亡三联征即低体温、酸中毒和凝血病[167]。现有两种止血复苏方案：① DCR 模式，按经验比例提前输注近似全血的血制品和止血产品，一般是按照本单位既定的大量输血方案实施（图 66.8）[168-170]；②目标导向性止血复苏模式（通常也流程图形式），通常是将床旁黏弹力检测与快速输注止血成分浓缩物相结合[171-173]。DCR 模式通常在第 1 阶段（即未控制性出血）采用，在第 2 阶段（控制性出血）可转变为目标导向性止血复苏模式。

除使用允许性低血压和限制输注晶体液外，DCR 还包括输注经验性比例的血液和止血产品，以恢复血容量。Borgman 等[174]对战伤伤员的回顾性调查发现，每输注 4 个单位 RBC 同时血浆输注量少于 1 个单位的患者死亡率达 65%，而血浆与 RBC 输注比例为 1∶2 或更高的患者死亡率仅为 20%。这个结果可能与幸存者偏倚有关，因为出血较快时，往往是输注了 RBC 而血浆尚未送至床旁前患者已经死亡。尽管幸存者偏倚的问题确实存在，这种输血方式已经得到公开发表文献的肯定[174-175]。目前，1∶1∶1（血浆∶血小板∶RBC）的输注比例是最常用的，但是一些专家认为绝大部分病例可减少 FFP 用量。仅有的一项比较血浆、血小板和 RBC 输注比例 1∶1∶2 或 1∶1∶1 的大型随机试验发现，1∶1∶2 组患者的血浆和血小板输注量较少，但是死亡率与 1∶1∶1 组相比没有差异，尽管 1∶1∶1 组患者完成止血复苏的速度更快，24 h 内死于出血的人数更少[176]。

除 ATC 引发的低凝状态外，纤溶亢进也可对严重创伤患者造成严重后果，可使患者死亡率远远超过 50%[177-178]。很多伴有原发性纤溶亢进的严重失血性休克患者可能无法存活至 ICU。大出血抗纤溶药物的临床随机研究 2（Clinical Randomisation of an

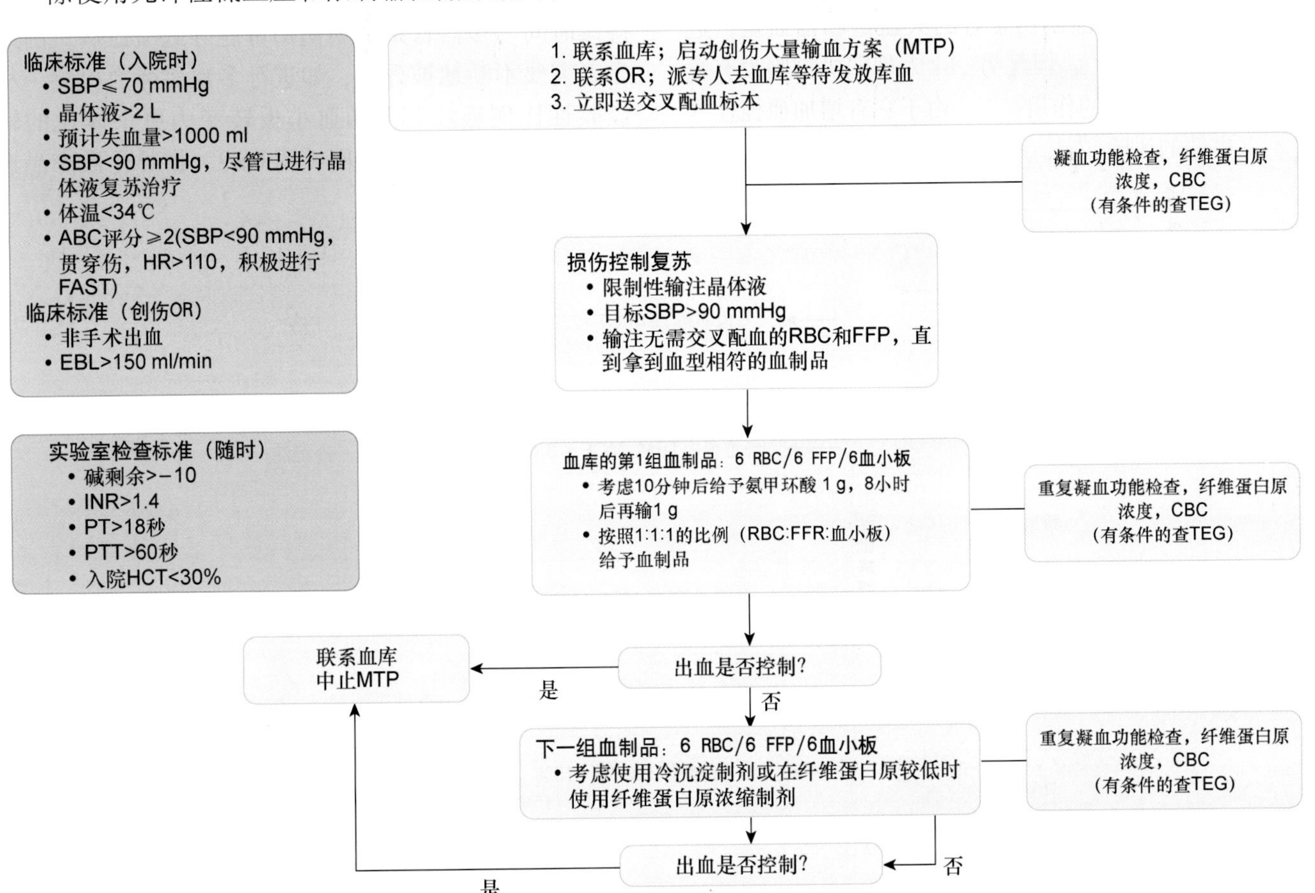

图 66.8 **使用不同比例血制品的大量输血方案示例**。CBC，全血细胞计数；EBL，预计输血量；FAST，利用超声对创面进行综合评估；FFP，新鲜冰冻血浆；INR，国际标准化比值；ISS，创伤严重度评分；OR，手术室；PT，凝血酶原时间；PTT，部分凝血活酶时间；RBC，红细胞；SBP，收缩压；TEG，血栓弹力描记图

Antifibrolytic in Significant Haemorrhage 2，CRASH-2）的试验结果是目前唯一的 I 类证据，该研究发现复苏治疗中使用氨甲环酸（TXA）可提高患者 30 天生存率[179]。亚组分析发现就诊 1 h 内给予 TXA 可使保护效应最大化；但是随后的分析发现，3 h 后才给予 TXA 反而使死亡率增加，提示如果患者受伤时间超过这个期限，该治疗的风险大于收益[180]。根据这个研究和其他的研究结果，现在很多的大出血后复苏治疗流程要求早期使用 TXA[181]。

其他对止血复苏可能有效的药物包括，人重组活化凝血因子Ⅶ（rF Ⅶ a），浓缩凝血酶原复合物（PCC）和浓缩纤维蛋白原。rF Ⅶ a 已被批准用于治疗血友病，活动性或预期失血以及存在Ⅷ因子自身抗体的患者。由于这些人群使用 rF Ⅶ a 后能快速止血，临床上开始将它经验性地用于其他先天性或获得性凝血病的治疗，包括创伤失血后稀释性凝血病。应用药理剂量的Ⅶ a 因子可以使血小板表面的凝血酶（可被暴露的组织因子激活）陡增，促使血栓快速形成。因为需要组织因子参与，凝血过程仅发生在血管损伤部位，未受伤器官或血管虽然有异常凝血的风险，但出现概率较低[182]。一个小型安慰剂对照试验发现，rF Ⅶ a 可降低出血性创伤患者的失血量和输血量，进而改善患者结局[183]，但是另一个大型随机试验没有发现它有降低死亡率的作用[184]。由于它有增加血栓栓塞性不良事件的风险[185]，并且缺乏明确的疗效，在创伤出血患者救治中经验性使用 rFⅦa 的情况减少。

浓缩凝血酶原复合物（PCC）用于止血复苏的临床经验较少。PCC 用于治疗先天性凝血功能障碍已有很多年，还被推荐用于逆转口服抗凝药物，特别是对创伤性颅内出血的患者。PCC 含有凝血因子Ⅱ、Ⅶ、Ⅸ和Ⅹ。不同市售产品内凝血因子的含量不同，其他成分含量如肝素、蛋白 C 和蛋白 S 也各不相同，因此一种产品的临床试验结果不一定能在其他产品上重现。浓缩纤维蛋白原在纤维蛋白原缺乏的凝血病患者的止血复苏中也有一定的作用[186-188]。

第 2 阶段，控制出血

一旦主要出血原因被控制，麻醉团队通常可以采用更个性化的复苏方法。在第 2 阶段，应该更多地利用床旁检验（如动脉血气）、实验室检查结果（如黏弹力检测）以及生理监测数据来确定治疗策略。氧供和器官灌注的评估可以开始纳入一些有针对性的复苏措施，如调控乳酸值和碱缺失值。其他一些监测方法如经食管超声心动图（TEE）或经胸超声心动图（TTE）在量化评估和指导进一步补充血容量方面是有用的。

尽管此时外科出血已经被纠正，但休克的程度和持续时间与多器官系统创伤仍可能导致凝血病。因此患者需要不断地被评估，如进行多次黏弹力检测。从经验性比例输注 FFP 和血小板转变为更个体化的输血方式，可以按照流程图（图 66.9）指导止血产品选

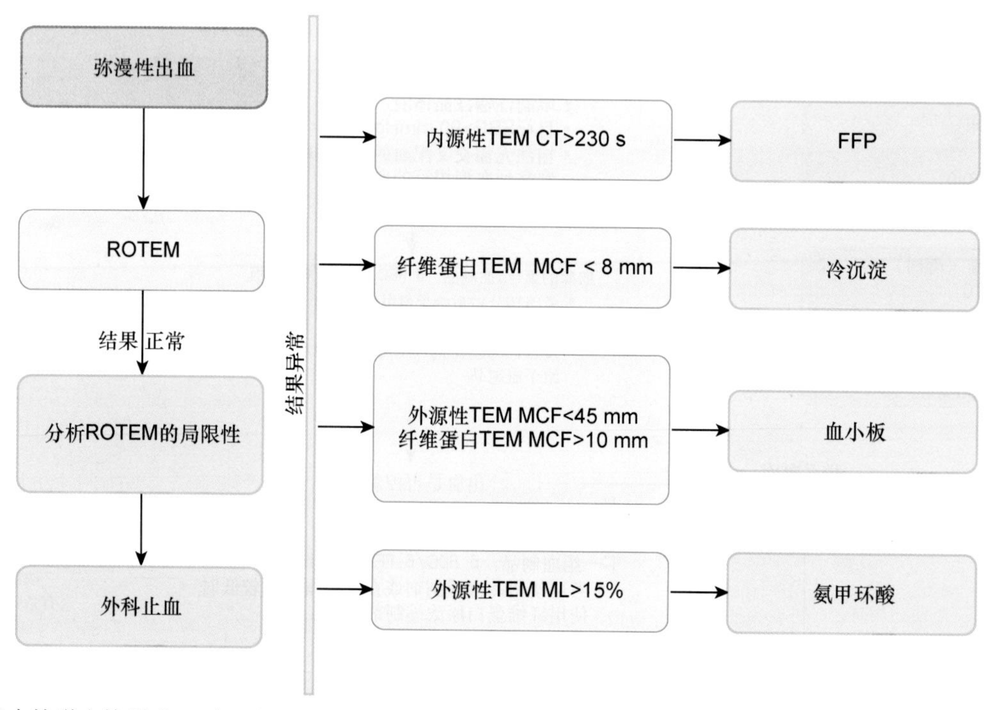

图 66.9 旋转式血栓弹力检测（rotation thromboelastometry，ROTEM）用于创伤救治的流程图范例。CT，凝血时间；FFP，新鲜冰冻血浆；MCF，最大凝血块强度；ML，最大纤溶 {Courtesy of San Francisco General Hospital and Trauma Center.［From Steurer M，Chang T，Lancman B. Anesthesia for trauma. In：Pardo M，Miller RD，eds. Basics of Anesthesia. 7th ed. Philadelphia：Elsevier；2018：724（Chapter 42）］.}

择，以减少不必要的血液制品输注。

此外，在这一阶段应开始关注和调控其他方面的生理功能。例如低体温通常是患者的最初临床表现。尽管在第 1 阶段已经启动液体加温和体表复温，但在大规模容量复苏期间中难以完全纠正低体温。在第 2 阶段，随着救治重点从控制出血转为稳定全部生理过程，可以采用其他措施予以处理。

第 3 阶段，恢复生理功能

框 66.7 总结了后期复苏的目标，图 66.10 是相应的处理流程图。静脉输注液体是不可或缺的部分。判断复苏充分的依据不是生命体征正常，而是器官和组织灌注的恢复。麻醉-重症医师的作用是识别创伤出血后的持续性休克，在合适时机采用适当的液体和剂量，对患者进行复苏。

框 66.7　后期复苏的目标 *

维持收缩压高于 110 mmHg
维持血细胞比容高于适合患者的输血阈值
使凝血状态恢复正常
保持电解质平衡
恢复正常体温
恢复正常尿量
在有创或无创监测下使心输出量最大
纠正全身性酸中毒
证实乳酸水平降到正常范围

* 在全身灌注充分恢复之前应持续进行液体输注

一旦出血通过手术、血管介入术被完全控制，或随着时间推移彻底自行止血，便可以开始后期复苏。这个阶段的目标是恢复各个器官系统的正常灌注，同

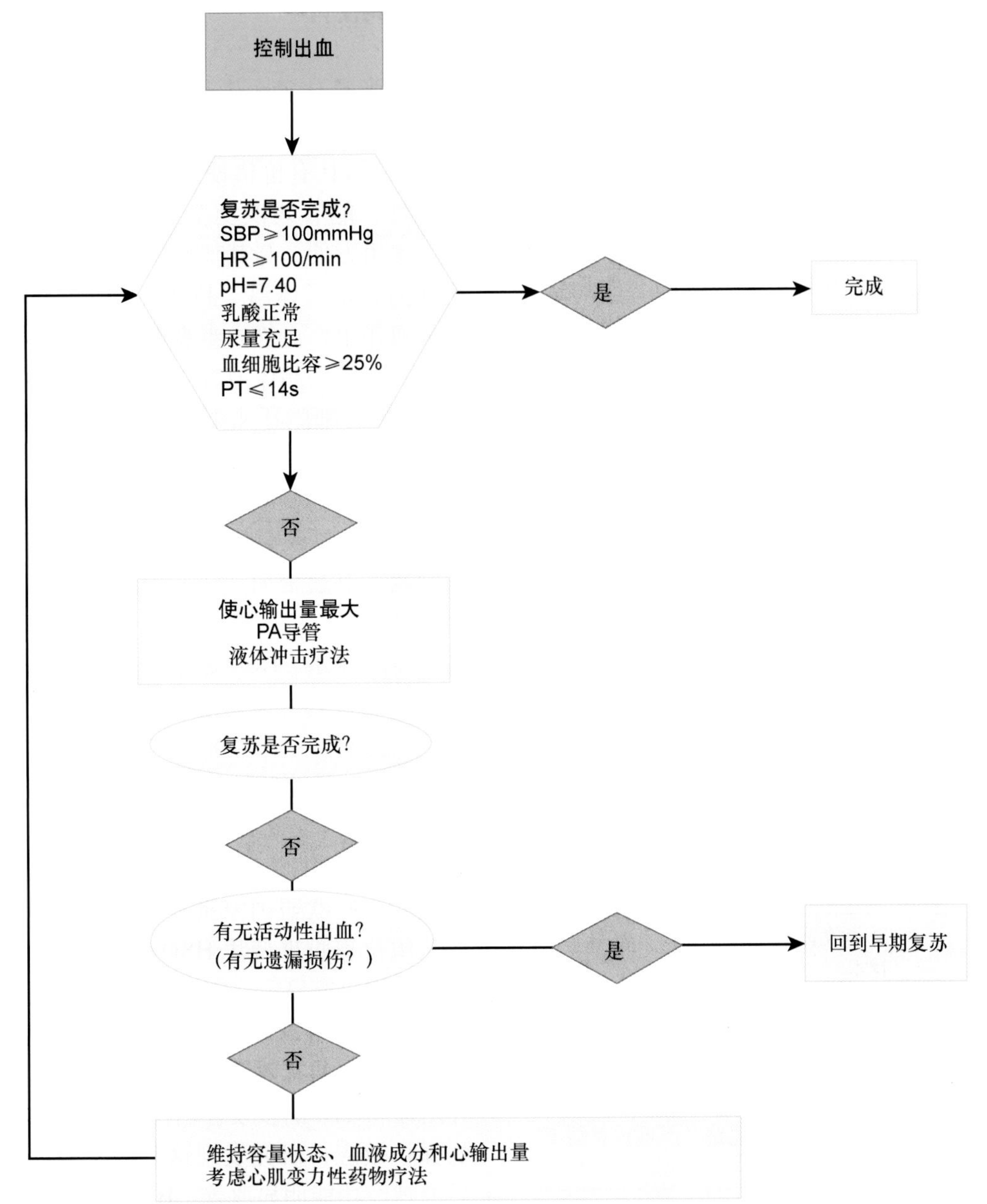

图 66.10　**失血性休克后期管理流程图**。HR，心率；PT，凝血酶原时间；PA，肺动脉；SBP，收缩压

时继续支持重要脏器功能。失血性休克导致的低灌注会触发一系列的生化级联反应，进而引起生理紊乱，并且在血流充分恢复后持续很长时间。低灌注程度（休克的程度和持续时间）决定了随后的器官功能衰竭的程度。然而，传统的生命体征指标如动脉血压、心率和尿量对复苏的恢复程度不够敏感。创伤患者术后常发生隐匿性低灌注综合征，尤其是年轻患者[189]。该综合征的特点是血压由于全身血管收缩而表现正常，血容量和心输出量降低和器官系统缺血。如果不能迅速纠正这种低灌注，患者发生多器官功能障碍的风险增加。

对最佳复苏终点的探索已经形成血流动力学、酸碱平衡和局部血流量等不同的复苏目标。表 66.5 汇总了现有的复苏评估方法以及每种技术的缺点。组织血管床内血流量是组织灌注的关键因素，而灌注压力也是一个重要因素。左心室每搏做功指数是同时反映血流量和血压的指标。此外，左心室输出功率可用于量化评估左心室功能。有人把上述指标与严重创伤患者复苏期间反映灌注和结局的其他指标（如流量衍生的血流动力学指标和氧输送指标）进行了比较[190]。研究对连续纳入的 111 例患者在复苏最初 48 h 内进行了容量性肺动脉导管监测，观察了 24 h 内患者的乳酸清除率和生存率。结果发现，存活患者心室每搏功和左心室输出功率显著高于死亡患者。除了心率外，也只有两个指标与乳酸清除率和生存率明显相关。存活患者心室每搏功和左心室输出功率较高与心室-动脉协调性较好、心脏工作效率更高有关。

目前复苏监测正逐渐从有创监测向评估外周组织床内代谢、呼吸和氧运输恢复程度的无创化监测转变。组织氧监测（包括皮肤，皮下组织或骨骼肌）就是其中一项技术。骨骼肌血流量在休克早期减少，在复苏后期恢复，因此骨骼肌氧分压是反映血流量降低的一个敏感指标[191-192]。每搏量变异，即呼吸周期引起的动脉压力变化，是另一种新出现的评估液体容量状态的微创技术。正压通气期间动脉压力变异增加是血容量减少的一项可靠预测指标[193]。无论是上述特异性监测还是传统的全身性指标如血清乳酸、碱缺失和 pH 值降低，它们所反映的组织灌流不足，必须在持续性出血得到控制后立即进行纠正。发生休克后乳酸恢复至正常水平的速度与患者结局密切相关；24 h 内乳酸水平未能恢复正常的患者发生多器官功能障碍和最终死亡的风险较高[189, 194]。

表 66.5　全身灌注的评估方法

技术	缺点
生命体征	不能反映隐匿性低灌注
尿量	可能受药物中毒、利尿剂疗法、昼夜生理节律变化或肾损伤干扰
全身酸碱状况	受呼吸状态干扰
乳酸清除	需要时间等待实验室结果
心输出量	需要放置肺动脉导管或者使用无创技术
混合静脉血氧合情况	获取困难，但准确可靠
胃黏膜气体张力测定	达到平衡需要时间，易受人为因素影响
每搏量变异	需要建立动脉通路，严重休克情况下不准确
组织氧合	最新技术，似乎有益

复苏液体

等张晶体液（生理盐水、乳酸林格液、勃脉力 A）是所有创伤患者最先使用的复苏液体（参见第 47 章）。它们具有价格便宜、随时可用、无过敏原、无传染性，能有效恢复全身体液等优点。它们容易储存，使用方便，与其他药物混合相容性良好，可被快速加温到正常体温。晶体液的缺点包括无携氧能力，无凝血作用，血管内半衰期较短。需要指出的是，有实验发现某些晶体液有免疫抑制和触发细胞凋亡的作用[195]。与细胞坏死不同，凋亡受基因和复杂的信号传导通路的高度精确调控。目前看来，凋亡是再灌注损伤的一个重要形式。对控制性出血大鼠模型的研究发现，输注乳酸林格液的动物在复苏后，肝和小肠的细胞凋亡迅速增加[196]，而输注全血或高渗盐水均不增加细胞凋亡。

高渗盐水（HS）或含右旋糖酐高渗盐水（HSD）用于失血性休克复苏已有广泛研究[197]。理论上讲，HS 可将液体从组织间隙“拉”回至血管内，从而逆转非失血性休克和缺血引起的血管内容量丢失。与相同容量的等渗液相比，HS 在恢复血管内容量方面有更好的效果。因此，HS 在严峻环境下的液体复苏中颇受欢迎。一些欧盟国家批准 HSD 用于院前救治，美国军队单位也批准使用 HSD 进行复苏。多个致命性出血的动物研究显示，HSD 复苏后的生存率高于使用生理盐水或单用 HSD 中的各个成分进行复苏。HSD 在创伤患者中的有效性研究尚无可靠结论[198]；仅在合并出血和 TBI 的多发性创伤亚组患者中发现它有明显的保护效应，研究发现这些患者输注 HDS 进行复苏后的神经功能明显改善。HS 作为一种渗透性利尿剂，确实常用于 TBI 伴 ICP 升高的患者[199]。

胶体液，包括羟乙基淀粉溶液和白蛋白，一直被推荐用于血管内血浆容量快速扩容。与晶体液一样，胶体液随时可用、易储存和输注，价格相对便宜。与高渗液一样，胶体液能将自由水拉回到血管内，增加血管内容量。胶体液复苏恢复血管内容量比晶体液更快，输注量更少，适用于静脉通道有限的情况。胶体液不能运输氧气或促进凝血，它们对血液的稀释效应与晶体液类似。虽然一直有争议，但系统性回顾仍然显示，在创伤复苏中，胶体液与晶体液相比没有明显优势[200]，对于这个议题，未来几个精心实施的随机试验可能会给出确切结论[201]。最近又出现对某些胶体液如 6% 羟乙基淀粉的使用顾虑，它可能对肾功能有副作用并增加死亡率（参见第 49 章）[202-204]。

以上总结的积极输液相关风险很多都与循环血容量的稀释有关。随着人们对这个问题的逐渐认识以及献血安全性持续改善，在失血性休克的早期处理中，血制品用量逐渐增加（见第 49 章）。维持适当的血细胞比容可减少全身缺血的风险，早期输注血浆可以降低稀释性凝血病的潜在风险。复苏液体的选择与输注速度和应用时机一样重要。一项回顾性队列研究收集 4 年里行急诊手术的严重创伤患者资料，对短期救治结局与输血量之间的关系进行分析[205]。141 例患者在术前和术中复苏阶段大量输血（≥ 20 单位 RBC）。存活组（30%）与未存活组（70%）的血制品用量之间没有显著差异，但其他 11 项指标存在显著差异：行主动脉夹闭控制动脉血压，使用强心药物，收缩压低于 90 mmHg 的时间，手术室停留时间，体温低于 34℃，尿量，pH 值低于 7.0，PaO_2/FiO_2 比值小于 150，$PaCO_2$ 大于 50 mmHg，钾离子浓度大于 6 mmol/L，钙离子浓度低于 2 mmol/L。输血超过 30 单位红细胞悬液时，前 3 项指标同时异常的患者通常不能存活。总失血量与输血量对患者的威胁远不及休克严重程度和持续时间。这些问题促使损伤控制手术理念兴起，强调快速控制活动性出血[206]。

红细胞悬液是治疗失血性休克的主要复苏液体。一个单位 RBC 平均血细胞比容为 50% ～ 60%，能恢复携氧能力，扩充血容量能力与胶体液相当。A 型、B 型或 AB 型 RBC 均携带主要不相容性抗原，如果给患者输入不同血型的 RBC，这些抗原可诱发致命性输血反应。由于 RBC 还携带 10 多种次要抗原，也能在易感患者身上引起反应，因此，时间允许时最好行交叉配血（从血标本送达血库至 RBC 送到患者床旁的时间通常为 1 h）。特殊血型的血液从血库发出的耗时较少（通常约 30 min），某些情况下可作为替代品。O 型血是“万能供血者”血型，能给任何血型的患者输注，并且引起严重反应的风险极低[207]。对于到达急诊室已发生失血性休克的患者首选输注 O 型血。如果 Rh 阴性的女性患者输注 O 型血并且存活，则有预防性使用抗 Rh_0 抗体的指征。

输注 RBC 的风险包括输血反应、传染性病原体的传播和低体温（详见第 49 章）。例如，RBC 储存于 4℃，输注时如果不经过加温，会迅速降低患者体温。

输注血浆需要血型相符但无需交叉配血，血浆不能立即发放使用的原因是它需要先解冻。繁忙的创伤医院常备有预解冻血浆（解冻的新鲜血浆，不同于 FFP）以便紧急需要时可迅速提供；在基层医院救治时，如复苏中可能需要血浆，应尽早预约。非常繁忙的创伤中心正在尝试为创伤复苏部门保留 2 ～ 4 单位的预解冻 AB 型（万能供血者）血浆。这些血浆以这种备用形式保存 2 天，如果未能在紧急情况下使用，血浆将返回血库并发放给下一位需要血浆的患者使用。这种做法能否改善救治效果，目前尚无研究。

血小板输注通常仅用于已明确有血小板降低（每高倍视野大于 50 000）（*译者注：原文如此，应为每高倍视野小于 50 000*）的临床凝血障碍患者。但是，当患者处于休克且失血量可能很大时，如前面“损伤控制复苏”部分所述，需要将血小板与 RBC、血浆按比例（1∶1∶1）经验性输注。输注血小板的血清半衰期很短，一般只用于活动性凝血障碍性出血的患者。血小板输注时不应该使用过滤器、加温器或快速输液系统，因为血小板可与这些材料的内腔结合，导致实际进入血循环的血小板数量减少。

快速输注库存血给受血者带来“枸橼酸中毒”的风险[208]。采集的血液需用枸橼酸盐处理，螯合游离钙离子，从而抑制血液凝固级联反应。连续输注大量库存血可相应地导致大量枸橼酸入血，后者可抑制机体动员游离钙的能力，并且对心脏有明显的负性肌力作用。如果患者大量输血后出现低血压并且充分容量复苏后低血压仍然持续，可能的原因是存在未察觉的低钙血症。对失血患者应定期测定钙离子浓度，必要时给予钙剂（通过未输血制品的静脉通道）以保持钙离子血清浓度大于 1.0 mmol/L。

复苏设备

没有静脉通道，不可能进行任何形式的血管内液体复苏。推荐在创伤患者的初步评估期间，立即放置至少两个大口径静脉导管（16 G 或更大）[33]。对肘静脉或其他外周静脉通道建立失败的患者，救治人员应尽量考虑建立一条大口径中心静脉通道。可建立中心静脉通道的部位包括颈内静脉、锁骨下静脉和股静脉，这些部位各有利弊。虽然大多数麻醉科医师熟悉颈内静脉入路，但是操作中需要解除患者颈托并且移动颈部，因此不推荐用于紧急情况下，除非其他办法均告失败。股静脉容易迅速建立通道，适合于无明显骨盆或大腿创伤但又需要紧急给药或输液的患者。腹部穿透伤患者应慎用此入路，因为从股静脉输注液体可能会加重下腔静脉或髂静脉损伤所引起的出血；这些患者应尽可能在膈肌以上建立静脉通道。股静脉置管伴有较高的深静脉血栓形成风险[209]，这也限制了它在紧急情况下的应用。当患者病情稳定后应尽早地拔除股静脉导管。锁骨下静脉是创伤患者早期和后续救治中最常用的中心静脉通道入路，因为锁骨下区域易于显露并且很少直接受伤。该入路引起气胸的风险最大，不过许多患者可能已有单侧或双侧胸腔置管术的指征；在可能情况下，应首选在引流管同侧进行锁骨下静脉穿刺置管。留置动脉导管有利于反复实验室检查和密切监测血压；应该尽早建立动脉通道，但是不要因此而妨碍其他诊断或治疗措施。

麻醉科医师应尽力维持创伤患者的热量平衡。虽然有人建议将控制性低体温作为治疗失血性休克[210]和 TBI[211]的一种方法，但是其有效性缺少充足的证据支持。低体温可加重稀释性凝血障碍和全身酸中毒；寒冷引起的寒战和血管收缩增加额外代谢负担，易诱发患者心肌缺血。低体温还大大增加后续发生脓毒症的风险。由于许多创伤患者到达急诊室前曾因暴露在恶劣环境中而体温过低，必须早期积极复温。所有静脉液体应预先加温或者通过加温设备输注。尽可能给患者覆盖保温的被褥，环境温度应足够温暖，使患者舒适。如果患者已经出现低体温，极有必要给予充气式热空气加温，以恢复正常体温。虽然所有这些保温措施属于手术室常规并且司空见惯，麻醉科医师应当努力推动急诊室、CT 室和血管造影室等科室配备这些设备并用于患者。

商用快速输液装置对创伤救治有很大帮助，特别是对失血性休克患者。这些机器在需要大量输液的情况下能发挥作用（框 66.8）。早期经验显示，使用这些设备的患者首次手术结束时体温较高，酸中毒较轻[212]，但是快速输液有可能会导致液体输注过多、血压上升过高以及再次出血[158]。遵循前述的输液原则可预防此类并发症；维持较慢的基础输液速度（200 ～ 500 ml/h），在收缩压低于 80 ～ 90 mmHg 时小剂量推注液体。在实际应用中，单次推注输液可以与静脉注射麻醉药物交替进行，以达到正常的麻醉深度而不升高收缩压，直到活动性出血得到控制。

框 66.8 液体输注系统在失血性休克复苏中的优势

- 通过机械泵可达到 1500 ml/min 输液速度
- 适合输注晶体液、胶体液、红细胞悬液、回收洗涤红细胞和血浆（血小板不适用）
- 有储液器供血制品预混，以应对快速失血。
- 可将液体加温至设定温度（38 ～ 40℃）输注
- 能够连接多条静脉通路同时泵注液体
- 自动保险检测系统防止输注空气
- 精确记录液体输注量
- 便携，可随患者转运

中枢神经系统的创伤

死亡尸检报告的人群分析发现，中枢神经系统（CNS）创伤后死亡人数几乎占创伤中心内死亡人数的一半（参见第 57 章）[213-214]。2013 年，美国共发生 280 万人次的创伤性脑损伤（TBI）相关的急诊科就诊、入院治疗和死亡[215]。急性创伤性脊髓损伤虽然不及 TBI 发病率高，但也是一个重要问题[216]。与失血性休克一样，CNS 损伤也包含原发性和继发性损伤两个部分。原发性损伤是指机械力对组织的直接损伤，而在继发性损伤中机体对创伤的后续反应发挥重要作用。快速诊断以及早期目标导向治疗能有效减轻继发性 CNS 损伤。虽然原发性 CNS 损伤除提前预防外无法挽救，但创伤后相当一部分的死亡和残疾是由继发性脑损伤造成的（这一部分可以被逆转）[217]。初期救治可显著影响患者结局。重视 ABCDE 急救策略是复苏成功的关键，创伤麻醉科医师应直接参与整个过程。

创伤产生的剪切力可引起神经元胞体、轴突以及血管系统的原发性损伤。继发性损伤的病理生理过程包括代谢衰竭、氧化应激以及生化和分子的级联反应，导致迟发性细胞坏死与凋亡[217]。继发性损伤常因组织缺氧 / 缺血和炎症反应而加重，TBI 患者结局受多个相互作用的因素的影响。个别药物如自由基清除剂、抗炎药物、离子通道阻断剂对动物模型有效，但是在人体试验中几乎无效或结果令人失望。TBI 患者的长期结局无法预测，因此即使是最严重的创伤患者，也应当进行全面、持续的复苏治疗。最近一项研究对德国创伤外科学会的创伤登记系统中 50 000 例患者进行回顾性分析，发现 GCS 运动评分和瞳孔反应对患者结局的预测最准确。双侧瞳孔固定、散大的患者中仍有 8% 的患者结局较好[218]。

轻度 TBI（GCS 评分为 13 ～ 15）患者在创伤后 24 h 内 GCS 评分稳定，其病情不太可能进一步恶化，虽然他们有出现脑震荡症状的风险，包括头痛、记忆丧失、情绪不稳定（攻击行为和暴力）和睡眠障碍[219]。中度 TBI（GCS 评分为 9 ～ 12）可能伴有颅内损伤，需手术治疗和早期进行 CT 检查。中度 TBI 患者可能需要早期气管插管、机械通气和密切观察病情，因为这些患者在诊断性检查期间可出现好斗或躁动行为，有发生呼吸抑制或肺误吸等灾难性事件的潜在风险。诊断性检查后，如果患者血流动力学稳定并具有适当的反应能力，可拔除气管导管。继发性脑损伤的治疗需要早期纠正缺氧并避免再次发生、迅速液体复苏以及处理相关损伤。这些患者的非颅脑部位的手术时机把握存在很大争议，因为早期手术可增加缺氧和低血压的发生[220]。

中度 TBI 患者的神经系统监测包括对意识状态、运动和感觉功能的连续评估（参见第 39 章）。GCS 评分下降需行紧急 CT 检查，以确定是否需要行开颅手术或有创 ICP 监测。如果患者由于全身麻醉超过 2 h、积极的镇痛或震颤性谵妄的预防治疗，而无法接受频繁的神经系统监测，则应进行有创 ICP 监测[162]。尽管中度 TBI 的死亡率较低，但很多患者的远期并发症发病率较高。

严重 TBI 是指入院时 GCS 评分小于或等于 8，患者死亡风险显著增大。严重 TBI 患者的死亡率是其他类型创伤患者的 3 倍[221]。早期以恢复全身内稳态为重点的快速处理，以及对受损伤脑的灌注导向治疗措施可能会给这类救治困难的患者带来最好的结局。美国神经外科医师协会和脑创伤基金会为严重 TBI 患者制定了全面的处理指南，现已更新为第 4 版[222]。图 66.11 是巴尔的摩市 R. 亚当斯-考利休克创伤中心建立的相关临床路径。

重度 TBI 患者发生一次低氧血症（$PaO_2 < 60$ mmHg）可使死亡率增高近 1 倍[223]。此类患者院前气管插管的作用存在争议。过去推荐患者入院前行气管插管，因为建立“确定性”气道，便于给大脑提供充足的氧气，对患者有利。然而有研究发现，尝试对成年创伤患者院前气管插管可使患者神经系统结局变差[224-225]。首个院前气管插管的前瞻性研究在澳大利亚城市地区开展，严重 TBI 患者（定义为有头部创伤证据和 GCS 评分小于 9）随机分为两组，分别由急救人员在现场插管或由医师在患者入院时插管[226]。共观察 312 例患者，其中急救人员插管组结局较好的患者比例为 51%，而入院插管组的比例仅为 39%（$P = 0.046$）。由于目前还没有相关国际标准或共识，此类患者应尽快送至能处理严重 TBI 的医院或最近的能实施气管插管和全身复苏的医疗机构。最关键的是一定要想方设法保证患者有足够的全身氧合。

TBI 患者围术期经常需要进行脑功能检测，包括 ICP、脑部温度、动脉压、脑氧合和其他高级监测方法（参见第 39 章）。ICP 可通过放置脑实质内探头或脑室内导管进行监测，并维持在 20 mmHg 以下。多种监测设备可用于评估脑氧合是否充足，包括颈内静脉氧饱和度、正电子发射型计算机断层显像、近红外光谱分析和脑组织氧合（direct brain tissue oxygenation，$Pbto_2$）直接监测[227]。如果 ICP 增加引起脑血流降低，可通过增加 FiO_2、输血、使用正性肌力药物或镇静纠正脑组织缺氧[228-231]。小规模研究发现脑氧合靶向治疗策略可以改善患者的格拉斯哥结局评分（Glasgow Outcome Score，GOS）和死亡率，但是尚未形成共识。

最后，严重 TBI 患者的非 CNS 器官有发生功能衰竭的风险。对仅有 TBI 的患者进行回顾分析发现，患者继发性器官衰竭发病率较高：89% 的患者至少会有一个非中枢神经的器官系统出现功能障碍。严重 TBI 可引起 Takotsubo 心肌病，对脑损伤患者造成严重的心肌功能不全[232]。该病的诱发原因涉及神经内分泌系统与受损伤脑之间的相互作用。TBI 后体内儿茶酚胺水平急剧上升，表现为心内膜下缺血，引起左右心室心力衰竭，即使是既往健康的年轻患者也会发病。在手术室治疗中如果使用血管活性药物，可能会加重这个恶性循环。β 肾上腺受体阻滞剂可能会对伴有脑损伤患者发挥保护作用。回顾性数据分析显示，在患者受伤期间给予 β 肾上腺受体阻滞剂，会改善神经系统结局，降低发病率和死亡率，但是这个证据质量不高[233-236]。

创伤性颅脑损伤与并发创伤

单纯头部创伤患者可采用常规通气策略进行处理，如果患者伴有胸部创伤、误吸或休克后接受大量液体复苏，则发生 ARDS 的风险较高。传统教科书中关于不用或仅用低水平的呼气末正压通气（positive end-expiratory pressure，PEEP）以防止 ICP 升高的观点是不正确的，因为这样可能无法纠正低氧血症。在血管内容量复苏充足的情况下，PEEP 并不增高 ICP 或降低脑灌注压（cerebral perfusion pressure，CPP）[237]，实际上可能会由于改善大脑氧合而使 ICP 下降[238]。TBI 后发生 ARDS 的患者有脑缺氧风险[239]。“双重打击”模式被认为是中枢神经系统创伤后继发 ARDS 的原因，即严重 TBI 引起全身炎症反应，使肺对有害机械通气模式或其他肺损伤介质的易感性增加。TBI 后出现的 ARDS 和心功能不全可使患者全身氧合降低，进而降低脑氧供[240]。长期以来，过度通气（如 $PaCO_2$

降至 25 mmHg）是处理 TBI 患者的主要方法，但它已不再被推荐用于预防性治疗。目前主张将 $PaCO_2$ 维持在 30 ～ 35 mmHg，只有在 ICP 升高时并且给予镇静药、脑脊液引流、神经肌肉阻滞剂、渗透性利尿药或巴比妥类药物昏迷疗法（barbiturate coma）治疗无效的情况下，才过度通气使 $PaCO_2$ 降到 30 mmHg[161]。创伤最初 24 h 内需谨慎使用过度通气，因为脑血流灌注在这个时间段内下降明显。但是，运用这些推荐意见时应当与患者的具体情况相结合，在病情不稳定时（如脑组织大面积受损或有即将脑疝的征象），应根据实际状况进行变动[241]。

所有创伤患者中最具有挑战性的是严重 TBI 合并失血性休克的患者。重度 TBI 后发生一次低血压（定义为收缩压低于 90 mmHg）可使患者发病率明显增加、死亡率上升 1 倍[242]。低血压合并缺氧可使死亡率增高 30 倍。目前主张严重 TBI 患者应维持正常血

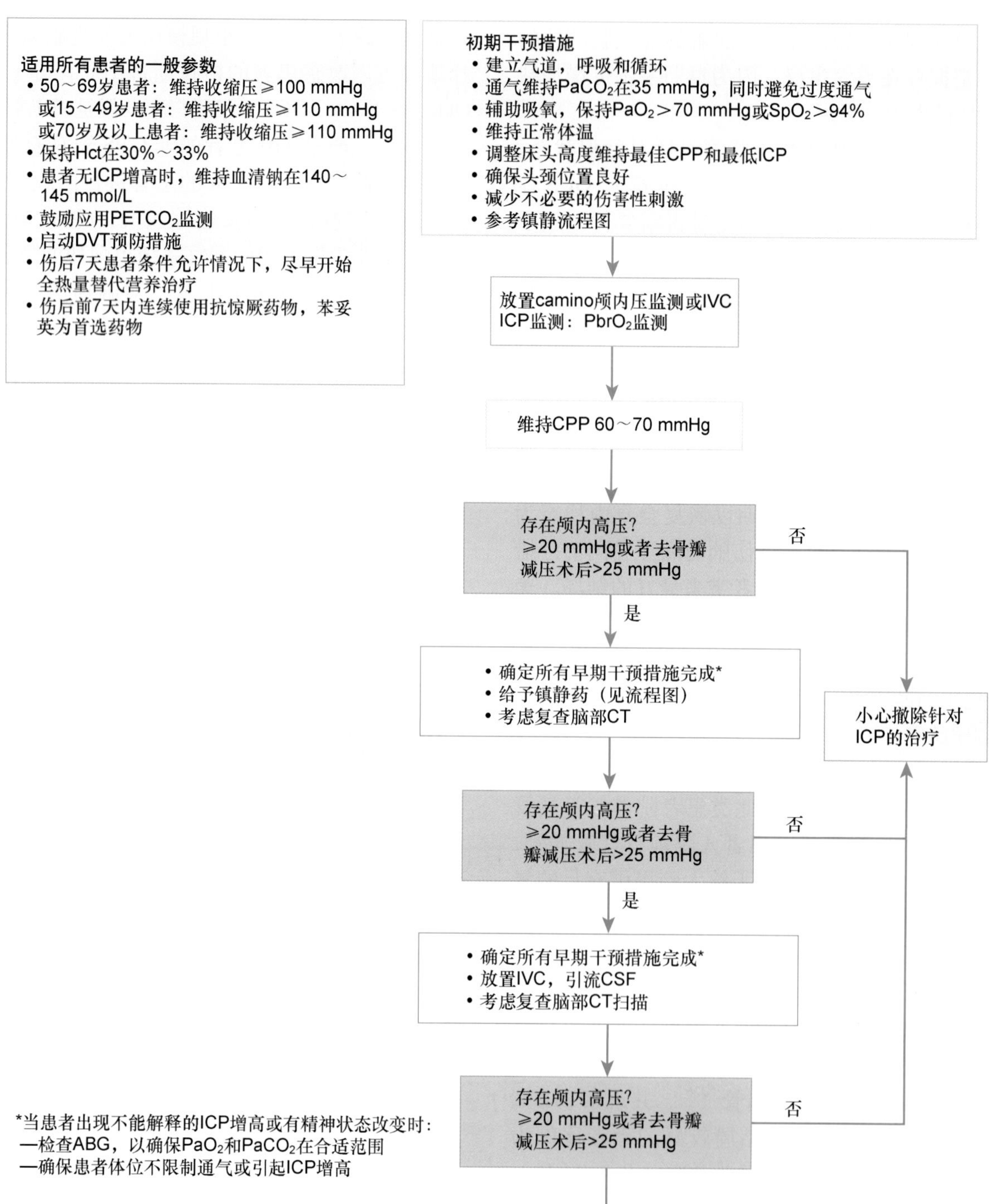

图 66.11 创伤性重型颅脑损伤管理的临床路径。治疗目标是通过支持循环和控制颅内压来维持脑灌注压大于 60 mmHg。逐渐增加治疗力度直至达到治疗目标。ABG，动脉血气；BP，血压；CBF，脑血流量；CPP，脑灌注压；CSF，脑脊液；CT，计算机断层扫描；DVT，深静脉血栓形成；Hct，血细胞比容；ICP，颅内压；IVC，脑室内导管

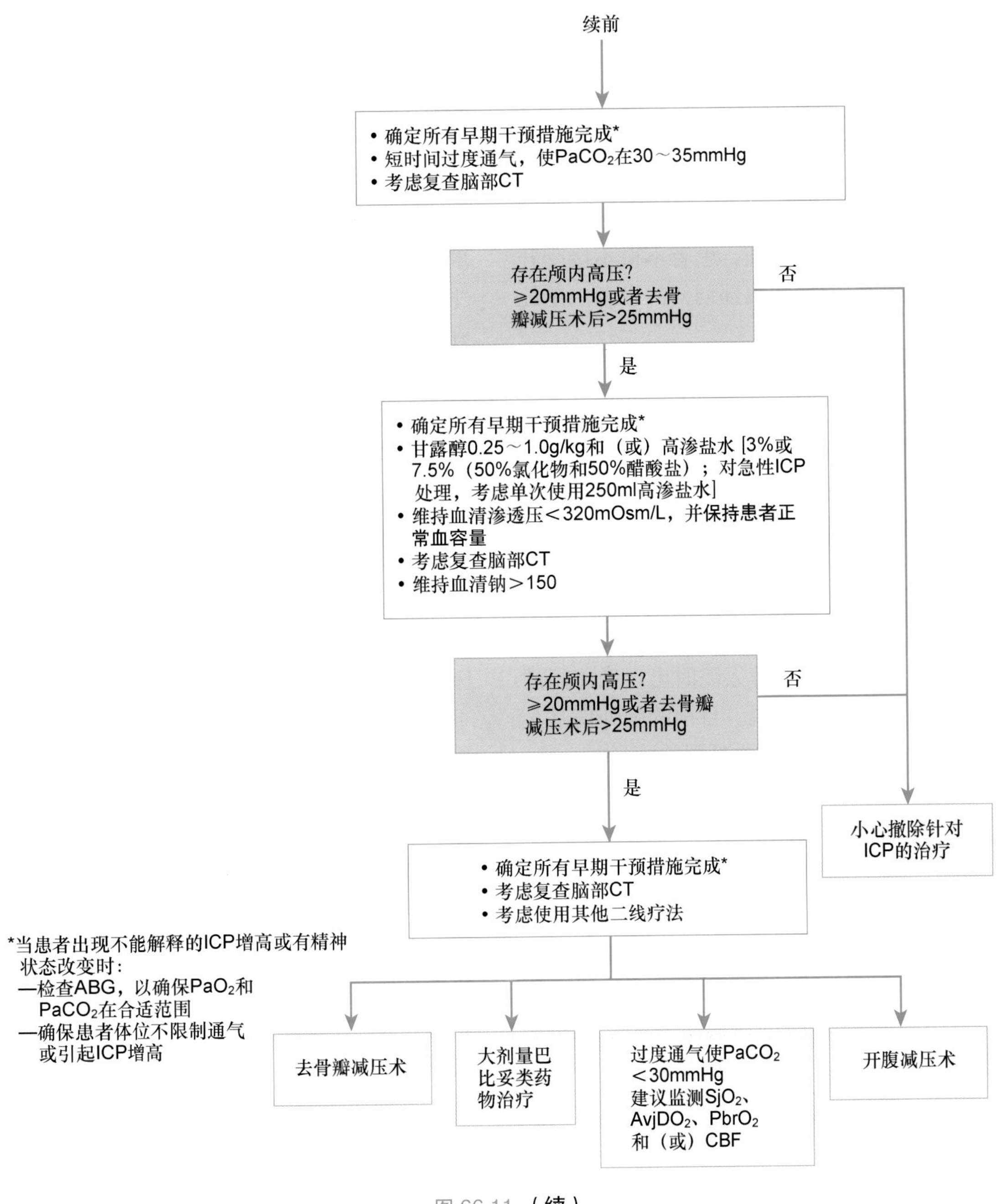

续前
• 确定所有早期干预措施完成*
• 短时间过度通气，使$PaCO_2$在30～35mmHg
• 考虑复查脑部CT
存在颅内高压?
≥20mmHg或者去骨瓣减压术后>25mmHg
否
是
• 确定所有早期干预措施完成*
• 甘露醇0.25～1.0g/kg和（或）高渗盐水 [3%或7.5%（50%氯化物和50%醋酸盐）；对急性ICP处理，考虑单次使用250ml高渗盐水]
• 维持血清渗透压＜320mOsm/L，并保持患者正常血容量
• 考虑复查脑部CT
• 维持血清钠＞150
存在颅内高压?
≥20mmHg或者去骨瓣减压术后>25mmHg
否
是
小心撤除针对ICP的治疗
• 确定所有早期干预措施完成*
• 考虑复查脑部CT
• 考虑使用其他二线疗法
*当患者出现不能解释的ICP增高或有精神状态改变时：
—检查ABG，以确保PaO_2和$PaCO_2$在合适范围
—确保患者体位不限制通气或引起ICP增高
去骨瓣减压术
大剂量巴比妥类药物治疗
过度通气使$PaCO_2$＜30mmHg
建议监测SjO_2、$AvjDO_2$、$PbrO_2$和（或）CBF
开腹减压术

图 66.11 **（续）**

容量状态。因此，**液体复苏是主要治疗手段**，必要时输注血管活性药物。理想复苏液体至今尚未确定，高渗盐水可能是最适合的。急性失血引起的贫血应优先处理，但是血细胞比容的最佳目标值尚未明确。动物模型和健康人的试验证实，血红蛋白应当维持 7 g/dl 以下（*译者注：原文如此，应为血红蛋白应当维持在 7 g/dl 以上*），因为更低水平可损害脑功能；然而对 TBI 患者而言，血红蛋白低于 10 g/dl 就会对康复造成不利影响[243]。因此 TBI 患者的最佳输血时机目前还不清楚（参见第 49 章）。严重 TBI 患者经过初期 ABCDE 处理后，即可启动阶梯式治疗法提高 CPP，目前 CPP 的建议目标范围（如第 57 章所述）是 60 ～ 70 mmHg。

去骨瓣减压术是脑卒中后用于控制 ICP 严重升高和预防脑疝形成的一种外科手术，现在也用于有相同指征的严重 TBI 患者[244]。去骨瓣减压术适用于一些特殊解剖类型的 TBI 患者，如脑灌注压（CCP）在积极应用上述治疗方法（包括巴比妥类药物昏迷疗法）后仍然不能维持的患者。采用去除颅骨片和硬脑膜补片的方法降低 ICP，可改善难以存活患者的发病率和死亡率[245]。严重 TBI 患者如果合并腹部创伤或大量液体输注使腹腔内间隙压力超过 20 mmHg，可能需要行腹腔减压术。腹腔压力增高可使肺机械力学指标恶化，因此需要提高平均气道压（MAP）来维持动脉氧饱和度。通气压力上升会增高胸内压，阻碍头部静

脉血回流，进一步降低 CPP。行开腹减压术降低 ICP 的疗法现在已有报道[246]，用于治疗严重 TBI 伴有多发性间隙综合征潜在风险的患者[247]。液体治疗或（和）ARDS 可能增高腹腔内压和胸腔内压，从而增高 ICP。进一步输注液体以维持脑灌注或者增加通气治疗 ARDS 均可使情况进一步恶化。这样形成恶性循环并最终导致多发性间隙综合征，患者不得不接受开腹减压术，甚至是没有原发性腹部创伤的患者。单纯 TBI 就这样演化为多系统疾病。

与过度通气类似，低体温在严重 TBI 治疗中的应用方式也发生变化。早期研究显示，实验动物脑皮质损伤后给予中度全身低温可降低脑水肿发生率与死亡率[248-249]。人类小规模临床试验也提示，TBI 患者维持低体温 24 或 48 h 后，预后有改善[250-251]。但是一项多中心随机试验发现，低体温（33℃）TBI 患者与正常体温者相比，结局并无改善[252]。入院时已低体温但被随机分至正常体温组的患者结局比继续维持低体温的患者更差，因此作者推荐入院时出现低体温的严重 TBI 患者不宜进行积极复温。目前的脑外伤基金会指南不建议早期、短期、预防性低温治疗[222]。

手术室内的颅内压处理

虽然严重 TBI 患者的大多数干预措施在 ICU 内进行，但是患者也常需要实施紧急开颅或非颅脑手术。上述各种治疗措施应贯穿整个围术期，包括体位干预治疗（条件允许），积极的血流动力学监测和复苏，应用渗透性利尿剂（注意维持血容量正常）以及足够深度的镇痛与镇静。合适的麻醉药物选择包括麻醉性镇痛药和低浓度挥发性麻醉药。药物治疗 TBI 是手术室麻醉科医师的主要手段。术中处理 ICP 增高的药物有渗透性利尿剂或高渗盐水。两组患者分别使用甘露醇或高渗盐水，6 个月后的长期结局没有显著差异，尽管高渗盐水有增加脑血流和 CPP 的短期效应[253-254]。一项 meta 分析对 TBI 患者术中常用药物包括丙泊酚、巴比妥类、阿片类、苯二氮䓬类和皮质醇类药物进行分析，发现只有皮质醇类药物可以增加患者死亡率。其他药物有镇静和降低 ICP 的短期益处，但是没有明显的长期保护效应[219, 222]。

脊髓损伤

美国每年约 13 000 人因创伤致脊髓损伤（spinal cord injury，SCI）[216]。钝性伤是 SCI 的主要原因：36% 伤于机动车辆碰撞，42% 伤于高空坠落，只有 4% 是伤于枪击。在所有严重创伤患者中，颈椎创伤占 1.5% ～ 3%。超过一半的 SCI 病例有颈椎创伤，通常累及 C_4 ～ C_7 节段。11% 的 SCI 病例为完全性四肢瘫痪。必须指出，SCI 患者中超过 40% 可能伴有其他重大创伤（包括 TBI）。

绝大多数脊髓损伤发生于低位颈椎，恰好位于胸廓上平面；或者是发生于上段腰椎，恰好位于胸廓下平面。钝性 SCI 好发于最易屈曲的脊髓节段，尤其是在易屈曲与不可弯曲节段的结合部。脊椎可纵向分为前、中、后三柱，任意两柱同时受损均可导致生物力学不稳定；这些患者常需紧急手术固定脊椎。不稳定性颈椎损伤患者如符合紧急插管的标准，应当采用快速序贯诱导（见上文颈椎保护部分）。中胸段水平的 SCI 不太常见，因为肋骨支架和肋间肌群具有旋转稳定作用。

SCI 常伴有 X 线可见的脊柱骨性部分的损伤，以及起支撑作用的肌肉、韧带和软组织的撕裂。但是临床症状明显的颈髓损伤也能在无可见骨性损伤的情况下发生。这种疾病被称为“无放射影像学异常的脊髓损伤”（SCIWORA），儿童患者更常见，可能是由于不足以引起骨骼破坏的颈部短暂性过度拉伸或旋转所致[255]。

患者受伤时发生的原发性脊髓损伤可能会因继发性因素而加重（图 66.12）。在生物化学改变、血管破裂和电解质异常的共同作用下，细胞改变和 SCI 损伤加重可持续到受伤后 3 天[256]。SCI 可有感觉或（和）运动缺失。一侧躯体的不完全性神经功能缺失可能会比另一侧严重，并且可能会在受伤后数分钟内迅速改善。完全性功能缺失意味着脊髓在相应节段完全断裂，预后更差，几乎不会随着时间而改善。T_4 ～ T_6 以上节段的脊髓损伤后，由于心脏加速纤维的去支配化，患者可伴有严重的血管扩张、心脏收缩力减弱和心动过缓（神经源性休克）。（需注意“**神经源性休克**”与易误用的“**脊髓休克**”两者间的区别，后者是指神经反射的丧失。）较低位脊髓的功能会逐渐恢复，血管张力也同时恢复正常。颈椎不稳定性患者的诊断比较困难。美国东部创伤外科学会（EAST）公布的指南明确指出，哪些患者需要做颈部放射学检查，需要获取哪些影像学检查结果，以及如何确定一个反应迟钝患者有无明显的韧带损伤[257]。反应迟钝的患者如果没有颈段 SCI 证据，行高质量 CT 扫描就能够排除 SCI，但是这种做法没有被普遍接受。许多医院仍然要求进行磁共振成像来排除这部分患者的脊柱韧带损伤。C_1 ～ C_2 和 C_7 ～ T_1 水平的脊柱骨折最常漏诊，通常是由于显影范围不足造成的。

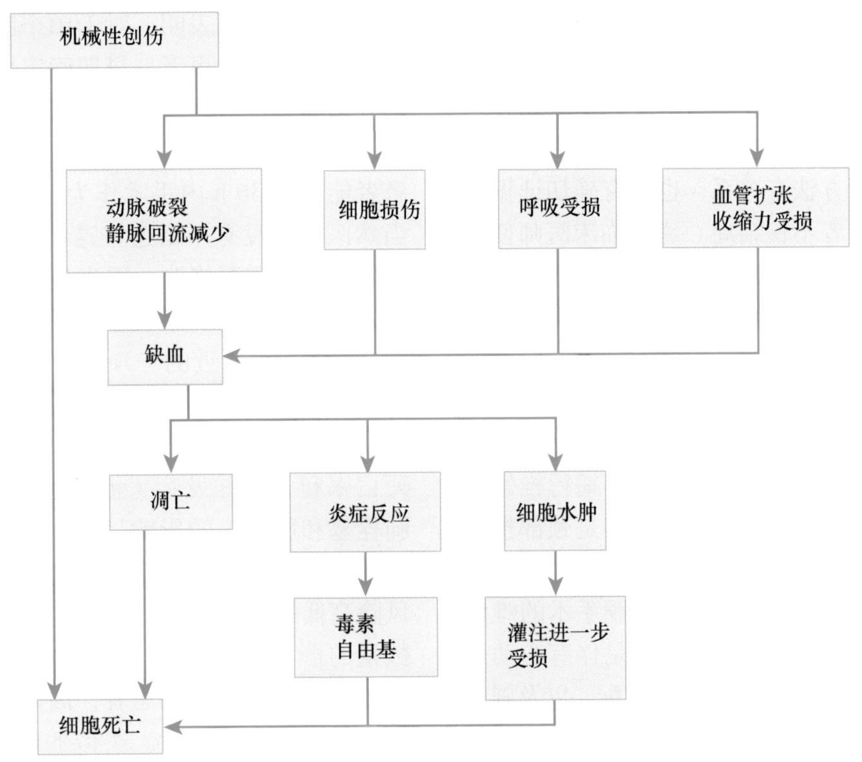

图 66.12 **脊髓损伤机制。**全身低灌注或缺氧可加重机械性脊髓损伤（Reprinted with permission from Dutton RP. Spinal cord injury. Int Anesthesiol Clin. 2002；40：109.）

颈椎骨折和四肢瘫痪的患者几乎都需要早期气管插管。C_4 节段以上神经功能缺失的患者基本都需要通气支持，因为患者会伴有膈肌功能不全。$C_6 \sim C_7$ 受损患者因为呼吸肌功能受损可能部分会需要（通气）支持，原因是：①胸壁肌肉失去神经支配，②矛盾呼吸运动，③无力清除气道分泌物，④肺和胸壁顺应性降低。一般推荐在缺氧引起患者烦躁和不配合之前行早期气管插管，如果有条件，可在纤维支气管镜或视频喉镜辅助下清醒插管[258-259]。此外，有两个回顾性研究对颈部 SCI 患者气管插管的迫切性进行了分析。Como 和同事[258]收集了 119 例患者，其中 45 例为完全性 SCI。C_5 或更高节段损伤的患者都需要插管，其中 71% 同时接受气管造口术。另一个研究分析了 178 例完全性颈部 SCI 患者发现，70% 需要行气管造口术，特别是 $C_4 \sim C_7$ 节段损伤患者[259]。虽然肺炎是常见且反复发作的并发症，常需要行气管造口术以便于清洁肺部，但骨折手术固定和神经源性休克稳定后，患者仍有可能恢复自主呼吸和拔除气管导管[260]。

虽然过去曾推荐给予钝性 SCI 和神经功能缺失患者单次负荷剂量的糖皮质激素，现在的指南建议谨慎使用。两项大型多中心临床试验研究：美国国家急性脊髓损伤研究（NASCIS）Ⅱ和Ⅲ的结果表明，SCI 后大剂量糖皮质激素疗法可使患者神经功能水平略有改善，结果有显著统计学意义[261-262]。但是 NASCIS 的结果因多个问题已经受到质疑[263-265]。应用大剂量类固醇后所看到的保护效应可能只是一些亚人群的阳性表现，实际上对大多数患者并无效果。使用类固醇后脊髓功能改善并没有增加患者生存率或提高患者生活质量；另外，这些结果在其他急性 SCI 研究中未能重复。美国神经外科医师协会和美国外科医师学会目前的指南意见是，没有一致或令人信服的医学证据支持使用甲泼尼龙治疗急性 SCI[266]。

脊髓损伤的术中管理

拟行脊柱骨折复位和固定手术的患者给麻醉科医师带来挑战。首要问题是如何给已知颈椎损伤的患者行气管插管。保持颈椎轴向稳定前提下行直接喉镜插管，适用于紧急情况以及脊椎状况不明，但无意识、烦躁或低氧血症的患者[267]。在手术室内或对清醒、警觉且合作的患者气管插管时，有多种较少移动颈椎的方法可供选择，这些方法理论上加重不稳定性 SCI 的风险较小。目前临床实践中常用的技术是纤维支气管镜下清醒气管插管。尽管对绝大多数患者而言，经鼻放置气管导管相对更容易，但是如果术后不拔除导管，患者在 ICU 中患鼻窦炎的风险增高。经口气管插管虽然技术上更有挑战性，但如需保留机械通气，则对患者更有益处。经鼻盲探气管插管、光棒透视引导法，或使用插管式喉罩、视频喉镜，或使用辅助间接喉镜的其他器械都是可行的。在比较直接喉镜、视频喉镜、纤维支气管镜检查、经鼻盲探或环甲膜切开术对已知颈髓或颈椎损伤患者影响的研究中，没有发现神经功能恶化与插管方法有关系，也没有确切证据证实直接喉镜可加重患者不良结局。建议临床医师使用自己最熟悉的器械和插管技术。关键是能完成气管插管，对颈椎移动最小，并且在导管固定后仍可评估患者神经功能[68]。

如果患者有部分神经功能缺失并且影像学检查可见椎管受损，应当考虑急诊手术，因为行减压术后，患者神经功能可能会恢复。研究显示，早期行椎管减压手术可能会改善部分患者的结局，尤其是颈部损伤患者，但是确切的手术时机仍然存在争议[268-269]。患者血流动力学不稳定会使紧急和急诊脊髓手术的难度增加。神经源性休克患者低血压的特点是伴有心动过缓，这是由于心脏失去加速神经纤维的支配，以及副交感神经无对抗而张力过强。这种状况与急性失血引起的低血压很难区别，因此试验性输液仍然是有指征的，但要遵守前面所述的复苏终点。控制出血或者排除失血后，使 SCI 患者维持较高的 MAP（＞ 85 mmHg）持续 7 天，其功能恢复可能会有所改善。这种血压管理方法有很大争议，但仍然是现有指南推荐的治疗方案[270]。

矫形外科和软组织损伤

在大多数创伤中心，肌肉骨骼系统损伤是最常见的手术适应证（参见第 64 章）。与 TBI 和 SCI 类似，骨科创伤患者也可有长期疼痛和残疾。无论战场还是非军事环境下发生的骨科创伤，除导致患者躯体残障外，还可引起长期心理创伤[271-273]。许多手术耗时较长，应留意患者体位、维持正常体温、体液平衡以及维持外周血流量，特别是对多发性肢体创伤的患者。

处理多发伤患者合并的矫形外科损伤的手术时机一直是学术和临床上经常讨论的话题。高能量机制致伤的患者中，骨骼肌肉损伤是常见的损伤类型，也是需要手术治疗常见的原因之一[274-275]。过去，多系统创伤患者如果因伤情严重而无法进行确定性手术处理四肢损伤，只能通过牵引和长时间制动来进行治疗。这些患者的肺功能衰竭发生率高，机械通气时间延长，经常发生脓毒症并且死亡率也高[276]。特别是肺部并发症在此类创伤人群中很常见，多个肢体损伤的患者中近 30% 会发生肺部并发症。因此，多系统创伤患者处理骨折的目标核心是恢复骨骼肌肉的解剖结构，以利于患者活动、肺部排痰和充分的镇痛。

有明确证据表明，对于单个肢体骨折或髋部骨折而没有多发伤的患者，早期确定性骨折治疗可以改善患者结局。目前美国[277]和加拿大[278]的相关指南建议，髋部骨折患者应在 48 h 内进行手术。英国将此类患者能否在 36 h 内手术作为一个医疗质量评价指标，当然医院并没有严格遵守这些指南要求[279]。这些指南建议可能需要修改，因为最近越来越多的研究均显示，患者受伤 24 h 后再接受手术，其并发症发生率增加[280-283]。在最近的一项研究中，Pincus 及同事观察了伤员等待手术时间与 30 天死亡率之间的关系，他们以小时为单位记录等待手术时间，并分析它对伤员死亡率和其他并发症（包括心肌梗死、深静脉血栓、肺栓塞和肺炎）的影响[284]。结果发现，对于髋部骨折需要手术的成年患者，等待手术 24 h 是界定围术期风险高低的一个阈值。然而这个研究并没有纳入足够数量的严重创伤（ISS ≥ 16 的患者仅占＜ 1%）或多处骨折（占 4.9%）的患者，因此这个研究结论不能直接适用于多发伤患者。类似的研究发现，ISS 较低的患者在伤后 48 h 行股骨骨折固定术，其结局好于等待更长时间的患者[285]。

特殊的矫形外科创伤

髋部骨折是老年人常见的、病态的和耗费高的疾病。常有单纯髋部骨折患者被送至手术室行紧急修复术。与全身麻醉相比，区域麻醉可降低髋部骨折患者住院死亡率和肺部并发症发生率[286]。对 126 所医院内接受手术的 18 158 例髋部骨折患者进行回顾性队列研究发现，5254（29%）例采用区域麻醉；在数据未校正情况下，不同麻醉方式对应的死亡率和心血管并发症率无显著差异，但数据校正后发现，与全身麻醉相比，区域麻醉组患者的死亡率［比值比 0.710，95% 置信区间（CI）为 0.541 ～ 0.932，$P = 0.014$］和肺部并发症发生率［比值比 0.752，95% 置信区间（CI）为 0.637 ～ 0.887，$P < 0.001$］的校正比值比均显著降低[287]。

髋关节脱位多见于高能量创伤，常伴有髋臼骨折。髋臼骨折本身可延期手术或以非手术方式安全处理，但如果患者有望达到良好的功能性恢复，则必须以急症形式迅速处理脱位。髋关节脱位后未能及时诊断和复位是股骨头缺血性坏死的一个重要危险因素。复位术通常需要深度镇静，使用非去极化类神经肌肉阻滞剂可能会有利于复位。因此常需要麻醉科医师参与[288]。虽然患者在镇静并且保留自主呼吸情况下也能行髋关节复位，但急诊创伤患者是误吸胃内容物的高危人群。对于任何即将接受手术治疗（如开放性长骨骨折或剖腹探查）的患者，应在关节复位时进行气管插管，并且维持合适的镇静、镇痛直至患者送达手术室。其他简单关节复位也需要气管插管的患者包括药物中毒、不合作、血流动力学不稳定或伴肺功能障碍者。此外，病态肥胖患者与正常体重指数者相比，这种骨折的复位成功率更低[289]。

盆骨环骨折与髋臼骨折不同，需要创伤团队迅速识别和处理。严重骨盆环骨折后出血甚至大出血很常见，是机动车辆碰撞后患者早期死亡的首要原因。出血来源于盆骨后部静脉血管床的多发性断裂；如果骨盆整体不稳定，就丧失了阻止腹膜后出血持续扩大的解剖屏障。经腹腔手术探查通常无效，因为很难找到出血的血管[290]。过去的治疗措施包括支持性容量复苏、对不稳定性骨盆进行外固定以及血管造影栓塞术。尽管有多学科处理方法，这种患者的死亡率仍居高不下，部分是由于目前还无法通过血管栓塞术控制极严重骨折引起的静脉丛丰富部位出血。后腹膜前间隙填塞法已经被美国很多创伤中心采用。剖腹手术行后腹膜前间隙填塞可快速控制骨盆骨折引起的出血，可替代紧急血管造影栓塞术，还可降低输血需求和死亡率[291]。紧急情况下低血压患者常需要实施气管内插管，麻醉科医师可能会在稳定患者病情的最初几小时内留守床旁，管理患者的镇静、镇痛、转运和持续液体复苏。在没有矫形外科专家的情况下，特制骨盆固定带、军用抗休克裤的骨盆部分或者床单包裹骨盆后打紧结等方法也可用于部分骨盆骨折患者，发挥临时性固定和压迫作用[292]。结构不稳定的骨盆环骨折可使患者复苏中液体和输血需求量增加，并发损伤显著增加，通气支持和 ICU 停留时间延长，MODS、脓毒症发病率和死亡率增加[293]。

骨盆骨折患者可以初步分为两类：①稳定型骨盆骨折；或②骨盆环骨折移位伴血流动力学不稳定，或伴有恶化的高风险。第二类患者发生骨折相关并发症或死亡的风险最高。患者可能还伴有头、胸或腹部损伤，这些损伤在治疗中的优先顺序可能会发生冲突。例如，患者有严重骨盆损伤和血流动力学不稳定，同时 CT 检查还发现有高级别的脾损伤，则在处理骨盆损伤之前，可能需要先进行剖腹探查术。这些患者在手术前有或没有接受早期干预［如放置骨盆固定带或行复苏性主动脉球囊阻断术（resuscitative endovascular balloon occlusion of the aorta，REBOA）］都有可能。生命体征不稳定的创伤患者如果送至血管造影室或混合手术室，也应持续复苏并维持合适的灌注压；入室 3 小时内能实现复苏阶段转变（控制出血）患者的生存率更高[294]。在手术室中运用这些干预措施需要综合分析解剖和生理学改变以及如前文所述在手术环境下应用的外科考虑。

开放性骨折在受伤之后应尽快进行脉冲式冲洗和清创术，以将降低感染性并发症风险。如果患者因持续复苏或不稳定性 TBI，不能进手术室接受早期处理，可在床旁进行伤口处理。尽管开放性骨折很常见，但它们的处理仍然是矫形外科最大且最有争议的挑战之一。开放性骨折手术固定的时间选择通常因外科医师或医院的不同而异，因为在最佳治疗方案问题上，矫形外科医师之间几乎没有达成任何共识[295]。

区域麻醉与全身麻醉的优缺点总结见框 66.9 和 66.10。区域麻醉似乎可以降低术后并发症率和死亡率[287, 296-297]（包括认知功能监测）。但是接受全身麻醉联合区域阻滞的患者没有发现有显著的临床改善[298-300]。在矫形外科创伤患者治疗中，使用区域麻醉 / 镇痛与静脉血栓预防之间如何同时使用是另一个普遍关注的问题，这在第 64 章有论述。

框 66.9　创伤患者区域麻醉的优缺点

优点
允许持续评价精神状态
增加血流量
避免使用气道相关器械
改善术后精神状态
减少失血量
降低深静脉血栓发生率
改善术后镇痛
促进肺部排痰
早期活动
降低长期疼痛综合征的发生率

缺点
难以评估外周神经功能
患者通常拒绝
需要镇静
麻醉操作时血流动力学不稳定
完成麻醉的时间较长
不适用于多部位创伤的患者
在手术结束前作用可能会消退

框 66.10　创伤患者全身麻醉的优缺点

优点
起效迅速
持续时间：可按需要维持麻醉
可对多发性损伤进行多个手术
患者更容易接受
便于实施正压通气

缺点
妨碍全面的神经功能检查
需要使用气道相关器械
血流动力学管理较复杂

术中经食管超声心动图（TEE）显示，大多数长骨骨折手术患者可有脂肪和骨髓微栓塞[301]。这种情形对大多数患者没有显著的临床影响，但是有一些患者会出现明显的急性炎症反应。长骨骨折之后，几乎所有患者都会出现不同程度的肺功能障碍，包括从轻度实验室检查异常到典型的脂肪栓塞综合征（fat embolism syndrome, FES）。由于缺乏公认的诊断标准，以及患者可能并存肺和心血管功能障碍，文献所报道的发病率不一致。3% ～ 10% 的患者可出现临床显著的 FES，但是多发伤或创伤严重程度评分较高的患者可能会漏诊 FES[302]。并存肺部损伤的患者发生 FES 的风险更高。微栓塞症状包括低氧，心动过速，精神状态改变，以及腋窝、上臂和肩部、胸部、颈部和眼结膜有典型出血点。任何时候患者出现肺泡-动脉氧分压差增加同时伴有肺顺应性和 CNS 功能下降，均应想到可能发生 FES。在全身麻醉下，CNS 改变可能不明显，但是可能表现为术后无法唤醒。如果有中心血流动力学监测，可发现肺动脉压增高，常伴有心脏指数降低。在手术室内诊断 FES 主要根据临床表现，并且需要排除其他导致低氧血症的原因。尿液中出现脂肪球并不具有诊断价值，但胸片有肺部浸润影可确认肺部损伤，需要给予氧气、高 PEEP 等适当通气处理，患者还可能需要长时间的机械通气支持[303-304]。治疗措施包括早期诊断、给氧以及谨慎的液体管理[305]。这种患者可考虑改变手术方案，如将股骨髓内钉固定改为外固定。对于双侧股骨骨折的患者，建议双侧髓内钉固定术之间间隔 1 到 2 天[306]。

四肢急性间隔综合征是一种“由于有限空间里压力增高致间隙内组织循环与功能发生障碍的疾病”[307]。间隔综合征的最常见原因是肌肉损伤后继发性水肿以及血肿形成。创伤性损伤是主要致病原因，其他一些创伤相关因素也可诱发间隔综合征，包括再灌注损伤、烧伤、药物中毒以及肢体长时间受压（框 66.11）。易引起间隔综合征的常见骨折部位是胫骨干（40%）和前臂（18%）[308-309]。发生前臂间隔综合征需要行筋膜切开术的患者多为男性，骨折或软组织伤均可诱发。另有 23% 的病例是由无骨折的软组织损伤所致[310]。尽管没有随机前瞻性试验的证据，但只要没有深度运动神经阻滞，区域麻醉一般不会妨碍间隔综合征的发现[311]。

对于任何伴有临床症状恶化，有组织内压力升高证据，大面积软组织损伤或者肢体总缺血时间达 4 ～ 6 h 的患者，当筋膜间隙压力仅低于舒张压 20 ～ 30 mmHg 时，都需要行筋膜切开术。热缺血时间超过 2 h、腘区或大腿远端大静脉结扎以及挤压伤的患者可能需要行预防性筋膜切开术。早期或预防性筋膜切开术可以减少肌肉坏死[312]。

框 66.11 发生间隔综合征的危险因素

矫形外科：
骨折和修复手术
血管：
再灌注损伤
出血伴血肿形成
动、静脉损伤引起的缺血
软组织：
挤压伤
烧伤
制动状态下长期受压
医源性：
石膏模型和环状包扎敷料
使用充气式抗休克衣裤
婴儿 / 小儿骨髓内补液
脉冲式冲洗伴液体外渗
静脉或动脉穿刺点体液渗出
其他因素：
蛇咬伤
急性劳累

挤压综合征是持续长时间压迫一个或多个肢体而引起挤压伤的综合表现[313]，多见于被长时间限制于一种体位的患者。缺血引起的肌肉损伤可造成肌红蛋白尿，后者可导致急性肾衰竭和继发的严重电解质紊乱。晶体液复苏是最重要的治疗方法之一，严重横纹肌溶解症患者的体液丧失总量可高达 15 L[314]。甘露醇渗透性利尿和碳酸氢钠碱化尿液预防肌红蛋白在肾小管内沉积的效果尚有争议[315]。在休克创伤中心，横纹肌溶解症引起肾衰竭的首选疗法是连续性肾替代疗法和血液滤过[316]。大多数患者的肾功能最终能完全恢复[317]。

软组织创伤

软组织损伤的评估对创伤患者的处理至关重要。肌肉覆盖是任何骨科修复术后组织存活的必要条件，但是受伤时的撕脱伤、间隙压力增高导致的缺血以及开放性伤口持续细菌感染等因素均可能会影响肌肉覆盖。软组织损伤的急诊手术处理原则明确：必须清除所有坏死或无活力的组织，彻底冲洗创面以减少细菌污染。当肌肉或筋膜受累严重时，须频繁地间断实施清创术以确定完全存活组织的边缘。负压吸引敷料在大面积软组织创伤中的应用正逐渐普及，因为覆盖创面的持续负压可清除污染物，并促进血液流动[318]。连续清创明确伤口边缘均为存活组织后，可安排手术最终封闭伤口。伤口封闭术可以是简单的中厚皮片移植，也可能是移植未受伤部位需动脉和静脉吻合术的肌肉和筋膜游离组织的复杂手术。

套状撕脱伤好发于四肢部位，可导致大量软组织坏死。患者可能需要多次整形和重建手术。手术一般要求在全身麻醉下进行，尽管全身麻醉与硬膜外或区域神经镇痛联合使用可发挥两种麻醉方式的优点。建议麻醉科医师与手术团队进行细致讨论。

更换浅表伤口负压敷料可在床旁轻度镇静下进行，但是对于深部伤口的敷料更换往往需要全身麻醉。患者需多次手术是麻醉管理中必须考虑的重要因素。游离组织移植手术的麻醉需要格外注意细节，因为这些手术可能会相当耗时。应尽力提高移植血管的血流灌注，具体包括使患者温暖、舒适、血容量正常，维持血细胞比容 25% ~ 30% 以达到最佳的血液流变学状态。硬膜外麻醉与镇痛的应用尚有争议，一些外科医师认为它具有血管扩张效应而支持使用，而也有人担心它会引起“窃血现象”，使无神经支配的移植组织的实际血流减少[319]。显微外科手术患者一般不要使用缩血管药物。但是一项研究显示，缩血管药物并不增加此类患者的并发症发生率[320]。

其他创伤性损伤

头颈部手术

除对颈部Ⅱ区（锁骨上至下颌角区域）穿透伤的急诊探查外，大多数头颈部创伤的手术修复是在创伤亚急性期、患者完全复苏和再次诊断评估结束后进行。虽然此类创伤可能会影响患者体位、气道管理和呼吸机设置，但是患者的麻醉管理与类似择期手术麻醉没有本质上的区别[321-322]。虽然经鼻气管插管有利于下颌骨和上颌骨手术，但是患者可能会因创伤性肿胀或体型原因而导致喉部显露困难，此时麻醉科医师不要试图将经口插管改为经鼻插管，以免危及已有的安全气道。对于这些患者，更安全的方法是外科医师将经口气管导管固定在第二磨牙后方（以便于牙齿咬合），或者如果患者需要长期气管插管和机械通气，就直接行气管切开术。颧骨和鼻骨、眶骨和筛骨部位的手术都可在经口气管插管下完成。用细金属丝将气管导管固定在磨牙旁有助于确保手术过程中导管稳固。所有这些手术都会导致术后早期软组织明显肿胀，常需要患者留置气管导管并镇静数日，直到静脉回流充分后才能安全拔除导管。气管导管套囊抽瘪后如有气流泄漏，提示拔除导管后气道可以维持通畅，当然该方法本身并无决定性作用。

胸部损伤：肺

对于伴有气胸的肺实质损伤，可行胸腔引流术以缓解胸腔内正压、引流积血，并持续抽吸胸膜腔直到漏气部位自发愈合。低压肺循环的出血通常具有自限性；胸廓造口术并不常用，但是如果有纵隔损伤证据，胸腔导管引流量在伤后数小时内超过 1500 ml，气管及支气管损伤且明显有大量气体漏出，或者患者血流动力学不稳定并且有胸部病变证据时，需要实施胸廓造口术[33]。从胸腔内回收的血液通常不含凝血因子，通过几种商用血液回收装置能直接回输给患者[323]；但是有人担心这些血液处于高凝状态，可能造成潜在伤害[324]。肋间或乳内动脉以及肺实质的损伤引起的出血可能需要手术治疗。此类患者行肺损伤部位楔形切除甚至整个肺叶切除术的并不少见，特别是穿透伤患者。

虽然紧急开胸手术期间采用双腔气管导管插管比较合适，但不宜作为首选方法。快速序贯诱导后，放置大口径（内径至少为 8.0 mm）常规气管导管有利于行诊断性支气管镜检查，还可防止患者在未放置胃管减少胃内容物前发生误吸。然后可以在氧合充足、麻醉和肌肉松弛等可控条件下更换为双腔气管导管。创伤患者对单肺通气的耐受程度各异，很大程度上取决于通气侧肺有无明显的病理改变。许多钝性胸部创伤患者为双肺挫伤，甚至在双肺通气情况下也需要增加 FiO_2 和高水平 PEEP 以维持充分氧合。在钝性伤和肺挫伤患者中，胸部创伤严重程度评分高的患者更容易发展为 ARDS，可能需要早期、积极地进行机械通气[325]。

需行全肺切除术的胸部创伤患者的历史死亡率接近 100%，但最近对美国国家创伤数据库的一项回顾研究发现，261 例肺切除术患者（163 例穿透伤和 98 例钝性伤）的总体院内死亡率为 60%[326]。术中死亡的主要原因是无法控制的出血、急性右心衰竭和空气栓塞。经初期处理后存活的患者仍面临术后早期并发症与死亡的危险。由于需要在持续容量复苏与治疗右心衰竭之间权衡利弊，液体管理可能会更复杂。需要实施全肺切除手术的钝性胸部创伤患者常伴有腹部和骨盆创伤。容量替代治疗应慎重，进行肺动脉导管（对于肺切除术后患者，需小心放置）和 TEE 监测有利于治疗。超声心动图在评估右心室功能和肺动脉高压方面也可发挥重要作用。创伤性肺切除术后的右心室衰竭很难治疗[327]。低血容量休克期间，肺血管阻力增加与体循环血管阻力增加不成比例[328]，此外失血性休克合并肺切除术的患者死亡率高[329]。对于严重右心功能障碍患者，最好能维持高于正常水平的前负荷。现有多种治疗方法可用于治疗右心室衰竭，包括密切监测肺动脉压、使用利尿剂处理容量超负荷以及给予肺血管扩张剂。由于这种创伤罕见，文献报道中的患者例数较少，所以很难确定最佳治疗方法。最近一则个案病例报道，一氧化氮被成功用于处理创伤后肺切除术后肺动脉高压患者[330]。体外支持也可用于患者的围术期辅助，当然技术性挑战十分明显，患者成功脱离体外转流支持可能需要数日甚至数周。(参见第85章)[331]。

钝性外力或穿透性创伤均可导致气管-支气管损伤。穿透伤的诊断和治疗通常较快。钝性伤常引起隆嵴周围2.5 cm内的气管支气管分支损伤，并且这种损伤早期不易被察觉。患者在无明显诱因情况下出现皮下气肿、纵隔积气、心包积气或气腹，提示可能存在气管支气管损伤[332]。即使进行支气管镜和螺旋CT扫描检查，细小的支气管损伤也可能永远不会被发现。如果引起的气管损伤为不完全性撕裂伤，则它可能愈合并形成狭窄，继而引起肺不张、肺炎、肺损伤和脓毒症。当延迟性不完全性气管支气管损伤患者需要手术治疗时，如果存在明显的肺组织破坏，可能需要行肺切除术；而完全离断的气管损伤适合于保留肺组织的气管重建手术。气管损伤位置决定手术径路。颈段气管损伤可采用颈部横切口，左侧支气管损伤可经左侧开胸入路，气管或右侧主支气管损伤选择右侧开胸术。在颈部区域的手术中，有时可能需要切开气管前部才能对后面的气管膜部纵性撕裂伤进行修补，同时还要在气管导管周围进行手术操作。

胸部损伤：创伤性主动脉损伤

任何高能量损伤如机动车事故或高处坠落患者，都可能伴有创伤性主动脉损伤（TAI），必须予以排除。近年来由于机动车内安全气囊的增加，TAI发生率下降；过去10年内，大部分病例是由于车辆侧面碰撞所致[287]。主动脉损伤好发于左侧锁骨下动脉的起始端，是由于可移动的心脏和主动脉弓与固定的降主动脉之间形成剪切力所致。TAI由轻到重症状不一，轻者仅为小片内膜损伤，重者可有被周围纵隔和胸膜包绕的游离性横断伤。绝大部分患者可通过胸部CT增强扫描予以诊断，其敏感性与主动脉血管造影相当[334]。大多数TAI患者有外科手术或血管腔内修复的指征，因为伤后数小时和数天内患者发生血管破裂的风险较高；在没有禁忌证的情况下，可首选行血管内修复术。高风险TAI患者行选择性非手术治疗也有报道[335-336]；治疗方法与非复杂性B型主动脉夹层的治疗类似，包括使用β受体阻滞剂以使心率-血压乘积降至最低。

胸部损伤：肋骨骨折

肋骨骨折是钝性胸部创伤最常见的损伤。骨折本身一般不需要特殊处理，可在数周后自愈。治疗的主要目的是降低肋骨骨折引起的肺部并发症如疼痛、肌肉僵直、肺不张、低氧血症和肺炎。老年患者（> 55岁）的肋骨骨折应特别关注。肋骨骨折老年患者的死亡率和胸部并发症发生率是伤情类似的年轻患者的2倍。重度疼痛患者、老年患者或已存在肺功能下降的患者应该积极使用硬膜外麻醉。研究显示，老年患者采用硬膜外麻醉可使发病率和死亡率下降6%[337]；但是最近一项meta分析未能证实硬膜外麻醉有降低死亡率的作用[338]。尽管如此，在最近的钝性胸部创伤患者的疼痛管理指南中仍建议使用硬膜外镇痛，而不是非区域镇痛方法[339]。硬膜外镇痛可最大程度降低或避免肌肉僵直和疼痛引起的并发症，如低氧血症、通气不足、气管插管以及可能继发的肺炎。对于不能维持氧合或通气或需要气道保护的患者，应做好气管内插管的准备。

相邻肋骨的多发性骨折可引起连枷胸综合征，其特征是自主呼吸期间有胸壁反常运动。并不是所有连枷胸患者都需要正压通气，对符合一般（插管）标准的患者可做好气管内插管准备。对于初期未气管插管的患者，应在ICU内密切观察有无呼吸功能恶化的征象。无创正压通气技术（NIPPV）用于治疗创伤后继发性肺损伤的报道逐渐增多[340]。对于后续手术仍需气管插管的患者，麻醉科医师需要评估术后拔管是否安全。NIPPV较少引起肺炎，因而可以减少气管切开率和缩短ICU停留时间。经面罩持续气道正压（CPAP）或双水平气道正压（BiPAP）等通气技术的成功应用，使患者早期拔除气管导管成为可能[341]。连枷胸患者常伴有肺损伤，特别是肺挫伤。肺挫伤可引起分流，导致低氧血症。这种综合征在伤后数小时至数天内进展迅速。初期正常的胸片并不能排除肺挫伤的可能性，如有明显的胸壁创伤体征，应当密切观察病情。对于所有的创伤患者，高度怀疑并不断寻找可能漏诊的损伤都是很有必要的。肺挫伤尚无特异性疗法，治疗主要是针对伴随的损伤或继发的低氧血症。对于明显肺挫伤患者，早期积极实施肺保护策略可使其进展为ARDS的风险降至最低。

胸部损伤：心脏损伤

钝性心脏损伤是一种罕见、了解甚少的疾病，在任何胸部遭受正面撞击的患者身上均可能发病。心肌挫伤或水肿在功能改变上与心肌缺血无法区别，但在病因上可能有联系，因为心脏挫伤的病理生理改变与不稳定性动脉粥样硬化斑块受外力脱落有关。如果患者血流动力学稳定，心电图无传导障碍或快速性心律失常，可安全地排除钝性心脏损伤[342]。如果患者新出现快速性心律失常或传导紊乱，或不能解释的低血压，则应该首先排除其他原因（低血容量、肾衰竭）。如果检查无异常，应当进行经胸壁心脏超声检查（TTE）。在对创伤患者低血压的常见原因进行排查时，可能会忽略右心室功能障碍引起的低血压。对于肥胖患者或者胸壁损伤难以获得足够声窗的患者，TEE 优于 TTE；但是 TEE 通常需要在气管插管和深度镇静下进行。钝性心脏损伤一旦确诊，可按照缺血性心肌损伤进行治疗：完成容量复苏后严格控制液体容量，给予冠脉扩张药，监测心律失常并对症治疗。可根据患者具体情况选择是否使用阿司匹林或肝素进行抗凝治疗，一般是取决于患者其他损伤情况。如果冠状动脉造影和随后的血管成形术或狭窄血管内植入支架对患者有益，应及时约请心脏专科会诊。

伴有一个或多个心腔（通常为心房）破裂的穿透伤或钝性伤患者，由于院前死亡率高，在创伤中心并不常见[343]。因心脏破裂大出血未直接流入胸腔而没有立即死亡的患者一般有心脏压塞，这种患者在入院后最初数分钟内极不稳定。这种情况可通过临床推测、创伤重点超声评估（focused assessment by sonography for trauma，FAST）或者急诊开胸术直接探查进行诊断。解除心脏压塞，对心脏受伤部位进行钳夹或缝合控制有助于恢复自主循环，随后紧急转送至手术室进行确定性止血和关胸。心脏损伤修复期间可能需要体外心肺转流的辅助。

腹部损伤

剖腹探查术曾经是创伤外科医师的主要治疗手段，但近年来其使用率明显下降；一方面 FAST 和高分辨率 CT 降低了非必要剖腹探查的阴性发现率，另一方面血管造影栓塞技术也减少了开放性手术处理肝和脾出血的需求。确有必要时，紧急剖腹探查术一般要遵循前文所述的损伤控制原则[344]。腹腔打开后对四个象限进行紧密填塞，并依次对每个象限进行系统探查，手术仅限于控制出血和对开放性胃肠道损伤行快速的吻合器吻合术。手术结束时，填塞并开放腹腔，用无菌单覆盖外露内脏，然后将患者转入 ICU 完成复苏。非致命性创伤的确定性治疗以及恢复肠道连续性的手术操作应推迟到 24 ～ 48 h 后的二次手术期间进行。

紧急剖腹探查术的麻醉处理应遵循前面叙述的早期复苏原则。需建立足够的静脉通道和持续动脉血压监测。采用血液回收装置可减少患者库血输注量，如果腹腔有明显的肠内容物污染，应推迟回收血液的回输。在大量出血期间，快速输液系统有助于维持血管内容量和正常体温。患者血流动力学稳定后可能需要进行后续的腹腔手术，此时一般不会有特殊的麻醉挑战。由于瘢痕和粘连形成，后续的重建手术难度大，麻醉科医师应做好麻醉时间长的准备，并应对可能出现的明显血流动力学问题。

特殊创伤患者人群

创伤与妊娠

妊娠患者的创伤易引起自然流产、未足月待产或早产，具体情况取决于母体受伤的部位和程度[345]。创伤是孕妇非产科因素死亡的主要原因，其死亡率几乎是非孕妇女性创伤死亡率的 2 倍[346]。对于任何创伤孕妇均有必要尽早请产科医师会诊，并参与当前治疗和长期随访。对发育胎儿的最佳处理方案中包含对母体迅速、完全的容量复苏。处于孕早期（头 3 个月）的创伤患者可能还不知道自己怀孕；因此，人类绒毛膜促性腺激素（HCG）试验应作为所有育龄期妇女创伤后的早期实验室检查项目之一。胎儿器官形成期母体遭受严重创伤后，治疗用药、盆腔射线检查或失血性休克引起的胎盘缺血可导致胎儿出生缺陷或流产。虽然必要的放射影像学检查不能推迟，但是应尽可能地屏蔽保护盆腔[347]。应当告知未自然流产患者胎儿可能存在出生缺陷的风险，必要时可提请会诊咨询[348]。对于已流产的患者，应建议行宫颈扩张和刮宫术，以避免妊娠残留物所致的毒性反应[349]。

妊娠中晚期患者创伤后，应尽早进行超声检查以确定胎龄、大小和存活情况。如果妊娠已足月且胎儿分娩后能存活，则有必要监测胎心。这类患者易发生未足月待产，应在产科医师的指导下使用 β 受体激动剂或镁剂进行治疗；只要胎儿不是母体难以承受的代谢应激负担，就应该推迟分娩。如果母体濒临死亡、子宫本身出血、或者如果妊娠子宫影响到手术控制腹腔或骨盆出血，则有指征行剖宫产术[350]。滥用药物或腹部创伤可诱发胎盘早剥，导致危及生命的子宫大出血；这些患者需要行紧急剖宫产术。胎儿血红蛋白酸洗脱试验（Kleihauer-Betke blood test）可用于确定胎儿血液是否进入母体血液循环[350]；如果结果为阳性，推荐对胎儿 Rh 阳性的 Rh 阴性孕妇使用抗 -Rh_0 免疫球蛋白。妊娠晚期患者仰卧时，扩大的子宫可压迫下腔静脉，影响静脉回流至心脏，诱发低血压；有必要将子宫向左侧推移进行处理。如果患者因胸椎或腰椎骨折而被固定在脊柱板上，可将整个板向左倾斜。由于妊娠子宫将腹腔内容物向上推移，可能需要抬高床头部分以改善患者呼吸。

儿童创伤患者

虽然儿童创伤患者在创伤中心收治病例中只占很小一部分比例，但创伤是 1 ～ 14 岁儿童死亡的首要原因[2]。机动车辆碰撞、溺水、坠落和烧伤是儿童主要的创伤性损伤机制[351]。在儿童创伤患者中，伴有 TBI 者所占比例极大（约 80%）；这类创伤患儿占总死亡人数的一半以上[351-352]。儿童和成人在创伤早期评估和处理的优先顺序是相同；但是必须考虑一些特殊之处，包括气道解剖结构差异，生理变量的正常范围和其他解剖差异（另参见第 77 章）[33, 352]。

成功控制小儿气道是儿童创伤复苏的基础和开始，因为缺氧和呼吸障碍是导致儿童心搏骤停的最常见原因[352-353]。对于伴有高危（颈椎）损伤机制的患儿，在气道处理之前必须高度谨慎地固定颈椎，以防止脊髓损伤。这些机制包括从超过 1 米或 5 个台阶以上的高度坠落，对头部的轴向冲击，机动车高速碰撞和（或）侧翻，从机动车内抛出，以及摩托化娱乐工具或摩托车碰撞事故[354]。在高危损伤机制致伤的儿童中，高达 35% 的患儿可能存在无放射影像学异常的脊髓损伤（SCIWORA），其发生风险高于成人，并且妨碍对患儿颈椎损伤的排除（与成人类似）[354-355]。儿童耗氧率高，缺氧时表现为心动过缓，有时甚至有短暂的呼吸暂停[356]。麻醉科医师在处理气道时应准备应对儿童患者的解剖学差异：较大的后枕骨隆起；较小的口腔；较大的舌体；较大的腺样体和扁桃体[352, 356]；这些解剖特征使患儿容易出现气道阻塞、出血和困难气道。儿童患者通常视为饱胃，快速序贯麻醉诱导和插管是处理此类气道的金标准[356]。在无法气管插管和面罩通气的情况下，对 12 岁以下儿童进行环甲膜切开术是不安全的，这是因为其环甲膜较小并且紧靠声带[33]；在其他方法准备就绪前，用粗针行环甲膜穿刺术是首选的临时过渡方案。建立儿童紧急静脉通路的难度较大，如果无法建立外周静脉通路，则推荐建立骨髓腔内输液通路[33]。必须测量患儿体重以便计算用药剂量，指导输液和血液成分复苏。如果儿童体重未知，可以改用基于身高的复苏终点指标或使用带有体重计的专业担架。在整个围术期，应时刻警惕患儿低体温。由于体表面积-质量比偏大，体温调节功能不完善以及受全身麻醉药的影响，创伤患儿容易发生低体温[357]。低体温也特别容易对儿童创伤患者造成不利影响，因为儿童体温比正常体温每降低 1℃，其凝血因子活性就会降低 10%[357-358]。

麻醉科医师应该熟悉儿童创伤复苏的特殊之处。由于儿童凝血系统与成人存在差异（如促凝蛋白水平较低，凝血抑制因子较少），血栓弹力图在儿童凝血功能障碍的诊断和治疗中的价值尚不明确[357]。目前尚无经过验证的评分系统能用于评估儿童是否需要大量输血；损伤控制复苏策略（如按为 1∶1∶1 比例输注 RBC、FFP 和血小板）在儿童患者中的研究还不够充分。目前没有对儿童进行低血压复苏的研究，这种方法对儿童可能是有害的，因为儿童的基础血压接近脑血管自身调节血压范围的最低值[357, 359-360]。使用氨甲环酸、人重组活化凝血因子Ⅶ等辅助药物有减少出血的作用，但目前缺少对儿童患者的大样本相关研究[359, 361]。

老年创伤患者

随着世界人口年龄持续增长，老年创伤患者占创伤总人群的比例也持续增加[362]。老年创伤患者的整体死亡率高于年轻患者；74 岁以上创伤患者的死亡风险非常高[363]。老年创伤患者的 ISS 评分通常较低，头部和下肢严重创伤更多见[364]。

在老年创伤患者管理中，必须全面考虑衰老对生理功能的影响，以及合并疾病和服用药物的影响。相同程度的创伤对老年患者造成的后果明显比年轻患者更严重（另见第 65 章）[363, 365]。老年患者可能正在服用多种药物，如抗凝药物和 β 受体阻滞剂，这些药物可能会导致严重出血和削弱代偿反应，加重创伤性休克。老年患者可能无牙或假牙，不利于维持气道通畅；无牙患者常常会发生面罩通气困难，假牙可能会松动并脱落阻塞气道。许多老年人胸壁和肺顺应性降低，功能残气量降低，气道分泌物清除能力降低，这些特点都是老年患者死亡率两倍于年轻患者的致病因素[366]。对于钝性胸部伤老年患者，每多一根肋骨骨折，其死亡和肺炎风险就会增加 20% 以上。患者如有脊柱退行性改变和脊柱侧后凸，可使气管插管难度加大。患者体内可能安装了起搏器或植入式自动心脏复律除颤器，以及人工心脏瓣膜或支架。老年人的皮肤较薄，容易出现低体温或早期发生褥疮。术中摆放体位要特别小心，以免造成继发性压力性损伤。导致老年患者意识状态改变的潜在病因包括谵妄，痴呆，使用镇痛药或镇静药，颅内压升高和脑灌注压降低，其中后两项病因最为致命。

对老年创伤患者进行针对性评估和个体化管理是改善结局的关键因素[367]。一般推荐更严格地控制输液以达到较高的血细胞比容，维持最大限度的组织氧供。创伤后心肌功能障碍严重威胁老年患者，特别是在心率因失血、疼痛或焦虑而继发性升高的情况下。复杂手术或大量失血时应提倡使用 TEE 或有创动脉监测以及无创心排量和容量监测，以指导输液和心肌变力性药物使用[163]。老年患者对术后镇痛的需求减少，并且镇静药可能会引起反常的躁动反应。

耶和华见证人教派患者

拒绝使用血制品的创伤患者需要特殊处理。早期发现和控制出血显然十分重要（参见第 49 章），行控制性低血压以减少出血可能会有帮助。应尽量减少术前和术中的静脉采样血量。可以事先与患者商讨是否使用红细胞回收（来自于术中收集或者胸腔引流）技术，因为一些耶和华见证人教派患者认为只要整个回收装置与血管系统保持连续性，就可以接受输注回收血液[368]。使用白蛋白或其他来源于血液循环蛋白的制品也应提前告知患者。早期开始血流动力学监测，有助于指导输注胶体、使用升压药和心肌变力性药物，以维持最大限度的组织氧供。有病例报告称，用人重组活化凝血因子（rF Ⅶ a）和血红蛋白氧载体（hemoglobin-based O_2 carriers，HBOCs）成功救治耶和华见证人教派患者，可快速纠正出血和增加氧供，但是这些制剂尚未被批准用于此用途，缺乏大样本病例研究[369]。尽管证据有限，有研究认为在创伤急性期后给予促红细胞生成素，可促进红细胞生长，缩短相对贫血的时间[370]。

术后治疗

急诊和气管拔管

创伤患者初期手术后在麻醉后恢复室（PACU）或 ICU 内监测和继续治疗期间，仍需要麻醉科医师密切参与（参见第 80 章）。必须确保创伤后复苏达到前述的要求，完成再次评估中的诊断性检查。强烈推荐迅速结束患者的全身麻醉状态，特别是术前意识改变或有其他 TBI 证据的患者。患者意识水平与术前基础水平的改变是复查头颅 CT 和寻找可能的代谢或毒性紊乱的指标。

尽管术后需要评价神经系统功能，但是这并不意味着创伤患者必须术后早期拔管。由于 CNS 损伤、直接肺损伤或胸壁损伤、大量输血、上呼吸道水肿或仍处于药物中毒状态，许多患者需要呼吸机继续支持。框 66.12 列出了紧急或急诊创伤手术后的拔管标准；如果不确定患者是否达到拔管标准，宜保留气管导管并将患者转入 PACU 或 ICU。此类患者应适当给予镇痛药，必要时给予镇静药。进行 12 ～ 24 小时的术后支持治疗，有助于确认患者容量复苏和手术修补是否成功，恢复血流动力学平衡，滴定至合适镇痛水平以及药物中毒效应的消除。此时，许多患者能顺利安全地拔管。未能拔管的患者面临进展为 MOD 的高风险（其先兆表现是出现创伤后 ARDS），通常需要数天至数周的加强监护治疗。

急性疼痛管理

由于创伤患者存在多部位损伤、长时间反复治疗、复杂的心理与情绪问题以及曾经或正在滥用药物（参见第 81 章）等原因，使得临床医师在疼痛管理方面面临严峻挑战。与其他病种类似，创伤患者的疼痛控制常不充分，这是造成患者不满意的一个重要原因。由于创伤患者涵盖从健康年轻运动员到虚弱老人之间的不同生理状态，给创伤患者提供疼痛治疗的麻醉科医师必须做好充分准备，以满足不同层次的需求。

框 66.12 手术室和麻醉后监护室内创伤患者的拔管标准

精神状态
药物毒性作用消除
能遵从指令
无攻击性
充分控制疼痛
气道解剖与反射
有适当的咳嗽和呕吐反射
能够避免气道误吸
无明显气道水肿或气道不稳定
呼吸力学
潮气量和呼吸频率适当
呼吸肌力量正常
所需 FiO_2 小于 0.50
全身稳定性
复苏充分（见前述）
返回手术室紧急手术的可能性小
体温正常，无脓毒症体征

不同的创伤患者对于疼痛药物的需求量差异甚大，因此实施镇痛必须从低剂量开始逐渐加大剂量，最好是在严密监测条件下如 PACU 进行。建议先采用小剂量多次给予快速起效的静脉药物的方法使患者疼痛缓解。这种方法可使医师在开始使用长效镇痛药物或患者自控镇痛之前确定患者的基本需求量。镇痛药引起低血压反应常提示患者存在低血容量，应在进一步复苏的同时迅速查找隐匿性出血。

如果给予患者综合性情绪支持系统治疗，镇痛药的需求量和镇痛治疗时间就可降至最低。创伤具有突发性，带有强烈的消极心理叠加效应，这种作用对大脑如何感知机体解剖相关性疼痛以及机体如何反应都能产生深远影响[371]。受伤后，患者可能有法律、财务和家庭方面的顾虑，但没有能力立即处理这些问题。若有专门顾问能够帮助患者和家属处理宗教、财务或法律等方面的问题，将对患者康复极为有利。麻醉科医师告知患者具体伤情、可能需要的恢复时间以及整个病程中的疼痛管理计划，也是对患者的一种帮助。麻醉科医师应建议患者在必要时寻求咨询服务，并且对创伤患者发生创伤后应激障碍（PTSD）的可能性保持警惕[372]。如果 PTSD 影响患者康复，应当邀请经验丰富的精神科医师或心理学家参与治疗。

患者镇痛药物的用量受理疗计划的影响。总体而言，创伤后患者活动越积极，其发生肺部并发症、静脉血栓形成和褥疮的风险就越低。尽管在短期内会感到疼痛，但是患者活动越早，其长期镇痛药需求量就越低。早期活动是患者的“康复之路”，同时还有利于改善患者的情绪状态。因此，镇痛的目标之一是给予患者适量的药物，以便于患者进行理疗，而不是使患者深度镇静而无法接受物理治疗。

当重要感觉神经受到直接损伤后，可产生神经病理性疼痛，常见于脊髓损伤、创伤性截肢和严重挤压伤后。神经病理性疼痛的特征有烧灼感、周期性触电感以及受累区域皮肤感觉迟钝。神经病理性疼痛的鉴别诊断极为重要，因为用于躯体疼痛的镇痛药对这种疼痛几乎无效。当疼痛控制效果差或者患者对镇痛药物的需求量不断增加，并且不能用解剖性损伤来解释时，应当考虑神经病理性疼痛的可能。加巴喷丁的广泛使用是神经病理性疼痛一线治疗方案的重大变革，这种抗癫痫药对于神经病理性疼痛有极强的特异性[373]。加巴喷丁疗法一般初始剂量为 200 mg，每日 3 次；可逐渐每日调整剂量直到最大剂量为每天 2～3 g。如果神经病理性疼痛持续存在，可选择性进行区域麻醉或镇痛，以打断脊髓内受体募集反应形成的恶性循环[374]。

放置硬膜外或臂丛神经导管进行区域镇痛（参见第 45 和第 46 章）可考虑用于任何可能从中获益的创伤患者，因为该方法避免全身性使用阿片药物，并且有利于患者早期活动[375]。择期重大胸腹部和矫形外科手术后行硬膜外镇痛，患者满意度水平高，并可改善肺功能[376]；创伤患者也极可能如此。当患者多个部位损伤时，或者骨折或开放性伤口使穿刺置管困难时，区域阻滞的实用性降低。由于可能造成隐匿性脊髓损伤，硬膜外穿刺置管是相对禁忌的，但是考虑到许多创伤患者的风险–疗效比后更倾向于在手术期间放置硬膜外导管，而全身麻醉有利于给患者摆合适体位且患者完全“合作”。

小结

创伤涉及所有年龄段的各类患者，从年轻力壮到年老体弱者。正因为其极大的普遍性，临床麻醉科医师在整个职业生涯中必定会遇到创伤患者。公众对于创伤后果认知度的增加也激发了人们对创伤研究和教育的兴趣，也使得诊断和治疗技术近年来迅速发展。麻醉科医师作为围术期内科医师，在整个创伤救治过程中，正处于了解和运用这些新技术的最佳位置。

致谢

编者、出版商和 Thomas E. Grissom 博士感谢 Maureen McCunn 和 Richard P. Dutton 在前版本章中所做的贡献，他们的工作为本章奠定了基础。

参考文献

1. DiMaggio C, et al. *Injury*. 2016;47:1393.
2. CfDCa Prevention. 10 leading causes of death by age group. United States-2016; 2018. https://www.cdc.gov/injury/images/lc-charts/leading_causes_of_death_age_group_2016_1056w814h.gif.
3. Florence C, et al. *MMWR*. 2015;64:1078.
4. Committee NAoSUaNRCU, (US) oTNAoSUaNRC, Committee on Shock. Accidental Death and Disability: The Neglected Disease of Modern Society. In: (US) NAP, ed. Washington, DC: National Academies Press (US); 1966.
5. Committee on Trauma. *American College of Surgeons: Bul Am Coll Surg*. 1976;61:15.
6. Hoyt DB, et al. *Surg Clin North Am*. 2007;87:21.
7. Bailey J, et al. *Surg Clin North Am*. 2012;92:1009.
8. Committee on Trauma; American College of Surgeons. Chicago, IL: American College of Surgeons; 2014.
9. Hirshon JM, et al. *Ann Emerg Med*. 2016;67:332.
10. Sampalis JS, et al. *J Trauma*. 1995;39:232.
11. Sampalis JS, et al. *J Trauma*. 1999;46:565.
12. MacKenzie EJ, et al. *N Engl J Med*. 2006;354:366.
13. Mullins RJ, et al. *JAMA*. 1994;271:1919.
14. He JC, et al. *J Trauma Acute Care Surg*. 2016;81:190.
15. Nathens AB, et al. *JAMA*. 2000;283:1990.
16. Smith Jr JS, et al. *J Trauma*. 1990;30:1533.

17. Lansink KW, et al. *World J Surg*. 2013;37:2353.
18. Zarzaur BL, et al. *J Trauma Acute Care Surg*. 2012;72:78.
19. Galvagno SM, et al. *Curr Anesthesiol Rep*. 2016;6:50.
20. McCunn MD, et al. *Anesth Analg*. 2015;121:1668.
21. Kuza CM, et al. *Anesth Analg*. 2018.
22. Olivar H, et al. *Anesthesia and Analgesia*. 2012;115:1196.
23. Geeraedts Jr LM, et al. *Injury*. 2009;40:11.
24. Centers for Disease Control and Prevention (CDC). *MMWR*. 2011;61(1).
25. Boyle M. *J Trauma Manag Outcomes*. 2007;1:4.
26. Kohn MA, et al. *Acad Emerg Med*. 2004;11(1).
27. Boyle MJ, et al. *Injury*. 2008;39:986.
28. Gongora E, et al. *J Trauma*. 2001;51:854.
29. Lerner EB, et al. *Prehosp Emerg Care*. 2011;15:518.
30. Brown JB, et al. *J Trauma*. 2011;70:38.
31. Haider AH, et al. *J Surg Res*. 2009;153:138.
32. Baet Cotton, et al. *J Trauma*. 2010;69(suppl 1):S33.
33. ACoSCo Trauma. *ATLS® Student Manual*. 10th ed. Chicago, IL: American College of Surgeons; 2018.
34. Teasdale G, et al. *Lancet*. 1974;2:81.
35. Hoyt DB, et al. *J Trauma*. 1994;37:426.
36. Champion HR, et al. *J Trauma*. 1990;30:1356.
37. Clarke JR, et al. *J Trauma*. 2002;52:420.
38. Steele JT, et al. *Am J Surg*. 1997;174:683.
39. Martin M, et al. *Am J Surg*. 2012;204:187.
40. Bourne W. Anaesthesia in war circumstances. In: Winfield SP, ed. New York: F. Hubner & Co; 1942:278–283.
41. Bradley M, et al. *Curr Probl Surg*. 2017;54:315.
42. Plunkett A, et al. *Pain Manag*. 2012;2:231.
43. Penn-Barwell JG, et al. *J Trauma Acute Care Surg*. 2015;78:1014.
44. Holcomb JB, et al. *J Trauma*. 2006;60:397.
45. Butler FK, et al. *J Trauma Acute Care Surg*. 2015;79:321.
46. Kotwal RS, et al. *JAMA Surg*. 2016;151:15.
47. Galvagno SM, et al. *Mil Med*. 2014;179:612.
48. Hurd WW, et al. *Aviat Space Environ Med*. 2006;77:631.
49. Beekley AC, et al. *Surg Clin North Am*. 2007;87:157.
50. Gross KR, et al. *Front Line Surgery: A Practical Approach*. Cham, Switzerland: Springer; 2017:761–774.
51. Wilson Jr JE, Barras WP. *US Army Med Dep J*. 2016;62(2-16).
52. Fritz LA, et al. *Mil Med*. 2003;168:304.
53. Baker BC, et al. *Anesthesiol Clin*. 2007;25:131.
54. Hagberg CA, et al. *ASA Newsletter*. 2014;78:56.
55. Rotondo MF, et al. *J Trauma*. 1993;34:242.
56. Stene JK, et al. *Trauma Anesthesia*. Baltimore: Williams & Wilkins; 1991:64.
57. Talucci RC, et al. *Am Surg*. 1988;54:185.
58. Levitan RM, et al. *Ann Emerg Med*. 2006;47:548.
59. Ellis DY, et al. *Ann Emerg Med*. 2007;50:653.
60. Harris T, et al. *Resuscitation*. 2010;81:810.
61. Field JM, et al. *Circulation*. 2010;122:S640.
62. Mayglothling J, et al. *J Trauma Acute Care Surg*. 2012;73:S333.
63. Sellick BA. *Lancet*. 1961;2:404.
64. Ellis DY, et al. *Annals of Emergency Medicine*. 2007;50:653.
65. Thiboutot F, et al. *Can J Anaesth*. 2009;56:412.
66. Robitaille A, et al. *Anesth Analg*. 2008;106:935.
67. Aoi Y, et al. *J Trauma*. 2011;71:32.
68. Crosby ET. *Anesthesiology*. 2006;104:1293.
69. Johnson KB, et al. *Anesthesiology*. 2004;101:647.
70. Johnson KB, et al. *Anesthesiology*. 2003;99:409.
71. Brown 3rd CA, et al. *Ann Emerg Med*. 2015;65. 363, e361.
72. Hildreth AN, et al. *J Trauma*. 2008;65:573.
73. Warner KJ, et al. *The Journal of Trauma*. 2009;67:45.
74. Bard MR, et al. *Journal of Trauma*. 2006;61:1441.
75. Hinkewich C, et al. *Can J Anaesth*. 2014;61:650.
76. Jabre P, et al. *Lancet*. 2009;374:293.
77. Amornyotin S. *Int J Anesthesiol Res*. 2014;2:42.
78. Wang X, et al. *J Anesth*. 2014;28:821.
79. Himmelseher S, Durieux ME. *Anesth Analg*. 2005;101:524.
80. Schonenberg M, et al. *Psychopharmacology (Berl)*. 2005;182:420.
81. Schonenberg M, et al. *J Psychopharmacol*. 2008;22:493.
82. McGhee LL, et al. *Mil Med*. 2014;179:41.
83. Dong TT, et al. *Br J Anaesth*. 2015;115:491.
84. Sharar SR. *ASA Newsletter*. 2002;66:9.
85. Gronert GA, et al. *Anesthesiology*. 1975;43:89.
86. Kelly RE, et al. *Anesthesiology*. 1993;79:948.
87. Kovarik WD, et al. *Anesth Analg*. 1994;78:469.
88. Sorensen MK, et al. *Br J Anaesth*. 2012;108:682.
89. Tran DT, et al. *Cochrane Database Syst Rev*. 2015;10:CD002788.
90. Patanwala AE, et al. *Acad Emerg Med*. 2011;18:10.
91. Jain U, et al. *Anesthesiology*. 2016;124:199.
92. Klein L, et al. *Acad Emerg Med*. 2016;23:e2.
93. Subramanian A, et al. *Can J Anaesth*. 2016;63:275.
94. Wong DT, et al. *Can J Anaesth*. 2012;59:704.
95. Peitzman AB. *Pathophysiologic foundation of critical care*; 1993:161.
96. Shires GT, et al. *Ann Surg*. 1972;176:288.
97. Peitzman AB, et al. *Curr Probl Surg*. 1995;32:925.
98. Runciman WB, et al. *Anaesth Intensive Care*. 1984;12:193.
99. Jarrar D, et al. *Int J Mol Med*. 1999;4:575.
100. Ba ZF, et al. *Crit Care Med*. 2000;28:2837.
101. *Bronshvag MM: Stroke*. 1980;11:50.
102. Peterson CG, et al. *Am J Surg*. 1963;106:233.
103. Collins JA. *Prog Clin Biol Res*. 1982;108:5.
104. Troyer DA. *J Lab Clin Med*. 1987;110:379.
105. Lefer AM, et al. *Am J Physiol*. 1970,218.1423.
106. Dark PM, et al. *Intensive Care Med*. 2000;26:173.
107. Thorne J, et al. *J Trauma*. 1989;29:451.
108. Martin BA, et al. *J Appl Physiol*. 1981;50:1306.
109. Demling R, et al. *Curr Probl Surg*. 1993;30:345.
110. Horovitz JH, et al. *Arch Surg*. 1974;108:349.
111. Fulton RL, et al. *Ann Thorac Surg*. 1978;25:500.
112. Reilly PM, et al. *Crit Care Med*. 1993;21:S55.
113. Redan JA, et al. *Ann Surg*. 1990;211:663.
114. Chun K, et al. *Shock*. 1994;1:3.
115. Maitra SR, et al. *Circ Shock*. 1992;38:14.
116. Peitzman AB, et al. *Surg Gynecol Obstet*. 1985;161:419.
117. Aird WC. *Endothelial Cells in Health and Diseases*. 2005:1.
118. Woodcock TE, et al. *Br J Anaesth*. 2012;108:384.
119. Johansson PI, et al. *Medical Hypotheses*. 2010;75:564.
120. Haywood-Watson RJ, et al. *PLoS One*. 2011;6:e23530.
121. Kozar RA, et al. *Anesthesia and Analgesia*. 2011;112:1289.
122. Ostrowski SR, Johansson PI. *J Trauma Acute Care Surg*. 2012;73:60.
123. Becker BF, et al. *Cardiovasc Res*. 2010;87:300.
124. Reitsma S, et al. *Pflugers Arch*. 2007;454:345.
125. Niles SE, et al. *J Trauma*. 2008;64:1459.
126. MacLeod JB, et al. *J Trauma*. 2003;55:39.
127. Davenport R. *Transfusion*. 2013;53:23S.
128. Cohen MJ, et al. *Ann Surg*. 2012;255:379.
129. Brohi K, et al. *Curr Opin Crit Care*. 2007;13:680.
130. Johansson PI, et al. *Ann Surg*. 2011;254:194.
131. Davenport R, et al. *Crit Care Med*. 2011;39:2652.
132. Holcomb JB, et al. *Ann Surg*. 2012;256:476.
133. Frith D, et al. *J Thromb Haemost*. 2010;8:1919.
134. Schöchl H, et al. *J Trauma*. 2009;67:125.
135. Cotton BA, et al. *J Trauma Acute Care Surg*. 2012;73:365.
136. Raza I, et al. *J Thromb Haemost*. 2013;11:307.
137. Steurer MP, et al. *Curr Anesthesiol Rep*. 2014;4:200.
138. Koscielny J, et al. *Clin Appl Thromb Hemost*. 2004;10:195.
139. Haas T, et al. *Br J Anaesth*. 2015;114:217.
140. Stensballe J, et al. *Curr Opin Anaesthesiol*. 2014;27:212.
141. Da Luz LT, et al. *Crit Care*. 2014;18:518.
142. Solomon C, et al. *Scand J Clin Lab Invest*. 2016;76:503.
143. Stern SA, et al. *Ann Emerg Med*. 1993;22:155.
144. Enderby GEH. *Hypotensive Anaesthesia*. Edinburgh: Churchill Livingstone; 1985.
145. Shaftan GW, et al. *Surgery*. 1965;58:851.
146. Capone A, et al. *Resuscitation*. 1995;29:143.
147. Owens TM, et al. *J Trauma*. 1995;39:200.
148. Riddez L, et al. *J Trauma*. 1998;44:433.
149. Sakles JC, et al. *Ann Emerg Med*. 1997;29:392.
150. Burris D, et al. *J Trauma*. 1999;46:216.
151. Shoemaker WC, et al. *Crit Care Med*. 1996;24:S12.
152. Morrison CA, et al. *J Trauma*. 2011;70:652.
153. Deleted in proofs.
154. Schreiber MA, et al. *J Trauma Acute Care Surg*. 2015;78:687.
155. Bickell WH, et al. *N Engl J Med*. 1994;331:1105.
156. Demetriades D, et al. *Arch Surg*. 1996;131:133.
157. Dutton RP, et al. *J Trauma*. 2002;52:1141.
158. Hambly PR, et al. *Resuscitation*. 1996;31:127.
159. Carrick MM, et al. *J Trauma Acute Care Surg*. 2016.
160. Voiglio EJ, et al. *Damage Control Management in Polytrauma*. Cham, Switzerland: Springer; 2017:57–70.
161. Siegel JH, et al. *Crit Care Med*. 1991;19:1252.
162. Brain TF, et al. *J Neurotrauma*. 2007;24:S1.
163. Scalea TM, et al. *J Trauma*. 1990;30:129.
164. Novak L, et al. *J Trauma*. 1999;47:834.
165. Cosgriff N, et al. *J Trauma*. 1997;42:857.

166. Engels PT, et al. *J Trauma*. 2011;71:S448.
167. Eddy VA, et al. *Surg Clin North Am*. 2000;80:845.
168. Beekley AC. *Crit Care Med*. 2008;36:S267.
169. Holcomb JB, et al. *J Trauma*. 2007;62:307.
170. Cotton BA, et al. *J Trauma*. 2009;66:41.
171. Fries D, et al. *Curr Opin in Anaesthes*. 2009;22:267.
172. Schochl H, et al. *Scand J Trauma, Res Emer Med*. 2012;20:15.
173. Kashuk JL, et al. *Ann Surg*. 2010;251:604.
174. Borgman MA, et al. *J Trauma*. 2007;63:805.
175. de Biasi AR, et al. *Transfusion*. 2011;51:1925.
176. Holcomb JB, et al. *JAMA*. 2015;313:471.
177. Kashuk JL, et al. *Annals of Surgery*. 2010;252:434.
178. Theusinger OM, et al. *Anesth Analg*. 2011;113:1003.
179. CRASH-2 trial collaborators, et al. *Lancet*. 2010;376:23.
180. Collaborators C-T. *Lancet*. 2011;377:1096.
181. Morrison JJ, et al. *Arch Surg*. 2012;147:113.
182. Thomas GO, et al. *J Trauma*. 2007;62:564.
183. Boffard KD, et al. *J Trauma*. 2005;59:8.
184. Hauser CJ, et al. *J Trauma*. 2010;69:489.
185. Saracoglu A, et al. *Trends in Anaesth and Crit Care*; 2018.
186. Fries D. *Transfusion*. 2013;53:91S.
187. Curry N, et al. *Crit Care*. 2018;22:164.
188. Novak L, et al. *J Trauma*. 1999;47:834.
189. Blow O, et al. *J Trauma*. 1999;47:964.
190. Chang MC, et al. *J Trauma*. 1998;45:470.
191. McKinley BA, et al. *Crit Care Med*. 1999;27:1869.
192. McKinley BA, et al. *J Trauma*. 2000;48:637.
193. Michard F. *Anesth*. 2005;103:419.
194. Abramson D, et al. *J Trauma*. 1993;35:584.
195. Rhee P, et al. *J Trauma*. 1998;44:313.
196. Deb S, et al. *J Trauma*. 1999;46:582.
197. Dubick MA, Wade CE. *J Trauma*. 1994;36:323.
198. Mattox KL, et al. *Ann Surg*. 1991;213:482.
199. Doyle JA, et al. *J Trauma*. 2001;50:367.
200. Perel P, et al. *Cochrane Database Syst Rev*. 2012;6:CD000567.
201. Ogilvie MP, et al. *J Trauma*. 2011;70:S19.
202. Lissauer ME, et al. *Am J Surg*. 2011;202:53.
203. Perner A, et al. *N Engl J Med*. 2012;367:124.
204. Myburgh JA, et al. *N Engl J Med*. 2012;367:1901.
205. Velmahos GC, et al. *Arch Surg*. 1998;133:947.
206. Rotondo MF, et al. *J Trauma*. 1993;35:375.
207. Dutton RP, et al. *J Trauma*. 2005;59:1445.
208. MacKay EJ, et al. *Anesth Analg*. 2017;125:895.
209. McGee DC, et al. *N Engl J Med*. 2003;348:1123.
210. Wu X, et al. *Crit Care Med*. 2003;31:195.
211. Marion DW, et al. *N Engl J Med*. 1997;336:540.
212. Dunham CM, et al. *Resuscitation*. 1991;21:207.
213. Shackford SR, et al. *Arch Surg*. 1993;128:571.
214. Acosta JA, et al. *J Am Coll Surg*. 1998;186:528.
215. Taylor CA, et al. *MMWR*. 2017;66:1.
216. Selvarajah S, et al. *J Neurotrauma*. 2014;31:228.
217. Hinson HE, et al. *J Trauma Acute Care Surg*. 2015;78:184.
218. Hoffmann M, et al. *Brit J Surg*. 2012;99:122.
219. DeKosky ST, et al. *Minnesota Med*. 2010;93:46.
220. Kalb DC, et al. *Surgery*. 1998;124:739.
221. Lefering R, et al. *J Trauma*. 2008;65:1036.
222. Carney N, et al. *Neurosurg*. 2017;80:6.
223. Chesnut RM, et al. *J Trauma*. 1993;34:216.
224. Davis DP, et al. *J Trauma*. 2005;58:933.
225. Bochicchio GV, et al. *J Trauma*. 2003;54:307.
226. Bernard SA, et al. *Ann Surg*. 2010;252:959.
227. McCarthy MC, et al. *Surgery*. 2009;146:585.
228. Stiefel MF, et al. *J Neurosurg*. 2005;103:805.
229. Bohman LE, et al. *Neurocrit Care*. 2011;14:361.
230. Martini RP, et al. *J Neurosurg*. 2009;111:644.
231. Narotam PK, et al. *J Neurosurg*. 2009;111:672.
232. Zygun DA, et al. *Crit Care Med*. 2005;33:654.
233. Bukur M, et al. *Am J Surg*. 2012;204:697.
234. Arbabi S, et al. *J Trauma*. 2007;62:56.
235. Schroeppel TJ, et al. *J Trauma*. 2010;69:776.
236. Cotton BA, et al. *J Trauma*. 2007;62:26.
237. McGuire G, et al. *Crit Care Med*. 1997;25:1059.
238. Huynh T, et al. *J Trauma*. 2002;53:488.
239. Oddo M, et al. *Neurosurgery*. 2010;67:338.
240. Mascia L. *Neurocrit Care*. 2009;11:417.
241. Muizelaar JP, et al. *J Neurosurg*. 1991;75:731.
242. Chesnut RM, et al. *J Trauma*. 1993;34:216.
243. Utter GH, et al. *J Neurotrauma*. 2011;28:155.
244. Aarabi B, et al. *J Neurosurg*. 2006;104:469.
245. Soukiasian HJ, et al. *Am Surg*. 2002;68:1066.
246. Joseph DK, et al. *J Trauma*. 2004;57:687.
247. Scalea TM, et al. *J Trauma*. 2007;62:647.
248. Clasen RA, et al. *Arch Neurol*. 1968;19:472.
249. Rosomoff HL, et al. *Surg Gynecol Obstet*. 1960;110:27.
250. Marion DW, et al. *J Neurosurg*. 1993;79:354.
251. Clifton GL, et al. *J Neurotrauma*. 1993;10:263.
252. Clifton GL, et al. *N Engl J Med*. 2001;344:556.
253. Cottenceau V, et al. *J Neurotrauma*. 2011;28. 2003.
254. Sakellaridis N, et al. *J Neurosurg*. 2011;114:545.
224. Brain TF, et al. *J Neurotrauma*. 2007;24:S1.
255. Pang D, et al. *J Trauma*. 1989;29:654.
256. Tator CH, et al. *J Neurosurg*. 1991;75:15.
257. Patel MB, et al. *J Trauma Acute Care Surg*. 2015;78:430.
258. Como JJ, et al. *J Trauma*. 2005;59:912.
259. Harrop JS, et al. *J Neurosurg*. 2004;100:20.
260. Fassett DR, et al. *J Neurosurg Spine*. 2007;7:277.
261. Bracken MB, et al. *N Engl J Med*. 1990;322:1405.
262. Bracken MB, et al. *JAMA*. 1997;277:1597.
263. Hurlbert RJ. *J Neurosurg*. 2000;93:1.
264. Matsumoto T, et al. *Spine*. 2001;26:426.
265. Short DJ, et al. *Spinal Cord*. 2000;38:273.
266. Hurlbert RJ, et al. *Neurosurg*. 2013;72:93.
267. Scannell G, et al. *Arch Surg*. 1993;128:903.
268. Fehlings MG, et al. *PLoS One*. 2012;7:e32037.
269. Mattiassich G, et al. *J Neurotrauma*. 2017;34:3362.
270. Ryken TC, et al. *Neurosurg*. 2013;72:84.
271. Urquhart DM, et al. *ANZ J Surg*. 2006;76:600.
272. Castillo RC, et al. *Pain*. 2006;124:321.
273. Rispoli DM, et al. *J Am Acad Orthop Surg*. 2012;20:S84.
274. Bochicchio GV, et al. *Am Surg*. 2005;71:171.
275. Scalea TM. *J Trauma*. 2008;65:253.
276. Riska EB, et al. *Injury*. 1976;8:110.
277. Roberts KC, et al. *J Am Acad Orthop Surg*. 2015;23:131.
278. Lewis PM, et al. *Bone Joint J*. 2016;98-B:1573.
279. Ftouh S, et al. *BMJ*. 2011;342:d3304.
280. Ryan DJ, et al. *J Orthop Trauma*. 2015;29:343.
281. Fu MC, et al. *Bone Joint J*. 2017;99-B:1216.
282. Bretherton CP, et al. *Bone Joint J*. 2015;97-B:104.
283. Nyholm AM, et al. *J Bone Joint Surg Am*. 2015;97:1333.
284. Pincus D, et al. *JAMA*. 2017;318:1994.
285. Cantu RV, et al. *J Trauma Acute Care Surg*. 2014;76:1433.
286. Parker MJ, et al. *Cochrane Database Syst Rev*. 2000:CD000521.
287. Neuman MD, et al. *Anesthesiology*. 2012;117:72.
288. Kellam JF. *Orthopaedic Knowledge Update: Trauma*. Rosemont, Ill: Orthopaedic Trauma Association, American of Orthopaedic Surgeons; 1996:281.
289. Porter SE, et al. *J Orthop Trauma*. 2011;25:371.
290. Routt CML. *Orthopaedic Knowledge Update: Trauma*. Rosemont, Ill: Orthopaedic Trauma Association, American of Orthopaedic Surgeons; 1996:241.
291. Cothren CC, et al. *J Trauma*. 2007;62:834.
292. Scalea TM, et al. *Trauma*. 4th ed. New York: McGraw-Hill; 2000:807.
293. Burkhardt M, et al. *Crit Care*. 2012;16:R163.
294. Agolini SF, et al. *J Trauma*. 1997;43:395.
295. Mauffrey C, et al. *Orthopedics*. 2012;35:877.
296. Chelly JE, et al. *J Orthop Trauma*. 2003;17:362.
297. Egol KA, et al. *J Orthop Trauma*. 2012;26:545.
298. Strauss JE, et al. *J Orthop Trauma*. 2012;26:67.
299. Mason SE, et al. *J Alzheimers Dis*. 2010;22(suppl 3):67.
300. Wu CL, et al. *Reg Anesth Pain Med*. 2004;29:257.
301. Koessler MJ, et al. *Anesth Analg*. 2001;92:49.
302. Eriksson EA, et al. *J Trauma*. 2011;71:312.
303. Hutchins PM, et al. *J Bone Joint Surg Br*. 1985;67:835.
304. Lindeque BG, et al. *J Bone Joint Surg Br*. 1987;69:128.
304. Knudson MM, et al. 4th ed. *Trauma*. New York: McGraw-Hill; 2000:879.
305. Habashi NM, et al. *Injury*. 2006;37(suppl 4):S68.
306. Dunn RH, et al. *Int Orthop*. 2017;41:1729.
307. Matsen FA, et al. *J Bone Joint Surg Am*. 1980;62:286.
308. Rorabeck CH. *J Bone Joint Surg Br*. 1984;66:93.
309. McQueen MM, et al. *J Bone Joint Surg Br*. 2000;82:200.
310. Duckworth AD, et al. *J Bone Joint Surg Am*. 2012;94:e63.
311. Mar GJ, et al. *Br J Anaesth*. 2009;102:3.
312. Kragh Jr JF, et al. *J Trauma Acute Care Surg*. 2013;74:259.
313. Michaelson M. *World J Surg*. 1992;16:899.
314. Holt SG, et al. *Intensive Care Med*. 2001;27:803.

315. Chavez LO, et al. *Crit Care*. 2016;20:135.
316. McCunn M, et al. *Int J Artif Organs*. 2006;29:166.
317. Gettings LG, et al. *Intensive Care Med*. 1999;25:805.
318. Hunter S, et al. *Adv Skin Wound Care*. 2007;20:90.
319. Weber S, et al. *Anesth KAnalg*. 1988;67:703.
320. Chen C, et al. *Ann Plast Surg*. 2010;65:28.
321. Tong DC, et al. *Br J Oral Maxillofac Surg*. 2016;54:8.
322. Roepke C, et al. *Ann Emerg Med*. 2016;67:578.
323. Salhanick M, et al. *Am J Surg*. 2011;202:817.
324. Harrison HB, et al. *Am J Surg*. 2014;208:1078.
325. Daurat A, et al. *Injury*. 2016;47:147.
326. Matsushima K, et al. *J Trauma Acute Care Surg*. 2017;82:927.
327. Baumgartner F, et al. *Am Surg*. 1996;62:967.
328. Long DM, et al. *J Trauma*. 1968;8:715.
329. Cryer HG, et al. *Ann Surg*. 1990;212:197.
330. Nurozler F, et al. *Ann Thorac Surg*. 2001;71:364.
331. Ahmad SB, et al. *J Trauma Acute Care Surg*. 2017;82:587.
332. Symbas PN, et al. *Ann Thorac Surg*. 1992;54:177.
333. Conroy C, et al. *J Trauma*. 2007;62:1462.
334. Fox N, et al. *J Trauma Acute Care Surg*. 2015;78:136.
335. Galli R, et al. *Ann Thorac Surg*. 1998;65:461.
336. Pate JW, et al. *World J.Surg*. 1999;23:59.
337. Shulman M, et al. *Anesthesiology*. 1984;61:569.
338. Carrier FM, et al. *Can J Anaesth*. 2009;56:230.
339. Galvagno Jr SM, et al. *J Trauma Acute Care Surg*. 2016;81:936.
340. Antonelli M, et al. *N Engl J Med*. 1998;339:429.
341. Beltrame F, et al. *Monaldi Arch. Chest Dis*. 1999;54:109.
342. Feliciano DV, et al. *Surg Clin North Am*. 1999;79:1417.
343. O'Connor J, et al. *J R Army Med Corps*. 2009;155:185.
344. Lamb CM, et al. *Br J Anaesth*. 2014;113:242.
345. Jain V, et al. *JOb and Gyn Canada*. 2015;37:553.
346. Deshpande NA, et al. *Am J Obstet Gynecol*. 2017;217:590 e591-590 e599.
347. Wang PI, et al. *Am J Roentgenol*. 2012;198:778.
348. Palanisamy A. *Int J Obstet Anesth*. 2012;21:152.
349. Nanda K, et al. *Cochrane Database Syst Rev*. 2012;3:CD003518.
350. Goodmanson NW, et al. *Surgery*. 2012;152:668.
351. Govind SK, et al. *Am J Surg*. 2018.
352. Schmitz B, et al. *Curr Opin Anaesth*. 2002;15:187.
353. Cottrell DJ, et al. *Curr Opin Anaesth*. 2001;14:233.
354. Cullen A, et al. *Paediatr Anaesth*. 2014;24:711.
355. Vanderhave KL, et al. *J Amer Acad Ortho Surg*. 2011;19:319.
356. Ivashkov Y, et al. *Int J Crit Illn Inj Sci*. 2012;2:143.
357. Clebone A. *Curr Opin Anesthesiol*. 2018;31:201.
358. Watts DD, et al. *J Trauma*. 1998;44:846.
359. Gilley M, et al. *Curr Opin Pediatr*. 2018;30:1.
360. Michelet D, et al. *Paediatr Anaesth*. 2015;25:681.
361. Urban D, et al. *BMJ Open*. 2016;6:e012947.
362. Bonne S, et al. *Clin Geriatr Med*. 2013;29:137.
363. Hashmi A, et al. *J Trauma Acute Care Surg*. 2014;76:894.
364. Brown CVR, et al. *Am Surg*. 2016;82:1055.
365. Joseph B, et al. *J Surg Res*. 2014;190:662.
366. Bulger EM, et al. *J Trauma*. 2000;48:1040.
367. Joyce MF, et al. *Curr Opin Anaesthesiol*. 2015;28:145.
368. Lawson T, et al. *Br J Anaesth*. 2015;115:676.
369. Gannon CJ, et al. *Crit Care Med*. 2002;30:1893.
370. McConachie SM, et al. *Ann Pharmacother*. 2018:1060028018766656.
371. Beecher HK. *JAMA*. 1956;161:1609.
372. Breslau N. *Can J Psychiatry*. 2002;47:923.
373. Backonja M, et al. *Clin Ther*. 2003;25:81.
374. Forouzanfar T, et al. *Eur J Pain*. 2002;6:105.
375. Samet RE, et al. *Curr Anesthesiol Rep*. 2018;8:94.
376. Holte K, et al. *Minerva Anestesiol*. 2002;68:157.

67 急症与创伤的院前救治

BENN MORRIE LANCMAN，SIMON ANDREW HENDEL，
JEROME C. CROWLEY，YVONNE Y. LAI
王洁　译　倪文　姚尚龙　审校

要　点

- 第二次世界大战以后，在麻醉科医师的主导下，演化出了院前急救医学这一亚专科。在世界上许多国家，院前急救医学与临床麻醉、重症监护治疗和疼痛治疗一起，被认为是麻醉学的四大支柱。
- 不同国家间，甚至同一国家内，急救医疗服务（emergency medical service，EMS）系统都有所不同。这些差异归纳起来主要有两种模式。在美国，所有患者的院前救治都由医疗辅助人员完成（单层系统）。而在许多欧洲国家，则将院前救治的高级生命支持交由 EMS 医师负责（双层系统）。
- 院前急救处置的核心措施包括基础生命支持和高级生命支持。
- 快速、同步的评估和分类是院前救治的基础，初步检查和有限的诊断辅助手段可以确保患者被转运到最合适的救治机构。
- 对于严重创伤，院前救治务必要限制现场滞留时间、控制出血、尽快转运至创伤中心，最好是采用救援直升机转运。虽然这种转运方式在军用（如越战）和民用救治中均可采用，但并非随时具备条件。严重创伤的院前液体复苏方法各异。对于躯干贯通伤和失血性休克的患者，限制性静脉液体复苏和允许性低血压可能有利，对城市环境下的患者尤其有利。预防低体温、酸中毒和凝血功能障碍这一致死性三联征是重中之重。
- 对于急性冠脉综合征和脑卒中患者，快速恢复缺血组织的灌注最为优先。由于只有专业中心才能提供 24 h 的心导管治疗或卒中治疗团队，所以将患者快速转运到急性心肌梗死（myocardial infarction，MI）或卒中治疗中心至关重要。给予吗啡、氧气、硝酸酯和阿司匹林是 MI 院前救治的主要措施。院前纤溶治疗对 MI 非常有效，但需要在 EMS 医师的密切监护下进行。
- 未来的 EMS，可以预见远程医疗的使用将会增加，这不仅可缩短医院和急救现场之间的时间差，还将有助于改善现场和院内的诊断和治疗，并确保能更高效地将患者转运至接收医院。

背景

现代急救医疗服务（emergency medical service，EMS）的传承可以追溯到 1700 年代后期，当时拿破仑的首席外科医师 Dominique Jean Larrey 提出了伤员救治的分类和转诊的方法。后来，在 1832 年的伦敦，出现了霍乱患者转运车。引入这种转运车的理念是“患者一进入车厢即开始治疗。”[1] 美国人在内战期间采用了这个理念，联邦军的军事外科医师 Jonathan Letterman 将军创建了美国第一个井然有序的创伤患者转运系统。随后，美国的民用 EMS 系统得到了发展，1865 年第一个 EMS 系统于在辛辛那提开始运行。

在近一个世纪之后的 20 世纪 60 年代，医学科技和知识的进步加上政府的政治意愿，共同推动了院前救治概念的形成。20 世纪 60 年代初期，出现了两项主要的临床进展：心肺复苏（cardiopulmonary resuscitation，CPR）对心搏骤停患者的生命支持以及便携式体外除颤器的发展。这两项进步为高级生命支持（advanced cardiac life suppor t，ACLS）奠定了基础。这反过来也促进了让受过

培训的社区人员应对紧急情况以改善结局的概念的形成。

1965 年，Lyndon Johnson 总统成立了交通安全总统委员会。该委员会发表了《健康、医疗和伤员转运》报告。它将机动车交通事故定义为了重大公共卫生问题。该委员会建议制定一项旨在减少公路伤亡事件的国家规划。此外，在 1966 年，美国国家科学院发布了一份题为“意外死亡和残疾：现代社会被忽视的疾病”的报告。它强调必须解决当前救护车装备不足和人员配置不当的问题，从而提高院前急救医疗服务的质量。

这两份文件为 1966 年国会通过的《公路安全法案》铺平了道路，并极大地促成了交通部内部国家公路交通安全管理局（National Highway Traffic Safety Administration，NHTSA）的成立。NHTSA 制定了国家 EMS 课程，该课程于 1969 年成为美国急救医疗技术人员（emergency medical technician，EMT）培训的标准。1973 年，国会进一步通过了《EMS 系统法案》，准许为开发区域性 EMS 系统提供资金。最终使得各州在相关的联邦支持下共建立了约 300 个 EMS 区域。在美国，EMS 的职责于 1981 年从联邦政府转移到了各个州，这就导致了各 EMS 系统之间存在差异性。

在同一时期，EMS 和院前医疗系统在美国以外的大多数发达国家中也经历了相似的发展历程。各国的 EMS 系统都有其独特之处和差异点，这主要受当地的地理特点、政治意愿、历史起源和资源条件等的影响。但 EMS 系统的基本任务仍是相同的，即在正确的时间范围内为正确的患者提供尽可能最佳的院前急救，并将其安全地转运到更高水平的医疗机构救治。

一些系统的人员配备演变成主要由医师构成，而另一些系统则几乎完全由医疗辅助人员构成，没有或只有很少的医师参与；大多数系统介于两者之间，即至少在一定程度上由医师和医疗辅助人员联合构成。

基础生命支持与高级生命支持及其他

CPR 是 1960 年发展起来的，当时美国心脏学会启动了一项对医师进行口对口复苏（呼出气复苏）联合胸外按压培训的计划，这导致了分层救治系统的出现：以基础生命支持（basic life support，BLS）和高级生命支持（advanced life support，ALS）分别代表一个有组织的 EMS 中施救者所应具备的不同技能。

一线救护人员（例如警员，消防员，EMT 和医疗辅助人员）通常是第一个到达急救现场并能提供医疗辅助的人员。在混乱的院前环境中，一个具有不同技能要求的分层系统有助于使施救者的操作范围和角色划分更加清晰。

基础生命支持

成人 BLS 顺序是循环-气道-呼吸（C-A-B）。目标是确保持续向主要器官供应血液（然后是氧气）。消防员、救生员和警员常常都通过了 BLS 认证，因为他们通常是第一个到达现场的人，而 BLS 的应用本身并不需要专门的医学知识。

CPR 和自动体外除颤器（automated external defibrillator，AED）的使用是 BLS 的基本技能，随着 AED 配置的日益普遍，在院外心搏骤停（out-of-hospital cardiac arrest，OHCA）事件中，将会有越来越多的“不熟练”的社区人员成为第一个使用除颤器的人。BLS 还包括简单的气道操作动作，例如举颏、托下颌和给氧。对于创伤患者的救治，其基本技能包括气道管理，如简单的气道手法操作、口咽和鼻咽通气管以及球囊-面罩通气。

除了 CPR 和自动体外除颤外，BLS 还包括出血控制以及骨折和颈椎的固定。对于原发性创伤性心搏骤停的创伤患者，CPR 不太可能有益，反而可能会妨碍其他一些可能可以挽救生命的有用措施的实施。该争议将在本章后面讨论。不对心搏骤停的创伤患者进行心肺复苏的决定应由至少经过 ALS 培训的人员做出——而且可能只有在配备有具备熟练技能的医师或重症监护治疗医疗辅助人员的高级院前急救系统中才能作此决策。

高级生命支持，重症监护治疗级别的院前救治

成功实施 ALS 所需的知识和技能是建立在扎实的 BLS 的基础之上的。例如，即使是最有经验的院前或创伤医师，在更复杂的技术失败时也要依靠基本的气道操作手法来维持氧合。

在院前环境中，ALS 最常是由医疗辅助人员（高级 EMT 人员）实施的。但在美国的许多 EMS 区域中，存在着一个高于 ALS 的院前救治级别；而在美国以外，由医师-医疗辅助人员联合组成的直升机急救医疗服务（MEMS）系统也很常见。在医师不属于 HEMS 成员的地方，通常配备有具备高级和重症监护治疗技能的医疗辅助人员。这使得复苏单元基本上可以被带到患者身旁，而且，在整个转运过程中都可以持续进行高级复苏。设立这些先进的院前团队的基本理念是最大程度地增加患者的生存机会，同时最大程度地缩短重病或严重创伤患者所需的高级创伤治疗的延误时间。

在院前环境下，提供高级的医院级别的治疗（如气管内插管等高级气道管理措施、胸腔造口术，复苏

性开胸术以及开始血制品的输注）等仍然存在很大争议。优先考虑是在现场救治患者（“就地抢救”）还是加快转运（“抬起来就走”）是一个古老而两极分化的问题。在因距离较远而使转运时间较长的环境中（例如澳大利亚），尽早实施高级救治措施可以挽救生命。而在其他情况下，为了开始现场治疗而延长现场停留时间并推迟实施确切的创伤救治可能并不符合患者的最佳利益。在所有成熟的创伤救治系统中（包括院前和院内救治阶段），都需要通盘考虑在这两个相互竞争的优先事项之间取得平衡。

实际上，从人口总体情况看，任何人都极少有机会需要接受 EMT 的高级服务，更不要说 HEMS 院前复苏团队的服务了。因此，很难设计一个实验来适当地比较不同院前救治模式之间可能存在的差异。同样，各个院前和院内创伤系统已能满足其各自辖区内人口的实际需求，并考虑到了其运作的局限性。

如今 ALS EMTs 的培训需要严格的教育背景，包含有创监测、诊断和处理等高级技能。在 ALS 及其以上水平运行的系统能更全面地评估和稳定创伤患者。在美国，通过医疗辅助人员级别（EMT-P）认证的从业人员都可以执行上述所有的干预措施，而通过中等级别（EMT-1）认证的从业人员则可以有选择地执行其中的一部分技能。其他地区的系统也有类似的技能要求。

急救医疗技术人员和基于医疗辅助人员的急救医疗服务系统

在北美和许多其他发达国家，EMS 系统的大部分工作者都由经过特殊培训的 EMT 和医疗辅助人员构成。根据美国法律，都要求作为 EMS 主管的医师批准其所监管的 EMS 系统的医疗操作。其职责包括沟通、临床操作和管理。

在美国，根据受教育和培训的水平，EMT 可分为三个级别：基础 EMT（EMT-basic，EMT-B）、中级 EMT（EMT-intermediate，EMT-I）和 EMT 医疗辅助人员（EMT-paramedic，EMT-P）。EMT-B 的工作重点是提供基本的急救医疗干预（使用 BLS 技能）和转运患者至医疗系统。他们通常被配置在非急救性救护车上，也可应答非紧急呼叫。EMT-I 从业者或高级 EMT 可执行基本的和有限的高级急救医疗措施及患者的转运。因各州法规不一，EMT 技能范围介于 BLS 和 ALS 之间，且管理方式不尽相同。EMT-P 是美国 EMT 中技能最高的级别。需要接受了为期 1 ～ 2 年高级院前急救的强化培训。经过 ALS 培训，可以执行气管内插管、药物使用和手动除颤等操作。

在许多其他国家 / 地区，医疗辅助人员需要完成大学学士学位水平的学业，并取得国家或地区级别监管机构的认证——与执业医师的认证类似。在某些地区，例如澳大利亚的大多数州和西欧的许多国家，重症监护治疗辅助人员具备复杂的医学和创伤处理技能，并具备意外事故的评估和复苏技能。

急救现场的初始检查及初步评估

初始检查通常以众所周知的 ACLS 的 ABCDE（气道–呼吸–循环、意识障碍–暴露）的步骤进行。自 2010 年以来，美国心脏学会已建议将 ABC 法（气道–呼吸–按压）改为 CAB（按压–气道–呼吸），强调循环在气道之前。这对于心搏骤停的患者尤为重要，需要将重点关注在胸外按压上。这也与严重出血的创伤患者相关。如果您能听到出血的声音，则应先止血！

因此，严重创伤患者的院前急救方法是 C-ABCDE。严重出血患者的院前处理策略将在本章的其他部分详述，大致来说，包括直接伤口施压、深层伤口填塞、使用新型止血药（市场上有数种）以及肢体出血上止血带［战伤用止血带（Combat Application Tourniquet，CAT）应用最广］。严重的颌面部大出血可以采用特殊的止血技术，包括鼻腔填充或气囊填塞装置（如 Rapid Rhino）、牙科用夹板，或采用硬质颈托固定下颌。

在没有胸部外伤的情况下，采用复苏性的主动脉球囊阻塞术（resuscitative endovascular balloon occlusion of the aorta，REBOA）处理骨盆外伤严重出血的方法尚未普及。实际上，有据可查的仅有一例 London’s Air Ambulance 报道的成功采用院前 REBOA 的案例。此方法仍存在巨大的争议，且证据有限。

一旦识别并暂时控制了严重出血，即应继续快速而有条理地进行初始检查的其他步骤。如果存在气道（A）阻塞，则应清除阻塞物并在必要时控制气道。尽管在院前环境中进行快诱导气管内插管通常是适当的，但其并非总是必要的或有益的。必须在延误转移、住院后可能的安置、最终救治的距离和可应用技能之间取得平衡。多数院前急救服务仍在用硬式颈托固定颈椎来转运患者，这一操作应在此阶段完成。

呼吸（B）是下一个优先事项；清理并尽可能控制气道后，可通过观察呼吸频率、方式和胸廓起伏来评估患者的呼吸。可能需要给氧和辅助通气。可立即纠正的潜在致命性胸部创伤，如张力性气胸，也应尽可能识别出并处理，并尽量缩短延误患者转运的时间。对于张力性气胸，许多先进的院前救治服务系统（尤其是具备医疗辅助人员 HEMS 的团队）都采用手指胸廓造口而非针头胸腔穿刺的方法进行胸腔减压，以便更迅速而确切地达到治疗目的，并降低转运途中气胸再次积气的风险。当然，此种确切的治疗方法并非所有的 EMS 团队均可实施。

循环（C）方面需要评估的是触诊脉搏、检查心率、脉搏质量和规律性、测血压并再次评估出血源。大致上，可触及颈动脉搏动者的血压应至少在 70 mmHg 以上；而可触及桡动脉搏动者，血压应在 80 ～ 90 mmHg 以上。

同样，作为初始检查的一部分，需要建立大口径静脉通路。多年来，创伤患者的早期输液管理一直是创伤管理中的一个有争议的问题。在系统性和院前救治方面的文献中，关于晶体液在创伤患者早期复苏中的作用已进行了很多讨论。在过去的十年中，在院前急救环境中积极使用晶体的理念已经转变为尽早使用血制品。一些院前救治服务中仅携带红细胞，有些地区（特别是在英国）还携带冰冻血浆。对于无头部外伤的创伤患者，理想的收缩压目标为 90 mmHg（所谓的“允许性低血压”）。惟一不适于这一血压标准的是头部创伤患者。若患者存在或可疑存在头部创伤，则应避免出现低血压。实际上，现有的证据提示，即使单次短暂的收缩压低于 90 mmHg 也可能使患者的死亡率翻倍。

作为循环评估的一部分，可将可疑的长骨骨折用 CT-6（或等效的）夹板固定，并将患者包裹在真空垫中进行转运。如果院前救治团队有足够的能力和专业知识，可以将超声在创伤中的扩展重点评估（extended focused assessment with sonography in trauma，e-FAST）作为循环超声检查的一部分。这可能有助于在转运前辨别气胸和其他主要出血源，并且提前将数据传送至接收医疗机构。

意识障碍（disability，D）使用格拉斯哥昏迷量表（Glasgow Coma Scale，GCS）进行评估。GCS 由三部分组成：睁眼反应、语言反应和运动反应。记录患者的最佳反应。在 GCS 中，睁眼反应的最大分值为 4 分，1 分为无反应，4 分为能睁眼；语言反应的最大分值为 5 分，其中 1 分为无反应，5 分为机敏且定向良好；运动反应共 6 分，1 分为无反应，6 分为可按指令动作。总分最高分是 15 分，最低分是 3 分。通常，GCS 得分为 8 到 9 的患者意识状态发生明显改变，不再具有保护自己气道的能力。暴露和环境（enviroment，E）的评估以及保护核心体温的措施是初始检查和患者包裹的最终步骤。

值得注意的是，在院前救治环境中对创伤患者的处理取决于团队内部的协调一致。院前诊断和治疗的关键是在发现问题后立即开始重要的治疗，同时最大程度地缩短在现场花费的不必要的时间。院前专业救治团队的重点是避免出现“治疗空白期”，或者说避免出现不做对患者有益的处理的时间。

到达救治现场评估后，院前救治团队必须迅速了解患者相关的既往史以及周遭事故的情况。在发生创伤的情况下，按照 ATMIST 和 AMPLE 助记符有助于为收集关键的初始信息提供帮助。ATMIST 代表年龄、事件发生的时间、创伤机制、持续性的损伤、生命体征（初始和后续）以及迄今为止给予的治疗。然后可以将 AMPLE 顺序帮助收集特定和相关的病史信息。AMPLE 代表过敏、用药（常规和急性）、既往史、最后一餐（经期、破伤风注射）以及周围发生的事件。

监测

院前救治配置的标准监护仪包括脉搏血氧饱和度、无创动脉血压、心电图（electrocardiography，ECG）、温度和二氧化碳监测。实际上，在成熟的 EMS 或院前救援服务中，患者监护的标准与大型医院的大多数重症监护治疗区域的配置相当。主要区别在于监护仪显示器必须能够耐受院前救治的苛刻环境、易于携带并具有较长的电池续航能力。有许多商用显示器（呼吸机，输液泵和其他相关设备）已获准在飞行中使用，且在各种转运平台和极端环境下均坚固耐用。

即时超声

如今，价格合理的便携式超声仪的普及已使得院前救治中可以普遍采用即时（point-of-care，POC）超声检查。在欧洲、英国和澳大利亚，由于医师积极参与了患者的院前救治，因而使 POC 超声的使用更加切实可行。一项荷兰的观察性研究表明，61% 的超声检查会影响 88% 的院前和到达接受中心的患者的诊疗决策[2]。POC 超声的应用并不仅限于心搏骤停；如前所述，在有经验的操作者手中，腹部超声也已显示能影响治疗决策，并不会显著延缓治疗[3]。

院外心搏骤停

突发心搏骤停后患者的生存很大程度上取决于早期 CPR 和除颤。社区越来越强调旁观者行 CPR、社区内 AEDs 的配置和 EMS 团队快速反应的重要性[4]。

当 EMS 到达现场时，开始启动“通用治疗流程”[5]。持续胸外按压直至开始进行心脏监护并决定除颤是否合适。药物治疗和气道管理方面的共识性建议仍然很少。OHCA 中最佳的气道管理方法尚未确立，研究表明，药物复苏似乎可以增加患者自主循环恢复（return of spontaneous circulation，ROSC）的概率，但并不改善预后[6]。

ROSC 的可能性在很大程度上取决于心搏骤停的病因以及是否有旁观者能及时行适当的 CPR。到目前为止，心脏病理性因素是引发 OHCA 主要病因。

急性冠脉综合征

在美国，有超过 550 万患者以胸痛为主诉来急诊科。其中几乎 50% 是通过救护车送达的[7]。任何成熟的 EMS 系统都需要配备完善的设备来处理这种常见而又可能威胁生命的急症。对院前救治环境中出现胸痛的患者，需要做好三件事：①作出诊断；②开始治疗；③向医疗机构分类转运。

院前诊断和心电图

院前心电图对于评估和分类胸痛患者以及诊断 ST 段抬高型心肌梗死（ST-segment elevation myocardial infarction，STEMI）至关重要。多项研究表明，院前心电图不仅技术上可行，而且可以缩短自症状出现到再灌注恢复的时间[8]。这一发现已在乡村环境中得到了验证[9]。最近的一项研究表明，使用院前心电图的患者的校正后死亡风险明显降低[10]。

院前治疗和纤溶

STEMI 患者若能在发病后 90 min 内进行，则首选经皮冠状动脉介入治疗（percutaneous coronary intervention，PCI）。有证据表明，如果患者在此时间窗内无法接受恢复心脏再灌注的机械性治疗（由于地理距离遥远或被送达无法行 PCI 的社区医院），则应在 24 h 内先进行纤溶治疗，然后再行 PCI[11]。后续的研究也证明，在以医疗辅助人员为主的 EMS 中，院前进行纤溶治疗是切实可行的，可以缩短开始治疗的时间并改善患者的临床结局[12]。

机械循环支持

院前体外心脏生命支持

最近，体外心脏生命支持（extracorporeal cardiac life support，ECLS）已被引入院前救治中，用于某些十分特殊条件下 OHCA 患者的治疗。院前环境下使用机械性 ECLS 仍有争议。无论是在野外环境下还是在急诊室，都缺乏足够的证据来指导广泛开展这一技术。多个病例报告已表明其具有一定的实用性，但这种治疗措施不能影响高质量的 ACLS 的实施[13-15]。

呼吸窘迫

呼吸窘迫是一种院前常见的需要医疗干预的主诉症状[16]。处理时需要能快速鉴别出急症情况并进行干预，以防止病情进一步恶化。但不幸的是，呼吸困难（呼吸窘迫感）可能受多种因素的影响，仅凭患者的主诉不足以鉴别病因及其严重程度。无论潜在的病因如何，尽早稳定患者的呼吸功能对于降低患者的发病率和死亡率都很重要。即使对于不参与院前救治的麻醉科医师，熟悉这些情况也很重要，因为紧急或危急的手术患者可能存在呼吸困难，而术前并未行充分的评估，这时，患者初始治疗的任务就落在了围术期麻醉团队人员的身上了。

评估

呼吸窘迫患者初步评估的目的在于识别出存在快速进展为呼吸衰竭风险和需要有创通气支持的患者。呼吸频率是一个容易获得的生命体征，每分钟超过 30 次的呼吸频率可被视为异常。考虑其他因素也非常重要，例如焦虑和中毒也可能会影响呼吸频率。其他症状和体征还包括喘鸣、上呼吸道阻塞、不能说完整的句子以及发绀。脉搏血氧饱和度仪已成为检测低氧血症的标准监测，但应注意的是，有时患者有明显的呼吸道疾病但却可维持可接受的氧饱和度水平[16]。呼吸困难的鉴别诊断可能具有挑战性，但若能考虑到具有潜在致病风险的器官系统，则可能简化诊断流程。表 67.1 提供了麻醉科医师急诊和院前救治环境中需熟悉的呼吸困难的常见而非全部的病因列表。

处理

呼吸困难患者野外条件下的初始处理措施包括尽可能稳定病情并快速转运至能提供确切治疗的机构。院前环境下的干预措施复杂多变，具体取决于患者的需求和救治者的技能。常见的干预措施包括给氧以治疗缺氧、吸入支气管扩张剂以治疗喘息、使用气囊-面罩通气或气管内插管以应对突发性呼吸衰竭。院前

表 67.1 呼吸困难的病因

器官系统	状况
肺	气道阻塞 肺栓塞 非心源性肺水肿 急性呼吸窘迫综合征 肺炎 过敏反应 阻塞性睡眠呼吸暂停 哮喘 肺心病 / 肺动脉高压 误吸 胸腔积液 恶性肿瘤 慢性阻塞性肺疾病
心脏	心源性肺水肿 急性冠脉综合征 心脏压塞 心包炎 先天性心脏病 瓣膜性心脏病 心肌病
神经系统	脑血管意外 颅内出血 有机磷中毒 多发性硬化症 吉兰–巴雷综合征 蜱麻痹 肌萎缩性侧索硬化 多发性肌炎 卟啉症
创伤	气胸（张力性与单纯性） 血胸 膈肌损伤 心脏压塞 肋骨骨折
腹部	急腹症引发的酸中毒 / 休克 板状腹 怀孕 腹水
心理性	恐慌发作 躯体化障碍 过度通气综合征
代谢 / 内分泌	毒物摄入 糖尿病酮症酸中毒 肾衰竭 / 代谢性酸中毒 电解质异常 发热 甲状腺毒症
感染性	肺炎 会厌炎
血液	一氧化碳中毒 氰化物中毒 贫血 镰状细胞危象（急性胸部综合征）

Adapted from Braithwaite S，Perina D. Dypsnea. In：Walls R，Hockberger R，Gausche-Hill M，eds. Rosen's Emergency Medicine：Concepts and Clinical Practice. 9th ed. Philadelphia：Elsevier；2018

救治通常还包括针对疑似张力性气胸的穿刺减压术（尽管手指胸廓造口术越来越多）和肾上腺素处理疑似过敏患者。有关呼吸困难的综合处理的内容超出了本章的范围；框 67.1 中总结了一些与呼吸窘迫有关的要点。

神经系统损伤和头部损伤

中枢神经系统疾病给院前救治者带来了重大挑战。临床医师许多常用的收集信息的方法都失去了作用。意识丧失、癫痫或惊厥发作后的患者都无法提供有用的临床病史，甚至收集基本信息也可能成为挑战，在院前救治环境中更是如此。本节将概述在救治现场遇到神经系统事件时，院前救治者面临的主要优先事项和挑战。有关这些情况下患者处理的更详细内容，请参阅第 84 和 66 章。

创伤性脑损伤

创伤性脑损伤是创伤患者致病的一个主要原因。从受伤开始，所有救治的目的都应是最大限度地提高剩余神经组织的存活率。第 66 章中概述了相关的特殊内容，并强调如何减少继发性损伤。

脊髓损伤

脊髓损伤（SCI）给院前救治者带来了特殊的挑战。患者极少在容易获得脊柱保护性预防措施的地方受伤。在将患者转移到合适的转运平台上时，应权衡病情恶化或造成继发损伤的风险。值得注意的是，在尽可能谨慎地运送患者的情况下，不太可能产生足够的力来造成新的损伤。

有鉴于此，处理有潜在 SCI 的患者的最安全的方

框 67.1 呼吸窘迫的精辟见解（准则、格言）

- 在对呼吸急促病因开始进行更彻底的检查之前，先排除一些威胁生命且进展迅速的病因，如张力性气胸或急性冠脉综合征
- 血氧饱和度正常并不意味着患者没有明显的呼吸系统疾病
- 大多数呼吸窘迫患者都与肺或心脏有关；但机智的临床医师应始终牢记要根据患者的临床病程情况考虑其他一些可能的病因
- 慢性病比急性病更容易耐受。例如，慢性二尖瓣关闭不全患者可以耐受直至进展至严重程度，而急性二尖瓣关闭不全却是医疗急症
- 疾病的发病缓急有助于确定病因。例如，慢性神经肌肉疾病急性恶化的患者出现的呼吸急促可能存在其他的病因
- 没有临床表现可以排除肺栓塞，对适当的患者应降低进一步筛查的门槛
- 不必要的给氧没有益处，可能导致可预防的危害

法就是假设患者存在所有可能造成严重SCI的发病机制，但在关注采取脊髓损伤预防性保护措施的同时，不要延误挽救生命的治疗。

在过去的十年中，脊柱固定技术受到了越来越多的关注。硬质颈托不再是固定颈椎的“灵丹妙药”。硬质脊椎固定板在世界各地的许多急救服务中也不再受欢迎。无论在哪里，即使是使用“硬质”固定装置，目前也倾向于尽可能缩短其使用时间。根据救治现场的预期转运时间，可以考虑尽早使用Philadelphia颈托或Aspens颈托，并将患者置于真空垫中转运。颈托的最大好处是可以提醒接收医院此患者可能存在颈椎损伤而需要注意。使用软质颈托可能也可达到此目的，同时避免出现长时间使用硬质颈托固定带来的一些风险。这对于皮肤脆弱的老年患者或需要长时间转运的患者尤其重要。

急性卒中管理

卒中是一种令人恐惧并使人衰弱的疾病。如果不进行详细的神经系统检查可能很难确定特定卒中的位置，而大血管卒中患者定向性再灌注治疗的开展已经极大地改变了这些患者的预期结局。像冠心病的经皮介入治疗一样，介入神经放射学能够极大地改变脑卒中患者的临床轨迹。最大限度地缩短神经组织的缺血时间是当务之急。因此，早期诊断、介入神经放射学的参与和及时转运对于实现最佳临床结局至关重要。这就导致有些地区在野外即开始进行溶栓治疗。近期一些相关的重要研究都因为已足以证明血栓取出术对患者有利而提前终止了。因此，将这些患者运送到可以实施血栓取出术的医学机构尤为重要。为了最大程度地提高诊断速度，已经开始出现了移动卒中单元，其中包含便携式计算机断层扫描仪和远程放射功能，可以在现场进行放射学诊断。尽管大家对这些平台的推出都热情很高，但在发达国家之间也存在异议，且其费效比也存在质疑。

癫痫发作

癫痫发作是常见的表现，约占急诊就诊人数的1%。经常需要一线急救人员提供紧急医疗处理，并在患者向医院转运的图中进行适当的支持治疗。癫痫持续状态的详细处理见第57章，但EMS团队在野外及早进行治疗可以改善癫痫持续状态患者的预后。

意识状态改变

意识状态改变涉及影响患者认知的各种情况。在院前环境中，可能需要急救人员对合并一系列潜在疾病的患者进行评估、治疗和安全转运。患者可能是药物影响、头部受伤、精神错乱或患有多种医学或神经外科疾病。院前救治者可能需要在患者家中、机动车事故现场或复杂环境中治疗意识状态改变的患者。与其他场景一样，为医疗救治者和患者提供安全的环境至关重要。

如有需要，可使用镇静剂来保证患者安全转运到医疗机构。医务人员应评估和治疗导致意识状态改变的可逆病因，如低血糖或低氧血症，但许多诱因超出了野外现场诊断的范畴。相关病史采集对于确定意识状态改变的时间线以及判断患者目前的意识状态与既往正常状态间的差距等的重要性日益提高。

院前创伤

创伤在全球范围内仍是巨大的疾病负担，也是40岁以下人群的第一死因。如前所述，能否尽早获得确定性的救治是严重创伤事件中影响生存率的首要影响因子。创伤患者从受伤开始即需要接受先进而专业的创伤治疗，因此，延缓伤员向权威的医疗机构的转运会导致预后不良。同时，创伤患者的院前处理可以使伤员在受伤地点即开始进入康复的过程。非常重要的是，在负责接受伤员的医院工作的麻醉科医师应该了解院前环境下救治工作的能力、特殊的挑战以及所能提供的治疗方面的限制，从而做好延续相关救治工作的准备。了解在院前环境中什么可以（不可以）做能最大程度地减少院内救治的重复和停滞，并且对避免出现治疗空白期至关重要。

分类

分类是根据临床需求和紧迫性对资源进行优先分配的过程。通常将高级别的救治者派送给病情最严重或受伤最严重的患者。每个国家的紧急反应系统都有所不同。视国家/地区的特定急救系统而定，一线急救人员可以是道路救护车（由医疗辅助人员/具备不同技能的EMTs或医师组成）、配备有含医师或高级EMTs（有时是指是重症监护治疗的医疗辅助人员）的高反应性“快车”或HEMS人员的任意组合。大多数发达的EMS分类系统是通过一个特定的电话号码激活的。该号码因地区而异，可以通过座机或移动网络（美国为911，英国为999，澳大利亚为000，全球移动网络为112）接通。一旦接通，训练有素的非医疗调度员将使用标准化脚本来确定紧急程度和位置，并向救治现场的旁观者提供建议和支持。应分配适当的紧急医疗资源来应对呼救。该系统也可以用于诸如警察或消防之类合作伙伴的紧急服务的激活，或者可以在事故现场呼叫所有上述三种紧急服务。

现场安全

对于主要在医院工作的医务人员而言，他们很容易把照明、环境控制和个人安全等相对奢侈的东西视为理所当然。对于在院前环境下提供创伤治疗的一线急救人员和其他一些人员而言，需要考虑许多危害因素，并要尽可能地确保所处环境对他们自身和患者都是安全的。

表 67.2 中包含了一些需要考虑和（或）解决的危害因素。

到达现场的首要任务是确保自身、团队人员、旁观者以及患者的安全。同样重要的是要快速评估伤员的数量和伤情，以便后续进行分类。如果伤员的人数或伤情的严重程度超出了现场人员的救治能力，就需要请求更多的资源。按照本章的目的，我们仅考虑只有一名伤员的情况。有关群体性灾害事件的处理，请参阅第 68 章。

初始检查和次级检查

一线急救人员已接受培训，可以以同样的思维模式和原则按高级创伤生命支持（Advanced Trauma Life Support，ATLS）的要求进行初始检查。院前初始检查的重点是进行快速的初步评估，识别、评估和治疗威胁生命的损伤。与院内的初始检查的不同之处在于，在进行评估和治疗的同时，有必要将患者固定并包裹以便转运。在某些救治人员的理念里，会把野外医疗救治的方法划分为两种极端的方式：要么“就地抢救”，要么“抬起来就跑”。实际上，两种方法都无法一刀切，救治者需要根据伤害、技能、转运时间、资源和环境限制来考虑患者的个体化需求——然后再调整临床方法来平衡这些优先级别和优化患者的救治措施。

表 67.2　环境和人类危害因素

环境危害因素	人类危害因素
■ 带电电缆	■ 无特定目标的随机犯罪枪手
■ 火	■ 悲痛的家人 / 朋友
■ 化学品 / 燃料泄漏	■ 醉酒的旁观者
■ 其他车辆 / 汽车 / 交通	■ 惊慌失措的人群
■ 封闭空间 / 通风不足	■ 复杂或不安全的场景（例如，在恐怖袭击之后、冲突区域）
■ 不安全 / 不稳定的建筑物 / 树木	
■ 极端天气（阳光 / 雨 / 雪）	
■ 生物性灾害	

就地抢救

本概念是指在将患者运往至接收医院之前，在现场进行最大程度的临床治疗。其意图是通过在野外现场进行最大程度的适当治疗，以尽量减轻创伤的损害或疾病的严重程度。就地抢救的基本原则是，如果患者从受伤那一刻起就需要接受高级创伤救治，那么就应该尽早提供这些救治措施。实际上，这不只是将单人创伤复苏室运送至患者身边那么简单。野外提供的治疗可能更难实现。尽管院前复苏的标准不断提高，诊断设备也更容易获得，但无菌级别的降低以及诊断和监测手段的受限，仍然是院前团队需要面对的难题。因此，每种治疗都需要在其潜在的益处与其可能造成转运的延缓所带来的危害之间进行权衡。考虑到这种压力，许多高绩效的团队已经开发出了明确而标准的操作程序，以最大限度地增加他们第一次尝试成功的机会，并将执行任务所花费的时间降至最短。常见的需执行的措施是快诱导气管内插管。“气道管理装备包”（图 67.1）常用作辅助识别和工作区的工具，可以提高现场急救团队的工作绩效。最强大的临床院前团队应该是一支具有互补和重叠技能的团队。由医师 / 高级医疗辅助人员组成的团队往往拥有更广泛而深入的操作能力。

“抬起来就跑”

该方式的重点是最大程度地缩短现场停留时间，尽快将患者转运至最终的救治中心。其支持者认为是到达最终的救治中心的时间决定预后，所以患者应该被尽快转运——现场只需要采取一些最基本的挽救生命的措施。从预期的转运时间考虑，这一理念对许多创伤患者可能是完全正确的。这种情况下，在现场只

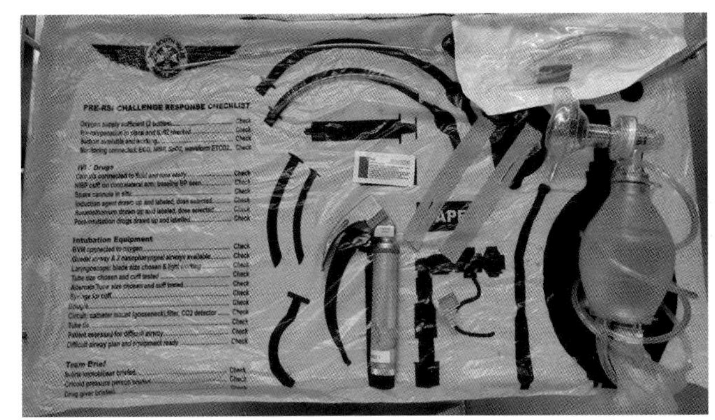

图 67.1　“气道管理装备包”通常用作辅助识别和工作区的工具，以提高现场急救团队的绩效（Courtesy MedSTAR，Adelaide，South Australia.）

需要根据预期的转运时间，在现场采取的任何干预措施都应该是能即时挽救生命的。

进一步的考量

院前救治人员还应从现场收集尽可能多的有用信息以指导后续的治疗。当前的用药情况、相关的病史及事故现场的照片等都是在任何可能的情况下需要获取的资料。

转运目的地通常是预先确定的。大多数系统都在尽力将患者运送到适当的临床机构。例如，应该将疑似心肌梗死的患者转运到可以进行 PCI 的中心。其他一些急诊专科包括卒中、体外膜氧合、外伤、儿科和烧伤。在医疗条件允许的情况下，也可考虑患者的意见，以及在一些特定的地域，患者的保费水平等因素。

平衡复苏

大出血的尽早控制已成为严重创伤复苏关注的焦点。随着我们对急性创伤性凝血病及其对后续临床复苏的影响的了解日益深入，以晶体液为基础的复苏理念已经转向“止血性（hemostatic）”液体复苏。现在，世界各地的许多救护车上都携带有成分输血的血制品——通常是浓缩红细胞，但携带血浆的也越来越多。有关氨甲环酸（tranexamic acid，TXA）早期给药对临床结局的影响的研究正在进行中。CRASH-2 研究证明，在伤后 3 h 内给予 TXA 可以降低死亡率。该研究的假设是早期使用 TXA 可能改善患者的预后，但对其比较客观的质疑是实验地点缺乏一致性。亟待解决的挑战包括血液交叉配型、液体的复温、库存管理和成本等问题。凝血因子浓缩物的使用可能也有作用，但尚无明确的证据。

控制出血

随着野外血液制品使用的增加，可用于止血的干预措施也越来越多。美国外科医师协会（American College of Surgeons，ACS）一直在美国协调全国性的“止血（Stop eh Bleeding）”运动，以提高现场旁观者对出血控制方法的使用和理解，如直接按压、伤口包扎和止血带等的应用已尝试让大众了解。

抗纤溶药物

关于 TXA 在急性重度创伤患者中使用的有效性和安全性的争论仍在继续。CRASH-2 的研究结论已被引入到许多创伤系统中，已在许多创伤系统中采用。另一方面，鉴于该研究中实验地点存在显著的非一致性，因而许多人仍不认可其结论。CRASH-2 确实显示在伤后 3 h 内静脉注射 1g TXA 的创伤患者因出血而死亡的概率下降。如果首剂的给药时间超过 3 h，则无明显作用，这时患者已经转变为出现血栓形成相关的并发症。还有一些担忧认为，并非所有的出血性创伤患者均存在纤溶亢进，理论上讲，这些患者并无抗纤溶治疗的指征。诸如 PATCH 等一些其他的研究正在探究有针对性地使用 TXA 是否可以提高存活率。

止血带

正确放置 CAT 可以显著减少失血量并及时止血，从而安全地将患者送至最终的救治机构。

复苏性主动脉腔内球囊阻塞术

伦敦的“空中救护车”（通常称为伦敦 HEMS）率先在救治现场使用 REBOA 来处理以前几乎无法幸存至医院的严重出血患者。他们已经多次在现场使用 REBOA，总体上取得了积极的成果。使用 REBOA 的大多数患者都有严重的骨盆创伤。REBOA 使用的证据基础正在扩大。但从另一方面看，在成熟的创伤系统中，符合 REBOA 指征的患者实际上可能会在手术室接受最终治疗。现在的主要问题是，这种高度专业化的干预措施是否适用于其他一些情况——或者说它是否确实对降低死亡率有益。也许未来 REBOA 或类似的技术将成为野外出血控制的标准措施。

未来的方向和挑战

创伤的负担正在增加。随着人口的老龄化、城市中心人口的密集、道路负荷的加重以及医疗技术的加速发展，急救人员面临着巨大的挑战（和机遇）。以下是目前正在探索的一些挑战和活跃的领域。作为麻醉科医师，对于我们所合作和参与的相关临床领域的进展，我们应及时获取信息，并保持开放的心态。

创伤分类

从事故或伤害开始到通知紧急救治服务的时间间隔可以是迅速及时的，也可能被明显延误。正在努力使这一过程的一部分实现自动化。许多现代汽车都内置了碰撞侦测和紧急情况通报功能。OnStar 等公司在发生车辆碰撞事故时能及时通知紧急救治服务。随着越来越多的汽车配备了详细的分析功能，当车辆卷入足以造成伤害的暴力事故时，就可能会直接通知紧急救治服务。

现场即时诊断

随着 POC 设备变得更小，更可靠，更便宜，一线医疗救治者有可能进行快速评估，并按患者的伤情和医疗需求分类和分级后送患者。超声是一款在一线被广泛采用的设备，并且已经在全球许多院前服务中进行了配置。它相对便宜、便携、坚固，有越来越多的证据证明了其使用价值。

随着遥测和远程医疗技术的逐步开展，POC 诊断的能力将会进一步增强。紧急救治现场的实时反馈信息传输到接收医院可以为医院工作人员加速决策适当的治疗方案提供必要的信息——如手术信息等。远程医疗和救治现场的结合，已经引起了负责提供最偏远或恶劣环境下救治服务的组织的巨大兴趣，如矿业公司和军方。对于海上重伤或身体不适的患者，先进的远程医疗和实时临床支持的应用效果是显而易见的。远程医疗的双向性也使医院工作人员能够指导现场操作人员，减少了前线救治者必须是专家的需求。尽管远程医疗永远不会取代现场的技能，但可能会极大地强化临床决策。

药物过量 / 中毒 / 环境暴露

与现代医院的环境相对可控不同的是，院前救治人员会面对各种未知情况。除了评估患者的临床表现外，还需要考虑其他诸多的事项，以防止对其他患者、旁观者或急救人员造成进一步的伤害。

环境中的毒素、化学物质暴露、武装的患者或附近的袭击者等都是我们需要面对的恶劣现实。首先且最重要的是，任何院前救治人员都必须要确保其自身的安全。这可能会延误急救人员接近患者的时间，以便留出时间让警察，消防和（或）公用设备提供方来保护现场。许多 EMS 单位（尤其是在美国）已经设立了特殊的“战术单元（tactical units）”来应对这一挑战。这些人员接受过额外的培训，以使他们能够在潜在的敌对环境中运行。

以下的讨论是在假设已确保现场安全、且一线救治人员已到达患者身旁的前提下进行的。

评估

麻醉科医师应该对可能存在的常见环境暴露和中毒征象有所了解，尤其是这些患者经常会有手术需求。对中毒患者的评估通常具有挑战性，并且仅能依靠体格检查和附近的旁观者口中获得有用的信息。空药盒和其他环境线索可能会有帮助，但并不一定有这些线索[17]。如果怀疑有环境暴露，应注意避免急救人员受到暴露伤害，为以防万一，患者的衣服应放在安全的隔离区内[17]。在发生重大的生物 / 化学 / 辐射暴露灾害时，应征询专家的意见，以确保急救人员和临床医师的安全。尽管许多实验室可以检测摄入的物质，但院前救治者必须熟悉常见的中毒征象，因为这些征象可能是提示药物中毒的惟一线索。

处理

与其他大多数的急症处理一样，初始治疗的目的在于进行任何针对环境暴露或中毒的特殊治疗之前，稳定患者的生命体征。还要对环境暴露的患者进行去污处理；即在有指征的情况下，去除患者的衣物，并进行体表净化[17]。病情一旦稳定下来，便可以尝试进一步的干预措施。除生命体征外，其他快速检测还包括 12 导联心电图和血糖。鉴于当前的阿片类药物滥用的泛滥，可考虑在适当的患者中经验性地给予纳洛酮。若可能发生转运延迟，则应及时咨询毒理学专家。表 67.3 列出了多种药物和制剂中毒的临床征象。表 67.4 列出了特定制剂中毒的常见 ECG 表现。

环境暴露

麻醉科医师应进一步熟悉环境暴露，包括体温过低和高温损伤。冻伤是指组织冻结后发生严重的微血管损伤并最终导致细胞死亡的现象，可导致肢体缺失和严重疼痛等严重并发症的高发。院前治疗往往受限，因为肢体冻伤治疗失败的一个最常见的灾难性后果就是“冻结-复温-再冻结”。因此，在存在复温过程有可能被中断的风险的情况下，不要尝试在野外给患者进行复温。应脱下患者湿衣服，固定好患处并尽可能保护其身体其免受物理伤害。如果存在严重的冷伤并尝试进行了复温，应注意冰冷的血流回流入心脏后，可导致室性心律失常甚至心搏骤停[18]。

烧伤很常见，但幸运的是通常伤情轻微。有关烧伤患者麻醉处理的注意事项将在本书的其他章节讨

表 67.3 临床症状和相关药物

临床征象	制剂
瞳孔缩小	胆碱能药、可乐定、氨基甲酸酯、阿片类药物（哌替啶除外）、有机磷酸盐（农药）、吩噻嗪、毛果芸香碱
瞳孔散大	抗胆碱能药、拟交感神经药（沙丁胺醇）、毒品戒断症状
昏迷（需首要排除低血压）	酒精（乙醇、乙二醇）、三环类抗抑郁药、铊、甲苯、重金属（铅）、锂、降糖药（检查血糖）、砷，SSRI/SNRIs 类抗抑郁药、抗组胺药、阿片类药物、苯二氮䓬类、巴比妥类、一氧化碳、氰化物、可乐定、胰岛素（检查血糖）、异烟肼、其他镇静催眠药
惊厥发作（有惊厥史会增加可能性）	降糖药 / 胰岛素（检查血糖）、有机磷酸盐、拟交感神经药、水杨酸酯、三环类抗抑郁药、安非他酮、可卡因、樟脑、氯代烃、普萘洛尔、苯环利定、重金属（铅）、利多卡因、锂、抗癫痫药戒断症状、甲基黄嘌呤（茶碱、咖啡因）、甲醇、尼古丁、苯丙胺、乙醇戒断症状
出汗	拟交感神经药（可卡因、苯丙胺）、有机磷酸酯、水杨酸酯、苯环利定 / 氯胺酮
皮肤干燥	抗组胺药、抗胆碱药
水疱	巴比妥酸盐、芥子气、蛇和蜘蛛的毒液
皮肤潮红	烟酸、抗胆碱药、一氧化碳
发绀（检查氧饱和度）	硝酸盐、亚硝酸盐、麦角胺、苯胺染料、氨苯砜、非那吡啶
心动过缓	β 受体阻滞剂、阿片类药物、抗胆碱酯酶、抗心律失常药（胺碘酮、地高辛）、钙通道阻滞剂、可乐定、胆碱能药、酒类
心动过速	可卡因、安非他命、抗胆碱能药、抗组胺药、酒精戒断症状、苯环利定、氯胺酮、茶碱、咖啡因、甲状腺激素、三环类抗抑郁药
体温过低	阿片类药物、一氧化碳、胰岛素、降糖药、镇静剂、酒精
体温过高	神经阻滞剂恶性综合征（反射减弱、僵硬）、血清素综合征（反射亢进、阵挛）、水杨酸盐、拟交感神经药（可卡因、苯丙胺）、酒精戒断症状、抗胆碱能药、抗精神病药、抗抑郁药、尼古丁
低血压	钙通道阻滞剂、可乐定、砷、氰化物、氨茶碱、抗高血压药、抗抑郁药、镇静药、阿片类药物
高血压	甲状腺补充剂、可卡因、苯丙胺、抗胆碱能药、尼古丁、咖啡因、拟交感神经药
呼吸急促	水杨酸盐、神经毒剂、摄入后继发的代谢性酸中毒、吸入性肺炎
呼吸过缓	镇静剂、酒精、阿片类药物、大麻

Adapted from Meehan TJ. Approach to the poisoned patient. In：Walls R，Hockberger R，Gausche-Hill M，eds. Rosen's Emergency Medicine：Concepts and Clinical Practice. 9th ed. Philadelphia：Elsevier；2018

表 67.4 药物过量的 EKG 结果

段 / 间期	表现	制剂
P 波	缺失	地高辛、胆碱能药
PR 间期	延长	钙通道阻滞剂、β 受体阻滞剂、镁
QRS 间期	延长	1 型抗心律失常药（利多卡因）、抗组胺药、可卡因、三环类抗抑郁药
ST 段	低平	地高辛
QT 间期	延长	许多药物、美沙酮、抗精神病药最具相关性
T 波	高尖	酸中毒导致的高钾血症
T 波	低平	锂
U 波	出现	锂、咖啡因、茶碱、沙丁胺醇

Adapted from Meehan TJ. Approach to the poisoned patient. In：Walls R，Hockberger R，Gausche-Hill M，eds. Rosen's Emergency Medicine：Concepts and Clinical Practice. 9th ed. Philadelphia：Elsevier；2018

论。严重烧伤的特殊院前处理主要关注于终止损伤、必要时控制气道、以及进行适当的镇痛。许多地区都设有专门的烧伤中心，EMS 救治者要在权衡将患者转运到最近的医院还是烧伤中心的利弊后，作出决策。图 67.2 概述了转运到三级燃烧中心的注意事项。

美国烧伤协会**提供**

高级烧伤生命支持（ABLS）

请访问www.ameriburn.org了解有关ABA和ABLS的更多信息

烧伤中心转诊标准

烧伤中心可治疗成人和（或）儿童。

应转诊至烧伤中心的烧伤包括：

1. 部分皮肤厚度烧伤的面积大于10%体表面积（TBSA）。
2. 涉及面部、手、足、生殖器、会阴或大关节的烧伤。
3. 任何年龄段的Ⅲ度烧伤。
4. 电烧伤，包括雷击伤害。
5. 化学烧伤。
6. 吸入性损伤。
7. 合并有可能会使治疗复杂化、延长康复时间或影响死亡率的合并症的烧伤患者。
8. 任何伴有创伤（如骨折）、且烧伤是影响发病率和死亡率的最大风险因素的烧伤患者。这种情况下，如果创伤具有更高的即时风险，则可在创伤中心将患者的病情稳定后，再转入烧伤中心治疗。这种情况下，需要依赖医师的判断，同时需要考虑当地的医疗控制计划和分诊预案。
9. 医院缺乏治疗儿童烧伤患者有资质的医务人员或设备。
10. 需要特殊的社交、情感或康复干预的烧伤患者。

Excerpted from Guidelines for the Operation of Burn Centers (pp. 79-86), Resources for Optimal Care of the Injured Patient 2006, Committee on Trauma, American College of Surgeons

严重程度判定

Ⅰ度（部分皮肤厚度）
表面呈红色，有时伴疼痛。

Ⅱ度（部分皮肤厚度）
皮肤可能发红、起水泡、肿胀。疼痛剧烈。

Ⅲ度（皮肤全层）
发白、焦黑或半透明，烧伤部位无针刺感。

体表面积（TBSA）百分比

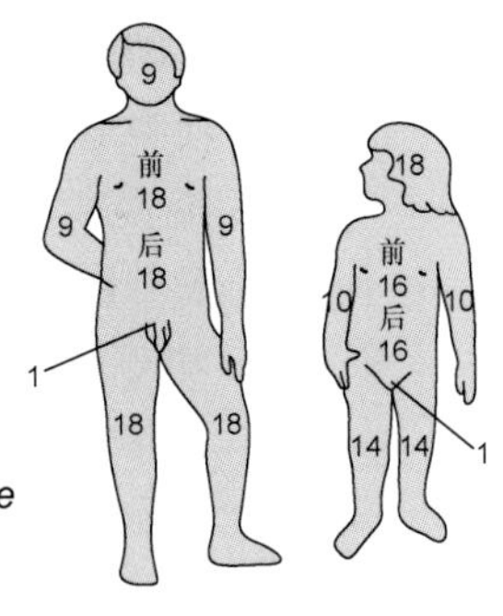

图 67.2　转运至三级烧伤中心的指征（Courtesy American Burn Association. https://ameriburn.org/public-resources/burncenter-referral-criteria/.）

院前救治的前景

在过去的几十年中，院前救治的发展趋势一直是考虑如何将高治疗的医疗服务带到救治现场。通过缩短治疗的空白期，患者可以在病程的更早期接受挽救生命的干预治疗，从而降低发病率和死亡率。随着实时数据传送、前瞻性分析和远程医疗的应用越来越普遍，必将帮助一线救治人员更早作出诊断并采取更有针对性的治疗措施，同时也使院内治疗团队能根据现场判别的治疗需求而提前制订治疗计划。在院前和医院医务人员为了患者的利益而共同努力下，挽救生命的能力将继续提高。

致谢

编辑和出版商要感谢彼得·纳格勒博士（Peter Nagele）和迈克尔·霍普（Michael Hupfl）博士在本工作的上一版中就该主题撰写了一章。它是本章内容的基础。

参考文献

1. Barkley K. *The Ambulance: The Story of Emergency Transportation of Sick and Wounded Through the Centuries*. New York: Exposition Press; 1978.
2. Ketelaars R, et al. *Prehosp Emerg Care*. 2018;22(4):406.
3. Ketelaars R, et al. *Eur J Emerg Med*. 2018.
4. Cummins RO, et al. *Circulation*. 1991;83:1832.
5. Kloeck W, et al. *Resuscitation*. 1997;34:109.
6. Olasveengen TM, et al. *Circulation*. 2018;118:S_1447.
7. Bhuiya FA, Pitts SR. *Emergency Department Visits for Chest Pain and Abdominal Pain: United States, 1999–2008*. NCHS Data Brief No. 43. 2010.
8. Sillesen M, et al. *J. Electrocardiol*. 2008;41:49.
9. Kahlon TS, et al. *Catheter Cardiovasc Interv*. 2017;89(2):245.
10. Rawshani N, et al. *Int J Cardiol*. 2017;248:77.
11. Armstrong PW, et al. *Am Heart J*. 2010;160(1):30–35.e1.
12. Welsh RC, et al. *Am Heart J*. 2006;152:1007.
13. Arlt M, et al. *Resuscitation*. 2011;82:1243.
14. Schempf B, et al. *Am J Emerg Med*. 2018;36(6):1121.e1.
15. Lamhaut L, et al. *Resuscitation*. 2012;83:E177.
16. Johnson et al. *Expert Rev Respir Med*. 2014;8:151–161.
17. Thompson et al. *Dis Mon*. 2014;60:509–524.
18. McIntosh SE, et al. *Wilderness Environmental Med*. 2014;25:43.

68 麻醉从业人员在自然灾害和人为灾害救援中的作用

DANIEL W. JOHNSON，WILLIAM P. MULVOY，STEVEN J. LISCO
吴卓熙　译　李洪　审校

要　点

- 地震、飓风、洪水、海啸和台风等自然灾害来袭，有可能造成医疗体系的大规模瘫痪。
- 麻醉科医师理论知识扎实且实践技能丰富，在应对大规模灾难时，其有能力迅疾响应、持续作为，其价值不可估量；要能在大规模灾难时应对得当，麻醉科医师及其同事需要调整他们的传统工作流程，以便更好地救治受灾群众，同时更好地救治其他类型的患者。
- 除了应对医疗环境资源从富裕到有限的挑战外，麻醉科医师在提供医疗救援保障的同时必须应对一些意想不到的挑战，例如面对已从第一世界国家根除的传染病，麻醉科医师缺乏相关的知识和疾病管理经验。
- 身处灾区的麻醉科医师面对各种身心压力，哪怕在事件结束后，这段经历对麻醉科医师本人的影响也可能会继续持续几个月甚至几年。
- 海啸等一些自然灾害后的早期死亡率非常高，可能导致当地医疗系统不堪重负以及医护人员流离失所。因此，麻醉科医师前往受灾国家提供临时援助能够给予灾区急需的支持。
- 与地震或海啸相比，虽然飓风的直接死亡人数较少，但其严重性以及随之而来的洪水可能会使医疗系统和公共设施（包括临床和教育设备）瘫痪。
- 2017 年的“Maria”飓风导致药品、液体和补给短缺，这意味着保护全球现有供应链和避免资源浪费是至关重要的。
- 针对恐怖主义引起的大规模灾难事件（例如 2001 年 9 月 11 日对纽约市的袭击），卫生系统应该制订更正式的分诊计划，将重点放在围绕潜在袭击目标进行临床就诊中心设置上。
- 除了自然灾害，大规模枪击事件也是医疗系统要面对的挑战。自 1966 年以来，美国已有 1123 人死于大规模枪击事件。因此，所有麻醉科医师以及其他科的医护人员必须为这类恐怖事件做好后续的救护准备。
- 近几十年来，随着恐怖主义活动日渐激进，麻醉科医师更有可能参与化学、生物、放射或核事件（chemical，biological，radiological，or nuclear，CBRN）的后续救护工作。要达到这一目标，麻醉科医师必须了解每一种灾难对社会和受害者的影响并调整救治措施，以求最大限度地符合社会和患者的需求。
- CBRN 事件发生后，采取预防措施防止成为下一个受害者是医护人员的首要任务之一。此时，个人防护装备（personal protective equipment，PPE）尤为重要。
- 在高度危险的传染病爆发期间，麻醉科医师必须了解疾病的传播机制及其治疗方案；他们通常有能力设计出最佳医疗路径，将患者和医护人员的风险降至最低。

引言

大规模的灾难迫使人类去解决前所未有的复杂问题，试图处理伤亡并恢复社会秩序。过去几十年以来，许多国家制定了国家、地区和医院级别的灾难管理计划，重点包括预先准备、即刻响应和灾后重建三个方面。该计划的目标是通过优化资源和人员配置来最大程度地减少进一步的伤害和破坏，以应对自然和人为灾害造成的大规模人员伤亡。医疗系统的各级人员在所有此类事件中都扮演着特殊的角色。由于麻醉科医师拥有独特的知识储备和实践技能的双重结合，使他们在优化受害者康复问题的整体工作中成为极具价值的一环。麻醉科医师深入理解并掌握药理学和生理学基础知识，具备复苏和重症监护医学专业知识、经验和技能，还掌握疼痛管理的知识技能，使得他们在应对这些灾难时有能力提供关键的知识和技术支持。

为了在灾难事件发生期间和之后提供社会所需的支持，麻醉科医师必须改变自己在患者管理中的传统角色，并在各种情况下运用自己独特的能力来救治患者。在一场大规模的自然灾害中，如果定点医院系统有足够的人员来进行术中麻醉工作，而缺乏医师在急诊科（Emergency Department，ED）或灾难现场进行检伤分诊和复苏工作，麻醉科医师应当自愿前往、协助工作。同样，在患者术后管理阶段，大多数医院没有足够的重症监护治疗室医师来照顾所有的危重伤患。此时，麻醉科医师是独一无二的、能够临时胜任危重病学医师的人选，因为他们在手术室也常做相同的工作。根据他们的受训情况和对各种复杂外科患者的术中管理经验，不论是否接受过正式的重症监护治疗医学培训，所有麻醉科医师都可以在灾难后的重症监护治疗病房（intensive care unit，ICU）和其他环境中发挥重要作用。

为了解决灾难期间和灾难之后一些管理相关的机遇和挑战，本章分为四个不同的部分。虽然各部分存在一致的主题，但都揭示了麻醉科医师在解决各种类型的灾难时对患者和社会发挥的独特功能。本章的四个部分分别是：

1. 自然灾害
2. 恐怖主义活动
3. 化学、生物、辐射和核战争
4. 流行病和全球性传染病爆发

第一部分：自然灾害

地震、飓风、洪水、海啸和龙卷风等自然灾害可能会对社会造成大规模的破坏，同时也会扰乱正常的医疗保健系统。院前救治可能会因为道路受损而完全中断，院内救治也可能会因为缺乏水、氧、燃料、电和其他必要的设备而停摆。医院本身也可能在灾难中被损坏或摧毁。自然灾害发生后，由于电信系统受损，以及家属和受害者同时试图联系对方导致线路使用超载，通信可能变得很困难或完全中断。在本章的这一节中，将研究一些历史上发生过的自然灾害，以强调麻醉科医师在这些灾难性事件的恢复工作中起到的关键作用。

地震

地震能够在非常短的时间内造成不可思议的破坏。世界上资源有限的地区，当其遇到地震时，由于其基础设施较差，遭到的破坏都非常严重。2010 年 1 月 12 日袭击海地的 7.0 级地震是现代史上最具破坏性的自然灾害之一，也是此类事件严重破坏一个国家医疗体系的例子。海地的死亡人数很难准确计算，但几乎所有的分析都认为死亡人数超过了 13 万，有 150 万人流离失所[1-2]，80% 以上的学校和 50% 以上的医院被摧毁。

来自世界各地的医疗专家认识到，像海地这样资源有限的国家需要极大的援助才能从地震中恢复。美国和其他国家的外科医师、麻醉科医师和医疗保健人员前往海地提供早期的创伤救助，随后协助填补在地震中失去的医护人员的医疗岗位。无国界医师组织（Médecins Sans Frontières）在 2013 年宣称海地地震是该组织参与的历史上规模最大的救援行动。

虽然世界各地的数百名医护人员希望参与地震后的恢复工作，但海地唯一的机场停摆使他们的行动受制。美国空军接管了机场的控制权，并进行空中交通管制，直到海地当局充分恢复能够继续控制为止[3]。两艘美国海军医疗（United States Navy Hospital ships，USNS）船之一 Comfort 号提供了直接支持。USNS Comfort 号和她的姊妹船 USNS Mercy 号是由巨大的油轮改装而成的医疗船，旨在战时为美国军事人员提供医疗服务。实际上，他们现在更多地被派往世界各个受灾地区以提供人道主义援助。2010 年，USNS Comfort 号在地震发生后 72 小时内抵达海地海岸，随后开始了这艘流动医院历史上最大规模的救灾行动。地震发生后的几周内，超过 850 名患者在船上接受救治，其中包括 237 名儿童和一名早产儿[4]。四肢肌肉骨骼损伤是上船接受治疗最常见的原因，约占入院原因的 40%[5]。平均住院时间为 8 天，5 周内共为 454

名患者实施843例手术，其中58例为截肢手术[6]。来自美国多家医院的麻醉科医师在USNS Comfort工作，一些人是新加入的志愿者，另一些人之前就有军事和救灾经验（图68.1和68.2）。

与海地陆上提供的医疗保障相比，流动医院上提供的医疗和外科治疗相对来说是“正常的”。地震震损或摧毁了太子港几乎所有的医疗设施，迫使志愿者医疗队在全市各地的临时诊所、临时医院和帐篷中工作。机场的联合国大院是最大的临时救援场所[7]。地震后的最初几天，由于缺乏氧气补给、没有无菌条件以及无法实施麻醉，外科治疗非常有限。在熟练掌握单次注射神经阻滞技术的麻醉科医师到达前，截肢手术是在局部麻醉下进行的[7]。这组麻醉科医师能够为1000例手术提供保障，其中包括大型骨科手术。这些麻醉科医师在外科患者的术后管理和镇痛管理中也起到了重要作用（图68.3）。

麻醉科医师面对的挑战是多方面的，不仅工作环境有变化，从医疗资源丰富的环境到资源有限的环境，而且他们对一些传染病也缺乏了解，因为这些传

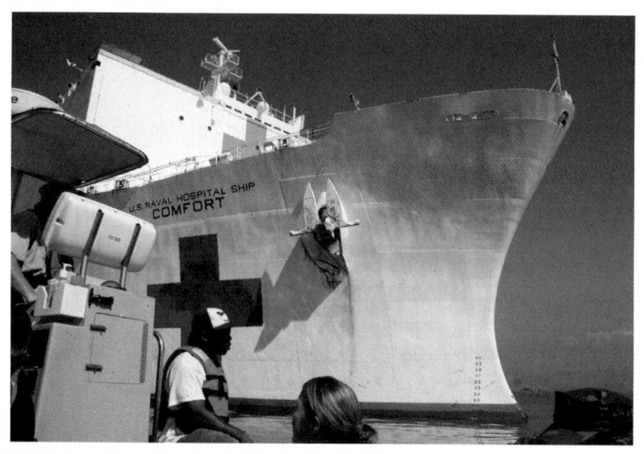

图68.1 2010年在海地海岸外的USNS Comfort号（Photo courtesy Dr. Paul G. Firth，Massachusetts General Hospital，Boston，MA.）

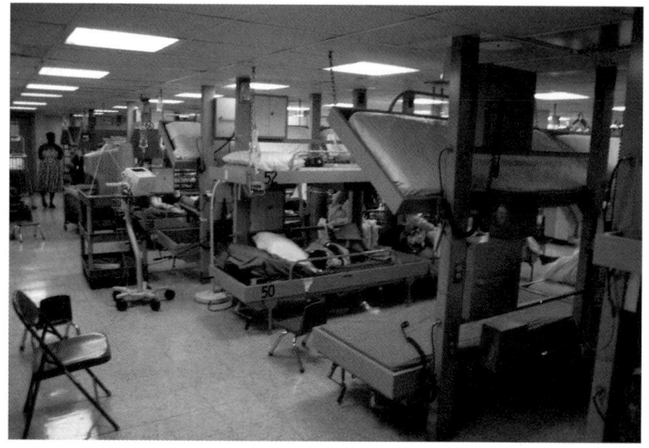

图68.2 2010年海地USNS Comfort号上的病房（Photo courtesy Dr. Paul G. Firth，Massachusetts General Hospital，Boston，MA.）

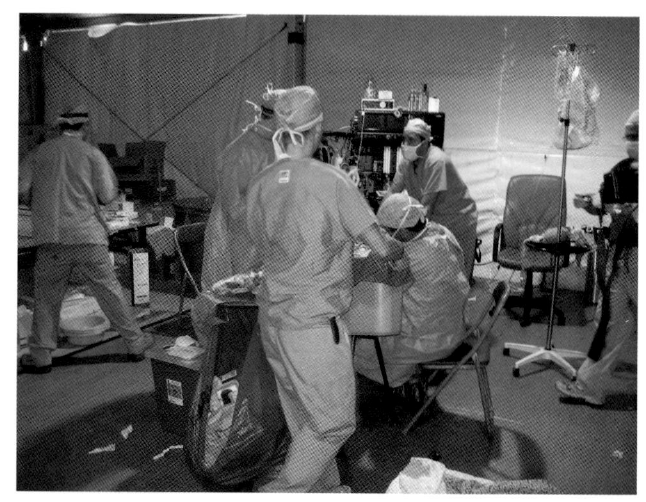

图68.3 2010年地震后，迈阿密大学的麻醉科医师在海地岛上的一间临时手术室里工作（Photo courtesy Dr. Ralf E. Gebhard，University of Miami Department of Anesthesiology，Miami，FL.）

染病已从第一世界国家根除。例如，在海地地震灾后重建期间，麻醉科医师就遇到了感染破伤风的患者。虽然破伤风在美国还没有被完全根除，但麻醉科医师很少有救治破伤风患者的经验。破伤风由厌氧菌破伤风梭菌引起，会导致严重的颈部强直、牙关紧闭和胸壁僵硬。这些问题都给麻醉科医师在气道管理和维持通气方面带来困难。与其他国家相比，海地人的破伤风疫苗的接种率相对较低，因此他们在伤口受污染后患破伤风的风险较高。USNS Comfort上的麻醉科医师报告了两例对他们的麻醉护理工作产生影响的破伤风病例[8]。其中一个病例，由于患者牙关紧闭导致张口度很小，七氟烷吸入全麻诱导后，患者全身僵硬明显改善。但不幸的是，在接受包括肌肉松弛药在内的多种麻醉药物后，虽然进行了适当的救治，但患者还是出现了持续性的明显的肌无力、肺分泌物潴留，最终因肺炎死亡。另一个病例中，患者反复接受包括吸入七氟烷在内的全身麻醉，但没有使用神经肌肉阻滞药，最后患者完全康复。参与救治的麻醉科医师指出，虽然破伤风患者张口度有限，但鼻气道不会受到破伤风的影响，因此在牙关紧闭时仍有面罩通气的可能。他们还强调，节约神经肌肉阻滞药等药物，储备给最有需要的患者使用，这在资源严重缺乏的环境中行医时非常重要。麻醉科医师基于病理生理学和药理学方面的专业知识，可以利用强效吸入麻醉药的神经肌肉阻滞特性，而无需使用神经肌肉阻滞剂就可以安全有效地为高危患者进行手术麻醉。

对海地地震的应对突出了另一个与所有重大灾难有关的关键问题：照料受害者对医护人员的心理影响。赴海地执行人道主义任务后返回美国的几位麻醉科医师撰写了关于救治工作的论文[9]。前往受灾地区

的麻醉科医师会暴露在各种生理和心理压力下，这些压力可能会在事件发生后的几个月或几年内对其产生影响。灾难救援者需要忍受冗长的工作时间、休息不足、目睹受灾群人遭受到的严重创伤以及长时间的疼痛，目睹儿童经受的苦难等等。尽管面对这些挑战，医务人员仍被希望能提供最佳的医疗保障，同时为受灾家庭提供心理支持。在立即响应灾难救援的繁忙的日子里，医务人员一直专注于职责和使命，这使他们能够控制个人情绪。随着核心需求的解决，麻醉科医师和其他医务人员不得不面对自身所遭受的身体、精神和情感创伤。有人可能会想，为什么医务人员会离开自己安全的祖国，故意让自己暴露在这种潜在的痛苦中。参与大规模自然灾害救援的人似乎具有一致的品格：他们理解所有人都有尊严，他们同情遭受苦难的人，他们渴望成为治愈过程的一部分。

龙卷风

虽然龙卷风的持续时间往往比其他自然灾害短，但它们能够在几秒钟到几分钟内造成惨烈的破坏。美国历史上最具破坏性的风暴之一是 2011 年 5 月 22 日肆虐密苏里州乔普林的增强藤田级数为 EF-5 级的龙卷风。在随后的停电期间，一些医院的备用发电机出现故障，麻醉和手术工作只能依靠手电筒进行[10]。当医院被自然灾害直接摧毁时，如同乔普林的圣约翰慈悲医疗中心发生过的那样，社会面临的最大挑战之一是需要恢复医疗基础设施，包括调阅健康电子记录。适当的灾害应急准备（包括针对医院和诊所被完全摧毁的紧急情况），可以在合理的时间范围内恢复正常的医疗秩序[11]。

龙卷风和其他自然灾害导致的另一个常见次生问题是机会性感染。2011 年乔普林龙卷风后，一部分灾民感染了坏死性皮肤毛霉菌病，需要接受广泛治疗[12]。麻醉科医师在这样的“疫情爆发”期间至关重要，因为对这些感染者施行紧急手术至关重要，不仅能遏制疾病传播，还能拯救患者生命（彩图 68.4 和图 68.5）。

海啸

海啸是由海底地震、火山喷发或其他重大地质运动引起的巨大海浪。2004 年 12 月 26 日，印度洋海底

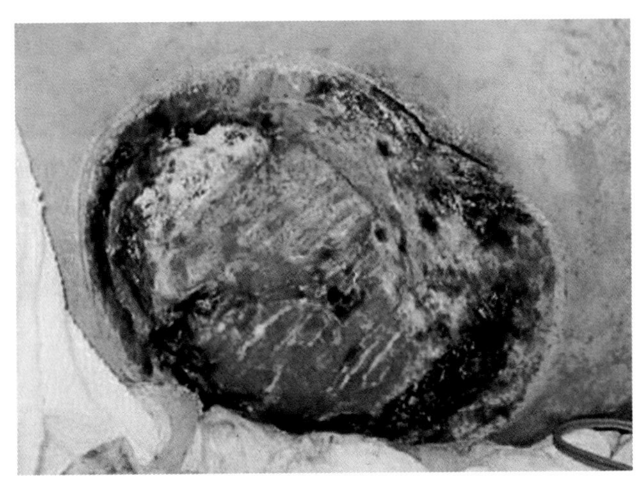

彩图 68.4　**乔普林，MO 龙卷风后患者侧腹区域的坏死性皮肤毛霉菌病**（From Neblett Fanfair R，Benedict K，Bos J，et al. Necrotizing cutaneous mucormycosis after a tornado in Joplin，Missouri，in 2011. N Engl J Med. 2012；367［23］：2214-2215. Published by the Massachusetts Medical Society.）

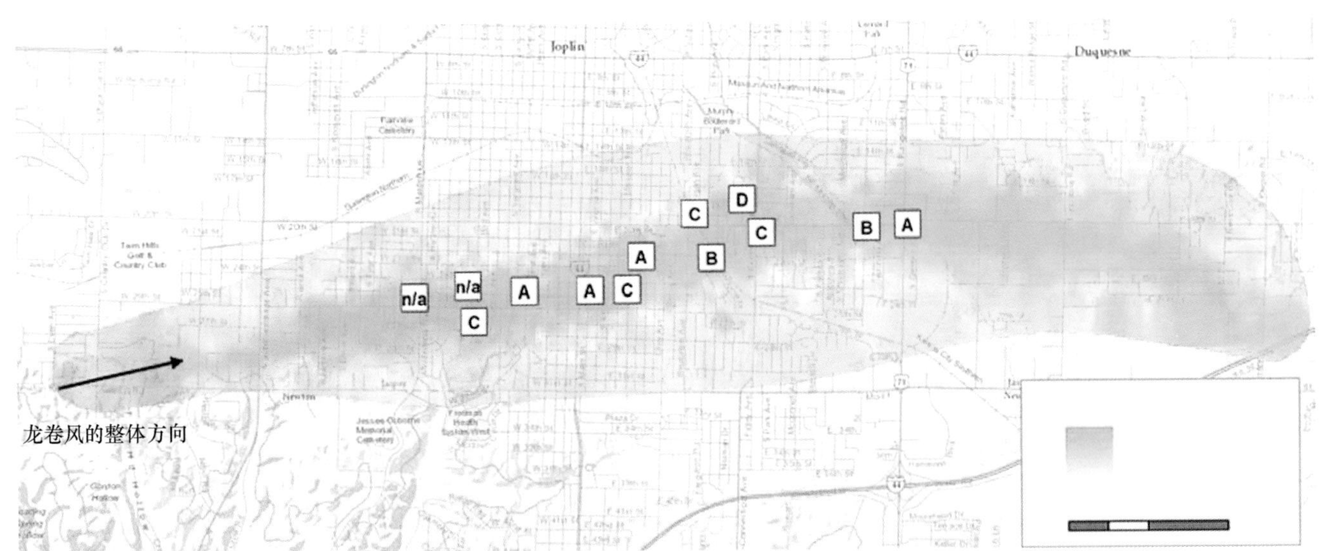

图 68.5　**毛霉菌病的病例位置与乔普林龙卷风席卷过程的关系**（Data are from the US Army Corps of Engineers and Esri. From Neblett Fanfair R，Benedict K，Bos J，et al. Necrotizing cutaneous mucormycosis after a tornado in Joplin，Missouri，in 2011. N Engl J Med. 2012；367［23］：2214-2215. Published by the Massachusetts Medical Society.）

发生里氏 9.1 级大地震，是人类历史上有记录以来造成死亡人数最多的自然灾害之一。地震引发的海啸产生巨大的海浪，波及 14 个国家的海岸，包括：印度尼西亚、斯里兰卡、马来西亚、孟加拉国、印度、泰国和缅甸。海啸造成的伤亡率极高。受灾国海岸上的海水涌入形成巨大海浪，许多人当场死亡，随后又因溺水以及海浪或余浪的波及导致一些受灾民众相继死亡。海啸的后果往往有三个阶段。第一阶段，大量的人当场死亡。第二阶段，在最初受到影响后的几个小时和几天里，救援医护人员能够对遭受到钝性创伤和水暴露的受害者进行生命和肢体救助[13]。第三阶段，由于缺乏医疗人员和基础设施，不能很好地进行创伤后长期护理，患者恢复受到限制。

2004 年的海啸造成超过 23 万人死亡，数万人受伤；据估计有 500 多万人因此流离失所。导致如此惨重伤亡的一个重要因素是：12 月是东南亚许多海滩的旅游旺季。如同很多海啸一样，致命海浪登陆前，基本上没有任何预警。印尼苏门答腊岛的亚齐省到目前为止是受灾最严重的地区，海浪高达 25 米以上，死亡人数超过 10 万人。海啸发生时海滩上的人当场遇难，而更远的内陆地区的人死于溺水或被大量漂浮的碎片撞击（图 68.6）。

虽然在海啸发生后的第一阶段，救援医务人员基本上无法发挥作用，但附近地区的医护人员可以并且应该对第二阶段患者的救护做出响应。2004 年的海啸之后，由 17 名外科医师、6 名麻醉科医师和其他医护人员组成的团队作为泰国红十字会的一部分，从泰国曼谷前往泰国攀牙（Phang-Nga）提供人道主义医疗援助。该多学科团队由一名外科医师和一名麻醉科医师领导。他们在海啸刚过一天就赶到了灾区，在 3 天的时间里为 107 名患者提供了手术治疗。患者的主要损伤特征包括软组织创伤和骨折。氟烷是唯一可用的吸入麻醉剂，这强调了麻醉科医师在救灾期间具有灵活使用老麻醉药物的能力的必要性。

泰国攀牙实施的大多数手术是在快诱导后的全身麻醉下进行。一些病例还采用了脊椎麻醉、区域麻醉和局部麻醉。麻醉科医师指出，与其他救援行动的结果相比，此次行动中的术中氧饱和度下降的发生率增加。其可能的原因是海水吸入、波浪或物体碎片直接冲击造成的肺挫伤。在灾区附近进行手术本身就是一个挑战，除此之外，在远离海啸波及区进行救治同样具有挑战性。构成挑战的一个常见的问题是无法获得实验室检查。同地震后的麻醉工作一样，海啸或其他自然灾害后，麻醉科医师可能要在没有任何额外的实验室数据的情况下进行临床决策，来进行患者的液体、电解质、抗生素和血制品的管理和使用（图 68.7）。

此次海啸除了获得区域响应外，也得到了国际上大规模的援助。2005 年 1 月，作为美国应对灾难的一部分，联合救援行动开始被执行。这一行动由希望工程和美国公共卫生服务部门组织，USNS Mercy 号被从加利福尼亚州圣地亚哥派遣往苏门答腊岛的亚齐省，这是在美国海军舰艇上首次进行的军民联合救援[14]。美国派往印尼的救援人员需具备所有典型疫苗的最新接种记录，此外他们还接种了伤寒和甲型肝炎疫苗，并服用预防性药物来预防疟疾。Mercy 号船上还配备了负压舱，以保证活动性肺结核患者的安全救治。在抵达灾区前，船上所有工作人员都听取了关于他们将遇到的文化差异以及提供救治可能产生的影响的简报。超过 90% 的印尼公民是穆斯林，就算受海啸影响，伊斯兰

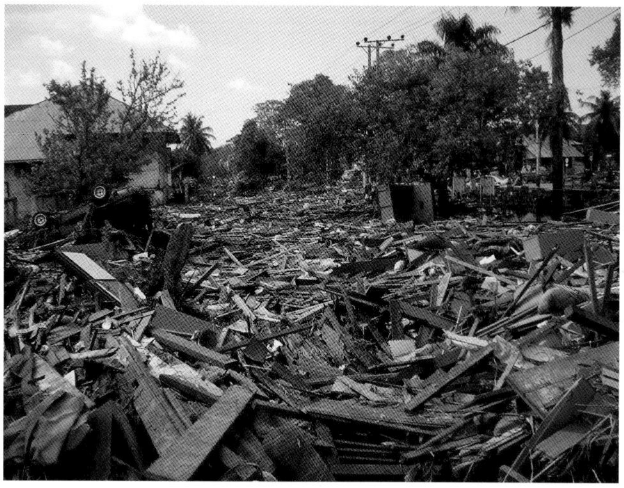

图 68.6 2004 年 12 月的海啸后，亚齐省街道上的残骸（Photo courtesy Dr. Michael G. Fitzsimons，Massachusetts General Hospital，Boston，MA.）

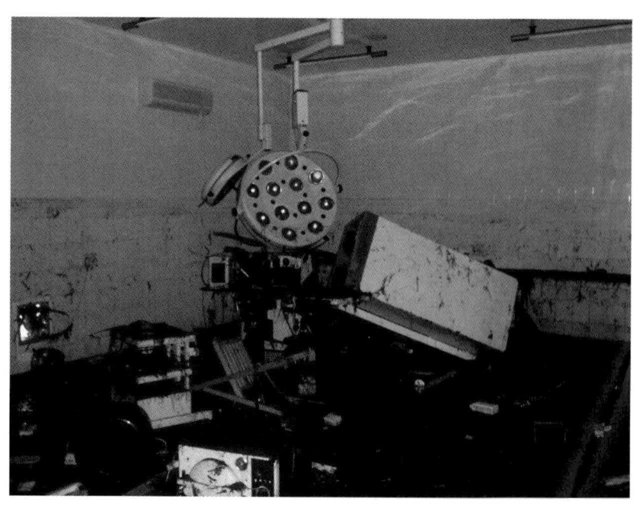

图 68.7 **2004 年 12 月的海啸摧毁了印度尼西亚亚齐的手术室**（Photo courtesy Dr. Michael G. Fitzsimons，Massachusetts General Hospital，Boston，MA.）

法也影响着知情同意、临终关怀和其他问题的解决。

海啸后的另一个严重后果是医护人员的减员。据估计，海啸后亚齐省有 60% 的医护人员死亡或失踪。因此，除了提供与海啸影响直接相关的救援外，联合救援行动还准备填补失去医护人员的岗位空缺。虽然 USNS Mercy 号的总体设计容量巨大，但在这次行动中，只安排了 3 个手术室和 50 张床位的工作人员。

联合救援行动为 154 例患者提供了手术治疗，但其中只有 8.4% 的患者直接因为海啸而需要手术[14]。由于海啸造成的高死亡率 / 伤害率，援助亚齐的关键是填补医护人员的缺失，而不是为大量的外科手术提供医务人员保障。这就使得海啸救援与海地地震救援两者间出现了区别，海地地震的灾民更多的是需要手术治疗。

对于需要手术的患者，首选吸入麻醉药物辅以阿片类药物和神经肌肉阻滞药物的全身麻醉。虽然可用于区域麻醉的设备有限，但这种方法受限的主要原因之一还与患者和麻醉科医师之间显著的语言障碍有关。此外，临床医师认为，考虑到所有情况，患者的全身麻醉后恢复会比神经或局部麻醉后更容易、更安全。血液和血液制品是另一类普遍需要但往往有限的资源。在此次救援行动中，总共使用了 122 个单位的浓缩红细胞、13 个单位的血浆和 4 个单位的冷沉淀物[14]。海啸和大地震的灾后救援措施有一些相似之处，但在地震恢复期间，相比于帐篷手术室，内陆现代化移动医院使得麻醉科医师能更容易地实施全身麻醉。在联合援助行动结束时，该小组向当地医疗机构捐赠了一台便携式监护仪和部分麻醉药物。

飓风

飓风是热带风暴，其最大持续风速为 119 km/h 或更高。飓风能以各种方式摧毁医疗保健系统的正常运转。当飓风登陆时，高风速和强降雨使任何户外活动都不再安全，从而使紧急医疗系统瘫痪并阻碍患者寻求必要的救护。伴随大飓风而来的还有洪水，大量的降雨和海水作为风暴潮的一部分席卷陆地。与地震或海啸相比，这些风暴造成的直接死亡人数较少，然而，飓风破坏了医疗和外科救治的能力，产生了许多次生灾难。在本节中，我们将以 Katrina 飓风为例来考察飓风的破坏力。

2005 年 8 月，Katrina 飓风开始只是巴哈马群岛上的一场风暴，然而它在到达墨西哥湾之前，在佛罗里达上空增强了力量。到达墨西哥湾时，Katrina 飓风达到了 5 级，最高风速为 281 km/h。飓风登陆时为 3 级。导致路易斯安那州南部、密西西比州和阿拉巴马州的降雨量为 203 ～ 305 毫米。在密西西比海岸的一些地方，风暴潮比正常潮位高出 7.6 ～ 8.5 米，摧毁了沿途的大部分建筑物。在路易斯安那州的新奥尔良，风暴潮带来的洪水淹没了该市的保护堤坝，导致该市 80% 的地区发生洪灾，需要大范围疏散民众。Katrina 飓风目前仍然是美国历史上损失最大的风暴，损失金额超过 1000 亿美元，也是自 1928 年以来造成死亡人数最多的飓风（图 68.8，表 68.1）[15]。

Katrina 飓风过后，数以千计的新奥尔良居民因洪水淹没而流离失所，这突显了重大自然灾害的关键因素之一。除了对医疗保健运输基础设施的影响外，这种规模的风暴还能够完全扰乱本科和研究生水平的医学教育系统。新奥尔良是两所大型医学院校的所在地，并设有学术和临床机构。Katrina 飓风过后，杜兰大学医学院和路易斯安那州立大学（Louisiana State University，LSU）医学院的教学楼和临床楼被洪水严重破坏[16]。杜兰大学与德克萨斯州休斯敦的贝勒大学医学院合作，为其医学生项目提供设施。LSU 利用其位于路易斯安那州巴吞鲁日的旗舰校区的设施进行临床前课程。对学生来说，住宿是一个问题，大多数杜兰大学的学生都是由休斯顿社区的成员接管的，而 LSU 的学生要么在巴顿鲁日找到了自己的住所，要么住在由联邦紧急事务管理局协调的大型渡轮上。值得注意的是，杜兰大学和 LSU 都能够在飓风过后的 4 周内恢复医学教育工作[16]。

事实证明，重新安置临床前学生比为三、四年级医学生选择合适的临床教育基地更容易。这两所学校都被迫在路易斯安那州内外寻找新的临床教育基地。新奥尔良的退伍军人事务医疗中心受损关闭使问题更加复杂化。两所学校的医学院招生过程都受到灾害的影响，但他们的新生招生人数均与前几年持平。至于

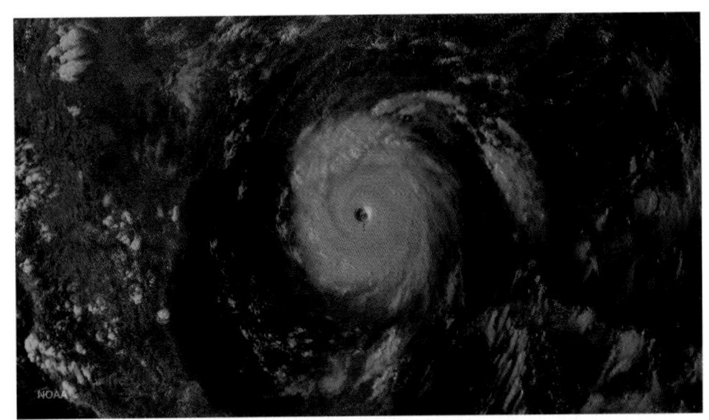

图 68.8　**墨西哥湾上空的 Katrina 飓风的卫星照片**（Used with permission from the National Oceanic and Atmospheric Administration，National Environmental Satellite，Data，and Information Service. Available from www.nesdis.noaa.gov. Accessed October 26，2018.）

表 68.1 Saffir-Simpson 飓风风级

分级	持续风速	潜在伤害
1	119 ~ 153 km/h	**非常危险，会造成一些破坏：**结构良好的框架房屋可能会损坏屋顶、木瓦、乙烯基壁板和排水沟。树木的大树枝会折断，生根较浅的树木可能会被推倒。电力线和电线杆的广泛损坏可能会导致停电，停电可能会持续几天。
2	154 ~ 177 km/h	**极端危险，会造成广泛的破坏：**结构良好的框架房屋可能会遭受大面积屋顶和侧板损坏。许多浅根树木将被折断或连根拔起，无数道路被堵塞。预计几乎全部地区停电，停电可能持续几天到几周。
3	178 ~ 208 km/h	**将会导致毁灭性的破坏：**结构良好的框架房屋可能会招致重大破坏或拆除屋顶甲板和三角墙的末端。许多树木将被折断或连根拔起，无数道路被堵塞。风暴过后，电力和水将在几天到几周内无法使用。
4	209 ~ 251 km/h	**将会发生灾难性的破坏：**结构良好的框架房屋可能会遭受严重的破坏，失去大部分屋顶结构和（或）一些外墙。大多数树木将被折断或连根拔起，电线杆将被推倒。倒下的树木和电线杆将使居民区隔离。停电将持续数周至数月。该地区的大部分地区将在几周或几个月内无法居住。
5	> 252 km/h	**将会发生灾难性的破坏：**框架房屋将被大比例摧毁，整个屋顶和墙壁倒塌。倒下的树木和电线杆将使居民区隔离。停电将持续数周至数月。该地区的大部分地区将在几周或几个月内无法居住。

Adapted from the National Hurricane Center of the National Oceanic and Atmospheric Administration. Available from：www.nhc.noaa.gov accessed October 30，2018

住院医师规范化培训的录取，杜兰大学的医学院毕业生没能录取住院医师规范化培训的人数确实略有增加，这可能是因为飓风过后其规培基地减少[16]。尽管面临了这些艰巨的挑战，但杜兰大学和 LSU 都能够维持其整个医学院系统的生存，虽然对教师的需求有一些影响。在 Katrina 飓风过后的几年里，这两家大学在物质建设和学术水平方面均有改善。从某种意义上说，这两所大学为其他学术中心提供了一个路线图，以指导他们如何在经历了一场包罗万象的自然灾害之后继续蓬勃发展。他们的坚持不懈对于路易斯安那州及其他地区患者的未来的医疗保健至关重要。

虽然医学院的生存是一场胜利，但 Katrina 飓风和随后的 Rita 飓风对路易斯安那州的麻醉学领域产生了明显的负面影响。新奥尔良最大的两家教学医院在 Katrina 飓风过后关闭，其中最大的一家（Charity 医院）永久关闭。2006 年的一项全州调查记录显示，因医院关闭和其他因素导致麻醉科医师的数量下降[17]。全州麻醉学住院医师职位从 2004 年的 24 名毕业生下降到 2007 年的 13 名毕业生。同其他州一样，路易斯安那州相当依赖于留在该州的麻醉学毕业生来取代退休医师。37% 接受调查的麻醉科医师表示，填补小组内的空缺职位存在困难。在这种情况下，有 92% 的人报告说他们的每日病例数有所增加；与其他病例相比，没有产前保健的产科病例的比例有所上升。这一现象可能说明了自然灾害对所有医学专业的影响：其他住院医师计划（包括妇产科计划）也需要面对麻醉计划所承受的同样压力。与海地地震造成的医疗基础设施被彻底摧毁相比，Katrina 飓风过后的新奥尔良的困境似乎微不足道。然而，世界上最富的国家的一座大城市在暴风雨过后，其医疗基础设施可能会完全中断数月，这足以证明大规模自然灾害的影响。

2017 年 9 月，Maria 飓风袭击了波多黎各，阻断了该岛获取清洁水、电、通讯和运输。Maria 登陆波多黎各时，其强度已从 5 级飓风略微降低到 4 级，但它损坏或摧毁了其路径上的几乎每座建筑，不同机构估计的死亡人数在 1000 至 2800 人之间[18-19]。Maria 飓风过后，美国大陆的药物和液体短缺暴露了整个医疗系统的一个重大脆弱点，并为麻醉科医师提供了帮助社会摆脱潜在的全国性危机的机会。

波多黎各拥有大规模的药品和医疗设备生产产业。Baxter 是一家大型跨国公司，在波多黎各设有工厂，生产的 0.9% 生理盐水大约占美国医院每天使用量的 50%[20]。波多黎各所有主要制药厂的关闭导致全美立即出现液体和药物短缺。许多内陆医院最初的反应是在其他国家寻找替代来源。这种方法只是将液体和药物短缺扩大到国际范围。

物资和材料短缺的经历使医疗行业的领导者认识到所有卫生系统之间的相互依存关系，以及保存现有物资和避免浪费的重要性。为了应对波多黎各事件造成的短缺，许多医疗中心的麻醉科医师参与制定策略以最大限度地有效利用液体和药物。在内布拉斯加州大学医学中心，麻醉科医师与其他医师、药剂师以及护理和管理方面的领导人合作，共同制定强有力的战略措施来避免必需的液体和药物的严重短缺。彩图 68.9 和 68.10 简要介绍了其中一些策略。请注意，在手术室中使用的静脉输液必须使用输液泵，这与麻醉科医师使用的典型“重力滴注”有很大的不同。物资短缺迫使全国各地的医护人员（1）更加严格地考量

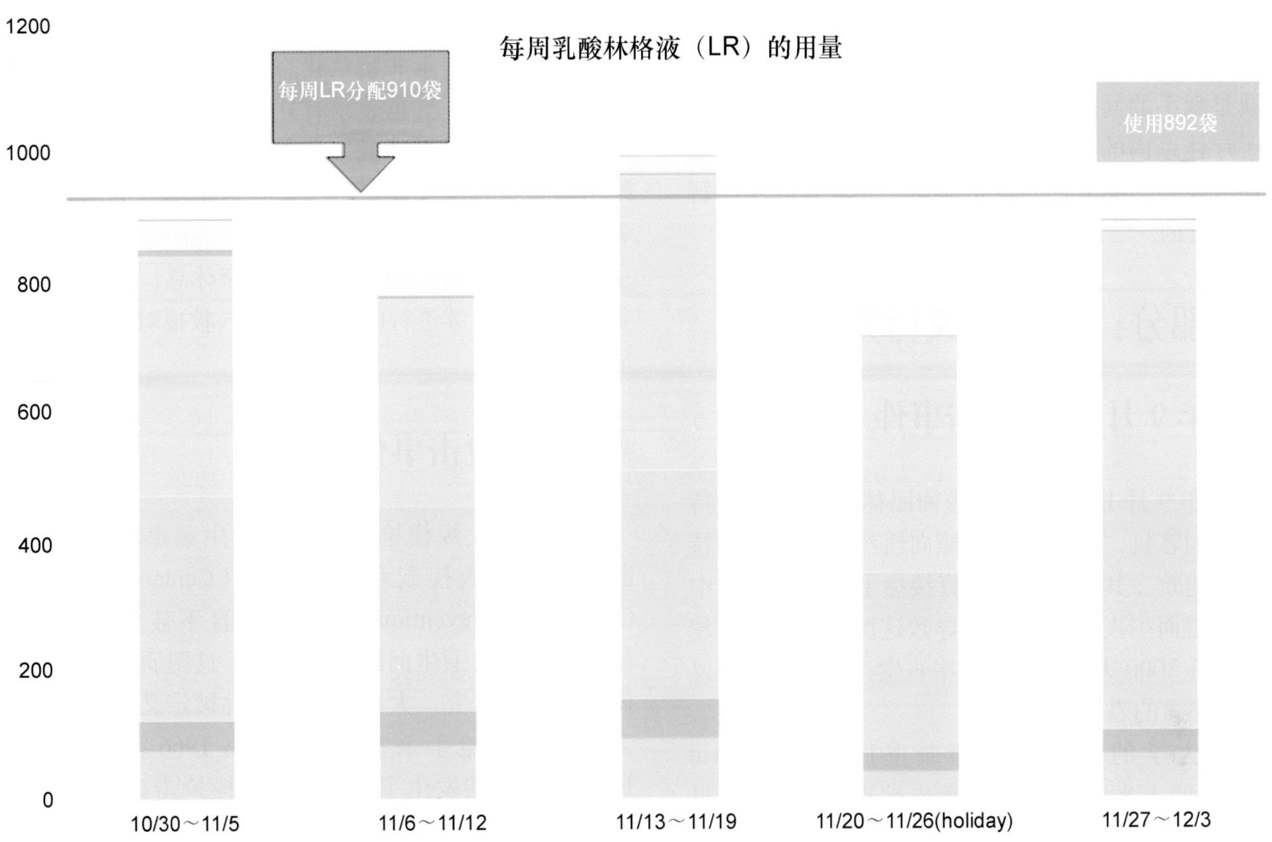

彩图 68.9　UNMC 跟踪 Maria 飓风后晶体液缺乏期间乳酸林格液的使用情况

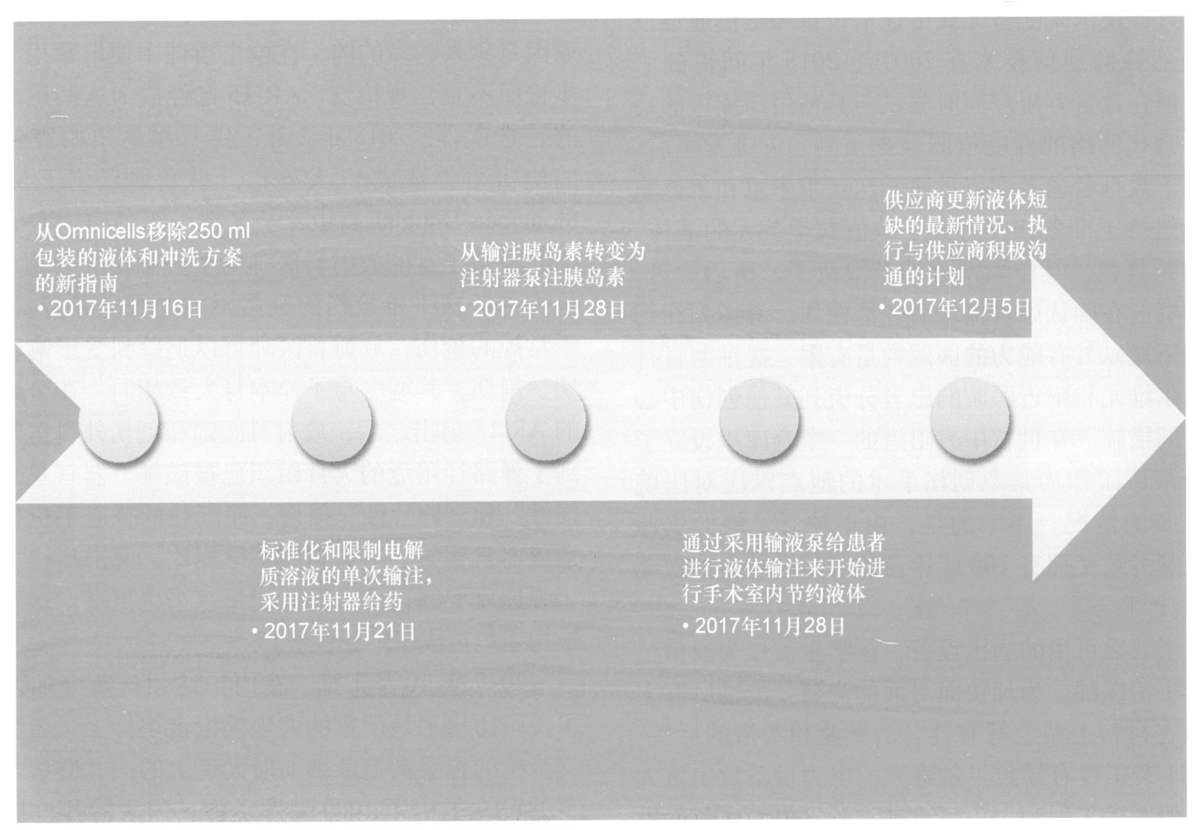

图 68.10　Maria 飓风后 UNMC 液体节约策略的部分时间表

给患者的每一毫升液体，（2）使用不同于他们在非短缺时期使用的液体和药物。虽然Maria飓风造成的物资短缺是棘手的问题，但它们的净效应可能是促成了美国医疗体系内的积极变化。事后，许多人开始意识到，在液体和药品方面过度依赖本土企业是既不明智也不可持续的。

第二部分：恐怖主义行为

2001年9月11日袭击事件

2001年9月11日，一个恐怖团体有组织地挟持了三架美国客机，有意将它们撞向纽约市和华盛顿特区的知名建筑。其中两架飞机直接撞上了纽约世贸中心的双子塔而引发大火，最终导致这两座110层的建筑倒塌。近3000人在911袭击中丧生，这是有记录以来伤亡最惨重的恐怖主义行为。

纽约大学的麻醉科医师兼重症医师J. David Roccaforte博士当时正在距离袭击地点2.5英里的贝尔维尤医院（Bellevue Hospital）值班。Roccaforte博士撰写论文描述了9/11袭击后的几个小时和几天的情况，这是医疗专业人员为灾难做好准备的必读读物[21]。在接下来的段落中总结了这篇重要论文的要点。

袭击发生后的几个小时内，医院的电话无法正常联通。这促使医院配备无线电通信设备和卫星通信设备。虽然蜂窝通信技术在2001至2018年间得到了升级，但在数百万用户同时尝试与其他用户连接的情况下，现代网络的性能依旧很难预测。灾难发生后，医院基于数百名患者即将迅速转送至手术室和急诊室的假设进行了准备，并打开了价值数千美元的液体、药品和工具包，其中大部分却被浪费了。事后检讨，这些物资应在确认患者需求后才能使用。考虑到纽约曼哈顿下城以外有能力的医院数量有限，提前制订计划将贝尔维尤和附近医院的患者分流到其他创伤中心是有益的措施。在世贸中心附近的一个仓库里设立了一家野战医院作为紧急创伤手术的地点以应对医院不堪重负的情况。不幸的是，由于缺乏足够的资源来实施麻醉致使拥有100张床位的野战医院不能被充分使用。

由于缺乏可用的通讯设备，医学生被作为通信员分配给主治医师。为加快面对面的沟通，鼓励所有工作人员在衬衫上贴上写有姓名、专业和头衔的标签。虽然911袭击没有导致贝尔维尤的电力设备发生重大故障，但医院工程师仍不可或缺。一旦电力或氧气供应出现故障，需要总工程师来恢复正常状态或提供应急方案。使用颜色编码的传统分诊系统能有效标记来院患者：绿色表示非紧急状态的伤员；黄色表示有潜在危险的伤员；红色表示有立即危及生命的伤员。任何可能需要气道管理或镇静的黄色类别的患者都被分配给高年资麻醉住院医师或重症监护治疗的同事。随着初期患者量的增长放缓，贝尔维尤团队明智地采取了轮班制度，将医护人员安排回家休息，避免因应对重大灾难而持续进行的24/7全天候救援对医护人员造成的倦怠感。

大规模枪击事件

美国的大规模枪击事件的发生频率和严重性不断增加。疾病控制和预防中心（Centers for Disease Control and Prevention，CDC）一直不被允许将枪支暴力作为公共卫生问题进行调查，这阻碍了对此类事件的高质量研究。大规模枪击事件被定义为四人或更多人被一名枪手杀害，那么，从1966年到2018年11月，美国共发生了158起大规模枪击事件[22]。它们曾发生在全国各地的学校、教堂、办公室和军事基地，似乎没有一个地区可以免受这类事件的影响。已有1135人在这些大规模枪击事件中死亡，其中186人是儿童或青少年[22]。因此，所有麻醉科医师都必须做好准备，为这些令人发指的事件提供后续医疗救援。

这类袭击的破坏性似乎一年比一年严重，部分原因是越来越多的凶手在枪击事件中使用军用半自动步枪而不是常规枪支。AR-15已经成为这些愚蠢罪犯的首选武器。2018年2月，佛罗里达州帕克兰发生的枪击事件造成17人死亡，事发地点位于Marjory Stoneman Douglas高中，一名在一级创伤中心诊断枪伤的经验丰富的放射科医师写了一篇论文介绍AR-15枪伤与普通手枪枪伤的截然不同的视觉差异[23]。对于常规的枪伤，放射科医师可以追踪到受影响器官的切、割伤，其宽度与子弹本身大致相同。在公园发生的AR-15射击之后，放射科医师和创伤外科医师观察到子弹路径附近的大片组织已被破坏。器官呈现“毁损性”和“碎片性”损伤，而既往的普通手枪伤只是造成器官撕裂。与典型的手枪相比，突击步枪发射的子弹速度要高得多，因此能量水平也更高，这对周围结构组织造成了广泛性破坏。

2017年10月1日，在内华达州拉斯维加斯发生了美国历史上最严重的大规模枪击事件。一名手持多支步枪的枪手向拉斯维加斯大道上的一大群参加音乐节的民众射出了1000多发子弹。凶手的开枪位置位于附近一家酒店的32楼，并将其半自动武器改装成自动武器，这两点可能增加了袭击的致命杀伤力。当晚，枪击事件造成 58 人死亡，400 多人受伤。

在拉斯维加斯发生大规模枪击事件后的几个小时内，数十名麻醉科医师应召为受害者提供医疗救援。Devin Kearns 博士和他的朋友兼同事描述了那个令人痛心的夜晚：

“我在家待命，我在拉斯维加斯的一级创伤中心工作，主要负责进行儿科麻醉。入睡后不久，我被电话铃声和搭档熟悉的声音吵醒了。然而，这个电话非比寻常，因为他告诉我发生了大规模枪击事件。

我记得的下一件事情就是从床上跳起来告诉我的妻子，大街上发生了枪击事件。在开车去医院的路上，我一直在听收音机里的最新消息，我不知道会发生什么。到达时，我被派去 2 号手术室为一名即将抵达的重伤、血流动力学不稳定的患者做术前准备。当我检查机器并准备药物时，仍然觉得这一切显得不真实。由于职业特性我们见过很多穿透性和非穿透性创伤，这是我们工作的一部分。但我应该怎么为大规模枪击的伤员做好准备呢?

我等待着这位危重患者的到来，时间还在继续流逝。大约 5 到 10 分钟后，我打电话给前台，询问最新情况…被告知患者没能活下来。

然后当我进入术前区域的时候，我目睹了一个永生难忘的场景。我不是军队成员，所以在此之前我没有做好准备，也从未想过我会目睹这一幕。我看到了许多重伤患者，在荒谬的袭击发生后的此时此刻，他们的爱人陪伴在他们身边，一起希望、祈祷、对未来充满渴望，没有恐惧也没有害怕。

更多的受害者在抵达时就被转走了。我们在手术室里医治许多患者，这种情况在接下来的几天和几周里一直持续着。这些受害者不仅受到身体上的伤害，在情绪和精神上也同样受到伤害。”

Sher 和 Kearns 医师对大规模枪击受害者管理的个人描述，给所有麻醉科医师做出提醒。我们都必须做好准备，为枪击受害者提供最佳医疗救护，这类伤员的创伤类型曾经被认为仅见于军事背景下的伤员。鉴于 AR-15 等突击步枪造成的毁损性组织损伤，应特别考虑在手术前或手术中建立额外的血管通路，并在腹部或胸部打开后，失去填塞效应（tamponade effect）之前准备好血液制品。

波士顿马拉松爆炸案

2013 年 4 月 15 日，两枚装满弹丸和钉子的高压锅自制炸弹在波士顿马拉松比赛终点线附近间隔 12 秒被先后引爆。这起事件中炸弹的特性造成了一种不同寻常的伤害模式：3 名受害者被炸死，264 人受伤，其中 66 人下肢受伤[24]。多个主要的创伤中心离爆炸地点很近，这可能是降低这一事件死亡率的积极因素。尽管波士顿城市创伤中心之间通力合作，当受害者在事件发生后最初的 90 分钟内抵达城市创伤中心，仍然使得 78% 的急救部满负载。在这些急救受害者中，45 名直接进入手术室，11 名进入 ICU，12 名需要紧急气道管理[25]。在波士顿创伤中心接受治疗的 127 名患者中，可能有超过 100 名患者接受了麻醉科医师提供的某些方面的直接治疗。实际上，麻醉科医师独特的知识和技能使他们能够在应对恐怖主义灾难时成为中坚力量，提供各种各样的临床协助。

与美国其他恐怖袭击不同，在波士顿炸弹爆炸造成的伤害与阿富汗和伊拉克战争中的简易爆炸装置（improvised explosive devices，IEDs）造成的伤害相似。战争中的这种伤害模式促使人们重新开始重视在战场使用止血带以防止四肢严重受伤而流血的问题。

在 66 例肢体受伤患者中，有 29 例在受伤时发生了危及生命的出血[24]。其中 27 例应用了止血带止血。27 个止血带都是简易止血带，也就是说，它们不是为封闭动脉而专门设计的商业化生产的止血带。橡胶管联合 Kelly 钳缠绕四肢是最常用的临时止血带类型。63% 的止血带是由非紧急医疗服务人员（emergency medical service，EMS）使用的，而有些止血带的闭合强度不足以完全阻塞动脉血流。战场创伤管理领域的专家在波士顿马拉松爆炸案后，专门对止血带的使用进行了讨论，并建议开展教育以普及特殊用途止血带的正确使用方法，并建议为所有 EMS 人员提供止血带。止血带在骨科手术中被广泛使用，麻醉科医师在正确应用动脉止血带方面具有丰富的经验，因此麻醉科医师在减少失血和挽救生命方面有至关重要的作用。在 IEDs 造成的另一场大规模人员伤亡事件中，麻醉科医师、经认证的注册护理麻醉师、麻醉助手和麻醉学住院医师应指导医疗人员和急救志愿者使用止血带。在没有商业化的特殊用途止血带的情况下，急诊医师、创伤医师和麻醉科医师应检查止血带的应用方法是否正确，以确保它们能有效阻断动脉血流。

这起恶性犯罪的两名罪犯最终被逮捕，并因伤势严重被送往医院。其中一人因伤死亡，另一人存活。这种情况反映了在恐怖袭击后麻醉工作的挑战之一：即使患者罪大恶极，对他人造成了巨大的伤害，医师也必须继续为其提供尽可能好的医治。在这种情况下，医师应更多地专注于手头的解剖和生理数据，而忽略了周围的情感因素。在任何情况下，所有医师都必须牢记“不伤害”的誓言。

第三部分：化学、生物、辐射和核战争

当今的全球政治环境中，化学、生物、辐射或核（chemical，biological，radiological，or nuclear，CBRN）袭击会造成重大人员伤亡，这些威胁不容忽视。许多人认为这些类型的攻击是深谋远虑的和有组织的；然而通常情况并非如此。将 CBRN 分成两组，我们可以看到化学和生物事件比辐射和核事件更常见，而在近代历史上，辐射和核事件都是自然灾害的直接结果。无论如何，医疗专业人员必须针对这些类型的灾难和袭击进行应对、准备和培训，以便更好地照顾那些受到负面影响的人。回顾 CBRN 战争的历史之后，本节将分析、定义、演示和概述美国军方针对 CBRN 的预案、流程和标准操作步骤（standard operating procedures，SOP）。借鉴美军处理 CBRN 的组织结构、功能发挥和重点内容，有助于找准麻醉科医师在民间机构中的角色定位，以帮助改善患者救治，同时最大程度地减少附带损害和人员伤亡。

美国军方已经建立了针对 CBRN 的等级划分、结构组织和 SOP。由于近几十年来恐怖主义行为变得更加野蛮富有攻击性，民众更有可能受到 CBRN 恐怖主义行为的威胁。图 68.11 和图 68.12 概述了国防部（Department of Defense，DOD）针对国内领土、军事设施和国外地区受 CBRN 攻击的战略和层次结构[26]。根据军方的训练方案进行调整，能有助于减少不安，也证明了麻醉科医师在 CBRN 攻击中的重要作用。

公众对恐怖组织可能发动 CBRN 袭击的认识始于 2001 年秋天，当时生物制剂炭疽粉被邮寄给两名美国参议员在华盛顿特区的国会办公室。民间医疗救护人员被迫处理和体验这种毒害效应。随着针对平民的 CBRN 恐怖威胁愈加明显，麻醉科医师已经更多地参与到现场和院前医疗管理中。了解 CBRN 制剂的毒性效应和病理生理效应有助于减少对急救人员的附带损害。麻醉科医师在袭击现场的复苏工作，以及在 CBRN 和恐怖袭击期间进行持续的生命支持，都是至关重要的。

化学、生物、辐射和核战争的历史演变

化学、生物、辐射和核战争深深植根于世界冲突的历史之中。从古巴比伦开始，人们就开始寻找战时战术上的优势和作战优势。化学武器可以追溯到公元

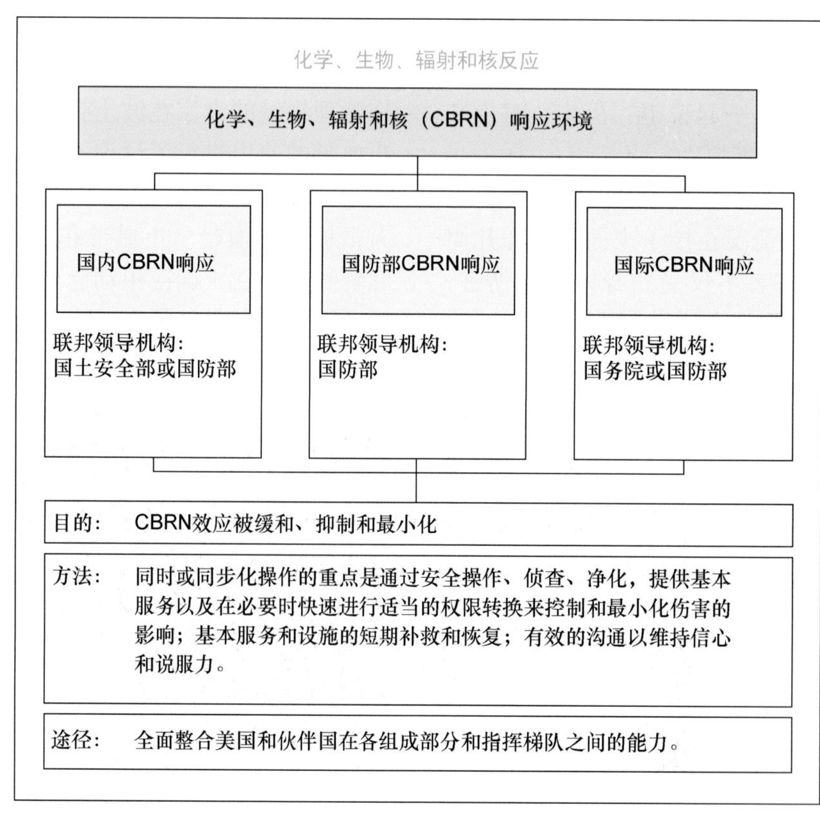

图 68.11 美国国防部 CBRN 响应表（Adapted from Joint Publication 3-41，Chemical Biological，Radiological and Nuclear Response，September 9，2016.）

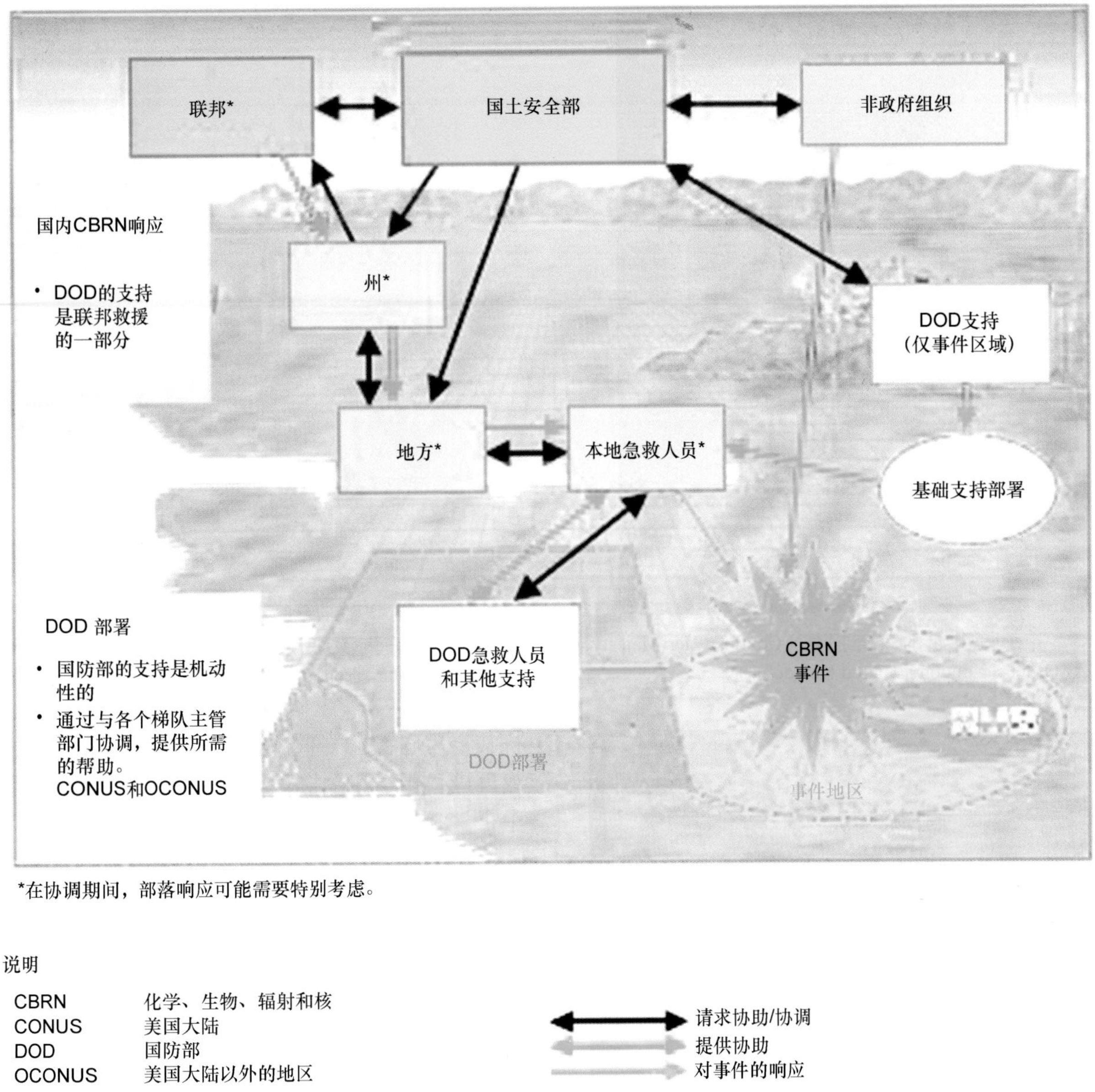

联邦*
国土安全部
非政府组织
国内CBRN响应
• DOD的支持是联邦救援的一部分
州*
DOD支持（仅事件区域）
地方*
本地急救人员*
基础支持部署
DOD 部署
• 国防部的支持是机动性的
• 通过与各个梯队主管部门协调，提供所需的帮助。CONUS和OCONUS
DOD急救人员和其他支持
CBRN事件
DOD部署
事件地区

*在协调期间，部落响应可能需要特别考虑。

说明

CBRN	化学、生物、辐射和核
CONUS	美国大陆
DOD	国防部
OCONUS	美国大陆以外的地区

图 68.12　**美国国防部 CBRN 响应图**（Adapted from Joint Publication 3-41，Chemical Biological，Radiological and Nuclear Response，September 9，2016.）

前 10 000 年，当时南部非洲的桑人社会使用矛尖上的天然蛇毒来捕猎羚羊。公元 256 年波斯人和罗马人之间的战争是最早被怀疑使用化学毒剂的事件之一[27]。根据考古学证据，波斯军队将罗马士兵暴露在一种有毒气体中，在正面冲突前就杀死对手。在罗马人和波斯人的冲突中，人们注意到波斯人在一条隧道中使用了一种可疑含硫气体，很快就导致 20 名罗马士兵窒息而死。这种让硫磺晶体在有限空间中燃烧的原始模式，使得硫磺晶体可能是战争期间作为进攻武器使用的第一种化学或生物材料。几个世纪以后，1925 年的《日内瓦条约》才明文禁止在战争中使用化学武器。

生物武器以及后来的核武器随着先进技术的发展而发展。实际上，在第一次世界大战中，化学试剂作为攻击性武器曾被过度利用。1915 年至 1918 年间，在臭名昭著的堑壕战中，化学物质包括光气、氯气和芥子气被使用。化学武器的威力很大，在战斗中释放这些气体造成了巨大影响和大量伤亡（图 68.13 ～图 68.15）。这些针对毫无准备的部队的恶劣袭击导致生命悲惨而痛苦地逝去，因此英国政府将化学和生物武器视为大规模杀伤性武器。在第一次世界大战期间持续使用技术更先进的化学和生物武器，这些爆炸装置造成约 130 万人伤亡[28]。这就是许多历史学家认为第一次世界大战是“化学战争”的原因。第一次世界大战期间，由于许多化学武器与弹道炸弹结合，使得化学物质的杀伤力增加其毒性作用变得更加复杂。毒素和弹道伤害的结合导致了战场上和战场外的复合性

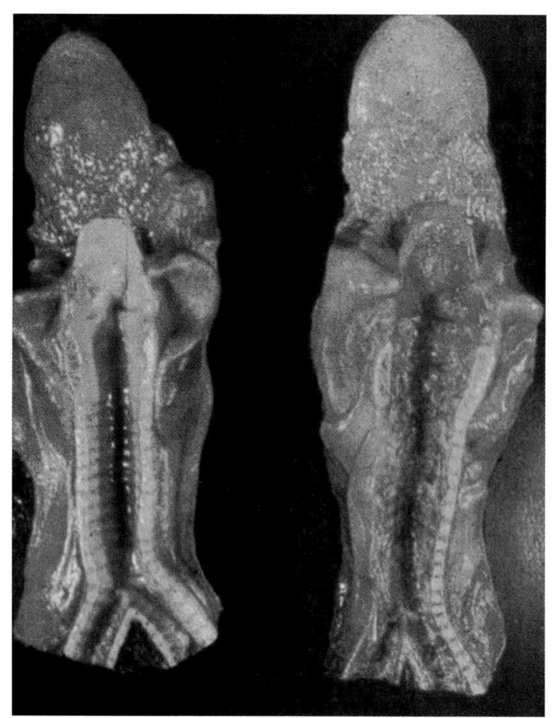

图 68.13 **芥子气引起的气管损伤**（Courtesy Her Majesty's Stationery Office, London, United Kingdom.）

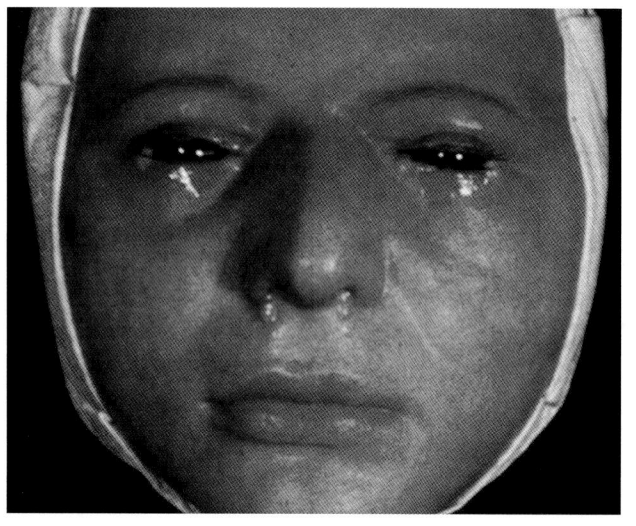

图 68.14 **芥子气对眼睛的伤害**（Courtesy Her Majesty's Stationery Office, London, United Kingdom.）

伤亡，化学武器的致残特性使得那些在化学武器袭击中幸存下来的人依然受到极其严重的伤害。

根据化学和生物武器的法律定义，历史上曾有试图遏制和取缔这些大规模毁灭性武器的努力。这些努力始于1899年的关于窒息性气体的《海牙宣言》和1907年的《海牙陆战公约》，该公约禁止在战争期间使用毒药或毒剂[29]。从这点而言，第一次世界大战期间使用化学和生物制剂违反了这些规定。然而，1925年在日内瓦发布的具有里程碑意义的国际法规对使用化学武器进行了概述，宣布其为非法行为，并

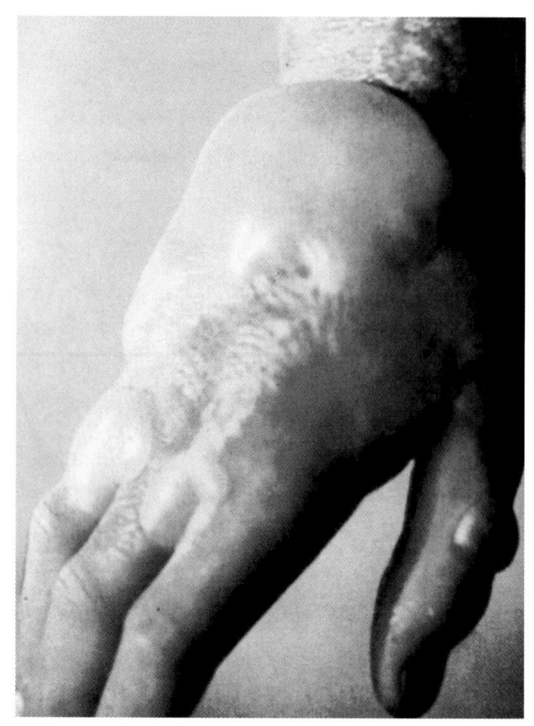

图 68.15 **芥子气暴露引起的皮肤水疱**（Courtesy Her Majesty's Stationery Office, London, United Kingdom.）

将其定为危害人类罪。随着人类历史向第二次世界大战迈进，化学和生物武器的发展几乎因该国际法规而中止。

20世纪80年代，化学和生物武器已成为真正的一线攻击性武器。此时，化学和生物武器伤害可以在战场上得到有效的处理，而在民间则可以由急救人员进行有效地治疗。化学、生物和神经毒剂的解毒剂的研究终于赶上了其武器化的速度。联合国曾记录了发泡剂和神经毒剂的联合使用（如芥子气和塔布恩毒素）以增加化学和生物武器的杀伤力的攻击[30-31]。而这些毒剂没有达到预期的效果，只造成了大约2.7万名伊朗人伤亡，约占伊朗-伊拉克战争总伤亡人数的1%。化学武器无效或杀伤力下降的原因可归结为对解毒剂的研究和战场上及相关救护能力的提高。与两伊战争期间有组织的战场战斗形成鲜明对比的是，在伊拉克库尔德斯坦的哈拉卜贾省的平民中间释放毒剂，造成5000多人死亡，占据库尔德村庄人口的很大比例[32]。这种杀伤力的对比表明了战场医疗救护的进步以及解毒剂的有效性。

20世纪后半叶发生了几次针对平民的袭击，使用了不同的化学、生物和（或）神经毒剂的组合。在日本东京最臭名昭著的神经毒剂袭击事件中，罪犯在地铁系统中使用了沙林毒气，造成了多人伤亡。不幸的是，应对这次大规模伤亡的袭击，民间医务人员由于缺乏相应的医学专业知识、培训，也不懂得如何应

对，因此医务人员同样也伤亡惨重[33]。民间医务人员和急救人员的培训缺乏给所有人（特别是麻醉科医师）带来了惨痛的教训。框 68.1 概述了从这次神经毒剂袭击中吸取的经验教训。

近几十年来化学、生物和神经毒剂逐步武器化，对它们进行合适的分类是一项具有挑战性的工作。简单来说，它们可以被归类为大规模杀伤性武器，但由于解毒剂的改进和医疗水平的提高，该定义可能有所局限。大规模杀伤性武器的定义是必须对社会产生重大破坏性影响，比如投在日本广岛和长崎的原子弹。关于化学、生物和神经毒剂，它们的定义是根据其被释放到人群中的影响决定的。与真正的大规模毁灭性武器核武器相比，上述三种毒剂的许多装置缺乏巨大的爆炸性成分。在 20 世纪 50 年代，根据 Tizard 的报告，化学、生物和神经毒剂被包括在“大规模杀伤性武器”一词中。该报告提到：大规模杀伤性武器一词仅指该武器能够造成巨大的生命损失。总之，不管所用武器的机制和爆炸威力如何，也无论它们是否被归类为大规模杀伤性武器，化学、生物、神经毒剂和核能都被认为是对社会极其致命的威胁。从理论上讲，在密集的人群中大规模释放化学、生物或神经毒剂是可行的，但这需要一种特殊的投放方式，如导弹、火箭或爆炸性运输工具。

框 68.1　关于东京沙林毒气，急救人员的经验教训	
经验 1	恐怖组织可以轻易使用军事级的化学、生物和神经毒剂
经验 2	针对化学、生物和神经毒剂大规模伤亡的 HAZMAT 和事件管理培训不足
经验 3	缺乏现场控制、保护和人员洗消，从而导致了更多的人员伤亡
经验 4	缺乏化学和生物毒剂袭击现场的复苏救助，从而导致了更多的人员伤亡
经验 5	这次事件催生了一个重要的数据库，用于对暴露在神经毒剂中的患者进行医治

化学、生物、辐射和核能的危害

化学

从历史上看，化学毒剂纯粹是一个军事问题，因为只有少数人能够接触到或了解化学毒剂或武器。然而，在过去的 20 年里，由于有毒化学品在工业制造中的进一步使用，化学危害的类型已经显著扩大。化学物质的化学危害是指其毒性可能导致死亡或伤害。表 68.2 讨论了最常用的化学试剂的特性。

大多数化学制剂，无论是工业化的还是武器化的，都有能力使人严重丧失行为能力，或导致立即的、潜在的死亡威胁。当接触到超过身体承受范围的化学制剂时，就会出现生理症状。作为麻醉科医师、创伤学医师或急救人员，必须能够迅速区别暴露于化学制剂的轻度和重度症状，如表 68.3 所示。下面概述了化学制剂的主要类别：

1. 起泡剂（发泡剂）：通常影响眼睛和黏膜。此外，它们还会破坏呼吸道的上皮组织。对于麻醉科医师来说，这些患者的气道管理可能难度很大，因为脱落的上皮和坏死的组织阻塞了声门视野和解剖[35]。总体而言，症状和毒性取决于制剂的类型、制剂的浓度、天气 / 天气模式和暴露时间。

2. 血液制剂（神经制剂）：通常会抑制血液或血红蛋白向人体细胞转运氧气，或者以其他方式导致组织的低氧血症。总体而言，血液制剂的浓度越高，这些制剂快速致死的概率就越高。大多数血液制剂抑制乙酰胆碱酯酶活性，增加毒扁豆碱和烟碱受体上乙酰胆碱的浓度，引起胆碱能毒性[36]。体内过量的乙酰胆碱可引起无数症状，对于麻醉科医师气道管理来说，会受到气道分泌物和支气管痉挛造成的严重阻塞的干扰，这就是为什么应该在任何气道干预之前使用阿托品[12, 37-38]。高浓度的药物会导致生理机能的快速下降，进而导致心肺骤停。

3. 窒息剂（肺剂）：通常在较低剂量时会导致液

表 68.2　最常讨论的化学武器制剂

名字	类型	特性	作用机制	生理症状	发作时间
沙林气	神经	无色、无味、易挥发	抗胆碱酯酶药	窒息、瞳孔缩小、头痛、恶心、呼吸窘迫、抽搐、死亡	数分钟
VX（VR）气	神经	无色、无味、油性液体	抗胆碱酯酶药	窒息、瞳孔缩小、头痛、恶心、呼吸窘迫、抽搐、死亡	＜ 30 min
芥子气	水疱	大蒜气味，油性液体	发泡剂，骨髓抑制，烷化剂，破坏脱氧核糖核酸	皮肤、眼睛、肺部起水泡	约 4 ～ 6 h
氰化气	血液	杏仁味，挥发性	在细胞水平干扰氧气的利用	阻碍氧气转移，呼吸抑制	数分钟

Adapted from the Multi-Service Doctrine for Chemical, Biological Radiological and Nuclear Operations（FM 3-11, MCWP 3-37.1, NWP 3-11, AFTTP 3-2.42）

表 68.3 暴露于化学制剂的典型症状

轻度症状 *	重度症状 [†]
■ 流鼻涕	■ 突然意识不清
■ 突发性严重头痛	■ 喘息，呼吸困难
■ 流口水	■ 瞳孔缩小
■ 视物模糊	■ 痛性流泪
■ 胸痛	■ 突然暴发性呕吐
■ 呼吸困难	■ 严重的肌肉抽搐 / 瘫痫
■ 出汗	■ 尿失禁
■ 肌肉抽搐 / 痉挛	■ 大便失禁
■ 胃痉挛	■ 严重的呼吸困难
■ 恶心	

* 化学制剂中毒的某些症状可能与严重的中暑症状相混淆。

[†] Adapted from the Multi-Service Doctrine for Chemical，Biological Radiological and Nuclear Operations（FM 3-11，MCWP 3-37.1，NWP 3-11，AFTTP 3-2.42）

体转移到小气道，而在较高剂量时，所有主要气道都会受到刺激并变得干燥，进而导致窒息、气体交换不良，最终死亡。呼吸急促、浅呼吸、咳嗽疼痛和皮肤发紫是肺水肿和氧合障碍的征兆。通常，这些患者会出现类似急性呼吸窘迫综合征的肺部生理学症状，原因是液体转移、气道刺激和炎症。

4. 防暴剂：通常会导致流泪或呕吐。与窒息剂不同的是，它们是一种刺激物，用来造成短暂的痛苦和干扰，以制服威胁性或攻击性的人，或使其丧失行动能力。这些药物大多通过抑制不同的酶并增加缓激肽的释放而起效 [16]。总而言之，这些药物除了冲洗眼睛和脱离药物环境外，不需要太多的医疗护理。

生物

生物危害相对容易产生的最主要的原因是生产设备没有环境要求。这些微生物或有机体的产生可能对人类和动物的福祉构成重大威胁。生物制剂与化学制剂的不同之处在于，生物制剂是活的有机体、病毒、毒素和（或）微毒素，用来使其他人或其他有机体失能、损伤或死亡。虽然大多数生物制剂都很小，但它们具有巨大的杀伤力和应用于大规模攻击的潜力。大多数生物制剂在世界各地都可以获得，与化学、放射或核毒剂的武器化相比，生产成本相对较低。今天最常讨论的生物制剂比大多数化学制剂更强、更致命。表 68.4 中概述了这些生物毒剂。许多生物毒剂的一个共同局限性是：它们会因环境条件的变化（如紫外线、温度和湿度）而降解。

生物战和生物袭击导致的许多初始症状是模糊的和非特异性的。然而，如果高度怀疑是生物袭击的情况，必须采取措施保护急救人员和医务人员。物理防护屏障和个人防护装备（personal protective equipment，PPE）是重要的基础预防措施。此外，对于其他灾害救援人员，还有针对某些生物制剂的疫苗接种和免疫接种。在生物袭击期间应保护好我们主要的急救人员和医护人员，他们才能更好地发挥作用，更易于救治那些直接和即刻处于危险中的人。PPE 和这些概念将在流行病和大流行性传染病暴发部分进行更详细的探讨。

放射性武器、核武器及其影响

辐射危害包括能够通过中子、γ 射线、α 粒子或 β 粒子的电离效应造成损害、伤害或破坏的电磁辐射或粒子辐射。辐射损害可以通过许多方式发散，但最终会对大量人口造成破坏、损害或伤害，同时使更多的人口暴露在电离辐射挥之不去的影响之中。

核武器是指能够单独武装、发射、融合和引爆以造成大规模核爆炸的完整组件，能够对大范围内的土地、环境、人和动物造成重大破坏。核武器的强度比化学和生物武器大，从爆炸的角度来看，部署核武器将造成更多的死亡和破坏。短期和长期的破坏可以归因于核尘埃，核尘埃是在核爆炸后被推入大气层的残余放射性物质。因此，核物质和放射性物质实际上是从天上掉下来的，并被大气层内的风吹到数公里之外 [39]。

不同于化学或生物攻击，经历核 / 辐射攻击的受害者很少需要立即进行气道干预，即使是最严重的暴露患者。虽然核战争可以摧毁大片地区，但其直接影

表 68.4 最常讨论的武器化生物制剂

通用名	制剂	生理症状	发病
炭疽	炭疽杆菌	发热、疲劳、严重呼吸障碍、高热和脉搏过快。肺炭疽病 90% 以上是致命的	1 ～ 5 天
瘟疫	鼠疫耶尔森氏菌	发热、头痛和心率加快，随后是肺炎以及皮肤和黏膜出血。未经治疗的鼠疫肺炎死亡率接近 100%，但早期治疗可将死亡率降至 5%	2 ～ 3 天
兔热病	土拉弗朗西斯菌	发热、寒战、头痛和肌肉疼痛。未经治疗的兔热病可导致 30% ～ 60% 的死亡率；经治疗后，死亡率降至 1%	3 ～ 5 天
肉毒中毒	肉毒梭菌	极度虚弱、恶心、头痛和肠道疼痛，导致呼吸抑制，可能导致死亡	2 ～ 26 h

Adapted from the Multi-Service Doctrine for Chemical，Biological Radiological and Nuclear Operations（FM 3-11，MCWP 3-37.1，NWP 3-11，AFTTP 3-2.42）

响类似于一个高当量炸弹。核武器与常规炸弹的主要区别在于核武器的破坏力要大几个数量级。总体而言，应谨慎处理高剂量辐射的影响。最常见的是对血液系统、胃肠系统、神经系统、心血管系统和体表系统进行支持性治疗。在一次严重的放射或核攻击之后，有明显恶心和呕吐的患者可能需要气管内插管保护气道。

大规模伤亡情况和化学、生物、辐射或核攻击

总体而言，民间部门在条件允许的情况下，可以根据美国军方处理 CBRN 的结构、功能和重点，以此为基础进行调整，以帮助改善患者的救治，同时将附带损害降至最低。所有 CBRN 事件都是紧急情况，需要多系统协调和组织。表 68.5 显示了 CBRN 危害的来源和类型。发生 CBRN 情况的基本原因有三个：

1. 故意：这是一种故意的行为，为了政治、宗教或意识形态的目的，以毒剂、放射剂的释放或爆炸物为形式制造威胁。

2. 意外：人为错误导致的有毒物质、放射性物质释放到环境中或导致爆炸性材料爆炸。

3. 自然：直接或间接因自然灾害而引起，导致有毒物质、放射性物质释放到环境中或引爆爆炸性物质。

目前，美国麻醉科医师协会（American Society of Anesthesiologists，ASA）有几个建议方案应对 CBRN 袭击，但需要进行广泛和持续的培训来使这些方案发挥作用。灾难准备和协调不仅仅是一个需要管理的 ED 问题。对于麻醉科医师来说，加强临床技能和实践至关重要，以便在发生大规模伤亡事件时、在自然灾害期间或在潜在的 CBRN 袭击期间，他们准备好立即做出适当的响应。框 68.2 概述了所有医务人员在 CBRN 袭击期间应遵循的基本 CBRN 规则。许多医务人员没有足够的培训基础来支持大规模伤亡的救治状态，这导致了不安和混乱的增加。在民用医院中，对 CBRN 作为一个整体进行培训极具挑战性，因为将整个医院关闭一天或几个小时来正确地进行练习、训练和准备是几乎不可能的。美国军方、军队医院和医疗人员已经对驻扎在美国本土和国外有需求的连队、营进行了针对 CBRN 袭击的指挥训练演习，这有助于在动乱和内乱时期维持秩序、指挥工作和救护患者。

框 68.2　CBRN 应对人员的基本规则和安全指南

规则 1	**不要**让自己成为受害者
规则 2	在移至手术室之前，务必对现场和患者进行净化处理
规则 3	永远不要认为疫苗可提供 100% 的保护
规则 4	应该始终避免被污染的人或物“不经处理地直接进入”“安全区”
规则 5	我们都会犯错误，但怀疑是传染病时，请呼叫 CDC 或 WHO
规则 6	始终对伤员进行净化处理，然后立即开始 ACLS、ATLS 和复苏措施以稳定患者情况
规则 7	注意无菌操作，许多患者的免疫系统会受到损害和（或）已经有中性粒细胞减少的情况
规则 8	脑部的辐射暴露可引起各种原发性、继发性和三级中枢神经系统症状
规则 9	与化学 / 生物性受害者相比，电离辐射的受害者对医务人员的风险较小

ACLS，高级心脏生命支持；ATLS，高级创伤生命支持

化学、生物、辐射或核攻击期间的事件管理和个人防护装备

面对 CBRN 袭击造成的大规模伤亡事件，恐慌和混乱是意料之中的。成功应对 CBRN 袭击需要负责指挥和控制的人，以及医疗卫生人员优先考虑以下事项：人员安全、人员保护、指挥机构和现场通信。与美国军方类似，民用部门也有地方、州和联邦响应系统形式的指挥控制实体组织。一旦为相关事件建立了指挥机构，指挥官就直接负责指挥和控制所有可用资源。

CBRN 意外事故处理的第一条原则是，“不要让自己成为受害者”。事故指挥官或负责人负责设置保护级别，以确保为所有医疗人员和急救人员提供最大

表 68.5　化学、生物、辐射或核威胁和危害

化学	生物	辐射	核
大规模杀伤性武器			
■ 化学武器 ■ 化学制剂 ■ 非传统制剂	■ 生物武器 ■ 生物制剂 ■ 非传统制剂	■ 辐射发散装置 ■ 辐射暴露装置	■ 核武器 ■ 简易核装置（简易爆炸装置 /IND）
有毒工业材料			
有毒工业化学品	有毒工业生物制品	有毒工业放射性物质	
其他来源			

Adapted from the Multi-Service Doctrine for Chemical, Biological Radiological and Nuclear Operations (FM 3-11, MCWP 3-37.1, NWP 3-11, AFTTP 3-2.42)

限度的屏障保护和足够的个人防护装备。遗憾的是，我们可能无法立即知道所需的合适的PPE级别，因此在立即去除污染物和稳定情况工作期间偏向于更高的保护级别是有利的。美国军方已经根据美国环保署的危险废物作业和应急协议调整了他们的个人防护水平[40]。在插管、暴露于体液和（或）空气传播感染期间，最低防护水平应为C。除了此保护级别外，在未知的CBRN袭击中，对受伤严重的人员或那些受到CBRN严重袭击和负面影响的人员的所有医疗检查都应按照表68.6进行。

防护是事故管理的关键，麻醉科医师应当熟悉几种级别的PPE套装和面罩，以及表68.7中的洗消技术。针对有毒物质释放的管理有好几个级别的防护等级，但医疗干预的适当级别是C级，这个级别的防护有灵活适当的触觉，允许与患者的接触以便在现场提供必要的生命支持和解毒治疗[41]。C级防护相当于军方用来抵御毒性最强的化学战剂和剧毒生物战剂的防护级别[42]。

表68.6 化学、生物、辐射或核袭击期间严重受伤人员的初步检查

检查	实验室检查
尿素和电解质	■动脉血气分析 ■血糖 ■乳酸 ■钙/磷/镁
全血细胞计数	■保存样本供以后分析 ■考虑凝血/凝血分析
尿常规	■保存样本供以后分析
心电图	
X线胸片	

将所有血液样本存放在安全区，以保护人员安全，并供将来分析

表68.7 化学、生物、辐射或核事故中的个人防护装备等级[40]

等级	个人防护的最低装备要求
A	■正压SCBA ■完全密封的耐化学腐蚀防护服 ■双层耐化学腐蚀手套 ■耐化学腐蚀靴子 ■防化服与手套和靴子之间的空气密封
B	■正压SCBA ■耐化学腐蚀的长袖防护服 ■双层耐化学腐蚀手套 ■耐化学腐蚀靴子
C	■全面部空气净化装置（呼吸器） ■耐化学腐蚀防护服 ■耐化学腐蚀外层手套 ■耐化学腐蚀防护靴
D	■不提供特定的呼吸或皮肤保护，通常由常规工作服组成

SCBA，自给式呼吸器

洗消

多数情况下，最初的危险性是未知的，但保护自己是在现场和医院内救治患者的核心关键点之一。许多威胁是短暂的或暂时的，但依然应假设该威胁是持久的，并可通过现场洗消区域传播。现场指挥官应立即确定医务人员、护理人员以及辅助搜索和研究人员所需的个人防护的级别，这对于防止医疗和救援人员伤亡人数的增加至关重要。为了安全地进行搜救和洗消工作，许多现场指挥官应立即将医务人员和护理人员的个人防护装备的最低级别定为C级，并根据现场情况的变化进行升级或降级。分诊人员和医务人员应立即进行以下重要工作：①分诊，②生命支持（TOXALS-毒理学高级生命支持），③应用解毒剂和进行其他药理学支持。

在洗消区域实施早期生命支持是非常重要的措施[43-44]。1996年引入了CBRN现场洗消和复苏的独特方式，并被特别命名为毒理学高级生命支持（Toxicology Advanced Life Support，TOXALS），与高级心脏生命支持（advanced cardiac life support，ACLS）、高级创伤生命支持（advanced trauma life support，ATLS）和基本生命支持（basic life support，BLS）一起用于化学、生物和（或）辐射袭击的现场救治。TOXALS方案对训练有素的医务人员的现场和院内复苏工作进行了扩展，并结合ACLS、ATLS和BLS的原理，这些原理可以扩展到肺的ABCDDEE：气道、呼吸、循环、失能、药物、暴露和环境。

化学、生物、放射或核部分小结

CBRN袭击、自然灾害与战场上的医疗救援具有相似的要素。人员控制、态势控制和现场控制，这三点是维持民间应急救灾系统有序运转和发挥功能的关键。麻醉科医师的主要职责是满足手术需要，但他们拥有先进的医学知识、药理学知识和先进的创伤救助受训经历，这些使他们成为帮助和支持急诊分诊医师的理想人选。并不是所有经历CBRN袭击或自然灾害的患者都应立即前往手术室进行救治。在分诊、急救咨询、疼痛管理或重症监护这些工作上，许多急救人员和医务人员需要支持，无论是治疗上的、药理学专业知识上的和（或）手术技能上的支持。例如，由一名麻醉科医师、一名重症监护治疗/急诊护士和一名呼吸治疗医师组成的小型巡回团队可以在CBRN大规

模伤亡事件后管理各种各样的危重受伤患者。

麻醉科医师的主要作用是在任何 CBRN 袭击、恐怖袭击或自然灾害造成人员伤亡后，提供稳定和安全的手术条件。但是，这不仅限于术前评估和 CBRN 受害者的术中管理。在危机时期，麻醉科医师不能被隔离在手术室中等待受伤患者的到来。他们必须在医院系统或紧急事件响应系统中积极主动地行动起来，在伤员到达手术室或 ICU 之前对其进行分类和救治。

第四节：流行病和传染病大流行性暴发

直到最近，针对麻醉科医师在生物性灾难中的作用（如流行病和传染病大流行），都只是从最笼统的角度进行了讨论。1952 年哥本哈根脊髓灰质炎疫情期间，丹麦麻醉科医师 Bjorn Ibsen 博士应用正压通气挽救了数百甚至数千人的生命，但直到 2003 年的严重成人呼吸综合征（severe adult respiratory syndrome，SARS）疫情和 2014 年的西非埃博拉疫情，北美麻醉科医师才作为生物灾难管理团队关键成员发挥作用[45-47]。这两次全球医疗危机中，麻醉科医师不仅扮演了看护者的关键角色，而且作为呼吸道管理和重症监护治疗专家，在行使其职责时冒着生命的风险。对疾病的了解、管理的选择以及保护自己不被感染的措施，对于麻醉科医师在下一次流行病或大流行期间最大限度地做出贡献和降低个人易感性都是至关重要的[48]。

以区域流行病和全球大流行形式出现的突发卫生事件有可能导致各大洲和世界各地 1000 多万人死亡[49]。这个数字听起来过高，甚至令人震惊，但与过去几个世纪的大流行相比，它实际上是一个保守的估计。天花是人类历史上最致命的流行病。仅在 20 世纪，死于天花的人数估计就超过 3 亿，占感染天花总人数的 30%[50]。病原体天花病毒可以被追溯到 3000 年前的埃及帝国时期。它的全球传播伴随着现代文明的进步、探索和贸易的不断扩大。由于成功的全球疫苗接种，最后一个死于天花的病例是在 1978 年。1980 年 5 月 8 日，第 33 届世界卫生大会正式宣布天花病毒已从世界根除[51-52]。不幸的是，与天花、脊髓灰质炎和麻疹等根除的以人类为宿主的病毒不同，下一次大流行更有可能是人畜共患病毒传播的结果[53]。

流行性甲型流感

过去的流感大流行时，因为在地方流行周期中发生基因突变，导致基因片段重组，进而表面蛋白发生重大变化，使病毒在功能上获得新的传染能力，能够在几乎没有群体免疫力的全球人群中持续人传人[54]。由这种抗原转变产生的致病性甲型流感病毒一直是几个世纪以来甲型流感大流行的源头。事实上，在过去的 300 年里，发生了不低于 10 次的甲型流感大流行[55]。仅在上个世纪，就发生了 3 次大流行性。最近一份对 1918 年至 1919 年“西班牙流感”H1N1 大流行的分析估计表明，全世界至少有 5000 万至 1 亿人死于“西班牙流感”。1957 年的“亚洲流感”H2N2 和 1968 年的“香港流感”H3N2（图 68.16）虽然没有那么严重，但也导致了相当大的死亡率（全球约 100 万人，美国约 10 万人）[55-56]。这样的事件突显了禽流感病毒导致大流行的威胁，并强调需要提前做好必要的准备，以加强对未来全球卫生紧急状况的临床和研究响应。事实上，考虑到在人群中传播的人畜共患病-流感病毒-的发病率和多样性，能够引起大流行的特殊病毒随时都可能出现[57]。

2009 年，全球经历了 21 世纪第一起甲型流感大事件。疾控中心将这场全球性流感疫情描述为 2009 年 H1N1 大流行。该病毒含有一种独特的流感基因组合，从未在动物或人类发现过。这些基因与北美猪和欧亚猪 H1N1 流感病毒关系最为密切。正因如此，最初的报告称该病毒为猪流感病毒。然而，很快发现这种新病毒是在人类之间传播，而不是在美国的猪群中传播。从 2009 年 4 月到 2010 年 4 月的一年里，美国有超过 6000 万例病例。幸运的是，这一事件的死亡病例相对有限，据估计，美国有 12 500 人死亡，全球估计有 284 000 人死亡[58-59]。

应对流感大流行的核心是最大程度减少患者和医护人员之间的流感传播。尽管在这方面有丰富的临

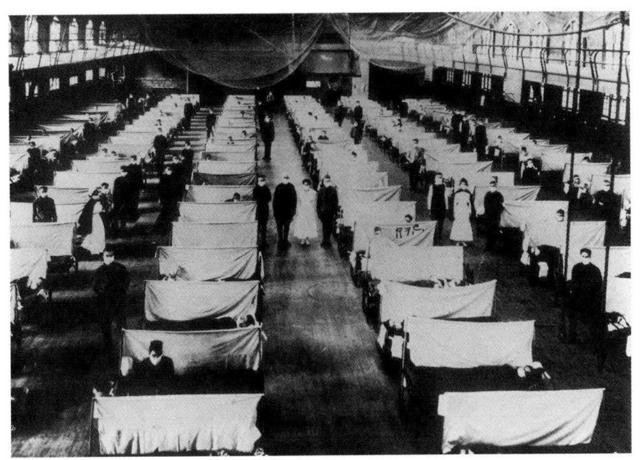

图 68.16 **1918 年流感大流行期间对患者的大规模救治**（From Clements BW，Casani J，eds. Disasters and Public Health：Planning and Response，Second edition. Oxford：Butterworth-Heinemann（Elsevier）；2016.）

床经验，但关于流感如何传播仍存在争议。过去讨论出几种可能的传播方式，有空气传播、飞沫传播和接触传播。每种途径都需要不同的感染控制方法和不同的个人防护措施。最近对多项人类和动物研究的分析得出结论，人类中的流感传播主要在短距离内通过飞沫和接触传播[60]。与传染源之间有密切接触（1.8 米以内）时，感染者咳嗽、打喷嚏、说话，以及对感染者进行吸痰或支气管镜检查等操作，会产生大颗粒飞沫，流感病毒通过大颗粒飞沫进行传播。大颗粒飞沫不会悬浮在空气中，不会发生真正的气雾化，因此不需要特殊的通风或气流系统。尚无记录表明空气传播是人传人流感的一种优先传播途径[61]。然而，许多医疗操作，如插管和支气管镜检查，都有可能发生气雾化。目前的文献没有定义流感机会性空气传播的条件。考虑到这方面数据的匮乏，医学上有必要采取空气传播的预防措施和更高水平的个人防护装备（如 N95 口罩）。这对于麻醉科医师在 ICU 中医治潜在的流感患者或在急诊室、医院病房或手术室进行这类患者的气道管理时尤为重要。

严重急性呼吸综合征

2002 年 11 月在我国广东省首次报道了一种新型冠状病毒——SARS 相关冠状病毒（SARS-CoV）引起的严重急性呼吸综合征（severe acute respiratory syndrome，SARS）。第一个病例似乎是佛山市的一名商人，随后他死于这种疾病。然而，就在 3 个月后，同一省份的一名医师在香港一家酒店的住宿期间生病，此时 SARS 引起了国际关注。随后，住在同一家酒店的十二名客人被感染，其中七名与该医师位于同一楼层。当他们乘飞机回家时，这些酒店客人将病毒传播到了全球。2003 年 3 月，加拿大多伦多首次发现 SARS，因为国际旅行，在不到 4 个月的时间里，大约有 4000 例 SARS 病例和 550 例死亡病例可以被追溯到与香港感染病例相关。最终，共有 29 个国家的 8096 人感染 SARS-CoV，其中 774 人死亡（表 68.8）[62-64]。

表 68.8 按年龄划分的严重急性呼吸系统综合征的死亡率

年龄（岁）	死亡率
＜ 24	＜ 1%
24 ～ 44	6%
45 ～ 64	15%
＞ 65	＞ 50%

Modified from Peng PW, Wong DT, Bevan D, et al. Infection control and anesthesia: lessons learned from the Toronto SARS outbreak. Can J Anaesth. 2003; 50 (10): 989-997

多伦多是北美病例爆发中心。加拿大安大略省的卫生部报告了 361 例 SARS 病例，包括 33 例死亡病例（9%）。超过一半的感染者是医护人员，其中包括 3 名麻醉科医师和 1 名重症医护人员[10, 27, 48, 65]。总病死率约为 15%，但 65 岁以上患者的病死率超过 50%[9]。2003 年 7 月 4 日，世界卫生组织（World Health Organization，WHO）宣布，全球 SARS 疫情已得到控制[66]。

SARS 和流感一样，都是一种人畜共患病毒。该病毒无处不在，已从猪、牛、狗、猫和鸡中分离出来。2002 年，在中国活禽市场的喜马拉雅棕榈果子狸中分离出 SARS-CoV（图 68.17）[67]。在中国，存在对新鲜宰杀的肉类和家禽的需求。因担心活禽市场成为 SARS-CoV 杂交物种的来源（图 68.17）[67]，导致动物被扑杀，尽管随后的研究没有证实在农场饲养的或野生的果子狸感染了 SARS-CoV。最近的研究数据表明，蝙蝠更有可能是 SARS-CoV 的天然宿主[68]。

病毒主要通过飞沫传播和直接接触传播，表现出侵犯多个器官的特性，不仅在肺中，在肝、肾、汗腺、甲状旁腺、垂体、胰腺、肾上腺和大脑中都发现了这种病毒。因此，这种疾病被认为是一种真正的全身性疾病，肺和肺外表现都增加了医护人员接触感染的机会。这提示麻醉科医师、重症医师和其他医护人员，进行自身防护非常重要，因为病毒不仅可能在呼

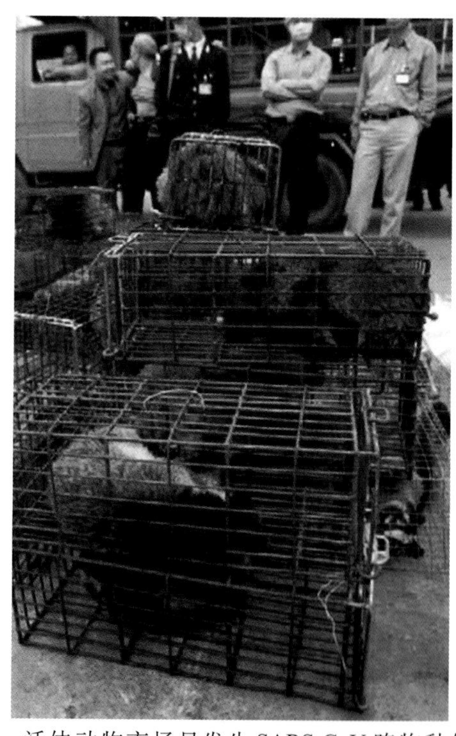

图 68.17 活体动物市场是发生 SARS-CoV 跨物种传播的源头。广州市政府在广州新苑野生动物市场收缴果子狸，以防止 SARS-CoV 的传播（From Lau YL, Peiris JS. Pathogenesis of severe acute respiratory syndrome. Curr Opin Immunol. 2005; 17 [4]: 404-410.）

吸道分泌物中，还可能在粪便、尿液甚至汗液中[67]。在对 SARS 患者进行救治时，应注意不仅要使用针对飞沫传播和接触传播的预防措施，其他的必要个人防护装备也需要使用。

中东呼吸综合征

与 SARS 一样，中东呼吸综合征（Middle East respiratory syndrome，MERS）是由新型冠状病毒 MERS-CoV 引起的。沙特阿拉伯首先在两例社区获得性肺炎中发现了 MERS-CoV 感染，并于 2012 年 9 月向世卫组织报告。截至 2018 年 9 月，全球 27 个国家/地区中，实验室确诊 MERS 病例 2260 例，其中 803 例死亡（35.5%）[69-70]。尽管大多数病例在沙特阿拉伯、阿拉伯联合酋长国和韩国，但迄今报告的病例中超过 80% 与沙特阿拉伯有关（彩图 68.18）[71]。

MERS 冠状病毒和 SARS 冠状病毒一样，是一种人畜共患病毒。通过直接或间接接触，单峰骆驼似乎是 MERS 的主要宿主和动物来源。具体的传播方式尚不清楚，但未煮熟的骆驼肉和未经巴氏灭菌的骆驼奶是值得怀疑的传播途径，食用生的或未煮熟的动物产品具有很高的感染风险。在非卫生保健机构中人与人之间的接触传播很少见，几乎没有，也没有持续的人与人之间的传播记录[72]。

迄今报告的病例中，人与人之间的传播大部分是通过医疗卫生机构内的密切接触实现。2015 年，沙特阿拉伯之外的最大疫情国是韩国[72]。与医院相关的病例中，因一名感染者入院，进而导致多个医疗机构的 186 人患病和 36 人死亡[73-74]。这一特殊病例突出了不符合标准的感染控制和个人防护措施使用不足的严重后果，因为除非有密切接触，否则病毒不容易在人与人之间传播[71]。随着全球旅行的持续加快，医护人员必须持续警惕中东呼吸综合征的威胁。

埃博拉病毒病

埃博拉病毒病（Ebola virus disease，EVD）是一种影响人和非人类灵长类动物的人畜共患病毒病。非洲果蝠被认为是动物宿主，但是这项推测仍未能被证实。埃博拉病毒是一种 RNA 丝状病毒，属于丝状病毒科，有五种类型，其中四种对人类致病。最常见且病死率最高（60% ～ 90%）的是 Zaire 埃博拉病毒。Sudan 埃博拉病毒，Taï Forest 埃博拉病毒，Bundibugyo 埃博拉病毒也对人类具有致病性，但死亡率较低。Reston 埃博拉病毒虽然会导致非人类灵长类动物和猪患病，但未发现导致人类患病[75]。1967 年

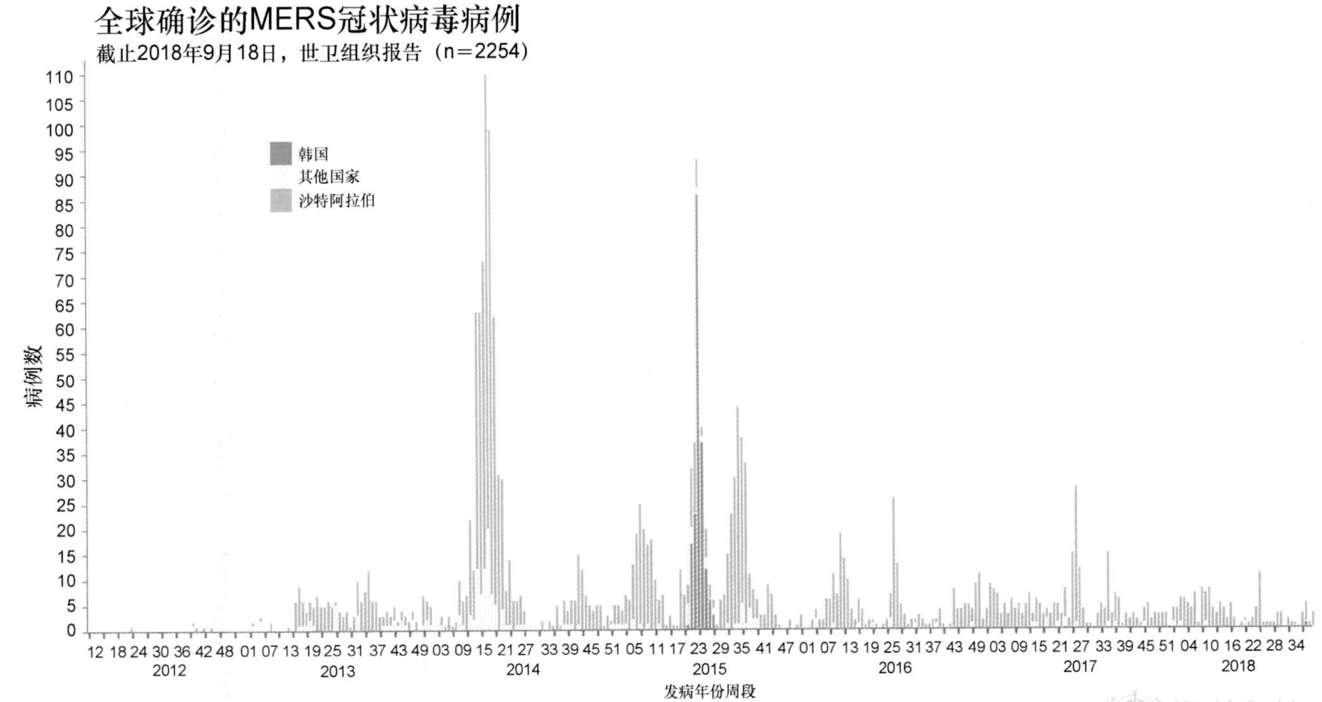

彩图 68.18　**中东呼吸综合征的全球分布情况**（Data from World Health Organization. Available from http://www.who.int/eme rgencies/mers-cov/epi-18-september-2018.png? ua = 1.）

首次被报道的马尔堡（Marburg）病毒，是第一个已知的丝状病毒。众所周知，这两种病毒都会在人类中引起病毒性出血热，致死率极高。EVD 较高的病死率使其成为一种重要的生物威胁性病原体，鉴于最近疫情爆发的严重程度，值得对 EVD 进行更详细的讨论[76-77]。

历史上，该病毒被隔离在撒哈拉以南中部非洲的农村地区。1976 年，埃博拉疫情在扎伊尔的 Yambuku 村（即现在的刚果民主共和国北部和南苏丹）沿埃博拉河首次爆发以来，埃博拉疫情在过去 30 年的爆发相对频繁[78]。最终，分离出两种不同基因型的 EVD，分别以各自的地理区域命名[76]。2014 年，西非爆发有史以来最大的 EVD 疫情。2014 年 3 月 21 日，世卫组织接到几内亚东南部疫情日益严重的通报。这种疾病迅速蔓延到首都科纳克里，然后蔓延到邻国利比里亚和塞拉利昂[77]。西非从未爆发过 EVD，加上这些国家的社会经济条件较差，导致其应对能力有限。截至 2016 年 6 月宣布疫情结束时，共发有 28 610 例感染病例和 11 308 例死亡病例，死亡率为 39%。客观地说，从 1976 年到 2014 年，全球报告的病例不足 2500 例（表 68.9）[79]。

埃博拉病毒通过接触感染者的分泌物传播。已在血液、唾液、呕吐物、粪便、尿液、汗液、鼻液、精

表 68.9　1976—2014 年全球埃博拉疫情期间的病例数和死亡人数

国家	年份	城镇	病例人数	死亡人数	病毒类型
刚果民主共和国	2014	多个城镇	66	49	Zaire
乌干达	2012	Luwero District	6*	3*	Sudan
刚果民主共和国	2012	Isiro Health Zone	36*	13*	Bundibugyo
乌干达	2012	Kibaale District	11*	4*	Sudan
乌干达	2011	Luwero District	1	1	Sudan
刚果民主共和国	2008	Luebo	32	15	Zaire
乌干达	2007	Bundibugyo	149	37	Bundibugyo
刚果民主共和国	2007	Luebo	264	187	Zaire
南苏丹†	2004	Yambio	17	7	Zaire
刚果共和国	2003	Mbomo	35	29	Zaire
刚果共和国	2002	Mbomo	143	128	Zaire
刚果共和国	2001	未指明	57	43	Zaire
加蓬	2001	Libreville	65	53	Zaire
乌干达	2000	Gulu	425	224	Sudan
南非	1996	Johannesburg	2	1	Zaire
加蓬	1996	Booue	60	45	Zaire
加蓬	1996	Mayibout	37	21	Zaire
刚果民主共和国§	1995	Kikwit	315	250	Zaire
科特迪瓦	1994	Tai Forest	1	0	Taï Forest
加蓬	1994	Mekouka	52	31	Zaire
南苏丹†	1979	Nzara	34	22	Sudan
刚果民主共和国§	1977	Tandala	1	1	Zaire
南苏丹†	1976	Nzara	284	151	Sudan
刚果民主共和国§	1976	Yambuku	318	280	Zaire

* 数字仅反映经实验室确诊的病例。
† 以前是苏丹的一部分。
§ 前身为扎伊尔。
该表不包括 2014—2016 年疫情和 2017—2018 年刚果民主共和国疫情。
Source：CDC. Outbreaks chronology：Ebola virus disease. Atlanta，GA：CDC；2015. http://www.cdc.gov/vhf/ebola/outbreaks/history/chronology.html
From Bell BP，Damon，IK，Jernigan，DB，et al. Overview，control strategies，and lessons learned in the CDC response to the 2014-2016 Ebola Epidemic. MMWR Suppl. 2016；65（3）：4-11

液和生殖器分泌物中发现埃博拉病毒。没有其空气传播的证据。埃博拉病毒通过黏膜表面或皮肤裂口进入宿主[77]。这一传播途径强化了所有医护人员恰当使用个人防护装备的必要性。病毒一旦进入体内，潜伏期从 2 天到 21 天不等。2014 年疫情的平均潜伏期为 11.4 天，这一平均潜伏期不因国家而异[80]。据报告，从出现症状到病例确诊，从发病到确诊，最常见的症状包括发热（87.1%）、乏力（76.4%）、食欲不振（64.5%）、呕吐（67.6%）、腹泻（65.6%）、头痛（53.4%）和腹痛（44.3%）。2014 年爆发的埃博拉疫情其最突出特征是患者的胃肠道症状不断恶化，并因此导致脱水、严重电解质紊乱、急性肾损伤、低灌注、全身性炎症反应综合征和休克（表 68.10）[78, 80]。毛细血管渗漏综合征在疾病的晚期逐渐加重，但其很少发生呼吸窘迫。临终前，患者出现意识水平下降（可进展为癫痫和昏迷）、弥散性血管内凝血、肝坏死、肾衰竭和消化道出血。发生多器官衰竭，支持性治疗难以缓解，最终导致死亡[77-78, 80-81]。

西非埃博拉疫情爆发期间，有 11 人在美国接受了埃博拉病毒感染治疗。共有 3 名患者从西非被带到美国，经历了多器官衰竭，需要机械通气和肾替代治疗。一名患者存活，两名患者死亡。由专门的生物隔离小组提供救治管理（图 68.19）。高级生命支持治疗分别由埃默里大学医院重症传染病科、内布拉斯加大学医学中心-内布拉斯加州医学的高危险性传染病病房，以及德克萨斯州达拉斯健康长老会医院负责。三名患者均为男性，均表现出严重的胃肠道症状，包括严重的腹泻和多器官功能障碍，主要表现为呼吸、心血管、肾和肝功能不全。两名患者患有脑病。所有人都有极高的病毒载量。死亡的两名患者，在其生命的最后 12 小时内，以顽固性乳酸酸中毒和腹胀为特征，提示胃肠道穿孔或缺血[46, 82]。

表 68.10 27 例埃博拉病毒感染患者在美国或欧洲住院治疗期间的最常见临床表现和处理

表现或处理	占患者百分比
腹泻	100
发热	93
呕吐	74
需要氧疗	70
中心静脉导管	67
留置导尿管	63
SIRS	59
低氧血症	52
静脉穿刺部位渗出	52
肛管	44
肺水肿	44
心电图异常	41
呼吸衰竭	33

Uyeki TM，Mehta AK，Davey RT，etal. Clinical management of Ebola virus disease in the United States and Europe. N Engl J Med. 2016；374［7］：636-646

2014 年西非埃博拉疫情中值得注意的是，约有 27 名埃博拉患者在医疗资源丰富的环境中接受救助。在美国或欧洲的医院就诊的患者，其感染埃博拉病毒的体征和症状与西非埃博拉治疗中心的患者的体征和症状相似。欧洲或美国救助患者病例的死亡率为 18.5%，这明显好于医疗资源受限的西非埃博拉治疗机构的死亡率（37% ～ 74%）和历史死亡率 66%[79, 83]。虽然有高级生命支持、现代诊断和实验室支持以及积极的 ICU 管理，但埃博拉仍然是一种致命的疾病。同样值得注意的是，幸存的危重患者在疾病连续发作的早期就出现了。虽然没有完全肯定早期支持会转化为更好的结果，但 EVD 的第一世界经验表明，早期干预可能会改善结局[82]。

个人防护

由于病原体的高度传染性，管理感染者的后勤工作是复杂的，PPE 的详细讨论不在本章范围之内。即便如此，无论是减少患者之间还是患者和医护人员之间的传播，减少人与人之间的传播的措施是相似的。尽管美国和欧洲救治高传染性疾病患者的医疗机构拥有良好的硬件条件，但对安全和准备工作的培训才是更重要的事情，包括培训医护人员在救治患者的同时要保护好自己[84]。如上所述，埃博拉病毒是一种高度传染性的病原体，其感染剂量小于 10 个病毒颗粒。考虑到血液病毒滴度可以超过每毫升 10^8 个病毒颗粒，那么训练有素的医护人员被感染也就不足为奇了[83, 85]。

在医院病房、手术室和 ICU 照顾患者的医务人员的感染风险最高。这一情况在 SARS 冠状病毒、MERS 冠状病毒，当然还有埃博拉病毒的经历中都得到证实。在所有情况下，患者都有传染性，并且在某些情况下，医务人员会因缺乏培训、缺乏对疾病病理生理学的了解，以及不知如何在照顾好患者的同时保护自己，进而被感染甚至死亡[84]。

尽管在救治所有患者时建议遵循标准的感染控制通用预防措施，但与口腔和呼吸道分泌物密切接触的麻醉科医师需要特别注意适用于呼吸道感染患者或其

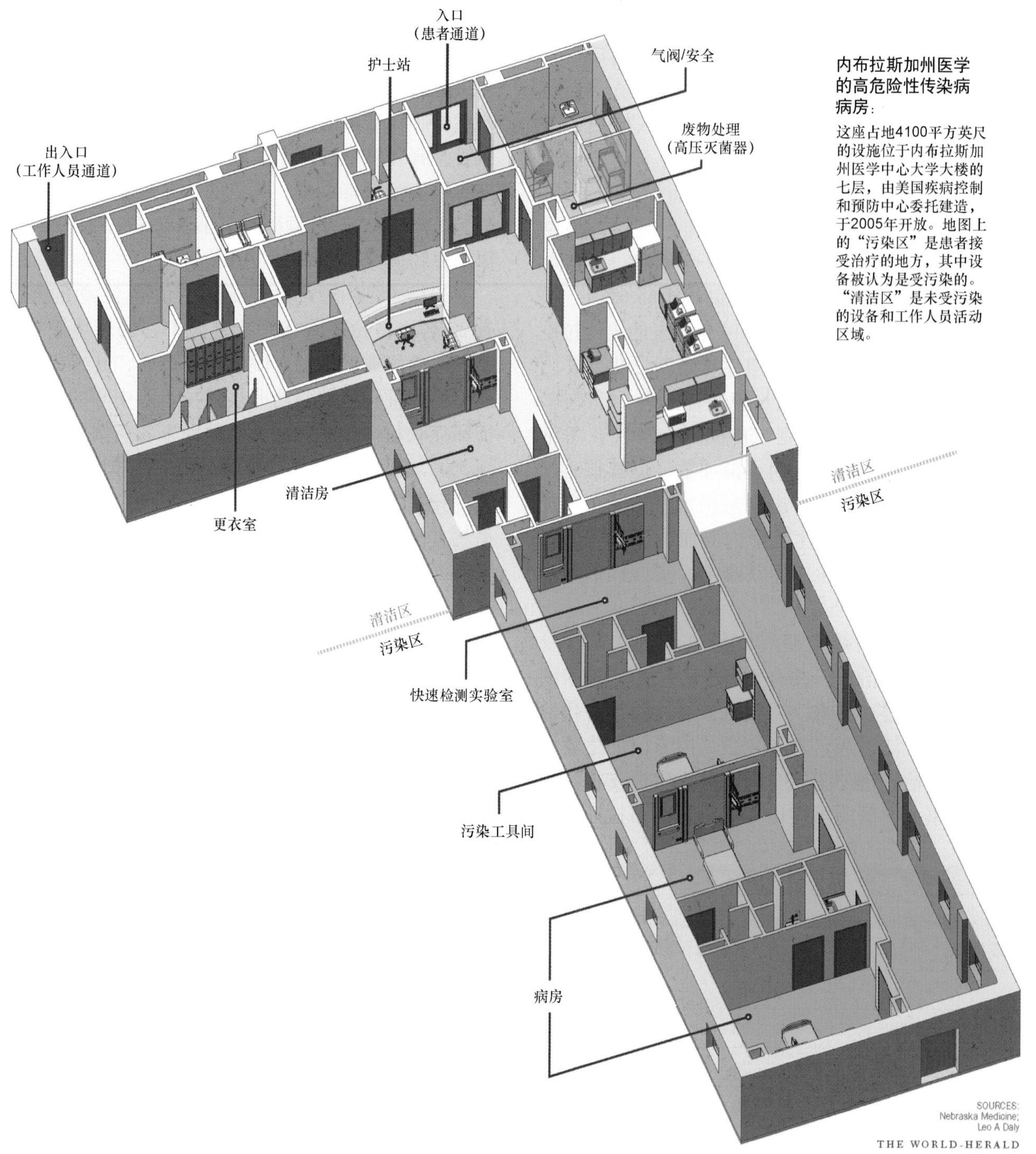
入口
（患者通道）
护士站
气阀/安全
内布拉斯加州医学的高危险性传染病病房：
这座占地4100平方英尺的设施位于内布拉斯加州医学中心大学大楼的七层，由美国疾病控制和预防中心委托建造，于2005年开放。地图上的“污染区”是患者接受治疗的地方，其中设备被认为是受污染的。“清洁区”是未受污染的设备和工作人员活动区域。
出入口
（工作人员通道）
废物处理
（高压灭菌器）
清洁区
污染区
清洁房
更衣室
清洁区
污染区
快速检测实验室
污染工具间
病房
SOURCES:
Nebraska Medicine;
Leo A Daly
THE WORLD-HERALD

图 68.19 内布拉斯加州高危险性传染病房。2014 年，三名埃博拉病毒患者在那里接受了麻醉科医师-重症医师的救治（Courtesy Omaha World-Herald，Omaha，NB.）

风险的医院要求。除了采取必要的接触传播常规预防措施（手卫生、手套和防护服）来防止相互之间的接触传播之外，还应对所有可疑或确诊的流感、SARS 或 MERS 的患者采取飞沫传播的预防措施。至少，医务人员在进入可疑流感患者的房间时应该戴上口罩，包括在围术期区域，如术前等待区域或麻醉后护理单元。将可疑流感患者从医院的一个区域转移到另一个区域时，应当谨慎地让患者在转运过程中戴上口罩。如果在医学上是安全和适当的话，往返手术室的途中也应当戴上口罩[61]。

麻醉科医师通常会对患有上述高度传染性病原体的患者实施医疗操作，这些操作存在产生气溶胶的可能。针对可疑或确诊患者，我们仅应实施对优化治疗而言至关重要的操作。例如，对于埃博拉患者，不应放置中心或外周导管进行血流动力学监测，而应在重要的血管通路上留置导管通路，以便获取血液样本，管理液体，保证电解质平衡和输注血管活性药物，避免反复穿刺。同样，无创正压通气（noninvasive positive pressure ventilation，NIPPV）可能会导致呕吐、呕血和（或）误吸，相比之下，尽管存在病毒雾化的风险，但在考虑呼吸支持时，早期插管可能是更可取的措施。NIPPV 还可能导致含有病毒的液体雾化，使医务人员不仅面临感染埃博拉病毒的高危风险，而且还面临其他高传染性疾病的风险。动脉管道应尽可能放置在上肢，并避免放置在股动脉的位置，因为存在管道被粪便污染的潜在风险（图 68.20）[46, 75]。如果需要插管，则必须仔细地为半择期性非紧急插管制订预案。为最大限度地减少与插管相关的并发症，需要确保所有可能需要的药物的可用性，以及获得所有可能需要的气道安全设备。此外，根据相应的生物防护水平，医务人员在进入患者所处环境之前需要穿上合适的个人防护装备，整个过程所需时间较长，医务人员必须适应。

最后，所有医护人员必须学习并理解针对每种不同病原体的个人防护指南。当然，在救治埃博拉患者时，最低水平的个人防护装备应该包括一次性防水套装，包括头罩、N95 口罩、一次性全脸防护罩、两套手套（正确密封），以及不透水的脚部和腿部覆盖物。当医务人员进行任何存在高气雾化风险的医疗操作时，强烈建议使用电动空气净化呼吸器[46, 77]。脱下个人防护装备时，可能是被埃博拉病毒污染风险最高的时刻。因此，整个脱防护装备的过程都应由同事严格监督。且该同事在监督脱防护装备的医护人员时，不应再担任任何其他角色（图 68.21）。

致谢

编者和出版商感谢 David J. Baker 博士在上一版中为此主题所做的贡献。这些贡献是本章的灵感来源。

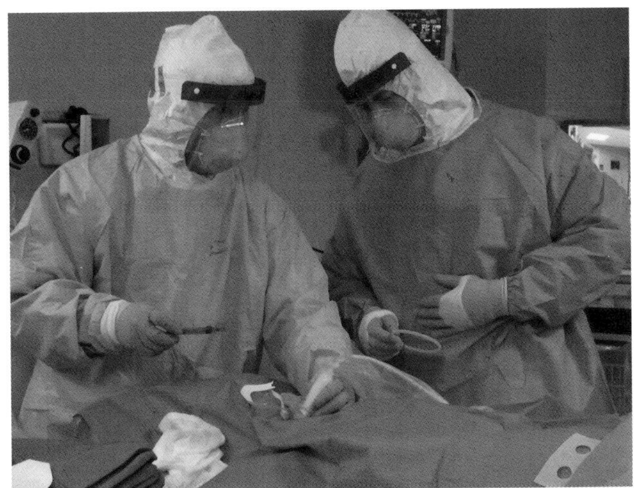

图 68.20　内布拉斯加州高危险性传染病病房内，麻醉科医师正在进行超声引导下中心静脉置管

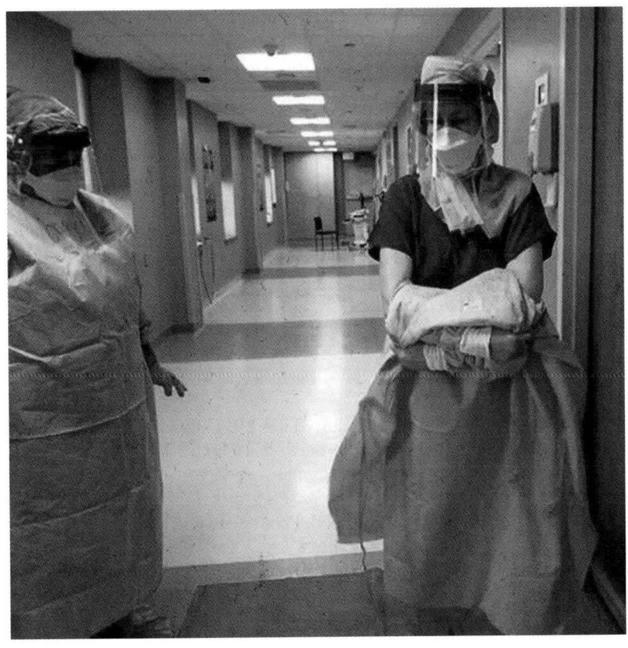

图 68.21　内布拉斯加州高危险性传染病病房内，医务人员脱下个人防护装备的过程受到同事的严格监督

参考文献

1. Polonsky J, et al. *PLoS Currents*. 2013;5.
2. Daniell J, et al. *Natural Hazards and Earth System Sciences Discussions*. 2013;1:1913–1942.
3. McCunn M, et al. *Anesth Analg*. 2010;111(6):1438–1444.
4. Walk RM, et al. *Disaster Med Public Health Prep*. 2012;6(4):370–377.
5. Sechriest VF, et al. *Am J Disaster Med*. 2012;7(4):281–294.
6. Walk R, et al. *Disaster Med Public Health Prep*. 2012;6(4):370–377.
7. Missair A, et al. *Prehosp Disaster Med*. 2010;25(6):487–493.
8. Firth PG, et al. *Anesth Analg*. 2011;113(3):545–547.
9. Firth PB. *N Engl J Med*. 2010;362(14):e50.
10. Mathias JM. *OR Manager*. 2011;27(7):6–7.
11. Carlton PK. *Am J Disaster Med*. 2012;7(4):321.
12. Neblett Fanfair R, et al. *N Engl J Med*. 2012;367(23):2214–2215.
13. Charuluxananan S, et al. *Acta Anaesthesiol Scand*. 2006;50:320–323.
14. Fitzsimons MG, et al. *Mil Med*. 2007;172:227–231.
15. Hurricanes in History: Katrina. National Hurricane Center web site.
16. Krane NK, et al. *JAMA*. 2007;298(9):1052–1055.
17. Hutson LR, et al. *The Ochsner Journal*. 2011;(11):29–33.
18. Santos-Lozada AR, Howard JT. *JAMA*. 2018;320(14):1491–1493.
19. Santos-Burgoa C, et al. *Lancet Planet Health*. 2018.
20. Sacks CA, et al. *JAMA Intern Med*. 2018;178(7):885–886.
21. Roccaforte JD. *Crit Care*. 2001;5(6):307–309.
22. Berkowitz B, Lu D, Alcantara C. *The terrible numbers that grow with each mass shooting*. Washington Post; 2018.
23. Sher H. *What I saw treating the victims from Parkland should change the debate on guns*. The Atlantic; 2018.
24. King DR, et al. *J Trauma Acute Care Surg*. 78(3):594-599.
25. Gates JD, et al. *Ann Surg*. 2014;260(6):960–966.
26. Multiservice Doctrine Chemical, Biological, Radiological and Nuclear Response – September 2016 – Joints Chiefs of Staff – JP 3-41.
27. James S. *AJA*. 2011;115(1):69–101.
28. Reddy C. *The Growing Menace of Chemical War*. Woods Hole Oceanographic Institute; 2007.
29. Graham J, Graham T. *Cornerstones of Security Arms Control Treaties in the Nuclear Era*. Seattle: University of Washington Press; 2011.
30. United Nations. *Report of the mission dispatched by the Secretary general to investigate allegations of the use of chemical weapons in the conflict between the islamic republics of Iran and Iraq. UN Document no. 18852*. New York: United Nations; 1987.
31. Hammick M: Int Defense Rev 1323, 1991.
32. Hiltermann Joost R. *A Poisonous Affair: America, Iraq, and the Gassing of Halabja*. Cambridge University Press; 2007:183.

33. Tu AT. Overview of the sarin terrorist incidents in Japan in 1994 and 1995. In: *Proceedings of the 6th BCW Protective Symposium, Stockholm, NDRE. FOR–R–98, 00949–862–6E, Umea, Sweden*. Defense Research Establishment; 1998.
34. Deleted in proofs.
35. White SM. *Br J Anaesth*. 2002;89:306–324.
36. Nicholson-Roberts TC. *J R Army Med Corps*. 2010;156(suppl):327–334.
37. US Department of the Army, US Department of the Navy, US Department of the Air Force. *NATO Handbook on the Medical Aspects of NBC Defensive Operations*. AMedP-6© Vol III. Washington, DC: DA, USN, USAF; 2006. Chapter 2.
38. Eddleston M, et al. *Lancet*. 2008;371:597–607.
39. Triffet T, LaRiviere PD. "*OPERATION REDWING - Project 2.63, Characterization of Fallout - Pacific Proving Grounds, May-July 1956*". US Naval Radiological Defense Laboratory; 1961. Archived from the original on 2008-04-10.
40. U.S. Code of Federal Regulations Title 29, Labor, Subtitle B, Chapter XVII, Part 1910, Subpart H, Section 1910.120, Hazardous Waste Operations and Emergency Response.
41. Borak J, et al. *Hazardous Materials Exposure: Emergency Response and Patient Care*. Engelwood Cliffs, NJ: Prentice Hall; 1991.
42. US Public Health Service. *Centers for Disease Control and Prevention; Department of Health and Human Services, National Institute for Occupational Safety and Health. Guidance on Emergency Responder Personal Protective Equipment (PPE) for Response to CBRN Terrorism Incidents*. DHHS (NIOSH) Publication 2008.132; 2008.
43. Baker DJ. *Resuscitation*. 1999;42:125.
44. UK Ministry of Defence. *Clinical Guidelines for Operations*. London, England: MOD; 2011. Joint Doctrine Publication; 4-03.1.
45. Lassen HC. *Proc R Soc Med*. 1954;47(1):67–71.
46. Johnson DW. *Crit Care Med*. 2015;43(6):1157–1164.
47. Peng PW, et al. *Can J Anaesth*. 2003;50(10):989–997.
48. Kamming D, et al. *Br J Anaesth*. 2003;90(6):715–718.
49. Gates B. *N Engl J Med*. 2015;372(15):1381–1384.
50. Flight C. *Smallpox: Eradicating the Scourge*. British History; 2017.
51. History of Smallpox | Smallpox | CDC; 2017.
52. Radetsky M. *Pediatr Infect Dis J*. 1999;18(2):85–93.
53. Belser JA, et al. *Virology*. 2018;524:45–55.
54. Webb SA, et al. *Crit Care Med*. 2018;46(3):442–446.
55. Osterholm MT. *N Engl J Med*. 2005;352(18):1839–1842.
56. Cox NJ, et al. *Vaccine*. 2003;21(16):1801–1803.
57. Webby RJ, Webster RG. *Science*. 2003;302(5650):1519–1522.
58. Past Pandemics | Pandemic Influenza (Flu) | CDC; 2018.
59. Dawood FS, et al. *Lancet Infect Dis*. 2012;12(9):687–695.
60. Brankston G, et al. *Lancet Infect Dis*. 2007;7(4):257–265.
61. Prevention Strategies for Seasonal Influenza in Healthcare Settings | Seasonal Influenza (Flu) | CDC; 2018.
62. CDC SARS. (10 Years After) | Disease of the Week| CDC; 2018. https://www.cdc.gov/dotw/sars/.
63. Meera Senthilingam C. *Global pandemics: 7 reasons they're inevitable*; 2017.
64. Wenzel RP, Edmond MB. *N Engl J Med*. 2003;348(20):1947–1948.
65. Wallington T, et al. *Can Commun Dis Rep*. 2003;29(13):113–117.
66. CDC SARS Response Timeline | About | CDC. 2013-04-26.
67. Lau YL, Peiris JS. *Curr Opin Immunol*. 2005;17(4):404–410.
68. Li W, et al. *Science*. 2005;310(5748):676–679.
69. Assiri A, et al. *N Engl J Med*. 2013;369(5):407–416.
70. World Health Organization. *Epidemic and pandemic-prone diseases: MERS situation update, September 2018*; 2018.
71. Arabi YM, et al. *N Engl J Med*. 2017;376(6):584–594.
72. WHO. *Middle East Respiratory Syndrome Coronavirus (MERS-CoV)*; 2018.
73. Ki M. *Epidemiol Health*. 2015;37:e2015033.
74. Kim KM, et al. *Epidemiol Health*. 2015;37:e2015041.
75. Virus Ecology Graphic | Communication Resources | Ebola (Ebola Virus Disease)| CDC; 2016.
76. Feldmann H, Geisbert TW. *Lancet*. 2011;377(9768):849–862.
77. Funk DJ, Kumar A. *Can J Anaesth*. 2015;62(1):80–91.
78. Fowler RA, et al. *Am J Respir Crit Care Med*. 2014;190(7):733–737.
79. Bell BP, et al. *MMWR Suppl*. 2016;65(3):4–11.
80. Team WHOER, et al. *N Engl J Med*. 2014;371(16):1481–1495.
81. Hunt Let al. *Lancet Infect Dis*. 2015;15(11):1292–1299.
82. Sueblinvong V, et al. *Crit Care Med*. 2015;43(10):2066–2075.
83. Uyeki TM, et al. *N Engl J Med*. 2016;374(7):636–646.
84. Adams JJ, et al. *Simul Healthc*. 2016;11(2):72–74.
85. Iwen PC, et al. *Am J Clin Pathol*. 2015;143(1):4–5.

69 眼科手术麻醉

ZHUANG T. FANG，ELAINE CHIEWLIN LIEW，MARY A. KEYES
甯交琳 译 鲁开智 审校

要 点

- 眼科手术通常被认为是“低风险”手术。然而，由于伴有与年龄相关的基础疾病，接受眼科手术的患者往往是高风险人群。
- 虽然部分眼科手术（白内障、青光眼、单纯玻璃体切除术）时间短，但患者基数大，兼顾效率与安全极富挑战。
- 大部分眼科手术可在表面麻醉或眼眶神经阻滞联合监护麻醉（monitored anesthesia care，MAC）下进行。
- 深刻理解并掌握眼的解剖学和生理学知识对确保麻醉安全十分必要。这包括掌握麻醉药物自身特性和其对眼压的影响，以及掌握眼科用药的全身效应。
- 眼眶阻滞，特别是球后阻滞，可能会伴有严重的并发症，包括球后出血，局麻药逆行播散至蛛网膜下腔导致脑干麻醉，进而意识丧失，呼吸骤停。
- 白内障手术术前常规实验室检查不是必需的，没有证据表明常规术前实验室检查可以降低围术期不良事件发生率。
- 大约 30% ～ 40% 的眼科手术需要行全身麻醉。包括小儿手术、复杂手术、需要保持肌肉松弛的手术，以及因为各种原因不能进行监护麻醉的成人手术。
- 斜视手术是小儿术后呕吐的独立危险因素。
- 眼球开放性损伤的急诊患者，需要在全身麻醉下施行手术以挽救视力时，琥珀胆碱可用于空腹的手术患者。
- 仔细术前评估，优化基础疾病管理，充分镇痛，预防术后恶心呕吐，维持血流动力学稳定，这些做法可以有效减少麻醉恢复时间和非预期的住院治疗。

眼科麻醉概论

视觉是人体最重要的功能之一。视力减退和失明限制了人们的日常生活能力[1-3]，增加了美国的社会经济负担，严重影响了患者的生活质量[4-5]。目前，美国约有 420 万成人视力受损[6]。早诊断早治疗，包括手术（白内障摘除），能改善患者视力，或延迟和减弱视力损害的病理生理过程，如青光眼和糖尿病视网膜病变。专门从事眼科麻醉的麻醉科医师在保障患者手术舒适安全方面发挥着重要作用[6]。

眼科手术是老年人最常见的手术类型[7]。这一类型手术涵盖范围广，囊括从仅需简单镇静的白内障手术到需要全麻的复杂手术，例如眼眶减压、复杂角膜移植和视网膜手术。大多数眼科手术持续时间短，主要在门诊手术中心进行。接受眼科手术的患者人群年龄跨度大，囊括从早产儿到耄耋老者。因为眼科手术本身不会引起剧烈的生理功能紊乱，也不会造成大量失血或严重的术后疼痛，所以眼科手术通常被认为是低风险手术[8]。然而，接受眼科手术的多为老年患者，其患有基础疾病（如糖尿病、高血压、冠心病和慢性阻塞性肺疾病）的概率较高。充分的术前评估和优化基础疾病管理能防止非计划性取消手术和入院治疗。

在眼科手术麻醉中，患者安全至关重要。根据 1980 年至 2000 年美国麻醉科医师协会（American Society of Anesthesiologists，ASA）统计的索赔项目，索赔原因包括全身麻醉或监护麻醉（monitored anesthesia care，MAC）下患者术中体动导致的严重眼损伤，以及伴或不伴患者体动的眼眶阻滞相关针刺损伤[9-10]。ASA 分析认为，MAC 下眼科和非眼科手术发生索赔的主要原因包括术中氧合或通气不足、心血管事件、设备故障、麻醉不充分导致的患者体动，以及过度镇静导致的死亡或永久性脑损伤[11]。目前与眼科麻醉相关的术后并发症的文献很少。一项回顾性研究发现，眼科麻醉后监护治疗病房（postanesthesia care unit，PACU）滞留时间延长的发生率约为 0.6%，滞留时间延长的主要原因包括低血压、心动过缓、术后恶心呕吐（postoperative nausea and vomiting，PONV）和镇静过度[12]。一项类似的研究发现，非计划入院的主要原因包括新发的心律失常、疼痛、PONV 和肺相关事件（缺氧和误吸），其发生率为 0.23%[13]。总体而言，眼科手术安全可靠，其麻醉相关并发症发生率较低。

眼科手术已广泛推广并应用加速康复外科理念，使得患者术后能够早日出院，恢复正常的日常生活[14]。每个患者的麻醉预案均需个性化，需要考虑手术的具体类型、复杂程度、持续时间，患者的潜在基础疾病、焦虑程度、对麻醉的期望和既往麻醉史，且以“加速康复”为目标，最大程度地降低术后不良事件发生率。外科围术期家庭医疗模式，是以患者为中心、以团队为基础的医疗模式，能改善人群健康，降低医疗成本，提高患者满意度[15]。这种医疗模式能改善预后[16]，值得在包括眼科手术在内的门诊手术中推广应有。

患者满意度已成为包括麻醉管理在内的医疗服务的评价指标[17-18]。眼科手术围术期患者满意度相关因素包括透明的信息、良好的沟通、完善的疼痛管理、舒适的医疗环境以及医护人员的关怀[19-20]。

眼部解剖学

眼睛是一个精细而复杂的器官，可以感知周围环境的明暗，提供视觉图像，并有助于深度感知和身体运动平衡控制。眼睛近似球形，其前后径约为 24 mm，位于眼眶内。眼球壁有三层：巩膜、葡萄膜和视网膜。图 69.1 展示了眼睛的各部分组成。

巩膜位于眼球最外层。巩膜由角膜延续而来，为致密的胶原纤维结构，不透明，呈乳白色，质地坚韧。角膜和巩膜的连接部分称作角膜缘，含有具有上皮再生功能的干细胞。角膜的折光作用提供眼睛大约 60% 的聚焦能力。

葡萄膜位于中间层，包括脉络膜、虹膜和睫状体三部分。脉络膜是位于后方的一层血管。脉络膜出血是术中出血的原因之一。着色的虹膜通过肌肉纤维的舒张改变瞳孔大小，从而控制光线摄入。当交感神经兴奋时，引起虹膜扩张肌收缩，扩张瞳孔；而副交感神经兴奋时，引起虹膜括约肌收缩而导致瞳孔收缩。睫状体位于虹膜的后面，它产生房水。睫状肌纤维通过释放晶状体悬吊纤维或小带上的张力来调节焦点。

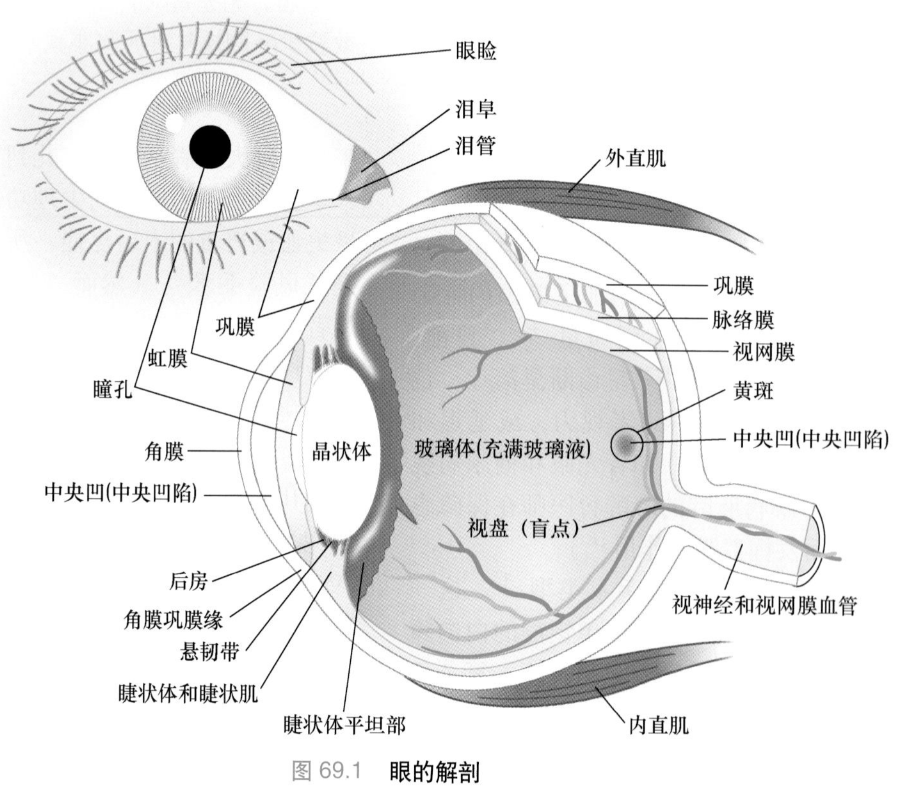

图 69.1 **眼的解剖**

而晶状体混浊会导致白内障。所谓的葡萄膜炎即是这些结构（虹膜、脉络膜和睫状体）的一种炎症状态。

视网膜位于眼球壁内层，是一个由高度特化的神经组织组成的膜，是感光的重要部位，与视神经相连。光刺激视网膜光感受器产生神经信号，由视神经传递到大脑。视网膜中没有血管，脉络膜为视网膜提供血循环营养。脉络膜层与视网膜脱离影响视网膜血液供应，是导致视力丧失的主要原因。视网膜层大约在虹膜后 4 mm 处结束。角膜缘和视网膜之间的区域称为平坦部，因为此区域没有视网膜层，所以是玻璃体切除手术的安全入口。

眼睛中央充满了玻璃体凝胶，这种稠密的液体附着在血管和视神经上。玻璃体对视网膜的牵引是视网膜脱离的原因之一。玻璃体的瘢痕、出血或混浊可通过玻璃体切除来治疗。

眼外肌支配眼球在眼眶内的运动。起始于眼眶顶端附近的纤维环，并附着于巩膜上。六条眼外肌位于眼后锥体内，肌纤维自成一束，围绕视神经、眼动静脉和睫状神经节。

眼睑由外层皮肤、肌肉层、纤维层和睑结膜层构成。睑结膜是一种黏膜，覆于眼睑内面，覆盖眼球直到角膜巩膜交界处。

泪腺位于眼眶外上方额骨的泪腺窝内。在眼球表面分泌泪水。泪水通过眼睑内侧眼角附近的小点流出。泪水通过泪小管流向泪囊和泪管，排入鼻咽。

眼动脉为眼眶结构提供大部分血液供应。它是颈内动脉的一个分支，靠近 Willis 环。眼上静脉和眼下静脉直接流入海绵窦。

脑神经（cranial nerves，CN）支配眼部结构。视神经（CN Ⅱ）传递来自视网膜的神经信号。动眼神经（CN Ⅲ）、滑车神经（CN Ⅳ）和外展神经（CN Ⅵ）控制眼外肌。触觉和痛觉是通过三叉神经（CN Ⅴ）传递的。下睑的感觉通过上颌神经（CN V_2）传递。上眼睑的感觉通过眼神经的额支（CN V_1）传递。眼神经鼻睫状支的感觉纤维连接到内眼角、泪囊和睫状神经节。

睫状神经节支配角膜、虹膜和睫状体，提供感觉神经。副交感神经纤维起始于动眼神经（CN Ⅲ）和睫状神经节中的突触，支配虹膜括约肌。交感神经纤维起始于颈动脉丛，通过睫状神经节支配虹膜扩张肌。局部麻醉阻滞睫状神经节会引起瞳孔扩大和瞳孔固定。

面神经（CN Ⅶ）从茎乳孔出颅底。通过颧支支配眼轮匝肌运动神经。面神经局部麻醉可以防止眼睑挤压。

眼心反射

1908 年，Aschner 和 Dagnini 首次描述了眼心反射。眼心反射也被称为三叉迷走神经反射。牵引眼外肌或压迫眼球会导致心动过缓、房室传导阻滞、心室异搏或停搏，特别是对内直肌的牵引。刺激任何眼眶内容物，包括骨膜，都可能诱发眼心反射。这种反射因反复刺激而减弱。

反射支的传入始于三叉神经的眼分支，延续至半月神经节和靠近第四脑室的三叉神经感觉核，与迷走神经运动核形成突触。传出的冲动通过迷走神经传到心脏，导致心率减慢和收缩力减弱。

眼心反射更常见于表面麻醉的眼科手术，尤其儿童的斜视手术。球后阻滞不能每次都有效地预防眼心反射，眼眶注射也可能诱发眼心反射。高碳酸血症或低氧血症会加剧眼心反射[21-22]。如果出现心律失常，麻醉科医师应该立即要求外科医生停止操作，同时评估和治疗任何可能加重眼心反射的情况，如缺氧、高碳酸血症和麻醉深度不足等。如果心动过缓持续存在或反复出现，可以静脉注射格隆溴铵或阿托品。一般很少使用肾上腺素治疗眼心反射引起的严重心动过缓或停搏。

眼压

正常眼压（intraocular pressure，IOP）为 16±5 mmHg，超过 25 mmHg 被认为是病理性的。正常的 IOP 是维持角膜曲率和适当屈光度的必要条件。眼内灌注压，被定义为平均动脉压和 IOP 之间的差值，是眼睛内部结构血液供应调节系统的一部分。高 IOP 会影响血液供应，导致视神经功能丧失。

眼球相对说来没有顺应性，除了房水和脉络膜的血容量，内部结构的体积是固定的。因此房水和脉络膜的血容量对 IOP 的调节起着非常重要的作用。80% ～ 90% 的房水是在 Na-K ATP 酶和碳酸酐酶介导下睫状体主动分泌的。其余的来自睫状体上皮的被动过滤和超滤作用。然后，房水越过瞳孔到达前房，通过小梁网流入 Schlemm 管和巩膜静脉窦。小梁网阻力改变是 IOP 调节的主要因素[23]。

任何房水排出障碍都会使 IOP 升高。小梁网硬化被认为是开角型青光眼慢性压力升高的原因。闭角型青光眼的发生是由于周边虹膜肿胀或前移造成的眼球前房角关闭，进而房水排出受阻所致，既往存在窄角的患者更需警惕闭角型青光眼的出现。压力的急剧增加会引起剧烈的疼痛，属于眼科急症。

麻醉药物和麻醉方式对 IOP 有重要影响。所有的挥发性麻醉药都会引起 IOP 下降[24-26]。氧化亚氮（nitrous oxide，N_2O）对 IOP 没有影响。常用的静脉诱导麻醉药如丙泊酚、硫喷妥钠和依托咪酯都能降低 IOP，即使镇静剂量的丙泊酚的也能适度降低 IOP[27]。氯胺酮不会增加 IOP（参见儿童眼科麻醉）。目前麻醉药降低 IOP 的机制尚不清楚，可能与中枢神经系统视觉中心受抑制，进而导致眼外肌张力松弛有关[27]。短效阿片类药物，如芬太尼、阿芬太尼和瑞芬太尼在麻醉诱导时可以降低 IOP[28-29]。而咪达唑仑对 IOP 影响很小[30]，可以用于测定儿童 IOP 时的镇静[31]。非去极化神经肌肉阻滞剂（nondepolarizing neuromuscular blocking agents，NMBAs）对 IOP 几乎没影响。琥珀胆碱会使 IOP 增加约 8 ～ 10 mmHg[32]，其原因可能与房水排出受阻、脉络膜血容量增加以及中心静脉压增加有关[33-34]。使用肌松拮抗剂新斯的明和阿托品拮抗 NMBAs 可以升高 IOP，但使用舒更葡糖未见对 IOP 有明显影响[35]。

全身麻醉气管插管和急诊时 IOP 会显著升高，反复喉镜检查会使 IOP 升高更明显[36]；相比于直接喉镜，视频喉镜引导气管插管导致的 IOP 增加较少[37-38]。使用喉罩几乎不会影响 IOP[39-40]。其他可以增加 IOP 的麻醉干预措施包括面罩通气、缺氧、高碳酸血症和高血压[34]。咳嗽、劳累或呕吐可使 IOP 升高 30 ～ 40 mmHg。麻醉面罩放置不当会使眼睛受压，明显降低血流量。眼眶阻滞最初会使 IOP 增加 5 ～ 10 mmHg，但在 5 分钟内就会降到基线以下。球周阻滞可能会因为局麻药用量较大而使 IOP 显著增加[41]。

增加 IOP 的生理因素包括仰卧位、俯卧位或头低脚高位。正常的眨眼会使 IOP 增加 10 mmHg，而用力挤压眼睑可以使 IOP 增加到 70 mmHg 以上[42]。

眼科药物

眼科药物可以通过局部、眼部（玻璃体内、结膜下、球后和房内）和全身给药。局部滴眼液可全身系统性吸收，主要在结膜毛细血管和鼻黏膜被全身吸收。泪液引流系统、咽部、胃肠道、面颊和眼睑的皮肤、房水和眼球内部组织也可少量吸收[43]。当需要系统性治疗时，血眼屏障可能会阻碍亲脂性药物的通过；然而，这一屏障可能会受到眼部炎症、眼内手术和创伤或眼部疾病的影响[44]。由于解剖差异、联用多药的药物毒性以及基础疾病，不能忽视滴眼液对儿童和老年人的副作用影响。大多数药物在母乳中的排泄量可以忽略不计，但替莫洛尔滴眼液可能会对母乳喂养的婴儿造成不良影响[45]。

局部滴眼液给药的总剂量可能很大。考虑到一滴（通常为 50 μl）10% 的去氧肾上腺素（总量 5 mg）的剂量明显高于静脉注射的剂量（0.05 ～ 0.1 mg），有诱发高血压、心律失常和心血管不良事件的相关报道[46]。

全身用药如乙酰唑胺和甘露醇产生的副作用，如液体或电解质紊乱，可影响这些患者的麻醉管理。表 69.1 示眼科药物的全身性影响。

眼科手术

1. 白内障摘除术

白内障是指晶状体混浊导致的视觉障碍性疾病。白内障摘除术大多在局麻或区域阻滞下进行。很少行全身麻醉。

a. 超声乳化术是利用超声振动对晶状体碎片同时进行冲洗和抽吸，这项技术切口小，是白内障手术的首选方法。飞秒激光是一种相对较新的技术，利用激光切开角膜、囊膜和碎裂晶状体。但要注意，在使用过程中禁止使用氧气，因为有着火的风险。

b. 白内障囊外摘除术是指摘除晶状体，保留晶状体后囊和晶状体小带完整，以便植入人工晶状体。

c. 白内障囊内摘除术是摘除混浊晶状体用晶状体囊代替，由于切口大，并发症发生率较高，现在已经很少采样该术式。

2. 青光眼手术

d. 小梁切除术是一种常见的青光眼手术，人工建立一个经巩膜瘘，使房水排入结膜下间隙。通常使用丝裂霉素 C 或 5- 氟尿嘧啶（5-flurouracil，5-FU）防止皮瓣瘢痕形成。

e. Baerveldt 和 Ahmed 装置是引流植入性装置，可以在结膜下分流房水。

f. 微创青光眼手术（Minimally Invasive Glaucoma Surgery，MIGS）包括 CyPass、iStents 和小梁切除术。

3. 角膜手术

a. 穿透性角膜移植是一种全层角膜移植手术。

b. 板层角膜移植－后弹力层角膜内皮移植术（endothelial keratoplasty，DSEK）和带有后弹力层的角膜内皮移植术（Descemet membrane endothelial keratoplasty，DMEK），只切除病变的内皮细胞，并用角膜移植物取代。

c. 翼状胬肉切除术：翼状胬肉是结膜上肉质组织的异常生长。当角膜及视力受到影响或影响美容时，可手术切除。

表 69.1　眼科药物的全身性副作用

药物名称	作用机制	用途	不良反应
乙酰胆碱	胆碱能受体激动剂	收缩瞳孔	心动过缓、支气管痉挛、低血压
乙酰唑胺（PO、IV、IM）	碳酸酐酶抑制剂	降低 IOP、青光眼	意识混乱、嗜睡、低钾、低钠血症、代谢性酸中毒，异常肝功能检查，多尿，肾衰竭
抗 -VEGF，例如：雷尼单抗、阿柏西普	血管内皮生长因子抑制剂	抑制血管新生	结膜出血、眼痛、眼内炎、葡萄膜炎、卒中（在高危患者中）
阿托品	抗胆碱能	散瞳	口干，皮肤干燥，发热，躁动（中枢抗胆碱能综合征）
环喷托酯	抗胆碱能	散瞳，睫状肌麻痹	中枢抗胆碱能综合征（见阿托品）
埃索硫磷	不可逆性胆碱酯酶抑制剂	青光眼	全身胆碱酯酶的抑制、琥珀胆碱的作用延长
肾上腺素	α、β 肾上腺素受体激动剂	散瞳、降 IOP	高血压、心动过速、心律失常
甘露醇	渗透性利尿剂	降 IOP	增加循环血容量，心功能不全患者易诱发充血性心力衰竭
去氧肾上腺素	α 肾上腺素受体激动剂	散瞳、收缩血管	高血压
毛果芸香碱	胆碱能受体激动剂	收缩瞳孔	心动过缓、支气管痉挛
东莨菪碱	抗胆碱能	散瞳，睫状肌麻痹	抗胆碱能综合征
坦索罗辛	α_1 肾上腺素拮抗剂	良性前列腺增生症	抗胆碱能综合征
噻吗洛尔	β_1 和 β_2 肾上腺素受体拮抗药	青光眼	心动过缓、支气管痉挛、加重充血性心力衰竭

IM，肌肉注射；IOP，眼压；IV，静脉注射；PO，口服；VEGF，血管内皮生长因子

4. 玻璃体视网膜手术

a. 玻璃体切除术是手术切除混浊的玻璃体，并用生理溶液代替。后段玻璃体切除作用是切除混浊的玻璃体或切除玻璃体视网膜牵拉，促进视网膜复位。

b. 巩膜扣带术用于治疗视网膜脱离。在眼球结膜下的眼外肌内放置一条硅胶带，将巩膜推向脱离的视网膜。也可以联合玻璃体切割术治疗视网膜脱离。

c. 脉络膜黑色素瘤的放射性斑块植入治疗。经常联合预防性玻璃体切除加硅油填充预防放射性视网膜脱离。

5. 眼科整形手术

a. 眼睑手术。眼睑手术包括眼睑外翻矫正术（眼睑外翻、内翻、上睑下垂）和眼睑成形术（去除眼睑多余组织）。

b. 泪囊鼻腔吻合术是指手术重新开放因先天性缺陷或慢性感染引起的泪囊与鼻腔之间的阻塞通道。

c. 眼眶手术包括爆裂性骨折修复术，眼眶脓肿引流术，甲状腺功能亢进症引起的眼球突出减压术，或眼眶或视神经肿瘤切除术。

d. 眼内容物剔除术、眼球摘除术和眼眶内容物摘除术。眼内容物剔除术是指去除眼球内容物的手术。眼球摘除术是指摘除包括眼球在内的组织，但保留眼眶内容物，如骨骼、眼外肌和脂肪的手术。眼眶内容物摘除术是指切除眼眶的全部内容物，包括泪腺、视神经和眶骨的手术。

e. 眼睑修补术是将眼睑部分或全部缝合的手术。

术前评估

全身麻醉下行门诊眼科手术的儿童患者排除标准包括失代偿性先天性心肺疾病，以及合并多系统功能受累。成人患者的排除标准有严重心肌病、肺动脉高压、慢性缺氧和超病态肥胖（体重指数＞50）。如存在困难气道，无论患者是儿童还是成人，都应避免门诊手术。

实验室检查

先前的研究显示，低风险门诊手术的术前实验室检查通常是正常的[47-48]。对于 ASA Ⅰ～Ⅱ级的患者，在白内障手术前没有必要进行常规术前实验室检查[49]。没有证据表明常规术前检查可以降低手术取消率，减少不良事件的发生，或者改善患者预后[50]。虽然在其他类型的眼科手术中没有进行相关的广泛研究，但一项基于玻璃体视网膜手术的研究表明术前实验室检查并不影响术后并发症的发生率[51]。术前实验室检查，甚至包括心电图检查，应该基于患者的病史和体格检查情况而决定，并不应该是一系列“套餐

检查”。

心血管评估

美国心脏协会和美国心脏病学会发布了非心脏手术围术期心血管评估指南[52]。眼科手术，如白内障摘除术，被视为低风险手术。对于这类手术，重点评估的是具有高风险因素的患者。

抗凝

许多接受眼科手术的老年患者正在接受抗血小板治疗或华法林治疗。围术期抗凝处理原则是权衡血栓形成与出血性并发症的风险。一项对 19 000 多个白内障手术的研究表明，出血性和栓塞性并发症的发生率较低[53]。出血性并发症的风险取决于抗凝程度和手术出血的风险。严重出血性并发症好发于眼眶和眼球整形手术中；部分发生于玻璃体视网膜、青光眼和角膜移植手术中；在白内障手术中很少发生。

只要国际标准化比值水平在治疗范围内，在不停止抗血小板或华法林治疗的情况下行白内障手术是安全的[54]。眼部神经阻滞很少与严重出血并发症相关。对于中等风险的手术，如眼科整形手术和青光眼手术，华法林和抗血小板药物可能会增加术中或术后出血的风险[55-56]。MIGS 与所有的前房积血有关，抗凝治疗对此类手术患者的影响目前尚不清楚[57]。

关于正在服用新型口服抗凝剂（novel oral anticoagulants，NOACs）的患者在眼科手术期间发生出血并发症风险的相关数据有限。最近的一项系统回顾和 meta 分析发现，与华法林相比，NOACs 降低 20% 眼内出血的风险[58]。然而，另一项比较 NOACs 和抗血栓药物的研究发现，两者出血风险没有差异，但罕有发生其他不良事件[59]。作者所在的医院，眼科医生要求患者在行中等风险手术前 2 天停止 NOAC 治疗。

如果需要中断抗凝治疗，建议采用个性化方案降低围术期出血的风险。对于发生血栓的高危患者应考虑桥接治疗。

眶内阻滞

眼内手术可以在局部、区域或全身麻醉下进行。区域麻醉是大多数眼科手术，如白内障、青光眼、角膜和玻璃体视网膜手术的常用麻醉方法[60]。区域麻醉可实现眼球运动障碍（不动）和眼麻醉。对眼球的固定程度的要求根据不同手术类型和外科医生的喜好而有所不同。由于眼轮匝肌的运动神经分布在锥体外，可能需要面神经阻滞才能完善眼轮匝肌阻滞。

区域麻醉技术安全可靠，能提供良好的术后镇痛。与全身麻醉相比，区域麻醉发生 PONV 的可能性较小。患者通常能实现快速出院回家。患者接受区域麻醉通常会感到焦虑和忧虑，会因在手术过程中保持清醒而感到恐惧。部分患者不能配合，不能躺平和保持术中不动，因此无法耐受单纯区域麻醉下行眼科手术。

球后阻滞

在 20 世纪 90 年代之前，球后阻滞是眼科手术区域麻醉技术的金标准，直到球周阻滞和球下阻滞的出现。球后阻滞是通过在肌锥内注射局部麻醉药来实现麻醉镇痛的（图 69.2）。

球后阻滞时，患者注视前方，采用长度为 3 cm、23 ～ 27 G 口径的针头于眼眶下缘的正上方，眼眶下壁和侧壁的交界处进针[61]。针头平行于眼眶底板前进约 15 mm（与横切面成 10° 角），越过眼睛的赤道部。针头向内稍微向上转动，指向瞳孔和黄斑形成的轴线上的球后假想点，注射 2 ～ 5 ml 的局部麻醉药。针尖接近但不通过眼球的正中矢状面。因为上斜肌位于肌锥外而出现阻滞不全，可出现眼球向下凝视。经典的球后麻醉剂注射进行了许多改进，以最大限度地减少阻滞的并发症。传统阻滞技术提倡使用钝针头，可以减少创伤，同时可以更准确地确定阻滞平面。然

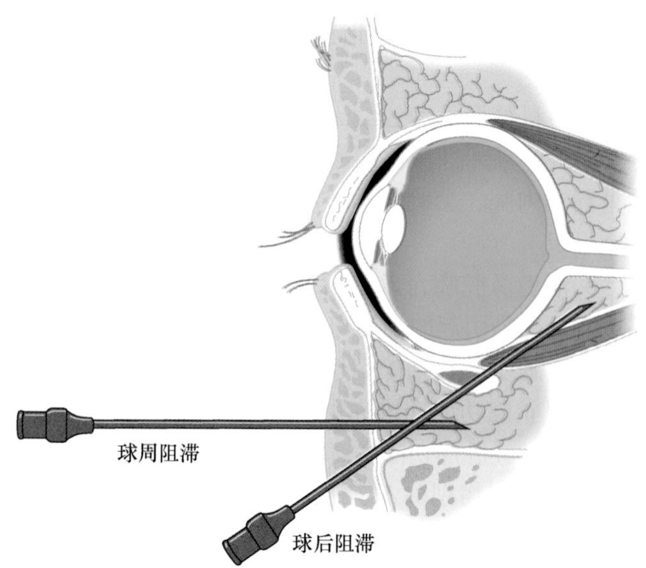

图 69.2 **球后和球周神经阻滞穿刺针位置**（Redrawn from Spaeth GL. Ophthalmic Surgery：Principles and Practice. Philadelphia：WB Saunders；1982.）

而，研究表明采用钝针时眼球穿透和视神经损伤发生率和采用尖针无明显差异，而采用尖针阻滞时组织变形小，疼痛感轻微[62]。与球周阻滞相比，球后阻滞起效快，较少发生水肿。

球后阻滞发生球后出血的概率约为 1%[63]。静脉性出血扩散缓慢，通常不会导致长期视力问题。动脉出血可导致眼眶迅速肿胀，眼球明显突出，眼球活动受限，眼睑闭合受阻，眼睑和结膜明显血染。压迫性血肿可影响视网膜血供，导致视力丧失。眼底镜检查可以评估视神经或视网膜的缺血性损伤。应当监测 IOP，必要时行外侧泪沟切开术减压。

注射时回抽技术无法完全避免血管内注射。由于局部麻醉剂使用量较小，即使误入静脉，产生全身反应的可能性也较小。误入动脉会导致中枢神经系统兴奋和癫痫发作。具体原因是局部麻醉药从眼动脉逆行通过到颈内动脉，然后作用于丘脑和其他中脑结构。局部麻醉药沿着视神经鞘注入或渗入硬膜下或蛛网膜下腔可引起部分或全部脑干麻醉。表现为失语、神志不清、吞咽困难、呼吸暂停、心搏骤停、意识丧失和癫痫[64-65]。必要时需行支持治疗，一般在几小时内可完全恢复。

视神经损伤或眼球穿孔合并视网膜脱离和玻璃体出血是球后阻滞的严重并发症，预后不佳。危险因素包括医生缺乏经验和患者高度近视（眼轴长度超过 25 mm）。这种并发症与预后不良有关，特别是在诊断延迟的情况下[66]。

球周阻滞

球周阻滞于 1986 年首次报道[67]。穿刺针置于视锥外，球后出血及视神经损伤的风险明显降低（见图 69.2.）。阻滞方法不断改进；经典的方法需两次穿刺——眶下缘注射和上睑注射。也可以通过一次完成：选择 3 cm、23 号 Atkinson 针，于眼眶下缘正上方，下睑中外三分之一的交界处向眶底垂直进针。穿刺针应平行于眼眶平面，垂直后撤，碰到骨质，稍稍向上调整进针方向，进针深度应小于 25 mm，注射 5 ～ 10 ml 的局麻药[68]。研究表明，球周阻滞可提供与球后阻滞相同的麻醉镇痛效果[69-70]。

眼球筋膜囊下浸润麻醉

为了避免针尖的损伤，开发了一种钝形穿刺套管用于 Tenon 筋膜浸润阻滞[71]。套管配有不同的型号。在镇静复合表面麻醉的情况下放置窥器，在下鼻侧或下外象限距角膜缘 5 mm 处可形成 2 ～ 3 mm 的烧灼点。在结膜上做一个 2 mm 的切口，向后方置入钝性套管，但不超过眼球赤道，注射 1 ～ 3 ml 的局麻药。结膜可伴有轻微水肿。通常麻醉效果满意。

面神经阻滞

面神经阻滞是可减少眼睑挤压对手术和 IOP 的影响。面神经支配的轮匝肌阻滞可由远端阻滞法（Van Lint 阻滞）或近端阻滞法（O' Brien 或 Nadba-Rehman 阻滞）实现。

1.Van Lint 阻滞：将针放置在眶缘外侧 1 cm 处，沿眶上缘和眶下缘注射麻醉剂 2 ～ 4 ml。改良的 Van Lint 法穿刺点位于常规穿刺点的外侧 1 cm，可以避免眼睑水肿。该方法的主要缺陷包括患者不适、靠近眼睛和术后瘀斑（图 69.3A）。

2. O' Brien 阻滞：当患者张开或关闭下颌时，下颌骨切迹可在颧骨的后方和耳屏的前方触摸到。穿刺针垂直于皮肤进针 1 cm 抵达骨膜，回抽无血后注射局麻药 3 ml（图 69.3B）。

3. Nadbath-Rehman 阻滞：12 mm，25 G 穿刺针在乳突和下颌骨之间垂直进针，待针头完全进入组织，反复回抽无血后，注入 3 ml 局麻药。可以完全阻滞面神经主干。实施该阻滞前，应告知患者术后可能会出现面部下垂，并持续数小时。该阻滞最大的缺点是穿刺点靠近重要的解剖结构，如颈动脉和舌咽神经等（图 69.3C）。

局部神经阻滞所使用的局麻药溶液

我们一般采用 1∶1 的 0.75% 布比卡因和 2% 利多卡因不加肾上腺素的混合溶液用于局麻。加入透明质酸可以增强局麻药的渗透性，防治局麻药对眼外肌的损伤。目前人工合成的透明质酸（商品名：Hylenex）已经商业化。

监护麻醉

大约 60% 至 70% 的眼科手术可以在眼眶阻滞和 MAC 相结合的情况下完成。在过去的 20 年中，眼科手术技术的巨大进步使得眼科手术创伤更小、时间更短，这也对眼科手术的麻醉管理产生了重大影响。

监护麻醉复合局部麻醉相比于全身麻醉，其术后并发症发生率，死亡率和肺部并发症发生率更低[72-73]。

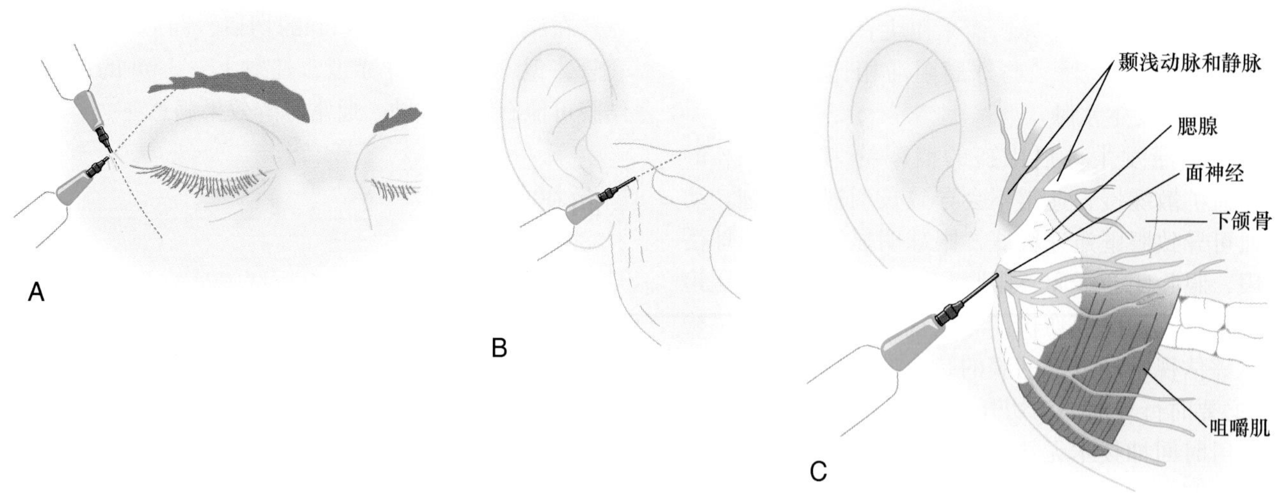

图 69.3 **面部神经阻滞。**（A）Van Lint；（B）O'Brien；（C）Nadbath-Rehman（Redrawn from Spaeth GL. Ophthalmic Surgery：Principles and Practice. Philadelphia：WB Saunders；1982.）

并且可以更好地术后镇痛[74]，术中低血压发生率更低，术后恢复更快[75]，术后恶心呕吐更少和术后非计划再入院率更低[76]。

不同于白内障手术，大部分眼科手术需要实施迅速起效的眼眶阻滞，但这可能会给患者带来痛苦。通过静脉镇静和镇痛以减轻疼痛和减缓焦虑[77]。患者在施行眼眶阻滞期间的体动与失明这一并发症的发生相关，体动的原因可能与疼痛、焦虑、镇静不足或镇静过度有关。其他一些独特的术中情况使眼科手术具有挑战性。许多老年人存在焦虑[20]和认知功能受损[78]，想让他们在术中平躺和静止不动是很困难的。因手术巾的遮挡和手术床旋转 90 度或 180 度而远离麻醉实施者，会给气道管理带来困难。

MAC 技术差异很大，取决于麻醉实施者的培训情况和经验，实施环境，药物供应情况以及外科医生和患者对镇静的期望。因此没有 MAC 的通用方案[79]。

静脉镇静程度有延续性，能实现从轻度、中度到深度镇静，甚至与全麻所需麻醉深度有所重叠[80]。根据患者年龄、体重、心肺功能、遗传学和一般情况，镇静深度可以很快达到一个更深的水平。有些患者对镇静剂有很高的耐受性，而另一些可能更敏感。这种对镇静药耐受的差异性给眼科手术的快通道麻醉实施带来了挑战。新发布的“2018 年适度镇静和镇痛实践指南”[81]为 MAC 提供了循证医学的建议，这些建议也适用于眼科麻醉。

眼科手术监护麻醉的挑战是为实施眼眶阻滞提供一个快速、安全、充分的镇静，同时保证手术室的周转效率。理想状态下，眼科手术的静脉镇静指标应该可以量化，包括达到镇静和镇痛目标水平所需时间、疼痛控制效率以及避免出现呼吸抑制和窒息。没有必要将意识消失作为镇静的目标。这样做可能会导致窒息、低氧血症、疼痛引起的不自主体动和血流动力学不稳定。在眼眶阻滞和手术期间，应维持患者中等水平镇静，相当于清醒镇静评分 3 分（表 69.2）。中等镇静的目标是让患者感到舒适、没有疼痛感和焦虑感，并且能够遵循指令以预防体动引起的眼外伤。麻

表 69.2 清醒镇静评分

分值	反应性	语言	面部表情	眼
5	对用正常语调叫出的名字有反应	正常	正常	清澈
4	对用正常语调叫出的名字反应迟钝	轻度变慢或含糊不清	轻度淡漠	轻度呆滞无神
3	只在大声或反复叫出名字后有反应	说话含糊或变缓	显著淡漠	明显呆滞无神
2	轻微刺激或摇动后有反应	认识几个字		
1	轻微刺激或摇动后无反应			

From Chernik DA，Gillings D，Laine H，et al. Validity and reliability of the Observer's Assessment of Alertness/Sedation Scale：study with intravenous midazolam. J Clin Psychopharmacol. 1990；10（4）：244-251

醉实施者的重要职责是处理眼眶阻滞期间的并发症，以及在 MAC 不充分或气道不稳定的情况下随时准备改为全身麻醉。

表面麻醉下行白内障手术的监护麻醉

表面麻醉因易于实施且可避免眼眶阻滞的并发症而变得普遍起来。表面麻醉不能使眼球固定，所以要求患者配合。接受表面麻醉的白内障手术患者可能会感到不适，并需要小剂量静脉镇痛药[82]。大多数接受白内障手术的患者都需要镇静剂，可以通过静脉或口服的方式镇静[83]。表面麻醉滴眼液，例如 0.5% 丁卡因、0.75% 布比卡因和 2% 利多卡因，在镇痛方面非常有效，尽管它们的作用会因为不断的冲洗而消失。

使用飞秒激光，摆放好患者体位可能需要 5 分钟，而激光操作仅需 30 秒。手术过程中的不适感可通过表面麻醉来解决。理想情况下，应避免镇静以免患者不合作。如有必要，可以给予小剂量的镇静剂或镇痛药。

咪达唑仑是表面麻醉下行白内障手术的首选镇静药物以缓解焦虑。在老年患者中应用咪达唑仑，要关注其副作用，例如有过度镇静、异常反应、术后神经功能障碍和记忆力减退等。低剂量丙泊酚、短效麻醉剂，或两者合用是镇静的备选方案。白内障手术应该避免过度镇静，以防术中突然苏醒，患者因定向障碍而出现意外体动。右美托咪定起效缓慢，镇痛不充分且消除半衰期长，因此不适合单独用于白内障手术[83-85]。单独使用氯胺酮也不是一个好的选择，因为其易导致患者烦躁且有致幻作用。术中握着患者的手有利于给患者提供安全感，减少焦虑。

眼眶阻滞下行眼科手术的监护麻醉

眼眶阻滞，例如球后阻滞、球周阻滞和亚眼眶肌腱阻滞，是眼科手术常用的神经阻滞。眼眶阻滞可以由眼科医师或麻醉科医师实施。根据 ASA 终审索赔项目数据库与眼睛和周围神经阻滞相关并发症的索赔项目分析提示，麻醉实施者同时施行眼眶阻滞和监护麻醉时，其不良事件的风险增加[10]。

在眼眶阻滞中，有许多镇静和镇痛药物被单独使用或联合使用[81]。咪达唑仑、丙泊酚、硫喷妥钠和右美托咪定这些药物单独使用可以提供足够的镇静作用，但是由于镇痛不足可能会导致无意识的头部活动。单独使用镇痛药物如阿芬太尼、芬太尼、瑞芬太尼和舒芬太尼能实现充分的镇痛，但是存在镇静不足和恶心呕吐加剧的情况[86]。

丙泊酚能很好地实现滴定镇静。然而由于其镇痛不足，会导致在进行眼眶神经阻滞穿刺期间出现高频率的不自主体动[87]，使其不能在眼眶阻滞时单独使用。氯胺酮与丙泊酚联合使用时，多达三分之一的患者在阻滞期间出现非预料的体动。

短效阿片药物如阿芬太尼或芬太尼与丙泊酚联合，或者丙泊酚-咪达唑仑-阿芬太尼三者联合使用可以达到很好的催眠镇痛相协同的作用[88-89]。当将阿片类药物与咪达唑仑[90-92]、丙泊酚[93]、硫喷妥钠[94]、氯胺酮[95]和右美托咪定[96]联用时，这些药物的镇静作用都显著提升[91, 93]。

使用丙泊酚、阿芬太尼（500 μg/ml）、利多卡因 1%（体积比为 6：2：2）的混合剂[97]是一种新颖的 MAC 期间“平衡麻醉”方法。它在一个注射器中既包含镇静剂，又包含镇痛药，可根据患者的年龄和体重（或肥胖者的校正体重）轻松进行滴定。利多卡因的添加会减弱丙泊酚引起的注射痛。在 30 ～ 90 秒内，大多数患者能达到 OAA/S 评分 3 级镇静水平，可以进行眼部阻滞。这种混合剂在提供出色的镇痛和镇静作用以及保证血流动力学稳定的情况下，对气道支持的需求却很少。在快速输注混合剂的同时，评估患者对问题的反应，可以判断目标镇静水平。神经阻滞后可能会有几分钟的显著镇静阶段，可以通过与患者交谈并指导其深呼吸来避免通气不足和低氧血症的出现。

眼眶阻滞可以提供 2 ～ 3 h 的镇痛，能满足大多数眼科手术的需要。对于更复杂的手术，例如摘除术，泪囊鼻腔吻合术，眼眶减压，巩膜扣压术，放射性斑块植入，球后阻滞的止痛效果可能不完全，不足以阻止所有这些感觉。对大多数患者而言，加用丙泊酚和镇痛药可以满足手术要求。对于有持续不适感受的患者，可以将小剂量氯胺酮和右美托咪定添加到镇静方案中来。

鼻内给予右美托咪定能很好地吸收，而不会出现静脉给药相关的严重心动过缓和低血压。当作为辅助剂给予时，应将剂量降低至 0.5 ～ 0.7 μg/kg，用结核菌素（TB）注射器滴鼻给药。右美托咪定的消除半衰期是 2 ～ 3 h，在老年患者会更长[98]。在手术开始时单次给药，有利于药物在术中代谢以及在 PACU 预防不良反应。鼻内给药也可用于 MAC 下行复杂手术的高度焦虑患者。

以下是 MAC 下行眼科手术的麻醉管理要点：

1. 白内障手术可以在表面麻醉或眼眶阻滞下进行。表面麻醉下进行手术时，大多数患者需要轻度镇静（抗焦虑）。眼眶阻滞的实施要求中度镇静，阻滞实施之后仅需要轻度镇静。

2. 泪囊鼻腔吻合术：麻醉管理是否成功取决于初始的镇痛药和丙泊酚是否能消除在泪管和鼻内注射局麻药时引起的疼痛感。为了提供充分的镇痛，通常需要连续输注小剂量的丙泊酚和间断给予镇痛药，如芬太尼。患者必须保持足够清醒以避免从鼻泪系统进入口咽的血液流入气道。如有必要，可静脉输注小剂量氯胺酮或鼻内给予右美托咪定提供额外的镇痛效果。如果手术是双侧手术或再次手术，则全身麻醉可能是一个更好的选择。

3. 眼眶切开术：如果主要是切除软组织而非骨质，则 MAC 下即可实施。

4. 放射性板块植入术：要求切除巩膜层并在眼外肌之间缝合板块。术中较大的操作会导致不适感。再充分的球后阻滞也可能不能提供完全的镇痛，还需要中到深度镇静。许多医疗中心在全身麻醉下进行这项手术，但作者所在的医疗中心，通常使用 MAC。持续用麻醉药镇痛和适量的丙泊酚输注非常有效。对于需要辅助镇痛的患者，可以添加小剂量的氯胺酮或右美托咪定。

5. 角膜移植：部分厚度角膜移植和穿透性角膜移植可以在球后阻滞下进行。一些外科医生也会采用面神经阻滞来避免眨眼。术中需达到中度镇静，可以通过持续输注丙泊酚和滴定镇痛实现。患者必须保持足够清醒以防无意识的体动，特别是在穿透性角膜移植中。

6. 摘除术：对于合适的患者，MAC 条件下就可实施该手术。除球后阻滞外，在手术结束时用布比卡因浸润眼眶区域可有助于术后镇痛。麻醉处理与之前讨论的放射性斑块植入术类似。

7. 眼球破裂：眼球破裂的修复可以在球后阻滞和 MAC 下进行，麻醉方式主要取决于受损的程度[99]。核心关键是在阻滞和手术期间尽量减少 IOP 的升高。

监护麻醉的特殊注意事项

1. 病态肥胖 / 阻塞性睡眠呼吸暂停（obstructive sleep apnea，OSA）。病态肥胖已经成为与镇静相关心肺并发症的独立危险因素[100]。肥胖患者除了存在肥胖相关合并症，诸如 OSA、限制型肺疾病、糖尿病和冠心病，肥胖患者在镇静过程中气道闭塞和缺氧的风险也是增加的[101]。在病态肥胖患者中药物的药代学会改变。许多药物剂量包括麻醉药的使用剂量都应该基于理想体重（ideal body weight，IBW）进行计算。应当根据患者校正体重，理想体重＋30%（总体重－理想体重），给予丙泊酚和阿芬太尼，这样给药其镇静水平、麻醉效果和气道不良事件的发生率与正常体重患者相当[97]。镇静前除了通过鼻导管供氧外，给予 100% 纯氧几分钟，可以缓解眼眶阻滞期间的低氧血症。

2. 老年患者对镇静药和麻醉药的敏感性增加[79, 102]，同时 MAC 相关并发症风险也是增加的[11]。除其所需药物量减少外，相比于年轻患者，其起效时间也慢[79, 97]。

全身麻醉

全身麻醉约占眼科手术麻醉的 30%，主要应用于儿童，以及部分眼眶阻滞及 MAC 不能满足复杂、有创手术要求的成年患者。患者有认知障碍、听力受损、语言障碍、幽闭恐惧症或眼眶阻塞禁忌证，则需要施行全身麻醉。眼科手术全麻需要特别注意的是预防术中体动导致的一些并发症，如咳嗽和体动会导致 IOP 剧烈升高，以及眼眶减压或眼球摘除后的眼周病理性出血的风险。PONV 会升高 IOP、延长 PACU 留治时间和非预期入院。

眼科手术中的液体转移通常较小。除了如眼眶减压、去核与眼球摘除、泪道手术外，大量出血也很少见。这些患者在全身麻醉期间血流动力学不稳定的主要原因是患者的潜在合并症，例如高龄、糖尿病和高血压。因禁食引起的体液不足、血管疾病引起的自主神经功能紊乱、糖尿病和帕金森病，都加剧了麻醉药对心血管系统的影响。

喉罩（laryngeal mask airway，LMA）广泛用于不需要肌松的成人和儿童的眼科手术。这些手术包括斜视修复，巩膜扣压术，眶切开术，摘除术，青光眼和成人白内障手术。LMA 相对于气管插管的优势在于放置时血流动力学的变化更小，对 IOP 影响更小[103-104]，对肌松和插管设备要求更低[105]。使用 LMA 的一个缺点是，如果手术开始后发生通气困难，将很难保持气道通畅，因为手术区域的覆盖，且患者头部与麻醉实施者之间有 90 度的距离。如果要调整喉罩或是进行气管插管，则手术无菌区将会被污染。

穿透性角膜移植术、深层前角膜移植术、角膜移植和玻璃体切除联合手术，以及一些玻璃体视网膜手术，为了提供肌肉松弛，需要气管内插管。在穿透性角膜移植术中，防止患者体动相当重要。在患病的角膜已摘除且眼睛被完全张开时，除了需保证足够的麻醉深度，还应通过神经刺激器（四个成串刺激和最小强直刺激后肌颤计数为零）确保足够的肌肉松弛。此时的体动可能会导致眼球内容物膨出或脉络膜出血。在八根缝合线固定供体角膜，使得眼内容物不再与大气相通之前，都需要保证有彻底的肌松效果。玻璃体视网膜手术期间，在眼内有仪器设备，发生突然的体动会导致损伤，必须予以避免。充分的肌肉松弛能够被舒更葡糖逆转。

必须积极治疗老年患者术中低血压。多项研究显示术中低血压（不同研究关于低血压的定义不同，有的以收缩压＜ 90 mmHg 为标准，有的以平均压＜ 50 ～ 55 mmHg 为标准）与急性肾损伤、心肌损伤、卒中和死亡率相关[106-111]。术中低血压应通过持续输注去氧肾上腺素来维持血流动力学稳定，而不是反复推注去氧肾上腺素。在此情况下，依赖减浅麻醉深度来纠正低血压可能会导致患者体动，特别是肌松不足时。

在眼科手术中，预防紧急情况下的咳嗽和对抗是我们麻醉管理的另一个重要目标。因为无论是内眼手术还是外眼手术，咳嗽和对抗都会引起剧烈的 IOP 升高[34]，增加出血的风险。如果没有禁忌证，可以在患者呼吸功能恢复良好、深麻醉状态下拔出气管导管[112-113]。一些其他办法同样对预防咳嗽有效，比如合适的情况下使用 LMA。丙泊酚全凭静脉麻醉（total intravenous anesthesia，TIVA）优于七氟烷，尤其对于吸烟患者而言[114]，但是这可能延误急诊和延长 PACU 的停留时间。丙泊酚和七氟烷在药效学上有叠加效应[88]。吸入 0.5 的最低肺泡有效浓度的七氟烷，联合 50 ～ 100 μg/（kg · min）的丙泊酚使用，是一个合理的方案，可以预防咳嗽和术后谵妄，同时也不会出现 PACU 停留时间延长。在插管患者，气管内利多卡因局部给药要略优于静脉给药。然而，如果持续时间超过 2 h，气管内给予利多卡因的益处将下降[115-116]。如果深麻醉下拔出气管导管有禁忌，则应在深麻醉下吸痰，静脉给予利多卡因，在尽可能安全的情况下拔出气管导管。

防止 IOP 波动，特别是在眼外露、青光眼、视网膜脱离时，能尽可能降低眼睛进一步损伤的风险。与直接喉镜插管相比，视频喉镜可显著降低 IOP 的升高，同时减少血流动力学的波动[37, 117]。

预防眼科手术患者 PONV 对于提高患者满意度很重要[118]，并且可以防止因 PONV 导致 IOP 增高进而对刚施行的手术有潜在损害。PONV 预防和治疗方法应根据 Gan 及其同事制定的 PONV 管理共识指南来执行[119]。

在注入六氟化硫（sulphur hexafluoride，SF_6）和八氟丙烷（octafluoro-propane，C_3F_8）进行视网膜填塞前 15 ～ 20 min，停止使用 N_2O。注射 SF_6 后 3 周或 C_3F_8 后 8 周应避免使用 N_2O，因为 N_2O 可能会通过扩散增加气泡的大小。还应建议患者勿乘坐飞机旅行或到高海拔地区，这样会因大气压降低而导致眼内气泡扩大。硅油用于需要长时间视网膜填充，或难以维持体位，以及不能避免飞机旅行的患者。与气体不一样，硅油在手术取出前，都是一直存在于眼内的[120]。

儿童眼科手术的麻醉

儿童眼科手术麻醉涵盖不同的患者群体和手术类型。患者人群从伴发合并症的早产儿、有先天性疾病的儿童到健康儿童和青少年。许多成人在 MAC 条件下就可以进行的眼科手术，对儿童而言可能需要行全身麻醉。

青光眼

由于不能配合，对清醒儿童实施 IOP 测定和全面的眼科检查是比较困难的，因此需要在全麻下进行。部分麻醉药物和操作会影响 IOP，例如喉镜检查。精确的 IOP 测定对于诊断和治疗儿童青光眼很重要，IOP 测值也是诊断标准之一。视神经检查、角膜厚度测量和虹膜角膜角测定都是眼科监测的重要组成部分。在相同条件下，测定同一患者 IOP 变化趋势对于疾病管理很有必要。

儿童患者较常使用七氟烷吸入诱导，吸入麻醉可在数分钟内降低 IOP。术前口服咪达唑仑能使麻醉诱导平稳，因为诱导时躁动和哭泣会增加 IOP。口服咪达唑仑对 IOP 似乎无显著影响[31]。Oberacher 及其同事研究了口服咪达唑仑对一组幼儿的影响，发现清醒和镇静时测得的 IOP 之间无显著差异[31]。氯胺酮对 IOP 影响较小，已经用于儿童 IOP 测量时的镇静。然而，由于使用氯胺酮后，在恢复过程中会出现躁动和幻觉，使得氯胺酮在儿童眼科手术麻醉中的应用受限。

在达到较深的麻醉深度前，眼科医生与麻醉科医师通力合作可以完成 IOP 的测量。眼科医生应在房间内准备好仪器，然后再实施诱导。吸入面罩应放置在合适的位置，不得妨碍眼科医生的手术操作。如有必要，可以短暂取下面罩以进行 IOP 测量，测量完毕后放回。成人青光眼患者通常接受药物治疗，而儿童患者主要接受外科手术治疗，如切角术、小梁切除术和降压设备放置。

约 10% 的原发性青光眼是遗传性的。继发性青光眼则可能是全身性疾病导致的，例如神经纤维瘤病、风疹或Sturge-Weber综合征（先天性毛细血管血管瘤）。然而，大多数儿童青光眼没有确切的病因。这些儿童需要在麻醉或监护下频繁地进行相关检查以评估治疗。与患者及患者家属建立良好而融洽的关系是很有必要的，可以考虑使用咪达唑仑作为术前用药和（或）父母陪伴的方案，以使麻醉诱导平稳。LMA适用于麻醉下的检查，但非常小的婴儿（首选气管内插管）除外。如果需要进行外科手术，则麻醉科医师可酌情将LMA更换为气管插管。

斜视

斜视手术是最常见的儿童眼科手术类型。在过去的许多研究报道中，斜视手术与50%的儿童眼科手术术后呕吐相关。Eberhart等人认为斜视手术是儿童POV的独立危险因素[121]。其他的独立危险因素包括年龄超过3岁、手术时间超过30分钟以及患者、兄弟姐妹或父母存在POV或PONV病史。当存在2、3或4个风险因素时，POV的风险分别对应为30%、55%和70%。随着风险评分的发展，得益于Gan及其同事关于预测和管理儿童POV和成人PONV的共识指南[119]，POV和PONV的发生率已大大降低。

对于高风险POV儿童（超过2个风险因素），如施行斜视手术这类手术，应联合使用5-HT_3拮抗剂与类固醇进行预防。推荐在手术开始时使用地塞米松0.1～0.2 mg/kg，在手术结束时使用昂丹司琼0.1 mg/kg。输注亚催眠剂量的丙泊酚并联合其他种类的止吐药也可以减少POV的发生率[122]。针对具有所有四个危险因素的儿童，应避免接受N_2O和吸入麻醉药。在这种情况下，应考虑使用丙泊酚进行全凭静脉麻醉。氟哌利多是有效的止吐药，但因为有FDA的“黑框”警告，其使用情况大为减少。

眼外肌的牵拉常常会引出眼心反射（参见“眼心反射”部分）。反应严重时，应立即停止刺激。随时间延长，患者会逐渐适应该反射，且该反射不会对健康儿童造成明显的血流动力学影响。但是，如果心动过缓持续存在，可以用抗胆碱能药阿托品或格隆溴铵进行治疗。眼呼吸反射是一个鲜为人知的反射，可导致呼吸缓慢和呼吸暂停[123]。其传入神经与眼心反射相同，而传出神经尚未明确。眼呼吸反射对抗胆碱药物没有反应。由于斜视手术通常需要辅助通气，因此眼呼吸反射的存在并不受重视。除非存在明确禁忌证，一般使用喉罩进行气道管理。

早产儿视网膜病变

全球范围内，早产儿视网膜病变（retinopathy of prematurity，ROP）是导致儿童失明和其他视觉障碍的主要原因。极早早产儿的存活率已经大幅度提高，导致ROP发病率也增加。在20世纪40年代，ROP首先与高浓度氧气使用有关。维持氧饱和度在91%～95%范围内，将降低因氧疗而引起ROP的风险[124]。孕周和出生时低体重是ROP发生的危险因素。其他重要的危险因素也包括贫血、脓毒症和支气管肺泡发育不良（bronchopulmonary dysplasia，BPD）。ROP的筛查指南要求对所有胎龄小于30周或出生时1500克以下的早产儿进行眼底扩大检查。大部分初筛检查在新生儿重症监护治疗室即可完成，不需要麻醉科医师参与。较大的婴儿可能需要到手术室进行手术或激光治疗。

对早产儿的管理很复杂，囊括以下内容：关注胎龄、出生体重、新生儿重症监护室（neonatal intensive care unit，NICU）病程、插管和通气时间、窒息史、心动过缓、支气管肺泡发育不良史以及任何的先天性异常。肺功能异常常见于有支气管肺泡发育不良的儿童，许多患儿存在气道高反应性[125]。对于任何一个需要接受手术的BPD患儿而言，肺功能异常和气道高反应性都是需要重点考虑的问题。与ROP患儿一样，BPD的年幼患儿也可以存活，但其远期后遗症尚不完全清楚。

尽管自最初建议全麻或局麻监护用于早产儿眼科手术以来已有30多年，但目前仍沿用这些建议[126]。不同医疗机构间存在差异，针对潜在的呼吸暂停和心动过缓，最保守的医疗中心建议每天至少监测12 h，直到早产（postconceptual age，PCA）满60周后。一些患儿有复杂的NICU病程，在家也需要持续吸氧；贫血或有窒息和心动过缓发作的婴儿，即使PCA满60周，也不适合接受门诊手术。

行激光治疗或其他手术治疗的ROP婴儿和儿童需要全身麻醉。为确保患儿完全不动，最好行气管内插管并使用神经肌肉阻滞剂。一些接受手术的患儿可能术前刚拔出气管导管，因此在手术结束后短期内拔管有难度。他们可能会经历麻醉后的周期性呼吸暂停，在此情况下，应该将患儿转至NICU，待呼吸功能完全恢复后再拔出气管导管。

眼科手术的术后注意事项

通常认为眼科手术几乎没有术后疼痛。虽然对白内障手术而言可能确实如此[127]，但后房手术、角膜手术、眼肌手术和摘除术等常伴有明显的术后疼痛[128]。遗憾的是，关于眼科手术中的疼痛通常仍未被充分认识，且复杂眼科手术后常存在术后镇痛不足[129]。眼科手术后最好进行多模式镇痛，例如使用对乙酰氨基酚（口服或静脉内）、非甾体抗炎药、加巴喷丁和区域阻滞。应限制阿片类药物的使用，因为短小手术后使用阿片类药物是出院后 1 年长期使用阿片类药物的危险因素[130]。

白内障手术后疼痛通常与眼干、刺痛、局部用药烧灼、畏光或角膜擦伤有关，这是由于在手术过程中插入或移除眼睑撑开器或角膜表面干燥所致。白内障手术后的疼痛通常是短暂的。持久的疼痛提示可能出现并发症，例如脉络膜积液、脉络膜上出血和房水迷流综合征（aqueous misdirection syndrome，AMS）等[131]。在 PACU 中，IOP 升高是术后疼痛和 PONV 的潜在原因。血管迷走性晕厥也可能发生在 PACU 中，尤其是在斜视术后或术前已存在自主神经功能障碍的患者中。在玻璃体视网膜手术过程中，灌注气泡一到两小时处于低头姿势后迅速坐起的患者中也可以看到这种现象。支持治疗应包括给予吸氧、静脉输液和抗胆碱能药物等。患者应仰卧，头部低于心脏水平。

视力障碍与跌倒风险的增加相关，跌倒是导致老年人死亡和患病的首要原因[132]。必须通过特别的护理以最大程度地降低接受眼科手术和戴眼罩的老年患者的跌倒风险；对于那些非手术眼视力较差的老人来说，这一点尤为重要。

眼科急症

大多数眼科急症并不需要在紧急情况下立即实施手术。因为必须充分考虑患者的禁食状态和全身状况，这对于制订麻醉预案至关重要。真正特别紧急的眼科急症，治疗必须在明确诊断后数分钟至数小时内开始。

真正的急症，例如眼灼伤和视网膜中央动脉阻塞，应立即干预，以免失明。**紧急情况**包括开放性眼球损伤、眼内炎、急性闭角型青光眼、急性视网膜脱落、角膜异物和眼睑撕裂伤。半紧急情况包括眼球肿瘤、眼眶爆裂骨折、先天性白内障和慢性视网膜脱离。上述情况应在数天内进行治疗，情况允许的话也可在数周内开始。

开放性眼外伤和饱胃

对于需要紧急手术的穿透性眼外伤患者，麻醉科医师必须防范胃内容物的反流误吸，同时也要避免 IOP 的急剧改变。快速顺序诱导时使用琥珀胆碱，可实现快速插管和气道保护，但会引起 IOP 增加 8 ～ 10 mmHg。关于琥珀胆碱的使用一直存在争议，可能与开放性眼球损伤手术中发生玻璃体脱出的报道有关[133]。许多研究表明，使用琥珀胆碱并没有发生眼内容物的脱出[134-136]。自 2000 年以来，在美国麻醉科医师协会终审索赔项目（ASA closed claims project）中也没有针对此类伤害的索赔，设立该项目旨在监测麻醉期间发生的伤害情况[137]。应该强调的是，在麻醉诱导过程中，特别是在插管条件不理想的情况下，有许多因素可能会增加 IOP，例如大哭、咳嗽、体动等。所有这些因素都会导致 IOP 明显增加，且影响程度远大于琥珀胆碱对 IOP 的影响。基于目前的证据，尽管琥珀胆碱可能对 IOP 产生影响，但仍可在开放性眼外伤手术行气管内插管时使用。

对于有误吸风险的患者，另一种做法是使用较大剂量的罗库溴铵（0.9 ～ 1.2 mg/kg），并用舒更葡糖拮抗神经肌肉阻滞。尝试在神经肌肉阻滞完全之前进行喉镜检查和插管可能会导致痉挛或咳嗽，从而大大增加 IOP。因此应使用周围神经刺激器以确保充分的松弛。与使用琥珀胆碱相比，大剂量的罗库溴铵需要较长时间（90 ～ 120 s）才能起效，从而增加了误吸的风险。麻醉药的适时使用，可以防止拔管时剧烈呛咳，从而顺利拔管。

导致 IOP 升高的其他因素包括面罩压力、高碳酸血症、缺氧和动脉血压升高。区域阻滞联合静脉镇静的麻醉方式可以在部分开放性眼外伤手术中使用[138]。

麻醉相关的眼损伤

在非眼科手术麻醉过程中发生的眼损伤很少见。角膜擦伤是最常见的眼损伤[9]，可能是由于面罩、手术铺单或其他异物直接接触所致。全身麻醉易出现角膜损伤，因为全身麻醉抑制角膜反射，增加眼睑斜视（不完全闭合眼睑）并减少泪液的产生和稳定性[139]。患者常有异物感，眨眼、流泪或畏光会增加这种不适。在某些情况下，角膜摩擦引起的疼痛远比手术部位本身引起的疼痛严重。防止角膜擦伤可使用眼膏润滑眼睛，或在手术过程中覆盖眼睛，以及注意观察麻醉苏醒后的患者以防他们揉面部或眼睛。可于术后 48 ～ 72 h 内对角膜擦伤进行治疗，对伤眼使用抗生素软膏以修复角膜。

术后眼科并发症的危险因素包括心肺手术、术中低血压、大量失血、贫血以及术中体位为俯卧位或头低脚高位。相比于麻醉诱导前，当患者处于头低脚高位时IOP平均增加13 mmHg[140]，而当患者一直维持该体位时，IOP仍显著升高[141]。头低脚高位导致IOP升高的机制包括：(1)重力作用下引起中心静脉压升高，从而导致眶静脉压和IOP升高；(2)气腹导致脉络膜血容量增加，最终引起IOP增加[141]。右美托咪定已被证明可有效降低IOP[142]，患者在腹腔镜手术中处于头低脚高位，此时使用右美托咪定可减轻IOP增加的同时不降低眼灌注压[143]。

围术期失明(perioperative visual loss，POVL)这一灾难性的罕见并发症，通常与心脏、脊柱和头颈部手术有关。POVL的病因包括缺血性视神经病变(ischemic optic neuropathy，ION)、视网膜中央动脉阻塞(central retinal artery occlusion，CRAO)和皮质视力丧失。POVL的病理变化因其潜在病因而异；ION影响视神经，CRAO发生于视网膜的视盘处，而皮质视力丧失是因视皮质或视神经辐射的缺血性或栓塞性损害所致。患者通常会产生无痛性视觉丧失或视敏度降低、瞳孔传入缺损且无光感。POVL的预后很差，恢复视力的可能性较小。

POVL常伴有ION。ION又可以再细分为前部缺血性视神经病变(anterior ischemic optic neuropathy，AION)和后部缺血性视神经病变(posterior ischemic neuropathy，PION)。AION与视神经乳头受损有关，常见于心脏术后。其余视神经受损归为PION，常见于脊柱手术后[144]。根据ASA的POVL病例记录，ION的发生与失血量超过1000 ml以及麻醉持续时间超过6 h相关[145]。围术期发生ION的病因尚不清楚，但可能的假说是俯卧位手术会导致静脉压力增加和间质组织水肿，从而影响视神经血供。预防措施包括详细的术前评估、术前检查和手术方式选择，从而降低卒中的风险，以及对高危患者行分期脊柱手术。患者术中体位应避免直接压迫眼部，头部的位置应高于心脏，以减少眼部水肿。应避免低血压和严重贫血[146]。

CRAO的病因中，因手术体位导致IOP增加，进而导致视网膜动脉供血中断最为常见。其他原因包括球后出血，视网膜脉管系统闭塞性疾病和视网膜中央静脉血栓形成[146]。针对CRAO的干预治疗措施包括使用乙酰唑胺或渗透性利尿剂降低IOP[147]，减轻高碳酸血症，局部低温，局部应用溶栓药物和高压氧治疗[148]。

根据1992年ASA关于眼科手术中麻醉相关眼部损伤的终审索赔项目，Gild等人研究分析后发现，突然体动或咳嗽是最常见的引起眼部损伤的原因。体动大多发生在全身麻醉期间，其最终结局都是失明[9]。所以在眼科手术中使用周围神经刺激器监测神经肌肉阻滞效果，确保患者在全麻下不发生体动非常重要。

在术后早期，阿托品、东莨菪碱和麻黄碱等散瞳剂的应用可能会导致急性青光眼，表现为眼眶钝痛。应对措施包括使用乙酰唑胺或渗透性利尿剂以降低IOP，并及时转诊至眼科医生[149]。

致谢

作者和出版商感谢Marc Allan Feldman博士在前版本章中所作的贡献，他的工作为本章奠定了基础。

参考文献

1. Glen FC, et al. *BMC Ophthalmol.* 2011;11(1):2.
2. Varma R, et al. *Ophthalmology.* 2006;113(10):1846–1853.
3. Brown G. *Trans Am Ophthalmol Soc.* 1999;129(6):833.
4. Frick KD. *Arch Ophthalmol.* 2007;125(4):544.
5. Broman AT, et al. *Investig Ophthalmol Vis Sci.* 2002;43(11):3393–3398.
6. National Eye Institute. Statistics and Data. https://nei.nih.gov/eyedata.
7. Schein OD, et al. 2012;19:257–264. https://doi.org/10.3109/09286586.2012.698692.
8. Breslin PP. *Int Ophthalmol Clin.* 13(2):215–226.
9. Gild WM, et al. *Anesthesiology.* 1992;76:204–208.
10. Lee LA, et al. *Reg Anesth Pain Med.* 2008;33(5):416–422.
11. Bhananker SM, et al. *Anesthesiology.* 2006;104:228–234.
12. Steckelberg RS, et al. In: *ASA Abstract.* 2015:A4222. www.asaabstracts.com.
13. Neelakanta G, Fang ZF. In: *ASA Abstract.*; 2016:A1023. www.asaabstracts.com.
14. Twersky RS, et al. *Anesth Analg.* 2008;106(5):1421–1426.
15. American Society of Anesthesiologists. Perioperative Surgical Home. http://www.asahq.org/psh.
16. Qiu C, et al. *Anesth Analg.* 2016;123(3):597–606.
17. Services C for M& M. Outpatient and Ambulatory Surgery CAHPS (OAS CAHPS).
18. Neuman MD. *Anesthesiology.* 2011;114(5):1019–1020.
19. Heidegger T, et al. *Best Pract Res Clin Anaesthesiol.* 2006;20(2):331–346.
20. Fung D, et al. 100:1644–1650.
21. Alexander JP. *Am J Ophthalmol.* 1947;30(4):489.
22. Moonie GT, et al. *Can Anaesth Soc J.* 1964;11(6):621–632.
23. Goel M, et al. *Ophthalmol J.* 2010;4:52.
24. Mirakhur RK, et al. *Acta Anaesthesiol Scand.* 1990;34(4):282–285.
25. Park JT, et al. *Korean J Anesthesiol.* 2013;64(2):117–121.
26. Dominguez A, et al. *Eur J Anaesthesiol.* 2009;26(9):801–803.
27. Neel S, et al. *Br J Ophthalmol.* 1995;79(12):1093–1097.
28. Sator-Katzenschlager SM, et al. *Eur J Anaesthesiol.* 2004;21:95–100.
29. Sweeney J, et al. *BJA Br J Anaesth.* 1989;63(6):688–691.
30. Carter K, et al. *J Glaucoma.* 1999;8(3):204–207.
31. Oberacher-Velten I, et al. *Br J Ophthalmol.* 2011;95(8):1102–1105.
32. Cook JH. *Anaesthesia.* 1981;36:359–365.
33. Adams AK, Barnett KC. *J Assoc Anaesth Gt Britain Irel.* 1966;21(2):202–210.
34. Kelly DJ, Farrell SM. *Anesth Analg.* 2017;1.
35. Yagan Ö, et al. *J Pak Med Assoc.* 2015;65(11):1219–1225.
36. Bithal PK, et al. *Eur J Anaesthesiol.* 2004;21(6):496–503.
37. Karaman T, et al. *J Clin Anesth.* 2016;34:358–364.
38. Ahmad N, et al. *Saudi J Anaesth.* 2015;9(2):195–198.
39. Watcha MF, et al. *Anesth Analg.* 1992;75(3):355–360.
40. Barclay K, et al. *Anaesthesia.* 1994;49:159–162.
41. Bowman R, et al. *Br J Ophthalmol.* 1996;80(5):394–397.
42. Coleman DJ, et al. Direct-recorded intraocular pressure variations in a human subject. 10032:3–6.

43. Farkouh A, et al. *Clin Ophthalmol*. 2016;10:2433–2441.
44. Chen M, et al. *Tzu Chi Med J*. 2008;20(1):25–34.
45. Lustgarten JS, Podos SM. *Arch Ophthalmol*. 1983;101(9):1381–1382.
46. Lai YK. *Br J Ophthalmol*. 1989;73(6):468–469.
47. Booth A, Roland M. *Health Technol Assess (Rockv)*. 1997;1(12).
48. Smetana GW, Macpherson DS. *Med Clin North Am*. 2003;87(1):7–40.
49. American Society of Anesthesiologists. Choosing Wisely: Five things Physicians and Patients Should Question. http:// www .choosingwisely.org/societies/american-society-of-anesthesiologists. http://www.choosingwisely.org/wp-content/uploads/2015/02/ASA-Choosing-Wisely-List.pdf. Published 2013.
50. Keay L, Lindsley K, Tielsch J, et al. 2012;(3):3–5. https://doi.org/10.1002/14651858. CD007293.pub3. Copyright.
51. Shalwala A, et al. *Retina*. 2015;35(2):319–325.
52. Fleisher LA, et al. *J Am Coll Cardiol*. 2014;64(22):e77–e137.
53. Katz J, et al. *Ophthalmology*. 2003;110(9):1784–1788.
54. Benzimra JD, et al. *Eye*. 2009;23(1):10–16.
55. Law SK, et al. *Am J Ophthalmol*. 2008;145(4).
56. Cobb CJ, et al. *Eye*. 2007;21(5):598–603.
57. Rahman SI, Turalba A. *Semin Ophthalmol*. 2018;33(1):108–111.
58. Sun MT, et al. *JAMA Ophthalmol*. 2017;135(8):864–870.
59. Caldeira D, Canastro M, Barra M, et al. *JAMA Ophthalmol*. 2015;133(7):834–839.
60. Ripart J, et al. 2001;94(1):56–62.
61. Hamilton RC. *J Cataract Refract Surg*. 1996;22(9):1147–1150.
62. Wong DHW. *Can J Anaesth*. 1993;40(7):635–657.
63. Feibel RM. *Surv Ophthalmol*. 1985;30(2):102–110.
64. Dahle JM, Iserson KV. *Am J Emerg Med*. 2007;25(1):105–106.
65. Chang J, et al. *Anesthesiology*. 1984;61(6):789–790.
66. Nouvellon MSc, et al. *Anesthesiology*. 2010;113(5):1236–1242.
67. Davis DB, Mandel MR. *J Cataract Refract Surg*. 1986;12(2):182–184.
68. Parness G, Underhill S. *Contin Educ Anaesthesia, Crit Care Pain*. 2003;5(3):93–97.
69. Riad W, Akbar F. *J Clin Anesth*. 2012;24(3):193–195.
70. Alhassan MB, et al. *Cochrane Database Syst Rev*. 2015;2(7):1–31.
71. Stevens JD. *Br J Ophthalmol*. 1992;76:670–674.
72. Qiu C, Chan P, Zohman G, et al. *J Orthop Trauma*. 2018;32(3):116–123.
73. Neuman MD, et al. *Anesthesiology*. 2012;117(1).
74. Kettner SC, et al. *Br J Anaesth*. 2011;107(suppl. 1):i90–i95.
75. Sato M, et al. *J Anesth*. 2016;30(2):244–251.
76. Morales R, et al. *Ambul Surg*. 2002;9(4):197–205.
77. Roizen MF, et al. *Anesthesiology*. 1981;54:390–398.
78. Chung F, Mezei G. *Anesth Analg*. 1999;89(6):1352–1359.
79. Heuss LT, et al. *Aliment Pharmacol Ther*. 2003;17(12):1493–1501.
80. American Society of Anesthesiologists. Continuum of Depth of Sedation: Definition of General Anesthesia and Levels of Sedation/Analgesia.
81. Practice Guidelines for Moderate Procedural Sedation and Analgesia 2018. *Anesthesiology*. 2018;128(3):437–479.
82. Dole K, et al. *Indian J Ophthalmol*. 2014;62(9):927–930.
83. Friedman DS, et al. *Br J Ophthalmol*. 2004;88(3):333–335.
84. Candiotti KA, et al. *Anesth Analg*. 2010;110(1):47–56.
85. Jalowiecki P, et al. *Anesthesiology*. 2005;103(2):269–273.
86. Edmunds MR, et al. *Orbit*. 2012;31(1):53–58.
87. Frey K, et al. *Anesth Analg*. 1999;89(2):317–321.
88. Hendrickx JFA, et al. *Anesth Analg*. 2008;107(2):494–506.
89. Mertens MJ, et al. *Anesthesiology*. 2004;100(4):795–805.
90. Dundee JW, et al. *Anaesthesia*. 1986;41:159–161.
91. Gold MI, et al. *Anesthesiology*. 1997;87:51–57.
92. Avramov MN, et al. *Anesthesiology*. 1996;85:1283–1289.
93. Iselin-Chaves IA, et al. *Anesth Analg*. 1998;87(4):949–955.
94. Veselis RA, et al. *Anesth Analg*. 1997;87:749–764.
95. Edwards SR, et al. *Br J Anaesth*. 2002;88(1):94–100.
96. Angst MS, et al. *Anesthesiology*. 2004;101(3):744–752.
97. Fang ZT, Keyes MA. *J Clin Anesth*. 2006;18(2):114–117.
98. Iirola T, et al. *Br J Anaesth*. 2012;108(3):460–468.
99. McClellan A, et al. *Ophrhalmol Retin*. 2017;1(3):188–191.
100. Wani S, et al. *Gastrointest Endosc*. 2011;74(6):1238–1247.
101. Hillman DR, et al. *Anesthesiology*. 2009;111(1):63–71.
102. Lemmens HJ, et al. *Clin Pharmacokinet*. 1990;19(5):416–422.
103. Lamb K, et al. *Br J Anaesth*. 1992;69(2):143–147.
104. Alipour M, et al. *J Ocul Pharmacol Ther*. 2014;30(8):665–669.
105. Cork RC, et al. *Anesth Analg*. 1994;79(4):719–727.
106. Sessler DI, et al. *Anesthesiology*. 2018;128:317–327.
107. Salmasi V, et al. *Anesthesiology*. 2017;126(1):47–65.
108. Walsh M, et al. *Anesthesiology*. 2013;119(3):507–515.
109. Sun LY, et al. *Anesthesiology*. 2015;123(3):515–523.
110. Mashour GA. *Anesthesiology*. 2011;114:12891296.
111. Monk Terri G, et al. *Anesthesiology*. 2007;123(2):307–319.
112. Valley RD, et al. *Anesth Analg*. 1999;88(4):742–745.
113. Valley RD, et al. *Anesth Analg*. 2003;96(5):1320–1324.
114. Hans P, et al. *Br J Anaesth*. 2008;101(5):731–737.
115. Gonzalez RM, et al. *Anesth Analg*. 1994;79:792–795.
116. D'Aragon F, et al. *Can J Anesth*. 2013;60(4):370–376.
117. Ahmad N, et al. *Saudi J Anaesth*. 2015;9(2):195–198.
118. Stadler M, et al. *Anaesthesia*. 2003;98(1):46–52.
119. Gan TJ, et al. *Anesth Analg*. 2014;118(1):85–113.
120. Vaziri K, et al. *Clin Ophthalmol*. 2016;10:471–476.
121. Eberhart LHJ, et al. *Anesth Analg*. 2004;99(6):1630–1637.
122. Erdem AF, et al. *Paediatr Anaesth*. 2008;18(9):878–883.
123. Blanc VF, et al. *Can J Anaesth*. 1988;35(5):468–472.
124. Carlo WA, et al. *N Engl J Med*. 2010;362(21):1959–1969.
125. Halvorsen T, et al. *Pediatr Allergy Immunol*. 2005;16(6):487–494.
126. Steward DJ. *Anesthesiology*. 1982;56(4):304–306.
127. Koay P, et al. *Br J Ophthalmol*. 1992;76(4):225–227.
128. Henzler D, et al. *E*. 2004;21(2):101–106.
129. Lesin M, et al. *Surv Ophthalmol*. 2015;60(3):196–203.
130. Hah JM, et al. *Anesth Analg*. 2017;125(5):1733–1740.
131. Assam JH, et al. *Surv Ophthalmol*. 2018;63(1):75–85.
132. Kramarow E, et al. *Natl Cent Heal Stat Data Br*. 2015;(199):8.
133. Alexander JP. *Br J Ophthalmol*. 1975;59:518.
134. Vachon CA, et al. *Anesthesiology*. 2003;99:220–223.
135. McGoldrick KE. *J Clin Anesth*. 1993;5:1–4.
136. Libonati M, et al. *Anesthesiology*. 1985;62(5):637–640.
137. Posner K (personal communication). Anesthesia Closed Claims Project.
138. Scott IU, et al. *Am J Ophthalmol*. 2002;134(5):707–711.
139. Cross DA, Krupin T. *Anesth Analg*. 1977;56(1):35–37.
140. Awad H, et al. *Anesth Analg*. 2009;109(2):473–478.
141. Hoshikawa Y, et al. *Br J Ophthalmol*. 2014;98(3):305–308.
142. Mowafi HA, et al. *Br J Anaesth*. 2008;100(4):485–489.
143. Joo J, et al. *J Korean Med Sci*. 2016;31(6):989–996.
144. Chwalisz B, et al. *Semin Ophthalmol*. 2018;33(1):17–22.
145. Lee LA, et al. *Anesthesiology*. 2006;105(4):652–659.
146. Kitaba A, et al. *J Anesth*. 2013;27:919–926.
147. Wray SH. *J Neurol Neurosurg Psychiatry*. 1993;56(3):234–240.
148. Feltgen N, et al. *Graefe's Arch Clin Exp Ophthalmol*. 2006;244(8):950–956.
149. Nitta Y, et al. *Anesth Prog*. 2014;61(4):162–164.

70 耳鼻喉及头颈外科手术的麻醉

ANIL PATEL
杨龙　译　郑宏　拉巴次仁　审校

要点

- 在耳、鼻、喉（ear、nose and throat，ENT）外科手术的患者中，存在更多的困难气道，尤其是肿瘤患者。术前回顾患者的CT扫描或者气道内镜检查结果，有助于识别潜在的通气困难或困难气道的情况。
- 尽管行耳鼻喉科手术的患者在通常情况下可以使用普通的聚氯乙烯气管内导管（endotracheal tubes，ETTs），但也会经常应用到显微喉管、防激光导管以及钢丝加强导管。
- 当全身麻醉诱导后插管困难时，通常采用纤维支气管镜对患者进行清醒气管内插管。
- 纤维光导喉镜气管内插管术是患者能够耐受的一种较为温和的插管方式，它不需要使用暴力来显露声门。
- 当患者存在严重呼吸道疾病而使得清醒气管内插管实施困难时，局麻下行气管切开术（联合/不联合使用静脉镇静）会是更好的选择。在严重紧急困难气道时，环甲膜切开术则优于气管切开术，因为其完成速度更快。
- 在一些行头颈部手术的病例，比如行腮腺手术的患者，需行面神经电测试。对这类患者应当特别注意避免神经肌肉阻滞药物的过量应用。
- 对于患有头颈部疾病的患者，平稳的麻醉苏醒、避免咳嗽和用力对预防因静脉怒张而导致的再出血极其重要。
- 扁桃体切除术术后出血通常发生在术后第一个6 h内，但也可以发生在数天以后。
- 颌面部创伤可导致持续的出血以及牙齿、血液、骨及组织碎片的误吸和颈椎损伤。气道损伤可由钝挫伤、贯通伤、烧伤、吸入性损伤及医源性原因而引起。在这两种情况下，最初的治疗取决于呼吸窘迫的程度、潜在的气道狭窄、可用的设备及临床偏好。
- 对喉部外伤的患者进行气管内插管可能会导致气道的进一步损伤，甚至完全丧失对气道的控制。如果需要尝试进行气管插管，建议在纤维支气管镜引导下置入小号气管导管。要注意正压通气会加重任何原因所致的皮下气肿。在某些病例中，气管切开可能是最明智的选择。
- 喘鸣的原因包括：异物吸入、双侧声带麻痹、气道水肿、血管神经性水肿、会咽炎、外伤、声门下狭窄及其他病理情况。不管喘鸣的原因是什么，首要考虑的为是否需要立即气管内插管或手术建立气道从而避免患者死亡或损伤。用无重复吸入的面罩给予氦氧混合气体或高流量鼻导管吸氧可作为紧急的过渡措施。
- 内镜检查时的麻醉方法选择需要根据患者的病变特点、临床偏好和手术工具（激光、硬质支气管镜）而决定。通常在这些病例中普遍选择全凭静脉麻醉。
- 激光可用于对耳鼻喉部病灶的清除。然而，为预防意外热损伤或气道着火，采取特殊的防范措施是十分必要的。另外，气管切开术也可能存在类似的致死性并发症。当气道着火风险极大时，应把氧气维持在最低浓度。此外，不应在气道手术中使用氧化亚氮，因为它和氧气一样是助燃气体。

1846 年 10 月 16 日，William Morton 医师为患者 Gilbert Abbott 实施了著名的乙醚吸入全身麻醉，并协助外科医师 John Warren 切除了该名患者的颈部肿瘤[1-2]。从这次乙醚麻醉的首次公开展示起，麻醉学与耳鼻喉科手术之间的关系就变得至关重要。的确，没有其他哪个外科学分支需要像耳鼻喉科手术医师和麻醉科医师之间这样互相理解，密切合作，共同制订操作计划。例如，很多耳鼻喉科手术操作需要麻醉科医师与外科医师共用气道。因此，一个好的麻醉科医师必须具备耳鼻喉科手术操作相关的专业知识，并了解手术可能会对患者带来的影响。

耳鼻喉科手术的麻醉涵盖了很多种操作，其复杂性、手术时间及潜在危险各不相同[3]。有时，耳鼻喉麻醉科医师可能一整天都被安排一些简单的手术，例如鼓膜切开术及扁桃体切除术，也有可能被安排需要做时间长达一整天的癌症切除术。也可能遇到那些气道解剖结构严重破坏，有时甚至是气道阻塞的患者。而在一些手术操作涉及气管、声门甚至声门下的位置，外科医师需要联合使用特殊设备如外科激光手术时，就需要和麻醉科医师共用气道。鼻部手术通常需要保护气道避免吸入血液及分泌物，而且需要麻醉复苏更加平稳。口内耳鼻喉科手术，例如扁桃体切除术可能需要使用手术器械保持张口的状态，但这种情况也可能造成意外气道阻塞。此外，耳部手术可能需要头部的过度外旋。而这些仅仅是在耳鼻喉科手术麻醉中可能出现的特殊风险的冰山一角。

耳、鼻、喉的解剖要点

图 70.1 ～ 70.4 为耳鼻喉科的各个解剖部分的示意图。从悬雍垂延伸到舌骨为口咽部。从舌骨延伸到环状软骨为下咽部。声门包括声带、前联合及杓状软骨间区域。在声带的顶端下 5 mm（前端）到 10 mm（后端）为声门下区。喉头对于呼吸和发声非常重要，具有临床上重要的声门闭合反射，该反射通过双侧喉上神经介导，可以保护气道防止误吸。例如当做吞咽动作时，可激活这种保护反射。但有时，这种保护反射反而会带来问题，比如出现声门括约肌持续痉挛（即喉痉挛）时，就无法进行气体交换[4-6]。喉痉挛与麻醉深度过浅有关，还常常会因血液及分泌物刺激声门而诱发，也常发生在鼻中隔成形术及隆鼻术后。因为喉痉挛可造成患者无法通气，所以它是非常危险的麻醉急症之一（见下文）。

喉部受左右迷走神经的分支支配。右侧的迷走神经发出右侧的喉返神经，而左侧的迷走神经发出左侧

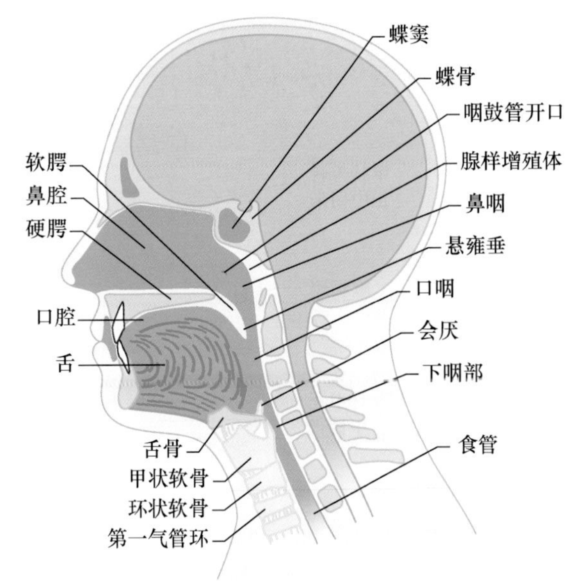

图 70.1　**耳鼻喉的解剖特征**。注意：(1) 气管相对位于食管的前部；(2) 口咽是从悬雍垂延伸到舌骨；(3) 喉咽是从舌骨延伸到环状软骨；(4) 环状软骨环，在快速插管时，用压迫环状软骨阻塞食管（Sellick 法）预防胃内容物的反流；(5) 第一气管环的位置，是非常重要的手术标志，因为大部分的气管切开术都是在第二到第三气管环之间完成的（From Feldman MA，Patel A. Anesthesia for eye，ear，nose，and throat surgery. In：Miller RD，ed. Miller's Anesthesia. 7th ed. Philadelphia：Churchill Livingstone；2010：2357-2388.）

的喉返神经。两侧喉返神经可支配除了受喉上神经分支支配的环甲肌及下咽缩肌外所有喉内肌肉的运动。喉内神经是喉上神经的喉内支（见图 70.3），与喉上动脉伴行，穿过甲状舌骨膜，支配喉头到声带的感觉。声带以下和上部气管的感觉由喉返神经支配（见图 70.3）。

在甲状腺手术及其他操作过程包括气管内插管时，很多麻醉科医师担心会损伤支配大部分喉内肌的喉返神经，但其实这是可以预防的并发症[7-12]。如果损伤的是单侧喉返神经，患者出现声嘶是由丧失单侧声带外展作用和正常的环甲肌内收作用共同作用下产生的，这种情况可引起受损声带处于旁正中位。双侧神经损伤可能导致呼吸困难、喘鸣甚至完全性呼吸道梗阻，这是由于双侧声带都处于旁正中位。这种情况下，患者可能需要进行气管切开。而通过神经监测常常可以降低喉返神经的损伤概率，在甲状腺手术中更是如此[13-15]。

耳鼻喉科手术的术前评估

尽管外科手术患者的术前评估已经在第 31 章中做了详细讨论，但有一些问题为耳鼻喉科手术所特有。例如，许多耳鼻喉科手术患者，尤其是头颈部恶

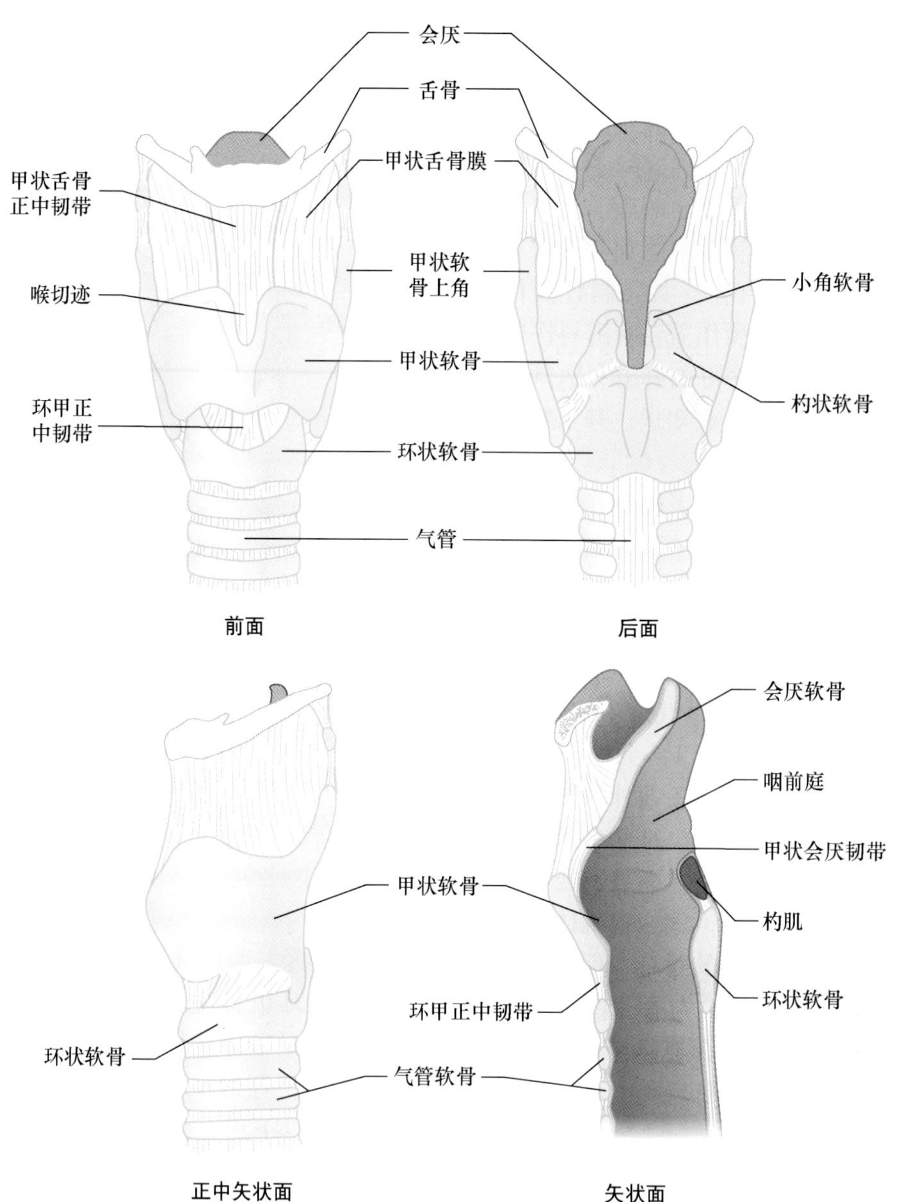

图 70.2 **喉部的前面、后面、正中矢状面、矢状面**。注意：(1) 背面不完整的气管软骨环是如何允许气管轻度塌陷而使食物容易通过食管（在支气管镜操作中还可提供定位）；(2) 甲状软骨的上角在喉上神经阻滞中是重要的标志，因为它接近于穿透甲状软骨膜的喉上神经的内支。(3) 环甲正中韧带及双侧的环甲韧带（未标注），统称为环甲韧带，可进行紧急环甲软骨切开术及经气管高频通气（From Feldman MA，Patel A. Anesthesia for eye，ear，nose，and throat surgery. In：Miller RD，ed. Miller's Anesthesia. 7th ed. Philadelphia：Churchill Livingstone；2010：2357-2388.）

性肿瘤患者，都有长期吸烟、酗酒史，而且许多患者患有肥胖症及阻塞性睡眠呼吸暂停（obstructive sleep apnea，OSA）。而患有慢性气道阻塞性疾病的患者则可能诱发肺动脉高压，有时可发生右心功能衰竭（肺心病）。有声嘶病史可能提示喉返神经损伤甚至预示更严重的问题，而出现喘鸣音常需紧急处理。在与气道相关的病例中，手术医师和麻醉科医师常常会回顾患者现有的X射线检查及视频记录来共同制订一个气道管理计划。头颈部有放疗史的恶性肿瘤患者常常出现插管困难，因为颈部结构可能会变非常坚韧以及纤维化（“木头样变”），这些患者使用器械时易出血。有打鼾史的患者则提示有睡眠呼吸暂停且容易发生通气困难。

耳鼻喉科手术常常会涉及老年患者，他们中许多患者是发生术后谵妄及认知功能障碍的高危人群[16-18]。尽管很多耳鼻喉科手术风险较低，但一些较大的头颈部手术也被认为是“中危”手术。建议术前患有例如心脏病、外周动脉疾病或脑血管疾病的患者需行12导联ECG检查。此外，有心力衰竭、糖尿病或肾衰竭病史的患者行中危手术时，也能从ECG检查中获益。对于行低危手术的无症状患者，术前ECG检查则非必要。

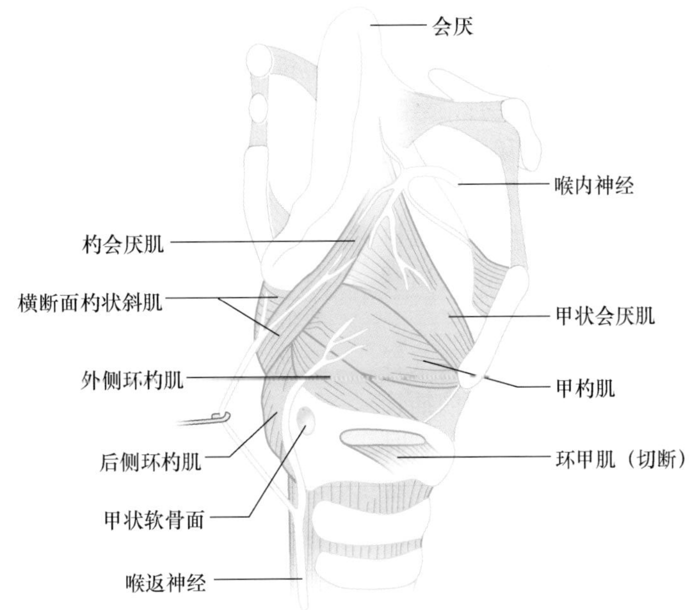

图 70.3　喉部的解剖主要关注于喉内神经及喉返神经。这两支喉返神经支配除了受喉上神经外支支配的环甲肌及下咽缩肌外所有喉内肌的运动。喉头到声带的感觉神经是喉上神经的一个内支支配的（喉内神经）。这些依次是迷走神经的分支。声带以下气管以上的感觉神经是喉返神经支配的（From Schuller DE，Schleuning AJ. Otolaryngology：Head and Neck Surgery. 8th ed. St. Louis：Mosby；1994：252.）

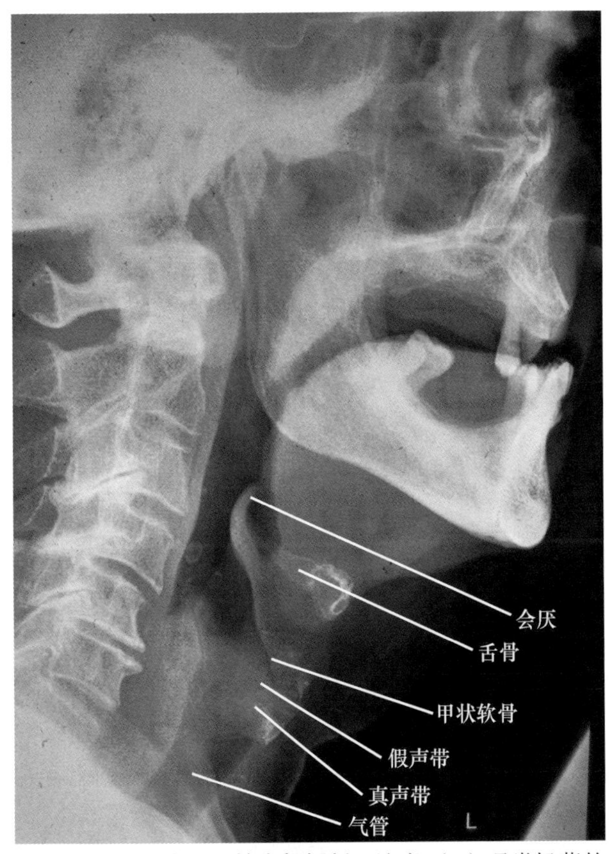

图 70.4　**侧位平片显示的喉部解剖。**注意：(1) 通常极薄的会厌，在吞咽时可作为喉入口的保护盖，也可能在水肿时变成更大的“拇指”形状（例如由儿童会咽炎引起）；(2) 口咽及咽下区域有限数量的椎骨前软组织，当发生水肿时（如咽后脓肿所致），软组织将向前延伸而阻塞气道；(3) 舌骨，可辅助舌头运动及吞咽，如果在尸检时发现舌骨断裂，则提示有运动伤或勒颈史（From Feldman MA，Patel A. Anesthesia for eye，ear，nose，and throat surgery. In Miller RD，ed. Miller’s Anesthesia. 7th ed. Philadelphia：Churchill Livingstone；2010：2357-2388.）

可以选择性地对患者进行术前的气道内镜检查。这种技术是应用光学纤维镜，在局部麻醉下快速经鼻进行喉镜检查。该检查可有助临床医师发现是否存在不能通过常规手段发现的声门上喉部病变。这项操作快捷，患者无需做过多准备，而且耐受好。在 Rosenblatt 的综述中针对术前气道内镜检查提供了充足的细节说明[19]。

耳鼻喉科麻醉的气道管理

在耳鼻喉科手术麻醉中，简单气道和复杂气道都有涉及。美国麻醉科医师协会（American Society of Anesthesiologists，ASA）的困难气道处理流程（或类似的流程）[20-28]可普遍地运用于耳鼻喉科手术麻醉气道管理的各个方面。特殊气道管理技术的选取在很大程度上取决于临床具体情况、麻醉科医师和外科医师的气道管理技能、偏好和可用的设备。

气道管理一般有以下几种方式：①气管内插管的全身麻醉；②建立声门上气道（supraglottic airway，SGA）的全身麻醉［例如喉罩（laryngeal mask airway，LMA）］；③使用耳鼻喉科喉镜（暴露气道）从旁路联合喷射通气的全身麻醉；④使用间歇式呼吸暂停；⑤利用患者自然气道（可辅助使用鼻咽通气道或托下颌工具）的全身麻醉；⑥局部麻醉加静脉镇静并保留患者自主呼吸。其中，第一种选择是最常用的。然而，这项技术的选择和实施取决于常规气管内插管的难易程度。对于这些特殊情况的气道评估，在第44章中也进行了探讨。

气道阻塞的原因很多，例如：吸入异物；感染，如会厌炎、白喉或咽峡炎；喉痉挛；肿瘤和血肿影响呼吸道通气；气道创伤；阻塞性睡眠呼吸暂停；扁桃体肥大和气道水肿（例如：过敏反应、长时间喉镜检查、吸入烟雾或烧伤）。在大多数情况下，需要由麻醉和手术者共同讨论后决定气道管理的方式。

大多数需要进行耳鼻喉科手术的患者都需要气管内插管来控制气道。虽然一般情况下进行气管内插管是比较容易的，但当发现气道难以暴露而置管困难时则需使用特殊设备，如视频喉镜或纤维支气管镜。这种情况下，是选择在患者清醒下行气管内插管，还是全身麻醉诱导后行气管内插管就显得尤为关键。其他需要慎重选择的是当通气或插管困难时该应用何种措施和相应设备。在极端特殊情况下，则甚至需要局部麻醉下行气管切开术。

耳鼻喉科手术的患者通常使用普通聚氯乙烯（polyvinyl chloride，PVC）气管导管（endotracheal tube，ETT），但显微喉管（microlaryngeal tubes，MLTs）、激光导管和钢丝加强导管也很常用。钢丝加强导管的优点是不易打折且富有弹性而适合置入气管切开术造口内。应当根据适合手术过程所用激光类型的材料来选择耐激光的ETT。此外，可以采用亚甲基蓝染色的盐水充满气管套囊，以便能够立即检测到激光对套囊的破坏。还需考虑用胶带或其他方式充分固定气管导管。一些颌面外科医师会将气管导管缝合至一侧口角或者用线将气管导管系到牙齿上。此外，气管导管套囊压力常需保持低于25 mmHg，以避免气管黏膜发生缺血性损伤。当使用氧化亚氮时，氧化亚氮可扩散进入套囊，套囊的压力会逐渐增加。在手术时间较长时需特别关注这一点，如游离皮瓣手术。

拟行气管内插管前，可以先进行直接喉镜检查，这通常可以预测插管的难易程度。2003年版的ASA困难气道处理步骤中包含的11种气道评估工具对于指导气道评估很有帮助[20]。此外，麻醉科医师在遇到困难气道时，应在完成气管内插管后及时总结经验。Adnet及其同事制定的困难气道量化表（Intubation Difficulty Scale，IDS）是极为有用的工具[29-33]。困难气道量化表是一个用来表示困难气道整体性的量化分值，以每例困难插管与七个因素的相关程度为依据。七个因素分别为：尝试再次插管次数、插管者人数、使用特殊插管技术、喉镜检查分级、操作者所用提升喉结的力度、按压喉部操作和声门的特征。

尽管业内有人提倡使用几种新型喉镜，但目前大部分麻醉科医师仍使用传统的Macintosh和Miller喉镜进行气管内插管。喉镜检查视野不佳时，使用引导器如Eschmann插管芯（弹性橡胶探条）有时会非常有帮助[34-39]。具体使用方法如下：当喉镜视野不佳时，将引导器经口轻柔地通过开放的声门（二级暴露）或在会厌下方向前送入（三级暴露）。引导器通过气管环表面摩擦，会引起轻微的震动，这可以帮助我们确定引导器位置是否正确。而后保持引导器的位置固定，然后将气管导管通过引导器送入声门。

视频喉镜比如GlideScope（Verathon，Bothell，美国华盛顿州）、McGrath（Covidien，Mansfeld，美国马萨诸塞州）、Storz（Karl Storz，Tuttlingen，德国）和Pentax AWS（Hoya Corporation，东京）已经变得十分好用，尤其是针对前位喉或者需要颈椎制动的患者[40-50]。

正如第44章内容所述，清醒气管内插管的含义其实也包括了轻度镇静下的气管内插管。它通常用于全身麻醉下行气管内插管风险太大时，例如通气或气管内插管困难以及胃内容物反流等情况。尽管局部麻醉下纤维支气管镜引导清醒气管内插管是最常见的清醒气管插管方法，但也有其他常用方法，包括局部麻醉下清醒使用Endotrol、Macintosh、Miller、GlideScope或行经鼻盲探气管内插管。有时表面麻醉还加用某些气道内神经阻滞。这些内容在第44章中有做讨论。

耳鼻喉科手术的患者使用纤维支气管镜插管进行气道管理是较为普遍的，因为即使存在多种呼吸道疾病，作为保底手段，该技术依然是有效的。尽管全身麻醉诱导后，通常是可以安全地进行纤维支气管镜插管的[51]，但许多临床医师仍然会选择局部麻醉或轻度镇静下进行纤维支气管镜插管，这取决于麻醉科医师的技术水平、患者的配合程度和疾病的严重程度。针对选择“清醒”还是“睡眠”下行纤维支气管镜插管这一问题，需要基于安全性的考虑：大多数人建议清醒下进行，因为即使没有成功完成插管，患者仍可保留自主呼吸的能力。此外，清醒插管保留了气道保护性反射，有利于防止肺误吸，这对误吸风险高的患者尤为重要，例如饱胃和创伤的患者误吸的风险就很高。

清醒气管内插管并不等同于就是单纯使用纤维支气管镜进行插管。清醒插管可以使用许多其他气道设备来安全完成。可选择的设备包括：Macintosh和Miller直接喉镜、经鼻盲探插管钳、GlideScope或其他视频喉镜以及发光管芯等。

通常需要先对清醒气管内插管患者的气道局部喷洒4%利多卡因进行局部麻醉。有时也会应用喉上神经和经气管阻滞。另外，还需谨慎地对患者予以镇静。咪达唑仑、芬太尼、瑞芬太尼、氯胺酮、丙泊酚和可乐定都是常用的药物。最近有使用右美托咪定进行镇静的报道，右美托咪定是一种选择性 α_2 肾上腺素受体激动药，具有镇静、镇痛、遗忘和止涎作用。右美托咪定的主要优点在于其可保持自主呼吸，且对呼吸几无抑制作用[52-55]。使用右美托咪定镇静的患者通常比较容易被唤醒。然而大剂量应用时其易唤醒和保持自主呼吸的优点均不再存在。

Doyle 记录了 4 例成功使用 GlideScope 进行清醒气管内插管的病例[56]。其潜在优势如下：首先，视野清晰；其次，相比于纤维支气管镜插管，该方法不受分泌物或血液的影响；再次，GlideScope 的使用对气管内插管的类型没有特殊限制，但使用纤维支气管镜时则不行；最后，GlideScope 比纤维支气管镜更加坚固，使用时不易受损。经纤维支气管镜将气管导管推进气管常常因顶到杓状软骨而失败，GlideScope 则通常不存在这个问题。

最后，总体来说，对于有呼吸道疾病的患者，在清醒状态下应用纤维支气管镜插管是很受欢迎的，因为它本身比较柔软，通常能良好耐受，避免了使用暴力来暴露声门。

需要特别指出的是，麻醉科医师有必要做好充分准备以应对紧急耳鼻喉科气道突发事件，因为这些患者可能需要立即手术干预。除了传统的困难气道车外，医护人员可以设置一个特殊耳鼻喉科气道设备车，其内容包括框 70.1 中的设备[57]。除了医护人员自身偏好的物品外，耳鼻喉科外科医师可以配备可使用的紧急气管切开术托盘以及可悬挂喉镜或硬支气管镜。值得特别注意的是，纤维支气管镜的维护和清洁也很重要，因为在需要的时候必须易于获得且保证其可靠性。对于带有视频显示器的电子纤维支气管镜，在使用前正确设置照明和白平衡尤其重要。

框 70.1 耳鼻喉科气道应急车设备列表

- 储气囊-活阀-面罩人工呼吸器（急救氧气袋）
- 口咽和鼻咽通气道
- 各种声门上道气道
- 各种气管内导管，包括显微喉管和激光管
- 可塑性管芯
- 局部麻醉药，注射器和喷雾器
- 各种喉镜和备用灯泡和电池
- McGill 钳（用于经鼻气管内插管）
- Boedeker 钳（用于视频喉镜）*
- 气道引导器（弹性橡胶探条）
- 气管导管交换器
- 二氧化碳检测系统
- 视频喉镜（例如 GlideScope，McGrath，Pentax-AWS）
- 外科手术气道设备（例如 Melker 环甲软骨切开术工具包）
- 紧急气管切开术托盘
- 纤维支气管镜

*Boedeker 钳是视频喉镜时使用的（弯曲）插管钳，用以取出异物[57]

耳鼻喉科中的气道疾病

耳鼻喉科气道疾病有时会给临床医师带来巨大的麻醉和气道管理风险。在这样的情况下，通常需要选择清醒气管内插管（例如纤维支气管镜法）。当清醒插管不可行时（例如浸润性肿瘤侵犯气管、设备不足、经验不足），使用局部麻醉气管切开术（轻度镇静或特殊情况下不使用镇静）有时则是首选。此时最需要担心的问题是，患者的气道可能完全阻塞，这种情况可能发生在应用麻醉药物或肌松药后，气道肌肉张力下降，进而导致气道结构改变而发生不良后果。

许多耳鼻喉疾病的病理状态会使气道管理存在诸多困难。比如呼吸道感染，包括上呼吸道脓肿、咽后脓肿、扁桃体周围脓肿、咽峡炎和会厌炎（声门上炎）。对于气道肿瘤，可能是口腔或舌部恶性肿瘤，也可是声门、会厌、喉部肿瘤或前纵隔肿物。其他病理状态也可使气道管理更加复杂，例如先天性畸形（Pierre Robin 综合征、耳椎骨综合征），会厌水肿（如硬质支气管镜检查后），喉返神经损伤（如甲状腺手术后），颌面创伤或阻塞性睡眠呼吸暂停。下面将着重探讨几种典型的病理状态。

血管性水肿

血管性水肿（原称为：血管神经性水肿），是补体系统异常激活释放组胺和其他炎性介质介导的一种快速组织肿胀反应[58]。通常是过敏反应的结果。遗传性血管性水肿是源自一个常染色体显性遗传的基因突变导致的变异。在前述两种严重的情形下可发生完全性的气道丧失。肾上腺素可治疗过敏性血管性水肿，但对遗传性血管性水肿治疗无效[59]。这些患者通常需要在清醒或轻度镇静局部麻醉下行气管内插管。

急性会厌炎

会厌炎是会厌、杓状软骨和杓状会厌皱襞的炎性疾病，是最可怕的气道相关性感染之一，尤其是在儿科患者中[60-64]。在过去，患者通常是 2 ～ 6 岁的儿童，常见的感染源是流行性嗜血杆菌。而现今，流感疫苗减少了这种疾病的发生率。临床表现通常包括

咽痛、吞咽困难、声音嘶哑和发热。也可能发生因吞咽困难导致的流涎。患者呈现系统性疾病症状（“中毒”）并常采取“三脚架”体位，伴有张口呼吸以减轻呼吸困难，可能发生喘鸣、呼吸窘迫及完全性气道梗阻。在儿童主要需与喉气管支气管炎（假膜性喉炎）相鉴别[65-66]。

床旁检查患儿的呼吸道有时可能会加重病情，应尽可能避免任何可能使患儿哭闹的事物（如针头）。最常见的管理方法是，让孩子坐在麻醉科医师的膝上，小心地使用七氟烷进行吸入麻醉诱导，然后使用比平时小的气管导管行经口气管内插管。患儿应该接受“深”麻醉而又应能保留自主呼吸。加深麻醉的同时开放静脉和建立完整的监护。如果喉镜检查不能识别气道，一个诀窍是，让助手按压一次患者胸部，使麻醉科医师可以看到声门处产生的一个小气泡以此定位气管。如果该方式未能确定气道，则需要通过硬支气管镜检查，建立外科气道或其他方式来救助。过去这类患儿通常以行气管切开术的方式进行气道管理，然而，现今的管理方式包括转入ICU（intensive care unit，ICU）、咽喉部和血培养、转为经鼻气管内插管、静脉抗菌药物治疗。

成人也可发生会厌炎[67]。据说第一任美国总统乔治·华盛顿就是死于会厌炎，而反复的放血（当时的习俗）则促使了他的死亡。但是因为成人呼吸道相对较粗，情况倒不会太差。在可配合的成年患者中，仔细检查口咽和经纤维支气管镜引导的鼻咽部检查，可帮助评估疾病的程度。目前的共识是，大多数成年患者可以在ICU通过雾化吸入抗生素和糖皮质激素进行治疗，只有呼吸窘迫症状恶化时才需行气管内插管。对配合的患者，行清醒纤维支气管镜插管保证气道可能是最好的办法；现在认为，对有气道不畅的成年患者使用吸入麻醉诱导比过去认为的更危险。

咽后脓肿

咽后脓肿的形成可能是牙齿或扁桃体细菌感染导致的咽后部感染[68-74]。如果不做处理，咽后壁可能会凸起至前面的口咽腔，导致呼吸困难和气道阻塞。其他临床表现可能包括吞咽困难、牙关紧闭和波动的咽后肿块。侧位颈部X射线可见上咽部的脓腔和食管向前移位。牙关紧闭或部分气道阻塞会使气道管理变复杂。此外，因为脓肿破裂会污染气管，在喉镜检查和插管时应尽可能避免接触到咽后壁。对脓肿进行切开引流是主要的治疗方法。对于咽后脓肿的患者，常常实施气管切开术，但并非必需。

卢氏（Ludwig）咽峡炎

卢氏咽峡炎是一种口底的多间隙感染[75-79]。感染通常开始于下颌磨牙的感染，而后感染蔓延至颌下、舌下、颏下和口腔。患者舌体抬高且向后移位，这可能会导致气道阻塞，特别是当患者处于仰卧位时。和咽后脓肿类似，需要小心脓肿可能破裂到下咽部（可能污染肺部），这有可能是自发性的，或是当试图进行喉镜检查和插管时。气道管理的选择取决于临床症状的严重程度、影像学检查（例如CT或MRI结果）和手术方式，但是以往切开排脓前选择气管切开术仍然是一种经典的治疗方式[79]。许多专家提倡尽可能使用纤维支气管镜进行插管。此外，由于咽峡炎常伴有牙关紧闭，通常需要行经鼻纤维支气管镜插管。

气道肿瘤、息肉和肉芽肿

对于气道良性或恶性肿瘤（图70.5至70.7），姑且不论他们的病理特点，单是肿瘤引起的气道阻塞就始终是一个潜在的危险[80-83]。麻醉科医师应当与外科手术团队讨论肿瘤的大小和位置，以及回顾各种鼻咽腔检查的视频结果，这将有助于确定是否需要清醒气管内插管。对于息肉，其可发生在气道内的任何部位，它能造成部分或完全的气道阻塞。声带息肉、囊肿和肉芽肿可能是插管创伤、插管过程刺激声带或其他原因所致，尤其是对于女性患者[84-90]。此外，还要注意可能的声带癌的存在[91]。服用阿司匹林、酮洛酸（酮基氨基丁三醇）和其他非甾体抗炎药（nonsteroidal antiinflammatory drugs，NSAIDs）（Samter三联疗法）的鼻息肉患者可能会存在哮喘加重的风险[92-93]。

喉乳头状瘤

由人乳头状瘤病毒（human papillomavirus，HPV）感染引起的喉乳头瘤样增生的患者可能需要频繁地应用激光治疗以期得到根治[94-99]。在某些情况下，由于病变增生可使气道阻塞。在激光治疗期间，吸入氧浓度应维持最低，避免使用氧化亚氮，以降低气道着火的风险。需要注意在治疗后气道创面显露，可能会存在水肿。患者偶可出现喉部气管软化，有时在拔除气管导管后会发生完全性上呼吸道萎陷。

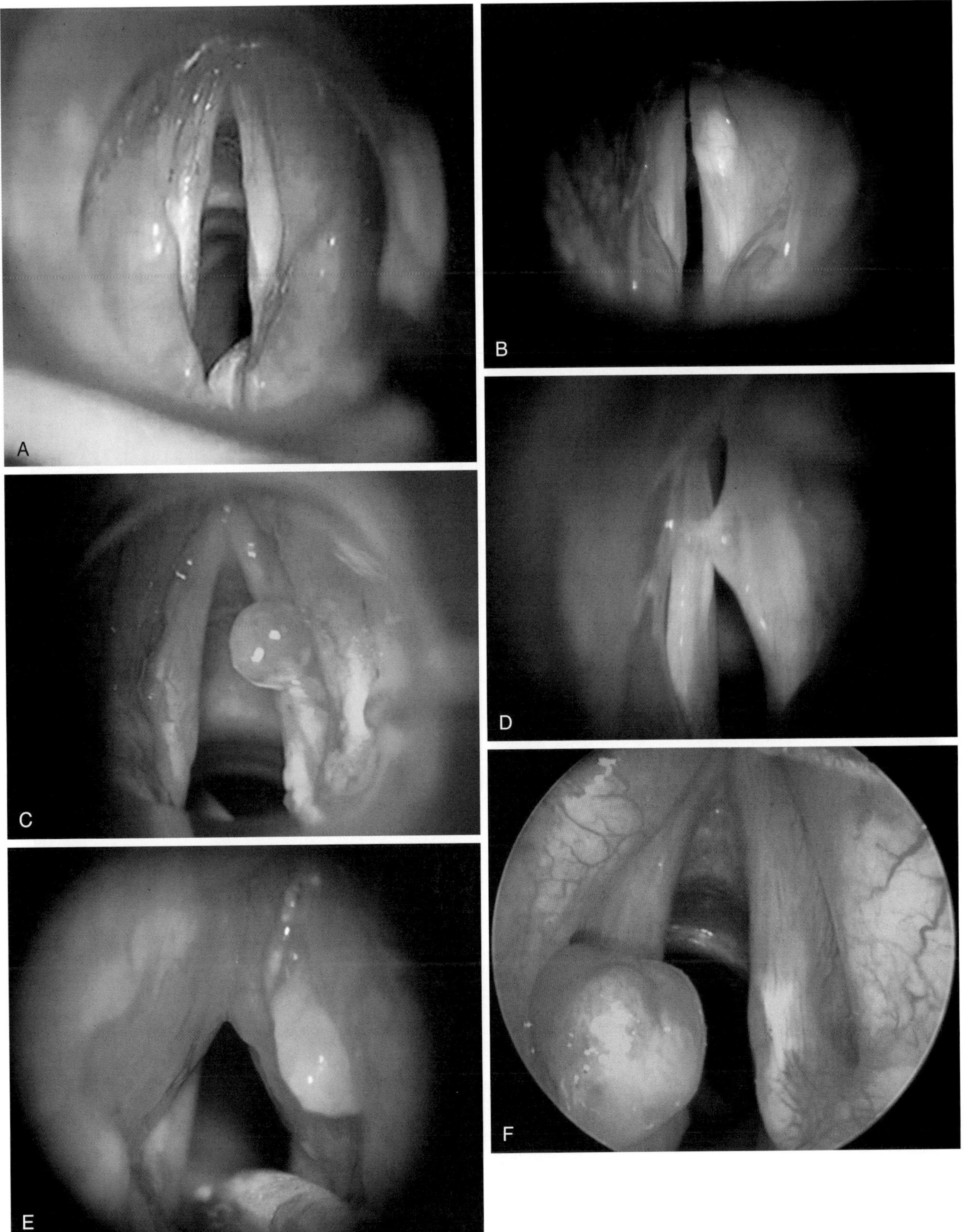

图 70.5　**轻度或未阻塞气道的声带病变。**A. 正常声带；B. 右侧声带微小病变；C. 右侧声带中部的肉芽肿；D. 右侧声带中部的粘连结节；E. 声带前呈蹼状；F. 插管肉芽肿（From Feldman MA，Patel A. Anesthesia for eye，ear，nose，and throat surgery. In：Miller RD，ed. Miller's Anesthesia. 7th ed. Philadelphia：Churchill Livingstone；2010：2357-2388.）

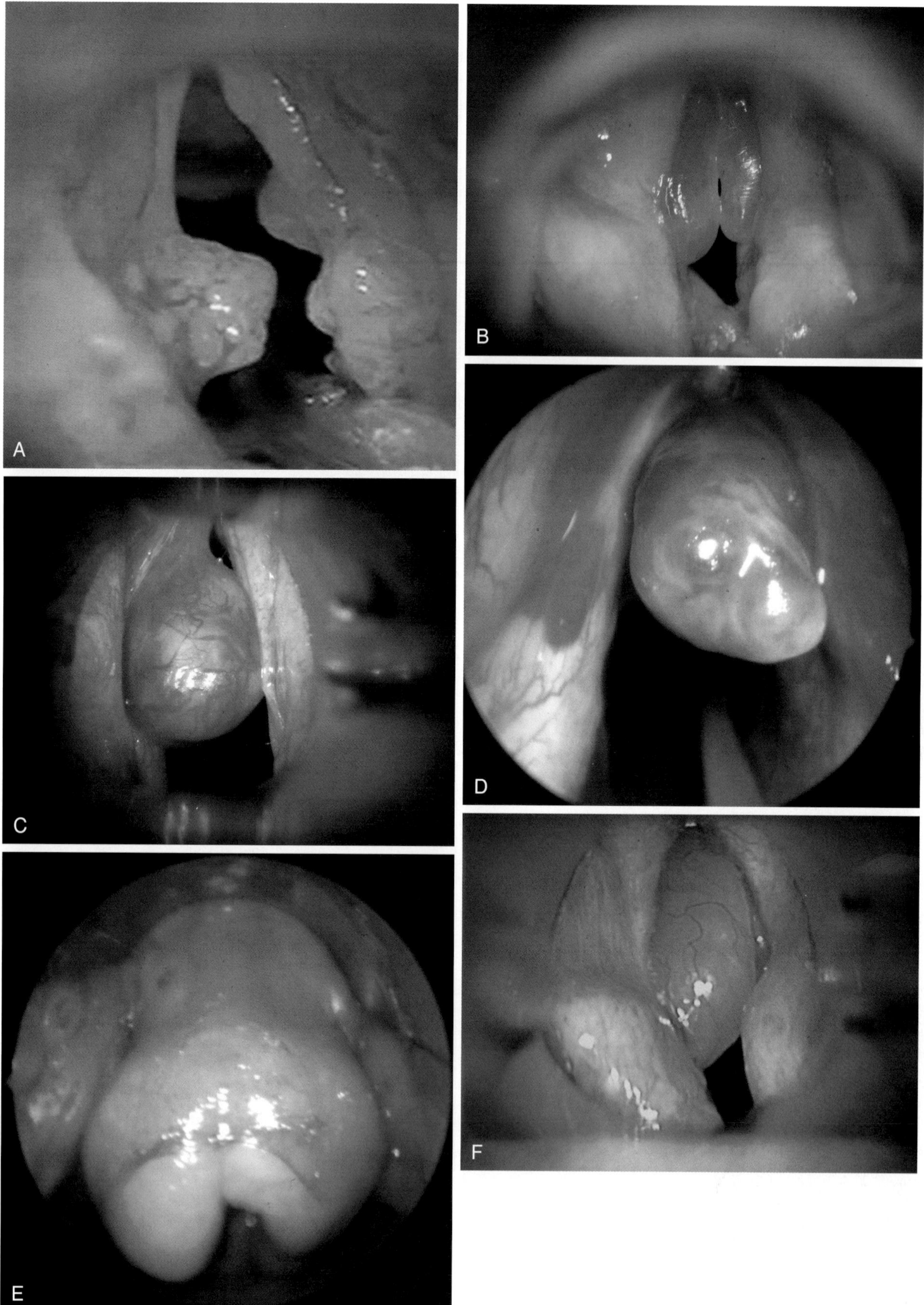

图 70.6 **声带病变伴有明显气道狭窄**。A. 声带双侧乳头状瘤；B. 双侧（声带）间隙水肿；C. 左侧声带息肉；D. 声门前缘肉芽肿；E. 会厌水肿；F. 声带囊肿（From Feldman MA，Patel A. Anesthesia for eye，ear，nose，and throat surgery. In：Miller RD，ed. Miller's Anesthesia. 7th ed. Philadelphia：Churchill Livingstone；2010：2357-2388.）

全内镜检查的麻醉

全内镜检查，有时被称为三重内镜检查，涉及三个检查部分：喉镜检查，支气管镜检查和食管镜检查。这些操作和其他包括咽、喉或气管的检查往往需要特殊的耳鼻喉科喉镜，通常会将小直径的 ETT 与为激光手术专门设计的气管导管同时使用。全内镜检查可用于寻找头颈部癌患者的声带病变位置，获得组织切片，监测肿瘤复发等。在这种情况下，应该与外科手术团队讨论以下具体问题：患者可能存在的病变过程是什么？其对插管操作和通气有何影响？（在某些情况下，患者的疾病状况不允许进行气管内插管，此时需要进行喷射通气或使用硬质支气管镜）。如何管理气道？对麻醉会产生什么影响？并存的疾病？（如冠状动脉疾病、慢性阻塞性肺疾病、胃食管反流性疾病）或使用特殊器械对气道管理产生何种影响？（例如当气道阻塞时外科医师可能使用球囊扩张、激光或微清创器来开放气道）。

全内镜检查有 5 种可选择的建立气道的方式：① ETT 的使用，典型方式为小口径显微喉管，它可以为外科医师提供一个清晰的声门视图；②使用耳鼻喉科硬质喉镜和应用喷射通气，而不使用 ETT；③联合法，如间断使用声门上气道或者显微喉管，联合应用硬喉镜与喷射通气或间歇呼吸暂停；④全身麻醉诱

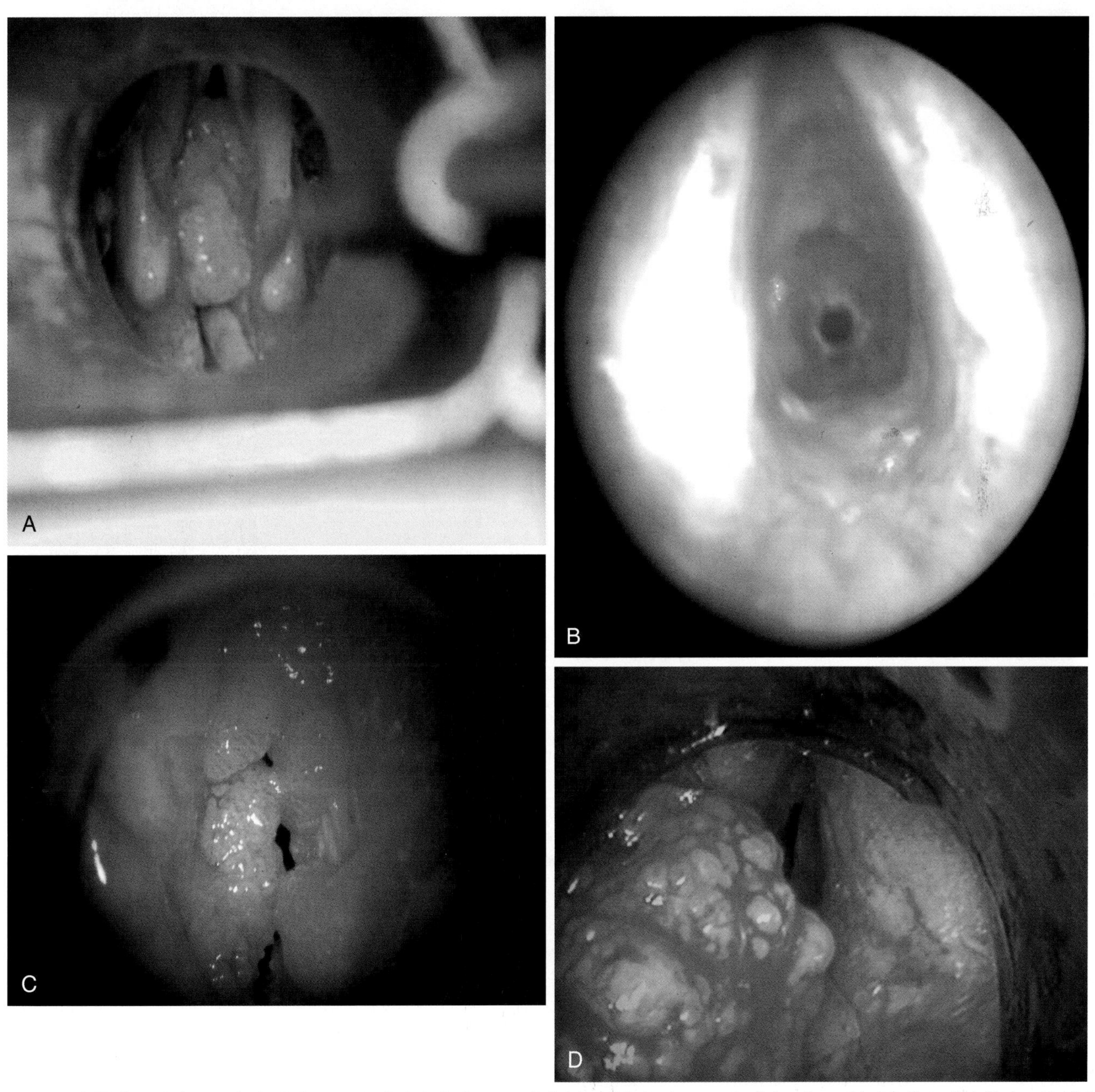

图 70.7　**声带病变伴有严重气道狭窄。**A. 声带乳头状瘤；B. 严重声门下狭窄（2 mm 气道）；C. 双侧（声带）乳头状瘤；D. 广泛声门上癌；E. 急性会咽炎；F. 喉癌（From Feldman MA，Patel A. Anesthesia for eye，ear，nose，and throat surgery. In：Miller RD，ed. Miller's Anesthesia. 7th ed. Philadelphia：Churchill Livingstone；2010：2357-2388.）

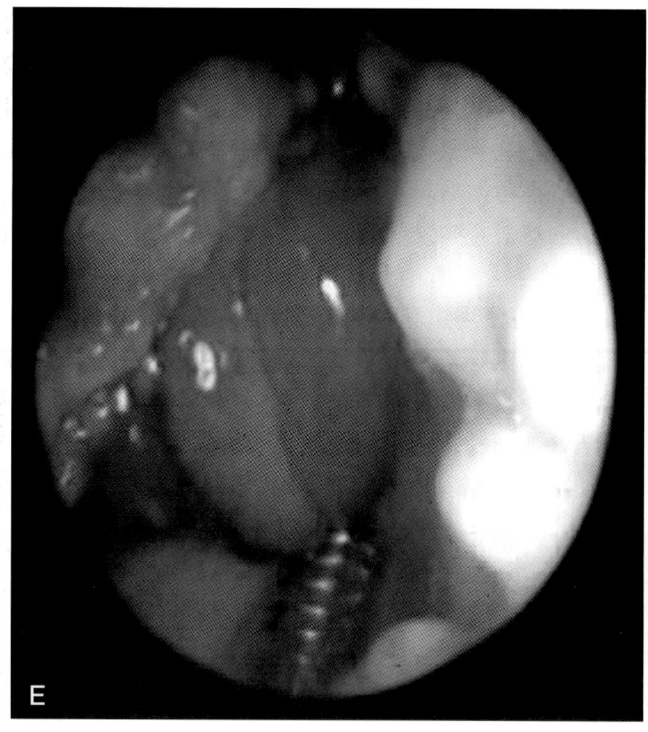

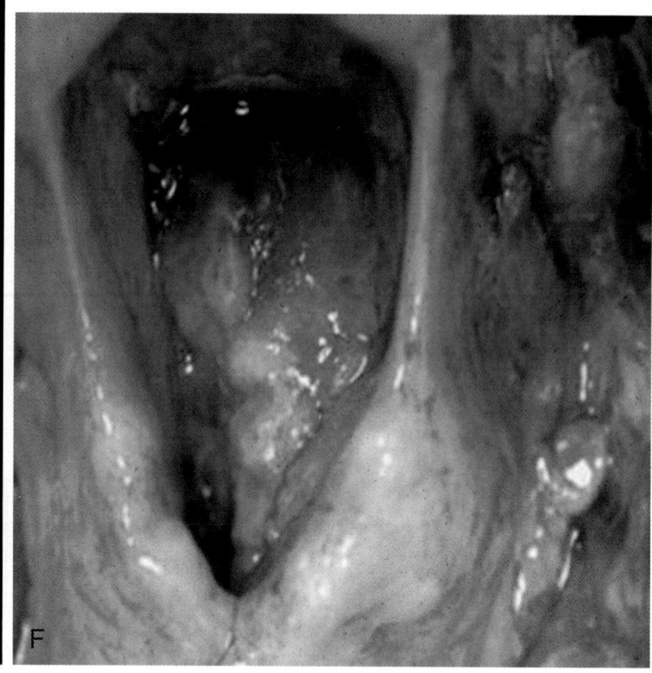

图 70.7 （续）

导前局部麻醉下行气管切开术；⑤选择性放置一种特别设计的经气管的喷射通气导管（例如，诱导前置入 Ravussin 喷射通气导管[100]）。最后两种选择只是偶尔用于疑似困难气道者；对于困难气道患者最常见的方法还是清醒气管内插管。此外，当使用喷射通气技术时，静脉全身麻醉（TIVA）是必要的，可以静脉输注丙泊酚和瑞芬太尼。最后，全内镜联合激光手术时常需要使用防激光气管导管[101-102]。

全内镜检查一般会在全身麻醉下进行。患者需要颈部前屈，头部后仰，肩膀下放置卷状垫肩，头部用头圈固定（Jackson 体位）。通常情况下，需要使用前联合喉镜且固定于悬架上（图 70.8）。这种技术可以让外科医师的手自由使用和操作显微镜。其他常用的专业耳鼻喉科喉镜常与显微镜联合应用进行喉显微手术，包括电道喉镜（Elmed，Addison，IL）和通用模块化声门镜（Endocraft，Providence，RI）。一旦喉镜正确组装（“固定”）后，外科医师就可以操作显微镜显露视野，并使用多种喉显微工具对患者进行治疗。

全内镜检查也可采用各种麻醉技术。最常见的方法是患者在肌肉松弛的全身麻醉状态下通过 MLT（喉显微型气管导管）完成操作（图 70.9）。这是麻醉科医师熟悉的一种方式，它可以同时提供气道保护和控制通气，并且可以在不污染手术室环境的情况下进行可靠的呼气末二氧化碳（CO_2）监测和使用挥发性麻醉剂。该技术的缺点是小内径导管需要较高的通气压力，这或多或少会妨碍外科操作，而且需要特别注意激光引起气道着火的风险。

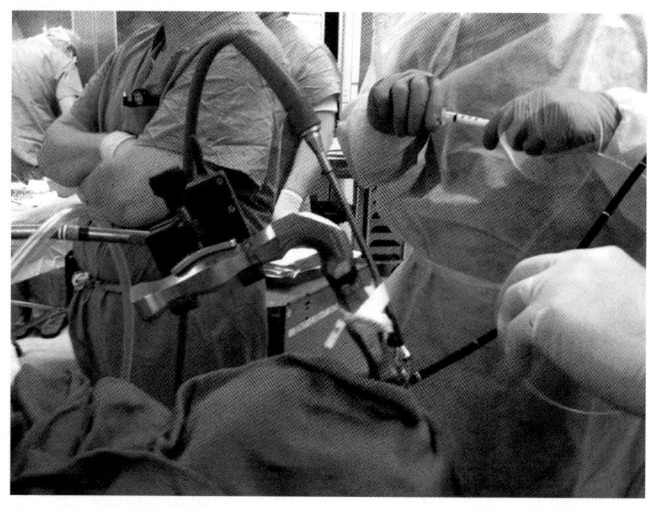

图 70.8　患者在实施耳鼻喉科手术中使用悬挂式前联合喉镜。喷射通气装置附件用胶布系在手柄处。纤维支气管镜通过激光光纤将激光脉冲发送到病灶部（Image courtesy Dr. Basem Abdelmalak，Cleveland Clinic.）

气管导管的存在可能会妨碍术者对声门周围组织的操作，然而为了解决这一问题，在某些情况下，使用神经肌肉阻滞药的全身麻醉管理过程中，可以应用间歇性呼吸暂停的通气方式。这种技术的不利方面包括：需要全凭静脉麻醉技术，需要插管-拔管的重复操作（潜在产生声带的损伤），手术过程被暂停呼吸所打断，反复地中断通气与氧合。

另外，全内镜检查常采用声门上喷射通气[103-104]。这种技术需要全凭静脉麻醉，这会带来一些特殊的问

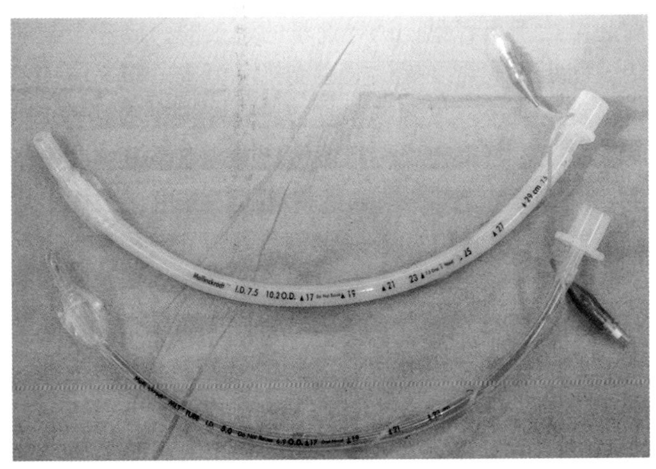

图 70.9　内径（ID）为 7.5 mm 普通气管导管（上方）与内径（ID）为 5.0 mm 喉显微型气管导管相比较（下方）。喉显微型气管导管较细，可以为手术医生增加声门部位的暴露。但代价为需要提高细管腔通气压力才能达到满意的通气量

题，因为它涉及高压氧脉冲通气（成人压力通常为每平方英寸 20 ～ 50 磅，按照开 1 s 关 3 s 的频率通气），常需要通过一个适配器连接到外科喉镜。此外，也有报道采用声门下（比如使用 Hunsaker 导管[105-106]）和经气管喷射通气的方法[107-110]。通过每次脉冲氧混合室内空气，从而增加传递的气体体积，来稀释氧浓度（文氏管效应）。喷射通气的不利方面包括需要全凭静脉麻醉技术，以及可能导致气压伤（注意：每平方英寸 50 磅的压强相当于 3515 cmH_2O），还有无法方便地测量呼气末二氧化碳分压（$ETCO_2$）和潮气量。此外，对于肥胖患者，这种技术并不是最优选择。最后，在这些病例中有时会使用喷射通气的另一种形式，称为高频喷射通气[111-112]，这种方式需要与特殊的呼吸机，气管内导管，和经皮 CO_2 监测仪配合使用。

耳鼻喉科创伤

尽管创伤患者的麻醉特点在第 66 章中已经做了重点阐述[113]，但在这里，需要强调几个与头颈部创伤患者相关的问题。首先，头颈部外伤的患者可能同时存在颅脑或颈椎损伤。在没有排除颈椎损伤之前，患者应以硬质颈托固定颈部保持稳定。此外，惯用的“鼻嗅位”虽然有利于喉镜检查，但为了避免加重颈部损伤，对于怀疑颈椎损伤的患者，则禁用这个姿势。同时需要注意，患者使用颈托或者出现粉碎性下颌骨折时，很难应用提下颏和推下颌的方式开放气道。

其次，面部创伤可能引起大量出血，以及因血液、骨头、软骨、牙齿和组织碎片引发的误吸。最后，创伤患者的气道可能同样发生损伤，尤其当患者发生双下颌骨折时。气道损伤可能由钝器、锐器、烧伤、吸入性损伤甚至医源性创伤所致。紧急气道管理措施包括：经口明视插管（清醒或快速诱导），局部麻醉下建立外科气道，甚至在气管横断时可经开放的气管行气管内插管。要注意，放置口咽通气管对于咽反射仍然存在的患者可能难以耐受，放置鼻咽通气管时可能会加剧出血。

虽然使用纤维支气管镜进行气管内插管在创伤病例中看起来有许多优势，但临床经验表明并非如此，至少在部分病例中，即便对于经验丰富的支气管镜检查者，想要操纵纤维支气管镜通过扭曲的、充满血液和泡沫状分泌物的气道也是一个巨大的挑战。对于喉部外伤的患者行气管内插管应该特别小心，因为可能会导致进一步的损伤甚至完全丧失气道（例如倘若疏忽大意下将 ETT 通过喉破裂的部位进入纵隔）。可以提示喉部发生损伤的临床表现包括：喉部附近的擦伤、皮肤颜色的改变、内陷、喉的局部疼痛、出血、呼吸、吞咽发音困难、喘鸣、咯血、皮下气肿、声音嘶哑。气胸也可能是喉部损伤的表现，同时纤维支气管镜检查还可显示出水肿、出血、血肿及不正常的声带功能变化。如果拟行气管内插管，可以尝试纤维支气管镜＋小口径的 ETT。麻醉科医师对于之前所述纤维支气管镜在创伤病例中的关注点要牢记在心。此外，要小心面罩正压通气和 SGA 会使皮下气肿恶化。对某些患者，气管切开术可能是最谨慎的选择。对喉部钝性创伤的患者进行环状软骨压迫是不恰当的，这可造成环状软骨和气管分离。在所有情况下，颌面部损伤和气道损伤后最初的管理措施都需要由呼吸窘迫的程度、潜在的气道狭窄、现有的设备以及临床偏好所决定。

面中部骨折在这里需要特别提出。这种骨折按照 Le Fort 分类法分为三类：Le Fort Ⅰ类骨折是水平骨折，累及下鼻孔、上颌齿槽和其余中面部骨骼分离；Le Fort Ⅱ类骨折是鼻颌骨的锥形骨折，上部颅面骨分离；Le Fort Ⅲ类骨折比其他两种少见，是颅骨底部和面骨分离。这些骨折的图文说明可见图 70.10。

鼻部手术

鼻部手术包括鼻外部和鼻腔中部的操作，鼻腔中部的操作涉及鼻骨和鼻窦的手术。术前评估除了常规需要关注的问题，还应该重点关注鼻部血管收缩药物使用是否恰当、是否存在未确诊的睡眠呼吸暂停综合征、潜在的 Samter 三联征（鼻息肉、哮喘以及可能导致致死性支气管痉挛的阿司匹林和非甾体抗炎药过敏）。术后出血是鼻部手术常见的并发症，所以患者最好能在术前 1 ～ 2 周停用非甾体抗炎药如阿司匹林。

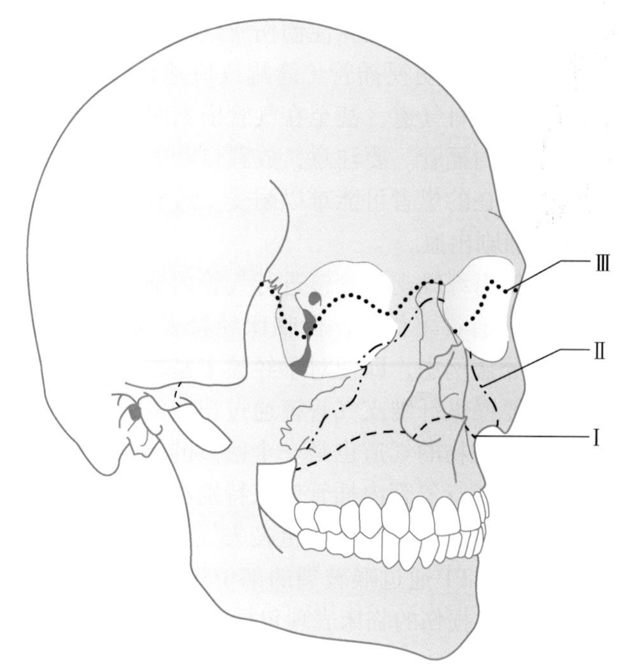

图 70.10 **面中部骨折的分类**。Le Fort Ⅰ：牙槽骨折；Le Fort Ⅱ：颧骨-上颌骨混合骨折；Le Fort Ⅲ：颅面骨发育不全伴颅面分离（From Schuller DE，Schleuning AJ. Otolaryngology：Head and Neck Surgery. 8th ed. St. Louis：Mosby；1994：157.）

术前需要考虑到底是采用局部麻醉（通常辅助给予镇静药物）还是全身麻醉。尽管局部麻醉可能适用于成人的短小手术，比如烧灼术、简单鼻甲切除术及息肉切除术，但是这类手术也常需要进行全身麻醉。如果选择全身麻醉，就要考虑选择面罩通气（适用于小儿的鼓膜切开术）或者声门上气道通气（比如可弯曲的喉罩），或者气管插管（比如抗折弯的钢丝加强管）。当然，麻醉科医师应该与外科医师共同决定采用哪种通气方式。虽然在耳鼻喉科手术中，有一些麻醉科医师热衷于使用声门上气道通气的方法，但这种方法也存在弊端，比如可能有通气装置错位引起气道阻塞，这使得很多临床医师在这些病例中更喜欢应用气管导管。

鼻整形术的患者通常都是年轻、健康、存在鼻部畸形需要接受重建的患者[114-115]。这其中，鼻中隔成形术（纠正偏曲的鼻中隔[116-118]及鼻息肉切除术[119-120]用于改善鼻部的气流和鼻窦的换气情况。一些恶性病变需要切除整个鼻子，后续分阶段用额部皮瓣进行重建。开放性鼻部骨折复位术通常在水肿消退后进行，但如果修复时间间隔太久，损伤的骨头则很难准确复位，同时手术过程中也可能大量出血。在这类患者的手术中，通常采用全身麻醉，将加强导管用胶带固定在下骸正中位。对于闭合性鼻骨骨折，外科医师通常使用手法复位，虽然只需数秒钟时间就可将骨折两端对齐，但是操作过程疼痛十分剧烈，所以手法复位前通常给予患者单一诱导剂量的丙泊酚，接着当鼻部塑模固定后按需要提供气道支持。但是，如果估计复位过程出血较多或者较为复杂，最好还是采用气管插管或声门上气道通气设施保护气道。在很多这些操作中，需放置纱布垫、支架或者塑模。其中支架优于纱布垫，因为患者可透过支架呼吸。

在许多耳鼻喉科手术中，习惯上将填塞在气管插管周围的浸透生理盐水的长条纱布称为“喉部垫”，它能够预防血液和手术产生的组织碎片进入咽喉部。科学的做法是在口腔外留出几英寸纱布作为提醒，否则可能存在不慎将填塞的纱布堵塞在咽喉部甚至气管的危险，这会引起拔管后灾难性的气道阻塞[121]。在取出纱布条并充分用吸引器清理后，很多麻醉科医生会在行拔管前进行喉镜检查，并做颈部屈伸运动操作，保证残留血块（所谓的“验尸官血块”）通过软腭滑落到明处，以便能够在直视下将其清除。

鼻部手术后保证苏醒的平稳至关重要，因为在清醒过程中频繁的咳嗽和干呕可能导致意外的出血。预防这种情况发生常有效的方法是：输注瑞芬太尼或在深麻醉时暂时抽出 ETT 套囊的气体，并在气管插管内滴入利多卡因。在苏醒前进行口腔和胃内容物的吸引，可以减少术后恶心呕吐（postoperative nausea and vomiting，PONV）的发病率。如果应用了鼻腔纱布填塞，在麻醉诱导前就要提醒患者，在后面的清醒过程中要用口呼吸。苏醒过程中，千万不要将面罩用力扣在患者的鼻部，以免影响外科医师的手术效果。此外，除非将鼻咽气道预置于鼻部填塞物中，否则所有鼻部填塞的患者术后鼻道均处于阻塞状态。需要注意的是，患有 OSA 的患者尤其需要严密的术后呼吸监测。最后，这类手术患者术后镇痛通常不需要应用阿片类药物，口服对乙酰氨基酚类或非甾体抗炎药即可满足要求。

在许多手术过程中，常应用去氧肾上腺素、羟甲唑啉、可卡因等局部血管收缩剂。这些局部用药对于减少鼻部手术及内镜操作时出血因而提供清晰的术野十分重要，但也要警惕出现心血管毒性[122]。通常以 4%（40 mg/ml）的可卡因局部溶液的形式给药，其对心血管的影响是由于该药物阻断了交感神经末梢对去甲肾上腺素的再摄取。因此，对于患有冠心病、高血压以及服用单胺氧化酶抑制剂的患者，可卡因不作为血管收缩药物的首选[123]。此外，可卡因的使用剂量不能超过 1.5 mg/kg。

去氧肾上腺素是一种 α 肾上腺素受体激动剂类血管收缩药物，可以单独使用或加入利多卡因使用。初始剂量不能超过 500 μg（对于体重≤ 25 kg 的儿童，其初始剂量为< 20 μg/kg）。应用去氧肾上腺素后可能导致严重的高血压，所以血压监测尤为重要。出现严重高血压时应选用血管扩张剂或 α 受体拮抗剂。避免使用 α 肾上腺素能以及钙通道阻滞剂，因其会减少心输出量，导致肺水肿[124]。

羟甲唑啉是一种选择性的 α_1 受体激动剂及部分 α_2 受体激动剂，属于咪唑啉衍生物。羟甲唑啉因为其安全性很高，而且属于非处方药[125-127]，是耳鼻喉科最常用的局部血管收缩剂。每侧鼻孔喷 3 次 0.05% 的溶液。注意服用单胺氧化酶抑制剂的患者应避免使用。尽管羟甲唑啉是相对安全的，但也有相关并发症的报道值得注意[128-129]。

扁桃体切除术及腺样体切除术

腺样体是位于鼻腔后方、鼻咽顶部的淋巴组织。这块组织增生阻塞鼻咽部，会导致一系列的并发症，需要外科手术切除（增殖腺切除术）。当切除后，扁桃体通常也随之被切除。扁桃体切除术的其他适应证包括扁桃体增生、反复发作的扁桃体炎以及恶性病变[130]。这里需要特别关注的问题是，扁桃体肥大引起的慢性口咽气道阻塞可能导致阻塞性睡眠呼吸暂停以及伴随的并发症（日间困倦、肺心病、肺源性高血压、右心室肥大、心脏扩大）。因此，除了常规的术前评估，还要注意有无阻塞性睡眠呼吸暂停症状，和可能存在的心脏并发症，以及反复的上呼吸道感染史。出现发热或有痰的咳嗽，可能需要推迟手术或术后加强监测，并提高警觉（比如术后送入 ICU 或者过渡病房），尤其是对于婴儿。

全身麻醉在成人通常采用静脉诱导，小儿则常用吸入诱导，随后开放静脉通道，给予格隆溴铵（胃长宁）。选用经口 RAE（以发明者 Ring、Adair 和 Elwyn 命名）气管导管或钢丝加强管，以胶带固定在下颌骨正中。外科医师比较偏爱这种气道管理方法，因为在使用牵开器时气管导管不易打折。当患者出现扁桃体或咽旁脓肿时，气道可能不通畅，还可能出现因牙关紧闭或喉头水肿而造成的复杂性气道阻塞。在这种情况下，虽然有时会在诱导前穿刺吸脓减压，但通常会采用清醒下纤维支气管镜气管内插管。

外科手术结束时，之前放置的填塞物必须取出，并吸净口咽部的分泌物。同时放置胃管排空胃内容物。有时可在深麻醉状态下拔除气管导管，但大多数时候需要在患者呼吸道反射完全恢复的情况下拔除气管导管。患者带管状态时如果出现呛咳，可以使用静脉注射或经气管插管滴注利多卡因，并在此之前可短暂对气管导管气囊放气，以帮助麻醉药扩散。小剂量静脉输注瑞芬太尼也有一定益处。

扁桃体切除术后出血是很危险的外科紧急事件，尤其对于儿童则更加危险[131-133]。常发生于术后 6 h 之内，但也有几天之后才出现的情况。一旦出现这种情况，应尽可能静脉补充液体（必要时可以输血）。血容量减少时，诱导药物剂量要减少，或者使用依托咪酯。出血后胃内可能有大量的血液，因此为了预防反流误吸，常用快诱导伴环状软骨压迫的方法。喉镜检查时口咽部常有大量出血，必须备有强力的吸引器以及时清除血液。

内镜下鼻窦手术

内镜下行鼻窦手术已成为耳鼻喉科的常规操作，其适应证广泛，包括鼻息肉、复发性慢性鼻窦炎、鼻出血、肿瘤切除、眼眶减压（即治疗突眼性甲状腺肿眼病）、异物取出、鼻窦黏液囊肿的治疗等[134-136]。

恰当的麻醉管理有助于保证良好的预后。实施此类麻醉需要考虑选择局部麻醉还是全身麻醉，喉罩还是气管内插管，吸入麻醉还是全凭静脉麻醉，同时要考虑到该患者的并存疾病以及外科和麻醉科医师的偏好。最重要的目标是要术野清晰，患者无体动，呼吸、循环稳定，苏醒平稳。有时需要运用控制性降压以保证术野清晰，为外科操作提供良好条件，术中应用 β 受体阻滞剂比应用血管扩张药物可更好地保证良好的术野。

尽管存在轻微的血压变化，丙泊酚复合瑞芬太尼静脉全麻较传统的平衡麻醉方案（如异氟烷-阿片类药物麻醉）能提供更好的术野，这可能是由于其使心率及心输出量降低所致[137]。喉罩比气管内插管更能保证手术条件及平稳的麻醉复苏，但喉罩容易移位，在防止胃内容物反流方面不如气管内插管[138]。

操作前需要先消除鼻腔充血，用 1% 利多卡因加入 1：100 000 的肾上腺素进行浸润麻醉，然后在鼻骨两侧填塞 4% 可卡因浸润过的脱脂药棉。多数情况下会应用图像引导系统进行手术，外科医师通过术前 CT 断层扫描可以清楚地知道他所操作的部位，这种技术允许外科医师同时显示四个不同的观察视图：冠状面，矢状面以及轴向 CT 断层扫描，同时还可以观察实时内镜图像。这需要患者在头部安装特殊装置，故也会影响脑电图（脑电双频指数）的监测。

在这类手术中，因为大血管及神经、眼眶离大脑非常靠近，可能出现相关的并发症，尤其在术野有血液不能看清手术标志时。主要并发症包括：眶内血肿形成、眼眶损伤导致的失明或视神经损伤、脑脊液外漏、颈动脉或筛骨动脉损伤、操作误入颅腔、严重出血甚至死亡。

最后，并非所有鼻窦手术都是在内镜下完成。例如过去常用的 Caldwell-Luc 手术，在上颌窦前壁开窗进入鼻窦，再向鼻腔开窗，放置引流，但现在多被内镜所取代。

甲状腺和甲状旁腺手术

常见的需要手术治疗的甲状腺疾病包括甲状腺癌，有症状的甲状腺肿以及药物疗效不佳的甲状腺功能亢进；这些大多数为择期手术[139]。甲状旁腺手术最常见的指征是甲状旁腺良性肿瘤亢进导致的高钙血症，严重时需要先进行术前治疗（例如补液、呋塞米、二磷酸盐）。

甲亢患者应接受术前治疗，以降低发生甲状腺危象（甲状腺毒症）的风险。甲亢患者可表现出窦性心动过速、心房纤颤、心肌缺血、充血性心力衰竭、神经质、发抖、失眠、怕热、体重减轻以及一些其他症状[140-141]。

巨大甲状腺肿可造成气管移位、气道受压进而导致严重气道狭窄，霍纳综合征或上腔静脉梗阻，尤其是延伸到胸骨后的甲状腺肿[142-143]。术前通过内镜检查及 CT 检查进行气道评估可以确定严重程度及是否需要胸骨切开。

此类手术通常适合采用气管插管全身麻醉辅以肌肉松弛药物。尽管许多外科医师常规使用神经监测仪（nerve integrity monitor，NIM）进行监测[144-146]，但也必须避免插管后再次使用神经肌肉阻滞药物。平稳的复苏有助于避免气管内插管导致的呛咳以及静脉怒张导致的血肿形成。拔管期使用小剂量瑞芬太尼［0.01 ～ 0.05 μg/（kg · min）］输注是减少气管内插管导致呛咳的常用手段。虽然深麻醉状态拔管也能降低干呕及肌肉过度用力的危害，但许多临床医师考虑到可能诱发气道梗阻而尽量避免使用。

甲状腺及甲状旁腺手术的并发症包括血肿形成（可能导致气道问题），喉返神经损伤导致的声带功能障碍、气胸等。气管受压患者甲状腺切除术后可能出现气管软化。甲状旁腺以及甲状腺全切术后的患者，应进行一系列血钙水平检查以发现容易被忽视的低钙血症。

气道起火

气道起火是气管切开术中可能发生的潜在致命并发症，多发生于气管切开及气道激光或其他手术过程中。起火需要三要素：可燃物（气管导管、洞巾、海绵），氧气和起火源（激光或者电刀）。美国麻醉医师协会发布了手术室火灾预案（图 70.11）供读者参考[147]。另外，B.Abdelmalak 博士（框 70.2）制定了一份检查表也很有帮助。直到最近，大家普遍认为应遵循立即拔除气管内导管的预案，虽然这是十分合理的经验法则，但在某些患者身上仍须指出，拔除气管导管可能导致不可逆的气道丧失。临床医师在这种情况下面临一个非常困难的抉择即：要么保留气管导管可能导致患者烧伤，要么冒着丧失气道的致命风险而拔除气管导管。

耳部手术

耳部手术的范围包括从简单手术如鼓膜切开置管术，到复杂得多的手术如颅底手术。这些操作被分为外耳手术（如骨刺切除或异物取出术），中耳手术（如鼓膜切开术、中耳整复术、镫骨切除术），乳突手术（如乳突根治术）。这些操作尤其是耳内手术操作患者特别容易发生术后恶心呕吐。

尽管多数简单操作可以在局麻或静脉麻醉下对某些特定的患者实施，但更多复杂的操作尤其是显微镜下的操作（严格要求患者制动），最好采用能够保证气道安全的全身麻醉。无论怎样，在这些手术中，麻醉科医师必须充分考虑一些问题，比如选择适当的气道管理形式，是否需吸入氧化亚氮，术中因为需要使用面神经监测而必须避免插管后再次应用肌肉松弛药的情况，以及术后恶心呕吐的预防。大多数患者都需要采用带套囊的气管导管；也常用钢丝管以防导管在头部旋转后弯折引起的气道问题，也可使用预先塑形的气管导管（如 RAE 管）。

中耳手术禁用氧化亚氮，因其可从血液扩散至中耳，导致中耳压力升高，从而有可能使精心移植的鼓膜受力而发生异位。然而，如今许多耳鼻喉手术采用“支撑式”移植，在该手术中升高中耳压力反而可以帮助固定移植物。而在过去采用的“覆盖式”移植术中，提高中耳压力可能使移植物移位。

许多因为感染或炎症导致的听力下降可以通过中耳手术得以改善。比如最常见的操作如鼓膜切开置管术，在儿童患者中，通常用单纯面罩吸入七氟烷，结

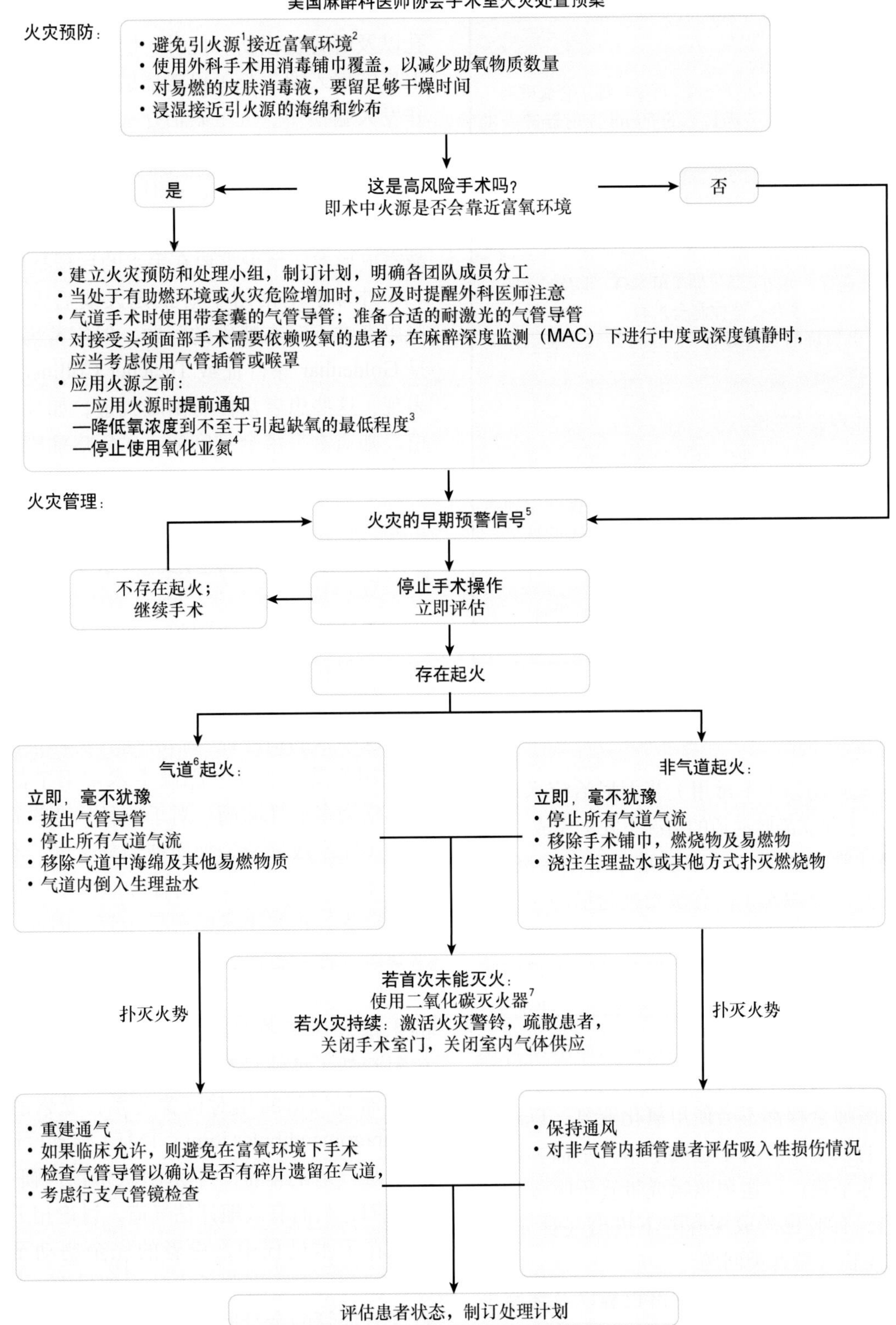

图 70.11　美国麻醉医师协会，手术室火灾处置预案。1. 引火源包括但不限于外科电刀、电凝和激光。2. 富氧环境发生于氧含量高于室内空气和（或）任何浓度的一氧化二氮存在时。3. 减少氧供后，使用火源前等待一段时间（如 1 ～ 3 min）；对于氧依赖型患者，降低氧供至避免缺氧的最低水平，用血氧饱和仪监测血氧饱和度；如果可能，则监测吸入、呼出以及供氧浓度。4. 停用一氧化二氮后，使用引火源前等待一段时间（如 1 ～ 3 min）。5. 非预期的火花、火焰、烟雾或发热、不寻常的声音（如 “砰” “噼啪” 或 “开水声”）或气味、非预期的手术巾移动、手术巾或呼吸回路变色、患者非预期的体动或主诉。6. 在这个预案中，气道起火是指呼吸道或呼吸回路起火。7. 必要时，二氧化碳灭火器可用于患者（From American Society of Anesthesiologists. Practice advisory for the prevention and management of operating room fires. Anesthesiology. 2008；108：786-801. Copyright 2013，the American Society of Anesthesiologists，Inc. Lippincott Williams & Wilkins. Anesthesiology 2013；118：00-00）

框 70.2　气道火灾管理

预防和准备

1. 保持氧浓度在 30%，如果允许，则可以更低；使用空气 / 氧气混合气体，避免使用 N_2O。
2. 使用"耐激光"的气管导管。
3. 用有色的生理盐水充入气管插管套囊，可早期提示套囊破裂。
4. 如果发生火灾，可用预先装满盐水的 50 ml 注射器冲入术野熄灭火情。
5. 如果发生火灾，保证有额外的气管导管可重新行插管。
6. 如进行气道操作时正在使用高浓度氧气，需及时告知外科手术团队。

气道发生火灾时

1. 停用激光，停止通气，关闭氧源（如误用 N_2O，也及时关闭）。
2. 告知手术小组，并指派专人至控制台求救。
3. 如果可能，取出燃烧的气管导管 *，并将其放入装满水的水桶。
4. 用灭火器灭火。
5. 起火区域需用生理盐水冲洗。

火灾扑灭后

1. 100% 氧气面罩通气（如果适用，可用声门上通气装置）。
2. 当患者稳定后，评估气道的损害程度。可以考虑使用硬质气管镜通气，去除碎片和异物。
3. 如果发现显著气道损伤，应再次置入气管内导管。
4. 适当的时候，转入 ICU。
5. 对症支持治疗，包括通气、抗生素治疗等，适时拔管。
6. 必要时气管切开。

ICU，重症监护室；N_2O，氧化亚氮。
Courtesy Dr. B. Abdelmalak，Cleveland Clinic，Cleveland，Ohio.
* 某些情况下不能取出气管内导管（见文中）

合使用对乙酰氨基酚或（不常用）芬太尼治疗术后疼痛。此操作可在不建立静脉通道的情况下安全完成[148]。

治疗耳硬化症的镫骨切除术通常采用全身麻醉，且术中可能需要使用激光（需有激光预防措施）以及面神经监测（手术某阶段可能需要尽可能少的神经肌肉阻滞）。联合使用吸入麻醉和瑞芬太尼能够轻度降低血压（可减少失血），并保证术中无体动。理论上，手术的早期阶段可以使用氧化亚氮，但稍后的过程须避免使用，以防"支撑"植入物移位和鼓膜损伤。但是，大部临床医师全程都不会使用氧化亚氮，以降低术后恶心呕吐的发生率。对于这类手术，常需要注射瑞芬太尼使复苏平稳，以避免咳嗽或带管干呕导致的骨质假体移位。有时也采取深麻醉下拔出气管导管。听骨链成形术也需注意此类问题。

常见的内耳操作包括耳蜗、内淋巴囊以及迷路手术。患者的迷路以及内淋巴囊病变诸如梅尼埃病，可有头晕伴听力下降，特别容易出现手术后恶心呕吐。在耳蜗植入术中，会将乳突切开，而后植入信号耦合器，同时将电极列阵植入耳蜗，这个操作通常需要 4 个小时。麻醉需考虑的因素类似镫骨切除术，包括可能需要对神经功能进行监测，术后恶心呕吐的预防，以及平稳的麻醉复苏。一些外科医师还需要一定程度的低血压来减少失血量。

未经治疗的慢性中耳炎常导致乳突炎症、鼓膜穿孔以及听骨链损伤。此外，胆脂瘤的形成（角化鳞状上皮的侵入性生长）可能播散至乳突腔、内耳，甚至并发大脑损伤。抗生素治疗失败也是乳突根治术（去除感染病灶，骨膜下脓肿引流，重建中耳通气）的指征。由于出血量较多，有时需行控制性降压。之前讨论过的神经识别以及平稳复苏也同样适用于此。对于鼓室成形术，至少需要在手术的后程禁用氧化亚氮。

外耳手术常用于矫正先天或后天畸形，尽管这些患者常不存在特殊的问题，但应警惕这些畸形可能是 Goldenhar 综合征或 Treacher Collins 综合征的局部表现，这些患者常伴有困难气道。如果需要行肋骨移植，则通常采用全身麻醉，术后疼痛剧烈，需大剂量镇痛药物。

腮腺及其他唾液腺手术

唾液腺包括一对腮腺、两个下颌下腺、两个主要的舌下腺和许多小唾液腺。作为外分泌腺的功能是分泌多种唾液、消化酶（淀粉酶）、润滑以及抑菌功能。颌下腺手术的适应证包括肿瘤、药物难治性唾液腺炎以及切除受损骨质。腮腺手术常用于治疗良性新生物，常为多形性腺瘤。对于此种病变常行表面腮腺切除术（完全或部分）加面神经分离术，有时也行简单摘除术[149-151]。通常采用神经刺激引导法鉴别面神经及其分支，这是手术的关键步骤。因此，外科团队通常要求气管内插管后避免使用肌肉松弛药。

除外科患者常规的考虑内容以外，唾液腺手术的术前评估应考虑患者是否曾接受过头颈部手术及放射疗法（可能导致面罩通气困难）。体格检查应确定肿瘤与气道的相对位置关系、受累的颞下颌关节（temporomandibular joint，TMJ）活动度以及一些其他的困难气道的体征。手术团队术前应研究头颈部 CT 或 MRI，从而有效地评估气道，讨论相关问题。

在手术过程中，患者的完全制动至关重要。因此虽然有局麻下腮腺手术的案例报道，但通常需要进行气管插管的全身麻醉[152]。已有报道将喉罩应用于腮腺切除术的气道管理，然而通常手术需 2 ~ 4 h 且术中需保持头偏向一侧，故大多数麻醉科医师都选择带套囊的气管导管。通常用相对大剂量的阿片类药物和吸入麻醉剂达到足够的麻醉深度，且患者无体动反应，应当避免使用肌肉松弛药以配合腮腺以及（不常用）下颌下腺手术中面神经监测的需要。通常单次小剂量使用罗库溴铵以便于气管内插管，并吸入七氟烷联合瑞芬太尼泵注［如 0.1 μg/（kg・min）］来保持患者无体动。最后要记住，在这些术式中，保护面神经是最重要的；通常外科医师在术中需用神经刺激仪来识别面神经，如果阻滞了神经-肌肉接头则这种手术需求就无法实现了。

睡眠呼吸暂停手术

阻塞性睡眠呼吸暂停（OSA）包括睡眠中咽部气道塌陷所致的部分或完全上呼吸道阻塞[153-158]。典型的表现为虽然膈肌持续运动，但仍然可引起气道完全阻塞，导致气体交换暂停、部分阻塞所致呼吸不足以及用力呼吸所致的睡眠觉醒。出现睡眠觉醒可不伴有氧饱和度下降。而缺氧本身会导致睡眠觉醒，重新开放气道和吸气。多导睡眠仪可监测每小时这类呼吸事件发生的次数，以判断呼吸暂停的严重性。保守治疗（如控制体重、持续气道正压通气、双水平气道正压通气、口内小器械）失败的患者，可以通过外科手术重建上呼吸道，极少数情况下才需要行气管切开改善症状。常见术式包括腭咽成形术、悬雍垂腭瓣手术、扁桃体腺样体切除术、颏舌肌或上下颌前移植术等。有时两种及两种以上的术式同时进行。应注意可能的并发症如肥胖、代谢综合征、2 型糖尿病、冠心病或肺心病。睡眠呼吸暂停患者可能会有插管困难或面罩通气困难，术后容易出现缺氧。此外，这类患者通常伴有舌体肥大、咽部组织过多、舌扁桃体肥大、声门过高等，这些都会使直视喉镜下插管困难。

OSA 的临床特征包括：体重指数大于 30 kg/m^2，大颈围（男性＞ 17 英寸，女性＞ 16 英寸），高 Mallampti 评分（3 级或 4 级），大悬雍垂，巨舌，小下颌，扁桃体肥大或高拱状腭。所有易发生 OSA 的临床特征也是困难气道所共有的。例如 OSA 患者，遭遇插管困难的概率大于常人 5 ～ 8 倍。此外，打鼾和 OSA 是面罩通气困难的独立危险因素。

治疗 OSA 的手术适宜采用气管内插管全身麻醉，因为其可降低手术部位血液误吸和避免血液和分泌物接触声带造成喉痉挛的风险。

提高术后管理的警惕性至关重要。一方面，OSA 患者术后发生呼吸道阻塞次数会增加，3 天后达峰值，1 周后恢复至术前水平。因此，OSA 患者不宜行门诊气道手术。另一方面，术后气道水肿也是需注意的问题，因此，术后减少呼吸抑制剂如阿片类药物和镇静药物的用量是明智的选择。地塞米松常用于缓解气道水肿。

Zenker 憩室（食管憩室）

Zenker 憩室在 1874 年首次被描述，它是一个疝或是下咽部后壁咽部黏膜外翻形成的组织（常处于环咽肌的斜部与水平部之间）[159-160]。典型的病例通常发生在 60 ～ 90 岁之间，并且大约每 800 例胃肠钡餐试验中可以发现一例。患者自述其未消化的食物在仰卧位、食物卡在喉部、吞咽困难、口臭时会发生反流，并且在喉部可以感觉得到。在临床中 Zenker 憩室通常根据吞钡试验和（或）内镜检查进行确诊。

手术治疗通常采用开放性手术或是内镜手术。在开放性手术中，常采用侧颈部切口，而后暴露 Zenker 憩室行切除术，或是将其向上固定于椎前筋膜（憩室固定术）。加用环咽肌切开术可有效防止复发。在内镜手术中，则不需做皮肤切口，通常可以使用内镜切割闭合器、手术激光或其他手段消除食管和食管憩室颈部间的共用壁。

有关麻醉的注意事项如下：首先，患者通常为老年患者，伴有多种基础疾病，比如冠心病。其次，有可能在食管憩室中发现食物，有进入气道的可能。另外，一些口服药，例如手术当天的抗高血压药有可能会嵌入到食管憩室中，可能引起误吸。虽然可以在麻醉前应用外部加压使食管憩室术前的残留物排空，但这并不常用，因为可能会引起医源性吸入性肺炎的发生。通常选择在麻醉诱导前将患者头部抬高 30 度倾斜的体位。

尽管清醒气管内插管可以为防止憩室内容物的反流误吸提供必要的保护，但在操作过程中仍需注意，不管是由于气管内局部麻醉，还是使用器械导致的任何咳嗽，都可能引起食管憩室内容物的反流误吸。常用的一项技术是使用改良的快速麻醉诱导，而不使用环状软骨的压迫，这样可以避免食管憩室内容物由于压力而排出（环状软骨压迫的应用只有在食管憩室颈部在环状软骨的下方才推荐使用；详见图 70.12）。对于肌肉松弛药，一些专家表示了对使用琥珀胆碱的担忧，尤其是如果在非去极化型肌肉松弛剂之前使用琥珀胆碱，可能会产生肌索震颤而压迫食管憩室。即使有气管插管，手术操作过程同样可能从气管导管套囊周围渗漏。一些临床医师会在咽喉部放置潮湿的纱布来防止反流误吸。最后，这种手术也会偶尔采用局部麻醉如颈浅丛和颈深丛阻滞麻醉。

需要注意的是应当避免憩室的穿孔，尤其是在经鼻盲插胃管或困难气道插管时；在手术过程中，牵

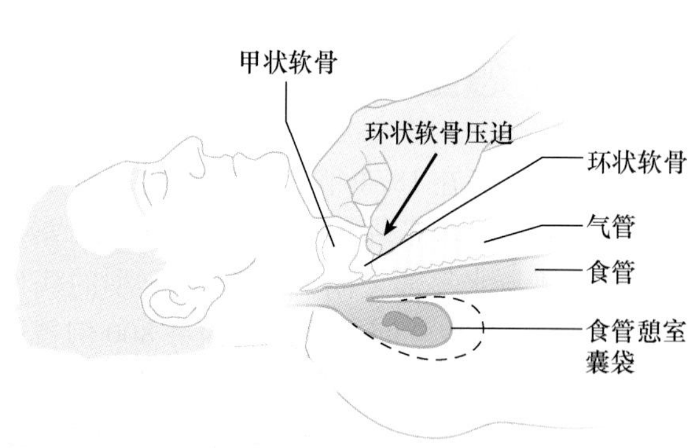

图 70.12 **用环状软骨压迫时环状软骨与憩室的解剖关系**（From Thiagarajah S，Lear E，Keh M. Anesthetic implications of Zenker diverticulum. Anesth Analg. 1990；70：109-111.）

拉颈动脉鞘有可能会刺激压力感受器并且引起心律失常，特别是心动过缓；如果大血管被意外切破，在发生大出血的同时可能会有空气栓塞；平稳的麻醉苏醒应避免咳嗽和肌肉用力，这能够避免颈部血肿和伴随的呼吸道梗阻风险。

建立外科气道的麻醉：环甲膜切开术和气管切开术

有两种常用的创建外科气道的方法。第一种方法是在紧急情况下可以使用环甲膜切开术，通过环甲膜进入呼吸道[161-162]。这种方法可以通过经皮肤环甲膜气管壁穿刺插入套管针进行紧急的高压喷射通气，或是插入粗口径的导管进行常规的人工呼吸囊（例如“AMBU”囊）低压机械通气。上述的后者方法是在环甲膜上用手术刀行垂直的切口，辨认出环甲膜，再在环甲膜上做一水平切口，置入一个内径为 6 mm 的气管导管。还有一种方法是采用商用气管切开包，应用 Seldinger 技术完成置管（如 Melker 环甲软骨切开套件，Cook Medical，Bloomington，Ind.）。环甲膜切开术的教学视频可以通过以下网址访问：http://www.cookmedical.com/cc/educationMedia.do?mediaId = 1522。

第二种建立手术气道的方法是气管切开术[163-164]。（不同的临床医师有时会根据其英文单词不同的希腊词根“tracheotomy”或“tracheostomy”翻译为“气管切开术”或“气管造口术”。气管切开术是指切进气管内，气管造口是指在气管内建立一个通气口，但意义类似。）这种方法适用于不是特别紧急的情况，因为它需要更长的时间来完成，通常需要小心地分离颈部组织，而后在第二软骨环和第三软骨环之间建立切口。在 ICU 患者呼吸机脱机失败时，常常需要进行气管切开后全麻插管，但有时也会用局部麻醉而不使用镇静药物，因为镇静药物可能会引起呼吸抑制（常见的是那些喘鸣的患者特别是需要氦氧混合气的患者），或者也可以使用一种不抑制呼吸的药物，比如右美托咪定。在任何情况下，进行气管切开术时，选择是否使用局部麻醉需要由外科医生和麻醉科医师根据呼吸道病变的范围、手术团队的经验、患者对头部完全后伸仰卧位的耐受程度而共同决定。在一些情况下，手术甚至必须在患者半坐位下进行。

在患者已经进行了气管内插管的情况下，在手术某个时刻，需要麻醉科医师在没有任何障碍的情况下缓慢退出气管插管，以免阻碍经切口置通气道入气管。需要注意，此时应使用手术刀进行呼吸道的建立而不是电刀，防止在富氧环境下起火。

气管切开术后会存在一系列的问题[165-167]。诸如出血、气胸、皮下或纵隔气肿、通气不足或气道阻塞都有可能在术后立即发生。后期的并发症包括气管狭窄、气管食管瘘的形成、气管软化，甚至是气管坏死。尽管气管切开术后的出血通常并无大碍，但血液进入到呼吸道内可能会引起患者咳嗽和剧烈呕吐。此外，手术区域大动脉或大静脉（通常是甲状腺上动脉的交通支）的大量出血必须要立即探查，来自无名动脉的出血可能是由于气管套管末端造成的损伤。（有一个小窍门，通过观察套管是否有搏动，如果有搏动，就证明套管压迫了无名动脉。出血处理方法包括：对气管套囊进行充气加压，并将导管装置拉向前方进行填塞止血。此时必须在手术室内进行经口气管内插管。）

通常，气管切开套管需要经常更换，例如在套囊泄漏或是分泌物结痂堆积阻碍通气时。这种情况最应小心的是，再次置入气管套管时，可能会误入其他位置而不是气道（进入错误的通道后进行机械通气，本身就是很大的问题，其结果可能会造成皮下气肿，使重新建立气道发生困难）。但这种问题到最后会逐渐减少，因为气管造口会长成一个确定的、可支撑自身的窦道。然而在新建立的气管切开术气道后，缺乏这种足够硬度和组织支撑性的结构，此时如果移除气管切开术中的气管套管，周围的组织就会“坍塌”并且阻碍通气。因此，当处理新建立的气管切开术的气管套囊时，必须要保持高度的警惕性。需要注意以下几点：第一，在第一周内，更换气管套管应该在手术室内进行，并准备一系列的气管切开术的设备（比如环形拉钩）。如果丧失气道后，最后关头必须有进行“从上面（上呼吸道）”插管的手段。第二，一旦气管切开术中周围组织变得成熟且有一定支撑性，就不再需要在手术室内进行气管套管的更换。但仍需要准备全套器械包（尤其是环形拉钩）。此外，用换管器进行换管是有益的，然而有些临床医师认为这些并不需要。第三，在更换气管套管之前，患者必须吸入 100% 的纯氧。最后，在进行任何正压机械通气治疗前，纤维支气管镜在确定气管套管的位置时能够起到十分重要的作用。事实上气管套管如果放置错误，则会造成皮下气肿。

颈淋巴结清扫术和喉切除术

颈淋巴结清扫术通常单独或是在喉切除术中为防止头颈部恶性肿瘤的局部扩散而进行[168-169]。颈淋巴结清扫术的手术范围是根据颈部 6 组淋巴结的侵犯范围和其他组织（副神经、颈内静脉、胸锁乳突肌）的侵犯范围所决定。根据肿瘤的可切除程度、扩散程度、预防复发的能力、保留吞咽功能和发声功能的程度，可以选择不同的手术方式。局限性病灶有时可以使用放疗、激光或显微手术，或是行部分喉切除术，以保留器官的功能。在全喉切除术中，喉头被全部切除，术后会在颈部表面皮肤建立一个气管开口形成人工气道（形成气管与食管独立）。通常会在食管和气管中进行造瘘（气管食管穿刺术）以最终植入发声假体[170]。在一些病例中，需要附带进行微血管游离组织的转移（游离皮瓣）。

麻醉诱导可通过标准的静脉内注射诱导药物实施，在诱导后建立动脉和粗口径的静脉通道，通常无需建立中心静脉通道。动脉穿刺后可进行动脉压力监测，通过监测动脉收缩压的变异度和其他临床指征来指导液体治疗。通常要求在颈淋巴结清扫术中监测神经功能，但在手术开始时仍可使用神经肌肉阻滞药物。当不需要神经肌肉阻滞时，静脉输注阿片类药物（瑞芬太尼）联合吸入麻醉剂可以保持满意的镇痛效果。临床上常常使用平衡麻醉技术，而不使用如较深的吸入麻醉或全凭静脉麻醉（丙泊酚加或不加瑞芬太尼）来避免低血压。需要避免静脉输入过量的晶体液以防止手术部位水肿。

在全喉切除术中，手术一开始通常需要进行气管切开术，在造口处放置钢丝加强气管插管（注意：此时容易误将导管插入支气管内）。在这类手术中，患者通常会与麻醉机呈 180° 的角度，因此必须要确保所有管路接口处的稳固。此类手术的拔管极为简单，当患者符合拔管指征时，只需要将气管导管从造口处拔出，如必须再次插管，只需将气管插管再次插入造口处即可。术后，将氧气面罩放置在造口处，即可将患者送入麻醉后复苏室。如果进行了游离皮瓣的移植，患者通常需要在镇静条件下带管行机械通气送入 ICU（取决于手术外科医师的偏好和医疗机构的规定）。

上颌骨、下颌骨、颞下颌关节的手术

上颌骨切除术可能是局部（切除一侧上颌窦壁，如内侧上颌骨切除术），次全（切除两侧上颌窦壁）或全切（切除整个上颌骨）[171-173]。上述手术如果由于肿瘤侵犯眼眶，也需要进行眼眶内容物摘除。上颌骨切除术的指征包括：上颌窦、上颚或其他结构的肿瘤；一些难治性的真菌感染和其他情况。手术通常使用气管内插管的全身麻醉，并且需要根据患者的情况和手术范围适当地应用有创血压监测。尽管大量失血并不常见，但还是要预防出血的发生（例如当横断上颌骨内动脉时）。适当的控制性降压有助于减少出血。内镜下行内侧上颌骨切除手术与普通的上颌窦切除术麻醉没什么区别。当术者要求使用肌电图脑神经监测时，应当避免长时间地使用肌肉松弛剂。

下颌骨及颞下颌关节手术通常由颌面外科医师操作，也同样可以由耳鼻喉科及整形科医师进行[174-176]。下颌骨手术的范围从简单的组织清查到复杂的需要做一整天的根治性带有微血管骨皮瓣的手术。在某些病例中，需要清醒状态下经鼻腔插管。在正颌手术中，通常使用控制降压来减少出血。在一些病例中，下颌钢丝固定后就不能张口，若术后需要重新插管，则会变得十分困难。

颞下颌关节功能紊乱通常表现为疼痛及张口困难，可因骨关节炎、滑膜炎或纤维化引起。大部分颞下颌关节手术需要使用全麻鼻腔插管。下颌骨手术中，若有张口受限，则表明手术需要清醒鼻腔插管。

耳鼻喉科的激光手术

在耳鼻喉科手术中常常用到激光[177-180]（框 70.3 和表 70.1）。被广泛应用于耳鼻喉激光手术的激光为二氧化碳激光，它能够精确地切除目标并且有凝固功能，可减少出血。此种激光能有效地将组织蒸发，因为组织的水分极易吸收远红外光子（波长 10 600 nm）。这种激光常应用于喉部肿瘤的切除、扁桃体组织的切除、血管瘤的消融和一些口咽部恶性肿瘤的切除。

另一种耳鼻喉科手术中常用的激光器是钕：钇-铝

框 70.3 一些可应用激光技术的临床耳鼻喉科手术

鼻
- 鼻甲骨缩小术
- 鼻中隔成形术
- 鼻塞，鼻息肉，鼻黏膜切除术
- 肥大性酒渣鼻的治疗
- 瘢痕和增生性瘢痕的治疗

口咽和咽部
- 乳突淋瘤，粘膜白斑，血管瘤的汽化术
- 肿瘤手术（例如：半舌切除术）
- 悬雍垂腭咽成形术
- 扁桃体切除术

喉：
- 声带息肉切除术
- 会厌切除术
- 声带切除术
- 杓状软骨切除术

气管支气管：
- 气管狭窄的治疗
- 结节、息肉、肿瘤、纤维瘤的切除术

耳：
- 镫骨的手术
- 激光辅助的鼓膜切开术
- 胆脂瘤手术

From Abdelmalak B，Doyle DJ，eds. Anesthesia for Otolaryngologic Surgery. Cambridge，UK：Cambridge University Press；2012

表 70.1 临床使用的各种激光汇总

类型	固体或气体	波长*（纳米）	颜色	光纤是否传导
氦 / 氖	气体	633	红光	是
氩[†]	气体	500	蓝绿光	是
二氧化碳	气体	10 600	隐形（远红外）	否
红宝石	固体	695	红光	是
钕：钇铝石榴石	固体	1064	隐形（近红外线）	是
磷酸钛氧钾	固体	532	绿光	是

* 波长用 nm 计算。10^9 nm 为 1 m。
[†] 氩激光产生一定数量波长的蓝绿相干光，但大部分的能量波长为 488 nm 到 514 nm。
From Abdelmalak B，Doyle DJ，eds. Anesthesia for Otolaryngologic Surgery. Cambridge，UK：Cambridge University Press；2012

石榴石（Nd：YAG）激光器，它发射波长为 1064 nm 的光子，这种光子很难被水吸收。与二氧化碳激光相比，它能够渗透到更深的组织。此外，Nd：YAG 激光器的光线能够通过弯曲的光学纤维，能够与纤维支气管镜结合来治疗支气管的病变。

由于该激光能量高，有可能会误伤组织，同样，也会引起火灾，游走的激光束有可能会点燃手术洞巾。为了减少这种风险，必须在手术室外设置注意激光的警告，手术室窗户用不透明的遮盖物覆盖，医务人员需要使用护目镜。由于患者面部周围存的高氧浓度可能会助燃，因此，通过面罩或鼻导管输氧需要特别小心。若需进一步了解，可以参考美国国家标准协会标准 Z136.3（卫生部门激光器的安全使用），它提供了附加的信息和相关事项。

特别要注意的是，普通的气管导管同样可能被激光束点燃。在过去，有时会用类似胶带的薄金属带缠绕在导管外壁起保护作用。而现在，一些特殊的气管导管可专门应对这种情况（表 70.2）。

麻醉方法的选择根据临床情况而定。通常在耳鼻喉科激光手术中，普遍使用全凭静脉麻醉。在患者使用喷射通气而未进行气管内插管时，使用全凭静脉麻醉则更有必要。当患者进行气管内插管后，常会使用强效吸入麻醉剂，同时也常联用静脉输注瑞芬太尼［常规输注速率为：0.05 ～ 0.10 μg/（kg · min）］（瑞芬太尼具有类迷走神经作用，在悬挂式喉镜反应所引起的强烈的交感神经刺激时，能够有效地减慢心率）。最后，为了减少火焰的产生，使用激光时应避免氧化亚氮的使用，氧浓度应该限制在最低且能够维持可接受的动脉血氧饱和度的水平。

在激光手术中，气道的管理十分复杂，外科医师及麻醉科医师必须协同计划。值得探讨的一个问题

表 70.2 一些临床应用中激光气管内套导管的类型

名称	描述	预期用途
Laser-Flex	带双气囊的不漏气的不锈钢丝 PVC 螺纹管。更多信息请访问：http://www.cardinal.com/us/en/Distributedproducts/ASP/43168-145.asp.	二氧化碳或磷酸钛氧钾激光
LaserShield Ⅱ	包裹铝和聚四氟乙烯的硅橡胶管。更多信息请访问：http://assets.medtronic.com/ent/flipbook-us/files/assets/basic-html/index.html#190	二氧化碳或磷酸钛氧钾激光
Lasertubus	白色柔软橡胶，加强的波纹铜箔和可吸收海绵；双气囊。更多信息请访问：http://www.myrusch.com/images/rusch/docs/A20C.pdf.	二氧化碳或磷酸钛氧钾激光
Sheridan LaserTrach	红色的橡胶设计压花铜箔和外壳，旨在减少损害黏膜表面和声带。更多信息请访问：http://www.teleflex.com/en/usa/productAreas/anesthesia/documents/Sheridan.ET-Tube-Guide.pdf.	二氧化碳或磷酸钛氧钾激光

From Abdelmalak B，Doyle DJ，eds. Anesthesia for Otolaryngologic Surgery. Cambridge，UK：Cambridge University Press；2012

是，全身麻醉前是否需要先使用清醒气管插管？因为气道疾病有可能使得机械通气和气管插管很麻烦。另一个问题是，既然在前纵隔肿瘤手术中需要保留自主呼吸，那么在激光手术全身麻醉手术过程中是否也需要保留患者的自主呼吸呢？此外，在激光手术中，常常应用肌肉松弛剂以保证安静的术野。随着舒更葡糖的广泛普及，大多数临床医师都可以使用罗库溴铵作为肌松剂。如果给予肌松剂后气道变得难以处理，则可以使用“舒更葡糖急救”法，但许多医师在遇到这种情况时仅仅会简单地先用清醒气管插管解决问题。

在一些病例中，整个手术过程都不进行气管内插管。这种方法的好处就是减少了着火的风险（无易燃的导管），并且有良好的手术野。缺点则包括：未保护的呼吸道会有反流误吸的风险；患者有潜在通气困难的问题。在这种情况中，经典做法是用前联合喉镜或相似的装置联合使用全凭静脉麻醉和喷射通气。在其他情况下，可以将喉镜与小直径的气管导管（例如 MLT5.0 号）同时应用，当手术需要时，可暂时拔出导管中断呼吸，以供良好喉部手术的暴露和操作。

在激光将组织气化时，特别是 CO_2 激光，通常会产生有毒有害的烟雾。在手术区域建议使用排烟雾装置和保护性面罩，尤其是气化组织中有病毒颗粒时。

某些情况下的气管拔管可能会有风险。气道水肿时，一些患者可以在静脉内注射地塞米松来减少水肿。有些患者在拔管后会出现喘鸣；尽管这种情况下可能需要再次插管，但也可使用吸入消旋肾上腺素或氦（常为 70%）氧混合气来避免再次插管。当拔管时遇到可能需要进行再次插管或插管可能困难的患者时，使用换管器是很有帮助的。

即使在激光手术后顺利拔出患者的气管导管，后续仍然可能会发生一些呼吸道问题。当激光手术后立即出现呼吸困难，应考虑以下可能性：组织水肿（例如使用 Nd：YAG 激光），残余肌肉松弛剂或麻醉药物的问题，呼吸道分泌物，气胸，出血，纵隔气肿等。

发声外科学

发音外科学是用以改善患者发声的外科手术[181-185]。在许多情况下，患者的声音因单侧声带麻痹而破坏。常用的一种手术是将麻痹侧声带向内靠拢（喉成形术），使正常一侧的声带能和瘫痪的声带接触。手术通常在局麻和轻度镇静（局麻药应用前注射 20 mg 丙泊酚）下进行，以此来满足患者在手术过程中需要的情况下进行发声。术中会进行连续的声带成像，并在发声过程中实现修复。术中输注右美托咪定也时有应用。

头颈部皮瓣整复术

对于肿瘤手术后形成的缺损，需要通过带蒂皮瓣或微血管游离皮瓣的组织移植术来重建[186-188]。这种皮瓣移植术的优点包括避免后期手术、改善伤口愈合、优良的美容效果和提高术后放射治疗的耐受性等等。为了提供更好的麻醉，麻醉科医师必须清楚地了解这些手术过程和对麻醉管理的影响。

带蒂皮瓣移植是指通过旋转来转移一个附近有完整血管的皮瓣。如果皮瓣来自较远的“供体”区域，并且皮瓣血管与接受者区域血管进行吻合，则被称为吻合血管的游离皮瓣。带蒂肌皮瓣的例子有胸大肌皮瓣和阔背肌皮瓣，它们可以用于诸如在缺损部位血管重建后覆盖颈动脉。与带蒂皮瓣不同，游离皮瓣为外科医师提供了更多供体部位的选择。通常供体和受体的手术区域均有独立的手术团队。游离皮瓣的相关手术可以为择期，也可在紧急情况下为挽救发生缺血的游离皮瓣而进行。择期手术往往需要在全身麻醉下进行，且手术时间较长。一般在动脉穿刺置管时需要特别注意一点，就是确保动脉插管和任何附加的静脉插管不会干扰手术区域（例如前臂皮瓣）。手术中通常不使用中心静脉，容量状态的信息监测可采用微创方法，如观察收缩压随呼吸周期的变异度。这类手术经常手术一开始即行气管切开术，手术结束时患者带管维持机械通气入 ICU。术中及术后游离皮瓣血供可通过临床表现（检查颜色、组织肿胀、水肿、毛细血管再灌注情况）和使用多普勒超声来评估。

此外，静脉补充晶体液和胶体液要充分但也要谨慎，须注意预防低血容量和低血压，因为这有可能会导致皮瓣缺血坏死。相反，过多的液体治疗会导致有害的皮瓣内水肿。游离皮瓣移植过程中通常不主张使用血管活性药物如去氧肾上腺素和去甲肾上腺素，因为这些药物可能因血管收缩导致移植物缺血。

喘鸣和氦氧混合气

喘鸣是上呼吸道湍流的气体流动产生的吸气相杂音。喘鸣应该引起临床医生的足够关注，因为它几乎都是由于气道阻塞引起的[189-194]。临床关心的首要问题是，喘鸣发生时是否有必要立即进行气管插管。若可以推迟一段时间进行插管，则应当根据情况的严重性和其他临床细节，考虑更多可行的选择。这些选择包括：严密的监测，100%浓度面罩吸氧，床头抬高达到最佳位置（如45°～90°）；此外，如果是由气道水肿引起的喘鸣时，可以使用消旋肾上腺素喷雾（如2.25%的浓度0.5～0.75 ml加入2.5 ml生理盐水中）、地塞米松（每8～12 h静脉注射4～8 mg）和氦氧混合气（70%的氦气，30%的氧气）。其中地塞米松可以在几个小时内充分发挥作用。另外，可以雾化吸入剂量不超过3 mg/kg的可卡因，用来代替肾上腺素。最后，尽可能迅速地找出病因（如异物、声带水肿、杓状软骨脱位、气管肿瘤压迫）。

通常，拔管后发生喘鸣是由喉水肿造成的，若发生在儿童，则问题会较多，因为他们的气道相对狭小。值得注意的是，随着喉水肿的发展，喘鸣音的减弱反而可能是反映气道即将发生完全阻塞。喉水肿发生的具体原因常常可以通过鼻咽部的光导纤维支气管镜检查而确定。其原因往往分为声门上或声门下两类：声门上水肿最常见的原因是手术仪器刺激、静脉回流受阻、子痫或先兆子痫、血肿形成或过量的液体治疗；而声门下水肿的原因可能是反复插管引发的创伤、导管刺激时的呛咳、长时间的插管过程、气管插管过粗或套囊压力过高。

氦氧混合气可有效缓解气道阻塞的机制值得深入关注。有些气道阻塞的状况可被理解为：气体通过一个孔口来呼吸，包括流经长度小于其半径的管子。通过孔口的气体总会呈现出一种湍流的状态。在此情况下，流速大致与气体密度平方根呈反比。与层流相比，流速和气体黏度呈反比。尽管氦气和氧气的黏度是相似的，但是他们的密度却不同。例如空气和氧气在20℃的密度分别是1.293 g/L和1.429 g/L，而氦气在此温度的密度只有0.178 g/L。临床上，通常从E号钢瓶内提供流速为10 L/min氦氧混合气，用开放式面罩吸入（图70.13）。当30%的氧浓度都还太低的时候，可由鼻插管给予额外的氧气。总之，在每个耳鼻喉手术间中都必须配备可用的氦氧混合气装置来治疗喘鸣。

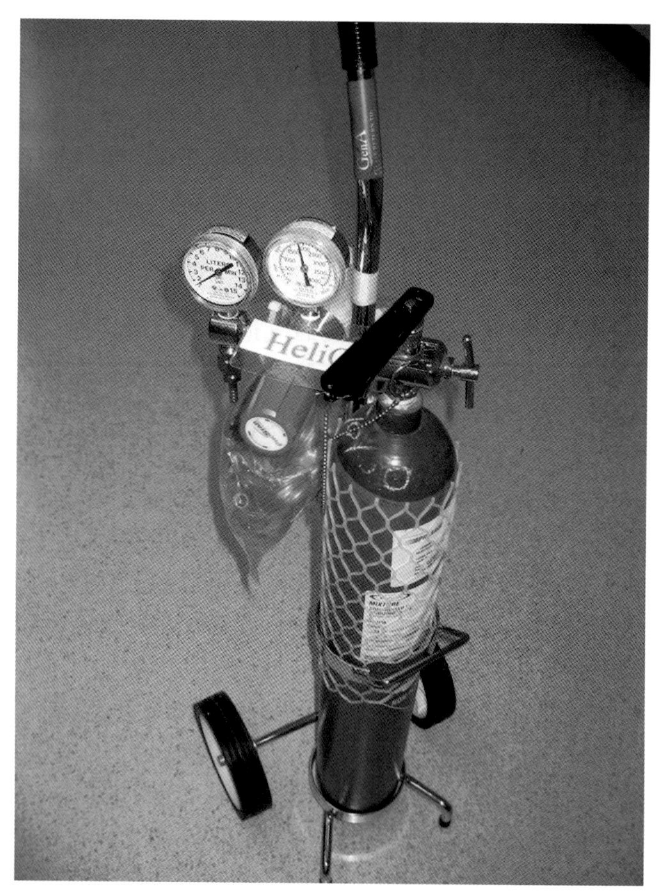

图70.13 一个E号的氦氧钢瓶混合气装置，在塑料袋内连接一个非重复呼吸面罩。这种情况下，通常用70%的氦气和30%的氧气，也可以使用其他比例的混合气。这种混合气通常用10 L/min的气流，连接非重复呼吸面罩，作为喘鸣患者的临时治疗措施

面部移植术的麻醉

面部移植仍然是非常罕见的手术（图70.14）[195-196]。手术可以分为全脸移植或部分移植。受者必须能够耐受一个非常长时间的麻醉且无严重的并存疾病。每个个体的手术指征以及皮瓣的性质和范围都是独一无二的。供体方面，尽管麻醉原则和普通器官切除相似，但考虑到手术的复杂性和时间，切取面部皮瓣通常应该在摘取其他器官之前进行。尽管供体在组织摘取时通常已经有气管插管，但可能需要先行气管切开术，以免影响手术区域。没有进行气管切开术的受体可先行清醒纤支镜下气管插管，然后进行气管切开术。气管插管时通常使用钢丝加强管。需要建立较大的静脉通路以保证液体畅通，放置中心静脉导管有利于监测中心静脉压。如果行中心静脉置管，则不能影响手术区域。血液和液体管理与其他长时间的微血管游离皮瓣外科手术相同。同微血管手术一样，不主张用一般手术常用的去氧肾上腺素和去甲肾上腺素等血管升压药治疗低血压，以减少移植物低灌注的风险。最后，因手术过程中需要使用电刺激来进行神经定位，在某些手术阶段须避免使用肌肉松弛药。

致谢

本章是第8版《米勒麻醉学》中第85章由D.

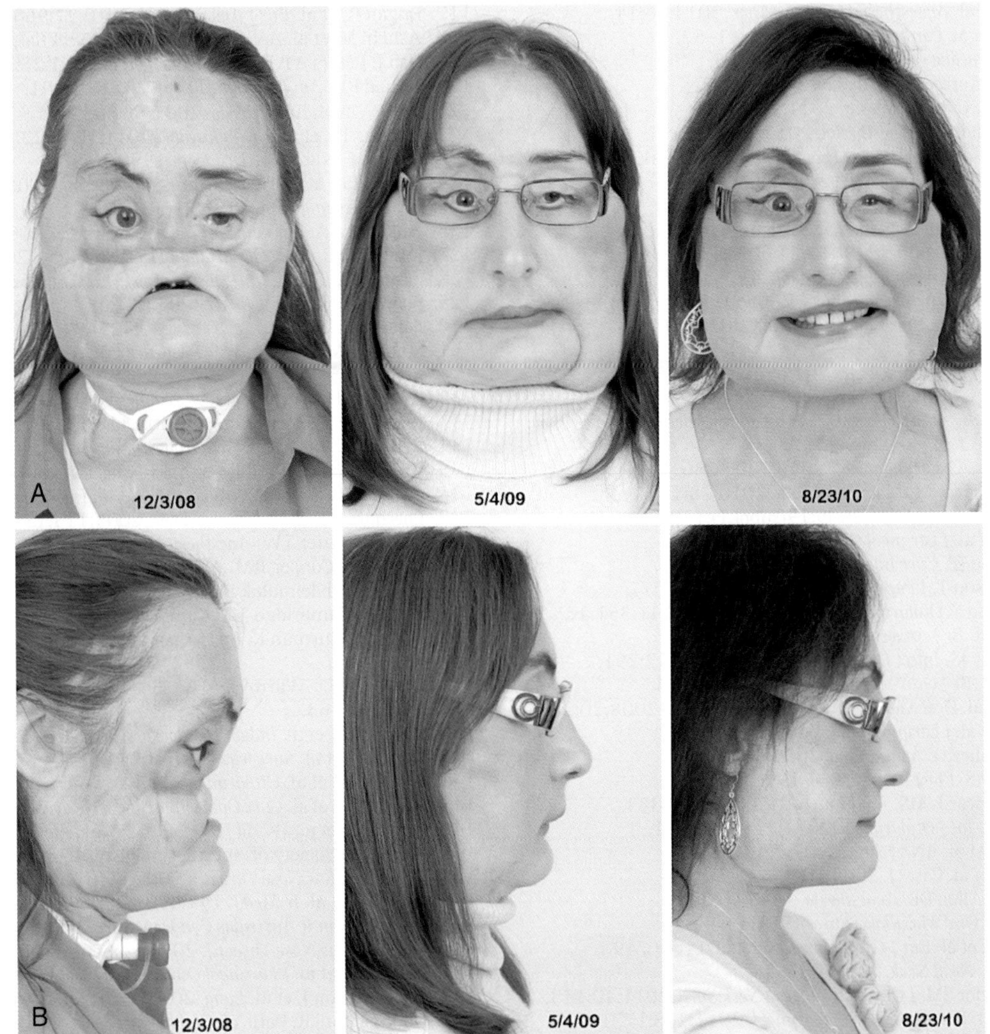

图 70.14　Connie Culp 女士在克利夫兰诊所进行脸部移植的前后两个阶段的变化。阶段 1 是在 2008 年 12 月进行（主刀医师：Maria Siemionow）(Images courtesy the Cleveland Clinic，Cleveland，Ohio.)

John Doyle 所著“耳、鼻、喉科手术的麻醉”和第 88 章由 Vicki E. Modest 和 Paul H. Alfille 所著“激光手术的麻醉”两个章节的合并版。这两章为本章内容奠定了基础。感谢这些作者对前版内容的贡献。

参考文献

1. Martin RF, et al. *Anesthesiology*. 2012;117:10.
2. Robinson DH, Toledo AH. *J Invest Surg*. 2012;25:141.
3. Abdelmalak B, Doyle DJ, eds. *Anesthesia for Otolaryngologic Surgery*. Cambridge, UK: Cambridge University Press; 2012.
4. Al-alami AA, et al. *Paediatr Anaesth*. 2008;18:281.
5. Al-alami AA, et al. *Curr Opin Anaesthesiol*. 2009;22:388.
6. Salem MR, et al. *Anesthesiology*. 2012;117:441.
7. Apfelbaum RI, et al. *Spine (Phila Pa 1976)*. 2000;25:2906.
8. Cavo Jr JW. *Laryngoscope*. 1985;95:1352.
9. Brandwein M, et al. *Arch Otolaryngol Head Neck Surg*. 1986;112:877.
10. Wason R, et al. *Anaesth Intensive Care*. 2004;32:417.
11. Lim EK, et al. *Anaesth Intensive Care*. 1987;15:342.
12. Tekin M, et al. *J Craniofac Surg*. 2012;23:135.
13. Chiang FY, et al. *World J Surg*. 2010;34:223.
14. Dralle H, et al. *World J Surg*. 2008;32:1358.
15. Chiang FY, et al. *Surgery*. 2008;143:743.
16. White PF, et al. *Anesth Analg*. 2012;114:1190.
17. Krenk L, et al. *Br J Anaesth*. 2012;108:607.
18. Guenther U, Radtke FM. *Curr Opin Anaesthesiol*. 2011;24:670.
19. Rosenblatt WH. Preoperative endoscopic airway examination (PEAE). In: Abdelmalak B, Doyle DJ, eds. *Anesthesia for Otolaryngologic Surgery*. Cambridge, UK: Cambridge University Press; 2012.
20. American Society of Anesthesiologists Task Force on Management of the Difficult Airway. *Anesthesiology*. 2003;98:1269. [Erratum in Anesthesiology 101:565, 2004].
21. Saxena S. *Anesth Analg*. 2009;108:1052.
22. Ezri T, et al. *J Clin Anesth*. 2003;15:418.
23. Combes X, et al. *Anesthesiology*. 2004;100:1146.
24. Sudrial J, et al. *Emerg Med Int*. 2010;826231:2010.
25. Heard AM, et al. *Anaesthesia*. 2009;64:601.
26. Rosenblatt WH. *J Clin Anesth*. 2004;16:312.
27. Crosby ET. *Anaesthesia*. 2011;66(suppl 2):112.
28. Frova G, Sorbello M. *Minerva Anestesiol*. 2009;75:201.
29. Adnet F, et al. *Anesthesiology*. 1997;87:1290.
30. Benumof JL. *Anesthesiology*. 1997;87:1273.
31. Adnet F, et al. *Acta Anaesthesiol Scand*. 2001;45:327.
32. Lavi R, et al. *J Clin Anesth*. 2009;21:264.
33. McElwain J, et al. *Anaesthesia*. 2011;66:1127.
34. Miller JA, et al. *West J Emerg Med*. 2010;11:16.
35. Harvey K, et al. *Eur J Anaesthesiol*. 2007;24:76.
36. Heegaard WG, et al. *Air Med J*. 2003;22:28.
37. Chung YT, et al. *Acta Anaesthesiol Taiwan*. 2004;42:141.
38. Sahin M, et al. *Can J Anaesth*. 2012;59:963.
39. Eschertzhuber S, et al. *Anesth Analg*. 2008;107:1253.
40. Healy DW, et al. *BMC Anesthesiol*. 2012;12:11.
41. Andersen LH, et al. *Acta Anaesthesiol Scand*. 2011;55:1090.

42. Gaszyński T, et al. *Anaesthesiol Intensive Ther*. 2014;46:14.
43. Griesdale DE, et al. *Can J Anaesth*. 2012;59:41–52.
44. Kim HJ, et al. *Paediatr Anaesth*. 2011;21:1165.
45. Jeon WJ, et al. *Korean J Anesthesiol*. 2011;61:19.
46. Huang J, Chase C. *J Clin Anesth*. 2011;23:427.
47. Corso RM, et al. *Eur J Anaesthesiol*. 2012;29:495.
48. Viernes D, et al. *Anesthesiol Res Pract*. 2012;2012:820961.
49. Aziz MF, et al. *Anesth Analg*. 2012;115:904.
50. Noppens RR, et al. *Crit Care*. 2012;16:R103.
51. Abdelmalak BB, et al. *Anaesthesia*. 2011;66:550.
52. Abdelmalak B, et al. *J Anesth*. 2010;24:607.
53. Carollo DS, et al. *Curr Opin Anaesthesiol*. 2008;21:457.
54. Arcangeli A, et al. *Curr Drug Targets*. 2009;10:687.
55. Shukry M, Miller JA. *Ther Clin Risk Manag*. 2010;6:111.
56. Doyle DJ. *Can J Anaesth*. 2004;51:520.
57. Boedeker BH, et al. *J Clin Anesth*. 2012;24:25.
58. Greenberger PA. *Immunol Allergy Clin North Am*. 2006;26:753.
59. Krassilnikova SI, et al. *Recent Pat Inflamm Allergy Drug Discov*. 2008;2:166.
60. Shah RK, Stocks C. *Laryngoscope*. 2010;120:1256.
61. D'Agostino J. *Emerg Med Clin North Am*. 2010;28:119.
62. Jenkins IA. *Paediatr Anaesth*. 2009;19(suppl 1):118.
63. Guldfred LA, et al. *J Laryngol Otol*. 2008;122:818.
64. Glynn F, Fenton JE. *Curr Infect Dis Rep*. 2008;10:200.
65. Tibballs J, Watson T. *J Paediatr Child Health*. 2011;47:77.
66. Sobol SE, Zapata S. *Otolaryngol Clin North Am*. 2008;41:551. ix.
67. Ames WA, et al. *Br J Anaesth*. 2000;85:795.
68. Reilly BK, Reilly JS. *Infect Disord Drug Targets*. 2012;12:291.
69. Haug RH, et al. *Br J Oral Maxillofac Surg*. 1990;28:34.
70. Osborn TM, et al. *Oral Maxillofac Surg Clin North Am*. 2008;20:353.
71. Philpott CM, et al. *J Laryngol Otol*. 2004;118:919.
72. Hari MS, Nirvala KD. *Anaesthesia*. 2003;58:714.
73. Stein S, Daud AS. *Eur J Anaesthesiol*. 1999;16:133.
74. Gaglani MJ, Edwards MS. *Am J Emerg Med*. 1995;13:333.
75. Hasan W, et al. *Int J Otolaryngol*. 2011;231816:2011.
76. Greenberg SL, et al. *ANZ J Surg*. 2007;77:540.
77. Kulkarni AH, et al. *Cases J*. 2008;1:19.
78. Loughnan TE, Allen DE. *Anaesthesia*. 1985;40:295.
79. Allen D, et al. *J Oral Maxillofac Surg*. 1985;43:436.
80. Shadmehr MB, et al. *Eur J Cardiothorac Surg*. 2011;39:749.
81. Hartl DM, et al. *Head Neck*. 2011;33:1638.
82. Rigby MH, Taylor SM. *J Otolaryngol Head Neck Surg*. 2011;40:113.
83. Lucioni M, et al. *Eur Arch Otorhinolaryngol*. 2011;268:1771.
84. Martins RH, et al. *J Voice*. 2011;25:98.
85. Kim HT, Auo HJ. *Acta Otolaryngol*. 2008;128:1043.
86. Dikkers FG, Nikkels PG. *Ann Otol Rhinol Laryngol*. 1995;104:698.
87. Johns MM. *Curr Opin Otolaryngol Head Neck Surg*. 2003;11:456.
88. Martins RH, et al. *J Voice*. 2011;25:107.
89. Chowdhury FR, et al. *Ear Nose Throat J*. 2011;90:566.
90. Aksoy EA, et al. *Int J Pediatr Otorhinolaryngol*. 2012;76:240.
91. Schultz P. *Eur Ann Otorhinolaryngol Head Neck Dis*. 2011;128:301.
92. Kamani T, Sama A. *Curr Opin Otolaryngol Head Neck Surg*. 2011;19:6.
93. Zeitz HJ. *Clin Chest Med*. 1988;9:567.
94. Li SQ, et al. *Paediatr Anaesth*. 2010;20:1084.
95. Bo L, et al. *Int J Pediatr Otorhinolaryngol*. 2011;75:1442.
96. Burns JA, et al. *Laryngoscope*. 2007;117:1500.
97. Mikkelsen PG. *Acta Anaesthesiol Scand*. 2001;45:645.
98. Theroux MC, et al. *Paediatr Anaesth*. 1998;8:357.
99. Depierraz B, et al. *Can J Anaesth*. 1994;41:1200.
100. Putti S, et al. *Br J Oral Maxillofac Surg*. 2009;47:627.
101. Lai HC, et al. *Acta Anaesthesiol Sin*. 2002;40:47.
102. Sesterhenn AM, et al. *Lasers Surg Med*. 2003;32:384.
103. Biro P. *Anesthesiol Clin*. 2010;28:397.
104. Cook TM, Alexander R. *Br J Anaesth*. 2008;101:266.
105. Hunsaker DH. *Laryngoscope*. 1994;104(suppl 65):1.
106. Davies JM, et al. *Can J Anaesth*. 2009;56:284.
107. Gulleth Y, Spiro J. *Arch Otolaryngol Head Neck Surg*. 2005;131:886.
108. Bourgain JL, et al. *Br J Anaesth*. 2001;87:870.
109. Ross-Anderson DJ, et al. *Br J Anaesth*. 2011;106:140.
110. Bould MD, Bearfield P. *Anaesthesia*. 2008;63:535.
111. Leiter R, et al. *Br J Anaesth*. 2012;108:690.
112. Elkassabany N, et al. *J Cardiothorac Vasc Anesth*. 2012;26:433.
113. Eng RM, Kaplan MB. Anesthesia for ENT trauma. In: Abdelmalak B, Doyle DJ, eds. *Anesthesia for Otolaryngologic Surgery*. Cambridge, UK: Cambridge University Press; 2012.
114. Anwari JS, Bhatti J. *Saudi Med J*. 2005;26:494.
115. Wadhwa R, Kalra S. *Indian J Anaesth*. 2010;54:363.
116. Anderson PJ, Nizam M. *Rhinology*. 1998;36:204.
117. Dogan R, et al. *Eur J Anaesthesiol*. 2010;27:960.
118. Ashchi M, et al. *Arch Otolaryngol Head Neck Surg*. 1995;121:681.
119. Hsu J, Peters AT. *Am J Rhinol Allergy*. 2011;25:285.
120. Aouad RK. *Am J Rhinol Allergy*. 2011;25:291.
121. To EW, et al. *Anaesthesia*. 2001;56:383.
122. Higgins TS, et al. *Laryngoscope*. 2011;121:422.
123. Latorre F, Klimek L. *Drug Saf*. 1999;20:9.
124. Macmillan M, Barker K. *Eur J Anaesthesiol*. 2008;25:426.
125. Graf P. *Laryngoscope*. 1998;108:1255.
126. Aukema AA, Fokkens WJ. *Treat Respir Med*. 2004;3:97.
127. Johnson PE, et al. *Otolaryngol Head Neck Surg*. 2003;128:452.
128. Arendt KW, et al. *Int J Obstet Anesth*. 2011;20:246.
129. Loewen AH, et al. *CMAJ*. 2004;171:593.
130. Isaacson G. *Pediatrics*. 2012;130:324.
131. Statham MM, Myer 3rd CM. *Curr Opin Otolaryngol Head Neck Surg*. 2010;18:539.
132. Arweiler-Harbeck D, et al. *Laryngoscope120*. 1784:2010.
133. Windfuhr JP. *Laryngoscope*. 2008;118:1389.
134. Baker AR, Baker AB. *Acta Anaesthesiol Scand*. 2010;54:795.
135. Amorocho MR, Sordillo A. *Anesthesiol Clin*. 2010;28:497.
136. Ankichetty SP, et al. *J Anaesthesiol Clin Pharmacol*. 2011;27:328.
137. Eberhart LH, et al. *Laryngoscope*. 2003;113:1369.
138. Luba K, Cutter TW. *Anesthesiol Clin*. 2010;28:295.
139. Russell T, Cooper RM. Anesthesia for thyroid and parathyroid surgery. In: Abdelmalak B, Doyle DJ, eds. *Anesthesia for Otolaryngologic Surgery*. Cambridge, UK: Cambridge University Press; 2012.
140. Nayak B, Burman K. *Endocrinol Metab Clin North Am*. 2006;35:663. vii.
141. Burch HB, Wartofsky L. *Endocrinol Metab Clin North Am*. 1993;22:263.
142. Kumar KV, et al. *Indian J Endocrinol Metab*. 2012;16:664.
143. Shaha A, et al. *Surgery*. 1987;102:1068.
144. Singer MC, et al. *Otolaryngol Head Neck Surg*. 2012;146:895.
145. Cernea CR, et al. *Curr Opin Otolaryngol Head Neck Surg*. 2012;20:125.
146. Dionigi G, et al. *World J Surg*. 2012;36:748.
147. American Society of Anesthesiologists. *Anesthesiology*. 2013;118.
148. Allen AH. *Ear Nose Throat J*. 2007;86(672):681.
149. Zbar AP, et al. *Ir Med J*. 1997;90:228.
150. Jones R. *Ann R Australas Coll Dent Surg*. 2000;15:357.
151. Witt RL. *Ear Nose Throat J*. 2005;84:308. 310.
152. Reece PH, et al. *J Laryngol Otol*. 2000;114:983.
153. Porhomayon J, et al. *Lung*. 2011;189:359.
154. Dhanda Patil R, Patil YJ. *Otolaryngol Head Neck Surg*. 2012;146:156.
155. Ankichetty S, et al. *J Anaesthesiol Clin Pharmacol*. 2011;27:447.
156. Chung F, et al. *Br J Anaesth*. 2012;108:768.
157. Vasu TS, et al. *J Clin Sleep Med*. 2012;8:199.
158. Ankichetty S, Chung F. *Curr Opin Anaesthesiol*. 2011;24:605.
159. Khanna A, et al. Anesthesia for Zenker's diverticulectomy. In: Abdelmalak B, Doyle DJ, eds. *Anesthesia for Otolaryngologic Surgery*. Cambridge, UK: Cambridge University Press; 2012.
160. Thiagarajah S, et al. *Anesth Analg*. 1990;70:109.
161. Salvino CK, et al. *J Trauma*. 1993;34:503.
162. Fortune JB, et al. *J Trauma*. 1997;42:832. discussion, p 837.
163. Engels PT, et al. *Can J Surg*. 2009;52:427.
164. Davidson SB, et al. *J Trauma Acute Care Surg*. 2012;73(suppl 1):S83.
165. Haspel AC, et al. *J Oral Maxillofac Surg*. 2012;70:890.
166. Dulguerov P, et al. *Crit Care Med*. 1999;27:1617.
167. Kim WH, Kim BH. *Korean J Anesthesiol*. 2012;62:488.
168. Healy W, Bradford CR. Neck dissection and laryngectomy. In: Abdelmalak B, Doyle DJ, eds. *Anesthesia for Otolaryngologic Surgery*. Cambridge, UK: Cambridge University Press; 2012.
169. Robbins KT, et al. *Arch Otolaryngol Head Neck Surg*. 2008;134:536.
170. Eliachar I, et al. *Otolaryngol Head Neck Surg*. 1994;110:242. discussion, p 245.
171. Weber RK, et al. *Am J Rhinol Allergy*. 2010;24:132.
172. Suzuki M, et al. *Laryngoscope*. 2011;121:2399.
173. Wang EW, et al. *Int Forum Allergy Rhinol*. 2011;1:493.
174. Westermark A. *Int J Oral Maxillofac Surg*. 2010;39:951.
175. Singh V, et al. *Int J Oral Maxillofac Surg*. 2011;40:260.
176. Bulgannawar BA, et al. *J Oral Maxillofac Surg*. 2011;69:1031.
177. Rampil IJ. *Anesth Analg*. 1992;74:424.
178. Sheinbein DS, Loeb RG. *Anesthesiol Clin*. 2010;28:485.
179. Van Der Spek AFL, et al. *Br J Anaesth*. 1998;60:709.
180. Absten GT. *Obstet Gynecol Clin North Am*. 1991;18:407.
181. Geyer M, et al. *Eur Arch Otorhinolaryngol*. 2010;267:87.
182. Stajner-Katusić S, et al. *Clin Linguist Phon*. 2008;22:857.
183. Friedrich G, et al. *Eur Arch Otorhinolaryngol*. 2007;264:1191.
184. Dailey S. *Otolaryngol Clin North Am*. 2006;39:11.

185. Zeitels SM, Healy GB. *N Engl J Med*. 2003;349:882.
186. Pereira CM, et al. *Rev Bras Anestesiol*. 2012;62:563.
187. Ross G, et al. *J Plast Reconstr Aesthet Surg*. 2012;265:1165.
188. Pohlenz P, et al. *Int J Oral Maxillofac Surg*. 2012;41:739.
189. Bharti N. *Anaesth Intensive Care*. 2012:40:354.
190. Kumar KV, et al. *Indian J Endocrinol Metab*. 2012;16:664.
191. Keeratichananont W, et al. *J Med Assoc Thai*. 2012;95:752.
192. Rodrigues AJ, et al. *J Bras Pneumol*. 2012;38:138.
193. Tan AH, et al. *Chest*. 2012;141:809.
194. Daniel M, Cheng A. *Int J Pediatr*. 2012;859104:2012.
195. Cywinski JB, et al. Anesthetic care for face transplantation. In: Abdelmalak B, Doyle DJ, eds. *Anesthesia for Otolaryngologic Surgery*. Cambridge, UK: Cambridge University Press; 2012.
196. Shanmugarajah K, et al. *Curr Opin Otolaryngol Head Neck Surg*. 2012;20:291.

71 机器人手术的麻醉

DAN B. ELLIS，MEREDITH A. ALBRECHT
顾健腾 译 易斌 审校

要 点

- 机器人手术的爆炸性增长是有目共睹的。截止2018年，全世界已经有超过300万台手术使用了达芬奇机器人系统[1]。
- 机器人手术并非真正意义上的全自动化手术，事实上，机器人是作为熟练外科医生的辅助机械“帮手”而存在的。
- 通过构建三维立体视野，并且通过增强腹腔手术镜器械在患者体内的可移动性和操作精确性，机器人手术强化了外科医生对病灶的可视化能力和进行复杂手术操作的能力。
- 考虑到机器人手术系统的尺寸大小和手术过程中对患者的特殊体位要求，机器人手术可能会给麻醉科医师带来特定的挑战。
- 为了便于暴露手术视野，机器人手术通常需要向体腔中注入 CO_2。CO_2 的注入和吸收会引起各类生理特征的变化。
- 机器人手术已成功应用于泌尿外科、妇科、结直肠外科、肝胆外科、耳鼻喉科和心胸外科手术。

机器人是什么?

根据韦氏词典，机器人是“一种模仿生物的机器，能够独立移动（如行走或依靠轮子驱动）并执行复杂的操作（如抓取和移动物体）。”20世纪80年代，美国国家航空航天局（National Aeronautics and Space Administration，NASA）发展出一款机器人，该机器人是一种远程控制装置，能在无人在场的情况下执行任务。后来，机器人开始被应用到NASA太空船上执行任务。尽管机器人技术最初被应用于太空探索，但美国政府随后即开始探寻该技术在其他领域的应用。

美国国防部（Department of Defense，DOD）随后开始着手将太空领域使用的机器人技术应用到战场。由于认识到很多美国士兵在战场上因出血或因伤口得不到处置而死去，因此DOD希望将机器人技术应用于战时外科手术中心。为了实现外科医生在难以到场时也能对伤员进行远程手术，美国军方投资并开发了能够进行手术操作的远程遥控机械臂。

与此同时，世界上第一例腹腔镜胆囊切除术在法国完成。该手术永久地改变了传统手术方式，微创手术的时代到来了。

在接下来的十年里，各种医疗机器人被发明出来，机器人技术也得到了迅猛发展。20世纪90年代初，第一个手术机器装置出现，当时发明了一种在骨科手术中为髋关节假体创造出空间的用于粉碎骨头的机器。

随着为实现执行手术操作而发明的装置不断取得进展，实现对装置设备远程控制的工作也在继续。20世纪90年代中期，在传统的腹腔镜手术中，语音识别软件被应用于调整腹腔镜的位置和牵拉腹腔脏器以便于手术操作。这个装置被称为自动优化定位内窥系统（Automated Endoscopic System for Optimal Positioning，AESOP），该装置至今仍然在使用（图71.1）。从某种角度来说，这个装置是我们现在家庭和个人智能设备的先驱。

可以说，机器人手术最伟大的进步发生在1991年，这一年，一种主-从式机器人系统被开发出来。这种机器人可以让外科医生与患者分开，并远程控制机械臂。达芬奇机器人手术系统和宙斯手术系统这两种类似的设备，几乎同时出现在市场上。达芬奇机器人的母公司，直觉外科公司（Intuitive Surgical），通过获得宙斯手术系统的知识产权，进而终止了宙斯手术

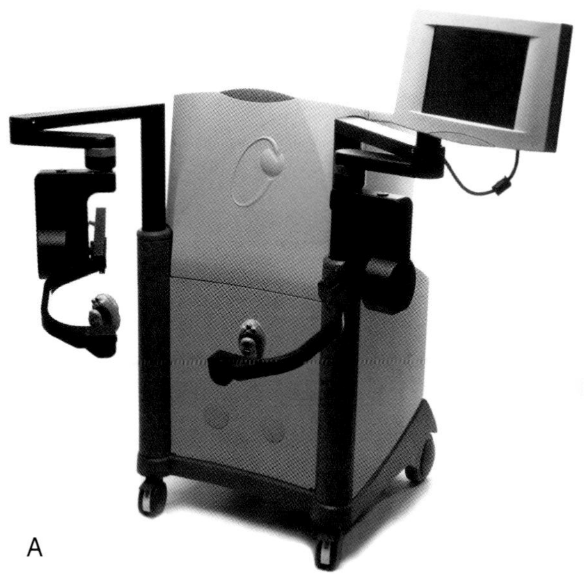

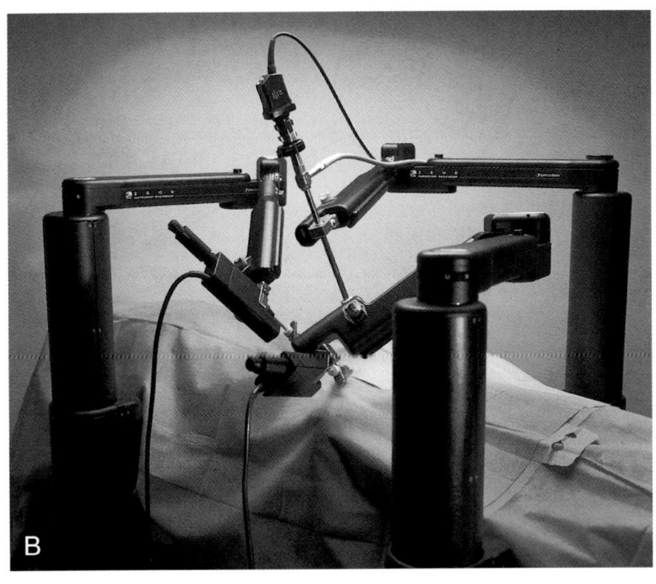

图 71.1 （A）宙斯机器人远程操作系统的控制台包括一个视频监视器和两个器械手柄，两个器械手柄将外科医生的手部动作转换电信号进而移动机器人的机械臂。（B）两台台式自动优化定位内镜系统（AESOP）的机械臂夹持器械，第三个机械臂控制摄像机（Courtesy Computer Motion，Sunnyvale，CA，USA.）

系统的生产。因此，在目前市面上仅能看到达芬奇机器人的存在（图 71.2）。

从此，人们将高清三维摄像头运用在机器人身上，从而使得外科医生在手术台旁的控制台就能够探查患者的解剖结构，并触及传统意义上难以达到的手术部位。虽然许多其他机器人公司开发出了各种产品，但目前只剩下 AESOP 和达芬奇机器人这两个。

达芬奇机器人有四个部分（图 71.2 和 71.3）：

1. 手术医生操控台（图 71.4 ～ 71.6）
2. 体内机器手（图 71.7 和 71.8）
3. 视频系统
4. 带有四个可移动臂的床旁系统（图 71.9）

外科医生坐在手术医生操控台旁（见图 71.4 和 71.5），并远程控制附着在床旁系统的体内机器手。麻醉科医师、手术助手、巡回护士可通过视频系统的屏幕实时看到手术过程（见图 71.2）。

在手术过程中，外科医生通过两个模拟双目镜或显微镜的高清监视器进行观察。这两个监视器视野共同构建三维图像。手术时，外科医生的手臂放在主控器上，手指操纵操控杆进而控制体内机器手的机械臂。脚踏板可以控制电凝器和机器人摄像头的移动，还可以实现机器人设备的脱离。为了便于协作和培训，达芬奇机器人通常有两个控制台，允许两名外科医生同时参与患者的手术操作。

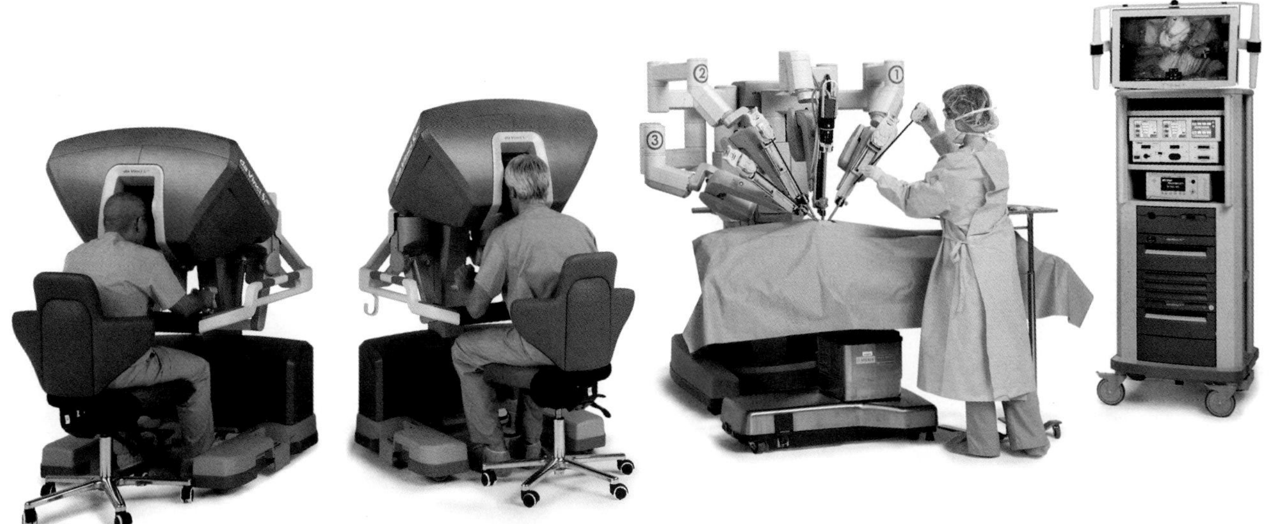

图 71.2　达芬奇机器人手术系统：两个手术控制台、装载四联手术臂的床旁系统和一个影像系统（Courtesy Intuitive Surgical，Sunnyvale，CA，USA.）

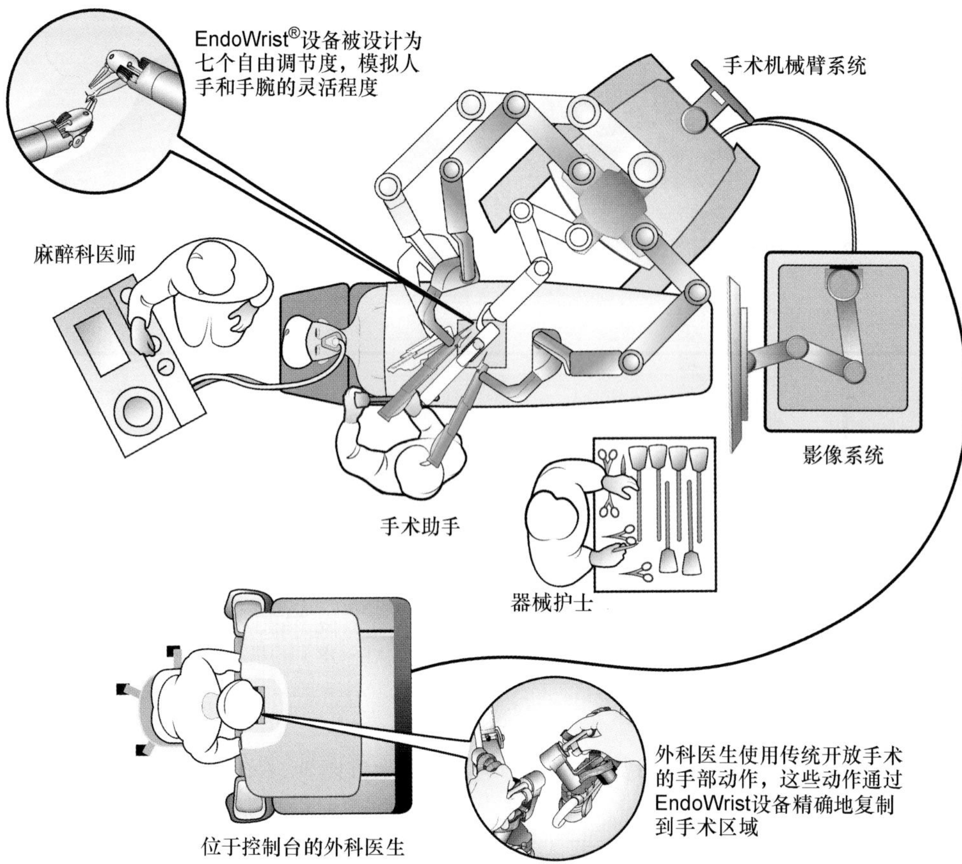
EndoWrist®设备被设计为七个自由调节度，模拟人手和手腕的灵活程度
手术机械臂系统
麻醉科医师
影像系统
手术助手
器械护士
外科医生使用传统开放手术的手部动作，这些动作通过EndoWrist设备精确地复制到手术区域
位于控制台的外科医生

图 71.3 **普通外科手术中使用机器人手术系统的手术室示意图**（Courtesy Intuitive Surgical，Sunnyvale，CA，USA.）

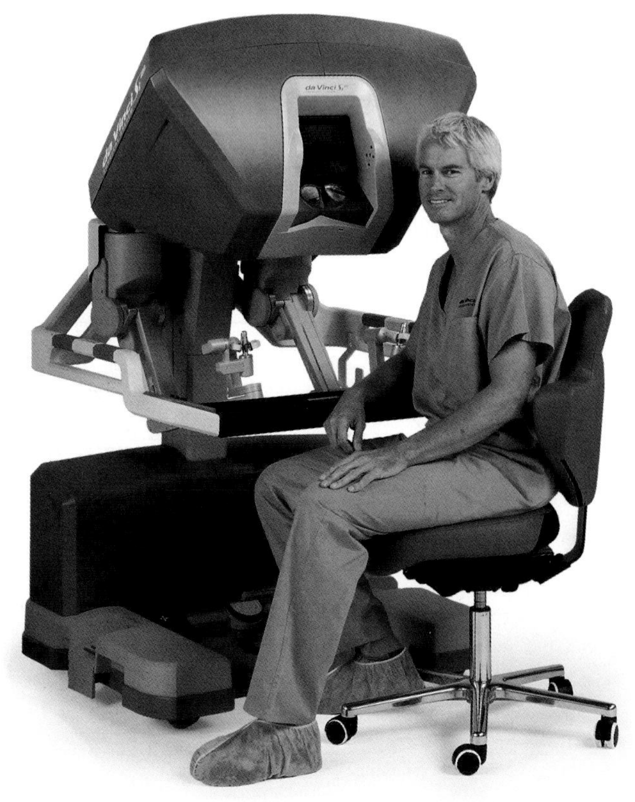

图 71.4 **达芬奇机器人手术系统：手术医师控制台**（Courtesy Intuitive Surgical，Sunnyvale，CA，USA.）

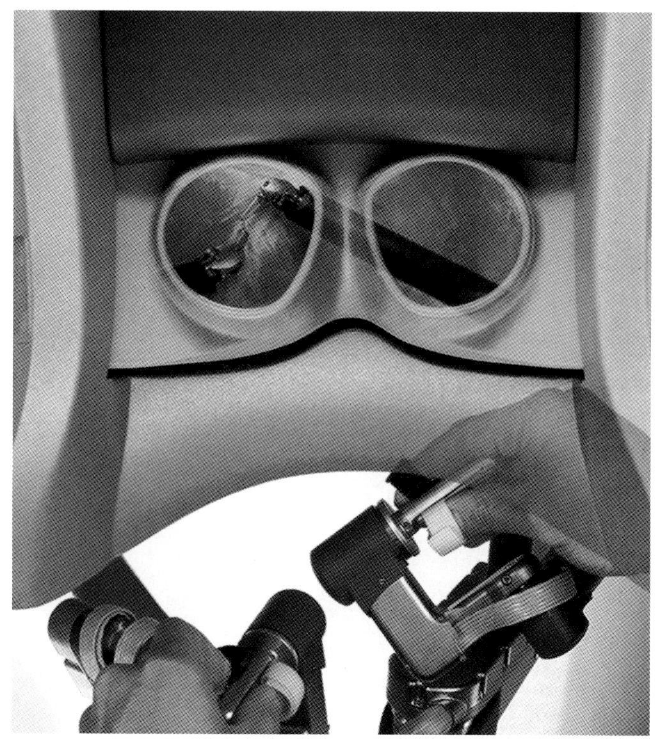

图 71.5 达芬奇机器人手术系统：产生虚拟三维立体影像的立体观察镜（Courtesy Intuitive Surgical，Sunnyvale，CA，USA.）

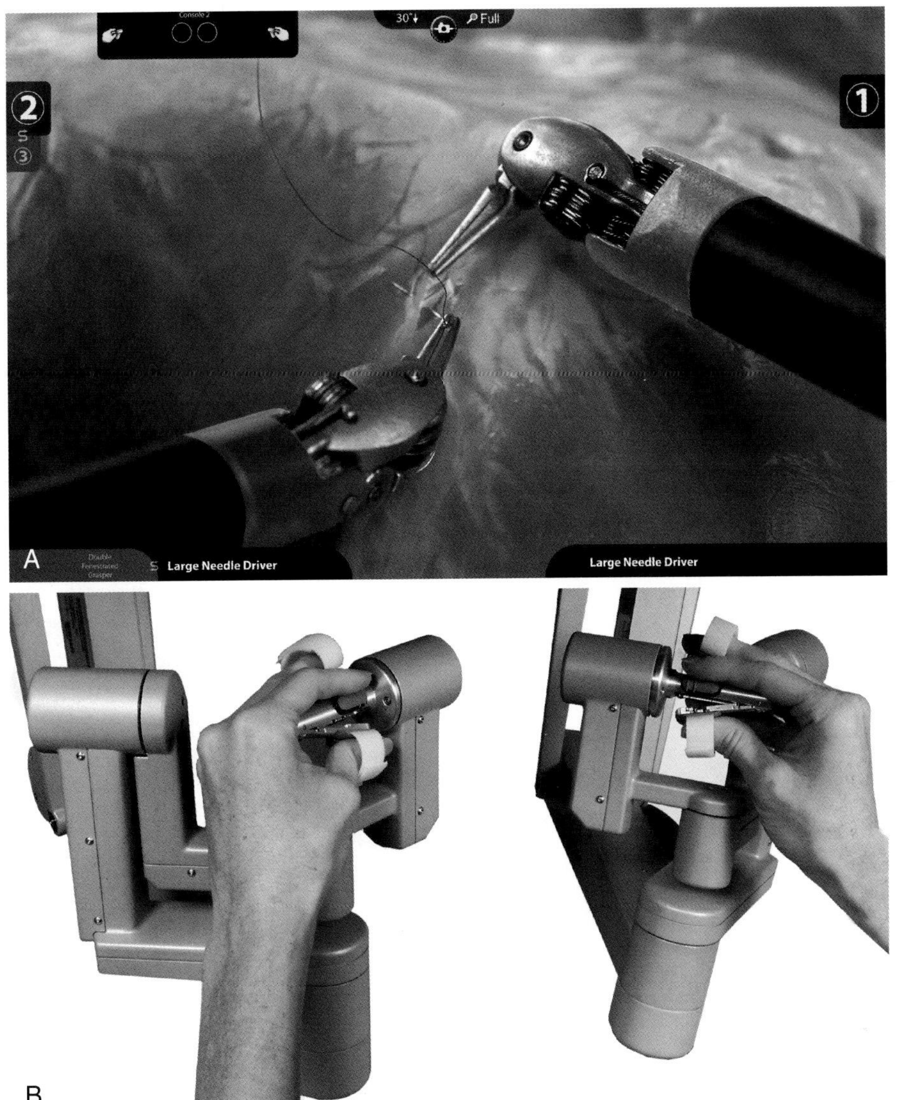

图 71.6　**达芬奇机器人手术系统。**（A）手术区域的虚拟三维立体影像。（B）主控装置将外科医生的手、腕和手指的运动转换为患者体内手术器械的实时操作（Courtesy Intuitive Surgical，Sunnyvale，CA，USA.）

为什么机器人手术越来越受欢迎？

相较于传统开放手术，机器人手术更受欢迎，因为机器人手术能够以微创的手术方式处理病灶。更少的组织操作意味着更少的粘连和更快的术后恢复。相较于其他微创或开放手术，机器人手术伤口并发症更少（例如切口感染和切口疝），而且住院时间也更短，这就使得机器人手术更具吸引力[2]。此外，机器人应用于外科手术将使得分步式操作得以实现，这有助于显微外科中组织的切割与缝合。与人类的手臂相比，机器人手臂有七级自由度。这些动作可以分为：达芬奇机器人的主臂动作，关节臂的精细运动，以及通过关节臂进行的外科手术操作（表 71.1，图 71.7 和图 71.8）。

这些关节臂不受与人类腕关节相关的限制。此外，机器人能将一些较大、较粗糙的动作在操作区内作精细化处理。例如，在控制器端，控制器移动了 5 mm，而机械臂可能只移动了 1 mm。这种精细程度能够允许更精准的操作。此外，机器人软件还可以减少或消除手震颤，从而提高手术的安全性和准确性。

什么时候使用机器人手术？

机器人可用于以下手术操作，包括子宫切除术、前列腺切除术、肾切除术、心脏手术、结肠切除术、普通腹腔镜手术、胸腔镜手术和经口耳鼻喉科手术。尽管目前达芬奇机器人大多应用于泌尿外科（前列腺切除术）和妇科（子宫切除术），但一系列新的应用场景正在被拓展。

基本上，只要是需要施行显微外科手术或者目

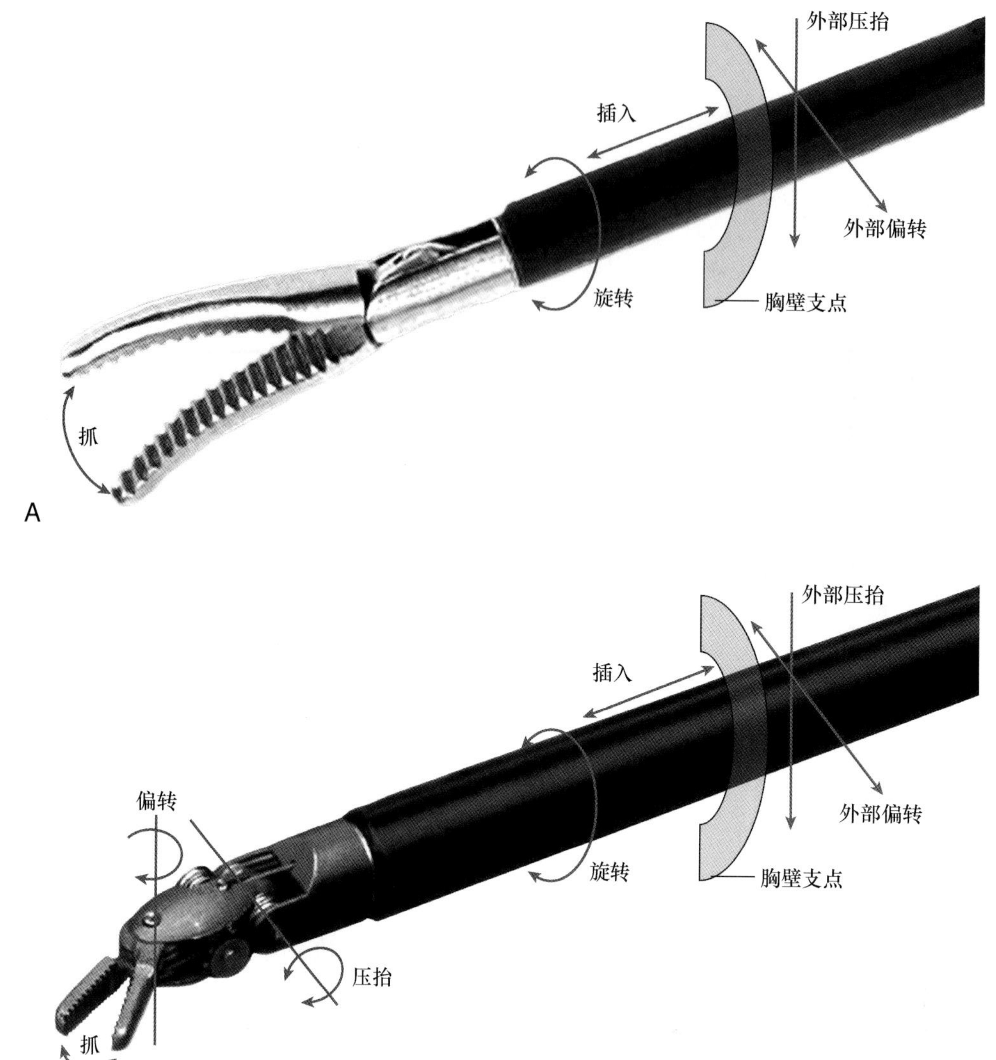

图 71.7 **活动自由度**（degrees of freedom，DOF）。（A）传统的腹腔镜器械的活动和钳夹只有四个自由度和抓。插入（即，在 z 轴上的运动）、旋转和根据支点在身体外部沿着 x 轴和 y 轴上运动，以上构成四个自由度。（B）体内机器手系统在增加两个体内关节后，拥有七个活动自由度（Copyright 1999 Intuitive Surgical，Sunnyvale，CA，USA.）

表 71.1 通过机械臂可完成的七级自由运动度

大臂运动	腕部运动	手术操作
进出	侧动	抓持或切割
上下	伸屈	
左右	旋转或滚动	

标器官难以触及的情况下，机器人手术就适用。如果通过机器人手术能将传统的开放式手术转变为微创手术，那么它就显得特别有应用的价值。

机器人手术的未来应用

机器人手术正随着影像调节技术和人工智能技术的应用而不断发展。尺寸越来越小的非刚性、柔性机械臂很可能最终取代现有的刚性机械臂。“蛇形”的机械臂将有助于减少和缩小患者身上的切口，并使得更加微创甚至无瘢痕的手术成为可能。此外，随着人工智能的发展，可以实现电脑算法对手术器械的指引与操作，这将使得半自主机器人手术成为可能。

机器人辅助气管插管

应用机器人实施成功的气管插管已见诸报道。开普勒插管系统（Kepler Intubation System，KIS）是由 Thomas Hemmerling 开发的，有实验操作者应用该系统在直视与非直视条件下对模拟人成功实施了插管。KIS 是一个低成本的系统，由一个操纵杆、一个机器人手臂、Pentax 视频喉镜和一个控制软件组成。插管操作能在 40 ～ 60 秒内完成，且第一次插管尝试的成

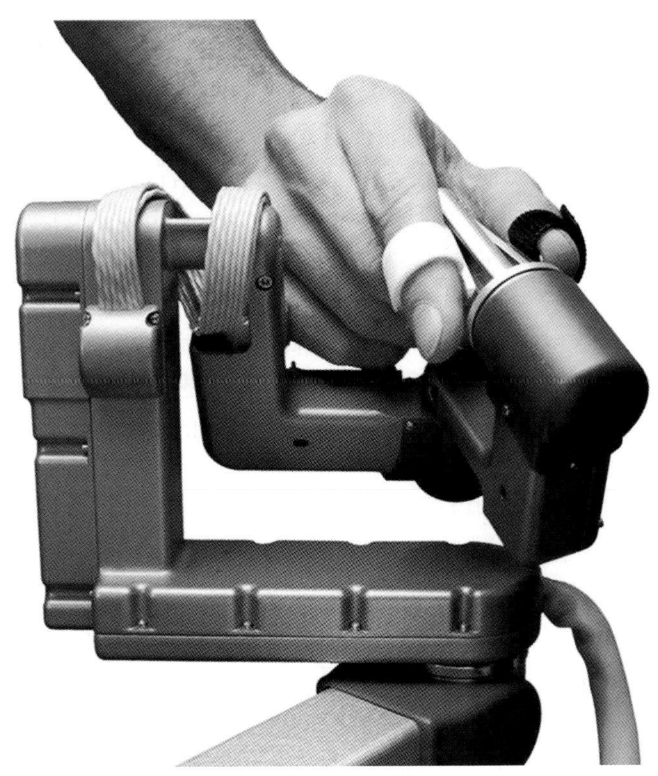

图 71.8　达芬奇机器人手术系统的体内机器手可模拟外科医生手和手腕的自然运动。这种设计允许更多的自由度（Courtesy Intuitive Surgical，Sunnyvale，CA，USA.）

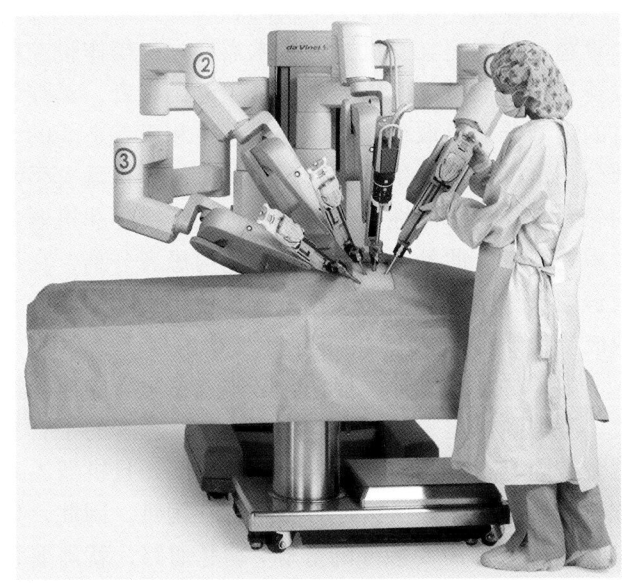

图 71.9　**达芬奇机器人手术系统：床旁系统**（Courtesy Intuitive Surgical，Sunnyvale，CA，USA.）

功率为 100%。该系统还能在不到 45 秒的时间内进行半自动（计算机系统按照先前操作员的操作顺序进行重演）插管，成功率为 100%[3]。该系统已应用于 12 名患者，在这 12 个病例中有 11 个一次性插管成功（1 例因设备起雾未能完成操作）。插管大约在 93 秒内完成[4-5]。机器人插管系统能否广泛应用还有待观察。然而，该系统还是有一些非常适用的场景，例如在进行太空探测活动时，将训练有素的麻醉科医师投送到指定地点是很困难的，在这种情况下，该系统就能发挥作用。

机器人手术生理学

机器人手术会引起很多生理变化。机器人手术中，手术体位的摆放、为构建可视化手术区域而引入的 CO_2 以及间隔室压力的增加（如腹部、胸部或口腔），这些均会引起相应的生理变化。因此，麻醉科医师必须意识到这些变化，以便制订针对性的麻醉预案。

注入 CO_2

除了耳鼻喉科手术以外，为了更好地暴露手术区域，必须将惰性气体注入患者体内。通常选择 CO_2 气体，是因为它有很高的扩散系数，而且由于 CO_2 很容易通过呼吸系统从身体排出，其导致气体栓塞的风险最小[6]。在 CO_2 被注入腹腔的时候，外科医生需要谨慎行事，需要保持腹内压力低于 20 cmH_2O。在满足手术操作的条件下，应当采用尽量小的腹腔内压，从而把因腹腔内压升高而引起的迷走神经刺激降至最低。然而，如果患者本身存在特别明显的静息迷走神经张力增高或对腹腔充气有明显的迷走神经反应，麻醉科医师有必要对患者进行药物干预或减轻气腹压力。

此外，向手术部位注入 CO_2 也可能导致血液中 CO_2 含量突然增加，因为 CO_2 可经由淋巴管和静脉丛被吸收[7]。因此，增加每分通气量对维持正常 $PaCO_2$ 和保持患者机体内环境稳定很有必要。

注入 CO_2 的另一个潜在不良影响是发生气体栓塞[7]。虽然很少见，但如果气栓进入肺循环，则将会对心肺系统产生灾难性的影响。此外，如果患者有房间隔缺损或室间隔缺损，气栓可能会进入脑血管，进而造成致命性并发症。

还有另一个更常见但并不严重的并发症，即注入的气体和腹腔内压的增加导致的肺不张。此外，气腹对膈肌造成的偏移还会加剧肺不张[8]。CO_2 气腹还可导致纵隔气肿或皮下气肿（发生率为 0.43% ～ 2.3%）。虽然这一现象通常没有特别的临床后果，但可能与术后 CO_2 排出时间延长有关，进而可能导致术后高碳酸血症和酸中毒。此外，也有因此导致气胸的病例报道，即注入的气体通过膈肌的先天性通道进入胸膜腔导致气胸（发生率为 0.03%）。气胸发生率的增加与很多因素相关，例如穿刺次数和套管针尺寸的增加、手术时间的延长、充气流速的增加、气体压力的增加、穿刺套管针松动和穿刺套管针放置困难等。有许多因素都会导致气体外渗的发生率增加，如机器人手术期间手术者外部视野和触觉反馈的缺失[9]。

肺血管收缩

向体内注入气体进而引起肺血管收缩的原因如下：

1. CO_2 的吸收；

2. 对肺部的物理压迫。

CO_2 吸收会导致高碳酸血症和酸中毒。肺血管收缩就是肺循环系统对高碳酸血症的反应，这是由于机体自身通过将肺部低通气部位的血流优先分流，进而实现通气血流比的调整来保证气体的交换。因此，CO_2 的注入对肺血管有收缩作用。

此外，在机器人手术中，升高的腹内压-胸内压差会导致肺组织受压，并因此导致压缩性肺不张。压缩性肺不张又会因 Trendelenburg 体位而进一步加剧。经鼻或经口留置胃管可行胃肠减压，从而有助于缓解（但无法完全消除）所增加的腹内压。随着功能残气量的减少，患者可能会出现肺萎陷和肺不张。这一现象的存在，再加上因注入 CO_2 而引起的血管收缩，两者叠加，增加了通气/血流比例失调。这种失调便会导致氧合能力的降低。

肺不张还会导致缺氧性肺血管收缩（hypoxic pulmonary vasoconstriction，HPV）。HPV 是一种代偿机制，机体会将血液从肺部低氧区分流到富氧区。并通过将血流分布到正常通气的肺部区域来改善气体交换[7]。HPV 这一机制的存在可能与线粒体传感器有关，线粒体传感器通过激发电压门控钙通道进而增加胞质钙离子从而引起血管收缩。

气腹的建立还会降低呼吸顺应性，升高气道压力。这一过程使通气变得困难，并使上述存在的高碳酸血症进一步恶化[10]。为了改善通气，建议将通气模式从容量控制通气转换为压力控制通气（pressure control ventilation，PCV）。然而，在一项机器人辅助腹腔镜前列腺癌根治术患者的随机试验中发现，PCV 模式除了降低气道峰值压力和改善顺应性外，其他参数（如：中心静脉压、肺平均动脉压、肺毛细血管楔压、动脉氧分压、心指数、平均气道压、生理无效腔和肺内分流分数）显示均无明显获益[11]。

由于霍尔登效应的存在，升高的 CO_2 含量会使氧合血红蛋白解离曲线向右移动。然而解离曲线的右移有助于向组织输送氧气，其结果是缺血情况会比预期的更轻微[12-14]。这种现象的一个可能的解释是 CO_2 激发了霍尔登效应和 HPV。

脑血管效应

被吸收的 CO_2 还会导致脑血管的扩张。尽管 CO_2 会优先从肺血管分流，但其余进入脑循环中的 CO_2 仍然会导致脑血管扩张。麻醉科医师必须注意 CO_2 水平升高可能导致颅内压（intracranial pressure，ICP）升高[15-16]。此外，许多机器人手术为了获得良好的盆腔结构术野，需要将患者置于过度的 Trendelenburg 体位，这也会导致 ICP 升高。麻醉科医师必须认识到颅内压增加的可能性和潜在影响，特别是对颅内压基线值本来就高而需施行脑室-腹腔分流术的患者。

高碳酸血症的全身反应

高碳酸血症会导致呼吸性酸中毒，因为 CO_2 与水结合后会代谢生成碳酸氢根和氢离子。由于碳酸氢盐不能有效缓冲高碳酸引起的酸中毒，因此会发生呼吸性酸中毒[17-18]。

高碳酸血症会增强麻醉的效果。急性高碳酸血症时，当 $PaCO_2$ 超过 80 mmHg 就会导致意识降低[19]。增加的 CO_2 还会降低心肌细胞收缩力，并可能增加心肌对心律失常的易感性[20]。

患者体位 机器人手术期间患者的体位摆放是一个难题。根据定义，机器人手术需要远程操作腹腔镜设备和手术器械。而因为外科医生远离患者，其被笨重的钢制器械所取代，所以外科医生和患者之间的大部分正常反馈都发生了改变。因此，接受机器人手术的患者其受到医源性损伤的风险远高于接受非机器人手术的患者。此外，这种外科医生与患者分离，在控制台内操作实施手术的工作方式，使得手术室团队其他成员和外科医生之间的沟通也变得困难。

为了尽量减少神经损伤，必须注意患者的体位摆放。考虑到机器人的大小，在手术中，患者的手臂常常会被固定在其两侧，旁人无法接近。一旦机器人系统就位后，医疗人员接近患者就存在困难。因此，如果麻醉科医师需要额外的静脉/动脉通路，就需要考虑在麻醉诱导后和机器人就位前就放置好这些通路管线。最好的做法是在机器人就位之前，除了一个额外的无创血压袖带及连接器外，还要再放置至少两个静脉导管。这样即使在手术期间接触患者的机会很少，对患者的监控也能更加灵活。

此外，不同的手术类型也有各自独特的体位考虑。如果外科医生要进行盆腔器官的手术，患者需要被置于十分倾斜的 Trendelenburg 体位。而如果患者正在接受腹壁手术，则通常采用仰卧位。

如果将患者置于倾斜的 Trendelenburg 体位，则最佳做法是将患者的手臂收拢在其两侧，以尽量减少手臂过度伸展引起的臂丛神经损伤。除此以外，将患者的手臂放在其两侧还可以方便机器人系统接近患者。在这其中，泡沫垫和硅胶垫可以用来保护患者脆弱的神经。如果患者的手臂没有被固定在其两侧，那么必须注意确保臂丛神经不会因手臂过度伸展而发生损伤。此外还可能需要额外的填充物来保护患者的面部、头部和颈部不受机械臂运动的影响。对于这些，麻醉团队必须时刻保持警惕。

考虑到手术过程中患者需要保持静止不动，维持连续稳定的神经肌肉阻滞就是非常重要的，因为在麻醉不够充分或神经肌肉阻滞不足的情况下，强烈的手术刺激可能会导致患者体动，这可能会给患者造成严重损伤。为了在机器人手术中实现可控定量的肌肉麻痹，许多医生都会应用神经肌肉阻滞剂。因此，持续监测神经肌肉阻滞的情况是必不可少的。许多麻醉科医师会放置多条静脉注射通道，这样可以保证药物和液体通过其中一条通道快速输注，而血管活性药或神经肌肉阻滞剂则可以通过另一条通路输注。

需要特别指出的是，机器人手臂和手术台不能一起移动。因此，一旦机器人就位并且机器人手臂在患者体内，就必须避免机器人手臂和手术床移动的不同步，进而造成患者体内组织的撕裂损伤。

与患者体位相关的生理变化

心血管效应

在泌尿外科和妇科的机器人手术中，为了便于手术视野的显露，需要将患者置于倾斜的 Trendelenburg 体位。当患者处于一个倾斜的“头朝下”的体位时，血液会从下肢回流到右心房，从而增加前负荷。关于 Trendelenburg 体位对心脏指数和心输出量的影响，各类研究结论各异[21-24]。Trendelenburg 体位引起的心输出量变化会受多种因素影响，例如患者原有的合并症、麻醉状态和术前用药等。一般来说，患者的心血管系统越健康，越能够更好地适应血流动力学变化，其心输出量改变甚微。此外，当患者容量超负荷时，其心输出量往往会增加[25-26]。

眼内效应

Trendelenburg 体位越倾斜，患者眼内压则越高。此外，手术时间越长往往也会导致眼内压进一步升高[28-30]。如果患者本身就患有眼内疾病，则较长的手术时间和倾斜的 Trendelenburg 体位可能会加重原有的眼内疾病。

尿量

气腹会导致尿量显著减少[31]。然而，随着时间推移，这种气腹引起的尿量减少并不会对肾功能产生负面影响。然而建立气腹时的尿量减少也还是对患者容量管理提出了挑战。

因为机器人手术需要将患者置于倾斜的 Trendelenburg 体位，所以接受机器人手术与常规腹腔镜手术的患者相比，各类损伤更常见，包括尿潴留、尿路感染和皮下气肿[27]。

机器人手术类型

可以使用机器人进行各种各样的手术。最常见的包括泌尿外科手术，如前列腺切除术、膀胱切除术和肾切除术。妇科手术也较为常见，包括子宫切除术、子宫肌瘤切除术和卵巢切除术。肝胆手术、结肠切除术、胆囊切除术和疝修补术也经常选用机器人手术。

泌尿外科手术

在 20 世纪 80 年代，随着 Unimation 公司开发的 Unimate Puma 机器人的不断升级发展，出现了第一种常规的机器人泌尿外科手术[32]。Unimate Puma 是一种具有六个运动轴的机器，可以快速完成经尿道前列腺切除术（transurethral resection of prostatic，TURP）。这种机器人由于效率的提高和手术时间的缩短，有利于减少冲洗液的吸收，从而降低了 TURP 综合征的风险[26，33]。随着临床医生在泌尿外科领域使用机器人进行手术的兴趣增加，他们也在寻求机器人手术的新应用，包括由泌尿外科医生施行的机器人前列腺切除术、肾切除术和膀胱切除术。

机器人辅助耻骨后前列腺切除术

可以说，机器人辅助耻骨后前列腺切除术（robotic-assisted retropubic prostatectomy，RAPR）是最常施行的机器人泌尿外科手术。与传统的开放式前列腺切除术或腹腔镜前列腺切除术相比，RAPR 能够降低输血率，促进尿失禁的快速恢复，并减少勃起功能障碍。此外，RAPR 比传统的腹腔镜前列腺切除术更容易学习。

在许多方面，RAPR的麻醉准备与腹腔镜前列腺切除术的麻醉准备类似。通常在常规的静脉诱导后实施气管插管。大多数临床医生主张使用两条静脉通路，因为患者被置于截石位后，手臂会被固定在身体两侧。此外，术前备血是必要的，因为穿刺套管针可能意外地侵入大血管。神经肌肉阻滞也非常重要，因为患者在机器人就位后的体动可能会导致严重的并发症。

如上所述，大多数麻醉科医师建议在患者的另一只手臂上放置第二个带连接器和软管的无创血压袖带，以防术中血压测量有困难。

为了便于手术暴露骨盆深部器官，患者通常被置于倾斜的Trendelenburg体位。如前所述，气腹和倾斜的Trendelenburg体位会导致颅内压和眼内压升高。而且由于体位的原因，可能会有物体撞击患者的面部和眼部，因此在手术期间，进行面部和眼部防护以避免伤害很重要。已有几例术后失明和视野缺损的病例报告[34-35]。胃内容物可能因重力作用流到眼睛上，并可能导致视力损伤。因此，许多临床医生主张用口胃管实施胃肠减压。虽然视力损伤的确切机制还不完全清楚，但胃肠减压除了保护患者的眼睛外，还可以帮助将穿刺套管针意外插入胃的风险降至最低。此外，颅内压增加可导致易感人群卒中或脑出血。

机器人前列腺切除术中的容量管理也非常重要，需要精细把握体液平衡。膀胱和尿道再连接前给予过多的液体会增加术后吻合口瘘的风险[36]。由于在此类手术中，头部会受到影响，过多的液体也会导致声门和眶周水肿。然而，严格限制液体的输注也可能导致急性肾小管坏死和因腿部血压低而引起的间隔室综合征。研究表明，间隔室综合征的风险小于0.5%，其发生与手术时间较长、患者肥胖和体位不当有关[37]。

机器人辅助根治性膀胱切除术

膀胱切除术在传统意义上是一种困难的手术，因为体液转移，容量管理以及患者自身合并症都会带来独特的挑战。这些患者的围术期管理极具挑战性，每4名患者中就有近1名在根治性膀胱切除术后再次入院[38-39]。而且不幸的是，再次入院的患者通常需要在医院待大约一周的时间[39-40]。

自2003年以来，世界各地都开展了机器人辅助根治性膀胱切除术[41]。虽然有许多随机对照试验，但试验数据存在异质性，而且根据患者的远期结局会得出不同的结论[42-45]。但总的来说，与开放性膀胱切除术相比，机器人辅助根治性膀胱切除术的出血量似乎更低。然而，减少失血似乎是以增加手术时长为代价的。但值得注意的是，机器人辅助根治性膀胱切除术与开放性膀胱切除术相比，两者的住院时长或术后2周再入院率似乎没有差别[47]。

接受机器人辅助根治性膀胱切除术的患者与接受机器人辅助根治性前列腺切除术的患者相比，两者在麻醉管理方面需要考虑的地方相同。都需要顾及倾斜的Trendelenburg体位以及颅内压升高和眼内压升高的可能。此外，为了术野得到显露而注入的CO_2也需要被考虑到[48]。

机器人辅助肾切除术

在过去的10年中，根治性肾切除术被用于治疗肾癌，并且被视为T1和T2期肾癌患者的标准治疗方案。根治性肾切除术能实现肾癌患者的无癌状态。根治性肾切除术的施行可以选择使用开放手术或腹腔镜手术。而在过去十年中，外科医生已经开始寻求机器人辅助来完成该手术[49]。

与传统的腹腔镜手术相比，机器人辅助的肾切除术手术视野得到了增强，且机械臂的引入使得操作活动度增加。此外，一些meta分析显示，机器人辅助的肾切除术与腹腔镜肾切除术相比，两者围术期结局相似或有轻微的改善[50-51]。

尽管许多文献和meta分析对腹腔镜手术和机器人手术进行了比较，但很少有前瞻性研究比较两者的围术期并发症和手术费用。然而，与传统的腹腔镜手术相比，记录显示机器人辅助肾切除术的花费和手术时长都有所增加[49]。

妇科手术

自1999年以来，机器人手术就已被用于妇科手术。机器人手术最初用于永久性绝育后输卵管再造术，而目前机器人手术已用于子宫切除术、输卵管卵巢切除术、膀胱阴道瘘修补术、阴道骶骨固定术和卵巢囊肿切除术[52]。

机器人辅助子宫切除术

自从有了第一次机器人辅助妇科手术之后，机器人辅助技术迅速应用于子宫切除术，而子宫切除术是全美国第二常见的手术[53]。

尽管接受机器人辅助子宫切除术的患者数量众多，但尚不清楚机器人手术是否优于传统的腹腔镜手术[54]。

机器人子宫内膜癌切除术确实需要更多的手术时间，尤其是当手术团队需要熟悉手术步骤时[55]；当经过20到30个手术病例操作后，手术的熟练程度将得到提升，这可以通过手术时间的缩短大致得到结论[56]。然而由于机器人辅助子宫内膜癌切除术的结局与腹腔镜子宫切除术相似，但其成本更高和手术时长更长，使得机器人子宫内膜癌切除术的应用越发引起人们关注[53, 57]。美国妇产科学会（The American College of Obstetricians and Gynecologists，ACOG）目前仍然推荐，在可行的情况下，将经阴道子宫切除术作为良性疾病的首选方法，因为其并发症发生率更低，恢复时间也更快。ACOG还指出，需要更好地研究机器人手术，以证明这种手术方法是否对于某一特定亚组的患者能提供最好的治疗[53]。

另外，考虑到传统腹腔镜手术有物理性限制而开放手术又会导致并发症大幅增加，有的医生已经开始在病态肥胖患者中应用机器人手术。总的来说，围术期结局似乎是相似的[58-59]。然而，将病态肥胖患者置于倾斜的Trendelenburg体位是非常值得引起重视的，为了实现手术视野的暴露，倾斜的Trendelenburg体位和气腹相结合是必需的，但这可造成心血管系统和通气方面的挑战。虽然相较于开放手术，这一类患者（体重指数＞40）可能可以从微创机器人手术中获益，但这些病例都涉及大量的麻醉方面的挑战。

其他妇科手术

鉴于阴道骶骨固定术的学习曲线相当倾斜，在这一有技术难度的手术上应用机器人辅助技术或许有帮助。机器人手术和腹腔镜手术的随机对照试验显示两者结局相似。然而，机器人手术病例增加了手术时间，而且术后疼痛的比例和花费也更高[53]。在机器人协助下进行肌瘤切除术可以实现更多的微创操作，特别是进行瘤体定位和患者BMI较高时较为适用。

关于机器人辅助妇科恶性肿瘤手术的研究很少，目前只有回顾性对照研究。研究表明由于花费、住院时间和并发症的减少，机器人辅助比开放式方法更受欢迎。最近一项针对子宫内膜癌的meta分析得出结论，机器人与腹腔镜手术相比，手术时长相似，但住院时间短，失血少，中转开腹次数和总体并发症少，但成本较高[60]。

ACOG不建议在短时长和低复杂度的手术中使用机器人，如输卵管结扎术、单纯卵巢囊肿切除术、异位妊娠或双侧输卵管卵巢切除术[53]。

普通外科手术

结肠切除术　1997年，比利时的普外科医生首次在腹腔镜胆囊切除术中应用了机器人辅助技术[52]。

尽管相关的同行评议研究报道很多，然而，一项近期meta分析并未发现腹腔镜和机器人结肠切除术之间存在显著差异。这种差异的缺乏，在很大程度上是因为这些研究中患者数量较少。此外，研究中还存在显著的异质性，这可能使研究结果并不准确[61]。

在一项质量改进分析中，与传统腹腔镜技术相比，机器人结肠切除术手术花费更高且手术时间更长[62]。然而，这一关于经济学方面的争论可能会因机器人辅助技术带来潜在的住院时间缩短的好处而降温，其证据来源于对国家手术质量改善计划数据库的17 000例结肠切除术进行的回顾性研究[24]。

胆囊切除术　机器人手术的另一个应用是机器人辅助胆囊切除术。在该手术中，只需一个切口，机器人手臂就可以置入患者体内。这种方法与传统的需要多个切口的腹腔镜胆囊切除术形成鲜明对比[63]。

为了减少手术瘢痕，患者倾向于选择单孔机器人辅助胆囊切除术。这项技术在被引入美国之前，自2011年起就已经在欧洲成功应用[64]。传统观点认为，机器人辅助胆囊切除术过于昂贵，没理由改变传统的腹腔镜胆囊切除术[65]。最近的meta分析显示，机器人手术相比于腹腔镜胆囊切除术，手术时间更长。然而，这延长的时间大部分花在动刀切皮前的相关准备时间上[63]。

此外，机器人辅助胆囊切除术发生切口疝的风险较高[64]，其切口疝的发生率大约在7%～20%之间[66-67]。切口疝发生率的增加，意味着可能需要额外的手术，因此将增加整体医疗花费。

肝胆手术　肝在腹腔深处的独特位置以及其丰富的血液供应，阻碍了外科医生积极采用和实施腹腔镜技术[68]。

成功的腹腔镜肝脏手术最早于1954年由Claude Couinaud记录[69]。从有最初记录以来，腹腔镜肝脏手术已经变得越来越普遍。此外，接受腹腔镜肝切除术的患者在肿瘤复发、肿瘤扩散或生存率方面似乎与传统手术没有差异[70]。与开放手术相比，微创技术似乎与失血量减少相关[71]。

然而，与开放式手术相比，腹腔镜手术需要更大的手术器械接头以及更大的机械臂活动度，还需要更清晰的手术视野，以上三点限制了腹腔镜手术的广泛应用[72]。为了解决这些限制，肝胆外科医生开始将目光投向达芬奇机器人。经验丰富的外科医生从传统的腹腔镜手术过渡到机器人手术通常不难[73]。此外，机器人手术能够对手术部位进行三维成像[74]。

虽然机器人手术与开放手术相比，手术花费更高，但机器人手术能缩短住院时间，因此总体成本反而可能会降低[75]。因此，对于需要施行肝胆外科手术的患者而言，机器人手术仍然是一个不断发展的领域[76]。

耳鼻喉科手术

目前全世界有 50 多万例头颈部癌症的病例[76]。

随着耳鼻喉科医生对良恶性病变的治疗方法的改进，在切除口腔癌肿时，他们开始寻求机器人辅助的治疗方法，以取代原有的切口更大、伤害较多的颈部入路方法。

扁桃体切除术

扁桃体切除术是全美国最常见的手术之一。目前，尽管在儿童期常规摘除扁桃体的做法已经被保守治疗措施所取代，但对于难治性扁桃体炎，仍要施行扁桃体切除术。这导致手术患者的人口结构正在发生变化，如今施行扁桃体切除术的患者年龄更大，且会有在儿童时期不常出现的合并症。外科医生们正在寻求新的方法去除扁桃体和腺样体组织。机器人机械臂能以更微创的方法切除这些组织[77-79]。

头颈部清扫术

Kavanagh 于 1994 年首次将机器人应用于口腔颌面外科手术[80]，随后其应用范围迅速扩展。如今，机器人手术应用范围涵盖舌根、咽部、梨状窦和鼻咽的病变切除[81]。这项技术的应用甚至已经扩展到包括经腋下甲状腺和甲状旁腺切除术以及悬雍垂腭咽成形术[82]。

尽管机器人技术已经存在了很长一段时间，但美国的头颈外科医生并没有在第一时间采用它们。实际上，很多年以来，机器人手术并未获得美国食品药品监督管理局（Food and Drug Administration，FDA）的批准。在 2009 年，机器人辅助经口治疗口咽癌的手术方式才获得 FDA 的批准[83-84]。虽然这种方式目前尚未被普遍采用，但来自欧洲的研究显示，其有望成为今后的常规术式[85]。

心脏手术（另见第 54 章“心脏外科手术的麻醉”）

机器人手术已经在心脏手术室开展了很多年。1997 年，Nataf 等人首次使用内镜实施内乳动脉获取术[86]。次年，Loulmet 和同事报告了第一例完全使用内镜进行的冠状动脉旁路移植术[87]。如今心胸外科的机器人辅助手术应用范围已经大大扩展，可施行包括房间隔缺损闭合术[88-90]、二尖瓣修补术[91]、动脉导管未闭结扎术[92]、完全内镜冠状动脉旁路移植术[93-94]、微创心房颤动手术[95-96]和左心室起搏器置入术[97]。虽然微创手术最终可能逐步取代胸骨切开的传统开放手术，但如果确实需要，外科医生仍必须做好准备，转为胸骨切开的开放手术。

麻醉科医师在执行机器人辅助心脏手术时，必须熟悉心胸外科麻醉。且必须具备执行单肺通气和管理相关生理变化的能力，其通气策略与胸外科手术中通常使用的策略类似。在肺功能测试结果较差或肺动脉高压时，是机械辅助心脏手术的相对禁忌证，因为这两种情况意味着不能耐受长时间的单肺通气。此外，许多麻醉科医师还会利用经食管超声心动图（transesophageal echocardiography，TEE）监测麻醉状态下的心脏生理功能情况。

为了让机器人心脏手术的手术视野得到暴露，在心肺转流术开始前，必须放置多个套管。套管的放置通常会选用股动 / 静脉。然而，由于可能发生医源性股动脉剥离，一些医院要求术前评估动脉粥样硬化疾病。而其他一些中心常常使用 TEE 引导右心房与下腔静脉交界处或上腔静脉的静脉插管（图 71.10）。这些套管通常需要预先用 5000 单位肝素冲洗，或滴注肝素以保持通畅。

除了心肺转流术所需的插管外，还需要在肺动脉进行插管以排空心脏提供手术视野。同样，TEE 可以帮助放置这些套管。

二尖瓣置换术

1997 年，有两篇文献报道了机器人辅助二尖瓣置换术。2002 年 11 月，FDA 批准了机器人辅助手术用于二尖瓣置换术。而机器人辅助二尖瓣手术要获得成功，必须对患者进行麻醉并进行单肺通气。术中患者还需保持一个较为特殊的体位，即右肩抬高 30 度，骨盆保持平卧位。保持骨盆在平卧位可以使得对股血管的操作更加方便。

体位摆放完毕后，手术团队将穿刺套管针插入第 4 或第 5 肋间隙，并在机器人就位前完成好术野暴露。从术野暴露开始直到机器人移开，麻醉团队都必须让患者完全静止不动，以尽量减少医源性损伤。

接着，使用股血管进行插管并开始心肺转流术，再将停搏液引入冠脉血管系统。随后，夹闭升主动脉，进行二尖瓣置换。二尖瓣置换后，需要使用 TEE 评估瓣膜功能。

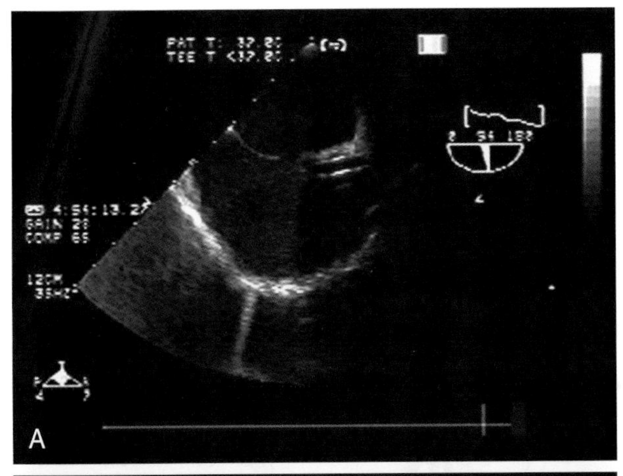

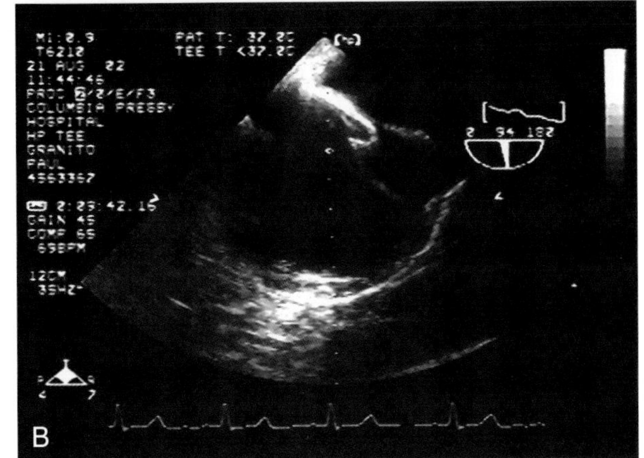

图 71.10 （A）上腔静脉插管的超声图像。（B）超声图像，双腔视图，显示含有 J 型导丝的下腔静脉。这两种视图都有助于正确放置心肺转流术的静脉插管

手术完成后，开放升主动脉，患者随即脱离心肺转流术。如果患者在术后仍需要插管，则将患者的双腔气管导管换成单腔气管导管。需要注意的是，当存在以下几个因素时，可能意味着患者不适用于机器人二尖瓣手术（框 71.1）。

冠状动脉旁路移植术

机器人辅助冠状动脉旁路移植术是一种正在被逐渐普及的安全有效的手术方法[94]。机器人辅助冠状动脉旁路移植术的排除标准见框 71.2[96]。

对于冠状动脉旁路移植术，患者的麻醉准备和监测和二尖瓣手术类似。心功能状况与套管放置位置也

框 71.1 机器人辅助二尖瓣修复术的排除标准

- 二尖瓣环钙化严重
- 重度肺动脉高压
- 缺血性心脏病
- 多瓣膜修复手术
- 既往右胸手术史
- 严重的主动脉和外周动脉粥样硬化

框 71.2 机器人辅助内镜下冠状动脉旁路移植术的排除标准

- 单肺通气禁忌证
- 射血分数＜ 30% 或心衰失代偿（NYHA Ⅲ或Ⅳ级）
- 中重度主动脉瓣和二尖瓣疾病
- 心梗 30 天内或心梗需紧急 CABG 或梗死后心绞痛
- 冠脉左前降支钙化或位于心肌内或存在广泛病变
- 左胸腔内心脏扩大
- 病态肥胖（BMI ＞ 35 kg/m^2）
- 严重的外周血管疾病
- 严重的非心脏健康问题
- 既往胸部手术史、胸膜粘连、纵隔或胸部放射治疗史

BMI，体重指数；CABG，冠状动脉旁路移植术；NYHA，纽约心脏病协会

需要通过 TEE 进行确认。此外，麻醉科医师在适当的时候还需要考虑使用肺动脉导管。

为了取内乳动脉以供旁路移植，需要使用双腔管或带支气管封堵器的标准气管导管进行单肺通气。实施单肺通气以后，患者需要被置于改良的右侧卧位，即从仰卧位向右倾斜 30 度。需要将体外除颤器和起搏器垫片放置在左后胸和右前外侧胸备用。此外还需要将左臂抬高以利于左内乳动脉的手术暴露。相反，为了更好地暴露右内乳动脉，随后需要抬高右臂（图 71.11）。为了置换纵隔脂肪垫并实现手术区域的暴露，需要注入极少量的 CO_2（通常为 5 ～ 10 mmHg）。当单肺通气开始后，左半胸注入 CO_2，通常即可以看到双侧内乳动脉[98]。如果预期术中需进行心肺转流术时，需要术前经左股动脉插入 17 F 或 21 F 的带主动脉阻塞球囊的远程灌注导管（图 71.12）。远程灌注导管需要能实现 4 ～ 5 L/min 的顺行血流灌注。随后，在 TEE 辅助下，将主动脉导管放置在升主动脉弓中，距离主动脉瓣约 2 cm（图 71.13）。血管内球囊的膨胀体积对应于主动脉窦管交界处的直径（以毫升为单位）。当血管内球囊压力大于 300 mmHg 时，通常就能完全阻塞主动脉[99]。球囊周围的血液流动可通过 TEE 的彩色多普勒进行观察和监测。双侧桡动脉通路的监测有助于提示封堵球囊有无向无名动脉移动。球囊的近端移位最容易通过 TEE 观察到，此外，还要警惕球囊通过主动脉瓣疝出。

单肺通气开始后，右肺随即萎陷。接着在右半胸腔内注入 CO_2，在腋前线的第 3、第 4 和第 5 肋间隙打孔并放置三个 1 厘米的孔洞扩张器（见图 71.11）。然后切开患者的心包暴露心脏。术后早期心律失常很常见。使用抗心律失常药如胺碘酮和 β 肾上腺素阻滞剂，有助于改善心律失常状况[100-102]。

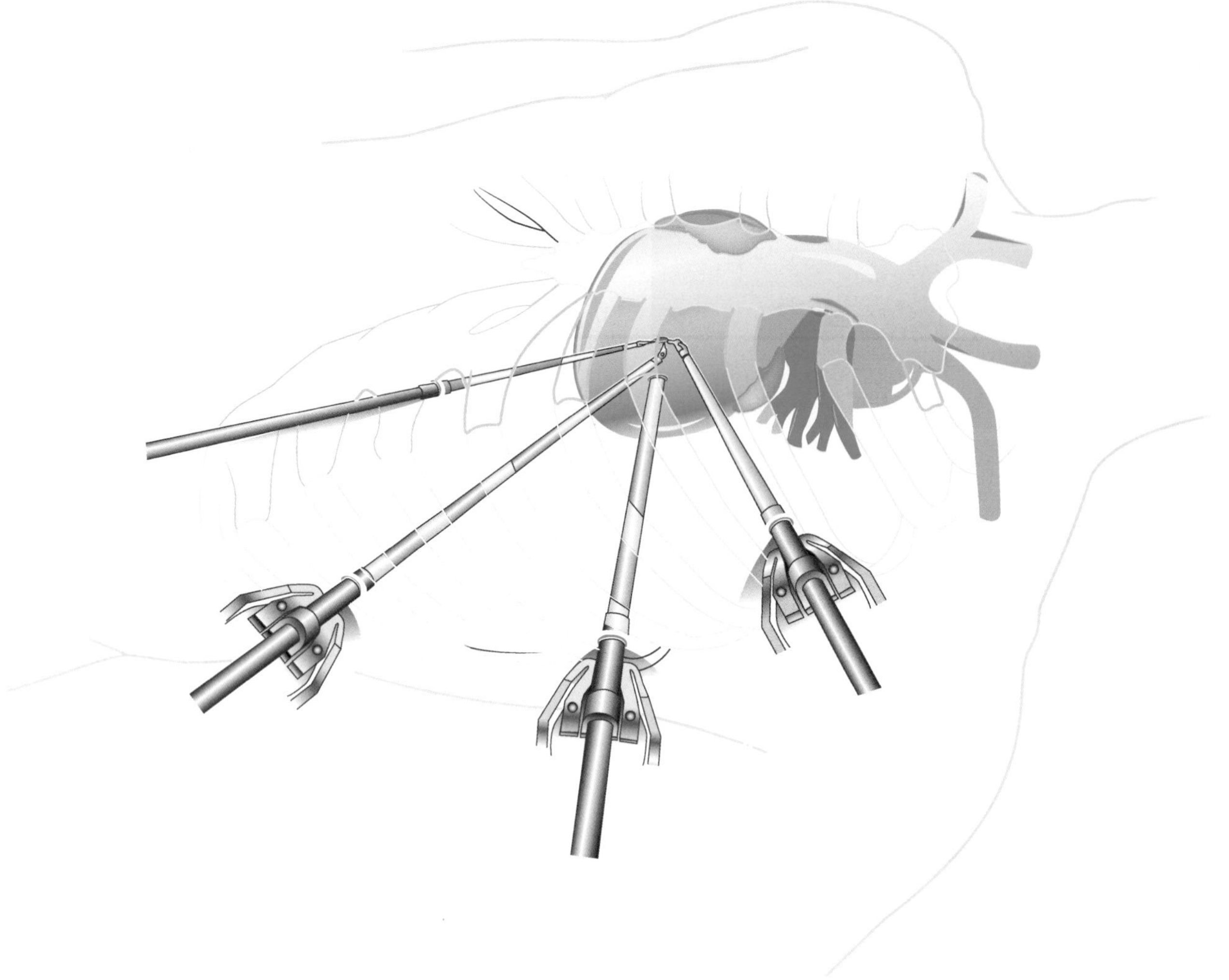

图 71.11 冠状动脉旁路移植术的打孔位置。套管放置于第 3、6、8 肋间隙。双侧内乳动脉游离术采用类似的定位方法

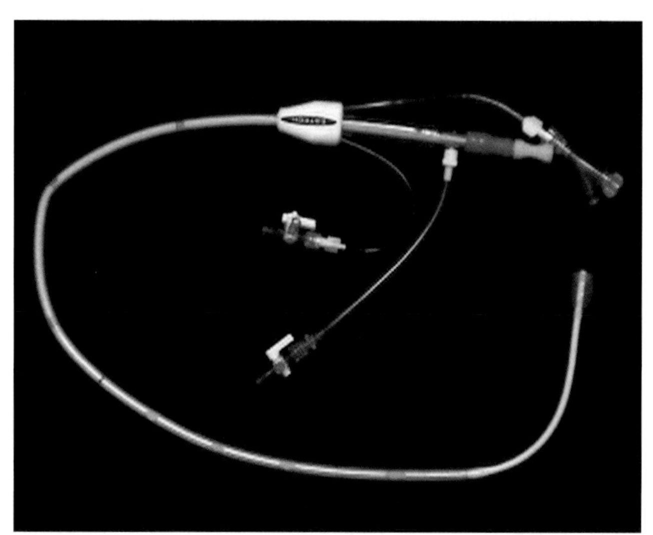

图 71.12 **远程灌注导管（Estech Systems，Plano，TX，USA）**。血管内导管有一个圆柱形球囊，用于主动脉内血管封闭。导管能以 5 L/min 的速度顺行灌注

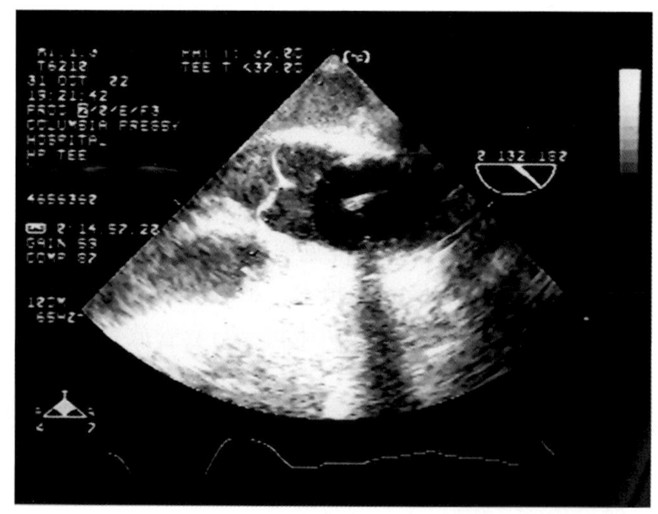

图 71.13 原位远程灌注导管（Estech Systems，Plano，TX，USA）球囊超声图像。麻醉科医师可通过经食管超声心动图动态观察导管球囊的移位。球囊应被置于升主动脉，离主动脉瓣 2 ～ 4 cm 远。当球囊位置异常，阻塞无名动脉时，可监测到右桡动脉导管压力信号减弱

机器人辅助胸腔镜手术（另见第 53 章“胸科手术的麻醉”）

电视胸腔镜手术（video-assisted thoracoscopic surgery，VATS）常用于癌性肿瘤切除（楔形切除和肺叶切除术）、食管切除、裂孔疝和肺减容术[103-107]。只要临床结局相同，相比于开放手术，VATS 则更受欢迎，因为其可以减少住院时间、失血、疼痛和并发症。然而，使用如 VATS 微创技术进行复杂的手术（如肺切除术或胸腺切除术）是有困难的。机器人手术方法［机器人辅助胸腔镜手术（robotic-assisted thoracoscopic surgery， RATS）］使得将微创技术应用到这些更复杂的手术中成为了可能，而且具有某些与开放手术相同的好处。虽然目前有几个医学中心正在探索 RATS 肺叶切除术、肺段切除术和纵隔肿块切除术，但只有其中少数几个更具开拓精神的中心报告进行了 RATS 肺切除术[108]。相较于腔镜手术，机器人辅助手术通常会导致手术时间延长和手术费用增加[109]。

机器人辅助胸腔镜手术与机器人辅助心脏手术面临着类似的难题。例如机器要适应更坚硬的胸壁，术中心脏、肺和纵隔可能发生移动，这些都是面临的挑战。此外，启动和维持长时间的单肺通气和一侧胸腔注入 CO_2 后导致的血流动力学不稳定都是值得关注的特殊问题。尽管面临这些挑战，机器人手术也仍然可以被专门用于胸腺切除术、纵隔肿块切除术、胃底折叠术、食道手术和肺叶切除术[110-112]。

由于纵隔结构厚实，有活动性，且会因重力而改变位置，因此为了暴露大部分难以操作的区域，患者的体位摆放就显得尤为重要（见第 53 章）。仰卧位或轻微侧卧位（一侧抬高 15 ～ 30 度）是前纵隔病变最理想的手术体位。此体位要求抬高的手臂尽可能地位于患者一侧且尽量靠后，以使机器人能够成功就位。然而，举起的上臂过度外展可导致臂丛神经损伤[111]。完全侧卧位（90 度）可能是肺门肿块和肺叶切除术的最佳体位。此外，俯卧位或改良的俯卧位可以更好地暴露后纵隔肿块[113]。

为了适应机器人的位置，患者通常需要转动 90 度，因此在摆放体位之前实现肺隔离就非常重要。此外，麻醉回路、静脉输液通路和动脉通路都可能需要延长。建议将麻醉回路和其他通路组合成一束，以避开手术人员和监护设备。由于机器人一旦就位，就将很难接近患者的手臂，因此也建议预留两条大口径静脉输液通路。接受 RATS 治疗的患者通常应该在机器人就位之前放置一条动脉通路，以便对血压和 $PaCO_2$ 进行密切监测。在术中进行肺隔离的确认是很困难的，因此在开始运行机器人之前，应该使用纤维支气管镜进入气道以进行肺隔离情况检查。必须注意的是，一旦肺隔离失败将导致无法通过 RATS 完成手术[110]。

注入 CO_2 有助于通过推动纵隔且同时压缩肺以显示手术区域，实现充分暴露。然而，注入 CO_2 也会导致血流动力学不稳定和单肺通气时难以处理的高碳酸血症。注入 CO_2 还会导致静脉气体栓塞，静脉回流减少，甚至因右心衰竭进展而导致心腔塌陷。

麻醉科医师还必须做好由于出血或无法获得足够的手术暴露而需要转换为开胸手术的准备[111]。在最近的 meta 分析中，RATS 肺切除术中转为开胸手术的发生率为 0% ～ 19%[114-115]。在前 20 个病例中，新手外科医生的学习曲线也相当倾斜。在外科医生学习使用机器人时，必须考虑到手术中发生问题的可能性会增加[114-115]。

RATS 的另一个潜在隐患是胸膜损伤，这可能会使注入的 CO_2 扩散到通气的一侧肺中，进而导致通气困难，并可能导致张力性气胸或严重的皮下气肿，这些情况都会影响血流动力学[114]。

目前有越来越多地研究将 VATS 和 RATS 在常见手术中运用的结果数据进行比较。正如对所有复杂手术的预期一样，RATS 肺叶切除术在有更多收治能力的医疗中心的效果更好[116]。与其他科手术情况类似，较长时间的 RATS 肺叶切除术与 VATS 肺叶切除术有相似的结果。然而，与腹腔镜手术相比，机器人手术确实增加了费用[117-118]。在对早期胸腺瘤进行开放式手术、VATS 手术与 RATS 手术三者治疗情况的对比研究中，机器人手术与缩短住院时间有关，其并发症发生率与 VATS 相似[119]。在食管切除术中，与其他微创手术相比，RATS 尽管手术时间更长，但两者结果也是类似的[120]。

随着机器人逐步取代开放式手术并应用于更复杂的手术，我们可以预期其对患者的治疗效果会有所改善，治疗费用也可能降低[108, 121]。

总结

机器人手术麻醉是一个令人兴奋且充满活力的领域。随着外科医生与患者一道共同参与探索创新和高技术的医疗诊治方法，我们有理由相信会有更多的患者将使用机器人进行手术。然而，对机器人手术与传统手术两者的结局和花费进行比较研究还是很有必要的。需要更多的数据来确定哪些类型手术和哪类人群能受益于机器人手术，这种受益不仅包括对患者更好的医疗结局，也包括更少的医疗费用。通过认识机器人手术过程中独特的生理变化和体位摆放的问题，将使麻醉科医师能够最好地管理我们的患者。

致谢

作者感谢 Sumeet Goswami、Priya Kumar 和 Berend Mets 在本章先前版本中所做的贡献。

参考文献

1. *Intuitive Surgical I. da Vinci Gynecology*. 2018. http://davincisurgery.com/da-vinci-gynecology/
2. Ashrafian H, et al. *Br J Anaesth*. 2017;119(suppl 1):i72–i84.
3. Hemmerling TM, et al. *Anesth Analg*. 2012;114(3):590–594.
4. Hemmerling TM, et al. *Br J Anaesth*. 2012;108(6):1011–1016.
5. Hemmerling TM, Terrasini N. *Curr Opin Anaesthesiol*. 2012;25(6):736–742.
6. Zorko N, et al. *J Int Med Res*. 2011;39(3):1084–1089.
7. Kaye AD, et al. *Ochsner J*. 2013;13(4):517–524.
8. Choi SJ, et al. *Anaesthesia*. 2006;61(5):439–443.
9. Ott DE. Subcutaneous emphysema--beyond the pneumoperitoneum. *JSLS*. 2014;18(1):1–7.
10. Andersson LE, et al. *Anesthesiology*. 2005;102(2):293–299.
11. Choi EM, et al. *J Clin Anesth*. 2011;23(3):183–188.
12. Dick CR, et al. *Am J Respir Crit Care Med*. 1997;155(2):609–614.
13. Christiansen J, et al. *J Physiol*. 1914;48(4):244–271.
14. Strang CM, et al. *Minerva Anestesiol*. 2013;79(6):617–625.
15. Price HL. *Anesthesiology*. 1960;21:652–663.
16. Juan G, et al. *N Engl J Med*. 1984;310(14):874–879.
17. Patel S, Sharma S. *Physiology, Acidosis, Respiratory. StatPearls. Treasure Island (FL)*. StatPearls Publishing LLC; 2018.
18. Hyneck ML. *Am J Hosp Pharm*. 1985;42(9):1992–2004.
19. Kazemi H. *Cerebrospinal Fluid and the Control of Ventilation*. 2nd ed. Philadelphia: Lippincott-Raven Publishers; 1997.
20. Gutt CN, et al. *Dig Surg*. 2004;21(2):95–105.
21. Geerts BF, et al. *J Clin Anesth*. 2012;24(8):668–674.
22. Gok F, et al. *Int J Clin Exp Med*. 2015;8(10):19037–19043.
23. Martin JT. *AANA J*. 1995;63(1):29–36.
24. Miller PE, et al. *J Am Coll Surg*. 2016;223(2):369–373.
25. Sonny A, et al. *J Anesth*. 2017;31(5):692–702.
26. Davies BL, et al. *Proc Inst Mech Eng H*. 1991;205(1):35–38.
27. Sheeder J, et al. *Gynecologic Oncology*. 2015;137:54.
28. Raz O, et al. *J Urol*. 2015;193(4):1213–1219.
29. Awad H, et al. *Anesth Analg*. 2009;109(2):473–478.
30. Hoshikawa Y, et al. *Br J Ophthalmol*. 2014;98(3):305–308.
31. Nguyen NT, et al. *J Am Coll Surg*. 2002;195(4):476–483.
32. Moran ME. *J Robot Surg*. 2007;1(2):103–111.
33. Lane T. *Ann R Coll Surg Engl*. 2018;100(suppl 6):5–7.
34. Taketani Y, et al. *PLoS One*. 2015;10(4):e0123361.
35. Olympio MA. *BJU Int*. 2013;112(8):1060–1061.
36. Piegeler T, et al. *BMC Anesthesiol*. 2014;14:61.
37. Pridgeon S, et al. *BJU Int*. 2013;112(4):485–488.
38. Stimson CJ, et al. *J Urol*. 2010;184(4):1296–1300.
39. Hu M, et al. *Cancer*. 2014;120(9):1409–1416.
40. Jacobs BL, et al. *J Urol*. 2013;189(1):59–65.
41. Menon M, et al. *BJU Int*. 2003;92(3):232–236.
42. Nix J, et al. *Eur Urol*. 2010;57(2):196–201.
43. Khan MS, et al. *Eur Urol*. 2016;69(4):613–621.
44. Bochner BH, et al. *Eur Urol*. 2015;67(6):1042–1050.
45. Parekh DJ, et al. *J Urol*. 2013;189(2):474–479.
46. Bjurlin MA, et al. *Urology*. 2017;103:117–123.
47. Borza T, et al. *Urology*. 2017;104:77–83.
48. Ozcan MF, et al. *Int Urol Nephrol*. 2017;49(1):55–60.
49. Jeong IG, et al. *JAMA*. 2017;318(16):1561–1568.
50. Pavan N, et al. *Ann Surg Oncol*. 2017;24(8):2420–2428.
51. Leow JJ, et al. *J Urol*. 2016;196(5):1371–1377.
52. Himpens J, et al. *Surg Endosc*. 1998;12(8):1091.
53. Committee opinion no. 628: robotic surgery in gynecology. *Obstet Gynecol*. 2015;125(3):760–767.
54. Lim PC, et al. *Int J Gynaecol Obstet*. 2016;133(3):359–364.
55. Torng PL, et al. *Taiwan J Obstet Gynecol*. 2017;56(6):781–787.
56. Lin JF, et al. *Int J Gynaecol Obstet*. 2014;124(1):88–91.
57. Wright JD, et al. *JAMA*. 2013;309(7):689–698.
58. Nawfal AK, et al. *J Minim Invasive Gynecol*. 2011;18(3):328–332.
59. Pursell N, et al. *J Minim Invasive Gynecol*. 2017;24(7):S155.
60. Ind T, et al. *Int J Med Robot*. 2017;13(4).
61. Solaini L, et al. *Surg Endosc*. 2018;32(3):1104–1110.
62. Dolejs SC, et al. *Surg Endosc*. 2017;31(6):2387–2396.
63. Huang Y, et al. *Surgery*. 2017;161(3):628–636.
64. Hagen ME, et al. *Surg Endosc*. 2018;32(3):1550–1555.
65. Breitenstein S, et al. *Ann Surg*. 2008;247(6):987–993.
66. Balachandran B, et al. *World J Surg*. 2017;41(5):1246–1253.
67. van der Linden YT, et al. *J Laparoendosc Adv Surg Tech A*. 2016;26(11):857–861.
68. Cherqui D. *Br J Surg*. 2003;90(6):644–646.
69. Couinaud C. *Presse Med*. 1954;62(33):709–712.
70. Croome KP, Yamashita MH. *Arch Surg*. 2010;145(11):1109–1118.
71. Croner RS, et al. *Langenbecks Arch Surg*. 2016;401(5):707–714.
72. Goja S, et al. *Int J Surg Case Rep*. 2017;33:16–20.
73. Magistri P, et al. *J Surg Res*. 2017;217:92–99.
74. Felli E, et al. *Updates Surg*. 2015;67(1):27–32.
75. Beard RE, Tsung A. *Cancer Control*. 2017;24(3):1073274817729234.
76. Dias FL, et al. *Curr Opin Oncol*. 2017.
77. Sperry SM, et al. *ORL J Otorhinolaryngol Relat Spec*. 2014;76(6):342–352.
78. Weinstein GS, et al. *Laryngoscope*. 2012;122(8):1701–1707.
79. Holsinger FC. *Laryngoscope*. 2016;126(4):864–869.
80. Kavanagh KT. *Laryngoscope*. 1994;104(3 Pt 1):283–293.
81. Weinstein GS, et al. *Arch Otolaryngol Head Neck Surg*. 2007;133(12):1220–1226.
82. De Ceulaer J, et al. *Int J Oral Maxillofac Surg*. 2012;41(11):1311–1324.
83. Bekeny JR, Ozer E. *World J Otorhinolaryngol Head Neck Surg*. 2016;2(2):130–135.
84. Moore EJ, et al. *Clin Anat*. 2012;25(1):135–141.
85. Lorincz BB, et al. *Ann Surg Oncol*. 2015;22(suppl 3):S1028–1033.
86. Nataf P, et al. *J Card Surg*. 2000;15(4):278–282.
87. Loulmet D, et al. *J Thorac Cardiovasc Surg*. 1999;118(1):4–10.
88. Argenziano M, et al. *Circulation*. 2003;108(suppl 1):Ii191–Ii194.
89. Bonaros N, et al. *Ann Thorac Surg*. 2006;82(2):687–693.
90. Morgan JA, et al. *Ann Thorac Surg*. 2004;77(4):1328–1333.
91. Rodriguez E, et al. *Int J Med Robot*. 2006;2(3):211–215.
92. Suematsu Y, et al. *Ann Thorac Surg*. 2005;80(6):2309–2313.
93. Katz MR, et al. *Circulation*. 2006;114(suppl 1):I473–476.
94. Argenziano M, et al. *Ann Thorac Surg*. 2006;81(5):1666–1674; discussion 1674-1665.
95. Kypson AP. *Cardiology*. 2007;107(3):147–158.
96. Gillinov AM. *J Interv Card Electrophysiol*. 2005;13(2):115–124.
97. DeRose JJ, Kypson AP. *Am J Surg*. 2004;188(suppl 4A):104s–111s.
98. Vassiliades TA. *Heart Surg Forum*. 2002;5(2):119–124.
99. Reichenspurner H, et al. *Ann Thorac Surg*. 2000;69(4):1176–1181; discussion 1181-1172.
100. Bakir I, et al. *Ann Thorac Surg*. 2007;83(1):331–340.
101. Gerosa G, et al. *Eur J Cardiothorac Surg*. 2004;26(2):450–452.
102. Thomas D, et al. *J Electrocardiol*. 2012;45(2):95–101.
103. Augustin F, et al. *Int J Med Robot*. 2006;2(3):262–270.
104. Bodner JC, et al. *Ann Thorac Surg*. 2005;80(4):1202–1206.
105. Kernstine KH, et al. *Surg Endosc*. 2007;21(12):2285–2292.
106. Gharagozloo F, et al. *Ann Thorac Surg*. 2008;85(6):1880–1885; discussion 1885-1886.
107. Gharagozloo F, et al. *Ann Thorac Surg*. 2009;88(2):380–384.
108. Louie BE. *Thorac Surg Clin*. 2014;24(2):169–175. vi.
109. Kernstine KH, Waters JK. *J Thorac Cardiovasc Surg*. 2018;155(2):787–788.
110. Steenwyk B, Lyerly R 3rd. *Anesthesiol Clin*. 2012;30(4):699–708.
111. Campos JH. *Curr Opin Anaesthesiol*. 2010;23(1):1–6.
112. Zhang Y, et al. *Ann Transl Med*. 2015;3(5):71.
113. Kernstine KH. *Am J Surg*. 2004;188(suppl 4A):89s–97s.
114. Campos J, Ueda K. *Minerva Anestesiol*. 2014;80(1):83–88.
115. Cao C, et al. *Ann Cardiothorac Surg*. 2012;1(1):3–10.
116. Tchouta LN, et al. *Chest*. 2017;151(2):329–339.
117. Bao F, et al. *J Thorac Dis*. 2016;8(7):1798–1803.
118. Louie BE, et al. *Ann Thorac Surg*. 2016;102(3):917–924.
119. Qian L, et al. *J Thorac Dis*. 2017;9(7):1997–2005.
120. He H, et al. *J Cardiothorac Surg*. 2018;13(1):52.
121. Kuo SW, et al. *J Thorac Dis*. 2017;9(9):3105–3113.

72 日间（门诊患者）手术的麻醉

IAN SMITH，MARK A. SKUES，BEVERLY K. PHILIP
黄锦文　朱磊　译　阎文军　熊利泽　审校

要点

- 日间手术量正在持续增长，其主要原因是微创手术的开展、对患者筛选和术前准备的完善及诊室手术的不断发展。
- 日间手术几乎没有绝对禁忌证。年龄、体重指数或 ASA 分级等不应成为日间手术的排除指征。
- 对患者进行有效的术前评估和准备是必需的，能够保证安全、高质量、高效率地开展日间手术。
- 各种麻醉药物和技术均可应用于日间手术。为了实现高质量快速恢复和副作用最小化，最重要的是经验和注重细节处理。
- 可以适当放宽脊椎麻醉在日间手术治疗患者中的应用范围，但应使用小剂量布比卡因复合阿片类药物或短效局部麻醉药物以避免恢复延迟。
- 镇静技术可广泛应用于医院、诊室或偏僻场所，但镇静并不比全身麻醉更安全，它需要给患者提供与全身或区域麻醉的患者同样标准的医护人员、监护及围术期护理。
- 应用局部或区域麻醉复合对乙酰氨基酚、非甾体抗炎药进行多模式镇痛，可有效缓解疼痛。减少阿片类药物需求同时也降低了其不良反应的发生率和强度。
- 预防性抗呕吐治疗应基于患者个体风险。对于围术期恶心呕吐高风险患者，应予以多模式抗呕吐方案。
- 患者离院时应以书面形式告知术后护理、恢复正常活动、随访评估和联系电话等事宜。告知书中必须包括早期预警症状和相对应的处理。
- 日间手术因不良事件发生率低和并发症少而受到患者的欢迎。

引言

日间手术起源于苏格兰的格拉斯哥市，1898 年至 1908 年间 James Henderson Nicoll 完成了近 9000 例儿童日间手术，近半数患儿年龄低于 3 岁[1]。与当时主张手术后长时间卧床休息的主导理念相反，Nicoll 鼓励术后尽早活动及回家，并由护士进行家庭随访，以降低交叉感染率、克服医院床位不足和经费短缺的问题。数年后，Ralph Milton Waters 在爱荷华州的苏城开办了市区麻醉诊所，让成人患者在困难拔牙、脓肿引流或轻微骨折复位后几小时内回家[2]。之后日间手术发展缓慢，直到二十世纪中叶，长时间卧床的危险和短期住院的经济优势开始被人们所认识。首批基于医院的日间手术室出现于 1951 年的密歇根大急流城、1952 年的加利福尼亚州洛杉矶，及 1969 年英国伦敦的哈默史密斯医院[3]；与此同时，第一个独立的日间手术中心在亚利桑那州凤凰城成立[4]。紧接着，在 20 世纪 70、80 年代，有许多独立日间手术中心在美国北部地区出现。

随着 1984 年日间手术麻醉学会（Society for Ambulatory Anesthesia，SAMBA）成立[5]和 1989 年英国日间手术协会成立，日间手术麻醉作为公认的亚专科得到发展。它们和其他的 9 个国家级学会在 1995 年联合成立了国际日间手术协会（International Association for Ambulatory Surgery，IAAS），一个致力于在全世界推广日间手术的庞大组织。

日间手术已经远远超出对健康患者进行简单手术的范畴。目前，越来越多的大手术也采用日间手术方式，尽管这类患者常合并有复杂的疾病。正如越来越多的微创外科技术出现一样，优良的麻醉与镇痛药物使麻醉不良反应降至最低，并有利于术后恢复。同样重要的是理念的改变，它对过时且保守的医疗实践以及要求患者住院的做法提出了挑战。在美国，日间手术现在约占所有择期手术的80%[6]。虽然不同手术的日间化比率在不同国家之间有所差异，但在英国和全球其他许多国家，日间手术也在择期手术中占有相当大的比例[7]。

定义

虽然日间手术被广泛应用，但其精确定义在不同的国家和卫生体系中并不相同。为保持一致性，我们采用IAAS的共同创始人提出的定义："日间手术是患者在有计划的非住院情况下进行检查和手术，恢复时依然需要医疗机构。整个过程不需要在医院过夜"[8]。这个定义要求对患者的管理从开始就要计划手术当天离院，而且入院、手术、离院都在一天内完成。定义中强调计划概念，是为了确保不会让计划住院的患者当日离院，因为该类患者需要更高要求的准备工作和术后护理。

短期停留手术包含了日间手术的所有原则，还包括术后在医院过夜。这可能是因为那些患者患有严重的合并症、缺乏社会支持、手术范围大或手术开始太晚需要延长观察，不能当日离院。短期停留手术与日间手术的目的一致，即尽可能地降低对患者的生理干扰，从而改善恢复质量，缩短医院停留时间；它们的围术期管理也相似，所以本章节包含了短期停留手术的内容。

日间手术的优点

日间手术实施有赖于以下措施：小的组织创伤、最大程度减少不良事件的发生并促进恢复，有效的术后镇痛，恰当的术后注意事项告知和术后支持。患者赞同更高效的手术安排，以及在熟悉的家庭环境中进行舒适便捷的恢复。日间手术具有经济优势，可免除住院过夜的相关费用。在美国和英国，不论医院停留时间的长短，符合行日间手术指征的手术所获得的费用是相同的（分别来自于保险公司和地方预算单位）。因此，如果患者在医院过夜，额外的费用则由医疗机构承担。2010年以来，英国为日益增长的基于日间手术模式的手术提供了更大的资金投入[9]，以激励优化医疗，为这种重新设计的医疗行为提供资金。

日间手术机构

在美国，美国麻醉科医师协会（American Society of Anesthesiologists，ASA）制定了日间手术机构指南[10]，其中包括遵守地方法规的声明、人员要求和最低设备标准。医疗质量标准的制定和实施受到政府监管、许可或认证。在美国和加拿大，医院内的日间手术机构需要联合委员会（The Joint Commission，TJC）、专业风险管理服务机构挪威船级社（Det Norske Veritas，DNV）和医疗机构认证规划（Healthcare Facilities Accreditation Program，HFAP）认可。日间手术中心和诊室手术场所需要日间医疗认证协会（Accredita-tion Association for Ambulatory Health Care，AAAHC）、美国日间手术机构认证协会（American Association for Ac-creditation of Ambulatory Surgery Facilities，AAAASF）或TJC认证。在美国，除了接受上述组织机构的认证决定外，医疗保险与医疗补助服务中心（Centers for Medicare & Medicaid Services，CMS）还有自己的检查程序。

日间手术机构的构建模式多样。其中一些是专门为日间手术设计的，其他一些是利用现有设施改造而成。日间医疗服务机构因国家而异，但大致可分为4种医疗模式，每种都有自己的优点和缺点[11]。

院内整合模式

最简单的日间手术模式是与住院患者共享手术设施，但术前准备和术后恢复的区域是独立的。这种模式以前被认为是效率低下的，为了保障住院患者急症和急诊手术，可能将日间手术延迟，甚至取消。但是通过给日间手术设定明确的手术日期，使用严格的诊疗流程，院内整合模式的效率几乎与独立的日间手术中心相同[12]。这种设计是非常灵活的，允许日间和住院手术比例每天变化，当有些手术转变为新的日间手术病种时，不需要将手术室所有设备和技术再增加一套给独立的日间手术机构。

院内独立模式

院内独立模式的日间手术单元在功能和结构上与住院患者诊疗区域相分隔，有独立的候诊室、入院区域、手术室、恢复区域和行政管理机构。这种设计促进了以患者为中心的管理流程，能够确保日间手术从功能上与急症和急诊工作分开，可同时使用医院可用资源。在许多方面这是一种理想的医疗模式。然而，这种情况下日间手术虽然可以满足，但对于日间和住院都可以做的手术而言，不可避免地需要重复配备一套设备与技术。

独立式

独立的日间手术中心能够确保其围术期管理与住院患者及急诊工作分离，这样可以提高效率，让工作完全集中于日间医疗流程。虽然可能会发生罕见的围术期并发症，除了需要较好医疗或额外的资源，适当的患者选择和准备可大大减少这一风险。虽然独立的日间手术中心通常可以较好地进行患者选择和准备，使潜在的围术期并发症最小化，但仍存在不能安全处理这类问题的风险。尽管部分日间手术中心具有过夜患者监护能力，但所有的日间手术中心都必须制订好患者紧急转移附近医院的详细计划。日间手术中心的规模差异较大，从实施全关节置换或减肥手术高度专科化的单一手术机构到多专科的综合手术机构不等。

以诊室为基础

在医师诊室的相关区域进行日间手术、诊断性操作，或两者兼备的医疗模式在美国迅速扩展[6]。主要优势是增加了患者和外科医师的便利和较少的手术总费用。一直以来，与独立日间手术中心相比，诊室为基础的医疗和设施受到的监管更为宽松。另外，它们可能存在明显的设备、医护人员和环境的局限性，处理围术期并发症的能力较低。然而，这些限制正在迅速变化。在美国，提供包括中度至深度镇静或全身麻醉程序在内的诊室须遵守国家认证监管要求，遵守政府监管、医疗环境、设备供应、工作人员证书等方面的标准和人员继续医学教育。关于基于诊室的麻醉的更多内容将在本章后面进行讨论。

患者选择标准

外科因素

微创手术的发展、外科技术的进步、疼痛管理和短效麻醉药物的问世显著增加了能够当日离院的外科手术种类。现在，手术持续时间相对不重要，手术创伤程度是更重要的决定因素。日间手术的预期不应该出现的持续出血、围术期大量的液体输入，或术后需要复杂而特殊的监护。手术并发症仍然是非预期住院的唯一原因[13-14]。在美国和英国，日间手术后在医院停留一夜所产生的费用不予支付，这部分额外费用由日间手术机构承担。英国日间手术协会出版了包含200 多种外科手术的名录，并提出适合于行日间或短期停留手术的比例[15]。如表 72.1 所示。

在许多国家腹腔镜胆囊切除术已成为常规的日间手术，越来越多的腹腔镜手术患者当日出院被证实是安全和有益的，包括胃底折叠术[16]、子宫切除术[17]、肾切除术[18]、肾盂成形术[19]、根治性前列腺切除术[20]和胃束带术[21]。微创治疗也促进了单室膝关节术[22]和髋关节置换术[23-24]患者当日出院。有 2000 例因肥胖症行腹腔镜 Roux-en-Y 胃旁路术的患者，84% 于 23 小时内离院，再住院率低于 2%[25]。

甚至传统上需要复杂住院治疗管理的神经外科专业也开始进行日间手术。2001 年首次介绍了经术中唤醒开颅术治疗幕上肿瘤的患者当日出院情况[26]。最近，一些经全身麻醉肿瘤切除术[27]甚至动脉瘤夹闭

表 72.1 适合日间手术的外科手术种类

专业	外科手术举例
乳腺外科	切除或组织活检，包括局部扩大切除，前哨淋巴结活检，单纯乳房切除，微创乳腺导管检查，乳头部位的手术
普通外科	肛瘘，藏毛窦，痔切除术，开腹或腹腔镜疝修补术，腹腔镜胆囊切除术，肾上腺切除术，脾切除术，胃底折叠术，胃束带手术
妇科	宫颈手术，腹腔镜输卵管结扎术，卵巢切除术，子宫切除术，女性尿失禁手术，阴道前后壁修补术
头颈外科	牙科手术，唾液腺切除术，甲状腺切除术，甲状旁腺切除术
眼科	白内障手术，斜视手术，玻璃体切割术，鼻泪管和所有眼睑手术
骨科	关节镜检查和治疗手术，前十字韧带修复术，腕管松解术，拇指囊肿手术，骨折复位术和内固定取出术，腰椎微创椎间盘切除，微创髋关节手术，单膝关节手术
耳鼻喉科	鼓室切开和鼓膜成形术，鼻整形术，鼻中隔和鼻甲手术，鼻息肉切除术，扁桃体和腺样体切除术，喉镜检查，内镜下鼻窦手术
泌尿外科	内镜膀胱和输尿管手术，经尿道激光前列腺切除术，包皮环切术，睾丸切除术，腹腔镜肾切除术，肾盂成形术，前列腺切除术
血管外科	静脉曲张手术，血液透析瘘管形成术，腔内动脉手术

术[28]的患者已经在手术当天出院了。越来越多的非选择性手术，如脓肿、嵌顿疝修补术和阑尾切除术，以日间手术路径进行管理[29]。与此同时，一些微创手术，如用于诊断或治疗的宫腔镜检查，正在从日间手术室走出，在检查室、门诊部或诊室内进行[30]。

虽然家庭环境中进行术后疼痛控制是个巨大的挑战，但阻碍日间手术发展的最大障碍是对出院后有可能发生严重并发症的错误认识和担忧。例如，尽管有充分的数据表明，扁桃体切除术的原发性出血多发生于术后6～8 h[31-32]，但在一些国家仍然常规的住院过夜，而在另外一些国家80%或者更多的患者在手术当天离院[7]。类似的是，早在1986年日间甲状腺手术已首次被证实是安全和有效的[33]，然而这个结论被广泛采纳却非常缓慢[34]，主要原因是担心出血和气道受损。这些并发症是罕见的，尤其是当手术是由那些有大量周全细致手术止血经验的专家进行时，短时间离院是可以实现的[35]。或许是因为甲状腺切除术对外科技术的要求比较细致，在局部麻醉下行甲状腺切除术似乎也可增加日间手术率[36]。关于乳腺手术，尽管现在认为早期离院，使患者离开家的时间尽可能短，可以改善患者心理健康状态[37]，但在英国出于对于术后心理支持问题的担忧，阻碍了将乳腺切除术和其他肿瘤手术归为日间手术的进程。挑战传统思维可能是有益的，例如，乳腺切除术或腋窝淋巴结清扫术后不再进行常规引流，并未显著增加包括伤口积液在内的术后罹病率，反而有助于当日离院[38]。乳腺癌的日间手术治疗与住院治疗相比，并发症更少[39]。

内科因素

过去，日间手术依赖于相对严格的患者选择标准以尽量避免术后并发症的发生。然而在实际工作中，多数这些标准可预测围术期可处理的不良事件的发生，但不能预测非预期入院或再次入院[40]。虽然综合年龄、手术时间和并存疾病（如外周或脑血管疾病）的指标可以发现住院高危患者，但其特异性差，当日离院仍然为最大可能性[41]。日间手术非常安全，围术期死亡率小于1/11 000[42]，低于一般人群围术期死亡率。尽管手术和患者病情越来越复杂，但日间手术的安全性依旧很高[43-45]。

日间手术几乎没有绝对禁忌证。患者是否适合于日间手术，应对其整体健康状况进行评估，兼顾考虑早期离院的风险和益处，不能凭任意一项指标来决定，如年龄、体重指数（body mass index，BMI）或ASA身体状况分级[46]。无论术后处理计划如何，慢性疾病患者在择期手术前病情应比较稳定，并调整到最佳状态。许多稳定期的慢性疾病，如糖尿病、哮喘、癫痫，患者通常自身控制良好，日间手术有助于减少对该类患者生活常规的干扰[46]。应提前辨别哪些并存疾病增加手术麻醉管理难度，哪些并存疾病增加术后并发症的发生，这是日间手术的相对禁忌证[47]。

肥胖患者是一个很好的例证，对于外科医师、麻醉科医师、手术室人员来说，肥胖与众多围术期问题有关（见第58章）。这就需要有经验的医护人员和专用设备，如为了保证医疗安全所需的更长的手术器械和更宽的手术推车，但风险在快速恢复后很快就会解决，并且不需要通过术后当晚住院来预防。早期活动、使用短效药物和避免阿片类药物镇痛有利于肥胖患者的日间手术管理[47]。肥胖不会增加非预期入院、术后并发症、再次入院或离院后与医疗机构非计划联系的发生率[48]。甚至病态肥胖（BMI > 40 kg/m^2）[46]和超级肥胖（BMI > 50 kg/m^2）[49]不再认为是当日离院的绝对禁忌证。肥胖增加了进一步出现合并症的可能性，这些应该进行个体化评估。

阻塞性睡眠呼吸暂停

阻塞性睡眠呼吸暂停（obstructive sleep apnea，OSA）在一般普通人群中可以发生，但更常见于肥胖者。尽管如此，大多数阻塞性睡眠呼吸暂停患者可安全、有效地行实施日间手术[50]。我们可提前预料到一些围术期间的问题如困难气管内插管和气道阻塞[51]。然而创伤大的手术，尤其涉及胸部或气道时，或围术期需要大剂量阿片类药物的患者不适于日间手术[50]。当疑有OSA但尚未经确诊和治疗的患者可能会增加难度。简单的调查问卷，辅以一些基本检测（测试）方法（如STOP-Bang），能够发现大多数高度怀疑OSA的高危患者[52]，但没有足够的证据建议推迟手术直到确诊[53]。在儿童，OSA是行扁桃腺切除术的主要适应证之一，并且被视为日间手术的相对禁忌证。然而，最近的一项研究表明，在没有其他合并症的情况下，当日离院仍然是安全的[54]。

年龄

医疗和社会问题随着年龄的增加而增加，日间手术应对患者进行个体化评估和管理，而不是武断地设定年龄上限。年龄超过65岁的患者术后7天内死亡和再入院的风险分别为41/100 000和2.53%[55]。虽然这比年轻患者的发生率稍高一些，但主要风险因素似乎是高龄（年龄超过85岁）、创伤大的手术和有近期住院治疗的经历[55]。围术期心血管不良事件的发生率也随年龄的增长而增加。总体上，老年患者术中发生心血管不良事件的风险会增加两倍，但这不应被视为日间手术的禁忌证，而是表明患者需要术中更细致的管理[56]。相反，一些术后并发症发生率在老年患者中是降低的[56-57]，尤其是老年患者术后疼痛、头晕、恶心呕吐的程度远低于年轻患者[56, 58]，而没有增加计划入院率和二次入院率。一项研究表明，相比于接受同类手术的老年住院患者，接受日间手术的老年患者术后认知功能障碍的发生率降低[59]，推测可能与使用短效麻醉药物并缩短他们离开熟悉的家庭环境的时间有关。减少髋关节和膝关节手术后住院时间也带来了类似的好处[60]。

年龄的另一个极端，日间手术的年龄下限根据每个机构的专长和专业有所不同。早产儿术后发生呼吸暂停的风险较高，因此，直到他们生长到适当的孕后年龄（postconceptual age，PCA）才可行日间手术。一些历史回顾性研究表明，PCA 超过 48 周的患儿发生术后呼吸暂停的风险低于 5%，并且若患儿出生时胎龄大于 35 周且当时没有贫血，在术后恢复室未发生呼吸暂停[61]。然而，由于呼吸暂停的发生率存在相当大的可变性，并且这些研究的样本量相对较小，因此风险低至可以接受的 PCA 年龄尚存争议[62]，通常将 60 周视作为日间手术的最低年龄[63-64]。既往早产儿使用咖啡因似可显著减少术后呼吸暂停的发生[65]，但这看起来似乎是因为被选患儿都是精心挑选的[63]。脊椎麻醉对出生后一周行腹部手术的早产儿有益，但增加了婴儿的痛苦，且有较高失败率（28%）[66]。在早期关于挥发性麻醉药物研究的比较中可发现，七氟烷和地氟烷用于出生胎龄小于 37 周和 PCA 小于 47 周的婴儿疝的手术，证实术后呼吸暂停的发生率更低[67]。尽管呼吸暂停一般不需要气道干预，但在术后 12 h 观察期内仍有可能需要，并且两种挥发性麻醉药的发生率相等[67]。

心血管疾病

高血压是最常见的心血管疾病，已成为延迟和取消日间手术的常见原因。尽管高血压是危害长期健康的重要危险因素，但一项约 13 000 名患者的 meta 分析表明，高血压增加围术期并发症风险仅为 1.35 倍[68]，这一数值可能无临床意义。对于日间手术患者，高血压使围术期心血管事件风险增加约 2.5 倍[57]，但这些都相对较小。如果舒张压低于 110 mmHg，那么高血压并不是围术期心血管并发症的独立危险因素[69]。较高的动脉血压可诱发围术期缺血、心律失常、心血管系统不稳定，但无明显证据表明推迟手术可降低围术期的风险[68]。在英国，社区测得收缩压低于 160 mmHg 和舒张压 100 mmHg 的患者可以直接进行择期手术，无需进一步测量[70]。在临床工作中，控制不佳的高血压通常在术前评估时便可发现，可在手术安排前进行治疗。推迟手术直至高血压得到控制可能并无益处[71]。

高血压确诊患者应该继续服用其长期用药，尤其是 β 肾上腺素受体阻滞剂，不应突然停药[72]。因而应建议在手术当天继续服用所有的心血管药物，患者则不易混淆[73]。关于血管紧张素转换酶抑制剂（ACEI）和血管紧张素受体阻滞剂（ARB），继续服药被认为是“合理的”[74]，因为麻醉诱导后的任何低血压通常是短暂的，静脉输注液体和给予升压药可有效处理。然而，有证据指出术前继续服用 ACEI 和 ARB 会增加围术期患者死亡、卒中和心肌损伤的发生[75]，目前推荐手术当天停用。

如果患者有严重的不稳定型心绞痛，活动明显受限或静息时疼痛，通常不适合实施日间手术。如果未出现心律失常、心功能不全等并发症，在心肌梗死或血管重建术三个月后患者的心脏风险恢复至最低[76]。运动耐量是围术期风险的主要决定因素[76]，不能爬一层楼梯［运动代谢当量（METs）约为 4］可高度预测（89%）术后心肺并发症的发生[77]。

服用抗凝和抗血小板聚集药物的患者需要仔细评估，以权衡围术期出血风险和停止治疗的风险。对于微创手术，国际标准化比值可以短暂地降低到正常值低限或亚治疗范围，术后可立即恢复口服常用剂量的抗凝药物[72-73]。如果出血或血栓栓塞的风险较高，可以使用低分子肝素作为过渡治疗[78]。越来越多的患者使用口服凝血酶或因子Ⅹa 抑制剂（如达比加坦、阿哌沙班、利伐沙班和依多沙班）。这些药物的作用不能通过常用凝血酶原时间和活化的部分凝血活酶时间等凝血试验来有效检测[79]，但因为半衰期较短可不进行过渡治疗。放置了裸金属支架或药物涂层冠状动脉支架的患者在推荐治疗期内应继续抗血小板药物治疗，因为过早停药有 25% ～ 30% 的支架内栓塞的风险，进而导致高于 60% 心肌梗死的风险和 20% ～ 45% 的死亡风险[80]。

社会因素

一般来说，若患者在术前具有充分的生活自理能力，那么术后生活应该可以适应。如果患者的运动能力因手术受到严重限制，例如石膏固定，术后需要一些必要的措施。电话寻求援助是最基本要求，由于手机无处不在，这几乎不是问题。患者大多生活在距离医疗机构的合理距离内，但在农村或人口稀少的地区很难实现。在斯堪的纳维亚半岛的部分地区，日间手术后回家需要数百或数千英里路程的并非闻所未闻[47]。对于那些居住偏远的患者，应该考虑在家附近提供紧急救护，以及在旅途中为患者提供舒适的服务。日间手术后选择长途跋涉的患者通常对他们的医疗管理非常满意[81]。医院酒店可提供就近住宿，但几乎没有护理，且相对成本较高而不被患者喜爱。

通用的安全措施则要求所有在全身麻醉或镇静下进行手术的患者，离院时有具备行为能力的成人陪同，且离院后24 h有人陪伴。即使24 h陪护是强制的，患者常常不遵守术后指导建议，在家里感觉良好就会让陪护人员离开[82]。在美国，标准做法是要求除了接受局部麻醉的所有患者，离院时需有一个能负责的成人陪同[10]，如果没有，手术需延期。加拿大一项单中心的研究报道了在没有陪护下患者独自离院[83]，似乎并没有增加30天内急诊就医或再入院率。大不列颠和爱尔兰麻醉医师协会建议，大部分手术（但不是全部）需要陪同人员[46]；手术相对较小和麻醉时间短、患者离院时不会因麻醉或镇痛的镇静作用受到影响时可除外[47]。如果患者单独离院，他们不应自己驾车回家[84]；已发生数起严重的事故，尤其是在使用苯二氮䓬类药物镇静后。

术前评估

术前评估的作用

有效的术前评估流程对于实施安全、高质、高效日间手术很有必要[85]。日间手术并不只是选择特定的低风险患者进行，而是逐渐被认定为多种手术的默认选择；住院治疗仅限于那些术后无法早日离院的患者。术前评估不是为了辨别该少数患者，而主要为了评估并优化患者从而提供适当的信息（表72.2）。这些评估和优化的作用可以进一步提炼成两个关键问题："这位患者术后在医院过夜有无益处？""如果这位患者需要做日间手术，还有哪些事情是必须准备的？"[85]。

术前评估的机制和时机

术前评估的时机至关重要。为了完善必要的检查与优化治疗而不延缓手术进程，术前评估必须尽早完成。决定手术日与手术日之间的时间越短，术前评估的难度就会增加。理想的做法是在决定手术之后立即

表72.2　日间手术术前评估和准备的四个关键作用

作用	举例
1.确定日间手术的绝对禁忌证	无法确定一位负责的看护者，除非是较小的手术并且达到完全而快速的预期恢复；严重的未纠正的心血管疾病
2.确定是否需要调整患者至最佳状态	患者需要进一步检查，调整治疗方案或干预以改善功能状态；确定一名朋友、亲戚或邻居作为看护者
3.麻醉医师或其他医务人员关注的问题（可能会改变医疗措施，但不会取消手术）	潜在的插管困难问题需要提高气道管理技能；恶性高热易感患者需要无激惹的麻醉药物；乳胶过敏；肥胖患者需要准备能承受超重和加宽的手术床或推车
4.告知患者相关信息	关于术前准备、药物治疗、术前禁食等的书面材料

进行术前评估，提供"一站式服务"。术前评估在外科会诊后立即进行，尽管由于评估要求的多变性可能很难实现，但这种模式受到患者的高度欢迎[86]。另一种做法是借助一套基本的筛查方式来识别哪些患者可以直接手术治疗和哪些患者需要进一步检查和治疗（图72.1）。

术前评估门诊可以为所有的患者提供评估，但是在实际工作中，它需要占用很多资源，对于要从工作中请假的患者也不方便。筛查方便大多患者通过电话或问卷接受评估，当发现一些特殊情况或患者自己要求，才需要在门诊进行评估。在所有拟行乳腺微小手术的年轻健康患者中进行电话的评估中，仅2%的患者发现需要在日间手术中心进一步评估的问题[87]。借助电子化的信息整合和分类工具，结合一些手术的基本信息，约1/3的日间手术患者术前不需要约见麻醉医师[88]。这种方法省去了术前面对面评估的过程，同时并未影响对患者的术前评估质量。相反，术前进一步的面对面评估被更多应用于老年患者，因为老年患者更有可能存在多种合并症、多重用药和诸多社会问题[89]。早期离院计划对于老年患者也很重要，改善恢复环境促进术后康复[90]。

在英国，术前评估通常由护士在麻醉科医师的指导下严格根据流程完成，并由麻醉科医师自行评估病情复杂的患者[91]。在美国，对拟行微小手术的健康患者，通常采用麻醉科医师引导、流程指导的术前评估。然而美国医院经常使用这种术前评估门诊，不仅用于有复杂内科或外科问题的日间手术患者，也用于大多数手术当日早晨入院的住院手术患者，而更复杂的患者由麻醉科医师完成麻醉前评估。术前评估诊所的医生助理也经常为外科医生提供全面的术前病史和

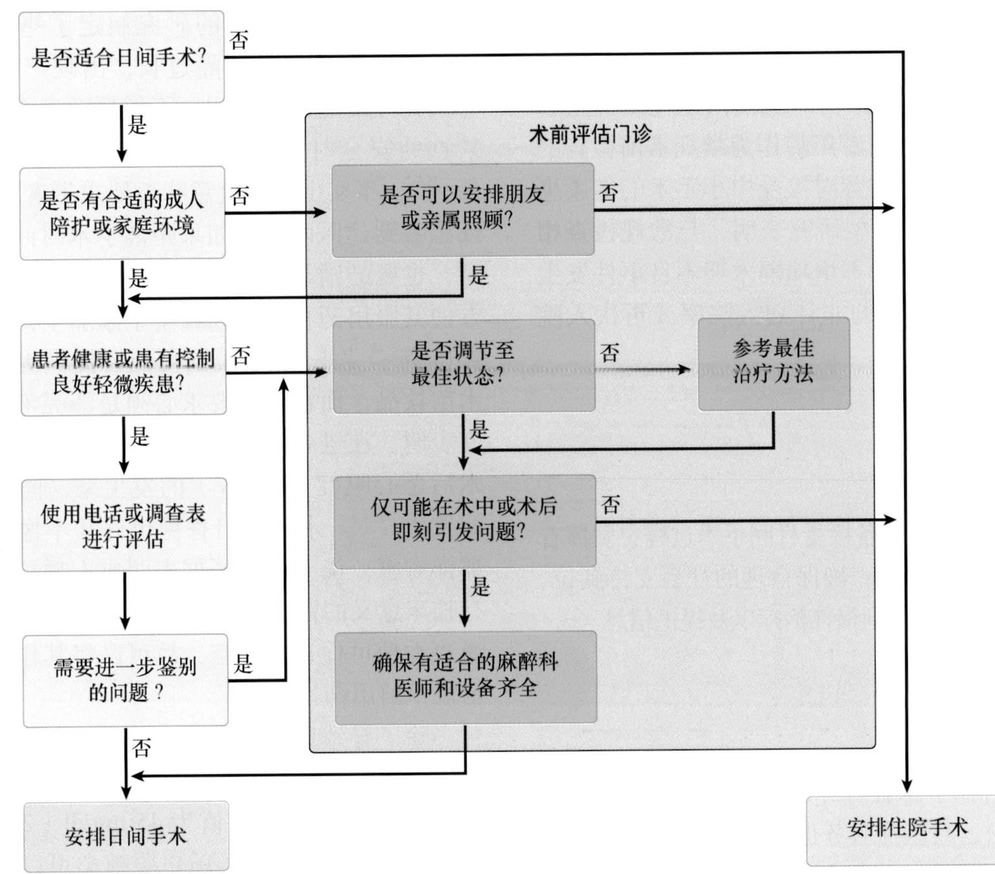

图 72.1　**选择日间手术患者的基本流程**。流程中整合了筛选可能不需要在诊室面对面全面评估的患者的方法（Modified and adapted from Smith I，Hammond C. Day case surgery. In：Radford M，Williamson A，Evans C，eds. Preoperative Assessment and Perioperative Management. Keswick：M&K Books；2011：267-280. With permission.）

体格评估。医生助理协助术前评估保证了患者的安全和满意度，释放了有价值的人力资源，提高了工作人员的满意度[92]。受过良好培训的护士在发现可能影响患者后续治疗的问题方面发挥着同样的作用，而且他们明显减少了不必要的检查[93]。

患者通常给予其在术前评估门诊的经历好评，他们最为关切的是等候时间[94]。为 ASA Ⅲ级和Ⅴ级患者提供两倍于Ⅰ级和Ⅱ级患者的就诊时间，这种预约安排减少了患者的积压，将术前评估的最长等待时间降低至可接受的 10 min 左右[95]。

术前检查

尽管可以采用更复杂的技术手段，病史和体格检查仍然是术前风险评估的关键因素[76]。事实上，通过病史，辅以对患者简单的体格检查，可以获取大部分的有用信息[96]。基本体格检查如常规的胸部听诊，通常对于成年日间手术患者并无帮助[85, 97]，因为即使有阳性发现，但患者无伴随症状或功能受限时，这些发现并不能改变治疗方案。主动脉瓣狭窄在非常严重之前，患者可能一直无症状，因而胸部听诊对于发现这种疾病并不可靠。在一组高危人群中，31% 的患者无心脏杂音而其中 10% 的患者有一定程度的中度或重度主动脉瓣狭窄[98]，但是另外 31% 的患者出现提示性杂音，超声心电图却未发现有主动脉瓣狭窄。有报道 10 位严重主动脉瓣狭窄患者（瓣口面积 1 cm^2 或更小，压力阶差 35 ~ 58 mmHg），在无精心改良的麻醉方案下接受了 144 次电休克治疗，未出现任何问题[99]。这说明，未被诊断的主动脉瓣狭窄患者进行日间手术，如果操作选择得当，可避免面临高风险。

人们认为常规的实验室检查并无帮助，因为这些检查可产生假阳性结果，或者不影响后续的治疗[100]。此外，这些检查增加了患者的费用、令其不愉快并且耗费时间，也许还需要进行重复检查，进一步增加费用及延误病情。因此，许多权威机构建议基于患者临床评估和人口统计结果进行选择性检查[101-102]。

虽然随着年龄的增长，合并症愈发常见，但对老年患者进行额外的术前检查可能是不必要的。70 岁及以上的老年人，常规的术前血液检查结果并不能预示术后并发症[103]。尽管 50 岁以上的患者术前心电图检查异常，如出现束支传导阻滞，或提示有术后心肌梗死风险，但是这些并没有比从患者病史中获得的结果提供更多的预测价值[104]。英国国立优质卫生和保健研究所不再主张将患者年龄作为常规术前检查的标准，如果有的话也不推荐对接受中小手术的健康患者进行检查[102]。一项大型研究表明，与常规检查相比，取消所有术前检查并不增加围术期不良事件发生率，也未改变术后30天的非计划入院率或再次入院率[105]。

患者的准备

术前评估在为患者准备接受日间手术过程中发挥着根本性作用。它可能包括：确保合理的社会支持到位、核实患者的并存疾病已得到最佳治疗以及提供信息。

术前告知

患者需被告知手术日将经历什么，因为准备充分的患者会更放松，对医疗服务也会更满意[85]。熟悉手术信息的患者对重要的指导和流程依从性更好，如禁食时间和常规药物的使用。许多患者过于担心极不可能出现的结果，如死亡或术中知晓[106]，而较少关注更为常见的并发症，如恶心、呕吐和术后不适。术前谈话有助于缓解患者对罕见危险相关的焦虑。研究表明，与口头和书面结合的方式相比，涵盖文本、动画和视频的宣传网站能明显增加患者对麻醉的了解[107]。

应该详细告知患者具体术前用药，最好以书面的形式加以补充，哪些药物（如华法林）应术前几天停用[78]，哪些降糖药应术前停用[108-109]。但有些重要药物不能停止使用[73-74，80]。

用药信息中应包括非处方药和草药，患者认为其无害又安全而常服用这些药物[110]。尽管会出现一些与草药相关的严重后果和相互作用[111]，但在工作中并非常规询问或告知患者相关问题[112]（见第33章）。

术前禁食

现在认可的共识，清亮液体的安全禁饮时间至多2 h，清淡饮食后禁食6 h[113-114]。这种禁食间隔足以保证成年肥胖患者[115]、儿童[116]以及糖尿病和胃食管反流患者[114]达到胃排空。实际上，2 h的间隔可能是保守的，胃以指数方式排空清亮液体，半量时间大约是10 min[117]。

尽管根据数十年的研究制定了指南，但执行较差，许多患者禁食间隔过长，出现严重不适[118-120]。与其关注最短禁食时间，不如鼓励患者持续饮水直到禁饮的安全时间，以减少术前脱水和与之相关的后果[114]。事实上，这就意味着要求患者离家之前喝水，或患者到达医院后，如果距离手术时间还有2个多小时，也要鼓励其饮水。建议患者手术当日早晨饮水也方便其服用药物。茶或咖啡中添加牛奶似乎不会延缓胃排空[121-123]，这在英国可能会提供更多大家喜爱的术前饮品，而在美国要求必须是清亮液体。最近有研究表明，在进入手术室前不限制患者饮水可显著降低术后恶心呕吐（PONV）的发生率，同时不增加误吸的发生[124]。术前嚼口香糖也许并不像之前所怀疑的那样有害，尚无有力证据表明成人嚼口香糖可以产生有临床意义的胃容积增加[114，125]；对儿童而言，术前嚼口香糖可促进胃排空，故可以将其作为一种有效的常规术前用药[126]。

除了导致口渴和饥饿，过度禁食也引起大量患者发生低血糖，行日间手术而禁食的健康女性患者中有14%的人入院时血糖值为45 mg/dl（2.5 mmol/L）或更低[127]。已经证实术前口服糖类可以增加患者主观幸福感、减少口渴和饥饿、减轻术后胰岛素抵抗，尽管缺乏有力证据证明其可缩短住院时间[114]，但在短小手术中是这样的[128]。

术前用药

术前用药传统意义是指手术前给予患者一些药物以缓解焦虑。但是这一术语包含了术前所有的药物治疗，因此它包括预先镇痛药物、止吐药、促进胃排空或抑酸药。

抗焦虑

术前给予抗焦虑药物在日间手术麻醉中并不常用[129-130]，是担心这些药物可以导致患者恢复延迟。事实上，一项最新的meta分析发现，没有证据显示术前抗焦虑药物会延缓日间手术患者的离院。尽管在一些精神运动功能测试中患者表现异常，但研究者仍然质疑那些陈旧的研究与现代的日间手术实践之间的相关性，因为在短效麻醉药的使用测试中未见异常[131]。

然而，焦虑在门诊患者中很常见[129]，有近2/3的患者表现出症状。手术前2周进行术前访视可以减少患者的焦虑，提高满意度，尤其当患者感受到麻醉医师的重视时[132]。如果患者的术中麻醉是由负责术前访视的同一麻醉科医师进行，患者满意度会进一步提高[132]。

术前抗焦虑药物

鉴于患者呈高度焦虑状态，无疑某些患者会从术前抗焦虑药物中获益，但最佳方案是什么呢？口服咪达唑仑比替马西泮抗焦虑作用强，但也带来更多的镇静和遗忘，导致更多的过度镇静患者，延缓恢复[133]。和咪达唑仑相比，口服阿普唑仑能达到同等的缓解焦虑效果，且不引起遗忘[134]，但它也可以造成术后早期患者的精神运动功能严重受损。这两种药物均未延缓临床康复，但是这可能是一种相对粗糙的评估，因为康复更主要取决于其他因素。麻醉诱导之前的短时间内静脉给予咪达唑仑可以缓解焦虑和术后恶心[135]。但因为给药时间较晚，所以无法缓解患者在等待手术之前的焦虑。静脉注射咪达唑仑对于手术开始之前会经历一些不舒服操作的患者来说可能有效，例如乳房摄影针刺定位，在这一操作中及随后的乳腺活检中患者的满意度都会提升[136]。

术前用药在儿童患者中较为普遍。在一项研究中，给予口服 0.2 mg/kg 的咪达唑仑的术前用药能够减轻七氟烷麻醉后的苏醒期躁动，且无明显恢复延迟[137]，即使给予 0.5 mg/kg 的剂量也未出现恢复延迟[138]。但是也有患者在给予同样的剂量后出现了恢复延迟[139-140]，同时焦虑感并未得到缓解[140]。与成年人所需的独立活动相比，儿童所需的不太严格的恢复终点应铭记在心。术前口服咪达唑仑可能引起儿童的焦虑，但第一时间让孩子玩玩具可减轻这种焦虑[141]。遗憾的是，用玩具来代替咪达唑仑的效果尚未经评估。游戏疗法和注意力分散法对于减缓儿童焦虑来说是很好的手段，但要获得足够的疗效仍需精心设计[142]。一档“星期六早晨俱乐部”的术前教育节目也可以缓解焦虑[143]，但是研究者对于节目带来的好处是否值得它所花费的时间和资源颇有疑问。一种更简单而高效的方法是让儿童在静脉诱导（韩国）或吸入诱导（加拿大）时观看适合年龄的视频短片或电影[144-145]。术前教育 DVD 也提倡恢复期父母陪伴和减少儿童术后疼痛[146]。

鉴于苯二氮䓬类药效的不确定性和延迟恢复的可能，人们一直在寻找其替代药品。对于儿童，经口腔黏膜给予芬太尼制剂可减缓术前焦虑和术后躁动，但是可预见的副作用出现率很高，如 PONV 和延迟出院，这些均限制它的使用[147]。选择性 α_2 肾上腺素激动剂有潜在的镇静和镇痛效果，这类药物在日间手术中使用的益处是否多于引起不良反应的风险，经过多年研究仍无明确结论[148]。可乐定被广泛用于儿童麻醉，它尤其可以减少躁动出现[149]，但是临床试验的满意效果并不总是能很好地转化到日常临床实践，其在诱导期间的抗焦虑效果说服力欠佳[150]。

术前镇痛药物

日间手术患者通常术前口服预防性镇痛药，以期获得术后早期的镇痛作用。因为对乙酰氨基酚（扑热息痛）的作用持续时间相对较短（4 ～ 6 h），无法提供有效的术后镇痛，除非是非常短时的手术。患者在关节镜膝关节手术前 1 h 口服 1 g 对乙酰氨基酚，到达恢复室 30 min 后仅仅 1/3 的患者血浆中药物浓度达到治疗剂量的镇痛水平，但是术中静脉给予对乙酰氨基酚能够持续保持这种镇痛浓度[151]。

非甾体抗炎药（NSAIDs）作为术前镇痛药物更为有效。一些证据显示非甾体抗炎药具有较弱的超前镇痛效果（即术前使用比术后使用的效果更好）[152-153]，尽管其中一项最有力证据的研究受到质疑[154]。腹腔镜胆囊切除术前使用帕瑞昔布、术后使用伐地昔布，可以显著降低对阿片类镇痛药物的需求，减少术后阿片类相关不良反应发生率[155]。除了提供有效的术后镇痛，依托昔布术前用药在踝部日间手术中也具有降低麻醉药用量的作用[156]。使用一种普通的牙科术后疼痛模型，术前使用布洛芬、双氯芬酸和含有可待因的对乙酰氨基酚，都可以有效地控制术后早期疼痛[157]。同样的，罗非昔布和酮咯酸[158]在控制日间手术后疼痛同样有效，布洛芬和酮咯酸也是[159]。非甾体药物缓释剂的使用为临床带来更多便利，术前可以更早使用，而术后镇痛效果更持久。与常规布洛芬相比，1.6 g 布洛芬缓释剂延长了第三磨牙手术后需要再次给予镇痛药物的时间[160]。其中几种非甾体抗炎药和大多数环氧合酶 -2（COX-2）抑制剂在美国是禁用的。

与传统 NSAIDs 药物相比，选择性 COX-2 抑制剂在日间手术中并未表现出更好的效果及更多的优势。尽管不抑制血小板功能，但是与非选择性 NSAIDs 药物相比，选择性 COX-2 抑制剂并未减少高危手术（如扁桃体切除术）的失血量[161-162]。尽管如此，在美国 COX-2 抑制剂仍是外科医生的首选，口服与年龄相匹配的塞来昔布作为术前用药。为了减少 NSAIDs 的胃肠道不良反应（其实在短期使用中很少发生）而使用选择性 COX-2 抑制剂，但却带来了其他副作用，已导致一些药物被撤回[163]。对阿司匹林敏感的哮喘患者使用选择性 COX-2 抑制剂的耐受性可能更好[164]。

也对其他一些药物作为术前用药进行了效果评估。在妇科腹腔镜日间手术中，使用羟考酮控释剂未能改善术后 24 h 疼痛评分或降低对阿片类药物的需求[165]。与布洛芬合用，150 mg普瑞巴林降低了妇科腹腔镜手术后休息与活动时的平均疼痛评分，但是未能减少术后镇痛药物的需求[166]。围术期使用75 mg普瑞巴林在腹腔镜胆囊切除术后可短暂地缓解疼痛，meta分析证实其镇痛作用有限，未能减少阿片类药物相关副作用且加强了镇静[167]。手术前预先使用4 g硫酸镁效果更不确切，对腹股沟疝修补术或静脉曲张手术患者的术后疼痛及镇痛药需求无影响[168]。

预防性止吐药

中高危PONV风险的患者应该预防性给予止吐药。术前使用类固醇类药物能够加强镇痛并预防呕吐，一些学者将地塞米松作为术前用药[169-170]，但多在麻醉诱导后给予，以减少给药副作用。

术前使用抗酸药及胃肠动力药

在禁食的择期手术患者中，很少发生胃内容物误吸。尽管多种替代措施有所改进，但是并无充足的证据证明，在择期日间手术前常规使用抗酸药、甲氧氯普胺、H_2受体拮抗剂或质子泵抑制剂，可带来有益的临床结果（即降低误吸的病死率）[113-114]。长期使用这类药物的患者术前应该继续服用。对禁食后常规出现严重胃酸反流的患者，麻醉诱导时采用头高倾斜体位是有好处的。这种体位对接受减重手术的超级病态肥胖患者也有好处，这类患者可以考虑预防性使用质子泵抑制剂和枸橼酸钠[51]。

麻醉技术方式

方式选择

在设施、人员配备，以及麻醉药品输注、监测和复苏设备等方面，日间手术执行与住院手术同一标准。质量、安全、效率以及药物和设备的成本都是日间手术中选择麻醉方式的重要考虑因素。选择特定的麻醉药物和麻醉方式应该保证术中安全和可控，术后患者快速恢复且副作用最小，并迅速恢复至正常的精神活动。除此之外，要达到这些目标还需要注重镇痛、止吐、液体治疗等细节管理，并需要有经验的医护人员提供优质、高效和经济的服务。

日间手术不存在唯一理想的麻醉药物或麻醉方式，其选择依赖于手术和患者两方面因素。尽管有些情况下局部麻醉和区域麻醉有明显的优点，但全身麻醉仍是患者和手术医师最欢迎的方式[171]。脊椎麻醉是下肢和会阴手术常用的技术，但在日间手术中必须要采用小剂量[172-173]或短效药物[174]，防止因残留的运动和交感神经阻滞导致离院延迟。局部浸润麻醉、外周神经阻滞或者二者联合，可通过减轻全身麻醉后术后疼痛和阿片类药物用量而促进患者恢复，应鼓励使用。许多日间手术可在局部麻醉下完成，且有必要辅以镇静药和（或）镇痛药。

全身麻醉

全身麻醉仍是患者、外科医师、麻醉科医师普遍选择的技术。全身麻醉诱导通常选用起效迅速、作用时间短的静脉麻醉药，而对儿童和有针头恐惧症的成年人多采用吸入诱导。静脉麻醉药也常作为麻醉维持药物，特别是靶控输注（target controlled infusion，TCI）系统简化了给药操作[175]。更为常用的维持方式是使用短效吸入麻醉药联合或不联合氧化亚氮，因为其更易于管理和较低的术中知晓风险。日间手术中尚无单一的麻醉方式具有明显的优势。麻醉医师的经验、辅助药物的使用以及麻醉设计等因素对于提供优质的麻醉也很重要[176]。

静脉麻醉

美索比妥不再用于日间麻醉，硫喷妥钠因其持续时间长在日间手术麻醉中已很少或完全不再使用。全麻诱导剂量苯二氮䓬类和氯胺酮也是一样很少使用。依托咪酯可致肌阵挛、注射痛，并且术后恶心呕吐发生率高。尽管脂溶剂的新配方可减少一些缺点[177]，但是对肾上腺皮质功能抑制的持续担忧[178]限制了其使用。对于新型和改良静脉麻醉药物的研究还在继续，几种有前景的化合物正在评估之中[179-180]，但还没有真正临床可用的新颖麻醉药[181]。就目前而言，丙泊酚依然是日间麻醉最实用的静脉麻醉药。

丙泊酚

丙泊酚具有理想麻醉诱导药的许多特性，因其麻醉诱导迅速、平稳，不产生呼吸道刺激症状，并且快速复苏、术后恶心呕吐发生率低[182]、术后意识清晰的特点而被广泛使用。但是丙泊酚也有不足之处，包括注射痛、不自主运动、短暂的呼吸停止和麻醉诱导后低血压。已提出许多方法用于减少注射痛，最有效的是使用粗大的肘前静脉或利多卡因结合静脉压迫预先处理[183]，优于改变丙泊酚的配方[184]。

联合使用辅助药物可以减少丙泊酚用量，使丙泊酚的一些不良反应最小化，辅助药物中最常用的是咪达唑仑。0.1 mg/kg 咪达唑仑预处理可以减少丙泊酚麻醉诱导时的用量，减轻血流动力学波动[185]。麻醉诱导前 10 min 给予咪达唑仑也可以大大减少丙泊酚用量，且使患者在诱导过程中更为舒适[186]，但是这样会引起苏醒延迟。0.03 mg/kg 咪达唑仑可使得丙泊酚的用量减至一半，但其依然严重影响了患者精神活动的恢复，即使患者的苏醒时间没有延迟[187]。丙泊酚联合短效阿片类药物诱导，如阿芬太尼，可以提高诱导质量和易于喉罩置入，但会增加低血压和较长时间呼吸暂停的发生率[188]。同样，芬太尼减少了丙泊酚的用量并优化了喉罩置入时的条件，但是也延长了呼吸抑制时间[189]。此外，围术期应用 1 μg/kg[190] 或给予 75 μg[191] 到 100 μg[192] 固定剂量的芬太尼可增加术后恶心呕吐发生率。给予 30 mg 初始剂量的丙泊酚后可以减少其总诱导剂量，与给予 2 mg 咪达唑仑产生的作用相似[193]。这种技术称为丙泊酚自身联合诱导[194]，可以减少丙泊酚的用量和低血压的发生，其效果与给予咪达唑仑预处理的效果相当，但不会出现恢复延迟。遵循阿片类药物剂量最小化和术后快速恢复的原则，也可以使用丙泊酚联合静脉注射利多卡因进行诱导。

丙泊酚的药代动力学特性允许其以不同的输注速率用于麻醉维持，联合使用氧化亚氮，或联合应用阿芬太尼或瑞芬太尼进行全凭静脉麻醉。与丙泊酚诱导后吸入麻醉药维持的方法相比，用丙泊酚麻醉维持并不会加速患者的恢复[182]，并且与更短效吸入麻醉药比较，苏醒可能会延迟[195]，但苏醒时间的差异不超过 2 ～ 3 min[196]，所以没有临床意义。丙泊酚麻醉后患者恢复至准备回家状态的时间比异氟烷快 15 min，但没有比七氟烷和地氟烷快。相较于吸入麻醉药，关于丙泊酚是否可能更多[197]或者更少[198]导致老年患者麻醉后的认知功能障碍的报道相互矛盾。与吸入麻醉药比较，丙泊酚麻醉始终如一的特点是术后早期恶心呕吐发生率低[182, 196, 199]。然而，这一优势也认为临床意义不大，除非患者术后恶心呕吐的基础发生率非常高[199]。全凭静脉麻醉降低术后恶心呕吐发生率，尤其是使用丙泊酚、不使用氧化亚氮的情况下，其效果与预防性使用单一止吐药相似[200]。此外，PONV 的任何减少似乎都局限于早期恢复阶段，因为丙泊酚用于日间手术并不会改变意外住院率，但增加出院后恶心的发生率，这可能是因为没有给予长效止吐药（例如地塞米松）[201]。

美国以外，丙泊酚越来越多地通过 TCI 输注，与人工给药相比，TCI 使丙泊酚给药更加简便，很少需要麻醉科医师干预[202]。但是，这并不会提高麻醉质量、缩短恢复时间或减少不良事件的发生[202-203]，尽管到目前进行的这些临床试验完成质量不高。此外，TCI 系统计算出的丙泊酚预测血浆浓度和实测值之间存在相当大的差异[203]。如果把效应室而不是血浆作为靶浓度，则会出现更多的差异[204]。目前通用的两种不同的药代动力学模型均衍生于健康个体。年轻体健的患者选择哪种模型都差别不大，但是老年患者差异颇大[204]，且这两种模型对病态肥胖患者均不可靠[204-205]。即使根据肥胖患者的数据专门开发的新型药代动力学模型也倾向于低估血浆丙泊酚浓度[206]。

吸入麻醉药

吸入麻醉药仍然是日间麻醉维持中最常用的药物，因其使用简便、可控性好、排除迅速。氟烷和恩氟烷已成为历史，溶解度小、更短效的吸入麻醉药问世后，异氟烷的使用也大幅下降。

七氟烷

七氟烷因水溶性低和无呼吸道刺激，已成为适合日间手术的可控性好、作用时间短的麻醉药物[195]。与异氟烷相比，七氟烷可明显缩短苏醒和定位力恢复时间，几乎不引起术后嗜睡，使离院时间平均提前 25 min[196]。与丙泊酚比较，七氟烷定向力恢复更早，但恢复至可以回家状态的时间相似[196]。七氟烷无气道刺激性，意味着患者可以很好耐受吸入浓度的快速增加[207]，利于麻醉深度的控制。而突然增加异氟烷或地氟烷的浓度可引起咳嗽反射[208]，并一过性升高心率和血压[209]。

无气道刺激使七氟烷成为近乎理想的吸入诱导药，尤其适用于儿童和有针头恐惧症的成年患者[195]。在成年患者中，8% 浓度七氟烷的麻醉诱导速度快于丙泊酚，不同副作用的发生率相似[210]。在老年人中，七氟烷诱导降低平均动脉压的程度明显小于丙泊酚，因此同样可作为麻醉诱导药物使用[211]。七氟烷用于吸入麻醉诱导和维持（volatile induction and maintenance of anesthesia，VIMA）对日间手术患者有一些益处，但与单纯丙泊酚进行麻醉诱导、维持，或两种药物联合使用比较，VIMA 术后恶心呕吐发生率高[195]。这似乎有部分原因是因为合用了阿片类药物，这在 VIMA 中很少需要，因为避免阿片类药物的使用可减少术后恶心呕吐发生[190, 210, 212]。在儿童，七氟烷（和地氟烷）麻醉后的快速苏醒可导致苏醒期谵妄的高发生率，尤其在未采取充分措施控制术后疼痛时[213]。已经评估了很多用来减少苏醒期谵妄的方法。术前给予咪达唑仑是无效的，但是辅助使用1 μg/kg芬太尼、丙泊酚、氯胺酮和 α_2 肾上腺素受体激动剂都可以一定程度上减少躁动的发生[149]。尽管苏醒期谵妄是不良事件，但不会引起长期不良后果，也不会延迟从恢复室离院的时间[214]。没有足够的证据表明，与吸入麻醉相比，丙泊酚TIVA降低了行为障碍（或PONV）的风险[215]。

地氟烷

地氟烷在血中溶解度很低，应可成为日间手术麻醉的理想麻醉药。然而，一项纳入了25个随机研究的meta分析显示，接受吸入麻醉3.1 h以内的患者，麻醉后听从指令、拔除气管导管和定向力恢复时间地氟烷组只比七氟烷组早1～1.2 min[216]。地氟烷与七氟烷的恢复室停留时间[217]和术后恶心呕吐发生率[216]没有区别。尽管在使用喉罩保留自主呼吸的情况下，地氟烷联合应用芬太尼的患者发生的问题较少[218-219]，但地氟烷较高的气道刺激性可能会影响其迅速改变麻醉深度的优势[209]。虽然地氟烷比七氟烷的脂溶性低，但两者扩散入脂肪组织的速率都相当慢；因此，低脂溶性不能成为地氟烷作为病态肥胖患者理想麻醉药的理由，除非患者手术时间相当长。事实上，日间手术的一些研究中表明，病态肥胖患者使用地氟烷比七氟烷恢复得更快[220]，而另外一些研究却发现两种药物的苏醒和恢复时间相似[221]。

麻醉辅助药

一些辅助药常用于帮助达到全麻效果并减少不良反应的发生。

氧化亚氮（nitrous oxide，N_2O）

虽然 N_2O 是目前为止仍在使用的最古老的麻醉药，但其作用常被质疑。N_2O 有较弱的致呕吐作用，不使用 N_2O 可以降低呕吐高风险人群的术后呕吐率，但对减少恶心反应无效，也不能完全控制术后恶心呕吐[222]。有些研究发现停用 N_2O 的影响“不大”[223]，这可能因为使用的替代药物，尤其是高浓度的吸入麻醉药或辅助使用了阿片类药物，都导致术后恶心呕吐的发生。吸入 N_2O 所导致的PONV似乎是时间依赖的，至少一小时暴露没有显著的临床影响[224]。现代日间手术麻醉中 N_2O 仍占有一席之地，因为它可以提高麻醉诱导的质量、速度和安全性，促进快速恢复并减少总费用[225]。

阿片类镇痛药

在日间手术中应禁止滥用阿片类镇痛药物，这样才能避免术后恶心呕吐和非计划入院的发生[226-227]。不仅长效阿片类镇痛药物如吗啡尤其有害，甚至在采取多种预防措施情况下，超短效阿片类药物瑞芬太尼和地氟烷联合使用也可导致35%术后恶心呕吐发生率，而未使用任何阿片类药物时术后恶心呕吐发生率仅有4%[228]。对于较小的和中等大小的日间手术，常规给予1 μg/kg低剂量芬太尼，其作用仅是增加了术后恶心呕吐的发生[229]；采用局麻药浸润和术前使用非甾体抗炎药的预防性镇痛方法，术中不使用芬太尼也不会加重术后疼痛[190]。但对于疼痛较为剧烈的手术，在手术结束前给予小剂量芬太尼有助于提高镇痛效果。

阿片类药物是全凭静脉麻醉中的基本组成部分。与同样的阿片类药物联合吸入麻醉药比较，丙泊酚的止吐作用使全凭静脉麻醉术后恶心呕吐的发生降至最低[230]。与阿芬太尼相比，瑞芬太尼更有效地抑制术中反应并且不延长苏醒时间[231]。然而，越来越多的证据表明瑞芬太尼会产生急性阿片耐受和痛觉过敏[232-233]从而增加术后镇痛需求。这种痛觉过敏被NSAIDs[233]和复合 N_2O 麻醉[234]减轻，即便瑞芬太尼通常也被当作 N_2O 替代药。

非阿片类镇痛药

对于长时间或创伤较大的手术，手术结束时静脉注射对乙酰氨基酚有良好的镇痛效果[151, 235]，其效果相当于非阿片类药物曲马多[256]。在短小手术中，可在麻醉前口服对乙酰氨基酚，成本会更低。

心血管药物

尽管术中常常通过增加主要麻醉药物浓度和（或）给予阿片类镇痛药来控制血流动力学紊乱，但给予心血管药物处理可能更为恰当。在关节镜检查中静脉输注艾司洛尔代替阿芬太尼来控制心率，可缩短苏醒时间[237]；妇科腔镜检查中用艾司洛尔代替瑞芬太尼能减少术后恶心[228]。联合应用艾司洛尔和尼卡地平来分别控制心率和血压的升高，可以避免增加吸入麻醉药浓度，缩短了苏醒和恢复时间[238]。术中使用艾司洛尔控制血流动力学的日间手术患者术后对阿片类镇痛药的需求量也明显减少[238-239]。在妇科腹腔镜术中持续输入艾司洛尔的患者，其七氟烷的使用量减少18%，缩短了恢复室停留时间，降低术后疼痛评分并减少芬太尼的使用量[240]。一项相似的研究表明，输注艾司洛尔可减少术中瑞芬太尼需要量，降低术后疼痛评分，使术后芬太尼补救镇痛用量减半[241]。在较长时间的手术中，用拉贝洛尔替代艾司洛尔具有较好的成本效益，尤其对于老年患者来说，拉贝洛尔不易导致反应性低血压[242]。

神经肌肉阻滞剂

神经肌肉阻滞剂（NMBDs）可用于在日间手术麻醉中，以便于气管内插管或为外科手术提供完善的肌肉松弛。尽管现在有一些可用的化合物，但由于对琥珀胆碱应用后的肌肉疼痛、短小手术使用中等时效肌肉松弛剂的残余肌松作用的担忧，促进了对更好药物的需求。到目前为止，仍未寻找到一种与琥珀胆碱相当的非去极化肌肉松弛剂。目前最有前途的候选药物瑞帕库溴铵，由于频繁发生严重支气管痉挛而退出临床应用，同时其他因素如给药不方便、临床中气管内插管的需求下降和高昂的费用也是其不能商业化的原因[243]。对起效迅速、作用时间短的非去极化肌松药的研究仍在进行，几种延胡索酸盐化合物已被作为研究对象，其中四氢异喹啉氯延胡索酸盐起效迅速、持续时间短，但会引起组胺释放[244]。随后的注意力已经转移到设计一个中等时效的药物，但它可以在任何时候通过使用 L- 半胱氨酸迅速逆转[244]。

一种可替代短效肌肉松弛剂的方法是使用舒更葡糖来逆转神经肌肉阻滞。舒更葡糖可以快速、完全地逆转罗库溴铵（或维库溴铵）的肌肉松弛作用，且与残余神经肌肉阻滞程度无关[245]。尽管在美国新斯的明的价格急剧上升，但相比而言舒更葡糖还是非常昂贵。目前还没有关于舒更葡糖在日常临床使用中成本-效益比的相关研究。尽管舒更葡糖消除残余肌松作用来改善恢复时间可能存在潜在的成本效益，但这取决于在节省的时间中医疗人员的产出，并且要获得实际的效益可能需要对工作流程进行重大改变[245]。

气管内插管也可以在不使用肌肉松弛剂的情况下实现，从而避免了其所有的不良反应。这种方法在儿童中最普遍，用于术中需要气道保护但无需长时间肌松的手术。气管内插管最佳的麻醉方法依赖于个人经验和习惯，但最普遍采用的是较深的七氟烷麻醉[246]，或丙泊酚联合瑞芬太尼或芬太尼麻醉[247]。对于成年人，推荐使用瑞芬太尼 3 μg/kg、丙泊酚 2 mg/kg[248]，但使用 2 μg/kg 的瑞芬太尼也可达到满意效果，从而降低心动过缓和低血压的发生。

气道管理

许多日间手术患者可以采用喉罩进行气道管理，与气管内插管相比，喉罩可显著降低咽喉痛、声音嘶哑、咳嗽和喉痉挛的发生[249]。喉罩偶尔会引起各种脑神经的压迫伤，尤其是喉返神经。而在短时间麻醉中使用气管内插管后声音嘶哑、声带损伤很常见[250]。俯卧位患者置入喉罩相对容易[251]，因此使藏毛窦修复术或小隐静脉手术管理相对简单。

传统上，提倡在腹腔镜手术和肥胖患者手术中使用气管内插管，但是喉罩的进一步发展和对其使用的自信性增加，改变了传统观念。ProSeal 喉罩（LMA，San Diego，Calif）已经改良为可提供更高的封闭压、减少胃胀气、能够进行胃引流，因此，提供了更好的保护措施以防胃内容物误吸，同时保持相似的置入特性[252]。虽缺乏临床试验的严谨性，但至少一项大规模连续的系列研究支持在日常临床工作中使用喉罩的可获得益处[253]，该研究由一位有经验的操作者完成。在腹腔镜胆囊切除术中，ProSeal 喉罩可为非肥胖患者提供足够的肺通气且无胃胀气，尽管肥胖患者应用 ProSeal 喉罩通气效果比气管内插管略差[254]。最近的一项研究发现，在腹腔镜胆囊切除术中使用第二代喉罩（密封压力较高，并有引流通道）能够达到充分的通气，且反流和误吸的发生率很低，但仍不能说是完全安全的[255]。

若能保证喉罩的安全性，腹腔镜手术中使用 ProSeal 喉罩来代替气管内插管具有较大优势，包括苏醒非常平稳、咳嗽明显减少[254, 256]。妇科腔镜手术中，使用 ProSeal 喉罩可降低术后第 2 小时和第 6 小时的疼痛评分及镇痛药的用量，相时恶心发生率更低[257]。同样，接受妇科腔镜手术或乳房手术的女性患者，术后恶心呕吐的绝对风险降低 40%，并减少了咽喉痛、镇痛药用量和恢复室停留时间[258]。在腹腔镜胃束带术中，ProSeal 喉罩可减轻术中应激反应并缩短恢复室停留时间和出院时间[259]。

自喉罩专利保护到期以来，许多制造商都推出了类似设计，并常使用不同的材料生产低成本的一次性产品，关于这些非专利产品的有效性和安全性几无相关数据[260]。此外，喉罩的成功带来许多新型声门上气道装置设计的发展，一些装置在日间手术中具有优势[261]，不过几乎没有与喉罩相比较的数据支持。因此，麻醉科医师要谨慎使用这些新型气道装置，直至这些装置得到充分的评估[262]。

i-gel（纽约州锡拉丘兹东部手术间）是一种被广

泛评估过的声门上气道产品，它有一个波浪外形的无充气袖口和胃引流通道。i-gel 密封压力介于第一代和第二代 LMA 之间，与 LMA 相比其插入速度更快，导致的咽喉疼痛更少[263]。

区域麻醉

脊椎麻醉

日间手术全身麻醉风险过高的患者可使用脊椎麻醉。这也增加了患者的选择，允许患者（如运动损伤患者）参与术中决策的制定并提供良好的术后镇痛。许多日间外科手术，如前列腺切除术、女性尿失禁手术、踝关节和足部手术，均适合采用脊椎麻醉。

笔尖式细脊椎穿刺针的应用，将穿刺硬脊膜后头痛的的发生率降低至 0.5% ～ 1%[264]。现在主要的挑战是预防发生在一些延迟离院患者中的长时间的运动阻滞或关节位置感觉丧失。尽管利多卡因的作用时间适合于日间手术，但其有较高的短暂性神经综合征（TNS）的发生率[265]，已不再用于脊椎麻醉。现在布比卡因是替代利多卡因的最好选择，布比卡因不会产生短暂神经综合征，但如果使用标准剂量将导致不能接受的离院延迟。

为了在日间手术中更好地使用布比卡因脊椎麻醉，需要对其进行改良[266]。减少布比卡因的剂量可缩短恢复时间，但需调整患者体位或使用芬太尼等辅助药才能够保证术中足够的镇痛。这种技术可概括为选择性脊椎麻醉（selective spinal anesthesia，SSA），其定义为“使用最小剂量的鞘内注射药物，仅使支配特定区域的神经根和需要被麻醉的主要感觉受到影响”[267]。SSA 为手术提供了充分的镇痛，而保留了轻微的触觉、温度觉、本体感觉、运动觉和交感神经功能[267]。这带来显著的心血管系统稳定性，但使得阻滞平面测试困难，患者的配合对于这种技术的成功非常重要。

现在已经有各种 SSA 方案[173]，通常允许患者在术后 3 个多小时即可离院[268]。芬太尼辅助应用稍延长恢复时间，且与瘙痒相关[268]（尽管大部分病例不需要治疗），但减少了术后疼痛和镇痛药的用量[269]。对于单侧膝关节镜检查，患者保持侧卧位的条件下，4 ～ 5 mg 重比重布比卡因可有满意的效果而不需要辅助用药[269]。可乐定过去常辅助用于小剂量脊髓麻醉，但可能会延长运动阻滞时间，加重低血压和延迟排尿[148]。

脊椎麻醉可能会导致术后尿潴留。这在低风险患者中不常见，但在老年患者、某些特定手术或布比卡因使用量超过 7 mg 的患者中更容易发生[266]。腹股沟疝手术后尿潴留的风险尤高[270]，但单纯的局部浸润麻醉足以满足此种手术，可能是一种更好的选择[171, 271]。

用于日间手术脊椎麻醉的新型药物

随着日间手术脊椎麻醉越来越多，人们开始重新评估一些老的局麻药，而且一些国家已经将其应用于脊椎麻醉[174]。其中，丙胺卡因和 2- 氯普鲁卡因的研究最多[272-273]。重比重丙胺卡因与普通制剂相比具有起效快且持续时间较短的特点[272]，40 mg 2% 重比重丙胺卡因可使患者在 208±68 min 内出院回家[274]，这一离院时间与报道中小剂量布比卡因联合芬太尼的效果相当[268]。但是因为重比重丙胺卡因的持续作用时间短于 1 h，研究中有 13% 患者因镇痛不完善，需要在手术快结束时予以辅助用药[274]。给予剂量为 40 ～ 60 mg 时可提供下腹部或肢体手术中约 90 min 的镇痛时间，而 10 ～ 30 mg 可满足进行长达 40 min 的会阴手术，并在 4 小时内出院[272]。2- 氯普鲁卡因持续时间更短，恢复速度明显快于比小剂量布比卡因[275]或阿替卡因[174]，与盐酸利多卡因相当[276]。联合芬太尼可延长了 2- 氯普鲁卡因[273]和丙胺卡因[272]的阻滞时间，两种情况都较少延迟恢复。虽然与利多卡因相比较少出现 TNS，但在丙胺卡因[277]和 2- 氯普鲁卡因[273]的使用中仍偶有报告。

应用短效局麻药的日间脊椎麻醉的心血管稳定性应与 SSA 相比较。20 mg 丙胺卡因联合 20 μg 芬太尼时，发生有临床意义的低血压概率明显低于 7.5 mg 布比卡因联合 20 μg 芬太尼[278]，尽管两组中布比卡因和芬太尼的剂量均高于常规。

硬膜外麻醉

尽管导管技术可以延长硬膜外麻醉的麻醉时间，但硬膜外麻醉很少应用于成人日间手术，原因在于其阻滞起效需要时间较长，阻滞成功与否不确定，并且有药物误入血管或蛛网膜下腔的风险。膝关节镜手术中硬膜外麻醉给予 3% 的 2- 氯普鲁卡因 15 ～ 20 ml 后，其恢复时间比普鲁卡因联合 20 μg 芬太尼腰麻更快[279]，也降低了皮肤瘙痒的发生率。日间膝关节镜手术时，应用 3% 2- 氯普鲁卡因硬膜外麻醉不需追加药物，离院时间比 1.5% 利多卡因硬膜外麻醉提前 1 h[280]。然而，2- 氯普鲁卡因硬膜外麻醉有较高的背痛发生率[281]。

对于小儿，骶管阻滞普遍用于术后镇痛，如 0.25% 左布比卡因 0.5 ～ 1 ml/kg[64]。这一技术最常用于双侧手术，或最大安全剂量的局麻药用于切口局部浸润麻醉尚不能满足需求时。包皮环切术后应用骶管阻滞镇痛，在减少镇痛药用量，减轻恶心、呕吐方面并不优于胃肠外镇痛、全身镇痛或背神经阻滞[282]。接受骶管麻醉的男性患儿常发生运动阻滞和下肢无力。添加可乐定[283]或右美托咪定[284]可加强骶管麻醉镇痛效果，但其引起镇静和血流动力学不稳定以及神经毒性的风险依旧令人担忧[148, 283]。

静脉区域麻醉

静脉区域麻醉（intravenous regional anesthesia，IVRA）（Bier block）是一种最常用于上肢的简单可靠的镇痛方法，有时亦有效用于下肢镇痛[285]。在英国和欧洲，普鲁卡因由于其较高的治疗指数而成为首选局麻药[286]。利多卡因也已应用多年[285]并且是一种安全的替代药[287]。罗哌卡因用于 IVRA 也已得到广泛的研究。与利多卡因相比，0.2% ～ 0.375% 的罗哌卡因可延长并改善术后镇痛效果[288-290]。但与丙胺卡因相比，罗哌卡因起效慢，不能有效地延长术后镇痛作用。尽管罗哌卡因的用量降低了 60%，但其血浆浓度比丙胺卡因高两倍以上[286]。

对行手部门诊手术的患者，IVRA 成本低，可替代全身麻醉，其同样可以迅速给药，而且恢复更快，术后并发症更少[291]。但是 11% 的病例镇痛不充分，需要辅助一些局部麻醉、重复阻滞，甚至改为全身麻醉。与臂丛阻滞相比，IVRA 同样成本低，操作较快，但因为止血带疼痛而有 4.4% 的失败率[292]。

许多辅助用药已经用于 IVRA 来减少止血带疼痛，改善阻滞质量，延长袖带放气后的镇痛作用时间[293]。阿片类药物相对无效，并在止血带放气后产生恶心呕吐和头晕的症状[293]，但一些非甾体抗炎药已被证明有效。氯诺昔康[294]可减少止血带疼痛并改善术后镇痛效果，替诺昔康也可改善术后疼痛[293]，但是证明酮咯酸在 IVRA 中有效的大多数证据被撤销后，其效果则不确定[194]。地塞米松可以提高阻滞效果，增强术后镇痛[295]。肾上腺素受体激动剂右美托咪定也已被证明具有相似的效果[296-297]，然而可乐定可减轻止血带疼痛但不能改善术后镇痛[298]。

其他局部和区域麻醉技术

许多区域麻醉技术的应用有助于日间手术进行或提供术后镇痛（表 72.3）[299]。这些技术能否使用取决于拟行手术的特点、患者、外科医师和麻醉医师的偏好以及麻醉医师实施阻滞的技能和经验。区域麻醉的优点包括良好的术后镇痛和减少术后恶心呕吐，但是这些优点必须能抵消以下不足，即阻滞过程中带来的疼痛与不适、阻滞作用消退时重新获得满意镇痛的难度及围术期神经损伤的风险。对存在出血问题或正服用抗凝药物以及有局部感染的患者禁忌使用区域麻醉。虽然超声引导能够提高许多阻滞的成功率并且可以减轻阻滞时的疼痛，但区域麻醉对于经验不足的医师来说失败率很高，尤其患者为病态肥胖患者[300]。虽然没有确凿的证据表明超声引导可以降低周围神经

表 72.3　成人日间手术常用的上下肢神经阻滞

阻滞类型	手术类型	单次剂量（围术期）	持续注射	患者自控区域镇痛（PCRA）
肌间沟阻滞	肩部手术	布比卡因 / 左布比卡因 0.25% ～ 0.5%，20 ～ 40 ml 或罗哌卡因 0.5%，20 ～ 40 ml	罗哌卡因 0.2%，5 ml/h	罗哌卡因 0.2%，5 ml/h
锁骨上或锁骨下阻滞	肘部、腕部、手部手术	布比卡因 / 左布比卡因 0.25% ～ 0.5%，20 ～ 40 ml 或罗哌卡因 0.5%，20 ～ 40 ml	罗哌卡因 0.2%，5 ml/h	罗哌卡因 0.2%，5 ml/h
坐骨神经阻滞	后十字韧带修复、足部和踝部手术	布比卡因 / 左布比卡因 0.25% ～ 0.5%，20 ～ 40 ml 或罗哌卡因 0.5%，20 ～ 40 ml	罗哌卡因 0.2%，5 ml/h	罗哌卡因 0.2%，5 ml/h
股神经阻滞	膝关节成形术、前十字韧带修复术	布比卡因 / 左布比卡因 0.25% ～ 0.5%，20 ～ 40 ml 或罗哌卡因 0.5%，20 ～ 40 ml	罗哌卡因 0.1%，5 ml/h	罗哌卡因 0.1%，10 ml 锁定时间 60 min
椎旁阻滞（胸椎）	乳房手术	布比卡因 / 左布比卡因 0.25% ～ 0.5%，20 ～ 40 ml 或罗哌卡因 0.5%，20 ～ 40 ml	罗哌卡因 0.2%，5 ml/h	罗哌卡因 0.2%，5 ml/h

剂量为粗略估计，使用超声技术时推荐采用较低剂量。根据手术类型，为了达到良好的术后镇痛效果可能需要阻滞多根神经。当留置导管时，给患者使用预先注入局麻药的一次性镇痛泵，同时给予必要的书面与口头指导。

Reproduced from Gupta A，Smith I. Local and regional anaesthesia. In：Smith I，McWhinnie D，Jackson I，eds. Day Case Surgery. London：Oxford University Press；2012：93-108. With permission

损伤的发生率，但的确可以减少局部药的全身毒性反应，降低与神经阻滞相关的一侧膈肌麻痹和气胸的发生率[301]。

较为简单的局部麻醉技术可能更适合某些手术。在膝关节镜手术中，关节内局麻能够产生适度、作用时间短暂的术后镇痛，但这仍被认为在日间手术中具有临床意义[302]。在许多情况下，简单的切口局部浸润麻醉可能与中枢或外周神经阻滞一样有效，并且允许患者更早地活动[303]。对可能的感染风险及大剂量局麻药引发全身毒性的担忧，似乎在临床工作中并没有依据[303]。

局部浸润麻醉在很多日间手术具有优势，也是腹股沟疝修补术的一种选择方案[171]。一些大规模研究已经证实这种具有较高成本效益的技术效果很好，有 79% 的患者需要术后口服镇痛药 7 天或更少[304]，91% 的患者在术后 5 天内恢复正常活动[305]。在局部麻醉下行疝修补术并不是疝复发的独立因素，疝的复发受疝的类型和术者的经验水平影响[306]。局部浸润麻醉与全麻或区域麻醉相比，可减少腹股沟疝修补术后内科和泌尿系统并发症[271]。如果行腹股沟疝修补术时选择脊髓麻醉，麻醉医师应该考虑到尿潴留和其他医学并发症的风险增加，尤其是老年患者[271]。

简单的切口局部浸润麻醉的概念已经进一步发展成局部浸润镇痛（local infiltration analgesia，LIA），用于多数骨科日间手术。这种多模式技术源于澳大利亚，Kerr 和 Kohan 将其用于行膝关节和髋关节手术的住院患者的镇痛[307]。他们的方法是将 300 mg 罗哌卡因、30 mg 酮咯酸和 1.5 mg 肾上腺素混合，用生理盐水稀释至 150 ～ 200 ml，在手术中用超过 1 h 的时间，将其浸润至术野的所有组织中。在伤口处置入导管可以后续重复给药。在最初研究中，325 名患者主要行择期髋关节表面修整术，也包括一些基本的髋关节和膝关节置换术，镇痛效果良好（数字疼痛评分 0 ～ 3 分）。其中 2/3 的患者未应用吗啡，大多数患者可以在术后 5 ～ 6 h 在帮助下行走，71% 的患者住院一晚后独自行走离院（图 72.2）[307]。一项对单膝关节成形术患者的盲法、随机研究也证实了这些结果，他们使用类似的局部浸润镇痛方法能够显著减轻疼痛，减少阿片类药物的使用，平均住院时间减少 2 天，68% 的患者在医院停留 1 晚后离院[308]。最近的一项综述表明，对于膝关节手术后镇痛，LIA 即使是与多模式全身镇痛联合应用，也是有镇痛作用，但在髋关节手术后多模式镇痛时，LIA 几乎不会提高镇痛效果[309]。

一般而言，局部浸润麻醉的局限性在于所提供的镇痛时间相对较短，即便使用长效局麻药如布比卡因。将布比卡因包装在生物降解的载体中有望延长局部麻醉的作用时间，预实验表明，其镇痛作用至少可维持 96 h[310]。然而，在广泛应用之前尚有一些潜在问题需要解决，包括确保大剂量的局麻药在载体内不会被迅速释放而导致局麻药的毒性反应，或者载体材料不能分解成有害物质[311]。Exparel 是一种作用时间延长的布比卡因剂型，应用成型的脂质体药物运输系统（Lipo Foam，Contour^{MD}），目前已获得美国食品药品监督管理局的审批。早期试验结果表明，与普通剂型布比卡因相比，Exparel 能够改善拇囊肿手术[312]、膝关节置换术[313]和丰胸手术[314]后 24 ～ 48 h 或更长时间患者的疼痛评分，减少阿片类药物的用量。其中一项研究中发现 6 例患者使用布比卡因脂质体后发生肌痛[314]，但对研究对象两年的随访未观察到长期并发症[315]。一些研究似乎支持布比卡因脂质体在腹壁重建、乳房切除术和乳房成形术后镇痛中的疗效和患者可接受性，尽管迄今为止比较研究的质量较差[316]。然而，系统评价表明，在肩关节置换术[317]或双侧膝关节手术[318]的镇痛效果与传统镇痛相比并无提高，只有在单侧膝关节手术后可能有微不足道的临床意义[319]。置管技术也可延长有效的局部或区域镇痛时间，降低疼痛评分、阿片类药物相关副作用和住院时间，也可提高患者满意度[320]。

一些天然的生物碱毒素被认为可增加局麻药的作用时间和安全性[311]。新蛤蚌毒素是一种细胞外钠离子通道阻滞剂，一项初步研究表明，腹腔镜胆囊切除术后 12 h 新蛤蚌毒素的镇痛效果优于布比卡因[321]。新蛤蚌毒素联合布比卡因和肾上腺素皮下注射的镇痛持续时间是单纯布比卡因镇痛的 5 倍，但毒性作用无明显增加[322]。

镇静

尽管有些手术使用局部麻醉或区域麻醉即可完成，但经常需要辅助药物以解除患者的焦虑，从而提供额外的镇痛作用，或帮助患者以适当的体位制动来达到适宜的手术条件。不同的治疗、诊断或外科手术需要的镇静水平不同，必须个体化给予镇静，以达到患者舒适与安全的平衡[323]。

美国麻醉科医师协会根据患者反应的不同将镇静分为三个水平[324]。轻度镇静为缓解焦虑，但患者反应正常、气道通畅。中度（清醒）镇静时患者更为困倦，但是能对语言及触觉刺激做出有目的的反应。通常自主呼吸充分且不需干预手段来维持气道通畅。深度镇静时患者仅对反复的或有疼痛的刺激做出有目的的

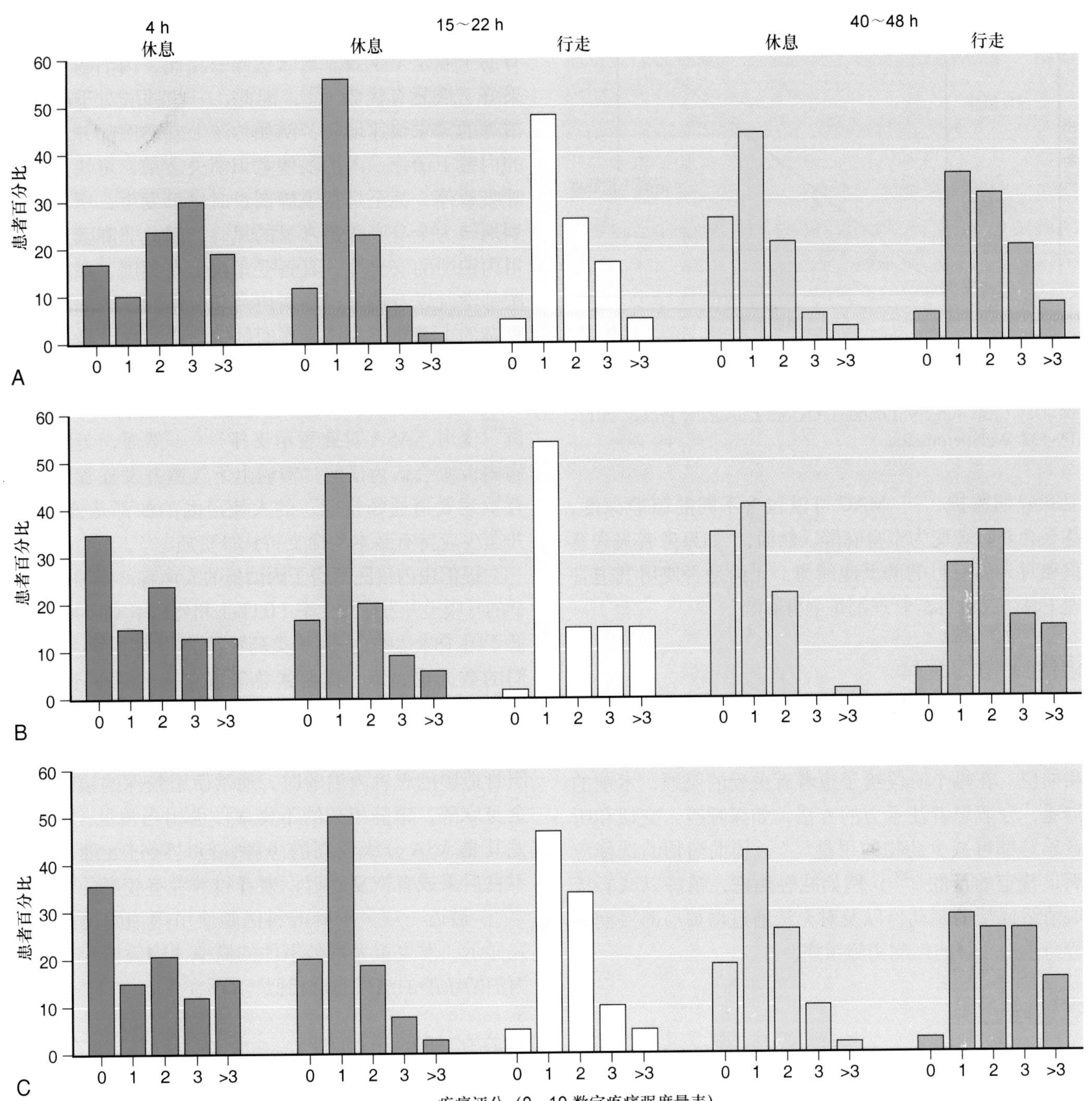

图 72.2　在局部浸润麻醉下接受髋关节表面修整关节成形术（A，$n = 185$），全髋关节置换术（B，$n = 54$）和全膝关节置换术（C，$n = 86$）的患者术后不同时间点的数字疼痛评分（Data from Kerr DR，Kohan L. Local infiltration analgesia：a technique for the control of acute postoperative pain following knee and hip surgery：a case study of 325 patients. Acta Orthop. 2008；79［2］：174-183.）

的反应，可能需要一定程度的气道或通气支持。这三个镇静阶段并不是分离的，而是相连续的（图 72.3），当患者失去意识且即使痛觉刺激也不能唤醒时，则进入全麻状态[324]。严密监测至关重要，接受镇静患者的监测标准应与全身麻醉或者区域麻醉患者相同，包括麻醉监护的所有层面[325]。遗憾的是，医师和患者普遍认为镇静是一种更安全的方式[326]，但美国麻醉医师协会终审理赔数据分析揭示，镇静与全身麻醉在死亡与永久脑损害上的风险相似[327]。可以预料的是，最大的风险来自阿片类药物和镇静催眠药物引起的呼吸抑制所造成的伤害，很多病例通过更好的监护和提高警惕性应能避免发生[328]。

美国术语“监测下的麻醉管理（monitored anesthesia care，MAC）”有时被错误地描述为由麻醉医师实施的镇静。然而，美国麻醉医师协会对于 MAC 有着明确的定义，它是用来描述麻醉的术语，包含所有

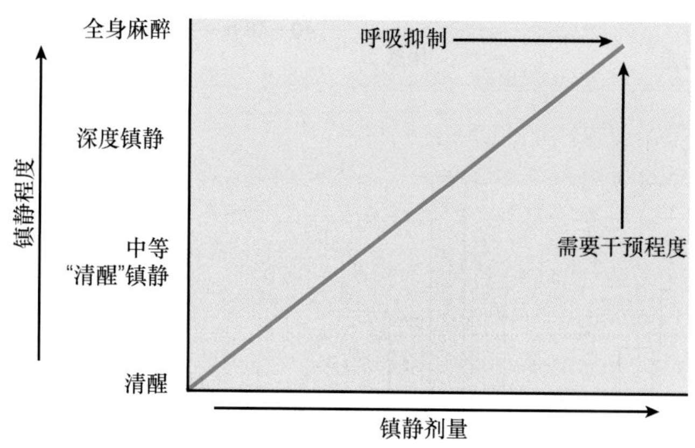

图 72.3 **镇静和全身麻醉的连续性**（Reproduced from Ahuja M, Armstrong I. Sedation. In：Smith I, McWhinnie D, Jackson I, eds. Day Case Surgery. London：Oxford University Press；2012：109-132. With permission.）

围麻醉期监护[325]。MAC可以包含不同的镇静深度，甚至必要时转变为全身麻醉。然而，“如果患者失去意识和对外界有目的的反应能力，无论是否使用气道管理工具，这种麻醉管理都是全身麻醉”[325]。

镇静药物的选择

对于辅助镇静药物和镇痛药物的具体需求取决于手术类型、实施局部麻醉操作者的技能、患者的经历和期望。在每个阶段给予患者有关爱的照顾，术前的沟通，分散患者注意力的方法，如深呼吸、交谈和听音乐等都可减少药物的用量[326]。辅助药物的选择应满足特定的目的[329]，例如减轻焦虑，镇静以减轻厌烦情绪或帮助制动，以及对无法通过增加局部浸润麻醉药量来缓解的疼痛实施镇痛。

咪达唑仑

咪达唑仑具有抗焦虑以及剂量依赖的催眠作用，是镇静的常用药物。它也有显著的顺行性遗忘作用。其有时有益，但并非总受患者欢迎[330]。咪达唑仑优于其他苯二氮䓬类药物，因为它可溶于水，不会引起静脉炎或注射痛，起效迅速，消除半衰期相对较短，约为2～4 h。单独使用时，0.05～0.1 mg/kg的单次用药剂量可实现短小手术后平稳恢复，但是个体差异性较大[331]。如果重复使用或者长时间使用，恢复会非常慢。

丙泊酚

丙泊酚是非常好的镇静催眠药物，因为它的药代动力学特性使得单次给药和持续输注后均可迅速恢复。丙泊酚是一种相对纯粹的催眠药，无镇痛作用，仅有中度的遗忘作用。丙泊酚常用的输注速率为25～75 μg/（kg・min）[332]，但其短效作用时间有助于滴定至生效。与咪达唑仑相比，丙泊酚镇静效果好、恢复有优势[333]，因此，一些领域对于丙泊酚镇静的需求快速增长，例如传统上麻醉医师并不参与的内镜下治疗。丙泊酚使意识消失之前，可快速导致呼吸暂停，甚至是在镇静剂量时也可发生，所以非计划地转为全身麻醉是常见的风险。因此非麻醉医师使用丙泊酚的安全性一直备受争议。在英国，皇家麻醉医师学院以及英国胃肠病协会联合声明，丙泊酚用于复杂的上消化道内镜操作时的镇静必须由“经过适当培训的麻醉科医师”实施[334]。在美国，FDA药品说明书指出，丙泊酚只能由“接受过全身麻醉培训的人员”使用，ASA对此表示支持[335]。然而，美国胃肠病内镜协会认为任何“精通上下气道并发症管理、具有重建气道通畅技能”的人使用丙泊酚都是安全的，并至少应持有基本生命支持认证资质[336]。

提倡由内镜医师给予丙泊酚的人声称，丙泊酚非常低的呼吸道并发症发生率（0.1%）和死亡率（4/646 080），低于给予咪达唑仑-阿片类药物镇静的发生率[337]。他们的数据也显示，需要紧急气道支持的频度不确定，同时在采用气道支持技术、干涉保护气道的主动性方面存在差异[337]。当麻醉科医师给予行内镜下逆行胰胆管造影的患者丙泊酚时，通常使用较深的镇静或者全身麻醉，镇静相关的不良事件也相当常见（21%），尤其是ASA分级较高的患者；但是经过处理，没有不良后果或者恢复延迟，患者和术者有较高的满意度[338]。最近一项关于麻醉科医师使用丙泊酚镇静的研究显示，发生重大意外事件的概率，内镜诊疗中应用丙泊酚镇静的结果非常相似（23%）[339]。

潜在的新型镇静剂

磷丙泊酚是丙泊酚的水溶性磷酸酯前体药物，起效慢，作用时间长。尽管2009年美国批准了其用于成人镇静，但对麻醉科医师的使用限制[340]以及与丙泊酚相比缺乏明显优势阻碍了磷丙泊酚的上市。

瑞马唑仑是一种新型酯基苯二氮䓬类药物，可被广泛存在于组织中的酯酶快速分解为无活性的代谢产物。初步研究结果表明，与咪达唑仑相比，瑞马唑仑单次给药起效快，作用时间短[341]，尽管并非所有的手术都可以在不使用镇静药物的情况下完成。瑞马唑仑可用作短小手术（＜10分钟）的镇静，但其反复给药后的药物特性及其镇静作用尚待评价[341]。

镇痛辅助药

单纯使用局部麻醉效果不完善时，阿片类药物有助于手术镇痛[323]。女性乳腺组织活检术中，瑞芬太尼与阿芬太尼相比，在分离深部组织时的疼痛评分较低，并减少局麻药的用量[342]。在经阴道悬吊术[343]以及为清醒开颅术提供最佳条件中[344]，瑞芬太尼都是丙泊酚镇静的有效辅助用药；而清醒开颅术已更多地成为日间手术和短期住院手术[26]。在丙泊酚镇静下行宫腔镜检查过程中，辅助应用瑞芬太尼的疼痛评分低于使用芬太尼组，但确实未提高术后恢复或患者的满意度[345]。宫腔镜手术中，与全凭静脉麻醉相比，宫颈旁阻滞辅助瑞芬太尼输注可使患者较早地活动和离院，且多数患者首选这种镇静技术。瑞芬太尼通常通过持续输注给药，但对于某些手术间断静脉推注更为有效[346]。瑞芬太尼给药后的痛觉过敏仍然令人担忧。

可乐定和右美托咪定有潜在的镇痛、抗焦虑和镇静作用。可乐定起效和消除缓慢，并且常有心血管系统不稳定的报道，意味着两种药物在镇静麻醉中都不是常规使用[148, 347]。但是在清醒开颅术中右美托咪定是一种有效的镇痛辅助药[348]。氯胺酮用于辅助丙泊酚镇静时可以增加镇痛效果，但使用较高剂量时，会增加术后恶心呕吐、致幻觉的副作用，并延迟离院[349]。

镇静药给药方式

因为催眠、抗焦虑、镇痛及遗忘等的需求不同，麻醉科医师在实施镇静技术时，通常联合用药。在丙泊酚输注前，先给予 2 mg 咪达唑仑可以增强抗焦虑、镇静和对手术早期事件的遗忘作用，而对术后镇静、遗忘及恢复时间并无有害影响[350]。然而联合用药增加了药物间相互作用的风险，可能导致副作用的发生。镇静剂量的丙泊酚及瑞芬太尼单独使用时，对心率和动脉血压仅有微弱的影响，但对呼吸系统二者联合使用具有显著协同作用，可导致严重的呼吸抑制[351]。瑞芬太尼和咪达唑仑相互作用也会明显增加呼吸抑制[352]。苯二氮䓬类和阿片类药物的拮抗剂在药物意外过量时可能很有效，但不能常规依赖拮抗剂逆转深度镇静，因为拮抗剂作用时间短，在离院前[353]或离院后[354]可能会再次出现镇静。对于内镜手术，间断推注丙泊酚也有可能使患者无手术记忆，具有较高的满意度[355]。

使用全凭静脉麻醉时，TCI 系统可以改善镇静方案的稳定性和可控性[356]。通常靶浓度为丙泊酚 0.5 ～ 2 μg/ml 和瑞芬太尼 0.5 ～ 1ng/ml[323, 347]，但需个体化滴定给药。有效的镇静通常通过临床终点或评分来判定。随着镇静程度的加深，脑电双频指数（bispectral index，BIS）会发生改变，但因其变异度太大[357]并不能常规应用，也无法作为咪达唑仑有效镇静的临床终点[358]。内镜下逆行胰胆管造影中，BIS 监测并不能提高镇静质量，减少丙泊酚用量或低氧血症、心动过缓及低血压等并发症发生率[359]。而对于临床体征可信度差的智障患者，在 BIS 指导下靶控输注丙泊酚有助于术中管理[360]。与持续输注丙泊酚相比，允许患者通过自控镇静来调整其镇静程度，可以减少丙泊酚用量，这种方法越来越受到患者欢迎[361]。然而，这种方法必然需要相对较浅的镇静水平，而对绝大部分患者来说似乎是不可取的[362]。

低剂量的七氟烷吸入镇静也是一种替代方法，其镇静效果好，恢复迅速[363-364]。但是七氟烷吸入使围术期兴奋发生率高，以及变为全身麻醉的风险较大，所以使用起来比较复杂[365]。

麻醉深度监测

目前很多设备可用来监测麻醉的催眠部分，作为对我们传统上依赖患者自主神经体征的补充，大多数麻醉深度监测仪记录自发的或外部刺激诱发的脑电图信号，并处理成一个无量纲的数值，范围通常从 0 到 100。哪些变量被精确记录并如何被处理是其专利信息[366]，麻醉深度足够时不同监测仪显示的具体值也不尽相同[367]。

BIS 是第一个被注册和广泛研究的麻醉深度监测仪，然而对于它实际上能否预防术中知晓尚有争议[367]。日间麻醉中术中知晓较少见[368]，人们更多的兴趣在于 BIS 及类似的设备能否减少麻醉药的过量使用，从而提高恢复速度和质量并降低成本。两个 meta 分析表明，滴定麻醉法使 BIS 值在 40 ～ 60 时，苏醒时间仅轻微缩短（2 ～ 4 min），并没有促进患者及早离院[369-370]。BIS 滴定法同样仅轻度降低了术后恶心呕吐发生率（从 38% 至 32%）[369]。尽管麻醉药物的使用有所减少，但节省的费用实际上少于 BIS 相关一次性耗材的费用[369]。监测听觉诱发电位，在减少药物使用和缩短苏醒时间方面与 BIS 相类似[371-372]。其中一项研究中患者离院时间没有差异[371]，但在另一项研究对象近似的研究中，使用 BIS 和听觉诱发电位监测可缩短患者的离院时间[372]。尽管证据的质量堪忧，但用熵指数进行监测也可以有微弱的减少药物用量，缩短恢复时间作用[373]。

虽然麻醉深度指导的药物滴定使用法并无明显临床和经济利益，但我们真正应该考虑的是使用这些监测的目的，而不是那些研究中设计的问题。虽然 BIS 值低于 60 时麻醉深度通常是足够的，但 BIS 缺乏高标准的辨别力，一些患者可能在 BIS 值低至 40 时还有记忆[374]。因此，使用滴定麻醉法来降低成本和缩短恢复时间，即便调整 BIS 值至 40 ～ 50，也可能无意中增加了患者术中知晓的风险[366]。

日间手术麻醉的恢复

恢复通常分为三个阶段。早期第一阶段恢复在麻醉后恢复室（postanesthesia care unit，PACU），患者进一步苏醒，处理疼痛及恶心，监测血流动力学稳定性。中期恢复继续进入第二阶段恢复，患者可能转移至一个单独的病房，至达到离院标准时结束（见后面的讨论）。第一阶段和第二阶段恢复可能在不同的地点，或者在同一场所。

早期恢复

恢复室或 PACU 应集中设置在手术室附近，需要配备与住院患者相同标准的医护人员和设备[375]。PACU 的一些设施可与住院患者共用，但如果日间患者有一个单独的第一阶段 PACU，其恢复时间可以大大缩短[11]。在美国，日间 PACU 护士与患者的比例通常为 1∶3，低于住院患者 PACU 比例，反映出手术后较低的需求[6]。患者的病情应该充分地交接给 PACU 护理人员，从术前、术中的问题一直到术后指导。PACU 中监测的内容和频率取决于手术类型和患者的恢复状态。因为日间手术麻醉药通常是短效的，在 PACU 中，如果患者吸空气时 SpO_2 高于 92%，可能不需吸 O_2[376]。

在英国，如果意识清醒、定向力好、体温正常、气道通畅并通气良好、心血管系统稳定即进入第二阶段恢复。伤口应比较干燥，疼痛及术后恶心呕吐轻并给予充分的治疗。这个评估通常依靠临床判断[375]。在美国，从第一阶段过渡到第二阶段基于医师的预定标准。典型的日间手术标准包括清醒，生命体征平稳，疼痛最小化、恶心轻，及可坐立，并仅有轻微头晕[377]。如果想得到更标准化的数据，可应用评分系统。最普遍使用的是改良的 Aldrete 评分系统[378]，它基于活动、通气、血压、意识和氧合的状况而设定评分点（表 72.4）。在日间手术麻醉研究中，患者清醒、定向力恢复及拔管时间用于评估早期恢复，在 PACU 停留时间是恢复的关键终点指标之一。

表 72.4 改良的 Aldrete 恢复评分

		评分
活动	自主或遵嘱活动四肢	2
	自主或遵嘱活动双肢	1
	不能自主或遵嘱活动肢体	0
呼吸	深呼吸和咳嗽不受限	2
	呼吸困难或受限	1
	窒息	0
循环	血压较麻醉前波动 ±20% 以内	2
	血压较麻醉前波动 ±20% ～ 49%	1
	血压较麻醉前波动 ±50%	0
意识	完全清醒	2
	可以唤醒	1
	无反应	0
氧合	呼吸室内空气 $SpO_2 > 92\%$	2
	需要吸氧才能维持 $SpO_2 > 90\%$	1
	即使吸氧 $SpO_2 < 90\%$	0

总分为 10 分；患者分数≥ 9 分即可从第一阶段恢复离院（Reproduced from Aldrete JA. The post-anesthesia recovery score revisited（letter）. J Clin Anesth. 1995；7：89-91. With permission.）

第二阶段恢复

第二阶段恢复是患者准备离开日间手术区域并接受自我护理。患者应该端坐在手推车或躺椅上，手推车或躺椅用以协助患者活动。低剂量脊髓麻醉后，在运动功能完全恢复后 1 h 内或从脊髓麻醉开始后约 2.5 ～ 3 h[172, 379]，患者通常即可活动。

快通道恢复

随着短效药物应用的增加及技术的不断发展，许多患者在进入 PACU 之前，或刚进入 PACU 时就达到了离院标准[380]。在这种情况下，患者进入 PACU 进行进一步的观察，只会产生不必要的延迟离院。反之，这些患者可以绕过第一阶段的恢复直接进入第二阶段恢复单元，被称为快通道恢复。

改良的 Aldrete 评分同样可以用作快通道恢复的评估标准[381]。通常在 PACU 处理患者的疼痛和术后恶心呕吐，而 Aldrete 评分标准不包括这两项，故 White 和 Song 添加了两个项目，作为快通道恢复的标准[382]。虽然此项标准降低了到达 PACU 时已符合快通道恢复条件的患者的比例，但是也明显减少了在后续阶段需要给予胃肠外镇痛药或止吐药物的患者的数量[382]。其他学者也建议了一系列标准，患者必须全部符合才能进入快通道恢复（框 72.1）[383]。从第一阶段过渡到第二阶段的标准，与直接进入第二阶段的标准应该相同。

快通道恢复是局部麻醉患者的标准，但在英国它同样适用于大多数接受镇静[383-384]和低剂量脊髓麻醉

框 72.1　省略 PACU，直接进入第二阶段恢复单元的标准 *

患者需清醒、警觉、定向力恢复、有反应力（或恢复到基础状态）
疼痛程度最低（不太可能需要肠道外给药）
没有发生活动性出血（不太可能需要专业处理）
生命体征稳定（不太可能需要药物干预）
轻微恶心
没有发生呕吐
如果使用了非去极化肌肉松弛剂，患者应该能抬头 5 s 或四个成串刺激监测显示肌松无残留
呼吸室内空气 3 min 或更长时间 SpO_2 达到 94% 或更高，或恢复至基础水平

* 在随访阶段，应该使用上述标准在患者即将离院前于手术室进行麻醉恢复状态的评估。如果要省略 PACU 过程，患者必须满足上述所有标准，并由麻醉医师判断能够转移至第二阶段恢复单元。

Reproduced from Apfelbaum JL，Walawander CA，Grasela TH，et al. Eliminating intensive postoperative care in same-day surgery patients using short-acting anesthetics. Anesthesiology. 2002；97（1）：66-74. With permission

的患者[172]。接受全身麻醉的患者也可以进行快速恢复，这很具有吸引力，是因为它能为患者提供高质量的恢复体验，在一种更愉快、更舒适、更方便的环境中恢复正常。这也节约了更多的资源给那些需要第一阶段恢复的患者。

实现快通道恢复是复杂的过程。在一个区域内，只有约 60% 的患者可以达到绕过 PACU 阶段快速恢复的标准[385]。麻醉深度监测一直被视为有利于快通道恢复[386]，但有些研究没有发现其优势[387]。实现快通道恢复不仅需要麻醉恢复迅速，也有赖于流程的支持，包括护士和外科医师的参与和环境支持。

快通道恢复的经济效益问题应分别考虑[388]。在某些情况下，快通道恢复可以缩短整体恢复时间，与 PACU 停留的时间相当[389]或更长[383]。然而，在整体恢复过程中，护理工作量并没有减少[389]，而其他方面并无区别[385]。第二阶段治疗单元的护士不一定总能及时接收患者，或经常发现患者到达时低体温，或实际上并未达到快通道恢复的所有标准[390]。虽然快通道恢复似有一定的经济效益，但实际上仅在完全不需要 PACU 或者人员配置可以减少的情形下才能实现，截至目前尚无证据支持这一点[388]。护理工作量及费用只是简单地从一个区域转移到另一个区域，整体上并未节省成本[389]。快通道恢复仍有助于改善患者的分流，在较小的医疗机构中实现最高工作效率，从而实现人员在不同区域的灵活调配[388]。但是，最有效的方法可能是让所有患者通过康复最快的途径出院回家。

术后疼痛

术后疼痛管理，应开始于患者手术前。患者需要对术后恢复阶段可能的经历有适当的准备[391]。术前评估中应告知患者术后疼痛的程度、持续时间及一些简单的能减轻疼痛的方法，包括保持舒适体位休息、抬高肿胀肢体、使用热敷或者冷敷或分散注意力。预防是疼痛管理的主要手段。然而，研究表明日间手术后的疼痛管理经常不充分[392-394]。常见原因是对镇痛指南的依从性不够和未实施多模式镇痛[394]。对阿片类镇痛药过度依赖会产生一些可预见的副作用[395]，这是导致患者非必要住院的原因中仅次于镇痛不充分的因素[392]。

多模式镇痛

多模式镇痛利用药物间的相加或协同作用，在疼痛通路的不同环节起效[396]。典型的组合包括伤口局部浸润或区域阻滞，以及常规使用 NSAIDs，必要时辅助小剂量的阿片类药物。表面麻醉也可能有一些好处，利多卡因联合硝酸甘油贴剂可为许多日间手术提供有效的局部镇痛效果[397]。多模式镇痛对多种日间手术术后镇痛有效[398-399]。多种药物联合可减少阿片类药物的用量[400]，但是大多数的证据仅限于阿片类药物联合另一种药物，尚无真正多模式镇痛的评价或尝试去发现最佳组合[394]。手术类型不同镇痛效果也有所不同[401]，建议应根据手术类型量身定制多模式镇痛方法[402]。然而，减少阿片类药物用量确实能够在相当程度上减少术后恶心呕吐的发生，以及其他的阿片类药物相关副作用，例如镇静、睡眠障碍、尿潴留和呼吸抑制[395]。目前，没有证据表明多模式镇痛可以改善患者的长期预后[403]，因为关于此类研究的数量较少，而且日间手术后的不良事件发生率较低。

紧急镇痛

即使采取了预防措施，部分患者术后苏醒期依然会经历疼痛。轻度疼痛通过额外地给予口服镇痛药即可处理，更严重的疼痛通常需要使用胃肠外阿片类药物。长效胃肠外阿片类药物很少被使用。这种情况下通常使用芬太尼，小剂量（约 20 ～ 25 μg）即可迅速产生镇痛效果。与吗啡相比，芬太尼起效更快并且可以减少术后恶心呕吐的发生[404]，芬太尼紧急镇痛比羟考酮副作用更小[405]。一旦疼痛得以控制，即给予

额外的口服镇痛药物，通常可以预防恢复后期疼痛的再次发作。在患者的恢复期内，应根据方案定期对患者进行疼痛评估与处理（图 72.4）。

家庭疼痛管理

在美国，通常会给患者开具术后镇痛药处方，包括弱阿片类药物，这些处方最好在手术前开具，这样一旦患者需要就可以在家中使用。在英国，会给患者提供标准化的家用镇痛药包，在日间手术中心即已分装好，以避免给药延迟。典型的家庭镇痛药包括 NSAIDs 和对乙酰氨基酚合用一种弱阿片类药物。联合使用可待因-对乙酰氨基酚[406]或氢吗啡酮-对乙酰氨基酚[407]在许多日间手术后是有效的，但有部分患者不能将可待因代谢为它的活性形式而导致药物无效[408]。虽然普瑞巴林单次术前给药可适度缓解日间手术后疼痛，但术后持续追加给药并无更好效果[167]。

阿片类药物并发症的处理

多模式镇痛技术旨在减少阿片类药物的使用，然而强效阿片类药物可作为创伤较大的手术后镇痛的紧急之选。吗啡和羟考酮一类的镇痛药，可提供强效且持久的作用，但也伴随着更加强烈和持久的阿片类药物副作用。新型的给药方式，如电离子导入[409]或经鼻腔芬太尼镇痛[410]，或舌下含服舒芬太尼[411]，方便患者使用，却不能降低药物的副作用。除了多模式镇痛外，有其他一些方法可以降低这些副作用，包括药物的发展，如曲马多，即结合了阿片类药物和非阿片类药物的作用机制。曲马多在日间手术后使用是有效的[412-413]，但其仍有较高的不良反应发生率，包括镇静、眩晕，特别是术后恶心呕吐[414]。最近他喷他多在美国和英国获得批准，其具有类似于曲马多的双重作用，疗效与羟考酮相当，且胃肠道不良反应更少，如恶心、呕吐、便秘[415]。与曲马多不同，它不需要代谢活化，也不受异构体依赖的药效学影响[163]。

羟考酮与纳洛酮（Targinact）联合口服用药可拮抗胃肠反应，特别是预防阿片类药物引起的便秘，但对镇痛作用的影响不大，因为首过效应可防止大量纳洛酮到达中枢神经系统[163]。爱维莫潘是另一种外周作用的 μ-阿片（MOP）受体拮抗剂，旨在减少阿片诱导的便秘。外周 MOP 受体也部分介导阿片类药物相关的术后恶心呕吐、胃排空延迟和尿潴留[163]，这为使用阿片类镇痛的同时规避其严重的不良影响提供了可能。

家庭中局部麻醉管理

术后回家的患者在神经周围、切口内或关节内留置导管是术后疼痛管理一个全新的和不断发展的领域[416]。肩峰下减压术后，患者使用弹性球囊止痛泵通过术中留置于伤口内的导管给予罗哌卡因，进行自控区域麻醉（patient-controlled regional anesthesia，

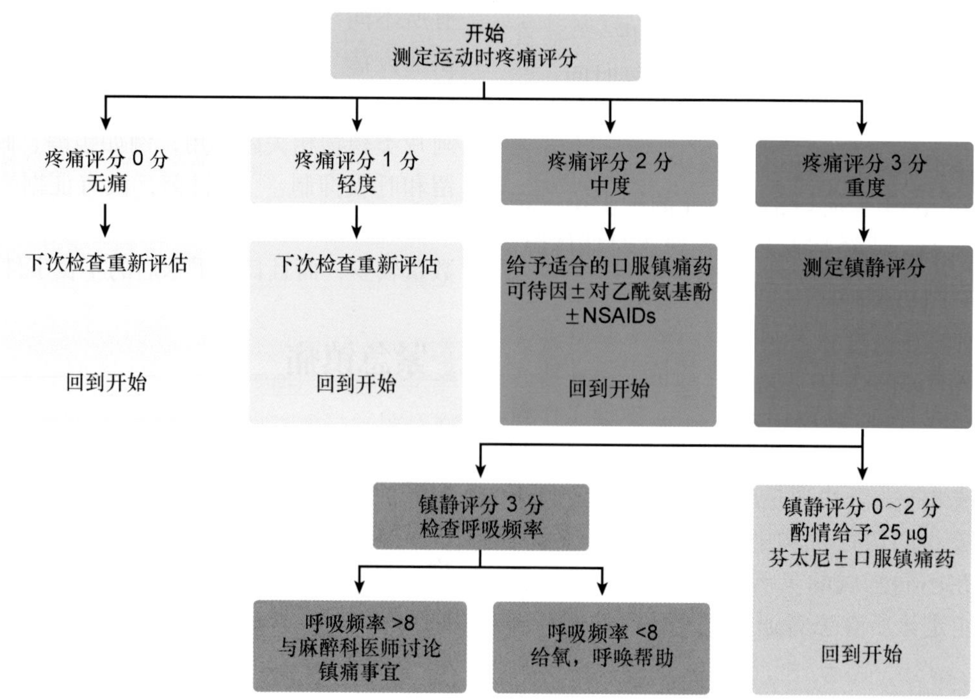

图 72.4 日间手术患者疼痛管理流程示例。NASIDs，非甾体抗炎药（Modified from Lipp A，Jackson I. Adult day surgery analgesia. In：Smith I，McWhinnie D，Jackson I，eds. Day Case Surgery. London：Oxford University Press；2012：133-145. With permission.）

PCRA），为其提供了有效镇痛并减少了活动时的疼痛强度[417]。虽然研究中要求患者在医院进行观察和评估，但根据疼痛评分，作者得出结论：有效组的所有患者可以在术后 2 h 内离院。另一项较小的研究显示在家庭中进行连续肌间沟阻滞的镇痛效果良好，这样可以使多种肩部手术患者当日离院，包括肩关节囊肌腱套开放修补、肩峰下减压和关节置换术[418]。

最近，几个医疗机构报告了一些软骨溶解的病例，似乎与术后使用止痛泵进行关节内局部麻醉有关[419]。在一位骨科医师报道的 375 例患者的研究中，只有术后关节内注入布比卡因或利多卡因的病例发生了软骨溶解[420]。体外实验中，大多数局部麻醉药，包括布比卡因、利多卡因、罗哌卡因对人体关节软骨有毒性作用。并且与单次注射相比，关节软骨长时间暴露在较高浓度的局部麻醉药中，如使用镇痛泵，软骨溶解的风险也会随之增加[421]。因此，许多医疗单位都在减少或停止肩部手术后局部注入麻醉药。

许多输注泵可用于离院后局部麻药注入，或患者自控区域麻醉。电子泵可能会出现一些技术问题[422]，家庭内使用似乎并不可靠[418]。患者更满意一次性弹性球囊止痛泵[422]，其可信度更高；但不是所有该类型的一次性泵都工作良好，而且它们在人体使用时的表现并不一定与体外的测试结果一致[423]。

术后恶心呕吐

术后恶心呕吐在未用止吐药的普通外科手术住院患者中发生率高达 30%[424]。某些日间手术患者因为术中和术后对阿片类药物的需求降低，出现 PONV 的风险非常低，非常小型的手术中的发生率低于 5%[56, 425]。然而，其他类似研究中，日间手术患者离院前 PONV 的发生率却高达 41%。如果整体风险评估包括了离院后可能发生的后续呕吐，一些作者认为即使患者服用了止吐药，总体发生率也超过 40%[426]。

风险预测和评估

有些人建议日间手术患者 PONV 的管理应包括普遍的多模式药物预防方法，尽量减少可能导致患者延迟离院或回家后再次出现的症状[427]。然而，目前建议[428]用更有针对性的方法来实现预防性药物治疗的目的。首先要尽量减少来自致呕吐刺激的基础风险，例如充足的液体补充，使用局部区域麻醉技术，如必须采用全身麻醉时，要减少挥发性麻醉药、N_2O 和阿片类镇痛药的使用。以前主张避免使用新斯的明，但这可能没有什么益处[428]。需要对每个患者进行风险分层分析。1998 年由 Apfel 及其同事[429]在耳鼻喉科患者中开始使用的评分系统，因其使用简便而广受欢迎。然而，这个评分系统对 PONV 的辨别能力[427]及对日间手术患者的适用性仍有争论，因为 PONV 的风险（表 72.5）在这类患者中似被高估，可能与原始评分系统是来自于欧洲住院患者有关。这在该作者后续研究中得到了证实[426]，在日间手术患者中，PACU 恶心发生率 19.9%，呕吐发生率 3.9%，恶心和（或）呕吐发生率 20.7%，而这些患者通过这个评分系统预测发生 PONV 的风险远高于实际结果。该研究表明，截止术后第二天出院后 PONV 发生率已经很高：36.6% 恶心，11.9% 呕吐，13.3% 严重恶心，5.0% 严重呕吐。根据这些数据，作者设计了出院后恶心呕吐（postdischarge nausea and vomiting，PDNV）的预测评分算法（表 72.6）。其他预测日间手术患者 PONV 风险的评分方法，相对复杂且需要使用计算器或计算机[425]。对 PONV 危险因素的重新评估[430]重申了 Apfel 评分中风险因素的重要性[424]，但该算法包括低龄和手术时长，不包括手术类型。对所有男性患者实施两项止吐干预措施，对所有女性患者实施三项止吐干预措施[431]，这种简单的方法与之前发表过的几项策略相比依从性更好，效果更好[432]，虽然可能会使更多患者暴露在使用不必要的止吐药物的潜在危害中。

总之止吐治疗应该根据患者 PONV 的风险评估，来决定使用单一还是多模式的预防治疗方案。IMPACT 研究[200]表明，昂丹司琼 4 mg、氟哌利多 1.25 mg 和地塞米松 4 mg 对降低 PONV 发生率同样有

表 72.5　Apfel 评分中 PONV 的风险因素和预测发生率

风险因素	评分
女性	1 分
不吸烟者	1 分
既往 PONV 史	1 分
术后使用阿片类药物	1 分
最高得分	4 分
分数	**PONV 风险（%）**
0	10
1	21（≈ 20）
2	39（≈ 40）
3	61（≈ 60）
4	79（≈ 80）

PONV，术后恶心呕吐。
Data from Apfel CC，Laara E，Koivuranta M，et al. A simplified risk score for predicting postoperative nausea and vomiting：conclusions from crossvalidations between two centers. Anesthesiology. 1999；91（3）：693-700

表 72.6 离院后恶心呕吐的风险因素和预测发生率

风险因素	评分
女性	1分
年龄小于50岁	1分
既往PONV史	1分
术后使用阿片类药物	1分
在PACU发生恶心	1分
最高得分	5分
分数	**PONV风险（%）**
0	10.9（≈10）
1	18.3（≈20）
2	30.5（≈30）
3	48.7（≈50）
4	58.5（≈60）
5	79.7（≈80）

PACU，麻醉后恢复室；PONV，术后恶心呕吐。
Data from Apfel CC, Philip BK, Cakmakkaya OS, et al. Who is at risk for postdischarge nausea and vomiting after ambulatory surgery? Anesthesiology. 2012；117（3）：475-486

效，均各自能降低25%的发生率；同时使用其中的两种药物会产生叠加效应（即多模式止吐）。具体而言，预防性使用其中一种药物可将PONV的发生率从60%降到44%；使用其中的两种药物会将发生率从44%进一步降低至33%，三种药物一起使用则会降至24%。使用丙泊酚全凭静脉麻醉，同时避免使用N_2O，其效果等同于使用一种止吐药[200]。然而，TIVA的止吐作用是有时间限制的，TIVA使患者在术后2～6小时发生迟发性PONV的风险更高[200A]。一些简单的措施，例如常规静脉输注1～2 L晶体液可减少PONV的发生率及严重程度，减少眩晕和困倦[433]，减少高危人群术后疼痛的发生[434]。让患者在手术前尽可能地饮用清亮液体也可以减少PONV[124]。

止吐药

第一代止吐药

甲氧氯普胺是一种多巴胺能（D_2）和5-羟色胺能（5-HT_3，较高剂量时外周5-HT_4）拮抗剂，具有促进胃动力的特性，首次报道于1964年。一项meta分析显示，无证据支持标准临床剂量10 mg的甲氧氯普胺对PONV有益[435]，但在Fujii的一系列研究结果被撤回后，重新分析表明这可能有一些益处[436]。然而，目前的指南仍然没有将甲氧氯普胺作为一线治疗药物[428]。更高的剂量，如20～25 mg更有效[437]，但其导致患者不能静坐的发生率增加。

氟哌利多是丁酰苯类药物，其止吐功能源于对多巴胺受体（D_2）的拮抗作用。因其有潜在的QT间期延长作用，美国FDA对使用2.5 mg[438]或更大的剂量发出了黑框警告。当出现QT间期延长和其他副作用如镇静和静坐不能的锥体外系反应时，氟哌利多的使用剂量高于PONV的预防剂量，后者通常为1.25 mg或更小剂量[438]。最近的meta分析[439]证实了低剂量氟哌利多的止吐作用。自从黑框警告提出后，氟哌利多在美国很少使用，但这主要是法医学的原因，而非出于对疗效或副作用的考虑。在英国，氟哌利多也很少用于日间手术，因为即使在0.5 mg的剂量下亦可产生不利的锥体外系反应，尤其是静坐不能[440-441]。澳大利亚的一项研究分析了228名行日间妇科腹腔镜手术的女性，使用10 μg/kg氟哌利多后静坐不能的发生率为29%[442]。

组胺H_1受体拮抗剂在治疗前庭通路异常引起的恶心呕吐中有独特的效果，在晕车及斜视或中耳外科手术中使用有明确疗效。茶苯海明（苯海拉明和8-氯茶碱的复合物，增加8-氯茶碱可以减少困倦）的止吐作用与氟哌利多和5-HT_3受体拮抗剂近似[443]，但这些抗组胺药物的不良反应包括显著的镇静、口干、尿潴留和视物模糊，这是伴随着毒蕈碱受体拮抗的结果。氯环利嗪是一种H_1受体拮抗剂和抗晕动病药物，镇静程度最低，作用时间长，可有效治疗PONV，预防离院后恶心呕吐[444]。在美国，因其价格低廉并且不需要处方，在离院后使用的药物中很有吸引力。

东莨菪碱经皮给药系统也在临床使用。透皮贴剂设计是使总剂量1 mg的东莨菪碱以持续的恒定的速度释放3天的时间[445]。大量研究表明，东莨菪碱透皮贴可有效减少PONV和离院后恶心呕吐发生率及严重程度，效果与恩丹西酮或氟哌利多相当。它的作用时间长，但起效慢，使用后2～4 h方能有效[446]。起效缓慢的不足可采用手术前一天晚上敷用的方法解决。采用这种方式给药，妇科腔镜检查后恶心和呕吐的发生率，与安慰剂组相比分别从62.5%和37.5%降至20.8%和8.3%[447]。在美国，临床医师在术前使用东莨菪碱透皮贴，因此药物预防离院后恶心呕吐的作用在短小手术早期恢复阶段即可起效[445]。东莨菪碱的不良反应，主要是口干，困倦、头晕、视物模糊也相对常见，但通常较轻微[445, 447]。

5-羟色胺（5-HT_3）受体拮抗剂

自从20世纪80年代5-HT_3拮抗剂问世以来，其在治疗PONV中已经发挥了重要的作用，因为与当时能用的其他药物相比，5-HT_3拮抗剂不良反应较少。5-HT_3拮抗剂在手术结束前给药有更好的预防作用[448]。它们也是有效的呕吐紧急治疗用药，昂丹司琼抑制呕吐的作用似乎更明显［需要治疗的人数（NNT＝4）］，而不是缓解恶心（NNT＝7）[449]。虽然 $5\text{-}HT_3$ 拮抗剂相对耐受性好，但是它的副作用包括头痛的风险增加，（受此伤害人数＝36）和肝转氨酶升高（受此伤害人数＝31）[449]。所有 $5\text{-}HT_3$ 拮抗剂均被证实可引起 QT 间期延长。近年研制的 $5\text{-}HT_3$ 受体拮抗剂，如多拉司琼、格拉司琼和帕洛诺司琼[450]，在高危患者预防性使用能同等程度地减少 PONV 发生率。这些药物的半衰期较长（分别是 8 h、10 h 和 40 h），可更好地预防患者离院后出现恶心呕吐等症状。帕洛诺司琼具备独特的结合特性，可引起 $5\text{-}HT_3$ 受体内在化[451]；其半衰期长，可用于治疗离院后出现的恶心呕吐[452]。价格昂贵是这些新型 $5\text{-}HT_3$ 拮抗剂广泛应用于临床的巨大障碍。

类固醇药

地塞米松静脉注射 4～5 mg（取决于当地的药物规格）可起到有效的止吐作用[453]。它通过调节内啡肽释放或抑制前列腺素的合成发挥中枢性作用。因为地塞米松起效较慢，故应在麻醉诱导后尽早给药[454]。预防性使用地塞米松在减少术后疼痛、改善恢复质量方面也是有效的[169-170]，但有时达到止吐作用所需要的剂量较大（通常是 8 mg）。这种剂量的地塞米松的长期副作用尚未评估。

神经激肽 -1 拮抗剂

速激肽的催吐作用最初是通过免疫组化方法在雪貂的迷走神经背核发现了 P 物质后而阐明的，迷走神经背核被认为是大脑呕吐反射的基本区域[455]。随后的研究证明了特异性神经激肽 -1 受体拮抗剂的潜在价值，P 物质、神经激肽 A 和 B 通过中枢和胃肠道外周机制，在神经激肽 -1 受体处相互作用而抑制呕吐。阿瑞匹坦是此类药物中第一个商业化生产的。术前口服 40 mg 阿瑞匹坦与昂丹司琼减少恶心的效果类似，但是服药 48 h 后其抑制呕吐的潜在效果更优[456]。静脉注射前药物福沙普利坦比昂丹司琼在预防呕吐方面更有效，但对恶心没有效果，并且对少数接受妇科[457]或下肢手术[458]的患者的 PONV 完全应答率没有影响。罗拉匹坦是一种半衰期长达 180 h 的竞争性神经激肽 -1 受体拮抗剂，一项多中心研究评价了口服罗拉匹坦的效果[459]。与安慰剂及昂丹司琼（诱导时给药）在早期症状的控制上有相似的效果，但罗拉匹坦似乎同样在预防 PONV 上具有长时的保护作用。罗拉匹坦似乎还没有在 PONV 中得到进一步的评估，价格高昂仍然是限制这类药物使用的障碍。

顽固性恶心呕吐的处理

紧急止吐治疗后如症状持续出现则需要进一步的临床分析。应考虑导致这些症状的其他原因，特别是水合状态，潜在的血容量不足或早期感染。分析患者的生命体征（温度，脉搏和血压）及临床相关检查，以排除持续恶心呕吐与腹痛恶化、潜在的化脓性病灶或尿潴留的关系。这些分析很重要，在考虑给予药物缓解症状前排除更有害的其他原因。

给予 20 ml/kg 等渗电解质溶液可以降低日间手术后恶心及头晕的发生，并且充分的补液对减轻持续的症状也有作用[433，460]。麻黄碱 0.5 mg/kg 肌内注射有预防和治疗作用，疗效与氟哌利多相当，并且镇静评分低于安慰剂[461]。在 6 h 内再给予已使用过的止吐药是没有意义的[428]，但是在一线治疗失败后可考虑使用其他二线药物。这些选择包括小剂量异丙嗪（6.25 mg）；小剂量静脉注射纳洛酮；丙泊酚 20 mg；吩噻嗪类，包括丙氯拉嗪、奋乃静，及神经激肽拮抗剂。对于没有接受过预防性治疗的患者，$5\text{-}HT_3$ 拮抗剂是 PONV 的首选治疗药物，也是证明疗效最好的一类药物，而不是预防性药物[428]。

特殊场所

诊室麻醉

诊室麻醉是一种在北美和欧洲部分地区迅速扩展的日间麻醉形式。可以说，美国第一个日间手术中心（爱荷华州苏城市中心的麻醉诊所）即基于诊室模式[2]。应用局部麻醉或镇静技术在医师诊室进行简单的微创手术已开展许多年。随着诊室手术的复杂性日益增加，现在已有越来越多的麻醉医师参与其中。

诊室手术的优势在于提高患者的便利性，但其最初的出发点是方便外科医师控制工作安排及手术场地。潜在的巨大获利直接使外科医师受惠，此外，这种环境中较低的间接开销导致手术总费用明显较低。例如，腹腔镜腹股沟疝修补术在医院的总费用比在诊室高出 3.5 倍[462]。开腹疝修补术[462]和各种鼻科手术[463]费用在诊室能减少 2.5 倍。在美国，以诊室为基础的外科手术涉及范围广泛。

然而，对诊室手术安全性的合理担忧已经出现。一项对比研究显示，与日间手术中心相比，医师诊室手术不良事件和死亡的发生率增加 10 倍[464]。这些灾难的发生往往是无资质或未经训练的医师，在不适合的或未经认证的环境中实施镇静的结果[464-465]。深度镇静是一个相当大的风险因素。ASA终审索赔数据显示，40%的死亡来自于面部及眼部手术中的MAC技术，该技术通常在诊室中实施[327]。过度镇静引起的缺氧和通气不足是最常见的死亡原因，警惕性差、监控不力、延迟复苏导致死亡，其中一半被认为是可以预防的[327]。这些数据并不支持镇静比全身麻醉更安全的通用理念。

在美国，对诊室机构的监管是各州的责任，截至2014年，近30个州有一定程度的监管[466]。监管的确能提高安全性。有报道称，在麻醉医师和外科医师都具有专科医师资格的被充分认证的诊室中，其连续完成的超过23 000个病例无死亡报告[467]。此外，在加强监管的同时，安全性似乎也在提高[466]。ASA和SAMBA均发布了诊室麻醉指南[468]，来自于其他组织和专家的综合建议也已经发行。标准的诊室麻醉的安全建议归纳在框72.2中。实质上，诊室必须与医院中的或独立的日间手术机构有同样的设置标准。必须健全安全程序，因为孤立的诊室环境意味着不能快速获得外界的帮助。

诊室麻醉的患者选择应依从于指南以保证麻醉安全。因为围术期并发症在孤立的环境中不易处理，患者的选择标准应该比目前医院中日间手术所倡导的更为严格[46]。选择标准必须涵盖手术创伤大小、患者病情复杂程度、诊室的能力和舒适程度以及工作人员[468]。术前准备应该在相同的临床敏锐度和基本常识指导下进行，这些原则在独立日间手术中心中决定着决策制定过程，使并存疾病能够得到良好的控制。适合于诊室手术的麻醉方式与那些医院中或独立的日间手术中心所使用的相似。MAC应用仍很常见，但很明显“在日益增多的创伤性操作中慎重、熟练使用MAC麻醉以达到充分的镇静和镇痛作用”存在巨大的挑战[469]。

框72.2 来自美国监管机构的诊室手术操作指南小结

- 雇用经过适当培训并取得资质的麻醉人员
- 麻醉设备维护良好、在位，能够满足所提供麻醉的需要
- 尽可能完整地像其他外科区域所要求地提供医学文件
- 根据美国麻醉医师协会的原则和指南，使用标准的监测设备
- 提供麻醉后护理单元或恢复室，配备经过适当培训的护理人员，并能提供具体的离院指导
- 急救设备在位（例如气道设备、心肺复苏设备）
- 一旦患者发生不良事件或并发症而需要更深度的监护或入院过夜时，要制订将患者紧急转运至能够提供更全面医疗的区域的书面计划
- 维护并归档质量保证项目
- 建立医务人员的继续教育计划
- 不能为了方便患者或节约成本而使安全标准受到影响

一种倾向于浅全麻的趋势正逐渐显现，即应用喉罩或面罩管理气道[470-471]。丙泊酚、七氟烷、地氟烷均适用于诊室麻醉，但是挥发性麻醉药的使用离不开麻醉机。标准设备应该安装在使用频率高的诊室，也要准备一些不太常用的便携式设备[465]。快通道恢复是理想的方式，可保证患者清醒、警觉、能自行从手术床转移至躺椅上，这样可促进手术间在10 min左右周转，患者在清醒后1 h内离院[465]。尽量减少离院后恶心呕吐的发生非常重要[472]。推荐应定期评估诊室麻醉后的其他并发症[468, 473]。美国医学会发布了一套诊室外科手术核心准则，以提高为诊室操作提供镇静、镇痛医疗服务的安全和质量[474]。

在英国，类似的牙科诊室麻醉已经开展了数十年。一系列的牙科诊室麻醉死亡事件引发了一些反思，最终建议所有的麻醉药物必须由有工作经验、有资质且经过牙科麻醉培训的麻醉医师使用，同时建议要配备在紧急情况下需要使用的复苏设备和药品[475]。麻醉设备和维护的高昂成本是将所有的麻醉最终移出牙科诊室，回到医院的原因之一[476]。随后，诊室麻醉在英国没有进一步发展。局部麻醉下的小手术在一些配备有专门设备的初级医疗手术中心进行；而大部分在美国诊室内进行的操作，在英国是在隶属于医院的日间手术单元、治疗室或外科门诊完成的。

手术室外麻醉

以前需要在医院门诊手术室进行的许多操作，现在可以在放射科、心血管科、内镜检查室由非外科医师进行介入治疗（详见第73章）。在许多情况下需要深度镇静或麻醉，这意味着麻醉医师必须到自己不熟悉的、通常有害的环境中去。这些与不同场所有关的问题在第73章进行了详细的阐述，但因为许多操作按照日间手术的特点实施，或需要采用的麻醉管理要符合所有常用的短期留院原则，因此需要在这里简要说明。已经介绍过的基本的镇静和麻醉技术适用于大多数操作，但麻醉实施可能不得不根据具体的环境而进行调整。

手术室外的麻醉或镇静存在很大风险[477]。一些风险是某些特定场所特有的（表72.7），通常包括陌生的环境，小、狭窄或黑暗的房间，与患者的接触受限，培训支持不足或薄弱，患者监测受限和资源不足。ASA终审索赔分析显示，与手术室内相比，手术室外麻醉不良事件的死亡率更高[478]，主要是由呼吸系统不良事件所引起（44%）。MAC是最常用的

表 72.7 手术室外麻醉的相关危险

区域	具体危险举例
磁共振成像（MRI）扫描仪	噪声。强磁场；扫描仪内禁止放置铁磁设备。MRI 兼容设备的特性。远程监控可能出现信号延迟（如二氧化碳浓度监测仪）。在螺旋电缆中感应电流引起燃烧的风险超长呼吸回路的顺应性和无效腔
X 射线和介入放射学	辐射暴露；铅衣致活动受限。光线经常较差。活动受限和 X 线设备的突然移动。患者可能有明显的合并症。造影剂过敏反应。CT 扫描仪内的患者不易靠近
内镜室	黑暗的环境；活动受限患者可能有明显的合并症。因肠道准备或刺激迷走神经引起血流动力学紊乱的风险。上消化道检查共享气道。患者在俯卧位下行 ERCP，同时有辐射的风险
普遍问题	陌生的环境。旧式或不熟悉的设备。很少使用或检查的紧急药品或设备。缺乏专业的或受训人员的帮助。清理困难或缺乏

ERCP，内镜逆行胰胆管造影

麻醉技术，超过 1/3 索赔是继发于过度镇静的呼吸抑制。大多数死亡相关的索赔病例中。监护低于标准水平，给予更好的监护则可以避免[478]。在美国，医疗保险与医疗补助服务中心强制要求，麻醉科主任负责监管和评估全医院镇静的实施；认证机构如联合委员会（TJC）和挪威船级社（DNV）审计其依从性。

准备回家和后续

患者告知

院前应给予患者术后指导，包括关于离院后治疗，如何过渡至正常生活和随访的相关要求。这些指导应为书面形式[479]，因为在麻醉后早期恢复阶段患者的记忆力受损[480]；并且最好能对患者的陪同人员重复这些指导内容。除了一般性的建议，离院信息还应该包含患者术后主要并发症的早期预警症状[479]，以及一旦发生应采取的措施。

离院标准

在美国，日间手术麻醉后患者离院由医师负责[10]，符合医师书面离院标准方能离开（框 72.3）。一般情况下，患者应恢复定向能力、心血管系统稳定（包括站立时）且伤口无问题。也可将离院标准整合入评分系统，如麻醉后评分系统[481]。即使在脊髓麻醉后，排尿不再被视为那些尿潴留低风险患者的离院基本必备条件[482]。对于高风险患者，应通过超声评估膀胱容量[483]并给予相应的处理（图 72.5）。实际上，只要按照相应程序给予患者适当的处理，且患者满足所有的基本离院标准，通常可由护理来负责离院手续[479, 484]。

框 72.3 美国 Brigham 妇女医院的离院标准

- 患者清醒，且时间和方位定向力清楚
- 生命体征平稳
- 口服镇痛药可控制疼痛
- 目前恶心呕吐轻微或无
- 手术部位无意外出血
- 无眩晕，可以行走
- 患者已经给予离院指导和处方药
- 患者接受离院准备
- 有成人可陪同患者回家

Courtesy of B K Phillip

尽管患者术后必须有充分的观察时间以保证心血管系统稳定，但是在大多数情况下，不存在日间手术后最短的观察期。扁桃体切除术可能是例外，提倡最短的观察期是 6 ~ 8 h，以发现大多数原发性出血[31]。但即使如此也受到质疑，有人认为 4 h[485-486]或更短时间[487]的观察期即可视为安全。

离院后医疗和随访

适当的离院后医疗是日间手术的主要安全保障之一。急性并发症可能与麻醉或手术相关，患者应接受细致的离院前教育，告知麻醉与手术后可能会发生什么。应该给患者提供 24 h 急救联系电话，白天通常联系日间手术中心，但在夜间日间手术中心下班后有必要提供另外一个电话，或直接将患者的电话自动转接[479]。在美国，会常规给予患者外科医师办公室电话和自动接听服务电话，外科术后问题可直接联系。尽管英国医疗保健系统包括初级保健医师，但其处理可危及生命的术后早期并发症方面经验有限，不建议最先联系。如果患者给医疗机构或医师的电话中确实提示有问题，将患者带回医院进行早期外科复查是非常重要的；让患者去急诊室也可能带来不必要的延误。因为日间患者为自我护理，可能会早活动，手术并发症的症状被发现和报告早于在医院恢复的患者，可以更早发现，并增加安全性。使用基于智能手机的应用程序在家中对各种康复参数进行每日评估很受患者欢迎，可能是通过这种方法给患者提供了额外的安慰，呈现

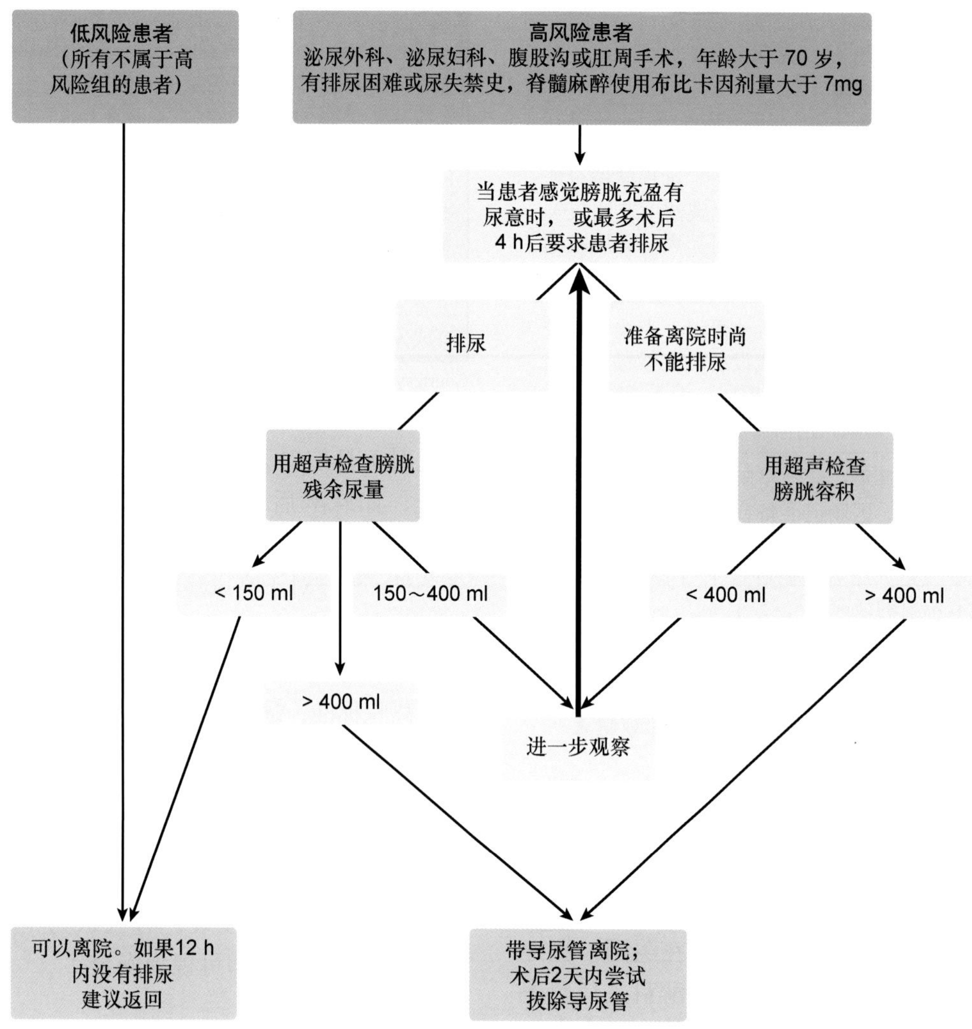

图 72.5　日间手术后不能排尿患者的管理流程（Reproduced from British Association of Day Surgery. Spinal anaesthesia for day surgery patients. London［available from http://www.bads.co.uk］；2010. With permission.）

出恢复质量的提高[488]。该系统还可用于患者与护士联系，与其他出院后联系的方式相比更具成本效益[489]，尽管其他人发现用便宜的电话方式联系同样有效[490]。

随访和效果评估

美国麻醉医师协会专门为日间和诊室手术及麻醉开发了一套预后评价指标[491]。它们包括术后 1 天、14 天、30 天的预后指标和持续的质量指标。国际日间手术协会[492]制定了一系列指标（表 72.8）来有效评估整体组织流程是否成功，其中也加入了其他国家专业学会的意见[46, 493]。Lemos 和 Barros[494]进一步将预后分为几个方面评估，包括临床因素、组织因素、社会因素和经济因素，这样允许将个人和机构两方面的表现记录下来（表 72.9）。通过寄回的调查问卷可用于患者日间手术后随访，有助于发现理论上患者可能发生的常见后遗症[391]。无论数据如何收集，重要的是，来自于质量评价的信息以有效的方式反馈给负责医师和科室，从而保证继续改进[495]。

日间手术后不良反应

日间手术麻醉后轻微的不良反应比较常见（86%）[391]。嗜睡是最为常见的不良反应，可持续至离院后（62%）；疼痛和咽喉痛常见于气管插管患者（分别为 47% 和 49%）。头痛（25%）和头晕（20%）也会发生，但离院后恶心、呕吐不常见（分别为 17% 和 7%）。患者重新恢复正常活动需要 2 ～ 3 天[391]。这些已知的不良反应应该整合入患者术前教育中，在美国可写入麻醉知情同意书中。

急性心血管事件（高血压和低血压、心律失常、心肌缺血、心搏骤停）总的发生率为 2.9%，既往存在心血管疾病的患者的风险更高。呼吸系统事件（低氧血症、喉痉挛、支气管痉挛、误吸、肺水肿和气

表 72.8　国际日间手术协会对日间手术预后指标的建议

指标	原因
未能进入日间手术中心	内科急症 患者的决定 组织机构的原因 其他原因（需要解释）
到达日间手术中心后，预定手术取消	先前存在的医学问题紧急的医学问题 组织机构的原因 其他原因（需要解释）
在同一天计划外重返手术室	
计划外夜间入院	手术因素 麻醉或医学问题 社会或管理因素
计划外重返日间手术中心或医院	＜ 24 h ＞ 24 h，且＜ 28 天
计划外患者于日间手术中心或医院再次入院	＜ 24 h ＞ 24 h，且＜ 28 天

表 72.9　日间手术预后评估指标

分类	具体的预后评估指标
临床因素	围术期心血管和呼吸系统不良事件 轻微的术后并发症： 疼痛 恶心呕吐 其他：咽喉痛、头痛、困倦 手术当天计划外返回手术室 计划外入院过夜 计划外返回日间手术中心或院，或入院： ＜ 24 h ＞ 24 h，且＜ 28 天
组织因素	日间手术占择期手术的比例 日间手术项目的可完成性： 不同种类手术的数量 预期手术取消 患者未能到达日间手术中心（ASU） 患者到达日间手术中心后手术取消
社会因素	患者满意度 功能健康状态和生活质量
经济因素	手术间的使用率

Reproduced from Lemos P，Barros F. Outcome measures. In：Smith I，McWhinnie D，Jackson I，eds. Day Case Surgery. London：Oxford University Press；2012：335-344. With permission

胸）在所研究人群中发生率 0.1%，吸烟、哮喘和肥胖患者的风险增加[57]。非预期的留院过夜的发生率全球报道为 1% ～ 6% 之间。在工作中将这一数据作为标准需要慎重，除非入院的原因已明确。虽然该指标为术前评估不充分和患者未达到术前最佳状态提供了证据，但是外科疾病种类和复杂性的不同可以解释不同医疗机构之间的差异。极端保守的选择标准可导致入院过夜率非常低，给人们留下不准确的印象，即该机构的管理很好，而非是患者选择的过度谨慎。将这一指标与所有择期手术（按照不同专业或特定手术分类）中的日间手术比例进行横向比较，有助于解释上述问题。

日间手术患者满意度

患者满意度的标准很难定义，某些程度上取决于患者对治疗的期望值。虽然如此，日间手术后患者的满意度通常很高。当患者认为工作人员是友好的，且离院前医师就结果进行讨论时，患者体验可以得到改善[496]。经历日间手术后的患者认为这些因素比术后疼痛的管理、顺利的静脉穿刺和避免离院延迟更重要。其他人还发现提供围术期预期的准确信息非常重要。提高患者满意度的其他因素是有效的术后镇痛、减少恶心反应、工作人员礼貌和尊重隐私、缩短术前等候时间、无匆促的感受、术后电话联系，当然还要有良好的手术效果[492]。

参考文献

1. Nicoll JH. *Br Med J*. 1909;2:753.
2. Waters RM. *Am J Surg (Anesth Suppl)*. 1919;33:71.
3. Smith I, et al. An overview of ambulatory surgery. In: Smith I, McWhinnie D, Jackson I, eds. *Oxford Specialist Handbook of Day Surgery*. London: Oxford University Press; 2011.
4. Reed WA, et al. *Int Anesthesiol Clin*. 1976;14:113.
5. Philip BK. *Amb Surg*. 1993;1:77.
6. Twersky RS, Philip BK, eds. *Handbook of Ambulatory Anesthesia*. 2nd ed. New York: Springer; 2008.
7. Toftgaard C. *Amb Surg*. 2012;17:53.
8. Ogg TW. Preface. In: Lemos P, Jarrett P, Philip B, eds. *Day Surgery Development and Practice*. Porto, Portugal: International Association for Ambulatory Surgery; 2006:15.
9. NHS England. 2016/17 National Tariff Payment System; 2017.
10. American Society of Anesthesiologists. Guidelines for ambulatory anesthesia and surgery; 2013. Reaffirmed October 16, 2013.
11. Philip BK. Starting up a hospital-based ambulatory surgery program. In: *Successful Management of Ambulatory Surgery Programs*. Vol. II. Atlanta: American Health Consultants; 1985:167.
12. Fehrmann K, et al. *J One-day Surg*. 2009;19:39.
13. Junger A, et al. *Eur J Anaesthesiol*. 2001;18:314.
14. Tewfik MA, et al. *J Otolaryngol*. 2006;35:235.
15. British Association of Day Surgery. *BADS Directory of Procedures*. 5th ed. London. http://www.bads.co.uk.
16. Trondsen E, et al. *Br J Surg*. 2000;87:1708.
17. Thiel J, et al. *J Am Assoc Gynecol Laparosc*. 2003;10:481.
18. Ilie CP, et al. *J Endourol*. 2011;25:631.
19. Ilie CP, et al. *J Endourol*. 2011;25:797.
20. Abboudi H, Doyle P, Winkler M. Day case laparoscopic radical prostatectomy. *Archivio Italiano di Urologia e Andrologia*. 2017;89(3):182–185.
21. Watkins BM, et al. *Obes Surg*. 2005;15:1045.
22. Bradley B, et al. *Bone and Joint Journal*. 2017;99-B(6):788–792.
23. Berger RA, et al. *Clin Orthop Relat Res*. 2009;467:1424.
24. Larsen JR, Skovgaard B, Pryno T, et al. Feasibility of day-case total hip arthroplasty: a single-centre observational study. *Hip International*. 2017;27(1):60–65.

25. McCarty TM, et al. *Ann Surg*. 2005;242:494.
26. Blanshard HJ, et al. *Anesth Analg*. 2001;92(1):89–94.
27. Au K, et al. *Journal of Neurosurgery*. 2016;125(5):1130–1135.
28. Goettel N, et al. *J Neurosurg Anesth*. 2014;26(1):60–64.
29. Hotchen AJ, et al. *Br J Hosp Med*. 2016;77(3):180–183.
30. Bettocchi S, et al. *Human Reprod*. 2002;17:2435.
31. Moralee SJ, et al. *J Laryngol Otol*. 1995;109:1166.
32. Bennett AMD, et al. *Clin Otolaryngol*. 2005;30:418.
33. Steckler RM. *Am J Surg*. 1986;152:417.
34. Rajeev P, Sadler GP. Thyroid and parathyroid surgery. In: Smith I, McWhinnie D, Jackson I, eds. *Oxford Specialist Handbook of Day Surgery*. London: Oxford University Press; 2011:241.
35. Stavrakis AI, et al. *Surgery*. 2007;142:887.
36. Hisham AN. *J One-day Surg*. 2006;16:13.
37. Smith I, et al. Developing day surgery. In: Smith I, McWhinnie D, Jackson I, eds. *Oxford Specialist Handbook of Day Surgery*. London: Oxford University Press; 2011:345.
38. Brown H. Breast surgery. In: Smith I, McWhinnie D, Jackson I, eds. *Oxford Specialist Handbook of Day Surgery*. London: Oxford University Press; 2011:199.
39. Cordeiro E, et al. *Annals of Surgical Oncology*. 2016;23(8):2480–2486.
40. Lermitte J, et al. *Curr Opin Anesthesiol*. 2005;18:598.
41. Fleisher LA, et al. *Arch Surg*. 2007;142:263.
42. Warner MA, et al. *JAMA*. 1993;270:1437.
43. Ansell GL, Montgomery JE. *Br J Anaesth*. 2004;92(1):71–74.
44. Engbaek J, et al. *Acta Anaesthesiol Scand*. 2006;50:911.
45. Majholm B, et al. *Acta Anaesthesiol Scand*. 2012;56:323.
46. Association of Anaesthetists of Great Britain and Ireland, British Association of Day Surgery, Verma R, et al. *Anaesthesia*. 2011;66:417.
47. Smith I, Jakobsson J. Selection criteria. In: Smith I, McWhinnie D, Jackson I, eds. *Oxford Specialist Handbook of Day Surgery*. London: Oxford University Press; 2011:41.
48. Davies KE, et al. *Anaesthesia*. 2001;56:1112.
49. Joshi GP, et al. *Anesth Analg*. 2013;117(5):1082–1091.
50. Ankichetty S, et al. *Curr Opin Anesthesiol*. 2011;24:605.
51. Raeder J. *Curr Opin Anesthesiol*. 2007;20:508.
52. Chung F, et al. *Br J Anaesth*. 2012;108:768.
53. Chung F, et al. *Anesth Analg*. 2016;123(2):452–473.
54. Youshani AS, et al. *Int J Pediatr Otorhin*. 2011;75:207.
55. Fleisher LA, et al. *Arch Surg*. 2004;139:67.
56. Chung F, et al. *Can J Anaesth*. 1999;46:309.
57. Chung F, et al. *Br J Anaesth*. 1999;83:262.
58. Aldwinckle RJ, et al. *Anaesthesia*. 2004;59:57.
59. Canet J, et al. *Acta Anaesthesiol Scand*. 2003;47:1204.
60. Rasmussen LS, Steinmetz J. *Curr Opin Anesthesiol*. 2015;28(6):631–635.
61. Coté CJ, et al. *Anesthesiology*. 1995;82:809.
62. Fisher DM. *Anesthesiology*. 1995;82:807.
63. Bryson GL, et al. *Can J Anaesth*. 2004;51:782.
64. Short J, Bew S. Paediatric day surgery. In: Smith I, McWhinnie D, Jackson I, eds. *Oxford Specialist Handbook of Day Surgery*. London: Oxford University Press; 2011:161.
65. Henderson-Smart DJ, et al. *Cochrane Database Syst Rev*. 2001;(4):CD000048.
66. Williams JM, et al. *Br J Anaesth*. 2001;86:366.
67. Sale SM, et al. *Br J Anaesth*. 2006;96:774.
68. Howell SJ, et al. *Br J Anaesth*. 2004;92:570.
69. Eagle KA, et al. *Circulation*. 2002;105:1257.
70. Hartle A, et al. *Anaesthesia*. 2016;71(3):326–337.
71. Carlisle J. *Anaesthesia*. 2015;70(7):773–778.
72. Fleisher LA, et al. *J Am Coll Cardiol*. 2007;50:1707.
73. Smith I, et al. *Curr Opin Anesthesiol*. 2010;23:687.
74. Fleisher LA, et al. *Circulation*. 2014;130(24):2215–2245.
75. Roshanov PS, et al. *Anesthesiology*. 2017;126(1):16–27.
76. Chassot PG, et al. *Br J Anaesth*. 2002;89:747.
77. Girish M, et al. *Chest*. 2001;120:1147.
78. Sweitzer BJ. *Curr Opin Anesthesiol*. 2008;21:711.
79. Daniels PR. *Br Med J*. 2015;351(8018):27–30.
80. Grines CL, et al. *J Am Coll Cardiol*. 2007;49:734.
81. Fogg KJ, et al. *Amb Surg*. 1995;3:209.
82. Cheng CJC, et al. *Anaesthesia*. 2002;57:805.
83. Chung F, et al. *Can J Anaesth*. 2005;52:1022.
84. Chung F, et al. *Anesth Analg*. 2008;106:817.
85. Carlisle JB, Stocker ME. Preoperative assessment. In: Smith I, McWhinnie D, Jackson I, eds. *Oxford specialist handbook of day surgery*. London: Oxford University Press; 2011:51.
86. Fraczyk L, et al. *J Clin Nurs*. 2010;19:2849.
87. Law TT, et al. *Hong Kong Med J*. 2009;15:179.
88. Parker BM, et al. *J Clin Anesth*. 2000;12:350.
89. Bettelli G. *Curr Opin Anesthesiol*. 2010;23:726.
90. Burden N. *J Perianesth Nurs*. 2004;19:401.
91. British Association of Day Surgery. *Organisational issues in preoperative assessment for day surgery*. London.
92. Varughese AM, et al. *Paediatr Anaesth*. 2006;16:723.
93. Kinley H, et al. *Br Med J*. 2002;325:1323.
94. Edward GM, et al. *Br J Anaesth*. 2008;100:322.
95. Edward GM, et al. *Br J Anaesth*. 2008;100:195.
96. Arvidsson S. *Acta Anaesthesiol Scand*. 1996;40(8 Part 2):962.
97. Smith I, et al. *Day Case Surgery (Oxford Specialist Handbook Series)*. London: Oxford University Press; 2012.
98. Loxdale SJ, et al. *Anaesthesia*. 2011;67:51.
99. Mueller PS, et al. *Mayo Clin Proc*. 2007;82:1360.
100. Klein AA, et al. *Anaesthesia*. 2010;65:974.
101. American Society of Anesthesiologists Committee on Standards and Practice Parameters, et al. *Anesthesiology*. 2012;116(3):522–538.
102. National Institute for Health and Care Excellence. Routine preoperative tests for elective surgery. NICE guideline [NG45]. April 2016.
103. Dzankic S, et al. *Anesth Analg*. 2001;93:301.
104. van Klei WA, et al. *Ann Surg*. 2007;246:165.
105. Chung F, et al. *Anesth Analg*. 2009;108:467.
106. Matthey P, et al. *Can J Anaesth*. 2001;48:333.
107. Edward GM, et al. *Br J Anaesth*. 2011;106:319.
108. British Association of Day Surgery. *Managing patients with diabetes for day and short stay surgery*. 3rd ed. London. http://www.bads.co.uk. (Accessed 05.07.2014.)
109. Association of Anaesthetists of Great Britain and Ireland. *Anaesthesia*. 2015;70(12):1427–1440.
110. Sehgal A, et al. *Anaesthesia*. 2002;57:947.
111. Lee A, et al. *Anesthesiology*. 2006;105:454.
112. Hogg LA, et al. *Eur J Anaesthesiol*. 2010;27:11.
113. American Society of Anesthesiologists. *Anesthesiology*. 2017;126(3):376–393.
114. Smith I, et al. *Eur J Anaesthesiol*. 2011;28:556.
115. Maltby JR, et al. *Can J Anaesth*. 2004;51:111.
116. Cook-Sather SD, et al. *Anesth Analg*. 2009;109:727.
117. Søreide E, et al. *Acta Anaesthesiol Scand*. 2005;49:1041.
118. Engelhardt T, et al. *Paediatr Anaesth*. 2011;21:964.
119. Crenshaw JT. *Am J Nurs*. 2011;111:38.
120. Kyrtatos PG, et al. *J Periop Practice*. 2014;24(10):228–231.
121. Hillyard S, et al. *Br J Anaesth*. 2014;112(1):66–71.
122. Okabe T, et al. *Br J Anaesth*. 2015;114(1):77–82.
123. Larsen B, et al. *Eur J Anaesthesiol*. 2016;33:1–6.
124. McCracken GC, Montgomery J. *Eur J Anaesthesiol*. 2018;35(5):337–342.
125. Ouanes J-PP, et al. *J Clin Anesth*. 2015;27(2):146–152.
126. Poulton TJ. *Paediatr Anaesth*. 2012;22:288.
127. Doze VA, et al. *Anesthesiology*. 1987;66:223.
128. Fawcett WJ, Ljungqvist O. *BJA Education*. 2017;17(9):312–316.
129. Carroll JK, et al. *Br J Nurs*. 2012;21:479.
130. Segerdahl M, et al. *Acta Anaesthesiol Scand*. 2008;52(117).
131. Walker KJ, et al. *Cochrane Database Syst Rev*. 2009;4:CD002192.
132. Soltner C, et al. *Br J Anaesth*. 2011;106:680.
133. Hargreaves J. *Br J Anaesth*. 1988;61:611.
134. De Witte JL, et al. *Anesth Analg*. 2002;95:1601.
135. Bauer KP, et al. *J Clin Anesth*. 2004;16:177.
136. van Vlymen JM, et al. *Anesthesiology*. 1999;90:740.
137. Ko YP, et al. *Acta Anaesthesiol Sinica*. 2001;39:169.
138. Horgesheimer JJ, et al. *Pediatr Dent*. 2001;23:491.
139. Viitanen H, et al. *Anesth Analg*. 1999;89:75.
140. Bevan JC, et al. *Anesth Analg*. 1997;85:50.
141. Golden L, et al. *Anesth Analg*. 2006;102:1070.
142. Vagnoli L, et al. *Paediatr Anaesth*. 2010;20:937.
143. Rice M, et al. *Paediatr Anaesth*. 2008;18:426.
144. Lee J, et al. *Anesth Analg*. 2012;115:1168.
145. Mifflin KA, et al. *Anesth Analg*. 2012;115:1162.
146. Chartrand J, et al. *J Adv Nurs*. 2017;73(3):599–611.
147. Binstock W, et al. *Paediatr Anaesth*. 2004;14:759.
148. Smith I. *Curr Opin Anesthesiol*. 2011;24:644.
149. Dahmani S, et al. *Br J Anaesth*. 2010;104:216.
150. Jöhr M. *Eur J Anaesthesiol*. 2011;28:325.
151. Brett CN, et al. *Anaesth Intens Care*. 2012;40:166.
152. Ong CKS, et al. *Anesth Analg*. 2005;100:757.
153. Ochroch EA, et al. *Drugs*. 2003;63:2709.
154. White PF, et al. *Anesth Analg*. 2009;108:1364.

155. Gan TJ, et al. *Acta Anaesthesiol Scand*. 2004;48:1194.
156. Turan I, et al. *J Orthopaed Surg*. 2008;3:40.
157. Joshi A, et al. *Br J Oral Max Surg*. 2004;42:299.
158. Kaeding C, et al. *Am J Orthoped*. 2004;33:510.
159. Mixter 3rd CG, et al. *Arch Surg*. 1998;133:432.
160. Yong SL, et al. *Int J Surg*. 2010;8:283.
161. Pickering AE, et al. *Br J Anaesth*. 2002;88:72.
162. Louizos AA, et al. *Ann Oto Rhinol Laryngol*. 2006;115:201.
163. Power I. *Br J Anaesth*. 2011;107:19.
164. Kowalski ML, et al. *Treatments Resp Med*. 2006;5:399.
165. Jokela R, et al. *Br J Anaesth*. 2007;98:255.
166. Jokela R, et al. *Br J Anaesth*. 2008;100:834.
167. Peng PWH, et al. *Br J Anaesth*. 2010;105:155.
168. Tramèr MR, et al. *Anesth Analg*. 2007;104:1374.
169. De Oliveira Jr GS, et al. *Br J Anaesth*. 2011;107:362.
170. Murphy GS, et al. *Anesthesiology*. 2011;114:882.
171. Kehlet H, et al. *Acta Anaesthesiol Scand*. 2005;49:143.
172. British Association of Day Surgery. *Spinal anaesthesia for day surgery patients*. London, http://www.bads.co.uk. (Accessed 05.07.2014.)
173. Korhonen A-M. *Curr Opin Anesthesiol*. 2006;19:612.
174. Förster JG, et al. *Curr Opin Anesthesiol*. 2011;24:633.
175. Sahinovic MM, et al. *Curr Opin Anesthesiol*. 2010;23:734.
176. Lloyd S. *Curr Anaesth Crit Care*. 2007;18:188.
177. Doenicke A, et al. *Anesth Analg*. 1994;79:933.
178. Bloomfield R, et al. *Br J Anaesth*. 2006;97:116.
179. Sneyd JR, et al. *Br J Anaesth*. 2010;105:246.
180. Trudell JR, et al. *Anesth Analg*. 2012;115:270.
181. Vlassakov KV, Kissin I. *Trends Pharmacol Sci*. 2016;37(5):344–352.
182. Smith I, et al. *Anesthesiology*. 1994;81:1005.
183. Jalota L, et al. *Br Med J*. 2011;342:d1110.
184. Mallick A, et al. *Eur J Anaesthesiol*. 2007;24:403.
185. Win NN, et al. *Anaesthesia*. 2007;62:561.
186. Ong LB, et al. *Anaesth Intens Care*. 2000;28:527.
187. Tighe KE, et al. *Anaesthesia*. 1997;52:1000.
188. Ang S, et al. *Anaesth Intens Care*. 1999;27:175.
189. Goyagi T, et al. *Acta Anaesthesiol Scand*. 2003;47:771.
190. Smith I, et al. *Eur J Anaesthesiol*. 2008;25:790.
191. Rosenblum M, et al. *Anesth Analg*. 1991;73:255.
192. Sukhani R, et al. *Anesth Analg*. 1996;83:975.
193. Anderson L, Robb H. *Anaesthesia*. 1998;53:1117.
194. Djaiani G, et al. *Anaesthesia*. 1999;54:63.
195. Ghatge S, et al. *Acta Anaesthesiol Scand*. 2003;47:917.
196. Gupta A, et al. *Anesth Analg*. 2004;98:632.
197. Goswami U, et al. *Indian Journal of Anaesthesia*. 2015;59(3):150–155.
198. Geng YJ, et al. *J Clin Anesth*. 2017;38:165–171.
199. Tramèr M, et al. *Br J Anaesth*. 1997;78:247.
200. Apfel CC, et al. *N Engl J Med*. 2004;350:2441.
00A. Schaefer MS, et al. *Eur J Anaesthesiol*. 2016;33:750–760.
201. Kumar G, et al. *Anaesthesia*. 2014;69(10):1138–1150.
202. Leslie K, et al. *Cochrane Database Syst Rev*. 2008;3:CD006059.
203. Chen G, et al. *Eur J Anaesthesiol*. 2009;26:928.
204. Absalom AR, et al. *Br J Anaesth*. 2009;103:26.
205. Coetzee JF. *Eur J Anaesthesiol*. 2009;26:359.
206. Cortinez LI, et al. *Anesth Analg*. 2014;119(2):302–310.
207. Ebert TJ, et al. *Anesthesiology*. 1995;83:88.
208. Doi M, et al. *Can J Anaesth*. 1993;40:122.
209. Weiskopf RB, et al. *Anesthesiology*. 1994;80:1035.
210. Philip BK, et al. *Anesth Analg*. 1999;89:623.
211. Kirkbride DA, et al. *Anesth Analg*. 2001;93:1185.
212. Karthikeyan S, et al. *Anaesthesia*. 2002;57:1114.
213. Lerman J. *Curr Opin Anesthesiol*. 2007;20:221.
214. Picard V, et al. *Acta Anaesthesiol Scand*. 2000;44:307.
215. Ortiz AC, et al. *Cochrane Database Syst Rev*. 2014;(2):CD009015.
216. Macario A, et al. *Am J Health Syst Pharm*. 2005;62:63.
217. Tarazi EM, et al. *J Clin Anesth*. 1998;10:272.
218. Ashworth J, et al. *Anesth Analg*. 1998;87:312.
219. Saros GB, et al. *Acta Anaesthesiol Scand*. 2006;50:549.
220. McKay RE, et al. *Br J Anaesth*. 2010;104:175.
221. De Baerdemaeker LEC, et al. *Obes Surg*. 2006;16:728.
222. Tramèr M, et al. *Br J Anaesth*. 1996;76:186.
223. Fernandez-Guisasola J, et al. *Anaesthesia*. 2010;65(4):379–387.
224. Peyton PJ, Wu CY. *Anesthesiology*. 2014;120(5):1137–1145.
225. Billingham S, Smith I. *Curr Anesthesiol Rep*. 2014;4(4):275–283.
226. Jakobson J. *Anaesthesia for day case surgery*. New York: Oxford University Press; 2009.
227. Stocker ME, Philip BK. Adult general anaesthesia. In: Smith I, McWhinnie D, Jackson I, eds. *Oxford Specialist Handbook of Day Surgery*. London: Oxford University Press; 2011:63.
228. Coloma M, et al. *Anesth Analg*. 2001;92:352.
229. Shakir AAK, et al. *J One-day Surg*. 1997;6:10.
230. Chung F, et al. *Acta Anaesthesiol Scand*. 2000;44:790.
231. Philip BK, et al. *Anesth Analg*. 1997;84:515.
232. Kim SH, et al. *Frontiers in Pharmacology*. 2014;5:108.
233. Yu EHY, et al. *Anaesthesia*. 2016;71(11):1347–1362.
234. Echevarria G, et al. *Br J Anaesth*. 2011;107(6):959–965.
235. Göröcs TS, et al. *Int J Clin Pract*. 2009;63:112.
236. Uysal HY, et al. *J Clin Anesth*. 2011;23:53.
237. Smith I, et al. *Anesth Analg*. 1991;73:540.
238. White PF, et al. *Anesth Analg*. 2003;97:1633.
239. Collard V, et al. *Anesth Analg*. 2007;105:1255.
240. Moon YE, et al. *J Int Med Res*. 2011;39:1861.
241. Hwang W-J, et al. *J Clin Anesth*. 2013;24.
242. Singh PP, et al. *Can J Anaesth*. 1992;39:559.
243. White PF. *Br J Anaesth*. 2002;88:163.
244. Heerdt PM, et al. *Curr Opin Anesthesiol*. 2015;28(4):403–410.
245. Fuchs-Buder T, et al. *Curr Opin Anesthesiol*. 2012;25:217.
246. Kimura T, et al. *Anesth Analg*. 1994;79:378.
247. Woods AW, et al. *Br J Anaesth*. 2005;94:150.
248. Stevens JB, et al. *Anesth Analg*. 1998;86:45.
249. Yu SH, et al. *J Oral Maxillofac Surg*. 2010;68:2359.
250. Mendels EJ, et al. *Arch Otolaryngol Head Neck Surg*. 2012;138:257.
251. Abrishami A, et al. *Can J Anaesth*. 2010;57:1014.
252. Cook TM, et al. *Can J Anaesth*. 2005;52:739.
253. Cook TM, et al. *Br J Anaesth*. 2007;99:436.
254. Maltby JR, et al. *Can J Anaesth*. 2002;49:857.
255. Belena JM, et al. *World J Gastrointest Surg*. 2015;7(11):319–325.
256. Nicholson A, et al. *Cochrane Database Syst Rev*. 2013;9:CD010105.
257. Hohlrieder M, et al. *Anaesthesia*. 2007;62:913.
258. Hohlrieder M, et al. *Br J Anaesth*. 2007;99:576.
259. Carron M, et al. *Anesthesiology*. 2012;117:309.
260. Cook TM. *Br J Anaesth*. 2006;96:149.
261. Jolliffe L, et al. *Curr Opin Anesthesiol*. 2008;21:719.
262. Hernandez MR, et al. *Anesth Analg*. 2012;114:349.
263. Watson BJ, et al. *J One-day Surg*. 2003;12:59.
264. Despond O, et al. *Can J Anaesth*. 1998;45:1106.
265. Zaric D, et al. *Anesth Analg*. 2005;100:1811.
266. Watson B, et al. Spinal anesthesia. In: Smith I, McWhinnie D, Jackson I, eds. *Oxford Specialist Handbook of Day Surgery*. London: Oxford University Press; 2011:79.
267. Vaghadia H. *Can J Anaesth*. 1998;45(suppl 1):R64.
268. Ben-David B, et al. *Anesth Analg*. 1997;85:560.
269. Nair GS, et al. *Br J Anaesth*. 2009;102:307.
270. Linares Gil MJ, et al. *Am J Surg*. 2009;197:182.
271. Bay-Nielsen M, et al. *Acta Anaesthesiol Scand*. 2008;52:169.
272. Manassero A, Fanelli A. *Local and Regional Anesthesia*. 2017;10:15–24.
273. Goldblum E, Atchabahian A. *Acta Anaesthesiol Scand*. 2013;57(5):545–552.
274. Camponovo C, et al. *Anesth Analg*. 2010;111:568.
275. Lacasse M-A, et al. *Can J Anaesth*. 2011;58:384.
276. Vaghadia H, et al. *Acta Anaesthesiol Scand*. 2012;56:217.
277. Boublik J, et al. *Anaesthesia Critical Care and Pain Medicine*. 2016;35(6):417–421.
278. Black AS, et al. *Br J Anaesth*. 2011;106:183.
279. Mulroy MF, et al. *Anesth Analg*. 2000;91:860.
280. Neal JM, et al. *Reg Anesth Pain Med*. 2001;26:35.
281. Stevens RA, et al. *Anesthesiology*. 1993;78:492.
282. Cyna AM, et al. *Cochrane Database Syst Rev*. 2008;4:CD003005.
283. Ansermino M, et al. *Paediatr Anaesth*. 2003;13:561.
284. Saadawy I, et al. *Acta Anaesthesiol Scand*. 2009;53:251.
285. Brown EM, et al. *Can J Anaesth*. 1989;36:307.
286. Niemi TT, et al. *Br J Anaesth*. 2006;96:640.
287. Simon MA, et al. *Eur J Anaesthesiol*. 1998;15:32.
288. Atanassoff PG, et al. *Anesthesiology*. 2001;95:627.
289. Peng PWH, et al. *Reg Anesth Pain Med*. 2002;27:595.
290. Asik I, et al. *J Clin Anesth*. 2009;21:401.
291. Chilvers CR, et al. *Can J Anaesth*. 1997;44:1152.
292. Chan VW, et al. *Anesth Analg*. 2001;93:1181.
293. Choyce A, et al. *Can J Anaesth*. 2002;49:32.
294. Sen S, et al. *Br J Anaesth*. 2006;97:408.
295. Bigat Z, et al. *Anesth Analg*. 2006;102:605.
296. Esmaoglu A, et al. *Eur J Anaesthesiol*. 2005;22:447.
297. Memis D, et al. *Anesth Analg*. 2004;98:835.
298. Alayurt S, et al. *Anaesth Intens Care*. 2004;32:22.

299. Gupta A, Smith I. Local and regional anaesthesia. In: Smith I, McWhinnie D, Jackson I, eds. *Oxford Specialist Handbook of Day Surgery*. London: Oxford University Press; 2011:93.
300. Griffin J, et al. *Anaesthesia*. 2010;65(suppl 1):1.
301. Neal JM. *Reg Anesth Pain Med*. 2010;35(suppl 2):S59.
302. Møiniche S, et al. *Reg Anesth Pain Med*. 1999;24:430.
303. Scott NB. *Anaesthesia*. 2010;65(suppl 1):67.
304. Kark AE, et al. *J Am Coll Surg*. 1998;186:447.
305. Kingsnorth AN, et al. *Ann R Coll Surg Eng*. 2003;85:18.
306. Kehlet H, et al. *Hernia*. 2008;12:507.
307. Kerr DR, et al. *Acta Orthop*. 2008;79:174.
308. Essving P, et al. *Acta Orthop*. 2009;80:213.
309. Andersen LØ, Kehlet H. *Br J Anaesth*. 2014;113(3):360–374.
310. Pedersen JL, et al. *Anesth Analg*. 2004;99:912.
311. Weiniger CF, et al. *Anaesthesia*. 2012;67:906.
312. Golf M, et al. *Adv Ther*. 2011;28:776.
313. Bramlett K, et al. *Knee*. 2012;19:530.
314. Smoot JD, et al. *Aesthet Surg J*. 2012;32:69.
315. Minkowitz HS, et al. *Aesthet Surg J*. 2012;32:186.
316. Vyas KS, et al. *Plast Reconstr Surg*. 2016;138(4):748e–756e.
317. Wang K, Zhang HX. *Int J Surg*. 2017;46:61–70.
318. Kuang MJ, et al. *J Arthroplasty*. 2017;32(4):1395–1402.
319. Singh PM, et al. *J Arthroplasty*. 2017;32(2):675–688.
320. Liu SS, et al. *J Am Coll Surg*. 2006;203(6):914–932.
321. Rodriguez-Navarro AJ, et al. *Reg Anesth Pain Med*. 2011;36:103.
322. Lobo K, et al. *Anesthesiology*. 2015;123(4):873–885.
323. Raeder J. *Anesth Analg*. 2009;108:704.
324. American Society of Anesthesiologists. Continuum of depth of sedation: definition of general anesthesia and levels of sedation/analgesia. Last amended on October 15, 2014; 2014. Available from http://www.asahq.org/sitecore/shell/~/media/sites/asahq/files/public/resources/standards-guidelines/continuum-of-depth-of-sedation-definition-of-general-anesthesia-and-levels-of-sedation-analgesia.pdf.
325. American Society of Anesthesiologists. ASA position on monitored anesthesia care. Last amended on October 16, 2013; 2013. Available from http://www.asahq.org/sitecore/shell/~/media/sites/asahq/files/public/resources/standards-guidelines/position-on-monitored-anesthesia-care.pdf.
326. Ahuja M, Armstrong I. Sedation. In: Smith I, McWhinnie D, Jackson I, eds. *Oxford Specialist Handbook of Day Surgery*. London: Oxford University Press; 2011:109.
327. Bhananker SM, et al. *Anesthesiology*. 2006;104:228.
328. Hug Jr CC. *Anesthesiology*. 2006;104:221.
329. Smith I. *J Clin Anesth*. 1996;8:76S.
330. Philip BK. *Anesth Analg*. 1987;66:97.
331. Richards A, et al. *Oral Surg Oral Med Oral Path*. 1993;76:408.
332. Smith I, et al. *Anesth Analg*. 1994;79:313.
333. Heuss LT, Inauen W. *Digestion*. 2004;69(1):20–26.
334. Royal College of Anaesthetists and British Society of Gastroenterology Joint Working Party. *Guidance for the Use of Propofol Sedation for Adult Patients Undergoing Endoscopic Retrograde Cholangiopancreatography (Ercp) and Other Complex Upper Gi Endoscopic Procedures*; 2011.
335. American Society of Anesthesiologists. Statement on safe use of propofol. Amended October 21, 2009; 2014. Available from http://www.asahq.org/sitecore/shell/~/media/sites/asahq/files/public/resources/standards-guidelines/statement-on-safe-use-of-propofol.pdf.
336. Vargo JJ, et al. *Gastroint Endosc*. 2009;70:1053.
337. Rex DK, et al. *Gastroenterology*. 2009;137:1229.
338. Berzin TM, et al. *Gastroint Endosc*. 2011;73:710.
339. Leslie K, et al. *Br J Anaesth*. 2017;118(1):90–99.
340. Pergolizzi Jr JV, et al. *Anesthesiol Res Pract*. 2011;2011:458920.
341. Borkett KM, et al. *Anesth Analg*. 2015;120(4):771–780.
342. Dilger JA, et al. *Can J Anaesth*. 2004;51:20.
343. Winton AL, et al. *Anaesthesia*. 2008;63:932.
344. Berkenstadt H, et al. *J Neurosurg Anesth*. 2001;13:246.
345. Ryu J-H, et al. *J Clin Anesth*. 2008;20:328.
346. Sá Rêgo MM, et al. *Anesth Analg*. 1999;88:518.
347. Höhener D, et al. *Br J Anaesth*. 2008;100:8.
348. Frost EAM, et al. *Curr Opin Anesthesiol*. 2007;20:331.
349. Badrinath S, et al. *Anesth Analg*. 2000;90:858.
350. Taylor E, et al. *J Clin Anesth*. 1992;4:213.
351. Nieuwenhuijs DJF, et al. *Anesthesiology*. 2003;98:312.
352. Avramov M, et al. *Anesthesiology*. 1996;85:1283.
353. Philip BK, et al. *Anesth Analg*. 1990;71:371.
354. Ghouri AF, et al. *Anesthesiology*. 1994;81:333.
355. Smith I, et al. *Frontline Gastro*. 2018;9:185–191.
356. Casati A, et al. *Can J Anaesth*. 1999;46:235.
357. Ibrahim AE, et al. *Anesthesiology*. 2001;95:1151.
358. Cheung CW, et al. *Anaesthesia*. 2008;63:1302.
359. von Delius S, et al. *Endoscopy*. 2012;44:258.
360. Sakaguchi M, et al. *J Clin Anesth*. 2011;23:636.
361. Osborne GA, et al. *Anaesthesia*. 1994;49:287.
362. Heuss LT, et al. *Am J Gastroenterol*. 2004;99(3):511–518.
363. Philip JH, et al. *J Clin Anesth*. 1997;9:608.
364. Hartmann T, et al. *Acta Anaesthesiol Scand*. 1998;42(suppl 112):221.
365. Ibrahim AE, et al. *Anesthesiology*. 2001;94:87.
366. Kalkman CJ, et al. *Anesthesiology*. 2002;96:784.
367. Monk TG, et al. *Curr Opin Anesthesiol*. 2011;24:665.
368. Wennervirta J, et al. *Anesth Analg*. 2002;95:72.
369. Liu SS. *Anesthesiology*. 2004;101:311.
370. Punjasawadwong Y, et al. *Cochrane Database Syst Rev*. 2007;(4):CD003843.
371. Recart A, et al. *Anesth Analg*. 2003;97:1667.
372. White PF, et al. *Anesthesiology*. 2004;100:811.
373. Chhabra A, et al. *Cochrane Database Syst Rev*. 2016;3:CD010135.
374. Drummond JC. *Anesthesiology*. 2000;93:876.
375. British Association of Day Surgery. *Recovery for day surgery units*. London. http://daysurgeryuk.net/en/shop/handbooks/recovery-for-day-surgery-units. (Accessed 07.05.14.).
376. Gift AG, et al. *Anesth Analg*. 1995;80:368.
377. Philip BK. Anesthesiologist as manager in the U.S.A: the ambulatory surgery experience. In: Gullo A, ed. *Anaesthesia, Pain, Intensive Care and Emergency Medicine*. Milano: Springer-Verlag; 1996:1003.
378. Aldrete JA. *J Clin Anesth*. 1995;7:89.
379. Imarengiaye CO, et al. *Anesthesiology*. 2003;98:511.
380. Apfelbaum JL. *Can J Anaesth*. 1998;45(5 suppl 1):R91.
381. Song D, et al. *Anesth Analg*. 1998;86:267.
382. White PF, et al. *Anesth Analg*. 1999;88:1069.
383. Apfelbaum JL, et al. *Anesthesiology*. 2002;97:66.
384. Li S, et al. *Anesthesiology*. 2000;93:1225.
385. Coloma M, et al. *Anesth Analg*. 2001;93:112.
386. Song D, et al. *Anesth Analg*. 1998;87:1245.
387. Ahmad S, et al. *Anesthesiology*. 2003;98:849.
388. Millar J. *Br J Anaesth*. 2004;93:756.
389. Song D, et al. *Br J Anaesth*. 2004;93:768.
390. Duncan PG, et al. *Can J Anaesth*. 2001;48:630.
391. Philip BK. *J Clin Anesth*. 1992;4:355.
392. Wu CL, et al. *Anesthesiology*. 2002;96:994.
393. Fahmy N, et al. *Br J Pain*. 2016;10(2):84–89.
394. Schug SA, et al. *Curr Opin Anesthesiol*. 2009;22:738.
395. Kehlet H. *Anesthesiology*. 2005;102:1083.
396. Kehlet H, et al. *Anesth Analg*. 1993;77:1048.
397. McCleane G. *J One-day Surg*. 2008;18:4.
398. Michaloliakou C, et al. *Anesth Analg*. 1996;82:44.
399. Eriksson H, et al. *Acta Anaesthesiol Scand*. 1996;40:151.
400. White PF, et al. *Anesth Analg*. 2007;104:1380.
401. Gray A, et al. *Br J Anaesth*. 2005;94:710.
402. White PF, et al. *Anesthesiology*. 2010;112:220.
403. Liu SS, et al. *Anesth Analg*. 2007;104:689.
404. Claxton AR, et al. *Anesth Analg*. 1997;84:509.
405. Koch S, et al. *Acta Anaesthesiol Scand*. 2008;52:845.
406. Chye EP, et al. *J Oral Maxillofac Surg*. 1993;51:846.
407. White PF, et al. *Anesth Analg*. 1997;85:37.
408. Williams DG, et al. *Br J Anaesth*. 2002;89:839.
409. Mattia C, et al. *Eur J Anaesthesiol*. 2010;27:433.
410. Hippard HK, et al. *Anesth Analg*. 2012;115:356.
411. van de Donk T, et al. *Anaesthesia*. 2018;73(2):231–237.
412. Chauvin M. *Eur J Anaesthesiol*. 2003;20(suppl 28):3.
413. Scott LJ, et al. *Drugs*. 2000;60:139.
414. Rawal N, et al. *Anesth Analg*. 2001;92:347.
415. Etropolski M, et al. *Adv Ther*. 2011;28:401.
416. Axelsson K, et al. *Acta Anaesthesiol Scand*. 2003;47:993.
417. Axelsson K, et al. *Acta Anaesthesiol Scand*. 2003;47(8):993–1000.
418. Russon K, et al. *Br J Anaesth*. 2006;97:869.
419. Dragoo JL, et al. *Am J Sport Med*. 2008;36:1484.
420. Wiater BP, et al. *J Bone Joint Surg Am*. 2011;93:615.
421. Piper SL, et al. *Am J Sport Med*. 2011;39:2245.
422. Capdevila X, et al. *Anesth Analg*. 2003;96:414.
423. Remerand F, et al. *Anesth Analg*. 2008;107:2079.
424. Apfel CC, et al. *Anesthesiology*. 1999;91:693.
425. Sinclair DR, et al. *Anesthesiology*. 1999;91:109.
426. Apfel CC, et al. *Anesthesiology*. 2012;117:475.
427. Eberhart LH, et al. *Eur J Anaesthesiol*. 2011;28(3):155–159.
428. Gan TJ, et al. *Anesth Analg*. 2007;105:1615.
429. Apfel CC, et al. *Acta Anaesthesiol Scand*. 1998;42:495.
430. Apfel CC, et al. *Br J Anaesth*. 2012;109:742.

431. Dewinter G, et al. *Br J Anaesth*. 2018;120(1):156–163.
432. Kappen TH. *Br J Anaesth*. 2018;120(1):9–13.
433. Apfel CC, et al. *Br J Anaesth*. 2012;108:893.
434. Maharaj CH, et al. *Anesth Analg*. 2005;100:675.
435. Henzi I, et al. *Br J Anaesth*. 2000;83:761.
436. De Oliveira Jr GS, et al. *Br J Anaesth*. 2012;109:688.
437. Wallenborn J, et al. *Br Med J*. 2006;333:324.
438. Gan TJ, et al. *Anesthesiology*. 2002;97:287.
439. Schaub I, et al. *Eur J Anaesthesiol*. 2012;29:286.
440. Foster PN, et al. *Anaesthesia*. 1996;51:491.
441. Jackson I. *J One-day Surg*. 1999;8:14.
442. Lim BSL, et al. *Anaesth Intens Care*. 1999;27:371.
443. Kranke P, et al. *Acta Anaesthesiol Scand*. 2002;46:238.
444. Forrester CM, et al. *AANA J*. 2007;75:27.
445. Pergolizzi Jr JV, et al. *J Clin Anesth*. 2012;24:334.
446. Kotelko DM, et al. *Anesthesiology*. 1989;71:675.
447. Einarsson JI, et al. *J Min Invas Gynecol*. 2008;15:26.
448. Tang J, et al. *Anesth Analg*. 1998;86:274.
449. Tramèr MR, et al. *Anesthesiology*. 1997;87:1277.
450. Ho K-Y, et al. *Curr Opin Anesthesiol*. 2006;19:606.
451. Rojas C, et al. *Eur J Pharmacol*. 2010;626:193.
452. Apfel CC, et al. *Br J Anaesth*. 2012;108:371.
453. De Oliveira Jr GS, et al. *Anesth Analg*. 2013;116(1):58–74.
454. Wang JJ, et al. *Anesth Analg*. 2000;91:136.
455. Diemunsch P, et al. *Br J Anaesth*. 2009;103:7.
456. Gan TJ, et al. *Anesth Analg*. 2007;104:1082.
457. Soga T, et al. *J Anesth*. 2015;29(5):696–701.
458. Kakuta N, et al. *J Anesth*. 2015;29(6):836–841.
459. Gan TJ, et al. *Anesth Analg*. 2011;112:804.
460. Yogendran S, et al. *Anesth Analg*. 1995;80:682.
461. Rothenberg DM, et al. *Anesth Analg*. 1991;72:58.
462. Schultz LS. *Int Surg*. 1994;79:273.
463. Prickett KK, et al. *Int Forum Allergy Rhinol*. 2012;2:207.
464. Vila Jr H, et al. *Arch Surg*. 2003;138:1991.
465. Vila Jr H, et al. Office-based anesthesia. In: Twersky RS, Philip BK, eds. *Handbook of Ambulatory Anesthesia*. 2nd ed. New York: Springer; 2008:283.
466. Shapiro FE, et al. *Anesth Analg*. 2014;119(2):276–285.
467. Hoefflin SM, et al. *Plast Reconstr Surg*. 2001;107:243.
468. Twersky RS, et al. In: *Office-based anesthesia*, ed. *Considerations in Setting Up and Maintaining a Safe Office Anesthesia Environment*. Chicago: American Society of Anesthesiologists, Society for Ambulatory Anesthesia; 2008.
469. Desai MS. *Curr Opin Anesthesiol*. 2008;21:699.
470. Tang J, et al. *Anesthesiology*. 1999;91:253.
471. Tang J, et al. *Anesth Analg*. 2001;92:95.
472. Kolodzie K, et al. *Curr Opin Anesthesiol*. 2009;22:532.
473. Shnaider I, et al. *Curr Opin Anesthesiol*. 2006;19:622.
474. American Medical Association, American College of Surgeons. *B Am Coll Surg*. 2004;89(4):32–34.
475. Poswillo DE. *General Anaesthesia, Sedation and Resuscitation in Dentistry. Report of an Expert Working Party*. London: Standing Dental Advisory Committee, Department of Health; 1990.
476. James DW. *Br Dent J*. 1991;171:345.
477. Robbertze R, et al. *Curr Opin Anesthesiol*. 2006;19:436.
478. Metzner J, et al. *Curr Opin Anesthesiol*. 2009;22:502.
479. Hammond C. Nursing care for advanced day surgery. In: Smith I, McWhinnie D, Jackson I, eds. *Oxford Specialist Handbook of Day Surgery*. London: Oxford University Press; 2011:309.
480. Blandford CM, et al. *Anaesthesia*. 2011;66:1088.
481. Chung F, et al. *J Clin Anesth*. 1995;7:500.
482. Mulroy MF, et al. *Anesthesiology*. 2002;97:315.
483. Pavlin DJ, et al. *Anesthesiology*. 1999;91:42.
484. British Association of Day Surgery. *Nurse led discharge*. London; 2009. (Available from http://www.bads.co.uk).
485. Gabalski EC, et al. *Laryngoscope*. 1996;106(77).
486. Ovesen T, et al. *Dan Med J*. 2012;59:A4382.
487. Kalantar N, et al. *Int J Pediatr Otorhin*. 2006;70:2103.
488. Jaensson M, et al. *Br J Anaesth*. 2017;119(5):1030–1038.
489. Dahlberg K, et al. *Br J Anaesth*. 2017;119(5):1039–1046.
490. Daniels SA, et al. *Am J Surg*. 2016;211(5):963–967.
491. American Society of Anesthesiologists Committee on Ambulatory Surgical Care and the Task Force on Office-Based Anesthesia. *Outcome indicators for office-based and ambulatory surgery*. Chicago: American Society of Anesthesiologists; 2003.
492. Lemos P, Regalado AM. Patient outcomes and clinical indicators for ambulatory surgery. In: Lemos P, Jarrett P, Philip B, eds. *Day Surgery, Development and Practice*. Porto, Portugal: International Association for Ambulatory Surgery; 2006:257.
493. Australian Council on Healthcare Standards. Equipment and clinical indicators: *Day Surgery*. 2012.
494. Lemos P, Barros F. Outcome measures. In: Smith I, McWhinnie D, Jackson I, eds. *Oxford Specialist Handbook of Day Surgery*. London: Oxford University Press; 2011:335.
495. Benn J, et al. *Br J Anaesth*. 2012;109:80.
496. Tarazi EM, et al. *Am J Anesthesiol*. 1998;25:154.

73 非手术室麻醉

MABEL CHUNG，RAFAEL VAZQUEZ
杨丽芳 译 王强 熊利泽 审校

要 点

- 非手术室区域扩展了传统麻醉的工作环境，对患者和麻醉实施者都具有重要意义。随着技术的进步和危重患者的增加，非手术室麻醉（non-operating room anesthesia，NORA）病例在患者管理以及所需资源与配套服务方面的要求越来越高。
- 资金和运营方面的限制给 NORA 带来了额外的挑战。NORA 患者在远离手术室（operating room，OR）的区域，且通常由刚刚接触麻醉学实践相关知识和临床问题的医务人员按程序来实施，这一影响使 NORA 与手术室麻醉操作所产生的结果会具有显著差异。此外，麻醉科医师对于手术室外环境实施麻醉的要求可能并不熟悉，在某些情况下，需要进行的操作和仪器限制了麻醉科医师移动和接近患者，辐射暴露或其他风险也会对操作带来挑战。
- 本章是手术室外实施操作相关麻醉管理的关键原则的概括指南，强调了一些必须解决的麻醉科医师文化和实践操作方面的改进，以保证麻醉实施者与患者需求的安全，提供优质的医疗服务。

概述：非手术室麻醉的定义——什么是非手术室麻醉以及如何实施

非手术室麻醉（non-operating room anesthesia，NORA）是指在手术室以外地点实施的所有麻醉，包括一系列不同手术环境与各种麻醉操作，这常常面临手术室内实施麻醉鲜有的挑战。在过去，手术室外实施的手术为小手术，并不频繁开展，患者相对稳定且合并症较少。这些手术很少需要麻醉支持；更多需要的是镇静下操作，必要时可以在医师指导下由护士来实施。近二三十年，NORA 的需求大幅增加，已涉及所有的医学专科；许多医院 NORA 增加的业务量与收益与手术室内的病例相当。麻醉科医师的重要关注点在于，现在 NORA 病例的麻醉要求常常与最先进外科手术室的手术一样高。NORA 是麻醉实践范围的一个重大扩展，并要求与手术室实施的麻醉一样需要关注操作效率，合理安排。

近十年，美国 NORA 病例数量持续攀升。仅从 2010 年到 2014 年，NORA 病例比例就从 28% 增加到了 36%[1]。技术的快速发展与创新扩大了非手术室内操作的可能手术范围，从简单的日间手术到需要术后 ICU 监测与治疗的复杂心脏手术，这些 NORA 下手术操作的持续增加需要麻醉实施者的医疗操作以进行支持。由于部分手术的接收对象的老龄化增加或具有潜在并发症，这些手术必须在麻醉的支持下才可以进行。因此，与手术室内接受手术的患者相比，越来越多的接受 NORA 手术的患者相对高龄，美国麻醉科医师协会（American Society of Anesthesiologists，ASA）身体状况分级多在Ⅲ～Ⅴ级[1]。实际上，许多 NORA 手术属于“高风险手术”，包括一些过去一直被认为无法进行医疗干预的患者。虽然一般认为一些“微创”手术对患者来说风险较低，但是其中与麻醉相关的问题往往非常复杂，可能会有生理指标的显著波动，需要加强操作中的麻醉管理。

随着手术室外操作的增加，非手术室麻醉的安全性监管任重道远。一项基于 ASA 索赔结案数据库的分析研究发现，在手术室外接受麻醉的患者死亡索赔的比例明显高于手术室内死亡索赔的比例（54% *vs.* 29%）；且患者人群相对高龄和体弱多病。在非手术室操作索赔案件中，50% 的案例涉及在监护下进行的麻醉管理——这体现了这些手术操作需要经验丰富的麻醉科医师密切监测和管理的重要性，麻醉科医师需要具有管理从实施全身麻醉开始或其他干预措施以解决复杂的临床问题的能力。可预见的是，呼吸不良事件和不充分的氧合/通气在这些非手术室操作赔案中的发生比在手术室的赔案中更为常见[2]。这些发现表明，在非手术室进行麻醉手术操作时，患者发生不良事件的风险更高。这些数据强调了在这些工作场所中监测患者时，需要认真准备并提高警惕。在这类环境中工作的麻醉科医师的目标是减轻导致危及患者生命的系统性因素。

本章内容有两重目的：首先，强调了麻醉科医师在手术室外提供医疗服务时，面对的 NORA 患者自身存在的、常见的以及独特的特点所带来特殊的挑战；其次，阐述了麻醉科医师在可能不熟悉的环境下进行麻醉管理的目标、方法以及隐患。本章不再重申其他章节论述的麻醉实践的基本原则，也不赘述新技术的操作细节。相反，本章应该作为非手术室麻醉及其环境的概括指南，并罗列目前麻醉科医师面临的关键问题。本章的目的是提高提前制订预案的意识，为麻醉科医师提供一些专业词汇，以提高对话效率，促进培养团队的合作，最大程度保证患者的安全。

NORA 患者的特点

非手术室麻醉具有三个鲜明的特点：地点、操作者和相对新颖（的技术）。首先，操作场所不在标准的手术室内，并且通常远离中心手术室；其次，多数情况下（虽然不总是）实施手术的人员不是外科医师，而是内科介入医师；最后，所实施的手术操作或采用的技术不断发展，创新的应用也会带来一些挑战。随着手术人员在手术室外进行手术的技术和专业知识的进步，手术可以在合并复杂疾病的患者身上进行，且这些患者通常不适合传统手术或手术不再是唯一治疗选择。例如，颈动脉狭窄可以在手术室、心导管室或介入放射（interventional radiology，IR）室治疗。最终的地点选择可能取决于急诊患者的首诊医师，或哪位医师当时可以进行操作。同样重要的是，由于许多接受 NORA 手术患者的手术预约紧急，直至手术操作开始前，麻醉科医师才能知道患者的情况，这也限制了麻醉科医师对患者进行充分的围术期评估。随着手术室外操作范畴的扩大，继发而来的麻醉需求不断增加，这也为麻醉科医师提供了一次再评估并重申术前评估重要性的机会。现在我们的视野范围已扩展超越我们所熟悉的手术室，参与各医疗专科领域，需要与包括介入心内科专家、介入放射科专家、消化科专家、放射肿瘤专家和电生理学专家在内的众多医师合作。考虑到可能出现的、经常是意料之外的生理、医疗、政治和经济方面的问题，麻醉科医师必须适应新的环境，努力拓展麻醉业务，以满足不断变化的患者群体的需求。

独特的障碍：从实体环境到医学-麻醉学的文化分歧

当麻醉科医师在非手术室环境为非外科医师实施麻醉配合时，常面临安排不一致、临时需要实施手术以及资源限制等难以解决的问题。特别是在没有常规安排手术的情况下，这些问题尤为突出。另外，需要紧急手术的临床危重患者的比率不断增加，术前评估受限，对麻醉科医师也是一个挑战。最常见的两个挑战是麻醉科医师与内科医师之间的沟通不畅，而内科学-麻醉学存在的分歧又加剧了这一问题，而且对于许多 NORA 操作和手术来说，工作场所的操作间拥挤也无法满足对患者实施麻醉的需求。

操作间通常远离手术室。出现技术和医疗问题时，这增加了寻求援助与得到帮助之间的时间间隔。此外，周围缺乏应有的技术供给，可能会让常见电器和机械故障得不到及时解决，使医疗紧急情况复杂化。为了避免这种情况，设备的供应和正常运行情况需要在手术开始前确认，并确保备用物品（急救物资、困难气道设备）的功能正常且随时可以获取。

另外，非手术室的操作室通常从方便操作者的角度进行设计布置，而并没有考虑麻醉科医师的需求。例如，利用透视引导的操作间，无一例外地配置了 C 型臂机，它限制了麻醉科医师接近患者的头面部，并且妨碍了麻醉科医师与内科医师的直接交流。由于房间和设备的限制，患者头部周围的区域拥挤，可能会增加麻醉科医师与患者的距离，观察不到手术操作的屏幕，也可能使得在监护患者生命体征的情况下不能跟进手术的进展。然而最重要的是，麻醉科医师可能很难同时观察到监护仪上的生命体征。对于有些手术来说，因为受到定位系统或其他电子设备的干扰，监护设备可能无法正常工作。可能缺少防辐射的铅屏，如若放置了铅屏来防止麻醉科医师受到辐射，微量泵和静脉管道又可能触及不到。另外，室内可能没有废气排除系统，氧气和负压吸引装置也可能不在满意的位置。出于这些原因，麻醉科医师应该充分考虑在操作室内确定患者和手术者的位置，特别是在不熟悉操作室内陈设的情况下。在面对新的或复杂的手术时由于不熟悉环境而忽视对患者的监测，造成的后果可能是灾难性的。

ASA 制定了一份关于 NORA 手术间的声明，细致阐述了在这些区域内实施所有手术和操作的最低标准[3]，但这些标准是最基础的。认识到环境的局限性并制订相应的预案才能保证在这种环境下可以安全地进行麻醉。麻醉科医师的困难在于将这些问题的重要性传达给手术医师和其他参与患者救治的人员以及医院管理层，以确保满足各方的需求。由于新的手术需要在非传统环境中实施麻醉才能得以进行，麻醉科医师需要去适应重大的环境变化，以优化麻醉科医师提供安全生命体征监测的能力。

与实施手术的内科医师进行充分沟通是制订最佳麻醉方案的关键；在满足手术原则和患者生理指标的情况下对手术流程进行充分探讨，可以让患者在全面考虑后对麻醉方案做出选择。然而，理念的分歧阻碍了手术者和麻醉科医师之间的互动交流。这些谈话可能具有挑战性，因为与外科医师不同，这类手术的术者可能不熟悉麻醉科医师的业务和患者监测的需要，或者不知道与麻醉有关的复杂情况。例如，外科医师习惯于与其他外科医师交流其手术操作，而手术室以外的内科医师可能习惯于独自工作，或下医嘱给护士让他们注射镇静剂。介入医师也可能缺乏处理手术过程中可能出现的相对罕见但严重并发症的经验，例如气道管理。此外，实施手术的内科医师常常是由首诊医师推荐的会诊医师，因此他们可能没有收集到与麻醉有关的完整信息。即使他们提供了所有信息，专业的不同也会使手术者更专注于他们所实施的操作，而对麻醉科医师的许多顾虑视而不见。

不熟悉手术的麻醉科医师可能同样不会考虑与患者和手术医师需求有关的问题。在许多情况下，许多麻醉科医师对无创操作过程只有最基础的了解，也没有提出足够的问题。对于某些特定的环境下的操作，麻醉科医师可能经验有限，无法观察手术的进程，透视屏幕不在视野范围内或不能理解手术的步骤。尽管在手术室内，麻醉科医师也可能不了解手术过程中容易出现的问题和术中的并发症，但在不理解手术步骤的情况下他们不会开始实施麻醉。这些问题在操作前计划麻醉很重要，但在手术过程中同样重要。而在手术室外工作时，麻醉科医师通常需要提高主动性，因为在手术过程中，内科医师可能不会主动告知麻醉科医师手术的进展。手术的其他方面，如拔管时咳嗽可能会使放置腹股沟动脉鞘管的患者引发严重血肿，这种情况可能没有得到手术团队的重视，也没有得到麻醉科医师的关注。因此需要努力弥合沟通鸿沟，这对优化预后结果至关重要。

当介入医师使用新技术进行新的操作时，情况就会变得更加具有挑战性。操作的过程可能是未知的，事件的时间和顺序也可能是不明确的，操作的重点可能会在进程中发生变化。有时，术者可能都没有意识到发生了什么。在这些情况下，做好应急预案和沟通，对所有参与患者救治的人员进行麻醉目的的解释，对于手术的成功至关重要，更重要的是，对患者的安全至关重要。

随着内科手术的发展，特别是在手术室外进行的内科手术，在技术上的要求越来越高，患者的临床情况也越来越复杂，最好的患者管理策略将来自于术者和麻醉科医师之间的协作和团队合作。这需要相互尊重、良好的沟通、共同的语言、经验分享和真正意义上能力的补充。实现这一目标，可以让我们在改善患者临床安全和预后方面获得杰出的成绩，并载入麻醉学发展史册。

医疗支出和运营限制

在新环境中实施手术对医疗支出和人员的运营具有重大影响，必须加以解决。在推进临床监测治疗和将监测治疗扩展到手术室外环境的愿望和热情中，医疗、经济和财务方面的影响往往会忽略。因此，了解手术要干什么与什么驱动了与NORA手术相关的新术式发展之间的差异，并满足各方特定的运营需求，同时要考虑到将治疗过渡到这些方面的所涉及的经费问题显得非常重要。

支付系统的影响

各种支付方法被用来补偿实施医疗服务的医护人员和设施。虽然政府的支付方式仍然很重要，但私人保险通常允许医院和手术者推进新技术和创新医疗，而政府所提供的财政支持却无法做到，已经成为美国医疗体系的经济基础。私人健康保险随着医院从贫困者和垂死者的收容机构过渡到人们实际康复的机构逐渐发展起来。住院治疗，最初由医院在20世纪30年代提出，是一种增加经济来源以满足医院发展和扩张的方式。那个时候，医院在许多方面是私人诊所的延伸，付款无论在过去还是现在都是一种用费用换取服务的制度。随着医疗服务越来越昂贵以及治疗涵盖范围逐渐扩大，支付变得更加复杂和先进，因此无论是公立还是私立系统都必须认识到改革是以尽量减少对那些常规的、循证支持的治疗进行支付为目的的。这些改变和减少治疗花费的目标，既鼓励在传统的、昂贵的手术室之外开展医疗服务，也对手术者如何在保障安全的情况下提供高质量的医疗服务提出了挑战。这些相互矛盾的目标使得非手术室医疗服务的扩张面临挑战，同时在某些情况下让创新的尝试受阻。

可以预见，医疗优化和金融效率提高并不是医疗支付系统的终产物。随着对临床服务需求的增加，降低成本、缩短住院时间和减少再次入院的机会至关重要。人口老龄化，医疗变得越来越专业和复杂。医疗保险支付咨询委员会（The Medicare Payment Advisory Commission，MedPAC）报道称，截至 2006 年，医疗保险受益人平均每年需要看 5 位医师，具有三种或三种以上慢性疾病的投保人每年需要看超过 10 位医师[4]。随着业务的提高，一些手术从手术室转向新的环境，同时术者由一组先前没有外科手术经验的内科医师（心脏病专家、神经学家和其他专业人员）构成，这些变化的影响是多方面的。MedPAC 报道，对于每年看 4 位或以上医师的患者，48% 遇到过医疗差错、用药错误或实验室检查错误。随着科学技术的进步和人口的老龄化，风险和收益伴随新服务类型的出现和扩大而逐渐变化。过去十年中在各学科间爆炸式发展的影像服务，目前可以由放射科、血管外科、心脏病科、内科、麻醉科以及部分外科亚专业等多学科专家实施[5]。传统医疗收费服务支付系统无法确保正确的治疗方法在合适时间、地点由合适的医师通过恰当的途径提供。结果是：由一群各式各样的内科医师来负责住院期间的治疗，尽管专科服务的本质是相互依赖的，但服务与收费系统均零散而独立，依靠一系列专科医护维持着联系。医疗合作十分必要，特别是对于需要麻醉服务并在手术室外进行的新型手术操作，但往往由于各种原因而无法顺利实施。对麻醉方式和要求不熟悉以及对医疗合作缺乏相应的支付方式是主要原因。这种不协调或分散的业务给患者和术者都带来了挑战，常常导致重复医疗、资源浪费和质量标准不一致。虽然本意并非如此，但独立的支付造成不同专科之间的目标不一致，使得不同专业团队之间形成竞争而非合作的局面，并逐渐造成在某些情况下，一个团队与另一个团队出现需求矛盾的局面。

造成这种情况的另一个因素是，美国医疗保险或其他支付方对于 NORA 环境下所采用的麻醉新技术的支付是滞后的。新技术需要在经过同行评审之后认为合适方可开展。特别是引入新的、特殊的、高成本的设备时，支付不到位会从根本上可能导致医疗花费增加和质量降低。

麻醉科医师在手术室外为某些手术所做的麻醉工作，很容易被忽视而得不到任何的补偿或并没有得到相应的报酬。有时候，无法支付与“历史对照”有关，身体情况更好的患者在手术室外接受手术，由护士或术者提供镇静。只有当患者符合“医疗必要”标准时才需要麻醉管理支持——而术者认为可能没有足够的文件证明需要对患者进行麻醉管理。同样重要的是，对一些患者来说，接受相关的服务可能没有经济补助。麻醉费用中包括常规的术前评估和术后护理；为优化临床管理而经常需要的其他服务，使患者能够接受手术，但麻醉实施者可能得不到报酬。目前，在国家层面，一些涉及 NORA 支付的问题已经被提出并进行讨论[6]。

一些新的支付方法可能有助于解决手术室外麻醉面临的挑战。捆绑支付、有责任心的医疗机构和围术期患者之家是三项旨在改善协调和跨学科协作的支付改革框架。在改善预后的条件下，这些支付的形式可能有效地提高临床救治的水平，但改善临床救治的效果如何，还有待观察。无论如何，支付模式仍然是决定医疗行为的关键因素。即便我们对收入的控制可能会被削弱，麻醉科医师依然有责任站在新发展的前沿，因为非传统领域的麻醉需求正在不断扩大。

操作限制

尽管有大量的报道谴责手术室效率低下，但是医院的传统、术者的习惯以及外科的便利性都在影手术室高效执行流程管理和相应制度的优化进程。在手术室外，这些问题显得更为突出。在不熟悉的环境中进行手术的操作人员和外科医师往往不了解外部环境对麻醉工作的影响以及适当的术前评估和管理的必要性，在许多情况下，他们不知道被转诊患者的一些潜在的危险因素。让事情更糟的是，有些特定的操作在对患者实施之前，操作人员或助手对相应的设备和配置需求并不熟悉。所有这些不定因素让非手术室内的操作顺利安排变得困难。

非手术室患者的安排和人员配置问题包括以下方面：

1. 非手术室内麻醉场所的设置通常需要能适应进行特定的术式，满足内科医师的需求。与手术室内不同，他们不能互换。他们通常在设计和使用上都不顾及麻醉科医师的需求。

2. 与传统手术室相比，这些手术的大多数场所较小，灵活性也较低。

3. 无法及时获取 NORA 病例的排班时间，难以有效率地利用麻醉人员，更容易增加人员和空间利用不足的可能。

4. 非手术室内手术可能发生在远离手术室的地方。缺乏麻醉设备存储空间可能延长周转周期，或许要额外的麻醉技术服务。

5. 许多非手术室内的医疗服务针对的是由院外转

诊并经过预约中心预约的患者。围术期评估往往非常粗略甚至完全缺失，这对麻醉科医师来说又是一重制约，他们可能在手术开始前才进行评估，而在最后一刻取消或推迟手术。

6. 由于许多非手术室内的手术属于新业务，因此手术时间很难估计。预计时间可能与实际并不相符，计划麻醉时长也非常困难。此外，随着新技术和无创方法的发展，内科医师很可能在手术开始后更改或延长手术时间[7]。

如前所述，非手术室患者的变化更大且难以预测，因此很难有效控制员工绩效。有些困难是技术层面的，但有些是理念差别和麻醉科医师与内科医师之间缺乏沟通的结果。这个情况下有效的管理控制至少需要以下几点：

1. 麻醉科和手术科室之间建立协议，鼓励持续利用可用的时间，将“工作（合同）时间”和“产出时间”之间的差异最小化。此外，在NORA患者无法或没有高效地安排手术的情况下，科室可能需要明确一份“保障”，用以补偿麻醉科医师并未开展病例的“可用”时间。

2. 将所有非手术室的患者加入到手术室患者的电子数据库，以便计划部署资源并根据需要进行修改。

3. 充分考虑所有的手术区域以及如何最有效地利用空间的可能性，可以创建一份明细清单。这个明细清单应考虑所有麻醉科医师和内科医师对手术的要求。例如，如果某个区域的患者经常做得比较晚，则应合理安排麻醉科医师的时间以反映病例完成的实际时间。

4. 实现实时调度，包括患者到达时间和其他影响手术室利用率的因素。为所有患者计算最早开始时间、最佳到达时间以及术前禁食水时间（nothing by mouth，NPO）。避免患者长时间坐在术前等待区，并在提供患者术后恢复的地方考虑术后评估和监测的需求。

5. 在每个手术区域提高门诊预约患者的分诊服务，确保已对患者进行相应的术前评估和术前准备。集中使用或在各区域分别使用分类表和人员配备程序，将最大限度地减少延迟和取消。确保内科手术医师也参与术前评估，并为患者和麻醉科医师的需求提供帮助。

6. 麻醉科应对术前分诊室和术后恢复室进行管理，以确保适当的术前评估已经完成，必要时还需要术前优化。作为管理的一部分，所有医疗人员应当一起追踪分析非预期收治、苏醒时间延长、患者收诊量、周转效率、住院时间和治疗预后。

NORA手术的空间、工作人员和资源的安排应在机构内进行标准化，但可采取若干方式。一般来说，在手术室中适用的原则在手术室之外也适用。这些原则包括减少不可控性，尽可能避免特殊情况的发生，并在可能的时候使用实时数据（即对手术室实施实时调度）。此外安排应该考虑可用时间和实际工作时间。应鼓励详实的排班和合理的收入，否则由于机会成本增大，麻醉科可能需要贴钱。在协商NORA患者的具体工作合同时，应考虑到全部费用，而不是单独区分与具体手术有关的费用。在可能的情况下，内科医师都应该参与日程表的安排，以便他们也能投入到术前工作中。当机构内有特定的、预定的区域做这些手术时，应考虑确定一个专门的麻醉团队，就像为特定的手术室服务一样，确定一个专门的团队，掌握每个NORA的具体情况，并与手术医师、护士和其他人合作，这样可以大大改善手术问题、患者和手术者的满意度以及临床预后。

手术室外麻醉科医师在过渡期的优先事项

随着越来越多的手术在传统手术室环境之外进行，我们可以预见，虽然许多地方已经明确规定，但新的场所必须采取就像到目前为止所采取的做法那样，以最大限度地满足患者和手术者的需要。非常规的手术场所和不熟悉麻醉工作的术者可能对规范化操作构成威胁。在过渡期，需要我们面对、解释、重新定位并加强我们的安全实践理念与医疗规范。麻醉学专业在过去的45年里极大地提高了手术室的安全性，随着麻醉学涉及范围的扩大，有更多的理由重新定义和继续坚定地在新的安全实践中使用同样的既定标准。

确定非手术室的跨学科安全：标准化、可靠性与沟通

由外科医师和麻醉科医师共同建立的手术室安全记录，有赖于标准和固定的实践过程。麻醉科医师实现麻醉预后最佳化以及评估手术进程的能力取决于手术室和手术本身可预测的特征。尽管即使在最标准化环境中也会出现计划外的突发情况，但一个了解预期（和意外）事件的专业团队最好能够制定相关程序以满足麻醉科医师和术者的需求。但非手术室内患者基本上很少遵循常规，在某些情况下，技术是新开展的，一些患者的术前优化也无法保证。对于许多操作

步骤，需要麻醉管理辅助是因为固有的挑战和无法预测的临床反应等需求。在每一种情况下，在操作过程的每一步进行沟通，对于优化患者的流程和转归至关重要。如果手术者和麻醉科医师之间缺乏沟通，发生失误和预后不良的可能性就会增加。

Frankel[8] 等强调，能够促进安全性与可靠性的环境具有以下几种特点：

1. 鼓励所有参与者持续不断地学习
2. 公平公正的问责文化
3. 支持团队合作
4. 基于数据证据推动安全性和可靠性
5. 有效的沟通和信息传递

根据具体地点，可以为 NORA 的手术制定流程——尽管已为许多的 NORA 手术制定了流程，但这个流程可能仍然与手术室内的特定的手术流程有所不同。根据患者身体状况、手术成本和运行的限制以及优先顺序，以上列举的 5 条内容都存在着不同的程度的困难，因此各个专科的特有手术都要做出适当的调整。所有这些要素都对环境安全产生着决定性的作用。

NORA 的其他普遍顾虑

一般而言，还有许多其他过程与麻醉工作有关，并在手术室之外提供了一些具体的实例说明其对麻醉的重要性。它们包括不断的学习、问责、团队合作和沟通，所有这些都是改善团队以优化治疗的关键。

持续学习

持续学习的概念作为过程改进的一个要素是其他行业提出的[9]，但也适用于麻醉工作以及患者治疗。因为 NORA 的业务持续扩大和发展在很大程度上决定了持续学习的相关理念对于手术室外麻醉的实施特别重要。从目前的做法中吸取的经验教训可以应用于新的治疗模式，同时也可以实施和评估新技术的使用，将麻醉服务扩大到新的患者群体和新的地点。随着临床机会的发展和对麻醉质量的改进，使用客观数据（如果有）将是持续学习过程的一个基本要素。持续学习概念的内涵是需要包括患者在内的所有参与者来评估临床工作，并从多维的角度考虑各方面的需求。

问责制和责任心的培养

正如所有临床业务环境一样，麻醉科医师和所有其他术者必须对患者的安全和救治质量承担责任和义务。正在进行的关于哪些有效和哪些无效的评估——以及对产生不良预后原因的理解——对于改进工作至关重要。在某些情况下，尽管对许多（虽然不是大多数）不良事件来说，个人和团队都有责任，但个人仍可能需要对突发事件负主要责任。为了能成功地分析不良事件发生的原因和促发因素，所有参与手术的团队都应该采用正规的根因分析（root cause analyses，RCAs）方法，而它对于预测未来类似事件的发生是最有效的。这种分析特别有助于评估在手术室之外接受麻醉的患者的救治质量。根因分析的过程应是协作的、非惩罚性的。如果个人的行为需要受到惩处，这个应该在根因分析过程之外由人力资源或医务部门来执行。我们也可以从其他行业学习如何启动这些审查，例如，美国海军战斗机的起飞和降落是众所周知的训练科目，在这个过程中，军方进行了以结果为中心、非惩罚性的调查[10]。

支持团队协作框架

支持团队协作结构是跨学科协作成功重要根基的一部分。它要求工作定义明确，在合理的时间框架内建设性地进行汇报，并对结果进行审查，以不断完善和改进业务，减少重复错误的可能性。实现这一点的根本点在于对团队其他成员保持基本的尊重；对于内科医师来说，要做到这点往往非常困难，因为他们所受的教育和培训的宗旨就是自给自足、独立、不授权于人。“声名显赫的医疗团队”（virtuoso teams）[11] 的特点是其成员都是固执己见、干劲十足并勇于接受挑战的聪明人。他们完成工作的方式是相互对抗并达成一个双方都能接受的解决方案。这一行为过程中领导者显然很重要，而过程的关键在于解决矛盾冲突与退让妥协。

有效沟通与信息交流

正如任何临床治疗一样，术者之间的沟通对于临床救治至关重要。出于许多原因考虑，有效的沟通对于在手术室外接受手术的患者也特别重要，概述如前。由于对耗材、设备或维护不熟悉，术者所使用的新介入操作和技术可能造成意见分歧或意外后果。与手术室内的手术一样，麻醉科医师应当适时叫停以核查患者的信息、阐述患者潜在并可能影响治疗的身体问题或其他相关问题，这些对于 NORA 病例来说可能更为重要。在某些情况下，主刀医师可能不知道患者潜在的身体情况或合并症对麻醉的影响，以及镇静、镇痛药物的选择和监测需求。麻醉科医师关心的问题须与术者讨论，那些可能影响手术操作的问题应与麻醉科医师、护士和相关人员讨论。即使麻醉科医师或手术操作者任何一方在医学上完全正确的治疗行为，如果不能与对方沟通，可能极大地改变结果。例如，如果麻醉科医师对于低血压采用了支持治疗措施，但并没有与术者沟通血流动力学不稳定的事实，手术者可能认为操作步骤顺利，患者耐受，而事实上这个时机来寻找可能的出血点，例如评估腹膜后是否发生出血更为合适。想要创建与在手术室同样的安全性和可靠度，各方都必须在专科文化和医学设想方面做出让步和调整，这在没有良好的沟通的情况下是无法实现的。

非手术室麻醉的场所：一些后勤问题

治疗的地点

手术室之外的手术地点在持续扩张。在提议设立新的地点时，必须仔细和彻底地评估这些地点，以确保能够安全地提供必要的监测、所需的物品、设备和支援。这些需求必须要考虑到将要服务的患者群体，包括手术的复杂性和常见的合并症。

对于手术室之外提供的麻醉业务，应确定适当的急救用品和流程，包括张贴电话号码或其他获取紧急帮助的联系信息。除了考虑便于完成手术的特定空间，还必须安排相应的空间以提供术前和术后的治疗和观察。此外，任何接受手术麻醉的患者都必须在一个适当的空间接受麻醉监测，配备有熟练的护理人员，并且在苏醒期内有麻醉科医师监护[12]。对于所有的 NORA 病例必须执行与手术室内手术同样的标准。

用品与设备

对于大多数地点和临床情况，无论完成手术预计需要何种类型或何种程度的麻醉，麻醉机都应该随时在场并且可用，以便于随时更改为全麻和（或）机械通气支持。如果手术的拟定位置不能容纳麻醉设备（由于大小、电气或其他空间原因），则应调换至另一个位置。

所有提供麻醉的地点都应配备相应的监护设备。虽然每个手术的监测需求可能有所不同，但通常情况下的监测设备应该是可用的，和手术间里最好是相同的设备，以确保所有的使用者都知道如何使用和排除设备故障。ASA 标准中的“基本麻醉监测[13]”可以作为指南，但通常特殊的手术需要的不仅仅是基本的监测手段。由于越来越多的患者在 NORA 得到治疗，因此必须考虑特殊监测的需要，以确保患者得到适当的治疗，以解决手术需要和任何可能由于潜在的身体状况而产生的临床问题。适当的监护设备增加了早期发现和改善不良结果的可能性。在手术室中成功地建立和持续使用安全记录，主要是因为采用了适当的监测设备。同样的标准也应适用于 NORA 环境。

非手术室内麻醉场所的监测

生理监测是所有麻醉科医师的关键技能，也是在任何地方可以实施安全麻醉的重要特征（另见第 36 章和第 41 章）。就像所有手术室皆遵循监测标准一样，在非手术室麻醉区域也应该保持一致。有研究显示，由于缺乏最基本的监测手段，有些非手术室发生的不良事件比手术室内发生的更容易出现不良后果或严重损伤[14-15]。NORA 场所的监护常常没有达到最优化的水平，由于麻醉科医师没有提出明确的需求，而操作者也不清楚在某些情况下需要什么，手术者对可能需要的设备并没有进行充分的培训和准备。直到最近，脉搏血氧监测一直是评估氧合和通气充分性的主要监测，尽管事实如此，但脉搏血氧测定仍有很大的局限性。一些出版刊物指出，非麻醉科医师对于使用脉搏血氧饱和度监测手术室外患者的情况下存在重大误解[16]。麻醉科医师在手术室外工作应明确脉搏血氧测定和通气监测的重要性。一些优质的文章和网站可以作为参考[17]。在过去的 20 年里，CO_2 监测不仅是评估通气的标准监测手段、而且通过直接监测呼气末 CO_2 水平，可以间接监测组织 CO_2 产量以及 CO_2 在肺内的转运，已成为循环和代谢监测的标准手段[18-20]，尽管具有广泛的用途和明确的临床优势，但在手术室外并没有广泛开展。如果没有系统地学习 CO_2 描记图的作用，手术的操作者和医院的管理人员对 CO_2 描记图的作用可能不清楚。CO_2 描记图一般捆绑在麻醉的其他设备上。在 NORA 地点，类似的监测应当常规可用，并且独立于麻醉机，因为可能不是每个病例都需要。

非手术室麻醉患者的手术前评估

无论在哪里实施，术者是谁，围术期评估都是麻醉工作的一个重要组成（另见第 31 章）。越来越多具有严重并发症和（或）有明显损伤的患者需要接受非手术室内的手术治疗。对于其中许多患者，术前评估会发现患者存在的临床问题，但这些问题在手术开始前却很难改善。在某些情况下，手术属于急诊手术或者需要在紧急情况下实施，因此无法推迟手术来解决患者先前存在的临床问题。

对于所有 NORA 的患者，应当采用 ASA 在 2012 年颁布的麻醉前评估指南[21]。他们专门对麻醉前评估做了明确的规定，至少应包括以下内容：

1. 患者访视，包含体格检查以及既往史、手术史、麻醉史、用药史。

2. 实验室检查和其他诊断相关信息。

3. ASA 分级评估。

4. 制订可能需要的麻醉方案，并向患者讲明。

多项研究证实，术前常规检查并不能降低麻醉风险[22-23]。因此，麻醉科医师应根据患者的病史、拟行的手术和麻醉方式来选择特定的化验检查。由于许多 NORA 病例是作为紧急手术实施的，在手术开始前没有任何术者对患者进行评估。因此，如果可能的话，及时收集正确的临床信息可能会很困难。如果可能的话，已知有重大潜在合并症的患者，术者应当要求患者在术前评估诊所进行评估（如果有）。如果没有，患者可能需要进行充分的术前评估，这会推迟手术或需要在以后的时间重新安排。必要的情况下，需要专科人员进行会诊或收入院检查。关于麻醉前评估的指南可在第31章和许多其他书籍中找到[24]；一般来说，同样的指南适用于在手术室或手术室外地点进行的手术。

其他考虑

对于接受 NORA 手术的患者，必须考虑其他问题，特别是关系到潜在并发症的管理或其他手术人员术前可能没有预料到的手术需求。在手术前应该考虑以下限制：

1. 许多地点的手术床的承重和活动性均不及手术室内的。

2. 介入室的床不能置于头高脚低位或头低脚高位。

3. 通常需要考虑抗凝状态，某些手术的指南范围可能会放宽。

4. 肾功能可能会影响造影剂的使用。

5. 经皮介入手术，出血可能是隐匿的，应该预先安排术前备血。

6. 经皮介入手术通常需要患者保持不动。若存在极度焦虑、慢性疼痛、幽闭恐惧症、精神障碍、动作障碍、肥胖、阻塞性睡眠呼吸暂停、年龄过大或过小，即便手术操作没有多大刺激，患者也可能无法耐受长时间平躺。这些患者就需要深度镇静或者全身麻醉。

对于没有反流误吸高风险的患者（即没有：胃食管反流病、胃运动障碍、食管裂孔疝、糖尿病、肠梗阻或腹腔病理性疾病），目前 NPO 的手术指南是正餐后 8 h、清淡饮食后 6 h、饮水后 2 h 可进行手术[25]。而禁食时间也经常成为麻醉科医师和手术医师争论的焦点，手术医师可能意识不到饱胃对患者的影响，也可能坚持在术前给予造影剂或钡剂。及时的术前评估并强化执行标准的 NPO 可以避免手术调整、不必要的延误或手术取消。这可能需要对手术操作者及其团队普及相关知识。

各类手术的相关问题

内镜室胃肠道内镜操作

过去的10年中，由于人口老龄化、癌症筛查意识的提高以及筛查性结肠镜检查普遍可以报销、技术的改进，胃肠道内镜手术的数量快速增长[26]。手术复杂性的提高和危重患者数量的增多，为内镜麻醉科医师带来了新的挑战。麻醉科医师需要对手术和并发症有透彻的了解并据此选择合适的麻醉方法。同样，即使需要耗费一定的人力物力，术前评估和术后护理仍然具有极为重要的意义。过去，大多数内镜医师给健康患者实施小手术时，由护士给予中度镇静即可。然而，对危重患者行简单手术或给健康患者行复杂手术时，中度镇静往往是不够的。因此，本章着重讨论了常见胃肠镜手术的关键点和操作方法、可能影响麻醉工作的报销问题、手术的常见并发症以及该领域麻醉专家推荐的麻醉方法。

消化科的操作大多在内镜下完成，从常规结肠镜筛查到复杂的内镜黏膜下切除都可应用。每一项检查都需要根据手术的创伤性和刺激性以及患者并发疾病的影响来制订具体的麻醉方案。最常见的检查是食管胃十二指肠镜（esophagogastroduodenoscopy，EGD）、乙状结肠镜、结肠镜和经内镜逆行性胰胆管造影术（endoscopic retrograde cholangiopancreatography，ERCP）。

报销限制

结肠镜检查中麻醉费用的增加使医疗保险和私人保险费用快速增长，这引起了医疗保险和商业保险支付方对报销限制的关注。因此，2008年一家大型保险公司修订了其报销政策[27]，指出他们将不再支付使用丙泊酚麻醉进行常规结肠镜筛查所产生的费用，而且只有在病历记录中表明患者存在中度镇静的禁忌证时，费用才能报销。保险公司的这一举动是由于报销帐单急剧上升导致的，在常规结肠镜检查中使用丙泊酚的地域差异很大，然而丙泊酚的应用促成了独立结肠镜中心的兴起，并可以使每天许许多多患者的结肠镜检查更为便利，从而实现了患者的快速周转。尽管保险公司的列表中可接受的合并症超过200个，但患者和内科医师还是进行了全国性的抗议活动来迫使其延后，最终取消该修正案的执行。这种情况的财政支出持续推动了临床工作的开展，而争论仍在继续。毫无疑问，政治和经济方面的争论仍将持续，但是麻醉科医师必须继续把患者的需求和手术需要作为麻醉方案制订的标准。

食管胃十二指肠镜

食管胃十二指肠镜（esophagogastroduodenoscopy，EGD）是用纤维内镜来对上消化道进行检查（食管、幽门和胃）。对患者来说，该项检查最痛苦之处在于内镜需通过食管和幽门。由于内镜过程中实施的所有介入操作（活检、切除、扩张）都会增加手术时间，因此都需要提前与内镜医师进行术前讨论。内镜检查中重要和潜在的刺激治疗操作有止血、活检、支架、扩张、黏膜或黏膜下剥离术[28]。

绝大多数患者可以在阿片类或苯二氮䓬类药物的镇静下耐受检查，但对于那些血流动力学不稳定，有阻塞或吸入风险、年龄较小或者极为焦虑的患者，全身麻醉可能是最好的选择。不幸的是，做EGD的患者很多合并有严重的胃食管反流病、病态肥胖、哮喘、阻塞性睡眠呼吸暂停，他们属于麻醉的高风险人群。对某些患者，只需要充分表面麻醉就可以解决各种问题，但在某些患者，这是不够的，有时甚至难以实现。ProSeal喉罩（LMA）有一个内置的胃吸引孔，可允许儿童型内镜由此通道穿过，对于儿童和其他需要全身麻醉并且适合使用喉罩的患者，这种方法或许是最好的选择[29]。与乳头连线上方所有使用电刀的手术一样，必须采取预防措施以减少灼烧气道的可能[30]。该部分内容在第44章有介绍。罕见但严重的并发症有误吸和胃食管损伤，包括穿孔。

乙状结肠镜和结肠镜检查

乙状结肠镜和结肠镜能够用于诊断和治疗，检查部位为下消化道，分为仅检查乙状结肠或检查乙状结肠至回肠末端两种。除了少数患者的操作难以进行，绝大多数患者都能通过苯二氮䓬类和阿片类混合使用来耐受检查。一些操作如活检或息肉切除等治疗可能需要增加镇痛。绝大多数麻醉科医师都使用丙泊酚镇静；然而，一项研究发现，即使在允许胃肠道内镜医师直接指导护士给予丙泊酚镇静的情况下，患者的脑电双频指数（BIS）的平均值是59，表明他们处于全身麻醉状态[31]。一些消化科医师认为在这种镇静或麻醉深度下可以进行更进一步的检查，但是还没有数据表明他们能实施“更好”的检查。在结肠镜镇静方面，进行了瑞芬太尼与丙泊酚的使用对比，相比于丙泊酚组，瑞芬太尼组的患者“苏醒”得更快，但是更多的患者出现了恶心和呼吸抑制的表现。在接受结肠镜检查的患者中，研究人员使用吸入麻醉药如七氟烷和氧化亚氮与使用全凭静脉麻醉（total intravenous anesthesia，TIVA）如丙泊酚、芬太尼和咪达唑仑相比较，发现TIVA组患者比吸入麻醉药组诱导更快，但精神运动障碍持续时间更长[32-34]。

与上消化道镜检一样，乙状结肠镜和结肠镜过程中特殊的介入操作也增加了对患者的额外刺激，这些操作包括内镜的置入、结肠充气、内镜进一步深入以及其他的内镜操作如活检、息肉切除术、支架扩张术和黏膜切除术。

快速适当地明确一种药物的能力决定着麻醉药物的选择，关于患者自控镇静泵的新研究正在进行。患者的满意度和手术成功的指标也在研究中，同时一些患者自控镇静及其他类型的自动化镇痛泵的试验也在进行中。

一个潜在的并发症是肠穿孔，表现为持续的腹痛；在这种情况下需要紧急实施手术。出血是下消化道手术治疗期间可能发生的另一种并发症，因此术前必须申请血库备血，并备好充足的静脉通道。

经内镜逆行性胰胆管造影术

经内镜逆行性胰胆管造影术（endoscopic retrograde cholangiopancreatgraphy，ERCP）是一种在内镜引导下由十二指肠乳头注入造影剂，对胆管或胰管进行透视的检查，这一类型的操作和手术构成了一个新兴的介入胃肠学领域。患者通常处于俯卧位。许多拟行ERCP的患者病情危重，他们可能患有胆管炎、胰腺炎、胆道梗阻、胰腺癌及其他严重的合并症。ERCP中可能产生刺激的操作包括括约肌切开、止血、置入支架、结石取出、胰胆管显影和激光碎石。

这些操作可以是简单快速，也可能非常复杂。同时，胃内充气是必需的，大多数术者更喜欢注CO_2而不是空气，长时间的手术和操作可能导致动脉高CO_2水平。镇静患者的手术失败率是全麻患者的2倍，而且全麻患者的并发症率可能更低[35-36]。此外，麻醉科医师很难对患者进行气道管理，通气可能具有一定的困难，因此许多麻醉科医师更偏向于在全身麻醉下实施ERCP检查。

经自然孔道内镜外科学：内镜的前景？

经自然孔道内镜外科学（natural orifice transluminal endoscopic surgery，NOTES）是一种腹腔和腹膜手

术的一个新方法，它整合了内镜学和微创外科学。NOTES 在人类中的应用尚处于早期阶段，目前已有为数不多的经阴道和经胃行胆囊切除术的报道[37-38]。到目前为止，这些操作都需要气腹和全身麻醉；而随着技术的改进，这些参数可能会改变，NOTES 可能会像其他介入手术一样，在非手术室区域广泛开展。

经口内镜下食管括约肌切开术（peroral endoscopic myotomy，POEM）是消化科内镜医师应用 NOTES 治疗食管失弛缓症的范例。食管失弛缓症的特征是食管蠕动降低、肌张力增加和食管下段括约肌（LES）不完全松弛。食物不能顺利进入胃从而导致恶心、呕吐、吞咽困难和（或）疼痛。POEM 手术已经发展为纠正贲门失弛缓症的微创外科手术，具体为：通过内镜向食管内充入 CO_2，然后从中段食管（通过胃食管连接处）到胃近端 2 ～ 3 cm 处作一个切口进入黏膜进行手术。充气过程中，患者的 $ETCO_2$ 可能会升高，可以通过机械通气加以控制。充气的可能风险包括皮下气肿、气胸、纵隔积气和气腹。该手术通常需要几小时，因此最好在全身麻醉气管插管下进行，一方面可以防止胃内容物误吸，另一方面还可以让麻醉科医师将 CO_2 充气的风险降到最低。正如所有 NORA 手术，谨慎、合作和沟通不仅对手术的成功而且对患者的安全都至关重要。

肺部介入操作

介入肺脏学的创新已极大地拓展了对肺疾病的治疗范围。支气管镜介入术的发展已经替代了许多在手术室内进行的传统外科手术。鉴于气道手术的特性，向高危患者实施麻醉发生并发症的可能性会很高。透视下操作在这些过程中起着重要的作用。在这种情况下，讨论、沟通和规划极为重要。

常规支气管内镜操作

常规支气管内镜术包括以下内容（见第 53 章）：

1. 支气管内支架：放置自膨式金属支架治疗狭窄。
2. 支气管内活检、激光治疗和烧灼。
3. 球囊扩张和冷冻治疗。

这一领域的技术进步已经产生了创新的技术，用于治疗更广泛的患者群体。以下是支气管镜检查中现有技术融合的几种代表性的治疗措施，如下所示：

1. 经支气管镜超声引导针吸活检（EBUS-TBNA）。这项技术用于显示支气管壁和附属结构。它使得纵隔淋巴结和其他支气管周围病变在超声下可视，因此是一个诊断肿瘤分期的操作。
2. 电磁导航支气管镜（ENB）。这项技术使得借助于计算机软件从 CT 数据上创造一个虚拟的多平面肺重建可以对看不到的支气管组织进行活检。传感器探头和电磁定位板引导手术者操作内镜到达恰当的位置。
3. 基准标记物植入。通过支气管镜或 ENB 在立体定位性放射外科手术前放置标记物[39]。

麻醉科医师新困扰

介入场所需要考虑一些特殊麻醉需求。术前评估患者的常见合并症非常重要。这些合并症包括阻塞性和限制性肺病、心脏病、营养不良、慢性吸入性疾病、吸烟史和酗酒史。简单的手术和操作可在镇静下完成，复杂手术和操作可能需要在全麻下完成。当使用硬质支气管镜进行介入操作时，首选静脉麻醉。气道工具、活检或治疗设备的置入可能影响挥发性麻醉药的吸入，从而对手术间造成潜在的污染。丙泊酚和瑞芬太尼静脉输注可以使患者更好地耐受检查和手术，并且也可以通过泵注发挥良好的作用。也可使用右美托咪定。BIS 监测可能有帮助，尽管没有数据记录这类监测对这些手术的具体价值。使用肌松剂有利于抑制咳嗽、消除胸壁肌肉强直，并且也有助于支气管镜的进入。目前还未证明治疗中和治疗后使用激素对减轻水肿有效。不使用全麻会增加误吸的风险。对于这些患者，使用止吐药和地塞米松可能是有帮助的[40]。高频喷射通气（high frequency jet ventilation，HFJV）被越来越多地用于术中通气支持，它是在介入治疗肺疾病的过程中能为术者提供相对稳定的手术区域的一种通气策略。常见并发症为气道阻塞、支气管痉挛、出血、缺氧、气道灼伤（见第 70 章）。因为潜在的并发症较严重，患者术后需要有合适的观察和恢复的空间，如有必要，应入院观察。

影像引导下介入操作的麻醉：新领域进展

在 20 世纪 50 年代，IR 之父 Charles Dotter 重新定义了放射学领域[41]。基于他在治疗外周动脉粥样硬化病变和血管成形术方面的先驱工作，该专业从单纯疾病诊断发展到现在包括越来越多的应用介入进行疾病治疗，以符合技术的发展和患者的需求。在介入放射室开展的手术已经几乎应用于已诊断的所有疾病，并不断扩展。事实上，不是所有的介入放射手术都是由放射医师完成的，某些手术在其他专科实施，被冠以其他名字，如导管室、神经放射室、CT、MRI，甚至在手术室内，某些手术是由介入心脏病医师或外科医师完成的。正因如此，我们以他们的目的和重点来讨论介入手术，而不是依据完成手术的地点和完成手术的医师进行分类。绝大多数介入手术的共同特征是：无外科切口；需要某种类型的成像技术（X线、超声、CT、正电子发射断层扫描简称PET、MRI），导丝或导管通过一个小洞进入到器官、肿瘤或血管内。此外，现有的相关技术和可能的介入方法（诊断和治疗）也特别广泛。与传统观念不同，在介入手术室中进行的手术其范围与强度与传统手术室中进行的外科手术旗鼓相当，而且接受非手术室内手术的患者比那些接受常规外科手术的患者更容易发生恶心。然而这些患者往往缺乏术前评估的过程，也没有调整到最佳的适合手术状态。非手术室患者经常成为无创手术的侯选患者是因为他们通常病情过重、风险太高不适合行常规外科手术，或因为病情危急需急诊实施介入手术。麻醉科医师要努力理解手术的操作过程和患者合并症的性质和严重程度，而手术者可能并没有意识到这一点。像在手术室内一样，对一个病例预先想到手术会如何影响患者的生理状况并设计一个最佳的麻醉方案是非常关键的。然而，对于所有非手术室内的麻醉科医师需要特别留意，这可能需要学习一些新的、不熟悉的或正处于临床试验阶段的操作、技术或方法。同时，麻醉科医师有责任以一种建设性的方式向术者介绍患者的合并症的潜在后果及麻醉风险。许多介入专家参与患者的会诊，并不参与患者的早期治疗。他们可能不知道患者看上去无关紧要的身体疾患，而事实上这些对于患者的预后相当关键。手术者和麻醉科医师共同搭建一个明确的、合作和可行的沟通平台是至关重要的。对麻醉的需求可能只是反映了患者本身的需要，而并不是因为手术复杂。术者在手术中的注意力是高度集中的，不能够很好地理解麻醉科医师关注的问题。大家共同的任务是意识到搭建学科间差异的桥梁还需要进行哪些补充，以营造跨学科合作的氛围，创造一种安全和可靠的跨学科氛围，优化患者预后。

诊断性与治疗性介入操作：新的挑战

微创手术对麻醉的需求随着影像引导的手术范围的扩大而扩大。此外，随着人口老龄化和技术进步的推进，介入手术将继续补充或者取代传统的手术，特别是对于病情危重或不适于传统手术的患者。介入手术虽然是非侵入性的，但也有引起焦虑和术后疼痛的可能，并有潜在的危及生命的并发症的风险。请麻醉科医师参与是为了患者再接受治疗中保证舒适、安全，以取得最佳效果。介入手术可能是诊断性的、治疗性的或两者兼有。许多诊断操作时间很短，患者耐受性良好，只需清醒镇静；而对于危重病例，即使是最简单的操作也可能问题重重。介入手术室有普通手术室不曾有的限制，要额外考虑可能出现的设备布局不佳、放射暴露、隐匿性出血的风险以及造影剂过敏等情况。

这些手术有一些特殊的问题需要麻醉科医师解决，以优化患者的治疗和保护自身安全。

设备排布

每一个放射检查间的布局都给麻醉科医师出了难题，因为X光机和移动C臂在患者头部周围形成了一个不可接近的区域，并限制了麻醉机的放置。这就需要延长麻醉机的呼吸环路和静脉管道，因而增加不良事件发生的隐患。输液泵、血液加温器和其他监护仪必须放置在远离移动成像设备的地方，防止它们被撞倒或缠绕在移动的C臂上。此外，从麻醉科医师的角度来看成像屏幕通常成直角，这样麻醉科医师可能看不到术者操作或观察手术的进展情况。因此，预测事件是困难的，除非麻醉科医师和放射工组人员之间能够很好的沟通。

辐射暴露

辐射暴露是麻醉科医师的一个重要考虑因素，必须采取措施尽量减少它。大多数暴露是由于X射线光束的散射所致。本章没有讨论具体细节。然而，优化辐射安全的优秀建议和指导方针也已在临床得到了应用（另见第89章）。

许多麻醉科医师没有接受连续的或重复的辐射安全培训。所有的辐射暴露应遵循ALARA原则（“合理可行尽量低的原则”）。辐射束的衰减程度与辐射源距离的平方成反比（$1/d^2$）[42]。减少暴露的三种方式有：缩短暴露时间、增加与辐射源的距离、辐射屏障（铅墙和铅屏）。重要的是，麻醉科医师应穿戴合适的铅衣，不合适的铅衣是达不到最佳标准的，因为铅衣只有在合适的情况下才能发挥最大程度的保护。

防护装备应包括甲状腺铅围、含铅玻璃眼罩、麻醉科医师应经常使用便携式铅屏，并佩戴每月监测放射剂量的辐射测量器。最近的一些研究表明，麻醉人员所受到的辐射相当高，并且由于其在手术室中的位置，麻醉人员头面部所受到的辐射剂量超过放射科医师的 3 倍[43]。

涉及辐射暴露时，需要麻醉科医师在某些特定的造影情况下离开房间，如数字减影血管造影（DSA），这也是 NORA 的一个新特点。在麻醉科医师离开前可以计划好后续的麻醉方案并照此执行，既不会影响麻醉的实施也不会对患者的安全带来隐患。

造影剂

造影剂通常在影像学引导的介入操作和手术中使用。标准的离子造影剂、高渗透压的造影剂在 5% ～ 8% 的患者中存在剂量和浓度依赖性有关的不良反应。特殊反应与剂量或浓度无关[44]。严重的反应包括喉头水肿、支气管痉挛、肺水肿、低血压、呼吸骤停以及癫痫发作。氧气、肾上腺素和支气管扩张剂是推荐的抢救方案。对于既往发生过造影剂过敏的患者，预处理推荐使用类固醇类药物和苯海拉明。许多预防方法已经拟定，但没有一个方法显示出其具有优越性[45]。使用低渗造影剂降低了不良反应的风险，但不能消除风险。肾功能不全患者有发生造影剂肾病（contrast-induced nephropathy，CIN）的风险。糖尿病患者的风险进一步增加。尽管证据不一，但这些患者应该采取预防性保护策略，包括围术期液体治疗[46-48]。如果造影剂对于患者来说是绝对禁忌，那么 CO_2 造影剂可以作为一种替代方法。CO_2 造影剂的禁忌证包括卵圆孔未闭（patent foramen ovales，PFOs）或任何右向左分流的心脏病[49]。

出血

在大多数经皮介入术中，出血可能是隐匿的，而在某些情况下，可能与手术操作有关（如脾栓塞术）。对接受抗凝治疗的患者，这个问题显得尤为突出（另见第 50 章）。优化凝血参数的指南经常发生变化，并且与需要进行的手术有关。对于因其他原因不进行抗凝治疗的患者，国际标准化比值（international normalized ratio，INR）应小于 1.5，血小板计数超过 50 000。如果可能的话，术前应停用华法林 5 ～ 7 天，氯吡格雷和阿司匹林停用 5 天，低分子肝素停用 12 ～ 24 h，术前 4 ～ 6 h 停用肝素。非甾体抗炎药（nonsteroidal anti-inflammatory drugs，NSAIDs）在可能的情况下应停用 1 ～ 2 天[50]。如前所述，某些经皮手术可能是在患者躺在手术床上时才进行抗凝治疗（如脑血管造影）。对于任何接受高风险介入手术的患者（例如经颈静脉肝内门体分流（transjugular intrahepatic portosystemic shunts，TIPS），在介入手术前采集血液样本送到血库较为合理。在拟行的介入手术开始之前，血流动力学参数发生改变时以及必须采取升压治疗时，麻醉科医师与术者进行明确的沟通非常关键。通常这种治疗形式可以用于疾病诊断。

血管介入操作

血管造影是对血管进行成像的总称，包括动脉造影和静脉造影（另见第 56 章）。涉及造影剂注射过程中的图像采集。在许多机构中，这种技术已经被 CT 血管造影（CT angiography，CTA）所取代。DSA 是在先获得的平扫图像基础上增加注入造影剂后获得的影像学结果，有助于提高精度。动脉造影可用于评价动脉粥样硬化和缺血性疾病，确定肿瘤的血供和血管的异常以及创伤性损伤。影像学确立诊断后，可以进一步采用球囊、支架或者球囊-支架进行介入治疗。接下来通过再次造影来评估手术效果。在某些情况下，动脉造影可以为下一步手术安排做准备。

溶栓治疗适用于栓塞的静脉、动脉以及导管。越早溶栓成功率越高。溶栓药物包括重组组织纤溶酶原激活剂（recombinant tissue plasminogen activator，r-TPA）、尿激酶等[50-52]。溶栓治疗一般禁用于持续出血、近期出血、妊娠、已知对溶栓剂过敏、疑似主动脉夹层或肢体坏死的患者。

栓塞治疗适应证较多，包括创伤、出血、血管畸形、子宫肌瘤、动脉瘤和肿瘤，目的是暂时或永久地阻断动脉或静脉。操作可以机械性地使用弹簧圈、球囊、胶栓塞或者使用化学制剂，如使用明胶进行临时栓塞，使用酒精进行永久栓塞。在这种情况下，首先通过动脉造影定位病变部位，然后在影像引导下使栓塞剂到达指定位置。

对于所有这些血管介入手术，疾病的特点、患者的合并症以及手术的复杂性将决定麻醉科医师参与的必要性和程度。可预测的并发症包括溶栓过程中出血、周围组织的意外栓塞、血管损伤。依据靶血管位置，麻醉科医师需要预测可能的并发症，并对其可能产生的生理影响及血液制品的需要量做好准备。

静脉系统造影或成像应用于支架置入、下腔静脉（inferior vena cava，IVC）滤器安装或移除、肺动脉造影、肺动静脉畸形（arteriovenous malformations，AVMs）所致栓塞、溶栓和选择性静脉采样。有留置中心静脉导管的患者最常使用中心静脉血管成形术。置入下腔静脉过滤器可尽可能减少来源于下肢或盆腔静脉的深静脉血栓脱落迁移引起的肺栓塞。下腔静脉支架置入术适用于肺动脉栓塞的高危患者、抗凝失败或有抗凝治疗禁忌的患者、抗凝剂过敏患者。可拆卸的或永久过滤器可通过股静脉或颈内静脉途径置入。在大多数情况下，这些手术很少需要或不需要镇静；然而，不能平躺或极度焦虑的患者需要在麻醉下实施手术。由于成像速度快且可靠性高，肺动脉CTA已逐步取代了肺动脉造影；但后者在诊断和治疗肺动静脉畸形或假性动脉瘤并评估肺动脉高压方面仍有帮助[52]。

内瘘、置入管路和血液透析血管通路（HD），统称为血液透析血管通路手术，它们代表了一种特殊的血管介入操作，同时在IR病例数中占有较大百分比。他们的独特性源于这类人群都患有终末期肾病（end-stage renal disease，ESRD）。这些患者在维持透析通路时往往需要采取多种治疗措施。血管通路功能障碍可能是由于动静脉瘘化脓、透析期间出血过多或压力增加，或血管通路凝血阻塞所致。因此这类患者既需要瘘管造影进行诊断，也需要球囊血管成形和血栓切除术进行治疗[53]。由于ESRD患者并不是只存在肾病，他们往往合并多种复杂的疾病，并且通常没有对相关的合并症进行系统的治疗，因此需要麻醉科医师的参与以保证手术的操作顺利进行。患者的评估与其他手术的麻醉要求相同，需要特别考虑容量情况、血清钾的水平以及心电图（electrocardiograph，ECG）的改变。患者处于失代偿期时需要特别注意这些参数，而在这个时候对患者实施透析治疗并不适宜。必须注意权衡在临界高钾水平实施手术的利于弊，而不是一味推迟手术并要求临时透析使钾达到合理的水平。在大多数情况下，镇静就可以满足手术的要求。但血管成形术会引起部分患者的极度不适，特别是在血管通路（瘘管）位于远端的情况下。对于这类患者也可以选择区域麻醉，需要注意的是，这些患者经常服用长效抗凝药物。对于不能平躺的患者，可以选择侧卧位，大多数患者都有麻醉史，可以为本次麻醉提供参考。手术持续时间可能很短（< 30 min）也可能很长（几个小时或更长时间），取决于是否有多个狭窄区域或是否需要进行血栓清除。由于血栓清除术需要在术中使用r-tPA来进行溶栓，要注意这个特殊的情况。另外，因为血栓可以从瘘管/置入物中脱落并进入循环，严重肺动脉高压或右心室衰竭患者应考虑手术切开取栓[54]。

胆道和肝的介入操作

治疗肝和胆道疾病的操作特别具有挑战性，因为该操作疼痛刺激大，过程复杂、技术要求高，患者病情往往极重。肝和胆道操作包括经肝胆管造影、经皮肝穿刺胆道引流术、肝静脉造影和血流动力学测定、肝活检和经颈静脉肝内门体静脉分流术（TIPS）和门静脉栓塞（portal vein embolization，PVE）。计划行胆道操作的患者可出现黄疸、胆管炎、休克、胆漏或其他相关异常。同时可能合并其他严重的并发症。这些手术的禁忌证包括易出血，不能耐受造影剂、大的肝动静脉畸形、大量腹水及肝包虫病。

胆道引流时，患者取仰卧位，穿刺针斜插入肝实质（第9肋间隙），向靶组织注入造影剂以明确位置。胆管造瘘置管术可以改善不能进行外科手术的急性胆囊炎患者的症状，但他们并不是手术的适应证。胆囊成像主要在超声、CT或透视的辅助下，通过肝穿刺针进入胆囊并放置引流管。这些手术的麻醉选择完全取决于患者的体质、合并症和对疼痛的耐受性。肥胖患者成像较为困难，穿刺位置也较难选择。对镇痛药物耐受以及药物代谢障碍的患者需要慎重选择麻醉剂。区域麻醉可能对手术或术后疼痛有效[55]。患有肺功能不全和腹水的患者平卧可能较为困难。

肝静脉造影和血流动力学检查用于诊断怀疑有静脉异常（Budd-Chiari）的疾病和评估门脉高压的水平。检查的同时可以进行肝活检。这些手术通常是经颈静脉插入穿刺针后置入导丝和长血管鞘，但许多患者难以耐受该操作过程。肝静脉造影和压力监测是通过一个倾斜的导管楔入肝静脉。校正后所得的窦压力以及正常压力和楔压之间的差值反映了肝硬化门脉高压的程度[56]。门体分流术可以使用穿刺针穿过肝实质进入门静脉，以球囊扩张隧道后置入支架支撑。这是一个复杂艰辛的过程，这里只简要进行概括。手术过程可能相当长，所以采用全身麻醉为宜。TIPS的适应证包括反复的食管静脉曲张破裂出血以及难治性腹水。它常被视为肝移植的桥联过渡操作。手术的相对禁忌证包括先前存在的肝性脑病和持续酗酒，这两类患者也不适合实施肝移植手术。在择期手术的情况下，症状明显的肺动脉高压、瓣膜性心脏病和充血性心力衰竭是这类手术的禁忌证[57]。TIPS可在终末期肝病患者中作为治疗持续出血的一种方法。TIPS出血的风险高，应常规向血库申请备血和血液制品，包括新鲜冰冻血浆（fresh frozen plasma，FFP），并确保稳定的输液通道。PVE是比较新的技术，旨在减少含有肿瘤的肝段血流，同时促进残留肝组织增生肥大。PVE 的目的是增加手术切除术后肝组织的体积以提高肝癌患者的术后存活率。栓塞是通过门静脉造影及置入栓塞圈进行栓塞治疗，该操作可能出现显著的术后疼痛。急性并发症包括出血、胆漏、胸腔感染以及造影剂过敏。

胃肠道和泌尿生殖系统的介入操作

介入放射医师可以直接进行胃肠道的操作，其中最常见的是经皮置入胃造瘘管（G 管）。其他的操作包括盲肠造瘘管和空肠造瘘管的置入。对于 G 管放置，通过使用鼻饲管或小导尿管充气使胃扩张和给予胰高血糖素来减少胃排空。随后，专科医师采用胃固定术作为稳定胃的手段，通过使用导丝、缝线以及合适的导管穿过胃并将其放置在合适的位置。急性并发症包括出血、损伤邻近组织结构及腹膜炎。一般情况下，这些手术在镇静下即可施行，除非患者有很高的胃误吸风险（例如食管切除术）。

泌尿生殖系统（GU）的介入手术主要针对肾集合系统。常见的有扩张术、支架置入术和耻骨上膀胱造瘘术。在结石、肿瘤以及其他阻塞性病变近端放置肾造瘘管以引流尿液。一般来讲，手术步骤包括注射造影剂，确定肾盂位置，进入肾盂，置入造瘘管[58]。患者优先选择俯卧位，因而可能会产生一系列麻醉相关的问题，包括气道管理、镇痛管理以及静脉通道建立等。在制订麻醉方案时，须仔细权衡镇静和全身麻醉的利与弊。要考虑的因素包括患者的身体状况、血流动力学情况、手术者技巧以及手术时间（例如，在体型瘦的患者中探查扩张的肾盂可能比体型肥胖的患者操作过程更快）。

经皮介入治疗肿瘤

介入肿瘤学是一个快速发展的领域，并且彻底地改变了肿瘤的治疗。这种治疗模式在外科手术的治疗基础上得到了发展。介入操作在影像学如 CT、超声、透视的帮助下来实现。经动脉化疗栓塞以及经皮消融（微波或在较小程度上射频、激光、冷冻消融或酒精）可直接针对肿瘤部位进行治疗，也可经影像引导下注入放射性材料。常用于肝、肾、肺及肾上腺病变。并发症与其他介入手术相似。这类患者确实属于外科高风险患者，因此这类手术通常需要进行麻醉管理。全麻的效果最好，因为手术可能会引起间断性的疼痛，控制呼吸后可能帮助手术操作更顺利进行。患者镇静到达一定深度可能难以配合术者[59]。手术后可能会引发疼痛、不适、恶心和呕吐，这些是栓塞后综合征或消融后综合征的一部分。大剂量类固醇药物可用于预防以上不良反应的发生，非阿片类镇痛药可用于对症治疗[60-61]。

CT、正电子发射断层扫描（PET）、磁共振成像（MRI）引导下的操作

CT 成像

CT 是目前常被广泛应用于介入手术的引导方式，其中 CT 透视结合了 CT 的成像能力与 X 线透视的实时性，得到了广泛的应用。CT 成像可以用于诊断和治疗。诊断工作包括活检和积液引流；治疗包括肿瘤切除和止痛剂的注入。在 CT 引导下的介入手术对手术者和麻醉科医师均存在辐射暴露，患者则有出血和造影剂过敏的风险。另外，一些特殊的术前评估显得尤为重要。扫描仪对于肥胖患者可能不太适用，必要时需要特制的加长穿刺针和特殊的引流装置。扫描仪内定位也可能较为困难，同时要考虑气道管理问题，特别是麻醉科医师几乎不可能始终位于患者头部。大部分情况下，在镇静下即可完成 CT 引导下的穿刺活检，但当刺激强烈时，需要频繁屏气，或者手术复杂，就有需要全身麻醉支持的可能。对于有明显并发症（肥胖、肺或心脏功能不全、慢性疼痛或困难插管史）的患者，在手术前保持气道开放和通常是十分重要的。

CT 引导下穿刺活检

CT 引导有助于获取活检组织以行细胞或组织学检查。穿刺针粗细范围是 18 ～ 25 号，患者体位的摆放原则是尽量减少从皮肤表面到病变深部的距离，并最大限度地提高入路的安全性。肝活检通常取仰卧位或稍偏向一侧，腹膜后肿块可能需要侧卧位或俯卧位。最重要的是，如果镇静水平在整个手术过程中保持一致且不因通气的转换而使定位点发生改变，将有利于术者开展手术。然而，手术过程中刺激的程度变化很大，这也就使得麻醉科医师在非全麻条件下配合手术面临着相当大的挑战。对于那些有出血倾向的患者（例如肝硬化），可能会发生术后出血，应进行提前血库备血。无论是在手术室还是介入室，类癌或肾上腺肿瘤的活检仍然面临很多问题。这两种情况下，应激相关的激素释放可导致严重的难以控制的低血压

或高血压。如果怀疑嗜铬细胞瘤或类癌，应做相应的预防性治疗。

CT 引导下的治疗性介入操作

CT 引导下的介入手术和操作包括置管引流、肿瘤切除和疼痛治疗。这些手术和操作麻醉方案的制订需要在全面了解患者并发症和介入治疗医师的技术的情况下进行。因为患者突然的体动或介入的小失误均能带来致命的后果，因此麻醉科医师与操作者之间应针对手术与麻醉的协调建立良好的沟通。

导管引流

CT 引导下脓肿引流已很常见。包括改良的 Seldinger 和 Trocar 技术。虽然浅表穿刺采用局部麻醉就已足够，但针头的刺入和套管针的扩张以及随后套管针沿着既定的穿刺路线到达体腔深部抽吸积液时仍可能引起强烈的疼痛。术前，术者应与麻醉科医师就操作方式、可选择的麻醉方案、加深镇静或麻醉的备选方案进行深入的讨论。预先讨论制订预案可使操作顺利进行并且成功。麻醉科医师必须做好由于周围结构损伤而导致的可能并发症的处理准备。

CT 引导下射频消融

各种消融技术现在主要用来进行恶性肿瘤的治疗，经皮将无水乙醇（95%）或苯酚（6%）注射至肿瘤部位。酒精可经穿刺针或导管注入，但注射过程是相当痛苦的。酒精过量或误注入血管可引起心动过速和呼吸抑制。这些技术由于相对落后，目前已几乎不再使用。现在更流行的消融技术包括射频消融、冷冻消融和微波，这些手术和操作一般耗时较长，因为无论用哪种消融设备都必须首先进行准确的定位。定位过程中可能需要要求患者反复地屏住呼吸。射频消融在 50℃以上的温度才可能诱导凝固性坏死，加热过程中会引起疼痛，而冷冻治疗则痛苦相对较小[62-63]。如前所述，可能会发生的消融后综合征，其特征是发热、不适、恶心、呕吐和右上腹疼痛。地塞米松可能有助于预防消融后综合征的发生。区域阻滞可作为这类手术的首选麻醉方法，并且对于术后疼痛也有不错的效果[64]。

CT 引导下注射治疗疼痛

止痛治疗包括将苯酚和酒精注射到神经节、神经丛或神经。预期的效果是神经溶解。关节腔内注射类固醇激素可以起到止痛及抗炎的作用，但很多进行这种手术的患者对止痛药已经出现了耐受。对这些患者来说，身体体质是一个重要的影响因素，同时也要考虑疼痛的病因，癌症患者可能合并其他并发症，因而更具有挑战性。大多数情况下对这些患者都是采用姑息疗法。在麻醉开始之前，麻醉科医师与手术医师之间的探讨经常围绕着肿瘤晚期患者的意愿进行。

PET 和 PET/CT

PET 是一种用于恶性肿瘤诊断、分期和随访的成像技术。在注射放射性标记葡萄糖类似物氟脱氧葡萄糖（18F-FDG）后进行扫描，该葡萄糖会被恶性细胞优先吸收但不被代谢，从而作为肿瘤标志物。FDG-PET 用于区分良性和恶性病变，确定肿瘤的坏死和代谢活跃部位并监测机体对治疗的反应。PET/CT 的结合提供了 PET 的代谢信息和 CT 的解剖精度，PET/CT 引导下的介入操作是一种新兴的方法[65]。在注射标记物 60 min 后，PET/CT 可以对患者的器官和组织进行成像。成像过程可能需要连续定位，在此期间，PET 和 CT 图像是依次获取的，因此必须注意在整个图像采集过程中使患者的体位保持一致，这样可以减少图像重叠误差。PET 扫描器有一个较长且可移动的架台，这不仅限制了对患者的观察，也要求监护设备必须有足够长的导线使其随着 PET 的设备和患者一起移动。

PET/CT 室代表着另一个可能需要实施麻醉的场所。只要有可能，麻醉科医师应当参与 PET/CT 室的规划，以使壁挂式气体、吸引器和监护设备安放在最佳位置，有利于 PET 被用于增强 CT 引导下的介入手术和操作。因此，在 PET/CT 室中规划安装麻醉相关设备可以保障介入操作安全及成功实施。

磁共振引导下的介入操作

磁共振成像（magnetic resonance imaging，MRI）是一种利用磁场和电磁波的无放射性成像技术。MRI 所产生的软组织图像的质量超过超声或 CT。虽然 MRI 在很大程度上仍是一个诊断工具，但现在已逐渐成为一种新兴的介入引导方法。由于磁共振成像可获得多平面、温度敏感以及对比增强的图像，从而可使介入手术用的导线及穿刺针可视化[58]。磁共振图像质量与磁场强度成正相关。磁场强度，以特斯拉单位测量，范围从低（0.1 ～ 0.5 T），中等（0.5 ～ 1.0 T），高（1.5 ～ 3.0 T）到超高（> 3.0 T）。成像与组织水含量、血管分布特点及含铁血黄素有关。MRI的优势在于能够对CT、超声不显像的软组织进行活检及消融[59]。

磁共振检查室的限制

在MRI检查室中使用的所有设备必须是MRI兼容的，这意味着设备不会对患者造成伤害，影响图像质量或是被MRI影响。由于磁场的存在，无论体积多大的含铁或不锈钢的物体均会在磁场力的作用下移动。因此，必须特别注意确保用于磁共振室的所有设备不受磁场吸引力、加热或电磁感应的影响。同样，患者也要经过筛选。任何植入的设备都必须评估MRI的兼容性。心脏起搏器、植入式心脏复律器-除颤器（ICDs）（另见第38章）、人工耳蜗、泵、神经刺激器或其他金属物品如动脉瘤夹、金属碎片或体内有子弹的患者不能行MRI检查。这些含有金属的装置在检查过程中会被加热并且移位。如今，越来越多的血管夹、钉、骨科植入物、心脏瓣膜、心脏起搏器和其他一些假体已使用非磁性材料制作，使得植入这些装置的患者可以行MRI检查。随着科技发展，能够在磁共振室中使用的监护仪、介入设备、外科手术设备以及麻醉设备应运而生[66]。在第89章和其他章节会对MRI的安全性进行详细的介绍。

幽闭恐惧症或体型较大的患者可能在磁共振机器内无法忍受，而使诊断遇到困难。更新的MRI将结合更宽的口径与高磁场系统，改善了可接受性，增加患者的耐受度。由于介入操作中MRI需要不断地进行扫描，所以患者需要不断地来回进出磁场，经典介入手术和操作要比在其他介入放射设备引导实施的同样的操作要长得多。MRI介入室应该相对独立，常规应急设备可能无法在MRI室内使用，所以必须配备有相应的急救措施。即使是标准喉镜也能成为MRI设备中的致命“飞弹”。

磁共振引导下的介入操作

在CT成像质量不佳的情况下，由于MRI的多平面成像能力，它对于介入操作也可能非常有帮助。磁共振成像已应用于乳腺活检、前列腺活检及其他手段不能成像的肿瘤的活检。在大多数情况下，这些操作在局部麻醉和镇静下即可进行。肿瘤的冷冻消融技术也可以在MRI引导下进行。这个操作也可以通过超声或CT引导下进行，当需要精确的软组织成像时则采用MRI。在冷冻和解冻人体的生理过程中，MRI要优于CT或超声，因此它对组织也具有很好的成像能力。MRI引导下的冷冻消融治疗对肝、肾、乳腺、前列腺肿瘤以及子宫肌瘤的治疗是安全有效的[67]。这些操作需要反复屏气，且时间相对长。冷冻和加热组织时常引起疼痛，因此可能需要全身麻醉。

出血是这些手术和操作后最常见的并发症（另见第50章）。血小板减少症是一种罕见但严重的广泛肝消融并发症。广泛的消融也可引起肌红蛋白血症或肌红蛋白尿。由于正常肾上腺组织对冻融的应激，肾上腺病变的低温消融可诱发高血压危象[68]。MRI成像可以通过提供更精确的成像来促进聚焦高强度超声治疗技术的应用，这项技术的临床试验正在进行中。温度敏感的MRI可以评估超声的剂量，钆（Gd）增强MRI图像可以用于评估组织反应。MRI由于优于CT或超声成像能力，在拓展介入手术范围上存在许多潜在的优势。为了扩大这一新兴技术应用范围，需要开发MRI应用的安全环境、相关设备和监测技术，并了解镇静的局限性和在长时间、不适过程中麻醉的需求。

特殊领域影像引导下的操作：神经放射学和介入心脏病学

神经放射学和介入心脏病学被视为特殊的领域，因为在这两个相关领域中，麻醉学也划分为专业领域并需进行专业培训（神经麻醉和心脏麻醉）（另见第57章）。神经麻醉和心脏麻醉中的部分术语来源于神经病学、神经放射学、心脏病学及心血管介入病学。因此，麻醉需要有一个明晰平台与术者相沟通，才能使得手术结果最优化。当然，正如本章前面提到的，仅仅使用共同的词汇是必要的但仍远远不够，成功团队所需具备的重要因素包括相互尊重、安全与良好学习的氛围以及团队合作意识。

神经放射学和介入心脏病学正在以惊人的速度发展；技术在不断革新，适用人群也在不断地扩大。在这些领域，经皮治疗传统外科疾病的例数在成倍的增加，使得麻醉科医师的参与越来越多。在许多方面，新技术的发展往往会成为医学领域内的“颠覆性的技术”[69]，进一步模糊了内、外科之间的差异。这些新的、尖端的介入手术往往无法预测结果，能否成功将取决于我们的应变能力。

神经放射学介入操作

由于器材（导管、弹簧圈和支架）的技术进步、改进的成像技术和更安全的造影剂（另见第57章），介入神经放射学领域得到了广泛和迅速的发展。脑血管造影是脑血管成像的金标准。诊断性脑血管造影通常在清醒镇静下即可完成，但介入手术由于时间长、技术复杂、需要患者保持不动，所以需要全身麻醉。某些手术会引起血流动力学波动，因此需要麻醉科医师来管理。另一方面，一些手术（例如颈动脉支架置入术）可以在患者清醒状态下进行，便于神经功能的评价。对于每一个接受这些手术的患者，麻醉科医师必须切合实际，根据患者的可能并发症以及患者自身状态进行麻醉的选择。虽然神经放射学介入手术的技术细节超出了本章的范围（见第57章），在这里仅简单列出基本的麻醉关注点和要求。

介入手术室的麻醉科医师应该考虑的一般性问题

和外科手术室不同，介入手术室的硬件设施影响着麻醉的实施过程（参见第39章）。需要考虑到靠近患者的头部较为困难，因为双平面成像技术辐射暴露量大等问题。如果手术复杂，患者不配合或患者有意识/运动障碍等因素，应考虑给予全麻。如果时间允许，建议留置动脉导管；如果时间不够，神经外科医师可以从股动脉鞘进行动脉监测。其他神经监测技术可以作为间接测量脑灌注的手段，如脑电图、躯体感觉、运动和脑干诱发电位等。许多神经麻醉科医师使用阿片类药物来避免使用吸入药物对脑电图和诱发电位的影响。无论是否在手术室内手术，麻醉科医师和手术者都应了解对方的手术方案、诊疗经过和并发症。

脑动脉瘤的血管内治疗

脑动脉瘤血管内治疗，是通过经皮穿刺到达动脉瘤内，放置铂金弹簧圈来阻断动脉瘤内的血液循环（另见第57章）。动脉瘤栓塞术可能需要数个弹簧圈。放置弹簧圈手术在细小瘤颈的动脉瘤中比较容易。宽颈动脉瘤的栓塞需要先使用支架；随后通过支架放入弹簧圈[51]。支架置入术前和术后均需要抗凝治疗，因此增加了出血风险。因此，支架辅助弹簧圈栓塞仅限于未破裂动脉瘤的治疗。在与动脉瘤相关的蛛网膜下腔出血患者中，用弹簧圈进行血管内治疗比外科手术夹闭效果更好，但手术夹闭提高了脑神经病变的可能性[70]。

脑动脉瘤血管内治疗的并发症包括动脉瘤破裂或血栓栓塞。如果发生破裂，应停用肝素，应用鱼精蛋白（1 mg/100 U肝素）并降低动脉血压，一般会采取的措施是尽快继续放置弹簧圈。血小板相关的血栓栓塞发生率为3%，有1.7%～5%的病例会引起永久性神经功能缺损[71]（另见第50章）。如果发生血栓栓塞事件，术者应尝试用机械装置或动脉内溶栓或使用抗血小板药物清除血栓。

有些动脉瘤没有相对狭窄的部分或难以到达，常见于海绵体、颞骨岩部、颅外椎体、颈内动脉或者蛛网膜下腔的巨大动脉瘤。处理此类动脉瘤时必须确定侧支循环良好才能够进行动脉栓塞，在这种情况下需要应用动脉球囊闭塞测试[72]。首先使导丝到达将拟栓塞的动脉，然后进行神经系统检查，给予肝素延长活化凝血时间，将球囊充气，堵塞靶动脉，再进行神经系统检查。在一些医疗机构内进行了放射性核素增强脑血管方面的研究。如果患者对栓塞耐受，那么可以进行弹簧圈栓塞；相反，如果患者不能耐受，则可能需要开颅进行血管旁路移植手术。

动静脉畸形的血管内介入治疗

大脑动静脉畸形（arteriovenous malformations，AVM）定义为小动脉与静脉系统直接相连，并没有正常的毛细血管。这种病变的常见表现是颅内出血。对动静脉畸形患者必须进行血管造影检查，以确定是否存在相关动脉瘤。这种评价涉及选择性动脉导管插入术来确定出血的确切来源。目前治疗脑AVM的方法包括栓塞、显微手术切除、立体定向放射外科或联合治疗。手术前的栓塞可以减少出血和减少AVM大小。小的动静脉畸形更适合血管内的介入治疗。在神经放射学中的AVM栓塞技术包括应用血流导向的微导管、固体闭塞器材、颗粒和液体栓塞剂。其并发症包括术后栓塞引起的畸形血管破裂、栓塞材料进入肺循环，以及微导管嵌顿[73]。

介入神经放射学：急性脑卒中的治疗

急性栓塞性卒中的治疗在过去10年中有了显著的进展。静脉r-tPA治疗已被动脉内溶栓治疗所替代，将治疗时间窗从3 h延长至6 h，同时提供较高浓度的溶栓药物到靶血管，和其他的介入技术联合使用，产生较高的再通率。

首先，需要通过脑血管造影来确定急性脑卒中的血管闭塞程度，通过微导管丝引导微导管插入靶血管，注射造影剂定位栓塞的部位。在栓塞部位注入 r-tPA 至血块远端，应用导管拉回血栓。如果栓塞持续存在，可考虑用机械方法对血凝块进行再通或取出。该操作必须在 8 h 内进行。有几种设备可用于取出或吸出血栓，也可以行支架置入术或血管成形术。最近一项研究表明，8 h 内进行血栓切除的治疗的患者血管的再通率为 57.3%，联合治疗血管再通率为 69.5%，39% 的患者有良好的预后[74]。介入治疗的有效时间窗为患者动脉内溶栓恢复正常后 6 h 和机械性血栓松解后 8 h。最近发表的 DAWN 试验表明，在一定的选择标准下，血管内血栓切除术的时间窗可以延长到 24 h[75]。

急性脑卒中患者的表现不尽相同，从相对稳定到具有严重合并症。麻醉科医师通常没有时间收集患者足够的术前信息。有证据表明，麻醉的选择可能会对神经系统的预后有影响。全身麻醉使患者舒适和无体动，但延长了治疗时间，并产生不利的血流动力学干扰；监测下麻醉可以实现更快的干预，减少血流动力学波动，但由于气道不受保护，患者可能不能完全配合手术，并有误吸的风险。到目前为止，还没有随机对照试验，但回顾性研究表明，镇静可以改善急性脑卒中患者的神经系统的预后[76]。麻醉选择首先应该以患者的情况为指导，并根据患者的个人情况制订方案。

麻醉过程中应采用有创血压监测，需要在手术开始时就开始监测，这并不会延长治疗时间。如果颅内压是一个问题，在手术过程中可能需要钻孔或脑室外引流来测量颅内压。

心脏病介入操作：电生理和心导管室的一般考虑

在过去的 20 年里，医学领域见证了电生理和介入心脏病学手术的发展高潮。同时，对麻醉科的需求也随之增加。例如，心脏电生理检查室在可为晚期心力衰竭和复杂心律失常患者提供了更丰富的治疗方案。因为许多电生理手术耗时长，涉及范围广，大多数需要在全身麻醉或镇静结合全身麻醉下完成。同样，经皮治疗结构性心脏病已成为介入心脏病专家的部分日常工作，为心脏麻醉科医师带来了新机遇。心脏麻醉学专家可以在结构心脏病患者手术中提供实时超声心动图的指导，与手术者协同操作来治疗结构性心脏病患者。

在电生理和心导管室的很多患者会有多种合并症。在这个新的和具有挑战性的领域，需要介入医师和麻醉科医师之间的合作和规划，以确保患者的安全并优化手术效果。对实施的手术、可能的功能障碍以及患者的个体差异有清晰的认识，对于制订安全有效方案是必不可少的。总之，介入医师和麻醉科医师之间共同的知识和词汇基础将有助于治疗的整合。

电生理导管室环境：麻醉科医师面临的独特挑战

本节概述电生理导管室环境、当前手术的演变和未来的展望，常见手术以及目前的麻醉方法。常见的电生理室手术包括以下内容（参见第 38 章）：

1. 生理学检查。
2. 心房心室的消融操作。
3. 心脏复律除颤器和起搏器的植入和取出。

在心导管室进行的侵入性心脏病学操作包括：

1. 诊断性心导管检查及冠状动脉介入。
2. 周围血管病诊断和治疗。
3. 植入主动脉内球囊反搏和经皮左心室辅助装置。
4. 植入心内人工器材治疗结构性心脏病。

如果患者有症状明显的并发症，这些操作的进行就可能需要麻醉科医师参与。部分射频消融治疗、电生理检查和器材的植入和取出术，在护士协助的镇静下即可实施。但有些操作时间长，技术要求较高的治疗，则需要患者保持静止。在这些情况下，可能需要实施全麻以保证患者血流动力学稳定，维持镇静或睡眠状态。

电生理和导管室的环境与外科手术室有显著差异。重要的是，麻醉科医师要认识到电生理导管室内麻醉实施条件的局限性，了解操作的流程和辅助人员的职责，对于设备的可用性和位置以及麻醉学-心脏病学交叉的本质和节奏应具有革新和灵活性。

电生理导管室的配置和设备布局

电生理和导管室建有独立的控制室和手术室。控制室区域是被屏蔽的，不受辐射暴露，是记录手术进展的最佳地点。操作人员可以记录手术和患者的监测数据以及视频和音频等。麻醉设备的操作通常不在控制室内。

在心导管手术室内，心脏科医师、麻醉科医师、护士和放射科技师负责在手术过程中治疗患者。要分清人员身份和各自的职责，如果不确定最好进行确认。在紧急情况下，知道谁在负责抢救治疗（即除颤器）可以控制混乱的场面并可以挽救生命。

电生理导管室包括透视设备（X 射线管和 C 型臂机），这些设备通常围绕患者的头部，使得接近患者变得困难。手术台是移动的，手术显示屏幕通常在麻醉科医师的 90° 位置。无菌台或者为术中使用的各种导丝、导管的便携式移动柜以及血气分析仪占用了大量的空间。这可能使麻醉设备（麻醉机、麻醉车、泵、监护仪）的进入有困难。天花板式的铅屏和手术台的铅裙通常不适合麻醉科医师，为防止辐射，通常需要在麻醉区域和透视之间使用便携式铅屏。

麻醉科医师应该熟悉每个电生理导管室内的物品摆设，通气口、吸引器、监护仪、心脏复律器-除颤器、紧急抢救药物和气道管理工具等是至关重要的，可能不会被放置在最佳甚至是明显的位置。电生理导管室内，呼吸机的螺纹管、静脉管路和吸引管路等需要加长或延伸。电源插座位置可能不合理，也需要使用延长线。手术室其他常见设备可能包括心室辅助装置、主动脉内球囊反搏装置、调搏器和超声心动图。当复杂病例需要更多的设备时，空间也是需要考虑的问题。

透视台和透视设备由放射科技术人员和心脏科医师控制。手术过程中心脏医师会在不提醒下移动这些设备以便成像，与所有 NORA 地点一样，当麻醉工作区域不在附近，备用设备以及困难气道车是必不可少的。对于心脏患者，时间可能特别关键。一辆装有静脉管路、气道管理工具和基本药物的麻醉车在电生理和导管室中尤为重要。应告知导管室所有应急设备的位置和名称，特别是当麻醉科医师单独工作时。

在电生理室的麻醉科医师

临床电生理学在过去的 20 年中被重新定义（另见第 38 章）。先进的技术和需求增加推动了电生理手术的数量呈指数增长。此外，这些手术的范围也从简单的诊断到拯救生命的治疗性介入手术。超过 1400 万美国人有心律失常，大约 600 万人受到心力衰竭的影响[77]，其中许多人需要住院和复杂的医疗。由于 ICDs 能够降低恶性快速心律失常患者和射血分数降低患者的死亡率和发病率[78]，因此近年来植入和更新 ICDs 的需求大量增加[79]。

因为这类手术持续的时间长，很多患者存在并发症，无法在单纯镇静中耐受手术，常需要全身麻醉。最合理的麻醉计划需要麻醉科医师综合考虑患者的合并症、心律失常的性质、电生理手术的节奏和概况。本节回顾了最常开展的电生理介入治疗术。

诊断性电生理检查

许多病因都可以引发心律失常，从无症状到产生血流动力学不稳定和心脏损害。一般来说，这些病理节律会导致不协调或不合时宜的收缩，可能太慢也可能太快。缓慢心律失常源于异常冲动产生或异常冲动传播，这种疾病可能发生在窦房结、房室结或 His-Purkinje 系统的水平。与正常 QRS 相符的心律失常包括室上性心动过速（supraventricular tachycardias，SVT），如心房扑动、房室结折返性心动过速（atrioventricular nodal reentry tachycardia，AVNRT）、房室折返性心动过速（atrioventricular reciprocating tachycardia，AVRT）和房性心动过速。不规则型 QRS 快速性心律失常包括心房颤动、多源性房性心动过速。宽 QRS 型快速性心律失常可能仍然为室上性，但由于先前存在的束支传导阻滞而出现异常，或可能起源于心室作为室性心动过速（ventricular tachycardia，VT）[80-81]。心律失常可能有许多病因，包括过分活跃的心肌异位起搏点或结构性心脏病导致瘢痕引发的电活动。常见心律失常的电生理发生机制包括自律性异常、解剖性折返和触发激动。

这些心律失常可以通过诊断性电生理检查来识别，这些检查通常与治疗手术一起进行，以治疗特定的心律失常或放置设备（另见第 38 章）。诊断检查可以确定某些特定症状或事件的电生理学病因。心脏内记录是通过股静脉放置导管进入高位右心房、希氏束、冠状静脉窦、右心室心尖或右心室流出道。心律失常通过程序性刺激诱发[82]。对于这些研究，苯二氮䓬类和短效阿片类药物通常是足够的。某些药物可能影响心律失常的诱导，应避免使用。

经导管消融

一些心率失常的治疗可以通过经皮导管消融技术来完成。射频能量（热损伤）和冷冻治疗（冷损伤）是最常用的消融方法；这两种能量源与目标组织作用时都可能引起疼痛。消融技术可用于对药物治疗难以控制的心律失常，这些心律失常包括 SVTS，如 AVNRT、Wolf-Parkinson-White 综合征（逆向 AVRT）、心房扑动和心房颤动。最近的美国心脏病学会（American College of Cardiology，ACC）和美国心脏学会（American Heart Association，AHA）心房颤动指南指出，对于轻度或没有左心房扩大的心房颤动患者，导管消融是一个“合理替代药物治疗”的方法，有助于防止心房颤动复发[83]。心房颤动可以用肺静脉隔离治疗，如果合并不可控的快速心律失常，可以消融房室结和放置永久起搏器。在部分患者，VT 也可以用消融进行治疗，如冠状动脉疾病或右心室发育不良所引起的心律失常[84]。

在消融手术中，导管会放置在整个心腔并在不同的点进行程序性刺激，诱发快速性心律失常。因为需要复杂的标记技术来确定心律失常的位置来源及精确运用射频能量，患者必须在手术过程中需要保持躺着不动。许多导管消融手术，如心房扑动消融，可以通过镇静来完成；事实上，镇静可能是首选的，因为全身麻醉可以抑制心律失常。然而，心房颤动消融等手术可能需要 4 ～ 6 h，然后在消融后 30 min 内还需要反复刺激（有时使用药物，如异丙肾上腺素或腺苷），以确保手术成功[84]。麻醉监测治疗用于这些较长时间的手术可能是有困难的，因为镇静的不足可能会导致背痛和患者体动，过度镇静可能引起打鼾或部分气道阻塞，导致房内隔的摆动，使经房间隔导管放置困难；因此，需要应用全身麻醉来创造最佳的手术条件并保持患者的舒适。

为了保持患者静止不动，需要增加 HFJV 的使用，特别是在心房颤动的消融中，因为常常需要保持导管与肺静脉之间持续的接触。HFJV 的目的是消除由于潮气量通气使心脏在胸腔内的平移，减少导管不稳定[85]；能够减少手术时间[86]，由于不同患者的射血分数和通气的量不同，HFJV 由电生理医师操作可能会有潜在问题[87]。HFJV 通常需要通过动脉血气分析或间歇性传统机械通气来获得呼气末的 CO_2，以监测动脉 CO_2 水平。喷射通气条件下高碳酸血症往往难以调整，需要转为传统通气方法。由于 HFJV 不能监测挥发性麻醉剂的浓度，因此整个过程通常需要静脉麻醉技术。

电生理消融手术的麻醉管理还涉及几个其他问题[88-89]。在消融过程中应当避免呼吸肌麻痹，可通过刺激膈神经活动来避免其损伤，在这种情况下可以输注瑞芬太尼或舒芬太尼。在消融过程中会将热量传导到食管，因此应监测食管温度，避免其损伤；透视下很容易确定温度探头的正确位置。由于射频消融（与冷冻疗法相反）可能需要冲洗，这会导致在整个手术期间给患者使用大量的液体，因此麻醉科医师需要仔细计算和定期评估机体的液体的平衡，提醒使用利尿剂的潜在可能性。心脏压塞的发生概率较低，其原因常常是由于消融或导丝穿孔；在不明原因或脉压变窄的低血压鉴别诊断中，应考虑这种罕见的并发症的可能。超声心动图检查（经食管、心内、经胸）可证实心脏压塞的诊断，常常需要用鱼精蛋白逆转肝素，放置猪尾巴导管引流，必要时请心外科医师帮助。

由于心律失常的性质，室性心动过速的消融中需要动脉监测，其他消融中（心房颤动和其他室上性心动过速）可能不需要，除非需要 HFJV 或监测患者的通气功能。在心律失常诱发时，还建议应用正性肌力药物和血管活性药物来维持血流动力学稳定。有关这些情况与心脏病学专家的进一步沟通是非常必要的。在这些病例中，也往往需要频繁使用电复律。

电生理装置

在过去的 10 年里，用于治疗或控制心律失常的设备尺寸上不断变小，复杂程度越来越高（另见第 38 章）。更多患者适合相关装置植入，因此植入、调整和更新装置的手术数量有所增加，最常见的两种装置是植入式心律转复除颤器（implantable cardioverter-defibrillators，ICDs）和起搏器。

植入式心律转复除颤器

ICDs 在一些冠心病和非冠状动脉心脏疾病的大型前瞻性多中心随机研究中已被证明是安全有效的，已发现 ICD 对左室射血分数（35% 或更少）降低的患者特别有益[90]。ACC、AHA 和心脏节律学会（Heart Rhythm Society，HRS）指南详细介绍了 ICD 植入的适应证以及这些装置能延长生命和降低心脏猝死风险[91]。随着体积更小的双相、经静脉植入的 ICDs 的问世，以及多年经验的积累，电生理医师现在可以在导管室由于患者胸前区安全地植入 ICDs。ICD 植入术常用局部麻醉配合轻度镇静的麻醉方法。如果进行除颤阈值测试，在这些情况下，麻醉科医师的作用是至关重要的，特别当患者有明显的并发症时。测试设备时需要深度镇静或全身麻醉，可以在没有动脉监测的情况下完成。在手术开始时需要放置体外心脏复律除颤器电极板，如果植入设备在测试中失败可作为备用。通常不需要测试除颤阈值，因为在可能没有足够生理储备的患者（如未治疗的冠心病患者）中，除颤的风险会显著升高。此外，较新的 ICD 可能不需要这样的操作。

皮下 ICDs（S-ICDs）由于不需要静脉导联电极，也可用于植入。虽然这些设备可以检测和治疗恶性 VT 和 VF，但无法提供对抗心动过速起搏、高级诊断及远程监测射频信息，因此不适合所有患者。这些器械的植入需要扩大皮下隧道以置入相对较大的导联电极，其过程痛苦，往往需要深度镇静或全身麻醉[92]。

起搏器

起搏器可有一个引线（通常是右心室）、两个引线（右心房和右心室）或三个引线（右心房、右心室和左心室通过冠状窦），目的是为心脏再同步治疗（cardiac resynchronization therapy，CRT）提供协调的双心室起搏。有或无除颤系统的 CRT，是有缺血和非缺血性病因相关的心脏衰竭导致心源性猝死患者的一级和二级预防适应证。ACC/AHA/HRS 指南表明，有或无 ICD 心脏再同步治疗的Ⅰ类适应证为用于那些左心室射血分数低于 35%，QRS 持续时间＞ 120 ms，药物治疗无效或正在接受药物治疗的纽约心功能Ⅲ或Ⅳ级心力衰竭患者[91]。

虽然单导联和双导联起搏器的安置可以通过镇静和监护来完成，但是双心室 ICDs 植入的需要更多的麻醉策略。CRT 植入术可以通过镇静成功完成，但由于许多原因可能需要全身麻醉，例如，CRT 的适应证包括了许多重要的并发症（例如，继发于冠状动脉疾病或瓣膜性心脏病的射血分数＜ 35% 患者，往往合并有肺动脉高压和右心室功能障碍），这可能会影响镇静的安全性。起搏器植入操作可能复杂而漫长，因为将左心室导联置入冠状静脉窦和定位腔静脉相当困难，特别是心脏扩大和心力衰竭致心室解剖复杂的患者。此外，瓣膜反流会使导联定位更加复杂。最后，导联安置后也可能立即发生导联错位，尤其是在大冠状静脉窦扩大的患者，并且进一步延长操作时间。

无论植入哪种器械，导联定位相关的气胸或冠状动脉窦穿孔均有可能发生。冠状静脉窦穿孔可立即经造影剂外渗确认。在心室或心房导联电极安置过程中冠状静脉窦穿孔或心脏穿孔，可导致心脏压塞，需要立即心包穿刺引流。由于可以立即识别因导联电极放置错误导致的膈肌起搏，可以避免呼吸肌瘫痪。

导管室的麻醉科医师

于导管室中开展麻醉反映了在导管室实施的手术范围不断的扩大。导管室既往是介入放射医师（“早期”称为血管造影师）的工作场所，现在已是介入心脏病医师、血管外科医师和其他从事更多治疗的医师的治疗地点。所有这些人员都使用透视和越来越复杂的介入技术。手术包括对外周血管病变或对心脏病变进行治疗，范围从狭窄血管的支架植入到心脏瓣膜假体的植入。麻醉科医师需要为患者提供从监测下麻醉治疗到一整套的心脏手术麻醉方案，以及实施经食管超声心动图（transesophageal echocardiography，TEE）操作。

经皮冠状动脉介入治疗

在过去的 10 年里，稳定冠状动脉疾病和急性冠状动脉综合征患者的经皮冠状动脉介入操作越来越多。经皮冠状动脉介入治疗（percutaneous coronary interventions，PCIs）包括冠状动脉造影（大多在冠状动脉支架植入前进行）及采用裸金属支架和药物洗脱支架行冠状动脉成形术，经皮腔内斑块旋切术和冠状动脉内血栓切除术。在稳定的冠状动脉疾病患者，PCI 手术通常在冠脉狭窄＞ 70% 以上和心肌缺血患者中实施。PCI 的主要好处是减少或缓解缺血性心脏病的症状，提高携氧能力[93]。一项针对积极药物治疗患者或积极药物治疗加上采用裸支架 PCI 血管成形术治疗的随机对照研究证实，两组总死亡率、非致死性心肌梗死或其他主要心血管事件方面没有显著差异[94]。但对于表现为急性冠脉综合征患者，对比单纯药物治疗，PCI 可有效降低死亡率和心肌梗死复发率[95]。

PCIs 可在心脏内科医师指导下，由护士给予轻度至中度镇静下完成。通常只有当患者出现已知的严重合并症（如氧依赖性 COPD、阿片类药物耐受）或呼吸道或血流动力学存在问题时，才需要麻醉科医师参与。如果患者呼吸或血流动力学失代偿时，则急需麻醉科医师参与抢救。在这种情况下，需要与心脏病专家进行明确和直接的沟通，通常需要迅速做出处理决策。药物治疗、静脉通路和手术阶段的相关信息必须提供给麻醉科医师。如前述由于 X 射线设备布局，麻醉科医师较难接近患者头部，如果需要建立气道，需要临时移动手术台和透视设备，即使在选择性的情况下，应首选气管内插管，且优于 LMA，因为设备的不断移动可以使 LMA 移位。但如果气管内插管困难，LMA 可以作为一种临时措施。PCI 期间，患者处于高强度抗凝状态，出血性困难气道在这种情形下往往是极其凶险的。

主动脉内球囊反搏与经皮心室辅助装置

主动脉内球囊反搏（intraaortic balloon pumps，IABP）是经皮插入到主动脉增加心肌氧灌注和心输出量的机械装置。球囊位于锁骨下动脉远端约 1 英寸处，分别在舒张期和收缩期充气和放气，从而产生反搏。这样增加了冠状动脉血流量和心肌氧输送，减少了后负荷，增加心输出量。球囊泵由一个程序控制系统控制，该控制系统在与心电图跟踪或导管远端压力传感器相连的时间间隔内使球囊充气。IABPs 通常在清醒镇静状态下可以成功安置，除非患者血流动力学不稳或呼吸功能受损，在这种情况下，团队可以寻求麻醉科医师的帮助。

经皮心室辅助装置（percutaneous ventricular assist devices，PVADs）可在与心肌梗死相关的高危 PCI 或心源性休克期间提供心输出量支持。有几种类型的 PVAD 可用。TandemHeart 装置（CardiacAssist，Philadelphia，Pennsylvania）是一个经皮植入的左心房到股动脉旁路系统，由一个经室间隔插管，动脉套管和位于外部的离心血液泵组成，可提供高达 4L/min 的流量[96]。另一种基于经皮的左心室辅助装置是 Impella（Abiomed，Danvers，Massachusetts），它有三种大小：2.5、CP 或 5.0；这些装置可以分别实现 2.5 L/min、4.3 L/min 或 5.0 L/min 的心输出量[97]。Impella 使用经股动脉逆行插入的套管穿过主动脉瓣进入左心室。这些泵不需要房间隔穿刺，更小且更容易植入，导管系统包含了一个微型轴流泵，不需要预备体外血液。由于患者血流动力学不稳定和（或）存在血流动力学损害的可能性，因此在放置这些装置时，麻醉科医师经常需要与术者沟通，根据手术和患者的状态，可以选择镇静或全身麻醉。这些心室辅助装置可以实现心输出量完全取代左心室功能，不产生搏动血流，因此脉搏血氧测定和无创血压袖带可能无法正常工作。然而，在手术过程中可通过动脉插管进行有创监测，动脉血气分析可以提供气体交换的信息。如果可能，麻醉科医师应在手术开始前与心脏科医师讨论麻醉方式的选择，可能的术后治疗和预后等相关事宜。

经皮房室间隔封堵

间隔缺损的经皮封堵包括卵圆孔未闭（patent foramen ovales，PFOs）和房间隔缺损（atrial septal defects，ASDs）的封堵。最初的研究显示，卵圆孔未闭经皮封堵在不明病因卒中的患者中并无益处[98-100]。但这些研究最近被几个多中心随机对照试验所取代，这些研究显示卵圆孔未闭经皮封堵脑卒中的复发率降低，特别是在分流量大的年轻患者中[101-104]。RESPECT 研究结果显示，与单纯使用血液稀释治疗患者相比，使用封堵器及血液稀释治疗患者的新发卒中率降低了 50%[103]，因此食品和药物管理局（Food and Drug Administration，FDA）批准使用 Amplatzer PFO 封堵器（明尼苏达州圣保罗市圣犹大医疗公司）[105]。

在临床工作中会应用 Amplatzer Septal Occluder 来进行 ASDs 的封堵。封堵器呈双盘状，中间由腰部相连，伞盘是由镍钛合金丝编织而成，内部附着涤纶织物，涤纶织物为封堵器植入后提供了组织生长的表面[106]。PFOs 经皮封堵术较 ASDs 经皮封堵术容易，ASD 患者术前需确认右心室功能、肺动脉压力和分流量，对于制订最佳的麻醉方案是非常重要的。PFO 和 ASD 封堵成功率从 79% ～ 100% 不等[107]。

这些封堵器也可用于治疗其他类型的缺损，如瓣周漏和肌部或先天性或获得性膜周部室间隔缺损（ventricular septal defects，VSDs）。据报道，VSDs 可封堵率约为 96%，主要并发症发生率为 2%[108]。外伤性（心肌梗死后）VSDs 患者中，血流动力学通常不稳定，尝试封堵过程中并发症较常见。由于这类疾病的心肌组织完整性常受到损害，植入封堵器较为困难。对缺损位置的可视化和在影像学引导下放置封堵器也非常具有挑战性的，在缺损闭合过程中更容易出现并发症[109]。

心导管室植入的任何器械都可能出现并发症，包括空气栓塞、封堵器栓塞、移位、血栓形成、心律失常、低血压、瓣膜功能不全、心肌穿孔、损伤其他结构组织等。至关重要的是，这些并发症需要得到及时发现和迅速处理。快速有效的沟通至关重要。如果麻醉科医师使用 TEE 指导手术，可早期发现不良事件。

超声心动图常用于指导心内间隔封堵器的放置和确认封堵结果。根据各个医疗机构的特色和人员分工，经食管超声心动图（transesophageal echocardiography，TEE）可以由心脏病专家、麻醉科医师或超声技术人员进行。如果使用 TEE，则需要选择全身麻醉（另见第 37 章）。虽然二维（2D）超声心动图是目前应用最广泛的患者术前评估的成像技术，多排 CT 和心脏 MRI 也有助于阐明心脏内的结构细节。术中也可以使用三维 TEE[110]。心腔内超声心动图（intracardiac echocardiography，ICE）也可用于指导手术，但是这必须由心脏科医师实施，因为操控是在腹股沟处进行。在由于患者合并症而不能进行 TEE 的情况下，ICE 是一种合理的选择，在这种情况下，可能不需要全麻。

外周动脉疾病

周围动脉疾病影响大约 800 万美国人（另见第 56 章）。这种疾病的患病率随着年龄的增长而增加，在非裔美国人中更常见。其主要症状是间歇性跛行和静息疼痛。间歇性跛行的症状是由于动脉血流量不足及下肢缺血所致，症状包括疼痛、疲劳感或其他不适，休息后症状减轻。症状最常出现在由最近端狭窄动脉供血的肌肉组织。臀部、髋部或大腿跛行与主动脉或髂动脉阻塞有关，小腿跛行通常是股动脉或腘动脉狭窄的引起，胫骨或腓骨疾病常导致的踝关节或足部跛行[111]。

根据ACC和AHA指南，在间歇性跛行的患者中遇到以下的任何一个情况时应考虑实施经皮血运重建术：

1. 跛行症状明显患者。
2. 患者能够从改善运动中获益。
3. 康复和药物治疗效果不明显。
4. 手术风险效益比合理。
5. 病变特点提示手术风险低，早期手术和术后长期恢复的成功率高和（或）患者存在危及肢体的缺血，表现为静息痛、缺血性溃疡或坏疽[112]。

大多数病例的治疗可以通过镇静完成。然而由于静息痛症状和其他相关的合并症，这些患者往往术中无法平躺，因此在外周血管介入治疗过程中，麻醉科医师的作用至关重要。此外，手术本身可能造成患者短暂性疼痛性缺血，患者会出现体动反应，这可能降低手术成功率。当遇到挑战性复杂手术时，由于患者无法合作或发生血管损伤（如血肿的形成）时，往往需要及时实施麻醉。

经皮瓣膜修复和置换

随着器械和方法的不断发展，目前经皮治疗二尖瓣反流和主动脉瓣疾病的技术不断成熟。这些新技术是介入心脏病学专家所掌握技术的进一步拓展，代表了传统外科和内科介入治疗结构性心脏病的交叉融合。

经皮二尖瓣修复

外科手术修复通常用于治疗症状性二尖瓣反流（LVEF > 30%）或无症状二尖瓣反流伴左心室射血分数受损（EF 30%至≤ 60%）[113]。然而，经皮二尖瓣修复的替代技术正在研究中，包括瓣叶修复、直接瓣环成形术、冠状静脉窦瓣环成形术等[114]。

二尖瓣反流可以通过放置MitraClip（AbbottVascular，AbbottPark，Illinois）进行经皮修复，这是一种类似夹子的装置，通过对瓣叶的夹合，进行Alfieri缘对缘修复。经房间隔穿刺后，将夹子推送至二尖瓣孔中心，进入左心室腔后打开夹子，回拉以接触二尖瓣瓣叶，然后关闭形成双孔二尖瓣[114]。其他直接二尖瓣环成形术（如ValtechCardio，Inc.，Or-Yehuda，Israel），可模拟外科成形环技术，穿刺房间隔后，应用多个锚定元件多重锚定与心房侧的二尖瓣瓣环处[115-116]。应用冠状窦来收紧二尖瓣环的装置正在研究中，这种方法的安全性和有效性仍未确定。全麻、透视和TEE被用来帮助指导这些器材的植入[107]。

经皮主动脉瓣置换术（经导管主动脉瓣置换术）

经皮主动脉瓣置换术或经导管主动脉瓣置换术（transcatheter aortic valve replacement，TAVR）是美国较新的主动脉瓣狭窄治疗方法。在手术过程中，瓣膜被压缩在导管内，经股动脉放至主动脉环，当瓣膜在理想位置时，行快速心室起搏以减少心输出量，行球囊扩张成型。经心尖或经主动脉行经导管瓣膜置换术需多学科协作在杂交手术室进行，未来该技术的改良术式有可能用作置换其他部位的瓣膜。

经导管瓣膜置换的理念最初在20世纪90年代初提出。2002年Cribrier在欧洲首次在人体开展了经皮心脏瓣膜置换术[117-118]。目前主要有两种经皮介入瓣膜用于TAVR：Edwards Lifesciences公司SAPIEN（Edwards Lifesciences，Irvine，CA）和Medtronic公司的CoreValve（Medtronic，Minneapolis，Minnesota）。Edwards SAPIEN介入瓣膜在2011年11月获得FDA批准，美敦力的CoreValve于2014年1月获得FDA批准用于临床[119-120]。SAPIEN介入瓣膜是采用牛心包瓣叶，缝合在球囊扩张的管状金属支架中，CoreValve介入瓣膜是采用猪心包瓣叶，缝合至镍钛合金支架，构成自膨胀式人工支架瓣膜。

适合接受TAVR的患者人群在逐渐扩大，从那些不能接受外科手术[126]，到高危手术患者人群[121]，直至中危的患者人群[122]。在严重主动脉瓣狭窄高危患者中，TAVR术后1年生存率不劣于外科主动脉瓣置换。然而，与外科主动脉瓣置换相比，TAVR术后1年脑血管事件的风险增加，30天血管并发症风险较高。经导管主动脉瓣置换后的患者显示30天症状改善，但在1年随访时组间没有显著差异[121]。在中等风险患者中，2年的死亡率和卒中致残率与接受外科主动脉瓣置换的患者相当；然而，与高危患者的试验研究相似，TAVR组主要血管并发症发生率更高，在30天内与手术组同样可带来明显的症状改善，但1年随访差异不大[122]。使用TAVR治疗由于狭窄和反流而失败的主动脉生物瓣（瓣中瓣治疗）也在增加。TAVR适应证的迅速扩大促使成立工作团队来审查该技术的适当使用标准[123]。

术前通常需要进行CT检查以获得患者瓣膜大小和解剖信息。此类患者通常是患有严重瓣膜疾病并伴随有合并症的老年人，CT通常是在确定瓣膜大小和解剖之前获得的。由于患者通常是患有严重瓣膜疾病并伴随有合并症的老年人，因此，应于术前花时间去进行详细评估和手术规划，迎接技术的挑战。术前应召开团队会议，多学科探讨和讨论患者的病史及特征。

经股 TAVR 可在心导管室或复合手术室进行。在我们中心，所有经皮瓣膜修复均在全麻下进行，通过透视和 TEE 指导。随着技术的进步，病例的流程可能会发生改变。然而，目前，在我们中心经股动脉途径行 TAVR 的步骤如下：

经股动脉行 TAVR 的关键技术步骤：

1. 放置静脉通路与动脉管路，进行麻醉诱导。
2. 放置肺动脉（PA）导管，较大的通路，监测脑 SvO_2。
3. 进行 TEE 检查，整个团队对检查结果进行讨论。
4. 建立股动脉穿刺：置入动脉鞘、准备对侧股动脉球囊、置入经静脉起搏器。
5. 执行标准的球囊主动脉瓣成形术：确认瓣口大小和扩大瓣口。
6. 评估快速心室起搏。
7. 植入输送鞘（27F）或合适的引导管。
8. 送入支架瓣膜，通过透视和超声心动图评估位置。
9. 在快速心室起搏下释放支架瓣膜。
10. 评估瓣膜位置和功能。
11. 移除输送鞘，完全闭合血管。

放置较大的外周静脉通路进行容量管理。患者被快速起搏时，无创血压袖带可能无法正常工作，因此进行有创动脉压监测是很重要的。用于输注的中心静脉通路是非常有用的，建议危重患者采用 Swan-Ganz 导管。

在 TAVR 患者的管理中，TEE 起着至关重要的作用（另见第 37 章）。在介入手术前，应确认主动脉瓣病变为三叶瓣狭窄。目前，TAVR 不能在二叶式主动脉瓣上进行。主动脉瓣成形术前应评估主动脉瓣关闭不全的程度。因为术前轻中度主动脉瓣关闭不全的存在可能对球囊成形术后的严重血流动力学崩溃有保护作用。射血分数、二尖瓣和三尖瓣反流程度、二尖瓣环状钙化和二尖瓣狭窄的存在、估计肺动脉压力和冠状动脉开口位置都是有用的测量方法。

在瓣膜放置过程中，无论是二维还是三维的实时超声心动图引导都可以评估介入瓣膜的位置。需要多次尝试以确保探头位于适当的位置，显示良好的结果。介入瓣膜释放后，超声心动图快速评估瓣膜位置、功能以及瓣周和中央反流是至关重要的；同时还可验证冠状动脉开口的通畅和有无新的心室壁运动异常也非常重要。

在手术过程中，沟通和可视化对于成功植入瓣膜是至关重要的。患者在术中可能会出现血流动力学不稳定，心肌缺血或明显的心律失常，因此麻醉科医师和心脏科医师之间的持续沟通至关重要。如果患者没有相关并发症和手术过程顺利，可以考虑术后即刻拔除气管插管。

未来 TAVR 手术可能会在多个方面发展，例如，目前经皮股动脉途径 TAVR 需要足够的血管直径，但随着技术的发展，会出现更小的输送鞘和更灵活的瓣膜，因此，在未来，合并弯曲的髂血管或高度硬化狭窄血管的患者也可成为股动脉途径 TAVR 的适应证。此外，应用术中 TEE、经胸超声心动图或单纯透视的研究正在积极的讨论中[124]。同样，虽然全身气管内麻醉是首选，但美国和欧洲的医院也报告了成功的清醒镇静的 TAVR 病例[125]。

常见并发症及补救措施

血管撕裂、穿孔或夹层。在插入和拔除输送鞘过程中会出现一些血管问题。已知的并发症包括血管夹层或穿孔，但较为罕见。移除鞘管时可能造成股动脉撕脱。预留在对侧股动脉球囊可顺势闭塞远端主动脉以控制和有效防止致命性出血。如果无法经皮穿刺，则可能需要外科切开至主动脉分叉进行血管外科修复。

起搏故障。经静脉起搏用于建立快速心室起搏，保持主动脉瓣球囊扩张过程中的接近心室零输出量状态。瓣膜成形或支架瓣膜释放后，如果发生房室结功能障碍，需要于 TAVR 释放行心脏起搏。快速心室起搏时沟通不良可能是导致灾难性后果。在球囊瓣膜成形术中起搏不良会在球囊扩张时过度牵拉原位瓣膜，在释放支架瓣膜时，由于心室射血会引起瓣膜栓塞移位至瓣环处。

瓣膜展开异常。有些患者对球囊瓣膜成形术有特殊反应，出现新发的主动脉瓣关闭不全，需要大量的正性肌力药物支持，以及快速的瓣膜释放。在球囊和压缩在鞘内的介入瓣膜穿过瓣环时，需要强心药物支持，保持体循环血压稳定。有创压监测通常表现低心输出量、脑氧饱和度下降和肺动脉高压。笔者通常准备好不同浓度的肾上腺素、去甲肾上腺素和血管收缩剂。

瓣膜在球囊上准备好但长时间未展开，可能会导致人工瓣膜主动脉瓣对合不严，导致严重的主动脉瓣关闭不全。在这种情况下，可能需要再次植入一枚新的瓣膜（瓣中瓣）。

器械栓塞。由于起搏器工作异常或不适当的人工瓣膜高位释放，于心室射血时支架瓣膜进入主动脉造成栓塞。一旦瓣膜在主动脉栓塞，是无法回退的。有报道可将移位支架瓣膜拉回放置在降主动脉，然而第二个支架瓣膜必须在主动脉瓣位置准确定位释放。如果释放位置过低，支架瓣膜有可能进入左心室，产生致命性并发症，这种情况需要手术取出。

冠状动脉闭塞。如果自体钙化的主动脉瓣闭塞冠状动脉口，则可导致潜在的冠状动脉闭塞。先期行冠状动脉旁路移植术可起到部分保护作用，可在高危患者放置冠状动脉导丝，需要成熟介入技术以重新开放闭塞的冠状动脉。处理室壁运动异常、ST 段变化和血流动力学改变时，跨学科沟通是必要的。

需要体外循环。在经股动脉行TAVR手术中出现的心血管衰竭可能需要心肺支持。关于支持方案各家机构不尽相同，一些医院即使在非手术室的心导管室也备有体外循环机，其他一些机构备有经皮VAD等支持设备。

神经学系统并发症。可通过脑血氧饱和度的单向改变检测到急性脑卒中。在PARTNER临床研究中，队列A患者呈现较高的卒中发生率，可能与球囊扩张钙化的原位瓣膜、应用尺寸较大球囊穿过主动脉弓有关。麻醉科医师建议对患者神经系统进行早期评估。

随着要求的提高，麻醉科医师和心脏科医师需在导管室内为患者提供安全高效的服务。麻醉科医师需要训练有素，可照顾这类复杂状况患者，同时保障心脏科医师专注于介入手术。麻醉科医师需协同心脏科医师建立跨学科指南，及时在导管室处理患者的复杂状况。其目标是提高患者的安全、手术的效率和患者预后，在外科手术室以外的场所推进医疗技术的发展。

麻醉科医师成为介入超声心动图的共同操作者——前方的路

经皮介入手术治疗结构性心脏疾病的数量在不断增加，范围在扩大，需要多学科投入精力。在手术室内，心脏麻醉科医师通常在体外循环前后应用TEE，诊断心脏结构问题并评估手术修复效果。在导管室，需要使用全身麻醉完成的复杂手术的病例越来越多，这就要求心脏麻醉科医师在新的条件下进行这项业务。

与在传统手术室内一样，超声心动图诊断在导管室也非常重要。然而，于导管室实施TEE，其特点是需要对复杂的心内操作进行逐步指导，技术性很强（见第37章）[126]。透视作为介入心脏病学手术的传统成像方式，辐射暴露较多，需要经静脉造影，并且可能在时间上和空间上精确度不够。介入性TEE在定位或移除封堵器、植入瓣膜、修复瓣周漏或其他结构缺损时，可提供精确的辅助成像。此外，心脏麻醉科医师需要了解麻醉监护中TEE的意义，有能力根据患者心功能情况随时应对血流动力学变化。在进行心脏结构性缺陷修复时，对心功能变化的全面了解至关重要。在导管室或杂交手术室治疗结构性心脏病时，心脏麻醉科医师应成为共同操作者，提供影像、血流动力学控制，心脏功能观察，一步一步指导介入医师操作等多重帮助。实时三维成像引导导管定位，球囊扩张或器械植入是介入心脏病学领域又一个新的重要组成部分。这是一个体现时间敏感性、超高精准度的事业。对于心脏麻醉科医师，介入性TEE是在心脏内成像领域相对较新的技术，比起在传统手术中麻醉科医师的工作仅是维持患者的稳态，这项技术无疑重新定义了麻醉科医师的重要作用。

在房室间隔封堵术、瓣周漏修复术和经导管瓣膜置换术中，均需要行介入性TEE。和在传统手术室一样，术前应行介入性TEE，全面评估心脏结构和功能，包括原始结构性病变和病理改变。团队成员之间的有效沟通是至关重要的，因为如果相互不理解，二维、三维以及TEE会失去意义。因此，当从透视和超声心动图观察到解剖或临床情况异常时，可以互相补充。如果两者结果出现矛盾时，应当对每种成像方式的数据资料进行讨论。

介入性TEE包括二维及实时三维数据采集的多普勒成像。为了确认图像的空间关系，需要随时切换二维和三维多普勒成像[127-128]，以利于精确放置导线和导管。例如，封堵瓣周漏或肺静脉狭窄支架置入术时，可能需要两种成像方式。实时三维成像可通过所有方向上获取影像信息，清楚地显示器械和装置接近目标结构性缺损，实现原位结构的再现。在传统手术室内，开胸体外循环下TEE影像可以和实际解剖相结合，但经皮介入手术无法实现，因此准确成像和解读至关重要。

在TAVR术中，介入超声心动图对于优化瓣膜植入位置和诊断并发症非常重要。TAVR瓣膜展开后，需进行全面的TEE检查。评估瓣膜功能，确认无冠状动脉开口处闭塞，测量跨瓣压差，评估瓣周和瓣膜中央漏的情况，讨论是否需要任何补救措施。这要求麻醉科医师和手术心脏科医师共同商讨。

随着技术的发展，经皮手术治疗结构性心脏病将变得更加复杂。随着相关器械的不断完善，目标人群数量不断增长。先天性、后天性以及医源性心脏结构性缺陷将适用介入治疗[129]。TEE的出现成为心脏麻醉领域的新革命，心脏科介入医师和麻醉科医师优化合作的发展，提供了多学科稳健互动的基础，构建了麻醉科医师推动临床实践进步和医学最前沿的平台。

前方的路：走向综合策略

随着技术的进步，在传统手术室之外的地点进行介入手术的数量将持续增加，手术类型和接受手术的患者将变得更加复杂。随着人口老龄化和介入治疗有效性的提高，为了延长生命或提高生活质量，越来越多的患者成为介入治疗的对象。目前微创的、非外科的疾病的方法在持续发展，由于这些变化，对麻醉学服务的需求将进一步升级。

NORA 操作给了我们提供了许多经验。最重要的教训包括我们需要充分理解患者和操作者的需求，并在任何环境下均能提供同样标准的麻醉。因此，麻醉科医师必须能随机应变，确保在手术室环境中提供的通常保障能扩展到每一个其他地点，创建一种新的服务模式。在过去的 30 年中，麻醉科医师在手术室范围内革命性地创造了安全、可靠的实践经验。我们必须将同样的安全质量扩展到非手术室的其他地点。麻醉科医师应超越传统在手术室的角色，成为 NORA 的创新者，就像我们在 ICU 内外提供危重医疗，拓展急性和慢性疼痛管理业务一样。

一些其他的考虑

运作效能

在任何情况下运作效能都是临床医疗的关键组成部分。这需要确保每个卫生系统都能成功地保持财务上的偿付能力。对于在手术室之外的麻醉科医师来说，我们是提供服务的主要参与者，需要优化整合业务所需的资源并认识到实践经济性。在许多情况下，我们必须在非传统环境中提供更高效、更灵活的服务，同时关注和考虑患者的需要和安全。我们还需要沟通流程、设备、用品和其他需要以及这样做的成本效益。要做到这一点，我们就需要记录我们的服务和成果，并以循证的方式详细评估各种业务方法的效果。

成本、唯一性和增值

麻醉科医师经过培训后，有经验向非手术室领域提供卓越的、整合的、性价比高的服务。在医疗专业化和精细化不断提升的时代，尤其是在医疗机构有限支付和捆绑支付的情况下，这些都是成功的关键指标。

样本花费统计数据表明，合理有效提前配备麻醉科医师，可使整个医疗系统的成本小于开始无麻醉科医师参与但最后在紧急情况下麻醉科医师参与救治所消耗的成本。花费包括：①延迟手术费用；②麻醉不足或过度镇静而停止手术；③患者因此住院；④重新安排和再次手术的费用消耗令人生畏。然而，花费并不总是很明显，因为它们是花在了多个部门。

战略地位

对于麻醉科医师来说，当消费者以最小的成本获得满意时其战略地位才会显现。消费者不仅仅是患者，他们也是操作团队和第三方支付者。如果我们能为术者提供一个更安全、更舒适、更省时、更具成本效益的环境，麻醉科医师的价值将是显而易见的。如果我们通过辅助杂交手术和科室间沟通，建起内科和外科治疗的桥梁，对于手术者、患者、保险公司、监管机构和政府机构，我们的存在价值将是不容置疑的。

财政来源和团队合作

通过第三方支付者提供基于临床救治价值的需求在不断增加，要求麻醉科医师与同事之间的合作，跨学科的努力以确定一种新的医疗模式并整合医疗需求。随着医疗责任组织和基于临床救治模式的扩展，麻醉科医师为 NORA 手术所提供的价值不断凸显，证明了我们的“经济蛋糕”是合理的。团队建设需要基于共同经验以及词汇上的沟通和协调。在许多情况下，如果我们使麻醉科医师和手术者通过服务结成联盟，这一过程将是特定的患者群体最有效的标准方法。内外科观点的整合可以促进创新的解决方案，改善成本效益和高效的医疗，并避免在手术室之外出现差错。

可持续发展战略：关键点

有效的策略可维持一个动态的、有利润的市场存在。麻醉科医师有两个相关平行的重点：创建和维护一个稳定而灵活的客户群，并实现财务的可持续性。

运作效能将确保适当的资源分配从而允许创新。扩大医疗培训和非手术室的参与都有助于增加核心竞争力，这也将为现行服务的更加丰富提供基础。团队建设将确保手术者理解密切合作的意义并建立更好的综合财务基础。重新定义界限和消除孤岛会提高整合度、生产力和整体医疗水平。总体战略必须是保持我们的专业对于客户和潜在客户是不可缺少的，同时改善治疗效果和促进医疗进步并提高患者生活质量。

如果我们有数据证明获益存在，我们的专业知识将产生与之相匹配的回报。我们在非手术室领域中的参与，和在手术室中一样可以刺激和推动医疗的发展。随着新技术层出不穷和多样化，内、外科治疗方法之间的区别变得模糊。追求创新一直是麻醉科医师的特征，如果麻醉学科希望生存，我们必须继续在新领域追求创新，努力建立桥梁。

麻醉学迫切需要采用更广泛、更务实的发展规划。如果这样的机会及其相关知识的挑战被忽略，麻醉学作为重要的医学专科，其地位可能受到威胁。如果接受挑战，麻醉学将会成为改进和推进医学科学的第一线。新兴的技术和正在进行的创新在不断改变 NORA 的现状。术者、场所和设备将继续革新。无论场地和技术，如何麻醉科医师仍然是重要的守护者。当我们身处非手术室环境时，需要时刻保持警惕、致力于团队合作、互相尊重和有效沟通，这些都是成功的关键。

致谢

编者和出版商感谢 Wendy Gross 博士在前版本章中所作的贡献，他的工作为本章奠定了基础。

参考文献

1. Nagrebetsky A, et al. *Anesth Analg*. 2017;124:1261.
2. Metzner J, et al. *Curr Opin Anaesthesiol*. 2009;22:502.
3. American Society of Anesthesiologists. Statement on non-operating room anesthetizing locations. Last amended 2013. http://www.asahq.org.
4. Medicare Payment Advisory Commission. *Report to the Congress: increasing the value of Medicare*. Washington, DC: Medicare Advisory Committee; 2006:37.
5. Kane NM. *Anesthesiol Clin*. 2009;27:7.
6. Medicare Payment Advisory Commission. *Report to the Congress: Medicare payment policy*. Washington DC: Medicare Payment Advisory Commission; 2006. http://www.medpac.gov. Accessed 25.8.2012.
7. Macario A. Management of staffing and case scheduling for anesthesia outside of the operating room. In: Urman R, Gross WL, Philip B, eds. *Anesthesia Outside of the Operating Room*. New York: Oxford University Press; 2011.
8. Frankel A. *Anesthesiol Clin*. 2009;29:127.
9. Spear SJ. *Harv Bus Rev*. 2004;82(78):151.
10. U.S. Navy. http://www.public.navy.mil/navsafecen. Accessed 8.25.2012.
11. Fischer W, Boynton A. *Harv Bus Rev*. 2005;83:116.
12. Silverstein JH, et al. *Anesthesiology*. 2002;96:742.
13. American Society of Anesthesiologists. http://www.asa.org/Standards-Guidelines-and-Statements.aspx. Accessed 25.8.2012.
14. Robbertze R, et al. *Curr Opin Anaesthesiol*. 2006;19:436.
15. Galvagno S, Kodali B. *Anesthesiol Clin*. 2009;27:141.
16. Elliott T, et al. *Aust Crit Care*. 2006;19:139.
17. Kodali B. Capnography. http://www.capnography.com. Accessed 26.8.2012.
18. Kodali B, Moseley H, et al. *Can J Anaesth*. 1992;39:617.
19. American Heart Association. *Circulation*. 2005;112:IV5–IV57.
20. Galvano S, Kodali B. Patient monitoring. In: Urman R, Gross WL, Philip B, eds. *Anesthesia Outside the Operating Room*. New York: Oxford University Press; 2011.
21. ASA Task force on preanesthesia evaluation. *Anesthesiology*. 2012;116:522.
22. Chung F, et al. *Anesth Analg*. 2009;108:467.
23. Schein OD, et al. *N Engl J Med*. 2000;342:168.
24. Sweitzer BJ. Preoperative patient evaluation for anesthesia care outside of the operating room. In: Urman R, Gross WL, Philip B, eds. *Anesthesia Outside the Operating Room*. New York: Oxford University Press; 2011.
25. American Society of Anesthesiologists Task force on preoperative fasting. *Anesthesiology*. 1999;90:896.
26. Ladabaum U, Song K. *Gastroenterology*. 2005;129:1151.
27. Aetna Backs Off a Colonoscopy Change. http://www.nytimes.com/2008/2/28/business/28etna.html. Accessed 25.8.2012.
28. Gromski M, Matthes K. Gastrointestinal endoscopy procedures. In: Urman R, Gross WL, Philip B, eds. *Anesthesia Outside the Operating Room*. New York: Oxford University Press; 2011.
29. Goulson D, Fragneto R. *Anesthesiol Clin*. 2009;27:71.
30. American Society of Anesthesiologists. *Anesthesiology*. 2008;108:786.
31. Chen SC, Rex DK. *Am J Gastroenterol*. 2004;99:1081.
32. Moerman AT, et al. *Eur J Anesthesiol*. 2003;20:461.
33. Akcaboy ZN, et al. *Acta Anesthesiol Scan*. 2006;50:76.
34. Theodorou T, et al. *Anaesth Intensive Care*. 2001;29:124.
35. Raymondos K, et al. *Endoscopy*. 2002;34:721.
36. Martindale SJ. *Anaesth Intensive Care*. 2006;34:475.
37. DeVilliers W. *Anesthesiol Clin*. 2009;27:57.
38. Matthes K. Anesthetic implications of NOTES and SILS. In: Urman R, Gross WL, Philip B, eds. *Anesthesia Outside the Operating Room*. New York: Oxford University Press; 2011.
39. Abdelmalak B. Anesthesia for interventional pulmonology. In: Urman R, Gross WL, Philip B, eds. *Anesthesia Outside the Operating Room*. New York: Oxford University Press; 2011.
40. Apfel CC, et al. *New Engl J Med*. 2004;350:2441.
41. Friedman SG. *Radiology*. 1989;172:921.
42. McCollough CH, et al. *Radiographics*. 2006;26:503.
43. Anastasian ZH, et al. *Anesthesiology*. 2011;114:512.
44. Bush WH, Swanson DP. *Am J Radiol*. 1991;157:1153.
45. Tramèr MR, et al. *BMJ*. 2006;333:675.
46. Weisbord SD, et al. *NEJM*. 2018;378(7):603.
47. Nijssen EC, et al. *The Lancet*. 2017;389(10076):1312.
48. Merten GJ, et al. *JAMA*. 2004;291(19):2328.
49. Cho KJ. *Specialist Int*. 2015;31:67.
50. Malloy PC, et al. *J Vasc Interv Radiology*. 2009;20(suppl 7):S240.
51. Thiex R, Frerichs K. Interventional neuroradiology. In: Urman R, Gross WL, Philip B, eds. *Anesthesia Outside the Operating Room*. New York: Oxford University Press; 2011.
52. The National Institute of Neurological Disorders and Stroke r-TPA Study Group. *N Engl J Med*. 1995;333:1581.
53. Lee T, et al. Standardized definitions for hemodialysis vascular access. *Semin Dial*. 2011;24(5):515–524.
54. Rajan DK, Baumann DS. Interventions in dialysis fistulas. In: Rajan DK, ed. *Essentials of Percutaneous Dialysis Interventions*. New York: Springer; 2011:281–322.
55. Culp Jr WC, Culp WC. *J Vasc Interv Radiol*. 2005;16(10):1397.
56. Scorza LB. Interventional radiology procedures. In: Urman R, Gross WL, Philip B, eds. *Anesthesia Outside the Operating Room*. New York: University Press; 2011.
57. Funaki B. *Semin Intervent Radiol*. 2008;25:168.
58. Galaski A, et al. *Can J Gastroenterol*. 2009;23:109.
59. Grieco A, et al. *Hepatogastroenterology*. 2003;50:207.
60. Yang H, et al. *J Vasc Interv Radiol*. 2017;28:1503.
61. Kim KR, Thomas S. *Semin Intervent Radiol*. 2014;31(2):138.
62. Kuang M, et al. *Radiology*. 2009;253:552.
63. Mueller PR, et al. *Radiology*. 2000;215:684.
64. Piccioni F, et al. *ClinAnesth*. 2014;26(4):271.
65. von Schulthess, et al. *Radiology*. 2006;238:405.
66. Patel B, et al. Magnetic resonance imaging and ultrasound-guided imaging procedures. In: Urman R, Gross WL, Philip B, eds. *Anesthesia Outside the Operating Room*. New York: Oxford University Press; 2011.
67. Tatli S, et al. *Tech Vasc Interventional Rad*. 2007;10:159.
68. Schenker MP, et al. *Anesthesiology Clin*. 2009;27:87.
69. Bower J, Christensen C. Disruptive technologies: catching the wave. http://hbr.org/product/disruptive-technologies-catching-the-wave/an/95103-PDF-ENG. Accessed 26.8.2012.
70. Molyneux A, et al. *Lancet*. 2002;26:1267.
71. Brusman JL, et al. *Neurosurgery*. 2008;62:1538.
72. Lesley WS, Rangaswamy R. *J Neurointervent Surg*. 2009;1:112.
73. Elsharawy MA, Moghazy KM. *Vascular*. 2007;15:134.
74. Smith WS, et al. *Stroke*. 2008;39:1205.
75. Nogueira RG, et al. *N Engl J Med*. 2018;378:11.
76. Brinjikji W, et al. *Stroke*. 2017;48(10):2784.
77. Mozaffarian D, et al. *Circulation*. 2016;133(4):e38.
78. Yancy CW, et al. *JACC*. 2013;62(16):e147.
79. Roger VL, et al. *Circulation*. 2011;123:e18.
80. Murgatroyd F, et al. *Handbook of Cardiac Electrophysiology: A Practical Guide to Invasive Ep Studies and Catheter Ablation*. London: Remedica Publishing; 2002.
81. Link MS. *N Engl J Med*. 2012;367(15):1438.
82. Antiarrhythmic versus implantable defibrillators investigators. *N Engl J Med*. 1997;337:1576.
83. American College of Cardiology Foundation/American Heart Association Task Force on Practice Guidelines. *J Am Coll Cardiol*. 2011;57:223.
84. Ganz L: Catheter ablation of cardiac arrhythmias: technical aspects. http://www.uptodate.com/contents/catheter-ablation-of-cardiac-arrhythmias-overview-and-technical-aspects. Accessed 29.8.12.
85. Raiten J, et al. *Anesth Analg*. 2011;112:1110.
86. Goode JS, et al. *Heart Rhythm*. 2006;3:13.
87. Elkassabany N, et al. *J Cardiothorac Vasc Anesth*. 2012;26(3):433.
88. Nicoara A, et al. *J Cardiothorac Vasc Anesth*. 2014;28(6):1589.
89. Anderson R, et al. *Anesthesiology Clin*. 2013;31(2):479.
90. Shook DC, Savage R. *Anesthesiol Clin*. 2009;27:47.
91. American College of Cardiology/American Heart Association Task

Force on Practice Guidelines: Writing Committee to Revise the ACC/AHA/NASPE, American Association for Thoracic Surgery and Society of Thoracic Surgeons. *J Am Coll Cardiol*. 2008;51:2085.
92. Weiss R, et al. *Circulation*. 2013;128:944.
93. Smith Jr SC, et al. *J Am Coll Cardiol*. 2006;47:e1.
94. Boden WE, et al. *N Engl J Med*. 2007;356:1503.
95. Cannon C, et al. *N Engl J Med*. 2001;344:1878.
96. Kar B, et al. *Tex Heart Inst J*. 2006;33:111.
97. Siegenthaler MP, et al. *J Thorac Cardiovasc Surg*. 2004;127:812.
98. Furlan AJ, et al. *N Engl J Med*. 2012;366:991.
99. Meier B, et al. *N Engl J Med*. 2013;368:1083.
100. Carroll JD, et al. *N Engl J Med*. 2013;368:1092.
101. Søndergaard L, et al. *N Engl J Med*. 2017;377:1033.
102. Mas J-L, et al. *N Engl J Med*. 2017;377:1011.
103. Saver JL, et al. *N Engl J Med*. 2017;377:1022.
104. Roper AH. *N Engl J Med*. 2017;377:1093.
105. https://www.fda.gov/NewsEvents/Newsroom/PressAnnouncements/ucm527096.htm. Accessed 2/13/2018.
106. http://www.sjmprofessional.com/Products/Intl/structural-heart-therapy/amplatzer-septal-occluder.aspx. Accessed 27.8.12.
107. Shook DC, Gross W. *Curr Opin Anesthesiol*. 2007;20:352.
108. Butera G, et al. *Cardiol Young*. 2007;17:243.
109. Martinex MW, et al. *Catheter Cardiovasc Interv*. 2007;69:403.
110. Delgado V, et al. *Eur Heart J Suppl*. 2010;12(suppl E):E10.
111. Creager MA, Libby P. Peripheral arterial diseases. In: Libby P, Bobow R, Mann D, et al., eds. *Braunwald's Heart Disease: A Textbook of Cardiovascular Medicine*. 8th ed. Philadelphia: Saunders; 2007:1491.
112. Hirsh AT, et al. *Circulation*. 2006;113:e463.
113. Nishimura RA, et al. *JACC*. 2014;63(22):e57.
114. Feldman T. *Int Cardiol*. 2007;20:488.
115. Maisano F, et al. *Eur Heart J*. 2016;37(10):817.
116. Taramasso M, et al. *Multimed Man Cardiothorac Surg*. 2016.
117. Pavcnik D, et al. *Radiology*. 1992;183:151.
118. Cribrier A, et al. *Circulation*. 2002;106:3006.
119. U.S. Food and Drug Administration. http://www.fda.gov/MedicalDevices/ProductsandMedicalProcedures/DeviceApprovalsandClearances/Recently-ApprovedDevices/ucm280840.htm. Accessed 30.8.2012.
120. http://newsroom.medtronic.com/phoenix.zhtml?c=251324&p=irol-newsArticle&ID=1891769. Accessed Feb 13, 2018.
121. Smith CR, Leon MB, et al. *N Engl J Med*. 2011;364:2187.
122. Leon MB, et al. *NEJM*. 2016;374(17):1609.
123. Bonow RO, et al. *J Am Soc Echocardiogr*. 2018;31(2):117.
124. Kronzon I, et al. *JACC Cardiovasc Imaging*. 2015;8(3):361.
125. Hyman MC, et al. *Circulation*. 2017;136(22):2132.
126. Rubenson DJ. *Am Soc Echocardiogr*. 2011;24:A24.
127. Perk G, et al. *J Am Soc Echocardiogr*. 2009;22:865.
128. Levy MS, et al. *Circ Cardiovasc Interv*. 2010;23:394.
129. Gross WL, Shook DC. *J Am Soc Echocardiogr*. 2011;24:A22.

74 极端环境下的临床治疗：高原和太空中的生理学

ANDREW F. CUMPSTEY，ALEXANDER I.R. JACKSON，MICHAEL P.W. GROCOTT
于巍　王颖　译　戚思华　审校

要　点

- 在高原或太空环境中存在许多极端的生理挑战，必须克服这些挑战才能存活。
- 如果有充足的适应时间，人类可以适应低压缺氧环境和微重力环境。
- 缺少适应过程可导致环境特异性疾病，如急性高原病、高原肺水肿、减压病或合并症的急剧恶化。
- 如不给予适当的处理，这些极端环境（如从高海拔下降到低海拔，从太空返回到地球表面）可能会立即危及生命。
- 因极端环境地处偏远，故为其提供重症监护或麻醉将更加复杂。
- 对极端环境的探索，更依赖于制定健全、便捷的卫生保健方案。

高原与低压缺氧的概述及其对生理功能的影响

据估计，1.4 亿人生活于海拔 2500 m 以上的地区[1]，且每年有大量的人因旅游、工作和宗教原因而暂住到高原地区[2-4]。预计其中相当一部分人将患有需要临床治疗的高原相关性疾病或其他疾病。因此，医务人员非常需要了解高原地区的环境特点及相关疾病的病理生理。高原地区可见许多特殊环境，包括：气温下降；紫外线辐射增加；特别在山区，其环境地处偏远、出入困难、天气恶劣。总之，危重症和麻醉医师主要关注于低压缺氧及高原相关的生理改变。在高原地区，可以观察到许多环境变化，包括气温下降，紫外线照射增加，尤其是山区——地处偏远，出入困难，天气恶劣。总的来说，危重症和麻醉医师主要关注的方面是低压缺氧及高原相关的生理改变。

随着海拔高度（即海平面以上的垂直高度）的增加，大气压（barometric pressure，P_B）呈非线性下降（图 74.1），珠穆朗玛峰（8848 m）峰顶的 P_B 约为海平面的三分之一。高原地区的各种气体（包括氧气）的相对浓度保持不变，但每种气体的分压都随着 P_B 的下降而降低，由此导致的临床显著缺氧可引起多种生理变化。这些生理变化随缺氧时间长短而异，且在高原人群中已观察到一些（人体对高原环境）长期适应性改变[5]。本章主要叙述高原环境及其对临床实践的影响。值得注意的是，许多人认为高原缺氧对平原地区的缺氧具有借鉴价值，如危重患者的缺氧。

低氧和高原习服的生理反应

心血管系统的反应

进入高原地区后，即刻的心血管反应就迅速表现出来，而且在随后几周可出现更多的渐进性变化（图 74.2）。高原缺氧刺激外周动脉化学感受器，引发交感神经活性增加，导致心率（heart rate，HR）加快并进而增加心输出量[6]。尽管最初几小时，全身血管随海拔高度的升高而主要表现为血管舒张，但这种效应逐渐被血管交感张力的增加所抵消，总体效应表现为血压升高[7]。与进入高原前相比，进入高原地区几天后，心输出量恢复到基础水平，每搏量（stroke volume，SV）更低、HR 更高[8]，而血压则持续升高数周。

在高原地区，这种 HR 升高和 SV 降低的情况在运动状态下持续存在[9]。运动员和非运动员的最大耗氧量（maximal oxygen consumption，VO_2 max）均随

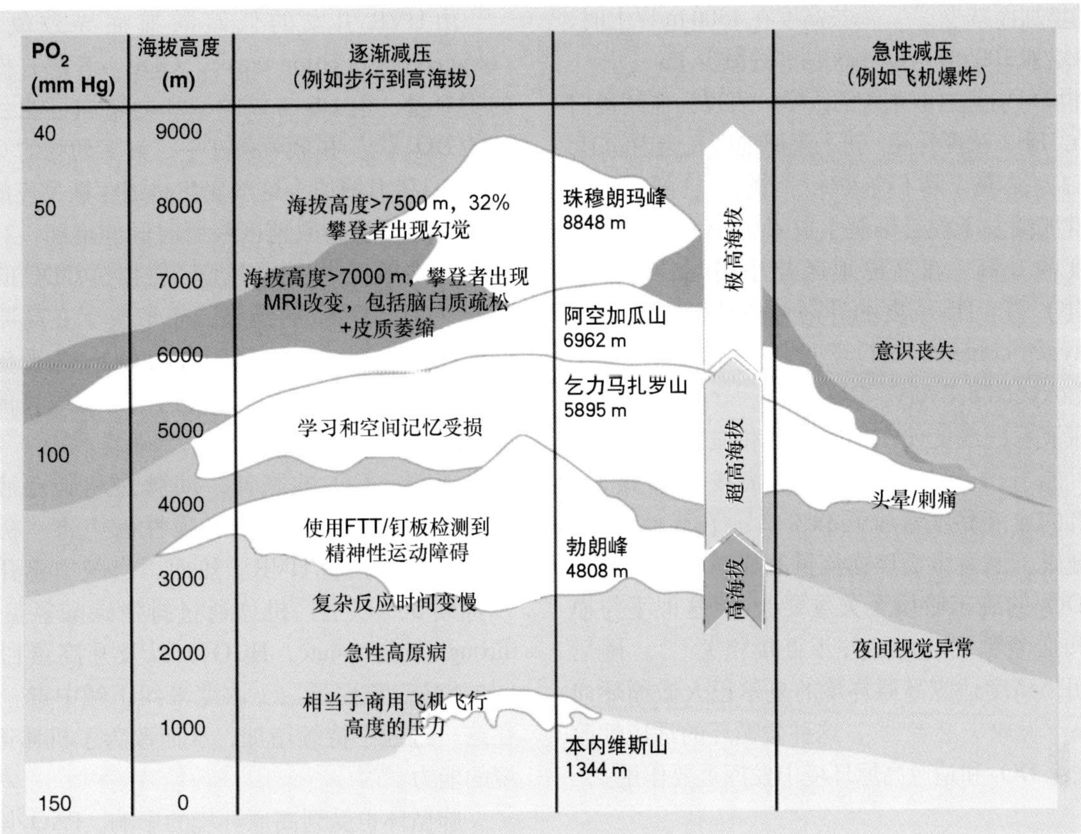

图 74.1　海拔高度升高时，气压非线性下降相关的临床症状和体征。MRI，磁共振成像（From Wilson MH，Newman S，Imray CH. The cerebral effects of ascent to high altitude. Lancet Neurol. 2009；8：175-191.）

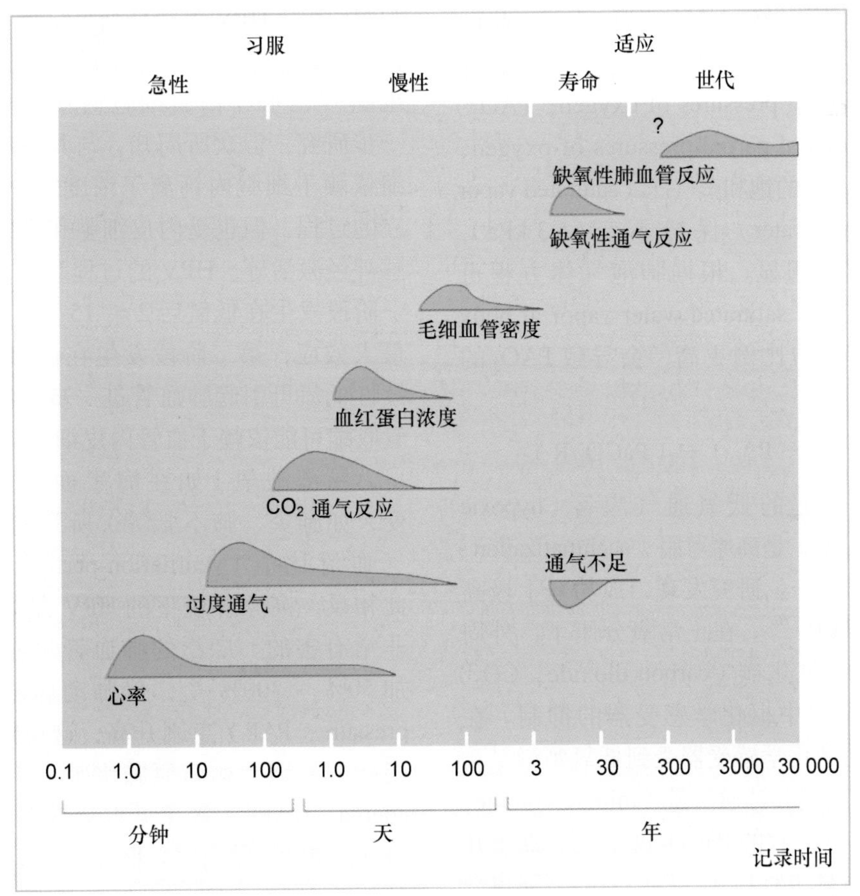

图 74.2　高原地区低压缺氧的习服和适应时间进程，各反应曲线代表相对变化率（注意时间记录单位）（From Peacock AJ. Oxygen at high altitude. BMJ. 1998；317：1063-1066.）

海拔高度的增加而减少[10]。海拔高度在 1500 m 以上时，海拔高度每增加 100 m，VO_2 max 估计约减少 1%[7]。

高原环境可引起血液系统的改变，表现为血红蛋白（hemoglobin，Hb）浓度升高。进入高原地区几天内的 Hb 浓度升高与血浆容量下降（约 20%）有关[11]。随后的红细胞生成增加继发于促红细胞生成素（erythropoietin，EPO）浓度的升高（在高原地区几小时后，EPO 浓度开始上升）[12]。Hb 浓度的升高可使动脉血氧含量（arterial oxygen content，CaO_2）增加，理论上改善了组织氧供（oxygen delivery，DO_2）。

这种血液系统改变使血细胞比容和血浆黏度的明显增加，可能不利于组织的氧供。在海拔 5800 m 时，健康志愿者的血液黏度增加了 38%[13]。在高原地区，已观察到健康志愿者微循环血流量明显减少（微循环的改变对 DO_2 的终末阶段至关重要），但这似乎与血细胞比容和血液黏度的增加并不直接相关[14]。随后的研究表明，高度适应高原环境的夏尔巴人微循环血流量显著高于健康志愿者[15]，这种微循环的适应性改变可能在优化 DO_2 和适应高原环境中发挥重要作用。

呼吸系统的反应

高原环境中 P_B 的下降导致大气氧分压（atmospheric partial pressure of oxygen，PO_2）降低，进而可引起肺泡氧分压（alveolar partial pressures of oxygen，PAO_2）和动脉血氧分压（arterial partial pressures of oxygen，PaO_2）的降低。高原上水的饱和蒸气压（saturated vapor pressure of water，PSVP Water）保持不变（6.3 kPa），因此 PAO_2 的减少更加明显。根据肺泡气体方程可知，体温下饱和水蒸气（saturated water vapor at body temperature，PH_2O）所占比例更高，会导致 PAO_2 的降低。

$$PAO_2 = FiO_2 (P_B - P_{H_2O}) - (PaCO_2/R)$$

PAO_2 的降低所引起的低氧通气应答（hypoxic ventilatory response，HVR）是高原习服（acclimatization）最重要的适应性反应之一。研究发现，成功登上极高海拔的人有较好的 HVR[16]。在正常氧分压下，外周动脉化学感受器对二氧化碳（carbon dioxide，CO_2）分压变化的反应通常受中枢化学感受器的抑制。在 PaO_2 降低时，外周动脉化学感受器受到低氧刺激[17]，在数秒至数分钟之内引起分钟通气量（minute volume，V_E）的快速增加，由此导致的 $PaCO_2$ 降低也有助于升高 PAO_2。正如肺泡气体方程所示，$PaCO_2$ 的下降也会引起 PAO_2 的增加。

由 HVR 引发的低碳酸血症导致氧解离曲线（oxygen dissociation curve，ODC）左移，提高了肺部的摄氧量，但 Hb 与氧的亲和力增加可能会影响微循环的 DO_2[18]。在低氧条件下，许多动物的 ODC 左移、Hb 氧亲和力增加，这些变化是适应性反应的关键[17]。然而，随着在高原地区停留时间的增加，2,3- 二磷酸甘油酸在数天内逐渐增加，将拮抗 ODC 的左移、使 ODC 右移。ODC 的最终位置取决于在高原地区停留的时间和习服。高原旅居者的 ODC 几乎与平原地区的人群相同，而某些高原地区的土著居民能够通过过度换气维持 ODC 左移[19-20]。

随着 $PaCO_2$ 的降低，动脉血和脑脊液（cerebral spinal fluid，CSF）出现呼吸性碱中毒。初期，呼吸性碱中毒可拮抗 HVR。然而，当碱中毒开始数小时并持续 2 周以上，机体通过排泄碳酸氢盐（alkalosis through bicarbonate，HCO_3^-）以及升高蛋白质阴离子（如磷酸盐和白蛋白）浓度来纠正碱中毒。这导致 V_E 在这一过程中持续增加，从而改善了机体适应高原环境的能力[21-22]。

肺循环也受到高原环境的影响。PAO_2 降低数分钟内，将会出现缺氧性肺血管收缩（hypoxic pulmonary vasoconstriction，HPV）[23]，其发生机制是肺平滑肌细胞收缩。HPV 不受任何外部调节因素的影响，实验证实，肺平滑肌细胞收缩的机制完全独立于其他任何组织[24]。肺平滑肌细胞感应氧气的确切机制仍在进一步研究，但众所周知，与其他组织相同，平滑肌收缩依赖于细胞内钙离子浓度的升高。虽然 HPV 是独立的过程，但也受内皮细胞和系统因素的调节，如交感神经激活等。HPV 的过程基本可分为两个阶段：第一阶段发生在低氧后 2 ~ 15 min，肺平滑肌收缩达到最大效应；第二阶段发生在低氧后 30 ~ 60 min，持续性低氧可引起肺血管进一步收缩。第二阶段的肺血管收缩可能依赖于血管内皮细胞[7, 24]。

局部缺氧（如在海平面上发生的许多病理改变，如肺炎、肺不张等）所致的 HPV 有利于纠正通气血流比值（ventilation-perfusion，V/Q）失调，与此相反，高原环境下的 HPV 存在的全部肺泡缺氧是非常有害的。广泛的肺血管收缩可使肺血管阻力增加 50% ~ 300%[23]，伴肺动脉压（pulmonary arterial pressure，PAP）急剧升高，这可能是导致高原特异性疾病的原因，如高原肺水肿（high-altitude pulmonary edema，HAPE）等（见本章下文）[7]。运动还可进一步升高 PAP，舱内研究报告显示，在相当于海拔 7620 m 的 P_B 条件下，极量运动后 PAP 可升高至 54 mmHg[25]。

肾及内分泌的改变

人们很早就注意到肾的反应在机体高原习服中的关键作用。1944 年，首次发现低氧性利尿反应（hypoxic diuretic response，HDR）[26]，其特征为尿钠增多和多尿，可见于人类和许多其他类哺乳动物[27-28]。

HDR 的早期阶段出现在进入高原的数小时内，仅表现为多尿，而钠排泄分数保持不变。HDR 的确切机制仍不清楚，低氧和低碳酸血症可能是引起 HDR 的驱动因素[29]，低氧和低碳酸血症出现后不久即可见尿钠增多。初次进入高原地区，在 HDR 过程中机体总失水量约为 3 L[30]，血浆容量减少约 40%[11]。

大量研究表明，HDR 受体液因素的调节[31-32]。在海平面，肾素-血管紧张素-醛固酮系统是调节机体液体平衡的主要系统之一。肾素和醛固酮能够促进水和钠潴留。虽然肾素活性和醛固酮水平随着海拔的升高而降低[28, 33-34]，但肾素活性和醛固酮水平与尿钠增多不完全直接相关，提示可能存在其他化学感受器激活而引起尿钠增多[28]。值得注意的是，高原环境下，运动诱发，血浆醛固酮浓度升高的反应仍然存在，但醛固酮的升高幅度低于平原环境下的升高幅度[33]，且这种不一致的现象也可发生于其他成分的体液反应中。据报道，随着海拔升高，血清渗透压升高，尽管这可能会导致精氨酸加压素（AVP）随之升高，但这种反应通常未被观察到，这表明 AVP 在海拔上的调节变化有利于利尿[35-37]。

从维持体液稳态角度，另一个因素是心房钠尿肽（atrial natriuretic peptide，ANP）。ANP 是在心房扩张时由心肌细胞合成的，它在维持体液平衡中发挥重要作用。ANP 的增加会引起尿钠增多[38]。研究报道，单纯低氧和高原环境均可引起 ANP 的增加，ANP 的增加在初期尿增多中发挥重要作用[34, 38-39]，但 ANP 水平与高原多尿、尿钠增多之间的直接因果关系仍被质疑[28]。

尽管激素变化与高原多尿、尿钠增多之间的确切关系仍存在争议，但一些研究表明，体液潴留或促进体液潴留的激素变化与高原疾病相关，如急性高原病（acute mountain sickness，AMS） 和 HAPE 等[34, 40]。这表明无论潜在机制如何调控，利尿都是成功适应高原环境的重要组成部分。

除维持体液平衡外，泌尿系统在减轻 HVR 引起的 pH 值升高方面（如前所述）也发挥重要作用。在高原地区，尿中碳酸氢盐排泌增多可持续数小时甚至两周以上，但这与先前讨论的尿钠增多无关[41]。碳酸氢盐分泌增多可降低血液的 pH 值，血 pH 值的降低在促进 V_E 的持续增加并进而适应高原环境的过程中可能发挥重要作用，。

在高原环境中，还可出现其他内分泌变化。皮质醇是一种由肾上腺分泌的应激激素。在高原地区，皮质醇生成可增多[33, 42-43]，但也有不增多的不同报道[44]，这种差异可能与高原暴露时间、运动状态和其他应激因素（如并存的病理改变）有关[37]。

如前所述，交感神经激活是急性高原反应的重要组成部分，会引起许多其他生理变化，如，交感神经激活可引起去甲肾上腺素和肾上腺素水平升高[42, 45]、神经纤维活动增强[46]。随着高原暴露时间的延长，尽管儿茶酚胺水平持续升高，但最高 HR 和对心脏变时性药物（如异丙肾上腺素）的反应性均降低，这表明机体对儿茶酚胺的敏感性在一定程度上降低[47]。

中枢神经系统

在高原地区，中枢神经系统（central nervous system，CNS）也会发生一些变化。约翰 · 韦斯特是呼吸生理学和高原生理学的领军人物之一，他详细地描述了在高原地区出现的最常见变化：

> 从平原地区到高原地区后，由于不适应当地环境，人们通常会抱怨需要更长的时间才能入睡、夜里频繁醒来、经常做噩梦，早晨醒来也没有神清气爽的感觉。由此产生的不适并不局限于夜间，由于睡眠质量下降，人们常常在次日感到困倦和疲劳，工作效率降低，更容易出错[48]。

这段引用概括了在高原地区观察到的两种不同变化：睡眠障碍和认知功能障碍。

在高原环境下，睡眠障碍是一种常见的症状，据报道发生率高达 65%[49-50]。对高原旅居者症状评分的网络分析发现，最多见的单一症状是睡眠障碍，它也是高原中枢神经系统发生改变的主要特征之一[51]。主观上，人们感觉总体睡眠质量下降，入睡困难，频繁醒来，以及温度引起的不适感[52]。

在高原地区，睡眠结构会发生改变。浅睡眠期和非快速眼动（non-rapid eye movement，NREM）睡眠Ⅰ期和Ⅱ期延长。深度睡眠期和 NREM 睡眠Ⅲ期和Ⅳ期显著缩短[53-55]，而快速眼动（rapid eye movement，REM）睡眠的持续时间变异更大[54]。同时还观察到频繁醒来的现象，似乎与另一种在高原睡眠中观察到的现象-周期性呼吸密切相关[53, 55-56]。

周期性呼吸是由约翰 · 谢恩和威廉 · 斯托克斯在 19 世纪提出的，并以他们的名字命名[57-58]，周期性呼吸可见于高原地区。最早的报道可追溯于 1857 年，而在 1894 年，安吉洛·莫索首次完整地描述了周期性呼吸[59-60]，其特点为周期性渐强-渐弱变化的过度换气并伴随后的呼吸暂停。周期性呼吸最常出现在 NREM 睡眠的 Ⅰ 期和 Ⅱ 期，而 REM 睡眠中基本不存在周期性呼吸[54]。在高原地区，周期性呼吸可能引起频繁醒来，频繁醒来常发生于呼吸暂停向呼吸渐强的过渡期[53]。

周期性呼吸主要是由低碳酸血症引起，而 HVR 可导致低碳酸血症。虽然在清醒状态下的低碳酸血症不会引起睡眠状态下的呼吸形式的改变（周期性呼吸），但会引起呼吸频率和深度下降，最终引起呼吸暂停。在呼吸暂停期间，二氧化碳分压（partial pressure of carbon dioxide, PCO_2）增加伴随 PaO_2 下降，最终引起呼吸增强[55]。这一理论得到了以下观察结果的支持：HVR 症状最明显的人，呼吸暂停发生率最高[61]，且吸氧可改善睡眠的质量[62]。随着海拔升高，周期性呼吸发生的频率不断增加[55]，在极高海拔周期性呼吸甚至可能发生于 REM 睡眠[63]。随着机体对高原环境的适应，周期性呼吸明显减少[54]。

在上一段引文中，约翰·韦斯特还提到了认知功能障碍，认知功能障碍在高原地区十分常见。研究表明，在低氧条件下，认知功能的多个方面出现障碍，包括计算、记忆、语言和运动能力[64-67]。除直接认知功能受损外，高原环境还会引起情绪的异常，甚至引起发焦虑症[68-69]。认知功能障碍的确切病因尚不十分清楚，疲劳可能与多种认知功能改变相关，因此睡眠障碍可能是引起疲劳相关认知功能障碍的原因[70]。

胃肠道

在高原地区，厌食症十分常见，但病因尚不明确[71-72]。瘦素是一种与饱腹感相关的激素，瘦素水平升高与饱腹感有关。研究者推测高原地区的厌食症与高水平瘦素相关，但相关文献的结论并不一致，厌食症患者的瘦素水平升高、降低和未改变均有报道[42, 44, 73-74]。胆囊收缩素是另一种与饱腹感相关的激素，目前相关研究较少，但已发现在患有严重高原厌食症的患者中，胆囊收缩素水平明显升高[75]。

长时间高原生活所导致的厌食症会同时发生脂肪和肌肉重量的减少[73, 76-77]。虽然在高原地区基础代谢率有适度的增加，并且可能部分是源于交感神经的作用[79]，但是脂肪和肌肉重量的减少可能主要与食物摄入量减少相关[78]。

高原疾病

在急性和慢性高原暴露过程中，可观察到几种不同的病理改变。尽管每种病理改变各不相同，但也存在一些共同的病理特征。此外，低氧环境也会影响已存在的健康问题，如合并症或妊娠。

急性高原病

AMS 是最常见的急性高原疾病，是一种以非特异性症状为主的临床综合征，常发生于海拔高度＞2500 m，通常在海拔高度上升后 4 ～ 12 h 起病[80-82]。

AMS 的发病率与海拔高度密切相关，在中等海拔（小于 3000 米）约为 25%[50]，超过 4000 米海拔时约为 50%[83]。对 AMS 有重要影响的其他因素包括：海拔上升速度，高原习服的程度和个体易感性[84]。值得注意的是，身体健康可能不会降低 AMS 患病风险[85-86]。在高原地区的体力消耗可能会增加患 AMS 的风险，但这些研究结果仍存在争议[85, 87-88]。

AMS 的病理生理学尚不十分明确。已经提出多种理论，目前观点认为中枢神经系统功能障碍可能是 AMS 患病的主要原因[80-81, 89]。影像学研究发现，中重度的 AMS 患者存在一定程度的脑水肿[89]，并伴有颅内压（intracranial pressure，ICP）增高[80]。在 1985 年布赖恩·康明斯的一项重要研究中，包括康明斯本人在内的 3 人接受了有创遥测 ICP 监测。随着海拔的升高，两名受试者身体状况良好，但一名受试者出现包括头痛在内的 AMS 症状。这名受试者也是唯一一位被证实有颅内压升高。颅内压升高出现在最小幅度的运动后，当转动头部时，ICP 值从 14 mmHg 增加到 24 mmHg；而做俯卧撑后，ICP 值升高至 51 mmHg[90]。尽管该研究结果不太可能被重复验证，但该研究提示 ICP 升高可能具有重要的病理意义，且可能与颅内顺应性降低相关[81, 89-90]。在海拔高度上升过程中，脑血流量（cerebral blood flow，CBF）会暂时增加[91]。尽管 CBF 的增加存在较大个体差异，但 CBF 的增加可能引起 ICP 升高。目前已提出一个公认的假设，即缺氧和低氧血症引起的脑血流增加和血脑屏障通透性改变，可导致脑肿胀，最终在颅内顺应性低的人群中导致 AMS[92]。然而，这一假设仍然是推测性的，部分人认为颅内静脉回流改变的影响可能比颅内顺应性改变的影响更大[80, 93]。

AMS 可根据临床症状进行诊断。虽然 AMS 患者的症状表现多样，但是通常包括头痛、恶心、厌食、眩晕、睡眠障碍和疲劳[80-81]。头痛是最常见的症状，头痛也是许多确诊工具中诊断 AMS 的必备症状[82, 94]。为方便研究，已开发多个 AMS 评分系统[51, 82, 94-96]。尽管这些评分系统目前还未被正式确证，但其中一些已被应用于临床实践。在文献中应用最广泛的是路易斯湖量表[82]，由五个简单的、自觉症状相关问题组成。该评分系统在 2018[94] 年进行了修订，删除了睡眠障碍。已有研究表明，睡眠障碍可能是一种与 AMS 无关的独立症状（表 74.1）[51, 97]。AMS 患者的实验室检查和临床体征都无明显改变[81]。血氧饱和度（oxygen saturation，SpO_2）被认为是一种有效的监测手段（SpO_2 随海拔高度的上升而下降），但 SpO_2 似乎与 AMS 无明确的相关性[98]。

表 74.1　2018 年急性高原病路易斯湖共识

2018 年急性高原病路易斯湖评分		
症状	描述	得分
头痛		
	无头痛	0
	轻度头痛	1
	中度头痛	2
	重度的、难以忍受的头痛	3
胃肠道症状		
	食欲良好	0
	食欲不振或恶心	1
	中度的恶心呕吐	2
	重度的、难以忍受的恶心呕吐	3
疲劳和（或）虚弱		
	无疲劳或虚弱	0
	轻度疲劳 / 虚弱	1
	中度疲劳 / 虚弱	2
	重度的、难以忍受的疲劳 / 虚弱	3
头晕或眩晕		
	无头晕或眩晕	0
	轻度头晕或眩晕	1
	中度头晕或眩晕	2
	重度的、难以忍受的头晕或眩晕	3
AMS 临床功能评分		
总之，如果你已有 AMS 症状，它们如何影响你的活动?		
	一点也不	0
	存在症状，但没有限制任何活动或行程	1
	症状迫使我停止上升海拔高度，或者凭借自己的力量能下降海拔高度	2
	不得不被人撤离到低海拔地区	3

（From Baillie JK. Lake Louise Consensus on Acute Mountain Sickness 2018. In：altitude.org. Apr 2019［cited 16 Apr 2019］. Available：http://www.altitude.org/lake_louise_AMS_score_2018.php）

AMS 的最佳临床管理应始于预防。最重要的预防措施是海拔高度的缓慢升高，在海拔 3000 m 以上的高原时，睡眠时的海拔高度每天增加不得超过 300 m 是公认的最佳做法[80, 89]，但也有人主张每天海拔高度增加不超过 600 m 作为备选方案[80-81]。人们普遍认为，睡眠时的海拔高度是最重要的考虑因素，“爬得高，睡得低”的说法在文章中随处可见。一些证据予以证实，非药物的预防措施包括：预适应，避免运动，摄入充足水分和吸氧[81, 89]。乙酰唑胺的药理预防作用已被广泛研究，推荐的成人剂量为 125 mg，每日两次[99]。大剂量的乙酰唑胺虽然有效，但可能产生多种不良反应[100]。地塞米松（每 6 h 2 mg 或每 12 h 4 mg）也被证明有益[49, 101]，但仍然是二线的预防药物[100]。根据个人因素［如 AMS 或高原脑水肿（high-altitude cerebral edema，HACE）病史］和环境因素（如上升速度、最高海拔高度）的不同，个体间的患病风险具有明显差异。预防性药物的使用及任何建议措施都应考虑个体的患病风险。

由于 AMS 症状的非特异性，在治疗时必须考虑其他可能出现的情况，包括可能会发生更严重的高原疾病（如 HACE）或高原过度旅行相关的常见情况（如脱水、体力透支、低体温、低血糖或感染）[100]。对于确诊的 AMS 病例，唯一最有效的治疗方法是下降海拔高度。由于高原地形复杂，降低海拔高度过程中可能会带来其他危险。然而对于重症 AMS 患者，降低海拔高度直至症状缓解（通常海拔高度下降至少 300 m）仍然是治疗的金标准[100]。纠正低压性缺氧的措施（如高压氧舱和吸氧）可以作为降低海拔高度的替代方法，但在遥远偏僻的高原地区，这些治疗措施因物流条件限制而难以实现。应用纠正低压性缺氧的措施后，可能只在短时间内对 AMS 有治疗效果，且应用这些治疗措施也会带来相应的风险[100, 102]。地塞米松已被证明是一种有效治疗 AMS 的药物[102-104]，但它不能提高机体高原习服的能力。因此，患者停用地塞米松而无 AMS 临床症状时，才可继续升高海拔高度。

高原性脑水肿

HACE 是一种严重的、可危及生命的疾病。HACE 患病率极低，仅为 0.28% ～ 1%[4, 105]。因为 HACE 病例罕见，所以有关HACE的相关风险因素的系统性证据有限[81]。目前HACE被认为是AMS的一种严重形式，可能与AMS具有相同的病理生理学特征和危险因素，但尚未得到最终证实[89, 93, 106]。值得注意的是，如果不及时治疗，AMS可能会迅速发展为HACE，HACE也可能突然发生而无任何前期的AMS症状。

动物研究和尸检均证实，HACE患者存在严重的脑水肿[107-108]。磁共振成像（magnetic resonance imaging，MRI）结果表明，脑水肿可能是血管源性的[109]。与AMS不同，HACE患者颅内可见微量出血，主要出现在胼胝体内。存在微量出血表明静脉梗阻可能是一个关键的病理过程，可以鉴别AMS与HACE[93]。

临床上，HACE可通过出现共济失调、烦躁不安、精神变化或意识改变等可迅速发展至昏迷和死亡的临床表现来与AMS鉴别[81, 89, 93, 110]。对于急性发作的HACE，常规临床检查难以诊断HACE；然而，腰椎穿刺可能发现颅内压升高[111]，MRI和CT可能出现与水肿相关的改变[109]。

HACE的预防应遵循与AMS相同的原则，如前所述，即缓慢升高海拔高度、预适应和用药策略[100]。对于已出现的临床症状，诊断过程中应考虑到引起该症状的其他可能原因，但应谨记一条重要的原则，在未明确诊断为其他疾病之前，任何在高原地区出现的疾病都应视为高原相关性疾病。一旦确诊为HACE，应充分重视其严重性并及时处理。需要立即采取的措施包括吸氧（以$SpO_2 > 90\%$为目标）、应用地塞米松（初始剂量为8 mg，口服、静脉或肌内注射；随后每6 h 4 mg），在条件允许的情况下，应降低海拔高度[81, 100]。如降低海拔高度难以实现，应充分保护气道。另外，高压氧舱也是一个可接受的临时治疗手段[81, 93]。

高原性肺水肿

HAPE是一种非心源性肺水肿，发生于升高至2500 m以上不适应高原环境的人群[81]。1955年，南美洲在由低海拔上升到高原的人群中，首次描述了HAPE[112]。随后，1960年两名美国医生也分别描述了HAPE[113-114]。

HAPE通常发生在海拔高度上升后的2～5天内，并且海拔越高越常见。在海拔3000米以下及在高海拔地区停留1周以上的人群中相对少见[115-116]。与许多高原疾病一样，海拔高度上升的速度、海拔高度和个体易感性是HAPE发生的最重要危险因素[7]。有证据表明，HAPE的其他诱发因素包括：男性[117]、呼吸系统感染[118]和低体温[119]。心肺疾病（包括影响肺血流量的解剖异常）也被证明能够增加HAPE的患病风险。值得注意的是，高原地区的居民在低海拔地区短暂驻留后，再次回到高原可能会遭受"再入"HAPE的痛苦[115]。HAPE的患病率因上述危险因素的不同而变异较大。例如，在普通人群中，4天内海拔高度上升到4500 m时，HAPE患病率小于0.2%；但如果在1～2天内上升到4500 m，患病率会急剧上升到6%，若伴有患HAPE的易感因素，患病率可能高达60%[116]。

HAPE的病理生理学与HPV及PAP的升高密切相关。在发生HAPE前，会出现PAP随海拔高度升高而升高[120]。在高原地区，对HAPE易感的个体易于出现明显的HPV反应和相对钝化的HVR可进一步促进发生HPV。在升高海拔而未经治疗的HAPE患者中，PAP猛升约60 mmHg，这可能部分与一氧化氮（nitric oxide，NO）的生物利用度降低相关[121]。其随后出现的肺水肿可能与这种PAP升高直接相关，这些患者在HAPE早期进行支气管肺泡灌洗发现，肺内几乎无炎性改变，然而肺毛细血管压力却超过了动物模型中引起肺水肿的肺毛细血管压力数值[121]。

HAPE最常见的早期临床表现是劳力性呼吸困难，常伴有干咳。劳力性呼吸困难和干咳可引起活动能力下降。呼吸困难常呈进行性，最终表现为静息时呼吸困难、咳粉红色泡沫痰（很少见真性咯血）[115]。随着肺水肿的加重，可出现端坐呼吸。同时，HAPE患者可能并存AMS的症状，但大约50%的患者无AMS的症状[117]。体格检查典型表现为心动过速和呼吸急促。HAPE患者可有发绀但不普遍，肺部听诊常出现捻发音[7]。SpO_2和血气分析结果显示，与健康对照组相比，HAPE患者伴有更严重的低氧血症。影像学结果显示：肺部出现斑片状水肿影，通常开始于肺外侧带[122]。

与AMS相同，如果采取适当的预防措施，HAPE的发病率将会显著降低。逐渐升高海拔高度仍然是降低HAPE发生率的最有效方法[100]。既往有HAPE病史的人群应予足够重视，可能有必要进行药物预防。已通过随机对照试验[120]和临床实践[100]证实，钙通道阻滞剂硝苯地平对高危人群有效，与安慰剂相比，硝苯地平可显著降低PAP并改善HAPE的临床症状，可用于HAPE的预防。在临床试验中，其他药物（如沙美特罗[123]和他达拉非[124]）很可能有效果，但临床应用经验有限。在高危病例中，沙美特罗可作为硝苯地平的辅剂，但仍需要进一步研究证实[100]。虽然地塞米松广泛应用于AMS和HACE的治疗，但它不常用于HAPE的治疗。尽管一些数据支持地塞米松用于HAPE的治疗[124]，但仍需进一步的研究证实其临床效果[100]。

与 AMS 和 HACE 相同，降低海拔高度仍然是治疗 HAPE 的最有效方法。虽然目前主张海拔高度下降 1000 m 或直至症状消失，但海拔高度轻微的下降即可缓解临床症状。在降低海拔高度过程中，体力活动尽可能降至最低以减少 PAP 的进一步升高[100]。当降低海拔高度难以实现时，吸氧和高压氧舱也是可考虑的治疗措施。在治疗 HAPE 过程中，硝苯地平同样可发挥作用。一项单中心非盲法试验显示硝苯地平可一定程度改善 HAPE 患者的临床症状[125]，并且广泛的临床经验也支持该药的作用[100]。有病例报道，磷酸二酯酶抑制剂和地塞米松均可能对 HAPE 患者具有一定的治疗作用[126-127]。需要指出的是，与其他形式的肺水肿不同，在治疗 HAPE 过程中不提倡使用利尿剂，尤其当患者可能伴有低血容量的情况下[100]。尽管在医院内不能降低海拔高度，但对 HAPE 患者可进行吸氧和密切观察。虽然一直提倡使用持续正压通气来治疗 HAPE，但仍未见使用持续正压通气的相关报道[100]。

慢性高原病

慢性高原病（chronic mountain sickness，CMS），也称为 Monge 病，是一种影响长期居住于高原地区人群和原住民的综合征。最早由 Carlos Monge 于 1928 年在秘鲁提出[128]，其特征为红细胞增多症（excessive erythrocytosis，EE），并可能引发肺动脉高压、肺源性心脏病和充血性心力衰竭[129]。

在世界各地的高原人群中，CMS 患病率差异很大。藏族人的患病率较低（1.2%），而同一地区汉族人的患病率为 5.6%。南美洲人的患病率普遍较高，在普通人群中患病率为 4.5%[130]，而在 60 ～ 69 岁的矿工人群中患病率增加至 33.7%[131]。不同种族对高原的适应程度不同，这可能是 CMS 患病率差异的原因。西藏原住民在高原地区居住的时间比安第斯原住民长得多，并且适应高原的方式也有显著差异。与西藏人相比，安第斯人表现出较弱的 HVR 和较强的 HPV，而且即使是健康的安第斯人其 Hb 水平也高于西藏人[5]。除了种族差异外，CMS 患病率可能与海拔高度也有直接的相关性。一项在印度北部的研究发现，海拔 3000 m 以下的地区未见 CMS 病例，而海拔 3000 m 以上的地区 CMS 患病率为 13%[132]。

EE 的发生机制尚不完全清楚。目前普遍认为，因缺乏通气习服可能加重慢性缺氧，引起中枢性通气不足，最终导致红细胞增多。机体缺氧时，EPO 生成增多，可能引发 EE；然而，EPO 水平、SpO_2 和 Hb 之间的相关性并不一致，这表明 EPO 不是导致 EE 的唯一因素[129]。最近的基因研究强调了 SENP1 的潜在作用，SENP1 是一个参与 EPO 调节的基因。患有 CMS 的人群，SENP1 对缺氧表现出更高的转录反应[133-135]，该基因是这一领域正在进行的研究课题。

临床上，CMS 可通过红细胞过度增生（女性 Hb ≥ 19 g/dl，男性 Hb ≥ 21 g/dl）和严重的低氧血症来诊断[136]。CMS 的症状包括：头痛，呼吸困难，疲劳，睡眠障碍和手、足烧灼感。同时，CMS 的体征包括：发绀（尤其是在黏膜），杵状指和血管扩张。进一步检查可能发现肺动脉高压和心力衰竭。临床相关的家族史、肥胖和睡眠呼吸暂停都是 CMS 发病的危险因素。CMS 诊断的金标准是青海 CMS 评分[136]。需要注意的是，只有明确无其他可能导致低氧血症的全身性疾病（如慢性气道疾病）时，才可确诊 CMS。

CMS 的最佳治疗方案是永久迁至低海拔地区。随着氧分压恢复正常，CMS 将消失。即使不能永久迁至低海拔地区，短暂脱离高原环境也可能有助于抑制 Hb 浓度过度升高[129]。静脉放血伴或不伴等容血液稀释的治疗方法被广泛应用于 CMS 的临床治疗[129，136]，但其相关报道的文献权威性较低[137-138]。虽然还未被证实，但人们依然担心这种方法会导致 Hb 水平反跳性升高[129]。另外，最近有研究指出，放血导致的缺铁可能会加重肺动脉高压，并提倡通过补充铁剂来缓解肺动脉高压[139]。研究显示，许多药物对 CMS 的治疗效果有限，包括 ACE 抑制剂、呼吸兴奋剂和多巴胺拮抗剂等。近年来，乙酰唑胺的疗效越来越得到肯定，并取得了积极的治疗效果。乙酰唑胺安全性好，可有效降低红细胞增多，改善肺循环，但其长期应用的副作用尚不清楚[140-141]。

高原环境合并症

在健康人群中发生的急性高原病（前文已描述）已被大量研究，但有关海拔升高对原有基础疾病的影响的研究证据却比较少[142]。与此同时，前往偏远、高原地区的旅行变得更容易，人们的寿命更长、慢性病负担更重[143]。因此，如何在高原环境下调控慢性疾病就变得愈发重要。

在高原地区旅行之前，患有严重基础疾病的人群应咨询有经验的高原医生，并进行风险评估。评估应包括身体状况和预计的旅行细节，如海拔高度升高计划和体能消耗程度[144]。应格外关注高原上可能影响心肺功能的合并症，因为这些合并症使机体更加难以适应高原地区的低氧环境。应该考虑到两方面的问题：

一个是慢性病是否增加了个体患急性高原疾病的风险，另一个是高原环境是否会加重慢性疾病[142]。

缺血性心脏病是一种可能在高原环境加重的疾病。急性高原暴露可引起心输出量增加，从而增加心肌耗氧量，同时降低动脉氧含量[145]。在健康人群中的研究发现，高原暴露会在一定程度上减少心肌灌注，而乙酰唑胺可部分改善心肌灌注[146]。然而，几项研究显示，稳定型冠心病（stable coronary artery disease，CAD）患者在高原地区是低风险的，甚至在高原地区活动时也无不良反应[147-148]。但一项对8例伴有中危疾病患者的研究表明，即使在中等海拔高度地区，冠状动脉循环的代偿机制也可能被耗尽[149]。目前建议，低风险患者（6个月以上的心肌梗死或血运重建者）应谨慎前往高原地区，最高到达的海拔高度为4200 m；建议中危患者不要前往海拔超过2500 m的地区，且只能进行轻度的运动；高风险患者应避免进入高原地区。仍可考虑应用乙酰唑胺，因为乙酰唑胺可增加冠状动脉的灌注[145]，但是这一用法还未在冠心病患者中得到证实。

心衰患者在高原地区可能是非常危险的，尤其是伴其他相关合并症的心衰。研究表明，虽然伴有严重疾病的患者在运动耐受性方面明显受限，但病情稳定（纽约心功能分级Ⅱ～Ⅳ级）者可耐受中等海拔高度，不会有明显的不适感[150-151]。治疗心衰的药物也应慎重选择。在高原地区血浆容量可能会发生改变，因此必须监控利尿剂的使用情况，尤其是与乙酰唑胺联合应用时。研究表明，与非选择性β受体阻滞剂相比，选择性β1受体拮抗剂可有效改善运动能力，因此条件允许的情况下建议使用选择性β1受体拮抗剂[145, 152]。总之，患有严重心衰患者应避免前往高原地区，而患有轻中度心衰患者应谨慎前往高原地区[145]。

在高原低压缺氧的环境下，呼吸系统疾病可能会恶化。但与之相反，研究表明居住在高原地区，哮喘不太常见，哮喘发作也不太严重[153-154]。一个可能的原因是，在寒冷、干燥和缺氧的高原地区，尘螨的数量较少[155]，导致哮喘的很多病理特征明显改善[156]。然而，这些研究并未提供有关急性高原暴露的相关数据。已经有许多观察性研究探索急性高原暴露，部分生理参数测量结果相互矛盾（例如，呼气流量峰值，第一秒用力呼气量［forced expiratory volume in 1 second，FEV1］），但所有研究都显示，轻度哮喘患者的安全海拔高度可达6410 m[157-160]。然而，需要注意，在偏远的高原环境中，上呼吸道感染仍是哮喘患者的危险因素[161]。因此，虽然哮喘控制良好的患者前往高原地区是安全的，但仍建议准备充足的吸入器和口服类固醇等药物[142]。寒冷、干燥的空气往往会加剧哮喘，因此采取措施限制与寒冷、干燥的空气进行直接接触[157]。这些措施可以很简单，甚至在户外时盖住口鼻即可[142]。对于哮喘控制不佳或者患有严重哮喘的患者来说，急性高原暴露是高风险的，因为偏远的环境和不完善的医疗设施给哮喘的急救带来不便。因此，严重哮喘的患者应尽量避免前往高原地区旅行[142]。

在高原地区，慢性阻塞性肺疾病（chronic obstructive pulmonary disease，COPD）严重威胁人类健康。研究显示，在高原地区，患有COPD居民的死亡率和肺心病发病率增高[162-163]。商业飞机的飞行高度可以模拟高原环境，大量研究显示，飞行高度模拟中等程度海拔高度时，会引起明显的低氧血症[164-165]。在海拔上升至1920 m时，轻中度的COPD患者出现与高原地区类似的PaO_2下降，平均PaO_2从海平面的8.8 kPa下降至6.9 kPa[166]。然而，尚未有临床不良事件的报道，并且鉴于是慢性缺氧，这可能预先存在某种程度的适应[142]。应高度重视COPD合并肺动脉高压的患者，如前所述，HAPE的病理生理学表明，既往伴有肺动脉高压可能增加HAPE的易感性[142]。在评估高原低氧血症的风险时，商业飞机飞行过程中预测PaO_2的公式可能是有帮助的[167]。总之，COPD患者前往高原地区旅行是否安全的相关数据有限，且无海拔高度超过3048 m的相关数据。在前往高原地区前，COPD患者（特别是伴肺动脉高压者）应寻求医疗建议。

高原环境下的特殊人群

儿童

儿童是高原环境下未被充分研究的群体。与成人研究相比，尽管很多儿童短暂或长期居住于高原地区，仍然鲜有这方面的研究。因先天性异常或继发于高原暴露后急性病理改变，出生并生活在高原地区的儿童发生低氧血症的风险增加。如前文所述，由于高原适应性（习服）的不同，不同民族生活在高原上的风险和反应有很大差异[168]。

对急性高原暴露的相关研究表明，儿童与成人具有相似的高原习服方式[169-170]。同时，儿童高海拔病理学也是重大研究问题。一项在科罗拉多地区的研究表明，在海拔2835 m的地区，儿童AMS的发病率为28%[171]。然而，AMS在儿童中的诊断仍然存在问题，因为AMS的许多症状可能与儿童旅行相关。更严重的高原病理（HAPE 和 HACE）也是如此，在儿童（尤其是低龄儿童）中可能被忽视。因此，在海拔高度超过 2500 m 的地区，儿童出现不适时应格外小心并建议下降海拔高度[172]。对儿童不提倡应用药物治疗 AMS，尤其是轻度 AMS。在严重的 AMS 或进展为 HAPE 时，或可按体重给予适量乙酰唑胺或硝苯地平[173]。

孕妇

产科指南指出，前往高原地区（> 1800 m）可能引起母体缺氧，这对胎儿有潜在危险[174-175]，然而有数据显示，许多孕妇仍前往高原地区旅行[50, 176]。关于孕妇在高原地区可用的数据有限，仅有少量研究涉及孕妇的高原地区旅行[176-177]。有证据表明，在高原地区出生的婴儿，进入新生儿重症监护室和出生时给氧的比例都有所增加[176]。此外，多种族研究表明，海拔高度超过 2000 m 时，新生儿的出生体重显著降低，且与海拔高度增加成反比。这种出生体重降低不是源于早产率增加，而是由胎儿宫内生长受限（intrauterine growth restrictions，IUGR）所致[178-179]。海拔高度对新生儿出生体重的影响具有种族差异，对近期移民的种族（如汉族和欧洲人）影响更为明显，而对高原居住时间较长的藏族人的影响最不明显[1]。这表明，任何旅居者或原住民的研究结果似乎都不完全具有代表性。

母体缺氧对胎儿影响的少量生理学研究表明，胎盘绒毛膜的变化有助于增加气体交换[180]。因此，短期暴露于 10% 氧气环境未出现胎儿窘迫的迹象，同时胎儿心率、心率变异性和脐动脉多普勒血流速度未见明显变化[181]。然而，长期暴露于低氧环境的高原居民研究表明，与妊娠相关的子宫动脉血流量增加相对减少[182]，这可能是 IUGR 产生的原因。

因缺乏相关证据的支持，所以无法给予孕妇前往高原地区的明确建议，该领域还需要更多的研究。为适应高原环境，母体和胎儿生理上都发生了改变，若母体长时间处于高原低氧环境，这种生理上的改变对母体和胎儿将是有害的。总之，尽管无确切证据的支持，但怀孕期间应谨慎前往高原旅行。

高原环境下的麻醉

一般原则

大多数外科设备不适用于极高海拔环境。然而，在高原地区许多医疗中心都开展手术[183-184]，同时任何海拔地区都可能会有急诊手术，需要全身麻醉[185]。在此条件下的临床实践，主要以临床经验、配置条件和已发表的病例报告作为指导。

在高原地区，麻醉科医师应了解高原对机体病理生理的影响（上文已讨论）。麻醉科医师应本着个体化的原则评估这些病理生理变化对患者的影响。应该考虑到高原环境下麻醉选择、个体对高原的习服程度以及任何合并的病理改变。尤其是对高原环境不耐受的患者，在条件允许的情况下，建议到低海拔地区接受麻醉[186]。在极高海拔的环境下，只有挽救肢体或生命的手术才值得冒麻醉风险[185]。

实施麻醉的环境也十分重要。无论高原地区还是平原地区，在有正规手术中心和相关设备的医院进行操作与在偏远乡村配置条件下进行急诊手术麻醉将会有很大的不同。

几个方面需特别注意，其中最明显的是围手术期缺氧的发生风险增加。麻醉期间使用的药物，尤其是阿片类药物，可抑制心动过速和呼吸急促（高原适应性生理反应）[186]。据报道，高原地区患者对麻醉药物敏感性增加[185]、麻醉后苏醒时间延长[187]，这些因素导致患者在较长时间内不能通过机体全部代偿机制耐受低压缺氧，而吸氧可能会扭转其中一些情况，因此在条件允许的情况下，建议在高原地区进行氧疗[186]。术后使用镇痛药必须确保不影响患者的通气和氧合。因应用镇痛药物引起呼吸抑制，一名夏尔巴人（居住于海拔 4300 m）清创术后死亡[188]。

围术期另一个需要特别注意的是，有报告高原地区患者术中出血增加、止血困难[183, 187]，这可能是由于静脉压力和毛细血管密度增加所致[186]。尽管出血增加、止血困难的原因还未得到证实，但仍需要注意这一问题。

麻醉设备

高原环境对麻醉设备的日常影响，通常最先想到的是麻醉蒸发器。由于可变旁路汽化器依赖于麻醉剂的饱和蒸汽压，因此尽管 Fi_{AA} 会升高，但无论海拔多高输送的麻醉气体的分压保持不变。理论上，这意味着临床麻醉效应保持不变[189]。基于蒸发器的舱内研究已经证实了恒定分压输送的原理[190]。然而，高原地区使用麻醉蒸发器仍需注意一些问题。首先，地氟烷蒸发器是通过测量气体流量来工作[189]。这种蒸发器将提供恒定的 Fi_{AA}，因此，在低气压环境下将提供较低的分压。其次，必须考虑麻醉气体的监测和目标剂量。最小肺泡有效浓度（the minimum alveolar concentration，MAC）通常用于指导吸入麻醉的给药剂量，但不适用于高原地区。医师应该关注麻醉药物的分压，而不是体积分数或浓度，因为在高原地区气体分压决定了吸入麻醉深度[191]。这一点在氧化亚氮上体现最为明显，当给予相同浓度的氧化亚氮时，高原地区氧化亚氮的麻醉效能降低，这与氧化亚氮分压下降成正比[192]。

建议所有气体检测方式都应监测气体的分压。现代麻醉机可切换监测气体分压和浓度[191]。气体分析系统本身检测的是气体分压，而不是浓度，其显示的气体浓度是通过数学公式推算的，例如，在平原地区，氧气分析仪测量空气中氧气浓度为21%；而在海拔高度1500 m，氧气分析仪测量空气中的氧气浓度为17.4%[190]。这再次证明具有生理意义的是氧分压。因此，直接测量气体分压更有助于理解输送给患者的混合气体的生理效应[191]。

在高原地区，流量计也会受到影响。流量计依据气体的密度来测量气体的流量。浮动流量计测量的研究表明，随着 P_B 的降低，气体的密度也随之降低，流量计的测量结果低于实际的数值[190]。流量计的测量误差百分比不是恒定的（但峰值误差为21%），这使得调节流量具有挑战性。目前还未有关于高原环境对现代麻醉机流量计（如热电子流速计）影响的相关报道，故应谨慎读取流量计的测量结果，在条件允许的情况下，应使用直接测量分压的气体分析仪进行校正流量计的测量结果。

全身麻醉

前文部分讨论了高原地区麻醉的几个注意事项，包括围术期缺氧及麻醉药物对高原适应机制的影响。因此，在选择麻醉用药时，需保留机体的高原适应机制，包括心动过速和呼吸急促，这在无法补充氧气的严峻环境中尤其重要。在这种情况下，氯胺酮是急诊[185]和择期手术[193-196]的首选。许多研究报道了不同麻醉方法，有些报道完全使用氯胺酮麻醉，而另一些则辅以吸入麻醉或苯二氮䓬类药物。在不吸氧的条件下，自主呼吸的患者可有一定程度的氧饱和度降低，但降低程度在可接受的范围，并可通过监测和简单的气道管理来改善[194]。与平原地区相比，在高原地区使用小剂量的氯胺酮就可出现完全性呼吸暂停。据报道，在高原地区全身麻醉过深和呼吸暂停的氯胺酮剂量仅为0.5 mg/kg[185]。然而，另有研究报道，可应用更高剂量的氯胺酮，且无任何不良反应[196]。值得注意的是，氯胺酮可促进肺血管收缩。一项研究表明，在海拔高度1600 m地区，部分易感患者使用氯胺酮后可能出现肺血管阻力增加[197]。对于HAPE患者或患HAPE高风险者，氯胺酮可能不是一个理想药物。

在高原环境下，特别是在偏远地区的急诊手术，因为可作为指导实践的相关数据有限，所以使用任何麻醉药都存在较高的风险。有些文献表明，单独使用或联合使用氯胺酮可能是安全的，同时建议包括：完善的监测和气道设备、训练有素的医生、细致的风险与收益评估、具备备麻醉替代方案。

区域麻醉

在高原环境下，因为椎管内麻醉可保留患者的自主呼吸，降低围术期缺氧的风险，所以椎管内麻醉可能是可取的麻醉方法。据报道，硬脊膜穿刺后头痛（postdural puncture headache，PDPH）的发生率很高[187]，但这些报道早于现在常规使用的腰麻针（更细的、铅笔尖针）[198]。与海平面地区相比，一项研究显示，在海拔1890 m地区椎管内麻醉的起效时间延长，作用持续时间缩短[199]。该研究还发现，高原地区PDPH的发生率更高（7.14% *vs*. 2.85%；$P < 0.05$）。尽管存在局限性，但椎管内麻醉可为所有下肢手术的患者提供充分的镇痛，并未发现明显的并发症。基于这些有限的证据，椎管内麻醉可能是高原地区下肢手术的首选麻醉方法，但仍需进一步的研究证明。

航空的应用，包括危重病患者的空运

本章内容与航空旅行相关。商业飞机飞行中的座舱压力是可以调节的，但研究表明，座舱达到的最大高度有所不同，平均值为1933 m，最高记录为2606 m[200]。在飞机上升的过程中，机体的生理变化与高原地区经历的变化是相似的。但需要注意的是，在飞机上升过程中，海拔上升速度更快、机体适应时间更短。飞行中可观察到 SpO_2 的轻度降低，并有报道指出，飞行中出现AMS的症状[201]。尽管如此，航空旅行一般生理耐受良好，可能更应该关注的是长时间不动和血栓栓塞的风险[202]。然而，由于快速的海拔升高和相对的低氧，有严重合并症的患者可能无法耐受航空旅行。目前有大量的指南指导存在健康问题的旅客做出安全飞行的决策[204]。虽然机舱减压事件十分罕见，但其风险较高。（在海拔13 716 m以上的天空，急性低氧可使人在短短15～20 s内发生昏迷）。除急性低氧外，空气的突然流动，低温（寒冷）和碎片残骸也会带来危险[203]。

患者的转运是一项重要的工作，它的顺利进行依赖于周密的计划、完善的基础设施和设备，以及对患者病理生理的全面了解[205]。除缺氧外，我们还应注意体腔内气体的膨胀[205-206]。气体膨胀可能会影响一些疾病的病理过程，如颅腔积气、气胸、肠胀气（尤其是肠扭转的病例），这些疾病都是航空医疗转运的相对禁忌证[205]。是否进行航空转运要根据实际情况分析，最终的决定要在患者当地的救治需求与转运风险之间寻求最佳平衡。气体膨胀也会改变医疗设备的空气体积（如气管导管的套囊）。从平原地区上升到海拔 2500 m 地区，气管导管套囊容积增加约 35%[207]，因此，无论海拔升高还是降低，都应该考虑这一问题。航空转运还涉及封闭空间和移动患者相关的工作挑战[205, 207]。一项大样本量（19 228 例）的队列研究显示，在加拿大的航空医疗转运中，5.1% 的转运班次报告有紧急事件，相当于每 12.6 h 转运时间就会发生一起紧急事件[208]。老年患者、血流动力学不稳定的患者和需要辅助通气的患者似乎更容易发生紧急事件。最常见的紧急事件是血流动力学的恶化，需要气管插管是最常见的主要急救复苏步骤。该研究还显示，航空转运过程中的死亡率仅为 0.1%[208]。这些结果表明，配备训练有素的从业人员可安全进行航空医疗转运，将对患者有很大的益处。

太空医学

随着与地球表面的距离增加，大气压力呈指数下降，这对人类生存产生渐进的不利影响。在商用客机的巡航高度（大约 39 000 英尺），飞机外部的大气压力大约只有海平面压力的 20%。国际航空联合会将外层空间的边界定义为：位于地球大气层终止和太空开始的区域，距离地球表面的海拔高度为 10 万米[209]。国际空间站（international space station，ISS）上的宇航员距离地球表面 350 ～ 450 km，并以每小时 17 500 英里的速度绕着地球旋转。然而，这些极端高度仍然被认为是相对的近地轨道，未来的宇航员将更加远离地球环境的保护[210]。

航天探索和航天医学简介

2015 年 11 月 5 日，美国国家航空航天局（national aeronautics and space administration，NASA）宣布，正在招募宇航员执行长时间的航天飞行任务，包括 ISS 的长期任务和可能的火星航天任务[211]。近期，美国和俄罗斯都宣布，计划在月球上建造一个新的太空港，并利用这个月球基地将自己的宇航员送入火星。亿万富翁企业家们（如理查德·布兰森和埃隆·马斯克）也提出了类似的设想，并承诺进行航空革命：用火箭运送乘客到太空，而不是传统的穿越地球大气层的飞机。毫无疑问，一场国际“太空竞赛”已经拉开序幕。

自 1961 年人类首次进入太空（当时尤里·加加林第一次绕地球飞行的总时间不到 2 h）以来，航天技术、技能和知识都得到了迅速发展[212]。然而，自从上一次阿波罗任务（阿波罗 17 号）离开地球的 40 多年里，只有 12 个宇航员登陆到月球[211]。未来航天任务包括再次成功离开近地轨道、送宇航员去执行更遥远的任务以及使航天安全的用于商业目的，这给航天医学带来许多挑战，包括如何最好地识别和处理未来的宇航员和乘客的潜在健康问题。

宇航员在航天飞行中患病的风险

虽然在航天飞行中发生医疗问题的绝对几率很低，但风险却是很大。目前 NASA 火星任务的概念性计划预测，载人任务时间长达 1100 天（约 3 年）[213]。每年普通人群紧急事件的发生率约为 0.06，在为期 3 年的太空任务中，预计六名宇航员组成的机组至少发生一次医疗急救（$0.06 \times 6 \times 3 = 1.08$ 事件）[214]。

与普通人相同，宇航员也会受到疾病的影响。例如，由于担心可能接触到德国麻疹病毒，在命运多舛的阿波罗 13 号发射前 72 h，NASA 的宇航员托马斯·马汀利被从船员中除名而闻名。实际上，马丁利未患麻疹。在此之后，他成功地完成了包括阿波罗 16 号和 STS4 号在内的飞行任务[215]。航天飞行的独特环境也可改变宇航员对一些疾病的易感性。确定航天飞行对健康的影响仍是一个研究的焦点，例如，自 1992 年起，NASA 一直进行宇航员健康情况的纵向研究[216]。这项队列研究统计了宇航员全因死亡率和发病率的数据，例如，宇航员的癌症病死率无明显升高（如后文所述，癌症死亡率可随有害辐射剂量的增加而升高），这表明在航天飞行过程中采取许多降低这些风险的预防性措施可能是有效的[216]。

同样，航天飞行环境也会对宇航员造成一些普通人通常不会经历的特殊健康问题，可影响机组人员的生理和心理健康。一项对宇航员们的（他们完成了 79 次美国航天飞机任务）调查显示，多达 94% 的宇航员在飞行过程中的某些阶段服用某些药物，所治疗的疾病通常不会出现在地球上健康程度类似的人群中。这些疾病包括：空间运动病（space motion sickness，SMS）、失眠、头痛和背痛[217-218]。

航天飞行引起的环境挑战

极度加速和减速

起飞和着陆（包括重返地球大气层）是任何航天飞行中最重要和最危险的两个时期。迄今为止，航天飞行期间发生的每一起人类死亡事件（挑战者号、哥伦比亚号、联盟 1 号和 T11 号）都发生在其中一个关键时期（起飞或着陆期）[210]。在起飞和重返大气层时，宇航员通常会经历大约 4 ～ 5 倍重力的极限加速度，且这种加速度可能会更高。1961 年，尤里 · 加加林乘坐“沃斯托克 1 号”飞船重返大气层时，他在承受 8 G 左右的重力时仍保持清醒。在阿波罗号着陆时，宇航员通常会承受 17 G 左右的重力，并能很好地耐受[211-212]。目前 ISS 人员乘坐俄罗斯和平号飞船返回时，使用带有特殊设计的减震器和衬垫的座椅，将着陆受力降低了 20% ～ 30%（着陆受力低于 22 G）[211]。

极度加速和减速力不仅能使舱内装载不牢固的设备物品发生位移（飞行物体的撞击或危害极大的硬着陆可造成外伤），还能与周围空气摩擦产生极高的温度。在重返大气层的过程中，美国航天飞机的外部温度超过了 15 000℃。这一温度足以电离空气，并从航天飞机表面隔热层的最外层原子中除去电子，产生大量的电磁干扰，使船上人员在 17 分钟内无法通过无线电与外界联系。2013 年 2 月 1 日，哥伦比亚号航天飞机在起飞过程中损坏了其中一块隔热板，导致该航天飞机的热保护层薄弱，返回地球时无法承受极度高温，最终该航天飞机在返回地球时被烧毁，机上 7 名机组人员全部遇难[211]。

辐射

太阳辐射［即宇宙射线、高能光子、高能电荷（HZE）中子和原子核以及太阳粒子］一直是影响宇航员健康的主要问题。只有在深入太空的长期探索任务中，急性（执行任务时）和慢性（执行任务后）辐射暴露的相关风险将会增加[219]。从阿波罗任务至今，机组人员还未完全脱离地球磁场的保护（即，超越范艾伦带），但在未来任何登月或火星任务中，机组人员都将面临 40 多年来首次完全直接暴露于太阳辐射，而且目前尚未有被充分建立和检测的完善的屏蔽规划[220]。每年低于 1 希沃特（sievert，Sv）的慢性辐射暴露被认为对肿瘤发生率有长期的影响；0.5 ～ 1.0 Sv 的急性暴露足以引起急性辐射暴露的相关症状。据估计，为期 940 天的火星任务辐射暴露率几乎可达到上述致病水平[221]。有研究甚至通过模拟火星任务预测了辐射暴露水平，根据国家辐射防护委员会的建议，辐射暴露水平将首次超过 NASA 目前采用的宇航员的职业暴露上限［即暴露诱导死亡风险（risk of exposure-induced death，Reid）的上限置信区间（confidence interval，CI）为 3%］[222]。在一次为期 1 年的、处于最低平均太阳辐射暴露水平的深空飞行任务中，一名从不吸烟的 45 岁男性宇航员因辐射暴露罹患癌症的总风险预计约为 2%（CI：0.53% ～ 7.84%），其中肺癌的预计风险最高，其次是结直肠癌[219]。然而，我们对航天期间辐射暴露的长期健康风险的总体认识仍相对有限，目前的预测和以前观察到的结果之间仍存在显著差异[223]。除了恶性肿瘤，在宇航员身上还发现其他慢性辐射暴露相关的健康风险，例如，报道证实，执行 20 天的航空任务后，暴露在 8 mSv 以上辐射的人白内障发病率增加[216, 224]、生育能力下降（在动物实验中，表现为生育能力下降伴或不伴先天畸形的数量增加）[211]、甲状腺疾病的发病率略有增加（但没有统计意义）[216]。最初的研究认为，中枢神经系统对辐射的影响具有相对的抵抗力，然而，已有报道，辐射暴露可引起中枢神经系统的广泛改变，包括：记忆障碍、突触可塑性改变、执行能力受损和认知功能障碍[225-229]。此外，航天飞行引起的神经心理显著改变可能会进一步加剧这些影响。

隔离、束缚、睡眠障碍和其他心理挑战

ISS 的工作人员以超过 17 000 km/h 的速度围绕地球运动，每 90 分钟绕地球一周（我们通常将其定义为典型的“一天”）。这意味着国际空间站的宇航员 24 h 内会经历不少于 16 次日出和日落；换言之，在短短 23 天的太空任务中，宇航员就可以轻松地看到 365 次日出（相当于一年的日出）。睡眠-觉醒周期与太阳光调节的生物昼夜节律密切相关[230]，同时宇航员在睡眠的舒适性方面也面临着许多其他挑战，如持续的噪音、身体不适（宇航员通常睡在紧紧固定在太空船墙壁上的睡袋里）和高碳酸血症。睡眠剥夺和疲劳是宇航员普遍抱怨的问题，研究表明，宇航员在航天飞机

任务期间平均睡眠时间仅为 5.96 h（标准差为 0.56），在 ISS 任务期间平均睡眠时间为 6.09 h（标准差为 0.67），在发射前 3 个月内平均睡眠时间不足 6.5 h[231-232]。据报道，类似的睡眠不足会损害认知能力并损害长期健康[231, 233]。极端隔离和长时间束缚带来的持续压力也会加重睡眠障碍，影响个人和团队的行为表现[234]。但有趣的是，这些影响可能具有个体差异，也可通过训练改善。在火星 -500 研究中，为高度逼真地模拟一次火星任务，6 名男性被限制于一个 550 m^3 的舱中（为期 520 天）。结果表明，其中一名宇航员在整个任务期间的 93% 的时间里都出现抑郁症状，另有两名宇航员全程未出现任何心理症状[235]。同样，在回顾宇航员在 ISS 执行任务的表现时，所有参与研究的宇航员都表现出极高的自我意识，并且在 ISS 上，他们的总体表现是积极的。因此，NASA 认为他们的培训计划是有效的，其中包括：人际关系，团队合作和心理支持[236]。

减压和改变氧浓度

太空中任何物体对载人航天飞行器都构成持续的威胁，因为任何穿透性撞击都可能导致舱内环境骤然减压。美国宇航局估计，目前地球大气层中有 21 000 多个轨道碎片，通常是没有用途的人造物体或此类物体的残骸。在任何特定的时间，大约 200 kg 的陨石（在绕太阳轨道运行时，穿过地球大气层的岩石）都可能出现在离地球表面 2000 km 的范围内[211]。船舱内人工环境突然被破坏，会导致急性缺氧、减压病（decompression sickness，DCS），如果问题得不到迅速解决或控制，最终会导致宇航员死亡。根据联邦航空管理局的数据，在 5 万英尺高空快速减压后，有效意识时间（即一个人在氧气供应不足的情况下能够有效或充分履行飞行职责的时间）只有 5 秒[237]。

由于压力的突然变化，原已溶解的气体被迫离开溶液形成气泡，就会出现 DCS（俗称“潜水病”）。这一过程被称为“沸腾”，即由于环境压力低于水的饱和蒸汽压而导致体液沸腾。据报道，苏联宇航员阿列克谢·列昂诺夫在 1965 年完成世界上第一次太空行走时发生减压病。当时他需要缩小出故障的航天服的尺寸，才能从气闸门回到航天飞船[238]！此后，航天服的设计有了很大的改进，但执行舱外活动（extravehicular activities, EVAs）的相关危险仍然很大。

美国和俄罗斯航天服维持内部的工作环境为：航天服内部压力分别为 30 kPa（美国）或 40 kPa（俄罗斯）的 100% 氧气。打造一件柔软耐用的航天服以抵御太空真空带来的巨大压力是一项相当具有挑战的工程[239]。在离开主航天器之前，宇航员要进行 EVA 前准备，这可最大程度地降低 EVA 时发生减压病的风险。从航天角度来看，尽管 EVA 前准备相对耗时，但 EVA 前准备仍是快速的减压过程：30 ～ 40 kPa 的大气压相当于站在海拔 8848 m 的珠穆朗玛峰顶峰，大多数登山者通常需要 60 ～ 70 天到达珠穆朗玛峰顶峰[240]，但宇航员在几分钟到几小时内就会减压到这一数值。因此，补充氧气对于预防本章前面描述的任何高原病都是必不可少的。但是氧气对任何航天器来说都是一个主要的火灾隐患，故目前还未有载人航天计划使用提高氧气含量的航天器。因此，目前 EVA 前减压仍然是必不可少的[239]。虽然 EVA 前减压对普通的太空商业旅客可能不是问题（旅客不需要经常离开航天器），但是如何在长期任务（长期“驻月”或火星计划）中处理好这些矛盾，仍然有待研究。

微重力

人体经过数百万年的进化，已经完全适应了重力环境。实际上，重力对我们的环境影响无处不在，因此很难想象重力对人类健康和机能的影响有多大。如果没有重力，我们很难与周围环境进行互动，地球上理所当然的简单现象也不再发生。没有重力，就没有对流，使温度控制变得困难。例如，燃烧的火焰是球形和蓝色的，而不是黄色和尖状的；没有烟灰向下沉积或热量向上传递，火焰在有氧气的各个方向燃烧。没有重力，就没有浮力——气泡不会浮出水面，而是悬浮在液体中（图 74.3）。因此，要清除注射器内液

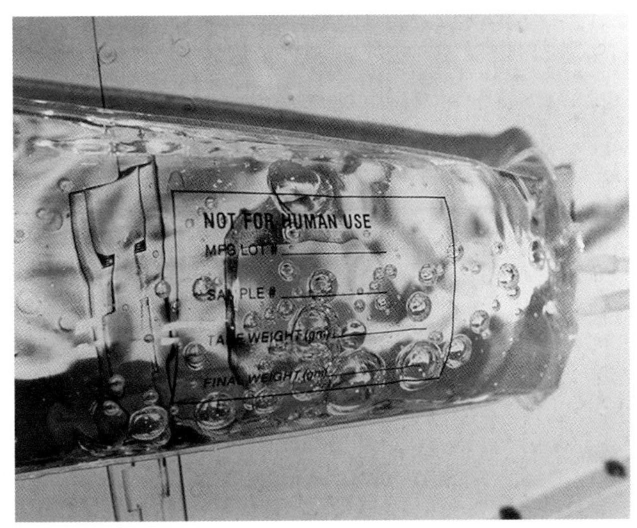

图 74.3 在轨道飞行过程中，失重导致 1 升的 0.9% 生理盐水袋内出现清晰可见的气泡（From Norfleet WT. Anesthetic concerns of spaceflight. Anesthesiology. 2000；92（5）：1219-1219.）

体中的气泡，需要给予额外的加速力。失重对人体几乎每一个器官、系统都有影响，这给宇航员带来一系列急性和慢性的健康危害。未来的火星任务将面临更大的挑战，因为宇航员需要在着陆后几分钟内再次从失重状态过渡到重力状态下的机能[211]。

航天飞行中的心血管生理学

心血管系统特别容易受到微重力的影响。航天飞船起飞后不久就迅速出现急性“液体转移”，即通常储存在循环系统静脉（高容量）端的血液开始迅速再分布至其他组织床中（图 74.4）。这种作用在上半身最为明显，通常情况下，通过重力汇集在腿部静脉系统中多达 2 升的血液，在发射后几分钟内向上释放到中央循环系统[241]，结果宇航员很快就会出现面部水肿和所谓的“鸡腿”综合征[210]。

各种研究显示，失重导致心输出量会急剧增加 18% ~ 30%，并至少持续 8 天[242-244]。因为总体上心率保持相对不变，心输出量增加主要由每搏量的增加引起[243-245]。体循环血管阻力（SVR）也降低了 14% ~ 35%，使收缩压保持相对不变[244-245]。尽管一些研究表明，在微重力状态下，静息舒张压和平均动脉压可能都会略有下降，但运动后仍会正常升高[243, 245]。在长时间的航天任务中，这种血压下降可能会更加明显[245]。矛盾的是，起飞后中心静脉压（CVP）迅速下降，这可能是心房明显扩张的结果[246-247]。一项对宇航员的研究表明，航天飞行初期，静息状态下的压力反射敏感性可能会短暂增加，在几天后恢复到基线水平[248]，但在执行较长时间（如 9 个月）任务后，压力反射敏感性可能会长期降低[249]。

随着之后的太空航行时间的增加，机体对微重力的适应使 SV 和心输出量再次缓慢降低，进而使射血分数增加[250-251]。这推断是由心脏组织的解剖变化引起的，因为左心室质量和平均左心室球形指数分别下降 8.0% 和 9.6%，并伴体液总量降低[252-253]。

据报道，在卧床休息和执行航天任务时，均存在血浆容量下降（高达 15%）[254-256]，同时伴红细胞计数的下降[254, 257]。血浆容量在 24 h 内下降，而红细胞计数下降在一周后才出现，表明血浆容量与红细胞计数下降的机制有所不同，目前红细胞（red blood cells，RBCs）计数减少的确切原因尚不清楚[210, 257]。在执行航天任务后，铁蛋白水平升高，而网织红细胞数量减少，表明 RBCs 计数减少是由于 RBC 生成减少而不是破坏或消耗增加引起的[257]。但也可能是由于体液从下肢向中央（包括肾脏）组织床转移，导致组织氧水平（特别是肾组织氧水平）发生改变，而引起 RBCs 计数减少[210]。

在返回地球后的 2 ~ 3 周内，体液变化可恢复至正常水平。但在宇航员返回地球时，血容量不足和航天飞行后立位耐力不良仍会引起严重的问题。目前指南推荐，宇航员在着陆前大约 1 h 用生理盐水进行“液体扩容”，它可显著降低血容量不足和立位耐力不良的风险[258]。

微重力环境本身可能不会直接影响心脏电生理。

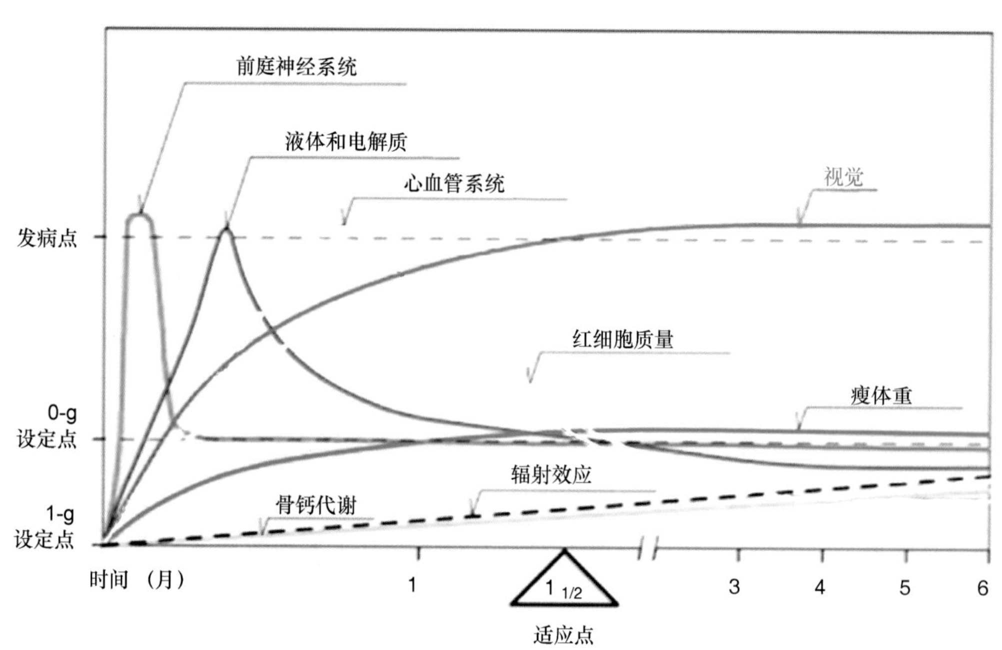

图 74.4 对微重力的生理习服和适应的时间进程（From Komorowski M，Fleming S，Kirkpatrick AW. Fundamentals of anesthesiology for spaceflight. J Cardiothorac Vasc Anesth. 2016；30（3）：781-790.）

但据报道，航天飞行期间（尤其是 EVAs 期间）宇航员出现大量的心律失常，可能是由于上文所述体液的大量转移以及血浆儿茶酚胺含量和肾上腺素能受体敏感性的改变[210, 259-260]。在执行任务时，天空实验室的九名宇航员都发生了心律失常；在多 NASA 次航天飞行任务中，记录到宇航员出现多种心律失常；1987 年，俄罗斯和平号空间站上的一名机组人员出现 14 次室性心动过速（ventricular tachycardia，VT）[210-211]。

航天飞行期间的肺生理学

正常情况下，人类的肺特别容易受到重力的影响，主要表现为重力相关的肺通气和肺血流梯度改变。因此，在脱离地球重力的航天飞行中，肺功能发生变化不足为奇[242, 261]。而宇航员返回地球时肺的适应性变化需时很短，通常不需要进行肺功能恢复或康复治疗[262]。未来执行超过 6 个月的航天任务返回后，这种现象是否存在目前尚未被证实。

比较特殊的是，在微重力条件下，呼吸频率增加约 9%，而潮气量减少高达 15%，这意味着分钟肺泡通气量基本保持不变[210, 242, 263]。在太空航行时，其他呼吸系统检测指标无明显变化。虽然在微重力（图 74.5）条件下 24 h 内的肺活量、用力肺活量和 FEV1 可能略有下降（大约 2% ～ 5%），但在太空航行的第 4 天即可恢复到航行前水平[211, 264]。由于在太空中膈肌向颅侧运动、肺泡扩张更均匀和肺内血流量的增加，导致残气量和功能残气量分别减少约 18%（约 320 ml）和 15%（约 500 ml）[263]。尽管在微重力条件下整个肺的通气和血流更均匀，但仍存在轻微的、无临床意义的肺通气血流比值失调[211, 265]。

在航天飞行的初始阶段，ISS 宇航员的运动能力（以 $\dot{V}O_2$ 峰值衡量）平均下降 17%，但在随后的航天任务中运动能力逐渐恢复。仅部分宇航员的运动能力能够恢复到航行前水平，这表明航天飞行中的运动-应对能力变化存在较大的个体差异[266]。随着航行时间的延长，有氧代谢能力逐渐恢复，表明在每次 ISS 任务期间采用的锻炼策略是成功的[267]。为应对太空中各种体力活动，所有宇航员每天都会进行个体化的锻炼。随着 ISS 知识的革新和设备的进步，多年来锻炼计划一直在不断完善。在过去 10 年的国际空间站任务中，跑步机训练和自行车肌力测试的时间逐渐减至平均每天 30 分钟，但抗阻练习逐渐增加到每天 1 h 左右[268]。宇航员经过长时间航天飞行后返回地球，HR 仅轻度增加，表明这些锻炼可以成功地维持宇航员的心血管健康，满足日常任务的需求[269]。采用锻炼计划的另一个主要目的是，防止在微重力条件下发生严重肌肉萎缩和骨质脱钙（图 74.6）。

航天飞行中的骨骼肌肉生理学

在进入太空、脱离地球引力后，骨骼内的钙开始明显丢失。从太空飞行的第一天开始至整个航天飞行任务期间，尿钙和粪钙的排泄量增加 60% ～ 70%，同时伴有尿中骨吸收标志物水平显著增加、血液中甲状旁腺激素和 1,25 二羟基维生素 D 水平降低[241]。在地球上，平均每年因衰老导致的骨密度降低约为 1%；而在太空中，骨密度平均每月下降 1%，骨盆的骨密度下降可为原来的两倍[210-211]。锻炼计划（尤其是抗阻力运动）可以缓解骨密度的下降，并且每年锻炼计划都在完善。但是锻炼不能降低以下风险：宇航员在太空飞行中发生脆性骨折和肾结石的风险仍然很高；骨质疏松症等长期健康风险仍然很高（这也是未来火

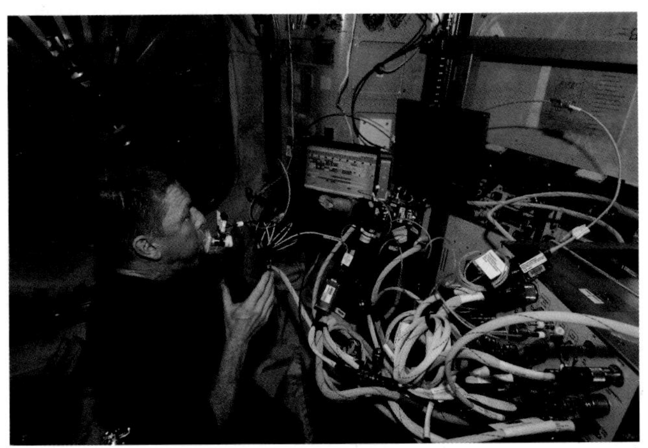

图 74.5　英国欧洲航天局宇航员蒂姆 · 皮克在国际空间站进行肺功能测试（Image courtesy ESA.）（From European Space Agency. http://m.esa.int/spaceinimages/Images/2016/02/Taking_Tim_s_breath_away. Published 2016.）

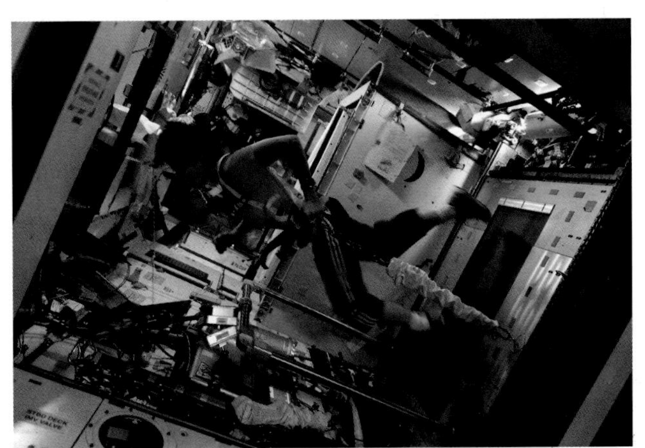

图 74.6　欧洲航天局宇航员萨曼莎 · 克里斯托弗雷蒂在国际空间站锻炼（Image courtesy ESA.）（From European Space Agency. http://m.esa.int/spaceinimages/Ima ges/2015/09/Samantha_running_in_space. Published 2015.）

星任务规划者的主要担忧)[210，270-271]。

对美国航天飞行任务和俄罗斯和平号任务中的宇航员进行为期 16 周和 28 周的研究表明，除颈部外，所有肌群的肌肉体积都显著减少（5% ～ 17%）[272]。维持直立姿势的肌肉群（即反重力肌肉）通常受到影响最大。例如，ISS 工作人员的肌肉体积减少最大的是小腿（减少 10% ～ 16%），其次是大腿（减少 4% ～ 7%），而上肢肌肉体积无变化[273]。对执行长达 11 天的早期航天飞机任务的 8 名航天员进行股外侧肌活检证实，Ⅱ B 型肌肉纤维的体积减少相对最大，其次是Ⅱ A 型（快缩型）肌纤维，而Ⅰ型（慢缩型）肌纤维的体积减少最小[274]。在微重力的作用下，肌肉结构改变伴随着功能损害，反重力肌肉常易疲劳、肌纤维张力常降低[273]。值得注意的是，太空飞行中肌肉功能的下降与肌肉结构的改变不成比例，这也可能与运动神经元的肌肉控制等其他因素相关[275]。安东努托的一项研究发现，在 1 到 3 个月的航天飞行中，肌肉最大爆发力下降了 45% ～ 65%，而肌肉质量只下降了 9% ～ 13%[276]。在模拟航天飞行时，恒河猴的肌电周期和爆发持续时间缩短[277]。ISS 上的大鼠也出现了大量的树突重塑[278]。

航天飞行中的中枢神经系统与心理挑战

在进入太空和返回地球后，宇航员通常都会很快发生神经功能改变，其中许多神经功能改变在返回地球后会持续较长时间。例如，多数机组人员在进入或脱离微重力后会发生某种形式的运动功能障碍，如共济失调和姿势保持反射障碍。姿势保持反射障碍可以由以下几个因素来解释：各肌肉萎缩程度不相同，直接影响姿势性张力；由于脊椎受压减轻，在抵达太空 10 天内宇航员身高可增高 2 ～ 3 英寸，导致脊神经根牵张，肌肉间室长度-张力关系改变（包括受微重力环境下受废用影响最大的反重力肌肉）。小脑和前庭系统通常能很好地适应地球重力，前庭反馈环的改变也会显著损害正常的姿势反射[275]。

前庭系统由感知远处角力的半规管和感知线力的耳石器官组成，不断向大脑提供三维方向和运动的最新信息。经过数千年的进化和发展，前庭系统可以精确地适应地球的引力场，而在太空的微重力环境下，前庭系统非常容易出问题[275]。在抵达太空的 48 h 内，60% ～ 80% 的宇航员将经历“航天运动病”，这种疾病的特征是面色苍白、厌食、恶心，偶有呕吐、体温升高和冷汗[279]。“航天运动病”通常持续时间短暂，多数病例在 48 ～ 72 h 内自愈或通过最低限度的药物治疗即可恢复，但少数病例症状可以持续更长时间。“航天运动病”很少会导致机组人员无法执行全部的航天飞机任务[241]，但对前往月球或火星执行长期任务的宇航员构成了真正的威胁。为在月球或火星中生存，着陆后宇航员可能需要在新的重力环境中非常迅速地使运动功能正常化。

地面晕动病通常是由视觉和前庭运动知觉的差异引起的。同样，在失重的太空特殊环境中，缺乏前庭的“向上或向下”感觉也可能会导致“航天运动病”[241]。微重力还会影响其他感觉系统。美国和俄罗斯的宇航员报告说，太空中食物的味道和气味发生改变，他们要求给口味更淡的食物添加香料、对咖啡和甜点的胃口变小[211]。在太空航行过程中，生命支持系统不断运行产生的噪音持续影响宇航员。虽然耳塞可以阻挡生命支持系统产生的噪音（每天近 24 h 连续不断的 70 ～ 100 dBA 的噪音），但并不能减弱机器造成的振动感。失重引起体液向头部转移，这可能损害中耳功能，也可能在一定程度上减弱振动感[211]。微重力还会损害肢体的本体感觉，并改变触觉敏感度，这些改变都具有显著的个体差异[280]。

航天飞行严重影响视觉系统。七名经历长期航天飞行的宇航员从 ISS 返回后接受了检查，发现他们的视觉系统的组织结构和功能发生了改变，包括视盘水肿、棉絮状斑、脉络膜皱褶、神经纤维层增厚、眼球变平以及由此引起的视觉改变（远视）[281]。其中一名宇航员在飞行 6 个月后最初只出现相对轻微的变化（右眼单侧脉络膜皱褶和单一的棉絮状斑），在第二次为期 6 个月的任务中这些症状持续进展，右眼出现了视盘水肿和更广泛的脉络膜皱褶[282]。第二次任务返回后不久，发现双侧眼球变平，视神经鞘直径稍有增加。21 个月后，右眼出现广泛的脉络膜皱褶，无自发的静脉搏动[283]。宇航员的脉络膜皱褶被认为是由于在太空飞行过程中颅内压升高所致。颅内压升高可能是由于高频率的抗阻运动、航天器上更高的二氧化碳水平或与太空飞行相关的体液向头部转移所致。增高的颅内压沿视神经鞘将更多的 CSF 传递到眼睛，并对两个眼球施加更多的来自后向的压力，这就是航天飞行的“视觉障碍性颅内压综合征”，它与高原地区旅行者经历的某些方面相似[284]。但有不同观点认为，ICP 可能不会随着执行太空任务时间的延长而升高，太空航行中的视力损害可能是由于蛛网膜下腔眼眶内 CSF 流动的局部改变导致了视神经鞘“间隔综合征”[285-286]。

航天飞行对视力存在普遍的不利影响，特别是在持续时间较长的任务中。在短时间的航天飞行任务中，30% 宇航员的近距离和远视力都有所下降，而在长期任务中，这一比例高达 60%[281]。随着年龄的增长，晶状体的调节能力下降，年龄较大的宇航员更可能出现视力改变，现在 40 岁以上的宇航员通常会佩戴"太空预防眼镜"来矫正航天飞行引起的远视。在美国太空计划的早期，也有关于视野和眼压变化的报道，现有大量证据表明，进入或脱离微重力环境还会损害眼球的运动和反射[211]。

除了应对感知的变化外，宇航员在执行任务前、执行任务期间和执行任务后都会经历许多心理挑战。在宇航员离开地球之前，竞争激烈的宇航员选拔和飞天前高强度的国际训练计划给所有宇航员带来了巨大的压力。长时间的隔离状态可增加应激水平，可通过检测下丘脑-垂体-肾上腺轴的激活（引起皮质醇生成增加）和睡眠障碍程度来衡量[287]。宇航员经受的失眠程度加重可能是由多种因素（如近地轨道引起的昼夜节律紊乱、噪音等级增加、缺氧、高碳酸血症和极端温度）引起的，而不仅仅是隔离状态造成的。然而，如何最好地缓解长期隔离造成的心理压力，仍是未来长期航天任务成功的关键。目前国际航天局正在进行一些地面航天研究模拟项目，专门研究长期航天飞行面临的心理压力（以及其他）挑战。例如，欧洲航天局的地面航天研究模拟项目设在南极高原的康考迪亚空间站。在那里，一年中有半年是无法进入的，每年在那里"过冬"的十几名宇航员完全与世隔绝（图 74.7）。火星 -500 项目是第一个高度逼真的模拟火星任务，将 6 名多国机组人员在 550 m^3 的舱内隔离了 520 天，其最近的报告表明，挑选适合的机组人员是成功的关键。在行为反应上，个体间存在显著差异：两名压力和疲劳程度最高的船员占所有感知障碍的 85% 以上[235]。

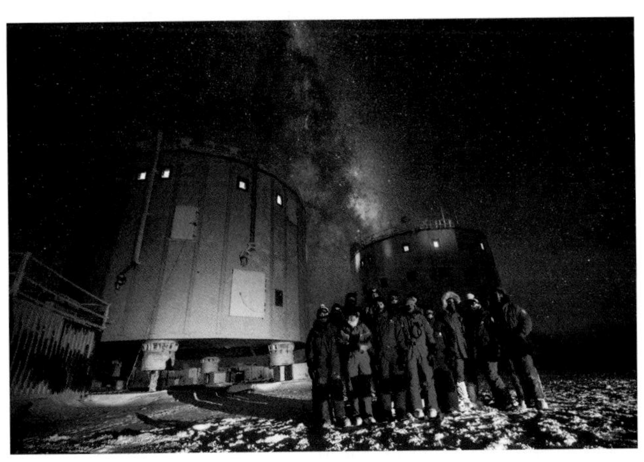

图 74.7 在南极洲欧洲航天局康科迪亚空间站过冬的工作人员。他们在一年中的数月里都经历了完全与世隔绝、24 h 黑暗和极度寒冷的温度（最低可达－80 ℃）(Image courtesy ESA.)（European Space Agency. http://m.esa.int/spaceinimages/Images/2016/07/Concordia_crew_2014-2015. Published 2016.）

航天对其他生理系统（包括免疫系统和消化系统）的影响

自航天飞行的早期开始，传染病一直是一个主要问题。在 20 世纪 60、70 年代，宇航员感染传染病的风险增加。大约 50% 的阿波罗宇航员在太空航行期间或太空航行后不久感染细菌或病毒[241]。在未来更长时间的太空任务中，我们将更加关注微重力如何影响免疫系统的反应能力，以及宇航员们在太空航行中免疫抑制越来越多的原因[288]。

研究表明，即使短期的航天飞行也会损害免疫系统的反应性。在飞行期间，炎性细胞因子如 IL-4、IL-10、IL-12 和肿瘤坏死因子-α（tumor necrosis factor-α，TNF-α）的生成显著增加。在飞行期间和着陆后不久，病毒特异性 T 细胞的功能降低[289]。参与 ISS 任务的宇航员，其 T 细胞功能下降持续 6 个月。执行长期任务的机组人员更有可能出现白细胞介素和 TNFα 的慢性持续性降低[290]。在俄罗斯和平号空间站的机组人员中，也观察到了细胞介导的免疫功能受损以及与之相关的迟发性超敏反应降低[291]。在其他健康的宇航员体内，也检测到潜伏病毒活性被重新激活；据报道，在太空航行期间，水痘-带状疱疹病毒、巨细胞病毒和 EB 病毒的 DNA 的合成都有所增加[292-294]。有趣的是，在太空航行出发前 2 天，一名原本健康的 47 岁宇航员身上出现胸部带状疱疹，通常这种症状只出现在老年或免疫抑制的患者（例如在器官移植、获得性免疫缺陷综合征之后），这表明在宇航员离开地球大气层之前，严格训练计划的长期压力影响了他们的免疫反应[293]。在动物模型中，研究发现航天飞行也可能增加传染性生物的毒力，这可能使执行较长时间航天任务的机组人员的免疫抑制问题复杂化[295]。火星 -500 计划等地面模拟研究计划证实，航天飞行引起的长期幽闭可能会降低微生物的总体多样性，机会性致病微生物的数量增加[296]。在火星 -500 研究期间，也观察到机体微生物群的改变。但有趣的是，即使长期幽闭也不影响微生物组成的个体特异性[297]。同样，在太空中的宇航员身上，也观察到肠道菌群组成的平衡改变，但是前期研究结果表明，虽然在太空航行期间消化系统发生了一些改变，但肠道微生物多样性总体上无变化[298]。

对宇航员营养状况的评估显示，执行 4 个月任务的和平号机组人员体重比飞行前减轻了10%以上，且他们通常只能吃下预计能量需求的40%～50%[299]。同样，在128～195天的长时间航天任务中，ISS的工作人员体重减轻，平均摄入的能量只有推荐摄入量的80%。在这项研究中，工作人员的血细胞比容、血清铁和转铁蛋白水平均降低，铁蛋白水平升高，而其他急性期蛋白水平保持不变[300]。在航天飞行初期，血清铁蛋白水平明显增加，但转铁蛋白水平直到任务后期才下降，这表明铁离子被动员并转移至组织中储存[301]。总体而言，在航天飞行后的72 h内，胃动力显著降低。同时，宇航员恶心和呕吐发生率有增加的趋势，胃酸分泌也增加[210, 214]。

载人航天任务期间可能的医疗场景

尽管航天飞行带来很多的生理挑战，但在过去的30年里，宇航员的死亡率逐渐下降[302]，这可能与宇航员的防护、选拔和培训的改进相关，也意味着我们对航天飞行相关生理问题的理解和处理能力逐渐提高。目前，宇航员死于心血管疾病和癌症的风险大大降低，但与普通人群相比，他们仍然面临着意外死亡的风险[302]。然而，飞往月球的阿波罗宇航员（唯一完全离开地球大气层的人类）的心血管死亡率是其他宇航员的四到五倍，这表明飞往月球或火星的更远距离航天任务（伴有辐射暴露的增加）将给未来宇航员带来更大的健康风险[303]。

在载人航天飞行的70年里，大多数死亡和险些失事事件都发生在起飞、再入或着陆过程。尽管在更长时间、更远距离的太空任务中，“飞行中”紧急情况的发生率肯定会增加，但宇航员相对年轻、平素体健、鲜有既往病史，并经过严格的筛选。当“航天旅行”变得越来越普遍、付费的普通民众开始进入近地轨道时，应对太空慢性病的能力将变得更加令人担忧。但在此之前，太空中的医疗急救常为一些急性医疗事件（如突发心律失常，烧伤或爆炸后外伤），或者是航天飞行引起的特殊生理变化（如航天运动病、视觉受损的颅内压综合征或辐射暴露）[210, 214]。在航天飞行后的许多年里，宇航员可能会需要不同的医疗救治。例如，如前所述，宇航员可能有长期或永久性的视觉变化；在年轻时宇航员比普通人群更易患房颤，这可能是由于航天飞行（最短6个月）引起的左心房结构一过性改变[304]。

由于外太空任务的距离极其遥远，机组人员在医疗紧急情况下必须完全自主。虽然与地球上相应的医生可进行“远程医疗会诊”（对治疗轻度疾病是可能的），但如果在月球背面发生了紧急情况，传输延迟将使远程医疗变得毫无用处。有趣的是，当谈及未来的火星任务时，大多数美国宇航员认为，在任何航天任务中都会出现健康问题，他们希望机组成员中包括一名受过适当培训的医生（具有4～6年急诊、急救和航天生理学经验）[305]。麻醉科医师和重症监护医师应该能够很好地处理航天医疗问题，因为他们熟悉急诊和急救，并且对人体生理学和药理学有较好的理解。在探索深空的航天任务中，NASA人类研究计划的探索医疗能力（exploration medical capability，ExMC）部门制订了一份至少17种疾病的清单，这些疾病可能需要全身麻醉或危重护理技术才能成功救治，包括需要钻孔减压的创伤性头部损伤、需要切开引流的蜂窝组织炎或脓肿、复位肩部或肘部脱位（表74.2）[306]。欧洲航天局预计，前往火星的宇航员需要接受全身麻醉来处理飞行途中的医疗紧急情况的可能性约为2.5%。对于一个完全独立的团队来说，在没有接受麻醉培训的医生的情况下，处理紧急医疗事件是极具挑战性的，并潜在地限制了航天任务[306]。

表74.2 深空飞行期间可能需要麻醉干预的内科、外科疾病列表

疾病	手术麻醉案例	建议麻醉方式
腹部损伤	脾切除、肠切除	GA ETI
背部外伤、腰椎骨折、颈部外伤	骨折复位、头环牵引、接骨术	GA ETI
烧伤	包扎、筋膜切开术	GA SV
蜂窝组织炎	切开引流	GA SV
胸部外伤 / 气胸	开胸止血	GA ETI
间隔综合征	开腹减压术	GA ETI
肘关节脱位	复位	GA SV
消化道出血	止血、溃疡缝合、肠切除	GA ETI
头部损伤	钻孔减压	GA ETI
痔疮	切除	GA SV
髋部 / 下肢骨折	复位、内固定、外固定	GA SV
腹腔感染（憩室炎、阑尾炎等）	肠切除、阑尾切除术	GA ETI
肾结石	经皮肾造瘘术、膀胱镜检查	GA SV
肩关节脱位	复位	GA SV
皮肤撕裂伤	缝合、包扎	GA SV
上肢骨折	复位、内固定	GA SV

GA ETI，气管插管全身麻醉；GA SV，保留自主呼吸的全身麻醉。From Komorowski M，Watkins SD，Lebuffe G，Clark JB. Potential anesthesia protocols for space exploration missions. Aviat Space Environ Med. 2013；84（3）：226-233

太空麻醉工作的思考

一般原则

目前，可从 ISS 转移一名机组人员，并在 24 h 内送回地球进行治疗；然而，在深入太空的探索任务中，转移宇航员回地球进行治疗是不可能的。目前在太空中，还未有人接受全身麻醉，对健康的机组人员进行麻醉方案测试是不道德、不合适的，因此很难为未来更长时间的航天任务制订合适的应急计划[307]。但是确实存在在偏远和隔离环境中（例如在高原地区）提供麻醉的地面研究模拟项目和数据[185]，从中可以推断出如何最好地处理长期航天飞行中出现的、需要麻醉的医疗情况。模拟项目与航天飞行两者的共性问题包括：缺乏空间和医疗设备、技能有限和缺少支持、很少监测、需要具备及时制订灵活恰当解决办法的能力以及压力增加可能对操作产生负面的影响[307]。应进行充分的培训和规划，以确保掌握充足恰当的技能和设备，因此，在深空环境的紧急医疗情况下，提供基本的、安全的麻醉理论上是可能的[307]。

围术期

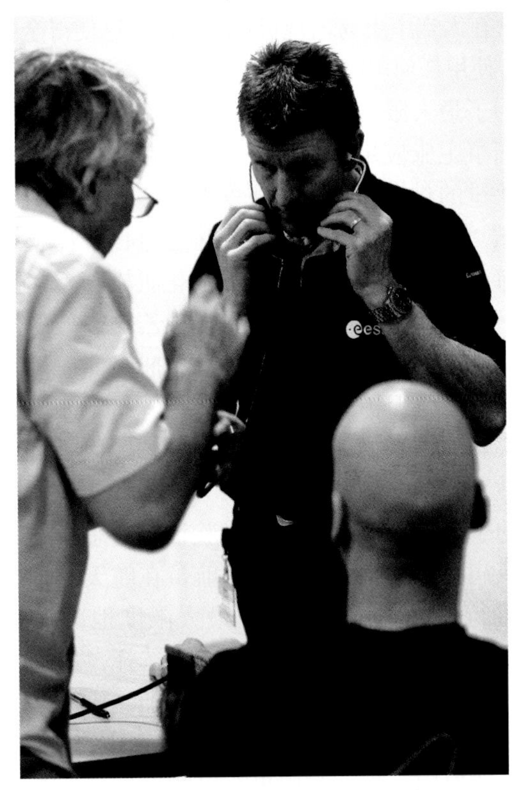

图 74.8 在执行国际空间站任务之前，欧洲航天局宇航员蒂莫西・皮克在欧洲宇航员中心进行医疗步骤和技术的实践课程（Image courtesy ESA.）（From Baumbach D. European Space Agency. http://www.esa.int/spaceinimages/Images/2010/02/Timothy_Peake_during_training_at_EAC_January_2010. Published 2010.）

所有宇航员在离开地球之前都要经过严格的选拔（图 74.8）。大多数宇航员的身体都是非常健康的，术前处理最初看起来都获益甚微。然而，一个重要的注意事项是宇航员出发前可考虑实施预防性手术，以防止航天飞行中出现的紧急情况。在执行深太空航天任务时，航天飞行是否改变宇航员患急性阑尾炎或胆囊炎的相对风险，目前尚无定论。在南极洲，可能由于免疫反应发生改变，阑尾炎和其非典型临床表现的发生率增加，因此在太空中也可能会出现类似增加的情况[308]。同样，对于航天飞行是否会影响胆结石的发生率（例如，可通过改变脂质、胆固醇代谢和胆汁流动）也是未可知的。但有趣的是，识别出具有更高患胆结石风险的患者（如接受减肥手术的肥胖患者）并为其提供预防性胆囊切除术变得越来越常见。目前尚不清楚，地球上预防性手术的最小风险是否超过 900 天的火星任务期间发生紧急情况的风险[308]。

太空中的全身麻醉

在太空中实施麻醉的机组人员，他们的技术和经验很可能十分有限，因此，推荐在太空中使用简单的、程序化的麻醉技术，使用最少药物和设备的全身麻醉似乎是合理的。氯胺酮一直是首选的诱导剂，因为它可通过多种途径（肌内、静脉内、口服、鼻内、直肠内）给药，诱导分离麻醉状态，产生镇痛、镇静和催眠作用。即使在相对低血容量状态下（太空中可能出现），氯胺酮也可维持血流动力学的相对稳定。重要的是，氯胺酮能够以晶体或粉末的形式长期储存，并在较大的温度范围内保持稳定。此外，经过严格筛选的宇航员不太可能会有使用氯胺酮的相对禁忌证（例如缺血性心脏病、瓣膜病、癫痫、严重的高血压或肺动脉高压）[306]。氯胺酮已被用于偏远和资源匮乏地区的急诊麻醉，同时其安全性也是可接受的[185, 196, 309-311]。

在微重力环境的短程航天模拟中，宇航员已经能够成功实施气管插管，但由于多种原因，太空中对气管插管的任何尝试可能是困难的。在微重力下行气管插管，需牢牢固定插管设备和患者，此外，患者可能会有严重的面部和气道水肿。在水浴模拟的微重力环境中，喉罩（LMAs）、带套囊口咽通气道和插管型 LMAs 均已被成功应用[312]。然而，并不是每次都能成功插入气道装置。另外，因胃酸分泌增加和胃动力降低，在太空中更易出现胃食管反流。这使得全身麻醉期间，使用任何声门上气道装置有相当大的误吸风险。

为了最大限度地提高插管成功率，科莫罗斯基和他的同事主张应用肌松药。尽管使用肌松药小概率会引起严重的过敏反应，但在发射前宇航员可以进行过敏测试[306]。为防止高钾血症继发的心血管衰竭的风险，航天飞行期间不应使用去极化肌松药。在微重力条件下，宇航员肌肉萎缩，肌肉中乙酰胆碱受体可能上调[313]。应用非去极化肌肉阻滞剂无上述风险，可以安全使用，但需要注意用药剂量。与患瘫痪、神经肌肉疾病的患者相似，宇航员对非去极化肌松药具有耐药性，需要增加给药剂量[314]。然而，这从未在太空中的宇航员身上得到测试或验证。与患瘫痪、神经肌肉疾病的患者不同的是，宇航员在航天飞行期间一直在进行严格的抗阻训练，最大限度地减少肌肉萎缩。罗库溴铵可能是肌松药的最佳选择，最主要是其起效快。因为考虑到误吸的风险增加，快速序贯诱导可能是首选[306]；如需要（例如，意外的插管失败。基于上述原因，在太空中更有可能发生意外的插管失败），目前可使用舒更葡糖迅速逆转其阻滞作用[315-316]。

宇航员可能会有一定程度的贫血和低血容量，这会增加在太空麻醉诱导时心血管衰竭的风险。可用的容量复苏产品的种类很可能是有限的，而且容量复苏产品还需要准备，并使用时需非常小心。目前，所有血液制品的保质期太有限，以至于只能用于最短的太空任务，且在微重力环境下，液体和气体不会因它们的密度不同而分离（通常在地球上，密度较低的空气总是会上升到液袋的顶部）。因此，在太空中，药瓶或液体袋内的液体更像泡沫。在使用前，所有的静脉输液袋都需要“脱气”。在没有重力作用下，液体不会流动，故输液可能需要使用某些机械泵[313]。

因为吸入麻醉药的废气很难被清除（另外，在微重力环境下，传统的麻醉蒸发器无法正常工作），所以苛刻的太空环境控制只能采用全凭静脉来维持麻醉［全凭静脉麻醉（total intravenous anesthesia，TIVA）］。已有研究报道，氯胺酮的全凭静脉麻醉方法相对简单，可最大程度地减少培训时间和药物应用种类[306]。必须使用最低的安全吸入氧浓度，因为呼出的高浓度氧气会增加航天器的火灾风险。另外，在微重力环境下，需要注意气管导管气囊压力。

太空中的区域麻醉

在航天飞行期间，实施全身麻醉也会带来许多风险，而区域麻醉技术可以提供许多优势。在紧急情况或医疗条件有限的情况下，只需掌握三种区域阻滞技术，就可以满足几乎全部的肢体手术。坐骨神经和股神经联合阻滞将使腿部完全麻醉，腋路臂丛神经阻滞将使肩膀以下的手臂麻醉[210]。

大量系统回顾性研究已经得出结论：使用超声引导技术进行区域麻醉可以提高阻滞的安全性和成功率[317]。在ISS上，宇航员已经成功地对自己进行了准确、安全的超声检查[318]，表明他们有能力学习超声技术，且这项技术可以安全地应用于近地轨道。然而，超声引导的区域阻滞尚未应用于太空，必须预料到相关的挑战。与气管插管相似，操作者和患者都需要固定。由于与航天飞行相关的神经肌肉和本体感觉的改变，超声神经阻滞的成功率可能会大大降低。此外，区域麻醉方法并不是适用于任何情况，并需要大量的专业培训才能掌握合理水平的超声神经阻滞技术。在探索性的深空任务中，机组人员缺乏医疗经验，这再一次降低了区域麻醉的适用性。

远程医疗技术也被提议用于协助太空中的宇航员，理论上，未来地球上的操作者可远程为航天器上的宇航员员进行区域麻醉。遥控机器人手术已经通过测试，正在考虑应用于未来的太空任务中。例如，在遥远的、横穿加拿大的距离，通过网络已远程操作完成30多例机器人外科手术，网络延迟时间约为140 ms[319]。然而，与环绕火星飞行的深空探测飞船进行无线电连接，由于连接的距离极其遥远，可能会出现近40分钟的时间延迟[313]！

参考文献

1. Moore LG. *High Alt Med Biol*. 2001;2(2):257–279.
2. Gonggalanzi, et al. *Arch Public Health*. 2016;74:23.
3. MacInnis MJ, et al. *PLoS One*. 2013;8(10):e75644.
4. Wu T-Y, et al. *High Alt Med Biol*. 2007;8(2):88–107.
5. Beall CM. *Integr Comp Biol*. 2006;46(1):18–24.
6. Douglas CG, Haldane JS. *J Physiol*. 1922;56(1-2):69–100.
7. Bärtsch P, Gibbs JSR. *Circulation*. 2007;116(19):2191–2202.
8. Hornbein TF, Schoene RB, Wolfel EE, Levine BD. The cardiovascular system at high altitude. In: Hornbein TF, Schoene RB, eds. *High Altitude: An Exploration of Human Adaptation*. New York: Marcel Dekker; 2001.
9. Sutton JR, et al. *J Appl Physiol*. 1988;64(4):1309–1321.
10. Ferretti G, et al. *J Physiol*. 1997;498(Pt 1):231–237.
11. Hornbein TF, Schoene RB, Grover RF, Bartsch P. Blood. In: Hornbein TF, Schoene RB, eds. *High Altitude: An Exploration of Human Adaptation*. New York: Marcel Dekker; 2001.
12. West JB, Schoene RB, Luks AM, Milledge JS. *High Altitude Medicine and Physiology*. 5thed.CRCPress;2012.https://www.amazon.co.uk/High-Altitude-Medicine-Physiology-5E/dp/144415432X.
13. Singh MV, et al. *Aviat Space Environ Med*. 2003;74(5):533–536.
14. Martin DS, et al. *Eur J Appl Physiol*. 2009;106(3):473–478.
15. Gilbert-Kawai E, et al. *J Appl Physiol*. 2017;122(4):1011–1018.
16. Schoene RB. *J Appl Physiol*. 1982;53(4):886–890.
17. West JB. *Integr Comp Biol*. 2006;46(1):25–34.
18. Møller K. *J Physiol*. 2010;588(Pt 11):1811–1812.
19. Brown JPR, Grocott MPW. *Con Edu Anaest Crit Care Pain*. 2013;13(1):17–22.
20. Winslow RM. *Respir Physiol Neurobiol*. 2007;158(2-3):121–127.
21. Hoiland RL, et al. *Clin Auton Res*. March. 2018.

22. West JB, Luks A. *West's Respiratory Physiology: The Essentials*. Lippincott Williams & Wilkins; 2015.
23. Moudgil R, et al. *J Appl Physiol*. 2005;98(1):390–403.
24. Lumb AB, Slinger P. *Anesthesiology*. 2015;122(4):932–946.
25. Groves BM, et al. *J Appl Physiol*. 1987;63(2):521–530.
26. Stämpfli R, Eberle A. *Helv Physiol Pharmacol Acta Suppl 1*. 1944; 3:221–232.
27. Colice G, et al. *Aviat Space Environ Med*. 1991;62(6):551–554.
28. Swenson ER, et al. *J Appl Physiol*. 1995;78(2):377–383.
29. Hildebrandt W, et al. *J Appl Physiol*. 2000.
30. Jain SC, et al. *Aviat Space Environ Med*. 1980;51(3):234–236.
31. Olsen NV, et al. *J Appl Physiol*. 1992;73(5):2036–2043.
32. Ramirez G, et al. *Aviat Space Environ Med*. 1992;63(10):891–898.
33. Zaccaria M, et al. *J Clin Endocrinol Metab*. 1998;83(2):570–574.
34. Bärtsch P, et al. *J Appl Physiol*. 1991;71(1):136–143.
35. Blume FD, et al. *JAMA*. 1984;252(4):524–526.
36. Maresh CM, et al. *Am J Physiol-Endocrinol Metab*. 2004;286(1):E20–E24.
37. Woods DR, et al. *J R Army Med Corps*. 2011;157(1):33–37.
38. Milledge JS, et al. *Clin Sci*. 1989;77(5):509–514.
39. Lawrence DL, et al. *Am J Physiol*. 1990;258(2 Pt 1):E243–E248.
40. Hackett PH, et al. *Horm Metab Res*. 1978;10(06):571.
41. Höhne C, et al. *J Appl Physiol*. 2002;92(5):2097–2104.
42. Barnholt KE, et al. *Am J Physiol Endocrinol Metab*. 2006;290(6): E1078–E1088.
43. Humpeler E, et al. *Eur J Appl Physiol Occup Physiol*. 1980;45(2-3):167–176.
44. Benso A, et al. *Eur J Endocrinol*. 2007;157(6):733–740.
45. Richalet J-P, et al. *Am J Physiol Regul Integr Comp Physiol*. 2010;299(6):R1685–R1692.
46. Seals DR, et al. *J Appl Physiol*. 1991;71(3):1032–1040.
47. Antezana AM, et al. *J Appl Physiol*. 1994;76(3):1055–1059.
48. West JB. *High Alt Med Biol*. 2002;3(2):223–235.
49. Ellsworth AJ, et al. *Am J Med*. 1987;83(6):1024–1030.
50. Honigman B, et al. *Ann Intern Med*. 1993;118(8):587–592.
51. Hall DP, et al. *PLoS One*. 2014;9(1):e81229.
52. Szymczak RK, et al. *Wilderness Environ Med*. 2009;20(4):305–310.
53. Reite M, et al. *Electroencephalogr Clin Neurophysiol*. 1975;38(5):463–471.
54. Weil JV. *High Alt Med Biol*. 2004;5(2):180–189.
55. Windsor JS, Rodway GW. *Curr Opin Pulm Med*. 2012;18(6):554–560.
56. Zieliński J, et al. *High Alt Med Biol*. 2000;1(4):331–336.
57. Cheyne J. *Dublin Hospital Reports*. 1818;(2):216–223.
58. Stokes W. *The diseases of the heart and aorta Dublin*. 1854:320–327.
59. Mosso A. *Life of Man in the High Alps*. TF Unwin; 1898.
60. Ward M. *Ann R Coll Surg Engl*. 1973;52(5):330–334.
61. Lahiri S, et al. *Respir Physiol*. 1983;52(3):281–301.
62. Windsor JS, Rodway GW. *High Alt Med Biol*. 2006;7(4):307–311.
63. Wickramasinghe H, Anholm JD. *Sleep Breath*. 1999;3(3):89–102.
64. Wu X, et al. *Space Med Med Eng*. 1998;11(6):391–395.
65. Berry DT, et al. *J Clin Exp Neuropsychol*. 1989;11(2):241–251.
66. Hornbein TF, et al. *N Engl J Med*. 1989;321(25):1714–1719.
67. Pelamatti G, et al. *Cortex*. 2003;39(1):97–103.
68. Nicolas M, et al. *Psychol Rep*. 2000;86(1):119–126.
69. Fagenholz PJ, et al. *Wilderness Environ Med*. 2007;18(4):312–316.
70. Bolmont B, et al. *Physiol Behav*. 2000;71(5):469–476.
71. Westerterp-Plantenga MS, et al. *J Appl Physiol*. 1999;87(1):391–399.
72. Kalson NS, et al. *Eur J Clin Invest*. 2010;40(8):735–741.
73. Lippl FJ, et al. *Obesity*. 2010;18(4):675–681.
74. Vats P, et al. *Nutr Neurosci*. 2007;10(5-6):243–249.
75. Bailey DM, et al. *High Alt Med Biol*. 2000;1(1):9–23.
76. Rose MS, et al. *J Appl Physiol*. 1988;65(6):2545–2551.
77. Boyer SJ, Blume FD. *J Appl Physiol*. 1984;57(5):1580–1585.
78. Westerterp KR, Kayser B. *Eur J Gastroenterol Hepatol*. 2006;18(1):1–3.
79. Hamad N, Travis SP. *Eur J Gastroenterol Hepatol*. 2006;18(1):5–10.
80. Basnyat B, Murdoch DR. *Lancet*. 2003;361(9373):1967–1974.
81. Luks AM, et al. *Eur Respir Rev*. 2017;26(143).
82. Roach RC, Bartsch P, Hackett PH, Oelz O. The Lake Louise acute mountain sickness scoring system. In: Sutton JR, Houston CS, Coates G, eds. *Hypoxia and Molecular Medicine*. Burlington, VT: Queen City Printers; 1993:272–274.
83. Maggiorini M, et al. *BMJ*. 1990;301(6756):853–855.
84. Schneider M, et al. *Med Sci Sports Exerc*. 2002;34(12):1886–1891.
85. Bircher HP, et al. *J Wilderness Med*. 1994;5(3):302–311.
86. Milledge JS, et al. *Eur Respir J*. 1991;4(8):1000–1003.
87. Roach RC, et al. *J Appl Physiol*. 2000;88(2):581–585.
88. Schommer K, et al. *J Appl Physiol*. 2012;113(7):1068–1074.
89. Imray C, et al. *Prog Cardiovasc Dis*. 2010;52(6):467–484.
90. Wilson MH, Milledge J. *Neurosurgery*. 2008;63(5):970–974. discussion 974-975.
91. Severinghaus JW, et al. *Circ Res*. 1966;19(2):274–282.
92. Roach RC, Hackett PH. *J Exp Biol*. 2001;204(Pt 18):3161–3170.
93. Wilson MH, et al. *Lancet Neurol*. 2009;8(2):175–191.
94. Roach RC, et al. *High Alt Med Biol*. 2018;19(1):4–6.
95. Sampson JB, et al. *Aviat Space Environ Med*. 1983;54(12 Pt 1):1063–1073.
96. Van Roo JD, et al. *Wilderness Environ Med*. 2011;22(1):7–14.
97. Macinnis MJ, et al. *High Alt Med Biol*. 2013;14(4):334–337.
98. Leichtfried V, et al. *Sleep Breath*. 2016;20(1):435–442.
99. Low EV, et al. *BMJ*. 2012;345:e6779.
100. Luks AM, et al. *Wilderness Environ Med*. 2014;25(suppl 4):S4–S14.
101. Ellsworth AJ, et al. *West J Med*. 1991;154(3):289–293.
102. Keller HR, et al. *BMJ*. 1995;310(6989):1232–1235.
103. Levine BD. *N Engl J Med*. 1989;321(25):1707–1713.
104. Ferrazzini G, et al. *Br Med J*. 1987;294(6584):1380–1382.
105. Bartsch P, Roach RC. Acute mountain sickness and high-altitude pulmonary edema. In: Hornbein TF, Schoene RB, eds. *High Altitude: An Exploration in Human Adaptation*. Vol. 161. Lung Biology in Health and Disease. New York: Marcel Dekker; 2001:731-776.
106. Bailey DM, et al. *Cell Mol Life Sci*. 2009;66(22):3583–3594.
107. Dickinson J, et al. *Thorax*. 1983;38(9):646–656.
108. Krasney JA. *Med Sci Sports Exerc*. 1994;26(2):195–208.
109. Hackett PH, et al. *JAMA*. 1998;280(22):1920–1925.
110. Hackett PH, Roach RC. *High Alt Med Biol*. 2004;5(2):136–146.
111. Singh I, et al. *N Engl J Med*. 1969;280(4):175–184.
112. Morla LL. *Anales de La Facultad de Medicina*. Vol 38. Universidad Nacional Mayor de San Marcos; 1955:244–274.
113. Houston CS. *N Engl J Med*. 1960;263:478–480.
114. Hultgren H, Spickard W. *Stanford Med Bull*. 1960;18:76–95.
115. Stream JO, Grissom CK. *Wilderness Environ Med*. 2008;19(4):293–303.
116. Bärtsch P, Swenson ER. *N Engl J Med*. 2013;368(24):2294–2302.
117. Hultgren HN, et al. *West J Med*. 1996;164(3):222–227.
118. Durmowicz AG, et al. *J Pediatr*. 1997;130(5):838–840.
119. Sophocles AM. *West J Med*. 1986;144(5):569–573.
120. Bärtsch P, et al. *N Engl J Med*. 1991;325(18):1284–1289.
121. Bärtsch P, et al. *J Appl Physiol*. 2005;98(3):1101–1110.
122. Vock P, et al. *Chest*. 1991;100(5):1306–1311.
123. Sartori C, et al. *N Engl J Med*. 2002;346(21):1631–1636.
124. Maggiorini M, et al. *Ann Intern Med*. 2006;145(7):497–506.
125. Oelz O, et al. *Lancet*. 1989;2(8674):1241–1244.
126. Fagenholz PJ, et al. *High Alt Med Biol*. 2007;8(2):139–146.
127. Jones BE, et al. *Wilderness Environ Med*. 2013;24(1):32–36.
128. Monge -MC. *Anales de la Facultad de Medicina*. 1928;14:1–314.
129. Villafuerte FC, Corante N. *High Alt Med Biol*. 2016;17(2):61–69.
130. De Ferrari A, et al. *Chest*. 2014;146(5):1327–1336.
131. León-Velarde F, et al. *J Wilderness Med*. 1993;4(2):183–188.
132. Sahota IS, Panwar NS. *Indian J Occup Environ Med*. 2013;17(3):94–100.
133. Cole AM, et al. *High Alt Med Biol*. 2014;15(4):497–499.
134. Hsieh MM, et al. *Exp Hematol*. 2016;44(6):483–490. e2.
135. Zhou D, et al. *Am J Hum Genet*. 2013;93(3):452–462.
136. León-Velarde F, et al. *High Alt Med Biol*. 2005;6(2):147–157.
137. Winslow RM, et al. *J Appl Physiol*. 1985;59(5):1495–1502.
138. Cruz JC, et al. *Respiration*. 1979;38(6):305–313.
139. Smith TG, et al. *JAMA*. 2009;302(13):1444–1450.
140. Richalet J-P, et al. *Am J Respir Crit Care Med*. 2005;172(11):1427–1433.
141. Richalet J-P, et al. *Am J Respir Crit Care Med*. 2008;177(12):1370–1376.
142. Luks AM, Swenson ER. *Eur Respir J*. 2007;29(4):770–792.
143. Lim SS, et al. *Lancet*. 2012;380(9859):2224–2260.
144. Hoigné P, Gibbs JSR. *Practitioner*. 2013;257(1760):27–30.
145. Parati G, et al. *Eur Heart J*. 2018;39(17):1546–1554.
146. Salvi P, et al. *Hypertension*. 2013;61(4):793–799.
147. Schmid J-P, et al. *Heart*. 2006;92(7):921–925.
148. de Vries ST, et al. *Neth Heart J*. 2010;18(3):118–121.
149. Wyss CA, et al. *Circulation*. 2003;108(10):1202–1207.
150. Schmid J-P, et al. *Eur J Heart Fail*. 2015;17(2):182–186.
151. Agostoni P, et al. *Am J Med*. 2000;109(6):450–455.
152. Valentini M, et al. *Cardiovasc Ther*. 2012;30(4):240–248.
153. Gourgoulianis KI, et al. *Arch Med Res*. 2001;32(5):429–431.
154. Vargas MH, et al. *J Asthma*. 1999;36(6):511–517.
155. Spieksma FT, et al. *Br Med J*. 1971;1(5740):82–84.
156. Simon HU, et al. *Pediatr Pulmonol*. 1994;17(5):304–311.

157. Louie D, Paré PD. *Can Respir J*. 2004;11(3):197–199.
158. Huismans HK, et al. *J Asthma*. 2010;47(6):614–619.
159. Cogo A, et al. *Respiration*. 1997;64(6):444–449.
160. Allegra L, et al. *Eur Respir J*. 1995;8(11):1842–1846.
161. Cogo A, Fiorenzano G. *High Alt Med Biol*. 2009;10(2):117–121.
162. Coté TR, et al. *Chest*. 1993;103(4):1194–1197.
163. Moore LG, et al. *Am Rev Respir Dis*. 1982;126(2):225–228.
164. Christensen CC, et al. *Eur Respir J*. 2000;15(4):635–639.
165. Berg BW, et al. *Chest*. 1992;101(3):638–641.
166. Graham WG, Houston CS. *JAMA*. 1978;240(14):1491–1494.
167. Dillard TA, et al. *Ann Intern Med*. 1989;111(5):362–367.
168. Niermeyer S, et al. *Arch Dis Child*. 2009;94(10):806–811.
169. Scrase E, et al. *Arch Dis Child*. 2009;94(8):621–626.
170. Garlick V, et al. *Curr Opin Pediatr*. 2017;29(4):503–509.
171. Theis MK, et al. *Am J Dis Child*. 1993;147(2):143–145.
172. Pollard AJ, et al. *BMJ*. 1998;316(7135):874–875.
173. Yaron M, Niermeyer S. *High Alt Med Biol*. 2008;9(4):265–269.
174. Committee on Obstetric Practice. *Int J Gynaecol Obstet*. 2002;77(1):79–81.
175. ACOG Committee Opinion No. 650. *Obstet Gynecol*. 2015;126(6):e135–e142.
176. Keyes LE, et al. *Wilderness Environ Med*. 2016;27(2):227–235.
177. Artal R, et al. *Am J Obstet Gynecol*. 1995;172(4 Pt 1):1170–1178.
178. Jensen GM, Moore LG. *Am J Public Health*. 1997;87(6):1003–1007.
179. Mortola JP, et al. *J Pediatr*. 2000;136(3):324–329.
180. Reshetnikova OS, et al. *Am J Obstet Gynecol*. 1994;171(6):1560–1565.
181. Polvi HJ, et al. *Obstet Gynecol*. 1995;86(5):795–799.
182. Julian CG, et al. *Am J Physiol Regul Integr Comp Physiol*. 2008;295(3):R906–R915.
183. Zhen H-N, et al. *Chin Med J*. 2015;128(7):993–994.
184. Kumar AS, et al. *Natl Med J India*. 2005;18(3):137–138.
185. Grocott MPW, Johannson L. *Anaesthesia*. 2007;62(9):959–962.
186. Roy PK. *Indian J Anaesth*. 2002;46(3):175.
187. Safar P, Tenicela R. *Anesthesiology*. 1964;25:515–531.
188. Nunn JF. Anaesthesia at altitude. In: Ward MP, Milledge JS, West JB, eds. *High Altitude Medicine and Physiology*. London: Chapman and Hall Medical; 1989:481–486.
189. Young J, Kapoor V. *Anaesthesia & Intensive Care Medicine*. 2010;11(4):140–143.
190. James MF, White JF. *Anesth Analg*. 1984;63(12):1097–1105.
191. James MFM, et al. *Br J Anaesth*. 2015;115(6):824–826.
192. James MFM, et al. *Anaesthesia*. 1982;37(3):285–288.
193. Maharjan SK. *Kathmandu Univ Med J*. 2004;2(2):89–95.
194. Pederson L, Benumof J. *Anaesthesia*. 1993;48(1):67–69.
195. Streatfeild KA, Gebremeskel A. *Ethiop Med J*. 1999;37(4):255–261.
196. Bishop RA, et al. *High Alt Med Biol*. 2000;1(2):111–114.
197. Wolfe RR, et al. *Am J Cardiol*. 1991;67(1):84–87.
198. Xu H, et al. *Medicine*. 2017;96(14):e6527.
199. Aksoy M, et al. *BMC Anesthesiol*. 2015;15:123.
200. Hampson NB, et al. *Aviat Space Environ Med*. 2013;84(1):27–31.
201. Muhm JM, et al. *N Engl J Med*. 2007;357(1):18–27.
202. Philbrick JT, et al. *J Gen Intern Med*. 2007;22(1):107–114.
203. Harding RM, Mills FJ. *Br Med J*. 1983;286(6375):1408–1410.
204. Thibeault C, et al. *Aerosp Med Hum Perform*. 2015;86(7):656.
205. Teichman PG, et al. *N Engl J Med*. 2007;356(3):262–270.
206. Donovan DJ, et al. *Aviat Space Environ Med*. 2008;79(1):30–35.
207. Essebag V, et al. *Chest*. 2003;124(5):1937–1945.
208. Singh JM, et al. *CMAJ*. 2009;181(9):579–584.
209. Sanz Fernández de Córdoba S. 100km altitude boundary for astronautics. FAI.
210. Komorowski M, et al. *J Cardiothorac Vasc Anesth*. 2016;30(3):781–790.
211. *Space Physiology and Medicine*. Vol. 4. 4th ed. Springer;2016.
212. European Space Agency. The flight of Vostok 1. European Space Agency. http://www.esa.int/About_Us/Welcome_to_ESA/ESA_history/50_years_of_humans_in_space/The_flight_of_Vostok_1.
213. Mahoney E. NASA Releases Plan Outlining Next Steps in the Journey to Mars. NASA. http://www.nasa.gov/press-release/nasa-releases-plan-outlining-next-steps-in-the-journey-to-mars. Published September 24, 2015.
214. Summers RL, et al. *Ann Emerg Med*. 2005;46(2):177–184.
215. National Aeronautical and Space Administration, Mattingly II Thomas K. *Biography*. National Aeronautical and Space Administration. 1987. https://www.nasa.gov/sites/default/files/atoms/files/mattingly_thomas.pdf. Published 1987.
216. Institute of Medicine (US) Committee on the Longitudinal Study of Astronaut, Longnecker DE, Manning FJ, Worth MH. In: *Review of NASA's Longitudinal Study of Astronaut Health*. National Academies Press (US); 2004. https://www.ncbi.nlm.nih.gov/books/NBK215985/. Accessed April 27, 2018.
217. Putcha L, et al. *Aviat Space Environ Med*. 1999;70(7):705–708.
218. Santy PA, Bungo MW. *J Clin Pharmacol*. 2013;31(10):931–933.
219. Cucinotta FA, et al. *Life Sci Space Res (Amst)*. 2017;13:1–11.
220. Epelman S, Hamilton DR. *Aviat Space Environ Med*. 2006;77(2):130–139.
221. Hellweg CE, Baumstark-Khan C. *Naturwissenschaften*. 2007;94(7):517–526.
222. Friedberg W, et al. *Radioact Food Environ*. 2005;7(C):894–901.
223. Chancellor JC, et al. *NPJ Microgravity*. 2018;4:8.
224. Maalouf M, et al. *J Radiat Res*. 2011;52(2):126–146.
225. Britten RA, et al. *Radiat Res*. 2016;185(3):332–337.
226. Lonart G, et al. *Radiat Res*. 2012;178(4):289–294.
227. Parihar VK, et al. *Science Adv*. 2015;1(4).
228. Parihar VK, et al. *Sci Rep*. 2016;6.
229. Jandial R, et al. *Surg Neurol Int*. 2018;9.
230. LeGates TA, et al. *Nat Rev Neurosci*. 2014;15(7):443–454.
231. Basner M, Dinges DF. *Lancet Neurol*. 2014;13(9):860–862.
232. Barger LK, et al. *Lancet Neurol*. 2014;13(9):904–912.
233. Dongen V, et al. *Sleep*. 2003;26(2):117–126.
234. Pagel JI, Choukèr A. *J Appl Physiol*. 2016;120(12):1449–1457.
235. Basner M, et al. *PLoS One*. 2014;9(3).
236. Stuster JW. Behavioral Issues Associated with isolation and Confinement: Review and Analysis of Astronaut Journals (Journals) - 04.11.18. National Aeronautical and Space Administration. https://www.nasa.gov/mission_pages/station/research/experiments/991.html#overview. Published April 2016.
237. Federal Aviation Authority. AC 61-107A - Operations of Aircraft at Altitudes Above 25,000 Feet MSL and/or Mach Numbers (MMO) Greater than. 75. https://www.faa.gov/pilots/training/airman_education/media/AC%2061-107A.pdf.
238. The First Spacewalk. http://www.bbc.co.uk/news/special/2014/newsspec_9035/index.html.
239. Katuntsev VP. *Acta Astronaut*. 2010;66(1-2):96–101.
240. Grocott MPW, et al. *N Engl J Med*. 2009;360(2):140–149.
241. Williams D, et al. *CMAJ*. 2009;180(13):1317–1323.
242. Prisk GK. *Clin Chest Med*. 2005;26(3):415–438.
243. Shykoff BE, et al. *J Appl Physiol*. 1996;81(1):26–32.
244. Norsk P, et al. *Hypertension*. 2006;47(1):69–73.
245. Norsk P, et al. *J Physiol*. 2015;593(Pt 3):573–584.
246. Buckey JC, et al. *J Appl Physiol*. 1996;81(1):19–25.
247. Videbaek R, Norsk P. *J Appl Physiol*. 1997;83(6):1862–1866.
248. Di Rienzo M, et al. *J Appl Physiol*. 2008;105(5):1569–1575.
249. Cooke WH, et al. *J Appl Physiol*. 2000;89(3):1039–1045.
250. Bungo MW, et al. *J Appl Physiol*. 1987;62(1):278–283.
251. Martin DS, et al. *Aviat Space Environ Med*. 2002;73(6):532–536.
252. Perhonen MA, et al. *J Appl Physiol*. 2001;91(2):645–653.
253. May C, et al. *J Am Coll Cardiol*. 2014;63(suppl 12):A1096.
254. Leach CS, et al. *J Appl Physiol*. 1996;81(1):105–116.
255. Watenpaugh DE. *J Exp Biol*. 2001;204(18):3209–3215.
256. Platts SH, et al. *Aviat Space Environ Med*. 2009;80(suppl 5):A29–A36.
257. Alfrey CP, et al. *J Appl Physiol*. 1996;81(1):98–104.
258. Bungo MW, et al. *Aviat Space Environ Med*. 1985;56(10):985–990.
259. Waters WW, et al. *J Appl Physiol*. 2002;92(2):586–594.
260. Meck JV, et al. *Am J Physiol Heart Circ Physiol*. 2004;286(4):H1486–H1495.
261. West JB, et al. *JAMA*. 1997;277(24):1957–1961.
262. Prisk GK, et al. *Eur J Appl Physiol*. 2008;103(6):617–623.
263. Elliott AR, et al. *J Appl Physiol*. 1994;77(4):2005–2014.
264. Elliott AR, et al. *J Appl Physiol*. 1996;81(1):33–43.
265. Prisk GK, et al. *J Appl Physiol*. 2006;101(2):439–447.
266. Moore AD, et al. *J Appl Physiol*. 2014;117(3):231–238.
267. Moore AD, et al. *Aerosp Med Hum Perform*. 2015;86(suppl 12):A78–A86.
268. Petersen N, et al. *Extrem Physiol & Med*. 2016;5:9.
269. Fraser KS, et al. *Aviat Space Environ Med*. 2012;83(6):577–584.
270. Whitson PA, et al. *Nephron*. 2001;89(3):264–270.
271. Smith SM, et al. *Bone*. 2015;81:712–720.
272. LeBlanc A, et al. *J Appl Physiol*. 2000;89(6):2158–2164.
273. Gopalakrishnan R, et al. *Aviat Space Environ Med*. 2010;81(2):91–102.
274. Edgerton VR, et al. *J Appl Physiol*. 1995;78(5):1733–1739.
275. Kalb R, Solomon D. *Arch Neurol*. 2007;64(4):485–490.
276. Antonutto G, et al. *J Gravit Physiol*. 1998;5(1):63–66.
277. Recktenwald MR, et al. *J Neurophysiol*. 1999;81(5):2451–2463.

278. Inglis FM, et al. *Neuron*. 2000;26(2):299–305.
279. Heer M, Paloski WH. *Auton Neurosci*. 2006;129(1-2):77–79.
280. Young LR, et al. *J Vestib Res*. 1993;3(3):231–239.
281. Mader TH, et al. *Ophthalmology*. 2011;118(10):2058–2069.
282. Mader TH, et al. *J Neuroophthalmol*. 2013;33(3):249–255.
283. Mader TH, et al. *J Neuroophthalmol*. 2015;35(2):226.
284. Wilson MH, et al. *N Engl J Med*. 2018;378(6):581–583.
285. Mader TH, et al. *Invest Ophthalmol Vis Sci*. 2016;57(2):592.
286. Mader TH, et al. *J Neuroophthalmol*. 2017;37(2):133–139.
287. Gemignani A, et al. *Int J Psychophysiol*. 2014;93(2):211–219.
288. Borchers AT, et al. *Nutrition*. 2002;18(10):889–898.
289. Crucian B, et al. *J Clin Immunol*. 2013;33(2):456–465.
290. Crucian B, et al. *NPJ Microgravity*. 2015;1:15013.
291. Gmünder FK, et al. *Aviat Space Environ Med*. 1994;65(5):419–423.
292. Mehta SK, et al. *J Infect Dis*. 2000;182(6):1761–1764.
293. Mehta SK, et al. *J Med Virol*. 2004;72(1):174–179.
294. Pierson DL, et al. *Brain Behav Immun*. 2005;19(3):235–242.
295. Wilson JW, et al. *Proc Natl Acad Sci U S A*. 2007;104(41):16299–16304.
296. Schwendner P, et al. *Microbiome*. 2017;5(1):129.
297. Turroni S, et al. *Microbiome*. 2017;5.
298. Fellman M. Change in astronaut's gut bacteria attributed to spaceflight - Northwestern Now. https://news.northwestern.edu/stories/2017/february/change-in-astronauts-gut-bacteria-attributed-to-spaceflight/ Published February 2017.
299. Smith SM, et al. *J Nutr*. 2001;131(7):2053–2061.
300. Smith SM, et al. *J Nutr*. 2005;135(3):437–443.
301. Zwart SR, et al. *Am J Clin Nutr*. 2013;98(1):217–223.
302. Reynolds RJ, Day SM. *Aviat Space Environ Med*. 2010;81(11):1024–1027.
303. Delp MD, et al. *Sci Rep*. 2016;6:29901.
304. Khine HW, et al. *Circ Arrhythm Electrophysiol*. 2018;11(5):e005959.
305. Saluja IS, et al. *Acta Astronaut*. 2008;63(5):586–593.
306. Komorowski M, et al. *Aviat Space Environ Med*. 2013;84(3):226–233.
307. Komorowski M, et al. *NPJ Microgravity*. 2018;4(1):5.
308. Ball CG, et al. *Can J Surg*. 2012;55(2):125–131.
309. Ketcham DW. *Trop Doct*. 1990;20(4):163–166.
310. Bredmose PP, et al. *Acta Anaesthesiol Scand*. 2009;53(4):543–545.
311. Svenson JE, Abernathy MK. *Am J Emerg Med*. 2007;25(8):977–980.
312. Keller C, et al. *Anesthesiology*. 2000;92(5):1237–1241.
313. Norfleet WT. *Anesthesiol*. 2000;92(5):1219-1219.
314. Gronert GA. *Anesthesiology*. 1981;55(5):547–549.
315. Gijsenbergh F, et al. *Anesthesiology*. 2005;103(4):695–703.
316. Shields M, et al. *Br J Anaesth*. 2006;96(1):36–43.
317. Lewis SR, Price A, Walker KJ, McGrattan K, Smith AF. Ultrasound guidance for upper and lower limb blocks. In: *The Cochrane Library*. John Wiley & Sons, Ltd; 2015. http://cochranelibrary-wiley.com/doi/10.1002/14651858.CD006459.pub3/full.
318. Zamboni P, et al. *Ultrasound Med Biol*. 2018;44(3):726–733.
319. Haidegger T, et al. *Surg Endosc*. 2011;25(3):681–690.

75 极端环境下的临床治疗：高压、沉浸、溺水、低温和高热

RICHARD E. MOON，ANNE D. CHERY，ENRICO M. CAMPORESI
李依泽　张麟临　译　万小健　谢克亮　王国林　审校

要　点

- 沉浸（immersion）可引起血液从四肢和内脏血管到心肺血管的急性重新分布，可能导致某些个体形成肺水肿［浸入性肺水肿（immersion pulmonary edema，IPE），游泳导致的肺水肿（swimming-induced pulmonary edema，SIPE）］，尤其是在剧烈运动或存在心肌功能障碍的情况下。SIPE 通常是对离水和氧疗的反应。
- 长时间沉浸会诱发利尿和血浆容量减少，这可能导致离水后严重的体位性低血压。
- 对溺水者的治疗包括必要时的复苏，氧气和支持治疗。无论需要何种形式的复苏治疗，即使在现场他们好像是清醒而且证实心肺功能正常，所有溺水者都应被送往医院进行评估和监护。
- 对于体温过低或体温过高的患者，最佳温度测量是核心温度（直肠或预先吞服的测温胶囊）。
- 核心体温低于 30℃时推荐采用体外生命支持（extracorporeal life support，ECLS）进行循环支持和控制性复温。
- 疑似热衰竭或中暑的患者，应采取直肠温度测量。热衰竭患者（温度正常或略高于正常）通常采用最低限度的外部降温。中暑（核心温度 40～47℃）则应积极处理，最好浸入冰水中直至核心（直肠）温度达到 39℃或更低。
- 高压氧气暴露［增加吸入氧的压力，通常为 2～3 个标准大气压（ATA）］会引起动脉和组织氧分压（PO_2）升高，而动脉血 pH 或二氧化碳分压（PCO_2）没有明显变化。
- 在高压氧治疗期间，心输出量和肺血管阻力降低，体循环阻力增加。
- 高压氧治疗的急性疾病适应证包括一氧化碳（CO）中毒（基于随机对照研究），气泡病［气体栓塞和减压病（ecompression ickness，DCS）］和软组织坏死性感染（后两者基于临床经验和 meta 分析）。
- 确定使用高压氧治疗动脉气体栓塞（AGE）或 DCS 患者应基于临床标准，包括有症状、体格检查异常或虽无症状但近数小时内存在 AGE 病史。除极少数情况下用于排除其他病变外，神经生理学测试和影像学检查均无效。
- 使用高压氧治疗 CO 中毒应基于临床标准，包括意识障碍或其他神经系统表现，怀孕或严重 CO 中毒［如碳氧血红蛋白（HbCO）超过 25%］。HbCO 水平一般仅用于做出诊断，与疾病的严重程度几乎无相关性。
- 氧气诱发的癫痫发作罕见且具有自限性，适当的管理措施是停止吸入氧气。癫痫发作期间不应改变舱压力，减压可能会导致肺气压伤（气胸或纵隔气肿）和 AGE。
- 最新的动物和人类研究数据支持以下观点：对患者进行高压氧预处理可能会改善心脏手术和有创心脏操作相关不良反应。
- 随着环境压力的变化，麻醉挥发罐（地氟烷除外）供给不同浓度但分压恒定的麻醉剂。因此，在高压舱或高海拔地区进行麻醉时，无需调整挥发罐的设置。地氟烷挥发罐提供固定的浓度，需要根据海拔高度进行调整。

引言

麻醉科医师和其他重症医生经常需要评估和治疗那些暴露在高温、低温、高压环境或由于气体栓塞、减压病（DCS）和溺水等引起不良事件的患者。自 20 世纪早期，高压环境下给氧（O_2）[高压氧气，高压氧治疗（hyperbaric oxygen treatment，HBOT）] 已被用于某些特定疾病，是一种治疗气泡病和其他急慢性疾病的有效策略。本章介绍沉浸生理学及其并发症，低体温和高热，以及 HBOT 及其急性治疗适应证。

沉浸生理学

沉浸的急性效应

人的直立姿势会对静脉血产生重力作用，使血液趋向分布于身体的下半部分。因为水和血液密度几乎相同，浸泡在水中导致腿部和内脏血液立即重新分布进入心脏和肺循环。这导致肺容量减少，中心静脉和肺血管压力升高[1-2]，并且增加心室容量和心搏量[3]。由于周围血管收缩的缘故，这些变化在冷水中比温水中更加严重[4-5]。

长时间沉浸及救援

由于心房扩张，B 型脑钠肽（B-type natriuretic protein，BNP）分泌增多。随着心输出量的增加，会诱发利尿。长时间沉浸由于缺少液体摄入及长时间多尿会导致严重的血容量不足。实际上，一些海上事故幸存者常死于救援过程中直立体位[6]。因此，建议在救援过程中，对于长时间沉浸的受害者应保持水平体位（图 75.1）。

浸入性肺水肿

由于沉浸而升高的肺血管压力在运动过程中会进一步提高，尤其是在冷水中[5]。沉浸前喝水可以激活渗透压反应[7-8]，并进一步增强静脉血液向心回流。血液回流会进一步升高肺血管压力，这对易患人群而言足以诱导急性肺水肿。这种情况称为浸入性肺水肿（IPE）或游泳导致的肺水肿（SIPE）。患有心血管疾病的患者是高风险人群，如高血压，左心室肥大，心脏瓣膜疾病和心肌病等，因为这些患者已存在左心房压力升高[9]。但是，健康人群也会发生 SIPE，尤其

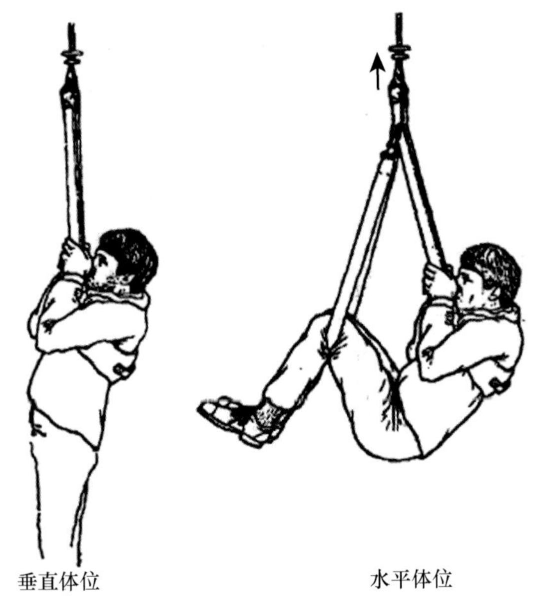

图 75.1 **从水中营救受害者的两种方法。**浸入 15℃水中 30 min 后，测量两种不同体位营救时的心率变化。垂直体位营救期间，由于对低压的反射，平均心率增加 16%；而水平体位营救期间平均心率仅小幅度且非显著性增加。垂直体位营救受害者可导致死亡，推测与低血压有关（From Golden FS，Hervey GR，Tipton MJ. Circum-rescue collapse：collapse，sometimes fatal，associated with rescue of immersion victims. J R Nav Med Serv. 1991；77 [3]：139-149. [Page 146，Fig.3] with permission.）

是在水中剧烈运动时。据报道，大约 1.5% 铁人三项运动员[10]、3% ～ 5% 美国海军特种部队学员[11]以及多达 60% 的以色列国防部新兵[12]在长时间游泳后发生 SIPE。SIPE 倾向于在某些人群中复发，并与高于正常水平的肺动脉（PA）压和肺动脉楔压有关[13]。这种情况通常会在离水后（立即降低肺血管内压力）和给予急救氧气后几小时内消失。雾化的 β_2- 肾上腺素药物可能有助于治疗支气管痉挛并加速肺泡中的水重吸收[14]。尽管正常情况下几小时之内即可恢复，但 SIPE 致死仍有报道[15]。

溺水

定义

2002 年世界卫生组织提出并通过了对溺水的定义：溺水是在液体中浸没 / 浸入后呼吸障碍的过程[16]。国际调查者专家指南共识根据溺水研究的统一数据报道（乌斯坦因模式）修改了此定义[17]，随后进行了更新[18]。最近有报道根据这项公约概述了 14 篇溺水研究文章[19]。

患者溺水综合征的发展取决于液体吸入气道的程度，导致发生低氧血症和心搏骤停，可能发展为进行

性且不可逆转的神经系统损害。任何时候由于溺水而造成的死亡都被定义为致命性溺水。当溺水者得救，溺水过程被中断，被称为非致命性溺水。任何不伴有呼吸功能障碍的水上活动意外事件都被视为水上救生，而不是溺水。为了使报告结果标准化，不建议使用其他术语，例如"临近溺水""干溺""湿溺"或类似定义[20-23]。

发生率

全世界每年意外溺水事故涉及人数超过500 000人[24]，死亡人数超过370 000人[25]。毫无疑问，由于很多其他案例未被统计，这些数字被低估了。例如每年有数以千计遭受洪水、海啸和逃离海上的寻求庇护者。因溺水丧生的人中大约有20%是15岁以下的儿童。从2005年至2014年，美国每年平均有近3900人死于意外溺水[26]。据估计约有4000名儿童因非致命性溺水伤害接受急诊治疗。在医院急诊科接受治疗的溺水者中至少有50%需要住院治疗。非致命性溺水会导致严重的脑损伤和长期残疾[26]。

这些统计数据表明，溺水是一个重大的公众卫生问题，它已超过每年因交通事故死亡人数。但是，国家层面多个机构密切注意并试图管理交通，而溺水尚未引起足够的重视[27]。

病理生理学

当浸没在水中时，一个人无法维持呼吸道畅通，水会自动从鼻子和口中排出并开始屏住呼吸。这通常很难持续超过一分钟，因为不由自主地吸气会产生吞咽动作、吸入水和咳嗽。有时可能发生喉痉挛，但会在进展性脑缺氧时停止。

持续的吸水会导致缺氧、意识丧失和心脏功能恶化。缺氧性心脏损伤可迅速进展为心动过速，紧接着是心动过缓、无脉性电活动（pulseless electrical activity，PEA），最终心脏停搏。对心脏和大脑的不可逆的损害通常在几分钟内发生。在一些特殊但较为罕见的情况下，例如溺入冰水中，心脏和大脑的冷却可以提供更长时间的低温保护并为长时间溺水提供可逆复苏的可能性[28]，尽管系统评价未能找到水温和生存率之间的相关性[29-30]。溺入冰水中也可能伴随着几个特有的病生理事件，如喘息反应，自主神经反应，血流动力学变化和体温过低（见下文）[31]。

吸水会导致肺水肿，引起肺气体交换障碍，部分原因是肺泡表面活性物质稀释和功能障碍[32]。尽管传统观点认为，由于渗透作用驱动的液体交换穿过肺泡-毛细血管膜，导致电解质浓度发生变化，使溺入淡水和溺入盐水中有所不同。但动物研究和临床病例报告都不支持临床病程的差异。一项有关麻醉状态下犬血流动力学和呼吸力学的研究，使用气管灌注20 ml/kg不同浓度的氯化钠溶液（NaCl）（无菌水、0.225%、0.45%、0.9%、2%和3%NaCl）和缺氧对照，未能在各组之间发现任何差异[33]。最近的临床系列研究也支持了这一点，在淡水和盐水中的溺水结果是相似的[34]。

救援与复苏

救生员加强监控已被证明在早期救援和改善溺水预后方面非常有效：在有效监控区域内，大多数获救者不需要医疗护理，所有获救人员中有6%需要紧急医疗救助，只有极少数需要心肺复苏（cardiopulmonary resuscitation，CPR）[35-36]。

安全救援技术包括使用杆子、绳索或其他救生装置接触溺水者，避免营救者与溺水者纠缠在一起。美国心脏协会复苏指南建议救援人员应以最快的方式将溺水者从水中救出并尽快开始复苏。由于心脏骤停是由进行性缺氧所致，故任何实施CPR的尝试都必须包括通气操作，使肺泡重新充入空气或氧气。对于出现心搏骤停的溺水者，可电击心律预示可存活，但大量研究报道，大多数心脏停搏的溺水患者都是心搏停止或PEA[37]。

一旦从水中救出已无反应的溺水者，救援人员应立即提供CPR，特别是人工呼吸。由受过训练的救援人员在水中实施口对口通气可能会有所帮助，但在水中很难进行胸外按压，且往往无效。不建议采取措施解除异物气道阻塞。如果只有一名救援人员，在启动紧急医疗服务（emergency medical service，EMS）系统之前，实施5个周期CPR（大约2分钟）是合理的。具有明显临床损伤症状、酒精中毒或跳入浅水区的溺水者是脊髓损伤的高危人群，虽然溺水者发生脊髓损伤并不常见，但是针对上述患者，可以考虑稳定颈椎和胸椎。溺水者经常吞咽不同体积的水，可能在人工呼吸的早期出现呕吐；因此，对于有自主循环的患者，建议使用侧卧位以最大程度地减少误吸风险[38]。

溺水者的临床表现是多样的，基于临床表现对风险进行分级可能对初步分诊有益处（表75.1）[20]。美国心脏协会指南建议所有需要复苏（包括单纯人工呼吸）的溺水者都应被运送到医院进行评估和监护，即使在现场证实他们清醒和心肺功能正常[39]。

表 75.1　Szpilman 基于 1831 例患者预后阐述溺水严重性评估量表

分级	定义	住院率（%）	死亡率（%）
1	肺听诊正常伴咳嗽，误吸水量不足以引起肺泡毛细血管间气体交换改变，需要临床干预	2.9	0.0
2	肺泡毛细血管间气体交换异常；肺听诊异常，在某些肺野有啰音	14.8	4.0
3	严重的肺泡毛细血管间气体交换异常；肺动静脉分流显著，需要早期机械通气和 PEEP 治疗；肺听诊全肺野有啰音；口鼻处常伴粉红色泡沫；无低血压	44.8	11.5
4	同 3 级但伴有低血压	88.9*	19.4
5	呼吸骤停	84.0*	33.3
6	心肺骤停	12.4	43.5

* 由于几例患者在到达医院前死亡，本组住院率＜ 100%。
PEEP，呼气末正压（From Szpilman D. Near-drowning and drowning classification：a proposal to stratify mortality based on the analysis of 1，831 cases. Chest. 1997；112（3）：660-665.）

院内治疗

急诊科入院后的一系列复苏工作包括确保气道通畅、改善氧合作用、重建血液循环、插入胃管以及复温。由于创伤、心律不齐或癫痫发作可能引起溺死发作，应询问患者的既往史。酒精或药物中毒的毒理学评估可能有助于确定意识障碍的原因和治疗。

如果患者病情不稳定，应送入重症监护病房（intensive care unit，ICU）接受观察并判断脱离机械通气时机，通常可以使用传统算法完成。支气管扩张剂支持治疗可能有助于治疗支气管收缩并加速肺泡内水清除[14]，但糖皮质激素尚未被证实有效[40]。

肺部清洗或者固体材料误吸可能需要使用纤维支气管镜，可发生继发性肺炎[41]。据报道，误吸游泳池水极少导致吸入性肺炎，误吸盐水致肺炎更常见，而最常见的是在误吸污水后；但是其他研究并未发现水的类型与肺炎发展之间的关系[41]。

在少数 ICU 患者中，肺功能可能会恶化，超出常规机械通气保持充足气体交换的能力。在这种情况下，目前已尝试使用表面活性剂替代品或一氧化氮。体外膜氧合（extracorporeal membrane oxygenation，ECMO）治疗案例也有报道[40, 42]。此类措施的选择是根据每个患者的需要。在进展性呼吸衰竭导致心血管衰竭之前，建议在疗程初期（例如，当动脉 pH ＜ 7.2，PCO_2 ＞ 60 mmHg，SaO_2 ＜ 85% 时）尽早考虑施行 ECMO[42]。

循环和肾支持

可能需要强心药维持血压。在溺水病例中，肾功能不全或肾衰竭已有报道[43-44]，但很少需要透析[44]。其可能的致病机制包括横纹肌溶解、全身性炎症反应相关的多器官功能衰竭和肾缺氧损伤[44]。

神经复苏

溺水者有效 CPR 后的神经系统预后已被证明与所有其他原因致心脏骤停患者相似；但是，在极少数病例中，抢救溺水患者后，诱导低体温，可提高长时间溺水后的存活率[28, 31]。许多报道[45]记录了复苏后诱发低温可能产生的有益影响。有人建议已恢复自主循环（return of spontaneous circulation，ROSC）但仍昏迷的溺水患者不应该积极复温到 90 ℉～ 93 ℉ /32℃～ 34℃，而且核心温度为 93 ℉ /34℃或更高的 ROSC 溺水者应尽快冷却至 90 ℉～ 93 ℉ /32℃～ 34℃[46]；但是针对此类患者最佳治疗的相关建议，还有待进一步研究。

溺水预后

如果溺水者获救，其预后将取决溺水时间、EMS 反应时间、误吸水量及其影响、营救者的技能以及可获得的支持治疗[30, 46]。1831 例溺水患者的预后情况见表 75.1[20]。有报道，336 例溺水相关的心搏骤停，有 154 例实施 EMS 复苏，其中 27% 幸存至到达医院，有 8% 的幸存者出院。只有 6% 是可电击心律[37]。

预防

来自沿海和河流组织及倡导团体资助机构的文献及国际关注已证明预防溺水的价值[47]。使用救生衣以及游泳和（或）漂浮的教学说明[38]，还有根据来自荷兰、巴西、南非和澳大利亚的救生员的经验均表明，85% 溺水事件可通过公众教育、监督和公众防范进行预防[31]。最近发生的多起难民海上溺亡的悲剧再次激发医疗团体重新努力，预防溺水事件发生[27]。

低体温

低体温生理学

低体温是指核心体温过低（通常低于 35℃，围术期更保守的体温阈值为 36℃[48]）。根据阈值可进一步分类为轻度、中度和重度低体温，但在文献中分类并不一致，因其研究背景及内容而异（例如，创伤、沉浸 / 环境、治疗指征）。高龄、脓毒症、烧伤、创伤、内分泌失调、中毒、疲劳或营养不良可能使患者发生体温过低及其并发症的风险更高，即使在健康人群中差异也很大[49-50]。

在分子和细胞水平上，低温可降低化学反应和酶促反应的速度，影响细胞内信号传导级联，并改变细胞结构[51]；不同组织，代谢率下降的程度不同。因此，低温暴露及低体温对每个组织或器官系统的影响不同。皮肤和周围组织的微血管表现出快速的血管收缩性交感反应，从而应对体表低温暴露或核心体温的下降。这种反应减少了皮肤血液流动并减弱皮肤的热传导，同时血容量转移向中央室。四肢高体表容量比率可导致外周组织温度显著下降，但维持核心体温。

外周体表温度下降影响肌肉和神经功能[31]，这可能损害患者在意外体温过低情况下的自救和保护能力，对临床上监测也有影响（见“临床注意事项”一节）。肌肉功能减退是由于钙和乙酰胆碱的释放和扩散障碍，以及弹性成分的变化。此外，随着外围温度下降的进展，浅表肌纤维受损越多，剩下的承受负荷的肌肉纤维发生疲劳的速度越快。外周温度下降也损害神经传导速度和振幅，进一步影响人体机能。在最后阶段，意外体温过低或冰袋或传导性冷却设备使用不当造成的治疗性冷却可能导致冻伤或周围组织冻伤（手指、脚趾、鼻子、耳朵最易受累）。轻至中度病例采取保守治疗，避免机械伤害，缓慢复温以及在条件允许时考虑神经阻滞或改善氧合。然而，严重损伤组织抢救可能还需要早期使用溶栓药或伊洛前列素治疗[52]。

心血管系统在许多方面受到影响。外周交感性血管收缩导致全身血管阻力增加，血压升高，以及由于血液向中央室重新分布而增加中心静脉压。轻度低温时，寒战增加代谢需求；再加上交感神经张力增强，共同导致心输出量增加、心动过速和房性心律失常。随着低体温更加严重（＜ 32℃），心脏传导延迟，包括 J 波（QRS-ST 交界处的正向偏转）异常早期心室复极信号（Osborn 波，图 75.2）[53]，和起搏细胞的自发去极化减弱，导致心动过缓。当温度低于 32℃时，心搏骤停的可能性增加，在 28℃至 24℃或更低的温度时具有很高的风险[54]。对低体温患者采取温和处理并保持水平体位可以将发生心律不齐或心血管系统衰竭的可能性降至最低。

体温过低降低脑代谢[55]可作为对多种治疗适应证和低体温复合缺氧（特别是低体温发生在缺氧之前）的神经保护的基础；但是，神经系统和呼吸功能也会随着低温严重程度增加而下降。随着体温下降，逐渐出现判断力减退、幻觉、谵妄、意识障碍；低于 28℃常发生意识丧失。进行性的低温，导致条件反射、瞳孔对光反射和脑电图（EEG）活动减弱甚至消失，妨碍神经系统的评估。从呼吸角度而言，神经系统损伤可能需要采取干预手段实施气道保护，严重体温过低可致呼吸停止。虽然代谢需求下降对缺氧及减少的通气量（潮气量、呼吸频率、顺应性降低）有一定的耐受性，但对高碳酸血症的敏感性降低，导致通气不足和酸中毒，进而会加剧电解质紊乱和其他生理机能变化[54]。

肾和肝功能受损有多种影响。肝功能受损会降低乳酸和其他代谢副产物清除率以及一些药物的代谢（见“临床注意事项”一节）。由于中央室血容量增加，轻度低体温会导致肾血流量增加，合并抗利尿激素活性降低，可导致多尿。然而，随着体温下降，肾血流量和肾小球滤过率均降低，但由于抑制肾小管对水的重吸收，多尿可能持续存在[54]。此外，受损的外周组织出现水肿会加剧有效循环血量消耗。呼吸、肾和内分泌系统变化可导致轻度、中度 / 重度低体温患者电解质紊乱。轻度低体温患者可发生低钾血症和

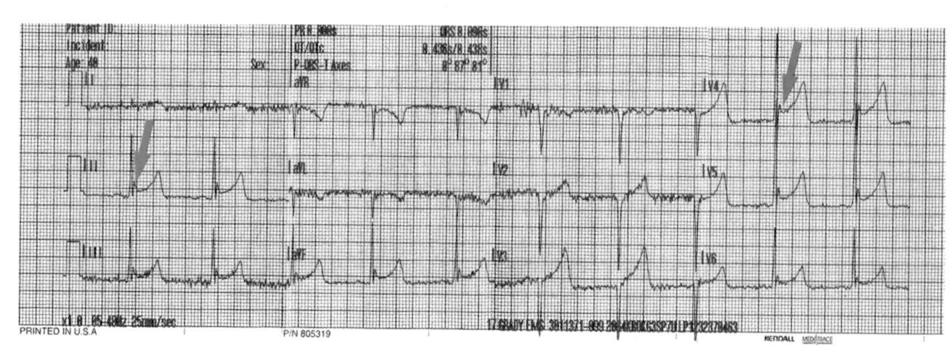

图 75.2　**体温过低患者的 Osborn 波**。心电图来自一名 40 岁男性，他在环境温度接近 4℃的街上睡觉，到达医院时的直肠温度为 30.4℃。12 导联心电图显示紧随 S 波的次级波（箭头示），现在称其为 Osborn 波，起初儿科医生 / 重症医师首先将该模式描述为体温过低时心室颤动的预兆[53]

高血糖症，而酸中毒、钠排泄增加和高钾血症可提示进行性低温[31]。高血糖症源于胰岛素敏感性降低和分泌减少，需要加强胰岛素治疗和频繁监测血糖水平。远端肾小管钠运输损害，也会影响酸碱平衡[31]。最后，随着低体温的进展，高钾血症引起心脏毒性的阈值逐渐减弱[56]。可增加血清钾水平的治疗策略和用药（输血、琥珀胆碱）在这类患者中应慎用。

随着温度降低，气体溶解度增加，动脉血氧分压（PaO_2）、动脉血二氧化碳分压（$PaCO_2$）降低和 pH 值增加。根据患者体温校正后的血液样本似乎是碱性的和高碳酸的，而样品在 37℃下未经校正时则表现为符合正常参考值范围。因此，应根据温度是否被校正来解释结果。在讨论低温时我们谈到，通气不良和高碳酸血症的通气阈值较高可导致通气不足，通常与新陈代谢率降低有关。但是，由于 pH 值升高，二氧化碳（CO_2）溶解度增加，$PaCO_2$ 随着温度降低而减少，脑血流一般在体温过低的情况下也随着代谢率降低而降低。在临床上，针对低体温的心脏外科手术患者，已采取相应策略去修正 CO_2 溶解度（即 pH 稳态血气管理，与 alpha 血气管理不同，后者允许低碳酸血症和碱中毒），具有增加脑血流量的理论优势。一些益处已经在儿科显示出来，但在成人中未见，这与对增加的脑栓塞风险的顾虑有关[57]。

体温过低时继发性血液学的改变与血容量、微血管张力和凝血因子功能变化相关。多尿（由于环境暴露或劳累可能合并脱水）所致血液浓缩可增加血液黏稠度。结合血黏度增加，微循环中的血管舒缩异常导致血液淤积、淤滞和灌注不足。血液循环不良可影响组织氧合及代谢副产物的清除，使其在周围组织中沉积。严重低温会导致白细胞和血小板计数下降，血小板活化和凝血因子酶促功能对 pH 和温度高度敏感[58]，这会导致进行性低温下凝血障碍，但也可能同时与抗凝因子的抑制有关，主要取决于相对浓度[59]。

临床注意事项

一般来说，体温过低可能会损害肠道内药物吸收。核心和外周温度下降，即使是轻度低温（约 34℃），临床上也可能对神经肌肉阻滞或颤搐反应的恢复产生重大影响。这可以通过神经肌肉功能受损和药代动力学变化（增加的血浆浓度）来解释[60]。挥发性麻醉药的最低肺泡有效浓度（MAC）随着体温降低而降低。深度低温（约 20℃），可能不再需要麻醉以阻断体动[61]，尽管使脑电图沉默的精确温度较低并且存在个体差异[62]。一些静脉麻醉药的血浆浓度由于房室清除率降低而增加；CYP450- 代谢药物（包括丙泊酚和氯胺酮）的清除率也随着体温的下降成比例地下降[54]。因此，降低输液速度将达到相似的镇静效果[63]。一些全麻药物和镇静药物会影响体温调节（血管收缩和寒战的阈值均降低约 2 ~ 4℃或更多），并且可以导致低体温[63-64]。

还需考虑对低体温患者进行监测，尤其是对体温本身进行监测。即使在热中性条件下，不同部位的皮肤温度差异很大，而不同测量位置的核心温度差异相对减小（图 75.3）[65]。体温过低时，血流分布变化扩大了不同部位的温度差异。同样，复温方法可能会对

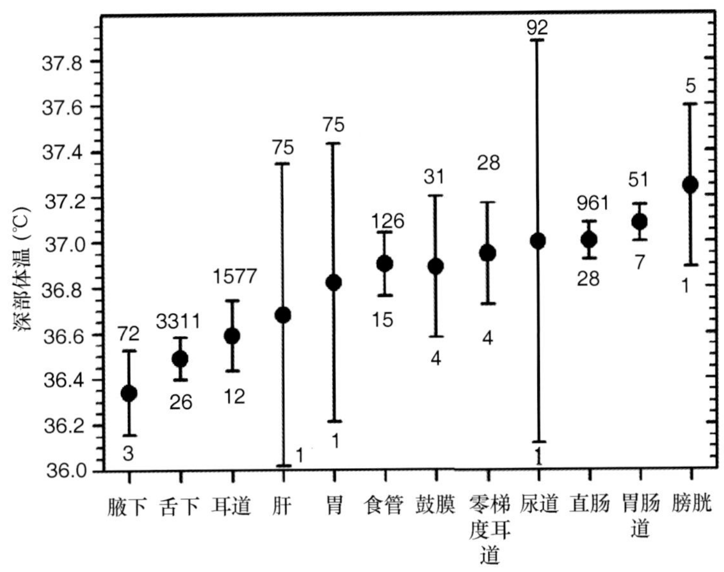

图 75.3　来自已发表报告的 12 个测量位置静息下深层体温变化。图表示每个样本的平均值和 95% 置信区间，置信区间以上的数字是受试者的总数，下面的数字表示进行调查的数量（From Taylor NA，Tipton MJ，Kenny GP. Considerations for the measurement of core，skin and mean body temperatures. J Therm Biol. 2014；46：72-101.［Page 80，Fig.6］with permission.）

不同组织的温度有动态影响（请参阅低温治疗）。除了合理的临床应用之外，建议“如果医师重视某个特定身体组织的温度，那就应该先测量该部位或有效的替代部位的温度”[65]。核心体温测量的指导原则是去测量:（1）组织灌注良好位置的温度，可促进与其他身体部位的热平衡;（2）与外部环境或周围组织隔绝部位，它可能比核心组织的温度下降程度更大;（3）尽可能靠近感兴趣的器官（如接近脑的鼓膜或鼻咽）。血液温度可以很好地替代核心温度，肺动脉血液温度常被作为金标准[54]。但是，这种有创方法在通过中心静脉导管或相邻位置的有创复温装置急性混合输液情况下可能存在误差。由于食管靠近中央循环，其温度通常用于表示血液温度。

脉搏血氧饱和度的反映能力是有限的，在局部灌注不足及低体温外周血管收缩时，可能失效。尽管设备算法已取得进步，但即使在轻度低体温状态下，脉搏血氧饱和度往往也不能提供可靠数据[66]。相似地，即使没有肌松药，局部或身体低温可能会降低神经刺激（机械学）下的颤搐张力，使过度或长期的神经肌肉阻滞的情况变得复杂[60]。

由于环境暴露所致意外性低体温和临床状态下用于神经保护或心脏手术中诱发性低体温之间存在显著差别。最明显的区别在于降温机制有所不同——环境暴露是通过辐射、蒸发、对流或由冷空气、水、接触面传导（除外溺水——吸入和吞咽冷的液体会导致某种程度的“内部降温”），导致皮肤和体表温度下降。相反地，除表面降温，临床采用更高效、分布更均匀和更精确控制的有创方法来诱导和维持低体温，例如血管内导管、冷液体输注或体外循环。其次，整个冷却、低温和复温期间的临床支持可以缓解部分生理性紊乱，这些紊乱会限制机体对体温过低的耐受性或限制复苏，并允许机体温度降至临床环境外无法耐受的温度。体温为 24 ～ 28℃的意外体温过低导致死亡并不罕见，最低记录意外低体温的复苏温度约为 13℃[31]；另一方面，从 10℃诱导性低温复温甚至更低的温度均有报道[67]。最后，沉浸或溺水、长期禁食和（或）血容量不足、过度劳累或精疲力竭、创伤或其他各种临床相关状况都可使意外性低体温病情更加复杂。

低体温的治疗

针对前面提到的生理紊乱应该提供必要的支持治疗，并且对低温患者应使用隔热材料和（或）蒸汽屏障防止进一步丢失热量，并将他们尽可能地转移到可控的临床环境。内在温度调节也应该被处理，包括交感神经活性增强皮肤血管收缩和肌肉寒战（主要是躯干肌肉），这可能被皮肤和核心温度降低所激发。寒战以增加代谢需求为代价有效提供热量，但这不能无限维持[68]。同样，在提供热量补充以支持增加的代谢需求后，可采取措施防止温度进一步下降，在轻度意外低体温时，若神经功能正常，建议运动来辅助复温[69]。在生理上，运动性疲劳（称为体温调节性疲劳）和低血糖会减弱寒战，矛盾的是，随着核心温度不断下降（＜ 31℃），寒战明显减弱并最终停止[70]。在某些临床情况下这是不可取的，可以通过多种干预措施、药物和其他方法治疗[64]。

交感神经活性增强血管收缩可预防寒冷暴露期间的热量损失，但也会影响皮肤保温有效性。在施加外部热量时，尽管核心温度持续降低，仍会发生局部血管舒张[71]。皮肤复温可使用大热敷袋（主要在院前环境），在可获得更高级护理时可使用加压空气或循环水设备。辐射或电阻加热设备较少用。所有这些方法的局限性包括加热可能造成组织损伤（因此设定最高安全温度）以及对有效的外围循环的依赖，将热量从外周向核心分布。关于后者，血流丰富地区域皮肤复温更有效；也就是说，在未被体重压迫的非依赖性区域。

如前所述，皮肤变暖表明通过外周血管舒张改善传热效率。全身麻醉和一些镇静药也会影响周围血管舒张，暴露于寒冷环境时会加剧体温降低，但如果血管舒张没有达到最大程度，在皮肤复温的情况下，血管舒张可增加复温的有效性。另一方面，血管舒张同时也可以使裸露的皮肤温度降低，即使加热装置覆盖其他地方。对于麻醉状态下（和使用血管扩张剂）的患者，应该覆盖或温暖尽可能多的裸露皮肤以防止这种无效治疗。

输液应加热，这在大量输液如严重利尿、脱水或外伤性失血时更重要。但是，输液加温很少能在较大程度上给患者带来积极复温，因为给予的热量相对于大多数患者的热量分布体积很小，而且加热的液体温度如果远远高于正常体温也是不安全的。同样，气道加热和湿化会导致环境热损失。给予加温湿化的氧气可以防止进一步的热量损失，但这种方法的热交换能力是有限的，只能与其他复温方法结合使用。

多种有创性加热方法已被使用，包括通过血管内复温导管进行热交换，血液透析回路，以及腹腔、胃、膀胱或胸膜灌洗。有创操作复温通常也容易引起并发症。首先应牢记其中一些方法会对高风险患者循环产生不利影响（如前负荷损失，出血）并诱发循环衰竭。总的来说，所有复温方法都有赖于循环达到热量平衡，而长时间 CPR 理论上难以实现或效果有限。因此，在心搏骤停、严重循环危象的情况下，越来越多的中心报告并建议对需要循环支持及控制性复温的严重体温过低（通常是核心温度＜ 30℃）患者使用体外生命支持（ECLS）[54]。正如预期的那样，这些方法并非没有缺陷，但在极端情况下可以使复苏成为可能[72]。这些方式进行复温效果快速，并且主要受标准指南的限制：①血液回流与患者血液温度之间的温度梯度高于 10℃，避免当血液回流时产生气体栓塞；②流出血液温度的最高阈值为 37℃，避免脑部高温[73]。

最后，有个值得考虑的问题，体温过低可能会使复温复杂化。体温过低的患者可能出现血容量不足、酸中毒和电解质紊乱，并容易出现严重心律失常。因此，影响前负荷的体位变化或皮肤复温开始时显著的血管扩张可能会导致心血管衰竭。周围血管舒张或改善组织灌注不足时也可以使代谢副产物进入循环并加剧酸中毒。后降效应是指由于热量从核心持续散失至冰冷的外周，在复温开始后，核心温度仍持续下降的现象。一般而言，随着复温的进展，必须密切跟踪临床和实验室参数，避免过度校正，特别是在 pH 值或温度依赖的情况下，如胰岛素抵抗。

低体温的预后

低温治疗的预后在很大程度上取决于是否有创伤、心搏骤停、严重缺氧或高龄，这些都对预后有不利影响[55]。另一方面，体温过低但心功能正常而进行的低温复苏（核心温度通常＞ 28℃）死亡率较低。有报道，1028 名因意外低温住院的儿童中，91.5% 存活[74]。在一项对 572 名意外体温过低（中心温度 ≤ 32℃）的成人研究中，83% 的年龄在 75 岁以下的患者存活并出院[75]。

高热

高热生理学

最佳的生理和生化稳态需要调节体温使其在一个狭窄的范围内，通常是 36.7 ～ 37.5℃。热量是由新陈代谢产生的，从睡眠到剧烈运动，新陈代谢会有好几倍的变化。机体内部产生的热量通过皮肤传导、辐射、对流和汗液蒸发而散失。在环境温度高于周围皮肤的环境中（通常 33℃左右），热量从环境中获得，只有出汗可作为一种维持正常体温的机制。热环境适应（适应性）可在几天或几周内发生。适应机制包括增加血容量和身体水分，降低体温，增强皮肤血管舒张和出汗，并产生更多汗[76]。

当机体核心温度升高时，正常的适应反应是皮肤血管扩张和出汗。心输出量重新分布到皮肤，伴随着内脏和肾的血流量减少[77]，可导致肠、肝和肾缺血。脱水和由此引起的低血容量减弱了皮肤血流量增加，加重了内脏血管收缩。持续高热过程中，一氧化氮介导的机制导致内脏血管舒张，可导致低血压和休克[78]以及可能的胃肠缺血再灌注损伤[79]。

热诱导细胞损伤发生在温度超过特定物种的阈值时。人类的临界温度在 41.6 ～ 42℃，持续 0.75 ～ 8 h[80]。高温对机体损伤的主要机制是对大分子的损伤，包括脂质、DNA 和蛋白质。温度升高会导致氧化应激及蛋白质展开、缠结和聚合[79, 81]。氧化磷酸化解偶联和线粒体数量减少导致三磷酸腺苷（ATP）水平下降。与生理适应机制相似，细胞应激反应（CSR）是由受损的大分子蓄积而触发。CSR 由改变的基因表达组成，可引发一系列热休克蛋白（HSPs）产生，主要分为七类[81]。主要的 HSP 基团由所谓的“分子伴侣”组成。这些分子伴侣识别未折叠的蛋白质，将其重新折叠成正常的功能状态或引导它们进入降解途径。另一类热休克蛋白是蛋白水解酶，它能清除不可逆损伤的蛋白质。第三类促进 DNA 和核糖核酸（RNA）损伤。第四类由促进热应激后代谢途径重建的酶组成。第五类包括调节蛋白。第六类包括维持细胞结构如细胞骨架的蛋白质。最后一类包括促进运输、解毒和膜调节的蛋白质。

临床情景

定义：**热衰竭**是一种轻度的热病，导致心输出量不足，伴发体温升高、脱水和皮肤干热。症状包括疲劳、头晕、恶心和呕吐、头痛和低血压[82]。热衰竭发生在炎热的环境中，通常由运动引起。它也可以被一些药物如利尿剂以及饮水不足诱发，常发生在老年人身上[82]。热衰竭时的温度通常在 37 ～ 40℃[83]。**热损伤**比热衰竭更严重，几小时后可能会造成一些器官和组织损伤。如果热损伤患者不能迅速降温，病情可能恶化为**热射病**，危及生命。热射病通常分为**劳力型**热射病和**经典型**热射病。劳力型热射病通常发生于经常在炎热环境中锻炼的健康年轻人，通常表现为虚脱。而经典型热射病常发生于暴露在炎热环境中但没有剧烈体力活动的老人和小孩[79, 82]。

热射病的表现包括皮肤干热、虚弱、厌食、头晕、晕厥、恶心呕吐、头痛和神志不清。其神经系统表现包括精神状态改变、谵妄、昏迷和抽搐，但患者可能间隔有一段清醒期，在这一时期，尽管患者体温严重升高，但可能有正常的精神状态。

通常热射病时体温在40～44℃，但也有报道温度可由稍高于正常温度升高至47℃。区分热射病和运动相关型性热衰竭需要评估体温。在高温下剧烈运动后，放置于身体或靠近身体外部位置（如腋窝、口腔、鼓室和皮肤）的传感器无效，在这种设置下，唯一适当的测量位置是通过直肠中的传感器或通过预先摄入的热敏电阻胶囊进行无线电遥测[82，84-85]。

大多数严重的热射病病例，特别是劳力型热射病，都会出现代谢性酸中毒，常伴有呼吸性碱中毒[82，86-87]。横纹肌溶解、高钾血症和弥散性血管内凝血很常见。肾衰竭常见于劳力型热射病，而不是经典型热射病。高血糖和低磷血症常见于经典型热射病，而劳力型热射病的生化特征包括中暑包括高磷血症、低钙血症和低血糖。

热射病的鉴别诊断包括癫痫持续状态、卒中和药物使用（包括消炎药、抗抑郁药、抗组胺药和抗帕金森病药）[79]。另一种可能与热射病相混淆的危及生命的疾病是运动相关的低钠血症（EAH）。这种情况发生在长时间运动中，表现类似热射病：头晕、恶心、头痛、呕吐、精神状态改变和虚脱，但通常没有高热。当这些症状和体征在长时间运动时出现，排除EAH是十分必要的，因其治疗需要纠正血清钠[88]。当高热发生在围术期，可能的诊断包括恶性高热（MH）、神经阻滞剂恶性综合征（NMS）、甲状腺危象和5-羟色胺综合征。MH的相关评估可参阅第35章。在使用抗精神病药物（如吩噻嗪类，丁基苯酚类，锂）、甲氧氯普胺、抗抑郁药和抗痉挛药的患者，NMS表现为肌肉僵硬、发热、精神障碍（如谵妄）以及代谢异常。在服用含血清素药物的患者，5-羟色胺综合征的症状除了发热，还包括阵挛、躁动、震颤、肌强直及反射亢进。

高热的治疗

同低温治疗一样，支持治疗以纠正生理紊乱和潜在并发症与快速纠正核心温度同样重要。实际上，对于任何体温过高的患者，液体管理都是首要考虑的问题，其紊乱程度取决于热源、暴露时间和出汗量。出汗会导致严重的电解质消耗，高热患者的高钙血症、高钾血症或低钾血症、低磷血症或高/低血糖[82]需要及时纠正。

高热的根本原因决定了治疗选择，也会影响所选降温方案的有效性。对于任何高热患者，应迅速降温以限制进一步的器官损伤，但是为了有效的降温，必须处理持续过度产生的代谢热。

免疫反应引起的发热可能对解热药或抗炎药有反应，停用引起发热的药物或毒素是第一步。癫痫发作或颤抖可导致高热，目前存在多种治疗方案[64]。在这些情况下，根据高热的程度，可以采用药物治疗结合降温。MH治疗请参阅第35章。NMS的治疗方法是停用疑似的诱发药物和进行支持性治疗。药物治疗可能包括丹曲林、溴隐亭和金刚烷胺[89]。5-羟色胺综合征的治疗还包括停用诱发药物、支持性治疗和使用5-HT_{2A}拮抗剂（如赛庚啶），可能还有苯二氮䓬类[90]。对于热射病没有推荐的药理学治疗（出于肝毒性考虑）。非甾体抗炎药（NSAIDs）和阿司匹林无效，禁忌使用对乙酰氨基酚[79，82]。丹曲林对治疗热射病也是无效的[91]。

热衰竭通常对简单的降温方法有反应，例如移动到有空调的空间，脱下多余的衣物，并使用浸泡在冷水中的衣物。热衰竭的高热应尽快降温管理，结合支持治疗。降温的目标温度尚无充分的证据支持，但是很多研究都认为应降至直肠温度低于39℃[92]。冰水浸泡和蒸发降温是最有效的无创疗法之一，但并不总是可行，比如在临床环境中有感染或皮肤完整性严重受损（如敷料、烧伤、线迹）。冰袋（避免直接接触造成组织损伤）可应用于血流良好的中心部位，如腹股沟、腋窝、颈部和躯干。这些方法需要持续更新冷源以保持有效的温度梯度，注意应用部位的皮肤，避免造成冻伤至关重要。内置的冷水循环装置连续更新温度梯度，并设定阈值和警报提供一定的安全范围，以防冻伤。但是，就像在皮肤复温的情况下，粘合垫需要大面积完整的皮肤和良好的血流才能有效使用。这些经皮降温的方法都依赖于皮肤血管扩张，从而有效地从核心传递热量。但随着皮肤冷却，当温度足够低，会引起局部血管收缩和寒战。如前所述，抑制寒战或血管收缩反应可以抵消这些影响。

一些有效但有创的降温方法包括冷生理盐水冲洗膀胱、胃或结肠，血管内冷却导管以及静脉输入冷液体[82，93]。对患有劳力型热射病的年轻人，浸泡在冰水中是安全有效的方法；然而，经典型热射病患者耐受性差，发病率和死亡率较高。尽管静脉输入冷液体可达到的温度梯度比治疗低温的温热液体大，但是就像低温疗法，考虑到血管内容量过度膨胀，静脉输入冷液体效果有限。冷的液体可以接近4℃，而热的液体必须接近37℃以避免局部体温过高。对于需要 ECLS（或 ECMO）的患者，由于血液流经外部电路组件，在一定程度上会被动降温。值得注意的是，虽然体外支持设备通常配备热交换器来加热血液，但有些设备缺乏提供可监控的主动降温的能力（与体外循环回路相反，在体外循环回路中降温能力是一项标准功能）。当降温是一个治疗目标，如果有多种可用的选择，在选择设备的时候就应该将其纳入考虑。

在降温和高热治疗成功后，临床医生必须继续保持警惕：①由于过度降温或体温调节失调导致的体温过低；②反复高热；③体温升高时造成的器官损伤和继发性影响。热射病后短期和（或）长期肺、肾、肝、心血管和神经系统损伤均有报道。

高热的预后

降温后遗症包括进行性脑病、癫痫、肝衰竭、肾衰竭和 ARDS。在恢复过程中常反复出现对阿司匹林或 NSAIDs 无反应的发热，可进一步加重脑损伤。有时可使用对乙酰氨基酚，但其可致肝衰竭而被禁用[79, 82]。

据报道，劳力型热射病的死亡率为 3% ～ 5%[79]。60% 的经典型热射病患者在到达医院前已死亡，因此很难统计其死亡率。进入重症监护治疗病房的患者住院死亡率为 10% ～ 65%，但是在治疗 1 年和 2 年后仍有 10% ～ 28% 的死亡率。持续性的神经症状（包括共济失调、构音障碍、协调问题）在很大比例的患者中出现，并与影像学异常相关，如小脑萎缩[79, 82, 87, 94]。

气体压力升高的影响

历史

19 世纪压缩空气技术得到发展，使得人们可在压缩空气环境中建造桥梁和隧道。水面提供压缩空气以及后来的独立压缩空气呼吸器（潜水）使采集海绵生物、珍珠和打捞的潜水员能够长时间在压力下呼吸。因惰性气体过饱和和肺气压伤致原位形成气泡而引起的新型职业病分别称为：DCS 和动脉气体栓塞（AGE）。高压空气被用于治疗多种疾病，包括肺结核、心力衰竭、肺气肿、支气管炎、哮喘、咽喉炎、百日咳、贫血、厌食症、消化不良、白带异常、月经过多、神经痛和抑郁，但尚缺乏科学依据。有一个特例，1879 年 Fontaine 将移动高压舱用于麻醉和手术[95]。他向患者提供了压缩至 1.25 ～ 1.33 个标准大气压（ATA）的氧化亚氮-氧气混合气（图 75.4）。在 Fontaine 的高压舱里吸入氧分压（PO_2）相当于 1 ATA 时 26% ～ 28% 的氧气，这可能是第一次在麻醉期间提高 PO_2，当然也是第一次应用高压氧化亚氮麻醉。

虽然在 20 世纪 60 年代初期，已有建议[96]和报道[97]使用高压氧来治疗 DCS，但这仍是个特殊的医学问题。一些证据表明，氧合支持疗法在新生儿透明膜病[98]和开放心脏手术中[99-100]无效。大量的临床经验和随机对照研究证明，对于 CO 中毒，AGE 和 DCS 等其他适应证，HBOT 治疗是有效的。HBOT 治疗的适应证定期由海下和高压氧医学学会复审（总部位于北卡罗来纳州达勒姆）。这个医疗组织出版了包

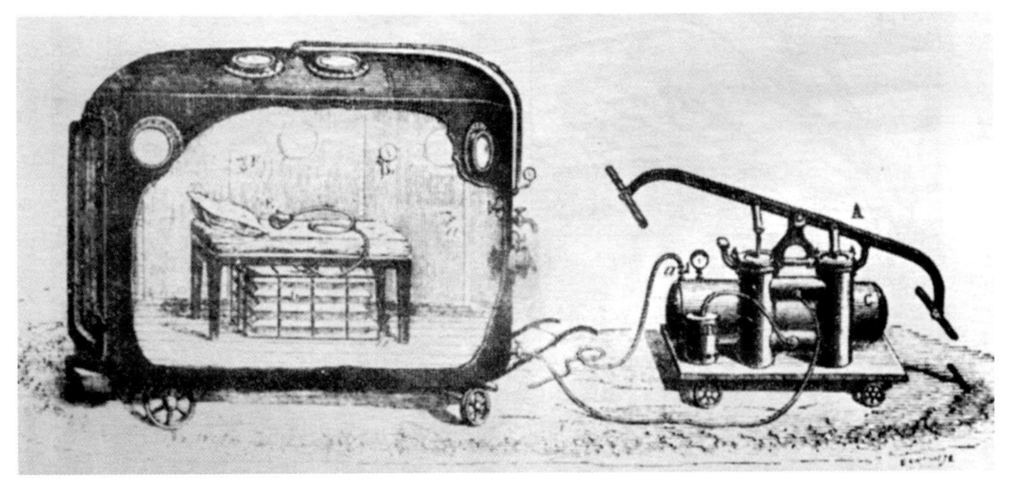

图 75.4　**Fontaine 在 1879—1895 年间描述的移动式高压手术室。**在手术台下面可看到氧化亚氮储罐。将空气压缩至 1.25 至 1.33 个标准大气压，向患者提供氧化亚氮-氧气混合气体。在高压舱内呼吸空气将提供吸入氧分压相当于在 1 ATA 时 26% 至 28% O_2 的氧气（From Fontaine J-A：Emploi chirurgical de l’air comprimé. L’Union Médicale：journal des intérêts scientifiques et pratiques moraux et professionnels du corps médicale Paris. 28［Ser 3］：445-448，1879. Reprinted with permission of the New York Academy of Sciences.）

含高压氧应用适应证的详细目录，每3～4年更新一次[101]。实验室和临床数据均支持将HBOT用于治疗一些急慢性疾病（框75.1）[101]，麻醉科医师常被要求在此不寻常环境中为患者提供医疗服务。

气压增高的效应

改变环境压力的一些效应总结如图75.5。

环境压力的增加伴随着大量绝对热量的产生，而减压则产生冷却作用。这导致加压过程中舱内温度升高和减压过程中则发生冷却作用和水珠凝结。这些现象可能会限制载人舱加压的速度以保持温度在舒适的范围。

框75.1 对高压氧治疗有效的状况

气泡病
空气栓塞*, 180, 187, 302-303
减压病*, 180, 187, 304-305
中毒
一氧化碳*, 141, 147-149, 155-156, 161, 306
氰化物141
四氯化碳307-308
硫化氢141
传染病
气性坏疽*, 205, 207-208
其他软组织坏死性感染*, 205, 207, 309-311
难治性慢性骨髓炎*, 101, 198, 312
颅内脓肿*, 313-314
毛霉菌病*, 311, 315-316
急性缺血
挤压伤*, 317-318
皮瓣受损*, 319-320
视网膜中央动脉闭塞，视网膜中央静脉闭塞*, 215-216, 321-322
慢性缺血
放射性坏死（软组织，放射性膀胱炎和放射性骨坏死）*, 101, 323-325
缺血性溃疡，包括糖尿病性溃疡*, 101, 111, 326-330
急性缺氧
特定性失血性贫血（输血延迟或无法使用）*, 101
在治疗性肺灌洗过程中支持充氧*, 209-210
热损伤
烧伤*, 331-335
毒素中毒
褐皮花蛛咬伤336-338
其他
特发性突发性感觉神经性耳聋*, 217

* Approved by the Undersea and Hyperbaric Medical Society as an appropriate indication for hyperbaric oxygen treatment[101]

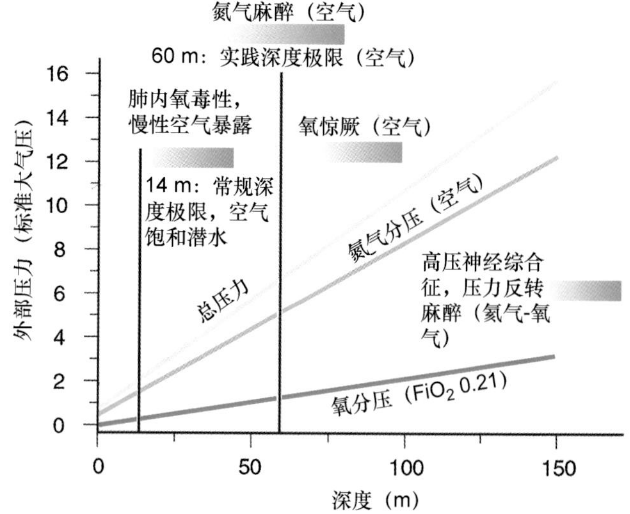

图75.5 **环境压力与水深的关系。**周围压力随深度线性增加，每10 m深度压力增加1 ATM。氧分压（PO_2）线为显示恒定的吸入氧气浓度（FiO_2）占21%。随着深度的增加，吸入的PO_2最终超过了肺毒性极限（深度约14 m）和中枢神经系统毒性极限（深度约70 m）。高压神经综合征和麻醉复苏压力阈值（在非麻醉性气体中观察到，例如氦-氧）是深度150～200 m。蓝色阴影条代表深度或高度风险从低（浅阴影）发展到高的范围（深色阴影）

在环境压力变化期间，积存于体内腔隙的气体在加压和减压过程中会压缩或膨胀，包括在中耳、鼻窦、肠道中的气体，气胸中的气体，以及监测和生命支持系统中的气体。气体体积变化与环境压力成反比（Boyle定律）：

$$PV = 常量$$

在恒定温度下，环境压力（P）倍增将导致充气腔内容量减半（V）。这种效应是高压治疗AGE或DCS等病理性气体（见下文）的主要益处之一。临床上使用的压力单位与高压环境中常用的压力单位的比较，见表75.2。

表75.2 压力单位

标准大气压（ATA）	标准压力（mmHg）	表压（mmHg）	海水深度（英尺）	海水深度（米）
1	760	0	0	0
2	1520	760	33	10
3	2280	1520	66	20
6	4560	3800	165	50

氧气分压升高

在增加的环境压力下呼吸氧气会导致肺泡 O_2 张力（PaO_2）升高，根据 O_2 的肺泡气体方程式来计算[102-103]：

$$P_AO_2 = F_iO_2(P_b - PH_2O) - P_ACO_2 \cdot \left(F_iO_2 + \frac{1 - F_iO_2}{R}\right)$$

其中 FiO_2 是吸入氧浓度；PH_2O 是人体温度下的饱和水蒸气压（通常为 47 mmHg）；P_ACO_2 是肺泡 CO_2 分压（PCO_2），假设等于动脉 PCO_2（$PaCO_2$）；R 是呼吸交换率（通常在静息状态下约为 0.8）。在特定环境压力下，动脉 PO_2（PaO_2）或 FiO_2 可通过测定一定大气压下呼吸空气时的动脉血气得到，前提是假定动脉 / 肺泡（a/A）PO_2 比保持恒定[104-105]。

而在 1 ATA 下，动脉血氧分数即血浆携带的溶解氧最低，当 PaO_2 在 1000 ～ 2000 mmHg 范围内时，以溶解形式存在的 O_2 显著升高（表 75.3）。

PaO_2 升高至少具有四个药理作用：

1. 增加血液中的氧含量
2. 血管收缩[106]
3. 抗菌作用，特别是对厌氧菌的作用[107]
4. 抑制受损组织中血管内皮细胞中性粒细胞黏附[108-109]

动脉血中 O_2 含量增加是 HBOT 治疗缺血、未愈合伤口等组织缺血情况的基本原理。PaO_2 升高能增加组织 PO_2，可应用经皮 PO_2 电极进行测量[110-111]。其次是血管收缩，可解释 HBOT 治疗外伤性水肿（例如挤压伤）时的有效性。HBOT 引起血管收缩的机制可能是增加过氧化物的产生[112] 以及可能减少循环 S- 亚硝基血红蛋白中释放的一氧化氮[106，112-113]。

O_2 含量增加和血管收缩这两种效应导致的血流动力学改变[106，114] 见表 75.3。平均动脉压也轻度升高。对去神经支配的心脏[115] 或自主神经阻滞的动物[116] 的研究表明，HBOT 对心肌收缩性没有内在影响。而在完整的动物或人体中，心率和心输出量降低，全身血管阻力增加[106，1114，117]。HBOT 还可降低麻醉状态下犬和清醒状态下人的肺血管阻力[106，118]。在 2 ATA 下，吸入 100% 的 O_2 对清醒状态下犬的冠脉流量没有影响[117]，而在 3 ATA 下，吸入 100% 的 O_2，冠脉血流和心肌耗氧量均下降[116]。超过一定压力范围给氧会使脑血流量减少[112，117]，而在 2 ATA 时，肝、肾和肠系膜血流量不变[117]。在各种疾病状态下，HBOT 还对微循环和细胞产生影响（见下文）。

惰性气体分压升高

迈耶 · 奥弗顿（Meyer-Overton）假说预测，吸入混合气体时，惰性气体（通常指氮气）分压的升高与麻醉效应有关。可由根据氮气在橄榄油中的溶解度，氮气的麻醉效能约为氧化亚氮的 0.03 ～ 0.05 倍。在 3 ～ 4 ATA（吸入空气）下，大多数人会有轻微欣快感；在 6 ATA 下，一些人可能会出现记忆丢失和判断力下降；在 10 ATA 下，有些人则会陷入昏迷状态。将氮气的麻醉效应与酒精中毒进行比较，发现环境压力增加至 1.5 ATA 时，氮气的麻醉效应相当于喝一瓶马提尼酒。氩气和氢气也有麻醉作用，而氦气几乎没有麻醉作用。有证据表明，在动物暴露于高氮气分压时，纹状体途径中多巴胺能神经元的 $GABA_A$ 受体活化，导致多巴胺释放减少[119]。

绝对压力升高

高压神经综合征

高压引起一系列的症状，包括震颤、共济失调、恶心和呕吐，称为高压神经综合征（high-pressure nervous syndrome，HPNS）[120]，常发生在环境压力大于 15 ～ 20 ATA 时。该综合征首次被报道发生在氦-氧气深海潜水的加压阶段。缓慢加压以及在吸入混合气中添加麻醉气体（例如氮气）能改善 HPNS[121]。其发病机制可能与纹状体内多巴胺增加有关[112]。

压力逆转麻醉

动物研究表明，高压有逆转全身麻醉的趋势。提高不含麻醉性惰性气体的吸入气体的环境压力能减弱吸入和静脉麻醉药的有效性。在 50 ATA 下，不同吸入麻醉药作用于小鼠，其半数有效量（ED_{50}）增加 20%；在 50 ATA 和 100 ATA 下，巴比妥类药物的有效剂量增加 30% ～ 60%[123]。在 90 ATA 的氦-氧气混合气环境中，大鼠地西泮的 ED_{50} 明显降低[124]。在 31 ATA 时，丙泊酚使蝌蚪翻正反射消失的半数最大效应浓度（EC_{50}）增加了 19%，而在 61 ATA 时，增加了 38%[125]。使用相同的技术，在 31 ATA 时右美托咪定的 EC_{50} 接近在 1 ATA 时的两倍，在 61 ATA 时则增加 2.5 倍[126]。在 80 ATA 时，地氟烷对有害刺激发生反应的 MAC 增加了 19%[127]。压力逆转的机制尚未完全了解，但可能是继发于压力作用下细胞膜产生的理化效应[128]，或者是与神经递质的释放有关[122]。但是，在用于 HBOT 的压力范围内（最高 3 ～ 6 ATA），

表 75.3 14 名健康者在高压氧疗下血中酸碱和心血管系统反应的平均值

标准大气压（ATA）	吸入气体	动脉						混合静脉				心输出量（L/min）	平均动脉压（mmHg）	平均肺动脉压（mmHg）	肺动脉楔压（mmHg）	体循环血管阻力（$dyne\cdot sec\cdot cm^{-5}$）	肺血管阻力（$dyne\cdot sec\cdot cm^{-5}$）
		PO_2（mmHg）	pH	PCO_2（mmHg）	O_2 饱和度（%）	溶解的 O_2（ml/dl）	总 O_2*（ml/dl）	PO_2（mmHg）	pH	PCO_2（mmHg）	HbO_2 饱和度（%）						
1	空气	94	7.40	37	95.7	0.3	18.4	43	7.39	42	75.5	6.5	86	13	9	1061	64
3	纯氧	1542	7.42	36	99.1	4.6	22.7	399	7.37	43	97.7	5.8	95	12	9	1286	41

* 假设 Hb = 13 g/dl。ATA，标准大气压；O_2，氧气；PCO_2，二氧化碳分压；PO_2，氧气分压（Data from McMahon TJ，Moon RE，Luschinger BP，Luschinger BP，et al. Nitric oxide in the human respiratory cycle. Nat Med. 2002；8：711-717.）

压力对镇静或麻醉药的影响无临床意义。

高压暴露对药物消除的影响

一些试验研究了环境压力升高时，药物的清除和药效情况。有研究表明当清醒犬暴露在 6 ATA 高压下且环境 PO_2 高达 2.8 ATA 时，环境压力或 PO_2 升高都将导致肝血浆流量减少。在 1.3 ATA 时，血浆容量明显增加，压力再增加时，容量逐渐向 1ATA 水平恢复。同时研究发现，血浆容量受到环境压力的影响不一致，但随 PO_2 的增加而降低[129]。

高达 6 ATA 的高压暴露对大多数药物的药代动力学或药效学无显著影响。环境压力升至 6 ATA、吸入 PO_2 达 2.8 ATA 时，哌替啶[130]、戊巴比妥[131]、茶碱[132]及水杨酸[133]的药代动力学不受影响。

已有报道，在一项正常人潜水至 650 m（66 ATA）的实验中，苯二氮䓬类、氯丙嗪和碳酸锂可治疗在潜水中发生的躁动、幻听、幻视以及妄想症[134]。每日给予地西泮 120 mg 和替马西泮 60 mg 来控制症状效果较差；而每日给予氯丙嗪 300 mg 才能有效控制；碳酸锂常规剂量显示正常的药代动力学。虽然该研究显示氯丙嗪的疗效较好，但作者也不确定苯二氮䓬类药物未能达到预期的治疗效果是由于患者的状况还是由于压力逆转现象。

总之，临床经验和已发表的文献表明，在用于临床治疗的高压条件下（最多 6 ATA），各种药物的常规肠胃外给药推荐剂量是安全的。

高压氧治疗

特殊急性临床医学综合征的高压治疗原理

一氧化碳中毒

血红蛋白（hemoglobin，Hb）结合 CO 的亲和力远高于（约为 200 倍）O_2 的亲和力。CO 与 Hb 结合形成碳氧血红蛋白（carboxyhemoglobin，HbCO），产生两种主要效应：首先，与 CO 分子结合的 Hb 不能转运 O_2，导致功能性贫血。其次，剩余的 Hb 与 O_2 结合的亲和力增加（Hb-O_2 解离曲线左移）[135]。导致毛细血管内 O_2 从血液中释放到组织的能力降低，因此组织 PO_2 降低。起初人们认为这些作用完全能解释 CO 的毒性效应。但是，此后有研究表明，CO 与细胞内色素（例如，细胞色素 a，细胞色素 a_3，肌红蛋白）的结合和氧化应激可能在 CO 的毒性中起重要作用[136-144]。CO 也会触发血管内血小板-中性粒细胞的聚集和中性粒细胞的活化[144]。这些机制导致对包括大脑和心脏在内的多个器官系统的毒性[141, 145]，免疫介导的作用也参与其中[146]。

临床表现包括头痛、恶心、呕吐、头晕 / 共济失调、心肌缺血、意识丧失以及在孕期胎儿窘迫，经常在一个明确的清醒期后发生持续性或延迟性神经后遗症[147-148]。持续性后遗症增加的危险因素包括年龄较高（≥ 36 岁）和 CO 暴露时间更长[149]。

CO 中毒是根据接触史做出诊断（内燃机废气、着火、燃气或燃油加热调节不当，以及木炭或燃气烤架，或接触含有亚甲基氯的除漆剂，后者会被肝代谢成 CO）。CO 中毒可通过动脉或静脉血中 HbCO 水平升高确诊，数日内抗凝血样中的 HbCO 浓度可保持稳定。因此，如果在转诊机构无法测定 HbCO，则可以使用在初次评估时获得并随患者转运的血样来确诊。胎儿血红蛋白（HbF）在某些四波长实验室血氧仪上会产生 HbCO 的假性升高[150]。出生后的最初几周，正常婴儿的血液可能会错误地显示 7% ～ 8% 的 HbCO。

到达急诊室时测得的实际 HbCO 水平与临床情况之间的相关性较差，不应将其作为确定需要治疗的唯一标准。由于细胞内 PO_2 较低，CO 从细胞内结合位点清除速度较慢。即使在 HbCO 水平正常的患者中，也可能存在明显的神志不清、呕吐和头痛症状。

CO 中毒患者的脑部影像学检查可显示多种异常改变，包括苍白球和皮质下白质低密度、大脑皮质病变、脑水肿、海马病变、灰质 / 白质分化丧失和白质高信号[151-153]。除了排除其他病变外，脑部成像对决定患者是否应该接受 HBOT 并没有帮助，但可以提供预后信息。苍白球和白质病变均与长期预后不良有关[151, 154]。

氧疗是 CO 中毒的主要治疗方法。高 PaO_2 加快了血液中 CO 的去除，这表现为 HbCO 的半衰期缩短。图 75.6 显示了在常压氧疗期间部分 CO 中毒患者的 HbCO 半衰期；HBOT 可以将半衰期进一步缩短，在 2.5 ATA 时可缩短至约 20 min[155]。此外，血浆中溶解的 O_2 含量增加会维持组织氧合，直至 CO 从 Hb 和其他对 O_2 转运重要的蛋白质中除去。越来越多的证据表明，对于发生神经系统症状的中毒，HBOT 可同时降低早期和晚期发病率[156]。尽管一项高压氧疗和常压氧疗随机前瞻性试验的结果表明 HBOT 无明显获益[157]，而在其他四项试验中，与采用 1 ATA 进行治疗相比 HBOT 结局有所改善（图 75.7）[147-148, 158-159]。

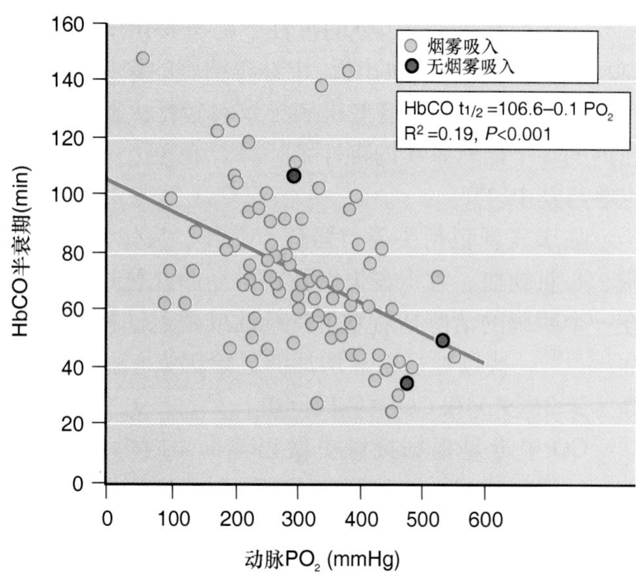

图 75.6 **93 名一氧化碳中毒患者的碳氧血红蛋白的消除半衰期。**尽管数据分散，但显然在较高的氧分压（PO_2）下一氧化碳与血红蛋白解离更快（Re-drawn from Weaver LK, Howe S, Hopkins R, Chan KJ. Carboxyhemoglobin half-life in carbon monoxide-poisoned patients treated with 100% oxygen at atmospheric pressure. Chest. 2000；117［3］：801-808.）

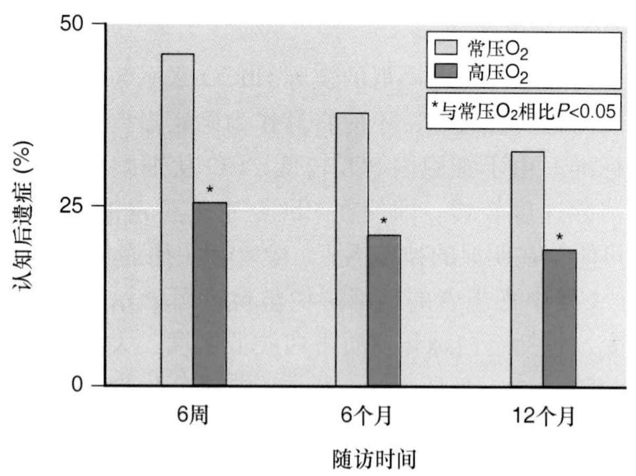

图 75.7 **一氧化碳中毒的高压氧（O_2）对认知后遗症影响的随机前瞻性试验。**神经心理学子测验的任何 T 值均低于人口统计学校正的标准 T 值的均值以下 2 个标准差（standard deviations, SD），或者子测验的两个或多个 T 值均比平均值低 1 SD，则可确定存在认知后遗症。如果患者报告记忆力、注意力或专注力有困难，任何神经心理学子测试的 T 值低于人口统计学校正的标准 T 值均值 1 SD 以上，则可确定存在认知后遗症（Drawn from data reported by Weaver LK, Hopkins RO, Chan KJ, et al. Hyperbaric oxygen for acute carbon monoxide poisoning. N Engl J Med. 2002；347［14］：1057-1067.）

HBOT 可降低 CO 中毒的死亡率[160]。

HBOT 在 CO 中毒中的常用指南包括以下内容[161]：

神经系统损伤（包括头晕，意识丧失），即使患者在接受医学评估时看起来正常也可能存在心脏异常（心肌缺血，心律不齐，心室衰竭）

代谢性酸中毒（还应考虑伴随的氰化物中毒）

HbCO 水平超过 25%

胎儿对 CO 毒性特别敏感。符合上述标准或存在胎儿窘迫的孕妇应接受 HBOT 治疗。诸多案例报告[162-164]、系列研究[165-166]和一项述评[167]均支持以下观点：未充分治疗的 CO 中毒对母亲和胎儿构成严重风险，并且 HBOT 治疗收益超过 HBOT 对胎儿的理论上的风险。目前实施的 HBOT 方案的潜在不良反应尚未在临床实践中证实。

气体栓塞和减压病

气体进入动脉循环（AGE）通常发生在使用水肺的潜水员，与潜水上浮期间吸入压缩气体发生的肺气压伤相关。但是，在某些临床情况也可能发生医源性气体栓塞，例如在心肺旁路手术、诊断性动脉造影或血液透析期间误注空气。此外，大量气体可能进入静脉系统，例如在患者处于坐姿的神经外科手术、血液透析入路设备意外断开、大面积背部手术、全髋关节置换术、剖宫产、腹腔镜检查、宫腔内激光手术、关节镜检查（空气从有故障的气动电钻中逸出）和过氧化氢冲洗或口服（组织和血液中的过氧化氢酶能生成气态氧）。当中央静脉导管向空气开放时，也会发生静脉气体栓塞（venous gas embolism, VGE）。性交期间经阴道吹气也能发生严重的 VGE[168]。应用呼气末正压通气（positive end-expiratory pressure, PEEP）通气的 ARDS 患者中也有 VGE 的报道[169]。当大量的 VGE 超过肺血管过滤气体的能力时，气泡就能进入动脉循环。即使是少量的静脉气体（例如由潜水减压引起的 VGE）可经心房穿过卵圆孔未闭引起水肺潜水员的神经系统综合征[170-171]。

气体栓塞的影响部分原因可是气泡阻塞了血管所致，而且气泡-内皮相互作用还能引起毛细血管通透性增加和液体外渗导致血液浓缩[172-174]。同时也会出现内皮功能受损[175]。另外，麻醉后兔子的 AGE 模型还证明了[176-177]：颈动脉内少量空气可能会通过大脑微循环产生血管麻痹，迟发性脑血流量减少和神经生理性损伤。当发生中性粒细胞减少症时，这种血流的减少将被消除；由此可以得出结论，白细胞是这种病理生理现象的重要因素[178]。这种脑血流延迟减少的现象可能是临床观察到的 AGE 后早期神经系统改善，随后出现延迟性衰退的原因[179]。

减压病（decompression sickness, DCS）是由组织和血液中气泡的病理作用引起的一种相关综合征，见于飞行员和吸入压缩气体的潜水员。在这些情况下，由于环境压力的降低速度足以引起局部组织存储的惰性气体过饱和，并在原处形成气泡。AGE 的典型表现为意识损害、偏瘫或癫痫发作，但病情较轻。DCS 通常表现为关节疼痛、感觉异常、运动无力、膀胱或肠括约肌功能障碍、眩晕、耳鸣和听力下降的各种症状组合[180-181]。

在大多数情况下，AGE 和 DCS 这两种形式的气泡病的治疗原则是相同的。急救措施包括氧疗[182]。高 PO_2 导致气泡的溶解速度提高，这是因为较高的分压梯度使气泡内的惰性气体弥散到周围组织或血液中。液体复苏将补充血管内容量，减轻血液浓缩，并促进微循环血流[183]，这已在动物[184]和人类的观察结果所证实[173]。但是，过多的液体会使心肺 DCS（VGE 的肺水肿）的肺气体交换进一步降低，且积极的液体疗法并不适用于单纯的 AGE[183]。尽管因脑 AGE 引起的毛细血管渗漏可升高颅内压，但对麻醉状态下猪的研究表明，过度换气不能有效地逆转该作用[185]。

HBOT 是 AGE 和 DCS 的确切有效的治疗方法[180]。压力升高会导致气体体积减少，从而进一步加速气体的溶解。HBOT 对于治疗潜水或航空相关的快速减压引起的气体栓塞有效性已有文献证实[186-188]。即使在栓塞事件发生和治疗之间经过数小时甚至数天，HBOT 仍能改善神经系统症状[189-191]，尽管有证据显示如果不及时治疗，则很难改善严重症状[192]。AGE 的治疗通常在 2.8 ～ 6 ATA 的环境压力下进行（见“高压治疗方案”部分）。

决定实施高压治疗必须基于临床评估[180]。脑或脊柱成像［例如，计算机断层扫描（CT）和磁共振成像（MRI）］仅适用于排除其他疾病情况，例如脑出血，并且仅在高度怀疑患者症状并非是气体栓塞所致的情况。有些作者建议，只有在大脑的 CT 能够显示出空气的情况下，才应该对 AGE 患者进行 HBOT 治疗[193]。但是，脑和脊髓成像对 AGE 或 DCS 不敏感[191-192, 194-195]，CT 或 MRI 异常通常不特异。血管内气体的存在与否不能预测对高压治疗的反应[191-192]。使用单光子发射断层扫描（SPECT）或正电子发射断层扫描（PET）[196]对大脑的核成像均不能为气体栓塞诱发神经系统损伤的治疗提供临床有用的信息。如果怀疑是 AGE 或 DCS，除非高度怀疑可能需要不同治疗的其他疾病否则应尽快开始 HBOT。

急性感染

厌氧菌对组织 PO_2 的增加特别敏感。高压氧会抑制梭状芽胞杆菌 α- 毒素的产生[197]。其他机制包括逆转缺氧诱导的中性粒细胞功能[198-200]，增强巨噬细胞白介素 -10 的表达[201]和抗炎作用[202-204]。临床系列研究和数据库分析均提供了采用 HBOT 的治疗梭菌和非梭状芽孢杆菌感染的有效证据[205-208]。

在治疗性肺灌洗中维持动脉氧合

治疗性肺灌洗时 HBOT 是一种支持动脉氧合的安全有效方法，在此期间，氧合不得不由对侧（非灌洗侧）肺维持[209-210]。根据作者的 100 多例肺灌洗经验，使用该技术均能成功地维持动脉氧合，而没有出现 HBOT 相关并发症。在肺灌洗过程中，通过向灌洗肺临时通入 5% ～ 6% 的氧 / 平衡氮气，可逆地模拟肺部气体交换，这可以使该侧肺的 P_AO_2 降低至混合静脉血 PO_2 的水平，并限制 O_2 交换局限在对侧肺。5 min 内的低氧血症可预示实际灌洗期间的低氧血症。

严重贫血时维持氧运输

HBOT 可将动脉血浆中 O_2 含量提高至临床有效水平，甚至可以在没有 Hb 的情况下保证组织氧的输送。因此，HBOT 可用于严重贫血患者的临时支持，直至最终以交叉配血予以确切治疗。

挤压伤

HBOT 可增加组织的氧张力，减轻水肿，并因此增加受伤软组织的血流量和缓减局部缺血再灌注损伤[211-214]。

视网膜中央动脉阻塞和视网膜中央静脉阻塞

视网膜中央动脉阻塞（CRAO）和视网膜中央静脉阻塞（CRVO）很少见但极具破坏性，可导致突然的无痛视力丧失，通常是永久性丧失且视力恢复困难。间断 HBOT 可以通过脉络膜血管中氧弥散维持视网膜的存活，直至阻塞血管再通。症状发作 24 h 内的患者应考虑紧急 HBOT[215-216]。

特发性突发性感觉神经性耳聋

突发的感觉神经性耳聋定义为 72 h 内出现的 3 个或 3 个以上连续频率上至少 30 dB 的听力损失。病理生理机制尚不清楚，推测局部缺氧是可能的原因。经验性 HBOT 已被证明可带来益处，当症状发作后立即施用效果更好[217-218]。

治疗系统

传统的高压疗法是利用可容纳两名或多名患者的多人治疗舱（图 75.8）。治疗舱大小可能有所不同，

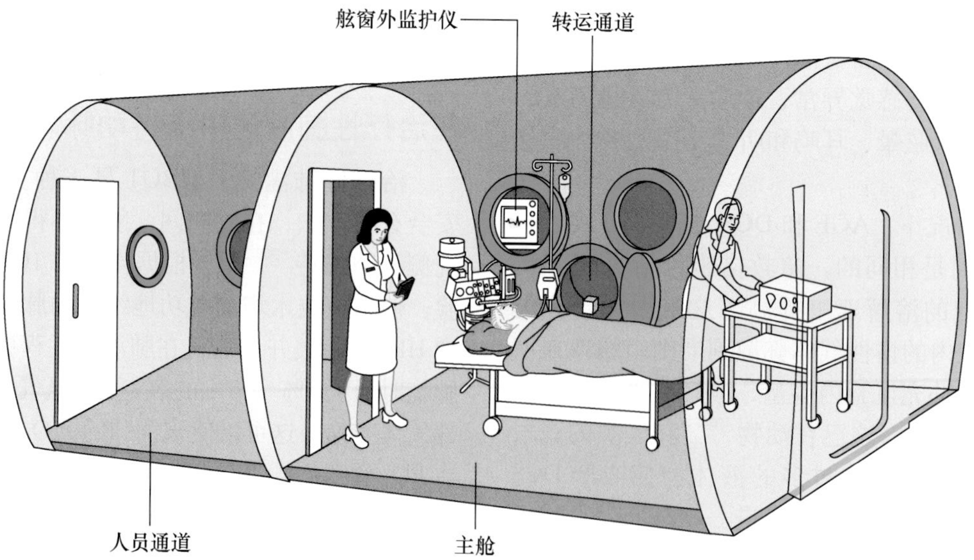

舷窗外监护仪
转运通道
人员通道
主舱

图 75.8 **能够容纳一名或多名患者和陪护人员的多人高压舱。**治疗舱内是压缩空气。患者通过面罩、头罩或气管插管吸入纯氧。出于电气安全考虑，通常将监护仪放置在舱外，通过舷窗进行监护。医师、护士或其他人员，以及药品、食品和血液样本可通过工作人员通道和转运通道进出治疗舱，避免让患者反复加压和减压

小型移动式 2 人舱用于运送患者，而大型治疗舱直径达 20 英尺或更大，能舒适地容纳 12 名或更多的患者和陪护。多人治疗舱中的空气被压缩，而患者使用头罩（图 75.9）、面罩或气管导管吸氧。由于陪护人员或医师可立即到达患者身边，因此监测和复苏程序非常简便。然而，多人治疗舱占用空间较大且造价昂贵。

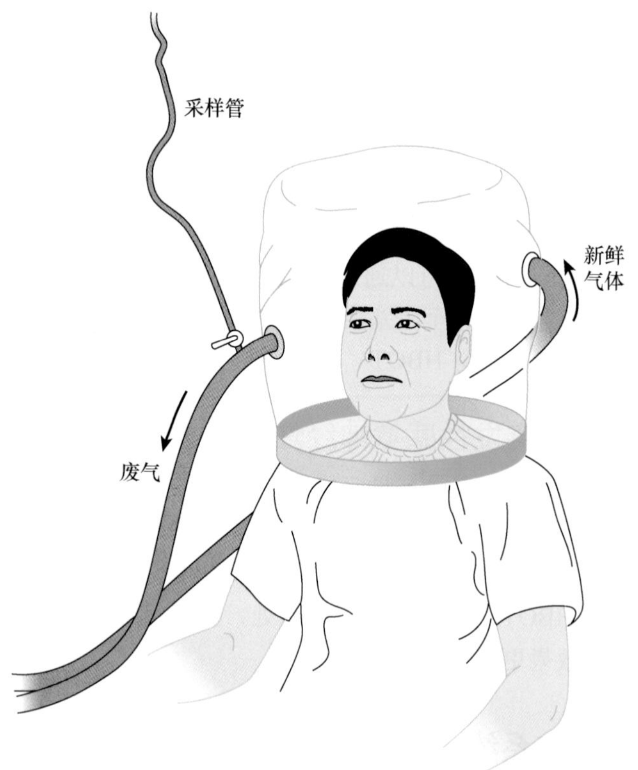

图 75.9 **多人治疗舱的头罩环路。**新鲜气体（100%O_2）以恒定速率（> 30 L/min）流经头罩。废气可以排出治疗舱，也可以通过 CO_2 吸收器进行再循环。连接到废气管的采样管可以监测患者的呼出气体

单人舱仅可容纳一名成人患者（图 75.10）或一名陪护的小儿患者。舱壁大多是由有机玻璃制成以便于密切观察患者。治疗舱内通常用压缩的纯氧。单人舱的优点是成本相对较低且易于安装。将 O_2 入口连接到医院供氧系统即可使用治疗舱。操作相对简单，但是不能直接接触舱内患者。监护距离较远，无法进行紧急气道管理。

在治疗期间出现气胸，尤其是张力性气胸可能是致命的，因为在减压之前无法用针或胸管进行胸膜减压，但是这种并发症极为罕见。这些治疗舱的一个次要缺点是环境压力极限为 3 ATA，并且由于现实原因

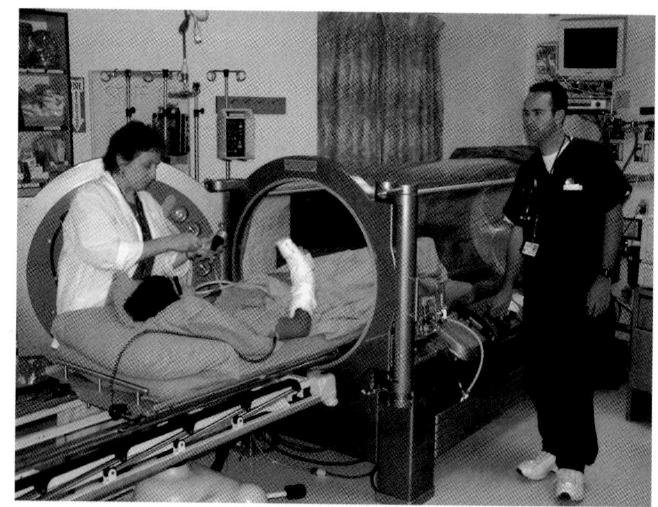

图 75.10 **单人治疗舱。**这种类型的治疗舱可容纳一名成年患者或伴有一名陪护的小儿。患者平躺在轮床上进出治疗舱。舱内气体通常为纯氧。舱壁由透明的有机玻璃构建以便于观察。可以看到左侧门中的贯穿舱体的设计，可以进行监护、静脉输液和控制舱内的呼吸机（Photograph courtesy Dr. Lindell Weaver.）

（对禁闭的心理厌恶）治疗时间有限。此外，为了减少某些类型的治疗方案（见下文）的氧毒性风险，间歇性呼吸空气需要安装额外的气体输送系统。然而，目前的单人治疗舱技术允许从舱外进行静脉输液、有创血管内监测、机械通气以及结合调节吸力的胸膜引流系统的应用[219-220]。

高压治疗方案

理想情况下，有 HBOT 治疗指征的患者接受 HBOT 的治疗时间没有上限，可持续至病情缓解。不幸的是，以下几个因素限制了 HBOT 的剂量和持续时间：

氧毒性

护理人员（或其他陪护人员）减压的义务

完善的监护

患者在密闭环境中的孤独和厌烦

确定治疗方案应考虑两方面因素：一方面是氧分压和治疗时间；另一方面是氧毒性及其他实际限制因素。世界各地的海军为了治疗潜水员的 DCS 和气体栓塞制订了最初的方案（或“表格”）（图 75.11）。

美国海军治疗方案 6（图 75.11）规定起始暴露压力为 2.8 ATA［相当于 60 英尺海水深度（fsw）或 18 m 海水深度（msw）］，然后缓慢减压至 1.9 ATA（30 fsw）。在吸入纯氧期间，间断吸入 5 或 15 min 的空气，以减少氧毒性（见下文）。该治疗方案仍然是世界各地多人舱内 DCS 的主要治疗方案。如症状或体征未完全缓解，可以重复应用美国海军治疗方案 6 或更短期的治疗方案，每天一次或两次。

“饱和”治疗为长时间暴露于高压（例如 2.8 ATA）直至症状稳定，不限制时间（通常为 1 ～ 2 天）。根据患者耐受情况应用推荐的治疗方案进行间断吸氧。由于饱和疗法会导致患者和看护人员吸收大量的氮气，因此减压过程必须更加缓慢，通常需要 24 ～ 36 h[221]。尽管这种疗法避免了间歇治疗理论上的缺点——气泡溶解失败，但需要花费大量人力。由于用于饱和治疗的高压舱需要额外的硬件（例如 CO_2 吸收器）和工作人员，因此它们在军事和商业潜水以外的应用受到限制。

有伤口愈合问题和梭菌性肌坏死或其他危及生命的厌氧菌感染的患者的治疗方案示例见图 75.12。梭菌性肌坏死的治疗方案包括 3 ATA 下 85 min，然后在 1.3 ATA 处进行 33 min 的停止减压。该治疗方案的设计旨在不增加高氧惊厥风险的条件下，最大程度地提高 PaO_2（从而影响 O_2 在组织内的杀菌活性）。

CO 中毒的治疗方案有所不同。但是，Weaver 所

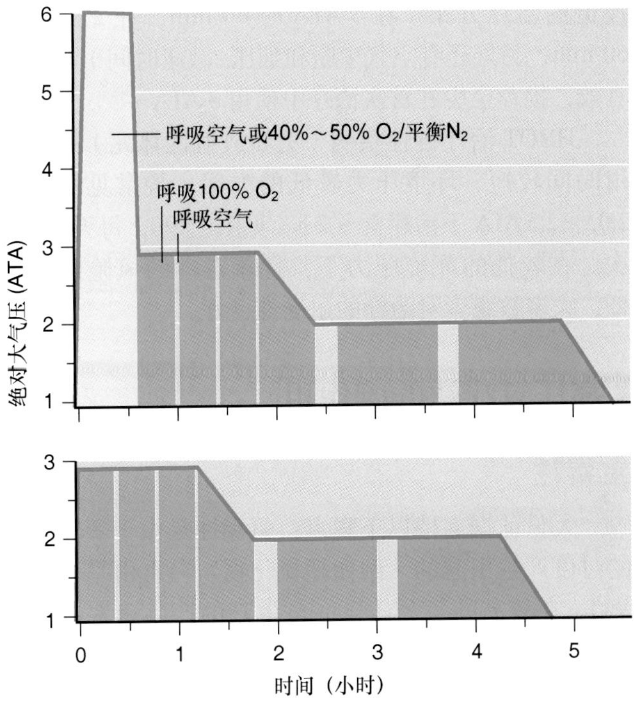

图 75.11　**美国海军治疗方案。**（A）美国海军表 6A。该方案偶尔用于治疗动脉气体栓塞。在 6 个绝对大气压下可以呼吸空气或 40% 至 50% 的氧气（O_2）30 min。（B）美国海军表 6。该方案最初是为治疗减压病而设计的，但现在也是最常用的治疗气体栓塞的方案。阴影区域代表呼吸 100%O_2；白色区域代表呼吸空气。更多详细信息可以在《美国海军潜水手册》中查阅（From Navy Department. US Navy Diving Manual. Revision 7. Vol：Diving Medicine and Recompression Chamber Operations. NAVSEA 0910-LP-115-1921. Washington，DC：Naval Sea Systems Command；2016.）

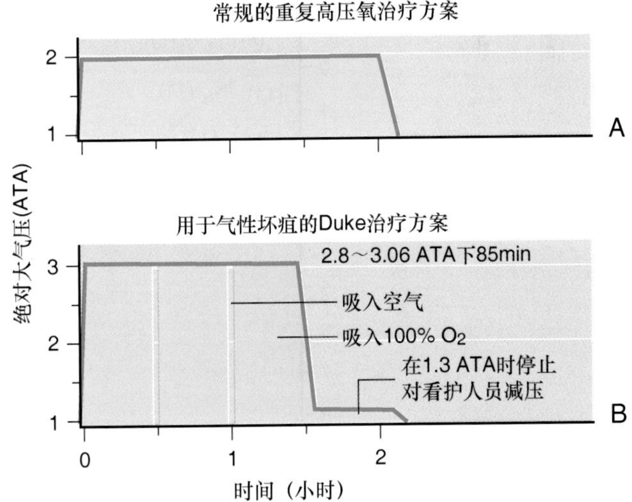

图 75.12　**临床高压氧（O_2）治疗方案的示例。**（A）患者在 2 ATA 的环境压力下呼吸 100% O_2 2 h。该方案多用于慢性病的重复治疗（例如，骨放射性坏死）。（B）该治疗方案通常用于治疗气性坏疽。患者和看护人员在 2.8 至 3.06 ATA（显示为 3 ATA）的环境压力下治疗 85 min。患者呼吸 100% O_2，期间有两次 5 min 的呼吸空气间隔以减少肺和中枢神经系统的氧毒性。根据美国海军标准的空气减压表，在 1.3 ATA 停止减压。这是为了方便在 3 ATA 下呼吸空气的看护人员能安全减压。ATA，绝对大气压

报道的治疗方案（在 3 ATA 时 60 min，在 2 ATA 时 60 min，另外还有空气中断和加压-减压时间）被证实有效，推荐至少在首次治疗中使用 3 ATA[148]。

HBOT 治疗慢性疾病（例如放射性坏死）通常采用时间较短、环境压力较低的方案，最常见的是在 2.0～2.5 ATA 下治疗 1～2 h（见图 75.9），每天 1～2 次。在较低的环境压力下，将氧毒性的风险降至最低，大多数患者对治疗的耐受性良好。

高压氧疗法的副作用

氧毒性

大量证据支持以下观点：氧毒性是由于氧自由基的过度产生引起的（例如超氧化物、羟自由基和单态氧）。在较高的氧分压下，自由基的产生速率超过机体的清除速率[222]。在 1 ATA 下供氧时，O_2 毒性的表现几乎仅局限于肺部。但是，在高压氧治疗期间，其他器官也会受到影响。

HBOT 期间的氧毒性主要影响肺、中枢神经系统（CNS）和眼睛。意识清楚患者的肺毒性先兆症状是气管支气管刺激症状，即咳嗽和烧灼性胸痛。长时间治疗可能导致肺活量下降，如继续使用氧气则会导致 ARDS。在极少数情况下，需要延长 HBOT 治疗时间，可通过间歇吸入空气周期（“空气中断”）来延缓肺氧毒性的进展速度（图 75.13）。

氧毒性与吸入气体的 PO_2 有关。在 1 ATA 下吸入 100%O_2 的氧毒性相当于 6 ATA 下吸入 16.7%O_2 或 50 ATA 下吸入 2%O_2 的氧毒性。量化 O_2 暴露的一种方法是单位肺毒性剂量（unit pulmonary toxic dose，UPTD）[223]。在该方法中，UPTD 单位数（U）由以下公式计算：

$$U = t \cdot \sqrt[m]{0.5/(P - 0.5)}$$

其中 U 是单位；t 是治疗时间，以分钟为单位；P 是 ATA 下吸入 PO_2；m 是斜率常数，其经验值为 1.2。接受 1425 个 UPTD 单位 O_2 后，肺活量平均减少 10%。接受 2190 个 UPTD 单位 O_2 后，肺活量下降 20%。延长 2 ATA 下的 O_2 治疗时间可完全逆转肺活量降低，达对照组的 40%[223]。

应用比 UPTD 模型更大的数据集（包含 UPTD 模型数据）进行重新分析，得出了不同的预测公式：

$$\%\Delta VC = -0.009 \cdot (P - 0.38) \cdot t$$

其中 P 和 t 与前面的公式相同[224]。

根据先前发表的数据，Arieli 等[225]设计了以下公式：

$$\%\Delta VC = 0.0082 \cdot t^2 (PO_2/101.3)^{4.57}$$

其中 t 是时间，以 h 为单位，PO_2 以千帕（kPa）为单位。

尽管这些算法对人群安全氧疗有指导意义，但

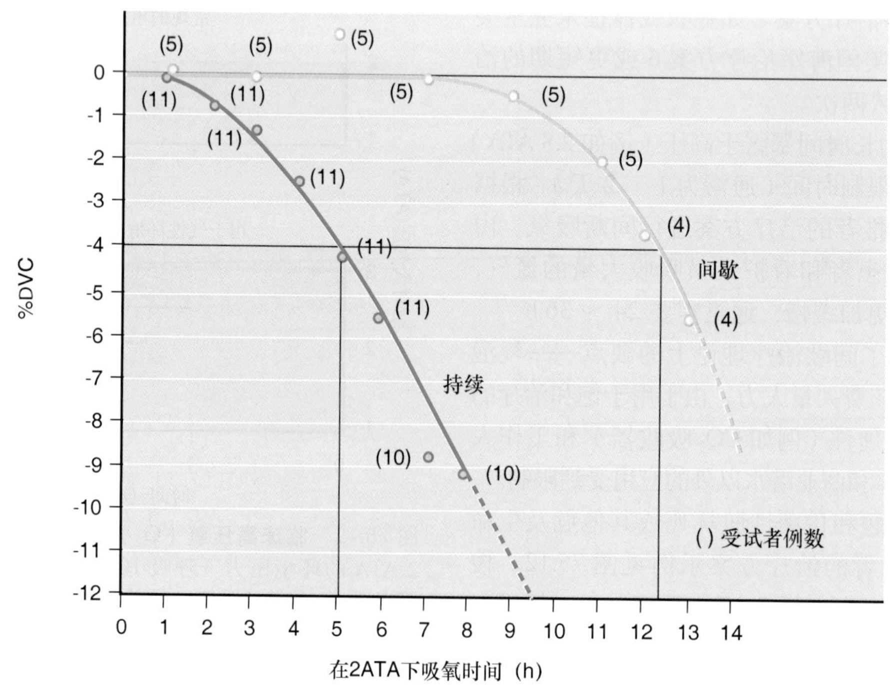

图 75.13　人类在 2 ATA 下呼吸 100% 氧气（O_2）时，肺活量（VC）的减少与时间的函数关系。图示在预防肺氧毒性方面，间歇性吸入 O_2（20 min O_2、5 min 空气）相对于连续吸入 O_2 的价值。括号中的数字表示受试者例数（From Clark JM. Oxygen toxicity. In：Bennett PB，Elliott DH，eds. The Physiology and Medicine of Diving. Philadelphia，PA：WB Saunders；1993：121-169. With permission.）

个体间的差异很大，不能依靠它们来准确预测个体患者肺氧毒性的发展[226]。此外，湿度[227]、循环中儿茶酚胺和皮质类固醇水平、肺中白细胞蓄积（例如肺炎）和循环内毒素均可影响氧毒性。针对肺氧毒性的进展更有指导意义的是患者的症状，包括咳嗽和吸气性中心区烧灼性胸痛。这些症状在常规反复 HBOT 治疗期间不会发生，但是在 2.8 ATA 下持续吸 O_2 期间可能会变得明显（如治疗神经系统减压病期间）。无症状患者的肺活量通常变化很少或没有变化。反复 HBOT 治疗期间一秒用力呼气量（FEV_1）变化轻微[228]，其临床意义尚不明确。

使用一些抗肿瘤药时，例如博来霉素[229]和丝裂霉素 C[230-231]，以耐受良好的剂量补充 O_2 时似乎容易引起致命性肺氧毒性（ARDS 和呼吸衰竭）。尽管我们已经对很久以前使用博来霉素的数例患者采用 2 ATA 下 2 h 的 HBOT 方案进行反复治疗（最初每天一次，随后增加至每天两次）[232]，但对先前曾接触过此类药物的患者在 HBOT 治疗时的肺氧毒性风险尚不明确。偶尔有患者出现轻度肺氧毒性症状，如胸骨后胸部紧缩感，但这些患者均未出现重度氧毒性。这些药物引起的肺氧毒性倾向在停药后数周就逐渐降低了。

CNS 氧毒性表现为恶心、呕吐、麻木、抽搐、头晕、嗅觉障碍、听觉障碍、味觉障碍，最严重的表现为非局灶性强直阵挛性癫痫发作[233-234]。癫痫发作的概率随着 PO_2 升高和治疗时间的增加而升高。一项针对 36 位潜水员在 3.7 ATA 下吸入 100%O_2 的研究表明，所有潜水员都在 100 min 或更短时间内发生了上述一种或多种症状[233-234]。在临床实践中，接受 HBOT 治疗的患者在环境 PO_2 高达 2.5 ATA 时惊厥很少见（通常为 0.008% 至 0.035%[235]），而且通常伴有另外一个诱发因素（低血糖）。当 TBOT 用于急性适应证如 CO 中毒时，惊厥的发生率更高[236]。代谢因素可能会降低癫痫发作的阈值，如大剂量青霉素（用于梭状芽孢杆菌感染）、败血症和低血糖症的发生。

高氧性癫痫发作的治疗是立即减少吸入的 PO_2 直到发作停止。然后，一些医生会常规使用抗惊厥药，如苯巴比妥、苯妥英钠或苯二氮䓬类药物。当患者正处于癫痫发作时不主张治疗舱减压，因为此时患者气道闭合，不能呼气，可能会导致肺部气压伤。另外高氧性癫痫发作没有后遗症，即使持续 HBOT 治疗也很少复发。因此，不能因为 CNS 氧毒性的发生而停止进一步的 HBOT 治疗。尚无证据表明高氧性癫痫发作在既往有癫痫发作病史的患者中更为常见。

HBOT 对眼部的急性影响是视野变窄[237]，通常仅见于 3 ATA 或更高的 PO_2，在常规 HBOT 期间罕见（如果有的话）。眼的亚急性或慢性影响是改变晶状体的折射率而导致近视[238-239]。这种折射率变化发生在间歇性 HBOT 治疗持续数周的过程中，通常在相似的时间内消失。但有些患者可能有近视后遗症，尤其是老年患者[240]。

需要急性 HBOT 治疗的孕妇，其胎儿发生晶体后纤维增生症的风险日益受到关注。尽管许多孕妇曾经接受过单次 HBOT 治疗（如 CO 中毒），但我们并未发现儿童出生后发生晶体后纤维增生症。怀孕并不是 HBOT 治疗适当的急性适应证（如 CO 中毒[163, 165, 167, 241-242]）的禁忌证，因为潜在疾病对胎儿的风险超过了 HBOT 治疗的风险。

惰性气体吸收

在高压环境下呼吸空气会导致氮气麻醉，这是由于氮气的麻醉特性导致脑功能呈剂量依赖性减退。这通常发生在超过 4 ATA 的环境压力下，该压力仅用于治疗重症 AGE 或 DCS。从理论上讲，在减压期间或减压之后，氮气的吸收也可能导致 DCS（见上文）。但是，舱内减压方案非常保守，这种情况很少发生（大多数高压设施使用标准的压缩空气减压表，例如美国海军发布的减压表）[221]。另外，看护人员在减压之前和减压期间可以吸入 100% O_2 一段时间来提高安全性。高压舱看护人员发生 DCS 非常罕见，即使发生症状通常较轻，一般表现为关节痛。氮气麻醉和 DCS 仅发生在多人高压舱的看护人员，而患者呼吸 100%O_2 却不易发生。

气压伤

随着环境压力的变化，人体中含气间隙内的压力必须与环境压力平衡或容量随之发生变化。在诸如胃肠道等顺应性好的腔隙，很容易发生体积变化，但是如果气体自由进出坚硬组织所包绕的腔隙，如肺、鼻旁窦和中耳，其内气体自由进出受限可能会造成组织破裂和出血。实际上，患者使用高压舱最常见的副作用是难以平衡中耳压力[243-244]。这会引起疼痛、中耳腔内出血（“挤压”）和罕见的鼓膜破裂。难以平衡中耳压力也可能导致迷路窗（圆形或椭圆形窗）破裂，这在潜水员[245]中已有报道，但据作者所知，接受 HBOT 的患者中尚无相关报道。先前曾接受过头颈部照射和患有急性呼吸道感染的患者特别危险。挤压有时也会影响鼻窦导致剧烈疼痛。尽管中耳或窦道受压时常发生挤压，但由于气体无法通过咽鼓管或窦口流出（“反向挤压”）而导致的减压症状很少见。

减压期间最有可能发生肺气压伤。局部通气不足的区域可能导致肺压力过大和肺泡破裂，从而引起气胸、纵隔气肿或 AGE[246-247]。然而，HBOT 治疗期间发生的肺气压伤极为罕见，这可能是因为通常使用的减压速度较慢。尽管加压后气胸范围减小，气体吸收更迅速，但减压过程中肺内的空气持续泄露可能导致张力性气胸[246]。

尽管 HBOT 治疗存在潜在的不良反应，但严重并发症却很少见[248-249]。

高压治疗的实践

中耳压力平衡

在清醒的患者中，可以使用多种方法来实现中耳压力平衡，如在加压过程中间断进行 Valsalva 动作、在捏鼻子时吞咽、下颌前伸或只是简单地间断吞咽。可以通过局部使用鼻黏膜血管收缩剂（如 0.05% 的羟甲唑啉）促进压力平衡，该收缩剂使鼻咽黏膜收缩并增加咽鼓管的通畅性。对于已应用这些措施仍无法平衡中耳压力的患者，以及反应迟钝或已行气管插管的患者，可能需要进行鼓膜切开术或鼓膜造孔插管。

肺压力平衡

HBOT 治疗之前发现的气胸通常置入胸腔引流管和水封或 Heimlich 瓣治疗（在这种情况下，在进入单人舱治疗之前，应始终插入胸管）。使用某些市售的胸膜抽吸调节器时必须谨慎，该调节器会在治疗舱加压过程中产生较高的胸膜负压[250]。多人舱内的看护人员可通过激活胸部引流装置上的手动减压阀来减轻过度的抽吸作用。肺大疱患者可能发生肺气压伤的风险增加，在治疗前应考虑此类患者的 HBOT 风险与获益。

患者监护

尽管压缩空气中声学特性会发生变化，但是使用标准血压计和听诊器测量血压并无困难。无水银压力表优于水银压力表，可避免污染封闭环境。心电图（ECG）监测和血管内压力监测时要将换能器电缆穿过治疗舱壁连接到舱外的前置放大器。标准的重症监护仪可同时测量动脉压和肺动脉压，以及通过热稀释法间断测量心输出量。如果使用加压袋驱动连续流动系统，则在加压期间必须对加压袋重新加压，并在减压之前或期间将其排气。在加压和减压过程中，肺动脉导管球囊开口应向治疗舱内开放。

如果除颤电极板附近产生火花或存在易燃物质则除颤可能会引起火灾。通过在电极和皮肤之间使用低电阻导电胶[251]或预先放置一次性导电垫，可最大限度地减少火花和热量的产生[252]。为避免设备的压力相关故障，除颤器放置在治疗舱外并通过贯穿舱壁的高压电线与患者相连。尽管担心引起火灾，但除颤在多人治疗舱内已实施过多次，并没有电击、火灾或爆炸发生[253-254]。在高压氧单人舱内无法安全地实施除颤。

静脉输液

在多人治疗舱内，输液器内的空气将在 HBOT 的加压阶段收缩，并在减压过程中膨胀（这可能会使空气进入静脉循环）。大多数静脉输液泵在高压舱内都能运行良好（尽管存在电气安全问题，见下文）。玻璃瓶最好放置在舱外，因为减压时可能会发生爆裂。

向加压单人舱的患者输液需要使用舱外输液泵，该输液泵能够处理压力差（最大 3 ATA 或 1500 mmHg 的跨壁压力梯度）。止回阀可以在泵断开的情况下防止患者血液意外回流。硬质的动脉压传感器导管有助于防止患者进入治疗舱内时发生缠结。

血气评估和呼吸机管理

从高压舱内的患者获得的动脉血样本进行血气测量会出现错误的结果，有两个原因。在 1 ATA 时，超过环境压力的 O_2 张力过饱和，因此 O_2 将迅速从血液中弥散出来，以降低其张力。当 PO_2 值超过约 700 mmHg 时，由于 PO_2 电极无法精确校准，会产生其他误差（推断误差）。因此，理想情况下应使用恰当的校准分析仪在高压舱内进行血气张力测量。如果没有这种设备，则可对 1 ATA 下的血样进行快速分析得到可接受的准确值[255]。

另一种方法是以 1 ATA 下的测量值为基础估算高压下的 PaO_2。使用测得的 PaO_2 和计算出的肺泡 PO_2（P_AO_2），两者之比（PaO_2/P_AO_2 或 a/A 比值）为常数[104-105]。在此基础上，可以使用 1 ATA 下的动脉血气值和以下公式预测高压下的 PaO_2。

需要肺泡气体方程计算 P_AO_2：

$$P_AO_2 = (Pb - P_{H_2O}) \cdot F_IO_2 - P_ACO_2 \cdot \left(F_IO_2 + \frac{1 - F_IO_2}{R} \right)$$

其中 Pb 和 P_{H_2O} 分别是环境压力和饱和水蒸气压力，R 是呼吸交换比。如果 $FiO_2 = 0.2$，$R = 0.8$，体温 = 37℃，则可以将该方程简化为

$$PaO_2 = (Pb - 47) \times 0.2 - 1.2 \times PCO_2$$

在 1 ATA 下计算 P_AO_2 和测量 PaO_2 之后，可以获得 a/A 比值。当环境压力升高，吸入 100%O_2 时，PaO_2 的预测值可以通过如下公式获得：

$$PaO_{2\,(pred)} = a/A \cdot [\,(760 \cdot ATA - 47) - PaCO_2\,]$$

其中 ATA 是绝对大气压下的舱内压。尽管目前尚无 HBOT 的剂量-反应曲线，但在常规长期治疗中使 PaO_2 大于或等于 1000 mmHg 是一个合理的目标，在急性坏死性感染的治疗中应尽可能提高 PaO_2（图 75.14）。

监测组织氧合更好的指标是混合静脉血 PO_2（$P_{\bar{v}}O_2$），在没有左右分流的情况下，它可以合理准确地估计平均组织血氧饱和度[256]。因此，PO_2 值较低可能表示尽管进行了 HBOT，但由于心脏输出量不足仍存在组织氧合不足。

在临床静息高压条件下，pH 和 PCO_2 的正常值与 1 ATA 时相同[106]。在减压的血液样本中，PCO_2（以及 pH）没有明显变化。

在高压环境中，机械通气面临诸多挑战。理想的机械通气要求包括：体积小，不用电，不用易燃润滑剂，能够在各种潮气量和呼吸频率范围内以容量循环的基础模式运行，安装时调整需求极少，并具有 PEEP 功能，以及可以通过间歇指令通气模式和辅助/控制模式通气[257]。此外，理想的呼吸机驱动气源应将静电积聚引起燃烧的风险降到最低。

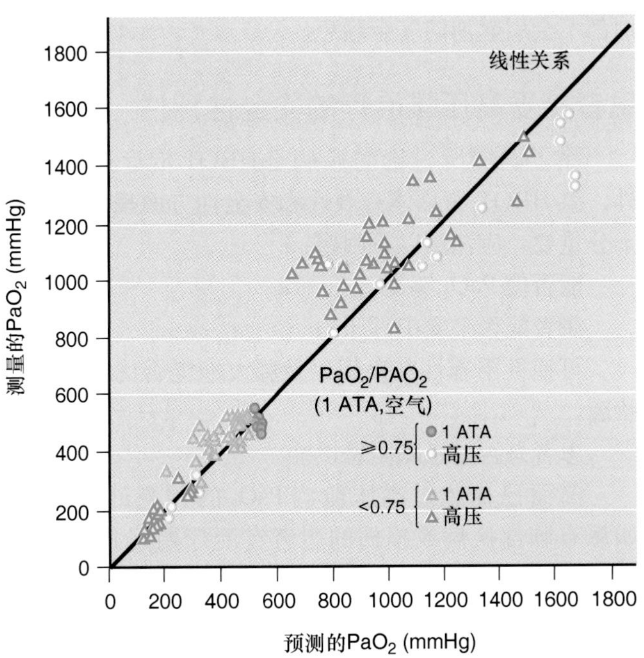

图 75.14　**环境压力增高时动脉氧分压（PaO_2）的测量值与预测值的关系**。假定动脉-肺泡 PO_2 比率（PaO_2/P_AO_2 或 a/A 比率）为常数，则从室内空气动脉血气中计算出预测的 PaO_2。数据显示了肺功能正常患者的数据（a/A ≥ 0.75）和有气体交换异常的患者数据（a/A < 0.75）。显然，以此方式预测的 PaO_2 接近实际测得的 PaO_2（From Moon RE，Camporesi EM，Shelton DL. Prediction of arterial PO_2 during hyperbaric treatment. In：Bove AA，Bachrach AJ，Greenbaum LJ Jr.，eds. Underwater and Hyperbaric Physiology IX. Proceedings of the Ninth International Symposium on Underwater and Hyperbaric Physiology. Bethesda，MD：Undersea and Hyperbaric Medical Society；1987：1127-1131.）

随着环境压力增加，气体密度也成比例地增加，而气体黏度变化相对较小。因此，在湍流区域（即在大气道中）气道阻力增加。在潮式呼吸中，呼吸传导率（阻力的倒数）的测量结果[258]表明其随气体密度的变化而变化，根据以下公式计算：

$$G = G_0\,\rho^{\kappa}$$

其中 G 是气体密度 ρ 时的肺传导率，G_0 是在气体密度 1.1 g/L（1 ATA）时的传导率，κ 是一个常数，其平均值为 − 0.39。根据该公式预测，在 6 ATA 时，肺传导率将降低 50%，这相当于肺阻力增加一倍。此外，较高的气体密度会导致通气有效分布降低，这表现为生理无效腔增加[259]。这两种现象的影响包括机械通气期间的气道压升高以及通气需求增加。如果未调整呼吸机设置以补偿增加的无效腔，则 $PaCO_2$ 会升高。

在高压舱中已经使用并测试了多种呼吸机。压力转换型呼吸机已成功使用，因其设计紧凑简洁，可以满足小尺寸的要求。但是，当环境压力变化时必须不断调节频率和转换压力。尽管在压力升高时呼吸频率可能会发生变化，但容量循环呼吸机工作基本良好。

有两个特殊安全注意事项。首先，在任何输送富含氧气的呼吸机中，可能因呼吸机内的氧气蓄积或氧气泄漏至舱内引起火灾隐患。这种风险一般可以通过较小的改动来消除（如对气动呼吸机使用空气代替 O_2 驱动风箱）[257]。通过用惰性气体（如 100% 氮气）净化呼吸机，可以大大降低火灾风险（见下文）。另外，气管插管的充气套囊在加压过程中体积减小，而在减压过程中再度膨胀。可以通过在加压和减压过程中手动调节套囊内空气压力或用水填充来维持适当的套囊膨胀容量。

其他医疗器械

一些电子设备（如起搏器，自动心脏转复除颤器，静脉输液泵）已在高压力环境下进行了专门测试；通常可以从制造商处获得具体信息。心室辅助设备可以正常工作，但是必需的可充电电池（通常是锂电池）可能不安全。据作者所知，目前尚未在高压氧治疗期间测试或使用过 ECMO 设备。

大气控制

治疗舱内大气安全包括对 O_2、CO_2 和微量气体浓度的管理。在多人治疗舱中，最重要的是患者应吸入尽可能高的 O_2 浓度（通常为 98% 或更高），同时保

持舱内 O_2 浓度接近 21%，最大程度地减少火灾危险。在某些高压舱中常规监测头罩中的 O_2 浓度。在其他治疗舱内则认为通过头罩的 O_2 流量较高，因此氧浓度也可能很高。从头罩、面罩和呼吸机中的氧气泄漏会增加舱内的氧气浓度。通常，将大约 23% 的氧气浓度作为上限标准，通过向舱内输送空气或少量 100% 氮气直至 O_2 浓度降低。

吸入的 CO_2 浓度显著升高会导致脑血管扩张，脑血流量增加和组织 PO_2 升高，从而增加 CNS 氧毒性的风险。因此，头罩内 CO_2 上限标准是 1%"表面当量"的 CO_2，其分压为 7.6 mmHg。使用免洗脱（开放回路）系统时，头罩内 O_2 流量为 40 ～ 60 L/min（在舱内压力下测量）时通常足以将 CO_2 含量保持在该水平。舱内 CO_2 分压通常限制在 0.5% "表面当量"（3.8 mmHg）以下。

可进入治疗舱内的微量气体包括 CO 和碳氢化合物，这些物质来自运转异常的压缩机或压缩机进气口附近的汽车尾气。挥发性气体如皮肤消毒液产生的酒精蒸气和血压计汞柱中泄露的汞蒸气等也可能污染舱内空气。在一个大气压下无害的微量气体浓度在高压条件下可能具有毒性，因为它们的药理或毒性作用与分压有关。高压舱内不能存在任何形式的汞，因为汞泄露会导致舱内人员的急性中毒。

使用电池可能会影响舱内大气调控以及会有火灾隐患。所有电池都会释放少量氢气，虽然通常不会达到危险剂量。理论上，锂 / 二氧化硫电池具有二氧化硫排放的风险。同样，有人反对使用汞电池（目前在美国已被禁止）。碱性电池是相对安全的，尽管在极高的环境压力（40 ～ 60 ATA）下会暂时失效。

火灾隐患

尽管高压舱内的火灾很少发生，一旦发生通常是致命的。在升高的环境压力下着火速度极快且极具有破坏性，以至于灭火器系统可能无法发挥作用[260]。高压舱中发生火灾的真实风险已被最近的数起事故所证实，是由暖手器、喷火花的玩具以及患者衣服内带入的其他火源引起的舱内起火。以下措施能最小化火灾风险：

控制治疗舱 O_2 浓度（单人舱除外）

尽量减少舱内可燃材料的使用

消除热源和火花

舱内灭火系统

如前所述，燃烧速率随着 O_2 浓度的增加呈几何级增长，因此需要仔细监测治疗舱内的 O_2 浓度。当环境压力升高时，即使 O_2 浓度为 21%，也会迅速发生着火。推荐使用棉制服装以减少静电风险。清除发油和湿化头罩内 O_2 可以减少头发着火的风险。碳氢润滑剂（如用于担架轮）在高 O_2 张力下与铝接触时会自燃，因此应使用不易燃的碳氟润滑剂代替。

尽可能减少电动设备产生的电火花。香烟打火机、火柴和其他火源不能带入治疗舱。在高压治疗期间插入和拔出电源线均可产生火花，在加压之前应将所有电源插头都插入插座来消除火花。在多人舱中，可以通过外罩上钻好的小孔注入 100% 的氮气以降低电器设备（如静脉输注控制器）的易燃性，速率应足以使 O_2 浓度保持在不易燃的水平（流速为每分钟 2 ～ 3 倍的内部容积）。在单人舱内使用的电气系统必须遵守一些具体准则，其中规定了可以使用的开关、地线和绝缘的类型[219]。

在 1 ATA 下，高浓度挥发性麻醉剂易燃。但是，异氟烷和七氟烷的 Dräger 挥发器已使用 100% O_2 在高达 3 ATA 下进行了测试，没有证据表明在室温下会引起自燃。在高压条件下使用氟烷的经验表明[261]，没有任何火灾的报告，且在 1 ATA 下 100% O_2 能阻燃，在没有火源的情况下，高压环境中任何现代氟化麻醉剂都不会引起消防安全隐患。

患者接受高压氧治疗的安全性评估

除了确保所讨论的疾病是 HBOT 治疗适应证之外，就 HBOT 的总体有效性和安全性方面来评估患者十分重要。应注意以下问题：

能否使 PaO_2 够高

患者能否平衡中耳压力

可逆性阻塞性肺疾病以及肺大疱能否优化到最佳状态

患者是否易患幽闭恐惧症

前面已描述过高压舱内 PaO_2 的预测计算方法。如患有肺部疾病或损伤的患者在治疗期间 PaO_2 不能超过 1000 mmHg 很难从 HBOT 治疗中获益，除非 HBOT 的原因是空气栓塞病。

在治疗前，可以通过捏住患者鼻子或做 Valsalva 动作时用耳镜直接观察鼓膜来评估中耳平衡压力的能力。鼓膜的运动表明咽鼓管的功能及其平衡中耳压力的能力。如果难以避免耳部气压伤（例如，智力迟缓或气管内插管状态）或出现易导致内耳损伤的情况（如镫骨足板切除术），在 HBOT 治疗前可进行鼓膜切开术或置管术。尽管有大量的临床经验表明气压伤风险极低，但是肺大疱仍是 HBOT 的相对禁忌证。对于需要接受 20 ～ 30 次以上 HBOT 治疗的患者，定期检查患者的视力可能有助于发现高压性近视。

由于大多数高压舱系统都很狭小，因此无法耐受封闭空间的患者可能需要抗焦虑治疗以利于耐受 HBOT 治疗。

加压环境下的麻醉实施

关于 HBOT 下麻醉实施问题的综述已作为报告提交给美国麻醉医师学会委员会[262]。该报告探讨了各种问题，包括 N_2O 作为唯一麻醉药应用的潜力。

在 20 世纪 50 年代，据报道在 3 ATA 下自主呼吸吸入 100%O_2 的麻醉就用于放射治疗[263]。给予患者戊巴比妥 250 ～ 750 mg 和哌替啶 100 mg 后气管插管；一些患者还接受了氯丙嗪 50 mg。在琥珀胆碱和气道表面麻醉后实施气管插管，患者可自主呼吸。

高压治疗期间可能需要麻醉。Ross 等[264]讨论了在饱和潜水系统（如在北海油田）中为受伤的潜水员提供治疗时，高达 35 ATA 的压力对麻醉的挑战。这些研究人员建议使用静脉全身麻醉代替吸入全身麻醉，因为后者会污染舱内环境。建议尽可能实施区域麻醉。作者指出，因为据报道在 10 ATA 左右的压力下对肌肉松弛有一定的逆转作用，应通过滴定给药的方式使肌肉松弛剂达最佳效果。

自 20 世纪 60 年代以来，在高压环境情况下应用各种麻醉剂实施麻醉，包括颈动脉内膜剥脱术[265]、剖宫产术[266]、肺泡蛋白沉着症患者的治疗性肺灌洗（图 75.15）[209-210]、饱和潜水急诊手术[267]，开放性心脏手术[268]以及用于增强肿瘤放疗的疗效[269]

吸入麻醉 任何类型的吸入麻醉剂均可污染密闭治疗舱内的气体，尤其是在高压环境下，这可能会对舱内的医务人员产生药理作用。Russell 等[270]曾报道舱内空气中 N_2O 的浓度为 2500 ppm；需要以高速空气（空气为 3500 L/min）对治疗舱进行通风，使 N_2O 浓度降低至 25 ～ 75 ppm。

N_2O 在高压舱中，升高的环境压力使 N_2O 可以在超过其 MAC 的分压下使用[270-272]。尽管在两项研究中，N_2O 的麻醉诱导都很迅速（< 60 s），但同时伴有呼吸急促、心动过速、高血压、出汗、肌肉僵硬、四肢紧张性抽搐、睁眼和角弓反张。麻醉后 2 ～ 4 h，大多数受试者从麻醉中迅速苏醒。但随后大多数发生恶心和呕吐，并且通常非常严重。

在高压环境下实施 N_2O 麻醉的潜在问题是组织在减压过程中可能变得过饱和，从而在减压过程中形成 N_2O 气泡。Russell 等[270]采用经验性阶段减压方案，在 1.3 ATA 时停止减压 30 min 同时吸入 100%O_2，并未发生上述并发症。如果患者吸入一种气体而周围存

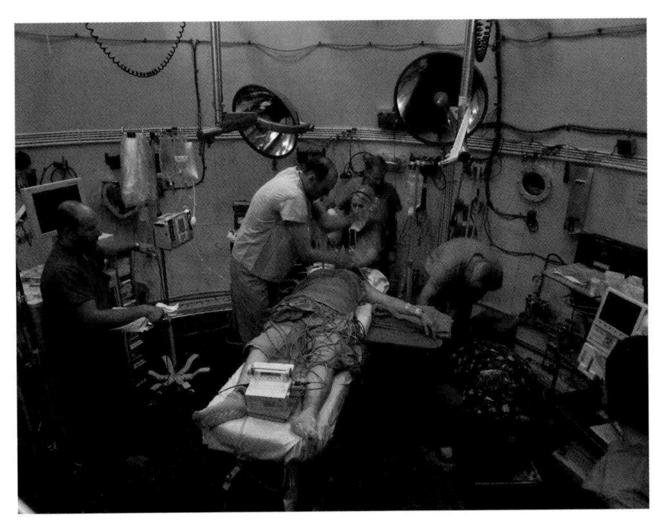

图 75.15 在多人高压舱中进行全身麻醉，以支持治疗性灌洗期间的动脉氧合作用。肺灌洗是通过双腔气管插管将生理盐水注入一侧肺来进行。通过循环注入和排除 400 ～ 500 ml 生理盐水来进行蛋白质冲洗，直至流出物变清澈[341]。60 分钟后，使用相同方法冲洗对侧肺。图中是一位接受丙泊酚 / 阿片类药物全身麻醉的患者在排空阶段接受胸部叩诊（From Duke University Medical Center.）

在另一种可溶性更高的气体时，即使不减压也会形成气泡。例如，在 5 ～ 7 ATA 的氦-氧环境中呼吸时会导致氦气迅速扩散到组织中，导致局部惰性气体压力超过环境压力（等压气体逆向扩散），引起荨麻疹和前庭功能障碍[273]。如果一个人在被氦气包围的情况下呼吸 N_2O-O_2，即使在正常大气压下也可能发生上述现象[274]。因此，当务之急是绝对不要在氦-氧环境中使用 N_2O。

高压 N_2O 的另一风险是在减压过程中大量溶解的气体进入肺产生稀释作用，导致稀释性缺氧。可以通过在减压前几分钟吸入数分钟富含 O_2 的混合气预防。

对于最近使用水肺潜水或遭受 DCS 的患者，即使在 1 ATA 时也应避免使用 N_2O，因为其可能导致组织或血液内气泡增大、疼痛或神经系统症状的复发。N_2O 麻醉和 DCS 自发消失后可能会出现神经系统症状[275]。

卤化麻醉剂 挥发性麻醉剂对患者的影响与肺泡浓度不成正比，而与麻醉剂分压成正比。例如，在 1 ATA 下 1% 氟烷（分压为 7.6 mmHg）的作用相当于在 2 ATA 下 0.5% 氟烷（相同分压下）的作用。麻醉剂专用的校准挥发器的麻醉剂浓度随环境压力而变化，但其输出分压保持恒定（见图 75.12）。由于气体密度的增加影响流量比，因此实际的输出分压在一定程度上取决于环境压力。在 3 ATA 时，观察到 Fluotec 挥发器输出的氟烷分压轻度升高（图 75.16）[262]。我们对一种

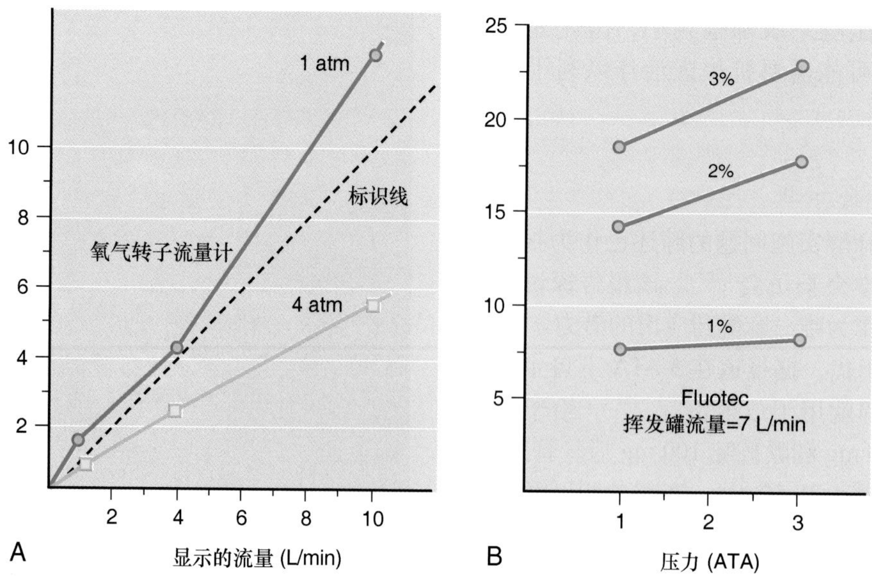

图 75.16 **在加压环境下麻醉剂挥发系统的性能。**（A）显示转子流量计系统的流量特性。在 4 ATA 时实际输出流量小于 60% 转子流量计显示的流量。（B）Fluotec 蒸发器输出的氟烷分压与环境压力的关系。在 3 ATA 下，氟烷浓度为 2% 和 3% 的设置下，输出分压仅轻度增加（From Committee on Hyperbaric Oxygenation. Fundamentals of Hyperbaric Medicine. Publication No. 1298. Washington，DC：National Academy Press；1966.）。ATA，绝对大气压

七氟烷挥发器的测试表明，检测的最高环境压力为 3 ATA，输出的七氟烷分压保持恒定。

由于气体密度的增加，在 1 ATA 下校准的转子流量计的流量在环境压力升高时显示值虚高。McDowell[276] 报道了转子流量计流量的如下关系：

$$\mathrm{Flow}_{\mathrm{actual}} = \mathrm{Flow}_{\mathrm{read}} \cdot \sqrt{\frac{\rho_1}{\rho_P}}$$

其中 $\mathrm{Flow}_{\mathrm{actual}}$ 和 $\mathrm{Flow}_{\mathrm{read}}$ 分别是实际流量值和读出流量值，ρ_1 和 ρ_P 分别是 1 ATA 和 P ATA 下的气体密度。其他人已经证实了在 4 ATA 时转子流量计流量不准确（见图 75.16）[262]。

静脉麻醉 静脉麻醉药有相似的特性，在临床常用的环境压力范围内不受影响（见第 23 章）。在环境压力高达 6 ATA 时，哌替啶[130] 或戊巴比妥[131] 的药代动力学没有明显变化。在环境压力高达 3 ATA 时，我们采用常规剂量的氯胺酮和苯二氮䓬类药物或丙泊酚和麻醉性镇痛药，以及非去极化肌肉松弛剂提供全身麻醉用于治疗性肺灌洗。

区域麻醉 在高压环境中，由于不需要机械通气，区域麻醉可能既安全又有效。在 6.75 ATA 的氦-氧环境压力下，通过局部注射利多卡因辅以肠胃外哌替啶进行肠切除术[267]。应特别注意无菌操作，因为高压舱内温暖、湿润的环境中细菌易于繁殖，尤其是在饱和舱内。

高压氧治疗的未来方向

术前高压氧治疗

预处理被认为是一种损伤激活的内源性保护机制，以减轻随后损伤引起的形态学和功能学后遗症。缺血预处理是短暂缺血的一种应用，它可以激活内源性保护机制，以减少后续缺血性损伤。缺血预处理首先报道在犬科心肌中，随后被证明也存在于大脑中。随后在药理学领域进行了深入研究，以找出导致预处理的其他药物，如挥发性麻醉剂、脂多糖、高温、中枢神经系统癫痫发作、缺氧和高氧症，以及最近发现的高压氧[277]。

多项临床试验提供了证据，心脏或外科手术之前的 HBOT 可以改善预后。Sharifi 等描述了使用 HBOT 可抑制急性心肌梗死经皮冠状动脉介入治疗术后的再狭窄[278]。在 2005 年，Alex 等观察到不停跳冠状动脉旁路移植术（coronary artery bypass graft，CABG）之前，在 2.4 ATA 进行了三个疗程的 HBOT 重复预处理，术后神经心理测验功能障碍有所减轻，并抑制了体外循环后的炎症反应[279]。Yogaratnam 等报道，在不停跳 CABG 手术前以 2.5 ATA 进行单次 HBOT 预处理可以改善 CABG 手术后的左心室搏出功，同时减少术中失血、ICU 住院天数和术后并发症[280]。Li 等证实在接受不停跳和停跳 CABG 的患者中，HBOT 预处理可降低脑和心肌生化标志物的释放。高压氧预处理不停跳组的患者可以缩短 ICU 住院时间，减少肌力药物的使用[281]。

HBOT 起到保护作用的机制目前尚不明确，但不涉及通过增加组织中的氧存储来支持代谢，因为组织和血液中的氧合在高压暴露后数分钟内就消失了。脑损伤的病因可能是多因素的，包括脑微栓子、全脑灌注不足、炎症、脑温度调节和遗传易感性[277, 282]。因此，保护机制可能包括由于活性氧（reactive oxygen species，ROS）生成增加而引起的 HBOT 诱导的氧化应激，可以诱导类似于缺血再灌注的缺血耐受。或者，HBOT 预处理可通过减少组织白细胞的募集和活化，减少组织水肿，防止细胞坏死，减少组织凋亡，改善组织结局和保护来减少缺血再灌注损伤[283-285]。另一个可能的机制是上调肝缺血模型中的抗氧化酶，如超氧化物歧化酶[286]，也可能是血红素氧合酶 -1[287]。

已发表的数据高度提示了在特定治疗之前或之后使用 HBOT 的有益作用[277, 288]。而 HBOT 在这种情况下的作用需要较大规模的临床试验来确定其疗效。

卒中

对大鼠大脑中动脉闭塞的多项研究证明了高压氧的有益作用[289-293]。在症状发作 5 h 内接受治疗的非选择病例的急性卒中患者中，一些患者的症状在 HBOT 治疗后有所改善，其动脉血 PO_2 为 1100 ～ 1300 mmHg[294]。此后，有几项临床研究结果不一[295]，可能是因为未能及时启动 HBOT 治疗[296]或使用亚治疗性 PO_2。有趣的是，最近的一项双盲研究报告提示急性卒中后给予 HBOT 治疗可以改善预后，提示对神经可塑性有一定的影响[297]。

急性脑外伤

高氧可能在严重颅脑外伤（TBI）中具有多种保护机制，包括改善的氧化代谢和线粒体功能以及降低颅内高压、凋亡、神经炎症和自由基介导的损伤。小型临床试验和机制观察结果为 HBOT 疗效提供了支持[298-301]。这使得 NIH 资助了 HBOT 治疗急性 TBI 的多中心试验［Hyperbaric Oxygen Brain Injury Treatment Trial（HOBIT），ClinicalTrials.gov Identifier：NCT02407028］。

总结

环境暴露会造成特定类型的临床状况，需要靶向治疗。压缩空气和潜水的实践促进了高压氧新疗法的诞生。HBOT 治疗越来越广泛地应用于危重症患者，因此对熟练使用该技术的人员需求增多。规划和设计有效的监测将使血流动力学和氧合得到最佳控制。在这种环境下，对细节的追求将最大限度地保证患者的安全，包括患者的选择和监测以及治疗舱操作程序。对作用机制的研究和临床试验的探索将有助于制订最佳治疗方案。防治氧毒性的进展可延长目前的安全治疗期，从而更加积极有效地治疗缺血和感染症状。

参考文献

1. Lange L, et al. *Pflugers Arch.* 1974;352(3):219.
2. Echt M, et al. *Pflugers Arch.* 1974;352(3):211.
3. Smith DE, et al. *Echocardiography.* 1998;15(1):35.
4. Kurss DI, Lundgren CEG, Pasche AJ. Effect of water temperature on vital capacity in head-out immersion. In: Bachrach AJ, Matzen MM, eds. *Underwater Physiology VII. Proceedings of the 7th Symposium on Underwater Physiology.* Bethesda, MD: Undersea Medical Society; 1981:297–301.
5. Wester TE, et al. *J Appl Physiol (1985).* 2009;106(2):691.
6. Golden FS, et al. *J R Nav Med Serv.* 1991;77(3):139.
7. May M, Jordan J. *Am J Physiol Regul Integr Comp Physiol.* 2011;300(1):R40.
8. Mai TH, et al. *Auton Neurosci.* 2017;203:58.
9. Peacher DF, et al. *Med Sci Sports Exerc.* 2015;47(6):1128.
10. Miller 3rd CC, et al. *Am J Emerg Med.* 2010;28(8):941.
11. Rodríguez J, Hammes J. *J Spec Oper Med.* 2006;6(3):22.
12. Shupak A, et al. *Respir Physiol.* 2000;121(1):25.
13. Moon RE, et al. *Circulation.* 2016;133(10):988.
14. Sakuma T, et al. *Am J Respir Crit Care Med.* 1994;150(2):305.
15. Cochard G, et al. *Undersea Hyperb Med.* 2005;32(1):39.
16. van Beeck EF, et al. *Bull World Health Organ.* 2005;83(11):853.
17. Idris AH, et al. *Circulation.* 2003;108(20):2565.
18. Idris AH, et al. *Circ Cardiovasc Qual Outcomes.* 2017;10(7).
19. Venema AM, et al. *Scand J Trauma Resusc Emerg Med.* 2018;26(1):19.
20. Szpilman D. *Chest.* 1997;112(3):660.
21. Byard RW. *Forensic Sci Med Pathol.* 2017;13(4):529.
22. Tobin JM, et al. *Resuscitation.* 2017;118:e5.
23. Szpilman D, et al. *Cleve Clin J Med.* 2018;85(7):529.
24. Peden M, McGee K, Sharma K. *The Injury Chart Book: A Graphical Overview of the Global Burden of Injuries.* Geneva: World Health Organization; 2002.
25. World Health Organization. *Global Report on Drowning: Preventing a Leading Killer.* Geneva, Switzerland: World Health Organization; 2014.
26. Centers for Disease Control. Unintentional Drowning. www.cdc.gov/homeandrecreationalsafety/water-safety/waterinjuries-factsheet.html. Accessed 11/15, 2018.
27. Editorial. *Lancet.* 2017;389(10082):1859.
28. Golden FS, et al. *Br J Anaesth.* 1997;79(2):214.
29. Quan L, et al. *Resuscitation.* 2014;85(6):790.
30. Quan L, et al. *Resuscitation.* 2016;104:63.
31. Bierens JJ, et al. *Physiology (Bethesda).* 2016;31(2):147–166.
32. Szpilman D, et al. *N Engl J Med.* 2012;366(22):2102.
33. Orlowski JP, et al. *Ann Emerg Med.* 1989;18(10):1044–1049.
34. Michelet P, et al. *Eur J Emerg Med.* 2018.
35. Borse NN, et al. *CDC Childhood Injury Report: Patterns of Unintentional Injuries among 0 -19 Year Olds in the United States, 2000-2006.* Atlanta, GA: Centers for Disease Control and Prevention, National Center for Injury Prevention and Control; 2008.
36. Cantu RM, et al. *Am J Emerg Med.* 2018;36(3):446.
37. Dyson K, et al. *Resuscitation.* 2013;84(8):1114.
38. Manolios N, Mackie I. *Med J Aust.* 1988;148(4):165–167, 170–161.
39. Berg RA, et al. *Circulation.* 2010;122(18 suppl 3):S685–705.
40. Champigneulle B, et al. *Resuscitation.* 2015;88:126–131.
41. Cerland L, et al. *Int J Environ Res Public Health.* 2017;14(11).
42. Burke CR, et al. *Resuscitation.* 2016;104:19–23.
43. Alp A, et al. *Hemodial Int.* 2016;20(1):E1–E4.
44. Gorelik Y, et al. *Kidney Int Rep.* 2018;3(4):833–840.
45. Polderman KH. *Intensive Care Med.* 2004;30(4):556–575.
46. Parenteau M, et al. *Mil Med.* 2018;183(suppl_2):172–179.
47. Wu Y, et al. *Int J Environ Res Public Health.* 2017;14(8):E875.
48. Sessler DI. *Anesthesiology.* 2001;95(2):531–543.
49. Kelsey RM, et al. *Hypertension.* 2000;36(6):1013–1017.

50. Cheung SS, Daanen HA. *Microcirculation*. 2012;19(1):65–77.
51. Han HS, et al. *Current Neuropharmacology*. 2012;10(1):80–87.
52. Cauchy E, et al. *Wilderness Environ Med*. 2016;27(1):92–99.
53. Osborn JJ. *Am J Physiol*. 1953;175(3):389–398.
54. Paal P, et al. *Scand J Trauma Resusc Emerg Med*. 2016;24(1):111.
55. McCullough JN, et al. *Ann Thorac Surg*. 1999;67(6):1895–1899; discussion 1919-1821.
56. Sprung J, et al. *Acta Anaesthesiol Scand*. 1992;36(8):825–830.
57. Mackensen GB, et al. *J Neurotrauma*. 2009;26(3):342–358.
58. Van Poucke S, et al. *Thrombosis journal*. 2014;12(1):31.
59. Levi M. *Semin Thromb Hemost*. 2018;44(7):651–655.
60. Heier T, Caldwell JE. *Anesthesiology*. 2006;104(5):1070–1080.
61. Antognini JF. *Anesthesiology*. 1993;78(6):1152–1156.
62. Stecker MM, et al. *Ann Thorac Surg*. 2001;71(1):14–21.
63. Sessler DI. *Anesthesiology*. 2008;109(2):318–338.
64. Jain A, et al. *J Neurosci Nurs*. 2018;50(2):63–67.
65. Taylor NA, et al. *J Therm Biol*. 2014;46:72–101.
66. MacLeod DB, et al. *Anaesthesia*. 2005;60(1):65–71.
67. Barnard CN, Schrire V. *Thorax*. 1963;18(2):101–115.
68. Tikuisis P, et al. *J Appl Physiol (1985)*. 1991;70(5):1996–2002.
69. Zafren K, et al. *Wilderness Environ Med*. 2014;25(4):425–445.
70. Castellani JW, Young AJ. *Auton Neurosci*. 2016;196:63–74.
71. Clough D, et al. *Anesthesiology*. 1996;85(2):281–288.
72. Jarosz A, et al. *J Cardiothorac Vasc Anesth*. 2016;30(6):1693–1697.
73. Engelman R, et al. *J Cardiothorac Vasc Anesth*. 2015;29(4):1104–1113.
74. Totapally A, et al. *J Trauma Acute Care Surg*. 2017;82(2):362–367.
75. Okada Y, et al. *Am J Emerg Med*. 2018.
76. Taylor NA. *Compr Physiol*. 2014;4(1):325–365.
77. Rowell LB. *Circ Res*. 1983;52(4):367–379.
78. Kregel KC, et al. *J Appl Physiol (1985)*. 1988;64(6):2582–2588.
79. Al Mahri S, Bouchama A. *Handb Clin Neurol*. 2018;157:531–545.
80. Bynum GD, et al. *Am J Physiol*. 1978;235(5):R228–R236.
81. Richter K, et al. *Mol Cell*. 2010;40(2):253–266.
82. Leon LR, Bouchama A. *Compr Physiol*. 2015;5(2):611–647.
83. Kenny GP, et al. *Handb Clin Neurol*. 2018;157:505–529.
84. Casa DJ, et al. *Curr Sports Med Rep*. 2005;4(6):309–317.
85. Belval LN, et al. *Prehosp Emerg Care*. 2018;22(3):392–397.
86. Bouchama A, De Vol EB. *Intensive Care Med*. 2001;27(4):680–685.
87. Argaud L, et al. *Arch Intern Med*. 2007;167(20):2177–2183.
88. Hew-Butler T, et al. *Clin J Sport Med*. 2015;25(4):303–320.
89. Oruch R, et al. *Neuropsychiatr Dis Treat*. 2017;13:161–175.
90. Boyer EW, Shannon M. *N Engl J Med*. 2005;352(11):1112–1120.
91. Bouchama A, et al. *Crit Care Med*. 1991;19(2):176–180.
92. Bouchama A, et al. *Crit Care*. 2007;11(3):R54.
93. Bouchama A, Knochel JP. *N Engl J Med*. 2002;346(25):1978–1988.
94. Walter EJ, Carraretto M. *Crit Care*. 2016;20(1):199.
95. Fontaine J-A. *L'Union Med*. 1879;28(Ser 3):445.
96. Zuntz N. *Fortschr Med*. 1897;15:632.
97. Yarbrough OD, Behnke AR. *J Ind Hyg Toxicol*. 1939;21:213.
98. Cochran WD, et al. *N Engl J Med*. 1965;272:347.
99. Boerema I, et al. *Surgery*. 1962;52:796.
100. Bernhard WF, et al. *Circulation*. 1964;29(suppl):91.
101. Moon RE, ed. *Hyperbaric Oxygen Therapy Indications*. Durham, NC: Undersea and Hyperbaric Medical Society; 2019.
102. Fenn WO, et al. *Am J Physiol*. 1946;146:637–653.
103. Riley RL, Cournand A. *J Appl Physiol*. 1949;1(12):825–847.
104. Gilbert R, Keighley JF. *Am Rev Respir Dis*. 1974;109:142.
105. Moon RE, et al. Prediction of arterial PO2 during hyperbaric treatment. In: Bove AA, Bachrach AJ, Greenbaum Jr LJ, eds. *Underwater and Hyperbaric Physiology IX. Proceedings of the Ninth International Symposium on Underwater and Hyperbaric Physiology*. Bethesda, MD: Undersea and Hyperbaric Medical Society; 1987:1127–1131.
106. McMahon TJ, et al. *Nat Med*. 2002;8:711.
107. Camporesi EM, Bosco G. *Undersea Hyperb Med*. 2014;41(3):247–252.
108. Buras JA, Reenstra WR. *Neurol Res*. 2007;29(2):127–131.
109. Francis A, et al. *Plast Reconstr Surg Glob Open*. 2017;5(9):e1497.
110. Mathieu D, et al. *Plast Reconstr Surg*. 1993;91:329.
111. Fife CE, et al. *Wound Repair Regen*. 2002;10:198.
112. Demchenko IT, et al. *Circ Res*. 2002;91:1031.
113. Stamler JS, et al. *Science*. 1997;276:2034.
114. Whalen R, et al. *Am J Cardiol*. 1965;15:638.
115. Ishikawa K, et al. *Jpn Circ J*. 1983;47:824.
116. Savitt MA, et al. *Undersea Hyperb Med*. 1994;21:169.
117. Berry JM, et al. *Aviat Space Environ Med*. 1998;69:761.
118. Abel FL, et al. *Undersea Hyperb Med*. 2000;27:67.
119. Lavoute C, et al. *Brain Res*. 2007;1176:37.
120. Bennett PB, Towse EJ. *Electroencephalogr Clin Neurophysiol*. 1971;31:383.
121. Bennett PB, et al. *Undersea Biomed Res*. 1981;8:85.
122. Rostain JC, Balon N. *Undersea Hyperb Med*. 2006;33:197.
123. Winter PM, et al. *Anesthesiology*. 1976;44:416.
124. Gran L, et al. *Acta Anaesthesiol Scand*. 1980;24:407.
125. Tonner PH, et al. *Anesthesiology*. 1992;77:926.
126. Tonner PH, et al. *Anesth Analg*. 1997;84:618.
127. Koblin DD, et al. *Anesth Analg*. 1998;87:419.
128. Heimburg T, Jackson AD. *Biophys J*. 2007;92:3159.
129. Gross DR, et al. *Aviat Space Environ Med*. 1985;56:1203.
130. Kramer WG, et al. *Aviat Space Environ Med*. 1983;54:410.
131. Kramer WG, et al. *Aviat Space Environ Med*. 1983;54:1005.
132. Kramer WG, et al. *Res Commun Chem Pathol Pharmacol*. 1981;34:381.
133. Kramer WG, et al. *Aviat Space Environ Med*. 1983;54:682.
134. Stoudemire A, et al. *Am J Psychiatry*. 1984;141:1251.
135. Hampson NB. *Undersea Hyperb Med*. 2018;45(2):165–171.
136. Piantadosi CA, et al. *J Appl Physiol*. 1988;65:878.
137. Thom S. *Toxicol Appl Pharmacol*. 1990;105:340.
138. Thom SR. *J Appl Physiol*. 1992;73:1584.
139. Thom SR. *Toxicol Appl Pharmacol*. 1993;123:248.
140. Thom SR. *Toxicol Appl Pharmacol*. 1993;123:234.
141. Piantadosi CA. *Respir Care Clin N Am*. 1999;5:183.
142. Thom SR, et al. *Am J Physiol*. 2001;281:H923.
143. Thom SR, et al. *Toxicol Appl Pharmacol*. 2006;213:152.
144. Thom SR, et al. *Am J Respir Crit Care Med*. 2006;174:1239.
145. Kao LW, Nanagas KA. *Clin Lab Med*. 2006;26:99.
146. Thom SR, et al. *Proc Natl Acad Sci U S A*. 2004;101:13660.
147. Thom S, et al. *Ann Emerg Med*. 1995;25:474.
148. Weaver LK, et al. *N Engl J Med*. 2002;347:1057.
149. Weaver LK, et al. *Am J Respir Crit Care Med*. 2007;176:491.
150. Shepherd Ali G, et al. *Clin Chim Acta*. 2001;307:249.
151. Pracyk JB, et al. *Undersea Hyperb Med*. 1995;22:1.
152. Gale SD, et al. *Brain Inj*. 1999;13:229.
153. Parkinson RB, et al. *Neurology*. 2002;58:1525.
154. Moon JM. *Clin Toxicol (Phila)*. 2018;56(3):161–169.
155. Pace N, et al. *Science*. 1950;111:652.
156. Hampson NB, et al. *Am J Respir Crit Care Med*. 2012;186:1095.
157. Scheinkestel CD, et al. *Med J Aust*. 1999;170:203.
158. Ducassé JL, et al. *Undersea Hyperb Med*. 1995;22(9).
159. Mathieu D, et al. *Undersea Hyperb Med*. 1996;23(suppl):7.
160. Rose JJ. *Crit Care Med*. 2018;46(7):e649–e655.
161. Rose JJ, et al. *Am J Respir Crit Care Med*. 2017;195(5):596–606.
162. Hollander DI, et al. *J Reprod Med*. 1987;32:615.
163. Van Hoesen KB, et al. *JAMA*. 1989;261:1039.
164. Brown DB, et al. *Aviat Space Environ Med*. 1992;63:1011.
165. Elkharrat D, et al. *Intensive Care Med*. 1991;17:289.
166. Mathieu D, et al. Carbon monoxide poisoning: mechanism, clinical presentation and management. In: Oriani G, Marroni A, Wattel F, eds. *Handbook on Hyperbaric Medicine*. New York: Springer; 1996: 281.
167. Camporesi EM. Hyperbaric oxygen therapy for CO intoxication during pregnancy. In: Oriani G, Marroni A, Wattel F, eds. *Handbook on Hyperbaric Medicine*. New York: Springer; 1996:305.
168. Kaufman BS, et al. *Crit Care Med*. 1987;15:703.
169. Morris WP, et al. *Am Rev Respir Dis*. 1993;147:1034.
170. Wilmshurst PT, et al. *Lancet*. 1989;2:1302.
171. Gempp E. *Int J Cardiol*. 2017;248:155–158.
172. Cockett AT, et al. *Surg Forum*. 1963;14:7–8.
173. Brunner F, et al. *Lancet*. 1964;1:1071.
174. Boussuges A, et al. *Int J Sports Med*. 1996;17:351.
175. Nossum V, et al. *Eur J Appl Physiol*. 2002;86:209.
176. Helps SC, et al. *Stroke*. 1990;21:94.
177. Helps SC, et al. *Stroke*. 1990;21:1340.
178. Helps SC, Gorman DF. *Stroke*. 1991;22:351.
179. Pearson RR, Goad RF. *Undersea Biomed Res*. 1982;9:283.
180. Vann RD, et al. *Lancet*. 2011;377(9760):153–164.
181. Xu W, et al. *PLoS ONE*. 2012;7(11):e50079.
182. Longphre JM, et al. *Undersea Hyperb Med*. 2007;34:43.
183. Moon RE, ed. *Adjunctive Therapy for Decompression Illness*. Kensington, MD: Undersea and Hyperbaric Medical Society; 2003.
184. Merton DA, et al. *Aviat Space Environ Med*. 1983;54:218.
185. van Hulst RA, et al. *Intensive Care Med*. 2004;30:944.
186. Moon RE, Gorman DF. Treatment of the decompression disorders. In: Bennett PB, Elliott DH, eds. *The Physiology and Medicine of Diving*. Philadelphia: Saunders; 1993:506.
187. Moon RE, Sheffield PJ. *Aviat Space Environ Med*. 1997;68:234.
188. Chin W, et al. *Undersea Hyperb Med*. 2017;44(5):399–405.

189. Ziser A, et al. *J Thorac Cardiovasc Surg*. 1999;117:818.
190. Wherrett CG, et al. *Can J Anaesth*. 2002;49:96.
191. Benson J, et al. *Undersea Hyperb Med*. 2003;30:117.
192. Tekle WG, et al. *Neurocrit Care*. 2012;18:228.
193. Dexter F, Hindman BJ. *Anesth Analg*. 1997;84:1203.
194. Gempp E, et al. *Aviat Space Environ Med*. 2008;79(12):1112–1116.
195. Chung JM, Ahn JY. *Undersea Hyperb Med*. 2017;44(1):57–62.
196. Lowe VJ, et al. *Undersea Hyperb Med*. 1994;21:103.
197. Van Unnik AJM. *Antonie Van Leeuwenhoek*. 1965;31:181.
198. Mader JT, et al. *J Infect Dis*. 1980;142:915.
199. Allen DB, et al. *Arch Surg*. 1997;132:991.
200. Greif R, et al. *N Engl J Med*. 2000;342:161.
201. Buras JA, et al. *Crit Care Med*. 2006;34:2624.
202. Luongo C, et al. *Crit Care Med*. 1972;26:1998.
203. Rachmilewitz D, et al. *Gut*. 1998;43:512.
204. Cuzzocrea S, et al. *Shock*. 2000;13:197.
205. Clarke LA, Moon RE. *Respir Care Clin N Am*. 1999;5:203.
206. Bakker DJ. *Undersea Hyperb Med*. 2012;39(3):731–737.
207. Soh CR, et al. *Intensive Care Med*. 2012;38:1143.
208. Bakker DJ, et al. Clostridial myonecrosis (gas gangrene). In: Moon RE, ed. *Hyperbaric Oxygen Therapy Indications*. North Palm Beach, FL: Undersea & Hyperbaric Medical Society; 2019.
209. Camporesi EM, Moon RE. Hyperbaric oxygen as an adjunct to therapeutic lung lavage in pulmonary alveolar proteinosis. In: Bove AA, Bachrach AJ, Greenbaum Jr LJ, eds. *Underwater and Hyperbaric Physiology IX. Proceedings of the Ninth International Symposium on Underwater and Hyperbaric Physiology*. Bethesda, MD: Undersea and Hyperbaric Medical Society; 1987:955–960.
210. Jansen HM, et al. *Chest*. 1987;91:829.
211. Strauss MB, et al. *J Bone Joint Surg Am*. 1983;65(5):656–662.
212. Nylander G, et al. *Plast Reconstr Surg*. 1985;76:596–603.
213. Garcia-Covarrubias L, et al. *Am Surg*. 2005;71(2):144–151.
214. Strauss MB. *Undersea Hyperb Med*. 2012;39(4):847–855.
215. Butler Jr FK, et al. *Undersea Hyperb Med*. 2008;35(5):333–387.
216. Murphy-Lavoie H, et al. *Undersea Hyperb Med*. 2012;39(5):943–953.
217. Murphy-Lavoie H, et al. *Undersea Hyperb Med*. 2012;39(3):777–792.
218. Rhee TM, et al. *JAMA Otolaryngol Head Neck Surg*; 2018.
219. Weaver LK, Strauss MB, eds. *Monoplace Hyperbaric Chamber Safety Guidelines*. Kensington, MD: Undersea and Hyperbaric Medical Society; 1997.
220. Weaver LK. *Respir Care Clin N Am*. 1999;5:51.
221. U.S. Navy Department: U.S. Navy diving manual, rev 6, *Diving medicine and recompression chamber operations*, vol 5. NAVSEA 0910-LP-106-0957, Washington, DC, 2008, Naval Sea Systems Command. 2008.
222. Yusa T, et al. *J Appl Physiol*. 1987;63:353.
223. Clark JM, Lambertsen CJ. *J Appl Physiol*. 1971;30:739.
224. Harabin AL, et al. *J Appl Physiol*. 1987;63:1130.
225. Arieli R, et al. *J Appl Physiol*. 2002;92:248.
226. Eckenhoff RG, et al. *Aviat Space Environ Med*. 1987;58:658.
227. Miller JN, et al. *Anesthesiology*. 1981;55(suppl):A369.
228. Thorsen E, et al. *Eur Respir J*. 1998;12:1442.
229. Mathes DD. *Anesth Analg*. 1995;81:624.
230. Bilfinger TV, Hartman AR. *J Thorac Cardiovasc Surg*. 1991;102:935.
321. Thompson CC, et al. *South Med J*. 1992;85:1257.
232. Torp KD, et al. *Undersea Hyperb Med*. 2012;39:873.
233. Donald KW. *Br Med J*. 1947;1:667.
234. Donald KW. *Br Med J*. 1947;1:712.
235. Hampson N, Atik D. *Undersea Hyperb Med*. 2003;30:147.
236. Hampson NB, et al. *Undersea Hyperb Med*. 1996;23:215.
237. Behnke AR, et al. *Am J Physiol*. 1936;114:436.
238. Anderson Jr B, Farmer Jr JC. *Trans Am Ophthalmol Soc*. 1978;76:116.
239. Evanger K, et al. *Acta Ophthalmol Scand*. 2004;82:449.
240. Anderson Jr B, Shelton DL. Axial length in hyperoxic myopia. In: Bove AA, Bachrach AJ, Greenbaum Jr LJ, eds. *Underwater and Hyperbaric Physiology IX: Proceedings of the Ninth International Symposium on Underwater and Hyperbaric Physiology*. Bethesda, MD: Undersea and Hyperbaric Medical Society; 1987:607.
241. Koren C, et al. *Reprod Toxicol*. 1991;5:397.
242. Wattel F, et al. *Presse Med*. 1996;25:1425.
243. Plafki C, et al. *Aviat Space Environ Med*. 2000;71:119.
244. Hadanny A, et al. *Undersea Hyperb Med*. 2016;43(2):113–122.
245. Heyboer 3rd M, et al. *Adv Wound Care (New Rochelle)*. 2017;6(6):210–224.
246. Heyboer 3rd M, et al. *Undersea Hyperb Med*. 2014;41(5):393–397.
247. Klingmann C, et al. *Otol Neurotol*. 2007;28(4):447–454.
248. Unsworth IP. *Anaesthesia*. 1973;28:675.
249. Wolf HK, et al. *Am J Forensic Med Pathol*. 1990;11:149.
250. Walker KJ, et al. *Anaesth Intensive Care*. 2006;34(1):61–67.
251. Hummel III RS, et al. *JAMA*. 1988;260:3021.
252. Martindale LG, et al. *J Hyperb Med*. 1987;2:15.
253. Moon RE, Hart BB. *Care Clin N Am*. 1999;5:21.
254. Van Meter K. *Respir Care Clin N Am*. 1999;5:137.
255. Weaver LK, Howe S. *Chest*. 1992;102:1175.
256. Tenney SM. *Respir Physiol*. 1974;20:283.
257. Moon RE, et al. *Chest*. 1986;89:846.
258. Anthonisen NR, et al. Mechanics of breathing with helium-oxygen and neon-oxygen breathing mixtures in deep saturation diving. In: Lambertsen CJ, ed. *Underwater Physiology IV: Proceedings of the Fourth Symposium on Underwater Physiology*. New York: Academic Press; 1971:339.
259. Mummery HJ, et al. *J Appl Physiol*. 2003;94:507.
260. Sheffield PJ, Desautels DA. *Undersea Hyperb Med*. 1997;24:153–164.
261. Vermeulen-Cranch DM. *Proc R Soc Med*. 1965;58:319–324.
262. Severinghaus JW. *Anesthesiology*. 1965;26:812.
263. Churchill-Davidson I, et al. *Lancet*. 1955;268:1091–1095.
264. Ross JAS, et al. Some aspects of anaesthesia in high pressure environments. In: Smith G, ed. *Proceedings of the Sixth International Congress on Hyperbaric Medicine*. Aberdeen, Scotland: Aberdeen University Press; 1977:449.
265. Jacobson I, et al. *Lancet*. 1963;2:546.
266. Ledingham IM, et al. *Br Med J*. 1968;4:285.
267. Carter LH, Goldsmith GA: *Nutr Today* 1970.
268. Smith RM. *Ann N Y Acad Sci*. 1965;117:768.
269. Holt JAG. *Br J Radiol*. 1975;48:819.
270. Russell JB, et al. *Anesth Analg*. 1990;70:289.
271. Smith WDA, et al. *Br J Anaesth*. 1974;46:3.
272. Hornbein TF, et al. *Anesth Analg*. 1982;61:553.
273. Blenkarn GD, et al. *Aerosp Med*. 1971;42:141.
274. Lambertsen CJ, Idicula J. *J Appl Physiol*. 1975;39:434.
275. Acott CJ, Gorman DF. *Anaesth Intensive Care*. 1992;20:249.
276. McDowell DG. *Anaesthesia*. 1964;19:321.
277. Hentia C, et al. *Brain Behav*. 2018;8(5):e00959.
278. Sharifi M, et al. *Am J Cardiol*. 2004;93:1533.
279. Alex J, et al. *J Thorac Cardiovasc Surg*. 2005;130:1623.
280. Yogaratnam JZ, et al. *Cardiovasc Revasc Med*. 2010;11:8.
281. Li Y, et al. *J Cardiothorac Vasc Anesth*. 2011;25:908.
282. Yogaratnam JZ, et al. *Cardiovasc Revasc Med*. 2006;7:146.
283. Yang ZJ, et al. *Eur J Appl Physiol*. 2001;85:96.
284. Bosco G, et al. *Clin Exp Pharmacol Physiol*. 2007;34:70.
285. Losada DM, et al. *Transplant Proc*. 2014;46(1):56–62.
286. Li J, et al. *Brain Res*. 2008;1210:223.
287. Liu Y, et al. *Clin Exp Pharmacol Physiol*. 2011;38:675.
288. Perdrizet GA. *Adv Exp Med Biol*. 2016;876:223–231.
289. Veltkamp R, et al. *Brain Res*. 2000;853:68.
290. Miljkovic-Lolic M, et al. *Brain Res*. 2003;971:90.
291. Yin D, et al. *J Cereb Blood Flow Metab*. 2003;23:855.
292. Mu J, et al. *Neurobiol Dis*. 2013;51:133.
293. Guo ZN, et al. *Crit Care Med*. 2016;44(6):e403–411.
294. Heyman A, et al. *Circulation*. 1966;33(5 suppl):1120.
295. Michalski D, et al. *Acta Neurol Scand*. 2011;123:85.
296. McCormick JG, et al. *Undersea Hyperb Med*. 2011;38:321.
297. Efrati S, et al. *PLoS One*. 2013;8:e53716.
298. Rockswold SB, et al. *J Neurosurg*. 2001;94(3):403–411.
299. Rockswold SB, et al. *Neurol Res*. 2007;29(2):162–172.
300. Rockswold SB, et al. *J Neurosurg*. 2010;112(5):1080–1094.
301. Rockswold SB, et al. *J Neurosurg*. 2013;118(6):1317–1328.
302. Moon RE. *Undersea Hyperb Med*. 2014;41(2):159–166.
303. Moon RE. Air or gas embolism. In: Moon RE, ed. *Hyperbaric Oxygen Therapy Indications*. North Palm Beach, FL: Undersea & Hyperbaric Medical Society; 2019.
304. Moon RE. *Undersea Hyperb Med*. 2014;41(2):151–157.
305. Moon RE, Mitchell SJ. Decompression sickness. In: Moon RE, ed. *Hyperbaric Oxygen Therapy Indications*. North Palm Beach, FL: Undersea & Hyperbaric Medical Society; 2019.
306. Weaver LK. Carbon monoxide poisoning. In: Moon RE, ed. *Hyperbaric Oxygen Therapy Indications*. North Palm Beach, FL: Undersea & Hyperbaric Medical Society; 2019.
307. Truss CD, Killenberg PG. *Gastroenterology*. 1982;82:767.
308. Berk RF, et al. *J Clin Invest*. 1984;74:1996.
309. Riseman JA, et al. *Surgery*. 1990;108:847.
310. Zamboni WA, Kindwall EP. *BMJ*. 1993;307:936.
311. Anderson CA, Jacoby I. Necrotizing soft tissue infections. In: Moon RE, ed. *Hyperbaric Oxygen Therapy Indications*. North Palm Beach, FL: Undersea & Hyperbaric Medical Society; 2019.

312. Davis JC, et al. *J Bone Joint Surg Am*. 1986;68:1210.
313. Bartek Jr J, et al. *Acta Neurochir (Wien)*. 2016;158(7):1259–1267.
314. Tomoye EO, Moon RE. Intracranial abscess. In: Moon RE, ed. *Hyperbaric Oxygen Therapy Indications*. North Palm Beach, FL: Undersea & Hyperbaric Medical Society; 2019.
315. Price JC, Stevens DL. *Laryngoscope*. 1980;90:737.
316. Yohai RA, et al. *Surv Ophthalmol*. 1994;39:3.
317. Bouachour G, et al. *J Trauma*. 1996;41:333.
318. Strauss MB. The role of hyperbaric oxygen for acute traumatic ischemias. In: Moon RE, ed. *Hyperbaric Oxygen Therapy Indications*. North Palm Beach, FL: Undersea & Hyperbaric Medical Society; 2019.
319. Zamboni WA, et al. *Arch Surg*. 1996;131:756.
320. Kleban SR, Baynosa RC. The effect of hyperbaric oxygen on compromised grafts and flaps. In: Moon RE, ed. *Hyperbaric Oxygen Therapy Indications*. North Palm Beach, FL: Undersea & Hyperbaric Medical Society; 2019.
321. Elder MJ, et al. *Diving Hyperb Med*. 2017;47(4):233–238.
322. Bagli BS, et al. *Undersea Hyperb Med*. 2018;45(4):421–425.
323. Clarke RE, et al. *Int J Radiat Oncol Biol Phys*. 2008;72:134.
324. Bennett MH, et al. *Cochrane Database Syst Rev*. 2012;5:CD005005.
325. Hampson NB, et al. *Cancer*. 2012;118:3860.
326. Hammarlund C, Sundberg T. *Plast Reconstr Surg*. 1994;93:829.
327. Zamboni WA, et al. *Undersea Hyperb Med*. 1997;24:175.
328. Londahl M, et al. *Diabetes Care*. 2010;33:998.
329. Londahl M, et al. *Diabet Med*. 2011;28:186.
330. Brolmann FE, et al. *Br J Surg*. 2012;99:1172.
331. Hart GB, et al. *Surg Gynecol Obstet*. 1974;139:693.
332. Niu AKC, et al. *J Hyperb Med*. 1987;2:75.
333. Cianci P, et al. *J Burn Care Rehabil*. 1989;10:432.
334. Niezgoda JA, et al. *Plast Reconstr Surg*. 1997;99:1620.
335. Cianci P, et al. Adjunctive hyperbaric oxygen therapy in the treatment of thermal burns. In: Moon RE, ed. *Hyperbaric Oxygen Therapy Indications*. North Palm Beach, FL: Undersea & Hyperbaric Medical Society; 2019.
336. Broughton 2nd G. *Mil Med*. 1996;161:627.
337. Maynor ML, et al. *Acad Emerg Med*. 1997;4:184.
338. Hadanny A, et al. *Adv Skin Wound Care*. 2016;29(12):560–566.
339. Weaver LK, et al. *Chest*. 2000;117:801.
340. Clark JM. Oxygen toxicity. In: Bennett PB, Elliott DH, eds. *The Physiology and Medicine of Diving*. Philadelphia: Saunders; 1993:121.
341. Michaud G, et al. *Chest*. 2009;136(6):1678–1681.
342. Committee on Hyperbaric Oxygenation. *Fundamentals of Hyperbaric Medicine. Publication No. 1298*. Washington, DC: National Academy Press; 1966.

第 5 部分

儿科麻醉

76 小儿区域麻醉

SANTHANAM SURESH，PER-ANNE LONNQVIST
雷东旭　韩雪　余高锋　译　宋兴荣　曹铭辉　审校

要　点

- 在过去的三十年里，儿科区域麻醉已经成为日常临床实践中不可或缺的一部分。
- 区域麻醉成为治疗小儿术中和术后疼痛的一种可行的选择。
- 近年来，外周神经阻滞在婴幼儿中的应用呈上升趋势。
- 大型儿科数据库为周围神经阻滞的安全性提供了相关数据。
- 数据证实了外周导管技术在儿科患者中的使用正在成为常规实践。
- 这些技术的高效性和安全性可能有助于包括在家治疗的患儿早期下床活动，改善疼痛管理，促进患儿康复。
- 超声引导已取代了通常用于小儿区域麻醉的解剖定位和神经刺激。
- 超声引导下区域阻滞技术的优点是目标神经和间隙的可视化，能够观察到注入的局麻药的扩散，提高神经阻滞的安全性。
- 超声引导下的周围神经阻滞可减少局麻药用量和穿刺次数，增加敏感阻滞的起效时间和持续时间。
- 为避免局部或全身毒性，应仔细计算局麻药剂量、体积和浓度。脂肪乳剂的引入降低了与使用区域麻醉有关的严重并发症的发生率。

引言

小儿区域麻醉及相关技术和应用的研究紧随在该项技术在成人中的使用之后。儿科医生对于一些成熟的阻滞技术的适应证及应用的描述，甚至为我们提供了探索其在低体重新生儿中应用的机会。来自欧洲和北美的最新数据支持婴幼儿和儿童普遍接受和使用区域麻醉。此外，在儿童中引入加速康复外科（enhanced recovery after surgery，ERAS）方案正逐渐被接受成为术后镇痛的标准化方法。

超声引导在区域麻醉中的应用为区域麻醉技术开辟了新的途径。此外，最近的一项 Cochrane 综述阐明了超声引导用于区域麻醉的有效性以及为减少局麻药用量提供可能（见后文的参考文献［1］）。

小儿与成人的差异

解剖差异

成长过程中的体型改变

小儿与成人之间最明显的差异是体型。“正常”足月新生儿体重为 3 ～ 3.5 kg，身高 50 cm，而 10 ～ 15 年内体重将增加 12 倍以上（＞ 1200%），身高增长 3 倍以上（＞ 300%）。早期发育阶段，脊髓占据了整个椎管，但随后脊椎生长的速度超过脊髓[1a]，尾端脊神经、脊髓以及各层被膜容纳在椎管之内。出生时，硬脊膜终止于骶椎的 3/4 水平，脊髓末端（脊髓圆锥）在 L_3 ～ L_4 水平。1 岁末时上述解剖结构才达到成人水平，即脊髓圆锥终止于 L_1 水平、硬脊膜达 S_2 水平。

整个婴儿和儿童时期的解剖关系和标志都在不断地变化，增加了区域麻醉技术的难度。因此，操作者必须熟悉发育解剖学，用准确的辅助技术对解剖间隙和神经干进行定位。

在儿科人群中观察到的先天畸形、遗传性疾病、胎儿 / 新生儿窒息导致的后遗症（脑性瘫痪），常需要进行手术操作以促进患儿活动或适应正常的童年生活。

影响局部神经阻滞适应证和实施的主要解剖、生理因素见表 76.1。

骨骼骨化和骶椎融合延迟

新生儿的骨骼，包括椎骨，大多为软骨。由于软

表 76.1 小儿期影响区域阻滞选择或实施的主要解剖与生理因素

儿科因素（主要为婴儿期）	导致的危险	对区域麻醉的影响
脊髓末端位置较低	直接损伤脊髓的风险增加	尽可能避免在 L_3 以上硬膜外穿刺
硬脊膜囊投射位置较低	意外穿破硬脊膜的风险增加	检查有无脑脊液流出（包括骶管阻滞） 建议在较低位置行硬膜外穿刺
神经纤维髓鞘化尚未完成	局麻药液易进入神经内	起效时间缩短，低浓度局麻药即可产生成人较高浓度局麻药的效果
骨骼为软骨性结构	锐利穿刺针穿刺时阻力下降 骨化中心直接损伤和细菌污染的风险增加，进而影响骨 / 关节的生长	避免使用细、尖的穿刺针；宜使用针体短、针尖斜面短的穿刺针 进针时不可过分用力：遇有阻力时，停止进针
骶椎尚未融合	存在骶骨椎间隙	整个儿童期能实施骶部椎间隙入路的硬膜外穿刺
脊柱的弯曲尚未形成	颈椎生理弯曲（3～6个月） 腰椎生理弯曲（8～9个月）	6个月前硬膜外穿刺针方向与脊柱水平相同，之后随脊柱弯曲调整方向
尾骨轴改变，骶裂孔不生长	随着年龄增长，骶裂孔相对变小	6～8岁后，骶裂孔定位更为困难（骶管阻滞失败率增加）
髂棘的骨化和生长尚未完成	婴儿 Tuffier 线（两侧髂前上棘连线）平 L_5 或更低水平	Tuffier 线平对 L_5～S_1 椎间隙，而不是 L_4～L_5 椎间隙
硬膜外脂肪的流动性增加	6～7岁前，局麻药扩散随着年龄增长而增加	6～7岁前，使用骶管麻醉能取得很好的阻滞效果
神经鞘和腱膜与其覆盖的结构连接疏松	局麻药沿神经走向的扩散能力增加，有渗透到远处解剖间隙的危险，可阻滞远端神经	局麻药沿脊神经根处渗漏出椎管，硬膜外阻滞时需较大容量的局麻药 只需较小容量的局麻药就可产生很好的周围神经阻滞效果
酶尚未成熟	局麻药代谢较慢（通常被其他酶途径代偿）	特征为药物的机体平均滞留时间与半衰期延长，易蓄积（特别是重复注射和持续输注局麻药后）
细胞外液含量高	局麻药（以及大多数药物）的分布容积与机体平均滞留时间增加	单次注射后药物峰值浓度（C_{max}）降低，但是重复 / 持续注射后蓄积
血浆蛋白含量低（HSA 和 AGP）	竞争结合 HSA 的非特异性结合位点 AGP 特异结合局麻药的能力有限，导致血浆游离局麻药浓度增加	所有局麻药的未结合的游离部分增加：全身毒性反应的风险增加
心输出量与心率增加	局部血流增加，导致局麻药全身吸收增加	局麻药全身吸收增加（T_{max} 降低，阻滞时间缩短） 添加肾上腺素的效应增强：血管收缩作用可减少吸收（从而减少毒性反应），延长阻滞时间
交感神经发育不成熟，心脏自主神经适应能力低下，下肢血管床较小	椎管内阻滞期间血流动力学稳定	不必液体预扩容或使用血管收缩药
体形和概念化尚未形成，焦虑	患儿不能对自己身体部位精确定位 不理解“异感”的概念 难于配合	须使用定位技术对神经 / 间隙进行定位，而不依靠患儿配合 大多数患儿需要行深度镇静或全麻（特别是实施“危险”技术操作时，以避免患儿在阻滞过程中的关键阶段惊恐发作）

AGP，α_1 酸性糖蛋白；C_{max}，血浆峰浓度；HSA，人血清白蛋白；T_{max}，达 C_{max} 的时间

骨抵抗穿刺力的能力低，易被锐利的针尖刺入，从而导致骨化中心损伤，影响骨或关节的发育。因此，神经阻滞期间应尽可能避免触及骨质，特别是婴儿。X 线片和超声也较易透过软骨。

脊柱弯曲的形成

出生时，脊柱仅有一个弯曲，无论在哪个椎间隙行硬膜外穿刺，进针方向都相同。但脊柱弯曲并不固定，整个儿童期的脊柱都具有可塑性，脊柱弯曲容易被强制的屈曲抵消，这是儿童期的一个主要优势（骨赘除外）。

筋膜连接疏松和硬膜外脂肪的流动性

筋膜和神经血管周围鞘与其覆盖的结构（如神

经、肌肉、肌腱、血管）连接疏松。这使得局麻药容易扩散，不论使用何种区域麻醉技术都能获得完善的神经阻滞效果，但偶尔也会意外地扩散到较远处的神经或其他解剖间隙。婴儿和较小的儿童（6～7岁以下）的硬膜外脂肪流动性很强。硬膜外脂肪具有流动性且包绕脊髓神经根的鞘膜较疏松，使注入硬膜外间隙的局麻药持续地渗漏。因此，硬膜外阻滞时需要相对较大的局麻药容量（可达1.25 ml/kg）才能达到预期的麻醉效果。

神经纤维髓鞘化不完善

胎儿时期颈神经分节开始髓鞘化，随后向头侧和尾侧延伸[2-3]，但髓鞘化过程在12岁前都未停止。婴儿髓鞘化的神经纤维非常少，这也是他们不能行走的主要原因。这种情况导致的主要药理学结果是局麻药容易渗透进入神经。成人应用的局麻药浓度至少是小儿的2倍，而小儿应用浓度较低的局麻药就可获得与前者相同的神经阻滞效果。小儿神经阻滞的起效时间缩短，但阻滞持续的时间也相应缩短，这是因为局麻药被髓鞘包裹后的进行性释放减少；再者，婴儿局部血液循环丰富，局麻药被血液吸收较多。

疼痛的感知

躯体痛觉是一种主观感觉体验，由三种主要成分混合产生[4]：动机指令（motivational-directive）、感觉辨别（sensory-discriminatory）和认知评价（cognitive evaluative）。动机指令由无髓鞘的C纤维传导（“慢”痛或“真实”痛）。疼痛引起保护性反射，如自主神经反应、肌肉收缩、肌紧张。C纤维在胎儿早期就具有了完善的功能。C纤维与背角神经元的联系在出生后的第二周才成熟。但是，由C纤维传递到背角的伤害性刺激能引起持续性反应[5-6]，这可能是因为P物质大量产生后，引起周围的神经元广泛去极化。出生后两周内P物质的背角受体数量减少，新生儿对伤害性刺激的过度反应逐渐消失，刚出生时并不成熟的抑制性控制通路也逐渐完善。

新生儿期的疼痛性操作能使随后婴儿和儿童期的疼痛反应发生改变[7]，这种改变取决于婴儿的发育阶段（足月抑或早产）和婴儿对疼痛的累积体验。足月的新生儿对伤害性操作的反应表现为行为反应性增强，而早产儿表现为反应性减弱。在疼痛性操作之前给予麻醉药（局麻药或阿片类药），婴儿对操作的疼痛表现和痛觉长期改变的幅度会减小[7]。

小儿无法向医务人员准确表达不适与痛苦，致使小儿疼痛的认定与诊断非常困难。过去20年间，小儿疼痛引起了广泛的关注。人们已设计可靠的、与年龄相关的疼痛评分表来评价疼痛的严重程度和治疗的有效性。

局麻药和辅助药的药理学

小儿用药的药理学特性主要受两个因素影响：①某些酶代谢途径不完善，被其他的生化途径替代；②生长过程中体表面积逐渐增加。根据体表面积计算药量与成人相同（或按比率）[8]。由于体表面积的数据不易获得，临床上一般根据体重计算药量。随着小儿生长，用药量需要不断地调整，用药量错误并不少见。

局麻药

局麻药的药物特点和作用机制在本书其他章节已有详细叙述（见第29章）。两者在小儿期基本相同，仅药代动力学的特点可能有较大差异，特别是新生儿和婴儿[9]。

局麻药的固定

简言之，与成人相比，婴儿局麻药固定减少，扩散增加。特别在硬膜外间隙，由于硬膜外脂肪流动性增加以及聚集的脂肪少，局麻药更易扩散。上述改变导致的主要结果是：①局麻药起效时间缩短；②局麻药沿纵向扩散和周围扩散更为广泛；③局麻药局部结合部位的二次释放减少，作用时间更为短暂。

局麻药向靶点的扩散 局麻药作用的靶点是神经纤维的电压依赖性Na^+通道。非离子化的分子才能透过生物膜，其速度取决于神经鞘膜的数量和厚度（随年龄增加而增加）。

全身吸收和分布

血浆蛋白的结合 非离子化的局麻药能自由地穿过注射部位附近的毛细血管壁。由于婴儿的心排血量和局部血流量是成人的2～3倍，局麻药的全身吸收会相应增加。血管活性药（如肾上腺素）能有效延缓局麻药的全身吸收。

局麻药进入血管床后，主要与人血清白蛋白（human serum albumin，HSA）、α_1酸性糖蛋白（acid glycoprotein，AGP）或α酸性黏蛋白结合。局麻药与HSA的亲和力低，很多药物能与其竞争结合位点。出生后的第一个月，血浆HSA的水平低，尤多见于早产儿和禁食的婴儿。因此，HSA防止局麻药全身毒性和预防术后毒性反应的作用减弱。局麻药与AGP

的亲和力是 HSA 的 5000 ~ 10 000 倍，因此 AGP 能有效防止局麻药全身毒性反应（后者的发生取决于非结合、游离的局麻药）。但是，出生时 AGP 的血浆浓度也很低（0.2 ~ 0.3 g/L），在 1 岁前也未达到成人的水平（0.7 ~ 1.0 g/L）[10-12]。

出生时，能结合局麻药的两种蛋白的血浆浓度低，因此婴儿血浆中局麻药的游离成分增加。即使 AGP 的血浆浓度在术后会增加（除非发生肝功能不全），在此年龄段所有氨基酰胺局麻药的最大剂量也必须大幅度减少[12]。另一方面，手术的应激，尤其是婴幼儿感染或接受急症手术时，血浆 AGP 的浓度会升高[10]。血浆 AGP 浓度的升高能改变游离罗哌卡因的比例，增加结合型罗哌卡因的浓度，因此可以防止局麻药全身毒性的发生[13]。这可以大幅减少局麻药单次注射后的毒性作用，可以使局麻药的浓度处于安全范围。

红细胞储存 局麻药进入血流后会分布到红细胞上，这部分占局麻药总量的 20% ~ 30%，取决于局麻药的种类和血细胞比容。红细胞储存通常对局麻药的药代动力学影响较小，除非存在下列情况。

- 新生儿：血细胞比容高（可超过 70%）和红细胞增大（生理性巨红细胞症）使得局麻药持续“被捕获”，导致单次注药后血药峰值浓度（C_{max}）降低，但二次释放增加。因此，所有局麻药的半衰期延长。
- 婴儿：生理性贫血减少红细胞对局麻药的储存，当血浆蛋白结合位点饱和后（接近中毒的血液浓度），防止局麻药全身毒性反应的效应降低（仅指单次注射）。

硬膜外间隙局麻药的吸收 硬膜外局麻药的吸收已能被很好地评估。小儿和婴儿的局麻药动力吸收已有报道，但较年长患儿的局麻药血浆浓度曲线的双相性形状不明显。虽然达到 C_{max} 的时间（T_{max}）基本不变（如布比卡因的 T_{max} 不随年龄改变，约 30 min）[14]，但 C_{max} 和浓度下降曲线的坡度增加。

罗哌卡因是个明显的例外。婴儿骶管或腰部硬膜外注药后，罗哌卡因的 T_{max} 延长至 2 h,C_{max} 也增加[15]。这一不典型的药代动力学特征可用以下因素来解释，如酶不成熟，全身吸收缓慢，分布容积减少[16-17]。另外，罗哌卡因具有内源性血管收缩的作用，如同局麻药中添加了肾上腺素，这也可能发挥了一定作用。无论如何，由于很多婴儿手术时间短，年长患儿在骶管 / 硬膜外阻滞后 2 h 内（通常在达到 C_{max} 之前）就会离开手术室和麻醉后监护治疗室（postanesthesia care unit, PACU），因此不能忽视 C_{max} 和 T_{max} 的增加。

左旋布比卡因的药代动力学特征与罗哌卡因类似。2 岁以下婴幼儿骶管注射 2 mg/kg 左旋布比卡因后，C_{max} 的范围为 0.41 ~ 2.42 μg/ml［（0.91±0.40）μg/ml］，高于注射同等剂量的消旋布比卡因[18]。由于其血浆清除率减少，未满 3 个月婴儿的 T_{max} 值也相应延长（婴儿为 50 min，成人为 30 min）[19]。

重复注射时，需减少硬膜外的给药剂量，使 C_{max} 值保持在首次注射后的相同范围内。第二次注射时应注意以下两点：

- 降低到首次剂量的 1/3。首次注射利多卡因、甲哌卡因或丙胺卡因后，30 min 内不可行第二次注射，而布比卡因、左旋布比卡因或罗哌卡因 45 min 内不可行第二次注射。
- 或第二次剂量为首次剂量的 1/2。但间隔时间为首次注射利多卡因、甲哌卡因、丙胺卡因、氯普鲁卡因 60 min 后或布比卡因、左旋布比卡因、罗哌卡因 90 min 后。

如果需要多次注射，剂量应该减少到第二次剂量的 1/2（首次剂量的 1/6）间隔的时间与第二次注射相同。

为获得术后 24 h 内的稳态浓度，可采用持续输注的方式。青少年患者以 0.3 mg/（kg · h）的速率持续输注布比卡因、左旋布比卡因或以 0.4 mg/（kg · h）的速率给予罗哌卡因，可达到此目的。

婴儿的给药速率必须减慢[20-21]。未满 4 个月的婴儿，布比卡因的给药速率须小于 0.2 mg/（kg · h）（或其他等效剂量的局麻药），大于 4 个月的婴儿以 0.25 mg/（kg · h）的速率给药。由于不能达到稳态的血浆浓度，即使是“安全”的输注速率，未满 4 个月的婴儿（有时候 4 ~ 9 个月）也可发生全身毒性反应（甚至是在给药后 48 h）。该年龄群体在给药 24 h 后可获得稳定的峰值浓度，因此宜选择左旋布比卡因[22]或罗哌卡因[23]，而不宜选择消旋布比卡因。

其他注射部位的吸收 局麻药在婴儿的黏膜部位吸收增加[24]。长期以来，人们认为黏膜表面麻醉禁用于该年龄群体。但是只要做好某些预防措施，该技术仍可安全应用：选择特制的透黏膜纱布片[22]或喷洒稀释的利多卡因[23, 25]；并且要认识到利多卡因表面麻醉会使喉软骨进一步软化[26]。

在经皮使用 EMLA（利多卡因和丙胺卡因的混合物）乳剂后，血浆峰值浓度出现在 4 h 后，且维持在低水平[27]：利多卡因不超过 200 ng/ml，丙胺卡因不超过 131 ng/ml，即使未满 6 个月的婴儿也是如此。

腔隙阻滞（如髂筋膜、脐、腹股沟、阴部阻滞）时，局麻药的吸收与硬膜外阻滞时的双相曲线相同[28-31]。由于吸收面积大，注入高浓度局麻药经常导致很高的血浆峰值浓度（偶尔可达到有中毒可能的血浆峰值浓度），特别是使用 0.5% 罗哌卡因时[31]。但使用较低浓度局麻药后，其血浆浓度会很低。

外周神经阻滞时，局麻药吸收也成相似的双相曲线，但 C_{max} 和 T_{max} 不同。后两者取决于局麻药本身、是否添加肾上腺素以及注射的部位；注射位置越靠近远端，吸收过程越缓慢（与成人相同）。

肺的摄取 氨基酰胺类局麻药进入静脉血流后，一部分与血浆蛋白结合，一部分被红细胞储存，然后到达右心室，再进入肺循环，被肺摄取。随后其在肺静脉的血浆浓度、体循环动脉血浆浓度（特别是冠状动脉和脑动脉）持续降低。因此，肺的摄取起到了临时防止毒性反应的作用。但某些药物如普萘洛尔能降低肺的摄取，抑制这种保护效应。右向左分流心脏病的小儿，因肺循环分流的存在，局麻药的动脉血浆浓度会显著增加，即使使用少量的局麻药也可导致全身毒性反应[32]。

分布容积 静脉注射氨基酰胺类局麻药后的分布容积稳定，为 1 ～ 2 L/kg（表 76.2）。其他部位注射局麻药后，由于"反转"效应，计算的分布容积通常显著增加，尤其见于长效局麻药。婴儿和新生儿的细胞外液含量增加（表 76.3），所有局麻药的分布容积比成人大，这会导致以下结果：①所有局麻药的血浆峰值浓度明显降低，单次注射后的全身毒性危险减少；②反复注射时，药物血浆浓度增加，清除半衰期延长，清除减少。

肝对酰胺类局麻药的摄取及清除 短效酰胺类局麻药的肝摄取率很高（利多卡因为 0.65 ～ 0.75），该指标主要取决于肝的血流量而不是药物的血浆浓度。有关左旋布比卡因在小儿中应用的研究资料很少。出生后几个月的小儿，单次注射左旋布比卡因后的清除率增加，但持续输注时（即使是 0.0625% 的左旋布比卡因），其清除率降低的程度与消旋布比卡因相同，且血浆浓度不能达到稳态水平[19]。

胎盘转移 孕妇胎盘对局麻药的摄取会持续地影响其在组织的分布。血浆蛋白结合率会影响药物的胎

表 76.2 酰胺类局麻药药代动力学参数的年龄相关差异

局麻药	蛋白结合率（%）	稳态分布容积（Vd_{ss}）	清除率［ml/（kg · min）］	消除半衰期（h）
利多卡因				
新生儿	25	1.4 ～ 4.9	5 ～ 19	2.9 ～ 3.3
成人	55 ～ 65	0.2 ～ 1.0	11 ～ 15	1.0 ～ 2.2
甲哌卡因				
新生儿	36	1.2 ～ 2.8	1.6 ～ 3	5.3 ～ 11.3
成人	75 ～ 80	0.6 ～ 1.5	10 ～ 13	1.7 ～ 6.9
布比卡因				
新生儿	50 ～ 70	3.9（±2.01）	7.1（±3.2）	6.0 ～ 22.0
成人	95	0.8 ～ 1.6	7 ～ 9	1.2 ～ 2.9
左旋布比卡因				
婴儿	50 ～ 70	2.7	13.8	4
成人	95	0.7 ～ 1.4	28 ～ 39	1.27±0.37
罗哌卡因				
婴儿	94	2.4	6.5	3.9
成人	94	1.1±0.25	4 ～ 6	1.15±0.41

表 76.3 不同年龄段体液分布的差异

体液分布	早产新生儿（%）	足月新生儿（%）	婴儿（%）	儿童（%）	成人（%）
液体总量	80 ～ 85	70 ～ 75	65	55 ～ 60	50 ～ 55
细胞内液	20 ～ 25	30 ～ 35	35	35 ～ 40	40 ～ 45
细胞外液	55 ～ 60	45	30	20 ～ 25	20

盘转移：利多卡因在胎儿脐静脉血和产妇动脉血中浓度之比约为 0.73，丙胺卡因为 0.85，而布比卡因只有 0.32。药物的旋光性可能也有一定的影响，至少布比卡因如此。在与肾上腺素合用时，右旋布比卡因的胎盘转移远超过左旋布比卡因[33]。绝大多数酯类局麻药可被快速分解代谢，不会发生胎盘转移。丁卡因和可卡因分解缓慢，仅用于表面麻醉或脊髓麻醉（仅丁卡因）。由于两者的全身吸收速率缓慢，血浆浓度非常低，因此不必顾虑胎盘转移。

代谢　酯类局麻药由血浆胆碱酯酶迅速水解。刚出生时的血浆胆碱酯酶活性很低（这并不会导致不良反应），此后逐渐增加，至 1 岁时活性可逐渐达到成人水平[34]。氯普鲁卡因的消除率最快［4.7 mol/（ml·h）］，普鲁卡因较慢［1.1 mol/（ml·h）］，而可卡因仅 0.3 mol/（ml·h）。氯普鲁卡因和普鲁卡因也有一部分通过肝胆碱酯酶分解代谢。

酰胺类局麻药在肝内的分解代谢主要通过两种酶促反应：第一时相，在肝微粒体酶系细胞色素 P（CYP）450 的作用下发生氧化反应；第二时相，第一时相的代谢产物与葡糖醛酸或氨基酸残基结合，生成易于排出体外的无毒性水溶性化合物。

出生后几个月内，人体肝细胞 CYP450 的活性很低。布比卡因在成人主要是由 CYP3A4 分解，但婴儿体内缺乏此酶。然而，婴儿体内胎儿型 CYP3A7 的活性很高，其对布比卡因的分解能力与 CYP3A4 相当[24]。罗哌卡因和左旋布比卡因[19]主要被 CYP1A2 分解（3 岁前此酶的功能尚不完善），小部分被 CYP3A4 分解。小儿的肝细胞 CYP450 氧化酶不成熟，临床意义有限（清除率低、延迟的 T_{max} 和增加的 C_{max} 仅见于罗哌卡因，但仍在临床可接受的范围内），这并不妨碍这些局麻药在新生儿和婴儿中的使用。

刚出生时，药物在体内代谢的第二反应时相，特别是与葡糖醛酸的结合反应并不完善，这种情况一直持续至 3 岁。但在出生后 1 个月，其他的结合反应途径如与硫酸基团的结合，却很活跃，且非常有效。

消除半衰期　消除半衰期（$t_{1/2}\beta$）取决于药物的分布和代谢。可以通过以下公式计算（Cp 为血浆清除率，Vd_{ss} 为稳态分布容积）。

$$\frac{t_1}{2}\beta = (0.693 \times Vd_{ss})/Cp$$

1 岁以上小儿与成人的 $t_{1/2}\beta$ 基本相同，主要是因为增加的 Vd_{ss} 被增加的 Cp（部分与小儿肝的高血流量相关，其肝血流量占体重 4%，而成人仅为 2%）所代偿。1 岁前，所有局麻药的清除率低且 $t_{1/2}\beta$ 延长（表 76.2），重复注射时容易蓄积。但 Bricker 及其同事[35]的研究表明，婴儿和成人之间的药代动力学参数没有差异。

局麻药的全身毒性　据报道，利多卡因和甲哌卡因血浆浓度达 7～10 μg/ml，布比卡因血浆浓度达 1.5～2 μg/ml（术中）或 2～2.5 μg/ml（术后）时就会出现神经系统毒性反应症状。然而也有报道称，布比卡因血浆浓度超过 4 μg/ml 也未曾出现任何毒性反应的临床症状。通过对成年志愿者的研究，以下局麻药在血浆中游离状态时的毒性阈值已经确定。

- 未结合的布比卡因为 0.3 μg/ml
- 未结合的左旋布比卡因或罗哌卡因为 0.6 μg/ml

婴幼儿局麻药血浆蛋白结合率较成人低，发生全身毒性的风险更大，所以心脏毒性反应与中枢神经系统毒性反应常同时发生，而非在中枢系统毒性反应之后发生。

阿片类药物

阿片类药物用于婴幼儿椎管内麻醉时，$t_{1/2}\beta$ 明显延长[36]。椎管内注射吗啡 10 min 内达到 C_{max}；但这个浓度值非常低，不能达到临床镇痛水平[35, 37]。阿片类药物在脑脊液中的 $t_{1/2}\beta$ 与血浆 $t_{1/2}\beta$ 相同，但硬膜外注射阿片类药物后，脑脊液中的浓度很高，需要经过 12～24 h 才能降低到最小有效浓度（约 10 ng/ml）。表 76.4 列出了椎管内麻醉药的常用剂量。短效脂溶性阿片类药物（芬太尼、舒芬太尼）都可用于镇痛。但是，与成人相同，它们并不能明显延长术后镇痛的时间，除非反复或持续输注。阿片类药物的镇痛作用主要是全身性的，可能会导致患者急性呼吸抑制（突然窒息）。这与成人患者硬膜外 / 鞘内注射吗啡过量后患者先有皮肤瘙痒、嗜睡，继而呼吸频率减慢，然后出现进行性或延迟性呼吸抑制的情况不同。

表 76.4　小儿区域麻醉常用的辅助药及使用剂量

辅助药	推荐剂量	最大剂量
吗啡		
硬膜外给药	30 μg/kg	50 μg/kg
鞘内注射	10 μg/kg	20 μg/kg
芬太尼（硬膜外给药）	1～1.5 μg/kg	2.5 μg/kg
舒芬太尼（硬膜外给药）	0.25～0.5 μg/kg	0.75 μg/kg
可乐定（硬膜外或周围神经给药）	1～1.5 μg/kg	2 μg/kg
氯胺酮 *（硬膜外给药或偶用于周围神经给药）	0.5 mg/kg	1 mg/kg

* 不含防腐剂的氯胺酮（最好是不含防腐剂的 S- 氯胺酮）

其他辅助药

肾上腺素（5 mg/L 或 1/200 000）常与局麻药混合使用，特别是用于 4 岁以下的小儿时，可降低局麻药血浆峰值浓度[28]并延长局麻药作用时间[38-39]。小儿对肾上腺素致心律失常的作用非常敏感，故合用肾上腺素时，还可以早期发现药物（试验剂量）误入血管。但肾上腺素是否会引起脊髓缺血一直存在争议，尽管事实证明这种担心是没有必要的。新生儿和婴儿区域阻滞添加肾上腺素时，许多麻醉学家推荐使用低浓度肾上腺素（2.5 mg/L 或 1/400 000）：此时布比卡因在骶管的吸收率可下降 25%[39]。

可乐定作为 α_2 肾上腺素能受体激动药，与肾上腺素一样，其与局麻药配伍用于小儿椎管内[40-42]或外周神经阻滞时有很多优势（表 76.4）[43]：可增加（2 倍）神经阻滞的持续时间且不引起血流动力学紊乱；减少局麻药的血浆峰值浓度；手术后还可以维持 1 ～ 3 h 的轻度镇静（这并不影响患者出院）。混合使用可乐定时，无需为术后镇痛留置导管，从而降低并发症及费用。可乐定在婴幼儿体内的代谢途径尚不完善，其清除率仅为成人的 1/3[44]。可乐定引起婴幼儿呼吸抑制已有报道[45-46]，因此 6 个月以内的小儿应尽量避免使用[47]。

氯胺酮，尤其是 S- 氯胺酮，有阻断 N- 甲基 -D- 天冬氨酸（NMDA）受体的效应，对钠离子通道的影响与局麻药相似（与局麻药的结合位点相同），其作为辅助药已引起人们的关注。与局麻药混合使用时，0.25 ～ 0.5 mg/kg 氯胺酮能显著延长局麻药的镇痛时间[41, 48]且无明显不良反应。但这一适应证在美国未被批准使用。

还有很多药物曾被用作区域阻滞时的辅助用药[49]，尽管已证明其中一些具有镇痛作用（糖皮质激素、丁丙诺啡、新斯的明、曲马朵、咪达唑仑），但不良反应大，从而限制了它们的使用。此外，因涉及伦理问题，在美国，它们不被批准应用于小儿。

生理因素

手术引起新生儿、婴儿、小儿的神经内分泌应激反应[4, 50]，导致代谢状态和免疫功能发生改变[51]。硬膜外麻醉能减少甚或消除这种应激反应[52-54]。8 岁前的小儿在实施中段硬膜外阻滞时，不影响左心室功能及血流动力学平稳[55-56]。硬膜外阻滞不会引起体循环或肺循环平均动脉压、左心室舒张末期容积、左心室射血分数、左心室周径纤维平均缩短速率的改变[57]。硬膜外阻滞期间，肺多普勒血流速度降低，可能是由于肺动脉阻力增加的原因。小儿硬膜外阻滞前，不推荐预先输注盐水。即使是青少年，也很少需要液体扩容或使用血管活性药物。

心理因素

儿童对手术室新环境产生恐惧，绝大多数存在无法控制的焦虑感[58-59]。他们觉得被父母遗弃，置身于一群拿着注射针来威胁他们的陌生人中。此外，年龄小于 10 岁的儿童对身体还没有完全的认识，还不能清楚辨别相邻近的部位，比如前臂和上臂。年幼的患儿还无法理解异感和有差别的阻滞状态（“触觉”不是“疼痛”）。因此，需要使用不依赖患者合作的方法（阻力消失感、神经刺激仪、超声技术）对神经干和某些解剖间隙进行定位。婴儿和大多数儿童会对注射针感到焦虑不安和恐惧。为了避免患儿在区域阻滞操作过程中惊恐发作和躁动，实施镇静或浅全身麻醉是必需的。一项前瞻性区域麻醉临床试验证明，与清醒状态下相比，患儿在全身麻醉状态下接受区域阻滞并没有任何有害影响[60]。

区域麻醉对心理有明显的影响。术后无痛可以改善患儿、家属及护士的心理舒适感。外科医师也乐于为安静、易处理的患者诊疗。临床上，有时可以观察到区域麻醉的不良心理影响：术后持久的运动（甚至感觉）功能丧失会引起小儿（尤其是 3 ～ 5 岁）和父母的恐惧感，即使是术前已经充分解释此种预期的围术期情况。友好的环境、医护人员的同情心以及对区域麻醉药的作用做进一步解释，可以减轻这种术后焦虑。

适应证、禁忌证和并发症

适应证

小儿区域麻醉的适应证跟成年人并不完全相同，这不仅是因为外科情况有明显的不同，还因为区域阻滞是一种用于已被麻醉小儿的镇痛技术，而不是有意识或轻度镇静的患者。数据表明，区域麻醉可以在患儿安全入睡的情况下进行[60-61]。

麻醉适应证

有时候，较大的儿童和青少年愿意保持清醒状态在区域麻醉下实施手术。如果区域阻滞可以提供充分的镇痛，没有任何理由拒绝这种麻醉方式，特别是短小手术。有时候，某些特殊原因致使小儿全身麻醉会有严重并发症风险时，可以考虑局部阻滞的方法[62]：

- 睾丸扭转或嵌顿疝有随时破裂的风险，而患儿未禁食。
- 不满 60 周的早产儿行腹股沟疝修补术，术后有窒息的风险。
- 严重的急性或慢性呼吸功能不全。
- 患儿有严重的代谢或内分泌失调的紧急情况。
- 神经肌肉疾病、重症肌无力或某些类型的卟啉症。
- 某些类型的多发畸形综合征及骨骼畸形。

颈椎不稳定（使气管插管成为导致四肢瘫痪的危险因素）常见于 Chiari 畸形、软骨发育不全和唐氏综合征的小儿。患儿合并面部畸形、小口畸形、代谢性疾病（如 Hurler 和 Hunter 综合征）及下颌骨发育不良可能导致插管困难，对这类患儿实施全身麻醉的风险较大。此外，大疱性表皮松解症患儿的全麻管理非常棘手，此时可以选择区域阻滞，风险较小[63-65]。对肢端损伤的外伤患儿施行外周神经阻滞有诸多优点：减轻疼痛的同时不会妨碍对头部创伤或血流动力学异常的监测和评估、有利于包扎伤口、暂时稳定骨折；但要采取适当的预防措施以避免掩盖间隔综合征的发展（请参阅下文）。

术中 / 术后镇痛及操作性疼痛

镇痛是小儿应用区域阻滞的主要指征，可为很多门诊或住院手术患儿提供最佳的风险 / 利益比，包括：矫形外科（包括脊柱侧凸矫正）、胸外科、泌尿外科、上腹部和下腹部的手术[66-68]。心脏手术能否实施区域阻滞仍有争议[69-70]，很多麻醉科医师不愿意对使用了抗凝药物的患儿实施神经阻滞，尽管最近美国区域麻醉和疼痛医学学会（American Society of Regional Anesthesia and Pain Medicine，ASRA）改变了关于实施区域阻滞 60 min 后肝素化的指导方针。

操作性疼痛可以早期预见，大多可以通过区域阻滞或浸润麻醉预防[71-73]。周围神经置管的指征取决于预期的术后疼痛的时程[74]，同样伴有强烈术后疼痛的手术（大型的整形手术、手足的截肢手术）、术后疼痛管理、持续数天的疼痛的体格检查（膝关节镜检查及修复术）都是置管的良好指征[75]。

大部分区域阻滞的适用性及风险 / 利益比的比较评估见表 76.5。

非手术疼痛的处理

局部神经阻滞技术可以用于减轻如带状疱疹、获得性免疫缺陷综合征（AIDS）、黏膜 / 皮肤损伤及癌症等内科疾病所致的疼痛[76-77]。镰状细胞病小儿发生血管阻塞危象或胸部综合征时，会出现顽固性疼痛，其他方法不能缓解时，可采用硬膜外镇痛，前提是疼痛局限在一定区域，且同时存在的发热并非由菌血症引起[78-79]。

慢性疼痛和姑息治疗

小儿慢性疼痛并非人们认为的那么少见。硬膜外阻滞、星状神经节阻滞及连续周围神经阻滞常用于治疗小儿慢性疼痛，特别是幻肢痛和复杂性局部疼痛综合征（complex regional pain syndrome，CRPS），可减轻疼痛、协助理疗并促进康复[80]。用长时的外周置管技术治疗慢性髋部脱臼这种棘手的难治性疼痛已有报道[81]。红斑性肢痛症很罕见，但疼痛非常剧烈，连续硬膜外阻滞可以有效缓解患者的疼痛[82]。当药物治疗的效果不佳或不良反应太多时，可用区域阻滞控制由原发癌或转移癌引起的癌痛。实际上，所有的区域阻滞技术包括硬膜外阻滞、鞘内注射、腹腔神经丛阻滞、臂丛阻滞在小儿终末期疼痛的应用都有报道[83-84]。

非镇痛性适应证

在某些特定的情况下，局部神经阻滞不止有镇痛的优点。严重创伤时，交感神经阻滞对保护 / 改善上肢或下肢的血液供应非常重要。现已证实，连续硬膜外阻滞可有效治疗川崎病、麻醉药误注入动脉[85]、含肾上腺素局麻药阻滞阴茎神经及严重冻伤所致的血流灌注不足。腋神经和星状神经节阻滞也可有效治疗急性上肢血流灌注不足[86]。

禁忌证和限制

椎管内阻滞的绝对禁忌证

禁忌应用小儿椎管内阻滞的病情包括：①严重的凝血功能障碍，可见于先天性（血友病）、后天性（弥散性血管内凝血），或医源性；②严重感染，如脓毒症或脑膜炎；③颅内肿瘤伴颅内压增高；④局麻药过敏（即使是酯类局麻药也非常罕见）；⑤某些化疗药（如顺铂）易引起亚临床的神经损害，区域阻滞会加重神经损害；⑥未纠正的低血容量；⑦任何原因（感染、血管瘤、营养不良或肿瘤、文身）导致的穿刺部位皮肤或皮下组织的损伤。父母拒绝椎管内阻滞是一个非医学的绝对禁忌证。

有时虽然属于禁忌证，但根据患者的病情和治愈的可能性（至少暂时性的），仍可考虑使用区域阻滞。只要与其他镇痛技术相比时椎管内阻滞利大于弊，血友病患儿在纠正低血容量及补充Ⅷ因子后、脓毒症

表 76.5 小儿各种区域麻醉技术的适用性和优点及超声引导可行性评估

麻醉方法	操作难度	利益/风险比	超声引导可行性	是否置管
椎管内阻滞				
蛛网膜下隙阻滞	+～++	+++	中度	否
骶管阻滞	+++	++++	容易	偶有
腰段硬膜外阻滞	+++	+++	困难	是
胸段硬膜外阻滞	+++	+++	困难	是
骶段硬膜外阻滞	++	++	困难	是
颈段硬膜外阻滞	避免	极低	避免	避免
肢体神经丛和周围神经阻滞				
肌间沟阻滞	++	++	中度	偶有
肌间沟旁路阻滞	+++	++++	中度	是
锁骨下阻滞	+++	+++	中度	是
腋窝阻滞	++++	++++	容易	偶有
腰丛阻滞	+++	++	困难	偶有
股神经阻滞	+++	++++	容易	是
近端坐骨神经阻滞	++～+++	+++	中度	是
臀下坐骨神经阻滞	+++	++++	容易	是
腘窝坐骨神经阻滞	+++	++++	容易	是
末梢神经阻滞	++～+++	+++	不可行	否（踝部胫神经阻滞除外）
躯干部神经阻滞				
肋间神经阻滞	++	+	不可行	偶有
胸膜神经阻滞	++++	0～+	不可行	是
胸椎椎旁神经阻滞	++	+	困难	是
腹直肌鞘阻滞	++++	+++	容易	否
髂腹股沟/髂腹下神经阻滞	++++	+++	容易	偶有
经腹横肌平面阻滞	++++	+++	容易	偶有
阴茎神经阻滞	++++	++++	中度	否
阴部神经阻滞	+++	+++	困难	否
面部神经阻滞				
三叉神经浅支阻滞	++++	++++	中度	否
腭弓上上颌神经阻滞	+++	+++	中度	偶有
下颌神经阻滞	+++	+++	困难	否
其他麻醉技术				
Bier 阻滞	++～+++	+	不可行	否
伤口浸润麻醉	++++	+++	不可行	是
表面麻醉	++++	++++（皮肤）黏膜	不可行	否

患儿经有效的抗生素治疗后[87]，可以实施椎管内阻滞。一些学者认为，预防性使用抗生素后，可对安装分流装置的患儿实施骶管阻滞[88]。一项单中心临床研究中证明，骶管阻滞可安全地应用于施行脑室腹腔（VP）分流术的儿童[89]。

周围神经阻滞的绝对禁忌证

局麻药过敏是周围神经阻滞唯一的绝对禁忌证。凝血功能障碍患儿实施外周神经阻滞风险较椎管内阻滞低，但操作时要谨慎，避免损伤动脉，特别是在压迫动脉困难或不可能压迫的部位操作时（锁骨下臂丛神经阻滞、腰神经丛阻滞）[61]。若利大于弊，脓毒症患儿实施周围神经阻滞则不属禁忌证。需注意注射部位的感染，尤其是需要置管的患儿。周围神经阻滞对血流动力学影响轻微，因此低血容量并不是禁忌证。

存在间隔综合征风险的患者

疼痛是间隔综合征的主要症状，通常认为任何减轻疼痛的治疗包括区域阻滞都属于禁忌，因为疼痛减轻后会掩盖患者的临床症状，从而延误“拯救性”的手术治疗。但是医学和伦理学均不认同这种对疼痛不予处理的方式[90]。小儿骨折常见，但很少并发间隔综合征。无论是否进展为间隔综合征，患儿都会有剧烈的疼痛。大不列颠国家儿科硬膜外审计报告（National Pediatric Epidural Audit in Great Britain）已证实，适度的镇痛包括连续硬膜外阻滞[91]并不妨碍对病情的早期诊断[92]。

欧洲区域麻醉学会和ASRA最近合作发布了区域麻醉应用于间隔综合征患儿的指南[61]。

剧烈的疼痛并不是间隔综合征的明显症状，而是晚期症状。有间隔综合征风险的患儿必须得到严密监测，但绝大多数时候，即使是大学附属医院也无法做到。另外，要积极采取预防措施：不要使用闭合石膏固定，并且固定时关节弯曲角度大于90°[93]；肱骨髁上骨折的闭合复位，要反复观察肢体末梢血流灌注及组织氧合情况；无创监测间隔内压力，即使该监测并非百分之百的可靠。对于有间隔综合征高风险的患儿（如肱骨骨折移位、胫骨或桡骨髓内钉固定、反应迟钝的患儿），应该在其骨折处附近的间隔内行压力有创监测：监测方法简单，费用不高，只需一个静脉导管，一条静脉输液管和一个压力测量仪（如同测量中心静脉压）[94-95]。

血红蛋白疾病

镰刀形红细胞贫血病患儿在出现低氧血症或血流缓慢（如血液浓缩、休克、外科止血带）引发广泛微血栓导致患儿出现反复剧烈的疼痛时，容易发生溶血[96]。如患儿有缺氧（呼吸系统疾病）或血流动力学紊乱（大出血手术、使用止血带）的风险，应避免实施区域阻滞（尤其是椎管内阻滞）。区域麻醉已被证明可以改善镰刀形红细胞贫血病患儿的症状并减轻其疼痛[78]。

骨及关节畸形

轻微或局限性的脊柱畸形（半椎体、隐性脊柱裂、脊柱骨软骨病）仍然可以实施椎管内阻滞，但严重的畸形如脊椎融合、脊髓脊膜突出、开放脊柱裂以及脊椎显著前移则为椎管内阻滞的绝对禁忌证[89]。脊髓栓系综合征并不少见，也常被误诊。如果腰骶部棘突线的皮肤有丛生性毛发或营养障碍性皮损，或有轻度骨盆神经功能失调的情况（轻度括约肌功能失调，会阴部感觉障碍），应考虑是否有脊髓栓系综合征。此时可以通过超声引导进行诊断。尽管有些学者认为脊髓栓系综合征并非椎管内阻滞禁忌证[97]，但最好选择其他的麻醉方式[89]。很多儿科综合征（如脑性瘫痪、脊柱侧凸）常合并骨、关节畸形，实施局部阻滞技术时较为困难，但并非禁忌。

先前存在的神经功能障碍或疾病

已控制的癫痫并不是区域麻醉（包括椎管内阻滞）的禁忌。尽管并没有资料支持区域阻滞会使这些情况恶化，但长期以来，先前存在的中枢神经系统障碍和退行性轴突疾病被认为是区域阻滞的禁忌，至少是相对禁忌[98]。

并发症

小儿区域麻醉并发症与成人基本相似。最近的一项大型流行病学调查表明，小儿区域阻滞并发症的概率为0.12%，两个主要的危险因素是年龄和椎管内阻滞[99]，它们可以划分为局部的、区域的和全身的（或系统的）。

局部并发症

主要有以下四种局部并发症。

1. 穿刺针损伤神经及周围解剖结构。

2. 组织碎片或上皮细胞异位并形成压迫性肿物（尤其椎管内）[100]。

3. 神经毒性溶液的注射（如终末动脉附近注射肾上腺素）。

4. 穿刺点周围渗漏，尤其是留置导管，这可能导致部分阻滞失败或细菌感染（极少见）。

这些局部并发症通过恰当的处理及标准的预防措施（合理的防护及无菌技术）可以很好地避免。导管隧道及轻度紧压的敷料可以减少导管周围渗漏。

区域麻醉药具有局部神经毒性作用。对神经根具有保护作用的鞘磷脂在小儿中不是很丰富或缺失，使得神经对局麻药更加敏感。在动物实验中已经明确地表明，神经纤维对局麻药的敏感性与年龄成负相关[101]。然而在大部分情况下，局麻药都注入到了肌肉周围。在人体和动物实验中都已证明局麻药具有肌肉毒性[102]，主要是通过损伤线粒体引起的，这在幼年动物中也得到了证实[103]。通过对成年大鼠和幼年大鼠持续外周神经输注布比卡因，研究人员发现布比卡因对幼年大鼠肌肉、线粒体和超微结构的毒性作用更加显著[103]，因此强调了在年轻患者中应该使用低剂量的局麻药。

全身并发症

全身并发症通常是由意外静脉注射局麻药引起的，也可见于局麻药剂量使用过大时[9, 104]。局麻药的全身毒性通常有两种类型：神经毒性和阻滞钠钾通道引起的心脏衰竭。神经毒性的早期征兆（耳鸣、心神不安、口腔内有金属味）可以被全身麻醉所掩盖。因此主要的并发症有心脏传导阻滞、心律失常（心动过缓或心动过速）和房室传导阻滞。QRS波增宽、心动过缓和尖端扭转型室性心动过速会在心房纤颤或心脏停搏后产生[105]。然而，布比卡因发生心脏毒性或神经毒性的血浆浓度要比罗哌卡因低[106]。这种毒性可以因为血浆结合蛋白浓度的降低而加剧，主要是AGP，可以引起游离型的局麻药的比例增加。出生时AGP的血浆浓度较低，并随着年龄的增加而逐渐增高，到10个月时达到成人水平[107]，因此在持续输注的过程中必须更加注意。在非常年幼的小儿或持续输注以后（> 48 h），局麻药的用量必须减少。

儿童局麻药的全身并发症可以威胁生命的安全，应该与成人一样采取同样的处理措施。儿童与成人最主要的差别是心血管系统并发症没有预先的神经征兆，但却与大脑的毒性同时发生[108]。除了药代动力学的因素以外，小儿过快的心率也会增加局麻药引起的心脏毒性。即使在使用罗哌卡因时发生了中毒事件，小剂量的肾上腺素也可以使情况快速好转。局麻药中毒的主要表现是心室传导阻滞，其治疗措施包括供氧、心脏按压和给予单次注射1～2 μg/kg肾上腺素并逐步递增[109]。如果心室纤颤一直持续，就需要施行除颤（2～4 J/kg）。尽管必须首先采取复苏的措施，局麻药中毒的特殊处理措施还包括及时给予脂肪乳剂[109]。小儿推荐的脂肪乳剂给药剂量是浓度20%的脂肪乳剂2～5 ml/kg静脉注射。如果心功能不能恢复，则应该重复给予脂肪乳剂[24]。

流行病学

可获得的儿科信息是非常有限的。在ASA首份已结案的医疗事故索赔报告中，有238个儿童案例（10%索赔），但仅7例涉及区域阻滞[110]。然而，那时区域阻滞并未在儿童中普遍开展，因此，从这份报告中获得的并发症发生率低没有太大的实际意义。1996年，法语国家儿科麻醉科医师协会进行了一项为期一年的前瞻性研究，评估了85 412例儿科麻醉方案，其中包括24 409例区域麻醉[111]。有23例并发症（无后遗症、无死亡、无法律后果）发生在椎管内阻滞。2000年，澳大利亚医疗事件监测研究涉及2000例索赔案，其中160例与儿科区域阻滞相关（83例硬膜外麻醉、42例脊髓麻醉、14例臂丛阻滞、4例静脉区域阻滞、3例眼部阻滞和14例局部浸润）[112]。最大的并发症是循环问题，有24例用药问题（10例用错药，14例不当用药）。2007年，大不列颠国家儿科硬膜外审计报告10 633例硬膜外阻滞中有96例意外事件发生[92]：

- 56例（0.53%）与硬膜外穿刺及麻醉维持有关，绝大部分无严重后遗症发生，仅一例留有马尾综合征（药物输注程序错误所致）。
- 40例（0.38%）主要为压疮[92]，与硬膜外连续输注技术有关。

新生儿期区域麻醉并发症发生率明显增高，主要为用药错误（13例）和局麻药毒性反应（1例），与留置导管无关。有28例感染相关并发症，主要为轻微的皮肤感染，骶管内置管并不增加感染的发生率。6例年龄大于8岁的儿童发生脊椎穿刺后头痛。4例发展为间隔综合征，但经硬膜外输注后并未掩盖病情。

从2005年11月到2006年10月，法国的47家医院进行了关于小儿接受区域麻醉的大型流行病学调查[99]。如之前Rochette及其同事研究的一样[113]，法国的麻醉科医师现在已经用周围神经阻滞逐渐替代椎管内麻醉，包括置管技术。一项为期一年的前瞻性调查对31 132例接受区域麻醉后的并发症和不良反应进行了研究，结果发现并发症非常少（只有40例），既没有严重的并发症，也不会引起后遗症。这篇研究报道的并发症非常低，仅有0.12%，比椎管内麻醉的并发症低6倍。年龄也是一个危险因素，因为6个月以下的儿童的并发症比6个月以上儿童的并发症要高（6个月以下的是0.4%，6个月以上的是0.1%），这其中有15例发生了心脏毒性（其中87%发生于椎管内阻滞）。留置导管并不会增加并发症的发生率。

一个大型的北美区域麻醉临床研究——小儿区域麻醉网络（pediatric regional anesthesia network，PRAN）最近发布了一项涉及20多个中心10万个病例的前瞻性数据。全身毒性发生率为0.76/10 000例，以婴幼儿为主。无永久性神经功能缺损的报告；但暂时性神经功能缺损的风险为2.4/10 000，外周神经和椎管内阻滞的风险无显著差异[114]。

总之，局部阻滞技术，主要是椎管内阻滞，其不良反应（约0.5%）一般比较轻微，但偶尔也较严重。

主要原因为术前（错用药物）和术后（褥疮）防范不足引起。同时，在确保完善的监护下间隔综合征都可以被及时发现[61]。

材料、方法和药物的选择

正确选择阻滞方法

阻滞方法的选择应建立在解剖学基础上。首先，感觉神经阻滞必须覆盖所有可能接受伤害性刺激的区域（如手术野、移植皮肤或移植骨、上止血带处和引流处）。其次，对阻滞方法可能存在的并发症需从患者的一般情况、体位要求及该阻滞方法本身固有的不良反应来评价。最后，应该预计术后疼痛的时间，区域阻滞技术应该提供完善的镇痛，将镇痛药的用量降到最低。麻醉科医师将选择以下方法：

- 单次注射短效或长效局麻药。
- 单次注射局麻药及辅助药。
- 留置导管多次或持续注射局麻药。

神经阻滞针具及导管的选择

硬膜外麻醉（骶管、腰段、胸段）常使用 17 ～ 22 号，长度为 50 ～ 90 mm 的图奥针（Tuohy needle）。更短的 Tuohy 针（25 mm）更多用于新生儿和婴儿，但供货少。过去各种类型的穿刺针都曾用于骶管阻滞，现在认为不可取，要求使用有斜面且带管芯的短穿刺针或静脉穿刺套管针。超声引导的精确度更高并发症更少，但尚未被引入新生儿和婴儿硬膜外置管操作中[115]。

早产儿脊髓麻醉可选择新生儿腰椎穿刺针（22 号）或更细的脊髓麻醉针（短于 50 mm）。穿刺针尖端的设计可能没有成人穿刺针那么重要，因为小儿发生穿刺后头痛的概率非常低[116-117]。最重要的是穿刺针末端与开口的距离应尽可能小，以免当穿刺针未完全穿透硬脊膜而造成硬膜外腔漏药。在婴幼儿使用笔尖式穿刺针并不能改善麻醉效果，反而使局麻药在硬膜下腔扩散而降低脊髓麻醉的成功率。儿科患者区域阻滞推荐穿刺针的小结见表 76.6。

麻醉溶液的选择

局麻药的选择与成人不完全一致，因为区域阻滞技术主要目的是用来镇痛而并非麻醉，应考虑：①手术部位及大小；②预计术后严重疼痛的时间；③住院及尽早出院。常用剂量见表 76.7。

利多卡因、氯普鲁卡因和甲哌卡因多用于门诊手术。对于住院患者，罗哌卡因、左旋布比卡因和布比卡因更常用。尽管如此，现在还是更推荐使用左旋布比卡因，特别是用于连续输注；众所周知，与消旋体相比，左旋布比卡因具有较低的心脏毒性[118]。罗哌卡因可以产生差异性神经阻滞效果[119]，与布比卡因相比具有更低的肌肉毒性作用[120]。血管外注射以后，罗哌卡因的血浆达峰浓度要比布比卡因慢，有时注射 2 h 后才达峰值浓度[17]。在一些儿科研究中已经证实，罗哌卡因这种延迟的达峰效应可以减少最大血浆浓

表 76.6 小儿区域阻滞推荐用器具

阻滞方法	推荐器具	替代器具
皮内注射和掌部阻滞	皮内注射针（25 G）	无
皮下浸润或区域阻滞	标准肌注注射针（21 ～ 23 G）	皮内注射针（25 G）
筋膜腔隙阻滞（胸椎旁阻滞、腹直肌鞘阻滞、髂腹股沟神经-髂腹下神经、阴部神经、阴茎神经）	短（25 ～ 50 mm）和短斜面（45° ～ 55°）针	硬膜外针（肋间神经阻滞）新生儿脊髓麻醉针
周围神经阻滞或神经丛阻滞	适当长度穿刺针并连接神经刺激器（0.5 ～ 1 mA）绝缘的 21 ～ 23 号短斜面针 专用留置管（持续给药技术）	带鞘的笔尖式穿刺针 无鞘穿刺针只适合在超声引导下使用 硬膜外导管（持续给药技术）
脊髓麻醉	脊髓麻醉针（24 ～ 25 G；30、50 或 100 mm 长，Quincke 斜面，带针芯）	新生儿腰穿针（22G，30 ～ 50 mm 长） Whitacre 脊髓麻醉针
骶麻	短（25 ～ 30 mm）和短斜面（45°）带针芯针	静脉套管针（22 ～ 18 G），尤其适用于硬膜外置管 儿科硬膜外麻醉（偶用脊髓麻醉）穿刺针
硬膜外麻醉	Tuohy 针（22、20、19/18 号）：无阻力注射器和硬膜外导管	Crawford、Whitacre 或 Sprotte 合适大小的硬膜外穿刺针 无阻力注射器和中号硬膜外导管

表 76.7 神经阻滞局麻药推荐常用剂量及最大剂量（静脉区域阻滞及脊髓麻醉除外）

局麻药	常用浓度（%）	普通溶液最大剂量（mg/kg）	加肾上腺素最大剂量（mg/kg）
酯类			
普鲁卡因	1～2	7	10
氯普鲁卡因	2～3	7	10
酰胺类			
利多卡因	0.25～2	5（或 400 mg）	10（或 700 mg）
甲哌卡因	0.25～2	5～7（或 400 mg）	尚无
布比卡因	0.125～0.5	2（或 150 mg）	3（或 200 mg）
左旋布比卡因	0.125～0.5	3（或 200 mg）	4（或 250 mg）
罗哌卡因	0.1～1.0	3（或 300 mg）	尚无（并且不推荐）

度，进而减少毒性的发生[17, 121]。即使幼儿游离和总血浆罗哌卡因浓度比较高，罗哌卡因及其代谢物并不受局麻药输注时长的影响。对于 3 个月以下的婴儿，罗哌卡因硬膜外持续给药不应超过 36 h[122]。罗哌卡因的清除率随年龄的增加而增加，但在每个年龄段的输注模式保持不变。罗哌卡因用于持续输注 48～72 h 比布比卡因更可控、更安全。随着输注时间的延长，布比卡因的血浆浓度增加清除率降低[12]。有关儿童人群神经旁连续输注局麻药的药代动力学的研究较少，儿童中连续区域麻醉的安全性依赖于使用低浓度局麻药，以降低其吸收入血的毒性反应。此外，可乐定和氯胺酮可以改善阻滞效果和延长阻滞时间，但不影响早期出院。在许多情况下使用上述药物时可提供完善的术后镇痛而不需留置导管和进行持续输注。

许多年来，持续硬膜外麻醉被认为是适合治疗持续疼痛的唯一技术。最近研究表明，周围神经置管技术更为有效[67]。与持续硬膜外阻滞相比，其并发症少，适应证广，对于部分儿科患者甚至适合出院后院外治疗[80]。持续输注（2～5 ml/h）或按需输注（2～5 ml）低浓度的左旋布比卡因或罗哌卡因（0.1%～0.2%）是外周神经置管阻滞技术中最好和最安全的选择。

患者自控的持续输注更适合于儿童，在达到同样镇痛效果的情况下可以减少局麻药的用量[123-124]。Duflo 及其同事[124]比较了接受髂筋膜和髋部置管持续输注 0.2% 的罗哌卡因 0.1 ml/（kg · h）和患者自控的区域麻醉［背景输注 0.02 ml/（kg · h），单次追加 0.1 ml/（kg · 30 min）］，结果表明患者自控组每小时局麻药的用量要少。与对照组相比，患者自控组的罗哌卡因的血浆浓度要低（24 h 血浆浓度分别是 0.31 mg/ml 和 0.86 mg/ml，48 h 血浆浓度分别是 0.31 mg/ml 和 0.52 mg/ml）。最近的一项研究比较了小儿接受连续硬膜外阻滞和连续腰大肌阻滞时罗哌卡因的血浆浓度[125]。在连续腰大肌阻滞中，局麻药的用量是 0.2% 的罗哌卡因 0.2 mg/（kg · h），罗哌卡因的平均血浆浓度不超过 0.59 μg/ml，比连续硬膜外阻滞时罗哌卡因血浆浓度要低。最近的一项检测接受股神经（置管）持续阻滞的青少年局麻药的血浓度的研究表明，在家中使用布比卡因持续输注是安全的[126]。

区域麻醉的解剖定位

人工定位

区域麻醉技术的成功依赖于注入的局麻药是否接近神经及其或受解剖结构限制的空间。少部分神经阻滞可以不在神经刺激仪或超声的引导下进行人工定位，这些技术在儿科麻醉或镇静的情况下是可行的。不借用任何设备实施区域麻醉需要遵循以下要点。

- 熟练掌握不同年龄小儿的解剖学基础，对穿刺位点的解剖学标志可以进行良好的定位。
- 确定局麻药扩散的解剖间隙，以阻滞目标神经。
- 确保不存在损伤其他周围结构的风险（如血管、神经、器官）。

中轴阻滞（包括骶管阻滞、硬膜外或腰麻）属于不需要借用其他设备就可以完成的阻滞类型，虽然目前已有建议使用超声引导进行穿刺。硬膜外麻醉的实施得益于落空感的存在，腰麻时穿透到蛛网膜下隙可以通过穿透硬脑膜（坚实的纤维结构）来进行确定：可以感受到一个轻微的落空感，接下来会有脑脊液流出。对于骶管阻滞，可以通过穿透骶尾部隔膜时阻力的增加和消失来定位。多数的肢体外周神经阻滞可以通过使用神经刺激仪或超声引导进行定位。对于神经干的阻滞，在过去很长一段时间内是通过解剖标志来进行定位的，现在的神经阻滞均得益于超声引导的定位。阴部神经的阻滞虽然可以通过解剖标志来进行定位，也可以通过神经刺激仪[127]或超声引导[128]的定位来更靠近神经。面部三叉神经的浅丛在很长时间内是通过解剖标志进行定位的，现在可以通过超声引导进行定位[129]。最后，诸如异感、经动脉的腋窝神经阻滞、借助听诊的骶管阻滞（在注射液体的过程中用听诊器听诊尾椎）等陈旧技术都不应继续使用。

电刺激

超声引导下神经阻滞是小儿和成人区域阻滞的一次革命，尽管其使用逐渐增多，电刺激仍然是小儿和成人神经定位的金标准。神经刺激设备已经有了很大的改善，临床应用也更加安全。穿刺前确定针尖的进针部位可以减少试穿的次数，降低神经损伤的可能性[127]。

对于神经丛和神经干阻滞，麻醉科医师应该使用神经刺激仪来诱发肌肉颤搐。神经刺激仪阳极应该远离神经阻滞位点。神经刺激仪可以提供时长 50 ～ 100 ms、频率 1 ～ 5 Hz 的电刺激方波。初始输出电流是 2 ～ 2.5 mA，不断进针直到可以诱发出所需的肌肉运动，在 0.5 ～ 0.8 mA 时肌肉仍然继续收缩，是判断针尖位置正确的标准，此时针尖距离神经约 1 mm 或在神经筋膜鞘内。0.5 mA 或低于 0.5 mA 被认为是成人实施成功的神经阻滞可接受的指标[131]。如果电流低于 0.5 mA 时，小儿肌肉收缩依然存在，应该退针以避免神经内注射和损伤神经[132]。Gurnaney 及其同事[133]评估了全身麻醉下接受外周神经阻滞的小儿，观察诱发运动反应的最低电流、阻滞的成功率和神经并发症发生率之间的关系，发现低强度的电流刺激（＜ 0.5 mA）和高强度的电流刺激（0.5 ～ 1.0 mA）时外周神经阻滞的成功率相似，结果表明可能不需要通过调整针尖的位置靠近神经而获得一个低强度的刺激电流（＜ 0.5 mA），因为这可能会增加神经内注射的风险。更为重要的是，为已麻醉的小儿实施外周神经阻滞的过程中，针尖不应置于神经束内。降低强度至 0.5 mA 持续 0.1 ms 的电流刺激，如果肌肉运动消失即可以保证针尖未接触神经束。在一项成人临床研究中，Bigeleisen 及其同事[134]比较了超声引导下锁骨上神经阻滞时神经内和神经外电流刺激阈值，研究了最小刺激电流与针尖置入神经内的关系，结果表明 54% 的患者神经内刺激阈值为 0.2 ～ 0.5 mA，穿刺针在神经内时 10% 的患者刺激阈值超过 0.5 mA。因此，低于 0.2 mA 持续 0.1 ms 的电流刺激仍诱发出肌肉反应时，针尖可能位于神经内，需要避免此种情况发生。

儿童不同于成人，外周神经位置较浅，可以经皮肤定位。神经体表投影画线能提高儿童外周神经阻滞的成功率[135]，该技术有助于确定穿刺时皮肤进针点，因此可以减少试穿的次数，降低神经损伤的风险。

神经刺激仪可以用作超声引导的培训，结合使用神经刺激仪有助于增加学员的信心，减少指导者的焦虑。新手练习过程中常见的错误包括不能区分邻近回声区的结构[136]。

超声引导技术

小儿超声引导下区域神经阻滞已经逐渐引起了大家的关注。这种技术的好处是使目标神经及其间隙和局麻药的扩散具有可视性。

小儿区域神经阻滞的绝大多数外周神经在超声引导下都可视。然而，神经并不是静态的结构，它会因为小儿体位的变化、施加探头的压力、进针的过程和局麻药的注射而发生改变。在小儿用 25 mm 表面积的线阵超声探头（或者年龄稍大的儿童使用 38 mm 表面积探头），可以提供没有失真的方形图像。8 ～ 13 MHz 频率的探头可以为上肢浅表结构提供良好的分辨率（如腋窝神经阻滞），也可以为下肢提供良好的穿透深度（如腘窝神经阻滞），高频可以为浅表结构提供锐利的影像。原则上用来实施外周神经阻滞的穿刺针都可以在超声引导下应用。体外研究表明，穿刺针的可视性主要取决于穿刺针的直径和进针角度[137]。实施外周神经阻滞时应用小平面的针尖有助于针尖的精确定位及减少小儿的疼痛感觉[138]，这对于没有接受全身麻醉或镇静的小儿是非常有意义的。保持穿刺过程和部位的无菌是进行超声引导下穿刺的首要条件，在单次或连续神经阻滞过程中应该使用无菌单。

超声引导下相对简单的神经阻滞是腋神经阻滞、股神经阻滞、髂筋膜阻滞、骶神经阻滞、髂腹股沟神经阻滞和脐周阻滞[139]。上述神经阻滞实施时比较安全，也容易学习。超声引导下区域神经阻滞最主要的优点是可以看清楚不同的组织解剖结构和穿刺针针尖的位置，小儿超声引导下神经阻滞的优点还包括运动和感觉阻滞起效快、感觉阻滞的持续时间更长[138]、阻滞的质量更好[138, 140]、局麻药的用量减少[140-141]。超声引导在椎管内阻滞中的应用可以分辨不同组织结构，脊髓、棘突、黄韧带、硬脊膜、脊髓圆锥和脑脊液都可以辨别，提供脊髓、硬膜外腔以及皮肤至硬膜外腔之间距离的信息[142]。最后，在骶神经阻滞中超声显像可以评估骶管的解剖结构，尤其是骶裂孔和硬膜囊的关系，发现隐性脊柱裂[143]。最近，超声引导下实施骶管阻滞比寻找落空感更具有优势[144]。注入盐水或局麻药后硬膜前移是阻滞成功的标志。超声引导可以减少试穿的次数，提高了中轴阻滞的安全性和有效性。不过，随着小儿年龄增大，组织骨化不断进展，图像的质量迅速发生改变[145]。

最近的一项 Cochrane 回顾表明，超声引导可提供更高的准确性，减少小儿局麻药的剂量，减少穿刺次数，有助于使用者更好地理解其解剖结构[1]。表 76.5 比较评估了超声引导下大部分区域神经阻滞的可行性。

安全要点、注意事项和出院标准

实施区域神经阻滞所需要的环境条件

区域神经阻滞是麻醉技术之一，因此必须在配备有监护仪、麻醉药品和复苏设备（包括麻醉药和抢救药品）的情况下才能实施。另外麻醉科医师必须配备专业辅助人员，以协助患者监护和急救。大多数阻滞应在手术室进行，除非患者是年龄较大的青少年，他们可能愿意在术前区域进行阻滞。

镇静和全身麻醉

成人在接受或不接受镇静的清醒状态下就可以实施区域神经阻滞，一般不需要施行全身麻醉。部分小儿患者也可以进行同样的处理，有时小儿也会主动要求在清醒时实施神经阻滞[144]。然而，大多数儿童都需要在非清醒时接受神经阻滞。如果全身麻醉不是禁忌，浅全身麻醉下实施区域阻滞已被广泛接受；大型数据库已经证明了其安全性[68, 99, 114, 147]。

实施阻滞技术时患者的监护与安全措施

监护与麻醉记录单

即使患者未行全身麻醉，手术所采用麻醉方法主要为区域麻醉，麻醉科医师术中也应始终常规监测心电图、血压、体温、呼吸频率及脉搏氧饱和度。实施区域麻醉前必须建立静脉通道[148]，并在麻醉记录单上详细记录患者生命体征参数、区域麻醉的方法及局麻药的剂量。必须对阻滞的区域进行标记，如果患儿年龄在 10 岁以下，要得到监护人的批准；如果患儿年龄大于 10 岁，（除了得到监护人的批准外）还需要征得患儿的同意。

注射方法

成人与儿童的注射方法相同，最重要的是在 30 ～ 60 s 内评估含肾上腺素溶液的试验量（0.1 ml/kg，不超过 3 ml，含 0.5 ～ 1 μg/kg 肾上腺素）对心电图的影响：出现任何 ST 段抬高或 T 波增高[149-151]，伴有血压升高但仅偶伴有心动过速，提示误入血管，必须马上停止注射。对肾上腺素有禁忌者，可改用异丙肾上腺素 0.05 ～ 0.1 μg/kg[152]。

阻滞效果的评估

每次阻滞完毕后，在切皮前均应评估镇痛的效果和范围。然而，即使是清醒的儿童，这种评估也比较困难。轻掐皮肤是感觉神经测试最可靠的方法，尤其是浅麻醉的儿童。另一种方法是使用塑料袋包裹的冰块来测定轻度镇静儿童的阻滞效果；然而，在全身麻醉下的儿童可能很难引起任何反应。在健康志愿者中使用神经刺激器进行不同阈值的电刺激来评估镇痛效果已被证实有效，但在儿童中获得的数据却很有限。皮温测试不适用于患儿，瞳孔反射（镇痛不全患儿受到刺激时瞳孔扩大 0.2 mm）也不适用于临床[153]。

恢复室的术后监测

与接受全身麻醉的患儿一样，所有区域麻醉复合全身麻醉的患儿术后必须转运到 PACU 进行监护并保证呼吸循环的稳定。除了标准的麻醉后监护外，还需反复评估阻滞范围。应尽可能避免阻滞运动神经，如果出现运动神经阻滞，则应注意查证其阻滞范围是否与被阻滞的神经所支配的区域相一致。须仔细护理患者，常规检查患者体位以免压伤。时刻要注意有发生间隔综合征的可能，并反复评估相应肢体的血供情况及镇痛效果。

椎管内麻醉后应注意有发生尿潴留的可能。但大多数情况下并不要求患儿离室时排空膀胱。

麻醉方法为区域阻滞的成人患者，术后常不需进入麻醉后复苏室进行监护。但儿童即使未给任何镇静药，也应送入复苏室：适当的监护及专业护理可以促进患者术后即时并发症的恢复[154]。对于短小手术，外部刺激的突然停止可能会出现一些代偿性的不良反应（尤其是血流动力学和呼吸方面），及早发现可避免对患者造成危害。同时，如前所述，罗哌卡因和左旋布比卡因在婴儿均有较长的 T_{max}（长达 2 h）和 C_{max}，对于时间短的手术，可能在局麻药达到血浆峰值前手术就已经结束，因此，建议该类患儿在 PACU 至少监护到神经阻滞后 2 h。

单次阻滞离室标准

转出 PACU 的标准与全身麻醉相同（Aldrete 评分或在相关研究机构有专门适用于儿科患者的评分），如无运动神经阻滞，一般 30 min 内可以离开 PACU。否则，则要视患儿的运动功能恢复情况而定。即使是有家人细心照顾的乖巧小孩，离开 PACU 前也必须恢复部分运动功能，对于顽皮的小孩运动功能则必须完全恢复方能离开 PACU。此外，保护性敷料（包括石膏）可防止损伤患肢。除非家庭条件不允许，持续的感觉神经阻滞并非患者早期离院的禁忌证。出院时应给予患者镇痛药口服并嘱其规则服用，以预防患儿感觉阻滞消退后发生的剧痛[155]。绝大多数辅助用药并不妨碍患儿早期离院，但椎管内或鞘内应用阿片类药尤其是吗啡或者氢吗啡酮者，当晚应在医院留观。

连续阻滞技术的管理

使用患者自控镇痛或持续硬膜外给药的患儿必须住院并适当监护。偶有部分慢性痛或终末期癌痛患儿可以带硬膜外导管出院治疗。此类连续阻滞技术对于儿科患者而言还比较新颖[74]，也未广泛应用。有研究报道，采用家庭监护的外周神经阻滞的患儿并发症发生率低且镇痛效果好[156-157]。有一个研究机构甚至在患儿家中采用外周神经置管连续阻滞技术治疗患有复杂性区域疼痛综合征的小儿[80]。用于注射局麻药的一次性弹力装置有助于简化患儿的这种家庭医疗并减少护理费用。或许这种治疗模式在不久的将来会获得广泛的认可，但目前尚需评估。

椎管内麻醉

骶管阻滞

超声引导下骶管阻滞的定位

- 首先使用横向成像平面技术来识别位于两侧骶角之间的骶裂孔；骶裂孔位于上高回声线和下高回声线之间，上高回声线代表骶尾部膜 / 韧带，下高回声线代表骶骨盆腔表面（底部）的背侧。
- 将探针旋转到纵向平面（大一点的儿童可能需要一个参数平面），以捕获骶尾部倾斜的较厚的线性高回声带——骶尾部膜。
- 将穿刺针置入任何一个视图下，尽管纵向视图可能是沿着穿刺针方向的最佳视图。在硬膜外腔内放置针后，可使用横断面视图，以观察局部麻醉的扩散（如尾侧间隙的扩张和局部的液体流动）。

骶管阻滞可能是最常用的小儿椎管内阻滞技术。然而由于超声引导技术的开展，在某些喜欢使用外周神经阻滞技术的国家却较少选择此技术[99]。此技术简单，易于实施，并发症少。

骶管阻滞能明显减少手术应激反应[158-160]。其完全或部分失败率仅为 3% ～ 11%[161]，尤其是大于 7 岁的儿童。

骶裂孔解剖

小儿骶骨解剖特殊。1 岁以前，5 个骶椎易于识别且外观与腰椎相似。每个骶椎有 5 个原始骨化中心，并于 2 ～ 6 岁融合，这是由于此阶段小儿身体开始直立，需学习步行且椎体需承受机械应力。

骶裂孔是由第 5（或第 4）骶椎椎弓融合不全形成的 U 形或 V 形孔，两侧有可触及的骶角，由骶尾韧带（黄韧带在骶尾部的延续）覆盖。儿童（10 个月到 18 岁）骶裂孔顶点离硬脊膜终点距离约为 30 mm（标准差为 10 mm）（范围 13.6 ～ 54.7 mm）[162]。2 个月至 7 岁小儿皮肤至骶骨前壁的平均距离为 21 mm（极值 10 ～ 39 mm）[142]。患儿体重及年龄对皮肤到硬膜外腔的距离影响轻微（图 76.1）。对大多数患儿而言，25 mm 长的穿刺针即足以到达硬膜外腔且不容易穿破硬脊膜。

随着年龄的增长，骶管的中轴发生变化：骶裂孔变得定位困难，间隙变窄[163]。同时，硬膜外腔脂肪增厚，从而限制了局麻药的扩散。这些变化增加了年

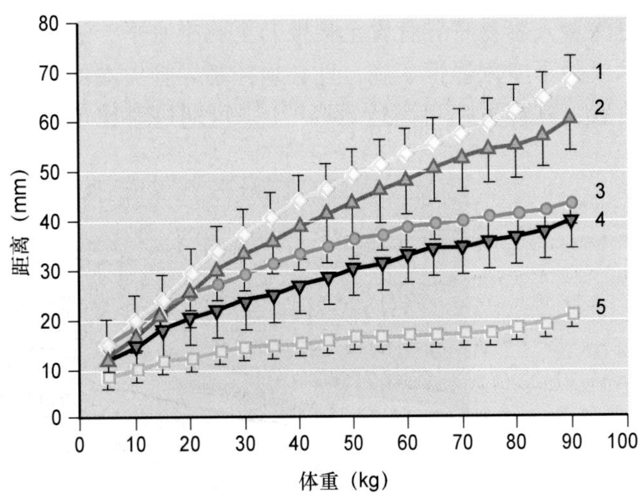

图 76.1　不同椎间隙水平及骶裂孔从皮肤至硬膜外腔或蛛网膜下隙的距离。1，脊髓麻醉；2，腰段硬膜外途径（中路）；3，胸段硬膜外途径（中路）；4，骶部硬膜外途径；5，骶管途径

龄大于 6 ~ 7 岁的儿童实施骶管阻滞的难度，故该方法不太适合于该类儿童。

适应证、禁忌证及并发症 大多数脐部以下的外科手术推荐应用骶管阻滞，包括腹股沟疝修补术、泌尿外科手术、消化道手术和骨盆及下肢矫形外科手术[164]。通常在浅镇静下行骶管阻滞，对于孕周数小于 50 ~ 60 周早产婴儿也可以在完全清醒时局麻下进行，可单次注射[165-166]，也可留置硬膜外导管以便重复或连续注射局麻药[167]。

禁忌证主要包括骶管畸形（脊髓脊膜膨出、脊柱裂）、脑膜炎和颅内高压。

如果使用恰当的穿刺器械，骶管阻滞并发症少且轻微[92, 99]。但值得注意的是，如果穿破硬脊膜并注入局麻药，也可导致循环衰竭及呼吸停止（呼吸暂停）。一项包含 18 650 例骶管阻滞病例的大型数据库显示，总的并发症发生率为 1.9%，没有暂时或永久的后遗症；估计人群并发症发生率为 0.005%，进一步提示安全问题不应成为在儿童中使用骶管阻滞的障碍[168]。

操作技术

操作时患儿取侧卧位，清醒状态下的早产婴儿取俯卧位，骨盆下面垫以卷好的毛巾或双腿屈曲呈青蛙状。两个骶角位于 V 形骶裂孔两侧，可沿着棘突在骶尾关节水平进行触摸定位（图 76.2）。两侧髂后上棘与骶裂孔形成等边三角形，但在临床实践中，当不能触及骨性标志时，这种解剖特征对骶裂孔的定位并无帮助。骶管穿刺技术如图 76.3 所示。

骶管阻滞主要采用单次注射法，偶行硬膜外置管重复或连续给药。任何硬膜外阻滞的导管置入长度一般为 2 ~ 3 cm。由于婴儿硬膜外腔脂肪具有流动性，更深置入容易将导管置至腰椎乃至胸椎水平，这种技术仅限于专家谨慎实施，且必须控制导管尖端的最终位置，其误置率可高达 28%[169]。可通过对比增强的 X 线检查或以下技术确认。

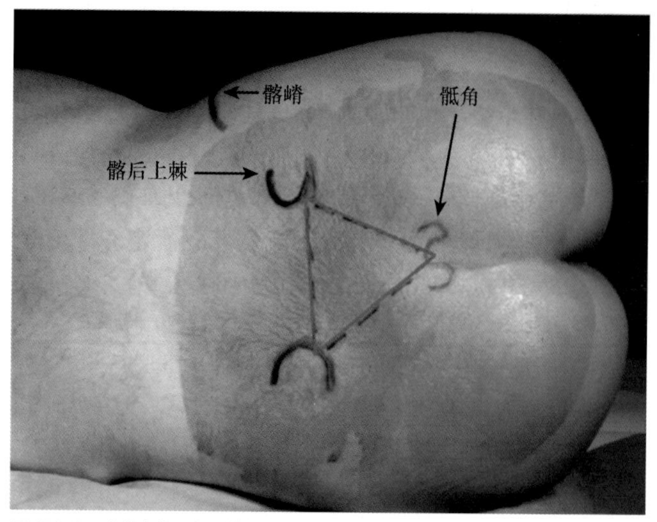

图 76.2 **侧卧位时骶管阻滞体表标志。**两个髂后上棘形成等边三角形，其顶点为 V 形骶裂孔，骶裂孔两侧为骶角

- 相当高强度的神经刺激（这种技术的安全性尚未确定）[170-171]。
- 记录导管金属线的心电图，并将其与将电极放在导管尖端应在的相应棘突线上获得的心电图进行比较，两者一致时即为导管顶端所在位置[172]。这是一种巧妙的无创方法，但这种继发的心电图在一些患者中很难获取（尤其是当患者清醒或活动时）。
- 超声引导[173]是最有前景的无创技术。

推荐通过导管隧道来减少细菌感染[174]。Armitage 及提出的容量方案尽管已发表多年，但目前仍然是最可靠的依据。

- 0.5 ml/kg：所有骶部皮肤区域可被阻滞。
- 1.0 ml/kg：所有骶部及腰部区域可被阻滞。
- 1.25 ml/kg：麻醉范围至少到中胸段。

然而，当骶管阻滞注射量达 1.25 ml/kg 时有扩散平面过广的风险（T_4 以上）[175]，因此局麻药用量最好不超过 1.0 ml/kg。Hong 及其同事[176]力求寻找骶管

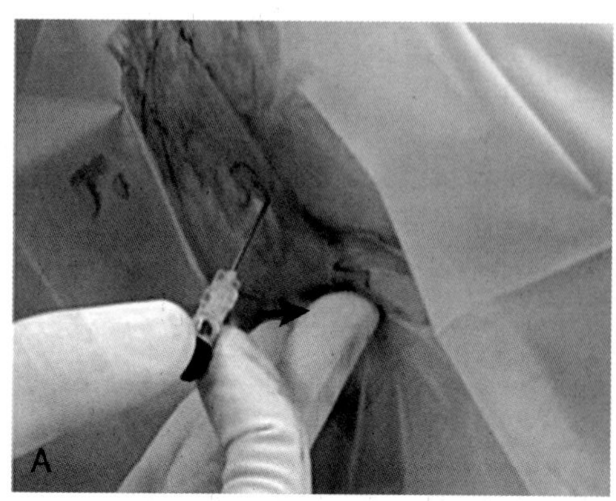

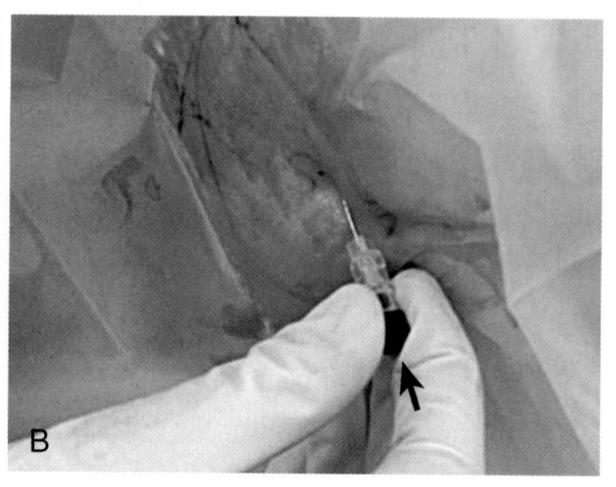

图 76.3 **骶管穿刺技术。**A. 从右骶角皮肤处进针。B. 穿破骶尾韧带后朝头端重新调整针头方向

阻滞时镇痛效果及局麻药扩散两者之间的最佳方案。作者比较了相同总剂量的局麻药（罗哌卡因 2.25 mg/kg），一组为高容量低浓度（0.15% 罗哌卡因 1.5 ml/kg），另一组为低容量高浓度（0.225% 罗哌卡因 1 ml/kg），结果发现，高容量低浓度组的局麻药扩散范围明显广于另一组，阻滞平面分别为 T_6（T_3 ～ T_{11}）和 T_{11}（T_8 ～ L_2）。此外，高容量低浓度组能提供更长时间的镇痛（554.5 min 与 363 min）。导管置入后应减少重复注射，避免全身毒性反应。第二次注射与首剂量之间应间隔至少 60 min（短效局麻药）或 90 min（长效局麻药），且剂量减半。再次注射剂量应是第二次剂量的一半（1/6 初始剂量），间隔时间相同。

超声促进了骶管阻滞在小儿中的应用，可通过超声对骶骨的解剖进行初始扫描评估（图 76.4），了解骶裂孔到硬脊膜囊的距离，了解有无椎管闭合不全[143]。Roberts 及其团队[173]通过骶管阻滞时注射试验量的生理盐水论证其超声图像值，用以确认穿刺针的正确位置。作者认为，注射生理盐水时硬膜的移位是阻滞成功的标志。他们发现，超声引导下骶管阻滞成功的敏感性为 96.5%，特异性为 100%，阳性预测值为 100%。超声也比 Swoosh 试验更能准确判断穿刺针的位置[177]。最近，Shin 及其团队[178]发现，对小儿进行骶管阻滞或骶椎间隙阻滞前先用超声扫描骶部解剖有助于明确骶裂孔位置和硬脊膜囊水平。

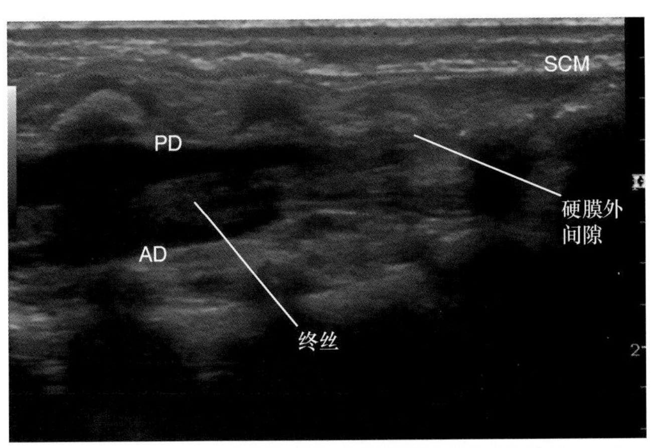

图 76.4　超声引导下骶管阻滞时骶骨的解剖超声图像。AD，硬脊膜内层；PD，硬脊膜外层；SCM，骶尾膜

硬膜外麻醉

超声引导下硬膜外镇痛

- 超声引导技术并不妨碍对落空感的持续检测。
- 该技术的局限性是，依靠穿刺针（中线）和探头（旁正中线）的切向关系可能难以定位针长轴和针尖。
- 穿刺置管时需要一名助手，以便进行超声辅助置管的实时成像。在超声显像过程中，生理盐水的应用是一项重要的技术。

解剖和生理

硬膜外腔环绕脊髓，硬脊膜从枕骨大孔延伸到骶裂孔。硬膜外腔后方为椎弓板及黄韧带，与椎旁间隙和神经根囊自由相通。由于蛛网膜颗粒的突起，硬膜囊靠近脊神经节的地方与蛛网膜下隙连接紧密，使局麻药容易通过。婴儿及 6 ～ 8 岁以下的小儿硬膜外腔内有丰富的血管及淋巴管，并填充有疏松的脂肪组织。

小儿行椎管内阻滞的一个主要标志是两侧髂嵴连线——Tuffier 线。该线在小儿中成比例缩短，1 岁以内婴儿髂嵴连线与棘突连线交点为 L_5 ～ S_1，而 1 岁以上儿童及成人则为 L_4 ～ L_5[179]。58.3% 的患者屈曲脊柱时（如硬膜外阻滞体位）会改变 Tuffier 线与脊柱的交点水平。小儿椎骨的活动性和韧带弹性可改变脊髓在椎管内的位置。坐位时脊髓后移并靠近椎弓，此时硬膜外腔较难识别。侧卧位时，弯曲使脊髓向前移动，远离黄韧带，扩大硬膜外间隙。因此小儿应优先选择侧卧位下行硬膜外麻醉（图 76.5）。

硬膜外注射将产生明显的压力改变。在 20 例婴儿患者置入 20 号硬膜外导管后，Vas 与其同事检测到

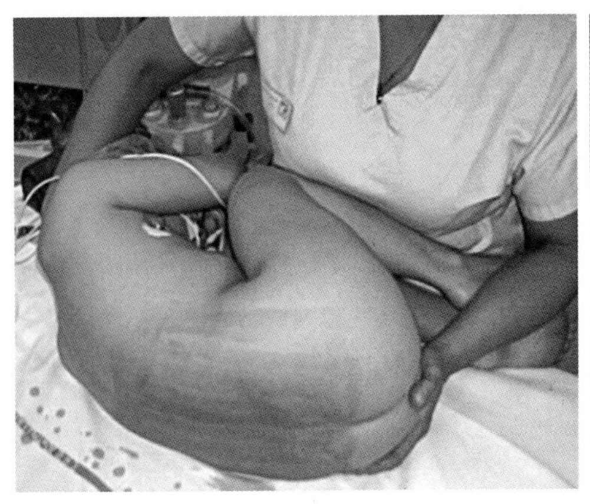

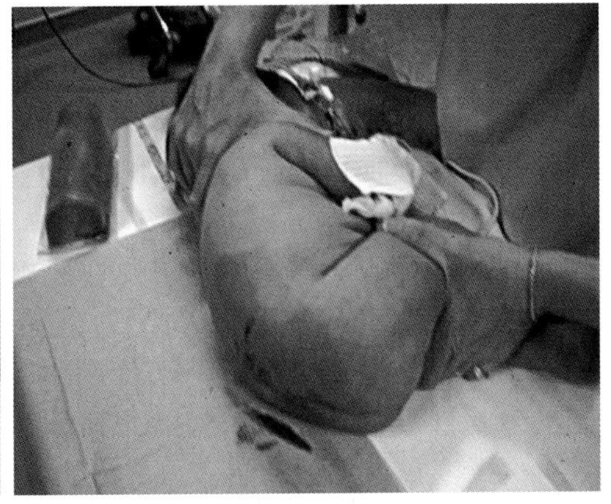

图 76.5　10 岁男孩（左图）和 4 个月女婴（右图）侧卧位时硬膜外穿刺

了下列变化[180]。

- 穿透硬膜外腔的压力为：(1±10) mmHg（极值 −17 ～ 16 mmHg）。
- 以 1 ml/min 的速度注射局麻药的峰压为：(27.8±18.6) mmHg，注射完后 1 min 剩余压力为（12±5.5）mmHg。
- 以 0.5 ml/min 速度注射局麻药的峰压为：(15.2±9.5) mmHg，注射完后 1 min 剩余压力为（14.8±5.4）mmHg。

人出生时脊柱只有一个生理弯曲：脊柱后凸。学会行走后才出现腰椎前凸。在其之前脊柱是直的，如进行硬膜外穿刺，穿刺针应垂直于背部平面。此外，出生时腰椎骨化不全，穿刺时有损伤软骨组织的风险。

适应证与禁忌证

小儿可以较好地耐受硬膜外麻醉且血流动力学稳定[56]。硬膜外麻醉主要用于腹部、腹膜后、骨盆以及胸部手术[181-182]，包括漏斗胸修补术[183]及脊柱侧弯手术[184-185]，此类手术多倾向于双管阻滞[69]。在某些医院甚至用于心外科手术[70, 186]，但这存在争议，大多数学者因抗凝问题而将硬膜外麻醉列为禁忌。

椎间隙的选择还存在争论，主要取决于患儿的年龄及麻醉科医师的经验。脐部以下的手术如采用单次阻滞，婴儿及幼儿常选择骶管阻滞，而年长儿则选择腰段硬膜外麻醉。如需置管，则更常选用腰段硬膜外麻醉以减少肛周附近细菌感染的风险，尽管这种可能性很小[92]。

如需阻滞上胸段感觉神经，则胸段硬膜外阻滞最可靠，但是有损伤脊髓的风险，因此要求麻醉科医师必须要有熟练的专业技术。有学者建议，如麻醉科医师不习惯采用婴儿胸段硬膜外阻滞，可考虑经骶管朝头端置入较长的导管以到达胸段[187]。此法同样要求麻醉科医师技术熟练且要一定的运气：即使是技术熟练者导管误置率仍高 30%[169]，还可能导致严重的并发症（如脊髓、血管损伤，细菌感染、退管时神经根周围损伤或受压变形等）[188-190]。

硬膜外麻醉的特异性禁忌证包括脊柱及脊髓严重畸形（非隐性脊柱裂）、脊髓损伤及肿瘤、脊髓栓系综合征等。在绝大多数情况下，有脑积水、颅内压增高、不稳定癫痫或颅内顺应性降低等病史的患儿不宜选用硬膜外阻滞，但上述并非绝对禁忌证，取决于患者的病情[191]。同时，有脊柱手术史患者可能会导致硬膜外麻醉或腰麻穿刺困难，甚至失败，但除非有脊髓损伤，否则这并非硬膜外麻醉的禁忌证。

技术

腰段硬膜外麻醉 L_2 ～ L_3 间隙（脊髓圆锥最低点）以下椎管内麻醉通常采用中路法（图 76.6）。穿刺技术和成人基本一致。对于棘突异常或脊柱畸形患者可采用旁正中法。小儿取半俯卧位，使操作的地方位于最底端，脊柱尽量弯曲，增加椎间隙距离。坐位姿势只能在清醒患儿中使用。

阻力消失法（LOR）所使用的媒介存在争议，有人选择空气，有人选择生理盐水。更多人倾向于使用生理盐水。但是，对于新生儿和婴儿，空气（或者 CO_2）可能更为灵敏。

皮肤到硬膜外腔的距离与患者年龄和体型相关（图 76.1），6 个月到 10 岁小儿约为 1 mm/kg[192]。应用超声探头可以准确测量皮肤到黄韧带以及皮肤到硬脊膜的距离（图 76.7）。

当针头进入硬膜外腔，去掉注射器，无液体（血或脑脊液）流出，然后经硬膜外针或硬膜外导管缓慢注射局麻药。2 岁以下小儿在注药期间将超声探头平行放置在棘突连线上时可看见硬脊膜向内凹陷[145]。通过使用超声可以看清椎管、脊髓位置、黄韧带以及棘突的解剖（图 76.7）[193]。置管不宜超过 3 cm，以免发生卷曲、打结或偏向一侧并导致导管堵塞。隧道导管可以减少导管脱出和细菌感染的发生率[194]。和骶管阻滞相同，如需置入较长的硬膜外导管，应严格控制好导管尖端位置。

局麻药所需容量取决于手术所需的最高镇痛平面，每阻滞 1 个神经节段约需要每岁 0.1 ml 的局麻药[195]。常用剂量为 0.5 ～ 1 ml/kg（最大剂量为 20 ml），可使 80% 的患者感觉阻滞平面上限达 T_6 ～ T_9。

许多小儿外科手术使用单次硬膜外麻醉即可，单次硬膜外阻滞适用于许多儿科手术，尤其是辅用可乐

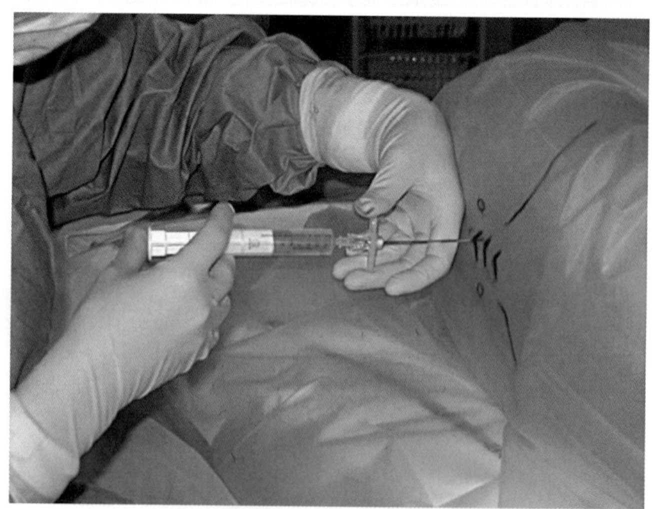

图 76.6 腰段硬膜外麻醉时的生理盐水阻力消失法

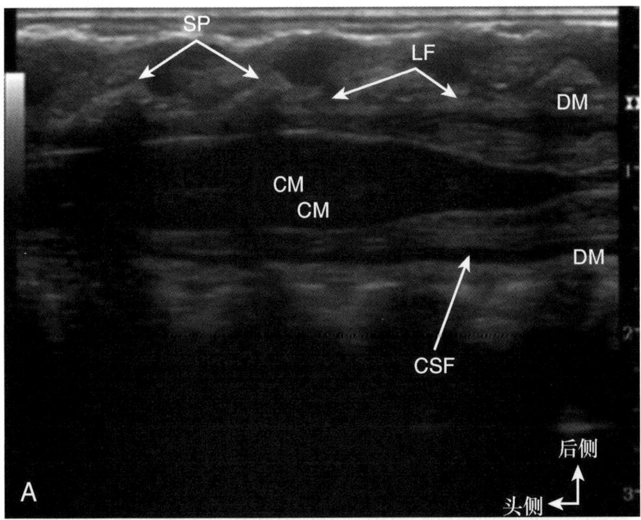

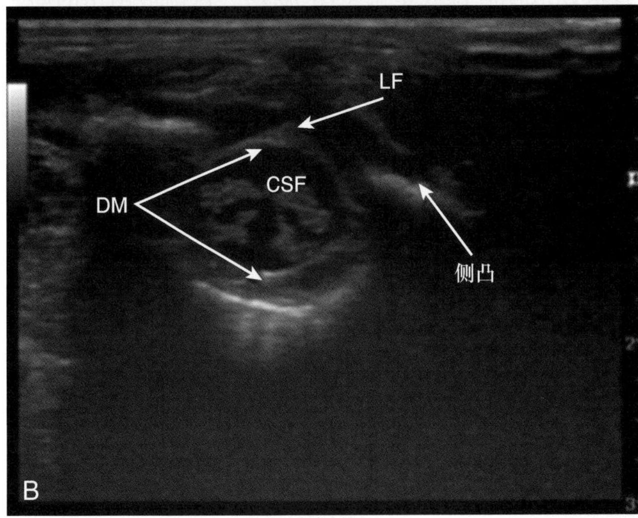

图 76.7　脊髓圆锥横向（A）及纵向（B）超声图像。CM，脊髓圆锥；CSF，脑脊液；DM，硬脊膜；LF，黄韧带；SP，棘突

定（1 ～ 2 μg/kg），并在适当的情况下联合使用吗啡（30 μg/kg）或氢吗啡酮（10 μg/kg）。大手术术后疼痛时间长，需留置硬膜外导管并注射局麻药进行术后镇痛（表 76.8）

能理解患者自控镇痛概念并愿意使用这种方法的年龄稍大的儿童，可以选择硬膜外患者自控镇痛（patient-controlled epidural analgesia，PCEA）。一项针对 128 例 5 岁以上小儿进行的前瞻性研究结果显示，PCEA 的成功率为 90.1%，分别有 6.1% 和 3.8% 的儿童因不良反应或镇痛不全中断 PCEA[196]。局麻药为 0.0625% 或 0.125% 布比卡因复合芬太尼 2 ～ 10 μg/ml，背景剂量≤ 0.2 ml/（kg · h），每 15 ～ 30 min 追加负荷量为 1 ～ 3 ml［布比卡因最大剂量 0.4 mg/（kg · h）］。

另一项对 58 例行下肢矫形手术的小儿（年龄 7 ～ 12 岁）进行的前瞻性研究比较了给予 0.2% 罗哌卡因持续输注［0.2 ml/（kg · h）］与 PCEA（背景剂量 1.6 ml/h，负荷量 2 ml，锁定时间 10 min）两种镇痛效果，结果两组均获得相同的疼痛评分，但 PCEA 组每小时罗哌卡因的需要量仅为持续输注组的一半[123]。

胸段硬膜外麻醉　胸段硬膜外阻滞适用于需要长期镇痛的大手术，因此需要留置硬膜外导管以便重复或持续输注局麻药。由于胸段硬膜外阻滞主要用于胸部及上腹部手术，且有脊髓损伤的风险，因此较少应用于小儿。1 岁以内的婴儿，因脊柱只有一个弯曲（尤其屈曲时），穿刺方法与腰段硬膜外阻滞相同，应垂直于棘突连线进针。随着年龄的增加，脊柱弯曲形成，其穿刺方法越来越接近于成人的胸段阻滞，Tuohy 穿刺针应向头端与皮肤成 45° 进针。也可采用旁正中

表 76.8　儿科患者硬膜外麻醉常用剂量及给药方案

药物	初始剂量	持续给药（最大剂量）	重复注射
布比卡因，左旋布比卡因	溶液：0.25% 含 5 μg/ml（1/200 000）肾上腺素 剂量：< 20 kg，0.75 ml/kg；20 ～ 40 kg，8 ～ 10 ml［或 0.1 ml/（岁 · 神经节段）］；> 40 kg，与成人一致	< 4 个月：0.2 mg/（kg · h）［0.125% 浓度 0.15 ml/（kg · h）或 0.0625% 浓度 0.3 ml/（kg · h）］ 4 ～ 18 个月：0.25 mg/（kg · h）［0.125% 浓度 0.2 ml/（kg · h）或 0.0625% 浓度 0.4 ml/（kg · h）］ > 18 个月：0.3 ～ 0.375 mg/（kg · h）［0.125% 浓度 0.3 ml/（kg · h）或 0.0625% 浓度 0.6 ml/（kg · h）］	每 6 ～ 12 h 给予 0.25% 或 0.125% 溶液 0.1 ～ 0.3 ml/kg（根据疼痛评分）
罗哌卡因	溶液：0.2% 剂量：ml/kg，方案与布比卡因相同（见上）	与布比卡因相同的年龄相关输注速率 mg/（kg · h）（罗哌卡因常用浓度为 0.1%、0.15% 或 0.2%） < 3 个月的婴儿输注时间不超过 36 h	每 6 ～ 12 h 给予 0.15% 或 0.2% 溶液 0.1 ～ 0.3 ml/kg（根据疼痛评分）
辅助用药	< 6 个月婴儿避免应用 芬太尼（1 ～ 2 μg/kg） 或舒芬太尼（0.1 ～ 0.6 μg/kg） 或可乐定（1 ～ 2 μg/kg）	仅选用一种辅助药： 芬太尼：1 ～ 2 μg/ml 舒芬太尼：0.25 ～ 0.5 μg/ml 吗啡：10 μg/ml 氢吗啡酮：1 ～ 3 μg/ml 可乐定：0.3 ～ 1 μg/ml	吗啡（无防腐剂）每 8 h：25 ～ 30 μg/kg

入路，但儿童较少采用。使用超声可以看见婴儿硬脊膜位置、Tuohy 针的进针过程，多数情况下甚至可以看到硬膜外导管的置入过程及其最终位置[197]。

颈段硬膜外麻醉 小儿颈段硬膜外麻醉无手术适应证，极少数情况下可用于慢性疼痛的治疗或防止上肢（如肱骨骨肉瘤）截肢前的幻肢痛，但几乎只用于青少年，穿刺方法与成人相同。

脊髓麻醉

解剖和生理

1 岁以内的婴儿脊髓及硬脊膜终止点比年长儿低（见骶管阻滞部分）。根据年龄的不同，脑脊液的容量变化较大，新生儿超过 10 ml/kg，小于 15kg 的婴儿 4 ml/kg，儿童 3 ml/kg，青少年和成人 1.5 ～ 2 ml/kg。脑脊液在脊髓和大脑的分布也随年龄不同而不同：儿童一半的脑脊液分布于脊髓蛛网膜下隙，而成人仅占 25%。这主要与药代动力学有关，也解释了为何婴儿或小儿脊髓麻醉时需要较大剂量的局麻药。

婴儿脑脊液压力在仰卧位时较低[198]，全身麻醉时更低。脊髓麻醉时，进针应慢，每次进针前均应观察穿刺针是否有脑脊液流出。

5 岁以上小儿脊髓麻醉后的临床表现与成人相同，然而年龄更小的小儿却能保持血流动力学稳定，无明显的低血压及心动过缓[199]，即使是有心脏畸形的患儿也是如此[200]。但是，有报道称，1.5 ～ 5 个月大的婴儿在注射 0.5% 布比卡因 0.8 ml/kg 10 min 后，平均动脉压降低[201]，这种血压的降低具有时限性，可耐受，且静脉输液可迅速纠正。也有报道认为孕周数 41 周龄的早产儿平均动脉压降低时伴有脑血流减少[202]。

适应证与禁忌证

儿科患者脊髓麻醉的适应证有限。孕后期孕周数小于 60 周的早产婴儿腹股沟斜疝修补术是脊髓麻醉的一项适应证[203-204]，因为这类患儿全麻甚至浅镇静下手术后也易发生呼吸暂停[205]。而且即使是单纯脊髓麻醉，术后也可能发生呼吸暂停（包括术前），此类风险高的婴儿应留院观察。其他适应证很少，主要是择期下腹部或下肢手术[206-208]，偶用于心脏外科或心导管手术[209-210]，但存在争议。由于全身麻醉可能引起神经认知功能的改变，近年来人们越来越关注脊髓麻醉在婴幼儿中应用[211-213]。

操作方法

脊髓麻醉的穿刺方法与腰穿相似（图 76.8），患者可以取侧卧位或坐位（图 76.9）。目前最常用的局麻药为重比重的丁卡因或布比卡因，也可用等比重的布比卡因[206]。尽管罗哌卡因[208]及左旋布比卡因[214]目前还不允许用于儿科患者脊髓麻醉，但将来可能会成为一线用药。

药物和剂量

最常用的药物为 0.5% 丁卡因和 0.5% 布比卡因。

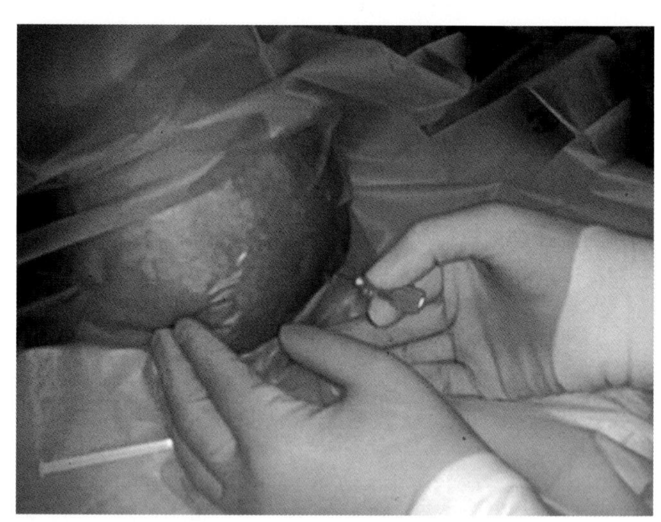

图 76.8 1 个月龄女婴坐位下行脊髓麻醉

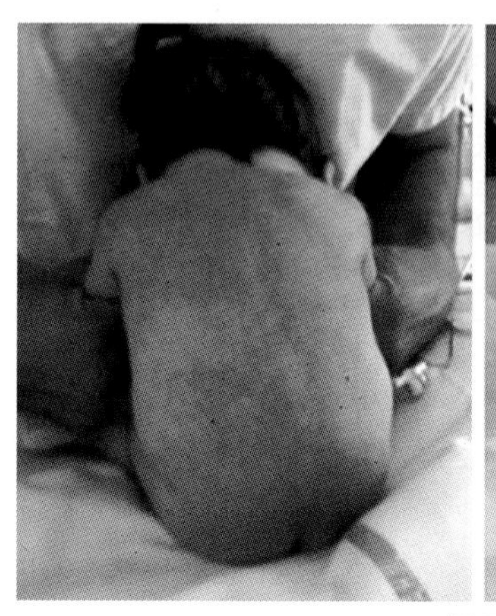

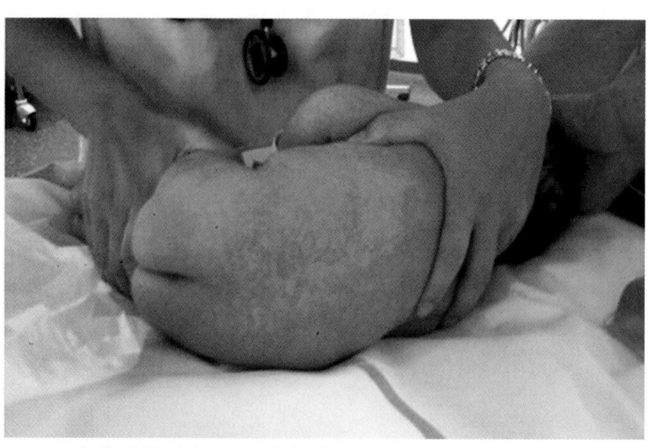

图 76.9 坐位或侧卧位下脊髓麻醉

0.5 ～ 0.8 mg/kg 的剂量阻滞平面较低，1 mg/kg 能达到较高平面（T_2 ～ T_4）。两种药物的阻滞持续时间均为 60 ～ 75 min。新生儿和婴儿如使用酰胺类局麻药后出现神经毒性的风险较高，黄疸患儿风险则更高[215]。从新生儿到青少年的局麻药物常用剂量如表 76.9 所示。

小儿年龄越大，所需局麻药物剂量越小。6 个月～ 14 岁儿童使用 0.5% 比重布比卡因 0.2 mg/kg，阻滞成功率达 98%。最近有研究显示 1 ～ 17 岁患者使用 0.5% 罗哌卡因 0.5 mg/kg 和 1 ～ 14 岁患者使用 0.5% 左旋布比卡因 0.3 mg/kg，均可获得良好的阻滞效果。有儿科文献报道使用可乐定 1 μg/kg、芬太尼 1 μg/kg 及吗啡 4 ～ 5 μg/kg 作为辅助药物可延长小儿脊髓麻醉阻滞时间（表 76.9）。在心脏手术患者中使用较高剂量吗啡进行腰麻，可以获得良好的术后镇痛效果。

不良反应及并发症

新生儿及婴儿进行腰麻的操作比较困难，总失败率达 10% ～ 25%[205, 216]。其最大局限性就在于阻滞时间短且无术后镇痛作用，因此需备好备选方案（清醒骶麻）或辅助镇痛方法（髂腹股沟或髂腹下神经阻滞）。8 岁以下小儿极少发生穿刺后头痛，笔尖式腰麻针能减少其发生率[217]。所有腰段硬膜外麻醉并发症都可能在腰麻后发生。

表 76.9　脊髓麻醉时局麻药常用剂量

局麻药	剂量	持续时间（min）
新生儿		
0.5% 丁卡因	0.6 ～ 1 mg/kg	60 ～ 75
0.5% 布比卡因	0.5 ～ 1 mg/kg	65 ～ 75
0.5% 罗哌卡因	1.08 mg/kg	50 ～ 70
0.5% 左旋布比卡因	1 mg/kg	75 ～ 90
婴儿到青少年		
0.5% 布比卡因	0.4 mg/kg（5 ～ 15 kg）	
0.5% 丁卡因	0.3 mg/kg（< 15 kg）	
0.5% 左旋布比卡因	0.4 mg/kg（5 ～ 15 kg）	
0.5% 罗哌卡因	0.3 mg/kg（> 15 kg）	
	0.4 mg/kg（5 ～ 15 kg）	
	0.3 mg/kg（15 ～ 40 kg）	
	0.25 mg/kg（> 40 kg）	
	0.5 mg/kg（最大剂量 20 mg）	
辅助用药		
可乐定	1 μg/kg（新生儿）	
芬太尼	1 μg/kg（< 1 岁的婴儿）	
吗啡	4 ～ 5 μg/kg（所有年龄段）	

上肢神经阻滞

解剖

支配上肢的臂丛神经主要由 C_5 ～ T_1 脊神经前支组成。神经根出椎间孔后经斜角肌间隙（前斜角肌与中斜角肌之间）穿出。与成人相同，小儿臂丛神经纤维也是由脊神经根先合成 3 干（上、中、下干），然后在锁骨和第一肋之间重组成三束。这三束伴行并包绕腋动脉，根据其与动脉的关系分别命名为外侧束、内侧束以及后束（图 76.10）。正是因为臂丛神经纤维如此复杂的重新分配组合，麻醉阻滞的范围很大程度上取决于麻醉科医师注射局麻药的具体部位。解剖知识对于预测运动和感觉神经阻滞的范围至关重要，并决定了某一特定手术最适合使用哪种神经阻滞入路（彩图 76.11）。

此处婴幼儿与成人解剖结构的最大区别在于婴幼儿的肺尖及胸膜顶超过了锁骨与第一肋形成胸廓上口平面，到达了颈部区域。由于锁骨下血管与低位臂丛神经在胸膜顶处交汇，因此婴幼儿锁骨下入路的穿刺操作极有可能穿破胸膜。尽管存在大量的胚胎学及解剖学证据，围神经血管鞘这个概念一直受到强烈质疑。最近一项放射学研究再次肯定了这个概念，并精确测量了腋鞘的容量（成人为 5.1 ～ 9.5 ml）[218]。

超声成像可精确地识别壁胸膜、锁骨下及腋窝血管，可连续监测穿刺针针尖的位置，提高了锁骨上及锁骨下入路臂丛神经阻滞的安全性。超声结合神经刺激仪进行神经定位可避免神经内注射。

Roberts[139] 建议从简单的神经阻滞法开始做起。肌间沟入路及锁骨周围入路技术难度较高，必须由受过专业培训的麻醉科医师实施。腋路及前臂神经阻滞相对容易，尤其是对于超声引导下区域阻滞的初学者。

臂丛神经阻滞适应证主要为清醒或全麻下行上肢急诊或择期手术的患儿[219-221]，尤其适用于门诊手术，并可提高患者满意度。

- 腋路是儿科患者臂丛神经阻滞的首选，尤其是针对手及前臂的手术。该法优点是易于操作，安全性高，成功率高以及并发症少。随着超声技术的发展，锁骨上入路逐渐成为小儿上肢手术的首选方法[114]。
- 随着超声引导技术的发展，锁骨下入路臂丛神经阻滞也使用得越来越多。该方法可提供完善的上肢阻滞。与腋路比较，该法更易于置管，导管易固定，意外脱管概率小，患者感觉更加

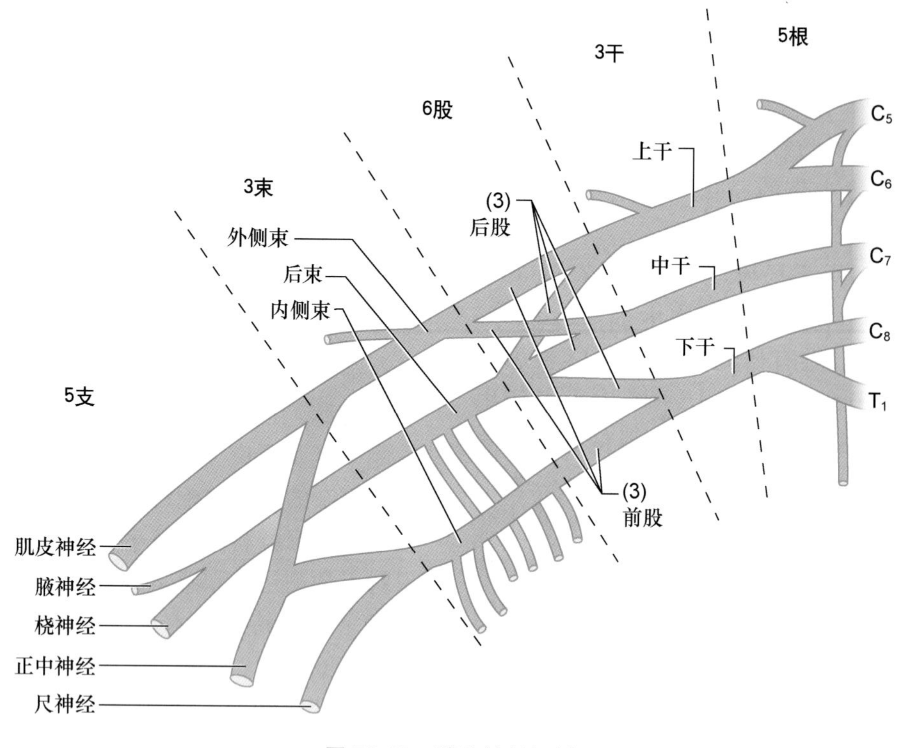

图 76.10 臂丛神经解剖

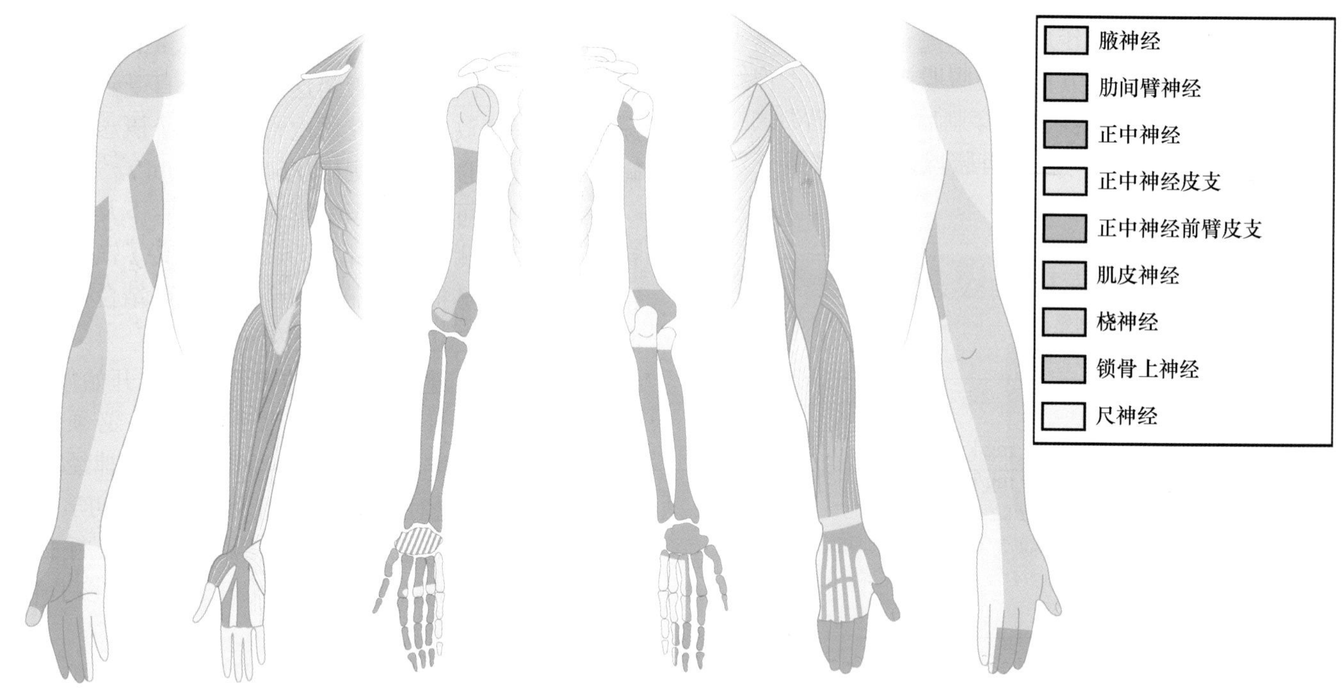

彩图 76.11 **上肢皮肤、肌肉及骨骼的神经支配**

舒适。

- 锁骨上臂丛神经阻滞适用于肩部及手臂近端（包括肘部）手术。婴儿应慎重选择经锁骨上入路的臂丛神经阻滞，因为该入路紧邻胸膜顶；超声引导下穿刺可减少损伤血管和穿破胸膜的风险。在超声引导下神经阻滞技术出现前，斜角肌旁或改良的斜角肌间隙入路（事实上两种方法的针尖均在肌间沟）臂丛神经阻滞是较为安全的替代方法。
- 远端神经阻滞可用于上肢远端手术（手或单根手指的手术）或作为近端神经阻滞不完善时的补救方法。

颈部臂丛神经阻滞

由于潜在的并发症（气胸、误入椎动脉及鞘内），及单独的肩部手术较少，因此儿童较少使用颈部臂丛神经阻滞。

肌间沟入路

肌间沟入路是在靠近 C_6 横突附近的肌间沟顶部位置进入肌间沟。患儿取颈肩部垫高仰卧位，手臂伸展置于胸壁侧方，头稍微偏向对侧。

体表标志包括环状软骨、C_6 横突前结节（Chassaignac 结节）及肌间沟。穿刺点为肌间沟的 Chassaignac 结节，位于胸锁乳突肌的外侧缘后方。穿刺针稍向尾端及背侧与皮肤成 80° 角（非垂直），朝锁骨中点进针，直至接近臂丛神经其中一干（而非神经根）并引出上肢的肌颤。任何远端的肌颤搐及肱二头肌、肱三头肌和三角肌肌颤均可（图 76.12）。出现膈肌收缩表明针尖过于靠前并刺激到了膈神经。相反，如果刺激到斜方肌，说明穿刺针过于靠后。Borgeat 等[222]提出的一种成人改良穿刺法，可用于儿童。该法与经典法进针点相同，但进针方向稍偏外侧朝锁骨中点，直至接近臂丛神经其中一干（而非神经根）并引出上肢的肌颤。由于肌间沟入路并发症较多，如同侧膈神经阻滞，损伤血管（如椎动静脉）及颈部硬膜外阻滞 / 蛛网膜下隙阻滞，故在小儿中较少采用。

超声技术可显示颈部大血管、斜角肌腱膜及 $C_5 \sim C_7$ 臂丛神经根，能增加肌间沟臂丛神经阻滞的安全性[138，223]。超声探头横斜向放置于环状软骨水平（图 76.13），在胸锁乳突肌深面，前斜角肌和中斜角肌之间独立的圆形或椭圆形低回声暗区即为臂丛神经干或神经根。内侧为颈内静脉和颈动脉（彩图 76.14）。超声联合神经刺激仪下采用平面内技术，从外侧（后）向内侧（前）朝目标神经进针。穿刺针的精确定位可明显减少局麻药用量[224]。

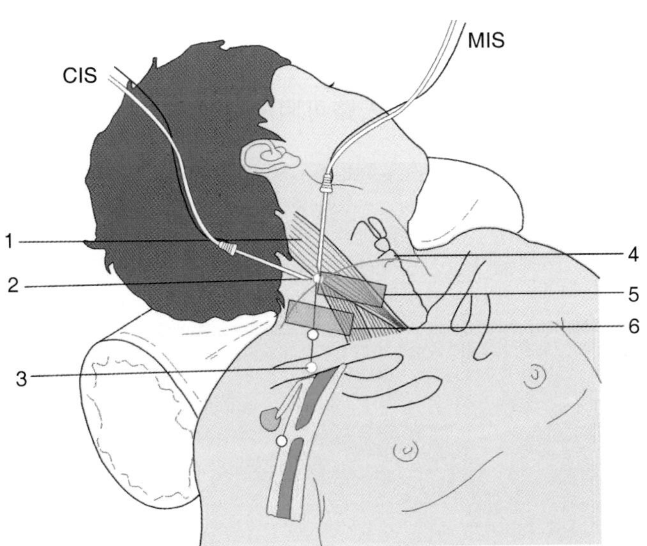

图 76.12　**肌间沟臂丛神经阻滞。** CIS，经典肌间沟入路（Winnie）；MIS，改良肌间沟入路（Borgeat）；1，胸锁乳突肌；2，Chassaignac 结节体表投影；3，锁骨中点；4，环状软骨；5，经典法探头位置；6，改良法探头位置

斜角肌旁路

斜角肌旁路臂丛神经阻滞法是由 Dalcns 及其团队[225]提出的，目的在于使穿刺针在远离胸膜顶及颈部大血管的情况下到达斜角肌间隙。其位置为锁骨上缘和 C_6 横突之间，胸锁乳突肌后缘，环状软骨平面的肌间沟内可触及。穿刺点为 C_6 横突体表投影与锁骨上缘中点连线的上 2/3 与下 1/3 交汇处（图 76.15）。该法成功率高，安全性好。偶有低位臂丛神经（如尺神经或正中神经的内侧分支）阻滞不完善的情况发生。该入路的穿刺几无并发症发生[226]。

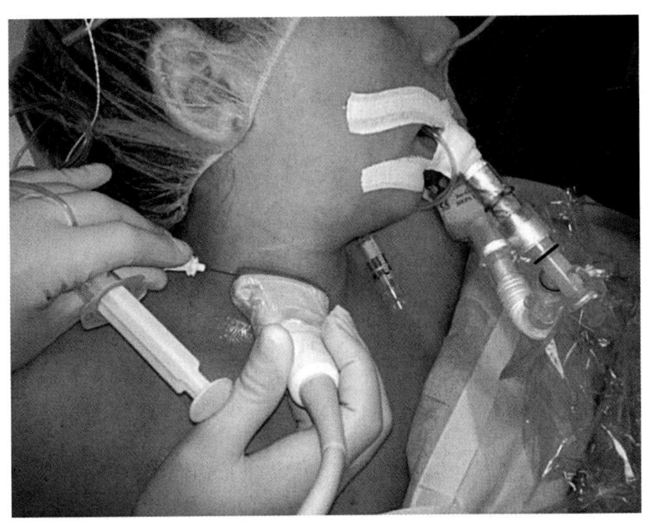

图 76.13　超声引导下行肌间沟入路臂丛神经阻滞时患者头部及超声探头位置，采用平面内进针技术

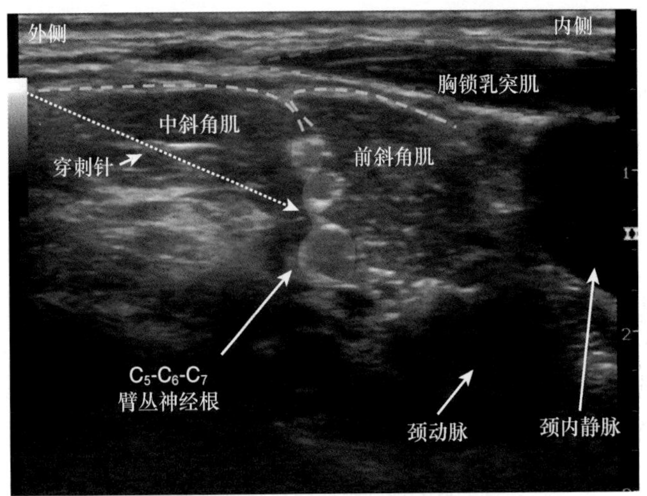

彩图 76.14　**肌间沟入路臂丛神经阻滞的超声图像**

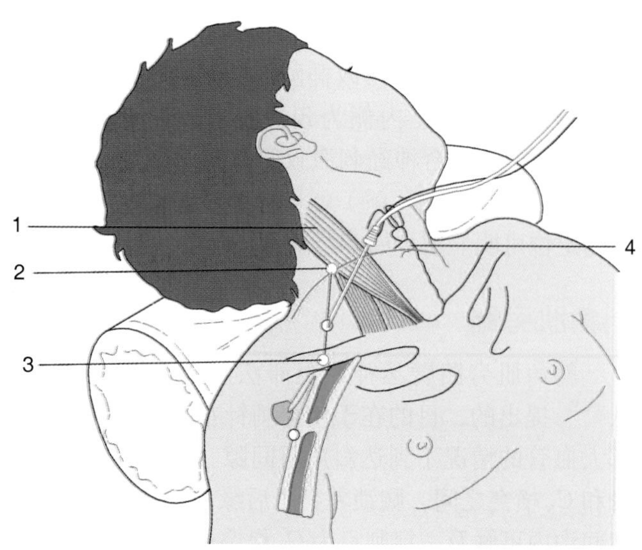

图 76.15 斜角肌旁路臂丛神经阻滞。1，胸锁乳突肌；2，Chassaignac 结节体表投影；3，锁骨中点；4，环状软骨

锁骨上臂丛神经阻滞

由于该位置臂丛神经接近胸膜，因此与其他入路比较，锁骨上入路行臂丛神经阻滞发生气胸的风险较高。该入路穿刺推荐使用超声引导下平面内进针的方法，这样可以全程监测针尖位置，大大避免了穿破胸膜的风险。

目前已有数篇文献报道成人超声引导下锁骨上臂丛神经阻滞，但小儿的相关报道却极少[75, 227-228]。臂丛神经干在肌间沟下部汇合并包绕锁骨下动脉。该入路的优点在于臂丛在此处最为密集。将高频探头平行放置于相对于锁骨的冠状斜切面（图 76.16）。臂丛神经（干或股）表现为在第一肋（曲线状的高回声区）上方，锁骨下动脉（搏动性的低回声区）后外侧上方的低回声结节状暗区（彩图 76.17）。应注意采用超声

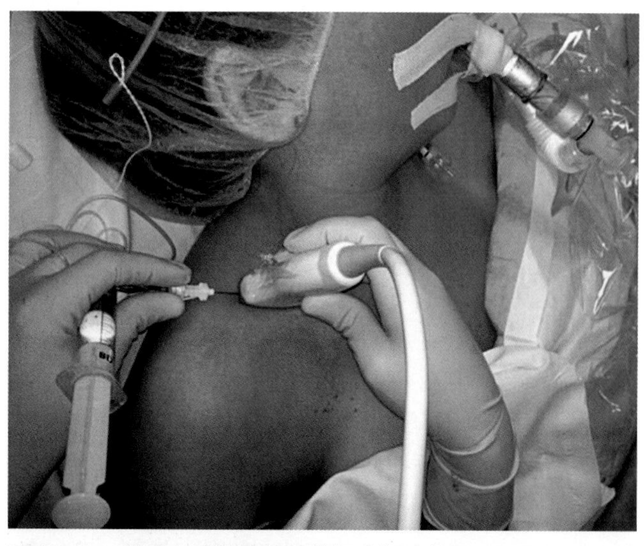

图 76.16 **锁骨上臂丛神经阻滞超声探头位置，**采用平面内进针技术

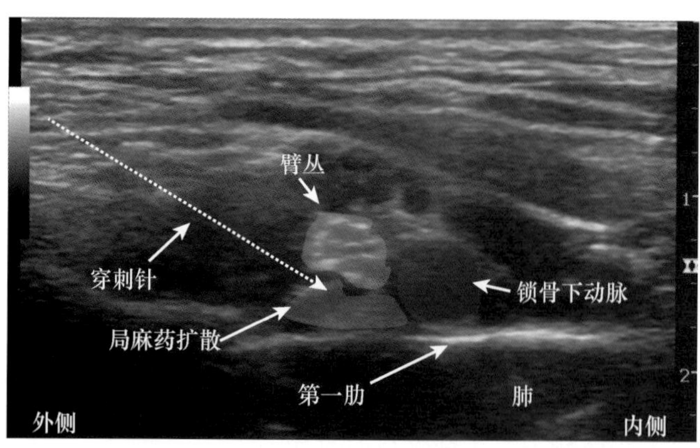

彩图 76.17 **锁骨上臂丛神经阻滞的超声图像**

引导下穿刺以避免将局麻药注入邻近血管内（如肩胛上动脉或肩胛背动脉）（彩图 76.18）。采用平面内技术在直视下由外向内将穿刺针朝第一肋与锁骨下动脉构成的夹角进针（彩图 76.17）。锁骨上入路的成功标志就在于看见局麻药在该夹角处扩散。在 Lurie 儿童医院，主要使用该方法进行臂丛阻滞。此外，我们还通过一种简单的手指规则来描述儿童的臂丛神经：拇指向上征（桡神经）；拇指示指形成“O”形（正中神经）；剪切示指和中指（尺神经）。使用这个规则，我们成功地描述了那些由于存在神经损伤而不适合接受神经阻滞的患儿[228]。

超声引导下穿刺提高了锁骨上臂丛神经阻滞的安全性，因此对于经验丰富的麻醉科医师而言，该法可能是最为可靠且有效的臂丛神经阻滞方法之一[224]

锁骨下臂丛神经阻滞

锁骨下入路

随着超声引导技术的发展，锁骨下臂丛神经阻滞也备受关注。锁骨下入路可阻滞臂丛神经的股（锁骨

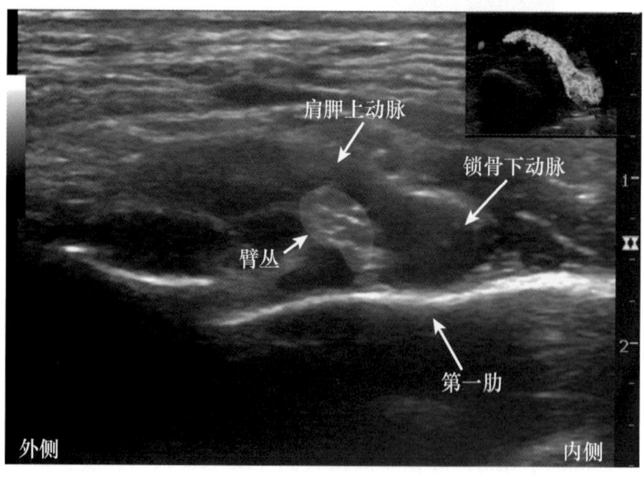

彩图 76.18 彩色多普勒下锁骨上臂丛神经阻滞的超声图像及周围血管影

旁）或束（喙突旁或喙突下）。锁骨下臂丛神经阻滞法有两条主要路径：锁骨中路和喙突旁路。两种入路患儿均取颈肩部垫高仰卧位[229]。与腋路比较，该法置管容易且导管易于固定。

锁骨中点入路

锁骨中点入路有垂直法及前外侧法两种。垂直法穿刺时，穿刺针紧临锁骨下缘中点并垂直于皮肤进针，直至同侧上肢出现肌颤。尽管有报道指出此方法用于患儿没有严重并发症发生[227, 230]，但该法的穿刺路径有损伤胸膜顶及肺尖的风险，因此不建议小儿选择该入路行臂丛神经阻滞。前外侧法用于小儿患者更为安全。患儿取仰卧位，患侧上肢紧贴身体旁。前外侧法的定位标志为肩胛骨喙突、锁骨下缘及三角肌胸大肌的肌间沟（图 76.19）。穿刺点在锁骨下缘中点下 1 cm 处，向背侧 30° ～ 45°，向外 30°，平行于三角肌胸大肌肌间沟朝腋窝进针。目的是进入肩胛骨喙突内侧 1 ～ 1.5 cm 处的神经血管鞘内，直至引出上臂、前臂或手部的肌颤。

喙突旁入路

喙突旁内侧入路是小儿患者目前最常用的锁骨下臂丛神经阻滞方法。该法建议在神经刺激仪引导下操作，并发症发生率最低。穿刺点为三角肌胸大肌间沟尾端，距喙突内侧缘及尾端 1 ～ 2 cm（根据患者的年龄）处（图 76.19）。上臂外展 90°（而非紧贴躯干），使臂丛神经靠近皮肤表面，且利于局麻药的扩散[231]。穿刺针与皮肤垂直进针，直至引出上肢的肌颤。

超声引导锁骨下臂丛神经阻滞

锁骨下臂丛神经阻滞

- 将线性探头置于锁骨上方靠外侧寻找大血管
- 找出第一肋和锁骨下动脉
- 锁骨上神经丛在锁骨下动脉周围形成“葡萄串征”
- 使用平面内进针法，将穿刺针置入神经丛下方，注射 0.2 ml/kg 局麻药物以获得合适的镇痛效果
- 由于神经丛非常接近肺尖顶部，应避免使用平面外进针的方法

如果不使用超声引导，仅在神经刺激仪下行喙突旁内侧入路臂丛神经阻滞，操作虽然灵活简便，但安全性低，可能会穿破胸膜。患侧上肢伸展贴于躯干，或外展 110° 同时屈肘 90°[229]，使神经血管鞘远离壁胸膜并处于松弛状态，利于局麻药的扩散。超声引导下定位标志为位于神经束内侧深部的腋动脉和腋静脉，其中腋静脉位于腋动脉的内侧尾端。胸大肌和胸小肌大多位于神经血管组织的上方。

有两种主要的锁骨下入路。一种为近端法，探头平行放置于锁骨下缘，神经束位于腋动脉外侧（彩图 76.20）。另一种为喙突旁入路，将探头沿矢状面放置于喙突内下侧，可以看到臂丛神经的短轴图像（图 76.21）。包绕动脉的神经束具体位置个体解剖差异较大。通常，外侧束最易识别，内侧束位于动静脉之间，后束位于动脉深面且最难辨识。采用平面内技术由外（表面）向内（深面）进针，使局麻药在动脉后方靠近后束的位置扩散（彩图 76.22）。

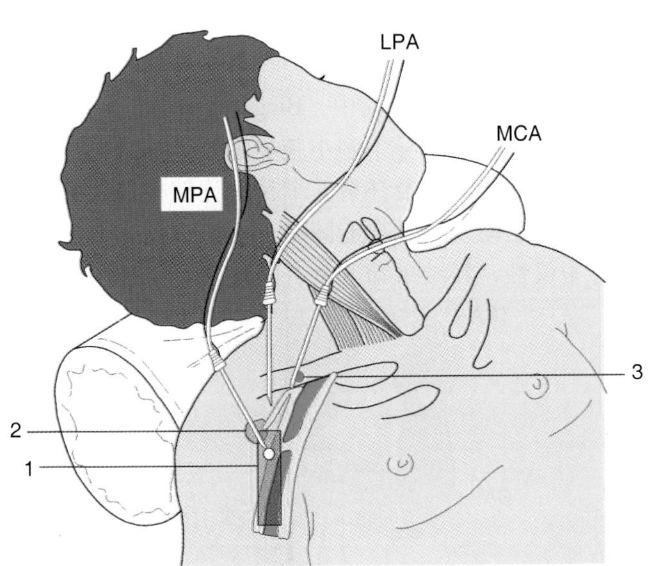

图 76.19 **锁骨下臂丛神经阻滞**。LPA，喙突旁外侧入路；MCA，锁骨中点入路；MPA，喙突旁内侧入路；1，超声探头；2，肩胛骨喙突；3，锁骨中点

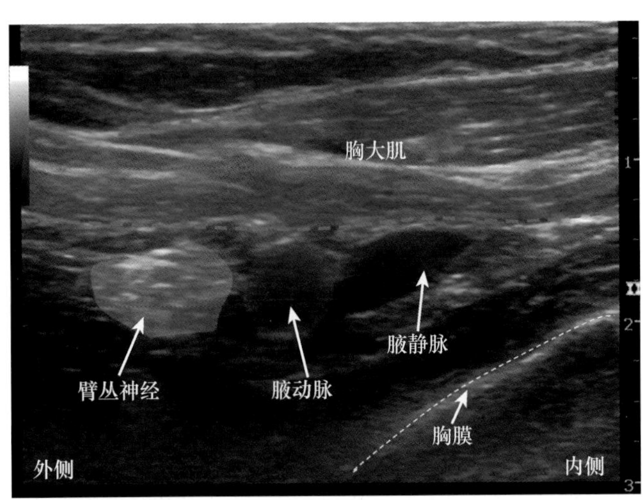

彩图 76.20 **超声引导锁骨下臂丛神经阻滞，近端法**。在该阻滞平面，胸大肌是血管神经束表面可视的主要肌肉，胸小肌位于远端。血管神经束中，腋静脉位于最内侧，动脉在中间，最外侧为臂丛神经

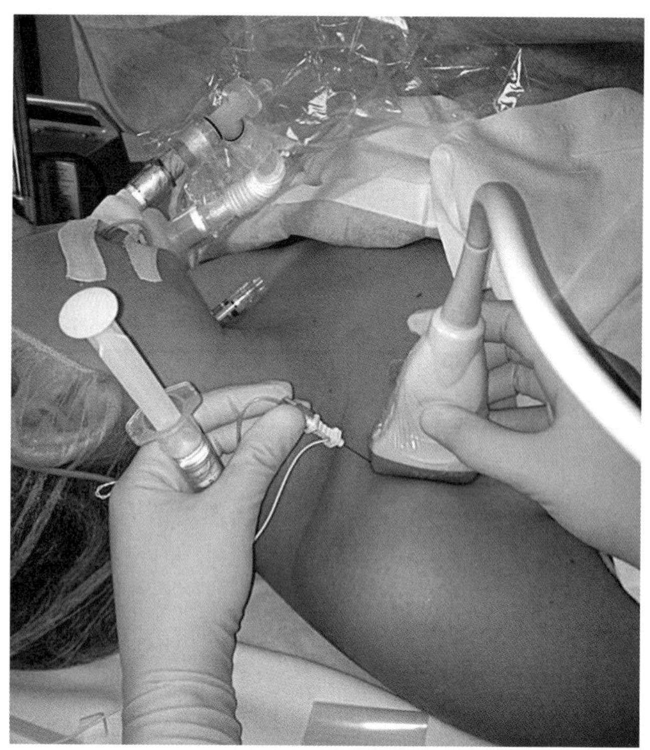

图 76.21 喙突旁入路锁骨下臂丛神经阻滞探头位置，采用平面内技术进针

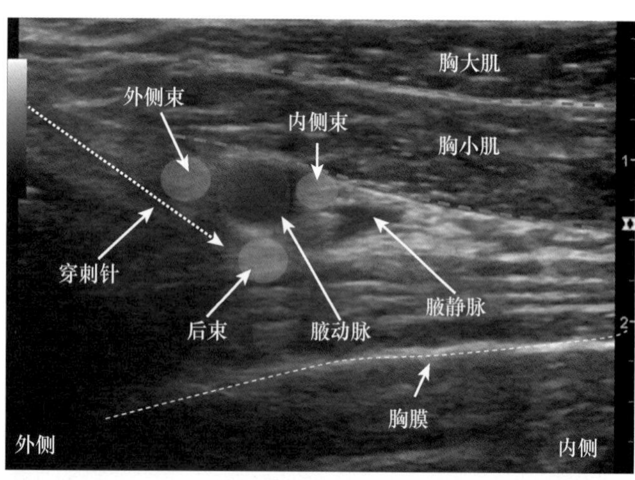

彩图 76.22 超声引导下喙突旁入路锁骨下臂丛神经阻滞超声图像

腋路臂丛神经阻滞

腋路阻滞

- 使用球面探头或小的线阵探头，尽量靠近腋窝
- 采用平面内进针，进针方向直接由上向下
- 神经丛非常表浅，很容易识别
- 彩色多普勒有助于识别血管组织
- 将局麻药注射到神经束周围

腋路臂丛神经阻滞时，局麻药可充分浸润臂丛神经在腋窝的各终末分支，因此，小儿臂丛神经阻滞常选腋路。该入路的阻滞方法简单安全，对于肘部、前臂及手的手术镇痛效果好。儿童有数种腋路阻滞法，不同方法临床麻醉效果相近。与成人不同，儿童一般不采用经动脉入路，因为该入路易造成血管痉挛和缺血坏死。儿童采用单次注射即可阻滞几乎所有支配前臂和手部的神经[232]，但有 50% 病例的肌皮神经例外。解决这个问题最有效的方法为经喙肱肌入路的臂丛神经阻滞。患儿取仰卧位，患侧上肢外展并后旋 90°[220]。喙肱肌与胸大肌下缘交叉处为穿刺点（图 76.23），向后经喙肱肌的外上部（肌皮肌位于其内），朝肱骨的内侧缘进针。如使用神经刺激仪，穿刺针常先经过肌皮神经（建议在退针时进行阻滞），然后继续向深部进针直至穿过神经血管鞘引出手及前臂肌颤[218]。在此处神经束已分为各个终末神经，穿刺针常最先触及正中神经。随之注入局麻药，退针时在肌皮神经旁再注入小剂量局麻药（0.1 ml/kg，最大剂量 5 ml）。所有上止血带的疼痛（由肋间臂神经支配）均可通过腋窝处皮下注射解决。

如用超声引导技术，高频探头应与手臂长轴垂直放置以获得神经血管鞘的短轴图像。穿刺时应严格采用多点注射法。该处正中神经、桡神经和尺神经均位于腋动静脉附近。但不同患者神经的具体解剖位置关系变异很大[233]。大体上而言，正中神经位于动脉外侧与肱二头肌之间，尺神经位于动脉的内上方，桡神经位于动脉下方。可通过从远端向腋窝方向移动探头以辨识各根神经。在超声波平面下进针时，穿刺针全程可视（彩图 76.24）。针尖可精确置入到三根神经的附近，退针时也可精确退到喙肱肌和肱二头肌短头间的肌皮神经旁。

腋路臂丛神经阻滞非常安全。意外损伤动脉是最不希望出现的并发症，偶可引起短暂性供血不足或形成血肿。局麻药注入神经纤维内最为可怕，被认为是永久性神经损伤的主要病因，且全麻的患者不易发现。在一项前瞻性研究中，Biegeleisen 等[134]在志愿者身上通过超声引导下刺中腋神经干，并进行神经内注射，注射后即刻及注射 6 个月后评估神经功能，未发现一例运动及感觉功能障碍。不论该研究本身是否具有争议性，其结果却非常有趣地显示，神经内注射

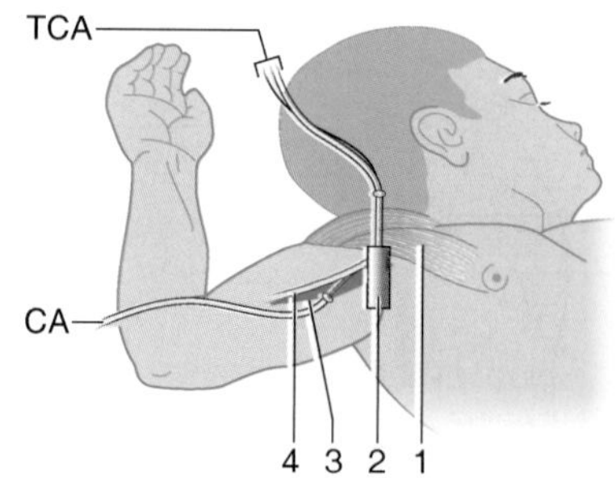

图 76.23 **腋路臂丛神经阻滞**。CA，经典入路；TCA，经喙肱肌入路；1，胸大肌；2，超声探头；3，腋动脉；4，喙肱肌

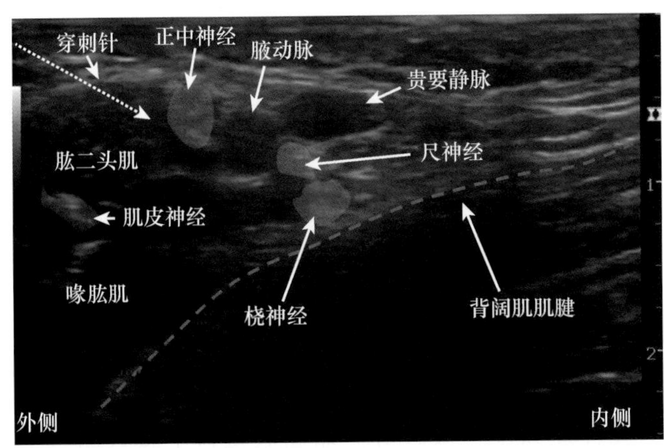

彩图 76.24　**超声引导下腋路臂丛神经阻滞超声图像**

可能并非如大家既往所认为的那么危险，在非神经束内注射而仅是鞘旁注射（注射时阻力较大且可引起剧痛）甚至可能是完全无害的。尽管如此，仍需注意避免神经内注射，尤其是超声影像有提示时（针尖位于神经内，注射少量局麻药时神经直径增大）。

如需连续阻滞，可进行腋窝神经血管鞘内置管，但导管难以固定。因此常选择导管易于固定且患者舒适度高的锁骨旁或肌间沟入路进行置管。

麻醉药的容量影响神经阻滞的效果，采用不同的神经定位方法，所需的局麻药剂量不同（表 76.10）。使用神经刺激仪进行定位时，不能观察到局麻药在神经周围的扩散情况，因此，局麻药的推荐剂量是根据获得完善的阻滞效果的概率制订的。如用超声引导技术，则可清楚地观察到局麻药在神经周围呈“甜麦圈”样扩散。临床实践证明，超声引导下神经阻滞技术可明显减少局麻药的用量。

远端神经阻滞

肘关节和前臂入路

单独使用神经刺激仪很难定位桡神经、正中神经及尺神经，如果盲目在皮下注射局麻药，神经阻滞的失败率则会更高。因此，患儿很少在肘或腕部行桡神经、正中神经及尺神经阻滞。长期以来，远端神经阻滞的适应证仅限于作为辅助措施用于不完善的臂丛神经阻滞。

表 76.10　臂丛神经阻滞时局麻药注射剂量和输注速度：0.1% ～ 0.2% 罗哌卡因或 0.125% ～ 0.25% 左旋布比卡因（0.1% 罗哌卡因及 0.125% 左旋布比卡因均为新生儿所用浓度）

阻滞技术	单次注射剂量（ml/kg）	输注速度
锁骨上或锁骨下臂丛神经阻滞	0.3 ～ 0.5	0.1 ～ 0.2 ml/（kg · h）
肘部神经阻滞	0.1 ～ 0.2	—
腕部神经阻滞	0.05 ～ 0.1	—

近年来，在超声引导下，这些表浅神经更容易识别和定位，远端神经阻滞的适应证增多，而且仅需少量的局麻药（0.05 ml/kg，最大量 1 ～ 2 ml）即可达到完善的神经阻滞。随着超声的广泛应用，从腋窝到腕部的任何一点都可以阻滞正中神经和尺神经，但是在腕关节处，由于尺神经与肌腱超声影像相似，常常难以区分，因此需要谨慎辨别。

- 肘前窝的正中神经在肱动脉的内侧走行（彩图 76.25）。前臂的正中神经位于桡动脉的内侧，桡骨的内上方（彩图 76.26）。在腕部，正中神经走行于掌长肌腱和桡侧腕曲肌腱中间，所以很难区分神经与肌腱。
- 为避免尺神经沟内注射局麻药引起神经损伤，肘部的尺神经阻滞一般选择在肘部以上或以下几厘米。不能行肘管内阻滞，因为鹰嘴和肱骨内上髁之间的骨性神经沟空间狭小，神经很容易被压迫（彩图 76.27）。腕部的尺神经紧邻

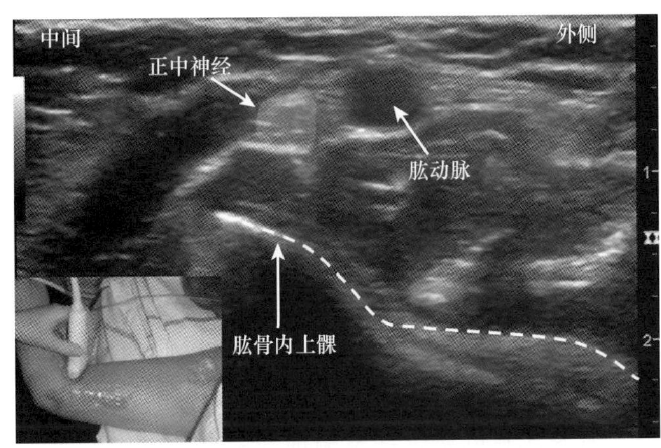

彩图 76.25　**肘部正中神经超声图像**

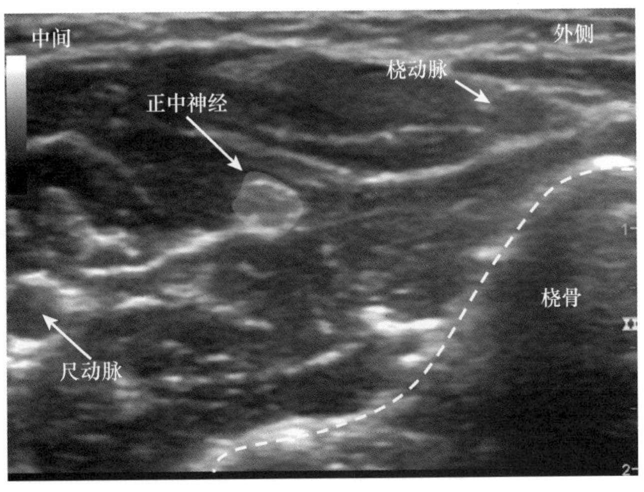

彩图 76.26　**前臂正中神经超声图像**

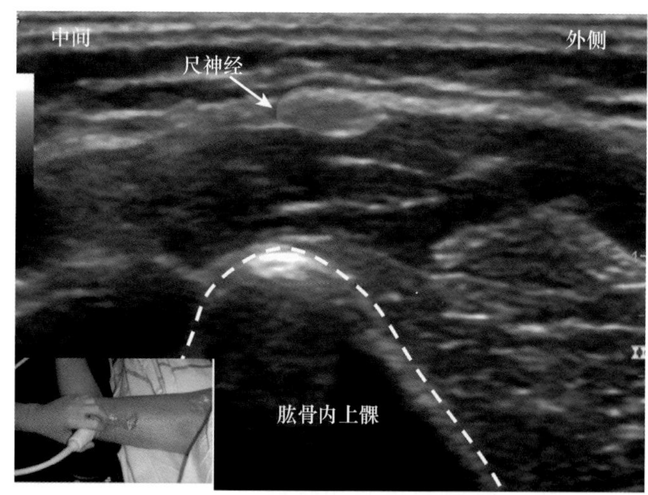

彩图 76.27 **肘部尺神经超声图像**

尺动脉的内侧走行（彩图 76.28A），是一个高回声的三角，从安全和简便的角度出发，我们一般追踪到尺神经近端，直到神经与动脉分离（彩图 76.28B）。

- 桡神经在肱骨的后方下行通过肘部外侧，分为浅支和深支。在肘部上方，肱骨表面，肱肌下方可见到桡神经（彩图 76.29）。

末端神经阻滞

麻醉科医师很少将指间神经阻滞用于小儿，因为有其他更加安全的麻醉方法可以替代，如掌部或经掌鞘神经阻滞以及皮下浸润。

单次的皮下手指神经阻滞可以避免液体进入手指屈肌腱鞘，进而减少注射感染的发生。其操作方法是用 25 G 穿刺针在手掌指根部位进针注药（图 76.30）[234]。

需要注意的是，经掌鞘神经阻滞或者掌骨神经阻滞都可能出现仅阻滞两指节的神经和近指节的掌侧神经。

下肢神经阻滞

腰丛神经阻滞

解剖

腰丛由 L_1 ～ L_4 神经前支及组成，有时部分 T_{12} 神经和 L_5 神经也会加入。腰丛位于椎旁内的腰大肌间隙内，腰大肌间隙的前壁是腰大肌，后壁是腰方肌。腰丛发出支配下肢的 4 个分支：股神经、股外侧皮神经、闭孔神经和生殖股神经。髂筋膜覆盖于腰大肌及髂肌，腰丛自腰大肌发出后，其分支在髂筋膜下走行各不相同。将足量的局麻药注入髂筋膜的内面，局麻药可沿该筋膜扩散，并浸润腰丛，即髂筋膜腔隙阻滞。

腰大肌间隙阻滞（腰丛神经阻滞）

患儿取侧卧位，患侧向上。患侧髂后上棘、两侧髂嵴与第 5 腰椎棘突为体表标志。腰丛神经阻滞有 3 种入路，各入路穿刺点分别如下（图 76.31）。

1. 患侧髂后上棘与 L_5 棘突连线的中点处（改良的 Chayen 入路）。

2. 患侧嵴间线（Tuffier 线），L_4 棘突与经髂后上棘平行脊柱的连线的 3/4 处[235]。

3. 患侧髂后上棘与 L_4 棘突连线内 2/3 与外 1/3 处[236]。

无论选择哪种入路，穿刺针都应垂直皮肤进针，直至引出同侧股四头肌颤搐。腰丛神经阻滞的并发症包括：误入血管导致心搏停止，腰大肌血肿，局麻药误入椎管内，进针过深损伤腹膜后脏器[237-238]。所以，应该由有经验的麻醉科医师进行操作，可以根据患者的年龄、体重和腰大肌的解剖结构评估进针的深度。

腰丛神经阻滞适用于髋部和股骨的手术（髋关节和股骨截骨术）。这些手术都需要同时阻滞支配髋关节的三支神经：股神经、股外侧皮神经和闭孔神经。术后 48 h 内，腰丛神经阻滞都可以提供良好的术后镇痛作用。有研究采用超声波扫描腰丛神经发现，患儿

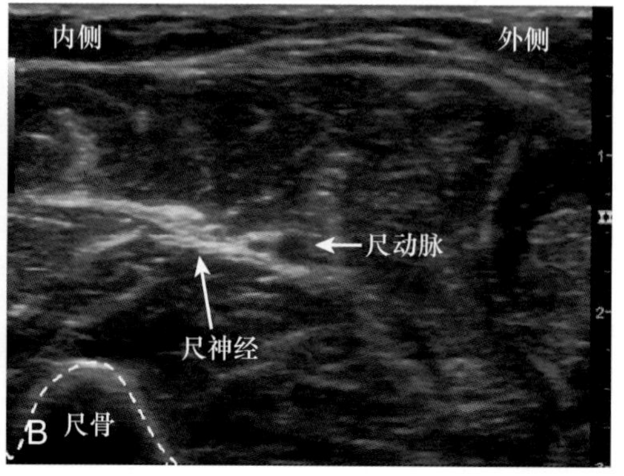

彩图 76.28 腕部（A）和前臂（B）尺神经超声图像

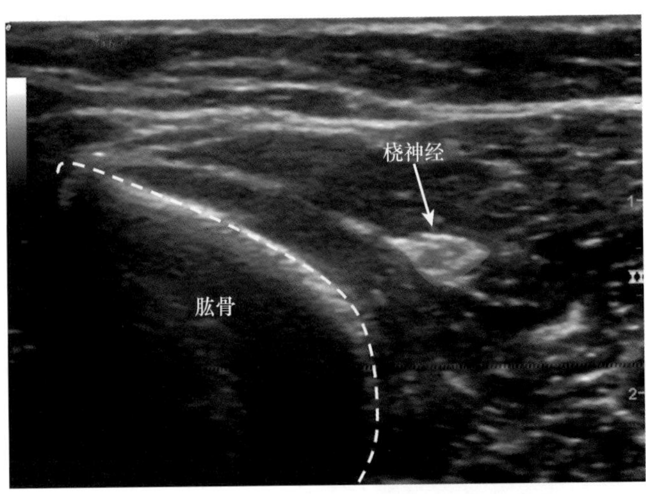

彩图 76.29　**肱骨中段桡神经超声图像**

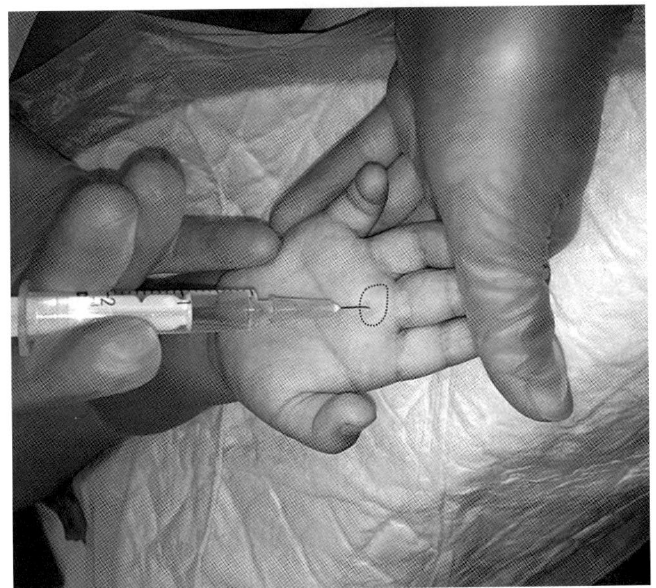

图 76.30　**掌鞘神经阻滞，**经掌鞘神经阻滞触诊确定掌骨头位置

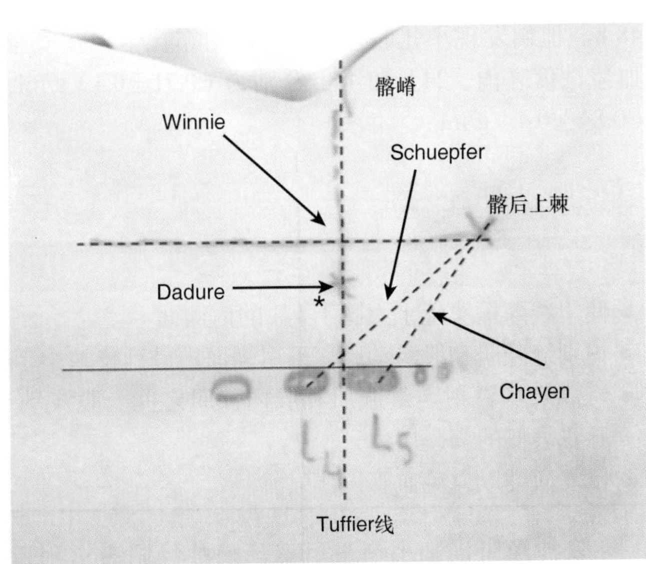

图 76.31　不同入路的腰丛神经阻滞

体重与腰丛神经阻滞穿刺深度的关系比年龄更密切[239]。连续腰丛神经阻滞能够为患儿的髋部手术和股骨手术提供良好的镇痛[125, 235, 240]。有研究比较了小儿髋关节和股骨手术使用连续腰丛神经阻滞和连续硬膜外阻滞作为术后镇痛的效果[125]。与连续硬膜外阻滞相比，连续腰丛神经阻滞不仅有同样良好的术后镇痛作用，而且不良反应少，罗哌卡因的用量也减少。

股神经阻滞

患儿取仰卧位，最好患肢轻度外展。腹股沟韧带及股动脉是体表标志。穿刺点取腹股沟韧带下 0.5 ～ 1.0 cm（非腹股沟皱褶处），股动脉外侧 0.5 ～ 1.0 cm 处（图 76.32），穿刺针可垂直于大腿前部向后进针，也可与大腿前部成 45° 角向头侧、后侧进针（特别是需要置入导管时，穿刺针应与大腿前部成 45° 角），针尖朝脐的方向，直至引出股四头肌肌颤。

超声显像技术使股神经阻滞更加容易实施[141]。超声探头放置于腹股沟韧带稍上方，与腹股沟韧带平行（图 76.33 和彩图 76.34）。

股神经阻滞的适应证包括股骨干和膝关节的手术。股神经[244]或者髂筋膜腔隙神经[242-243]置管都能提供良好的连续镇痛。但是这两种方法在儿童身上尚未证实其有效性[244]。髂筋膜腔隙神经阻滞不需要神经刺激仪和特殊体位，较少误入血管，对于股骨骨折患者操作也会相对容易。

髂筋膜间神经阻滞

此阻滞法是将局麻药注射至髂筋膜下[244]。局麻药在髂筋膜内扩散，浸润腰丛发出的支配下肢的神经，其扩散程度取决于药物容量。髂筋膜腔隙神经阻滞时，患儿常取仰卧位（图 76.32）。该法常可同时阻滞股神经和股外侧皮神经，通常也可阻滞闭孔神经近端分支（该支发出小分支支配髋关节）。超过 70% 的患者，腰丛近端分支如生殖股神经也可被阻滞。

目前尚未在小儿身上进行股神经阻滞和髂筋膜腔隙神经阻滞的比较[244]。髂筋膜腔隙神经阻滞对于股外侧皮神经、闭孔神经和生殖股神经的阻滞具有优势。血管周围穿刺入路误入血管的概率高。此外，对于骨折患者，髂筋膜间隙神经阻滞不需要神经刺激仪和特殊体位，操作相对更容易。

采用超声辅助髂筋膜腔隙神经阻滞比使用神经刺激仪具备更多优点，如术后镇痛时间更长，局麻药量更少[1, 141]。Oberndorfer 等发现超声引导组镇痛时间长达（508±178）min，而非超声组镇痛时间只有（335±69）min[141]。

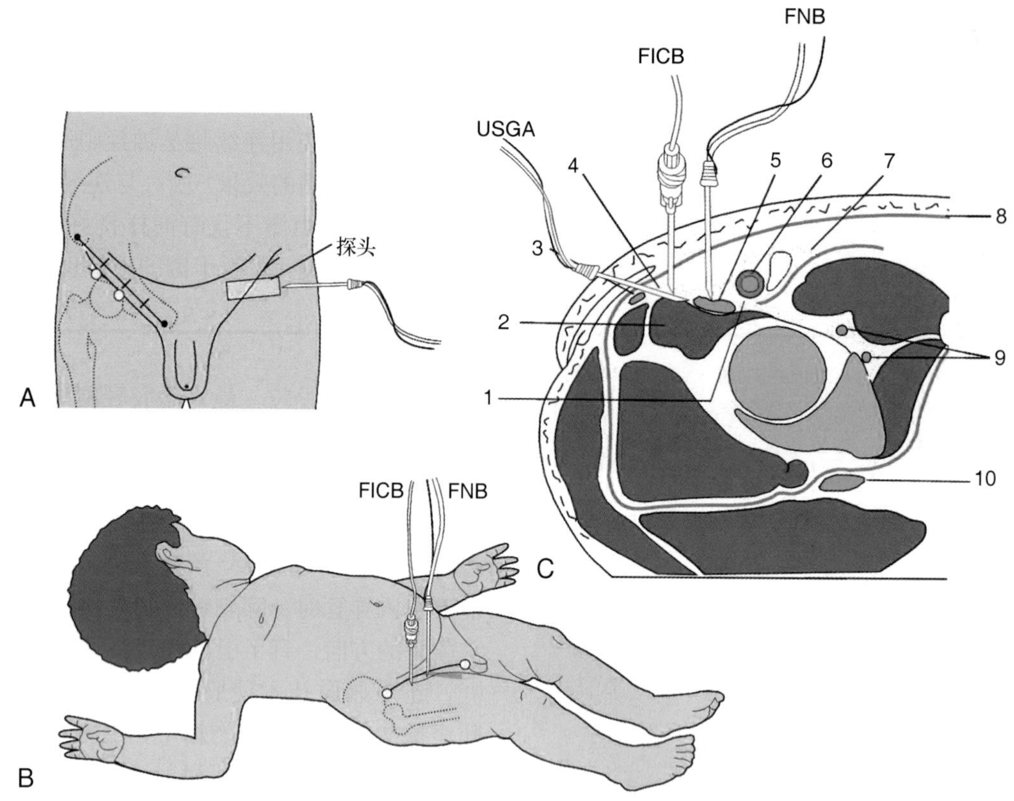

图 76.32 **股神经阻滞及髂筋膜腔隙阻滞**。A. 体表标志和探头位置。B. 患者体位。C. 大腿横截面。FICB，髂筋膜腔隙阻滞；FNB，股神经阻滞；USGA，超声引导法；1，髂耻弓；2，腰大肌；3，股外侧皮神经；4，髂筋膜；5，股神经；6，股动脉；7，股血管鞘；8，阔筋膜；9，闭孔神经分支；10，坐骨神经

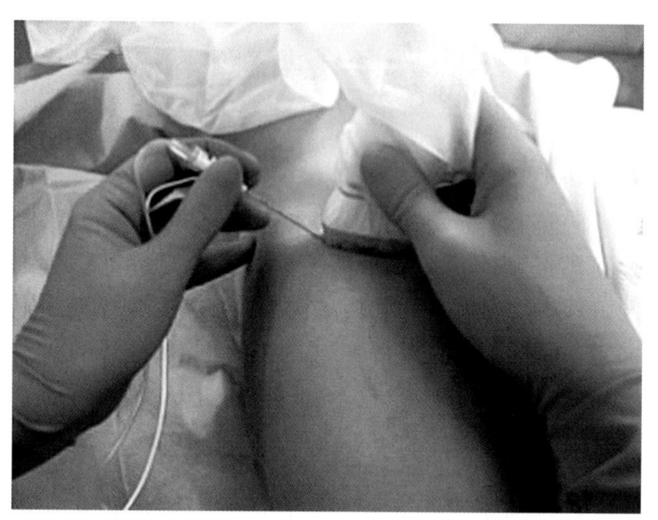

图 76.33 **超声引导下平面内行股神经阻滞的探头位置**

长效局麻药术后连续镇痛的单次注射量为 0.2 ～ 0.5 ml/kg，持续剂量为 0.1 ～ 0.2 ml/（kg · h）[126]。患者自控镇痛剂量设置为每次 0.1 ml/kg（最大剂量 5 ml，每小时最多 3 次）。只要没有禁忌证，局麻药内均应加入肾上腺素。此外伍用少量的可乐定（1 ～ 2 μg/kg）[60] 可以明显延长镇痛作用时间 [44]。

在超声引导下股神经置管和髂筋膜腔隙置管操作都比较容易，而且能够有效发挥持续镇痛作用（图 76.35）。最近，Lako 等 [243] 比较了患儿骨盆截骨手术术后应用连续股神经置管和静脉吗啡镇痛的镇痛效应和不良反应。与吗啡组相比，股神经阻滞具备更好的镇痛效应，而且较少发生镇静和恶心呕吐的不良反应。此外，Paut 等 [242] 证实在患儿股骨骨折手术和膝关节手术时可以安全使用布比卡因作为连续髂筋膜间隙术后镇痛的局麻药。单次注射量是 0.25% 加入肾上腺素的布比卡因，持续剂量是 0.1% 的布比卡因，维持时间 48 h。他们发现小儿股神经置管应用布比卡因在安全血浆浓度之内，24 h 和 48 h 分别为（0.71±0.4）g/ml，（0.84±0.4）g/ml。

其他腰丛神经阻滞

隐神经阻滞

- 使用线阵探头置于大腿下 1/3 的内侧面
- 识别缝匠肌和股浅动脉，采用平面内进针技术
- 将局麻药注射至缝匠肌和股内侧肌之间、股浅动脉浅表侧的筋膜层内
- 反复回抽以避免血管内注射

隐神经阻滞 小剂量局麻药隐神经阻滞常用于辅助坐骨神经阻滞。隐神经是感觉神经，不能被神经

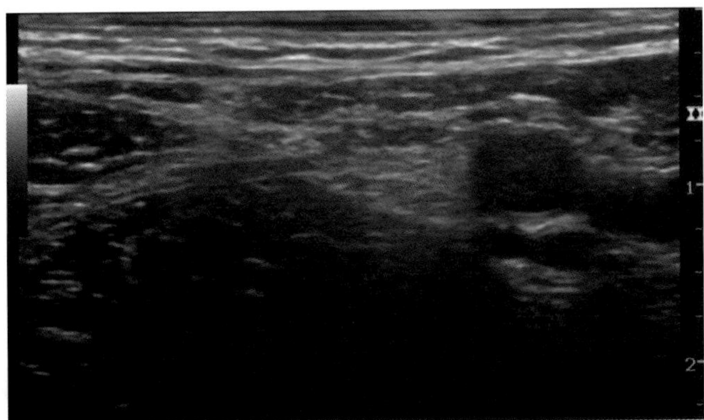

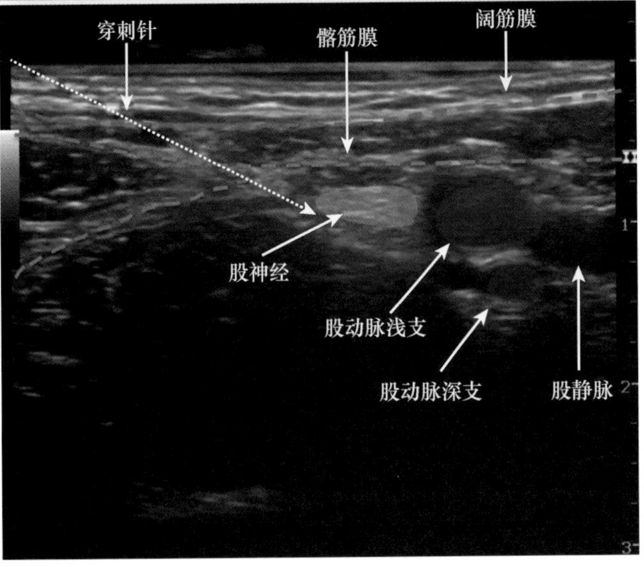

彩图 76.34　股神经阻滞操作的超声图像

刺激仪识别。隐神经阻滞也被称为收肌管阻滞，目前使用越来越多，尤其是不需要运动阻滞的下肢远端手术。虽然隐神经阻滞相关的报道较多，但失败率均很高（30% 或更高）。超声引导下的操作将使隐神经阻滞更加容易。

经典的隐神经阻滞操作时，患者取仰卧位，在膝关节处扪及腓肠肌内侧头前缘和胫骨结节，从胫骨结节到腓肠肌前缘画一直线，并与内外髁连线成 45° 角，沿此线皮下注射局麻药即完成隐神经阻滞术。该法操作简单，几乎无任何并发症，但失败率非常高。

隐神经与股内侧神经均位于大腿上部的收肌管内，因此可同时行隐神经及股内侧神经阻滞。股内侧神经是混合神经，容易通过神经刺激仪定位。定位后在局部注射麻醉药，即可同时阻滞隐神经及股内侧神经。股动脉、腹股沟韧带和缝匠肌上缘是隐神经、股内侧神经阻滞的体表标志（图 76.36）。使用绝缘短斜针在缝匠肌上缘、股动脉旁开 0.5 cm 处垂直皮肤进针，直至引发股内侧肌肌颤。注射 0.1 ～ 0.2 ml/kg 的局麻药即可同时阻滞两条神经，获得完善的小腿内侧、足内侧镇痛。

超声引导技术已广泛用于隐神经阻滞。患儿大腿稍外旋，使用线性高频探头扫描缝匠肌，在缝匠肌下区域内找到缝匠肌与股内收肌之间筋膜层。隐神经位于该筋膜层靠近股浅动脉处。在超声引导下注射局麻药包绕神经丛。

股外侧皮神经阻滞　儿童很少单独使用股外侧皮神经阻滞，其主要用于辅助股神经阻滞。股外侧皮神经阻滞可以用于阔筋膜移植、股骨、肌肉活检的镇痛。超声引导技术的使用使股外侧皮神经阻滞更方便和安全。

具体操作方法为：将线性探头置于髂前上棘下方，识别缝匠肌。股外侧皮神经则位于缝匠肌与阔筋膜张肌肌间沟潜在腔隙的筋膜层内。由于这是一个潜在的腔隙，极少出现并发症。传统的股外侧皮神经阻滞方法已逐渐被超声引导下技术取代。

股外侧皮神经阻滞：超声引导

- 在髂前上棘下扪及缝匠肌与阔筋膜张肌肌间沟。
- 将高频线性探头置于髂前上棘下方，超声图像

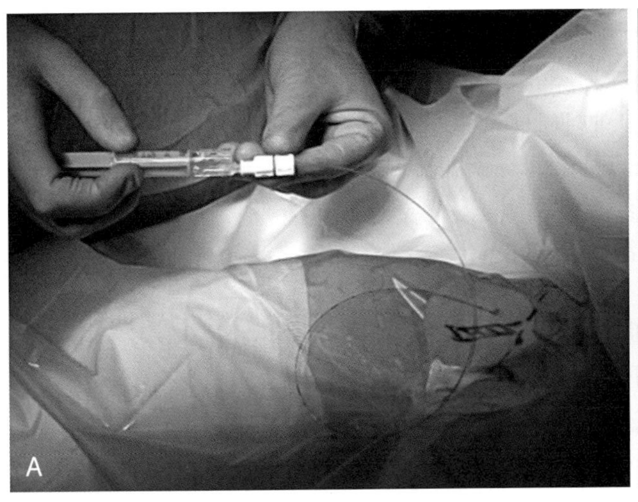

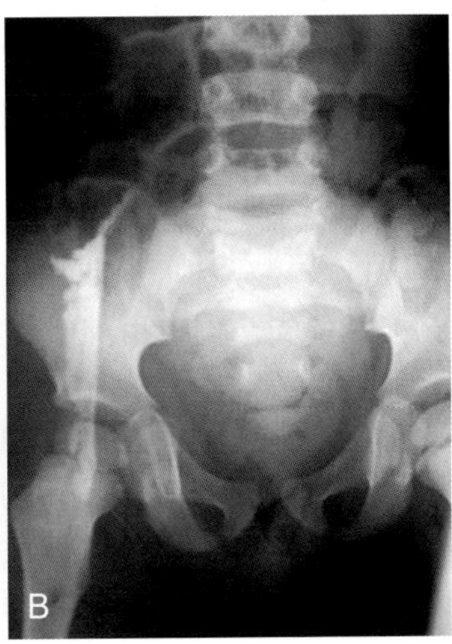

图 76.35　放置股神经导管（A）和导管在造影下的定位（B）

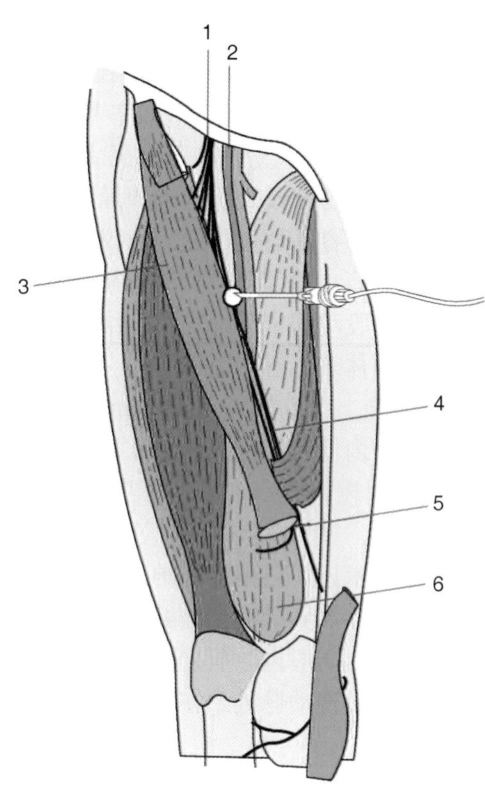

图 76.36 **隐神经 / 股内侧神经阻滞**。1，股神经；2，股动脉；3，缝匠肌；4，隐神经；5，支配缝匠肌的运动神经；6，股内侧肌

上缝匠肌表现为一个三角形图像，紧邻其外侧的阔筋膜张肌。

- 阔筋膜张肌与缝匠肌的肌间沟中可看到髂筋膜间隙，股外侧皮神经就位于这个间隙中。
- 注药之后，髂筋膜间隙中充满了局麻药。大容量的局麻药可以扩散到股神经，造成运动阻滞。

闭孔神经阻滞 患儿取仰卧位，下肢轻度外展外旋（如病情允许）。长收肌腱与耻骨肌内侧缘之间的肌间沟为闭孔神经阻滞的体表标志，闭孔神经阻滞的穿刺点在该肌间沟的股骨大转子水平处。在神经刺激仪辅助下，穿刺针应严格按照由浅入深的顺序进针，直至引出长收肌、短收肌的肌颤（刺激了闭孔神经的前支）。然后继续进针 1 ~ 2 cm，直至引出大收肌肌颤搐（刺激了闭孔神经的后支），注入局麻药总量的一半（总量为 0.1 ml/kg，最大剂量为每根神经 5 ml），然后退针至闭孔神经前支，再次用神经刺激仪定位后，注入剩下的半量局麻药。

闭孔神经阻滞也可在超声成像技术辅助下完成。探头置于耻骨结节下，中轴平行于腹股沟韧带，识别出缝匠肌和长短收肌腱膜后，即可在长短收肌之间找到闭孔神经前支，在短收肌和大内收肌之间找到后支（彩图 76.37）。

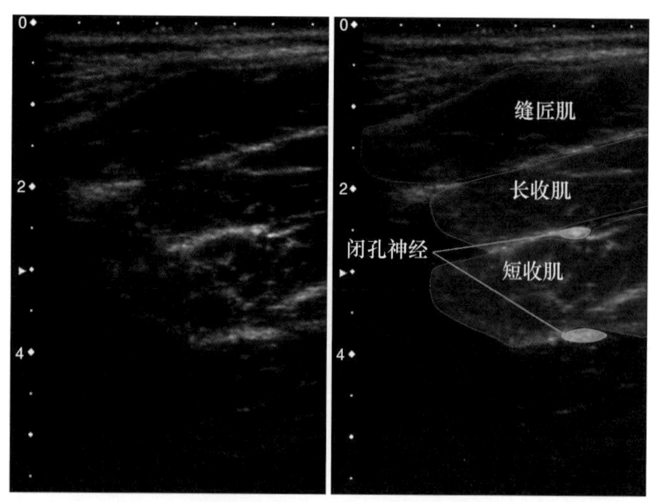

彩图 76.37 **闭孔神经阻滞大腿前内侧的超声影像图**

坐骨神经阻滞

解剖

骶丛由 L_4 ~ L_5 的前支，S_1 ~ S_3 和 S_4 的部分神经组成。骶丛位于骶骨前到梨状肌的表面。骶丛发出股后皮神经（也称为小坐骨神经）和坐骨神经支配下肢。坐骨神经阻滞通常是指阻滞这两条神经。这两条神经包裹在同一神经鞘内，穿出坐骨大孔后分开走行于大腿后侧。沿着大腿后侧中央下行至腘窝处分为腓总神经和胫神经两大分支。腓总神经绕过腓骨头和腓骨颈继续下行，终末端形成腓浅神经和腓深神经。胫神经在小腿内侧走行，在踝关节处胫动脉后外侧终止。终末端形成足底外侧神经和足底内侧神经。

适应证和禁忌证

坐骨神经阻滞被推荐用于小腿和足部手术（小腿内侧皮肤受隐神经支配，所以通常需联合隐神经阻滞）。根据手术的不同，可以选择在腘窝处或更近端行坐骨神经阻滞。坐骨神经阻滞无特殊禁忌证。同其他下肢神经阻滞相同，对存在间隔综合征风险的患者，需要密切监测和使用低浓度局麻药物以避免出现运动阻滞。

近端坐骨神经阻滞

近段坐骨神经阻滞有多种阻滞方法，且这些方法的并发症发生率有显著差异。如果操作成功，这些方法的阻滞范围是相同的。选择近端坐骨神经阻滞时，麻醉科医师必须考虑以下几点：①阻滞方法的并发症；②患者的体位；③所采用神经定位的技术；④是否需要置入导管；⑤麻醉科医师应用该技术的经验。

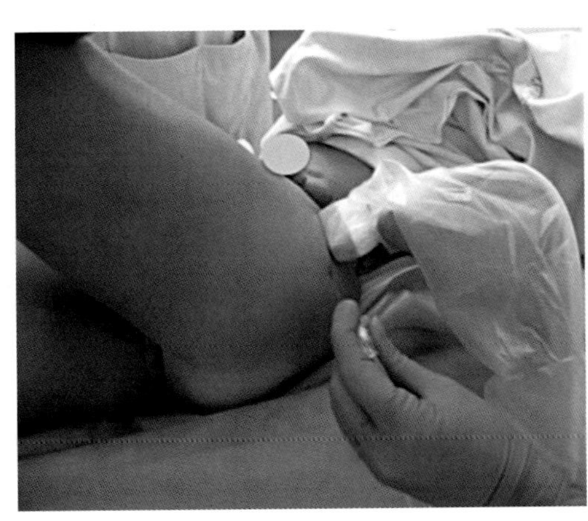
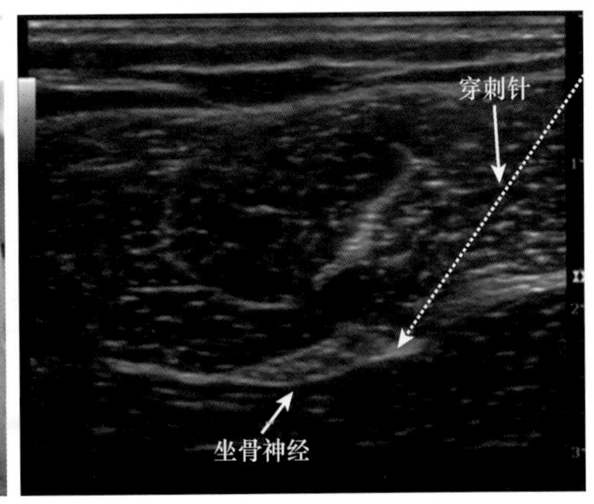

图 76.38　**超声引导下平面内技术的坐骨神经阻滞**

臀下入路　臀下入路在小儿坐骨神经阻滞应用较多。采用这一入路，患者的体位可以是仰卧位、侧卧位和俯卧位。如患者取仰卧位，大腿弯曲成 90°，膝关节弯曲 90°（图 76.38）。这种体位适用于年龄较小的患儿。如果是年龄较大的患儿则选择侧卧位和俯卧位更佳。穿刺点在坐骨结节和大转子的中点垂直线上。穿刺针以合适角度从皮肤朝股骨方向进针，直至引出足的肌颤。此处神经位于沟内，位置较浅，阻滞成功率较高。

超声引导下阻滞时，无论有无神经刺激仪，成功率都很高[245]。在患儿的踝关节或者足部手术可以使用臀下入路连续坐骨神经阻滞作为术后镇痛[245]。

外侧入路　行外侧入路坐骨神经阻滞时，患者取仰卧位[246]，患肢轻度内旋。穿刺针朝股骨下缘水平进针（图 76.39）。如触及骨质则稍退针，略向后侧再进针，直至引出小腿和足的肌颤。穿刺深度与患儿的年龄相关（图 76.40）。

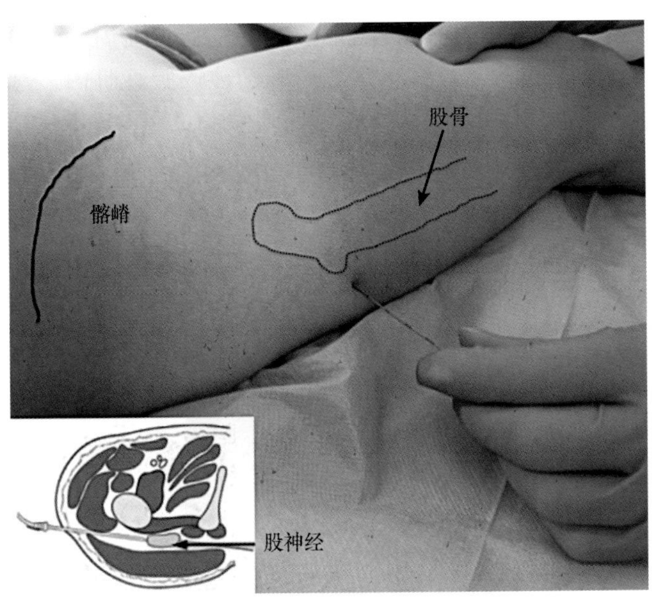

图 76.39　**坐骨近端外侧神经阻滞**

侧入法的坐骨神经阻滞可用于大部分小儿足部手术，但是需要局麻药的剂量大，而且患者体动时还可能导致导管移位[247-248]。其穿刺点定位和方法参见下文。为了延长使用时间，导管需要用透明敷贴或者固定器固定。

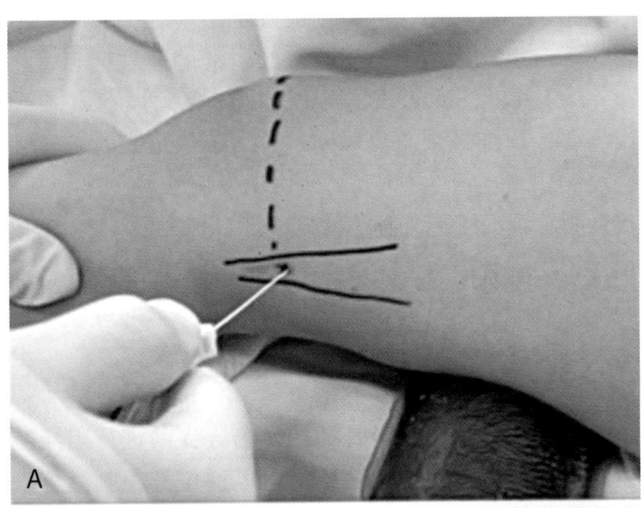

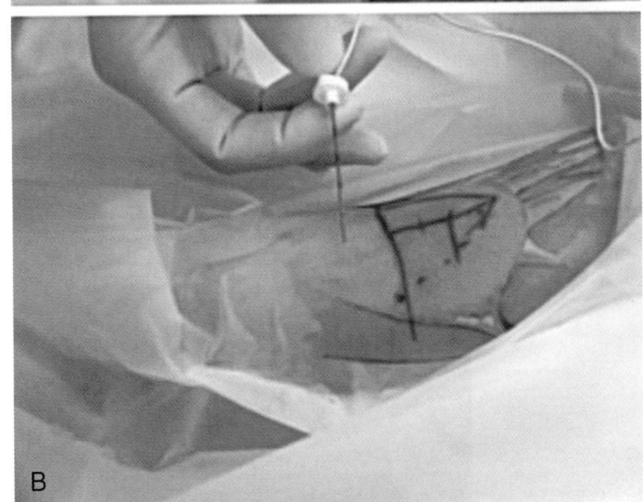

图 76.40　腘窝坐骨神经阻滞的侧入法（A）和改良的 Singelyn 后路法（B）

腘窝坐骨神经阻滞

腘窝处行坐骨神经阻滞

- 将线性探头置于膝关节褶皱的腘窝处
- 寻找腘动脉
- 腘静脉在腘动脉上方
- 胫神经通常紧靠着胫动脉
- 腓总神经在胫神经外侧
- 将超声探头向头侧轻轻滑动，直至看见两条神经的交会处，神经与血管是分开的
- 采用平面内技术，进针至坐骨神经旁，注射局麻药包绕神经

腘窝坐骨神经阻滞是一种简单、安全有效的方法，只需要少量局麻药就能达到良好的镇痛效果。对于儿童足部和踝关节手术，首选这种方法。腘窝坐骨神经阻滞有两种入路：侧路和后路。如采用侧路法，患儿取仰卧位。体表定位标志是在平膝盖上方股外侧肌和股二头肌长头肌腱的肌间沟（图 76.40A）。如采用后路法，患儿取俯卧位，最好是半俯卧位，非手术侧朝下。患儿后路腘窝坐骨神经阻滞的体表标志（图 76.40B）采用 Singelyn 的方法定位最合适[249]。在操作需要使用神经刺激仪辅助定位。定位正确时神经刺激仪的输出电流为 0.6 mA 即可诱发胫神经（足背屈）或者腓总神经（足外翻）的反应。

超声引导下行腘窝坐骨神经阻滞是最佳选择，根据操作者的习惯选择平面内或平面外技术均可。超声下可以清楚看到坐骨神经的位置及其分支[245, 250]。坐骨神经一般走行于腘动脉的外侧，位置比动脉浅（彩图 76.41）。此外，在坐骨神经发出分支前进行阻滞能达到最好的阻滞效果。这一点可以通过神经刺激仪来检验阻滞效果。

连续坐骨神经阻滞可以用于足部和踝关节手术的术后镇痛。远端坐骨神经阻滞操作容易，效果好，局麻药用量少，镇痛持续时间长[67, 157, 251-252]。有学者对连续远端坐骨神经阻滞和连续硬膜外镇痛用于小儿足部和踝关节手术术后镇痛进行比较[252]。结果显示这两种方法的镇痛效果都很好，但是连续远端坐骨段神经阻滞局麻药用量少，尿潴留和恶心呕吐发生率较低。腘窝置管是患儿家庭镇痛治疗最常用的方法[80, 156]。

跖骨阻滞

跖骨（或跗骨）阻滞操作简单，能为足趾手术提供良好的镇痛。患儿取仰卧位，在足掌侧触及相应的跖骨头，紧贴跖骨内侧缘，用标准肌内注射针从足背进针，直到在足掌侧感觉到针尖并可见针尖能轻微推动足掌侧皮肤。这时缓慢退针同时注入 1 ～ 3 ml 局麻药。在同一跖骨外侧缘重复该操作，即可得到完善的阻滞效果。

躯干阻滞

胸腹部手术是小儿最常见的手术。既往，胸腹部手术大多数采用椎管内麻醉。但是椎管内麻醉会引起较多的并发症，包括广泛运动阻滞、尿潴留、瘙痒、恶心呕吐，甚至脊髓损伤或硬膜外血肿。从全球范围来看，躯干外周神经阻滞正越来越多地应用于小儿麻醉。腹壁神经阻滞能为儿童腹部小手术提供良好的镇痛效果。超声引导使这些神经阻滞的实施更为方便。

腹壁手术的外周神经阻滞

腹直肌鞘阻滞和脐部阻滞

腹直肌鞘阻滞和脐部阻滞是沿着支配脐周感觉的第 10 肋肋间神经终末支将局麻药注入腹直肌内。这项技术可以为脐部手术或者腹中线切口的手术提供良好镇痛，如脐部或者上腹部疝修补术、腹腔镜手术和幽门

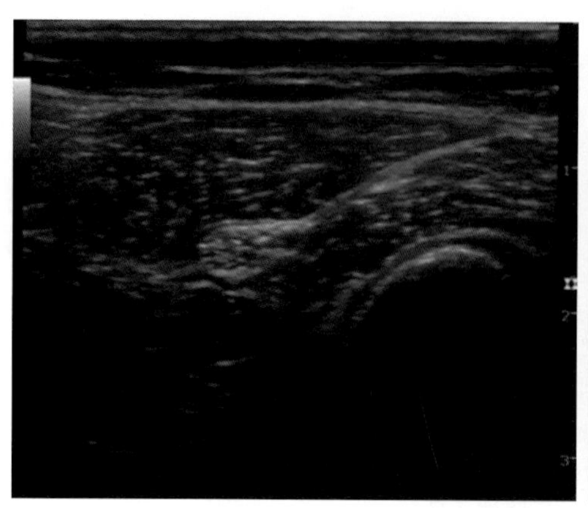

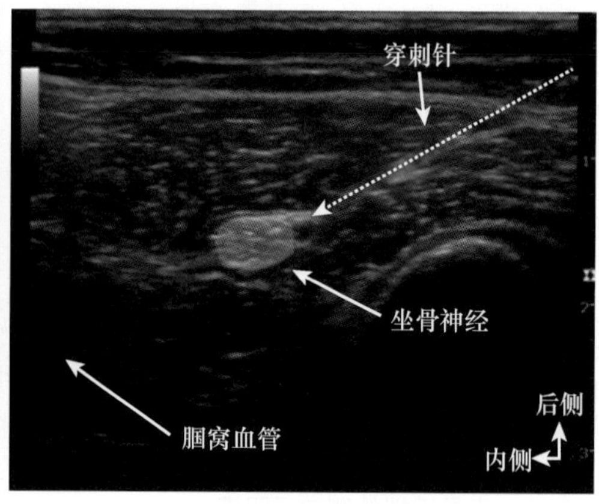

彩图 76.41 **腘窝坐骨神经的超声图像**。坐骨神经一般走行于腘动脉的外侧，位置比动脉浅

肌切开术等。现在这种麻醉方式应用得越来越多[253]。

超声用来确定腹壁各层解剖结构，可以清楚地识别腹直肌及其后侧的腹直肌后鞘和腹膜。操作中使用高频线性探头，在脐周两侧都进行阻滞。使用短斜针成 45° 角逐层穿过腹壁组织，将局麻药注射至腹直肌后鞘下方，B 超下可以明显看到这个潜在地腔隙被局麻药扩开。一般使用低浓度 0.2% ～ 0.5% 的长效局麻药。局麻药的总量为单侧 0.1 ～ 0.5 ml/kg。

超声辅助可以避免穿破腹膜和穿刺部位错误[254]。与突破感法相比，超声引导可以明显增加阻滞成功率（88% *vs.* 44%），减少腹腔内注射（11.5% *vs.* 34.5%）和注射药物过于表浅（0% *vs.* 20.9%）[254]。超声下腹直肌鞘和脐部均有回声。超声探头水平置于脐上，穿刺针沿长轴内侧进针，穿过浅筋膜后继续向前进针，直至到达深筋膜层（利于局麻药的纵向扩散）。然后注射局麻药，这时超声下可见逐渐扩大的双凸型影像（图 76.42）。

腹直肌鞘阻滞

- 将高频线性探头或球面探头置于脐平面
- 腹直肌在腹直肌前后鞘之间
- 使用平面内技术，27 号穿刺针进行穿刺直至到达腹直肌与腹直肌后鞘之间
- 将 0.1 ml/kg 的局麻药注射至腹直肌与腹直肌后鞘之间的潜在腔隙
- 如该腔隙太小，可以使用水分离的方法来精确定位

髂腹下神经和髂腹股沟神经阻滞

腹股沟区由三条神经支配：髂腹股沟神经、髂腹下神经和生殖股神经。50% 的患者腹股沟管的感觉神经来自生殖股神经生殖支（男性也称为精索外神经）。近年来，伴随着超声成像技术的发展[140, 256-257]，出现了关于髂腹股沟神经和髂腹下神经阻滞的研究。

髂腹股沟神经阻滞可以为小儿腹股沟部位的手术包括但不限于腹股沟疝修补术 / 鞘膜积液修复术提供良好的镇痛。辅助生殖股神经阻滞或阴囊浸润可以为睾丸固定术提供良好的镇痛。由于这三条神经都位于靠近由腹外斜肌腱膜形成的腹股沟皮下环的同一筋膜层，故单次注药即可安全可靠地同时阻滞这些神经。体表标志为脐、同侧髂前上棘和腹股沟韧带中点。将髂前上棘和脐的连线分为四等份，穿刺点位于外 1/4 与内侧 3/4 交界（图 76.43）。使用斜短针穿刺，逐层突破各层组织。该操作主要的并发症是误入血管（发生率极低）和穿刺过深进入腹腔或者造成腹腔脏器损伤。另外，阻滞过广导致股神经阻滞也是其并发症之一，发生率为 10%[258]。髂腹下-髂腹股沟神经阻滞通常使用长效局麻药，剂量为 2.5 mg/kg。如果手术需要可以行双侧阻滞。如使用突破感法进行穿刺，容易造成肠管损伤，因此我们推荐使用超声引导下穿刺。

超声辅助下行该神经阻滞镇痛效果好，且局麻药的用量少，具有明显优势[140]。操作时将探头置于脐与同侧髂前上棘中间的连线上靠近髂前上棘一侧。在这一位置，可以看到腹部的两层肌肉组织：腹横肌和腹内斜肌。腹外斜肌和腹内斜肌在这个水平上形成一层腱膜层。要阻滞的神经则位于腹内斜肌和腹横肌之间（图 76.44）。该操作采用平面内或者平面外技术均可。Willschke 等[140]研究发现，超声引导法与突破感法相比能明显减少局麻药的用量（分别是 0.19 ml/kg 和 0.3 ml/kg，0.25% 左旋布比卡因）。超声引导下穿刺局麻药的最低有效用量是 0.25% 左旋布比卡因 0.075 ml/kg[257]。使用突破感法进行神经阻滞，有 85% 的病例穿刺针定位不准确，阻滞失败率达 45%[259]。

腹横肌平面阻滞

对于儿童的腹股沟手术，腹横肌平面阻滞可以替代髂腹下神经和髂腹股沟神经阻滞[260]，其越来越普

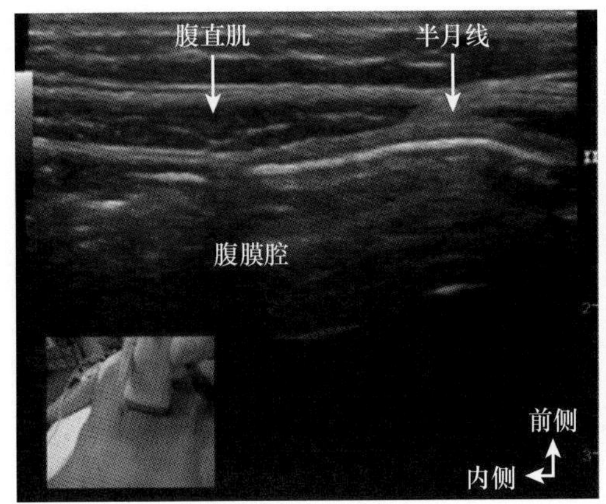

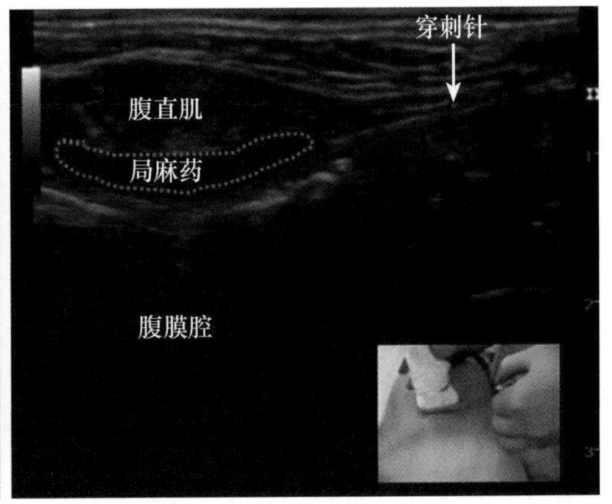

图 76.42 **脐部神经阻滞超声图像。**穿刺针靠近腹直肌后筋膜刺入和注入局麻药后形成双凸暗影

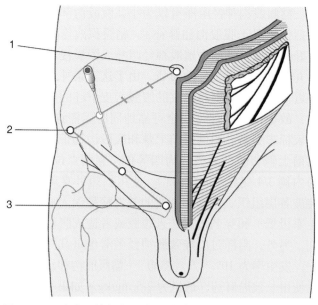

图 76.43 **髂腹下神经和髂腹股沟神经阻滞**。1. 脐；2. 髂前上棘；3. 耻骨

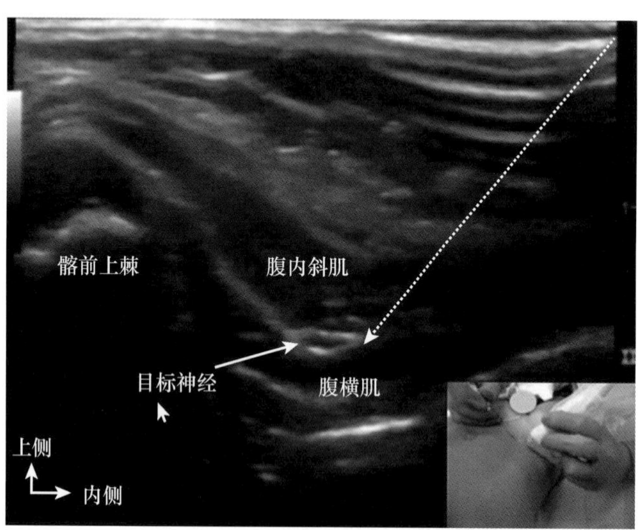

图 76.44 平面内技术阻滞髂腹下神经和髂腹股沟神经超声图像

遍地用于腹部手术的镇痛。单次给药后，局麻药通过腹横肌和腹内斜肌之间的间隙扩散，可以同时阻滞髂腹下神经、髂腹股沟神经和 $T_9 \sim T_{12}$ 的部分神经。

髂腹股沟神经阻滞

- 将线性探头或球状探头置于髂前上棘和脐部的连线上
- 可以识别腹壁的三层肌肉
- 髂腹股沟神经和髂腹下神经位于腹内斜肌和腹横肌之间的 2 层高回声结构之间
- 使用平面内技术，用 27 号穿刺针进行穿刺，直至腹内斜肌与腹横肌之间
- 回抽后注射 0.1 ml/kg 的局麻药

Petit 三角（髂骨、背阔肌、腹外斜肌构成的空间区域）是腹横肌平面阻滞的体表标志，出现两次突破感后即到达准确的阻滞部位。第一次突破感是进入腹外斜肌筋膜，第二次是腹内斜肌筋膜。一般徒手进行腹横肌平面阻滞操作也比较容易，并发症较少。

对于儿童腹横平面阻滞，建议使用超声引导。探头位于髂嵴与第 12 肋骨之间连线、对锁骨中线的点，行平面内穿刺（图 76.45）。在超声辅助下操作更安全，可以分清不同肌群，观察到穿刺针的位置和局麻药的扩散情况[261]。操作时需要分清楚不同肌群，但是不能直接看到神经。有学者对超声引导下腹横肌平面阻滞和髂腹下神经及髂腹股沟神经阻滞进行了比较[262]。髂腹下神经及髂腹股沟神经阻滞比腹横肌平面阻滞的术后镇痛效果更好，可能与腹横肌平面时不能完全阻滞生殖股神经有关。一项大型的前瞻性数据库研究已经证明了这种阻滞对儿童是安全的，并且几乎没有并发症[263]。此外，药代动力学研究已经证明这种阻滞对新生儿的安全性[264]。

腹横肌平面神经阻滞

- 将线性探头或球状探头置于脐部外侧
- 向外侧缓慢移动探头，可以看到腹壁的三层肌肉（腹内斜肌、腹外斜肌和腹横肌）
- 采用平面内技术，在腋中线处进针，到达腹内斜肌与腹横肌之间间隙
- 注射局麻药后可以看到间隙被扩开，腹横肌被向后推移

阴茎手术的外周神经阻滞

阴茎神经阻滞

包皮和阴茎手术在儿童中很普遍。这类手术多为门诊手术，且要求术后 12 ～ 24 h 的持续镇痛。阴茎主要由阴部神经的终末支阴茎背神经支配。使用长效

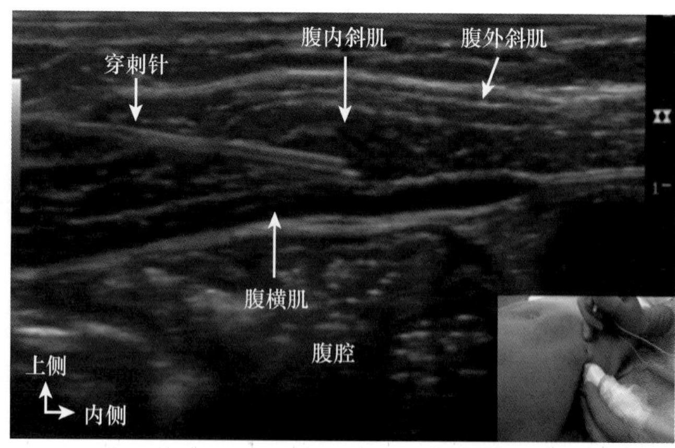

图 76.45 平面内行腹横肌阻滞的超声图像

局麻药物行耻骨下入路阴茎神经阻滞是这类手术镇痛的好方式。通常使用 0.1 ml/kg（最大剂量 5 ml）局麻药物作双侧局部麻醉。具体操作是垂直于皮肤进针，在 Scarpa 浅筋膜背侧，耻骨之下的两个潜在间隙里注射适量的局麻药物（图 76.46）。在阴茎上轻柔绷紧 Scarpa 浅筋膜，即可获得更好的筋膜突破感（图 76.47）。这种阻滞方法简单且容易掌握[265]。阴茎神经腹侧注射阻滞与阴茎背神经阻滞联合应用于包皮环切手术，可以减少单纯阴茎背神经阻滞的失败率。

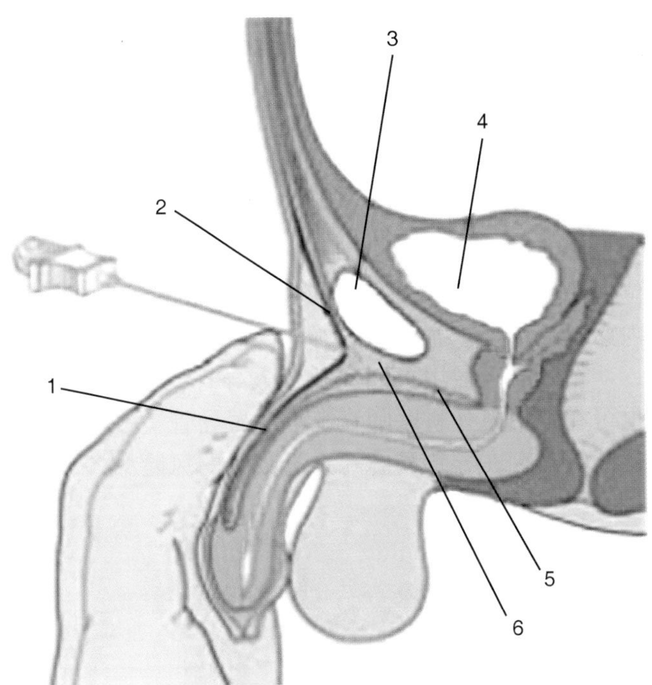

图 76.46　**阴茎神经阻滞的耻骨下间隙原始穿刺通路。**1. Buck 筋膜（阴茎筋膜）；2. Scarpa 筋膜；3. 耻骨；4. 膀胱；5. 阴茎背神经；6. 耻骨下间隙

B 超可以显示 Scarpa 浅筋膜交汇处[266-267]。通过术后第一小时疼痛程度与术后第一次要求镇痛药物的时间比较，B 超引导下阴茎神经阻滞比筋膜突破感技术效率更高[268]。

阴茎神经阻滞并发症发生率很低（不加肾上腺素单独使用局麻药时，其并发症几乎为零），但也有在 Buck 筋膜下行局部浸润麻醉阻滞阴茎背神经引起并发症的报道。

使用肾上腺素和穿刺部位皮肤破损是阴茎神经阻滞的主要禁忌证。严重的并发症包括有误穿血管引起的背动脉损伤，穿刺时损伤海绵体，此时注射局麻药相当于静脉注射相同剂量的局麻药物引起的危险[269]。

一般适应证为择期手术如包皮环切术、包茎矫正术，或者急诊手术，如减轻包皮挛缩、解放被紧身裤子拉链夹住的前部皮肤。

阴部神经阻滞

儿童包皮包茎手术使用阴茎神经阻滞的效果有随机性，有团体提倡使用阴部神经阻滞。阴部神经支配盆腔及其内容物，包括外生殖器的感觉和运动。体表标志是双侧坐骨结节和肛门。麻醉范围依赖于注射剂量。0.1 ml/kg（最大剂量为 5 ml）的局麻药通常可以阻滞支配阴囊后部的会阴神经（这足以补充髂腹股沟神经、髂腹下神经和生殖股神经阻滞，以满足阴囊手术的需要），单侧 0.3 ～ 0.4 ml/kg（最多 15 ml）的局麻药可阻滞阴部神经所有分支，包括阻滞阴茎背神

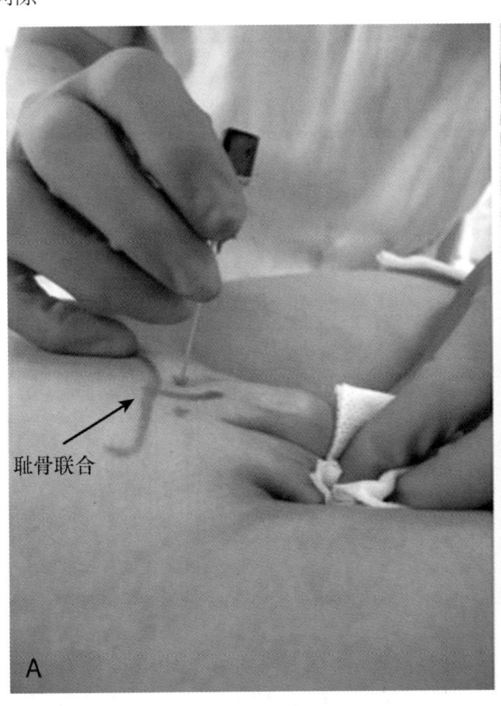

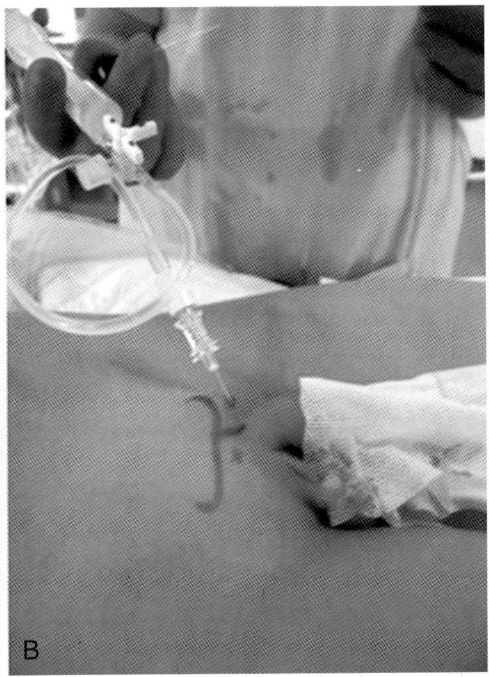

图 76.47　**阴茎神经阻滞技术的步骤。**在阴茎上轻柔用力绷紧 Scarpa 筋膜及感觉贴紧筋膜（A）。轻松注入局麻药物而没有阻力（B）

经，可为会阴部手术提供完善的镇痛。

阴部神经是混合神经，可利用神经刺激器进行准确定位[256]（图 76.48A）。预期的运动反应是肛门外侧括约肌收缩，建议从 1.5 ～ 2.0 mA 强度开始刺激。当刺激强度为 0.5 ～ 0.8 mA（0.1 ～ 0.2 ms，1 Hz）肌肉仍有反应时，认为针的位置是正确的。

目前超声引导法已用于成人神经阻滞，但仅半数患者可经超声辨认出阴部神经[270]。由于终动脉（阴部动脉）与阴部神经伴行，注射局麻药时应避免伍用麻黄碱。

Naja 等[271]在 60 例接受包皮环切手术的儿童中，对使用神经刺激仪技术行阴部神经阻滞和使用筋膜突破感技术行阴茎背神经阻滞的两组患儿做比较，结果显示阴部神经阻滞组患儿的疼痛评分和镇痛药物使用量显著降低，家长和外科医生的满意度更高。会阴神经在阴茎的神经分布中有重要的作用，因此在包皮环切手术中建议阻滞会阴神经。会阴神经和背神经是阴部神经的终末分支，单次注射阻滞阴部神经即可阻滞背神经和会阴神经。

肋间神经阻滞

肋间神经沿肋骨下缘走行，肋间隙是一个三角形的区域，包括：①后肋间肌、最内肋间肌、脏胸膜和壁胸膜组成的内侧缘；②由肋间内肌、肋间外肌和肋间筋膜（肋间外肌内筋膜增厚形成）组成的外侧缘；③由下肋骨构成的底部。肋间神经阻滞可以仅在一个肋间隙中注入局麻药完成，如同时阻滞邻近的数个肋间隙，可为开胸手术[272]、肝移植、胸腔引流和肋骨骨折固定等提供充分的术中和术后镇痛。

氧合较差和换气功能障碍的患者应避免行肋间神经阻滞。由于临床上可能出现迟发性气胸，因此在操作过程中应对患者进行严密监测。肋间神经阻滞不适用于门诊患者。

行肋间神经阻滞最安全的方法是患儿取半俯卧位，使用一根短的 22 G 或 20 G 的 Tuohy 穿刺针（皮内穿刺针并不合适）沿腋中线穿刺（图 76.49）。

在阻滞区域中央肋间隙置入导管便于重复给药，也可在术中由外科医师直视下放置导管[273-274]。但是持续给药存在导致局麻药大量吸收的风险[275]。单次

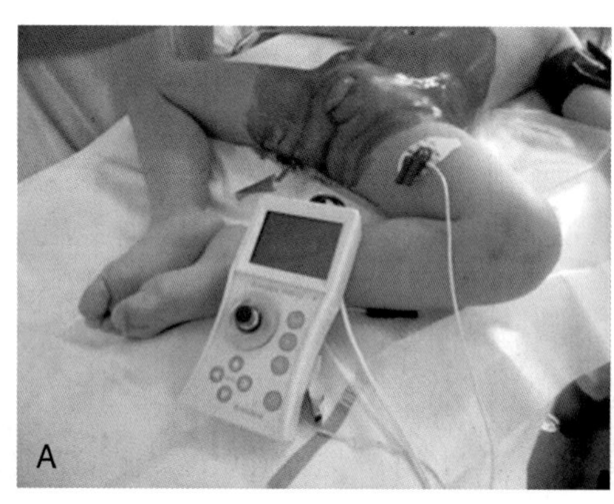

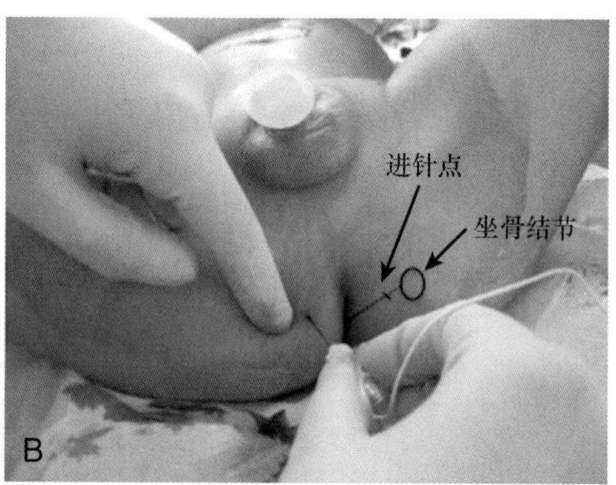

图 76.48 阴部神经阻滞过程的体位（A）和体表标志及穿刺位置（B）

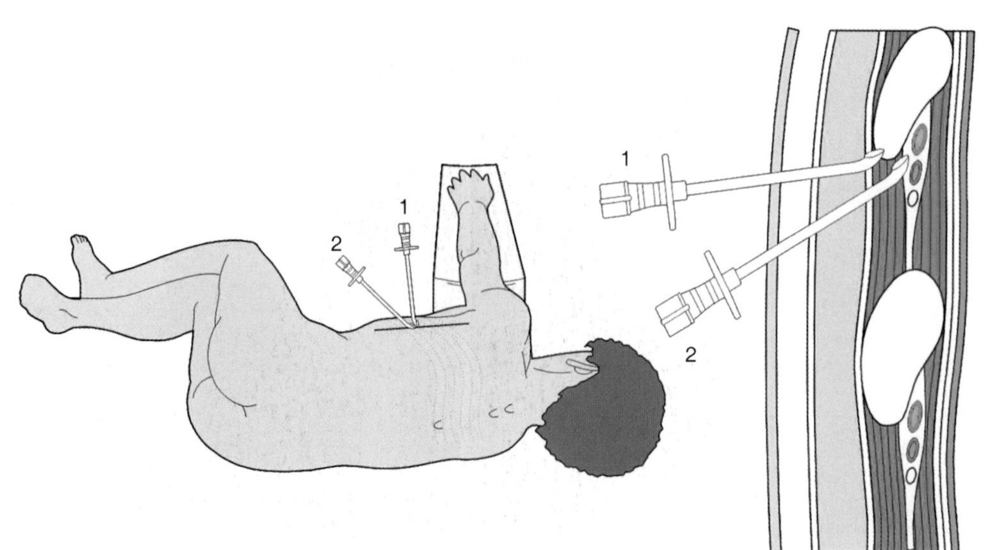

图 76.49 **肋间神经阻滞。**1. 穿刺针与皮肤成 80° 角进针；2. 向尾侧和背侧进针

注药可为许多患者提供较长时间的充分镇痛，其原因可能是大剂量局麻药通过椎旁间隙扩散到远端（甚至对侧）肋间隙，甚至可能扩散到硬膜外间隙，因而应对接受肋间神经阻滞的患儿进行严密的呼吸功能监测，以免发生迟发性气胸。

椎旁阻滞

儿童的椎旁神经阻滞自 20 世纪 90 年代前第一次提出[276]，已进行了很多相关的研究。该技术通过在胸椎旁间隙单次注射局麻药物，使药物在椎旁缓慢渗透，同时阻滞几个脊神经后支感觉神经分布的皮区，类似于神经丛阻滞。置入导管可以延长镇痛时间。椎旁神经阻滞具有躯体神经阻滞以及交感神经阻滞（交感神经链位于局麻药物渗透的区域）的作用。负荷剂量为长效局麻药物 0.5 ml/kg，然后以相同浓度的局麻药物 0.2 ～ 0.25 ml/（kg · h）输注进行维持。

解剖学上的体表标志为胸椎棘突，穿刺点位于棘突水平，旁开平行于椎体纵轴线（图 76.50），针尖必须接触椎体横突。确定儿童的体表标志如下[277]。

- 穿刺点：棘突旁开距离 10.2 mm +（0.12× 千克体重）mm
- 间隙深度：18.7 mm +（0.48× 千克体重）mm

椎旁间隙穿刺点视手术而定，通常胸部手术为 T_5 ～ T_6 间隙，肋下（腹部）手术为 T_9 ～ T_{10} 间隙。Tuohy 针通过肋横突韧带时，可以用阻力消失法定位椎旁间隙，也可通过神经刺激仪刺激选定平面间隙对应的脊神经进行辨别。超声引导用于辨别横突、肋横突韧带，以及施行阻滞前测量皮肤到壁胸膜的距离[278]（图 76.50）。

儿童胸椎旁神经阻滞的适应证包括开胸手术[279]和单侧切口的上腹部手术（肾手术、胆囊切除手术、脾切除术）的术后镇痛[280]，也有报道用于儿童单侧腹股沟疝修补术[281]。这种阻滞也可用于婴儿的胸部手术如主动脉狭窄等开胸手术的术后镇痛。禁忌证包括有同侧开胸手术史（增加气胸和肺组织损伤的风险）和脊柱畸形（增加胸腔穿刺伤的风险）。该阻滞还应该避免在可能出现严重并发症的患者使用（有换气功能障碍的患者易发生气胸）。

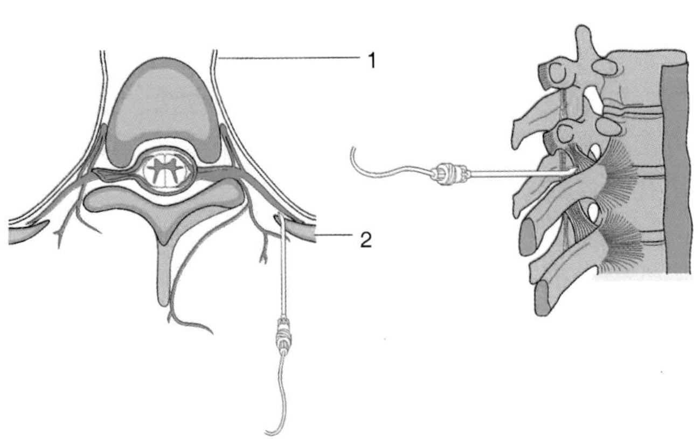

图 76.50 **胸椎旁神经阻滞**。1. 壁胸膜；2. 肋骨

椎旁神经阻滞要求麻醉科医师技术精湛。胸段硬膜外麻醉可用于替代椎旁阻滞，其发生脊髓直接损伤的风险相对更小。在 Lurie 儿童医院，椎旁阻滞已成为儿童漏斗胸手术快速康复方案的一项措施。

其他躯干神经阻滞

胸膜间（或胸膜内）神经阻滞是在避免出现气胸的前提下在胸膜腔内注入局麻药。这一技术在数年前曾较流行，但在儿科手术中一直未被认可。其他躯干神经阻滞包括：椎旁神经节阻滞、生殖股神经阻滞、宫颈旁（子宫骶骨）神经阻滞和经骶骨神经阻滞，但均未用于小儿。近来，还有报道其他一些躯干神经阻滞，包括竖脊肌阻滞和前锯肌平面阻滞。尽管在一些医疗机构，这些阻滞已用于替代椎旁阻滞，但其用于儿童的效果尚无明确证据。

竖脊肌阻滞

自从 2016 年首次报道后，竖脊肌阻滞很快得到了广泛的应用，。越来越多的证据[282]推荐竖脊肌阻滞可作为一种安全有效的神经阻滞方法替代椎旁神经阻滞等用于开胸手术[283]、肾盂成形术[284]、腹股沟斜疝修补术[285]、髋关节手术[286]。单次注射、间断推注和持续输注[283, 287]均有报道，但病例数仍较少。

超声下可见竖脊肌位于脊柱外侧，引导穿刺针到达横突与竖脊肌之间的筋膜层，注射药物后可见其延脊柱向头端和尾端扩散。竖脊肌阻滞通过阻滞胸段脊神经的背支和腹侧支以及交感神经，来减轻躯体和内脏疼痛（图 76.51）[282]。

胸背部的神经阻滞具有能避免或减少硬脊膜穿破、气胸和椎管内血肿形成的风险等优势，可用于需要抗凝、体外循环[288]的心脏手术以及早产儿、新生儿等高危患者[283-284, 290]。

头面颈部神经阻滞

面部神经阻滞

面部所有感觉神经均来自三叉神经（第五脑神

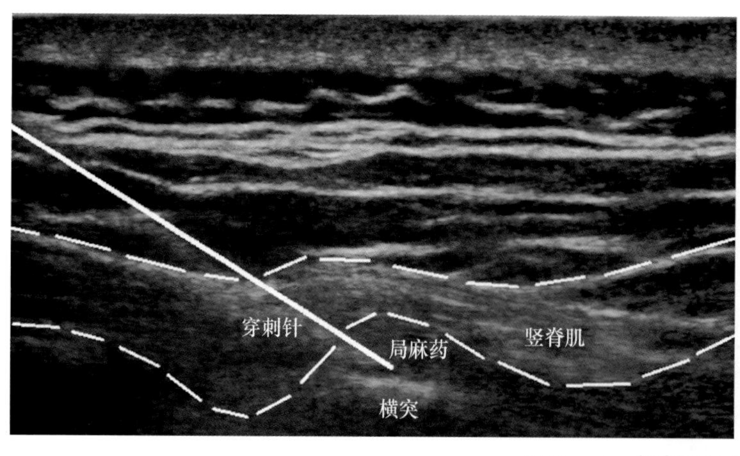

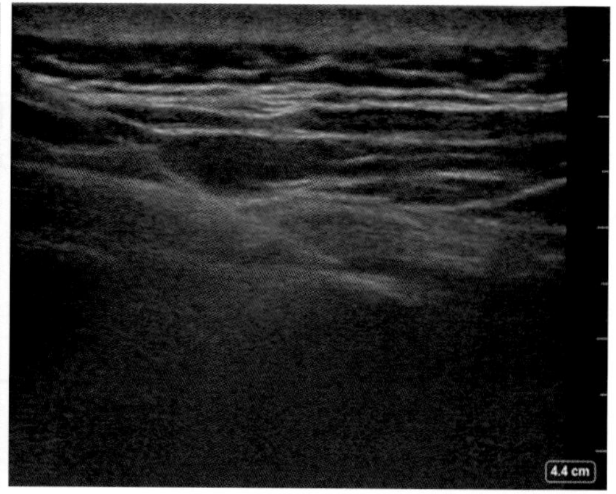

图 76.51 **竖脊肌阻滞**

经，或者迷走神经）及由 C_2 ～ C_4 颈神经根构成的颈浅丛。

解剖

第五脑神经是感觉和运动混合神经。感觉神经纤维在位于后颅窝颞骨岩尖三叉神经压迹处的三叉神经节（半月或三叉神经节）联合起来，节后纤维组成三条神经，如下。

1. 眼神经（V_1），支配前额、眉毛、上眼睑及鼻前部区域。

2. 上颌神经（V_2），支配下眼睑、上唇、鼻外侧部及鼻黏膜、脸颊、扁桃体窝的前部、上部牙齿和齿龈、上颌窦、硬腭和软腭。

3. 下颌神经（V_3），支配舌前2/3和皮肤、黏膜、牙齿以及颚骨。

无论在颅骨起源处的深部操作（V_2 和 V_3），还是在远端分布的面骨处浅表操作（V_1，V_2，V_3），都可以阻滞这些感觉神经末端（图 76.52）。

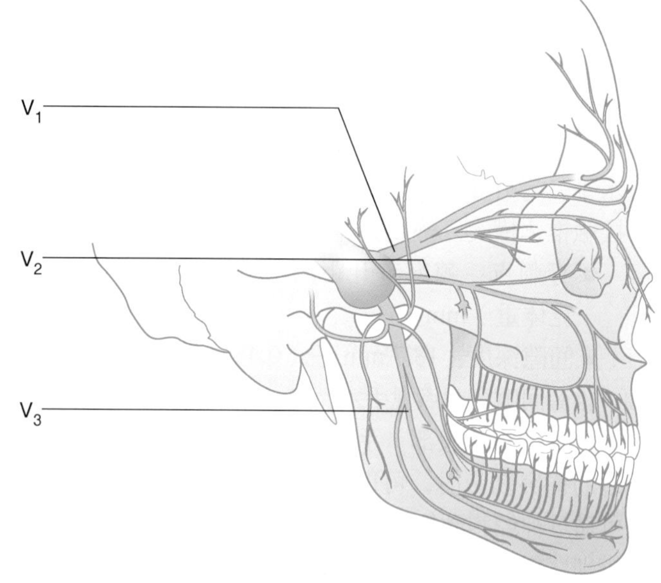

图 76.52 **面神经分布**

浅表三叉神经阻滞

行浅表三叉神经阻滞，需要紧贴由三叉神经分出的三条特别的终末浅表分支注射局麻药：额神经（由眼神经，V_1 分出）、眶下神经（上颌神经，V_2 分出）、颏神经（下颌神经，V_3 分出）。解剖上每一条神经与各自穿出的骨孔关系紧密，这些骨孔通常位于垂直于瞳孔中央的一条直线上。

滑车上神经：在成人的眶上孔在眼眶上沿、中线旁开约2 cm处很容易触摸到滑车上神经（中外1/3处）。穿刺针（皮内注射针，成人25 G，儿童30 G）在眉毛下缘0.5 cm处向中线并向头侧进针，针尖接近框上切迹时，回抽并确认没有进入到孔内，注射局麻药物（0.5 ～ 1 ml），形成皮下包块。滑车神经阻滞的体表标志是眉毛和鼻梁形成的夹角顶端，神经在此处紧贴于骨面走行。针头继续向中线前进1 cm左右，再注射0.5 ml局麻药物即可阻滞滑车神经。

眶下神经：上颌神经（三叉神经第二分支）终末分支到达眶下孔时，称为眶下神经。眶下动静脉与其紧密并行。它的分布于皮肤、上唇黏膜、下眼睑和脸颊。眶下神经阻滞有口内和口外两种方法。无论哪种方法都必须避免穿透眶下孔，以免最终可能损伤与眶下孔相连的眼球。

口内法：口内法的体表标志包括可以触摸到的局限性骨性小孔、门齿和第一前臼齿。穿刺针（25 G或27 G）在犬齿或第一臼齿水平的齿槽沟刺入颊黏膜，向上向外进入犬齿窝，在眶下孔放置一只手指以评估针尖的正确方向，以免损伤瞳孔[294]。

口外法：采用口外法，在眼眶下沿触及眶下孔，同侧瞳孔中央的垂直线与鼻翼水平线的交点即为进针点。穿刺针（25 G 或 27 G）垂直头部进针，向正中方向接近眶下孔，直到触及骨质（图 76.53）。

眶下神经阻滞在儿童主要用于为唇裂修复术提供良好的围术期镇痛，减少阿片类用药量[291-294]。

颏神经是槽神经（下颌神经的最大分支）的终末分支，于颏孔穿出。颏孔位于下牙床，同侧瞳孔与下臼齿的连线上。触摸到颏孔，旁开 1 cm 穿刺进针，25 G 或 27 G 穿刺针由外向内侧，注意避免穿透颏孔（图 76.54）。

负压回抽后，不同阻滞方法均可注射 1 ～ 3 ml 局麻药物。眶下神经阻滞的并发症有血肿、神经支配范围持续感觉异常、长时间麻木及局麻药物误入血管。

超声引导可以用于表浅三叉神经阻滞中的孔隙定位[129]，简单安全。孔隙在超声成像中表现为骨面上的断裂（图 76.55）。

颧上入路上颌神经阻滞

上颌神经从颅骨圆孔穿出并分成几支，除了中间支配硬脊膜的脑膜神经，其他分支（颧支、上牙槽神经、翼突腭和副交感神经分支、上腭和咽分支）都起源于面部的翼腭窝。在翼腭窝上部，上颌神经容易被接近并完全阻滞。其阻滞范围包括下眼睑、鼻翼、面颊、上唇、颧骨和颞骨带、上颚带以及上颌骨。

颧上入路对翼腭窝内的上颌神经阻滞对于儿童最为安全和可行的[295]。患儿仰卧位，头部正中稍微转向对侧，进针点位于颧弓上缘和眼眶外缘形成的内夹角（图 76.56）。穿刺针（22 ～ 25 G）垂直皮肤进针，进入 10 ～ 15 mm 到达蝶骨大翼，然后向下向后进针 35 ～ 45 mm 到达翼腭窝（图 76.57）。负压回抽血液试验后，缓慢注射 0.15 ml/kg，总量不超过 5 ml 的局麻药物。

采用超声引导技术可把探头置于上颌骨上方颧骨下区域，与前额及水平面皆成 45° 夹角（图 76.58）。探头在这个位置可以看到翼腭窝，其前方为上颌骨，后方为蝶骨大翼。采用平面外入针，在实时超声下可以看到局麻药物注入翼腭窝内正确的位置（图 76.59）[296]。

下颌神经阻滞

下颌神经是三叉神经的最大分支，从蝶骨大翼的卵圆孔穿出颅骨。前干由支配颞肌、咀嚼肌、翼突、下颌舌骨肌、鼓膜张肌及腭帆肌的神经分支和颊神经组成。耳颞部、舌和下齿槽神经组成后干。

穿刺区域为上方的颧骨弓，耳屏前部及下方的下颌切迹之间（图 76.60）。穿刺点位于喙状突和颚骨下颌支的髁突之间的乙状切迹。为了避免损伤动脉，建议穿刺点尽量在颧弓和下颌切迹中心之间靠上的位置（图 76.60）。垂直穿透皮肤后，穿刺针（22 ～ 25 G）

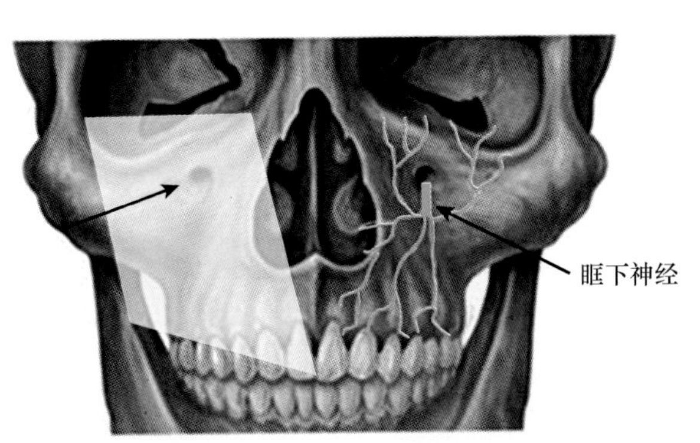

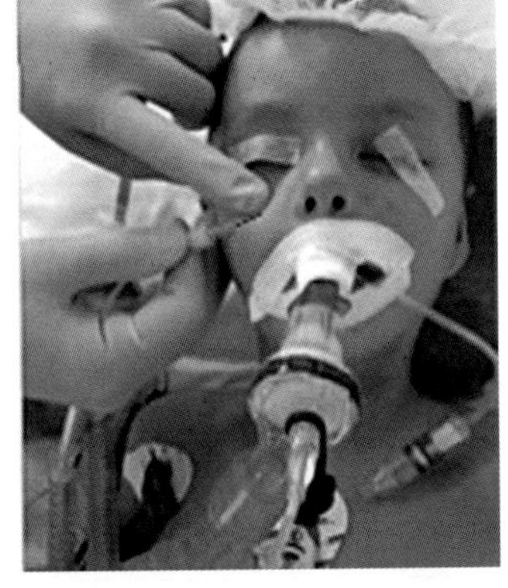

图 76.53　**眶下神经阻滞步骤**

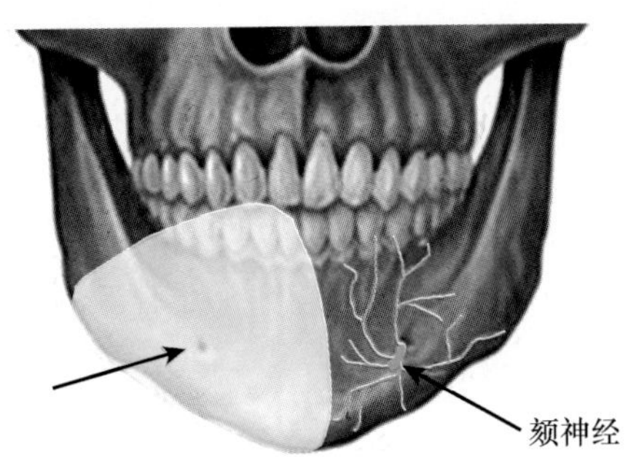

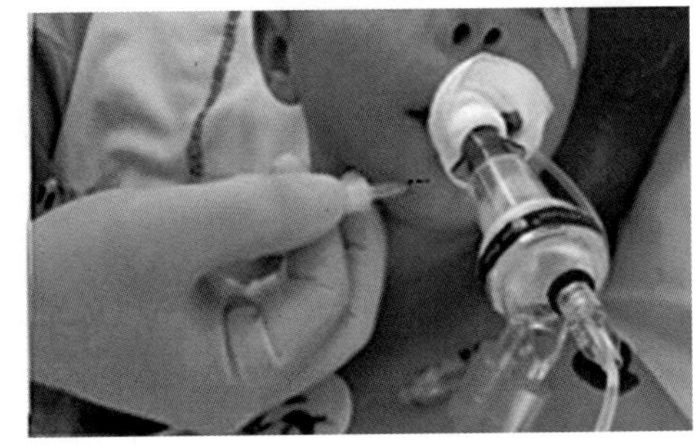

图 76.54　**颏神经阻滞步骤**

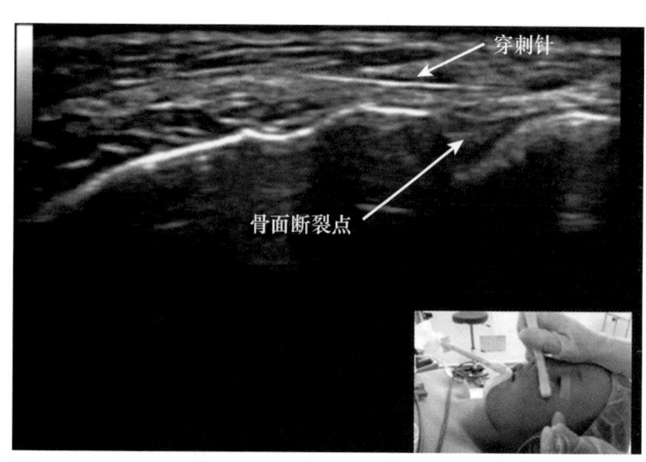

图 76.55 **眶下神经阻滞的超声成像与面部探头位置。**骨面的断裂指示三叉神经孔隙

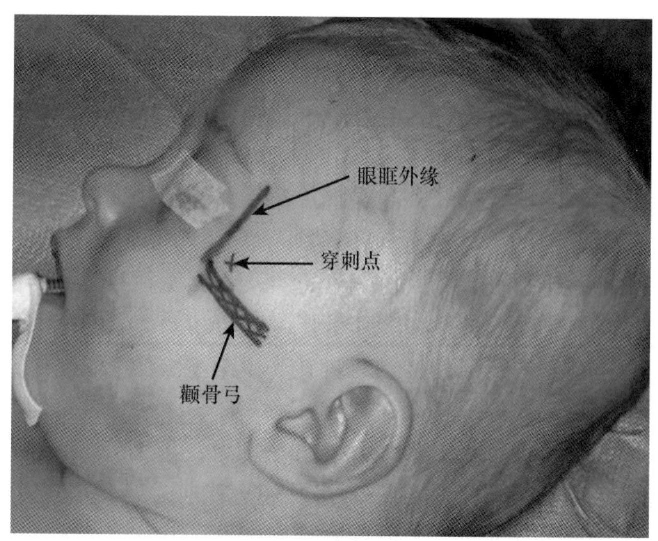

图 76.56 **前颧骨上颌神经阻滞体表标志**

向翼突外侧板（深度为 2 ～ 4 cm）进针，保持此深度向后向下，诱导出下颌的向上抽搐。确定最小刺激强度（约 0.5 mA）仍可引出抽搐，负压回抽试验后可缓慢注射 0.1 ml/kg，最多 5 ml 的局麻药物。神经刺激仪辅助下的经皮穿刺下颌神经阻滞操作简单且成功率高。

鼻区阻滞：鼻睫神经阻滞与外鼻神经阻滞

鼻和鼻腔的神经支配构成比较复杂，包括三叉神经的眼支（V_1）和上颌支（V_2）。

鼻睫神经阻滞点位于筛骨孔旁，此后神经分为筛

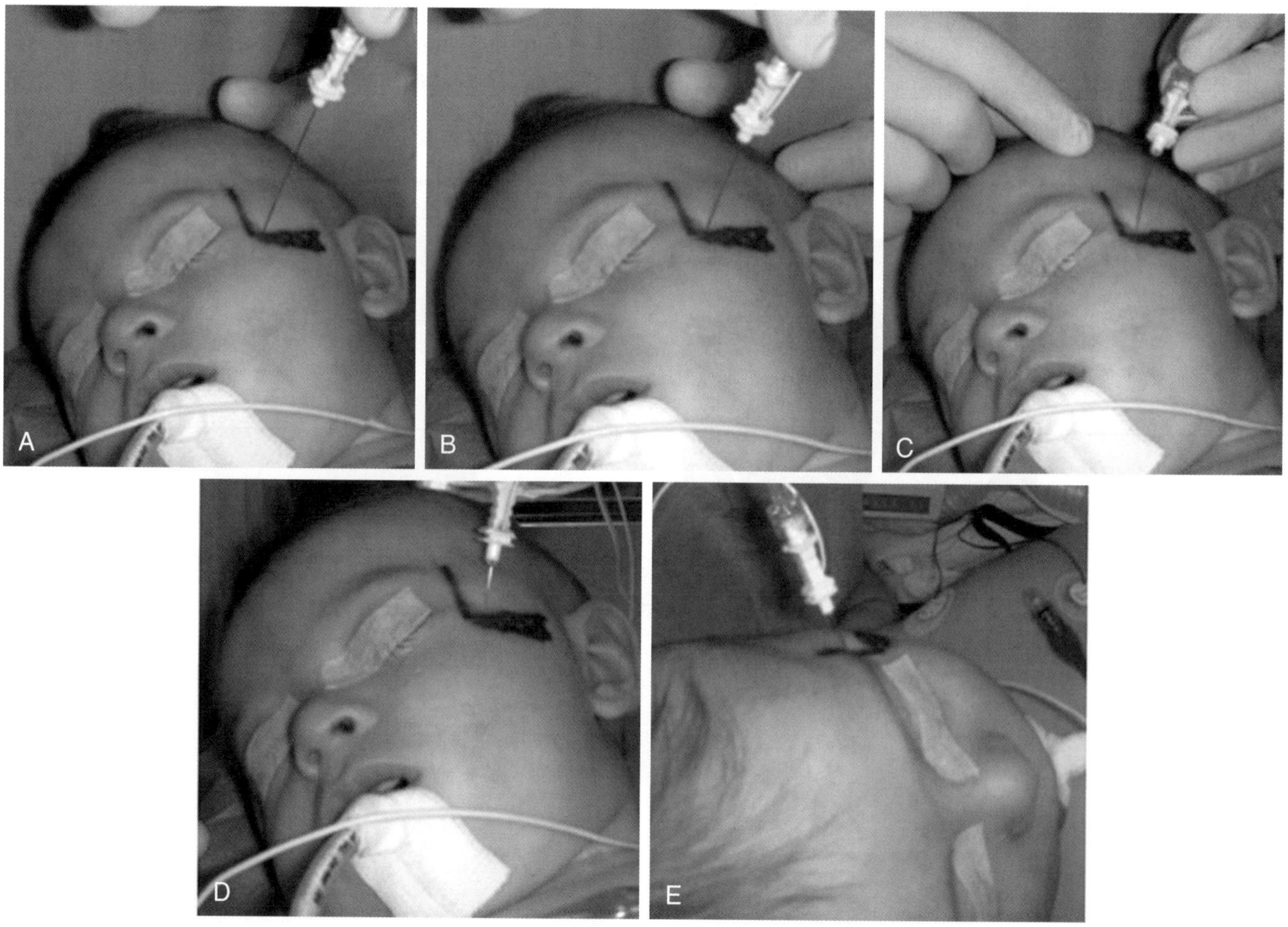

图 76.57 **前颧骨上颌神经阻滞技术。**垂直皮肤进针（A）前进 10 ～ 15 mm 深度到达蝶骨大翼（B）。调整针尖方向向下向后（C）进入 35 ～ 45 mm 深度到达翼腭窝（D 和 E）

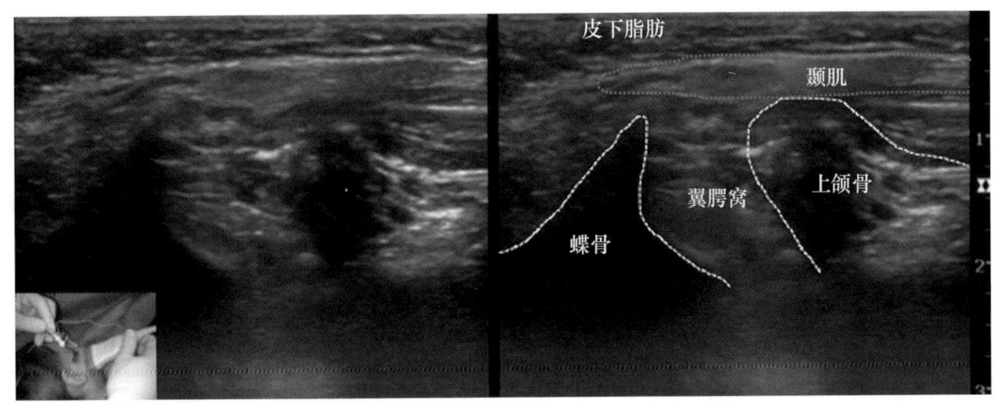

图 76.58　**前颧骨上颌神经阻滞超声图像**

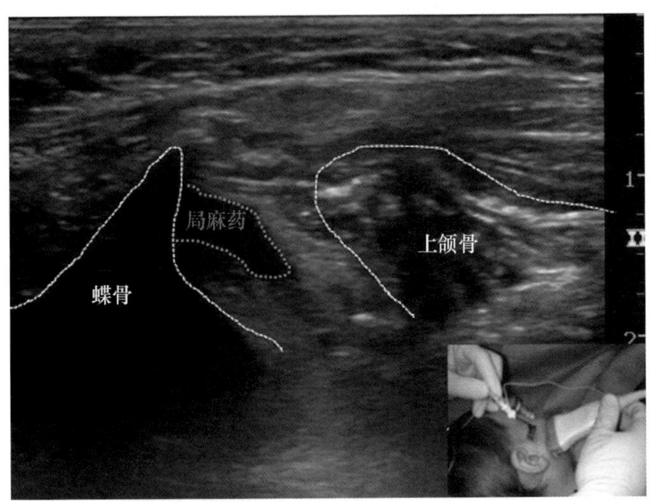

图 76.59　**局麻药物注射的前颧骨上颌神经阻滞超声图像**

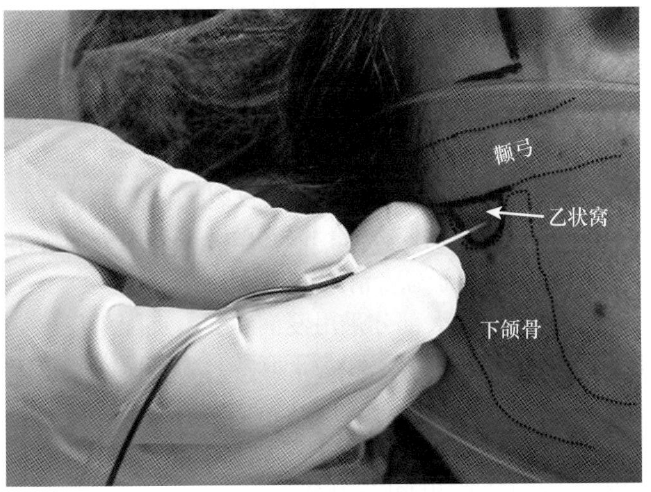

图 76.60　**下颌神经阻滞步骤**

前神经鼻分支和滑车下神经。25～27G 穿刺针在眼睛中点上方约 1 cm 处，眼睑皱褶和眉毛连线的中点刺入，针尖向中向后指向眼眶上壁骨缝结合处，进入 1.5 cm 深度，将到达筛骨孔。负压回抽试验后，注入不超过 2 ml 局麻药物。

在鼻骨与鼻软骨交界处做局部浸润可以阻滞筛前神经鼻外支。眶下神经阻滞联合鼻外支阻滞能为唇腭裂手术提供的良好的镇痛效果[297]。

耳郭的神经阻滞

解剖学情况　耳郭的神经支配复杂，主要由三叉神经和颈丛神经构成。

三叉神经腭支的耳颞神经分支支配前面部的上 2/3。耳颞神经与颞浅动脉伴行，穿过腮腺向上向前到达耳道，后穿越浅层到达颧骨弓。

耳后面部和前面部的下 1/3 由颈丛神经的两个分支耳大神经和枕小神经支配。

耳大神经起源于颈丛神经第二和第三神经根，从胸锁乳突肌后侧缘穿出，向上分布（分为前支和后支）到腭部、腮腺和耳郭，支配耳郭下后部、耳垂和下颌角的皮肤（与下颌神经相互补充）。

枕小神经起源于颈丛神经第二和第三神经根的腹侧神经干，分布到耳垂上部和枕骨侧面。

迷走神经（Arnold 神经）的耳支分布在外耳、耳道的大部分后侧壁（Ramsay Hunt 带）以及鼓膜下部。

区域阻滞技术　除了 Ramsay Hunt 区域（图 76.61A），支配耳郭周围感觉的每个神经分支都可以被阻滞麻醉。

在颧骨后部上方，耳前位置，颞浅动脉的后面注射局麻药物可以阻滞耳颞神经。穿刺针（27 G）在耳屏的前上方进针。因附近有颞浅动脉故须谨慎操作。

耳大神经和枕小神经可以在耳后的乳突远侧被阻滞。穿刺针在耳垂下部的后方刺入，沿后沟的弧线进针。

环形阻滞技术下的局麻药物浸润可以为耳郭提供额外优良的麻醉效果（图 76.61B）。

颈丛神经浅丛阻滞被广泛应用于麻醉枕小神经和耳大神经的终末分支。这种麻醉阻滞可用于几种耳部操作的镇痛，如脓肿或血肿的切开引流术[298]、耳或耳周围皮肤巨大撕裂伤的缝合术[299]、鼓室乳突手

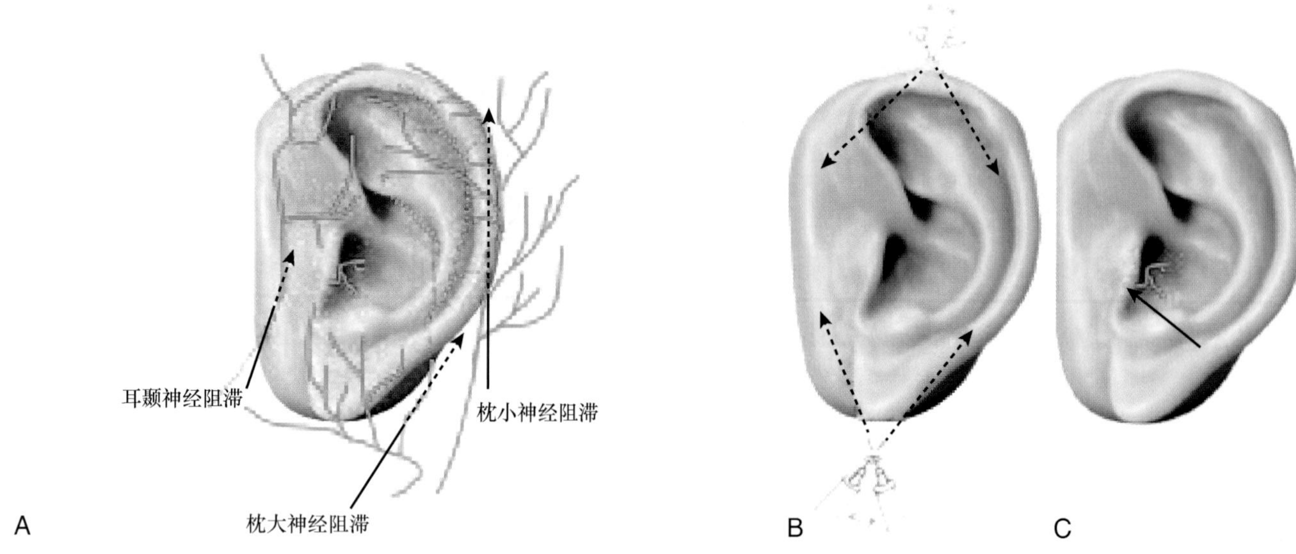

图 76.61 A. 耳的区域阻滞。B. 耳的环形阻滞。C. 迷走神经耳支阻滞

术或耳蜗植入术的耳后切开[300]、耳整形术[301]以及“板状”耳矫正术[291]。

鼓室乳突手术中，耳大神经阻滞提供良好的麻醉效果，减少阿片类药物的使用量，减轻术后疼痛和呕吐[300]。

迷走神经耳支阻滞用于控制鼓膜切开置管术、中耳整复术以及鼓膜破裂修补术的镇痛[286]。翻开耳屏，以 30 G 穿刺针刺入耳屏，回抽试验后注入 0.2 ml 局麻药物施行阻滞（图 76.61C）。

头部神经阻滞

枕大神经阻滞 枕大神经起源于第二颈神经根，在寰椎与枢椎间穿出，在头下斜肌与头半棘肌之间上行，后穿过头半棘肌。穿过斜方肌腱鞘后到皮下，稍低于上项线。在此处，枕大神经通常位于枕动脉接近中部的位置。枕大神经提供从枕骨隆突水平到顶部的后头皮大部分的皮肤神经支配。

枕大神经体表标志位于沿上颈部的乳突中点与枕外隆突连线约 2/3 远端，枕动脉中部。枕动脉的搏动很容易被触摸到，当触摸到神经分布的区域时会引出感觉异常或不适感。视患者的体型选择 25 G 或 27 G 的穿刺针，针尖成 90° 角向枕骨部进针，负压回抽试验后，注入 1 ~ 3 ml 局麻药物。针尖拔出时压迫注射部位以促进神经浸润和防止出血。注射头顶部的异常麻木显示枕大神经阻滞成功。

最近有报道枕大神经阻滞在超声下可获得良好的显像。枕大神经位于头半棘肌和头下斜肌之间，旁边可见明显的枕动脉搏动。超声引导技术使枕大神经阻滞更加精确和安全[302]。

头皮阻滞 头皮阻滞的经典方法为阻滞包括颈段脊神经的分支和三叉神经的分在内的 7 条神经。

枕大神经、枕小神经以及耳大神经起源于颈 2 和颈 3 脊神经的腹侧、背侧分支。枕大神经向上移行至头顶，枕小神经支配耳后的皮肤。

三叉神经发出的眼支，通过额神经、眶上神经和滑车上神经，支配从前额到人字缝的皮肤。

颧颞神经是起源于三叉神经上颌支的颧神经发出的两条分支之一，支配前额上很小的区域以及颞部。

耳颞神经起源于三叉神经下颌支，支配太阳穴后部的皮肤。

头皮阻滞用于成人和儿童的各种头颈部神经外科操作或慢性疼痛诊疗（很多由肌肉和神经源引起的不规则头痛）。头皮阻滞常用于头皮裂伤修复术、异物清除术、头皮外伤探查术，以及脓肿或硬膜外血肿引流清除术，也用于患者清醒下开颅手术。

头皮阻滞绝大部分采用浸润麻醉。支配头皮感觉的全部神经都趋于表浅和易于麻醉。为了阻滞整个头皮，需要沿着枕骨隆突经过耳郭上缘到眉毛，用局麻药物（混合 1：200 000 肾上腺素）浸润一圈。沿头皮阻滞一圈约需要 30 ml 局麻药。

头皮阻滞最常见的并发症是穿刺部位血肿和注射误入血管。

颈部神经阻滞

颈丛神经阻滞 在儿科手术中，颈丛神经阻滞使用较少但适应证明确——颈部淋巴结活检、甲状腺切除术[303-304]以及声带手术[305]。只需要沿胸锁乳突肌外侧缘表面浸润阻滞浅丛分支即可。

喉神经阻滞 喉神经阻滞用于清醒患者的短时间喉镜检查，或怀疑困难插管患者的辅助清醒气管插管，还可用于预防或治疗喉痉挛[306]。在已报道的几种方法中，最简易的是在舌骨终点背面旁皮下注射局麻药物（双侧）（图 76.62）。27G 皮下穿刺针紧贴舌骨终点进针直至触到软骨，轻微退针并皮下注射 0.1 ～ 0.2 ml/kg（不超过 8 ml）1% 利多卡因，即能获得满意的喉阻滞效果。

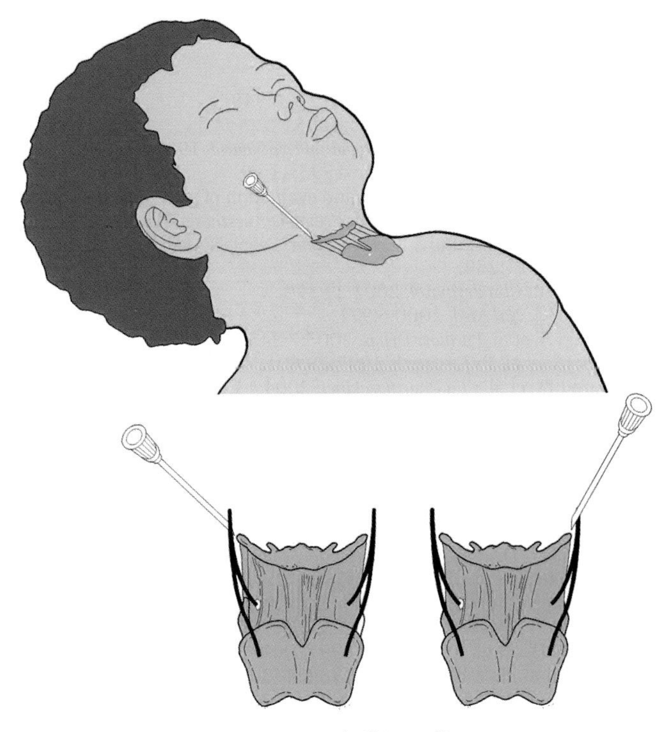

图 76.62 **喉神经阻滞**

颈胸（星状）神经节阻滞 星状神经节阻滞操作风险较高，只用于极少有明确指征的儿童：①先天性 QT 间期延长综合征引起的快速室性心律失常[307-308]（建议阻滞左侧星状神经节）；②同侧上肢的严重循环紊乱。患有某些急性疼痛综合征如眼部带状疱疹[77]或者罕见的慢性疼痛综合征，如交感神经持续性疼痛综合征[309-310]的患者，也可使用该阻滞。在超声引导下这项阻滞技术可以容易操作。超声下识别颈长肌；在颈长肌上方注入局麻药。注药侧出现霍纳综合征可以证实阻滞部位正确。

其他方法

静脉局部麻醉

静脉局部麻醉（Bier 阻滞）从未在小儿麻醉中得到广泛应用。目前这项技术已经过时，只在骨折复位手术中仍有应用（一般在急诊室）[311-313]，其操作方法与成人相同。先用驱血带或是向心引力法进行患肢驱血。然后在手臂近端上止血带，并充气至压力为收缩压的 2 ～ 3 倍并去掉驱血带，并注射 0.5% 的利多卡因 1 ml/kg（不超过 3 mg/kg）。青少年可用丙胺卡因代替。小儿通常不能耐受止血带引起的疼痛，此方法曾有数个死亡病例的报道。

皮内注射

皮内注射常用于成人麻醉覆盖深部组织的皮肤。该方法在儿童中极少使用，仅用于非全身麻醉患儿行区域阻滞时穿刺点的麻醉。用 25 G、27 G 或 30 G 穿刺针斜面向下贴近皮肤进针，不穿过真皮层，注入少量（小于 0.5 ml）局麻药（0.5% ～ 1% 的利多卡因或丙胺卡因，加或不加肾上腺素）。该处皮肤呈橘皮样改变时，即能达到麻醉效果。这种方法唯一的缺点是存在注射痛。

伤口浸润

一些成人研究显示置管进行持续的伤口浸润是有益的[314-315]。而当前关于儿童使用置管伤口持续浸润的文献报道较少。Ouaki 等[316]研究了通过髂嵴导置管持续输注罗哌卡因，用于上颌牙槽骨移植术的儿童取植骨后镇痛的效果。紧贴供体的髂骨膜导管，以 0.125 ml/（kg · h）速度持续泵注 0.2% 罗哌卡因 48 h。研究结果显示，与其他文献的结果相比较，使用该方法能降低疼痛评分，并减少 3 个月后的慢性疼痛的发生。

Dashow 等[317]的研究显示，在供体髂前上棘区放置一块布比卡因浸泡的吸收海绵复合布比卡因的伤口浸润，用于儿童术后镇痛，能明显降低疼痛评分，减少镇痛药物的需求，以及缩短住院时间。

使用伤口局部浸润必须采取措施避免细菌污染和药物过量，特别对于大面积创伤或重复注射的病例。

致谢

感谢 Drs. Chris-tophe Dadure，Chrystelle Sola，Bernard Dalens 和 Xavier Capdevila 对本章内容出版前的校对与修改，他们对本章的完稿起了重要作用。

感谢 John Hajduk 对本章内容的编辑。

参考文献

1. Guay J, et al. *Anesth Analg*. 2017;124(3):948.
1a. Nolting D, et al. *Spine*. 1998;23:2265.
2. Weidenheim KM, et al. *J Neuropathol Exp Neurol*. 1992;51:142.
3. Tanaka S, et al. *Early Hum Dev*. 1995;41:49.
4. Easley RB, et al. Development and evaluation of pain and the stress response. In: Bissonnette B, ed. *Pediatric Anesthesia: Basic Principles, State of the Art, Future, Shelton, Conn*. People's Medical Publishing House; 2011:259.
5. Grunau R. *Clin Perinatol*. 2002;29:373.
6. Anand KJ. *Nat Med*. 2000;6:971.
7. Taddio A, et al. *Paediatr Drugs*. 2005;7:245.
8. Lack JA, et al. *Br J Anaesth*. 1997;78:601.
9. Mazoit JX, et al. *Clin Pharmacokinet*. 2004;43:17.
10. Booker PD, et al. *Br J Anaesth*. 1996;76:365.
11. Mazoit JX, et al. *Anesthesiology*. 1988;68:387.
12. Meunier JF, et al. *Anesthesiology*. 2001;95:87.
13. Burm AG, et al. *Anesthesiology*. 2000;93:395.
14. Eyres RL, et al. *Anaesth Intensive Care*. 1986;14:13.
15. Lonnqvist PA, et al. *Br J Anaesth*. 2000;85:506.
16. Ala-Kokko TI, et al. *Acta Anaesthesiol Scand*. 2000;44:1099.
17. Karmakar MK, et al. *Anesth Analg*. 2002;94:259.
18. Chalkiadis GA, et al. *Br J Anaesth*. 2004;92:218.
19. Chalkiadis GA, et al. *Br J Anaesth*. 2005;95:524.
20. Peutrell JM, et al. *Br J Anaesth*. 1997;78:160.
21. Luz G, et al. *Paediatr Anaesth*. 1998;8:473.
22. Leopold A, et al. *Anesth Prog*. 2002;49:82.
23. Gjonaj ST, et al. *Chest*. 1997;112:1665.
24. Mazoit JX. *Paediatr Anaesth*. 2012;22:31.
25. Sitbon P, et al. *Anesth Analg*. 1996;82:1003.
26. Nielson DW, et al. *Am J Respir Crit Care Med*. 2000;161:147.
27. Engberg G, et al. *Acta Anaesthesiol Scand*. 1987;31:624.
28. Doyle E, et al. *Paediatr Anaesth*. 1997;7:121.
29. Weston PJ, Bourchier D. *Paediatr Anaesth*. 1995;5:219.
30. Dalens B, et al. *Paediatr Anaesth*. 2001;11:415.
31. Paut O, et al. *Br J Anaesth*. 2004;92:416.
32. Bokesch PM, et al. *Anesthesiology*. 1987;67:739.
33. Papini O, et al. *Chirality*. 2004;16:65.
34. Zsigmond EK. *Can Anaesth Soc J*. 1971;18:278.
35. Bricker SR, et al. *Anesthesiology*. 1989;70(6):942–947.
36. Bouwmeester NJ, et al. *Br J Anaesth*. 2004;92:208.
37. Attia J, et al. *Anesthesiology*. 1986;65:590.
38. Warner MA, et al. *Anesth Analg*. 1987;66:995–998.
39. Hansen TG, et al. *Acta Anaesthesiol Scand*. 2001;45:42.
40. Jamali S, et al. *Anesth Analg*. 1994;78:663.
41. De Negri P, et al. *Anesth Analg*. 2001;93:71.
42. Kaabachi O, et al. *Anesth Analg*. 2007;105:516.
43. Cucchiaro G, et al. *Anesth Analg*. 2007;104:532.
44. Bouchut JC, et al. *Reg Anesth Pain Med*. 2001;26:83.
45. Galante D. *Paediatr Anaesth*. 2005;15:708.
46. Potts AL, et al. *Paediatr Anaesth*. 2007;17:924.
47. https://www.asra.com/news/66/esra-asra-guidelines-for-pediatric-regio - Suresh, S, ESRA/ASRA Guidelines for Pediatric Regional Anesthesia. Link: http://www.brightcopy.net/allen/asra/15-4/index.php#/14 p15-16.
48. Nafiu OO, et al. *J Natl Med Assoc*. 2007;99:670.
49. Dalens B. *Curr Opin Anaesthesiol*. 2006;19:301.
50. Bouwmeester NJ, et al. *Br J Anaesth*. 2001;87:390.
51. Siebert JN, et al. *Paediatr Anaesth*. 2007;17:410.
52. Wolf AR, et al. *Br J Anaesth*. 1993;70:654.
53. Tuncer S, et al. *Pediatr Int*. 2004;46:53.
54. Khalil SN, et al. Middle East. *J Anesthesiol*. 2005;18:391.
55. Larousse E, et al. *Anesth Analg*. 2002;94:1165.
56. Raux O, et al. *Anesth Analg*. 2004;98:948.
57. Ozasa H, et al. *Paediatr Anaesth*. 2002;12:317.
58. Kain ZN, et al. *Anesthesiol Clin North Am*. 2002;20:29.
59. Wright KD, et al. *Behav Modif*. 2007;31:52.
60. Taenzer AH, et al. *Reg Anesth Pain Med*. 2014;39(4):279.
61. Ivani G, et al. *Reg Anesth Pain Med*. 2015;40(5):526.
62. Ion T, et al. *Anesth Analg*. 2005;100:82.
63. Nasr AA, et al. *Paediatr Anaesth*. 2008;18:1278.
64. Diwan R, et al. *Paediatr Anaesth*. 2001;11:603.
65. Englbrecht JS, et al. *Anaesth Intensive Care*. 2010;38:1101.
66. Johr M, et al. *Best Pract Res Clin Anaesthesiol*. 2004;18:357.
67. Dadure C, et al. *Anesth Analg*. 2003;97:687.
68. DeVera HV, et al. *J Pediatr Orthop*. 2006;26:801.
69. Hammer GB. *J Cardiothorac Vasc Anesth*. 1999;13:210.
70. Peterson KL, et al. *Anesth Analg*. 2000;90:1014.
71. Young KD. *Ann Emerg Med*. 2005;45:160.
72. Blount RL, et al. *Behav Modif*. 2006;30:24.
73. Anand KJ, et al. *Clin Ther*. 2005;27:844.
74. Dadure C, et al. *Paediatr Anaesth*. 2012;22:93.
75. Walker BJ. *Br J Anaesth*. 2015;115(3):457.
76. Tobias JD. *Paediatr Anaesth*. 2002;12:272.
77. Elias M, et al. *Anesthesiology*. 1994;80:950.
78. Yaster M, et al. *Pediatrics*. 1994;93:310.
79. Labat F, et al. *Br J Anaesth*. 2001;87:935.
80. Dadure C, et al. *Anesthesiology*. 2005;102:387.
81. Nayak S, et al. *Pediatr Anesth*. 2008;18:357.
82. Rauck RL, et al. *Anesth Analg*. 1996;82:1097.
83. Collins JJ, et al. *Pain*. 1996;65:63.
84. Cooper MG, et al. *J Pain Symptom Manage*. 1994;9:277.
85. Kessel G, et al. *Anaesthesia*. 1996;51:1154.
86. Elias M. Middle East. *J Anesthesiol*. 2001;16:359.
87. Kotzé A, et al. *Br J Anaesth*. 2007;98:662.
88. Platis CM, et al. *Pediatr Anesth*. 2006;16:1198.
89. Longhini AB, et al. *Anesth Analg*. 2018;127(1):188.
90. Lejus C. *Paediatr Anaesth*. 2004;14:622.
91. Dunwoody JM, et al. *J Pediatr Orthop*. 1997;17:285.
92. Llewellyn N, et al. *Pediatr Anesth*. 2007;17:520.
93. Battaglia TC, et al. *J Pediatr Orthop*. 2002;22:431.
94. Bibbo C, et al. *Pediatr Emerg Care*. 2000;16:244.
95. Carbonell PG, et al. *J Pediatr Orthop B*. 2004;13:412.
96. Firth PG, et al. *Anesthesiology*. 2004;101:766.
97. Ali L, et al. *Anaesthesia*. 2005;60:1149.
98. Hernandez-Palazon J. *Paediatr Anaesth*. 2003;13:733.
99. Ecoffey C, et al. *Paediatr Anaesth*. 2010;20:1061.
100. Krane EJ. *Reg Anesth Pain Med*. 1999;24:494.
101. Benzon HT, et al. *Br J Anaesth*. 1988;61:754.
102. Nouette-Gaulain K, et al. *Anesthesiology*. 2007;106:1026.
103. Nouette-Gaulain K, et al. *Anesthesiology*. 2009;111:1120.
104. Dalens BJ, et al. *Drug Saf*. 1998;19:251.
105. Di Gregorio G, et al. *Reg Anesth Pain Med*. 2010;35:181.
106. Scott DB, et al. *Anesth Analg*. 1989;69:563.
107. Bienvenu J, et al. *Clin Chem*. 1981;27:721.
108. Maxwell LG, et al. *Anesthesiology*. 1994;80:682.
109. Weinberg GL. *Reg Anesth Pain Med*. 2010;35:188.
110. Morray JP, et al. *Anesthesiology*. 1993;78:461.
111. Giaufré E, et al. *Anesth Analg*. 1996;83:904.
112. Fox MA, et al. *Anaesth Intensive Care*. 1993;21:646.
113. Rochette A, et al. *Curr Opin Anaesthesiol*. 2009;22:374.
114. Walker BJ, et al. *Anesthesiology*. 2018;129(4):721.
115. Long JB, et al. *Anesth Analg*. 2016;122(6):1965.
116. Kokki H, et al. *Acta Anaesthesiol Scand*. 2000;44:210.
117. Kokki H, et al. *Acta Anaesthesiol Scand*. 2005;49:1367.
118. Knudsen K, et al. *Br J Anaesth*. 1997;78:507.
119. McClure J, Ropivacaine. *Br J Anaesth*. 1996;76:300.
120. Zink W, et al. *Anesth Analg*. 2003;97:1173.
121. Ala-Kokko TI, et al. *Br J Anaesth*. 2002;89:438.
122. Hansen TH, et al. *Br J Anaesth*. 2000;85:347.
123. Antok E, et al. *Anesth Analg*. 2003;97:1608.
124. Duflo F, et al. *Br J Anaesth*. 2006;97:250.
125. Dadure C, et al. *Ann Fr Anesth Réanim*. 2010;29:610.
126. Suresh S, et al. *Anesth Analg*. 2017;124(5):1591.
127. Kim SH, et al. *Colorectal Dis*. 2012;14:611.
128. Rofaeel A, et al. *Reg Anesth Pain Med*. 2008;33:139.
129. Tsui BCH. *Can J Anaesth*. 2009;56:704.
130. Dillane D, et al. *Pediatr Anesth*. 2012;22:102.
131. Hadzic A. *Reg Anesth Pain Med*. 2004;29:185.
132. Kinder Ross A, et al. *Anesth Analg*. 2000;91:16.
133. Gurnaney H, et al. *Anesth Analg*. 2007;105:1605.
134. Bigeleisen PE, et al. *Anesthesiology*. 2009;110:1235.
135. Bosenberg AT, et al. *Paediatr Anaesth*. 2002;12:398.
136. Sites BD, et al. *Reg Anesth Pain Med*. 2010;35(suppl 2):S81.
137. Schafhater-Zoppoth I, et al. *Reg Anesth Pain Med*. 2004;29:480.
138. Marhofer P, et al. *Anaesthesia*. 2004;59:642.
139. Roberts S. *Techniques Paediatr Anesth*. 2006;16:1112.
140. Willschke H, et al. *Br J Anaesth*. 2005;95:226.
141. Oberndorfer U, et al. *Br J Anaesth*. 2007;98:797.
142. Kil HK, et al. *Reg Anesth Pain Med*. 2007;32:102.
143. Kriss VM, et al. *Am J Roentgenol*. 1998;171:1687.
144. Uguralp S, et al. *J Pediatr Surg*. 2002;37:610.
145. Marhofer P, et al. *Paediatr Anesth*. 2005;15:671.
146. Deleted in proofs.

147. Krane EJ, et al. *Reg Anesth Pain Med*. 1998;23:433.
148. Eyres RL. *Paediatr Anaesth*. 1995;5:213.
149. Freid EB, et al. *Anesthesiology*. 1993;79:394.
150. Kozek-Langenecker SA, et al. *Anesth Analg*. 2000;90:579.
151. Tobias JD. *Anesth Analg*. 2001;93:1156.
152. Perillo M, et al. *Anesth Analg*. 1993;76:178.
153. Emery J, et al. *Paediatr Anaesth*. 2004;14:768.
154. Kluger MT, et al. *Anaesthesia*. 2002;57:1060.
155. Kokinski MT, et al. *Paediatr Anaesth*. 1999;9:243.
156. Ganesh A, et al. *Anesth Analg*. 2007;105:1234.
157. Ludot H, et al. *Reg Anesth Pain Med*. 2008;33:52.
158. Nakamura T, et al.: *Takasaki M. Can J Anaesth* 38:969, 1991.
159. Gaitini LA, et al. *Anesth Analg*. 2000;90:1029.
160. Teyin E, et al. *Pediatr Anesth*. 2006;16:290.
161. Veyckemans F, et al. *Reg Anesth*. 1992;17:119.
162. Adewale L, et al. *Paediatr Anaesth*. 2000;10:137.
163. Crighton IM, et al. *Br J Anaesth*. 1997;78:391.
164. Dalens BJ. Regional anesthetic techniques. In: Bissonnette B, Dalens B, eds. *Pediatric Anesthesia: Principles and Ractice*. New York: McGraw-Hill; 2002:528.
165. Gunter JB, et al. *J Pediatr Surg*. 1991;26:9.
166. Bouchut JC, et al. *Paediatr Anaesth*. 2001;11:55.
167. Peutrell JM, et al. *Anaesthesia*. 1993;48:128.
168. Valairucha S, et al. *Paediatr Anaesth*. 2002;12:424.
169. Suresh S, et al. *Anesth Analg*. 2015;120(1):151.
170. Valairucha S, et al. *Paediatric Anaesthesia*. 2002;12(5):424.
171. Tsui BC, et al. *Anesth Analg*. 2004;99:694.
172. Tsui BC, et al. *Anesthesiology*. 1999;9:374.
173. Tsui BC, et al. *Anesth Analg*. 2002;95:326.
174. Roberts SA, et al. *Pediatr Anesth*. 2005;15:948.
175. Vas L, et al. *Paediatr Anaesth*. 2000;10:149.
176. Dalens B, et al. *Anesth Analg*. 1989;68:83.
177. Hong JY, et al. *Anesth Analg*. 2009;109:1073.
178. Raghunathan K, et al. *Paediatr Anesth*. 2008;18:606.
179. Shin SK, et al. *Anesthesiology*. 2009;111:1135.
180. Tames SJ, et al. *Paediatr Anaesth*. 2003;13:676.
181. Vas L, et al. *Paediatr Anaesth*. 2001;11:575.
182. Hammer GB. *Anesthesiol Clin North Am*. 2002;11:578.
183. Soliman LM, et al. *Paediatr Anaesth*. 2006;16:200.
184. Futagawa K, et al. *J Anesth*. 2006;20:48.
185. Arms DM, et al. *Orthopedics*. 1998;21:539.
186. Blumenthal S, et al. *Anesthesiology*. 2005;102:175.
187. Bosenberg AT. *Tech Reg Anesth Pain Manag*. 1999;3:157.
188. Berkowitz D, et al. *Anesth Analg*. 2005;100:365.
189. Lenox WC, et al. *Anesthesiology*. 1995;83:1112.
190. Kost-Byerly S, et al. *Anesth Analg*. 1998;86:712.
191. Taenzer AH. *Anesthesiology*. 2003;98:1014.
192. Cooper MG, et al. *Anesthesiology*. 1991;75:370.
193. Bosenberg AT, et al. *Anaesthesia*. 1995;50:895.
194. Willschke H, et al. *Reg Anesth Pain Med*. 2007;32:34.
195. Aram L, et al. *Anesth Analg*. 2001;92:1432.
196. Schulte-Steinberg O. *Ann Chir Gynaecol*. 1984;73:158.
197. Birmingham PK, et al. *Anesth Analg*. 2003;96:686.
198. Busoni P, et al. *Anaesth Intens Care*. 1991;19:325.
199. Kaiser AM, et al. *Neuropediatrics*. 1986;17:100.
200. Dohi S, et al. *Anesthesiology*. 1979;50:319.
201. Sacrista S, et al. *Paediatr Anaesth*. 2003;13:253.
202. Mahé V, et al. *Anesthesiology*. 1988;68:601.
203. Bonnet MP, et al. *Anesth Analg*. 2004;98:1280.
204. Frumiento C, et al. *Arch Surg*. 2000;135:445.
205. Nickel US, et al. *Paediatr Anaesth*. 2005;15:58.
206. William JM, et al. *Br J Anaesth*. 2001;86:366.
207. Imbelloni LE, et al. *Paediatr Anaesth*. 2006;16:43.
208. Puncuh F, et al. *Paediatr Anaesth*. 2004;14:564.
209. Kokki H, et al. *Anesth Analg*. 2005;100:66.
210. Hammer GB, et al. *Anesth Analg*. 2005;100:1283.
211. Katznelson R, et al. *Paediatr Anaesth*. 2005;15:50.
212. Rappaport BA, et al. *N Engl J Med*. 2015;372(9):796–797.
213. Davidson AJ, et al. *Lancet*. 2016;387(10015):239.
214. Davidson AJ, et al. *Anesthesiology*. 2015;123(1):38.
215. Williams RK, Adams DC, Aladjem EV, et al. The safety and efficacy of spinal anesthesia for surgery in infants: the Vermont Infant Spinal Registry. *Anesth Analg*. 2006;102(1):67–71.
216. Lopez T, et al. *Minerva Anestesiol*. 2012;78:78.
217. Shenkman Z, et al. *Can J Anaesth*. 2002;49:262.
218. Kokki H, et al. *Acta Anaesthesiol Scand*. 1998;42:1076.
219. Cornish PB, et al. *Anesth Analg*. 2007;104:1288.
220. Dalens B. Peripheral blocks of the upper extremity. In: Dalens B, ed. *Regional Anesthesia in Infants, Children and Adolescents*. London: Williams & Wilkins; 1995:275.
221. Brown TC, et al. *Br J Anaesth*. 1999;83:65.
222. Tobias JD. *Paediatr Anaesth*. 2001;11:265.
223. Borgeat A, et al. *Anesthesiology*. 2001;95:875.
224. Soeding PE, et al. *Anaesth Intensive Care*. 2005;33:719.
225. Tsui B, et al. *Anesthesiology*. 2010;112:473.
226. Dalens B, et al. *Anesth Analg*. 1987;66:1264.
227. McNeely JK, et al. *Reg Anesth*. 1991;16:20.
228. De Jose Maria B, et al. *Paediatr Anaesth*. 2004;14:931.
229. Suresh S, et al. *Paediatr Anaesth*. 2009;19:1238.
230. Bigeleisen P, et al. *Br J Anaesth*. 2006;96:502.
231. Zimmermann P, et al. *Anesth Analg*. 2002;95:1825.
232. Wang FY, et al. *Acta Anaesthesiol Taiwan*. 2007;45:15.
233. Carre P, et al. *Paediatr Anaesth*. 2000;10:35.
234. Christophe JL, et al. *Br J Anaesth*. 2009;103:606.
235. Yin ZG, et al. *J Hand Surg Br*. 2006;31:547.
236. Dadure C, et al. *Anesth Analg*. 2004;98:623.
237. Schuepfer G, Jöhr M. *Paediatr Anaesth*. 2005;15:461.
238. Capdevila X, et al. *Anesth Analg*. 2002;94:1606.
239. Parkinson SK, et al. *Anesth Analg*. 1989;68:243.
240. Kirchmair L, et al. *Anesthesiology*. 2004;101:445.
241. Sciard D, et al. *Anesthesiology*. 2001;95:1521.
242. Johnson CM. *Anaesth Intensive Care*. 1994;22:281.
243. Paut O, et al. *Anesth Analg*. 2001;92:1159.
244. Lako SJ, et al. *Anesth Analg*. 2009;109:1799.
245. Dalens B, et al. *Anesth Analg*. 1989;69:705.
246. Van Geffen GJ, et al. *J Clin Anesth*. 2010;22:241.
247. Dalens B, et al. *Anesth Analg*. 1990;70:131.
248. Ivani G, et al. *Paediatr Anaesth*. 2003;13:718.
249. Chelly JE, et al. *Foot Ankle Int*. 2002;23:749.
250. Singelyn FJ, et al. *Anesth Analg*. 1997;84:383.
251. Ponde VC, et al. *Pediatr Anesth*. 2011;21:406.
252. Vas L. *Pediatr Anesth*. 2005;15:971.
253. Dadure C, et al. *Anesth Analg*. 2006;102:744.
254. Hamill JK, et al. *Paediatr Anaesth*. 2016;26(4):363.
255. Willschke H, et al. *Br J Anaesth*. 2006;97:244.
256. Dolan J, et al. *Reg Anesth Pain Med*. 2009;34:247.
257. Naja ZM, et al. *Anaesthesia*. 2006;61:1064.
258. Jagannathan N, et al. *Paediatr Anaesth*. 2009;19(9):892.
259. Lipp AK, et al. *Br J Anaesth*. 2004;92:273.
260. Weintraud M, et al. *Anesth Analg*. 2008;106:89.
261. Willschke H, et al. *Paediatr Anaesth*. 2012;22:88.
262. Hebbard P, et al. *Anaesth Intensive Care*. 2007;35:616.
263. Fredrickson MJ, et al. *Pediatr Anesth*. 2010;20:1022.
264. Long JB, et al. *Anesth Analg*. 2014;119(2):395.
265. Suresh S, et al. *Anesth Analg*. 2016;122(3):814.
266. Schuepfer G, Johr M. *Paediatr Anaesth*. 2004;14:574.
267. Sandeman DJ, et al. *Anaesth Intensive Care*. 2007;35:266.
268. O'Sullivan MJ, et al. *Paediatr Anaesth*. 2011;21:1214.
269. Faraoni D, et al. *Paediatr Anaesth*. 2010;20:931.
270. Snellman LW, et al. *Pediatrics*. 1996;95:705.
271. Kovacs P, et al. *Dis Colon Rectum*. 2001;44:138.
272. Naja Z, et al. *Anesthesia*. 2011;66:802.
273. Matsota P, et al. *Eur J Pediatr Surg*. 2001;11:21.
274. Downs CS, et al. *Anaesth Intensive Care*. 1997;25:390.
275. Karmakar MM, et al. *Anaesth Intensive Care*. 1998;26:115.
276. Maurer K, et al. *Can J Anaesth*. 2005;52:112.
277. Lonnqvist PA. *Anaesthesia*. 1992;47:607.
278. Lonnqvist PA, et al. *Paediatr Anaesth*. 1992;2:285.
279. Pusch F, et al. *Br J Anaesth*. 2000;85:841.
280. Shah R, et al. *J Cardiovasc Surg*. 1997;38:543.
281. Berta E, et al. *Paediatr Anaesth*. 2008;18:593.
282. Naja ZM, et al. *Anesthesiology*. 2005;103:600.
283. Tsui BCH, et al. *J Clin Anesth*. 2018;53:29–34.
284. Kaplan I, et al. *A&A practice*. 2018;11(9):250–252.
285. Munshey F, et al. *J Clin Anesth*. 2018;47:47–49.
286. Aksu C, Gurkan Y. *J Clin Anesth*. 2018;50:62–63.
287. Elkoundi A, et al. *Korean journal of anesthesiology*. 2018.
288. Munshey F, et al. *Anesth Analg*. 2018.
289. Wong J, et al. *J Clin Anesth*. 2018;47:82–83.
290. Munoz F, et al. *Canadian journal of anaesthesia = Journal canadien d'anesthesie*. 2017;64(8):880–882.
291. Hernandez MA, et al. *Reg Anesth Pain Med*. 2018;43(2):217–219.
292. Bosenberg AT. *Tech Region Anesth Pain Manage*. 1999;3:196.
293. Bosenberg AT, et al. *Br J Anaesth*. 1995;74:506.

294. Prabhu KP, et al. *Scand J Plast Reconstr Surg Hand Surg*. 1999;33:83.
295. Simion C, et al. *Paediatr Anaesth*. 2008;18(11):1060–1065.
296. Mesnil M, et al. *Paediatr Anaesth*. 2010;20:343.
297. Sola C, et al. *Paediatr Anaesth*. 2012;22:841.
298. Salloum ML, et al. *Cleft Palate Craniofac J*. 2009;46:629.
299. Giles WC, et al. *Laryngoscope*. 2007;117:2097.
300. Brown DJ, et al. *Emerg Med Clin North Am*. 2007;25:83.
301. Suresh S, et al. *Anesth Analg*. 2002;94:859.
302. Cregg N, et al. *Can J Anaesth*. 1996;43:141.
303. Greher M. *Br J Anaesth*. 2010;104:637.
304. Dieudonne N, et al. *Anesth Analg*. 2001;92:1538.
305. Tobias JD. *J Clin Anesth*. 1999;11:606.
306. Suresh S. *Anesth Analg*. 2004;98:1556.
307. Monso A, et al. *Reg Anesth Pain Med*. 1999;24:186.
308. Parris WCV, et al. *Anesth Analg*. 1991;72:552.
309. Mesa A, et al. *Reg Anesth*. 1993;18:60.
310. Tong HC, Nelson VS. *Pediatr Rehab*. 2000;4:87.
311. Agarwal V, Joseph B. *J Pediatr Orthop B*. 2006;15:73.
312. Blasier RD, White R. *Pediatr Emerg Care*. 1996;12:404.
313. Davidson AJ, et al. *Paediatr Anaesth*. 2002;12:146.
314. Constantine E, et al. *Pediatr Emerg Care*. 2007;23:209.
315. Rackelboom T, et al. 116:893 2010.
316. Forastiere E, et al. *Br J Anaesth*. 2008;101:841.
317. Ouaki J, et al. *Pediatr Anesth*. 2009;19:887.
318. Dashow JE, et al. *Cleft Palate Craniofac J*. 2009;46:173.

77 小儿麻醉

LASZLO VUTSKITS，ANDREW DAVIDSON
刘慧敏　赵珍珍　译　夏中元　审校

要　点

- 出生时，血液循环发生了根本性的变化，因为血液氧合通过肺而不是胎盘。这种转变使一些新生儿面临肺动脉压力突然升高的风险，由此导致血液通过未闭的卵圆孔或动脉导管分流到肺部。这可能是由缺氧、高碳酸血症、酸中毒和感染引起的。
- 新生儿心脏中起收缩作用的细胞减少致使心室顺应性降低，从而导致心脏对静脉容量超负荷的敏感性增加，对后负荷增加的耐受性差（如双心室衰竭），与较大儿童相比，新生儿的心排血量呈相对的心率依赖性。此外，新生儿心肌钙储备不足，使得强效麻醉药对心肌抑制的敏感性增加，也使新生儿依赖于外源性钙（即血中游离钙），并对低钙血症的负性肌力作用特别敏感。
- 新生儿气道与成人气道相比存在4点不同：喉位于颈部较高的位置，声门形状不同且与喉入口成角，声带成角，最狭窄部分位于声门下的环状软骨水平。
- 新生儿的分布体积相对较大，大多数药物的清除率较低。因此，负荷剂量通常必须相对较大，而持续输注速率或剂量间隔往往较长。异速生长律（如体重）比简单的“mg/kg”计算更能预测儿童对大多数药物的剂量需求。
- 儿童的挥发性麻醉药的最低肺泡有效浓度（MAC）高于成人。然而，对大多数药物而言，新生儿的MAC低于大龄儿童。与较大儿童相比，婴儿能够更快地平衡吸入到组织中的挥发性药物的浓度，因此，如果长时间使用较高浓度的药物，则会有相对过量的风险。
- 与较大儿童相比，新生儿和婴儿发生麻醉相关心搏骤停的风险更大。病因通常与心脏或呼吸系统的影响有关。
- 早产儿有术后呼吸暂停的风险。在这类患儿中使用区域麻醉可以减少麻醉后即刻呼吸暂停的发生率，但对早产儿的持续监测至关重要。
- 新生儿和婴儿术中需要足够的镇痛。在这一人群中，实现充分镇痛的麻醉药最佳剂量尚不清楚。成人脑电图（EEG）的衍生算法，如脑电双频指数（bispectral index，BIS）并不适用于该年龄组的麻醉。
- 体温调节对新生儿和婴儿尤为重要。由于体表体重比值大，术中易发生低体温。可通过使用热空气床垫、加热外科皮肤消毒液尽量维持术中温度，选择适当的运输设备运送新生儿或婴儿并且途中包被好，都有助于防止体温过低。
- 与成人相比，儿童更易患医源性低钠血症且随后的发病率显著。为了减少这种风险，围术期液体治疗应包括等张溶液。Holliday和Segar的经典4-2-1规则高估了替代需求。
- 学龄前儿童有术后谵妄和（或）躁动的风险。躁动可能是由许多因素引起的，包括疼痛、恐惧和饥饿，谵妄也可能引起躁动。孩子们表现出谵妄，变得不安，不与父母或照顾者交流。众所周知，许多策略可以降低谵妄的风险，许多方法被用来减少术后谵妄。使用丙泊酚麻醉的患儿发生谵妄的风险比接受挥发性麻醉药麻醉的患儿低。

- 根据动物研究，大多数全身麻醉药会引起发育中的大脑的形态学改变。加速神经元凋亡是最广泛描述的变化。一些人类研究发现，儿童早期接触麻醉和手术与随后的神经发育之间存在关联。这可以用一些混淆因素来解释。同时，越来越多的证据表明，婴儿期 1 h 的麻醉对认知和一系列其他心理测量结果没有持久的影响。
- 小儿麻醉需要合适的各种型号的儿科设备。新生儿需要能满足其需求的呼吸机。
- 术前焦虑在儿童中很常见。分散注意力、使用咪达唑仑或 α_2 受体激动药以及诱导期父母在场都被证明可以减少焦虑。

生理因素

在发育过程中，儿童的生理和解剖发生了重大变化。了解这些是提供安全的小儿麻醉的关键。最实质性的变化发生在出生时和婴儿早期；然而，许多系统在整个儿童时期继续发展变化。

宫内发育

宫内发育从受孕到分娩。这一产前期的特点是易受多种遗传和外部因素的影响，这些因素可导致严重程度不等的永久性器官功能障碍（表 77.1）。确定这些产前危险因素至关重要，因为它们可能对围术期管理产生重大影响。产前发育通常分为三个阶段：①生殖期，②胚胎期，③胎儿期。生殖期从受孕开始，随着胚胎植入子宫壁约 2 周后结束。这个时期的一个关键特征是胎盘的形成。影响着床过程的基因或环境因素导致妊娠终止。胚胎期包括妊娠第 3 周至第 8 周，其特征是细胞的强烈增殖、迁移和分化，进而所有主要器官在此时期建立。在这一时期，对各种各样的基质（通常称为致畸原）的脆弱性增加，可导致重大的发育缺陷，其中许多与生命不相容。胎儿期从妊娠第 9 周到出生，以胚胎期形成的器官生长发育和功能分化为特征。许多外源性因素，如环境毒素、电离辐射、母体感染以及许多药物都会干扰整个胎儿期器官发育的生理模式，进而导致不同严重程度的器官功能障碍。因此，仔细评估产前病史是术前评估的重要组成部分，可以在围术期管理前指导进一步检查。

虽然足月定义为妊娠 37 周至 42 周，但在严密的医疗支持下，妊娠 22 周至 26 周的胎儿亦可宫外成活。早产分为轻度早产（32 ～ 37 周）、重度早产（28 ～ 31 周）和极度早产（28 周以下），新生儿发病率和死亡率随早产程度增加（图 77.1）[1]。

足月新生儿正常出生体重为 2500 ～ 4200 g。体重低于标准的婴儿可分为低出生体重儿（＜ 2500 g）、极低出生体重儿（＜ 1500 g）和超低出生体重儿（＜ 1000 g）。根据胎龄划分体重可以进一步分为三类：小于胎龄儿、适于胎龄儿或大于胎龄儿（图 77.1）。小于或大于胎龄的婴儿通常有与母体疾病相关的发育问题或困难，这些问题或困难可直接影响围术期管理（表 77.1）。

新生儿和婴儿生理学

胎儿的生理与新生儿的生理有着根本的不同。从宫内生活到宫外生活的转变是迅速的，涉及一系列复杂而精心策划的事件，旨在确保新生儿的生存能力[2]。Apgar 评分（表 77.2）是评估新生儿出生后瞬间状况的一项有用的临床指标。所有婴儿出生后 1 min 和 5 min 报告该评分，此后可延长至胎儿到新生儿的过渡期。Apgar 评分为 7 ～ 10 分被认为是令人放心的，4 ～ 6

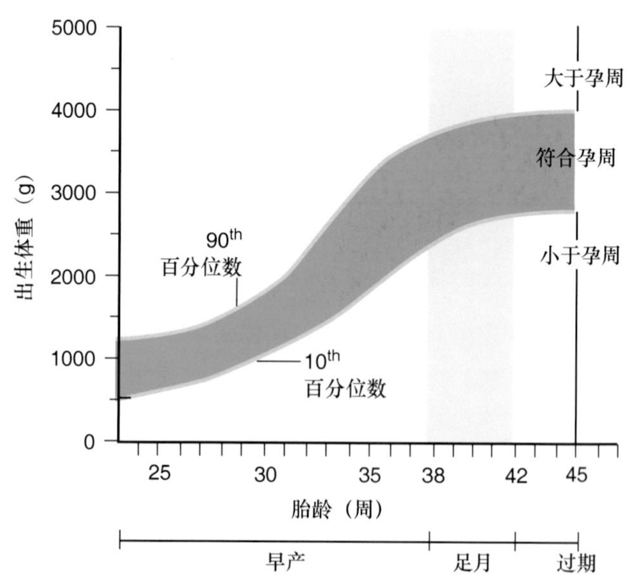

图 77.1 绘制新生儿出生体重与胎龄的关系图，以确定婴儿是小于、符合还是大于胎龄。小于或大于胎龄的婴儿特别容易出现各种问题，如代谢、发育、感染或结构异常，以及药物成瘾和戒断（Modified from Battaglia FC. Intrauterine growth retardation. Am J Obstet Gynecol. 1970；106：1103-1114. Used with permission.）

表 77.1 与体重和胎龄相关的常见新生儿问题

孕周	体重	发生率上升的新生儿问题
早产（＜37 周）	小于胎龄儿	呼吸窘迫综合征 呼吸暂停 围生期抑郁症 低血糖 红细胞增多症 低钙血症 低镁血症 高胆红素血症 病毒性感染 血小板减少症 先天性异常 母体用药成瘾 胎儿酒精综合征
	适于胎龄儿	呼吸窘迫综合征 呼吸暂停 低血糖 低钙血症 低镁血症 高胆红素血症
	大于胎龄儿	呼吸窘迫综合征 低血糖；母亲患糖尿病的胎儿呼吸暂停 低血糖 低钙血症 高胆红素血症
足月产（37 ～ 42 周）	小于胎龄儿	先天性异常 病毒性感染 血小板减少症 胎儿酒精综合征 围生期抑郁症 低血糖
	适于胎龄儿	—
	大于胎龄儿	分娩创伤 高胆红素血症 低血糖；母亲患糖尿病的胎儿
过期产（＞42 周）	小于胎龄儿	胎粪吸入综合征 先天性异常 病毒性感染 血小板减少症 母体用药成瘾 围生期抑郁症 吸入性肺炎 低血糖
	适于胎龄儿	—
	大于胎龄儿	分娩创伤 高胆红素血症 低血糖；母亲患糖尿病的胎儿

（From Coté CJ，Lerman J，Anderson BJ，eds. A Practice of Anesthesia for Infants and Children. 5th ed. Philadelphia：Saunders；2013.）

分为中度异常，而 3 分及以下通常表示预后不良[3]。然而，值得注意的是，Apgar 评分有其局限性，不能单独用于诊断新生儿窒息[3]。

心血管系统

出生后第一年，心血管系统在生理和生长发育上经历了巨大的变化。在子宫内，大部分的心排血量从

表 77.2 Apgar 评分

分值	0 分	1 分	2 分
外貌（肤色）	发绀 / 全身发白	仅周围发绀	粉红色
脉搏（心率）	0	0 < 100	100 ~ 140
皱眉（对刺激的反射能力）	对刺激无反应	皱眉（面部运动）/ 低声抽泣	受刺激时大声啼哭
运动（肌张力）	松弛	四肢略有屈曲	良好的弯曲和抗拉伸
呼吸	暂停	缓慢有规律的呼吸	哭声响亮

胎盘经卵圆孔进入升主动脉（氧合血），而上腔静脉血（去氧合血）则直接流至肺动脉和动脉导管（另见第 78 章）[2]。这种循环模式导致宫内肺血流最小化。出生时，一系列事件改变了血流动力学的相互作用，使胎儿循环适应离开子宫后的环境。具体而言，胎盘脱离了循环系统；门静脉压下降，导致静脉导管关闭；血液通过肺氧合。氧合血液促使动脉导管闭合。由于肺复张、血液接触氧气和丧失低阻力胎盘血流的综合作用，肺血管阻力下降而外周血管阻力迅速上升。肺血管阻力在出生后的第一天开始下降，在之后的几年内随着肺血管结构的改变而持续逐渐下降。左心压力的升高（外周血管阻力增加引起）导致卵圆孔关闭。至此，连接左右循环的 3 条通路都关闭了。尽管动脉导管的关闭最初主要是由于动脉血氧浓度的升高，但是其完全闭合还需要动脉平滑肌的参与。早产儿多半缺乏这一组织，这可部分解释为何早产儿动脉导管未闭的发生率很高。动脉导管纤维化闭合直到出生 2 ~ 3 周才会出现。

在此关键时期，婴儿容易从成人型循环恢复到胎儿型循环，这一转变称为过渡型循环。许多因素（如缺氧、高碳酸血症、麻醉药物诱发的外周或肺血管阻力改变）都会影响这种不稳定的平衡，导致突然返回至胎儿型循环。这种情况一旦发生，肺动脉压迅速升高至体循环水平，血液流经未闭的卵圆孔经肺分流，动脉导管可能重新开放而使血液分流。这一急速恶化可能会发生并导致严重的低氧血症，在这种情况下，尽管以 100% 氧气进行肺通气，婴儿的低氧血症状态仍可能延长。大多数情况下，单纯的过度通气可通过降低动脉 CO_2 分压（$PaCO_2$）使升高的肺动脉压恢复至正常水平。

一些危险因素增加过渡型循环延长的可能性，包括：早产、感染、酸中毒、导致高碳酸血症或低氧血症（胎粪吸入）的肺部疾病、低温和先天性心脏病。必须注意保持婴儿体温，维持正常的 PaO_2 和 $PaCO_2$，并尽量减少麻醉对新生儿的心肌抑制作用。

新生儿的心脏，特别是具有收缩功能的心肌细胞量，明显低于成人。这种差异加上收缩蛋白的发育变化，导致心功能曲线左移，心室顺应性降低。由于这些差异，心排血量强烈地依赖于心率；由于婴儿无法通过增加每搏量来保持正常心排血量来轻松地补偿心率下降，因此对心动过缓的耐受性较差。

在儿童中最常见的心律失常是缺氧引起的心动过缓，如果处理不当，可导致心脏停搏。心室颤动在婴儿和儿童中极为罕见。

一般而言，大多数婴幼儿包括先天性心脏病患儿的心肌功能通常是足够的。这一规则的罕见例外是患有先天性神经肌肉和代谢疾病的个体，其心肌可能严重受损[4]。在新生儿和婴儿中，由于肌浆网的不成熟，心脏钙储备减少；因此，这部分人群更多地依赖于外源性（离子）钙，并可能对有钙通道阻滞作用的挥发性麻醉药所造成的心肌抑制作用更加敏感。

呼吸系统

当呼吸系统和心血管系统发育足够成熟到能满足血流经肺泡-血管床从空气交换氧时，肺系统才能维持生命。在妊娠早期，肺芽从前肠分离，在妊娠中期形成气道的气体交换部分。肺泡管发育始于妊娠第 24 周，气囊的分隔始于妊娠第 36 周[5]。然后肺泡数量和大小持续增加，直到孩子长到 8 岁左右。进一步的生长表现为肺泡和气道的增大。足月时，表面活性蛋白的完全发育有助于保持气道通畅。如果孩子过早出生，而这些蛋白质不足，则可能发生呼吸衰竭（如呼吸窘迫综合征）。

婴儿的呼吸效率比成人低。婴儿的气道呈高度顺应性，周围结构支撑不良。胸壁的顺应性也很高，因此肋骨对肺的支撑作用很小，也就是说胸腔内负压维持不良。气道直径小，导致气流阻力增加。因此，每次呼吸伴随着功能性气道关闭。婴儿无效腔通气的比例与成人相似，然而耗氧量是成人的 2 ~ 3 倍。早产儿的呼吸做功接近成人的 3 倍，而在冷刺激（如氧代谢需要量增加）或不同程度的气道受阻时呼吸做功更高。另一个影响呼吸的重要因素是膈肌和肋间肌的结构。约 2 岁以后这些肌肉才发育为成人的 I 型肌纤维（图 77.2）[6]。因为 I 型肌纤维才能进行重复运动，任何增加呼吸做功的因素将很快导致婴儿呼吸肌疲劳。这些差异可部分解释婴儿呼吸频率快和血红蛋白去饱和快，以及气道阻塞的婴儿更易于发生疲劳和呼吸暂停的原因。

气道解剖上的差异解释了婴儿出现技术性困难气道的可能性比青少年和成人大得多的原因。一般来说，婴儿气道与成人差异主要体现在 5 个方面[7-8]：①相对口咽而言较大的舌体，提示在麻醉诱导和喉镜检查过程中，婴儿更容易出现气道阻塞和技术困难。然而，最近的磁共振成像（MRI）研究表明，儿童时期上呼吸道周围的软组织与骨骼结构成比例生长，这就对这一点提出了质疑[9]；②其他的解剖差异可能解释了儿童气道管理的一些挑战。喉部位于颈部较高的位置（头部更高），因此直喉镜片比弯喉镜片更有用；③会厌形状不同，短，肥，“Ω”形，与喉入口成角，这使喉镜操控更加困难；④声带成角，因此在盲插气管导管时，导管不易滑入气道而在声带前联合部受阻；⑤最后，婴儿喉部呈漏斗状，最窄的部分出现在环状软骨（图 77.3）[9]。而经典教学认为成人喉部呈圆柱形，婴儿喉部呈漏斗状，现在已经认识到，在约 70% 的成人中，气道最窄的部分也和儿童一样位于环状软骨水平的声门下区域。然而，儿童气管内插管的挑战与成人不同。对于成人患者来说，气道的尺寸要大得多，因此常用的气管导管通常容易通过声门开口[10]。婴儿或幼儿气管内插管时导管容易通过声带，但因为环状软骨水平处气管相对狭窄，在通过声门下区时可能就比较紧。

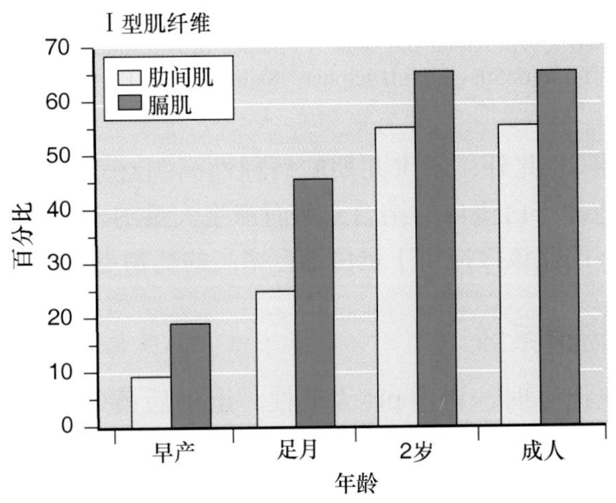

图 77.2　出生后 2 年内膈肌和肋间肌结构发生显著的变化。I 型肌纤维的数目与年龄成反比，这部分解释了呼吸做功增加时婴儿呼吸疲劳的原因（Data from Keens TG，Bryan AC，Levison H，et al. Developmental pattern of muscle fiber types in human ventilatory muscles. J Appl Physiol. 1978；44：909-913.）

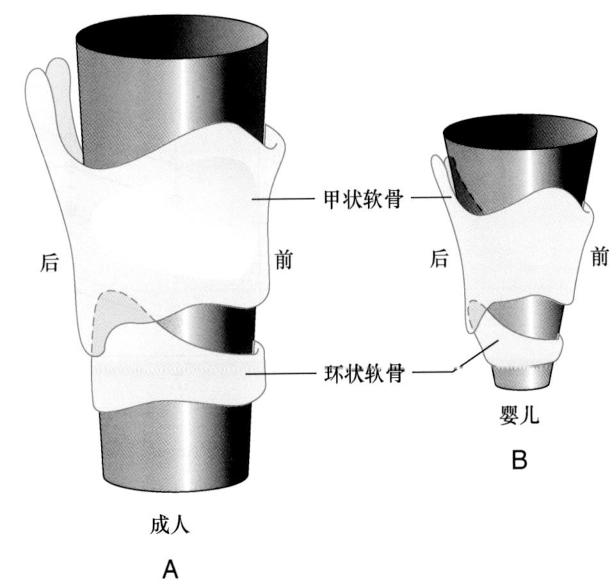

图 77.3　成人和儿童喉最狭窄的部位位于环状软骨水平。传统观点认为成人喉呈圆柱形，但是尸检资料表明成人（A）咽喉狭窄并不像婴儿（B）那么明显。婴儿喉最狭窄的部位在环状软骨水平；直至十几岁喉结构才发育成正常成人结构。这种解剖学差异是传统 6 岁以下的儿童优先选用无套囊气管导管的原因之一（From Coté CJ，Lerman J，Anderson BJ，eds. A Practice of Anesthesia for Infants and Children. 5th ed. Philadelphia：Saunders；2013.）

尽管婴儿和新生儿被认为是鼻式呼吸，他们仍然可以利用口腔气道保持自然通气和对完全鼻塞的反应[11]。即使在早产儿中，据报道，在睡眠期间，自主口式呼吸的发生率也高达 50%，而在这一人群中，一旦发生鼻塞，口式呼吸就可以持续开始[12-13]。

肾

由于灌注压低以及肾小球和肾小管功能未成熟致使新生儿肾功能明显低下，早产儿表现更为明显（表 77.3，图 77.4）[14-15]。在足月婴儿，肾小球滤过能力和肾小管功能在出生后 20 周左右近乎成熟，而早产儿会有延迟。肾功能在 2 岁才能完全发育成熟。因此，新生儿对水和电解质的处理能力相对不足，以肾

表 77.3　足月新生儿肾小球滤过率的变化

年龄	肾小球滤过率 [平均值 ml/（min · 1.73 m²）]	范围
1 d	24	3 ～ 38
2 ～ 8 d	38	17 ～ 60
10 ～ 22 d	50	32 ～ 68
37 ～ 95 d	58	30 ～ 86
1 ～ 2 岁	115	95 ～ 135

（From Heilbron DC，Holliday MA，al-Dahwi A，et al. Expressing glomerular filtration rate in children. Pediatr Nephrol. 1991；5（1）：5-11.）

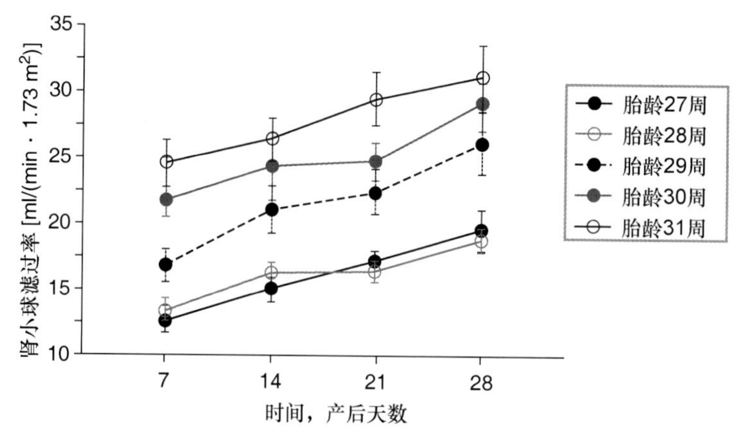

图 77.4 早产儿出生第一个月的肾小球滤过率（GFR）。肾调节大量溶质和水的能力在生命的头几个月也是有限的。这些发育变化对药物排泄和液体治疗有重要意义，特别是在生命的前 4 周。患病和早产儿肾功能成熟可能延迟。数据为均值 ± 标准差（From Vieux R，Hascoet JM，Merdariu D，et al. Glomerular filtration rate reference values in very preterm infants. Pediatrics. 2010；125（5）：e1186-e1192.）

小球滤过方式排泄的药物半衰期会相应地延长（如抗生素）。因此对新生儿应延长给药间隔时间。

肝

足月新生儿的肝功能并未完全发育成熟[16-17]。药物代谢的大部分酶系已经发育，但尚未被它们代谢的药物所诱导（激活）。随着婴儿的成长，药物代谢能力迅速增加，原因有 2 点：①肝血流增加导致更多药物被输送至肝；②酶系统发育并被激活。细胞色素 P450 系统负责亲脂类药物的 I 相代谢。出生时该系统的活性接近成人的 50%，这意味着对一些药物（如咖啡因）的代谢能力降低。但是，并不是所有的亲脂药物都如此。新生儿代谢某些药物的能力取决于某些特异性个体药物细胞色素酶。CYP3A（细胞色素 P450，家族 3，亚家族 A）通常在一出生时就达到成人水平，而其他一些细胞色素酶则缺失或不足。Ⅱ相反应涉及结合反应，可增加药物的水溶性便于肾排泄。这些反应在新生儿中通常较弱，导致出现黄疸（胆红素降解减少）和药物（及其活性代谢产物）半衰期延长（如吗啡和苯二氮䓬类的半衰期长达数天）。其中有些反应的活性直到 1 岁以后才能达到成人水平。

早产儿肝糖原储备很少，且不能代谢大量的蛋白质。这种差异可解释为什么当饮食中包含太多蛋白质时，早产儿有发生低血糖和酸中毒的倾向而且体重不增加。此外，与较大婴儿相比，足月新生儿结合药物所需的血浆白蛋白和其他蛋白质要少（早产儿更少）（图 77.5）。这一情况在新生儿凝血功能障碍（如出生时即需要维生素 K），药物结合和药效动力学方面具有重要临床意义。白蛋白水平越低，结合型药物越少，非结合型药物越多（非结合型药物才可以通过生

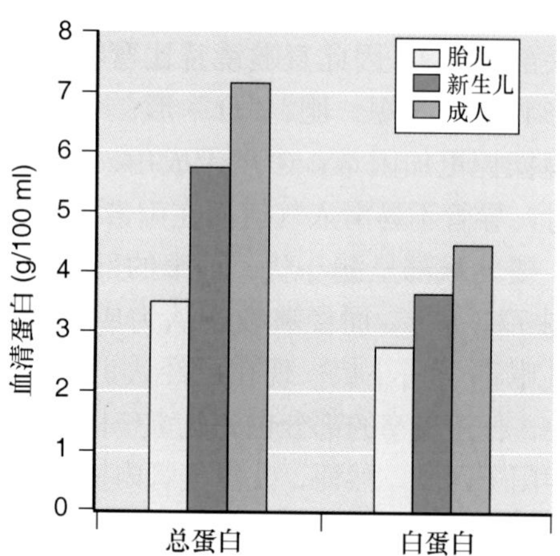

图 77.5 **血清总蛋白和白蛋白含量随成熟而变化。**早产儿总蛋白和白蛋白低于足月儿，足月儿低于成人。结果可能是蛋白质结合程度高的药物的药代动力学和药效学的改变，因为蛋白质结合的药物越少，可用于临床疗效的药物越多（From Ehrnebo M，Agurell S，Jalling B，et al. Age differences in drug binding by plasma proteins：studies on human foetuses，neonates and adults. Eur J Clin Pharmacol. 1971；3：189-193；Coté CJ，Lerman J，Anderson BJ，eds. A Practice of Anesthesia for Infants and Children. 5th ed. Philadelphia：Saunders；2013.）

物膜）。此外，新生儿期的病理性高胆红素血症可影响药物与白蛋白的结合，从而产生大量的非结合型药物，因此该效应对于蛋白结合率高的药物更为重要。

胃肠道系统

出生时，胃内 pH 为碱性。出生后第 2 天，胃内 pH 即处于较大儿童的正常生理范围。吞咽和呼吸的相互协调能力直至 4 ～ 5 个月大时才完全成熟，因此新生儿的胃食管反流发生率较高，早产儿尤为普遍。如果胃肠道系统发育有问题，出生后 24 ～ 36 h 就会出现症状。上消化道异常表现为呕吐和反流，下消化道异常则表现为腹胀和胎便排出失败。

血液和凝血系统

胎儿使用两种代偿机制，以确保在相对低氧的子宫环境中获得充分的氧气输送。其中之一是由于低氧血症导致胎儿肾促红细胞生成素分泌增加而促使红细胞生成增加。另一个代偿机制是胎儿血红蛋白的产生。胎儿血红蛋白对氧的亲和力很高，导致氧合血红蛋白解离曲线左移，增加低氧胎盘血管床的氧摄取。出生时血红蛋白水平很高（160 ～ 240 g/L），但在出生后的前 3 个月由于在正常的宫内环境中肾促红细胞生成素的生成减少而迅速下降。胎儿血红蛋白在出生后的前 6 个月将逐渐被成人血红蛋白取代。这种生理性贫血程度在早产儿中更为明显，可能促使围术期输血的必要。

新生儿和婴儿的止血系统与成人相比有许多独特的特点[18-20]。出生时，维生素 K 依赖性凝血因子水平较低。而在 6 个月大的时候就达到了成人水平。新生儿和成人的纤维蛋白原水平相当。然而，在出生后的最初几个月，纤维蛋白原聚合并没有达到其最大能力，从而导致凝血酶时间延长。出生时的血小板数量也与成人相当，但在早年血小板功能受损。尽管有这些明显的缺陷，但产后表现为高凝状态，是因为凝血抑制剂在新生儿中也减少了 30% ～ 50%。抗凝血酶Ⅲ和蛋白 S 水平在 3 个月龄时达到成熟，而蛋白 C 和纤溶酶原水平在 6 个月龄后达到成年水平。这种高凝状态的总体结果是新生儿和婴儿发生血栓并发症的风险更高[21]。与成人相比，1 ～ 16 岁的儿童形成凝血酶的能力降低了 25%，据估计，这一人群中静脉血栓的发生率非常低（0.05% ～ 0.08%）[19, 22]。在青春期，凝血系统的生理成熟了。在青少年人群中，吸烟、肥胖、怀孕和口服避孕药的使用等其他因素与凝血相关。由于其中一些因素，最近的指南建议考虑对青春期后的青少年进行血栓预防[23]。

在子宫内，胎儿的免疫系统对母体的同种抗原保持耐受性。出生后，暴露于各种环境抗原，包括来自肠道细菌的抗原，致使免疫系统迅速发展[24]。然而，先天性和适应性免疫系统的完全成熟是在几年后实现的，因此，与成人相比，幼儿受到许多致病性病毒、细菌、真菌和寄生虫危害的风险增加了。

中枢神经系统

人类的神经管一般形成于妊娠的第 3 周和第 4 周之间，随后在妊娠中期是细胞增殖和迁移的活跃阶段。与新生儿和儿童围术期管理特别相关的是，大脑发育最强烈的阶段发生在妊娠晚期开始和产后最初几年之间。在这一时期，也被称为脑生长暴发期，神经系统经历了重要的分化，包括神经元之间无数突触接触的形成。神经活动在这些事件中起着重要作用，特别是在神经系统对外界刺激特别敏感并依赖外界刺激来驱动神经网络分化的关键时期。在此期间，药物对生理活动模式的干扰可能导致大脑发育受损。

早产儿和足月新生儿都表现出强烈的疼痛行为，与较大儿童和成人相比，这种行为更为弥漫和不协调。对触觉和伤害性刺激的第一个功能和反射反应旨在保护个体免受组织损伤，并能在整个生物体内触发一系列生理反应。在人类中，疼痛意识或“感觉”的开始还没有定义，而且争论很大。然而，有证据表明，早期的疼痛经历，即使是无意识的，也可能改变随后的中枢神经系统（CNS）功能，充分缓解疼痛可以改善结果[25-27]。

体温调节系统

婴儿因体表面积与体重的比值大，皮肤薄，对冷刺激的处理能力有限，特别容易出现低体温[28]。冷刺激导致耗氧量增加和代谢性酸中毒，尤其是在早产儿，因为其皮肤更薄和脂肪储存更有限。婴儿可通过寒战和非寒战（细胞）产热（棕色脂肪代谢）代偿热量的丢失。然而，出生后 3 个月内，寒战能力很弱，使得细胞产热（棕色脂肪代谢）成为产热的主要途径。寻找围术期所有可能导致热量丧失的原因非常重要。将婴儿放在温暖的床垫上并升高手术室内温度（80 T，甚至更高）从而减少传导散热。将婴儿置于保育箱并盖上毛毯以减少对流散热。由于头皮散热较多，因此还应该盖住头部。在转送患儿过程中采用双层保育箱可减少辐射散热。湿化吸入气体、应用塑料薄膜减少皮肤失水、加温皮肤消毒剂均可减少蒸发散热。热空气毯是最为有效的小儿保温措施。但必须避免温度过高，特别是新生儿。麻醉药物可影响很多体温调节机制，尤其是新生儿的非寒战产热。

药理学

发育药理学

几乎所有用于麻醉的药物，儿童和成人所需的剂量都不同。这些差异是由诸如生长、成熟和并发症发病率的不同等因素造成的[29]。对发育药理学的透彻理解可以减少儿童的用药错误[30]。仅凭借个体大小不能预测成人和儿童之间的差异[31]。在成人，许多药物是以每千克为基础单位给予的，这是假设间隙和分配体积相对于重量保持不变。但是这种假设对儿童无效，儿童的药代动力学随身体成分、肾和肝功能以及蛋白质结合的改变而变化。肾、肝功能会随年龄变化，肾、肝相对血流量和器官成熟度也随年龄发生变化。麻醉药物的药效学在儿童中也可能有很大差异。新生儿的药代动力学和药效学变化最为明显。值得注意的是，对于一般儿童，特别是婴儿和新生儿，许多药物的药理学知识是有限的。指导实践的证据也是有限的，因此，许多麻醉药在小儿中是“超说明书”使用的[32]。

身体组成

身体组成（包括脂肪、肌肉、水）随着年龄变化而变化（图 77.6）[33]。早产儿总含水量显著高于足月儿，足月儿高于2岁儿童。与细胞内液量相比，新生儿和婴儿的细胞外液量要大得多。脂肪和肌肉含量随年龄增长而增加。新生儿身体组成的改变具有以下临床意义：①水溶性的药物分布容积大，首次剂量（mg/kg）通常要加大才能达到理想的血药浓度（如大多数抗生素及琥珀酰胆碱）；②由于新生儿脂肪和肌肉含量少，因此依赖再分布到脂肪或肌肉来消除反应的药物其临床药效将延长（如芬太尼、丙泊酚和硫喷妥钠）。

蛋白结合

新生儿血浆总蛋白水平降低，包括低水平的白蛋白（与地西泮和巴比妥酸盐等酸性药物结合）和 α_1 酸性糖蛋白（与利多卡因和阿尔芬太尼结合）。蛋白质水平降低意味着高蛋白结合的药物将具有更高的游离分数，从而产生更大的药物效应。然而，必须注意的是，这仅与具有非常高的蛋白结合度、高提取率和窄治疗指数（如利多卡因）的药物临床相关。一些药物，如咖啡因和头孢曲松，也可能取代血浆蛋白胆红素，增加患病新生儿患核黄疸的风险。

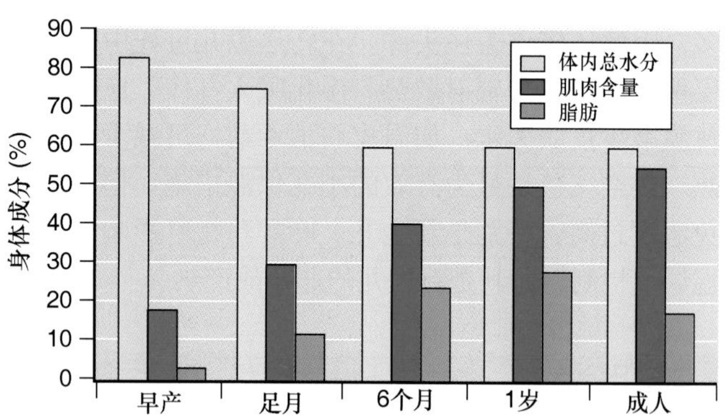

图 77.6 **早产儿和足月儿在生命的前12个月身体成分变化很快。**他们的高水分含量为水溶性药物提供了大量的分布空间，而它们的低脂肪和肌肉含量为药物提供了一个小型的储存库，这些药物依赖于重新分布到这些组织中来终止药物效应。因此，身体成分可能会显著影响药代动力学和药效学（Data from Friis-Hansen B. Body composition during growth. In vivo measurements and biochemical data correlated to differential anatomical growth. Pediatrics. 1971；47：264；Coté CJ，Lerman J，Anderson BJ，eds. A Practice of Anesthesia for Infants and Children. 5th ed. Philadelphia：Saunders；2013.）

清除率

清除率是预测药物清除的基本参数。这也是决定疗效持续时间、给药间隔和输注速率的一个重要特征。药物通过新陈代谢和排泄的结合被清除。清除率随年龄变化复杂[34]。幼儿的清除率［以L/（h·kg）表示］大于较大儿童。这种差异与器官功能和大小的许多方面之间的非线性关系有关。这种非线性关系与器官成熟度无关，并且在器官功能、年龄和物种的不同方面惊人地保持不变。它被称为异速生长，可以表示为

$$\text{函数}=（\text{标度常数}）\times（\text{体重}）^{（\text{异速指数}）}$$

用体表而不是体重会导致异速生长指数约为2/3，是一个合理的清除率预测指标。其他儿科药理学家认为，3/4的异速生长指数更能反映实际功能。然而，单用异速生长并不能解释婴儿和新生儿体内清除率的变化。对这些婴儿来说，器官成熟度有很大的影响。除异速生长外，还需要一个S型双曲线或Hill模型来预测该年龄组的清除率。使用月经后年龄比按实际年龄更合适，与从胎儿到出生后的器官成熟度一致。肾和肝清除完全成熟的时间因药物而异。一般来说，在新生儿期坡度最陡，2岁时达到完全成熟（图 77.7）[29]。

许多药物，如琥珀胆碱、阿曲库铵和瑞芬太尼，其清除不依赖于肝或肾。瑞芬太尼的非特异性酯酶代谢在出生时就已成熟[35]。这些药物的清除率不需要对成熟度进行调整，单靠异速生长就可以预测。

对于需要经肝或肾清除的药物，新生儿和婴儿的清除率较低，从而导致清除半衰期较长，因此在稳定状态下给药频次低，输注速率较低。在大龄儿童，清除半衰期似乎更短，但这种差异往往随着异速（体重）生长的增加而趋于消失。

除新生儿药代动力学差异外，其他因素也会影响给药量和清除率。其中的一些关键因素包括败血症、充血性心力衰竭和影响肝肾功能的腹内压升高。

药效学差异

在大龄儿童中，大多数麻醉药的药效学特点可能

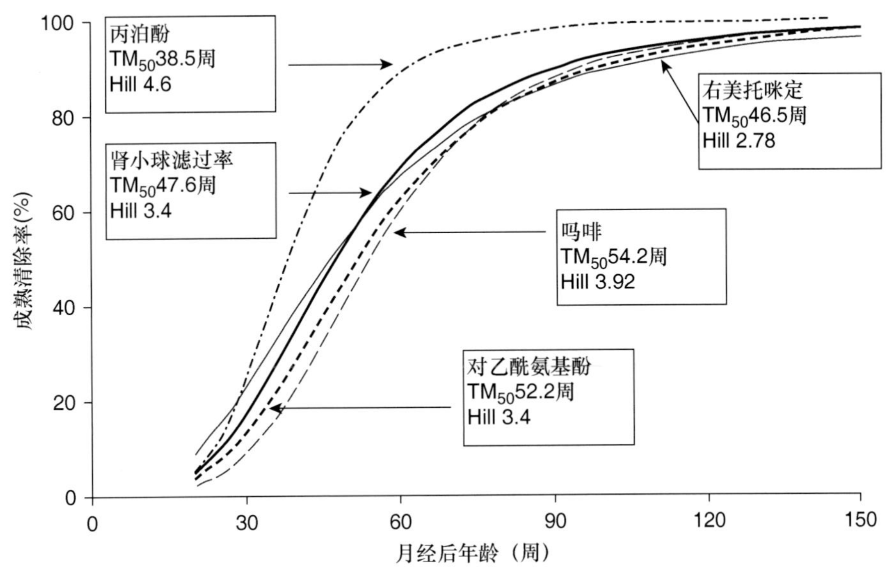

图 77.7 药物的清除成熟度，以成熟清除率的百分比表示，其中葡糖醛酸结合起主要作用（From Sumpter A，Anderson BJ. Pediatric pharmacology in the first year of life. Curr Opin Anaesthesiol. 2009；22：469-475.）

与成人相似，尽管有一些显著的例外，如抗凝药[20, 36]。在婴儿和新生儿中，对麻醉药的药效学知之甚少。缺乏数据的部分原因是缺乏对婴儿和新生儿麻醉效果各个方面的可靠和有效的测量。例如，婴儿的基本麻醉终点，如疼痛、记忆，甚至无意识，可能难以评估。在婴儿身上，替代麻醉效果的措施，如脑电图，也不可靠。随着对疼痛和意识的发展神经生物学的理解不断加深，我们很可能会发现婴儿的其他临床显著药效学差异。

吸入麻醉药

吸入麻醉药在儿童的效力

儿童吸入麻醉药的最低肺泡有效浓度（MAC）随年龄不同而变化（图 77.8）[37-44]。早产儿对麻醉药的需要量比足月新生儿低，足月新生儿又比 3 个月大的婴儿低。婴儿的 MAC 比年长儿和成年人高。但 MAC 的这种年龄相关性改变的原因尚未得到充分解释。在考虑年龄对 MAC 的影响时，必须指出，证据是有限的。研究数量和每项研究中的儿童数量都很少。

同样重要的是要注意，MAC 只是测量麻醉效果的一个方面，并且主要反映脊髓反射。与成人相比，大龄儿童在 MAC 和其他麻醉效果指标之间有相似的关系。在儿童，MAC 比 $MAC_{苏醒}$，$MAC_{插管}$，$MAC_{喉罩置入}$，$MAC_{拔管}$和 MAC_{BAR} 的比值与成人相近[45-48]。MAC 和 EEG 之间的关系，以及大多数麻醉深度监测仪在儿童和成人中是不一致的。对于 MAC 的特定部分，儿童的 BIS（双频谱指数）较高[49-50]，其意义尚不清楚。

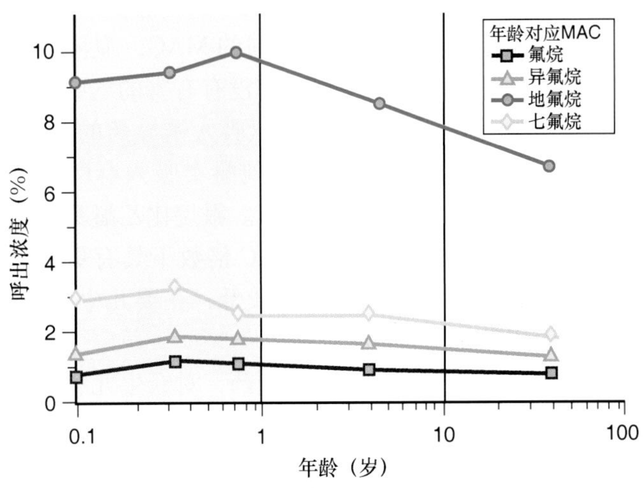

图 77.8 四种常用吸入麻醉药的最小肺泡浓度（MACs）与年龄的关系（From references 37-44.）

在婴儿和新生儿中，没有数据可以确定 MAC 如何与麻醉效果的其他方面相关。很明显，与成人相比，婴儿的 MAC 和 EEG 之间的关系有很大的不同，但这一点的临床意义仍然不清楚。

氟烷、七氟烷、异氟烷和地氟烷都能产生剂量依赖性的全身血压降低。目前尚不清楚这是对心肌收缩力和血管平滑肌的直接影响，还是通过自主神经或神经体液反射的间接影响。对新生儿的心肌抑制作用比大龄儿童大[51]。所有这些吸入麻醉药对呼吸驱动和对二氧化碳的反应也有剂量依赖性作用[52-54]。

吸入麻醉药在儿童的药代动力学

吸入麻醉药浓度的上升速率取决于吸入浓度、分钟通气量和分钟通气量与功能残气量之比所确定的给药速率；还取决于由心排血量、组织 / 血液溶解度所确定的摄取速率，肺泡-静脉分压梯度。

在儿童，肺泡和吸入部分达到平衡的稳定状态，比成人更快。这一差异是由于相对于功能残气量而言更大的分钟通气量以及较低的组织 / 血液溶解度所致。对于更易溶解的药物如氟烷，对儿童的这种影响教大，而七氟烷和地氟烷的影响较小。

在新生儿中更快地达到稳定状态会增加麻醉诱导期间过量用药的风险，特别是当吸入高浓度药物的时间过长时。当挥发罐可提供更大的 MAC 倍数时，吸入麻醉药的风险可能更大；例如，氟烷挥发罐可提供高达 5.75 倍 MAC，而七氟烷挥发罐可提供 2.42 倍 MAC（表 77.4）。

氟烷

氟烷现在在美国和许多其他发达国家很少使用。但是，它仍然在发展中国家广泛使用。氟烷是一种相对有效的药剂，但如果使用相同的 MAC，血液溶解度更大，而诱导和起效更慢。它没有有害的气味，因此，在七氟烷出现之前，是儿童吸入诱导药的首选。氟烷是一种多卤代烷烃，与其他醚类吸入麻醉药相比，其药效学性质有细微的差异。氟烷比乙醚具有更多的“镇痛”性质，在等效 MAC 倍数下具有更高的 BIS。氟烷的 MAC 在新生儿中较低，在婴儿中最高，然后随着年龄的增长逐渐下降。

氟烷是一种有效的心肌抑制药，对新生儿和儿童有深远的影响。氟烷也会引起心肌对心律失常的敏感性。第一个儿科围术期心搏骤停（Pediatric Perioperative Cardiac Arrest，POCA）登记的研究报告了氟烷是围术期心搏骤停的主要原因。人们认为，在诱导后不降低吸入浓度的情况下使用控制性通气是特别危险的[55]。在随后的 POCA 审计中，在美国心脏事件的减少归因于氟烷应用的减少[56]。同时，氟烷可以安全使用，但如果麻醉科医师没有使用经验时，则应特别小心。

表 77.4 当前挥发罐允许的新生儿的最低肺泡有效浓度倍数

药物	挥发罐的最大输出（%）	MAC（%）	可能的最大 MAC 倍数
氟烷	5	0.87	5.75
异氟烷	5	1.20	4.2
七氟烷	8	3.3	2.42
地氟烷	18	9.16	1.96

MAC，最低肺泡有效浓度
From Coté CJ，Lerman J，Anderson BJ，eds. A Practice of Anesthesia for Infants and Children. 5th ed. Philadelphia：Saunders；2013.

七氟烷

七氟烷是一种聚卤醚。它具有较低的血液溶解度，有助于相对快速的吸入诱导。七氟烷比异氟烷和地氟烷刺激性小，已成为儿童吸入诱导麻醉的首选药物。与其他吸入麻醉药不同，新生儿和婴儿的 MAC 相似，但与其他吸入剂一样，随着婴儿出生后年龄的增长，MAC 降低：新生儿 3.3%，1 ～ 6 个月婴儿 3.2%，6 个月以上儿童 2.5%[37-38]。与氟烷相比，七氟烷与更大的谵妄发生率有关（见下文）。据报道，七氟烷在儿童高浓度给药时也会引起 EEG 的癫痫样改变。这些 EEG 变化的临床意义尚不清楚[57]。

异氟烷

异氟烷是一种聚卤醚，血液溶解度介于氟烷和七氟烷之间。与七氟烷一样，它在新生儿中的 MAC 相对较低，在婴儿期达到高峰，然后随着年龄的增长而下降。它比七氟烷更有效，但有一种相对更有害的气味，这使得大多数儿童不能接受它的吸入诱导。

地氟烷

地氟烷是另一种聚卤醚，其血液溶解度低于异氟烷或七氟烷。与七氟烷和异氟烷相似，地氟烷的 MAC 峰值在婴儿期，新生儿较低，婴儿期后随年龄下降[40, 58]。低溶解度有助于更迅速地起效。然而，由于其刺鼻的气味和不可接受的喉痉挛发生率（～ 50%），它不适合在儿童中吸入诱导[59]。然而，它适合在儿童中维持麻醉，尽管包装插页说明不建议在没有气管导管的儿童中维持麻醉。

氧化亚氮

氧化亚氮是一种无味气体，在血液中溶解度低，但相对来说是无效的。氧化亚氮在儿童中的 MAC 值尚未准确测定。当氧化亚氮与一种吸入麻醉药一起使用时，它会降低更有效的吸入麻醉药所需的浓度。它可能会加速更有效吸入麻醉药的摄取，但这种“第二气体”效应背后的基本理论受到了挑战。这一特征的临床意义可能有限。氧化亚氮是一种弱镇痛药，可单独使用或与其他药物联合使用，用于儿童的程序性镇静和镇痛[60-62]。因为它是无味的，它也常用于合作儿童的吸入诱导。例如，在加入七氟烷之前，短时间高浓度呼吸可以提供相当大的镇静作用。在许多机构中，维持麻醉期间常规使用氧化亚氮的情况有所下降，因为它与成人术后恶心和呕吐的风险增加有关；然而，研究很少显示氧化亚氮对儿童术后恶心和呕吐有任何影响[63-64]。

氙

氙气是另一种无味的麻醉气体，效力相对较低。虽然目前还没有常规使用，但它比其他麻醉药有一些潜在的优势。儿童的 MAC 是未知的。在成年人中，它对心血管的影响非常小。因此，它被认为是一种潜在的高级麻醉药，用于患有严重先天性心脏病的儿童，但迄今为止只有初步研究对此进行了评估[65-66]。它的高成本要求要么使用非常低的新鲜气体流量，要么使用复杂的清除和回收系统。这可能会降低它在许多儿科环境中的实用性。

苏醒期躁动和谵妄

儿童在苏醒或到达麻醉后监护治疗室（postanesthesia care unit，PACU）后不久会变得躁动。报告的躁动发生率变化很大，反映了在各种研究中使用的躁动和谵妄的定义的多样性。潜在原因或相关因素的列表很长。躁动可能是由许多因素引起的，包括疼痛、寒冷、膀胱充盈、存在限制性、恐惧、与父母分离引起的焦虑，或只是“发脾气”。躁动最好用克雷韦罗（Cravero）量表来测量[67]。对躁动的最初处理是试图找出或排除可能的原因。在某些情况下，躁动可能是由于谵妄。谵妄的特征是对环境的意识降低，认知改变或知觉障碍。通常，孩子会迷失方向，对父母或工作人员没有反应。一般没有眼神交流，孩子无法得到安慰[68]。如果谵妄与到处乱撞或暴力行为有关，这被称为“苏醒期谵妄”。苏醒期谵妄最常见于学龄前儿童。这让医务人员和家长都很苦恼。它还可能导致自伤，并使敷料、引流管和静脉输液管脱落。在大多数情况下，苏醒期谵妄可能持续 10 ～ 20 min，但是呈自限性。谵妄也可能是低活性的，在这种情况下，孩子有谵妄，但不活跃，不激动，因此对自己造成伤害的风险较小。

谵妄的原因还不清楚，可能与觉醒模式有关[69]，与儿童的夜惊非常相似。当维持麻醉用七氟烷或地氟烷时更常见。丙泊酚全凭静脉麻醉（TIVA）后，谵妄是不常见的。已经发现许多药物可以降低谵妄发病率[70-72]。最有效的方法是使用 TIVA 或在苏醒前给予 2 ～ 3 mg/kg 丙泊酚[73]。芬太尼和 α_2 受体激动药也被发现是有效的[74]。丙泊酚、可乐定和咪达唑仑都被认为有用的。在处理谵妄时，应考虑其他引起躁动的原因，特别是疼痛。苏醒期谵妄可能发生在无痛手术后，但也有一些证据表明疼痛可能增加苏醒期谵妄的风险。其他生理变化，包括缺氧、代谢紊乱和低钠血症，也可能引起躁动或谵妄，因此必须排除，尤其是当谵妄延长时。

静脉全麻药

丙泊酚

丙泊酚在儿童体内的药代动力学已阐述得很好。在儿童，分布容积大于成人，而且有一个更快的再分布。儿童与成人的清除率相似，但早产儿的清除时间较长。诱导剂量随年龄减小而增加。1 ～ 6 个月婴儿睫毛反射消失的半数有效量（ED50）为 3 mg/kg，1 ～ 12 岁儿童为 1.3 ～ 1.6 mg/kg。丙泊酚在新生儿中的药代动力学尚未得到很好的阐述，但是，诱导剂量通常小于较大婴儿。丙泊酚的使用与新生儿严重低血压有关[75]。丙泊酚的一个潜在缺点是注射时疼痛。已经描述了许多减少注射痛的策略。最有效的方法可能是使用大静脉，或在丙泊酚中加入利多卡因（0.5 ～ 1.0 mg/kg），或在丙泊酚之前注射利多卡因。对鸡蛋过敏的儿童不是丙泊酚的禁忌证[76]。

丙泊酚的一个主要问题是可能出现丙泊酚输注综合征（脂血症、代谢性酸中毒、横纹肌溶解症和高钾血症，随后出现难治性心血管衰竭），这通常与长时间大剂量输注有关［通常在重症监护治疗病房（ICU）环境中持续几天］[77]。发病可能是轻微的和隐匿的，然后迅速死亡。丙泊酚输注综合征的发病机制尚不清楚，可能与线粒体脂质代谢有关[78]。

小儿全凭静脉麻醉

TIVA 在小儿麻醉中的应用越来越广泛[79-81]。主要使用丙泊酚和瑞芬太尼。在儿童中 TIVA 被认为具有许多优点，包括减少苏醒期躁动和苏醒期谵妄，加快恢复，减少术后呕吐，减少苏醒期呼吸道并发症。这些优点都是可信的，但是很少有设计良好的研究来证实这些优点。TIVA 在儿童中的一个局限性是需要特定的且经过充分验证的儿科算法。成人靶控输注模型不适合儿童[82]。Paedfusor 模型是一种广泛应用于儿童的儿科专用算法。

硫喷妥钠

在大多数国家，丙泊酚在小儿麻醉中已基本取代硫喷妥钠。硫喷妥钠的新生儿 ED50 为 3.4 mg/kg，婴儿为 6 mg/kg，学龄前儿童为 4 mg/kg，4 ～ 7 岁儿童为 4.5 mg/kg，7 ～ 12 岁儿童为 4.3 mg/kg，大龄儿童为 4.1 mg/kg。新生儿的清除速度较慢。在大龄儿童中，将总剂量限制在 10 mg/kg 或以下，可最大限度地减少巴比妥酸盐残留镇静导致麻醉延长的可能性。

氯胺酮

氯胺酮在儿童中的分布容积与成人相似，但在婴儿中的清除率降低。氯胺酮在小儿麻醉中有许多特殊用途。氯胺酮可用于麻醉诱导（静脉注射 1 ～ 3 mg/kg，肌内注射 5 ～ 10 mg/kg）。对于较大的不合作儿童来说，肌内注射是一种很好的方法，在这些儿童中，静脉注射和吸入诱导是不可能的，其他形式的术前治疗也被拒绝。肌内注射剂量可添加苯二氮䓬类以降低致幻风险，并添加抗胆碱能药物以降低高分泌风险。对于相对较短的手术，大剂量的肌内注射可能导致明显的苏醒延迟。

与其他等剂量静脉麻醉药相比，氯胺酮引起的心血管或呼吸抑制相对较小，导致气道阻塞的可能性较小。因此，在资源匮乏的环境中，它被认为是一种更安全的药物。然而，虽然通常能保持自主呼吸和气道通畅，但呼吸暂停和喉痉挛仍可能发生。它也经常用于儿科急诊室的短暂的疼痛治疗。氯胺酮可单独使用，也可作为一种有效的术前用药与其他药物联合使用。考虑到它的心血管稳定性，它可能是患有严重心血管疾病的儿童（如先天性心脏病儿童）的最佳术前用药。无论是单独使用还是与其他药物联合使用，氯胺酮越来越多地被用作术后镇痛药。

依托咪酯

清除率在儿童和成人中相似，但是在儿童中分布的容积更大，因此需要更大的初始剂量。考虑到过敏反应和肾上腺功能抑制，限制了这种麻醉药在儿童中的广泛应用。与丙泊酚一样，静脉注射痛的发生率也很高。依托咪酯对心血管的抑制作用很小，因此它对危重症儿童和头部受伤儿童非常有用。依托咪酯在急诊气道管理中越来越受欢迎。

α_2 受体激动药

α_2 受体激动药在小儿麻醉中的应用越来越多。用途包括镇静、术前镇痛、预防苏醒期谵妄，并作为辅助物延长局部神经阻滞的作用时间。α_2 受体激动药导致心率和血压呈剂量依赖性降低，然而，在常规使用剂量下很少具有相应的临床意义。

可乐定

可乐定越来越多地用于术前治疗。为了达到最佳效果，在诱导前 45 ～ 60 min 口服 4 mcg/kg 可乐定。有证据表明可乐定在镇静、术后躁动和术后疼痛方面优于咪达唑仑[83]。与许多其他药物类似，可乐定在新生儿中的清除率降低，但在 1 岁时上升到成人水平的 82%[84]。

右美托咪定

与可乐定相比，右美托咪定对 α_2 肾上腺素受体具有更大的选择性，因此产生的低血压和心动过缓较少。它也有轻微的呼吸抑制作用。右美托咪定的镇静作用类似于自然睡眠。因此，与其他镇静药相比，在刺激下，用右美托咪定镇静药的小儿更易被唤醒。右美托咪定在重症监护室被广泛用作镇静药。它也被用作儿童医学成像的唯一镇静药。通常在 10 min 内给予 1 ～ 2 μg/kg 的负荷剂量，然后以 0.5 ～ 1 μg/(kg · h) 泵注[85]。然而，与其他方案相比，这可能需要更长时间的恢复期。右美托咪定也被用于心导管术、清醒开颅术和促进阿片类药物戒断。右美托咪定可能产生双相血流动力学反应，在血压轻度下降之前，一个负荷剂量产生最初的血压升高。其在新生儿的清除率降低[86]。

右美托咪定在鼻腔内的应用越来越多，其生物利用度为 80%。鼻内预给药一般采用 1 ～ 2 μg/kg 剂量，高峰效应需 30 ～ 40 min。儿童的术前给药的几项研究发现，滴鼻右美托咪定优于咪达唑仑[87-88]。

阿片类药物

吗啡

吗啡常用于术后镇痛。在儿童和成人中，药效学和药代动力学也有很大的差异，因此应调节滴定剂量以达到效果。吗啡通过葡萄糖醛酸化和硫酸化代谢。在成人中，硫酸化是一个次要的途径。但在新生儿中，硫酸化相对更占主导地位。其临床意义尚不清楚。新生儿的清除率较低，但在 6 ～ 12 个月大时达到成人水平。吗啡最令人担忧的不良反应是呼吸抑制。在动物模型中，与年龄较大的动物相比，新出生的动物更易患呼吸抑制，这可能是由于血脑屏障不成熟所致。有证据表明，人类新生儿也更容易受到吗啡的呼吸抑制作用，但其机制尚不清楚。不过，对于婴儿，尤其是早产儿，应谨慎使用。

可待因

可待因是一种吗啡样阿片类药物，其效力约为吗啡的 10%。口服吸收快，生物利用度 90%。这些特点导致它以前被广泛用作口服镇痛药（1 mg/kg）。约

10% 的可待因被代谢为吗啡，因此通过这种代谢机制，其镇痛作用相当可观。这种代谢在不同人群中有相当大的差异，分为代谢不良、快速和超快速。约 10% 的白种人和 30% 的中国香港人是代谢不良者，其中可待因仅提供较差的镇痛效果[89]。相比之下，1% 的高加索人和 30% 的埃塞俄比亚人是超快速代谢者。超快速代谢者有增加临床反应的风险，包括与儿童死亡相关的严重呼吸抑制[90]。因此，可待因使用的越来越少。美国食品和药物管理局（FDA）发布了一个“黑匣子”警告，禁止在儿童扁桃体切除术后使用。

哌替啶

哌替啶的使用正在减少，因为担心多剂量的代谢物“正哌替啶”的累积，可能导致癫痫发作。哌替啶的效价约为吗啡的 1/10，达到峰值的时间较短。新生儿对哌替啶的清除减少。

芬太尼

芬太尼是小儿麻醉中常用的术中镇痛药，比吗啡具有更大的血流动力学稳定性。高剂量 10 μg/kg 或更大剂量可用于维持心血管稳定性。早产儿的清除率明显降低，但长到足月时上升至成人值的 80%。成人级别的清除率是在足月后的头几周内完成的。分布容积在新生儿时（5.9 L/kg）最大，随年龄增长而逐渐下降，成人为 1.6 L/kg。

阿芬太尼

早产儿的阿芬太尼清除率明显降低，其分布容积大于较大婴儿。药代动力学数据通常很少，并且有些矛盾，但分布容积和消除半衰期在 3 ～ 12 个月的婴儿和较大的儿童之间是相似的[91]。

舒芬太尼

舒芬太尼主要用于小儿心脏手术。与其他类似的药物一样，舒芬太尼在新生儿中具有更大的分布容积、更低的清除率和更长的清除半衰期。

瑞芬太尼

瑞芬太尼的主要优点是它的半衰期极短。消除半衰期为 3 ～ 6 min，与剂量和持续时间无关。瑞芬太尼被非特异性血浆和组织酯酶降解，代谢不受丁酰胆碱酯酶缺乏的影响。肾和肝功能成熟的重要性微乎其微，该药物对肝或肾衰竭的婴儿有很大的效用。瑞芬太尼在新生儿、婴儿和成人中的半衰期差异很小。

一项研究检查了其在儿童中的药代动力学效应，发现与年龄有关的分布容积和清除率的差异，但半衰期没有差异，与大龄儿童相比，婴儿的分布容积更大（图 77.9）[92]。与大多数药物的药代动力学相反，新生儿比大龄儿童能更快地清除药物。更令人感兴趣的是，与检测其他阿片类药物的类似研究相比，在药代动力学参数方面，患者间的变异性非常小，尤其是婴儿和新生儿。对新生儿特别有利的药代动力学允许提供深阿片诱导的麻醉平面，同时避免心血管抑制和满足术后通气的需要。

输注前可能需要初始剂量的瑞芬太尼。然而，快速的大剂量注射可能会导致低血压和心动过缓。3 μg/kg 瑞芬太尼与 3 ～ 4 mg/kg 丙泊酚联合应用是琥珀酰胆碱的替代品，有助于气管插管[93-94]。儿童也有类似于

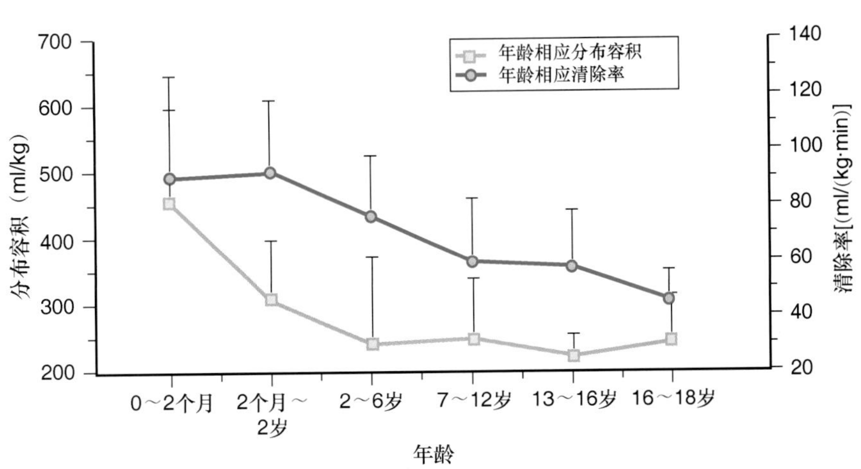

图 77.9　**瑞芬太尼是可用于新生儿麻醉的最新有效阿片类药物。**与几乎所有其他药物不同，它在新生儿中的清除比在较大儿童中更快，可能是因为非特异性血浆和组织酯酶消除了瑞芬太尼，以及在新生儿的分布容积更大。这一观察的重要性在于，肝肾功能发育不成熟并不影响瑞芬太尼的药代动力学（Data abstracted from Ross AK，Davis PJ，del Dear G，et al. Pharmacokinetics of remifentanil in anesthetized pediatric patients undergoing elective surgery or diagnostic procedures. Anesth Analg. 2001；93：1393-1401.）

成人的急性耐药。如果预期术后疼痛，应在瑞芬太尼停输前给予足够的长效镇痛。

曲马朵

曲马朵是一种相对较弱的阿片类药物，具有较小的呼吸抑制作用。两种对映体提供镇痛作用；一种是阿片类 μ 受体激动药，另一种抑制 5- 羟色胺和去甲肾上腺素的摄取。早产儿的清除率较低，但如果采用标准化异速生长律，儿童的清除率与成人相似。曲马朵通过多种途径代谢，包括通过 CYP2D6 到 0- 去甲基曲马朵。这种代谢物的 μ 受体亲和力约是曲马朵的 200 倍[95]。CYP2D6 基因多态性产生快速和慢速代谢产物，可能在儿童中产生多变反应。FDA 已经警告患有阻塞性睡眠呼吸暂停的儿童扁桃体切除术后不要使用曲马朵。一种口服曲马朵儿童制剂的浓度为 100 mg/ml，并以滴剂给药。如果误给了毫升而不是滴入，这可能会增加用药错误的风险，从而可能导致的 10 倍的过量。在一些国家，这种制剂已被一种 10 mg/ml 的万能药所取代。

肌肉松弛药和逆转药

琥珀酰胆碱

琥珀酰胆碱水溶性高，能迅速地重新分配到细胞外液中。因此，婴儿静脉注射这种去极化肌肉松弛药（2.0 mg/kg）所需的剂量约是年长儿（1.0 mg/kg）的 2 倍。肌内注射琥珀酰胆碱也有效。婴儿 5 mg/kg，6 个月以上儿童 4 mg/kg，3 ～ 4 min 出现可靠的肌肉松弛。肌内注射产生的骨骼肌松弛可持续 20 min。在紧急情况下，琥珀酰胆碱可以经舌内（通过颏下入路）给药，这将进一步将缩短肌肉松弛药起效时间，因为药物经舌吸收比经外周骨骼肌吸收快。

静脉注射琥珀酰胆碱后可能出现心律失常。预先静脉注射阿托品（但不是作为术前肌内注射阿托品）可降低心律失常的发生率。静脉注射琥珀酰胆碱首剂后可出现心脏窦性停搏，但在重复给药后更为常见，这种停搏可发生在任何年龄段的儿童。因此，对于所有儿童包括青少年，静脉注射琥珀酰胆碱首剂之前应该静脉注射迷走神经阻滞药物，除非存在心动过速的禁忌证（如心肌病）。

琥珀酰胆碱由于其可能的并发症的严重性而受到广泛关注。横纹肌溶解症和高钾血症的可能性（特别是 8 岁以下未被识别的肌营养不良的男孩）较大，以及恶性高热的风险较高，因此不宜在儿童中常规使用琥珀酰胆碱[96]。注射琥珀酰胆碱后，尤其是使用氟烷时，下颌肌肉张力（咬肌痉挛）增加。咬肌强直（“钢颚”），导致张口不能，是一个咬肌张力增加的极端变化。这种抽搐可能是恶性高热的早期症状，但肯定不是所有的抽搐病例都会进展成恶性高热。

琥珀酰胆碱仍然被用于紧急气道管理，包括严重喉痉挛的管理和儿童饱胃时作为快速序列诱导（RSI）的一部分。大剂量非去极化神经肌肉阻滞药如罗库溴铵或大剂量丙泊酚和瑞芬太尼已被提出作为 RSI 中琥珀酰胆碱的替代品。在成人，大剂量罗库溴铵产生足够的插管条件几乎与琥珀酰胆碱一样快[97]。sugammadex 的出现使大剂量罗库溴铵在需要时能迅速逆转。大剂量丙泊酚和瑞芬太尼的使用也可以及时获得足够的插管条件，但是可能会导致明显的低血压。

非去极化肌肉松弛药

相较于大龄儿童和成人对非去极化肌肉松弛药的反应，婴儿对这些药物的反应一般更敏感，而且他们的反应差异较大。尽管神经肌肉阻滞所需的每千克初始剂量在各年龄段的儿童中通常是相似的，但新生儿因分布容积更大且肝肾功能较低导致药物排泄速度减慢和效果延长。在婴儿中，血药浓度较低时就能发生神经肌肉阻滞。

非去极化肌肉松弛药的选择取决于各种药物的不良反应和所需的肌肉松弛维持时间。如果需要维持较快的心率（如芬太尼麻醉），那么潘库溴铵可能是一个合适的选择。维库溴铵、阿曲库铵、罗库溴铵和顺式阿曲库铵可用于婴儿和儿童较短的手术，它们也可持续输注使用。阿曲库铵和顺式阿曲库铵的代谢方法（霍夫曼消除法和酯水解法）使这些肌肉松弛药特别适用于新生儿和肝肾功能不成熟或异常的儿童。维库溴铵很有价值，因为它不释放组胺，但是，它在新生儿中的作用时间会延长。

罗库溴铵的临床特征与维库溴铵、顺式阿曲库铵和阿曲库铵相似。罗库溴铵可以肌内注射。一项研究观察到，罗库溴铵在婴儿肌内注射 1 mg/kg 后 3 ～ 4 min 具备插管条件，在 1 岁以上儿童肌内注射 1.8 mg/kg 后 3 ～ 4 min 产生可接受的插管条件，三角肌注射比股四头肌注射更可靠[98]。表 77.5 提供了注射剂量的一般建议指南。建议对所有儿童常规使用神经肌肉阻滞的药理学拮抗剂，即使他们已经达到临床恢复水平。受试者的恢复时间各不相同，残余的阻滞剂可能难以检测，这些可能与术后并发症增加有关。

舒更葡糖

舒更葡糖是一种环糊精，能迅速包埋罗库溴铵，

表 77.5 儿童常用肌肉松弛药及其拮抗药

药物	平均插管剂量（mg/kg）	类别	大致持续时间
肌肉松弛药 *			
泮库溴铵	0.1	长效	45 ～ 60 min
顺式阿曲库铵	0.1	中效	约 30 min
维库溴铵	0.1	中效	约 30 min
罗库溴铵		与剂量相关	
	0.3	短效	15 ～ 20 min
	0.6	中效	30 ～ 45 min
	1.2	长效	45 ～ 75 min
拮抗药 †			
依酚氯铵	0.3 ～ 1.0 mg/kg ＋阿托品 0.02 mg/kg		
新斯的明	0.02 ～ 0.06 mg/kg ＋阿托品 0.02 mg/kg		

* 早产儿和足月儿（他们可能对药物更敏感）对肌肉松弛药的反应个体间的差异极大。因此，所有剂量均应根据反应滴定。在复合强效吸入麻醉药时，推荐的插管剂量可减少 30% ～ 50%

† 非去极化肌肉松弛药的拮抗药的剂量应根据残留的神经肌肉阻滞程度而定（如剂量应根据临床效果进行滴定）

在较小程度上包埋维库溴铵，形成稳定的复合物，防止肌肉松弛药的进一步作用。这个复合体由肾排出。在儿童的数据很少；但是一项研究发现，在儿童和青少年中，2 mg/kg 的剂量可以逆转中度罗库溴铵诱导的阻滞，其时间与成人相似[99-100]。

麻醉对大脑发育的影响

最近，FDA 发布了一项警告，许多全身麻醉药可能对发育中的大脑产生有害影响[101-102]。该警告强调，3 岁以下儿童长期反复使用麻醉药的风险更大。这个警告是基于大量的动物数据和有限的人类数据得出，而且受到了一些批评。

动物数据

有大量的临床前证据表明，许多全身麻醉药会对发育中的大脑造成形态和功能的改变[103-105]。这些发育变化已经在从线虫到非人灵长类动物等多种物种中得到证实[106-107]，并且目前已观察到多种不同的形态变化。加速神经细胞凋亡是公认的最普遍现象[108]。还有树突状细胞形态的改变[109]。此外，神经胶质细胞中也有凋亡现象[110]。已经确定的一些机制中，线粒体功能障碍可能是重要的[103]。大剂量和长时间的暴露，其影响最大，然而，很难确定不会产生影响的全身麻醉药暴露时间上限[104]。暴露时，这种影响也随年龄而变化。一般来说，这种不良影响在相对不成熟的大脑中更大，可能相当于人类中的怀孕晚期或婴儿早期，但在老年动物中也可以看到一些影响。受影响的大脑区域也可能随着暴露的年龄而变化。γ-氨基丁酸激动剂和 N- 甲基 -D- 天冬氨酸拮抗剂的影响最大，在丙泊酚、苯二氮䓬类、吸入麻醉药和氯胺酮中也发现影响。关于 α_2 受体激动药的影响，证据相互矛盾。功能实验表明，动物包括非人灵长类动物年幼时接受麻醉，在学习和行为改变方面可能有缺陷。然而，并非所有的实验都显示了功能缺陷，而且这些功能缺陷是否与所观察到的形态学变化有关目前尚不清楚。

把动物数据转化为人类数据

一般来说，将动物数据转化为人类数据存在相当大的问题，而考虑到年龄则更具挑战性[111-112]。换算剂量范围是有问题的，就像准确地理解动物的特定年龄与人类年龄之间的转换关系一样。在小动物中，麻醉期间内环境可能紊乱，且很少有模型研究并发手术的影响。人类的大脑是复杂的，而且要经过很长一段时间才能发育。人身伤害的影响将取决于伤害的类型和时间。人类的大脑在特定的时间特别容易受到特定类型的伤害，或者表现出相当大的可塑性和恢复能力。重要的是，遗传和环境因素对复原力和恢复或脆弱性有着巨大的影响。

人类研究结果

人类研究可以根据其设计和研究结果进行广泛的分组[113]。迄今为止，只有一项前瞻性试验公布了结果。所有其他的研究都是观察性的。这是一个关键点，稍后将予以解释。各种各样的研究设计已经被使用。

观察性研究的**设计**大致包括以下方面。

- 基于人群的数据关联研究。这些研究使用了可以链接的现有数据集。它们具有内在的回顾性，并受到已经收集到的结果和暴露变量的限制。然而，他们可以是非常大的研究，检查整个国家或整个州的人口。通常使用的结果是某种形式的学前准备测试，或学校成绩。
- 使用现有的出生队列或纵向研究。这些研究使用纵向队列中的现有数据，这些数据通常用于其他目的。它们通常包括获得更详细的测量结果，包括一些心理测量结果，它们还可能包括残疾诊断和学校成绩。虽然它们通常很大，但并没有人口关联研究那么大。暴露的细节可能是有限的，但通常有其他因素的良好数据可能有助于结果。
- 专门建立的队列研究。这些研究招募了暴露于麻醉中的儿童，并将他们与未暴露于麻醉中的儿童配对，然后测试这些儿童的一系列心理测量结果。这些研究使研究人员能够专注于最感兴趣的神经发育领域，但从逻辑上讲，很难招募到大量的儿童。可以通过各种方式招募儿童，包括从现有的纵向研究中招募。

各种**测量结果**已被采用[114]：

- 学校成绩或入学准备测试。这些对家庭来讲是非常感兴趣和重要的，但他们只是神经发育的粗糙测量。然而，神经发育的一个方面可能存在缺陷，而这并没有在学校成绩中反映出来。相反，许多其他因素影响学校成绩，稀释了任何可能的“伤害”效应。学校成绩的优势不仅在于它们对家庭的重要性，还在于它们很容易大量获得。
- 学习障碍或特定神经发育障碍的诊断。这些对家庭和社会也非常重要。一个主要的问题是，诊断可能并不总是明确的，并且随着时间的推移，不同行政辖区对疾病的定义也不尽相同。另一个潜在的缺点是，这些疾病并不常见，除非在非常大的研究中，否则不足以得出精确的结果。
- 心理测试。许多测试可用于测试广泛的神经发育领域。尖端测试，如智商（IQ），是汇总来自几个领域的综合评分结果。在预测未来功能方面，尖端测试具有最好的价值，但使用顶端试验可能会遗漏某些子域的缺陷。查看多个域会导致类型1错误（由于多次测试而发现“重要”关联）的问题。心理学文献中大量的研究是不可复制的——部分原因就是这个问题。如果在测试的众多子域中只发现一两个存在“缺陷”，则必须非常谨慎地解释结果，直到它们在后续研究中得到重复。进行心理测试是一项劳动密集型的工作，必须以高标准进行才能发挥作用。
- 成像。MRI可以提供一些信息。然而，由于逻辑问题，这些研究通常规模较小，与心理测量测试类似，许多结果通常被测量从而增加了1型错误的风险。我们对MRI的理解正在迅速增加，但在MRI上看到的和功能相关性之间仍然存在一定程度的脱节。

在所有这些研究中，考虑受试者的年龄是很重要的。神经发育的某些方面，如更高的执行功能，要等到孩子长大后才能测试。此外，受伤后的孩子通常会“成长为他们的缺陷”。随着孩子的发育，大脑功能的某一方面的损伤会变得更加明显，并且缺乏这种功能。这与大脑总是具有可塑性和恢复性的观点相反。

混淆 当观察到的A和B之间的关联不是直接相关或因果相关，而是由于另一个因素C增加了A和B之间的关联时，就会发生混淆。在所有观察麻醉和发育结果的观察研究中，混淆都有很大的问题。儿童接受麻醉是因为他们正在经历手术或研究。手术或研究程序本身可能会造成伤害，例如，手术的应激反应或疼痛处理不当。另外，需要手术的疾病可能与神经发育不良的风险增加有关。这在基因异常或重大疾病的情况下可能是显而易见的，但也可能较微妙。插入耳管的儿童可能需要使用耳管，因为他们因听力丧失而出现发育迟缓的迹象。或者，需要牙科护理的儿童可能需要全身麻醉，因为以前未经治疗的牙科问题的严重程度，或者是由于一些微妙的行为问题，使得在没有全身麻醉的情况下提供牙科护理具有挑战性。

在分析中，通过仔细的样本选择、匹配或统计调整，可以减少混淆，但这些措施在数学上从来都不是完美的，因此不能完全消除混淆的影响。重要的是，它们只能减少已知混杂因素的影响。混淆的问题意味着，就其本身而言，在观察研究中看到的任何关联都不能被视为比因果关系的弱证据更好的证据。到目前为止，随机试验是减少混淆的最佳方法，然而，几乎不可能将儿童随机分为麻醉组或非麻醉组。

基于人群的临床研究结果 大多数（但不是全部）基于人口的大规模研究，着眼于学校成绩或入学准备成绩，发现有证据表明，在儿童早期接触麻醉的儿童中，学校成绩或入学准备成绩的差异很小[115-120]。事实上比性别或出生月份相关的风险要小得多。有趣的是，这些研究并没有表明0～2岁的接触比2～4岁的接触更糟，一些人的发现恰恰相反。就接触频率而言，一些人显示出多次接触风险更大的证据不足，但大多数人没有足够的能力确定多次接触是否比一次接触风险更大。几项研究发现，手术降低了准备上学或考试成绩差的可能性。这些发现有许多潜在的解释，可能与获得特定发育障碍的风险增加有关。

研究特定发育障碍的结果

大部分但不是全部的识别学习或发展障碍诊断的研究发现，幼儿时期的麻醉与诊断行为障碍或学习障碍的风险增加之间存在关联[121-128]。这些研究中的大多数还注意到，这种关联在多次接触时更大。

使用心理测量测试结果的研究结果 这些研究的结果之间没有明确的联系。许多研究发现，幼儿时期的麻醉与心理测试的一个或两个特定领域之间存在关联。这些领域包括：语言、阅读、抽象推理、执行功能、记忆的某些方面、处理速度、精细运动能力和行为的某些方面[129-132]。有些（但不是全部）发现与 IQ 的小幅度下降有关[117]。

一些强有力的研究，如 PANDA，没有发现与任何缺陷相关的证据[133]。唯一一个报告结果的试验（GAS 试验）发现，在 2 岁或 5 岁儿童随机接受全身麻醉或清醒区域麻醉行疝修补术后，没有证据表明他们的智商和一系列其他心理测试结果有差异[134]。

总结和建议 尽管有强有力的动物证据，但儿童幼年时期麻醉与一系列后期神经发育结果之间的关联，人类证据并不一致。虽然不能排除因果关系，然而，人类证明这些关联可能是偶然的证据非常薄弱。这些联系可以用混淆来简单解释。临床决策需要在临床前和临床数据的背景下作出。目前，这是一项不精确的任务，然而，随着更多数据的出现，这项任务将变得更加明确。目前大多数儿科麻醉学会建议即使是新生儿也不要延迟手术，因为这仍然是神经毒性的理论风险，而且麻醉技术不应该改变。一些人建议推迟非紧急手术。然而，很少有纯选择性的手术是在儿童身上进行的，需要手术但不治疗而延迟手术的情况，总是会增加固有的客观风险。最后，即使手术延期，也没有数据表明此类延期应持续多久。由于这些相互矛盾的数据，虽然并非所有人都同意应将神经毒性作为知情同意的一部分，但麻醉科医师应准备好与父母讨论神经毒性的潜在风险，如果他们被问到或表达了担忧，讨论应包括对推迟手术的影响。

持续的不确定性 几乎没有专门研究长时间暴露的影响的人类数据。最近的两项研究确定了美国儿童麻醉持续时间的范围，其中大多数儿童麻醉持续时间不超过 1 h[135-136]。

除了麻醉的神经毒性问题外，还有越来越多的证据表明，大手术的新生儿神经损伤的风险和神经预后不良的风险显著增加[137-138]。这一观察结果可能与临床前研究中观察到的麻醉毒性完全无关。这可以部分地解释为什么这些儿童有相当多的合并症，但似乎损伤也可能与围术期的各种其他因素有关，如脑灌注，有无低血压、炎症、缺氧、高碳酸血症、压力和疼痛。虽然这些问题可能与麻醉药的使用没有直接关系，但麻醉科医师必须考虑并解决围术期神经损伤的其他潜在原因。

很明显，新生儿大脑很脆弱，需要做更多的工作来确定最佳的围术期照护。

围术期管理

术前评估

术前评估是围术期管理的重要组成部分。其目的是评估：①儿童的医疗状况；②计划手术或诊断程序的需要；③儿童和家庭的心理背景。如有需要，此评估应辅以特定的术前检查和其他专业咨询。会诊的时机取决于患者的情况和手术类型，可能受到机构组织、人口和地理特征的强烈影响。有重大疾病的患者应在择期手术前进行充分的评估，以便有足够的时间进行适当的计划和医疗条件的优化，以降低围术期的风险。术前访视也有利于无明显合并症（ASA Ⅰ和Ⅱ状态）的儿童，因为它提供了一个有意义的机会，为儿童和家庭提供详细和个性化的围术期管理信息，反过来，可以降低手术和麻醉相关的焦虑。在一些国家，在麻醉前几天进行这项访视是获得知情同意的法定义务。

病史应特别关注药物、既往麻醉经历的细节和家族史。当没有医院病历回顾时，从孩子的儿科医师那里获得这些信息是非常有帮助的。体格检查包括对儿童的气道、心血管、呼吸和神经系统以及水合状态的全面评估。常规的术前检查在麻醉科医师对患者围术期的评估和管理中，并非十分重要[139-140]。尽管目前的文献不能充分确定特定术前检查或这些检查时机的决策参数[140]，麻醉科医师应安排与可疑情况（如先天性心脏病）相关的特定术前检查，这可能会改变围术期的管理和结果，或是采用特定治疗可降低围术期风险的情况（如哮喘）[139-140]。不建议对健康儿童常规要求术前心电图（ECG）。然而，对于是否需要对长 QT 综合征（LQTS）进行常规新生儿筛查仍存在争议[141-142]。事实上，LQTS 是婴儿猝死的主要可疑原因，通过药物治疗可以降低死亡率[143]。由于围术期应激和一些麻醉药物都可以延长 QT 间期，对新生儿和 6 个月以下的婴儿进行心电图检查可能是一种选择[144]。特别是考虑到电离辐射的有害影响，应放弃常规的术前胸片检查[140, 144]。相反，建议所有育龄妇女在获得适当同意后进行妊娠试验[140, 144]。

上呼吸道感染的儿童

上呼吸道感染（upper respiratory tract infections，URIs）在儿童时期非常常见，每年在婴儿和学龄前儿童中的发病率高达 6 ～ 8 次[145]。通常持续 7 ～ 10 d，但症状可能持续 3 周。超过 200 种病毒被证明与 URI 相关[146]。病毒侵入呼吸道黏膜导致炎症反应，导致气道水肿和分泌物增多[147]。支气管高反应性，主要由病毒感染对自主神经系统的影响引起，可持续 6 周或更长时间，远远超过临床症状的消失[145]。因此，URI 患儿是小儿麻醉的主要挑战[145, 148]。与 URI 相关的最常见的围术期呼吸不良事件（perioperative respiratory adverse events，PRAEs）有：喉炎、支气管痉挛、屏气、肺不张、动脉氧饱和度降低、细菌性肺炎和非计划入院[149]。幸运的是，患有“普通感冒”的儿童患上严重的 PRAEs 的概率很低[145]。

在麻醉前的访视期间，麻醉科医师应评估患者是否有潜在的呼吸系统疾病，并确定与 PRAE 相关的危险因素。这些危险因素可能与儿童本身、麻醉程序的具体风险或手术的具体因素有关。出现严重 URI 症状的儿童，包括发热、排痰性咳嗽、流鼻涕或中耳炎，PRAE 的风险增加[150]。呼吸道合胞病毒感染的婴儿是围术期管理中特别高危的人群[151]。麻醉科医师还应询问任何原发性肺疾病的病史或体征，如支气管哮喘、早产、支气管肺发育不良、囊性纤维化和肺动脉高压，也应该考虑被动吸烟。麻醉和手术的特殊危险因素对于气道的仪器操作（如支气管镜检查和气管插管）最为重要[145, 150]。耳、鼻、喉、眼手术以及上腹部和胸部手术也增加了 PRAE 的风险。

是否取消 URI 患儿的手术？如果取消，手术推迟多久？这个问题很难回答，而且受到许多因素的影响（图 77.10）。现在专家们越来越一致地认为，不必在儿童出现任何 URI 后都将手术推迟 6 周[145, 148]。事实上，鉴于儿童 URI 的年发病率很高，这种方法甚至可能导致无限期推迟手术。最近的建议强调临床症状缓解和麻醉之间约有 2 周的时间间隔[145]。

可以采取几种方法降低 URI 儿童 PRAE 的发生率。沙丁胺醇气雾剂在术前应用对支气管高反应性患儿围术期支气管痉挛的预防和治疗都是有效的[152]。虽然静脉注射利多卡因（1 mg/kg）也被认为可以降低 PRAE 的发生率，但目前的证据并不支持这种方法[145]。丙泊酚静脉诱导麻醉与吸入诱导相比，URI 患儿 PRAE 的发生率较低[150]。支气管高反应性患者的气管内插管与经面罩或 LMA 通气相比，PRAE 的发生率更高[150]。最后较为重要的是，有几项调查指出，麻醉科医师的经验是预防 PRAE 的重要因素[145]。

儿童围术期焦虑

大多数儿童在麻醉前都有明显的焦虑和压力[153]。有一些证据表明术前焦虑与术后不良结局之间存在关联，包括出现谵妄、镇痛需求增加和不良行为改变[154-155]。一般来说，儿童的恐惧与许多因素有关，包括与父母分离、不熟悉的和有威胁的医院环境、痛苦的过程、手术本身和麻醉[155]。麻醉前的访视提供了一个机会来确定每一个因素的作用，讨论术前焦虑的程度，并计划旨在降低焦虑水平的干预措施[154-155]。这些干预措施的计划必须考虑到儿童对麻醉和手术压力反应的年龄差异。9 个月大的婴儿不太容易产生分离焦虑，而且很可能会接受父母的代理（包括舒缓的声音、轻柔的摇摆和被抱着）[156]。分离焦虑是 1 ～ 3 岁儿童最大的问题。有些孩子，但不是所有的孩子，可能会对玩具和故事等分散注意力的技术做出反应。虽然在这一人群中提倡父母在场麻醉诱导，但最近的研究不支持将常规的父母在场作为减少焦虑的最佳手段[157]。3 ～ 6 岁的儿童除了对将要发生的事情感到害怕之外，还担心身体残缺，可能需要安慰[155]，术前游戏治疗对这个年龄组特别有用。7 ～ 12 岁的儿童通常需要更多的解释，并希望积极参与他们的围术期过程。视频、宣传册和互动计算机应用程序在这一人群中非常有用。评估青少年的焦虑尤其困难。尽管他们外表平静，但青少年会经历高度焦虑，而且这种焦虑可能会在他们从术前等待区到手术室的路上不断增加。预测这一组焦虑程度较高的风险因素包括基线焦虑、抑郁、躯体问题和可怕的性情[158]。

有很多不同的游戏疗法和行为干预措施旨在减少儿童围术期的焦虑。术前几天应实施院前计划，包括参观医院和手术室、视频、宣传册和其他互动书籍和应用程序，以达到预期效果[156, 159]。几项研究表明，在干预的当天，一些分散注意力的技术，包括药片、乘坐玩具车到达手术室等，都相当于甚至优于治疗前的药物治疗[160-161]。

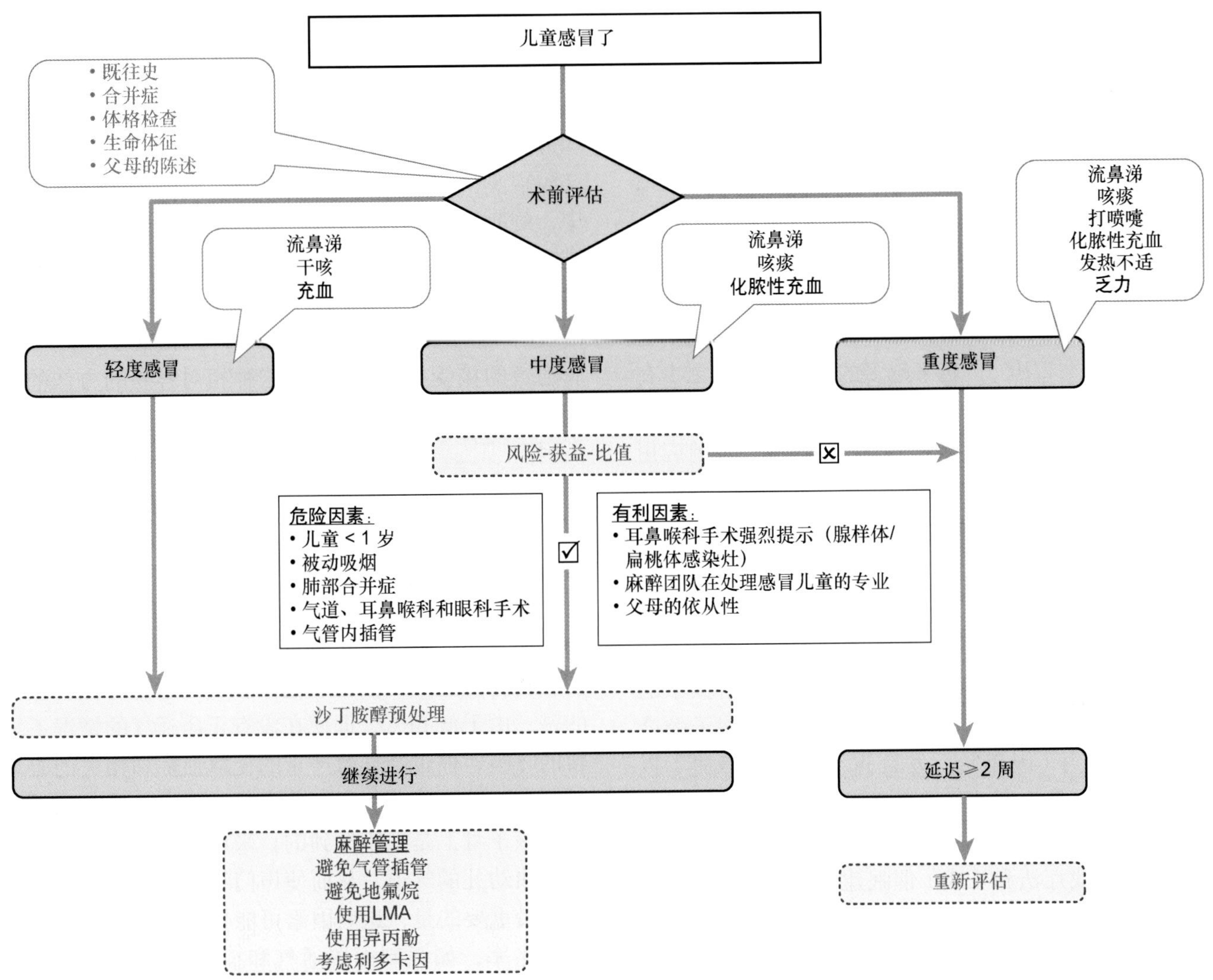

图 77.10 **关于“感冒”儿童的决策算法的建议。**LMA，喉罩（From Becke K. Anesthesia in children with a cold. Curr Opin Anaesthesiol. 2012；25［3］：333-339.）

催眠、音乐和非攻击性照明也可用于在孩子到达手术室时为其提供一个平静和舒缓的环境[155]。

多种药物可用于儿童焦虑症的药物治疗[155, 162]。在没有静脉注射的情况下，最常用的途径是口服、鼻腔和直肠途径，这是大多数儿童可接受的顺序。咪达唑仑因其良好的安全性和有效性而成为最常用的药物。通常以 0.5 mg/kg（最多 15 mg）的剂量口服给药，给药后，约 20 min 内即可达到镇静和消除焦虑的效果。也可通过静脉途径（0.05 ～ 0.1 mg/kg）以及经鼻途径（0.3 mg/kg）和直肠途径（0.5 mg/kg）给予[154]。它作为一种理想的药物用于术前治疗的潜在局限性在于可能会产生长期的效果和矛盾的反应[154]。α_2 肾上腺素能受体激动药越来越多地应用于术前。可乐定可以口服（4 μg/kg）或鼻内（4 μg/kg）给药，尽管起效时间相对较长（45 min），但其镇痛和麻醉节约特性非常有利。与可乐定相比，右美托咪定的起效时间和作用时间更短，是一种有趣的术前替代药物。口服时的生物利用度较低（～ 15%），但经鼻给药时可能更有效[158]。氯胺酮是高脂溶性药物，无论口服、鼻内、肌内注射还是静脉注射后均可迅速吸收。口服（5 ～ 8 mg/kg）15 ～ 20 min 后镇静起效[155]。当手术不能延迟或重新安排，肌内注射氯胺酮（4 ～ 5 mg/kg）对不合作和好斗的儿童尤其有用。然而，用氯胺酮进行术前用药前可能会导致涎液过多、过度通气、幻觉，并增加苏醒谵妄的发生率[155, 162]。芬太尼通过黏膜途径被迅速吸收，可作为一种美味的棒棒糖用于术前治疗。该途径的生物利用度为 33%，但如果咀嚼或吞咽棒棒糖则会降低[162]。芬太尼预给药的不良反应包括呕吐、瘙痒和呼吸抑制。

术前禁食

术前禁食可将麻醉期间胃内容物吸入肺部的风险降至最低。大多数国家的指导方针都推荐“6-4-2 规则”，即固体食物至少禁食6 h，母乳禁食4 h，清液禁食2 h。这些指南没有区分成人和儿童[163]，主要是基于专家意见，没有可靠的临床证据支持[163]。在儿童中遵守这些准则可能会带来一些问题。首先，在现实中，禁食时间往往会延长很多，而且在麻醉诱导前12 h或更长的时间里幼儿禁食清液的情况并不少见[164-166]。除了与饥渴有关的明显不适外，这些长时间的禁食可能导致低血糖、代谢性酸中毒、脱水和心血管不稳定[164-165]。在其他健康儿童中，肺误吸的发生率非常低（$1/10^4$ ～ $2/10^4$），越来越多的证据表明，至少在术前用药前自由的摄取清液，不会导致残余胃容量增加，或增加肺误吸的发生率[164-165]。因此，目前应用的禁食指南可能需要重新评估。关于儿童禁食的新欧洲共识声明建议在摄入清夜后禁食1 h。

麻醉诱导

麻醉诱导的方法取决于许多因素，包括孩子的身体状况，外科手术，孩子的焦虑水平，孩子的合作和沟通能力（因年龄、发育迟缓或语言障碍）以及是否饱胃。如上所述，大多数儿童在麻醉诱导前存在焦虑，许多药物和非药物技术被提出来缓解这种焦虑。许多游戏疗法和（或）催眠建议可以在麻醉诱导期间继续进行。不同医院对父母在场的办法存在显著差异。最近一项现有循证文章回顾表明，在麻醉诱导时，父母在场既不能减轻孩子的焦虑，也不能减轻父母的焦虑[167]。尽管如此，父母在场对于有潜在行为问题或发育迟缓（如自闭症谱系障碍、唐氏综合征）的儿童以及计划重复手术的儿童来说可能很重要。在这种情况下，麻醉诱导前对父母的教育有助于减轻父母和孩子的焦虑。

父母和手术室的工作人员都应该参与对好斗儿童的围术期计划和管理[155]。这些儿童特别焦虑，他们很少配合麻醉前的行为疗法，并且经常拒绝接受任何术前用药治疗。通常他们以前有过麻醉经历，若父母告知什么办法对他们的孩子最有效，将会非常有帮助。对于这些儿童，术前鼻内给药可能是有益的。在没有建立静脉通道的情况下，肌内注射氯胺酮（4 ～ 5 mg/kg）或使用高浓度七氟烷进行吸入诱导可能是该人群麻醉诱导的一个有利选择。后一种方法需要身体上的约束，这会引发伦理、法律和实际问题。为达到最有效的效果，约束和控制不应该只留给父母一方，而应该在有经验的麻醉科工作人员的指导下进行。这种方法的相对禁忌证包括未经父母或工作人员同意，未能用尽所有其他技术，以及约束诱导的压力可能显著恶化儿童的状态（如合并严重的心脏病）[155, 168]。对于这类儿童，应始终考虑推迟择期手术。

在儿童，最常见的两种麻醉诱导技术是吸入诱导和静脉诱导。麻醉诱导类型与PRAE之间的因果关系文献很少。一项回顾性研究表明，在高危PRAE儿童中，静脉注射诱导有好处[150]，最近的一项随机试验进一步证实了这一点[167]。然而，必须指出的是，这些研究仅集中于一组患PRAE风险增加的儿童中的PRAE，还应考虑许多其他因素，包括儿童对建立静脉通道的接受 / 恐惧，以及这种相对容易的方法的可行性。因此，在决定诱导技术时，应注意权衡所有相关因素[169]。

使用RSI预防肺吸入胃内容物是基于成人的经验。由于成人和幼儿之间的解剖和生理差异，将这种技术的“经典形式”直接外推到儿童群体中可能并不总是正确的选择[170-172]。虽然经典的RSI依赖于充分的预充氧，但这通常在不合作的儿童中无法实现。即使在合作儿童中，预充氧也不如成人患者有效。重要的是，由于低FRC，即使在没有正压通气的情况下短暂的呼吸暂停也会导致严重的低氧血症和相关的心动过缓。静脉注射药物需要建立静脉通道，这在躁动不安的孩子身上是很难做到的。采用按压环状软骨很容易扭曲幼儿的气道，从而使声门结构的可视化变得困难。最重要的是，这些因素可能导致更高的不安全行为发生率，如强制面罩通气和插管尝试失败[171-172]。因此，为了平衡肺误吸的风险和更普遍的低氧血症风险，RSI技术的控制形式越来越受到小儿麻醉科医师的欢迎[170-172]。重要的是，在麻醉过浅和不完全肌肉麻痹的情况下，直接喉镜检查可引起误吸性反流和呕吐[173-175]。尽管应始终评估面罩诱导的可能性，但对于“高危”儿童，必须考虑强制静脉注射[172]。在无法建立静脉通道的人群中，骨内注射是一种合适的替代方法[176]。在现有静脉通道的情况下，使用非去极化肌肉松弛药快速诱导充分催眠和深度肌肉麻痹，温和的面罩通气，最大气道压力为12 cm H_2O，直到可以进行气管插管。采用这种“控制”方法可以减少潜在的严重低氧血症风险，同时提供快速插管条件[170]。

气道管理与通气

气道管理

术前对气道的评估应以儿童的病历和临床评估为基础。广泛的综合征和遗传条件以及先天性畸形与潜在的气道问题有关，尤其是涉及面部畸形的问题[177-178]。还必须考虑出生并发症、阻塞性睡眠呼吸暂停、头颈外伤、既往手术史以及相关的气道管理史。在体格检查中，麻醉科医师应检查面部有无畸形、喘鸣、发音困难、吞咽障碍、呼吸困难、说话困难和声音嘶哑[178]。在儿童有大量预测困难气道的指标，但它们的适用性、敏感性和特异性，在临床上差异很大。其中，下颌前突、Mallampati 分类、寰枕关节运动、下颌间隙缩小和舌厚度增加都是气道问题的良好预测指标[179-180]。其他报告的危险因素有年龄小于 1 岁、ASA Ⅱ～Ⅳ状态、肥胖，以及颌面和心脏外科[181]。

适当实施面罩通气是儿童气道管理的关键组成部分。麻醉后的儿童尤其容易出现上呼吸道塌陷，通过适度的倾斜头部、抬高下巴、推下颌以及应用持续气道正压通气，可以很容易地缓解上呼吸道塌陷[182-183]。这些动作与侧卧位相结合可以进一步提高气道通畅性[184]。此外，口咽和鼻咽通气装置可用于自主呼吸或正压面罩通气，以进一步缓解麻醉后儿童舌后坠引起的气道阻塞[185-186]。

现在各种声门上通气设备常用于小儿麻醉。其中最受欢迎的两种是经典的喉罩（LMA）和双管喉罩[183]。两种喉罩在儿童中具有相当的安全性和有效性[187]。越来越多的证据表明，与气管内插管相比，在儿童中使用 LMA 可降低围术期呼吸系统并发症的发生率[188]。

直接喉镜检查仍然是儿童最常用的插管技术。由于儿科患者的年龄和大小各不相同，任何一家有儿童医疗的医院都必须有一整套弯曲和直的喉镜片，以确保最适合儿童的喉镜片随时可用。一般来说，由于幼儿的会厌多呈“U”形，而且可能位于声门开口处，所以在新生儿和幼儿通常使用直喉镜片直接抬高会厌和观察声带。大一点的孩子可以用弯喉镜片或直喉镜片来管理。在过去的十年中，越来越多的设备被开发出来并应用于气管内插管[189]。其中，视频喉镜最初是作为困难气道管理的辅助手段而引入的，它甚至可以在越来越多的适应证中取代纤维软镜的使用[190]。视频喉镜在日常气道管理中的应用也在增加。事实上，这些设备能够更好更快地显示声门，从而减少插管时间、尝试次数以及牙科创伤。然而，需要注意的是，每种类型的视频喉镜都需要一种特殊的技术，而且这种技术在不同的设备之间可能有很大的差异[189]。对于成人已知或预期的困难气道，纤维软镜引导清醒气管内插管通常被认为是金标准，但对于儿童，由于该操作过程需要大量的配合，所以这种办法通常是不可行的。大多数小儿麻醉医师更喜欢在预测气道困难的情况下使用吸入诱导，并在麻醉儿童在自主呼吸下实施纤维软镜辅助气管内插管[191]。

在新生儿、婴儿和幼儿中使用带套囊的气管导管越来越普遍[183]。以前未带套囊的气管导管被推荐用于 8 岁以下的儿童，因为人们认为气道最窄的部分是环状软骨环，这样可以减少由套囊引起的气管黏膜潜在损伤，也可以通过插入更大尺寸的导管来减少气流阻力[192]。当使用可接受泄漏压力的无套囊气管导管时，也可能发生气道损伤。此外，也有报告称使用无套囊导管时喉部痉挛的发生率较高，而且使用带套囊导管与无套囊导管比较，没有资料显示声门下气道损伤增加[178]。无泄漏的带套囊导管也可以更准确地估计呼气末二氧化碳（CO_2）浓度，避免手术室受到污染。最后较为重要的一点是，使用带套囊导管实际上也消除了由于插入无套囊导管导致的严重泄漏时需较频繁地更换气管内导管的需要。因为气囊充气可以插入较小的导管，使用套囊阻塞气道而无需更换较大的导管，避免了重复置入喉镜。同时，使用带套囊导管时必须小心，因为直径较小的气管导管可能更容易扭结或被分泌物阻塞。

与成人相比，儿童的非预期困难气道的发生率较低，但仍可能导致主要的发病率和死亡率[193]。因此，尽管在儿童气道管理方面可获得的高质量证据很少，但专家普遍认为成人指南不适用于幼儿。最近的国际小儿非预期困难气道管理指南是 Delphi 小组专家讨论的结果，重点关注的是 1～8 岁儿童的气道管理[193]。确定了三种情况：①面罩通气困难；②气管插管困难；③瘫痪的麻醉儿童不能插管和通气。这些场景的详细指导见图 77.11。这些指南是专门为非专业麻醉科医师制订的，可以根据儿童麻醉服务的特殊性进行调整。最重要的是，儿童麻醉的每个区域都应该有一个特定的困难气道推车，配有适当设备，以及困难气道的书面计划和呼救计划，以备麻醉科医师在管理儿童非预期困难气道时需要额外的帮助[194]。

有喘鸣的儿童

患有胸腔内气道阻塞的儿童有呼气困难和呼气时间延长（如毛细支气管炎、哮喘、胸腔内异物）[195]。相反，胸外上呼吸道阻塞的儿童有吸气性鸣音（如会厌炎、喉气管支气管炎、喉或声门下异物）。当激动或哭泣时，这些儿童表现出气道的动态塌陷（图 77.12），这会显著加重气道阻塞，导致呼吸衰竭和低氧血症。因此，必须尽量减少可能使儿童不安的事件，如动脉血气分析、静脉穿刺验血以及与父母分离。困难气道推车也应该在现场。如果出现完全气道阻塞，无法进行面罩通气或气管插管，应动员手术组并准备好进行紧急气管切开术。

当对喘鸣儿童实施麻醉诱导时，有以下几条建

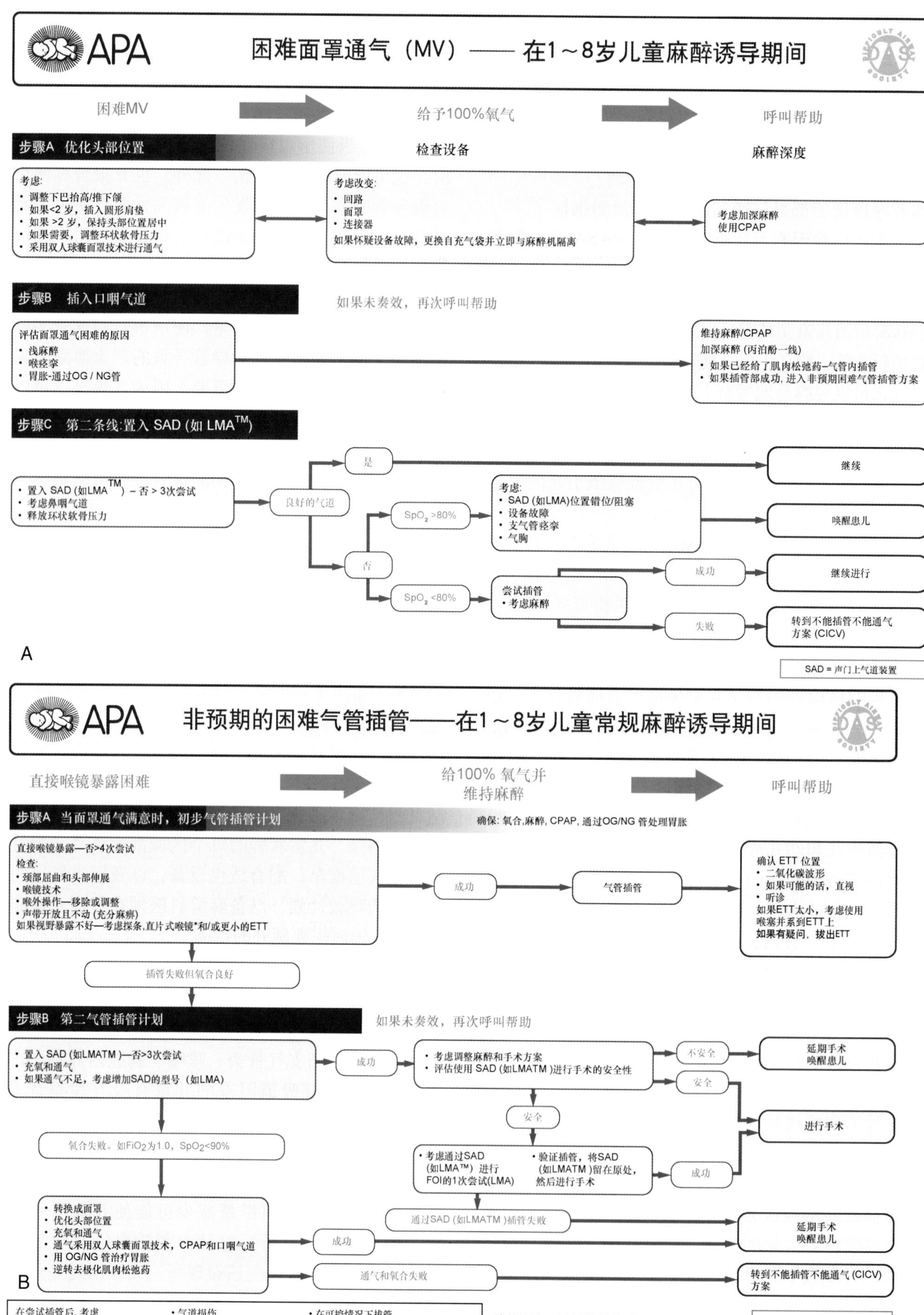

图77.11 **1～8岁儿童的困难气道方案。**（A）非预期的困难面罩通气管理指南。（B）常规麻醉诱导期间未预料的困难气管插管管理指南

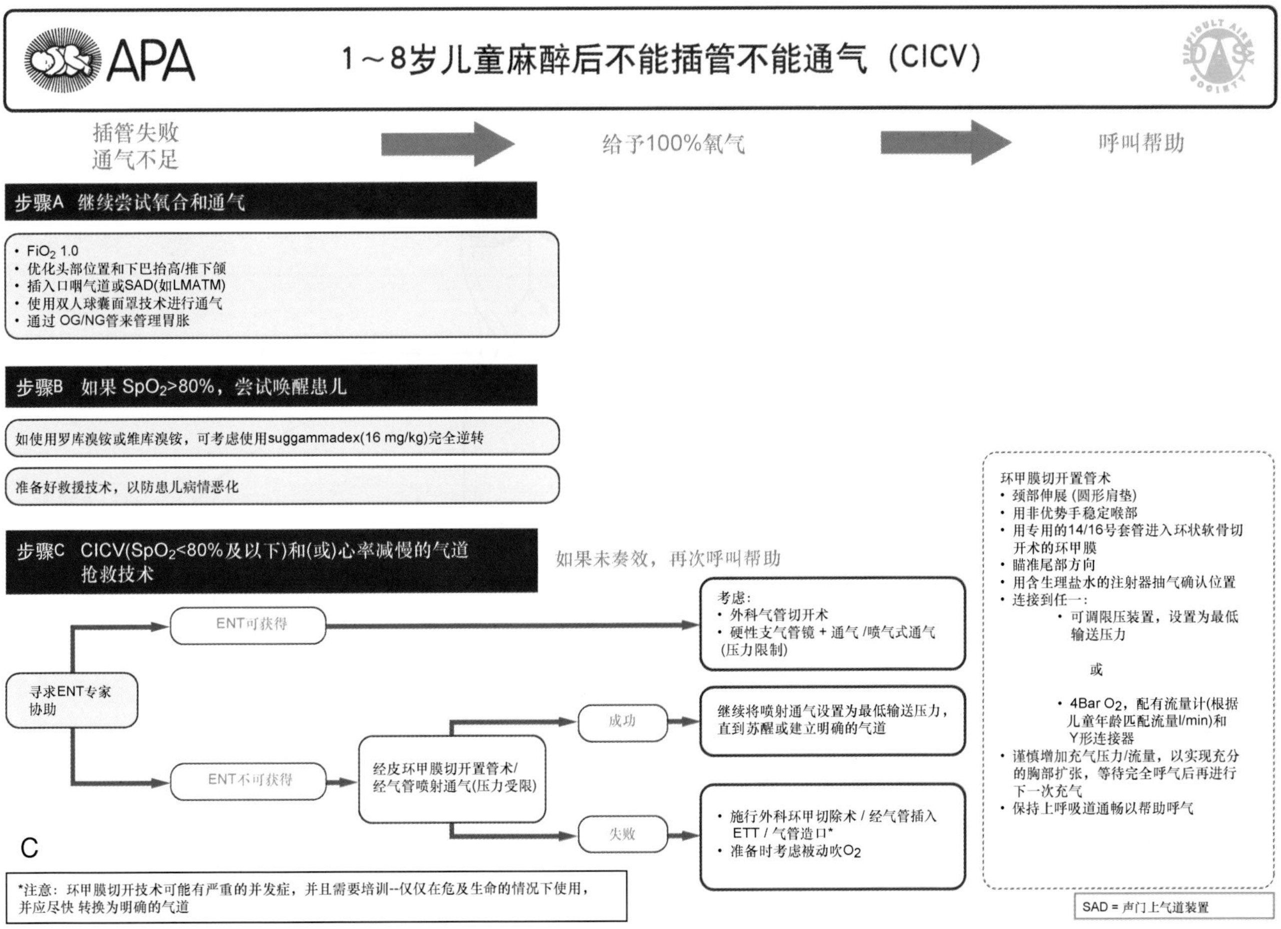

APA 1～8岁儿童麻醉后不能插管不能通气（CICV）

插管失败
通气不足 → 给予100%氧气 → 呼叫帮助

步骤A 继续尝试氧合和通气

- FiO_2 1.0
- 优化头部位置和下巴抬高/推下颌
- 插入口咽气道或SAD(如LMATM)
- 使用双人球囊面罩技术进行通气
- 通过 OG/NG管来管理胃胀

步骤B 如果 SpO_2>80%，尝试唤醒患儿

如使用罗库溴铵或维库溴铵，可考虑使用suggammadex(16 mg/kg)完全逆转

准备好救援技术，以防患儿病情恶化

步骤C CICV(SpO_2<80%及以下)和(或)心率减慢的气道抢救技术

如果未奏效，再次呼叫帮助

寻求ENT专家协助

ENT可获得 → 考虑：
- 外科气管切开术
- 硬性支气管镜 + 通气 /喷气式通气(压力限制)

ENT不可获得 → 经皮环甲膜切开置管术/经气管喷射通气(压力受限)

成功 → 继续将喷射通气设置为最低输送压力，直到苏醒或建立明确的气道

失败 →
- 施行外科环甲切除术 / 经气管插入 ETT / 气管造口*
- 准备时考虑被动吹O_2

环甲膜切开置管术
- 颈部伸展 (圆形肩垫)
- 用非优势手稳定喉部
- 用专用的14/16号套管进入环状软骨切开术的环甲膜
- 瞄准尾部方向
- 用含生理盐水的注射器抽气确认位置
- 连接到任一：
  - 可调限压装置，设置为最低输送压力

  或

  - 4Bar O_2，配有流量计(根据儿童年龄匹配流量l/min)和Y形连接器
- 谨慎增加充气压力/流量，以实现充分的胸部扩张，等待完全呼气后再进行下一次充气
- 保持上呼吸道通畅以帮助呼气

C

*注意：环甲膜切开技术可能有严重的并发症，并且需要培训--仅仅在危及生命的情况下使用，并应尽快 转换为明确的气道

SAD = 声门上气道装置

图 77.11 **（续）**（C）当麻醉的儿童出现插管失败和不能充分通气时的不能插管不能通气（*CICV*）的管理指南（From Black AE, Flynn PE, Smith HL, et al. Development of a guideline for the management of the unanticipated difficult airway in pediatric practice. Paediatr Anaesth. 2015; 25［4］: 346-362.）

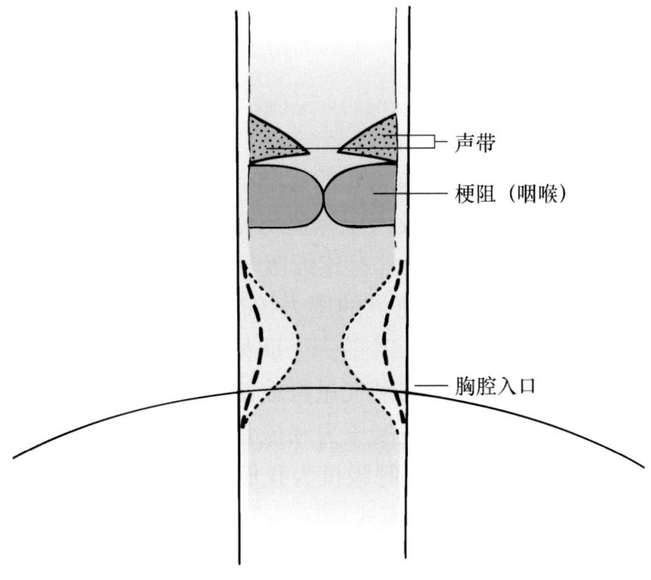

图 77.12 **婴幼儿具有高度顺应性的气道结构。**正常呼吸时，胸外上呼吸道会发生一些动态塌陷（虚线）。当儿童患有上呼吸道阻塞，如会厌炎、喉气管支气管炎或胸外异物（深棕色），并在这种阻塞中挣扎着呼吸时，气管的动态塌陷增加。动态塌陷（虚线）的增加加重了气道的机械阻塞。因此，在气道安全之前，避免让孩子感到不适的程序很重要（Modified from Coté CJ, Lerman J, Anderson BJ, eds. A Practice of Anesthesia for Infants and Children. 5th ed. Philadelphia: Saunders; 2013.）

议。为了尽量减少孩子的不安，孩子由母亲或父亲带到手术室，诱导期间抱着（最好是半直立躺下）。七氟烷氧气面罩诱导麻醉是首选方法，因为维持自主呼吸至关重要。如果喘鸣加重或出现轻度喉炎，则 pop-off 阀应充分关闭，以产生 10 ～ 15 cmH_2O 的呼气末正压（PEEP）。当孩子试图激发抵抗阻塞的气道时，这种方法可以缓解由气道动态塌陷和咽肌张力丧失引起的大多数气道阻塞（图 77.13）。随着麻醉深度的加深，可能需要轻柔的辅助通气，但是，如果条件允许，保持自主呼吸是很重要的。

任何气道阻塞的儿童在充分麻醉以允许喉镜置入和气管内插管之前都会有一个缓慢的麻醉诱导期。饱腹问题仅次于呼吸道问题。对这些儿童应禁止快速诱导麻醉。患有喉气管支气管炎或会厌炎的儿童通常需要一根内径比正常小 0.5 ～ 1.0 mm 的无套囊气管导管（表 77.6），这有助于插管。

通气策略

第 41 章（呼吸管理）回顾了呼吸管理、呼吸机模式和设置的细节。对于有肺损伤或无肺损伤的患

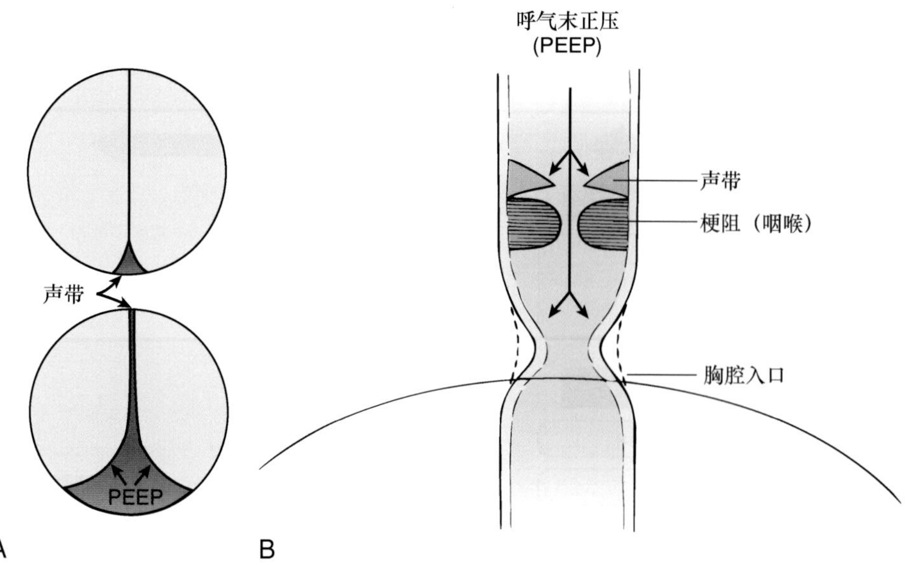

图77.13 当儿童因喉痉挛（A）（上）或机械性阻塞（B）引起的上呼吸道阻塞时，在自主呼吸期间施加10～15 cm H_2O 呼气末正压（PEEP）（箭头）通常可以缓解阻塞。PEEP有助于保持声带分离（A）（下）和气道开放（B）（虚线）。如果这个简单的操作不能解除阻塞，那么可能需要更有力的正压通气。由舌头引起的气道阻塞需要插入大小适中的口咽气道

表77.6 患儿使用的气管导管和喉镜片的推荐尺寸和置管深度

患者年龄	气管导管内径（mm）	直喉镜片的推荐尺寸	置管深度*（cm）
早产儿（＜1250 g）	2.5 无套囊	0	6～7
足月儿	3.0～2.5 无套囊	0～1	8～10
3个月～1岁	3.5～4.0 带套囊	1	11
2岁	4.5～5.0 带套囊	1～1.5	12
6岁	5.0～5.5 带套囊	1.5～2	15
10岁	6.0～6.5 带套囊	2～3	17
18岁	7.0～8.0 带套囊	3	19

*插入气管导管距离下颌骨或上颌骨牙槽嵴的距离，通常是将导管的远端放在气管中段

者，没有足够的证据来指导最佳的小儿通气实践[196]。因此，当小儿麻醉科医师确定对任何个体患者来说都是最佳的呼吸机设置时，他们会考虑现有的成人数据、小儿肺和成人肺的年龄特异性解剖和生理差异，以及他们自己的个人经验。在成人中，人们越来越认识到机械通气甚至对健康肺患者的肺也会造成损伤［呼吸机引起的肺损伤（ventilator-induced lung injury，VILI）］，现在已经确定了高出生理潮气量的容量伤在该病理中的重要性[197]。VILI在儿科中的临床相关性尚不清楚。没有研究探讨小儿麻醉期间机械通气方式与患儿预后的关系。最近的荟萃分析显示，无论疾病的严重程度如何，儿科ICU机械通气患者的潮气量与死亡率之间没有关系[198]。因此，VILI的易感性可能与年龄有关[196]。对于小儿通气的最佳潮气量，还没有循证推荐，但是可以认为，潮气量在6～10 ml/kg之间是合理的，但应避免潮气量超过10 ml/kg[199]。尚未研究吸入压对健康肺患儿的影响，但来自急性肺损伤儿童的数据表明，吸入压峰值与死亡率之间存在直接关系[200]。因此，与具有连续吸气流模式的容积控制通气相比，具有减速流的压力控制通气（PCV）可能更受青睐[196, 201]。PCV的一个明显缺点是缺乏容量保证，因为由此产生的潮气量将取决于呼吸系统的顺应性和阻力。因此，监测压力和流量曲线是机械通气的重要组成部分。新型呼吸机为我们提供了PCV与容积保证相结合的呼吸机模式[201]。

PEEP是肺保护性通气策略的重要组成部分，其目的是通过稳定肺泡来预防肺不张[196, 201]。儿童通气中的最佳PEEP尚未确定，但通常设置在5 cm H_2O 的水平[201]。在肺损伤的情况下，可能需要更高的PEEP水平（超过10～15 cm H_2O）。然而，在增加PEEP时应小心，以避免因胸膜腔内压升高而导致血流动力学损害。应始终小心调定PEEP，使血流动力学和通

气达到最佳平衡[196]。

机械无效腔是指麻醉回路中没有气体交换的双向气体流动的任何部分，在儿童比在成人更重要[201]。回路无效腔加上解剖和生理无效腔，特别是在较小的患儿中，可能是无效腔与潮气量比值增加的最大因素，反过来，会导致 $PaCO_2$ 增加[202]。因此应尽一切努力，以减少机械无效腔，尤其在新生儿和婴儿。

设备和监测

成人和儿童的基本麻醉监测标准相同。这些监测模式包括在整个手术过程中有合格的麻醉人员在场，以及有监测患者氧合、通气、循环和体温的设备。除了这些最低要求外，还需要额外的监测，这将取决于儿童的状况和手术类型。成年人使用的许多设备并不适用于儿童。小儿麻醉可能涉及照顾从几百克重的新生儿到成人大小的青少年。因此，应提供各种尺寸的儿科设备，并由具有小儿麻醉经验的麻醉科医师负责组织这些项目[203]。需要配备适合所有年龄段儿童患者的复苏推车，包括儿童除颤电极板。应提供浓度适当的心脏复苏药物，并应包括这些药物的书面儿科剂量表。在手术室和 PACU 中，应立即提供儿科专用认知辅助设备，用于诊断 / 治疗最常见的紧急情况和危急情况。所有年龄段儿童的气道设备应包括通气面罩、声门上气道设备、气管导管、口腔和鼻咽通气道，以及带儿童喉镜片的喉镜。此外，还应提供一个单独的、库存充足的困难气道推车，其中包含管理儿童困难气道的专用设备以及特定机构的困难气道算法。在任何进行区域阻滞的地方，应易于取到 20% 的脂肪乳剂，以治疗局部麻醉药的全身毒性。最重要的是，一名有小儿围术期管理经验的麻醉科医师应可以立即到场评估和治疗儿童的任何严重麻醉事件。

在过去十年里，儿童设备和监测方面有了相当大的改进和更多的选择[184, 204]。大量视频喉镜的发展，已经从根本上改变了具备这些设备的机构中，困难气道的概念和处理方法[189]。近红外和超声设备旨在促进解决儿童静脉通路建立困难的问题。近红外设备的原理是，近红外光穿透皮肤，主要被血红蛋白吸收，进而帮助观察细小的静脉。虽然这些设备已经使用了几年，但仍然缺乏证据表明它们可以缩短儿童静脉置管的时间或成功率[189]。相比之下，超声引导下儿童中心静脉穿刺与传统定位技术相比，速度更快，成功率更高，并发症发生率更低，已成为一种标准的方法[205]。超声也可用于静脉置管困难的儿童外周静脉置管[206]。在静脉置管和围术期儿童的其他紧张时期，平板电脑和智能手机可以作为分散注意力的有用技术[189, 207]。越来越多的小儿麻醉应用程序也可用来协助计算和算法来管理不同的患者群体，并确保合适的药物剂量和设备选择[189]。

持续心排血量监测也越来越多地用于儿童。目前可用的选择是基于多普勒原理、电阻抗法、心排血量测量或脉搏轮廓分析。经过验证，经食管多普勒探头与热溶、Fick 和染料稀释技术相比较，可用于体重轻到 3 kg 的儿童[208]。由于血容量、血流量和血细胞方向变化而引起的胸廓电生物阻抗变化可用于心排血量和其他心脏参数的连续无创监测。ICON 监测仪（Carditronic/Osypka Medical Inc.，La Jolla，CA，USA）是一种基于电测速原理的便携式无创心排血量监测仪。该装置已通过 Fick 方程、热解法和超声心动图在从新生儿到青少年的儿童群体中进行验证。基于脉搏轮廓分析的心排血量监测仪使用复杂的算法从动脉血压波形的形状计算心排血量。它们通常需要基于动脉线进行校准，而大多数此类设备尚未在儿童中得到验证[189]。基于脉搏血氧测定的无创血红蛋白测定是一种很有吸引力的测定方法，但仍需要在儿童群体中进行验证[204]。

近红外光谱（near-infrared spectroscopy，NIRS）使用类似于脉搏血氧仪的原理来测量组织血红蛋白氧合。近红外光谱监测可用于监测氧合，从而间接监测包括脑、肝、肾、肠、肌肉等多个器官的血流和供需关系。与许多监测设备一样，目前还缺乏近红外光谱法改善预后的证据，但它确实有潜力用于目标导向干预，以减少器官缺氧和缺血[204, 209]。

到目前为止，几乎没有证据表明术中脑电图监测可以改善儿童的预后。然而，重要的是要注意到，除非是明显的神经病变，否则是很难发现的。BIS 监测已经成功地用于较大龄儿童，以减少麻醉药物的总用量并促进恢复[210]。BIS 在婴儿，特别是不到 6 个月的婴儿中的效用值得怀疑，因为在这些人群中，BIS 值与其他麻醉深度测量之间几乎没有相关性[210]。最近开发的一些方法，如频谱分析，在这方面可能很有趣，但今后仍有必要对这些方法进行验证[211]。

安全问题

与较大龄儿童相比，新生儿和婴儿的围术期死亡率高出数倍[212]。重要的是要认识到，在这些人群中，死亡率的增加并不等同于麻醉相关的死亡率增加，因为麻醉相关的死亡很少发生在没有明显相关医学合并症的儿童身上。然而，可能导致死亡或严重持久发病的危重事件可能是麻醉管理的直接后果。在小儿围术期管理中，有三种主要方法可以确定不良结果：①机构审计；②结案索赔分析；③大规模的麻醉相关心搏骤停登记。每种方法在大小、报告偏差和不同的定义方面都有优势和局限性，但它们都将年幼（即婴儿）、ASA Ⅲ～Ⅴ状态和紧急手术确定为危重事件的主要危险因素。危重事件最常见的是心脏和（或）呼吸系统。根据 POCA，儿童围术期心搏骤停的最常见原因是心源性的，按频率从高到低依次为血容量不足、心肌缺血、高钾血症和突发性心律失常[56]。呼吸原因包括喉痉挛、氧合不足和气管插管困难[56]。基于对已结案索赔的分析，有学者认为，自从采用最低监测标准以来，导致严重呼吸道疾病的危重事件有所减少[213]。

有间接证据表明小儿麻醉的专业水平与围术期发病率之间存在关联。事实上，呼吸系统并发症的发生率一再被报道依赖于麻醉科医师的经验[150, 214-216]。围术期并发症与麻醉科医师提供的儿科麻醉药数量之间也有关系[217-218]。因此，建议对那些为儿童提供麻醉管理的人进行小儿麻醉的专门培训，并保持合适的小儿麻醉经验值[219-220]。

液体管理

对儿科患者而言，围术期液体管理是一项重要的挑战。被低估的低血容量往往是导致儿童围术期心搏骤停的最常见原因[55]。溶质成分不适当或输液速率过快也会导致显著的发病率和死亡率。新陈代谢、细胞外液容量和液体周转率的快速变化不允许将成人指南直接外推到儿童，也不允许生成广泛适用于所有儿科年龄组的简化建议。鉴于这些困难，循证建议很少，而专家意见占主导地位。虽然专家之间没有达成明确的共识，但在过去的十年里，儿童围术期液体管理的概念发生了重要的变化。

围术期液体管理的三个主要目标是：①满足维持要求；②弥补术前缺失；③补偿围术期发生的持续损失。小儿麻醉实践中最常用的基本液体维持公式是基于生理体液丢失和热量消耗之间的关系[221]，并已演变成所谓的“4-2-1”规则，这是一个以体重为基础的公式，规定儿童每小时的液体需求量为体重的前 10 kg 为 4 ml/kg，然后是 10～20 kg 之间的 2 ml/kg，超过 20 kg 的每增加 1 kg 需要 1 ml[222]。人们普遍认为，这个公式高估了患病儿童的维持需求。关于如何补充术前液体不足的争论也在继续[223]。这种不确定性背后的原因是缺乏指导和确定儿童最佳体液状态的围术期研究。减少术前液体缺乏的最简单选择之一是尽量缩短术前禁食清液的时间[164]。以往建议按“4-2-1”原则计算和补充术前禁食缺乏量，或者为 3 岁以下儿童或 3 岁以上儿童提供 25 ml/kg 的剂量。最近，在欧洲广泛采用的德国指南规定：“背景输液可以 10 ml/（kg・h）的初始输液速度开始，并在以后的疗程中根据实际需要进行调整[224]。”此外，如果出现明显的临床脱水迹象，这些指南建议每 1% 的估计脱水剂量补充 10 ml/kg 液体[224]。围术期体液持续丢失所需的液体量在很大程度上取决于手术类型和儿童的病理状态。它可以很容易地高达 10～15 ml/（kg・h），在某些特殊情况下，如烧伤或新生儿腹部大手术，可超过 50 ml/（kg・h）[223]。采用多种血流动力学监测方法相结合的个体化目标导向液体管理对于实现这些目标至关重要。

足月儿和早产儿的液体管理还必须考虑其他变量。无形失水量与胎龄成反比。婴儿年龄越小，身体越不成熟，皮肤通透性越高，体表面积与体重的比值越高，代谢需求也越高。此外，使用辐射加热器和光疗会增加无形水分流失。另一方面，用加温装置保存体温可以减少无形的水分流失。也必须考虑到新生儿肾不能排出大量多余的水或电解质的事实。如前所述，新生儿细胞外液的容积相对较大。在生命的最初几天，这些多余的水中有一部分会被排出体外。因此，足月新生儿出生后第一周的液体需求量减少。

足月新生儿出生后第 1 天的日需水量估计为 70 ml/kg，第 3 天为 80 ml/kg，第 5 天为 90 ml/kg，第 7 天为 120 ml/kg。早产儿的日需水量略高。钠和钾的浓度通常保持在 2～3 mEq/100 ml，必须常规进行血钠水平的连续监测。

使用哪种液体的问题与液体用量同样重要。过去十年来，我们在这方面的考虑发生了重大变化。基于人乳或牛奶的电解质组成，Holliday 和 Segar 的原始出版物中将钾和氯化物的每日电解质需要量定义为 2 mEq/（100 kcal・d），钠的电解质需要量为 3 mEq/（100 kcal・d）[221]。这种电解质给药方案，加上“4-2-1”规则，导致频繁使用过量的低渗液，进而导致低钠血症、癫痫发作、脑水肿和死亡。儿童尤其易患急性低钠血症的脑水肿。医院获得性低钠血症可能在儿童中迅速发生，最初可能表现为呕吐和嗜睡[225]。最近的一项荟萃分析和一项大型随机试验表明，与低渗静脉输液相比，钠浓度与血浆相似的等渗静脉维持液降低了低钠血症的风险[226-227]。因此，为了维持围术期内环境平衡，应给予等渗的晶体液[223-224]。

由于细胞外液的成分在从新生儿到老年人的所有年龄组之间具有可比性，因此儿童和成人可使用相同的输液溶液（另见第 47 章）。然而，值得注意的是，接受等渗盐水溶液治疗的儿童仍然可能发生低钠血症和高钠血症，建议对接受长期或广泛干预的儿童进行常规系列血清钠浓度检查[225]。

在过去的几十年里，儿科人群围术期使用葡萄糖溶液的情况发生了重大变化[223]。最初，术中使用葡萄糖是小儿麻醉管理中的一种常见做法，目的是避免低血糖及其相关后果。然而，现在公认的是，术前低血糖的发生率不到 2.5%，而且通常与禁食时间远超当前推荐的禁食指南的禁食时间有关[228]。另一方面，患儿在手术期间使用的含 5% 葡萄糖的液体会导致高血糖，进而也会导致发病率和死亡率的增加[228-229]。因此，越来越多的共识是，在接受麻醉的健康儿童中，常规给予葡萄糖是不必要的[223]。添加葡萄糖对选定的患者群体很重要。低血糖风险最高的群体包括接受高营养治疗的儿童以及患有内分泌 / 代谢疾病的儿童。在这些患儿中，建议根据常规血糖监测调整葡萄糖输注速率。尽管补充率低于他们的正常维持要求，新生儿和婴儿在麻醉手术期间也需要补充葡萄糖[228-229]。在新生儿和婴儿的术中维持中，使用含 1% ～ 2.5% 的葡萄糖等渗液似乎是最佳选择，同时需要进行系列血糖测量将血糖水平维持在最佳范围内[224, 229]。

在缺乏明确定义终点的良好对照研究的情况下，目前没有证据支持晶体和胶体在新生儿和儿科人群围术期补液和扩容中的作用[223, 230]。历史上，白蛋白一直被认为是维持婴儿和新生儿胶体渗透压的金标准，并且仍然是这些人群中使用最频繁的血浆扩张药。然而，目前缺乏支持继续使用白蛋白对儿童进行一般液体复苏的数据。非蛋白质合成胶体如羟乙基淀粉（HES）、明胶和右旋糖酐也被用作儿童血浆扩张药。虽然一项使用第三代 HES 的前瞻性观察性药物安全性试验显示，肾功能和凝血功能正常的儿童中没有严重的药物不良反应，如过敏反应、肾衰竭或凝血障碍，但在假定对肾衰竭或出血风险增加的患儿是安全的之前，还需要进一步的研究[223, 231]。据报道，在儿科心脏手术中，HES 在血管内容量扩张方面的有效性和安全性与白蛋白相当[232]。明胶是产生的多肽。虽然该产品的初始配方引起了高发生率的过敏反应，但最近的一项试验无法提供任何短期或长期不良反应的证据[233-234]。葡聚糖是水溶性葡萄糖聚合物。虽然这些分子具有出色的胶体渗透能力，但由于它们的消极凝血作用和高致敏潜力，可能不应该使用它们[223]。

非新生儿患儿的输血指南与成人相似[235]。然而，应该考虑一些预防措施，特别是在大量输血的情况下。在照顾儿童时，重点应该放在血容量和血容量损失的百分比，而不是具体的血液单位，因为一个单位的血可能构成早产儿的几个血容量，但只占一个健壮青少年血容量的一小部分。这些考虑因素决定了导致可接受的血细胞比容的最大允许失血量（maximal allowable blood loss，MABL）的计算。MABL 考虑了患者年龄、体重和起始红细胞压积对血容量的影响。一般来说，早产儿的血容量为 100 ～ 120 ml/kg，足月儿约为 90 ml/kg，3 ～ 12 个月大的儿童为 70 ～ 80 ml/kg，1 岁以上的儿童约为 70 ml/kg。这些量仅仅是对血量的估计。单个孩子的血液容量是通过简单的比例计算出来的，方法是将孩子的体重乘以估计的每千克血液体积（EBV）。虽然有几个公式可用，但简单的公式最容易记住：

$$\text{MABL} = \frac{\text{EBV} \times (\text{起始血细胞比容} - \text{目标血细胞比容})}{\text{起始血细胞比容}}$$

因此，如果一个 3 岁的孩子体重 15 kg，起始血细胞比容为 38%，而临床判断预期的术后血细胞比容为 25%，那么计算如下：

$$\text{MABL} = [(15 \times 70) \times (38 - 25)]/38 = 360\ \text{ml}$$

MABL 将每 3 ml 乳酸林格溶液替代每 1 ml 失血，也就是说，3 ml 乳酸林格溶液乘以 360 ml 失血量约等于 1080 ml 乳酸林格溶液输注替代量。如果失血量 ≤ MABL，并且在术后没有发生或预计不会发生进一步的严重失血，则无需输注压缩红细胞（packed red blood cells，PRBC）。然而，如果术后发生或预计会出现明显出血，那么与外科医师的讨论有助于确定和准备潜在的输血需求。正常情况下，血容量不足但得到充分补充替代的儿童对贫血有很好的耐受性。在大多数情况下，有足够的时间通过观察术后尿量、心率、呼吸频率和整体心血管稳定性来决定输血。不幸的是，没有一个公式可以做出最终的决定。乳酸酸中毒的发展是携氧能力不足的晚期征兆。

如果儿童失血已经达到 MABL，并且在手术过程中预计会有更多的失血，那么儿童应该接受足够量的 PRBC，以维持血细胞比容在 20% ～ 25% 的范围内。除非临床表明这些额外的 PRBC 是否会使儿童暴露于额外的血液制品单位，否则不应替换全部的红细胞损失。除早产儿、足月新生儿、发绀型先天性心脏病患儿或需要高携氧能力的呼吸衰竭儿童外，大多数儿童对血细胞比容在 20% 范围内耐受良好。有镰状细胞病史的大龄儿童可能需要术前输血，并应与他们的血液科主治医师一起管理治疗。

儿童输注新鲜冰冻血浆（fresh frozen plasma，FFP）的适应证和禁忌证与成人基本相同。FFP 用于补充大量输血过程中丢失的凝血因子（通常定义为失血量超过一个血容量），用于弥散性血管内凝血病，或用于先天性凝血因子缺乏症。麻醉科医师在大量失血时开始并指导使用 FFP 治疗，而当其他两种情况中的任何一种存在时，则寻求血液学家的建议。

已知有凝血因子缺陷的儿童，如有大量热损伤或凝血障碍的儿童，在失血量超过 1 个血容量之前，可能需要输注 FFP。相比之下，在手术开始时没有凝血因子缺陷的健康儿童在失血超过 1 个血容量之前不需要 FFP[236-237]。尽管失去了 1 个血容量，凝血酶原时间（PT）和部分凝血活酶时间（PTT）的延长将是轻微的。这一概括适用于接受 PRBCs 的儿童，即使失血量超过几个血容量，给予全血的儿童也不需要 FFP。

目前尚无相关的儿童研究证实需要给予 FFP 治疗的病理性出血与 PT 和 PTT 值的关系。通常，国际标准化比率（INR）< 2 不需要修正。一般来说，如果凝血因子缺陷与异常渗出有关，则 PT 超过 15 s（INR > 1.4）或 PTT 大于 60 s（> 1.5 倍基线）需要密切观察。如果存在这些异常，但手术部位出血有限，观察患儿并停止输注 FFP 似乎是适当的。

纠正 PT 和 PTT 值延长所需的 FFP 容量取决于凝血因子缺乏的严重程度和是否存在消耗性凝血障碍。一般来说，FFP 治疗可能需要替换 30% 或更多的儿童血容量。以超过 1 ml/（kg · min）的速度输注 FFP 后，有时会出现严重的离子性低钙血症和伴有低血压的心脏抑制，特别是在使用强力吸入麻醉药的麻醉期间输注 FFP 时（图 77.14）[238-239]。因此，在快速输注 FFP 时，应通过单独的静脉通道注射外源氯化钙（2.5 ~ 5 mg/kg）或葡萄糖酸钙（7.5 ~ 15 mg/kg）[240]。给予 FFP 的新生儿经常发生离子性低钙血症，可能是因为他们调节钙和代谢柠檬酸盐的能力降低。接受肝移植的儿童或肝功能受损或灌注不良的儿童也可能因为柠檬酸盐代谢能力下降而面临更高的风险。

儿童大量输血（massive blood transfusion，MBT）最近被定义为在 3 h 内输血超过总输血量（total blood volume，TBV）的 50%，在 24 h 内输血超过 TBV 的 100%，或输血支持，以替代每分钟超过 10%TBV 的持续失血[241]。大量输血的管理需要恢复循环血容量，并给予成分血，以维持凝血或使凝血恢复正常[242-243]。止血复苏的一个主要概念是构建平衡的输血策略，输送 PRBC、FFP、血小板、凝血因子和抗纤溶药。成人 MBT 策略建议 PRBC：FFP：血小板比例为 1：1：1，早期考虑纤维蛋白原替代和氨甲环酸的潜在应用。患儿大出血的实验室评估具有挑战性，急性治疗不能依赖于等待这些相对耗时的检查结果。血栓弹力图和旋转血栓弹力图是有用的监测方法，在 MBT 期间提供比标准实验室检查更及时的评估。一旦出血得到控制，建议大量输血后以血红蛋白 80 g/L、纤维蛋白原 > 1 g/L、PT 比值 > 1.5、血小板 > 75×10^9/L（颅脑外伤为 100×10^9/L）为宜[243]。MBT 期间的允许性低血压是成人创伤治疗中常用的策略，直到出血得到明确控制。这种方法在儿科人群中可能不是一个合适的策略，因为儿童在生命体征发生重大损害之前只会有极小的生命体征变化来补偿失血。其 MBT 的并发症与成人相似[244]。

对于任何可能需要快速纠正血容量的儿童来说，

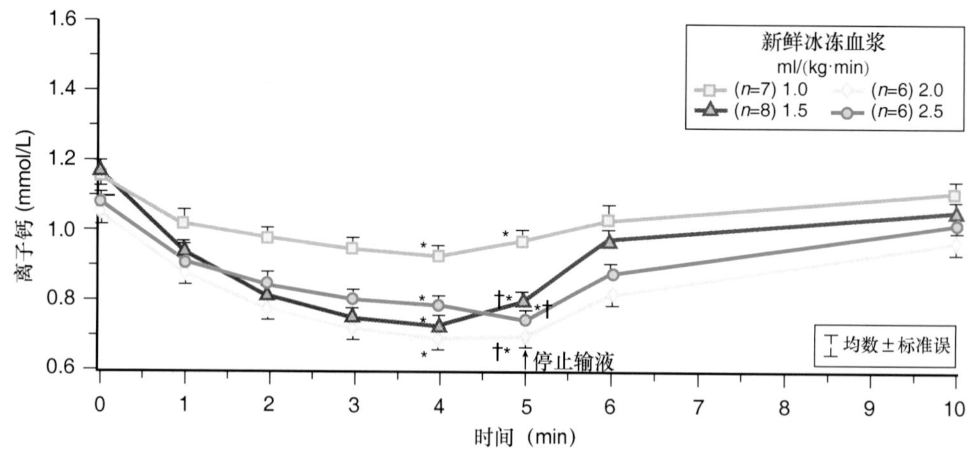

图 77.14　服用柠檬酸血液制品（如新鲜冰冻血浆、柠檬酸化全血）时，总是伴随着离子化低钙血症。新鲜冰冻血浆的单位体积柠檬酸浓度是所有血液产品中最高的，而且在快速输液过程中最有可能导致离子化低钙血症。对患有热损伤的儿童的研究表明，速率超过 1 ml/（kg · min）会产生严重的离子化低钙血症。如果没有更多的柠檬酸血液产品，那么这种异常会因为柠檬酸的新陈代谢而自我纠正。然而，肝血流受损的儿童 / 婴儿、肝移植患者、创伤患者可能需要外源性钙治疗。*P，< 0.001；†P，< 0.0021versus 基线；*S.E.*，标准误（From Coté CJ，Drop LJ，Hoaglin DC，et al. Ionized hypocalcemia after fresh frozen plasma administration to thermally injured children：effects of infusion rate，duration，and treatment with calcium chloride. Anesth Analg. 1988；67：152-160. Used with permission.）

液体和血液加温器都是必不可少的。然而，使用这样的设备来维持静脉输液治疗没有任何益处，因为输液速度太慢，以至于静脉液体在离开加温器进入儿童体内之前降至室温。大量血液制品的管理还需要有足够的输血通道。在儿童创伤期间，当怀疑大出血时，如果在 90 s 或两次尝试后仍未建立静脉通路，则应使用骨内通路[243]。麻醉科医师应熟悉通过不同大小的静脉导管和骨内套管所能输送的最大流速（表 77.7）[244]。

区域麻醉与镇痛

只要严格注意局麻药和肾上腺素的用量、给药途径和使用合适的设备，大多数应用于成人的区域麻醉技术可安全用于儿科患者。术后镇痛方法的进展可能是儿科麻醉的最大进步。骶管麻醉、骶管应用阿片类药物镇痛、区域阻滞、患儿-父母-护士控制镇痛技术已被麻醉科医师和患儿所接受。超声设备的新进展已进一步提高了神经阻滞的准确性，并降低了药物使用量。

在缓解患儿疼痛方面，采用长效局麻药物行区域神经阻滞或外科伤口直接局部浸润麻醉的方法仍然是简单而行之有效的方法[245-246]。这种操作特别适用于门诊患者，鼓励家长在观察到孩子变得焦躁不安时便开始给予镇痛药，而不要等到神经阻滞完全失效时才开始镇痛。这种方法通常能够使患儿从全身麻醉到无痛状态平稳过渡。

重要的小儿麻醉方案

在确定最佳麻醉管理时，某些患儿群体或儿童外科手术需要特别注意。

新生儿麻醉

新生儿对设备、液体和药物治疗、麻醉剂量和环境控制有独特的要求。小于 1 岁的儿童比年龄较大的儿童更容易出现并发症[55, 247-251]。这些并发症主要与氧合、通气、气道管理和麻醉药物反应有关。了解生理学和药理学的基本差异，了解常见的并发症和潜在的外科病理问题，对于制订安全的麻醉计划是至关重要的。新生儿的心血管和呼吸储备通常有限，导致相应误差范围很小，需要仔细注意麻醉管理的各个方面的细节。新生儿更有可能出现功能突然恶化，因此需要仔细监测，并为快速和适当的干预做好准备。新生儿也可能有过渡性循环或未诊断的先天性畸形或遗传疾病，这些可能在麻醉期间变得明显。

与其他患者群体一样，当麻醉科医师要提供最佳的新生儿麻醉管理时，他们必须始终确保有充分的术前准备、适当的监测、合适的设备尺寸和种类，并在手术室和重症监护室获得最大程度的支持。如果麻醉科医师只是偶尔做婴儿麻醉，那么出现问题的可能性（通常是未预料到的）会急剧增加。举个例子，当给新生儿做麻醉时，在患儿被安置好准备手术后，接触患儿可能会很困难，因此当管理这些患儿时，在手术开始之前应该检查气道、静脉通路和所有监测并确保其安全，这一点至关重要。

麻醉科医师必须特别注意药物剂量的计算和药物的配制。仔细注意所有药物的使用是至关重要的。对于儿科患者来说，预防反常的空气栓塞至关重要。在临床上对于成年人来说不重要的空气量对婴儿来说可能是灾难性的。为了减少空气栓塞的风险，要求在使用前从静脉输液装置和注射器中排出所有空气，每个静脉注射口都要抽气，以清除这些连接处滞留的空气，并在静脉注射之前排出一些药液以清除针头无效腔中的空气。静脉输液应该使用容量限制装置，输液泵特别有助于防止静脉输液过量。应记录冲洗液的组成和输液率，并计算成维持液治疗。在新生儿和小婴儿中，平衡盐溶液的基础输液速率和平衡泵最有用，其他液体或血液产品通过背负式或三向旋塞输注。

必须尽一切努力保持婴儿的体温，将热应激降至

表 77.7　静脉插管和骨内插管的流速

静脉留置针	重力最大流速（ml/min）	最大带压流速（ml/min）
14G 50 mm 套管	236.1	384.2
16G 50 mm 套管	154.7	334.4
18G 50 mm 套管	98.1	153.1
20G 50 mm 套管	64.4	105.1
22G 50 mm 套管	35.7	71.4
15G 25 mm 骨内针（胫骨）	68.2	204.6

（From Reddick AD，Ronald J，Morrison WG. Intravenous fluid resuscitation：was Poiseuille right? Emerg Med J. 2011；28（3）：201-202.）

最低。手术环境应保持温暖，新生儿的暴露应保持在最低限度。强制空气变暖对于保持温度特别有用。液体应该加热，也可以使用加热床垫和头顶辐射式加热器。

监测呼出的二氧化碳浓度对小婴儿来说可能不太准确，但对于观察长时间变化以及诊断支气管痉挛、气管导管扭结或支气管内插管等问题仍然非常有用。也可以使用经皮二氧化碳监测，尽管它需要仔细的校准和管理。由于存在脑血管收缩的风险，应避免低碳酸血症。

脉搏血氧饱和度是检测缺氧所必需的，也有助于避免高氧血症。新生儿的最佳血氧饱和度是有争议的。早产儿的高氧饱和度增加了早产儿视网膜病变的风险，然而，一些随机试验发现，针对极早产儿的低氧饱和度（85% ～ 89%）可能会增加其他神经系统疾病的风险[252]。在稳定的情况下，将早产儿的氧饱和度目标定在 93% ～ 95% 是合理的。然而，由于这些婴儿的耗氧量最高，93% ～ 95% 范围内的氧饱和度可以在几秒钟内转变为严重的低氧血症。在管理如此微妙的平衡时，并鉴于这些监护仪的微小误差，麻醉科医师必须保持高度警惕，并准备对血氧饱和度的变化做出快速反应。

新生儿经历了过渡循环，肺循环需要几天的时间才能适应。新生儿缺氧或酸中毒可导致明显的肺血管收缩和由此产生的肺动脉高压。这可能导致右向左分流，加剧动脉缺氧，从而导致恶性循环，加剧肺动脉高压、酸中毒、缺氧和最终的心血管衰竭。

新生儿的肺很脆弱，特别容易因潮气量过大而受伤。相反，需要仔细注意通气，以维持功能残气量，避免肺不张。应使用呼气末正压通气。即使是短暂断开气道回路或呼吸机也可能导致严重的肺泡塌陷，因此应尽可能避免。在手术室中，新生儿应仅使用专为新生儿使用而设计的呼吸机进行麻醉，并且最好配备能够准确测量新生儿潮气量的监测设备。越来越多的人认识到，插管的新生儿应该带着适当的新生儿便携呼吸机设备进出手术室，而不是简单地拿着氧气袋和 T- 组合复苏器。对于一些危重儿童，在新生儿重症监护治疗病房（NICU）使用 NICU 呼吸机进行手术可能比将儿童转移到手术室更安全。转移高频振荡通气的孩子尤其具有挑战性。然而，在这些情况下，NICU 工作人员和外科医师必须准备好进行手术，拥有所有必要的设备和程序以确保无菌，并为手术提供安全的环境。

新生儿麻醉期间的最佳血压尚不清楚。传统上可以接受的平均动脉压（以 mmHg 为单位）与矫正胎龄大致相同（以周为单位），然而几乎没有证据支持这一点。最近的研究表明，新生儿的大脑可能特别容易发生低血压[253]。

毫无疑问，新生儿，即使是极早产儿，也能感觉到疼痛并对痛苦的刺激做出反应。事实上早产儿可能对痛苦的刺激更敏感[254]。新生儿不能形成外显记忆，但有证据表明会有内隐记忆的形成。在新生儿中，有意识和无意识之间的区分也可能是有问题的。任何儿童都不应因为大小或年龄而被拒绝镇痛或麻醉。然而，究竟是什么构成了新生儿的充分麻醉状态尚不清楚[255-256]。同样，因测量适当的麻醉终点很困难，使得很难确定麻醉药的最佳剂量。

丙泊酚和吸入麻醉药可导致新生儿严重的心血管抑制。相比之下，即使在危重病婴儿中，合成阿片类药物（如芬太尼、舒芬太尼、阿芬太尼、瑞芬太尼）通常耐受性良好。使用这些有效的阿片类药物必须仔细滴定到明确的反应。麻醉科医师必须特别小心阿片类药物引起的心动过缓及其对心排血量的影响。低浓度的强效吸入麻醉药可与阿片类药物配合使用，以提供一种控制血流动力学反应而又不显著抑制心肌的方法。一种麻醉技术相对于另一种麻醉技术的优点尚不清楚。

区域麻醉对新生儿可能非常有效。骶管和脊髓麻醉相对简单，但是腰段或胸段硬膜外阻滞的安全置管需要相当高的技巧。硬膜外局麻药输注可能因代谢不成熟而导致全身毒性。

特殊新生儿手术麻醉

脊髓脊膜膨出

由于母亲叶酸摄入量和产前筛查的改善，脊髓脊膜膨出（脊柱缺陷引起的部分脑膜和脊髓的疝性突出）在发达国家变得越来越不常见。除了处理新生儿的常规问题外，还应考虑以下事项：①气管内插管的特殊位置（即缺损处垫“甜甜圈”样空心圆枕，且头下垫毛巾）；②有可能低估的失血和液体丢失；③脊髓脊膜膨出与脑积水的高度相关性；④颅神经（声带）麻痹的可能性，从而导致吸气性喘鸣；⑤脑干疝形成的可能。麻醉科医师必须建立足够的静脉通道来替代所有的液体缺失，包括缺损处的失血（通常用生理盐水），并确保有交叉匹配的血液可用（特别是如果计划转皮瓣）。这类患儿在首次和其后的麻醉中应预防乳胶过敏。

脐膨出和腹裂

脐膨出和腹裂是腹壁闭合时发生的主要缺陷，导致腹膜覆盖（脐膨出）或未覆盖（腹裂）的内脏暴露（图 77.15，表 77.8）。这类缺陷的主要麻醉相关问题

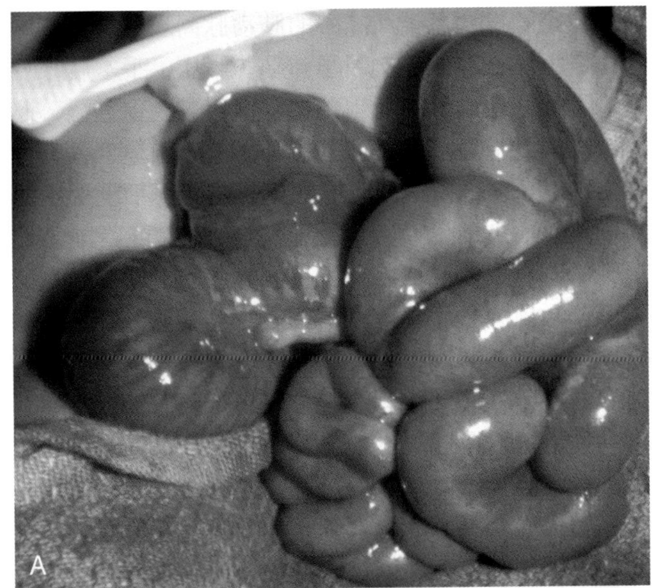

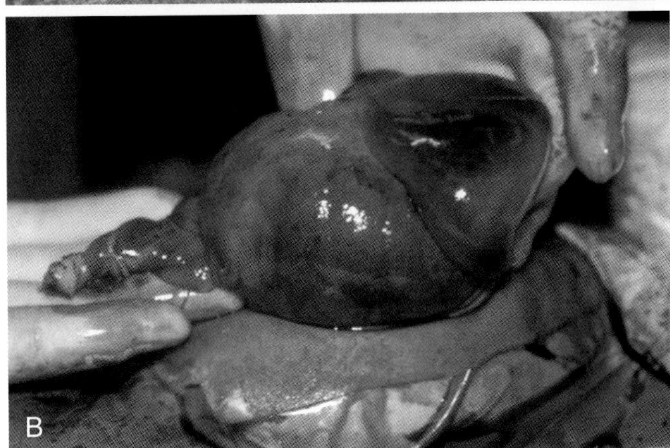

图 77.15 A. 腹裂畸形，内脏在腹膜外突出。B. 脐膨出畸形，内脏仍然被腹膜覆盖

包括：①严重脱水和裸露的内脏表面以及部分肠梗阻所致的潜在大量液体流失；②热量丢失；③闭合时腹部压力增高；④这类疾病与早产和其他先天性缺陷，包括先天性心脏畸形（约 20% 有脐膨出）高度相关。这些儿童必须进行充分的术前检查，包括超声心动图，以评估解剖和心脏功能。由于腹壁紧密闭合，这些患儿通常需要术后进行机械通气。在某些情况下，需要分阶段完成修复治疗。

患有脐膨出或腹裂的婴儿需要在术前仔细处理，以最大限度地减少感染或肠道功能受损的可能性。对于所有儿童，在手术前应该提供足够的液体复苏和纠正电解质失衡。充分的静脉输液是必不可少的。有时有必要进行侵入性监测，特别是如果儿童有相关的心脏缺陷。肌肉松弛药的充分使用为闭合缺损提供了最佳的手术条件。闭合过程中，由于肝受压或腔静脉受压，可能会发生低血压。同样，关闭过程中腹压升高可能会阻碍充分的机械通气。术后可能需要机械通气，直到腹壁有时间伸展以容纳内脏。需要注意的是，闭合后腹压升高（腹腔室综合征）可能损害肝肾功能，并显著改变药物代谢。使用预制的弹簧加载硅胶筒仓进行分期缝合日趋频繁广泛，此举可以减少再次手术的可能性。一小部分脐膨出患儿还会有 Beckwith-Wiedemann 综合征，这是一种以严重低血糖、高黏滞综合征、先天性心脏病和相关的内脏肿大为特征的疾病。

气管食管瘘

气管食管瘘可以有 5 种或 5 种以上的构型，其中大多数是在因相关的食管闭锁而无法吞咽（食道末端为盲腔）后诊断出来的。在这些情况下，特征性的诊断测试是不能将吸引管送入胃内。因远端瘘管通过食管连接胃和气管或者是食管与气管的近端连接，患病的新生儿可能发生吸入性肺炎。比较罕见的 H 形瘘管的新生儿在食管和气管之间有瘘管，但是食管是开放的，没有闭锁。这些儿童出现瘘的时间较晚，通常患有呼吸窘迫和胸部感染。

这种异常可能是一系列异常的一部分，如 VATER 联合征（V，脊椎；A，肛门；TE，气管食管；R，肾）或 VACTERL 联合征（VATER：C，心脏；L，肢体））。因此，对于患有气管食管瘘或食管闭锁的患儿都应怀疑存在上述的异常。麻醉前应进行超声心动图

表 77.8 腹裂与脐膨出畸形比较

	腹裂	脐膨出
病理生理特征	肠系膜动脉闭塞	肠道不能从卵黄囊迁移到腹部
发生率	每 15 000 名新生儿中就有 1 名	每 6000 名新生儿中就有 1 名
相关异常的发生率	～ 10% ～ 15%	～ 40% ～ 60%
缺陷位置	脐周	脐带内
与缺陷相关的问题	外露肠炎 水肿 扩张和缩短的肠道（化学性腹膜炎）	先天性心脏病（～ 20%） 膀胱外翻 Beckwith-Wiedemann 综合征（巨舌症、巨人症、低血糖症、高黏滞度）

（From Coté CJ，Lerman J，Anderson，BA，eds. A Practice of Anesthesia for Infants and Children. 5th ed. Philadelphia：Saunders；2013.）

检查，明确是否存在右位主动脉弓和先天性心脏病[257]。腹部超声也应该被用来检测主要的肾脏异常。

主要的麻醉问题包括：①吸入性肺炎已经损害了呼吸功能；②空气经瘘管直接进入胃导致胃过度膨胀，特别是在使用面罩进行正压通气之后；③由于瘘管过大而无法使儿童的肺部机械通气；④与其他异常相关的问题，特别是动脉导管未闭和其他形式的先天性心脏病[258]。麻醉前，婴儿应禁食，置吸引管于食管引流唾液，并将婴儿置于头高位俯卧。麻醉评估以肺和心血管系统为主。

麻醉的一个主要目的是在有瘘管的情况下确保足够的通气。由于正压通气可能会通过瘘管使胃膨胀并导致胃扩张，因此应避免使用正压通气，直到将气管导管放置在瘘管的远侧和（或）瘘管被阻塞或结扎。当瘘管较大或肺顺应性较差时，腹胀和通气不足的风险最大。膨胀的胃将进一步影响肺部的通气，使情况恶化。已有文献描述了几种不同的麻醉策略[259]。

通常首选吸入诱导，并维持自主呼吸直到瘘管结扎。但并不总是可行的。与外科医师的协调，对于确定在瘘管闭塞之前确保充分通气的最佳方法至关重要。通常在诱导后进行支气管镜检查以评估瘘管的大小和位置。支气管镜检查时，可将 Fogarty 导管或类似装置直接放置在瘘管内封堵。气管导管的理想放置位置为瘘管起始处远端。可以将导管盲插推进到主支气管中，然后小心地退管，直到两侧听到相同的空气进入。气管导管可能被不经意地放入瘘管，导致胃迅速膨胀和动脉氧饱和度降低。一旦发生这种情况，应将气管导管拔出。可能需要紧急经皮胃减压或通过腹部切口夹闭食管远端。

现在大多数修复都是在胸腔镜下进行的。建议进行有创血压监测，因为术中操作纵隔结构可能会发生动脉氧饱和度降低或低血压。动脉导管前和导管后的脉搏血氧饱和度监测可用于诊断心内分流。一些外科医生倾向于让婴儿在手术后保留气管内插管，而另一些外科医师则倾向于尝试术后拔管。术后疼痛可以用输注或间歇注射局部麻醉药，通过骶尾部置管到胸腔水平，或由外科医师放置椎旁导管来控制。

先天性膈疝

先天性膈疝（congenital diaphragmatic hernia，CDH）是指腹部脏器通过膈缺损而发生的疝，最常见的是左侧的 Bochdalek 孔。许多腹部脏器，包括肝和脾，可能位于膈肌之上。大约一半的病例是在产前诊断的。超过一半的 CDH 病例与其他先天畸形相关，因此在手术前应对所有系统进行全面评估。麻醉管理的主要关注点是肺发育不良和相关的肺动脉高压。值得注意的是，手术并不能直接纠正肺动脉高压，手术后呼吸状态可能会急剧恶化。因此，手术不应仓促进行，而应在孩子处于最佳状态时进行计划。术前体外膜肺氧合（ECMO）和一氧化氮的使用已成为 CDH 治疗的重要方面，然而，有混合证据表明它们可以改善预后，ECMO 应该只在最严重的情况下使用[260-261]。西地那非和前列环素也可以用于控制肺动脉高压。通常需要高频振荡通气，也提倡允许通气（允许性高碳酸血症的前提下限制吸气峰值压力和 PEEP）[262]。

手术可以通过肋骨下切口开胸做，也可以在胸腔镜下进行。它通常在 ICU 进行，以避免将儿童转移到手术室。小儿膈疝的麻醉管理包括：①避免低氧血症和过度高碳酸血症，以及减少应激反应（如使用大剂量芬太尼，25 μg/kg 或以上），以防止肺动脉高压的恶化；②在气管内插管前避免使用袋子和面罩通气，因为这可能导致胸腔内的胃胀；③避免氧化亚氮，以防止胸腔内脏扩大的风险；④意识到同侧或对侧发生气压伤所致气胸的风险；⑤精细化的液体管理，必要时正性肌力支持循环。已经尝试了其他方法来解决 CDH，包括胎儿镜腔内气管闭塞。这种方法虽然在选定的案例中取得了成功，但仍被视为管理 CDH 的试验性方法[263]。

婴幼儿特定外科手术的麻醉

幽门狭窄

幽门狭窄在出生后 1 周至 3 个月被诊断，通常是在持续的喷射性呕吐之后。患儿可能会严重脱水，并伴有严重的低氯血症、低钾血症和代谢性碱中毒。这个过程并非外科手术紧急情况。应该对患儿仔细评估，任何脱水或代谢失衡都应该在手术前纠正。如果没有心血管不稳定和低血容量性休克，代谢失衡和脱水可以慢慢纠正。持续性碱中毒会增加术后呼吸暂停的风险，应该注意的是，脑脊液 pH 校正可能滞后于血浆 pH 校正几个小时。

越来越多的切开术是通过腹腔镜进行的。鼻胃管并不总是在术前使用，因为它们可能加重电解质失衡。诱导期间胃内容物的抽吸是一个主要问题。即使患儿在到达手术室时鼻胃管已经到位，在麻醉诱导前，仍然应该在仰卧位、左侧卧位和右侧卧位用大口径胃管抽吸胃内容物。这种抽吸方法通常能吸除 98% 的胃内容物[264]。已经描述了多种诱导幽门狭窄儿童的技术。清醒插管已被频繁使用，然而这种方法越来越不常见。一项研究表明，当使用肌肉松弛药时，气管内插管的尝试次数更少，成功插管的时间只有一半[265]。经典的快速序列技术（预充氧、按压环状软骨和避免面罩通气）可能不适合幽门狭窄的婴儿。按压环状软骨很容易扭曲解剖结构，使喉镜暴露变得困难。如果使用时没有清晰的喉部视野，那么应该放松压力。避免面罩通气也可能不合适。婴儿呼吸暂停后饱和度会迅速降低，因此在置入喉镜前经常需要用 100% 的氧气轻轻地给婴儿通气，以避免低氧血症和心动过缓。在这种情况下，已经描述了各种不同的静脉麻醉药和神经肌肉阻滞药。如使用琥珀酰胆碱（2 mg/kg），则应给予阿托品（0.02 mg/kg）预防心动过缓。术后镇痛一般可以局部浸润皮肤切口和给予对乙酰氨基酚。这里还描述了腹直肌和腹横肌平面阻滞。

幽门肌切开术术后发生呼吸暂停的事件已有报道[266]。接受此手术的儿童术后应同时使用呼吸暂停监测仪和脉搏血氧仪进行密切监测。

婴儿腹股沟疝修补术

腹股沟疝修补术是婴儿最常见的手术之一。腹股沟疝通常是双侧的，在男性和早产儿中更为常见。手术的最佳时机是有争议的。等到孩子长大些，可能会降低麻醉风险，然而，未修复的无症状疝仍有嵌顿的风险，这可能是危及生命的并发症。修补可采用腹腔镜或开放手术。麻醉可采用清醒下骶管麻醉或全身麻醉。清醒骶管麻醉通常是用脊髓麻醉。清醒骶管麻醉已被描述，但通常需要大量额外的镇静。脊髓麻醉在 PACU 中并发症少，PACU 停留时间短，但失败率为 10% ～ 20%[267-269]。这可能是由于无法找到蛛网膜下隙，或者即使阻滞有效，儿童也没有充分安顿下来。脊髓麻醉通常提供 60 ～ 90 min 的麻醉，因此可能不适合预期复杂的疝修补术。脊神经阻滞可以用骶尾部局部麻醉来加强。腹股沟疝修补术的全身麻醉可采用气管内插管或 LMA。骶尾部局部麻醉阻滞，髂腹股沟阻滞，或外科医师局部浸润实施局部麻醉都可以提供足够的镇痛作用，并消除对阿片类药物的需求。

婴儿腹股沟疝修补术的主要麻醉问题是术后呼吸暂停的风险。大多数出现感觉后呼吸暂停的婴儿是早产儿（胎龄＜ 37 周）和＜ 44 周矫正胎龄（PMA）的婴儿，然而，呼吸暂停最多可以发生在 60 周 PMA 的婴儿[270]。由于对呼吸暂停的定义和检测方法的差异很大，评估术后呼吸暂停的研究很难解释或比较。在一项联合分析中，术后呼吸暂停的风险随着 PMA 的降低和胎龄的降低而增加[271]。贫血（血细胞比容＜ 30%）也是早产儿呼吸暂停的独立危险因素。即使使用七氟烷或地氟烷麻醉，呼吸暂停仍然会发生，因此，新的吸入麻醉药并没有消除这一担忧[272]。清醒区域麻醉的早期呼吸暂停风险较小，然而，晚期呼吸暂停的风险可能相似[267, 273]。也有一些证据表明，与那些没有使用镇静药的患儿相比，那些需要使用脊髓麻醉进行镇静的患儿发生呼吸暂停的风险更高[274]。

一项 Cochrane 综述发现了预防性使用甲基黄嘌呤（咖啡因）降低术后呼吸暂停风险的证据，然而，它对日常使用的建议持谨慎态度[275]。咖啡因可能不会降低晚期呼吸暂停的风险。建议视情况而定，但一般来说，所有矫正胎龄小于 56 ～ 60 周的早产儿应在腹股沟疝修补术后进行呼吸暂停监测[271, 276-277]。足月儿的风险定义目前不清晰，但是，呼吸暂停仍被认为是小于 44 周 PMA 婴儿的风险。

唇腭裂

唇腭裂是比较常见的先天性畸形。大约 1/3 与其他多种综合征相关，因此需要仔细和彻底的术前评估。唇裂通常在 3 ～ 6 个月时修复，而腭裂通常在 9 ～ 12 个月时修复。困难气道可能会发生但很少见，除非伴有颌后缩。在有较大或双侧裂隙的儿童中，舌头可能会撞击阻塞气道的裂隙，或者喉镜片可能落入裂隙。唇部矫正通常是一个简单的过程。腭裂修复术可能会并发术后梗阻。孩子应该在清醒状态下拔管。术后镇痛的基础基于对乙酰氨基酚和阿片类药物的合理使用。眶下神经阻滞也为唇裂修复术提供了有效的镇痛[278]。

大龄儿童特殊手术和情况的麻醉

前纵隔肿物

在儿童中，前纵隔肿块可能是由一系列的病理引起的，其中淋巴瘤是最常见的。它们可能导致气道和（或）血管压迫，可能是无症状的，也可能导致呼吸困难、端坐呼吸、疼痛、咳嗽或上腔静脉综合征。这些儿童经常来做病变部位或其他淋巴结的活检，为了准确的诊断和适当的治疗，必须在任何化疗或放疗之前获得这些活检。麻醉的主要问题是麻醉诱导时严重的心肺衰竭和死亡。这种塌陷可能发生在术前无症状的儿童身上。这种塌陷的确切原因尚不清楚，但可能与主要血管、心脏和（或）气道的压迫增加有关。塌陷可能是由瘫痪或正压通气引起的。因此，一些小儿麻醉科医师主张避免使用神经肌肉阻滞药，并保持自主呼吸。术前评估应包括仔细的病史和检查，以确定体位是否对症状、胸部计算机断层扫描（CT）和超声心动图有影响。CT上显示气道闭塞超过50%通常与麻醉下发生严重阻塞的风险增加有关。超声心动图有助于确定体位是否对血管压迫和心功能有任何影响。如果在诱导时确实发生了塌陷，将孩子的体位改为侧卧或俯卧可能会挽救生命。在严重的情况下，应该尽一切努力在不全身麻醉的情况下进行活检，以便能够确定进一步的治疗方案。

吸入异物

吸入异物是幼儿发病率和致命性的主要来源，最常发生在1～2岁的儿童中。气道阻塞可能是急性的，导致严重的呼吸窘迫，需要紧急处理，然而，诊断往往被延误。部分梗阻可能在数天甚至数周内无法诊断。急性窒息事件可能没有被目击，孩子可能出现晚些时候出现肺炎的迹象。清除的紧迫性取决于呼吸道症状的程度和梗阻的可能位置。理想情况下，孩子应该禁食。已经描述了几种麻醉技术。在手术前和整个手术过程中，与外科医师进行清晰、有效和持续的沟通是最重要的。通常在诱导前给予抗胆碱能药物以减少分泌物，并给予类固醇以减少气道肿胀。理想情况下，保持自主通气是为了减少正压通气将物体推到更远的地方的风险，这使得拔管技术上更具挑战性。一旦孩子被深度麻醉，应直接将局麻药应用于声门和气管。麻醉可通过支气管镜使用挥发性药物或丙泊酚输注维持。丙泊酚输注可能更可靠，它还避免了易挥发的药剂暴露给外科医师的问题。瑞芬太尼输注也可用于帮助阻塞性气道反射，但应慎重使用，以避免不必要的呼吸暂停。在某些情况下可能需要肌肉放松，但在确定正压通气是安全的之前，决不能使用肌肉松弛药。

扁桃体切除术与阻塞性睡眠呼吸暂停

扁桃体切除术和（或）腺样体切除术是儿童较为常见的一些外科手术。虽然不像过去那样频繁，但最常见的适应证包括反复感染和气道阻塞，包括阻塞性睡眠呼吸暂停。扁桃体切除术/腺样体切除术的技术种类繁多。为了维持麻醉，可以使用吸入麻醉和全凭静脉麻醉TIVA。柔性喉罩气道或预成型的Ring-Adair-Elwyn（RAE）气管导管可用于气道。当外科医师插入张口器时，LMA或RAE管扭结或移位的情况并不少见。儿童可以清醒后拔管或在深麻醉下拔管。深麻醉下拔管可以避免苏醒时咳嗽所致的出血，但拔除气管后会增加气道阻塞的风险。如果儿童深麻醉下拔管，随后必须在能够快速有效地检测和处理任何气道阻塞的环境中对他们进行后续管理。术后恶心和呕吐是常见的，应预防性使用止吐药物。地塞米松通常用来减少肿胀和呕吐，但是，如果淋巴瘤可能是扁桃体肥大的原因之一，地塞米松就不应该使用，因为地塞米松可能会在肿瘤溶解时产生致命性的高钾血症。扁桃体/腺样体切除术后有效的镇痛是一个挑战。仅靠对乙酰氨基酚是不够的。许多中心都在使用非甾体抗炎药（NSAIDs），然而，即使有充分的证据表明术后出血没有增加，一些外科医师也会因为担心出血而避免使用它们[279]。局部麻醉药渗透到扁桃体床可以起到一定的镇痛作用，一些外科医师会用肾上腺素浸润以减少出血。这种浸润必须谨慎进行，因为注射到扁桃体床下的主要血管可能会导致癫痫发作或脑梗死。扁桃体切除术后伴随着长达10 d或更长时间的剧烈疼痛[280]。扁桃体切除术通常需要阿片类药物，无论是在儿童术后立即康复期间还是在其回家后的早期，但在出现阻塞性睡眠呼吸暂停时应谨慎使用。扁桃体切除术后出血可能发生在手术刚结束或在出院后的早期。轻微出血可以保守治疗，但持续活动性出血需要麻醉才能进行手术治疗。扁桃体出血的麻醉需要考虑：①伴随大量失血的急性低血容量——这些儿童在麻醉前必须始终充分复苏；②饱胃——儿童可能吞咽了大量血液；③由于活动性出血和气道肿胀，气道管理和喉镜暴露有潜在困难。

拟行择期扁桃体切除术或腺样体切除术的儿童通常有一定程度的阻塞性睡眠呼吸暂停。阻塞性睡眠呼吸暂停（OSA）被定义为“睡眠期间的呼吸障碍，其特征是长时间的上呼吸道阻塞和（或）间歇性的完全阻塞（阻塞性呼吸暂停），扰乱了睡眠期间的正常通气[281]”。诊断阻塞性睡眠呼吸暂停综合征严重程度的金标准是正式的多导睡眠图[282]。呼吸暂停指数（apneahypopnea index，AHI）和呼吸紊乱指数（respiratory disturbance index，RDI）是衡量OSA存在和严重程度的指标。AHI是每小时不连续的梗阻事件的数量，而RDI包括中枢性呼吸暂停和由于梗阻引起的呼吸暂停。AHI＞10且血氧饱和度最低值＜80%者为重度OSA。然而，大多数儿童在没有正式的多导睡眠图的情况下，会因梗阻症状而接受手术。因此，基于夜间血氧饱和度、儿童因素和症状程度的各种其他评分被开发出来，以评估梗阻程度，从而评估围术期风险[283]。

麻醉科医师必须考虑的主要问题包括扁桃体切除术/腺样体切除术后何时将患有阻塞性睡眠呼吸暂停的儿童送回家是安全的，以及如何最好地提供术后镇痛。对于患有和不患有阻塞性睡眠呼吸暂停综合征的儿童的术后管理，实践中有相当大的差异。ASA已经发布了一套指南[284]。一些日间手术中心通常会在扁桃体切除术后将没有阻塞性睡眠呼吸暂停的儿童送回家，另一些日间手术中心会将儿童留观至少 4 h（在此期间最有可能发生出血或呼吸危害），如果有任何梗阻事件，则再多留观 7 h。已知或怀疑患有严重阻塞性睡眠呼吸暂停综合征的儿童应进行通宵监测。患有唐氏综合征或颅面畸形、年龄较小（＞3 岁）或肥胖的儿童也应考虑入院过夜和监测。

对这些患儿，疼痛管理是一项挑战。通常镇痛需要阿片类药物，然而，一些中心避免使用阿片类药物，并用非甾体抗炎药补充对乙酰氨基酚。如果使用阿片类药物，一些人建议患有阻塞性睡眠呼吸暂停综合征的儿童应该减少剂量。扁桃体切除术 / 腺样体切除术后不再推荐可待因镇痛，因为有报道称，扁桃体切除术后死亡与前体药物可待因转变为吗啡有关[90，285]。一小部分儿童的基因决定了他们可将可待因快速转化为吗啡[286]。因此，OSA 诱导的阿片类药物敏感性和快速新陈代谢相结合可导致致命后果。FDA 已经发出警告，强烈建议不要将可待因用于儿童扁桃体切除术后的镇痛，特别是那些患有阻塞性睡眠呼吸暂停的儿童。

肌肉活检

儿童可能需要肌肉活检来帮助诊断肌病或其他神经退行性疾病。各种各样的肌病给麻醉带来了一系列的问题（见第 35 章）。包括现有的心脏或呼吸功能受损、发育迟缓、营养状况差，以及恶性高热、横纹肌溶解和丙泊酚输注综合征的风险。全面彻底的术前评估十分必要，包括呼吸和心脏功能的评估[287]。还必须与转诊医师进行清晰的沟通，以确定和讨论最有可能的诊断，以及将对活检进行哪些测试。最佳的麻醉技术方案取决于对这些信息的了解[288]。

清醒区域麻醉对于合作的大龄儿童来说是理想的选择，但在年幼儿童中几乎不可行[289]。选择最佳麻醉药时，应考虑以下患者相关因素。

- 琥珀酰胆碱是肌肉营养不良儿童的禁忌，因为有急性横纹肌溶解的风险。
- 卤化挥发性麻醉药与横纹肌溶解症伴肌营养不良有关，特别是 Duchenne 和 Becker 肌营养不良症，年幼的儿童，以及肌酐激酶升高的儿童[290-291]。
- 一些患有线粒体疾病的儿童在接受丙泊酚后可能更容易发生不良代谢和心脏事件[292-293]。这可能与丙泊酚输注综合征有关。

麻醉对活检标本的影响也需要考虑以下方面。

- 如果计划进行挛缩测试，则需要一种“非触发”麻醉药。还应注意，没有局麻药污染标本。
- 如果计划进行线粒体酶分析，一些代谢临床医师倾向于避免使用丙泊酚。

综上所述，对于接受肌肉活检的儿童来说，没有单一的最佳麻醉药。选择麻醉药需要清楚地了解：①可能的诊断，从而平衡风险；②分析样本的实验室规定的任何与麻醉相关的要求；③根据儿童特定的心肺状况和耐受清醒手术的能力来量身定制计划。

发育障碍儿童

有发育障碍的儿童更有可能需要麻醉来进行手术和一系列其他过程。然而，在系统研究方面，它们往往被忽视。例如，大多数关于前期用药的研究排除了有发育障碍的儿童，尽管他们可能需要它，并且比其他儿童受益更多。

对这些儿童围术期管理的一个关键方面是要认识到，他们是一个不同的群体，有着各种各样的残疾和不同的临床需求。这些儿童通常有多种诊断和几种合并症。即使是那些只有单个诊断的患儿，比如自闭症谱系障碍（autism spectrum disorder，ASD），也可能会出现广泛的行为问题。没有两个患有自闭症的孩子是相同的，必须为每个孩子量身定制管理方案[294-295]。另一个关键因素是让父母或照顾者尽早参与规划。他们最有资格就管理的哪些方面具有挑战性以及哪些策略最有可能奏效提出建议。

自闭症儿童通常有固定的作息习惯。同样，自闭症儿童可能会发现特定的行为、环境、噪声或难闻的气味。了解并适应这些会减少痛苦。对患有自闭症的孩子使用图片解释事情，交流会更容易。

脑瘫是一种广泛的运动和姿势障碍，其严重程度各不相同。麻醉难题包括营养不良，并发呼吸状态差，咳嗽反射差，胃内容物反流，体位摆放困难，易受压力损伤，低体温，以及静脉通道开放困难[296-297]。术后肌肉痉挛可能导致明显疼痛。局部镇痛技术和（或）地西泮可有效减少痉挛。阿片类药物通常是必需的，必须小心使用以避免呼吸抑制。对有认知障碍的儿童来说，滴定镇痛起效可能很困难。通常，父母或照顾者是判断他们的孩子是否痛苦的最佳判断者。

致谢

编辑和出版商要感谢查尔斯 · J. 科特博士在这本书的前一版中对本章的贡献，它是本章新版的基础。

参考文献

1. Moutquin JM. *BJOG*. 2003;110(suppl 20):30–33.
2. Morton SU, Brodsky D. *Clin Perinatol*. 2016;43(3):395–407.
3. American Academy of Pediatrics Committee on Fetus and Newborn. American College of Obstetricians and Gynecologists Committee on Obstetric Practice. *Pediatrics*. 2015;136(4):819–822.
4. Lloyd DF, et al. *Pediatr Int*. 2017;59(5):525–529.
5. Hillman NH, et al. *Clin Perinatol*. 2012;39(4):769–783.
6. Keens TG, et al. *J Appl Physiol Respir Environ Exerc Physiol*. 1978;44(6):909–913.
7. Eckenhoff JE. *Anesthesiology*. 1951;12(4):401–410.
8. Holzki J, et al. *Paediatr Anaesth*. 2018;28(1):13–22.
9. Arens R, et al. *Am J Respir Crit Care Med*. 2002;165(1):117–122.
10. Seymour AH, et al. *J Cardiothorac Vasc Anesth*. 2002;16(2):196–198.
11. Miller MJ, et al. *J Pediatr*. 1985;107(3):465–469.
12. de Almeida V, et al. *Am J Perinatol*. 1995;12(3):185–188.
13. deAlmeida VL, et al. *Pediatr Pulmonol*. 1994;18(6):374–378.
14. Heilbron DC, et al. *Pediatr Nephrol*. 1991;5(1):5–11.
15. Vieux R. *Pediatrics*. 2010;125(5):e1186–1192.
16. Beath SV, et al. *Semin Neonatol*. 2003;8(5):337–346.
17. Grijalva J, et al. *Semin Pediatr Surg*. 2013;22(4):185–189.
18. Andrew M, et al. *Blood*. 1987;70(1):165–172.
19. Andrew M, et al. *Blood*. 1992;80(8):1998–2005.
20. Hepponstall M, et al. *Blood cells, molecules & diseases*. 2017;67:41–47.
21. Haley KM, et al. *Front Pediatr*. 2017;5:136.
22. Stein PD, et al. *The Journal of pediatrics*. 2004;145(4):563–565.
23. Morgan J, et al. *Paediatr Anaesth*. 2018;28(5):382–391.
24. Simon AK, et al. *Proc Biol Sci*. 2015;282(1821):20143085.
25. Fitzgerald M, et al. *Nat Rev Neurosci*. 2005;6(7):507–520.
26. Fitzgerald M, et al. *Exp Physiol*. 2015;100(12):1451–1457.
27. Valeri BO, et al. *Clin J Pain*. 2015;31(4):355–362.
28. Knobel RB, et al. *Newborn and infant nursing reviews*. 2014;14:45–49.
29. Sumpter A, Anderson BJ. *Curr Opin Anaesthesiol*. 2009;22(4):469–475.
30. Kaufmann J, et al. *Br J Anaesth*. 2017;118(5):670–679.
31. Anderson BJ, et al. *Paediatr Anaesth*. 2012;22(6):530–538.
32. Barker CIS, et al. *Archives of disease in childhood*. 2018;103(7):695–702.
33. Friis-Hansen B, et al. *Pediatrics*. 1971;47(1):264+. suppl 2.
34. Anderson BJ, Holford NH. *Drug metabolism and pharmacokinetics*. 2009;24(1):25–36.
35. Welzing L, et al. *Anesthesiology*. 2011;114(3):570–577.
36. Monagle P, et al. *Chest*. 2012;141(suppl 2):e737S–e801S.
37. Katoh T, Ikeda K. *Br J Anaesth*. 1992;68(2):139–141.
38. Lerman J, et al. *Anesthesiology*. 1994;80(4):814–824.
39. Lerman J, et al. *Anesthesiology*. 1983;59(5):421–424.
40. Taylor RH, Lerman J. *Anesthesiology*. 1991;75(6):975–979.
41. LeDez KM, Lerman J. *Anesthesiology*. 1987;67(3):301–307.
42. Gregory GA, et al. *Anesthesiology*. 1969;30(5):488–491.
43. Katoh T, Ikeda K. *Anesthesiology*. 1987;66(3):301–303.
44. Nicodemus HF, et al. *Anesthesiology*. 1969;31(4):344–348.
45. Katoh T, et al. *Anesth Analg*. 1993;76(2):348–352.
46. Inomata S, et al. *Anesth Analg*. 1998;87(6):1263–1267.
47. Taguchi M, et al. *Anesthesiology*. 1994;81(3):628–631.
48. Kihara S, et al. *Anesthesiology*. 2003;99(5):1055–1058.
49. Davidson AJ, et al. *Br J Anaesth*. 2005;95(5):674–679.
50. Wodey E, et al. *Br J Anaesth*. 2005;94(6):810–820.
51. Murat I, et al. *Anesthesiology*. 1990;73(1):73–81.
52. Murat I, et al. *Br J Anaesth*. 1985;57(12):1197–1203.
53. Murat I, et al. *Br J Anaesth*. 1985;57(6):569–572.
54. Murat I, et al. *Anaesthesia*. 1987;42(7):711–718.
55. Bhananker SM, et al. *Anesth Analg*. 2007;105(2):344–350.
56. Ramamoorthy C, et al. *Anesth Analg*. 2010;110(5):1376–1382.
57. Constant I, et al. *Paediatr Anaesth*. 2005;15(4):266–274.
58. Fisher DM, Zwass MS. *Anesthesiology*. 1992;76(3):354–356.
59. Zwass MS, et al. *Anesthesiology*. 1992;76(3):373–378.
60. Tsze DS, et al. *Pediatr*. 2016;169:260–265 e262.
61. Babl FE, et al. *EMJ*. 2008;25(11):717–721.
62. Babl FE, et al. *Pediatrics*. 2008;121(3):e528–532.
63. Villeret I, et al. *Paediatr Anaesth*. 2002;12(8):712–717.
64. Pandit UA, et al. *Anesth Analg*. 1995;80(2):230–233.
65. Devroe S, et al. *Paediatr Anaesth*. 2018;28(8):726–738.
66. Devroe S, et al. *Paediatr Anaesth*. 2017;27(12):1210–1219.
67. Bajwa SA, et al. *Paediatr Anaesth*. 2010;20(8):704–711.
68. Malarbi S, et al. *Paediatr Anaesth*. 2011;21(9):942–950.
69. Martin JC, et al. *Anesthesiology*. 2014;121(4):740–752.
70. Costi D, et al. *Paediatr Anaesth*. 2015;25(5):517–523.
71. Dahmani S, et al. *Curr Opin Anaesthesiol*. 2014;27(3):309–315.
72. Moore AD, Anghelescu DL. *Paediatr Drugs*. 2017;19(1):11–20.
73. van Hoff SL, et al. *Paediatr Anaesth*. 2015;25(7):668–676.
74. Kim N, et al. *Paediatr Anaesth*. 2017;27(9):885–892.
75. Veyckemans F, et al. *Paediatr Anaesth*. 2001;11(5):630–631.
76. Fernandez PG, Mikhael M. *Paediatr Anaesth*. 2017;27(5):461–470.
77. Parke TJ, et al. *BMJ*. 1992;305(6854):613–616.
78. Wolf A, et al. *Lancet*. 2001;357(9256):606–607.
79. Lerman J, et al. *Paediatr Anaesth*. 2010;20(3):273–278.
80. Lauder GR, et al. *Paediatr Anaesth*. 2015;25(1):52–64.
81. Mani V, Morton NS. *Paediatr Anaesth*. 2010;20(3):211–222.
82. Gaynor J, Ansermino JM. *BJA Education*. 2016;16(11):369–474.
83. Dahmani S, et al. *Acta Anaesthesiol Scand*. 2010;54(4):397–402.
84. Potts AL, et al. *Paediatr Anaesth*. 2007;17(10):924–933.
85. Phan H, Nahata MC. *Paediatr Drugs*. 2008;10(1):49–69.
86. Potts AL, et al. *Paediatr Anaesth*. 2008;18(8):722–730.
87. Sun Y, et al. *Paediatr Anaesth*. 2014;24(8):863–874.
88. Pasin L, et al. *Paediatr Anaesth*. 2015;25(5):468–476.
89. Crews KR, et al. *Clin Pharmacol Ther*. 2012;91(2):321–326.
90. Ciszkowski C, et al. *N Engl J Med*. 2009;361(8):827–828.
91. Goresky GV, et al. *Anesthesiology*. 1987;67(5):654–659.
92. Ross AK, et al. *Anesth Analg*. 2001;93(6):1393–1401. table of contents.
93. Crawford MW, et al. *Anesth Analg*. 2005;100(6):1599–1604.
94. Morgan JM, et al. *Anaesthesia*. 2007;62(2):135–139.
95. Anderson BJ, et al. *Paediatr Anaesth*. 2017;27(8):785–788.
96. Larach MG, et al. *Clinical pediatrics*. 1997;36(1):9–16.
97. Tran DTT, et al. *Anaesthesia*. 2017;72(6):765–777.
98. Reynolds LM, et al. *Anesthesiology*. 1996;85(2):231–239.
99. Plaud B, et al. *Annales francaises d'anesthesie et de reanimation*. 2009;28(suppl 2):S64–69.
100. Tobias JD, et al. *Paediatr Anaesth*. 2017;27(7):781.
101. U.S. Food and Drug Administration. FDA review results in new warning about using general anesthetics and sedation drugs in youg hildren and pregnant women. In: UFaD A, ed. FDA Drug Safety Communication2016.
102. U.S. Food and Drug Administration. FDA approves label changes for use of general anesthetic and sedation drugs in young children. In: UFaD A, ed. FDA Drug Safety communication2017.
103. Vutskits L, Xie Z. *Nat Rev Neurosci*. 2016;17(11):705–717.
104. Lin EP, et al. *Neurotoxicol Teratol*. 2017;60:117–128.
105. Jevtovic-Todorovic V, et al. *J Neurosci*. 2003;23(3):876–882.
106. Paule MG, et al. *Neurotoxicol Teratol*. 2011;33(2):220–230.
107. Raper J, et al. *Anesthesiology*. 2015;123(5):1084–1092.
108. Istaphanous GK, et al. *Anesth Analg*. 2013;116(4):845–854.
109. Briner A, et al. *Anesthesiology*. 2010;112(3):546–556.
110. Brambrink AM, et al. *Ann Neurol*. 2012;72(4):525–535.
111. Vutskits L, Davidson A. *Curr Opin Anaesthesiol*. 2017;30(3):337–342.
112. Disma N, et al. *Paediatr Anaesth*. 2018;28(9):758–763.
113. Davidson AJ, Sun LS. *Anesthesiology*. 2018;128(4):840–853.
114. Beers SR, et al. *Anesth Analg*. 2014;119(3):661–669.
115. Bartels M, et al. *Twin Res Hum Genet*. 2009;12(3):246–253.
116. Hansen TG, et al. *Anesthesiology*. 2011;114(5):1076–1085.
117. Glatz P, et al. *JAMA pediatrics*. 2017;171(1):e163470.
118. O'Leary JD, et al. *Anesthesiology*. 2016;125(2):272–279.
119. Graham MR, et al. *Anesthesiology*. 2016;125(4):667–677.
120. Schneuer FJ, et al. *Paediatr Anaesth*. 2018;28(6):528–536.
121. Wilder RT, et al. *Anesthesiology*. 2009;110(4):796–804.
122. Flick RP, et al. *Pediatrics*. 2011;128(5):e1053–1061.
123. Hu D, et al. *Anesthesiology*. 2017;127(2):227–240.
124. Ing C, et al. *Anesth Analg*. 2017;125(6):1988–1998.
125. Warner DO, et al. *Anesthesiology*. 2018;129(1):89–105.
126. DiMaggio C, et al. *J Neurosurg Anesthesiol*. 2009;21(4):286–291.
127. Ko WR, et al. *Paediatr Anaesth*. 2014;24(7):741–748.
128. Ko WR, et al. *Eur J Anaesthesiol*. 2015;32(5):303–310.
129. Ing C, et al. *Pediatrics*. 2012;130(3):e476–485.
130. Stratmann G, et al. *Neuropsychopharmacology*. 2014;39(10):2275–2287.
131. Backeljauw B, et al. *Pediatrics*. 2015;136(1):e1–12.
132. de Heer IJ, et al. *Anaesthesia*. 2017;72(1):57–62.
133. Sun LS, et al. *JAMA*. 2016;315(21):2312–2320.
134. Davidson AJ, et al. *Lancet*. 2016;387(10015):239–250.
135. Bartels DD, et al. *Paediatr Anaesth*. 2018;28(6):520–527.
136. Shi Y, et al. *Paediatr Anaesth*. 2018;28(6):513–519.
137. Stolwijk LJ, et al. *Pediatrics*. 2016;137(2):e20151728.
138. Stolwijk LJ, et al. *The Journal of pediatrics*. 2017;182:335–341 e331.
139. American Academy of Pediatrics. *Pediatrics*. 1996;98(3 Pt 1):502–508.
140. Apfelbaum JL, et al. *Anesthesiology*. 2012;116(3):522–538.

141. Skinner JR, et al. *Heart Rhythm*. 2014;11(12):2322–2327.
142. Saul JP, et al. *Heart Rhythm*. 2015;12(3):610–611.
143. Van Niekerk C, et al. *J Clin Pathol*. 2017;70(9):808–813.
144. Section on Anesthesiology and Pain Medicine. *Pediatrics*. 2014; 134(3):634–641.
145. Becke K, et al. *Curr Opin Anaesthesiol*. 2012;25(3):333–339.
146. Makela MJ, et al. *J Clin Microbiol*. 1998;36(2):539–542.
147. Empey DW, et al. *Am Rev Respir Dis*. 1976;113(2):131–139.
148. Tait AR, et al. *Curr Opin Anaesthesiol*. 2005;18(6):603–607.
149. Tait AR, et al. *Anesthesiology*. 2001;95(2):299–306.
150. von Ungern-Sternberg BS, et al. *Lancet*. 2010;376(9743):773–783.
151. Worner J, et al. *Anaesthesist*. 2009;58(10):1041–1044.
152. Scalfaro P, et al. *Anesth Analg*. 2001;93(4):898–902.
153. Kain ZN, et al. *Arch Pediatr Adolesc Med*. 1996;150(12):1238–1245.
154. O'Sullivan M, Wong G. *Continuing Education in Anaesthesia, Critical Care and Pain*. 2013;13(6):196–199.
155. Tan L, Meakin G. *Continuing Education in Anaesthesia, Critical Care and Pain*. 2010;10(2):48–52.
156. Watson AT, Visram A. *Paediatr Anaesth*. 2003;13(3):188–204.
157. Chundamala J, et al. *Can J Anaesth*. 2009;56(1):57–70.
158. Strom S. *Curr Opin Anaesthesiol*. 2012;25(3):321–325.
159. Caldas JC, et al. *Paediatr Anaesth*. 2004;14(11):910–915.
160. Marechal C, et al. *Br J Anaesth*. 2017;118(2):247–253.
161. Liu PP, et al. *Br J Anaesth*. 2018;121(2):438–444.
162. Bozkurt P, et al. *Curr Opin Anaesthesiol*. 2007;20(3):211–215.
163. Practice guidelines for preoperative fasting and the use of pharmacologic agents to reduce the risk of pulmonary aspiration: application to healthy patients undergoing elective procedures: an updated report by the American Society of Anesthesiologists Task Force on Preoperative Fasting and the Use of Pharmacologic Agents to Reduce the Risk of Pulmonary Aspiration. *Anesthesiology*. 2017;126(3):376–393.
164. Frykholm P, et al. *Br J Anaesth*. 2018;120(3):469–474.
165. Mesbah A, Thomas M. *BJA Education*. 2017;17(10):346–350.
166. Schmidt AR, et al. *Br J Anaesth*. 2018;121(3):647–655.
167. Ramgolam A, et al. *Anesthesiology*. 2018;128(6):1065–1074.
168. Christiansen E, Chambers N. *Paediatr Anaesth*. 2005;15(5):421–425.
169. Davidson AJ. *Anesthesiology*. 2018;128(6):1051–1052.
170. Newton R, Hack H. *BJA Eduction*. 2016;16(4):120–123.
171. Eich C, et al. *Acta Anaesthesiol Scand*. 2009;53(9):1167–1172.
172. Engelhardt T, et al. *Paediatr Anaesth*. 2015;25(1):5–8.
173. Warner MA, et al. *Anesthesiology*. 1993;78(1):56–62.
174. Kalinowski CP, Kirsch JR. *Best Pract Res Clin Anaesthesiol*. 2004;18(4):719–737.
175. Warner MA, et al. *Anesthesiology*. 1999;90(1):66–71.
176. Weiss M, Engelhardt T. *Eur J Anaesthesiol*. 2012;29(6):257–258.
177. Raj D, Luginbuehl I. *Continuing Education in Anaesthesia, Critical Care and Pain*. 2015;15(1):7–13.
178. Klucka J, et al. *Biomed Res Int*. 2015;2015:368761.
179. Frei FJ, Ummenhofer W. *Paediatr Anaesth*. 1996;6(4):251–263.
180. Karkouti K, et al. *Can J Anaesth*. 2000;47(8):730–739.
181. Heinrich S, et al. *Paediatr Anaesth*. 2012;22(8):729–736.
182. Meier S, et al. *Anesth Analg*. 2002;94(3):494–499. table of contents.
183. Harless J, et al. *Int J Crit Illn Inj Sci*. 2014;4(1):65–70.
184. Arai YC, et al. *Anesth Analg*. 2004;99(6):1638–1641. table of contents.
185. Brambrink AM, Braun U. *Best Pract Res Clin Anaesthesiol*. 2005;19(4):675–697.
186. Holm-Knudsen R, et al. *Paediatr Anaesth*. 2005;15(10):839–845.
187. White MC, et al. *Paediatr Anaesth*. 2009;19(suppl 1):55–65.
188. Luce V, et al. *Paediatr Anaesth*. 2014;24(10):1088–1098.
189. Leslie D, et al. *Anaesthesia and Intensive Care Medicine*. 2015;16(8):389–394.
190. Wallace C, Englehardt T. *Current Treatment Options in Pediatrics*. 2015;1:25–37.
191. Brooks P, et al. *Can J Anaesth*. 2005;52(3):285–290.
192. Brambrink AM, et al. *Curr Opin Anaesthesiol*. 2002;15(3):329–337.
193. Black AE, et al. *Paediatr Anaesth*. 2015;25(4):346–362.
194. Engelhardt T, Weiss M. *Curr Opin Anaesthesiol*. 2012;25(3):326–332.
195. Maloney E, Meakin GH. *Conitnuing Education in Anesthesia, Critical Care and Pain*. 2007;7:183–186.
196. Kneyber MC. *Best Pract Res Clin Anaesthesiol*. 2015;29(3):371–379.
197. Slutsky AS, Ranieri VM. *N Engl J Med*. 2013;369(22):2126–2136.
198. de Jager P, et al. *Crit Care Med*. 2014;42(12):2461–2472.
199. Randolph AG. *Crit Care Med*. 2009;37(8):2448–2454.
200. Erickson S, et al. *Pediatr Crit Care Med*. 2007;8(4):317–323.
201. Feldman JM. *Anesth Analg*. 2015;120(1):165–175.
202. Pearsall MF, Feldman JM. *Anesth Analg*. 2014;118(4):776–780.
203. Section on A, et al. *Pediatrics*. 2015;136(6):1200–1205.
204. Holtby H, et al. *Paediatr Anaesth*. 2012;22(10):952–961.
205. Schindler E, et al. *Paediatr Anaesth*. 2012;22(10):1002–1007.
206. Benkhadra M, et al. *Paediatr Anaesth*. 2012;22(5):449–454.
207. Seiden SC, et al. *Paediatr Anaesth*. 2014;24(12):1217–1223.
208. Cote CJ, et al. *Paediatr Anaesth*. 2015;25(2):150–159.
209. Yu Y, et al. *Cochrane Database Syst Rev*. 2018;1:CD010947.
210. Ganesh A, Watcha MF. *Curr Opin Anaesthesiol*. 2004;17(3):229–234.
211. Cornelissen L, et al. *Elife*. 2015;4:e06513.
212. van der Griend BF, et al. *Anesth Analg*. 2011;112(6):1440–1447.
213. Jimenez N, et al. *Anesth Analg*. 2007;104(1):147–153.
214. Schreiner MS, et al. *Anesthesiology*. 1996;85(3):475–480.
215. Mamie C, et al. *Paediatr Anaesth*. 2004;14(3):218–224.
216. Habre W, et al. *Lancet Respir Med*. 2017;5(5):412–425.
217. Auroy Y, et al. *Anesth Analg*. 1997;84(1):234–235.
218. Zgleszewski SE. *Anesth Analg*. 2016;122(2):482–489.
219. Lunn JN. *Paediatric Anaesthesia*. 1992;2:69–72.
220. Weiss M, et al. *Curr Opin Anaesthesiol*. 2015;28(3):302–307.
221. Holliday MA, Segar WE. *Pediatrics*. 1957;19(5):823–832.
222. Oh TH. *Anesthesiology*. 1980;53(4):351.
223. Bailey AG, et al. *Anesth Analg*. 2010;110(2):375–390.
224. Sumpelmann R, et al. *Paediatr Anaesth*. 2017;27(1):10–18.
225. Oh GJ, Sutherland SM. *Pediatr Nephrol*. 2016;31(1):53–60.
226. McNab S, et al. *Cochrane Database Syst Rev*. 2014;12:CD009457.
227. McNab S, et al. *Lancet*. 2015;386(9989):136.
228. Leelanukrom R, Cunliffe M. *Paediatr Anaesth*. 2000;10(4):353–359.
229. Datta PK, Aravindan A. *Anesth Essays Res*. 2017;11(3):539–543.
230. Osborn DA, Evans N. *Cochrane Database Syst Rev*. 2004;(2):CD002055.
231. Sumpelmann R, et al. *Paediatr Anaesth*. 2008;18(10):929–933.
232. Brutocao D, et al. *J Cardiothorac Vasc Anesth*. 1996;10(3):348–351.
233. Northern Neonatal Nursing Initiative. *Eur J Pediatr*. 1996;155(7): 580–588.
234. Northern Neonatal Nursing Initiative. *Lancet*. 1996;348(9022): 229–232.
235. Hume HA, Limoges P. *Am J Ther*. 2002;9(5):396–405.
236. Barcelona SL, et al. *Paediatr Anaesth*. 2005;15(9):716–726.
237. Barcelona SL, et al. *Paediatr Anaesth*. 2005;15(10):814–830.
238. Cote CJ. *Anesthesiology*. 1987;67(5):676–680.
239. Cote CJ, et al. *Anesth Analg*. 1988;67(2):152–160.
240. Cote CJ, et al. *Anesthesiology*. 1987;66(4):465–470.
241. Diab YA, et al. *Br J Haematol*. 2013;161(1):15–26.
242. Chidester SJ, et al. *J Trauma Acute Care Surg*. 2012;73(5):1273–1277.
243. Blain S, Paterson N. *BJA Education*. 2016;16(8):269–275.
244. Reddick AD, et al. *Emergency medicine journal : EMJ*. 2011;28(3):201–202.
245. Polaner DM, et al. *Anesth Analg*. 2012;115(6):1353–1364.
246. Suresh S, et al. *Anesthesiol Clin*. 2012;30(1):101–117.
247. Morray JP, et al. *Anesthesiology*. 2000;93(1):6–14.
248. Flick RP, et al. *Anesthesiology*. 2007;106(2):226–237. quiz 413-224.
249. Murat I, et al. *Paediatr Anaesth*. 2004;14(2):158–166.
250. Tay CL, et al. *Paediatr Anaesth*. 2001;11(6):711–718.
251. Tiret L, et al. *Br J Anaesth*. 1988;61(3):263–269.
252. Askie LM, et al. *Cochrane Database Syst Rev*. 2017;4:CD011190.
253. McCann ME, et al. *Pediatrics*. 2014;133(3):e751–757.
254. Chang PS, et al. *Anesthesiology*. 2016;124(4):885–898.
255. Davidson A. *Paediatr Anaesth*. 2014;24(1):3–4.
256. Davidson AJ. *Anesthesiology*. 2012;116(3):507–509.
257. Diaz LK, et al. *Paediatr Anaesth*. 2005;15(10):862–869.
258. Broemling N, Campbell F. *Paediatr Anaesth*. 2011;21(11):1092–1099.
259. Knottenbelt G, et al. *Paediatr Anaesth*. 2012;22(3):268–274.
260. Putnam LR, et al. *JAMA pediatrics*. 2016;170(12):1188–1194.
261. Kays DW. *Semin Pediatr Surg*. 2017;26(3):166–170.
262. Snoek KG, et al. *Neonatology*. 2016;110(1):66–74.
263. Deprest J, et al. *Ultrasound Obstet Gyncecol*. 2004;24:121–126.
264. Cook-Sather SD, et al. *Can J Anaesth*. 1997;44(2):168–172.
265. Cook-Sather SD, et al. *Anesth Analg*. 1998;86(5):945–951.
266. Andropoulos DB, et al. *Anesthesiology*. 1994;80(1):216–219.
267. Davidson AJ, et al. *Anesthesiology*. 2015;123(1):38–54.
268. Frawley G, et al. *Anesthesiology*. 2015;123(1):55–65.
269. Silins V, et al. *Paediatr Anaesth*. 2012;22(3):230–238.
270. Kurth CD, et al. *Anesthesiology*. 1987;66(4):483–488.
271. Cote CJ, et al. *Anesthesiology*. 1995;82(4):809–822.
272. Sale SM, et al. *Br J Anaesth*. 2006;96(6):774–778.
273. William JM, et al. *Br J Anaesth*. 2001;86(3):366–371.
274. Welborn LG, et al. *Anesthesiology*. 1990;72(5):838–842.
275. Henderson-Smart DJ, Steer PA. *Ochrane Database Ssyt rev*. 2001;4:CD000048.
276. Walther-Larsen S, Rasmussen LS. *Acta Anaesthesiol Scand*. 2006;50(7):888–893.

277. Murphy JJ, et al. *Journal of Pediatric Surgery*. 2008;43(5):865–868.
278. Bosenberg AT, et al. *Br J Anaesth*. 1995;74(5):506–508.
279. Lewis SR, et al. *Cochrane Database Syst Rev*. 2013;7:CD003591.
280. Stewart DW, et al. *Paediatr Anaesth*. 2012;22(2):136–143.
281. Strauss SG, et al. *Anesth Analg*. 1999;89(2):328–332.
282. American Academy of Pediatrics. *Pediatrics*. 2002;109(4):704–712.
283. Nixon GM, et al. *Pediatrics*. 2004;113(1 Pt 1):e19–25.
284. Gross D, et al. *Paediatr Anaesth*. 2006;16(4):444–450.
285. Kelly LE, et al. *Pediatrics*. 2012;129(5):e1343–1347.
286. Voronov P, et al. *Paediatr Anaesth*. 2007;17(7):684–687.
287. Birnkrant DJ, et al. *Chest*. 2007;132(6):1977–1986.
288. Allison KR. *Paediatr Anaesth*. 2007;17(1):1–6.
289. Shapiro F, et al. *Paediatr Anaesth*. 2016;26(7):710–721.
290. Brandom BW, Veyckemans F. *Paediatr Anaesth*. 2013;23(9):765–769.
291. Veyckemans F. *Curr Opin Anaesthesiol*. 2010;23(3):348–355.
292. Litman RS, et al. *Anesthesiology*. 2018;128(1):159–167.
293. Parikh S, et al. *Genetics in medicine : official journal of the American College of Medical Genetics*. 2017;19(12).
294. Vlassakova BG, Emmanouil DE. *Curr Opin Anaesthesiol*. 2016;29(3):359–366.
295. Taghizadeh N, et al. *Paediatr Anaesth*. 2015;25(11):1076–1084.
296. Wongprasartsuk P, Stevens J. *Paediatr Anaesth*. 2002;12(4):296–303.
297. Theroux MC, Akins RE. *Anesthesiology clinics of North America*. 2005;23(4):733–743. ix.

78 小儿心脏手术麻醉

EDMUND H. JOOSTE，KELLY A. MACHOVEC，WILLIAM J. GREELEY
马宁 译 张马忠 审校

要 点

- 出生至青春期器官系统的成熟过程影响生理功能并影响麻醉、手术的管理及预后。
- 了解先天性心脏病（congenital heart disease，CHD）并制订麻醉管理策略应基于四类缺损相关的病理生理：分流、混合病变、梗阻性病变、反流性病变。
- 影响 CHD（已修补、姑息治疗或未修补）麻醉管理的慢性后遗症包括心室衰竭、残余血流动力学影响（如瓣膜狭窄）、心律失常和肺血流量改变（如肺动脉高压）。
- 术前心功能状态评估和计划是麻醉成功的关键。
- 术中经食管超声心动图和中枢神经系统（central nervous system，CNS）监测有助于提高手术效果并减少并发症。
- 麻醉诱导需权衡患者心脏功能障碍程度、缺损、术前药的镇静水平及是否留置静脉导管。其他需考虑的因素包括肺动脉高压、心律失常和合并症。
- 麻醉维持取决于患者的年龄和状态、手术特点、心肺转流（cardiopulmonary bypass，CPB）时间及术后是否需机械通气。通常，患者术终能恢复到维持自主呼吸下的可唤醒的镇静状态最为合适。
- CPB 对新生儿、婴儿和儿童的生理影响与成人显著不同。患儿 CPB 期间暴露于深低温（18℃）、高度血液稀释、低灌注压及泵流量改变幅度大等极端生理状态，这些成人 CPB 很少出现。
- 复杂先心病修补后患儿 CPB 撤机困难的可能原因包括手术效果不满意、肺动脉高压、低外周血管阻力、低血红蛋白以及右或左心室功能障碍。
- 改良超滤（modified ultrafiltration，MUF）可逆转患儿 CPB 相关的血液稀释和炎症反应的有害作用。显著减少围术期失血量和用血量、改善左心室功能和收缩压、增加氧供并改善肺顺应性和脑功能。
- CPB 心脏手术新生儿、婴儿和儿童较年长患者更易出现术后出血。这主要是由于过度接触非内皮化体外循环管道的炎症反应，手术类型涉及更广泛的重建和缝合，频繁使用深低温或停循环，新生儿凝血系统不成熟以及发绀型心脏病患儿的出血倾向增加。
- 手术后患儿生理的特点是“连续性变化”，术后管理需剖析麻醉和心脏手术后正常和异常的恢复情况。
- 成人先心病管理是一个新兴的医学领域，需要经验丰富的多学科团队熟练管理。
- 先心病患者行移植手术、非体外循环下不进入心腔手术、心脏介入和非心脏手术时，麻醉尚需考虑其他相关问题。

外科手术是先天性心脏缺损患儿确实有效的治疗手段。早期手术的成功使先天性心脏病（congenital heart disease，CHD）（简称先心病）的管理进入了一个全新时代，并促进了小儿心脏内科、小儿心脏外科等亚学科及其合作学科的发展。通过这种合作，诊断和外科治疗取得了巨大进展；借此，小儿心血管麻醉科医师对先天性心脏畸形的病理生理学、心脏疾病的诊疗以及儿科、心脏麻醉和重症监护的基本原理理解更为深刻，水平进一步提高。小儿心脏麻醉是一个技术要求较高、持续发展的麻醉亚专业，其麻醉管理主要基于生理学原则。

CHD心血管手术和麻醉通常在非正常生理条件下进行。临床很少有患者会经受类似CHD手术患儿降温到18℃，急性血液稀释容量超过50%细胞外液量，完全停循环长达1 h等极端生理状态。小儿心血管麻醉科医师的重要作用主要体现在这种极端情况下的患者管理；此外，与医学其他领域一样，很多临床技术在完全阐明生理影响之前，实际上已经用于小儿心脏麻醉。

复杂病例的围术期管理需要医师团队（外科、麻醉科、心内科、重症监护科）、护士和灌注师共同努力。决定预后的主要因素是手术修补质量、心肺转流（cardiopulmonary bypass，CPB）影响和术后管理，但严格的麻醉管理不可或缺。理想情况下，除了疾病的复杂程度和CPB、手术导致的明显生理改变，麻醉管理不应增加并发症发生率或死亡率[1]。为此需了解CHD患者管理的基本原则并将其应用于临床麻醉。

小儿心脏麻醉的独特性

小儿心血管疾病的治疗具有其独特性，与成人心脏手术差异较大（框78.1），这与新生儿和婴儿正常器官系统成熟、先心病的病理生理状况不同、手术修补方法多样以及CPB技术（如深低温、完全停循环、脑局部灌注和三区域灌注技术）的使用等有关。

框78.1 小儿心脏麻醉的独特性

患者
婴儿正常器官系统的发育和成熟改变
- 心血管系统：出生时循环模式，心肌顺应性，体/肺循环系统及β肾上腺素能受体
- 肺：呼吸商、闭合容量、胸部顺应性
- 中枢神经系统：脑生长、脑血流量、自主调节
- 肾：肾小球滤过率、肌酐清除率
- 肝：肝血流量、微粒体酶活性

疾病与生长相互影响
全身性疾病的影响改变躯体和器官生长
发育期器官损伤恢复的代偿能力
婴儿免疫系统不成熟
客观的小体型（即患者体型和体表面积较小）

先天性心脏病
解剖缺陷和生理改变多样
心肌肥厚和缺血导致心室重构改变
先心病的慢性后遗症

外科手术
手术方式多样
多次心脏内和右心室手术
深低温和停循环手术
婴幼儿早期施行修补手术的趋势
避免残余分流和改善后遗症状相关的外科技术发展
某些术式有扩大应用的趋势

儿科患者的生理和成熟特征

出生时血流模式急剧改变，心血管系统变化明显（彩图78.1）。胎儿期，血流绕过无通气、充满液体的肺部返回右心房（right atrium，RA）。随后，血液优先从卵圆孔分流至左心房（left atrium，LA），或从右心室（right ventricle，RV）经动脉导管（patent ductus arteriosus，PDA）进入体循环。出生时，PDA和卵圆孔生理性闭合形成正常成人循环模式。某些先天性心脏缺损或肺部疾病将破坏这种正常适应过程，右向左分流持续流经卵圆孔或PDA，从而形成过渡循环；如过渡循环持续存在可导致严重低氧血症、酸中毒和血流动力学不稳定，新生儿对此耐受性较差。然而，某些先心病治疗初期，延长过渡循环对患儿有益，可促进体循环血流、肺循环血流（pulmonary blood flow，PBF）并提高出生后生存能力。肺动脉闭锁即属于这种情况，患儿PBF由PDA提供；若无侧支血管则PDA关闭将消除PBF的主要来源，导致低氧血症和死亡。此类患者使用前列腺素E1可维持导管通畅。对小儿心血管麻醉科医师而言，重要的是过渡循环可使用药物和通气策略控制，从而提高血流动力学稳定性。

正常新生儿和婴儿心血管系统的独特性之一是心肌储备低于健康成人。新生儿左心室功能受以下因素限制：α肾上腺素能受体数量较少、循环儿茶酚胺静息水平较高、可动员的搏出功有限、钙转运系统不成熟以及心室顺应性较低[2]。这些因素限制了收缩性储备，导致左心室（left ventricle，LV）静息张力较高。新生儿心肌静息做功可能大于成人和年长儿，对β受体阻滞药敏感性更高，但β受体激动药多巴酚丁胺和异丙肾上腺素仅轻度增加心脏做功[3]。此外，心脏的实际收缩质量减少，因而心室顺应性下降。充盈压较低（1～7 mmHg）时，增加前负荷治疗有效；但充盈压超过7～10 mmHg时，左心室每搏量进一步增加极小[2]。因此，充盈压7～10 mmHg或更高时，新生儿维持心排血量更多依赖于心率，而对前负荷依赖性较小[4]。此外，新生儿心肌钙转运系统不发达，因而对细胞外钙水平的依赖性高于成人[5-6]；为增加或维持有效每搏量，需确保血浆离子钙水平正常甚或升高。成人心脏病患者则相反，由于担心心肌缺血和再灌注损伤，心脏手术期间钙剂使用越来越少。

独特性之二与肺循环有关。生命第一个月肺循环

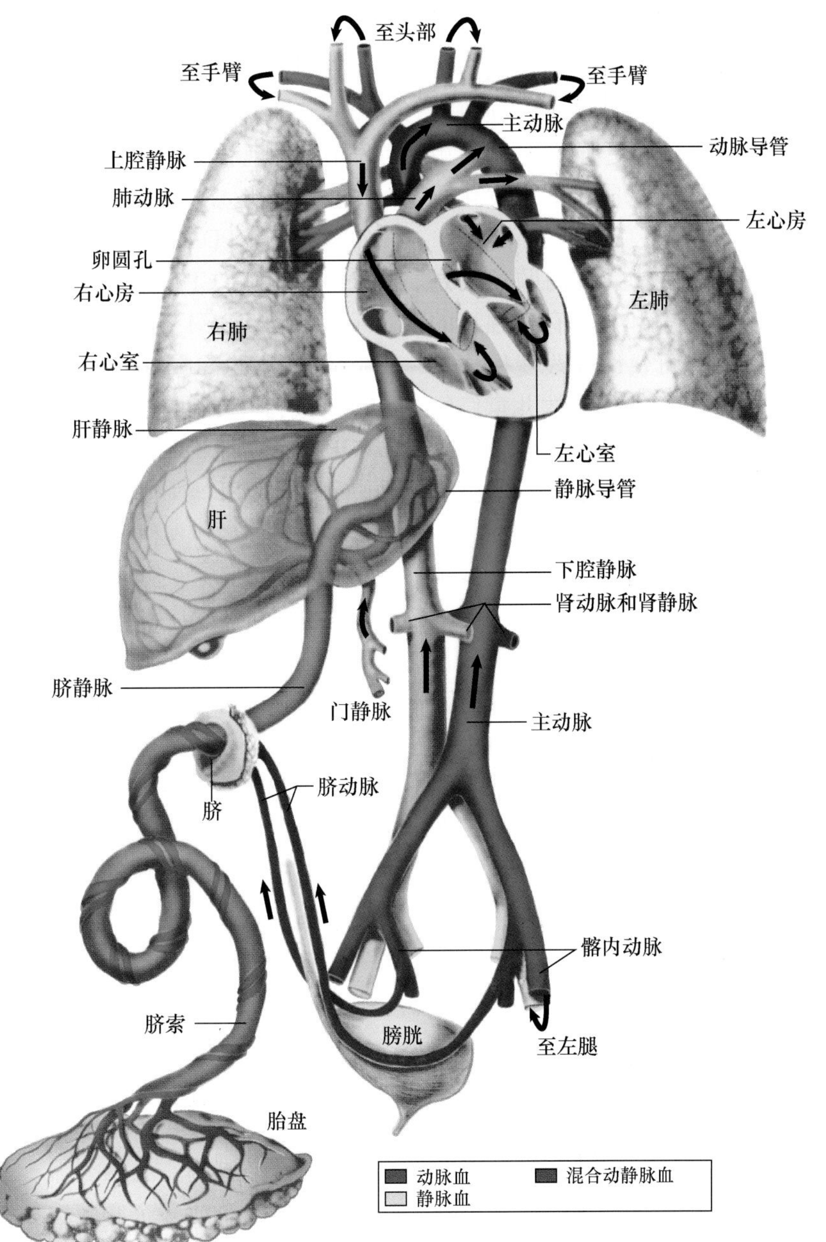

彩图 78.1　**妊娠后期胎儿循环过程**。注意经卵圆孔和动脉导管的选择性血流模式

改变巨大。刚出生的新生儿，由于肺膨胀和高 PaO_2（较宫内）的血管舒张作用，肺血管阻力（pulmonary vascular resistance，PVR）大幅下降。随后两个月，由于肺小动脉平滑肌层退化，PVR 进一步下降。肺动脉压随着 PVR 下降相应降低。新生儿期低氧血症或酸中毒等急性生理性应激，可能导致肺动脉压升高进而增加 PVR。如果由此引起右心室高压导致其顺应性降低，则可在卵圆孔处形成右向左分流。一旦 PVR 超过体循环阻力（systemic vascular resistance，SVR），也会经 PDA 形成右向左分流。这两种情况均会加重低氧血症并因而降低组织氧（O_2）供。相反，室间隔缺损（ventricular septal defect，VSD）等左向右分流会增加 PBF，并随时间推移产生肺血管内膜改变，中层肌性肥厚消退延迟，进而导致 PVR 持续升高。

因成人和小儿心脏病患者的体型差异，麻醉技术而有所不同，设备器材也需要相应的小型化处理。解剖学上，儿科患者上下呼吸道、动静脉和体表面积相比成人患者更小，这将影响麻醉处理。但由于超声的应用，即便最小的患儿，动脉导管置入也较为方便，动脉切开需求减少。由于技术上难以确定导管尖端在肺动脉的位置，且患儿有心内或心外交通时，肺血流与体循环输出量缺乏必然联系，因此肺动脉导管很少使用。可经由术野而非颈部经皮入路置入经胸导管，施行压力监测或输注血管活性药。选择经食管超声（transesophageal echocar-diography，TEE）微型探头结合多普勒彩色血流显像，评估手术修补效果和功能[7-8]。

体型大小也影响CPB管理。小儿预充量与血容量之比比成人要高得多，血液稀释程度更大。多项研究表明儿童比成人对CPB的炎症反应更强[9]，这与患儿血液成分按体表面积计算，更多暴露于非上皮化泵管道表面有关。

罹患CHD的小儿患者，心血管系统问题通常是就医的唯一原因。生长发育期婴儿和儿童存在独特的疾病-生长互补关系，发育器官可代偿并改变疾病过程。由于这种发育器官系统的代偿能力，故儿童修复和恢复能力更强。尽管CHD患儿已适应心血管病理过程，但其躯体及脑、心肌和肺的生长发育确实会受到损害，有时甚至是永久性的影响。

先心病早产儿应特别关注。早产儿分为低体重（31～34周，1～1.5 kg）、极低体重（26～30周，600 g～1 kg）和超低体重（＜26周，400～600 g）。早产儿呼吸衰竭常见，其病因众多。因小气道容易阻塞，气道阻力和呼吸做功增加，患儿易疲劳。由于表面活性物质缺乏造成肺顺应性降低，导致肺内分流和通气-灌注比例失调。机械通气可防止肺泡塌陷、保持气道通畅和维持肺容量，防止缺氧，但早产儿肺易发生气压伤和氧化损伤，使用须谨慎。肺保护性通气策略包括降低峰值吸气压力和使用最低吸入氧浓度（保证合理氧合水平）。

早产儿围术期容易出现呼吸暂停，可能为中枢性也可能为阻塞性，两者均可因麻醉药而加重。氧合或肺力学突变、脑出血和体温过低也可导致呼吸暂停。麻醉恢复期可出现持续性呼吸暂停，甚至长达48 h。治疗选择包括持续监测呼吸暂停和饱和度、纠正贫血（血细胞比容＞30）和静脉应用咖啡因。术后呼吸暂停与孕龄和胎龄、是否贫血及手术类型有关。

心脏病理生理改变会加重呼吸道问题。早产儿心脏收缩力弱、舒张功能差且对细胞内钙变化敏感。心排血量主要取决于心率，储备较少。早产儿绝对血容量也相对较低，对失血耐受性较差。由于自身调节功能尚不完善，在出现其他低血容量表现之前失血即可能已影响脑和冠状动脉血流。然而，早产儿也不能很好耐受液体超负荷。动脉导管开放可致左向右分流和肺血过多并伴心力衰竭（heart failure，HF）。不加纠正将导致继发于肺血管内膜肥厚的肺动脉高压。

早产儿棕色脂肪储备不足，非颤抖产热调节体温的能力很差。提高手术室温度、使用恒温箱转运、呼吸气体加温加湿及静脉输液加温对维持体温正常至关重要。早产儿血糖控制困难，易出现低糖血症和高血糖，强调需频繁检测血糖。围术期继续输注葡萄糖溶液。早产儿吸入高浓度氧易发生视网膜病，早产儿也易发脑室内出血。应尽力避免血流动力学紊乱和氧饱和度波动。通常，器官系统不成熟可导致药效增加和作用时间延长，需仔细调节给药。

早产儿心血管畸形发生率是足月儿的两倍[10]。如不包括PDA或房间隔缺损（atrial septal defect，ASD），1/6的CHD婴儿为早产。法洛四联症（tetralogy of Fallot，TOF）、肺动脉狭窄、肺动脉闭锁伴VSD、完全性房室（atrioventricular，AV）间隔缺损、单发大VSD或合并主动脉缩窄和主动脉狭窄等较为常见[11]。TOF、完全性AV间隔缺损、左心发育不良、肺动脉狭窄或大VSD婴儿中低胎龄显著增加[12]。

心导管、介入和手术修补已在极低体重（＜1.5 kg）新生儿成功实施，但早熟器官系统的复杂性再叠加心肺病理生理，并发症率和死亡率均增加，值得注意[13-14]。复杂单心室低体重新生儿姑息手术死亡风险非常高[15-16]。早产儿介入导管治疗的并发症风险较高，并发症与血管通路建立、心律失常和呼吸功能受损有关[13]。维持血糖和体温正常，关注体液、电解质平衡很重要。维持适合年龄的血压、足够的血容量和血细胞比容可优化氧供。即时发现酸中毒并积极纠正。此类婴儿应尽可能收治于专科心脏重症监护治疗病房（intensive care unit，ICU）。

先天性心脏病

先天性心脏病（CHD）解剖和生理明显有别于成人后天性心脏病。心内分流、瓣膜病变、大动脉连接中断以及一个或多个心腔缺如等范围和程度不一，使得CHD患者采用统一的麻醉方法几无可能。此外，缺损可致血流动力学改变和心脏做功增加，引发心肌改变。就功能而言，这些心肌变化导致术中心室缺血和衰竭风险增加。了解孤立缺损、相关心肌改变和血流动力学后果是规划合理麻醉方案的基础。可将CHD划分为若干生理类别，麻醉科医师据此制订策略，定性预测药物、通气管理和输液的影响以优化心血管功能。心脏畸形可能是孤立的，但受影响的可能是整个心肺系统。

先心病的生理学方法

CHD结构变异形成多种畸形，但麻醉管理则是以实现生理目标为目的。表78.1所列为通用生理学分类，结构虽复杂但这使我们能在有限的生理学范畴内理解这些缺损。基于生理学识别和分类，为复杂先心病患儿术中麻醉和术后管理提供一个条理性框架。通常，先心病可归入以下四类：分流、混合性病变、血流梗阻和瓣膜反流（表 78.1）。每一类至少有下述一种病理生理状态：心室容量超负荷、心室压力超负荷或低氧血症，并最终导致心力衰竭或肺血管疾病。围术期管理策略的重点是最大限度地减少这些病变的病理生理学后果。

分流病变 分流是心腔之间的心内连接（如 ASD 或 VSD）或体-肺动脉之间的心外连接（如 PDA）。血流方向取决于两侧相对阻力及分流孔径大小。心房水平分流的方向和程度还受心室顺应性的相对差异和各自 AV 瓣功能的影响。非限制性 VSD 或 PDA，血流方向取决于肺血管床和体循环血管床之间的相对阻力。分流病变对心血管系统的影响取决于分流大小和方向。

PVR 低于 SVR 时出现左向右分流，血流优先流向肺部、PBF 增加。左向右分流较大且 PVR 较低的患者 PBF 大量增加，导致三个病理生理学问题：①肺循环充血；②血管内容量超负荷导致左心室做功增加；③ PBF 过多导致 PVR 进行性升高。容量超负荷致心室扩张不利于心脏力学和生理，从而导致舒张期顺应性降低。舒张期改变使相应的静脉床充血，因而在容量超负荷状态自然病史的早期，即可出现临床充血性心力衰竭（congestive heart failure，CHF）的体征和症状。婴儿心脏结构不成熟，增加左心室输出量的能力受限，因此巨大的左向右分流可能超过左心维持足够体循环灌注的能力。

对血流动力学有明显影响的 VSD，手术关闭室间隔缺损能显著降低左心室容量输出需求，机体从而立即受益。但有时，原来扩张的心室在修补后室壁张力突然增加，此时血流已无法进入低阻力肺循环，只能向高阻力体循环泵血，术后早期可能会引起更严重的心室衰竭。如果左向右分流未修补，长时间 PBF 增加会导致 PVR 进行性升高。肺小动脉可发生永久性改变，造成不可逆的肺血管阻塞性疾病。表 78.1 列出了常见的左向右分流病变。

肺血管或右心室流出道阻力超过 SVR 时出现右向左分流，随之 PBF 减少。体循环接受含缺氧血的混合血，临床表现为发绀和低氧血症。艾森曼格综合征和持续肺动脉高压新生儿的心房和导管水平分流，为 PVR 增加引起的单纯右向左分流。更常见的情况是，复杂病变伴肺流出道近肺血管处梗阻，产生右向左分流，而 PVR 较低。TOF 是右向左分流的经典范例，肺流出道梗阻而在 VSD 处发生分流。右向左分流时体循环灌注通常能维持正常，除非低氧血症严重到足以损害组织氧供。右向左分流可产生两个病理生理学问题：① PBF 降低，导致全身性低氧血症和发绀；②右心室射血阻力增加，最终可能导致心室功能障碍和 RV 衰竭。然而，由于生理机制可代偿压力超负荷，因此在自然病程早期很少出现收缩或舒张功能异常。不同于心室容量超负荷病变，压力超负荷病变通常需数年才会引起心室功能障碍和衰竭。

混合性病变 发绀型先天性心脏缺损中混合性病变最多（表 78.1）。缺损导致体肺循环大量混合以致两者动脉氧饱和度相似。肺-体循环流量比 $\dot{Q}p/\dot{Q}s$ 与分流大小无关，而完全取决于血管阻力或流出道梗阻。肺、体循环趋于相互平行而非串联（表 78.1）。无流出道梗阻时，如单心室或 RV 双出口患儿，流向体循环或肺循环的流量取决于两者的相对血管阻力。如 SVR 超过 PVR（典型情况），则趋势是 PBF 过多，主要病理生理过程是左向右分流。患者 PBF 增加，心室容量超负荷且 PVR 随时间逐渐升高。如 PVR 超过 SVR，则体循环血流占主导地位而 PBF 急剧下降，导致低氧血症；可见于导管依赖性病变如左心发育不良综合征（hypoplastic left heart syndrome，HLHS）（表 78.2）。

表 78.1 先天性心脏缺损的分类

生理学分类	肺血流	注释
左向右分流		
VSD	↑	心室容量超负荷
ASD		进展为 CHF
PDA		
AV 通道		
右向左分流		
法洛四联症（TOF）	↓	心室压力超负荷
肺动脉闭锁 /VSD		发绀
艾森曼格综合征		低氧血症
混合性病变		
大动脉转位 /VSD	通常↓，但 $\dot{Q}p/\dot{Q}s$ 多变	压力与容量负荷多变
三尖瓣闭锁		常有发绀
静脉异位引流		
单心室		
梗阻性病变		
主动脉弓中断		心室功能障碍
严重主动脉瓣狭窄		心室压力超负荷
严重肺动脉瓣狭窄		动脉导管依赖
左心发育不全综合征		
主动脉缩窄		
二尖瓣狭窄		
反流性病变		
艾伯斯坦畸形		心室容量超负荷
其他继发性原因		进展为 CHF

ASD，房间隔缺损；AV，房室的；CHF，充血性心力衰竭；PDA，动脉导管未闭；VSD，室间隔缺损；$\dot{Q}p$，肺循环血流；$\dot{Q}s$，体循环血流

表 78.2 导管依赖性病变

PDA 提供体循环血流	PDA 提供肺血流
主动脉缩窄	肺动脉闭锁
主动脉弓中断	危重肺动脉狭窄
左心发育不良综合征	严重肺动脉瓣下狭窄伴 VSD
危重主动脉瓣狭窄	三尖瓣闭锁伴肺动脉狭窄

PDA，动脉导管未闭；VSD，室间隔缺损

混合性病变和左心室流出道梗阻的患者，PBF 过度增加可能损害体循环灌注。混合性病变和右心室流出道梗阻（如单心室伴肺动脉瓣下狭窄）的患者，体循环至肺循环的血流量变化多样，从血流均衡到 PBF 明显减少，后者低氧血症的严重程度取决于梗阻程度。典型的混合性病变包括永存动脉干、单心室、完全性肺静脉异位引流、肺动脉闭锁合并大的 VSD 和单心房。

梗阻性病变 梗阻性病变范围从轻到重。新生儿期出现严重病变时，表现为梗阻近端压力超负荷、身材矮小或梗阻近端心室严重功能异常。此类病变包括危重主动脉瓣狭窄、危重肺动脉瓣狭窄、主动脉缩窄和主动脉弓中断。主动脉和肺动脉闭锁属于流出道梗阻的最极端情况，与严重心室发育不全（HLHS 和室间隔完整的肺动脉闭锁）有关，这种情况下心室功能对循环生理已没有贡献。正如其他危重梗阻性病变，这些极端情况下的循环具有导管依赖性。但撇开相似之处，将其作为单心室生理可能更好理解，按照混合性病变的特点进行管理尤为重要。

危重左侧梗阻性缺损新生儿，体循环灌注依赖于通过 PDA 来的 RV 缺氧血；冠状动脉灌注由降主动脉逆行血流提供（表 78.2）。右侧病变时 PBF 由主动脉通过 PDA 供应，右心室功能受损。

危重新生儿左心梗阻性病变的病理生理问题包括：①严重左心室衰竭；②冠状动脉灌注障碍且室性异位节律增加；③体循环低血压；④ PDA 依赖性体循环；⑤体循环低氧血症。危重新生儿右心梗阻性病变的病理生理问题包括：①右心室功能障碍；② PBF 减少；③体循环低氧血症；④ PDA 依赖性 PBF。除非新生儿期出现最极端的情况，流出道梗阻的婴儿和儿童（如轻至中度主动脉或肺动脉狭窄、主动脉缩窄）可有效代偿压力超负荷，且常保持无临床症状很多年。

瓣膜反流 瓣膜反流作为原发性先天性缺损并不常见。新生儿期仅有的纯反流性缺损是三尖瓣 Ebstein 畸形。反流性病变常与瓣膜结构异常有关，如不完全或部分性房室管缺损、永存动脉干及 TOF 伴肺动脉瓣缺如。反流性病变的病理生理学包括①容量超负荷循环，并因此②进展为心室扩张和衰竭。

如包括所有先天性心脏缺损的发生率，三种简单的左至右分流（VSD、ASD 和 PDA）和两种梗阻性病变（肺动脉狭窄、主动脉缩窄）构成其中的 60%；而混合性病变、复杂梗阻性病变及右向左分流病变占其余 40% 的绝大多数。后一组缺损较难处理，并发症率和死亡率明显更高。

先心病的慢性后果 CHD 的慢性影响与缺损或残余梗阻的血流动力学改变和手术后遗症有关。这些影响在整个生命中持续改变心血管和其他器官系统正常生长发育。术后很少能达到完全治愈，那些姑息性（非矫正性）手术，修补前后的异常都会对 CHD 患者产生长期影响[17]。许多异常表现轻微无临床意义，而有些则会影响心室功能、心脏传导系统，中枢神经系统（central nervous system，CNS）发育或 PBF 等。这些患者无论是初次或后续心脏手术，抑或非心脏手术，麻醉计划都应考虑以上慢性影响。

宫内和整个生命周期中，心肌受特定血流动力学影响持续重塑。CHD 异常血流动力学负荷干扰了心室正常的塑形过程（图 78.2）[18]。异常心室重构通常始于宫内，并刺激心室质量增加。心室质量增加是由于心室发育过程中室壁张力改变引起心肌细胞增生和肥

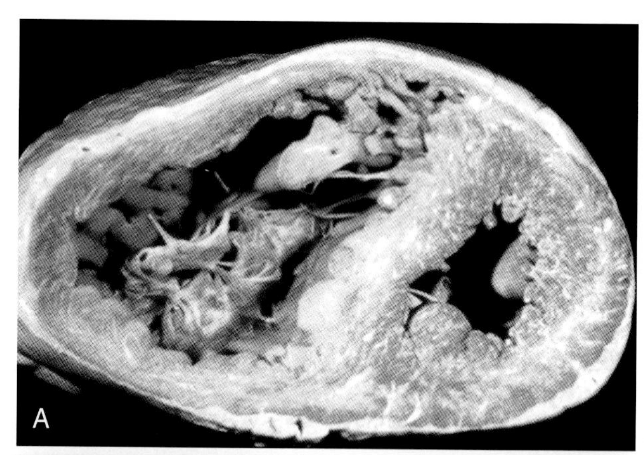

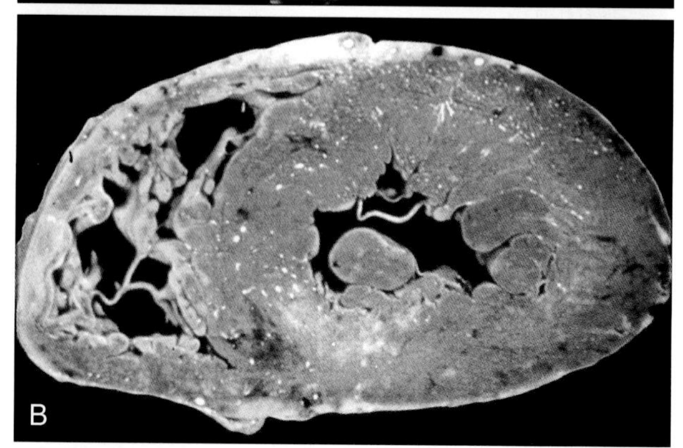

图 78.2 **两种不同先天性心脏病心室重构改变中心室肥厚模式的比较。**A. 法洛四联症，注意右心室肥厚和左心室缩小。B. 主动脉瓣狭窄，注意严重的左心室肥厚和室间隔膨入右心室

大。心室相应的生物力学变形会改变其几何形状，从而影响正常的收缩和舒张功能。

慢性血流动力学超负荷和复杂发绀性病变患者，静息和运动时即有心室功能异常。这些异常源于慢性心室超负荷、心肌缺血反复发作及手术残余分流或后遗症（心室切开、冠状动脉供血改变、心肌保护不足）。左心室慢性容量或压力超负荷均可导致 CHF，但由于代偿机制，压力超负荷对生理干扰尤其是舒张功能的影响低于容量超负荷。因此，孤立梗阻性病变出现 CHF 较晚，新生儿期无需治疗。同样，TOF 修补后肺动脉瓣功能不全引起的慢性右心室容量超负荷与慢性心室功能障碍和衰竭关系更大，而非残留肺动脉狭窄引起的 RV 压力负荷增加。实际上，当心室压力超负荷与心室扩张、容量超负荷叠加时（如 TOF 术后伴肺动脉瓣关闭不全和肺动脉分支狭窄），最易诱发心室功能障碍和衰竭。

由于对异常负荷产生多种生物物理反应，CHF 初期表现为心室顺应性改变。心室因血管容量超负荷而代偿性扩张和肥厚，以维持收缩期室壁张力正常，但舒张期室壁张力改变更明显（图 78.3）。慢性或重度压力超负荷产生的变化类似心肌肥厚，血供不足导致缺血和成纤维细胞增殖。最终导致心肌结构和功能的永久性改变。

发绀型心脏病患者对慢性低氧血症的长期代偿方式是灌注重新分配，即血液选择性流向心脏、大脑和肾，而到内脏循环、皮肤、肌肉和骨骼的血流减少。

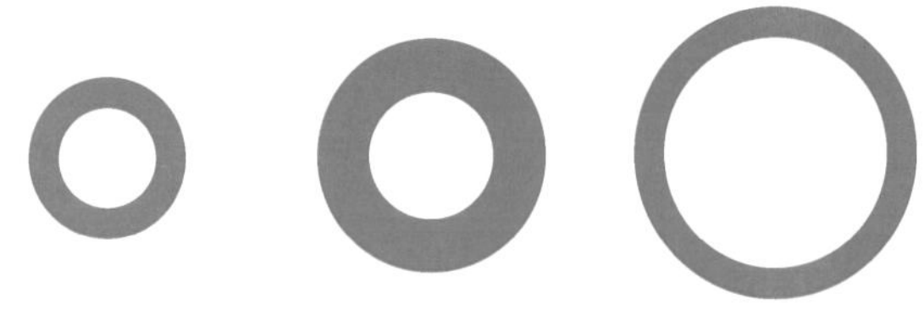

	正常	压力超负荷	容量超负荷
左心室压力	117 ±7 / 10 ±1	220* ±6 / 23* ±3	139 ±7 / 24* ±2
h	0.8 ±0.1	1.5* ±0.1	1.1* ±0.1
r	2.4 ±0.1	2.8 ±0.2	3.3* ±0.1
h/r	0.34 ±0.02	0.58* ±0.05	0.34 ±0.02
σ_S	151 ±14	161 ±24	175 ±7
σ_P	17 ±2	23 ±3	41* ±3

图 78.3　**青少年和成人异常心室压力和容量负荷的生理学变化。**图示异常压力和容量负荷改变心室横截面几何形状。数据来源于 30 例青少年和成人心导管和超声心动图检查。压力超负荷致室壁厚度、厚度 / 半径比（h/r）显著增加但 σ 因代偿仍保持在正常范围；容量超负荷引起心室扩张和肥厚以维持 σ_S 正常但舒张功能明显受损。$*P = 0.01$。σ_d，舒张末期室壁张力；σ_s，峰值收缩期室壁张力；h，室壁厚度（mm）；LVp，左心室压；r，左心室半径（From Grossman W，Jones D，McLaurin LP. Wall stress and patterns of hypertrophy in the human left ventricle. J Clin Invest. 1975；56 [1]：56-64.）

慢性低氧血症可致呼吸做功增加，以期增加氧摄取和氧供。最明显的并发症是躯体生长速度降低、代谢率增高和血红蛋白浓度升高。

先天性综合征可能伴有 CHD，会影响长期预后（表 78.3）

外科手术和特殊技术　先天性心脏手术的最终目标是：①生理循环分离；②缓解流出道梗阻；③保存或恢复心室质量和功能；④正常预期寿命；⑤维持生活质量。实现这些目标的外科手术复杂多样（表 78.4）。通常，先天性心脏缺损手术可分为矫正治疗和姑息治疗。手术类型和时间取决于患者年龄、特定解剖缺损及外科医师和团队的经验（表 78.4）。

当部分解剖结构缺如时，如肺动脉闭锁（RV 和肺动脉缺如）、三尖瓣闭锁（RV 和三尖瓣缺如）、HLHS（主动脉闭锁和 LV 发育不良）、单心室（RV 或 LV 缺如）和二尖瓣闭锁（LV 缺如），常在婴儿期施行姑息手术。这些姑息手术可进一步细分为增加 PBF、减少 PBF 和增加混合（表 78.4）。增加 PBF 的姑息手术包括分流（Blalock-Taussig、中央和 Glenn）、流出道补片和 VSD 扩大术；降低 PBF 的手术包括肺动脉环缩和 PDA 结扎；改善心内混合的方法包括房间隔切开术（球囊、刀片切开和 Blalock-Hanlon 手术）。

外科和麻醉技术进步使婴儿早期修补手术不仅可行，很多情况下效果可能更好[19-20]。目前许多先天性心脏缺损能在婴儿期修补（表 78.4）。手术时机取决于医疗必要性、生理和技术的可行性及最佳预后。需要 PDA 维持足够体循环血流或 PBF 的心脏缺损（如肺动脉闭锁、HLHS、主动脉弓中断、危重主动脉瓣狭窄和危重肺动脉狭窄）需在新生儿期手术。很多缺损在婴儿早期修补最佳。大动脉转位（transposition of the great arteries，TGA）之类的病变，出生最初几周，PVR 较高有利于增加左心室收缩压，此时施行动脉调转手术，左心室功能更好；而其他手术修补如推迟数周或数月直到 PVR 持续下降（如 TOF、AV 通道缺损），术后生理功能可能更为稳定。那些存在"缓冲"畸形的缺损（如 TOF 合并冠状动脉分支异常或多发性 VSD、TGA 合并 VSD 和严重左心室流出道梗阻），推迟进行根治性修补更容易达到理想的结果。

婴儿期心血管手术目的在于优先修补缺损而非姑息治疗[21]。这种趋势既是技术能力的提高，也是希望借此减少长期治疗和多次姑息手术后遗症相关的并发症和死亡率。早期矫正可降低 CHD 慢性并发症的发生率，如心室超负荷、发绀和肺血管梗阻性疾病相关的问题[22]。此外，一些尚未阐明的婴儿期因素具

表 78.3 先心病相关的综合征

综合征	病变	心脏病变	注释
综合征伴气道问题和 CHD			
CHARGE 综合征		VSD，ASD，PDA，TOF	小颌畸形，困难气道可能
Edwards 综合征	18 三体征	VSD，ASD，PDA	小颌畸形，小口，插管困难
Di George 综合征	22q11.2 微缺失	主动脉弓和圆锥动脉干病变	气管短-插管易入支气管
Goldenhar 综合征		VSD，PDA，TOF，CoA	上下颌发育不良，颈椎异常-插管困难
Hurler 综合征	MPS1 储积病	多瓣膜疾病，CAD，心肌病	巨舌症、短颈-插管极度困难
Noonan 综合征		PS，ASD，心肌病	短蹼颈、巨颌畸形-插管困难
Turner 综合征	单倍体 X	LVOT O，AS，HLHS，CoA	小颌畸形、蹼颈-插管困难
VATER 联合征		VSD，TOF，ASD，PDA	可能插管困难
综合征伴心律失常风险			
长 QT 综合征（LQTS）		尖端扭转型室速，SCD	
Brugada 综合征		VT/VF/SCD	
心律失常性右心室发育不良（ARVD）		VT/SCD	
儿茶酚胺性多形性室速		多形性 VT/SCD	
Wolff-Parkinson-White 综合征		SVT	
孕产妇狼疮		新生儿 CCHB	
CHD 相关的染色体紊乱			
Down 综合征	21 三体	VSD，ASD，CAVC	
Edward 综合征	18 三体	VSD，ASD，PDA	
Patau 综合征	13 三体	VSD，PDA，ASD	
Turner 综合征	单倍体 X	LVOT O，AS，HLHS，CoA	
3p- 综合征	3p 缺失	CAVC	
Cri du chat 综合征	4p 缺失	多变	
8p- 综合征	8p 缺失	CAVC	
9p- 综合征	9p 缺失	VSD，PDA，PS	
Williams 综合征	7q11 微缺失	SVAS，SVPS，分支 PS	
Smith-Magenis 综合征	17p11.2 微缺失	ASD，VSD，PS，AV 瓣畸形	
Miller-Dieker 综合征	17p13.3 微缺失	TOF，VSD，PS	
CHARGE 联合征		VSD，ASD，PDA，TOF	眼残缺，心脏病变，后鼻孔闭锁，生长发育障碍，生殖器和耳畸形

AS，心房狭窄；ASD，房间隔缺损；AV，房室；CAD，冠状动脉疾病；CAVC，完全性房室间隔缺损；CCHB，先天性完全性心脏传导阻滞；CHARGE，眼残缺，心脏病变，后鼻孔闭锁，生长发育障碍，生殖器和（或）泌尿系统发育不良，耳畸形和（或）耳聋；CHD，先天性心脏病；CoA，主动脉缩窄；HLHS，左心发育不全综合征；LVOTO，左心室流出道梗阻；MPS 1，黏多糖病 1 型；PDA，动脉导管未闭；PS，肺动脉狭窄；SCD，心脏性猝死；SVAS，室上主动脉瓣狭窄；SVPS，肺动脉瓣上狭窄；SVT，室上狭窄；TOF，法洛四联症；VATER，脊椎缺损、肛门闭锁、气管食管瘘以及桡骨和肾发育不良；VSD，室间隔缺损；VT/VF，室性心动过速 / 室颤

有促进抗损伤和增强恢复能力（即可塑性增强）的效应，早期修复还有增强器官系统保护性的优势。脑、心、肺等重要器官随着外科技术的进步和 CHD 早期治疗，将能避免血流动力学和氧供慢性紊乱的有害影响。

CHD 外科技术本身的不断进化发展也有利于减少长期并发症和提高生存率。例如，Mustard 手术修补 TGA 带来的长期右心室功能障碍和衰竭问题，促进了新生儿动脉调转术的发展，解剖学矫正的同时长期效果更好。其次是 TOF 手术。TOF 右心室流出道修补术后长期肺动脉瓣功能不全与右心室功能不全和衰竭有关。首次手术修补时，采用经右心房和肺动脉的联合方法有助于保存肺动脉瓣，如存在肺动脉瓣功能不全

表 78.4 先天性心脏缺损及其修补

解剖缺损	姑息治疗	完全性修补
法洛四联症（TOF）		VSD 闭合和 RVOT 补片
合并肺动脉闭锁	分流	
合并右冠状动脉异常	Rastelli 手术	
HLHS	Norwood 手术 / 移植	
大动脉转位		动脉调转术
冠脉解剖不理想	心房调转术（Senning）	
三尖瓣闭锁	分流，然后 Fontan 术	
肺动脉闭锁合并 VSD	分流，然后 Fontan 术	
合并室间隔完整	分流，然后 Fontan 术	
严重主动脉瓣狭窄		主动脉瓣膜切开术
主动脉弓中断		端端吻合 / 锁骨下动脉翻转 / 外管道连接
完全性肺静脉异常		肺静脉与左房吻合和关闭 ASD
单心室 / 正常 PAs	环缩，然后 Fontan 术	
合并小 PAs	分流，然后 Fontan 术	
永存动脉干		RV-PA 管道和 VSD 关闭
房室通道		修补瓣裂 / 补片修补 ASD/ 将瓣膜固定于补片

ASD，房间隔缺损；HLHS，左心发育不全综合征；PA，肺动脉；RV，右室；RVOT，右心室流出道；VSD，室间隔缺损

则尽早植入同种带瓣肺动脉管道，以避免发生右心室功能不全和衰竭等长期并发症的发生[23]。

经系列分期重建术后，曾是致命性疾病的 HLHS，长期生存率显著提高[24-25]。用 RV-PA 导管替代传统体-肺分流，消除舒张期肺循环窃血的同时降低了体循环 RV 负荷，Ⅰ期姑息手术后存活率提高。较高的舒张压、无肺循环窃血和心肌做功降低改善了心肌灌注。右心室切开对单心室的长期影响尚不清楚[26-28]。2008 年，美国国立卫生研究院资助一项随机对照试验，比较了Ⅰ期 Norwood 手术时改良 Blalock-Taussig 分流（mBTS）和 RV-PA 导管的效果[29]。近期结果显示，婴儿 RV-PA 分流的存活率优于 mBTS，但长期预后没有差异[29-30]。

术后神经系统预后一直备受关注。很多先天性心脏缺损患者术前脑血流量（cerebral blood flow，CBF）已降低，而脑血流较低又与脑室周围白质软化有关[31]。这些患者主动脉弓重建过程中，有些医院主张常规行局部低流量脑灌注，并使用经颅多普勒成像技术监测局部脑氧饱和度指数和 CBF 速度。局部脑氧饱和度指数或 CBF 减少大于 20% 基础值时应积极治疗，提高平均灌注压、输注红细胞（red blood cell，RBC）和维持 $PaCO_2$ 正常水平高限以扩张脑血管，尽力增加脑氧供。

Norwood 手术主动脉弓重建时采用“三区”灌注策略；直接灌注冠状动脉和远端胸主动脉，并通过无名动脉插管行持续脑灌注。患者体温较高时从远端到近端修补动脉弓，理论上可减少冠状动脉和内脏缺血时间，降低心脏功能障碍和腹部器官损害的风险，并减轻低温对血液系统的不良影响[32-33]。

由于技术进步，最初为特定缺损设计的手术方式应用范围也有所扩大。例如本来为三尖瓣闭锁患者设计的 Fontan 手术，改良后用于包括 HLHS 在内的系列单心室心脏手术[34-35]。Fontan 手术扩大用于那些曾经无法手术的复杂缺损时，初期并发症和死亡率增加。但近年来已经有所改变；通过分期手术（上腔-肺静脉吻合术，随后行 Fontan 手术）、Fontan 手术时 RA 和 LA 开窗以及改良超滤（modified ultrafiltration，MUF），至少可改善术后早期数年的预后情况[36]。

但是 Fontan 术后随着年龄增长，患者面临顽固性心律失常、单心室衰竭、蛋白丢失性肠病和纤维素性支气管炎等诸多独特的病理生理。大多数此类成年患者需儿童心脏专科-成人心脏专科协作管理，多学科加强监护优化心肺状态。手术精细化和创新使 CHD 患者生存率持续提高，如 Fontan 手术心肌小切口、缝合更精确及外科技术的不断发展，心室功能障碍、心律失常和残留梗阻的并发症减少，患者生活质量得以进一步改善。

先天性心脏手术对麻醉管理的影响与心肺支持类型有关。小患者修补手术复杂，常需相应改变转流技术，例如在 18℃下行深低温 CPB 并完全停循环。尽管这些技术在 CPB 广泛使用，但了解其主要器官系统生理功能的影响才刚刚开始。这些将在后续章节讨论。

麻醉管理

术前管理

麻醉评估

麻醉科医师管理先心病儿童将面临各类解剖和生理学异常。从年幼、健康、无症状 ASD 儿童到围术期需血流动力学和通气支持的 HLHS 新生儿；这些又

与患儿及其父母的心理影响因素相互纠结。患者和家人准备工作费时但不可忽略，否则影响患儿预后和父母满意度。先心手术非常复杂，围术期必须坚持以团队为导向的精准管理，以防出现错误和遗漏。术前访视为患者家庭提供了与外科医师和麻醉科医师会面的机会。

一般健康状况和活动基本上能反映心肺功能储备，应咨询父母关于患儿的一般健康状况和活动情况。如果不足则表明心血管或其他系统可能影响麻醉或手术风险。患儿运动耐力是否受损？体重是否增加适当或是否有因心脏恶病质表现出生长迟滞的迹象？是否有 CHF 体征（发汗、呼吸急促、喂养困难、反复呼吸道感染）？是否有发绀进行性加重或发绀发作？任何间发性疾病如近期上呼吸道感染或肺炎等必须明确。呼吸道反应性和 PVR 升高对手术预后有不良影响，因此，下呼吸道感染时择期手术可能需推迟进行。肺炎反复发作通常与肺循环过度和 PBF 升高致肺顺应性改变有关。

病史应包括手术和介入治疗史，这些可能影响当前的手术和麻醉计划。如患者锁骨下动脉已用于锁骨下皮瓣血管成形术纠正缩窄或用于 Blalock-Taussig 分流术，那么患侧安装监测仪将无法准确显示体循环动脉压或脉氧饱和度。同样，导管检查后股静脉闭塞儿童，不适合建立股静脉通路，尤其当不能开胸而选用股静脉 CPB 时更是如此。了解当前用药、先前的麻醉问题及麻醉困难家族史也同样重要。

当前处于超声心动图和心导管检查时代，体检很少能提供更多心脏病变的解剖信息。但在评估患儿整体状况方面非常有用。例如，病态面容、恶病质呼吸窘迫患儿心肺功能储备有限，过量术前药或长时间吸入麻醉诱导可能导致严重血流动力学不稳定。

联合用药和药物相互作用

多种心血管药物联合应用、麻醉药与影响血流动力学的药物联合应用时常发生药物相互作用。小儿心血管麻醉科医师须了解药物机制及其相互作用。表 78.5 列出了常用心血管药物及其麻醉相关注意事项。

肿瘤患儿心脏或非心脏手术时，因化疗心脏毒性心血管风险较高[37]。常见心脏毒性药物包括抗代谢药物 5- 氟尿嘧啶、蒽环类抗生素阿霉素和柔红霉素以及烷化剂环磷酰胺。急性毒性特征为心电图 ST 段 /T 波急性改变（ECG）、严重节律障碍和心包积液相关的 CHF。慢性心脏毒性心力衰竭通常为累积性，与剂量相关且对地高辛治疗无反应。严重心肌病与剂量、辐射和蒽环类药物等有关，死亡率超过 50%。对此类患儿应全面术前评估，包括全血细胞计数、肝肾功能和凝血参数及超声心动图；异氟烷 / 氧化亚氮（N_2O）麻醉和阿片类药物麻醉相比，前者血流动力学稳定性更好[38]。

麻醉药诱发恶性心律失常——尖端扭转型室上性心动过速，危险因素包括：女性，电解质失衡如低钾、低镁血症，先天性长 QT 综合征（congenital long QT syndrome，LQTS）离子通道多态性，亚临床 LQTS、QT 基线延长以及使用延长 QT 的药物，尤其高浓度或快速静脉注射时。CHF 或地高辛中毒等复极储备异常时，也可能导致尖端扭转型室速。表 78.6 列出了可引发先天性 LQTS 患者尖端扭转型室速的药物。网站 https://crediblemeds.org 可提供延长 QT 间隔药物的更新列表。

传统管理标准要求心脏手术患儿术前抽血行实验室评估（血红蛋白、电解质、血型和筛查）。最近这种做法受到质疑，尤其是从家里直接来院的患者。这些测试价格昂贵并占用大量医院资源，给患者带来痛苦和焦虑，且很少改变患儿管理[39]。详尽、针对性

表 78.5 常见围术期用药和注意事项

心脏药物分类	相互作用	注意事项
血管紧张素转换酶抑制药	全身麻醉诱导致低血压	低血压患者应考虑取消术晨剂量或减量；避免使用有明显拟迷走作用药物，避免固定剂量诱导方案
β 受体阻滞药	急性停药加速心动过速和心律失常；增强挥发性麻醉药的降压作用；降低正性肌力药的反应性	围术期可继续用药
钙通道阻滞药	可能会增强挥发性麻醉药的负性变力和变时作用	围术期可继续用药
利尿药	低血容量 / 低血钾；可能增强神经肌肉阻滞药的作用	术前停药
抗心律失常药	使用强心药和电解质紊乱时，有致心律失常作用；高儿茶酚胺能状态；与其他抗心律失常药物相互作用并导致心动过缓	避免电解质失衡；避免致心律失常药物；严密监护
α_2 受体激动药	减少围术期寒战、缺血以及麻醉药和镇痛药需要量	严密监测下围术期继续使用

和个性化策略则不影响患者安全、减少花费和不适感；此外，21 三体综合征、发绀型心脏病和接受抗血小板治疗等特殊人群，可能需要额外的特异性检查。

血容量正常儿童，血细胞比容升高可提示低氧血症的严重程度和病程。血细胞比容超过 60% 时易出现毛细血管淤塞和继发性终末器官损害（包括卒中）。尽管如此，如能放宽禁饮禁食指导原则，允许患儿饮用清亮液体直至麻醉诱导前 2 h，则此类患者无需尽早入院接受术前静脉输液[40-41]。

无创多普勒彩色血流超声心动图（echocardiography with Doppler color flow imaging，echo-Doppler）检查可用于评估心内解剖、血流模式及生理数据[42]。基于良好的超声心动图评估，很多心脏缺陷已无需创伤性更高的检查。echo-Doppler 确定心内异常效果最佳但对心外异常如肺动脉或静脉狭窄敏感性较差，后者需要计算机断层扫描（CT）或心导管检查。准确诠释解剖和生理需要技术熟练的心脏超声医师，这再次说明良好团队合作的重要性。解剖学极端变异和负荷条件不断变化使病情更为复杂，术中 echo-Doppler 检查对有经验的心脏超声医师也极具挑战，但小儿心血管麻醉科医师应了解其功能和局限性，以便参与术中管理的关键决策。

心脏和大血管磁共振成像（magnetic resonance imaging，MRI）广泛用于心脏病患儿检查。节段性描述心脏异常，评估胸主动脉异常，无创检测和量化分流、狭窄和反流，评估圆锥动脉干畸形和复杂异常，确定肺体静脉异常，以及成人 CHD 患者的术后研究和评估[43-44]。MRI 在量化心室功能、局部室壁运动、瓣膜功能和流速流量图方面特别有用。对复杂先心病，主动脉弓、肺动脉和纵隔血管成像尤其有用。MRI 可为某些病变提供准确有用的信息，包括主动脉缩窄、肺动脉异常、肺静脉异常连接和左上腔静脉残留以及心内板障、管道和分流[43-44]。MRI 也可用于声窗较差的年长患者和胸壁畸形患者。某些患者可替代心导管检查，对冠状动脉异常、心肌灌注缺陷及与心肌瘢痕相关状况（如致心律失常性 RV 异常增生）进行无创评估。如今，更新颖的 MRI 图像可用于 3D 打印、重建复杂病变，以建立心脏模型帮助规划手术过程[45-46]。心脏腺苷负荷 MRI 可用于描绘可诱导的缺血区域。但是，MRI 无法获得诸如氧饱和度之类的生理数据。

麻醉注意事项仍然与所有心脏病变相同，需额外关注的是 MRI 安全性，麻醉患儿不可使用非核磁兼容监护仪。MRI 扫描时间较长，且通常要求患者绝对制动或控制呼吸机以获得最佳图像。但是，随着呼吸门控技术和自由呼吸技术的进步，自主呼吸时获取图像已成为可能。如此则无需使用气管内插管和屏气的全身麻醉，代之以维持自主呼吸的静脉镇静。

心导管检查仍是先心病解剖和生理功能评估的金标准。尽管目前许多解剖学问题可通过无创方法获得，但导管检查仍是了解解剖复杂病例或生理数据的重要工具。对麻醉科医师较重要的导管数据包括以下内容。

1. 患儿对镇静药的反应
2. 所有心腔和大血管的压力和氧饱和度
3. 心内和心外分流 $\dot{Q}p/\dot{Q}s$ 的位置和大小
4. PVR 和 SVR
5. 心腔大小和功能
6. 瓣膜解剖和功能
7. 与先前手术相关的体肺动脉畸形
8. 冠状动脉解剖
9. 先前建立分流的解剖、位置和功能
10. 可能影响规划血管通路或手术的后天或先天性解剖变异

详细回顾心导管检查数据并了解对手术和麻醉计划的潜在影响是非常重要的。并非所有医疗问题都可以在术前评估和纠正；心外科、心内科和麻醉科医师必须讨论可能的管理问题，确定患者术前进一步评估或处理的必要性。沟通与合作将优化患者监护，并促进围术期临床管理。

表 78.6　对先天性长 QT 综合征患者可能会引起尖端扭转型室速的药物

药物分类	药物名字
抗心律失常药	胺碘酮 普鲁卡因胺 丙吡胺 伊布利特 奎尼丁 索他洛尔
抗精神病药	氯丙嗪 氟哌啶醇 硫利达嗪 美索达嗪
抗生素	红霉素 克拉霉素
其他	西沙必利 砷 美沙酮 氟哌啶醇 多潘立酮 多拉司琼 恩丹西酮 格隆溴铵

术中管理

手术室准备

手术室和麻醉设备须提前、周到准备。麻醉机须能提供空气、氧气和氧化亚氮以帮助平衡肺循环和体循环血流。有些麻醉机可能额外装配了二氧化碳（CO_2）用于帮助平衡循环。NO 对降低 PVR 非常重要，通常做法是将一台独立的设备添加至吸气侧呼吸回路，以便运送患者时也能连续应用。必须保证静脉输液管无气泡，所有输液管道应添加空气过滤器。标记并备用复苏药物，包括琥珀酰胆碱、葡萄糖酸钙或氯化钙、碳酸氢钠、阿托品、利多卡因、去氧肾上腺素和肾上腺素等。高危情况下应预先配制混合正性肌力药备用，通常为肾上腺素或多巴胺，但如强烈质疑其效应亦可准备其他药液（如米力农、血管加压素）。某些麻醉药物（依托咪酯、丙泊酚、氯胺酮等）可用于所有患儿。不推荐使用任何单一药物，也不存在某种药物更为重要的情况。许多小儿心脏麻醉患者储备能力有限，对基础心脏病的适应性反应导致内源性儿茶酚胺水平较高。因此，应在麻醉诱导前准备好复苏药物，随时备用。

对 CHD 手术而言，快速改变体温以降温和复温的能力至关重要。深低温 CPB 时患者温度降至 18℃。这些患者的手术管理中，冷-热水垫表面降温、冰袋以及有效的房间和环境温度控制系统非常重要。

生理监测

特殊监护取决于患儿状况及计划手术的大小和性质。框 78.2 列出了围术期可用的监测技术。最好在麻醉诱导前安放无创监测设备，但麻醉科医师面对哭泣患儿可能会推迟至麻醉诱导后。标准监测包括心电图、脉搏氧饱和度、二氧化碳和适当大小的血压袖带（示波法或多普勒法）。其他监测包括留置动脉导管和温度探头。手术需要 CPB 或可能引起肾缺血时，或者麻醉管理可能导致尿潴留时需使用 Foley 尿管。多数医院常规经皮置入中心静脉压（central venous pressure, CVP）监测，或由外科医师直接留置心房管，以帮助撤离 CPB 及术后血流动力学管理。

留置动脉导管可连续监测动脉压。年幼患儿桡动脉导管选用 22 G 或 24 G 最好；较大儿童和青少年可用 20 G 导管。仔细检查、触诊，测定四肢无创血压以及使用超声有助于确保先前或目前的计划手术（如先前桡动脉切开、锁骨下皮瓣行缩窄修补或 Blalock-Taussig 分流）不影响选定的动脉压监测部位。其他可选置管部位包括尺、股、腋和脐（新生儿）动脉。胫后或足背动脉置管通常不能满足复杂手术需要。外周动脉导管（主要是下肢远端）CPB 后效果差，肢体远端温度较低时不能反映中心主动脉压力[47]。

框 78.2 器官系统的监测

心肺系统
食管听诊器
心电图
　标准五导联系统、ST-T 波分析、食管心电图导联
脉氧仪
自动振荡血压仪
二氧化碳分析仪
呼吸机参数
留置动脉导管
中心静脉压导管
肺动脉导管
经胸压力导管
　左或右心房、肺动脉
心脏多普勒彩色血流显像超声
　心外膜或经食管
中枢神经系统
周围神经刺激器
脑电指数
专业设备
　脑血流量：氙清除法
　脑代谢：近红外光谱法、氧耗量测定
　经颅多普勒
　颈静脉球饱和度
温度
鼻咽、直肠、食管、鼓膜
肾功能
Foley 尿管

维持心肌和脑保护的主要措施是低温，因此准确、连续监测体温至关重要。直肠和鼻咽温度分别反映核心温度和大脑温度；食管温度监测可较好反映心脏和胸腔温度；鼓膜探头虽然反映大脑温度很好，但有引起鼓膜破裂可能。

脉搏血氧饱和度仪和二氧化碳分析仪可瞬时反馈通气和氧合是否充分。有助指导通气和血流动力学调节，可在分流手术和肺动脉环缩术前后帮助优化 $\dot{Q}p/\dot{Q}s$。深低温和停循环后患者外周血管收缩，数字化氧饱和度探头可靠性降低。新生儿提倡使用舌传感器监测中心氧饱和度，并减少与温度相关的变异性[48]。

是否使用经胸或经静脉肺动脉导管应根据疾病过程、生理状态和外科手术个体化确定。对三尖瓣闭锁或单心室 Fontan 手术患儿，Fontan 通路和肺静脉导管特别有用。Fontan 术后维持 PBF 缺乏心室泵支持，前负荷、PVR 和肺静脉压细微变化都会影响 PBF，从而影响体循环心排血量。CVP 和左心房压差［（LAP），也称跨肺压差］有助于确定血管内容量（CVP）、PVR（CVP-LAP 压差）或心室顺应性（LAP）的相对重要

性，治疗方法也不相同。

通常，体重超过 7 kg 儿童可经颈内静脉置入肺动脉导管。体重 7 ～ 25 kg 儿童使用 5.0-Fr 导管，超过 25 kg 儿童使用 7.0-Fr 导管。体重不足 7 kg 婴儿可经股静脉置入肺动脉导管，这有时可能需要透视检查。多数情况下，术中可使用经胸监测和 echo-Doppler 成像，一般无需经静脉肺动脉导管。

特殊监控

术中超声心动图 echo-Doppler 目前已成为儿科心脏手术的管理标准[49-50]。二维超声心动图结合脉冲多普勒超声检查和彩色血流图，可为大多数手术病例提供详细的形态学和生理学信息。手术室使用 echo-Doppler 可在 CPB 前获得详细的形态学和生理数据，从而帮助完善手术计划。转流前 echo-Doppler 有助于麻醉和手术管理精确定义[49]。由于患者麻醉后，心外膜和 TEE 超声多普勒成像方法不再受限，因此经常会有新的发现，治疗计划也会相应改变（图 78.4）。

转流后 echo-Doppler 可用于监测室壁运动和收缩期厚度，帮助评估手术修补质量和心脏功能[49]，即刻显示残留结构缺陷并立即修补，避免以后再次手术（图 78.5）。echo-Doppler 评估右心室或左心室收缩异常（据室壁运动或收缩期厚度变化判定），有助指导药物治疗。重要的是，转流后心室功能障碍和残余结构缺陷可致再次手术发生率增加，相应的并发症和死亡率更高。echo-Doppler 有助于评估手术修补和确定手术危险因素，而有望改善预后。

术中 echo-Doppler 技术有两种：心外膜和 TEE。TEE 探头可在麻醉诱导和气管插管后放置。该技术优点

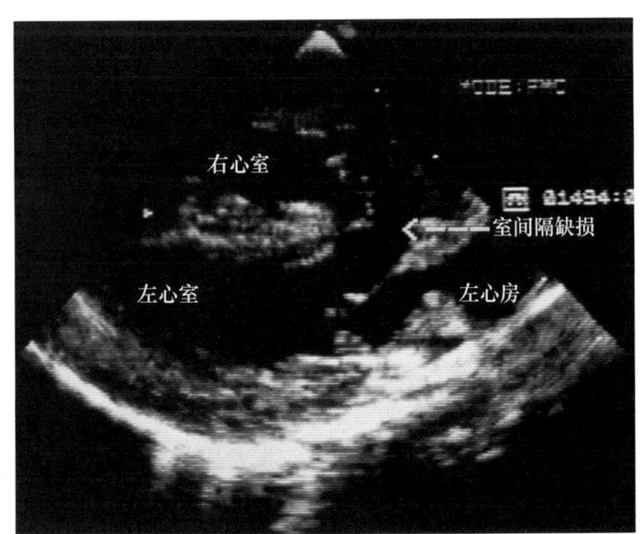

图 78.4 **术中心肺转流前心外膜超声心动图的长轴视图。**注意三尖瓣乳头肌起源点为室间隔。外科医师基于此图认为本例术前考虑仅能姑息治疗的儿童可以关闭室间隔缺损（VSD）

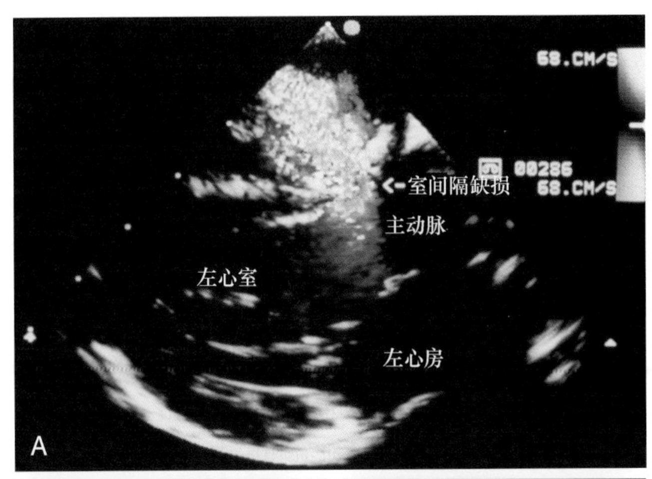

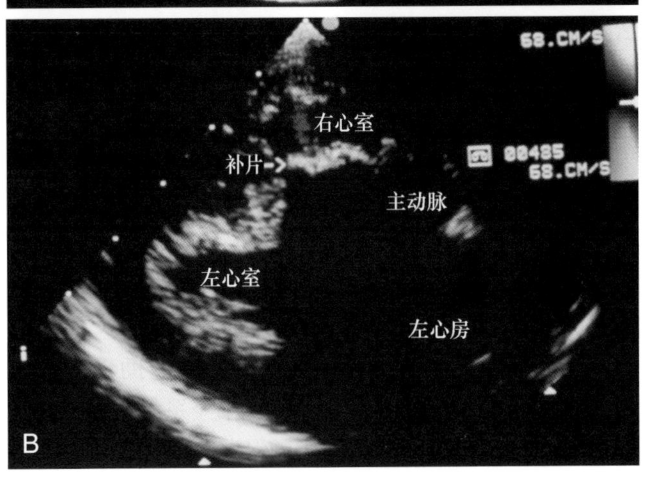

图 78.5 （A）超声心动图与多普勒血流图，长轴视图显示初期修补后因补片裂开导致残留室间隔缺损（VSD）。通过 VSD 的湍流显示为白色颗粒马赛克（箭头）；须立即重建体外循环并再次修补。（B）复查长轴视图表明 VSD 再次修补后补片闭合（箭头）。无湍流，白色颗粒马赛克消失

是可连续监测心脏结构和功能而不会中断手术[49, 51]。由于其成像位置理想，TEE 特别有助于评估肺静脉回流，以及在二尖瓣成形、完全 AV 瓣修补和复杂 CHD 纠正术后评估左侧 AV 瓣完整性。临床经验和双平面图像的改进，早期视野限制已不复存在。双平面 TEE 探头的患者体重要求已延伸到 2.5 ～ 3 kg 新生儿[52]。TEE 的潜在危险是探头尺寸较大或探头弯曲时压迫降主动脉和气道，应特别警惕。有报道体温较低或无流量状态时，TEE 探头产热发生食管损伤，因而大多数医院 CPB 期间选择暂停探头成像、将探头与机器断开连接或将其取出。

第二种技术是心外膜入路[52]。方法是将清洁、短焦距 5.0 或 7.0 MHz 换能器置入无菌袖套，然后置于心脏外表面。彻底检查心脏主要结构和动态功能时，探头所需各种操作均可完成。优点是任何大小患者均可获得所有视图；缺点包括操作需有足够技能和经验、需中断手术以及与直接心肌操作相关的有害影响。鉴于目前 TEE 的功能，心外膜成像很少使用。

特殊中枢神经系统监测 脑功能监测目的是增进对心脏手术中大脑功能的了解，以便开发有效的脑保护策略。CPB期间，正常大脑灌注的许多决定因素都受手术团队的外部控制，如流速（心排血量）、灌注压、温度、血细胞比容和$PaCO_2$。了解这些因素对新生儿、婴儿和儿童大脑的影响至关重要。多种技术已用于术中脑监测，以防止因缺氧、缺血、栓子和电生理紊乱引起的继发性脑损伤。主要包括以下三种方式的单独应用或组合：①脑电图（electroencephalography，EEG），用于评估灌注有关的皮质活动变化；②经颅多普勒成像，用于测量动脉血流和阻力；③近红外光谱法（near-infrared spectroscopy，NIRS），用于测量静脉加权、组织氧合血红蛋白饱和度。此外，用专业研究工具测量CBF和代谢对于进一步了解术中、术后大脑功能非常重要。在新生儿主动脉弓重建手术中，多模式神经监测也可用于指导CPB、深低温停循环（deep hypothermic circulatory arrest，DHCA）和局部低流量脑灌注技术[53-55]。

EEG监测可检测缺血或在低温期间、DHCA前识别大脑代谢活动是否已充分下降。EEG有助于深低温转流和完全停循环期间监测中枢神经系统生理功能。例如，在深低温期间和完全停循环之前，脑电指数可识别残余脑电活动；随后进一步降温诱发等电静默，并进一步监测任何大脑活动。因为停循环期间残余电活动与脑代谢有关，所以等电状态可防止大脑缺血性损伤。EEG也有助于监测麻醉水平和深度。术后EEG分析发现许多高危患者有亚癫痫发作活动，这些异常可能与神经精神学预后较差有关。CPB后术中脑电图监测的价值和发现的临床意义仍有待进一步阐明。

经颅多普勒成像在婴儿主要用作研究目的，监测静脉或动脉血流异常及微栓[56]。该技术应用多普勒原理，检测大脑中动脉血液反射信号频率位移以计算血流速度[57]。由于大脑中动脉直径相对恒定，血流速度可用来粗略估计CBF。经颅多普勒成像有许多优点：①无创；②无放射性；③可连续监测；④可捕获温度或灌注改变引起的血流速度快速变化。缺点包括：①重现性较差，尤其低流速时患者头部微小移动会显著改变信号；②低温CPB期间缺乏有效研究。此时体温降低、流速减慢及非搏动性层流灌注可能限制CBF速度准确测量。

经颅多普勒成像已用于研究CPB和DHCA对儿童脑血流动力学的影响、评估脑栓塞发生率。近期研究使用经颅多普勒检查大脑，提供了很多儿童心脏手术中正常和异常脑灌注相关的重要信息。儿童经颅多普勒成像已协助解决了脑灌注压力、自动调节、$PaCO_2$影响和温度等有关的问题[58-60]。对心脏手术期间大脑中动脉内是否存在气栓，也能提供定性信息[61]。

NIRS是大脑组织氧合的无创监测方法，反映氧供和氧耗平衡。大脑NIRS反映静脉室氧饱和度，数值与颈静脉球饱和度相关[62]。人们尤其关注NIRS对预后尤其神经发育方面的预测能力。HLHS婴儿Ⅰ期Norwood手术研究表明，低NIRS（尤其低于50%～60%）与神经发育预后不良有关[63]。虽然这种有关并非线性，但至少提示NIRS可用于临床探测缺氧的有害后果。Ⅰ期HLHS姑息手术患者，术后即刻躯体和大脑氧饱和度可预测总体发病率和死亡率[64]。大脑氧饱和度低于50%的时间（分钟数）可用于预测发病率，并可作为缺氧、出血和（或）低心排血量状态早期预警[65]。如NIRS监测到肾氧饱和度比基线降低超过20%并持续20 min，则机械通气和ICU恢复时间更长[66]。

2016年的一篇综述评价了NIRS在小儿心脏手术的应用（部分前瞻性试验，大多为观察性），总体而言NIRS改善临床预后的结果不一[67]。尤其是当前证据并不能提供大脑或躯体NIRS的明确阈值，即低于此阈值并发症增加。也未证明NIRS值的差异会导致长期心、肾或神经发育预后的不同。尽管如此，NIRS仍是与其他监测技术共同诠释临床的重要工具。

基于氙气清除技术测定CBF，有助于理解CPB期间尤其是深低温和停循环后幼儿脑血管动力学[68-71]。该技术可描述CPB、温度和各种灌注技术对CBF的影响，以及对脑代谢的间接影响（图78.6）。研究表明，深低温会使某些脑血流自动调节机制（如压力-流量调节）消失，并且在完全停循环一段时间后大脑再灌注受损。

麻醉诱导和维持

心胸手术的术中管理原则是了解疾病的病理生理学、麻醉药和其他药物对特定患者病情的影响。麻醉诱导技术的选择应考虑心脏功能障碍程度、心脏缺陷、术前药的镇静程度以及是否留置导管等。儿童如心脏储备佳且有良好监测，诱导技术多样。对心脏储备一般的患者，麻醉诱导时精确调节麻醉药使用，较使用特殊麻醉技术更为重要。多种麻醉诱导技术已安全成功应用，包括七氟烷、异氟烷、N_2O、静脉和肌内注射氯胺酮以及静脉丙泊酚、芬太尼和咪达唑仑[72]。氯胺酮可增加SVR和心排血量，减小右向左分流，常用于发绀患者麻醉诱导。氯胺酮可静脉注射或肌内注射给药，但肌内注射可能导致疼痛、躁动和随后动脉氧饱和度降低，值得注意。

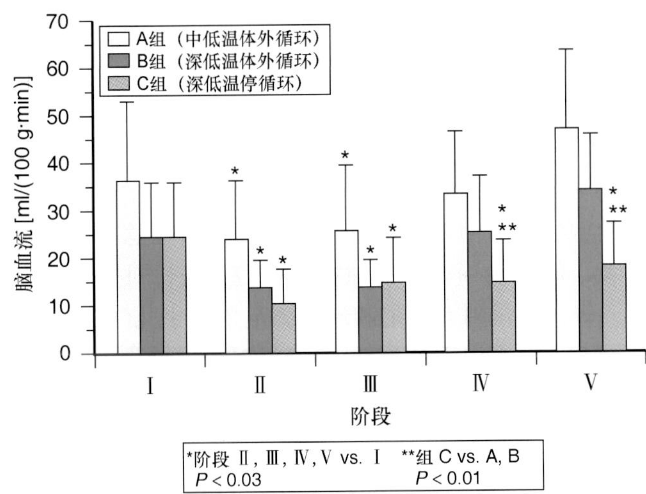

图 78.6　**67 例婴儿和儿童心肺转流（CPB）前、中、后脑血流量（CBF）条形图（均数 ± 标准差）。**A 组 28 ～ 32℃中低温转流（MoCPB）；B 组 18 ～ 22℃深低温转流；C 组 18℃完全停循环（TCA）。完全停循环后大脑再灌注受损（C 组）。阶段Ⅰ，转流前；阶段Ⅱ和Ⅲ，低温转流期间；阶段Ⅳ，复温；阶段Ⅴ，转流后（From Greeley WJ，Brusino FG，Ungerleider RM，et al. The effects of cardiopulmonary bypass on cerebral blood flow in neonates，infants，and children. Circulation. 1989；80：I209.）

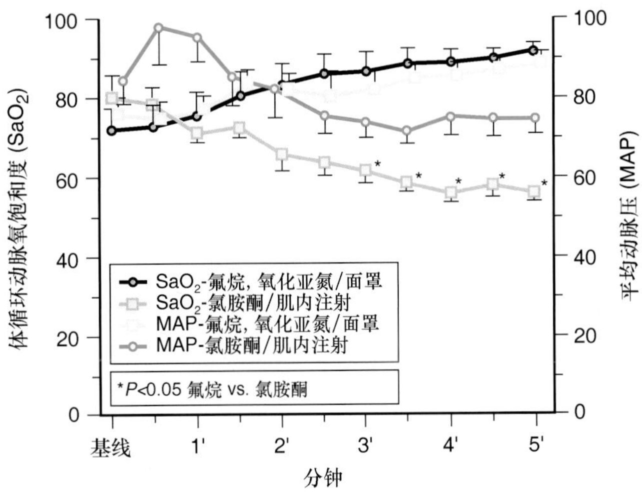

图 78.7　**有右向左分流风险的法洛四联症患儿面罩氟烷－氧化亚氮（$n = 7$）和肌内注射氯胺酮（$n = 7$）诱导过程中动脉血氧饱和度（Sao_2）和平均动脉压（MAP）的变化。**氟烷组 MAP 显著下降但 SaO_2 仍能维持。N_2O，氧化亚氮（From Greeley WJ，Bushman GA，Davis DP，et al. Comparative effects of halothane and ketamine on systemic arterial oxygen saturation in children with cyanotic heart disease. Anesthesiology. 1986；65：666-668.）

多数儿童能接受和耐受吸入诱导。即使如 TOF 发绀患儿也可安全、舒适地应用七氟烷吸入诱导（图 78.7）。这些患儿有右向左分流和体循环氧饱和度降低风险，尽管体循环动脉压降低，但气道和通气良好时氧合仍能较好维持[73]。熟练的气道管理和有效通气也是麻醉诱导的重要组成部分。识别分流和血管阻力变化的复杂性以及气道和通气对心血管系统的影响，在麻醉诱导过程中至关重要。

麻醉诱导后酌情建立或增加静脉通路。通常用非去极化肌肉松弛药，静脉阿片类药和（或）吸入麻醉药维持麻醉。患儿采用 100%FiO_2 预氧合，随后小心置入气管内导管。推荐使用适度肺泡预氧合，尽管婴儿可能因 PVR 降低致 PBF 升高而导致体循环灌注受损，但这种操作可延迟插管过程中对缺氧的耐受。新生儿和其他术后需维持插管患儿通常选择经鼻径路，相比经口气管内插管，稳定性和舒适度更好。但由于早期拔管甚至是术中拔管的趋势，以及有证据显示 6 个月以上儿童鼻插管与感染增加有关，鼻插管普及率有所下降。如果患儿带气管导管进入手术室，则应评估导管深度和总体状态。内径较小的导管如分泌物凝结可严重阻碍气流，转流期间因缺乏湿化气体情况可能更糟。手术开始时置换新的气管导管可将影响降到最低。

先天性心脏缺陷和手术方式多样，个性化麻醉管理非常重要。患儿麻醉维持取决于其年龄和状况、手术性质、CPB 持续时间以及术后是否需机械通气。应以减轻患者病理生理学负荷为目的并充分考虑麻醉药和通气策略的已知影响，为每位患者制订合适的血流动力学评价指标。个性化还须兼顾围术期整体目标以优化麻醉。术前需正性肌力药和机械通气支持的复杂缺损患者，通常选用强效阿片类药物精心控制麻醉诱导和维持。单纯 ASD 或 VSD 患者最好选用吸入麻醉、阿片类药物和右美托咪定平衡麻醉，如此可实施术中气管拔管并缩短重症监护时间。相比特定麻醉技术和药物，熟练执行麻醉计划、考虑患者药物反应、根据手术操作调整及早期识别术中并发症更为重要。

正常儿童吸入麻醉所致动脉血压和心率改变，也会在小儿心脏手术中观察到。作为平衡麻醉技术的组成，并考虑其对心肌缺血 / 再灌注损伤的直接保护作用，我们几乎在所有病例（包括 CPB）都使用强效吸入麻醉药[74-75]。虽然异氟烷相比氟烷可降低新生儿、婴儿和儿童血压，但其血管舒张特性可能会改善总体心肌收缩力[76]。异氟烷可改善心脏储备，但麻醉诱导过程中喉痉挛、咳嗽和氧饱和度降低的发生率限制了其用于先心病患儿诱导[77]。

地氟烷心肺影响类似异氟烷[78]。其主要优点是血气和组织溶解度低，吸入气和肺泡浓度平衡快速，停药后肺泡浓度迅速降低[79]。手术期间给药剂量的准确性更高，这使得地氟烷用于小儿心脏麻醉时更易调节。地氟烷的缺点主要体现在效能、刺激性和负性肌力三方面[80-81]。正常婴儿和儿童 1 MAC 地氟烷需浓度高达 8% ～ 10%[82-83]；地氟烷刺激性大，吸收迅速，但用于儿童吸入诱导时气道反应性和喉痉挛发生率很高[83-85]；尽管其负性肌力作用明显弱于氟烷，但有显著心脏功能障碍患者不应将地氟烷用作唯一麻醉药[85]。

挥发性麻醉药首选七氟烷，其芳香味更易耐受但心肌抑制低于氟烷[86]；血气溶解度较低且与地氟烷相似。血流动力学上，七氟烷可导致心动过速，尤其在年长儿童，但体循环动脉压能很好维持[87]。婴儿七氟烷麻醉心率和体循环动脉压降低幅度低于氟烷，超声心动图提示收缩力和心脏指数正常。21 三体征儿童麻醉时亦是如此[88-89]。

复杂 CHD 和心脏储备受限儿童，麻醉须保证血流动力学稳定。心脏储备有限的患儿尤对吸入麻醉药单独作为主要麻醉药的耐受性较差，尤其是 CPB 后。芬太尼用于这类患者诱导和维持表现出色。可采用低到中等剂量阿片类药辅以吸入麻醉。低剂量阿片类药物辅以低浓度吸入麻醉可缩短或消除术后机械通气的需要，同时维持术中血流动力学稳定。采用大剂量（如芬太尼＞ 20 μg/kg）阿片类药物时术后需机械通气。先天性心脏缺陷婴儿给予芬太尼 25 μg/kg 和潘库溴铵，术后 LAP、肺动脉压、PVR 和心脏指数均无变化，SVR 和平均动脉压略有下降[90]。潘库溴铵因其心血管作用曾是小儿心脏手术的理想神经肌肉阻滞药，但已不再用于临床。维库溴铵或罗库溴铵目前最为常用。复杂先天性心脏缺陷手术婴儿，大剂量芬太尼（50 ～ 75 μg/kg）合用罗库溴铵或维库溴铵，动脉血压和心率降低稍大于合用泮库溴铵[91]。尽管芬太尼安全性很大，但有些婴儿和儿童，依赖内源性儿茶酚胺仅能维持血流动力学于代偿边缘，使用如此剂量可能出现严重的心血管改变。已证明芬太尼可阻断不良刺激诱导的肺血管收缩，并有助于先天性膈疝修补后新生儿的肺循环稳定性[92]。对于反应性肺血管床新生儿和幼儿，芬太尼稳定肺血管反应性作用对 CPB 撤离和稳定分流量至关重要。芬太尼 8 ～ 12 μg/kg 可提供足够镇痛，且仍能维持通气充分和确保术中拔管，同时血流动力学稳定。

儿童采用单剂量舒芬太尼 5 ～ 20 μg/kg 麻醉诱导，插管前血流动力学稳定[93-94]；插管和开胸等刺激不会引发血流动力学显著变化，但变化幅度超过等效剂量芬太尼。舒芬太尼连续输注［1 ～ 2 μg/(kg · h)］时心率和血压几无改变。这对血流动力学改变耐受性较低的婴儿尤为重要。危重先心病新生儿，相比氟烷麻醉和常规术后使用吗啡，舒芬太尼麻醉和术后输注可降低心脏手术后并发症[95]；在该研究中观察到的应激反应弱化可能是导致发病率差异的原因；没有代表更典型剂量的苯哌啶类阿片药物（如芬太尼，0 ～ 75 μg/kg）的对照组，因此不能得出此类大剂量阿片类药物是否最佳的结论。

瑞芬太尼为超短效阿片类药物，具有独特的非特异性组织酯酶代谢，代谢迅速无蓄积[96]。术中需要减轻内源性反应但术后减轻又可能产生潜在危害的特定患者，使用瑞芬太尼有独特的优势。随机对照试验发现，等效剂量阿芬太尼和瑞芬太尼用于小儿门诊手术，仅阿芬太尼组出现苏醒延迟需纳洛酮拮抗[97]。瑞芬太尼在成人和儿童血流动力学变化均与其他阿片类药物类似，心动过缓趋势多变，动脉血压轻度下降[98-101]。

小儿心脏手术时，阿片类药物应用广泛且有可用的有创监测，因而药代动力学和药效学研究较深入[93, 99]。总的来说，芬太尼和舒芬太尼临床药理学有同样的年龄相关性药代学和药效学特征。例如，1 个月至 12 岁患者舒芬太尼清除率增加，青少年（12 ～ 16 岁）与成人清除率相当，而新生儿期（出生至 1 个月）清除率降低（表 78.7）[84, 88]。CHD 新生儿序贯使用舒芬太尼发现，出生第一周至第三或第四周之间，清除率和消除显著增加（图 78.8）[101]。消除加快最可能与肝微粒体活性成熟及静脉导管关闭肝血流量增加有关。婴儿出生后第一个月，清除率和消除变异性较

表 78.7 心血管患儿舒芬太尼的药代动力学

年龄组	$t_{1/2}\alpha$（min）	$t_{1/2}\beta$（min）	清除率 Cl[ml/（kg · min）]	Vdss（L/kg）
1 ～ 30 天	23±17	737±346	6.7±6.1	4.2±1.0
1 ～ 24 个月	16±5	214±41	18.1±2.7	3.1±1.0
2 ～ 12 岁	20±6	140±30	16.9±2.2	2.7±0.5
12 ～ 18 岁	20±6	209±23	13.1±0.4	2.7±0.5

数据以平均值 ± 标准差表示（see Forbess et al.[386]）
$t_{1/2}\alpha$，慢分布半衰期；$t_{1/2}\beta$，消除半衰期；Vdss，稳态分布容积

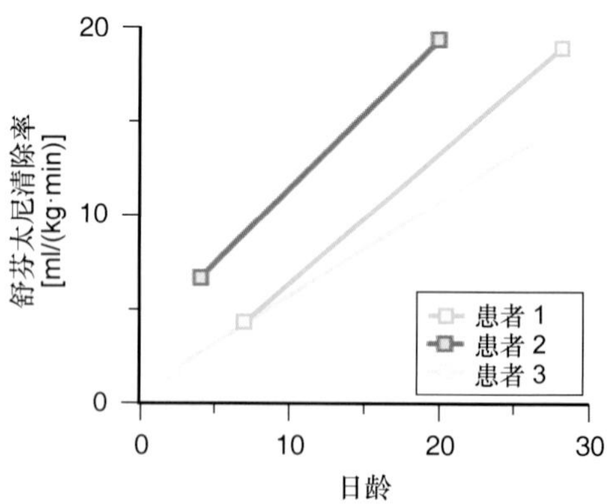

图 78.8 **先心病新生儿出生后第一个月舒芬太尼的序贯清除率。**新生儿期舒芬太尼清除率增加超过成人（Data from Greeley WJ，de Bruijn NP. Changes in sufentanil pharmacokinetics within the neonatal period. Anesth Analg. 1988；67：86-90.）

大，再加上心血管储备有限，因此该年龄段患儿很难把控阿片类药物剂量。仔细滴定芬太尼 5 ～ 10 μg/kg 或舒芬太尼 1 ～ 2 μg/kg、或连续输注是保证血流动力学稳定和确定剂量反应的最可靠方法。CPB、不同医院麻醉方法及患者个体差异，都会以无法预料的方式影响阿片类药物的药代动力学和药效动力学。甚至某些疾病状态（如 TOF）或病理生理状况（如腹内压升高）也会改变药代动力学[90-91]。

美沙酮作为替代用于控制疼痛，旨在缓解术后芬太尼输注引起的急性耐受。成人数据表明术中 CPB 时应用美沙酮作为主要阿片类药物，术后其他阿片类药物用量显著减少、疼痛评分改善、患者感知的疼痛管理质量提高[102]。CPB 手术儿童药代动力学研究缺乏，但已有数据表明儿童和新生儿药代动力学与成人相似，且清除率与年龄无关[103]。非 CPB 时建议剂量为 0.2 mg/kg；我们曾在 CPB 中使用总剂量 0.3 ～ 0.4 mg/kg，成功术中拔管。解决阿片类药物耐受性的其他策略包括交替使用阿片类药物、设定阿片类药物停用时间、按需加用苯二氮䓬类药物以及输注右美托咪定。

右美托咪定为 α_2 受体激动药，美国食品药品管理局批准用于成人镇静。作为平衡麻醉技术的组成，在儿科麻醉用于术前和术中镇静、抗焦虑和镇痛，并用于术后预防苏醒期谵妄和镇静[104]。右美托咪定有镇痛和抗炎作用，减弱手术神经内分泌反应且无神经毒性；因其可减少其他镇痛药和催眠药的用量，是平衡麻醉的重要辅助用药[105-107]。

右美托咪定静脉滴注给药时，CHD 患儿通常能良好耐受其药理效应[108]。其临床效应可预测，心率和动脉血压较基础值略有降低但不明显[109]。快速注射时其生理效应是先出现高血压伴心率减慢，持续 2 ～ 5 min，随后动脉血压降低[110]。

右美托咪定直接抑制心脏窦房结和 AV 结、降低蓝斑交感神经张力影响心脏传导[111]。临床上显著降低 CPB 后交界性异位心动过速的发生率[112]。然而，有研究和病例报道（大多为成人）应用期间可出现明显心动过缓、低血压，甚至心搏停止。必须保持警惕并小心滴定使用。有心动过缓、窦房结或房室结功能障碍风险以及接受心脏移植的患儿，使用右美托咪定应特别谨慎[113]。我们医院几乎所有病例都使用右美托咪定，诱导后开始，新生儿以 0.2 μg/（kg·h）静脉滴注，其他病例均为 0.5 μg/（kg·h）。手术过程中持续静脉滴注直至术后。这种做法对术中拔管患者特别有用，拔管后通常增加剂量至 1 ～ 2 μg/（kg·h），保持患儿安静，便于运输到 ICU。

心肺转流

成人与小儿 CPB 的区别

CPB 对新生儿、婴儿和儿童的生理影响明显有别于成人（表 78.8）。患儿 CPB 期间处于极端生理状态，包括深低温（18℃）、血液稀释（循环血容量稀释 3 ～ 5 倍）、低灌注压（20 ～ 30 mmHg）、泵流速变化很大［从完全停循环到 200 ml/（kg·min）］以及不同血液 pH 管理技术（α 稳态、pH 稳态或两者序贯使用）。这些参数与正常生理相差甚远且影响 CPB 期间和其后的正常器官功能保护。此外，葡萄糖的轻微变化、导管置入、主动脉-肺侧支形成以及患者年龄均会影响 CPB 期间的器官功能。

成人患者很少处于这种极端情况。温度很少降至 25℃以下，血液稀释适中，灌注压通常保持在 50 ～ 80 mmHg，流速维持在 50 ～ 65 ml/（kg·min）。中度低温和很少使用停循环，因而 pH 管理策略不再重要。由于肝糖原储存量较大，成人患者极少补充葡萄糖。动静脉插管时心房和主动脉变形较小，位置可预测。尽管表面相似，但儿童 CPB 实施与成人有很大不同。儿童 CPB 反应有明显生理差异。另外，多种术中可变因素也可影响神经心理并发症（框 78.3）。

预充液容量

儿童 CPB 预充液与血容量比例很大，因此预充液非常重要。成人预充量相当于患者血容量的 25% ～ 33%，而新生儿和婴儿预充量可能超过血容量

表 78.8　成人和儿童心肺转流的不同

参数	成人	小儿
低温	很少低于 25 ～ 30℃	通常为 15 ～ 20℃
完全停循环	很少	通常
预充液		
血容量稀释	25% ～ 33%	150% ～ 300%
预充液其他添加物		血液、白蛋白
灌注压	50 ～ 80 mmHg	20 ～ 50 mmHg
α 与 pH 稳态管理的影响	中度低温时影响最小	深低温时影响显著
$PaCO_2$ 差异	30 ～ 45 mmHg	20 ～ 80 mmHg
葡萄糖调节		
低糖血症	罕见－需要严重的肝损伤	常见－肝糖原储备减少
高糖血症	频繁－胰岛素常容易控制	少见－可能发生反跳性低糖血症

框 78.3 中枢神经系统损伤和潜在的术中可调节因素

空气或微栓
核心温度降低的速度和深度（如果使用）
深低温停循环（如果使用）
再灌注损伤和炎症
核心温度复温速率 / 体温过高
高糖血症
高氧血症
体外循环过程中的 pH 管理
体外循环过程中血细胞比容的管理

的 200%。新生儿使用现代小容量回路（如小容量氧合器、较小的管路）时预充量低于血容量。必须注意维持预充液生理平衡并尽可能限制容量。然而大多数小儿预充液电解质、钙、葡萄糖和乳酸盐水平变化很大。如果溶液包含大量库血则电解质、葡萄糖和乳酸水平可能相当高；而如果库血添加较少则上述成分可能很低。小儿预充液钙含量通常非常低，导致随着转流开始，心脏迅速变慢。

预充液主要成分包括晶体、胶体，以及必要时加入库血以保持适当温度的血细胞比容。其他添加物包括新鲜冷冻血浆、甘露醇、缓冲液［碳酸氢钠或三羟甲基氨基甲烷（THAM）］和类固醇。实验证明，低浓度血浆蛋白会损害淋巴回流并增加毛细血管渗漏而改变肺功能[114]。虽然预充液添加白蛋白不改变成人 CPB 结果，但有研究表明维持正常胶体渗透压可能改善 CPB 婴儿的生存率[115-116]。

可用全血替代浓缩 RBCs 和新鲜冷冻血浆。将血细胞添加到预充液，以维持稀释后血细胞比容至少 20% ～ 25%（发绀型 CHD 患者通常更高）和恢复血浆促凝剂水平。使用低容量转流管道，灌注师和麻醉科医师可共享一个单位全血，减少异体血供体数量。

任何血液制品添加入预充液都会增加葡萄糖负荷。一旦发生脑缺血，高糖血症可能增加神经系统损伤的风险。加入甘露醇可促进渗透性利尿和循环氧自由基清除。添加类固醇有膜稳定作用并在理论上具有以下优势：减少缺血期离子转移、减轻 CPB 炎症、减少低心排血量状态并改善术后液体平衡。然而，类固醇可能升高葡萄糖，一旦出现脑缺血可能有害并抑制免疫功能。预充液添加类固醇仍有争议。最近的回顾性数据表明，Norwood 手术新生儿使用类固醇将会产生不良影响，并与存活率降低相关[117]。目前许多前瞻性探讨类固醇在小儿心脏手术应用的研究正在进行。

温度

低温 CPB 用于心脏手术期间保护器官功能。包括三种：中度低温（25 ～ 32℃），深低温（18℃）和 DHCA。转流方法的选择取决于所需手术条件、患者体型、手术类型以及对患者的潜在生理影响。

中度低温 CPB 是大龄儿童和青少年常用的转流方法。这些患者静脉插管不那么碍眼，心脏可以轻松容纳上、下腔静脉插管。双腔静脉插管可减少右心房血液回流，外科医师心内解剖结构视野更佳。中度低温也可用于要求不高的心脏修补，如 ASD 或单纯 VSD。大多数外科医师选择给新生儿和婴儿行下腔静脉和上腔静脉插管。然而该技术在此类患者更加困难，可能会导致短暂血流动力学不稳定。此外，腔静脉柔韧性和管道刚性结合，可能会导致腔静脉梗阻、静脉回流受损及肠系膜和脑循环静脉压力升高。

深低温 CPB 常用于新生儿和婴儿复杂心脏修补；某些复杂心脏病或严重主动脉弓疾病的年长儿童也可从中受益。大多数情况下，选择深低温可允许外科医师在低流量 CPB 或完全停循环条件下手术。低流量［50 ml/（kg · min）］可提供近乎无血流的视野，改善外科医师的操作条件。DHCA 允许外科医师挪开心房或主动脉插管。由于术野无血和无插管，使用此技术，手术修补将更加精确。但即便在深低温下停循环，人们依然会担心深低温保护器官功能的效果，其中大脑的风险最大。三区灌注技术可作为深低温 CPB 的一种选择，但需进一步研究评估这种新策略的可行性和预后。

血液稀释

CPB 期间血液稀释可降低低温时的血液黏度，减少同源血用量并改善微循环。尽管浓缩血液携氧能力更好，但其黏性使微循环有效流量降低。低温时血液黏度显著增加，流量减少。低体温加上 CPB 非搏动性血流影响微循环血流，可能会导致血液淤塞、小血管阻塞以及多个组织区域灌注不足。因此，血液稀释是低温 CPB 期间的重要考虑因素。

特定低温对应的适宜血液稀释水平尚未确定。血液稀释降低灌注压、增加脑血流量，因此增加大脑微血栓负荷并降低血液携氧能力[118]。动物研究发现，血液极度稀释至血细胞比容小于 10% 时氧供不足，但血细胞比容高于 30% 可改善 DHCA 后脑恢复[119]。Jonas 等[120]在 9 个月以下婴儿随机使用两种血液稀释方案（20% 与 30% 血细胞比容）证实了以上发现。短期来看，血细胞比容较低患儿的心脏指数最低点更低、CPB 后 1 h 血清乳酸水平更高且术后第一天机体总含水量增加更大；1 岁时血细胞比容较低患儿智力发育指数评分相似但精神运动发育指数评分明显较低，此外，精神运动发育评分较平均值低 2 个标准差。RBCs 是停循环期间尤其复温时的主要氧储库，因此考虑采用深低温时优选血细胞比容值接近 30%。目前大多数医院 CPB 期间维持血细胞比容水平 25% ～ 30%，以增强重要器官（如大脑）的氧供。脑氧供是尤其重要的考虑因素，因为深低温和 DHCA 后大脑自动调节功能受损。

为了使新生儿和婴儿血细胞比容水平达到 25% ～ 30%，预充液应添加库血。CPB 期间混合血细胞比容水平（总预充量与患者血容量之和的血细胞比容水平）用以下式计算：

$$Hct_{CPB} = BV_{pt} \times HCT_{pt} / (BV_{pt} + TPV)$$

其中 Hct_{CPB} 为混合血细胞比容（$TPV + BV_{pt}$），BV_{pt} 为患者血容量［重量（kg）× 估算血容量（ml/kg）］，TPV 是总预充量，Hct_{pt} 为患者初始血细胞比容水平。该计算允许使用无血预充液估算患者的血细胞比容水平，因此对较大儿童和青少年有用。新生儿和婴儿低温 CPB 期间，灌注师须向预充液中添加血液，以达到所需血细胞比容水平。下式估算了为达到该血细胞比容水平而必须添加到预充液中的浓缩 RBCs 量（ml）：

$$\text{添加的 RBCs (ml)} = (BV_{pt} + TPV)(HCT_{\text{预期}}) - (BV_{pt})(Hct_{pt})$$

其中 BV_{pt} 为患者血容量，TPV 是总预充量，$Hct_{\text{预期}}$ 为 CPB 所需血细胞比容水平，Hct_{pt} 为患者初始血细胞比容水平。

类似成人，儿科患者 CPB 撤机后最佳血细胞比容尚未确定。CPB 后血细胞比容水平高低应根据心脏修补后功能和解剖决定。血细胞比容达 40% 或更高时，携氧能力提高，新生儿、残余低氧血症患者以及中-重度心肌功能不全患者均可受益；生理矫正和心肌功能良好的患者可耐受 25% ～ 30% 的血细胞比容水平[121]；轻-中度心肌功能不全患儿，血细胞比容控制在以上二者之间似乎比较明智。因此，生理矫正、心室功能尚好和血流动力学稳定患者，应在转流后即重视输注血液和血制品相关风险。

血气管理

低温 CPB 期间 α 稳态与 pH 稳态血气管理理论一直很有争议。成人脑损伤的主要风险是微血栓栓塞，pH 稳态策略可能不是最佳选择，但婴儿无动脉粥样硬化，微栓塞风险较低。使用 pH 稳态管理，CPB 降温期间将 CO_2 加入吸入混合气体可增加 CBF，并可能改善脑组织氧合和预后。

波士顿儿童医院的研究解决了 CPB 期间 pH 管理的争议。研究在深低温 CPB 期间将 9 个月以下婴儿随机分为 α 稳态和 pH 稳态并进行长期随访[122-123]。神经行为学评估发现 pH 稳态管理有短期好处，包括术后并发症趋于降低和首次脑电图活动恢复时间缩短。TGA 患者保留气管插管时间和 ICU 停留时间都更短[122]。但不论 α 稳态或 pH 稳态，2 年和 4 年随访时与神经发育预后的改善或受损无一致性关系[123]。

心肺转流的启动

CPB 开始前置入心脏的动静脉插管，转流期间可能出现问题。静脉插管位置不佳可导致腔静脉阻塞。因新生儿正常动脉压较低（20 ～ 40 mmHg），而较大、相对较硬的插管容易扭曲柔软的静脉血管，CPB 期间发生静脉阻塞问题更大[114, 116]。下腔静脉插管可阻碍内脏静脉回流，导致静水压升高形成腹水或直接降低跨肠系膜、肾和肝血管床灌注压。随之发生严重肾、肝和胃肠道功能障碍，低龄婴儿出现无法解释的腹水时应考虑这种情况。类似插管问题也能导致上腔静脉阻塞。转流过程中出现这种情况可能更是不祥信号。此时可能会出现三个问题：①脑水肿；②局部或整体 CBF 降低；③到达脑循环的泵流量比例降低，脑部降温效率低下。

启动转流后检查患者头部是否有充血迹象，借以判断上腔静脉压力。与灌注师探讨静脉回流是否合适，上、下半身之间是否有降温阶差，这些可提醒麻醉科医师和外科医师警惕潜在的静脉插管问题。全身大静脉异常患者（永存左上腔静脉，或者下腔静脉中断经奇静脉回流到右上腔静脉）尤其容易发生静脉插管和引流问题。

主动脉插管也可能出现问题。如果主动脉插管过深，有可能滑入无名动脉，以致血液选择性流向右侧大脑循环。同样，如果插管尖部位置错误，由于文丘里效应存在，灌注血液会从插管远端向插管部位逆流，以致脑部供血减少。CPB 启动后 CBF 监测如发现右、左半球流量差较大可资证实。伴主动脉-肺动脉巨大侧支如巨大 PDA 时，也可能将血液从体循环转移到肺循环，从而降低 CPB 期间 CBF 和脑部降温效能。外科医师应在 CPB 建立前后即刻处理动脉导管，消除此类问题，如有可能，术前可在导管室栓塞较大的主-肺动脉侧支。严重主动脉弓异常（如主动脉闭锁、主动脉弓中断）新生儿，须彻底修正插管技术，如主肺动脉插管并暂时阻断肺动脉分支，通过 PDA 灌注躯体，或甚至是升主动脉和主肺动脉的双动脉插管。如此修正需谨慎保持警惕，确保重要器官得到有效、彻底地灌注和降温。

主动脉和静脉插管到位并连接至体外回路后即可开始转流。缓慢启动动脉泵，一旦确认前向血流，便可将静脉血引入氧合器。逐渐增加泵流速，直至完全循环支持。如果静脉回流减少、动脉管路压力高或平均动脉压过高，则须降低泵流速。管路压力较高和静脉回流不足通常分别是动脉和静脉插管位置不当或扭曲所致。静脉血从患者体内引出的速度，取决于患者与氧合器入口的高度差、静脉插管和管路直径。有时可用真空辅助增加静脉引流。

新生儿和婴儿常用深低温。为此泵预充液应保持较低温度（18～22℃）。CPB建立过程中，当冷灌注液接触心肌时心率立即减慢且收缩受损。婴儿心脏泵出量迅速减少。因此，为在常温或接近常温时维持足够全身灌注，动脉泵必须迅速达到全流量。

新生儿和婴儿启动CPB需首先开始动脉泵血流。确认主动脉血流后松开静脉钳，并将血液从RA虹吸至氧合器入口。如果存在夹层或主动脉插管移位，容易发生大出血，放开静脉钳之前转流可保证足够的灌注，防止大出血造成组织灌注不足。新生儿和婴儿血容量/预充量之比很低，如静脉引流先于主动脉流入，血管内容量会急剧下降。主动脉插管位置确认正确后即可快速增加泵流速，保持有效的全身灌注。由于儿童很少有冠状动脉疾病，除非插管扭曲影响冠状动脉，否则心肌可均匀降温。使用冷预充液时，启动CPB前必须谨慎；外科医师准备开始CPB之前，输注冷灌注液可能会导致心动过缓和心脏收缩力受损。

一旦启动CPB，应确认管路连接合适、心肌灌注和心脏减压最佳。静脉引流无效时可致心室迅速胀满。婴儿和新生儿心室顺应性较低尤其如此，且心脏相对不能承受前负荷过度增加。如果发生心室膨胀，必须减少泵流量并重新调整静脉插管位置。或者，在心腔合适位置切开放置吸引管或小排气孔给心脏减压。

泵流速

推荐基于体重和有效器官灌注证据两者确定患儿最佳泵流速，有效器官灌注取决于CPB期间动脉血气、酸碱平衡和全身氧耗量[124]。低温时代谢降低，因此CPB流速可以降低，但仍应满足或超过组织代谢需要（参见下一章节低流量CPB的讨论）。

特殊技术

深低温停循环

某些CHD新生儿、婴儿和儿童需在DHCA下实施复杂先天性心脏缺损修补。该技术可为精确手术修补提供最佳条件，术野无血或管道，最大限度提供器官保护且通常缩短CPB总时间。其科学依据主要基于温度介导的代谢减少。体温每降低10℃，全身及大脑氧耗和氧代谢率降低至1/2.5～1/2[125]。与体外模型一致，正如Arrhenius方程k＝Ae-RT描述，温度降低与化学反应速率常数降低相关。深低温低流量CPB期间氧供减少与重要器官灌注（如大脑）优先增加和氧摄取率提高有关[126]。因此在某种程度上，深低温低流量CPB通过降低氧代谢率、促进优先器官灌注和增加组织氧摄取来发挥保护作用。

DHCA安全持续时间尚未明确[127]。DHCA期间乳酸和丙酮酸生成提示所有器官系统都存在缺血和再灌注损伤风险，无疑大脑最为敏感且耐受度最低。DHCA后脑干和皮层诱发电位以及脑电指数均发生改变[127-129]。诱发电位异常似乎与DHCA持续时间有关并受代谢改变影响。停搏后再灌注期间，新生儿和小婴儿CBF和代谢仍然较低（图78.9；另见图78.6）[70]。重要的是，这些极端温度时自体调节功能丧失，大脑灌注高度依赖于体外灌注，并可能依赖于转流后的血流动力学。

关于长时间DHCA对婴儿和新生儿的潜在伤害已有充分了解。总的来说，长时间不间断DHCA后神经系统预后可能不良。但关于DHCA“安全”期以及是否存在患者特异性、手术特异性或其他术后管理策

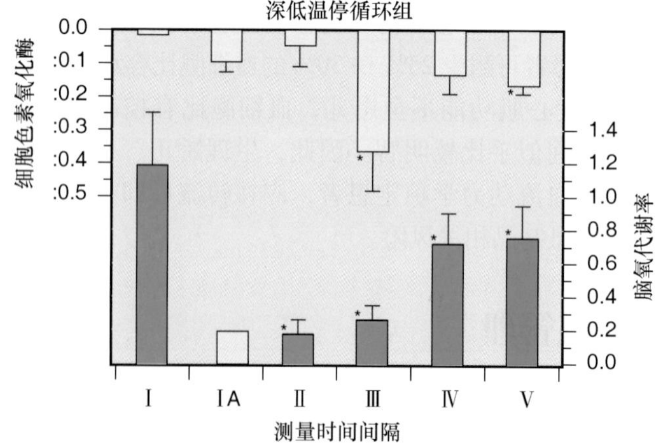

图78.9 **深低温停循环（DHCA）患者细胞色素氧化酶（cyt aa_3）的近红外光谱信号和脑氧代谢率（$CMRo_2$）变化柱状图。**cyt aa_3每个点表示6例患者平均值±标准误；$CMRo_2$值为平均值±标准差；cyt aa_3负值表示氧化酶数量相对减少。*$CMRo_2$和cyt aa_3与对照相比有显著差异，P±0.05

略可减轻或促进 DHCA 对 CNS 的损害，则存在较大分歧。有认为 DHCA 对中枢神经系统的多种预后均产生有害影响，也有认为影响不一或无影响[122, 130-131]。随着时间推移，以下三个问题已逐渐清晰：①短期 DHCA 的影响与不良预后无一致性关系；② DHCA 的影响为非线性现象；③最有可能改变这种影响的因素包括患者相关的因素以及术前和术后因素[131-133]。549 例 DHCA 下Ⅰ期 Norwood 手术研究发现，持续时间超过 45 min 是 30 d 死亡率的危险因素[134]。

局部脑灌注

为避免使用或最低限度使用 DHCA，有外科医师开发出创新性的策略，可在主动脉弓或心脏内复杂重建手术过程中提供连续脑灌注。然而，避免使用 DHCA 必然延长 CPB 持续时间，而且已证实长时间 CPB 对短期和长期预后均有不利影响[51-52]。关于较长时间 CPB 和较少（或不用）DHCA 的相对风险 / 收益仍在争议中。为此，最近有两项研究评估了局部脑灌注技术。Wypij 等[135]的非随机研究随访了 29 例Ⅰ期姑息术婴儿，其中 9 例以 30 ～ 40 ml/（kg · min）的速度接受局部脑灌注。局部脑灌与 DHCA 患儿 1 岁时心理或精神运动发育指数无差异。另有 DHCA 随机对照试验纳入 77 例功能性单心室患者，用或不用 20 ml/（kg · min）局部脑灌注，出院生存率（88%）和 1 年随访率（75%）相似[136]。精神运动发育指数或智力发育指数得分在任何时间点均无显著差异，但局部脑灌注组得分趋于更低。

Norwood 手术主动脉弓重建时采用三区域灌注策略是对已有技术的进一步创新。包括近心端主动脉插管直接灌注冠状动脉、远端胸主动脉插管灌注内脏及无名动脉插管行脑灌注。在患者体温较高且心脏搏动的情况下，由远到近修补动脉弓。这从理论上可减少冠脉和内脏缺血时间、降低心脏功能障碍和腹部器官损害风险，并降低低温对血液系统的不良影响[2-3]。但尚需更大规模、更长期的研究评估其在改善心血管、肾和其他预后方面的功效。

葡萄糖调节

脑缺血（完全、不完全和局灶性）期间高血糖的有害作用已有充分证据[137-138]。葡萄糖增强脑损伤的作用似乎取决于两个因素：三磷腺苷的利用度和乳酸酸中毒[139-140]。葡萄糖无氧代谢需要磷酸化且产生 ATP 之前需消耗两分子 ATP，导致 ATP 快速耗尽，这可能是高血糖加重神经系统损伤的原因。乳酸酸中毒在葡萄糖加重脑损伤中也很重要，其机制可能是作为糖酵解酶抑制剂：乳酸在葡萄糖磷酸化消耗 ATP 后即刻抑制糖酵解，从而减缓无氧 ATP 的产生[141]。

虽然缺血期高血糖的有害作用明确，但儿童 CPB 或 DHCA 期间神经系统预后恶化与高血糖间的关系仍然缺乏证据。HLHS 患儿Ⅰ期 Norwood 术后获得性神经系统病变的回顾表明，高糖血症是广泛性脑坏死或脑室内出血的重要相关因素。大量其他潜在的有害因素（如低氧时间、低舒张压和收缩压、血小板减少）与观察到的神经病理学也存在统计学相关性[142]。尚不清楚葡萄糖是直接损伤神经系统，或仅是神经系统损伤高危人群的标志物，最终神经系统损伤另有其他因素。

低糖血症也常见于围术期新生儿。由于肝糖异生减少和糖原储备降低，新生儿低糖血症风险增加。先心病新生儿体循环灌注减少（如危重主动脉缩窄、HLHS、危重主动脉瓣狭窄）损害肝生物合成，进而影响葡萄糖生成。患者可能完全依赖外源性葡萄糖。因此转流前常需输注 20% ～ 30% 右旋葡萄糖以维持血糖正常。年长儿童也不能完全避免发生低糖血症，低糖血症也易引起神经系统损伤。低心排血量状态患者（心肌病、移植前患者、术后重症患者）需再次手术和大量正性肌力药物支持时，糖原储备减少和术中低糖血症风险很高[143]。

低温、CO_2 管理和其他可能在转流中改变正常脑血管反应的因素，使得 CPB 期间低糖血症的影响更加复杂。在犬模型，胰岛素诱导血糖低至 30 mg/dl 也不会改变脑电图，但低碳酸血症性低糖血症 10 min 后，脑电图即变得平坦[144]。血糖水平高于 8 mg/dl 时通常不会发生仅由低糖血症引起的脑电图活动丧失[145]。

深低温 CPB 和 DHCA 期间，CBF 和代谢都会改变。即使叠加轻度低糖血症，也可能改变大脑自主调节，并最终导致皮层损伤加重[142]。新生儿和婴儿 CPB 撤离期间和转流后早期，常规使用过度通气降低 PVR，可进一步加重低糖血症损伤。血糖监测和严格维持正常血糖，是 CHD 患者 CPB 管理的重要组成部分。

肾影响

CPB 后低温、非搏动性灌注和平均动脉压降低的联合作用，致血管紧张素、肾素、儿茶酚胺和抗利尿激素释放[146-148]。这些循环激素可促进肾血管收缩而减少肾血流量。然而，尽管 CPB 对肾功能有负面影响，但低流量、低血压、非搏动性灌注与术后肾功能不全缺乏联系（表 78.9）[147]。术前肾功能不全和 CPB 后心排血量明显降低与术后肾功能不全相关性最好，术前因素包括原发性肾疾病、低心排血量和心导

表 78.9 小儿心肺转流后遗症

终末器官损伤	原因和体征
肾损伤	器官不成熟、已有肾疾病 心肺转流后低心排血量、使用 DHCA 肾功能不全的特征是 GFR 和 ATN 降低
肺损伤	内皮损伤、毛细血管渗漏增加、补体活化和白细胞脱颗粒 肺功能不全的特征是顺应性降低、FRC 降低和 A-a 梯度升高
DHCA 后脑损伤	自主调节功能丧失、代谢和脑血流降低、细胞酸中毒和脑血管麻痹 CNS 功能障碍，表现为癫痫发作、发育商降低、舞蹈手足徐动症、学习障碍、行为异常

A-a，肺泡-动脉氧；ATN，急性肾小管坏死；CNS，中枢神经系统；DHCA，深低温停循环；FRC，功能残气量；GFR，肾小球滤过率

管后染料相关性肾损伤[148]。

基于不同诊断标准，小儿心脏手术后急性肾损伤的发生率在 20% ～ 60%[149]。病因众多，少尿和血清肌酐升高为最终共同结果。利尿药一直是小儿 CPB 术后利尿的主要手段。每 4 ～ 6 h 给予呋塞米 1 ～ 2 mg/kg 或依他尼酸 1 mg/kg，或二者合用，利尿的同时可能有逆转 CPB 相关的肾皮质缺血作用。DHCA 后可出现 24 h 少尿或无尿，并在其后 12 ～ 24 h 消失。这些患者仅在开始自主排尿后，利尿药使用才有效。

新生儿和小婴儿肾小球滤过率、肌酐清除率和髓质浓缩能力明显降低。因此，这些患儿使用 CPB 后，相比年长儿童和成人会导致更多的液体潴留。其净效应是体内总水分增加、器官重量增加（如肺、心脏）以及术后呼吸支持撤离更困难。复温时或 CPB 后超滤可有效减少体内总水分、控制 CPB 的有害作用和缩短术后通气时间[150-151]。

肺的影响

心脏停搏液保护心脏，但转流过程中并不同时保护肺。CPB 后肺功能不全常见，发病机制不明（表 78.9）。广义上，肺损伤通过白细胞和补体活化引起炎症反应或是机械作用两种方式之一介导。最终导致表面活性物质丧失、肺不张并致通气-灌注比例失调、肺容量减少和呼吸力学改变。

CPB 后肺功能特征是静态和动态顺应性降低、功能残气量降低、表面活性物质缺乏以及肺泡-动脉氧梯度增加[152-153]。最可能的原因是肺不张、血液稀释和低温 CPB 所致毛细血管渗漏增加。血液稀释使循环血浆蛋白减少而降低血管内渗透压，水外渗入血管外间隙。低温 CPB 引起补体活化和白细胞脱颗粒[154]。白细胞和补体通过血小板栓塞和释放介质引起毛细血管-肺泡膜损伤和微血管功能障碍，从而增加 PVR。MUF 技术在减少术后肺水和肺部并发症方面非常有效。

应激反应和心肺转流

大量代谢性物质和激素物质释放，包括儿茶酚胺、皮质醇、生长激素、前列腺素、补体、葡萄糖、胰岛素、内啡肽和其他物质，是低温 CPB 期间应激反应的特征[9, 155]。这些物质生成的可能原因包括血液与泵管和氧合器的非内皮表面接触、非搏动性血流、低灌注压、血液稀释、低温和浅麻醉。其他导致应激激素升高的因素包括低温 CPB 期间肝肾清除延迟、心肌损伤及转流时无肺循环。肺具有代谢和清除应激激素的作用。应激反应通常在 CPB 复温期间达到峰值。很多证据表明，增加麻醉深度可减轻应激反应[9, 155]。

应激反应反过来可介导很多不良影响，如心肌损伤（儿茶酚胺）、体-肺动脉高压（儿茶酚胺、前列腺素）、肺内皮损伤（补体、前列腺素）和肺血管反应性（血栓素）。已证实在 PDA 结扎的早产儿使用芬太尼、在患复杂 CHD 新生儿中使用舒芬太尼，可较好控制应激反应[95, 156]。尽管削弱应激反应似乎很有必要，但新生儿应激反应尤其是释放内源性儿茶酚胺，可能是其出生时存活必需的适应性代谢反应[157]。因此，完全消除适应性应激反应或许并不可取。目前尚不清楚 CHD 新生儿在多大程度上依赖应激反应维持血流动力学稳定。

麻醉深度的选择应是足以减轻应激反应但不必完全阻断。CPB 期间麻醉实施最好经由与泵氧合器相连的挥发罐连续使用吸入麻醉药，输注右美托咪定，精心调节阿片类药物增量，或连续输注给予阿片类药物及苯二氮䓬类药完成。相比氟烷麻醉，基于阿片类药物的麻醉技术可降低应激激素释放、减少术后代谢性酸中毒和降低乳酸，因此可能是复杂 CHD 患者的首选技术[95]。如果通过应用超大剂量的阿片类药物（如芬太尼或舒芬太尼）来获得足够的麻醉深度，术后须行机械通气。而 CPB 结束时残留的吸入麻醉药（如氟烷或异氟烷）可短暂抑制心肌，使 CPB 撤离困难。由于外科技术改进和 CPB 并发症降低，目前临床实际工作中很少使用大剂量阿片类麻醉药。

停止心肺转流

患者 CPB 撤机时，可直视心脏和监测右心房或

左心房充盈压评估血容量。充盈压足够、患者完全变暖，酸碱状态恢复正常、心率足够且已出现窦性心律时，停止静脉引流，患者可撤离心肺转流。保留动脉插管以便缓慢回输剩余泵血优化充盈压。心肌功能可通过心脏直视、经胸左或右心房导管、经皮颈内静脉导管或术中超声心动图评估。脉搏氧饱和度仪也可用于评估心排血量是否足够[158]。动脉氧饱和度低或脉氧饱和度探头无法记录脉搏，可能提示心排血量极低和外周阻力较高[159]。

复杂先天性心脏缺陷修补后，麻醉科医师和外科医师可能碰到患者 CPB 撤离困难。这种情况下的诊断包括：①手术效果不佳，有残余缺陷需修补；②肺动脉高压；③右或左心室功能障碍。

手术修补后心脏的结构和功能评估有两种常用方法，可单独或联合使用。其一，实施术中“导管介入”，借以独立评估测量心脏各大血管和心腔压力（导管回撤测压或直接穿刺评估跨修补瓣膜、狭窄部位和管道的残余压力梯度；或基于氧饱和度数据诊断是否存在残余分流）[160]。其二，术中使用 echo-Doppler 提供结构或功能影像，帮助评估术后心脏修补情况[7, 161]。如发现结构异常则重新开始 CPB，在患者离开手术室前修补残余缺损。如术后仍残余明显结构缺陷将对生存率产生不利影响，并增加并发症（图 78.5）[7, 161]。echo-Doppler 可迅速识别左、右心室功能不全，并提示是否存在肺动脉高压。此外，可识别缺血或心肌内进气引起的局部室壁运动异常，协助指导药物治疗并帮助评估治疗效果（图 78.10）[162]。

超滤

新生儿、婴儿和年幼儿童 CPB 可引起显著的促炎反应和明显血液稀释。因器官功能较差可能导致 CPB 后并发症和死亡率增加。心脏、肺和大脑是受此影响最大的器官。患者血液与转流回路表面接触是触发炎症级联反应的强烈刺激，其他因素（缺血、深低温、复温和手术创伤）在其发生中也很重要。这些炎性介质包括补体过敏毒素、血管活性胺和可致血管通透性增加的细胞因子［如肿瘤坏死因子 -α（TNF-α）］[163]。尽管使用包括血液、晶体、白蛋白和缓冲液生理平衡预充液和较小容量的回路，CPB 时仍可发生血液稀释。但是，从浅低温到 DHCA 等低温条件下为患者实施手术，血液稀释可能有利。CPB 改变血液黏弹性，且已证实这些变化可延续到 CPB 后[164]。尽管 CPB 回路灌注模式、心脏切开吸引、动脉滚压泵类型和剪切力也很重要，但是温度和血细胞比容对黏弹性改变尤为最重要。研究表明，低温且血细胞比容高时，黏度较高[165]。黏度增高可致器官尤其是大脑灌注改变。由于血液黏度的这些变化，血液稀释在 CPB 降温阶段患者可很好耐受。尽管血液稀释在早期有利，但其与炎性反应结合将导致液体外渗至血管外间隙，继而导致先前没有的器官功能障碍发生。因此，使用超滤清除多余液体和炎性介质预防器官功能障碍和改善氧合作用非常合理。最终结果是跨膜清除血浆水分和低分子溶质。

实际上，目前临床使用五种形式的超滤，其中三种在 CPB 期间使用。转流前将浓缩 RBC 添加到预充液称为预充液超滤；预充液超滤旨在用血液预充液置

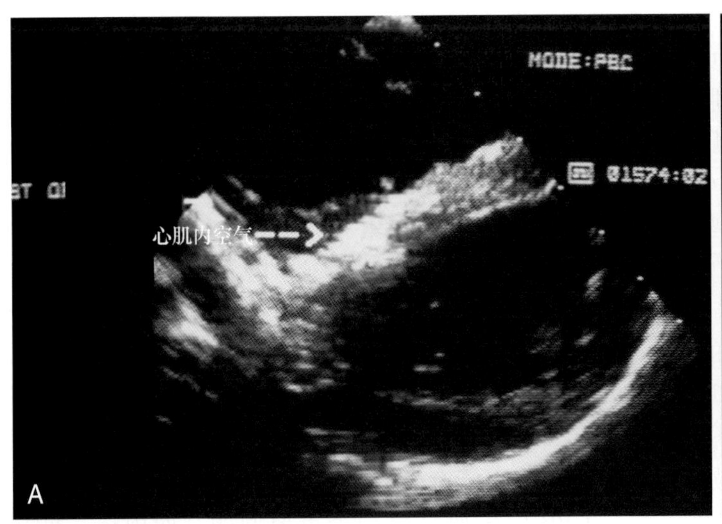

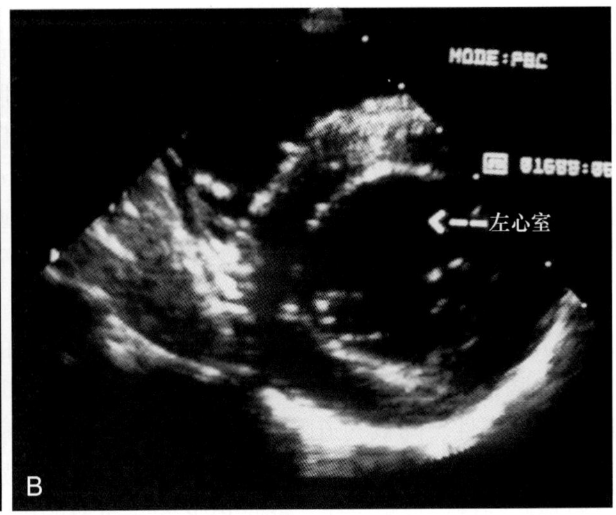

图 78.10 （A）跨心室短轴二维超声心动图显示室间隔和右心室壁心肌内存在空气（箭头）。心肌内空气表现为密集的“雪”样回声区。注意相关的室壁运动异常表现为室间隔变平。（B）患者用去氧肾上腺素治疗，增加全身和冠状动脉灌注压力进而空气清除，回声密度正常，左心室（LV）壁运动和形态也恢复正常

换晶体预充液，调节 pH，将电解质浓度调整到更安全的水平，并清除供血中潜在的炎症介质[166]。常规超滤（CUF）指患者在 CPB 支持期间随时清除液体。常用来清除与心脏停搏液等量的溶液。在回路内放置一个超滤器并连接到静脉通路或静脉储器。超滤液去除过多时将导致储液器容量降低。零平衡超滤时，滤出液体用等量晶体液补充以避免储液器容量不足，该方法无容量净清除。

转流期间超滤的第三种方法是稀释性超滤，特定电解质（如钾）浓度升高时采用。一半滤出液用生理盐水替换，从而将电解质浓度稀释至更安全水平。所有转流期间的超滤目的相似，即去除过量清液，浓缩血液，清除炎症介质及调整电解质浓度到安全水平。

1991 年 Naik 等[150]最早提出 MUF，患者撤离转流后开始血液过滤。采用静脉技术引出并浓缩血液返回右心房；或采用动静脉技术通过主动脉插管引出并浓缩血液经静脉通路返回[150, 167-168]。具体而言就是，通过主动脉插管逆行引出血液，连同静脉贮器和氧合器剩余回路容量一起通过超滤器。滚压式血泵控制并维持超滤器流量 10 ～ 30 ml/kg，流速越慢越有利于血管内液体渐进性改变，耐受性更好。储液器根据需要添加晶体液以维持心房压力恒定。为获得最大跨膜压力可将吸引器连接到滤液出口，超滤速率可达 100 ～ 150 ml/min。超滤过程取决于时间（一般 15 ～ 20 min）和是否达目标血细胞比容（通常 40%），晶体液基本替换回路容量或者患者血流动力学不能耐受时停止超滤。

极低龄复杂心脏手术患儿 CPB 和阻断时间较长，撤机后心肌功能更低。CPB 期间超滤的目的是去除体内多余水分，但 MUF 也能显著改善心肌功能（图 78.11）[169-170]。超声心动图测量发现，MUF 改善非低温停搏矫正手术婴儿收缩和舒张功能[171]。改善前负荷可动员的每搏功，这是收缩功能的良好指标。心肌壁厚度和横截面积减少，提示舒张末期长度增加和压力下降，舒张功能改善。虽然推测这些改善与心肌水肿降低有关，但也观察到血细胞比容增加。由于这些作用不超过 24 h，MUF 的绝对收益有待阐明[171]。

CPB 最常见的不良影响包括肺功能障碍[172]。MUF 可改善氧合、减少炎症介质对肺泡毛细血管膜的影响和降低肺血管反应性。研究表明，超滤和 MUF 改善肺顺应性、降低气道阻力及肺动脉反应性、改善氧合[172-175]。也因此在小儿心脏手术应用广泛，特别是对那些维持正常顺应性、较低 PVR 至关重要的患者（即单心室生理）。研究发现 CPB 撤离和 MUF 结束后肺功能立即改善，但改善效果是否超过 6 h 仍存分歧，

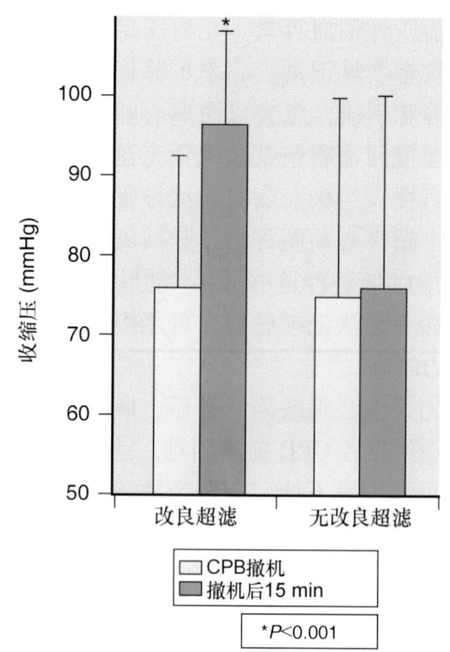

图 78.11 **改良超滤（MUF）对心肺转流（CPB）撤离即刻和撤离后 15 min 收缩压（BP）的影响。**注意 MUF 明显改善收缩压（From Ungerleider RM. Effects of cardiopulmonary bypass and use of modified ultrafiltration. Ann Thorac Surg. 1998；65：S35；reprinted with permission from the Society of Thoracic Surgeons.）

有研究发现 24 h 后几无效应。目前认为，转流期间超滤联合 MUF 在转流后早期的效果最好。

DHCA 猪模型研究证实 CPB 后 MUF 可改善血细胞比容、脑氧供和脑氧耗，从而减少脑损伤。进一步研究证实四个变量对改善脑氧合非常重要：PCO_2、平均动脉压、血细胞比容和 MUF 流速[176-177]。除 MUF 流速外其他变量增加均改善氧供；流速增加时有明显的舒张期血流从主动脉插管进入 MUF 回路，可能引起窃血现象。因此，尽管 MUF 对正常大脑功能恢复很重要，但不应通过增加流速来减少 MUF 时间，这样会抵消其有益作用（图 78.12）。

心功能改善和肺功能改善的共同点是超滤后炎症介质减少。研究表明超滤液包含多种低分子炎性介质，包括 C3a、C5a、白介素（IL）-6、IL-8、TNF、心肌抑制因子和内皮素[173, 178-179]。MUF 后内皮素 -1 清除可改善肺血管反应性，这非常重要，尤其对肺血管反应性高的 4 ～ 6 个月以下婴儿和分期腔肺重建手术患者。MUF 清除强力炎性介质 TNF 效果最好，TNF 与 CPB 后毛细血管渗漏综合征有关。但尚无证据显示一种超滤形式明显优于另一种，或许不同超滤方式的组合可能有最佳效果。

CPB 后失血是另一个重要问题。如前述，MUF 清除体内过多水分，血细胞比容升高。血液用量因此减少且术后出血更少[180]。实际上，年长儿童可因而

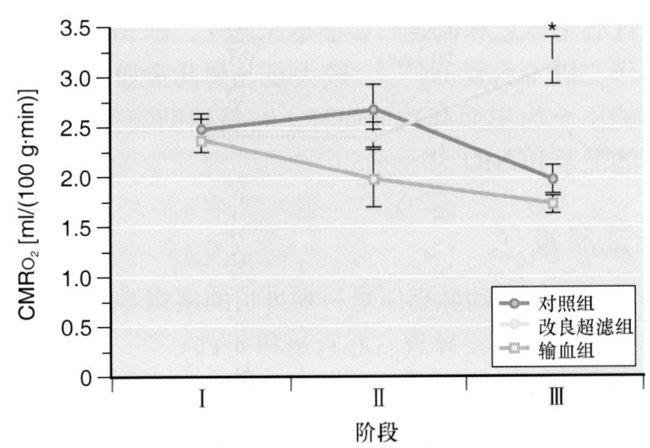

图 78.12　**深低温停循环前后脑氧代谢率（$CMRO_2$）**。注意阶段 3 MUF 动物的 $CMRO_2$ 相比对照组和输血组显著增加（From Skaryak LA，Kirshbom PM，DiBernardo LR，et al. Modified ultrafiltration improves cerebral metabolic recovery after circulatory arrest. J Thorac Cardiovasc Surg. 1995；109：744-751.）

尝试完全避免使用供血。

相关技术缺点也应关注。CPB 回路添加超滤器，一定程度上增加回路系统复杂性，并发症也可能因而增加。此外，MUF 还有以下潜在问题：空气混入动脉管道可能；患者需要额外的时间进行抗凝；血容量不足可能；滤过容量未经加热器 / 氧合器有低体温可能；药物（如芬太尼）血浆浓度可能升高[181]。此外可能与超滤相关的并发症是甲状腺激素减少；这种急性甲状腺功能减退可导致功能抑制，表现为收缩力下降、心率降低、心排血量减少和 SVR 升高，所有这些影响都发生在 CPB 后即刻[182]。类似其他技术，须兼顾考虑收益 / 风险，从现有证据看超滤非常有益，因此在目前小儿心脏手术中常用，效果好且并发症少[143，145，183-184]。

前文讨论认为，尚不能确定某种超滤方法明确优于另一种。遗憾的是，对各种情况下不同手术患者进行大规模比较非常困难。依据现有文献，最佳策略应包括 CPB 期间超滤和撤机即刻使用 MUF，目的是减少全身水量、清除炎症介质、改善血细胞比容从而提高携氧能力和维持重要器官功能。随着 CPB 回路小型化及由此带来的血液稀释度降低，考虑到其回路简化和容积降低，一些医院已停用 MUF；他们相信避免血液稀释优于 MUF 逆转血液稀释。回路减小也不是没有安全问题，CPB 流速增加能力受限。综合考虑前述多种原因，我们医院目前仍坚持继续使用 MUF。

停止心肺转流遇到的特殊问题

左心室功能不全

小儿心脏手术后，因手术引起的局部缺血、心肌术前状况、DHCA 对心肌顺应性的影响以及修补引起的左心室负荷变化等，左心室收缩状态可能降低[185-186]。左心室功能障碍治疗策略包括优化前负荷、增加心率、增加冠状动脉灌注压、纠正离子钙水平和增加正性肌力支持。新生儿心排血量具有心率依赖性，心肌顺应性降低、钙和儿茶酚胺反应减弱时需正性肌力支持。正性肌力支持通常从肾上腺素 0.03 ～ 0.05 μg/（kg · min）或多巴胺 3 ～ 10 μg/（kg · min）开始。研究表明儿童多巴胺的效应与年龄有关。年幼儿童心脏手术后使用多巴胺，其心排血量增加与心率增加的相关性大于每搏量；而年轻成人则是明显增加每搏量。尽管如此，婴儿和新生儿对肾上腺素和多巴胺输注反应良好，全身动脉血压和心排血量增加，全身灌注改善。

钙剂对增强心脏收缩力很重要。因担心再灌注损伤，补钙在成人患者已不再受欢迎，但它仍是小儿心脏手术后的重要治疗措施。儿童 CPB 后即刻离子钙水平波动较大，常见原因与大量输注富含枸橼酸和白蛋白的血制品有关，如全血、新鲜冷冻血浆、血小板和止血必需的冷沉淀，所有这些都能与钙结合[187]。患者左心室功能减退时，CPB 后早期常规补充钙剂尤其有帮助。而缓慢窦性或交界性心律时，应用钙剂须谨慎以防 AV 传导明显减慢。

严重左心室功能不全患儿如伴有低血压、左心房充盈压较高或超声多普勒影像学提示收缩力下降或局部缺血，肾上腺素 0.02 ～ 0.2 μg/（kg · min）治疗很有帮助[188]。

米力农为强效磷酸二酯酶 -3 抑制药，是婴儿和儿童有效的强心–血管扩张药。新生儿心脏直视手术后，米力农增加每搏量，显著降低 SVR 和 PVR 而增加心脏指数[189]。婴儿和儿童米力农分布容积和清除率大于成人，因此达治疗水平所需初始负荷剂量可能高达 100 μg/kg[190]。新生儿 CPB 中米力农首剂量为 25 ～ 100 μg/kg，首剂量 90 min 内以 0.2 μg/（kg · min）连续输注维持治疗；较大婴儿和儿童连续输注的速率较大，通常为 0.5 ～ 1 μg/（kg · min）。

多巴酚丁胺在儿童是一种有效但较弱的正性肌力药。尽管有报道对新生儿变时作用低于多巴胺，但使用后仍可出现明显快速性心律失常。可能与其结构和异丙肾上腺素相似有关[188]。多巴酚丁胺用于心脏手术后儿童，主要通过增加心率来增加心排血量。这与新生儿 α 受体减少和循环儿茶酚胺水平更高相一致。

右心室功能不全

新生儿、婴儿和儿童 CPB 后常有右心室功能不全。TOF 修补后，先前存在的右心室肥厚、右心室切开以及右心室流出道跨环补片，可致急性肺动脉瓣反流和右心室容量超负荷，这是术后右心功能不全的常见原因[17]。右心功能不全治疗目的是降低PVR、维持冠状动脉灌注但不扩张RV。心室功能不全时，低剂量肾上腺素［0.01～0.03 μg/（kg·min）］可提供正性肌力支持但不收缩血管[186]。应调整机械通气，以辅助右心室功能并使PVR降到最小。

不同于左心室，正常右心室心腔内压力低，右心室收缩期接受2/3的冠状动脉充盈。维持右心室功能不全患者收缩压正常或略微升高，可使冠状动脉对RV的灌注最大且收缩力增加。这种情况下输注加压素有益。如CPB后早期仍需持续正性肌力支持，应评估其他结构和功能异常。保持前负荷正常或略微升高。由于右心室收缩力降低，因此须最大限度增加前负荷直至Starling曲线的最高部分。然而，由于心室顺应性下降和舒张功能障碍，RV对过度膨胀无法耐受。容量负荷过大可致严重舒张功能障碍、三尖瓣反流和前向血流恶化。通常，右心室功能不全的新生儿和婴儿对耐受CVP高于12～14 mmHg非常困难[191]。如右心室功能不全较严重，应维持胸骨开放状态[192]。这样可以消除胸壁和机械通气阻抗，使右心室舒张末期容量达到最大。新生儿、婴儿和儿童CPB后右心室功能不全的另一种对策，是允许在心房水平有右向左分流。可能受益的典型患者包括TOF和永存动脉干修补的新生儿。保持心房交通开放，血液从右向左分流以保持心排血量和体循环氧供。这些患者尽管体循环氧饱和度有所降低，但有效心排血量和组织氧供提高、体循环灌注压改善且右心室冠状动脉灌注得以维持。随着右心室功能的改善，右心房压力下降、右向左分流减少，体循环动脉氧饱和度则升高。

如果右心功能不全持续至体循环心排血量受损，应考虑体外生命支持［体外膜肺氧合（extracorpo-real membrane oxygenation，ECMO）］。ECMO用于循环支持时，建议采用静脉-动脉插管。通过大的中心动脉和静脉（通常颈动脉和颈内静脉）或直接胸腔插管实现静脉和动脉通路。由于心肌遭受暂时性损伤（“心肌顿抑”），能够随着时间逐渐恢复[193-194]，基于此概念，预期的严重心室功能障碍也可以恢复。ECMO可降低心室壁张力、增加冠状动脉灌注并维持氧合血的全身灌注。ECMO也可用于左心室衰竭，但成功率不如右心室功能障碍或肺动脉高压。因CPB撤机困难安装ECMO的患者，死亡率明显高于术后较晚进行ECMO治疗患者[195]。Fontan手术后需ECMO治疗的儿童存活率最低[196]。心肌损伤或肺动脉高压患者，ECMO的作用是提供充足的全身氧运输和灌注，同时允许心室休息和恢复。如能迅速建立，ECMO甚至可用作心脏术后复苏[197]。较大婴儿和儿童如果右心室功能不全为主而肺功能尚好，右室辅助装置（VAD）可能优于ECMO[198]。

肺动脉高压

原发性肺动脉高压是一种可怕的疾病。PVR进行性持续升高最终导致右心衰竭和死亡[199-200]。肺动脉高压（pulmonary arterial hypertension，PAH）的定义是，安静时平均肺动脉压> 25 mmHg，或运动时> 30 mmHg[201]。在两项研究中，PAH是围术期心血管并发症的重要预测指标，包括麻醉下行心导管或非心脏手术时的肺高压危象、心脏停搏和死亡[202-203]。肺动脉压超过体循环压力时常提示会出现并发症。但并发症与年龄、病因、麻醉药类型或气道管理无关。麻醉前评估应估计疾病的严重程度。如有明显胸痛、晕厥和头晕史，有静息呼吸困难、低心排血量状态、代谢性酸中毒、低氧血症和右心衰竭症状时，应谨慎行事。PVR急性增加导致肺高压危象，会引起右心室后负荷增加、右心室功能障碍和血流动力学失代偿。肺动脉压力超过体循环压力时可导致PBF不足、左心室前负荷不足、低心排血量和双心室衰竭。由此所致的低血压会导致冠状动脉缺血，而形成恶性循环。围术期肺高压危象的致病因素包括肺高压患者出现低氧血症、高碳酸血症、酸中毒、体温过低，疼痛和气道操作。患者常因血流动力学导管检查、确定治疗药物、非心脏和心脏手术而就诊。尽管麻醉须根据患者的病理生理状况和手术进行调整，但仍有某些共同的原则。围术期须继续肺血管扩张药和正性肌力药治疗；全面筛查超声心动图，必要时胸部CT血管造影排除肺血栓栓塞性疾病。给予术前药后应监测脉氧，确保不会出现通气不足或缺氧。滴定氯胺酮静脉诱导可能最为安全；如无静脉通路可用，七氟烷-100%O_2吸入可安全用于诱导，尽力控制呼气末七氟烷浓度最低并迅速建立静脉通路。可能失血的手术、血流动力学不稳定和通气状态改变时须行有创动脉监测。全身麻醉时避免体循环低血压。控制通气和氧合并积极治疗酸中毒。低血压时如血容量正常，需正性肌力药物治疗，必要时可用 α_1 受体激动药[204-205]。

肺动脉高压治疗主要是降低PVR和减轻RV负荷。调整通气模式、吸入氧浓度和血液pH可降低PVR。具体而言，调控新生儿和婴儿肺血管床的关键是调节动脉血CO_2分压（$PaCO_2$）、pH、PaO_2、肺泡氧分压和通气力学[206-207]。$PaCO_2$是PVR的强力调节剂，尤其在新生儿和小婴儿。$PaCO_2$降至20 mmHg、 pH 升至 7.6 可平稳降低肺动脉高压患儿的 PVR。调节血清碳酸氢盐水平至 pH 7.5 ～ 7.6 并维持 $PaCO_2$ 在 40 mmHg 对 PVR 同样有益[208]。增加 FiO_2 和 PaO_2 也可降低 PVR。存在心内分流时改变 FiO_2 对 PaO_2 几无影响。因此推断，FiO_2 增加引起 PVR 降低，可能是 PaO_2 而非 FiO_2 的直接肺血管舒张作用。

通气力学对 PVR 降低也有重要作用。新生儿和婴儿闭合容量高于功能残气量，正常呼吸末会发生气道关闭。导致某些肺区虽有灌注但通气不足，随之这些肺段氧合越来越差，继发缺氧性肺血管收缩，最终结果是 PVR 增加。故细心膨肺以维持功能残气量将选择性降低 PVR。相对较大的潮气量和较低的呼吸频率可达此目的。新生儿和婴儿呼吸速率 15 ～ 25 次 / 分钟。

PBF 主要发生在呼吸周期的呼气相，因此应调整通气模式确保吸气期气体在全肺充分分布，并延长呼气相促进 PBF。CPB 后谨慎使用呼气末压力。呼气末正压（positive end-expiratory pressure，PEEP）较低时（3 ～ 5 mmHg）可防止毛细血管和前毛细血管压缩，从而降低 PVR；PEEP 更高或平均气道压过高时会导致肺泡过度扩张，压缩肺泡壁和间质毛细血管网，导致 PVR 增加和 PBF 减少[153]。

机械通气最不为人所知的用途是辅助减少 RV 负荷。正压吸气期间胸腔内压力增加，导致从肺到 LA 的压力梯度增加，从而增加心排血量。这种辅助通气常用于 PAH 或右心室功能不全患者。吸气期可见动脉压增加。呼吸机增加体循环血流的原理与 CPR 期间胸泵概念相似[209]。吸气期辅助须权衡平均气道压增加对 PVR 和右心室负荷的不良影响。为最大限度发挥心肺相互作用，应使用高潮气量和低呼吸频率。

也可尝试使用药物干预 PVR。磷酸二酯酶抑制药氨力农和米力农是有前景的降低 PVR 药物[210]；异丙肾上腺素轻度舒张正常肺循环肺动脉[211]，能降低成人心脏移植后 PVR 但用于婴幼儿心脏手术后缺乏数据支持。未成年动物心肌对异丙肾上腺素反应较弱，并导致心动过速和心肌氧耗增加；后者可能会减少冠状动脉灌注并导致心肌相对缺血。前列腺素 E1 和前列环素均具有肺血管舒张作用，但体循环低血压严重限制了它们的使用[212-213]。

目前已开发出超短效静脉血管扩张药和吸入性血管扩张药，如 NO。超短效静脉血管扩张药是非特异性强效血管扩张药，半衰期数秒。将这些药物输注到右侧循环系统，肺动脉平滑肌有效短暂松弛[214]；一旦进入体循环药物将不再起作用。腺苷和 ATP 类化合物具有这些特性，未来可能在临床上用于肺动脉高压[215]。

已有几种治疗肺动脉高压有效的药物用于临床[206-207]。肺动脉高压患者静脉输注前列环素可改善肺血管血流动力学、运动耐力和生存率[216]。西地那非可分解环磷酸鸟苷，是选择性 5 型磷酸二酯酶抑制药，可产生急性、相对选择性肺血管扩张，与 NO 作用协同[217-219]。波生坦是一种双重内皮素受体阻滞药。初步报告表明波生坦可改善肺动脉高压患者症状、运动耐力和血流动力学。除肝酶有剂量依赖性增加外，该药具有良好的耐受性，无副作用[220]。原发性肺动脉高压唯一可用的手术治疗是肺移植；5 年生存率低于 50%，闭塞性细支气管炎是最常见死亡原因[221-222]。肺移植前，所有患者应进行心导管血流动力学检查和筛选治疗药物，以明确吸入氧浓度增加和使用 NO，肺动脉高压是否可逆[223]。虽然前列环素类似物（吸入伊洛前列素或静脉依前列醇）已用于成人，但并非儿科临床常规。

CPB 致内皮损伤易致 CHD 患者发生术后肺动脉高压。PBF 梗阻或残余左向右分流需通过手术解决。二尖瓣病变或左心室功能不全所致 LAP 升高、肺静脉梗阻、肺动脉分支狭窄或手术引起的肺血管横截面积减少，均可增加右心室压力并加重右侧心脏负担。

NO 是吸入性内皮源性血管舒张药，治疗 CHD 患者 PVR 增高最有前途。虽然药效为非选择性，但血红蛋白可将其迅速灭活且吸入时无全身性血管舒张作用[224]。NO 可以降低二尖瓣狭窄成人患者及部分 PAH 小儿心脏病患者的肺动脉压力[225-227]。先心病群体中似乎只有心脏直视术后 PVR 急性升高以及术前肺高压伴有特定解剖学（如完全肺静脉异位引流、先天性二尖瓣狭窄）患者对 NO 有效[225, 227]。尽管儿童 CPB 后常有内皮损伤，但由于 NO 直接作用于血管平滑肌，治疗仍然有效[228]。Fontan 手术后 CVP-LAP 压差超过 10 mmHg 时，有些医院常规使用低剂量 NO（1 ～ 5 ppm）[229]。我们医院 ICU 和心脏手术中标准剂量是 20ppm。NO 可用于手术后或移植前患者评估，帮助区分反应性肺血管收缩与解剖梗阻性疾病[230-231]。用于后一种情况时，区分肺血管收缩与进展性肺血管闭塞性疾病，对判断肺高压合并 CHD 或心肌病患儿能否在心脏移植后存活，或需要心-肺联合移植非常重要。

术后肺动脉高压的管理策略和肺高压危象的治疗包括镇静、适当过度通气［维持 CO_2 分压（PCO_2）在 30 ～ 35 mmHg］、适度碱中毒（pH ＞ 7.5）、增加吸入氧、优化 PEEP（使功能残气量达最大）、肺血管扩张剂（如 NO）以及创建或维持心内右向左分流以尽力维持心排血量[232-233]。NO 也有助于 Fontan 类手术后 PVR 管控[234]。但停用 NO 应谨慎，因为突然停药可能出现肺动脉高压反弹和肺高压危象[234-235]。

抗凝、止血和血液保护

小儿麻醉科医师在心脏手术中须管理围术期凝血、止血和血液保护。CPB 后凝血障碍是小儿心脏手术的重要问题[223]。CPB 后因持续失血而需要成分输血，导致血流动力学受损和并发症增加。已证实，儿科患者止血功能恢复困难且诊治效果有限。

CPB 心脏手术新生儿、婴儿和儿童术后出血比例高于年长患者[236]。首先，患儿体表面积与非内皮化体外管道容量不成比例；CPB 炎性反应与患者年龄成反比，越年轻反应越明显[9]。因为补体和血小板活化与其他血液蛋白质系统（即纤溶蛋白）活化有关，这种止血激活在小儿心脏手术中起重要作用，可能导致止血功能受损和出血倾向增加。其次，新生儿和婴儿手术重建和缝合更广泛，出血机会比成年心脏病患者更多。DHCA 后手术可能进一步损害止血功能[237]。第三，新生儿凝血系统不成熟也可能导致止血功能受损[238]。低龄 CHD 患儿肝合成不成熟或受损，促凝物和因子水平可能降低[239]，但术前通常无功能性出血倾向。此外，婴幼儿 CPB 时血液稀释使凝血蛋白不成熟问题更加复杂。尽管管路微型化，但 CPB 仍会引起稀释性血小板减少并降低因子Ⅱ、Ⅴ、Ⅶ、Ⅷ、Ⅸ、Ⅹ、ATⅢ和纤维蛋白原水平[240]。由于血小板减少、血管假性血友病因子多聚体数量少、凝血因子缺乏和纤维蛋白原功能差等多种因素，发绀型心脏病患者 CPB 前后出血倾向更高[241]。

CPB 是重要的促凝和炎性系统刺激剂，启动之前需以肝素抗凝。传统习惯是根据患者体重给予肝素，经验剂量 400U/kg。根据激活全血凝固时间（activated clotting time，ACT）判断肝素化是否充分，CPB 启动前目标 ACT 须大于 480 s。准确的 ACT 测定条件需要体温正常、血小板计数和功能正常以及包括抗凝血酶Ⅲ在内的其他凝血蛋白水平正常。但这些异常在心脏手术儿童很常见，因此 ACT 并非该人群理想的抗凝监测。新生儿、婴儿和幼儿 ACT 与血浆肝素浓度不相关[242]，且 ACT 值很高时仍有证据显示凝血酶生成和凝血活性持续存在[243]。

肝素血液浓度系统可代替基于体重计算肝素剂量，该法利用鱼精蛋白滴定，床边显示全血肝素浓度。系统兼顾考虑了肝素效能和代谢的个体差异。虽然成人使用结果不佳，但用于儿童的结果表明，对凝血酶生成和止血活性抑制作用更大[244]、输血次数减少、呼吸机支持时间和 ICU 停留时间等临床结果改善[245]。确定转流预充液肝素剂量时，该系统还会考虑转流回路的特性。无此系统的情况下，推荐经验剂量为 1～3 U/ml 预充液。

婴儿抗凝管理应关注抗凝血酶Ⅲ的作用，它是人体含量最丰富的天然抗凝剂，也是肝素的作用靶点。新生儿抗凝血酶Ⅲ活性较低[246-247]，CHD 患儿抗凝血酶Ⅲ功能水平约为 50%[248]。肝素通过加速凝血酶和抗凝血酶之间的反应发挥抗凝作用。抗凝血酶活性低是小儿心脏病患者肝素敏感性低的原因之一；但抗凝血酶Ⅲ替代制剂的临床试验尚未实施。此外，包括 α_2 巨球蛋白在内的其他肝素辅助因子，可能在幼儿抗凝中发挥重要作用，但对此了解甚少[249]。

中和肝素的鱼精蛋白剂量可根据肝素用量或体重计算，通常为 2～4 mg/kg，但这仅考虑了患者已使用的肝素（不包括预充液添加的肝素）。血液肝素浓度系统则是根据患者循环中肝素量决定鱼精蛋白剂量，兼顾考虑代谢或近期给药量。年幼儿童器官不成熟可延迟肝的肝素清除，低温停循环进一步使其代谢和排泄降低。低龄儿童 CPB 后循环肝素水平更高，鱼精蛋白用量相对年长儿童和成人较高[250]。足量给予鱼精蛋白后如 ACT 仍然延长，可能表明血小板功能障碍、血纤维蛋白原不足或其他凝血异常。给予额外剂量鱼精蛋白之前应进行评估，以防过量导致术后出血[251]。

CPB 后出血并不罕见。应首先由外科医师确定修补部位有无明显出血源。无论有无出血，许多儿科患者标准凝血试验通常提示部分凝血活酶时间和凝血酶原时间延长、血纤维蛋白原减少、其他促凝物质稀释及出血时间延长（图 78.13）。血小板功能障碍是持续出血的最常见原因[252-254]，可经验性给予血小板。无出血情况下，常规使用血制品纠正实验室凝血异常没有临床意义。大多数情况下，精湛的外科技术、适量鱼精蛋白、合适的患者体温以及血小板输注可纠正过多的出血。

转流后出血的危险因素包括低体重[255-256]、低温转流[257]、胸骨再切开[257]、术前充血性心力衰竭[257]和发绀型 CHD[256]。此类人群应该采取更积极的管理方法。输血规范用于成人心脏手术可减少输血量甚至降低死亡率[258-259]，但儿童缺乏大型或多中心试验支持。由于先天性缺陷、手术操作和先心医院间复杂性差异较大，开发制定儿童输血规范非常复杂[260]。

多个单中心研究认为，转流后使用黏弹性试验（尤其旋转血栓弹性试验）指导输血，可减少输血用量[256, 261-262]和 ICU 住院天数[262]。这些研究根据旋转血栓弹性仪（rotational thrombo-elastometry，ROTEM）参数为转流后输血提供了合理的阈值，但结论缺乏大规模前瞻性研究验证。更为重要的是，心脏手术儿童无论使用血栓弹力图还是 ROTEM，解读均需根据适

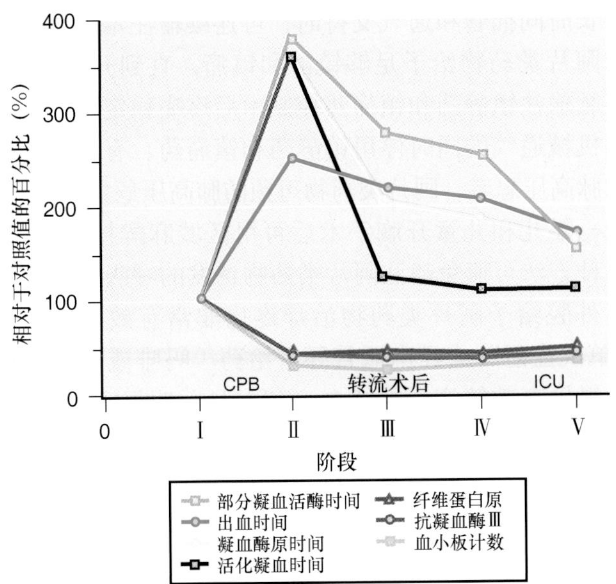

图 78.13　**25 例患儿体外循环（CPB）前、中、后凝血变化。** 凝血时间和凝血因子表示为相对于对照值的百分比。阶段Ⅰ，基线、CPB 之前；阶段Ⅱ，CPB 后、鱼精蛋白拮抗肝素前；阶段Ⅲ，鱼精蛋白拮抗后；阶段Ⅳ，即将离开手术室；阶段Ⅴ，进入重症监护室（ICU）后 3 h。PT，凝血酶原时间；PTT，部分凝血活酶时间

合年龄的参考值进行[263-264]。

CPB 后出血使用药物干预越来越多。纤溶酶原是一种主要导致纤维蛋白分解的分子，抗纤溶药物通过与其赖氨酸类似物位点结合，抑制纤溶酶原继而抑制纤溶酶，纤维蛋白的促凝作用得以保留。赖氨酸类似物 ε- 氨基己酸和氨甲环酸可有效减少小儿心脏手术中出血和输血需求[265]。22 258 例患儿研究发现，丝氨酸蛋白酶抑制剂抑肽酶减少需要手术处理的出血和降低死亡率方面，与氨基己酸和氨甲环酸相似[266]。遗憾的是，由于担心其致命的过敏反应，抑肽酶已撤出市场[237，267-271]。抗纤溶治疗的剂量方案很多，由于新生儿清除率降低，负荷量和输注剂量低于年长儿童和成人[272]。转流手术后，可使用醋酸去氨加压素改善血小板功能，但该药在减少术后失血方面的结论不一[273-274]。

儿科患者不能输入大量新鲜冰冻血浆或冷沉淀，无法有效提高因子水平，为提供必要的凝血因子，CHD 患儿超处方使用浓缩因子越来越多[275]。观察表明，输注血小板、纤维蛋白原和凝血因子治疗失败的转流后长时间出血，重组活化因子Ⅶ可作为有效的治疗补救措施[275]。纤维蛋白原浓缩物也用于儿科心脏病患者补充纤维蛋白原，且可代替冷沉淀[276]。凝血酶原复合物浓缩物（PCCs）是纯化的血浆衍生产品，3-（3F）或 4-（4F）因子制剂中均含有维生素 K 依赖性凝血因子（Ⅱ、Ⅶ、Ⅸ、Ⅹ）。心脏手术成人的许多输血规范中都含 PCC，但在儿科患者的安全性和有效性尚无充分研究[277]。新生儿血浆离体研究发现 3- 因子和 4- 因子 PCC 均可改善凝血酶生成[278-279]，但大多数临床证据仅限于病例报告或少量病例。我们医院在严重出血时，补充血小板、纤维蛋白原和其他凝血因子后，将 3- 因子 PCC 作为输血规范的一部分。

围术期输血须深思熟虑、目的明确。冒失使用血液制品纠正凝血异常，可加重现有促凝物质稀释并导致异体血暴露风险。输血应在有组织氧合障碍或有凝血障碍证据伴明显临床出血时进行。尽管成人应用输血规范有助减少输血，但用于儿童时更多的作用可能是改变输血方式[262]，如 RBC 输注减少，但同时血小板和冷沉淀应用增加。输血规范可以改善血流动力学稳定性[262]；但确认是否改善预后尚需更多的资料。

确定最佳血细胞比容是指导输血的必要条件，最好根据缺损、复杂性和手术计划与外科医师共同商定。使用 RBC 维持 CPB 稀释后血细胞比容至少 20%[280]；发绀型先心病儿童需要更高的血细胞比容。最近研究证实，儿童心脏手术输血指征与术后并发症相关，患者转流需要输血维持稀释目标血细胞比容时，并发症没有增加；而患者需要治疗性输血时，则有严重并发症和死亡率[281]。

儿科心脏手术患者血栓形成正在获得广泛共识。约 11% 心脏手术儿童经历血栓性并发症[282]；危险因素包括低龄[282-283]、发绀性疾病[282-283]、使用 DHCA[282]、中心静脉留置时间过长[282]以及不行凝血试验即给予血制品[284]。未成熟患儿促凝和抗凝水平改变，再加上转流炎性作用，很多患儿术后处于高凝状态[285]。成人心脏手术后抗凝血酶Ⅲ水平降低与血栓形成有关[286]，但这尚未在儿童证实。此外，婴儿抗纤溶系统不成熟，溶解成熟纤维蛋白原组成的血凝块的能力可能会受影响[287]。

患者转运至 ICU 时须延续周详的输血和血液保护技术。非复杂性心脏手术患儿术后常见孤立性凝血异常（图 78.13），但术后第一天并无出血过多且能自愈。不建议常规输注血制品纠正。无临床出血证据及特定缺陷需靶向成分治疗时，不应使用血制品。常规使用血制品补充容量也应避免；乳酸林格液或盐溶液花费低且无输血相关危害，可安全使用。

术后管理

心胸外科手术患儿，术后即刻是麻醉和手术管理的重要时期。预后主要取决于手术但管理也是重要因素。作为团队一员，麻醉科医师有必要理解并在术后

即刻参与。小儿心脏手术患者术后处理的详细原则超出了本节范围。这里仅描述通用指导原则和方法，为麻醉科医师提供基础知识。

术后阶段的特点是从 CPB 异常状况和心脏手术中逐渐恢复，伴随着一系列生理和药理学变化。在此期间，心脏手术的影响、潜在的疾病、低温 CPB 以及诸如 DHCA 等特殊技术的影响，都可能产生相关的特殊问题。术后即刻须及时识别异常恢复和特殊问题，并施以合适的处理。幸运的是，大多数患者能在手术修补和 CPB 影响所致生理障碍以及病理生理负荷减轻带来的益处之间达到平衡，并发症和死亡率较低。

因此术后患者管理的原则是：正确理解和识别麻醉和心脏手术后正常和异常恢复。术后即刻，即便正常恢复也是一种持续性生理变化，残留麻醉药的作用逐渐消退；继发于负荷改变、手术创伤和体外循环的生理变化仍在进行。麻醉和手术不仅影响患者意识状态，也影响心血管、呼吸、肝肾功能、液体和电解质平衡和免疫防御机制。尽管如此，大多数心脏手术患者的术后管理应该是可预测的，并且可以标准化处理。

心脏病患者术后管理的四个时段：①转运至心脏 ICU；② ICU 优化稳定；③撤离正性肌力药物和通气支持；④液体平衡（脱去体内多余水分）。患者因潜在疾病、术前状况、手术后遗症、CPB 持续时间及有无术中并发症等因素，度过以上阶段的速度不同。ICU 团队最重要的职能之一就是确定并处理恢复异常患者的并发症。心脏手术后生理变化明显，但正常恢复过程又能自我调节，因此识别异常较困难。这种情况下，经验丰富的医护团队采取统一、多学科方法，有助于及时发现恢复期异常。出现异常通常提示需要更密切的观察、创伤性监测、药物治疗和增加心肺支持。并发症包括血容量不足、残余结构缺陷、左右心室衰竭、高动力循环、肺动脉高压、心脏压塞、心律失常、心搏骤停、肺功能不全、少尿、癫痫发作、高凝状态、血栓形成和脑功能障碍。发现这些非正常恢复并予以积极处理，至关重要。

麻醉科医师帮助 CHD 患者康复的重要领域之一是疼痛控制。疼痛和镇静是 ICU 处理的最常见问题。许多因素影响术后疼痛的开始、发生和严重程度。危重婴儿强效阿片类药物治疗可减轻术后应激反应，从而降低并发症[95]。术前用药和包括术中强效阿片类药物在内的麻醉管理技术可减轻术后疼痛。如果患者术前或术中未使用阿片类药物，一旦吸入麻醉药消退，术后需立即使用镇痛药。多数病例术后疼痛可静脉注射小剂量阿片类药物（通常是吗啡或氢吗啡酮）治疗，这对术后早期撤离呼吸机的患者很重要。当需要长时间插管和通气支持时，可连续输注苯二氮䓬类和阿片类药物给予足够镇静和镇痛，直到开始撤机。连续输注镇静药和镇痛药控制术后疼痛稳定可靠。撤离机械通气的同时停用镇静药和镇痛药。有反应性肺动脉高压患者，阿片类药物可预防肺高压危象[92]。

婴儿和儿童开胸手术后可用区域麻醉控制疼痛。这种方法可避免静注阿片类药物诱发的呼吸抑制。硬膜外腔给予阿片类药物治疗疼痛非常有效。经骶管“单次注射”或经由骶管导管给药。吗啡或氢吗啡酮可提供有效镇痛，持续 6 ～ 12 h 且无明显呼吸抑制。我们医院常用骶管注射吗啡 0.05 ～ 0.075 mg/kg 用无菌盐水稀释至总容量 1.25 ml/kg。术后早期拔管儿童使用区域麻醉镇痛最适合。该技术的相对禁忌证包括血流动力学不稳定，凝血功能异常和（或）持续活动性出血。区域镇痛时动脉氧合更佳、撤离呼吸机更快且术后呼吸道并发症减少。但未放置导尿管的患者经常发生尿潴留。

胸廓切开或双侧胸廓胸骨切开（即“蚌壳式切口”），儿童应考虑胸部硬膜外镇痛。该技术可避免全身应用大剂量阿片类药物，明显降低呼吸抑制和肺力学异常。如手术需肝素化可推迟放置导管，直到肝素作用被中和。经左胸廓切开修补主动脉缩窄有术后偏瘫顾虑。但儿童偏瘫发生率极低，我们通常在手术切皮前放置骶管或硬膜外导管，以便术中使用；也有医院在手术结束，确认无神经损伤后放置导管。心、肺或心肺联合移植患者，术后患者临近拔管并停用对呼吸功能有不利影响的静脉药物时，可选择放置胸部硬膜外导管协助随后数天的镇痛。

术后神经心理性疾病

随着 CHD 新生儿和婴儿外科手术死亡率改善，神经系统发病率问题愈发突出。尽管 CHD 新生儿术后早期发生中枢神经系统后遗症如卒中和癫痫发作的比例很小，但长期随访中人们逐渐认识到细微神经系统异常的重要性[222, 231, 288]。

这些发现可能包括精细和粗大运动障碍、说话和语言发育延迟、视觉-运动和视觉-空间能力障碍、注意力缺陷障碍、学习障碍和执行功能受损。CHD 患者存在先天性脑病常提示改善神经系统的长期预后困难。许多 CHD 新生儿有先天性脑结构异常、染色体异常或两者兼有，以及可能损害大脑发育的生理学异常。接受心脏手术的足月婴儿中 1/5 头部超声检查发现大脑异常，其中一半出现于术前[288]。

术后继发性神经损伤可能与 CPB 改变大脑自动调

节、缺氧-缺血性损伤、癫痫发作或其他 ICU 长期停留的相关问题等有关。除那些产前和围术期可改变的因素，遗传和环境因素也很重要。很遗憾，相比患者特异性因素，可改变的围术期因素很难解释长期预后的多变。

临床发现 10% 以上婴儿术后有新发的神经损伤[288a]，使用更敏感的成像技术（如 MRI）可增加到 50% 以上[289-290]。鉴于新生儿住院期间各个时段均可发生新发神经损伤，故围术期关注减少已知风险至关重要。心脏手术婴儿中枢神经系统损伤的机制包括缺氧-缺血、栓塞、活性氧和炎症性微血管病变。术前重点是预防缺氧缺血性损伤和血栓栓塞；中枢神经系统损伤相关的、可改变的术中因素包括但不限于：pH 管理、心肺转流时血细胞比容、局部脑灌注和 DHCA 的使用。考虑到婴儿器官功能尚不成熟以及相对身体的 CPB 管路大小，CPB 对婴儿的不良影响可能大于较大儿童或成人[291]。关于术中预防神经损伤已有大量研究，随着技术和新疗法的不断变化，CPB 和其他支持技术研究也一直在积极实施中。

由于缺乏前瞻性、随机对照研究，全身麻醉药对发育的影响尚不清楚；并且影响神经系统预后的因素很多，也很难对其详细说明。目前文献表明多次暴露、累积剂量和婴儿期暴露可能增加神经发育迟缓风险[292-298]。如此看来，小儿心脏麻醉与所有三个危险因素都相关，因此有必要尝试将麻醉时间减至最短，在可缩短麻醉总暴露时间的情况下尽量一次性处理必要的手术，或将非必要的手术推迟到神经系统风险相关性较低的年龄。在发育关键期，谨慎选择麻醉药可能至关重要。

我们的做法是尽可能减少麻醉时间以尽可能减少神经毒性。建立静脉通路困难时尽早寻求帮助，外科医师在房间等待，诱导后立即开始手术。所有病例均监测 NIRS 帮助优化心排血量和确定是否输血。考虑到单一麻醉药高浓度毒性较大，应合用多种低剂量麻醉药。所有病例均使用右美托咪定输注以降低其他催眠药剂量，如有可能使用区域麻醉技术减少麻醉药总量。

机械辅助装置

由于术前管理、外科技术、麻醉管理、药物治疗和术后管理改善，先天性心脏病和肺疾病儿童生存率近几十年来有所提高。尽管如此，那些药物治疗无效的急、慢性心力衰竭患者仍需处理。这种情况下可使用 ECMO 或 VAD 机械支持，包括无法撤离 CPB、急性心脏停搏、恶性心律失常、继发于先天性缺陷或后天性心肌病相关的心肌功能恶化。万幸的是这些情况发生率较低，CPB 后需此类治疗的患者不到 2%[299]。机械支持是一种治疗选择，允许心室功能恢复、移植桥接或功能储备不足患者创伤性诊治时支持心脏（如威廉斯综合征伴严重肺动脉或主动脉瓣上狭窄）。机械辅助之前应首先排除禁忌证：包括极度早产、严重和不可逆多器官衰竭、无法治愈的恶性肿瘤和原有神经损伤[299]。使用 ECMO 时麻醉管理是支持性的，管理仅限于协助复苏和抢救处理，以及转换至 ECMO 时负责处理心脏手术相关的出血。一旦患者 ECMO 支持充分，继续通气支持但频率减慢到约 10 次 / 分钟、峰值压力 20 cmH_2O、PEEP 设置为 5 ～ 10 cmH_2O、FiO_2 降至约 40%。这些设置通过对流经回路膜的二氧化碳和氧气的管理，有助于防止肺不张。

VAD 支持则明显不同，此时，麻醉科医师如同常规 CPB 撤机那样继续管理患者。如果放置体循环 VAD，须特别关注心室是否将血液泵入肺血管，因为心室功能衰竭将带来灾难性后果。因此，针对性降低肺循环负荷处理非常重要，包括磷酸二酯酶抑制药类扩血管药、正性肌力支持，甚至吸入 NO 降低 PVR 和促进前向血流。与灌注师一起评估并维持血管内容量负荷以确保 VAD 有效工作，从而充分减轻被辅助心室的负荷。注意肺功能也很重要。必须使用足够的肺吸引、手法复张和恰当的通气参数。出血是 VAD 植入过程中潜在的并发症，因此必须制定明确的策略，包括抗纤溶剂、充足的血容量和血制品，甚至可能使用活化凝血因子（如因子Ⅶ、PCCs）[300]。

表 78.10 示两种辅助装置之间的差异。植入两种辅助设备都有出血可能；临床经验表明由于需要大范围解剖分离和切开心室，植入 VAD（尤其是双 VAD）

表 78.10　体外膜肺氧合与心室辅助装置的比较

对比因素	ECMO	VAD
插入时出血	++	++
胸骨切开	不需要	需要
左心房引流	±	−
血制品使用	+++	+
双室支持的管道数目	2	4
肺支持	+	−
静脉内抗凝	+	±
支持期限	数周	数月
紧急支持	是	否
患者的活动性	−	+

ECMO，体外膜肺氧合；VAD，心室辅助装置

问题更多。ECMO抗凝要求维持ACT在180～200 s，这可能导致持续、明显的出血，尤其是围术期植入的患者。膜式氧合器和ECMO配合使用时需持续静脉内抗凝，并维持ACT在前述范围内。除术后即刻外，植入VAD的患者可以转为口服药物。建议采用两段疗法。抗血小板治疗包括阿司匹林或氯吡格雷；第二部分包括使用华法林或皮下低分子肝素抗凝[299]。

使用VAD系统有三个潜在的缺点。首先，VAD缺乏肺支持，只能用于肺功能较好的患者。其次，表78.10提示双心室支持需要两个独立的VAD装置，必须插入四个管道，很小的患儿技术上困难较大。最后，VAD不像ECMO可在紧急情况下或床旁放置。

VAD的优势是支持期间患者能够走动，且相比ECMO只能支持数周，VAD支持可以维持数月。VAD相比ECMO的另一个优势是，患者无需进一步LA引流。ECMO患者则需要经胸骨切开或球囊房间隔造瘘行左心房引流，需要将患者转运到导管室，因此患者可能出现转运相关并发症。

尽管成功复苏和植入机械辅助装置，并发症率和死亡率仍然很高，ECMO预后似乎更差。20世纪90年代ECMO的死亡率约47%，21世纪初发表的系列文献显示存活率无明显改善[301-304]。相反，植入VAD的患者存活率更高，高达80%的患者可存活到移植或成功脱离支持[303, 305]。然而Blume等研究[302]注意到，CHD患者更年轻、更小，死亡率高于暴发性心肌炎和心肌病患者[302]。除了生存率，另一个最重要的指标是神经系统预后，VAD也似乎更好[306-307]。神经系统预后差的危险因素仍然是低体重和DHCA持续时间，这两点对ECMO患者很不利，因为接受ECMO的患者更小，其中一些DHCA先天性畸形修补患者术后需要ECMO紧急支持或辅助CPB撤机[308]。

生存预测对这些患者的管理很重要。预测患者存活的一个常用变量是启动支持3～5 d心室功能恢复[304, 308]。两种模式都可成功用作桥接移植，超过80%VAD患者存活到移植，而ECMO患者低于60%。然而ECMO经常用于婴儿和复杂先心病患者，而这两者都是已知的增加VAD患者死亡率的因素[308]。两种模式下患者并发症和死亡率的重要原因包括继发于出血或栓塞的脑血管事件、回路相关性问题（如回路血栓）、需要血液滤过的肾衰竭、脓毒症、持续出血和多器官衰竭。

虽然经常被相互比较，但二者在心脏疾患儿童管理中都占有独特的位置。ECMO具有很大优势，因为可在任何年龄或大小的患者紧急情况下快速使用。尺寸曾经一直是儿科患者植入VAD系统的限制因素。柏林心脏VAD（柏林心脏股份公司，柏林，德国）提供搏动性血流，甚至可用于新生儿。该系统已在欧洲使用20多年，泵的规格从10～80 ml不等。

尽管这是目前FDA批准的唯一用于儿童的VAD，但其栓塞性卒中、出血和感染等不良事件发生率很高[309]。因而那些需要长时间使用或可能携带设备出院回家的儿童使用成人平流装置者越来越多，包括HeartMate Ⅱ（Thoratec Corp.，Pleasanton，CA）和HeartWare HVAD（HeartWare Inc.，Framingham，MA）。婴儿Jarvik VAD是一种儿科专用平流装置，目前正在临床前试验。如果需要，还有许多短期VAD可供选择，这些VAD可以提供额外的器官支持，包括氧合、血透和血浆交换。CentriMag/PediMag（Thoratec Corp.，Pleasanton，CA）和JostraRotaflow（MAQUET Cardiovascula，Wayne，NJ）都是用于多器官衰竭患者短期VAD支持的旋转或离心泵。目前还有一种小型经皮VADs可在儿童植入。Impella 2.5（Abiomed Inc，Danvers，MA）是一种轴向VAD导管，已用于22 kg儿童。这些模式可相互补充：紧急情况下迅速使用ECMO，生理稳定后如仍需支持则可植入VAD中长期支持。器官移植网络最新数据表明，与ECMO相比，植入VAD（特别是CentriMag）患者具有等待移植前的生存优势[310]。

临时全人工心脏（total artificial heart，TAH）系统是一种用于儿童的新型机械辅助装置。TAH系统可用于双心室衰竭风险的濒死患者作为移植前桥梁。这种装置的植入和使用独特，它需要完全切除原始心肌，因而不移植就不可能恢复。心肌切除后将流入和流出泵植入左、右心脏血管。尺寸要求包括患者体表面积1.7 m^2或更大、超声心动图左室舒张末期直径70 mm或更大、CT扫描在第10胸椎的前后径10 mm或更大、胸透心胸比0.5或更大。较小的TAH装置可能不久进入临床，允许植入到更小的患者。该装置已成功地用作一例Fontan生理失败患者的移植前桥接，该患者后来接受了心脏移植。

心、肺移植麻醉

本书其他章节已讨论胸腔器官移植的围术期处理，但相应的围术期管理用于儿童仍需特别修订。不同之处包括供体特点、儿童准备、麻醉管理、手术考虑、心肺转流后管理和预后。最早心脏移植手术是针对先天性心脏畸形进行的，但从20世纪80年代后这种适应证变得很少见。1984年，儿童心脏移植手术中超过60%是心肌病患者，通常是青少年。随后十年，

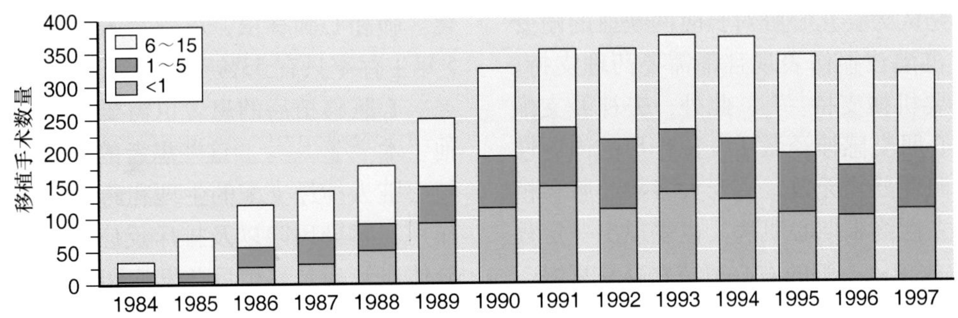

图 78.14　**儿童心脏移植按年龄人口统计学统计数据。**积条形图显示 16 岁以下心脏移植患者的总数和年龄分布。注意：20 世纪 80 年代后期移植手术迅速增加，尤其是 5 岁及 5 岁以下儿童。移植手术的总数（包括成人和儿童）在 20 世纪 90 年代中期达到顶峰后略有下降，但儿童群体相关年龄比例保持相对不变（Data from the Registry of the International Society for Heart and Lung Transplantation，Addison，TX.）

先天性心脏畸形婴幼儿接受心脏移植治疗的数量急剧增加，统计资料发生了明显的变化（图 78.14）[311]。到 1995 年，心脏移植儿童 70% 以上年龄小于 5 岁，其中一半小于 1 岁。这些婴儿绝大多数因为先天性心脏畸形接受移植，要么是畸形重建失败，要么没有机会重建（图 78.15）[311]。这一变化带来的影响涉及围术期管理的各个方面。

计划心脏移植的儿童较成人更可能罹患肺动脉高压。大多数移植中心不会为 PVR 大于 6 Wood 单位 /m^2 的成人患者实施心脏移植治疗[312]，但婴儿和儿童阈值标准仍存争议。有些医院接受 PVR 高达 12 Wood 单位 /m^2 的患儿，尤其是当肺血管对氧、NO、钙通道阻滞药或前列环素等血管扩张药有反应时[313]。可能因为供体婴儿心脏刚刚经历过渡循环，能够更好地应对 PVR 升高带来的右心室压力负荷改变。通常认为新生儿 PVR 升高，但一些项目的结果数据表明，在出生第一年，该因素对预后影响的重要性明显下降[314]。

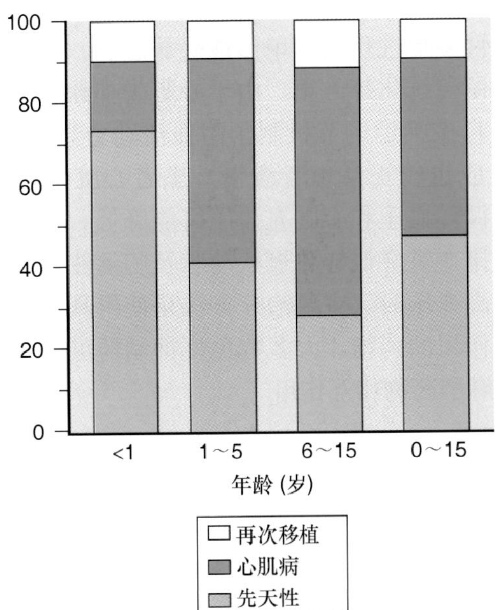

图 78.15　**儿童心脏移植指征。**过去 20 年，儿童心脏移植主要适应证均分为先天性畸形和心肌病。后期数年由于人口年龄变化，先天性畸形儿童移植者比例略增。如图所示，年幼儿童更多由于先天性畸形接受心脏移植（Data from the Registry of the International Society for Heart and Lung Transplantation，Addison，TX.）

儿童心脏移植的麻醉计划须对多种病理生理学具有普遍适应性。先天性心脏畸形的受体得益于适应性负荷改变和血流动力学优化，其中一些因重建手术风险巨大，虽心脏功能尚可却选择心脏移植，但多数受体有心脏功能受损的表现。这些患儿需选择心肌抑制最小的麻醉药，并仔细调节以免心血管衰竭。因内源性儿茶酚胺释放减少，即使小剂量阿片类药物也可能导致这些脆弱患儿体循环血流动力学显著恶化。与大多数先心患者一样，熟练的气道和通气管理是成功诱导的关键，尤其是 PVR 升高时。无论麻醉方案在构思和实施上多么优秀，仍有少量患儿会在诱导时出现失代偿需紧急复苏处理。中心静脉穿刺时机特别关键，移植患者可能无法忍受 Trendelenburg 体位，宜放平手术台操作和使用超声辅助。

新生儿和小婴儿原位心脏移植，技术难度大，然而对这个年龄段患者，更换解剖正常的心脏要比实施数项心脏重建手术简单得多。而将移植与心血管畸形修补手术融合，需要高超的技术和创造力，这仍然是少数优秀心脏外科医师的专长[315-316]。

移植心脏由于已经忍受较长时间的缺血，特别不能耐受血管重建不佳带来的血流动力学负荷增加。广泛血管修补，尤其长期低氧血症的大龄儿童，易发生凝血异常加剧出血，这已成为儿童心脏移植并发症甚至死亡率增加的主要原因。然而，一旦成功植入，移植心脏将对发育中的婴儿和儿童刺激生长和适应的生理因素作出反应[317]。

CPB 撤机和术后早期管理的重点在于三个病理生理情况：心肌保存、去神经支配和 PVR。即使移植手术迅速完成，心脏通常仍需承受较重建手术时间更长的缺血期。有研究认为婴儿心脏对长时间缺血的耐受性更强，但仍有再灌注损伤表现且都需要药理支持，某些情况甚至需要机械支持[314]。此外，去神经支配移植心脏对通过心肌交感神经激活发挥作用的内源性适应性反应和外源性药物无效。由于大多数心脏移植儿童，即便是孤立性终末期心肌病，也表现出一定程度的PVR升高，故植入心脏的右心室特别容易衰竭。

通气和药物干预应能对PVR产生有利影响，并提供正性肌力和变时支持。肺完全膨胀后，使用100% FiO_2通气，维持$PaCO_2$在30 mmHg低值范围。几乎所有受体都会使用低剂量正性肌力支持如肾上腺素、米力农、多巴胺和（或）异丙肾上腺素以促进肌力、变时和降低PVR。如前所述，主要问题之一是右心室功能不全，因此CPB后通常即刻开始吸入NO。

大多数移植中心都在围术期开始特定免疫抑制方案治疗。类似成人，儿童移植通常采用钙调磷酸酶抑制药（如环孢素、他克莫司）、抗代谢药（如硫唑嘌呤）和类固醇三重药物免疫抑制。间隔一段无排斥反应期后，有些儿科方案将逐渐减少并停止一至两种药物，尤其是新生儿对某些药物产生耐受性的情况下[318-319]。

小儿心脏移植后的存活率一直在提高。主要危险因素为年龄小于1岁及先天性心脏缺陷。由于两者密切相关（绝大多数1岁以下婴儿因先天性心脏缺陷接受移植），因此很难确定年龄的独立影响。同时修补结构性心血管异常可增加围术期出血、残留血流动力学负荷和PVR升高引起的右心衰竭风险。移植后第一年死亡风险最高；但婴儿术后第一年的存活率好于其他年龄组[320]。婴儿平均存活18年（移植后50%患者存活时间）[321]。1～10岁移植患儿的平均生存期15年，青少年期心脏移植的平均生存期11年。排斥反应和免疫抑制的后果导致并发症和死亡率进展性增加；虽然药物治疗持续进展，但第一年急性排斥反应发生率并未明显降低[321]。

新生儿的独特之处是免疫系统不成熟，12～24个月龄后才能有效产生针对外来血细胞的抗体。婴儿补体系统发育也较差。这些特征允许将ABO不匹配的器官移植到婴儿体内，因而该人群的可用器官库扩大。ABO不相容移植受体婴儿对麻醉的影响主要是输血管理-移植前只应给予ABO相容的血制品，而不应输注全血[321]。

儿童肺移植和心肺移植手术存活率相当高[322]。严重肺血管疾病和某些进展性肺部疾病的婴儿和儿童，儿科虽少见但移植是唯一可行的手术治疗方法。闭塞性细支气管炎是肺移植相关的并发症，是一种小气道病变，随时间推移，流量相关的肺功能进展性恶化。肺和心肺移植，尽管手术本身的死亡率很低，但5年生存率只有53%[322]。

心脏移植后的患者也需要心导管检查、活检和其他手术[299，323-325]。这些患者的麻醉应考虑同种异体移植心脏去神经支配的生理和药理学问题、免疫抑制副作用、感染风险以及排斥反应可能[323-325]。心脏同种异体血管病是移植后并发症和死亡的主要原因，可导致移植心脏进行性功能不全伴心力衰竭，节律障碍风险增加和心律失常性猝死可能。传统血供重建无效，因为心脏移植物血管病是由内膜增生引起，再移植是其唯一的治疗选择。

心脏移植后高脂血症在成人和儿童均常见，慢性类固醇治疗和其他免疫抑制药可加重其发生。他汀类药物可能有内在的免疫抑制作用，控制移植后高脂血症效果良好。移植后肾功能不全的危险因素是使用钙调磷酸酶抑制药、机械循环支持、长时间正性肌力药物支持和先前存在肾功能不全。更新、更强效的免疫抑制药（如他克莫司）使得移植后晚期无需使用类固醇，从而消除类固醇长期使用的有害影响。西罗莫司等药物现在可以与较低水平的钙调磷酸酶抑制剂结合使用，从而最大限度地减少长期肾毒性。

移植后淋巴增殖性疾病包括一系列异常淋巴增生病例，范围从局限性早期病变到多形性疾病，某些情况下为单形性淋巴瘤疾病。临床病变部位以胃肠道和肺最为常见。多形性疾病治疗主要是减少或暂停免疫抑制，同时辅以外科手术诊断或治疗梗阻性病变。对无反应性多形性疾病和单形性疾病患者，大多数医院选择保留传统化疗方案。由于心脏失神经支配，故无法采用自主神经调节机制预防血流动力学大幅波动，应激反应也较正常患者缓慢。患者心脏参数明显改变，体循环血压和心脏充盈压可能降低。代偿机制延迟，心排血量降低导致冠状动脉及脑灌注减少，尤其是存在高血压时。主要治疗方法是使用具有直接心肌和血管作用的药物。大多数免疫抑制药可影响肝肾功能并与麻醉药物相互作用。

闭式心脏手术的麻醉

婴儿早期施行矫正性手术可显著减少非矫正性、姑息性闭式心脏手术次数。矫正性闭式心脏手术包括PDA结扎和主动脉缩窄修补。非矫正性闭式心脏手术包括肺动脉环缩和心外分流，如Blalock-Taussig分流。这些手术无需CPB辅助。因此，静脉通路和动脉监测对患者评估和支持非常重要。脉氧仪和NIRS监测仪（大脑和躯体）是术中管理非常宝贵的设备。

尽管视频辅助胸腔镜技术越来越普遍，但 PDA 结扎仍常选择经左胸切口进行[326-327]。生理学方面的管理主要是关注左向右分流导致容量超负荷。大 PDA、低 PVR 患者常表现为 PBF 过多和 CHF。新生儿和早产儿舒张期大量血流进入肺动脉，可能影响冠状动脉灌注。因此，患者范围可从无症状健康幼童到依赖呼吸机、需正性肌力药支持的病态早产婴儿。前者的健康状况允许采用各种麻醉技术，可在手术室拔管；后者则需要精心控制麻醉和输液管理计划。早产儿手术矫正前可尝试使用吲哚美辛并限制补液。早产儿转运困难且有潜在危险，需高度警惕，避免气管导管脱出、降温过多和静脉通路不畅。也因此，目前许多医院在新生儿 ICU 施行结扎术。

部分 PDA 早产儿的就诊医院可能缺乏心脏外科。结扎 PDA 需要将这些高危新生儿转运到拥有技术能力的医院，或者手术团队前往新生儿所在 ICU（NICU）实施该手术。Gould 等[328]回顾了由一名小儿心脏麻醉科主治医师、一名注册护士麻醉师、一名小儿心胸外科主治医师和同事以及心脏手术护士组成的团队在本院或外出会诊结扎 PDA 的经验。两组均无麻醉相关并发症，围术期并发症的发生率也无差异。提示 PDA 结扎术可以在缺乏小儿心脏手术团队医院的 NICU 安全进行，且无危重病婴儿转运风险。此外，患者管理是由最熟悉患儿医疗和社会史的医师连续进行，患者家庭的不便也可最大程度降低。

PDA 结扎术的并发症包括意外结扎左肺动脉或降主动脉、喉返神经损伤以及 PDA 意外破裂大出血。当主动脉意外结扎时，下肢脉氧仪监测对麻醉科医师和外科医师有提醒作用。在早产儿导管结扎后，肺顺应性恶化可能需要通气支持，应预见到会有左心室后负荷急性增加的表现，尤其术前已出现左心室功能障碍时。胸腔镜技术实施婴幼儿 PDA 结扎的优点是胸腔镜切口较小、术后疼痛少，可以手术当天出院。

主动脉缩窄是指降主动脉在动脉导管汇入处附近变窄。主动脉血流受阻，范围可能从梗阻严重伴远端灌注受累，到仅以轻度上肢高血压为唯一表现。二尖瓣和主动脉瓣都可能发生相关异常。严重主动脉缩窄新生儿，体循环灌注依赖于 PDA 的右向左分流。这种情况下左心室功能障碍非常常见，且必须以前列腺素 E1 保持足够的体循环灌注。通常，术中和术后管理建议右上肢开放外周静脉通路和留置动脉导管。左心室功能不全患者，中心静脉导管可能是压力监测和正性肌力支持的理想选择。

手术方法是经由左胸切口，钳夹阻断主动脉并端端吻合、主动脉用补片成形或锁骨下动脉补片修补缩窄。阻断期间允许近心端高血压显著升高（比基础值增加 20% ～ 25%），因为血管扩张药治疗可能危及远端灌注和脊髓缺血。释放阻断钳之前血管内给予 10 ～ 20 ml/kg 晶体液。降低麻醉浓度并给予额外的血容量支持，直到血压回升。由于压力感受器反应性增高而导致修补后反弹性高血压常见，常需药物治疗。钳夹阻断后，体循环高血压可致主动脉壁张力增加，艾司洛尔 β 受体阻断作用或拉贝洛尔 α/β 阻断作用治疗最为有效[329]。最近研究表明，6 岁以下患者初始剂量艾司洛尔 250 ～ 500 μg/kg，然后根据血压输注 250 ～ 750 μg/（kg · min）。但给予艾司洛尔输注后仍有 25% ～ 50% 的患者血压高于目标范围，需要第二种药物。硝普钠或尼卡地平常用作第二种药物。普萘洛尔对年长患者有用但婴幼儿可引起严重心动过缓，在无 β 受体阻断作用的情况下，通过加速 dP/dT（收缩力），实际上增加了主动脉壁张力，有必要加入硝普钠以控制顽固性高血压。持续性高血压患者，恢复期开始使用卡托普利或另一种降压替代方案。

非 CPB 施行心外分流手术的婴儿，管理目标类似于有分流病变患——通过改变 $PaCO_2$、PaO_2 和通气动力学平衡肺和体循环血流。中央分流术通常经正中胸骨切开进行，而 Blalock-Taussig 分流术可通过胸廓切开或胸骨切开进行。PBF 极低的患者，远端吻合需要部分夹闭肺动脉，可能导致 PBF 进一步减少和氧饱和度降低，需要严密监测脉氧饱和度。小心使用夹闭钳以避免肺动脉变形有助于维持 PBF。夹闭后如发生严重氧饱和度降低以及心动过缓提示需要 CPB 辅助施行手术。

术中并发症包括出血和胸腔闭合时体循环氧饱和度严重降低，通常提示胸腔内容物关系出现改变，致肺动脉变形或分流通路扭曲。术后早期可能因巨大手术分流伴发急性容量负荷增加而发生肺水肿。旨在增加 PVR 的措施，如降低吸入氧浓度或吸空气、允许 $PaCO_2$ 升高以及添加 PEEP，都有助于降低 PBF 直到肺循环可调节。利尿药、地高辛可减轻 CHF。这种情况下不建议早期拔管。

婴儿因解剖或生理原因无法修补缺陷时，肺动脉环缩可用来限制 PBF。这些患者通常处于 CHF 状态，体循环灌注减少而 PBF 过多。在主肺动脉周围放置一条限制性束带以减少 PBF。束带位置精度很差，需要麻醉科医师精心协助才能成功完成。许多方法可供参考。我们让患者吸入 21% 氧浓度并维持 $PaCO_2$ 在 40 mmHg，模拟其术后状态。根据畸形情况收紧肺动脉束带以实现血流动力学（如远端肺动脉压力达到 50% ～ 25% 体动脉压力）或生理学目标（如 $\dot{Q}p/\dot{Q}s$

接近 1）。如果实现这些目标时出现不可接受的低氧血症，则放松束带。

介入或诊断性心脏手术的麻醉

心导管介入和诊断技术的进展促进了先心病治疗的变革。心导管室常见处理见表 78.11。非手术干预正替代手术和 CPB 用来安全关闭继发孔 ASD、VSD 和 PDA。主动脉瓣和肺动脉瓣狭窄、复发性主动脉缩窄和肺动脉分支狭窄也可在导管室实施扩张，避免手术治疗[330-331]。导管技术缩短了住院时间，尤其有利于复发性缩窄和肌部或心尖部 VSD 等手术风险较高的患者。许多复杂心脏缺损患者无法手术治疗。创新性介入治疗措施可改善血管解剖、减少心室压力负荷并降低患者手术风险。如 TOF 伴肺动脉发育不全，球囊血管成形术和血管支架植入术可帮助建立良好的肺动脉解剖，降低肺动脉压和右心室舒张末压。导管介入期间并发症常见，包括动脉血栓形成、心律失常（尤其是心脏传导阻滞）、血流动力学不稳定、装置或弹簧圈栓塞、出血、大血管或心脏穿孔，以及肺再灌注损伤[332]。小婴儿尤其小于 6 个月者并发症更常见。保持警惕、纠正电解质失衡、维持酸碱状态和适当肝素化将缓解某些并发症发生率。心搏骤停婴儿复苏过程中尽早和适量输血并快速植入 ECMO 可改善预后。预期心肺移植行肺动脉高压诊断性评估的高危患者需在麻醉下实施。右心室压高于体循环压的患者手术风险很高，最好采用全身麻醉和控制性通气。

表 78.11　心导管室常见处理

装置封堵	弹簧圈栓塞
简单的处理	
房间隔缺损（ASD）	静脉减压
室间隔缺损（VSD）	主-肺（AP）侧支
动脉导管未闭（PDA）	手术分流
卵圆孔未闭（PFO）	冠状动脉 / 房室瘘
球囊瓣膜成形术	球囊血管成形术
主动脉狭窄（AS）	肺动脉分支狭窄
肺动脉狭窄（PS）	主动脉缩窄
复杂的处理	
左心发育不全综合征（HLHS）	
Norwood 手术后	
肺动脉狭窄	血管成形术
分流血栓形成	扩张 / 血栓切除术
限制性 ASD	球囊隔造口术
主动脉弓阻塞	血管成形术
AP 侧支	弹簧圈栓塞
Glenn/Fontan 术后	
静脉减压	弹簧圈栓塞
板障泄漏	装置 / 弹簧圈栓塞
全身静脉狭窄 / 血栓形成	血管成形术 / 血栓切除术
右心室衰竭	建立窗孔
运动不耐受	关闭窗孔
AP 侧支	弹簧圈栓塞
Fontan 通路梗阻	PA 血管成形术，球囊隔造口术
大动脉转位	球囊房间隔造口术
法洛四联症	
分流血栓形成	血栓切除术
肺动脉狭窄	血管成形术
AP 侧支	弹簧圈阻塞
其他处理	
重度肺动脉高压	房间隔造口术
ECMO 左心减压	房间隔造口术
肺静脉狭窄	球囊血管成形支架
体循环静脉狭窄 / 血栓形成	球囊血管成形术 / 血栓切除术

ECMO，体外膜肺氧合

导管介入或诊断操作的麻醉管理必须至少包括同类患者在手术室的准备工作与管理。此类患者有同样复杂的心脏生理，有时复杂性更高而心血管储备更少。球囊扩张期间介入导管可急性增加心脏压力负荷。跨二尖瓣或三尖瓣置入导管可造成急性瓣膜反流，瓣口较小时导致短暂瓣膜狭窄。当导管跨过分流时，PBF 可能严重降低并出现明显低氧血症。麻醉计划须考虑介入治疗的目的和对麻醉管理的影响，为操作提供便利，必要时暂停介入操作。通常，导管介入包括数据采集、治疗和术后评估三个不同时期。

数据采集期，心内科医师插入血流动力学导管评估干预的必要性和程度。导管数据在正常生理条件下获得——即呼吸室内空气和生理性 $PaCO_2$。增加 FiO_2 或 $PaCO_2$ 变化可能混淆生理数据。有些患者 PBF 的状态处于呼吸空气会导致危及生命的缺氧，可能需要给氧，此时需与心内科医师讨论方案。理想情况下患者应保留自主呼吸但这并非总是可行；保障气道有利于麻醉科医师专注于血流动力学。正压通气可降低空气栓塞风险；心内科医师可以在呼气期测压以获得最准确的数据。自主呼吸期间胸膜腔内压大幅度降低，空气有可能经血管鞘进入导致肺动脉或体循环空气栓塞。肌肉松弛药可消除患者运动和控制通气，减少心脏结构呼吸位移，而有助于精确定位。治疗过程中大量失血和心室功能改变常见。

术后阶段主要评估治疗是否成功及其生理影响。

血压、混合静脉血氧饱和度、心室舒张末期压和心排血量（如有）用于评估治疗。如严重血流动力学紊乱持续存在，提示需要 ICU 监护和呼吸或心血管支持。

下面简要介绍一些介入操作及其对麻醉的影响。这些干预措施的成功无疑将促成今后几年的广泛应用。

经导管房间隔缺损封堵术

经导管 ASD 封堵是将装有折叠封堵伞的引导鞘穿过股静脉，并前行至 RA 经 ASD 进入左心房。封堵伞每一侧都有一个涤纶网片，悬挂在 6 个弹簧臂上，能像自动雨伞一样张开。使用双平面透视和 TEE，将导管定位于 LA，远离二尖瓣[333]。将鞘拉回，将 6 个远端臂和它的涤纶网罩打开进入 LA。然后将鞘和装置向后拉使远端臂接触到左房间隔。透视和 TEE 或心内超声确认远端臂位于左房侧且不干扰二尖瓣运动。一旦定位合适，将鞘再向后拉，露出装置的近端和近端臂，弹簧打开并与右侧房间隔接合。确定位置正确后释放装置[333]。封堵是继发孔 ASD 首选治疗。可用于房间隔长度和装置直径合适，小到中等（＜ 8 ～ 20 mm）缺损患者的治疗[334-338]。2012 年一篇综述发现关于经皮 ASD 封堵器其主要并发症（装置栓塞或磨蚀、卒中、心内膜炎、填塞和装置血栓）发生率为 1% ～ 2.5%，轻度并发症（镍过敏炎症反应、心律失常、穿刺点并发症）发生率 3.5% ～ 6%[339]。心脏磨蚀和传导阻滞可发生在封堵器选择过大时，尤其对前上缘缺损的患者[340-341]。血栓罕见，通常可用药物治疗且其发病率似乎与装置有关[342]。

经导管室间隔缺损封堵术

大多数择期导管室封堵的 VSD 是肌部中间部 VSD 或心尖部 VSD，常规手术关闭困难或者需要左心室切开。左心室切开与左心室功能不全的高发生率相关，已降格为最不理想的选择。治疗 VSD 的首选方法是手术关闭。经导管闭合肌部 VSD 可安全实施但并发症发生率很高，包括心脏传导阻滞、失血和血流动力学不稳定[343-344]。膜部 VSD 封堵装置尚处于早期研发阶段，其并发症的发生率未明[345-346]。经导管入路需要切开房间隔，将导管逆行从股动脉置入并前行进入 LA，导管穿过房间隔进入 RA 并用于引导上腔静脉导管（穿过颈内静脉）通过 ASD 进入 LA、跨过二尖瓣进入 LV。从左心室一侧接近 VSD。装载封堵装置的鞘管妨碍二尖瓣关闭而导致急性二尖瓣反流，或者 VSD 较大或二尖瓣瓣环较小的情况下导致急性严重二尖瓣狭窄。后一种情况下体循环输出量减少，将不可避免出现一段时间严重低血压。导管放置期间可能需要判断并使用血管收缩药维持冠状动脉灌注，然后在 VSD 封堵器张开后进行容量和正性肌力复苏处理。经皮与开放手术关闭膜周部 VSD 比较研究显示，闭合成功率相当且主要并发症（死亡、再手术、需要永久起搏器）无差异[347]。但经皮封堵患者年龄较大（中位数 12 岁与手术组的 5 岁），输血和住院时间更少。

肺动脉分支狭窄血管成形术

肺动脉分支发育不全或狭窄患者行扩张和支架植入，是介入导管最重要应用领域之一。TOF 伴肺动脉发育不全、肺动脉闭锁或手术引起外周肺动脉狭窄的单心室患者，球囊血管成形和支架植入可建立良好的肺动脉解剖，并降低随后手术修补的风险（图 78.16）。外周肺动脉狭窄不适合外科手术治疗，尤其

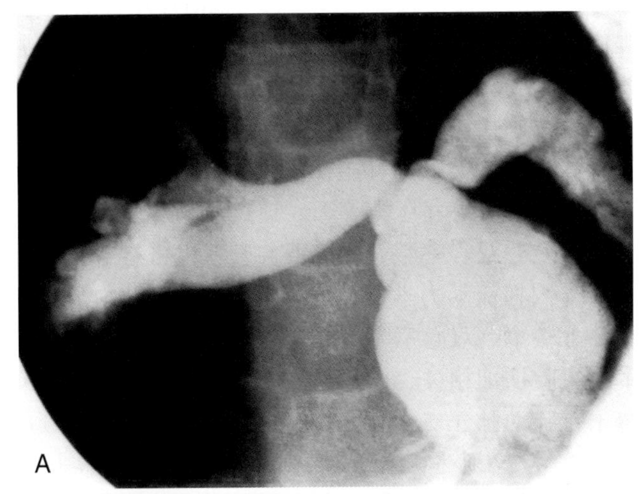

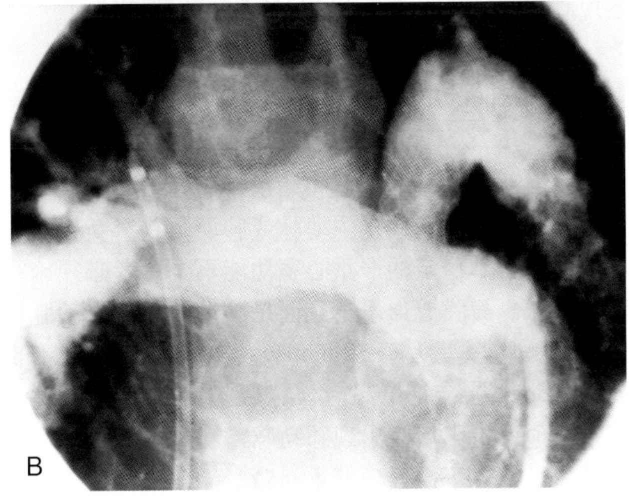

图 78.16　（A）肺动脉干闭锁室间隔缺损患者，导管远端双侧肺动脉分支严重狭窄。于左、右肺动脉放置支架。（B）随后在相同投影和放大倍数下血管造影，左、右侧狭窄均明显改善

适合导管置入和血管成形术。球囊血管成形术撕开血管内膜和中膜，使血管重塑并以较大直径愈合。将球囊跨过狭窄病变使其中段位于狭窄处。球囊充气直到球囊腰部消失。理想情况下，应首先扩张最狭窄病变部位以尽量减少对PBF和心排血量的影响。当球囊充气时，PBF减少，右心室后负荷增加而心排血量下降。伴VSD或ASD患者，球囊扩张时可出现右向左分流和氧饱和度下降。无分流的患者右心室后负荷急性增加可导致体循环低血压和右心室衰竭。手术所需血管鞘较大时可导致三尖瓣反流，严重RV高血压患者对其耐受性差。有时，球囊导管必须通过主动脉-肺动脉分流处，这会显著降低PBF。

手术成功率约60%。早期报道的并发症包括低血压（40%）、肺动脉破裂（3%）、单侧再灌注性肺水肿（4%）、肺血管动脉瘤性扩张（8%）、死亡（1.5%）和短暂术后右心室功能不全[348]。技术改进、患者筛选并使用优质球囊导管支架可显著改善结果，同时严重并发症显著减少。麻醉可通过以下措施提供支持：基于预测的血流模式变化，采取措施治疗短暂低血压、提供气道支持以减少与肺动脉破裂和急性单侧肺水肿相关的风险，从而最大限度减少血流动力学损害[348]。

威廉姆斯综合征伴主动脉和肺动脉瓣上狭窄患者较为独特。这类患者可能有多处严重肺动脉分支狭窄区域，导致右心室压力等于或超过体循环以及右心室功能不全。双心室肥大情况下，患者也可有冠状动脉狭窄并因血流动力学紊乱进展为心内膜下缺血。主动脉瓣上狭窄、双心室流出道梗阻和冠状动脉狭窄与围术期风险增加相关。通常这些患者在正压通气全身麻醉下行肺动脉分支狭窄血管成形术，并在心脏ICU中恢复[349]。必须注意维持SVR、心肌氧合和收缩功能。出现心室肥厚时应避免心动过速和心内膜下缺血。

球囊瓣膜切开术

代偿功能良好的婴儿和儿童，球囊瓣膜切开术可无需麻醉支持。但危重主动脉或肺动脉狭窄新生儿和血流动力学不稳定的严重心室功能不全患者必须施行麻醉。球囊瓣膜成形术适应证是肺动脉瓣、主动脉瓣狭窄，瓣膜压差大于50 mmHg。除了瓣膜发育不良（如Noonan综合征）患者，球囊扩张对大多数患者有效；预计扩张后会出现肺动脉瓣功能不全，但术后即刻和早期这不会导致严重问题。需长期预防亚急性细菌性心内膜炎。仅8%患者需要再次介入干预。患者应在ICU恢复并根据血流动力学稳定性确定是否输血。新生儿期主动脉瓣狭窄预后较差。所有治疗都是姑息性的，多数需再次治疗，球囊瓣膜成形术往往是最初的治疗。球囊扩张术后残余梗阻或反流很常见，可能需要反复治疗。真正的风险是主动脉瓣和主动脉瓣下室间隔损伤，引起急性主动脉瓣关闭不全和冠状动脉缺血。瓣膜成形术期间常出现低血压和心动过缓，许多医院对此类高危治疗都有ECMO预案。外科和灌注团队随时待命，这对预后至关重要。严重主动脉狭窄的新生儿，术前常需正性肌力药和前列腺素治疗以维持体循环灌注。年长儿童术后再缩窄常选择球囊扩张复发缩窄。这些患者常有高血压，手术可在深度镇静或全身麻醉下进行。HLHS婴儿Norwood姑息手术后，缩窄可以发生于远端主动脉弓吻合口。导管经右侧心脏顺行置入新主动脉，可引起三尖瓣反流和新主动脉反流，导致血流动力学不稳定。严密监测和积极处理血流动力学可获得良好结果。

弹簧圈栓塞

经导管方法可用于闭合不需要的血管结构。血管内弹簧圈已用于封堵PDA、主-肺动脉侧支、外科体肺动脉分流、单心室静脉侧支、冠状动脉瘘和一些动静脉畸形（如静脉Galen畸形）。为了最大限度减少弹簧圈不在位威胁重要器官灌注，心内科医师对某些特殊病例会要求使用肌肉松弛药进行全身麻醉。

根据病变情况，患者可能出现严重发绀、低或高心排血量性心力衰竭和冠状动脉缺血。冠状动脉瘘患者应特别谨慎，以维持心肌氧供和减少氧耗。用于栓塞的材料包括手术凝胶（Gelfoam）、酒精和弹簧圈，其中一些可引起严重过敏反应，导致血流动力学崩溃。抗生素是预防细菌性心内膜炎的必要措施。血管造影可证实血管结构是否成功闭塞，置入位置是否恰当。

人工瓣膜

肺动脉瓣和主动脉瓣经导管生物瓣置换术正用于临床。该肺动脉瓣为安装在球囊可膨胀的Cheatham铂金支架上的牛颈静脉瓣膜。该技术受到牛颈静脉瓣膜最大22 mm的限制。经皮行肺动脉生物瓣置入已经成功；如能进一步改善和小型化，它将可用于右心室流出道室壁瘤的治疗。经导管肺动脉瓣植入术目前适用于≥5岁、体重≥30 kg且血管直径16～22 mm的患者。这些患者存在中到重度肺动脉瓣反流，并常伴右心室扩张或功能障碍以及右心室流出道平均压差＞35 mmHg。一项比较经导管肺动脉瓣置换术（PVR）和手术PVR的单中心研究发现，＜17岁的患者接受经导管置换瓣膜后的肺动脉瓣功能优于手术 PVR[350]。经导管 PVR 用于 RV 流出道梗阻和肺动脉瓣反流的患者，其减少三尖瓣反流效果更显著[351]。值得注意的是，经导管 PVR 的前瞻性研究发现，术后肺动脉大小显著增加，但是该结果对患者筛选和远期预后的影响尚不清楚[352]。

经导管主动脉瓣置换一直用于病情复杂的主动脉狭窄成年患者，而这些患者由于手术风险而不考虑手术治疗。但是这些设备用于儿童一直受到限制。一些学者报道了经导管肺动脉瓣置换术式用于高压下的主动脉瓣置换，且短期效果良好。经导管瓣膜置入的并发症包括血管钢丝穿孔、血管破裂或冠状动脉压迫。

急诊手术

急诊手术，如球囊房间隔造口术，可确保大血管转位及限制性 ASD 合并单心室生理患者有足够的血液混合，挽救生命以择日手术治疗。手术可根据超声心动图在床边实施，或透视确定球囊位置在导管室实施。球囊导管经股静脉或脐静脉插入，通过卵圆孔进入 LA。球囊充以造影剂，然后通过房间隔向后拉，直至建立满意的 ASD。手术成功后左心房和右心房压力相等，且有足够的混合。氧合和肺静脉引流改善。并发症包括心房穿孔、二尖瓣或三尖瓣及肺静脉撕裂、低心排血量状态。患者接受 ECMO 治疗左心减压时，也可紧急施行球囊房间隔造口术。

心内膜活检

一般情况下，患者原位心脏移植术后应定期心内膜活检确定排斥反应。经右颈内静脉置入血管鞘并引导心肌活检钳；通常取 5 ～ 8 个样本。心内膜活检也用于确诊心肌炎或心肌病；低龄儿童需要镇静或全身麻醉，但较大儿童可在局部麻醉下进行。急性排斥反应期儿童心内膜活检时恶性心律失常风险很高，可能需要紧急复苏。临床有发热、胃肠道功能紊乱和心律失常等病史者提示排斥反应。并发症包括穿孔、三尖瓣损伤和冠状动脉-右心室瘘。

ECMO 支持患者心导管术

Booth 等[353]报道了儿科 ECMO 支持患者的心导管术经验。适应证包括手术修补效果评估、左心减压、心肌炎或心肌病、血流动力学评估、导管介入治疗和心律失常消融。左心房高压患者左心减压术、肺动脉球囊血管成形术和心内膜活检最常见。麻醉科医师与灌注和护理团队协调以安全转运机械支持患者。转运前解决后勤保障、外科医师支持和血液等问题。经 ECMO 回路使用异氟烷或镇静药麻醉，运输前必须达到肌肉松弛状态。继续肺静息通气。麻醉科医师的职责是管理安全转运，并紧急处理机械、心肺和血液学问题。

目前，心尖肌部 VSD 或肌部室间隔前部 VSD 等外科手术实施困难，立即手术有禁忌或并发症死亡率高的复杂病变高危患者，适合内外科杂交技术治疗。双方密切合作制定并改良手术方法，以便于后续干预治疗。杂交治疗已用于 HLHS 管理。Ⅰ期姑息手术经心导管建立房间隔交通和放置动脉导管，手术安放右、左肺动脉外束带或经导管放置内束带维持导管通畅[354-355]。Ⅱ期姑息手术在 CPB 下行双向 Glenn 吻合，完成改良 Norwood 手术[356]。Ⅲ期（Fontan 手术）则完全采用经导管技术施行[357]。目前的医疗环境下，推进首选导管内支架置入确实很困难，但如患者有即刻手术禁忌证，导管无疑是一个有吸引力的过渡治疗选择[358]。

成人先天性心脏病

流行病学与分类

成人 CHD 患者管理是一个全新的医学前沿。成人先天性心脏病（ACHD）的疾病谱宽泛，范围可从轻到重、从姑息到矫正，可无或合并多种成人合并症。据估计，每 1000 名活产胎儿 CHD 发病率为 3 ～ 6 例，其中约 85% 预期可以活到成年[359]。儿童和成人 CHD 的患病率都在上升，而成人是最大的群体。

在 2001 年贝塞斯达会议上，根据医学诊断，将 ACHD 患者分为简单、中度或高度复杂几组[359]。麻醉科医师应了解贝塞斯达工作会议对 ACHD 患者管理分类的建议。对复杂程度很高的先心病患者，建议常规在专门治疗先心病的三级医院就诊。

成人先心病患者管理注意事项

成人 CHD 患者可能有儿科 CHD 患者少见的独特解剖或生理后遗症。一些 ACHD 患者曾经施行疾病特异性的姑息性修补术，如今可能已不再使用。如用于大动脉转位（d-TGA）的 Mustard 或 Senning 手术。

此外，患者小时候缺乏认识或无法获知其就医信息。随着ACHD患者数量增加，紧急情况下麻醉科医师管理此类患者的机会也增加。一般来说，临床医师都希望尽可能多的收集患者用药、外科修补和目前状态等信息。

常规考虑包括是否存在心律失常、低氧血症、肺动脉高压、心室功能不全、分流、血栓形成，是否需要抗生素预防。心律失常是成人CHD最常见的后遗症之一。常见的心律失常由心房扩张引起，包括心房颤动或心房扑动，对血流动力学可能有也可能没有影响。TOF修补后常有心电图QRS段右束支传导阻滞。无肺部疾病时，低氧血症通常是由于梗阻或右向左分流引起PBF减少所致。避免进一步低氧血症的策略包括充分补液、通气和肺灌注，同时减少PVR或氧耗。较为谨慎的做法是确定患者的血氧饱和度基础值作为麻醉参考。许多患有慢性低氧血症的ACHD患者血细胞比容值可能需大于45%以保证足够氧供；给予浓缩红细胞可最大限度提高携氧能力。这些患者因发绀而红细胞增多，血栓栓塞风险增加。

ACHD患者的管理应始终关注是否存在肺动脉高压。肺血管床慢性容量超载引起小动脉肥厚，导致肺动脉高压。分流病变是儿童期出现肺高压常见缺损，如果不治疗可导致肺血管阻塞性疾病。这种情况下出现低氧血症时应高度怀疑肺动脉高压和艾森曼格综合征可能。许多CHD缺损增加心脏容量或压力负荷，随着时间推移，会导致心脏扩张或肥厚。麻醉科医师应高度警惕ACHD患者是否存在心室功能不全。麻醉管理应选择对心室功能影响小的麻醉药物，仔细滴定诱导和维持。CHD患者为应对低氧试图增加PBF时，可能会产生大小和位置不同的分流。很多情况下患者肺供血依靠这些分流的畅通，梗阻可能致命。同样，血流模式改变可能导致各种分流或心腔血栓形成。因此，为确保血流可能需要特定的抗凝策略。美国心脏协会提供了关于“预防感染性内膜炎的建议”最新指南（表78.12）。

表78.12 感染性心内膜炎的预防

情况	药物	牙科手术前30～60 min单次剂量	
		成人	儿童
口服	阿莫西林	2 g	50 mg/kg
不能口服	阿莫西林或	2 g肌内注射/静脉注射	50 mg/kg肌内注射/静脉注射
	头孢唑啉/头孢曲松	1 g肌内注射/静脉注射	50 mg/kg肌内注射/静脉注射
青霉素类过敏/口服	头孢氨苄	2 g	50 mg/kg肌内注射/静脉注射
	克林霉素或	600 mg	20 mg/kg肌内注射/静脉注射
	阿奇霉素/克拉霉素	500 mg	15 mg/kg
青霉素类过敏/不能口服	头孢唑啉/头孢曲松或	1 g肌内注射/静脉注射	50 mg/kg肌内注射/静脉注射
	克林霉素	600 mg	20 mg/kg

β内酰胺不能耐受患者或源甲氧西林耐药金葡萄球菌感染时，用万古霉素替代治疗

成人先心病的特异性和特殊注意事项

法洛四联症

TOF包括四种不同生理学意义的缺损：VSD、右心室流出道梗阻、右心室肥厚和主动脉骑跨。这种心脏异常的典型临床特征是PBF降低导致缺氧。早期TOF治疗使用体–肺动脉分流术（Blalock-Taussig分流术）保证患儿成长，等待未来彻底修补。20世纪70年代前，许多患儿接受了经典Blalock-Taussig分流术或中央分流术。而目前，mBTS主要用于需增加PBF但不宜早期完全修补的患者。大多数婴儿出生后第一年施行完全修补；有时，一定程度的肺动脉狭窄可保护肺不受VSD过度血液循环侵扰，同时保证足够的PBF用于生长发育，这些患者最终可能不需要手术修补。

成人TOF患者可能已实施上述修补手术，所以，应确定修补手术类型和功能状态。肺动脉瓣功能不全是TOF修补术后最常见的长期并发症；心脏MRI可用于追踪右心室容积随时间的变化，以协助确定手术修补或肺动脉瓣置换的时机[360]。颈静脉压升高和肝大时提示右心室衰竭。TOF修补的其他并发症包括心电图右心室起源的心律失常或右束支传导阻滞，尤其曾行心室切开患者。患者发绀提示PBF不足。

Fontan循环

20世纪70年代早期，Fontan和Kreutzer为一名三尖瓣闭锁患者实施手术，试图将PBF从体循环分离[361]；现在称为Fontan手术或完全腔肺吻合，其目的是将缺氧静脉血直接从体静脉循环被动转移到肺，单心室将氧合血液泵入体循环。其原理已用于许多功能性单心室患者中，手术通常分二到三阶段实施。目前单心室Fontan手术在2～4岁实施，使肺循环和体循环分离。然而，偶尔也有成人患者就诊，但没有经历过循环完全分离。这些患者会有不同程度的发绀和心室功能不全。

即使已实施完全腔肺吻合术，许多患者手术15

年后的生存率仍然下降。收缩期和舒张期心室功能受损及 PVR 增高都会导致死亡率增加，且针对双心室患者 HF 的治疗可能对单心室患者无效[362]。Fontan 手术后常见死亡原因包括血栓栓塞、HF、蛋白丢失性肠病和心律失常[363]。管理 Fontan 生理的成人时，麻醉科医师应特别关注可能进一步损害氧合和心肌功能的情况。被动性 PBF 对任何 PVR 增加或体静脉容量减少的情况都很难耐受。患者可能对心肌抑制药非常敏感。此外，最初 Fontan 手术包括将心房板障直接连到肺动脉，但后来由于心房扩张和由此引起的心律失常等并发症而进行了修改。目前 Fontan 手术在心外施行，以最大限度减少房性心律失常。Fontan 生理患者预期氧饱和度至少 95%，但 Fontan 衰竭患者可能更低。如患者已证实有血栓栓塞或风险较高，必须在术前考虑慢性抗凝治疗。

大动脉转位

当主动脉起源于解剖右心室、肺动脉起源于解剖左心室时，就会发生 TGA。经典 d-TGA 中两个循环并行，需要血液混合才能生存。20 世纪 80 年代，TGA 外科治疗包括心房水平调转手术，即 Mustard 或 Senning 术，通过板障系统将返回心脏的静脉血流重新引至心房。因而高度氧合的肺静脉回流被重新导向右心室，并泵入主动脉和体循环；体循环缺氧血被引到左心室，通过肺动脉将血液泵入肺进行氧合。该手术的长期并发症包括因板障阻塞或渗漏引起的心房扩张及相应的心律失常、窦房结功能障碍或猝死。尤其难以解决的并发症包括体循环右心室功能不全、房室瓣反流、肺动脉瓣下狭窄和肺动脉高压。目前，首选动脉调转术，即主动脉和冠状动脉连接到左心室，而肺动脉连接到右心室。动脉调转术的并发症包括新主动脉瓣反流、冠状动脉口狭窄引起心肌缺血、右心室或左心室流出道梗阻、残余心内分流和左心室功能不全。

小儿心脏电生理

诊断性评估

心脏事件监测

大多数心律失常患者因偶发症状就诊，可能的症状包括胸痛、心悸、晕厥和晕厥前状态（头昏眼花感）。远程心电图监测仪因便于携带和由患者主动激活，可能记录到心律失常[364]。

植入式心电记录仪

环路记录仪植入皮下可连续监测心律，患者或家长手动激活或达到高或低频率参数时自动存储[365]。无创手段难以诊断时，这些可植入环路记录仪的价值在于可将心律失常与症状关联。植入环路记录仪通常在全身麻醉下门诊手术实施，仅有轻微疼痛。

旁路射频消融

射频消融术用于消除房性或室性折返性快速心律失常。该技术用射频消融导管标测异常旁路并精确消融。导管消融可用于病灶或旁路易于消融的顽固性心律失常。250 ～ 1000 名儿童大约有 1 名发生室上性心动过速（SVT），多发生于儿童后期[366]。CHD 成人 SVT 发生率高达 50%[367]。虽然右侧路径更容易进入，但需穿隔穿刺的左侧路径治愈率更佳[368]。儿科电生理导管经股静脉插入，导管尖端位于右心耳、希氏束区、右心室尖部和冠状窦。偶尔冠状窦导管可经右颈内静脉径路插入。标测旁路过程中需快速心房起搏，偶尔需输注异丙肾上腺素诱发心律失常。用消融导管标测，随后用射频能量（300 ～ 750 kHz）消融通路。情况复杂或房室结附近有通路时，可用冷冻疗法限制对房室结的损伤。冷冻治疗可减慢烧灼且出现短暂房室传导阻滞或 PR 间隔延长时可停止消融。患者意外移动可能导致导管移位和损伤正常传导组织，儿童消融手术需全身麻醉。

麻醉药物和技术应旨在维持循环儿茶酚胺并避免抑制心律失常，以帮助识别异常通路。丙泊酚全凭静脉麻醉或小剂量挥发性麻醉药同样安全。数据显示，吸入异氟烷和七氟烷对 SVT 患儿心脏传导无显著影响，可供选择[369-370]。地氟烷尚有争议，新近认为其可能阻断房室传导，因此可能不是合适的麻醉药[371]。手术后恶心和呕吐（PONV）的发生率增加，患者痛苦且可能致插管部位出血。低剂量丙泊酚输注和低剂量挥发性麻醉药可与双频指数监护仪一起使用，以维持浅麻醉水平。为降低 PONV 风险，应使用两类止吐药物。标测过程中，快速心房起搏和使用异丙肾上腺素时需要放置动脉测压管，两者都可导致明显低血压。手术结束前避免使用抑制传导或降低交感神经张力的药物，包括右美托咪定。

严重消融后心肌病已有报道但非常罕见。推测其致病因素包括频繁 SVT 发作引起的潜在心肌病以及长时间快速心房起搏和异丙肾上腺素输注引起的心肌氧失衡。其他并发症包括辐射暴露、心脏压塞、心包炎、腹股沟血肿、动脉血栓形成、房室传导阻滞、体循环栓塞、冠状动脉夹层、二尖瓣及三尖瓣损伤和心内膜炎。

房内折返性心动过速

心房内折返性心动过速（intraatrial reentrant tachycardia，IART）是CHD最常见的心律失常，与并发症和死亡率明显相关。由于存在心房切口、缝合线以及长期血流动力学改变继发的扩张和纤维化，Fontan和心房调转手术患者IART发病率最高[367]。IART治疗方法包括抗心律失常药、射频和冷冻消融、手术和起搏。儿科和先天性电生理学会（PACES）和心律学会（HRS）已经发布“ACHD心律失常管理综合指南”[372]。重要的是对于麻醉药选择、监测和低心排血量状态的早期管理，尤其是单心室生理患者。标测过程中长时间诱发心律失常可降低心排血量，需要正性肌力治疗。患者术后恢复应入住心脏ICU。此类患者急性期成功率高达90%，但34%～54%的患者心律失常复发是个问题。复发的危险因素包括Fontan生理和年龄较大[367, 373]。随着更多CHD患者存活到成年，永久性IART和房颤的发病率都在增加[374]。

通过术前和术中测绘，术中冷冻消融可成功在RA内用于IART患者或LA内用于房颤患者。可治疗性心动过速也可选择心房抗心动过速起搏；单中心队列研究表明可降低CHD患者电复律的需要[375]。L-TGA患者心房抗心动过速起搏的疗效降低。不适合导管消融或消融失败的患者，可联合采用手术消融与CHD修补。

心律失常与心源性猝死

某些心肌病和心脏离子通道病患者由于致命性心律失常，心脏猝死风险增加。患者常有晕厥、先兆晕厥或猝死反复发作自行恢复的病史。这类患者需植入内置式自动复律除颤器（AICDs）进行一级或二级预防。

起搏器和除颤器植入

起搏器适用于完全性心脏传导阻滞或窦房结功能障碍、伴症状性心动过缓以及血流动力学失代偿。儿童通常需要气管插管全身麻醉，应注意麻醉药可能与心动过缓恶化有关。诱导前贴好经胸起搏片并备好异丙肾上腺素输注，以备紧急时需要。永久性起搏植入之前，有必要准备经胸、食管或经静脉临时起搏。较小儿童一般将起搏器置于上腹部，年龄较大儿童和青少年置于锁骨下区。较小儿童（静脉尺寸限制）和无法经静脉通路进入心脏（如Fontan循环）者可用心外膜导联。心外膜起搏器通常由心脏外科医师安置，电生理专家则负责调试。需备有足够的外周静脉通路以防出血，备血随时可用。采用记录心电起搏机械夺获监护模式非常必要，该模式包括有创动脉监测或脉搏容积描记。经静脉起搏可在外科医师帮助下实施，也可在导管室由心内科医师实施。后者需在计划期间确定是否需要手术支持。

AICDs（植入式自动心脏复律除颤器）可用于危及生命的室性心律失常，包括LQTS、肥厚性心肌病和心律失常性右心室发育不良。注意，该装置安装完毕后需通过诱发心室颤动进行测试。必须有外部除颤模式可用并备有抗心律失常药如胺碘酮、镁剂和利多卡因，以防装置失效。通常在气管内插管和控制通气全身麻醉下实施并采用有创动脉血压监测。局部麻醉药局部浸润和静脉短效阿片类药物可提供足够镇痛。患者需入院治疗和监测。适当的抗生素治疗持续24 h。

同步治疗的进展

无论是术前还是术后，束支传导阻滞或室间传导延迟常伴有心力衰竭和某些类型的CHD，导致心肌非同步收缩进而引起心室功能障碍。双心室起搏通过起搏两个心室实现心室收缩重新同步，从而改善整体心室功能。左束支传导阻滞患者，心脏再同步治疗可消除潜在的电、机械不同步，从而改善收缩力、功能、运动耐力和生活质量。多点起搏，包括术中放置心房和心室单极心外膜临时起搏导线，可在转流后即刻改善心脏指数和收缩压[376]。多点临时起搏未必改善低风险双室修补术后心脏功能[377]；但多点起搏在许多情况下已经成为标准，包括单心室生理、再次手术，或者患者并发症和死亡率较高时。

右束支传导阻滞先心病术后常见。可能出现右心室压力、容量负荷增加或两者兼有，且伴有右心室增大和运动障碍。双腔起搏可减少QRS持续时间和增加心脏指数；当起搏部位能产生最窄的QRS持续时间时最为有利[378-379]。

非心脏手术的麻醉

感染性心内膜炎预防：美国心脏协会指南

2008年，美国心脏病学会和美国心脏协会更新感染性心内膜炎预防指南。本章不作详细讨论。

以下操作 / 手术推荐预防感染性内膜炎[380]：

- 涉及牙龈组织或牙根尖周区或口腔黏膜穿孔的牙科手术
- 涉及呼吸黏膜切开的呼吸道手术
- 涉及受感染皮肤、皮肤结构或肌肉骨骼组织的手术

胃肠和泌尿生殖道手术不再常规推荐预防。择期手术应在泌尿生殖或胃肠手术前治疗并存的肠球菌性尿路感染；急诊于术当患者感染性心内膜炎风险最高时可考虑预防。

牙科手术存在以下情况时间推荐进行预防（见表 78.12）：

- 人工心脏瓣膜
- 既往感染性心内膜炎
- 未修补的 CHD，包括姑息性分流和管道
- 用人工材料或装置完全修补 CHD 的手术后 6 个月内
- CHD 修补后，在人工补片或装置的位置或其近处有残余缺陷
- 心脏移植受者出现心脏瓣膜病

这些只是指导方针，谨慎的做法是咨询心内科医师，以便根据患儿病情、手术操作和菌血症风险制订个体化方案。

心脏磁共振成像

磁共振成像的主要优点是能够评估不对称心室，特别是右心室的体积和质量。美国麻醉科医师协会（ASA）已发布 MRI 麻醉管理的实用建议[381]。除了通常考虑的手术室外施行全身麻醉的一般注意事项，麻醉科医师必须准备磁场安全设备以供复苏治疗。评估有植入装置的患者以确保磁兼容和安全性。通常起搏器、植入式除颤器和动脉瘤夹是 MRI 禁忌。弹簧圈、支架和其他外科夹可干扰和产生图像伪影但不会对患者安全构成威胁。大多数患者扫描可在门诊进行。

年幼、不合作或幽闭恐惧症患者需镇静或全身麻醉。屏气对获得良好图像、血管造影和延迟增强成像很有帮助，持续超过 1 min 需预氧合处理。通常如需屏气，则应由麻醉科医师实施气管内全身麻醉。但因技术进展许多医院已使用“自由呼吸”方案无需屏气，也就无需全身麻醉[382-383]。这种方案可获取多个图像，使用检测算法消除呼吸伪影。影像学医师正逐步认识到幼儿全身麻醉的潜在风险，并努力调整方案以尽可能避免全身麻醉[384]。

无论何种麻醉技术都必须持续监测心率、脉搏血氧饱和度、二氧化碳描计图和无创血压。血流动力学受损时应将患者从 MRI 扫描仪转移到安全环境，以便安全使用复苏设备。随着兼容导管和装置的开发，MRI 是最大限度减少 X 线暴露的有用工具，特别对需大量导管操作的 CHD 患者。心脏 MRI 可与导管室透视结合，减少 CHD 辐射照射并改善其软组织显影[385]。

心脏手术患者手术室外麻醉

心脏病患者与其他需要手术室外手术或检查的患者一样。因此，麻醉科医师应随时准备应对各种情况，遵循 ASA 发布的各类指南。此处讨论不包括在心导管实验室进行的手术（上文已有详述）。先天性心脏手术的特性决定了许多患者可能需紧急开胸处理出血或缓解填塞或 ECMO 插管，这些都可能发生在 ICU 中。显然，我们无法确知哪类患者术后会有问题，但手术医师应能准确感知。因此，最好提前计划，为最坏的情况做好准备。随时有足够血液和血制品供手术使用。紧急情况的成功处理取决于管理团队，外科、麻醉科和重症医师，灌注师和手术室护士必须可马上就位。当决定在 ICU 手术时，准备速度至关重要。必须保证药物、电解质和输液随时可用。紧急准备包括确保血液已核查、加温器处于备用状态、紧急药物已备好以及抢救车（带有内置垫板）可用。麻醉科医师的作用是使整个过程流畅，包括镇静、气道管理、患者体位、血液准备、继续容量和药物复苏。

PDA 早产儿带来了管理新问题。这些患儿所在医院常远离心脏团队所在专业医疗中心。Gould 等提及[328]其心脏团队已成功在外院进行导管结扎术。其理念是将团队带给新生儿而非转运脆弱的婴儿。他们比较了本院和外院新生儿手术，发现成功率和并发症率类似。故从麻醉角度看，外院手术需备齐全套呼吸设备和药物，且需当地医院备好浓缩红细胞。麻醉方案包括大剂量阿片类药物、肌肉松弛药、抗生素和继续使用术前血管活性药。我们发现这是稳定且耐受性好的麻醉方案。

临床对麻醉服务的需求不断扩大，对于儿科心脏病患者也是如此。心脏病患者需要进行放射学检查，包括 CT、MRI 和核医学扫描，介入放射治疗，胃肠道检查等。在讨论患者和麻醉之前，工作人员必须对所处环境全面了解，包括磁场、最近的抢救车以及需要时快速获得帮助的能力。这里，我们不讨论细节，只探讨一些基本要点。

同任何麻醉操作一样，全面术前评估至关重要。大多数心脏病患儿病史长而复杂，评估应详细描述心

脏状态，包括先前手术、导管检查结果和相关情况（如神经认知功能、肺功能状态、肾功能）。根据患者基础疾病，近期超声心动图将提供非常重要的细节，涉及总体功能、瓣膜病理、有无心内分流、手术分流是否通畅以及有无心包积液。这是理想的情况，但通常超声心动图检查可能远离麻醉，缺乏超声检查时，临床病史和检查就显得尤为重要。心脏移植患者应该有近期超声检查，因其可能提供重要信息，或提示虽然无症状但患者功能正在恶化。

禁食指南应特别关注。许多先心病患者的生理学状态（如单心室、手术分流、未修补的 TOF）可能因脱水而加重。允许和鼓励这类患者口服饮水直到手术前 2 h；否则必须给予静脉输液。麻醉过程取决于手术持续时间、患者生理状态（自主呼吸 vs. 控制通气）、气道管理技术（自然气道 vs. 喉罩 vs. 气管内导管）、麻醉维持、往返手术区行程以及患者体温维持情况。离开诱导区之前，麻醉小组必须做好应对气道意外甚至抢救的准备；因此，转运时必须携带辅助气道设备和复苏药物。手术室外麻醉的场所众多，很难在所有场所都配备麻醉机；但是应配备带有气道设备、静脉输液相关材料和复苏药物的麻醉车。因从业人员和医院不同，使用的麻醉药也不同，但对患者全面了解以及在手术室外出现任何困难都能迅速处理的能力是重要的共同细节。

致谢

编辑、出版商和修回作者 William J. Greeley 博士，非常感谢 Aruna T. Nathan 博士和已故 Dr. Chad C. Cripe 博士在本书前一版中对本章的贡献。它是本章内容的基础。

参考文献

1. Hickey PR, et al. *Anesth Analg*. 1984;63:657.
2. Teitel DF, et al. *Pediatr Res*. 1985;19:948.
3. Teitel DF, et al. *Pediatr Res*. 1991;29:473.
4. Thornburg KL, et al. *Am J Physiol*. 1983;244:H656.
5. Vetter R, et al. *Biomed Biochim Acta*. 1986;45:S219.
6. Humphreys JE, et al. *J Mol Cell Cardiol*. 1984;16:643.
7. Jarmakani JM, et al. *Dev Pharmacol Ther*. 1982;5(1).
8. Nassar R, et al. *Circ Res*. 1987;61:465.
9. Muhiudeen IA, et al. *Anesthesiology*. 1992;76:165.
10. Ungerleider RM, et al. *Am J Cardiol*. 1989;63(suppl):3F–8F, 14F.
11. Greeley WJ, et al. *J Thorac Cardiovasc Surg*. 1988;95:842.
12. Cheng HH, et al. *Pediatr Cardiol*. 2011;32:1139.
13. Tanner K, et al. *Pediatrics*. 2005;116:e833.
14. Rosenthal GL, et al. *Am J Epidemiol*. 1991;133:1273.
15. Simpson JM, et al. *Am J Cardiol*. 2001;87:1372.
16. Kramer HH, et al. *Eur J Pediatr*. 1990;149:752.
17. Reddy VM, et al. *J Thorac Cardiovasc Surg*. 1999;117:324.
18. Weinstein S, et al. *Circulation*. 1999;100:II167.
19. Reddy VM, et al. *Semin Pediatr Surg*. 2000;9:91.
20. Reddy VM. *Semin Thorac Cardiovasc Surg Pediatr Card Surg Annu*. 2013;16:13.
21. Deleted in proofs.
21. Turley K, et al. *J Thorac Cardiovasc Surg*. 1980;79:194.
22. Pacifico AD, et al. *J Thorac Cardiovasc Surg*. 1987;93:919.
23. McElhinney DB, et al. *Circulation*. 2010;122:507.
24. Norwood Jr WI, et al. *Ann Thorac Surg*. 1992;54:1025; discussion 9.
25. Norwood Jr WI. *Ann Thorac Surg*. 1991;52:688.
26. Azakie A, et al. *Ann Thorac Surg*. 2004;77:1727.
27. Sano S, et al. *Ann Thorac Surg*. 2004;78:1951; discussion 7.
28. Pizarro C, et al. *Ann Thorac Surg*. 2004;78:1959; discussion 63.
29. Ohye RG, et al. *J Thorac Cardiovasc Surg*. 2008;136:968.
30. Ohye RG, et al. *N Engl J Med*. 2010;362:1980.
31. Licht DJ, et al. *J Thorac Cardiovasc Surg*. 2004;128:841.
32. Karavas AN, et al. *Ann Thorac Surg*. 2011;92:1138.
33. Turek JW, et al. *Ann Thorac Surg*. 2013;96:219–223; discussion 23.
34. Kopf GS, et al. *J Thorac Cardiovasc Surg*. 1992;103:1039; discussion 47.
35. Gildein HP, et al. *Int J Cardiol*. 1990;29:21.
36. Mayer Jr JE, et al. *J Thorac Cardiovasc Surg*. 1992;103:444; discussion 51.
37. Fukumi D, et al. *Pediatr Int*. 2002;44:134.
38. Thorne AC, et al. *J Cardiothorac Vasc Anesth*. 1993;7:307.
39. Nieto RM, et al. *J Thorac Cardiovasc Surg*. 2017;153:678.
40. Nicolson SC, et al. *Anesth Analg*. 1992;74:694.
41. Schreiner MS, et al. *Anesthesiology*. 1990;72:593.
42. Sahn DJ. *Circulation*. 1985;71:849.
43. Helbing WA, Ouhlous M. Cardiac magnetic resonance imaging in children. *Pediatr Radiol*. 2015;45:20–26.
44. Driessen MM, et al. *Pediatr Radiol*. 2015;45:5.
45. Kappanayil M, et al. *Ann Pediatr Cardiol*. 2017;10:117.
46. Valverde I, et al. *Eur J Cardiothorac Surg*. 2017;52:1139.
47. Stern DH, et al. *Anesthesiology*. 1985;62:557.
48. Reynolds LM, et al. *Anesth Analg*. 1993;76:751.
49. Kamra K, et al. *Paediatr Anaesth*. 2011;21:479.
50. Randolph GR, et al. *J Thorac Cardiovasc Surg*. 2002;124:1176.
51. Cyran SE, et al. *J Cardiovasc Surg (Torino)*. 1991;32:318.
52. Shah PM, et al. *J Cardiothorac Vasc Anesth*. 1992;6:8–14.
53. Andropoulos DB, et al. *Anesth Analg*. 2004;99:1365.
54. Boothroyd A. *Eur J Radiol*. 1998;26:154.
55. Andropoulos DB, et al. *Anesth Analg*. 2004;98:1267.
56. Rodriguez RA, et al. *Perfusion*. 2006;21:247.
57. Bishop CC, et al. *Stroke*. 1986;17:913.
58. Zimmerman AA, et al. *J Thorac Cardiovasc Surg*. 1997;114:594.
59. Lundar T, et al. *Pediatr Cardiol*. 1987;8:161.
60. Hillier SC, et al. *Anesth Analg*. 1991;72:723.
61. Padayachee TS, et al. *Ann Thorac Surg*. 1987;44:298.
62. Kussman BD, et al. *Anesth Analg*. 2017;125:234–240.
63. Hoffman GM, et al . *J Thorac Cardiovasc Surg*. 2013;146:1153–1164.
64. Hoffman GM, et al. *Ann Thorac Surg*. 2017;103:1527–1535.
65. Vida VL, et al. *Can J Cardiol*. 2016;32:970–977.
66. Gist KM, et al. *Pediatr Crit Care Med*. 2016;17:342–349.
67. Ghanayem NS, Hoffman GM. *Pediatr Crit Care Med*. 2016;17:S201–S206.
68. Kern FH, et al. *Ann Thorac Surg*. 1992;54:749.
69. Greeley WJ, et al. *J Thorac Cardiovasc Surg*. 1991;101:783.
70. Greeley WJ, et al. *J Thorac Cardiovasc Surg*. 1989;97:737.
71. Kern FH, et al. *J Thorac Cardiovasc Surg*. 1991;101:618.
72. Laishley RS, et al. *Anesthesiology*. 1986;65:673.
73. Greeley WJ, et al. *Anesthesiology*. 1986;65:666.
74. Landoni G, et al. *Ann Card Anaesth*. 2009;12:4–9.
75. Yildirim V, et al. *Heart Surg Forum*. 2009;12:E1–E9.
76. Murray D, et al. *Anesthesiology*. 1987;67:211.
77. Friesen RH, et al. *Anesth Analg*. 1983;62:411.
78. Eger 2nd EI. *Anesth Analg*. 1992;75:S3; discussion S8.
79. Davis PJ, et al. *Anesthesiology*. 1994;80:298.
80. Taylor RH, et al. *Can J Anaesth*. 1992;39:6–13.
81. Warltier DC, Pagel PS. *Anesth Analg*. 1992;75:S17; discussion S31.
82. Taylor RH, Lerman J. *Anesthesiology*. 1991;75:975.
83. Smiley RM. *Anesth Analg*. 1992;75:S38; discussion S6.
84. White PF. *Anesth Analg*. 1992;75:S47; discussion S4.
85. Zwass MS, et al. *Anesthesiology*. 1992;76:373.
86. Sarner JB, et al. *Anesthesiology*. 1995;82:38.
87. Kern C, et al. *Paediatr Anaesth*. 1997;7:439.
88. Holzman RS, et al. *Anesthesiology*. 1996;85:1260.
89. Wodey E, et al. *Anesthesiology*. 1997;87:795.
90. Hickey PR, et al. *Anesth Analg*. 1985;64:483.

91. Hickey PR, et al. *Anesth Analg*. 1984;63:117.
92. Hickey PR, et al. *Anesth Analg*. 1985;64:1137.
93. Greeley WJ, et al. *Anesth Analg*. 1987;66:1067.
94. Moore RA, et al. *Anesthesiology*. 1985;62:725.
95. Anand KJ, et al. *N Engl J Med*. 1992;326:1–9.
96. Guy J, et al. *Anesthesiology*. 1997;86:514.
97. Sebel PS, et al. *Anesth Analg*. 1995;80:990.
98. Thompson JP, et al. *Br J Anaesth*. 1998;80:467.
99. Davis PJ, et al. *Anesth Analg*. 1997;84:982.
100. Davis PJ, et al. *Anesth Analg*. 1987;66:203.
101. Frink Jr EJ, et al. *Anesthesiology*. 1996;84:566.
102. Murphy GS, et al. *Anesthesiology*. 2015;122:1112–1122.
103. Ward RM, et al. *Paediatr Anaesth*. 2014;24:591–601.
104. Tobias JD, et al. *Pediatr Cardiol*. 2011;32:1075.
105. Li B, et al. *Sci Rep*. 2015;5:12342.
106. Schwartz LI, et al. *Anesth Analg*. 2016;123:715–721.
107. Tang C, Xia Z. *J Pain Res*. 2017;10:1899–1904.
108. Chrysostomou C, et al. *Pediatr Crit Care Med*. 2006;7:126–131.
109. Lam F, et al. *Pediatr Cardiol*. 2012;33:1069–1077.
110. Jooste EH, et al. *Anesth Analg*. 2010;111:1490–1496.
111. Hammer GB, et al. *Anesth Analg*. 2008;106:79.
112. Gautam NK, et al. *J Cardiothorac Vasc Anesth*. 2017;31:1960–1965.
113. Schwartz LI, et al. *Semin Cardiothorac Vasc Anesth*. 2016;20:175–178.
114. Schupbach P, et al. *Vox Sang*. 1978;35:332.
115. Marelli D, et al. *J Thorac Cardiovasc Surg*. 1989;98:751.
116. Haneda K, et al. *J Cardiovasc Surg (Torino)*. 1987;28:614.
117. Elhoff JJ, et al. *Pediatr Crit Care Med*. 2016;17:30–35.
118. Sakamoto T, et al. *Ann Thorac Surg*. 2004;77:1656; discussion 63.
119. Shin'oka T, et al. *J Thorac Cardiovasc Surg*. 1996;112:1610; discussion 20.
120. Jonas RA, et al. *J Thorac Cardiovasc Surg*. 2003;126:1765.
121. Spahn DR, et al. *J Thorac Cardiovasc Surg*. 1993;105:694.
122. Bellinger DC, et al. *J Thorac Cardiovasc Surg*. 2001;121:374.
123. Andropoulos DB, et al. *J Thorac Cardiovasc Surg*. 2003;125:491.
124. Fox LS, et al. *J Thorac Cardiovasc Surg*. 1982;83:239.
125. Michenfelder JD, Theye RA. *Anesthesiology*. 1968;29:1107.
126. Fox LS, et al. *J Thorac Cardiovasc Surg*. 1984;87:658.
127. Rebeyka IM, et al. *Ann Thorac Surg*. 1987;43:391.
128. Henriksen L, et al. *Thorac Cardiovasc Surg*. 1986;34:116.
129. Burrows FA, et al. *Anesthesiology*. 1990;73:632.
130. du Plessis AJ, et al. *J Thorac Cardiovasc Surg*. 1997;114:991; discussion 1.
131. Kern JH, et al. *Pediatrics*. 1998;102:1148.
132. Wells FC, et al. *J Thorac Cardiovasc Surg*. 1983;86:823.
133. Oates RK, et al. *J Thorac Cardiovasc Surg*. 1995;110:786.
134. Tabbutt S, et al. *J Thorac Cardiovasc Surg*. 2012; 144:882–895.
135. Wypij D, et al. *J Thorac Cardiovasc Surg*. 2003;126:1397.
136. Visconti KJ, et al. *Ann Thorac Surg*. 2006;82:2207; discussion 11.
137. Nakakimura K, et al. *Anesthesiology*. 1990;72:1005.
138. Lanier WL, et al. *Anesthesiology*. 1987;66:39.
139. Farias LA, et al. *Anesthesiology*. 1986;65:595.
140. Plum F. *Neurology*. 1983;33:222.
141. Kubler W, et al. *Am J Cardiol*. 1977;40:467.
142. Glauser TA, et al. *Pediatrics*. 1990;85:991.
143. Auer RN. *Stroke*. 1986;17:699.
144. Sieber FE, et al. *Am J Physiol*. 1989;256:H697.
145. Rappaport LA, et al. *Circulation*. 1998;97:773.
146. Kron IL, et al. *Ann Thorac Surg*. 1985;39:590.
147. Hilberman M, et al. *J Thorac Cardiovasc Surg*. 1979;77:880.
148. Gomez-Campdera FJ, et al. *Child Nephrol Urol*. 1988;9:138.
149. Toda Y, Sugimoto K. *J Intensive Care*. 2017;5:49.
150. Naik SK, et al. *Circulation*. 1991;84:III422.
151. Naik SK, et al. *Perfusion*. 1991;6:41.
152. McGowan Jr FX, et al. *J Thorac Cardiovasc Surg*. 1993;106:968.
153. Jenkins J, et al. *Crit Care Med*. 1985;13:77.
154. Howard RJ, et al. *Arch Surg*. 1988;123:1496.
155. Anand KJ, et al. *Anesthesiology*. 1990;73:661.
156. Anand KJ, et al. *Lancet*. 1987;1:62.
157. Lagercrantz H, et al. *Sci Am*. 1986;254:100.
158. Oshita S, et al. *J Cardiothorac Anesth*. 1989;3:597.
159. Severinghaus JW, et al. *Anesthesiology*. 1990;73:532.
160. Gold JP, et al. *Ann Thorac Surg*. 1986;42:185.
161. Ungerleider R. *Int J Card Imaging*. 1989;4:33.
162. Greeley WJ, et al. *Anesthesiology*. 1990;73:1042.
163. Goldberg CS, et al. *J Thorac Cardiovasc Surg*. 2007;133:880–887.
164. Seghaye MC, et al. *J Thorac Cardiovasc Surg*. 1996;112:687.
165. Undar A. *ASAIO J*. 2005;51:522.
166. Eckmann DM, et al. *Anesth Analg*. 2000;91:539.
167. Williams GD, et al. *J Thorac Cardiovasc Surg*. 2006;132:1291.
168. Bando K, et al. *Ann Thorac Surg*. 1998;66:821; discussion 8.
169. Draaisma AM, et al. *Ann Thorac Surg*. 1997;64:521.
170. Maluf MA. *Perfusion*. 2003;18(suppl 1):61.
171. Davies MJ, et al. *J Thorac Cardiovasc Surg*. 1998;115:361; discussion 9.
172. Sever K, et al. *Scand Cardiovasc J*. 2004;38:307.
173. Huang H, et al. *Chin Med J (Engl)*. 2003;116:1504.
174. Gaynor JW, et al. *Cardiol Young*. 2005;15:4.
175. Mahmoud AB, et al. *Chest*. 2005;128:3447.
176. Keenan HT, et al. *J Thorac Cardiovasc Surg*. 2000;119:501; discussion 6.
177. Hiramatsu T, et al. *Ann Thorac Surg*. 2002;73:861.
178. Ramamoorthy C, Lynn AM. *J Cardiothorac Vasc Anesth*. 1998;12: 483–485.
179. Bando K, et al. *J Thorac Cardiovasc Surg*. 1998;115:517; discussion 25.
180. Skaryak LA, et al. *J Thorac Cardiovasc Surg*. 1995;109:744; discussion 51.
181. Rodriguez RA, et al. *Ann Thorac Surg*. 2005;80:22.
182. Medlin WM, Sistino JJ. *Perfusion*. 2006;21:325.
183. Journois D, et al. *Anesthesiology*. 1994;81:1181; discussion 26A.
184. Taenzer AH, et al. *J Extra Corpor Technol*. 2005;37:369.
185. Graham Jr TP, et al. *Circulation*. 1986;74:I–61.
186. Berner M, et al. *J Thorac Cardiovasc Surg*. 1989;97:297.
187. Rebeyka IM, et al. *J Thorac Cardiovasc Surg*. 1990;100:240.
188. Bohn DJ, et al. *Crit Care Med*. 1980;8:367.
189. Chang AC, et al. *Crit Care Med*. 1995;23:1907.
190. Ramamoorthy C, et al. *Anesth Analg*. 1998;86:283.
191. Rudolph AM. *Circ Res*. 1985;57:811.
192. Pearl JM, et al. *Ann Thorac Surg*. 1991;52:780.
193. Golding LA. *Semin Thorac Cardiovasc Surg*. 1991;3:29–32.
194. Klein MD, et al. *J Thorac Cardiovasc Surg*. 1990;100:498.
195. Walters 3rd HL, et al. *Ann Thorac Surg*. 1995;60:329; discussion 36.
196. Meliones JN, et al. *Circulation*. 1991;84:III168.
197. Duncan BW, et al. *J Thorac Cardiovasc Surg*. 1998;116:305.
198. Karl TR. *Semin Thorac Cardiovasc Surg*. 1994;6:154.
199. Runo JR, Loyd JE. *Lancet*. 2003;361:1533.
200. Atz AM, Wessel DL. *Anesthesiology*. 1999;91:307.
201. Clabby ML, et al. *J Am Coll Cardiol*. 1997;30:554.
202. Carmosino MJ, et al. *Anesth Analg*. 2007;104:521.
203. Rich S, et al. *Ann Intern Med*. 1987;107:216.
204. Blaise G, et al. *Anesthesiology*. 2003;99:1415.
205. Taylor CJ, et al. *Br J Anaesth*. 2007;98:657.
206. Adatia I. *Curr Opin Pediatr*. 2002;14:292.
207. Fischer LG, et al. *Anesth Analg*. 2003;96:1603.
208. Lyrene RK, et al. *Pediatr Res*. 1985;19:1268.
209. Rudolph AM, et al. *J Clin Invest*. 1966;45:399.
210. Weisfeldt ML, et al. *Circulation*. 1986;74:443.
211. Lawless S, et al. *J Clin Pharmacol*. 1988;28:283.
212. Molloy DW, et al. *Chest*. 1985;88:432.
213. Levin DL, et al. *J Pediatr*. 1976;89:626.
214. Bush A, et al. *Am Rev Respir Dis*. 1987;136:767.
215. Zall S, et al. *Anesth Analg*. 1991;73:689.
216. Barst RJ, et al. *Ann Intern Med*. 1994;121:409.
217. Prasad S, et al. *N Engl J Med*. 2000;343:1342.
218. Barst RJ, et al. *N Engl J Med*. 1996;334:296.
219. Abrams D, et al. *Heart*. 2000;84:E4.
220. Zhao L, et al. *Circulation*. 2001;104:424.
221. Boucek MM, et al. *J Heart Lung Transplant*. 2003;22:636.
222. Barst RJ, et al. *Clin Pharmacol Ther*. 2003;73:372.
223. Gaynor JW, et al. *Curr Opin Pediatr*. 1998;10:256.
224. Pepke-Zaba J, et al. *Lancet*. 1991;338:1173.
225. Russell IA, et al. *Anesth Analg*. 1998;87:46.
226. Girard C, et al. *Anesthesiology*. 1992;77:880.
227. Curran RD, et al. *Ann Thorac Surg*. 1995;60:1765.
228. Wessel DL, et al. *Circulation*. 1993;88:2128.
229. Zobel G, et al. *J Cardiovasc Surg (Torino)*. 1998;39:79–86.
230. Adatia I, et al. *J Thorac Cardiovasc Surg*. 1996;112:1403.
231. Adatia I, et al. *J Am Coll Cardiol*. 1995;25:1656.
232. Wheller J, et al. *Circulation*. 1979;60:1640.
233. Bartkowski R, et al. *Eur J Cardiothorac Surg*. 2002;22:879.
234. Journois D, et al. *J Thorac Cardiovasc Surg*. 1994;107:1129.
235. Yahagi N, et al. *Ann Thorac Surg*. 1994;57:1371.
236. Manno CS, et al. *Blood*. 1991;77:930.
237. Fergusson DA, et al. *N Engl J Med*. 2008;358:2319.
238. Andrew M, et al. *Blood*. 1987;70:165.
239. Colon-Otero G, et al. *Mayo Clin Proc*. 1987;62:379.
240. Hornykewycz S, et al. *Paediatr Anaesth*. 2009;19:854–861.
241. Zabala LM, Guzzetta NA. *Paediatr Anaesth*. 2015;25:981–989.
242. Guzzetta NA, et al. *Anesth Analg*. 2010;111:173–179.

243. Guzzetta NA, et al. *Anesth Analg*. 2005;100:1276–1282; table of contents.
244. Guzzetta NA, et al. *Anesth Analg*. 2008;106:419–425; table of contents.
245. Gruenwald CE, et al. *J Am Coll Cardiol*. 2010;56:1794–1802.
246. Andrew M, et al. *Blood*. 1987;70:165–172.
247. Monagle P, et al. *Thromb Haemost*. 2006;95:362–372.
248. Manlhiot C, et al. *J Thorac Cardiovasc Surg*. 2016;151:444–450.
249. Arnold PD. *Paediatr Anaesth*. 2014;24:89–97.
250. Jobes DR, et al. *J Thorac Cardiovasc Surg*. 1995;110:36.
251. Horkay F, et al. *Ann Thorac Surg*. 1992;53:822.
252. Romlin BS, et al. *Br J Anaesth*. 2014;113:847–854.
253. Woodman RC, Harker LA. *Blood*. 1990;76:1680.
254. Harker LA. *N Engl J Med*. 1986;314:1446.
255. Williams GD, et al. *Ann Thorac Surg*. 1998;66:870–875; discussion 5-6.
256. Faraoni D, et al. *Eur J Anaesthesiol*. 2015;32:320–329.
257. Williams GD, et al. *Anesth Analg*. 1999;89:1411–1416.
258. Steiner ME, Despotis GJ. *Hematol Oncol Clin North Am*. 2007;21:177–184.
259. Wikkelso A, et al. *Anaesthesia*. 2017;72:519–531.
260. Pasquali SK, et al. *Ann Thorac Surg*. 2016;102:1580–1587.
261. Romlin BS, et al. *Anesth Analg*. 2011;112:30–36.
262. Nakayama Y, et al. *Br J Anaesth*. 2015;114:91–102.
263. Oswald E, et al. *Br J Anaesth*. 2010;105:827–835.
264. Chan KL, et al. *Anesth Analg*. 2007;105:1610–1613; table of contents.
265. Eaton MP. *Anesth Analg*. 2008;106:1087–1100.
266. Pasquali SK, et al. *J Thorac Cardiovasc Surg*. 2012;143:550.
267. Royston D, et al. *Lancet*. 1987;2:1289.
268. Dietrich W, et al. *J Cardiothorac Anesth*. 1989;3:79.
269. Dietrich W, et al. *Anesthesiology*. 1990;73:1119.
270. Dietrich W, et al. *J Thorac Cardiovasc Surg*. 1991;102:505.
271. Dietrich W, et al. *J Cardiothorac Vasc Anesth*. 1992;6:324.
272. Eaton MP, et al. *Anesthesiology*. 2015;122:1002–1009.
273. Salzman EW, et al. *N Engl J Med*. 1986;314:1402.
274. Reynolds LM, et al. *J Thorac Cardiovasc Surg*. 1993;106:954.
275. Guzzetta NA, Williams GD. *Paediatr Anaesth*. 2017;27:678–687.
276. Galas FR, et al. *J Thorac Cardiovasc Surg*. 2014;148:1647–1655.
277. Ghadimi K, et al. *Anesth Analg*. 2016;122:1287–1300.
278. Guzzetta NA, et al. 2014;112:319–327.
279. Franklin SW, et al. *Anesth Analg*. 2016;122:935–942.
280. Cholette JM, et al. *Anesth Analg*. 2017.
281. Willems A, et al. *Anesth Analg*. 2016;123:420–429.
282. Manlhiot C, et al. *Circulation*. 2011;124:1511–1519.
283. Faraoni D, et al. *Ann Thorac Surg*. 2016;102:1360–1367.
284. Faraoni D, et al. *J Cardiothorac Vasc Anesth*. 2017;31:1943–1948.
285. Jaggers JJ, et al. *Ann Thorac Surg*. 1999;68:513–520.
286. Garvin S, et al. *Anesth Analg*. 2010;111:862–869.
287. Brown AC, et al. *Anesthesiology*. 2016;124:1021–1031.
288. Limperopoulos C, et al. *J Pediatr*. 2000;137:638.
288a. Chen J, et al. *Ann Thorac Surg*. 2009;88:823–829.
289. Galli KK, et al. *J Thorac Cardiovasc Surg*. 2004;127:692.
290. Mahle WT, et al. *Circulation*. 2002;106:I109.
291. Balasubramanian SK, et al. *J Cardiothorac Surg*. 2007;2:4.
292. Flick RP, et al. *Pediatrics*. 2011;128:e1053.
293. DiMaggio C, et al. *Anesth Analg*. 2011;113:1143.
294. DiMaggio C, et al. *J Neurosurg Anesthesiol*. 2009;21:286.
295. Gleich SJ, et al. *Contemp Clin Trials*. 2015;41:45–54.
296. Hu D, et al. *Anesthesiology*. 2017;127:227–240.
297. Ing C, et al. *J Neurosurg Anesthesiol*. 2017;29:264–273.
298. O'Leary JD, et al. *Anesthesiology*. 2016;125:272–279.
299. Jaggers JJ, et al. *Ann Thorac Surg*. 2000;69:1476.
300. Shah SA, et al. *ASAIO J*. 2005;51:504.
301. Kolovos NS, et al. *Ann Thorac Surg*. 2003;76:1435; discussion 41.
302. Blume ED, et al. *Circulation*. 2006;113:2313.
303. Ibrahim AE, et al. *Ann Thorac Surg*. 2000;69:186.
304. Carberry KE, et al. *Crit Care Nurs Q*. 2007;30:121.
305. Duncan BW, et al. *J Thorac Cardiovasc Surg*. 1999;117:529.
306. Heise D, et al. *J Cardiothorac Surg*. 2007;2:47.
307. Shen I, et al. *Ann Thorac Surg*. 2003;75:S729.
308. Duncan BW. *Ann Thorac Surg*. 2002;73:1670.
309. Adachi I, et al. *J Thorac Dis*. 2015;7:2194–2202.
310. Yarlagadda VV, et al. *J Am Coll Cardiol*. 2017;70:2250–2260.
311. Hosenpud JD, et al. *J Heart Lung Transplant*. 1998;17:656.
312. Kirklin JK, et al. *J Am Coll Cardiol*. 1988;11:917.
313. Gajarski RJ, et al. *J Am Coll Cardiol*. 1994;23:1682.
314. Fukushima N, et al. *J Thorac Cardiovasc Surg*. 1994;107:985.
315. Chartrand C, et al. *J Heart Transplant*. 1990;9:608; discussion 16.
316. Bailey LL. *J Heart Lung Transplant*. 1993;12:S168.
317. Zales VR, et al. *Circulation*. 1994;90:II61.
318. Boucek MM, et al. *J Pediatr*. 1990;116:171.
319. Canter CE, et al. *J Heart Lung Transplant*. 1994;13:74; discussion 9.
320. Dipchand AI, et al. *Pediatr Transplant*. 2013;17:99–111.
321. Schure AY, Kussman BD. *Paediatr Anaesth*. 2011;21:594–603.
322. Benden C. *J Thorac Dis*. 2017;9:2675–2683.
323. Drews T, et al. *ASAIO J*. 2007;53:640.
324. Wessel DL. *Crit Care Med*. 2001;29:S220.
325. Boucek MM, et al. *J Heart Lung Transplant*. 2005;24:968.
326. Laborde F, et al. *J Thorac Cardiovasc Surg*. 1995;110:1681; discussion 4.
327. Burke RP, et al. *J Thorac Cardiovasc Surg*. 1995;109:499; discussion 8.
328. Gould DS, et al. *Pediatrics*. 2003;112:1298.
329. DeSanctis RW, et al. *N Engl J Med*. 1987;317:1060.
330. Malviya S, et al. *Can J Anaesth*. 1989;36:320.
331. Mullins CE. *Circulation*. 1989;79:1153.
332. Lock JE, et al. *Circulation*. 1989;79:1091.
333. Hellenbrand WE, et al. *Am J Cardiol*. 1990;66:207.
334. Haas NA, et al. *Catheter Cardiovasc Interv*. 2016;88:571–581.
335. Wyss Y, et al. *J Interv Cardiol*. 2016;29:646–653.
336. Yew G, et al. *Catheter Cardiovasc Interv*. 2005;64:193.
337. Masura J, et al. *J Am Coll Cardiol*. 2005;45:505.
338. Butera G, et al. *Am Heart J*. 2004;148:507.
339. Tobis J, Shenoda M. *J Am Coll Cardiol*. 2012;60:1722–1732.
340. Suda K, et al. *J Am Coll Cardiol*. 2004;43:1677.
341. Amin Z, et al. *Catheter Cardiovasc Interv*. 2004;63:496.
342. Krumsdorf U, et al. *J Am Coll Cardiol*. 2004;43:302.
343. Holzer R, et al. *J Am Coll Cardiol*. 2004;43:1257.
344. Knauth AL, et al. *Circulation*. 2004;110:501.
345. Bass JL, et al. *Catheter Cardiovasc Interv*. 2003;58:238.
346. Hijazi ZM, et al. *Catheter Cardiovasc Interv*. 2002;56:508.
347. Saurav A, et al. *Catheter Cardiovasc Interv*. 2015;86:1048–1056.
348. Rothman A, et al. *J Am Coll Cardiol*. 1990;15:1109.
349. Geggel RL, et al. *Circulation*. 2001;103:2165.
350. Li WF, et al. *Congenit Heart Dis*. 2018;13:140–146.
351. Jones TK, et al. *J Am Coll Cardiol*. 2016;68:1525–1535.
352. Callahan R, et al. *Pediatr Cardiol*. 2017;38:456–464.
353. Booth KL, et al. *J Am Coll Cardiol*. 2002;40:1681.
354. Akintuerk H, et al. *Circulation*. 2002;105:1099.
355. Vitiello R, et al. *J Am Coll Cardiol*. 1998;32:1433.
356. Boucek MM, et al. *Semin Thorac Cardiovasc Surg Pediatr Card Surg Annu72*. 2005.
357. Galantowicz M, et al. *Semin Thorac Cardiovasc Surg Pediatr Card Surg Annu*. 2004;7:48.
358. Michel-Behnke I, et al. *Catheter Cardiovasc Interv*. 2004;61:242.
359. Warnes CA, et al. *J Am Coll Cardiol*. 2001;37:1170.
360. Twite MD, Ing RJ. *Semin Cardiothorac Vasc Anesth*. 2012;16:97–105.
361. Bailey Jr PD, et al. *Anesthesiol Clin*. 2009;27:285.
362. Kverneland LS, et al. *Congenit Heart Dis*. 2018.
363. Rychik J. *Semin Thorac Cardiovasc Surg Pediatr Card Surg Annu*. 2010;13:96.
364. Saarel EV, et al. *Pediatrics*. 2004;113:248.
365. Rossano J, et al. *Pediatrics*. 2003;112:e228.
366. Perry JC, Garson Jr A. *J Am Coll Cardiol*. 1990;16:1215–1220.
367. Wasmer K, Eckardt L. *Heart*. 2016;102:1614–1619.
368. Kugler JD. *Circulation*. 1994;90:639–641.
369. Erb TO, et al. *Anesth Analg*. 2002;95:1577–1581; table of contents.
370. Lavoie J, et al. *Anesthesiology*. 1995;82:884–887.
371. Hino H, et al. *Acta Anaesthesiol Scand*. 2018;62:159–166.
372. Khairy P, et al. *Heart Rhythm*. 2014;11:e102–e165.
373. Yap SC, et al. *J Am Coll Cardiol*. 2010;56:1589–1596.
374. Labombarda F, et al. *J Am Coll Cardiol*. 2017;70:857–865.
375. Kramer CC, et al. *Heart Rhythm*. 2017.
376. Zimmerman FJ, et al. *Ann Thorac Surg*. 2003;75:1775.
377. Jeewa A, et al. *Pediatr Cardiol*. 2010;31:181–187.
378. Dubin AM, et al. *Circulation*. 2003;107:2287.
379. Roofthooft MT, et al. *Pacing Clin Electrophysiol*. 2003;26:2042.
380. Nishimura RA, et al. *Catheter Cardiovasc Interv*. 2008;72:E1.
381. Practice advisory on anesthetic care for magnetic resonance imaging. *Anesthesiology*. 2015;122:495–520.
382. Cindea N, et al. *Magn Reson Med*. 2010;63:59–67.
383. Moghari MH, et al. *Magn Reson Med*. 2017.
384. Ahmad R, et al. *Pediatr Radiol*. 2018;48:37–49.
385. Tzifa A, et al. *Magn Reson Imaging Clin N Am*. 2012;20:117–128.
386. Forbess JM, et al. *Circulation*. 1995;92:II-262–II-266.

79 小儿与新生儿重症监护治疗

TODD J. KILBAUGH，MAURICE S. ZWASS，PATRICK ROSS
王坤　丁文刚　译　王国年　审校

要　点

- 先天性心脏病可引起患儿出生后氧合、灌注和心肌功能发生严重改变，先天性心脏病可以分为低氧型和氧含量正常型两类。
- 休克治疗的总体目标是治疗病因、恢复足够的组织氧供并消除无氧代谢产生的代谢产物。机体越快恢复充足灌注，整体预后越好。
- 新生儿复苏细节之一是建议使用室内空气进行正压通气（positive pressure ventilation，PPV），如果复苏过程中需要进行胸外按压或药物治疗，则建议使用 100% 氧气进行 PPV。
- 小儿心搏骤停并不罕见。每年至少 16 000 例美国儿童（每年每 100 000 名儿童中 8 ～ 20 例）发生心搏呼吸骤停。
- 心搏骤停和心肺复苏（CPR）干预措施的四个不同阶段是：①心搏骤停前阶段，②无灌注阶段（未经治疗的心搏骤停），③低灌注阶段（CPR），④心搏骤停和复苏后阶段。
- 最近修订了急性呼吸窘迫综合征（acute respiratory distress syndrome，ARDS）的诊断标准，在现在的柏林定义中，根据缺氧的程度将 ARDS 分成三个等级。轻度为 $PaO_2/FiO_2 = 201 \sim 300$，呼气末正压（positive end-expiratory pressure，PEEP）> 5；中度为 $PaO_2/FiO_2 = 100 \sim 200$，$PEEP > 5$；重度为 $PaO_2/FiO_2 < 100$，$PEEP > 10$。
- 创伤性脑损伤（traumatic brain injury，TBI）由两部分组成：由脑实质直接的机械损害引起的原发性损伤和随后数小时至数天发生的继发性损伤。继发性损伤可能涉及多种机制，包括缺血、兴奋性中毒、代谢衰竭与细胞凋亡、脑水肿、轴索损伤、炎症和再生。
- 肺血管闭塞性危象可导致急性胸部综合征（acute chest syndrome，ACS）。急性胸部综合征是镰状细胞病致死的主要原因和该病的第二常见并发症。
- 肿瘤溶解综合征是由大量肿瘤细胞急性溶解产生的一种代谢危象，血清尿酸、钾离子、磷酸盐浓度升高，而磷酸盐浓度升高可引起低钙血症。
- 随着时间的推移，家庭在儿科重症监护治疗病房（PICU）中的作用不断演变，将家庭纳入对孩子的护理中，现在已被认为是危重病护理的重要组成部分。
- 事故和创伤是 1 ～ 14 岁儿童死亡的主要原因。

重症监护治疗病房和手术室的关系

儿科重症监护治疗领域可能起源于麻醉，但是随着时间的推移这两个学科逐渐分开。由于每一领域都需要大量的培训，很少有医务人员能涵盖两个学科。对更复杂的患者在手术室和重症监护治疗病房（intensive care unit，ICU）都需要进行加强治疗。ICU 和手术室医师之间要有良好沟通以确保患者的监护和治疗无缝过渡。许多医疗机构要求每例患者在术前及术后均要由 ICU 和麻醉科的主治医师进行交接。了解当前 ICU 的医疗情况可以减少潜在的麻醉困难。同样，了解手术和麻醉管理将会指导之后几天在 ICU 的治疗。一个完整的麻醉记录包括相关的病史、过敏史、面罩通气难易程度、诱导药物、插管难易情况、拔管相关的决定、静脉和动脉通路、输血补液情况、血管活性药物、输注药物包括抗生素的给药时间、并发症、实验室检查结果和最近的动脉血气分析，这些信息可以在麻醉记录中获得。然而，麻醉科医师的一个简短口头总结可以提供更实用的细节。

儿科重症监护治疗病房的家庭合作治疗

家庭是重症监护团队的重要组成部分，应参与到共同决策中。在儿科医院，家庭成员同照顾他们孩子的护士、呼吸治疗医师、药剂师、内科医师一起参与多学科查房。与传统的查房相比，不需要更多时间，也不影响教学[1]。这样可以大力推动儿童和成人ICU的家庭参与。家庭参与是重症监护病房解放ABCDEF集束化的一部分，该集束由重症监护医学学会指导和支持，可在www.iculiberation.org上获得大量信息。一个由新生儿、儿童和成人重症监护专家组成的国际多学科小组最近公布了以家庭为中心的监护指导方针[2]。这些指南涉及ICU中家属存在的必要性，ICU以外的家属支持的必要性，沟通的目标，姑息治疗和伦理等咨询服务的使用，以及解决ICU中妨碍家庭参与运营和环境问题的方法。我们看到参与查房的家庭满意度很高，我们相信这可能对团队和患者都有利[3-5]。我们预计在未来某个时候，将不再需要向任何人证明家庭参与的必要性。

让家属在ICU中有更大的存在感，在决策方面承担更多的责任并有更大的自主权会增加他们的焦虑和痛苦。除了患儿可能发生创伤后应激障碍（posttraumatic stress disorder，PTSD）[6-8]，ICU儿童的父母也可能会有严重的情绪困扰[9]。最近一项研究表明，PICU儿童的父母PTSD的发生率为10%～21%，有多达84%的家庭成员出现PTSD的症状[10]。无论医护人员认为医疗过程如何常规，创伤后应激障碍都可能发生。对于家庭和儿童来说，重症监护病房是一种特别的、往往是可怕的地方。ICU治疗过程涉及多个医疗护理人员的交接班和多名医师的参与。ICU中的家庭会出现情绪失控、担心财务问题以及其他情况进而影响患儿父母的应对。帮助父母应对孩子的危重疾病和这些压力是重症监护的核心部分。父母可能会表现出一些不正常的行为，比如过分依恋、理智化过程、责备他人（包括配偶）、轻视或过度征求意见（网络、环境保护等）。我们必须努力理解促成这些行为的原因，以提供最佳的医疗服务。我们必须帮助父母，使其扮演好父母的角色，并教育他们了解孩子的疾病。需要强调社会工作者、心理学家以及儿童和家庭治疗师都是重症监护治疗团队的重要部分。

随着向以家庭为中心治疗的转向，我们必须解决有创操作和心肺复苏（CPR）过程中父母在场的问题。越来越多的文献表明，家庭成员希望在心肺复苏或有创操作期间选择留下来，而父母确实从中受益[11-14]。我们认为，允许父母在手术或复苏期间留下来有助于父母应对危重儿童的创伤。对于这个问题，PICU仍有几件事需要考虑。父母在场的可能性会逐渐增加，医护人员对父母在场的态度仍需要考虑。不应强迫医护人员允许家长在场。然而，我们已经看到，随着时间的推移，医护人员对家庭成员在场的抵制正在减少。临床医生和父母都必须学会委婉拒绝。必须有人确定谁将留下陪伴患者并支持他们。在我们的ICU中，这个角色由社会工作者或神职人员担任。对于那些在心肺复苏过程中寻求帮助过渡到父母在场的人，全国共识会议已经发布了指导方针[15]。与心肺复苏相比，有创操作时父母在场可能会带来不同的挑战，因为这些事件发生的频率更高。以同样的方式，除进行操作的人以外，其他的人应该照顾家庭，即使我们认为是例行程序。我们还必须给年轻学员机会，让他们选择在家属不在场的情况下进行操作。

最后一个需要解决的问题是如何为危重病人提供姑息治疗服务。姑息治疗的早期会诊是有作用的，因为我们不认为它的使用或支持仅限于那些濒临死亡的病人。我们认为，对于住院期间有高死亡率风险的儿童、患有复杂疾病的儿童或那些在ICU出院后认知和身体能力与以前有显著差异的儿童，早期接触姑息治疗有显著的益处。姑息性治疗干预有很大的益处，它可以为家庭提供持续的支持和思考应对机制的机会。许多不同的PICU已经开发了姑息治疗咨询的自动触发器，以避免错过改善家庭支持的机会。触发的例子可以是PICU持续时间、CPR发作、长时间机械通气和特定类型的手术。改善ICU中的姑息治疗（improving palliative care in the ICU，IPALICU）咨询委员会于2014[16]年的一篇综述提出了PICU中姑息治疗整合的需求和目标[1]。

医疗错误披露

我们相信向家庭披露医疗差错在伦理上是正确的，然而一些医师因担心诉讼问题依然不愿进行公开。在一项1018位伊利诺伊州居民的调查中，27%

的居民表示他们将起诉，但 38% 表示如果医院适当地披露和采取补救措施，他们会推荐这家医院[17]。这项研究的作者得出结论："患者对承认和披露医疗差错的人员更信任和宽容，不愿意提起诉讼。"对家属解释医疗差错应该由团队的高级成员来执行，目前通常是 ICU 的主治医师，但是基于事件和结局的复杂性也可能由 ICU 的主任来解释。进行沟通时应包括以非专业术语来解释所发生的情况及原因、对孩子的影响及治疗计划的改变，以及如何防止未来发生类似的错误。我们发现，如果有 ICU 社会工作者出面帮助沟通是有帮助的，主治医师仍需要在场，直到所有问题都得到回答或者在必要的时候约定另外见面的时间。大多数医院通过质量保证程序对错误或不良预后进行跟踪。应该针对事件进行"根本原因分析"。医疗差错会发生，但这些应被视为提高工作质量并防止未来同类事件发生的机会。

在 ICU 的环境中，需要面对死亡和濒死[18]。在医学对患儿无能为力的情况下，姑息治疗起着重要的作用。我们还发现，姑息治疗对预计再次入院将死亡的慢性疾病患儿非常有帮助。以团队的方式，尽量减少临终时患儿和家属的疼痛和痛苦。医护人员和 ICU 小组成员必须清楚何时让家庭进行选择并支持他们超越自己的信仰和习俗，目标是防止进一步的痛苦和折磨[19]。随着时间推移，人们对医疗无效的认识逐渐增强。然而，这一概念会受到经济、社会、伦理、个人和宗教观点及情感的影响。很难界定医疗有无价值，但当疼痛和痛苦持续而患儿最终还要死亡时，治疗可能是徒劳的。然而，对儿童和家属的疼痛缓解和关爱支持从来都是有意义的。

小儿重症监护治疗病房的组成

医疗和护理主任、医院行政管理者以及来自儿科各亚专科、麻醉科和外科的代表必须对 PICU 的政策和流程承担责任，且可对 PICU 的人事、设备购入以及组织内结构和设计变化进行建议。医疗主任对患儿的医疗质量、患儿分拣、规章和流程的设立、在职培训及与会诊医师之间的合作进行监管。理想情况下，病房中时刻（包括夜间）应有包括住院医师、实习医师和主治医师各级水平的医师在场。护理主任应有熟练的小儿重症护理、教育和人事管理能力。护理人员必须在小儿重症监护治疗和复苏术等各方面都经过培训。工作人员数量需要有一定的灵活性，在必要的时候可提供一对一的监护。同时，多学科合作是继续教育和科室定位的必要条件。其他的成员包括呼吸治疗师、物理治疗师、营养师、社工、实验室技术人员、药剂师以及面向患儿和工作人员的精神病医师和心理学家。应鼓励所有的医疗和保障人员参与查房、继续教育和团队的会议。每张病床周围应具有足够的工作空间，并有足够的存储空间以使生命支持设备保持在触手可及的位置。工作人员读书、开会、睡眠及沐浴设备应一应俱全。应为患儿父母提供日间陪护及夜间陪同过夜的空间，鼓励患儿父母尽可能多地参与患儿治疗过程。每个床位设置应标准化，以方便提供不同水平的监护。单间的病房最为理想，如果不能做到，床位之间应有足够间距，以保证私密性并使院内交叉感染的可能性最小化。PICU 的空间内还应提供隔离病房。对清醒患儿应提供娱乐消遣的设备，电视和电脑游戏经常优于大剂量镇静药物[20-21]。足够的护士和床边护理可以预防潜在的危及生命的事件。由于患儿需要近距离的仔细观察，在 PICU 设立中心监测护理站并不重要。

心血管系统

结构与功能的发育

在胚胎 6 周时心脏形态发育完成，但肌原纤维的密度和成熟度继续增长至出生后一年。在这段时间里，肌细胞处于一个迅速的蛋白质合成和细胞生长过程，需要细胞内高浓度的细胞核、线粒体和内质网。这些大量无弹性、无收缩性的物质使新生儿的心肌比成人顺应性差且收缩效率低。在胎儿和新生儿，心室顺应性低，舒张末期即使发生很小的容量变化也可能导致舒张末期压力发生巨大改变。另外，小儿通过 Frank-Starling 机制增加每搏量效果也不显著。新生儿更多的依赖心率来维持心排血量[22-23]。心排血量的增加仅 15% 与静脉输液相关，增加心排血量更多地依赖于增加心率[24]。尤其在治疗危重婴儿时应考虑到其心排血量的特点。

循环的发育

成人和胎儿的循环有很多差异。胎儿循环的特点为：①胎盘为呼吸器官；②肺循环阻力（pulmonary vascular resistance，PVR）高；③体循环阻力（systemic vascular resistance，SVR）低；④胎儿心泵中右心室泵血占优势。胎儿生活在一个低氧的环境中，由于胎儿血液中对氧高亲和力的血红蛋白浓度高，因此胎儿血中氧含量与成人相似（20 ml 氧气 / 100 ml 血液）。胎儿体循环有几个分流——动脉导管、静脉导管和卵圆孔，富氧血液可以绕过肺直接进入脑和心脏。以下的变化使胎儿由两套并存的循环系统转化为成人的一套循环系统。

1. 随着第一次呼吸的出现，肺组织膨胀、肺泡氧分压上升、pH 升高以及神经体液介质和 NO 的释放，这些使肺血管床舒张[25]。

2. 当胎盘从子宫壁剥离，胎盘血管收缩，SVR 增加和左心室后负荷上升。PVR 下降而 SVR 上升，左心房压高过右心房压，使卵圆孔的活瓣功能性关闭。解剖学上卵圆孔也许数月至数年不会关闭，至少 15% 以上的成人卵圆孔未闭[26-27]。

3. PVR 的降低导致动脉导管血流逆向，使动脉导管暴露于氧合的体动脉血中，加上血中前列腺素 E_2（PGE_2）于出生后迅速下降，促进了动脉导管闭合。而解剖上的闭合需要数周时间。

4. 随着胎盘循环消失以及门脉压调整以适应下腔静脉压，静脉导管被动关闭。

5. 由于肺血管肌层结构重塑导致 PVR 进一步下降。胎儿时期，肺中心血管床有相对较厚的肌肉层，出生后，这些肌肉层变薄，且扩展至肺的外周，该过程需数月至数年才能完成。

循环系统自主神经控制的发育

对于胎儿期和围生期自主循环调整功能完整性的认识仍然为一种推测。胎儿心脏儿茶酚胺的存储低下，而对外源性去甲肾上腺素的敏感性较高。

人类支配心肌的肾上腺素能神经发育在 18 ～ 28 周孕龄完成。在人类出生后，心肌去甲肾上腺素储备低下、交感神经数目少。新生儿肾上腺素反应确实存在，只是强度小。人类新生儿胆碱能系统出生时已发育完全，心脏对迷走神经刺激敏感。自主神经张力增高时更易出现心动过缓。在足月妊娠后压力感受器反射存在，但发育不完全。早产儿体位改变不会引起心率变化[26]，提示压力感受器反射不完全或较弱。化学感受器反射在子宫中已得到良好发育。胎儿对低氧的反应性心动过缓被认为是由化学感受器介导的，可能类似于水下动物的氧储备机制[27]。

心肌代谢

胎儿的心肌代谢与成人不同，正常情况下在子宫中心肌就处于相对低氧状态，婴儿的心脏较成人更能耐受低氧。这种差别可能部分源于胎儿心肌组织中高浓度的糖原和更有效的无氧代谢的能力。因为糖原储备多、无氧代谢能力更有效，胎儿和新生儿的心脏相对更能耐受低氧，如果氧合和灌注很快重新建立，更容易使其复苏。

出生后氧耗急剧上升，推测这是因为新生儿需要维持体温。在正常环境温度下，足月婴儿的氧耗量约为 6 ml/（kg · min），10 d 和 4 周分别增至 7 ml/（kg · min）和 8 ml/（kg · min）。

常见心血管疾病

先天性心脏病

先天性心脏病导致出生后氧合、灌注和心肌功能明显改变（框 79.1）。这些异常情况可以分为低氧和含氧量正常的病变。后者包括左心系统的阻塞性病变（二尖瓣狭窄、主动脉瓣狭窄、主动脉狭窄、肺静脉畸形引流、室间隔缺损或患者动脉导管存在左向右分流）。低氧性病变包括三尖瓣狭窄、肺动脉瓣狭窄、肺动脉狭窄或发育不全、法洛四联症。右心系统病变，如果左向右分流的分流量较大引起充血性心力衰竭（congestive heart failure，CHF）和肺水肿也可以引起低氧。患有严重先天性心脏病的新生儿通常表现为发绀或 CHF。随着 PVR 逐渐降低至成人水平，出生后数月心功能异常处于变化之中。当 PVR 降低时，左向右分流增加，心力衰竭的症状会更加明显。很多有严重室间隔缺损的新生儿，无论术前检查是否发现，出生后数周内可能没有左向右分流，然而，手术中碱中毒会增加分流。新生儿 CHF 的常见症状和体征包括喂养困难、易激惹、出汗、心动过速、呼吸急促、外周脉搏微弱、皮肤低灌注及肝大。很多存在肺水肿的患儿表现为不缓解的呼吸急促。心脏器质性疾病会引

框 79.1 新生儿常见的先天性心脏畸形

1. 发绀型先天性心脏病
   - 法洛四联症
   - 大动脉转位
   - 左心发育不全综合征
   - 肺动脉闭锁伴完整室间隔
   - 单心室
   - 完全性肺静脉异位引流
   - 三尖瓣闭锁
2. 伴有充血性心力衰竭的先天性心脏病
   - 室间隔缺损
   - 动脉导管未闭
   - 严重的主动脉瓣狭窄
   - 主动脉缩窄

起发绀；但也必须考虑引起发绀的其他原因，如呼吸系统疾病、PVR 增加（持续性肺动脉高压）和高铁血红蛋白血症。先天性心脏病可通过体检、心电图、胸片和出生后或胎儿的超声心动图诊断，有时可采用心导管进行介入治疗或诊断。MRI 常用来在心脏手术前确定先天性心脏解剖缺损。先天性心脏病的治疗首先在于缓解 CHF、提高全身灌注以及改善或维持肺血流。在左心发育不全综合征、主动脉狭窄或闭锁、主动脉弓离断和症状性新生儿主动脉缩窄的情况下，动脉导管必须保持开放。在很多情况下，需要注射前列腺素 E1 维持生命，直至心脏矫形手术得以实施[28]。

小儿急性循环衰竭（休克和脓毒症）

休克

休克时无法提供组织所需的足够氧气。休克的状态取决于氧供与氧耗的平衡。通常情况下，机体为组织提供的氧气处于过剩状态。应激或生病的时期，血流量的减少或血氧含量降低可引起氧供减少，而此时组织对氧的需求和摄取可能增加。血液中的氧含量依赖于结合到血红蛋白的量和血浆中氧的溶解量：氧含量（CaO_2）（ml/dl）＝（1.34 g/dl）（SaO_2）（Hb）＋（PaO_2）（0.003）。正常氧含量约为 20 ml/dl。输送到组织的氧气取决于氧含量和心排血量。氧输送（$\dot{D}O_2$）（ml/min）＝氧含量（CaO_2）× 心排血量（CO）。氧耗量（$\dot{V}O_2$）是等式的需求部分。当高于临界阈值很多时，氧耗量（$\dot{V}O_2$）不依赖于氧输送（$\dot{D}O_2$）。当低于此临界阈值，$\dot{V}O_2$ 依赖于 $\dot{D}O_2$。对于婴儿和年幼儿童 $\dot{V}O_2$ 估计为 175 ml/（min · m^2）。氧耗量等于氧输送乘以氧摄取率（O_2EX）：$\dot{V}O_2 = \dot{D}O_2 \times O_2EX$。氧摄取率等于（$CaO_2 - CvO_2$）/$CaO_2$。$CaO_2$ 是动脉血氧含量，CvO_2 是静脉血氧含量。动脉和静脉血氧含量差为（4 ～ 6）ml/100 ml。最初，当氧供降低时，氧耗可以通过增加氧摄取保持不变。低于氧供的临界值时，氧耗依赖于氧供。当氧供不能满足人体的代谢需要，会减少或消除不必要的代谢，这种代谢包括生长、神经递质的合成和调节体温等。在这种方式下，剩余的氧可以继续作为线粒体的底物。体内器官如肾、皮肤、肠道和骨骼肌有相对高的代谢需要，因此需更大量的血液供应。这些器官也有高比例的交感神经支配，允许血流再分配到氧储备有限的器官，如大脑和心脏。

休克的分类

临床医师对休克的分类有几种模式。此外，在每个分类模式中，疾病可以分为多个类别。一个分类模式将休克分为低血容量性休克、心源性休克、分布性或血管源性休克和心外阻塞性休克。

低血容量性休克可因外伤或胃肠道（gastrointestinal，GI）出血引起。非出血性低容量性休克可能是由于呕吐、腹泻、多尿和液体摄入不足引起的体液丢失。烧伤、创伤和过敏反应时的液体再分配也能导致低血容量性休克。

心肌病变引起的心脏功能下降导致心源性休克，在成人通常是心肌梗死，儿童比较常见的原因是心肌炎或心肌病。心源性休克的其他原因包括机械故障，如瓣膜反流或梗阻。显著的心律失常时，心肌收缩不同步，心排血量减少，也可以导致心源性休克。

心外阻塞性休克是由于物理因素阻止足够的正向循环血流。原因包括继发于纵隔肿块、胸腔内压力增高的张力性气胸、缩窄性心包炎、心包积液和心脏压塞引起的前负荷不足。收缩时遇到阻塞的原因包括肺动脉高压、肺栓塞和主动脉夹层。

分布性休克是由全身血管阻力下降和终末器官血流量分布不均匀造成的。分布性休克时心排血量可增加，但是因为全身血管阻力非常低，动脉血压仍然较低。分布性休克感染性原因可能是细菌、真菌、病毒或立克次体感染，或这些感染产生的毒素。中毒性休克综合征是一种毒素介导的低血压情况。过敏性或类过敏性反应也是一个类型的分布性休克。全身炎症反应综合征（systemic inflammatory response syndrome，SIRS）可能出现分布性休克。

休克的诊断

保持高度警觉对迅速识别儿科患者的休克很重要。容量损失可能很容易从现病史中发现。发热、皮疹和易激惹可能表明感染；然而，心源性休克可能仅表现为活动度差和反应性降低。此外，如果患者的休克目前处于代偿阶段，则在体检中很难发现问题。儿童休克初期可能表现为心动过速、四肢冰冷和毛细血管充盈差。但分布性休克的儿童的末梢可能是温暖的，只是表现为心动过速。应进行简单的有针对性的体格检查，包括：觉醒水平、外周灌注、黏膜、脉率和体征、呼吸情况、尿量以及动脉血压。在儿童中，只有休克进展到一定程度，动脉血压才会下降，低血压是患儿休克晚期和失代偿的标志。代谢性酸中毒可能不会在最初的实验室检查中出现。

代偿机制

机体在休克发生时会利用代偿机制尽可能保持足够的组织灌注。液体从细胞内和间质再分配到血管内并减少肾小球滤过来限制肾的液体损失。机体还通过醛固酮和抗利尿激素释放来减少液体经肾排出。交感神经活动增强和肾上腺素释放增加可减少静脉容量并在一定程度上维持动脉血压。机体通过提高心率来维持心排血量。循环中的儿茶酚胺和肾上腺的刺激可增加心肌收缩力。交感神经刺激促使血液从非重要器官转移到重要器官。在组织水平，通过增加红细胞 2,3-二磷酸甘油酸（2,3-diphosphoglycrate，DPG）发热和组织酸中毒促进血红蛋白增加氧的传递。

治疗和预后

积极治疗小儿感染性休克可以改善预后。感染性休克的治疗是治疗一般休克的一个很好的模型。治疗休克的总体目标是解决休克的根本原因、恢复组织足够的氧供并清除在无氧代谢下产生的代谢产物。机体越快恢复足够灌注，预后越好。很多医院已经根据图 79.1 给出的数据建立了治疗脓毒症的方案。作为复苏指南这些方案很容易被治疗人员获得。

在 1991 年，Carcillo 等[29]报道了一项在急诊室 34 例儿童感染性休克的研究。诊断休克基于相对于年龄的低血压、灌注不足、外周动脉脉搏微弱、四肢发凉和心动过速。血液或组织培养结果阳性可以确诊脓毒症。值得注意的是，所有的患者均在 6 h 之内放置了肺动脉导管。该组的整体死亡率为 47%；然而，在第 1 个小时输注液体超过 40 ml/kg 的 9 例患者中只有一人死亡（死亡率为 11%）。作者指出，这位患者死于 2 周后脓毒症的第二阶段。在这项研究中，快速静脉输注液体并没有增加心源性肺水肿或急性呼吸窘迫综合征（acute respiratory distress syndrome，ARDS）的发病率。

2001 年，Rivers 等[30]发表的一项研究显示成人感染性休克患者在第一个 6 h 内开展早期的、积极的、目标导向性治疗可以降低死亡率。263 例成年患者纳入研究，133 例患者根据临床判断进行标准治疗，130 例患者进行早期目标导向治疗，根据方案治疗低血容量和维持动脉血压，必要时给予血管活性药物。两组的基础情况相似。标准治疗组住院死亡率为 46.5%，早期目标导向治疗组则为 30.5%（$P < 0.01$）。虽然研究对象是成人，但结果也显示早期积极干预的必要性。

随着 Rivers 文章的发表，一个由危重病医学协会（一个医学组织）成员组成的工作队对休克患儿的问题进行了研究，他们的工作成果发表在 2002 年[31]。他们的指南被纳入美国心脏协会（American Heart Association, AHA）儿科高级生命支持（Pediatric Advanced Life Support，PALS）供应手册，并被翻译为西班牙语和葡萄牙语广泛传播。这些干预措施的有效性和 2007 年的更新由同一组织在 2009 年发表[32]。他们强调，在登革热休克综合征、疟疾和感染性休克的治疗中，由社区医师采用早期目标导向治疗可以显著降低死亡率[33-35]。该指南包括快速识别休克、早期使用抗生素并早期静脉输注晶体液。最初的复苏应包括输注 20 ml/kg 等张盐水或胶体作为负荷量并持续给予液体达到 60 ml/kg，直到患者的灌注改善或出现啰音或肝肿大加重。早期液体复苏目标应在治疗的前 15 min 内启动，如果外周静脉插管失败，也可通过骨内装置启动治疗（图 79.2）。指南治疗的目标是外周和中心的脉搏之间没有差异、毛细血管再充盈时间＜ 2 s、四肢温暖、与年龄相符的正常血压、精神状态、葡萄糖浓度和钙离子浓度及尿量＞ 1 ml/（kg·h）。如果中心静脉通路不容易建立，应考虑放置骨内通路。冷休克（四肢发凉、颜色斑驳、毛细血管再充盈时间延长）需要用多巴胺治疗，剂量可高达 10 g/（kg·min），如果没有改善，可用肾上腺素 0.05 ～ 0.3g/（kg·min）治疗。暖休克（较快的毛细血管再充盈）宜用去甲肾上腺素。要尽早安排儿童入住 ICU。如果休克不能被血管活性药物改善，应考虑氢化可的松治疗儿茶酚胺抵抗性休克。推荐在入 ICU 后第 1 h 内完成的治疗应包括监测中心静脉压、中心静脉血氧饱和度和心排血量。如果表现为持续性休克并出现儿茶酚胺抵抗，应提示临床医师排除可能影响循环的心包积液、气胸或显著升高的腹内压等情况。在无法对休克进行纠正时，应考虑体外膜肺氧合（extracorporeal membrane oxygenation，ECMO）。

2007 年指南根据 2002 —2007 年的文献产生了几项新推荐。即使熟练的操作者放置中心静脉通路也可能会延迟血管活性药物支持的启动。因此，2007 年指南推荐如果还没有建立中心静脉通路，就经外周静脉给予多巴胺或肾上腺素。给药的位置需要监测。去甲肾上腺素不应在外周静脉注射，因为有外渗的风险。在 2002—2007 年期间，有几项儿童和成人的研究表明使用依托咪酯会抑制肾上腺和增加疾病死亡率[36-37]。2007 年指南推荐除非是用在随机对照试验中，否则不推荐使用依托咪酯。推荐氯胺酮和阿托品用于婴儿和儿童有创性操作的镇静。然而，由于经验有限，氯胺酮不推荐用于新生儿。

2007 年指南[32]推荐根据心排血量进行滴定治疗，并介绍了测量心排血量的几种方法。肺动脉导管在儿科的使用已有所减少，可选用其他方法。Mtaweh 等在 2013 年发表了一篇关于监测技术的非常好的综述[38]。心排血量可以应用新的技术通过分析动脉脉搏波、经肺热稀释、二氧化碳重复吸入、超声心动图、胸部生

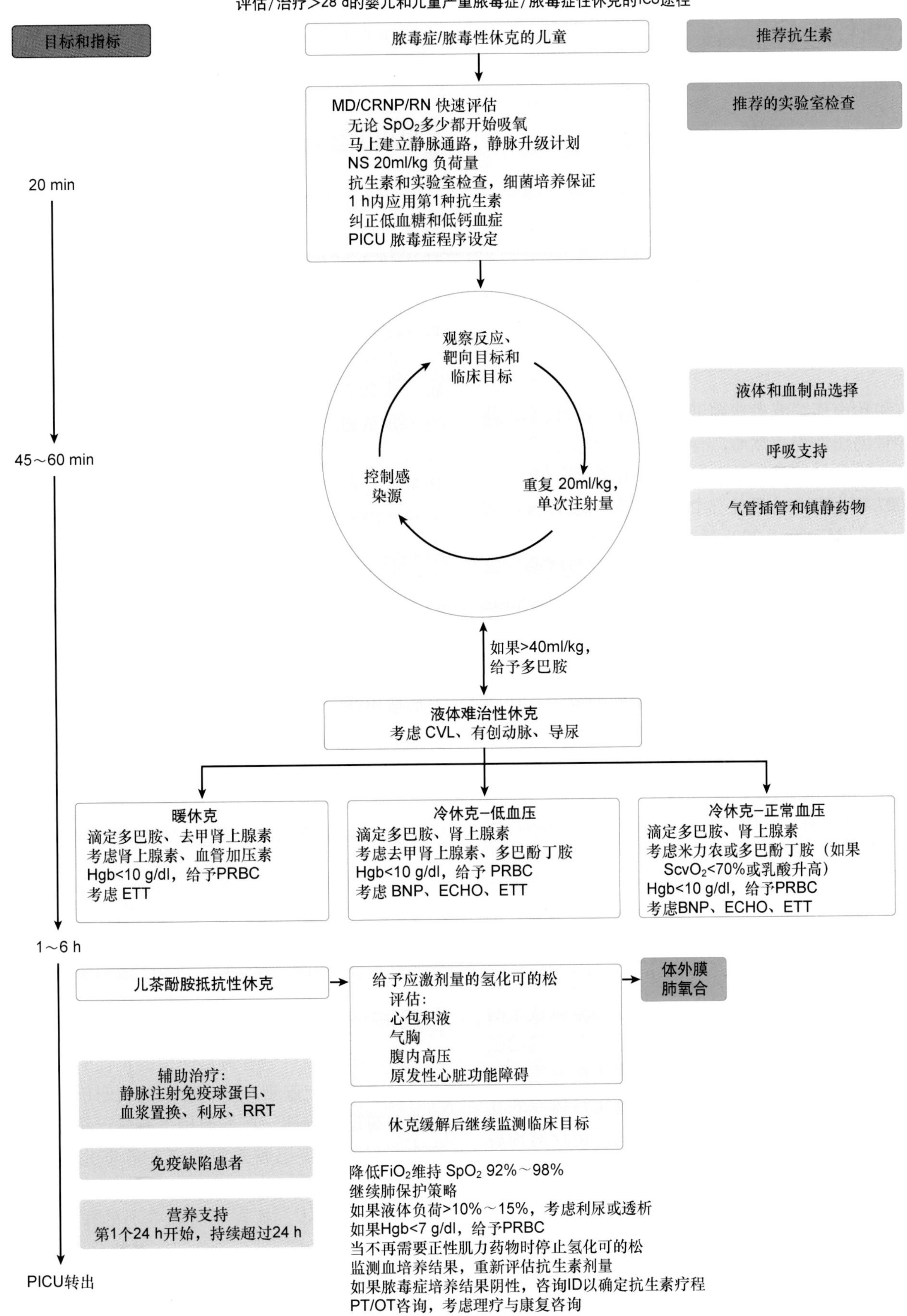
评估/治疗>28 d的婴儿和儿童严重脓毒症/脓毒症性休克的ICU途径
目标和指标
脓毒症/脓毒性休克的儿童
推荐抗生素
MD/CRNP/RN 快速评估
无论 SpO_2 多少都开始吸氧
马上建立静脉通路，静脉升级计划
NS 20ml/kg 负荷量
抗生素和实验室检查，细菌培养保证
1 h内应用第1种抗生素
纠正低血糖和低钙血症
PICU 脓毒症程序设定
推荐的实验室检查
20 min
观察反应、靶向目标和临床目标
重复 20ml/kg，单次注射量
控制感染源
液体和血制品选择
呼吸支持
气管插管和镇静药物
45～60 min
如果>40ml/kg，给予多巴胺
液体难治性休克
考虑 CVL、有创动脉、导尿
暖休克
滴定多巴胺、去甲肾上腺素
考虑肾上腺素、血管加压素
Hgb<10 g/dl，给予PRBC
考虑 ETT
冷休克–低血压
滴定多巴胺、肾上腺素
考虑去甲肾上腺素、多巴酚丁胺
Hgb<10 g/dl，给予 PRBC
考虑 BNP、ECHO、ETT
冷休克–正常血压
滴定多巴胺、肾上腺素
考虑米力农或多巴酚丁胺（如果 $ScvO_2$<70%或乳酸升高）
Hgb<10 g/dl，给予PRBC
考虑BNP、ECHO、ETT
1～6 h
儿茶酚胺抵抗性休克
给予应激剂量的氢化可的松
评估：
心包积液
气胸
腹内高压
原发性心脏功能障碍
体外膜肺氧合
辅助治疗：
静脉注射免疫球蛋白、血浆置换、利尿、RRT
免疫缺陷患者
营养支持
第1个24 h开始，持续超过24 h
休克缓解后继续监测临床目标
降低FiO_2维持 SpO_2 92%～98%
继续肺保护策略
如果液体负荷>10%～15%，考虑利尿或透析
如果Hgb<7 g/dl，给予PRBC
当不再需要正性肌力药物时停止氢化可的松
监测血培养结果，重新评估抗生素剂量
如果脓毒症培养结果阴性，咨询ID以确定抗生素疗程
PT/OT咨询，考虑理疗与康复咨询
PICU转出

图 79.1　脓毒症复苏途径

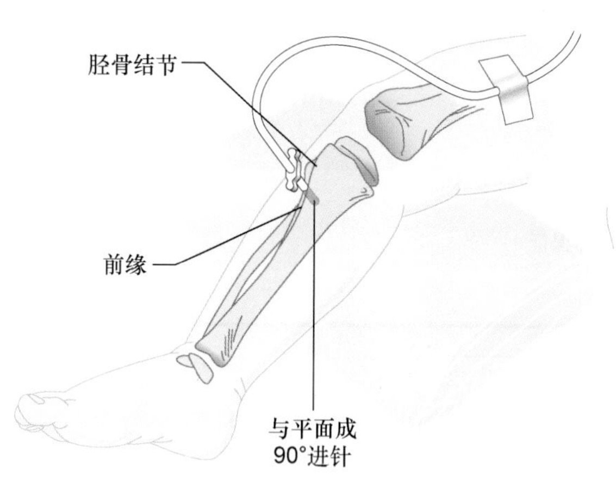

图 79.2 **骨髓腔内置管技术**

物阻抗和超声连续波多普勒进行监测，这些技术比肺动脉导管创伤性小。然而，有些技术还需要在儿童中心进行验证研究，而且不是在所有中心都可应用。

2007 年指南中的另外一个领域是解决液体排出问题[32]。Goldstein 等于 2005 年进行了一项研究，研究对象是多器官功能衰竭的儿童患者，包括急性肾衰竭需要连续性肾替代治疗（continuous renal replacement therapy，CRRT）的儿童患者。在 CRRT 开始阶段，液体负荷百分比较低组生存率有所改善[39]。支持液体复苏的首要前提下，2007 年指南提出了新的对于液体超负荷和多器官功能衰竭患者体液排出的建议[31]。他们建议对得到了充分的液体复苏但无法通过自然的尿量保持正当液体平衡的患者使用利尿药、腹膜透析或 CRRT。然而，并不是所有中心都能进行小儿患者的腹膜透析和 CRRT。但是，过量的血管内液体和急性肾衰竭所致死亡率之间的关联是在儿童 ICU 治疗中现实存在的问题。

临床医师在治疗感染性休克患者时应考虑到有可能发生肾上腺功能不全。一些事件可以预测肾上腺轴的功能抑制，包括最近接受过糖皮质激素、酮康唑、依托咪酯治疗的患者。此外，患有暴发性紫癜或影响下丘脑、垂体或肾上腺功能疾病的患者，肾上腺功能不全的风险增加。肾上腺功能不全患者需要补充皮质类固醇。然而，对于没有这些因素的感染性休克的儿童，肾上腺功能不全的风险及全身类固醇治疗对预后的影响并不清楚。在 2007 年，Zimmerman 博士[40]对类固醇治疗脓毒症的成人和有限的小儿文献进行了综述。他强调成人研究表明大剂量短疗程的类固醇与生存率下降有关。此外，CORTICUS 实验[41]的资料表明低剂量类固醇作为一种生理性替代，可以更快缓解血管升压药物抵抗性休克，但死亡率没有变化。从 2002 年开始直到 2007 年的指南一直没有改变：只推荐绝对肾上腺功能不全或垂体肾上腺素轴衰竭和儿茶酚胺抵抗性休克的患者使用氢化可的松治疗。绝对肾上腺功能不全的定义为促肾上腺皮质激素刺激后皮质醇峰浓度小于 18 μg/dl。

心血管药理学

药理学上支持循环系统的药物包括正性变力和变时性药物、血管收缩和扩张药物（降低后负荷）以及抗心律失常药物（见第 14、18 和 86 章）。大多数现有药物并未在儿童患者中进行充分研究，推荐剂量和预期疗效是从成人研究和临床经验中推断的。

正性肌力药物用于增加循环衰竭患儿的心排血量，多数正性肌力药物同时影响心率和血管舒缩张力。儿童通常可以良好耐受心动过速，甚至可以从中获益[42]。在新生儿，其心室肌顺应性相对较差，每搏量变化很小，心动过速就成为提高心排血量的重要方法。由于提高心率和心肌收缩力的药物都会增加心肌氧耗，因此给药期间必须保证充足的动脉氧合和足够的代谢底物。在严重酸中毒和可能存在脓毒症时，拟交感胺类药的心血管反应减弱，此时应提高输注速率，但是在酸中毒改善时需重新调整剂量。下面的段落将列出在小儿重症监护治疗中常用的正性肌力药物及简要用法（表 79.1）。

肾上腺素

肾上腺素用于存在心肌功能障碍性休克的治疗是有效的。儿童起始剂量通常是 0.05 ～ 0.2 μg/（kg · min），可逐渐增加到 1 ～ 2 μg/（kg · min），大剂量有明显的末梢和腹部器官的血管收缩作用，可以使血液转移到心脏和大脑。

多巴胺

多巴胺是儿科患者最常使用的正性肌力药物。多巴胺是去甲肾上腺素和肾上腺素的代谢前体。其作用表现为剂量依赖性，在低剂量下有多巴胺能活性（尽管这些低剂量多巴胺效应尚未在危重儿童中得到证实）；中剂量时［5 ～ 10 μg/（kg · min）］兴奋 β 肾上腺素能受体，具有变时和变力的作用；大剂量时［10 ～ 20 μg/（kg · min）］兴奋部分 α 肾上腺素能受体，具有外周血管收缩的作用。小儿需要高于成人的剂量才能达到同样的效果。一项对婴儿心脏术后的研究表明，为增加心排血量，用量需达到 15 μg/（kg · min）[43]。这表明未成熟心肌中储存的去甲肾上

表 79.1 血管活性药物和正性肌力药物

药物	作用	剂量 μg/（kg · min）	正性肌力	正性变时	扩张血管	收缩血管
肾上腺素	α、β	0.05～2.0	++	++		++
异丙肾上腺素	$β_1$、$β_2$	0.05～2.0	++	++	+	
多巴胺	δ	1～3			+肾血管 内脏血管	
	β＞α	5～15	+	+		+或−
	β、α	＞15	+	+		+
米力农		单次注射剂量：50 μg/kg，给药时间 15 min	+		+	
		输注：0.375～0.75				
去甲肾上腺素	α>>β	0.05～1.0	轻度+	+		++
硝普钠		0.5～10			++	
					动脉＞静脉	
硝酸甘油		1～20			++	

腺素释放较少。而在生病的早产儿，由于多巴胺的清除率降低，表现出比预期更大的升压反应。

血管加压素

血管加压素是一种作用于肾和血管的垂体肽类激素。在肾脏，血管加压素作用于肾小管，控制水的重吸收，通过刺激血管平滑肌 V_1 受体引起血管收缩。临床应用包括胃肠道出血、中枢性尿崩症，以及作为低血压的第二或第三线药物使用。

异丙肾上腺素

异丙肾上腺素是一种人工合成的、强效的、非选择性的 β 肾上腺素能受体激动药，有很强的变时效应和非常低的 α 肾上腺素能受体亲和力，儿童对其耐受性很好。然而，大剂量的异丙肾上腺素可以导致心肌缺血。异丙肾上腺素还可以引起血管扩张，这种情况对快速输入容量有反应。它通常用于完全性[44]心脏传导阻滞时提高心率，在心脏移植术后短期内使失神经支配的供体心脏通过增加心率提高心排血量以及在肺动脉高血压危象期间通过激活 $β_2$ 肾上腺素能受体有效地扩张肺血管。

多巴酚丁胺

多巴酚丁胺具有正性肌力和降低后负荷的效应。它激活 β 和 α 受体。主要是作为正性肌力药物应用，与多巴胺相比血管收缩作用较弱。它主要是以 5～20 μg/（kg · min）的速度连续输注，在一些研究中可以增加心肌氧供。在儿童可诱发心动过速，而在成人却不会[45-46]。

去甲肾上腺素

去甲肾上腺素是 α、β 受体激动药，婴儿和儿童中的使用又有增多趋势[47]。心功能接近正常并伴有外周血管扩张的儿童对这种药物有良好反应。尤其在脓毒症引起的暖休克、过敏反应、肝衰竭和区域麻醉相关的交感神经阻滞等情况下有效。这将增加 SVR，但也限制了肠系膜血流量和肝灌注。

米力农

米力农是选择性磷酸二酯酶Ⅲ抑制药，可通过抑制降解提高环磷酸腺苷的浓度。该药同时具有正性变力和血管扩张作用，但不作用在 α 和 β 受体。已经证实可以改善小儿心脏手术后低心排血量综合征的预后[48]。应用米力农的初始剂量为 25～75 μg/kg，给药时间要超过 10 min，维持量是 0.25～0.75 μg/（kg · min）。因为注射负荷剂量后发生低血压，在 ICU 病房经常不给予负荷剂量。肾衰竭能明显延长该药的清除半衰期[49-50]。心外 ICU 之外使用时，米力农用于血管收缩的感染性休克及可能在肺动脉高压发挥治疗作用。

左西孟旦

左西孟旦通过结合到心肌肌钙蛋白 C，增加心肌收缩装置的钙敏感性以增加收缩力。该药增加心脏射血分数，同时减少儿茶酚胺剂量，对动脉血压和心率的影响很小。在儿童中，最常见的适应证是心力衰竭或心脏手术后，初始剂量为 6 ～ 12 μg/kg，然后以 0.1 ～ 0.2 μg/（kg · min）的速度输注[51-52]。

奈西立肽

奈西立肽是人 β 型钠尿肽的重组形式，β 型钠尿肽在血管内容量过量和心室壁张力增加时从心室壁释放。通过作用在鸟苷酸环化酶导致静脉和动脉血管扩张。此外，B 型钠尿肽可使心肌松弛（lusitropy）和尿钠排泄。在儿童，它降低中心静脉压，增加尿量[53]。儿童和成人通常初始剂量是 2 μg/kg 静脉注射，之后 0.005 ～ 0.01 μg/（kg · min）连续输注。

洋地黄

洋地黄用于长期治疗儿童心肌衰竭非常有效，但对新生儿却效果不佳[54]。由于其半衰期长及不可预测性，应谨慎用于血钾、钙和 pH 改变的患儿。这种情况下，更适合应用起效快，可滴注给药的正性肌力药物。

钙

当血清离子钙低于正常时，给予钙剂有正性肌力效果。如果钙离子水平正常，则其正性肌力作用不明显。离子钙水平低最常见于 Di George 综合征、快速输注大剂量含枸橼酸保存液的血制品以及钙代谢较不稳定的新生儿。钙对心脏传导系统也有影响，快速给予钙剂可以导致严重心动过缓或心搏骤停，这种作用在低血钾和应用洋地黄的患儿中更为严重。钙是否有血管舒缩作用仍有争议，但大多数报告称其可提高 SVR 和 PVR[55]。

碳酸氢盐治疗

严重酸中毒会抑制心肌功能和减少组织灌注。在通气足够的状态下（尽可能使 $PaCO_2 < 40$ mmHg）当 pH ＜ 7.20 时可以使用 1 ～ 2 mEq/kg 碳酸氢盐来纠正酸中毒。pH ＜ 7.00 时必须进行治疗，因为此时循环系统对拟交感神经兴奋性胺类反应受到抑制。在给予纠正 pH 的措施后，持续或再出现的酸中毒说明持续的低灌注状态，需要进一步治疗。输注碳酸氢盐只可以临时改善对药物的反应。反复输注碳酸氢盐会导致高钠血症和高渗。每输注 50 mEq 碳酸氢盐，当其与体内酸性物质完全反应时可产生 1250 ml 的 CO_2。因此，给药时必须保证足够通气来避免酸中毒的恶化。三羟甲基氨基甲烷（trishydroxymethylaminomethane，THAM）可作为碳酸氢盐的替代物，但是需要更大剂量才能获得与碳酸氢盐同等的酸碱比例的纠正，对于 CHF 患者存在一定问题。THAM 不增加 $PaCO_2$。

血管扩张药物

血管扩张药物用于控制体循环高血压、通过降低后负荷提高心排血量、控制肺动脉高压和减少心内分流。血管扩张药物用于控制体循环高血压和提高 CHF 患儿的心排血量是非常有效的。用其治疗肺动脉高压和心内分流则效果有限，因为血管扩张药同时降低 PVR 和 SVR，可能增加肺外向右分流，进一步减少肺血流量。

尼卡地平

尼卡地平是一种静脉输注的二氢吡啶类钙通道阻滞药物，对儿童有强效的抗高血压作用。起效时间快，通常在 1 min 以内，适用于治疗严重高血压。Flynn 等[56]报道尼卡地平是一种有效的用于 2 ～ 18 岁儿童的抗高血压药物。在作者所在机构，尼卡地平用于治疗高血压危象的首选药物。输注范围是 0.5 ～ 1 μg/（kg · min），最高可达 3 μg/（kg · min）。

硝普钠

硝普钠可以舒张小动脉和静脉的平滑肌，从而降低后负荷和前负荷。硝普钠的半衰期仅数分钟，因此通过静脉滴注达到理想疗效是非常安全的。硝普钠最常用于控制严重的体循环高血压、为减少出血而进行的控制性降压以及提高低心排血量综合征（心肌炎、手术后心脏状态）患儿的心排血量[57]。硝普钠可以连续使用数天。但部分儿童会出现氰化物和硫氰化物中毒，尤其肾衰竭或肾灌注不足的儿童。血清硫氰化物的水平达到 10 mg/dl 时，会伴有虚弱、低氧血症、恶心、肌肉痉挛和定向力障碍。此时应立即停用硝普钠。

肼屈嗪

肼屈嗪可用于控制体循环高血压，因为其对动脉系统的舒张作用比静脉系统明显。输注这种药物可导致头痛、恶心、头晕、多汗和震颤。最重要的急性副作用是心动过速，此作用可能增加心排血量，β 受体拮抗药（拉贝洛尔）可以对抗此效应[58]。

妥拉唑林和酚妥拉明

这些竞争性 α 肾上腺素能阻滞药可以在一定程度上治疗肺动脉高压[59]。它们可以有效地控制嗜铬细胞瘤术前症状。这些药物的严重副作用包括心动过速、室性心律失常、低血压和组织水肿。

前列腺素 E_1

前列腺素 E_1 直接作用于血管平滑肌，极大地提高了对心脏病新生儿的治疗水平。当以 0.1 μg/(kg·min) 输注时，可以维持新生儿动脉导管的开放并使某些患儿已关闭的动脉导管重新开放。这种药物对动脉导管依赖性的心脏畸形患者是必不可少的，如主动脉弓中断、严重的主动脉狭窄或左心发育不全综合征，因为体循环血供依赖于动脉导管。同样，在肺动脉闭锁和严重肺动脉狭窄时也必不可少[28]。呼吸暂停、发热和低血压是这种药物的常见副作用。

一氧化氮

一氧化氮（nitric oxide，NO）是一种内皮源性血管舒张因子，是选择性舒张肺血管的药物[60]。肺动脉高压患者可以吸入 NO 来降低 PVR。它可以改善反应性肺动脉高压新生儿的预后[61-63]。NO 与血红蛋白结合后灭活，并不进入体循环。在 5 ～ 80 ppm 的剂量时，偶尔会引起全身性血管舒张或临床明显的高铁血红蛋白血症[62]。

心律失常

窦性心动过速或相对应年龄心率的升高并不考虑为心律失常；然而，ICU 患者心率显著增加可能是最危重的情况。原因包括低血容量性心动过速、发热、疼痛、焦虑、充血性心力衰竭、心肌疾病和功能障碍及甲状腺功能亢进。对于所有这些可能的原因，目的是治疗基础疾病而不是心动过速。没有心脏病的儿童可以耐受暂时性的高达 180 ～ 200 次 / 分的心率，这种情况也并不少见。儿童不能增加每搏量，他们通过增加心率来增加心排血量。再次强调，治疗目标不是控制增加的心率而是治疗心动过速的原因。如果窦性心律失常随呼吸运动出现加速期和减速期，这表明患者迷走神经张力大于交感神经张力，而且心脏储备良好。心跳缓慢或窦性心动过缓是另一个在 ICU 比较常见的心脏节律，在年长的相对适应的青少年患者比较常见。其他可能的原因有颅内压（intracranial pressure，ICP）增高、高钾血症、低体温、严重缺氧和甲状腺功能减退症，需要进一步查明。右美托咪定使用量的增加时会发生心动过缓，但也可能发生在使用 β 肾上腺素能受体阻滞药或地高辛应用时。儿童先天性心脏病术后可能发生窦房结功能障碍。暂时性的心动过缓可在手术中放置经皮起搏器治疗。如果停止应用起搏器就出现完全性心脏传导阻滞或缓慢的室性逸搏，则可能需要在心脏手术后不久就安装永久性起搏器。否则，可以观察一段时间，有可能会恢复。

正常心脏传导从窦房结起源。电活动的传播通过心房的结间通路，在房室结延迟，然后通过希氏束，并通过左、右束支传导至心室。室上性心动过速（supraventricular tachycardia，SVT）是在心房水平、房室（auriculo-ventricular，AV）结、或两者共同作用出现的心率增快。SVT 通常具有窄 QRS 波形。窦性心动过速不是 SVT，而是正常传导途径的加速。SVT 包括折返和非折返性心动过速。

折返性心动过速包括房室结折返性心动过速（AV node reentrant tach ycardia，AVNRT）、房室折返性心动过速和心房扑动。AVNRT 是经典的小儿 SVT。返性心动过速的发生是由于存在旁路，允许心脏的异常电流传导。在标准心电图上可能很容易发现异常通路的存在，如预激综合征（Wolf-Parkinson-White syndrome，WPW）。另外，异常通路可能不会出现在心电图上，即隐蔽通路。隐蔽通路会造成非预激房室折返性心动过速。在 AVNRT，房室结是折返发生的部位。心房扑动时，在心房组织内有微小的折返通路。在儿童中，通路通常临近三尖瓣。心房扑动时，心房内折返后，传导主要通过 AV 点减慢。折返通路较小时心房扑动发生率会很高。传导在房室结减慢，这些高速率通常不能传导到心室。然而，如果心房扑动或颤动发生在预激综合征患者，旁路允许电流传导速度明显快于房室结传导。通过旁道电流的快速传导可导致室性心动过速（ventricular tachycardia，VT）或心室颤动（ventricular fibrillation，VF），可引起猝死。

由于非折返原因引起 SVT 归因于心肌组织自律性异常。异常自律性的原因包括心房颤动和异位房性心动过速（ectopic atrial tachycardia，EAT）。在非折返 SVT，增高的心房率在通过房室结传导时减慢。在儿童，房颤通常由在肺静脉旁的紊乱通路引起。这样的节律被描述为“无规律的不规则节律”。异位房性心动过速是心房快速跳动，连续且无窦性形态。快速心房跳动可以有一个病灶，而多灶性或紊乱性房性心动过速，可以有几种不同的心房起源。短时间的异位房性心动过速，通常不引起后遗症，但长时间会导致心肌病。

折返性 SVT 的治疗取决于患者临床病情是否稳定。异常折返通路可以通过同步心脏电复律或其他方法阻断。如果患者病情不稳定，可以对折返性室上性心动过速采用 0.5 ～ 1 J/kg 同步心脏电复律术进行治疗。如果患者病情稳定则可以尝试其他方法。通过提高迷走神经张力，如冰块挤压眼球或 Valsalva 方法刺激等可能阻断折返通路。注射腺苷可以短暂阻断AV节点上的传导，因此腺苷可以阻断经过AV节点传导的折返性SVT。如果折返传导不经过AV节点，腺苷不会终止心动过速，但有助于病因诊断。给药后可能出现短时间的窦性停搏。腺苷通过红细胞代谢，是短效药物。给予腺苷时必须备好心脏电复律设备。起始剂量为0.1 mg/kg，给药时应以足够的速度快速推注。有条件的通过中心静脉给药会更有效。如果0.1 mg/kg无效，可以再次给予0.2 mg/kg。再增大药物剂量并不能提高治疗效果。如果STV仍然存在，应该应用其他药物如胺碘酮、普鲁卡因胺或是维拉帕米。碘酮能够阻断AV结和旁路，但如果给药过快会降低动脉压。胺碘酮和普鲁卡因胺给予负荷量后均应持续输注。维拉帕米阻断AV结作用比腺苷时间长。然而，维拉帕米在小儿（小于2岁）可能导致其他致命性的心律失常。如果患者发生SVT，必须进行心内科会诊。如有必要应对患者进行随访，心脏超声或许有益。基于此原因，应该进行长期随访。

交界性异位心动过速是由发生在房室交界区的异常自主节律引起的。这种儿科心律失常并不常见，可见于先天性心脏病修补术后，最常见于法洛四联症术后造成的损伤。

如果没有证据表明其他原因引起的心动过速，宽大复杂心动过速发生于心室。如果在心室内发生脱离传导束的传导，SVT会引起宽大复杂的心动过速。考虑到可能耽误宽大复杂的心动过速治疗的风险，应该首先当做VT治疗。如果没有脉搏，应开始CPR、除颤，并按照PALS指导方针进行治疗。如果患者有脉搏，并且动脉压稳定，可以有时间考虑其他方法治疗，包括心脏电复律术或是应用腺苷、胺碘酮或者普鲁卡因胺等药物治疗。VF的治疗方法包括心肺复苏、心脏电除颤术，之后按照PALS指导意见处理。心室节律应该马上监测以评估发生尖端扭转型室速的风险，使用镁剂或有裨益。

在PICU里的儿童的连续心电监护过程中可能会发现常见的异常情况。正常儿童可能发生PR间期延长或一度房室传导阻滞，通常这些儿童没有症状。二度房室传导阻滞可能是莫氏Ⅰ型和莫氏Ⅱ型。莫氏Ⅰ型也被称作文氏传导阻滞，表现为逐渐延长的PR间期直到一个QRS消失，之后循环发生。延迟的状态是因为AV结延迟传导了电信号造成的，一般是良性的表现。莫氏Ⅱ型则很少是良性表现,PR间期仍然正常，但可能会出现QRS消失或心室停搏。这种现象反映了希氏-浦肯野纤维病变，可能进展为完全性房室传导阻滞。莫氏Ⅱ型在儿童中发生率远低于成人。完全性房室传导阻滞或三度房室传导阻滞造成彻底的房室运动分离。完全房室传导阻滞发生时，心房收缩频率远高于心室，通过心室逸搏发生心室收缩。婴儿发生先天性完全性房室传导阻滞的诱因可能是母亲有先天免疫性疾病，如红斑狼疮。当先心病手术破坏了传导通路时，会发生完全性房室传导阻滞。立即静脉应用异丙肾上腺素可能提高心室率以治疗完全性房室传导阻滞。如无效，在有效治疗前应使用经胸廓或静脉起搏。

期前收缩在PICU也很常见。房性期前收缩通常是良性的，多由心房组织内的自主节律造成，与窦房结无关。室性期前收缩（premature ventricular contractions，PVC）大多是良性的，一般不需处理。中心静脉导管接触心脏容易造成PVC增加。如果出现PVC，导管应后撤。PVC意味着可能存在需要纠正的电解质紊乱，钾、镁、钙的异常都可能引发PVC。外源性儿茶酚胺会引起PVC，如果儿茶酚胺浓度下降PVC会得到改善。内源性儿茶酚胺同样引起PVC，如果对疼痛或焦虑进行处理则PVC会得到纠正。

高血压

儿童原发性高血压并不常见。一旦发生高血压，常常是与其他疾病有关（框79.2）且很难控制。急性起病的严重体循环动脉高血压是医疗急症，有可能引起心血管失代偿、高血压脑病、癫痫发作和颅内出血。在年长儿，高血压的神经方面表现多先于心血管失代偿的表现。严重高血压的新生儿常伴有CHF。高血压的治疗主要是阻止病情进展、控制高血压的绝对水平、改善心血管和神经系统症状[64-65]。

新生儿复苏

新生儿出生时心血管和呼吸系统均会发生剧烈变化。如果这些变化不成功，新生儿常会死亡或发生中枢神经系统损伤。因此，新生儿出生时必须有能够进行新生儿复苏的人员在场。去寻找复苏人员的时间对新生儿来说可能是一种灾难。本部分讨论新生儿出生时心肺功能不全的原因、预后及复苏方法。尽可能遵循美国儿科学会的建议实施复苏。

许多组织都公布了新生儿复苏的指南，包括美国心脏学会和美国儿科学会[66]。

胎儿出生时的评估

出生时应该迅速评估新生儿是否足月妊娠、是否

框 79.2 儿童严重高血压的病因

肾
急性肾小球肾炎（如链球菌感染、过敏性紫癜）
溶血性尿毒症综合征
慢性肾小球肾炎（所有类型）
急慢性肾盂肾炎
先天性畸形（发育不良、发育不全、囊性病变）
肿瘤（如肾母细胞瘤、白血病浸润）
肾移植后状态；排斥反应
少尿型肾衰竭
创伤
阻塞性尿路病
泌尿生殖系统手术后
儿童氮质血症输血

心血管
主动脉缩窄
肾动脉异常（如狭窄、血栓形成）
高安病

内分泌
嗜铬细胞瘤
神经母细胞瘤
肾上腺疾病
库欣综合征
醛固酮增多症
甲状腺功能亢进
甲状旁腺功能亢进

医源性
血管内容量超负荷
拟交感神经药（如肾上腺素、麻黄碱）
皮质类固醇
快速静脉滴注甲基多巴

其他
固定（如骨折、烧伤、吉兰-巴雷综合征）
高钙血症（如维生素 D 过多、转移性疾病、结节病、某些瘫痪患者）
高钠血症
Stevens-Johnson 综合征
颅内压增高（任何原因）
自主神经功能异常
复苏后

有呼吸和哭泣及是否有正常音调[66]（表 79.2）。

进一步评估

进一步评估包括三个征象：心率（heart rate，HR）、呼吸和氧合情况。评估心率的方法是听诊。以上生命体征的评估应在出生后第一个 30 s 内完成。

清理气道

推荐新生儿合适的体位为嗅花位，操作者应该尽量避免过屈或过伸，否则都会影响气道通畅。即使是健康的新生儿也应避免深部吸引操作，因为可能引起迷走神经张力过高导致心动过缓[67]。这里不包括本身有呼吸道阻塞或因胎粪而引起呼吸抑制的新生儿（本节稍后会做讨论）。

表 79.2 新生儿评估

临床状态	干预措施
初始复苏	清理气道 保温、保持干燥、刺激和体位 评估心率、呼吸和皮肤颜色
HR ＞ 100 次 / 分，呼吸正常，无发绀	观察
HR ＞ 100 次 / 分，存在持续的呼吸窘迫或发绀	清理气道 SpO_2 监护 考虑 CPAP
窒息、喘或 HR ＜ 100 次 / 分	面罩 PPV SpO_2 监护
在开始复苏后（PPV），HR ＞ 100 次 / 分，通气良好	复苏后监护治疗
HR ＜ 60 次 / 分	考虑插管 胸外按压 调整 PPV
HR ＝ 60 ～ 100 次 / 分	继续 PPV SpO_2 监护

CPAP，持续气道正压；HR，心率；PPV，正压通气；SpO_2，外周血氧饱和度

体温控制

复苏的初始阶段，新生儿的全身体温目标是正常体温。第一步是擦干新生儿，并给以加温措施使腋窝温度保持在 36.5℃。新生儿应用聚乙烯膜包裹颈部以下以避免热量流失。新生儿缺血缺氧性脑病应该在出生数小时后尝试控制性低温，并且应仅限于三级医疗中心。

氧气

在 2011 年新生儿复苏指南中，关于新生儿复苏最新的变化就是除胸外按压或需要使用药物复苏时使用 100% 纯氧进行正压机械通气（positive pressure ventilation，PPV）外，均使用空气进行 PPV。PPV 开始后在新生儿使用血氧探头（右手）监测很重要。对于早产儿，调整吸入氧浓度使患儿达到目标血氧饱和度。总结：①对于新生儿发绀或需要 PPV 者使用空气；②早于 32 周的早产儿调整氧浓度（表 79.3）；③胸外按压或给予药物复苏时使用 100% 氧气，之后调整氧浓度以达到目标 SpO_2；④在右手（导管前）

表 79.3 早产儿（< 32 周）：以滴定方式通过氧气混合器达到目标 SpO_2

分娩后时间（min）	目标 SpO_2（%）
1	60 ～ 65
2	65 ～ 70
3	70 ～ 75
4	75 ～ 80
5	80 ～ 85
10	85 ～ 95

SpO_2，外周血氧饱和度

使用血氧探头。

通气

胎儿通常在出生后 30 s 内开始呼吸，90 s 内趋向稳定。出生数分钟后的正常呼吸频率为 40 ～ 60 次 / 分。吸气与呼气之间无明显停顿，这有助于产生并保持正常功能残气量（functional residual capacity, FRC）。呼吸暂停和呼吸减慢都可延长呼气时间、减少 FRC，进而导致低氧。导致呼吸暂停和呼吸减慢的原因包括严重酸中毒、窒息、母体用药、感染或中枢神经系统受损。呼吸频率增快（> 60 次 / 分）的原因包括低氧血症、低血容量、代谢性或呼吸性酸中毒、中枢神经系统出血、气胸、肺部疾病（如透明膜病、误吸综合征和感染）、肺水肿和母体用药（如麻醉性镇痛药、酒精、镁和巴比妥类药物）。

现在的建议是初始 PPV 控制呼吸气道压为 20 cmH_2O。通气频率应维持在 40 ～ 60 次 / 分，并重新评估心率、皮肤颜色和呼吸音。在新生儿中，心率变快可能是对通气是否充分的最好评估。如果胃扩张影响通气则需要下胃管（8 Fr）减压改善顺应性。左右两侧胸廓应同时起伏，幅度应相同，而且不要超过自主呼吸时的幅度。由于新生儿胸壁薄、传导性好，单纯靠是否有呼吸音可引起误判。两侧的呼吸音不一致需警惕支气管内插管、肺不张或先天性肺解剖异常。如果在胃部听到响亮的呼吸音提示可能食道插管或有气管食管瘘。如果通气正常，则新生儿皮肤变粉、产生有节律的呼吸和正常心率。

大多数窒息的新生儿并无肺部疾患，气道峰压小于 25 cmH_2O 即可达到良好的通气，即使是气管插管后最初的几次呼吸。有些新生儿肺部顺应性低下（如新生儿红细胞增多症、先天性肺解剖异常、肺水肿、严重胎粪误吸和膈疝），在此情况下通常需要较高的压力进行通气，此时容易漏气。为减少这种可能性，应首先进行肺部通气，吸气压力应保持在 15 ～ 20 cmH_2O，吸气速率为 150 ～ 200 次 / 分钟。如果这种低压力（低潮气量）及高频率通气不能改善氧合，则应调高吸气压力和潮气量。通气不足将加重新生儿低氧血症，导致神经系统损伤甚至死亡。如果 PaO_2 > 70 ～ 80 mmHg 或 SaO_2 > 94%，则应当逐步降低吸入氧浓度（如果已经应用高浓度吸入氧）直至 SaO_2 或 PaO_2 维持到相对年龄的正常范围。对于孕周少于或等于 34 周的新生儿而言，氧合应维持在正常值的低限，以防止发生早产儿视网膜病[68]。气管内插管时应持续监测新生儿心率，因为气管内插管易引发缺氧新生儿的心律失常。

如果操作者不能通过面罩进行有效通气或插管失败，可以尝试置入喉罩（laryngeal mask airway, LMA）[69-70]。

气胸

气胸发生率在自然分娩新生儿中占 1%，在胎粪污染新生儿中占 10%，在分娩室需机械通气的新生儿中占 2% ～ 3%。气胸一侧的胸壁常高于健侧，并且在通气时起伏小。最强的心脏搏动点向无气胸的一侧偏移。气胸侧胸壁心音可能减弱。

若怀疑存在气胸，可将一个小型高强度冷光源置于新生儿胸壁皮肤上照射皮肤，气胸侧的胸壁会发光[71]。用穿刺针或胸部引流管可以治疗气胸。

气管内插管

使用呼吸囊-面罩通气或气管内插管时应将头置于中立位或嗅花位。将适当尺寸的气管导管（endo tracheal tube，ETT）插入气管。根据新生儿个体大小将导管尖端置于声门下 1 ～ 2 cm。通常而言，体重分别为 1 kg、2 kg、3 kg 和 4 kg 的婴儿导管尖端距齿龈的距离分别为 7 cm、8 cm、9 cm 和 10 cm。当机械通气的压力为 15 ～ 25 cmH_2O 时，应该有少量气体从气管导管和气管之间泄漏。这种漏气的要求限定了新生儿体重< 1.5 kg 时，使用内径为 2.5 mm 的导管；体重为 1.5 ～ 2.5 kg 时，使用 3.0 mm 的导管；体重> 2.5 kg 时，使用 3.5 mm 的导管。确定气管导管位置正确的方法包括直视气管导管通过声带、机械通气时双侧胸廓运动对称以及呼出气在气管导管上出现雾气。听诊双侧肺部呼吸音应明显强于腹部，肤色、心率和 SaO_2 应当在正压通气下得到改善。呼气过程中应存在 CO_2，然而由于有些新生儿潮气量较小，肺血流少，

CO_2 描记法可能无效。

心脏按压

双手拇指置于新生儿胸骨处，其余手指环绕胸廓以托起背部（图 79.3）。按压胸骨下移 1/3 胸廓厚度，按压 3 次应伴有 1 次人工通气，以替代过去每 4 次按压呼吸 1 次，因为有效的按压频率为每分钟 90 次按压伴随 30 次呼吸。心率评估应为每 45 ～ 60 s 进行一次。如果充分通气并有效按压 60 s 后心率仍低于 60 次 / 分，应该考虑使用药物。

药物

药物只有在婴儿发生严重衰竭或有明显异常导致心血管衰竭的情况下使用。在每个分娩室均需要一个新生儿体重相关剂量的药物快速使用参照表，能够根据推测的新生儿体重给药以应对这种少见的情况。对于复苏用药物首选静脉途径用药；然而，对于训练有素的操作者可以快速进行骨内和脐静脉置管，也能挽救生命。

肾上腺素

新生儿复苏首选药物为肾上腺素。在胸外按压和 PPV 开始 45 ～ 60 s 后，如果心率仍低于 60 次 / 分就应该给予。推荐浓度为 1∶10 000，剂量 0.1 ～ 0.3 ml/kg（0.01 ～ 0.03 mg/kg），并用 1 ml 生理盐水冲管。首选静脉给药，如果静脉通道无法建立时可以通过气管导管给药，但如果经气管导管给药，则应给予高剂量的肾上腺素，浓度为 1∶10 000，剂量 0.5 ～ 1 ml/kg（0.05 ～ 0.1 mg/kg）。如有必要每 5 min 可重复使用肾上腺素，并每 45 ～ 60 s 评估一次心率。

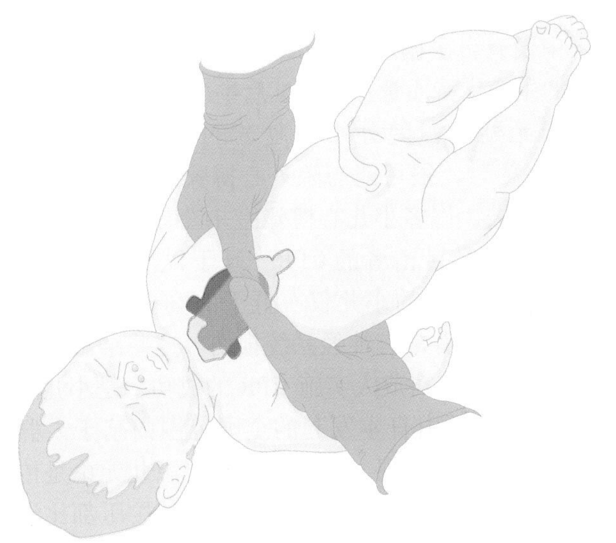

图 79.3　**新生儿胸外按压。**为了简化，未显示通气情况（From Gregory GA. Resuscitation of the newborn. Anesthesiology. 1975; 43: 225.）

纳洛酮

纳洛酮并不是呼吸困难的新生儿复苏的首选药物[66, 72]。新生儿应该用 PPV 进行呼吸支持，包括产妇分娩前 4 h 内接受麻醉药物的情况。然而，如果出现持续呼吸困难，则可以考虑使用纳洛酮。此外，对于有麻醉药物依赖史产妇分娩的新生儿应避免使用纳洛酮，否则会有戒断反应引起的癫痫风险。

低血容量的检测

通过测量动脉血压和体格检查（如皮肤颜色、灌注、毛细血管充盈时间、脉搏容积和肢体温度）来确定患者是否有低血容量。

中心静脉压（central venous pressure，CVP）监测是确定是否有低血容量并能够指导补液的有意义指标。新生儿 CVP 正常值范围是 2 ～ 8 cmH_2O，如果 CVP 低于 2 cmH_2O，应考虑有低血容量。

低血容量的治疗

治疗低血容量需要补充血制品和晶体液来扩充血容量，也可使用白蛋白，但其有效性的证据有限。如果怀疑胎儿出生时存在低血容量，则应在新生儿出生前在分娩室备有 O 型、Rh 阴性浓缩红细胞[73]。如果血流动力学允许，可以缓慢滴注 10 ml/kg 晶体和血制品，时间应超过 10 min，以降低发生脑室内出血的可能性。有时需要大量血液和液体使动脉血压维持到正常水平。

在一些罕见情形下，新生儿必须补充占血容量（足月新生儿为 85 ml/kg，早产儿为 100 ml/kg）50% 以上的血液，特别是在胎儿出生过程中胎盘破裂时。但在大多数情形下，新生儿补充 10 ～ 20 ml/kg 以下的液体即可达到正常的平均动脉压水平。

低血压的其他原因

低血糖、低钙血症和高镁血症也可导致新生儿低血压。扩充血容量和（或）输注多巴胺对酒精或镁中毒引起的低血压通常有效。高镁血症的新生儿可给予葡萄糖酸钙，剂量为 100 ～ 200 mg/kg（给药时间应在 5 min 以上）[66]。

胎粪

胎粪污染的羊水（meconium-stained amniotic fluid，MSAF）如果在宫内或分娩过程中被误吸则可能导致严重的肺损伤和呼吸窘迫综合征。多数吸入胎粪的病例发生在宫内，因此，只有在患儿处于如无呼吸或呼吸抑制、心率低于 100 次 / 分和肌张力弱的情况下才应进行气管插管，通过吸引清除呼吸道内 MSAF[66, 74-75]。当误吸 MSAF 的患儿存在抑制时，在分娩后应快速对新生儿进行气管插管，通过气管导管进行吸引。如果最后仍有大量 MSAF 存在或新生儿处于濒死状态，则应直接转至新生儿 ICU。

皮肤颜色

所有新生儿在出生时基本上都存在皮肤轻度青紫现象。出生 60 s 后，大多数新生儿躯干变红，但手足仍青紫。如果 90 s 后仍存在（尤其是在吸氧或机械通气时）躯干发绀，则应考虑是否存在窒息、低心排血量、肺水肿、高铁血红蛋白血症、红细胞增多症、先天性心脏病、心律失常或肺部疾患（如呼吸窘迫、气道阻塞、肺发育不良、膈疝）。新生儿出生时皮肤苍白常提示窒息、低血容量、酸中毒、贫血或先天性心脏病。如果新生儿在出生 2 min 内全身发红，则可能是由于酒精或镁中毒或存在碱中毒（pH > 7.5）。Rubrous 新生儿常存在红细胞增多症。

复苏设备

复苏床应适当倾斜，使新生儿头低于肺水平，以便于肺内液体的引流，并降低误吸胃内容物的可能性。除非发生窒息，应使用可控制红外线加热器保持新生儿的体温在 36 ~ 37℃。如果发生窒息，则应该使体温控制在 34 ~ 35℃，以保护脑功能。备好吸引装置，并且有多种压力可调，不应使用压力低于－100 mmHg 的吸引器。

气管内插管的设备包括 0 号和 00 号直喉镜片，笔样的喉镜柄，2.5 mm、3.0 mm 和 3.5 mm 的气管内导管以及能顺利通过导管内径的吸引管。复苏时使用的通气系统必须可提供呼气末正压（PEEP）通气，并能提供至少 150 次 / 分的通气频率。单向活瓣可以一直处于关闭状态，尤其是当使用高速气流和高呼吸频率时。经过培训的医疗人员可使用改良的 Jackson-Rees 或 Ayres 系统达到很好的效果。大潮气量所致的肺过度膨胀可引发炎性反应，导致新生儿出现慢性肺病；肺轻度膨胀产生的肺损伤较小。在分娩室对新生儿进行辅助或控制通气时应当持续监测气道压力，避免过高的气道压力和过大的潮气量。在任何危重情况下，都应当有相关信息来指导对患者的治疗。因此，必须监测动脉血气情况以及血 pH，血气结果应当在抽血后 10 min 内得到。脐动脉置管可监测动脉压、抽取血样进行血气分析和血 pH 检查，并便于紧急情况下的输液。新生儿出生后，即可以将脉搏氧监测仪连接于手或足上监测动脉氧饱和度（SaO_2）[76]。脉搏血氧监测仪能使复苏者迅速观察到氧合状态的变化，并及时调整吸入氧浓度。新生儿正常的 SaO_2 为 87% ~ 95%，相应的 PaO_2 为 55 ~ 70 mmHg 。

小儿心搏骤停与复苏

小儿心搏骤停并不少见。每年至少 16 000 美国儿童（每 100 000 中有 8 ~ 20 名儿童）接受过心肺复苏[77-81]。其中多于半数的心搏骤停发生在医院内[77-82]。随着复苏技术的进步和器械的改善，小儿心搏骤停的生存率在过去的 25 年里有显著提高[83]。

小儿心搏骤停的预后较 20 年前有显著改善。例如，院内发生心搏骤停的新生儿生存率已从 20 世纪 80 年代的不到 10% 提高到了 21 世纪的 25%。发生心搏骤停并存活出院的新生儿通过特殊儿童神经系统预后检测及生活质量评估发现有 75% 的患儿预后令人满意[83, 86-88]。影响小儿心搏骤停后预后的因素包括：①原本的疾病情况；②发生心搏骤停时的周围环境；③最初的心电图检查；④无循环状态的时长（即心搏骤停过程中没有自主循环或 CPR 的时长）；⑤复苏过程中提供的生命支持质量；⑥复苏后生命支持质量。

毫无疑问，院外小儿复苏的预后较院内差得多[78-79, 89-97]，很可能与院外心搏骤停相对长的无循环时间有关，许多小儿心搏骤停并没有被发现，仅有 30% 儿童接受目击者的 CPR。基于以上原因，在院外发生心搏骤停的小儿仅有低于 10% 能够生存至出院，而且幸存者常有神经系统损伤。这些结果令人迷惑，因为旁观者对成人实施 CPR 的成功率是小儿的两倍多[98]。一项由日本发起的全国范围内基于人群的前瞻性队列研究发现，院外心搏骤停患儿无论是传统 CPR（包括人工呼吸）或者仅进行胸外按压都比没有进行 CPR 患者生存率高 2 倍以上[99]。该研究把心搏骤停的预后进一步分层为“心因性”和“非心因性”，并定义了接受旁观者 CPR 时人工呼吸的相对价值。对院外非心因的心搏骤停患儿进行旁观者传统 CPR（包括人工呼吸），神经系统预后在发生心搏骤停后一个月的良好率较单纯胸外按压或无 CPR 高。小儿因心脏原因引起的心搏骤停，CPR（传统方式或仅行胸外按压）较无 CPR 者神经系统预后有明显改善。有趣的是，传统 CPR 或仅进行按压对于心因性小儿心搏骤停的效果相似，动物或成人的结果也相似[99]。

院内心搏骤停小儿较成人生存率高，有 27% 的小儿存活出院而成人仅为 17%[83]。无论小儿还是成人，因心律失常，例如心室颤动、室性心动过速引起的心搏骤停预后更佳。小儿因心律失常引起的院内心搏骤停较少见（小儿为 10%，而成人为 25%），约 1/3 的小儿和成人在发生心律失常导致的心搏骤停后生存并出院。有趣的是，儿童在院内心搏骤停的高生存率（24% *vs.* 11%），反映了儿童较成人心搏骤停和无脉性电活动的生存率更高。进一步的研究显示儿童的高存活率主要是由于婴儿和学龄前儿童较年长儿童的生存率高[87]。对于儿童来讲生存率高可能是由于胸腔顺应性好，提高主动脉舒张压并增加静脉回流从而使冠状动脉和脑血流的灌注改善，但这仅仅是推测[100, 101]。另外，在有专业的儿科医师的医院里，院内小儿心搏骤停生存率更高[102]。

表 79.4　心搏骤停和复苏的分期

分期	干预措施
心搏骤停前阶段（预防）	对患者进行良好的监护及快速的紧急状况反应 识别并处理呼吸衰竭或休克以预防心搏骤停
心搏骤停（无循环）阶段（保护）	尽快进行 BLS 和 ACLS 组织应急反应，领导人明确 当有明确的指征时尽早除颤
低灌注（CPR）期（复苏）	深、快的按压 使胸廓充分回弹 避免胸外按压的中断 避免过度通气 调整 CPR 以达到最佳冠状动脉血流灌注（冠状动脉灌注压及呼出 CO_2） 在 CPR 过程中通过其他方法提高生命器官的灌注 如果标准 CPR/ALS 不能获得成功则应考虑 ECMO
复苏后阶段：短期	优化心排血量和脑血流 如果有指征，治疗心律失常 避免高血糖、高热和过度通气 对可能出现的紧急情况需要预先研究方案
复苏后阶段：长期康复（再生）	早期干预，进行专业与物理治疗 生物工程和技术干预 干细胞移植的应用前景

ACLS，高级心脏生命支持；ALS，高级生命支持；BLS，基础生命支持；CPR，心肺复苏；ECMO，体外膜肺氧合

复苏的步骤

心搏骤停和复苏由四部分组成：①心搏骤停前阶段；②无循环阶段（无心搏骤停急救措）；③低循环期阶段（CPR）；④停搏及复苏后阶段。应采取最佳的干预措施改善心搏骤停患儿的预后，包括选择 CPR 的时机和阶段，如表 79.4 所示。

心搏骤停前阶段

心搏骤停前的阶段包括患者之前的相关疾病情况（如神经系统、心血管系统、呼吸系统及代谢相关疾病），或是突发事件（如呼吸衰竭或休克）使代谢供应和代谢需求不匹配。院内发生心搏骤停患儿在发生心搏骤停前数小时常会有生理状态改变[103-104]。因此，在停搏前阶段干预主要集中在阻止心搏骤停的发生，需要注意早期识别呼吸衰竭和休克，并进行针对性处理。早期识别对于判断患儿是否处于心搏骤停前期具有重要意义，与成人不同，儿童可能能够对恶化的临床状况进行长时间的生理适应。医疗应急团队（medical emergency teams，METs，也叫快速反应团队）是为预防这一问题而特别组建的院内急诊队伍。鼓励一线成员，甚至包括患儿父母，通过 METs 根据生理学参数或直觉评估患儿。METs 通过评估患者，将具有发生失代偿高风险的患者转至 PICU，目的是预防出现完全性心搏骤停或减少提供进一步生命支持的反应时间，从而缩短无循环期。通过回顾性研究发现，与建立 METs 前相比，METs 降低了发生心搏骤停的概率[105-107]。早期判定的方案并不能明确所有发生心搏骤停风险的患儿，把病情严重的患儿早期转入 ICU 能够更好地监测病情并且实施强有力的干预，从而改善复苏后的监护和临床预后。值得注意的是，发生心搏骤停前的状态需要得到识别并立刻进行监护和干预，以防进一步发生心搏骤停。相对于目前花费大量研究经费和资源去研究心搏骤停的其他各个阶段，特别关注心搏骤停前阶段的状态研究能够极大提高生存率和改善神经系统预后。

无循环和低灌注阶段

气道－呼吸－循环或循环－气道－呼吸

对于 OHCA 患者，“仅行胸外按压” CPR 与改善预后有关[108-109]。这是紧急医疗服务调度员指导旁观

者心肺复苏的推荐方式[110]。一项日本研究表明，由于原发性心脏病而出现 OHCA 的儿童在仅行胸外按压的 CPR 和经典 CPR 表现出同等的存活率。但是，只有 29% 的患者因心脏原因而出现 OHCA。在总体研究队列中，与进行人工呼吸的经典 CPR 相比，采用仅行胸外按压 CPR 的非心血管病因患者的生存率显著降低[111]。另一项全国性的日本 OHCA 注册研究显示，仅行胸外按压 CPR 完全优于无旁观者 CPR，但不优于传统 CPR[112]。美国的 OHCA 注册研究显示，接受传统旁观者 CPR 并进行胸外按压和人工呼吸的儿童比没有接受 CPR 的儿童的总体存活率高并预后良好，而仅行胸外按压 CPR 的儿童的效果并不优于未接受 CPR 的儿童[113]。因此，除非出现救援人员不愿或无法进行人工呼吸的情况，都不推荐对住院和医院外的儿童实施仅行胸外按压 CPR[114]。

由于提供辅助通气任务相对复杂，为了防止在起始阶段胸外按压的有害延迟，CPR 初始干预的优先次序已经由气道-呼吸-循环（“A-B-C”）转变为循环-气道-呼吸（“C-A-B”）。2010 年和 2015 年 AHA BLS 指南均对此表示认可[114-115]。然而，2015 年国际联络委员会在复苏的共识声明指出，这一建议缺乏支持应用于儿童患者的证据[116]。虽然考虑到在起始阶段，延迟的胸部按压与不良预后相关，这种方法在生理学上是合理的。但是，儿科医生必须考虑到窒息和低氧血症是心搏骤停的先兆[83, 117]。特别是在人力和物力充足的 ICU 和手术室中，经常由经验丰富的人员提供辅助通气，同时给予循环支持和高质量的胸外按压。

为改善小儿心搏骤停的预后，应尽量缩短心搏骤停无循环阶段。高风险患者应该进行监护，以期早期识别心搏骤停并及时开始基础和高级生命支持。有效的 CPR 能够在低灌注期提高冠状动脉灌注压（相对于右心房压，能够提高主动脉舒张压），并且能够提高心排血量，增加重要器官血供。重要的基础生命支持原理是通过用力、快速地按压，在按压间期使胸廓完全回弹，尽量避免中断心外按压。心肌主要在心脏舒张期通过冠状动脉从主动脉根部获得血流灌注。当心脏停止跳动则血流停止，冠状动脉也终止灌注。然而，通过胸外心脏按压，主动脉压力升高的同时，右心房压力也升高。而后在按压间期短暂降压，右心房压力下降比主动脉更快，下降的程度更低，进而产生压力梯度使氧合后的血液进入心肌。因此胸廓完全回弹对于制造右心房与主动脉根部间的压力差是至关重要的。脑灌注压（cerebral perfusion pressure，CPP）低于 15 mmHg 不利于 CPR 后的自主循环恢复（return of spontaneous circulation，ROSC）。在 CPR 的低灌注阶段，通过按压达到最佳冠状动脉灌注压、呼出二氧化碳浓度和心排血量能改善 ROSC，并且能够改善成年动物和人类的短期和长期预后[118-125]。无论对于未成熟动物或患儿都很有必要研究评估目标导向 CPR。其他能够判断心室颤动、无脉电活动的监护对于缩短无循环期很有必要，一旦发生应进行除颤。显然，单纯 CPR 对于心律失常后心搏骤停的复苏是不够的。由于窒息或心肌缺血引起的心搏骤停，提供充分的心肌灌注和氧供是恢复自主循环的关键。

心搏骤停和复苏后阶段

心搏骤停和复苏后阶段包括协调和技术性控制复苏后即时状态、之后数小时乃至数天及长时间康复过程。复苏后即刻是室性心律失常及再灌注损伤发生的高风险期。在复苏即刻和之后数天的干预目的包括：充足的组织供氧、治疗复苏后心脏功能异常，降低复苏后组织损伤（例如防止复苏后高热和低血糖，还有复苏后治疗性的降温、防止高血糖和避免氧过载）。在停跳和复苏后期，细胞损伤（如中毒、氧化应激和代谢应激）和细胞死亡（如细胞凋亡和坏死）具有很大的研究前景，并可能产生细胞靶向干预方法。康复阶段主要集中在修复受损细胞和器官并重建细胞或器官间的反应与信息传递，以提高远期功能性预后。

这个阶段复苏要求的关键是监护。某个阶段采取的有利措施对于其他阶段可能是有害的。例如心搏骤停后低灌注期发生的严重血管收缩能够提高冠状动脉灌流，对自主性循环恢复是有利的，但是同样的严重血管收缩在复苏后期则增加左心室后负荷压力，可能加重心脏负荷和功能异常。根据当前对心搏骤停和复跳的生理学理解，首先考虑动脉血压、氧的运输与消耗、体温和其他生理指标，以期获得最佳的预后。将来的策略可能会利用已掌握的日益提高的关于细胞损伤、血栓形成、再灌注损伤、瀑布学说、损伤和复原的细胞标记以及干细胞的移植技术等。

心搏骤停（无循环）和 CPR（低灌流）阶段的干预措施

气道和呼吸

在 CPR 过程中，心排血量和肺血流是正常窦性心律的 10% ～ 25%；因此，仅需要很低的分钟通气量即可以提供充足的肺与血液间的气体交换。动物和成人数据显示在 CPR 过程中经常发生过度通气（如过度的人工呼吸），这可能会影响静脉回流，进而影响心排血量[126-128]。这些有害的血流动力学结果常伴随着某一操作者考虑控制呼吸道及人工呼吸而暂停 CPR 的情况，这样对预后更不利[129-132]。尽管过度通气存在弊端，但是因为小儿心搏骤停多为窒息造成的，因此应该立即开始充足的通气。心律失常致心搏骤停与窒息致心搏骤停发生的生理机制不同。动物实验中，突发性室颤引起的心搏骤停，在没有人工呼吸的情况下进行胸外按压，4 ～ 8 min 内 PaO_2 和 $PaCO_2$ 仍在可接受范围内[133-134]。在某种程度上说，由于在心搏骤停开始时无血流，并且动脉的耗氧量很小，因此动脉内氧和二氧化碳浓度与心搏骤停前期相比并没有明显的区别。在 CPR 期间的低灌流状态，肺相当于氧气的储存库；因此在没有人工呼吸的情况下能够保持足够的氧气供应。一些回顾性研究显示，成年人由于室颤引起的心搏骤停在胸外心脏按压时无论有无人工呼吸，抢救结果是相似的[135]。然而窒息导致的心搏骤停，由于外周及肺内血流在骤停前仍保持流动，导致动静脉内氧含量明显降低、乳酸水平提高、肺内储存氧耗净。因此心肺复苏开始时，就存在动脉低氧血症和酸血症。在这种情况下，控制通气进行呼吸复苏对于患者来讲是可以挽救生命的。相反，在室速或室颤导致的心搏骤停抢救时，不应该在 CPR 过程中过度通气或在胸外按压过程中为通畅气道并进行人工呼吸而中断按压，因为这是致命的。总之，复苏技术应根据患者的生理状态而实行，以期达到最佳预后。

循环：低灌注期间达到最佳血流的 CPR：按压更深、更快

心搏骤停发生时，大动脉和冠状动脉血流立刻中断[135]。这时，提供高质量的 CPR（按压采用大幅度、高频率）对于恢复冠状动脉血流具有重要意义。CPR 的目的是最大限度地增加心脏灌注压（myocardial perfusion pressure，MPP）。相关公式如下：MPP = AoDP − RAP。心脏血流量的提高依靠主动脉舒张压（aortic diastolic blood pressure，AoDP）和右心房压之间的压力梯度。按压阶段，AoDP 与 RAP 同时升高，因此，MPP 无明显变化；然而在胸外按压的胸廓回弹阶段，RAP 较 AoDP 下降得更低更快，产生了压力梯度使氧合的血液灌注心肌。一些动物和临床实验已经证明，在室速 / 室颤和窒息引起的心搏骤停模型中，建立 MPP 对于预测短期生存预后（也就是 ROSC）具有重要意义[124，136-139]。因为没有胸外按压就没有血流，应尽量避免中断胸外按压。在胸外按压期间应在回弹期保证静脉回流，应保证胸廓充分回弹并避免过度通气（因过度通气使胸膜腔内压升高，减少静脉回流）。

基于上面公式，MPP 能够通过提高主动脉与右心房间的压力差来实现。例如，吸气阻力设备（impedance threshold device，ITD）带有很小的、一次性阀门，能够直接接到气管导管或面罩，在自主吸气阶段增加胸廓负压和阻止 CPR 胸腔回弹阶段空气进入肺内。动物实验和临床成人 CPR 表明 ITD 可以提高重要器官的灌注压和心脏血流[140-145]；然而，在唯一的随机成人 CPR 研究中，ITD 仅限于降低无脉性电活动患者的死亡率[145]。其他证据表明使用胸外按压设备（active compression-decompression device，ACD）进行 CPR 可以增加胸腔内负压、提高灌注压。ACD 为便携装置，像家用活塞一样通过吸引方式吸住患者前胸部，在回弹期可以主动减压，使胸腔产生真空。通过增加回弹期胸腔内负压促进血液回流入心脏[146]。动物实验和临床成人的研究已经证明联合应用 ACD 和 ITD，较单独使用 ACD 更能增加 CPR 期间灌注压[142]。最后，使用 ITD 或 ACD 是非常有前途的改善 CPR 期间血流灌注的辅助装备。但最基本的方法仍是用力、快速的按压，让胸廓回弹充分，尽量避免胸外按压的中断和避免过度通气，这是在 CPR 期间提高血流灌注并改善生存率的主要因素。

胸部按压深度

儿科胸部按压深度推荐至少达到胸廓前后径的 1/3（婴儿大约 4 cm，儿童大约 5 cm），该意见主要是根据专家的临床共识，通过动物、成人和有限的儿童数据推断而来。在一项 6 个婴儿的小型研究中，胸部按压目标为胸廓的前后径一半的深度相比于 1/3 深度明显改善了收缩压[147]。尽管这项研究范围很小，而且只是定性估计了胸部按压的深度，但是它仍是第一个收集实际的小儿资料并支持胸部按压深度指南的研究。相反，两项最近的研究通过 CT[148-149] 发现，如果按照胸廓的前后径的比率（%）计算，按压深度要深于成人的推荐深度，但是胸廓的前后径 1/2 的按压深度会直接按压在完全排空的心脏位置，这在大多数儿童会引起心脏移动，因为其前后胸直径偏小。有必要进一步从实际儿童处理中收集数据，并研究定量儿童胸部按压深度与短、长期临床预后（动脉血压、呼气末二氧化碳、自主循环恢复、生存率）的关系。

按压 / 通气比例

在心肺复苏期间，必须提供足够的通气量，但不可过量，在特定复苏过程中，应该根据循环情况和组织代谢的要求进行通气。因此，在心肺复苏低灌注期间，心排血量是正常的 10% ～ 25%，低通气量是必要的[150]。然而，儿科患者按压和通气的最适宜比例还不清楚，取决于包括按压频率、通气量、按压血流、按压过程中因通气而中断的时间等多个因素。在一个儿科心搏骤停的模型，分钟通气量相同时，按压 / 通气比为 15：2 与按压 / 通气比为 5：1 相比，增加了 48% 的按压次数[151-152]。这点非常重要，因为当胸部按压中止时，主动脉压力迅速下降引起冠状动脉灌注压突然下降，心肌氧供下降[135]。增加按压 / 通气比可以减少按压的中断次数，增加冠状动脉血流。应该平衡好正压通气（增加血氧含量、消除 CO_2）的好处和抑制循环带来的坏处。这些研究结果也是 AHA 推荐小儿按压 / 通气比为 15：2 的部分原因。

按压周期

在成人心搏骤停模型中，在胸部按压时间占整个循环时间 30% 的时候，心排血量和冠状动脉血流是最适宜的（按压时间和胸廓回弹时间比约为 1：2）[153]。随着心肺复苏持续时间的延长，最适宜的按压时间应增加到 50%。在幼猪模型中，与按压时间低于工作周期的 30% 相比，非按压时间在 250 ～ 300 ms（120 次 / 分按压频率时，按压时间占按压周期的 40% ～ 50%）可增加脑的灌注压[154]。

环绕按压与胸骨点按压

在成人和动物心搏骤停模型中，环绕胸部心肺复苏已经被证实可以显著改善血流动力学[155]。在较小的婴儿进行胸部按压时，通常情况下可以双手包围胸部并用拇指按压胸骨（胸部挤压）。在一个幼小动物心肺复苏模型中，这种“双拇指”法挤压胸部的方法与传统的双手指按压胸部相比，可以产生较高的收缩压、舒张压和脉压[156]。虽然没有经过严格的研究，但根据临床经验使用两指法对心搏骤停的患儿实行 CPR 难以达到足够的按压深度和维持足够的动脉压。因此 AHA 指南建议对于婴儿行 CPR 时，使用两拇指-环绕的手法[157]。

开胸心肺复苏术

在动物模型中，高质量标准的胸外 CPR 可使心肌血流达到正常值的 50% 以上，脑血流约为正常值约 50%，心排血量约为正常值的 10% ～ 25%[135, 155, 158-159]。相比之下，开胸 CPR 时心肌和脑血流接近于正常情况。尽管开胸心脏按摩可以改善动物和人类冠状动脉灌注压和增加除颤成功率[160-162]，但是在许多情况下，施行开胸术进行开胸心肺复苏术是不切合实际的。一个包括 27 例小儿钝挫伤后行 CPR 的回顾性综述（15 例开胸 CPR 和 12 例胸外 CPR）显示开胸 CPR 增加了住院费用，却没有改变 ROSC 或者生存出院的情况。然而，这两组的生存率都为 0%，可能提示这些患儿伤得太重或者抢救太晚，以至于不能从这种创伤性的治疗方法中受益[163]。开胸 CPR 常见于开胸心脏手术和胸骨切开术后的患儿。在某些特殊复苏环境下，开胸 CPR 的早期标准需要重新考虑。

治疗心搏骤停的药物

虽然动物研究表明注射肾上腺素可以改善窒息和室颤引起的心搏骤停的初期复苏成功率。然而，目前还没有前瞻性研究支持注射肾上腺素是否能改善小儿心搏骤停的生存状况。在小儿心肺复苏时的常用药物包括血管升压类药物（肾上腺素和垂体后叶素）、抗心律失常药物（胺碘酮和利多卡因）及其他药物，如氯化钙和碳酸氢钠。接下来逐个药物介绍。

血管升压类药物

肾上腺素是内源性的儿茶酚胺，可以强效激活肾上腺素能 α 和 β 受体。α 受体被激活，表现缩血管作用，增加全身和肺血管阻力。在 CPR 期间，该药虽然使整体的心排血量减少，但是升高的主动脉舒张压改善了冠状动脉灌注的压力和心肌血流；如前所述，充足的心肌血流是 ROSC 的关键因素。在高质量的 CPR 过程中，肾上腺素还可以增加脑血流，因为外周血管收缩直接增加了脑循环血流的比例[164-166]。然而，最近有证据表明，在全脑血流增加时，肾上腺素却减少了脑局部微循环的血流[167]。β 受体肾上腺素能效应增加心肌收缩性和心率，舒张骨骼肌血管床和支气管平滑肌，但是心搏骤停时肾上腺素应用剂量大，在外周血管床观察不到 β 肾上腺素能效应。肾上腺素也增加了室颤的敏感性和强度，因此增加了电除颤成功的可能性。在动物心搏骤停模型中，相比标准剂量的肾上腺素（0.0 ~ 0.02 mg/kg），应用大剂量的肾上腺素（0.05 ~ 0.2 mg/kg）可改善心肌和脑血流，增加最初 ROSC 的概率[168-169]。然而，前瞻性和回顾性研究表明大剂量肾上腺素不会改善成人或小儿的生存率，还可能与不良的神经系统预后相关[170-171]。一项随机双盲对照研究表明，小儿住院期间发生的心搏骤停，应用标准剂量的肾上腺素抢救失败后，应用大剂量肾上腺素对比标准剂量的肾上腺素，其 24 h 的生存率显著降低[172]（1/27 存活者 *vs.* 6/23 存活者；$P < 0.05$）。基于这些临床研究，在初始或者复苏的治疗中，不常规推荐应用大剂量的肾上腺素。重要的是，这些研究提示大剂量的肾上腺素会使患者复苏后的血流动力学恶化并降低生存的可能性。

垂体后叶素是一种长效的内源性激素，作用于特异性受体调节全身血管收缩（V_1 受体）和肾小管水重吸收（V_2 受体）。垂体后叶素的血管收缩特性在骨骼肌和皮肤的血管床最显著。与肾上腺素不同，垂体后叶素不能收缩肺血管。在心搏骤停的实验模型中，与肾上腺素相比，垂体后叶素能增加心脏和脑血流，改善长期生存率。然而，垂体后叶素减少了 CPR 期间和复苏后的内脏血流，进而增加了复苏后的后负荷，进一步增加了左心室的张力[158, 173-176]。成人随机对照试验发现在 CPR 期间应用垂体后叶素或肾上腺素，转归是相似的[177-178]。在小儿心搏骤停期间，6 例持续长时间的心搏骤停患儿中有 4 例患儿应用了垂体后叶素，发现在标准药物复苏失败后，应用垂体后叶素可使自主循环恢复[179]。然而，从美国卫生协会心肺复苏国家注册处获得的 1293 例连续的小儿心搏骤停病例中发现，应用垂体后叶素的病例（仅有 5% 的病例）自主循环恢复的可能性较低。因此，垂体后叶素不太可能代替肾上腺素成为小儿心搏骤停抢救的一线药物。已有研究提示垂体后叶素与肾上腺素联合应用值得进一步研究，特别是最初对肾上腺素复苏无反应的长时间停搏病例。

抗心律失常药物

钙剂 尽管缺少证实其有效的证据，钙剂仍然常用于儿科心搏骤停的患者。在缺少明确临床适应证（如低钙血症、钙通道阻滞药过量、高镁血症以及高钾血症）时给予钙剂并不能改善心搏骤停患者的预后[180-188]。有三项儿科临床研究发现常规给予钙剂可能存在潜在危害，包括降低生存率和不良的神经学预后[180-188]。尽管支持 CPR 期间应用钙剂的临床文献有限，但在可能发生低钙血症（包括肾衰竭、休克伴大量输血等）的心搏骤停患者 CPR 期间应该考虑应用钙剂。

缓冲溶液 目前还没有随机对照实验研究碳酸氢钠在小儿心搏骤停中的应用。两项随机对照研究观察了碳酸氢钠在成人心搏骤停[189]和呼吸停止的新生儿中的应用价值[190]。这两项研究均未发现碳酸氢钠可以改善生存率。事实上，一项多中心回顾性的院内儿科研究发现，在心搏骤停过程中输注碳酸氢钠可降低生存率，即使控制了年龄、性别、首次记录的心脏节律后也是如此[187]。因此，在小儿心搏骤停复苏过程中不推荐应用碳酸氢钠。在严重代谢性酸中毒的成年危重症患者中应用碳酸氢钠可以纠正酸中毒，但并未改善血流动力学[191-192]。让人有些惊讶的是，严重的酸中毒可以抑制儿茶酚胺活性，破坏心肌功能[193-194]，然而，临床数据并不支持在 CPR 期间应用碳酸氢钠。酸中毒会增加植入心脏起搏器患儿心脏电刺激的阈值[195]。因此，碳酸盐或其他缓冲溶液适用于治疗这些患儿的严重酸中毒。碳酸氢钠也适用于三环类抗抑郁药过量、高钾血症、高镁血症或钠离子通道阻滞药中毒的患者。碳酸氢盐的缓冲作用体现在氢离子和碳酸根离子结合生成 CO_2 和水的过程中，CO_2 必须通过足够的分钟通气量清除。因此，如果在碳酸氢钠注射过程中通气功能受损，CO_2 的聚集将降低碳酸氢盐的缓冲作用。因为 CO_2 易于穿透细胞膜，在没有足够通气情况下注射碳酸氢钠，细胞内酸中毒可能加重。因此，碳酸氢盐不适用于呼吸性酸中毒。

不同于碳酸氢钠，三羟甲基氨基甲烷（tromethamine，THAM）缓冲液中额外的氢离子不产生 CO_2。事实上在 THAM 注射过程可以消耗 CO_2。THAM 适用于缓冲分钟通气量受损患者的酸中毒。THAM 经肾排除，故慎用于肾功能不全的患者。Carbicarb 是一种等摩尔的碳酸氢钠碳酸钠混合物，是一种较碳酸氢钠产生 CO_2 少的缓冲液。在犬心搏骤停模型中，给予碳酸氢钠、THAM 或碳酸氢钠碳酸钠混合液三种中任何一种缓冲液的动物恢复自主循环的比率均高于单纯给予生理盐水的动物。注射碳酸氢钠和碳酸氢钠碳酸钠混合液的动物，自主循环恢复的间隔明显短于单纯给予生理盐水的动物。在 6 h 研究周期的后期，所有恢复自主循环的动物均进入了深昏迷状态，对生存率的提高并没有定论[196]。在 CPR 阶段尚不推荐使用 THAM 或碳酸氢钠碳酸钠混合液。

复苏后的干预

体温的管理

两篇开创性的文章[197-198]展示了诱导低体温（32 ~ 34℃）可以改善成人室颤心搏骤停复苏后昏

迷患者的预后。这两项研究均是随机对照研究，入组标准为18岁以上非创伤性室颤复苏成功后持续昏迷的患者[199，120]。然而在最近一项关于院外心搏骤停后失去意识的成人幸存者生存率的随机对照实验证实：与目标体温36℃相比，目标体温为33℃并未改善患者的预后[201]。用这些研究很难解释和推断在儿童中的情况；然而，在发生心搏骤停、头部创伤、卒中、缺血等损伤时，48 h内发热与不良神经系统预后相关。对缺氧缺血性脑病的新生儿进行选择性脑组织降温以及全身性降温的实验表明，诱导性低体温可以改善患儿的预后[202-203]。一项进行中的随机对照实验［clinicaltrals. gov identifier NCT00880087；THAPCA：Therapeutic Hypothermia After Pediatric Cardiac Arrest（www.thapca.org）］正在观察治疗性低体温对心搏骤停患儿的疗效。至少，CPR后避免患儿体温过高是合理的。在监测核心温度的情况下，需要对CPR后患儿应用退热药以及外用降温装置来避免体温过高，这一过程被称为“治疗性控温”。需要注意的是抑制体温过高并不容易。许多心搏骤停患儿在应用抑制体温过高的措施后仍然会出现高体温[198]。

血糖的控制

心搏骤停后高血糖和低血糖都与不良的神经系统预后相关[204-207]。低血糖直接与不良的神经系统预后相关，而高血糖可能本身有害，但也可能是长时间缺血导致的应激反应的标志物。最近一项随机实验研究表明，严格控制血糖与危重患儿的临床预后不相关，但与低血糖的发生率增高相关[208]。总之，目前并没有足够证据强烈推荐对心搏骤停后自主循环恢复的患儿要控制高血糖。如果控制自主循环恢复后患儿的高血糖，需要严密监测血糖浓度避免发生低血糖。

血压的管理

心搏骤停后自主循环恢复的患者动脉血压会有较大波动，心搏骤停或复苏后常常出现心肌功能衰竭并伴有低血压（稍后讨论）[199-200，209-218]。另外，心搏骤停后也可能发生高血压，尤其是在心搏骤停后心功能异常应用血管活性药物的患者。心搏骤停后最佳动脉血压对于维持重要脏器的灌注压至关重要，因为在最初的心搏骤停和心肺复苏时，“无灌注”和“低血流灌注”状态损害了各器官。健康人的脑血流存在脑神经血管的自身调节，当平均动脉压在一个很宽范围内波动时，脑血流仍能够维持恒定，然而，成人心搏骤停复苏时脑血流自动调节功能受损，这种情况也可能在儿童患者中出现[219]。心搏骤停影响了脑神经血管束的自身调节，限制了脑调节过量血流和微血管灌注压的能力，从而导致全身高血压期间的再灌注损伤。在动物模型中，复苏后短时间诱导高血压与正常灌注压相比，可改善神经系统的预后[220，221]。相反，全身低血压由于不能满足机体能量的供需平衡，导致缺血性损伤后神经系统一直处于代谢危机状态。调节心搏骤停后血压最实用的方法是在复苏后这个高风险时期努力减少动脉压的波动。

复苏后心肌功能障碍

无论动物或是人类，成功复苏后通常都会出现心搏骤停后心肌顿抑和低血压[199-200，209-218]。动物研究表明，心搏骤停后心肌顿抑是心室收缩和舒张功能失衡的整体表现。心搏骤停后心肌顿抑在病理生理和生理上是与脓毒症相关性心肌功能障碍和体外循环后心肌功能障碍类似的综合征，机制包括炎症介质和NO产物的增加[212，215-216，218]。因为良好的心功能是心搏骤停后再灌注的必要条件，因此治疗心搏骤停后心肌功能障碍对改善生存率非常重要。在复苏后阶段必须根据心血管生理学情况调整使用改变心肌收缩力的药物、血管加压素和血管扩张药物。尽管并没有明确的最适宜的心搏骤停后低血压和心肌功能障碍的治疗方法，但是积极的血流动力学支持可改善预后。动物模型对照实验表明，多巴酚丁胺、米力农、左西孟旦可有效改善心搏骤停后心肌功能障碍[209-210，222-223]。在临床观察研究中，液体复苏已用于低血压伴中心静脉压低的患者，很多血管活性药物，包括肾上腺素、多巴酚丁胺、多巴胺已用于治疗心肌功能障碍综合征[199-200，213-217]。最后，这些药物最适宜的使用方法是目标导向滴定，应该进行有创血流动力学监测。一般来说加强治疗的目标是有适当的动脉压和氧气运输，然而适当的定义是模糊的。对于中心静脉压低的血管舒张性休克，合理干预包括静脉液体复苏和血管活性药物，治疗左心室心肌功能障碍的适当方法包括等容治疗、使用影响心肌收缩力的药物和减轻后负荷。

神经系统监测

心搏骤停后持续的神经系统监护和目标性干预在改善神经系统预后方面是一个大有希望的前沿领域[224]。持续脑电图越来越多地应用于严重患者的神经系统监测，用来判断无抽搐性癫痫和接受神经肌肉阻滞药物治疗患者的癫痫发作。连续EEG监测既无创又可在床旁实施，可以持续评估大脑皮质功能，监护的结果可由在别处的神经科医师进行分析，而不需要由床旁监护的内科医师解读。然而，定量 EEG 工具的进展可以让床旁医护人员判断重要的神经生物事件，比如癫痫或者背景的突然变化，可以进行实时的分析和干预[225]。在一项儿童持续性 EEG 监测的前瞻性研究中，39% 的心搏骤停后患儿发生了非抽搐性癫痫（12/31）[226]。与前一项研究中的 19 个患儿部分重叠的队列研究表明，非抽搐性癫痫在心搏骤停后接受治疗性低温的患儿中很常见[226]。非抽搐性癫痫在小儿心搏骤停后经常出现。非抽搐性癫痫与成人和婴儿严重疾病的较差预后相关[227-233]，但在心搏骤停后的儿科患者中并未得到证实。持续 EEG 监测可应用于心搏骤停后的患儿，同时一些出现非抽搐性癫痫的患者（尤其是非抽搐性癫痫持续状态）应该应用抗癫痫药物。非抽搐性癫痫的频率和应用抗癫痫药物治疗的益处仍需要证实。

氧化损伤可能在心搏骤停复苏后治疗的早期阶段最为严重[234]。在动物模型中，复苏过程中和复苏后立即使用 100% 的氧气（相比室内空气）可加剧重要的线粒体酶（丙酮酸脱氢酶或超氧化物歧化酶）或线粒体脂质（心磷脂）的氧化损伤，从而导致更严重的神经功能损伤[235-238]。使用脉搏血氧饱和度逐步调定法调整氧浓度可以降低复苏后高氧损伤、显著改善神经病理学和神经行为的预后[239]。在心搏骤停的 24 h 内收入 ICU 的患者中，高氧和缺氧或正常氧含量的观察性研究发现，动脉血氧分压 ≥ 300 mmHg 与住院患者死亡率独立相关[240]。我们认为应该谨慎地逐步调定儿科患者心搏骤停后的血氧饱和度。虽然最佳的血氧是未知的，但 FiO_2 应逐步调节至使 SpO_2 > 94% 的最低量。也许心搏骤停后的治疗未来将包括更积极的神经重症加强治疗措施，如近红外光谱测定技术、脑微透析、脑组织氧合（$PbtO_2$）、脑血流量，甚至线粒体功能障碍的床旁分析。

心肺复苏的质量

尽管存在循证医学的指南，也进行了大量的复苏培训及用药的资格认证，但是 CPR 的质量通常很差。心肺复苏指南选择性推荐了某些 CPR 参数的目标值，包括按压频率、按压深度和通气，推荐避免 CPR 的间断并提倡胸骨按压间期完全释放压力[241]。但是按压频率不够、按压深度不足和大量的停顿时常发生。足够的按压强度和速度、尽量减少停顿时间、允许胸廓充分回弹及不过度通气可明显改善心肌、脑和全身灌注，并可能会改善预后[131]。复苏后管理质量对提高复苏生存者的预后非常重要[213]。国际联络复苏委员会和 AHA 近期再次共同强调要在心搏骤停复苏过程中监测心肺复苏质量和避免过度通气[242]。虽然 CPR 过程中正确的数量、时间、强度和通气持续时间等仍存在争议，但是根据血流灌注量测量并逐步调整通气量是没有争议的，也是有必要的。因此，安全、准确和实用性高的技术将改善 CPR 质量的检测和反馈。

最近开发出来的技术已经能够通过压力传感器和加速度计监视 CPR 的质量，为 CPR 管理者提供胸外按压的频率、深度和通气量的有声反馈。近期儿科数据表明，强化培训和实时纠正反馈可以帮助胸部按压质量达到特定年龄的 AHA 心肺复苏指南目标[243-245]。此外，改善复苏后重症监护医疗水平可以提高复苏后生存率[213]。

体外膜肺氧合及体外心肺复苏

体外膜救生（ECLS）设备作为体外心肺复苏（extracorporeal CPR，ECPR）的抢救措施是复苏科学中一个令人感兴趣的课题。对于患有内科或外科心脏病的儿童，ECPR 能提高出院后的存活率[246]，甚至对超过 50 min 的心肺复苏也有效[247]。然而，在广泛的人群中，对实施 ECPR 方案比传统的心肺复苏有利于患者生存这一观点并未达成一致[248-249]。患有原发性心脏病的儿童可能具有生存优势，因为这些疾病可通过 ECLS 进行治疗——无论是康复、手术还是移植。与非心脏原因的心搏骤停患者相比，这些患者可能也有潜在优势，主要是由于单器官衰竭，这使得复苏后完全康复的机会更大[250]。重要的是，在这些观察性研究中，ECPR 被用于常规心肺复苏失败患者的抢救治疗[250]。事实上，在一项对心肺复苏超过 10 min 的心脏病和非心脏病患者进行的 GWTG-R 研究中，接受 ECPR 患者在出院时生存率和神经功能预后均有改善[251]。缺乏生存优势，即使在控制混杂因素的情况下，这些研究的本质是有缺陷的[252]。在没有具体比较早期开始 ECPR 和常规 CPR 的随机对照试验的情况下，对于潜在可逆性隐性疾病患者病程中，考虑 ECPR 作为抢救疗法可能是合理的。然而，正如 PALS 指南所指出的，任何真正成功的机会都需要一个“现有 ECMO 协议、专业知识和设备”的设置[253]，以及专门的团队在困难情况下实施训练有素的管路置入。因此，及时、有效的 ECPR 可能是儿科患者 CPR 常规治疗的一个重要补充治疗。未来将会定义患者人群和优化体外支持的临床方法，但是临床医师实施 CPR 时，如果患者对常规 CPR 无反应则应早期考虑 ECPR。也许未能在 5 min 内达到自主循环恢复，临床医师应该自问：①患者病情是否可逆；② ECMO 是否会是一个通向好预后的潜在“桥梁”；③我们是否有人员和资源提供及时的 EMCO。如果三者的答案均为“是”，则应考虑立即实施 ECPR。我们认为，有人目击并立即实施心肺复苏患者，并有证据表明实施高质量的心肺复苏术的患者应考虑进行 ECPR 治疗。

儿童心室颤动和室性心动过速

儿科心室颤动（ventricular fibrillation，VF）和室性心动过速（ventricular tachycardia，VT）一直是一个未得到充分认识的儿科问题。最近的研究指出，27% 的住院心搏骤停患者在复苏过程中会出现 VF 和 VT（即休克性心律失常）[254]。在 PICU 的住院人群中，41% 心搏骤停与 VF 和 VT 有关[255]。NRCPR 数据库显示，发生心搏骤停者的住院患儿中有 10% 最初存在 VF 或 VT。总计 27% 的儿童在复苏过程中发生过 VF 和 VT[254]。VF 的发生率随着环境和年龄而变化[256]。在特殊情况下，例如三环类抗抑郁药过量、心肌病、心脏手术后和 QT 间期延长综合征的情况下，VF 和无脉性 VT 更有可能发生。对于短期 VF 的治疗选择是快速除颤。总体来说，除颤时间每延迟 1 min，死亡率增加 7% ～ 10%。因为除颤前需要确定是室颤，所以早期通过心电图确诊节律非常重要。认为儿童 VF 发生极少的态度可能会导致致命性的后果。推荐的除颤能量是 2 J/kg，但该推荐数据并非最佳，而是基于老式的单相除颤器。在 20 世纪 70 年代中期，所有儿童的推荐起始能量均是 60 ～ 200 J。考虑到除颤导致的心肌损伤，在很多种类动物中，0.5 ～ 1 J/kg 的除颤能量足以达到除颤效果。Gutgesell 等[257]评估了 2 J/kg 单相除颤策略的效率，包含 27 名儿科患者的 71 次经胸除颤。除颤能量 2 ～ 10 J/kg 范围内除颤成功（终止颤动）率为 91%。更近的数据证实儿童室颤应用 2 J/kg 的最初电击能量后终止率低于 60%，说明有效的除颤可能需要更高的除颤能量[93, 258-260]。有趣的是，NRCPR 回顾性研究的数据证实，4 J/kg 的初始能量与短期生存率低有关（如快速从心搏骤停转为自主节律而生存）。虽然已经有 50 年的儿科临床除颤的经验，但是最佳的除颤能量仍是未知的。

抗心律失常药物：利多卡因和胺碘酮

VF 患者应用抗心律失常药应避免耽误电击的时机。但是，在电除颤尝试失败后，可以考虑用药增加除颤的有效性。肾上腺素是目前儿科和成人 VF 的一线用药。如果肾上腺素单次用药和随后的重复给药除颤无效，则应该考虑应用利多卡因和胺碘酮。

传统上，利多卡因推荐用于电击抵抗的儿童和成人 VF 患者。但是，与安慰剂相比，电击抵抗的室颤患者在院外发生心搏骤停后，仅胺碘酮可以增加患者入院时的生存率[261]。另一项院外 VF 对电击抵抗的研究证实，接受胺碘酮治疗的患者比接受利多卡因治疗的患者有更高的入院时生存率[262]。以上两项研究均不包括儿童。胺碘酮作为抗心律失常药物应用于儿童已有一些经验，再借鉴于相关的成人研究，可以考虑将胺碘酮用于儿科电击抵抗的 VF/VT 的治疗。推荐的剂量是 5 mg/kg，快速静脉注射。没有抗心律失常药物治疗儿科难治性 VF 的比较研究。尽管从成人的研究数据和电生理的机械信息推断胺碘酮可能较适宜用于儿科电击抵抗的 VF 治疗，但最佳的选择仍不明确。

儿科自动胸外除颤仪

自动胸外除颤仪（automated external defibrillators，AEDs）改善了成人室颤的生存率[263-264]。AEDs 推荐用于 8 岁或年龄较大的儿科心搏骤停患者[157, 265]。有些数据显示一些类型的 AEDs 能精确诊断各年龄儿童的 VF，但是许多 AEDs 均因为除颤板和能量仅适合成人而受到限制。现已研发出附带于成人 AEDs 中可缓冲能量输出的小型除颤板适配器，使其适用于儿童。需要强调的是，AEDs 诊断运算法则对于儿科 VF 和 VT 应该敏感并且特异。一些 AEDs 制造商对这些运算法则的敏感性和特异性进行试验以保证 AEDs 合理应用于较小年龄的儿童。

CPR 应何时终止？

诸多因素决定了心搏骤停后患者生存的可能性，其中包括心搏骤停的机制（如外伤性、窒息性和循环休克的进展）、发生地点（如医院内或医院外）、反应（如有目击者或无目击者，有或无目击者 CPR）、潜在的病理生理（如心肌病、先天性的缺陷、药物毒性或代谢紊乱）以及疾病潜在的可逆性潜力。这些因素在决定终止复苏前均应考虑。传统意义来说，连续 CPR 超出 15 min 或需要两个以上治疗剂量的肾上腺素则认为继续进行 CPR 是无效的[266]。可能由于 CPR 质量和复苏后治疗的改善，越来越多的 CPR 超过 15 min 和应用两个剂量肾上腺素的住院患者拥有更好的预后[83, 86]。之前的数据表明即使进行了长时间的 CPR，ECPR 也有极好的预后潜力[267-271]。相反，过早终止 CPR 的决定意味着结束并且是不可逆的。在 21 世纪的前 10 年，对何时终止 CPR 这一重要的临床问题仍然没有明确答案。

呼吸系统

结构和功能的发育：年龄相关性呼吸参数

气道和肺泡

肺于妊娠的第 4 ～ 8 周开始发育。在这阶段，肺芽已分化出主支气管；在第 6 周所有支气管均可辨认；至第 16 周从气管轴上长出的小气道数已接近于成人。当气道发育完全时，终末端气道再塑形并成倍增加而形成一簇大肺泡囊或肺泡雏形，可以进行气体交换。真正的肺泡于出生前后出现，肺泡囊在出生后逐渐变薄，直到出现分隔。

在出生时，婴儿有近 2400 万个肺泡；8 岁时，该数量增加到 3 亿个（表 79.5）。此后，肺的进一步发育只是肺泡体积的增大。新生儿肺弹力组织的数量较成人少，弹力蛋白仅延伸展至肺泡管。弹力蛋白继续延伸至肺泡水平并于 18 岁时达到最大量。在之后的 50 年里，弹力蛋白缓慢减少。肺顺应性与弹力蛋白数量紧密相关。因此，在青春期肺顺应性达到峰值，而在年龄较小或较大时肺顺应性相对较低。直到 5 岁时潮气量范围的气道才闭合。

肺循环

肺动脉主干出现于妊娠第 14 周。到 20 周时，肺循环的分支接近于成人，并且出现表面的侧支血管结构。在胎儿期，动脉与气道和肺泡囊相伴行发育。在妊娠的 9 ～ 12 周，支气管动脉出现。在妊娠 12 周时，血管壁发育出良好的弹力蛋白层，早在妊娠 14 周时，平滑肌细胞即开始发育。至妊娠 19 周，弹力组织延伸至第七级肺动脉分支，平滑肌细胞也向远端延伸。胎儿动脉的肌化终止在比成人和儿童更近端的水平上。与成人相似大小的血管相比，胎儿肌化的血管管壁更厚。肺动脉血管处于主动收缩状态，直至妊娠末期。研究表明，在羊胚胎中，肺血流在 0.4 ～ 0.7 孕程时仅占双心室排血量的 3.5%，在接近足月时增至 7%。出生后即刻，肺动脉血流增加至接近成年水平。肺静脉系统与肺动脉系统的发育过程相似。肺动脉在出生

表 79.5 年龄相关呼吸变量：正常值

	新生儿	6 个月	12 个月	3 岁	5 岁	12 岁	成年人
呼吸频率（次 /min）	50±10	30±5	24±6	24±6	23±5	18±5	12±3
潮气量（ml）	21	45	78	112	270	480	575
分钟通气量（L/min）	1.05	1.35	1.78	2.46	5.5	6.2	6.4
肺泡通气量（ml/min）	385	—	1245	1760	1800	3000	3100
无效腔 / 潮气量	0.3	0.3	0.3	0.3	0.3	0.3	0.3
耗氧量［ml/（kg · min）］	6±1.0	5±0.9	5.2±0.9	—	6.0±1.1	3.3±0.6	3.4±0.6
肺活量（ml）	120	—	—	870	1160	3100	4000
功能余气量（ml）	80	—	—	490	680	1970	3000
肺总量（ml）	160	—	—	1100	1500	4000	6000
闭合体积占肺活量的百分比	—	—	—	—	20	8	4
肺泡（囊泡）数目 $\times 10^6$	30	112	129	257	280	—	300
比顺应性 CL/FRC［ml/（cmH_2O · L）］	0.04	0.038	—	—	0.06	—	0.05
小气道电导率［ml/（s · cmH_2O · g）］	0.02	—	3.1	1.7	0.12	8.2	13.4
血细胞比容（%）	55±7	37±3	35±2.5	40±3	40±2	42±2	43 ～ 48
pHa	7.30±7.40	—	7.35 ～ 7.45	—	—	—	7.35 ～ 7.45
$PaCO_2$（mmHg）	30 ～ 35	—	30 ～ 40	—	—	—	30 ～ 40
PaO_2（mmHg）	60 ～ 90	—	80 ～ 100	—	—	—	80 ～ 100

From O'Rourke PP，Crone RK. The respiratory system. In：Gregory G，ed. Pediatric Anesthesia. 2nd ed. New York：Churchill Livingstone；1989；63.

后持续发育，新动脉随着支气管气道的建立而延伸，直至 19 个月龄。其他动脉继续发育，直至 8 岁。随着肺泡体积的增长，肺泡的分支更加精细和复杂。当已存在的动脉直径增大时，动脉结构也发生变化。在出生后的第 1 年，动脉肌层厚度降至成人水平。

生化发育

到妊娠 24 周时，肺泡柱状上皮变平，Ⅰ型肺泡上皮细胞用以分界和支撑肺泡。较大的Ⅱ型肺泡上皮细胞产生和储存表面活性物质。表面活性物质最初出现在妊娠的 23 ～ 24 周，在妊娠的最后 10 周其浓度增加[68]。在约妊娠 36 周时，表面活性物质释放至肺泡内，为胎儿出生后的生存提供了可能性。

呼吸过渡：胎盘到肺

在妊娠约 24 周时，肺就有能力可以在子宫外进行气体交换。但是，为了保证出生后气体交换充足，出生后即刻必须发生一些重要的循环和机械性改变。通气在出生后数小时开始与灌注相匹配。起初，有肺膨胀不全处的右向左的肺内分流，还有通过肺动脉导管处的左向右分流和部分通过卵圆孔处的右向左的分流。新生儿 PaO_2 为 50 ～ 70 mmHg，提示其右向左分流量是正常成人的 3 倍。从胎儿到新生儿呼吸和循环的转变是动态的。出生后，如果暴露于酸中毒、寒冷或低氧血症的环境下，则肺血管床可以持续收缩。肺动脉收缩，未饱和的血液通过卵圆孔和肺动脉导管发生右向左的肺外分流增加，从而减少了肺血流量。这种持续性的肺血管收缩被称为新生儿持续性肺动脉高压或持续性胎儿循环。

呼吸力学

为了通气，呼吸肌必须克服肺的静态弹性作用力和动态抵抗力。这两种反作用力的变化会影响胎儿出生后的肺容量、呼吸节律和呼吸做功。

肺顺应性与年龄

肺的顺应性随着年龄的增长而变化，这是因为肺泡结构、弹力蛋白以及表面活性物质的改变所致。在出生时，肺顺应性低的原因是肺泡雏形的壁较厚和弹力蛋白量较少。表面活性物质不足（如肺透明膜病）进一步降低肺顺应性。在出生后第一年，肺顺应性随肺泡发育和弹力蛋白量的增加而改善。

胸壁

婴儿胸壁有高度的顺应性，因为其肋骨呈软骨样。婴儿盒样形状的胸廓比成人背部扁平的胸廓弹性回缩力小。成人的膈肌和肋间肌有高比例的慢收缩、高氧化能力和不易疲劳的肌纤维。成人 65% 的肋间肌纤维和 60% 膈肌纤维是这种纤维，而新生儿仅有 19% ～ 46% 的肋间肌纤维和 10% ～ 25% 的膈肌纤维为这种纤维[70]。因此新生儿更容易发生肌肉疲劳，并降低胸壁的稳定性。胸壁良好的顺应性和肺较差的顺应性的净结果是肺泡萎陷伴有低静息肺容量（即功能残气量）。尽管存在肺萎陷的趋势，儿童可通过呼吸急促、喉中断及呼气时肋间肌张力的增加稳定胸廓，以保持较高的动态功能残气量。

上呼吸道

儿童与成人的上呼吸道存在一些解剖上的差异，这影响了他们维持气道通气的能力。小儿喉部位置偏向前和头侧，面罩通气和气管插管的最佳体位是“嗅花位”。颈部过伸易引起气道阻塞。成人气道最狭窄的部分是声门，5 岁以下的儿童气道最狭窄的部分是环状软骨，因为喉的后部较前部更易偏向头侧，导致环状软骨呈椭圆形而不是圆形。5 岁以后，向前的喉头已降至成人水平[272]。通过小儿声门的 ETT 易造成远端气道的缺血损伤。儿童环状软骨窄，气管软骨柔软，无套囊的 ETT 即可达到良好的密封效果。尽管一些人常规对 5 岁以下的小儿应用带套囊的气管导管，但事实上很少需要[273]。

闭合容量

肺的弹性回缩力与闭合容量密切相关。闭合容量是终末气道闭合后肺内残余在终末气道的气体容量。闭合容量大可增加无效腔通气，导致肺不张和右向左的肺血分流。弹力组织有助于保持气道开放，所以小气道的弹力层越厚，非软骨支撑的小气道关闭时肺容量就越少。闭合容量在青春期末较小，而在老人和小儿时相对较大。儿童可通过快速呼吸、经常活动和哭泣来克服高闭合容量和继发性肺不张所致的并发症。对于不活跃的、镇静的或者麻醉的幼儿，高闭合容量成为一个重要问题。

阻力

新生儿有高阻力或低传导率的小气道（传导率＝1/ 阻力），小气道的直径在 5 岁前不会明显增加；因此，小儿基础气道阻力高，对导致气道进一步狭窄的疾病（如平滑肌收缩、气道水肿和炎症）更敏感。这种新生儿和小儿的高气道阻力有助于维持 FRC。

呼吸的控制

新生儿呼吸控制是独特的。低氧最初可短时间地增加通气，随后会发生持续的通气减低[77]。这种反应在早产儿则更加明显，在足月儿出生几周后消失。周期性呼吸常见于小儿，尤其是早产儿，这可能与延髓呼吸中枢发育不全有关。

氧气运输：氧摄入和释放

胎儿血红蛋白 2,3- 二磷酸甘油酸浓度低，氧饱和度为 50% 时的氧分压（P_{50}）为 18 mmHg，远低于成人的 27 mmHg。P_{50} 低可使胎儿在低氧分压时携带的氧更多，但在组织中释放氧更难。出生后 3 ～ 6 个月，胎儿血红蛋白被成人的血红蛋白取代。胎儿血红蛋白氧含量增加和血红蛋白浓度增加对胎儿有利，这保证输送给大脑和心脏的氧含量为每 100 ml 血液中含有 20 ml 氧气。这种氧含量与成人呼吸室内空气时相同。新生儿的氧耗量在出生时是 6 ～ 8 ml/(kg · min)，在出生后 1 年降至 5 ～ 6 ml/（kg · min），婴儿的通气血流比值下降、胎儿血红蛋白 P_{50} 的降低及进行性贫血的特点，造成出生后的数月难以实现足够的氧气输送，婴儿在出生后的 4 ～ 5 个月通过近 250 ml/（kg · min）的高心排血量予以代偿。

呼吸衰竭

呼吸衰竭是指肺不能进行足够的氧合和从肺动脉血排除 CO_2。导致呼吸衰竭的原因有许多，包括环境低氧、肺实质病变和肺血管疾病。完整病史可以表明呼吸功能不全的严重性和长期性，有助于鉴别诊断和确定合适的治疗方案。具体的病案应该包括有无早产史、先前的气道操作、机械通气史、肺以外的其他器官功能障碍和呼吸疾病家族史。详细的喂养史和持续至目前的生长图表可能帮助提供有价值的信息，因为生长迟缓会增加氧气的需求。通常总氧耗的 1% ～ 2% 被用于呼吸。而当呼吸系统存在疾病时，呼吸氧耗可能占总氧耗的 50%。呼吸衰竭的婴儿和儿童经常有肋间和胸骨上的凹陷，提示呼吸做功和氧耗增加。患儿在呼气时发出咕噜声以维持 FRC。大多数婴儿和儿童呼吸急促，这可以通过减少呼气时间帮助维持 FRC。浅快的呼吸比深大呼吸耗能少。呼吸衰竭的婴儿常有口唇、皮肤和黏膜的发绀，但是除非 PaO_2 低于 70 mmHg，否则很难发现皮肤颜色变化。应注意观察胸部呼吸运动的对称性。呼吸运动异常可能说明气胸或支气管阻塞。由于小儿胸廓小，声音容易从一侧肺传递到另一侧肺，即使存在气胸，呼吸音也可能是正常的。腹部膨隆会显著地阻碍婴儿和低龄儿童的呼吸运动。

呼吸功能监测

动脉血气可直接监测血中氧分压，是测量氧合的金标准。氧合血红蛋白百分比可直接测量也可通过 PaO_2、pH、$PaCO_2$ 及温度计算。静脉和毛细血管血气不能预测动脉血氧分压。动脉置管在小儿重症监护病房的应用逐渐减少[274]。脉搏血氧仪的应用已十分广泛。当饱和度低于 97% 时，脉搏血氧仪能连续评估动脉氧饱和度；这与氧解离曲线的形状相关。脉搏血氧仪通过光的至少两个波长穿过患者并以光的吸光度变化进行比较来得到氧饱和度。饱和度在 91% ～ 97% 的范围内，脉搏血氧计读数比测定的动脉血氧饱和度高约 1%[275]。然而，饱和度在 76% ～ 90% 的范围内，脉搏血氧计读数高于动脉血氧饱和度测量值约 5%，置信区间也增宽[275]。当使用传感器的肢体末端血流灌注减少时脉搏血氧仪读数不准确。最后，大多数脉搏血氧仪对高铁血红蛋白和碳氧血红蛋白等异常血红蛋白检测并不特异，在这些情况下会出现错误结果。

脐动脉插管在新生儿中很常见，导管易于置入和保留，可获取动脉血和进行连续测量动脉血压[276-278]。留置导管的前端应位于或高于主动脉分叉水平，且在肾动脉水平以下（L_2）。一旦患儿状态稳定，应置入外周动脉导管，并拔除脐动脉导管。所有动脉置管均会增加远端血栓疾病的风险。必须小心冲洗动脉导管，以预防形成脑或心脏栓子。正确置入和保留动脉导管的情况下极少发生严重并发症。动脉导管短期内使用是相对安全的[279]。Ergaz 等的一项小型研究表明，长时间置管的动脉可能会形成血栓，但婴儿血栓形成后可自主消除并无后遗症[280]。

$PaCO_2$ 可用作判断通气是否充足的指标。尽管从毛细血管或静脉血液获得的 $PaCO_2$ 也能提供有价值的信息，但是动脉血气分析依然是金标准。从 CO_2 描计仪或经皮 CO_2 监测（TCOM）可以获得 CO_2 的连续信息，这与脉搏血氧仪类似[281]。CO_2 监测仪波形显示呼出的 CO_2 可以基于任一时间或体积。基于时间的 CO_2 浓度监测仪更为常见。CO_2 分析仪分为吸气系统和非吸气系统。吸气系统从通气回路采集样本进行 CO_2 检测。非吸气系统需要在呼吸机回路中放置呼气盒。系统采用红外光源和检测器进行呼出二氧化碳的测量。从 CO_2 浓度监测仪可以得到很多数据，包括呼气末 CO_2（end-tital CO_2，$ETCO_2$）值、呼吸频率、无效腔、心排血量以及气道阻塞的情况。

基于时间的 CO_2 描计仪检测到的斜率平台常低于 $PaCO_2$。$ETCO_2$ 增加可能意味着通气的改变，必须要进行分析。对于拥有健康肺的成人来说，$ETCO_2$ 与 $PaCO_2$ 之间的梯度通常为 2 ～ 5 mmHg。当无效腔增加、肺血管异常、心排血量减少以及肺过度扩张时，$ETCO_2$ 与 $PaCO_2$ 之间的梯度将增加。CO_2 描计仪得到的 $ETCO_2$ 在临床上可根据肺泡无效腔分数（alvolar dead space fraction，AVDSf）计算近似的肺泡无效腔。AVDSf =（$PaCO_2$ − $P_{ET}CO_2$）/$PaCO_2$。AVDSf 是肺泡无效腔的一个合理指标[282]，已在数例急性低氧性呼吸衰竭患儿中显示与死亡率相关[283-285]。可通过基于时间的 CO_2 浓度描计仪产生的波形得到其他有价值的信息。例如呼气相斜率逐渐上升可以提示气道阻塞性疾病。当 ETT 密闭很好时，基于时间的 CO_2 描计仪对于较慢频率的呼吸检测更加准确。

容积 CO_2 描计仪记录的是 CO_2 浓度而不是呼出容积，并且作为一种部件逐渐在一些呼吸机中出现，也可以使用独立的监护设备。容积 CO_2 描计仪提供了计算无效腔的直接信息。临床上容积 CO_2 描计仪在设置最佳 PEEP 方面很有用处。这样设置的 PEEP 既可使肺泡复张以改善氧合，又会降低无效腔而不导致过度扩张。容积 CO_2 描计仪也可以用来验证支气管扩张药治疗的反应。

在某些情况下，使用 TCOM 可以提供连续的通气测量，如高频通气。TCOM 模块加热传感器下方的皮肤使毛细血管床扩张，CO_2 穿过皮肤的扩散增加。随后扩散的 CO_2 即可被检测。首次设置 TCOM 时应当根据毛细管或动脉血气进行校准。校正后的刻度随着时间的推移会出现漂移，但新的模块已提高了稳定性。Bhalla 等的最近一项研究表明，经皮二氧化碳监测即使在低心排血量或皮下组织增加的情况下，也可提供有效的 $PaCO_2$ 估计值[281]。但发绀型心脏病患者监测效果不佳。

用或不用呼吸机的呼吸做功可通过计算压力速率乘积（pressure-rate product，PRP）来获得。压力通过植入球囊导管至食管远端 1/3 来测量，这个压力也可以用来等同于胸膜压力。PRP 是食管压力的变化（esophageal pressure，Pes）与呼吸频率（respiratory rate，RR）的乘积。PRP = Pes×RR。PRP 已经成为研究中测量呼吸做功的客观方法，已经应用于以下方面：应用 PEEP[286-287] 时拔管前后做功和梗阻性气道疾病时的做功[277]，评估吸气负荷增加的情况[278]，恒河猴急性吸气性上气道阻塞时 PRP 和相位角，经鼻套管高流量通气的有效性评估[288-289]，以及评价婴幼儿无创通气（NIV）的有效性[290]。一些呼吸机可以测量食管压力，或者可以用独立的装置测量食管压力。填充食道导管的空气量对 PRP 测量的准确性十分敏感[291]。除了计算 PRP，在测量跨肺压时食管压力也是非常重要的。很多成人研究逐步证实了根据跨肺压逐步调整 ARDS 患者通气参数的益处[292-294]。跨肺压对一些肥胖并且需要机械通气的呼吸衰竭患者特别有益[295-298]，因为这些患者胸壁顺应性的降低可能会使临床医师限制呼吸机的压力。成人医学中，食道压力监测和机械通气对跨肺压的监测有了显著的发展。几篇评论性文章对此监测的必要性和目标有很好的总结[299-300]，包括胸膜压工作组（欧洲重症监护医学会急性呼吸衰竭科）的一篇文章[301]。

呼吸时相或腹胸运动之间的同步性可以通过呼吸感应体积描记法测量（respiratory inductance plethysmography，RIP）。这种无创性方法通过放置在腹部和胸部的弹性带进行测量。腹部和胸部的运动改变弹性带上微电极的电感。腹部相对于胸部的运动可以通过图形或相位角呈现或测量出来。当存在呼吸受阻时，如上呼吸道阻塞，腹部和胸壁的运动就会出现滞后，相位角增加。RIP 获得的相位角是上气道阻塞程度的客观指标[278, 302-303]并且可以用于评估治疗的有效性[304-306]。由于在临床医生的评估过程中有非常多的观察者之间的差异[307]，RIP 是研究上呼吸道阻塞病因和疗效非常有价值的工具。RIP 可以使用独立设备进行方便的测量，在未来的儿科研究中可能有更突出的作用。

接受机械通气患者呼吸做功的信息可以从呼吸肺量测定法获得。肺量测定可显示流速-容量环、压力-容量环以及流速-时间、压力-时间和容量-时间曲线图。一些呼吸流速-容量环的特征形状可以帮助诊断各种呼吸疾病。流速-容量曲线呼气部分典型的挖空表现是梗阻性肺疾病的特点。呼吸机上的压力-容量环可以指导增加 PEEP 使可能发生肺不张的肺组织恢复，这在图形上显示为吸气曲线上低位拐点。曲线从平台区移动到最大顺应区表示在压力变化给定的情况下的最大容量变化。如果吸气压力或容量过大，压力容量环出现高位拐点，提示肺过度膨胀。过度膨胀的压力-容量曲线形状似鸟嘴，此时应减少呼吸机的设置。

多种无创技术可提供患者呼吸状态的额外信息。鼻咽、颈部和胸部的放射性检查评估对呼吸功能障碍的病因和病情严重程度提供有价值的信息。对于不合作的患儿，采用 X 线透视检查能够评估气道和膈肌运动。电阻抗断层扫描（electrical impedance tomography，EIT）是一种无创技术，不含电离辐射，可测量区域肺通气。通过胸壁上放置的电极测量肺部的电导率和阻抗，并形成断层图像。图像可显示肺不张区域、正常通气或肺过度扩张。目前，EIT 的使用和管理策略在成人[308-311]使用较儿科[312-314]更多。然而，随着更多的生产机器公司和更多成人文章的发表，预计 EIT 在儿科机械通气监测的使用将会增加。最后，超声用于儿科床旁检查的使用正在迅速增长。这对患者有多种好处，可床旁使用，且无电离辐射。肺部超声能够识别气胸、肺泡实变、肺炎、肺不张、肺水肿、胸腔积液以及膈肌运动和幅度。确认肺超声益处的儿科文章越来越多[315-318]。随着超声膜片厚度的发展，未来超声可用于指导机械通气并帮助预测拔管成功率[319-322]。

呼吸衰竭

呼吸衰竭的原因在一定程度上取决于患儿发病的年龄。新生儿呼吸衰竭常常是由于肺和肺血管的先天性异常和未成熟所致。先天性异常包括气道畸形、肺或肺外器官发育不全以及肺血管畸形。未成熟情况包括早产儿窒息、肺透明膜病及肺表面活性物质产生和分泌异常。在围生期新生儿易患感染和应激。持续肺动脉高压能够并发新生儿肺和肺外疾病。新生儿呼吸衰竭的重要原因见表 79.6。许多疾病可以引起较大儿童的呼吸衰竭（框 79.3）。无论病因如何，呼吸衰竭可分为：肺组织正常的小儿低通气综合征，原发性肺泡或间质异常及梗阻性气道病变。

肺组织正常的小儿低通气综合征

导致低通气的原因包括神经肌肉疾病、中枢性低通气和肺扩张的结构性或解剖性损害（如上气道阻塞和严重腹胀）。这些临床病症的特征为肺膨胀不全、继发性肺不张、肺内右向左分流和低氧血症。肺不张及其所致的功能残气量下降能够增加呼吸做功。儿童对呼吸做功增加和肺容量低的反应是呼吸频率加快伴有潮气量减少。这种呼吸方式最终增加肺不张和肺内分流。因此，肺组织结构正常但伴有低通气综合征的小儿表现为呼吸浅快、小潮气量、呼吸做功增加和发绀。胸片显示肺容量小、粟粒状肺不张或肺叶肺不张。PPV 和 PEEP 可使肺复张，迅速扭转其病理过程。

原发性肺泡或间质异常

肺本身疾病包括肺泡疾病或肺间质疾病，因降低肺顺应性和增加气道闭合而影响肺功能，导致肺不张和呼吸做功增加。肺间质纤维化或肺泡水肿或炎症使肺

表 79.6　新生儿呼吸窘迫的原因

位置	先天异常	发育不成熟	特殊的新生儿应激
呼吸控制损害	中枢神经系统发育不全 Ondine’s Curse 综合征	早产儿窒息 颅内出血	药物毒性（注意产妇用药） 脓毒症 中枢神经系统感染 癫痫
神经肌肉疾病	先天性肌病		高位颈髓损伤
结构损伤	胸廓畸形 肺发育不全 膈疝 Potter 综合征 腹部功能障碍 腹裂畸形 脐突出		严重的腹部膨隆 气胸或其他渗漏
气道阻塞	后鼻孔闭锁		大量胎粪吸入
上呼吸道	Pierre Robin 综合征 喉蹼 / 裂 先天性气管 / 喉狭窄 喉返神经麻痹 血管瘤 淋巴瘤		继发于脊髓发育不良的声带麻痹
下呼吸道	气管食管瘘 肺叶气肿		胎粪 / 血吸入
肺泡疾病		呼吸窘迫综合征	支气管肺发育不良

框 79.3 儿童呼吸衰竭的病因

1. 呼吸控制受损
   - 脑外伤
   - 颅内血肿
   - 继发于肿瘤、水肿、脑积水和 Reye 综合征的颅内压增高
   - 中枢神经系统感染
   - 药物中毒
   - 癫痫持续状态
2. 神经肌肉疾病
   - 高位颈髓损伤
   - 小儿麻痹症
   - 吉兰-巴雷综合征
   - 神经退行性疾病（如 Werdnig-Hoffman 综合征）
   - 肌肉营养不良和肌肉病变
   - 重症肌无力
   - 肉毒素中毒
   - 破伤风
   - 膈神经损伤
3. 结构损伤
   - 严重的脊柱后凸
   - 连枷胸
   - 胸廓内肿瘤
   - 气胸或纵隔气肿
   - 大量的胸腔积液、血胸和脓胸
   - 严重的腹部膨隆
   - 严重的肥胖（pickwickian 综合征）
4. 气道阻塞
   - 上呼吸道
   - 先天畸形
   - 肿瘤，内部或外部的
   - 会厌炎
   - 喉炎（喉气管支气管炎）
   - 异物
   - 插管后水肿，肉芽组织或瘢痕
   - 声带麻痹
   - 烧伤
   - 血管环
   - 下呼吸道
   - 哮喘
   - 细支气管炎
   - 异物
   - 肺叶气肿
   - 囊肿性纤维化
5. 肺泡疾病，肺炎
   - 感染：细菌、病毒、真菌、肺囊虫
   - 化学性：吸入、碳氢化合物、烟尘吸入
   - 肺水肿：心源性、淹溺、毛细血管渗漏综合征
6. 大量的肺不张
7. 氧中毒
8. 肺功能紊乱
9. 肺出血

顺应性下降。在僵硬的肺中，需要更大的胸腔内负压来增加空气流动，从而增加呼吸做功和患气胸的风险。

梗阻性气道病变

气道梗阻可以是外源性的，也可以是内源性的。内源性小气道梗阻常见于毛细支气管炎、支气管肺炎、哮喘和支气管肺发育不良（bronchopulmonary dysplasia，BPD）。气道阻塞使传导下降或阻力上升，进而增加呼吸做功。部分气道梗阻对呼出气流的阻碍多于吸入，因此导致肺内气体增多或局部肺气肿。完全的气道梗阻导致肺不张和肺内右向左分流。小气道疾病通常有气道完全和部分梗阻、肺不张和肺过度扩张的混合影像。肺不张区域导致肺内右向左分流，过度扩张区域增加无效腔。如果全肺过度扩张，则肺顺应性下降、呼吸做功增加。临床和胸片表现为不同程度的肺不张和过度扩张。总之，各种原因引起的呼吸衰竭其病理生理过程均相似，即肺不张与低功能残气量伴肺内右向左分流和（或）肺泡过度扩张伴无效腔增加与 CO_2 清除下降。所有类型的呼吸功能不全有关的呼吸做功增加均能导致疲劳和呼吸节律性改变，进一步使初始的进程复杂化。如果没有及时发现并治疗较小患儿的呼吸做功增加，则可导致呼吸暂停、缺氧和心搏骤停。

呼吸治疗

经鼻导管或者面罩吸氧等一些方法可增加吸入氧浓度（fraction of inspired oxygen，FiO_2）。鼻导管吸氧氧气流量达 5 L/min 时，FiO_2 升高达 40%，然而，这种高速的气流会使患者产生不适感。在吸气过程中，由于室内空气夹带在鼻导管周围，鼻导管的方法不能使 FiO_2 进一步增加。值得注意的是，患者的体型大小与每次呼吸的吸气量密切相关。患者体型越大，经导管的吸气量越多，夹带室内空气量更多，相反，患者体型越小，呼吸过程夹带的空气越少，这对 FiO_2 的影响很大。

应用合适的面罩辅助呼吸可进一步增加 FiO_2。相对于没有开孔的非循环呼吸面罩而言，带开孔的 Venturi 面罩或者简易面罩可以允许挟带更多的室内空气。采用连接氧贮存器和单向阀的非循环呼吸式面罩辅助呼吸时，可使 FiO_2 接近 1。在儿科病房患有呼吸窘迫的患儿可能暂时需要一个高流量非循环呼吸式面罩辅助呼吸。如果症状无明显改善，需要立即采取干预措施，将患儿转移至 PICU。非循环呼吸式面罩系统可湿化，改善患儿的不适感，但无法提供正压通气。

高流量湿化的鼻导管（high-flow humidified nasal cannula，HFHNC）供氧可以提供更高的 FiO_2，相对

于标准鼻导管，患儿更容易耐受。HFHNC 中的气体加热至体温水平，采用水蒸气几乎完全湿化。HFHNC 可以向患儿输送高达 2 L/（kg · min）的流量。研究发现，具有较高流量的 HFHNC 可明显减少危重患儿的呼吸做功[323-325]，这种供氧方式已经应用于细支气管炎患者的支持治疗[324-328]。Weiler 等研究表明细支气管炎幼儿的最低呼吸力大于 1.5 L/（kg · min）[324]。然而，尚不清楚 HFHNC 的显著益处是由于洗出气道内 CO_2[329-330]，来自产生的正压[331]，或来自于增加的呼吸末肺容量[332]。较高的气体流速有可能引起潜在并发症。Hegde 等曾报道在 3 例患者中发生空气渗漏综合征[333]。随着 HFHNC 应用的普及，也许会发现更多潜在的问题。考虑到 HFHNC 的 FiO_2 可以达到 1.0，在急诊室和 ICU 病房的应用受到限制，因为高强度的呼吸支持可掩盖呼吸窘迫的严重程度。使用适当的监测和方案，可在普通病房向特定人群（如稳定性细支气管炎患者）提供 HFHNC。Franklin 等[326]最近发表了一项关于 12 个月以下细支气管炎儿童的研究，与常规鼻导管（23%）相比，使用 HFHNC 显著降低了护理升级的风险（12%）。

无创通气可以通过持续气道正压通气（continuous positive airway pressure，CPAP）或双水平正压通气（bilevel positive airway pressure，BiPAP）方法实现。这需要借助紧密的鼻或面罩进行气道正压通气。大多数新型的呼吸机都可提供这种治疗措施，但特异的独立式 BiPAP 呼吸机应用更广泛。BiPAP 治疗最适合于短期应用及应用于具有咳嗽和保护气道能力的患者。因为触发背景频率的设定，患者并不是每次都能够触发呼吸。如果患者完全依赖于呼吸机设置的速率，则应该考虑气管插管。由 BiPAP 转换为气管插管的其他适应证包括：持续佩戴面罩引起的面部组织受压损伤、BiPAP 辅助呼吸期间患者不能经口进食需要接受肠内营养以及需在 BiPAP 上增加压力设置。

CPAP 通过提供气道压力、降低肺不张、减小无效腔及改善通气 / 血流平衡的方法，来减少患者的呼吸做功。CPAP 初始压力一般为 4 ～ 6 mmHg，然后按需要和患者的耐受程度增加。考虑到气道正压通气会给患者带来不适感，应从较低的压力开始，逐渐增加通气压力，使患者逐渐适应。即使患者最终接受 BiPAP 治疗，作者通常也会先给予患者数分钟的 CPAP。BiPAP 的呼气压起始值也为 4 ～ 6 mmHg，而吸气压比设定的呼气压通常高出 4 ～ 6 mmHg。吸气流量上升时间、吸气和呼气压力均可调整。所有这些变化都有助于患者耐受治疗。在有紧闭密封圈的情况下，FiO_2 可达到 1.0。使用全面罩辅助呼吸会增加呕吐患者误吸的风险。BiPAP 疗法目前已被用于哮喘持续发作的患者[334-335]，为其提供一个更为有效的输送雾化药品的途径。根据目前指南的推荐，BiPAP 呼吸疗法的适应证越来越广[336-337]。BiPAP 呼吸疗法也可以用于慢性呼吸衰竭的患者，如中枢性通气不足或限制性肺疾病的患者。这些患者可以在家接受这种疗法，倘若无效才去接受医院的肺部治疗。

应仔细选择 ETT 的尺寸，2 岁以上小儿的 ETT 尺寸计算公式为：（年龄＋ 16）/4。此公式可提供适当尺寸的 ETT 内径。合适的大小应该是当正压通气的压力在 20 ～ 30 cmH_2O 时会有轻微漏气。尺寸过大的 ETT 会导致患儿永久性咽喉或声门下严重损害，尤其存在上呼吸道炎症如喉气管支气管炎等情况时。由于小儿的气管软骨软，声门相对狭窄，无套囊 ETT 用于 5 岁以下的小儿一般不会漏气。然而，如果患者患有肺部疾病需要高压通气时，带套囊的气管导管更为适宜。小套囊 ETT 经常应用于 ICU 的小儿患者中[338]，但应注意确保正压通气在 25 ～ 30 cmH_2O 有轻微漏气。套囊导管通常会消除 ETT 周围漏气，但套囊过度充气可阻断静脉血流并损伤气道。到目前为止，尚无较小患儿长期应于套囊气导管的安全性资料。Khemani 等[339]的研究表明，与拔管后声门下型上气道阻塞发展相关的风险因素包括低套囊漏气量或高拔管前漏气压力。所以应该注意确保 ETT 套囊适当充气。

气管内插管时，气管导管位置必须准确，胸部起伏对称，腋窝处听诊两肺呼吸音相同。电子或比色的 CO_2 监测设备可以帮助确认 ETT 是在气管还是在食管[340]。如果 ETT 双线处于声带的水平，表明位置正确。另一种正确放置 ETT 位置的方法是将 ETT 继续推进使它进入右主支气管，然后在左腋下听呼吸音，此时，左侧的呼吸音消失。缓慢回撤 ETT，当左侧呼吸音可闻及时，根据患儿的体积大小，继续回撤 1 ～ 2 cm。当两侧呼吸音相同时，固定导管。从胸片看，ETT 的尖端应该位于声带和隆嵴之间。在小儿，隆嵴和声带之间的间距很短。因此，稍不注意就可能将 ETT 放置在小儿的右主支气管中。小儿头颈部屈曲会使气管导管位置滑入更深；而头颈部的拉伸使气管导管向声带移位。转动头部偏向一侧可能使 ETT 接触到气管壁，进而阻塞 ETT 前端，引起 CO_2 潴留和（或）低氧血症。小儿可以在气管造口前将气管导管留置 2 周以上，这是由于适当的气道湿化以及支气管吸引、监测（SaO_2）、护理等技术的提高，使较长时间留置气管内插管成为可能。带管患儿必须严密监护，以防分泌物阻塞管腔和导管意外脱出或滑入主支气管。气管造口的适应证是：患儿需要长期保持人工气道进行机械通气和气管内吸引分泌物或绕过上气道梗阻。在形成满意的造口通道前，气管造口导管意外脱出会威胁患儿的生命。气管造口后 72 h 内，经造口处重新插管相当困难，可能造成假性通道，从而不能通气，引起气道梗阻、纵隔气肿和气胸等并发症。

相对于无创通气而言，气管插管及机械通气可显著提高气道压力并使 FiO_2 达到 1.0。机械通气的模式会因地域的不同而改变，但在 PICU，压力控制通气的应用多于容量控制通气。然而，由于没有关于观察通气模式对结局影响的研究，我们不能推荐任一模式。应用压力控制通气时，压力恒定，而潮气量随着肺顺应性的变化而变化。而应用容量控制通气时，潮气量恒定，压力则随肺顺应性的变化而变化。以上是儿科 ICU 中两种主要的机械通气方式。对于大多数肺顺应性良好行气管插管的患儿而言，以上两种通气模式之间差异不大。而那些肺顺应性较差的患儿，压力控制通气的一个潜在优点是大多数呼吸机可降低吸气流速，导致吸气的早期气流速度最大，达到压力峰值时减速到零。与容量控制模式相比，产生相同的潮气量时，压力控制模式产生的气道峰压较低。

现代化呼吸机上附加的通气模式可能有利于肺损伤患者的使用。虽然呼吸机制造商不同，模式名称之间也存在一定的差异，但是大部分呼吸机上带有一种通气模式，既保证一定的目标潮气量，又能将压力降至治疗所需的最低压力，该模式定义为压力调节的容量控制和容量保障。这些模式可以减少所用的压力，在患者充分镇静或者不存在呼吸机抵抗的条件下充分发挥效果。

Maquet 公司（Rastatt，Germany）研发的 Servo-i 呼吸机可实现一种新型激发呼吸机同步的方法——神经调节辅助通气（neurally adjusted ventilator assist，NAVA）。该方法通过一个小的食管探头去感知膈肌的电活动，并通过此电活动与呼吸机同步。一些研究证实，这种改良的触发活动可能具有提高患儿舒适度、减少呼吸机设置并增加分钟通气量等优点[341-342]。由于心脏的电活动也可能导致呼吸机的自动触发，因此该模式使用需要一定的专业知识[343]。

气道压力释放通气（airway pressure-release ventilation，APRV）是一种机械通气方式，较压力控制或容量控制少见。最近发表的成人数据显示[344]，早期使用 APRV 可缩短机械通气时间。然而，正如我们所知，孩子们只是小成年人。Lalgudi 等[345]最近做了一项关于儿童急性呼吸窘迫综合征的 APRV 随机对照试验，但该试验因 APRV 组死亡率太高而提前终止。该模式在儿科领域的研究较少[346-349]，其优点和局限性仍需进一步探讨。与其他通气方式一样，其使用具有局限性，很多地方在常规通气失败时将其视为抢救治疗。

APRV 实质上是一种短暂的、间歇性释放并带有自主呼吸功能的 CPAP。高 CPAP 水平（P_{high}）有利于肺泡复张和延长氧合时间（T_{high}），而定时释放到低压（P_{low}）可使呼气及 CO_2 清除的阻力达到最小化。此外，由于患儿随时都可以进行自主呼吸，因此 P_{high} 和 P_{low} 都可以改善肺力学和气体交换。APRV 不同于其他的通气模式，因为它间歇性减少气道压力而不是增加气道压力维持通气过程中肺开放。因此，释放时间（T_{low}）不应太短，这样才有足够的潮气量（6 ～ 8 ml/kg），但也不应过长以避免肺泡萎陷和肺萎陷性损伤。综上所述，APRV 通气模式的控制参数包括 P_{high}、T_{high}、P_{low}、T_{low} 以及 FiO_2。根据成年患者应用建议来看，APRV 通气模式在儿科患者中应用受限[350]。P_{low} 初始设置为零。P_{high} 有几种设施方法，如设置为平台压力或 75% 峰值吸气压力。然而，由常规通气模式转换到该模式时，P_{high} 的设定值通常根据 mP_{AW} 压力大小确定，计算方法如下：$(P_{high} \times T_{high}) + (P_{low} \times T_{low}) / (T_{high} + T_{low})$。此处 mP_{AW} 设定值通常比传统 mP_{AW} 高 2 ～ 3 cmH_2O。设定 T_{high} 和 T_{low} 之前，首先应该根据患儿的年龄确定呼吸频率范围，计算出一个周期的总时间，例如呼吸频率为 20 次 / 分，一个周期的总时间为 3 s。T_{high} 等于一个周期的总时间减去 0.2 ～ 0.6 s 的 T_{low}（起始设置为 0.4 s），即一个周期的总时间 3 s 可分为 2.6 s 的 T_{high} 和 0.4 s 的 T_{low}，或者，总的循环数（呼吸频率）＝ 60 s/（$T_{high} + T_{low}$）。转换到 APRV，和转换到高频振荡通气（high frequency oscillatory ventilation，HFOV）一样，都需要时间使肺充分复张。如果患者治疗几个小时后仍有严重低氧血症，可通过增加 T_{high} 促进氧合作用。一旦完成设置，P_{low} 和 T_{low} 通常不需要再调整，然而，肺顺应性改善后，可引起 P_{high} 降低和 T_{high} 升高，目的是使患者达到 5 ～ 6 cmH_2O 的持续 CPAP，以利于拔出气管导管。APRV 可能优于其他先进的机械通气模式，因为可以允许患儿的整个通气周期有自主呼吸能力，可以改善呼吸力学及减少镇静药和神经肌肉阻滞药物的使用。然而，一些学者们认为，与 HFOV 相比，APRV 通气引起气道释放过程中肺泡反复塌陷的发生率更高，导致更严重的肺萎陷伤[346-347]。

高频振荡通气用于儿科 ALI 和 ARDS 的一种抢救性通气治疗方法。HFOV 是高频通气的一种。Lunkenheimer 于 1972 年对 HFOV 进行了首次描述[351]。Arnold 等[352] 1994 年发表的论文是唯一的关于 HFOV 多中心随机试验。该研究表明，在 30 d 内 HFOV 组更少使用辅助吸氧。此外，有其他的儿科研究如 Samransamruajkit 等的单中心前瞻性研究[353]和 Babbitt 等的单中心回顾性研究[354]证实了 HFOV 的有益作用。许多关于儿科领域 HFOV 的研究证实，在一些死亡率较高的疾病进程中，HFOV 作为一种抢救措施可能是改善预后的恰当方法。对于一些患有死亡率非常高的疾病的重症患儿，如免疫缺陷患儿发生 ARDS，对 HFOV 的反应已被用作从死亡中鉴别幸存者的诊断标准[347, 355]。研究表明，早期使用 HFOV 可降低儿童造血干细胞移植患者发生严重 ARDS 的死亡率[356]。有一些关于成人使用 HFOV 的大型随机试验数据。OSCAR 试验[357]是一项阴性研究，OSCILLATE 试验[357]因 HFOV 组的潜在死亡率增加而提前停止。目前还不清楚在儿科患者中是否也会出现这些结果，毕竟儿科患者疾病的进展过程和病情与成年人相比十分不同。Bateman 等[358]使用倾向评分模型重新分析了呼吸衰竭（RESTORE）研究的镇静滴定随机评估结果[359]。使用他们调整后的模型发现早期使用 HFOV 与使用机械通气时间较长有关。使用 HFOV 对降低死亡率也没有益处。考虑到成人研究以及 Bateman 等的结果[358]，是否能促使人们在儿科进行多中心的 HFOV 试验尚不清楚。HFOV 在儿科可能还有其他适应证，如漏气综合征或先天性膈疝。

高频通气是一种通气频率远高于正常生理呼吸频率的机械通气方法。在保证分钟通气量的前提下，这种通气模式可减小潮气量。在几种模式中最常用于儿科的是 HFOV。这种类型的呼吸机通过一个活塞连接到半硬式连接管，继而与气管内插管相连接。该回路可达到一个目标气道压。然后活塞以每分钟 840 次的频率摆动，产生小的正负压，由此形成呼吸周期。该方法产生的平均气道压力比常规机械通气高，这可以预防肺不张，并可以预防每个呼吸周期中开放和关闭肺泡产生的剪切力。FiO_2 的设置与传统呼吸机相同。活塞的振动频率在 6 ～ 14 赫兹［赫兹（Hz）＝ 1 周期 / 秒］之间进行调整以排出 CO_2。呼吸机的振幅是活塞每次移动的距离，这些移动通过导管产生小幅度的呼吸。有关 HFOV 中气体传输方式机制的假说有几种，但目前尚无一种假说得到确实证明。潮气量取决于患者肺的顺应性、ETT 尺寸、装置频率以及振幅。潮气量与频率成反比：VCO_2 ＝频率 $\times VT_2$。从常规模式的通气转换成 HFOV 时，调整初始功率设置（简称 ΔP、功率或振幅）至可见到从锁骨到腹部或骨盆的胸壁“摆动”。在 HFOV 开始前将平均气道压（mean airway pressure，mP_{AW}）最初值比常规通气模式中最后的 mP_{AW} 高将近 5 cmH_2O 的压力。一般来说，HFOV 的潮气量略高于功能残气量；然而，事实上是很难测量真实的潮气量并提供精确的“最优”肺容积。临床上，以每次升高 1 ～ 2 cmH_2O 压力的方法逐渐提高平均气道压直到氧合改善、FiO_2 降到低于 0.60，以避免氧中毒。在逐渐提高 mP_{AW} 的过程中，用胸部 X 线进行评估。在胸片上观察到肺上下超过 9 个后肋或使一侧横膈变平即可视为过度伸张或者过度膨胀。初始设置频率，以赫兹为单位进行度量，见表 79.7。HFOV 是唯一一种主动呼气的通气模式。尽管一定程度的允许性高碳酸血症可以存在，但是如果高碳酸血症导致严重的呼吸性酸中毒和内环境紊乱，HFOV 可通过几个途径提高分钟通气量。首先，HFOV 的一个缺点是缺乏自主通气和足够的气道清理能力，因此，内吸（不会造成呼吸道塌陷的情况下）的使用可确保气道、气管导管通畅，利于肺复张。其次，提高 ΔP/振幅，使肺最大限度的复张，增加每分通气量。再次，频率（Hz）可以慢慢下降，提高肺复张和增加分钟通气量。最后，ETT 套囊放气，这样可使 CO_2 从 ETT 周围扩散。HFOV 的缺点：无法进行部分通气支持；增加了镇静和肌肉松弛的要求；由于 mP_{AW} 较高会对心肺功能产生影响，阻碍静脉回流；假如通路因吸痰而断开，复张的肺泡可能再次塌陷。

高频冲击通气（high-frequency percussive ventilation，HFPV）将设定的潮气量呼吸频率叠加在传统的呼吸频率上。HFPV 作为一种通气模式允许肺以渐进的方式逐步膨胀达到一个目标峰值压力，同时还允许在预设的较低的压力下进行被动呼气。HFPV 已在吸入性肺损伤的人群中取得了良好的效果，因其能够安全地进行氧合和持续以气体驱动高频冲击的方式通气，有助于清理气道异物[360-362]。这些特性使该方法特别适合于发生急性呼吸衰竭的患儿改善氧合和通气，实施肺保护策略[363]。

小儿急性呼吸窘迫综合征

ARDS 是一种严重的 ALI，可由多种直接或间接

表 79.7　高频振荡通气的起始频率设置

患者体重（kg）	起始频率设置（Hz）
＜ 2	15
2 ～ 15	10
16 ～ 20	8
21 ～ 30	7
31 ～ 50	6
＞ 50	5

损害肺部的触发因素引起。这种疾病导致肺炎、肺泡水肿和低氧性呼吸衰竭。儿科 ARDS（pediatric ARDS，PARDS）的先前定义通常来自成人患者的研究和成人共识会议。虽然 PARDS 只占 PICU 入院人数的一小部分，由于它具有非常高的死亡率，因此具有非常重要的临床意义。因此，PARDS 获得了 PICU 研究人员和临床医生的关注。自 2012 年以来，PICU 人员一直使用柏林 ARDS[364-365]的临床标准。在 2015 年，儿科对 ARDS 有了自己独特的定义。2015 年，儿科急性肺损伤共识会议（Pediatric Acute Lung Injury Consensus Conference，PALICC）完成了为期两年的协商，给予 PARDS 新的定义和管理指南[366]。PALICC 小组包括来自 8 个国家的 27 名专家。他们使用针对儿科的同行评议数据来形成新的指南。在没有儿科专用数据的情况下，建议根据成人或新生儿的数据进行适当的调整。在没有现有数据的领域，专家意见构成了他们建议的基础。多篇后续出版物已经为 PARDS 提供了重要信息，包括该组的方法学[367]、发病率和流行病学[368]、并发症[369]、呼吸机支持方式[370]、无创呼吸支持方式[371]、监测[372]、ECMO 的使用[373]和预后[374]。该小组确定了 PARDS 中未来随机对照试验的必要性。

PALICC 对 PARDS 的定义排除了患有围生期相关肺部疾病的新生儿，因为它可能是一个不同的实体。定义 PARDS 有几个关键方面[375]：肺损伤应是已知的临床伤害后 7 d 内发生；不能完全用心力衰竭或液体超负荷解释的呼吸衰竭；胸部 X 线片通常有新的浸润，与实质性肺部疾病一致。现在，无创和有创机械通气的使用有所不同。与成人 ARDS 定义相比，一个显著的不同是，机械通气患者的 PARDS 定义包含按氧合指数或氧饱和度指数分层。氧合指数（OI）=［FiO_2×MAP×100］/PaO_2。血氧饱和度指数（OSI）=［FiO_2×MAP×100］/SpO_2。轻度 4 ≤ OI < 8，5 ≤ OSI < 7.5。中度 8 ≤ OI < 16，7.5 ≤ SI < 12.3。重度 OI ≥ 16，OSI ≥ 12.3。其他相关信息包括发绀性心脏病，慢性肺病和左心室功能不全。未来的研究将着重于解决定义 PARDS 更困难的方面。

目前 PARDS 的机械通气管理可概括为限制潮气量、增加使用 PEEP、不改变全身氧输送的相对持续耐受低氧血症，以及相对耐受高碳酸血症以减少机械通气压力升高造成的创伤。PALICC 小组及其他研究人员意识到缺少在 PARDS 中进行潮气量限制的随机对照试验。先前也有研究表明，儿科患者中潮气量较大者死亡率较低[376-377]。这与儿科患者更多使用压力控制通气模式相关。个别患者的病情可被归类为 ARDS，但病情较轻的患者肺顺应性较好。随呼吸机设置压力值，会出现相应大的潮气量，顺应性更好。PALICC 指南没有建议将其作为通气方式。然而，指南建议将潮气量设定为“根据肺部病理和呼吸系统顺应性，年龄 / 体重的生理潮气量范围（即 5 ~ 8 ml/kg 预测体重）或以下”[366]。值得注意的是，PALICC 指南建议根据疾病的严重程度调整潮气量。对于呼吸系统顺应性较差的患者，建议潮气量为 3 ~ 6 ml/kg（预计体重）。他们认为较大的潮气量可能适合肺顺应性较好的患者。

PALICC 小组提供的更重要的建议之一是增加 PEEP 的应用。建议重度 PARDS 患者的 PEEP 水平为 10 ~ 15 cmH_2O，某些患者甚至可能需要高于 15 cmH_2O 的水平。考虑到潜在的心肺相互作用，要密切观察血流动力学。增加 PEEP 的应用可能在未来的 PARDS 研究中具有重要意义。Khemani 等最近表明[377]，使用低于 ARDS 网络协议推荐的 PEEP 设置与增加 PARDS 死亡率有关。

一些推断认为使用 HFOV 是最极端的潮气量限制形式。HFOV 能够通过维持恒定的气道压力来预防肺不张。通过提供小于解剖无效腔的潮气量，可以避免肺拉伸造成的创伤[378]。然而近期没有随机对照试验在儿科机械通气方面提供信息。最近有两项成人研究，但他们没有得出支持 HFOV 的结果。OSCAR[357]是一项阴性研究，OSCILLATE[379]在 HFOV 组中因潜在的死亡率增加而提前停止。成人临床上可能正在远离 HFOV，儿科的使用除了继续使用它的中心，仍然具有地区性。PALICC 指南使 HFOV 成为一种潜在的抢救疗法。

对于 PARDS，还有更多的辅助疗法需要进一步的研究来确认它们的潜在益处。这份清单将包括使用皮质类固醇、吸入一氧化氮、ECMO、俯卧位、神经肌肉阻滞和外源性表面活性物质的使用。目前还没有足够的数据来说明这些疗法应该常规用于 PARDS。吸入 NO 应用于有肺动脉高压或右心功能不全的患者。最近发表的关于吸入 NO 的儿科研究显示了其可能的危害性[380]。尚未有充分研究表明 PARDS 使用体外生命支持有益。此外，考虑到治疗的复杂性，未来的试验可能非常困难，ECMO 用于 PARDS 的程度将取决于个别机构。

随着患者病程的进展和护理手段的限制，必须解决脱离机械通气和拔管时机的问题。人们已经使用了各种不同的策略来摆脱对呼吸机的依赖，并取得了不同程度的成功。可能最有效的策略之一是每天按计划使用自主呼吸试验（SBTS）来评估患者是否具备拔管条件[381-382]。Faustino 等 2018 年发表了对 Restore 临床试验的二次分析[383]。在需要机械通气治疗的下呼吸道疾病患者中发现 43% 的患者通过了第一次拔管条件。在通过拔管测试的那组人中，66% 的人在 10 h 内拔管。许多 PICU 使用协议来提供日常 SBT。在正确的设置下，呼吸治疗人员可以安全地进行呼吸试验，而无需医生输入。今后，PICU 护理的计算机化通气方案将逐步实现。在没有指南的情况下，日常护理机械通气策略有很大的变异性[384]，即使有指南，对指南的依从性也可能很差[385]。作为一个群体，PICU 强化治疗人员将受益于计算机决策支持，并可能接受某些版本的指南[386-387]。未来的研究将需要确定我们是否可确定通气指南的最佳版本。提供的机械通气不足，至使病人呼吸困难。但是过度使用机械通气，可以使膈肌萎缩[388-389]。

肺保护策略的原则：降低呼吸机相关的肺损伤

随着肺损伤（肺或肺外损伤）的进展，肺部可分为三个假设的区域（图 79.4）：①严重塌陷，肺泡淹没的区域（依赖区）；②伴有肺泡萎陷的可恢复区（过渡区）；③正常肺（非依赖区）。机械通气的目的是使过渡区复张进行气体交换、正常的肺组织免受呼吸机相关肺损伤，同时给依赖性塌陷区的肺泡以充分时间从疾病状态（即肺炎、败血症）中恢复。过渡区的恢复和呼吸机相关性肺损伤的预防可通过使用 PEEP 以及限制潮气量和平台期压力来实现。这种潜在的复杂任务可以简化如图 79.5，并定义为肺压力-容积曲线原理。随着肺泡气道压力增加，需要一个开放的压力（P_{flex}）来克服气道阻力和肺泡的顺应性（顺应性＝$\Delta V/\Delta P$）。压力低于 P_{flex} 将导致肺泡萎陷，称为肺不张。如果气道压力反复超过 P_{flex}、再低于 P_{flex}，肺泡也将反复开放和塌陷，从而导致壁面受到剪切应力，最终导致损伤称为不张伤。根据滞后曲线吸气支的上升趋势，当压力增大到一个点（称为 P_{max}）时，肺泡开

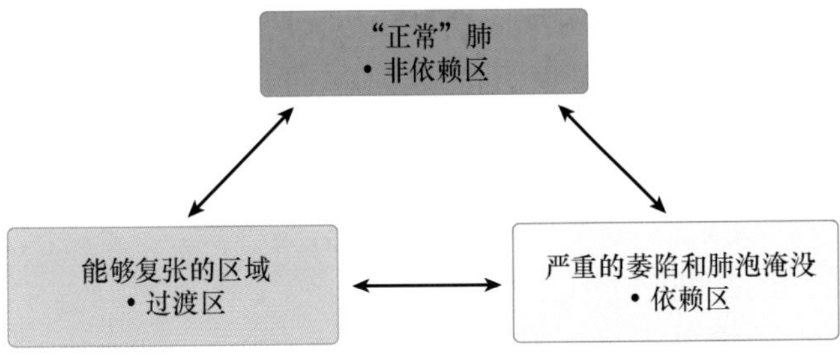

图 79.4　保护性肺通气策略，肺被假定为三个区域

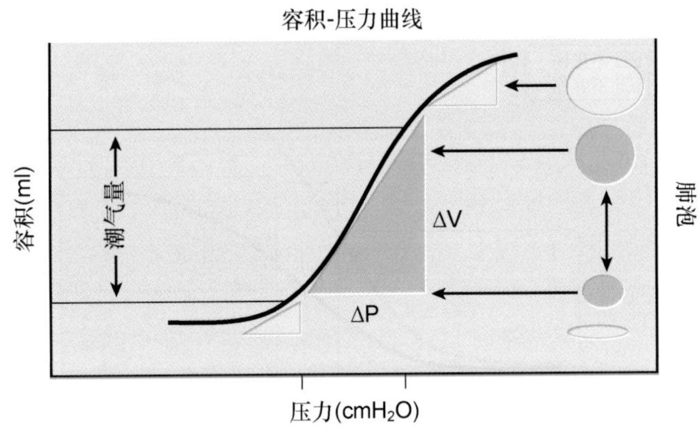

图 79.5　**容积–压力曲线**

始过度扩张。高于 P_{max}，剪切应力再一次导致肺泡损伤，此时称为容积伤。因此，在理论上，我们试图保持潮气量在容积-压力曲线可最大限度改善顺应性的范围内，以使压力高于 P_{flex} 但低于 P_{max}，这个理念称为开放性肺通气。根据 ARDSNet 初步研究，使用低潮气量（6～8 ml/kg）复合 PEEP（开放肺策略）能降低急性呼吸窘迫综合征患儿的发病率和死亡率（图 79.6）[390]。然而，随着肺损伤向肺部正常区和过渡区的蔓延，容积-压力曲线会因肺顺应性的下降而向右移动，治疗窗因此而缩小，同时还需要增加 PEEP，导致需要更高的平均气道压力维持正常区和过渡区肺的膨胀（图 79.7）。

肺保护策略试图通过抑制容积伤、气压伤、剪切力损伤、氧中毒和生物性损害减少呼吸机相关肺损伤（图 79.8）。

低潮气量　尽管在 ARDS Net 最初的研究中使用常规对照组，但是目前使用 6～8 ml/kg 低潮期量已成为一种治疗标准。

PEEP　PEEP 的优势包括增加功能残气量、改善呼吸顺应性、改善通气 / 血流比例失调和使肺水再分

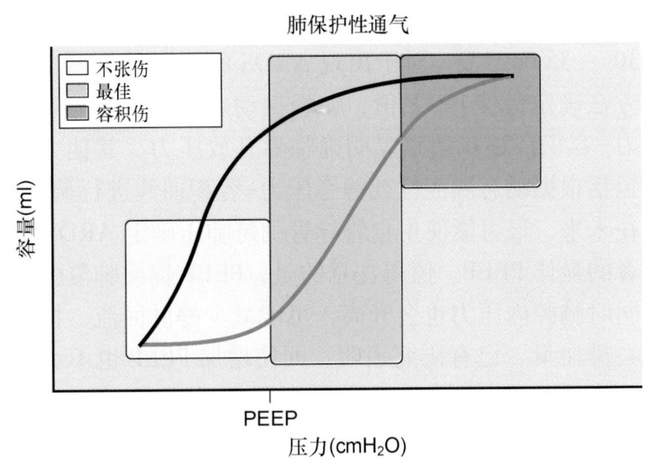

图 79.6　**保护性肺通气策略**。PEEP，呼气末正压通气

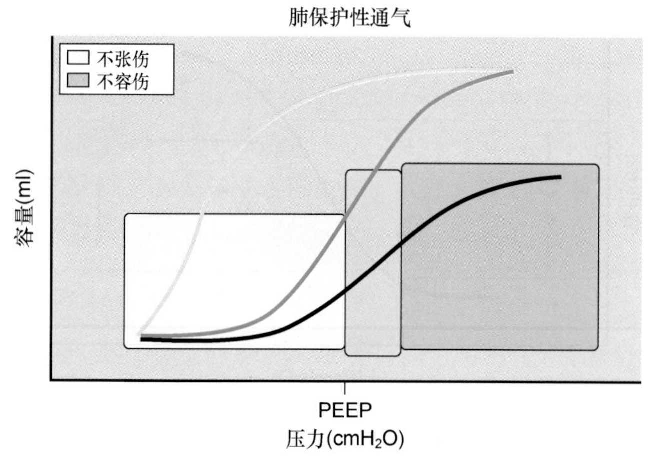

图 79.7 **肺顺应性降低时的肺保护通气**。PEEP，呼气末正压通气

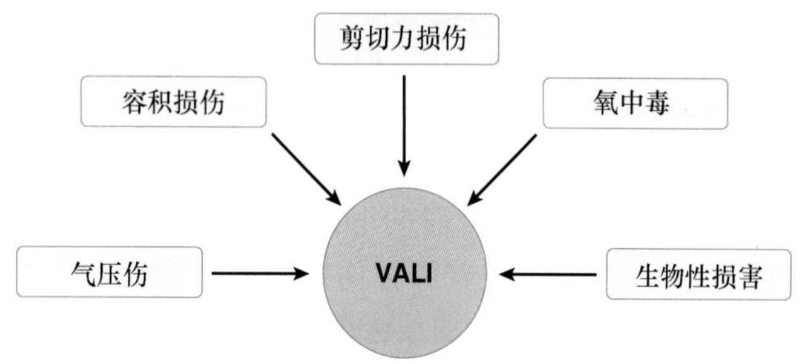

图 79.8 **呼吸机相关性肺损伤原理**。VALI，呼吸机相关性肺损伤

配。PEEP 最终目标是改善动脉氧合。最近多项研究中均认可了低潮气量的使用，但是在这些试验中的关于 PEEP 的使用却存在很大争议。最近的儿科研究表明，将 PEEP 设置为低于 ARDSNet 指南会导致死亡率增加[391]。更大程度上，PALICC 的指南建议增加 PEEP 水平。临床上难以测定肺泡开放压力的临界值。因此，大多数临床医师最初采用最低限度的扩张方法，将 PEEP 设置在 5 ~ 9 cmH_2O，如果肺损伤加重、低氧血症恶化，可增加 PEEP，进而增加平台期压力，促进复张。这些方法通常保持平台期压力值应低于 30 ~ 35 cmH_2O。对于出现 ARDS 的患者有更多精确方法确定最佳 PEEP 值，如根据动态顺应性或静态压力-容积环逐步调整以明确临界开放压力。其他方法包括根据动态顺应性或静态压力-容积曲线进行调整。在未来，很可能使用食管导管测跨肺压确定 ARDS 患者的最佳 PEEP。值得注意的是，PEEP 促使肺复张的同时胸腔内压力也会升高，可能减少静脉回流，抑制心排血量。已有研究表明，即使增加 PEEP 也不会减少心排血量[392-393]。考虑到心排血量减少，当 PEEP 增加时应监测血流动力学。

平台期气道压力 平台期气道压力持续大于 35 cmH_2O 能导致气压伤：气胸、纵隔气肿和皮下气肿。为了防止气压伤，在分钟通气不足时可允许 $PaCO_2$ 增加。只要患者能够耐受酸中毒，肾通过潴留的 HCO_3^-可以进行缓冲，如果并存疾病无相关禁忌证，就能接受允许性高碳酸血症。

驱动压力 对于肌无力并接受机械通气的患者，驱动压力是吸气峰压减去 PEEP。Amato 等[394]在对参与先前随机试验的成人 ARDS 患者进行的重新分析中证明，因呼吸机管理的变化而导致的驱动压力降低与生存率的提高密切相关。

神经肌肉阻滞剂 为 ARDS 患者使用神经肌肉阻滞药（neuromuscular blocking agents，NMBA），以控制通气，减少因潮气量增加或气道压力增加而造成的创伤。NMBAS 还可能允许患者耐受更高水平的 PEEP。这将减少由于反复打开和关闭肺单元造成的创伤。此外，NMBAs 可以减少骨骼肌和呼吸肌的耗氧量。作为 ACURASYS 研究的一部分，Papazian 等的研究[395]证明，早期使用 NMBA 可以改善 ARDS 调整后的 90 d 存活率，并增加呼吸机的停用时间。他们没有发现使用顺式阿曲库铵会增加肌肉无力。着眼于 NMBAs 使用的儿科试验尚未进行。

急性呼吸窘迫综合征的辅助治疗

俯卧位

虽然 Curley 等[396]证明在儿科患者中俯卧位与 ARDS 患者的氧合改善有关，并且可以安全地应用于儿科患者[397]。然而，维持俯卧与降低死亡率或减少呼吸机天数的益处无关，试验因无效而提前停止[396]。俯卧位改善了选定的 ARDS 患者的肺复张。这可能解释了成人和儿童结果之间的差异。Guerin 等[398]对患有严重 ARDS 的成年患者进行了一个多中心前瞻性随机对照实验（PROSEVA），实验表明早期实施俯卧位治疗，可显著降低 28 d 和 90 d 的死亡率。在这两项研究，儿童患者的异质性更强，而成人患者的 ARDS 更严重。患者选择和俯卧位持续时间的影响尚不清楚；然而，可能有一个亚组的患者在肺损伤后早期对俯卧位治疗有效，即时反应者可能从长期的俯卧位治疗中受益[399]。对有脑损伤和低氧血症进行性加重的患儿，在监测颅内压的前提下可尝试俯卧位治疗[400-401]。儿科在这方面仍需继续研究。

表面活性物质的治疗

给予外源性肺表面活性物质是治疗新生儿呼吸窘

迫综合征（respiratory distress syndrome，RDS）的标准疗法；然而，肺表面活性物质治疗 ALI 和 ARDS 的效果不确定并且需要继续研究。Moller 等[402]于 2003 年进行的一项儿科研究显示，给予外源性肺表面活性物质（卡尔法坦）后，氧合立即得到改善，生存率也呈提高的趋势；然而在最近的一项随机对照试验中，Willson 等[403]发现与安慰剂相比，给予肺表面活性物质并不能提高氧合和改善预后。机械通气时间和 ICU 住院时间无显著差异。目前的 PALICC 指南不建议常规使用表面活性剂[366]。临床医师仍然觉得可能有一类特定的患儿（即溺水者）可以从外源性表面活性物质的使用中获益。关于患者的选择、使用的时机及可联合的其他疗法用于 ALI/ARDS 治疗的研究正在进行。

皮质类固醇

有很大比例的 ARDS 儿童患者在住院期间的某个时候会接受皮质类固醇治疗。有一些潜在的炎症和潜在的肾上腺功能不全问题会促使临床医生使用皮质类固醇。2015 年发表的两项儿科研究提供了一些见解。Drago 等[404]发表了一项针对 35 名 ARDS 患者的小型随机安慰剂对照试验。在机械通气时间、ICU 住院时间和死亡率方面，两组之间没有差异。他们确实发现，在不显著增加医院感染或血糖的情况下，提供低剂量的甲泼尼龙输注是可行的。Yehya 等[405]报道了一项单中心观察性研究，在 283 名患有 ARDS 的儿童中，有 169 人在接受机械通气的同时接受了超过 24 h 的皮质类固醇治疗。接受类固醇治疗的那组幸存者的无呼吸机天数较少，机械通气持续时间较长。目前，PALICC 指南不推荐儿童 ARDS 常规使用皮质类固醇治疗[366]。

一氧化氮

吸入一氧化氮（inhaled nitric oxide，iNO）作为一种选择性肺血管扩张剂，能改善 V/Q 比失衡、降低肺动脉高压并减少右心室做功。NO 使 cGMP 上调，使平滑肌松弛和肺小动脉扩张。iNO 直接到达通气的肺单位，改善这部分肺的灌注，对其他肺血管床没有明显影响，因此能够改善 ARDS 患者的 V/Q 比失衡和氧合。与俯卧位疗法和给予表面活性物质相似，NO 能暂时改善氧合。Adhikari 等[406]通过一个系统性回顾和 meta 分析发现，不论病情轻重，iNO 都不能降低成年 ARDS 患者的死亡率。在儿科，Bronicki 等进行的小规模随机试验[407]表明 ARDS 患儿接受 iNO 可显著改善 28 d 内生存率、无体外膜肺氧合生存率和无机械通气天数。这项试验共只有 55 名受试者，总体死亡率没有明显差异。最新的研究是 Bhala 等对 499 名患有 ARDS 的儿童患者进行的倾向匹配队列研究[380]，其中有 143 名接受 iNO。他们发现，使用 iNO 与改善无通气天数或死亡率无关。iNO 在肺动脉高压、右心功能不全的患者中仍起作用，可能是通向 ECMO 的桥梁。任何可能益处与进一步作用都需以后研究来证明。

体外膜氧合（ECMO）

如果先进的通气模式无法改善患儿的 ARDS，ECMO 仍然可作为一个补救措施。ECMO 在成人 ARDS 中的研究较儿科更多。成人 CESAR 试验显示使用 ECMO 治疗能改善成年患者预后；然而，此试验的方法有严重缺陷[408]。2018 年度报告了 408 例 EOLIA 试验[409]（ECMO to rescue lung injury in severe ARDS，ECMO 以抢救严重急性呼吸窘迫综合征中的肺损伤）的结果，该试验纳入了患有非常严重的急性呼吸窘迫综合征的成年人。研究发现，与常规机械通气和可能使用 ECMO 作为抢救疗法相比，随机使用 ECMO 组 60 d 死亡率没有明显降低。关于儿科数据，2018 年，Barbaro 等[410]发表了一份来自 RESTORE 研究的患者使用 ECMO 的二级倾向评分匹配分析报告。他们发现，在患有严重小儿 ARDS 的患者中，与那些没有接受 ECMO 支持的患者相比，接受 ECMO 治疗的患者并没有改善预后。随着治疗和研究的改进，ECMO 和 ARDS 的死亡风险可能都会降低。J.C.Lin[411]最近发表了一篇关于这个主题的综述，可能会提供更多的见解。关于 ECMO 对重症小儿 ARDS 的支持还需要进一步的研究。

药物辅助治疗：镇静药和镇痛药

镇静药常用于清醒患儿，使其能够配合机械通气。镇静药的用量取决于儿童的年龄、体重、潜在疾病以及需要呼吸支持的程度。一些精神不振的婴儿不需要使用镇静药。镇静药使患儿与呼吸机同步，这能够减小气道峰压、减轻咳嗽和人机对抗，从而阻止了肺部气体的泄漏或通气不足。随时间发展，PICU 镇静药的使用发生了变化。PICU 制定了限制镇静的方案。部分原因可归结于限制镇静以降低耐受性、减少镇静状态下撤机时出现停药症状，并可能加剧谵妄的方案的发展。许多较大的 PICU 参与了 RESTORE 研究[359]。RESTORE 研究可作为一个如何使用镇静方案的很好例子。每个患者都依照国家行为量表进行镇静，这使得护理人员之间有了共同标准[412]。他们在给患者插管时用来提供镇静的药物主要是吗啡和咪达唑仑。对于患有低血压或反应性气道疾病的患者阿片类药物推荐使用芬太尼泵注。复合镇静药可包括戊巴比妥、氯胺酮、美沙酮、可乐定、右美托咪啶和丙泊酚。一些机构使用苯二氮䓬类药物时选择劳拉西泮。戊巴比妥和氯胺酮是主要药物无反应或反应较差时的辅助药物。美沙酮和可乐定主要用于辅助预防戒断症状。在此研究中右美托咪啶和丙泊酚被用作临时药物，以便在预期拔管时摆脱对其他药物的依赖。由于担心丙泊酚输注综合征，丙泊酚在一些单位没有使用，或仅作为临时措施使用[413]。右旋美托咪啶不仅用于短期镇静，在全国PICU中的使用量正在增加。某些情况下，它可以取代阿片类药物作为一种提供镇静的手段。在给早产儿服用氯拉西泮时，应该谨慎一点。早产新生儿应用劳拉西泮数天后，可能会因为药物体内蓄积导致类固醇反应性低血压。对于早产新生儿来说劳拉西泮的半衰期约是72 h，每4～6 h给药会使药物在血液和组织内蓄积。

神经肌肉阻滞药（NMBAs）能增加胸壁顺应性，减少氧耗，并有利于进行机械通气。如果应用神经肌肉阻滞药，应同时应用镇静、抗焦虑和镇痛药物。维库溴铵、罗库溴铵和顺式阿曲库铵是PICU中最常用的肌肉松弛药（也见第27章）。罗库溴铵常用于插管和间歇给药。维库溴铵既可用作间歇性给药，也可用作维持用药。一些危险因素会减少维库溴铵代谢和延长清除时间，可选择使用顺式阿曲库铵替代，其消除不依赖于肾或肝功能，也是常用的药物。如果这些药物使用超过1 d，应该考虑间断停药以避免药物蓄积以及长期的神经肌肉功能缺失。

脱离机械通气

关于气管拔管和脱离机械通气，儿科领域的文献少于成人。由Newth等[414]在2009年发表了一篇被当时熟知的回顾性研究，尝试寻找可以预测儿童能成功脱离机械通气的指标。大部分指标用于研究，也有一些具有临实用价值，如由Yang和Tobin[415]发现的快速浅呼吸指数（Rapid Shallow Breathing Index，RSBI）。RSBI等于呼吸频率/潮气量。当患儿呼吸舒畅时，呼吸频率较慢而潮气量较大。在这种情况下，RSBI值较低。而呼吸窘迫患者往往呼吸频率快而潮气量较小，因此RSBI较高。有几种不同的脱离机械通气的技术，包括减低呼吸机频率设置、进行每日自主呼吸试验、增加压力支持和CPAP[416]。许多医院开始对患儿进行每日自主呼吸试验（SBTs）。即降低通气支持，但是要严密观察以便发现呼吸窘迫。通气支持降低是指压力支持、CPAP和T管通气降低。患儿没有明显的呼吸频率增加、血氧饱和度降低、出汗、血流动力学紊乱或呼吸做功增加的迹象即认为成功。SBTs的成功完成将启动拔管计划。在ICU，SBTs可以直接在医师的指导下进行或者由呼吸治疗师独立地进行。脱离机械通气的具体机制尚不清楚，但是合适的脱机方案将能减少机械通气的时间[417]。当前，最好的解决办法是每天观察患儿是否具备可以拔出气管导管的可能。经常性的评估能发现更多能够拔管的患儿[418]。

然而，也存在一定的拔管失败率。若机械通气持续使用至我们能完全确定患儿拔管不会失败，则许多患儿进行机械通气的时间将会长于其实际需要时间。2003年，16个ICU的回顾性研究[418]显示机械通气超过48 h，患儿的拔管失败率为6.2%（1.5%～8.8%）。我们的研究表明拔管后的再插管率为8.3%[286]。

在SBT期间，虽然呼吸支持降低，但是使用CPAP可避免加重患者病情。先前的多项研究表明应用较小ETTs的婴儿和儿童当使用CPAP和T管通气时不能通过“吸管”呼吸[419-422]。相对于成人而言，ETT直径可能较小，同时导管长度也短，吸气流速比成人低。流速约为0.5 L/（kg · min）[421]。因此，一个3 kg的婴儿吸气流速为1.5 L/min，一个60 kg的成年人吸气流速为30 L/min。若患者不能成功完成SBT，他可能在拔出气管导管后无法完成呼吸做功。

总之，拔管的标准包括：完整的气道反射、血流动力学稳定、能够清除分泌物、具有一定的觉醒度。患者能产生的吸气负压（negative inspiratory force，NIF）是可测量的。NIF用一个校准的压力计和吸气到残气量时测得。通常NIF达到或超过－30与成功拔管相关。ETT周围有漏气可能是拔管的一个指征；然而，有研究表明在ETT周围没有漏气也不能预示拔管就会失败[423-424]。拔管失败通常定义为在预定尝试拔管后24 h内重新插管。众多原因能引起拔管失败，但最主要的一类是拔管后上呼吸道梗阻。研究认为上气道阻塞的发生率在37%～41%[286, 418]。然而，上呼吸道梗阻临床评估有很大的主观变异性[286]，基于生理学的工具可能有价值[286]。在找到减少声门下狭窄和梗阻的有效治疗方法之前，对气道梗阻的客观评估是必要的。

呼吸系统疾病

喉气管支气管炎（哮吼）

哮吼常发生于3个月～3岁的婴幼儿，主要由于病毒感染（副流感病毒、流感病毒、腺病毒）引起上呼吸道水肿，尤其是在声门下部位。患儿通常有数天上呼吸道感染史，继而出现声嘶、干咳，可伴有喘鸣。临床上需要仔细评估呼吸困难的程度和患儿对呼吸做功增加的代偿能力。这些患儿应首先应用消旋肾上腺素雾化吸入减少上呼吸道黏膜水肿[425]。类固醇激素治疗虽常见，但仍有争议[87]。当患儿无力承受呼吸做功的增加并且 CO_2 升高时，则需进行气管插管。气管插管时，选择 ETT 型号应比正常年龄对应的号码小 0.5 ～ 1.0 mm。气管导管尺寸要合适，使患儿易于自主呼吸的同时也利于护士有效吸引呼吸道的分泌物。哮吼通常在 3 ～ 7 d 内自动缓解，平均置管时间约为 5 d，喉气管支气管炎很少见于 4 岁以上的小儿。

会厌炎

会厌炎为声门上黏膜发生炎症，以前是由 B 型流感嗜血杆菌引起，但由于抗流感嗜血杆菌疫苗效果显著，现多由葡萄球菌和链球菌引起。以前会厌炎通常发生于 4 ～ 6 岁的小儿，现在一般发生于较大的儿童（甚至是成人）[426]。对于较小的患儿，会厌炎是真正的气道急症，因为它可以很快发展为完全和致命的呼吸道梗阻。建立安全气道是首要任务。会厌炎患儿可突然出现发热等中毒症状和呼吸窘迫。麻醉期间通常需要气管插管，直到开始抗生素治疗（氨苄西林和氯霉素或头孢曲松）且全身中毒症状消退。流感嗜血杆菌疫苗的应用大大降低了该病及其他流感嗜血杆菌感染性疾病的进程[131]。

细支气管炎

细支气管炎是下呼吸道急性病毒性感染，常发生于 2 岁以下的儿童。症状和体征包括呼吸受阻、喘息、轻度至中度低氧血症、呼吸肌做功增加和气道阻力升高。病因通常是呼吸道合胞病毒（respiratory syncytial virus，RSV）感染[427]。患细支气管炎的婴幼儿如果合并早产史、慢性肺病或先天性心脏病，则发生呼吸衰竭的风险很高。对于新生儿，呼吸暂停是失代偿的最初表现，多发生于出现显著高碳酸血症之前。呼吸肌疲劳是机械通气的常见适应证。治疗主要是支持疗法，包括对呼吸衰竭患儿进行气管内插管和机械通气[428]。呼吸道合胞病毒免疫球蛋白（RespiGam）是一种预防性静脉注射药物，常用于有感染季节 RSV 危险的患儿（早产儿、先天性心脏病患儿、免疫抑制性疾病患儿或多发性先天异常的患儿），极大地降低了此类人群的发病率。利巴韦林是一种抗病毒药，可用于治疗伴有先天性心脏病、免疫抑制疾病或多发性先天异常患儿的 RSV 感染。

囊性纤维化

囊性纤维化是一种致命的常染色体隐性遗传病，异常定位于 7 号染色体。虽然胰腺、肝、肺、胃肠道和生殖系统均可出现病变，但据报道 90% 的发病率和死亡率源于肺囊性纤维化[142]。其病理性改变为严重的气道阻塞、支气管扩张、肺气肿及终末期呼吸衰竭。

在过去 30 年中，该病的生存率得到了极大的提高，有 1/3 以上的患者生存超过 30 岁[143]。这一变化是改进抗生素治疗方案、营养支持和积极治疗并发症的结果。肺移植已经在慢性呼吸衰竭患者中得到了不同程度的成功[429-430]。

支气管肺发育不良

支气管肺发育不良（bronchopulmonary dysplasia，BPD）是一种慢性肺部疾病，发生于患新生儿严重肺疾病后存活的患者。其病因不明，但患者通常为早产儿，有透明膜病病史，并需积极进行长期高肺膨胀压和高 FiO_2 的呼吸支持治疗。炎症可能是该病的一个重要原因[431]。BPD 患儿动态肺顺应性下降、通气阻力增加、生理无效腔增大，呼吸做功显著增加。查体可发现这类患儿存在肺过度充气、肋间回缩、鼻翼翕动和喘鸣。胸片示肺容量增加，肺纤维化、囊性变及肺不张。患儿存在不同程度的低氧和高碳酸血症[432-433]。BPD 的治疗包括最大程度的能量支持治疗，以补偿呼吸做功增加导致的大量能量消耗。一些患者需要呼吸支持（机械通气，CPAP）。利尿药和支气管扩张药为常用药物，但可引起电解质紊乱。大部分长期存活患者主观上肺功能正常，然而一些幸存者有严重的慢性生理改变[434-435]。在生命的前几年，病毒或细菌性肺部感染通常会增加患者对呼吸支持的需要，这些感染也可能是致命的。预防 BPD 进展的治疗方法正处于研究阶段，由于机械通气对未成熟肺的创伤被认为是 BPD 的主要原因，因此正在评估替代机械通气的疗法，包括外源性表面活性物质、高频通气（尤其是 HFOV[436]、ECMO 及液体通气[432, 437]。

睡眠呼吸暂停

睡眠时的正常通气取决于上呼吸道解剖结构正常及反射完整正常，后者包括中枢对低氧和高碳酸血症的反应、对气道刺激的反应及咽部和咽下部肌肉动态位相性收缩。睡眠呼吸暂停是由上述一个或多个正常保护性反应发生异常所致。在婴儿期，睡眠呼吸暂停相对常见。对此存在许多假说，但最有说服力的是髓质化学感受器尚未发育成熟。Ondine's curse 综合征是最严重的中枢性呼吸暂停综合征，此类患者在睡眠时会出现完全的呼吸暂停。患有婴儿猝死综合征的婴儿可能出现较轻的呼吸障碍。治疗包括呼吸兴奋剂（茶碱）及睡眠时行心肺监测。对于严重患者需要行气管切开和夜间机械通气。阻塞性睡眠呼吸暂停可发生于各个年龄段的儿童，与特定的解剖结构异常（如扁桃体和腺样体肥大、Pierre Robin 综合征以及气管和喉软化）有关。症状和体征包括响亮的鼾声、因梗阻发作而周期性憋醒、因睡眠剥夺所致行为异常和肺源性心脏病。诊断应根据病史、心电图和正规的睡眠检查。支气管镜检查也有助于确诊。在幼儿中，肝增大可提示患儿有肺动脉高压。睡眠呼吸暂停治疗包括切除梗阻部位或对梗阻部位进行搭桥。扁桃体、腺样体切除能够改善气道，但在术后数天内仍可能发生明显的呼吸道梗阻。对于这些儿童，很少需要气管切开。

异物误吸

异物误吸在儿童中相对常见，且常常是突发事件。虽然各个年龄阶段均可发生，但在 6 个月～3 岁发病率最高。蔬菜（如花生）和其他食物（如热狗），或硬币和玩具碎片是最常见的误吸物品。许多异物可以透过放射线。吸入症状与异物在气道内的位置及吸入的时间有关。急性症状包括完全性气道梗阻、喘鸣、喘息或急性咳嗽，而更多的慢性症状包括血性痰、慢性咳嗽或喘息。气道异物的诊断应根据病史及体格检查，在某些情况下，还可以通过放射成像诊断。对腹部猛推法治疗的有效性和安全性存在争议。Heimlich 手法和背部拍击法适用于急性上呼吸道完全性梗阻。治疗亚急性阻塞或下呼吸道异物误吸的方法包括气管镜检查、体位引流、胸部理疗、支气管扩张器和手术取出等[438]。

上气道梗阻和脊髓脊膜膨出

声带麻痹常由一些疾病如脑干异常和脊髓发育不良所致。脊髓脊膜膨出患儿常伴 Arnold-Chiari 畸形和喘鸣。表现为延髓向尾侧移位、脑神经束过长以及脑干动脉结构异常。声带麻痹可继发于脑干受压（如脑积水）或脑干局灶性梗死。这些脑干异常的治疗包括脑积水的减压，如果麻痹持续存在，应行 Arnold-Chiari 畸形部位的颈部减压。尽管有这些手术疗法，一些患儿仍需要气管切开及长期机械通气治疗。

哮喘

近年来小儿哮喘发病率呈升高趋势。据疾病预防和控制中心估计，1980 年患哮喘儿童的比例为 3.6%，2003 年为 5.8%，到 2011 年增长到了 9.5%（www.cdc.gov/nchs/fastats/asthma.htm）。值得庆幸的是，大多数哮喘患儿不需要重症监护治疗，然而，对于这些儿童来说，仍存在显著的发病率和死亡风险。2012 年由 Newth 等[439]对 ICU 致命性和近致命性哮喘患者进行了研究，显示 12% 的患者出现并发症，死亡率为 4%。在 11 名死亡患者中，有 10 名在入院前发生了心搏骤停。针对这种情况，危重哮喘定义为需要入 ICU 治疗的急性发作的哮喘。

哮喘是一种炎症性疾病。气道黏膜下层有肥大细胞、嗜酸性粒细胞和 CD4 淋巴细胞浸润。肥大细胞脱颗粒释放白三烯和组胺，导致黏膜水肿、黏液分泌增加和白细胞趋化。多种因素均可引发哮喘的发作和肥大细胞脱颗粒。这些因素包括过敏、感染（病毒>细菌）、天气变化和强烈的情感变化。炎症会增加气道敏感性和气道高反应。支气管痉挛、黏膜水肿和黏液增多导致气道变窄，明显增加气道阻力。气道阻力在层流时与半径三次方相关，而在涡流时则与半径的四次方相关。因为气道管腔小，儿童哮喘发作时气道阻力的变化要远大于成人。由于呼气时出现阻力，呼气相哮鸣音为其典型症状。支气管痉挛、黏膜水肿或黏液堵塞会导致小气道完全梗阻。通气血流比例失调导致低氧血症。气道的阻塞也会增加气道无效腔。为了保证通气，呼吸频率会明显增加，因此，初始阶段 $PaCO_2$ 通常较低。如果 $PaCO_2$ 正常或升高，可能提示发生了呼吸肌疲劳与将要发生呼吸衰竭。

应及早强调，引起哮鸣音的不仅仅是哮喘，而且哮喘也可在无哮鸣音的情况下发生。哮鸣音是气流受阻时发出的声音，可由肺炎、上呼吸道阻塞、异物吸入、CHF 引起，每种情况治疗的方法不同。一个蹒跚学步的孩子突然出现哮鸣音应高度怀疑是异物误吸，病史中会有近期窒息和咳嗽的病史，即使有气道高反应性或过敏史也不能排除异物误吸的可能，而应保持高度的警惕。如间歇性为有哮鸣的患儿行胸片检查，结果显示心影增大而不是支气管周围袖套征，则更有可能是哮喘，但是心衰也可能会出现这样的症状。同时，对于首次出现哮鸣音的患儿，尤其是因哮鸣音入 ICU 的患儿，均需要进行胸部 X 线检查。严重的哮喘发作可不伴有哮鸣音，因为哮鸣音的出现是需要空气的流动的，患者很有可能因明显的气流受阻而听不到哮鸣音。听诊时，对呼吸音寂静或气流受限的患者应立即采取治疗措施。

哮喘急性发作的患儿可能会有几天上呼吸道感染症状，此后呼吸做功增加。在呼吸空气的情况下血氧饱和度较低。于患儿而言坐位可能是较为舒适的体位，因为坐位有利于呼吸肌做功。此时辅助呼吸肌参与呼吸。听诊时呼气相会延长。为了提高气道压力，一些患儿可能出现张口呼吸，较小的患儿也可能听到咕噜声。患儿可能很难说出超过一或两个词。出现此情况时应立即进行治疗，首先进行辅助吸氧以缓解低氧血症。如果患儿只是轻度的呼吸困难，鼻导管吸氧便可。如果是中度至重度的呼吸窘迫，则应该选择面罩或者非循环式呼吸面罩。吸入 β 受体激动药，如沙丁胺醇，舒张支气管平滑肌。如果没有足够的气流将吸入的药物送入气道，则需静脉或皮下注射特布他林或肾上腺素。类固醇药物起效时间长，因此应尽早给。如果初步的治疗效果不明显，应安排入 ICU 进行治疗。许多急诊科会做动脉血气分析，但是临床症状便可以提供足够的信息来指导治疗。

哮喘治疗

辅助吸氧　可以通过标准鼻导管吸氧，但吸入氧浓度（fraction of inspiration O_2，FiO_2）的改善有限。标准鼻插管可提供高达 28% 的 FiO_2。用标准鼻导管时，氧流速不宜超过 4 ～ 5L/min，否则患儿难以耐受。简易面罩可使 FiO_2 提升至 50%。密闭的非循环式面罩吸氧可以使 FiO_2 接近于 1。HFHNC 可以提供几乎完全湿化的气体，也可使 FiO_2 接近 1。2014 年 Rubin 等[440]研究显示患儿使用 HFHNC 可以减少呼吸做功，其作用机制尚未阐明。一些医师借助 HFHNC 的原理输送 β 受体激动药或其他雾化吸入的药物，但到目前尚未有数据支持其效果。

吸入 β 受体激动药　吸入型 β 受体激动药可舒张支气管平滑肌。最常用的 β 受体激动药是沙丁胺醇，它是活性 R 和无活性 S 对映体的外消旋混合物。活性 R 对映体左旋沙丁胺醇可作为单独的制剂使用，但最近的研究表明它并没有产生更好的效果[441]，也未减少增加心率的副作用[442]。沙丁胺醇是选择性 $β_2$ 受体激动药，可通过吸入器或者雾化吸入。ICU 的初期治疗首选沙丁胺醇持续使用，常用剂量为 0.15 ～ 0.5 mg/（kg · h）或者 10 ～ 20 mg/h。当呼吸困难缓解、气道相对通畅时，可每 1 ～ 2 h 间歇用药。吸入性的特布他林对 $β_2$ 受体的选择性比沙丁胺醇低，所以较少使用。但特布他林仍是一种重要的静脉用药。沙丁胺醇常可导致心动过速。有时难以区分心率的增加是由药物毒性引起的还是呼吸窘迫进展造成的。使用沙丁胺醇可能会出现心律失常，但通常都是室性期前收缩（premature ventricualr contraction，PVC）频率增加。大剂量使用沙丁胺醇会使舒张压降低，这也可能与血容量减少和胸腔内压增加有关。作用于中枢神经系统可能造成烦躁和战栗。低钾血症可能是由于 β 受体激动药促进钾进入细胞引起的。异丙托溴铵是一种吸入型抗胆碱药，有时可与沙丁胺醇配伍间断给予。异丙托溴铵具有促进支气管扩张并且不减弱纤毛清除功能的优点。

皮质类固醇　在 ICU，静脉注射类固醇要优于口服用药，因为口服用药会减少药物吸收、延迟起效。甲泼尼龙是常用的药物，因为其盐皮质激素的副作用较小。初始剂量是 2 mg/kg，随后每 6 h 按 0.5 ～ 1 mg/kg 追加。对于地塞米松和氢化可的松的使用存在地域性偏好。类固醇药物是哮喘急性发作时的常用药物。类固醇药物使用如不超过 5 d，通常不需要逐渐减量。静脉使用类固醇药物可能会引发高血糖、高血压和偶发的烦躁。在 ICU 治疗的初始阶段，类固醇药物吸入并无任何益处。

静脉输液　入 ICU 的危重哮喘患儿，因患病期间摄入量不足、呼吸频率增加导致隐性失水增多，呈脱水状态。如果患儿脱水，则应通过补液来维持患者循环容量。然而要避免输液过量而引起肺水肿，因为肺水肿会进一步降低氧合和增加气道阻力。呼吸窘迫进行性加重需行机械通气的患儿也可能需要进行补液。低血压常出现在气管插管时。

静脉和皮下注射 β 受体激动药　气体交换的显著减少会导致吸入药物输送不良，此时需要静脉注射 β 受体激动药。特布他林经常是首选的 β 受体激动药，与肾上腺素、异丙肾上腺素相比，特布他林对 $β_2$ 受体具有一定的选择性。对于未建立静脉通路的儿童，特布他林可以通过皮下注射，剂量为 0.01 mg/kg，最大剂量为 0.3 mg。特布他林静脉注射剂量为 10 μg/kg，在 10 ～ 20 min 内注射完，维持剂量为 0.1 ～ 10 μg/（kg · min），根据情况调整至有效剂量。严重哮喘发作且未建立静脉通路时可皮下应用肾上腺素，1 : 1000 的溶液按 0.01 mg/kg 给药，最大剂量为 0.5 mg。若末梢低灌注则会影响药物的吸收。静脉注射肾上腺素是机械通气并伴低血压患儿的理想用药。危重哮喘治疗中异丙肾上腺素的应用越来越少见。

甲基黄嘌呤　甲基黄嘌呤氨茶碱是否可以作为二线药物代替静脉注射特布他林治疗危重哮喘存在地域

性差异。入ICU的哮喘儿童很少用甲基黄嘌呤作为慢性治疗药物。新型药物如白三烯抑制剂的推出使口服茶碱类药物的患儿越来越少。甲基黄嘌呤可舒张支气管平滑肌，具体的作用机制尚不清楚。甲基黄嘌呤静脉注射的负荷量为5～7 mg/kg，缓慢注射超过30 min，维持剂量为0.5～0.9 mg/（kg·h）。如果患者在过去的24 h内口服过茶碱类药物，负荷量则应减少50%，或者根据血清茶碱水平调整氨茶碱用量。一般来说，氨茶碱负荷量为1 mg/kg时，血清茶碱浓度可提高2 μg/ml。在哮喘急性期，血清茶碱的目标浓度为10～20 μg/ml。茶碱的治疗窗很窄，当药物浓度超过20 μg/ml就会出现恶心、心动过速、躁动或焦虑的症状。茶碱浓度过高可引起癫痫发作。

镁剂 吸入或静脉给予镁剂可舒张支气管平滑肌。镁剂通过拮抗钙通道使平滑肌舒张。2013年儿童镁剂实验（MAGNETIC）[443]表明雾化吸入镁剂可能对急性重度哮喘发作的治疗有益。静脉注射镁也有益于重度哮喘的缓解[444-445]。对于镁的使用也有地域性差异，但至少应在初期做电解质检查检测镁离子水平，如有低镁血症则给予镁剂治疗。危重哮喘和低镁血症的治疗剂量可以是相同的，25～45 mg/kg静脉注射，注射时间超过30 min。镁中毒会出现肌无力、心律失常、反射减弱和呼吸抑制。

氦气 氦气和氧气的混合气（氦氧混合气）可以改善气体层流。这是因为氦气比氮气的密度低（约1/7）。与氧气同时吸入时，氦气须在高比例的情况下才对小气道有益。最佳氦气与氧气的比例是80∶20或70∶30，因此低氧血症和需要辅助吸氧限制了此法的应用。有数据支持氦氧混合气有助于β_2受体激动药的吸入[446]。随着其他更有效的治疗方法的应用，氦氧混合气可能不作为常规使用方法，但对于严重的危重哮喘仍然有帮助。

氯胺酮 氯胺酮是非竞争性N-甲基-D-天冬氨酸受体（N-methyl-D-aspartate，NMDA）拮抗剂，能够产生分离麻醉，此外氯胺酮也可使支气管舒张。氯胺酮对呼吸驱动影响小，常规剂量通常不影响血流动力学，因此在ICU为有效的镇静药。对于气管插管和机械通气的哮喘患者，氯胺酮和苯二氮䓬类药物联合应用是一个很好的镇静选择。此外，一项儿科研究表明[447]，顽固性支气管痉挛患儿持续输注氯胺酮后PaO_2/FiO_2和肺动态顺应性均有明显的改善。目前还没有证据证明，哮喘发作患儿应用氯胺酮镇静是否会减少气管插管。最近一项Cochrane数据回顾[448]显示，重症急性哮喘发作的患儿如未进行气管插管，氯胺酮则没有明显的优势。如果使用氯胺酮进行麻醉或镇静，负荷剂量为1 mg/kg静脉注射，确保起效后再重复给药。氯胺酮持续给药剂量为5～30 g/（kg·min）。氯胺酮的一个副作用是烦躁，因此常与苯二氮䓬类联合应用。

无创通气 非常有限的证据表明无创通气（noninvasive ventilation，NIV）对儿童哮喘有效[335]。临床上，对于能够进行有效气体交换、抵抗面罩和机械通气的患儿，不宜进行NIV。然而，对于不能进行有效气体交换和呼吸肌疲劳的患儿，NIV简单易行且患儿更为舒适。NIV可为治疗（类固醇药物）提供起效时间，并可减少插管。患者的意识水平和气道清除能力减低时应避免使用此方法。

气管插管 当哮喘患者出现低氧血症、酸中毒、呼吸肌疲劳及呼吸储备有限时，需对其进行气管插管和机械通气。建议由最有经验的医师进行气管插管。需建立适当的静脉通路进行补液。推荐使用氯胺酮和苯二氮䓬类药物。氯胺酮会增加气道分泌物，此时可以考虑给予阿托品。使用氯胺酮可能会导致躁动，因此使用苯二氮类药物发挥顺行性遗忘作用。作者所在ICU的处理原则是使患儿插管后尽快恢复自主呼吸或尽早进行自主呼吸。另外，可考虑使用快速起效的中时效肌肉松弛药罗库溴铵，琥珀酰胆碱也可以使用，但是应该注意其副作用如高钾血症。推荐使用带套囊的气管导管，因为可能需要较高的气道峰压。插管后应立即用较慢的呼吸频率达到足够的通气，防止肺泡过度扩张并降低气胸发生风险。插管后可能出现急性失代偿，诱发因素可能是低血容量和胸腔压力增高。还应考虑气管插管移位或阻塞，并排除气胸和设备失灵。

机械通气 机械通气治疗哮喘患者的最佳方案颇具争议。反对压力控制模式的观点认为，压力控制模式下哮喘患者会因气道阻力的改变出现潮气量不足。反对容量控制模式的观点认为与压力控制相比，相同的潮气量会产生更大的峰值压力。如前所述，作者的治疗方式是尽快使已插管的哮喘患者转为自主呼吸。这样，患者可以设定个体化的呼吸频率，在压力支持和呼气末正压（positive end-expiratory pressure，PEEP）的基础上，设置个体化的吸呼比。压力支持通气模式之所以被推荐，是因为它由患者触发，即使不由患者限制[449]。在该模式下，虽然初始时可能会出现$PaCO_2$升高，但如果患者氧合良好，CO_2升高通常可以很好地耐受。

既往临床中，针对插管后的哮喘患者，临床医师习惯将PEEP设置为0或较低，以防出现肺过度膨胀[450]及气压伤。然而，自1998年来，已有四项成人研究[451-454]以及一项儿童研究[277]得出明确结论：机械通气时外源性PEEP对气管插管型哮喘患者有益。上述研究证明，当外源性PEEP达到内源性PEEP水平时，可提高呼吸机触发的灵敏度、减少通气做功，并减少自主呼吸患者辅助通气时的机械功。随着呼吸做功的减少，患者舒适性得到改善，对镇静药的需求也相应减少。对于哮喘患者，呼吸机提供与内源性PEEP匹配的外源性PEEP时，可以改善通过ETT进行雾化的效果。匹配PEEP可促进哮喘患者早期脱机。应注意的是，一些临床医师认为匹配PEEP时，存在外源性PEEP导致肺过度扩张的风险。肺的过度扩张可增加肺过度膨胀及漏气综合征的风险[450]。作者的研究表明压力支持及PEEP下的自主呼吸可以减少呼吸做功（work of breathing，WOB）[277, 287]。对于患者个体而言，何种水平的外源性PEEP会导致肺的过度膨胀尚不明确。理论上讲，对于自主呼吸的患者，如果外源性PEEP不超过内源性PEEP则不会导致呼气末肺容量（end-expiratory lung volume，EELV）的增加[455]。此外，EELV甚至会减少，从而减小无效腔、提高肺顺应性。笔者所在的ICU，在呼吸机停顿间歇对PEEP进行测量，让患者完全呼气，在下一次呼吸运动之前测得压力。用呼吸机逐步增加外源性PEEP，并观察呼吸频率及临床呼吸功。控制外源性PEEP水平低于内源性PEEP，根据患者对于治疗的反应，不断评估外源性及内源性PEEP的水平。针对已插管的哮喘患者，机械通气治疗的最佳方案需进一步研究，但由于每年需要插管的人数不多，使研究受到一定的限制。

吸入麻醉药 吸入麻醉药的特点之一就是扩张支气管，已被用于插管型危重哮喘儿童的抢救治疗。作者在其ICU中，通过应用异氟烷减少支气管痉挛及对镇静药的需求。然而，吸入麻醉药很难在ICU环境中使用。现代ICU呼吸机的设计无法应用蒸发罐。ICU的呼吸机没有可重复吸入的呼吸环路，因此吸入麻醉药的用量很大。ICU的呼吸机没有统一的气体净化器，因此需要采取一定的措施防止环境污染。Wheeler等[456]曾报道了一项包含6例患者的案例。Tobias博士[457-459]发表了一系列文章，详细描述了吸入麻醉药在哮喘及一些其他临床疾病中的应用。在Char等[460]发表的最新关于插管哮喘患者的回顾性队列研究中，在死亡率上，使用吸入麻醉药与未使用吸入麻醉药相比各中心之间并没有明显的差异。在应用吸入麻醉药的中心，使用呼吸机的时间更长、住院天数更多以及住院费用更高。由于安全应用吸入麻醉药需要更专业的技术指导，所以应用此项治疗的中心较少。在欧洲有麻醉药物保存设备（AnaConDa Sedana Medical），但美国还没有该配备。该设备是一个微型挥发器、一个保存介质或反射过滤器，使吸入性麻醉药保持在患者侧。这种设备可与普通的呼吸机配套使用。最后，随着科学界更加了解吸入麻醉药的神经毒性，临床医师必须权衡长期使用吸入麻醉药治疗哮喘持续状态的利弊。

哮喘持续状态的体外生命支持 体外生命支持（extracorporeal life support，ECLS）为致命哮喘的急救措施。与吸入麻醉一样，针对个体应用ECLS的中心很少。一个单中心研究报道了ECLS的应用[35]，但是由于患者数量太少（共13例），不足以证明其治疗是否比机械通气或传统的治疗方法更有优势。

肺动脉高压

中枢神经系统

在婴儿与儿童，系统性疾病是造成中枢神经系统疾病的常见原因。在PICU，癫痫、头部外伤、中枢神经系统感染、低氧及代谢性脑病等均是引起急性神经功能障碍的常见原因。对神经功能障碍的评估应了解婴儿随年龄增长而发展的运动和认知能力。表79.8列出了各年龄段发育标志。

出生后的神经功能发育

新生儿运动功能取决于孕期，而非出生后年龄。孕28周出生婴儿3个月大时的运动反应能力与足月新生儿相似。虽然出生后存在皮质易化调节，但大部分新生儿运动行为是由皮质下区控制的。因此，在新生儿严重皮质损伤时，其运动仍可不受影响。新生儿智力发育程度很难评估。开始可通过一些新生儿正常反射的消失和新的运动能力的获得来估测。适应行为或互动行为可通过对重复刺激的适应及眼睛接触来首先观察到。婴儿的智力发育有赖于外界环境的有效刺激及社会的影响，尤其受到一个或数个个体的影响。这也是为什么需长期进行重症监护治疗的婴儿和儿童需要父母的参与及启发性刺激。

神经系统功能的评估

评估神经系统功能的最重要方法是临床检查。清醒儿童，能够配合检查者和看护者完成一系列的指定

表 79.8 正常年龄的主要发育

年龄	运动功能	语言	适应性行为
4～6周	俯卧位时抬头和从一侧向另一侧转头	哭	微笑
4个月	从仰卧位到坐位头部无滞后象；试图抓住大的物体	发出高兴的声音	微笑，大声笑，对熟悉的物品或人表示出愉快
5个月	自觉地用双手抓，玩弄脚趾	能发出基本的声音	对镜中的自己笑（啊、哦）
6个月	用单手抓，从俯卧位到仰卧位滚动，需支撑能坐	发声的内容增加	表现出不高兴和对食物的偏好
8个月	不用支撑能坐，两个手互传东西，从仰卧位到俯卧位滚动	双音节（爸爸、大大、妈妈）	对“不”有反应
10个月	坐得很好，会爬，扶着可站立，手指和拇指对合夹取小东西		会表示再见，玩游戏，躲猫猫
12个月	扶着可站立，可以搀扶着走路	2～3个字短语	懂得物体的名称，对图画感兴趣
15个月	独立行走	能说一些可理解的话	对指令有反应，会模仿
18个月	搀扶下能上下楼梯，会脱衣服	能说许多可理解的话	执行一些简单命令
2岁	独立上楼梯，会奔跑	会说2～3个词的短语	可参加有组织的活动；指出身体的一些部位

活动，这是反映皮质高级功能完好的敏感指标。当儿童的认知功能因疾病或药物的影响而受到抑制时，大体运动功能、一般的活动水平、外周和脑干的反射成为尽管粗略但很重要的中枢神经系统功能检查。一个详细的检查包括评估镇静剂药物作用下的意识和警觉性。Glasgow昏迷评分（Glasgow Coma Scale，GCS）已被用作定量评定神经系统损伤患者的功能指标（表79.9），但是该评分并不是因为这一原因而出现的，仍然需要进行广泛的研究，致力于发现直接的评分和无创的评估危重儿童意识的方法[461]。如果疼痛刺激导致去皮质和（或）去大脑强直，则表明有重要的中枢神经系统紊乱，需进一步评估。去大脑强直时手臂和手旋前而肘关节外展，去皮质强直时的上肢表现为肘关节弯曲和双手紧握。根据患儿对疼痛刺激的反应或根本无反应（结合咳嗽反射、排出呕吐物或口腔分泌物的能力），专业医师应考虑患者是否可以保护气道。

表 79.9 婴儿和儿童 Glasgow 昏迷评分

活动	成人/儿童反应	婴儿反应	评分
睁眼（E）	自动睁眼	自动睁眼	4
	呼之睁眼	呼之睁眼	3
	疼痛刺激睁眼	疼痛刺激睁眼	2
	无反应	无反应	1
语言反应（V）	语言定向、恰当	咕咕或咿呀	5
	语言混乱	易激惹，哭闹	4
	语言不恰当	疼痛刺激时哭	3
	语言无法理解	疼痛刺激时呻吟	2
	无反应	无反应	1
运动反应（M）	听从指令	反应正常	6
	刺痛定位	触摸躲避	5
	刺痛躲避	疼痛躲避	4
	刺痛屈曲	刺痛屈曲	3
	刺痛强直	刺痛强直	2
	无反应（松弛）	无反应（松弛）	1

瞳孔反射通常不受影响，因此当瞳孔反射消失时则应高度重视。瞳孔散大常由于三环类抗抑郁药、阿托品的应用或药物戒断症状。瞳孔缩小但反应尚在表明损伤在脑桥，但也常见于阿片类药物或巴比妥类药物存留。眼底检查是判断颅内压增高或视网膜出血的重要检查手段。然而，一般医护人员可能会很难做出这些评估，需要专业眼科医师检查。

神经系统功能的实验室评估

脑电图用于诊断癫痫、等电位脑死亡及监测巴比妥类药物导致的昏迷。另外，连续脑电图监测通常用来监测危重患儿的非抽搐性癫痫发作[226，462-463]。这种资源密集型的监测系统已证明可以改善治疗结局。然而由于它在新生儿和儿科重症监护的应用持续增加，有必要进一步研究该有效、无创的方法。CT 可以迅速发现中枢神经系统病变、结构损伤的程度并无创评估颅内压。经颅超声是一种床边技术，用于评估颅缝未融合患儿的脑室大小和颅内解剖结构。磁共振成像可以检查眶内、眼部损伤、脑干和脊髓损伤，也能很好地观察软组织异常[464]。磁共振成像的主要缺点是每个检查部位的时间较长，患者在扫描器内的时间过长，可能难以接受。且由于 MRI 扫描室必须保持较低的室温，所以在 MRI 扫描时维持患儿体温也是一个问题。由于许多泵和呼吸机不能送入扫描室，也很难保证有明显心肺疾病的患儿在磁共振检查时的安全性。在 ICU，多普勒超声可在床边评估脑血流（cerebral blood flow，CBF）速度，虽然并不直接测量脑血流量，但是一种有用的床边检查。CBF 扫描是巴比妥类药物中毒昏迷期间诊断脑死亡的金标准和常规检查方法。测量颅内压（intracranial pressure，ICP）可以通过将导管插入侧脑室或将置入蛛网膜螺钉或换能器到硬膜外腔或脑组织。脑室的导管可提供准确的波形，还可以直接引流脑脊液（cerebrospinal fluid，CSF）降低 ICP。其他测量 ICP 的手段方法基本不能提供连续波形，也不允许引流脑脊液。

创伤性脑损伤

尽管复苏治疗在进步，小儿创伤性脑损伤（traumatic brain injury，TBI）的发病率仍然很高。TBI 是由两部分组成：最初主要由直接机械力量造成脑实质结构的破坏及数小时至数天后的继发性损伤。继发性损伤涉及多种原因，包括缺血、中毒、代谢紊乱、细胞凋亡、脑肿胀、轴突损伤、炎症及再生[465]。为改善危重患儿的预后需要避免或者尽可能减少继发性脑损伤。

关于创伤性脑损伤的传统观念认为，缺血在继发性脑损伤中占重要地位。因此，逆转缺血是至关重要的。但对大脑受损位置简单的氧供并不能减轻脑外伤产生的大脑继发性损伤的级联反应。最近的证据表明，尽管足够的氧气输送到大脑组织，但继发性脑损伤仍然存在，这是由于存在持续的脑代谢危象[466-467]。此外，氧过多并不利于逆转脑代谢危象，反而会因为超氧化物和自由基导致继发性脑损伤。创伤性脑损伤后脑组织的新陈代谢不同：一些区域增加葡萄糖和氧气利用率（可能是因为离子不稳定）；然而大部分区域氧化代谢降低到临界阈值，脑氧代谢率（cerebral metabolic rate of oxygen，$CMRO_2$）极低[468]。另外创伤性脑损伤后脑血流量低，脑组织更易受损[468-469]。在未成熟脑组织中，神经血管束如何输送脑血流至继发性脑损伤的代谢危象区域及调节脑血流，仍然是重要的研究方向。

脑灌注压力和脑血流量

从婴儿期到童年发展过程中不成熟大脑对 TBI 的反应在快速改变，因此有效治疗方案的研究非常复杂[470-471]。评估治疗脑损伤患儿的治疗措施必须使用不成熟的动物模型作为模拟儿童试验。不幸的是，大多数的治疗原则是来自于成人临床研究或成年小动物研究。虽然这些结论能为患儿治疗提供方向，但仍需对不成熟的大脑进行进一步研究，尤其是在继发性脑损伤中，医护人员只能通过调整 CBF 和预测神经血管束的调节，间接地改变目标位置的代谢。即使是健康的大脑，脑血管反应（cerebral veasel response，CVR）性调节是复杂的，并且对之知之甚少[472-474]。更为复杂的是，脑损伤后 CVR 会因为脑损伤的损伤机制、年龄甚至性别而产生很大不同。最佳的全脑血流量是一个难以预测的临床目标，过低可能与缺血性损伤有关，过高可能造成充血性脑血容量增加及 ICP 增加。在脑损伤创伤后早期，脑灌注不足可以引起继发性脑损伤，进而导致发病率和死亡率增加[469，475]。在成人中，脑组织挫伤区的脑血流量较低区域类似于急性缺血性脑卒中的缺血半暗带[476-477]。通过氙 CT 扫描发现，在儿童初次创伤性脑损伤后 24 h 内就会出现脑血流量较低状态，但 48 h 后出现超出正常或基本正常的脑血流[475]。此外，由于在临床工作中难以实施连续性监测，将 CBF 作为儿科患者神经恢复是个理论目标。因此，通常应用 CPP［平均动脉压（mean arterial pressure，MAP）－ ICP］替代。

当大脑自动调整受损，受损部分脑组织的脑血流量及代谢可能依赖于足够的 CPP。主要困难是如何确认CPP是足够的。目前，通过成人试验、临床TBI及脑卒中研究，推测出小儿CPP阈值（40～60 mmHg）[476, 478]。然而，据最近研究发现与脑卒中相比，成人TBI后可在更高水平的CBF时发生脑缺血[476]。Chambers等[479, 481]发表了儿科不同年龄段CPP的阈值，低于该阈值将发生脑缺血并出现预后不良及死亡率增加。这些研究发现了脑灌注不足的CPP水平，但未确定CPP最佳治疗数值，因此认为上述CPP阈值相当于脑损伤阈值。

目前尚不清楚40 mmHg是否为CPP最小阈值，或者防止脑损伤的CPP值可能更高[482]。使用目前应用的儿科CPP指南（CPP＞40 mmHg）可能无法保证脑组织足够的氧供[483-484]。由此产生这样一个问题：对于儿科TBI，CPP＞40 mmHg是否足够高？在动物模型中，缺血性脑卒中后轻度的高血压具有良好效果，但是在临床应用中却具有争议[485-486]。成人TBI研究中发现，当CPP＞70 mmHg会增加成人呼吸窘迫综合征的风险，但目前尚不清楚这是否适用于儿科患者[487-488]。一项146例儿科TBI回顾性研究发现，脑损伤后6 h内低血压与预后不良显著相关[489]。儿科TBI低灌注的治疗窗似乎更早，并且持续时间更短。笔者认为，早期积极干预，支持血压（特别是在关键时期，如多发性创伤患者的最初复苏）、插管及放置支持管路和神经监护设备，对于神经复苏至关重要。2012年发布的指南，基于儿科TBI的Ⅲ类证据，表明最低CPP为40 mmHg，而对于大龄儿童，最低CPP应为50 mmHg[490]。然而，在严重TBI中，源自大型动物模型的研究数据可能支持使用更高CPP（＞70 mmHg）[491]。

维持目标脑灌注压力通常需要血管活性药物的支持。不要因建立中心静脉通路而延迟血管活性药物的使用，但要知道血管活性药物输液外渗的风险及由专业人员尽快地开放中心静脉通路以减少上述风险。在没有复杂的有创的颅内监测时，可以在有限的监测条件下，使早期的儿科TBI情况稳定下来。应用去氧肾上腺素维持早期脑血管血流动力学的稳定，达到较高水平的MAP或者CPP，能够减少脑损伤并改善远期预后。在儿科脑损伤患者中，常用的提高MAP的一线血管活性药物是去氧肾上腺素，其为α受体激动药，对脑血管顺应性的影响很少或根本没有[492-495]。另一个比较受欢迎的药物为去甲肾上腺素（norepinephrine，NE）。NE主要作用于α受体导致周围血管收缩，但也有较弱的β受体效应，具有正性变力作用。目前，在血管活性药物中，NE作为优先选择，与多巴胺相比，可以更好地提升CPP[496-498]。Prathep等[499]报道，成年人创伤性脑损伤伴随心脏功能受损具有较高的住院死亡率。儿科TBI患者心血管系统应该维持在什么水平及哪种心血管活性药物应作为一线药物仍需进一步研究。我们相信，将来的治疗将建立在由缺血性神经复苏联合早期、直接代谢性神经复苏之上[500]。

脑部损伤儿童患者的呼吸道管理

气道管理 由于气道保护反射消失及中枢呼吸功能失调，因此昏迷及脑损伤患者发生呼吸衰竭的风险非常高。此外，伴随损伤（肺挫伤、误吸、左心室功能紊乱或衰竭、由于创伤或感染后导致的全身炎症）及改善脑灌注方法（如晶体输注、高氯性代谢性酸中毒、高钠血症及血管活性药物）可加剧ALI和ARDS进展。处理这类患者的医师，除了训练有素能够建立人工气道，还要在麻醉诱导和气管插管时有神经保护的方案。此外，医师在治疗不断进展的肺部疾病及循环不稳定（由于全身性炎症反应和气道压过高导致的心脏前负荷减少所致）时，还要能够同时处理神经复苏。处理儿科患者脑损伤的最初步骤通常是改善氧合、机械通气、预防或处理低血压以减轻缺血。气管插管的指征包括：吸氧后低氧血症未改善、呼吸暂停、高碳酸血症（$PaCO_2$＞45 mmHg）、GCS≤8以及GCS下降幅度超过3（与初始GCS无关）、瞳孔扩大超过1 mm、颈椎损伤影响呼吸、喉反射消失、脑疝或库欣征象[501]。

麻醉诱导及气管内插管 神经损伤患者由于在麻醉诱导时气道保护性反射丧失，很容易出现胃内容物反流误吸。此外，发生创伤时颈部脊髓容易受到损伤，很多患者都带着颈托以保证颈椎稳定。对于神经损伤的患者进行气管插管时麻醉诱导的目标：①尽量缩短麻醉诱导到气管插管的时间间隔，减少胃内容物误吸的风险；②减少有害反射，有害反射会进一步增加ICP，从而加重颅内出血或造成脑疝；③维持充足的与年龄相匹配的脑灌注压；④维持充分的氧供并保持$PaCO_2$在正常范围，确保脑血流正常以避免缺血[502]。所有患者都存在饱胃和颈椎损伤的风险，因此尽可能选取快速顺序诱导和神经保护的措施。在气管插管前应该使用面罩吸入100%的氧气以排除氮气使功能残气都被氧气取代，在气管插管前储备足够的氧。为避免胃内容物误吸，应避免使用经面罩简易呼吸囊通气，除非患者有即将发生脑疝的症状体征或有威胁生命的严重乏氧。对于脑损伤的患者如果没有脑疝，在面罩通气时应避免过度换气，因为较低的$PaCO_2$会增加脑血管阻力而减少脑血流，减少氧供和代谢产物的排除。受过训练的专家在管理小儿气道时的要点是使患儿的颈部处于中立位并进行轻度的轴性牵引，防止对颈椎的损伤或防止颈椎损伤的加重。环状软骨压迫应该由另一名受过该训练的人实施，如果该操作影响快速气管插管应放弃使用。使用直接喉镜经口气管插管，尽量避免经鼻插管，因为颅脑损伤的患者可能有颅底骨折。

由于气管插管本身是一种伤害性刺激，会增加 ICP，因此在快速顺序诱导时应适当地使用镇静和镇痛药物。患者的血流动力学和神经学状态决定了诱导药物的选择。在气管插管前一般静脉给予利多卡因 1 ～ 1.5 mg/kg 以缓解因喉镜置入引起的 ICP 增高[73]。对于血流动力学不稳定的患者常选用静脉联合使用利多卡因、依托咪酯（0.2 ～ 0.6 mg/kg）、肌肉松弛药罗库溴铵（1 mg/kg）或琥珀酰胆碱（1 mg/kg）。琥珀酰胆碱的肌肉松弛作用较非去极化肌肉松弛药（如罗库溴铵）恢复迅速，因此作者认为对于可能有困难气道的小儿进行快速顺序诱导时该药是不错的选择。对于急性颅脑损伤的危重小儿有几种麻醉药物和方法用于麻醉诱导。接下来的部分我们要讨论几种麻醉药物的利弊。目前尚不清楚这些药物对脑损伤患者的优点和弊端，相关的动物实验发现这些药物既有神经保护作用也有神经毒性。目前明确的是这些药物是治疗脑损伤患者必不可少的，临床工作人员应关注最新的文献并考虑到每一种药物的药效动力学。

依托咪酯 依托咪酯是一种能够产生镇静、催眠及遗忘作用的短效静脉药物。副作用包括呼吸抑制、低血压、肌阵挛和抑制肾上腺功能；因此不能应用于怀疑肾上腺功能不全及脓毒症患儿[503]。依托咪酯通过减少 CBF 及 $CMRO_2$ 来减少 ICP，且与巴比妥或丙泊酚相比，对心血管抑制作用较弱，并能维持脑灌注压[504-505]。其增加脑血管阻力的作用幅度高于降低 $CMRO_2$ 的幅度，导致代谢紊乱，进而抵消其神经保护作用[506-507]。增加的脑代谢紊乱会进一步扩大脑组织损伤中的缺血核心及缺血半暗带范围。脑血管张力的增加是因为依托咪酯抑制一氧化氮合酶[508]。应该特别注意依托咪酯恢复迅速，一旦气道保护恢复，依托咪酯对意识的影响将迅速消失，原因是药物从脑组织再分布到无效组织。意识的恢复可能需要 5 ～ 15 min，如果复合应用罗库溴铵（肌肉松弛作用维持约 45 min）进行麻醉的快速序列诱导，患者肌肉松弛期间需要持续的镇静。应该联合应用短效阿片类药物如芬太尼，特别是患者合并外伤，如骨折时。另一种方案是联合使用利多卡因，芬太尼（1 ～ 4 μg/kg）及罗库溴铵。对血流动力学稳定的患者，还可以与起效快的苯二氮䓬类药物合用，如咪达唑仑（0.05 ～ 0.2 mg/kg）。此外，短效镇痛药物芬太尼与利多卡因联合使用时，可以减少直接喉镜检查引起的儿茶酚胺释放[509]。

氯胺酮 氯胺酮是一种苯环己哌啶衍生物，通常以两个对映异构体混合物状态配制在盐酸盐溶液中。其 pH 约为 4，在通过静脉给药或肌内注射时会有注射痛。氯胺酮是一种 NMDA 拮抗剂，会增加 CBF 和 $CMRO_2$[510-511]。在脑脊液通路阻塞患者的早期研究发现，氯胺酮降低 CPP、增加 ICP[512-513]。近期对于严重脑损伤患者的研究显示，氯胺酮增加脑灌注压，且仅轻微增加 ICP[514-516]。一项 30 例气管插管的脑损伤患儿的研究显示，单次剂量的氯胺酮能够降低 ICP，并不导致血压及脑灌注压的降低[517]。目前，在上述患者中或者未完全控制气道的患者中，氯胺酮对神经损伤预后的影响还未明确。然而氯胺酮可能适于颅脑损伤的患者，尤其是有多发性创伤且不适用依托咪酯的患者。

丙泊酚 丙泊酚是一种短效的具有镇静催眠作用的静脉麻醉药，可用于提供中度或深度的镇静。丙泊酚能够快速使患者达到深镇静状态，且作用时间短，恢复期愉快。对于需要在镇静下进行无创神经系统检查（如 CT 平扫或 MRI）的儿科患者中，丙泊酚较受欢迎。由于起效迅速且恢复快，很容易进行反复的神经系统评估，如由于卒中出现精神状态改变的镰形细胞贫血症患儿。丙泊酚也有抗惊厥和降低 ICP 作用，可用于癫痫患者的镇静或用于脑室腹腔分流术后效果不好出现阻塞性脑水肿的患儿进行神经放射学成像诊断[518]。同时，也有丙泊酚提供足够镇静并治疗颅内高压的报道[518-519]。一些儿科创伤性颅脑损伤的病例报道称，在长时间（24 h）持续输注丙泊酚的患儿中出现代谢性酸中毒及死亡的情况[520-524]。有一种罕见但致命的丙泊酚输注综合征，其与乳酸酸中毒、高脂血症、多器官衰竭相关联，首次报道于接受长时间（24 h）及大剂量［$>$ 4.5 mg/（kg · h）］输注丙泊酚的患儿[525]。目前的指南建议，在创伤性脑损伤患儿的治疗中，不推荐连续输注丙泊酚[526]。丙泊酚的不良反应包括注射部位疼痛、呼吸暂停或呼吸抑制、低血压和心动过缓，对具有脑缺血风险的患者产生不利影响。如果使用，尤其需要关注丙泊酚降低平均动脉压的作用。有时需要经静脉快速补充晶体及使用血管活性药物缓解丙泊酚导致的脑灌注压的降低作用并避免缺血事件的发生。丙泊酚不提供任何镇痛作用。

右美托咪定 右美托咪定，一种中枢性 α_2 肾上腺素能受体激动药，被美国食品药品监督管理局批准用于气管插管成人患者的短时间持续静脉镇静（< 24 h）[527]。与丙泊酚相似，右美托咪定具有起效快及相对快速的消除半衰期，通常给予单次注射剂量后持续输注。与其他镇静药物相比的优点之一是镇静的同时发生呼吸抑制的风险较低。越来越多的人研究将该药用于无气管插管患儿无创神经影像学检查中的镇静。在一项研究中，对比了右美托咪定和丙泊酚在小儿磁共振检查中的应用[528]。虽然丙泊酚镇静的起效时间及恢复时间较短，但相对于右美托咪定，更易出现低血压、呼吸抑制和血氧饱和度下降[528]。

动物研究显示右美托咪定能够对缺氧缺血区域具有神经保护作用并减少细胞凋亡的发生，这也增加了将右美托咪定作为成人和小儿镇静和神经保护药物的研究热度。同时，在成人健康志愿者的研究中发现，其能够平行降低脑氧代谢率及脑血流，这也就预示了右美托咪定将有望用于颅内高压患者的短期镇静，例如头外伤、脑肿瘤或梗阻性脑积水[529]。在小儿 TBI 病例报告中，未发现右美托咪定对 ICP 具有不利影响。一例患儿在接受右美托咪定和其他镇静药物的治疗后出现了高血压，另外两例患儿接受右美托咪定和其他镇静药物并进行治疗低体温时出现了心动过缓[530-531]。对于右美托咪定在颅内高压患儿中的潜在应用价值还需要进一步研究。右美托咪定最常见的副作用是心血管系统反应。心动过缓，甚至窦性停搏或心搏骤停都曾见报道。低血压和高血压都曾被报道，后者可能与 α_{2B} 受体激动导致外周血管收缩有关。很可能还存在轻度的呼吸抑制。尽管 ICP 并没有增加，但是脑灌注压和脑血流出现下降。其对于癫痫发作阈值的影响似乎是混合性的[532]。笔者并不推荐右美托咪定作为一种麻醉诱导药物使用，然而，它很可能对于颅脑损伤且需要镇静的患者有益。右美托咪定在儿科患者方面的应用研究仍需探索。

气管插管成功后，需要确认血氧饱和度为 100%、CO_2 分压正常（35 ～ 39 mmHg，通过动脉血气分析确认、呼气末二氧化碳监测趋势），并行胸部 X 线片显示气管插管处于隆嵴上（在儿科气管插管中常见气管导管误入右主支气管）。除非患者具有脑疝的症状和体征，应该避免应用预防性过度通气（$PaCO_2$ < 35 mmHg）。过度通气会导致大脑血管收缩，进而减少脑血流量和脑血容量。这虽然可以降低颅内压，但可能导致脑缺血[533]。脑疝的症状和体征，如库欣三联征（不规则呼吸、心动过缓和系统性高血压）、瞳孔异常、一侧肢体无力或者伸肌异常，100% 纯氧过度通气是可以挽救生命的手段。但要避免（组织内）氧过多，一旦能够保持稳定的气道，应调整 FiO_2 使 SaO_2 大于 90%。抬高头部 30°（注意保护颈椎）以增加静脉回流，降低 ICP[534-535]。另外，应保持头部中立位，防止静脉扭曲，进而影响脑部静脉回流。如果上述措施还不能改善脑疝的症状及体征，需要应用额外的镇静药物及镇痛药物，此时要注意避免因药物引起的低血压。

声门上气道装置 尽管在危重患者中，声门上气道装置并不被当做永久性的气道，然而在脑损伤患儿的复苏急救过程中却是很重要的。声门上气道装置，如 LMA，可能能够拯救患儿的生命。当使用直接喉镜插管困难或者简易面罩通气（bag-mask-ventilation，BMV）难以提供通气支持时，应置入 LAM 来减轻缺氧并控制通气，直到医师能够使用更先进的方式成功进行气管插管。

插管后处理 气管插管成功后，吸入氧浓度应该保证血氧饱和度高于 90% 和正常的 CO_2 分压（35 ～ 39 mmHg，通过动脉血气分析确认、呼气末二氧化碳监测趋势）。如果脑疝即将发生，应采用中度的过度通气（30 ～ 35 mmHg）并通过便携式胸部 X 线机来确定气管内插管的位置[533]。抬高头部 30°，同时患者头部保持中立位，改善静脉回流并降低颅内压[534]。

神经功能监测 最近，Kohaneck 等[536]发布了关于婴儿、小儿和青少年 TBI 治疗的指南更新。当决定颅内容量的四个因素（CSF、血液、脑组织和支持组织）之一增加时，颅内压即将增加。如果其中一个因素增加但另一个因素出现等量的容量下降，那么 ICP 将不发生变化。当容量变化调节作用消失时，颅内压在容量增加的驱动下开始成比例增加。对于大龄儿童和成年人来说，头颅坚固，颅腔是一个封闭的容器，而且其内容物是不可压缩的。当患者 GCS 评分为 8 分时，Ⅲ级证据支持置 ICP 监测装置[536]。当 ICP 高于 20 mmHg 时，应考虑进行干预治疗，然而绝对的 ICP 目标值尚未确定，间歇性的 ICP 升高超过 20 mmHg 可能与自主调节不稳定有关。最近，Chestnut 等[537]报道了一篇关于在成人严重 TBI 时应用临床检查或影像学检查进行颅内监测的随机对照实验。其研究结果及最新的临床证据都在质疑 ICP 高于 20 mmHg 时进行干预治疗的严谨性。上述目标或许应该被用作多模式监控的一个组件。最常用作 TBI 的多模式监控（multimodal monitoring，MMM）的辅助手段为脑组织氧合（Licox，Integra）。脑组织氧监测同样被用于小儿严重 TBI 的监控中[484, 538]。如果使用脑组织氧合监测，需要维持脑组织局部氧分压超过 10 ～ 15 mmHg。虽然目前尚不清楚多模式神经监控，但在进行高级神经复苏时，需要考虑包括有创监测（脑组织氧合、微透析、脑血流和颅内脑电图）和无创监测。但是包括 Chestnut 等研究均显示，需要进一步探究脑的机制、脑监测的时机及检测方法的选择以尽量避免继发性脑损伤。

颅内高压及继发性损伤的一线和二线辅助治疗　在 2012 年的指南中[536]，使用高渗盐水治疗颅内高压为Ⅱ级证据，可考虑用于降低颅脑损伤患儿的颅内压。由于钠离子不能快速通过血脑屏障而且其具有类似于甘露醇的渗透压梯度，因此使用 3% 的生理盐水治疗颅内压增高的方法日益普及[539]。3% 的生理盐水理论上还更多的益处，包括提高心排血量、减少炎症反应、维持正常细胞的静息电位和细胞容积以及刺激心房钠尿肽的释放。推荐单次注射剂量为 6.5 ～ 10 ml/kg，但是医师可以考虑从小剂量开始给药并滴定至需要的药效学反应。可以重复给药，但建议保持血浆渗透压低于 320 mOsm/L。应该避免预防性过度通气使 $PaCO_2$ 低于 30 mmHg。甘露醇通过降低血液黏度降低颅内压，但会增加瞬时脑血流和氧的运输。腺苷浓度降低，具有完整的自动调节功能区的脑血流量不变。尽管脑血容量和颅内压降低，脑血流量仍保持不变。甘露醇还通对脑实质脱水和利尿进而降低 ICP[540]。药物发挥渗透性作用需要 20 ～ 30 min。可以间断性静脉给予 0.25 ～ 1 g/kg 甘露醇以控制 ICP。但药物最终会进入 CSF，并升高 ICP。巴比妥类药物应仅考虑用于顽固性颅内高压。对于头部损伤患者，没有证据推荐严格控制血糖，同时也没有证据表明需要使用调节免疫的饮食。但在严重脑损伤患者中，有Ⅱ级证据表明需要进行抗癫痫治疗。在笔者的工作机构，标准做法是进行连续性脑电监测，并开始预防性使用左乙拉西坦。将床头部升高 30°，并保证头部中立位以保证颅内静脉回流。即便头部轻微偏离中线也可能导致颅内压成倍的升高。

严重颅脑损伤的低温治疗　Hutchinson 等[541]发表的一项多中心随机对照试验，探讨使用低温作为小儿神经保护策略。实验结论如下，在小儿重型脑损伤后 8 h 内开始使用低温治疗（32.5℃，持续 24 h），其神经系统的转归并未改善，而且低温组死亡率增加。这项研究的后续分析表明，低温组低血压情况和脑灌注压下降情况显著增加，可能是死亡率增加的原因[542]。第二阶段的三项随机对照实验研究严重 TBI 患儿经历一个相对较长的低体温窗口（48 ～ 72 h）及一个缓慢的复温过程后的低温和常温治疗策略的有效性[543]。但由于实验中期分析时显示无效而提前终止。因此目前人们认为，小儿颅脑损伤的护理标准为常温。

去骨瓣减压术　对于出现早期恶化迹象、脑疝或者难治性高血压的创伤性脑损伤患儿可以考虑去骨瓣减压术。目前，一项探讨针对成人严重颅脑损伤的手术减压方法正在研究中。

治疗环境　已经证实有组织的创伤中心的护理能够减少严重颅脑损伤患者的死亡率[544]。不幸的是，大部分严重的颅脑损伤发生在缺乏院前急救及 ICU 高级护理的区域[545]。脑损伤的危重患儿需要稳定且快速地转移至一级创伤中心。

缺氧缺血性脑病

没有证据表明 ICP 增加或调整 ICP 能改善缺氧缺血性脑病患者的预后。临床上合并外伤或代谢性脑病的患者预后较差，积极管理颅内压，最多能够防止中枢神经系统的进一步损害，这点是非常重要的[546]。GCS 评分为这些患者提供了合理的神经功能评价。

脑积水

另一个导致 ICP 升高的原因是 CSF 容量的增加（即脑积水）。脑积水的常见原因包括：脑室分流阻塞、先天畸形导致的导水管狭窄和压迫、感染、后颅窝肿瘤或颅内出血。置入一个外部或者内部的分流导管引流脑脊液可以挽救生命。

肿瘤

脑肿瘤在小儿很常见，约 70% 发生在后颅窝。最常见的肿瘤类型是星形细胞瘤。最初的症状包括局灶性损害、共济失调或颅内压增高的症状。肿瘤切除后需要立即行神经功能评估，可能还需要脑 CT 扫描来进行评估。后颅窝开颅术后，出血可能导致呼吸抑制。如果进行了脑室引流，那么应关注引流量。术后应密切随访，关注抗利尿激素分泌异常综合征（syndrome of inappropriate antidiuretic hormone secretion，SIADH）、尿崩症及脑性耗盐综合征。SIADH 通常发生在手术后的 24 ～ 48 h，导致自由水潴留和血中电解质的减少，可迅速加重脑水肿。中枢性尿崩症（central diabetes insipidus，DI）通常发生鞍上肿瘤术后，当抗利尿药储备耗竭后出现的显著利尿作用，导致血清渗透压增加、尿渗透压降低及尿比重下降（< 1.005）。DI是鞍上手术后的典型三段式变化（SIADH → DI → SIADH）中的一段，需进行扩容及必要时应用血管活性药物。

小儿癫痫持续状态

癫痫持续状态是抽搐持续发作时间持续超过20 min，或癫痫反复发作而中间意识未恢复。医师常无法找到癫痫发作的确切原因，诊断出的最常见的原因是感染（脑膜炎或脑炎）和代谢异常（毒素、头部外伤及缺氧缺血性损伤）。由于癫痫持续状态下癫痫活性增大，脑及骨骼肌代谢和氧耗增加，这将患儿置于细胞缺氧的风险之中。在癫痫发作时，气道梗阻及无效的胸壁和膈肌运动将限制通气，加重低氧血症和高碳酸血症。癫痫发作的治疗中首先要建立通畅的气道，给氧并确保通气充足，静脉注射抗惊厥药物终止其发作。常用的抗惊厥药包括劳拉西泮、苯巴比妥、副醛及苯妥英钠。劳拉西泮是一种快速可靠的抗癫痫药物，可单次静脉给予0.1 mg/kg，当未建立静脉通路时可直肠给药。苯巴比妥，单次注射剂量为5～10 mg/kg（极量：20 mg/kg），也可终止癫痫发作。劳拉西泮的主要副作用是当给予大剂量时会产生呼吸抑制。联合使用苯巴比妥和劳拉西泮会加重呼吸抑制。磷苯妥英经静脉给药剂量可达到20 mg/kg，但应该缓慢给药避免心血管功能抑制。副醛可经直肠给药，剂量0.3 ml/kg。最后，经静脉注射硫苯妥钠1～4 mg/kg可终止大多数难治性癫痫，但更大的剂量会引起呼吸暂停、呕吐和胃内容物误吸。一旦癫痫得到控制，必须查明引起癫痫的病因。

肾脏系统

肾系统的功能发育 肾系统的胚胎发育开始于妊娠第3周中期，首先发育形成前肾小管。妊娠第10周，一个有功能的肾和集合系统诞生，胎儿尿液排泄到膀胱内。妊娠32～36周，每个肾有足量的肾单位。因为胎盘是胎儿的主要排泄器官，因此肾的生长不受功能需求所控制。在妊娠晚期，肾的生长随着体重和体表面积呈线性增加。在妊娠28～35周，肾小球滤过率（glomerular filtration rate，GFR）迅速增加，从10 ml/（min · m^2），到出生后2周时增至20 ml/（min · m^2）左右。虽然GFR在早产儿较低，但增长的速率与足月儿相同[547]。肾小管的功能在足月儿出生时尚未完全成熟。新生儿的肾对抗利尿激素（antidiuretic hormone，ADH）和加压素非常敏感，尿液的渗透压可以从50 mOsm/L上升到780 mOsm/L[548]。早产儿肾小管的功能更不成熟。

在新生儿，碳酸氢盐的肾阈值约为20 mEq/L。因此20 mEq/L的血浆碳酸氢盐浓度对于婴儿是正常的，并不能提示代谢性酸中毒，这表明标准酸碱的列线图表不适用于婴儿。肾小管葡萄糖的阈值在足月新生儿与成人中相同，但在早产儿低至125～150 mg/dl。足月儿出生后第3天，约排出1%或略少的钠。但在早产儿，可排出高达5%。新生儿的肾素、血管紧张素和醛固酮水平很高，在出生后数周降低。

肾功能评估 在静息状态下，肾接收20%～25%的心排血量，由于存在自动调节，肾维持接近恒定的肾血流量和肾小球滤过率。肌酐是骨骼肌的最终分解产物，并完全由肾排出体外，血液尿素氮是蛋白质代谢的副产物。在脱水、蛋白质摄入量增加及GI消化血液的情况下，BUN值可以不依赖于肾功能而增加。小儿肾功能正常值见表79.10。

肾脏药理学 危重患儿疾病治疗的一个重要方面是维护适当的液体平衡。在ARDS患者、慢性肺部疾病患者和CHF患者，即使肾功能正常，也经常应用利尿药预防肺水肿和改善心肺功能。升袢利尿药呋塞米可能是儿科重症治疗中最广泛使用的药物之一。呋塞米经由肾小管液达到Henle的升袢。对于首次应用利尿药治疗的患者，呋塞米的单次注射剂量通常为0.5～1 mg/kg，总量约为10 mg。应采用能够增加尿量的最小剂量，以避免其毒性，包括电解质紊乱及耳毒性[549]。对于进行性肾功能不全者，需要增加呋塞米剂量才能保持相同的临床反应。由于利尿药治疗经

表79.10 小儿肾功能正常值

	年龄	数值
肌酐（mg/dl）	1岁	0.41±0.1
	10岁	0.61±0.22
	18岁	0.91±0.17
肾小球滤过率［ml/（min · 1.72 m^2）］	2～8天	39（范围：17～60）
	6～12个月	103（范围：49～157）
	2～12岁	127（范围：89～165）
尿浓度（mOsm/L）	1个月	600～1100
	2～16岁	1089（范围：870～1309）

Modified from Goldsmith DI. Clinical and laboratory evaluation of renal function. In：Edelman CM Jr，ed. Pediatric Kidney Disease. Boston：Little，Brown；1978：213.

常引起显著的低钾血症、低氯血症及其他的电解质丢失，因此对于进行利尿药治疗的患者需要经常监测电解质及肾功能。呋塞米和白蛋白结合，在低白蛋白时（多在危重症患者中出现），转运至肾的分泌位点的呋塞米减少。在给予利尿药之前或同时，给予 25% 的白蛋白可以改善呋塞米的转运及利尿作用。白蛋白的常用剂量为 0.5 ～ 1 g/kg。作用于其他部位的利尿药，如氢氯噻嗪（远曲小管）是常用的辅助性利尿药。螺内酯，阻滞醛固酮激素，是一种较弱的利尿药，但其可以避免钾离子的丢失。增加利尿药剂量但利尿效果不佳时可能提示肾灌注恶化或肾衰竭。

肾衰竭　急性肾衰竭是突发性的，通常为肾功能暂时性丧失（见第 17 章及第 42 章），不能排出含氮的废物，存在液体及电解质的失衡。急性肾衰竭的表现为：①梗阻位置［肾前性、肾后性（梗阻性）或肾性肾功能紊乱］；②尿量（少尿、多尿、无尿）。尿液的成分组成通常是改变的，同时在急性肾衰竭中，经常存在液体、电解质及酸碱平衡紊乱。急性肾衰竭的原因包括低灌注、梗阻、毒素、药物、炎症及自身免疫系统紊乱。

在危重症患儿中，急性肾衰竭多为肾前性，主要是由于全身灌注不足，肾血流降低，进而导致尿量减少、氮质血症及缺血性肾损伤。氮质血症是由于蛋白质代谢所产生的含氮性产物蓄积而造成的。对于脱水患者进行补液或补液与正性肌力药物联合使用，可能逆转肾前性肾衰竭。通过测定 CVP 和心排血量或通过肾血流量（多普勒流量分析或核显像技术）判定循环血容量是否足够。

肾性肾衰竭的原因可能是肾小球、肾小管或肾血管疾病。肾小球疾病包括溶血性尿毒症综合征（hemolytic-uremic syndrome，HUS）、链球菌感染后肾小球肾炎、过敏性紫癜和其他炎性免疫性复合疾病。急性肾小管损伤最常由低氧或缺血所致；其他原因有横纹肌溶解、脓毒症、高热、溶血和各类肾毒性物质如汞、四氯化碳和乙二醇。

肾后性的尿路梗阻可以发生在集合系统的任何部位，但在膀胱颈水平或输尿管膀胱或输尿管肾盂连接部分的梗阻是常见表现。所有这些畸形均可造成机械梗阻性肾病、肾损伤或肾衰竭。梗阻的症状可能很轻微，要通过放射性核素、超声或内镜检查来判定。反复发作的泌尿道感染常常是梗阻性损伤的临床表现[550]。

血管疾病，包括动脉栓塞、静脉血栓及先天性畸形，也是肾衰竭的原因。

高钾血症及钠异常　随着肾功能不全，钾的排泄逐渐减少。高钾血症可引起致命性心律失常，并需要立即处理。中度的血钾增高在心电图表现为 T 波高尖。随着高钾血症进一步进展，可出现 ST 段压低、宽大的 QRS 波群，进而导致传导异常、心动过缓、心室纤颤或心搏骤停。高钾血症治疗包括立即停止注射外源性钾，可静脉注射钙剂：氯化钙 10 ～ 20 mg/kg 或葡萄糖酸钙 30 ～ 60 mg/kg，以稳定心肌细胞膜。静脉应用碳酸氢钠 1 ～ 2 mEq/kg，通过提升血 pH 驱动钾离子进入细胞内液。葡萄糖和胰岛素也可以驱动钾离子到细胞内，静脉用葡萄糖 1 ～ 2 g/kg，胰岛素为 1 U/4g 葡萄糖。如果患者气管插管，增加呼吸频率使血液偏碱性，驱使钾离子进入细胞内。值得注意的是，上述手段并未将钾离子移出体内。在透析开始前，离子交换树脂，磺苯聚乙烯酸钠（Kayexalate），可以与钾离子结合以移除钾。该树脂以混悬剂形式口服或直肠给药，并最终从身体内排出。口服剂量为 1 g/kg，可以每 6 h 一次；直肠给药可以是每 2 ～ 6 h 一次。灌肠给药的效果不如口服给药。

在危重症患儿中，还可见其他电解质紊乱，即严重的低钠血症和高钠血症。低钠血症可出现癫痫发作，常发生于血钠低于 120 m Eq/L 时。在低钠性癫痫中，初始治疗是给予 3% 高渗盐水，旨在终止癫痫发作，并提高血清钠，使其高于 124 mEq/L。然而，在没有癫痫发作时，患者多为慢性低钠，应缓慢纠正，以避免渗透性脱髓鞘。此治疗策略也适用于高钠血症，迅速纠正高钠血症可能比高钠血症本身更有害。

肾替代治疗　肾替代治疗用于改善体内液体的转移及严重的电解质紊乱（框 79.4）。肾替代治疗通常采用腹膜透析、血液透析或连续静脉–静脉血液透析。透析模式的选择取决于患者的体重及医疗单位的经验和资源。

腹膜透析（peritoneal dialysis，PD）相对成本低，与静脉过滤相比，血流动力学变化小，且无需中心静脉通路，操作简单。此技术在婴儿及小龄儿童患者中特别有效。腹膜透析需要向腹腔置入一根柔软多孔的导管。确认透析管通畅后，向腹腔注入透析液，脏腹膜及壁腹膜作为半透透析膜，使透析液与血浆及细胞外液平衡。透析液的组成类似于血浆组成：约 130 mEq/L 钠离子，100 mEq/L 氯离子，35 mEq/L 的乙酸盐或乳酸盐作为缓冲剂，3.5 mEq/L 钙离子，1.5 mEq/L 镁离子，葡萄糖浓度可以是等渗或高渗的。高渗溶液可以移除体内液体及电解质。在腹膜透析时，由于腹腔内透析

框 79.4 透析的适应证

1. 严重高钾血症
2. 对治疗无反应的代谢性酸中毒
3. 容量超负荷伴或不伴重度高血压
4. 容量超负荷伴或不伴充血性心力衰竭
5. 尿毒症导致的尿毒症性脑病、心包炎及出血
6. 非梗阻性无尿
7. 先天性代谢异常
8. 某些药物过量
9. 明显增高的血尿素氮水平（> 100）是相对指征
10. 治疗有可能降低脓毒症或全身炎症反应综合征的炎症

液可以增加腹内压，进而阻碍有效的自主呼吸，因而呼吸可能会受到影响。一旦发生上述情况，应进行机械通气。腹膜透析时经常发生细菌或真菌性腹膜炎。严重脱水、循环衰竭及代谢紊乱也是腹膜透析的并发症。

血液透析的原理与腹膜透析基本相似，只是血液接触面是半透膜而非腹膜。血液透析比较适于急性致命性电解质紊乱、液体超负荷及有毒物质摄入。血液透析比腹膜透析更有效。溶质运输通过血液滤过和超滤进行对流转运。通过高渗透膜两侧的静水压使血浆超滤，同时血容量被乳酸林格液置换[551]。连续静脉-静脉血液滤过（continous veno-venous hemofiltration，CVVHF）是 CRRT 的常见形式，能清除等渗液体但清除溶质的作用有限。然而，这些管路可很容易地转换为透析，即连续静脉-静脉血液透析（continuous venovenous hemofiltration，CVVHD），能够清除更多的溶质。对于体重较小的患者，当 CVVHD 管道内超过患者 15% 的血容量时，精确的流速是很重要的。此外，由于小号透析管的流动特性，其在技术上也具有挑战性。血液透析可以通过两个独立的 5 F 单腔导管，但通常使用双腔导管，最小需要 7 F。CVVHD 的抗凝可以应用肝素或局部应用柠檬酸。柠檬酸可以通过机器前放置的三通给予，使管道局部处于低钙环境，进而产生抗凝作用，再通过中心静脉给予患者补充钙离子。通过柠檬酸进行局部抗凝，避免了全身抗凝，减少了全身出血的危险。

肾衰竭的预后 急性肾衰竭预后与患者的年龄、基础疾病以及突发性打击的程度有关（另见第 17 章和第 42 章）。总的来讲，儿童预后要比成人好。事实上，若肾仅遭受短时间缺血缺氧性损害，且其他器官未被累及，则儿童通常可以完全恢复。慢性肾衰竭儿童需要在门诊进行长期腹膜透析或血液透析，直到其可以行肾移植[552]。研究表明，在 CRRT 初始时液体超负荷的程度与患者死亡率相关[132]，且独立于疾病严重程度的评分。

溶血性尿毒症综合征 溶血性尿毒症综合征（hemolytic-uremic syndrome，HUS）是儿童急性肾衰竭最常见的原因。该综合征以微血管病理性溶血性贫血、血小板减少及急性肾损害为主要特征。在北美，HUS 常与产毒性大肠埃希菌 O157 感染有关，但也与其他血清型和其他志贺样菌产毒细菌感染有关[553]。大肠埃希菌 O157 寄生在牛肠道内，并可通过一些加工途径污染牛肉[554]。该细菌可以通过煮沸杀灭。可在日间护理机构、社会机构和军队中出现人与人之间的传播。该疾病中只有一小部分表现为家庭形式的传播。HUS 主要侵害 6 个月到 4 岁的儿童，但各个年龄段均可出现感染[190]。其实验室检查及临床表现与成人血栓性血小板减少性紫癜相似。事实上，一些研究者认为这两种情况是一种疾病的连续性表现。细菌毒素和脂多糖（一种细菌内毒素）是 HUS 形成的病因。毒素导致肾内皮细胞、血管及其他器官的损害直接或间接与激活白细胞有关[555]。细胞因子如白介素 -1、肿瘤坏死因子、前列腺素 I_2、血栓素 A_2 和假性血友病因子多聚体，可能参与了此疾病的病理过程[556]。该病潜伏期 3 ～ 12 d，症状持续约 1 周。患者通常有腹部绞痛、血性腹泻、里急后重和呕吐[557]。儿童感染大肠埃希菌 O157 后出现血性腹泻者约有 10% 进展为 HUS。轻度感染患者表现为贫血、血小板减少、氮质血症、尿量减少，病程简单。重症患者无尿较常见，也可能发生高血压及癫痫发作，病程延长。少部分儿童表现为进展性和永久性肾功能不全、严重者反复发作性溶血、血小板减少症及神经系统损伤。血液学异常包括溶血及血小板减少。溶血可导致高胆红素血症，尽管网织红细胞增多，仍出现严重贫血，血红蛋白浓度可降至 4 ～ 5 g/dl。血小板减少症是由于肝和脾中血小板的破坏和分离所致[558]。其余血小板表现为聚集功能受损[559]。弥散性血管内凝血（disseminated intravascular coagulation，DIC）常见。HUS 患者均会出现肾小球毛细血管内皮细胞损害。急性肾衰竭的少尿或无尿通常持续不超过 1 周，但可以迁延 10 周以上[560]。肾小球和（或）动脉损伤可能很大程度上取决于是否存在肾功能不全（肾小球的损害）、溶血及高血压（动脉损害）以及其严重程度。中枢神经系统异常表现为意识不清、癫痫发作、易激惹、共济失调、肌张力降低、偏瘫，反射亢进和幻觉。CNS 异常并发症可能与严重高血压、电解质紊乱、微血栓或脑水肿和 ICP 升高有关[561]。腹部绞痛常见，可能很难与肠套叠、肠狭窄或穿孔、结肠坏疽及其他外科急腹

症相鉴别[562]。胰腺炎也常发生在HUS患者。液体超负荷、高血压、贫血或循环内毒素介导的心肌抑制可能会导致充血性心力衰竭。治疗HUS主要是支持疗法，要慎重对待容量状况、电解质和酸碱平衡、营养状况、抗感染情况及高血压和凝血异常的治疗。胃肠道隔离是防止该病继发性传播的必要手段。准确记录体液出入量，经常评估体重及体液情况为临床管理的重点。留置中心静脉导管用来检测CVP及抽取血样，也可通过中心静脉导管进行静脉内给药和营养支持。尽可能避免肾毒性药物，若必须应用时，应调整剂量，并且严密监测血药浓度。每日的液体量必须严格限制，补充不显性失水量、尿量和其他丢失量。补充的液体必须含有所丢失的电解质。热量支持是必需的。经肠道进食是首选，但出现肠梗阻时，常需进行胃肠外营养。止泻药会使结肠炎持续时间延长，并且抗生素可能促进HUS的进展[563-564]。迄今尚未证实有任何特效疗法。肝素、纤维蛋白溶解剂、阿司匹林、双嘧达莫、皮质激素、维生素E及呋塞米均未影响HUS的转归[201]。免疫球蛋白治疗、血浆置换、输注新鲜冰冻血浆的疗效不确定，也未证明其远期治疗效果。在过去30年中，透析、加强营养以及其他支持疗法可将死亡率从最初报道的100%降至10%以下。但在发展中国家和表现为遗传倾向的HUS儿童，死亡率仍然很高。

内分泌系统

肾上腺轴

肾上腺轴的异常可以导致糖皮质激素和（或）盐皮质激素分泌过量或不足。许多这方面的紊乱只有到成人阶段才被诊断出来并治疗处理。本文将对先天性肾上腺增生症、嗜铬细胞瘤和医源性慢性肾上腺功能不全进行简单阐述。

先天性肾上腺增生症

先天性肾上腺增生症是一类常染色体隐性疾病，与21-羟化酶、11-羟化酶或17-羟化酶缺乏相关。儿童21-羟化酶的缺乏可以是部分型（单纯男性化型）或完全型（盐丢失型）。出生时，部分型儿童患者表现为外生殖器的男性化，而完全型患儿则表现为进行性的盐丢失状态（即低钠高钾）。出生后最初数周内表现为喂养困难、呕吐和停止生长，临床表现和病史提示幽门梗阻。如果该疾病在早期未被及时诊断和治疗，患儿可发生严重的心血管性衰竭。必须抽取血样进行电解质、葡萄糖分析，如果诊断未被明确，须检测促肾上腺皮质激素（adrenocorticotropic hormone，ACTH）、可的松、醛固酮和血浆肾素活性。

治疗应积极处理血容量和心功能问题、调节血糖并补充所缺乏的激素。可的松可由口服氢化可的松替代，剂量为25 mg/（m^2·d），分三次给药；如果儿童不能耐受口服药物，可每3 d肌内注射37.5 mg/（m^2·d）的醋酸可的松。紧急情况下，当无法通过口服途径且肌内注射不佳时，可单次静脉注射醋酸氢化可的松1.5～2.0 mg/kg，然后以25～250 mg/d分次给药。盐皮质激素可以用醋酸氟氢可的松替代，0.05～0.2 mg/d，口服给药，这类患者常需在日常饮食中添加额外的盐分。11-羟化酶或17-羟化酶的缺乏不会导致盐分流失，男性化和高血压是常见的首发症状。

嗜铬细胞瘤

仅有不足5%的嗜铬细胞瘤患者在儿童时期得以诊断。通常情况下，这类肿瘤常局限于肾上腺髓质，但亦可发生于交感神经链的任何部位。儿童儿茶酚胺过量的症状和体征与成人相同。术前、术中和术后的处理也与成年患者相似。

医源性慢性肾上腺功能不全

长期每日使用类固醇制剂治疗哮喘、肾病综合征、恶性肿瘤的情况很普遍。这种用药方法会造成肾上腺功能不全状态，可能在严重疾病和应激状态下引起心血管衰竭的风险。对于儿童，局部使用激素可以抑制ACTH的生成。在应激状态下必须进行激素替代治疗（每日补给剂量的3倍）。

垂体前叶

脑垂体功能不全通常继发于肿瘤或肿瘤切除后[565]。ICU中与这些病变相关的急性问题，常需对肾上腺轴和ADH异常进行支持治疗。

尿崩症

尿崩症分为中枢性、肾性或精神性。中枢性尿崩症是ICU患者最常见的形式。ADH的缺乏导致多尿和烦渴；并且严重的患者可能无法通过饮水满足液体需要量，进而发生严重低血容量。尿崩症的原因可以是脑肿瘤、脑外伤、神经手术和临床脑死亡[566-567]。ICU的处理为液体替代治疗，或在效果不明显的情况下应用激素进行替代治疗，如水合血管加压素（抗利尿激素），肌内注射0.1～1.0 ml（持续时间，4～6 h）；

鞣酸垂体后叶素，肌内注射 0.25 ～ 1.0 ml（持续时间，24 ～ 72 h）；或者用醋酸去氨加压素滴鼻 2.5 ～ 10 μg，（持续时间，10 ～ 11 h），每天 2 次。临床症状可能是暂时性的也可能是长期的。两种情况均必须密切监测液体出入量。

抗利尿激素分泌异常综合征

抗利尿激素分泌异常综合征表现为患者肾功能正常，但由于尿液中钠和水的异常流失导致低钠血症和低渗透压。尿液渗透压高于血浆渗透压。此综合征可在多种情况下发生，包括脑外伤、神经手术、脑膜炎、低氧以及其他任何可引起大量体液转移和需要大量液体替代治疗的大手术[209, 568]。该疾病常为自限性，只有在未考虑此诊断而患者出现严重低钠血症并引起 CNS 功能障碍时，该病才会导致严重后果。癫痫发作很少见，除非血浆钠低于 120 mEq/L，治疗时须注意，应缓慢提高血浆钠水平。治疗该综合征应限制液体入量，在严重病例可输注高渗或等渗盐水。

胰腺和胰岛素

低血糖 在 ICU 患者中，低血糖是一种常见问题。对儿童低血糖的判定曾经产生过争议。然而，无论在儿童、早产儿或者足月的新生儿的血糖水平很少低于 40 mg/dl。低血糖的常见症状包括心动过速、出汗、虚弱、意识模糊、癫痫发作和昏迷。低血糖的原因可以分为引起糖利用增加的疾病和造成糖生成减少的疾病两个亚类。新生儿由于肝糖原异生作用不成熟或者糖异生减少引起短暂的低血糖，可以在数小时到数天内自行纠正。如果低血糖状态持续存在，则需要考虑是否存在肝酶缺乏、内分泌异常或高胰岛素血症（即胰腺细胞异常，糖尿病母亲的婴儿）。在新生儿期，其他引起低血糖的原因包括脓毒症、低温、缺氧及母亲服用的降糖药物经胎盘进入胎儿体内。在大龄儿童，低血糖与酮症性低血糖[569]、肝酶异常、高胰岛素血症、肝衰竭及瑞氏综合征等有关，亦可是某些药物的副作用。无论何种病因，低血糖最初的处理都是给予葡萄糖。初始剂量是 0.5 g/kg 配制 50% 糖水（$D_{50}W$）。然后静脉持续输注以维持儿童代谢所需的葡萄糖量（参见随后的胃肠道系统章节）。

高糖血症 根据病因及预后不同，儿科 ICU 的高糖血症可分为两大类。第一类包括已知的 I 型糖尿病患儿，因为疾病的初始临床表现而被送往 ICU，此外还有其他疾病的患儿因为反复的胰岛素代谢问题而被送往 ICU。第二类送往 ICU 的患儿主要是指在治疗原发疾病过程中突然发生的危急的高血糖症，这种情况通常可能是机体应激反应的结果。

糖尿病酮症酸中毒 糖尿病酮症酸中毒（diabetic ketoacidosis，DKA）是糖尿病最严重的急性并发症，是葡萄糖和酮体生成过多和利用减少造成的高血糖性酮症酸中毒。临床症状包括：高血糖性渗透性利尿导致的脱水和低血容量性休克、代偿性过度通气（Kussmaul 节律）、致命性电解质紊乱，以及在严重代谢失衡病例出现神经功能迟钝及昏迷[570]。实验室检查存在血糖浓度增高、严重的代谢性酸中毒及代偿性低碳酸血症、渗透压增高、高脂血症以及血钠浓度正常或偏低（通常因高脂血症而出现假性低钠血症）。全身性钾流失，磷酸盐可能流失，但两者水平可能因为代谢性酸中毒的存在而表现为假性正常。

治疗 DKA 需要谨慎纠正代谢紊乱，密切监测 DKA 引起的多系统并发症以及由治疗引起的并发症。以等渗无糖溶液补充足够的血容量，同时联合应用外源性胰岛素，通常被定义为 two-bag 系统[571]。通过静脉输注普通胰岛素 0.1 U/（kg · h），治疗目标是使血糖以 75 ～ 100 mg/（dl · h）的速率降低，持续输注至血糖达到 250 ～ 300 mg/dl。此时，应同时输注 5% 的糖盐水（D_5NS）。糖和胰岛素应持续输注，直到患者能够耐受口服营养的摄入及常规胰岛素皮下注射。大多数临床医生继续给予胰岛素输注至酸中毒基本纠正。必须密切监测血钾水平。这类患儿有全身性钾流失，但只有出现尿液后才能在输注液体中加入钾。理论上需要补充磷酸盐的量要比实际上需要的多，但在大多数情况下，有一半的钾是以磷酸盐形式补充的。静脉输注液体和胰岛素通常可以纠正严重的代谢性酸中毒。应避免使用碳酸氢钠纠正酸中毒，因为这会造成或加重患儿的神经系统功能异常。在重度 DKA，患者处于高渗性脱水状态，脑细胞内容量减少。脑细胞可产生具有渗透活性的渗透微粒（如肌醇），以此来吸引更多的水到细胞内来帮助细胞维持正常形态。当充分补液和高渗状态开始纠正时，脑细胞会逐渐肿胀直至增加的渗透微粒代谢或清除。因此，快速纠正高渗状态可导致明显的脑水肿[572]，并可能导致神经功能障碍的恶化，这种情况下需要有创性的神经功能监测[546]。脑的 pH 由脑脊液的 HCO_3^- 水平和所含 CO_2 决定。与 HCO_3^- 相比，脑脊液中 CO_2 的含量可以快速与血液达到平衡。因此，随着体循环酸中毒的纠正，过度通气减弱，引起 $PaCO_2$ 增高；如果 $PaCO_2$ 上升太迅速，在脑脊液中 HCO_3^- 再平衡前，可加剧脑脊液的酸中毒。由于迅速纠正 pH 存在上述问题，在 DKA 中不提倡给予碳酸氢盐，除非患者心血管状态不稳定。即使应用碳酸氢盐，也应给予小剂量。但是，尽管非常谨慎及缓慢地纠正高渗状态和酸中毒，高渗性昏迷和急性脑水肿依然可能发生[573]。DKA 中脑水肿的病理生理机制尚不清楚。在 DKA 患儿中，亚临床的脑水肿相对常见[574]。如果肿胀明显，应立即使用甘露醇并开始治疗颅内高压，其目的是避免继发性的脑损伤。

胃肠系统

ICU 中的胃肠问题包括：由获得性疾病及先天性解剖畸形和器官功能障碍所致的器官功能障碍及衰竭。另外，足够营养的补给对危重病患者来说很重要。

肠道结构及功能的发育

胎儿中肠发育的相关知识可以解释许多严重的先天性畸形。虽然肠道起始于一个空腔管道，但其在妊娠 7 ～ 10 周时就被快速生长的上皮细胞封闭起来。中间腔的再造要推迟到上皮细胞中的空泡融合时。此再造过程的异常导致了一些新生儿肠道的闭锁。妊娠 3 ～ 10 周，中肠位于腹腔外，只有后肠与腹部的左侧相固定。在妊娠第 10 周时，肠道逆时针旋转 270° 并重新进入腹腔。如果中肠未移回到腹腔内，则出现脐膨出。中肠旋转异常可导致腹腔内关系异常，其中最重要的是肠旋转不良和肠扭转。

肝的发育

约在妊娠第 3 周，肝开始发育，起始于前肠的外生长。与成人相比，胎儿期的肝相对较大。尽管胎儿在子宫内依赖母体肝及胎盘进行解毒和排泄，但是无论在出生前还是出生后，胎儿肝均为其生存所必需。早在妊娠 10 ～ 12 周，胎儿肝即参与葡萄糖调节、蛋白质及脂质合成，以及一些药物的代谢。胎儿肝储存的肝糖原接近成人的 3 倍，但在出生数小时内几乎完全释放，以补偿胎盘营养供给的中断[575]。新生儿需用数周的时间重新建立肝糖原储备，因而在此阶段，婴儿处于低血糖的危险之中。

先天性畸形

明显的解剖畸形通常在出生后数天内便可诊断。一些明显的畸形，如脐膨出、腹裂、膈疝及肛门闭锁，可通过最开始的体格检查发现。另外一些畸形在出生后数天内即有症状，如无法进食、肠闭锁、小结肠、气管食管瘘及胎粪性肠梗阻。还有一些畸形在新生儿期之后发现，其诊断和治疗尚处于两难境地。一些特殊疾病将在下文中予以讨论。

肠旋转不良和中肠扭转　肠旋转不良是由胎儿中肠在进入腹腔时的不完全旋转所引起的。这种异常的旋转可以通过腹膜的索带（Ladd 带）导致部分性或完全性十二指肠梗阻，或者更重要的是可以导致中肠扭转。中肠（十二指肠到横结肠）及其血管供应形成一条单独的长柄，如果柄扭转，可导致整条中肠梗死。脐膨出的婴儿通常合并有肠旋转不良。婴儿和儿童的症状通常有高位肠梗阻（胆汁性呕吐）或急腹症、肠穿孔和脓毒症。治疗主要是将坏死的肠管行外科切除、手术复位和固定扭转肠道。术前受累严重的婴儿需要在术后进行呼吸支持和全胃肠外营养。

Meckel 憩室　Meckel 憩室表明脐肠系膜或卵黄管的持续存在。由于其是无痛性低位胃肠道出血的原因而受到临床关注。出血是由胃酸分泌引起肠道黏膜溃疡所致。虽然这些出血通常为自限性的，但是也有危及生命的大量出血的报道[576]。其诊断通常很难确定，常为排除性诊断。高锝酸盐同位素扫描时可发现憩室中时有胃黏膜。治疗措施是支持疗法，但需要格外关注血液的补给，确切的治疗方法是外科切除。

Hirschsprung 病　Hirschsprung 病（先天性巨结肠）是一种发生在直肠和结肠（偶尔发生在小肠）的副交感神经节缺失性疾病[218]。神经节的缺失导致了远端肠管的狭窄以及相邻的近端正常肠管的扩张。其临床症状较轻者可出现腹部膨胀、粪便淤滞，重者则可出现中毒性巨结肠、腹膜炎，甚至肠穿孔。中毒性巨结肠经常发生于较小的儿童；据报道，其死亡率高达 75%。Hirschsprung 病的初步诊断可以依靠病史及体格检查发现。钡剂灌肠可以显示狭窄段及其近端肠管的胀气。其确切诊断为在直肠和（或）回肠组织活检未找到神经节细胞。中毒性巨结肠的治疗既有支持性治疗（扩容和抗生素治疗），又有确定性治疗（外科结肠造瘘术减压）。

其他肠道族病　肠道疾病可以表现为出血、梗阻、炎症以及继发性的营养吸收不良和肠穿孔。引发儿童胃肠道出血的因素包括炎性疾病（胃炎）、溃疡、血管曲张以及血管畸形。尽管溃疡作为原发病在儿科患者并不常见，但是危重症患儿会发生应激性胃炎和应激性溃疡，因此应考虑适当应用抗酸药及 H_2 受体阻断药。肠套叠、肠管围绕先天性或术后形成的索带扭转，以及肠自身的扭转（肠扭转）均可以导致肠梗阻。肠套叠在小儿年龄组相对常见，常发生于回肠远端。只有在少数情况下才会出现有意义的症状，如息肉或局限性水肿（如Henoch-Schönlein紫癜）。肠套叠的治疗主要是外科手术治疗，但如果患者无明显肠道坏死表现，也可以通过一些方法如钡餐、空气或盐水灌肠治疗[577]。炎性肠疾病包括克罗恩病和局限性肠炎[578]。亦须考虑多种致病菌，如沙门菌、志贺菌和耶尔森菌属。这些患者经常有腹泻、吸收不良（尤其伴有乳糖耐受不良时）和血性腹泻，有些患者甚至发生中毒性急腹症。

坏死性小肠结肠炎 坏死性小肠结肠炎（necrotizing enterocolitis，NEC）是一种以小肠和结肠溃疡坏死为特征的暴发性新生儿疾病，具体病因不明，可能是多因素导致的。其中早产是发生NEC的最高风险因素。该病可能是肠道缺血、口饲以及病原微生物的综合作用结果。脐动脉导管、围生期窒息、呼吸窘迫综合征以及持续的动脉导管未闭均可能是与其有关[579]。此病的发生率在逐年升高，儿科ICU中有1%～5%的新生儿罹患该病。其最初常见表现为：喂养不耐受、腹部膨隆和血便，继而还可能出现肠梗阻、肠穿孔和脓毒症。治疗方法为：停止胃肠道喂养、鼻胃管减压、静脉输液、血流动力学支持及合理使用抗生素，如果出现了腹部游离气体，则需行剖腹探查。腹腔引流对极低体重和濒死患儿会有帮助[580]。常需维持数周的全胃肠外营养，在相对好转之后数周至数月内可能还会发生肠梗阻[581]。

肝衰竭 肝衰竭可以出现在慢性或急性肝病患者中。慢性肝衰竭可以由胆道闭锁、先天的代谢性疾病（酪氨酸血症、Wilson病、半乳糖血症、囊性纤维性病变）或者慢性肝炎引起。患有慢性肝疾病的患儿主要表现为合成功能失调（营养不良、低蛋白血症、凝血异常）、降解功能失调（黄疸和高血氨症）以及门静脉高压症（脾功能亢进和静脉曲张）。急性肝衰竭最常见的起因是甲型肝炎和乙型肝炎。出血、水肿、其他器官功能失调（包括肝脾大小）可以通过体格检查获得。实验室检查包括合成功能指标［白蛋白、凝血酶原时间（prothrombin time，PT）、部分凝血活酶时间（partial thromboplastin time，PTT）］、降解功能指标（胆红素和氨）以及肝酶指标。根据个体化原则，还可以做肝超声、放射对照检查以及肝组织活检等。肝衰竭的致命性并发症包括：急性出血、心血管功能障碍（继发于体液大量转移的血管内的低血容量）以及中毒性脑病引起的颅内高压。治疗措施为期待治疗和支持治疗。10%的葡萄糖输液可以保证足够的糖类供给，低蛋白质饮食使氨的生成最小化。可以根据需要给予维生素K、新鲜冰冻血浆和血小板以纠正凝血功能障碍。用新鲜血浆和血小板行血浆置换可以改善凝血功能并维持血容量正常。口服乳果糖和新霉素灌肠法可用来降低肝肠循环中氨的生成和吸收[582]。同时，应当密切监测心血管系统和呼吸功能，并给予支持治疗。对颅内高压这一并发症的预测是十分重要的。血清中氨的水平通常用于监测神经系统功能[582]，但氨是否为中枢神经系统的主要毒素或仅是化学标记物之一，目前尚不清楚。激素可用于治疗一些炎性肝炎。应用换血和血浆置换来减少毒素水平[583]，但尚无充足的证据证明该手段可以改善发病率及死亡率[584]。对于某些急性肝衰竭患者，包括由毒素和感染引起的患者，可以考虑做肝移植手术[228, 585]。

肝外胆管闭锁 每8000～10 000名新生儿中可出现1例肝外胆管闭锁[586]。不同患者之间其闭锁的程度及十二指肠与肝管近端分支之间胆道系统的不连续性均不同。肝外胆管闭锁常采用外科治疗（空肠Rouxen-Y和肝门肠吻合术）及缝合肝外胆管。不足6～9个月的患儿应用Kasai术式最为成功。然而，该方法也存在许多急性或慢性的并发症，包括肝衰竭、上行性胆管炎、伴有门脉高压和血管曲张的肝硬化。尽管存在上述并发症，但是由于适合的供体器官不足，所以Kasai术依然在实施[587]。

肝移植 免疫抑制剂的发展及外科技术的进步增加了肝移植的成功率（见第16、60和61章）。肝移植手术的成功取决于围术期及术后阶段的管理，其依赖于外科学、胃肠学、麻醉学、免疫学和ICU等诸学科的通力合作。现在，肝移植相关的多数临床问题均能预先得到评估。在手术室中，术中大量的血液丢失并需要大量的输血输液，因此必须严密监测心血管、肾和血液或凝血情况。移植物生存所要求的免疫抑制使患者处于正常菌群和条件致病菌感染的危险境地，监测和早期积极进行抗生素治疗极为重要。与CVP及肺毛细血管楔压升高无关的体循环高血压可能与抗排斥药物有关。许多患者需要积极抗高血压治疗（肼屈嗪、二氮嗪和卡托普利）[588-589]。

危重病儿童的营养支持

在PICU的患儿并存神经系统、呼吸系统及心血管病系统疾病时，营养支持可能不是优先考虑的事情。然而，不给予营养支持可能导致我们的患儿错过改善治疗与预后的重要机会。研究的热点是证明危重儿童早期肠内营养（early enteral nutrition，EEN）的益处。与肠外营养比较，肠内营养支持对于减少肠道细菌易位、减少便秘，并减少感染风险都有潜在好处。Khorasani 等[590]发表于 2010 年的一项单中心研究对比晚期接受肠内营养（12%）和早期接受肠内营养（8.5%）的烧伤患儿死亡率，发现早期肠内营养可以降低烧伤患儿的死亡率。Mehta 等[591]在 2012 年发表的一项国际多中心队列研究中发现，较低水平的 60 d 死亡率与肠内营养摄入占目标营养摄入的高百分比有关。该队列入选了 500 例从 1 个月到 18 岁的在 PICU 需要机械通气支持 48 h 以上的儿童。他们的研究进一步证明，肠外营养的患儿死亡率较高[592]。该项研究证明，早期肠内营养可以改善危重患儿的预后，该结论在 Mikhailov 等[592]2013 年的研究工作中得到进一步证实。该项研究是涉及 12 个中心的多中心回顾性研究，入选了在 PICU 驻留超过 96 h 及以上的 1 个月到 18 岁的 5015 例患儿。该项研究把早期肠内营养定义为在入住 ICU 的第一个 48 h 内通过肠内营养获得目标热量的 25%。该项研究发现，与未接受早期肠内营养的患儿相比，接受肠内营养的患儿死亡率更低（OR：0.51；95% 置信区间，0.34 ～ 0.76；P = 0.001），上述结果均经过疾病的严重程度、年龄及参与中心的校正。早期肠内营养并未增加住院时间及机械通气时间。

鉴于越来越多的证据支持 EEN，我们应该每天考虑是否有可能开始喂养。我们还应考虑在幽门以外放置喂养管，以便在重症监护室手术期间进行肠内营养。Mehta 等[592]表明，即使已经开始早期肠内营养，仍会受到显著干扰。71% 的患者中平均停止肠内营养的时间约为 2 d。尽管对于我们每个人来说，个体化的对其管理的患者进行肠内营养供给可能存在困难，但是在 ICU 中，制订早期肠内营养方案以增加目标营养供给是值得期待的[593]。PICU 中，可能有 25% ～ 30% 患儿营养不良[592]。较小儿童及患有慢性病的儿童能量储备有限，应早期给予肠内营养。若肠内营养供给困难，尽管存在风险，也应考虑给予肠外营养。高浓度葡萄糖溶液增加了静脉炎及其他并发症的风险。较高的葡萄糖浓度也可能需要放置中心静脉导管，这在放置过程中会带来风险，并持续存在感染风险。其他肠外营养的风险还包括：感染、胆汁淤积、肝管狭窄、电解质紊乱及三酰甘油升高。如果肠内营养不可行，除非有进一步的证据显示对营养不良的儿童有害，应进行肠外营养。

血液病学

ICU 的血液病急症包括凝血系统、免疫系统及红细胞异常。这些异常独立出现或继发于多器官系统衰竭。免疫系统将在感染性疾病章节讨论。

凝血系统　正常的凝血包括初始血小板止血栓的形成及纤维蛋白的产生（内源性或外源性途径）。无论在哪个阶段，都必须有血小板、凝血因子以及完整的血管共同参与。）新生儿可能存在可测得的凝血功能异常，但很少有临床表现。足月儿及大多数早产儿均有正常的血小板-血管间相互作用，但血小板的聚集暂时受损。此外，在胎儿及新生儿中许多凝血因子的活性或者浓度下降。最为重要的是维生素 K 依赖性因子：因子Ⅱ、Ⅶ、Ⅸ和Ⅹ。上述因子在刚出生时很低，若没有补充维生素 K，则在出生后第 1 周降至更低水平。在大多数婴儿，除早产儿外，因子Ⅴ和Ⅷ接近成人水平。在婴儿，虽然常规凝血活性检查结果延长，但由于新生儿缺少足够的蛋白酶抑制剂（主要是抗凝血酶Ⅲ），新生儿的血液在体外能很快凝结。

输液治疗　很多患儿在 PICU 驻留期间需要输血治疗（表 79.11）。红细胞减少可能是因为自身红细胞产生减少和频繁的实验室检查所导致的细胞损失。血小板减少可能是因为自身产生减少或脾的吞噬。因频繁的实验室检查而导致的血小板减少很少见。肝衰竭所致的凝血因子的降低可能会导致患者进一步出血。输入血液制品有风险。输血反应可以分为非免疫性及免疫性。非免疫性反应包括：通过血液成分传播的病毒或细菌感染、循环超负荷、凝血障碍、低体温及电解质紊乱。储存时间过长将导致浓缩红细胞（packed red blood cells，PRBC）溶血增加，同时钾离子水平明显升高。在创伤或者急性失血时，快速输注红细胞将导致高血钾。在 ICU，PRBC 输注时间通常超过 2～4 h，因此不会出现高血钾问题。免疫相关的输血反应包括：血管内及血管外的溶血。溶血性输血反应可能非常严重甚至危及生命。交叉配血可以减少溶血反应，但也必须仔细核对患者及待输入的血液制品。非溶血性免疫相关的输血反应包括：发热反应、轻度过敏、过敏

表 79.11　血液成分治疗

血液成分	剂量	说明
浓缩红细胞	10 ～ 20 ml/kg	升高血红蛋白 2 ～ 4 g/dl
随机捐献者血小板	1 U/10 kg 或 5 ～ 10 ml/kg	来源于多个捐献者
机采血小板	10 ml/kg	来源于单个捐献者
新鲜冰冻血浆	10 ～ 20 ml/kg	提供 20% ～ 30% 的凝血因子
冷沉淀	1 U/10kg	提供大量纤维蛋白原（50 ～ 80 mg/dl）

性反应及输血相关的急性肺损伤（transfusion-related acute lung injury，TRALI）。

输血相关的急性肺损伤 以前没有认识到输血相关的急性肺损伤（transfusion related acute lung injury，TRALI）是输血的并发症，但是这种意识在不断提高。关于PICU中患儿TRALI的研究越来越多[594-600]。输血而产生的TRALI的诊断依赖于排除其他原因导致的肺水肿，包括容量超负荷、脓毒症导致的肺水肿及心源性肺水肿。关于TRALI机制提出了二次打击模型。初次打击是肺内潜在的炎症因子，二次打击是血液制品的输入，进而导致TRALI。还不确定这些损害是否由长时间储存血液中存在的中性粒细胞、HLA抗体或者脂质的生物活性所引起。一项由Church等[601]开展的研究表明，ALI患儿接受新鲜冰冻血浆后死亡率增高，此类患者中ALI已经形成了初次打击。死亡率增高的相关性独立于低氧血症的严重程度、弥散性血管内凝血或者多器官障碍综合征。输血有一定风险，并且在输血前就应该考虑到这些风险。在一些临床案例中，儿科患者能承受的缺血程度要高于预期。在2007年，Lacroix等[602]在儿科重症监护病房的输血需求（the transfusion requirements in pediatric intensive care units，TRIPICU）研究中表明，采用限制性输血策略能够降低PICU中的PRBC使用。以血红蛋白作为指标，一组为7 g，一组为10 g。在限制性输血组，PRBC的使用降低了44%，且未增加任何不良后果。上述结果可能并不适用于所有的ICU患者，如持续性出血者。在TRIPICU研究中，患者的动脉血压没有低于同龄平均值的2倍SD以下，也没有需要增加正性肌力药物。在普通小儿外科[603]及心外科患儿中，对原始的TRIPICU研究进行亚组分析后，发现组间的多器官功能障碍综合征发生并无显著差异。

凝血障碍 在PICU患者中，许多原因能导致凝血缺陷，如脓毒症、外伤、恶性肿瘤、胰腺炎及肝衰竭。PT检验了外源性凝血途径及共同凝血途径。在肝衰竭、维生素K缺乏及弥散性血管内凝血（disseminated intravascular coagulation，DIC）时，PT延长。活化部分凝血酶时间（activated partial thromboplastin time，APTT）反映内源性及共同的凝血途径。在肝衰竭、血友病A、血管性血友病及DIC时APTT延长。在PICU中，需要关注的是有些患者的潜在炎性状态可以激活凝血并抑制自然抗凝机制。这也是DIC发生的基础。2001年，血栓和止血国际协会[604]发布了DIC评分系统。该评分系统采用血小板计数、纤维蛋白相关标记物、凝血酶原时间及纤维蛋白原作为指标，并把DIC分为非显性DIC及显性DIC。在非显性DIC中，凝血的平衡被炎症或微血管的非炎症性紊乱抑制，但代偿机制仍存在。在显性DIC中，止血系统失代偿。该DIC评分系统可用于研究及评估对治疗的反应。Khemani等[605]在2009年发现，在132例伴有脓毒症或者休克的PICU患者中，DIC评分较高与死亡率相关。DIC的最高评分为8分。评估指标为血小板计数及纤维蛋白原的降低、凝血酶原时间的延长及纤维蛋白降解的证据。显性DIC的患者死亡率为50%（DIC评分≥5）。DIC分数小于5的患者死亡率为20%。即使校正了疾病的严重程度及正性肌力药物的使用，较高的DIC评分与死亡率的相关性依然存在。DIC的治疗也应是针对导致凝血系统失衡的潜在疾病的治疗。未来的研究目标将是研究采用新鲜冰冻血浆（fresh frozen plasma，FFP）纠正DIC后的患者预后。Church等[601]发现较高的死亡率与FFP输入有关，DIC的风险与输血风险之间的平衡还未明确。

镰状细胞病 血红蛋白S或者镰状细胞，是最常见的血红蛋白病。地中海贫血患者具有明显的地域差异。血红蛋白S是由于β链第6位密码子上的一个点的突变，导致缬氨酸代替了通常的谷氨酰胺。血红蛋白S是由带有缬氨酸的异常β链和正常的α链结合的产物。当存在两个异常基因时，就形成了血红蛋白SS或者镰状细胞病。镰状细胞病（hemoglobin SS，Hb SS）的并发症是因血红蛋白病进入PICU最常见的原因。脱氧Hb SS的红细胞导致了细胞内的血红蛋白聚合，这使红细胞失去可变形性并出现形态学的变化。在脱氧状态下，异常的红细胞从双凹结构变为典型的镰状细胞形状。异常红细胞的寿命更短且更容易发生溶血。相应的，罹患镰状细胞疾病者伴有慢性的严重的溶血性贫血。

镰状细胞危象 有三种镰状细胞危象：溶血性、再生障碍性及血管闭塞。溶血性危象的特点是由于溶血的增加导致的血细胞比容及血红蛋白急剧下降。这种典型下降伴随着红细胞生成显著增加或网状细胞增多。同样的，再生障碍性危象也伴有血细胞比容和血红蛋白的下降，但是不伴随网状细胞增多，骨髓中红细胞前体的产生减慢或者停止。再生障碍性危象常由感染造成，其中90%为细小病毒B19感染。血管闭塞危象是经典的镰状细胞危象，是由感染、脱水、酸中毒或缺氧引起。红细胞呈现镰刀状阻塞小血管，导致梗阻。梗阻可以发生在任何器官，但更易发生在肺、肾、骨骼、皮肤、脾、眼及中枢神经系统。

急性胸部综合征　发生在肺部的血管闭塞危象导致急性胸部综合征（acute chest syndrome，ACS）。ACS 是镰状细胞病患者死亡的首要原因，也是该病的第二常见并发症。ACS 被定义为胸部放射线下可见的新出现的肺浸润，且伴随着发热、呼吸道症状或者胸痛，临床过程多变。国际急性胸痛综合征研究小组[606]发表一项多中心报告表明，几乎 50% 被确诊为 ACS 的患者最初表现为其他种症状，大多数为典型的疼痛。常有肺脂肪栓塞的报告，通常是非常严重的病例，其原因可能是骨髓坏死后释放的坏死的骨髓脂肪进入了血流。ACS 的常见病因是感染，肺炎衣原体及支原体菌属是常见的病原菌。ACS 的治疗目标是早期诊断。由于罹患镰状细胞疾病的患儿初期几乎没有症状，所以应该提高警惕。所有伴有发热的镰状细胞疾病的患儿都应接受胸部放射线检查。胸部放射线显示任何阳性变化，都应立即进行治疗。初始抗生素治疗应用头孢呋辛或头孢噻肟复合大环内酯类。患者应该充分补液，且严密监测病情变化，一旦出现液体超负荷，则应立即开始利尿治疗。即使氧饱和度正常，患者也应该吸氧，如允许，每位患儿均应进行肺活量测定。且应考虑使用支气管扩张药物。应尽最大努力控制疼痛。如果患者贫血，单纯的红细胞输入可能有帮助，但是可能需要血液置换。上述措施的应用具有地域性差别。血液置换的原因是随着血红蛋白的增加血液的黏度也会增加，同时，镰状细胞患者的血液黏度在去氧的条件下会更高，进行血液置换可以降低血液黏度并且改善氧合[604]。血液置换可以改善微血管的灌注并且降低炎性介质；红细胞交换能降低患者的白细胞计数、血小板计数及可溶性血管黏附分子 -1，然而对于白细胞介素 -1α、白细胞介素 -1β、白细胞介素 -8 或肿瘤坏死因子 -α 没有效果或者仅短暂的降低。在全国急性胸痛综合征研究小组刊物上[607]，13% 的患者需要机械通气，且气管插管组死亡率为 19%。

神经系统并发症　血液置换对于因镰状细胞疾病引发的神经系统并发症的治疗具有重要作用。对于年龄在 20 岁以下的罹患镰状细胞疾病的患者群中，卒中的发病率为每年 0.44%[608]。已有研究旨在评估神经系统并发症的风险并对卒中进行预防治疗。镰状细胞疾病相关的卒中预防试验（the stroke prevention trial in sickle cell anemia，STOP）目的是评估慢性输血治疗能否预防镰状细胞疾病患儿发生卒中，可以通过经颅多普勒评估患者卒中风险。实验组的血红蛋白 S 浓度保持在 30% 以下[609]，与标准治疗组相比，采用慢性输血疗法患者的卒中发生率降低了 90%。因上述研究结果，该试验提前 16 个月完成。慢性输血疗法也伴随着同源免疫反应及铁过载等长期副作用[610]。可获得的数据表明，输血疗法应该用于罹患镰状细胞疾病及急性神经系统改变的儿童。对急性胸痛综合征及神经系统功能改变者，虽然血液置换很重要，但是也存在风险。是否需要中心静脉通路或者动脉通路具有地域性差异。在血液置换过程中，应该密切观察以防止液体超负荷或者是血容量过低。血液制品也具有风险。若血液未经加温，则导致幼儿低体温。血液置换的最佳地点及方式取决于 ICU 的资源、血库及血液科。

获得性障碍　众多情况均可以降低凝血因子含量，维生素 K 依赖性因子是最易受到影响的。肝部疾病、华法林治疗及继发于肠道疾病的吸收障碍综合征或者由于长期的抗生素治疗导致的肠道菌群的改变等均可以导致维生素 K 依赖性凝血因子的降低。此外，未经治疗的新生儿维生素 K 缺乏将导致新生儿出血性疾病。在这种情况下，PT 延长，且因子Ⅱ、Ⅶ、Ⅸ及Ⅹ均处于低水平。除非肝的合成功能严重受损，否则服用维生素 K 通常可以逆转上述因子的缺乏。

获得性血小板异常包括产生减少、破坏增加和功能减退。产生减少或者低增生状态包括骨髓疾病，如白血病和再生障碍性贫血及化疗药物的副作用。破坏增加可以是免疫介导的（如特发性血小板减少性紫癜[611]）或者是消耗性疾病导致的（如微血管病，HUS 或者血栓性血小板减少性紫癜[612]）。最后，血小板功能障碍已经发现于尿毒症、慢性红细胞增多症伴有发绀性心脏疾病的患者[613]。获得性血小板减少症的治疗包括：输注血小板，如果有可能纠正潜在的疾病。治疗性脾切除术可以增加某些罹患严重免疫性疾病患者的血小板生存率。

肿瘤学

过去的几十年里，儿科肿瘤患者的生存率得到了显著提升。关于儿科肿瘤的监测、流行病学及最终转归可以在 www.seer.cancer.gov. 中获得。而且，造血干细胞移植（hematopoietic stem cell transplantation，HSCT）可治疗疾病的数量及种类也在不断增加。这些因素导致 PICU 中肿瘤患者数量的增加。这类患者群多在专业的肿瘤病房或者骨髓移植舱中受到更专业及细致的治疗。这些护理区域都有严格的护理制度及隔离规程，这在医院的其他病房是不可能实施的。为了保证肿瘤患者都能待在肿瘤病房，一些医院在这些区域允许使用低剂量变力性药物，如多巴胺 5 μg/(kg·min)。这可能意味着如果一些患者超过上述支持水平则需要被送到 ICU。他们可能伴有脓毒症及休克，并且对体液复苏及低水平变力性药物支持无反应。另外一些患者可能因病房里不能实施呼吸支持而转入 ICU。早期的文献提示尽早开始 CRRT 治疗或防止液体超负荷对 HSCT 患者有益[614-615]，但是也有其他研究未发现上述获益[616]。然而，有阳性发现的文献认为，伴有液体超负荷的 HSCT 患者应尽早进入 ICU。总之，有证据表明 ICU 护理能够改善儿科肿瘤患者的预后[617-620]。对于在控制疾病严重程度后进行的 HSCT 来说，死亡率并未得到明显改善[621]。而且，对于需要机械通气的患者来说，与非 HSCT 相比，HSCT 患者的死亡率更高[622]。

由于患病期间的治疗及疾病自身特点，肿瘤患者的免疫力很低。在中性粒细胞减少期间，脓毒症的风险增加，发热可能是脓毒症的首发症状，目前研究多致力于发现哪类患者易发展为菌血症[623-624]。脓毒症及肿瘤疾病的预后需要持续性关注。Pound 等[617]的研究表明，ICU 中脓毒症休克的死亡率在肿瘤组(15.9%)与对照组(11.6%)间没有显著性差异，从 ICU 转出后前 6 个月的生存率也未发现显著性差异。Fiser 等[620]于 2005 年的研究表明，伴有严重脓毒症的儿科肿瘤患者的总体死亡率为 17%，HSCT 组的死亡率为 30%，明显高于非 HSCT 组(12%)。对于同时需要机械通气及变力性药物支持的患者，其死亡率高达(64%)。

白细胞淤滞

白细胞淤滞(血管阻塞)是由于细胞或白细胞(white blood cells，WBC)数目增加所致的高黏滞性造成的。急性淋巴细胞白血病患者的 WBC 超过 500 000/mm^3 及急性髓细胞性白血病(acute myelocytic leukemia，AML)患者 WBC 数目超过 200 000/mm^3，预示将出现这种综合征。在 AML 中，与淋巴细胞相比，白血病细胞变形能力降低，因此虽然白细胞计数低也会产生相同的症状。

脑及肺是白细胞淤滞的主要靶器官，通常表现为血管阻塞及器官梗死。初始症状包括：呼吸急促、发绀、呼吸做功增加、意识改变以及局部神经功能障碍。除了支持疗法外，减少循环肿瘤负荷及黏滞性是治疗的首要目标。通过去除白细胞和血液置换可以暂时达到治疗的目的。头部放射治疗可以减少中枢神经系统的肿瘤负荷，化疗可以阻断细胞的生成，同时可能会破坏循环中的肿瘤细胞。化疗的初始目标是阻止细胞的生成且不产生大量的细胞溶解。这样可以停止肿瘤细胞负荷的增加，且在充分灌注重新建立之前不引起严重的代谢危象[625-626]。

肿瘤细胞溶解综合征

肿瘤细胞溶解综合征(tumor lysis syndrome，TLS)是由大量肿瘤细胞急性溶解导致的代谢危象。血清中尿酸、钾离子、磷酸盐浓度均升高；磷酸盐浓度的升高导致低血钙。高钾血症及低钙血症是致命性的；尿酸的升高可导致急性肾衰竭[627]。可以通过碱化尿液、输入液体及利尿来治疗肿瘤细胞溶解综合征。在进行任何化疗之前，必须评估患者的肾功能。若肾功能正常，则可以给予别嘌呤醇和拉布立酶。在多数病例中，强化利尿这种保守治疗及给予别嘌呤醇或拉布立酶可以防止肾衰竭，但偶尔有些病例也必须进行透析治疗。透析治疗的指征包括以下方面。

1. 钾 > 6 mEq/L，并且尽管已进行离子交换仍继续上升。
2. 尿酸 > 19 mg/L。
3. 肌酐 > 10 mg/L。
4. 磷 > 10 mg/L 或上升迅速。
5. 容量过度负荷。
6. 具有症状的低钙血症。

纵隔肿瘤

罹患纵隔肿瘤及呼吸窘迫的儿童常常主诉咳嗽、呼吸困难、喘鸣及气促。他们更愿意直坐而不能仰卧。胸片通常显示有纵隔大肿块，气管影模糊或消失。这些肿瘤可以导致血管的体位性梗阻，比如上腔静脉和肺动脉。Lam 等报道，临床表现常常是非特异的或者是偶然的，而且罹患气道狭窄的患者也常表现出上腔静脉综合征的症状[628]。上述症状通常被称为严重纵隔肿块综合征，需要经验丰富的多学科团队的关注。这些肿瘤可能是恶性的(87% 为霍奇金及非霍奇金淋巴瘤)，也可能是良性的；预后和治疗依靠明确的诊断，诊断最好是治疗前进行活检[629]。然而，获得纵隔肿物的组织样本可能需要麻醉和手术，必须要控制和监测气道，而所有这些操作均可能导致患者死亡。影像学指导下应用局部麻醉的细针穿刺活检可以使某些患者在非麻醉状态下获得组织样本。在获得组织样本前进行放疗可以使肿瘤减小，进而使麻醉下的组织活检更加简单和安全。胸内气管阻塞是这些患者面临的主要麻醉风险；当患者仰卧，且深度麻醉或者被肌肉松弛药麻痹时，往往难以保持气道通畅[628, 630]。检查需要患者的充分配合，因为存在呼吸困难，患者经常很难配合治疗。麻醉诱导及气管插管多采用坐姿并且保留自主呼吸。如果气道损害严重，应该对肿瘤进行放疗并且在进行组织活检前应该给患儿类固醇；然而，这些治疗可能改变诊断结果，因此在实施前应该先和肿瘤科医师讨论。有时，外周结节或肿物也可在局部麻醉下进行组织活检。如果肿瘤巨大，一些肿瘤也可能超出放疗范围。Sticker 等报告表明，46 例单中心回顾中，对有症状的前纵隔肿块患者，在全身麻醉并保持自主呼吸情况下实施组织活检，并未发现严重并发症[630]。总之，尽管诊断是治疗肿瘤疾病的关键，但是活检的风险可能远大于组织学诊断的益处。

免疫与感染

经验性抗生素治疗

对 PICU 来说，对抗生素治疗做一个经验性建议很困难。缺乏适当管理的广谱抗生素应用会造成抗生素耐药性。经验性抗生素治疗应根据各医院及患者群的常见易感细菌进行。笔者所在机构，对于脓毒症患者，由于耐甲氧西林金黄色葡萄球菌（methicillin-resistant Staphylococcus aureus，MRSA）的发生率上升，首选联合应用万古霉素和第三代头孢菌素。为了减少 MRSA 的传播，所有患者入住时均进行筛查，若发现 MRSA 则隔离患者。当菌培养结果及药敏实验结果回报后，抗生素的治疗可以更具有特异性并且抗菌谱更窄。与传染病专家见面并讨论目前医院的培养隔离菌群及抗生素的耐药性，是可能对经验抗生素治疗做出的最好建议。最好提前做出经验性抗生素治疗的决定。

预防医源性感染

医院获得性感染（hospital-acquired infections，HAIs）对医疗系统具有显著影响，而对患者可以是致命性的。Klevens 等[631] 2007 年发表的一篇文章估计 2002 年全美国院内感染的人数为 170 万。这其中，有 417 946 例成人及儿童的感染发生在 ICU 中。预计该阶段院内感染的死亡人数为 98 987。最好的保护措施可能是洗手及使用酒精凝胶，并且鼓励其他人也这样做。鼓励他人或者树立一个正面典型比仅仅参与更有效果。Schneider 等[632]于 2009 年进行了一项研究，将重症监护实习生或新护士与高级管理人员配对并且评估手部卫生是否合规。在控制阶段，高级管理人员并未意识到该研究，手部卫生达标者为 20%。被辅导的实习生手部卫生合格者为 22%。当高级管理人员被招募到研究中后，其手部卫生合格率为 94%，对研究不知晓的实习生的手部卫生合格率增加到 56%。可以推测出如果医护人员知道他们正在被观察，那么手部卫生合格率会更高。Schneidr 等的研究表明，建立正面行为的角色非常重要。推荐进行持续的手部卫生合格审核。审核人员可能是患者的父母，若发现医护人员没有洗手，应该给予提醒。尽管很困难，但是愿意去提醒别人洗手很重要。

呼吸机相关肺炎

气管插管及机械通气对于呼吸衰竭的患者是必需的。不幸的是，气管插管阻止了气道的保护机制，增加了呼吸机相关肺炎（ventilator-associated pneumonia，VAP）的风险。没有肺部感染但需要机械通气的患者可能出现肺炎；因肺炎而需要机械通气的患者可能出现二次感染。VAP 能增加发病率及死亡率。Srinivasan 等[633] 2009 年的一项研究表明，罹患 VAP 的患者机械通气时间及 ICU 驻留时间均更长，更为重要的是死亡率显著增加。未罹患 VAP 患者的死亡率为 2.4%，而罹患 VAP 患者的死亡率为 10.5%。VAP 定义为机械通气超过 48 h 的患者新出现的下呼吸道感染。诊断标准包括：胸片可见的新的浸润灶、细菌培养阳性、白细胞计数升高或降低及发热或者体温波动。

在 2005 年 1 月，非营利医疗保健机构（institute for healthcare improvement，IHI）开展了拯救 100 000 生命的运动。目标是在 18 个月内通过 6 种特定的可靠的临床干涉措施拯救 100 000 例患者。他们鼓励医院设置快速反应小组，对急性心肌梗死采取循证疗法、预防药物不良反应、预防手术部位感染、预防中心静脉的感染及 VAP。最后两项利用具有科学依据的集束化治疗干预共同实施。这些干预很成功。VAP 立场看，在实施该措施之前 PICU 患者中 VAP 发生率在 2002 年为每天 1.16%[634]。VAP 集束化干预措施特别适用于儿科患者[635]，并 VAP 的发病率有显著的改善。在 2009 年的研究中显示集束化干预措施具有益处。Bigham 等[636]研究表明，VAP 发生率从每天 0.56% 降至 0.03%。该单中心研究结果还表明，机械通气时间、住院时间及死亡率均降低。在其他儿科研究中也显示出这种集束化干预措施的好处[637-638]。

为了在机械通气时减少新的细菌感染，VAP 集束化的组成旨在减少细菌定植并防止污染分泌物的误吸。为了减少口腔和鼻窦的细菌，每 2 ～ 4 h 用氯己定进行口腔护理。为了降低污染分泌物的误吸，需要采取多种措施：首先，在气管导管内吸引或者是气管导管套囊放气之前，应该对口咽部进行吸引。其次，每 2 ～ 4 h 或重新摆体位前，应该排干呼吸机管道的冷凝水。进行上述操作时不应该切断呼吸机。再次，使用导管内吸引，在气管导管内吸引时无需断开呼吸机。最后，通过保持床头抬高 30°，可以防止呼吸机管路内分泌物被动进入气管导管。

VAP 集束化中包含的方法不难操作而且很容易成为常规操作。更有趣的协同作用是干预措施的联合应用效果大于单独干预措施的效果。存在中心静脉导管时，严格遵守预防措施束对预防血液感染也有很大的帮助。

导管相关的血流感染

成人和小儿的导管相关的血流感染（catheter-associated blood stream infection，CA-BSI）越来越受到重视。由于 CA-BSI 导致住院时间延长，造成发病率、死亡率及费用增加，因此，这也是评估医院的一个指标。在一项儿科心脏 ICU 进行的前瞻性研究中，Abou 等[639]发现，血行感染患儿的死亡率为 11%，而未患有血行感染的患儿死亡率为 2%。降低血行感染的最好方法就是不放置中心静脉管。应该不断评估患者是否需要置入中心静脉导管，若允许，可采用外周导管。不幸的是，在多种条件下，例如需要应用血管活性药物，则中心静脉置管不可避免。中心静脉置管护理的一系列措施的联合运用能够显著的减少血行感染，并且降低患者的发病率和死亡率。

在中心静脉导管置入及留置过程中，实施集束化预防措施后，可以显著降低感染率。2010 年一项涉及 29 个 PICU 的研究[640]指出，这些措施可以将 CA-BSI 降低 43%。这个结果是稳定的而且程度在逐步提高。同一研究小组在 2011 年的随访研究中表明，CA-BSI 的发生率进一步降低[641]。上述措施可分为两部分：中心静脉导管的置入及留置。在中心静脉管置入期间，该措施的目标是保证整个涉及区域完全无菌。应用氯己定为 2 个月以上患儿做皮肤准备。术间的所有人均佩戴无菌口罩和帽子。操作者还要穿无菌手术服及戴无菌手套。床上铺较大的无菌单。第二部分是中心静脉导管留置期间。对于静脉注射管、导管中心和导管置入部位的护理均有严格的指南。换药时，应该使用无菌手套并用氯己定擦洗置管区域 30 s，保证风干 30 s。住院期间，严格遵守上述措施，对于防止 CA-BSI 是必要的。在许多机构，感染人数已降至很低，以致每件感染事件都可以单独审查。

尿路感染

尿管相关的尿路感染（catheter-associated urinary tract infections，CA-UTI）是最常见的医源性感染。移除非必需的导尿管可以显著地降低尿路感染的风险。在一些病例中，尿管不能移除，但是需要努力防止感染。建立集束化膀胱护理措施作为质量改进措施，可以显著降低感染率。在 2013 年 Esteban 等[642]的研究中，一系列方法的实施使尿管相关的尿路感染从 2.33% 降低到 0.58%。导尿管护理的一系列方法减少了细菌定植和尿液反流至膀胱。尿管以无菌的方式置入，并且每次更换尿管时至少用氯己定纱布清洁尿道周围一次。为了防止尿液反流，尿袋位置应该低于膀胱水平，在移动患者时要排空尿袋或者夹闭尿管。

新生儿感染

具有免疫缺陷的新生儿感染的易感性增加。细胞免疫的降低导致胎儿和婴儿容易感染病毒和真菌。另外，婴儿的 B 细胞功能降低及免疫球蛋白产生减少，后者可以通过母体免疫球蛋白 G 增高得到补偿。2 ～ 3 个月龄时，婴儿还不能产生足够的抗体，而母体的抗体已经达到最低值[643]。该阶段，体内抗体数量浓度低，因此感染的概率增加。先天或产后的因素均可能引起围生期感染。先天性感染的原因是出生前接触病毒、原虫及罕见细菌病原体。常见疾病包括 “TORCH”：即弓形虫（T）、其他（包括 HIV、梅毒及肺结核）（O）、风疹病毒（R）、巨细胞病毒（C）和单纯性疱疹病毒Ⅱ型（H）。这些感染很少引起严重的脓毒症，但是当发生严重的中枢系统抑制、循环衰竭及血小板减少时，会与细菌感染相混淆。若在怀孕初期感染 TORCH，可引起胎儿的衰竭或主要器官的畸形。早产儿在新生儿期很容易出现急性感染。无论妊龄大小，感染的表现和症状均难以察觉。因而，应提高对感染的怀疑力度，降低诊断和治疗的阈值[644]。框 79.5 列出了新生儿脓毒症的常见体征和症状。最常见的病原体是由母亲的生殖道寄居病原体：B 族链球菌、大肠埃希菌 E、李斯特菌及疱疹病毒。产道有疱疹病毒活动时可引发新生儿暴发性感染，这是剖宫

框 79.5　新生儿脓毒症的常见体征和症状

1. 体温不稳定：体温过低或过高
2. 嗜睡和食欲不佳
3. 呼吸窘迫和呼吸暂停
4. 低血糖和代谢性酸中毒
5. 皮肤灌注不足和低血压
6. 皮疹和瘀斑
7. 癫痫发作

产的一个指征，但并不能阻止所有新生儿避免疱疹病毒的感染。B 族链球菌是导致新生儿脓毒症最常见的病原体。B 族链球菌感染导致心肺系统严重不稳定，30% 的患儿感染脑膜炎。2 ～ 3 周龄的新生儿，此病原体多表现为脑膜炎，很少表现为肺部疾病。一旦怀疑存在脓毒症，应立即进行血培养、尿培养及脑脊液培养。由于很难确定婴儿的感染部位，所以需要反复的完整的脓毒症检查。细胞培养结果回报后，就可以开始氨基比林及氨基糖苷类治疗，如庆大霉素，直至获得特异性的菌群信息。约 50% 的怀疑脓毒症的新生儿可以获得血培养的阳性结果。

小儿创伤

产前及围生期损伤

围生期损伤见于产前或出生后即刻（见第 77 章）。最常见的产前损伤是由于母亲的枪弹伤或是钝器伤。这两种情况下胎儿的死亡率至少是母亲的 2 倍[645]。导致胎儿死亡多由于母亲休克或胎儿乏氧，而非直接损伤。出生时的损伤常见于过大足月胎儿和臀位胎儿。头部损伤包括线性或凹陷的颅骨骨折、颅脑血肿、硬膜下或蛛网膜下血肿以及脑实质或脑室内出血。颅内损伤可以引起 ICP 升高、脑缺血、神经系统损伤和死亡。胸锁乳突肌损伤引发颈斜，颈部牵拉导致脊髓横贯性损伤。由颈部牵引导致的其他神经损伤是膈神经麻痹和欧勃（Erb）麻痹或克兰（Klumpke）麻痹，这可能是由于牵拉和（或）撕扯臂丛神经造成的。肩位难产通常导致锁骨骨折或肱骨骨折，臀位可导致股骨骨折。肝、脾、肾上腺及肾损伤可引起致命性大出血或血栓。血栓引起大脑、冠状动脉及肾血管床的组织缺损。在产房紧急情况下的气管插管可导致气管和食管穿孔，尤其是早产儿。

儿童创伤

1 ～ 14 岁儿童最主要的死亡原因是事故和外伤[646]。儿童易发生坠落伤和摔伤、溺水、几乎溺死、车祸、误服毒物和烧伤。头部损伤很常见，尤其是幼儿，其头部很大，而颈部肌肉支持相对缺乏[647]。儿童受到刀、枪之类的锐器伤较少，而钝器伤则更常见。腹部钝器伤引起实质性脏器损伤（肝或脾）的机会要比空腔脏器多。体温降低通常是外伤后的常见并发症，儿童由于体表面积相对较大所以热量丢失也快。溺水小儿或接近溺水小儿是典型的低体温损伤。所有年龄段创伤患者的处理均要求井然有序的快速诊断和治疗。小儿外伤后可预防的死亡原因包括气道阻塞、气胸和休克。休克常见的原因是未充分治疗的出血或颅内血肿不断扩大导致的继发性脑损害[648]。美国外科医师学会建议对儿科创伤患者使用四步法：①初步检查，②复苏，③再次检查，④最终治疗[271]。初步检查要求快速评估气道、呼吸及循环。对于意识消失的患儿来说，相对大的舌体和较窄的口咽很容易造成气道阻塞。在昏迷的儿童中，其舌体相对咽部而言比例较大，容易造成气道阻塞。先托起患者的下颌并通过面罩和气囊给氧，直到完成气管插管。不合适的通气可以导致胃内胀气、呕吐和误吸。与成年人相比，在儿童中颈椎损伤比较少见，但这类患者在排除脊柱损伤前需要固定颈椎。在建立气道以后，需要观察胸壁的对称运动、听诊呼吸音和早期拍摄胸片来确定足够的通气。张力性气胸可临床诊断，可通过针吸引流。针吸引流可在放置胸腔引流管之前减轻张力、稳定患者病情。儿童的循环状态可以得到快速评估，低血容量首先表现为心动过速、外周灌注差、脉搏细弱，最后出现低血压（可能在血容量丢失 25% 后才会发生）[649]。严重低血容量患儿要快速置入中心静脉导管。若不能迅速建立外周静脉通路，可以进行骨内置管[650]。通过患儿的临床表现及失血量（或血浆量）的评估指导容量复苏。在进一步评估中，需要进行从头部到足部的全身检查，并制订确切的治疗方案。儿童的诊断方法与成人相似，但需考虑到儿童的特殊之处。由于需要开腹手术的患者会出现腹膜炎及腹围增加，临床上可以进行判断[651]。诊断性腹腔冲洗有助于已补充 40 ml/kg 的血液后血流动力学仍不稳定患儿的诊断。有的患儿情况太不稳定以至于不能做 CT，腹腔冲洗可以定位不明确的出血位置。腹腔冲洗也可以评估准备做非腹腔手术的急诊手术患儿的腹腔损伤状况。如果手术很紧急，很多医师放弃采用此方法。腹部损伤手术指征包括腹腔内有游离气体、有脏器破裂表现和不可控的急性出血。脾的破裂和肝裂伤并不一定是外科手术的指征，应首选支持治疗即积极补足血容量并重新评估[652]。对于颅内损伤者，应快速检查颅脑及神经系统。颅脑损伤最重要的征象是意识逐渐减弱。快速诊断并治疗颅内严重损伤可以降低 ICP 并防止继发性脑损伤。

虐待儿童

虐待儿童的诊断是存在急性外伤，而外伤的原因通常是难以解释的，还可能伴有陈旧性伤痕，包括已治愈的撞伤、打伤和骨折。儿童虐待还包括精神虐待、性虐待以及不给儿童提供足够的食物、衣着、住所、医疗、卫生、教育和监护。当对损伤的解释不恰当或不充分以及现存的外伤程度超过了诉说的原因时，就应怀疑存在虐待儿童。多家医院的住院史、急诊科就诊史、多位医师或医院的就诊记录和以前的外伤史都提示儿童有受虐待的可能。通常来说，受伤史会经常变化。以上是儿童受虐待的共同特征，但并非特定病征。大多数受虐儿童都大于3岁，他们常常卫生条件很差，身心发育延迟。常见伤害包括撞伤、鞭打、皮肤破口、烫伤，或是被烟头、火炉和热铁块烧伤。长骨骨折可以出现在任何年龄。腹部外伤、窒息征象、多处软组织损伤和生殖器损伤亦很常见。头部损伤也有可能，摇动婴儿可导致无明显外伤的颈椎损伤和颅内出血及对冲伤。怀疑虐待儿童时要仔细客观地记录病史，在病例上记录好细节，采集病史时对肯定的陈述及所做的修改要有备注。体格检查包括生长参数、软组织损伤和烫伤的描述，最好对所有损伤部位做图解甚至拍照。受伤部位的颜色、形状、分布和估计外伤的时间都需要记录在案。化验检查应包括所有长骨、肋骨和颅骨的检查；凝血功能状况包括血细胞比容、血小板计数、PT和PTT；如果考虑可能有性虐待的话，尚需对生殖器和咽喉部进行细菌培养以确定有无性病。若怀疑虐童，应马上上报。

服毒伤害

虽然各种公共卫生预防措施都获得了成功，但小儿中毒仍是一个常见的现象。幸运的是，通过向地区中毒控制中心打电话咨询，绝大多数怀疑为中毒的儿童能够在家中得到处理。一项研究表明，所有进入PICU的患者中有5%为急性中毒[653]。在这项研究中，约有半数为意外服毒，另一半为自杀性服毒。在意外服毒的人群中，平均年龄为2岁，而在自杀人群中，平均年龄为15岁。虽然儿童和青少年可能服入的有毒物质不同，但治疗原则却是一致的。治疗有3个主要目的：①鉴别有毒物质、去除污染物并排出有毒物质[654]；②使有毒物质对患者的危害最小；③密切观察并进行器官支持，直到解毒过程完成。排毒的过程包括催吐、洗胃、使用活性炭和柠檬酸镁使有毒物质排出。可通过某些特效解毒剂，结合血液透析或炭血灌注来最大程度减少毒性作用，特效解毒剂包括针对铁的去铁胺、针对甲醛的乙醇、针对麻醉性镇痛药过量的纳洛酮以及针对对乙酰氨基酚的N-乙酰半胱氨酸。因为服毒情况复杂，尤其是自杀性服毒包含多种药物，特效解毒剂治疗只能偶尔成功。器官系统功能的监测和支持通常包括：气道保护和机械通气、开放静脉、对心律不齐和心肌抑制患者行心血管功能监测及发生惊厥时给予抗惊厥药物治疗。向临床药理学家或当地中毒控制中心咨询以及与社工或精神病医师沟通，是治疗急性中毒儿童的重要部分。常见的服毒以及相应治疗的并发症包括摄入碳氢化合物或声门功能丧失导致的吸入性肺炎、脓血症、呼吸抑制、心肌抑制、心律失常、惊厥和昏迷。在治疗时还应当考虑到引发或促成其服毒的社会心理环境。应当向家庭提供咨询使其能正确地监护和保护儿童的安全。自杀未遂者常常会再次企图自杀，应及早进行心理干预。

重症儿童的转运

重症患儿的转运可能发生在院内或者院间。院内转运往往是必需的，例如往返于手术室和病房的转运，及进行影像学检查时的转运。在这种情况下，临床医师必须清楚检查的风险及益处，例如MRI获得的信息是否值得转运、改变监测手段及离开ICU。以脑部MRI为例，患者可能需要离开病房90～120 min，此过程中患者的监测及治疗情况明显改变。CT扫描时间较短，但仍然存在同样的风险。因此，必须考虑患者疾病的严重程度。带有气管导管的患者面临导管阻塞及移动的风险；需要正性变力药物支持的患者面临药物中断的风险。根据不同的医院，患者转运小组可包括呼吸治疗医师、临床护士及转运护士。有的医院会派出ICU人员，一些医院有专门的院内转运小组。当购入新设备时，转运监测装置应考虑配有监测呼末二氧化碳的装置。对于幼儿来说，转运过程中很难维持体温。

三级医院建立院间转运系统。规模较小的社区医院可以使用外部资源。应该了解可用转运小组的能力，了解的细节包括直升机及固定翼飞机的可用性、转运小组的工作方式、转运小组的负责区域及转运小组可提供的医疗干预措施的能力。多数转运护理医师可进行气管插管、静脉或动脉置管及在院外时放置胸腔引流管。当与相关医院交接时，这些信息都很重要。同时，在接收到转运请求时，需要评估由仅提供基本的生命支持的复苏小组来转运患者是否安全。如果医院对于治疗危重患儿没有经验，那么可能首先考虑的就是转院以给予患儿更好的治疗，可能没有考虑到在转运中，当患儿病情恶化时可以采用哪种支持，他们也可能不愿意等待转运小组，但是必须讨论转运儿童需要的所有的相关情况。当考虑组建转运小组时，需要考虑相关医院的距离、患儿病情、复苏支持的状况及不停变化的情况。一旦转运小组出发，接收医院应该根据原医院的建议继续支持及复苏。关于转运小组组建及发展的相关信息已经超出了本章讨论的范围。一个非常好的资源是来自于美国儿科学会关于空中和地面转运新生儿和胎儿的指南。如果考虑用直升机来转运患儿，则必须考虑海拔方面的物理学知识。之前可能没有考虑过的肺泡里大气压的公式 $PAO_2 = (P_B - PH_2O) \times FiO_2 - (PaCO_2/R)$。由于在海平面时 P_B 是 760 mmHg，而到了海拔 8000 英尺后 P_B 变为 565 mmHg。因此，飞行中需要充足的供氧，对于患有明显肺部疾病者，即使给予供氧，仍可能存在氧合不足。根据波耳（Boyle's law）定律（$P_1 \times V_1 = P_2 \times V_2$），低海拔压力时气体扩张，这意味着小量的气胸有可能扩张为大量气胸，气管导管套囊可能膨胀使气管受压。PICU 依靠转运小组的出色技能。为保持熟练度，转运者需要练习插管和相关技能。当转运小组医师或护士在手术室内培训气管插管时，应该对其提供帮助，这点十分重要。

参考文献

1. Phipps LM, et al. *Pediatr Crit Care*. 2007;8:220.
2. Davidson JE, et al. *Crit Care Med*. 2017;45(1):103–128.
3. Eggly S, Meert KL. *Pediatr Crit Care Med*. 2011;12(6):684–685.
4. Meert KL, et al. *Pediatr Clin North Am*. 2013;60(3):761–772.
5. Rea KE, et al. *Pediatrics*. 2018;141(3). pii: e20171883.
6. Rees G, et al. *Intensive Care Med*. 2004;30(8):1607–1614.
7. Colville G, et al. *Am J Respir Crit Care*. 2008;177(9):976–982.
8. Bronner MB, et al. *Child Adolesc Psychiatry Ment Health*. 2008;2(1):9.
9. Bronner MB, et al. *J Pediatr Psychol*. 2010;35:966.
10. Nelson LP, Gold JI. *Pediatr Crit Care Med*. 2012;13(3):338–347.
11. Mangurten J, et al. *J Emerg Nurs*. 2006;32(3):225–233.
12. Dingeman RS, et al. *Pediatrics*. 2007;120:842.
13. Mangurten J, et al. *J Emerg Nurs*. 2006;32(3):225.
14. Tinsley C, et al. *Pediatrics*. 2008;122(4):e799.
15. Henderson DP, Knapp JF. *J Emerg Nurs*. 2006;32(1):23–29.
16. Boss R, et al. *Pediatr Crit Care Med*. 2014;15(8):762–767.
17. Helmchen LA, et al. *Med Care*. 2010;48(11):955.
18. Truog RD, et al. *Crit Care Med*. 2006;34(suppl 11):S373.
19. Wellesley H, Jenkins IA. *Paediatr Anaesth*. 2009;19(10):972.
20. Denman WT, et al. *Paediatr Anaesth*. 2007;17(2):162.
21. Patel A, et al. *Paediatr Anaesth*. 2006;16(10):1019.
22. McAuliffe G, et al. *Can J Anaesth*. 1997;44(2):154.
23. Crone RK. *Crit Care Med*. 1984;12(1):33.
24. Klopfenstein HS, Rudolph AM. *Circ Res*. 1978;42(6):839.
25. Ziegler JW, et al. *Clin Perinatol*. 1995;22(2):387.
26. Waldman S, et al. *Dev Med Child Neurol*. 1979;21(6):714.
27. Daly MD, J.E, et al. *Lancet*. 1979;1(8119):764.
28. Freed MD, et al. *Circulation*. 1981;64(5):899.
29. Carcillo JA, et al. *JAMA*. 1991;266(9):1242.
30. Rivers E, et al. *N Engl J Med*. 2001;345(19):1368.
31. Carcillo JA, et al. *Crit Care Med*. 2002;30(6):1365.
32. Brierley J, et al. *Crit Care Med*. 2009;37(2):666.
33. Wills BA, et al. *N Engl J Med*. 2005;353(9):877.
34. Maitland K, et al. *Clin Infect Dis*. 2005;40(4):538.
35. Hebbar KB, et al. *Crit Care*. 2009;13(2):R29.
36. Mohammad Z, et al. *Crit Care*. 2006;10(4):R105.
37. Jones D, et al. *Anaesth Intensive Care*. 2006;34(5):599.
38. Mtaweh H, et al. *Pediatr Clin North Am*. 2013;60(3):641.
39. Goldstein SL, et al. *Kidney Int*. 2005;67(2):653.
40. Zimmerman JJ. *Pediatr Crit Care Med*. 2007;8(6):530.
41. Sprung CL, et al. *N Engl J Med*. 2008;358(2):111.
42. Crone RK. *Pediatr Clin North Am*. 1980;27(3):525.
43. Outwater KM, et al. *J Clin Anesth*. 1990;2(4):253.
44. Bhimji S, et al. *Acta Anat (Basel)*. 1986;127(3):205.
45. Martinez AM, et al. *Pediatrics*. 1992;89(1):47.
46. Perkin RM, et al. *J Pediatr*. 1982;100(6):977.
47. Beloeil H, et al. *Br J Anaesth*. 2005;95(6):782.
48. Hoffman TM, et al. *Circulation*. 2003;107(7):996.
49. Barton P, et al. *Chest*. 1996;109(5):1302.
50. Bailey JM, et al. *Anesthesiology*. 1999;90(4):1012.
51. Ricci Z, et al. *Intensive Care Med*. 2012;38(7):1198.
52. Tosoni A, et al. *Cardiol Young*. 2013;1.
53. Tobias JD. *J Intensive Care Med*. 2011;26(3):183.
54. Singh S. *Indian J Pediatr*. 1988;55(1):27.
55. Drop LJ, et al. *Am J Cardiol*. 1981;47(5):1041.
56. Flynn JT, et al. *J Pediatr*. 2001;139(1):38.
57. Beekman RH, et al. *Circulation*. 1981;64(3):553.
58. Rubin LJ, Peter RH. *N Engl J Med*. 1980;302(2):69.
59. Drummond WH, et al. *J Pediatr*. 1981;98(4):603.
60. Palmer RM, et al. *Nature*. 1987;327(6122):524.
61. Roberts Jr JD, et al. *N Engl J Med*. 1997;336(9):605.
62. Zapol WM, Hurford WE. *New Horiz*. 1993;1(4):638.
63. Kinsella JP, Abman SH. *J Pediatr*. 1995;126(6):853.
64. Stapleton FB, et al. *Pediatr Nephrol*. 1987;1(3):314.
65. Sinaiko AR. *Pediatr Clin North Am*. 1993;40(1):195.
66. Kattwinkel J, et al. *Circulation*. 2010;122(18 suppl 3):S909.
67. Gungor S, et al. *Gynecol Obstet Invest*. 2006;61(1):9.
68. Clements JA, et al. *Science*. 1970;169(3945):603.
69. Grein AJ, Weiner GM. *Cochrane Database Syst Rev*. 2005;(2): CD003314.
70. Trevisanuto D, et al. *Resuscitation*. 2006;71(2):263.
71. Kuhns LR, et al. *Pediatrics*. 1975;56(3):355.
72. Moe-Byrne T, et al. *Cochrane Database Syst Rev*. 2013;2:CD003483.
73. Wyckoff MH, et al. *Pediatrics*. 2005;115(4):950.
74. Wiswell TE, et al. *Pediatrics*. 2000;105(1 Pt 1):1.
75. Vain NE, et al. *Lancet*. 2004;364(9434):597.
76. Jennis MS, Peabody JL. *Pediatrics*. 1987;79(4):524.
77. Atkins DL, et al. *Circulation*. 2009;119:1484.
78. Donoghue AJ, et al. *Ann Emerg Med*. 2005;46(6):512.
79. Young KD, Seidel JS. *Ann Emerg Med*. 1999;33(2):195.
80. Suominen P, et al. *Resuscitation*. 2000;45(1):17.
81. Slonim AD, et al. *Crit Care Med*. 1951;25(12):1997.
82. Berg RA, Personal communication of up-to-date data from the National Registry of CPR.
83. Nadkarni VM, et al. *JAMA*. 2006;295(1):50.
84. Zaritsky A, et al. *Ann Emerg Med*. 1987;16(10):1107.
85. Nichols DG, et al. *Pediatr Emerg Care*. 1986;2(1):1.
86. Reis AG, et al. *Pediatrics*. 2002;109(2):200.
87. Meaney PA, et al. *Pediatrics*. 2006;118(6):2424.
88. Parra DA, et al. *Crit Care Med*. 2000;28(9):3296.
89. Suominen P, et al. *Acta Anaesthesiol Scand*. 1997;41(2):260.
90. Sirbaugh PE, et al. *Ann Emerg Med*. 1999;33(2):174.
91. Schindler MB, et al. *N Engl J Med*. 1996;335(20):1473.
92. Dieckmann RA, Vardis R. *Pediatrics*. 1995;95(6):901.
93. Berg MD, et al. *Resuscitation*. 2005;67(1):63.
94. Gerein RB, et al. *Acad Emerg Med*. 2006;13(6):653.
95. Tunstall-Pedoe H, et al. *BMJ*. 1992;304(6838):1347.
96. Lopez-Herce J, et al. *Pediatr Emerg Care*. 2005;21(12):807.
97. Kuisma M, et al. *Resuscitation*. 1995;30(2):141.
98. Holmberg M, et al. *Resuscitation*. 2000;47(1):59.
99. Kitamura T, et al. *Lancet*. 2010;375(9723):1347.
100. Kouwenhoven WB, et al. *JAMA*. 1960;173:1064.
101. Dean JM, et al. *J Appl Physiol*. 1987;62(6):2212.
102. Donoghue AJ, et al. *Pediatrics*. 2006;118(3):995.
103. Buist MD, et al. *Med J Aust*. 1999;171(1):22.
104. Chaplik S, Neafsey PJ. *Dimens Crit Care Nurs*. 1998;17(4):200.
105. Tibballs J, Kinney S. *Pediatric Crit Care Med*. 2009;10(3):306.
106. Brilli RJ, et al. *Pediatr Crit Care Med*. 2007;8(3):236.
107. Sharek PJ, et al. *JAMA*. 2007;298(19):2267.
108. Hallstrom AP. *Crit Care Med*. 2000;28(suppl 11):N190–N192.
109. Hüpfl M, et al. *Lancet*. 2010;376(9752):1552–1557.
110. Lerner EB, et al. *Circulation*. 2012;125(4):648–655.
111. Kitamura T, et al. *Lancet*. 2010;375(9723):1347.
112. Fukuda T, et al. *Circulation*. 2016;134(25):2060–2070.
113. Naim MY, et al. *JAMA Pediatr*. 2017;171(2):133–141.
114. Atkins DL, et al. *Circulation*. 2015;132(18 suppl 2):S519-25.
115. Berg RA, et al. *Circulation*. 2010;122(18 suppl 3):S685-705.
116. Maconochie IK, et al. *Resuscitation*. 2015;95:e147–e168.
117. Berg RA, et al. *Crit Care Med*. 2016;44(8):e762–e764.
118. Kern KB, et al. *J Am Coll Cardiol*. 1986;7(4):859–867.
119. Kern KB, et al. *Resuscitation*. 1988;16(4):241.
120. Kern KB, et al. *Am Heart J*. 1990;120(2):324.
121. Sanders AB, et al. *Crit Care Med*. 1984;12(10):871.
122. Sanders AB, et al. *J Am Coll Cardiol*. 1985;6(1):113.

123. Sanders AB, et al. *Ann Emerg Med*. 1985;14(10):948.
124. Paradis NA, et al. *JAMA*. 1990;263(8):1106.
125. Ornato JP, et al. *Ann Emerg Med*. 1989;18(7):732.
126. Aufderheide TP, et al. *Circulation*. 2004;109(16):1960.
127. Aufderheide TP, Lurie KG. *Crit Care Med*. 2004;32(9 suppl):S345.
128. Milander MM, et al. *Acad Emerg Med*. 1995;2(8):708.
129. Ewy GA. *Circulation*. 2007;116(25):2894.
130. Valenzuela TD, et al. *Circulation*. 2005;112(9):1259.
131. Edelson DP, et al. *Resuscitation*. 2006;71(2):137.
132. Yannopoulos D, et al. *Crit Care Med*. 2006;34(5):1444.
133. Chandra NC, et al. *Circulation*. 1994;90(6):3070.
134. Weil MH, et al. *N Engl J Med*. 1986;315(3):153.
135. Berg RA, et al. *Circulation*. 2001;104(20):2465.
136. Schleien CL, et al. *Circulation*. 1986;73(4):809.
137. Halperin HR, et al. *Circulation*. 1986;73(3):539.
138. Michael JR, et al. *Circulation*. 1984;69(4):822.
139. Voorhees WD, et al. *Crit Care Med*. 1980;8(3):134.
140. Yannopoulos D, et al. *Resuscitation*. 2006;69(3):487.
141. Lurie K, et al. *Crit Care Med*. 2000;28(suppl 11):N207.
142. Lurie KG, et al. *Circulation*. 1995;91(6):1629.
143. Plaisance P, et al. *Resuscitation*. 2004;61(3):265.
144. Yannopoulos D, et al. *Crit Care Med*. 2006;34(5):1444.
145. Aufderheide TP, et al. *Crit Care Med*. 2005;33(4):734.
146. Wolcke BB, et al. *Circulation*. 2003;108(18):2201.
147. Maher KO, et al. *Resuscitation*. 2009.
148. Kao PC, et al. *Pediatrics*. 2009;124(1):49.
149. Braga MS, et al. *Pediatrics*. 2009;124(1):e69.
150. Idris AH, et al. *Crit Care Med*. 1827;22(11):1994.
151. Srikantan SK, et al. *Pediatr Crit Care Med*. 2005;6(3):293.
152. Kinney SB, Tibballs J. *Resuscitation*. 2000;43(2):115.
153. Babbs CF, Thelander K. *Acad Emerg Med*. 1995;2(8):698.
154. Dean JM, et al. *J Appl Physiol*. 1990;68(2):554.
155. Halperin HR, et al. *N Engl J Med*. 1993;329(11):762.
156. Dorfsman ML, et al. *Acad Emerg Med*. 2000;7(10):1077.
157. American Heart A. *Pediatrics*. 2006;117(5):e989.
158. Voelckel WG, et al. *Crit Care Med*. 2000;28(4):1083.
159. Berg RA, et al. *Circulation*. 1997;95(6):1635.
160. Boczar ME, et al. *Crit Care Med*. 1995;23(3):498.
161. Sanders AB, et al. *Ann Emerg Med*. 1984;13(9 Pt 1):672.
162. Fleisher G, et al. *Am J Emerg Med*. 1985;3(4):305.
163. Sheikh A, Brogan T. *Pediatrics*. 1994;93(3):392.
164. Koehler RC, et al. *Ann Emerg Med*. 1985;14(8):744.
165. Berkowitz ID, et al. *Anesthesiology*. 1991;75(6):1041.
166. Lindner KH, et al. *Anesthesiology*. 1991;74(2):333.
167. Ristagno G, et al. *Crit Care Med*. 2007;35(9):2145.
168. Lindner KH, et al. *Am J Emerg Med*. 1991;9(1):27.
169. Brown C, et al. *New Engl J Med*. 1992;327:151.
170. Behringer W, et al. *Ann Intern Med*. 1998;129(6):450.
171. Callaham M, et al. *JAMA*. 1992;268:2667.
172. Perondi MB, et al. *N Engl J Med*. 2004;350(17):1722.
173. Lindner KH, et al. *Ann Intern Med*. 1996;124(12):1061.
174. Wenzel V, et al. *J Am Coll Cardiol*. 2000;35(2):527.
175. Prengel AW, et al. *Stroke*. 1996;27(7):1241.
176. Prengel AW, et al. *Resuscitation*. 1998;38(1):19.
177. Stiell IG, et al. *Lancet*. 2001;358(9276):105.
178. Wenzel V, et al. *N Engl J Med*. 2004;350(2):105.
179. Mann K, et al. *Resuscitation*. 2002;52(2):149.
180. Stueven HA, et al. *Ann Emerg Med*. 1985;14(7):626.
181. Stueven HA, et al. *Ann of Emerg Med*. 1985;14(7):630.
182. Stueven H, et al. *Ann of Emerg Med*. 1983;12(3):136.
183. Redding JS, et al. *Crit Care Med*. 1983;11(9):681.
184. Niemann JT, et al. *Ann of Emerg Med*. 1985;14(6):521.
185. Blecic S, et al. *Crit Care Med*. 1987;15(4):324.
186. Srinivasan V, et al. *Pediatrics*. 2008;121(5):e1144.
187. Meert KL, et al. *Pediatr Crit Care Med*. 2009.
188. de Mos N, et al. *Crit Care Med*. 2006;34(4):1209.
189. Vukmir RB, et al. *Am J Emerg Med*. 2006;24(2):156.
190. Lokesh L, et al. *Resuscitation*. 2004;60(2):219.
191. Mathieu D, et al. *Crit Care Med*. 1991;19(11):1352.
192. Cooper DJ, et al. *Ann Int Med*. 1990;112(7):492.
193. Huang YG, et al. *Br J Anaesth*. 1995;74(5):583.
194. Preziosi MP, et al. *Crit Care Med*. 1901;21(12):1993.
195. Dohrmann ML, Goldschlager NF. *Cardiol Clin*. 1985;3(4):527.
196. Bar-Joseph G. *Crit Care Med*. 2000;28(5):1693.
197. Zeiner A, et al. *Arch Int Med*. 2007;161(16):2001.
198. Hickey RW, et al. *Pediatrics*. 2000;106(1 Pt 1):118.
199. Bernard SA, et al. *N Engl J Med*. 2002;346(8):557.
200. Hypothermia after Cardiac Arrest Study. *G: N Engl J Med*. 2002;346(8):549.
201. Nielsen N, et al. *N Engl J Med*. 2013;369(23):2197.
202. Shankaran S, et al. *Pediatrics*. 2002;110(2 Pt 1):377.
203. Gluckman PD, et al. *Lancet*. 2005;365(9460):663.
204. Oksanen T, et al. *Intensive Care Med*. 2007;33(12):2093.
205. Beiser DG, et al. *Resuscitation*. 2009;80(6):624.
206. Ulate KP, et al. *Pediatrics*. 2008;122(4):e898.
207. Langhelle A, et al. *Resuscitation*. 2003;56(3):247.
208. Macrae D, et al. *N Engl J Med*. 2014;370(2):107.
209. Meyer RJ, et al. *Resuscitation*. 2002;55(2):187.
210. Kern KB, et al. *Circulation*. 1997;95(12):2610.
211. Trzeciak S, et al. *Crit Care Med*. 2009;37(11):2895.
212. Niemann JT, et al. *Crit Care Med*. 2004;32(8):1753.
213. Sunde K, et al. *Resuscitation*. 2007.
214. Ruiz-Bailen M, et al. *Resuscitation*. 2005;66(2):175.
215. Laurent I, et al. *J Am Coll Cardiol*. 2005;46(3):432.
216. Adrie C, et al. *Circulation*. 2002;106(5):562.
217. Mullner M, et al. *Resuscitation*. 1998;39(1-2):51.
218. Laurent I, et al. *J Am Coll Cardiol*. 2002;40(12):2110.
219. Sundgreen C, et al. *Stroke*. 2001;32(1):128.
220. Sterz F, et al. *Stroke*. 1990;21(8):1178.
221. Safar P, et al. *Stroke*. 1996;27(1):105.
222. Niemann JT, et al. *Circulation*. 2003;108(24):3031.
223. Vasquez A, et al. *Resuscitation*. 2004;61(2):199.
224. Friedman D, et al. *Anesth Analg*. 2009;109(2):506.
225. Scheuer ML, Wilson SB. *J Clin Neurophysiol*. 2004;21(5):353.
226. Abend NS, et al. *Neurology*. 1931;72(22):2009.
227. Young GB, Doig GS. *Neurocrit Care*. 2005;2(1):5.
228. Oddo M, et al. *Crit Care Med*. 2009;37(6):2051.
229. Carrera E, et al. *Arch Neurol*. 2008;65(12):1612.
230. Glass HC, et al. *J Pediatr*. 2009;155(3):318.
231. McBride MC, et al. *Neurology*. 2000;55(4):506.
232. Coen RW, et al. *J Pediatr*. 1982;100(4):628.
233. Ronen GM, et al. *Neurology*. 2007;69(19):1816.
234. Abdel-Rahman U, et al. *J Thorac Cardiovasc Surg*. 2009;137(4):978.
235. Bayir H, et al. *Ann Neurol*. 2007;62(2):154.
236. Bayir H, et al. *J Neurochem*. 2007;101(1):168.
237. Vereczki V, et al. *J Cereb Blood Flow Metab*. 2006;26(6):821.
238. Martin E, et al. *J Neurosci Res*. 2005;79(1-2):240.
239. Balan IS, et al. *Stroke*. 2006;37(12):3008.
240. Kilgannon JH, et al: *JAMA* 303(21):2165.
241. Wik L, et al. *JAMA*. 2005;293(3):299.
242. *Circulation*. 2005;112(suppl 24):IV1.
243. Sutton RM, et al. *Resuscitation*. 2009;80(11):1259.
244. Sutton RM, et al. *Pediatrics*. 2009;124(2):494.
245. Niles D, et al. *Resuscitation*. 2009;80(8):909.
246. Ortmann L, et al. *Circulation*. 2011;124(21):2329–2337.
247. Morris MC, et al. *Pediatr Crit Care Med*. 2004;5(5):440–446.
248. Lowry AW, et al. *Pediatr Cardiol*. 2013;34(6):1422–1430.
249. Odegard KC, et al. *Anesth Analg*. 2014;118(1):175–182.
250. Raymond TT, et al. *Pediatr Crit Care Med*. 2010;11(3):362–371.
251. Lasa JJ, et al. *Circulation*. 2016;133(2):165–176.
252. Kilbaugh TJ, et al: *Resuscitation* 81(7):786.
253. de Caen AR, et al. *Circulation*. 2015;132(18 suppl 2):S526-42.
254. Samson RA, et al. *N Engl J Med*. 2006;354(22):2328.
255. Rhodes JF, et al. *Circulation*. 1999;100(19 suppl):194.
256. Appleton GO, et al. *Ann Emerg Med*. 1995;25(4):492.
257. Gutgesell HP, et al. *Pediatrics*. 1976;58:898.
258. Rodriguez-Nunez A, et al. *Resuscitation*. 2006;71(3):301.
259. Tibballs J, et al. *J Paediatr Child Health*. 2012;48(7):551.
260. Meaney PA, et al. *Pediatrics*. 2011;127(1):e16.
261. Kudenchuk PJ, et al. *N Engl J Med*. 1999;341(12):871.
262. Dorian P, et al. *N Engl J Med*. 2002;346(12):884.
263. Valenzuela TD, et al. *N Engl J Med*. 2000;343(17):1206.
264. Caffrey SL, et al. *N Engl J Med*. 2002;347(16):1242.
265. Samson RA, et al. *Circulation*. 2003;107(25):3250.
266. Zaritsky A. *Clin Chest Med*. 1987;8(4):561.
267. Dalton HJ, et al. *Crit Care Med*. 1993;21(7):1020.
268. del Nido PJ, et al. *Circulation*. 1992;86(suppl 5):II300.
269. Morris MC, et al. *Pediatr Crit Care Med*. 2004;5(5):440.
270. Thiagarajan RR, Bratton SL. *Crit Care Med*. 2006;34(4):1285.
271. Thiagarajan RR, et al. *Circulation*. 2007;116(15):1693.
272. McNiece WL, Dierdorf SF. *Semin Pediatr Surg*. 2004;13(3):152.
273. Fine GF, Borland LM. *Paediatr Anaesth*. 2004;14(1):38.
274. Engorn BM, et al. *Front Pediatr*. 2018;6:365.
275. Ross PA, et al. *Pediatrics*. 2014;133(1):22.
276. Kitterman JA, et al. *Pediatr Clin North Am*. 1970;17(4):895–912.
277. Graham AS, et al. *Intensive Care Med*. 2007;33(1):120.
278. Ross PA, et al. *Pediatr Pulmonol*. 2010;45(7):639.
279. Coleman MM, et al. *Pediatrics Apr*. 2004;113(4):770–774.

280. Ergaz Z, et al. *J Perinatol Dec*. 2012;32(12):933–940.
281. Bhalla AK, et al. *Respir Care*. 2019;64(2):201–208.
282. Frankenfield DC, et al. *Crit Care Med*. 2010;38(1):288.
283. Bhalla AK, et al. *Crit Care Med*. 2015;43(11):2439–2445.
284. Yehya N, et al. *Pediatr Crit Care Med*. 2016;17(2):101–109.
285. Ghuman AK, et al. *Pediatr Crit Care Med*. 2012;13(1):11.
286. Khemani RG, et al. *Am J Respir Crit Care Med*. 2016;193(2): 198–209.
287. Willis BC, et al. *Intensive Care Med*. 2005;31(12):1700.
288. Pham TM, et al. *Pediatr Pulmonol*. 2015;50(7):713–720.
289. Weiler T, et al. *J Pediatr*. 2017;189:66–71.
290. Kamerkar A, et al. *J Pediatr*. 2017;185:26–32.e3.
291. Hotz JC, et al. *Respir Care*. 2018;63(2):177–186.
292. Rodriguez PO, et al. *Respir Care*. 2013;58(5):754.
293. Yang Y, et al. *Chin Med J (Engl)*. 2013;126(17):3234.
294. Sarge T, et al. *Intensive Care Med*. 2014;40(1):126.
295. Fumagalli J, et al. *Crit Care Med*. 2017;45(8):1374–1381.
296. Eichler L, et al. *Obes Surg*. 2018;28(1):122–129.
297. Pirrone M, et al. *Crit Care Med*. 2016;44(2):300–307.
298. Hibbert K, et al. *Chest*. 2012;142(3):785.
299. Akoumianaki E, et al. *Am J Respir Crit Care Med*. 2014;189(5): 520–531.
300. Mietto C, et al. *Anaesthesiol Intensive Ther*. 2015;47. Spec No: s27–37.
301. Mauri T, et al. *Intensive Care Med Sep*. 2016;42(9):1360–1373.
302. Hammer J, Newth CJ. *Paediatr Respir Rev*. 2009;10(2):75–80.
303. Hammer J, et al. *Pediatr Pulmonol*. 1995;19(3):167.
304. Reber A, et al. *Chest*. 2002;122(2):473.
305. Reber A, et al. *Eur Respir J*. 2001;17(6):1239.
306. Khemani RG, et al. *Crit Care Med*. 2017;45(8):e798–e805.
307. Khemani RG, et al. *J Crit Care*. 2013;28(4):490.
308. Frerichs I, et al. *Thorax*. 2017;72(1):83–93.
309. Zhao Z, et al. *Acta Anaesthesiol Scand*. 2017;61(9):1166–1175.
310. Nestler C, et al. *Br J Anaesth*. 2017;119(6):1194–1205.
311. Pereira SM, et al. *Anesthesiology*. 2018;129(6):1070–1081.
312. Ngo C, et al. *Pediatr Pulmonol*. 2018;53(5):636–644.
313. Mazzoni MB, et al. *Respir Med*. 2017;130:9–12.
314. Dmytrowich J, et al. *J Clin Monit Comput*. 2018;32(3):503–507.
315. Durand P, et al. *Intensive Care Med*. 2018, 3.
316. Hendaus MA, et al. *Ther Clin Risk Manag*. 2015;9(11):1817–1818.
317. Basile V, et al. *BMC Pediatr*. 2015;21(15):63.
318. Pereda MA, et al. *Pediatrics*. 2015;135(4):714–722.
319. Ferrari G, et al. *Crit Ultrasound J*. 2014;6(1):8.
320. Umbrello M, et al. *Crit Care*. 2015;19(1):161.
321. Farghaly S, Hasan AA. *Aust Crit Care*. 2017;30(1):37–43.
322. Lee EP, et al. *PLoS One*. 2017;12(8):e0183560.
323. Rubin S, et al. *Pediatr Crit Care Med*. 2014;15(1):1–6.
324. Weiler T, et al. *J Pediatr*. 2017;189:66–71.e3.
325. Pham TM, et al. *Pediatr Pulmonol*. 2015;50(7):713–720.
326. Franklin D, et al. *N Engl J Med*. 2018;378:1121–1131.
327. McKiernan C, et al. *J Pediatr*. 2010;156(4):634.
328. Schibler A, et al. *Intensive Care Med*. 2011;37(5):847.
329. Onodera Y, et al. *Intensive Care Med Exp*. 2018;6(1):7.
330. Sivieri EM, et al. *Pediatr Pulmonol*. 2017;52(6):792–798.
331. Okuda M, et al. *BMJ Open Respir Res*. 2017;4(1):e000200.
332. Hough JL, et al. *Pediatr Crit Care Med*. 2014;15(5):e214–e219.
333. Hegde S, Prodhan P. *Pediatrics*. 2013;131(3):e939.
334. Basnet S, et al. *Pediatr Crit Care Med*. 2012;13(4):393.
335. Thill PJ, et al. *Pediatr Crit Care Med*. 2004;5(4):337.
336. Nievas IF, Anand KJ. *J Pediatr Pharmacol Ther*. 2013;18(2):88.
337. Koninckx M, et al. *Paediatr Respir Rev*. 2013;14(2):78.
338. Fine GF, Borland LM. *Paediatr Anaesth*. 2004;14(1):38–42.
339. Khemani RG, et al. *Am J Respir Crit Care Med*. 2016;193(2): 198–209.
340. Bhende MS, LaCovey DC. *Prehosp Emerg Care*. 2001;5(2):208.
341. Piastra M, et al. *J Crit Care*. 2013.
342. Bordessoule A, et al. *Pediatr Res*. 2012;72(2):194.
343. Inata Y, Takeuchi M. *Clin Case Rep*. 2018;6(7):1379–1380.
344. Zhou Y, et al. *Intensive Care Med*. 2017;43(11):1648–1659.
345. Lalgudi Ganesan S, et al. *Am J Respir Crit Care Med*. 2018;198(9): 1199–1207.
346. Yehya N, et al. *Pediatr Pulmonol*. 2013.
347. Yehya N, et al. *Pediatr Crit Care Med*. 2014;15(4):e147–e156.
348. Walsh MA, et al. *Crit Care Med*. 2011;39(12):2599–2604.
349. Demirkol D, et al. *Indian J Pediatr*. 2010;77(11):1322–1325.
350. Daoud EG, et al. *Respiratory Care*. 2012;57(2):282.
351. Lunkenheimer PP, et al. *Br J Anaesth*. 1972;44(6):627.
352. Arnold JH, et al. *Crit Care Med*. 1994;22(10):1530.
353. Samransamruajkit R, et al. *Asian Pac J Allergy Immunol*. 2005;23(4): 181–188.
354. Babbitt CJ, et al. *Lung*. 2012;190(6):685.
355. Stewart CA, et al. *Pediatr Pulmonol*. 2018;53(6):816–823.
356. Rowan CM, et al. *Respir Care*. 2018;63(4):404–411.
357. Young D, et al. *N Engl J Med*. 2013;368(9):806–813.
358. Bateman ST, et al. *Am J Respir Crit Care Med*. 2016;193(5):495–503.
359. Curley MA, et al. *JAMA*. 2015;313(4):379–389.
360. Mabe TG, et al. *Pediatr Crit Care Med*. 2007;8(4):383–385.
361. Hall JJ, et al. *J Burn Care Res*. 2007;28(3):396.
362. Carman B, et al. *J Burn Care Rehabil*. 2002;23(6):444.
363. Rizkalla NA, et al. *J Crit Care*. 2013.
364. ARDS Definition Task Force, et al. *JAMA*. 2012;307(23): 2526–2533.
365. Ferguson ND, et al. *N Engl J Med*. 2013;368(9):795.
366. Pediatric Acute Lung Injury Consensus Conference Group. *Pediatr Crit Care Med*. 2015;16(5):428–439.
367. Bembea MM, et al. *Pediatr Crit Care Med*. 2015;16(5 suppl 1):S1–5.
368. Khemani RG, et al. *Pediatr Crit Care Med*. 2015;16(5 suppl 1): S23–40.
369. Flori H, et al. *Pediatr Crit Care Med*. 2015;16(5 suppl 1):S41–50.
370. Rimensberger PC, et al. *Pediatr Crit Care Med*. 2015;16(5 suppl 1):S51–60.
371. Essouri S, et al. *Pediatr Crit Care Med*. 2015;16(5 suppl 1): S102–S110.
372. Emeriaud G, et al. *Pediatr Crit Care Med*. 2015;16(5 suppl 1): S86–101.
373. Dalton HJ, Macrae DJ. *Pediatr Crit Care Med*. 2015;16(5 suppl 1):S111–S117.
374. Quasney MW, et al. *Pediatr Crit Care Med*. 2015;16(5 suppl 1): S118–S131.
375. Erickson S, et al. *Pediatr Crit Care Med*. 2007;8(4):317–323.
376. Khemani RG, et al. *Intensive Care Med*. 2009;35(8):1428–1437.
377. Khemani RG, et al. *Am J Respir Crit Care Med*. 2018;198(1):77–89.
378. Imai Y, Slutsky AS. *Crit Care Med*. 2005;33(3 suppl):S129–S134.
379. Ferguson ND, et al. *N Engl J Med*. 2013;368(9):795–805.
380. Bhalla AK, et al. *Crit Care Med*. 2018;46(11):1803–1810.
381. Foronda FK, et al. *Crit Care Med*. 2011;39(11):2526–2533.
382. Kallet RH, et al. *Respir Care*. 2018;63(1):1–10.
383. Faustino EV, et al. *Crit Care Med*. 2017;45(1):94–102.
384. Newth CJL, et al. *Pediatr Crit Care Med*. 2017;18(11):e521–e529.
385. Ward SL, et al. *Pediatr Crit Care Med*. 2016;17(10):917–923.
386. Sward KA, et al. *Pediatr Crit Care Med*. 2017;18(11):1027–1034.
387. Newth CJL, et al. *Pediatr Clin North Am*. 2017;64(5):1057–1070.
388. Lee EP, et al. *PLoS One*. 2017;12(8):e0183560.
389. Goligher EC, et al. *Am J Respir Crit Care Med*. 2018;197(2):204–213.
390. Acute Respiratory Distress Syndrome Network, et al. *N Engl J Med*. 2000;342(18):1301.
391. Khemani RG, et al. *Am J Respir Crit Care Med*. 2018;198(1):77–89.
392. Ingaramo OA, et al. *Pediatr Crit Care Med*. 2014;15(1):15–20.
393. Ross PA, et al. *Front Pediatr*. 2014;2:134.
394. Amato MBP, et al. *N Engl J Med*. 2015;372:747–755.
395. Papazian L, et al. *N Engl J Med*. 2010;363:1107–1116.
396. Curley MA, et al. *JAMA*. 2005;294(2):229–237.
397. Fineman LD, et al. *Pediatr Crit Care Med*. 2006;7(5):413–422.
398. Guerin C, et al. *N Engl J Med*. 2013;368(23):2159.
399. Mancebo J, et al. *Am J Respir Crit Care Med*. 2006;173(11):1233.
400. Beuret P, et al. *Intensive Care Med*. 2002;28(5):564.
401. Thelandersson A, et al. *Acta anaesthesiol Scand*. 2006;50(8):937.
402. Möller JC, et al. *Intensive Care Med*. 2003;29(3):437–446.
403. Willson DF, et al. *Pediatr Crit Care Med*. 2013;14(7):657.
404. Drago BB, et al. *Pediatr Crit Care Med*. 2015;16(3):e74–81.
405. Yehya N, et al. *Intensive Care Med*. 2015;41(9):1658–1666.
406. Adhikari NK, et al. *Crit Care Med*. 2014;42(2):404–412.
407. Bronicki RA, et al. *J Pediatr*. 2015;166(2):365–369.e1.
408. Peek GJ, et al. *Lancet*. 2009;374(9698):1351.
409. Coombes A, et al. *N Engl J Med*. 2018;378:1965–1975.
410. Barbaro RP, et al. *Am J Respir Crit Care Med*. 2018;197(9): 1177–1186.
411. Lin JC. *Respir Care*. 2017;62(6):732–750.
412. Curley MA, et al. *Pediatr Crit Care Med*. 2006;7(2):107–114.
413. Krajčová A, et al. *Crit Care*. 2015;19:398.
414. Newth CJ, et al. *Pediatr Crit Care Med*. 2009;10(1):1.
415. Yang KL, Tobin MJ. *N Engl J Med*. 1991;324(21):1445.
416. Chavez A, et al. *Pediatr Crit Care Med*. 2006;7(4):324.
417. Jouvet PA, et al. *Intensive Care Med*. 2013;39(5):919.
418. Kurachek SC, et al. *Crit Care Med*. 2003;31(11):2657.
419. Manczur T, et al. *Crit Care Med*. 2000;28(5):1595.
420. Hammer J, Newth CJ. *Eur Respir J*. 1870;10(8):1997.
421. Argent AC, et al. *Intensive Care Med*. 2008;34(2):324.
422. Khemani RG, et al. *Intensive Care Med*. 2016;42(8):1214–1222.

423. Suominen PK, et al. *J Cardiothorac Vasc Anesth.* 2007;21(2):197.
424. Wratney AT, et al. *Pediatr Crit Care Med.* 2008;9(5):490.
425. Taussig LM, et al. *Am J Dis Child.* 1975;129(7):790.
426. Sheikh KH, Mostow SR. *West J Med.* 1989;151(5):520.
427. Wohl ME, Chernick V. *Am Rev Respir Dis.* 1978;118(4):759.
428. Nicolai T, Pohl A. *Lung.* 1990;168(suppl):396.
429. Smyth RL, et al. *Thorax.* 1991;46(3):213.
430. Meachery G, et al. *Thorax.* 2008;63(8):725.
431. Pierce MR, Bancalari E. *Pediatr Pulmonol.* 1995;19(6):371.
432. Truog WE, Jackson JC. *Clin Perinatol.* 1992;19(3):621.
433. Parker RA, et al. *Pediatrics.* 1992;90(5):663.
434. Bader D, et al. *J Pediatr.* 1987;110(5):693.
435. Gerhardt T, et al. *J Pediatr.* 1987;110(3):448.
436. Abbasi S, et al. *Pediatrics.* 1991;87(4):487.
437. Greenspan JS, et al. *J Pediatr.* 1990;117(1 Pt 1):106.
438. Weissberg D, Schwartz I. *Chest.* 1987;91(5):730.
439. Newth CJ, et al. *J Pediatr.* 2012;161(2):214 e3.
440. Rubin S, et al. *Pediatr Crit Care Med.* 2014;15(1):1–6.
441. Jat KR, Khairwa A. *Pulm Pharmacol Ther.* 2013;26(2):239.
442. Kelly A, et al. *Ann Pharmacother.* 2013;47(5):644.
443. Powell CV, et al. *Health Technol Assess.* 2013;17(45).
444. Rowe BH, et al. *Ann Emerg Med.* 2000;36(3):181.
445. Silverman RA, et al. *Chest.* 2002;122(2):489.
446. Rodrigo GJ, Castro-Rodriguez JA. *Ann Allergy Asthma Immunol.* 2014;112(1):29.
447. Youssef-Ahmed MZ, et al. *Intensive Care Med.* 1996;22(9):972.
448. Jat KR, Chawla D. *Cochrane Database Syst Rev.* 2012;11:CD009293.
449. Wetzel RC. *Crit Care Med.* 1996;24(9):1603.
450. Tuxen DV. *Am Rev Respir Dis.* 1989;140(1):5.
451. Smith TC, Marini JJ. *J Appl Physiol.* 1985;65(4):1488–1988.
452. Appendini L, et al. *Am J Respir Crit Care Med.* 1999;159(5 Pt 1):1510.
453. MacIntyre NR, et al. *Chest.* 1997;111(1):188.
454. Kong W, et al. *Chin Med J (Engl).* 2001;114(9):912.
455. Tan IK, et al. *Br J Anaesth.* 1993;70(3):267.
456. Wheeler DS, et al. *Pediatr Crit Care Med.* 2000;1(1):55.
457. Tobias JD. *J Intensive Care Med.* 2009;24(6):361.
458. Tobias JD. *Pediatr Crit Care Med.* 2008;9(2):169.
459. Tobias JD, Garrett JS. *Paediatr Anaesth.* 1997;7(1):47.
460. Char DS, et al. *Pediatr Crit Care Med.* 2013;14(4):343.
461. Teasdale G, Jennett B. *Lancet.* 1974;2(7872):81.
462. Gutierrez-Colina AM, et al. *Pediatr Neurol.* 2012;46(3):158.
463. Hasbani DM, et al. *Pediatr Crit Care Med.* 2013;14(7):709.
464. Gentry LR. *Radiol Clin North Am.* 1989;27(2):435.
465. Kochanek PM, et al. *Pediatr Crit Care Med.* 2000;1(1):4.
466. Hillered L, et al. *J Neurotrauma.* 2005;22(1):3.
467. Marcoux J, et al. *Crit Care Med.* 2008;36(10):2871.
468. Glenn TC, et al. *J Cerebral Blood Flow and Metabolism.* 2003;23(10):1239.
469. Kilbaugh TJ, et al. *J Neurotrauma.* 2011;28(5):763.
470. Raghupathi R, Margulies SS. *J Neurotrauma.* 2002;19:843.
471. Duhaime AC, et al. *J Neurosurg.* 2000;93(3):455.
472. Udomphorn Y, et al. *Pediatr Neurol.* 2008;38(4):225.
473. Wintermark M, et al. *Pediatrics.* 2004;113(6):1642.
474. Vavilala MS, et al. *Pediatric research.* 2005;58(3):574.
475. Adelson PD, et al. *Pediatr Neurosurg.* 1997;26:200.
476. Cunningham AS, et al. *Brain.* 1931;128:2005.
477. von Oettingen G, et al. *Neurosurgery.* 2002;50:781.
478. Jackson S, Piper IR. *Acta Neurochir Suppl.* 2000;76:453.
479. Chambers IR, et al. *J Neurol Neurosurg Psychiatry.* 2006;77(2):234.
480. Chambers IR, et al. *Childs Nerv Syst.* 2005;21(3):195.
481. Chambers IR, Kirkham FJ. *Neurosurg Focus.* 2003;15(6):E3.
482. Adelson PD, et al. *Pediatr Crit Care Med.* 2003;4:S1.
483. Stiefel MF, et al. *J Neurosurg.* 2005;103:805.
484. Stiefel MF, et al. *J Neurosurg.* 2006;105(4 suppl):281.
485. Llinas RH. *Semin Neurol.* 2008;28(5):645.
486. Broderick JP, Hacke W. *Circulation.* 2002;106(13):1736.
487. Robertson CS, et al. *Crit Care Med.* 1999;27(10):2086.
488. Contant CF, et al. *J Neurosurg.* 2001;95(4):560.
489. UBt Samant, et al. *J Neurotrauma.* 2008;25(5):495.
490. Kochanek PM, et al. *Pediatr Crit Care Med.* 2012;13(suppl 1):S1.
491. Friess SH, et al. *Crit Care Med.* 2012;40(8):2400.
492. Johnston WE, et al. *Anesth Analg.* 1994;79(1):14.
493. Duebener LF, et al. *J Cardiothorac Vasc Anesth.* 2004;18(4):423.
494. Strebel SP, et al. *Anesthesiology.* 1998;89(1):67.
495. Cherian L, et al. *Crit Care Med.* 1999;27(11):2512.
496. Di Gennaro JL, et al. *Dev Neurosci.* 2010;32(5-6):420.
497. Pfister D, et al. *Eur J Anaesthesiol.* 2008;42(suppl):98.
498. Steiner LA, et al. *Crit Care Med.* 2004;32(4):1049.
499. Prathep S, et al. *Crit Care Med.* 2014;42(1):142.
500. Kilbaugh TJ, et al. *J Neurotrauma.* 2011;28(5):763.
501. Kochanek PK, et al. Severe head injury in the infants and children. In: Furman BP, Zimmerman JJ, eds. *Pediatric Critical Care.* Philadelphia: Mosby; 2006:1595.
502. Kilbaugh TJ, et al. *Int J Pediatr.* 2010:2010.
503. Bergen JM, Smith DC. *J Emerg Med.* 1997;15(2):221.
504. Moss E, et al. *Br J Anaesth.* 1979;51(4):347.
505. Renou AM, et al. *Br J Anaesth.* 1978;50(10):1047.
506. Drummond JC, et al. *Neurosurgery.* 1995;37(4):742.
507. Edelman GJ, et al. *Anesth Analg.* 1997;85(4):821.
508. Drummond JC, et al. *Anesth Analg.* 2005;100(3):841.
509. Lev R, Rosen P. *J Emerg Med.* 1994;12(4):499.
510. Langsjo JW, et al. *Anesthesiology.* 2003;99(3):614.
511. Langsjo JW, et al. *Anesthesiology.* 2005;103(2):258.
512. Gibbs JM. *Br J Anaesth.* 1972;44(12):1298.
513. Wyte SR, et al. *Anesthesiology.* 1972;36(2):174.
514. Albanese J, et al. *Anesthesiology.* 1997;87(6):1328.
515. Bourgoin A, et al. *Crit Care Med.* 2003;31(3):711.
516. Kolenda H, et al. *Acta Neurochir (Wien).* 1996;138(10):1193.
517. Bar-Joseph G, et al. *J Neurosurg Pediatr.* 2009;4(1):40.
518. Spitzfaden AC, et al. *Pediatr Neurosurg.* 1999;31(4):194.
519. Farling PA, et al. *Anaesthesia.* 1989;44(3):222.
520. Bray RJ. *Paediatr Anaesth.* 1998;8(6):491.
521. Cray SH, et al. *Crit Care Med.* 1998;26(12):2087.
522. Parke TJ, et al. *BMJ.* 1992;305(6854):613.
523. Canivet JL, et al. *Acta Anaesthesiol Belg.* 1994;45(1):19.
524. Veldhoen ES, et al. *Pediatr Crit Care Med.* 2009;10(2):e19.
525. Cray SH, et al. *Crit Care Med.* 1998;26(12):2087.
526. Adelson PD, et al. *Pediatr Crit Care Med.* 2003;4(suppl 3):S72.
527. Phan H, Nahata MC. *Paediatric Drugs.* 2008;10(1):49.
528. Mason KP, et al. *Anesth Analg.* 2006;103(1):57.
529. Tobias JD. *Pediatric Crit Care Med.* 2007;8(2):115.
530. Tobias JD. *J Intensive Care Med.* 2008;23(6):403.
531. Erkonen G, et al. *Neurocrit Care.* 2008;9(3):366.
532. Ray T, Tobias JD. *J Clin Anesth.* 2008;20(5):364.
533. Skippen P, et al. *Crit Care Med.* 1997;25(8):1402.
534. Feldman Z, et al. *J Neurosurg.* 1992;76(2):207.
535. Huh JW, Raghupathi R. *Anesthesiol Clin.* 2009;27(2):213.
536. Kochanek PM, et al. *Pediatr Crit Care Med.* 2012;13(suppl 1):S1.
537. Chesnut RM, et al. *N Engl J Med.* 2013;368(18):1751.
538. Friess SH, et al. *Crit Care Res Pract* 2012:361310, 2012.
539. Qureshi AI, Suarez JI. *Crit Care Med.* 2000;28(9):3301.
540. Pollay M, et al. *J Neurosurg.* 1983;59(6):945.
541. Hutchison JS, et al. *N Engl J Med.* 2008;358(23):2447.
542. Hutchison JS, et al. *Dev Neurosci.* 2010;32(5-6):406.
543. Adelson PD, et al. *Lancet Neurol.* 2013;12(6):546.
544. Sanchez AI, et al. *J Head Trauma Rehabil.* 2012;27(2):159.
545. Shakur H, et al. *Lancet.* 2012;380(9859):2062.
546. Friess SH, et al. *Pediatr Crit Care Med.* 2012;13(6):702.
547. Guignard JP. *Pediatr Clin North Am.* 1982;29(4):777.
548. Aviles DH, et al. *Clin Perinatol.* 1992;19(1):69.
549. Eades SK, Christensen ML. *Pediatr Nephrol.* 1998;12(7):603.
550. Warshaw BL, et al. *J Pediatr.* 1982;100(2):183.
551. Pascual JF, et al. *Pediatr Clin North Am.* 1987;34(3):803.
552. Salusky IB, et al. *Pediatr Clin North Am.* 1982;29(4):1005.
553. Karmali MA. *Clin Microbiol Rev.* 1989;2(1):15.
554. Riley LW. *Annu Rev Microbiol.* 1987;41:383.
555. Kaplan BS, et al. *Pediatr Nephrol.* 1990;4(3):276.
556. Forsyth KD, et al. *Lancet.* 1989;2(8660):411.
557. Riley LW, et al. *N Engl J Med.* 1983;308(12):681.
558. Fong JS, et al. *Pediatr Clin North Am.* 1982;29(4):835.
559. Fong JS, Kaplan BS. *Blood.* 1982;60(3):564.
560. Sieniawska M, et al. *Pediatr Nephrol.* 1990;4(3):213.
561. Hahn JS, et al. *J Child Neurol.* 1989;4(2):108.
562. Robson WL, Leung AK. *J R Soc Med.* 1991;84(6):383.
563. Banatvala N, et al. *J Infect Dis.* 2001;183(7):1063.
564. Safdar N, et al. *JAMA.* 2002;288(8):996.
565. Hoffman HJ, et al. *J Neurosurg.* 1977;47(2):218.
566. Perkin RM, Levin DL. *Pediatr Clin North Am.* 1980;27(3):567.
567. Outwater KM, Rockoff MA. *Neurology.* 1984;34(9):1243.
568. Burrows FA, et al. *Crit Care Med.* 1983;11(7):527.
569. Dahlquist G, et al. *Acta Paediatr Scand.* 1979;68(5):649.
570. Hochman HI, et al. *Pediatr Clin North Am.* 1979;26(4):803.
571. Poirier MP, et al. *Clin Pediatr (Phila).* 2004;43(9):809.
572. Marcin JP, et al. *J Pediatr.* 2002;141(6):793.
573. Rosenbloom AL, et al. *J Pediatr.* 1980;96(3 Pt 1):357.
574. Krane EJ, et al. *N Engl J Med.* 1985;312(18):1147.
575. de la Iglesia FA, et al. *Am J Pathol.* 1976;82(1):61.

576. Mackey WC, Dineen P. *Surg Gynecol Obstet*. 1983;156(1):56.
577. Hadidi AT. *El Shal N: J Pediatr Surg*. 1999;34(2):304.
578. Poley JR. *South Med J*. 1978;71(8):935.
579. Stoll BJ. *Clin Perinatol*. 1994;21(2):205.
580. Cass DL, et al. *J Pediatr Surg*. 2000;35(11):1531.
581. Schwartz MZ, et al. *J Pediatr Surg*. 1980;15(6):890.
582. Rogers EL, Rogers MC. *Pediatr Clin North Am*. 1980;27(3):701.
583. Singer AL, et al. *Ann Surg*. 2001;234(3):418.
584. Gow PJ, Mutimer D. *BMJ*. 2001;323(7322):1164.
585. Paradis KJ, et al. *Pediatr Clin North Am*. 1988;35(2):409.
586. Weber TR, Grosfeld JL. *Surg Clin North Am*. 1981;61(5):1079.
587. Chardot C, et al. *J Pediatr*. 2001;138(2):224.
588. Cienfuegos JA, et al. *Transplant Proc*. 1984;16(5):1230.
589. McDiarmid SV. *Clin Liver Dis*. 2000;4(4):879.
590. Khorasani EN, Mansouri F. *Burns*. 2010;36(7):1067.
591. Mehta NM, et al. *Crit Care Med*. 2012;40(7):2204.
592. Mehta NM. *Nutr Clin Pract*. 2009;24(3):377.
592a. Mikhailov TA, et al. *J Paren Enteral Nutr*. 2014;38:459–466.
593. Petrillo-Albarano T, et al. *Pediatr Crit Care Med*. 2006;7(4):340.
594. Schleicherk K, et al. *J Craniofac Surg*. 2011;22(1):194.
595. Dunbar N, et al. *Spine (Phila Pa 1976)*. 2010;35(23):E1322.
596. Yildirim I, et al. *Pediatr Hematol Oncol*. 2008;25(4):319.
597. Sanchez R, Toy P. *Pediatr Blood Cancer*. 2005;45(3):248.
598. Donelan KJ, Anderson KA. *S D Med*. 2011;64(3):85.
599. Dotis J, et al. *Hippokratia*. 2011;15(2):184.
600. Gupta S, et al. *Indian J Pediatr*. 2012;79(10):1363.
601. Church GD, et al. *Pediatr Crit Care Med*. 2009;10(3):297.
602. Lacroix J, et al. *N Engl J Med*. 2007;356(16):1609.
603. Rouette J, et al. *Ann Surg*. 2010;251(3):421.
604. Swerdlow PS. *Hematology Am Soc Hematol Educ Program48*. 2006.
605. Khemani RG, et al. *Intensive Care Med*. 2009;35(2):327.
606. Vichinsky EP, et al. *N Engl J Med*. 1855;342(25):2000.
607. Taylor Jr FB, et al. *Thromb Haemost*. 2001;86(5):1327.
608. Ohene-Frempong K, et al. *Blood*. 1998;91(1):288.
609. Adams RJ, et al. *N Engl J Med*. 1998;339(1):5.
610. Lee MT, et al. *Blood*. 2006;108(3):847.
611. Medeiros D, Buchanan GR. *Pediatr Clin North Am*. 1996;43(3):757.
612. Ridolfi RL, Bell WR. *Medicine (Baltimore)*. 1981;60(6):413.
613. Mauer HM, et al. *Blood*. 1972;40(2):207.
614. Elbahlawan L, Morrison RR. *Curr Stem Cell Res Ther*. 2012;7(5):381.
615. Elbahlawan L, et al. *Pediatr Blood Cancer*. 2010;55(3):540.
616. Rajasekaran S, et al. *Pediatr Crit Care Med*. 2010;11(6):699.
617. Pound CM, et al. *Pediatr Blood Cancer*. 2008;51(5):584.
618. Hallahan AR, et al. *Crit Care Med*. 2000;28(11):3718.
619. Dalton HJ, et al. *Pediatr Hematol Oncol*. 2003;20(8):643.
620. Fiser RT, et al. *Pediatr Crit Care Med*. 2005;6(5):531.
621. van Gestel JP, et al. *Crit Care Med*. 2008;36(10):2898.
622. Tamburro RF, et al. *Pediatr Crit Care Med*. 2008;9(3):270.
623. Asturias EJ, et al. *Curr Oncol*. 2010;17(2):59.
624. El-Maghraby SM, et al. *J Pediatr Hematol Oncol*. 2007;29(3):131.
625. Dearth J, et al. *Med Pediatr Oncol*. 1983;11(4):225.
626. Wald BR, et al. *Cancer*. 1982;50(1):150.
627. Cohen LF, et al. *Am J Med*. 1980;68(4):486.
628. Lam JC, et al. *Pediatr Surg Int*. 2004;20(3):180.
629. King RM, et al. *J Pediatr Surg*. 1982;17(5):512.
630. Stricker PA, et al. *J Clin Anesth*. 2010;22(3):159.
631. Klevens RM, et al. *Public Health Rep*. 2007;122(2):160.
632. Schneider J, et al. *Pediatr Crit Care Med*. 2009;10(3):360.
633. Srinivasan R, et al. *Pediatrics*. 2009;123(4):1108.
634. Elward AM, et al. *Pediatrics*. 2002;109(5):758.
635. Curley MA, et al. *Pediatr Clin North Am*. 2006;53(6):1231.
636. Bigham MT, et al. *J Pediatr*. 2009;154(4):582 e2.
637. Rosenthal VD, et al. *Am J Infect Control*. 2012;40(6):497.
638. Muszynski JA, et al. *Pediatr Crit Care Med*. 2013;14(5):533.
639. Abou Elella R, et al. *Pediatr Cardiol*. 2010;31(4):483.
640. Miller MR, et al. *Pediatrics*. 2010;125(2):206.
641. Miller MR, et al. *Pediatrics*. 2011;128(5):e1077.
642. Esteban E, et al. *Pediatr Crit Care Med*. 2013;14(5):525.
643. Wilson CB. *J Pediatr*. 1986;108(1):1.
644. Harris MC, Polin RA. *Pediatr Clin North Am*. 1983;30(2):243.
645. Rothenberger D, et al. *J Trauma*. 1978;18(3):173.
646. Eichelberger MR, Randolph JG. *J Trauma*. 1983;23(2):91.
647. Rivara FP. *Am J Dis Child*. 1982;136(5):399.
648. Dykes EH, et al. *J Trauma*. 1989;29(6):724.
649. Kissoon N, et al. *CMAJ*. 1990;142(1):27.
650. Fiser DH. *N Engl J Med*. 1990;322(22):1579.
651. Breaux Jr CW, et al. *J Trauma*. 1990;30(1):37.
652. Hoelzer DJ, et al. *J Trauma*. 1986;26(1):57.
653. Fazen 3rd LE, et al. *Pediatrics*. 1986;77(2):144.
654. Riordan M, et al. *Arch Dis Child*. 2002;87(5):392.

第 6 部分

术后监护治疗

80 麻醉后监护治疗病房

SHERI M. BERG，MATTHIAS R. BRAEHLER
杨谦梓 译 倪新莉 熊利泽 邓小明 审校

要 点

- 全身麻醉与手术后苏醒期可能出现影响多器官系统功能的一些生理紊乱。最常见的是术后恶心、呕吐（postoperative nausea and vomiting，PONV）、低氧、低温和寒战以及血流动力学不稳定。
- 一项对麻醉后监护治疗病房（postanesthesia care unit，PACU）的 18 000 多例患者的前瞻性研究结果显示，麻醉苏醒期并发症的发生率高达 24%。其中恶心和呕吐（9.8%）、需要上呼吸道支持（6.8%）、低血压（2.7%）是最常见的问题。
- 术后早期发生呼吸道梗阻的最常见原因是镇静状态或反应迟钝患者的咽肌肌力丧失。吸入全身麻醉药、静脉全身麻醉药、神经肌肉阻滞药以及阿片类药物的残余作用，均可引起 PACU 患者咽肌肌力丧失。
- 拇收肌四个成串刺激（train-of-four，TOF）比值大于 0.90 时，咽部功能才恢复正常。
- 门齿强烈抵抗压舌板是咽部肌肉张力恢复的可靠指标，这时 TOF 平均比值达到 0.85，而患者可以持续抬头时，TOF 为 0.6。
- 有 8% ～ 10% 腹部手术患者进入 PACU 后仍需气管插管和机械通气。术后早期呼吸衰竭多见于一些短暂性、迅速可逆性的情况，如疼痛引起的屏气、膈肌功能障碍、肌无力以及药物性呼吸中枢抑制。
- 在 12 导联心电图（ECG）检查中，尽管联合Ⅱ导联与 V_5 导联能反映 80% 的心肌缺血事件，但是心电监护仪凭视觉诊断往往不准确。由于存在人为错误，美国心脏病学会指南推荐，（如果条件允许）在术后早期应采用 ST 段计算机分析系统监测高危患者。
- 一项研究将术后尿潴留定义为膀胱容积＞ 600 ml 且 30 min 内不能排尿，结果 PACU 中尿潴留的发生率为 16%。发生术后尿潴留最显著的预测因素是年龄大于 50 岁、术中输液量大于 750 ml 以及入 PACU 时膀胱容积大于 270 ml。
- 围术期接受过静脉造影剂的任何患者都应注意充分水化。应用平衡晶体液积极水化是防止造影剂肾病的最有效方法。
- 据报道，66 例腹腔镜减肥手术患者中有 22.7% 患者发生横纹肌溶解，其风险因素包括体重指数（BMI）增加和手术时间延长。
- 术后寒战的发生率在全身麻醉后可高达 66%。已明确的风险因素包括：青年患者、矫形外科假体手术和核心温度过低。
- 在多项择期和急诊患者接受不同类型手术的研究显示，术后谵妄与手术预后较差、住院时间延长、功能下降、住院率增高、死亡率较高以及医疗成本与资源运用增加有关。
- PACU 监护标准要求有一名医师承担患者转出 PACU 的责任（标准Ⅴ）。即便由 PACU 护士在床旁根据医院制订的转出标准或评分系统做出转出 PACU 的决定，也应由医师负责决策。

麻醉后监护治疗病房（postanesthesia care unit，PACU）的设置与人员配备是用于监护和治疗从麻醉和手术后早期恢复生理功能的患者。PACU 是患者从一对一监护的手术室转移到监护较少的医院病房，或者对某些患者而言是从手术室到家独立活动之间的过渡。为应对这独特的过渡时期，PACU 的配置既要满足不稳定患者复苏的需要，还要为稳定患者的“恢复”提供一个安静舒适的环境。PACU 的位置要靠近手术室，这便于麻醉科医师快速会诊与援助。

转入 PACU

PACU 配备有受过专门培训、能迅速识别术后并发症的护士。患者被送达 PACU 时，麻醉科医师需向 PACU 护士提供有关患者病史、用药情况、麻醉和手术的详细信息。需特别注意监测氧合（脉搏血氧测量）、通气（呼吸频率、气道通畅度、二氧化碳波形）以及循环［血压、心率、心电图（ECG）］等。患者在 PACU 时必要时记录记录生命体征，但是至少每 15 min 记录一次。所记录的生命体征及其他相关信息是患者医疗文书记录的一部分。对 PACU 患者监护和治疗的特殊要求和建议可参考美国麻醉科医师学会（American Society of Anesthesiologists，ASA）制订的有关《实践标准与指南》。

PACU 监护标准

PACU 实践标准规定了临床所需的最低监护要求。因此，应将该标准作为最低要求，工作人员根据临床判断在实施监护时可超越该标准。PACU 监护标准定期更新，以适应不断变化的临床实践参数与技术进步。最新版本的 PACU 监护标准发布于 2009 年，其总结如下[1]。

Ⅰ. 所有接受全身麻醉、区域麻醉或监护麻醉的患者，都应接受适当的麻醉后管理。

Ⅱ. 应由一名熟悉患者情况的麻醉人员护送患者到 PACU。转运期间应根据患者情况进行适当的监护与支持并不断地评估和治疗。

Ⅲ. 到达 PACU 时，应再次评估患者情况，并由护送患者的麻醉人员向 PACU 责任护士就患者病情进行口头交班。

Ⅳ. 在 PACU，应连续评估患者的状况。根据患者病情选用合适的监测方法对患者进行观察与监护。应特别注意监测氧合、通气、循环、意识水平和体温。在麻醉恢复期，特别是恢复早期，应采用定量的方式如脉搏血氧测定仪来评估患者的氧合状况 *。

Ⅴ. 医师负责决定患者是否可转出 PACU。

与实践标准不同，实践指南不是规定。这些实践指南的建议旨在协助医护人员临床决策。ASA 麻醉后监护实践指南是通过以下三方面人员协同多次探讨制订的：① ASA 任命的一个特别工作小组，由私人麻醉科医师、院校麻醉科医师和流行病学家组成；② PACU 顾问；③ ASA 全体会员。该指南是根据文献回顾、专家意见、开放论坛评论和临床可行性来制订的。该指南推荐在麻醉与手术恢复期适当评估、监测并治疗重要脏器系统功能（框 80.1）[2]。

术后早期生理变化

患者全身麻醉手术苏醒时可能伴有影响多脏器系统功能的一些生理紊乱。最常见的是术后恶心呕吐（postoperative nausea and vomiting，PONV）、低氧、

框 80.1 PACU 患者评估与监测推荐概要

呼吸系统
应定期评估气道通畅度、呼吸频率和氧饱和度。应特别关注氧合和通气的监测

心血管
应常规监测心率和血压，心电监护应随时备用

神经肌肉
对所有应用非去极化神经肌肉阻滞药或患有神经肌肉功能障碍相关性疾病的患者，应进行神经肌肉功能评估（参见第 43 章）

精神状态
应定期评估精神状态

体温
应定期测定患者体温

疼痛
应定期评估患者疼痛

恶心、呕吐
应常规进行定期评估术后恶心呕吐情况

水化
应评估患者术后水化情况并根据情况进行管理。某些手术可能涉及大量失血，需要额外静脉输液管理

尿
针对特定患者或特定手术，应根据实际情况评估尿量和排尿情况

引流和出血
必要时应定期评估引流量和出血情况

From Apfelbaum JL，Silverstein JH，Chung FF，et al. Practice guidelines for postanesthetic care：an updated report by the American Society of Anesthesiologists Task Force on Postanesthetic Care. Anesthesiology. 2013；118：291-307.

* 在特殊情况下，负责监护的麻醉科医师可忽略此条带星号的标准，但建议在患者病历中进行记录（并说明原因）。

低温、寒战以及循环不稳定。一项连续收入PACU的18 000多例患者的前瞻性研究结果显示，并发症发生率高达24%，其中最常见的是恶心呕吐（9.8%）、需上呼吸道支持（6.8%）和低血压（2.7%）（图80.1）[3]。

美国一项截至1989年、为期4年多的麻醉相关医疗事故索赔案例的研究表明，1175例案例中有7.1%是恢复室事故[4]。尽管PACU中恶心呕吐的发生率非常高，但是严重不良后果与气道/呼吸和心血管事件的更密切相关。根据澳大利亚不良事件监测研究（AIMS）数据库的统计，2002年发生的419例恢复室医疗事故中，气道/呼吸系统问题（183例，43%）和心血管事件（99例，24%）占绝大多数（表80.1）[5]。这与1989年美国麻醉事故索赔终审案例的结果类同，该结果显示危急的呼吸相关事件占恢复室医疗事故索赔的一半以上[4]。

表80.1 报告给澳大利亚事件监测研究的419例恢复室事件的主要原因分析

主要原因	例数（比例%）
心血管	99（24）
呼吸	97（23）
气道	86（21）
用药错误	44（11）
中枢神经系统	32（8）
设备	27（6）
沟通问题	7（2）
低温	6（1）
区域阻滞问题	4（1）
病历不完整	4（1）
高热	3（1）
创伤	3（1）
牙科问题	2（0.5）
肾	1（0.2）
皮肤	1（0.2）
输血	1（0.2）
设施局限	1（0.2）
胃肠道问题	1（0.2）

From Kluger MT，Bullock MF. Recovery room incidents：a review of the Anesthetic Incident Monitoring Study（AIMS）. Anesthesia. 2002；57：1060-1066.

患者至PACU的转运

将患者从手术室转运至PACU的过程中，必须监测患者上呼吸道通畅程度和呼吸运动有效性。观察胸廓是否随呼吸动作适当起伏、听诊呼吸音或简单地把手掌放在患者口鼻上方感觉呼出气流，就能确定患者通气是否充分。

除极个别情况外，所有全身麻醉手术患者在转运至PACU途中都应给氧。一项对转入PACU的502例患者观察性研究显示，患者到达PACU时出现低氧血症（$SpO_2 < 90\%$）的唯一最重要相关因素是转运期间呼吸室内空气。其他重要因素包括体重指数（BMI）大、镇静评分高和呼吸急促[6]。

尽管大多数日间手术患者身体健康，在呼吸空气时也能安全地转运，但是必须根据患者个体具体情况做出这样的决定。老年（> 60岁）和体重过重（> 100 kg）的日间手术患者在转运中呼吸室内空气时发生低氧的风险增高[7]。即使是接受小手术的健康患

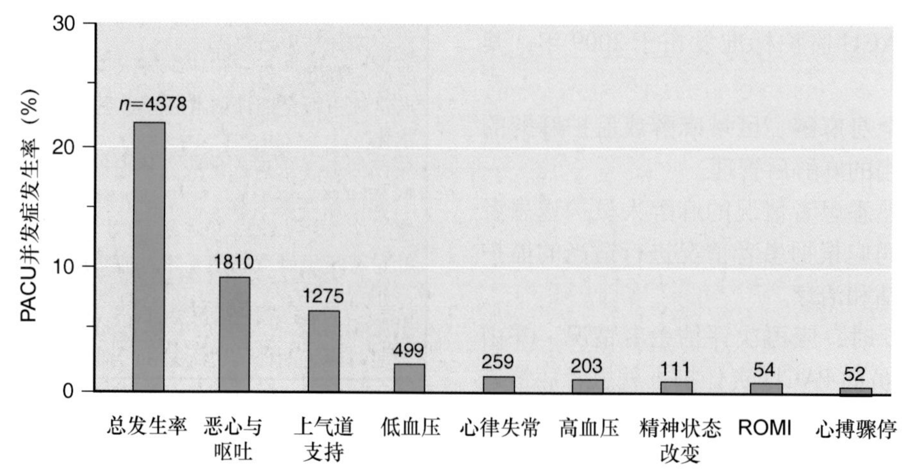

图80.1 连续收入PACU的18 473例患者并发症总发生率23.7%。其中恶心呕吐、需要上呼吸道支持和低血压最为常见。ROMI，待排除心肌梗死（From Hines HR，Barash PG，Watrous G，et al. Complications occurring in the postanesthesia care unit：a survey. Anesth Analg. 1992；74：503-509，with permission.）

者，单纯通气不足也可能导致低氧血症。

上呼吸道梗阻

咽部肌肉张力丧失

全身麻醉术后早期气道梗阻最常见的原因是镇静或反应迟钝患者咽部肌肉张力丧失。吸入麻醉药、静脉麻醉药、神经肌肉阻滞药和阿片类药物的残余作用均可导致 PACU 患者咽部肌肉张力丧失。

在清醒患者，膈肌收缩产生吸气性负压的同时，咽部肌肉收缩从而利于上呼吸道开放。由此，舌和软腭向前牵拉，确保了吸气时气道开放。睡眠期间咽部肌肉兴奋性受抑制，导致该肌肉张力下降，可引起气道梗阻。吸气相咽部组织顺应性消失可引起反射性的代偿性呼吸用力和吸气负压增加，进一步加重气道梗阻，从而形成恶性循环[8]。

用力呼吸对抗气道梗阻时患者的特征是反常呼吸模式，表现为胸骨切迹回收和腹肌活动增强。随着气道梗阻加重，用力吸气时胸壁塌陷和腹部凸起产生的胸腹摇摆运动更加明显。此时，简单地通过“托下颌手法”开放气道和（或）通过面罩应用持续气道正压（continuous positive airway pressure，CPAP）就能缓解由于咽肌张力消失所引起的气道梗阻。麻醉期间所用药物的作用完全消失之前，需要持续给予患者气道支持。个别患者可能需要放置口咽或鼻咽通气道、喉罩或气管内导管。

残余神经肌肉阻滞作用

令人遗憾的是，术后残余神经肌肉阻滞作用非常普遍（框 80.2）。文献报道其发病率在 20% ～ 40%[9]。最近一项研究甚至发现 56% 的患者到达 PACU 时存在神经肌肉阻滞残余[10]。在 PACU 评估上呼吸道梗阻时，在麻醉期间使用神经肌肉阻滞药的任何患者均应考虑残余神经肌肉阻滞作用的可能[11-12]。由于膈肌肌力恢复早于咽肌，所以患者抵达 PACU 时残余神经肌肉阻滞表现并不明显。保留气管导管时呼气末二氧化碳和潮气量可能显示患者通气充分，但是仍不能保证患者具有维持上呼吸道通畅和清除上呼吸道分泌物的能力。拔管刺激、搬动患者到转运车上以及鼓励患者深呼吸都可能保持患者在转运到 PACU 的途中气道开放。只有当患者在 PACU 安静休息后，患者的上呼吸道梗阻才表现明显。即使是应用中短效神经肌肉阻滞药的患者，虽然在手术室内认为患者临床上药理学逆转充分，但是这些患者在 PACU 仍可能表现为残余肌松作用。

框 80.2 促使非去极化神经肌肉阻滞药作用延长的因素

药物
吸入性麻醉药
局部麻醉药（利多卡因）
抗心律失常药（普鲁卡因胺）
抗生素［多黏菌素类、氨基糖苷类、林可酰胺类（克林霉素）、甲硝唑（灭滴灵）、四环素类］
皮质类固醇类药物
钙通道阻滞药
丹曲林
代谢与生理状态
高镁血症
低钙血症
低温
呼吸性酸中毒
肝或肾衰竭
肌无力综合征
琥珀酰胆碱过量
血浆胆碱酯酶活性降低
血浆胆碱酯酶含量降低
- 极端年龄（新生儿、老年）
- 疾病状态（肝病、尿毒症、营养不良、血浆置换术）
- 激素水平改变
- 妊娠
- 避孕药
- 糖皮质激素

血浆胆碱酯酶活性受抑制
- 不可逆性（二乙氧膦酰硫胆碱）
- 可逆性（依酚氯铵、新斯的明、吡斯的明）

基因变异（非典型血浆胆碱酯酶）

四个成串刺激（train-of-four，TOF）比值是一种主观评价指标，单凭触觉或视觉观察常会产生误导。TOF 值在＜ 0.4 ～ 0.5 才可能受到重视，然而 TOF 值达到 0.7 时仍存留明显的临床肌无力症状和体征[13]。拇收肌 TOF 比值大于 0.9 时，咽肌功能才恢复至正常[14]。

在麻醉的患者中，TOF 定量测量法显示 TOF 值≥ 0.9 是药物引起的神经肌肉阻滞充分逆转的最可靠指标[13，15]。TOF 定性测量法和持续 5 s 的 50Hz 强直刺激并不敏感，在 TOF 平均比值（0.31±0.15）以上时无法检测出衰减；在 100Hz 强直刺激 5 s 是不可靠的[16]。在清醒的患者中，临床评估神经肌肉阻滞的恢复情况首选疼痛性 TOF 或强直刺激。临床评估指标包括握手力度、伸舌、把腿抬离床的能力以及将头部抬离床长达 5 s 的能力。这些动作中，一直认为抬头持续 5 s 是标准，它不仅反映整体的运动力量，更重要的是能反映患者维持和保护气道的能力。但是研究表明，抬头持续 5 s 这个指标非常不敏感，不应常规用于评估神经肌肉阻滞的恢复情况。门齿强烈对抗压舌板的能力是反映咽肌张力的更可靠指标。该操作相当于平均 TOF 比值为 0.85，而能持续抬头相当于 TOF 比值为 0.60[13]。在一项长达一年对 7459 例全身麻醉患者的研究中，Murphy 等报道了其中 61 例严重呼吸事件（critical respiratory events，CREs）。这些严重呼吸事件均发生在入 PACU 后 15 min 内，同时测定了 TOF 比值。与匹配的对照组 TOF 比值［0.98（＋0.07）］相比，这些患者的 TOF 比值较低［0.62（＋0.20）］[17]。Bulka 及其同事的最近一项研究证实，接受过神经肌肉阻断药但未接受拮抗药的患者发生术后肺炎的风险比接受拮抗药的患者高 2.26 倍[18]。

当 PACU 患者以呼吸窘迫和（或）躁动形式表现出肌无力体征和（或）症状时，必须怀疑可能存在残余神经肌肉阻滞作用，应尽快排查可能的原因（框 80.2）。常见原因包括单独或同时存在呼吸性酸中毒和低温。在患者入 PACU 且外部刺激减小后，挥发性吸入麻醉药和（或）阿片类药物残余抑制作用所引起的上呼吸道梗阻可能导致进行性呼吸性酸中毒。使用一些简单措施如患者保暖、气道支持以及纠正电解质紊乱能促进患者从神经肌肉阻滞中恢复。2015 年 12 月获得美国 FDA 批准的舒更葡糖钠可能对使用氨基甾体类神经肌肉阻滞药所致的患者残余肌肉松弛作用产生重大影响（舒更葡糖钠不适用于苄基异喹啉神经肌肉阻滞药）。应用新斯的明的逆转需要在刺激下存在基线反应，且患者达到 TOF 比值≥ 0.9 的时间差异很大，而舒更葡糖钠能在任何深度的神经肌肉阻滞下给药，且在给药后数分钟内绝大部分患者肌肉松弛完全恢复。最近一项研究表明，舒更葡糖钠能在 5 min 内使 TOF 刺激下无肌颤的 85% 患者恢复至 TOF 比值＞ 0.9[19]。可以预料，作为新斯的明的替代品，舒更葡糖钠可用性和使用量的增加可使 PACU 中残留神经肌肉阻滞作用的发生率降低。

喉痉挛

喉痉挛是指声带突然痉挛，通过喉部肌肉的强力紧张性收缩和喉部入口上方会厌的下降而导致喉口完全关闭。喉痉挛通常发生拔管患者正从全身麻醉后苏醒但尚未完全清醒的过渡时期。尽管喉痉挛最可能发生在手术室拔管时，但是全身麻醉后转入 PACU 时入睡的患者在被唤醒时，也有发生喉痉挛的风险，这常常是由气道刺激物如分泌物或血液所引起。喉痉挛的治疗包括去除气道刺激（吸出分泌物、血液），并应用托下颌手法和 CPAP（高达 40 cmH_2O），常常足以中止喉痉挛的刺激。但是，如果托下颌手法与 CPAP 无效，应用琥珀酰胆碱［0.1 ～ 1.0 mg/kg 静脉注射（IV）或 4 mg/kg 肌内注射（IM）］能立即使骨骼肌松弛。如果这些方法无效，则应给予全剂量的诱导用药和插管剂量的肌肉松弛药，以使医师能够进行紧急气管插管。喉痉挛时声门紧闭，试图强行通过声门行气管内插管并不可取。

水肿或血肿

气道水肿是长时间俯卧或头低脚高位手术患者的一种可能的手术并发症，手术包括气道和颈部（包括甲状腺切除术[20]，颈动脉内膜剥除术[21]和颈椎手术[22]）以及接受大剂量液体复苏患者的手术。颜面和巩膜水肿是一个重要的体征，能提醒临床医师患者存在气道水肿，但是这些外部可见的体征并不一定伴有咽部组织明显水肿（参见第 44 章）。术中插管困难和（或）气道器械操作的患者也可能因直接损伤而增加气道水肿。在 PACU 给这类患者拔管时，必须在拔管前先评估气道的通畅度。通过吸除口咽部分泌物和抽出气管导管套囊内气体后能够评估患者通过气管导管周围进行呼吸的能力。封堵气管导管近端，然后要求患者通过气管导管周围进行呼吸。气流良好提示拔管后患者仍能保持气道通畅。另一种方法是抽出气管导管套囊气体后，测定导管周围产生漏气时所需的胸腔内压。这个方法最初用于伪膜性喉炎小儿患者拔管前的评估[23-25]。当该方法用于一般性口咽部水肿患者时，难以确定安全的压力阈值。最后，当患者采用容量控制通气模式时，可测定套囊放气前后呼出气潮气量。需再次插管的患者一般“漏气”量（即套囊放气前后呼出气潮气量之间百分比差别较小）小于不需要再次插管的患者。建议拔除气管导管的临界值是差值＞ 15.5%[26]。套囊放气后出现漏气，提示有可能成功拔管，但并不保证能成功拔管[27]；正如套囊漏气试验失败，也不能排除成功拔管的可能。套囊漏气测试既不敏感也不具有特异性，因此不能也不应该代替合理的临床判断；它可以作为辅助方法从另一个角度提供指导。

为了促进气道水肿减轻，可以将患者置直立坐位，以确保充分的静脉回流，并考虑使用利尿药和静脉滴注地塞米松（4 ～ 8 mg/6 h，持续 24 h）；这些措施可能有助于减轻气道水肿。

气道外部受压最常见是由甲状腺、甲状旁腺或颈动脉外科手术后的血肿所引起。患者可能主诉疼痛和（或）受压、吞咽困难；组织内不断扩大的血肿所产生的压力能使静脉与淋巴回流受阻，从而进一步加重气道水肿，因此患者表现出呼吸窘迫的体征。水肿或血肿所致严重上呼吸道梗阻的患者，可能无法实施面罩通气。对于血肿，应尝试解除伤口包扎或拆开缝线，并清除血肿，以缓解气道压迫。推荐该方法为一种延缓措施，但是如果大量液体和（或）血液已渗入咽壁组织层，这种方法并不能有效地解除气道压迫。如果需要紧急气管插管，至关重要的是要备好困难气道处理设备，并具备紧急气管切开的手术支持，因为喉部与气道水肿、可能出现的气管移位以及气管腔受压会增加气道管理的难度。如果患者能自主呼吸，常首选清醒气管插管技术，因为此时直接喉镜可能难以窥见声门。

阻塞性睡眠呼吸暂停

由于大多数阻塞性睡眠呼吸暂停（obstructive sleep apnea，OSA）患者实际上并不肥胖，且绝大多数患者在手术时漏诊，所以 OSA 综合征常常是导致 PACU 气道梗阻的易忽视因素[28-29]。

众所周知，与无 OSA 综合征的普通人群相比，OSA 患者发生心肺并发症的风险增加。OSA 患者特别容易发生气道梗阻，应该在患者完全清醒且能按指令动作后再拔除气管导管[30-31]。此类患者咽部组织增生不仅增加气道梗阻的发生率，并且能增加直视喉镜下气管插管的困难[32-33]。在 PACU 已拔除气管导管的 OSA 患者对阿片类药物极为敏感；如有可能，应采用连续区域阻滞技术提供术后镇痛[34-35]。如无禁忌，应使用其他阿片类药物节俭技术，如按时给予对乙酰氨基酚以及应用非甾体消炎药（NSAIDs）。也可使用氯胺酮、右美托咪定和可乐定，所有这些药物都能减少术后阿片类药物的需求。令人关注的是，苯二氮䓬类药物对咽肌肌力的影响大于阿片类药物，围术期使用苯二氮䓬类药物能显著地促使 PACU 患者发生气道梗阻[8, 36]。

针对 OSA 患者采用的另一种方法是尽可能将他们置于直立（坐立，头高脚低位）或半直立位，因为已明确仰卧位会使 OSA 恶化。

此外，应使用目标导向的输液策略，同时考虑使用含较低盐液体或饮食，因为这些患者更容易发生液体转移，从而加重气道水肿。

针对 OSA 患者，术前应制订术后早期即给予 CPAP 支持的方案。应要求患者在手术当日携带自己的 CPAP 设备，以便患者抵达 PACU 前即设定好 CPAP。对于在家常规不用 CPAP 或自己没有 CPAP 设备的患者，可能需要呼吸治疗师额外关注，以确保 CPAP 支持装置配置合适（面罩或鼻腔气道），并确定能预防上呼吸道梗阻所需的正压压力[37-38]。

对病态肥胖的 OSA 患者，应在手术室拔管后即刻给予 CPAP，而不是等转送患者到达 PACU 后再应用，这对患者可能更有益。Neligan 及其同道比较了腹腔镜减肥手术患者拔管后即刻给予 CPAP（10 cmH_2O）和 30 min 后在 PACU 给予同样 CPAP 的临床效果。与匹配的对照组相比，拔管后即刻 CPAP 支持能够改善患者术后 1 h 和 24 h 时的肺功能（如功能残气量、呼气峰流速、用力呼气量）[38]。

两项大型队列研究表明，术前未接受气道正压（positive airway pressure，PAP）治疗的 OSA 患者在普通外科和血管外科手术后发生心肺并发症的风险增加，并且 PAP 治疗可减少术后心血管并发症。如果患者能耐受 PAP，并且其手术操作不是其应用的禁忌证，则 OSA 患者应在术后使用 PAP 设备。

上呼吸道梗阻的处理

应密切关注上呼吸道梗阻。再次行气管内插管前，应尝试用无创方法开放气道。对咽肌肌力下降患者，托下颌手法同时给予 CPAP（5 ～ 15 cmH_2O）常常足以开放上呼吸道。如果 CPAP 无效，应立即置入口咽通气道、鼻咽通气道或喉罩。成功开放上呼吸道并确保足够通气后，应找出引起上呼吸道梗阻的原因并给予处理。对成年患者，给予持续性刺激或经静脉分别滴定小剂量纳洛酮（0.3 ～ 0.5 μg/kg）或氟马西尼（0.2 mg，最大剂量 1 mg）能够逆转阿片类药物或苯二氮䓬类药物的镇静作用。通过药物方法或通过纠正促发因素如低温能逆转神经肌肉阻滞药的残余作用。

PACU 患者动脉低氧血症的鉴别诊断

肺不张和肺泡通气不足是术后早期短暂性动脉低氧血症的最常见原因[39]。对术后持续低氧血症患者，应注意临床相关情况鉴别[40]。回顾患者病史、手术过程以及临床症状与体征将可指导诊断性检查，以确定可能的原因（框 80.3）。

肺泡通气不足

根据肺泡气平衡方程，呼吸室内空气时单纯通气

框 80.3　导致术后动脉低氧血症的因素

肺内右向左分流（肺不张）
通气 / 血流灌注比值失调（功能残气量下降）
充血性心力衰竭
肺水肿（液体过多、气道梗阻后水肿）
肺泡通气不足［麻醉药和（或）肌肉松弛药的残余作用］
弥散性低氧（给予氧气也难以缓解）
胃内容物吸入（误吸）
肺栓塞
气胸
氧耗增加（寒战）
脓毒症
输血相关性肺损伤
成人呼吸窘迫综合征
高龄
肥胖

不足就可导致患者动脉低氧血症（图 80.2）。在海平面高度，二氧化碳分压正常的患者呼吸室内空气时肺泡氧分压（P_AO_2）为 100 mmHg。因此，肺泡-动脉血氧分压没有明显差异的健康患者，其动脉血氧分压（PaO_2）接近 100 mmHg。同一例患者，动脉二氧化碳分压（$PaCO_2$）从 40 mmHg 增加至 80 mmHg（肺泡通气不足），就可导致 PaO_2 仅为 50 mmHg。因此，即使肺功能正常的患者，如果呼吸室内空气时明显通气不足，将会出现低氧状态。

正常情况下，$PaCO_2$ 每升高 1 mmHg，分钟通气量呈线性增加约 2 L/min。在全身麻醉术后早期，吸入麻醉药、阿片类药物和镇静催眠药物的残余作用能显著地抑制这种对二氧化碳的通气反应。除呼吸动力受到抑制外，术后通气不足的鉴别诊断包括残余神经肌肉阻滞作用或潜在神经肌肉疾病所致的全身肌无力。一些限制性肺功能异常如原有胸壁畸形、术后腹部包扎或腹胀也能导致通气不足。

$$PAO_2 = FiO_2(PB - PH_2O) - \frac{PaCO_2}{RQ}$$

$PaCO_2$ = 40 mm Hg

$$PAO_2 = 21(760 - 47) - \frac{40}{0.8} = 150 - 50 = 100 \text{ mm Hg}$$

$PaCO_2$ = 80 mm Hg

$$PAO_2 = 21(760 - 47) - \frac{80}{0.8} = 150 - 100 = 50 \text{ mm Hg}$$

PAO_2 = 肺泡氧分压
$PaCO_2$ = 动脉血二氧化碳分压
FiO_2 = 吸入氧浓度
PB = 大气压
PH_2O = 水蒸气压
RQ = 呼吸商

图 80.2　通气不足作为动脉低氧血症的一种原因（From Nicholau D. Postanesthesia recovery. In：Miller RD，Pardo MC Jr，eds. Basics of Anesthesia. 7th ed. Philadelphia：Elsevier；2018.）

通过给氧（图 80.3）[41] 或通过给予外部刺激患者保持清醒而使 $PaCO_2$ 恢复正常、给予药物逆转阿片类药物或苯二氮草类药物的作用或控制性机械通气能纠正高碳酸血症引起的动脉低氧血症。

肺泡氧分压下降

弥散性低氧是指氧化亚氮（N_2O）麻醉结束时，N_2O 快速弥散到肺泡内，N_2O 稀释肺泡气体，导致 PaO_2 和 $PaCO_2$ 一过性下降。患者呼吸室内空气时，PaO_2 降低能引起动脉低氧血症，而 $PaCO_2$ 降低能抑制呼吸驱动力。在不给氧的情况下，停用 N_2O 麻醉后，弥散性低氧能持续 5 ～ 10 min。因此，这可能导致刚入 PACU 时发生动脉低氧血症。

通气 / 血流比失调和分流

低氧性肺血管收缩是正常肺试图使通气与血流匹配达到最佳的机制。该反应使肺通气不良区域的血管收缩，促使该区域血液流向通气好的肺泡。在 PACU 中，吸入麻醉药的残余作用以及用于治疗全身高血压或改善血流动力学的血管扩张药如硝普钠和多巴酚丁胺可削弱低氧性肺血管收缩反应，从而引起动脉低氧血症。

与通气 / 血流比（V/Q）失调不同，真性分流对氧疗无反应。引起术后肺内分流的原因包括肺不张、肺水肿、胃反流误吸、肺栓塞和肺炎。其中肺不张可能是术后早期肺内分流的最常见原因。让患者保持坐

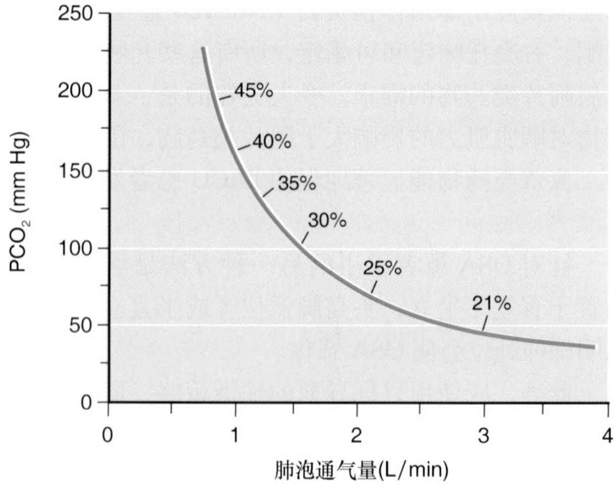

图 80.3　肺泡二氧化碳分压（PCO_2）可反映静息肺泡通气量。百分比指肺泡氧分压（PO_2）恢复至正常范围所需要的吸入氧浓度（Adapted from Nunn JF. Nunn's Applied Respiratory Physiology. 6th ed. Philadelphia：Butterworth-Heinemann；2005，with permission.）

位、深呼吸和面罩 PAP 能有效地治疗肺不张。

静脉血掺杂增多

静脉血掺杂增多通常指在低心排血量状态下，未氧合的静脉血与氧合的动脉血混合。正常情况下，只有 2% ～ 5% 心排血量经肺分流，且这部分混合静脉血氧饱和度正常的分流血液对 PaO_2 影响极小。低心排血量状态下，氧合严重不充分的血液回流到心脏。另外，肺泡氧合障碍如肺水肿和肺不张的情况下，分流量显著增加。此时未氧合的分流血液与氧合的动脉血混合使 PaO_2 降低。

弥散功能降低

弥散功能降低可能反映存在潜在的肺部疾病如肺气肿、肺间质病变、肺纤维化或原发性肺动脉高压。因此，PACU 中动脉低氧血症的鉴别诊断必须考虑任何原有肺部疾病的影响。

最后，应当牢记氧供不足还有可能是由于氧源中断或氧气瓶用完而未被及时发现所致。

肺水肿

术后早期肺水肿实际上通常为心源性，系继发于血管内容量超负荷或充血性心力衰竭。其他原因引起的非心源性肺水肿，即梗阻后肺水肿（继发于气道梗阻）、脓毒症或输血［输血相关性急性肺损伤（transfusion-related acute lung injury，TRALI）］可能较少见，但也不能忽视它们是术后肺水肿的潜在原因。

梗阻后肺水肿

梗阻后肺水肿［也称为负压性肺水肿（negative pressure pulmonary edema，NPPE）］是一种罕见但重要的疾病，其是由于麻醉与手术结束时气管拔管后可能出现的喉痉挛及其他上气道梗阻所致。喉痉挛可能是 PACU 梗阻后肺水肿的最常见原因，但是梗阻后肺水肿可能由任何上呼吸道梗阻所致[42-45]。NPPE 的病因诸多，但是显然与用力吸气对抗关闭的声门所引起的胸腔内负压急剧增加相关。所产生的胸腔内负压会增加右心回心血量，进而使肺血管床的静水压力梯度增大，从而促进液体从肺毛细血管渗入肺间质与肺泡腔。吸气负压也会增加左心室后负荷，从而降低射血分数，结果增高左心室舒张末期压力、左心房压力和肺静脉压。这一系列事件通过增高肺静水压力而进一步加剧肺水肿的发展。肌力正常的患者能产生明显吸气压力，因此其继发梗阻后肺水肿的风险增大。

由此引起的动脉低氧血症发展较快（通常在上呼吸道梗阻 90 min 内可观察到），并伴有呼吸困难、粉红色泡沫状痰和胸部 X 线片双侧云雾状浸润。一般采取支持治疗，包括给氧、利尿，对严重患者可开始正压通气。一般认为这些患者术后监测需 2 ～ 12 h，因地点而异。NPPE 经发现和立即治疗后一般在 12 ～ 48 h 内消失；但是，如果诊断和治疗延迟，死亡率能达到 40%。肺出血和咯血相当少见，但已有报道。

输血相关性急性肺损伤

对术中接受过血液制品的患者，PACU 中发生的肺水肿鉴别诊断应包括输血相关性肺损伤[46-48]。输血相关性肺损伤的症状一般出现在输注含血浆的血液制品（包括浓缩红细胞、全血、新鲜冰冻血浆或血小板）后 2 ～ 4 h 内。当受体中性粒细胞被供体血液产品的成分激活时，就会发生 TRALI。这些激活的中性粒细胞释放出炎性介质，从而启动肺水肿的级联反应，并通过增加肺血管网通透性而导致肺损伤。鉴于输血结束后长达 6 h 内仍能出现症状（低氧血症性呼吸衰竭突然发作），因此患者在 PACU 期间可能出现该综合征。这种原因导致的非心源性肺水肿通常伴有发热、胸部 X 线呈现肺浸润（无左心衰竭体征）、发绀和全身性低血压。如果症状出现时检查全血细胞计数，白细胞计数可能急剧降低（白细胞减少症），这反映粒细胞被肺组织和渗出液所俘获[49-50]。

治疗措施为支持性，包括给氧和利尿。据估计，80% 的患者将在 48 ～ 96 h 内恢复。可能需要机械通气来支持低氧血症和呼吸衰竭；可能需要缩血管药物治疗顽固性低血压[51-52]。

近年来，由于缺乏特异性诊断标准，人们对该综合征存在漏诊和漏报。最近，欧美共识会议中的一组输血专家制订并执行了有关诊断标准，从而提高了对该综合征的认识（框 80.4）[51, 53-56]。

输血相关性循环超负荷（TACO）

TACO 可能难以与 TRALI 区分，但在术前存在心功能减退、肾功能不全以及在术中快速大量输液和输血的患者中，应高度考虑 TACO[57]。TACO 患者由

框 80.4 输血相关性急性肺损伤诊断标准：欧美专家共识会议建议

1. 急性肺损伤诊断依据：
   a. 症状和体征急性发作
   b. 低氧血症：
      i. $PaO_2/FiO_2 < 300$，或
      ii. 呼吸室内空气下 $SpO_2 < 90\%$，或
      iii. 低氧血症的其他临床证据
   c. 胸片显示双肺浸润性改变，无心影增大
   d. 无左心房高压的临床证据
2. 输血前无急性肺损伤
3. 输血 6 h 内出现肺功能障碍
4. 发作与急性肺损伤的其他病因无时间相关性

PaO_2，动脉血氧分压；FiO_2，吸入气氧浓度；SpO_2，脉搏血氧饱和度

Modified from Swanson K, Dwyre DM, Krochmal J, et al. Transfusionrelated acute lung injury (TRALI): current clinical and pathophysiologic considerations. Lung. 2006; 184: 177-185.

于其潜在合并症基本上无法耐受快速和（或）大量输注液体，并且在输血后 2 ~ 6 h 内易出现呼吸窘迫和低氧血症的症状以及左心和（或）右心衰竭的体征。TACO 在临床上常表现为液体超负荷，这些患者在呼吸困难发作时常伴有高血压。胸片可能显示出先前存在的心脏病和可能的心源性疾病如心脏肥大和胸腔积液。BNP 水平升高提示 TACO。TACO 和 TRALI 确实可同时发生。治疗以支持为主，治疗重点包括给氧治疗低氧血症和利尿治疗急性容量超负荷。也可采用正压通气。

低氧血症的监测与治疗

氧供

在成本控制的时代，研究提示对所有全身麻醉恢复中的患者常规给氧是一种增加费用且不必要的措施[58]。反对常规给氧者认为，以现有的 PACU 标准持续监测脉搏血氧饱和度很容易识别出需要氧疗的患者[59]。支持此意见的观察性研究显示，大多数患者全身麻醉后在 PACU 呼吸室内空气时不会出现低氧（$SaO_2 < 94\%$ 为给氧阈值的条件下，63% 患者不需要给氧）[59]。尽管该观察性研究的作者推测在 PACU 取消常规给氧可显著节省医疗费用，但是另一些学者认为，限制性氧疗的经济效益可能会被并发症的费用所抵消[60-61]。

尽管对所有全身麻醉后患者给予预防性氧疗的措施存在争议，但是大多数学者认为给氧的利大于弊。即便给氧，相当一部分患者在 PACU 停留期间的某个时间会发生低氧[62-63]。Russell 及其同道观察了 100 例呼吸室内空气转运至 PACU 的患者，到达 PACU 后雾化面罩吸入至少 40% 的氧气[62]。在 2 min 时间转运至 PACU 前，所有患者 SaO_2 均大于 97%。结果有 15% 的患者在抵达 PACU 时呈短暂性低氧（$SpO_2 < 92\%$ 持续时间 > 30 s）。这种即时性低氧的发生与患者年龄、体重、ASA 分级、全身麻醉和静脉输液量超过 1500 ml 成正相关。此外，尽管患者到达 PACU 后给予预防性氧疗，但是还有较大比例（25%）的患者在到达 PACU 后 30 ~ 50 min 时出现低氧。这种迟发性低氧较转入 PACU 时更严重（SaO_2 降至 71% ~ 91%），且持续时间更长［（5.8±12.6）min］。其他相关因素包括麻醉持续时间和女性。

无氧供的情况下，安全地实施麻醉后监护的前提是必须随时备好理想的条件，也就是说，每个床旁都备有有效的氧供装置，并有足够的人力观察和立即干预。Gravenstein 认为这种警戒程度可能并不实际，而且并不能保证不会发生不良后果的风险，即使在少部分患者[64]。

脉搏氧饱和度的局限性

麻醉后监护的 ASA 标准要求“特别注意”观察和监测患者的氧合与通气。脉搏氧饱和仪是 PACU 检测低氧血症的一项标准监护指标，但是它并不能反映通气是否充分[65]。尽管数项研究已证实脉搏氧饱和度仪检测呼吸室内空气患者是否存在通气不足方面的能力有限[66-67]，但是这些研究确定脉搏血氧饱和度不能可靠地发现吸氧患者是否存在通气不足[67]。在 PACU 监测通气状况时，脉搏血氧饱和度监测不能替代训练有素人员的密切观察。

供氧系统

补充供氧

在 PACU，供氧系统的选择取决于低氧血症的程度、手术类型和患者依从性。无论采用何种供氧系统，都应加湿氧气，以防止随后鼻腔和（或）口腔黏膜干燥。头颈部手术患者因存在伤口和微血管肌肉皮瓣压迫性坏死的风险，可能不宜面罩给氧，而鼻腔堵塞患者禁止采用鼻导管给氧。对于密闭面罩和固定带有禁忌的患者，可选用面罩式给氧装置或吹氧式装置。对于老年患者或谵妄风险增高的患者，可以选择鼻导管而不是面罩，只要保证其氧饱和度水平足够即可。

对于有自主呼吸但需要较高的氧流量和（或）浓度以使其保持氧饱和度的术后患者，通常使用简易面罩。医师应选择适当尺寸，以保证面罩能舒适地贴服在患者口鼻上。氧流量应至少为 5 L/min，以防止 CO_2 重复吸入。传统上一直认为非重复吸入式面罩可给自主呼吸患者提供最高浓度（高达 95%）的氧。

传统的气泡式加湿器鼻导管给氧通常限制最大流量为 6 L/min，以最大限度地降低湿化不充分带来的不适感和并发症。一般来说，经鼻导管氧气流量每增加 1 L/min，FiO_2 可增加 0.04；氧流量为 6 L/min 时，FiO_2 约为 0.44。

直到最近，拔管患者最大氧供仍需要通过面罩接上无重复吸入系统或高流量雾化吸入装置提供。然而，这些系统效率低下，这是因为面罩不配和（或）需要的分钟通气量高可引起大量室内空气吸入。新型的高流量鼻导管（high-flow nasal cannula，HFNC）装置能为患者舒适地提供 37℃、相对湿度为 99.9%、40 L/min 的氧供[68]。经鼻咽部直接提供高流量氧所能达到的 FiO_2 相当于传统面罩装置给氧。对于没有高碳酸血症的低氧性呼吸衰竭患者，HFNC 是一种合适的选择。实际上，在氧流量相似范围内（10 ～ 40 L/min），Vapotherm 系统所提供的 FiO_2 高于非重复吸入式面罩。与非重复吸入式面罩不同，这些装置是在整个呼吸周期直接给鼻咽部输送高流量氧气[69-70]。气体高流量产生的 CPAP 效应可能提高该装置的吸氧效果[71]。

Zhao 等最近的荟萃分析结果认为：与传统的氧疗系统相比，HFNC 可减少对机械通气的需求[72]；然而，与无创通气相比，患者结局相似。

持续气道正压

估计有 8% ～ 10% 的腹部手术患者进入 PACU 后仍需气管插管和机械通气。如本章前述，术后早期呼吸衰竭多由一些短暂性、迅速可逆性的异常情况所致，如疼痛引起的屏气、膈肌功能障碍、肌无力和药物性呼吸中枢抑制。迅速可逆的低氧血症可能是由于通气不足、肺不张或容量超负荷所致。此时应用 CPAP 可能促使肺泡复张而缓解肺不张引起的低氧血症。肺储备功能增加也可改善肺顺应性，并减少呼吸做功。

行 Roux-en-Y 型胃旁路术的肥胖患者中 OSA 患者占很大比例，术后 CPAP 疗法明显有益于这些患者。最初外科医师不愿接受该治疗方案，担心气道正压会使胃和近端小肠胀气，导致吻合口破裂。在一项纳入 1067 例胃空肠吻合术患者的单中心研究中，有 420 例患者被诊断为 OSA，结果显示 CPAP 并不增加术后吻合口漏的风险[73]。

无创正压通气

即使在 PACU 中应用 CPAP，也会有一些患者需其他通气支持。研究证实，无创正压通气（noninvasive positive-pressure ventilation，NIPPV）是 ICU 中替代气管内插管的一种有效方法。虽然 NIPPV 在慢性与急性呼吸衰竭中的应用已非常成熟，但其在 PACU 的应用仍有限。

以往，术后早期避免使用 NIPPV，这是因为它可能引起胃扩张、误吸和伤口裂开，尤其是食管或胃手术患者。决定对 PACU 患者使用无创通气前必须慎重考虑患者和手术两方面的因素。相对禁忌证包括血流动力学不稳定或致命性心律失常、精神状态异常改变、误吸高风险、无法使用鼻罩或面罩（头部和颈部手术）以及顽固性低氧血症[74-75]。

NIPPV 能通过面罩采用呼吸机的压力支持模式来实施。另外，使用 BiPAP 呼吸机可通过鼻导管或面罩给予正压。急性呼吸衰竭患者建立 NIPPV 的示例方案见框 80.5[76]。

OSA、COPD 和心源性肺水肿的患者术后应考虑 NIPPV。术后即刻拔管后使用 PPV 可能有助于预防肺不张与继发的呼吸衰竭。数项研究探讨了在肥胖人群及普通外科、胸外科、血管外科人群中预防性使用

框 80.5 对急性呼吸衰竭患者实施 NIPPV 的示例方案

1. 根据手术操作与患者误吸风险、患者保护气道能力以及患者对面罩依从性，选择合适的患者
2. 床头抬高成≥ 45°角
3. 选择大小合适的面罩，并将面罩连接呼吸机
4. 向患者解释所采取的治疗措施，使其放心
5. 设置初始通气参数（CPAP：0 cm H_2O；压力支持：10 cm H_2O）
6. 握住面罩轻柔置于患者面部，使患者舒适，并与呼吸机同步
7. 鼻梁及其他压力点使用伤口护理敷料保护
8. 用头带扣紧面罩
9. 缓慢增加 CPAP
10. 调整压力支持，以达到潮气量足够和患者最舒适
11. 对低氧患者，每次以 2 ～ 3 cmH_2O 的增幅逐渐增加 CPAP，直至 $FiO_2 \leq 0.6$
12. 避免面罩峰压＞ 30 cmH_2O
13. 设置呼吸机报警和呼吸暂停支持参数
14. 告诉患者和护士必要时（如需重新放置面罩、疼痛、不适）或出现并发症（如呼吸困难、腹胀、恶心、呕吐）时呼叫医师
15. 监测氧饱和度，并根据血气分析结果调整呼吸机参数

CPAP，持续气道正压；FiO_2，吸入氧浓度

Modified from Abou-Shala N，Meduri U. Noninvasive mechanical ventilation in patients with acute respiratory failure. Crit Care Med. 1996；24：705-715.

NIPPV 的效果。尽管缺乏证实简洁结果的数据和大型 RCTs，但是研究显示 NIPPV 有益于一些独特的患者群体[77]。

能够配合和耐受 PPV 的患者以及精神状态完好、中度高碳酸血症与酸血症（$PaCO_2$ 45 ～ 92，pH 7.1 ～ 7.35）且在 2 h 内生理指标改善的患者，其 NIPPV 成功率常较高。PPV 的相对禁忌证包括：分泌物过多，缺乏完好的精神状态，心搏或呼吸骤停以及被认为是误吸高风险或无法保护其气道的患者。

血流动力学不稳定

PACU 患者血流动力学异常可单独或同时表现为高血压、低血压、心动过速或心动过缓。PACU 中血流动力学不稳定对患者远期预后可产生负面影响。值得注意的是，与低血压和心动过缓相比，术后高血压和心动过速使意外重症入院的风险增加，且死亡率较高[78]。

高血压

有原发性高血压病史的患者在 PACU 中发生严重高血压的风险最大[79]，特别是手术日早晨没有服用抗高血压药的患者。其他因素包括疼痛（通常与心动过速伴或不伴呼吸急促有关）、恶心呕吐、通气不足及其相关高碳酸血症、低氧、全身麻醉苏醒期躁动、焦虑、躁动、高龄、尿潴留（继发于术中大量输液）和原有肾病（框 80.6）。一定不能忽略酒精戒断的可能（这种情况下高血压能最早发生在患者最后一次饮酒后的 24 h）。还必须考虑药物戒断可能；β 受体阻滞药戒断、阿片类药物或苯二氮䓬类药物戒断也能引起高血压。近期使用 / 滥用某些娱乐性药物如可卡因、甲基苯丙胺或 D- 麦角酸二乙胺（LSD）/ 苯环己哌啶（PCP）均能增强交感兴奋，受这些物质影响的患者将表现为心动过速和高血压。

与术后高血压相关的最常见手术是颈动脉内膜剥脱术和颅内手术。许多患者在 PACU 期间需要使用药物来控制血压，尤其是既往有高血压病史的患者。

框 80.6　引起术后高血压的因素

术前高血压
低氧血症
高血容量
全身麻醉苏醒期兴奋
寒战
药物反跳作用
颅内压增高
交感神经系统活动增强
　高碳酸血症
　疼痛
　躁动
　肠胀气
　尿潴留

低血压

术后性低血压可表现为：①低血容量性（前负荷降低）；②分布性（后负荷降低）；③心源性（泵本身衰竭）；和（或）④心外性 / 梗阻性（框 80.7）。

不管患者术后休克是何种类型，都必须查明并治疗其根本原因。在评估患者或进行后续治疗时，必要时可使用液体、血液制品和缩血管药物，以恢复血管内容量并支持足够的灌注。

低血容量性（前负荷降低）

PACU 患者低血压的常见原因是血管内液体容量减少和前负荷下降所致；这种低血压对静脉输液反应良好。术后早期血管内容量减少的常见原因包括体液进行性转移至第三间隙或体液丢失、术中补液不足（尤其是腹腔内大手术患者或术前接受肠道准备的患者）以及椎管内（脊髓或硬膜外）阻滞引起的交感神

框 80.7　PACU 患者低血压的鉴别诊断

血管内容量不足
　持续液体丢失
　进行性液体进入第三间隙
　肠道准备
　胃肠液丢失
　手术出血
毛细血管通透性增加
　脓毒症
　烧伤
　输血相关性急性肺损伤
心排血量降低
　心肌缺血或梗死
　心肌病
　瓣膜性疾病
　心包疾病
　心脏压塞
　心律失常
　肺栓塞
　张力性气胸
　药物诱发性（β 受体阻滞药，钙通道阻滞药）
血管张力下降
　脓毒症
　变态反应（过敏反应，类过敏反应）
　脊髓休克（脊髓损伤，医源性高位脊髓损伤）
　肾上腺功能不全

经系统张力消失。

低血容量性休克患者常常具有典型的临床相关特征，包括心动过速、呼吸急促、低血压、皮肤斑点（湿冷）、静脉萎陷、尿量减少和精神状态改变。体液丢失的量往往决定了临床体征，因为患者似乎能够耐受血容量丢失达 10%，此时心动过速是唯一的体征；而当患者丢失其总血容量约 40% 时，就会出现明显的休克体征（乳酸性酸中毒，严重低血压，心排血量降低）。

接受过手术且术中失血可能明显的患者，术后发生低血压应排除活动性出血（出血性休克）。不管估计的术中失血量是多少，所估算的失血量往往不准确。如果患者病情不稳定，应床旁检测血红蛋白，以免等待实验室检查结果。此外，如果患者正服用 β 受体阻滞药或钙通道阻滞药，心动过速可能不是低血容量和（或）贫血的可靠指标。皮肤丢失尤其是烧伤患者，以及腹水如肝衰竭或某些癌症（如卵巢）、呕吐和（或）腹泻继发的胃肠道液体丢失的患者，均可引起非出血性低血容量，从而导致低血压，必要时应补充适当液体。

评估围术期低血压时必须考虑局麻药毒性的可能。局麻药意外注入血管内或注射局麻药过量伴或不伴迅速吸收后可引起全身反应。中枢神经系统症状包括耳鸣、精神错乱、精神状态改变，最后抽搐发作，这些症状可能并不总是在心血管衰竭之前发生。一旦被确认，应给予苯二氮䓬类药物缓解抽搐发作，并立即采取支持疗法以支持心血管功能。应给予脂肪乳治疗（20%），静脉注射 1.5 ml/kg，1 min 以上，然后以每分钟 0.25 ml/kg 的速率连续给药 30 min。如果心血管衰竭持续存在，则可每 5 min 重复注射一次。

分布性（后负荷下降）

PACU 患者发生血液分布性休克可能是多种生理紊乱所致，包括医源性交感神经阻断、危重病、变态反应和脓毒症。继发于区域麻醉技术的医源性交感神经阻滞是围术期低血压的一个重要原因。高位（高达 T_4 平面）交感神经阻滞可降低血管张力，并阻断心脏加速神经纤维。如果不及时处理，即使是在年轻健康的患者，严重低血压情况下发生的心动过缓也能导致心搏骤停[80]。缩血管药物包括去氧肾上腺素和麻黄碱是交感神经系统残余阻滞所致低血压的药理学治疗方法。

重症患者可能依赖于交感神经系统兴奋增强，以维持全身血压和心率。即使使用最小剂量的吸入性麻醉药、阿片类药物或镇静催眠药都能够降低这些患者的交感神经系统张力，引起明显的低血压。

变态反应（过敏反应或类过敏反应）可能是 PACU 患者低血压的原因。除了时有严重低血压外，变态反应 / 过敏反应的患者常伴有皮疹 / 荨麻疹、支气管痉挛 / 喘息、喘鸣和面部水肿。患者应立即接受治疗，如果明确并仍在接触致敏源，此时应立即去除致敏源，并给予类固醇（氢化可的松或甲泼尼龙）、H_1 与 H_2 阻滞药、液体和缩血管药物。肾上腺素是治疗变态反应所致低血压的首选药物。血清类胰蛋白酶浓度增高可确定存在变态反应，但是血清类胰蛋白酶浓度增高并不能鉴别过敏反应与类过敏反应。必须在变态反应发生后 30 ～ 120 min 内抽取血液样本测定血清类胰蛋白酶浓度，但是结果可能需要等待数日。神经肌肉阻滞药是手术环境中发生过敏反应的最常见原因，其次是乳胶、抗生素和其他稀有物质（表 80.2）[81-83]。

如果怀疑 PACU 中的低血压是由脓毒症所致，则应采血培养，并应尽早开始经验性抗生素治疗。尿道操作和胆道手术是脓毒症引起突发性严重低血压的操作 / 手术范例。尽管液体复苏是最重要的即时措施，但是常常需要升压药支持，至少短时间内。去甲肾上腺素是脓毒症患者的首选升压药。研究表明，脓毒性休克时血管加压素缺乏可导致血管扩张[84]，严重脓毒性休克时给予低剂量血管加压素（0.01 ～ 0.05 U/min）可改善平均动脉压，减少对儿茶酚胺类缩血管药物的需求，可能有利于保护肾功能[85]。

心源性（泵本身衰竭）

术后低血压的主要心源性原因包括心肌缺血与心肌梗死、心肌病、心脏压塞和心律失常。鉴别诊断取决于外科手术和患者术前心脏风险与健康状况。为明

表 80.2 围术期诱发过敏反应的药物

化学物质	围术期过敏反应的发生率（%）	与围术期过敏反应最相关的药物
肌肉松弛药	69.2	琥珀酰胆碱、罗库溴铵、阿曲库铵
天然橡胶	12.1	乳胶手套、止血带、Foley 导尿管
抗生素	8	青霉素和其他 β 内酰胺类
镇静催眠药	3.7	丙泊酚、硫喷妥钠
胶体	2.7	葡聚糖、明胶
阿片类药物	1.4	吗啡、哌替啶
其他	2.9	丙帕他莫、抑肽酶、木瓜凝乳蛋白酶、鱼精蛋白、布比卡因

From Hepner DL，Castells MC. Anaphylaxis during the perioperative period. Anesth Analg. 2003；97：1381-1395

确低血压的原因，可能需要中心静脉压监测、超声心动图，而可能需要肺动脉楔压监测者罕见。

患者的临床表现与低血容量性休克的患者相似。但是，此时主要体征之一是体液相对超负荷/充血性心力衰竭，如中心静脉和外周静脉扩张、肺水肿征象以及检查时可能发现S3心音。这些患者的心脏充盈压升高，伴有心排血量降低/受损。当40%以上的心肌受损时，就会发生心源性休克。原有缺血性心脏病的患者罹患心脏不良事件的风险显著增加，尤其是其接受紧急或高风险手术时。还应注意的是，心源性休克患者的死亡率非常高，高达70%。患者可能需要在术后立即进行主动脉内球囊反搏（intra-aortic balloon pump，IABP）、心脏导管与支架置入、超声心动图检查或机械/瓣膜畸形手术。

心外/梗阻性休克

如果不及时发现和治疗，心脏舒张期充盈障碍最终可引起前负荷降低，从而导致休克。下腔静脉（IVC）受压（腔静脉阻塞，胸腔内肿瘤）、张力性气胸、心脏压塞、缩窄性心包炎，甚至PEEP/机械通气，都能导致心脏充盈减少并影响静脉回流。胸腔内肿瘤和张力性气胸的临床表现类同于继发于大静脉阻塞的低血容量性休克，即心动过速和低血压，可能伴有颈静脉扩张。心脏压塞的患者也表现为心动过速和低血压；如果已建立有创监测，通常能观察到患者的“压力平衡”（LV与RV舒张压、PAOP、CVP升高且相对接近）。

急性肺动脉高压、肺动脉栓塞和主动脉夹层可导致继发于后负荷增加的左心室和（或）右心室收缩受损。这些患者表现为LV和（或）RV衰竭。

患者可能需要进行紧急胸腔穿刺和放置胸管以治疗张力性气胸，需要进行心包穿刺术以治疗心脏压塞，或进行溶栓/栓塞清除术以治疗肺栓塞。

心肌缺血：评估和治疗

每年有超过100万人死于非心脏手术，其中心肌梗死是最常见的心血管并发症[86]。主要心脏不良事件的发生率取决于患者本身的风险因素数量。根据修订的Goldman心脏风险指数，具有三个或三个以上风险因素的患者在非心脏手术后发生心脏不良事件的风险高达5.4%[87]。由于患者在手术刚结束期间仍正处于麻醉恢复状态，且还仍受药物残留作用的影响，尤其是镇痛药，因此恢复室中的心肌缺血患者罕有胸痛。Mangano等的一项研究结果表明，94%的术后心肌缺血发作为无症状[88]。

评估

在恢复室主诉胸痛的患者应该做12导联心电图并检测肌钙蛋白水平。应根据需要进行体格检查和进一步检查，以排除引起胸痛的其他原因（如肺栓塞、主动脉夹层、张力性气胸、心脏压塞、食管破裂等）。心电图变化如ST段改变可能并不一定表示心肌缺血（特别是已知无心脏病且无心脏风险因素的年轻患者）；但是，如果相关的体征和症状指向心肌缺血，则一定需要做进一步检查。

目前已确定非心脏手术后心肌缺血（myocardial ischemia after non-cardiac surgery，MINS）是一种独立的疾病。MINS的定义为术后肌钙蛋白水平升高，无任何临床症状或心电图改变，且没有任何其他可导致肌钙蛋白水平升高的非缺血性原因（如慢性肌钙蛋白升高、肺栓塞、脓毒症、快速心房颤动）。肌钙蛋白水平升高与预后不良独立相关[89]。一项国际前瞻性队列研究发现，非心脏手术术后肌钙蛋白水平升高是30 d死亡的一项强烈的独立预测因子[90]。

由美国心脏协会/美国心脏病学院（American Heart Association，AHA/American College of Cardiology，ACC）制订的最新指南建议，对于手术后心电图变化提示缺血或出现典型缺血性胸痛的所有患者，均应检测肌钙蛋白水平。并且，他们建议在血管手术或中危手术后病情稳定的患者连续测定肌钙蛋白水平[91]。最近一项多中心研究探讨了术后高敏肌钙蛋白（hsTnT）水平和心肌损伤与非心脏手术后30 d死亡率之间的相关性[92]。作者证实，术后心肌损伤最常见无症状型，因为93%的MINS患者没有任何症状。而且，他们发现在非心脏手术后的前3 d，hsTnT水平升高而无缺血性表现与术后30 d死亡率显著增高有关。这些新的研究结果甚至可以证明在PACU积极检测术后hsTnT水平的必要性。

治疗

一旦诊断出心肌缺血/损伤，应立即通知主要外科团队成员，并进行心脏会诊。

排除其他危及生命的原因后，应给予患者吸氧，控制血压与心率。如果没有绝对禁忌证，应给予患者硝酸甘油、β受体阻滞药、他汀类药物和阿司匹林。

应该用阿片类药物和苯二氮䓬类药物治疗疼痛和焦虑；如果存在贫血，应予以纠正。患者有可能出现进一步失代偿，应该做好准备，而且将急救车随时备用。如果患者血流动力学不稳定，超声心动图可能有助于指导下一步治疗（如放置 IABP，紧急干预）。

根据病情的严重程度，应考虑和讨论进一步干预措施如溶栓、经皮冠状动脉介入治疗（percutaneous coronary intervention，PCI）或血管重建。然而，由于这些患者刚接受过手术，因此权衡术后出血与冠状动脉血流恢复之间存在的矛盾。应该由外科医师、心脏科医师、麻醉科医师和患者共同决定最佳的治疗方案。

心律失常

术后心律失常通常呈短暂性，为多因素所致。围术期引起心律失常的可逆性原因包括低氧血症、通气不足及其相关的高碳酸血症、内源性或外源性儿茶酚胺、电解质紊乱、酸血症、液体超负荷、贫血和药物戒断[93]。

心动过速

PACU 患者发生心动过速的常见原因包括疼痛、躁动、通气不足及其相关性低氧和高碳酸血症、低血容量、PONV 和寒战。较少见但严重的原因包括出血，心源性、感染性或过敏性休克，肺栓塞，甲状腺危象和恶性高热。

在评估术后心动过速时，最重要的问题是患者的血流动力学是否稳定。如果患者病情稳定，应该给予吸氧，行 12 导联心电图检查，并明确可能的心律。心率大于 150 bpm 的不稳定患者典型表现是低血压，并可能表现出灌注量减少的其他症状如精神状态改变、胸痛或休克。这些患者应立即进行同步电复律。PACU 患者快速心律失常有各种不同的原因，因此在给药剂量和电复律的能量选择方面需采取个体化方案。全面概述参见 2015 年美国心脏协会有关心肺复苏和紧急心血管监护的指南更新[94]。

心动过缓

PACU 患者发生心动过缓常为医源性。药物相关性原因包括 β 受体阻滞药、神经肌肉阻滞的抗胆碱酯酶药逆转、阿片类药物以及可乐定或右美托咪定。手术相关和患者相关的原因包括肠胀气、颅内压或眼内压升高、低氧、低温、甲状腺功能减退和蛛网膜下隙麻醉。蛛网膜下隙麻醉高平面能阻滞起源于 $T_1 \sim T_4$ 的心脏加速性神经纤维，从而导致严重的心动过缓。由此引发的交感神经阻滞、血容量可能不足以及静脉回心血量减少，即使是年轻的健康患者也能引起突发性心动过缓和心搏骤停。

评估术后心动过缓时，应立即评估生命体征和血流动力学稳定性。如有可能，应纠正其潜在原因。无症状性心动过缓可能根本不需要治疗；但是，如果患者病情不稳定且存在低血压，或出现休克、精神状态改变、缺血性胸部不适或急性心力衰竭的体征，则需要紧急干预。根据 ACLS 指南，一线治疗药是静脉注射阿托品。如果效果不明显，应经皮起搏或开始使用血管加压药（多巴胺、肾上腺素滴注）。最后，应考虑专家会诊和经静脉起搏方案[94]。

房性心律失常

最常见的房性心律失常是房颤，非心脏大手术后约 4% 的患者可出现房颤[95]。在这些患者中，新发的术后房性心律失常的总体发生率高达 10%。该发生率在心脏和胸部手术后更高，此时这种心律失常常归因于心房刺激[96]。术前存在心脏风险因素、体液正平衡、电解质紊乱和低氧可增加术后心房颤动的风险[97]。这些新发的房性心律失常并不是良性，因为它们与住院时间延长和死亡率增加有关[98-99]。

控制心室率是治疗新发房颤的即时目标。血流动力学不稳定的患者可能需要立即电复律，但是大多数患者可通过静脉应用 β 肾上腺素能受体阻滞药或钙通道阻滞药进行药物治疗[100]。如果血流动力学不稳定是一个值得关注的问题，则可考虑使用短效 β 受体阻滞药艾司洛尔。对于可能是由儿茶酚胺引起的术后心律失常，使用这些药物控制心室率通常足以达到药物性心脏复律的效果。如果治疗的目标是药物复律，可在 PACU 中给予胺碘酮的负荷量，前提是知道静脉注射胺碘酮可能伴随 QT 延长、心动过缓和低血压。

室性心律失常

PACU 患者常发生室性期前收缩（PVCs）和室性二联律。PVCs 通常反映交感神经系统兴奋性增加，可发生于气管插管、疼痛和短暂性高碳酸血症时。PVCs 通常可自行缓解，但是给予麻醉性镇痛药和确保合理通气能促进其缓解。真正的室性心动过速罕见，它表示存在心脏疾病。在尖端扭转性室性心动过速（多形性室性心动过速）的情况下，心电图上可能出现 QT 延长，这可能是内在因素或药物相关。PACU 中导致 QT 延长的最常见药物是 5-HT_3 受体拮抗药（如昂丹司琼、多拉司琼）、氟哌啶醇、氟哌利多、沙丁胺醇、美沙酮和胺碘酮。应开始时静脉注射 1 ～ 2 g 镁剂，5 min 以上，必要时可重复给药。

治疗

术后早期心律失常通常需要立即纠正电解质紊乱以及药理学和非药理学干预[101]。一般来说，心律失常治疗的紧迫性取决于心律失常所致的生理变化结果，主要是低血压和（或）心肌缺血。快速性心律失常可减少冠状动脉灌注时间，增加心肌氧耗。快速性心律失常影响取决于患者原有心脏功能，对冠心病患者的危害最大。而心动过缓对心脏固定每搏量患者的危害较大，如婴幼儿和限制性心包疾病或心脏压塞患者。大多数情况下，治疗取决于识别和纠正潜在的原因（如低氧血症或电解质紊乱）[102]。选择治疗方案时，还须考虑心肌缺血或肺栓塞的可能影响。

肾功能障碍

术后肾功能障碍的鉴别诊断包括肾前性、肾性和肾后性原因（框 80.8）。术后肾功能不全的原因通常为多因素，术中肾损害可加重原有的肾功能不全[103-106]。在 PACU 中，重点应放在寻找和治疗易逆转的少尿原因［即尿量＜ 0.5 ml/（kg · h）］。例如，导尿管阻塞或脱落易于纠正，但常被忽视（框 80.8）。在适当情况下，应该与手术医师讨论（泌尿外科或妇科）手术细节，以排除输尿管、膀胱或尿道解剖性梗阻或断裂。

框 80.8 术后少尿
肾前性
低血容量（出血、脓毒症、第三间隙液体丢失、容量复苏不足）
肝肾综合征
低心排血量
肾血管阻塞或断裂
腹内高压
肾性
缺血（急性肾小管坏死）
放射线显影剂
横纹肌溶解
肿瘤溶解
溶血
肾后性
手术损伤输尿管
输尿管血块或结石梗阻
机械性（导尿管梗阻或异位）

术后急性肾损伤（acute kidney injury，AKI）的发生与患者相关因素有关。在确定患者是否存在围术期肾功能障碍风险增高时，应考虑诸多因素，包括合并症如术前存在肾功能不全（CKD）、糖尿病、高血压、病态肥胖以及类固醇使用史、男性和老年等。除了不可纠正的患者因素外，手术本身也是围术期发生肾功能障碍的独立风险因素，心脏手术、急诊手术和“大”手术（血管、移植、胸腔手术）都可增加肾功能障碍发生的可能性。

一些围术期事件可能改变肾灌注。术前或术中血管造影能引起继发于肾血管收缩的缺血性损伤以及肾小管直接损伤。围术期容量不足能加重脓毒症引起的肝肾综合征或急性肾小管坏死。手术本身能改变肾血管通畅性，减少肾灌注。最后，腹腔内压（intraabdominal pressure，IAP）升高能减少肾灌注。

合理的术中液体管理对于术中和术后都是至关重要。必须监测血流动力学，确保血管内相对容量足以满足组织灌注，避免器官低氧和功能障碍。手术室和 PACU 中晶体液无处不在。平衡液（乳酸林格液、勃脉力）可能优于仅含氯化物的液体（NaCl），因为高氯血症与 AKI 的发生有关[107]。2014 年发表在“Critical Care”杂志上的一项研究表明，游离氯溶液的使用是肝移植患者术后发生 AKI 的一个风险因素[108]。一般认为应避免使用羟乙基淀粉溶液，因为其使用没有任何明确的益处[109]。

最近发表在 *Anesthesiology* 杂志上的一项研究表明，当 MAP 小于 60 且持续 20 min 以上，或小于 55 且持续 10 min 以上时，术后发生 AKI 的风险增加[110]。如上所述，鉴于高血压患者肾脏自动调节能力随时间而变化，MAP 的目标应该个体化。在低血压患者中，可能需要缩血管药物作为液体治疗的辅助药物。到目前为止，还没有证据表明何种缩血管药物更好。值得注意的是，尽管低剂量多巴胺能增加尿量，但是目前不再认为它具有肾保护作用，也不支持其作为 AKI 的治疗方法。此外，也不推荐血管扩张药（非诺多泮，心房利钠肽）用于 AKI 的预防和治疗。

少尿

血管内容量不足

术后即刻少尿的最常见原因是血管内容量不足。如果患者表现出低血容量的体征如心动过速和低血压，快速输液（500 ～ 1000 ml 晶体）通常可有效地恢复尿量。如果怀疑进行性手术失血，且需要反复性冲击补液以维持足够尿量，则应检测全血细胞计数。有高血压病史的患者可能需要较高的血压才能产生足够的尿液。标准的“MAP > 65”下，肾可能得不到充分灌注。对于这些患者，必须了解其既往基础血压水平，并以 MAP 大于 75 mmHg 为目标，以确保肾灌注。通过容量复苏最大限度地保证肾灌注，对于预防进行性缺血性损伤和急性肾小管坏死的发生尤为重要。然而，尿量并不能预测术后发生 AKI 的可能性。

如果禁忌快速输液或持续存在少尿，则需评估血管内容量和心脏功能，以鉴别脓毒症性低血容量和低心排血量状态。假如没有使用利尿药，测定钠排泄分数能用于确定肾灌注充分与否。然而，肾前性氮质血症的诊断并不能鉴别低血容量、充血性心力衰竭或肝肾综合征。通过中心静脉监测和（或）超声心动图进一步评估可能有助于鉴别诊断。

术后尿潴留

术后尿潴留能导致膀胱过度扩张和永久性逼尿肌损伤。在 PACU 中应用超声检查能确定膀胱容量并明确尿潴留[111]。Keita 及其同道使用该技术测定 313 例患者转入 PACU 时和转出 PACU 前的膀胱容量，试图识别出高危患者。该研究收集的数据包括年龄、性别、尿潴留史、术中使用抗胆碱能药物、术中输液量、静脉应用吗啡。尿潴留定义为膀胱容量> 600 ml，且在 30 min 内无法排空。在该研究中，PACU 患者术后尿潴留的发生率为 16%。最重要的预测因子是年龄> 50 岁，术中输液> 750 ml 以及转入 PACU 时膀胱容量> 270 ml[112]。该研究主张使用超声技术来识别可能存在尿潴留的高危患者。

造影剂肾病

PACU 中因颈动脉狭窄、胸腹主动脉瘤、周围血管疾病和脑动脉瘤而接受了血管造影术伴或不伴血管内支架置入的患者数量正在增加。因此，在术后肾功能障碍的鉴别诊断中应始终考虑造影剂肾病；一般认为造影剂肾病是引起术后 AKI 的可逆性原因之一，所以及时诊断是关键。注射造影剂后 24 ～ 48 h 内肌酐有增高的趋势，但是通常在一周内恢复到患者的基线水平。任何接受静脉造影剂的患者都应注意围术期充分水化。应用平衡晶体液加强水化是预防造影剂肾病的最有效方法。有时也可用碳酸氢钠和乙酰半胱氨酸碱化尿液，但是这些方法缺乏有效证据，也没有得到确切的证实[113]。

腹内高压

任何腹部手术后少尿且体检腹胀的患者，应考虑腹内高压（intraabdominal hypertension，IAH）[114-115]。IAP 升高可减少肾灌注，并导致肾缺血和术后肾功能障碍。非肥胖患者的 IAP 正常值约为 5 mmHg。腹内高压可分为四级：Ⅰ级，12 ～ 15 mmHg；Ⅱ级，16 ～ 20 mmHg；Ⅲ级，21 ～ 25 mmHg；Ⅳ级，> 25 mmHg。腹腔间隔室综合征是指 IAP 超过 20 mmHg 伴或不伴腹腔灌注压< 50 mmHg[116]。IAH 患者表现出新的终末器官功能障碍时，应考虑腹腔间隔室综合征（IAP 通常≥ 25 mmHg）。一项腹部大手术患者的前瞻性研究结果显示，约 40% 新发肾功能不全的患者为腹内高压。在这项研究中，术后肾功能损害与以下四个因素独立有关：低血压、脓毒症、相对高龄和腹腔压力增高[117]。

IAP 升高使肾静脉受压而引起血管阻力增高，结果损害肾的静脉回流。这一系列事件是最终导致肾功能障碍的原因。当 IAP 达到 15 mmHg 时，易发生少尿；IAP 达到约 30 mmhg 时才会出现无尿。管理和治疗主要是支持性措施（限制液体输入）；但是对于严重的患者，可能需要手术减压。

膀胱压力是评估 IAP 的一项间接指标，对于怀疑有腹内高压的患者应测量该压力，以确保能够立即采取干预措施来缓解腹腔压力，从而恢复肾灌注。膀胱压力是在患者处于仰卧位且没有腹部肌肉收缩的情况下于呼气末时测量。与测量动脉压一样，传感器宜放置在腋中线[117]。

横纹肌溶解

横纹肌溶解可能使严重挤压伤或热损伤的患者术后过程更加复杂。患者可能主诉肌痛、腹痛、恶心和无力。可能出现肌红蛋白尿，肌酸激酶（CK）水平升高。接受减肥手术的病态肥胖患者横纹肌溶解发生率也显著增加。据报道，在接受腹腔镜下减肥手术的连续 66 例患者中，横纹肌溶解发生率为 22.7%[118-121]。其风险因素包括 BMI 增加和手术时间延长。应根据患者病史和手术过程来决定是否在 PACU 中检测肌酸磷酸激酶水平[119]。早期积极水化以维持尿量是治疗的关键，因为低血容量只会进一步加重肾缺血和血红素管型致肾小管阻塞所引起的即将发生的肾衰竭。必须立即检测并纠正电解质异常，包括高钾血症、高磷血症和低钙血症。应用髓袢利尿药冲洗肾小管并避免液体超负荷。临床上常静脉滴注甘露醇促进肌红蛋白管型从肾小管排出，给予碳酸氢钠防止肌红蛋白的毒性作用，但是其可能并不会带来更好的临床效果。一项对2000多例合并横纹肌溶解的创伤患者的研究结果表明，输注碳酸氢钠和甘露醇并不能进一步降低急性肾衰竭的发生率[121]。对重症患者，可尝试使用连续肾替代疗法来清除肌红蛋白。不同于不能清除循环中肌红蛋白的常规血液透析滤器，高通量滤膜能有效清除循环中的肌红蛋白。连续肾替代疗法一般采用高通量滤膜。此外，对流（即连续血液滤过去除溶质的机制）较扩散（即传统血液透析去除溶质的机制）更能清除较大分子溶质[122]。

术后低温和寒战

术后低温定义为核心温度低于36℃，是发生在全身麻醉和椎管内麻醉后的一种有害且不舒服的状况。根据美国麻醉科医师学会的要求，应该在麻醉结束后15 min内测量患者体温，且理想情况下应至少为36℃[123]。全身麻醉和椎管内麻醉后也经常发生术后寒战。全身麻醉后寒战的发生率可能高达66%[124]。已确定的风险因素包括青年患者、矫形外科假体手术和核心低温[125]。

机制

术后低温可继发于术中热量损耗。其基本机制包括辐射、对流、蒸发和传导[126]。术后寒战通常但不总是与低温有关。尽管体温调节机制能够解释低温患者的寒战，但是人们已提出许多不同的机制来解释正常体温患者的寒战。提出的一种机制是根据观察到的大脑与脊髓在全身麻醉后并不是同时恢复。该学说认为脊髓功能恢复更快，从而导致脊髓反射脱抑制，表现为阵挛性活动。中枢神经系统兴奋药多沙普仑在消除术后寒战方面具有一定的效果，该结果支持上述学说。提出的其他机制包括κ-阿片类受体、NMDA受体和5-HT受体的作用。一般认为接受大剂量瑞芬太尼麻醉的患者寒战发生率较高，相关学说认为这与瑞芬太尼引起这些患者痛觉超敏的机制相同，即突然停用阿片类药物可兴奋NMDA受体[127]。此外，同一作者发现术中使用小剂量氯胺酮可降低瑞芬太尼所致术后寒战的发生率，该结果也支持上述学说[128]。曲马朵是弱μ-阿片类受体激动药以及去甲肾上腺素与5-羟色胺再摄取抑制药；研究显示，曲马朵在发挥镇痛作用的同时还可有效地预防术后寒战[129]。

治疗

治疗措施包括发现和治疗如果存在的低温。最易获得准确核心体温的位置是鼓膜。腋窝、直肠和鼻咽温度测量精确度较差，且可能低于核心温度。强力暖风机可用于低温患者主动加温。研究表明，一旦发生寒战，许多阿片类药物、昂丹司琼[130]、可乐定[131]和氯胺酮[132]可有效地消除寒战。其中，成人最常用的是静脉注射哌替啶12.5～25 mg。研究表明，术中静脉滴注右美托咪定可有效地预防寒战的发生[133]。

临床影响

术后寒战除了造成患者明显不舒适，即所谓热不舒适外，还可增加氧耗与CO_2产生以及交感神经张力，并与心排血量增加、心率增快、血压和眼内压增高有关。低温患者转入PACU后，应给予主动加温措施以避免低温引起的这些即刻并发症和延迟性并发症。轻、中度低温（33～35℃）可抑制血小板功能、凝血因子活性和药物代谢。低温可加重术后出血、延长神经肌肉阻滞剂的作用时间，并可能延迟苏醒时间。这些即刻并发症可使患者在PACU滞留时间延长[134]，而远期有害影响包括心肌缺血与心肌梗死发生率增高、伤口愈合延迟以及围术期死亡率增高。

术后恶心呕吐

在没有预防措施的情况下，接受吸入麻醉的患者中大致有1/3将出现PONV（10%～80%）[135-136]。PONV的后果包括PACU转出延迟、非预期住院、肺误吸发生率增高以及术后显著不适。识别PONV高风险患者并给予预防性干预，能显著改善患者在PACU的医疗质量和满意度。从患者角度来说，PONV可能较术后疼痛更加不适。

预防与治疗

PONV的预防措施包括麻醉技术和麻醉用药的改进。Apfel及其同道的一项多中心多因素随机对照试验研究了6种预防措施在PONV高风险（PONV风险＞40%）患者的效果[135]。预防措施包括药物相关和技术相关的干预。药物方法包括氟哌利多1.25 mg、地塞米松4 mg或昂丹司琼4 mg。麻醉干预措施包括：丙泊酚替代吸入麻醉药、氮气替代氧化亚氮或瑞芬太尼替代芬太尼。作者将 4000 多例患者分至 64 种可能组合中的一组。该研究发现，三种止吐药都能将 PONV 发生的相对风险降至同样水平（降低 26%）；同时，丙泊酚（降低 19%）和氮气（降低 12%）降低 PONV 发生的相对风险的程度相近。

尽管预防 PONV 的预防性措施比治疗措施更有效，但是在适当的预防性措施后仍有部分患者在 PACU 需要治疗。目前尚无任何确切的证据表明此时常用的 5- 羟色胺受体拮抗药中何种更有效。框 80.9 列出 PACU 中常用于预防和治疗 PONV 的各种止吐药。如果适当时候给予足量的止吐药无效，那么 PACU 中仅仅给予更大剂量的同类药物也不可能产生明显效果。因此，不建议在首次给药后 6 h 内重复使用同一类药物。某些止吐药物如东莨菪碱、地塞米松和阿瑞匹坦，根本不应重复给药[136]。

患者发生 PONV 的可能性取决于数个风险因素，患者风险因素越多，发生可能性越大。Apfel 等发现女性、非吸烟者、PONV/ 晕动病病史和术后应用阿片类药物为独立风险因素。他们的研究小组创建了一个简化的风险评分：预测无风险因素的患者发生 PONV 的可能性为 10%，存在一个风险因素的患者发生 PONV 的可能性为 20%，有两个风险因素的患者发生 PONV 的可能性为 40%，有三个风险因素的患者发生 PONV 的可能性为 60%，存在四个风险因素的患者发生 PONV 的可能性为 80%。最近，该作者将 50 岁以下的年轻人作为出院后恶心呕吐的另一个独立风险因素[137]。日间手术麻醉学会发布了“术后恶心呕吐管理的共识指南”[136]。该指南全面介绍了这个话题。预防 PONV 已经被纳入美国医疗保险和医疗补助服务中心的医师质量报告体系。对于 18 岁以上的患者在吸入性全身麻醉下接受任何手术，如果他们存在至少三个 PONV 风险因素，则应该给予至少两种不同的止吐药[138]。

意美（阿瑞匹坦）是一种 P 物质 / 神经激肽 1 受体拮抗药，它可能对极高风险和难治性患者有效。建议在麻醉前 3 h 内口服 40 mg。初步临床试验表明，该药物在术后有效时间长达 48 h[139]。

框 80.9　常用的止吐药（成人剂量）

抗胆碱能药物
术前耳后无毛发区域使用东莨菪碱透皮贴剂（1.5 mg），术后 24 h 除去
NK-1 受体拮抗药
阿瑞匹坦（麻醉前 3 h 内口服 40 mg）
皮质类固醇
地塞米松（麻醉诱导后 4 mg，IV）
抗组胺药
羟嗪（12.5 ～ 25 mg，IM）
苯海拉明（25 ～ 50 mg，IV）
吩噻嗪类
异丙嗪（12.5 ～ 25 mg，IM）
普鲁氯嗪（奋乃静）（5 ～ 10 mg，IV）
丁酰苯类
氟哌利多（0.625 ～ 1.25 mg，IV）；给药后 2 ～ 3 h 监测心电图 QT 间期是否延长；推荐术前 12 导联心电图检查
氟哌啶醇（0.5 ～＜ 2 mg，IM/IV）
促胃肠动力药
甲氧氯普胺（10 ～ 20 mg，IV；若胃肠梗阻可能，避免使用）
5- 羟色胺受体拮抗药
昂丹司琼（4 mg，IV，手术结束前 30 min 给予）
缩血管药物
麻黄碱（25 mg，IM，与羟嗪 25 mg 合用）

谵妄

术后谵妄（postoperative delirium，POD）是指表现为意识减退和注意力障碍的急性、波动性精神状态改变。POD 常在恢复室开始出现，并在手术后 5 d 还可出现。一项研究发现，许多在病房中被诊断为 POD 的患者其实在恢复室中已经出现 POD。POD 的发生率取决于围术期和术中的风险因素，且差异颇大。例如，一项包括 26 项关于 POD 研究的荟萃分析发现，髋部骨折患者的 POD 发生率在 4.0% ～ 53.3%[140]。择期与急诊患者接受不同手术的多项研究表明，POD 与术后结局较差、住院时间延长、功能下降、住院率增高、死亡率较高、成本和资源使用增加有关[141]。区分兴奋型谵妄和抑制型谵妄十分重要，因为后者很容易被忽视，从而可能得不到治疗，可能与不良预后有关[142]。

风险因素

POD 与多种风险因素有关，常分为易感因素（患者自身因素）和诱发因素（触发谵妄发作）。患者主要易感因素包括：①年龄大于 65 岁；②认知损害；③严重疾病或合并症较多；④听力或视力障碍；⑤存在感染[143]。在围术期，所实施的外科手术作为一种生理性应激源，其范围对谵妄发生的可能性有重大影响。风险评估是一项共同的临床责任，最好应在围术期临床路径中实施。

预防和管理

应最好在进入手术室前应用谵妄风险筛查工具识别 POD 高风险患者。筛查阳性的患者应在术后阶段

进入谵妄减少路径，以降低其发生谵妄的可能性。一旦进入恢复室，应避免使用任何导致谵妄的药物（如抗胆碱药、镇静催眠药、哌替啶），除非这些药物的特殊需求超过其潜在风险（如使用苯二氮䓬类药物用于苯二氮䓬类药物或酒精戒断）[144]。采用一些简单方法如频繁重新定位、感觉增强措施（确保患者到达PACU即可用上眼镜、助听器或听觉放大器）、疼痛控制、认知刺激措施、防止行为升级的简单交流标准与方法，同时保持患者的昼夜节律，这样能使POD的发生率降低30%～40%[144]。在患者离开PACU前应进行谵妄筛查（如使用护理谵妄筛查量表或意识混乱评估方法进行评分）。如果预防措施无效，患者筛选阳性，应立即评估可能的诱发因素，包括未控制的疼痛、低氧、肺炎、感染（伤口、留置导管与血源性、尿路、脓毒症）、电解质异常、尿潴留、粪便嵌塞、药物作用和低血糖[141]。对因与对症治疗对于缩短谵妄持续时间具有重要影响，因此应立即启动。一般来说，对所有谵妄患者都应该应用多种非药物干预措施（如频繁重新定位、安静的环境、解除束缚装置、室内熟悉物品、给患者戴上眼镜和助听器）。应谨慎使用药物干预；对于躁动性谵妄患者，当其他干预措施无效且患者对自身或他人构成重大伤害时，仅给予最低有效剂量的药物。在这种情况下，首选药物是氟哌啶醇，初始剂量为0.5～1 mg静脉注射/肌内注射。或者，也可考虑使用非典型抗精神病药物如利培酮、奥氮平、奎硫平或齐拉西酮[141]。

苏醒期兴奋

苏醒期兴奋是全身麻醉苏醒过程中一种暂时性意识模糊状态，不应与持续性POD相混淆。苏醒期兴奋常见于儿童，约30%以上儿童在PACU期间会发生躁动或谵妄。苏醒期兴奋常发生在全身麻醉苏醒的开始10 min内，但是睡觉下送到恢复室的儿童发作较晚。儿童发生苏醒期兴奋的高峰年龄为2～4岁[145]。与谵妄不同，苏醒期兴奋一般迅速消失，随后顺利恢复[146]。

儿童苏醒期兴奋通常与吸入麻醉后的快速“苏醒”有关。尽管一直有报道苏醒期兴奋见于异氟烷[147]，较少见于氟烷麻醉[148]，但是最常见于较难溶解的七氟烷[149]和地氟烷。一些研究提示，苏醒期兴奋的发生更反映的是麻醉药种类，而不是苏醒的速度[150]。一项有关比较七氟烷与丙泊酚的研究显示，尽管丙泊酚苏醒迅速，但其麻醉苏醒远较七氟烷平稳。而且，通过逐渐降低七氟烷吸入浓度来延迟苏醒，并不能降低苏醒期兴奋的发生率[151]。

除苏醒迅速外，文献支持一些可能的病因，包括麻醉药本身的特性、术后疼痛、手术种类、年龄、术前焦虑、患者性格和辅助用药。认识到这些促发因素，有助于人们鉴别与治疗苏醒期兴奋的高风险儿童[146]。

应采取简单的预防措施来处理有风险的儿童，包括减轻术前焦虑、治疗术后疼痛以及提供一个无应激的恢复环境。预防和治疗儿童苏醒期躁动和谵妄的药物包括咪达唑仑[152]、可乐定[153-155]、右美托咪定[156-157]、芬太尼[158-159]、酮咯酸[160]和毒扁豆碱[161]。对儿童患者，最常用的术前抗焦虑药物咪达唑仑对苏醒期兴奋的影响不尽相同。尽管咪达唑仑通常可降低术后谵妄的发生率和持续时间，但是并非所有研究都支持此观点。在咪达唑仑并无益处的研究中，还不清楚咪达唑仑是否为一项独立因素或只是反映了其他术前风险因素[162]。

成人全身麻醉苏醒期兴奋的发生率显著低于儿童，估计3%～4.7%[163]。一项研究发现，与全身麻醉苏醒期兴奋相关的手术和麻醉因素包括术前给予咪达唑仑（OR1.9）、乳腺手术（OR 5.2）、腹部手术（OR 3.2），而手术持续时间与之相关性较小[163]。

苏醒延迟

即使经历了长时间手术与麻醉，患者也应在60～90 min内对刺激出现反应[164]。如果在该时间范围内患者没有苏醒，考虑多种不同的可能原因就十分重要。药物残余作用是苏醒延迟的最常见原因，可能发生在给予过多麻醉药后，或者患者由于年龄、基础疾病或代谢紊乱而容易受某些药物副作用的影响。宜考虑的最常见药物是苯二氮䓬类药物、阿片类药物和神经肌肉阻滞类药物；然而，长时间麻醉后，丙泊酚和挥发性麻醉药也能导致苏醒延迟。此外，其他原因可能还有急性酒精中毒或非法毒品中毒。另一个经常被忽视的药物效应是中枢抗胆碱能综合征（central anticholinergic syndrome，CAS）。麻醉期间使用的多种药物能阻断中枢胆碱能神经传递，从而导致延迟苏醒[165]。代谢紊乱如体温过低（＜33℃）、电解质失衡（如低钠血症、高钙血症、高镁血症）、低血糖或高血糖以及潜在的代谢性疾病（如肝、肾或甲状腺异常）也可延迟麻醉后苏醒。最后，应考虑神经系统并发症如脑低氧、癫痫发作（伴有连续发作后状态）、颅内压升高以及任何脑内事件（出血、血栓形成、栓子）[166-167]。

对于任何出现苏醒延迟的患者，应评估其气道、呼吸和循环功能。重要的是要确认已停用所有的麻醉药（包括留在静脉导管中的残留药物）。患者到达 PACU 时应检查其体温，如果体温过低，应主动复温。应进行心肺和神经学检查（包括瞳孔、咳嗽和吞咽反射、运动/肌力）。使用神经肌肉传导监测仪（TOF，理想情况下为 TOF-R）有助于检测残余神经肌肉阻滞作用；如有残余阻滞，应该（使用新斯的明/格隆溴铵或舒更葡糖）逆转。如果怀疑存在阿片类药物残余作用，应用多次少量纳洛酮（每 2 分钟 40 μg，最大量可达 200 μg）能逆转这种作用。同样，如果怀疑苯二氮䓬类药物的残余作用，每分钟应用 0.1 ～ 0.mg 氟马西尼，最大量可达 1 mg。应检查血糖水平，应用葡萄糖治疗低血糖，而高血糖可根据需要用胰岛素治疗。应检查动脉血气和电解质。二氧化碳所致苏醒延迟可通过过度通气（可能需要插管）来治疗；应纠正电解质紊乱。如果上述干预措施均未产生任何效果，则应考虑 CAS，并静脉注射 1 ～ 2 mg 的毒扁豆碱。同时，重要的是请神经科会诊并通过头颅 CT 来排除任何脑血管意外。如果患者仍未苏醒，则应将患者转入 ICU 进行进一步监测并做一系列检查。

PACU 转出标准

尽管特殊的 PACU 的转出标准可能有所不同，但有一些普遍的原则是通用的（框 80.10）[2]。总而言之，没必要强制规定 PACU 最短停留时间。患者不再有呼吸抑制的危险，且意识清楚或精神状态恢复到基础水平之前，就必须观察患者。血流动力学标准宜根据患者基础血流动力学指标而定，并不要求具体的血压和心率。转出 PACU 时，应评估患者的外周神经功能并记录在案；如果术后后期出现新的外周神经病变，患者转出 PACU 时这些评估和记录可能成为有用信息。

框 80.10　转出 PACU 推荐意见摘要

1. 患者应清醒且定向正常，或精神状态恢复到基础水平
2. 不必强制规定最短停留时间
3. 生命体征平稳，并在可接受范围之内
4. 应在患者已达到具体标准后才能转出
5. 应用评分系统可有助于记录患者转出 PACU 的适当度
6. 转出前排尿、饮水和饮用清流质的要求不应成为常规转出方案的一部分，尽管这些要求可能适用于某些特定患者
7. 门诊手术患者转出应该由负责的成人陪伴回家
8. 对门诊手术患者应提供书面指导，包括术后饮食、用药、活动以及紧急情况下拨打的电话号码

Modified from American Society of Anesthesiologists Task Force on Postanesthetic Care. Practice Guidelines for Postanesthetic Care：a report by the American Society of Anesthesiologists Task Force on Postanesthetic Care. Anesthesiology. 2002；96：742-752

麻醉后评分系统

1970 年，Aldrete 和 Kroulik 提出了监测麻醉后恢复程度的麻醉后评分系统。最初的 Aldrete 评分是对五项指标，即活动度、呼吸、循环、意识和皮肤颜色，采用 0 分、1 分、2 分进行评分。对总分达到 9 分的患者，可考虑转出 PACU[168]。多年来，人们不断完善该评分系统，以适应技术和麻醉实践的进步，并扩展到日间手术。1995 年，脉搏氧饱和度替代了视诊评价氧合状况，还增加了一些评估指标，以适应日间手术管理的需要（表 80.3 和表 80.4）[169]。

随着门诊手术数量与复杂程度的增加，一些学者对转出标准进行了修改，并囊括了直接回家的标准。结果，麻醉后转出评分系统（PADSS）不断改进。最初的 PADSS 是根据以下五项标准制订：生命体征、活动度与精神状态、疼痛与恶心呕吐、手术出血以及液体出入量。修订后的现行标准将疼痛和恶心呕吐分开，并删除转出前需要排尿的要求[170-174]。术后疼痛是造成日间手术患者出院延迟和非计划住院的最重要原因。为增加患者满意度和按时出院，Chung 及其同

表 80.3　PACU 转出评分标准

评估指标	评分
活动度	
按指令能活动四肢	2
按指令能活动两个肢体	1
无法按指令活动肢体	0
呼吸	
能够深呼吸和随意咳嗽	2
呼吸困难	1
呼吸暂停	0
循环	
血压波动幅度≤麻醉前水平的 20%	2
血压波动幅度为麻醉前水平的 20% ～ 50%	1
血压波动幅度≥麻醉前水平的 50%	0
意识	
完全清醒	2
可唤醒	1
无反应	0
氧饱和度（脉搏血氧测定法）	
呼吸室内空气下氧饱和度＞ 92%	2
需要给氧，维持氧饱和度＞ 90%	1
给氧下，氧饱和度＜ 90%	0

Modified from Aldrete JA. The postanaesthesia recovery score revisited. J Clin Anesth. 1995；7：89-91.

表 80.4　成年患者转出 PACU 直接回家的评分标准

评估指标	评分 *
生命体征（与年龄和麻醉前基础值稳定、一致性）	
血压与心率波动幅度在麻醉前水平的 20% 之内	2
血压与心率波动幅度在麻醉前水平的 20% ～ 40%	1
血压与心率波动幅度大于麻醉前水平的 40%	0
活动水平（能以麻醉前水平行走的能力）	
步态稳定，无眩晕或符合麻醉前水平	2
需要搀扶	1
无法行走	0
恶心呕吐	
无或很少	2
中度	1
重度（反复治疗后仍有）	0
疼痛（最小至无痛，口服镇痛药可控制；疼痛的定位、类型和强度与预期的术后不适相一致）	
可接受度	
是	2
否	1
手术出血（与手术预期出血的一致性）	
轻度（无需更换敷料）	2
中度（需更换敷料达到 2 次）	1
重度（需更换敷料 3 次以上）	0

* 患者总评分至少达到 9 分才能出院

Modified from Marshall SI，Chang F. Discharge criteria and complications after ambulatory surgery. Anesth Analg. 1999；88：508-517.

道的研究认为加强预防性镇痛能够可使疼痛高风险患者获益。这项纳入了连续 10 008 例日间手术患者的研究表明，患者疼痛发生率与疼痛程度随着 BMI 与麻醉时间的增加而增加。矫形外科手术和泌尿外科手术是最重要手术因素[175]。

PACU 的监护标准要求一位医师承担 PACU 患者转出的责任（标准Ⅴ）[1]。即使是由 PACU 护士在床旁根据医院批准的转出标准或评分系统做出转出决定时，也必须有一名医师负责。在 PACU 转出标准实施前，必须首先获得麻醉部门和医院行政管理部门的批准。病历记录上必须注明负责医师的姓名。

感染控制

空间[161]、人员[176-177]和时间方面的限制有利于感染微生物在 PACU 的传播。PACU 一般是开放式单元，病床之间无物理屏障；然而一些医院如麻省总医院（Massachusetts General Hospital，MGH）PACU 的许多单元已经拥有带门的独立房间。一些医院的 PACU 也有若干专用的正压和负压房间。护士和呼吸治疗师同时管理一例以上的患者，而患者在 PACU 停留时间短暂，按小时而非按天计算。感染控制监测可能存在困难，因为 PACU 中感染控制失误而传播的感染可能要到住院病房数日后通过常规监测才可能确定。

接触每一例患者时，应始终遵循标准预防措施，即公认的最低限度的感染控制方法[178-179]。手卫生，包括用抗菌肥皂洗手或使用基于酒精洗手液（alcohol-based hand rub，ABHR），是预防患者间传染的最重要和最有效的方法，应在接触患者前后使用[180-181]。医护人员即使戴着手套，也必须采取适当的手卫生。安装床边的含酒精清洁剂可增加 ICU 医务人员对手卫生的依从性[182-185]。虽然在 PACU 尚无相关的研究，但是 PACU 在工作量和患者医护强度方面与 ICU 相似。美国疾病控制与预防中心发布的有关卫生保健机构手卫生指南建议："在病房的入口处或病床边以及其他方便的位置应配有基于酒精的搓手液，并且医护人员应携带这种个人便携式瓶装搓手液"[186]。尽管适当位置放置基于酒精的洗手液有望提高手卫生的依从性，但是尚未见 PACU 中相关研究的发表。

考虑到上述问题，人们一直将 PACU 看作连接手术室消毒技术与外科病房感染控制方案之间的医护链中"最薄弱环节"就不足为奇。尽管认识到 PACU 有增加感染的风险，但是直到最近才重视这方面的研究。最近一项关于 PACU 人员洗手的研究结果表明，PACU 护士遵守该项感染控制标准的依从性差[182, 187]。该项对 3143 例 PACU 患者监护的观察性研究显示，患者进入 PACU 时护士手清洁的平均依从度只有 19.6%，监护已在 PACU 的患者时仅为 12.5%。在这项研究中，患者监护工作的强度是一项预测非依从度的独立因素，即工作量越大，护理人员遵守感染控制措施的可能性越小。其他独立因素包括：高龄患者（≥ 65 岁）、清洁手术（未进入呼吸道、消化道和泌尿道的手术）和清洁-污染手术（即在严格控制无非寻常污染条件下进入呼吸道、消化道、生殖或泌尿道的手术）后麻醉恢复期患者。正如预期，监护污染或已知伤口感染的患者时，护士的依从性最好。

传染源有三种主要传播方式：接触（直接或间接）、飞沫和空气传播。病原体最常见的传播方式是通过接触传播。在直接接触中，生物体一般通过血液或体液从一个人直接传播到另一个人。接触性感染（即，艰难梭菌感染）要求医护人员洗手和使用

ABHR。由于飞沫（大颗粒，> 5 mm）在空气中悬浮不会超过 3 英尺，当传染源咳嗽或打喷嚏时，会发生飞沫传播，但通常只有相对密切接触才会被感染。小颗粒飞沫（< 5 mm）扩散到空气中，与大颗粒相比，它在空气中停留的时间更长，并且有能力传播得更远，此时就可发生空气传播。应将已知或怀疑有空气传播感染的患者置于负压房间。医护人员在监护肺结核患者时必须戴 N95 口罩（表 80.5）。

经导管主动脉瓣置换术和经导管二尖瓣修补术患者的术后管理

2002 年首次报道了经导管主动脉瓣植入术（transcatheter aortic valve implantation，TAVI）；与传统的主动脉瓣置换术相比，TAVI 是一种可用于严重主动脉瓣狭窄患者的一种微创手术方式。简单地说，该手术通过置入股动脉、髂动脉或锁骨下动脉的导管将人工瓣膜植入狭窄的主动脉瓣内。一般情况下，这些患者术后被送入 ICU；然而，随着患者数量的增加和外科技术的不断进步，许多患者目前在手术室拔管，ICU 的滞留时间少于 24 h（表 80.6）[188]。鉴于对 ICU 床位的需求不断扩大，其中一些患者现在被送到 PACU 恢复。我们近期在 MGH 建立了一个临床路径，用于这些特殊患者在 PACU 中恢复，而不需要再去心脏外科 ICU（SICU）。目前，我们对于术后哪些患者去 PACU 哪些去 ICU 是有相对选择性。

表 80.5　传染源预防措施

预防飞沫传播	预防空气传播
奈瑟菌属脑膜炎（脑膜炎）	结核病（TB）
A 型链球菌	水痘病毒（水痘）
风疹（德国麻疹）	天花病毒（天花）
腮腺炎病毒	甲型流感
白喉棒状杆菌（咽部白喉）	出血热病毒（埃博拉、马尔堡、拉萨）
百日咳杆菌（百日咳）	麻疹病毒（麻疹）
鼠疫耶尔森菌（肺鼠疫）	非典型性肺炎

表 80.6　麻省总医院经导管主动脉瓣植入术后收入 ICU 的适应证

术前	术中
经心尖入路	预计术后插管
经主动脉入路	未预计的肺动脉置管
术前需要血流动力学支持	血流动力学不稳定
急诊患者	需要密切监测（心包积液、主动脉损伤）
术后需要肺动脉导管	缺血
术前有明显谵妄	严重心律失常
显著的肺动脉高压	怀疑完全性心脏传导阻滞且无法安全起搏
严重冠心病	

接受 TAVIs 的患者通常年龄较大，并且有相当多的合并疾病，包括冠状动脉、外周血管和（或）脑血管疾病以及 COPD 和肺动脉高压[189-190]。出于本章的目的，只讨论 PACU 中最常见的术后即刻问题。关于 TAVI 患者术后 ICU 监护的详细内容，请参阅第 54 章。

与任何心脏手术一样，该手术术后可能并发神经（疼痛、精神状态改变、脑血管意外）、心脏（血流动力学不稳定、心律失常、缺血）和血管通路（出血）并发症。在 MGH 接受 TAVI 的患者平均年龄为 82 岁，PARTNER 试验的平均年龄为 83 岁[189]。POD 是接受心脏手术的老年患者常见并发症[188]，POD 与 ICU 滞留时间与住院时间延长以及死亡率增加有关。应尽可能经常地采取预防措施，以有助于减少谵妄，如反复重新定位、自然光线、尽量减少患者身上线路和管道，并促进正常的睡眠-觉醒周期。ICU 滞留时间是谵妄的一个独立风险因素；绕过 ICU，让这类患者在 PACU 恢复后直接返回病房，可能有助于减少谵妄的发生。如有必要，可用抗精神病药物治疗谵妄，但是许多药物可能与 QT 延长有关，而 QT 延长可能让这类本身就十分脆弱的患者易发生心律失常。右美托咪定可用于预防谵妄，但是其相关的低血压和心动过缓可能需要血管加压药来支持干预。在处理术后疼痛时，应尽可能减少麻醉性镇痛药的使用，因为麻醉性镇痛药与老年人谵妄的增加有关。在 MGH 是经股动脉途径行 TAVIs，我们发现患者并不常主诉重度疼痛，并且应用对乙酰氨基酚并偶用低剂量芬太尼就可容易地管理疼痛。由于 TAVI 后 24 h 内中风风险最高，应立即评估 TAVI 后的神经事件，因此这些患者也需要密切监测，即在 PACU 中反复进行神经系统检查并监测精神状态的变化[191-192]。栓塞事件最可能继发于手术本身性质，可能是钙栓和微血栓。

TAVI 术后，患者的射血分数和心排血量将会增加。患者一般容易耐受这些变化。术中应用起搏导线，以在人工瓣膜置入时可以快速心室起搏。对于发生完全性心脏传导阻滞的患者或者术中没有放置永久起搏器（PPM）的患者，术后可保留这些导线。PARTNER 试验表明，TAVI 患者相比接受主动脉瓣置换术的患者来说可能更需要植入 PPM[193-194]。新发房颤也常见于 TAVI 后，但是考虑到这些患者即将开始接受双重抗血小板治疗，并且已知抗凝与出血甚至死亡风险增加有关，因此，大多数患者没有抗凝[195-196]。

TAVI术后常见血管通道部位并发症，包括腹膜后出血、动脉夹层或假性动脉瘤形成。拔除动脉鞘需要适当的技术，包括在置管部位加压并维持适当时间[188]。

2003年实施了第一例（使用二尖瓣夹子）经导管二尖瓣修复术。对于二尖瓣反流的患者，二尖瓣夹子（MitraClip）是替代开胸瓣膜手术的一种微创手术方法。MGH的此类手术数量少于TAVI，然而在过去的一年中，我们也开始将此类患者送入PACU恢复。此类患者的术后并发症与TAVIs相似。出血是最常见的不良事件之一[197-198]，拔出股静脉导管时必须施加足够的压力。这些患者通常有房颤，需要抗凝治疗，这会进一步增加出血的风险，而且不仅是血管通路的出血（即胃肠道出血）。未接受抗凝治疗的患者通常在术后一个月内接受双重抗血小板治疗[199]。幸运的是，心脏压塞罕见，夹子移位和部分脱落的风险也罕见[197-198]。

同时接受TAVI和二尖瓣夹子（MitraClip）手术的患者似乎也可在PACU中恢复。医护人员必须意识到并始终关注可能的手术并发症。

开颅术后即刻监护

在许多医疗机构，术后监护的标准流程是将所有的开颅手术患者都送入神经外科重症监护病房（NICU）。然而，从无证据表明这可改善患者的预后，最近数位学者对这种做法提出了质疑。NICU床位数量有限，某些患者可能并不需要这种高级别的监护，如接受小型开颅手术的患者[200]。相反，将患者送入PACU，在其达到转出标准后，再转入一个监护级别较低的病房［神经外科过渡性监护病房（neurosurgical transitional care unit，NTCU）］。这种方法可以缩短患者的平均住院时间，还节省大量费用[201]。目的是减少对NICU床位的需求，并将资源更有效地分配给需要的患者。

这是一个不断发展的问题，显然必须考虑到当地的条件和政策。首要的是神经外科医师必须同意他们的患者接受这样的临床路径。而且，必须为患者进入该路径制订明确的标准。目前，在加州大学旧金山分校（UCSF），我们使用“安全过渡路径”，即我们应用一些标准来确定患者是否能够安全地绕过ICU。除了考虑手术类型、患者年龄、合并症（特别是术后需要ICU监护治疗的合并症）、手术持续时间和术中估计失血量（EBL）之外[202]，我们在UCSF也只考虑将小于一定大小的肿瘤纳入我们的临床路径。此外，为了完成该路径，患者术中不能发生不良事件，患者系常规插管和拔管且无意外事件[203]。在手术结束时，手术与麻醉团队简要讨论后对于绕过NICU没有任何担忧。

进入该临床路径的患者在PACU需要一些更密切的监护。在转出手术室时，应该把术前神经检查基础情况（如运动功能、任何缺陷、患者亲近性）以及与手术部位相关的预期缺陷告知PACU小组。应明确血流动力学目标，特别是SBP或MAP的上限，因为即使小出血也能造成致命性后果。治疗术后高血压的药物有拉贝洛尔或尼卡地平输注，因为这些药物不会增加脑血管扩张。患者到达PACU时应检查瞳孔，目的是排除明显的瞳孔大小不等或单侧瞳孔固定扩大。双侧瞳孔缩小并不少见，可能由于术中和术后使用阿片类药物所致。在PACU期间，通常抬高床头以促进脑静脉回流。应该限制颈部重要操作，因为这能减少脑静脉回流。应避免气道梗阻和呼吸暂停，因为$PaCO_2$升高能导致脑血管舒张和颅内压（ICP）升高。出于同样的原因，应保持氧合，因为低氧血症也会增高颅内压。最好也避免咳嗽和呕吐，因为它们也可造成急性颅内压升高。

这类患者人群在PACU中出现的常见问题包括精神状态的改变，这就要求频繁地重新评估和检查患者，特别是有任何运动缺陷的患者。即使既往无癫痫病史的健康患者也可能出现癫痫发作，因为大脑和硬脑膜手术操作刺激强，确可增加癫痫发作的风险。临床医师的首要任务应该是应用静脉注射苯二氮䓬类药物（劳拉西泮、咪哒唑仑）终止癫痫发作，并维持气道通畅。如果癫痫发作后状态下无法保护气道，应考虑气管插管以避免高碳酸血症和低氧。这种情况下显然需要将患者转送到NICU。应始终考虑并排除癫痫发作的非手术原因（如低血糖或电解质失衡）。就术后疼痛而言，开颅术后头痛和颈部疼痛并不少见，但是一般不严重。应该首选的镇痛药是对乙酰氨基酚和低剂量阿片类药物。术后急性期应慎用或根本不用非甾体抗炎药（NSAIDs），因为这类药物能引起脑内出血。给予任何NSAIDs之前，应始终咨询手术团队主要成员的意见。最后，这些患者也可发生PONV，应该积极地治疗，因为恶心呕吐能引起颅内压短暂性增高。

这类患者通常在PACU中监护，直至达到转入NTCU的常规标准。此后将继续密切监测和检查这些患者，并应进行遥测和持续监测脉搏氧饱和度。

潜在的灾难性视觉并发症

角膜擦伤

角膜擦伤（corneal abrasions，CAs）是术后最常见的眼部损伤，其发生率为 0.17% ～ 44%[204]。许多 CAs 是继发于机械性损伤，患者常自诉视物模糊、流泪、红肿、畏光、眼内异物感。角膜上皮细胞具有自我再生能力，因此 CAs 往往在简单治疗后迅速恢复，远期并发症少见。然而，这是一种意外损伤，能引起患者疼痛和焦虑。有统计学意义的风险因素包括年龄、全身麻醉、平均估计失血量（EBL）较大、术中包裹眼部、俯卧位、头低脚高位以及转送 PACU 途中和在 PACU 期间给氧[204]。轻度 CAs 不一定需要眼科医师评估；一些医院在眼科的共同参与下已制订了相关治疗方案。根据这些方案，轻度 CAs 通常可由麻醉科医师进行治疗，麻醉科医师能诊断这种轻度 CAs 并启动预定的治疗方案。但是，如果患者有任何的视力下降、视力变化、严重或无法控制的疼痛、有屈光性眼病史、大面积或复杂的擦伤或异物，应立即进行眼科会诊。如果患者接受了预定治疗方案，其症状应该在次日早上得到缓解，这可通过随访电话确认；否则，应该请眼科医师评估患者[204-205]。

术后视力丧失

术后视力丧失（postoperative vision loss，POVL）在麻醉后罕见，但是一种灾难性并发症。其病因是多因素［如角膜擦伤、缺血性视神经病变（ischemic optic neuropathy，ION）、脑视力丧失、视网膜中央动脉阻塞和一些其他较少见原因］，并且 POVL 可发生于任何手术后。然而，脊柱融合和心脏手术术后发病率似乎较高。ION 是永久性 POVL 的最常见原因，占俯卧位脊柱手术后 POVL 的 89%[206]。ION 发生率从 1998—2000 年的 1.63/10 000 下降到 2010—2012 年的 0.6/10 000，下降了 50% 以上[207]。现已确定了 ION 的风险因素，其包括男性、肥胖、使用威尔逊支架、长时间手术 / 麻醉（＞ 6.5 h）、估计失血量（EBL）大（大于估计血容量的 45%）和胶体输入比例较低[208-209]。如果怀疑有 POVL，应立即寻求眼科会诊。然而不幸的是，这种并发症的远期预后通常很差[210]。

未来展望

重症监护

近年来，欧美各国对 ICU 床位的需求显著增加。因为 PACU 拥有对全身麻醉苏醒期患者进行监护、呼吸支持和复苏的设备和专家，所以在 ICU 无床位情况下，PACU 是监护治疗危重患者的合理选择[211]。尽管目前在 PACU 监护治疗危重患者已常见，但是保证患者监护治疗质量对医院管理者和医务人员一直都是一个挑战[212]。

在 PACU 有效实施 ICU 救治方案的一个障碍是需要多学科医师的参与。虽然 PACU 靠近手术室，患者系麻醉恢复人群，这就决定了麻醉科医师应该是负责 PACU 大多数患者的责任医师，但是非外科 ICU 患者常常需要专科医师负责，而这些医师并不熟悉 PACU，且非外科 ICU 也远离 PACU。因此，PACU 护士必须确认并联系他们很少接触的医师。

医师覆盖（主要负责患者监护治疗的内科医师、麻醉科医师或外科医师）、家庭探访隐私（传统开放式病房缺乏空间）、感染控制（病床靠近和患者快速周转）、护理能力（正在进行的 ICU 工作人员培训）是 PACU 目前面临的一些挑战[213]。在一项对英国因 ICU 满员而入住 PACU 的 400 例患者研究中，Ziser 及其同事确认 PACU 面临的最重大问题是医护人员覆盖面不足、医患沟通不充分以及患者家属探访条件。这项研究中，患者平均年龄 53 岁，平均滞留 PACU 时间 12.9 h；70% 的患者行机械通气，77.8% 的患者需要有创监测，4.5% 的患者在 PACU 等待 ICU 床位时死亡；转入 PACU 的高峰时段为是凌晨 1 点到上午 11 点[214]。

为保证 PACU 患者医疗质量，负责实施 PACU 监护治疗的专业学会合作制订了 ICU 分流患者的监护治疗标准。2000 年发布的《关于 ICU 分流患者的联合工作声明》就是这项合作的结果。这项声明特别要求 PACU 人员配备应符合 ICU 所需要的护理人员配备比例和护理胜任能力[215]。

在此转载的《联合工作声明》推荐应符合如下标准。

- 必须认识到 PACU 第 1 阶段的主要职责是为麻醉后患者提供最佳标准化的医疗服务，并有效地保证手术安排顺利实施。
- 应符合适当的人员配备要求，以保证麻醉后患者以及 ICU 患者得到安全、强有力的护理。针对 ICU 患者的人员配备标准应该与 ICU 指南一致，并根据具体要求与需要来确定。

- PACU 第 1 阶段在本质上就是重症监护治疗病房，因此应该满足对重症患者监护治疗所需要的能力要求。这些能力要求应当包括但不限于呼吸机管理、血流动力学监测和用药管理，并且视其患者人群而定。
- 管理部门应制订并执行一项综合性资源利用计划，并持续评估；当危重患者需要分流时，该计划支持 PACU 与 ICU 患者对人员配备的要求。
- 管理部门应该有一项多学科协作计划，以重视 ICU 床位的合理利用。应当应用转入和转出标准来评估危重患者的进入 ICU 或 PACU 的必要性，并确定转入的优先顺序。

除加强 PACU 中患者医疗质量外，ICU 床位短缺支持降低特定患者人群的监护级别。以往直接从手术室转至 ICU 进行加强或特殊监护的术后患者，现在已能够在 PACU 经常规术后监护治疗后顺利恢复，例如开颅手术[216]、肝移植[217-218]和心脏手术的术后患者。美国佛罗里达大学神经外科团队的研究表明，无并发症的开颅手术患者能安全地在 PACU 进行监护治疗，住院天数和医疗费用明显减少，且不增加发病率或死亡率[187]。同样，肝移植患者在手术室内早期拔管的趋势，使这些患者可在 PACU 顺利恢复。最后，为保证 ICU 床位利用率，并减少心脏手术取消的数量，澳大利亚墨尔本的一个团队在 PACU 内建立了一个心脏手术恢复单元[219]。以上这些成功范例都要求 PACU 有足够的空间和专业的护理技能。

门诊手术

最后，目前存在控制医院资源的经济限制，为此 PACU 为实施简单的门诊手术提供了便利（见第 72 章）[220]。PACU 特别适用于监护接受无创和微创诊疗操作的患者，如电休克疗法[221-222]、电复律[223]、硬膜外血液填充[220]和肝组织活检[220]。进行此类手术的日间手术患者可直接入住 PACU 进行手术，并在短暂恢复后出院回家。为此，PACU 必须有适当的人员配备和计划安排，以便不干扰日常手术室安排和术后恢复。电休克疗法在某种程度上具有其独特性，因为它需要麻醉执业医师实施全身麻醉。通常这种操作短暂，可安排在常规手术之前进行。一项成功的电休克疗法方案是将该操作安排在早上 5：30，护士和患者配比为 2：1，预计在 PACU 滞留 2 h[222]。

小结

PACU 不仅仅是麻醉后观察患者病情的病房。它的独特之处在于它能够支持所有年龄和疾病每个阶段的患者的监护治疗。PACU 创建 50 多年以来，它已证明是一个适应能力极强的单元，其配置能够满足不断发展的医疗系统的需求。

致谢

编辑和出版商非常感谢 Daniel Sessler，Theodora Katherine Nicholau 和 Christian C. Apfel 医师对本书的上一版所做的贡献。他们编写的章节是本章改版的基础。

参考文献

1. American Society of Anesthesiologists. *Standards of the American Society of Anesthesiologists; Standards for Postanesthesia Care, amended*; 2009.
2. Practice guidelines for postanesthetic care: a report by the American Society of Anesthesiologists task force on postanesthetic care. *Anesthesiology*. 2002;96(3):742.
3. Hines R, et al. *Anesth Analg*. 1992;74:503.
4. Zeitlin G. *ASA Newsletter*. 1989;53:28.
5. Kluger MT, Bullock MF. *Anaesthesia*. 2002;57(11):1060.
6. Siddiqui N, et al. *Anesthesiology*. 2006;105:A1392.
7. Mathes DD, et al. *Anesth Analg*. 2001;93(4):917.
8. Benumof JL. *J Clin Anesth*. 2001;13(2):144.
9. Brull SJ, G.S. *Anesth Analg*. 2010;111(1):129.
10. Fortier, et al. *Anesth Analg*. 2015;121(2):366.
11. Brull SJ, Murphy GS. *Anesth Analg*. 2010;111(1):129.
12. Murphy GS, Brull SJ. *Anesth Analg*. 2010;111(1):120.
13. Kopman AF, et al. *Anesthesiology*. 1997;86(4):765.
14. Eriksson LI, et al. *Anesthesiology*. 1997;87(5):1035.
15. Bevan DR. *Anesthesiol Clin North America*. 2001;19(4):913.
15*. Murphy GS, et al. *Anesth Analg*. 2008;107(1):130.
16. Capron, et al. *Anesth Analg*. 2006;102(5):1578.
17. Murphy GS, et al. *Anesth Analg*. 2008;107(1):130.
18. Bulka, et al. *Anesthesiology*. 2016;125:647.
19. White PF, et al. *Anesth Analg*. 2009;108(3):846.
20. Shen WT, et al. *Arch Surg*. 2004;139(6):656.
21. Self DD, et al. *Can J Anaesth*. 1999;46(7):635.
22. Venna R. *Anesthesiology*. 2001;95:A1171.
23. Fisher MM, Raper RF. *Anaesthesia*. 1992;47(1):10.
24. Adderley RJ, Mullins GC. *Can J Anaesth*. 1987;34(3 Pt 1):304.
25. De Bast Y, et al. *Intensive Care Med*. 2002;28(9):1267.
26. Ochoa ME, et al. *Intensive Care Med*. 2009;35(7):1171.
27. Kriner EJ, et al. *Respir Care*. 2005;50(12):1632.
28. Vidhani K, Langham BT. *Br J Anaesth*. 1997;78(4):442.
29. American Sleep Apnea Association. Sleep apnea and BMI: the majority of OSA patients are not obese. http://www.sleepapnea.org.
30. Hillman DR, et al. *Br J Anaesth*. 2003;91(1):31.
31. Brodsky JB, et al. *Anesth Analg*. 2002;94(3):732.
32. Siyam MA, Benhamou D. *Anesth Analg*. 2002;95(4):1098.
33. Loadsman JA, Hillman DR. *Br J Anaesth*. 2001;86(2):254.
34. Cullen DJ. *J Clin Anesth*. 2001;13(2):83.
35. Dhonneur G, et al. *Anesth Analg*. 1999;89(3):762.
36. Gross JB, et al. *Anesthesiology*. 2006;104(5):1081.
37. Lickteig C, Grigg P. *Sleep Rev*. 2003.
38. Neligan PJ, et al. *Anesthesiology*. 2009;110(4):878.
39. Daley MD, et al. *Can J Anaesth*. 1991;38(6):740.
40. Rock P, Rich PB. *Curr Opin Anaesthesiol*. 2003;16(2):123.
41. Lumb A. *Nunn's Applied Respiratory Physiology*. ed 6. Philadelphia: Butterworth-Heinemann; 2005.
42. Silva PS, et al. *Pediatr Emerg Care*. 2005;21(11):751.

43. Lamaze M, Mallat J. *J Int Care Med*. 2014;40:1140.
44. Schwartz David R, et al. *Chest*. 1999;115(4):1194.
45. Mallar Bhattacharya M, et al. *RSSChest*. 2016;150(4):927.
46. Goldsmith WW, Pandharipande PP. *J Clin Anesth*. 2005;17(5):366.
47. Barrett NA, Kam PC. *Anaesthesia*. 2006;61(8):777.
48. Silliman CC, McLaughlin NJ. *Blood Rev*. 2006;20(3):139.
49. Curtis BR, McFarland JG. *Crit Care Med*. 2006;34(suppl 5):S118.
50. Moore SB. *Crit Care Med*. 2006;34(suppl 5):S114.
51. Swanson K, et al. *Lung*. 2006;184(3):177.
52. Vlar A, Juffermans N. *Lancet* –382(9896):984.
53. Toy P, et al. *Crit Care Med*. 2005;33(4):721.
54. Popovsky MA. *Transfusion*. 2009;49(1):2.
55. Zhou L, et al. *Transfusion*. 2005;45(7):1056.
56. Roubinian NH, Murphy EL. *Int J Clin Trans Med*. 2015;3:17.
57. Gajic O, et al. *Crit Care Med*. 2006;34(suppl 5):S109–S113.
58. DiBenedetto RJ, Gravenstein N. *J Clin Monit*. 1995;11(6):408.
59. DiBenedetto RJ, et al. *Anesth Analg*. 1994;78(2):365.
60. Johnstone RE. *Anesth Analg*. 1994;79(4):816.
61. Hopf H, Sessler DI. *Anesth Analg*. 1994;79(3):615.
62. Russell GB, Graybeal JM. *Chest*. 1993;104(3):899.
63. Scuderi PE, et al. *J Clin Anesth*. 1996;8(4):294.
64. Gravenstein D. *J Clin Monit*. 1995;11(6):406.
65. Davidson JA, Hosie HE. *BMJ*. 1993;307(6900):372.
66. Witting MD, et al. *Am J Emerg Med*. 2005;23(4):497.
67. Fu ES, et al. *Chest*. 2004;126(5):1552.
68. Waugh JB, Granger WM. *Respir Care*. 2004;49(8):902.
69. Jensen AG, et al. *Acta Anaesthesiol Scand*. 1991;35:289.
70. Boumphrey SM, et al. *Resuscitation*. 2003;57:69.
71. Tiep BL, et al. *Respir Care*. 2002;47(8):887.
72. Zhao, et al. *Crit Care*. 2017;21:184.
73. Huerta S, et al. *J Gastrointest Surg*. 2002;6(3):354.
74. Hillberg RE, Johnson DC. *N Engl J Med*. 1997;337(24):1746.
75. Cereda, et al. *Curr Opin Anaesth*. 2013;26(2).
76. Albala MZ, Ferrigno M. *J Clin Anesth*. 2005;17(8):636.
77. International concensus conferences in intensive care medicine. *Am J Respir Crit Care Med*. 2001;163:288.
78. Rose DK, et al. *Anesthesiology*. 1996;84(4):772.
79. Gal TJ, Cooperman LH. *Br J Anaesth*. 1975;47(1):70.
80. Lovstad RZ, et al. *Acta Anaesthesiol Scand*. 2000;44(1):48.
81. Hepner DL, Castells MC. *Anesth Analg*. 2003;97(5):1381.
82. Moss J. *Anesthesiology*. 2003;99(3):521.
83. Linsey E, et al. *BJA*. 2015;15(3):136.
84. Landry DW, et al. *Circulation*. 1997;95(5):1122.
85. Patel BM, et al. *Anesthesiology*. 2002;96(3):576.
86. Gordon EK, Fleisher LA. *Curr Opin Crit Car*. 2013;19:342–345.
87. Lee TH, et al. *Circulation*. 1999;100:1043–1049.
88. Mangano DT, et al. *J Am Coll Cardiol*. 1991;17(4):848.
89. Devereaux PJ, et al. *JAMA*. 2012;307:2295.
90. Botto F, et al. *Anesthesiology*. 2014;120(3):564.
91. Fleisher LA, et al. *Circulation*. 2014;130(24):2215.
92. Writing Committee for the VISION Study Investigators. *JAMA*. 2017;317(16):1642.
93. Hollenberg SM, Dellinger RP. *Crit Care Med*. 2000;28(suppl 10):N145.
94. Neumar RW, et al. *Circulation*. 2015;132(suppl 2):S315.
95. Walsh SR, et al. *Ann R Coll Surg Engl*. 2007;89:91.
96. Vaporciyan AA, et al. *J Thorac Cardiovasc Surg*. 2004;127(3):779.
97. Christians KK, et al. *Am J Surg*. 2001;182(6):713.
98. Brathwaite D, Weissman C. *Chest*. 1998;114(2):462.
99. Bhave PD, et al. *Am Heart J*. 2012;164(6):918.
100. Neumar RWOC, et al. *Circulation*. 2010;122:S729.
101. Lan YT, et al. *Curr Opin Card*. 2003;18:73.
102. Vanden Hoek TL, et al. *Circulation*. 2010;122:S829.
103. Kidney disease: improving global outcomes (KDIGO) acute kidney injury work group. *Kidney Int Suppl*. 2012;2(1).
104. Goren, O. et al. *Br J Anaesth* 115; ii3 - ii14.
105. Doty JM, et al. *J Trauma*. 2000;48:874.
106. Doty JM, et al. *J Trauma*. 1999;47:1000.
107. Chowdhury AH, et al. *Ann Surg*. 2012;256:18.
108. Nadeem A, et al. *Crit Care*. 2014;18:625.
109. Hartog CS, et al. *Br Med J*. 2014;349:g5981.
110. Sun LY, et al. *Anesthesiology*. 2015;123:515.
111. Rosseland LA, et al. *Acta Anaesthesiol Scand*. 2002;46(3):279.
112. Keita H, et al. *Anesth Analg*. 2005;101(2):592.
113. Merten GJ, et al. *JAMA*. 2004;291(19):2328.
114. Vidal MG, et al. *Crit Care Med*. 2008;36:1823.
115. Richards WO, et al. *Ann Surg*. 1983;197:183.
116. Sugrue M. *Curr Opin Crit Care*. 2005;11(4):333.
117. Sugrue M, et al. *Arch Surg*. 1999;134(10):1082.
118. Mognol P, et al. *Obes Surg*. 2004;14(1):91.
119. Collier B, et al. *Obes Surg*. 2003;13(6):941.
120. Bostanjian D, et al. *Obes Surg*. 2003;13(2):302.
121. Brown CV, et al. *J Trauma*. 2004;56(6):1191.
122. Cruz DN, Bagshaw SM. *Semin Dial*. 2011;24(4):417.
123. ASA 2015 accessed online: file:///Users/braehlerm/Downloads/nqmc-003673_perioperative-temperature-management.pdf
124. Hoffman J, Hamner C. *JBI Database of Systematic Reviews & Implementation Reports*. 2015;13(2):37–48.
125. Eberhart LHJ, et al. *Anesthesia and Analgesia*. 2005;101:1849–1857.
126. Bindu B, et al. *J Anaesthesiol Clin Pharmacol*. 2017;33(3):303–316.
127. Nakasuji M, et al. *Br J Anaesth*. 2010;105(2):162.
128. Nakasuji M, et al. *Anesth Analg*. 2011;113(3):484.
129. Mohta M, et al. *Anaesthesia*. 2009;64(2):141.
130. Kelsaka E, et al. *Reg Anesth Pain Med*. 2006;31(1):40.
131. Horn EP, et al. *Anesth Analg*. 1997;84(3):613.
132. Kose EA, et al. *Anesth Analg*. 2008;106:120–122.
133. Liu ZX, et al. *Can J Anesth*. 2015;62:816–829.
134. Bock M, et al. *Br J Anaesth*. 1998;80(2):159.
135. Apfel CC, et al. *N Engl J Med*. 2004;350(24):2441.
136. Gan TJ, et al. *Anesth Analg*. 2014;118:85.
137. Apfel CC, et al. *Anesthesiology*. 2012;117:475.
138. CMS. https://pqrs.cms.gov/dataset/2016-PQRS-Measure-430-11-17-2015/9yst-9f5b/data.
139. FDA approves EMEND (aprepitant): Merck's antiemetic therapy, for prevention of postoperative nausea and vomiting. <http://www.medicalnewstoday.com/releases/47323.php>(Accessed 16.01.2014)
140. *European Society of Anaesthesiology Eur J Anaesth*. 2017;34(4):192.
141. Mohanty S, et al. *J Am Coll Surg*. 2016;222(5):930.
142. Robinson TN, et al. *Arch Surg*. 2011;146(3):295.
143. American Geriatrics Society Expert Panel. Postoperative delirium in older adults:. *J Am Coll Surg*. 2015;220(2):136.
144. American Geriatrics Society 2015 Beers Criteria Update Expert Panel. *J Am Geriatr Soc*. 2015;63(11):2227.
145. Cole JW, et al. *Paediatr Anaesth*. 2002;12(5):442.
146. Vlajkovic GP, Sindjelic RP. *Anesth Analg*. 2007;104(1):84.
147. Meyer RR, et al. *Paediatr Anaesth*. 2007;17(1):56.
148. Kain ZN, et al. *Anesthesiology*. 2005;102(4):720.
149. Keaney A, et al. *Paediatr Anaesth*. 2004;14(10):866.
150. Mayer J, et al. *Anesth Analg*. 2006;102(2):400.
151. Oh AY, et al. *Acta Anaesthesiol Scand*. 2005;49(3):297.
152. Lapin SL, et al. *Paediatr Anaesth*. 1999;9(4):299.
153. Bock M, et al. *Br J Anaesth*. 2002;88(6):790.
154. Tesoro S, et al. *Anesth Analg*. 2005;101(6):1619.
155. Almenrader N, et al. *Paediatr Anaesth*. 2007;17(12):1143.
156. Shukry M, et al. *Paediatr Anaesth*. 2005;15(12):1098.
157. Ibacache ME, et al. *Anesth Analg*. 2004;98(1):60.
158. Demirbilek S, et al. *Eur J Anaesthesiol*. 2004;21(7):538.
159. Cohen IT, et al. *Anesth Analg*. 2001;93(1):88.
160. Davis PJ, et al. *Anesth Analg*. 1999;88(1):34.
161. Funk W, et al. *Eur J Anaesthesiol*. 2008;25:37.
162. Breschan C, et al. *Paediatr Anaesth*. 2007;17(4):347.
163. Lepouse C, et al. *Br J Anaesth*. 2006;96(6):747.
164. Pavlin DJ, et al. *Anesth Analg*. 1998;87(4):816.
165. Martin B, et al. *Eur J Anaesth*. 1997;14:467.
166. Frost EA. *Middle East J Anaesthesiol*. 2014;22(6):537.
167. Misal US, et al. *Anesth Essays Res*. 2016;10:164.
168. Aldrete JA, Kroulik D. *Anesth Analg*. 1970;49(6):924.
169. Aldrete JA. *J Clin Anesth*. 1995;7(1):89.
170. Chung F. *Can J Anaesth*. 1995;42(11):1056.
171. White PF. *J Clin Anesth*. 1999;11(1):78.
172. White PF, Song D. *Anesth Analg*. 1999;88(5):1069.
173. Chung F. *J Clin Anesth*. 1993;5(6 suppl 1):64S.
174. Marshall SI, Chung F. *Anesth Analg*. 1999;88(3):508.
175. Chung F, et al. *Anesth Analg*. 1997;85(4):808.
176. Assadian O, et al. *Crit Care Med*. 2007;35(1):296.
177. Pittet D, et al. *Anesthesiology*. 2003;99(3):530.
178. Siegel JD, et al. *2007 Guideline for Isolation Precautions: Preventing Transmission of Infectious Agents in Healthcare Settings*. Healthcare Infection Control Practices Advisory Committee, Centers for Disease Control; 2007. Retrieved from http://www.cdc.gov/hicpac/pdf/isolation/Isolation2007.pdf.
179. The hospital infection control practices advisory committee, Centers for Disease Control and Prevention, Public Health Service, U.S. Department of Health and Human Services. *Am J Infect Cont*. 1996;24:32–52.
180. Ellingson K, et al. *Infect Cont Hosp Epidemiol*. 2014;35:937.

181. Huang GKL, et al. *Curr Opin Infect Dis*. 2014;27:379.
183. Pittet D, et al. *Lancet*. 2000;356(9238):1307.
184. Hugonnet S, et al. *Arch Intern Med*. 2002;162(9):1037.
185. Picheansathian W. *Int J Nurs Pract*. 2004;10(1):3.
186. Boyce JM, Pittet D. *MMWR Recomm Rep*. 2002;51(RR-16):1.
187. Herwaldt LA. *Anesthesiology*. 2003;99(3):519.
188. Raiten JM, et al. *F1000Research*. 2013;2:62.
189. Leon MB, et al. *N Engl J Med*. 2010;363:1597.
190. Smith CR, et al. *N Engl J Med*. 2011;364:2187.
191. Miller DC, et al. *J Thorac Cardiovasc Surg*. 2012;143:832–843. e813.
192. Tay EL, et al. *JACC Cardiovasc Interv*. 2011;4:1290.
193. Tomey MI, et al. *Card Clin*. 2013;31(4):607.
194. Lo J, Hill C. *Sem Card Vasc Anesth*. 2015;19(2):105.
195. Dewilde WJ, et al. *Lancet*. 2013;381:1107.
196. Zeymer U, et al. *Eur Heart J*. 2011;32:900.
197. Eggebrecht H, et al. *Cath Card Int*. 2015;86:728.
198. Puls M, et al. *Eur Heart J*. 2016;37(8):703.
199. Feldman T, et al. *N Engl J Med*. 2011;364:1395.
200. Hanak BW, et al. *World Neurosurg*. 2014;81(1):165.
201. Beauregard CL, Friedman WA. *Surg Neurol*. 2003;60(6):483.
202. Bui JQ, et al. *J Neurosurg*. 2011;115(6):1236.
203. Rhondali O, et al. *J Neurosurg Anesthesiol*. 2011;23(2):118.
204. Segal KL, et al. *J Ophthal*. 2014:901901.
205. Lichter JR, et al. *Clin Ophthal*. 2015;9:1689.
206. Epstein NE. *Surg Neurol Int*. 2016;7(suppl 13):S347.
207. Rubin DS, et al. *Anesthesiology*. 2016;125:457.
208. American Society of Anesthesiologists task force on perioperative visual loss. *Anesthesiology*. 2012;116:274.
209. Visual Loss Study Group. *Anesthesiology*. 2012;116:15.
210. Myers MA, et al. *Spine*. 1997;22:1325.
211. Schweizer A, et al. *J Clin Anesth*. 2002;14(7):486.
212. Weissman C. *J Clin Anesth*. 2005;17(4):314.
213. Lindsay M. *J Perianesth Nurs*. 1999;14(2):73.
214. Ziser A, et al. *Br J Anaesth*. 2002;88(4):577.
215. A Joint Position paper on ICU Overflow Patients. *Developed by the American Society of PeriAnesthesia Nursing, American Association of Critical Care Nurses,*. American Society of Anesthesiologists: Anesthesia Care Team Committee and Committee on Critical Care Medicine and Trauma Medicine; 2000.
216. Beauregard CL, Friedman WA. *Surg Neurol*. 2003;60(6):483.
217. Mandell MS, et al. *Liver Transpl*. 2002;8(8):676.
218. Mandell MS, et al. *Liver Transpl*. 2002;8(8):682.
219. Heland M, Retsas A. *Collegian*. 1999;6(3):10.
220. Saastamoinen P, et al. *J Perianesth Nurs*. 2007;22(2):102.
221. Petty DS. *Nurs Manage*. 2000;31(11):42.
222. Irvin SM. *Aorn J*. 1997;65(3):573–581.
223. Walker JR. *J Perianesth Nurs*. 1999;14(1):35.

81 急性术后疼痛

ROBERT W. HURLEY，NABIL M. ELKASSABANY，CHRISTOPHER L. WU
聂煌 译 李秀娟 孙焱芫 熊利泽 审校

要 点

- 伤害性感受是具有多个调节位点的动态过程（即神经元可塑性改变）。伤害性刺激的持续传入可能导致神经元较快的敏化并可能发展为慢性疼痛。
- 术后疼痛，尤其在控制不佳时，可导致有害的急性影响（即不良生理反应）和慢性影响（即远期康复延迟和慢性疼痛）。
- 预防性镇痛通过预防中枢敏化可能减少急性与慢性疼痛的发生。虽然绝大多数研究支持超前镇痛的观点，但是由于方法学问题，临床试验的证据尚不充分。
- 多模式镇痛主张采用多种不同类型的镇痛药物［对乙酰氨基酚、加巴喷丁类、非甾体抗炎药（NSAIDs）、氯胺酮及其他］作用于痛觉传导通路上的不同受体。不同种类药物协同作用不仅能增强镇痛效果，还可以减少单一类型药物产生的副作用。如有可能，应提倡多模式镇痛。
- 在处理术后疼痛时，采用患者自控镇痛（口服、皮下、离子导入、静脉、椎旁或硬膜外给药）可实现镇痛药物的个体化滴定给药，较之传统的给药方式（如肌内注射或间断静脉注射）具有若干优势。
- 不同途径（如静脉/肌内/皮下/椎管内）给予阿片类药物后，呼吸抑制的发生率无显著差异。对使用阿片类镇痛药的患者必须进行适当的监测，以便发现与阿片类药物相关的副作用，如呼吸抑制。与全身应用阿片类药物相比，围术期硬膜外镇痛具有一些优势，包括促进胃肠功能恢复，降低肺部并发症、凝血相关不良事件以及心血管事件发生率，尤其对高危患者及手术。但对患者个体需权衡硬膜外镇痛的利弊，并在术后硬膜外镇痛期间采取适当的监测方案。
- 硬膜外镇痛不是一种通用的处理方案，因为不同的导管位置（导管-切口一致或不一致）、术后镇痛持续时间以及镇痛方案（局部麻醉药与阿片类药物）对围术期并发症发生率的影响可能存在差异。
- 术后疼痛管理应能满足特殊人群（如阿片类药物耐受、小儿、肥胖以及阻塞性睡眠呼吸暂停患者）的需求，因为这些特殊人群的解剖、生理、药理及社会心理学方面可能有所不同。

基础知识

在过去40年间，急性术后疼痛的管理发生了革命性变化。临床医师、经济学家以及医疗政策专家广泛地认识到对急性疼痛的处理存在不足，因此，由美国卫生与公众服务部的卫生质量和研究部门（前身是医疗政策与研究部门），制订了急性疼痛管理的国家级临床实践指南[1]。这一里程碑式的文件承认了过去围术期疼痛管理的不足、肯定了良好镇痛的重要性以及医疗机构有责任提供充分的围术期镇痛，并声明在适当案例中需要专业人士参与。此外，包括美国麻醉科医师学会（American Society of Anesthesiologists，ASA）[2]、联合委员会[3]、美国区域麻醉与疼痛学会以及美国疼痛学会[4]在内的多个学会，已制订了急性疼痛管理的临床指南或推出了新的疼痛管理标准。由于麻醉科医师熟知药理学、各种区域麻醉技术以及伤害性感受的神经生物学，他们始终站在急性术后疼痛管理的临床与研究的前沿。麻醉科医师建立了急性疼痛服务（acute pain services，APS）的概念（院内疼痛服务），将循证医学研究应用于急性术后疼痛中，并在急性疼痛医学中引入创新性的方法。由此，麻醉科医师的角色就由手术室内的高级技术专家自然而然拓展为“围术期医师”、顾问和整个医疗机构的临床治疗专家。为外科手术患者和其他内科患者提供有效的镇痛是麻醉科医师多重角色中的重要组成部分。在急性围术期疼痛服务领域，对原先患有慢性疼痛的患者进行急性术后疼痛管理是一项具有挑战性的工作。这些患者往往由于医院内对“急性”/“慢性”疼痛服务的简单区分，而没能获得良好的疗效。麻醉科医师可以很好地管理合并慢性疼痛患者的急性疼痛，因为他们所接受的现行麻醉学培训课程中包含了慢性疼痛治疗的内容。本章主要关注急性围术期疼痛，对院内慢性疼痛的急性期管理在第 51 章“慢性疼痛患者管理”中讨论。

痛觉传导路径和伤害性感受的神经生物学

手术可引起组织损伤，从而导致组胺和炎性介质肽类（如缓激肽）、脂类（如前列腺素类）、神经递质（如 5- 羟色胺）以及神经营养因子（如神经生长因子）[5] 等的释放。炎性介质的释放可激活外周伤害性感受器，从而启动伤害性感受信息向中枢神经系统（central nervous system，CNS）转导与传递，并激活神经源性炎症过程。在神经源性炎症过程中，外周释放神经递质（如 P 物质和降钙素基因相关肽），导致血管扩张和血浆外渗[5]。伤害性刺激经外周伤害性感受器转导，从外周内脏与躯体部位经 A-δ 和 C 神经纤维传递至脊髓背角，并在该部位整合伤害性传入信息与下行调节性传入信息（如 5- 羟色胺、去甲肾上腺素、γ- 氨基丁酸和脑啡肽）。伤害性信息的进一步传递取决于脊髓中复杂调控机制的影响。某些冲动传递到脊髓前角和前外侧角产生节段性（脊髓）反射，这可能与骨骼肌张力增加、膈神经功能抑制以及胃肠活动减弱有关。其他冲动则通过脊髓丘脑束和脊髓网状束传递到更高级的中枢，诱发脊髓上节段与皮质反应，最终产生疼痛感受和情绪反应。

外周炎性介质的不断释放使功能性伤害性感受器敏化，并激活休眠状态的感受器。外周伤害性感受器可能出现敏化，表现为激活阈值降低，激活时放电频率增加以及基础（自发性）放电频率增加。外周强烈的伤害性传入也可能导致中枢敏化（“CNS 持续出现损伤后变化可导致痛觉超敏”）[6] 和过度兴奋（“神经元对组织损伤后正常传入反应的放大和延长”）[6]。这种伤害性传入可能导致脊髓背角功能性改变及其他后果，以致机体随后对术后疼痛的感受更加剧烈。脊髓背角的神经环路极其复杂，我们才刚刚开始阐明不同神经递质与受体在伤害性感受过程中的特殊作用[5]。尽管其他神经递质或第二信使效应器（如 P 物质，蛋白激酶 C）在脊髓敏化和慢性疼痛中也可能起到重要的作用，但某些特定受体［如 N- 甲基 -D- 天门冬氨酸（NMDA）］对急性损伤后慢性疼痛的发展可能起到更加重要的作用。我们对伤害性感受神经生物学的了解从 17 世纪 Descartes 提出的固定的反射环路理论，已发展到现在的神经可塑性观点，该观点认为伤害性信息的传递在不同水平均存在动态整合与调节。然而，对于伤害性感受过程中各种受体、神经递质和分子结构的特异性作用，我们的认识仍有许多空白。

了解伤害性感受的神经生物学，对理解急性疼痛向慢性疼痛的转变过程极为重要。由于急性疼痛可以很快转化为慢性疼痛，因此传统划分急、慢性疼痛的方法则过于武断[7]。伤害性刺激在 1 h 内即可引起脊髓背角新基因的表达（此为神经元敏化的基础），这些变化足以在相同时间内引起行为学的改变[8]。而且，急性术后疼痛的强度可以很好预测慢性术后疼痛的发生[9]。围术期疼痛的控制（如超前镇痛）和实施方式（如围术期多模式镇痛），对促进术后患者短期和长期的康复都很重要。

术后疼痛的急性与慢性影响

未得到控制的术后疼痛可能产生一系列有害的急性与慢性影响。通过降低伤害性感受向 CNS 的传入以及优化围术期镇痛，减轻手术期间发生的围术期病理生理变化，可降低并发症，并促进术后早期[10] 以及出院后的康复。

急性影响

围术期有多种病理生理反应，可能由伤害性传入而触发或维持。曾经，这些反应可能会对机体有益；然而，现代外科学造成的医源性的同样反应可能是有害的。未得到控制的术后疼痛可能会强化这些围术期病理生理反应，增加患者发病率与死亡率。缓解术后疼痛，尤其是采用某些类型的镇痛方法可能会降低围术期发病率与死亡率。

伤害性刺激从外周向中枢的传递可引起神经内分泌应激反应，这种神经内分泌反应同时伴有局部炎性物质（如细胞因子、前列腺素类、白三烯类、肿瘤坏死因子 -α）和全身性介质的释放。疼痛引起的主要神经内分泌反应涉及下丘脑–垂体–肾上腺皮质系统与交感肾上腺系统的相互作用。疼痛引起脊髓节段以上的反射性反应可引起交感神经张力增高、儿茶酚胺和分解代谢激素（如皮质激素、促肾上腺皮质激素、抗利尿激素、胰高血糖素、醛固酮、肾素、血管紧张素Ⅱ）分泌增加以及合成代谢激素分泌减少[11]。其效应包括水钠潴留，以及血糖、游离脂肪酸、酮体和乳酸水平升高。随着代谢与氧耗增加、储存的代谢物质受到动员[11]，从而出现了代谢过度的状态。这种应激反应的程度受到包括麻醉类型和手术损伤强度等多种因素的影响，与手术创伤程度相关[12]。负氮平衡和蛋白质分解可能阻碍患者的康复，而降低应激反应和术后疼痛可能有利并加速患者术后恢复。

神经内分泌应激反应可能强化机体其他部位有害的生理效应。这种应激反应可能是发生术后高凝状态的一个重要因素。凝血功能增强（如天然抗凝物质水平的降低和促凝物质水平的增加）、纤维蛋白溶解抑制、血小板反应性和血浆黏性的增强都可能增加术后高凝状态相关事件的发生率，如深静脉血栓形成、血管移植失败和心肌缺血[13]。应激反应还能加重术后免疫抑制，免疫抑制的程度与手术损伤严重程度相关[7]。应激反应引起的高血糖症，可能导致伤口愈合不良以及免疫功能抑制。

控制不佳的术后疼痛可兴奋交感神经系统，从而使发病率与死亡率升高。交感神经兴奋增加心肌耗氧量（这在心肌缺血与心肌梗死发生中可能起重要作用[13]），同时通过收缩冠状动脉及减弱冠状动脉舒张的局部代谢而降低心肌氧供[14]。交感神经系统兴奋还可能延迟术后胃肠蠕动功能的恢复，诱发麻痹性肠梗阻。尽管术后肠梗阻是中枢和局部因素综合抑制的结果[13-14]，但是由于疼痛控制不佳等原因造成交感活动的增强，可能降低胃肠活动并延迟胃肠功能恢复。

手术创伤激活伤害性感受器，可能触发一些有害的脊髓反射弧。术后呼吸功能显著降低，特别是上腹部和胸部手术后，脊髓反射性抑制膈神经是术后肺功能降低的一个重要因素[13]。术后镇痛不足的患者可能呼吸变浅、咳嗽不充分，易发生术后肺部并发症[14]。伤害性感受器的激活也可能启动脊髓反射性抑制胃肠道功能，使胃肠蠕动恢复延迟[13]。

围术期可出现许多有害的病理生理效应，激活伤害性感受器，产生应激反应。疼痛控制不佳可引起交感神经系统兴奋，导致一系列潜在的有害生理反应，增加患者发病率和死亡率。伤害性感受器的激活，还能引起一些有害的抑制性脊髓反射。控制急性术后疼痛相关的病理生理过程，能减轻应激反应、交感神经兴奋和抑制性脊髓反射，由此降低患者发病率和死亡率，改善患者的预后［如健康相关生活质量（Health-related quality，HRQL）和患者满意度］[13]。

慢性影响

慢性持续性术后疼痛（chronic persistent postsurgical pain，CPSP）尚未得到广泛认识，10% ～ 65% 的术后患者（取决于手术类型）发生 CPSP，其中 2% ～ 10% 的患者经历了严重 CPSP[15]。急性术后疼痛控制不佳是发生 CPSP 的一项重要预测因素[9, 16]。急性疼痛转化为慢性疼痛非常迅速，出现长期的行为学和神经生物学改变也远远早于我们既往所认为的时间[7]。CPSP 较常见于截肢（30% ～ 83%）、开胸（22% ～ 67%）、胸骨切开（27%）、乳腺手术（11% ～ 57%）以及胆囊手术（高达 56%）等手术后[9]。尽管术后急性疼痛的严重程度可能是预测 CPSP 发生的一个重要因素[9]，但是，还不能确定二者之间的因果关系。其他一些因素（如术后痛觉过敏的范围）也许更能预测 CPSP 的发生[17]，患者术前疼痛的严重程度也可能是其中一个因素。患者术前疼痛较强，可能导致中枢敏化，易感于术后疼痛以及其后的慢性疼痛[17]。因此，实施急性疼痛服务的临床医师必须充分了解慢性疼痛状况，并在术前参与患者的治疗。随着急性疼痛治疗团队在术前麻醉门诊参与度的增加，术后疼痛的发生率和严重程度将明显下降。

控制术后急性疼痛可改善患者的长期恢复或患者的预后（如患者的生活质量）。术后早期疼痛控制良好（特别是采用持续硬膜外或外周置管技术）的患者能积极参加术后的康复训练，从而促进术后短期和长期的恢复[18]。优化术后疼痛治疗能提高 HRQL[19]。术后疼痛控制不佳引起的术后慢性疼痛，可能对患者日常生活造成影响。

预防性镇痛

较老的术语“超前镇痛”是指在手术创伤前给予镇痛干预，这比术后给予同样的处理更能有效地缓解急性术后疼痛。超前镇痛的确切定义是医学领域中颇有争议的焦点之一，并且关系到超前镇痛是否具有临床意义的问题。超前镇痛的定义包括在手术开始之前给予什么药物，采取什么措施，防止单纯切口损伤引起的中枢敏化（即术中），以及如何防止切口和炎症双重损伤引起的中枢敏化（即术中和术后），或指包括在术前干预、术中镇痛和术后疼痛管理（即预防性镇痛）的整个围术期[6]。前两个定义相对狭隘，可能导致临床试验中检测不出超前镇痛的作用。超前镇痛的基本原理是建立在防止中枢敏化的基础上。手术创伤引起的伤害性感受传入有效地使中枢神经系统处于过度兴奋性状态，从而加剧疼痛。尽管这是一种非常流行且经过充分讨论的观点，术前实施单一的镇痛措施（无论外周或椎管内阻滞）在超出预期的镇痛作用时间后都不能减轻术后疼痛行为[20]。当对伤害性传入的阻滞消失时，外科损伤将重新使中枢敏化，临床试验的结果为阴性[21]。基于上述原因，这一术语已被弃用。

如前所述，强烈的伤害性传入（如术后外周疼痛）可能引起中枢神经系统的改变（即中枢敏化），诱发"痛觉过敏"和过度兴奋（即组织损伤后神经元对正常传入反应的放大和延长）。预防性镇痛的目的在于防止这一类型慢性疼痛的产生。这一定义涵盖了在围术期任何时候采取任何防止疼痛所致敏化的方案。中枢敏化和过度兴奋，也可在术后发生于没有术前疼痛病史的患者。

相反，某些患者在术前已有急性或慢性疼痛，手术损伤前已出现中枢敏化，这些患者在术后将经历更严重的疼痛。这种对已有疼痛的放大不仅发生于急诊入院患者，甚至也发生在亚急诊和长期门诊就医的患者。采取镇痛措施预防中枢敏化，将对患者康复带来短期（减轻术后疼痛，加速康复）和长期（减少慢性疼痛，提高 HRQL）的益处[19]。遗憾的是，很多临床研究（如试验）的实验设计均不够明确，并缺乏对超前镇痛与预防性镇痛的明确界定[21-22]。

预防性镇痛的干预时机，在临床上可能不及其他方面重要（即干预的强度与持续时间）。如果手术切皮前的干预不完全或不充分，不足以防止中枢敏化，就不是预防性镇痛。切口和炎症损伤对中枢敏化的触发和维持都十分重要，如果将预防性镇痛的定义仅仅限定在手术（即切口损伤）期间并不恰当，因为炎症反应可能持续至术后，继续产生中枢敏化。

伤害性刺激的传入被多节段完全阻滞并延续至术后，可观察到最大的临床获益。通过强化多模式镇痛预防中枢敏化[21]，在理论上可减轻甚至彻底消除急性术后疼痛 / 痛觉过敏和手术后慢性疼痛[9]。

围术期康复的多模式策略 / 加速康复外科

当实施多模式策略促进患者恢复时，一般能最大化地控制术后疼痛。就围术期转归这样复杂的问题而言，单模式干预措施很难奏效。因此，术后疼痛治疗可能不足以明显改善患者的某些预后[10, 23]。伤害性感受本身的复杂性及产生术后疼痛的多种机制，也是单模式干预难以充分控制术后疼痛的原因[10, 23]。多模式策略原则包括采取多种措施和联合使用不同类型的镇痛药满足患者的期望值和控制术后疼痛，使患者能够早期活动和恢复肠内营养，并减轻围术期应激反应[10]。这些措施包括：患者宣教，基于局部麻醉的技术（局部浸润、外周神经阻滞以及椎管内镇痛）[10]，联合应用通过不同机制作用于痛觉传导通路不同受体的镇痛药物，产生协同效应，以达到优质镇痛和生理功能的获益。

围术期康复采用多模式策略来减轻术后的病理生理反应和促进康复，是几乎所有加速康复外科（enhanced recovery after surgery, ERAS）路径中不可或缺的部分，可以加速患者恢复并缩短住院时间[24]。所有 ERAS 路径中，多模式镇痛方案的关键环节之一就是采用非阿片类药物和无阿片技术，以最大限度地减少阿片药物的用量和相关副作用[25]。胸、腹部大手术的患者，与使用传统疼痛管理方式相比，采用多模式策略后，患者的激素与代谢应激更低、全身蛋白质水平更高、拔除气管导管时间更短、疼痛评分更低、肠道功能恢复更早，并能更早达到离开重症监护病房的标准[24]。ERAS 路径整合了来自外科学、麻醉学、伤害性感受神经生物学和疼痛治疗学的最新证据，将传统医疗模式改变为术后有效康复途径[24]。这种策略在保障临床安全的前提下，能够减少围术期并发症、降低医疗费用、缩短住院时间和提高患者满意度[26-27]。虽然在儿科患者中 ERAS 路径的应用越来越受到重视，但是在成人外科患者中应用更为普遍[26]。然而，若广泛实施多模式策略尚需多学科的协作、转变传统术后医疗原则、增加医疗投入和扩展传统急性疼痛服务，这些可能会受限于当今的经济环境[28]。

治疗方法

术后疼痛治疗有多种选择，包括全身（即阿片类与非阿片类药物）镇痛药和区域（即椎管内和外周）镇痛技术。根据患者的意愿并个体化评估每种治疗方法的利弊，临床医师可为患者选择最适合的术后镇痛方案。对接受不同镇痛方式的患者进行术后监测的基本指标见框 81.1[29]。

全身镇痛技术

阿片类药物

优点和特性

阿片类镇痛药是术后疼痛治疗的基础用药之一。虽然阿片类药物也可能作用于外周阿片受体，但是这

框 81.1　术后镇痛的监测和记录

镇痛治疗 *
药物名称、浓度和剂量
PCA 泵参数的设置：需求量、锁定时间、持续背景输注量
给药总量（包括无效和有效剂量）
限量设置（如 1 h 或 4 h 内限制所给药量）
补救或用于暴发痛的镇痛药物
常规监测
生命体征：体温、心律、血压、呼吸频率，平均疼痛评分
静息和活动时的疼痛评分，疼痛的缓解情况
副作用
心血管系统：低血压、心动过缓或心动过速
呼吸状况：呼吸频率、镇静水平
恶心和呕吐、瘙痒、尿潴留
神经系统检查
评估运动阻滞或功能和感觉水平
硬膜外血肿的证据
提供的指导说明
副作用的治疗
合用其他 CNS 抑制药
需要通知主管医师的触发参数设定
有问题时的联系方式（24 h/ 每周 7 天）
PCA 泵出现故障时的紧急镇痛措施

* 术后镇痛包括全身使用阿片类药物和区域镇痛技术。这张清单包含了一些重要元素，包括提前打印好的医嘱、记录文书以及 ASA 急性疼痛管理操作指南中描述的静脉 PCA 和硬膜外镇痛的日常护理方法等[29]
CNS，中枢神经系统；PCA，患者自控镇痛

类药物一般通过 CNS 中的 μ 受体发挥其镇痛效应。理论上，阿片类镇痛药的优点是其镇痛作用无封顶效应。事实上，阿片类药物的镇痛作用往往受药物的耐受性或阿片类药物相关副作用的限制，如恶心、呕吐、镇静或呼吸抑制。阿片类药物可通过皮下、经皮、经黏膜和肌内注射给药，但是术后全身性阿片类镇痛药最常见的给药途径是口服和静脉注射（IV）。阿片类药物亦可注入特殊的解剖部位，如鞘内或硬膜外腔（参见后续部分“椎管内单次应用剂量阿片类药物”和“持续硬膜外镇痛”）。

治疗术后疼痛时，阿片类药物剂量、血浆浓度以及镇痛反应之间的关系存在很大的个体差异。某些给药途径（如肌内注射）可能比其他途径（如静脉注射）所引起的血浆药物浓度差异更大。治疗中重度术后疼痛，阿片类药物一般采用胃肠外给药方式（如静脉或肌内注射），部分原因是与口服给药相比，这些途径可提供更快更可靠的镇痛效果。对于术后不能接受口服给药的患者，可能必须采用胃肠外给予阿片类药物。当患者开始进食，并且胃肠外给予阿片类药物已稳定控制术后疼痛时，通常可改为口服给药。

患者自控静脉镇痛

术后镇痛不全的原因很多，包括前面提及的个体对镇痛需求的差异大、血浆药物水平的差异（特别是肌内注射）以及用药延迟。传统的按需给药（prescribed as-needed，PRN）的镇痛方式，难以弥补这些不足。综合考虑这些问题，患者自控镇痛（patient-controlled analgesia，PCA）可优化阿片类镇痛药的给药方式，将患者之间药代动力学和药效动力学差异的影响降至最小。静脉 PCA 建立在一个负反馈环路基础上：当患者感到疼痛的时候可自行给予镇痛药；而疼痛减轻时不需用药。如果该负反馈环路被干扰，就可能发生过度镇静或呼吸抑制。尽管有可能发生设备相关性故障，但是 PCA 泵本身很少出现问题，大多数与 PCA 相关的问题是由于使用者或操作者失误所致[30]。

PCA 装置能设定一些参数，包括需求（单次）剂量、锁定时间和背景输注量（表 81.1）。最佳需求量或单次给药剂量是影响静脉 PCA 效果的重要因素，因为单次量不足可能导致镇痛效果不佳，而单次量过大可能导致呼吸抑制等不良反应发生率增高[31]。尽管尚不能确定最佳单次量，但是现有数据提示，对于从未使用过阿片类药物的患者，吗啡最佳单次量是 1 mg，芬太尼为 40 μg；然而，临床上芬太尼的实际用量（10 ～ 20 μg）往往较少[30]。锁定时间也可能影响静脉 PCA 的镇痛效果，锁定时间过长可能导致镇痛不足，从而降低静脉 PCA 的效果；锁定时间太短，前次给药还未达到充分镇痛作用前就追加另一剂量，可能使药物相关副作用增加。本质上，锁定时间是静脉 PCA 的安全性设置。尽管最佳锁定时间尚不明确，但大多数锁定时间为 5 ～ 10 min，这取决于 PCA 泵中的药物，在该时间范围内变化对镇痛效果或副作用无明显影响[30]。

大多数 PCA 装置除单次量以外还支持持续或背景输注。起初认为常规应用背景输注有一些优点，包括改善镇痛效果，特别在睡眠期间；然而后来发现从未使用过阿片类药物的患者采用背景输注并无益处。尤其是在成年患者中，背景输注只增加了术后镇痛药的用量和呼吸抑制等副作用的发生率。并且，应用夜间背景输注并不能改善患者术后睡眠模式、镇痛效果或恢复情况[32]。虽然不推荐从未用过阿片类药物的成年患者使用静脉 PCA 持续或背景输注，但是背景输注在阿片类药物耐受的患者以及小儿患者中可能有一定作用（参见后续部分“阿片类药物耐受患者”和“小儿患者”）（也见于第 24 章）。

与传统 PRN 镇痛方式相比，静脉 PCA 可提供更好的术后镇痛效果，并提高患者满意度，但是否更为经济尚不确定[33]。一项 meta 分析结果显示，静脉 PCA（与 PRN 阿片类药物比较）能提供更加显著的镇

表 81.1 静脉内患者自控镇痛方案

药物浓度	单次剂量 *	锁定时间（min）	持续输注
受体激动药			
吗啡（1 mg/ml）			
成人	0.5 ～ 2.5 mg	5 ～ 10	—
小儿	0.01 ～ 0.03 mg/kg［最大 0.15 mg/（kg・h）］	5 ～ 10	0.01 ～ 0.03 mg/（kg・h）
芬太尼（0.01 mg/ml）			
成人	10 ～ 20 μg	4 ～ 10	—
小儿	0.5 ～ 1 μg/kg［最大量 4 μg/（kg・h）］	5 ～ 10	0.5 ～ 1 μχg/（kg・h）
氢吗啡酮（0.2 mg/ml）			
成人	0.05 ～ 0.25 mg	5 ～ 10	—
小儿	0.003 ～ 0.005 mg/kg［最大量 0.02 mg/（kg・h）］	5 ～ 10	0.003 ～ 0.005 mg/（kg・h）
阿芬太尼（0.1 mg/ml）	0.1 ～ 0.2 mg	5 ～ 8	—
美沙酮（1 mg/ml）	0.5 ～ 2.5 mg	8 ～ 20	—
羟吗啡酮（0.25 mg/ml）	0.2 ～ 0.4 mg	8 ～ 10	—
舒芬太尼（0.002 mg/ml）	2 ～ 5 μg	4 ～ 10	—
受体激动-拮抗药			
丁丙诺啡（0.03 mg/ml）	0.03 ～ 0.1 mg	8 ～ 20	—
纳布啡（1 mg/ml）	1 ～ 5 mg	5 ～ 15	—
喷他佐辛（10 mg/ml）	5 ～ 30 mg	5 ～ 15	—

* 除注明外的所有剂量均只适用于成人患者。药物之间单次给药剂量（mg *vs.* mg/kg *vs.* mcg *vs.* μg/kg）和持续输注［mg/（kg・h）*vs.* μχg/（kg・h）］的单位不同。如需要建立初始镇痛作用，麻醉科医师应该逐步滴定给予静脉内负荷剂量。患者的需求个体差异很大，老年和危重的患者应给予较小的剂量。对从未用过阿片类药物的患者，不建议开始就应用持续输注

痛效果，并明显提高患者满意度；然而，静脉 PCA 组患者阿片类药物用量和瘙痒发生率均高于 PRN 组阿片类药物治疗患者，但是不良事件发生率无差异[33]。从经济学角度考虑，还不清楚静脉 PCA 是否优于传统 PRN 肌内应用阿片类药物，因为费用计算复杂。

当评价其他的患者相关结果，如患者满意度时，静脉 PCA 可能具有明显优势。这些患者相关的结果显得越来越重要，因为医疗机构已将这些指标作为评估医疗质量的标准和市场导向的工具。与静脉、肌内或皮下 PRN 给予阿片类药物相比，患者更倾向于选择静脉 PCA。使用静脉 PCA 的患者满意度较高的原因，可能是镇痛效果较好、可自控给药、避免出现明显疼痛以及不再依赖护士来给予镇痛药。当然，影响患者满意度的原因复杂，许多因素都会影响或干预静脉 PCA 的满意度。尽管使用静脉 PCA，患者满意度在总体上较高，但是正确评估患者满意度方面仍存在许多方法学的问题[34]。

静脉 PCA 相比于静脉、肌内或皮下 PRN 给予阿片类药物，阿片相关不良事件的发生率并无显著差异。静脉 PCA 相关的呼吸抑制发生率低（约 1.5%），并不高于全身和椎管内 PRN 给予阿片类药物[35]。使用静脉 PCA 时，呼吸抑制的发生率和程度可能与使用背景输注、高龄、同时使用镇静或催眠类药物以及合并如睡眠呼吸暂停（obstructive sleep apnea，OSA）等肺部疾病有关[36]。程序设定或操作失误（即操作者的错误）也可能引起静脉 PCA 相关性呼吸抑制[37]。

非阿片类药物

非甾体抗炎药

非甾体抗炎药物（nonsteroidal antiinflammatory drugs，NSAIDs）包括各种具有不同药代动力学特性的镇痛药。NSAIDs 发挥镇痛作用的主要机制是抑制环氧合酶（COX）和前列腺素类合成，后者是外周敏化和痛觉过敏的重要介质。除外周镇痛作用外，NSAIDs 也能通过抑制脊髓 COX 而发挥作用[38]。目前至少发现 2 种 COX 亚型（即 COX1 为固有型；COX2 为诱生型），二者具有不同功能（如 COX1 参与血小

板凝集、止血和胃黏膜保护；而 COX2 参与疼痛、炎症和发热），基于此开发出的选择性 COX2 抑制药有别于同时阻断 COX1 和 COX2 的传统 NSAIDs[39]。COX3 亚型的发现可解释对乙酰氨基酚和其他一些解热药镇痛和解热的主要中枢机制，然而 COX3 与对乙酰氨基酚的确切关系仍不明了[40]。

单独给予 NSAIDs，一般对轻、中度疼痛产生有效的镇痛作用。传统观点认为 NSAIDs 是阿片类药物治疗中、重度疼痛的一种有益的辅助药物。一些定量的系统性分析提示，NSAIDs 单独应用或与阿片类药物联合应用时，可能较以往认为的更加有益（表 81.2 和图 81.1）。作为多模式镇痛方案的一部分，NSAIDs 通过一种有别于阿片类药物和局部麻醉药的作用机制产生镇痛效应，经口服或胃肠外给药都有效。几项 meta 分析探讨了 NSAIDs（包括 COX2 抑制药）和对乙酰氨基酚与阿片类药物一起加入静脉 PCA 泵的镇痛效能[41-42]，结果提示 NSAIDs 在降低疼痛评分方面具有统计学差异（但可能无临床意义）[43-44]。尽管所有方案都能显著减少吗啡的用量，但只有 NSAIDs 可降低恶心、呕吐和镇静等阿片类药物相关副作用。

表 81.2 单次剂量的镇痛药缓解术后中重度疼痛 50% 以上的相对功效

药物 *	平均 NNT†	95% CI
对乙酰氨基酚（1000 mg 口服）	3.8	3.4 ～ 4.4
阿司匹林（600 ～ 650 mg 口服）	4.4	4.0 ～ 4.9
阿司匹林（1000 mg 口服）	4.0	3.2 ～ 5.4
双氯芬酸（50 mg 口服）	2.3	2.0 ～ 2.7
双氯芬酸（100 mg 口服）	1.9	1.6 ～ 2.2
布洛芬（600 mg 口服）	2.4	1.9 ～ 3.3
酮咯酸（10 mg 口服）	2.6	2.3 ～ 3.1
酮咯酸（30 mg 肌内注射）	3.4	2.5 ～ 4.9
萘普生（550 mg 口服）	2.7	2.3 ～ 3.3
西乐葆（200 mg 口服）	3.5	2.9 ～ 4.4
西乐葆（400 mg 口服）	2.1	1.8 ～ 2.5
曲马朵（100 mg 口服）	4.8	3.8 ～ 6.1
加巴喷丁（600 mg 口服）	11	6.0 ～ 35
可待因（60 mg）＋对乙酰氨基酚（600 ～ 650 mg 口服）	4.2	3.4 ～ 5.3
羟考酮（5 mg）＋对乙酰氨基酚（325 mg 口服）	2.5	2.0 ～ 3.2
可待因（60 mg 口服）	16.7	11.0 ～ 48.0
吗啡（10 mg 肌内注射）	2.9	2.6 ～ 3.6
羟考酮（15 mg 口服）	2.4	1.5 ～ 4.9

* 部分数据的获得和更改已经得到 Bandolier 的许可。参见 http://www.medicine.ox.ac.uk/bandolier/

† 该表中 NNT 数据指将术后中重度疼痛缓解超过 50% 必须治疗的患者人数，NNT 反映了统计学和临床的差异，可用于比较不同治疗手段的效能，总结临床相关方法的治疗作用。NNT 数值较低提示该组镇痛效能较强。CI，置信区间；NNT，需要治疗人数

围术期使用 NSAIDs 可引起一些副作用，包括止血功能下降、肾功能不全和胃肠道出血。NSAIDs 抑制 COX 和前列腺素类生成有许多副作用，后者介导整个机体的多种不同的反应。应用 NSAIDs 引起的止血功能下降主要是由于血小板功能障碍和血栓烷 A2（由 COX1 产生）抑制所致，后者是血小板凝集和血管收缩的重要介质。NSAIDs 对围术期出血的影响一直存有争议，一项围术期应用酮咯酸的监测性研究证实，手术部位的出血并未显著增加。至于 NSAIDs 类是否影响骨愈合和骨生成，也存在争议。尽管 NSAIDs 已被用于髋臼 / 髋部骨折和髋关节置换术，以减少异位成骨作用，但对其他骨组织的短期作用尚不清楚[45]。近期的两项系统性回顾提示，一些高质量的研究结果提示 NSAIDs 并未增加骨不连的风险。显然，短期应用 NSAIDs 缓解骨折后疼痛并不增加延迟愈合的风险[46]。脊柱融合术后短期（短于 14 d）应用常规剂量的 NSAIDs（如酮咯酸＜ 120 mg/d）是安全的，但大剂量（如酮咯酸＞ 120 mg/d）则增加骨不连的风险，提示 NSAIDs 对脊柱融合的影响呈剂量依赖性[47]。脊柱外科医师常倾向于保守，拒绝在患者脊柱融合术后给予 NSAIDs。

高危患者如低血容量、肾功能异常或血浆电解质紊乱者，围术期使用 NSAIDs 可能发生肾功能不全，因为前列腺素类可扩张肾血管床，介导肾利尿和排钠功能。尽管 NSAIDs 可能引起术前肾功能正常患者术后早期出现无明显临床意义的肾功能一过性降低，但由于肾功能和血容量均正常的患者不太可能受影响，NSAIDs 不应禁用于术前肾功能正常的患者[48]。NSAIDs 可能引起胃肠道出血，因为 NSAIDs 能抑制前列腺素类合成所必需的 COX1，前列腺素类具有保护胃黏膜细胞的作用。NSAIDs（包括阿司匹林）可能诱发支气管痉挛[49]。由于炎症期间外周 COX2 的表达增加，选择性抑制 COX2 理论上可产生镇痛效果而无 COX1 抑制相关的副作用。即使采用超治疗剂量的 COX2 抑制药[51]，胃肠道并发症的发生率也较低[50]，对血小板的抑制作用最小。然而，长期应用 COX2 抑制药可显著增加心血管风险，这是罗非昔布退出市场的原因[52]。COX2 抑制药的心血管风险存在异质性，受许多因素的影响，如具体药物、剂量以及患者特征等[52]。围术期使用与长时间使用 COX2 抑制药的所产生的问题稍有不同。高风险手术患者（冠状动脉旁

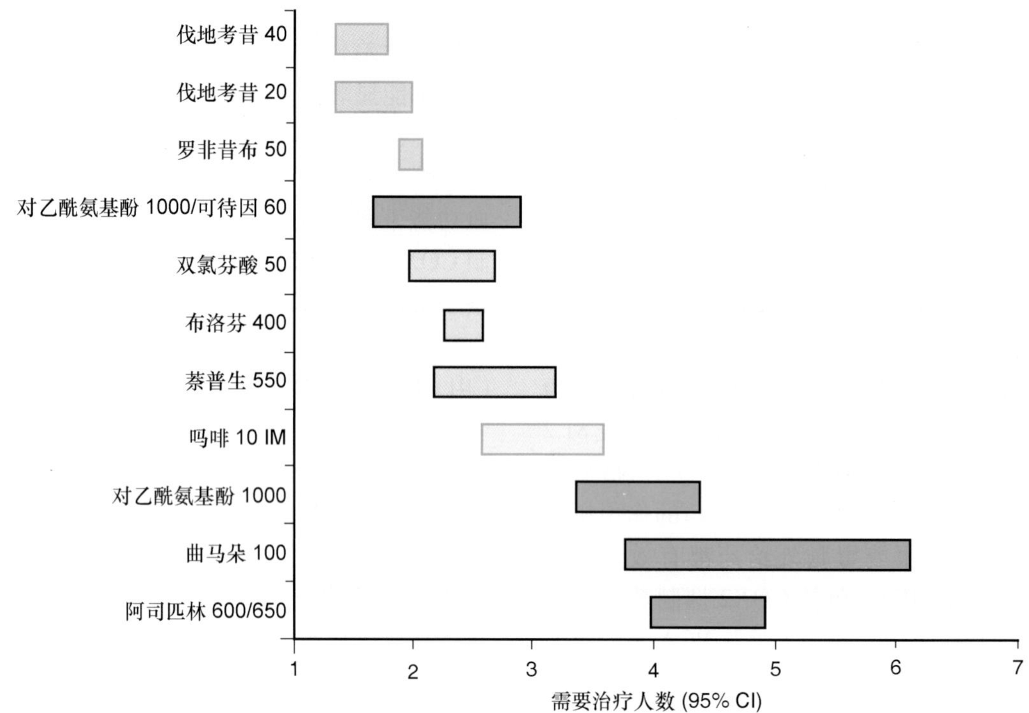

图 81.1 缓解患者中重度疼痛 50% 以上所需接受治疗的患者人数（NNT）。显示表 81.2 中的几种阿片类与非阿片类镇痛药的 NNT 均值和 95% 置信区间（CI）。这些 NNTs 数据来源于与安慰剂比较，缓解术后中重度疼痛 50% 以上时非阿片类药物单次用量效能的临床试验研究。药物名称的剂量单位是 mg（From Bandolier. http://www.medicine.ox.ac.uk/bandolier/.）

路移植术）围术期使用强效 COX2 抑制药可增加心血管事件发生率[53]，而低风险手术患者（大的非心脏手术）无此现象。塞来昔布比其他强效 COX2 抑制药（罗非昔布）对 COX2 的选择性相对低，仍在临床应用[54]。Nissen 及其同事对 24 081 名患者进行了随机对照研究（RCT），将他们随机分为塞来昔布、萘普生和布洛芬组，结果发现塞来昔布在心血管安全性方面并不比其他两组低[55]。Liu 等通过对 10 873 名接受全关节成形术患者的研究发现，围术期应用 NSAIDs 类药物不增加心肌缺血发生率，反而缩短住院时间[55-56]。

另一项争议是关于 NSAIDs 增加术后出血的观点。我们并不奇怪，有几项 meta 分析的结果显示对血小板功能抑制最轻的 COX2 抑制药，即便在超治疗剂量时也没有明显增加围术期出血量[57-59]。最近的 meta 分析也显示传统 NSAIDs 类（布洛芬、酮咯酸）不增加围术期出血的风险。最后，有些已发表的研究暗示 NSAIDs 可能与吻合口瘘有关，但其中大部分研究都存在缺陷或者存在预先的选择偏倚。并且一项 meta 分析并未证实 NSAIDs 的应用和吻合口裂开增加之间有统计学差异。新的 NSAIDs 制剂已被批准用于急性术后疼痛（布洛芬静脉制剂[60]和酮咯酸鼻内制剂[3]）。新药的费用在当今节约成本的卫生环境下也是一个问题[61-62]。

对乙酰氨基酚

对乙酰氨基酚已经应用几十年，主要通过中枢作用镇痛，同时有解热和抗炎特性，其作用机制是激活中枢神经系统的下行血清素通路以及抑制前列腺素合成[63]。它通常作为多模式镇痛的一部分与其他药物共同应用，成人最大推荐剂量是 4 g/d，2011 年 FDA 批准了在美国静脉应用对乙酰氨基酚[64]。Sinatra 和同事研究了患者在关节成形术后静脉注射对乙酰氨基酚的镇痛作用[65]，与安慰剂对照组相比，实验组疼痛评分更低、阿片类药物用量更少、需要吗啡进行补救镇痛的中位时间更长、患者满意度更高。一项关于 865 名患者的 meta 分析纳入了 4 项有关静脉对乙酰氨基酚加入多模式镇痛方案用于全髋或膝关节成形术的临床研究，结果显示术后 1 ～ 3 d 疼痛评分和阿片类用量均明显降低，对乙酰氨基酚组的恶心呕吐发生率也明显降低[66]。然而，纳入研究的质量遭到质疑。与口服对乙酰氨基酚相比，静脉给药后对乙酰氨基酚的血药浓度达到峰值的速度更快[67]。尚缺乏证据表明，生物利用度的提高能增强临床效应。是否将静脉使用对乙酰氨基酚加入多模式镇痛方案，需要考虑到静脉剂型的经济效益以及特定手术患者是否能耐受口服给药等因素。自 2013 年以来的数据显示，静脉使用对乙酰氨基酚的医院，根据此药的使用量，平均花费明显增加[68]。

加巴喷丁类

加巴喷丁和普瑞巴林，除用于抗癫痫外，也用于神经病理性疼痛的治疗。它们作用于钙离子通道的 α_2-δ 配体，抑制钙内流及其后的兴奋性神经递质释放。与加巴喷丁相比，口服普瑞巴林吸收更快、生物利用度更高（≥ 90% *vs.* ＜ 60%）[69]。尽管存在这些差异，口服加巴喷丁可增强阿片类在静息和运动时的镇痛作用，减少阿片类用量和相关副作用，但随之也可能增加镇静和头晕等副作用[70-72]。一项研究普瑞巴林对于急性术后疼痛的镇痛效果的 meta 分析显示，普瑞巴林可减少阿片类用量和相关副作用，但对疼痛强度影响不大[73]。另一项 meta 分析的结果提示，围术期应用普瑞巴林在短期内可提供额外的镇痛作用，但也增加其他副作用，如头晕 / 轻度头痛或视觉障碍的发生率[74]。

虽然加巴喷丁类作为多模式镇痛的一部分已经普遍使用，但值得注意的是，最近发表的几项研究质疑了此类药物的镇痛效果[75]。一些研究指出，证明加巴喷丁类具有临床疗效的证据质量不高，而且几乎没有报道其严重不良反应[76-78]。在进行临床偏倚风险较低的试验时发现，加巴喷丁类减少阿片类用量的作用实际上很轻微，而严重不良反应的风险似乎增加，比如使用加巴喷丁和腹腔镜手术患者呼吸抑制的发生率升高有关[79]。最后，加巴喷丁类在诸如全髋关节成形术等特定手术中没有额外的镇痛效应[80]。术后是否应用此类药物，需要基于个体化治疗。

氯胺酮

传统上认为氯胺酮是一种术中使用的麻醉药，然而小剂量（镇痛）氯胺酮可增强术后镇痛作用，因其拮抗 NMDA 受体的特性对减少中枢敏化和阿片类药物耐受可能具有重要意义[81]。氯胺酮可通过口服、静脉（PCA 或持续输注）、皮下或肌内注射给药。一项关于围术期使用氯胺酮的系统性回顾分析结果显示，围术期使用镇痛剂量的氯胺酮可减少补救性镇痛药的需求量和疼痛强度[82]。此外，围术期应用氯胺酮可减少 24 h PCA 吗啡的消耗量和术后恶心呕吐，且副作用最少[82]。随后的一项系统性回顾结果提示，尤其在术后疼痛严重的患者，如上腹部、胸科、骨科等大手术后静脉应用氯胺酮是术后镇痛的有效辅助用药[83]。氯胺酮同样可减轻儿科患者的术后疼痛强度[84]。对围术期输注氯胺酮的一种顾虑，是它可能产生遗忘的神经药理效应并影响患者认知功能[85]。虽然存在上述可能，但给予镇痛剂量时很少发生。氯胺酮也用于硬膜外和鞘内，但是其外消旋混合物具有神经毒性，因此，不主张将外消旋氯胺酮用于椎管内。虽然仍需进一步研究阐明围术期应用氯胺酮的具体参数（比如剂量、持续时间），基于个体化原则仍然可以考虑将氯胺酮纳入术后镇痛的多模式方案。

曲马朵

曲马朵是一种合成的阿片类药物，具有弱 μ- 受体激动剂作用，并可抑制 5- 羟色胺和去甲肾上腺素的再摄取，具体哪种形式主要发挥镇痛作用尚不清楚[86]。虽然曲马朵主要是通过中枢机制发挥镇痛作用，但是它可能具有外周局部麻醉药的特性，被用作臂丛阻滞的辅助用药[87]。曲马朵对治疗术后轻、中度疼痛有效[88]，与阿司匹林（650 mg）复合可待因（60 mg）或布洛芬（400 mg）的镇痛效果相当（表 81.2，图 81.1）[88]。在曲马朵基础上加用对乙酰氨基酚（较之单独用曲马朵），可减少副作用而不影响其镇痛效能[89]。静脉曲马朵 PCA 与阿片类 PCA 的镇痛评分相似，但两组的副作用不同（比如曲马朵组术后恶心、呕吐发生率高而瘙痒发生率相对低）[90]。曲马朵用于术后镇痛的优点包括呼吸抑制相对较少，重要脏器毒性小和不抑制胃肠蠕动，理论上出现滥用的可能性低[86]。常见的副作用（总体发生率为 1.6% ～ 6.1%）包括眩晕、嗜睡、多汗、恶心、呕吐、口干和头痛[88]。曲马朵应慎用于抽搐或颅内压增高的患者，禁用于服用单胺氧化酶抑制药的患者[88]。

区域镇痛技术

各种椎管内（主要是硬膜外）和外周区域镇痛技术可有效地治疗术后疼痛。一般来说，硬膜外与外周技术（尤其使用局部麻醉药时）的镇痛效果具有部位特异性，优于全身应用阿片类药物，这些技术的应用甚至可能降低发病率与死亡率[13]。然而，和其他方法一样，临床医师应该权衡利弊，特别是在应用各种抗凝药的情况下，这些技术的应用还存有一些争议。

椎管内单次应用阿片类药物

鞘内或者硬膜外单次注射阿片类药物，可有效地作为单独或辅助性镇痛药。决定某一特定阿片类药物临床药理学的最重要因素之一，是其亲脂性（与之相对的是亲水性）（表 81.3）。一旦这些药物经鞘内直接注射或从硬膜外腔逐渐渗入脑脊液（cerebrospinal fluid，CSF），亲水性阿片类药物（如吗啡和氢吗啡酮）倾向于滞留在 CSF 中，产生延迟而持久的镇痛作用，同时，其副作用发生率一般较高，因为亲水性阿片类药物易

表 81.3 椎管内给予阿片类药物的特性

特性	亲脂性阿片类药物	亲水性阿片类药物
常用药物	芬太尼，舒芬太尼	吗啡，氢吗啡酮
镇痛起效	起效迅速（5～10 min）	起效延迟（30～60 min）
作用时间 *	较短（2～4 h）	较长（6～24 h）
CSF 扩散	CSF 中扩散最小	CSF 中广泛扩散
作用位点	脊髓 ± 全身	主要在脊髓 ± 脊髓以上部位
副作用		
恶心与呕吐	亲脂性阿片类药物的发生率低于亲水性	
瘙痒	亲脂性阿片类药物的发生率低于亲水性	
呼吸抑制	主要在早期，延迟性罕见	早期（< 6 h）和延迟（> 6 h）性都有可能发生

CSF，脑脊液

* 镇痛持续时间有所差异

向头侧或脊髓上方扩散。椎管内给予亲脂性阿片类药物如芬太尼和舒芬太尼则镇痛作用起效迅速，从脑脊液中迅速清除，因此，限制了其向头侧扩散和某些副作用如延迟性呼吸抑制的发生。亲水性阿片类药物的镇痛作用位点主要在脊髓，而椎管内单次注射亲脂性阿片类药物的主要作用位点（脊髓或是全身）尚不肯定。

针对不同临床情况以达到镇痛效果最佳、副作用最小的目的，亲脂性与亲水性阿片类药物药代动力学的不同可能影响对阿片类药物的选择。某些情况下，镇痛需要起效迅速（数分钟）且镇痛持续时间适中（< 4 h）（如日间手术患者），此时，鞘内单次注射亲脂性阿片类药物即可满足需求。对于需要较长时间镇痛、可进行监护的住院患者，则单次注射亲水性阿片药物更为有效。

硬膜外单次注射亲脂性和亲水性阿片类药物也可用于术后镇痛，其注意事项一般类似于鞘内单次注射阿片类药物。硬膜外单次注射芬太尼可快速发挥术后镇痛作用，然而研究提示，用至少 10 ml 不含防腐剂的生理盐水稀释芬太尼（常用剂量 50～100 μg），其硬膜外镇痛起效延迟、作用时间延长，这可能是由于亲脂性阿片类药物初始扩散与弥散增加所致。硬膜外单次注射吗啡可发挥有效的术后镇痛作用，这种单次注射亲水性阿片类药物的方式，可能特别适用于硬膜外置管位置与手术切口部位不一致（如腰部硬膜外置管用于胸部手术）的术后硬膜外镇痛。老年患者和胸段硬膜外置管的患者对硬膜外吗啡的需要量较低。鞘内与硬膜外阿片类药物的常用剂量见表 81.4。

持续硬膜外镇痛

通过硬膜外留置导管实施镇痛，是一种安全有效治疗急性术后疼痛的方法。术后硬膜外镇痛的效果优于全身应用阿片类药物（图 81.2）[91-92]。然而，应该认识到硬膜外镇痛不是一种通用的处理方案，而是整合了许多要素，比如镇痛药物的选择和剂量、导管留置位置、围术期镇痛的开始和维持时间等[93]。虽然本章主要介绍术后硬膜外镇痛的管理，事实上，术中应用硬膜外复合全身麻醉与全身麻醉后全身应用阿片类药物镇痛相比，可使患者术毕疼痛更轻，苏醒更快。以上每一个因素都可能影响术后镇痛的质量、患者报告的预后，甚至发病率和死亡率。

表 81.4 椎管内阿片类药物的用量 *

药物	鞘内或蛛网膜下隙单次用量	硬膜外单次用量	硬膜外持续输注量
芬太尼	5～25 μg	50～100 μg	25～100 μg/h
舒芬太尼	2～10 μg	10～50 μg	10～20 μg/h
阿芬太尼	—	0.5～1 mg	0.2 mg/h
吗啡	0.1～0.3 mg	1～5 mg	0.1～1 mg/h
氢吗啡酮	—	0.5～1 mg	0.1～0.2 mg/h
缓释吗啡 †	不推荐	5～15 mg	不推荐

* 药物用量仅适用于椎管内单独使用阿片类药物。未提供鞘内或蛛网膜下隙持续输注剂量。老年人或用于颈或胸段时采用较低剂量可能就有效。不同药物单次用药（mg *vs.* μg）与持续输注（mg/h *vs.* μg/h）的单位不同

† 具体用量和用法参见说明书

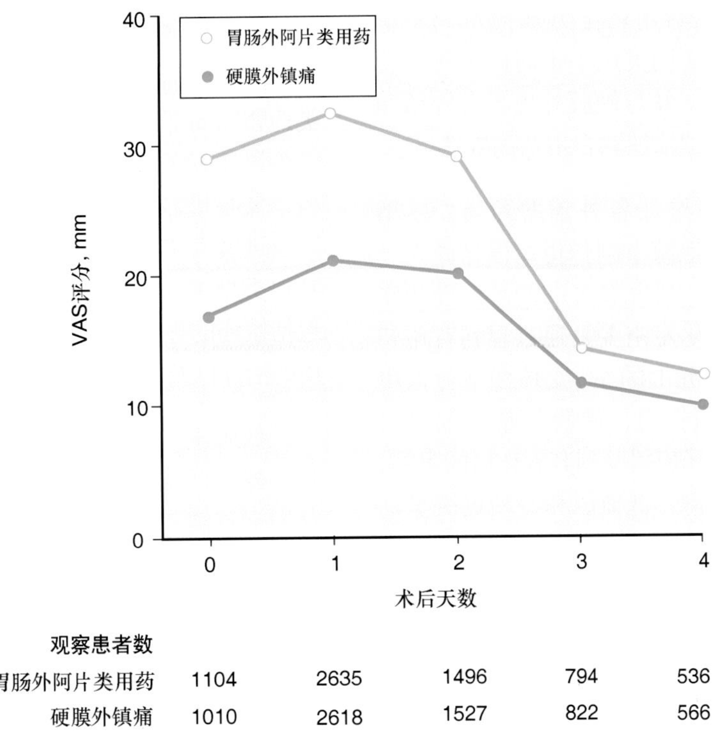

观察患者数					
胃肠外阿片类用药	1104	2635	1496	794	536
硬膜外镇痛	1010	2618	1527	822	566

图 81.2 术后 1～4 d 每日（x 轴）硬膜外镇痛（深蓝色圈表示）与胃肠外阿片类药物（浅红色圆圈表示）的视觉模拟疼痛评分的均数和标准差（y 轴）(From Block BM，Liu SS，Rowlingson AJ，et al. Efficacy of postoperative epidural analgesia：a meta-analysis. JAMA. 2003；290：2455-2463，with permission.)

镇痛药物

局部麻醉药 硬膜外单独输注局部麻醉药可用于术后镇痛，但是通常其镇痛效果不及硬膜外联合应用局部麻醉药-阿片类药物[91-92]。局部麻醉药在硬膜外腔确切的作用部位还不清楚，可能的部位包括脊神经根、背根神经节或者脊髓本身[94]。单纯硬膜外输注局部麻醉药用于术后镇痛可避免阿片类药物的相关副作用，但是因其失败率较高（感觉阻滞减退以及镇痛不全），且运动阻滞和低血压的发生率较高，所以联合应用局部麻醉药-阿片类药物更为常见[93]。

硬膜外输注阿片类药物 阿片类药物可单独应用于术后硬膜外输注，一般不会引起运动阻滞或交感神经阻滞所致低血压[93]。硬膜外持续输注（CEI）亲脂性（如芬太尼、舒芬太尼）和亲水性（如吗啡、氢吗啡酮）阿片类药物会有所不同。硬膜外持续输注亲脂性阿片类药时，镇痛部位（脊髓或全身）尚不明确[95]。一些数据提示硬膜外输注亲脂性阿片类药物优于静脉给药，但硬膜外单纯持续输注亲脂性阿片类药物的总体优势并不明显[93]。

硬膜外持续输注亲水性阿片类药物的镇痛部位主要在脊髓。持续输注亲水性阿片类药物可能特别适用于硬膜外置管部位与手术部位不一致、或硬膜外使用局部麻醉药产生副作用（如低血压、运动阻滞）的患者。与硬膜外间断给予吗啡相比，硬膜外持续输注吗啡的镇痛效果更好，且副作用较少。硬膜外持续输注亲水性阿片类药物的镇痛效果可能优于传统 PRN 全身给予阿片类药物。

联合应用局部麻醉药和阿片类药物 硬膜外联合输注局部麻醉药与阿片类药物，其镇痛效果可能优于单独应用局部麻醉药或阿片类药物。与单独用药相比，联合应用局部麻醉药和阿片类药物的术后镇痛效果更好（包括改善活动时镇痛），可限制感觉阻滞减退，并可能减少局部麻醉药的用量，尽管对发生率的影响尚不确定[93]。硬膜外持续联合输注局部麻醉药-阿片类药物的镇痛效果，也优于静脉 PCA 给予阿片类药物[91]。硬膜外应用局部麻醉药与阿片类药物的镇痛作用是相加还是协同尚不明了。许多局部麻醉药可用于硬膜外持续输注。一般情况下选用布比卡因或罗哌卡因，因为它们对感觉和运动神经的阻滞存在差异，优先阻滞感觉神经，对运动功能的影响最小。术后硬膜外镇痛的浓度低于术中硬膜外麻醉的浓度。阿片类药物也有多种选择，但是许多临床医师优先选用亲脂性阿片类药物（如芬太尼或舒芬太尼），因其能够快速调节[93]。亲水性阿片类药物（吗啡或氢吗啡酮）作为局部麻醉药-阿片类药物硬膜外镇痛的一部分，也可提供有效的术后镇痛。疼痛评分最低且药物相关副作用最小的最佳联合用药配方和剂量尚不清楚，需要进一步研究探讨不同类型手术时硬膜外导管置入不同位置的最佳组合，并与硬膜外患者自控镇痛（PCEA）比较这些最佳持续输注联合用药的效能。

辅助药物 硬膜外可输注各种辅助药物，以增强镇痛作用，并最大限度地减少副作用，但是尚无一种辅助药物获得广泛认可。研究较多的两种辅助药物是可乐定和肾上腺素。可乐定主要是通过脊髓背角初级传入神经元和中间神经元上的 α_2 受体和下行去甲肾上腺素途径介导其镇痛作用，硬膜外常用剂量是 5～20 μg/h。可乐定的临床应用受到其副作用的限制，如低血压、心动过缓和镇静。低血压和心动过缓呈剂量依赖性。硬膜外给予 NMDA 受体拮抗药如氯胺酮在理论上能减轻中枢敏化，并增强硬膜外阿片类药物的镇痛作用，但尚需进一步研究其安全性和镇痛情况。

导管位置

硬膜外导管位置与切口部位一致（即导管-切口一致镇痛）（表 81.5），可通过向相应切口部位的节段输注镇痛药物而使术后硬膜外镇痛效果最佳，最大限度地减少副作用（如减少下肢运动阻滞和尿潴留），降低并发症发生率[13, 93]。与导管-切口一致的硬膜外镇痛相比较，导管-切口不一致的硬膜外镇痛（如胸部手术时下腰段留置导管）可由于无效镇痛造成患者疼痛增加，应早期拔除硬膜外导管。导管-切口一致的硬膜外镇痛通过向支配区靶向给予镇痛药物，药物需求量可能较小，且药物相关副作用减少。应用腰段硬膜外置管时下肢运动阻滞的发生率较高，也可能导致硬膜外镇痛比预期结束的早。腹部或胸部手术采用高位胸段硬膜外镇痛时，不抑制下肢交感神经活性，可使尿潴留的发生率降低，减少常规留置导尿的需求。胸段硬膜外置管相对安全，尚无证据表明其神经并发症发生率较高（与腰段相比）。胸腹部手术患者硬膜外镇痛降低并发症的优点仅见于胸段（一致型），而不见于腰段（不一致型）硬膜外置管。

椎管内镇痛药物的副作用

应用术后硬膜外镇痛可发生许多药物相关性（阿片类药物和局部麻醉药）副作用，但是在自然地归因于硬膜外镇痛方案之前，需除外其他因素：如低血容量、出血、低心排血量引起的低血压，脑血管意外，肺水肿，以及进展性脓毒症导致的呼吸抑制。对椎管内镇痛以及其他类型术后镇痛的所有患者都应该实施标准化管理，包括镇痛的标准医嘱与护理方案、神经系统监测、副作用的治疗以及需要医师注意的危机值（框 81.1）。

低血压 局部麻醉药用于硬膜外镇痛时可能阻滞交感神经纤维，引起术后低血压。虽然准确的低血压发生率不清楚，但一项关于术后镇痛的系统性回顾研究结果显示，硬膜外镇痛低血压平均发生率（95%CI）为 5.6%（3%～10.2%）[35]。治疗硬膜外镇痛引起的非严重低血压的措施包括降低局部麻醉药的总量（降低给药速度或浓度）；或硬膜外单独输注阿片类药物，因为椎管内阿片类药物几乎不引起术后低血压；以及纠正引起低血压的其他潜在因素[93]。

运动阻滞 术后硬膜外镇痛所用的局部麻醉药可能使 2%～3% 的患者出现下肢运动阻滞，这可导致足跟部出现压疮[96]。一项 meta 分析的研究显示，使用 PCEA 时运动阻滞的平均发生率为 3.2%[91]。用较低浓度局部麻醉药以及在腹部或胸部手术时留置导管-切口一致型的硬膜外导管可降低运动阻滞的发生率。尽管大多数患者的运动阻滞在硬膜外停止输注约 2 h 后消失，但是对持续性或渐进性运动阻滞应及时评估，脊髓血肿、脊髓脓肿和鞘内导管移位都应考虑为鉴别诊断的一部分。

恶心呕吐 椎管内单次给予阿片类药物时，约 50% 患者发生恶心呕吐，而持续输注阿片类药物的累计发生率可高达 80%。总体数据［椎管内阿片类和（或）局麻药联合应用］显示，采用硬膜外镇痛时术后恶心呕吐发生率与全身应用阿片类相似。不论哪种镇痛方式，女性患者的发生率更高[97]。椎管内阿片

表 81.5 不同外科手术推荐导管置入位置

切口部位	手术类型	一致型硬膜外导管留置
胸部	肺减容术，乳房根治术，开胸术，胸腺切除术	T_4～T_8
上腹部	胆囊切除术，食管切除术，胃切除术，肝切除术，胰十二指肠切除术	T_6～T_8
中腹部	膀胱前列腺切除术，肾切除术	T_7～T_{10}
下腹部	腹主动脉瘤修复术，结肠切除术，前列腺根治术，经腹子宫切除术	T_8～T_{11}
下肢	股骨动脉旁路术，全髋或全膝关节置换术	L_1～L_4

L，腰段水平；T，胸段水平

类药物相关的恶心呕吐发生率呈剂量依赖性，但是近期的一项 meta 分析结果提示，蛛网膜下隙给予较大剂量吗啡（≥ 0.3 mg）与较低剂量（＜ 0.3 mg）相比，并不增加术后恶心呕吐的发生率[98]。椎管内阿片类药物引起的恶心呕吐，可能与脑脊液中阿片类药物向头侧扩散至延髓极后区有关。硬膜外单独输注芬太尼或与局部麻醉药联合应用时，恶心呕吐的发生率低于硬膜外输注吗啡。多种药物可有效治疗椎管内阿片类药物引起的恶心呕吐，包括纳洛酮、氟哌利多、甲氧氯普胺、地塞米松、昂丹司琼和经皮吸收的东莨菪碱。

瘙痒 瘙痒是硬膜外或鞘内使用阿片类药物时最常见的副作用之一，硬膜外使用阿片类药物引起瘙痒的发生率约为 60%，硬膜外使用局麻药以及全身应用阿片类药物引起瘙痒的发生率为 15% ～ 18%[99]。一项针对术后镇痛的系统性回顾研究显示，硬膜外镇痛和静脉 PCA 使用阿片类药物的瘙痒平均发生率（95%CI）分别是 16.1%（12.8% ～ 20%）和 13.8%（10.7% ～ 17.5%）[97]。虽然椎管内阿片类药物引起瘙痒的原因尚不清楚，但是与外周组胺释放无关，而可能与延髓“痒中枢”的激活、阿片类药物向头侧迁移后激活三叉神经核或神经根处的阿片类受体有关。椎管内阿片类药物相关性瘙痒的发生率是否呈剂量依赖尚不清楚。现已评估了多种药物用于预防和治疗阿片类药物引起的瘙痒，这对某些患者而言难以处理且造成困扰。静脉注射纳洛酮、纳曲酮、纳布啡或氟哌利多似乎可以有效控制阿片类药物引起瘙痒。5- 羟色胺受体拮抗药也可有效预防椎管内应用阿片类药物引起的瘙痒。硬膜外应用吗啡与产后单纯口唇疱疹的复发有关。

呼吸抑制 椎管内使用适当剂量的阿片类药物引起呼吸抑制的发生率并不高于全身用药。椎管内应用阿片类药物后呼吸抑制的发生率呈剂量依赖性，一般在 0.1% ～ 0.9%。如果将呼吸抑制定义为呼吸频率减慢，则发生率低于 1%[35]。临床上，呼吸抑制的确切发生率很难决定，因为用于诊断的标准繁多（比如呼吸频率、氧饱和度、二氧化碳分压以及是否需要给予呼吸兴奋药 / 拮抗药等）[35]。椎管内应用亲脂性阿片类药物引起延迟性呼吸抑制少于亲水性阿片类药物，尽管给予亲脂性阿片类药物可能引起早期明显的呼吸抑制。延迟性呼吸抑制主要与亲水性阿片类药物向头侧扩散有关，吗啡注射后的呼吸抑制一般发生在 12 h 内。椎管内使用阿片类药物引起呼吸抑制的危险因素包括：剂量增加、高龄、同时全身应用阿片类药物或镇静药，可能还包括长时间或大范围手术、存在合并症（如 OSA）。临床评估项目如呼吸频率并不能可靠地预测患者通气状态或即将发生的呼吸抑制。纳洛酮可有效地治疗呼吸抑制，每次 0.1 ～ 0.4 mg（必要时应进行气道管理）；但是与椎管内阿片类药物引起呼吸抑制的作用时间相比，纳洛酮的临床作用时间相对较短，因此可能需要持续输注纳洛酮［0.5 ～ 5 μg/(kg · h)］[100]。有关预防、诊断和治疗椎管内阿片类引起的呼吸抑制的临床指南已经发布[101]。

尿潴留 与椎管内应用阿片类药物相关的尿潴留，是由于阿片类药物与脊髓阿片类受体相互作用，从而降低逼尿肌收缩力所致。椎管内给予阿片类药物后，尿潴留的发生率高于全身用药。尿潴留似乎并不取决于阿片类药物的用量，可采用小剂量纳洛酮进行治疗，但是有逆转镇痛作用的风险。尿潴留发生率约 23%，多发于接受硬膜外镇痛的患者[97]。然而临床上可能难以确定尿潴留的准确发生率，因为实施重大手术的患者往往常规导尿。

患者自控硬膜外镇痛

传统上，实施硬膜外镇痛是以固定速度输注或持续硬膜外输注（CEI）给药；然而通过患者自控装置（PCEA）进行硬膜外镇痛越来越普遍。PCEA 类似于静脉 PCA，满足术后镇痛的个体化需求，某些方面可能优于 CEI，包括药物用量较少、患者满意程度较高。PCEA 的镇痛效果也优于静脉 PCA[91]。

PCEA 是普通外科病房安全有效的术后镇痛方法。通过对 2 项每项 1000 多例患者的观察数据，90% 以上的 PCEA 患者镇痛充分，疼痛评分中位数在静息时为 1（最高可以为 10)，活动时为 4[102-103]。其副作用发生率为：瘙痒为 1.8% ～ 16.7%，恶心为 3.8% ～ 14.8%，镇静为 13.2%，低血压为 4.3% ～ 6.8%，运动阻滞为 0.1% ～ 2%，呼吸抑制为 0.2% ～ 0.3%[102-103]，这些副作用发生率低于或相当于 CEI 所报道的发生率。

PCEA 镇痛的最佳配方和给药参数尚不明了。与静脉 PCA 相比，PCEA 较常用持续或背景输注增加单次量，并且其镇痛效果优于仅单次量给药[104]。一般说来，大多数急性疼痛治疗专家倾向于联合应用各种低浓度局部麻醉药与阿片类药物（表 81.6），在增强镇痛效果的同时，最大限度地减少副作用如运动阻滞和呼吸抑制。对于 CEI 来说，联合应用局部麻醉药与阿片类药物的镇痛效果优于单独应用局部麻醉药或阿片类药物。通常选择亲脂性阿片类药物，因其起效迅速，作用时间较短，可能更适用于 PCEA[102]。应用低浓度局麻药（如布比卡因、罗哌卡因）可提供完善镇痛而几乎不导致运动阻滞[105]。

硬膜外镇痛的优势

围术期采用硬膜外麻醉和镇痛，特别是应用以局部麻醉药为主的镇痛配方，能减轻手术的病理生理反应，并且与全身使用阿片类药物镇痛相比，可能降低患者的发病率与死亡率[13-14]。一项针对随机研究（包括 141 项试验，9559 例患者）的 meta 分析发现，围术期椎管内麻醉和镇痛（与全身麻醉和全身使用阿片类药物相比）可降低总体死亡率约 30%（主要为骨科患者）[106]。硬膜外镇痛能降低术后胃肠道、肺部以及可能的心脏并发症的发生率[13，107]。

术后胸段硬膜外镇痛通过抑制交感神经系统兴奋，减少阿片类药物总用量，减轻脊髓对胃肠道的反射性抑制，促进胃肠蠕动的恢复，且不引起肠吻合口破裂[107-108]。临床随机试验证实，采用以局部麻醉药为主的镇痛配方进行术后胸段硬膜外镇痛，患者胃肠道功能恢复较快，达到出院标准较早[109]。腹部手术后采用硬膜外局部麻醉药镇痛，患者胃肠蠕动的恢复早于硬膜外阿片类药物镇痛[109]。

围术期采用以局部麻醉药为主的硬膜外镇痛，可降低腹部和胸部手术患者的术后肺部并发症[110-111]。推测是通过完善镇痛，从而减轻“夹板”表现，并减轻抑制膈肌功能的脊髓反射，从而保护患者术后肺功能[112]。纳入 48 项随机临床试验的 meta 分析[113]和一项大规模随机临床试验[114]证实，应用以局部麻醉药为主的胸段硬膜外镇痛，可降低肺部感染和并发症的发生率。然而，术后应用硬膜外阿片类药物、肋间阻滞、伤口浸润或胸膜内镇痛，患者肺部并发症的发生率并无明显降低[113]。随后的一项 meta 分析证实，胸段硬膜外镇痛有减少围术期肺部并发症的优点[115]。

胸段硬膜外镇痛可降低术后心肌梗死的发生率，而腰段硬膜外镇痛无此作用，可能是由于应激反应与机体高凝状态减轻、术后镇痛效果改善和冠状动脉血流更好地重新分配所致。该研究发现只有胸段硬膜外镇痛可降低术后心肌梗死的发生率，这证实胸段硬膜外镇痛具有有益的生理作用，如心肌缺血严重程度降低或心肌梗死面积减少、交感神经介导的冠状血管收缩减轻、有缺血风险部位的冠脉血流量得到改善。行心脏手术的患者使用胸段硬膜外镇痛时可降低术后室上性心律失常和呼吸并发症的风险[116]。

虽然硬膜外镇痛可降低手术后胃肠道、肺部、并可能降低心脏并发症的发生率，但是在其他方面如术后凝血、认知功能障碍[117]和免疫功能的获益并不明显。尽管术中应用区域麻醉可降低高凝状态相关事件的发生率（如深静脉血栓形成、肺栓塞和血管移植失败）[106]，但是术后硬膜外镇痛并未明显降低高凝状态相关事件的发生率。

硬膜外导管置入位置与手术切口部位相对应时（即导管-切口一致性镇痛），术后硬膜外镇痛的优势最大，所用药物剂量较少，药物引起的副作用如瘙痒、恶心、呕吐、尿潴留、运动阻滞和低血压的发生率较低[102]。与导管-切口不一致的硬膜外镇痛相比，进行导管-切口一致性镇痛时胃肠功能恢复较早，心肌梗死发生率较低以及镇痛效果较好[112]。术后硬膜外镇痛减轻术后病理生理反应和改善预后的作用还取决于所使用药物的类型（阿片类药物还是局部麻醉药）。以局部麻醉药为主的硬膜外镇痛配方能最大限

表 81.6　患者硬膜外自控镇痛配方

镇痛配方 *	持续输注速度（ml/h）	需求量（ml）	锁定时间（min）
总体方案			
0.05% 布比卡因＋ 4 μg/ml 芬太尼	4	2	10 ~ 20
0.0625% 布比卡因＋ 5 μg/ml 芬太尼 †	4 ~ 6	3 ~ 4	10 ~ 20
0.1% 布比卡因＋ 5 μg/ml 芬太尼	6	2	10 ~ 20
0.2% 罗哌卡因＋ 5 μg/ml 芬太尼	5	2	20
胸部手术			
0.0625% ~ 0.125% 布比卡因＋ 5 μg/ml 芬太尼 †	3 ~ 4	2 ~ 3	10 ~ 20
腹部手术			
0.0625% 布比卡因＋ 5 μg/ml 芬太尼 †	4 ~ 6	3 ~ 4	10 ~ 20
0.125% 布比卡因＋ 0.5 μg/ml 舒芬太尼	3 ~ 5	2 ~ 3	10 ~ 20
0.1% ~ 0.2% 罗哌卡因＋ 2 μg/ml 芬太尼	3 ~ 5	2 ~ 5	10 ~ 20
下肢手术			
0.0625% ~ 0.125% 布比卡因＋ 5 μg/ml 芬太尼 †	4 ~ 6	3 ~ 4	10 ~ 20

* 表中列举的配方来自文献中联合应用局部麻醉药-亲脂性阿片类药物

† 约翰霍普金斯医院常用的患者自控硬膜外镇痛方案

度地减轻围术期病理生理反应，并可使腹部手术后胃肠蠕动恢复较早[109]和肺部并发症发生较少（与阿片类药物为主的配方相比）[113]。硬膜外镇痛不可一概而论，因为不同的置管位置和镇痛方案都可能影响围术期发病率。

围术期硬膜外镇痛是否改善患者报告的预后尚不清楚[112]。术后硬膜外镇痛可改善术后镇痛效果和患者满意度[34]与 HRQL[19]等患者报告的预后。与全身使用阿片类药物相比，硬膜外应用局部麻醉药始终能提供优异的镇痛效果[91-92]。尽管"满意"的概念复杂，难以准确测定，但是术后硬膜外镇痛的优势可能影响患者满意度和改善 HRQL[19]。

围术期应用区域麻醉 / 镇痛可能与术后癌症复发减少相关[118]。围术期应用区域麻醉 / 镇痛使肿瘤手术患者受益的可能原因包括减轻围术期免疫抑制及减少吸入麻醉药 / 阿片类用量。区域麻醉所致的交感神经阻滞可能增加四肢血流，从而增加组织氧供，利于杀伤肿瘤细胞。然而，影响肿瘤复发的因素很多，关于围术期区域镇痛技术的远期作用如对肿瘤复发的影响目前尚不确定。全髋或膝关节置换术中采用区域麻醉 / 镇痛与全身麻醉相比可减少手术部位感染的发生[119]。

硬膜外镇痛的风险

是否采用围术期硬膜外麻醉-镇痛技术必须权衡其利弊。一些并发症与硬膜外导管放置过程有关，而另一些风险则和硬膜外留置导管有关（如硬膜外血肿和脓肿），这就要在术后硬膜外镇痛时讨论相关风险。一项关于区域麻醉后神经系统并发症的综述表明，椎管内阻滞后神经系统并发症发生率低于 4/10 000（0.04%）；外周神经阻滞后神经系统并发症发生率低于 3/100（3%）[120]。然而，现代麻醉实践中不管是椎管内阻滞还是外周神经阻滞，永久性神经损伤均很罕见[120]。椎管内镇痛患者常规监测项目见框 81.1。

同时应用抗凝药物和椎管内麻醉与镇痛一直是较有争议的问题。但是自 1993 年北美开始应用低分子量肝素后的 10 多年里，脊髓血肿发生率的增加引起人们对该问题的高度重视。

不同类型和种类的抗凝药具有不同的药代动力学特质，可影响椎管内导管置管、穿刺以及导管拔除的时机。虽然许多观察和回顾性研究探讨了应用各种抗凝药物时进行椎管内操作出现脊髓血肿的发生率，但是都未得出椎管内麻醉与使用抗凝药物绝对安全的确切性结论。美国区域麻醉和疼痛医学学会（American Society of Regional Anesthesia and Pain Medicine，ASRA）根据现有文献，针对应用各种抗凝药物情况下实施椎管内技术（导管置入和拔除）制订了系列指南。其中抗凝药包括口服抗凝药（华法林）、抗血小板药物、纤维蛋白溶解-血栓溶解药物、标准普通肝素和低分子量肝素[121]。ASRA 指南建议：椎管内穿刺、置管或拔管的时机应该考虑特定抗凝药物的药代动力学特性；必须定时监测神经功能；同时应用多种抗凝药物可能增加出血的风险；镇痛方案应有利于神经学监测（对某些患者，这种监测可能要求持续至拔除硬膜外导管后的 24 h）。尽管 ASRA 指南的制订是基于最新的文献，但受限于硬膜外血肿发生率低，一些观察性研究中操作（如硬膜外导管拔除）发生在指南规定时机以外[122]。在 ASRA 网站（www.asra.com）上能查到关于椎管内麻醉与抗凝药物[121]指南的更新版本，某些声明列出了新型的抗凝药物。产科患者与其他外科患者发生硬膜外血肿的风险可能不同[123]。

与术后硬膜外镇痛有关的感染可能来自内源性或外源性[93]。硬膜外镇痛相关性严重感染（如脑膜炎、脊髓脓肿）罕见（< 1/10 000）[124]，尽管某些研究者报道其发生率较高［1/（1000 ~ 2000）］[124]。深入分析所报道的硬膜外脓肿发生率较高的研究显示，这些患者硬膜外镇痛时间相对较长或并存免疫功能低下与其他疾病（如恶性肿瘤、创伤）[93]。普通外科患者术后硬膜外镇痛导管留置标准时间为 2 ~ 4 d，一般不会形成硬膜外脓肿[102]。虽然短期（< 4 d）硬膜外输注后严重感染性并发症罕见，但是随着导管留置时间延长，阳性培养结果比例增加，表皮炎症或蜂窝织炎发生率可能相对较高（4% ~ 14%），导管细菌定植率可能更高（20% ~ 35%），然而导管细菌定植率可能并不是预警硬膜外腔感染的一项良好指标[125]。ASA 颁布了椎管内技术相关感染性并发症的预防、诊断和治疗建议[126]。

尽管硬膜外镇痛可提供优异的术后镇痛效果，但是硬膜外导管从硬膜外腔移位进入鞘内、血管内或皮下间隙可降低该技术的效果。这种失败率（即任何原因而导致提前终止使用导管，无效硬膜外置管）为 6% ~ 25%，其中许多医疗中心报道的失败率为 10% ~ 20%，但是硬膜外导管过早移位的实际发生率可能较低（平均 5.7%；95% 置信区间：4.0% ~ 7.4%）[127, 102]。幸运的是，硬膜外导管移位至鞘内和血管内的发生率远低于失败率。某些研究者进一步定义成功的硬膜外镇痛为导管在位，提供良好的镇痛，促进术后活动和恢复[128]。如此而言，定义失败则更为困难，只有当地机构的听证会进行审查才可确定当地的失败率。

尽管术后硬膜外导管很少发生移位至鞘内或血管

内，但是应用含肾上腺素的试验剂量、局部麻醉药分次注射以及每次注射局部麻醉药前回抽可能预防局部麻醉药意外注入血管内和鞘内引起的相关并发症（如高位或全脊髓麻醉、惊厥、神经毒性）[93]。采用局部麻醉药为主的硬膜外镇痛方案是否会掩盖下肢筋膜间隙综合征还不确定，因为全身应用阿片类镇痛药同样也会延迟诊断筋膜间隙综合征[129]。

外周区域镇痛

应用单次注射或持续输注的外周区域镇痛技术，镇痛效果优于全身应用阿片类药物[130]，甚至可能改善患者预后[131]。各种伤口浸润和外周区域镇痛技术（如臂丛、腰丛、股神经、坐骨神经和皮神经阻滞）都可增强术后镇痛效果。外周区域镇痛在某些方面可能优于全身应用阿片类药物（即镇痛效果更好，阿片类药物相关的副作用减少）和椎管内技术（即脊髓血肿风险降低，血流动力学波动更小）[132]。

一次性注射局部麻醉药的外周区域技术主要用于术中麻醉或作为术后镇痛的一种辅助方法。与安慰剂相比，采用局部麻醉药进行外周神经阻滞能提供优异的镇痛效果，减少阿片类药物的用量，降低阿片类药物相关的副作用，提高患者满意度[132]。局部麻醉药用于外周神经阻滞产生术后镇痛的持续时间不定，但是注射后可能持续长达 24 h。加入辅助性药物可延长阻滞时间，提高阻滞质量。这些药物包括地塞米松、可乐定和右美托咪定[133]。一项早期的系统性回顾研究显示，局部麻醉药还可用于伤口浸润，为各种手术提供有效的术后镇痛[134]。但是近期的一项 meta 分析的结果提示，在伤口局部经导管输注局部麻醉药不能减轻术后疼痛[135]。

局部麻醉药可通过外周神经置管后持续输注，可采用多种方法进行置管，包括神经刺激仪和超声引导[136]。随机对照试验的结果提示，外周区域镇痛利于术后恢复。支持的证据包括：加速关节被动活动范围的恢复、尽早达到出院标准，有助于患者从医院或康复中心早期出院[136-137]。使用一种便携式移动泵[136]，持续外周神经阻滞也可在门诊（家）实施。与全身应用阿片类药物相比，应用持续输注或患者自控外周镇痛的效果更好，阿片类药物相关性副作用减少，患者满意度提高[130, 132]。外周镇痛的最佳参数（即局部麻醉药、浓度、阿片类药物、辅助药物以及持续或 PCA 或间断单次给药）尚需确定。随着超声引导技术的进步，以及新的阻滞技术的出现，外周神经阻滞越来越多地参与到新的临床路径中去。

躯干神经阻滞

一些非硬膜外的躯干区域镇痛技术可用于治疗术后胸腹部疼痛。其中部分已比较成熟，另一些相对较新的技术包括椎旁和肋间阻滞、腹横肌平面（TAP）阻滞、腰方肌阻滞[138]、竖脊肌阻滞[139]、胸膜间（胸膜内）镇痛和冷冻镇痛。胸椎旁阻滞可用于胸部、乳房、上腹部手术和肋骨骨折镇痛，可能的作用位点包括直接的躯体神经、交感神经和硬膜外阻滞[140]。胸段椎旁阻滞可单次注射或通过导管持续输注，镇痛效果可能等同或优于胸段硬膜外镇痛，是替代胸段硬膜外镇痛的一种重要方法[128, 141]。椎旁阻滞对乳腺术后镇痛尤为有效[142]。与胸段硬膜外镇痛相比，胸段椎旁阻滞可提供同等的镇痛效果，并具有副作用少（如低血压发生率低）、术后肺部并发症低的优点[141, 143]。经椎旁置管持续输注局麻药比间断给药的疼痛评分更低[144]。

TAP 阻滞是通过阻断腹壁的神经传入来实现术后镇痛。TAP 多用于成人（儿童偶用）多种外科手术后镇痛，通常在超声引导下实施[145-146]。几项系统性回顾提示，TAP 可减少术后吗啡用量、降低术后恶心呕吐发生率，可能减轻腹部手术后的疼痛程度[145, 147]。虽然 TAP 阻滞已显现出术后早期（术后 24 h）较好的镇痛效果，但手术方式、镇痛药剂量、技术以及最佳镇痛时机都需进一步研究。一些躯干神经阻滞也可为胸腹壁提供镇痛。这些方法的优劣仍需与成熟的镇痛模式进行“头碰头”的比较。

胸膜间镇痛的效能和作用机制［即产生感觉和（或）交感神经阻滞］不再存有争议。胸膜间镇痛在控制术后疼痛、开胸术后肺功能保护和术后肺部并发症等方面不如硬膜外和椎旁阻滞镇痛[113]。肋间神经阻滞可提供短期的术后镇痛作用，且术后可反复应用；然而随着阻滞次数增多，气胸发生率增高（单根神经阻滞时发生率为 1.4%，每例患者总体发生率为 8.7%）[148]。与硬膜外镇痛相比，肋间神经阻滞与胸膜间镇痛类似，均不降低术后肺部并发症的发生率[113]。

关节内和局部浸润镇痛

由于在初级传入神经纤维外周末梢发现阿片类受体，且外周组织炎症期间该受体上调。因此，外周局部给予阿片类药物（如膝关节手术后关节内注射）理论上可提供长达 24 h 的镇痛作用，并降低慢性疼痛的发生率。已总结有关该研究主题的多项随机临床试验结果。随后的一项定性的回顾性研究结果显示，膝关节镜手术后关节腔内给予吗啡没有明显镇痛作用[149]，但不能排除关节腔内注射吗啡的全身作用。一项回顾性研究结果提示，关节腔内给予 NSAIDs 可提供临床相关的外周镇痛[150]。关节腔内注射局部麻醉药可产生短暂的术后镇痛作用，其临床获益尚不明了。高容量的局麻药浸润（infiltration of local anesthetic，LIA）在全膝关节成形术（total knee arthroplasty，TKA）中很流行，推崇者接受此技术的理由是操作方法简单而且无需术后管理。一项纳入 27 项 RCT 的系统性回顾研究了 LIA 用于 TKA 和全髋关节成形术（total hip arthroplasty，THA）的效果，结果显示 LIA 减轻 TKA 术后 72 h 内的疼痛评分及阿片药物需要量[151-152]。临床医师需注意已有关节镜术后注射局部麻醉药引起盂肱关节软骨溶解的报道[153]。

其他技术

其他非药物技术如经皮电刺激（transcutaneous electrical nerve stimulation，TENS）、针灸、锻炼/活动和心理干预，都能用于缓解术后疼痛。TENS 镇痛机制尚不清楚，可能与调节脊髓伤害性感受冲动、内源性脑啡肽释放或二者兼有，以及其他机制有关。尽管这些方法的镇痛效能尚有争议，但是 TENS 和针灸确实能够提供术后镇痛作用，降低术后阿片类药物需求量，减少阿片类药物相关性副作用和减轻交感肾上腺髓质系统的活化。总的来说，与其他镇痛方法相比，这些术后疼痛治疗方法相对安全、无创，且无全身副作用[154]。TENS 可提供术后镇痛，减少镇痛药用量[155-156]。早期下床活动有利于矫形外科手术后功能恢复[157]，并且在术后神经病理性疼痛动物模型中证实可减少痛行为[158]。虽然许多试验存在一些方法学问题，这些治疗方法在术后疼痛管理中的确切作用尚不明了，但它们可作为备选添加至临床医师的治疗方案中。尤其是锻炼和活动计划不仅花费较少，而且易于实施。

虽然本章主要介绍了伤害性感受的神经生物学和目前用于术后疼痛治疗的药理学方法，但是疼痛体验是复杂、多层面的，如同国际疼痛研究协会所部分定义的那样，疼痛是“一种不愉快的感觉和情感体验”。对手术切口的不同行为反应与一般性（即性格、性别、年龄和文化）和特殊性（即恐惧、抑郁、愤怒和应对能力）的心理因素有关[159]。认知疗法和行为疗法在减轻疼痛和缓解疼痛相关的心理因素方面可能有效[160]。鉴别和明确心理因素能减轻疼痛，增强镇痛药物的效能，并减轻患者的痛苦，其中部分是通过强化安慰剂的作用[159]。虽然传统上一直认为安慰剂效应具有心理学起因，但是安慰剂反应可能通过激活内源性阿片类物质发挥部分作用，有利于减轻疼痛程度[161]。

特殊人群的术后镇痛

以上讨论了急性术后疼痛管理原则与实践的一般方法，但是对于可能存在特殊的解剖学、生理学、药理学、情感和认知问题的特定人群，可能需要调整这些方法。急性疼痛的管理应该考虑特殊人群的特殊需求。在一些书籍中每个论题都有独立章节，以下概述每种人群相关的一般原则与要点，更详细地论述可参考有关文献。

阿片类药物耐受患者：术前存在疼痛

阿片类药物耐受患者可分为 3 类：①采用阿片类药物治疗慢性疼痛者；②为娱乐目的用药导致药物滥用者；③上述两个原因兼而有之。不论患者基于什么目的用药，对于他们的围术期疼痛治疗相比于从未用过阿片类药物的患者更具挑战性。

虽然尚无明确的阈值或时间段用以定义阿片类药物耐受，但美国食品与药品管理局（Food and Drug Administration，FDA）发布了定义阿片类药物耐受的指南[162]。概言之，常规应用至少一种下列药物的患者考虑为阿片耐受：吗啡口服 60 mg/d；芬太尼透皮贴剂 25 μg/h；羟考酮口服 30 mg/d；氢吗啡酮口服 8 mg/d；羟吗啡酮口服 25 mg/d；或服用同等镇痛剂量其他阿片类药物一周以上。

阿片类药物耐受患者的术后疼痛可能难以处理，因为用于无阿片类药物服用史患者的评价标准与治疗方案并不适用于阿片类药物耐受的患者。虽然阿片类药物耐受患者在术后早期一般需要较高剂量的镇痛药，但是许多医务人员基于担忧成瘾和或药物相关性副作用未能给予充分术后镇痛。在管理长期使用阿片类药物的患者时，医务人员常常混淆数个药理学术语（如耐受、生理依赖和成瘾），从而导致医疗行为中可能发生误解和治疗决策不当。

“耐受”指阿片类药物的药理学特性，即为维持一定镇痛水平所需的药物剂量需要不断增加。“生理依赖”指阿片类药物的另一种药理学特性，以突然中止给予阿片类药物或给予拮抗剂时出现戒断综合征为特征。耐受和生理依赖是阿片类药物的药理学特性，并不同于“成瘾”相关的异常心理状态或行为；成瘾是一种慢性功能紊乱，特征是强迫性使用某种物质，导致使用者产生生理、心理或社会性危害，并且尽管存在这种危害却仍继续使用。

数项疼痛评估和治疗的原则能够应用于阿片类药物耐受的患者。医师应意识到患者自述的疼痛评分较高，需以客观疼痛评估指标（如能否深呼吸、咳嗽和行走）结合患者自述的疼痛评分来决定治疗方案。医师需要明确鉴别和治疗两个主要问题：一是阿片类药物基础需要量的维持，二是切口疼痛的控制，并认识到戒毒一般不是围术期的目标[163-165]。

治疗有阿片类药物应用史的患者需要管理患者、家属以及外科同行对镇痛的期待值。对于有慢性疼痛或急慢性疼痛的住院患者，治疗目标是稳定及合理调整（如果必要）门诊治疗疼痛的处方，而不是从门诊角度处理这一长期存在的顽固性疼痛，因为治疗围术期疼痛的医师作为治疗团队的一员，很难在非常有限的时间内对慢性疼痛患者的处理带来实质性的改变。因此，有几项普遍原则适用于处理阿片类耐受或慢性疼痛接受阿片类治疗者的围术期疼痛。虽然慢性疼痛患者不等同于阿片类耐受患者，但许多这类患者也存在阿片耐受，之前讨论的治疗原则和策略也适用于这些患者。医师应早期制订治疗方案，并与患者、手术小组和护理人员进行讨论；术后补偿患者的平时用药量或阿片类药物基础需要量；预计术后镇痛药需求量的增加[166]；最大限度地应用辅助药物；考虑使用区域镇痛技术；并为改为口服药物治疗定好治疗方案。医师、患者以及其他人员需认识到，非阿片类辅助治疗（不包括曲马朵、NSAIDs 和对乙酰氨基酚）可在住院期间开始，但是对持续存在的慢性疼痛可能没有影响。对慢性疼痛患者来说，认识并解决非伤害性疼痛的来源可能尤为重要。

对阿片类药物耐受患者显然不宜单独采用 PRN 的镇痛方案，因为术后期间补偿阿片类药物基础需求量才能优化镇痛效果，并可能预防药物戒断症状。阿片类药物的基础需要量可经全身给药（一般经静脉内），直到患者能耐受口服镇痛方案[30]。例如，能够将患者阿片类药物基础需求量的 50% ～ 100% 作为静脉 PCA 方案的一部分通过持续输注给予，可用单次量来控制切口疼痛。转换表（表 81.7）可能有利于阿片类药物等效镇痛剂量的转换（即一种阿片类药物不同途径给药或两种不同阿片类药物间的转换）；但是这些表格仅有助于医务人员在开始滴定阿片类药物时估计用量[167]。

阿片类药物耐受患者一般需要加大术后镇痛药用量，包括较大的单次量[30, 166]。根据镇痛需求，可能需要频繁（如每天 2 ～ 3 次）调整患者静脉 PCA 的单次量或持续输注量。对不同阿片类药物反应存在个体差异；如果决定更换阿片类药物，选择何种阿片类药物不如根据等效镇痛剂量调整重要。不同的阿片类药物可能出现不同的副作用；如果患者不能耐受第一种

表 81.7　阿片类受体激动药等效镇痛剂量指南

	与吗啡相比的相对强度	等效镇痛剂量（mg）	
药物	与吗啡相比	口服	胃肠外
吗啡	–	30	10
丁丙诺啡	很强	N/A	0.4（7.5 μg/h TD）
布托非诺	较强	N/A	2
可待因	弱	200	125
芬太尼	很强	N/A	0.1（16.5 μg/h TD）
氢可酮	稍弱	30	N/A
氢吗啡酮	较强	7.5	1.5
左啡诺	较强	4	N/A
美沙酮	强	10	5
呐布啡	相等	N/A	10
羟考酮	强	20	N/A
羟吗啡酮	强	10	1
喷他左辛	弱	150	60
他喷他多	弱	100	N/A
曲马朵	较弱	300	N/A

等效镇痛剂量为大致剂量，仅用于估计阿片类药物需求量。实际用量可能有所差异，部分原因是患者对阿片类药物的反应存在显著的个体间差异。药物剂量应个体化并逐渐加大用量至起效

阿片类药物，可合理地改用另外一种阿片类药物[168]。辅助药物如 NSAIDs 应作为常规基础用药以优化镇痛效能，可能起到减少阿片类药物用量的作用。应用椎管内阿片类药物的区域镇痛技术可为阿片类药物耐受患者提供优异的镇痛效果，同时在理论上可防止戒断症状，但临床医师需做好诊断和治疗围术期阿片类戒断症状的准备。

患者耐受口服用药后，应着手将静脉内阿片类药物转换为更适合患者出院回家后使用的口服剂型。阿片类药物耐受患者一般调整为联合阿片类药物控释剂型（如缓释吗啡）定时用药与短效即释阿片类药物 PRN 用药。虽然阿片类药物耐受患者在 24 h 内能完成由静脉内阿片类药物向口服剂型的转换，但是对极为困难的患者可能需要更长时间。对于静脉阿片类药物基础需求量高的患者（如静脉 PCA 阿片类背景输注量高），临床医师需注意在药物转换过程中不能突然停止静脉输注阿片类，而应逐步降低基础需求量以适应缓释剂型起效慢的特点。由于个体间或个体本身对阿片类药物的敏感性存在显著差异，阿片类药物之间缺乏完全交叉耐受性（新的阿片类药物的效能可能大于预期）以及疼痛强度的变化，即术后早期疼痛可能迅速减轻[167]，因此阿片类药物由静脉内向口服或透皮剂型的转换并不是一门精确的科学，转换表数据仅用作粗略指导。鉴于上述原因，对于合理控制疼痛，患者开始适当的转换方法可能是：将阿片类药物等效剂量的 50% ～ 75% 转换为阿片类药物缓释剂或透皮芬太尼贴剂，剩余的转换为 PRN 使用的短效阿片类药物，但是可能需要额外滴定。

虽然阿片类是这些患者最常用的镇痛药，但是通过与院内疼痛服务组织进行协商，医师可考虑使用镇痛剂量（低剂量）的氯胺酮[169]。氯胺酮可作为氯胺酮 PCA 的一部分进行基础输注或与阿片类 PCA、皮下或口服联合应用。对于阿片类耐受或慢性疼痛的患者，与术后进一步应用阿片类药物相比，氯胺酮具有明显优点（比如镇痛反应性强、呼吸抑制发生率较低以及对胃肠道系统影响小）。

服用丁丙诺啡的患者与阿片类耐受或慢性疼痛的患者类似，对术后镇痛也带来挑战，不单如此，由于丁丙诺啡具有部分 μ 受体激动效应，这将带来新的困难，虽然它是部分激动剂，但当与完全 μ 受体激动剂合用时，它表现出拮抗的药理作用。而且丁丙诺啡与受体分离的时间存在差异，所以当与完全激动剂合用时，很难确定其效应何时由拮抗转为像吗啡、羟考酮、氢吗啡酮和其他类似阿片类药物的完全激动效应。这将导致一种危险境地，即先前合适的激动剂剂量可能导致呼吸抑制或其他剂量相关的副作用。理想状态是在手术前 3 d 停用丁丙诺啡，但是这在很多外科病房难以做到，因为麻醉科医师往往在手术前夕才首次见到患者。还有类似情况为阿片类使用障碍（opioid use disorder，OUD）患者使用丁丙诺啡进行替代治疗（也叫药物辅助治疗），突然停药可能诱发戒断综合征，使用完全激动剂则使 OUD 复发。如果患者在术前没有正规停用丁丙诺啡，应通过舌下或皮下给予基础量，或者当患者处于紧急围术期时，必要时给予等效剂量的静脉药物替代。虽然患者维持了稳定的丁丙诺啡剂量，仍需给予阿片类完全激动剂滴定至术后疼痛缓解，或者给予其他非阿片类辅助药物（包括可乐定、氯胺酮、利多卡因或右美托咪啶）替代阿片类药物用于术后镇痛。有些研究者建议如果手术比较大，可能导致严重疼痛，术前应停用丁丙诺啡，切换至短效阿片类药物，或美沙酮，预防戒断症状。选择美沙酮的理由在于它作为完全激动剂，半衰期长，因此可以继续发挥药物辅助治疗的作用（medication-assisted treatment，MAT）。无论选择何种镇痛方法，急性疼痛治疗团队、外科医师和原来的丁丙诺啡开具医师应该交流合作，最终使患者恢复到先前的丁丙诺啡剂量[170]。有时完成这一过程比较困难。因此多数时候，麻醉科医师会继续围术期丁丙诺啡治疗，优化所有多模式镇痛的要素管理术后疼痛。这些患者应尽可能使用区域麻醉和局部浸润技术[171]。

小儿患者

与成年患者一样，相当数量的儿童存在急性疼痛治疗不足[172]，而且这一状况持续存在[166]。儿童与成年人之间除了解剖、生理、药效和药代动力学不同外，小儿患者还存在可能影响术后有效疼痛控制的特殊障碍。小儿患者术后疼痛的控制十分重要，因为疼痛控制不佳可能导致发病率或死亡率增高[173]。

小儿患者疼痛控制最重要的一些障碍是误认为小儿和婴儿感觉不到疼痛，对疼痛无记忆，疼痛的经历不会带来任何后果[172]。这些错误假设可能阻碍疼痛的管理。由于发育、认知和情感的差异，难以评估小儿患者的疼痛。小儿患者可能难以定义和量化一种主观感受如疼痛。缺乏疼痛常规评估和再评估方法可能影响急性疼痛的有效管理[172]。特殊的量表可协助年幼儿童自述疼痛；但是，解读行为和生理学参数可用于评估不会说话或不能自述其疼痛患儿的疼痛强度。而评估智障患儿的疼痛又是一独特的挑战[174]。

由于小儿患者对术后疼痛和镇痛药物的使用可能

存在许多焦虑，所以应在术前与患儿及其家属讨论术后疼痛管理计划。一般而言，轻中度疼痛首选口服镇痛药物，静脉内或区域镇痛适用于中重度术后疼痛[172, 175]。强烈不主张应用肌内注射，因为存在注射痛和镇痛药物吸收差异。患儿对针的恐惧可能妨碍术后疼痛的控制，因为小儿患者可能宁愿默默忍受疼痛也不愿接受疼痛和令人焦虑的肌内注射。重视药物相关性副作用对减轻患儿痛苦、提高术后镇痛方案的依从性十分重要。

静脉 PCA 装置的应用可满足镇痛药个体化需求，为患儿提供了自主权。4 岁儿童已具有正确使用静脉 PCA 装置的认知能力和身体能力[176]。虽然吗啡是其他阿片类药物参照比较的标准，但是等效镇痛剂量吗啡的镇痛效果似乎并不优于其他阿片类药物（如氢吗啡酮）。哌替啶的代谢物具有毒性作用，而且有更好的替代药物，故不适用于小儿患者（或成人）急性疼痛管理[172]。一项有关静脉 PCA 增加背景输注是否增加呼吸抑制发生风险的 meta 分析显示，与成人风险增加的结果不同，小儿患者呼吸抑制风险并未增加[32]。护士或父母控制镇痛也有效，可用于某些情况下，但是约 1.7% 的患儿发生明显的呼吸抑制，所以可能需要严密监测患儿（尽管某些研究显示接受代理者按压 PCA 的患儿并不比未接受代理者按压 PCA 的患儿发生更多的不良事件）[177-178]。对于不能使用静脉 PCA 的小儿患者，持续输注或间断注射阿片类药物可有效地提供术后镇痛[179]。尽管不论何种途径给予阿片类药物都可能发生呼吸抑制，但是临床上小儿患者发生明显呼吸抑制[176]罕见。不同于成人，临床上小儿患者术后椎管内、静脉内或肌内给予阿片类药物时，似乎并不会多次出现明显低氧事件[180]。应用非阿片类药物如 NSAIDs 或对乙酰氨基酚可能改善整体镇痛效果，降低术后阿片类药物用量，并减少某些阿片类药物相关性副作用，如术后恶心呕吐[181]。一些研究资料提示，术后直肠给予高于推荐剂量的对乙酰氨基酚（40 mg/kg，随后每间隔 6 h 给予 20 mg/kg，3 次）可达到恰当的血浆镇痛水平[182]。此外，在某些特殊情况，其他镇痛药物如氯胺酮和曲马朵也可作为小儿术后镇痛的辅助用药[84, 183]。

外周和椎管内区域镇痛技术常有效地用于小儿患者急性疼痛管理。超声引导下的区域镇痛技术将进一步增加区域镇痛在小儿术后疼痛管理中的应用[184]。最常用的技术之一是硬膜外镇痛，可采取单次注射或导管持续输注技术。导管可置入（一般在全麻下）硬膜外腔的任何节段（如胸段、腰段、骶段），但是骶段似乎最为常用，因为导管易向头侧置入到适当的皮区支配节段。通过硬膜外导管或穿刺针注入局部麻醉药和（或）阿片类药物均能提供有效的术后镇痛作用。虽然硬膜外（骶管）镇痛可安全地用于新生儿，但是临床医师应该认识到持续输注的最大剂量可能低于大龄儿童，因为其 α_1- 酸性糖蛋白（结合局部麻醉药）水平较低以及肝相对不成熟，代谢酰胺类局部麻醉药的能力下降[185]。硬膜外输注中加入辅助药物如可乐定可能增强术后镇痛效果[186]。

持续硬膜外（骶管）镇痛可安全地用于术后，与持续硬膜外镇痛相关的感染率极低，尽管细菌定植率相对高[125]。持续外周导管技术也能有效地用于小儿患者。区域镇痛技术可用于切口（如疝气修补术或睾丸固定术）、开胸术和矫形外科手术的镇痛[187]。局部麻醉药也可通过局部给药提供镇痛作用。虽然缺乏小儿患者区域镇痛与全身给予阿片类药物结果比较的研究资料，但是一些研究提示应用硬膜外镇痛可改善某些预后，如拔除气管导管较早、胃肠功能恢复较早以及住院时间较短[188]。此外，一些其他的方法如针刺可能成为小儿术后镇痛的有效辅助方法，尽管还需要大规模的随机临床试验来证明它们在小儿术后镇痛中的作用[189]。

肥胖和阻塞性睡眠呼吸暂停

肥胖和阻塞性睡眠呼吸暂停（OSA）的患者可能是发生术后并发症的较高危人群。肥胖和 OSA 是不同的疾病状态，但是因为肥胖患者发生 OSA 的比例高于非肥胖患者，所以两种疾病之间有一定关联。但是对于患有 OSA 的患者而言，最佳的术后镇痛和监测方案还不清楚。研究提示，患者睡眠可能在术后早期受到干扰，这可能影响术后发病率和患者本身的预后。

肥胖的定义是体重指数（BMI）大于 30 kg/m^2，病态肥胖和超病态肥胖定义为 BMI 分别大于 40 kg/m^2 和 60 kg/m^2。在过去的数十年肥胖的发生率一直在增加，跨越不同种族、受教育程度和收入水平人群成为一种流行趋势（包括儿童与成人）[190-192]。OSA 患者相比于非 OSA 患者发生肺动脉高压、心肌病、高血压和可能发生心肌梗死的风险更高。气流阻塞的病理生理学主要与睡眠期间上气道咽部塌陷有关，包括腭后、舌后和会厌后的咽部，特别是在快速动眼睡眠期间。阻塞发生期间，OSA 患者可能表现为低氧血症、缓慢型心律失常或快速型心律失常、心肌缺血、左心室每搏量和心排血量突然下降或肺动脉压和全身血压升高。

在了解 OSA 病理生理学的基础上，就容易理解这些患者术后疼痛管理的困难所在。OSA 患者是发生呼吸骤停的高危人群[193]。虽然尚不清楚 OSA 患者与不伴 OSA 的病态肥胖患者相比是否更易发生术后低氧血症，但病态肥胖患者（无论 OSA 与否）术后即使在供氧时也更常发生氧饱和不足。应用镇静剂量的苯二氮䓬类和阿片类药物可导致低氧血症和呼吸暂停频繁发作，这对于 OSA 患者尤其危险。因此使用非阿片类药物（如曲马朵、右美托咪定）或减少阿片类用量技术有助于减少术后呼吸相关不良事件发生。优化使用 NSAIDs 或非阿片类辅助药（如可乐定、氯胺酮、右美托咪定），避免使用苯二氮䓬类，采用局部麻醉药为主的硬膜外镇痛、外周神经阻滞和局部浸润可能降低呼吸抑制和呼吸骤停的风险。

美国麻醉科医师协会阻塞性睡眠呼吸暂停患者围术期管理小组制订了包括 OSA 患者术后镇痛方案的指南[191]。尽管专家承认选择术后镇痛方案的结论是建立在对各种镇痛技术疗效评估依据尚不充分的基础上；比较硬膜外、肌内或静脉给予阿片类药物在减少呼吸抑制方面的文献没有得出明确的结论；患者自控用药时，追加阿片类药物的问题也缺乏相关的文献。但是，专家还是认为使用局部镇痛技术而非全身给予阿片类药物可以减少 OSA 患者因围术期风险增加而可能造成的不良后果[194]。另外，专家认为进行术后椎管内镇痛时不使用阿片类药物（与使用相比）可以减少围术期的风险，使用 NSAIDs 可以通过减少阿片类药物的用量降低不良后果的发生。专家对于 OSA 患者是否可以通过避免基础输注阿片类药物减少不良后果的发生持怀疑态度[194]。遗憾的是，目前缺乏随机临床试验的数据资料，无法为 OSA 患者术后镇痛提供确切的高质量循证医学建议。

院内疼痛服务

术语“急性疼痛服务（acute pain services，APS）”或“急性疼痛医疗（acute pain medicine，APM）”与区域麻醉疼痛服务（regional anesthesiology pain services，RAPS）或围术期疼痛服务（PPS）的含义不尽相同，每一术语描绘了一种角色。它们对健康服务体系的其他医师可能造成混淆。APS/APM 包含了比围术期更为宽泛的服务，包括管理住院患者的一切急性疼痛，如围术期疼痛、医疗疼痛、慢性疼痛基础上的急性疼痛，比如发生于镰状细胞病、胰腺炎、炎症性肠病的急性扩张或其他需药物或导管技术治疗的疼痛。PPS 应用相同技术治疗患者的围术期疼痛，而 RAPS 只关注为术后镇痛留置了导管的患者，每所医院通过哪种类型服务很大程度上取决于当地专家、当地财力以及患者人群。慢性疼痛服务组织是建立在缺乏广泛性或 RAPS/PPS 疼痛服务的医院以满足病患需求，因为这些组织是非常受限的治疗团队。当学术性的区域麻醉专家将其职能扩展到围术期疼痛或急性疼痛治疗领域，他们几乎已可提供所有院内疼痛治疗，与此同时，提供门诊疼痛治疗（通常指慢性疼痛治疗）的医师在医院内角色被弱化。

尽管 APS/APM 已发展出多种模式，但在组织方面的关键问题十分相似（框 81.2）。APS/APM 的发展和维持需要国家和当地（社会机构和部门）行政和财务的支持。在美国，国家和第三方付款者之间存在分歧，前者提倡通过引进镇痛指南或扩展急性疼痛服务来改进术后疼痛的治疗，而后者希望降低这类服务的开支。由于急性疼痛服务系统的建立会带来一定的经济负担，大医院才有可能提供这类服务，并热衷于使用诸如区域镇痛等高水平镇痛技术。采用围术期疼痛治疗方案的正规院内疼痛服务更常出现于教学医院，而不是非教学医院。APS 是否能真正改善转归还不清楚。有两篇早期的系统性综述考察了 APS 对患者转归的影响[7, 195]。尽管两篇综述都表明实施 APS 能降低疼痛评分，但在镇痛药相关副作用（如恶心、呕吐）的发生率、患者满意度以及总体费用等方面，其作用还不确定[13]。除去与管理急性疼痛服务相关的直接

框 81.2 院内疼痛服务组织的架构

宣教活动
麻醉医师
住院医师宣教（如可行）
健康保险人员
医院管理者
护士
患者及家属
药剂师
外科医师
管理活动
经济问题
设备评估
人力资源：疼痛服务人员、文书管理支持机构
行政管理活动
质量的提高和保障
科学研究（如可行）
护理
继续教育和在职培训
护理职责
护理策略和流程
疼痛护理（如可行）
质量的提高和保障
资料档案
医院政策和规程
床边疼痛管理评估表
日常会诊记录
教学资料
预案启动套件

成本（如人员、设备、药物），没有适当的药物经济学研究用来评估急性疼痛服务的成本效益：如采用围术期硬膜外镇痛，可以通过缩短在监护病房的滞留时间和减少并发症来降低患者的医疗费用。但是，一项随机对照研究比较了麻醉科医师领导的、护理为基础APS管理的患者自控镇痛与全身给予追加剂量的阿片类镇痛，结果显示当APS介入诸如接受大手术的特殊人群时将取得更高的性价比[196]。专业的院内疼痛服务团队允许麻醉科医师参与围术期医疗，尽管在提供这些服务的经济可行性方面尚未达成统一认识[195]。这也是建立这些服务组织面临的众多挑战之一。当住院患者急性疼痛医疗服务不断发展到更广泛的院内疼痛服务时，针对住院患者区分急、慢性疼痛服务似乎已无必要。消除这一重复和不清晰的角色设置，有助于减少费用、提高疼痛治疗的连续性。尽管费用涉及广泛的院内疼痛服务执行的各环节，这些服务为患者、研究机构和社会提供了有效资源。伴随APS/APM的建立，我们针对传统的区域麻醉科医师培训设立了新的目标，包括更多有关慢性疼痛状况的正规教育课程以及如何处置此类患者住院期间发生急症的情况。这些教育涉及慢性疼痛状态下的短期治疗、维持患者的长期治疗以及长期治疗与急性疼痛治疗之间的相互作用。

麻醉科医师掌握局部麻醉技术，了解伤害性感受神经生物学，熟谙镇痛药和局部麻醉药的药理学知识，已成为术后镇痛和急性疼痛服务的领导者，能够提供围术期镇痛以及危重病医学治疗和术前评估等多项服务，这些与麻醉科医师的新身份——围术期医师高度吻合。麻醉科医师的地位也随之提高，成为手术室外受到尊重的专家顾问。

致谢

编辑、出版商和Robert W. Hurley，Nabil M. Elkassabany，Christopher L. Wu博士感谢Jamie D. Murphy博士在本书上一版中对本章的贡献，它是本章改版的基础。

参考文献

1. Carr DB, et al. *Clinical Practice Guideline: Acute Pain Management: Operative or Medical Procedures and Trauma*. Rockville, MD: 1992.
2. American Society of Anesthesiologists Task Force on Acute Pain M. *Anesthesiology*. 2012;116(2):248.
3. https://www.jointcommission.org/joint_commission_statement_on_pain_management/. Accessed 2/12/18, 2018.
4. Chou R, et al. *J Pain*. 2016;17(2):131.
5. Julius D, Basbaum AI. *Nature*. 2001413:203.
6. Kissin I. *Anesthesiology*. 2000;93:1138.
7. Carr DB, Goudas LC. *Lancet*. 1999;353:2051.
8. Besson JM. *Lancet*. 1999;353:1610.
9. Perkins FM, Kehlet H. *Anesthesiology*. 2000;93:1123.
10. Kehlet H, Holte K. *Br J Anaesth*. 2001;87:62.
11. Kehlet H. Modification of responses to surgery by neural blockade. In: Cousins MJ, Bridenbaugh PO, eds. *Neural Blockade in Clinical Anesthesia and Management of Pain*. 3rd ed. Philadelphia: Lippincott-Raven; 1998:129.
12. Desborough JP. *Br J Anaesth*. 2000;85:109.
13. Wu CL, Fleisher LA. *Anesth Analg*. 2000;91:1232.
14. Liu S, et al. *Anesthesiology*. 1995;82:1474.
15. Kehlet H, et al. *Lancet*. 2006;367:1618.
16. Macrae WA. *Br J Anaesth*. 2001;87:88.
17. Eisenach JC. *Reg Anesth Pain Med*. 2006;31:146.
18. Capdevila X, et al. *Anesthesiology*. 1999;91:8.
19. Carli F, et al. *Anesthesiology*. 2002;97:540.
20. Brennan TJ, Taylor BK. *J Pain*. 2000;1:96.
21. Moiniche S, et al. *Anesthesiology*. 2002;96:725.
22. Ong CK, et al. *Anesth Analg*. 2005;100:757; table of contents.
23. Boisseau N, et al. *Br J Anaesth*. 2001;87:564.
24. Kehlet H, Wilmore DW. *Am J Surg*. 2002;183:630.
25. Wick EC, et al. *JAMA Surgery*. 2017;152(7):691.
26. George JA, et al. *Can J Anaesth*. 2017.
27. Stone AB, et al. *J Am Coll Surg*. 2016;222(3):219.
28. Wu CL, et al. *Jt Comm J Qual Patient Saf*. 2015;41(10):447.
29. Practice guidelines for acute pain management in the perioperative setting. *Anesthesiology*. 1995;82(4):1071.
30. Macintyre PE. *Br J Anaesth*. 2001;87:36.
31. Camu F, et al. *Anesth Analg*. 1998;87:890.
32. George JA, et al. *J Opioid Manag*. 2010;6:47.
33. Hudcova J, et al. *Cochrane Database Syst Rev*. 2006;4:CD003348.
34. Wu CL, et al. *Reg Anesth Pain Med*. 2001;26:196.
35. Cashman JN, Dolin SJ. *Br J Anaesth*. 2004;93:212.
36. Looi-Lyons LC, et al. *J Clin Anesth*. 1996;8:151.
37. Schein JR, et al. *Drug Saf*. 2009;32:549.
38. Svensson CI, Yaksh TL. *Annu Rev Pharmacol Toxicol*. 2002;42:553.
39. Sinatra RJ. *Pain Symptom Manage*. 2002;24:S18.
40. Kis B, et al. *J Pharmacol Exp Ther*. 2005;315:1.
41. Elia N, et al. *Anesthesiology*. 2005;103:1296.
42. Remy C, et al. *Br J Anaesth*. 2005;94:505.
43. Straube S, et al. *Acta Anaesthesiol Scand*. 2005;49:601.
44. Marret E, et al. *Anesthesiology*. 2005;102:1249.
45. O'Connor JP, Lysz T. *Drugs Today (Barc)*. 2008;44:693.
46. Dodwell ER, et al. *Calcif Tissue Int*. 2010;87:193.
47. Li Q, et al. *Spine (Phila Pa 1976)*. 2011;36:E461.
48. Lee A, et al. *Cochrane Database Syst Rev*. 2007;2:CD002765.
49. Knowles SR, et al. *Ann Pharmacother*. 2007;41:1191.
50. Laine LJ. *Pain Symptom Manage*. 2002;23:S5.
51. Leese PT, et al. *J Clin Pharmacol*. 2000;40:124.
52. Brophy JM. *Expert Opin Drug Saf*. 2005;4:1005.
53. Nussmeier NA, et al. *N Engl J Med*. 2005;352:1081.
54. Nussmeier NA, et al. *Anesthesiology*. 2006;104:518.
55. Nissen SE, et al. *N Engl J Med*. 2016;375(26):2519.
56. Liu SS, et al. *Reg Anesth Pain Med*. 2012;37(1):45.
57. Khan JS, et al. *Eur J Anaesthesiol*. 2016;33(3):204.
58. Teerawattananon C, et al. *Semin Arthritis Rheum*. 2017;46(4):520.
59. Bhangu A, et al. *World J Surg*. 2014;38(9):2247.
60. Burton TP, et al. *Dis Colon Rectum*. 2013;56(1):126.
61. Smith HS. *Pain Physician*. 2009;12(1):269.
62. Smith HS. *Pain Med*. 2011;12(6):961.
63. Sinatra RS, et al. *Pain Pract*. 2012;12(5):357.
64. Yang L, et al. *Int J Surg*. 2017;47:135.
65. Langford RA, et al. *Anesth Analg*. 2016;123(3):610.
66. Poeran J, et al. *Reg Anesth Pain Med*. 2015;40(3):284.
67. Bockbrader HN, et al. *Clin Pharmacokinet*. 2010;49:661.
68. Mathiesen O, et al. *BMC Anesthesiol*. 2007;7:6.
69. Peng PW, et al. *Pain Res Manag*. 2007;12:85.
70. Hurley RW, et al. *Reg Anesth Pain Med*. 2006;31:237.
71. Zhang J, et al. *Br J Anaesth*. 2011;106:454.
72. Engelman E, Cateloy F. *Acta Anaesthesiol Scand*. 2011;55:927.
73. Doleman B, Heinink TP, Read DJ, Faleiro RJ, Lund JN, Williams JP. A systematic review and meta-regression analysis of prophylactic gabapentin for postoperative pain. *Anaesthesia*. 2015;70(10):1186–1204.
74. Fabritius ML, Geisler A, Petersen PL, et al. Gabapentin for post-operative pain management - a systematic review with meta-analyses and trial sequential analyses. *Acta Anaesthesiol Scand*. 2016;60(9):1188–1208.
75. Fabritius ML, Geisler A, Petersen PL, Wetterslev J, Mathiesen

O, Dahl JB. Gabapentin in procedure-specific postoperative pain management – preplanned subgroup analyses from a systematic review with meta-analyses and trial sequential analyses. *BMC Anesthesiol.* 2017;17(1).
76. Fabritius ML, et al. *Br J Anaesth.* 2017;119(4):775.
77. Cavalcante AN, et al. *Anesth Analg.* 2017;125(1):141.
78. Mao Y, et al. *BMC Musculoskeletal Disorders.* 2016;17(1).
79. Celerier E, et al. *Anesthesiology.* 2000;92:465.
80. Bell RF, et al. *Cochrane Database Syst Rev.* 2006;1:CD004603.
81. Laskowski K, et al. *Can J Anaesth.* 2011;58:911.
82. Dahmani S, et al. *Paediatr Anaesth.* 2011;21:636.
83. Morgan CJ, Curran HV. *Psychopharmacology (Berl).* 2006;188:408.
84. Reeves RR, Burke RS. *Drugs Today (Barc).* 2008;44:827.
85. Altunkaya H, et al. *Anesth Analg.* 2004;99:1461; table of contents.
86. Edwards JE, et al. *J Pain Symptom Manage.* 2002;23:121.
87. Ali M, Khan FA. *Eur J Anaesthesiol.* 2009;26:475.
88. Murphy JD, et al. *J Opioid Manag.* 2010;6:141.
89. Wu CL, et al. *Anesthesiology.* 2005;103(5):1079.
90. Block BM, et al. *JAMA.* 2003;290(18):2455.
91. Wheatley RG, et al. *Br J Anaesth.* 2001;87(1):47.
92. Liu SS, Bernards CM. *Reg Anesth Pain Med.* 2002;27(2):122.
93. Salomaki TE, et al. *Anesthesiology.* 1991;75(5):790.
94. Shah JL. *BMJ.* 2000;321(7266):941.
95. Dolin SJ, et al. *Br J Anaesth.* 2002;89:409.
96. Gehling M, Tryba M. *Anaesthesia.* 2009;64:643.
97. Kjellberg F, Tramer MR. *Eur J Anaesthesiol.* 2001;18:346.
98. Wang J, et al. *Br J Anaesth.* 1998;80:565.
99. Horlocker TT, et al. *Anesthesiology.* 2009;110:218.
100. Liu SS, et al. *Anesthesiology.* 1998;88(3):688.
101. Wigfull J, Welchew E. *Anaesthesia.* 2001;56:70.
102. Komatsu H, et al. *Br J Anaesth.* 2001;87:633.
103. Halpern SH, Carvalho B. *Anesth Analg.* 2009;108:921.
104. Rodgers A, et al. *BMJ.* 2000;321:1493.
105. Liu SS, Wu CL. *Anesth Analg.* 2007;104:689.
106. Holte K, Kehlet H. *Reg Anesth Pain Med.* 2001;26:111.
107. Jorgensen H, et al. *Cochrane Database Syst Rev.* 2000;4:CD001893.
108. Liu SS, et al. *Anesthesiology.* 2004;101:153.
109. Nishimori M, et al. *Cochrane Database Syst Rev.* 2006;3:CD005059.
110. Liu SS, Wu CL. *Anesth Analg.* 2007;105:789.
111. Ballantyne JC, et al. *Anesth Analg.* 1998;86:598.
112. Rigg JR, et al. *Lancet.* 2002;359:1276.
113. Popping DM, et al. *Arch Surg.* 2008;143:990; discussion 1000.
114. Svircevic V, et al. *Anesthesiology.* 2011;114:271.
115. Wu CL, et al. *Reg Anesth Pain Med.* 2004;29:257.
116. Snyder GL, Greenberg S. *Br J Anaesth.* 2010;105:106.
117. Chang CC, et al. *Anesthesiology.* 2010;113:279.
118. Brull R, et al. *Anesth Analg.* 2007;104:965.
119. Horlocker TT, et al. *Reg Anesth Pain Med.* 2010;35:64.
120. Liu SS, et al. *Reg Anesth Pain Med.* 2011;36:231.
121. Bateman BT, et al. *Anesth Analg.* 2012;116:1380.
122. Horlocker TT, Wedel DJ. *Reg Anesth Pain Med.* 2000;25:83.
123. Simpson RS, et al. *Reg Anesth Pain Med.* 2000;25:360.
124. *Anesthesiology.* 2010;112:530.
125. Dolin SJ, et al. *Br J Anaesth.* 2002;89(3):409.
126. Rawal N. *Reg Anesth Pain Med.* 2012;37(3):310.
127. Harrington P, et al. *Injury.* 2000;31:387.
128. Richman JM, et al. *Anesth Analg.* 2006;102:248.
129. Wang H, et al. *Reg Anesth Pain Med.* 2002;27:139.
130. Liu SS, Salinas FV. *Anesth Analg.* 2003;96:263.
131. Brummett CM, Williams BA. *Int Anesthesiol Clin.* 2011;49(4):104.
132. Dahl V, Raeder JC. *Acta Anaesthesiol Scand.* 2000;44:1191.
133. Gupta A, et al. *Acta Anaesthesiol Scand.* 2011;55:785.
134. Ilfeld BM. *Anesth Analg.* 2011;113:904.
135. Ilfeld BM, et al. *Pain.* 2010;150:477.
136. El-Boghdadly K, et al. *Reg Anesth Pain Med.* 2016;41(4):548.
137. Forero M, et al. *Reg Anesth Pain Med.* 2016;41(5):621.
138. Karmakar MK. *Anesthesiology.* 2001;95:771.
139. Davies RG, et al. *Br J Anaesth.* 2006;96:418.
140. Schnabel A, et al. *Br J Anaesth.* 2010;105:842.
141. Joshi GP, et al. *Anesth Analg.* 2008;107:1026.
142. Kotze A, et al. *Br J Anaesth.* 2009;103:626.
143. Abdallah FW, et al. *Reg Anesth Pain Med.* 2012;37:193.
144. Mai CL, et al. *Paediatr Anaesth.* 2012;22:831.
145. Johns N, et al. *Colorectal Dis.* 2012;14:e635.
146. Shanti CM, et al. *J Trauma.* 2001;51:536.
146*. Kalso E, et al. *Pain.* 2002;98:269.
147. Rosseland LA. *Reg Anesth Pain Med.* 2005;30:83.
148. Romsing J, et al. *Acta Anaesthesiol Scand.* 2000;44:672.
149. Andersen LO, Kehlet H. Analgesic efficacy of local infiltration analgesia in hip and knee arthroplasty: a systematic review. *Br J Anaesth.* 2014;113(3):360–374.
150. Moiniche S, et al. *Reg Anesth Pain Med.* 1999;24:430.
151. Scheffel PT, et al. *J Shoulder Elbow Surg.* 2010;19:944.
152. Ernst E, White AR. *Am J Med.* 2001;110:481.
153. Bjordal JM, et al. *Eur J Pain.* 2003;7:181.
154. Sbruzzi G, et al. *Rev Bras Cir Cardiovasc.* 2012;27:75.
155. Khan F, et al. *Cochrane Database Syst Rev.* 2008;2:CD004957.
156. Chen YW, et al. *Anesth Analg.* 2012;114:1330.
157. Eccleston C. *Br J Anaesth.* 2001;87:144.
158. Morley S, et al. *Pain.* 1999;80:1.
159. Hrobjartsson A, Gotzsche PC. *N Engl J Med.* 2001;344:1594.
160. U.S. Food and Drug Administration. http://www.fda.gov/downloads/Drugs/DrugSafety/PostmarketDrugSafetyInformationforPatientsandProviders/UCM289730.pdf; 2012
161. Huxtable CA, et al. *Anaesth Intensive Care.* 2011;39:804.
162. Gordon D, et al. *J Pain.* 2008;9:383.
163. Rozen D, DeGaetano NP. *J Opioid Manag.* 2006;2:353.
164. Patanwala AE, et al. *Pharmacotherapy.* 2008;28:1453.
165. Anderson R, et al. *J Pain Symptom Manage.* 2001;21:397.
166. Woodhouse A, et al. *Pain.* 1999;80:545.
167. Adam F, et al. *Anesth Analg.* 2005;100:475.
168. Anderson TA, et al. *Anesthesiology.* 2017;126(6):1180.
169. Lembke A, et al. *Pain Med.* 2018.
170. Anand KJ, Hickey PR. *N Engl J Med.* 1992;326:1.
171. Breau LM, Burkitt C. *Pain Res Manag.* 2009;14:116.
172. Suresh S, et al. *Anesthesiol Clin.* 2012;30:101.
173. Kost-Byerly S. *Anesthesiol Clin North America.* 2002;20:115.
174. Monitto CL, et al. *Anesth Analg.* 2000;91:573.
175. Voepel-Lewis T, et al. *Anesth Analg.* 2008;107:70.
176. van Dijk M, et al. *Pain.* 2002;98:305.
177. Tyler DC, et al. *Anesth Analg.* 1995;80:14.
178. Michelet D, et al. *Anesth Analg.* 2012;114:393.
179. Birmingham PK, et al. *Anesthesiology.* 2001;94:385.
180. Akbay BK, et al. *J Anesth.* 2010;24:705.
181. Tsui B, Suresh S. *Anesthesiology.* 2010;112:473.
182. Pirotte T, Veyckemans F. *Reg Anesth Pain Med.* 2002;27:110.
183. De Negri P, et al. *Anesth Analg.* 2001;93:71.
184. Collins JJ, et al. *J Pediatr.* 1996;129:722.
185. Cassady JF, et al. *Reg Anesth Pain Med.* 2000;25:246.
186. Wu S, et al. *Pediatr Crit Care Med.* 2009;10:291.
187. Ogden CL, et al. *JAMA.* 2012;307:483.
188. Hullett BJ, et al. *Paediatr Anaesth.* 2006;16:648.
189. Zhuang PJ, et al. *Anaesthesia.* 2011;66:989.
190. Cullen DJ. *J Clin Anesth.* 2001;13:83.
191. Gross JB, et al. *Anesthesiology.* 2006;104:1081; quiz 1117.
192. Sun E, et al. *Anesth Analg.* 2010;111:841.
193. Lee A, et al. *Anesth Analg.* 2010;111:1042.
194. Brennan TJ. *Pain.* 2011;152(suppl 3):S33.
195. Charlton S, et al. *Cochrane Database Syst Rev.* 2010;(12):CD007705.
196. Clarke H, et al. *Anesth Analg.* 2012;115(2):428.

82 手术和麻醉引起的认知功能障碍及其他远期并发症

LISBETH EVERED，DEBORAH J. CULLEY，RODERIC G. ECKENHOFF
蒋玲玲　李锐　译　刘学胜　张野　校

要点

- 一个多世纪以来，老年患者、患者家属和护理人员一直在表达对术后认知功能损害的担忧，近期术后认知功能损害已得到客观检测的证实。
- 术后认知功能障碍（postoperative cognitive dysfunction，POCD）一词既不为普通医学界所认可，也不足以涵盖围术期认知功能障碍的范围。它将由DSM-5的命名方法所取代，其中包括术后谵妄。
- 新的围术期神经认知障碍（perioperative neurocognitive disorder，PND）的命名，除了需要客观的测试和日常功能评估外，还需要主观的主诉。
- 客观测试可以采取多种形式，并可以进行各种分析，以确定是否出现了认知的下降。
- 老年患者的术前会诊应包括认知功能筛查，知情同意的讨论应该包括PND。
- PND是老年患者最常见的围术期并发症，高龄和既往认知障碍是PND最主要的危险因素。
- 尽管在少数研究中某些脑电图指标可以预测谵妄和PND，但术中脑电参数或药物与PND相关的很少。
- 许多PND的机制已被提出并在临床前模型中得到验证。在脆弱或"致敏"的大脑环境中手术引起的神经炎症得到了最多的支持。
- 除认知筛查外，还没有有效的影像学或体液生物标记物可用于认知风险的分层或疾病监测。

引言

将老年人的认知变化与麻醉和手术联系起来已经有100多年了[1]，但直到20世纪90年代后期进行术后认知功能障碍的国际研究（The International Study of Post-Operative Cognitive Dysfunction，ISPOCD）之前，这些评论在很大程度上都是轶事[2]。从那时起"POCD"的各个方面都得到了广泛的研究和关注，从机制到治疗，从啮齿动物到人类。本章希望以一种能使临床医生了解情况并激发研究者兴趣的方式来展现这一研究的范围。首先，我们强调现有定义和术语的问题，以及对新命名和诊断标准的建议。然后，我们将介绍并讨论与认知下降的主观和客观指标相关的细节。临床医生可能最感兴趣的是术前和术中与认知能力下降相关的危险因素，是否可以调整围术期管理以降低风险。最后，我们回顾并讨论各种术后神经认知障碍（NCDs）的潜在机制，与麻醉管理以及手术和相关合并症都有关。本章有详细的参考文献，但是这一领域进展迅速，因此，不可避免地有一些最新的文献没有介绍到。

命名，诊断和测量

命名

ISPOCD小组提出了术后认知功能障碍（POCD）术语，这个术语反映了客观测量的认知功能下降，通常持续到麻醉和手术的生理和药理学影响恢复正常之后[3]。患者在接受麻醉和手术前被确认有认知损伤，这称为术前存在的认知损伤（PreCI）[4]。

术后谵妄（postoperative delirium，POD）是以注意力不集中、病程波动和认知障碍为特征的一种急性认知障碍，其诊断根据《精神障碍诊断和统计手册》第 5 版（DSM-5）[5]。在社区发生的谵妄符合相同的定义和标准。与 POD 相比，社区谵妄符合任何情况下谵妄的诊断标准。POCD 和 PreCI 一直局限于围术期医学研究领域，在过去是由客观标准定义的，而没有关注主观或功能的标准。相反，在普通社区中诊断出的认知损伤和下降符合 DSM-5 定义和标准，和（或）美国国家衰老研究院-阿尔茨海默协会（National Institute of Aging-Alzheimer's Association，NIA-AA）的定义，所有这些定义都需要主观成分和对日常生活活动（activities of daily living，ADL）的评估。NIA-AA 术语轻度认知损伤（mild cognitive impairment，MCI[6] 和痴呆[7]）比 DSM-5 术语（轻度和重度 NCD）更为常见，但定义和标准大致上是相互对应的。

NIA-AA 的命名更精细，条款制定包括生物标志物（生化和影像）。目前，这对研究非常有用，但将来可能会应用到临床情景中。除了主诉和功能标准外，DSM-5/NIA-AA 与 POCD/PreCI 之间的另一个重要区别是所采用的客观标准。尽管存在变数，但许多 POCD/PreCI 研究要求在一组 8 ～ 10 项的神经心理学测试中，有两项或两项以上的测试比对照低 1.96 个标准差。轻度 NCD 和重度 NCD 分别需要仅在一个认知域比对照 / 正常分别低 1 ～ 2 标准差和≥ 2 个标准差。

这些差异，加上 POCD 标准（和时间）的易变性促使一个国际多学科小组考虑一个新的 POCD 命名[8]。诊断标准化不仅促进该领域的进一步研究，而且允许临床医生之间在临床层面进行有效的交流。这个新的命名推荐“围术期神经认知障碍”（PND）作为认知损伤或变化的总称，包括在围术期发现的谵妄。

下面用新推荐的命名讨论之前用于定义围术期相关认知变化的概念（表 82.1）。

术前存在的认知损伤

PreCI 用来指在患者的基线水平观察到的客观评估的认知损害（与正常人群相比）。这是一个术前对认知损害的评估，应该考虑认知损害可能是在社区偶然发现的，而不仅仅是因为即将进行的麻醉和手术。因此，推荐用轻度 NCD（MCI）或重度 NCD（痴呆）来代替 PreCI。

谵妄

如果患者正处于术后即刻，且排除了其他特殊原因，POD 应被认定为符合 DSM-5 术语的特定类别。老年人中 POD 报道的发病率高度依赖如何诊断和筛查。意识模糊评估法（confusion assessment method，CAM）（框 82.1）是使用最广泛和有效的工具[81]。“术后”一词是指与麻醉和手术之间存在特定且已知的时间关联，注意到每年大约有 30% 的 65 岁或 65 岁以上的人进行手术。因此，POD 被定义为术后 1 周内或出院前在医院发生的谵妄，且符合 DSM-5 诊断标准。

框 82.1 意识错乱的评估方法

必须同时包括：
- A. 急性发作和病程波动
- B. 注意力不集中

包含其中之一：
- C. 思维混乱
- D. 意识水平改变

表 82.1 先前用于定义围手术期相关认知变化的概念和推荐的新命名

时间段	旧命名	旧标准	新命名	新标准
总称：围术期神经认知障碍（PND）				
术前基线	术前存在的认知损害（PreCI）	在两个以上测试低于正常≥ 2SD	轻度 / 重度 NCD	NCD 标准，DSM-5：在一个以上的认知阈低于正常或对照 1 ～ 2 个 SD（轻度）或≥ 2 个 SD（重度） 附加：主诉、IADL（轻度 NCD 不变，重度 NCD 下降）
术后急性期	术后谵妄（POD）	DSM-5	谵妄（术后的）（POD）	DSM-5
术后 1 ～ 30 d	术后认知功能障碍（POCD）	两个以上的测试低于对照≥ 1.96SD	神经认知恢复延迟	NCD 标准，DSM-5
术后 30 d ～ 12 个月	术后认知功能障碍（POCD）	两个以上的测试低于对照≥ 1.96SD	轻度 NCD（术后） 重度 NCD（术后）	NCD 标准，DSM-5
术后 12 个月以上新诊断	术后认知功能障碍（POCD）	两个以上的测试低于对照≥ 1.96SD	轻度 NCD 重度 NCD（除非有新的诊断）	NCD 标准，DSM-5

IADLs，工具性日常生活活动能力；NCD，神经认知障碍

术后认知功能障碍（POCD）

在研究中POCD已用于描述手术后1 d至7.5年间客观可测量的认知功能的下降[9-11]。在POCD的定义、评估时间点和标准方面存在显著的异质性，从而导致结果有很大差异。如上所述，POCD不需要主诉或功能受损的证据，而DSM-5两者都需要。因此，POCD和NCD的主要区别在于需要有认知问题、日常功能的证据，而后者只需要在认知域出现客观的下降。

认知问题

患者个人、家庭成员、护理人员或临床医生可能报告主观的认知主诉。患者或提供信息者在术后早期对认知细微的下降不太可能做出准确的评估。因此，尽管可能从技术上对出院后但完全康复前的NCD进行评估，但对其所属的临床相关性尚不清楚。因此，推荐在此期间使用“神经认知恢复延迟”（delayed neurocognitive recovery，dNCR）。该术语应在手术后30 d内使用，这时大部分手术和住院治疗的恢复应该已经发生。可采用NCD诊断标准，但如果认知受损的话，结果将是dNCR。多数正常个体可能在没有客观证据的情况下报告认知问题。由于来自参与者、提供信息者或临床医生的主观报告是诊断PND的基本要素，因此仍可将其视为dNCR，并在临床解释时考虑到每个个案。

日常生活活动（ADL）评估

日常功能的评估是对轻度和重度NCD进行分类的基本要素，是通过使用适当的工具测量ADL来实现的，ADL是对照顾自己和保持独立性至关重要的个人护理活动。为了检测更细微的功能下降，应使用工具性日常生活活动能力量表（instrumental activities of daily living，IADLs），包括购物、开车和财务管理等活动。对于轻度NCD（MCI），ADL保持不变，而对于重度NCD（痴呆），则需要ADL降低。

客观测试

根据DSM-5[5]和我们推荐的PND术语[8]，轻度NCD（术后）认知测试需要比对照组或正常组降低1～2个标准差，而重度NCD（术后）使用适当的神经心理学评估，需要在一个或多个认知域（复杂注意力、执行功能、学习和记忆、语言、感知运动或社会认知）[5]下降2个以上的标准差。无论是DSM-5还是NIA-AA的客观测试标准，都没有规定个体的神经心理测试，也没有规定一组测试的数量。重要的是要注意，这是指客观评估特定认知域的心理测评，而不是使用诸如简易精神状态检查表（mini-mental state examination，MMSE）或蒙特利尔认知评估（Montreal cognitive assessment，MoCA）等筛查工具。虽然这些简单的筛查工具对术前风险评估很有用，但对评估特定认知域的变化并不敏感。

术后30 d应该用dNCR代替轻度NCD（术后）（术后MCI）或重度NCD（术后）（术后痴呆）。只要符合标准，只要在术后12个月前首次诊断，就应使用“术后”修饰。如果第一次发现或诊断是在手术后12个月或更长时间，不使用术后修饰。

围术期神经认知障碍的测量和诊断

既往POCD的诊断仅依赖于一组涵盖许多认知域（如执行功能、记忆、注意力、视觉空间、心理运动和语言）的神经心理学测试，对其下降进行客观评估。在大多数研究中，使用了非常保守的分界点（例如，在一组8～10项的测试中有两个或两个以上比对照低1.96个标准差）。这些研究应用与上述轻度NCD（术后）或重度NCD（术后）所需的简单客观标准形成鲜明对比，并将在其他地方进行详细说明[12]。

术后认知功能障碍/围术期神经认知障碍评估的假设

POCD的前瞻性研究通常仅评估单一时间点的认知基线，往往在手术的几天到几周内。这就产生了三个重要但不一定有效的假设。第一，假定术前认知功能正常，因为筛查是用对认知损伤不敏感的工具进行的，如MMSE或MoCA。第二，假设单一时间点评估的认知是稳定。第三，假设即使没有干预，结果也是可重复的。尽管我们假设患者有稳定的认知，但由于各种内外因素的影响，连续两次评估也不太可能产生相同的结果。

认知下降结果标准

既往的研究采用了几个标准来定义POCD。包括1个标准差规则[13]、20%规则[14]和可信改变指数（reliable change index，RCI）[15-17]。每一种方法都有优点和局限性，但后者的最大优点在于，将对照组在类似时间段内观察到的变化纳入其中，在很大程度上考虑了练习和时间的影响。由于RCI可以与对照组或规范数据相关，符合DSM-5的NCD（术后）标准。

灵敏度 测试的数目直接影响测量的灵敏度；例如，如果POCD的定义是在一组8个测试中，有2个测试下降2个标准差，而在10个测试中发现有2个测试下降 2 个标准差的概率增加 0.10 倍[18]。对于 NCD 的评估，DSM-5 只要求在一个或多个认知域（复杂注意力、执行功能、学习和记忆、语言、知觉运动或社会认知）下降，但不推荐进行特定的神经心理学测试或特定的测试数目。灵敏度可以通过考虑在一系列测试中出现的小幅度下降，或者在所谓的“联合 z 分数”中出现单个非常大的下降来提高[9, 17]。

虽然看似深奥，但各种分析方法对 POCD/PND 的诊断有显著影响，Keizer 等强调相同测试结果使用不同的分析方法（1 个标准差定义、20% 定义和 RCI），POCD 的发生率分别为 10.5%，31% 和 7.7%[19]。很明显，许多研究都需要标准化来解释结果。

最近，已经开发出计算机化的认知评估系列，可以避免练习效应，更容易管理，更快和更标准化，且有克服文化和语言困难的潜力。然而，迄今为止计算机化测试系列在 POCD/PND 研究中受到的关注有限，主要因为缺乏相关的验证研究。

群体变化和个体变化　调查 POCD 的研究会根据不同情况来选择使用个体变化或群体变化。个体变化是指“降低”与“不降低”的二分结果，而群体分析则考虑了连续范围内群体之间的差异。临床研究通常使用统计学来比较两组之间的先验的主要结果，以测试观察到的差异是否是偶然因素造成的。但这种方法会忽略每组中重要的个体信息。特别在下降最多的个体可能是群体中的一小部分，但可以说是最重要的考虑因素。由于基础病理的纠正和功能的改善（如疼痛减轻、活动能力提高、日常生活能力提高），有些个体甚至可能表现出认知能力的改善。仅分析这些群体平均在一起的统计数据将会忽略重要的个体变化（彩图 82.1），这可能是由于可识别且可纠正的因素所导致的。

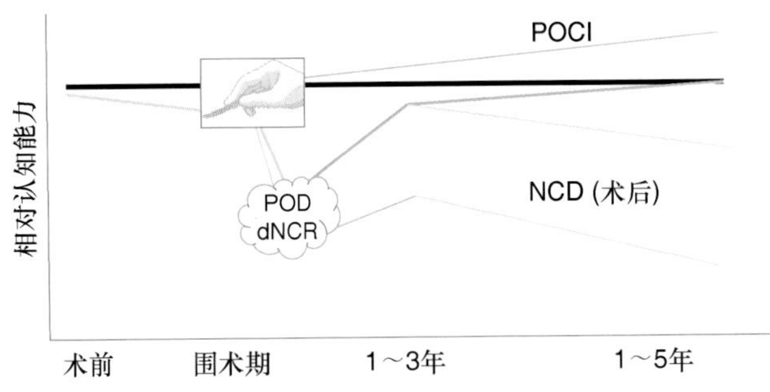

彩图 82.1　**围术期认知功能变化趋势**。围术期患者接受手术时认知轨迹稳定（黑色）或下降（红色）。手术后大部分患者认知功能没有变化（黑色），小部分患者显示术后认知功能改善（POCI，绿色），一些患者术后认知急性下降为 POD 或 dNCR，大部分可以恢复（绿色）。其中的一小部分稍后会再次下降，也许符合他们的术前轨迹。底部的红色轨迹表明，一小部分围术期患者无法完全康复，如果他们没有做手术，下降趋势会更陡峭。线的粗细旨在大致反映遵循指示轨迹的概率，其他轨迹也是可能的。dNCR，神经认知恢复延迟；NCD，神经认知障碍；POD，术后谵妄

与重复测试相关的问题

连续神经心理学测试对于可靠地评估随时间变化的趋势非常重要；然而，重复测试可能会引入几种误差源，如可靠性、地板 / 天花板效应和练习效应。目前尚不清楚练习效应能否消除，因为可以在长达 2.5 年观察到这种效应。个体（如年龄、性别、文化、语言、教育程度、合并症、基线认知功能）以及围术期因素（焦虑、药物、疼痛等）也可能调节重复测试的效果。提高可靠性的其他策略包括平行测试版本和使用对照组（见上文）。对照组主要问题的是选择一个匹配良好的对照。通常期望合并症疾病匹配，甚至包括手术需求匹配，以评估手术本身的影响。

小结

患者主诉麻醉和手术后认知功能障碍的报道已经有一百多年的历史，但直到最近才有系统研究。这些研究包括各种各样的定义，但都指向同一个陈旧的诊断，POCD。最近的工作已经对现在被称为 PND 的临床诊断进行了定义和命名法的标准化，以使其与普通人群的诊断一致，并认识到在程度和时间上的差异。最后，我们为将来的客观研究提供一个更具研究导向的框架。

危险因素、知情同意与围术期管理

危险因素

多项研究调查了术后 NCD 发生的危险因素，最常被提及的是高龄、PreCI 的病史和外科手术类型[20-21]。其他因素包括谵妄既往史、脆弱、服用精神药物、ASA 状况、用药数量、IADL 或 ADL 损伤以及吸烟[22-25]。PND 可能是患者的脆弱性及外科手术风险和其他因素增加了 POD 和潜在 POCD 发生风险的相关并发症的组合。虽然许多危险因素是不可改变的，如年龄和谵妄既往史，但人们对确定可改变的危险因素越来越感兴趣，并利用多学科团队联合预康复，以降低发生 PND 的风险[26-29]。此外，人们越来越关注遗传的危险因素，特别是载脂蛋白 -Ee4 基因型是否与 POD 或 PND 的发生有关。迄今进行的研究表明，载脂蛋白 -Ee4 基因型的存在与 POD 的发生无关，但其他形式的 PND 的数据尚不清楚，一些研究表明其是或不是 dNCR 和 NCD（术后）发生的预测因子[30-36]。

知情同意

尽管有明确的证据表明PND比患者通常被告知的大多数并发症更为常见，但目前很少有老年人在知情同意过程中被告知有发生PND的风险。然而，由于该人群中未识别出的MCI患病率较高，因此，很难获得老年手术患者的知情同意。在社区居住的老年人中，多达70%的人可能存在一定程度的认知损伤[37]，尽管进行择期外科手术患者的患病率较低[4, 21]。先前存在的MCI干扰他们理解复杂的麻醉与手术过程和风险的能力，也混淆了他们之后NCDs的发生风险。人们还必须认识到存在丧失可能有益的外科手术的重大风险。尽管描述整个知情同意过程超出了本次讨论的范围，但至少所有同意麻醉治疗的老年患者都应清楚地理解并积极参与讨论其风险，并能理解所提供的有关治疗计划的信息以及潜在的不良后果，包括术后NCD[38-40]。

术前管理

老年患者通常合并老年综合征，这不被视为常规术前评估的一部分，但与PND发生风险增加相关。例如，术前合并认知损伤、脆弱、功能损害、抑郁的患者以及服用某些精神药物的患者发生谵妄的风险显著增加[41]。因此，美国外科医师协会与美国老年医学会共同制定了与PND发生相关的老年外科患者围术期评估指南，包括术前认知功能、抑郁、功能状态、脆弱的评估，以及处方药和非处方药的审查，以确定与PND风险相关的因素。在存在这些危险因素的情况下，围术期医师应在手术之前考虑将患者转诊至初级保健医师、老年病学专家或心理健康专家以进行优化或预康复[28]。确定发生PND风险最高的患者，通过让患者及其家属更好地了解患者的围术期过程，可以提高以患者为中心的结果，并让医生有机会向风险最高的患者分配资源。

术中管理

麻醉方式

研究人员和临床医生已经广泛辩论了在合适的手术病例中预防PND，区域麻醉是否优于全身麻醉。对于包括POD在内的所有形式的PND，直觉上区域麻醉更可取，因为全身麻醉的靶点是中枢神经系统，而现在的数据表明，深度麻醉与NCD的发生率较高有关。然而，大多数研究无法证明在全麻或区域麻醉下手术后POCD或POD的风险有差异[42-45]。造成这种差异的潜在原因有很多。一方面区域麻醉通常联合镇静，基于处理后脑电图监测，其镇静水平与全身麻醉相当[46]。然而，即使在少数区域麻醉期间具有有限或随机镇静的研究中，几乎没有发现差异[45]。这是当前假说的基础，即大多数PND形式（包括POD）是手术本身加上先前存在的易感性的共同结果。

右美托咪定

研究表明，与用于镇静的苯二氮䓬类和（或）丙泊酚相比，右美托咪定可降低重症监护室谵妄的发生率。这一观察结果引起对右美托咪定在老年患者手术中作为局部或全身麻醉辅助药物的研究[47-48]。这些研究大多发现，与丙泊酚相比，围术期右美托咪定与心脏和非心脏手术患者的PND发病率较低都相关[49-52]。

但是，目前尚不清楚PND的降低是由于右美托咪定本身的药理作用或仅是大脑抑制较少。越来越多的证据表明，与较轻的镇静或全身麻醉水平相比，在区域麻醉期间基于EEG监测进行的深度镇静或全身麻醉与PND发生率更高相关[53]。换句话说，可能是由于大脑状态（和持续时间）导致PND风险降低，而不是药物本身的任何特定作用。

氯胺酮

氯胺酮很少作为单一麻醉药使用，但经常在术中使用以减轻术后疼痛。迄今为止进行的大多数研究尚未表明术中给予氯胺酮可降低POD的发生率，一些研究表明它可能会增加POD的发生率，尽管氯胺酮能够降低术后阿片类药物的需求量[54-56]。此外，至少有一项研究指出术中使用氯胺酮可能与术后幻觉和噩梦有关[56]。

术中脑监测

人们越来越关心基于处理后脑电图或脑氧监测的术中管理是否降低了PND或POD的风险。有证据表明，使用处理后脑电图来指导麻醉管理可以降低两者的风险，尽管POD的证据更充分[57-59]。至于其机制，PND是麻醉药或其剂量，还是脑电暴发抑制模式发生的直接结果，仍存在疑问。证据间接支持后者，因为患者使用的麻醉药剂量与PND的发生并没有严格的相关性[58, 60]。由于在大多数外科手术过程中监测脑电图的风险很小，因此有学者建议采用基于脑电图的管理，降低老年手术患者发生 PND 的风险。

对于术中使用脑血氧饱和度测定降低 PND 的风险的证据尚不清楚。尽管一些研究表明较高的围术期脑氧饱和度与 POD 风险较低相关，但低局部脑氧饱和度的治疗性恢复尚未证明可降低 POD 风险。总体而言，使用脑氧监测预防 POCD 的证据多于 POD，尽管迄今为止大多数研究都是在心脏手术的背景下进行的[61-62]。综上所述，这些证据使得在常规手术过程中很难就脑氧监测提出建议。

血压管理

目前，人们非常关注低血压、高血压或血压变异性与 PND 的发生是否有关，但这些数据往往难以解释。早期的研究将患者随机进行高血压和低血压管理，但没有发现认知结果的差异[63]。然而，随后的观察性研究表明，术中低血压、高血压和血压变异性均与 PND 的发生有关，使用血管加压素和术后高血压也是如此[64-67]。虽然没有明确的证据表明什么是老年患者手术的最佳血压调控方案，但维持正常血压而无显著的变异性可能会降低 PND 的发生风险。

术后管理

疼痛管理

全国性的阿片类药物危机使麻醉科医师关注围术期去阿片化技术的使用。这对老年手术患者尤其重要，因为术后疼痛和阿片类药物的使用均与 POD 的发生有关。然而，去阿片化疼痛治疗研究的结果常常是混杂的[55, 68]。例如，使用区域镇痛技术进行术后疼痛管理与减少阿片类药物消耗有关，而在预防 POD 发生中它们的角色尚不清楚[55, 69-72]。

如上所述，在大多数研究中围术期给予右美托咪定可减少 POD 的发生[49]。产生这一作用的原因可能是右美托咪定 α_2 肾上腺素能受体激动药的镇痛效应减少了对阿片类药物的需求[73]。有趣的是，很少有证据表明另一种 α_2 肾上腺素能受体激动药可乐定是否与降低老年手术患者 POD 的风险有关[74]。同样，早期研究表明围术期使用加巴喷丁会降低 POD 的发生，但随后的研究表明，尽管加巴喷丁的使用减少阿片类药物的消耗，但并没有减少 POD 的发生，可能还会增加呼吸道的不良反应[75-78]。对乙酰氨基酚和 COX2 抑制药也被认为是多模式疼痛管理策略的一部分，可以减少 POD。虽然使用对乙酰氨基酚与术后阿片类药物使用减少有关，但与 POD 降低无关[79]。相比之下，已证明 COX2 抑制药能降低 60 岁以上接受下肢关节置换手术患者的疼痛程度、阿片类药物使用和 POD。这为多模式术后疼痛管理降低老年患者 POD 风险带来了希望，但也可能增加疼痛管理的成本[68, 80]。

至此，降低老年患者 PND 的有效策略是非药理学的。例如，保证良好的睡眠和营养卫生，早期活动，以及早期适应熟悉的环境，如家庭成员。老年患者可能需要眼镜和助听器来帮助定位。同样重要的是移除诸如导尿管之类的装置，以避免尿路感染，避免使用 Beers 标准药物，并促进正常的肠道功能。如果不使用像 CAM 这样有效的工具进行 POD 测试，不可能知道这些干预措施的是否成功[81]。如果没有正式的筛查，许多谵妄的病例，特别是活动抑制型，就无法被发现。

如果发现患者精神错乱，其原因是可以确定的。例如，谵妄可能是由于未被识别的缺氧、肺炎、尿路感染、电解质异常、尿潴留、粪便嵌塞、急性肾衰竭、低血糖和心律失常。药物使用记录可能会显示与谵妄相关的药物，如果可能，应停止使用。非药物干预可能包括平静的环境和重新定位的工具，如时钟、日历、家庭成员和熟悉的物品的存在，以及解除约束装置。药物干预应给对自己或他人构成威胁的患者使用，因为这些药物可能掩盖而不是治疗谵妄。有效的药物包括右美托咪定和氟哌啶醇，但应采用“小剂量开始且缓慢加量”的原则，以避免加重谵妄的持续时间或严重性。

对于发生任何形式的 PND 患者，重要的是将他们转诊到他们的初级保健医生、老年病专家或心理健康专家那里，因为有证据开始表明，POD 和 PND 是随后认知能力下降的先兆[82-84]。

机制和生物标记物

如上所述，大量的临床研究表明伴随麻醉和手术出现的多种认知综合征，大多数在数周内即可消失。所有临床研究一致认为年龄和术前已存在的认知障碍是危险因素；其他的围术期特征，如手术时间、麻醉药物管理和术中生理变化（如低血压，低氧血症）与认知功能障碍并无紧密相关。由于上述相关的临床研究未对其机制进行探索，研究人员已转向临床前模型以探索其机制，找出潜在的干预措施。我们将首先回顾这些临床前研究和已经涉及的各种通路，然后讨论在患者中如何使用各种生物标记物来检测这些机制。需要指出的很重要的一点是，在研究早期，普遍认为全身麻醉药有“神经毒性”，随着研究的深入，这种观点逐渐改变，目前认为手术本身是造成认知功能障碍的主要因素。实际上我们可以认为两种因素都涉及，同时还涉及其他因素。

尽管PND的发现和主诉差异很大，但其与神经退行性疾病（如阿尔茨海默病）的症状和危险因素相似。因此早期的研究在细胞、分子和野生型、转基因型动物水平检测了其经典疾病通路，这些研究铺平了通往人体研究的道路。PND与三种疾病通路相关：淀粉样变性，Tau蛋白病（tauopathy）和钙失调。最后，我们将探讨手术导致的神经炎症对PND的影响和最终导致细胞死亡的共同途径。重要的是要认识到生物标记物至少可以用在两个方面。第一，手术前收集的标本，由于不涉及手术或麻醉的机制通路，可进行危险分级。第二，检测和跟踪病情进展，这直接反映手术和麻醉机制通路。一些生物标记物两方面都可以使用。相关通路和生物标记物见表82.2。

淀粉样变性

病理和遗传研究均强烈提示膜蛋白淀粉样前体蛋白（amyloid precursor protein，APP）中的小蛋白水解片段参与神经变性[85]。阿尔兹海默病（Alzheimer disease，AD）的典型病理学特征是老年斑，大量的这种肽以一种特征性的聚合方式存在于老年斑中，现在的数据显示，斑块是该肽的螯合形式，毒性较低；研究者认为β淀粉肽不稳定的小寡聚体（～十二聚体）才具有神经毒性[85]。这些寡聚体在症状出现之前的几十年间以不同的速率产生，消除或隔离形成斑块（彩图82.2），这使得发病原因和出现症状之间的因果关系极难探究。目前这种寡聚体产生细胞毒性的机制尚不清楚，但可能与去污剂的作用相似，即两亲性肽插入细胞膜中并将其破坏[86]。虽然以上是AD的病理学特征，但脑脊液（cerebrospinal fluid，CSF）和影像学研究（稍后讨论）已证明β淀粉样蛋白沉积与认知丧失之间的关系较差。

细胞和分子研究

初期研究发现吸入麻醉药氟烷会增强试管中β淀粉样物质的聚集，当与培养的细胞结合后，会增强外源性β淀粉肽的细胞毒性[87]。进一步研究发现，β样裂解酶激活后可以裂解和释放β淀粉肽，而异氟烷等麻醉药可增加β裂解酶，从而增加β淀粉样物质[88]。因此，即使没有外源性β淀粉样物质，该途径也可引起细胞培养中的细胞凋亡。此外，异氟烷可增强体外神经元细胞中早老素-1突变的细胞毒性[89]。早老素-1是β淀粉样物质产生的重要调节剂，其作用于γ分泌酶复合物，该突变株可以上调γ分泌酶复合物，从而增加β淀粉样物质的产生。因此，明显看出某些麻醉药与淀粉样变性通路中的几个点重叠，导致细胞毒性增加。

不同麻醉药产生的作用及程度有所不同。氟烷和异氟烷可引起细胞中大量β淀粉样物质的产生和聚

表82.2 生物标记物和通路小结

机制	麻醉效果排序	生物标记物（种类*）	生物流体	图像
淀粉样变性	增强，氟烷＞异氟烷＞地氟烷＞丙泊酚	β淀粉样蛋白$_{1\text{-}42}$（1） β淀粉样物质$_{1\text{-}40}$（1）	血浆 脑脊液	有，数种，如^{18}F-florbetapir
Tau蛋白病	增强 异氟烷＞丙泊酚	总Tau蛋白（1，2） 磷酸化-Tau蛋白（1，2）	血浆 脑脊液	有，数种，如^{18}F-AV1451
凋亡，坏死，溶解	增强 异氟烷＞丙泊酚	S100β（2） 神经微丝蛋白轻链（NFL）（2） 神经元特异性烯醇化（NSE）（2） 总Tau蛋白（1，2）	血浆 脑脊液	MRI，细胞厚度消失和（或）脑室增大
钙失调	增强，异氟烷＞七氟烷＝地氟烷＞丙泊酚	无	无	无
神经炎症	效果各异 七氟烷/异氟烷增强或无效 丙泊酚降低	细胞因子（1，2） 趋化因子，CRP（1，2） 前列腺素，（2） 消退素（2）	血浆 脑脊液 尿液	有，数种，如^{11}C-PBR28

*生物标记物类型：1，风险分级；2，疾病进展

CRP，C反应蛋白；MRI，磁共振成像

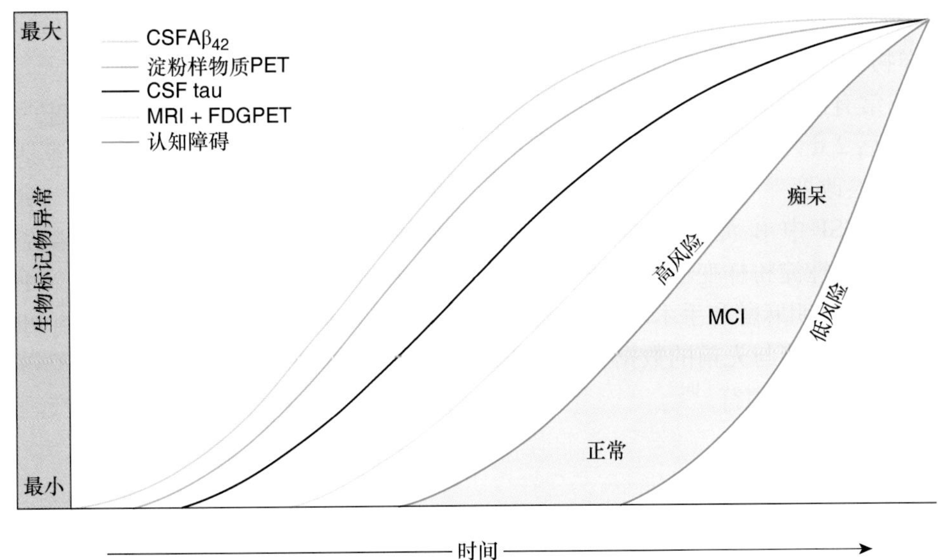

彩图 82.2　**神经退行性变和认知进展模型。**脑脊液（CSF）Aβ42（紫色）和淀粉样蛋白沉积在 PET 上成像（红色）最早发生，CSF 中 Tau 蛋白（蓝色）升高，Tau 蛋白聚集可能在 PET 成像（尚无数据）随后发生。分别通过 FDG PET 和结构磁共振成像（MRI，黄色）测量神经变性，轻度认知障碍（MCI）或痴呆症功能变化曲线。根据定义，所有曲线都汇合于右上角，即最大异常点（而非水平）。横轴是时间，差异很大，大约为几十年。在正常和 MCI 之间画一条垂直线近似于大部分接受手术的老年患者，意味着许多患者在手术时会有明显的神经病理学表现（From Jack C，Knopman，DS，Jagust WJ，et al. Tracking pathophysiological processes in Alzheimer' s disease：an updated hypothetical model of dynamic biomarkers. Lancet Neurol. 2013；12：207-216.）

集，在体外培养的细胞中产生毒性[87]。与异氟烷相比，地氟烷引起的 β 淀粉样物质的产生和细胞凋亡更少[90]。最重要的是，在体外实验中丙泊酚在临床浓度（约 1 μM）时抑制了淀粉样物质的聚集，在体外培养细胞中没有产生细胞毒性[87]。这种等级效应是将假设转化为完整动物实验极其重要的手段。

动物研究

PND/POCD 早期研究发现异氟烷麻醉后野生型大鼠的学习和记忆能力受损，这种变化在老年动物中表现最为明显[91]。除年龄外，其他的易感因素如 AD 的人类转基因也被引入，从而在体内探索淀粉样蛋白的机制。Tg2576 动物包含 APP 基因瑞典突变株，该突变株会过度产生 β 淀粉样物质，使动物在 10 ～ 12 个月龄时出现认知缺陷。数项研究发现老年动物在氟烷或异氟烷中暴露 2 h，对已经受损的学习或记忆能力不会造成更进一步损伤，但会显著增加大脑中淀粉样斑块的数量和密度[92]。其他的动物实验发现，即使是野生型动物，麻醉药（主要是异氟烷）也会增加大脑中的 β 淀粉样物质水平[93]。麻醉药物的影响排名仍然可以参考。相比于异氟烷，暴露于氟烷中增加的淀粉样斑块更多[92]，而丙泊酚对斑块的增加几乎没有影响。尽管这些研究是在不同的转基因（3xTgAD）动物完成的[94]。

人体研究

β 淀粉样物质可以在死后尸检或活体内通过 ELISA 分析 CSF 或 PET 成像检测 β 淀粉样斑块。CFS 中 β 淀粉样物质浓度很低，这与 AD 的病理学一致。研究认为该肽被隔离形成斑块，很少会进入 CSF。另外，它也可能反映了活跃的突触较少，因为 APP 倾向于在突触区域中高表达。PET 成像显示淀粉样蛋白与配体高密度结合，这与 AD 也一致[95]。β 淀粉样物质在研究中已经作为危险生物标志物在术前进行检测，或在术后作为 PND 发生和发展的标记物。以往的研究中，进行脊椎麻醉时，获取 CSF 样本相对简单。但是分析相对困难，需要建立专门的标准化实验室。一项研究发现低 CSF 淀粉样蛋白预测术后 3 个月的 dNCR[96]。利用 PET 成像技术可以检测多种 β 淀粉样物质配体，其中的任何一种都可以进行术前风险评估。在一项最新的对心脏手术患者的研究中，患者术后 6 周和 1 年分别进行淀粉样物质成像检测，发现无论哪个时间点淀粉样物质含量均与 PND 不相关，但需要注意的是，与非手术对照组相比，两个时间点之间的淀粉样物质增加更多[97]。该结果与上述动物实验结果相似，淀粉样变性的增多并不能反映认知功能恶化。出现这种结果的原因可能是因为淀粉样变性可以反映有毒寡聚体的存在和螯合，也反映了这种特殊蛋白病和神经变性之间的延迟关系。

β 淀粉样物质除了可用于预测风险，研究者还试图使用 β 淀粉样物质作为疾病进展的标志物。但这些研究通常只在非常有限的时期（天）内进行。例如，在腰椎引流术术后 2 d 内，CSF 的反复取样显示 β 淀粉样物质没有明显改变[98-99]。对心脏病患者的一项非对照研究表明，CSF 中 β 淀粉样物质在术后 6 个月显著减少，符合进行性淀粉样变性的病理发展特征[100]。最后，一项研究表明麻醉和手术后 CSF 中 β 淀粉样物质急剧增加，这可能与先前的数据显示麻醉药诱发 β 淀粉样物质生成增加相符[101]。

淀粉样变性小结

麻醉药以不同的方式直接与 β 淀粉样物质病理途径相互作用。以氟烷为例的卤代烷是最具易感性的麻醉药，预示着病变的加速，而丙泊酚的作用很小。关键的体内数据证实了这些体外研究，但越来越多的认识支持淀粉病本身暂时与认知能力没有时间上的相关性，这表明淀粉样变性并不是大部分 PND、dNCR 形成的基础。然而，它可能会对 PND 最后的形式起作用，如轻度或重度的 NCD（术后），但由于时间上的不同步使这种关联难以建立。但我们仍然可以继续使用 β 淀粉样物质作为危险预测生物标志物，特别是如果术前可获得淀粉样物质的 CSF 或影像。血液中 β 淀粉样物质含量的测定尚未达到足够的敏感性和特殊性，但显然这是一个非常重要的目标。

Tau 蛋白病

AD 及各种 Tau 蛋白病的另一个主要病理学特征是细胞内神经纤维结（NFT），目前已知主要由 Tau 蛋白组成。Tau 是一种微管相关蛋白（microtubule-associated protein，MAP），它用于调节微管的稳定性和活性，这对于神经元结构和细胞内转运都至关重要[102]。Tau 蛋白磷酸化后就会从微管中脱离，当脱离的 Tau 蛋白达到一定数量，微管的功能就会丧失。和淀粉样物质相同，高浓度的磷酸化 Tau 将开始自我组装成有序的纤维结构，这将进一步引起细胞应激，或进一步加重 Tau 与微管脱离。无论是神经变性或认知丧失，NFT 都比 β 淀粉样物质更好地相关（无论是 PET 成像还是 CSF 水平），因此被认为是反映细胞死亡的较晚事件（图 82.2）[102]。受损的细胞释放 Tau 并以类似朊病毒的方式增强邻近细胞的 Tau 蛋白病[103]。释放的 Tau 蛋白还会沉积到 CSF 中并最终沉积在血流中，使其成为 CNS 应激 / 损伤的有效生物标志物。

细胞和分子研究

细胞研究评估了异氟烷的作用，约 2% 浓度的异氟烷可以导致 Tau 过度磷酸化，可能是通过上调 GSK-3b 激酶[104-105]。相似的研究中发现，丙泊酚和右美托咪定可以导致神经细胞系 Tau 蛋白的磷酸化[106-107]。该机制表现为抑制相关的磷酸酶 PP2A，PP2A 可直接通过低体温、与麻醉药结合或通过抑制 PP2A-Tau 复合物发挥作用。

动物研究

早期研究发现，暴露于异氟烷的野生型小鼠大脑中的 Tau 磷酸化显著增加[108]。但这种增加主要是因为 PP2A 磷酸酶对温度极其敏感，而麻醉过程中动物体温一般较低[108]。随后的研究发现，即使体温不低，麻醉后数天仍然存在一定程度的过度磷酸化[109]。在整合了淀粉样物质和 Tau 蛋白病变患者基因的转基因小鼠中，研究发现在使用吸入麻醉（地氟烷）进行下腹部手术会增加 Tau 沉积，导致学习和行为缺陷[110]。有趣的是，在使用丙泊酚进行简短的外科手术时，既没有观察到 Tau 的增加，也没有观察到任何认知缺陷[94]。

人体研究

迄今为止，对于 Tau 的临床研究仅限于在各种手术前或手术后收集 CSF。与淀粉样变性类似，这些研究通常是利用外科手术需要放置蛛网膜下隙导管，但有些研究也采用了重复单次 CSF 提取法。两种方式结果非常一致。手术后总 Tau 升高，磷酸化 Tau 未升高。大多数采样在结束后仍会继续升高至少 1 ～ 2 d[111]。Tau 升高提示 CNS 细胞损伤，但这对未来认知功能的影响还不太清楚。PET 配体对 NFT Tau 具有亲和力是非常重要的信息，但相关的外科研究并没有出现。现在已经有对 Tau 和其他损伤生物标志物（神经微丝蛋白轻链，S100β）的敏感和特异性血液检测，最近的研究显示手术后标记物浓度会升高[112]。尽管收集血液比 CSF 要方便很多，但血液可能会被周围组织污染，因为周围组织在手术中总是会被损伤。

Tau 蛋白病小结

与 β 淀粉样物质相比，MAP Tau 作为中枢神经系统损伤和神经退行性变更近的生物标志物，更加受到关注。麻醉和外科手术对 Tau 的影响在不同物种和模型的实验结果非常一致，都提示术后即刻出现 CNS 应激和损伤。上游机制可能是由于手术引发的神经炎症（稍后讨论），但动物研究表明，其对 Tau 磷酸化的直接作用也很重要。术后 Tau 影像学研究对于定义任何手术引起的 CNS 损伤程度和时间过程都具有广阔的前景。

钙失调

细胞内钙是细胞功能的关键调节剂，如果过度升高，会导致细胞应激、凋亡、自噬和坏死。因此，普遍认为钙失调在淀粉样变性 /Tau 蛋白病与细胞死亡之间存在重要关联。尽管没有任何实验基础，但最近有学者提出将其作为缓解 AD 类神经变性病的靶标[113]。神经元中钙升高的主要来源是内质网，其主要通过两个通道释放，分别是雷诺丁受体（RyR）和三磷酸肌醇受体（InsP3R）。RyR 拮抗药丹曲林为麻醉科医师熟知，主要有 2 个缺点，第一，在通常的肠外给药时，它在大脑中的分布很差。第二，由于对骨骼肌的影响，可引起肌无力。有学者提出将丹曲林作为 AD 的治疗药物[114]。

细胞和分子研究

电生理学和细胞培养的研究显示，挥发性麻醉药能够增加 RyR 和 InsP3R 通道开放，导致细胞内钙离子浓度增加，从而激发细胞凋亡途径[115-116]。在 InsP3R 敲除的细胞系中这种现象不明显，给予丹曲林或者 InsP3R 拮抗药光溜海绵素 C（Xestospongin-C）可使这种现象消失。值得注意的是，在单个细胞产生这种现象需要高浓度，长时间暴露在挥发性麻醉药中，这对在体实验提出了挑战。丙泊酚同样需要更高的浓度才能产生具有细胞毒性的钙浓度，提示全身麻醉药存在潜在的有效的等级效应。

动物和人体研究

只有少数的啮齿类动物研究阐述长期给予丹曲林可以一定程度减慢认知衰退和神经退行性病[117-118]，但没有数据显示紧急给予丹曲林可以预防 POD 和记忆 / 认知功能丧失。围术期的人体研究也未见报道。

钙小结

钙失调也许是麻醉和手术引发认知功能下降的重要上游通路，但仍需进行大量的研究。长期服用丹曲林延缓 AD 病程的临床可行性不大，但急性期、术中使用的前景诱人，尤其是考虑到丹曲林的各种剂型已经在临床中得到批准，且其肌肉松弛在手术期间是最理想的。

神经炎症

所有的动物实验都一致认为，单独的麻醉药对病理学和认知的影响非常有限，但是如果合并外科手术，就会产生强效且一致的影响。因此，产生一个假说，由于激活了固有免疫系统，手术诱导的炎症是导致 PND 的主要原因。众所周知，手术会引起经典的全身性炎症反应，这种反应通过损伤相关的分子模式分子触发，并由多种细胞因子和趋化因子介导并在全身播散。这种炎症反应对于伤口愈合和抵御微生物至关重要。但是某些个体也会发生过度炎症反应。一般情况下，完整的血脑屏障（blood-brain barrier，BBB）可以将大脑和重要的细胞和炎症介质分开。但是在某些老年或已存在神经炎症的患者中，BBB 可能发生“渗漏”，这样会导致外周的固有免疫反应传至大脑。这可能就是年龄、已存在认知功能下降、心血管疾病、糖尿病和身体虚弱[2, 84, 119-124]是 PND 重要高危因素的原因。

细胞和分子研究

虽然细胞培养系统无法模拟手术过程，但可以尝试将促炎因子和麻醉药物结合来了解其不同类型细胞的反应。例如小胶质细胞系对七氟烷和异氟烷（1 和 2 MAC）和丙泊酚（1 或 2 ED_{50}）几乎没有细胞因子反应。但在低剂量脂多糖（LPS）存在时就会产生强烈的细胞因子反应，而这种反应又会因为加入挥发性药物而增强，其中七氟烷的增强作用大于异氟烷。另一方面，临床浓度的丙泊酚可以完全消除细胞因子对 LPS 的反应[125]。虽然细胞水平研究结果转化仍是个难题，但对于研究某个特殊细胞系导致细胞毒性的分子途径仍然非常重要。

动物研究

大量的动物实验阐述了炎症反应对 PND/POCD 的影响。如仅仅在实施麻醉（异氟烷）后，就可检测出行为学的细微变化，即使是伴随非常简单的手术，这种变化也会显著变大并持续更长时间[110, 126-127]。这种由于手术引发的炎症反应在老年、代谢综合征及携带人类疾病基因的动物中进一步加重，这与之前基于 BBB 破坏做出的预测一致[110, 128-132]。认知作用通常伴随外周和脑中细胞因子水平显著升高，星形胶质细胞和小胶质细胞激活，精确胶质神经元信号轴被破坏[133]。细胞因子抗体（针对 IL-6 或 TNFα）或抗炎药（如地塞米松、他汀类药物）可去除促炎成分，部分减轻麻醉和手术对行为和病理学的影响[91, 127, 134-135]。但促炎作用对于术后恢复非常重要，所以一些研究表明，阻断细胞因子会延缓伤口愈合。因此更多研究应关注通过胆碱能途径调节炎症[130, 136-137]，或通过炎症消除途径，如特定细胞因子（IL-4、IL-10）和小脂质介体的复杂混合物（消退素）。两项动物实验均证实外源性胆碱能激动药或消退素可减轻 PND[130, 138]。最后，疼痛和镇痛药在神经炎症中的双向参与已得到广泛认同。但是其在 PND/POCD 中的作用还没有系统的研究。

尽管目前的证据表明麻醉药在产生 PND/POCD 方面仅起较小作用，但不同的麻醉药物可能会调节神经炎症反应的强度和持续时间。如体外细胞研究表明，丙泊酚减轻 LPS 对小胶质细胞的作用；与地氟烷相比，丙泊酚显著降低了转基因动物因手术导致的病理学和行为学效应[94]。一项研究表明，长期亚麻醉药量的丙泊酚减少了鼠类 AD 模型的认知下降轨迹[139]。

人体研究

以上啮齿类动物的研究只有很少能转化到人体，逐渐成为惯例而非例外。这种结果是由于患者的治疗方式及患者自身的极大差异造成的。如大多数患者都会同时给予丙泊酚和挥发性药物，但很少有患者会单独使用挥发性药物。有明确证据显示手术有外周的促炎作用，但这种作用的时间和强度差异很大[140]。与外周免疫反应相一致的证据在 CNS 中也有报道。一系列研究在手术前和手术后 24 h 或 48 h 收集 CSF 并检测多种细胞因子[98, 111, 141-142]。在每种情况下，均可检测到促炎和抗炎因子显著升高，术后 48 h 仍呈上升趋势。此外，一项研究证实骨科手术后脑脊液 / 血浆白蛋白比率突然而短暂的增加，是 BBB 完整性早期发生变化的临床前证据[143]。有趣的是，一项非随机对照研究[98]发现，相比于吸入麻醉，全凭静脉麻醉时脑脊液中的促炎性细胞因子显著减少，但是另一项大规模的临床随机对照研究认为，使用异氟烷或丙泊酚麻醉时结果并无不同。同样需要注意的是，在这两项研究中，异氟烷组也使用了丙泊酚作为麻醉诱导用药，而且并未确定丙泊酚使用剂量与其抗炎作用之间的关系。一项最新的 PET 影像学研究表明，腹部手术患者术后 4 d 星形胶质细胞、小胶质细胞激活标记被显著抑制，而术后 3 个月却显著升高，这样的结果与认知功能下降相关（彩图 82.3）[144]。这项研究结果与之前通过 PET 探针在灵长类动物和人体中的研究结果一致，由 LPS 导致的初始和快速（4 h）促炎信号在随后 22 h 内出现抑制[145-146]。生物标记物虽然费用昂贵，实施困难，但我们仍需要收集更多的时间点，以确认固有免疫系统对认知功能的影响。

考虑到炎症的重要角色，一些研究尝试使用抗炎药物缓解炎症的发生，这些药物通常在术前即刻或麻醉诱导后给予。最近的两项 RCT 研究发现，地

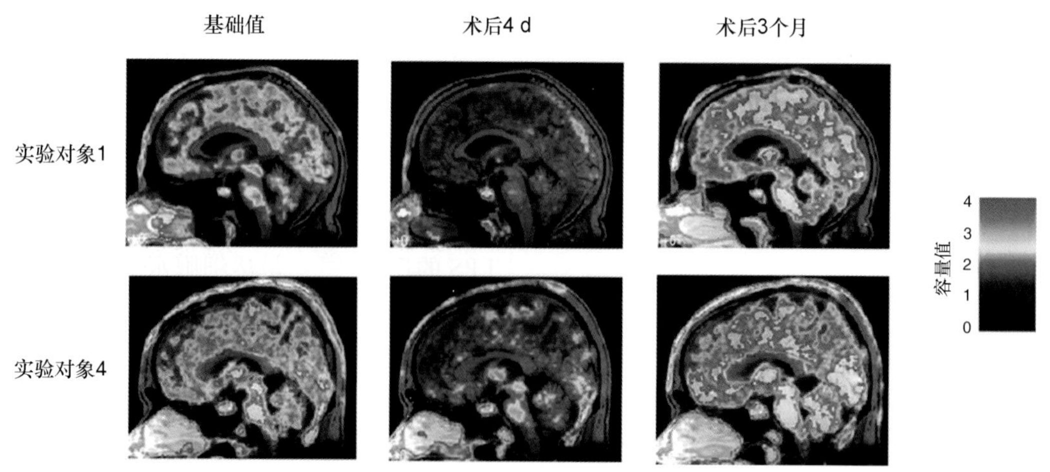

彩图 82.3 **术后神经炎症 PET 成像。**使用靶向活化神经胶质的 PET 配体［（^{11}C）PBR28］扫描了接受腹部手术的两位患者，普遍认为可反映大脑免疫活化程度。手术前的扫描是基线，手术后 4 d 的扫描可清楚地显示出免疫抑制作用。至少在这两位患者中，“3 个月”扫描显示其激活程度大于基线，这与他们的认知分析有关。术后第 4 天的抑制可能是出现在术后第 1 天或第 2 天的急性激活（From Forsberg et al.，Ann Neurol. 2017；81：572-582.）

塞米松降低了炎症反应的同时也降低了 POCD 的发生率[147-148]，但另外两项临床研究并未发现地塞米松有任何有益作用，但也没有任何有害作用[134，149]。一项研究发现 Cox2 抑制药（帕瑞昔布）可以降低老年患者的 dNCR，减轻疼痛和减少促炎因子[150-151]。目前最佳的用药剂量和给药时机尚未确定，我们也许应该把重点转移到增强促炎症消退，而不是如何阻止促炎症反应。

此外，多组学方法为手术后不同的免疫细胞反应提供了新的见解，这可能会对预防 PND 提供更好的治疗策略[152]。

神经炎症小结

手术导致外周和中枢神经系统炎症的证据十分充足，但迄今为止仍无有效的缓解方法。体外研究证实全身麻醉药物可以调节炎症反应；但这一结果并未在人体试验中得到证实。未来的研究方向将涉及围术期给予适当的抗炎药物或者促进炎症分解疗法。

小结

上述的病理和机制可能是独立存在的；然而，手术后也可能同时出现不止一个或全部，特别是在易感人群中。如 MCI 患者术前已经存在淀粉样变性和 Tau 蛋白病，在手术前已经激发了潜在的神经炎症状态（“致敏”状态）(图 82.2)。手术导致的急性炎症反应、麻醉药的调节作用、致敏状态相互作用导致病理学急性改变并对突触产生影响，从而对认知功能发生作用。但这种改变是短暂的，可能导致 dNCR，也可能加速自身病理进展，从而进一步产生神经退行性变和更持久的 NCD。这些机制的研究为生物标记物的发展奠定了基础，也为多方努力减少麻醉和手术对衰老大脑的影响提供了基础。

结束语

越来越多的人关注老年人围术期脑健康问题，患者、家属、看护者、围术期治疗人员和科学家都需要熟悉 POCD/PND 的危险因素及相关后果以及减轻危险因素最好的实践操作。本章我们努力提供 POCD/PND 相关的从机制到治疗多方面的最新的总结，但如果读者希望了解更多细节，可以参考原始文献。

致谢

本章的内容是第 8 版第 99 章“手术和麻醉引起的认知功能障碍和其他长期并发症”和第 15 章“麻醉与围术期神经毒性”两章内容的整合。Dr. Roderic Eckenhoff 联合主编及出版方感谢以下作者对本章所做的贡献：Drs. Lars S. Rasmussen，Jan Stygall，Stanton P. Newman，VesnaJevtovic-Todorovic。他们的贡献是本章改版的基础。

参考文献

1. Savage GH. *Br Med J*. 1887;2:1199.
2. Moller JT, et al. *Lancet*. 1998;351:857.
3. Evered L, et al. *Anesth Analg*. 2011;112:1179.
4. Silbert B, et al. *Anesthesiology*. 2015;122:1224.
5. APA. *Diagnostic and Statistical Manual of Mental Disorders*. 5th ed.; 2013.
6. Albert MS, et al. *Alzheimers Dement*. 2011;7:270.
7. McKhann GM, et al. *Alzheimers Dement*. 2011;7:263–269.
8. Evered LA, et al. *Br J Anaesth*. 2018.
9. Newman MF, et al. *N Engl J Med*. 2001;344:395–402.
10. Evered LA, et al. *Anesthesiology*. 2016;125:62–71.
11. Inouye SK, et al. *Alzheimers Dement*. 2016;12:766–775.
12. Murkin JM, et al. *Ann Thorac Surg*. 1995;59:1289–1295.
13. Silbert BS, et al. *Anesthesiology*. 2006;104:1137–1145.
14. Lewis MS, et al. *Acta Anaesthesiol Scand*. 2006;50:50–57.
15. Jacobson NS, Truax P. *J Consult Clin Psychol*. 1991;59:12–19.
16. Kneebone AC, et al. *Ann Thorac Surg*. 1998;65:1320–1325.
17. Rasmussen LS, et al. *Acta Anaesthesiol Scand*. 2001;45:275–289.
18. Ingraham L, Aiken C. *Neuropsychology*. 1996;10:120–124.
19. Keizer AM, et al. *Acta Anaesthesiol Scand*. 2005;49:1232–1235.
20. Berian JR, et al. *Ann Surg*. 2018;268:93–99.
21. Culley DJ, et al. *Anesthesiology*. 2017;127:765–774.
22. O'Regan NA, et al. *J Alzheimers Dis*. 2018;64:775–785.
23. Levinoff E, et al. *J Frailty Aging*. 2018;7:34–39.
24. van Velthuijsen EL, et al. *Drugs Aging*. 2018;35:153–161.
25. Watt J, et al. *J Gen Intern Med*. 2018;33:500–509.
26. Eamer G, et al. *Cochrane Database Syst Rev*. 2018;1:CD012485.
27. Neuner B, et al. *Aging Clin Exp Res*. 2018;30:245–248.
28. Culley DJ, Crosby G. *Anesthesiology*. 2015;123:7–9.
29. Kim S, et al. *Clin Interv Aging*. 2015;10:13–27.
30. Cunningham EL, et al. *Age Ageing*. 2017;46:779–786.
31. Adamis D, et al. *Psychiatr Genet*. 2016;26:53–59.
32. Vasunilashorn S, et al. *Am J Geriatr Psychiatry*. 2015;23:1029–1037.
33. McDonagh DL, et al. *Anesthesiology*. 2010;112:852–859.
34. Silbert BS, et al. *Ann Thorac Surg*. 2008;86:841–847.
35. Heyer EJ, et al. *Neurology*. 2005;65:1759–1763.
36. Shoair OA, et al. *J Anaesthesiol Clin Pharmacol*. 2015;31:30–36.
37. Dale W, et al. *Alzheimer Dis Assoc Disord*. 2018;32:207–213.
38. Hogan KJ, et al. *Anesth Analg*. 2018;126:629–631.
39. Fields LM, Calvert JD. *Psychiatry Clin Neurosci*. 2015;69:462–471.
40. Chow WB, et al. *J Am Coll Surg*. 2012;215:453–466.
41. Oresanya LB, et al. *JAMA*. 2014;311:2110–2220.
42. O'Donnell CM, et al. *Br J Anaesth*. 2018;120:37–50.
43. Zywiel MG, et al. *Clin Orthop Relat Res*. 2014;472:1453–1466.
44. Mason SE, et al. *J Alzheimers Dis*. 2010;22(suppl 3):67–79.
45. Rasmussen LS, et al. *Acta Anaesthesiol Scand*. 2003;47:260–266.
46. Sieber FE, et al. *J Clin Anesth*. 2010;22:179–183.
47. Pandharipande PP, et al. *Crit Care*. 2010;14:R38.
48. Pandharipande PP, et al. *JAMA*. 2007;298:2644–2653.
49. Duan X, et al. *Br J Anaesth*. 2018;121:384–397.
50. Zhang DF, et al. *Ann Surg*. 2018.
51. Mei B, et al. *Clin J Pain*. 2018;34:811–817.
52. Deiner S, et al. *JAMA Surg*. 2017;152:e171505.
53. Sieber FE, et al. *Mayo Clin Proc*. 2010;85:18–26.
54. Hovaguimian F, et al. *Acta Anaesthesiol Scand*. 2018.

55. Weinstein SM, et al. *Br J Anaesth*. 2018;120:999–1008.
56. Avidan MS, et al. *Lancet*. 2017;390:267–275.
57. MacKenzie KK, et al. *Anesthesiology*. 2018;129:417–427.
58. Punjasawadwong Y, et al. *Cochrane Database Syst Rev*. 2018;5:CD011283.
59. Dormia G. *Arch Ital Urol Nefrol Androl*. 1987;59:85–88.
60. Deiner S, et al. *Clin Ther*. 2015;37:2700–2705.
61. Zorrilla-Vaca A, et al. *Can J Anaesth*. 2018;65:529–542.
62. Zheng F, et al. *Anesth Analg*. 2013;116:663–676.
63. Williams-Russo P, et al. *Anesthesiology*. 1999;91:926–935.
64. Neerland BE, et al. *PLoS One*. 2017;12:e0180641.
65. Hirsch J, et al. *Br J Anaesth*. 2015;115:418–426.
66. Hori D, et al. *Br J Anaesth*. 2014;113:1009–1017.
67. Kato T, et al. *Prog Neuropsychopharmacol Biol Psychiatry*. 1997;21: 719–724.
68. Brooks E, et al. *Geriatr Orthop Surg Rehabil*. 2017;8:151–154.
69. Steenberg J, Moller AM. *Br J Anaesth*. 2018;120:1368–1380.
70. van der Sluis FJ, et al. *Surgery*. 2017;161:704–711.
71. Zhang H, et al. *Crit Care*. 2013;17:R47.
72. Mimuro J, et al. *Blood*. 1987;69:446–453.
73. Tsaousi GG, et al. *Eur J Clin Pharmacol*. 2018.
74. Rubino AS, et al. *Interact Cardiovasc Thorac Surg*. 2010;10:58–62.
75. Deljou A, et al. *Br J Anaesth*. 2018;120:798–806.
76. Leung JM, et al. *Anesthesiology*. 2017;127:633–644.
77. Dighe K, et al. *Can J Anaesth*. 2014;61:1136–1137.
78. Leung JM, et al. *Neurology*. 2006;67:1251–1253.
79. Greenberg S, et al. *World Neurosurg*. 2018;109:e554–e562.
80. Mu DL, et al. *Anesth Analg*. 2017;124:1992–2000.
81. Marcantonio ER, et al. *Ann Intern Med*. 2014;161:554–561.
82. Schulte PJ, et al. *Br J Anaesth*. 2018;121:398–405.
83. Bratzke LC, et al. *Anaesthesia*. 2018;73:549–555.
84. Evered L, et al. *Curr Opin Psychiatry*. 2017;30:220–226.
85. Selkoe DJ, Hardy J. *EMBO Mol Med*. 2016;8:595–608.
86. Khondker A, et al. *Membranes (Basel)*. 2017;7.
87. Eckenhoff RG, et al. *Anesthesiology*. 2004;101:703–709.
88. Xie Z, et al. *J Neurosci*. 2007;27:1247–1254.
89. Liang G, et al. *Anesth Analg*. 2008;106:492–500. table of contents.
90. Zhang Y, et al. *Ann Neurol*. 2012;71:687–698.
91. Culley DJ, et al. *Anesth Analg*. 2003;96:1004–1009.
92. Bianchi SL, et al. *Neurobiol Aging*. 2008;29:1002–1010.
93. Xie Z, et al. *Ann Neurol*. 2008;64:618–627.
94. Mardini F, et al. *Br J Anaesth*. 2017;119:472–480.
95. Dronkers JJ, et al. *Clin Rehabil*. 2010;24:614–622.
96. Evered L, et al. *Anesthesiology*. 2016;124:353–361.
97. Klinger RY, et al. *Anesthesiology*. 2018;128:728–744.
98. Tang JX, et al. *Anesthesiology*. 2011;115:727–732.
99. Berger M, et al. *J Alzheimers Dis*. 2016;52:1299–1310.
100. Palotas A, et al. *J Alzheimers Dis*. 2010;21:1153–1164.
101. Zhang B, et al. *Anesthesiology*. 2013;119:52–60.
102. Zetterberg H, et al. *Neuropathol Appl Neurobiol*. 2017;43:194–199.
103. Goedert M. *Science*. 2015;349:1255555.
104. Xu J, et al. *Cell Mol Neurobiol*. 2012;32:1343–1351.
105. Dong Y, et al. *PLoS One*. 2012;7:e39386.
106. Whittington RA, et al. *PLoS One*. 2011;6:e16648.
107. Whittington RA, et al. *Neurobiol Aging*. 2015;36:2414–2428.
108. Planel E, et al. *J Neurosci*. 2007;27:3090–3097.
109. Planel E, et al. *FASEB J*. 2009;23:2595–2604.
110. Tang JX, et al. *Alzheimers Dement*. 2011;7:521–531.
111. Berger M, et al. *Front Immunol*. 2017;8:1528.
112. Evered L, et al. *JAMA Neurol*. 2018;75:542–547.
113. Demuro A, et al. *J Biol Chem*. 2010;285:12463–12468.
114. Liang L, Wei H. *Alzheimer Dis Assoc Disord*. 2015;29:1–5.
115. Wei H, et al. *Anesthesiology*. 2008;108:251–260.
116. Qiao H, et al. *Anesthesiology*. 2017;127:490–501.
117. Peng J, et al. *Neurosci Lett*. 2012;516:274–279.
118. Chakroborty S, et al. *PLoS One*. 2012;7:e52056.
119. Monk TG, Price CC. *Curr Opin Crit Care*. 2011;17:376–381.
120. Price CC, et al. *Anesthesiology*. 2014;120:601–613.
121. Feinkohl I, et al. *Diabetes Metab Res Rev*. 2017;33.
122. Price CC, et al. *J Alzheimers Dis*. 2017;59:1027–1035.
123. Hudetz JA, et al. *J Cardiothorac Vasc Anesth*. 2015;29:382–388.
124. Brown CH, et al. *Anesth Analg*. 2016;123:430–435.
125. Ye X, et al. *PLoS One*. 2013;8:e52887.
126. Terrando N, et al. *Proc Natl Acad Sci USA*. 2010;107:20518–20522.
127. Hu J, et al. *Br J Anaesth*. 2018;120:537–545.
128. Barrientos RM, et al. *J Neurosci*. 2012;32:14641–14648.
129. Hovens IB, et al. *Brain Behav Immun*. 2014;38:202–210.
130. Terrando N, et al. *Ann Neurol*. 2011;70:986–995.
131. Feng X, et al. *Anesthesiology*. 2013;118:1098–1105.
132. Xu Z, et al. *Sci Rep*. 2014;4:3766.
133. Femenia T, et al. *J Neurosci*. 2018;38:452–464.
134. Fang Q, et al. *J Neurosurg Anesthesiol*. 2014;26:220–225.
135. Vizcaychipi MP, et al. *Ann Surg*. 2014;259:1235–1244.
136. Pavlov VA, Tracey KJ. *Nat Neurosci*. 2017;20:156–166.
137. Zanos TP, et al. *Proc Natl Acad Sci U S A*. 2018;115:E4843–e4852.
138. Terrando N, et al. *FASEB J*. 2013;27:3564–3571.
139. Zhang Y, et al. *Transl Neurodegener*. 2014;3:8.
140. Alazawi W, et al. *Ann Surg*. 2016;264:73–80.
141. Bromander S, et al. *J Neuroinflammation*. 2012;9:242.
142. Reinsfelt B, et al. *Acta Anaesthesiol Scand*. 2013;57:82–88.
143. Reinsfelt B, et al. *Ann Thorac Surg*. 2012;94:549–555.
144. Forsberg A, et al. *Ann Neurol*. 2017;81:572–582.
145. Hannestad J, et al. *Neuroimage*. 2012;63:232–239.
146. Sandiego CM, et al. *Proc Natl Acad Sci U S A*. 2015;112:12468–12473.
147. Glumac S, et al. *Eur J Anaesthesiol*. 2017;34:776–784.
148. Valentin LS, et al. *PLoS One*. 2016;11:e0152308.
149. Ottens TH, et al. *Anesthesiology*. 2014;121:492–500.
150. Zhu YZ, et al. *Medicine (Baltimore)*. 2016;95:e4082.
151. Tian Y, et al. *Int Psychogeriatr*. 2014;1–8.
152. Gaudilliere B, et al. *Sci Transl Med*. 2014;6:255ra131.

第 7 部分

危重症医学

83 危重症麻醉学

ALEXANDER S. KUO, DUSAN HANIDZIAR，J. MATTHEW ALDRICH
孙莹杰 译 张铁铮 审校

要 点

- 麻醉科医师在重症监护领域的临床实践和相关技术的发展中发挥了关键作用。
- 在发达国家中，各国 ICU 的结构、人员配置和使用情况差异很大。研究显示，“高配置”的人员配置模式可以改善患者的预后。
- 低潮气量肺保护性通气策略可改善急性呼吸窘迫综合征（acute respiratory distress syndrom，ARDS）患者的死亡率。对于严重的 ARDS 患者，建议采取俯卧位。
- 包括优化呼气末正压和肺复张技术的开放性肺策略备受研究关注并越来越多地应用于临床实践。然而，研究结论不一，未能明确证明开放性肺策略可改善预后。
- 2016 年第三次脓毒症和脓毒性休克国际共识定义（Sepsis-3），强调了器官功能障碍和宿主反应失调的关键因素。
- 拯救脓毒症运动指南和集束化治疗方案强调了早期识别、早期使用抗生素，及用液体和缩血管药物进行复苏。
- 休克患者的血流动力学复苏需要对液体的反应性和终末器官的灌注进行仔细评估。有明确的证据表明容量超负荷对危重患者有害。
- 肿瘤免疫治疗是肿瘤学中一个迅速发展的领域，具有显著的毒性反应，包括细胞因子释放综合征，给重症医师提出了新的管理挑战。
- 床旁即时超声检查在危重症患者的治疗中越来越普遍，但需要更多的研究来评估其对临床预后的影响。

引言

危重症医学的历史相对较短，可以追溯到 20 世纪中叶。在此期间，随着机械通气、血流动力学支持、镇静、肾脏替代治疗和患者康复管理方法的改变，该学科取得了显著的发展。现代重症监护是一个极具希望的医学领域，关注重点越来越倾向于跨专业护理、家庭参与，及远期预后。这些预后不再仅仅关注患者的生存率、在重症监护室（intensive care unit，ICU）滞留时间，及住院时间，还关注出院后损伤和新提出的 ICU 后综合征[1]。本章首先简要概述危重症医学的历史，包括麻醉重症医师的特殊作用。然后，我们将讨论现代和未来 ICU 的结构和管理，包括资源利用率、人员配备和团队设计、成本和预后。本章余下的部分将讨论基本领域的管理，包括开放 ICU/A-F 集束化治疗（Bundle）、呼吸衰竭、休克和血流动力学支持，脓毒症和肿瘤科的重症监护。

危重症医学史与麻醉重症医师的角色

我们通常将危重症医学的发展和第一个 ICU 的建立归功于丹麦麻醉科医师 Bjorn Ibsen。1952 年在麻省总医院接受麻醉培训的 Ibsen 医师被派去帮助照顾一位 12 岁患有脊髓灰质炎和呼吸衰竭的女孩。他创立了通过气管切开进行人工正压通气的方法[2-3]，并在哥本哈根发生脊髓灰质炎大流行时将该方法应用于数十名患者。同样重要的是，Ibsen 医师将所有应用这种方法治疗的呼吸衰竭患者集中于特定的场所，从而开创了现代 ICU 的先河。同样对现代危重症医学具有贡献的是约翰逊霍普金斯大学的神经外科医师 Walter Dandy，他于 1923 年为神经外科术后的患者开设了一间三张床的病房，创建了更早版本的现代 ICU[4]。Max Harry Weil 是现代危重症医学发展中的另一个关键人物，1958 年在洛杉矶与南加州大学（Los Angeles County ＋ University of Southern California，LA ＋

USC）的联合医疗中心开设了一间四张病床的“休克治疗病房”[3]。

自早期 ICU 以来，现代重症医学一直致力于持续的生理监测和高级生命支持治疗，包括机械通气、体外膜氧合（extracorporeal membrane oxygenation，ECMO）和连续肾脏替代治疗。一位睿智的观察者和实践者曾指出 ICU 关注的焦点往往是脓毒症、急性呼吸窘迫综合征（acute respiratory distress syndrome，ARDS）、急性肾衰竭和谵妄等综合征，而不是特定的疾病[4]。对综合征的治疗和其他有挑战性的危重症救治的进展虽然振奋人心，但在临床实践中仍需阶段性重大调整，尤其是在镇静、ARDS 的机械通气、肺动脉导管（pulmonary artery catheter，PAC）的使用、胰岛素强化治疗，及目标导向治疗等方面。

麻醉科医师在现代重症学科的发展中起到了核心作用，这点可追溯到 Ibsen 医师；无论在临床实践的进步，还是专业发展所必需的技术和工具方面，麻醉科医师均发挥了关键作用。加利福尼亚大学旧金山分校（the University of California，San Francisco，UCSF）的儿科麻醉重症医师乔治・格雷戈里（George Gregory）等采用持续正压通气（continuous positive airway pressure，CPAP）治疗新生儿特发性呼吸窘迫综合征，已证实该方法可显著提高患儿的存活率[5]。John Severinghaus 不是重症医师，但在麻醉学领域肯定是一位重要人物，他在 20 世纪 50 年代末第一台血气电极装置的研发过程中做了突出的贡献[6]。然而，最近美国重症监护的麻醉科医师地位似乎有所下降。2001 年，美国和欧洲的几位学术带头人撰写了一篇专家共识，在以下几个方面提出了警示：只有不到 4% 的美国麻醉科医师持有重症监护室所需的特殊资质证书，只有 12% 的危重症医学会（Society of Critical Care Medicine，SCCM）会员是麻醉科医师，每年通过麻醉专科培训获得麻醉重症医学证书的相对较少[7]。相比之下，欧洲的麻醉重症医师依然能在重症医学领域发挥核心作用。在这篇文章发表后的近 20 年里，麻醉重症医师的现状发生多大变化尚不清楚。麻醉重症学科官方认可的会员数量已经下降[8]，并且与其他麻醉亚专业（如疼痛医学和儿科麻醉学）相比，通过美国麻醉学委员会认证的麻醉重症毕业生数量仍然很低[9]。目前我们尚不清楚麻醉重症医学职业培训途径不受待见的原因，但关键因素可能包括有限的高质量重症监护轮转的机会、缺少带教老师，及麻醉领域的收入更可观。尽管面临这些挑战，麻醉重症医师协会在过去几年中仍继续发挥着主要的宣传、教育和指导作用，会员人数也有所增加[10]。

随着围术期医学日益复杂化以及需要重症监护的老龄化人口的增加，未来美国麻醉重症医师发挥的作用可能会更大。值得注意的是，最近几位来自创伤和新模式重症监护领域的麻醉学术带头人提出了急症护理麻醉学这一概念[8]。这种新途径和团队在一定程度上效仿急诊外科，包括院前和急救监护、创伤和危重监护等方面的培训。培训的细节仍不清楚，但有充分的理由认为这种方法是加强麻醉科医师在急救复苏中作用的另一种手段[11-12]。

重症监护室的结构和管理

容量、利用率和成本

发达国家 ICU 的床位利用率和费用差别较大。不同国家 ICU 床位的定义不同，美国、比利时和德国 ICU 床位比超过 20 张 /10 万人，而英国、荷兰、法国和西班牙 ICU 床位比则少于 10 张 /10 万人[13]。同样，发达国家重症监护病房的使用规模和类型也存在较大差异[14]，一部分是因为床位数不一样，但也反映了不同的入院标准和分诊方法，已有相关文献详细阐述[15-17]。最近欧洲进行的一项大型前瞻性非心脏手术研究显示，重症监护中存在高死亡率和明显的不确定性[18]。更惊人的发现是外科死亡病例中绝大多数患者（73%）从未入 ICU 进行治疗。因此，尽管一些国家担心昂贵资源的过度利用，但该研究提示重症监护资源的利用不足更应引起足够的重视。

特别是在美国，重症监护病房床位和费用持续增长，而利用率总体保持平稳。2005 年 ICU 的床位有 93 955 张，利用率为 68%，重症监护费用占全院费用的 13.4%，占国民生产总值的 0.66%[19]。到 2010 年重症监护床位增加到 103 900 张，并且过去 10 年床位使用率保持稳定。新生儿重症监护床位增加最快，而成人和儿童重症监护床位增加速度要低得多。重症监护的费用也增长到了 1080 亿美元，与国民生产总值的增长幅度（0.72%）相当[20]。最近美国医疗保险和医疗保险补助计划的数据分析显示，重症监护病房床位的增加种类同样值得关注[21]。近 15 年来，超过 72% 的 ICU 床位增长发生在教学医院。多因素分析还表明，ICU 床位利用率高的大型医院和教学医院，下一年度 ICU 床位增加也最高。因此得出结论：这可能代表了一种“事实上的区域化”，进而能提供更高质量的监护治疗。更重要的是，他们认为研究结果与 ICU 床位的增加和供给似乎与“需求弹性”理论相矛盾[22]，该理论认为供给增加可推动需求，但未明晰重症监护对患者是否有益处，这可能会改变医疗模式并增加医疗成本[23-24]。

重症监护室的结构和人员配置模式

同ICU床位的数量和使用一样，世界各国ICU的结构和人员配置存在相当大的差异。与世界其他地区相比，北美的ICU更倾向于一种“开放”结构，划分出内科和外科病房，且全天候重症医师配比少[25]。ICU可以是“开放式的”或“封闭式的”，而通常的研究方法是将人员分类为“低配置”（无重症医师或仅由特定的重症医师指导）或“高配置”（所有监护由重症医师执行或强制性由重症医师来指导）[26]。过去二十年优化ICU结构和人员配置模式方面更多的关注焦点是：专科与多学科混合，“高配置”与“低配置”，最佳的医护比例，夜间值班制度，高级医务从业人员（advanced practice providers，APPs）的应用，以及最佳的ICU团队结构。

尚无数据证明专科ICU有利于患者的预后，但确实表明在非主要专科ICU单元治疗的患者死亡率是增加的[27]。包括两项大型系统回顾分析在内的众多研究观察了ICU人员配备强度与预后的相关性[26, 28-34]。患者预后指标多样，但主要以死亡率和住院时间为主，采用“高配置”模型可降低患者的死亡率和住院时间。关于重症监护与患者比率的数据有限，英国最近的一项回顾性研究显示患者与重症监护医师比率之间呈U型关系，最佳比率为7.5。最佳的护理比率尚未明了，一项大型多国的观察性研究表明，护士-患者比高于1.5可降低住院死亡风险[25]。欧洲重症监护学会质量改进工作组推荐8至12张床可作为最佳的床位数量[35]。

夜班重症医师的配备是研究热点，多数研究显示配备夜班重症医师对降低死亡率的作用有限[36-39]。值得注意的是，一项研究表明，配备夜班医师加上低强度的白班人员可降低死亡率[39]。此外，一项前后对照前瞻性研究表明，强制性24/7（每天24 h、每周7天）重症监护制度可减少住院时间和并发症的发生，可提高医务人员的满意度，同时有利遵守监护流程[40]。根据现有的数据，一些研究者和重症监护机构（critical care organizations，CCOs）认为配备夜班重症医师成本高，效益不明显[36, 41]，而另一些研究者则对高复杂性和高容量ICU中24/7重症监护模式的价值存在强烈争议，强调其益处不仅是有重症医师的存在，而且有赖于于监护系统中重症监护主导作用的变化[42]。

现在更多关注的焦点是探寻组建ICU结构和功能的最佳方案。如前所述，“开放式”或“低配置”ICU安排住院医师或急诊医师来管理患者。因为重症医师数量有限，许多教学医院和社区医院启用执业护师（nurse practitioners，NPs）和助理医师（physician assistants，PA）—通常被称为高级医务从业人员（APPs）作为ICU团队的核心成员[43]。研究表明，该配备模式与住院医师[44]和呼吸/重症专培医师[45]组成的团队相比，患者的病死率和住院时间相同。最近一项大型回顾性队列研究分析了22家医院29个ICU数据，探讨了NP/PA这种ICU人员安排与住院死亡率之间的关系，发现尽管NP/PA模式ICU的患者疾病严重程度较低，使用机械通气较少，但NP/PA模式ICU患者的风险校正和未校正死亡率与非NPs/PAs模式的相似[46]。除此之外，还有证据表明，包括医师、护士和呼吸治疗师在内的其他ICU人员对NPs/PAs均持有积极的看法[47]。NPs/PAs的核心优势是易获得、具有熟练的沟通能力，及了解并遵从监护指南。

除了以上非专业医师具有的优势外，有证据支持多学科合作和跨专业治疗更有利于危重患者的救治。一项宾夕法尼亚医院回顾性研究证实，高配置重症医师以及多学科联合查房利于降低患者死亡率[48]。最近的一项回顾性研究也肯定了ICU跨专业合作运行的价值[49]。药剂师、呼吸治疗师、康复理疗师是危重患者日常护理的必备人员，可改善患者的短期和长期预后。

前文在论述ICU结构中已经强调了有些指南和要求。非营利“第三方监督”组织Leapfrog集团，通过包括ICU人员配备在内的各种因素对医院进行评级。ICU最高级别的评分是要求所有危重患者应由获得职业认证的重症医师管理或共同管理[50]。SCCM的重症监护模式工作组认为，“重症医师主导的高强度”团队是ICU诊疗“不可或缺”的一部分。关于是否由重症医师直接管理所有患者（即“封闭”模式），还是强制性在重症医师指导下管理患者，指南未给出建议[51]。同样，SCCM工作组对入院、出院和分诊给出了1B级的推荐，无论ICU是完全“封闭”模式，还是强制性重症医师主导模式，均建议采取白班人员高配置的管理模式；如果ICU是高配置模式运行，SCCM不推荐重症医师24小时值班制度[52]。

管理与质量改进

ICU的质量在很大程度上取决于管理结构、临床实践和过程的组织方法，及质量改进。不同ICU的管理结构各不相同，通常至少由一名医疗主管和护士长或主管护士作为基本的领导结构[35]。专家和重症医学会已经认识到选择和培养经验丰富的重症医学领导者是非常重要且具有一定的挑战性。最近的一篇评论强调了领导者在临床和组织实践中保持和促进“连续性、一致性和沟通”的必要性[53]。尽管看似简单，但重症医学领导者通常在要求苛刻和复杂的环境中工作，并且必须对广泛的医疗系统运作和财务方面有很深的了解。同样重要的是强大的领导能力，特别是倾听和学习能力，以及适应临床和组织变化的能力，并不断充当“变革催化剂”[54]。

除了发展个别领导者之外，医疗机构越来越关注在重症监护结构中如何将 ICU 与其领导者最好地整合。危重症医学特别工作组的学术带头人关注到了越来越多的与重症监护机构（CCOs）相关的学术医疗中心。他们描述了以患者质量、安全和价值评价为重点的整合路线图：首先使用“横向”方法将所有 ICU 放在一个独立体系中运作，该体系明确规定了基于价值导向监护的责任和义务；然后是“垂直”方法，采用人口健康模型，为所有重症患者在 ICU 期间和出 ICU 后提供持续的医疗[55]。工作组还提出了后续计划，将重症医疗服务整合到一个组织，明确指出包括研究、专业发展和教育等学术任务[56]。

一套明确的行政和临床指南有利于提高临床实践质量和合理使用昂贵且通常稀缺的资源。SCCM 最近修订了入院、出院和分诊指南，以便指导各医疗机构完善患者流通和质量保证的政策和方案[52]。专家和专业协会一致认为特定的医疗方案，比如有关中心静脉导管的置入、机械通气的管理，及 ICU 中其他的特定诊疗，均有助于在协作模式中提供高质量、高价值的诊疗[57-58]。管理清单和集束化治疗通常构成了诊疗标准化的基础，并成为履行循证实践和指南的基础。例如，SCCM 的 ICU 解放计划提出了 ABCDEF 六个方面的集束化治疗，以此作为日常、标准化的方法去执行相关预防和管理 ICU 成人患者的疼痛、躁动/镇静、谵妄、制动和睡眠中断等指南[59-60]。诊疗标准化是必要步骤，但提高质量和价值还取决于改进流程的积极方法。每个 ICU 或 CCO 必须首先制定质量和安全标准[61]。同样重要的是，ICU 和 CCO 要考量重症监护的整体质量。最新的以家庭为中心照护循证指南强调，把家庭支持的评估纳入重症诊疗质量的定义中是非常重要的[62]。一旦以此定义，机构质量将在很大程度上取决于主要负责人、重症医务人员和工作人员的收集、分析和传播数据的能力[51, 63]。

总之，重症医疗是一个相对年轻的学科，自成立以来就有麻醉科医师的参与。危重症医学的实践在医学进步、实践结构和融入更广泛的人口健康领域等方面持续快速增长和发展。在接下来的章节我们将讨论现代重症医学实践中的几种主要疾病综合征和治疗方式。

急性呼吸窘迫综合征和肺保护性通气

急性呼吸窘迫综合征（acute respiratory distress syndrome，ARDS）

ARDS 通常是急性肺损伤的终末期状态，以非心源性肺水肿、不均匀性肺实变、肺顺应性下降和严重低氧血症为特征，由肺泡损伤和肺泡上皮-肺毛细血管内皮细胞的通透性增加引起。致病因素有直接的化学损伤、脓毒症或创伤引起的全身炎症反应，或其他危重症的常见原因。

2012 年 ARDS 柏林定义着重明确低氧程度、急性发病时间和影像学表现。根据氧合指数（PaO_2/FiO_2）将 ARDS 分为轻度（200 mmHg < PaO_2/FiO_2 ≤ 300 mmHg）、中度（100 mmHg < PaO_2/FiO_2 ≤ 200 mmHg）和重度（PaO_2/FiO_2 ≤ 100 mmHg），且在呼气末正压（positive end expiratory pressure，PEEP）不低于 5 cmH_2O 时评价 PaO_2/FiO_2。7 天内发病且双肺浸润影不能用心源性肺水肿、胸腔积液或肺不张来解释（表 83.1）[64]。

“婴儿肺”

影像学显示，ARDS 患者的肺呈不均匀实变，参与通气的肺容积很小，且承受通气期的全部机械应力，这一概念被称为“婴儿肺”。因此，肺通气策略的重点是预防机械性创伤和优化“婴儿肺”的残余通气功能[65]。

表 83.1　急性呼吸窘迫综合征严重程度的分级（PEEP ≥ 5 cmH_2O）

ARDS 严重程度	氧合指数 PaO_2/FiO_2
轻度	300 ~ 200 mmHg
中度	200 ~ 100 mmHg
重度	≤ 100 mmHg

ARDS 的柏林定义：起病时间小于 1 周。无其他原因的双肺浸润，并排除了液体超负荷、心源性肺水肿等主要因素[64]。
ARDS，急性呼吸窘迫综合征；PaO_2/FiO_2，氧合指数；PEEP，呼气末正压

肺保护通气策略

现代危重患者采用的机械通气方式重点是预防呼吸机相关性肺损伤。关于潮气量，ARDS Network 具有里程碑意义的 ARMA 研究证实，与潮气量 12 ml/kg 预测体重（predicted body weight，PBW）的通气策略相比，使用肺保护通气策略（潮气量 6 ml/kg PBW，吸气平台压力小于 30 cmH_2O）可显著降低患者的死亡率和呼吸机使用天数[66]。这种小潮气量的肺保护通气策略已成为 ARDS 患者的标准护理策略，后续研究发现这种肺通气策略甚至可以改善非 ARDS 患者的预后[67-70]。

允许性高碳酸血症

低潮气量通气时常伴高碳酸血症的发生。虽然避免呼吸机相关性肺损伤对于 ARDS 患者是有益的，但是高碳酸血症的具体程度和多重效应尚不清楚[71]。已有各种证据表明，高碳酸血症对肺炎、细胞和免疫功能，及伤口愈合产生影响[72-74]。此外，高碳酸血症可能损害右心室功能，加重肺动脉高压，并易诱发心律失常[75]。因此，大多数危重症医护人员采取了一种针对该类患者的实用治疗方法——通常被称为“允许性高碳酸血症”——目标 pH 大于 7.25。目前正在积极研发体外二氧化碳排除装置，使肺损伤和低潮气量通气期间的二氧化碳清除更便捷[76]。但是这些有创设备的临床实用性和有效性还有待证实[77]。

ARDS 的通气模式

肺保护性通气策略的重点在于预防容量性损伤、气压伤和肺不张。容量性损伤是指肺泡因容积过度膨胀而受到的损伤，与肺泡壁受到过度的气压伤密切相关。肺不张伤是由肺泡的反复塌陷和复张引起[78]。

传统的通气模式是定压或定容通气，潮气量大于无效腔量，呼吸频率与自主呼吸频率相似。循环气流进出肺泡产生气体交换。只要应用小潮气量，传统的定压或定容通气模式对 ARDS 无明显差异[79]。

气道压力释放通气模式（airway pressure release ventilation，APRV）是指设定的气道内高压定期短暂快速地释放到另一较低水平时触发自主呼吸，可增加通气量，减少无效腔量[80]。一篇观察性研究的综述显示，创伤患者早期应用 APRV 可能会降低 ARDS 的发生率；但是需更严谨的研究验证该假说[81]。基于该通气模式的风险和临床益处尚未经证实，故其使用仍然存在争议[82-83]。

高频振荡通气（high-frequency oscillatory ventilation，HFOV）是另一种新型通气模式，需要特殊的振荡泵。HFOV 是以小潮气量（< 100 ml）和高频率（每分钟数百次）方式进行通气的。HFOV 通气的潮气量小于无效腔量，故气体交换不依赖于气体的整体流动而是依赖于其他机制，如钟摆样运动（震荡气体）和强化扩散。虽然最初的研究证实 HFOV 可改善氧合，但随后一项更大规模的临床试验表明，ARDS 患者并未从中获益或增加死亡率[84-85]。因此，除了抢救难治性缺氧之外，不推荐使用 HFOV[86]。

呼气末正压和开放性肺通气策略

ARDS 的特征性表现是广泛的肺泡萎陷。在通气过程中肺泡的反复开放和闭合可导致不张性肺损伤。肺顺应性曲线具有滞后现象，这意味着吸气时需要较高的驱动压力使肺部膨胀，而呼气时需要较低的驱动压力维持其开放。因此，呼气末正压（positive end-expiratory pressure，PEEP）和更为普遍的“肺开放”策略的应用备受关注。

呼气末正压通气

PEEP 是指呼气末气道内仍保持一定压力。PEEP 可增加功能残气量，防止呼气时肺泡塌陷，维持肺泡复张，从而改善氧合。PEEP 过高会引起局部或全肺的过度膨胀或增加空气潴留。此外，PEEP 过高可损害右心室功能，使回心血量减少，需要补充足够的血容量。

早期的动物研究表明，应用 PEEP 可改善机械通气相关性肺损伤[87]。因此，ARDS 联盟通气模式指南推荐应用 PEEP 时不小于 5 cmH_2O[66]。然而，大量的临床研究将低 PEEP 与高 PEEP 通气方案进行了比较，结果发现尽管高 PEEP 通气改善了氧合，但临床预后并没有明显区别[88-90]。这些失败的研究结果产生了“滴定 PEEP”这一更为精确的通气方法，常应用于“肺开放”策略（open lung strategies，OLSs）中。

“肺开放”策略（OLS）

OLS 是最佳 PEEP 的保护性肺通气策略与肺复张手法策略的组合。其目的是维持功能肺组织的通气，从而防止肺不张、肺泡的周期性塌陷并调节肺顺应性。肺开放策略整合了各种 PEEP 滴定策略及肺复张手法策略。

食管测压、跨肺压和呼气末正压

推荐利用食道压力指导最佳 PEEP 的设定。气道压力的机械应力分为内在的肺顺应性和外在的胸壁顺应性两部分。然而，经跨肺压量化后，只有肺组成部分参与了机械通气相关性肺损伤[91]。很难估计这两部分作用的占比，并受到包括 ARDS、肺水肿、肺不张、肥胖、腹腔间室综合征和烧伤等多种情况的影响[92-93]。

跨肺压是整个气道压减去胸膜腔内压（肺外胸壁内的压力），常用食道压代替胸膜腔内压，可在食道内放置一个专门设计的类似胃管的充气压力传感器导管来测压[91]。通过该方法滴定 PEEP 可防止出现在呼气末肺泡发生塌陷负的跨肺压。对病态肥胖等胸壁顺应性异常的患者具有特殊的应用前景。

ARDS 患者应用食道压力进行 PEEP 滴定，可允许使用较高的气道压力而不会导致肺损伤[94]。一项临床研究表明，该方法与高 PEEP 联合应用可改善氧合及肺顺应性，但尚需进一步的研究证明该方法可改善预后[95]。

呼气末正压递减试验

呼气末正压递减试验是指在手法肺复张后先将 PEEP 提高至一个较高水平（20 ～ 25 cmH_2O），再逐步缓慢地降低 PEEP，通过潮气量驱动压力最终将 PEEP 设定在肺顺应性最大化的水平[96]。OLSs 初期临床证明其对重症 ARDS 患者具有积极的生理改善作用。然而，这些初期研究结果本质上是各不相同的，一项关于“肺开放”策略的最大的前瞻性随机试验发现，其 6 个月的死亡率、呼吸机使用天数和气胸的发生率实际上是增加的[97-100]，该项研究指出较高的肺复张压力会导致气压伤和血流动力学不稳定。因此，尚需进一步的研究阐明 ARDS 患者的最佳 PEEP 和肺复张策略。

肺复张策略

肺复张策略的目的是使塌陷肺泡复张，从而改善气体交换和避免剪切力。最常见的肺复张手法是在设定时间内维持一定的气道压力，通常为 30 ～ 40 cmH_2O，持续 30 ～ 40 s。但这种治疗也有不良反应，常见的并发症包括短暂的血流动力学波动、血氧饱和度降低、人机对抗，及罕见的气胸[101]。因此行手法肺复张期间和之后应密切观察患者。另一种可行的更为温和的肺复张方法是逐步递增的 PEEP 滴定法。将 PEEP 逐步提高，每 3 ～ 5 分钟增加 2 ～ 5 cmH_2O，直到呼吸功能或血流动力学参数出现恶化。然而，几乎没有证据表明哪种肺复张策略具有优越性。此外，总体而言缺乏肺复张可改善临床疗效的强有力证据；因此，肺复张策略在机械通气中的作用尚不明确[99]。

俯卧位

俯卧位对于 ARDS 患者具有许多生理上的益处：改善通气 / 血流比例和肺通气，减少不均一的肺实质病变。对呼吸机相关性肺损伤具有保护作用[102]。一项仅针对重症 ARDS 患者（定义为氧合指数＜ 150 mmHg）的大型研究发现俯卧位可显著降低 28 天的死亡率[103]。如上所述，推荐在重症 ARDS 患者中应用俯卧位通气，前提是要在具有丰富俯卧位通气经验的医疗中心进行，患者才能获益。在医务人员经验较少的中心应用俯卧位通气，技术上可能具有挑战性，并增加了严重并发症的风险[104]。

自发性肺损伤

自主呼吸时产生负压，是胸壁对肺产生的负压。增加呼吸驱动力和肺损伤时，无须正压通气即可诱发肺损伤[105]。对于轻度肺损伤患者，自主呼吸可有助于更好的氧合、改善依赖性肺通气并减少膈萎缩。然而，在严重的肺损伤中，自主呼吸可加重肺损伤[106]。

神经肌肉阻滞剂

神经肌肉阻滞剂通过消除胸壁和膈的自发性运动来促进患者与呼吸机机械通气的同步化，可降低气道压力，减少气压伤的风险，并改善氧合。此外，一些动物实验的数据表明，神经肌肉阻滞剂顺式阿曲库铵可通过抗炎作用直接起到肺保护作用[107]。一项比较维库溴铵与顺式阿曲库铵的观察性研究发现，尽管死亡率或其他临床预后无差异，但顺式阿曲库铵组需呼吸机支持的天数更少[108]。一项 ARDS 患者应用神经肌肉阻滞剂的前瞻性研究，即 ACURASYS 试验表明，在氧合指数小于 150 mmHg 的重症 ARDS 患者中，前 48 小时给予顺式阿曲库铵可明显降低肺损伤和死亡率，而且短期内使用不增加肌无力的发生率，也未出现危重病性肌病[109]。这项研究因其样本量相对较小、单中心且没有足够长的随访时间来评估危重病性肌病而受到质疑。为了解决这些问题，预防和早期治疗急性肺损伤（PETAL）临床试验网络进行了一项更大规模、多中心随机试验，重新评估了早期神经肌肉阻滞（reevaluation of systemic early neuromuscular blockade，ROSE）在中度至重度 ARDS 患者中的有效性和安全性[110]。结果表明，早期持续应用神经肌肉阻滞药并未降低 90 天内任何原因导致的院内死亡率。3 个月、6 个月和 12 个月的临床结果组间无明显差异。然而，相较于 ACURASYS 试验而言，ROSE 试验中的患者接受了更高水平的 PEEP，除全身肌肉松弛的患者外均接受了轻度镇静治疗，这可能是造成观察结果不同的原因[110]。

无创正压通气和经鼻高流量氧疗

持续气道正压通气（CPAP）和双水平气道正压（BI-PAP）面罩通气已被证明是急性心源性肺水肿和慢性阻塞性肺疾病（COPD）致呼吸衰竭的一线治疗方法[111-113]。然而，它们在 ARDS 患者中的应用存在争议。虽然避免气管插管可能有诸多益处，但研究未能显示无创正压通气（positive-pressure ventilation，NPPV）可降低气管插管率或死亡率。事实上，一项研究表明，与经鼻高流量氧疗（high-flow nasal cannula，HFNC）相比，NPPV 可增加患者的死亡率[114]。患者对 HFNC 的耐受性优于面罩 NPPV，且在气管插管率或死亡率方面未发现 HFNC 劣于 NPPV[115]。然而，一项针对免疫功能低下患者的大样本前瞻性多中心随机试验未发现其对死亡率、气管插管率，甚至患者舒适度有任何益处[116]。尚需进一步试验来探讨 HFNC 和 NPPV 其他非面罩形式的作用。

ARDS 患者循证机械通气总结和未来研究

强烈推荐应用 6 ml/kg PDW（预测体重，PBW）的肺保护性通气策略。ARDS 网络协议推荐 PEEP 不低于 5 cmH_2O 且行滴定增加，但最佳 PEEP 水平尚不清楚。重症 ARDS 患者早期应用俯卧位通气会改善死亡率。不推荐 HFOV 作为主要通气方法。肺复张手法策略和优化 PEEP 滴定策略的作用亟待进一步研究证实。另外，需要明确无创通气和神经肌肉阻滞剂在治疗 ARDS 患者中的作用及自原发性肺损伤的风险。

目前仍在继续研究超低潮气量（小于或等于 4 ml/kg PBW）通气的应用。人工气体交换装置、体外二氧化碳交换器或静脉-静脉 ECMO 支持技术也在不断发展[117]。最后，尽管阿司匹林、他汀类药物和 β-受体激动剂对于 ARDS 患者的治疗效果均呈阴性，但包括间质干细胞疗法在内的新的药物和生物疗法仍在研制中[69, 118]。

疼痛和躁动的管理

镇静药是 ICU 最常用的药物。应用镇静药的目的是控制躁动，以确保患者和护理人员的安全，并防止意外拔管等危险事件的发生。有效管理躁动的第一步是识别和处理潜在诱因。疼痛是引起危重症患者躁动的常见原因，但往往未被充分认识[119]。谵妄在危重患者中极为常见，并可导致多种不良反应，包括延长住院时间和增加死亡率等[120]。谵妄可表现为淡漠或躁动，一线治疗应该是非药物干预。

需要镇静药时，推荐以轻度镇静为目标[121]。轻度镇静不增加创伤后应激障碍的发生率[122]，且可能缩短机械通气时间甚至降低死亡率[122]。采取每日中断镇静或使用标准化量表指导护理流程是实现这一目标的有效方法[121]。里士满躁动镇静评分（richmond agitation-sedation scale，RASS）和镇静躁动评分（sedation-agitation scale，SAS）是经过充分验证的镇静评估量表[123-124]。有些方案甚至建议完全避免使用传统的镇静药，重点放在镇痛和采用氟哌啶醇治疗躁动型谵妄[125]。尽管该方法可能缩短住院时间和机械通气时间，但还需进一步的研究来证实。此外，有一种观点认为苯二氮䓬类药物会增加阿片类药物所致的痛觉过敏，对于需要阿片类药物镇痛的患者应考虑这一点[126]。

选择哪种特定的镇静药一直存在争议。然而，与丙泊酚或右美托咪啶相比，苯二氮䓬类药物可能增加谵妄的发生率并延长机械通气时间[127-130]。丙泊酚的优点是作用时间短且能快速滴定，是一种常见的选择用药，但可引起高三酰甘油血症甚至更罕见的丙泊酚输注综合征。丙泊酚输注综合征是长时间大剂量输注丙泊酚引发的严重并发症，其特征有代谢性酸中毒、心电图和心脏传导异常，及横纹肌溶解[131]。ICU 中越来越多地使用右美托咪啶镇静。有几项研究表明，与其他镇静药相比，右美托咪啶使患者谵妄的发生率更低，甚至对谵妄具有预防作用[132-133]。

氟哌啶醇等抗精神病药物很少作为主要的镇静药，但可用于控制躁动型谵妄，其可能对患者或护理人员造成伤害。然而，研究尚未明确抗精神病药物有益于预防或治疗谵妄[134]。此外，许多在 ICU 内开始应用抗精神病药物治疗的患者，在出院后仍需继续服用处方类抗精神病药物，但长期服用这类药物可能产生有危险性的副作用[135]。

实际上，无论是应用何种特定的镇静药物、镇静方案或评估量表，证据都表明，应采用一种系统的、适宜的方案在确保患者和护理人员安全的前提下，将精神类药物的用量降至最低。

脓毒症和休克

感染、全身炎症反应综合征和脓毒症

脓毒症是 ICU 的最常见危重症之一。据估计，美国每年至少有 170 万脓毒症患者，其中大多数患者的年龄在 65 岁以上[136-137]。脓毒症患者的死亡率可以达到 10%，而脓毒性休克患者的死亡率则高达 40%，其主要原因是并发了多器官功能障碍综合征（multiple organ dysfunction syndrome，MODS）。脓毒症被定义为“一种威胁生命的器官功能障碍，是宿主对感染反应失调的结果”[138]。

SCCM/ESICM 工作组于 2016 年提出了最新脓毒症定义（“Sepsis-3”），定义中强调了器官功能障碍对脓毒症诊断的重要性，弱化了全身炎症反应综合征（systemic inflammatory response syndrome，SIRS）。尽管许多脓毒症患者都有 SIRS 的症状和体征，如心动过速、呼吸急促、发热或低体温、白细胞增多或减少等，但 SIRS 不是感染的特异性反应，许多非感染情况也会发生 SIRS，如重大创伤、大手术、烧伤、坏死性胰腺炎等[139]。所有脓毒症患者都有急性器官功能障碍（如低血压、低氧血症、精神状态改变、少尿）的临床或实验室证据。

当机体对病原体的炎症反应失调，炎症反应扩散到原始感染部位之外并导致全身器官功能障碍时，人体所表现出来的症状会从感染转变为脓毒症。发生器官功能障碍时，序贯器官衰竭评估（sequential organ failure assessment，SOFA）评分至少增加 2 分。SOFA 评分使用简单的数字（0 ～ 4）评估神经、心血管、呼吸、肾、肝和血液系统的功能，进而评估患者生理恶化的严重程度（表 83.2）。虽然 SOFA 评分本身不能诊断脓毒症，但若疑似或确诊感染的患者 SOFA 评分增加，则提示住院死亡的风险显著增加。若器官功能恶化的患者出现感染症状，临床医师必须高度重视。然而，值得注意的是，大约一半的脓毒症患者体内未识别出致病微生物[138, 140]，这可能是因为目前使用的是基于培养的微生物学方法，有局限性，采样不足，或同时使用抗生素治疗。由于脓毒症最初的临床表现多样，且实验室检查结果是非特异性的，因此如何早期发现脓毒症依然是亟待解决的临床问题。

脓毒性休克

在脓毒性休克患者中，宿主对感染的反应失调与

表 83.2　序贯器官衰竭评估评分

系统	0	1	2	3	4
中枢神经系统 格拉斯哥昏迷评分	15	13 ～ 14	10 ～ 12	6 ～ 9	＜ 6
呼吸系统 PaO_2/FiO_2（mmHg）	≥ 400	＜ 400	＜ 300	呼吸支持下＜ 200	呼吸支持下＜ 100
循环系统	MAP ≥ 70 mmHg	MAP ＜ 70 mmHg	多巴胺＜ 5 或多巴酚丁胺（任何剂量）*	多巴胺 5.1 ～ 15 或肾上腺素≤ 0.1 或去甲肾上腺≤ 0.1*	多巴胺＞ 15 或肾上腺素＞ 0.1 或去甲肾上腺＞ 0.1*
肝 胆红素（mg/dl）	＜ 1.2	1.2 ～ 1.9	2.0 ～ 5.9	6.0 ～ 11.9	＞ 12
凝血系统 血小板 $\times 10^3/\mu l$	≥ 150	＜ 150	＜ 100	＜ 50	＜ 20
泌尿系统 肌酐（mg/dl） 尿量（ml/d）	＜ 1.2	1.2 ～ 1.9	2.0 ～ 3.4	3.5 ～ 4.9 ＜ 500	＞ 5.0 ＜ 200

* 儿茶酚胺剂量以 μg/（kg · min）为单位，持续最少 1 小时。
MAP，平均动脉压
Adapted from The Third International Consensus Definitions for Sepsis and Septic Shock（Sepsis-3）

严重的循环、细胞和代谢异常有关。脓毒性休克的临床诊断标准是在充分液体复苏的基础上，使用血管升压药才能使平均动脉压（mean arterial pressure，MAP）维持在 65 mmHg 以上，并且血乳酸水平＞ 2 mmol/L。脓毒性休克发生的循环衰竭是血管扩张和血管通透性增加导致有效循环容量相对减少的结果。很大比例的脓毒性休克患者会发生心功能障碍。组织水肿和微血管水平的凝血功能异常激活使组织灌注进一步受损。脓毒症引发线粒体功能障碍导致组织摄取和利用氧气的能力受损[141]。脓毒性休克患者混合静脉血或中心静脉血的血红蛋白饱和度超常增高可反映细胞和组织灌注异常。

战胜脓毒症运动

由于脓毒症的患病率高、死亡率高、重症监护费用不断上涨，人们一直在努力寻找脓毒症的最佳治疗方法，并发起战胜脓毒症运动（surviving sepsis campaign）。该运动的推荐指南首次发表于 2004 年，并在随后的几个版本中进行了更新。他们强调脓毒症是急症，并主张发现后立即开始治疗。

目前广泛认同在脓毒症确诊后 1 小时内尽早给予适当的抗生素治疗，这是降低患者死亡率的关键。当抗生素治疗无法完全控制感染时（如存在坏死性软组织感染），要及时控制感染的源头如进行脓肿引流或感染组织切除等。

其他关于脓毒症和脓毒性休克治疗的建议集中在稳定生理和内环境方面，如恢复灌注、充分的肺气体交换、避免呼吸机相关性肺损伤、纠正电解质紊乱等。建议对所有存在感染症状或实验室检查结果提示组织灌注差（低血压、乳酸升高＞ 4 mmol/L）的患者给予静脉输液（30 ml/kg 或个体化）。当补液不能维持血流动力学稳定性时，通常需要使用缩血管药物，首选去甲肾上腺素。皮质类固醇有助于逆转休克和减少血管活性药的用量，但它们对死亡率的影响尚不清楚[142-143]。

部分脓毒症患者对抗生素、液体、缩血管药物和皮质类固醇的治疗无反应，仍会发生休克最终导致多器官功能衰竭，即 MODS。MODS 患者死亡率极高，其临床特征有脑病、ARDS、肝衰竭、肾衰竭和凝血功能障碍。

脓毒性休克的血流动力学支持

过去的 20 年，一直致力于研究脓毒性休克复苏过程中是否应该达到统一的血流动力学指标或代谢指标，该方法的支持者提出了“目标导向治疗”。进行目标导向治疗时，通过给予晶体液、血制品、血管活性药和强心药来实现预定的“最佳”中心静脉压（central venous pressure，CVP）、平均动脉压、中心静脉血氧饱和度（central venous oxygen saturation，$ScvO_2$）和尿量。虽然 2001 年 Rivers 的一项单中心研究证明目标导向治疗可降低死亡率[144]，但最近的多中心临床试验（ProCESS，ARISE，and ProMISe）对目标导向治疗的优势提出了质疑[145]。可能是由于过去十年重症医学的进步，这些研究未能证明与传统治疗方法相比，目标导向治疗能改善预后。休克时的血流动力学复苏将在下一节中详述。

休克的血流动力学复苏

循环休克是危重症患者常见的问题，定义为终末器官灌注不足，如不及时治疗，会导致终末器官功能障碍和衰竭。循环休克液体治疗的目的是增加心输出量（cardiac output，CO），从而增加终末器官灌注。传统的液体复苏策略是基于经验性补液和以心脏前负荷如 CVP 或肺毛细血管楔压的静态指标为目标。

2001 年 Rivers 等发表了具有里程碑意义的文章，提出早期目标导向治疗（early goal-directed therapy，EGDT）的概念，证明与常规治疗相比，采用 EGDT 可使脓毒症患者死亡率从 46.5% 下降到 30.5%[144]。EGDT 是基于急诊科制订的方案，重点是通过积极的液体复苏、输注同种异体红细胞，及使用正性肌力药，使 CVP、氧供和 $ScvO_2$ 等指标达到预先指定的目标。但随后的研究对新提出的这个策略的各个部分提出了质疑。三项更大规模的多中心前瞻性随机试验显示 EGDT 和常规治疗之间无明显差异[146-147]。因此，EGDT 的益处可能更多在于专业团队的早期干预，而不是积极的治疗方案[148]。

越来越多的证据表明过量静脉输液会对机体造成伤害。一项多中心回顾性研究表明，脓毒性休克患者液体的正平衡、高中心静脉压与死亡率相关[149]。另一项多中心观察研究发现液体正平衡与死亡率的增加和肾衰竭相关[150]。一项前瞻性随机试验表明，保守液体策略可明显缩短 ARDS 患者的 ICU 留滞时间和机械通气时间，但死亡率无显著差异[151]。CLASSIC 试验数据显示，限制液体复苏策略在危重脓毒症患者中是可行的，临床无明显恶化的结果，但该试验对许多重要的临床效果证据不足[152]。

尽管液体复苏是脓毒性休克的常规治疗手段，但目前尚无高质量的大规模临床结局数据验证其有效性。2011 年多中心前瞻性的 FEAST 试验发人深省，该试验将资源匮乏环境下出现脓毒性休克的患儿随机进行静脉输液治疗[153]。令人惊讶的是，静脉输液组的死亡率增加，其主要原因是循环衰竭[154]。一项单中心随机试验针对的是资源短缺环境出现脓毒性休克的成年患者，结果发现随机给予更积极静脉输液的患者死亡率也会增加[155]。考虑到这两项研究中特定的资源有限的环境和患者群体，其结果不能一概而论。但是，这些意想不到的结果确实让我们对传统的脓毒性休克液体治疗方法提出了质疑[156]，也对战胜脓毒症运动中推荐脓毒性休克的初始治疗输注 30 ml/kg 的晶体液提出了质疑。

循环性休克的现代液体复苏策略正在从经验性液体治疗转向合理化的液体治疗，其目标包括维持灌注压、识别终末器官灌注不良、评估液体反应性，及针对性地输注液体以增加 CO。

终末器官灌注

液体复苏的目的是恢复终末器官灌注，因此首先应识别终末器官的灌注不良。用于识别终末器官灌注的指标很多，但都有一定的局限性和混淆性。尿量、乳酸和碱缺失是休克最常用的判断指标。

尿量

危重患者常规监测尿量。成年人尿量小于 0.5 ml/(kg · h) 是全身灌注不良或血容量不足的标志。然而，尿量与终末器官灌注和损伤无直接关系[157]。危重症患者的管理中有许多因素会影响尿量，包括神经体液反应、利尿剂的使用、原发性肾损伤、泌尿系统梗阻性疾病和外源性缩血管药物的使用。尽管有这些限制，但因监测简便，尿量仍是评估休克患者的重要指标[158]。进一步研究表明，实时排尿率可作为监测休克更有效的指标，并可能降低急性肾损伤的发生率[159-160]。

乳酸

乳酸是评价器官缺血最常用的指标之一。乳酸是糖酵解的产物，即使在正常生理条件下产生的速率也很快。虽然组织缺氧可能会使乳酸增加，但还有许多导致乳酸增高的其他原因，这些原因并不是继发于低灌注，比如 β 肾上腺素能的激活、急性肺损伤或药物治疗。此外，肝或线粒体功能障碍会降低乳酸清除率。因此，尽管乳酸水平升高与休克状态的不良预后相关，但它可能不是器官灌注不足或缺血的特异性标志[161]。

标准碱缺失

标准碱基缺失是血气分析中的计算值，是代谢性酸中毒的衡量标准。标准碱基缺失是在标准条件（37℃和 $CO_2$40 mmHg）下，将体外血液滴定至 pH 7.40 时所消耗的碱量。与乳酸一样，休克时特别是在创伤状态下，碱缺失的增加与高死亡率和不良临床预后有关。同样，碱缺失也受多种因素的影响，包括非灌注相关原因，如 Na^+和 Cl^-浓度、低蛋白血症、呼吸、外源性 $NaHCO_3$ 或 NaCl 等[162-163]。

其他反应组织灌注特异性的标志物

以上讨论的三个传统终末器官灌注标志物是反映全身的指标，如果存在局部器官灌注不良时以上三个指标可能在正常范围内。一些新技术如近红外光谱、经皮血氧饱和度和胃 pH，及张力测量，可能为休克的评估提供更特异更敏感的指标[164-167]。然而，目前这些技术主要用于科研，尚无有力临床证据证明与传统评价指标相比其具有更好的临床结局[168]。未来的发展还可能涉及器官或炎症的特异性生物标志物。

心输出量

复苏期间静脉输液的目的是增加 CO，因此正确评估 CO 及其对输液的反应性非常重要，有助于避免补液过量。目前 ICU 有越来越多的无创测量 CO 技术，是患者体格检查的补充。但每项技术都各有所长，目前临床上没有证据表明哪一种技术最优。许多设备的绝对测量精度变异性很大，尤其是在血流动力学剧烈波动时。尽管每种方法都经单独校正，但各种设备之间很难达成一致[169-170]。一种设备检测结果不能直接与另一种设备检测结果进行比较，即使采用相同的技术，不同制造商生产的设备检测结果也不尽相同[171]。接下来将回顾几种最常用的 CO 测量技术，可参阅第 36 章关于心血管监测的内容。

肺动脉导管、热稀释

肺动脉导管（pulmonary artery catheter，PACs）是测量 CO 的金标准。除了直接测量肺动脉压和肺毛细血管楔压外，肺动脉导管还可通过热稀释法测量 CO。热稀释法是将一定量的低温液体注入右心房，并在肺动脉处测量液体温度随时间的变化。根据 Steward-Hamilton 方程，温度变化曲线下的面积与 CO 成反比。目前的 PACs 还可通过肺动脉附近的热敏电阻连续监测CO。尽管热稀释法PAC是金标准，但即使在理想化的实验室条件下，其精确度误差也会达到15%～20%[172-173]。当患者CO低或三尖瓣严重反流时，其精确度误差更大[174]。尽管PACs曾广泛用于危重患者，但一些研究表明PAC不能改善预后，也不能减少并发症的发生，所以目前危重症患者已很少常规使用PAC[174-175]。但对于特殊患者在休克复苏期间PAC仍可提供有价值的信息，并可监测肺动脉压、CO和CO对补液的反应。

经肺热稀释或锂染料稀释

经肺热稀释或其他染料稀释技术与Steward-Hamilton公式原理相同；只是指示剂溶液注射到上腔静脉，测量位点在主动脉附近，通常是股动脉或腋动脉置管。该技术的优点是不需要放置PAC，使用简便。准确度和精密度与PAC法相似，但低CO时准确度也会下降[176-177]。这些方法还可以测量其他生理指标，如血管外肺水。

脉搏轮廓分析

脉搏轮廓分析是通过动脉压力波形的形状来测量CO，因此需要高质量的动脉波形曲线[178]。通过测量收缩期曲线下的面积和估计动脉阻抗，可以计算出每搏量[179]。现代系统是将专用公式与更先进的波形分析相结合[169]。血流动力学剧烈波动时，这些方法会存在偏移和不准确，因此需热稀释或染料稀释法间断进行校准[171]。这些设备的优势是能够连续测量每搏量和每搏变异度，且不需要中心静脉置管。围术期应用这些设备优化血流动力学已做研究，但其是否能改善临床预后尚未定论[180-181]。

电生物电抗、阻抗

生物电抗和生物阻抗方法通过测量穿过胸腔电场的变化来测量CO，电场变化与血液进出胸腔的波动有关，故可以反映CO。这项技术只需要在胸部放置几个电极即可实现，主要优点是微创。这些设备的精确度因临床情况而异，可能与其他技术测量的结果差异较大[182-183]。

经胸和经食管超声心动图

心脏超声和超声心动图通过脉冲波多普勒测量左心室流出道（left ventricular outflow tract，LVOT）部位收缩流速积分来计算每搏量和每搏距离[184]，通常是经胸心尖声窗或经食道胃底声窗进行测量。流速曲线的体积-时间积分（volume-time integral，VTI）计算每搏距离，VTI乘以LVOT横截面积得出每搏量，VTI可以作为每搏量的指数。但是，超声技术与操作者相关性非常大，且不能解释主动脉瓣反流。此外，有研究显示超声测量法与其他CO测量方法的差异较大[185]。

经食管多普勒超声的操作方式与此类似，只是探头被放置在食道中，测量的是降主动脉的血流速度，通过一定的计算方式，估测总CO[170，186]。

混合静脉和中心静脉血氧饱和度

肺动脉中混合静脉血的血氧饱和度是反映氧供需平衡的重要指标。虽然CO可通过Fick原理和氧耗来计算，但是混合静脉血氧饱和度低（＜65%～70%）提示氧供相对于氧耗是不足的。由于这是一项整体性的指标，所以即使混合静脉血氧饱和度正常或升高，也可能存在局部器官特异性缺血[187]。

测量混合静脉血氧饱和度需要放置PAC。因此，一些人建议用下腔静脉血测得中心静脉血氧饱和度作为替代。不幸的是，目前发现中心静脉血氧饱和度和混合静脉血氧饱和度之间的关系不是恒定的[188-189]。

液体反应性

静脉输液的血流动力学目的是通过增加CO来提高全身的氧供，故静脉输液只有在增加CO的情况下才是有益的。如果患者经过冲击量补液治疗后CO增加，则认为该患者有“液体反应性”。

传统的静态补液监测指标是测量左心室或右心室的充盈压力。这些指标包括CVP[190]和肺毛细血管楔压，也包括超声测量指标如下腔静脉直径、舒张末期和收缩末期心室直径。不幸的是，尽管这些指标已广泛应用，但研究表明这些静态前负荷指标，甚至它们的变化趋势，均不能很好地预测容量的反应性[191]。

因此，液体反应性的动态指标应用日渐增多。液体反应性最直接的动态监测是给予冲击量补液治疗，测量补液前后的CO。通常，冲击量为100～250 ml。同样，被动抬高下肢试验可以使下肢血快速回流至心房，也被证明是能有效预测液体反应性的指标[192]。

其他动态指标依赖于心肺之间的相互作用和机械通气产生的胸腔内压的持续变化，可以检测到每搏量随着其变化有规律的变化。正压通气时，右心室前负荷降低，后负荷增加。同时，左心室前负荷出现一过性增加，之后随着左心室后负荷的增加而降低[193]。如果每搏量对前负荷的波动敏感，随着呼吸周期发生显著变化，表明患者对容量的反应性好[191, 194-195]。监测的指标包括每搏变异度、脉压变异度或超声下的下腔静脉扩张度[196-197]；不同的研究预测容量反应性的界限（cut-offs）也不同。当患者发生心律失常、右心或左心衰竭或低潮气量通气时这些技术可能不准确[193]。但是在预测容量反应性方面，动态指标的准确性一直好于反应前负荷的静态指标。

休克患者液体复苏总结

休克患者静脉输液的目的是通过增加 CO 恢复终末器官灌注。越来越多的证据表明，过量静脉输液对危重患者是有害的。因此，在液体复苏之前和输液过程中，应该评估患者是否有终末器官灌注不良、CO 不足和液体反应性的可能性[198-199]。

重症监护室接受癌症免疫治疗患者的护理

肿瘤免疫治疗是一个迅速发展的肿瘤领域。肿瘤免疫治疗使用的两种主要方法是增强患者自身的抗肿瘤免疫（免疫检查点抑制剂、细胞因子、疫苗）或给予肿瘤反应性免疫细胞［嵌合抗原受体（CAR）T 细胞、T 细胞受体工程化 T 细胞］。目前数百个临床试验对其疗效进行了研究。免疫治疗对某些类型的癌症（黑色素瘤、白血病、淋巴瘤）疗效显著，现在已成为一种标准的治疗手段。

除了预期的抗肿瘤作用外，免疫疗法还因过度激活免疫系统引起特殊的毒性，可能仅限于某些器官（结肠、肺）或系统性炎症反应［细胞因子释放综合征（cytokine release syndrome，CRS）］。严重时，免疫治疗引起的毒性反应可能危及生命，需要进入 ICU 进行持续监测和支持性治疗。因此，重症医师越来越意识到自己在复杂肿瘤患者多学科护理中的领导和协调作用。

免疫检查点抑制剂

免疫检查点抑制剂是最常用的肿瘤免疫治疗药物，可通过阻断某些 T 细胞抑制信号，增强患者自身 T 细胞的抗肿瘤活性。FDA 批准的 PD-1（pembrolizumab 派姆单抗，nivolumab 纳武单抗）、PD-L1（atezolizumab 阿特珠单抗，avelumab 阿维鲁单抗，durvalumab 度伐单抗）和 CTLA-4（ipilimumab 伊匹单抗）抑制剂用于治疗各种实体瘤，包括黑色素瘤、非小细胞肺癌、头颈鳞癌和肾细胞癌。这些药物可产生一系列独特的副作用，称为免疫相关的不良反应，可能是皮肤病、胃肠道、肝、内分泌、肺、心脏或神经系统的炎症并发症。这些副作用通常在开始治疗数周至数月后出现。

中重度相关不良反应需要中断检查点抑制剂治疗并施用皮质类固醇治疗。对皮质类固醇耐药的可用肿瘤坏死因子 -α 拮抗剂。重症肺炎（吸氧和机械通气）、心肌炎（正性肌力支持，抗心律失常）、重症结肠炎（补充液体和电解质）、肝衰竭和肾上腺功能不全可能需要 ICU 监护和支持治疗。对于新发呼吸困难、肺水肿或低血压的患者，应行超声心动图检查。接受长期免疫抑制治疗的患者，由于检查点抑制剂的毒性，发生感染并发症（机会性感染、败血症）的风险特别高[200]。

嵌合抗原受体 T 细胞

CAR T 细胞是一种基因工程改造的 T 细胞，可与靶向肿瘤细胞结合进行超生理激活并引起肿瘤细胞溶解。在体外人工改造完成后，将 CAR T 细胞输入患者体内，通常患者需在医院监测几天。目前，CAR T 细胞用于治疗某些复发 / 难治性血液系统恶性肿瘤（白血病、淋巴瘤、多发性骨髓瘤），但实体瘤患者的临床试验也在进行中。两种靶向 CD19 的 CAR T 细胞治疗 B 细胞恶性肿瘤（非霍奇金淋巴瘤、急性淋巴细胞白血病）已获 FDA 批准，并报告有完全缓解的病例。

然而，CAR T 细胞治疗常发生程度不等的毒性不良反应，轻微的如疲劳、发烧、肌肉酸痛，危及生命的有休克和多器官功能障碍等。这些毒性反应主要由促炎细胞因子（IL-6，IFN γ）驱动，这些细胞因子在 CAR T 细胞与肿瘤细胞相互作用时释放。对于 ICU 临床医师，重要问题是识别 CRS 的严重形式和神经毒性，这需要 ICU 的监测和管理。CRS 通常在输注 CAR T 细胞后几天内发生，表现为持续发烧、心动过速、低血压或呼吸功能不全。神经毒性（脑病、失语症或癫痫）的发作可以延迟，并不一定先于临床意义上的 CRS。已出现弥漫性脑水肿致死病例的报告。

严重 CRS 的治疗主要是抗炎症反应制剂（IL-6 拮抗剂、皮质类固醇）和个体化支持治疗（液体复苏、加压素、机械通气、肾脏替代治疗）。神经毒性用抗惊厥药和皮质类固醇治疗。关键的是，应积极排除晚期癌症患者常见的神经、血流动力学或呼吸能下降的其他诱发因素。败血症通常类似于CRS，是这类患者发病和死亡的常见原因[201-202]。

床旁超声在重症监护中的应用

随着技术的进步、成本的降低，及广泛的产品推广，床旁超声波（point-of-care ultrasound，POCUS）在重症监护实践中的作用越来越大。从血管通路到心肺评估，超声在危重患者中的用途是多方面的。POCUS可以在床旁对危重患者进行快速和反复的评估，以辅助传统的体检和生理监测。随着相关技能和技术的不断发展，已经有很多操作指南面市。虽然在具体使用中，操作规范的作用还不算是很显著，但超声的具体技能和应用可能会成为重症监护室的核心能力[203-204]。简而言之，超声毕竟是重症监护室中的一个工具，在使用它的过程中，危重救治专家需要了解生理学和医师临床诊断的相关知识，这样才能安全地使用该设备，同时带来增益。

血管超声

在ICU中，血管穿刺置管是一项重要的技能。超声引导不仅可以在手术前用于确认血管解剖位置及通畅程度，还适合在在手术过程中，实时使用。血管穿刺可有多种入路技术，短轴平面外进针和长轴平面内进针是目前两种最常见的入路技术。超声可用于中心静脉、动脉，甚至周围静脉穿刺置管。

中心静脉置管是ICU中最常见的操作之一。使用超声成像辅助导管插入是SCCM指南的1B级推荐[203，205]。对于颈内静脉或股静脉的插管，SCCM提供了更强有力的1A级推荐[206]。对于其他中心静脉插管部位，如锁骨下或腋下，超声引导仍可提高穿刺成功率和减少并发症，但证据尚不明确[207]。一项关于使用超声经短轴平面实时成像完成血管穿刺的研究给出了具体建议，但是这些结论的说服力还不是很强[208-209]，虽然血管的长轴超声切面可减少后壁穿破，但短轴定位提供了周围结构的切面，因此不需要过多的操作训练，一些研究显示了其较高的穿刺成功率[210]。

动脉插管是ICU中另一个非常常见的操作，超声引导穿刺是2B级的推荐[203]。最近对随机对照试验进行的荟萃分析得出结论，实时超声引导减少了插管和血肿形成的时间[211]。一项关于桡动脉插管的研究也表明，超声显著降低了“困难穿刺”（需要超过5次尝试或5分钟以上）的频率[212]。危重患者由于周围水肿、周围血管疾病和脉搏微弱，置管困难的发生率较高，因此ICU超声引导动脉穿刺置管比其他环境更有应用价值。

深静脉血栓形成（DVT）是术后和ICU患者常见的并发症，可导致包括肺栓塞在内的严重后果。传统上，深静脉血栓的诊断是由超声医师进行血管检查，并由专家进行详细解读。相比之下，由重症监护医师使用床旁超声进行检查可以缩短诊断时间，并在超声医师不在场的情况下进行。利用二维超声检查腘动脉和股静脉沿其走形的狭窄迂曲，在床边可以很容易地诊断出近端的深静脉血栓。研究显示，即使是无经验医师行超声检查，其灵敏度和特异度分别达到了86%和96%[213]。在SCCM指南中，超声增强检查DVT是1B级的推荐[203]。

肺的超声

超声检查可用于识别和处理ICU中的许多病理变化[214]。由于正常肺组织的通气良好，超声波无法传播，因此健康肺部的超声成像仅可见胸膜线，而胸膜线之外的均可认为是噪声或伪影。然而，这些伪影的特征性改变或丢失是可用来识别疾病的。

在正常的肺超声中有三个伪影：A线，肺滑动和B线。A线是胸膜线有规律间隔的重复，在真正胸膜线的深处呈水平线，由胸膜线和软组织之间的混响产生的伪影。“肺滑动”伪影是胸膜线的闪烁，被描述为“在树枝上行走的蚂蚁”，也会导致胸膜线以外的移动呈颗粒样，即由肺壁层胸膜和肺脏层胸膜相互滑动造成的。M型下肺滑动表现为“沙滩”征，即胸膜上方的软组织表现为“天空”样的稳定水平线，胸膜线以下为肺滑动伪影，表现为颗粒状“沙滩”。图83.1为正常肺的M型超声图像示例。“B线”是第三种伪影，偶尔见于正常肺，它们是垂直的条纹，从胸膜线辐射到远场图像，有时被称为“彗星尾”或“胸膜火箭征”，它们是由小叶间隔之间的细微回声差异所引起。在肋骨间隙探及一条或两条B线是正常的，尤其是在肺的下垂位置[215-216]。

气胸是ICU的常见疾病，可以通过超声快速诊断，表现为失去肺滑动伪影和失去胸膜表面之间的接触使B线消失来识别。由于A线出现在胸膜和软组织之间，也可能是A线占优势。如果应用M-MODE，“沙滩”征将消失，整个区域会表现为稳定的水平线，被称为“条形码”征。超声对气胸的诊断具有高度的灵敏性和特异性，并且始终优于仰卧位胸片[217]。但图像质量差、并发胸膜黏连或支气管插管，由于阻止了肺胸膜滑动而可能会出现假阳性。然而，在一些研究中，与胸部 CT 相比，“肺点”（肺滑动和非滑动的转折点）的存在赋予了超声诊断 100% 的特异性[218]。使用超声波诊断气胸是 SCCM 的 1A 级推荐[203]。

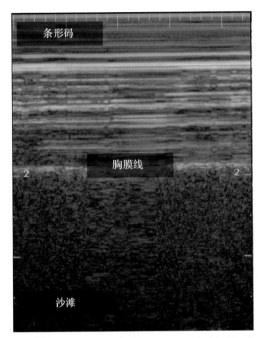

图 83.1 **正常肺的 M 型超声图像。**图像顶部的近场主要是肺胸膜上方相对静止的软组织形成的水平线图案。2 厘米深处是胸膜线，在胸膜线以下是由正常充气肺的肺滑动伪影形成的颗粒状图案，这就产生了“沙滩”征。其中软组织的线性图案是正常肺部滑动产生的颗粒状“海滩”图案上方的“天空”征

胸腔积液很容易通过超声检测出来。由于积液是液体，它们可以有效地传输超声波。通常在腋后线的区域成像最佳，常可见萎陷肺组织漂浮在积液中（参见图 83.2）[215-216]。渗出部位也可以用超声成像来识别，与传统胸片相比，POCUS 在诊断胸腔积液方面表现相当或优于传统胸片，并可进行定量和定位诊断。使用超声波进行胸膜积液诊断，从胸膜前线到肺超过 5 cm 的积液提示积液量大于 500 ml[216]。其中超声诊断胸腔积液是 1A 级推荐，SCCM 引导下进行胸腔穿刺术是 1B 级推荐[203]。

肺泡间质综合征多发生在肺水肿、肺炎和 ARDS 等情况下，可以在超声上看到 B 线的数量、密度和汇合度的逐渐增加。一个肋间隙超过三条 B 线被认为是病理性的，表明小叶间隔因水肿或肺泡水肿而增厚。在严重的肺实变和肺不张时，肺通气功能丧失，超声波可以通过实变组织传播，在超声成像上，肺呈肝样外观（肝化），有时可见充气的支气管影和血管。

所有这些超声检查结果，再加上其他检查结果，已经被合并成有效的方案，如蓝色（BLUE）方案，以区分危重患者的肺部病理改变[215-216, 219]。例如，COPD 的恶化将以相对正常的肺部超声为特征。相比

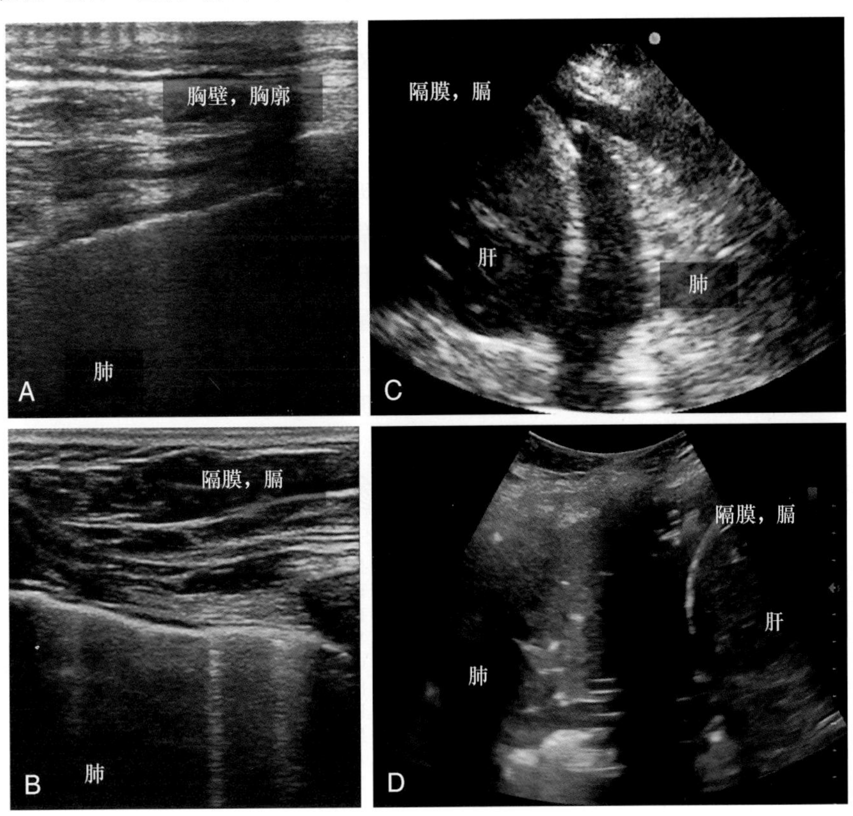

图 83.2 **常见的肺部超声病理。**（A）正常肺部超声检查；（B）胸腔积液中的肺不张；（C）汇合的 B 线表示肺泡间质综合征，如严重肺水肿或弥漫性肺泡出血；（D）合并肺炎或急性呼吸窘迫综合征可见高回声支气管气影

表 83.3　不同休克状态下心脏超声检查结果对照表

类别	休克类型	左心室功能	右心室功能	心包积液	下腔静脉	肺滑动	肺 B- 线	右心室收缩压	心排 / 血流速度–时间积分	瓣膜功能障碍
前负荷	分布性	↑	↑	−	塌陷	+	−	−	高	−
后负荷	低血流量性	↑	↑	−	充盈	+	−	−	低	−
心源性	左心衰	↓	↑ / ↓	−	充盈	+	+	↑	低	−
	右心衰	↑	↓	−	充盈	+	−	↑ / ↓	低	−
	急性冠脉综合征	室壁运动异常	↑ / ↓	−	充盈	+	+	↑	低	−
	瓣膜病	↑ / ↓	↑ / ↓	−	充盈	+	+ / −	↑	低	+
梗阻性	心脏压塞	↑	↑	+	充盈	+	−	−	低	−
	气胸	↑	↓	−	充盈	−	−	−	低	−

单一体征可能不具特异性或敏感性，特别是在混合休克状态下。因此，检查结果必须与临床生理情况相结合。
CO，心输出量；LV，左心室；RV，右心室；VTI，血流速度–时间积分；WMA，室壁运动异常

之下，充血性心力衰竭引起的心源性肺水肿以间质水肿的 B 线和胸腔积液增加为主。肺炎和 ARDS 在超声上的特征可能是 B 线增加、实变，及由于渗出性粘连而引起肺滑动的减少[220]。最近的荟萃分析表明，超声可以准确诊断肺炎；然而，还需要对肺泡间质病变的 POCUS 进行更广泛的应用研究，为 2B 级推荐[203, 221]。常见病理的超声图像见示例图 83.2 A-D。

心脏超声

由重症监护医师实施的心脏超声有很多命名，包括“聚焦心脏超声”“护理超声心动图”“床旁心脏超声”和“重症监护超声心动图（CCE）”[204, 222]。无论如何命名，重症医师采用超声评估心脏结构，可快速识别不稳定患者的许多相关病症，包括左心室收缩 / 舒张功能障碍，右心室收缩 / 舒张功能障碍，心包积液，充盈压力升高的推断以及容量反应性的预测，心内巨大包块，及严重的瓣膜病变[204, 214, 223-225]。更多相关的详细信息，请参阅第 37 章围术期超声心动图。

超声评估心脏和相关结构可快速评估患者的休克症状，并证实在诊断心脏病因方面比体检更准确[225]，与其他临床信息相结合获得的信息可快速缩小鉴别诊断范围。表 83.3 给出了不同休克状态下的共同表现。心脏超声可为心脏骤停和心肺复苏提供关键信息[214, 225]。此外，床旁重症监护医师行超声检查，因此可以反复评估，以监测和评估治疗的结果。

其他应用领域和未来

重症监护超声是一个发展迅速的领域。研究也在不断继续，更多的应用正在探索中，包括用于评估颅内压升高的视神经超声、腹部超声、用于呼吸机脱机的膈超声、用于液体复苏的肺部超声、胃超声、气道超声等等[219, 226-228]。最终，尚需进行更多的临床试验，以评估与传统方式相比这些技术的实用性。目前，一项前瞻性的急诊科研究显示，对于出现低血压的患者，床旁超声（POCUS）缺乏强有力的临床结果证明它的治疗作用[229]。然而，鉴于床旁超声（POCUS）的优势，大部分患者可能会在重症监护中通过床旁超声而受益。

结论

危重症医学是一个令人兴奋和发展迅速的领域，它涉及对各种危及生命的综合征患者（无论何种基础的病理生理学改变）的监护。有效的重症监护需要多学科协作，利用高度发达的监护系统和方案来确保高质量的护理。危重症专家主要进行高级生命支持的治疗，并在以患者和家庭为中心的监护中帮助指导多学科护理团队。

参考文献

1. Needham DM, et al. *Crit Care Med*. 2012;40(4):1340–1341.
2. Reisner-Senelar L. *Intensive Care Med*. 2011;37(7):1084–1086.
3. Kelly FE, et al. *Clin Med (Lond)*. 2014;14(4):376–379.
4. Vincent JL. *Crit Care*. 2013;17(suppl 1):S2.
5. Gregory GA, et al. *N Engl J Med*. 1971;284(24):1333–1340.
6. Severinghaus JW. *Anesthesiology*. 2002;97(1):253–256.
7. Hanson 3rd CW, et al. *Anesthesiology*. 2001;95(3):781–788.
8. McCunn M, et al. *Anesth Analg*. 2015;121(6):1668–1673.
9. ABA News 2017. *The American Board of Anesthesiology*. 2017.
10. Personal communication. *Society of Critical Care Anesthesiologists*. 2019.
11. Tung A, Apfelbaum JL. *Anesth Analg*. 2015;121(6):1434–1435.
12. Murray MJ, et al. *Anesth Analg*. 2015;121(6):1436–1438.

13. Wunsch H, et al. *Crit Care Med*. 2008;36(10):2787–2793. e2781–e2789.
14. Prin M, Wunsch H. *Curr Opin Crit Care*. 2012;18(6):700–706.
15. Wunsch H, et al. *Anesthesiology*. 2016;124(4):899–907.
16. Seymour CW, et al. *Health Serv Res*. 2012;47(5):2060–2080.
17. Katz JN. *JAMA Cardiol*. 2017;2(1):45–46.
18. Pearse RM, et al. *Lancet*. 2012;380(9847):1059–1065.
19. Halpern NA, Pastores SM. *Crit Care Med*. 2010;38(1):65–71.
20. Halpern NA, et al. *Crit Care Med*. 2016;44(8):1490–1499.
21. Wallace DJ, et al. *Crit Care Med*. 2017;45(1):e67–e76.
22. Gooch RA, Kahn JM. *JAMA*. 2014;311(6):567–568.
23. Chen LM, et al. *Arch Intern Med*. 2012;172(16):1220–1226.
24. Stelfox HT, et al. *Arch Intern Med*. 2012;172(6):467–474.
25. Sakr Y, et al. *Crit Care Med*. 2015;43(3):519–526.
26. Pronovost PJ, et al. *JAMA*. 2002;288(17):2151–2162.
27. Lott JP, et al. *Am J Respir Crit Care Med*. 2009;179(8):676–683.
28. Wilcox ME, et al. *Crit Care Med*. 2013;41(10):2253–2274.
29. Wise KR, et al. *J Hosp Med*. 2012;7(3):183–189.
30. Yoo EJ, et al. *J Intensive Care Med*. 2016;31(5):325–332.
31. Levy MM, et al. *Ann Intern Med*. 2008;148(11):801–809.
32. Dimick JB, et al. *Crit Care Med*. 2001;29(4):753–758.
33. Pronovost PJ, et al. *JAMA*. 1999;281(14):1310–1317.
34. Costa DK, et al. *Crit Care Med*. 2015;43(11):2275–2282.
35. Valentin A, Ferdinande P. *Intensive Care Med*. 2011;37(10):1575–1587.
36. Kerlin MP, et al. *Am J Respir Crit Care Med*. 2017;195(3):383–393.
37. Kerlin MP, et al. *Chest*. 2015;147(4):951–958.
38. Kerlin MP, et al. *N Engl J Med*. 2013;368(23):2201–2209.
39. Wallace DJ, et al. *N Engl J Med*. 2012;366(22):2093–2101.
40. Gajic O, et al. *Crit Care Med*. 2008;36(1):36–44.
41. Lilly CM. *Chest*. 2015;147(4):867–868.
42. Sabov M, Daniels CE. *Crit Care Med*. 2018;46(1):149–151.
43. Garland A, Gershengorn HB. *Chest*. 2013;143(1):214–221.
44. Gershengorn HB, et al. *Chest*. 2011;139(6):1347–1353.
45. Hoffman LA, et al. *Am J Crit Care*. 2005;14(2):121–130; quiz 131-122.
46. Costa DK, et al. *Chest*. 2014;146(6):1566–1573.
47. Hoffman LA, et al. *Am J Crit Care*. 2004;13(6):480–488.
48. Kim MM, et al. *Arch Intern Med*. 2010;170(4):369–376.
49. Donovan AL, et al. *Crit Care Med*. 2018;46(6):980–990.
50. *The Leapfrog Group Survey*; 2018. http://leapfroggroup.org/survey.
51. Weled BJ, et al. *Crit Care Med*. 2015;43(7):1520–1525.
52. Nates JL, et al. *Crit Care Med*. 2016;44(8):1553–1602.
53. Andre A St. *Crit Care Med*. 2015;43(4):874–879.
54. Andre A St. *Crit Care Med*. 2015;43(5):1096–1101.
55. Leung S, et al. *Crit Care Med*. 2018;46(1):1–11.
56. Moore JE, et al. *Crit Care Med*. 2018;46(4):e334–e341.
57. Bosslet GT, et al. *Am J Respir Crit Care Med*. 2015;191(11):1318–1330.
58. Wunsch H, et al. *Crit Care Clin*. 2012;28(1):25–37, v.
59. Devlin JW, et al. *Crit Care Med*. 2018;46(9):e825–e873.
60. Ely EW. *Crit Care Med*. 2017;45(2):321–330.
61. Rhodes A, et al. *Intensive Care Med*. 2012;38(4):598–605.
62. Davidson JE, et al. *Crit Care Med*. 2017;45(1):103–128.
63. Murphy DJ, et al. *Chest*. 2015;147(4):1168–1178.
64. Ranieri VM, et al. *JAMA*. 2012;307:2526–2533.
65. Gattinoni L, et al. *Intensive Care Med*. 2016;42:663–673.
66. Brower RG, et al. *N Engl J Med*. 2000;342:1301–1308.
67. Fan E, et al. *JAMA*. 2005;294:2889–2896.
68. Needham DM, et al. *BMJ*. 2012;344:e2124.
69. Fan E, et al. *JAMA*. 2018;319:698–710.
70. Serpa Neto A, et al. *JAMA*. 2012;308:1651–1659.
71. Nin N, et al. *Intensive Care Med*. 2017;43:200–208.
72. Laserna E, et al. *Chest*. 2012;142:1193–1199.
73. Laffey JG, et al. *Am J Respir Crit Care Med*. 2000;162:2287–2294.
74. Broccard AF, et al. *Am J Respir Crit Care Med*. 2001;164:802–806.
75. Mekontso Dessap A, et al. *Intensive Care Med*. 2009;35:1850–1858.
76. Fanelli V, et al. *Crit Care*. 2016;20:36.
77. Morelli A, et al. *Intensive Care Med*. 2017;43:519–530.
78. Curley GF, et al. *Chest*. 2016;150:1109–1117.
79. Chacko B, et al. *Cochrane Database Syst Rev*. 2015;1:CD008807.
80. Habashi NM. *Crit Care Med*. 2005;33:S228–S240.
81. Andrews PL1, et al. *J Trauma Acute Care Surg*. 2013;75:635–641.
82. Daoud EG, et al. *Respir Care*. 2012;57:282–292.
83. Mireles-Cabodevila E, Kacmarek RM. *Respir Care*. 2016;61:761–773.
84. Young D, et al. *N Engl J Med*. 2013;368:806–813.
85. Ferguson ND, et al. *N Engl J Med*. 2013;368:795–805.
86. Sud S, et al. *Cochrane Database Syst Rev*. 2016;4:CD004085.
87. Webb HH, Tierney DF. *Am Rev Respir Dis*. 1974;110:556–565.
88. Brower RG, et al. *N Engl J Med*. 2004;351:327–336.
89. MercatA, et al. *JAMA*. 2008;299:646–655.
90. Santa Cruz R, et al. *Cochrane Database Syst Rev*. 2013;6:CD009098.
91. Akoumianaki E, et al. *Am J Respir Crit Care Med*. 2014;189:520–531.
92. Gulati G, et al. *Crit Care Med*. 2013;41:1951–1957.
93. Talmor D, et al. *N Engl J Med*. 2008;359:2095–2104.
94. Grasso S, et al. *Intensive Care Med*. 2012;38:395–403.
95. Talmor D, et al. *Crit Care Med*. 2006;34:1389–1394.
96. Dean R Hess. *Respiratory Care*. 2015;60(11):1688–1704.
97. Briel M, et al. *JAMA*. 2010;303(9):865–873.
98. Hodgson C, et al. *Cochrane Database Syst Rev*. 2016;11:CD006667.
99. Cavalcanti AB, et al. *JAMA*. 2017;318(14):1335–1345.
100. Kacmarek RM, et al. *Crit Care Med*. 2016;44(1):32–42.
101. Fan E, et al. *Respir Care*. 2012;57(11):1842–1849.
102. Scholten EL, et al. *Chest*. 2017;151:215–224.
103. Guerin C, et al. *N Engl J Med*. 2013;368:2159–2168.
104. Lee JM, et al. *Crit Care Med*. 2014;42:1252–1262.
105. Mascheroni D, et al. *Intensive Care Med*. 1988;15:8–14.
106. Yoshida T, et al. *Crit Care Med*. 2013;41:536–545.
107. Fanelli V, et al. *Anesthesiology*. 2016;124(1):132–140.
108. Sottile PD, et al. *Am J Respir Crit Care Med*. 2018;197(7):897–904.
109. Papazian L, et al. *N Engl J Med*. 2010;363:1107–1116.
110. Moss M, et al. *N Engl J Med*. 2019;380(21):1997–2008.
111. Vital FM, et al. *Cochrane Database Syst Rev*. 2013;(5):CD005351.
112. Osadnik CR, et al. *Cochrane Database Syst Rev*. 2017;7:CD004104.
113. Delclaux C, et al. *JAMA*. 2000;284:2352–2360.
114. Frat JP, et al. *N Engl J Med*. 2015;372:2185–2196.
115. Ni YN, et al. *Chest*. 2017;151:764–775.
116. Azoulay E, et al. *JAMA*. 2018;320(20):2099–2107.
117. Munshi L, et al. *Lancet Respir Med*. 2019;7(2):163–172.
118. Antebi B, et al. *J Trauma Acute Care Surg*. 2018;84(1):183–191.
119. Chanques G, et al. *Anesthesiology*. 2007;107:858–860.
120. Ouimet S, et al. *Intensive Care Med*. 2007;33:66–73.
121. Devlin JW, et al. *Crit Care Med*. 2018;46:e825–e873.
122. Shehabi Y, et al. *Am J Respir Crit Care Med*. 2012;186:724–731.
123. Ely EW, et al. *JAMA*. 2003;289:2983–2991.
124. Riker RR, et al. *Intensiv Care Med*. 2001;27:853–858.
125. Strom T, et al. *Lancet*. 2010;375:475–480.
126. Martyn J, et al. *N Engl J Med*. 2019;380:365–378.
127. Pandharipande PP, et al. *JAMA*. 2007;298:2644–2653.
128. Riker RR, et al. *JAMA*. 2009;301:489–499.
129. Hall RI, et al. *Chest*. 2001;119:1151–1159.
130. Carson SS, et al. *Crit Care Med*. 2006;34:1326–1332.
131. Krajčová A, et al. *Crit Care*. 2015;19:398.
132. Jakob SM, et al. *JAMA*. 2012;307:1151–1160.
133. Skrobik Y, et al. *Am J Respir Crit Care Med*. 2018;197:1147–1156.
134. Van den Boogaard M, et al. *JAMA*. 2018;319(7):680–690.
135. Tomichek JE, et al. *Crit Care*. 2016;20:378.
136. Angus DC, et al. *Crit Care Med*. 2001;29:1303–1310.
137. Centers for Disease Control and Prevention. Sepsis. https://www.cdc.gov/sepsis/datareports/index.html.
138. Singer M, et al. *JAMA*. 2016;315(8):801–810.
139. Kaukonen KM, et al. *N Engl J Med*. 2015;372(17):1629–1638.
140. Gupta S, et al. *Chest*. 2016;150(6):1251.
141. Arulkumaran N, et al. *Shock*. 2016;45(3):271–281.
142. Rhodes A, et al. *Intensive Care Med*. 2017;43(3):304–377.
143. Levy MM, et al. *Crit Care Med*. 2018;46(6):997–1000.
144. Rivers E, et al. *N Engl J Med*. 2001;345:1368–1377.
145. Rowan KM, et al. *N Engl J Med*. 2017;376(23):2223–2234.
146. The ProCESS Investigators. *N Engl J Med*. 2014;370:1683–1693.
147. The ARISE Investigators and ANZICS Clinical Trials Group. *N Engl J Med*. 2014;371:1496–1506.
148. Rowan KM, et al. *N Engl J Med*. 2017;376:2223–2234.
149. Payen D, et al. *Crit Care*. 2008;12:R74.
150. Boyd JH, et al. *Crit Care Med*. 2011;39(2):259–265.
151. Wiedemann HP, et al. *N Engl J Med*. 2006;354:2564–2575.
152. Hjortrup PB, et al. *Intensive Care Med*. 2016;42:1695–1705.
153. Maitland K, et al. *N Engl J Med*. 2011;364:2483–2495.
154. Maitland K, et al. *BMC Med*. 2013;11:68.
155. Andrews B, et al. *JAMA*. 2017;318:1233–1240.
156. Rhodes A, et al. *Crit Care Med*. 2017;45:486–552.
157. Prowle JR, et al. *Crit Care*. 2011;9(15):R172.
158. Paratz JD, et al. *Shock*. 2014;42:295–306.
159. Jin K, et al. *Chest*. 2017;152:972–979.
160. Brotfain E, et al. *World J Emerg Surg*. 2017;12:41.

161. Suetrong B, Walley KR. *Chest*. 2016;149:252–261.
162. Berend K. *N Engl J Med*. 2018;378:1419–1428.
163. Mutschler M, et al. *Crit Care*. 2013;17:R42.
164. Crookes BA, et al. *J Trauma*. 2005;58(4):806–813.
165. Yu M, et al. *Shock*. 2007;27:615–622.
166. Gomersall CD, et al. *Crit Care Med*. 2000;28:607–614.
167. Zhang X, et al. *Crit Care*. 2015;19(1):22.
168. Hasanin A, et al. *J Intensive Care*. 2017;5:24.
169. Clement RP, et al. *Curr Opin Crit Care*. 2017;23:302–309.
170. Peyton PJ, Chong SW. *Anesthesiology*. 2010;113:1220–1235.
171. Hadian ML, et al. *Crit Care*. 2010;14(6):R212.
172. Yang XX, et al. *Anesth Analg*. 2011;112:70–77.
173. Monnet X, Teboul JL. *Crit Care*. 2017;21:147.
174. Heerdt PM, et al. *J Cardiothorac Vasc Anesth*. 2001;15:183–187.
175. Connors Jr AF, et al. *JAMA*. 1996;276:889–897.
176. Harvey S, et al. *Lancet*. 12;366(9484):472-477, 2005.
177. Reuter DA, et al. *Anesth Analg*. 2010;110(3):799–811.
178. Westerhof N, et al. *Med Biol Eng Comput*. 2009;47:131–141.
179. Drummond KE, Murphy E. *Crit Care and Pain*. 2012;12:5–10.
180. Pearse RM, et al. *JAMA*. 2014;311(21):2181–2190.
181. Osawa EA, et al. *Crit Care Med*. 2016;44(4):724–733.
182. Fagnoul D, et al. *Crit Care*. 2012;16:460.
183. De Pascale G, et al. *J Anesth*. 2017;31(4):545–551.
184. Mercado P, et al. *Crit Care*. 2017;9:21–136.
185. Wetterslev M, et al. *Intensive Care Med*. 2016;42(8):1223–1233.
186. Gunn SR, et al. *Intensive Care Med*. 2006;32:1537–1546.
187. Squara P. *Crit Care*. 2014;18:579.
188. Chawla LS, et al. *Chest*. 2004;126:1891–1896.
189. Van Beest PA, et al. *Crit Care*. 2010;14:R219.
190. Marik PE, et al. *Chest*. 2008;134:172–178.
191. Michard F, Teboul JL. *Chest*. 2002;121:2000–2008.
192. Bentzer P, et al. *JAMA*. 2016;27(316):1298–1309.
193. Michard F, Teboul JL. *Crit Care*. 2000;4:282–289.
194. Mandeville JC, Colebourn CL. *Crit Care Res Pract*. 2012;2012:513480.
195. Vignon P, et al. *Am J Respir Crit Care Med*. 2017;15(195):1022–1032.
196. Feissel M, et al. *Intensive Care Med*. 2004;30:1834–1837.
197. Barbier C, et al. *Intensive Care Med*. 2004;30:1740–1746.
198. Lammi MR, et al. *Chest*. 2015;148:919–926.
199. Marik PE. *Crit Care Med*. 2016;44:1920–1922.
200. Brahmer JR, et al. *J Clin Oncol*. 2018;36(17):1714–1768.
201. Gutierrez C, et al. *Crit Care Med*. 2018;46(9):1402–1410.
202. Neelapu SS, et al. *Nat Rev Clin Oncol*. 2018;15(1):47–62.
203. Frankel HL, et al. *Crit Care Med*. 2015;43:2479–2502.
204. Díaz-Gómez JL, et al. *Crit Care Med*. 2017;45:1801–1804.
205. Milling Jr TJ, et al. *Crit Care Med*. 2005;33:1764–1769.
206. Brass P, et al. *Cochrane Database Syst Rev*. 2015;1:CD006962.
207. Brass P, et al. *Cochrane Database Syst Rev*. 2015;1:CD011447.
208. Chittoodan S, et al. *Med Ultrason*. 2011;13(1):21–25.
209. Fragou M, et al. *Crit Care Med*. 2011;39:1607–1612.
210. Saugel B, et al. *Crit Care*. 2017;21:225.
211. Gu WJ, et al. *Chest*. 2016;149:166–179.
212. Seto AH, et al. *JACC Cardiovasc Interv*. 2015;8:283–291.
213. Kory PD, et al. *Chest*. 2011;139:538–542.
214. Levitov A, et al. *Crit Care Med*. 2016;44:1206–1227.
215. Lichtenstein DA. *Ann Intensive Care*. 2014;4(1):1.
216. Bouhemad B, et al. *Crit Care*. 2007;11(1):205.
217. Ding W, et al. *Chest*. 2010;140:859–866.
218. Lichtenstein DA, et al. *Crit Care Med*. 2005;33(6):1231–1238.
219. Lichtenstein DA, et al. *Chest*. 2015;147:1659–1670.
220. Copetti R, et al. *Cardiovasc Ultrasound*. 2008;29(6):16.
221. Llamas-Álvarez AM, et al. *Chest*. 2017;151:374–382.
222. Spencer KT, et al. *J Am Soc Echocardiogr*. 2013;26:567–581.
223. Melamed R, et al. *Chest*. 2009;135(6):1416–1420.
224. Jensen MB, et al. *Eur J Anaesthesiol*. 2004;21(9):700–707.
225. Via G, et al. *J Am Soc Echocardiogr*. 2014;27:683.e1–683.e33.
226. Llamas-Álvarez AM, et al. *Chest*. 2017;152:1140–1150.
227. Soldatos T, et al. *Emerg Med J*. 2009;26:630–634.
228. Chatelon J, et al. *Crit Care Med*. 2016;44(12):e1255–e1257.
229. Atkinson PR, et al. *Ann Emerg Med*. 2018;72:478–489.

84 神经危重症的监测与治疗

NERISSA U. KO，KRISTIN ENGELHARD
刘苏　刘学胜　译　李斌本　王志萍　曹君利　审校

要点

- 神经系统危重患者的监测和治疗基于对大脑和脊髓生理功能的控制以及预防继发损伤。此外，还有赖于生理参数和器官功能的适当维持。
- 大脑功能严重依赖与脑代谢相匹配的氧输送。
- 当颅内容积增加超出了颅内压（intracranial pressure，ICP）自身调节能力后 ICP 便会升高，这将会进一步降低大脑灌注。由此引起的细胞能量衰竭将会启动与加速脑水肿和炎症。
- 脑水肿的消退取决于施加于血脑屏障上的流体静水压和渗透压的相互作用。灌注压力过高或血管内低渗会导致脑水肿的加剧，应当避免。
- 血脑屏障的通透性随时间及病理进程而变化，并会显著影响高渗药物的脱水作用。
- 发热在神经危重症治疗病房通常被忽视，但发热通过一系列病理过程会显著影响患者的预后。
- 神经系统的监测与治疗不仅包括合适的监测设备，也包括对监测到的数据做出迅速的反应，并制订相应的治疗方案。监测的目标是最大限度地优化内环境。临床神经功能检查也是监测和治疗的重要内容。
- 外伤性脑损伤治疗的主要原则是控制颅内压等生理参数，以达到足够的脑灌注压。没有药物干预可以减少继发性脑损伤。
- 蛛网膜下腔出血（subarachnoid hemorrhage，SAH）在首次出血和早期脑损伤后，再次出血和迟发性脑缺血会增加患者的发病率和死亡率。破裂性动脉瘤的早期治疗包括药物治疗和血管内治疗，可改善脑灌注，维持血容量以及优化氧供，从而改善预后。SAH 也可能会伴有明显的肺、心血管、内分泌等改变。
- 缺血性脑卒中的成功救治可能因人、因时而异。及时评估和快速治疗对患者转归至关重要。血管内治疗与影像学的进步相结合，已经带来了显著的疗效。
- 脊髓损伤患者必须密切观察其呼吸功能以确保充分的通气。
- 针对中枢神经系统感染，需要采取类似于脓毒症患者治疗那样积极主动的治疗措施，例如脑脊液取样检查以及早期经验性使用抗生素等。

中枢神经系统（central nervous system，CNS）危重症的救治涉及多学科间的合作，如神经外科学、麻醉学、神经病学、神经放射学和神经电生理学。每个学科都有其独特的作用，不仅对脑损伤提供监测治疗，而且通过合作可以对心肺、内分泌、消化道和肾等支持脑生理功能的多个系统均提供最佳的监测治疗[1]。为完成对上述多个救治目标的整合工作，需要专科的神经危重症治疗医师的参与。为了降低住院患者的死亡率并缩短住院时间，最好是建立神经危重症救治团队而并非由某个单一专业的医师进行救治[2]。尽管其他专业的医师经过培训也能成为神经危重症治疗医师，但经过神经麻醉和危重病治疗培训的麻醉科医师显然更适合承担这份工作。他们通过综合应用气道管理和心血管支持方面的技能，加上自己对生理学和神经药理学知识的理解，有可能会改善患者的预后。

尽管大脑在人体器官中具有重要的功能，然而其功能的维持也主要依赖于其他器官功能的稳定，以使得大脑的稳态得以维持和修复、恢复机制得以实现。

脑损伤不仅与多个其他脏器系统的功能失常有关，而且也能加重其他脏器系统的损伤（框 84.1）。反之亦然，大脑功能也会受到其他器官损伤的干扰。这种相互关系可以用器官串扰的概念来描述[3-5]。

颅脑生理学和脑自身调节作用

脑血管循环受到外周坚硬的颅骨限制（见第 11 章）。当有限的代偿机制耗竭之后，由于颅骨的限制，颅内容积的增加导致颅内压（ICP）的增加。随颅内容积的变化而改变的 ICP 曲线通常被称作颅内顺应性曲线，但将其称为颅内弹性曲线可能更合适（图 84.1）。颅内弹性率增加（即颅内压随颅内容量变化而变化）意味着顺应性的下降，颅内容积的微小变化即可导致压力的显著增加。颅内容量的改变是由脑组织和颅内液体容积的变化所引起的，颅内液体包括血液、组织液或脑脊液（cerebrospinal fluid，CSF）。颅内占位性病变会改变脑组织容量，影响颅内弹性率，加剧液体容量变化所致的压力变化。CSF 从颅内流入椎管可以代偿性调节颅内容积的微小变化，呈现指数关系的压力-容积曲线（图 84.1）。

框 84.1 严重脑损伤相关的潜在性系统并发症

全身	发热
	炎症激活
心血管	心律失常-心动过缓，心动过速，心房颤动
	高血压
	低血压
	左心室功能不全
呼吸	呼吸暂停
	肺炎-误吸性，坠积性，呼吸机相关性
	肺水肿
	急性呼吸窘迫综合征
胃肠道	胃侵蚀
	肠梗阻
	便秘
	穿孔
	吸收不良
肾脏	脱水
	急性肾衰竭
	泌尿系统感染
血液	贫血
	白细胞增多
	凝血紊乱，弥散性血管内凝血
	深静脉血栓形成，肺栓塞
代谢 / 内分泌	低钠血症，高钠血症
	高血糖
	低钾血症，高钾血症
	低镁血症
	低磷血症
	氮质血症
	横纹肌溶解症

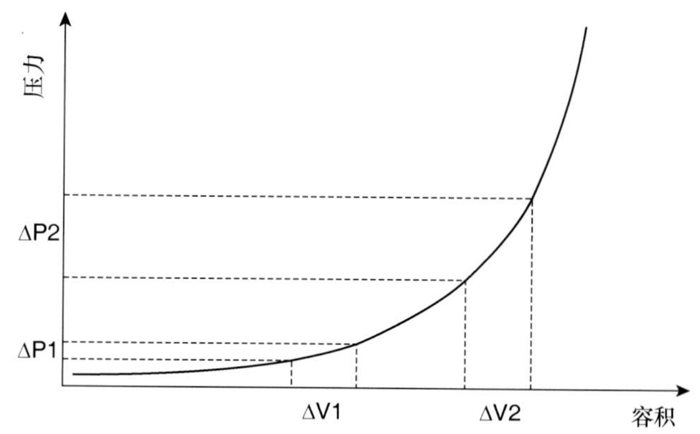

图 84.1 颅内压-容积关系：颅内压（ΔP1）的最小变化可允许增加额外的颅内容积（ΔV1）。一旦这个容量代偿耗尽，同样的容积增加（ΔV2）会导致颅内压指数式上升（ΔP2）

颅顶被大脑镰和小脑幕所分隔，因而可能形成颅内压力梯度（图 84.2）。颅内容积的增加最终可导致脑组织经脑室的这些“孔”膨出——形成脑疝。压力梯度是驱动液体流动的动力，促使脑脊液在脑室和颅外椎间孔内流动。脑疝也可能导致脑脊液排出受阻，即大脑镰疝导致的室间孔阻塞或是小脑幕裂孔疝导致的第三脑室和导水管阻塞。这都将会出现典型的中脑结构受压的临床表现。患者表现为明显的单侧瞳孔放大、同侧或对侧偏瘫（颞叶疝压迹现象），及呼吸异常。如果脑疝持续发展，将会使小脑自枕骨大孔下移，引起脑干持续受压，出现双侧瞳孔固定、心动过速或心动过缓，及高血压[6]。连接脑皮质至静脉窦之间容易受压的桥联静脉一旦受压，也会由于静脉血回流受阻，继发性地导致颅内容量的增加。一旦超过脑顺应性阈值，容量的变化就会对静脉回流产生巨大的影响，在这里，容量的变化起到了一个 Starling 电阻的作用。这种静脉回流的下降将反过来加剧和延长压力的上升。血容量的增加包括血管外因素（如出血）或血管内因素（如主要的静脉容量蓄积）。其他主要液体成分容量的变化主要受脑水肿的影响，脑水肿常见的是细胞毒性脑水肿和血管源性脑水肿[7]。细胞毒性脑水肿常源自低氧，表现为细胞肿胀；而间质性的血管源性脑水肿通常是由于血脑屏障出现破坏所致，常见于高血压患者[8]。

控制脑血容量（cerebral blood volume，CBV）的变化会对颅内压力产生显著的影响，从而影响脑灌注压（cerebral perfusion pressure，CPP）。脑血流量（cerebral blood flow，CBF）的自身调节会随着动脉血二氧化碳分压（$PaCO_2$）的升高、动脉血氧分压（PaO_2）的降低或平均动脉压（mean arterial pressure，MAP）下降而产生相应的变化，这种自身调节作用通过动态改变小动脉管径以维持足够的脑灌注来满足脑

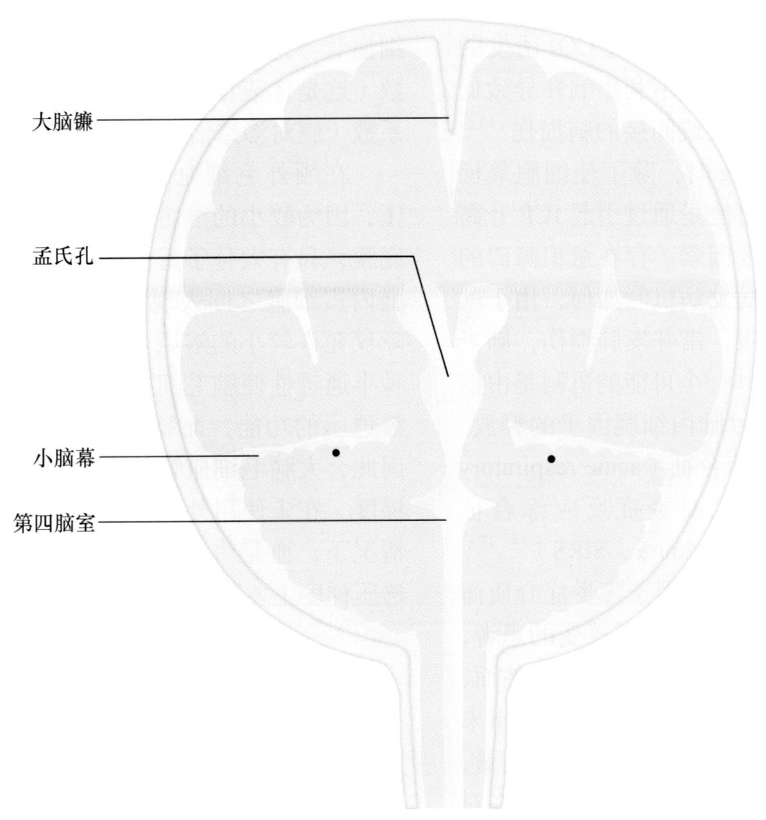

图 84.2 颅内室示意图：冠状面

代谢的需要（图 84.3）。CO_2、H^+、钾、钙、NO、腺苷和乳酸都是参与流量调节的众多代谢性调节递质[9]。底物供应（如氧和营养元素）下降到低于细胞赖以生存所必需的阈值时，细胞因子和趋化因子的持续释放就会引起细胞损伤。炎症的扩散会加剧这种损伤，破坏血脑屏障的功能，并可能直接导致细胞凋亡或坏死[10]。血脑屏障的破坏导致血管源性水肿发生，并使血清蛋白以延时效应进入到脑实质。与白质相比较，这种作用在代谢旺盛的灰质表现得更为明显。

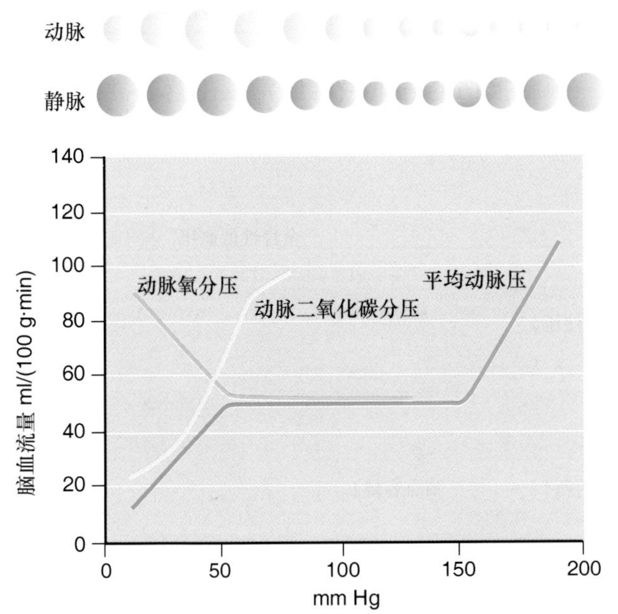

图 84.3 动脉氧分压（PaO_2）、动脉二氧化碳分压（$PaCO_2$）和平均动脉压（MAP）的变化对血管直径和脑血流量（CBF）的影响

脑损伤、异常的呼吸和血压都可能直接损害脑血流调节。因此，诸如低血压、缺氧、高碳酸血症和低碳酸血症、高血糖和低血糖、发烧以及癫痫发作等诸多不良事件也会导致所谓的“继发性生理损伤”。原发性损伤是由最初的创伤或局部缺血过程中组织的直接破坏引起的，而继发性损伤的区域则缓慢地延伸到完整的组织中，对脆弱的大脑造成进一步的伤害并使患者的预后更差[11]。控制继发性脑损伤是潜在神经保护策略的发展目标[12]。

心肺功能的综合考虑

动脉低血压，特别是合并低氧血症，已被证实为脑病的一个发病源[13-14]。因此，必须避免心输出量和脑灌注压下降，防止进一步加重意识障碍，进而导致气道损害、高碳酸血症和缺氧。高碳酸血症、缺氧和低血压会导致脑血管自身调节舒张脑血管，从而增加 CBV 和 ICP 并进一步减少 CPP，形成恶性循环（图

84.4）。

任何通气效能的下降都可能会通过 CO_2 诱发的血管舒张作用，对大脑的弹性产生不利影响并导致低氧血症，而低氧血症会引起直接或间接的脑损伤[14]。当动脉血氧分压低于 60 mmHg 时，除了使细胞氧梯度降低造成直接损伤外，还可能是通过引起 ICP 升高造成大脑继发损伤的一个重要因素。存在意识障碍的颅脑损伤患者，无论其原发病发病机制如何，由于气道反射受损和反复发生的误吸，常并发肺损伤，肺炎的发病率显著增加[15-16]。另外一个可能的机制是由损伤触发的炎症反应还可能导致脑内细胞因子的释放，有时足以诱发急性呼吸窘迫综合征（acute respiratory distress syndrome，ARDS）和全身炎症反应综合征（systemic inflammatory response syndrome，SIRS）[4，17]。反之，ARDS 也可以通过释放细胞因子等炎症介质而引发脑炎[4，17]。对于存在脑部病理生理改变的患者，ARDS 的通气治疗将使治疗陷入两难的境地。然而，旨在为减小肺泡的过度膨胀、减轻肺损伤而发展出来的所谓“开放肺（open lung）”概念［即小潮气量、高频率和高呼气末正压（PEEP）］，虽然理论上存在对 ICP 的不利影响，但似乎也可用于神经外科的患者[18]。使用高达 15 cmH_2O 的 PEEP 可以改善脑组织的氧分压和氧饱和度，而不会对 ICP 或 CPP 产生不良影响[19]。

液体、电解质和营养

正常情况下，流体静压使毛细血管内液体流出而毛细血管内外渗透压平衡使液体留在血管内[20]：

$$Jv = Kf([Pc - Pi] - \sigma[\pi c - \pi i])$$

这里，Jv 代表腔隙之间的净液体流动，Pc 代表毛细血管流体静压，Pi 代表间质流体静压，πc 代表毛细血管渗透压，πi 代表间质渗透压，Kf 代表滤过系数（这是体表面积和渗透系数的乘积），σ 代表反射系数（膜对渗透活性粒子的抗渗透性）。

在颅外毛细血管，这些渗透力来源于血浆渗透压，因为较小的溶质能够顺着浓度差通过毛细血管基底膜，只有大分子蛋白继续发挥作用。然而，由于大脑内皮细胞之间表现为“紧密连接”，完整的血脑屏障仅允许较小的溶质（如钠离子和氯离子）通过；这种半通透性使脑毛细血管液体转移产生流体静压和总渗透压的功能，而胶体渗透压仅为 1 mOsmol/kg[21]。因此，大脑毛细血管的体液转移大部分依赖于渗透压梯度。在未使用外源性渗透活性物质（如甘露醇）的情况下，血浆渗透压为 280 ～ 300 mOsm/kg，这个渗透压梯度主要取决于钠离子的浓度。

$$血浆渗透克分子浓度 = 血清钠 \times 2 + 糖/18 + 尿素氮/2.8$$

由于血浆渗透压降低 4 ～ 5 mOsm/kg 会增加脑水肿，神经外科患者不能使用低渗溶液。表 84.1 显示，测量的平均渗透压往往低于计算的平均渗透压[21]。因此，在脑缺血和发生炎症的情况下，液体治疗应当慎重考虑。脑对代谢及内分泌活性发挥着稳态调控的作用，神经系统功能障碍可使水和电解质平衡出现异常变化。糖尿病尿崩症产生的多尿和随后的血容量减低就是很好的例证，如果未及时处理，将会引起低血压。医源性原因，如使用渗透性利尿剂，也会出现这种情况。脑干或脊髓损伤可引起去交感神经支配，这时由于血管舒张和外周静脉淤积的增加，也会导致静脉回流的减少[22]。

颅脑损伤的危重患者经常发生营养缺乏，能量

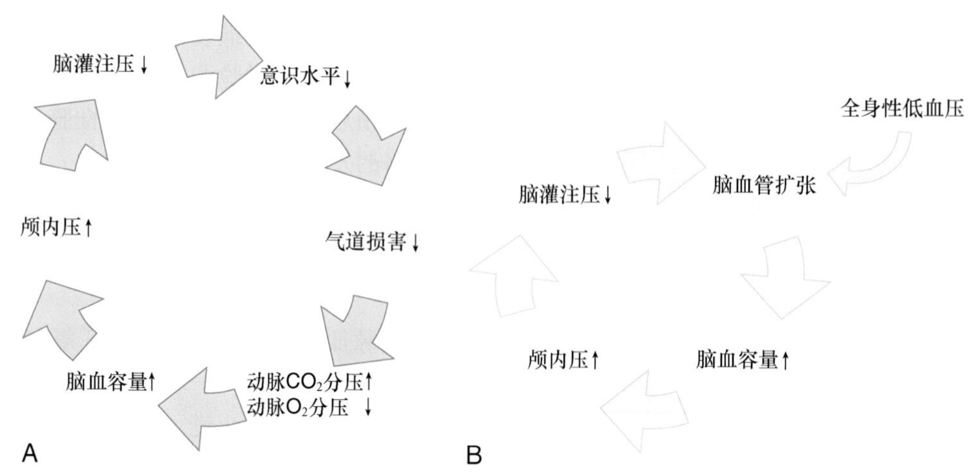

图 84.4 （A）通气性神经循环功能障碍。二氧化碳分压（$PaCO_2$）和氧分压（PaO_2）的变化引起脑血容量（CBV）、颅内压（ICP）和脑灌注压（CPP）的变化。这反过来又损害了通气。（B）血流动力学神经循环功能障碍。与（A）中的图类似，全身性低血压导致脑血管扩张，从而增加 CBV 和 ICP，降低 CPP，进而增加血管舒张

表 84.1　常用静脉溶液的重量渗克分子浓度和容量渗克分子浓度

液体	测量的平均重量渗克分子浓度（mOsm/kg）	理论上的容量渗克分子浓度（mOsm/L）
血浆	288 [280～300]	291
等渗盐水 0.9%	285 [282～286]	308
乳酸钠林格液	257 [257～258]	276
胶体 4%	271 [270～272]	274
人白蛋白（4%）	266 [266～267]	274.4

和蛋白质的严重缺乏与住重症监护治疗病房（ICU）和住院时间延长有关[23]。根据美国脑外伤基金会（Brain Trauma Foundation，BTF），早期肠内营养应至少在创伤后第 5 天开始，最迟在伤后第 7 天开始[24]。肠内营养越早开始，在创伤后第一天开始，对控制感染和总的并发症可能更有益[25]。肠内营养时建议使用胃空肠管以减少呼吸机相关性肺炎的发生率[24]。

应激性高血糖与神经元损伤患者较高的发病率和死亡率相关[26]，但是与传统疗法允许最高血糖浓度为 150 mg/dl 相比，严格的血糖控制（目标血浆葡萄糖水平为 80～120 mg/dl）增加了低血糖的风险，并且未改善预后[27]。因此，建议适度控制血糖，目标血糖水平为 110～150 mg/dl。

温度控制

脑损伤患者发热的发生率高达 70%[28]。早期高热的程度和持续时间与神经系统损伤后较高的发病率和死亡率密切相关[29]。对代谢活跃的脑细胞、血脑屏障和血管内皮产生进行性热损伤的温度阈值在 39℃～40℃[30]。对受损的大脑来说，高热经常被忽视，但它会导致氧耗和代谢应激增加[29, 31]。ICU 患者可能有多种危险因素导致体温升高，如留置导管感染（如动脉、静脉、脑脊液）或肺损伤[31]。然而，在多达三分之一的病例中，发烧的原因仍然无法解释，常常被归类为中枢性发热[28]。

神经重症患者的目标温度管理的概念包括治疗性低温、正常温度控制和积极治疗发热[32]。在头部外伤患者中，虽然诱发的轻度或中度低温不能改善预后，但低温确实改善了缺血缺氧性脑病新生儿和院外心脏骤停患者的神经功能预后[33-35]。为给患者降温，应使用凝胶垫或带有伺服控制装置的血管内温度调节设备，以尽量减少过度降温。此外，建议注射冷生理盐水[32]。使用食道温度测量或膀胱温度测量持续监测核心体温[32]。寒战时优先使用非镇静的治疗方法（如对乙酰氨基酚）而不是麻醉性镇痛药、镇静剂和麻醉药。

监测

为了避免或纠正继发性脑损伤，必须采用生理功能监测来指导个体化治疗。最重要的神经监测设备如图 84.5 所示（见第 39 章）[36-39]。神经监测并不意味着不需要常规的临床神经学检查。同样，还必须密切关注患者的液体容量状态、心血管稳定性、呼吸频率和代谢消耗等基本参数。监测各种脑功能（如脑电活动、脑氧合和 ICP）的监护仪只呈现各种数据，其本身对信息并不能进行完整的分析、整合。

临床检查

进行必要的神经学检查是神经危重症监治中必不可少的内容。可重复的、客观的神经学功能检查的重要性并不亚于上述提到的种种复杂的检测技术，而且它能更深入地了解神经系统的整体功能，并能在一个复杂的动态过程中整合相关的信息。其中一项最基本而重要的检查是瞳孔对光反射，单侧对光反射消失可能提示颞叶沟回疝已形成，压迫中脑且情况紧急。双侧瞳孔反射消失提示小脑疝即将或已经发生，但迅速有效的治疗仍可能使之逆转。

用于普通神经系统评估的临床评分系统已有很多。Glasgow 昏迷评分（glasgow coma scale，GCS）是一个著名的、使用广泛的评分系统（表 84.2）[40]。GCS 主要是对命令、声音和伤害性刺激后出现的睁眼、言语和运动反应等进行单独评估。使用镇静剂或麻醉剂会降低其准确性。世界神经外科医师联盟评分（World Federation of Neurologic Surgeons Scale，WFNS）是一个更好的评分系统，因为它利用了更为流行的 GCS 评分，但对其不足之处进行了修正（表 84.3）。Hunt & Hess 评分描述蛛网膜下腔出血的严重程度，并被用作结局预测指标（表 84.4）[41-42]。了解和使用这些评分对理解相关术语和进行神经危重症治疗至关重要。

颅内压和脑灌注压

颅内压

颅脑外伤后 ICP 升高是继发性脑损伤的重要且行

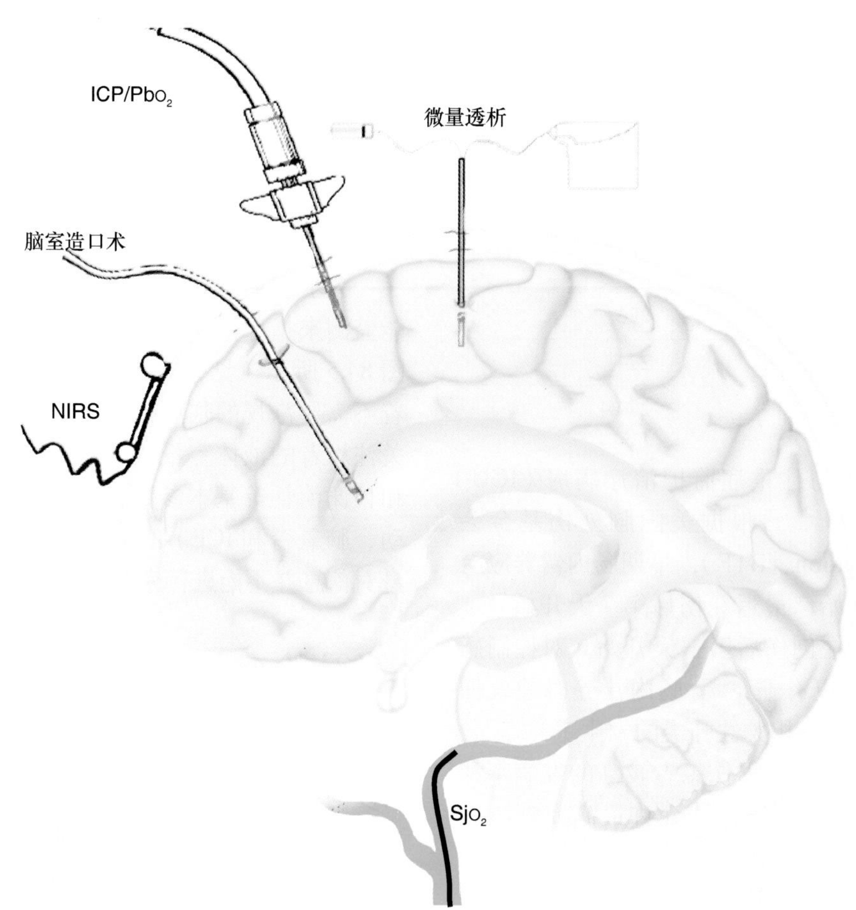

图 84.5 有效的颅内监测概略图近红外血氧定量法（near-infrared oximetry，NIRS），颅内压（ICP，经由脑室造口或实质探针），脑组织血氧定量法（brain tissue oximetry，PbO_2），微量透析和颈静脉血氧定量法（jugular venous oximetry，SjO_2）

之有效的指标，并且与较高的死亡率和较差的长期预后相关，尤其是难治性脑损伤的情况下[36, 43-46]。然而，ICP 监测的临床效益尚在讨论中[47-51]。指南中给出的 ICP 监测的适应证（例如，严重的头部创伤和异常 CT）和建议的 22 mmHg 的 ICP 阈值更多是由专家提供而不是基于循证的[24, 52]。仅有的一个评估 ICP 监测潜在益处的随机临床试验表明，ICP 监测并不影响头部外伤后的长期预后[47]。但是，在 ICP 持续时间升高的情况下，由其他神经监测设备提供的信息结合 ICP 指导的治疗，可对脑损伤患者进行个体化治疗，从而改善治疗效果[36]。例如，20 mmHg ICP 持续时间超过 37 分钟，ICP- 时间的累积负担会使预后较差，而较短的时间则没有不良影响[53]。脑血管自身调节功能受损或 CPP 低于 50 mmHg 时，机体对 ICP 升高的耐受能力会降低[53]。

在临床实践中，有两种不同的 ICP 监测方法：微传感器设备（应变仪或光纤类型）和脑室导管[54]。微传感器创伤性较小且易于放置，但是不能引流脑脊液，并且只能代表其所放位置的腔隙压力（图 84.5）[55]。只要有可能放入脑室，脑室导管仍是测压的金标准，因为它们反映了整体 ICP 并允许治疗性 CSF 引流，但是也增加了出血、感染等并发症的风险[54]。迄今为止，尚无可靠的无创监测 ICP 的方法，不能连续动态监测，这仍是需要研究的课题[36]。

脑灌注压

MAP（耳屏为零点）和 ICP 的差值即为 CPP。然而，许多降低颅内压的干预措施，如头部抬高或应用巴比妥类药物，MAP 也会降低，因此 CPP 也可能降低。大多数指南建议将 CPP 保持在 60 ～ 70 mmHg 之间，因为 CPP 较高或较低会使头部创伤后的预后更差[24, 44]。最近，引入了制订个性化最佳脑灌注压的概念，为每位患者计算出最佳 CPP，与标准阈值相比，其预后更好[56]。

脑血流量

由于大脑不能储存能量或氧气，持续不间断的脑血流对大脑至关重要。脑血流量（CBF）低于 20 ml/（100 g · min）会导致功能损害（表 84.5）。脑血流的进一步减少会导致脑组织结构损伤。CT 灌注成像或正电子发射断层扫描（positron emission tomography，PET）等现代成像技术可提供有关脑血流动力学的详

表 84.2　Glasgow 昏迷评分

能力	分数
运动反应	
正常	6
对疼痛能定位（有意识地向疼痛一侧移动）	5
刺痛时肢体能回缩	4
刺痛时肢体异常屈曲（一种不正常的姿势，包括僵直，握紧拳头，伸直双腿，手臂向内弯曲，手腕和手指弯曲并放在胸部）	3
刺痛时肢体过度伸展（一种不正常的姿势，包括僵直，手臂和腿伸直，脚趾向下，头和脖子向后拱起）	2
刺痛时肢体无动作	1
言语反应	
正常对答	5
能对答，定向障碍	4
胡言乱语，不能对答	3
仅能发音，无语言	2
不能发音	1
睁眼反应	
自行睁眼	4
呼之能睁眼	3
刺痛能睁眼	2
不能睁眼	1
总分	3～15

表 84.3　世界神经外科医师联盟评分

分级	临床表现
1 级	格拉斯哥评分 15 分，无运动缺陷
2 级	格拉斯哥评分 13～14 分，无运动缺陷
3 级	格拉斯哥评分 13～14 分，存在运动缺陷
4 级	格拉斯哥评分 7～12 分，不论有无运动缺陷
5 级	格拉斯哥评分 3～6 分，不论有无运动缺陷

表 84.4　Hunt & Hess 评分系统

分级	临床表现	存活率（%）
1 级	无症状或轻度头痛	70
2 级	中等到剧烈头痛，颈项强直，除可能的颅神经麻痹外，无神经系统功能缺失	60
3 级	精神状态轻度改变（意识模糊，昏睡），轻度局部神经功能缺失	50
4 级	木僵和（或）轻度偏瘫	20
5 级	昏迷和（或）去大脑强直	10

表 84.5　脑血流量的功能阈值

脑血流量［ml/（100g · min）］	结果
50	正常
20	脑电图缓慢
15	等电位脑电图
6～15	缺血半影区
＜6	神经元坏死

细信息，但临床上不能用于连续监测 CBF[36]。因此，需要用于连续 CBF 测量的床旁解决方案。

热弥散血流测定

热弥散血流测定是一种有创、连续、定量的局部 CBF 测量技术。热弥散血流测定导管测量热敏电阻和温度探头之间的温度差，热敏电阻的加热温度比组织温度高一些。可以将温度差转换为 CBF 的绝对测量值，单位为 ml/（100 g · min）。导管放置在有灌注不足风险的区域，可以进一步帮助检测脑内血管痉挛和评估脑血管自身调节功能[57]。然而，由于在重新校准过程中会发生放置错误和数据丢失导致的监测功能失调，长期使用热弥散血流测定的有效性仍然存在争议[58]。

经颅多普勒监测

经颅多普勒监测是一种通过多普勒频移效应来测定脑动脉血流速度的无创手段。血管的横截面积和声波角度保持恒定时，流速与 CBF 呈线性关系[59]。这个技术可以经眼、颞侧和枕骨大孔声窗这些主要部位监测大脑动脉环血流速度[60]。它具有出色的时间分辨率，可以检测出脑血流量不足的部分，评估压力自身调节和二氧化碳反应性，并且可以帮助预测颅脑外伤患者的预后情况[60-61]。血流速度的改变可用来评估血管直径的变化（如动脉血管痉挛）或颅内血管的狭窄程度[60]。对大脑中动脉（middle cerebral artery，MCA）而言，通过检查颅内血流速度与颅外颈内动脉血流速度的比值——痉挛指数（the Lindegaard index）可以鉴别血管痉挛与充血[60]。

脑血管自身调节和血管张力反应

监测 CBF 能够评估脑脉管系统对代谢和血压变化的反应（如脑血管自身调节）[62]。通过倾斜试验或直接使用血管活性药物的方法持续调节血压，可以测定静态脑自身调节能力；而使用一个充气压力大于收缩压的成人袖带突然放气的方法可以评估动态脑自身调节能力。压力反应性指数可以连续评估脑血管自身调节。使用 Pearson 相关系数，将 ICP 的压力曲线与动脉血压相关联，计算出－1 和＋ 1 之间的指数[56]。

脑组织 PO_2 或近红外光谱（near infrared spectroscopy，NIRS）衍生变量可用来计算自身调节指数，以评估大脑自我调节的状态，而不是 ICP 其他参数，如 CBF（由经颅多普勒测量）[63-37]。评估患者有无脑自身调节能力可以用以指导随后的治疗和判断预后，因为患者一旦失去脑自身调节能力，往往提示预后不良[68]。

脑氧合

为了评估脑灌注的充足情况，需要测量脑氧合，因为它使脑氧的输送和利用达到平衡。

颈静脉血氧饱和度

在假设红细胞压积和代谢恒定的前提下，Fick 原理可以反过来通过监测静脉血氧饱和度来评估 CBF 是否足够以及脑氧供需平衡是否匹配：

如果 $AVDO_2 = (CMRO_2/CBF)$，

那么 $CaO_2 - CjvO_2 = (CMRO_2/CBF)$

如果忽视溶解的 O_2 的作用，则：

$$(SaO_2 - SjvO_2) \times Hgb \times 1.34 = (CMRO_2/CBF)$$

这里 $CMRO_2$ 为脑氧代谢率，CaO_2 和 $CjvO_2$ 分别为动脉和颈静脉氧含量，SaO_2 和 $SjvO_2$ 分别为动脉和颈静脉血氧饱和度，Hgb 为血红蛋白浓度，1.34 为氧亲和力常数。

在体内，测量 $SjvO_2$ 的导管可以通过颈内静脉逆行被放置到颈静脉球内接近颈静脉孔的位置，甚至可以到达更高的位置，进入大的颈静脉窦（图 84.6）。$SjvO_2$ 可以通过从导管中抽取静脉血间断测量，也可以通过光纤测量连续测量。颈静脉血氧饱和度的正常范围是 55% ～ 75%。去饱和（＜ 50%，提示氧供不足或氧耗过多）和异常高饱和（＞ 75%，提示充血或脑卒中）均提示患者预后不良[24，69]。推算出的动静脉氧含量差可能在脑血流量充足时是更为准确的评估方法，业已被证明与预后相关[70]。由于对局部变化反应不敏感，颈静脉血氧定量法受到了质疑，因为它反映的是两个大脑半球静脉回流汇合后的平均静脉血氧饱和度。因此，相对于无氧代谢，一些作者建议使用氧耗量联合脑动静脉乳酸梯度来进行有氧代谢的化学计量评估[71]。这个想法的目标导向治疗依据代谢参数（颈静脉血氧饱和度），而不是依据血流动力学参数（ICP 和 CPP）[72]。然而，由于技术问题（例如，导管的移位）及其灵敏度低，颈静脉血氧测定法的临床使用已经减少，取而代之的是脑组织氧监测的替代监测方法[73]。

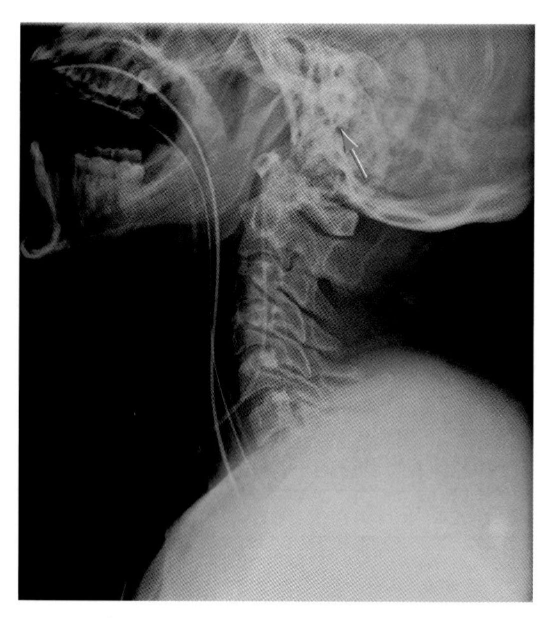

图 84.6　颈椎侧位片，其显示放置 $SjvO_2$ 导管的合适定位-颈 1 脊椎下缘之上（箭头实际上在颈静脉孔内）

脑组织氧压

目前已出现了微型化的 Clark 电极，它通过与 ICP 监测导管整合在一起，可以用来同时监测脑组织氧压（brain tissue oxygen tension，PbO_2）和 ICP。应在危险区域对 PbO_2 进行测量，其中仍包含可行的皮层下白质[74]。PbO_2 正常范围是 20 ～ 45 mmHg。在临床上低于 15 ～ 20 mmHg 提示脑缺血，低于 10 mmHg 提示严重缺血[75]。多项研究表明，低 PbO_2 与创伤性脑损伤（TBI）后不良结局之间存在相关性。ICP（＜ 20 mmHg）和 CPP（60 ～ 70 mmHg）和 PbO_2（＞ 20 mmHg）的联合治疗优于单独的 ICP 和 CPP 治疗[76-78]。为了使低 PbO_2 升高，应合理设置机械通气的参数。可尝试 2 分钟的 100% 氧气——恢复 PbO_2 和验证探针功能的临时方法，并维持适当的 CPP 和 ICP、血红蛋白和镇静[79]。

近红外光谱

脑脉搏血氧测定依据近红外光穿过骨骼的反射光谱原理。光的散射和反射比例与组织中吸光材料（如血红蛋白和氧合血红蛋白）的浓度成反比。颅骨表面的探测器被设计并校正成可以探测经表面向下穿透大脑皮层后反射回来的光线。另一个毗邻的探测器用以探测仅穿透浅表组织的反射光线。将两个信号通过一定方式的演算就可以估算出组织氧饱和度[80]。

近红外光谱（near-infrared spectroscopy，NIRS）是一种可以连续监测区域临界供氧是否匹配的无创性方法，正常范围在 60% ～ 75% 之间，但较低的阈值在个别患者中差别很大[81]。遗憾的是，检测孤立脑灌注不足的灵敏度很低，因此缺乏支持在脑外伤、蛛网膜下腔出血或卒中患者中使用近红外光谱分析的高质量数据[36, 66]。相反，对于由全身变化引起的脑灌注不足的患者，NIRS 是一种很好的趋势监测工具，例如在心脏手术中，NIRS 低于清醒的基线与较差预后相关[81-83]。

脑代谢和生物化学——脑微量透析

脑微量透析探针可以评估脑的生化环境。探针经颅骨钻孔置入，将少量的透析液在脑组织中循环后，经导管回收到颅外的收集系统中。导管的尖端应放置在易受继发性脑损伤的高危险脑组织中[84]。将半透膜（分子量截止值为 20 kDa）引入探针的尖端，通过该膜，多种物质（如乳酸、丙酮酸、葡萄糖、甘油和谷氨酸）可以通过半透膜渗透入收集到的透析液中，再通过床旁高压液相色谱仪对其进行分析[85]。由于这些物质与葡萄糖代谢，缺氧 / 缺血和细胞能量衰竭有关，因此脑微量透析可用于指导个性化重症监护治疗，优化底物供应、脑灌注和氧气运输[86]。丙酮酸和血糖浓度较低而乳酸：丙酮酸比率增加，这表明能量底物供应严重减少，并与脑损伤后的不良预后相关[87]。相反，在正常的丙酮酸和葡萄糖浓度下，乳酸：丙酮酸的比例增加是非缺血性原因（例如线粒体功能障碍）的指标[88]。谷氨酸是兴奋毒性脑损伤的标志，甘油可以提示神经细胞膜的破裂[89-90]。最近，带有高分子量截止膜（100 kDa）的探针被用于检测 S100β 或细胞因子等神经元损伤的生物标志物[91-92]。尽管取得了令人鼓舞的结果，但脑微量透析疗法的临床实用性仍在讨论中。

神经生理监测

临床神经生理学检测中枢或周围神经系统的电活动[93]。包括脑电图（electroencephalography，EEG）、诱发电位（evoked potentials，EP）和神经肌电描记术，对脑部疾病的诊断、预后和随访非常有用[93]。但是，临床神经生理学只能评估当前的大脑功能状态，无法预测未来的并发症。

脑电图

脑电图（electroencephalogram，EEG）记录皮层神经元的自发电活动，通过合适的电极放置来检测脑电活动，这种放射状和轴向放置电极的方法是一种国际标准记录系统，定义为 10/20 系统。脑电图用参数反映大脑皮层神经元功能代谢和大脑完整性。通过一系列不同的方式量化和分析波谱成分的频率、振幅和功率，并且经过处理的脑电图监护仪利用这些参数来评估麻醉深度。在神经重症监护室的无意识患者中，脑电图应用于非惊厥性癫痫发作的持续检测，这种癫痫可频繁发生，且与颅内高压和脑代谢紊乱有关[94-95]。由于非惊厥性癫痫发作的检测很困难，因此已经开发了自动监视系统[96]。不幸的是，当前的癫痫发作自动检测充满了假阴性和假阳性，无法取代脑电训练的神经学家[96]。

缺氧性脑损伤后的预后不良与恶性脑电图模式（如爆发-抑制、α-昏迷和低电压 δ）有关。相反，EEG 反应的持续性是良好预后的表现。颅内脑皮层电图描记法是脑电监测的一种有创形式，它的进一步发展可能使我们能够持续检测到所谓的扩散性去极化，这种去极化发生在大约一半的脑外伤患者身上，并可能导致继发性脑损伤[97-98]。

诱发电位

诱发电位（evoked potential，EP）检测由感觉刺激触发的神经元活动的变化[93]。诱发电位反映大脑皮层或脑干对外周（听觉、躯体感觉或视觉）或中枢（经颅磁刺激）刺激的被动反应。与记录皮层自发电活动的 EEG 相比，诱发电位检测中枢和外周神经通路的完整性。根据潜伏期和幅度对诱发电位信号进行量化。在周围神经或颈椎功能不全的情况下，N_2O 躯体感觉诱发电位对双侧正中神经刺激无反应是缺氧昏迷后不醒的最可靠预测因素。无论昏迷的病因如何，认知诱发电位（cognitive evoked potential，CEP）的保留都预示着患者极有可能苏醒[93, 99]。脑外伤后脑干活动受损是不良预后的最佳预测指标[93]。

多模式神经监测

多模式监测通过将参数综合起来识别、预防和治疗继发性脑损伤并指导个性化治疗[61, 100]。各种商业系统可用于处理和显示多个数据流[101]。ICP、脑血管自身调节、PbO_2、连续脑电图和脑微量透析联合应用为重度脑损伤患者的护理决策提供了个体化的可能性[39]。在将来，这些复杂的多模式数据集的计算模型演绎的发展将提供患者特定的大脑状态模拟的总结输出，从而促进演绎以及指导个体化治疗[36, 102]。

放射成像技术

对于意识丧失和脑损伤的患者，最重要的诊断方式是CT和磁共振成像（MRI），CT也包括CT血管造影。CT和CT血管造影是非常有效的方法，MRI尽管比较耗时，但对脑干和轴突损伤比较敏感。这些成像技术可以诊断创伤性脑损伤（颅内肿块、皮质挫伤和神经元/轴突损伤）、硬膜外或硬膜下血肿、蛛网膜下腔出血（subarachnoid hemorrhage，SAH）、缺血性或出血性卒中、脑静脉/静脉窦血栓形成，及脑水肿或再出血等术后并发症。

为了便于临床研究中比较不同治疗方案之间的治疗效果以及预后评估，必须对CT影像进行标准化并进行分类。针对创伤性脑损伤，与Marshall CT分级和Rotterdam CT评分表相比，新的Stockholm和Helsinki CT评分表能更准确地预测预后（表84.6和表84.7）[103]。蛛网膜下腔出血后，在评估蛛网膜下腔出血量和预测脑血管痉挛的发生和严重程度方面，Hijdra总评分优于更常用的改良Fisher评分表（表84.8和表84.9）[104-105]。Alberta卒中操作早期CT评分（the Alberta Stroke Program Early CT Score，ASPECTS）根据M1到M6区域和基底核的早期缺血损伤迹象来早期评估卒中后的神经元损伤[106-107]。

表84.6 Marshall评分表：CT对颅脑损伤的分类

种类	定义
Ⅰ级弥散损伤	无明显的颅内病理学改变
Ⅱ级弥散损伤	脑池存在中线偏移0～5 mm和（或）呈现密度病灶；没有≥25 ml的高或混杂密度病灶
Ⅲ级弥散损伤	脑池受压或消失，中线偏移0～5 mm；没有≥25 ml的高或混杂密度病灶
Ⅳ级弥散损伤	中线偏移＞5 mm；没有≥25 ml的高或混合密度病灶
清除大型病灶（Ⅴ级）	外科手术清除的任何病灶
未清除大型病灶（Ⅵ级）	≥25 ml的高或混杂密度病灶；未经外科手术清除

表84.7 创伤性脑损伤的严重程度分级

标准	轻度	中度	重度
结构影像学	正常	正常或不正常	正常或不正常
意识消失	＞30分钟	30分钟到24小时	＞24小时
外伤性遗忘症	0～1天	2～6天	＞7天
GCS（最好在24小时内获得）	13～15	9～12	3～8
简明损伤定级标准评分（AIS）：头部	1～2	3	4～6

GCS，Glasgow昏迷评分

表84.8 Fisher评分表：CT表现

分型	临床表现
1型	未检测到出血
2型	蛛网膜下血液弥散性沉积，无血凝块，无＜1 mm的出血板层
3型	局限的血凝块和（或）垂直板层厚度≥1 mm的出血
4型	弥散或没有蛛网膜下腔出血，但脑内或脑室内存在血凝块

表84.9 改良Fisher评分表：CT表现

分型	临床表现
0型	未检测到出血
1型	薄的蛛网膜下腔出血，无脑室内出血
2型	薄的蛛网膜下腔出血，有脑室内出血
3型	厚的蛛网膜下腔出血，无脑室内出血
4型	厚的蛛网膜下腔出血，有脑室内出血

* 薄厚的区别是垂直厚度是否超过1 mm

神经危重症监护病房的常见病

创伤性脑损伤

严重的创伤性脑损伤（traumatic brain injury，TBI）主要是由交通事故、袭击、跌倒和家庭暴力造成的。它是年轻男性成年人残疾和死亡的主要原因[108-109]。创伤性脑损伤的不良结局与年龄较高有关，高龄老人摔倒后造成的创伤性脑损伤预后更差[110，111]。原发性损伤使大脑结构发生变形，这是根据创伤的动力学影响定义的。这种损伤的类型范围广泛，从局部挫伤到弥散分布的病灶、撕裂和血肿，不同环境下和不同受害者之间所遭受的损害各不相同。创伤性颅脑损伤也可以按钝性伤或贯通伤等来进行分类。贯通伤导致的后果也千差万别，主要取决于创伤的部位、深度和损伤的能量，但如果是横贯中脑的贯通伤，一般多是致命伤[112]。Glasgow昏迷评分根据患者的临床表现将创伤性脑损伤分为轻度、中度和重度损伤，严重程度与预后相关（表84.2）[113]。此外，头部和颈部的简明损伤定级标准评分（AIS）根据死亡率风险在6分量表上对损伤进行分级，其中“1”表示轻度创伤，“6”表示无法挽救生命的创伤。两种评分在预测严重创伤性脑损伤的短期死亡率方面是相当的[114]。

ICU 创伤性颅脑损伤患者治疗的关键在于运用《高级创伤和生命支持》(*Advanced Trauma and Life Support*)的指导原则对患者进行全面的检查和评估，因为隐匿性损伤在早期检查中常常被漏诊。

病理生理学

由于大脑不能耐受缺氧，因此 TBI 患者根据当前指南需要进行即时治疗[24]。不幸的是，原发损伤的程度不受治疗的影响，因此预防（例如，通过头盔或安全气囊）是避免创伤的唯一方法。原发性脑损伤触发一系列病理生理改变，继而导致继发性脑损伤。因此在创伤后的前几日，治疗的目的是尽可能减少继发性损伤的增加，以抢救可抢救的脑组织。诸如 ICP 升高（由于水肿、出血、脑脊液流动受阻），动脉血流减少以及随之而来的 CPP 降低，导致组织缺氧和脑血管自动调节功能丧失的病理过程会增加继发性脑损伤。炎症、兴奋性神经递质的大量释放、细胞凋亡、由于无氧糖酵解导致的高乳酸浓度、三磷酸腺苷（ATP）耗竭、细胞内 Ca^{2+}浓度增加，自由基的产生和蛋白水解是导致继发性脑损伤的部分原因。不幸的是，尽管对所有这些机制进行了深入的研究和描述，但在随机、前瞻性临床研究中，尚未发现能够改善 TBI 预后的药物。这很可能与脑损伤复杂的病理生理、损伤的多样性，及各种先前即存在的患者疾病有关。TBI 还导致其他系统的紊乱，例如：自主神经系统的交感神经放电，炎症反应，内分泌功能障碍，电解质失衡，心血管和呼吸系统紊乱以及凝血功能障碍。这些系统作用必须加以监测并即刻治疗，因为它们也会导致继发性脑损伤。

外伤性 SAH（tSAH）发生在多达 60% 的 TBI 患者中，并影响 TBI 的预后[115-117]。大约有 20% 的 tSAH 患者也可能出现血管痉挛，从而引起继发性缺血性损伤。

治疗

所有治疗策略都集中在优化氧和葡萄糖向脑细胞的供应上。这些策略包括保持足够的 CPP，控制 ICP 和优化氧合。因此，在重症监护环境中，TBI 患者的治疗应遵循既定方案，并密切监测包括 CPP，ICP 和氧合状态在内的参数[118]。必须进行临床评估，例如连续测量动脉血压，心率和脉搏血氧饱和度，并结合监测容量状态，尿量和 GCS。

脑灌注压（cerebral perfusion pressure，CPP） CPP 由 MAP 减去 ICP 的差值得出，应保持在 60 ～ 70 mmHg 之间[24]。应避免尝试使用液体和升压药将 CPP 升至 70 mmHg 以上，因为这种治疗将会增加呼吸衰竭的风险。动脉收缩压低于 90 mmHg 与不良的预后密切相关，因此在 TBI 患者的治疗中必须避免发生[14, 116]。收缩压或 MAP 与预后之间存在平稳的 U 形关系，而没有任何突然阈值效应的证据。因此，尽管当前的建议是将 50 ～ 69 岁患者的 SBP 维持在 100 mmHg 以上，或将 15 ～ 49 岁或 70 岁以上的患者保持 SBP 在 110 mmHg 或以上，但新的研究数据可能表明最佳 SBP 应该为 135 mmHg[24, 119]。

颅内压（intracranial pressure，ICP） ICP 高于 22 mmHg 时会增加死亡率，应根据框 84.2 的治疗清单进行处理[24]。这包括优化患者体位，进行渗透治疗，使用巴比妥类药物或丙泊酚进行深度镇静以及脑室引流[120]。过度通气通过其血管收缩作用而降低 CBV 和 ICP，但同时会导致氧供和氧耗失调[121]。因此，在采取其他降低 ICP 的治疗之前，过度通气只是一种临时措施。颅骨切除减压术一直是降低 ICP 的方法，但不幸的是，这种干预增加了植物人状态或严重脑损伤患者的数量[122-123]。预防性轻度低温也是降低 ICP 的可能的干预措施。但是，在前瞻性多中心研究中，该疗法并不优于正常体温[35]。在一项针对超过 10 000 名脑损伤患者的多中心研究中，使用高剂量类固醇激素控制 ICP 对死亡率和发病率具有不利影响[124]。因此，在 TBI 后不建议使用类固醇激素控制 ICP。

氧合和通气 GCS 评分不超过 8 分的患者应行气管插管，通气目标为使得 PaO_2 高于 80 mmHg。如果有必要使用 PEEP，则已证明最高 15 cm H_2O 的 PEEP 能在不增加颅内压和降低脑灌注的同时增加脑组织灌注和脑氧饱和度[19]。

镇静 TBI 患者应使用半衰期较短的药物（如丙

框 84.2　颅内高压治疗清单

1. 保持生理指标在正常范围内（血压、血碳酸、血氧、体温、血糖、血脂）
2. 头部位置（仰角 30 度）；避免头部转动
3. CPP 60 ～ 70 mmHg；应避免大量液体治疗或使用高剂量血管收缩药
4. 保持血碳酸正常（$PaCO_2$ = 35 ～ 40 mmHg）；如果 ICP ＞ 20 ～ 25 mmHg，则短暂过度换气（$PaCO_2$ = 30 ～ 35 mmHg）
5. 提供足够的镇静作用
6. 如果可探测到脑室，则进行 CSF 引流
7. 考虑甘露醇或高渗盐水治疗
8. 考虑巴比妥治疗（在 EEG 监测下）
9. 发热控制

CPP，脑灌注压；CSF，脑脊髓液；EEG，脑电图；ICP，颅内压；$PaCO_2$，动脉二氧化碳分压

泊酚）镇静，以利于每日检查其神经系统状况。同时应注意对患者进行丙泊酚输注综合征的筛查，当使用大剂量丙泊酚数天后可能会发生[125]。大部分巴比妥类药物和苯二氮䓬类的半衰期较长，因此不太适用。也可以使用小剂量吸入麻醉药。在较高浓度下，挥发性麻醉剂具有直接的血管舒张作用，可增加CBV，进而升高ICP。TBI患者禁用氯胺酮，因为有引起颅内高压的风险，但在插管和机械通气患者中，氯胺酮对ICP无不良影响[126]。氯胺酮具有多种有益作用，例如减少了追加血管加压药和麻醉药的需求，促进肠蠕动和支气管扩张[127]。麻醉药，如舒芬太尼、芬太尼和瑞芬太尼，在保持MAP稳定的情况下，对ICP都没有负面影响。肌肉松弛剂可用于TBI患者，琥珀胆碱可能除外，因其可能会导致ICP升高。严重TBI患者不应使用N_2O和依托咪酯。

其他干预 对于TBI患者，建议在TBI后的第五天到第七天进行肠内营养以达到基础能量需求[24]。应尽快开始使用经胃空肠导管进行肠内营养[128-130]。早期气管切开可以促进患者的脱机并减少机械通气天数，但是没有证据表明它可以降低死亡率或院内肺炎的发生率。高达25%仅有TBI的患者发展为深静脉血栓形成（deep vein thrombosis，DVT），并有发生肺栓塞的风险[131]。尽管颅内出血扩大的风险会增加，低分子量肝素或低剂量普通肝素仍应与活动预防结合使用[24]。Parkland协议将患者自发性出血进展分为不同风险组，可帮助评估开始DVT预防的最佳时机[132]。苯妥英可以降低创伤后早期癫痫发作（在TBI后的第一周内）的发生率[24]。由于这些早期的创伤后癫痫发作并不影响预后，因此这种预防不是必需的。而创伤后迟发性癫痫发作则不易受到预防性干预的影响。

脊髓损伤

在高达5%的所有重大外伤病例中，脊髓损伤，其中约14%的患者遭受不稳定的脊柱损伤的伤害[133]。美国脊髓损伤协会（The American Spinal Injury Association，ASIA）将SCI分为五类，其中ASIA A代表完全的损伤，而ASIA E代表正常的感觉和运动功能（表84.10）。脊髓表面减压应在脊髓损伤（spinal cord injury，SCI）后24小时内进行，并与神经功能改善相关[134-135]。

SCI损害交感神经向心脏及脉管系统的传出，导致迷走神经张力相对升高，引起全身性低血压和心动过缓，通常被称为神经性休克[136]。高于T7的损伤有85%发生严重心血管功能紊乱的风险[137]。为避免SCI

表84.10 ASIA脊柱损伤的分类

分级	临床表现
A级	（完全性损伤）在脊髓损伤神经平面以下，包括骶段S4～S5区无任何运动及感觉功能保留
B级	（不完全性损伤）在脊髓损伤神经平面以下，包括骶段S4～S5区有感觉功能保留，但无任何运动功能保留
C级	（不完全性损伤）在脊髓损伤神经平面以下有运动功能保留，但脊髓损伤神经平面以下有一半以上的关键肌肌力小于3级（0～2级）
D级	（不完全性损伤）在脊髓损伤神经平面以下有运动功能保留，且脊髓损伤神经平面以下至少有一半的关键肌肌力等于或大于3级
E级	（正常）感觉和运动功能正常

后继发性损伤，在损伤后的前7天，应使用液体和血管加压药物将MAP保持在85～90 mmHg以上[138-139]。应通过心输出量监测设备监测液体治疗，并应避免使用低渗溶液，例如5%葡萄糖溶液、乳酸林格氏液和0.45%氯化钠，因为它们会加重脊髓水肿。血管升压类药物应该是变力、变时和血管收缩性的，如α_1和β_1激动剂（多巴胺，去甲肾上腺素）。多巴酚丁胺由于其β_2受体激活和血管舒张作用而通常没有应用指征。在出现威胁生命的心动过缓的情况下，可以考虑放置心脏起搏器[140]。

是否需要通气支持取决于受伤程度。辅助呼吸的肌肉是膈（膈神经，C3-5）、肋间肌（胸神经）和辅助肌肉，包括胸锁乳突肌（颅神经11）和斜角肌（颈神经丛）。即使在C5以下受伤，继发于腹部和肋间肌麻痹的呼吸衰竭仍可能发生，因为这些肌肉显著提高了膈收缩的效率。创伤性交感神经切除术还导致肠麻痹，随后导致腹胀，这进一步使得已经受损的膈功能恶化。在伴有完全的颈椎SCI中，继发于功能残气量突然丧失和胸锁乳突肌无法稳定胸壁的急性呼吸衰竭是常见的。由于SCI后缺氧会导致不良结局，因此应尽快对出现呼吸功能不全的患者进行气管插管。脱机应尽早开始，如果情况复杂，则应进行气管切开术以减少机械通气天数，减少镇静的需要并促进肺排痰。

下肢血流量随着动、静脉短路的增加而减少。这与血栓栓塞性疾病的高发有关，建议在受伤后72小时内尽早预防静脉血栓栓塞。但下腔静脉滤器并不适合用于预防[138]。

已经对许多药物的潜在神经保护作用进行了研究；但是，在前瞻性、随机，多中心研究中，SCI后大剂量甲基强的松龙、单唾液酸四己糖基神经节苷脂（GM-1）、利鲁唑、成纤维细胞生长因子、米诺环素或镁的使用并未能改善预后[141]。SCI 后早期的轻度低温在临床研究中显示出一些令人鼓舞的结果。但是，必须通过前瞻性、随机，多中心研究对其进行验证[142]。

脑血管疾病

脑血管疾病是全球死亡和致残的主要原因[143]。尽管临床表现和结局变化很大，但初始治疗通常需要重症监护复苏。缺血性卒中是卒中亚型中最常见的类型（80% ～ 90%），并且在术后 ICU 治疗中所占比例越来越大。出血性卒中占剩余卒中的 10% ～ 20%，但在 ICU 中通常是最复杂的且住院时间最长、发病率和死亡率最高的类型[144]。以下各节将概述 SAH、缺血性卒中和脑出血（intracerebral hemorrhage，ICH）最常见的重症监护管理问题。

蛛网膜下腔出血

蛛网膜下腔出血（subarachnoid hemorrhage，SAH）是一种神经系统紧急情况，需要重症监护治疗。SAH 占全世界所有卒中的不到 5%，但其与严重的发病率和死亡率有关。大多数 SAH 病例起源于动脉瘤（aSAH）。每 100 000 人每年 aSAH 的发病率因种族和地理位置而异——发病率最低的是中国（2），其次是中美洲和南美洲（4.2），美国（8 ～ 15），最高的是芬兰和日本（19 ～ 23）[145-146]。女性的风险比男性高 1.24 倍，与白种人相比，黑种人和西班牙裔美国人的发病率更高。大多数动脉瘤发生在 40 ～ 60 岁之间，平均年龄为 55 岁[145]。aSAH 的危险因素包括吸烟、高血压、重度酗酒、使用拟交感神经药，SAH 的家族病史，及有 aSAH 的既往史[147]。10% ～ 15% 的患者在住院前即死亡，而 25% 的患者将在入院后第一个 48 小时内死亡。原发出血通常是主要的死亡原因，其次是再出血造成的死亡[148]。近几十年来，随着血管内治疗、显微外科技术和 ICU 治疗水平的提高，病死率从 50% 持续下降至 33%[149]。

早期脑损伤

神经系统异常程度和出血量是 SAH 发生后临床结局和并发症的最强预测指标。Hunt 和 Hess 评分系统以及世界神经外科医师联盟评分（World Federation of Neurological Surgeons Scale，WFNSS）使用最为广泛（表 84.3 和 表 84.4），WFNSS、Hunt 和 Hess 评 分越高则临床预后越差[41-42]。急性出血后的最初 72 小时内，早期脑损伤涉及多种机制，例如短暂性整体缺血、颅内压升高和 SAH 毒性。随后对 CBF，微循环改变、脑水肿和交感神经的影响可导致神经和全身性并发症[150-151]。在此期间，血压和氧合的紧急治疗以及预防早期并发症（如再出血，急性脑积水和 ICP 升高）至关重要。理想情况下，应在配备专门的神经重症监护病房的大型医院中对患者进行救治[152]。

再出血　再出血是一种严重的并发症，可显著恶化预后并增加死亡率，最高可达 70%[153]。再出血的风险在初次出血后的头 24 小时内最高（4% ～ 15%），在接下来的 2 ～ 4 周内仍然升高（每天 1% ～ 2%），然后在最初的 6 个月后最终每年下降到 2% ～ 4%[154-156]。为降低再出血的风险，指南建议通过手术夹闭或血管内栓塞术治疗破裂的动脉瘤，且在症状发作后的头 24 小时内最好[157-159]。自国际蛛网膜下腔动脉瘤试验（the International Subarachnoid Aneurysm Trial）发布以来，当动脉瘤的位置、大小和形态适宜时，建议采用血管内栓塞术。一些动脉瘤可能更适合采用手术夹闭。无论选择哪种治疗方式，治疗动脉瘤破裂的时间都不应拖延[160-161]。当动脉瘤夹闭术或血管内栓塞术未能及时实施时，则建议短期（少于 72 小时）用抗纤维蛋白溶解剂（氨基己酸或氨甲环酸）治疗。此外，可以考虑预防癫痫发作，直到动脉瘤得到治疗并控制血压达到正常值为止[158，162-163]。

急性脑积水　SAH 后 25% ～ 30% 的患者会发生急性脑积水，紧急脑室引流术可能会挽救生命[164]。脑积水患者会发展为进行性恶化，导致木僵和昏迷，以及更细微的临床症状，如凝视麻痹、瞳孔功能障碍和认知减慢。头部 CT 显示室性扩张可以诊断并有助于早期的脑室造口引流术。SAH 后的脑积水可能是由于血液制品阻塞 CSF 流出或由于蛛网膜颗粒导致 CSF 吸收受损所致[165]。当大多数患者不再需要外部引流并且 ICP 已稳定时，应去除脑室引流管。一些患者会出现迟发性脑积水（发病后 3 ～ 21 天），而 20% 的患者需要行脑室腹膜（ventriculoperitoneal，VP）分流术来治疗慢性脑积水[157]。

神经源性心脏和肺部疾病　SAH 后，心脏和肺部疾病很常见，被认为是儿茶酚胺水平和交感神经张力升高的继发性疾病[166-167]。SAH 后明显的自主神经系统紊乱可导致心电图改变并导致心肌功能障碍。短暂性 ECG 异常包括窦性心动过速、峰值 T 波、T 波倒置和 QT 延长及 ST 段压低或升高[168]。虽然心电图改变很常见，但似乎与预后无关[169]。

但是，心脏功能障碍可能对 SAH 后的治疗产生重大影响。多达 8% 的 SAH 患者存在超声心动图的异常。严重的 SAH 患者可出现突然的低氧血症和心源性休克，伴或不伴肺水肿。这种神经源性心肌病可导致严重的心脏收缩能力受限，然而这一过程是可逆的，并且恢复良好。SAH 患者的超声心动图变化与应激性心肌病相似，也是由交感神经过度兴奋引起的急性短暂性功能障碍[170]。有研究提示心肌顿抑的患者存在肾上腺素受体的多态性。不同的受体基因型对儿茶酚胺的敏感性增加，心肌损伤和功能障碍的风险增加 3 ～ 4.8 倍[171]。

急性 SAH 后约 30% 的患者肌钙蛋白水平通常升高。血清水平高与出血增加、血液动力学波动和预后不良有关[172]。肌钙蛋白的释放可代表患有动脉粥样硬化性心脏病或神经源性损伤引起的“心肌渗漏”的心脏缺血[172]。

心脏功能障碍可能会使迟发性脑缺血（delayed cerebral ischemia，DCI）和 ICP 升高的治疗复杂化并受到限制。框 84.3 基于综合共识指南，给出了一种典型的心血管治疗策略[157-158]。

肺损伤是 SAH 后的常见并发症，近 17% 的患者发展为包括 ARDS 在内的严重肺功能障碍，这与神经系统预后不良相关[173]。除了获得性呼吸道感染外，常见于行机械通气的 ICU 患者，由肺血管系统通透性增加引起的神经源性肺水肿可单独发生或与神经源性心脏疾病同时发生[174]。

继发性脑损伤

迟发性脑缺血（delayed cerebral ischemia，DCI） DCI 是 SAH 的最严重并发症之一，且与更差的预后相关。尽管 DCI 的确切机制仍不清楚，但已研究了脑血管痉挛以外的多种潜在原因，包括微循环功能障碍、微血栓形成、皮层扩散去极化和神经炎症[175-176]。大约三分之一的患者会在发病后 3 ～ 5 天出现 DCI 症状，峰值频率在 5 ～ 7 天之间，一般会在 2 ～ 4 周内逐渐减轻。尽管只有 30% ～ 40% 的患者会出现症状，但百分之七十的患者血管造影会出现血管痉挛。此外，并非所有 DCI 患者都有血管痉挛的证据，提示存在非依赖血管痉挛性机制[177]。

框 84.3 蛛网膜下腔出血的心血管治疗策略建议

一般性

1. 不稳定型动脉瘤的高血压管理（收缩压＜ 140 mmHg）
2. 预防性维持血容量；预防性高血容量没有作用。
3. 应用尼莫地平。

心血管不稳定时

1. 血压和心输出量的调整需保证动脉瘤的安全
2. ECG 如果异常（QTc 延长，ST 段改变）：检查肌钙蛋白。如果肌钙蛋白升高：进行超声心动图检查。
3. 如果怀疑有任何血流动力学异常或心力衰竭，进行超声心动图检查。
4. 监测心输出量。
5. 选择提高心输出量和血压的升压药。
6. 尽早考虑治疗动脉瘤。
7. 为单纯的室壁运动受限和肌钙蛋白不断上升储备冠状动脉介入性导管（如果可能的话先考虑）。
8. 迟发性脑缺血：使用等用量 / 轻度高血容量和升压药治疗，监测心输出量；随灌注试验建议调整目标。
9. 输血：维持血细胞比容＞ 25%。

ECG，心电图

脑血管痉挛仍然被认为是 DCI 的病因，并且通常是治疗干预的目标。蛛网膜下腔存在大量血液的患者发生血管痉挛的风险较高。目前临床开发了诸如 Hijdra 总评分和 Fisher 评分之类的影像学工具来预测血管痉挛（表 84.8）[104，178]。改良的 Fisher 评分最常用于临床预测血管痉挛的风险（表 84.9）[179]，改良的 Fisher 评分 4 级的患者观察到的血管痉挛发生率最高[180]。进行一系列临床检查和使用影像学手段（如经颅多普勒，CT 灌注法和脑血管造影）可加强血管痉挛的监测。

DCI 的临床治疗着重于体液容量正常，而不是体液容量过多，进而通过血管加压药增加动脉血压[181]。不再建议使用“三联- H 治疗”，即“高血压，高血容量，血液稀释”，因为在随机对照试验和 meta 分析中几乎没有证据显示有益和可能的危害[182]。在 DCI 情况下通过输血增加氧气输送是有争议的，需要权衡输血的有害影响，需要一项前瞻性研究来确定。内皮素拮抗剂和他汀类药物的试验进一步证明了血管痉挛和临床结局之间没有相关性，因为尽管血管痉挛的发生率有所降低，但两种药物均未显示出任何效果[183]。

诊断后 21 天应尽快对所有患者开始尼莫地平治疗。关于尼莫地平使用的研究提供了 SAH 中随机对照试验的唯一Ⅰ级证据，该证据表明缺血的发生率有所降低，而对血管造影血管痉挛没有任何明显影响[184-187]。

对于药物治疗无效的 DCI 患者，可以考虑使用血管内治疗[188-189]。机械性血管球囊扩张术（血管成形术）可为涉及较大动脉的血管痉挛提供有效治疗[190-191]。动脉内注射血管舒张剂，最常见的是钙通道阻滞剂，如尼卡地平和维拉帕米，可在较小口径的血管中起效，但受其作用的短暂性（＜ 24 小时）限制[192]。

低钠血症 在 30% ～ 40% 的 SAH 患者中观察到低钠血症，最常见的原因是脑性盐耗综合征（cerebral salt-wasting syndrome，CSWS）或抗利尿激素分泌失调综合征（syndrome of inappropriate secretion of antidiuretic hormone，SIADH）的结果[193]。由于这两种情况具有不同的病理生理学机制，因此正确的诊断和处理低钠血症很重要，尤其当它伴发于 DCI 并可能导致不良的临床结局时。在 CSWS 中，尽管持续的低钠血症和血容量不足，但钠仍会主动从体内高浓度地排泄出来，并伴有利尿作用[194]。CSWS 的治疗是用等渗或高渗盐水代替钠以恢复容量不足。如果利尿活跃且不能维持足够的液体平衡，则考虑使用氟氢可的松[157-158]。SIADH 患者通常属于高血容量性患者，应接受液体限制治疗以恢复血容量和抑制抗利尿激素（ADH）的释放[195]。图 84.7 提出了　种解决诊断不明确的方法。

缺血性卒中

卒中是美国的第五大死亡原因，也是全球的第二大死亡原因，占全世界死亡人数的近 12%，而低收入国家的死亡率要高得多。尽管在美国死亡率下降了，但是卒中仍然是致残的主要来源[196-197]。

急性缺血性卒中（acute ischemic stroke，AIS）日益成为一种可治疗的神经系统紧急情况。当大脑的氧供和营养缺乏到一定程度，并持续一定时间后会导致神经组织中的细胞死亡，从而导致缺血性梗死。在无法逆转的缺血性损伤之前，诸如侧脑血流和残余灌注血流使脑组织发生梗死时间延长，形成缺血半影带，这是有可能挽救的，因此有机会积极进行血栓溶解和器械性血栓清除术等血运重建治疗。当前指南建议在 4.5 小时内推荐静脉溶栓剂，在症状发作 6 小时内符合条件的患者可以使用现代血栓切除设备对闭塞的大血管行血栓清除术[198-200]。使用当前的灌注成像设备，卒中发作后扩大的时间窗内的栓子清除术对某些患者显示出疗效[201]。在更长的时间内，椎基底动脉闭塞也可能受益于最新的技术[202]。

AIS 的成功治疗不仅限于紧急治疗，还可以重新灌注和恢复受威胁的脑组织。重症监护病房需要持续进行治疗，以维持足够的 CBF 以保护缺血半影带，并解决对缺血性脑组织产生不利影响的因素，例如发烧和血糖异常。尽早处理 AIS 的潜在并发症，包括梗死后脑水肿、血流变化、再灌注损伤，这对于改善患者预后至关重要。

AIS 后低血压并不常见，但需要积极的治疗。据报道基线血压低于 100/70 mmHg 时神经功能恶化，预后不良和死亡率增加[203]。动脉低血压的常见原因包括血容量不足、失血、心输出量减少、心肌梗死和心律不齐。已经详细描述了神经心源性损伤，尤其是累及右侧脑岛，可能导致心电图改变和危及生命的心律失常[204-205]。与 AIS 相关的最常见的心律不齐是房颤[206]。建议至少在卒中后的头 24 小时进行心脏监测，如果有心力衰竭症状的证据，则应另外行心脏功能监测。

在急性情况下，不应积极治疗升高的血压，因为降低血压的潜在风险可能会威胁半影带的灌注并加剧脑缺血。并发症（如高血压脑病，主动脉夹层和急性器官衰竭）可能需要紧急降压治疗。在某些临床情况下，如果血压超过 220/120 mmHg，应谨慎降低 15%。由于溶栓会引起出血性转化，因此在治疗前应将血压降至或低于 185/110 mmHg，并保持在小于或等于 180/105 mmHg 至少 24 小时。在进行血运重建手术（例如动脉内溶栓和栓塞清除术）后，建议达到相似的血压控制目标[198]。

缺氧也会加剧缺血性损伤。AIS 后最常见的是气

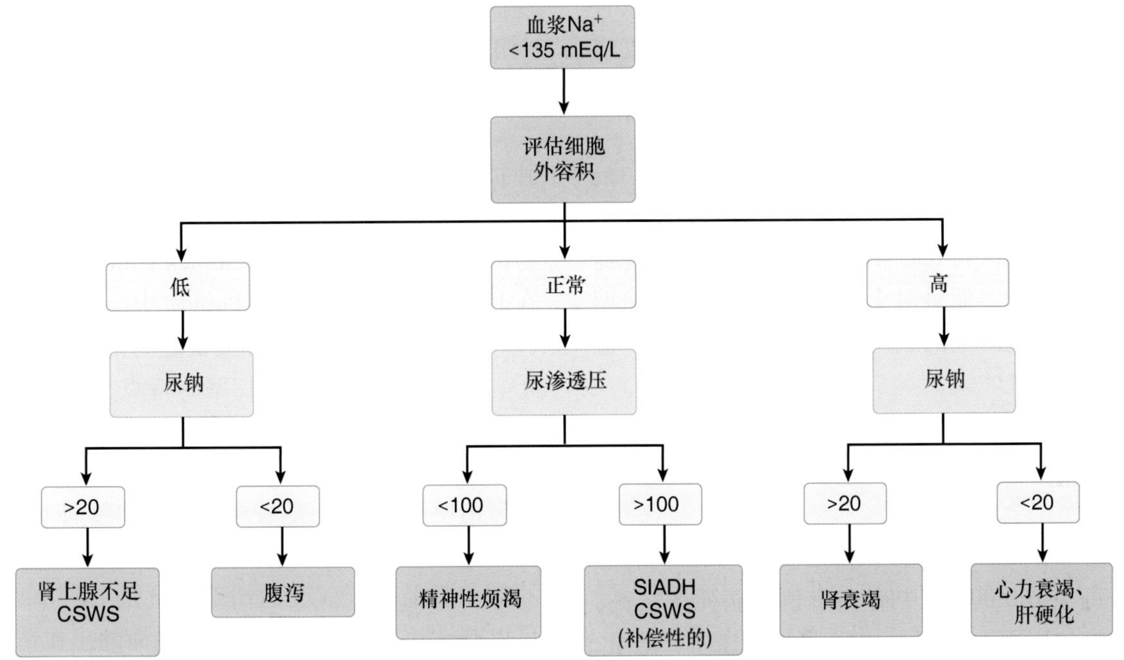

图 84.7　**神经外科患者低钠血症的鉴别诊断步骤**。CSWS，脑性盐耗综合征；SIADH，抗利尿激素分泌失调综合征

道控制不良、通气不足和吸入性肺炎。昏迷或昏睡患者应评估患者的气道，并考虑进行气管插管。此外，脑干受累的患者可能有误吸的高风险。尽管插管和机械通气与预后不良和死亡率增加有关，但应考虑预防缺氧和吸入性肺炎[198]。

AIS后患者检查的变化可能表明有出血并发症、脑灌注过多或脑水肿，提示应进行紧急的CT平扫检查。溶栓性出血应紧急给予冷沉淀治疗。纤溶酶原激活剂给药后需要监测的其他罕见事件包括变应性反应，如过敏反应和血管性水肿[207-208]。应注意任何系统性出血的迹象，例如下腹痛，这可能表示栓子清除术后腹膜后出血。脑过度灌注是罕见的，但也可能引起血运重建后脑血流突然迅速增加而引起的神经系统症状。如果严重，患者可能会出现头痛、癫痫发作、意识混乱，及潜在的致命性脑水肿和颅内出血。疑似高灌注综合征患者应监测和降低血压[209]。

脑水肿通常发生在AIS后的前3～5天，并在2周内消退。发生严重脑水肿的总体风险较低，但往往发生于颈总动脉远端或MCA闭塞并伴有完整的MCA梗死。一小部分患者可出现早期（24小时内）恶性脑水肿并伴有脑疝的迹象，这与AIS术后死亡率最高有关。颅后窝卒中还与脑水肿引起的快速神经系统恶化有关。小脑梗死可能产生局部水肿，导致急性脑积水并伴有脑干受压，从而导致快速昏迷和突然的呼吸衰竭。使用甘露醇和高渗盐水行高渗治疗以及短期的过度通气治疗可能会有所帮助。外科手术干预包括通过脑室外引流和减压颅骨切除术治疗脑积水。早期枕骨下颅骨切除术可挽救生命，并具有良好的临床效果[210]。前循环卒中的半颅切除术仍存在争议。在选定的患者中，尽早进行治疗可能会更好。基于欧洲的随机实验，早期减压颅骨切除术可有效降低幸存者的死亡率并改善其临床结局[211-212]。

由认证的卒中中心提供的标准化和系统的卒中治疗方法已被证明可以改善治疗效果。针对所有卒中患者的既定协议，包括其ICU护理，不仅对紧急护理提供了更统一的管理，而且对支持性医疗护理（如血糖控制，深静脉血栓形成的预防，营养和早期康复）进行了更统一的治疗[213]。

颅内出血

颅内出血（intracerebral hemorrhage，ICH）的总发病率为每年100 000人中有24.6例，病死率很高，尤其是在低收入国家[214-215]。当与诸如高血压、烟草、乙醇和药物滥用、抗血栓药物、潜在的凝血病和淀粉样血管病（尤其是大叶出血）等危险因素相关时，非创伤性ICH通常被归为自发性或原发性。ICH也可能由继发性原因引起，例如动脉瘤破裂、血管畸形破裂、缺血性卒中转变或肿瘤。广泛的鉴别诊断可以通过CT血管造影和评估病理生理效果，并结合临床症状的辅助定位迅速得到完善。可能需要进行血管造影以进一步明确任何潜在的血管源，例如动脉瘤、动静脉畸形或硬脑膜瘘。

通过减少再出血，治疗低氧血症、高碳酸血症或脑水肿等，对于避免继发性损伤很重要。初期治疗主要针对气道和循环，应控制动脉血压和早期逆转凝血病，以减少ICH范围扩大和再出血的风险[215-216]。如果ICH位于颅后窝或中脑，应考虑插入脑室引流和早期手术减压，以减少脑积水和脑干受压的风险。在这些区域有病变的患者容易出现气道和呼吸系统问题，可能需要早期气管插管以保护其气道并防止误吸。进行NIH脑卒中量表和GCS等临床严重程度评分与每小时神经系统评估的结合使用，可以检测出早期的临床恶化，从而促进影像学的重复检查以及对脑水肿或血肿扩大的积极治疗。容量状态和钠浓度对需要高渗治疗的脑水肿患者至关重要[216]。使用经过验证的预后评分（例如，ICH死亡率评分和FUNC功能独立性评分）是医生可以用来交流治疗目标的其他工具[217-218]。

ICH后的高血压很常见，并伴有血肿量增加和预后不良。根据积极血压管理的随机对照试验，将SBP降低至120～140 mmHg范围是安全的，但与将SBP降低至140～160 mmHg相比没有改善结局，这被写进了美国心脏协会指南中[215, 219-221]。如果最初的CT或MRI表现提示动脉瘤或动静脉畸形，则应注意限制血压以减少再出血的风险。附加的ICP监测功能可以设置CPP目标，并为系统的血压管理提供了更符合生理的方法。

凝血病会增加ICH的严重程度，并伴有明显的血肿扩大。紧急治疗应能快速逆转凝血功能障碍[222]。在维生素K拮抗剂的治疗中，提倡使用凝血酶原复合物浓缩物（prothrombin complex concentrates，PCCs）。在PCC的一项前瞻性随机试验中，与新鲜冷冻血浆（FFP）相比，PCCs具有更快速的国际标准化比率校正、降低血肿扩大和死亡率的特点[223]。血栓形成的并发症无明显差异，PCCs避免了血容量过多和与FFP相关的输血反应。在近期有已知血栓事件的患者中，应谨慎使用PCCs。随着新型口服抗凝剂（NOAC）的使用增加，对于NOAC相关性ICH的快速逆转药物的需求日益增长。艾达司珠单抗是一种单克隆抗体，可以与达比加群结合并在威胁生命的出血情况下快速纠正凝血功能障碍。FDA最近批准了安德刹特α用于逆转 Xa 因子抑制剂[222]。在接受抗血小板治疗的 ICH 患者中，输注血小板以减少血肿扩大的风险和改善结局的争议更大。在非手术 ICH 人群中，与标准药物治疗相比，在 6 小时内进行的血小板输注的一项前瞻性随机研究中，结果显示输血没有益处，并且死亡率增加和残疾率更高[224]。手术之前的血小板输注尚未得到很好的研究。

其他神经保护策略尚未得到证实。与 SAH 不同，尼莫地平在 ICH 中没有确定的作用。皮质类固醇效果也未明确。当他汀类药物持续用于当前患者时，他汀类药物在 ICH 中可能会有益处。然而，尚未证明在急性 ICH 中使用他汀类药物是有益的。长期使用他汀类药物和反复出血风险增加也引起争议[215，225]。新型药物，如铁螯合剂、去铁胺，目前正在临床试验中。手术血肿清除的大型试验未能显示出益处[226]。但是，对于患有小脑出血和脑干受压的患者或表现出急性神经系统恶化或阻塞性脑积水的患者，可能需要进行手术治疗[215]。一项随机对照试验显示，在脑室内出血中使用溶栓剂可改善死亡率，但不能改善功能结局[227]。有数项正在进行的试验测试无须手术切除血肿的减压手术、微创外科手术、溶栓后导管血肿抽吸（3 期试验），及新型内镜设备的益处。

癫痫持续状态

癫痫持续状态是一种医学和神经系统紧急情况，其发病率和死亡率均较高。这种情况被定义为连续发作或快速连续发作，期间没有恢复期，或更严格地说，发作至少持续 30 分钟以上，这种情况会影响儿童和成人，估计全球每年的发病率为每 100 000 人 12.6 例[228]。尽管所有类型的癫痫发作都可能表现为癫痫状态，但主要有两种分类：惊厥（通常为一般性强直性阵挛性活动）和非惊厥。此外，精神性的或非癫痫性发作可类似癫痫持续状态，并表现出其自身特殊的诊断挑战性[229]。如果没有其他有关昏迷状态的解释，则可以对危重的昏迷患者行脑电图检查。

任何对大脑皮质影响较大的损伤均可诱发癫痫的发作，包括血管性、传染性、机械性、代谢性或中毒性等因素。器质性疾病或一些合并症（如戒酒）能使癫痫发作的阈值下降，这时，即使是轻度的损伤也可能诱发癫痫状态。鉴于先前概述的重点是避免和终止对大脑的二次打击，因此癫痫持续状态的治疗重点在于紧急稳定、癫痫发作的快速控制，及时查明和治疗潜在的病因。管理指南业已发布[230]。在治疗的前 5 分钟内，最初的目标包括稳定患者的气道、呼吸和循环，并迅速评估任何可能的神经功能障碍。后续的治疗阶段集中在癫痫发作终止和预防复发上。应当在头 5 ～ 10 分钟内及时治疗癫痫发作，因为持续超过 5 分钟的癫痫发作很难自发停止。推荐的药物包括咪达唑仑、劳拉西泮和地西泮。如果癫痫发作持续存在，则第二阶段的治疗包括负荷剂量的抗惊厥药，例如磷苯妥英、丙戊酸、左乙拉西坦或苯巴比妥（如果没有其他药物）。持续发作超过 40 分钟后进行第三阶段疗法，包括重复二线药物或改用麻醉剂量的硫喷妥钠、咪达唑仑、戊巴比妥或丙泊酚。这种方法可能需要插管和机械通气。应避免使用长效肌松剂，因为担心掩盖正在进行或复发的癫痫状态。强烈推荐进行连续脑电图监测。对于难以治疗的患者，已有其他治疗成功的方法案例，例如吸入麻醉药和电惊厥疗法，但缺乏支持其常规使用的证据[231-232]。

癫痫持续状态还与许多系统性并发症有关，这些并发症可能直接与神经损伤或治疗有关。早期处理急性低氧性呼吸衰竭和相关的酸碱失衡可以预防继发性伤害。血糖异常的治疗以及感染的早期发现和治疗也可以预防癫痫发作的复发。癫痫发作治疗时心脏毒性引起的心肌抑制可能需要额外的心脏监测和血管升压支持。抽搐时间长的患者应监测外伤、横纹肌溶解和肾功能不全。许多抗癫痫药会导致肠梗阻、运动能力减退和潜在的肠缺血[233]。

神经肌肉疾病

涉及肌肉、神经和神经肌肉接头的神经肌肉疾病可能会给 ICU 的麻醉科医生带来独特的挑战。我们将回顾可能需要重症监护管理的两种常见疾病。

吉兰-巴雷综合征

吉兰-巴雷综合征（Guillain-Barré syndrome，GBS）是急性、严重神经病的常见原因，全世界每年 100 000 人口有 1 ～ 2 人发病。其发病率随着年龄增长而增加，在男性中更为普遍。由于包括呼吸衰竭在内的相关并发症，GBS 是入住重症监护治疗病房最常见的神经系统疾病之一。尽管 GBS 总体死亡率较低（6.9%），但死亡率随着机械通气的增加而增加（14.3%）。这些患者在入 ICU 之前心跳呼吸骤停的发生率更高，在 ICU 住院时间更长以及病情评分更严重[234-236]。

该综合征可并发多重病症，包括急性炎症性脱髓鞘性多发性神经病（acute inflammatory demyelinating polyneuropathy，AIDP）、急性运动轴索性神经病（acute motor axonal neuropathy，AMAN）、急性运动-感觉轴

索性神经病（acute motor-sensory axonal neuropathy，AMSAN）和Miller-Fisher综合征（Miller-Fisher syndrome，MFS）。GBS的经典且最常见的病症是AIDP，通常表现为相对对称的上行的肌无力，可逐渐导致严重的弛缓性麻痹和呼吸衰竭，影响到20%～30%的患者。超过一半的患者近期有细菌或病毒感染史。空肠弯曲杆菌是最常被检出的病原体，常同时伴有巨细胞病毒、EB病毒和单纯疱疹病毒感染[237]。区域差异与传染病的高发生率有关，包括最近与Zika病毒和chikungunya病毒流行有关[238]。GBS还可能显示感觉和自主功能特征，具体取决于亚型以及发作和消退速度的变化。AMAN变异类型通常与空肠弯曲杆菌感染有关，严重的肢体无力与针对GM1和GD1a神经节苷脂的自身免疫抗体反应有关。同样，MFS变异类型，抗GQ1b抗体会引起影响颅神经的症状，导致眼肌麻痹、共济失调和发射消失的临床三联征[235]。

通常，先前的感染或其他免疫反应会触发周围神经和脊神经根的自身免疫反应。暴露后1～2周内，症状发展会持续几天，并在2～4周达到高峰，此后变得平稳。在大约5%的患者中，GBS进展更快，在症状发作后72小时内即出现最大的功能丧失。在第4周时，大多数患者已发展到症状极限，并在此后不久开始改善。然而，根据神经损伤程度，康复可能会持续数月至数年[239-240]。

检查应包括心电图、CSF蛋白（用于非细胞型蛋白升高）、电生理研究（轴突变性与较差的恢复相关）、抗体状态或筛查可能的病原体，及预后。GM1抗体与病情恶化相关[240]。

通气功能障碍是患者入住ICU的主要原因，用力肺活量小于20 ml/kg是提示需要密切观察的敏感指标，小于15 ml/kg并伴有最大吸气压力（MIP）低于−30 cm H_2O则提示可能需要气管插管，这时患者可出现疲劳和通气不足。由于高碳酸血症症状出现较晚，因此一般不用它来判断病情。Erasmus GBS呼吸功能不全评分（Erasmus GBS Respiratory Insufficiency Score，EGRIS）是一种经过验证的工具，可根据衰弱的严重程度、症状出现的时机和延髓症状来预测哪些患者可以从早期入ICU治疗中受益[241]。同样，在症状较轻且有快速改善迹象的年轻患者中成功预测脱机时机。对明确病程较长的呼吸衰竭患者宜尽早行气管切开术[242]。

多达20%的患者可出现自主神经系统异常，这也是并发症的常见诱因/发病的来源[240]。对于患有自主神经系统异常，可能导致心律不齐、血压不稳、出汗失控、体温异常、肠梗阻和膀胱功能障碍的GBS患者，应考虑进行对ICU水平的监测。

ICU的支持性治疗对于患者结局很重要，包括预防DVT、早期活动和康复、营养，及社会心理支持。治疗上的具体挑战是传入阻滞性疼痛和精神抑郁症的问题。疼痛可能很严重，呈截断分布，使用抗惊厥类药物比阿片类镇痛药物更有效果。这会导致经常能够观察到的抑郁现象。行动不便、厌倦，或者忙碌的工作人员主动与认知正常的患者交流的能力有限，这常常使这种疼痛加剧[240]。

使用血浆置换术或静脉注射免疫球蛋白（IVIG）可以改善GBS症状并促进疾病恢复。两者之中并未发现哪种方法更优。但是，在治疗失败的情况下，许多医生会依次尝试这几种治疗方法。在急性呼吸衰竭患者中，免疫治疗结束后持续缺乏足部屈曲是延长机械通气时间的指标[243]。单独使用或联合免疫疗法均未显示干扰素或皮质类固醇的使用能改善预后，但目前正在临床试验中使用新型免疫调节药物[244]。

重症肌无力

影响神经肌肉接头的几种疾病，包括毒素和免疫介导的遗传综合征，都可能导致肌无力。重症肌无力（myasthenia gravis，MG）是这些疾病中最常见的。尽管大多数MG患者都有针对肌肉烟碱乙酰胆碱受体（AChR-Ab）的自身抗体，但有些患者仍具有针对肌肉特异性酪氨酸激酶（MuSK-Ab）或脂蛋白相关蛋白4（LRP4）的自身抗体。肌无力本身与各种自身免疫疾病（例如甲状腺疾病、恶性贫血和类风湿关节炎）密切相关，并且与具有某些人类白细胞抗原类型的女性有关联[245-246]。

尽管MG是一种相对罕见的疾病（每年每百万人有4～12例的发病率，全球每年每百万人中40～180例的患病率），但与神经重症监护有关，因为患者可以在肌无力危急时出现肌肉功能的迅速恶化和呼吸衰竭。MG是典型的自身免疫性疾病，多发于成年女性，平均年龄为30岁。男性发生年龄相对较晚，平均年龄超过50岁。免疫抑制和支持治疗的现代治疗方案已改善了预后，总体死亡率为2.2%～4.5%，包括近年ICU死亡率也有所降低，为5.3%[247-248]。

肌无力危象可以随病情的逐渐进展而出现，或常由其他的因素而加剧。这可能包括感染、近期手术或中断免疫抑制剂治疗。许多药物可加重肌无力危象，包括氨基糖苷类药物、喹诺酮类药物、抗癫痫药（包括苯妥英钠）、甾类药物、β-阻滞剂、钙拮抗剂、氯胺酮，利多卡因、神经肌肉阻滞剂和抗胆碱能药物[249]。

当出现呼吸肌、眼肌和延髓肌在内的各种肌无力时应考虑诊断MG。诊断时通常要排除GBS、脑干卒中、有机磷中毒和肉毒素中毒。检查应包括电生理检查（对血清阴性病例有帮助）、CSF 蛋白监测、依酚氯铵反应（较少使用），及针对 AChR、MUSK 和 LRP4 的自身抗体检测。自身抗体类型的亚型对于诊断和治疗越来越重要[245]。

典型的表现是呼吸肌或咽肌无力的急性恶化。应密切观察患者肌力衰竭的进展情况。用力肺活量低于 15 ml/kg 是气管插管的指征[250]。

使用乙酰胆碱酯酶抑制剂进行对症治疗通常是诊断性和治疗性的，平衡了改善肌无力和胆碱能刺激的副作用。另一主要治疗是免疫调节。通常，快速开始静脉注射免疫球蛋白或血浆置换可限制严重的全身症状的进展并避免真正的危象出现。皮质类固醇对长期免疫抑制有效，因为静脉注射免疫球蛋白和血浆置换疗效持续时间有限。单独使用皮质类固醇会在改善症状之前出现短暂的症状恶化，因此最好与血浆置换或静脉注射免疫球蛋白的同时使用或在血浆置换或静脉注射免疫球蛋白后立即使用。长期治疗通常需要逐渐减少小剂量泼尼松，并在必要时添加糖皮质激素备用免疫调节剂（硫唑嘌呤，霉酚酸酯，环孢霉素或他克莫司）。包括补体抑制在内的新型免疫抑制剂可能是新的治疗方法[251]。

中枢神经系统感染

脑膜炎和脑炎可能是危及生命的神经系统紧急情况，需要紧急治疗。脑膜和（或）脑部炎症可能有多种病因，其中以中枢神经系统感染最为常见，并具有较高的发病率和死亡率。早期识别和治疗，特别是细菌性脑膜炎和疱疹性脑炎，可以改善患者预后。中枢神经系统感染的全球负担对低收入国家有严重影响。对于细菌性脑膜炎，每年估计有 300 万例，其中低收入国家发病率最高可达每 100 000 人中 85 例，而高收入国家中每 100 000 人仅有 6 例[252]。

脑膜炎

脑膜炎是引起覆盖在中枢神经系统表面的软脑膜发炎的严重疾病。病原体在不同的患者人群中有所不同。社区感染通常是由肺炎链球菌、流感嗜血杆菌、李斯特菌、脑膜炎奈瑟菌和 B 族链球菌引起的。脑膜炎奈瑟菌在青少年中尤为常见。自从儿童疫苗接种计划问世以来，脑膜炎在高收入国家中已变得十分罕见，在 1 岁以下的儿童中发病率最高。在低收入国家，贫困和难以获得医疗保健导致感染率持续升高，报告的病原体存在地区差异。在美国，流感嗜血杆菌主要影响成年人，但其他致病菌往往会影响所有年龄段。在世界范围内，肺炎链球菌和脑膜炎奈瑟菌是成人中最常见的病原体。病毒感染通常表现为亚急性。免疫功能低下的患者应考虑真菌性脑膜炎。与此相反，在神经外科手术患者中主要发生院内感染，特别是在使用脑室引流时，感染的病原体包括革兰氏阴性杆菌和葡萄球菌[253]。

初步评估应包括基本复苏、对 GCS 较低的患者应注意气道处理，及败血症评估。诊断特点包括发热并伴有典型的颈项强直和精神状态改变；畏光、视乳头水肿和新发的癫痫较少见。皮疹是脑膜炎球菌感染的典型症状。检测应包括脑脊液细胞计数、蛋白质、葡萄糖、革兰氏染色和培养，但先前使用任何剂量的抗生素都可能降低敏感性，使用扩增的聚合酶链反应（PCR）可能能够识别样品中的少量 DNA。也可以考虑检测病毒 PCR、免疫球蛋白、真菌抗原和培养。如有可能应始终记录开放压力。只有当患者有颅内占位性病变、脑卒中、局部感染，近期有癫痫发作，或免疫功能低下等病史时，才推迟行腰椎穿刺而使用 CT 检查[254]。同样，有视乳头水肿、意识水平下降，或局灶性神经功能丧失的迹象也提示需要 CT 检查以避免腰穿引起脑疝形成。脑膜炎患者可出现脑水肿，并可导致精神状况急性恶化，ICP 监测可提示[255]。

应迅速开始治疗，只有在紧急取样作革兰染色和细菌培养时才能暂停治疗。如果革兰染色难以作出鉴别时，可使用第三代头孢菌素开始经验性的抗生素治疗（如头孢曲松或头孢噻肟），并联合万古霉素，直到获得细菌学和药敏试验结果。这种方法涵盖了许多社区获得性病原体，但应针对个别患者和其他潜在病原体制订个体化的方案。院内或与创伤相关的感染可能需要更广泛的抗生素覆盖范围。类固醇是细菌性脑膜炎有用的辅助用药，已显示可减少并发症但不能降低整体死亡率[256-257]。脑膜炎预后取决于患者因素、致病生物体的致病性，及开始有效治疗的时间。

脑炎

脑炎表现为发热、头痛和意识改变。可能也有谵妄、局灶性缺陷，及癫痫发作。混合性脑膜脑炎的患者可出现颈项强直，而单纯的脑炎患者多无此症状。伴随的特征表现是可能出现带状疱疹样的水泡疹（尽管没有小疱疹也不能排出带状疱疹的可能）、西尼罗河病典型的双侧麻痹、疑似流行性腮腺炎的腮腺炎，及狂犬病样的活动亢进、恐水征和咽肌痉挛[253, 258]。

许多既非病毒性又非感染性因素引起的脑炎可能会混淆诊断，包括不断增多的自身免疫性脑炎、脉管炎、系统性红斑狼疮、脑卒中、立克次体和寄生虫感染，及由药物引起的脑炎。仔细检查临床特征、病史和实验室数据是必要的。应抽取脑脊液做病毒DNA聚合酶链反应以及常规生化、培养和细胞计数等检查。MRI造影剂可用于识别难以在CT上看到的脱髓鞘和水肿。血清学有助于诊断爱泼斯坦-巴尔病毒、腮腺炎和西尼罗河病，它们是脑炎的来源。如脑脊液PCR无效，推荐配对取样本以供随后的比较。脑活检被认为是金标准，但在CSF PCR、培养和血清学被证明为阴性之后，脑活检已成为最后选择[259]。

单纯型1型疱疹感染如果不尽快治疗则预后很差，因此建议经验性静脉注射阿昔洛韦，直到排除疱疹感染为止。其他病毒病因学治疗主要是支持性的，包括呼吸道管理和癫痫发作处理[255]。西尼罗河和寨卡病毒等其他由蚊子传播的病毒感染在全球范围内也在增加。

病原体大部分仍未被发现，这时患者的预后往往取决于临床特征的分型，伴有顽固性惊厥和脑水肿的患者往往提示预后不良。而自限性的惊厥发作则提示可迅速恢复。在无法解释的脑膜炎和脑炎，高通量DNA测序技术的出现提高了检测病毒病原体和发现病毒的能力[260]。

神经外科术后监护

许多神经外科手术时间长，并且涉及对大脑的严重损伤。因此，术后进入ICU对于避免继发性损伤和监测术后并发症（如颅内出血，脑水肿或癫痫发作）非常有必要。开颅手术后0.5%的出血发生率与手术期间和术后血压升高相关（SBP > 160 mmHg；MAP > 110 mmHg），并且主要发生在最初24小时内[261]。

如果可能，应在手术后立即拔管，因为对清醒患者进行全面的临床和神经系统评估是发现颅骨切开术后并发症的最佳方法。手术时间极长，术前GCS低，颅后窝或靠近脑干的大手术或发生脑水肿的风险较高可能有例外。脑室内肿瘤患者术后并发症的发生率较高[262]。早期拔管结合紧密的神经系统监测是安全的，并且不需要常规的术后CT检查[263]。在手术后1小时内无法进行计划的拔管的患者，应立即进行CT检查，因为这些患者术后并发症的风险很高，并且可能需要紧急的神经外科手术干预[263]。

开颅手术后疼痛往往被低估并且由于担心通气不足而避免使用麻醉药品，这些可能增加ICP[264]。因此，必须开始使用视觉模拟量表（VAS）对疼痛进行仔细评估，并使用非甾体类抗炎药和阿片类药物进行充分治疗。使用局部麻醉药行头皮阻滞也可减轻术后疼痛。

开颅手术后的患者术后恶心和呕吐的风险很高。由于恶心和呕吐令患者非常不舒服，并增加了再出血的风险，因此应使用选择性5-羟色胺拮抗剂（如昂丹司琼和格拉司琼）结合低剂量皮质类固醇的药物进行预防[265]。

开颅手术后长达30天，3%的患者发生DVT和肺栓塞，术后第三天的发生率最高。在大多数情况下，可以在手术后1天开始进行肝素预防[266-267]。

脑死亡

脑死亡的诊断仍然是神经重症监护中最具挑战性和争议性的领域之一。医师必须对脑死亡宣告的原则进行充分的培训和理解，并能够不折不扣地应用它们而不会妥协（请参阅第83章）。

脑死亡标准最初依据的是1986年制定的哈佛标准，随后的修改内容包括允许将脑死亡的概念从包括脊髓在内的整个神经系统死亡中单独分离出来[268-269]。所有这些诊断均建立在对神经系统功能进行周密的临床检查基础之上，包括检查脑和颅神经对高碳酸血症、疼痛、光照、温度变化，及中耳姿态反射等不同刺激的反应；同时检测眨眼、咳嗽、呕吐等反射。神经系统功能障碍不可逆原因的机制应明确。应在患者全身氧合和灌注正常的情况下进行检查。诸如低温、代谢/内分泌紊乱和持续镇静或作用于神经肌肉的药物的混合因素应加以校正。其中一项测试应包括责任医生在场的情况下进行的适当的呼吸暂停试验，操作中$PaCO_2$的变化范围应适当。如果出于任何原因不能以安全的方式或不能使负责的医生满意地完成任何检查，则应根据标准政策进行辅助检查。医院应具有经机构认证的方案，用于宣布脑死亡和进行任何辅助检查。此外，进行定期审查和质量改进至关重要。

适当的培训以及对行政和法律政策的了解至关重要，因为医院、地区和国家之间可能会有差异。关于成人和儿童病例的检查项目和检查人员的指南可能有所不同[270-271]。另外，医师资格可能会因神经内科、神经外科或神经重症监护方面的培训而有所不同。与脑死亡的诊断相比，更重要的也许是与医疗团队和患者家属进行沟通。

关于伦理的思考

神经重症监护病房经常遇到伦理问题（见第8章）。不幸的是，在许多患者和家庭不希望积极治疗的情况下，会发生重大的改变生命的死亡率[272]。对致力于治愈和挽救生命的医生而言，他们很难认同这样的观点。然而，西方文化的伦理价值核心就在于维护个体的自主性（以及无害、仁慈与公平的原则），这一原则已经扩展到了医疗决策的范畴。这可能会在医疗团队内部由于对治疗目标存在观念分歧，而导致决策和交流上的不愉快，患者和亲属也可能会有非常不同的想法。

下面的一些策略可能有助于避免或减轻这些困难：

- 对预后的评估应该建立在最佳的利用现有证据的基础之上。这可能包括在与家属沟通前，医疗团队成员内部应作好计划和讨论。即使是被请求的，也应避免随便发表个人意见。
- 团队内部的关系应该是开放和平等的，并充分尊重公开讨论的原则。这样可以避免对治疗目标和态度的误解，使得与家属的沟通更具有一致性，因为他们因发现治疗团队成员之间存在分歧而感到困扰。
- 如果能得到患者的事先声明则好处多多。神经危重症监护病房应建立自己的收治协议，其中应包括要求所有具有自主意识的患者考虑表达出他们自己的态度或订立遗嘱。
- 如果可能，应定期与家属 / 患者沟通病情及预后判断，为他们提供一个消除误解的机会，并让家属能逐步了解可能预期出现的问题。
- 应在内部从制度上建立一套机制，以便及时提出问题并检讨自己的工作。如有医院伦理委员会则更加有利，他们能检查问题、促进学术性探讨，并帮助达成共识。
- 所有决策应有仔细和完整的记录。
- 对限制或取消治疗的医嘱应有明确的书面记录，并尽可能符合医院的规章制度。

在其他重要领域亦可能发生冲突，本文中不可能一一列举，但读者可就下列问题展开思考：

- 有关脑死亡患者和无心搏患者器官捐赠的问题（图 84.8）

器官捐赠的关键途径*

可能已故的器官捐赠者

具有毁灭性脑损伤或病变的患者，或者循环衰竭且在医学上适合器官捐赠的患者

治疗医师识别/推荐潜在的捐赠者

循环死亡后捐赠（DCD）

潜在的DCD捐赠者

A. 循环和呼吸功能已经停止，且不再采取复苏措施的患者

B. 对发生循环和呼吸功能停止的患者在所需时间范围内使器官功能恢复

↓

合格的DCD供体

根据相关司法管辖区的法律规定，由于不可逆的循环和呼吸功能衰竭而被宣布死亡的医学上合适的患者，须在能够使器官恢复的时间范围内

↓

DCD实际捐赠者

同意的合格捐赠者：

A. 手术切口是为了器官的恢复达到移植的目的而进行

B. 至少恢复了一个器官用于移植

↓

DCD供体的利用

实际供体至少移植了一个器官

潜在捐赠者未成为捐赠者的原因

系统
- 无法确定/推荐潜在或合格的捐赠者
- 脑死亡诊断未确认（例如不符合标准）或已完成（缺乏诊断或执行确认性测试的技术资源或临床医生）
- 未在适当时限内宣布循环系统死亡
- 后勤问题（例如没有恢复团队）
- 缺乏合适的受体（例如儿童、血型、血清学阳性）

供体/器官
- 医疗不当（例如血清学阳性、肿瘤）
- 血流动力学不稳定/意外的心跳骤停
- 器官的解剖、组织学和/(或)功能异常
- 恢复期间器官受损
- 器官灌注不足或血栓形成

权限
- 表达了死者不愿成为捐赠者的意图
- 亲戚拒绝允许器官捐赠
- 验尸官或其他司法人员出于法医理由拒绝捐赠

脑死亡后捐赠（DBD）

潜在的DBD捐赠者

临床表现达到脑死亡标准的患者

↓

合格的DBD供体

根据相关司法管辖区法律规定的神经系统标准被宣布死亡的医学上合适的患者

↓

DBD实际捐赠者

同意的合格捐赠者：

A. 手术切口是为了器官的恢复达到移植的目的而进行

B. 至少恢复了一个器官用于移植

↓

DCD供体的利用

实际供体至少移植了一个器官

*必须遵守“死者捐献规则”。也就是说，患者只有在死亡后才能成为供体，器官的采集一定不能导致供体死亡。

图 84.8 世界卫生组织颁布的脑死亡和循环死亡后器官捐赠的关键途径。（From Dominguez-Gil B，Delmonico FL，Shaheen FAM，et al. The critical pathway for deceased donation：reportable uniformity in the approach to deceased donation. Transplant Int. 2011；24：373.）

- 对无自主决策能力、又无家属的患者如何作出停止治疗的决策问题
- 有关死亡证明的医院规章和国家法规，无论它是神经系统标准还是心血管标准

总结

神经危重症的监治要求对神经系统及支持神经系统的各器官系统的生理学、药理学和病理学都有全面的理解。要获得最佳的治疗效果，需要多学科的协作，以及适当关注有关的复杂病理过程的细节，并在危重症治疗医师的指导下，对它们进行最佳的整合。

致谢

编辑和出版商要感谢以下作者：Michael J.Souter 和 Arthur M.Lam 对先前的版本所做的贡献；它是这一版的基础。

参考文献

1. Zygun D. *Curr Opin Crit Care*. 2005;11:139.
2. Suarez JI, et al. *Crit Care Med*. 2004;32:2311.
3. Afsar B, et al. *Eur J Intern Med*. 2016;36:7–12.
4. Quilez ME, et al. *Curr Opin Crit Care*. 2012;18:23–28.
5. Sharshar T, et al. *Crit Care*. 2005;9:37–44.
6* Maramattom BV, et al. *Neurology*. 2004;63:2142.
6. Kalmar AF, et al. *Br J Anaesth*. 2005;94:791.
7. Michinaga S, Koyama Y. *Int J Mol Sci*. 2015; 16:9949–9975.
5. Klatzo I. *Acta Neuropathol (Berl)*. 1987;72:236.
6. Jones PA, et al. *J Neurosurg Anesthesiol*. 1994;6:4.
8. Beaumont A, et al. *J Neurotrauma*. 2001;18:1359.
9. Venkat P, et al. *Croat Med J*. 2016;57:223–228.
10. Corps KN, et al. *JAMA Neurol*. 2015;72:355–362.
11. Bramlett HM, Dietrich WD. *J Neurotraum*. 2015;32:1834–1848.
12. Beez T, et al. *Bmc Neurology*. 2017;17.
13. Walia S, Sutcliffe AJ. *Injury*. 2002;33:339–344.
14. Mchugh GS, et al. *J Neurotrauma*. 2007;24:287–293.
15. Karanjia N, et al. *Neurocrit Care*. 2011;15:4.
16. Heuer JF, et al. *Intensive Care Med*. 2011;37:1182–1191.
17. Gonzalvo R, et al. *Crit Care*. 2007;11:216.
18. Young N, et al. *Curr Opin Crit Care*. 2010;16:45–52.
19. Nemer SN, et al. *J Crit Care*. 2015;30:1263–1266.
20. Diringer MN, Zazulia AR. *Neurocrit Care*. 2004;1:219.
21. Van Aken HK, et al. *Curr Opin Anaesthesiol*. 2012;25:563–565.
22. Claydon VE, et al. *Spinal Cord*. 2006;44:341.
23. Chapple LA, et al. *Crit Care*. 2016;20:6.
24. Carney N, et al. *Neurosurgery*. 2017;80:6–15.
25. Chiang YH, et al. *J Neurotrauma*. 2012;29:75–80.
26. Rau CS, et al. *Int J Environ Res Public Health*. 2017;14.
27. Hermanides J, et al. *Crit Care*. 2018;22:11.
28. Badjatia N. *Curr Opin Crit Care*. 2009;15:79–82.
29. Li J, Jiang JY. *J Neurotrauma*. 2012;29:96–100.
30. Wang H, et al. *Front Neurosci*. 2014;8:307.
31. Kilpatrick MM, et al. *Neurosurgery*. 2000;47:850.
32. Madden LK, et al. *Neurocrit Care*. 2017;27:468–487.
33. Shankaran S, et al. *N Engl J Med*. 2005;353:1574–1584.
34. Bernard SA, et al. *N Engl J Med*. 2002;346:557–563.
35. Andrews PJ, et al. *N Engl J Med*. 2015;373:2403–2412.
36. Smith M. *Anesthesiology*. 2018;128:401–415.
37. Citerio G, et al. *Curr Opin Crit Care*. 2015;21:113–119.
38. Kirkman MA, Smith M. *Anesthesiol Clin*. 2016;34:511–523.
39. Makarenko S, et al. *J Clin Neurosci*. 2016;26:8–13.
40. Teasdale G, et al. *Lancet Neurol*. 2014;13:844–854.
41. Anonymous. *J Neurosurg*. 1988;68:985–986.
42. Hunt WE, Hess RM. *J Neurosurg*. 1968;28:14.
43. Badri S, et al. *Intensive Care Med*. 2012;38:1800–1809.
44. Balestreri M, et al. *Neurocrit Care*. 2006;4:8.
45. Farahvar A, et al. *Curr Opin Anaesthesiol*. 2011;24:209–213.
46. Treggiari MM, et al. *Neurocrit Care*. 2007;6:104–112.
47. Chesnut RM, et al. *New Engl J Med*. 2012;367:2471.
48. Dawes AJ, et al. *J Trauma Acute Care Surg*. 2015;78:492–501; discussion 501-492.
49. Maclaughlin BW, et al. *Am J Surg*. 2015;210:1082–1086; discussion 1086-1087.
50. Talving P, et al. *J Neurosurg*. 2013;119:1248–1254.
51. Alali AS, et al. *J Neurotrauma*. 2013;30:1737–1746.
52. Stocchetti N, et al. *Acta Neurochir (Wien)*. 2014;156:1615–1622.
53. Guiza F, et al. *Intensive Care Med*. 2015;41:1067–1076.
54. Smith M. *Anesth Analg*. 2008;106:240–248.
55. Sahuquillo J, et al. *J Neurosurg*. 1999;90:16.
56. Aries MJ, et al. *Crit Care Med*. 2012;40:2456–2463.
57. Rosenthal G, et al. *J Neurosurg*. 2011;114:62–70.
58. Akbik OS, et al. *Curr Neurol Neurosci Rep*. 2016;16:72.
59. Aaslid R, et al. *J Neurosurg*. 1982;57:769.
60. Willie CK, et al. *J Neurosci Methods*. 2011;196:221–237.
61. Bouzat P, et al. *Curr Opin Crit Care*. 2014;20:153–160.
62. Czosnyka M, et al. *Neurocrit Care*. 2014;21(suppl 2):S95–S102.
63. Jaeger M, et al. *Crit Care Med*. 2006;34:1783–1788.
64. Sorrentino E, et al. *Neurocrit Care*. 2011;14:188–193.
65. Lazaridis C, Andrews CM. *Neurocrit Care*. 2014;21:345–355.
66. Weigl W, et al. *J Cereb Blood Flow Metab*. 2016;36:1825–1843.
67. Zeiler FA, et al. *J Neurotrauma*. 2017;34:3224–3237.
68. Rivera-Lara L, et al. *Crit Care Med*. 2017;45:695–704.
69. Robertson CS, et al. *J Neurotrauma*. 1995;12:891–896.
70. Stocchetti N, et al. *Anesth Analg*. 2004;99:230.
71. Robertson CS, et al. *J Neurosurg*. 1987;67:361.
72. Artru F, et al. *J Neurosurg Anesthesiol*. 2004;16:226.
73. Stocchetti N, et al. *Intensive Care Med*. 2015;41:412–417.
74. Ponce LL, et al. *Neurosurgery*. 2012;70:1492–1502; discussion 1502-1493.
75. Van Den Brink WA, et al. *Neurosurgery*. 2000;46:868–876; discussion 876-868.
76. Lin CM, et al. *Biomed Res Int*. 2015;2015:529580.
77. Spiotta AM, et al. *J Neurosurg*. 2010;113:571–580.
78. Nangunoori R, et al. *Neurocrit Care*. 2012;17:131–138.
79. Bohman LE, et al. *Neurocritical Care*. 2011;14:361–369.
80. Ghosh A, et al. *Anesth Analg*. 2012;115:1373–1383.
81. Holmgaard F, et al. *Br J Anaesth*. 2018;121:1203–1211.
82. Colak Z, et al. *Eur J Cardiothorac Surg*. 2015;47:447–454.
83. Harilall Y, et al. *Heart Lung Circ*. 2014;23:68–74.
84. Hutchinson PJ, et al. *Intensive Care Med*. 2015;41:1517–1528.
85. Kirkman MA, Smith M. *Anesthesiol Clin*. 2012;30:269–287.
86. Carteron L, et al. *Front Neurol*. 2017;8:601.
87. Timofeev I, et al. *Brain*. 2011;134:484–494.
88. Larach DB, et al. *Neurocrit Care*. 2011;15:609–622.
89. Clausen T, et al. *J Neurosurg*. 2005;103:233–238.
90. Chamoun R, et al. *J Neurosurg*. 2010;113:564–570.
91. Helmy A, et al. *J Cereb Blood Flow Metab*. 2011;31:658–670.
92. Afinowi R, et al. *J Neurosci Methods*. 2009;181:95–99.
93. Guerit JM. *Curr Opin Crit Care*. 2010;16:98–104.
94. Vespa PM, et al. *Crit Care Med*. 2007;35:2830–2836.
95. Claassen J, et al. *Intensive Care Med*. 2013;39:1337–1351.
96. Schramm P, et al. *J Crit Care*. 2017;39:62–65.
97. Hartings JA, et al. *Lancet Neurol*. 2011;10:1058–1064.
98. Dreier JP, et al. *J Cereb Blood Flow Metab*. 2017;37:1595–1625.
99. Zandbergen EG, et al. *Neurology*. 2006;66:62–68.
100. Le Roux P, et al. *Intensive Care Med*. 2014;40:1189–1209.
101. Lazaridis C, Robertson CS. *Neurosurg Clin N Am*. 2016;27:509–517.
102. Caldwell M, et al. *PLoS One*. 2015;10:e0126695.
103. Thelin EP, et al. *PLoS Med*. 2017;14:e1002368.
104. Dupont SA, et al. *Neurocrit Care*. 2009;11:71–75.
105. Smith ML, et al. *Surg Neurol*. 2005;63:229–234; discussion 234-225.
106. Beare R, et al. *PLoS One*. 2015;10:e0125687.
107. Padroni M, et al. *PLoS One*. 2016;11:e0147910.
108. Maas AI, et al. *Lancet Neurol*. 2008;7:728–741.
109. Olesen J, et al. *Eur J Neurol*. 2012;19:155–162.
110. Butcher I, et al. *J Neurotrauma*. 2007;24:281–286.
111. Mushkudiani NA, et al. *J Neurotrauma*. 2007;24:259–269.
112. Kim KA, et al. *Neurosurgery*. 2005;57:737.
113. Marmarou A, et al. *J Neurotrauma*. 2007;24:270–280.
114. Rached M, et al. *Injury*. 2018.

115. Mattioli C, et al. *J Neurosurg.* 2003;98:37.
116. Murray GD, et al. *J Neurotrauma.* 2007;24:329.
117. Maas AI, et al. *J Neurotrauma.* 2007;24:303–314.
118. Helmy A, et al. *Br J Anaesth.* 2007;99:32–42.
119. Butcher I, et al. *J Neurotrauma.* 2007;24:294–302.
120. Rickard AC, et al. *Emerg Med J.* 2014;31:679–683.
121. Coles JP, et al. *Crit Care Med.* 2007;35:568–578.
122. Hutchinson PJ, et al. *N Engl J Med.* 2016;375:1119–1130.
123. Cooper DJ, et al. *N Engl J Med.* 2011;364:1493.
124. Edwards P, et al. *Lancet.* 2005;365:1957.
125. Cremer OL, et al. *Lancet.* 2001;357:117–118.
126. Kolenda H, et al. *Acta Neurochir (Wien).* 1996;138:1193–1199.
127. Morris C, et al. *Anaesthesia.* 2009;64:532–539.
128. Chourdakis M, et al. *JPEN J Parenter Enteral Nutr.* 2012;36:108–116.
129. Hartl R, et al. *J Neurosurg.* 2008;109:50–56.
130. Acosta-Escribano J, et al. *Intensive Care Med.* 2010;36:1532–1539.
131. Denson K, et al. *Am J Surg.* 2007;193:380.
132. Pastorek RA, et al. *J Neurotrauma.* 2014;31:1737–1743.
133. Ollerton JE, et al. *Emergency Medicine Journal.* 2006;23:3–11.
134. Wilson JR, et al. *Spinal Cord.* 2012;50:840–843.
135. Dvorak MF, et al. *J Neurotrauma.* 2015;32:645–654.
136. Ruiz IA, et al. *J Neurotrauma.* 2018;35:461–466.
137. Amzallag M. *Int Anesthesiol Clin.* 1993;31:87–102.
138. Walters BC, et al. *Neurosurgery.* 2013;60(suppl 1):82–91.
139. Smith BW, et al. *World Neurosurg.* 2018;109:e502–e509.
140. Moerman JR, et al. *J Trauma.* 2011;70:1485–1488.
141. Ahuja CS, et al. *Neurosurgery.* 2017;80:S9–S22.
142. Martirosyan NL, et al. *Clin Neurol Neurosurg.* 2017;154:79–88.
143. Krishnamurthi RV, et al. *Lancet Glob Health.* 2013;1:e259–281.
144. Feigin VL, et al. *Lancet Neurol.* 2009;8:355–369.
145. de Rooij NK, et al. *J Neurol Neurosurg Psychiatry.* 2007;78:1365.
146. Ingall T, et al. *Stroke.* 2000;31:1054–1061.
147. Feigin VL, et al. *Stroke.* 2005;36:2773–2780.
148. Schievink WI, et al. *Neurology.* 1995;45:871–874.
149. Vergouwen MD, et al. *Neurology.* 2016;86:59–63.
150. Okazaki T, Kuroda Y. *J Intensive Care.* 2018;6:28.
151. Fujii M, et al. *Transl Stroke Res.* 2013;4:432–446.
152. Egawa S, et al. *J Crit Care.* 2016;32:52–55.
153. Lord AS, et al. *Neurology.* 2012;78:31–37.
154. Inagawa T, et al. *Surg Neurol.* 1987;28:93–99.
155. Larsen CC. *Astrup J: World Neurosurg.* 2013;79:307–312.
156. Tang C, et al. *PLoS One.* 2014;9:e99536.
157. Connolly Jr ES, et al. *Stroke.* 2012;43:1711.
158. Diringer MN, et al. *Neurocrit Care.* 2011;15:211.
159. Haley Jr EC, et al. *Stroke.* 1992;23:205–214.
160. Molyneux A, et al. *Lancet.* 2002;360:1267–1274.
161. Molyneux AJ, et al. *Lancet.* 2005;366:809.
162. Murphy-Human T, et al. *World Neurosurg.* 2011;75:269–274.
163. Human T, et al. *Neurocrit Care.* 2018;28:169–174.
164. Ransom E, et al. *Neurocritical Care.* 2007;6:174.
165. Graff-Radford NR, et al. *Arch Neurol.* 1989;46:744–752.
166. Hall A, O'Kane R. *World Neurosurg.* 2018;109:381–392.
167. Ogura T, et al. *Neurol Res.* 2012;34:484–490.
168. Mayer SA, et al. *Stroke.* 1999;30:780–786.
169. Manninen PH, et al. *J Neurosurg Anesthesiol.* 1995;7:12.
170. Zaroff JG, et al. *J Am Soc Echocardiogr.* 2000;13:774–779.
171. Zaroff JG, et al. *Stroke.* 2006;37:1680–1685.
172. Hravnak M, et al. *Stroke.* 2009;40:3478–3484.
173. Gruber A, et al. *J Neurosurg.* 1998;88:28–37.
174. Van Der Bilt IA, et al. *Neurology.* 2009;72:635–642.
175. Geraghty JR, Testai FD. *Curr Atheroscler Rep.* 2017;19:50.
176. Macdonald RL. *Nat Rev Neurol.* 2014;10:44–58.
177. Rabinstein AA, et al. *Stroke.* 2005;36:992–997.
178. Fisher CM, et al. *Neurosurgery.* 1980;6:1.
179. Claassen J, et al. *Stroke.* 2001;32:2012–2020.
180. Frontera JA, et al. *Neurosurgery.* 2006;59:21.
181. Kissoon NR, et al. *J Stroke Cerebrovasc Dis.* 2015;24:2245–2251.
182. Treggiari MM, et al. *J Neurosurg.* 2003;98:978–984.
183. Macdonald RL, et al. *Lancet Neurol.* 2011;10:618.
184. Dorhout Mees SM, et al. *Cochrane Database Syst Rev.* 2007:CD000277.
185. Allen GS, et al. *N Engl J Med.* 1983;308:619–624.
186. Petruk KC, et al. *J Neurosurg.* 1988;68:505–517.
187. Ohman J, Heiskanen O. *J Neurosurg.* 1988;69:683–686.
188. Lennihan L, et al. *Stroke.* 2000;31:383–391.
189. Egge A, et al. *Neurosurgery.* 2001;49:593.
190. Eskridge JM, et al. *Neurosurgery.* 1998;42:510.
191. Bejjani GK, et al. *Neurosurgery.* 1998;42:979.
192. Elliott JP, et al. *J Neurosurg.* 1998;88:277.
193. Harrigan MR. *Neurosurgery.* 1996;38:152–160.
194. Qureshi AI, et al. *Neurosurgery.* 2002;50:749.
195. Woo CH, et al. *Neurocrit Care.* 2009;11:228–234.
196. Go AS, et al. *Circulation.* 2013;127:e6–e245.
197. Roger VL, et al. *Circulation.* 2012;125:e2.
198. Powers WJ, et al. *Stroke.* 2018;49:e46–e110.
199. Nogueira RG, et al. *N Engl J Med.* 2018;378:11–21.
200. Saver JL, et al. *JAMA.* 2016;316:1279–1288.
201. Albers GW, et al. *N Engl J Med.* 2018;378:1849–1850.
202. Kansara A, et al. *J Neurointerv Surg.* 2012;4:274.
203. Castillo J, et al. *Stroke.* 2004;35:520–526.
204. Korpelainen JT, et al. *Stroke.* 1996;27:2059–2063.
205. Orlandi G, et al. *Acta Neurol Scand.* 2000;102:317–321.
206. Britton M, et al. *Acta Med Scand.* 1979;205:425–428.
207. Yaghi S, et al. *JAMA Neurol.* 2015;72:1451–1457.
208. Stone JA, et al. *Curr Treat Options Neurol.* 2017;19:1.
209. Kirchoff-Torres KF, Bakradze E. *Curr Pain Headache Rep.* 2018;22:24.
210. Wijdicks EF, et al. *Stroke.* 2014;45:1222–1238.
211. Vahedi K, et al. *Lancet Neurol.* 2007;6:215–222.
212. Juttler E, et al. *N Engl J Med.* 2014;370:1091–1100.
213. Alberts MJ, et al. *Stroke.* 2005;36:1597–1616.
214. Van Asch CJ, et al. *Lancet Neurol.* 2010;9:167–176.
215. Hemphill 3rd JC, et al. *Stroke.* 2015;46:2032–2060.
216. Cusack TJ, et al. *Curr Treat Options Neurol.* 2018;20:1.
217. Hemphill 3rd JC, et al. *Stroke.* 2001;32:891–897.
218. Rost NS, et al. *Stroke.* 2008;39:2304–2309.
219. Anderson CS, et al. *N Engl J Med.* 2013;368:2355–2365.
220. Anderson CS, et al. *Lancet Neurol.* 2008;7:391–399.
221. Qureshi AI, et al. *N Engl J Med.* 2016;375:1033–1043.
222. Frontera JA, et al. *Crit Care Med.* 2016;44:2251–2257.
223. Steiner T, et al. *Lancet Neurol.* 2016;15:566–573.
224. Baharoglu MI, et al. *Lancet.* 2016;387:2605–2613.
225. Tapia Perez JH, et al. *J Stroke Cerebrovasc Dis.* 2015;24:2521–2526.
226. Mendelow AD, et al. *Lancet.* 2005;365:387.
227. Hanley DF, et al. *Lancet.* 2017;389:603–611.
228. Lu RJ, et al. *Epilepsy Res.* 2017;136:12–17.
229. Hocker SE. *Continuum (Minneap Minn).* 2015;21:1362–1383.
230. Glauser T, et al. *Epilepsy Curr.* 2016;16:48–61.
231. Zeiler FA, et al. *Seizure.* 2016;35:23–32.
232. Kofke WA, et al. *Anesthesiology.* 1989;71:653.
233. Sutter R, et al. *Crit Care Med.* 2018;46:138–145.
234. Ancona P, et al. *J Crit Care.* 2018;45:58–64.
235. Willison HJ, et al. *Lancet.* 2016;388:717–727.
236. Van Den Berg B, et al. *Nat Rev Neurol.* 2014;10:469–482.
237. Rees JH, et al. *N Engl J Med.* 1995;333:1374–1379.
238. Musso D, et al. *Lancet.* 2015;386:243–244.
239. Cosi V, Versino M. *Neurol Sci.* 2006;27(suppl 1):S47.
240. Hughes RA, Cornblath DR. *Lancet.* 2005;366:1653.
241. Walgaard C, et al. *Ann Neurol.* 2010;67:781–787.
242. Walgaard C, et al. *Neurocrit Care.* 2017;26:6–13.
243. Fourrier F, et al. *Crit Care.* 2011;15:R65.
244. Van Den Berg B, et al. *Neurology.* 2014;82:1984–1989.
245. Gilhus NE. *N Engl J Med.* 2016;375:2570–2581.
246. Gilhus NE, Verschuuren JJ. *Lancet Neurol.* 2015;14:1023–1036.
247. Carr AS, et al. *BMC Neurol.* 2010;10:46.
248. Al-Bassam W, et al. *J Crit Care.* 2018;45:90–94.
249. Juel VC. *Semin Neurol.* 2004;24:75.
250. Wu JY, et al. *Neurocrit Care.* 2009;10:35–42.
251. Gilhus NE. *Nat Rev Neurol.* 2011;7:132–134.
252. Robertson FC, et al. *J Neurosurg.* 2018;1–20.
253. Ziai WC, Lewin 3rd JJ. *Neurol Clin.* 2008;26:427–468. viii.
254. Tunkel AR, et al. *Clin Infect Dis.* 2004;39:1267–1284.
255. Gaieski DF, et al. *Neurocrit Care.* 2017;27:124–133.
256. Brouwer MC, et al. *Cochrane Database Syst Rev.* 2015:CD004405.
257. Figueiredo AHA, et al. *Neurol Clin.* 2018;36:809–820.
258. Boucher A, et al. *Med Mal Infect.* 2017;47:221–235.
259. Armangue T, et al. *Curr Opin Neurol.* 2014;27:361–368.
260. Kennedy PGE, et al. *Viruses.* 2017;9.
261. Jian M, et al. *Br J Anaesth.* 2014;113:832–839.
262. Schar RT, et al. *World Neurosurg.* 2018;113:e769–e776.
263. Schar RT, et al. *PLoS One.* 2016;11:e0153499.
264. Mordhorst C, et al. *J Neurosurg Anesthesiol.* 2010;22:202–206.
265. Latz B, et al. *J Neurosurg.* 2011;114:491–496.
266. Scheller C, et al. *J Neurol Surg A Cent Eur Neurosurg.* 2014;75:2–6.
267. Chaichana KL, et al. *Neurol Res.* 2013;35:206–211.
268. Wijdicks EFM. *Neurology.* 2003;61:970.
269. Dominguez-Gil B, et al. *Transpl Int.* 2011;24:373–378.
270. Wijdicks EF, et al. *Neurology.* 2010;74:1911.
271. Nakagawa TA, et al. *Pediatrics.* 2011;128:e720.
272. Buchanan KM, et al. *Neurosurgery.* 2000;46:831.

85 体外膜肺氧合和心脏辅助装置

JAMES G. RAMSAY，KENNETH SHELTON，GASTON CUDEMUS
武平 译 闻庆平 审校

要 点

- 体外膜肺氧合（extracorporeal membrane oxygenation，ECMO）由特定的心肺机组成，可为患有严重但潜在可逆的呼吸、心力衰竭或两者兼有的患者提供循环支持和（或）气体交换。尽管体外生命支持（extracorporeal life support，ECLS）一词可以描述得更准确些，但实际上 ECMO 却是最常用且被普遍接受的。
- 针对特定的器官衰竭和病情严重程度（例如呼吸衰竭、心源性休克、与呼吸衰竭相关的心源性休克、与右心室衰竭相关的呼吸衰竭），可以使用不同的 ECMO 配置，例如，静脉-静脉（venovenous，VV）、静脉-动脉（venoarterial，VA）、静脉-肺动脉（venous to pulmonary artery，V-PA）。紧急启动 ECMO 的最快方法（不包括接受心脏手术的患者）是外周 VA 置管。
- 现阶段 ECMO 只作为“过渡”疗法使用，其预期结果是恢复或替代衰竭的心脏和（或）肺。在启动 ECMO 之前，应使用最近发布的评分系统评估患者生存可能性，以及患者有心脏移植、安装人工心脏的潜在候选资格。理想情况下，应由团队而不是个人决定是否使用 ECMO 进行治疗。
- 目前，由于病毒或细菌感染，急性呼吸窘迫综合征（acute respiratory distress syndrome，ARDS）的成年人应用 VV ECMO 的总体存活率约为 60%，而在患有严重心力衰竭的成年人中应用 VA ECMO 的存活率约为 40%。在紧急启动 ECMO 进行体外心肺复苏（extracorporeal cardiopulmonary resuscitation，ECPR）的成年人其生存率为 29%。
- 血管通路是 ECMO 的一个重要方面，是由于不同的部位再结合患者的自身心肺功能，将产生不同的血流和气体交换特征。另外血管并发症也很常见，其中动脉并发症比静脉并发症发生概率更高且严重。
- 抗凝管理因机构而异，并且取决于管路的性质（ECMO 管路中有多少能被肝素结合）、流量（流量较低时需要更强的抗凝措施），及随时可用的凝血功能检测。出血和凝血并发症在实际操作中很常见。
- 心脏麻醉科医师在对患者插管和拔管的操作、急诊床旁操作中镇静剂和心脏支持药物的使用、为手术操作提供麻醉，及提供超声心动图评估插管位置和心脏功能等方面都起着重要作用。麻醉科医师-重症监护医师是重症监护治疗病房（intensive care unit，ICU）管理团队中不可分割的一部分，在 ICU 和手术室，可通过 ECMO 管理以及潜在过渡到高级疗法来提供连续的护理。

引言

体外膜肺氧合或 ECMO 是指体外循环和（或）呼吸支持的一系列配置。随着技术的发展，机械循环支持（mechanical circulatory support，MCS）和体外生命支持（extracorporeal life support，ECLS）等其他配置也投入了使用，但在北美，ECMO 仍然是用于描述该装置最常用的称呼，该装置包括驱动泵、管路和氧合器，可以通过长期补充氧气和从循环血液中清除二氧化碳来执行心脏和肺的工作。静脉-静脉（venovenous，VV）ECMO 抽取静脉血并将已氧合血液返回右心，单纯支持呼吸功能；静脉-动脉（venoarterial，VA）ECMO 抽取静脉血液并将已氧合血液返回到动脉系统，从而支持呼吸和循环功能。另一种装置是静脉-肺动脉（venous-pulmonary artery，VPA）ECMO，在发生右心衰竭和呼吸衰竭时可行右心辅助，但不能辅助左心系统。

ECMO 环路包括插入大血管以从患者体内抽取血液的插管，连接到产生无搏动血流的离心泵的管道，以及氧气与空气的混合气体流经血液的氧合器，在该处气体与血液的接触可被称为“拂过”。这是一个没有储液器的封闭系统，其部分或全部管路组件表面均肝素化，并且被设计成可使用几天乃至几周时间。这与手术室中用于体外循环（cardiopulmonary bypass，CPB）的体外管路不同，后者使用更大直径和更长的管路（更大的“灌注”体积），并且是一个开放式系统，带有一个储液器，其设计目的是不仅接收来自静脉导管的血液，还可接收来自手术区域的血液。这样的 CPB 回路可以与肝素结合或者不结合，用于短时程手术（数小时）。肺移植文献中有一些证据表明，在外科手术过程中使用 ECMO 可能比使用传统 CPB 引起的全身炎症反应更小[1]。

无泵体外肺辅助系统（pumpless extracorporeal lung assist，pECLA）或 Novalung，利用患者自身的动脉压力而不是泵驱动血液通过体外氧合器。因此，它仅支持呼吸功能。与传统的 ECMO 相比，该设备虽然对抗凝作用需要较少，但由于较低的流速和膜面积，其氧合作用也更有限[2]。通过泵连接肺动脉至左心房，已被用于支持等待肺移植的肺动脉高压患者[3]。无泵体外肺辅助系统在北美有售，但使用频率不及 ECMO，因此不再赘述。

体外心脏呼吸支持的历史

ECMO 的历史与心脏外科 CPB 的发展密不可分。1953 年 Gibbon 为一名 18 岁患者行房间隔缺损修复术，这是 CPB 首次在人类成功应用[4]。次年，Warden 及其同事公布了使用体外循环进行心脏手术[5]，此后，许多医疗中心发布了越来越多的同类病例报道。这些早期报道中的主要局限性是使用“气泡”氧合器，即氧气通过血液储罐产生氧气气泡实现气体交换。而此种氧合器与血液成分的破坏和长期使用导致凝血功能障碍有关[6]。带有膜的氧合器把流动的呼吸气体与血液分开，从而减少了这些影响，使氧合器能够长期使用。膜式氧合器已在心脏外科手术中取代了气泡式氧合器，1972 年 Hill 和他的同事[7]在一名 24 岁的创伤患者中成功使用膜式氧合器，为膜式氧合器在手术室外成功实施长期支持治疗的首次报道，同年 Bartlett 在新生儿心脏手术后也成功使用了膜式氧合器[8]。1985 年，Bartlett 及其同事报道了 ECMO 成功用于 11 例新生儿呼吸衰竭的治疗[9]。在随后的二十年中，许多其他试验验证了 ECMO 在新生儿呼吸衰竭中的益处，其中最明确的一项试验是由英国 ECMO 协作试验组于 1996 年发表的在 185 名婴儿中进行的临床试验[10]。同年，Green 及其同事[11]发表了一项试验结果，证明 ECMO 对患有呼吸衰竭的年龄稍大的儿科患者也具有类似的益处。在最初十几年中，该设备大部分用于呼吸衰竭患者，并且使用的是 VV ECMO。在此期间，体外生命支持组织（ELSO）首次于 1989 年在密歇根大学成立，随后欧洲 ELSO 小组于 1991 年成立。该组织在记录全球 ECMO 使用情况，及在人群中开创各种 ECMO 支持的教育、研究和开发方面发挥了关键作用。图 85.1 和表 85.1 说明了 1990 年以来 ECMO 的使用增加情况和生存数据（www.ELSO.org）。

呼吸衰竭的 ECMO 支持（VV ECMO）

与之前所述的 ECMO 在新生儿和小儿呼吸衰竭中的经验相反，证明在成年人中受益花费了更长的时间，部分原因是 Zapol 及其同事[12]在 1979 年发表了一项针对 90 名成人呼吸衰竭患者的试验。该试验存在许多局限性，包括使用 VA 而非 VV ECMO、患者选择、抗凝技术和出血并发症，及当时使用标准通气方式，及相对高的潮气量和低呼气末正压（positive end-expiratory pressure，PEEP）。负面的试验结果阻止了 ECMO 用于成人的时间超过二十年之久。从 2001 年开始到 2006 年的六年间，英国全国范围内进行了一项临床多中心随机对照研究 CESAR，以评估 VV ECMO 在成人呼吸衰竭患者治疗中起到的作用[13]。这项研究是在 H1N1 流感流行期间进行的，该研究将患有严重呼吸衰竭的患者转移到提供专业 ECMO 治疗的中心，并被随机分配到 ECMO 组或标准治疗组。尽管在研究方法和统计学上有一定的局限性，但结果表明在专门中心进行 ECMO 治疗的方式可以提升患者的生存率：ECMO 治疗与标准治疗相比，生存率分别提高到 63% 和 43%。同时，澳大利亚和新西兰（ANZ ECMO）[14]报道了成人因 H1N1 导致的严重急性呼吸窘迫综合征（ARDS）应用 VV ECMO 的病例（病例系列报道）。该研究发现，接受 ECMO 治疗患者，其 30 天住院生存率可达 79%。2018 年发表了[15]一项针

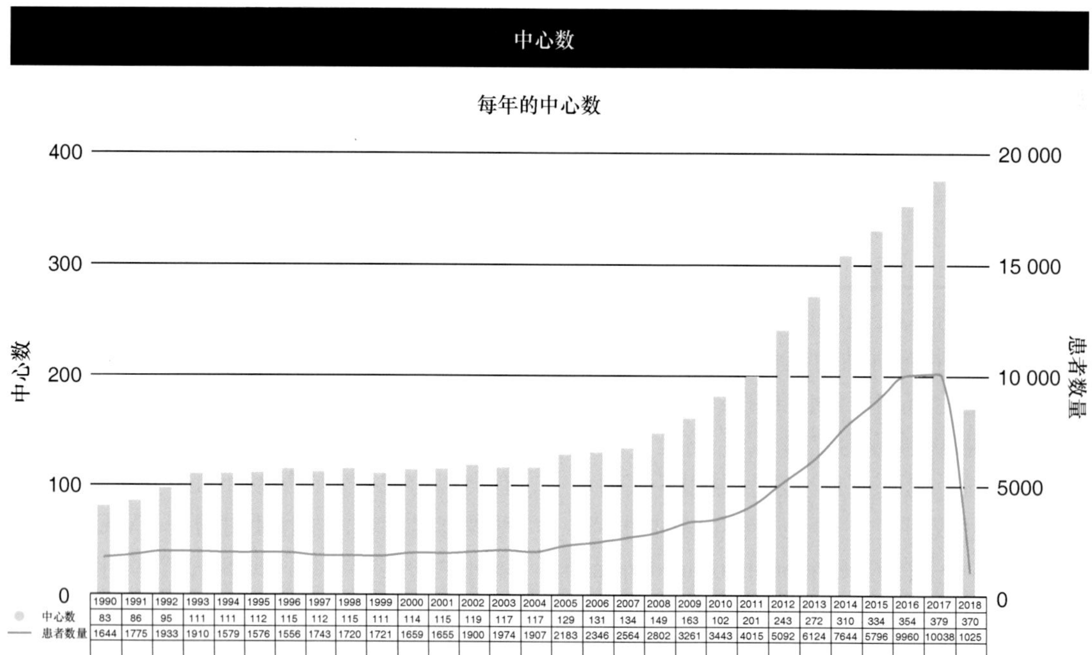

图 85.1 1990—2018 年（前 6 个月）来自体外生命支持组织（ELSO）的使用体外膜肺氧合（ECMO）的案例和中心的国际注册记录。（红柱：案例，Y 轴在右侧；绿线：中心，Y 轴在左侧）(From ELSO website，www.ELSO.org.)

表 85.1 ECMO 的国际注册；按年龄（新生儿、儿童、或成人）和适应证［肺、心脏，或 ECPR（心肺复苏 ECMO）］统计的 ECMO 和住院治疗生存率

	总体结果		
	人数	体外生命支持存活数	出院或转院
新生儿			
呼吸支持	30 934	25 990（84%）	22 662（73%）
循环支持	7794	5063（64%）	3281（42%）
ECPR	1718	1140（66%）	708（41%）
儿童			
呼吸支持	8820	5953（67%）	5131（58%）
循环支持	10 462	7177（68%）	5447（52%）
ECPR	3946	2262（57%）	1675（42%）
成人			
呼吸支持	16 337	10 857（66%）	9649（59%）
循环支持	15 942	8865（55%）	6747（42%）
ECPR	4952	1896（38%）	1443（29%）
合计	100 905	69 203（68%）	56 743（56%）

From ELSO website，www.ELSO.org

对患有重度 ARDS 的成年人行 VV ECMO 治疗的大型多中心试验，即 EOLIA 试验。作者得出结论：ECMO 与传统疗法相比 60 天死亡率无差异：35% ：46%（$P = 0.09$），对照组中有 28% 的患者在随机分组后转入 ECMO 组，而该组的死亡率为 57%。该研究的编辑在评述中对其研究结论持不同意见，认为在患有 ARDS 的成年人中早期使用 ECMO 是有益的[16-17]。ELSO 数据库报告成人呼吸衰竭接受 ECMO 治疗出院生存率为 60%，该百分比在 15 年内保持相对稳定[18]。

呼吸衰竭应用 VV ECMO 的指征

框 85.1 列出了呼吸衰竭时接受 VV ECMO 治疗的常见指征。由于 VV ECMO 仅支持呼吸功能，因此如果患者患有右心衰竭或左心衰竭，须联合应用其他配置进行支持治疗。最常见的适应证是因病毒或细菌感染导致的 ARDS。如上节所述，研究最多的人群是 H1N1 病毒性肺炎患者。针对 ARDS 严重程度的评估，较常使用的工具是 Murray 评分，该评分基于四个标准：PaO_2/FiO_2 梯度，PEEP 值，胸部 X 线片上显示的受影响象限数量和肺顺应性[19]。2012 年发布了 ARDS 柏林诊断标准，如果同时存在其他指标，则根据 PaO_2/FiO_2 将 ARDS 的严重程度定为轻度、中度或重度[20]。一般而言，重度 ARDS（$PaO_2/FiO_2 < 100$ mmHg，PEEP > 5）的患者很可能会是使用 ECMO 的候选人之一，因为这类患者如果没有应用 ECMO 的话，其死亡率约为 40%[20]。如本文 ECMO 的伦理部分中所述，有一些研究评估了应用 ECMO 是否能提高患者生存的可能性，这可以帮助指导决策。还应当引起注意的是，上述 CESAR 试验中[13]，如果正在考虑进行 VV ECMO

框 85.1 VV ECMO 指征

- 重症 ARDS
  - 默里氏评分 2.5 分[19]
  - 柏林标准[20]
- 与下述相关的呼吸衰竭：
  - 最大程度地减少了侵入治疗仍出现的难治性低氧血症
    - 例如，$FiO_2 > 90\%$，PEEP > 15 cm H_2O，俯卧位通气
    - 难治性高碳酸血症（例如 $PaCO_2 > 80$）伴酸中毒
    - 肺保护性潮气量下的有害通气压力（例如，气道平台压> 30 mmHg）
- 常见临床情况
  - 重症肺炎（病毒性或细菌性）
  - 吸入性肺炎
  - 任何原因引起的 ARDS
  - 肺挫伤
  - 哮喘持续状态
  - 严重漏气综合征
  - 吸入性损伤
  - 气道阻塞（例如，纵隔肿块）
  - 肺移植前后

的患者不在 ECMO 中心或具备 ARDS 专业管理经验机构，即使在之前没有接受过 ECMO 的情况下，转移到这样的机构接受治疗也可能会受益。尽管尚未进行正式研究，但许多报告表明，早期实施 ECMO 可以改善患者转归，其中部分原因是当应用 ECMO 支持呼吸时可以应用保护性肺通气策略[21]。

下一节将讨论用于肺移植的 ECMO。

VV ECMO 的禁忌证

根据 ELSO 指南[18]，成人 VV ECMO 没有绝对禁忌证，详见框 85.2。即使接受 ECMO 治疗，有些情况仍与不良预后相关。因此在启动 ECMO 之前应将这些情况考虑在内。这些情况包括：已进行 7 天或更长时间的损伤性机械通气、使用大量免疫抑制药物，及近期或进行性的颅内出血。还应考虑患者的具体情况。尽管禁忌证中不包括对具体年龄的限制，但患者年龄增长的确会增加风险发生可能[18]。体重指数（body mass index，BMI）超过 40 ～ 45 可能与操作困难以及无法实现足够血液流量的风险有关。VV ECMO 是作为恢复或肺移植的过渡治疗，如果判断不存在这些情况，则不建议启动 ECMO。

等待肺移植和肺移植的 ECMO 支持

如前所述，ECMO 主要应用于急性或慢性疾病急性发作期的严重呼吸衰竭患者，康复效果是可预知的。另一类应用人群是等待肺移植的终末期慢性

框 85.2 VA ECMO 指征

- 心源性休克
  - 低血压 / 最大量药物治疗下的组织灌注不良＋ / －球囊泵
- 合并呼吸循环衰竭
  - 心源性休克伴肺水肿和低氧血症
- 呼吸衰竭紧急启动 ECMO
  - 作为实施 VV ECMO 之前的临时措施
- 常见临床情况
  - 任何原因引起的难治性心源性休克
  - 无法脱离体外循环
  - 作为使用长期心室辅助装置或进行移植之前的过渡治疗
  - 术中肺移植
  - 不稳定性心律失常
  - 过敏性反应
  - 大量肺栓塞
  - 无法恢复自主循环的心搏骤停

VA ECMO，动静脉体外膜肺氧合；VV ECMO，静脉-静脉体外膜肺氧合

肺病患者。这些患者通常肺功能缓慢（以年计）恶化，对氧气支持的需求逐渐增加，直至晚期病情急性恶化，其中标准的机械通气治疗通常以失败告终。建立 ECMO 以延长患者生存期直至移植、在移植手术中使用 ECMO，及原发性移植物功能障碍（primary graft dysfunction，PGD），或其他适应证患者中启动 ECMO，均已成为该先进疗法的普遍适应证。从 2010 年开始，人们开始担心 ECMO 的使用会降低肺移植患者长期生存期[22]，但 2018 年开始这种认识发生了变化。据病例报道、单中心报道和调查研究均表明，移植前使用 ECMO（有时持续数月）常伴随更高的移植成功率和良好的预后[23-24]。Raleigh 及其同事比较了 10 项关于肺移植患者术前使用 ECMO 的研究，发现不需要 ECMO 支持的患者预后相似[25]，Loor 及其同事阐述了有助于此类人群移植后生存的因素[26]。与 CPB 相比，术中使用 ECMO 还可以减少炎症反应并减少 PGD，即使与术中不使用 CPB 或 ECMO[28] 相比，也能够改善患者短期和长期预后[1, 26-27]。术前 ECMO 可能是 VV、VA，或 VPA，但术中由于心脏外科手术操作影响血流动力学及终末期肺部疾病和肺血管压力升高的患者需要实施单肺通气，通常会使用 VA ECMO。术后可能会因为 PGD、右心、左心或其合并症，选择 ECMO 支持移植肺。术后的 ECMO 支持也与良好的预后相关[28]。

循环衰竭的 ECMO 支持（VA ECMO）

VA ECMO 可以给接受侵入性心脏病学检查的心功能差的患者提供暂时的心肺支持，及向无法与 CPB 分离的心脏手术患者提供心肺支持，以及用于伴有呼

吸衰竭或者无呼吸衰竭的难治性心脏衰竭的患者。这些状况也发生在由急性可恢复疾病（例如心肌炎）引起的，或因长期应用心室辅助装置以及心脏移植后慢性心力衰竭急性发作期，经评估需进一步治疗的患者。在一些医疗中心，院内心搏骤停（in-hospital cardiac arrest，IHCA）的急性发作时也会紧急使用ECMO。最后，由于VA ECMO可以在床旁应用而无须成像，因此它在很大程度上是用于任何形式的呼吸或心力衰竭的紧急血管插管的首选技术。一旦患者稳定下来，就可以有选择性地转换为另一种模式（例如VV ECMO）。

ELSO注册中心在2016年的报告中，从历史视角阐述了将VA ECMO用于成人心脏或心肺功能支持的观点[29]。成人心脏ECMO起步于1990年，直到2006年使用开始呈指数性增长，使用量开始大幅增加。2015年，ELSO收到了2000多例成人心脏ECMO的使用报告，在所有ECMO使用比例中不断增加（图85.2）。这一指数增长有赖于在新生儿科和儿科的成功使用，ECMO环路、泵和氧合器的改进，以及VV ECMO在成人呼吸衰竭中成功使用的经验。在过去10年中，因心脏适应证接受ECMO治疗的成年人的总体生存率约为40%，并且有轻微增加的趋势[29]。

VA ECMO的适应证

仅用于心脏围术期的支持的短期装置，例如经皮左心室辅助设备（left ventricular assist device：LVAD，例如Impella或TandemHeart）是其中的一种类型；另一种是常用于外周（股动脉）VA ECMO的短期ECMO。心脏病学领域对临时循环支持设备的最新综述中，比较并总结了在不同环境中使用不同支持方式的风险、收益和结果[30-31]。VA ECMO对左右心室均可提供支持，而短期LVAD仅能对一个心室提供支持。外科医生在心脏术后心脏衰竭的情况下更倾向于使用VA ECMO，部分原因是由于手术插管熟练（或存在中心血管插管），也因其可同时为心室和肺部提供支持。ECMO用于心脏术后的相关回顾表明，出院后患者生存率约为30%[32-33]。

对于持久性LVAD或移植的潜在候选人，或已经接受了进一步治疗评估的难治性终末期心衰的患者，短期LVAD（Impella或TandemHeart）和ECMO均有利弊。这些患者常需要左心室的支持，但是如果右心功能和肺功能良好，也可能适合应用短期经皮LVAD。如后文所述，这些设备相对于VA ECMO的显著优势是减少左心室做功。如果经腋动脉/锁骨下动脉置管，则患者在使用这种装置时可以活动。但是，如果右心或肺以及两者都需要支持的时候，则VA ECMO最为合适。另一个问题是紧急程度或敏锐度：外周VA ECMO可以在床旁应用而无须成像，这比使用临时辅助装置更为迅速。但主要的问题是如果这种支持需要数天乃至数周，股动脉置管会影响患者的活动。最近的系统性回顾分析（2006—2016年之间的出版物）对

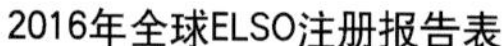

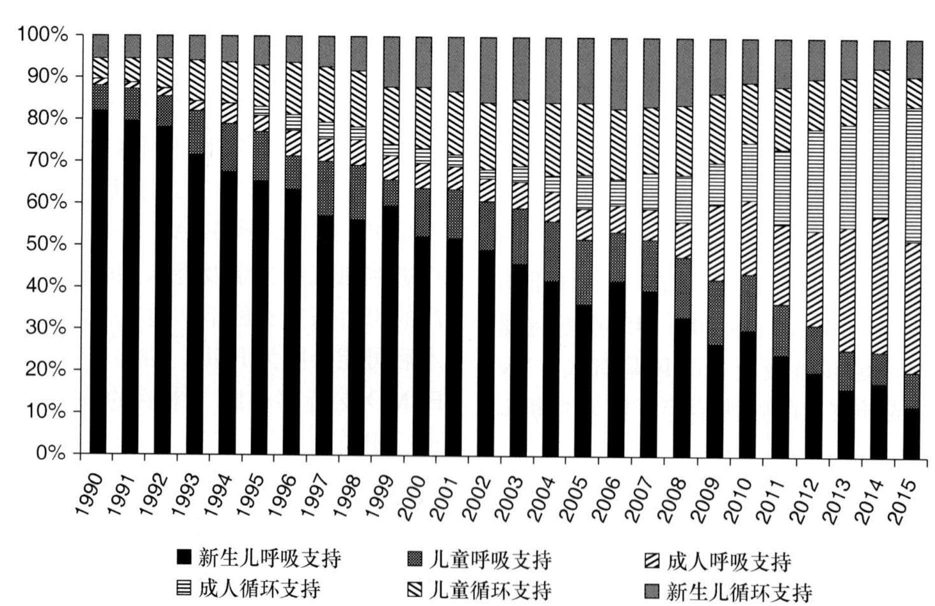

图85.2 1990—2016年之间按患者年龄和适应证（呼吸支持或循环支持）统计的体外膜肺氧合（ECMO）使用趋势分布（来自ELSO注册中心的数据）。在早期，ECMO大部分用于新生儿呼吸支持，而在最近几年，更多用于成人的心脏和呼吸支持。（From Thiagarajan RR，Barbaro RP，Rycus PT，et al. Extracorporeal Life Support Organization Registry International Report 2016. ASAIO J. 2017；63（1）：60-67.）

短期循环支持可作为持久的 LVAD 或移植（或恢复）的过渡进行了报道，该报道指出了支持天数的范围很广（单一研究长达 47 天），以及患者出院后的整体生存率为 45% ～ 66%[34]。另外该报道也指出，与接受外周 ECMO 的患者相比，接受中心 ECMO 的患者后续需继续接受长期 LVAD 或移植并存活出院的比例更高。

对于急性可恢复性心肌病，例如心肌炎，VA ECMO 的生存率约为 67%[35]。这比其他心脏适应证的结果更好，可能反映了此类患者的年龄较小，或可能因为在心源性休克或停搏之前就建立了 ECMO。

在 2016 年 ELSO 年度报告中，成人使用 ECMO 进行心肺复苏（cardiopulmonary resuscitation，CPR）或体外心肺复苏（extracorporeal cardiopulmonary resuscitation，ECPR）约占所有成人 ECMO 的 15%[29]。向注册中心报告的所有医疗中心中有 66% 表示 ECMO 有一定的用途。因呼吸和心力衰竭推荐使用 ECMO 的情况通常是比较紧急的，因此在床旁 CPR 的情况下，ECMO 需要非常迅速地建立；从开始 CPR 到启动 ECMO 的时间是决定患者良好预后的重要因素[36-37]。这将它的应用限制在能够快速启动支持治疗的团队的机构中。不足为奇，在所有应用 ECMO 中，此类出院患者占所有应用 ECMO 的最低比例，即成年人（29%）和儿童（41%）[29]。已发表的研究将 ECLS 与标准 CPR 进行比较，证据质量较低，且存在很大的异质性[37]。

框 85.2 概括了 VA ECMO 的适应证。根据 2013 年 ELSO 指南[18]，成人心力衰竭患者中，VA ECMO 最常见的适应证是尽管已经使用了双重正性肌力药和大量升压药治疗，仍存在心源性休克和终末期器官灌注不足，这包括伴有或未伴有心肌梗死的心源性休克、暴发性心肌炎、围产期心肌病、失代偿性慢性心力衰竭、右心衰竭、药物或毒性药品应用过量，及心脏术后心源性休克等。

VA ECMO 的禁忌证

VA ECMO 的绝对禁忌证包括急性颅内出血或严重的卒中、活动性出血、重度主动脉瓣关闭不全。相对禁忌证（因不同研究中心而异）可能包括禁忌抗凝治疗、高龄、肥胖、癌症进展期、自杀倾向、慢性血液透析、终末期肝病、主动脉夹层和缺乏社会支持。与 VV ECMO 一样，如果持久治疗（LVAD 或移植）没有恢复或者候选的可能，则不应启动 VA ECMO。

ECMO 的伦理

当最积极的治疗仍然无法挽救心脏或肺或联合衰竭时，启动任何形式的 ECMO 均可能帮助挽救生命。但这是一种创伤严重、技术难度高的治疗方法，并伴有严重的并发症，可能患者需在 ICU 治疗几天，几周甚至几个月。随着实践的发展，许多治疗小组已尝试在开始治疗之前就适当解决患者已存在的问题，包括可能的排除标准和在治疗前对预后的评估。一个基本的考虑是，ECMO 是一种过渡疗法，不能被视为长期治疗方案；框 85.3 列出了 ECMO 作为各种可能情况的过渡疗法。以下讨论仅限于解决个体患者的伦理困境，而不是考虑先去讨论 ECMO 应用的复杂程度、人力财力的大量花费、高强度的工作，及对卫生保健系统的整体影响。

当相对年轻且健康的患者由于急性严重疾病导致急性心力衰竭和休克（例如病毒性心肌病）或急性难治性肺衰竭（例如病毒性肺炎）时，就要明确做出启动挽救生命的体外支持作为“恢复前的过渡治疗”的决定。同样，患有任何终末期疾病的患者如果已经处于“无法复苏”状态并且心脏严重衰竭，则很大可能不会成为接受 ECMO 治疗的候选人。不幸的是，潜在候选人的临床范围是介于这两种情况之间。从患者和家人，到各级护理人员和决策者，都需要使用工具来评估使用这种先进疗法的必要性和治疗成功的可能性。

ELSO 注册数据库已被用于在启动 ECMO 前研究呼吸衰竭（表 85.2）[38] 和心力衰竭（表 85.3）[39] 患者存活的可能性。这些出版物中有许多共同要素，包括呼吸支持的持续时间和程度、年龄、其他器官功能和酸中毒。这些论著可以用作整体的指导，并可以在临床环境下用于指导医生和家属，同时维持患者生命治疗的决策必须坚持个体化原则。Courtwright 及其同事[40] 指出，有必要向患者家属强调 ECMO 治疗“过渡”的本质，并且必须在开始或早期就要明确治疗目标。由于需要抗凝治疗以及有出血或血栓形成的风

框 85.3　体外膜肺氧合作为“桥梁”治疗

决策时过渡	在评估恢复可能性或是否提供高级治疗之前紧急启动
恢复时过渡	在确定器官衰竭可恢复时启动
高级持久治疗时过渡	接受设备（例如 VAD）或移植资格后启动
无合适的治疗选择时启动	在不确定是否可恢复或者不具有接受高级治疗资格时启动

VAD，心室辅助装置

表 85.2 ECMO 前使用“RESP”评分预测因呼吸衰竭而启动 VV ECMO 的 30 天生存率

参数		评分
年龄，岁		
18～49		0
50～59		−2
≥60		−3
免疫受损状态 *		−2
启动 ECMO 之前机械通气时间		
＜48 小时		3
48 小时～7 天		1
＞7 天		0
急性呼吸系统疾病诊断组（仅选择 1 个）		
病毒性肺炎		3
细菌性肺炎		3
哮喘		11
创伤与烧伤		3
吸入性肺炎		5
其他急性呼吸系统疾病诊断		1
非呼吸及慢性呼吸系统疾病诊断		0
中枢神经系统功能障碍 †		−7
急性相关（非肺部）感染 ‡		−3
ECMO 前使用神经肌肉阻滞剂		1
ECMO 前使用一氧化氮		−1
ECMO 前输注碳酸氢盐		−2
ECMO 前出现心搏骤停		−2
$PaCO_2$，mmHg		
＜75		0
≥75		−1
吸气压峰值，cm H_2O		
＜42		0
≥42		−1
总分		−22 至 15
RESP 总分	**风险分级**	**生存率**
依据风险分级的住院生存率评估		
≥6	Ⅰ	92%
3～5	Ⅱ	76%
－1 至 2	Ⅲ	57%
－5 至－2	Ⅳ	33%
≤－6	Ⅴ	18%

在线计算器可从 www.respscore.com 获得。

* “免疫受损”定义为血液系统恶性肿瘤，实体瘤，实体器官移植，人类免疫缺陷病毒和肝硬化。

† “中枢神经系统功能障碍”诊断为合并神经外伤，卒中，脑病，脑栓塞以及癫痫和癫痫综合征。

‡ “急性相关（非肺部）感染”定义为另一种不涉及肺部的细菌，病毒，寄生虫或真菌感染。

ECMO，体外膜肺氧合；RESP，呼吸支持下 ECMO 生存预测。

From Schmidt M，Bailey M，Sheldrake J，et al. Predicting survival after extracorporeal membrane oxygenation for severe acute respiratory failure. The Respiratory Extracorporeal Membrane Oxygenation Survival Prediction（RESP）score. Am J Respir Crit Care Med. 2014；189（11）：1374-1382

表 85.3　进行 ECMO 前使用“SAVE”评分预测因心脏衰竭而启动 VA ECMO 的 30 天生存率

参数	评分	
急性心源性休克诊断组（选择 1 个或多个）		
心肌炎	3	
难治性 VT/VF	2	
心脏或肺移植后	3	
先天性心脏病	−3	
其他需要 VA ECMO 的心源性休克的诊断	0	
年龄（岁）		
18 ～ 38	7	
39 ～ 52	4	
53 ～ 62	3	
≥ 63	0	
体重（Kg）		
≤ 65	1	
65 ～ 89	2	
≥ 90	0	
启动 ECMO 之前出现的急性器官衰竭（选择 1 个或多个）		
肝衰竭 *	−3	
中枢神经系统功能障碍 †	−3	
肾衰竭 ‡	−3	
慢性肾衰竭 §	−6	
启动 ECMO 之前的插管持续时间（小时）		
≤ 10	0	
11 ～ 29	−2	
≥ 30	−4	
吸气峰压≤ 20 cm H_2O	3	
ECMO 前心搏骤停	−2	
ECMO 前舒张压≥ 40 mmHg¶	3	
ECMO 前脉压≤ 20 mmHg¶	−2	
ECMO 前 HCO_3 ≤ 15 mmol/L¶	−3	
添加到 SAVE 评分所有计算中的常数值	−6	
总分	−35 至 17	
SAVE 总分	**风险分级**	**生存率（%）**
依据风险分级的住院生存率评估		
＞ 5	Ⅰ	75
1 ～ 5	Ⅱ	58
−4 ～ 0	Ⅲ	42
−9 ～−5	Ⅳ	30
≤− 10	Ⅴ	18

可在 www.save-score.com 上获得在线计算器。

* 肝衰竭定义为胆红素≥ 33 μmol/L 或血清氨基转移酶（ALT 或 AST）升高＞ 70 UI/L。

† 中枢神经系统功能障碍诊断为合并神经外伤，卒中，脑病，脑栓塞以及癫痫和癫痫综合征。

‡ 肾功能不全定义为伴或不伴 RRT（肾替代治疗）的急性肾功能不全（例如肌酐＞ 1.5 mg/dl）。

§ 慢性肾病定义为肾损害或肾小球滤过率＜ 60 ml/min/1.73 m^2 并且≥ 3 个月。

¶ 在 ECMO 插管前 6 个小时内较差的结果。

VA ECMO，动静脉体外膜肺氧合；VF，心室颤动；VT，室性心动过速。

From Schmidt M，Burrell A，Roberts L，et al. Predicting survival after ECMO for refractory cardiogenic shock：the survival after veno-arterial-ECMO（SAVE）-score. Eur Heart J. 2015；36（33）：2246-2256

险，即使在使用较少甚至不使用抗凝剂结合套管，管道、泵头和氧合器方面积累了很多的经验，但不宜接受抗凝治疗（例如颅内出血）的患者通常也不适合接受 ECMO 治疗。伴有潜在严重疾病的患者，在接受或不接受 ECMO 治疗的情况下其预期存活时间均少于预定时间（即 6 个月或 1 年）时，则不太可能被视为候选患者。是否应针对某个患者启动 ECMO，并非由某一个内科医生或外科医生来确定，尤其当该请求来自于院外时。通常大部分机构会将这一决定交由一个熟悉并管理 ECMO 治疗的小委员会（3 人左右）共同完成[41]。

成人呼吸和心脏 ECMO 的总生存率分别约为 60% 和 40%。尽管这对于以前患有无法继续治疗的疾病无疑是一个重大进步，但另一方面，死亡率仍然保持在 40% 和 60%。这种治疗开始时，在适当的可行的情况下，采用姑息治疗和（或）伦理委员会和其他咨询服务是很有意义的[40-41]。考虑使用 ECMO 治疗，但对恢复的可能性或晚期是否需要持续性治疗不确定时，应参考与家属和护理人员进行“不复苏”的讨论，同样也进行患者的价值和治疗目标评估[42]。为 ICU 护理人员和家属提供咨询，包括尸检报告，对帮助医护人员处理患者临终问题非常有价值。在极少数情况下，停止治疗会迅速导致患者死亡，患者看起来神经功能完好但却处于“不可逆的昏迷状态”时，一旦停止 ECMO，可能会给所有相关人员带来极大的麻烦。

ECMO 的机制

泵

ECMO 的输送包括离心泵和膜氧合器，膜氧合器通过导管连接泵及患者的流入 / 流出套管。与泵相关的插管说明如下：流入的插管从患者端抽取静脉血到驱动泵，流出的插管从泵向患者输送动脉血。图 85.3 和图 85.4 介绍了目前常用的两种 ECMO。图 85.3 显示了 Maquet Cardiohelp 设备（Getinge Group，Wayne，NJ），

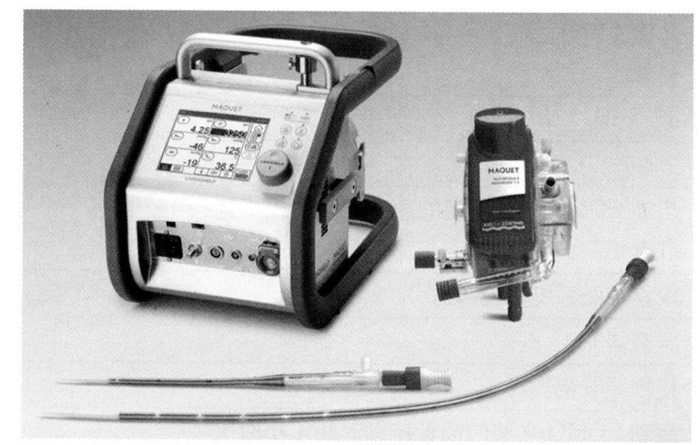

图 85.3 Maquet 的“Cardiohelp”系统显示了泵，组合的泵头 / 氧合器以及动脉和静脉套管。（Courtesy MAQUET Cardiovascular，LLC，Wayne，NJ.）

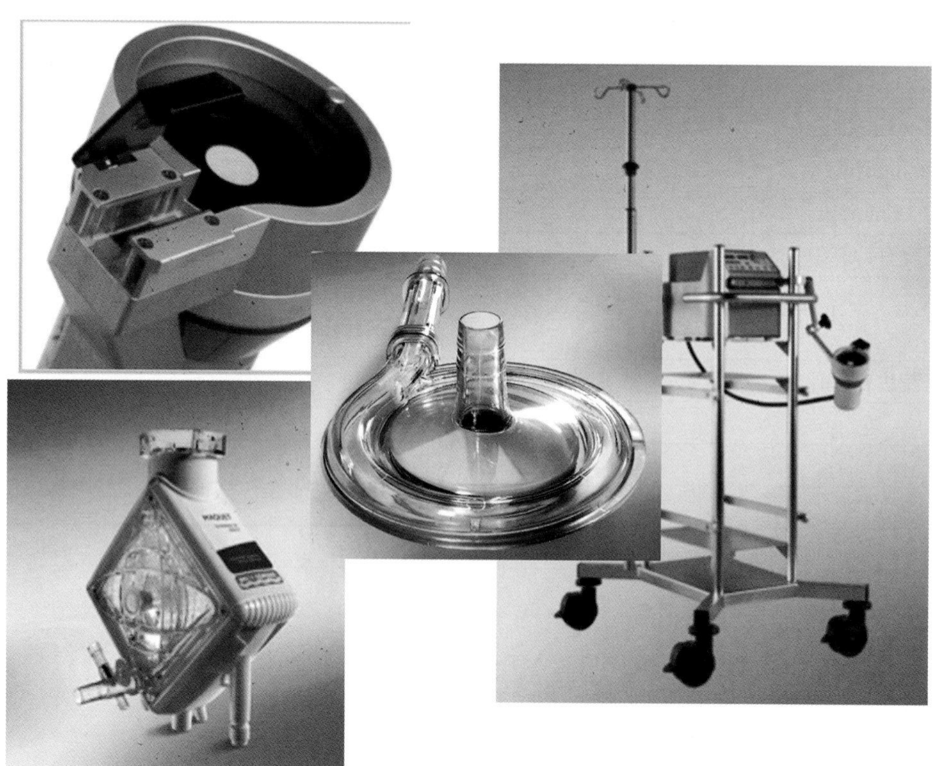

图 85.4 Thoratec 的带手推车 / 控制面板（右上方）的“CentriMag”泵（左上方），泵头（中央）和氧合器（左下方）（Courtesy Thoratec Switzerland GmbH，Zürich，Switzerland.）

泵头和氧合器组合为一个一次性装置。图 85.4 为 Thoratec CentriMag 泵，泵头和氧合器可分开。这两种泵的工作方式类似，都采用磁驱动转子。值得注意的是，泵上唯一可调节的变量是每分钟转数（revolutions per minute，RPM）。在给定的转速下产生的流量取决于充盈（前负荷）和喷射阻力（后负荷）[43]。在心脏中，有人认为静脉回流是维持足够心输出量的最重要因素[44]。同样，对于从患者中心静脉和右心房输入血液的离心泵，最重要的决定流量的因素是静脉循环的容量状态和套管的内径。在 VA ECMO 中，因为高血压会减少泵的流量，所以平均动脉压也很重要。虽然在 ECMO 中使用的离心泵对红细胞的损伤相对较小，但在高 RPM 设置下也会出现溶血现象。为了在低 RPM 时最大程度地增加流量，减少溶血，需在保证足够前负荷的基础上减少后负荷。尽可能使用最大的动脉或流出套管以减少溶血，但要考虑套管需与患者的血管大小相平衡。

目前在生理上仍不清楚需要多大 ECMO 流量才能使组织得到充分灌注。这是一个复杂的问题，答案可能因患者当前的生理状态而异（例如先天的心脏功能、败血症、缺血）[45]。大多数医疗中心已将 2.2 ～ 2.4 L/（min · m^2）的“正常心输出量”设置为 ECMO 流量并作为最初目标，但是由于套管尺寸限制，在大体重的患者中可能无法实现。使用终末器官灌注标志物（精神状态改变、乳酸、混合静脉血氧饱和度、肝功能检查、肌酐），改变血流目标是可行和必要的[46]。ECMO 的一个非常重要的特点是其血流量不一定取代患者自身的心输出量，不管是左心还是右心系统。使用 VV ECMO 时，其环路可能只氧合全部静脉回流血液的一小部分，因此仍将有大量低氧合血液分流至肺部。严重心力衰竭患者使用 VA ECMO 时，回路可提供大部分血流，但随着心脏功能的改善，自身血流可能占总血流的很大一部分。在这种情况下，类似于 VV ECMO，通过肺部的自身血流将减少 VA ECMO 提供气体交换的益处。

对于短期 CPB 运行和长期持续性 LVAD，研究的是持续血流而不是生理脉动血流对脉管系统和器官的影响，但在 ECMO 患者中，对于中等持续时间（例如几天到几周）的影响并不明显。应用持久性 LVAD 机体的改变包括主动脉瓣反流增加（如果未开启），主动脉组织学改变使其硬化，胃肠道黏膜改变并发出血和动静脉畸形，获得性血管性血友病[47]。尽管如此，连续流量无脉冲泵由于其简单、耐用和对血液成分损伤少而在所有体外支持装置中取代了脉动泵；脉动性修饰或替代治疗尚未投入临床应用，目前仅处于研究阶段。在连续流动管路中，溶血和与凝血相关事件是需要密切关注的问题[48]。乳酸脱氢酶、结合珠蛋白、胆红素和游离血红蛋白仍是用于评估 ECMO 溶血的重要实验室参数[49]。

氧合器

膜氧合器的构造是为了分离血液流经的膜微管周围的气流，并带有允许进行热交换的附加电路。传统上，“流量”是指流经 ECMO 环路的血流量，流经氧合器的空气-氧气混合气称为“拂过”气流。血液的氧合取决于拂过气体中的 FiO_2，而二氧化碳的去除取决于每分钟拂过气体的量，通常在 1 ～ 5 L/min 的范围内，这取决于患者的代谢状态、体型、自体肺功能和呼吸机设置。氧气的运输在正常血流中是高效的，当拂过气流为 100% 氧气时，流经氧合器后的血液标本通常显示的氧分压（partial pressure of oxygen，pO_2）会大于 300 mmHg。如前所述，患者的血气值由含有二氧化碳和氧气的 ECMO 血流以及患者的自身循环和气体交换决定。图 85.3 和图 85.4 为在北美应用最广泛的膜式氧合器，即 Getinge 公司生产的 Quadrox（氧合器和泵头与 Maquet 为一体）。由于纤维蛋白和微血栓或大血栓的形成，氧合器的气体交换效率会逐渐降低（几天到几周）。需要增加 FiO_2 或拂过气流时，需预先对跨膜压、氧合后血气值进行评估。

VA ECMO 的搏动性

搏动性是用于描述接受 ECMO 和长期使用 LVAD 患者的动脉波形时使用的术语。长期使用 LVAD 的患者，与心动周期同步的搏动可能与左心室射血（即独立于 LVAD）以及由于左心室收缩而增加心室辅助装置的充盈有关。这种情况下，即使主动脉瓣没有开启也可以检测到搏动。使用 VA ECMO，流经 ECMO 回路的血液来自静脉端，因此任何搏动完全来自于左心室的射血。当心脏代偿启动 VA ECMO 时，通常搏动很微弱，但是随着左心室功能的恢复，自身左心室射血增加，动脉波形会逐渐恢复。使用 VV ECMO 时，左心室充盈正常，动脉搏动不受影响。

VV ECMO 的流量和气体交换生理

如彩图 85.5 所示，在使用两个单独的插管建立 VV ECMO 时，有两个主要的条件限制其有效性。第一个限制条件是患者的自身心输出量可能等于或大于

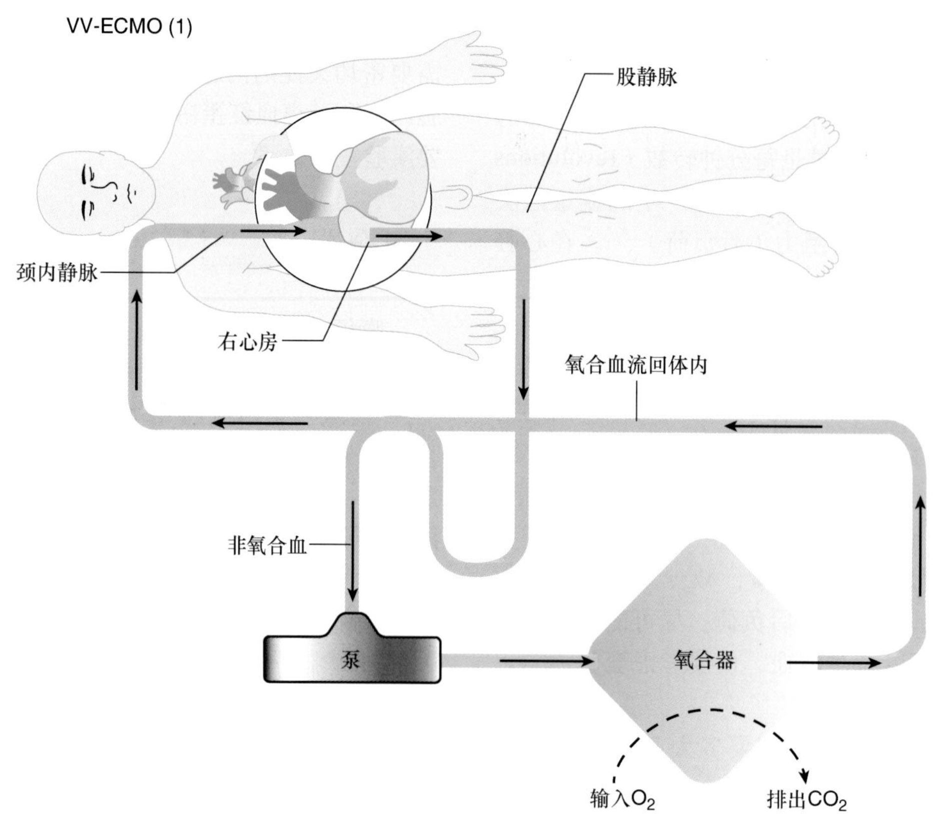

彩图 85.5 经右侧股静脉-颈内静脉 VV ECMO 模式示意图

ECMO 流量，这会导致较多的功能性肺分流。尽管泵和氧合器的功能看起来是正常的，但可能会导致氧合不足。第二个限制条件是由于插管接近右心房时，其中一部分被泵送到患者体内的含氧血液，不通过三尖瓣就被吸回到流入的套管中。这也将导致气体交换不良[50-51]。使用 Avalon 双腔插管（彩图 85.6 和彩图 85.7），静脉血分别从上腔静脉和下腔静脉开口引出体外，通过插管中间的开口（使用经食管超声心动图指导），使其正对三尖瓣口而注入右心室，大大减少了心房内的无效循环。进行 VV ECMO 改善气体交换至少会部分缓解肺动脉高压，从而可能避免需要右心室辅助装置（即 V-PA 或 VA ECMO）。如果由于再循环或自身心输出量问题而无法充分改善氧合作用，则可以采取增加 PEEP 和（或）俯卧位等额外的肺部治疗措施，或达到更高的血红蛋白来改善氧输送。也可以考虑添加第二个 ECMO 环路。

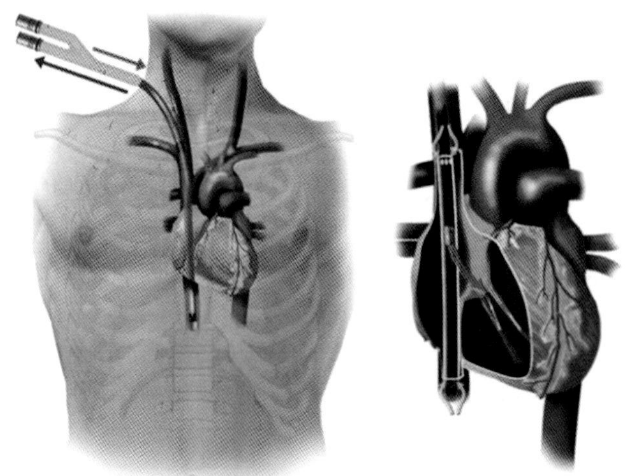

彩图 85.6 **使用 Maquet Inc 的 Avalon 套管进行 VV ECMO 插管**。将双腔导管放置在右颈内静脉中，静脉血从上下腔静脉（蓝色箭头）抽取到体外膜肺氧合环路中，血液在其中被氧合并顺着三尖瓣（红色箭头）方向抽回到右心房（Courtesy MAQUET Cardiovascular，LLC，Wayne，NJ.）

VA ECMO 的流量和气体交换生理

外周 VA ECMO 通常行股静脉到右心房的静脉插管和终止于髂内动脉的股动脉插管（图 85.8）。这种动脉血流的生理机制很复杂，因为它不仅与自身左心室射血竞争，而且还增加了衰竭的左心室的后负荷[52-53]。治疗心脏衰竭的原则之一是减少室壁张力、心肌耗氧量和降低肺动脉压；这与 VA ECMO 原理相悖。如前所述，如果不能通过使用正性肌力药物充分改善左心室功能或保持较低的循环压力，则可能需要使用 Impella 或经手术放置左心室引流管降低左心室压力。与左心室射血的竞争意味着经髂动脉的 ECMO 血液达不到主动脉弓水平，如果患者同时存在肺功能不全，可能导致氧合不足的血液被灌注到患者的心脏和脑。ECMO 血流与自身血流（来自左心室-主动脉瓣）在主动脉的

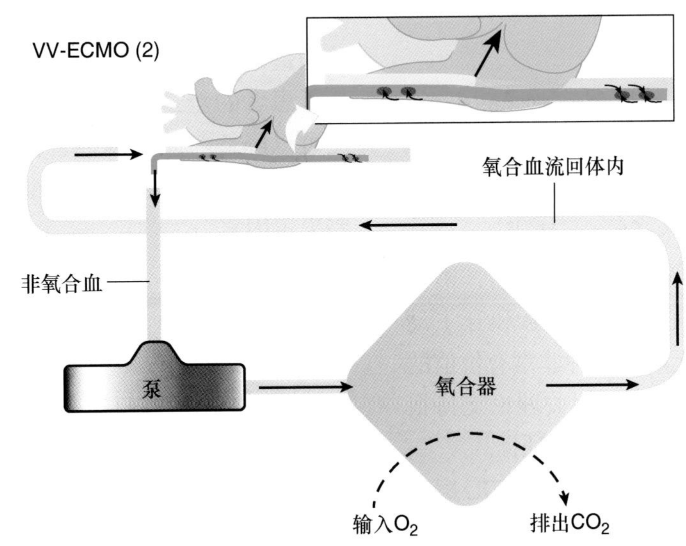

彩图 85.7 **采用 Avalon 套管（Maquet Inc.）的单静脉 VV ECMO 模式示意图**

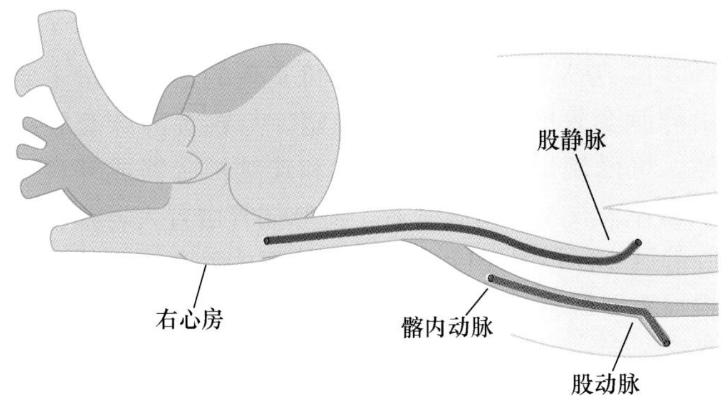

彩图 85.8 **经股动脉插管的 VA ECMO 模式示意图。**静脉套管（深蓝色）置入下腔静脉和右心房的交界处，然后连接至环路的泵流入侧；动脉套管（红色）置入髂动脉，并连接至环路的氧合器 / 泵流出侧

汇合处有时被称为“混合云”；理想情况下，这个部位要尽可能靠近心脏。基于以上结论，选择的采样位置应该是反映最靠近心脏和大脑的主动脉血流的右侧桡动脉，而不是左侧桡动脉[54]。大脑和上半身的氧合不佳，但下半身的氧合良好的现象称为“Harlequin 综合征”（与自主神经相关的不对称的上半身出汗和潮红）。解决方法之一是中心插管（需要进行胸骨切开术 / 开胸术），将动脉插管置于升主动脉中，另一种方法是将动脉管路分出一支经右颈内静脉进行右心房灌注，从而转流部分经 ECMO 血流，这种方法称为 VAV ECMO[55]。这存在心房再循环以及由于肺循环阻力低而导致从主动脉和全身循环转移的血流过高的风险。夹闭部分套管以增加阻力将有助于将血液驱动至全身套管。

右心衰竭的 ECMO 支持

仅右心室衰竭需要机械辅助治疗的临床情况比左心室或两个心室都衰竭的情况要少。例如，肺动脉高压合并右心室衰竭的肺移植前患者，或长期放置 LVAD 后立即出现右心室衰竭的患者。V-PA ECMO 可以单独支持右心室，其中静脉套管位于右心房中，而“动脉”（流出）套管通过外科手术将人造血管置入肺动脉中（彩图 85.9）。如果肺功能正常，则可能不需要氧合器，可通过经皮设备（TandemHeart 或 Impella）、手术放置 ECMO，或使用更为恰当的不需氧合器的右心室辅助设备（right ventricular assist device，RVAD）回路实现对右心室的支持。如果患者存在呼吸衰竭，则可以在回路中添加氧合器，以提供真正的 ECMO。后一种联合治疗 LVAD 后右心衰，为相对独立的管理 RV、肺和 LV 提供了灵活的方法[56]。

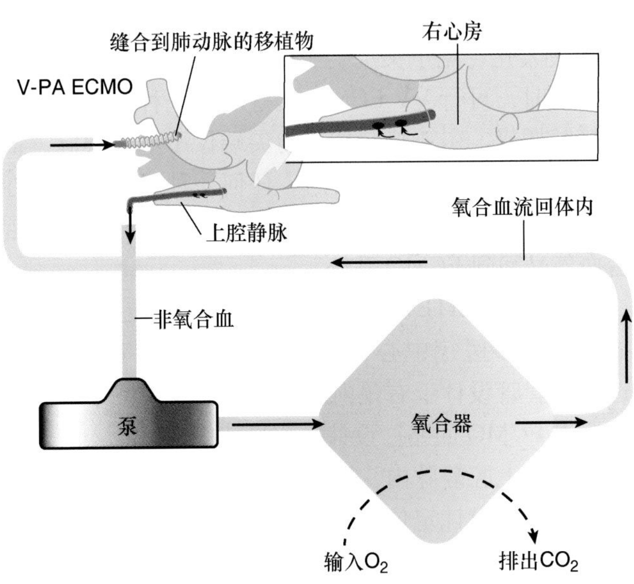

彩图 85.9 静脉-肺动脉 ECMO 回路显示静脉套管通过颈内静脉放置到右心房，而动脉套管放置在缝合到肺动脉的移植物中

ECMO 的血管通路

血管插管的位置和技术取决于所需支持的类型，如患者的年龄、体型、临床状况，及对成像的需求。现有的放置技术包括应用导丝导引、应用扩张器最后应用套管的经皮血管穿刺术（Seldinger 技术）。另一种方法是手术切开并直接暴露外周血管。最后，需要行胸骨切开术 / 开胸术进入右心房、肺动脉和升主动脉。对于经皮穿刺方法，超声无疑是一种非常有价值的辅助设备。尽管超声应用于 ECMO 的相关理论支持很少，但在其他情况下，已经有了令人信服的证据[57-58]。

TEE 对于检查静脉插管是否正确放置在右心房或上、下腔静脉与右心房的交界处非常有用；同样，在外周血管放置导丝时，使用 TEE 确定主动脉或右心房中导丝的位置也是非常有帮助的。最后，可应用放射线成像引导经右颈内（right internal jugular，RIJ）静脉放置导丝从而置入双腔导管（AVALON）（见下文），并使用 TEE 成像以验证套管放置位置是否正确。血管插管尤其是动脉插管，在插管过程中需要肝素化，通常需要 2 名外科医师完成，或行经皮穿刺（一个人来处理导丝，扩张器和间断性夹闭血管）或行切开术（除了处理导线和导管以外还需要提供手术协助）。

VV ECMO 的插管

在成人 VV ECMO 的原始描述中，使用了两个部位插管：一个通常插入右股静脉并前进至下腔静脉和右心房之间，另一个插入右颈内静脉前行经过上腔静脉进入右心房（图 85.5）。使用尽可能大的套管以使流量最大化（见下文）。当在技术上无法进行颈内静脉插管时，可行 VV ECMO 支持的另一种配置即双侧股静脉插管。引流静脉插管的尖端位于下腔静脉，而流出插管的尖端位于右心房。任何一种双套管技术在再循环方面都有一个主要的缺点，即返回右心房的混合血液又回到 ECMO 系统。

Avalon ELITE 是当代 VV ECMO 中使用的双腔插管，许多医疗中心在可能的情况下都将其作为首选。该套管设计于右颈内静脉放置，其中一个管腔用于流入 ECMO 回路。设计目的是使供血液吸入的端口同时位于上腔静脉内，而不是右心房。引流泵流出的第二个内腔设计定位于右心房内，并对准三尖瓣（图 85.6）。通过使用上腔静脉的流入端口和指向三尖瓣的右心房的流出端口，可以最大程度地减少再循环血量。使用超声心动图放置套管很重要，其能够确保流入和流出端口都位于正确的位置。TEE 在确定流向三尖瓣的血液的流出方向时非常有用。除了单一血管通路和最小化再循环的优势外，Avalon ELITE 导管还提高了患者的舒适度并促进了患者早期活动和康复。它还可以降低与腹股沟插管相关的感染风险。该套管的主要限制条件是泵流入的最大内径，这也是流速的主要决定因素。

VA ECMO 的插管

VA ECMO 的目的是为体循环提供含氧血液，因此流出套管需插入大动脉中。通常首选股动脉，只有在特定情况下（例如烧伤、开放性伤口、严重的周围血管疾病）才使用锁骨下动脉或腋动脉。因此，最常用的方法是使用静脉插管经股静脉进入下腔静脉 / 右心房交界处，动脉插管经股动脉并使其尖端位于髂总动脉中，从而完成外周 VA ECMO 的血管插管（图 85.8）。与 VV ECMO 一样，可实现的最大流量主要由静脉套管的内径和长度决定。与放置静脉套管一样，可以使用 Seldinger 技术和连续扩张器或外科手术切开来放置股动脉套管。静脉插管由置入者预估下腔静脉 / 右心房连接处的位置从而放置套管，位置可根据需要调整。锁骨下或腋动脉的插管需要手术切开暴露。

为了减少插管腿远端肢体缺血的发生率，可以将小型导管（通常称为远端灌注导管）放置在 ECMO 动脉插管的远端，向下对准腿部（图 85.10）。远端肢体动脉分支的不同部位可作为插管部位，股动脉最常用，也可应用股浅动脉或胫后动脉。另一种减少远端肢体缺血的方法是在股动脉上缝合合成的人造血管，并将套管放置在人造血管而不是自身血管上。这种方

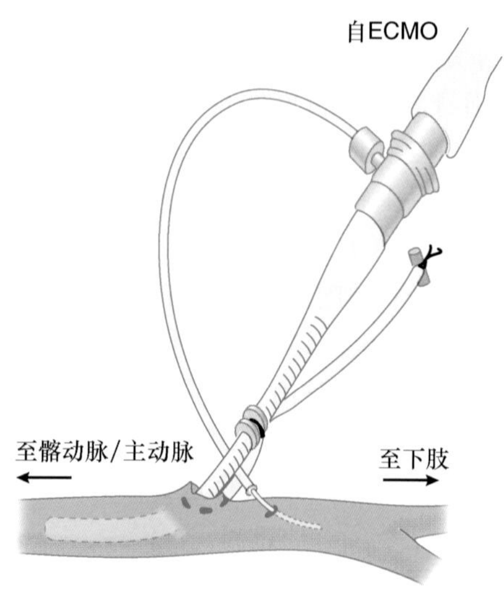

图 85.10 **股动脉中的“远端灌注套管”的示意图。**将 ECMO 动脉套管经股动脉置入，并前进至髂内动脉；在动脉远端同时置入远端灌注导管以提供额外的灌注

法常用于锁骨下 / 腋下插管。有些医疗中心行同侧股动脉和静脉插管；在另外一些医疗中心则在不同肢体放置套管，以避免同一肢体的动脉灌注减少和增加静脉阻塞的风险。

与股动脉插管相比，VA ECMO 经锁骨下 / 腋动脉插管有利有弊。与股动脉相比，锁骨下动脉很少受动脉粥样硬化病变的影响；丰富的侧支循环可以降低远端肢体缺血的风险，在该解剖区域内细菌污染的可能性较小，并且它可以向远端主动脉弓（比髂总动脉更近）进行全身顺行灌注。缺点包括在肥胖患者中或存在胸壁水肿的情况下手术分离可能具有挑战性；因锁骨下动脉比股动脉细，有报道提示使用此种方法会增加四肢过度灌注（而不是低灌注）的风险[59]。因锁骨下插管置管耗时，因此不用于紧急情况插管（例如不稳定的心源性休克或心搏骤停）。对于腋动脉插管，通常将静脉插管放置在右颈内静脉中以便于患者的活动。

直接使用 CPB 套管的经心脏和主动脉插管 VA ECMO（中心 ECMO）通常用于在手术室无法脱离 CPB 的患者。短而大口径的静脉插管可实现良好的静脉引流。随着氧合的血液返回至升主动脉，上半身低氧血症的发生风险就会减少。可能使用中心 VA ECMO 的其他情况包括由于血管大小或病变经外周置管不能获得足够的血流、氧合改善不足（通常是上半身）或外周 VA ECMO 引起的血管并发症。如果胸壁稳定，则经中心插管也可以让患者适当的活动（例如下床）。

VPA ECMO 的插管

当右心室功能不全或衰竭但左心室功能正常时，最好避免外周动脉插管（即 VA ECMO）。如果肺功能正常，可以使用临时 RVAD（例如 Impella）。如果除了右心室辅助之外还需要肺部支持，则有两种选择：① VPA ECMO，通过手术将人造血管放置在肺动脉以便血液流出，并使用股静脉或右颈内静脉静脉插管；②使用 Pro-Tek Duo（心脏辅助公司，宾夕法尼亚州匹兹堡）类似于 Avalon 的双腔插管，但设计使其尖端位于肺动脉而不是下腔静脉。该套管通过右颈内静脉放置，流入端口在右心房，流出端口在肺动脉。它可以为肺循环提供氧合和心输出量，但不需要全身性（动脉）套管。尽管 Protek Duo 双腔插管的应用经验比 Avalon 少，但未来的应用前景更为广泛[60]。

改变插管策略

在使用 ECMO 支持期间，插管策略可能不会固定；因为患者的生理或临床状况以及需求可能会随时间而变化，有时可能需要对 ECMO 配置进行调整。当出现下述情况时，应积极将最初的 ECMO 策略转换为其他方式：患者灌注不足，无法达到其他治疗目标，或者出现由于插管而引起的并发症，例如股动脉 VA ECMO[61] 引起的上肢低氧血症或 VA ECMO 引起的左心室扩张。

从 VV 到 VA 或从 VA 到 VV ECMO 的转换，或使用“混合”模式，可能是可取或必要的。使用 VV ECMO 的患者可能会出现血液动力学不稳定（继发于右、左或双心室衰竭），并需要心脏支持。这可以通过在回路中增加动脉灌注套管来实现。这种 ECMO 配置［也称为静脉-动脉-静脉（VAV）ECMO］通过经股动脉或锁骨下动脉引入的动脉插管提供循环支持，被称为混合疗法[62]。在股 VA ECMO 无法为上半身提供足够的氧合血液的情况下（harlequin 综合征或南 / 北综合征），可以通过右颈内静脉向右心房引入额外的流出套管，将氧合的血液引入肺循环（VAV ECMO 混合方法）[63]。或者，股动脉插管可以转到中心（主动脉近端）位置，此时需要切开胸骨或开胸。当存在 VA ECMO 引起的左心室扩张无法用正性肌力药物纠正时，则可能需要手术在左侧流入口（通常位于左心房或肺静脉）放置套管或插入 Impella。使用额外的套管会加重出血和凝血并发症，任何一种附加套管的放置都需谨慎，并且需要监测插管的流量。

ECMO 的监测

驱动泵压力和流量

了解回路中的压力和流量是 ECMO 患者管理的关键。Maquet 心脏辅助装置具有内置压力传感器，可测量驱动泵前压力（静脉压力）、氧合器前驱动泵后压力，及氧合器后压力（流出压力）。流出套管上有一流量探头，流入套管上有一空气监测探头。为了产生流量，驱动泵会在静脉侧产生负压，并且会在控制台上显示该压力数值。当负压值增大，就需要关注患者的容量状况或套管故障。对于相同的流量，较小的套管将需要较大的负压。较大的负压通常出现在静脉导管“颤振”现象之前，“颤振”是由于患者容量不足，当流入口［上腔静脉和（或）右心房］被塌陷静脉壁阻塞时，血流会间歇性减少或停止。

氧合器上的压力变化用来指示由于纤维蛋白或血凝块的积聚而发生阻塞的可能性。同时可显示流出套管的压力，套管阻塞或高动脉压可使流出套管压力升高。较小的插管相对较大的插管需要更高的压力才能产生流量。Maquet 心脏辅助设备在流出套管（后氧合器）上也有一个采样口，可在分析膜功能的同时进行血气分析；pO_2 下降或二氧化碳分压（carbon dioxide partial pressure，pCO_2）升高表明需要更换氧合器。Maquet 静脉侧无采样口；如前文所述，当怀疑有再循环时，可能对 VV ECMO 有用，但在动力泵之前设置采样点可增加空气流入管路的风险。流量探头可连接到回路流出套管的分支处。例如，可以将探针连接到外周 VA ECMO 中使用的远端灌注套管，或者连接到中心插管患者的左心室出口。如果血流量突然下降，则可能是纤维蛋白 / 血栓形成阻塞了管路。

血管内压力

动脉置管为此类患者提供连续的血压监测和血气分析采样。如前文所述，目前所有形式的机械循环支持（除了主动脉内球囊反搏）均可提供连续的血流支持。在使用 VA ECMO 的患者中，动脉血压提供有关自身心脏（搏动灌注）与 ECMO 泵（非搏动灌注）的相对支持的实时信息。用袖带测量血压（手动或自动）无法提供这种连续监测，并且在没有搏动的情况下可能根本无法测量出患者血压。在 VA ECMO 患者中，动脉导管的位置也很重要；根据“混合云”的位置，左上肢导管的血气样本可能无法反映冠状动脉和大脑的血液灌注。

中心静脉导管可为血管收缩药和正性肌力药提供给药途径，虽然在右心房附近或右心房中有较大的插管（ECMO 泵从中抽取血液）可能会影响压力测量，但这种监测还是有其实用性的，尤其是在断流期间可监测其趋势的变化。虽然肺动脉导管在严重心力衰竭或心脏手术以外的情况下的使用已大大减少，但它在 VA ECMO 患者的治疗中提供了非常有用的信息。如前文所述，VA ECMO 存在的一个问题是后负荷增加引起左心室扩张；肺动脉压升高可能是先于肺水肿甚至肺出血第一个出现的症状。平均肺动脉压升高可能会引发使用正性肌力药物治疗或 Impella 装置放置的讨论，并用于监测此类治疗的有效性。在脱机试验中，当 ECMO 泵流量逐渐减少时，肺动脉导管能够提供左右心室压力和功能的信息。

组织血氧测定法

组织血氧测定法已经在心脏手术室使用多年，主要用于评估脑灌注是否充分。一些 ECMO 中心现在正在使用这项技术来评估脑氧合（镇静患者）和血管插管患者远端肢体灌注情况[64]。应用于下肢的组织血氧测定可提醒术者有插管的肢体和没有插管的肢体血氧差异。这些信息结合临床评估（肢体的状态和脉搏）和应用于环路的血流探针，可用于指导调整血流流量或套管复位 / 移位。如果有水肿或间隔综合征，有必要考虑减少肢体的灌注。

抗凝

使用 ECMO 时，管路表面作为异物与患者血液之间持续接触。非生物表面实际上会促进血栓的形成，增加环路组件血栓形成的风险和患者出现栓塞并发症的风险，并会降低泵的有效性。Maquet 和 Thoratec（Thoratec Corp，Pleasanton，CA）都试图通过在环路组件的血液接触表面涂抹专有的肝素或肝素-白蛋白结合物，从而解决部分血栓形成的问题。在某些情况下，可以完全不使用抗凝剂或仅使用低剂量的抗凝剂来运行 ECMO，目前还没有研究得出相对完善的解决方案[65-66]。

膜氧合器和用于股动脉插管的远端灌注导管是最常报道易形成血栓的部位。为了防止血栓形成，北美的标准做法是将抗血栓治疗的目标控制在用于 CPB 抗血栓治疗的水平以下。目标是保证管路最小的血栓形成风险和患者最低的出血风险[67]。抗凝作用的靶点可能会因缺少循环涂层、流速（为较低流速提供较高靶点）和患者的特殊因素如血小板减少或其他凝血障碍而改变。

普通肝素（unfractionated heparin，UFH）是 ECMO 最常用的抗凝剂。肝素通过结合抗凝血酶 3（anti-thrombin 3，AT3）起作用；随后，肝素 -AT3 复合物会抑制凝血酶和 Xa 因子[68]。患者在插管前通常预先推注 50 ～ 100 U/kg 的 UFH。UFH 的给药剂量和抗凝状态的测定具有机构特异性。使用 UFH 可能会遇到的问题包括相对不可预测的生物利用度、维持 AT3 水平的必要性，及发生肝素诱导的血小板减少症（thrombocytopenia with thrombosis，HITT）伴血栓形成[67，69]。如果血浆中的 AT3 浓度低，即使使用大剂量肝素也可能发生凝血。因此应当监测 AT3 的水平，尤其是当需要增加肝素的剂量来达到预期的抗凝效果时。低 AT3 水平可以通过给予新鲜冷冻血浆或重组 AT3 治疗。

普通肝素的监测治疗（表 85.4）

激活全血凝固时间

激活全血凝固时间（activated clotting time，ACT）目前仍然是 ECMO 最常用于指导 UFH 剂量的检测指标，一部分原因是它可提供即时结果（point-of-care，POC）全血检测[70]。ACT 的结果可能受 UFH 以外的因素影响，包括贫血、血纤维蛋白原缺乏症、血小板减少和凝血因子缺乏、体温过低和血液稀释。通过 UFH 滴定将 ACT 维持在特定水平，通常为正常水平的 1.5 倍（180 ～ 220 s）[18]。

活化部分凝血酶时间

活化部分凝血活酶时间（activated partial thromboplastin time，aPTT）是一种实验室标准化测试，面向使用中等剂量 UFH 的成人患者，许多成人 ECMO 方案使用 aPTT 代替 ACT。在重症监护室，aPTT 似乎能更准确地反映肝素的抗凝作用[71]。

尽管可以使用 POC 设备，但是在大多数机构中，aPTT 测试是在医院实验室中进行的，因此在获得结果方面有延迟性。也可以使用床旁测量 aPTT 医疗设备，但是这些测试使用的是全血样本，可能不会像实验室检测结果那样可靠。实验室 aPTT 检测结果可能也会受到肝素以外如因子缺乏或抑制剂的存在的影响。如果患者的血小板或白细胞计数高，或高凝状态，则可能需要大量肝素以维持目标 aPTT。对于血小板减少症，肾衰竭或存在循环纤维蛋白裂解产物的患者，则降低 aPTT 指标可能更为合适。

抗凝血因子Ⅹa（“肝素水平”）

一些机构采用抗凝血因子Ⅹa（anti-factor Xa，anti-Ⅹa）监测作为监测治疗性 UFH 剂量的金标准[72]。抗Ⅹa 检测是基于 UFH-AT3 复合物抑制Ⅹa 的能力[68]，不是用来测量 UFH 浓度，而是测量 UFH 效应。与 ACT 和 aPTT 相比，抗Ⅹa 检测对 UFH 的抗凝血作用具有特异性，不受凝血病、血小板减少症或稀释作用的影响[73]。对此类患者的研究表明，抗Ⅹa 检测与 ACT 的相关性较差，这表明抗Ⅹa 检测更为可取。此外，在许多临床环境中，抗Ⅹa 活性比 aPTT 准确性和重复性更强[74]。

肝素诱导性血小板减少症

肝素诱导性血小板减少症（heparin induced thrombocytopenia，HIT 或 HITT）是一种相对少见但较为严重的 UFH 治疗相关的并发症。很多原因（多器官功能障碍、败血症、ECMO 管路血小板激活和消耗、出血、血液稀释）可导致血小板减少，这给 ECMO 患者的诊断带来了相当大的挑战。HITT 包括两种类型，分别是：Ⅰ型风险相对小，非免疫起源，发病早，不形成血栓。尽管用肝素持续治疗，但通常可自行消退：Ⅱ型（HITT）具有致命性、免疫起源、迟发性的特点。该综合征可导致静脉和（或）动脉血栓形成[75]。

HITT 治疗包括停止 UFH 输注以及与任何形式的肝素的接触，避免血小板输注，以及使用抗凝替代治疗，如可应用阿加曲班或比伐卢定。阿加曲班经肝代谢，比伐卢定一部分经肾代谢；对于危重患者，这两种药物必须仔细调整剂量并监测。Maquet 系统为肝素结合管路；Thoratec CentriMag 系统可以使用非肝素结合管路。肝素结合管路对 HITT 的发展或维持的影响尚未完全清楚。因此，如果诊断为 HITT，则应尽力

表 85.4 抗凝策略

药物	特点	绝对 / 相对禁忌
无须抗凝	避免对高危患者进行抗凝治疗（出血性脑血管意外，术后出血等）	血栓 / 栓塞 / 回路寿命短的高风险
普通肝素	最常使用	HITT
低分子量肝素	不常使用	很大程度上取决于患者肾功能和体重，HITT
阿加曲班	无须担心 HITT	肝清除
比伐卢定	无须担心 HITT，半衰期短	肾清除
肝素化环路	减少环路纤维蛋白沉积	HITT

HITT，肝素引起血小板减少和血栓形成

改用非肝素结合管路[76]。

ECMO 的撤除

VA ECMO 的撤除

VA ECMO 的撤除既是一门科学，也可以说是一种艺术，因为每个患者都有个体差异，而且肺部和心脏脱机都可能是必需的。心脏手术室中用于将患者与 CPB 分离的许多原理同样适用于 VA ECMO 患者。在 ICU 中，对 ECMO 患者进行管理的一部分工作是对 VA ECMO 患者进行“变速”试验，该试验以分级方式减少 ECMO 支持，同时监测血压、充盈压、氧合和连续的超声心动图检查[56]。降低 ECMO 流量时观察动脉压力波形以及影响因素也很重要。变速试验的理想反应是患者在最少的正性肌力药和升压药支持下保持稳定的血压和搏动性，而充盈压没有明显增加，同时通过超声心动图评估以维持心室正常功能。另一个重要的考虑因素是在进行变速试验之前解决肺部充血或水肿的问题。通常，一旦患者准备好撤机，就应该已经具备了良好的搏动性，这表明心输出量正在灌注升主动脉和大血管；右侧桡动脉的血气可反映出肺的功能状况。在动脉血气分析的指导下，通过减少拂过气流的 FiO_2 及拂过气流本身来确认患者可以用肺进行充分氧合和通气。在进行变速试验之前，适当的抗凝治疗很重要；通常在试验前先推注小剂量肝素（例如 1000 U），一般而言，在 ICU 中进行 VA ECMO 的床旁变速试验不会使血流量降低至 2 L/min 以下。需要注意的是：在变速试验期间（远端灌注套管或左心室出口），其他导管从主 ECMO 管路中脱落时也会显示流量减少。医护人员在处理高危肢体或有危险肢体[大动脉套管和（或）与远端灌注套管本身相关的技术问题]的患者时应注意这个问题。一旦明确变速试验成功，就可以将患者带到手术室拔除导管，通常应用 TEE 对患者进行监测，并重复进行变速试验。在一些机构中，可以在 ICU 的床边拔除导管并使用类似手术室的装置对动脉进行手术修复。

VPA ECMO 的撤除类似于 VA ECMO，但更侧重关注右心而不是左心，同时也需关注患者肺的功能，保证自身肺能够进行充分的气体交换。

VV ECMO 的撤除

VV ECMO 变速试验通常更容易实施，因为无须改变回路流量就可以知晓有关患者肺部氧合和通气能力的大部分信息。VV ECMO 回路的目的是进行气体交换，但与 VA ECMO 不同的是，VV ECMO 不支持心脏功能；因此，脱机试验只需要改变跨膜的气体运输即可。降低拂过气流 FiO_2 以减少氧合支持，降低拂过气流自身以减少“通气”（CO_2 去除）是评估肺功能充分性所需要的全部条件。完全停止氧气 / 空气通过膜可以作为拔管前的最后一步。这被称为“盖帽”试验，即在膜气门气体输送入口处盖封。然而，此过程可能会损坏氧合器，如果试验失败，就需要更换氧合器。一般来讲，除了前面短暂（几分钟）的时间之外，拂过气流不应低于 0.8 L/min。通常可以在 ICU 移除静脉 ECMO 套管，而无须进行血管修复。

独立使用 RVAD、LVAD 和 ECMO 的撤除

一些双心室衰竭和肺水肿的患者，可以在 CentriMag LVAD，CentriMag RVAD 和连接到 RVAD 回路的氧合器的配置中获得心肺支持。这种插管策略的优点在于提供了单独的双心室支持，并在 VV ECMO 配置（即 LVAD 加 VPA ECMO）中增加了氧合器。它提供了在变速试验期间对自身肺功能、右心功能和左心功能进行分别评估的能力。可以按照上述方法进行 VV ECMO 脱机试验，而无须改变 LVAD 或 RVAD 血流。在动脉血气监测下可以降低拂过气流 FiO_2 以及自身流量来确定可以撤除氧合器，但仍保留对双心室的支持。之后根据患者自身右心和左心功能分别进行 RVAD 和 LVAD 的撤机。

ECMO 并发症

现阶段使用任何类型的 ECMO 都会伴有众多的并发症，这已经成为了一个普遍发生的状况。这些并发症已成为 VA ECMO 和 VV ECMO 近期系统评价的主题，并且在 ELSO 的年度报告中也有介绍。VPA 和 VAV ECMO 装置的实践经验较少，但是这些更复杂的回路也会存在许多类似的问题。血管插管并发症、出血、抗凝过度或不足、凝血管理不当引起的神经系统损伤（例如颅内出血）、感染等发生率都很高。使用 VA ECMO 时，大多数血管并发症发生在动脉。VV ECMO 尤其是双腔 Avalon 引起的血管并发症较少见。在启动 ECMO 前或运行期间发生的肾损伤主要与预后不良有相关性[77]。

Vaquer 及其同事[78]进行了一项系统回顾和荟萃分析，选择了 2000 年至 2015 年的 12 项研究，包括 1042 名因 ARDS 而接受 VV ECMO 治疗的患者。在这些研究中，住院死亡率平均为 38%，并发症死亡率平均为 7%。他们发现 40% 的患者在治疗过程中出现了并发症，其中最常见的是各种原因诱发的出血（29%）。其中颅内出血发生率为 5%。2016 年 ELSO 报告显示，对于因患有呼吸系统适应证应用 ECMO 的成人患者，其出血发生率相似。ELSO 报告中指出管路感染的发生率为 10%，Vaquer 和同事[78]报道感染的发生率为 17%。ELSO 报告并未指出并发症引起的死亡率，但指出了呼吸道（VV）ECMO 的总死亡率为 38%，医院死亡率为 42%[18]。

对于大部分股动脉插管的 VA ECMO，与 ECMO 本身相关的并发症的总发生率高于 VV ECMO。2016 年 ELSO 报告以及最近的两份独立报告（一项单中心研究报告和一项荟萃分析报告）对此进行了说明。在所有成人心脏 ECMO 的 ELSO 报告中，VV ECMO 总的出血发生率为 42%，而非 32%。感染并发症与其相当，但肾衰竭和高胆红素血症发生率更高。在 2005 年至 2012 年间对 1866 例因心脏骤停或心源性休克接受 VA ECMO 的患者进行的荟萃分析中，Cheng 及其同事[35]发现主要并发症出血的发生率为 40%，如果心脏手术后采用中心 ECMO 治疗，出血并发症导致的再次开胸发生率也与其相似。总体上，严重感染的发生率为 30%。最引人注意的是，急性肾损伤的发生率为 55%，其中 46% 需要透析治疗。他们还发现下肢缺血的发生率为 17%，间隔综合征需行筋膜切开术的发生率为 10%，截肢的发生率为 5%。在报告中没有提及 ECMO 导致的死亡率。在 Kaushal 及其同事[79]撰写的单中心报告中发现与院内死亡率相关的因素包括增加的年龄、心搏骤停应用 ECMO 的指征、ECMO 运行时间延长、ECMO 启动前需透析治疗（不是在 ECMO 启动期间）和肢体缺血等。

肢体缺血

如前文所述，肢体缺血（间隔综合征需外科切开引流或截肢处理）是 VA ECMO 外围插管的重大风险因素。减少这种并发症的方法包括、仔细选择套管尺寸、在套管置入时采用精细技术防止血管损伤，及采取干预措施以改善流向远端的流量，例如放置远端灌注套管或使用动脉人造血管。间隔综合征可能是由于静脉流出量与动脉流入量不匹配所致，可以通过将静脉和动脉套管放置在不同的肢体来避免这种情况。除了使用这些措施外，还需密切观察插管肢体的循环状态，如动脉搏动、水肿、疼痛、组织张力和温度等。发现肢体缺血时，应尽早干预。如前文所述，一些医疗中心使用血氧饱和度仪监测比较插管和非插管的肢体状况。

过度灌注是一种相对不常见的并发症，通常与股动脉或腋动脉的人造血管相关，其向肢体提供过度灌注，从而导致充血、患者不适，及潜在的间隔综合征。Chameogeorgakis 及同事[59]报告，使用腋动脉（套管位于动脉侧端人造血管中）时，20% 的患者会发生高灌注综合征，其中 20% 的患者会发展为间隔综合征。这就是腋动脉不作为 VA ECMO 首选血管的原因。我们在一例年龄较小的女性患者的下肢也发现了这种情况，该患者由于动脉管腔较小而接受了动脉移植，同时，静脉插管置入了同侧的股静脉内。

许多报告已经讨论了远端灌注导管[80-81]和动脉人造血管而不是血管插管[82-83]的有效性；尽管这些方法减少了缺血并发症，但并不能完全避免。因此护理团队要时刻保持警惕，及早干预以改变插管策略，这对于防止截肢至关重要。

麻醉科医师在 ECMO 中的作用

在许多机构中，心脏或胸外科医师负责整个 ECMO 插管、管理和拔管。在其他情况下，即使由外科医生进行插管，呼吸 ECMO 仍由 ICU 团队管理。ICU 的 ECMO 管理对需要心脏支持的患者要包括心脏病专家，对需要呼吸支持的患者要包括呼吸内科医师，及有 ECMO 使用经验的重症监护医师均参与进来。由于 ECMO 的许多方面都与 CPB 有关，因此训练有素的重症监护麻醉科医师是管理这类患者的理想人选。在一些机构中，危重症护理小组的非手术成员可能也会参与 ECMO 的插管、启动，及持续的管理。本章的两位作者描述了 ECMO 团队的概念，认为心脏麻醉科医师和重症监护麻醉科医师的专注支持与全程参与，可以显著改善 ECMO 的结果[84]。对于“ECMO 会诊”来说，这可能特别重要。因为 ECMO 中心的团队要前往院外启动和管理 ECMO，以及在转运患者的过程中给予其他生命支持模式。与美国相比，欧洲的经验表明麻醉科医师在此过程中的作用更为突出[85]。对行外科手术的患者提供心肺呼吸支持管理是心胸麻醉实践的重要组成部分，TEE 评估和监测不仅可以有效评估患者心功能，而且对放置和纠正导管位置也能提供宝贵的术中指导[86]。同样，在心脏 ECMO 拔管的过程中，超声心动图在去除辅助支持期间和之后对心脏的评估有着至关重要的作用。

致谢

所有编辑及出版商感谢 Zaccaria Ricci、Stefano Romagnoli 和 Claudio Ronco 在上一版本中对此章节做出的贡献。它为本章节提供了基础。

参考文献

1. Nazarnia S, Subramaniam K. *J Cardiothorac Vasc Anesth*. 2017;31(4):1505–1508.
2. Ju Z, et al. *Exp Ther Med*. 2018;15(2):1950–1958.
3. Vasanthan V, et al. *Can J Cardiol*. 2017;33(7):950.e11–950.e13.
4. Kirklin JW, et al. *Ann Surg*. 1956;144(1):2–8.
5. Warden HE, et al. *J Thorac Surg*. 1955;30(6):649–656. discussion, 656-7.
6. Iwahashi HK, et al. *J Artif Organs*. 2004;7(3):111–120.
7. Hill JD, et al. *N Engl J Med*. 1972;286(12):629–634.
8. Bartlett RH. *Asaio J*. 2017;63(6):832–843.
9. Bartlett RH, et al. *Pediatrics*. 1985;76(4):479–487.
10. UK collaborative randomised trial of neonatal extracorporeal membrane oxygenation. UK Collaborative ECMO Trail Group. *Lancet*. 1996;348(9020):75–82.
11. Green TP, et al. *Crit Care Med*. 1996;24(2):323–329.
12. Zapol WM, et al. *JAMA*. 1979;242(20):2193–2196.
13. Peek GJ, et al. *Lancet*. 2009;374(9698):1351–1363.
14. Davies A, et al. *JAMA*. 2009;302(17):1888–1895.
15. Combes A, et al. *N Engl J Med*. 2018;378(21):1965–1975.
16. Mi MY, et al. *N Engl J Med*. 2018;379(9):884–887.
17. Bartlett RH. *Crit Care Med*. 2019;47(1):114–117.
18. ELSO. https//www.elso.org/; 2018
19. Murray JF, et al. *Am Rev Respir Dis*. 1988;138(3):720–723.
20. Ranieri VM, et al. *JAMA*. 2012;307(23):2526–2533.
21. Combes A, et al. *Curr Opin Crit Care*. 2017;23(1):60–65.
22. Mason DP, et al. *J Thorac Cardiovasc Surg*. 2010;139(3):765–773.e1.
23. Salam S, et al. *Asaio J*. 2017;63(5):e66–e68.
24. Tsiouris A, et al. *Asaio J*. 2018;64(5):689–693.
25. Raleigh L, et al. *Semin Cardiothorac Vasc Anesth*. 2015;19(4):342–352.
26. Loor G, et al. *J Thorac Dis*. 2017;9(9):3352–3361.
27. Machuca TN, et al. *J Thorac Cardiovasc Surg*. 2015;149(4):1152–1157.
28. Hoetzenecker K, et al. *J Thorac Cardiovasc Surg*. 2018;155(5):2193–2206. e3.
29. Thiagarajan RR, et al. *Asaio J*. 2017;63(1):60–67.
30. Gilotra NA, Stevens GR. *Clin Med Insights Cardiol*. 2014;8(suppl 1):75–85.
31. Touchan J, Guglin M. *Curr Treat Options Cardiovasc Med*. 2017;19(10):77.
32. Khorsandi M, et al. *J Cardiothorac Surg*. 2017;12(1):55.
33. Wang L, et al. *J Cardiothorac Vasc Anesth*. 2018;32(5):2087–2093.
34. den Uil CA, et al. *Eur J Cardiothorac Surg*. 2017;52(1):14–25.
35. Cheng R, et al. *J Card Fail*. 2014;20(6):400–406.
36. Debaty G, et al. *Resuscitation*. 2017;112:1–10.
37. Holmberg MJ, et al. *Resuscitation*. 2018;131:91–100.
38. Schmidt M, et al. *Am J Respir Crit Care Med*. 2014;189(11):1374–1382.
39. Schmidt M, et al. *Eur Heart J*. 2015;36(33):2246–2256.
40. Courtwright AM, et al. *Ann Am Thorac Soc*. 2016;13(9):1553–1558.
41. Abrams D, et al. *Intensive Care Med*. 2018;44(6):717–729.
42. Brodie D, et al. *Lancet Respir Med*. 2017;5(10):769–770.
43. J H. Adult cardiac support Ann Arbor, Michigan. In: 4th ed. Annich GM, Lynch WR, MacLaren G, et al., eds. *ECMO. Extracorporeal Cardiopulmonary Support in Critical Care*; 2012:323–330.
44. Sunagawa K. *J Physiol Sci*. 2017;67(4):447–458.
45. R B. Physiology of extracorporeal life support Ann Arbor, Michigan. In: Annich GM, Lynch WR, MacLaren G, et al., eds. *ECMO. Extracorporeal Cardiopulmonary Support in Critical Care*. 4th ed. ; 2012.
46. Tominaga R, et al. *J Thorac Cardiovasc Surg*. 1996;111(4):863–872.
47. Patel SR, Jorde UP. *Curr Opin Cardiol*. 2016;31(3):329–336.
48. Slaughter MS. *J Cardiovasc Transl Res*. 2010;3(6):618–624.
49. O'Brien C, et al. *J Pediatr Surg*. 2017;52(6):975–978.
50. Xie A, et al. *J Crit Care*. 2016;36:107–110.
51. Pierrakos C, et al. *J Crit Care*. 2017;37:60–64.
52. Fuhrman BP, et al. *Artif Organs*. 1999;23(11):966–969.
53. Brasseur A, et al. *J Thorac Dis*. 2018;10(suppl 5):S707–s715.
54. Bartlett RH. Management of blood flow and gas exchange during ECLS Ann Arbor, Michigan. In: Annich GM, Lynch WR, MacLaren G, et al., eds. *ECMO. Extracorporeal Cardiopulmonary Support in Critical Care*. 4th ed. ; 2012:149–156.
55. Cakici M, et al. *Interact Cardiovasc Thorac Surg*. 2018;26(1):112–118.
56. Reynolds HR, Hochman JS. *Circulation*. 2008;117(5):686–697.
57. Seto AH, et al. *JACC Cardiovasc Interv*. 2010;3(7):751–758.
58. Schmidt GA, et al. *Intensive Care Med*. 2019.
59. Chamogeorgakis T, et al. *J Thorac Cardiovasc Surg*. 2013;145(4):1088–1092.
60. Ravichandran AK, et al. *Asaio J*. 2018;64(4):570–572.
61. Biscotti M, et al. *Asaio J*. 2014;60(6):635–642.
62. Ius F, et al. *Interact Cardiovasc Thorac Surg*. 2015;20(6):761–767.
63. Werner NL, et al. *Asaio J*. 2016;62(5):578–583.
64. Steffen RJ, et al. *Ann Thorac Surg*. 2014;98(5):1853–1854.
65. Galvagno SM, et al. *Perfusion*. 2019. 267659119826828.
66. Raman J, et al. *J Heart Lung Transplant*. 2019.
67. Kawahito K, Nose Y. *Artif Organs*. 1997;21(4):323–326.
68. Hirsh J, et al. *Chest*. 2001;119(suppl 1):64s–94s.
69. Annich GM. *J Thromb Haemost*. 2015;13(suppl 1):S336–S342.
70. Horton S, Augustin S. *Methods Mol Biol*. 2013;992:155–167.
71. De Waele JJ, et al. *Intensive Care Med*. 2003;29(2):325–328.
72. Becker RC. *J Thromb Thrombolysis*. 2005;20(1):65–68.
73. Delmas C, et al. *J Intensive Care Med*. 2018. 885066618776937.
74. Burki S, et al. *BMJ Open*. 2018;8(6):e022943.
75. Koster A, et al. *Ann Thorac Surg*. 2007;83(1):72–76.
76. Natt B, et al. *J Extra Corpor Technol*. 2017;49(1):54–58.
77. Kilburn DJ, et al. *Biomed Res Int*. 2016;2016:1094296.
78. Vaquer S, et al. *Ann Intensive Care*. 2017;7(1):51.
79. Kaushal M, et al. *J Cardiothorac Vasc Anesth*. 2018.
80. Ranney DN, et al. *Asaio J*. 2018;64(3):328–333.
81. Lamb KM, et al. *J Vasc Surg*. 2017;65(4):1074–1079.
82. Calderon D, et al. *Tex Heart Inst J*. 2015;42(6):537–539.
83. Jackson KW, et al. *Ann Thorac Surg*. 2012;94(5):e111–e112.
84. Dalia AA, et al. *J Cardiothorac Vasc Anesth*. 2018.
85. Nwozuzu A, et al. *J Cardiothorac Vasc Anesth*. 2016;30(6):1441–1448.
86. Combes A, et al. *Am J Respir Crit Care Med*. 2014;190(5):488–496.

86 心肺复苏与高级心脏生命支持

YAFEN LIANG，ALA NOZARI，AVINASH B.KUMAR，STEN RUBERTSSON
杨涛　丁玲　译　谢淑华　王国林　审校

要点

- 严重心搏骤停是一项世界性的重大公共卫生问题。尽管复苏科学取得了长足的发展与进步，然而心搏骤停患者的生存率仍处于较低水平。提升患者的生存机会和神经预后有赖于制定并贯彻实施一系列说服力强并且基于循证医学的复苏指南，这些指南涉及基础生命支持（basic life support，BLS）、高级心血管生命支持和心搏骤停后治疗的相关内容。
- 如果心搏骤停没有合并缺氧性因素，那么在心搏骤停发生时肺内的氧含量通常足以维持心肺复苏（cardiopulmonary resuscitation，CPR）最初几分钟内的动脉血氧含量。针对 CPR 期间冠状动脉、脑和体循环氧供受限的因素，改善血流比增加动脉血氧含量更重要。因此，在突发心搏骤停（sudden cardiac arrest，SCA）后立即实施胸外按压比进行人工呼吸更为重要。
- “胸泵理论”或者“心泵理论”能够解释胸外按压产生血液流动的原因。与优先进行气道干预、延后胸外按压相比，发生 SCA 后进行不间断的、高质量的胸外按压复苏无论对成人还是小儿患者均具有更好的生存机会和神经预后。
- 在发现心搏骤停后应尽可能早地实施单次电除颤复苏，随后立即恢复胸外按压，无须进行电击后的心脏节律分析。研究未能证明在单次电击或者一连串电击除颤前先实施一段时间的胸外按压对预后有益。
- 复苏期间在不影响实施不间断的、高质量的胸外按压的前提下，可以使用血管升压药物。心搏骤停患者推荐使用标准剂量的肾上腺素（每 3 ～ 5 min 给予 1 mg）。血管加压素作为肾上腺素的替代药物在心搏骤停治疗中并无优势，已从成人心搏骤停救治流程中删除。与单纯使用安慰剂和肾上腺素相比，类固醇联合一种血管升压药物或者联合肾上腺素及血管加压素用于治疗院外心搏骤停更有利于自主循环恢复（return of spontaneous circulation，ROSC）。
- 连续血流的左心室辅助装置能够实现一种新奇独特的生理状态：无脉搏和心电活动但血流动力学依然维持稳定。在决定是否需要循环辅助（如胸外按压）时，最重要的因素是评估组织灌注是否充足。全人工心脏（total artificial hearts，TAHs）对胸外按压、抗心律失常药物和电疗法均不敏感。TAHs 患者禁用血管升压药物，因为它会增加心脏后负荷，导致血流动力学完全衰竭以及肺水肿，并且恶化 TAH 的功能。
- 考虑到阿片类药物过量应用的流行病学，对于已知或怀疑阿片类药物成瘾的患者，一旦发生心搏或者呼吸骤停，除了接受标准的 BLS 治疗外，还应接受静脉注射、肌内注射或者经鼻内等途径的纳洛酮治疗。
- 对于不可电击复律的患者，其救治关键是早期识别并纠正其可逆的潜在性原因。超声技术可以用来评估此类患者的病因和治疗效果以及预测 ROSC 的可能性，并且有助于指导复苏的终止。然而，应用超声技术不应妨碍其他复苏措施如胸外按压的进行。

- 相较于原发性心脏事件而言，窒息是导致婴幼儿患者发生心搏骤停更为常见的原因，因此在小儿患者复苏过程中，气道管理和通气更为重要。然而，为了便于对复苏指南进行培训、记忆和实施，小儿复苏指南遵循与成人指南类似的原则。
- 目标导向体温管理（targeted temperature management，TTM）用于院外心搏骤停后复苏成功的昏迷患者，能够显著改善幸存出院者的神经功能预后。建议将目标温度保持在32℃至36℃之间维持至少24 h，而超过此窗口时间后应维持体温正常（为了治疗发热）。对患者预后的判断应在ROSC的72 h后进行，如果实施TTM，则应在TTM完成72 h后进行判断。
- 由SCA导致的成人和小儿死亡大多数发生在第1个24 h以内。协调复苏后治疗，包括冠状动脉导管置入和其他多种重症监护治疗手段，如实施TTM，将为SCA幸存者获得较理想的神经和心脏康复创造良好机会。
- 新技术如个体化CPR、体外CPR、全身控制性自动再灌注（controlled automated reperfusion of the whole body，CARL）和为延迟复苏的紧急保护，可能会为心搏骤停患者提供生存机会。

突发心搏骤停与心肺复苏

历史简介和生理机制的思考

心搏骤停是一项重大的公共卫生问题，在美国每年有超过50万人因此丧生[1-3]。70%的院外心搏骤停（out-of-hospital cardiac arrests，OHCAs）发生在家中，其中约50%的患者未能被及时发现。尽管复苏科学取得了重大进展，但是OHCA和院内心搏骤停（in-hospital cardiac arrest，IHCA）患者的生存率仍然很低。仅有10.4%的非创伤性心搏骤停成人患者在接受了急救医疗服务（emergency medical services，EMS）的复苏治疗之后可以幸存至出院[4]。相比之下成人IHCA患者的预后要好一些，有22.3%～25.5%的比例可以幸存至出院[5]。欧洲的统计数据与美国相似，OHCA也是心搏骤停的主要死因之一，其总生存率为2.6%～10.7%[6-8]。

突发心搏骤停（sudden cardiac arrest，SCA）是一个复杂的动态过程。心搏骤停后全身动脉血会继续向前流动，直至主动脉和右心房之间的压力差值达到平衡。同样，心搏骤停后肺动脉和左心房之间的前向肺血流也会发生一个类似的过程。此时，随着动、静脉压力梯度消失，左心充盈下降，右心过度充盈，静脉容量血管随之逐渐扩张。当动、静脉压力达到平衡时（时间大约在心搏骤停后5 min），冠状动脉灌注和脑血流即终止。因此，心肺复苏（cardiopulmonary resuscitation，CPR）的目标就是维持重要脏器的氧供和血供，恢复自主循环，最大程度地减轻复苏后的器官损伤，最终改善患者生存质量和神经功能预后。

CPR的历史可以追溯至圣经时代。然而，当代CPR方法则被认为始于20世纪50年代[9]。当时James Elam和Peter Safar的研究表明，早期采用胸外按压和手臂抬高的复苏方法疗效甚微，而口对口人工呼吸不仅简便易学而且救治效果显著。约翰·霍普金斯大学的William B. Kouwenhoven发明了一套正式的胸外按压系统。凯斯西储大学的Claude Beck和贝斯以色列医院的Paul Zoll则发明了电除颤用以终止心室颤动。1966年美国科学院国家研究委员会提出了CPR的统一执行标准，开启了CPR的新纪元。

胸外按压产生血流的机制可以用胸泵或心泵理论来解释。胸泵理论假设，当胸腔内血管压力超过胸腔外压力时，由胸腔内血管向胸腔外血管系统的血流随之产生[10]。静脉瓣能够在胸腔入口处阻止血液逆向流动，为血液从静脉端向动脉端的流动方向提供保障[11-12]。心泵理论则认为，按压胸骨和脊柱之间的心脏是导致血液泵出的原因。临床CPR期间使用经食管超声心动图（transesophageal echocardiography，TEE）监测，可以帮助我们直视心腔和瓣膜功能的变化以及血流方向。在胸外按压时，三尖瓣和二尖瓣关闭，左、右心室容积减少，血液射入动脉系统[13-14]。在CPR减压阶段，体循环静脉系统和胸腔之间的压力差促使血液向心腔回流。CPR期间的全身血流取决于有效的胸外按压和静脉血向心脏的回流。因此，如果CPR期间发生过度通气，即使后者引起胸内压升高的幅度并不大，也会妨碍静脉回流，不利于体循环、冠状动脉和脑灌注，从而降低了自主循环恢复（return of spontaneous circulation，ROSC）的可能性。

CPR期间有效的、不间断的胸外按压，可以使心排血量达到正常自主循环的 25% ～ 30%。如果心搏骤停时没有合并缺氧性因素（如溺水、窒息），那么心搏骤停后肺内的氧含量足以维持 CPR 最初几分钟内的动脉血氧含量。针对 CPR 期间冠状动脉、脑和体循环氧供受限的因素，改善血流比增加动脉血氧含量更重要。因此，在 SCA 后立即实施胸外按压比进行人工呼吸更为重要。

了解 SCA 和 CPR 的病理生理学机制至关重要。然而，想要切实改善患者预后则有赖于制定并贯彻实施一系列说服力强并且基于循证医学的复苏指南。最新被推荐的指南是“2015 年美国心脏协会心肺复苏和急诊心血管治疗指南［2015 年美国心脏协会（American Heart Association，AHA）CPR 和心血管急救（Emergency Cardiovascular Care，ECC）指南］”，它是由 AHA 和欧洲复苏委员会就复苏问题所达成的第四次国际性复苏指南与共识；因此这些指南在许多国家和医疗机构都得到了实践执行。近期，指南的更新发生了重大的变化。它不再如同往常每 5 年更新一次，而是基于对证据的持续采集和评估每年进行一次更新，最新的版本是 2017 年 AHA CPR 和 ECC 更新指南。基于最新版本的指南内容，本章旨在对基础生命支持（basic life support，BLS）和高级心血管生命支持（advanced cardiovascular life support，ACLS）技术的历史、理论基础，及当前对 BLS 和 ACLS 的理解进行综述。

基础生命支持

按照卡耐基安全研究所的理论，BLS 是发生心搏骤停后挽救生命的基础。成人 BLS 的基本内容包括快速识别 SCA 和启动急救反应系统、早期 CPR，及使用自动体外除颤器（automated external defibrillator，AED）进行快速除颤等方面。对心脏病发作和脑卒中的初步识别并及时做出反应也被视为 BLS 的一部分。所有 BLS 的干预措施对预防 SCA、终止 SCA 或 SCA 后循环支持直至自主循环恢复，都有时间敏感性。针对医疗保健提供者的成人 BLS 流程步骤如图 86.1 所示。

2015 年 AHA CPR 和 ECC 指南中关于 BLS 的部分继续强调了简化通用的成人 BLS 流程。指南建议单人施救的顺序是首先进行胸外按压然后再实施人工呼吸［循环、气道、呼吸（C-A-B）而不是气道、呼吸、循环（A-B-C）］，其目的是在未能判断心搏骤停是否由窒息引起的情况下，减少有效胸外按压的延误情况。单人施救时，以每 30 次胸外按压之后进行 2 次人工呼吸为一个循环。此外，该指南同时强调了要由训练有素的急救人员组成综合团队在医院等适用环境下，来执行胸外按压、气道管理、人工呼吸、心律监测和除颤（如有指征）这一系列连贯熟练的操作以期达到最佳的救治效果。就当前的心律分析技术而言，救助人员想要准确地分析患者心律仍需暂停胸外按压，但在心律分析或除颤结束后应立即恢复按压。表 86.1 中总结了 BLS 提供者进行高质量 CPR 的关键点。

心搏骤停的识别

在处理心搏骤停时，对其进行快速识别是必不可少的首要环节。研究表明，无论非专业人员还是医疗保健提供者都很难检测到微弱的脉搏[15]。医疗保健提供者检查脉搏的时间不应超过 10 秒，如果救助人员在此期间无法感受到确切的脉搏，则应立即开始胸外按压。理想条件下，检查脉搏应与检查呼吸或喘息同时进行，从而尽量减少对识别心搏骤停和开始 CPR 的延误。心搏骤停患者有时可表现为癫痫样活动或濒死样喘息，这可能会混淆普通救助人员的判断。如果患者无反应并且呼吸消失或无正常呼吸，则救助人员应认为该患者此时处于心搏骤停状态。

目击者心肺复苏

对于 OHCA 患者而言，影响其生存率的关键性决定因素是目击者能否及时实施高质量的 CPR，以及在出现有除颤指征的心室颤动或无脉性室性心动过速（pulseless ventricular tachycardia，VT）时能否及时除颤。与前者类似，对于 IHCA 患者来说，影响其生存率的重要决定因素是对有除颤指征的心律进行早期除颤并进行高质量的 CPR，以及对病情不断恶化且可能会出现心搏骤停的患者做出早期的识别和反应。本章下一节将讨论及时实施 CPR 的意义。高质量 CPR 的组成部分包括：以适当的频率和深度按压胸部，每次按压后保证胸廓充分回缩，尽量减少按压中断，避免过度通气。

如前所述，胸外按压可以通过增加胸腔内压和直接按压心脏来产生血流。2015 年 AHA CPR 和 ECC 指南建议按压胸部的频率为 100 ～ 120 次 / 分钟（更新前为至少 100 次 / 分钟），成人按压胸部的深度至少为 2 英寸（5 cm）但不超过 2.4 英寸（6 cm）。尽管推荐胸外按压时应“用力快速按压”，但大多数 CPR 反馈装置都表明，按压幅度往往是过于小而不是过大[16]。在临床实践中，如果不使用反馈装置很难判断胸外按压的深度，并且想要确定按压深度的上限也可能极具

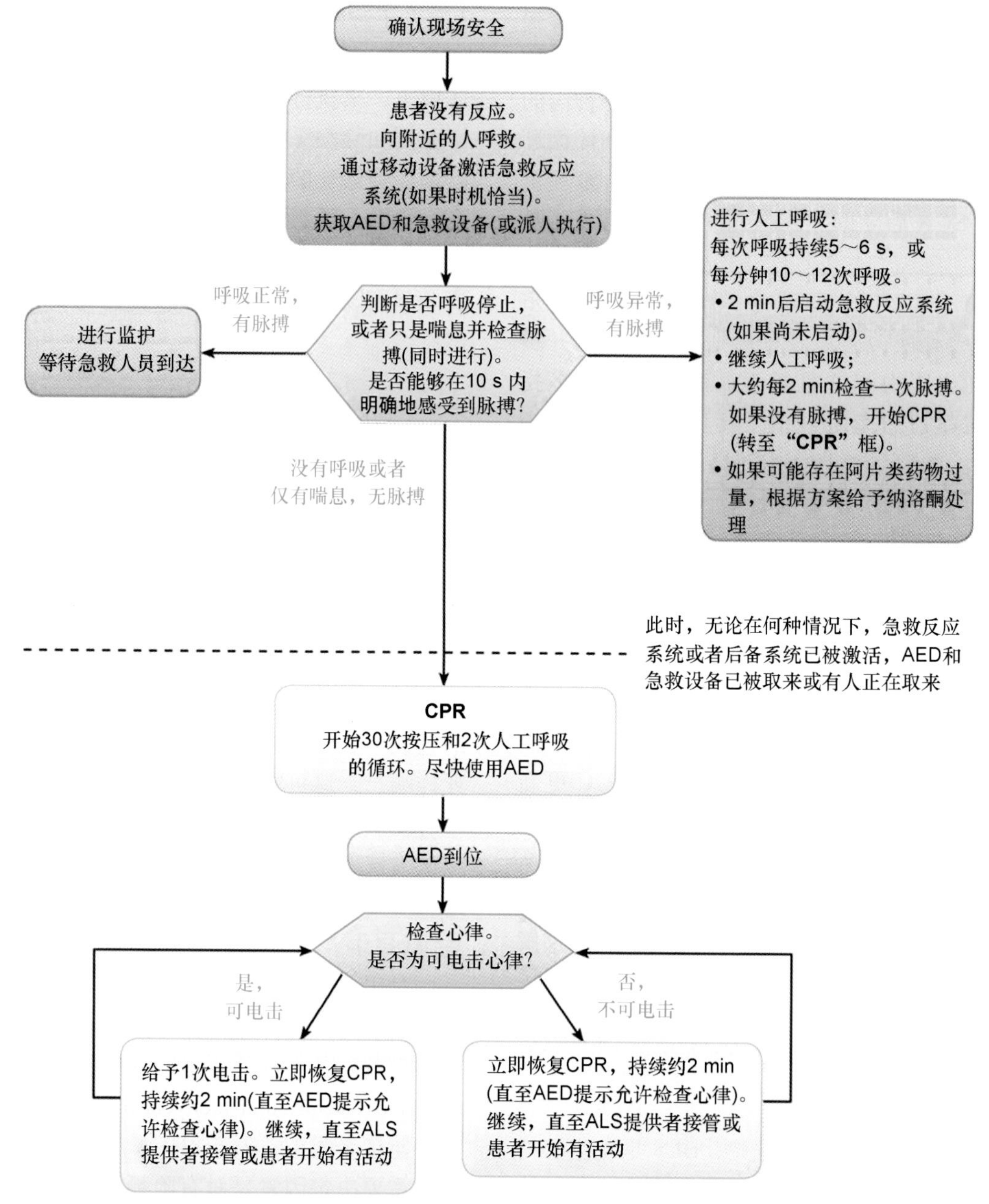

图 86.1 成人心搏骤停后医疗保健提供者实施基础生命支持的流程——2015 年更新。AED，自动体外除颤器；CPR，心肺复苏。(From Kleinman ME, Brennan EE, Goldberger ZD, et al. Part 5: Adult Basic Life Support and Cardiopulmonary Resuscitation Quality: 2015 American Heart Association Guidelines Update for Cardiopulmonary Resuscitation and Emergency Cardiovascular Care. Circulation. 2015; 132 [18 suppl 2]: S414–S435.)

挑战性。增设胸外按压频率的上限是基于一项经注册的大型研究，该研究分析发现如果按压频率过快（大于 140 次 / 分钟）往往会导致按压深度不够[17]。按压胸部过快还会影响胸廓回缩和静脉回流，对患者的生存和预后具有潜在的不良影响。

复苏期间胸外按压的总次数是心搏骤停患者能否实现 ROSC 以及幸存且伴有良好神经功能的重要决定性因素[18-19]。胸外按压的实施次数取决于按压频率（每分钟胸外按压的次数）和按压比例（胸外按压占总 CPR 时间的比例）。显然这二者的增加会使按压总数也相应增加。提高胸外按压占 CPR 比例可以通过减少按压中断的次数和时间（例如保护气道，实施人工呼吸或进行 AED 分析）来实现。

对于未经培训的救助人员来说，在 CPR 过程中仅进行胸外按压是很容易的，而且调度人员也可以通过电话对其进行有效的指导。此外，对于心源性因素所致心搏骤停的患者而言，在 EMS 到达前对单一胸外按压和胸外按压复合人工呼吸这两种 CPR 方式进行比较，二者生存率相似[20-21]。然而，凡是经过培训的非专业救助人员，仍建议胸外按压和人工呼吸这两种操

表 86.1 高质量心肺复苏的关键点总结

组成	成人和青少年	儿童（1 岁至青春期）	婴儿（1 岁以下，新生儿除外）
现场安全	确保救助人员和患者所处的环境安全		
识别心搏骤停	检查反应 无呼吸或仅喘息（即无正常呼吸） 10 s 内未触及明确的脉搏 （呼吸和脉搏检查可在 10 秒内同时进行）		
启动急救反应系统	如果独自一人且没有手机，在开始 CPR 之前首先启动急救反应系统并获得 AED。否则，派人去取 AED 并立即开始 CPR；一旦获得 AED 应尽快使用	发现昏迷 参照左侧的成人和青少年处理流程 未及时发现昏迷 进行 2 min 的 CPR 离开患者去启动急救反应系统并获取 AED 返回儿童或婴儿身边恢复 CPR；一旦获得 AED 应尽快使用	
未建立高级气道时的按压-呼吸比例	1 或 2 名救助人员 30 : 2	1 名救助人员 30 : 2 2 名以及上救助人员 15 : 2	
建立高级气道后的按压-呼吸比例	以 100～120 次 / 分钟的频率持续按压 每次呼吸持续 6 s（每分钟呼吸 10 次）		
按压频率	100～120 次 / 分钟		
按压深度	至少 2 英寸（5 cm）*	至少三分之一的胸部前后径约 2 英寸（5 cm）	至少三分之一的胸部前后径约 1.5 英寸（4 cm）
手的位置	双手放在胸骨的下半部分	双手或单手（非常小的小儿可选）放在胸骨的下半部分	1 名救助人员 两根手指在胸部中央位置，位于乳头连线以下 2 名及以上救助人员 2 根拇指-双手环绕在胸部中央位置，位于乳头连线以下
胸部回缩	每次按压后需保证胸部完全回缩；救助人员避免在按压间隙撑靠在患者胸部		
尽量避免按压中断	胸外按压中断的极限时间是 10 秒以内		

* 按压深度不应超过 2.4 英寸（6 cm）。
AED，自动体外除颤器；AP，前后的；CPR，心肺复苏。
（From Kleinman ME，Brennan EE，Goldberger ZD，et al. Part 5：Adult Basic Life Support and Cardiopulmonary Resuscitation Quality：2015 American Heart Association Guidelines Update for Cardiopulmonary Resuscitation and Emergency Cardiovascular Care. Circulation. 2015；132［18 suppl 2］：S414-S435. https://eccguidelines.heart.org/index.php/circulation/cpr-ecc-guidelines-2/part-5-adult-basic-life-support-and-cardiopulmonary-resuscitation-quality/.）

作都执行，尤其是对窒息因素所致心搏骤停或需要进行长时间 CPR 的患者。小儿患者也应同样强调人工呼吸的重要性。实施胸外按压是非专业救助人员对心搏骤停患者施救的最低标准。救助人员应持续进行 CPR 直到 AED 到达并准备使用，或者 EMS 提供者接管患者或者患者开始活动。

2015 年 AHA CPR 和 ECC 指南强调开始胸外按压应早于通气治疗（即从 A-B-C 到 C-A-B 顺序的改变）。循环（C）优先于通气反映了恢复血液流动对成功复苏的头等重要性以及延迟人工呼吸（B）的内在需求。生理状况下，在大多数 SCA 病例中，由于在 SCA 发生时机体有足够的动脉血氧含量，因此对辅助通气的需求不那么迫切。这种氧气的存留以及可以通过喘息和胸外按压（假设气道畅通）来进行气体交换的方式，是 CPR 期间可以进行单一胸外按压并且实现氧气被动输入的理论基础。

首先电击还是胸外按压?

早期的指南推荐对未及时发现的心搏骤停或者心搏骤停至开始 CPR 超过 4 min 的患者，在除颤之前先实施一段时间的胸外按压。然而，近期的两项随机对照试验均未能证明在除颤前实施 CPR 对患者有益（ROSC 或幸存至出院）[22-23]。因此，2015 年 AHA CPR 和 ECC 指南建议，当可以立即获得 AED 时，对于及时发现的成人心搏骤停患者，应尽快使用除颤器。如果是未及时发现的成人心搏骤停患者或无法立即获得AED时，应该在开始胸外按压的同时，让其他人去获取AED准备使用，并且视患者情况，应在AED设备就绪后立即尝试进行除颤。

自动体外除颤器和手动除颤

对于及时发现的成人心搏骤停，其发生期间最常见的心律失常是心室颤动（ventricular fibrillation，VF）和无脉性VT。CPR通过向心肌组织提供氧气和能量底物，可以改善心肌组织的活力和VF的持续时间，但是大多数情况下CPR并不能将VF逆转为正常心律。除颤可以将电流递至心肌从而中断杂乱的心脏活动并且恢复心肌组织的正常节律[24]。

世界上第一台AED于1979年问世[25]。针对可能发生SCA的患者使用AED，可以分析心脏节律，并且如果检测到VF和快速VT时会进行自动除颤。受过培训的急救人员只需将除颤电极板黏贴于患者胸部，启动AED，当AED提示有除颤指征时按压按钮实施除颤。这样设计的目的就是为了让经过培训的普通救助人员如保安、警察和普通市民等能够更加容易地实施早期快速除颤。

当复苏时使用标准手动除颤仪时，救助人员需要进行心律分析并且在合适的时机进行除颤。如果是使用单相除颤，那么应该选择单次360焦耳（joule，J）的能量进行除颤。当使用双相除颤时，因其能够对患者所产生的电阻进行补偿和校正，故通常较低的能量水平（150～200 J）也足以终止心律失常。如果救助人员对所使用的波形或制造商说明书不熟悉时，则默认使用该除颤仪的最大能量。没有证据表明首次除颤时双相除颤波形设定或者其能量水平在终止VF方面具有优越性。对于后续的除颤，根据特定制造商的说明书对使用固定能量或者递增能量进行合理的选择。

手动除颤器应遵循与AED相同的原则：①强调当除颤电极板放置好还未进行节律分析的期间，应当实施不间断的胸外按压；②在除颤后立即实施胸外按压；③在胸外按压和人工呼吸2 min后再次进行心脏节律分析；④只有在出现VF和快速性VT时进行电除颤[26]。

单次与重复除颤

2015年AHA CPR和ECC指南建议，对于持续性VF患者，应在每次除颤后实施2分钟的胸外按压，而不是立即进行连续除颤[27]。这样做的基本原理是，当VF终止时，通常会出现短暂的心搏骤停或无脉性电活动（pulseless electrical activity，PEA），正常的窦性节律不太可能立即出现，因此需要进行胸外按压以实现器官灌注并且保证ACLS相关药物进入循环系统以发挥作用。将单次除颤后伴随2分钟CPR的复苏方案与以往的初始3次重复除颤伴随1分钟CPR的复苏方案进行比较，发现两者在1年生存率或VF复发频率方面并无差异[28-29]。近期一项研究表明，对于及时发现的伴有VF/VT的院内心搏骤停患者，快速进行重复除颤能够提高ROSC率和幸存至出院的概率[30]。由于缺乏进一步的研究数据，目前的AHA指南推荐以单次除颤（而不是重复除颤）作为合理的除颤方案。重复除颤仅在心脏手术期间或在具备有创监测和除颤电极的心脏导管介入实验室中考虑实施。

心肺复苏效果的评估

心搏骤停后即刻，当分钟通气量不变与二氧化碳（carbon dioxide，CO_2）生成量不变时，呼气末二氧化碳（partial pressure of end-tidal CO_2，$P_{ET}CO_2$）的变化可作为监测肺血流量和心输出量的可靠指标。关于这一点已在大量心搏骤停、CPR和ROSC后的动物和人体研究中得到了证实[31-33]。通过利用CO_2波形图来定量监测控制通气时的$P_{ET}CO_2$以及利用有创技术监测全身动脉压应当能够对CPR的效果进行最佳评估。这些参数可以连续监测而无须中断胸外按压。上述任一项参数突然提高均提示着ROSC。2015年AHA CPR和ECC指南将$P_{ET}CO_2$监测作为Ⅰ类推荐用于已具备气管导管（endotracheal tube，ETT）或声门上气道（supraglottic airway，SGA）装置的成人SCA患者。此外，冠状动脉灌注压、动脉舒张压和中心静脉血氧饱和度也有助于评估心肺复苏的效果，但这些监测技术需要更复杂的导管或设备[34-35]。在CPR期间通过单个或一组生理学参数对复苏效果进行滴定能否提高患者的生存率和神经预后，目前尚无任何临床试验对此进行研究。然而，2010年AHA CPR和ECC指南建议将$P_{ET}CO_2$维持在10 mmHg水平以上[36]，而数学模型则提示，在插管后5～10分钟内的任意时间点进行检测，$P_{ET}CO_2$的最大值均大于20 mmHg能够很好地预测ROSC[37]。

心搏骤停后气道管理和通气的知识点更新

当发生心搏骤停时，机体需要充足的氧供来恢复心脏和其他重要器官的能量代谢，因此通气就成了复苏过程中必不可少的一部分。然而，仍需要强调的是，在心搏骤停后的最初几分钟内，CPR期间组织的氧供更多是由血流和低心输出量决定，而不是动脉血氧含量[38]。CPR期间的低心输出量导致肺对氧的摄取下降，反过来减少了在低流量状态下患者对通气的需求。因此，心搏骤停时首先应该实施胸外按压，除非患者是由于窒息、溺水等原因导致的心搏骤停（在这种情况下必须在胸外按压之前首先进行人工通气[39]）。

心搏骤停时保健医疗提供者必须确定能够支持通气和氧合最佳方式。可选方式包括标准气囊-面罩通气和放置高级气道（即 ETT 或 SGA）。在大多数情况下，在最开始控制气道时建议通过仰头举颏法或仰头托下颌法进行面罩通气。目前没有充足的证据可以证实，与气管内导管或其他高级气道设备相比，气囊-面罩通气在生存率或更佳神经预后方面存在差异[40-41]。同样也没有足够的证据表明与其他高级气道相比，使用气管内导管效果更好[42]。因此 2015 年 AHA CPR 和 ECC 指南建议，在院内或院外实施 CPR 期间气囊-面罩装置或高级气道均可用于氧合和通气，前提是救助人员具有丰富的经验，能在尽量不中断胸外按压的情况下插入气道装置并且验证其位置合适。选择气囊-面罩装置还是放置高级气道取决于救助人员的技术与经验。

关于吸入氧浓度，2015 年 AHA CPR 和 ECC 指南建议在 CPR 时使用最高的吸入氧浓度。由于氧气输送取决于血流和动脉血氧含量，而在 CPR 期间血流通常受限，因此理论上来讲，利用最高吸入氧浓度使动脉血氧含量最大化是非常重要的。有证据表明高氧可能会对心搏骤停后即刻的患者产生不良影响，然而这类证据并不适用于 CPR 期间的低血流状态，因为在这种状态下氧气不太可能供大于求或者引起组织内 PO_2 升高。因此，在获得更多证据之前，相关生理学证据和专家共识一致支持在 CPR 期间应给予最高的吸入氧浓度。

ETT 完成后，确认其位置是否正确非常重要，尽管由于患者的体态特征、低血流状态和其他复苏措施的干扰等因素使其非常具有挑战性。除了观察胸廓起伏、听诊肺和胃以外，推荐 CO_2 波形图作为确定与监测 ETT 正确位置的最可靠方法[43]。然而，假阳性结果（插入了食管检测到 CO_2）仍然可能发生，尤其是在最初的几次呼吸内，这是由于在面罩通气期间空气 /CO_2 被吹入了胃内。当存在肺栓塞（pulmonary embolism，PE）、低心输出量或严重阻塞性肺疾病的情况下，可能出现假阴性结果（即气管插管状态下无 CO_2 呼出）。如果无法进行连续 CO_2 波形图监测，有经验的操作人员可以选择使用非波形 CO_2 检测仪、纤支镜、食管探测器或超声设备。

如果选择气囊-面罩通气，则在单人和双人 CPR 期间，在胸外按压 30 s 之后进行 2 次呼吸，前提是救助人员接受过 CPR 培训。每次呼吸大约持续 1 s。在放置高级气道之后，建议每次呼吸持续 6 s（10 次 / 分钟），与此同时持续进行胸外按压。正如积极复苏期间发生过度通气这般常见，通气时应特别注意避免气道压力过高，因为这会影响心搏骤停患者的静脉回流。

高级心脏生命支持：心搏骤停的处理

对于心搏骤停的患者，BLS，ACLS 和心搏骤停后治疗是 AHA“生存链”中不可或缺的步骤。而 CPR 几乎总是不可避免地会迅速进展至 ACLS 干预和后续治疗阶段。由于上述每个阶段的治疗工作都会进展至下一个，因此这些步骤之间存在重叠，但是通常 ACLS 的治疗级别包括 BLS 和心搏骤停后治疗之间的治疗层级。2015 年 AHA CPR 和 ECC 指南中的成人心搏骤停救治流程如图 86.2 所示。本节基于心电图所示的心律、心搏骤停期间使用的药物、心搏骤停时的特殊情况，及为促进复苏和改善患者生存而开发的新技术，对处理心搏骤停患者所采取的不同干预措施进行了综述。

心搏停止

心搏停止是一种心脏电活动完全消失的状态，预示着患者的预后极为不佳。心搏骤停患者发生心搏停止时的处理与 PEA 的处理相同（后续进行讨论）。首要优先事项也类似：遵循 ACLS 无脉性心搏骤停的处理流程步骤，寻找并纠正任何可治疗的、导致心搏停止的根本原因。对于绝大多数患者而言，心搏停止并不可逆。但在实施有效的胸外按压后，立即启动氧疗和静脉注射（intravenous，IV）肾上腺素进行复苏，这对于及时发现的心搏骤停往往行之有效。阿托品不再推荐用于治疗心搏停止。此外，心搏停止应与阵发性心动过缓和心室颤动进行鉴别。

无脉性电活动

PEA 指的是一种存在有序的心脏电活动而脉搏却无法触及的心律状态。必须首先鉴别可能引起 PEA 的可逆因素，通常将其称为 5 个 Hs（缺氧、低血容量、低体温、高钾或低钾血症、氢离子或酸中毒）和 5 个 Ts（心脏压塞、张力性气胸、中毒、肺血栓和冠状动脉血栓形成）。当发生 PEA 时，应根据患者个体情况首先怀疑是否有上述原因的存在。呼吸系统急症引起的严重低氧血症可以导致 PEA。对于创伤患者而言，低血容量、心脏压塞和张力性气胸是引起心搏骤停的可能原因，必须加以考虑并紧急处理。术中和术后期

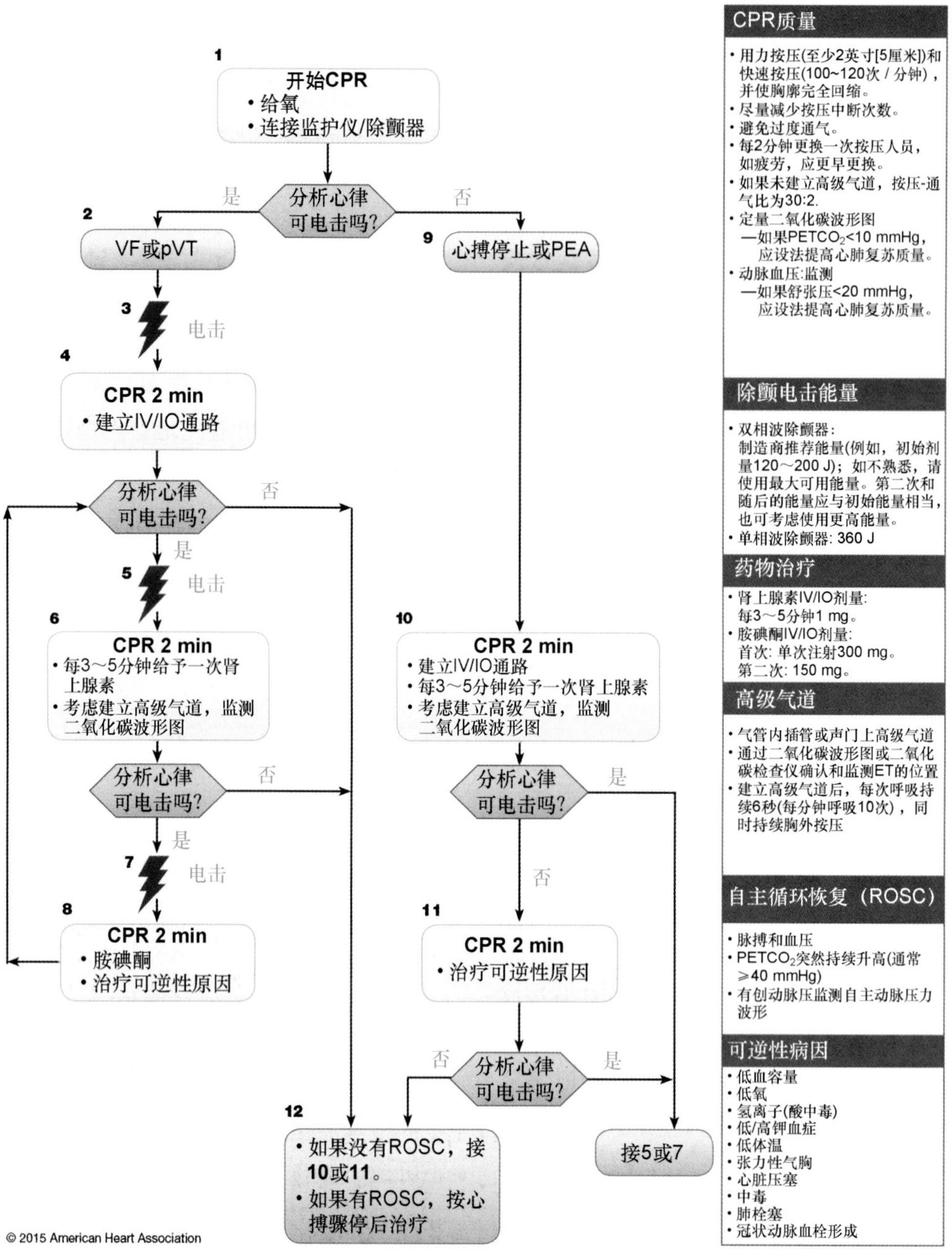

1 开始CPR
• 给氧
• 连接监护仪/除颤器

分析心律 可电击吗？ 是 / 否

2 VF或pVT

3 电击

4 CPR 2 min
• 建立IV/IO通路

分析心律 可电击吗？ 是 / 否

5 电击

6 CPR 2 min
• 每3～5分钟给予一次肾上腺素
• 考虑建立高级气道，监测二氧化碳波形图

分析心律 可电击吗？ 是 / 否

7 电击

8 CPR 2 min
• 胺碘酮
• 治疗可逆性原因

9 心搏停止或PEA

10 CPR 2 min
• 建立IV/IO通路
• 每3～5分钟给予一次肾上腺素
• 考虑建立高级气道，监测二氧化碳波形图

分析心律 可电击吗？ 是 / 否

11 CPR 2 min
• 治疗可逆性原因

分析心律 可电击吗？ 否 / 是

12
• 如果没有ROSC，接10或11。
• 如果有ROSC，按心搏骤停后治疗

接5或7

© 2015 American Heart Association

CPR质量
• 用力按压(至少2英寸[5厘米])和快速按压(100~120次/分钟)，并使胸廓完全回缩。
• 尽量减少按压中断次数。
• 避免过度通气。
• 每2分钟更换一次按压人员，如疲劳，应更早更换。
• 如果未建立高级气道，按压-通气比为30:2.
• 定量二氧化碳波形图
—如果$PETCO_2$<10 mmHg，应设法提高心肺复苏质量。
• 动脉血压:监测
—如果舒张压<20 mmHg，应设法提高心肺复苏质量。

除颤电击能量
• 双相波除颤器：制造商推荐能量(例如，初始剂量120～200 J)；如不熟悉，请使用最大可用能量。第二次和随后的能量应与初始能量相当，也可考虑使用更高能量。
• 单相波除颤器: 360 J

药物治疗
• 肾上腺素IV/IO剂量：每3～5分钟1 mg。
• 胺碘酮IV/IO剂量：首次：单次注射300 mg。第二次：150 mg。

高级气道
• 气管内插管或声门上高级气道
• 通过二氧化碳波形图或二氧化碳检查仪确认和监测ET的位置
• 建立高级气道后，每次呼吸持续6秒(每分钟呼吸10次)，同时持续胸外按压

自主循环恢复（ROSC）
• 脉搏和血压
• $PETCO_2$突然持续升高(通常⩾40 mmHg)
• 有创动脉压监测自主动脉压力波形

可逆性病因
• 低血容量
• 低氧
• 氢离子(酸中毒)
• 低/高钾血症
• 低体温
• 张力性气胸
• 心脏压塞
• 中毒
• 肺栓塞
• 冠状动脉血栓形成

图 86.2 2015 年 AHA 成人高级心血管生命支持流程。CPR，心肺复苏；IO，骨内注射；IV，静脉注射；PEA，无脉性电活动；VF，心室颤动；VT，室性心动过速（From Link MS，Berkow LC，Kudenchuk PJ，et al. Part 7：Adult Advanced Cardiovascular Life Support：2015 American Heart Association Guidelines Update for Cardiopulmonary Resuscitation and Emergency Cardiovascular Care. Circulation. 2015；132［18 suppl 2］：S444-S464.）

间意外发生的心搏骤停，应考虑急性大面积肺栓塞或空气栓塞的可能性。电解质和代谢紊乱，如严重高钾血症、代谢性酸中毒或药物（如洋地黄类、β-受体阻滞剂、钙通道阻滞剂、三环类抗抑郁药）过量，经常会导致心室自主节律。一旦识别导致 PEA 的原因，在能够提供更多明确的治疗方式前，应迅速启动胸外按压并给予肾上腺素 1 mg 临时处理。针对上述每一种突发状况都应有相应的干预措施，PEA 如不纠正将会发展为心搏停止或心室颤动。

无脉性室性心动过速或心室颤动

无脉性 VT 和 VF 都可进行除颤治疗，因此无论是在院内还是院外，只要这两类心律失常能处理得当，将立竿见影，患者将立即起死回生，并长期存活。早期除颤而非药理学干预，能够改善 VF 所致心搏骤停患者的生存率。因此，公共场所都放有 AED，以确保救助人员能够尽早实施除颤。

一旦发生无脉性 VT 或 VF，应在第一时间进行除颤。电击之后应立刻继续进行胸外按压，除非有明显

证据支持患者出现 ROSC 的迹象，再次评估潜在心脏节律之前，必须持续胸外按压 2 min。没有证据支持哪个双相波优于其他双相波。除颤能量应递增，直至 VF 被终止。经除颤终止的无脉性 VT 或 VF 再次复发者，再次除颤时应使用之前成功除颤的能级。

如果在尝试初次除颤后未出现 ROSC，那么在复查节律之前应先以 30 次胸外按压、2 次通气（非插管患者）的比例进行 5 个 CPR 循环。在这段间隔时间窗内，可以考虑放置 SGA 装置或进行气管插管。如果尚未开通周围静脉通路，则应在不中断胸外按压的前提下尝试建立静脉通路。

心搏骤停患者的复苏用药

肾上腺素　心搏骤停时使用肾上腺素对患者有益，主要是因其 α 肾上腺素能激动作用，能够在 CPR 期间增加冠状动脉灌注压和脑灌注压。肾上腺素的 β 肾上腺能激动作用对治疗心搏骤停的效果存在争议，因其可能增加心肌做功并且减少心内膜下的血流灌注。因此，标准剂量的肾上腺素（每 3 ～ 5 min 给予 1 mg）推荐用于心搏骤停患者。而大剂量肾上腺素则不推荐用于心搏骤停的常规治疗。上述的推荐使用剂量存在例外情况，如 β- 受体阻滞剂和钙通道阻滞剂过量或者根据实时监测的生理学参数滴定肾上腺素的剂量。

关于肾上腺素的给药时机，多项试验研究表明，心搏骤停发生不可除颤性心律时（心搏停止或 PEA），早期给予肾上腺素可以提高患者 ROSC、幸存至出院，及神经功能完善状态幸存的概率[44-45]。对于可除颤的心律（VF 或无脉性 VT），仍缺乏充足的证据推荐肾上腺素的最佳给药时间，特别是与除颤有关的时间。因此，建议对于因不可除颤性心律所致的心搏骤停应尽早使用肾上腺素。

血管加压素　血管加压素是一种非肾上腺素能的外周血管收缩剂，也会引起冠状动脉和肾血管收缩。有研究对 OHCA 后使用标准剂量肾上腺素、血管加压素（静脉注射 40 U）或血管加压素与肾上腺素联用进行了比较，发现单独使用血管加压素或其与肾上腺素联用时，无论患者是否具有良好神经预后，其对 ROSC 或患者幸存至出院均无益处[46]。血管加压素作为肾上腺素的替代药物在心搏骤停治疗中并无优势，因此已将其从成人心搏骤停处理流程中删除。

抗心律失常药物　对于电击无效性 VF/ 无脉性 VT，使用抗心律失常药物有助于恢复和维持自主灌注节律、协同电击终止 VF，而不是直接将其转复为有序的灌注节律。某些抗心律失常药物可增加 ROSC 率和幸存至入院的概率，但是没有药物被证实能够提高远期存活率或良好神经功能存活率。因此，2015 年 AHA CPR 和 ECC 指南建议，在 ACLS 阶段对 CPR、除颤和血管升压药物不敏感的 VF/ 无脉性 VT 可考虑使用胺碘酮；利多卡因可作为其替代药物。不推荐使用镁剂对 VF/ 无脉性 VT 的成人患者进行常规治疗，也不建议任何心搏骤停患者常规使用碳酸氢钠。

糖皮质激素　在 IHCA 和 OHCA 两种情况下，对糖皮质激素在心搏骤停中的应用进行了评估。在 IHCA 中，与使用生理盐水安慰剂和肾上腺素的患者相比，将糖皮质激素与血管加压素联用或糖皮质激素与肾上腺素、血管加压素联用的患者，其 ROSC 率更高[47]。然而，上述治疗策略在被推荐成为常规疗法之前，仍需进一步研究证实。对于 OHCA 患者而言，有研究表明在 CPR 期间单独使用糖皮质激素是否有益尚不确切，因此不建议常规使用。

机械循环支持患者的心肺复苏

使用机械循环支持的患者（mechanical circulatory support，MCS）发生心搏骤停已成为一类日益常见的临床案例，因为其在终末期心衰患者中的使用越来越频繁。由于机械支持的特殊性，此类患者的体征与非 MCS 患者有所不同。本节简要介绍医疗保健提供者可能遇到的常见 MCS 设备类型，并且提出近期 AHA 指南中基于专家共识的建议，用于指导疑似发生心血管衰竭或心搏骤停的成年 MCS 患者进行评估和复苏[48]。

MCS 中的心室辅助装置（ventricular assist devices，VADs）可以通过双心室辅助设备来支持左心室（left ventricle，LV）、右心室（right ventricle，RV）或者双心室的功能。全人工心脏（total artificial hearts，TAH）能够替代心脏本身。目前，大多数出院回家的 MSC 患者都有一个长期的左心室 VAD（left ventricular VAD，LVAD）。连续血流 LVAD 是目前最先进的 VAD。它会产生一种独特的生理状态即血流动力学稳定的 PEA，我们将其称为伪 PEA。伪 PEA 状态下的无创血压或血氧饱和度等生命体征难以测得。上述这些因素很容易混淆医疗保健提供者的判断。使用连续血流 LVAD 的患者常常没有脉搏，不能认为其正处于心搏骤停或低血流、低灌注状态。

对组织灌注充足的评估是决定是否需要循环辅助措施（如胸外按压）的最重要因素。皮肤颜色和毛细血管再充盈时间等临床体征能够合理预测血流和灌注是否充足。如果受过培训的救助人员确定患者有LVAD并且无生命迹象，则推荐即时目击者进行包括胸外按压在内的CPR。LVAD患者对多种快速性心律失常具有良好的耐受性，尽管右心室充盈会受其影响。与无VADs患者类似，如果LVAD患者发生VT或VF，基于对患者精神状态和组织灌注的充分评估之后再决定是否需要进行心脏复律或除颤。图86.3概述了现场救助人员对LVAD患者进行评估的共识性建议。

对于TAH患者，原本的心室已被完全移除；因此去极化电位消失，ECG随之无法监测。机械性心室坚硬且无法被压缩，因此胸外按压无效。抗心律失常药物和电疗法（如起搏、除颤/心脏复律）也因类似原因而无效。在ALCS中使用的标准血管升压药如肾上腺素或血管加压素是禁止使用的，因为其会增加心脏后负荷，导致血流动力学完全衰竭并伴有肺水肿，甚至使TAH的功能恶化。唯一的治疗方法是尝试恢复设备原有的机械功能。应经静脉给予1升生理盐水，以纠正可能存在的低血容量状态。根据需要进行辅助通气，并尽快将患者转送至医院。TAH患者发生精神状态改变、无反应或呼吸窘迫时的评估和治疗流程如图86.4所示。

机械心肺复苏装置在心肺复苏中的应用

为心搏骤停患者提供高质量的胸外按压以期达到ROSC并维持重要脏器的灌注，这对于改善患者生存率和神经功能预后至关重要。然而，传统的手动胸外按压常受多种因素影响，如疲劳、技术水平及受训情况、除颤及轮换救助人员期间的暂停和遵循规程等[49]。在患者转运期间，高质量的胸外按压更加难以得到保证[50]。有研究表明，手动胸外按压充其量只能实现正常心输出量的30%[51]。因此，机械胸外按压装置应运而生，以期改善CPR质量。此类装置能够实现恒

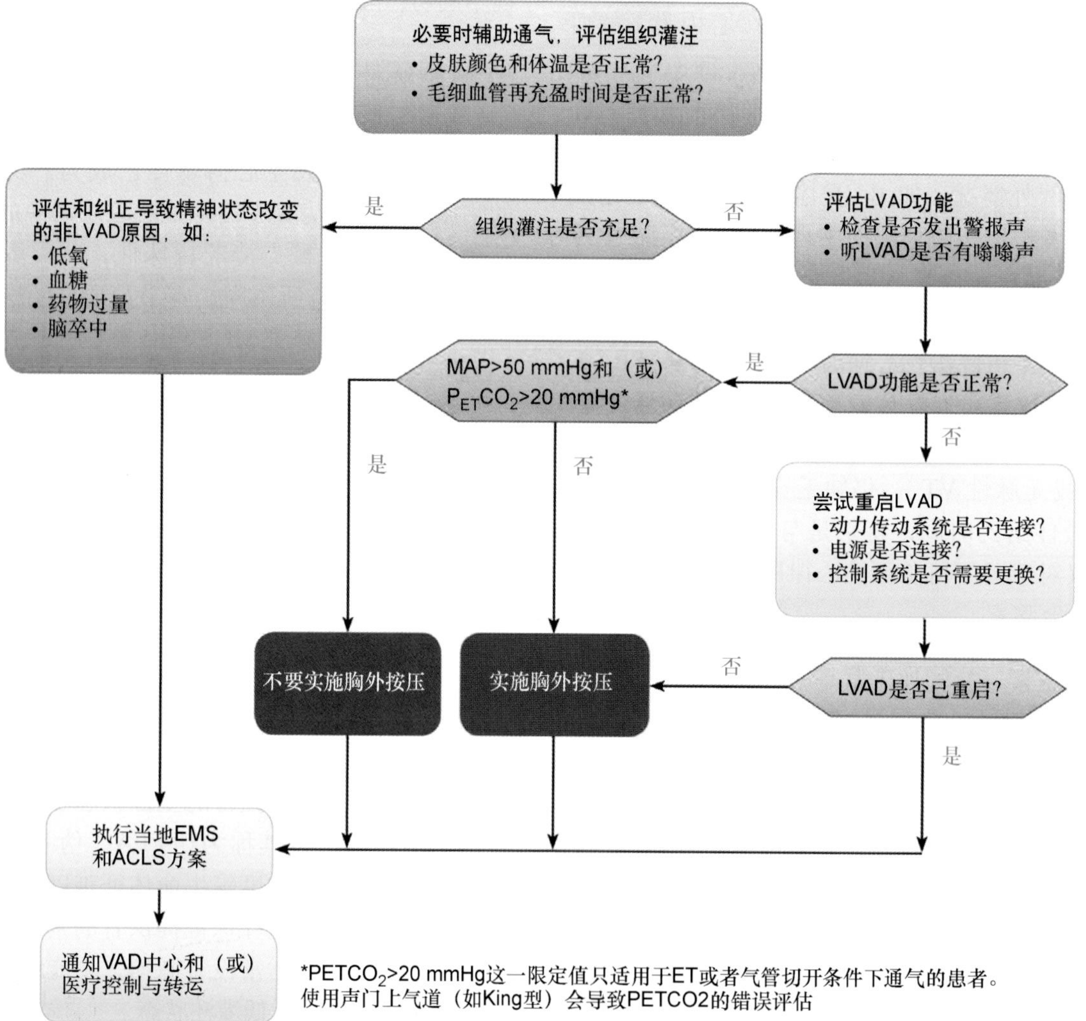

图86.3 左心室辅助装置（left ventricular assist device，LVAD）患者发生昏迷或其他精神状态改变时的反应处理流程。ACLS，高级心血管生命支持；EMS，急救医疗服务；ET，气管内导管；MAP，平均动脉压；$P_{ET}CO_2$，呼气末CO_2分压；VAD，心室辅助装置。（From Peberdy MA，Gluck JA，Ornato JP，et al. Cardiopulmonary Resuscitation in Adults and Children With Mechanical Circulatory Support：A Scientific Statement From the American Heart Association. Circulation. 2017；135［24］：e1115-e1134.）

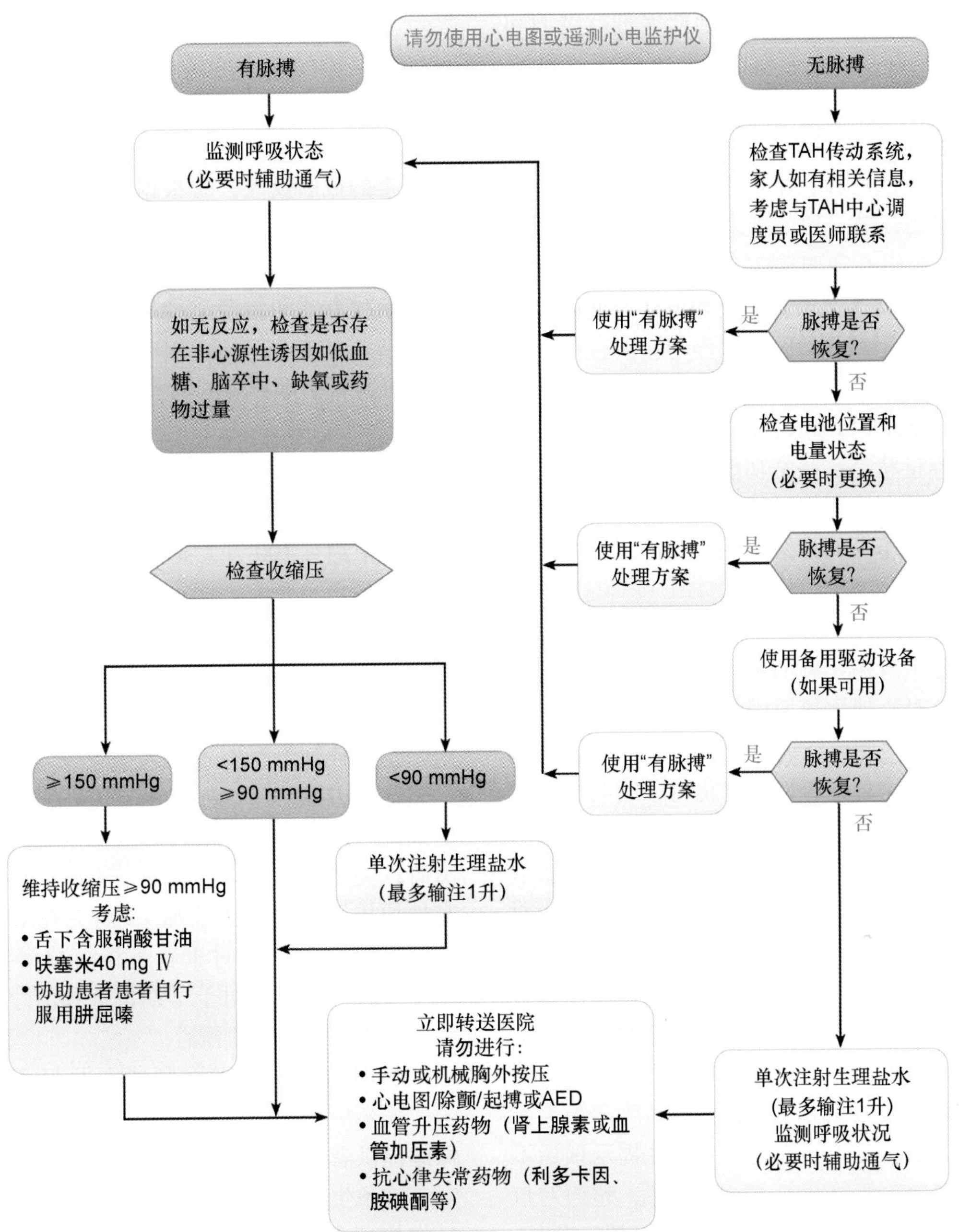

图 86.4 全人工心脏患者（total artificial hearts，TAH）发生意识状态改变、昏迷、呼吸窘迫时的反应处理流程。AED，自动体外除颤器；BP，血压；IV，静脉注射；NS，生理盐水；SBP，收缩压。(From Peberdy MA，Gluck JA，Ornato JP，et al. Cardiopulmonary Resuscitation in Adults and Children With Mechanical Circulatory）

定频率和深度的胸外按压，消除疲劳因素，并且减少了按压中断的次数与持续时间。

初步实验研究表明，与手动 CPR 相比，机械胸外按压装置能提高器官灌注压、增加脑血流量，及呼气末 CO_2 浓度[52-53]。然而，最近的一项大型多中心随机对照试验显示，相较于指南指导的手动 CPR 而言，机械胸外按压与除颤结合的处理流程对患者生存率改善无任何优势[54]。尽管机械胸外按压装置能够减少按压中断的次数，并且能够在持续胸外按压期间实现除颤，但是与手动 CPR 相比，两者在心搏骤停后 6 个月内的生存率和神经预后方面并无差异。

上述前期研究和后期大型临床试验之间存在差异的原因可能是，应用该种机械装置会导致胸外按压的长时间暂停（设备运行时间的中位数为 36.0 秒），而胸外按压的暂停显然意味着更糟的临床预后。因此，2015 年 AHA CPR 和 ECC 指南建议，仍然将手动胸外按压作为治疗心搏骤停的标准方式，而机械 CPR 装置可作为替代方案供受过良好培训的人员在特定环境下使用，特定环境是指当救助人员向患者提供高质量的手动胸外按压可能存在难度或者危险的情况［例如，救助人员数量有限、长时间 CPR、低温心搏骤停期间、体外 CPR（extracorporeal CPR，ECPR）准备期间]。今后应重点对上述机械装置的部署进行精简和适当的安排。

超声心动图在心搏骤停中的应用

对于不可除颤的心律，早期发现并纠正其可逆性的潜在病因是必要环节，如前所述PEA所致心搏骤停时的Ts和Hs。超声心动图彻底改变了我们对这些病因的评估能力以及对这类患者的处理方式。然而，在临床心搏骤停时，超声心动图的操作与诊断往往十分困难。

现场即时（point-of-care，POC）聚焦超声心动图有助于评估容量状态、心室功能、瓣膜疾病、心脏压塞、PE，及张力性气胸。与经胸超声心动图相比，TEE能够在胸外按压期间持续显示心脏结构，并能实时反馈心脏收缩力和按压的质量。TEE受体态特征、皮下空气和胸部运动的影响较小。一些研究已经对TEE在心搏骤停患者中实施的可行性及其临床影响进行了评估。TEE对心搏骤停原因的诊断具有中等程度的敏感性和特异性，并可能进一步影响治疗[55-56]。然而，尚不清楚这些益处是否能够转化用以改善患者预后。因此，2015年AHA CPR和ECC指南建议，如果有具备资质的超声医师在场，并且应用超声不会影响到心搏骤停的标准治疗方案，那么可以将超声视为对患者进行标准评估和复苏的辅助手段。

最近，POC焦点超声也已用于预测心搏骤停患者的短期预后。近期的荟萃分析表明，心脏有自主运动对预测ROSC的敏感性为95%，特异性为80%，对幸存至入院概率的敏感性为90%，特异性为78%[57]。若超声心动图提示无自主心脏运动则往往提示预后不良，这有助于制定决策终止复苏。应注意，超声对自主心脏运动的判断仍然非常依赖于操作医师。此外，显著的心动过缓可能被超声心动图识别为两次心脏收缩之间的心搏停止。

阿片类药物过量引起的心搏或呼吸骤停

2013年美国有16 235人死于处方阿片类药物中毒，另有8257人死于海洛因过量[58]。2012年阿片类药物过量已成为美国25至60岁人群意外伤害性死亡的主要原因，甚至多于车祸死亡人数[59]。而这些死亡中大多数都与处方阿片类药物有关。考虑到这一流行病学史，2015年AHA CPR和ECC指南建议，对于已知或疑似阿片类药物成瘾的患者，如果无反应且无正常呼吸但有脉搏时，那么经培训的非专业人员和BLS提供者除了为患者提供标准的BLS治疗外，还可以肌内注射（intramuscular，IM）或鼻内给予纳洛酮治疗。

纳洛酮的理想剂量尚不清楚。2010年AHA CPR和ECC指南建议，纳洛酮的经验性起始剂量为静脉注射或肌内注射0.04～0.4 mg，以避免阿片依赖患者出现严重的戒断反应，并根据临床情况考虑相应的剂量范围。如未达到预期治疗效果，则建议经静脉注射或肌内注射途径重复给予上述剂量或逐步增加至2 mg。无论治疗方式和给药途径如何，治疗的首要目标都是要恢复并维持气道通畅与通气，防止呼吸或心搏骤停，并且不引起严重的阿片类药物戒断反应。

疑似脑卒中的识别与紧急处理

全世界每年约有650万人死于脑卒中，欧盟15个国家中约有100万人死于脑血管疾病[60-61]。2013年全球疾病负担研究表明，脑卒中是全世界导致伤残调整寿命年（1.13亿伤残调整寿命年）下降的第二大疾病，仅次于缺血性心脏病，是致残的主要原因，也是仅次于阿尔茨海默病的第二大痴呆病因。对可疑脑卒中的临床体征进行鉴别至关重要（如面部、手臂或腿部突然无力或麻木，尤其是发生在身体一侧；突然意识混乱、语言或理解能力障碍；单眼或双眼突然视物障碍；突然行走困难、头晕、平衡或协调性丧失；或突然原因不明的剧烈头痛），因为在上述症状出现后的几个小时内必须对患者进行溶栓治疗[62-63]。社区和专业人员的宣教对于早期识别和治疗脑卒中十分必要，可以改善患者的预后。

AHA和美国麻醉医师协会发起了一项面向社区的“脑卒中生存链”行动，将患者、家庭成员和医疗保健提供者联动起来，以期最大程度地促进脑卒中恢复。这条生存链的重要组成部分包括对脑卒中预警信号的快速识别和反应、快速的EMS调度、转运患者和预先通知医院，及到达医院后的快速诊断和治疗。疑似脑卒中患者的处理流程如图86.5所示。

心律失常的识别与处理

本节重点介绍相关建议，用以治疗伴有急性症状的心律失常患者。需要强调的是，应在评估患者总体状况之后再行心电图和节律进行分析。例如，当呼吸衰竭和严重低氧血症患者血压降低并出现心动过缓时，心动过缓并不是造成患者病情不稳定的主要原因。假如此时不纠正低氧血症而只是治疗心动过缓，则患者的病情不太可能得到改善。如果ACLS医疗人员仅根据心律来做出治疗决策，忽略了对特定患者的整体临床评估，则很可能会发生诊治错误。

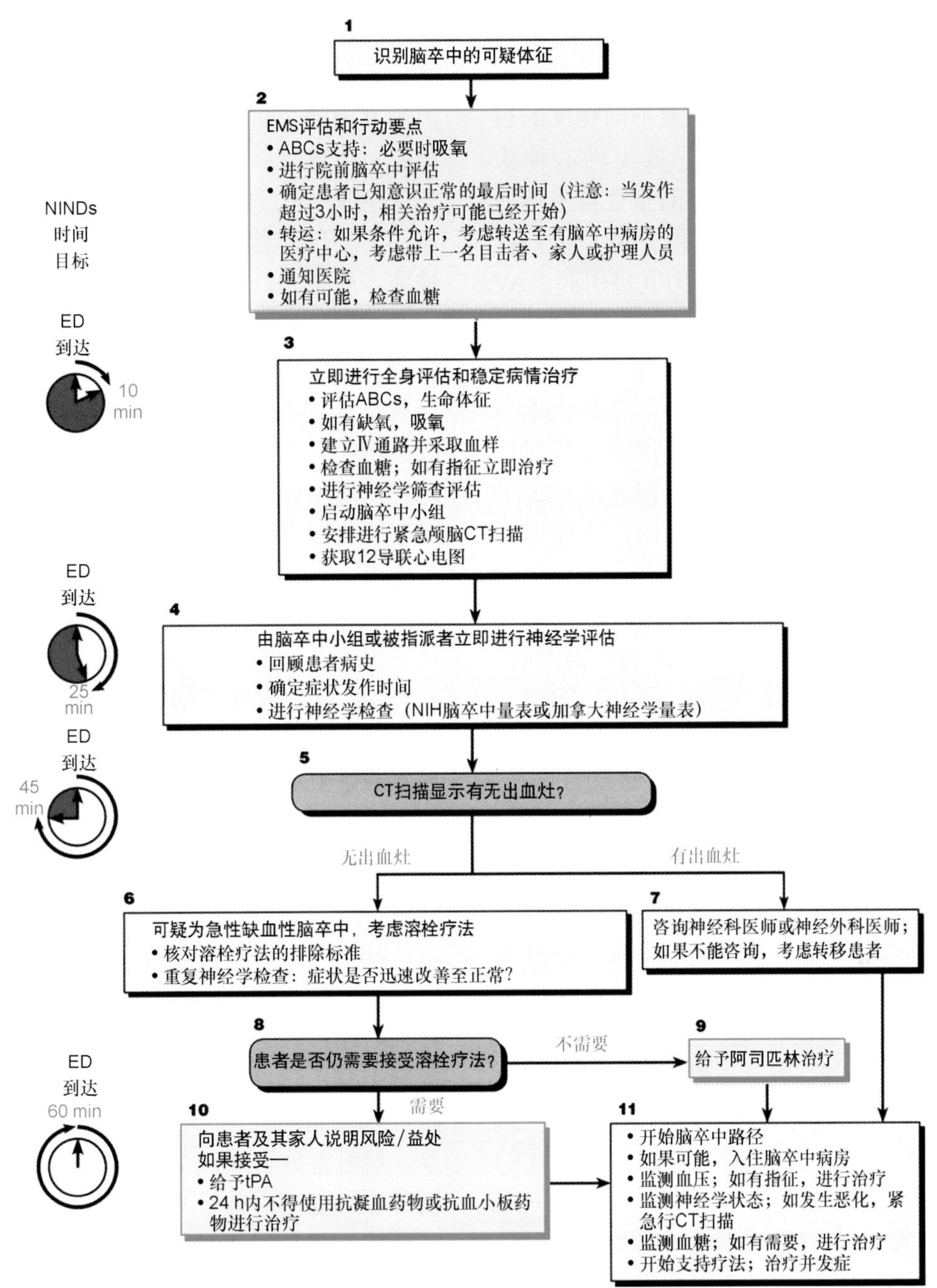

图 86.5　美国心脏协会对可疑脑卒中患者的处理流程。ABC，气道，呼吸，循环；BP，血压；CT，计算机断层扫描；EMS，急救医疗服务；IV，静脉注射（From ECC Committee，Subcommittees and Task Forces of the American Heart Association：Part 9：Adult Stroke：2005 American Heart Association Guidelines for Cardiopulmonary Resuscitation and Emergency Cardiovascular Care. Circulation. 2005；112：IV-111-IV-120.）

一般来说，“不稳定性心律失常”可见于两种情况，一是发生在因心脏收缩力减弱和心输出量不足而导致的重要脏器功能严重受损时，另外则是出现在心搏骤停当时或其即将要发生之时。当心律失常导致患者血流动力学不稳定时，应立即对其进行干预。“症状性心律失常”则是指心律失常引起患者轻微的症状，如心悸、头晕或呼吸急促，但患者血流动力学稳定，故不处于迫在眉睫的危险之中。在这种情况下，制订最佳干预措施的时间更为充裕。因以上两种情况，医疗保健提供者必须能够正确判断心律失常的所属类型。只有找到导致患者血流动力学不稳定的具体原因，才能对其进行正确的治疗。

缓慢型心律失常

心动过缓的定义是心率低于 60 次 / 分。但是，当心动过缓引起患者症状时，心率通常低于 50 次 / 分。对于某些患者而言，心率缓慢可能是正常的生理学现象，而对其他人来说，即使心率超过 50 次 / 分也不足以维持其机体的正常所需。因此，50 次 / 分只是一个相对数字，评估患者的临床表现也很重要。

根据心律失常的起源不同，缓慢性心律失常可分为室上性心律失常［窦性、交界性或不同程度的房室（atrioventricular，AV）传导阻滞］或室性心律失常（完全性心脏传导阻滞伴非常缓慢的室性自主逸搏心律）。窦性（或交界性）心动过缓和二度Ⅰ型（AV结）房室传导阻滞通常由迷走神经张力亢进引起。AV传导阻滞可分为一度、二度和三度。一度AV传导阻滞是指PR间期延长（＞0.20秒），通常是良性的。二度AV传导阻滞分为莫氏Ⅰ型和Ⅱ型。在莫氏Ⅰ型传导阻滞中，传导阻滞位于AV结处，通常为暂时性的且无症状。在Ⅱ型AV传导阻滞中，阻滞通常位于AV结以下的希氏束–浦肯野纤维系统内；这种传导阻滞通常伴有临床症状，并且有可能进展为完全（三度）AV传导阻滞。三度AV传导阻滞可能发生在AV结、希氏束或左右束支。当发生三度AV传导阻滞时，心房和心室的电活动完全分离。三度AV传导阻滞既可以是永久性的，也可以是暂时性的，这取决于其发病的根本原因。

由于低氧血症是心动过缓的常见原因，因此对心动过缓患者的初步评估应关注与呼吸做功增加相关的体征（如呼吸急促、肋间隙凹陷、胸骨上窝凹陷、反常的腹式呼吸）以及脉搏血氧饱和度的测定。一旦出现氧合不足或患者呼吸做功增加的体征，则应尽快补充氧气。同时应为患者配备监护仪用以监测血压、ECG和血氧饱和度，并建立静脉注射通道。如条件允许，监测12导联ECG以便更好地辨析心律。在开始治疗的同时，应评估患者的临床状况并找到其潜在的可逆性病因。

医疗保健提供者必须对组织灌注不足的体征和症状进行鉴别，并确定这些体征是否可能由心动过缓引起。如若不是，则应重新评估其发生的根本原因。当患者无症状或症状轻微时不一定需要治疗，除非怀疑可能出现症状加重或进展为更严重的心律失常时（如急性心肌梗死时发生莫氏二度Ⅱ型AV传导阻滞）则需要给予相应的治疗。如果怀疑心动过缓是导致患者精神状态改变、缺血性胸痛、急性心衰、低血压或其他出现休克体征的原因时，则应立即接受治疗。

阿托品仍然是治疗伴有急性症状的心动过缓的一线药物。其治疗心动过缓的推荐剂量为每3～5分钟静脉注射0.5 mg，总的最大剂量不超过3 mg。当硫酸阿托品的剂量小于0.5 mg时可能会引起反常性心动过缓。阿托品对心脏移植患者可能也无效，因为移植的心脏缺乏迷走神经支配。由于阿托品是通过逆转副交感神经系统的毒蕈碱效应来发挥作用，因此它不作为二度Ⅱ型或三度房室传导阻滞的首选药物，也不是三度房室传导阻滞伴新发宽QRS波群患者的首选药物，因为其阻滞位置可能在AV结以下更远端的位置。阿托品对上述这些缓慢性心律失常都不太可能有效，应先采用经皮心脏起搏（transcutaneous pacing，TCP）或β-肾上腺素能受体激动剂等手段作为暂时性治疗措施，从而为患者经静脉心脏起搏做准备。

当阿托品治疗心动过缓无效时，可考虑静脉输注β肾上腺素能受体激动剂（多巴胺、肾上腺素）。多巴胺是一种兼具α-和β-肾上腺素能效应的儿茶酚胺类药物。临床上可以将其滴定至目标值从而选择性地发挥增加心率与收缩血管的作用。小剂量的多巴胺对心肌收缩力和心率具有选择性正性作用；而当大剂量使用＞10 μg/（kg·min）时，多巴胺还具有血管收缩效应。如前所述，肾上腺素也是一种兼具α-和β-肾上腺素能作用的儿茶酚胺类。而异丙肾上腺素则是一种β-肾上腺素能药物，能够激动β-1和β-2受体，导致心率增加和血管扩张。异丙肾上腺素的成人推荐剂量为静脉输注2～10 μg/min，以滴定至患者出现适当的心率和心律为止。

TCP可以利用多功能起搏器/除颤电极板来实现。TCP过程伴有疼痛感，因此所有清醒患者都应考虑给予镇静处理。TCP仅作为一种临时的治疗手段，患者应始终做好经静脉起搏的准备，并且应尽快寻求专家意见。经食管心房调搏技术能够有效治疗术中发生的缓慢型室上性心律失常，如窦性或交界性心动过缓。而且该设备可与大多数外部起搏设备以及除颤器兼容。然而就目前该设备的配置情况而言，经食管起搏仅对心房起搏有效，对于AV传导有问题的患者，如完全性心脏传导阻滞，此类干预措施则无效。另外，机体正常的酸碱平衡状态以及电解质浓度对于心脏的有效持续起搏至关重要；因此，如果患者未能成功起搏，则需要纠正酸中毒以及如严重高钾血症之类的电解质紊乱状态。

2015年AHA CPR和ECC指南中推荐的缓慢型心律失常治疗流程如图86.6所示。

快速型心律失常

快速心律失常的定义为心率超过100次/分钟的心律失常，但与之前定义心动过缓一样，只有当心率超过150次/分钟时患者才更有可能会出现临床症状。如患者发生心动过速，首先应明确心动过速是否为当前症状的主要原因，或者当前症状和心动过速均为某种潜在疾病的继发表现。

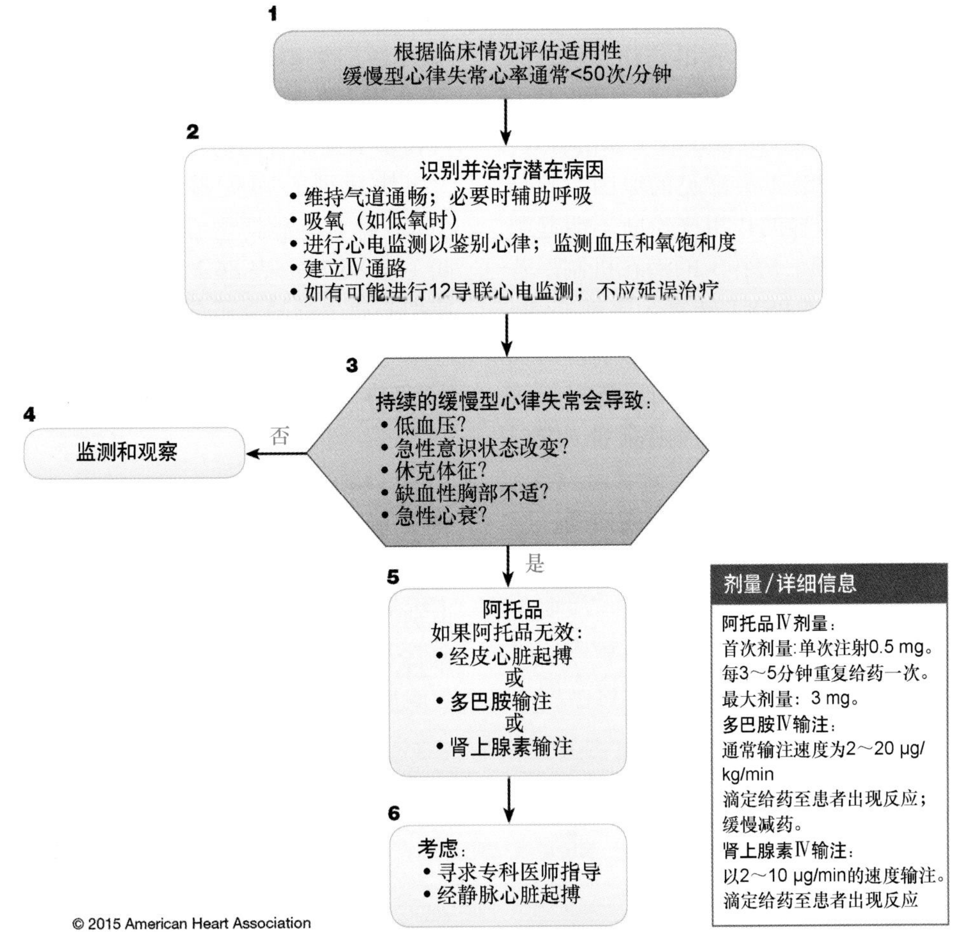

图 86.6 美国心脏协会关于有脉搏的缓慢型心律失常患者的处理流程。IV，静脉注射（From Link MS，Berkow LC，Kudenchuk PJ，et al. Part 7：Adult Advanced Cardiovascular Life Support：2015 American Heart Association Guidelines Update for Cardiopulmonary Resuscitation and Emergency Cardiovascular Care. Circulation. 2015；132［18 suppl 2］：S444-S464.）

根据 QRS 波群形态、心率，及其规整性，心动过速可分为若干类型。窄 QRS 波群的心动过速［室上性心动过速（supraventricular tachycardia，SVT），QRS ＜ 0.12 s］包括窦性心动过速、房颤、房扑、AV 结折返伴旁路介导的心动过速、房性心动过速（包括自发型和折返型）、多源性房性心动过速和交界性心动过速。宽 QRS 波群心动过速（QRS ≥ 0.12 s）包括 VT、VF、SVT 伴差异性传导、预激性心动过速（Wolff-Parkinson-White 综合征）和心室起搏节律。

低氧血症是导致心动过速的常见原因，因此与心动过缓患者类似，对于任何心动过速患者的初步评估都应关注呼吸做功增加的体征以及血氧饱和度的测定。同时应密切监测患者，并吸氧治疗。12 导联 ECG 能够更好地辨析心律，一旦患者出现生命体征不稳定的状况，应立即复律，不应因 ECG 监测而延误。

如果在吸氧以及给予气道和通气支持治疗之后，患者缺氧的体征和症状仍然存在，则此时医疗保健提供者应对患者病情的不稳定程度进行评估，并且进一步明确这种不稳定性是否与心动过速有关。如果患者表现出与心率相关的心血管受损体征及症状，如急性精神状态改变、缺血性胸部不适、急性心衰、低血压或其他疑似由快速性心律失常引起的休克体征，则医疗保健提供者应立即实施同步电复律，从而阻断潜在的折返通路来终止快速心律失常。房颤电复律推荐初始双相波能量值为 120 ～ 200 J；而心房扑动和其他 SVT 复律通常需要的较小的能量值，50 ～ 100 J 的初始能量通常足够。如果 50 J 起始电击复律失败，则应逐步增加能量值。在初始能量为 100 J 时，脉搏存在的单一型 VT 对单相或双相波电复律（同步）治疗反应良好。如果患者出现多形性 VT，应将其按照 VF 处理，并给予高能量非同步电击复律（除颤时的能量值）治疗。

若心动过速患者病情稳定，则需明确患者的心动过速是否为窄 QRS 波群型或宽 QRS 波群型，心律是否规整；若为宽 QRS 波群型，则 QRS 波形态是单一型还是多形性。后续治疗需要按上述情况做出相应调整。对于节律规整的窄 QRS 波群型 SVT，应首先采用刺激迷走神经的方法，如颈动脉窦按摩或 Valsalva

手法来终止心律失常。如若无效，则选用腺苷作为终止节律规整的快速型室上性心动过速的药物。腺苷能够减慢窦房结和AV结传导，延长不应期，因此对于终止阵发性SVT（paroxysmal SVT, PSVT）非常有效，毕竟AV结内折返通路乃PSVT最常见的原因。腺苷还可通过短暂阻滞AV结传导的作用来诊断不明起源的快速型心律失常（如房颤、房扑）的潜在机制。若腺苷或刺激迷走神经均未将PSVT转复为窦性心律，或PSVT转复后又复发，或这些治疗方法用于诊断某种不同类型的SVT（如房颤或房扑），则应选用长效AV结阻滞剂，如非二氢吡啶类钙通道阻滞剂（维拉帕米和地尔硫䓬）或β-受体阻滞剂。

在对患者进行药物或电复律治疗之前或期间，应始终寻找导致VT的可逆性因素。低氧血症、高碳酸血症、低钾血症或低镁血症（或两者兼有）、洋地黄中毒以及酸碱平衡紊乱均是导致VT的显著病因，应针对上述原因进行快速评估，并且一旦发现应立即予以纠正。如需进行抗心律失常治疗，则推荐使用普鲁卡因胺、胺碘酮或索他洛尔。需要注意的是，每次只能使用一种药物，未经专家指导不得随意加用第二种药物。上述三种药物均会引起不同程度的低血压。

快速型心律失常的评估和处理方法在2015年ACLS针对有脉搏型心动过速处理流程图中进行了说明（图86.7）。表86.2和表86.3中列举了用于治疗快速型心律失常的常用药物。

复苏后干预措施

除引起心搏骤停的病因外，在心搏骤停及复苏期间出现的低氧血症、缺血，及再灌注，都可能对多器官系统造成损伤。因此，有效的心搏骤停后治疗包括识别并治疗心搏骤停的突发病因，同时评估并减少多器官系统的缺血再灌注损伤。这种损伤的严重程度在不同患者及每个患者的不同器官系统中变化极大。应

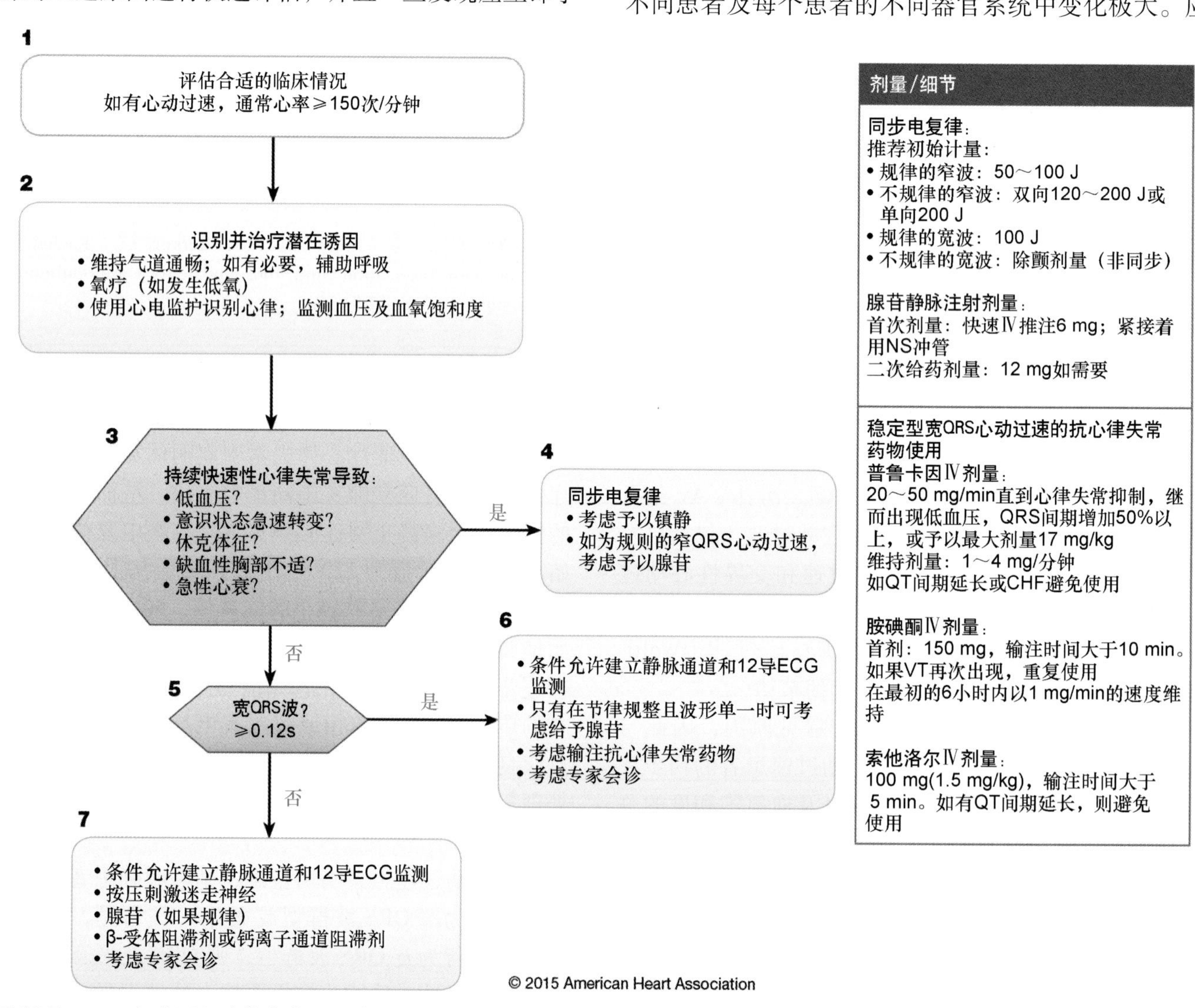

图86.7 2015年美国心脏协会成人心动过速治疗流程图。IV，静脉注射；NS，生理盐水；VT，室性心动过速（From Link MS, Berkow LC, Kudenchuk PJ, et al. Part 7: Adult Advanced Cardiovascular Life Support: 2015 American Heart Association Guidelines Update for Cardiopulmonary Resuscitation and Emergency Cardiovascular Care. Circulation. 2015; 132［18 suppl 2］: S444-S464.）

表 86.2 室上性心动过速治疗药物总结

药物	特性	指征	剂量	副作用	特殊情况
腺苷	内源性嘌呤核苷酸；主要抑制窦房结节律以及房室结传导；血管扩张剂	■稳定，规律的窄波心动过速； ■不稳定的规律窄波心动过速，同时准备好同步电复律 ■用于治疗和诊断稳定且规律的单源宽波心动过速	6 mg 静脉快速单次注射，紧接 20 ml 生理盐水冲管；如需要，重复使用 12 mg IV	低血压，支气管痉挛，胸部不适	哮喘患者禁用；可能与预激综合征患者发生房颤相关；因此需要备好除颤器；对于服用双嘧达莫或卡马西平的心脏移植术后患者，经中心静脉给药时需减少用药剂量
地尔硫䓬，维拉帕米	非二氢吡啶类钙离子通道阻滞剂；减慢房室结传导，延长房室结不应期；血管扩张剂，负性肌力药	■稳定的，窄波心动过速，当腺苷或刺激迷走神经无法转复心律或室上性心动过速复发时使用； ■控制房颤或房扑患者的室性心率	地尔硫䓬：首剂 15 ～ 20 mg（0.25 mg/kg）IV 输注时间不少于 2 分钟；如有必要，15 分钟内 IV 追加 20 ～ 25 mg（0.35 mg/kg）；5 ～ 15 mg/h IV 维持（如用于控制房颤时的心率，使用滴定法） 维拉帕米：首剂 2.5 ～ 5 mg IV 输注时间不少于 2 分钟；可能需要每 15 ～ 30 分钟重复给予 5 ～ 10 mg，达到总剂量 20 ～ 30 mg	低血压，心动过缓，可能导致心衰	仅用于窄波心动过速（规律或不规律）。避免用于心衰和预激性房颤或房扑患者，及持续性室性心动过速
阿替洛尔，艾司洛尔，美托洛尔，普萘洛尔	β 受体阻滞剂；减轻循环儿茶酚胺效应；减慢心率，房室结传导和血压；负性肌力药	■稳定的，窄波心动过速，当腺苷或刺激迷走神经无法转复心律或室上性心动过速复发时使用 ■控制房颤或房扑患者的室性心率 ■特定形式的多源性室性心动过速（与急性缺血，家族遗传性长 QT 间期，儿茶酚胺能相关）	阿替洛尔（特异的 β1 受体阻滞剂）5 mg IV，输注时间大于 5 分钟；如心律失常持续出现或复发，10 分钟内重复给予 5 mg 艾司洛尔（特异的 β1 受体阻滞剂，半衰期 2 ～ 9 分钟）负荷剂量 500 μg/kg（0.5 mg/kg）IV，输注时间大于 1 分钟，紧接以每分钟 50 μg/kg [0.05 mg/(kg · min)] IV；如果效果不确切，给予第二次负荷剂量 0.5 mg/kg，输注时间大于 1 分钟，并增加维持剂量至每分钟 100 μg/kg（0.1 mg/kg）；逐步增量；如有需要，可增至最大剂量每分钟 300 μg/kg（0.3 mg/kg） 美托洛尔（特异的 β1 受体阻滞剂）1 ～ 2 分钟以上时间给予 5 mg，如有必要，每 5 分钟重复给药直至最大剂量 15 mg 普萘洛尔（非选择性 β 受体阻滞剂）0.5 ～ 1 mg，输注时间大于 1 分钟，如有必要，重复给予直至总量达到 0.1 mg/kg	低血压，心动过缓，可能导致心衰	避免使用于哮喘、阻塞性呼吸道疾病、失代偿心衰，及预激性房颤或房扑
普鲁卡因胺	钠及钾通道阻滞剂	预激性房颤	每分钟 20 ～ 50 mg 直至心律失常抑制，继而出现低血压，或 QRS 延长 50%，或累积剂量达到 17 mg/kg；或每 5 分钟给予 100 mg 直至心律失常得以控制或出现上述情形	心动过缓，低血压，尖端扭转型室性心动过速	避免用于 QT 间期延长和充血性心力衰竭的患者
胺碘酮	多通道阻滞剂（钠离子通道，钾离子通道，钙离子通道，以及非竞争性 α/β 阻滞剂）	■稳定的不规律窄波心动过速（房颤） ■稳定的规律窄波心动过速 ■控制旁路传导的预激性房性心律失常的心室率	150 mg，输注时间大于 10 分钟，如有必要重复使用，随后 6 小时内以 1 mg 每分钟 IV，继之以 0.5 mg 每分钟的速度输注。 24 小时总剂量不得超过 2.2 g	心动过缓，低血压，静脉炎	

表 86.2 室上性心动过速治疗药物总结（续表）

地高辛	正性肌力作用的强心苷；通过提高副交感神经兴奋性减慢房室结传导；减慢动作电位产生	■ 稳定的，窄波心动过速，当腺苷或刺激迷走神经无法转复心律或室上性心动过速复发时使用 ■ 控制房颤或房扑患者的室性心率	总负荷剂量 8 ～ 12 μg/kg，起始的一半剂量在大于 5 分钟的时间内输注完毕，剩余剂量分 4 次在 4 ～ 8 小时的间期内给予完毕	心动过缓	减慢动作电位的产生以及相对的低效能，致使其对于治疗急性心律失常的作用降低

AF，心房颤动；AV，房室；CHF，充血性心力衰竭；IV，静脉注射；LQTS，长 QT 综合征；SVT，室上性心动过速；VT，室性心动过速；WPW，Wolff-Parkinson-White 综合征。
From https://eccguidelines.heart.org/index.php/tables/2010-iv-drugs-used-for-tachycardia-2/.

表 86.3 室性心动过速治疗药物总结

药物	特性	指征	剂量	副作用	特殊情况
普鲁卡因胺	钠及钾通道阻滞剂	■ 血流动力学稳定的单型 VT	每分钟 2 ～ 50 mg 直至心律失常抑制，继而出现低血压，或 QRS 延长 50%，或累积剂量达到 17 mg/kg；或每 5 分钟给予 100 mg 直至心律失常得以控制或出现上述情况	心动过缓，低血压，尖端扭转型室性心动过速	避免用于 QT 间期延长和 CHF 的患者
胺碘酮	多通道阻滞剂（钠离子通道，钾离子通道，钙离子通道，α 以及非竞争性 β 阻滞剂）	■ 血流动力学稳定的单型 VT ■ QT 间期正常的多型 VT	150 mg，输注时间大于 10 分钟，如有必要重复使用，随后 6 小时内以 1 mg 每分钟 IV，继之以 0.5 mg 每分钟的速度输注。 24 小时总剂量不得超过 2.2 g	心动过缓，低血压，静脉炎	
索他洛尔	钾离子通道阻滞剂，非选择性 β-阻滞剂	■ 血流动力学稳定的单型 VT	临床中 1.5 mg/kg 输注时间大于 5 分钟，然而美国包装标签推荐任何剂量都应缓慢输注大于 5 小时	心动过缓，低血压，尖端扭转型室性心动过速	避免用于 QT 间期延长和 CHF 患者
利多卡因	相对较弱的钠离子通道阻滞剂	■ 血流动力学稳定的单型 VT	初始剂量 1 mg/kg 到 1.5 mg/kg IV，如需再次 IV，每 5 ～ 10 分钟输注剂量为 0.5 mg/kg 到 0.75 mg/kg，最大累计剂量为 3 mg/kg；1 ～ 4 mg/min［30 ～ 50 μg/（kg · min）］持续输注	口齿不清，意识改变，癫痫，心动过缓	
镁剂	许多细胞过程的辅因子，包括控制钠离子和钾离子转移	■ 合并 QT 间期延长的多型 VT（尖端扭转型室速）	1 ～ 2 g IV 时间超过 15 分钟	低血压，CNS 毒性，呼吸抑制	如频繁或延长剂量使用需监测镁水平，尤其是肾功能不全患者

CHF，充血性心力衰竭；CNS，中枢神经系统，IV，静脉注射；VT，室性心动过速
From https://eccguidelines.heart.org/index.php/tables/2010-iv-drugs-used-for-tachycardia-2/.

针对影响每个患者的特定疾病及功能障碍制订个体化的治疗方案。因此，每个患者可能需要本章节内下述的几个、多个或者全部特定治疗方式。

紧急经皮冠状动脉介入治疗

急性冠脉综合征是无明显心脏外诱因成年人 OHCA 发生的常见病因，也是一部分 IHCA 发生的原因。一项针对连续一系列怀疑有心血管病因的心搏骤停后患者的研究发现，在后续的冠脉造影中有 96% 的 ST 段抬高以及 58% 的非 ST 段抬高患者中存在冠状动脉损伤[64]。因此实施紧急冠状动脉造影并且使任一梗死相关动脉迅速再通，对于提高患者生存率、改善神经学预后，及防止再发心搏骤停至关重要。

关于心搏骤停后即刻冠脉造影的时间（定义多样，但均在 24 小时内）证据仅限于观察性研究。对超过 3800 名 ECG 显示 ST 段抬高的心搏骤停后 ROSC 患者的研究表明，紧急冠状动脉造影能提高患者幸存到出院的概率，同时超过半数的研究表明神经学预后也有改善[65-67]。对于心搏骤停后初始 ECG 未提示 ST 段抬高的患者，其冠脉造影评估的研究较为少见。有两项研究证明患者行紧急冠脉造影后幸存至出院的概率和神经学预后均得到改善[65, 68]。在这

些研究中，患者是否接受干预会受到很多因素影响，例如患者年龄、CPR 时长、血流动力学不稳定、即刻心律、到院时神经系统情况，及可能的心源性病因。2015 年 AHA CPR 和 ECC 指南推荐对怀疑心源性病因及 ECG 显示 ST 段抬高的 OHCA 患者行紧急冠脉造影（而不是住院之后实施或不实施）。对于昏迷的可疑心脏病因但 ECG 无 ST 段抬高的一些成年 OHCA 患者（如电生理或血流动力学不稳定）应考虑紧急冠脉造影。总的来说，对具备冠脉造影指征的心搏骤停后患者，无论患者精神状态怎样，都应行冠脉造影。2015 年急性冠脉综合征处理流程如图 86.8 所示[69]。

目标导向温度管理

严重的神经损伤尤其是缺氧性脑损伤在心搏骤停后患者中十分常见。多年来，大量的药物干预，包括类固醇、巴比妥类和尼莫地平都已被尝试用于预后不良患者的脑保护。直到有开创性论文指出在 OHCA 2 小时内降低全身体温至 33℃并维持 12 或 24 小时治疗能够改善幸存者的预后[70-71]。低体温对脑保护的作用机制十分复杂，但可能与其降低脑代谢率有关。脑温每降低 1℃，代谢率就会降低 6%。通过限制代谢需求以及降低氧和葡萄糖的利用，目标导向温度管理（targeted temperature management，TTM）减少能量耗竭的风险，保护离子通道的完整性，降低触发神经元凋亡通路的钙离子内流[72]。实际上，已经有动物模型用于评估低体温对导致兴奋性中毒、凋亡、炎症和自由基产生通路的抑制作用，以及它在保护血脑屏障完整性、神经元活性及神经学预后中的重要性[73]。TTM 包括治疗性低体温，控制性正常体温及治疗发热。

HACA 试验是首个阐述临床获益的目标患者队列研究[71]。继该研究发表之后，大量其他研究也评估了现在已被广泛应用且纳入国际指南的心搏骤停后低体温。值得注意的是，一项名为心搏骤停后目标导向体温管理（或 TTM）的试验发现，在收集的 939 例 OHCA 患者中，体温降至 33℃与控制性体温维持 36℃相比，神经学预后并无明显区别[74]。但这项试验中所有患者都涉及了 TTM，而不是无 TTM。因此，TTM 试验可能强调了 ROSC 后积极体温管理的重要性。2015 年 AHA CPR 和 ECC 指南推荐无论初始心律如何（可电击与否），对所有心搏骤停 ROSC 昏迷（如对口头指令缺少有意义的反应）的成年患者都应行 TTM。推荐目标体温在 32℃至 36℃之间至少维持 24 小时。同时还推荐在此时间窗之后持续监测体温并维持正常体温（治疗发热）。对患者预后的判断应在 ROSC 的 72 h 后进行，如果实施 TTM，则应在 TTM 完成 72 h 后进行判断。

实验室研究表明在心搏骤停后数小时内给予有效的低体温治疗能最大程度发挥神经保护作用，损伤后 6 小时或更早就可能受益。尽管人体研究尚未明确心搏骤停后能改善神经学预后的施行 TTM 的关键时间窗，但已经在队列研究中证实与使用降温毯、风扇或降温包的表面降温方式相比，使用鼻内、体表或血管内体温调节装置（伺服控制或内在反馈机制）可以更快地实现目标体温。当使用这些装置时发生降温过度的可能性也更小。血管内热交换导管是目前 ROSC 后短期达到目标体温最有效的技术，它也可以与表面降温调节联合使用[75]。然而该技术涉及有创操作，存在血管损伤、出血，及血栓形成这些风险，所以其应用受限。除此之外，尚无证据表明使用这些创伤更大的设备能够使幸存者获益。不推荐在院前使用冷盐水辅助治疗，因为 RINSE 试验数据表明对心搏骤停患者院前静脉注射冷液体不能改善预后，但可能在 ROSC 后首个 24 小时内增加肺水肿的发生率[76]。

复苏后氧合及通气治疗

在前期临床研究中，高氧血症与加重氧化应激、自由基产生，及器官功能障碍相关[77]。重要的是，Kilgannon 及其同事报道了高氧血症与心搏骤停患者心肺复苏后院内死亡率相关[78]。因此，AHA 指南推荐当具备可靠的氧合及通气监测条件时，应降低吸入氧浓度以避免高氧血症[69, 77]。值得注意的是，在 ROSC 后即刻全身血管强烈收缩可能导致脉搏氧饱和度不准确，因此获取并使用动脉血气分析来指导治疗应成为管理策略的一部分。

心搏骤停后患者发生 ARDS 风险升高。其中可能因素包括吸入性肺炎、过度 CPR 后肺挫伤、呼吸机相关性肺损伤，及心搏骤停后综合征中的肺部表现。然而，心搏骤停后最佳机械通气策略尚未确定。尽管还需要更多研究数据，目前根据急性呼吸窘迫综合征协助网（ARDSNet）的相关研究，推荐 ARDS 患者应使用低潮气量通气策略[79]。

过度通气和低碳酸血症会对预后产生不利影响，因为它会导致脑血管收缩并减少血流量，尤其是在 ROSC 后无再灌注或低灌注区域。近期一项收集了至少八项实验数据的系统性回顾研究发现低碳酸血症及高碳酸血症均与心搏骤停后患者神经学预后不良相关[23]。因此，心肺复苏后推荐 $PaCO_2$ 维持

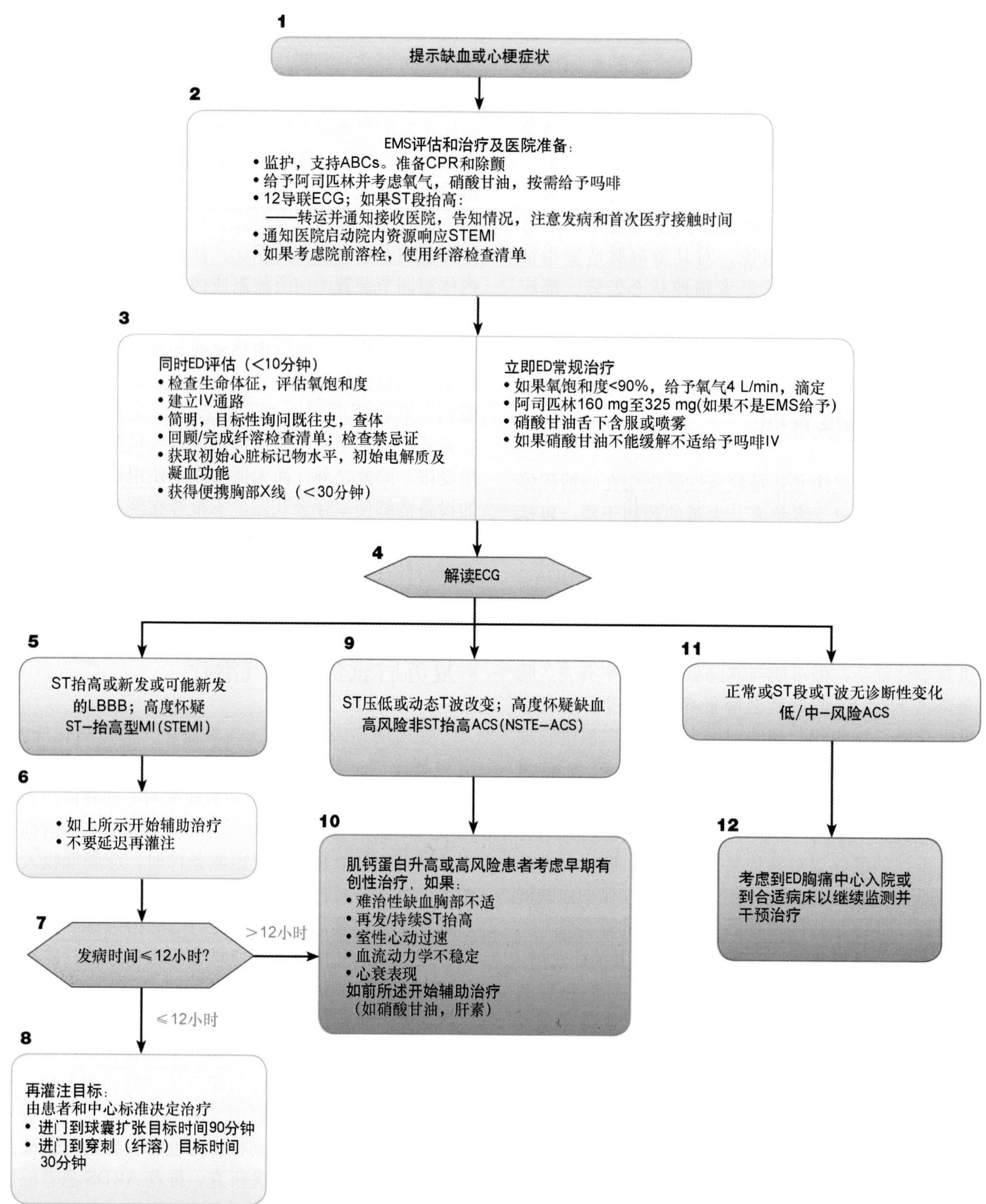

图 86.8 2015 年美国心脏协会急性冠脉综合征处理流程。ABC，气道，呼吸，循环；CPR，心肺复苏；EMS，紧急医疗救助；IV，静脉输注（From O'Connor RE，Al Ali AS，Brady WJ，et al. Part 9：Acute Coronary Syndromes：2015 American Heart Association Guidelines Update for Cardiopulmonary Resuscitation and Emergency Cardiovascular Care. Circulation. 2015；132［18 suppl 2］：S483-S500. https://eccguidelines.heart.org/index.php/circulation/cpr-ecc-guidelines-2/part-9-acute-coronary-syndromes/.）

在正常生理水平（$P_{ET}CO_2$ 30 ～ 40 mmHg，或 $PaCO_2$ 35 ～ 45 mmHg）并根据体温变化矫正[69]。

心搏骤停后患者血糖控制

由于 ROSC 后短期内反馈调节激素作用等诸多因素，高血糖在心搏骤停幸存者中十分常见。血糖管理欠佳的患者会出现不良神经学预后，尤其是病危患者。高血糖通过加重细胞内酸中毒、增加自由基生成、增加细胞外谷氨酸水平，及破坏血脑屏障等方式引起二次损伤。另一方面，血糖严格控制在较低水平会增加低血糖发生频率及患者不良预后[80]。尽管心搏骤停后患者血糖控制具体数据尚不明确，但在此类患者中应监控血糖水平，避免极端血糖。

心搏骤停后病因及损伤程度确定

实验室检查

实验室检查可能会对心搏骤停的病因提供线索，帮助明确潜在的可逆和（或）可干预因素，也可以评估终末器官损伤程度。除了常规实验检查如血常规、电解质及乳酸水平、动脉血气分析和心肌酶检查外，应复查心电图以明确缺血变化并用于直接指导紧急再灌注治疗。在心搏骤停后患者中心律失常并不少见，如果管理不当可能会引起患者再次停搏。值得注意的是，除了冠脉缺血之外，心肌病和电生理传导异常也是心搏骤停的主要病因。QT 间期延长可能提示原发性心律失常的发生，如 Brugada 综合征、先天性 QT 间期延长综合征等，也可能是病危患者获得性 QT 间期延长病因的早期表现，如药物、低体温、电解质紊乱和心动过缓。对一些特定患者进行毒理学检测可能对排除可卡因或甲基苯丙胺中毒有意义。过量使用抗抑郁药、镇静剂和阿片类药物可能加速心肺功能障碍，导致严重的低氧血症触发心搏骤停。

胸片

胸片的诊断学价值在过去的几十年中逐渐减弱。然而，胸片在快速诊断如气胸或确认 ETT 及中心静脉导管位置时仍有价值。肺实质及纵隔疾病应该需要其他影像学检查，如计算机断层扫描（CT）。

CT

CT 在心肺复苏后诊断是否存在肺栓塞及检查吸入性肺炎或肺水肿程度具有价值。头颅 CT 也有助于明确是否存在颅内出血、大面积脑缺血或脑水肿。

头颅 MRI

MRI 在心搏骤停后患者评估中的作用在本节讨论。

超声心动图和重症治疗的超声检查

超声心动设备的普及及其在重症治疗中的熟练应用使得早期识别心搏骤停重要的可治疗病因成为可能。例如：

- 心包填塞。应注意的是，心包积液相对常见，根据心包积液量的多少难以进行心包填塞的诊断，而心包积液的增长速度可以影响心包填塞的病理生理改变。在超声诊断时可以看到心室舒张期，通常压力最低的右心房开始出现异常。
- 急性心肌缺血伴有新发的局部心室壁运动障碍。
- 急性 PE。超声心动图在肺栓塞的早期诊断中具有重要价值，尤其是当患者病情不稳定不能转运进行 CT 扫描时。超声心动图重要的发现包括描述 McConnell 征（中间游离心壁运动丧失而 RV 尖部运动正常）或者其他 RV 张力模式，如胸骨旁长轴切面右心室直径大于 30 mm，或在四腔心切面右心室相对于左心室面积增大。室间隔变平（D- 形间隔）是诊断急性大面积 PE 的另一征象。
- 张力性气胸。超声心动图提供了另一种临床诊断张力性气胸的更敏感方式。“海滩征”“B 线”彗星尾和“肺脉搏”这些描述可明确紧贴的壁胸膜和脏胸膜，排除气胸。
- 严重低血容量。血管内循环血容量不足通常是非心源性心搏骤停的常见原因。超声或超声心动图能够快速评估血管内血流状态并快速识别血流波动情况，从而指导心搏骤停后患者管理。然而，应注意依据静态指数评估容量状态的误差。

终止复苏-自主循环恢复后预后不良的指征

2015 年 AHA CPR 和 ECC 指南讨论了使用临床检查、电生理检查、影像检查，及检查血或脑脊液中脑损伤标记物来评估心搏骤停后昏迷患者神经学预后及能否确定终止复苏。由于心搏骤停后患者 TTM 期间使用的镇静剂或神经肌肉阻滞剂可能代谢更为缓慢，并且受损的大脑可能对各种药物的抑制作用更为敏感，残留的镇静或肌松作用可能影响临床检查的准确性。大量研究建议应在未接受TTM患者ROSC后至少72小时或接受TTM患者体温正常后一段时间再进行预后评估，以减少假阳性结果。在很多病例中，临床医师会在心搏骤停后5到7天完成最终预后评估。

研究表明诸如患者心搏骤停前合并症等因素与患者低生存率和不良预后相关。初始心律、无血流（心搏骤停）和低血流（CPR）时间及胸外按压的质量（通过$P_{ET}CO_2$评估）也与患者预后相关。临床检查如角膜和瞳孔对光反射消失、伸肌姿态和肌阵挛状态都是预后不良的指征。无论昏迷患者是否接受TTM治疗，与其他临床检查指征相比，心搏骤停后72小时或更长时间瞳孔对光反射消失是神经学预后不良假阳性率（false-positive rate，FPR）最低的指征，为0～1%[69]。区分肌阵挛与肌阵挛状态也十分重要，因为出现肌阵挛并不是功能性预后不良的指征，而心搏骤停后72小时内出现肌阵挛状态（持续反复出现的肌阵挛抽搐时间30分钟及以上）FPR为0[69]。

即使缺少标准化EEG术语限制了EEG在研究和实践中的应用，但它已被广泛应用于心搏骤停后诊断癫痫和判断预后。在接受TTM治疗的心搏骤停后昏迷患者中，在心搏骤停后72小时对外界刺激无EEG反应且复温后持续爆发抑制者FPR为0。难治及长期（大于72小时）持续癫痫状态对外界刺激缺少EEG反应也是预后不良的指征。在未接受TTM的心搏骤停后昏迷患者中，心搏骤停后72小时或更长时间EEG显示爆发抑制者，当合并其他指征时FPR为0，可以用于判断预后不良。无论是否接受TTM治疗，心肺复苏后昏迷患者心搏骤停24到72小时或复温后双侧缺少N2O体感诱发电位是预后不良的指征（FPR为1%）。

脑部影像学检查，包括CT或MRI扫描可以明确是否存在结构性脑损伤或发现局部损伤。在心肺复苏后昏迷且未接受TTM治疗患者中，心搏骤停后2小时脑CT出现明显的灰-白质比例降低，及心搏骤停后2到6天脑MRI出现广泛的扩散受限均是预后不良的指征。然而，需要指出的是这两种影像学检查与临床检查相比FPR更高且置信区间更宽，因此需要与其他可靠的预测指标联合使用来判断神经学不良预后。目前还没有可靠的脑损伤实验室标记物来预测神经学预后。

小儿心肺复苏

小儿心搏骤停与成人一样预后不良。从2005年至2007年由美国和加拿大11个急救系统组成的复苏预后协会得到的数据表明，幸存至出院的概率与年龄相关，婴儿（小于1岁）为3.3%，儿童（1岁～11岁）为9.1%，青少年（12岁～19岁）为8.9%[81]。最近，该机构公布的数据表明全年龄组幸存至出院的概率为8.3%[82]。然而在最近十年小儿IHCA的预后已明显好转。从2001至2009年，小儿IHCA的幸存至出院的概率由24%提升至39%[83]。延长CPR时间并非总是徒劳，在接受超过35分钟CPR的患者中12%幸存至出院，并且这些幸存者中60%神经学预后较好[84]。IHCA生存率的提高可能与很多因素有关，包括对高质量CPR的重视及复苏后治疗的进步。

小儿复苏需要的临床经验包括理解其独特的病理生理、临床意义，及治疗手段。即使窒息是引起小儿心搏骤停的首位原因并且要依据初始观察和治疗，但小儿心肺复苏指南紧随成人指南以便于其培训、记忆和执行。例如，应重视有效实行胸外按压且尽量避免中断，通气，及迅速电除颤以改善心搏骤停预后，这些也应该一直是心肺复苏努力的重点。

小儿基础生命支持

在婴儿和儿童心搏骤停原因中窒息比原发性心脏事件更为常见，因此气道管理和通气在小儿心肺复苏中更为重要。动物研究[85-86]和小儿研究[87-88]数据表明窒息后心搏骤停联合使用通气及胸外按压复苏预后更好。因此，既往推荐的CPR顺序是A-B-C（气道-呼吸-循环）。然而，全年龄组患者通用的CPR准则能在CPR训练中减少复杂性的同时保证一致性。除此之外，在患者预后方面没有足够数据明确先通气（A-B-C）或先按压（C-A-B）两种复苏方式哪种更好。2015年AHA CPR和ECC指南保留了2010指南的变化，推荐使用C-A-B顺序以缩短胸外按压的开始时间并减少急性小儿心搏骤停中“无血流”时间。

2015年AHA CPR和ECC指南中小儿基础生命支持将单人施救与双人或多人施救区分开，以便在心肺复苏初期提供更好指导（图86.9和图86.10）[89]。当今时代通话手机很普及，这项技术使得单人施救者开始CPR的同时能够激活急救反应系统。这些准则仍强调及时发现突发意外时快速获得AED的重要性，因为这种事件可能存在心源性病因。

2015年AHA CPR和ECC指南中小儿基础生命支持仍强调高质量CPR的五个组成部分，包括：

- 确保足够的胸外按压频率
- 确保足够的胸外按压深度
- 两次按压之间胸廓充分回弹

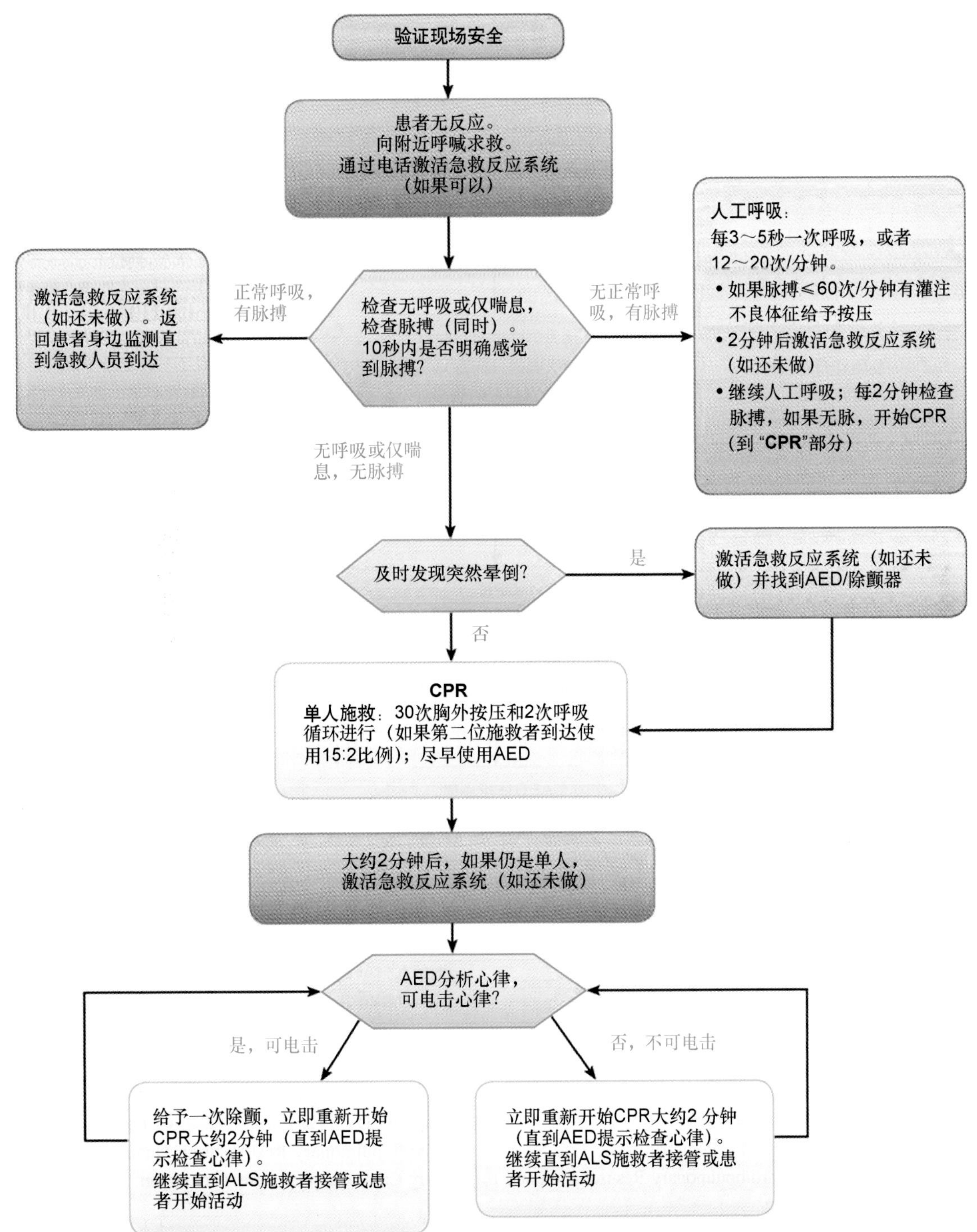

图 86.9 2015 年美国心脏协会小儿心搏骤停单人施救复苏流程。AED，自动体外除颤器；CPR，心肺复苏。（From Atkins DL，Berger S，Duff JP，et al. Part 11：Pediatric Basic Life Support and Cardiopulmonary Resuscitation Quality：2015 American Heart Association Guidelines Update for Cardiopulmonary Resuscitation and Emergency Cardiovascular Care. Circulation. 2015；132［18 suppl 2］：S519-525.）

- 减少胸外按压中断
- 避免过度通气

指南推荐与成人按压相同频率：100 次 / 分至 120 次 / 分。婴儿心肺复苏时救助人员应将两手指放于胸骨乳头连线下。儿童胸外按压应用单手或双手按压在胸骨下半段（避开剑突）。指南还推荐对患儿按压深度至少为胸腔前后径的 1/3。这个深度婴儿大约为 1.5 英寸（4 厘米），儿童大约为 2 英寸（5 厘米）。一旦儿童到达青春期，青少年达到成年人平均体型，指南推荐按压深度至少 5 厘米但是不超过 6 厘米。小儿心搏骤停应给予传统 CPR（胸外按压及人工呼吸）。指南同时推荐使用反馈设备来帮助救助人员优化按压频率及深度。呼气末 CO_2（$ETCO_2$）监测可以评估胸外按压的质量，但是并未发现对指导儿童治疗有特殊意

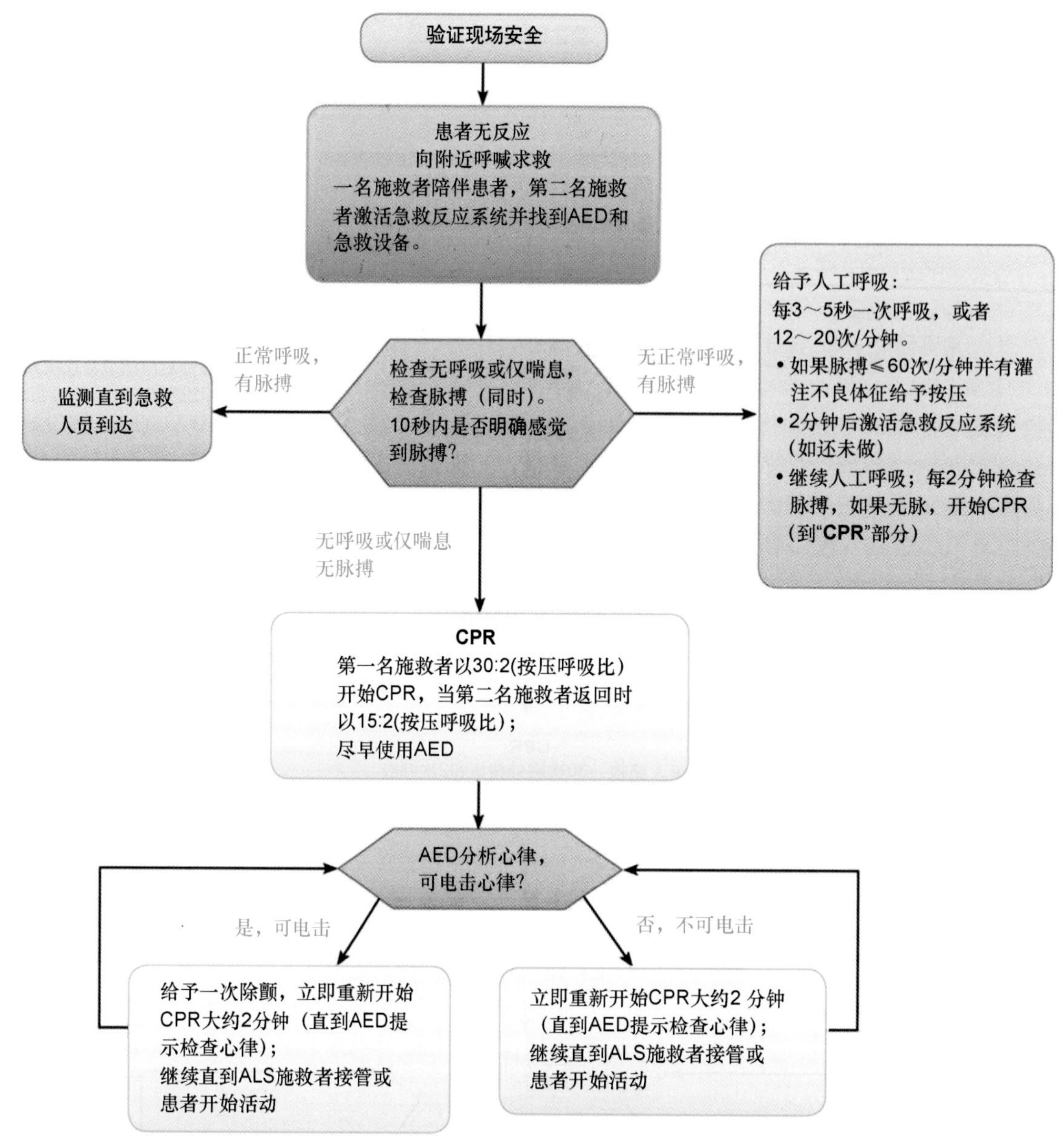

图 86.10 2015 年美国心脏协会小儿心搏骤停双人及以上施救者复苏流程。AED，自动体外除颤器；CPR，心肺复苏（From Atkins DL，Berger S，Duff JP，et al. Part 11：Pediatric Basic Life Support and Cardiopulmonary Resuscitation Quality：2015 American Heart Association Guidelines Update for Cardiopulmonary Resuscitation and Emergency Cardiovascular Care. Circulation. 2015；132［18 suppl 2］：S519-S525.）

义。对于那些在心搏骤停时伴有有创血流动力学监测的患者，救助人员可以使用血压来指导 CPR 质量。

大部分小儿心搏骤停的本质是窒息，这就要求有效 CPR 必须包含通气。近期一项大型研究证实了这种生存获益。该研究发现联合使用胸外按压及人工呼吸的 CPR 幸存至出院的概率高于无 CPR 或单纯胸外按压 CPR[90]。然而，由于在合并原发性心脏事件的患者中使用单纯胸外按压 CPR 是有效的，如果救助人员不愿意或不能人工呼吸，婴儿和儿童心搏骤停后推荐使用单纯胸外按压 CPR。

室颤可能是儿童突然晕厥的原因。对于婴儿来说，如果受过训练的救助人员发现可除颤心律时更推荐手动除颤。对 8 岁以下小儿，AED 应该包含一个小儿衰减器和一套小儿除颤电极板。小儿除颤电极板应前后位放置。当小儿心搏骤停时，初始除颤能量为 2 J/Kg，需要再次除颤时能量升至 4 J/Kg。对随后能量水平，4 J/Kg 的能量是合理的，也可考虑更高能量，但是不能超过 10 J/Kg 或成年人最大能量值。如果没有小儿除颤仪可用，那应毫不犹豫地使用成人除颤仪。

小儿高级生命支持

事实上，在婴儿和儿童心搏骤停的病因中，窒息比原发性心脏事件更常见，因此有效的基础和高级气道管理，氧合，及通气尤为重要。然而与成人心搏骤停一样，不能因为气道管理而延长胸外按压的中断。同样，需要使用 CO_2 监测和双侧呼吸音来确保高级气道的位置。如果婴儿和儿童已插管，通气频率为 6 ～ 8 秒一次（8 ～ 10 次 / 分钟），同时不打断胸外按压。

由于为病危患儿建立静脉通路极具挑战，并且静脉和骨内（IO）通路给予循环药物同等有效，骨内通路在这些患者中也是一种选择。所有的复苏药物和血制品都可以通过骨内导管注射。由于液体从骨内导管进入骨内腔存在阻力，必须加压使液体进入循环。

和成年人一样，ECG 监测可以立即识别骤停心律或骤停前心律。及时干预和纠正后者可能会阻止缺氧导致的心搏骤停。对于小儿患者，不同的威胁生命的心律失常的治疗，PEA 停搏 / 停跳、或 VF/VT 停搏与成人相同，不同的是小儿剂量（除颤 / 药物）是体重依赖的。推荐使用实际体重计算初始复苏药物的剂量。2015 年 AHA CPR 和 ECC 指南中小儿心动过缓、心动过速和无脉骤停的 ACLS 如图 86.11 至图 86.13[91] 所示。

对于心动过缓，继续做气道支持、通气、氧合，及胸外按压。如果心动过缓是由于完全心脏传导阻滞或窦房结功能异常对上述的治疗和药物无反应，尤其

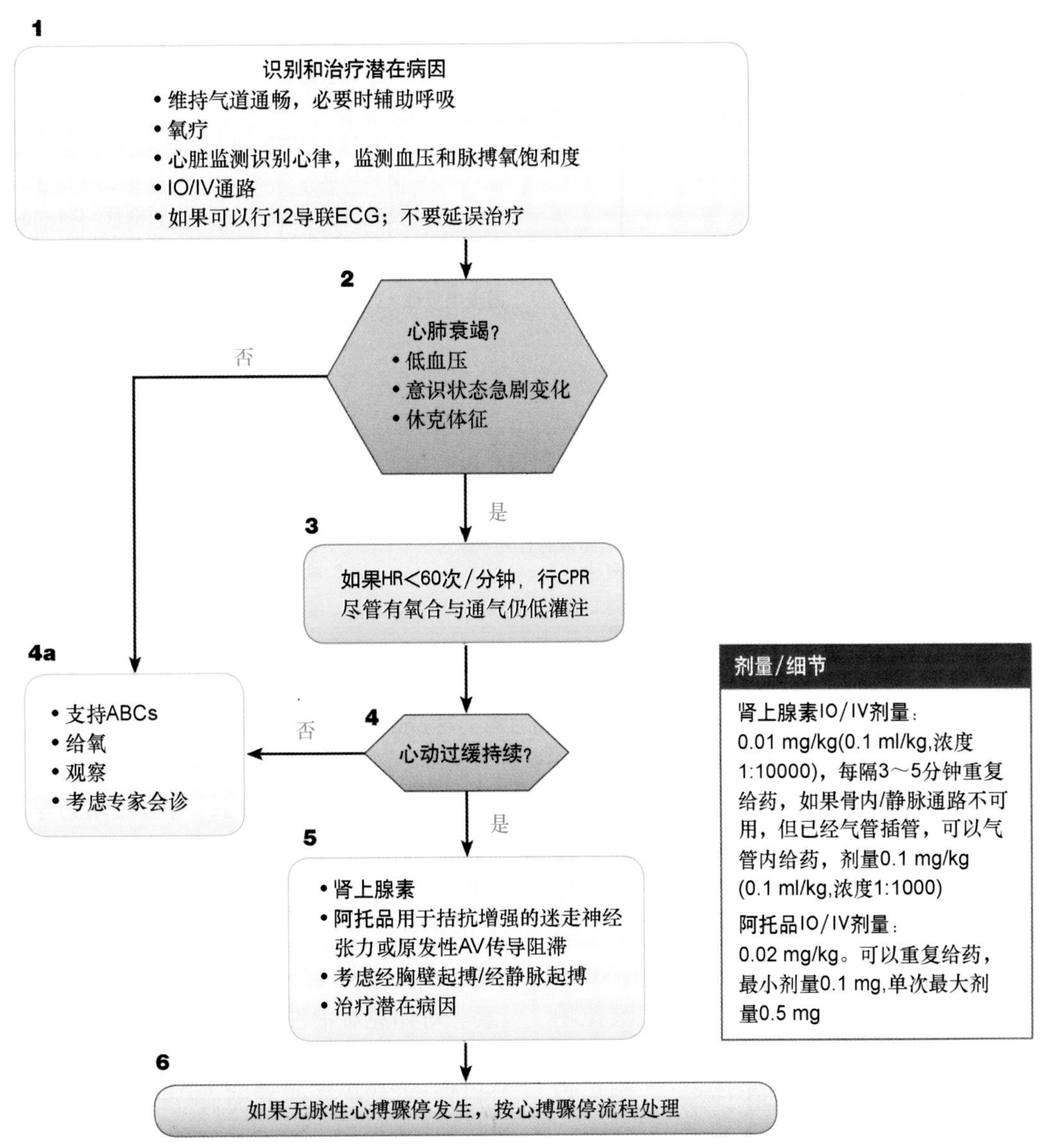

图 86.11 2015 年美国心脏协会小儿心动过缓有脉低灌注处理流程。ABC，气道，呼吸，循环。AV，房室；CPR，心肺复苏；IO，骨内；IV，静脉内（From de Caen AR，Berg MD，Chameides L，et al. Part 12：Pediatric Advanced Life Support：2015 American Heart Association Guidelines Update for Cardiopulmonary Resuscitation and Emergency Cardiovascular Care. Circulation. 2015；132［18 suppl 2］：S526-S542.）

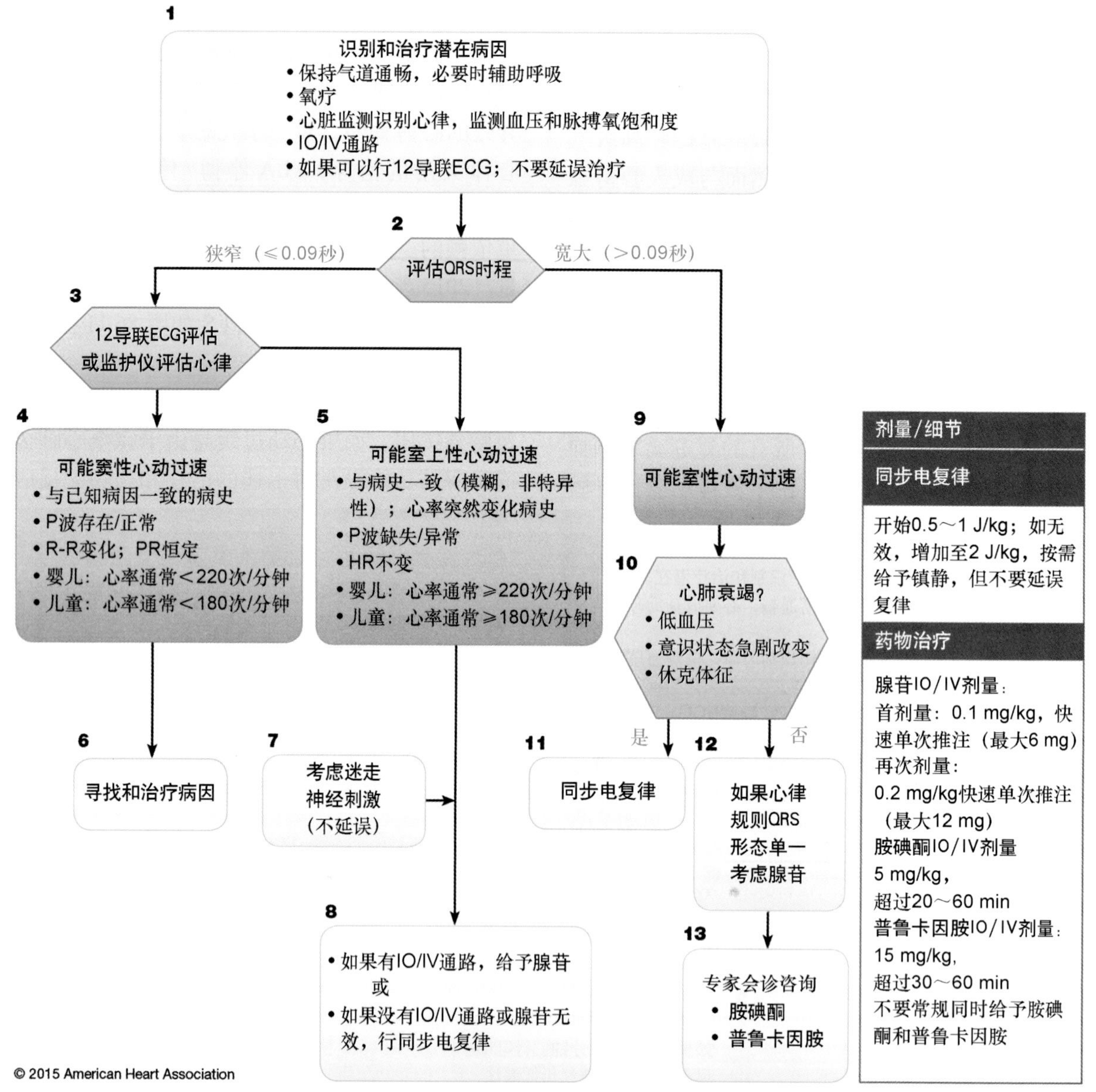

图 86.12 2015 年美国心脏协会小儿心动过速有脉低灌注处理流程。IO，骨内；IV，静脉内（From de Caen AR，Berg MD，Chameides L，et al. Part 12：Pediatric Advanced Life Support：2015 American Heart Association Guidelines Update for Cardiopulmonary Resuscitation and Emergency Cardiovascular Care. Circulation. 2015；132［18 suppl 2］：S526-542.）

是与先天性或获得性心脏病有关时，紧急 TCP 可能挽救生命。对于 SVT，首先尝试迷走神经刺激，除非患者血流动力学不稳定或治疗流程可能延迟药物或电复律。先给予腺苷首次剂量为 0.1 mg/kg，静脉 / 骨内通路单次快速注射，如果失败，给予第二次剂量 0.2 mg/kg 单次快速注射，第二次注射最大剂量为 12 mg。维拉帕米，剂量 0.1 mg/kg ～ 0.3 mg/kg，也能有效终止大龄儿童 SVT，但是无专家会诊时不能用于婴儿，因为它可能会引起潜在的心肌抑制、低血压，及心搏骤停。当不稳定 SVT 提示需要心脏复律时，可予以初始剂量 0.5 J/kg 至 1 J/kg。如果无效，可以提高至 2 J/kg。如果 SVT 患者对迷走神经刺激和腺苷和（或）电复律无反应，可以考虑胺碘酮 5 mg/kg 静脉 / 骨内或普鲁卡因 15 mg/kg 静脉 / 骨内；对血流动力学稳定患者，强烈推荐在治疗前先行专家会诊。对宽大 QRS 波（> 0.09 秒）心动过速，镇静后给予初始剂量 0.5 J/kg 至 1 J/kg 电复律。如果无效，可以增加至 2 J/kg。

在复苏药物中，小儿心搏骤停可以使用肾上腺素。对休克难治性 VF 或持续性 VT，可以使用胺碘酮或利多卡因。当不存在低钙血症、钙离子通道阻滞剂过量、高镁血症或高钾血症时，不推荐在小儿心搏骤停时使用钙剂。不推荐常规使用碳酸氢钠。紧急插管之前可以使用 0.02 mg/kg 阿托品。

一项机构的小儿 IHCA 观察性数据表明对合并心脏外科诊断患者使用 ECMO 心肺复苏（ECPR）可以提高幸存到出院的概率[92]。对合并潜在心源性疾病

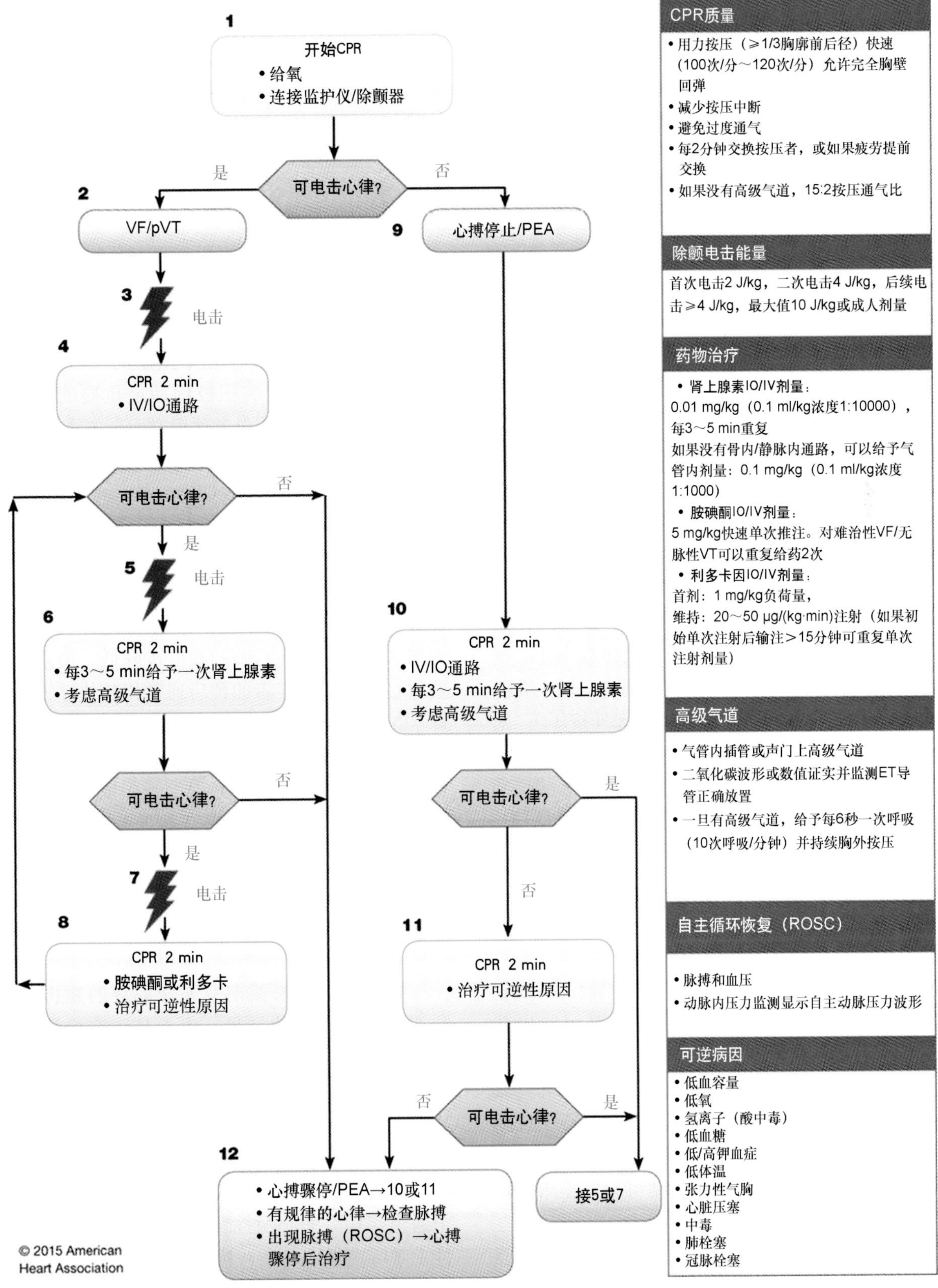

图 86.13 2015 年美国心脏协会小儿心搏骤停流程。CPR，心肺复苏；IO，骨内；IV，静脉内；PEA，无脉电活动；VF，室颤；VT，室性心动过速（From de Caen AR，Berg MD，Chameides L，et al. Part 12：Pediatric Advanced Life Support：2015 American Heart Association Guidelines Update for Cardiopulmonary Resuscitation and Emergency Cardiovascular Care. Circulation. 2015；132［18 suppl 2］：S526-S542.）

的患儿，当开始ECPR具备重症监护设备时，即使传统CPR超过50分钟后仍有长期存活报道[93]。当心搏骤停期间使用ECPR时，有潜在心源性疾病患儿的预后比无心源性疾病患儿的预后好[94]。因此ECPR可对合并心源性疾病且在有ECMO规程、专家和设备的IHCA患儿使用。

对OHCA后仍昏迷的婴儿及儿童，维持连续正常体温（36℃～37.5℃）5天或初始2天连续低体温（32℃～34℃）后3天连续正常体温是合理的。ROSC后发热（38℃或更高）应使用退热药和降温设施积极治疗。

心肌功能异常和血流动力学不稳定在心搏骤停复苏后十分常见[95]。ROSC后，推荐使用静脉液体和（或）正性肌力药物或血管活性药物维持收缩压高于同年龄百分之五。如果条件具备，推荐使用连续动脉血压监测来识别并治疗低血压。

强调与成人心肺复苏的相似或区别

小儿和成人BLS的相似和区别之处如表86.1所示，并在基础生命支持章节中讨论。大多数小儿心搏骤停的窒息本质要求CPR时包含有效通气。对小儿心搏骤停应给予传统CPR（人工呼吸及胸外按压）。对于婴儿，受过训练的救助人员发现可除颤心律应给予手动除颤。对8岁以下儿童最好使用有儿科衰减器的AED。如果均不具备，可以使用无剂量衰减的AED。如前所述，除颤能量及复苏药物剂量都与体重相关。

气道异物阻塞

尽管识别和管理水平已经提升，气道异物（FBA）在儿童中仍十分常见。所有年龄的儿童都可能出现FBA，最高发的是4岁以下儿童，且发生的峰值在1岁至2岁之间[96]。液体是导致婴儿窒息的最常见原因，而小物体（如小球，食物）是大多数儿童窒息的原因[97]。根据异物的位置及阻塞程度不同临床表现及体征亦不同。异物在呼吸道内移动可导致临床表现随时间变化。

如果儿童发出声音或者咳嗽，成人应谨慎观察但不干预。如果出现窒息，应冲击腹部（Heimlich手法）或后背拍打直到梗阻缓解。无论哪种情况，当窒息婴儿或儿童出现无反应，应立即启动CPR，实施30次胸外按压，随后进行气道检查来确定异物的存在。尝试两次人工呼吸。如果气道梗阻没有解除，应再次开始CPR并持续直到气道阻塞解除。如果喉镜检查时异物在声门上可见，可以尝试使用Magill钳取出。如果异物在声门下，可以尝试将异物推向远端来重建开放的气道。这样可能挽救氧合及通气，以备更多决定性治疗。

溺水

溺水是引起儿童OHCA的重要原因，在美国每年大约导致1100儿童死亡[98]。在全世界范围内溺水仍是导致儿童和青少年死亡的首要原因之一。较短的溺水时间、盐水溺水对比淡水溺水，及从获救到接受CPR的时间都是影响积极预后最重要的因素[99-100]。因此院前治疗在改善患者预后方面至关重要。

当溺水婴儿或儿童只有单人施救时，救助人员寻求帮助前应给予2分钟CPR，按压呼吸比为30：2。如果双人或多人施救，应立即寻求帮助。由于呼吸骤停通常是首发病因，应尽早给予氧气和通气。Heimlich手法不适用于溺水患者，因为可能会延长插管时间并可能导致误吸[101]。推荐进行气管插管，因为溺水导致肺损伤后肺的顺应性降低。由溺水间接导致的心搏骤停幸存者的预后通常比其他呼吸系统病因好[102]。然而，从最初的临床表现来判断预后十分困难，因为年轻人恢复期间会出现很多未预料的生理过程。因此，对溺水患者必须给予积极复苏直到ROCS或到达急诊，在那里可以开始像ECMO等进一步的治疗。

突发不明原因死亡

婴儿及儿童未预期及无法解释的死亡是心源性和非心源性病因的结果。由于基因突变导致的离子通道功能障碍而引起的心律失常是常见的心源性病因，但传统的尸检方法不易检出。在心源性猝死的2%～10%的婴儿或儿童，及14%～20%的年轻人中尸检发现了离子通道疾病[103-104]。未预期猝死儿童的一级或二级亲属应进行基因检测以明确是否患有离子通道疾病。非心源性病因包括癫痫、感染/非感染性上呼吸道梗阻所致呼吸骤停、热性惊厥、感染、代谢紊乱，及海马体病变[105]。

小儿心肺复苏的终止

小儿心搏骤停期间准确可靠判断CPR无效时可

以停止，而对有潜在良好预后的患者应鼓励继续行 CPR。已发现一些 ROSC 后因素可用于预判心搏骤停后幸存及神经学预后。这些因素包括低血压、血清神经学标记物和血清乳酸值。尽管这些因素与较好或较差预后相关，但还没有单一因素能足够准确地预测预后以指导终止或继续 CPR。2015 年 AHA CPR 和 ECC 小儿 ACLS 指南推荐尝试使用多种因素判断心搏骤停预后。

两项小儿研究数据表明心搏骤停后首个 7 天内 EEG 连续及反应性曲线与出院后较好的神经学预后相关。相反，EEG 显示不连续或等电位曲线与出院后较差神经学预后相关[106-107]。因此小儿心搏骤停后首个 7 天的 EEG 可以用于判断出院时神经学预后，但很明显它不能作为单独标准。

复发或难治性 VF 或 VT 患儿可以考虑延长复苏，尤其是可以使用 ECMO 且引起心搏骤停的原因可逆时[108]。

复苏科学和治疗的未来

个体化心肺复苏

正如本章前文所述，心搏骤停患者的存活及神经学预后与“无血流”停搏时间（心搏骤停未胸外按压）及“低血流”期间 CPR 胸外按压的质量密切相关。因此，无论何种病因导致的心搏骤停，早期高质量的胸外按压及使用各种手段进行早期 ROSC 十分重要。然而近期研究表明，除了这种常规操作，针对特定条件或生理范围的干预也可以影响 ROSC 的机会和幸存。尽管已改良现有指南、增加 AED 可及性和救助人员训练，心搏骤停后预后仍较差，因此这种个体化 CPR 方案愈加重要。

ECG 过滤技术及纤颤分析技术的应用已经能够明确 VF 成功除颤的最佳时间。伴随而来的问题是需要停止胸外按压来分析心律，这对连续的胸外按压效果会产生不利影响。最近发展的“透视”技术可以从 ECG 中选择出 CPR 人工脉冲，它在 ECG 分析期间允许连续胸外按压，但是由于其与 AED 诊断性算法不兼容导致准确性相对较低受到质疑[109]。振幅谱（amplitude spectral area，AMSA）是分析除颤后室颤波形以预测 ROSC 的指标。Nakagawa 及其同事发现电除颤前 ASMA 的变化（change in AMSA，ΔAMSA）能可靠预测 285 名 VF 患者 ROSC[110]。Segal 及其同事发现在猪的 CPR 期间 $ETCO_2$ 和 AMSA 呈一定的正相关[111]。

正如在 2015 年 AHA CPR 和 ECC 中有关 ACLS 更新内容所述，救助人员在 CPR 期间的表现反馈也可以帮助提高 CPR 质量。尽管缺少有力证据，但条件允许时应使用定量波形心电图、动脉血压监测，及中心静脉氧饱和度监测以提高 CPR 质量及指导血压治疗。Gonzalez-Otero 及其同事最近报道了 CPR 期间使用一项基于加速计的实时反馈系统来指导救助人员可以提高对已发表复苏指南的遵循度。胸壁加速度的光谱分析用于计算胸外按压的深度和频率[112]。使用一种新的 CPR 卡片反馈设备也被证实可以提高胸外按压的质量[113]。

除了针对提高胸外按压质量的干预措施，近期研究表明可以通过强化通气策略来优化缺血组织的氧气运输。通过对压力支持通气模式重新设定设计的胸外按压同步通气（chest compression synchronized ventilation，CCSV）可以检测胸外按压的效果并可以给予瞬时吸气压力。它包含了一个反向触发器、循环机制及可达 60 mbar 的更高吸气压力。Kill 及其同事发现在复苏猪时 CCSV 与间歇正压通气（Intermitted Positive Pressure Ventilation，IPPV）相比可以获得更高 PaO_2，同时不引起动脉血压下降[114]。他们还发现 CCSV 与较好的通气参数有关，并可以使过度吸气压力最小化，从而减少了 CPR 期间可能导致的肺损伤[115]。

体外膜肺氧合

CPR 使用 ECMO（ECMO with CPR，ECPR）仍是治疗复发性心搏骤停的一种手段[116]。在过去的几年中它的使用明显增多，同时有新的技术来增强其可行性和通路[117]。在一项对近期十份论文的荟萃分析中，Kim 及其同事发现与传统 CPR 相比，ECPR 可以改善短期生存率和神经学预后[118]。Debaty 及其同事发现在院期间更短的低血流期、可电击心律、更高的动脉 pH 及更低的血清乳酸值与 OHCA 后 ECPR 接受者更好的预后相关[119]。Dennis 及其同事证实在特定的难治性心搏骤停患者中，ECPR 可以为复苏干预或自主循环恢复提供暂时支持。使用 ECMO 前乳酸值预测死亡的患者中三分之一都有较好的生存及神经学预后[120]。

全身受控自动再灌注（controlled automated reperfusion of the whole body，CARL）是一种新型体外循环设备，它可以根据患者个体化信息用再循环血液不断调整再灌注情况。它将控制动脉血压及血流的技术与 TTM 结合，还可以控制酸碱状态、氧含量、渗透压，及电解质，以减少缺血再灌注损伤。基于实验研究数据，最近Trummer及其同事对一位CPR后120分钟体温正常患者成功使用CARL。除了由于脊髓损伤导致的下肢无力，该患者幸存后未出现神经系统损伤[121]。

为延迟复苏紧急保留（emergency preservation for delayed resuscitation，EPR）或假死是另一种有希望使传统复苏技术抢救无效患者无损伤存活的方法。它由匹兹堡大学Safar团队研发，能提供深低温以保留机体且避免不可逆器官损伤，并且为严重失血心搏骤停的患者获得外科止血争取足够时间。在许多大型动物研究中已经成功证实这一点，当数分钟内迅速深低温至10℃后使用体外循环进行延迟复苏时，心搏骤停后无血流2小时仍可以全面恢复。Tisherman及其同事最近报道了创伤后心搏骤停患者EPR的第一个多中心临床研究进展[122]。如果成功，EPR也可以作为难治性术中出血心搏骤停患者的复苏方式。

协调复苏后治疗

复苏后综合征是由Negovski及其同事在20世纪70年代最先报道的复杂病理生理情况，并能够显著影响心搏骤停预后[123]。其特点是心肌功能障碍、神经学损伤和与缺血组织再灌注相关的系统紊乱。心搏骤停后治疗必须采纳能减少系统缺血再灌注损伤、改善心肌功能、阻止复苏后脑损伤及其他系统并发症的措施。推荐将心搏骤停后幸存者收入专科中心以便进行早期目标导向治疗，包括优化血流动力学及呼吸参数、紧急冠状动脉造影，及TTM。必须指出在所有心搏骤停后昏迷患者都应考虑TTM，应密切监测其体温（目标体温为32℃至36℃之间）至少24小时。在此时间窗之后仍推荐连续监测体温并维持正常体温（治疗发热）。应直到ROSC后72小时或提供TTM时完成TTM后72小时再进行预后判断。GO-FAR评分是预测心搏骤停后预后的有用工具。它由遵循指南复苏（the Get With the Guidelines-Resuscitation）衍生，并识别出大量（28.3%）极低可能（＜2%）预后良好的患者[124]。控制癫痫也同样重要，但是神经保护剂如硫喷妥钠、镁剂和钙离子通道阻滞剂并不是常规使用，也未被证实可以改善预后。无论如何随着ECPR改革，已经出现大量对于识别有效神经保护剂的研究。例如腺苷2A受体（adenosine 2A receptor，A2AR）兴奋剂，已被证实能够减少ECPR期间缺血再灌注损伤[125]。A2AR激活可以减少促炎介质、内皮附着分子表达，及通过抑制淋巴细胞、巨噬细胞、单核细胞、血小板和中性粒细胞而减少循环中炎症细胞转移进入组织。吸入一氧化氮（inhaled nitric oxide，iNO）也是紧急治疗复苏后综合征的方法，可以降低缺血再灌注损伤。在脂多糖诱发低血压的猪心搏骤停模型中，Morgan及其同事发现iNO肺血管舒张可以改善短期存活及停搏期间血流动力学[126]。应用于人体的研究即将来临，但目前尚无足够证据推荐这些新的治疗方法常规使用。

致谢

编辑和出版者感谢Drs. Brian P. McGlinch和Roger D. White在本书之前版本对该章节的贡献。这为现在的章节提供了基础。

参考文献

1. Meaney PA, et al. *Circulation*. 2013;128(4):417.
2. Stiell IG, et al. *Crit Care Med*. 2012;40(4):1192.
3. Abella BS, et al. *Circulation*. 2005;111(4):428.
4. Prevention CfDCa, et al. *2014 Cardiac Arrest Registry to Enhance Survival (CARES) National Summary Report*; 2014. https://mycares.net/sitepages/uploads/2018/2017flipbook/index.html
5. Mozaffarian D, et al. *Circulation*. 2015;131(4):e29.
6. Daya MR, et al. *Resuscitation*. 2015;91:108.
7. Wnent J, et al. *Scand J Trauma Resusc Emerg Med*. 2015;23:7.
8. Stromsoe A, et al. *Eur Heart J*. 2015;36(14):863.
9. Ristagno G, et al. *Crit Care Clin*. 2009;25(1):133. ix.
10. Criley JM, et al. *Circulation*. 1986;74(6 Pt 2):Iv42.
11. Kuhn C, et al. *Resuscitation*. 1991;22(3):275.
12. Deshmukh HG, et al. *Chest*. 1989;95(5):1092.
13. Redberg RF, et al. *Circulation*. 1993;88(2):534.
14. Higano ST, et al. *Mayo Clinic proceedings*. 1990;65(11):1432.
15. Bahr J, et al. *Resuscitation*. 1997;35(1):23.
16. Stiell IG, et al. *Circulation*. 2014;130(22):1962.
17. Idris AH, et al. *Crit care Med*. 2015;43(4):840.
18. Christenson J, et al. *Circulation*. 2009;120(13):1241.
19. Vaillancourt C, et al. *Resuscitation*. 2011;82(12):1501.
20. Svensson L, et al. *N Engl J Med*. 2010;363(5):434.
21. Rea TD, et al. *N Engl J Med*. 2010;363(5):423.
22. Baker PW, et al. *Resuscitation*. Dec 2008;79(3):424.
23. Jacobs IG, et al. *Emergency medicine Australasia : EMA*. 2005;17(1):39.
24. Deakin CD, et al. *Curr Opin Crit Care*. 2011;17(3):231.
25. Diack AW, et al. *Med Instrum*. 1979;13(2):78.
26. Schneider T, et al. *Circulation*. 2000;102(15):1780.
27. Link MS, et al. *Circulation*. 2015;132(18 suppl 2):S444.
28. Jost D, et al. *Circulation*. 2010;121(14):1614.
29. Berdowski J, et al. *Circulation*. 2010;122(11):1101.
30. Davis D, et al. *J Hosp Med*. 2016;11(4):264.
31. Gudipati CV, et al. *Circulation*. 1988;77(1):234.
32. Sanders AB, et al. *Jama*. 1989;262(10):1347.
33. Callaham M, et al. *Crit Care Med*. 1990;18(4):358.
34. Sanders AB, et al. *Am J Emerg Med*. 1985;3(1):11.
35. Rivers EP, et al. *Annals of emergency medicine*. 1992;21(9):1094.
36. Meaney PA, et al. *Circulation*. 2013;128(4):417.
37. Einav S, et al. *Acad Emerg Med*. May 2011;18(5):468.
38. Kern KB, et al. *Crit Care Med*. 2000;28(11 Suppl):N186.
39. Travers AH, et al. *Circulation*. 2010;122(18 Suppl 3):S676.
40. Hasegawa K, et al. *Jama*. 2013;309(3):257.
41. Shin SD, et al. *Resuscitation*. 2012;83(3):313.
42. Tanabe S, et al. *J Emerg Med*. 2013;44(2):389.
43. Grmec S, et al. *Intensive care medicine*. 2002;28(6):701.
44. Donnino MW, et al. *BMJ (Clinical research ed.)*. 2014;348:g3028.
45. Goto Y, et al. *Critical Care (London, England)*. 2013;17(5):R188.
46. Gueugniaud PY, et al. *N Engl J Med*. 1998;339(22):1595.
47. Mentzelopoulos SD, et al. *Jama*. 2013;310(3):270.
48. Peberdy MA, et al. *Circulation*. 2017;135(24):e1115–e1134.

49. Wik L, et al. *Jama.* 2005;293(3):299.
50. Olasveengen TM, et al. *Resuscitation.* 2008;76(2):185.
51. Rubertsson S, et al. *Crit Care Med.* 1995;23(12):1984.
52. Rubertsson S, et al. *Resuscitation.* 2005;65(3):357.
53. Axelsson C, et al. *Resuscitation.* 2009;80(10):1099.
54. Rubertsson S, et al. *JAMA.* 2014;311(1):53.
55. Varriale P, et al. *Crit Care Med.* 1997;25(10):1717.
56. Memtsoudis SG, et al. *Anesth Analg.* 2006;102(6):1653.
57. Tsou PY, et al. *Resuscitation.* 2017;114:92.
58. Centers for Disease Control and Prevention. *Injury prevention and control: prescription drug overdose.* http://www.cdc.gov/drugoverdose/index.html.
59. Centers for Disease Control and Prevention. *Fatal injury data.* http://www.cdc.gov/injury/wisqars/fatal.html.
60. Feigin VL, et al. *Neuroepidemiology.* 2015;45(3):161.
61. Townsend N, et al. *Eur Heart J.* 2016;37(42):3232.
62. National Institute of Neurological Disorders and Stroke rt-PA Stroke Study Group. *N Engl J Med.* 1995;333(24):1581.
63. Hacke W, et al. *Lancet (London, England).* 2004;363(9411):768.
64. Dumas F, et al. *Circ Cardiovasc Interv.* 2010;3(3):200.
65. Hollenbeck RD, et al. *Resuscitation.* 2014;85(1):88.
66. Cronier P, et al. *Critical Care (London, England).* 2011;15(3):R122.
67. Zanuttini D, et al. *Am J Cardiol.* 2012;110(12):1723.
68. Bro-Jeppesen J, et al. *Eur Heart J Acute Cardiovasc Care.* 2012;1(4):291.
69. Callaway CW, et al. *Circulation.* 2015;132(18 suppl 2):S465.
70. Bernard SA, et al. *N Engl J Med.* 2002;346(8):557.
71. Hypothermia after Cardiac Arrest Study Group. *N Engl J Med.* 2002;346(8):549.
72. Steen PA, et al. *Anesthesiology.* 1983;58(6):527.
73. Yenari MA, et al. *Nat Rev Neurosci.* 2012;13(4):267.
74. Nielsen N, et al. *N Engl J Med.* 2013;369(23):2197.
75. Diringer MN. *Crit Care Med.* 2004;32(2):559.
76. Bernard SA, et al. *Circulation.* 2016;134(11):797.
77. Johnson NJ, et al. *Chest.* 2018;153(6):1466.
78. Kilgannon JH, et al. *JAMA.* 2010;303(21):2165.
79. Malhotra A. *N Engl J Med.* 2007;357:1113.
80. Finfer S, et al. *N Engl J Med.* 2009;360(13):1283.
81. Atkins DL, et al. *Circulation.* 2009;119(11):1484.
82. Sutton RM, et al. *Resuscitation.* 2015;93:150.
83. Girotra S, et al. *Circ Cardiovasc Qual Outcomes.* 2013;6(1):42.
84. Matos RI, et al. *Circulation.* 2013;127(4):442.
85. Berg RA, et al. *Crit Care Med.* 1999;27(9):1893.
86. Yannopoulos D, et al. *Crit Care Med.* 2010;38(1):254.
87. Kitamura T, et al. *Lancet (London, England).* 2010;375(9723):1347.
88. Goto Y, et al. *J Am Heart Assoc.* 2014;3(3):e000499.
89. Atkins DL, et al. *Circulation.* 2015;132(18 Suppl 2):S519.
90. Naim MY, et al. *JAMA Pediatrics.* 2017;171(2):133.
91. de Caen AR, et al. *Circulation.* 2015;132(18 Suppl 2):S526.
92. Ortmann L, et al. *Circulation.* 2011;124(21):2329.
93. Morris MC, et al. *Pediatric Crit Care Med.* 2004;5(5):440.
94. Raymond TT, et al. *Pediatric Crit Care Med.* 2010;11(3):362.
95. Laurent I, et al. *J Am Coll Cardiol.* 2002;40(12):2110.
96. Reilly JS, et al. *Pediatr Clin North Am.* 1996;43(6):1403.
97. Tan HK, et al. *Int J Pediatr Otorhinolaryngol.* 2000;56(2):91.
98. Bowman SM, et al. *Pediatrics.* 2012;129(2):275.
99. Eich C, et al. *Resuscitation.* 2007;75(1):42.
100. Quan L, et al. *Resuscitation.* 2016;104:63.
101. Rosen P, et al. *J Emerg Med.* 1995;13(3):397.
102. Slomine BS, et al. *Resuscitation.* 2017;115:178.
103. Chugh SS, et al. *J Am Coll Cardiol.* 2004;43(9):1625.
104. Bagnall RD, et al. *N Engl J Med.* 2016;374(25):2441.
105. Hefti MM, et al. *Forensic Sci Med Pathol.* 2016;12(1):4.
106. Kessler SK, et al. *Neurocrit Care.* 2011;14(1):37.
107. Nishisaki A, et al. *Pediatric Crit Care Med.* 2007;8(1):10.
108. Kelly RB, et al. *ASAIO J.* 2005;51(5):665.
109. Affatato R, et al. *Curr Opin Crit Care.* 2016;22(3):199.
110. Nakagawa Y, et al. *Resuscitation.* 2017;113:8.
111. Segal N, et al. *Physiol Rep.* 2017;5(17).
112. Gonzalez-Otero DM, et al. *PLoS One.* 2018 (2):e0192810.
113. White AE, et al. *Singapore Med J.* 2017;58(7):438.
114. Kill C, et al. *PloS One.* 2015;10(5):e0127759.
115. Speer T, et al. *Adv Ther.* 2017;34(10):2333.
116. Amberman K, et al. *J Extra Corpor Technol.* 2010;42(3):238.
117. Richardson AS, et al. *Resuscitation.* 2017;112:34.
118. Kim SJ, et al. *Resuscitation.* 2016;103:106.
119. Debaty G, et al. *Resuscitation.* 2017;112:1.
120. Dennis M, et al. *Int J Cardiol.* 2017;231:131.
121. Trummer G, et al. *Scand J Trauma Resusc Emerg Med.* 2017;25(1):66.
122. Tisherman SA, et al. *J Trauma Acute Care Surg.* 2017;83(5):803.
123. Negovsky VA, et al. *Resuscitation.* 1972;1(1):1.
124. Ebell MH, et al. *JAMA Intern Med.* 2013;173(20):1872.
125. Mehaffey JH, et al. *Ann Surg.* 2019;269(6):1176.
126. Morgan RW, et al. *Am J respir Crit Care Med.* 2018;197(7):905.

第 8 部分

附属责任与问题

87 烧伤患者的急救与麻醉管理

EDWARD A. BITTNER, J.A. JEEVENDRA MARTYN，FOLKE SJÖBERG
戴茹萍 译 徐军美 审校

要 点

- 严重烧伤导致的病理生理变化影响几乎所有器官，从烧伤开始直到伤口愈合。麻醉科医师经常被要求对烧伤患者进行住院各阶段的治疗，包括紧急气道管理和复苏、术中麻醉管理、重症监护和术后疼痛的管理。
- 烧伤休克是典型的缺血/再灌注损伤。烧伤休克的初始缺血（衰退）阶段是一种低动力低血容量状态，伴随着血管内液体迅速丢失和心输出量减少，通常会持续到受伤后 24 ～ 48 h 内。成功复苏后大约 48 h，转为高动力高代谢阶段（涌流），发生心动过速、心输出量增加、高体温、高血糖和蛋白质分解代谢增加。
- 液体复苏的目标是通过补充从血管内丢失到血管外间隙的大量液体来维持器官的灌注。有多种估算液体需求量的液体复苏公式，并且对晶体和胶体输注量方面的建议有所不同。无论使用哪个公式，都只能作为一个指南，液体复苏应滴定到生理终点。
- 吸入性损伤是烧伤后发病率和死亡率的主要预后因素。吸入损伤的管理包括观察和监测。如果气道通畅性受到威胁应行气管插管或气管切开术。
- 严重烧伤患者常遭受非热性的创伤性伤害。在初步评估过程中未能诊断出这些相关伤害可能导致严重的发病率和死亡率。所有烧伤患者最初都应该作为多发伤患者处理。
- 根据涉及的总体表面积（total body surface area，TBSA）的百分比、烧伤深度，及是否存在吸入性损伤，对烧伤程度进行分类。需要准确估算烧伤程度以指导初始复苏策略、确定是否需要转诊至烧伤中心、是否需要手术，及评估预后。三种最常用的估计烧伤面积的方法是"九分法"、手掌法和 Lund-Browder 图。
- "液体蠕变"是指烧伤患者过度复苏的趋势。过度液体复苏可能导致肺水肿、间隔综合征、多器官衰竭、院内感染、死亡率增加，及由于局部水肿导致的烧伤创伤范围加大。导致"液体蠕变"的因素包括过高估计烧伤面积、使用超生理血流动力学目标、增加阿片类药物的使用，及对组织灌注充足的患者并没有降低输液速度。
- 电击伤具有急性和慢性的影响，不会在其他类型的烧伤损伤时发生，而且其发病率远远高于仅根据烧伤面积大小估计的预期发病率。高压电击损伤通常表现为意识丧失、心律不齐、肌红蛋白尿和广泛的可导致间隔综合征的深部组织损伤。患者遭受电击伤时，应评估是否存在相关的外伤性损伤、横纹肌溶解综合征和间隔综合征。为了治疗这些并发症，患者可能会在受伤后 24 小时内入手术室。
- 烧伤患者的气道管理可能具有挑战性且需要特别考虑。气道评估的要点包括先前存在的气道异常、当前的气道损伤情况（即吸入性损伤）和声门梗阻的征象。气道异常的类型可能会因受伤的阶段而异。在急性烧伤情况下，由于水肿可能会限制下颌活动度和张口度，晚期可能会因面部、口腔、鼻孔、颈部和胸部出现明显的瘢痕和挛缩，使气道管理变得困难。

- 烧伤患者对大多数麻醉药和镇静剂产生耐受性，因此与没有热损伤的患者相比，其剂量需求要高得多。镇静剂和麻醉剂应在严密监测下滴定至有效。尤其在快速增加剂量的情况下，阿片类药物造成的不良反应，例如呼吸抑制、急性阿片类药物耐受和痛觉过敏，使得多模式镇痛越来越受到关注。
- 烧伤后肌松药的药理学发生明显且持续的改变。应用琥珀酰胆碱会导致严重的高血钾反应，从而引起心脏骤停。目前的建议是在烧伤后 48 ～ 72 h 内避免给予琥珀胆碱。烧伤后对琥珀酰胆碱这种危险反应的持续时间尚不清楚。
- 烧伤创面的外科切除往往伴有大量出血。手术团队迅速切除焦痂导致患者出现低血容量和低血压的情况并不少见。临床判断仍然是术中复苏的重要组成部分，如使用灌注指标、红细胞总量、凝血、脉搏或动脉波形作为关键评估工具。手术和麻醉小组之间良好的沟通以及限制手术时间和切除范围也是必要的。
- 严重烧伤患者的体温调节功能受损，因此需要密切监测体温。在手术室可以采用多种方法保持体温，包括使用充气式保温毯、水加温床垫、输血输液加温器、尽量减少皮肤表面暴露，及用塑料或热绝缘材料包裹头部和四肢。
- 与术前相比，烧伤患者术后的生理稳定性很可能较差。持续的出血可能被敷料掩盖，患者更容易出现低体温，苏醒期可能出现谵妄，并且镇痛需求量更大。在这个生理极其不稳定的时期，将监护仪、呼吸和血流动力学支持设备转移给重症监护治疗病房工作人员时尤其需要保持警惕。
- 烧伤通过多种机制导致免疫力下降，从而增加了感染的易感性，包括完整皮肤的物理屏障丧失、吸入性损伤导致的呼吸道黏膜损伤，及肠道通透性和功能的改变。预防感染的措施对烧伤患者至关重要，包括及早切除烧伤焦痂以改善局部灌注和防止微生物定殖、谨慎使用侵入性设备、使用抗菌烧伤敷料，及严格遵守感染控制措施。
- 几乎烧伤护理的所有方面（例如换药、切除和移植手术、物理治疗和置管）都与疼痛有关。可能有持续的背景痛、周期性爆发痛、手术相关疼痛，并最终发展为慢性疼痛。标准化的疼痛和焦虑指南被用来为患者提供合适且持续的舒适医疗。

引言

烧伤是全世界造成伤害和死亡的主要原因之一，每年约有 1100 万烧伤患者寻求医疗超过 265 000 人死亡。95% 以上发生在中低收入国家[1]。在美国，每年约有 486 000 例烧伤患者在医疗机构接受治疗，其中 40 000 例需要住院治疗，约有 3275 例死亡[2]。

严重烧伤导致的病理生理变化影响几乎所有器官，从烧伤开始直到伤口愈合。病理生理学影响可能持续数年，尤其是在严重烧伤的患者，包括胰岛素抵抗、神经肌肉功能障碍、瘙痒、疼痛，及频繁因感染和心肌疾病住院治疗[3-5]。严重烧伤患者不同于其他重症监护患者，在液体复苏、代谢应激、围术期需求和其他特定的烧伤相关并发症等方面都存在挑战。大多数烧伤患者都到社区医院的急诊室就诊，这些医院没有指定的烧伤中心。在最初的急救处理之后，这些患者通常被转移到有专门烧伤中心的三级医疗机构。因此，在这些有急诊室的周边医院工作的麻醉科医师必须熟悉急性烧伤的病理生理和复苏的相关知识。此外，烧伤患者的治疗需要多次手术、频繁换药，及因长期的康复需求而延长住院时间。在烧伤医疗机构中，麻醉科医师需要具备专业知识来处理影响这些患者的病理生理变化，特别是了解这些患者围术期管理的独特特点。因此，这一领域需要有持续的专门的教学、培训和专业技能的培养[6]。

尽管烧伤相关损伤的发病率仍然很高，但先进的复苏方法、烧伤伤口的早期切除和移植、伤口覆盖方法的改进、麻醉和重症监护技术的提高、感染的早期诊断和积极治疗，及加强营养支持和心理保健等方法使得烧伤相关的发病率和死亡率大大降低。其他因素，包括即刻的院前护理、具有高级生命支持能力的早期紧急治疗，及二次转运至专门的烧伤单位均有助于提高生存率[7]。尽管治疗策略取得了重大进展，但烧伤患者的处理也将继续给临床医师带来多重挑战。

病理生理学

烧伤休克

烧伤可以造成大规模的组织破坏和炎症反应的激活，对局部和远离损伤部位产生显著的病理生理影响。了解病理生理改变及其时程变化对提供合适的复苏手段和围术期管理至关重要。

烧伤休克是典型的缺血 / 再灌注损伤[8]。烧伤休克的初始缺血（衰退）阶段是一种低动力低血容量的状态，伴随着血管内液体的迅速丢失和心输出量减少，通常会持续到受伤后 24 ～ 48 h 内。需要大量液体复苏来维持器官再灌注的血管内容量，急性稀释了血浆蛋白。成功复苏后大约 48 h，即使没有明显感染，由于创伤诱发损伤相关分子模式（damage-associated molecular patterns，DAMPS）的释放导致的全身炎症反应，转为高动力高代谢（涌流）阶段[9]。具体体现在心输出量、氧耗、肌肉蛋白分解代谢和体温均增加，持续到烧伤创面愈合后的数月至数年。如果烧伤休克不及时治疗，随之而来的就是生理衰竭和死亡。

液体复苏的目标是通过补充从血管内丢失到血管外间隙的大量液体来维持器官的灌注。造成这种液体丢失的主要原因有两个，这两个原因都得到了广泛的研究并有明确的时间模式。首先，烧伤组织存在负吸胀压力[10-13]，其次，血管通透性增加，伴随脉管系统和损伤部位的液体丢失[14]。在损伤部位，除了晶体液的丢失外，还有蛋白质从脉管系统丢失。在远处未损伤部位，毛细血管会留下蛋白质，仅丢失晶体液[15]。

负吸胀压力

在实验模型中，液体丢失不能完全用通透性的增加来解释，所以推测肯定有另一种机制来解释这些丢失。在 1960 年，Gösta Arturson 提出液体丢失可以用间质组织压力降低来解释[16]。随后，Lund 等用体外模型表明，在受损组织内存在明显的负性间质压力，导致间质负压在－ 50 ～－ 25 mmHg 范围内（图 87.1）[17]。这种梯度负压称为负吸胀压力，解释了早期大部分体液丢失的原因。负吸胀压力是一种负压，在这种压力下水或晶体被吸收，导致烧伤组织的容量大量增加，这与静水压和渗透压不同。Kinsky 等

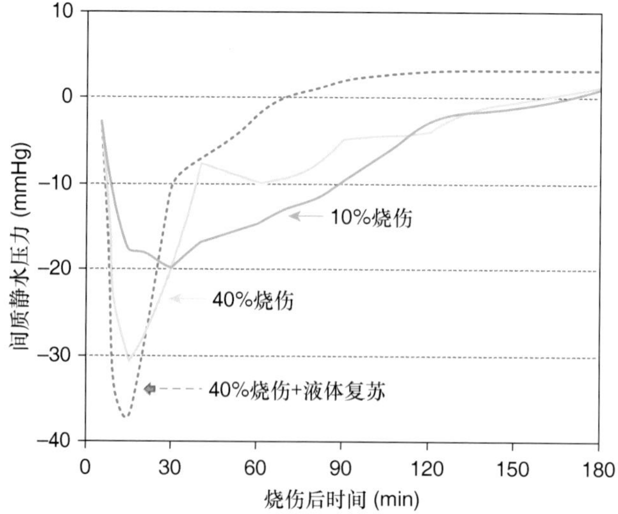

图 87.1 **负吸胀压力**。图显示间质液体负压随着时间、烧伤范围和输液量的变化。

最近的体内研究证实了先前体外实验发现的负吸胀压力[18]。这种负吸胀压力在烧伤后立即显现，并持续几个小时。有趣的是，复苏过程中提供的液体似乎对负吸胀压力有不利影响（图 87.1）。给予大量的液体会导致更大的负吸胀压力，相应地产生更大的液体渗漏和对液体的总需求量。负吸胀压力发生的机制尚不清楚，可能是由于热能作用于组织整合素（组织整合素对调节间隙静水压力起重要作用），使其丧失了维持有利吸胀压力的能力。烧伤的严重程度似乎影响了这种缺陷，烧伤越严重，组织中的负压就越明显[13]。这就是早期尽管有液体治疗，仍然存在低血容量的原因。重要的是，大部分的血管内液体丢失在 24 ～ 48 h 内消失[20]。然而，血管外水肿液体的再吸收需要更长的时间，详见后面的液体复苏策略部分。

烧伤的通透性效应

血管内液体的丢失也是由于血管通透性增加造成的。即使是 5% 的 TBSA 烧伤，这种效应也很明显，而且在受伤后不久就会出现，这就解释了即使是小的烧伤也会形成水泡的原因。关于微小的烧伤如何导致液体渗漏的详细机制尚不清楚，但似乎有许多推断出的介质（另见液体丢失的重要介质部分）。血管通透性的另一个重要方面是因为促炎细胞因子持续释放到受损组织中，使得大多数血管床出现血管扩张。这种血管扩张增加了微循环的静水压，导致液体进一步丢失至间质间隙。这里给出的 Starling 方程进一步描述了在液体滤出中起作用的不同因素[20]：

$$J_v = \mathrm{Kf}\,(P_c - P_i) - \sigma\,(\pi_c - \pi_i)$$

其中 J_v 是液体量，Kf 是过滤系数，P_c 是毛细血管静水压力，P_i 是间隙静水压，σ 是反射系数，π_c 是毛细血管渗透压，π_i 是间隙渗透压。特别是，过滤系数通常显著增加，达 20 倍甚至更高的范围；对于公式的后半部分，由于血管扩张，毛细血管中的静水压增加；间质内压力（负吸胀压力）降低，同时毛细血管渗漏导致毛细血管的胶体渗透压降低，在此基础上，还增加了渗入间质的蛋白质增加的间质渗透效应。

虽然这些变化影响的大多数是血管腔隙，但从定量的角度来看，静脉末端的影响似乎更为重要。大多数穿过血管壁丢失的蛋白质是小分子，也有少数大分子会丢失。这种大分子蛋白质丢失值得注意，因为它有利于大面积烧伤时进行所谓"胶体抢救"的液体复苏，这减少了总胶体丢失（相应的减少总液体丢失），降低间隔综合征的风险[22]。需要强调的是，血管内液体流失是由于上述所有因素的改变造成的，这些因素对于通过毛细血管和小静脉壁的液体运输非常重要，因此会导致烧伤后损失大量液体。

在临床实践中，通透性的增加、复苏的稀释作用和蛋白质的丢失表现为血清白蛋白浓度的降低。烧伤急性期血管内胶体渗透压不仅依赖于白蛋白，还依赖于新合成的急性期蛋白。蛋白质在血管局部渗漏时间模式的不确定性意味着给予胶体的最佳时机尚不清楚。因此，关于胶体治疗在液体复苏过程中何时可以安全地开始仍存在激烈争论。现在，大多数烧伤临床医师都同意在烧伤后 8 ～ 12 h 开始使用胶体以减少液体总量（见胶体抢救治疗部分）。然而，值得注意的是，早期使用胶体可能导致其外渗进入血管外间隙，同时增加组织水肿。还必须指出的是，即使没有烧伤，也只有输注晶体液量的 20% 能停留在血管中，因此给予大量的晶体液会使血管内胶体渗透压降低，导致该部位液体进一步流失[23]。当对烧伤患者进行液体复苏时，必须了解这些相互关联的影响。然而，之前关于烧伤后 24 h 应该只含有晶体的言论已经站不住脚了。

烧伤时的液体丢失：时间方面

在处理烧伤患者时，了解液体丢失的时间以及推荐的体液管理方案是很重要的。尤其是因为最近的研究表明，在目前的指南中，液体丢失和液体容量方案之间在时间上存在着明显的不匹配。大多数由于负吸胀压力而流失的液体在烧伤后 3 ～ 4 h 内就会丢失。这和由于通透性增加而丢失液体的情况有些不同。最可靠的人体数据表明，因为通透性增加而丢失的液体在损伤发生时就开始了，时间可以长达 8 ～ 10 h[24-25]。由于烧伤后持续的全身性炎症反应，渗透效应即使在 48 h 后仍然存在，除非并发脓毒症，其程度明显较轻。

更重要的是，目前的液体复苏指南，尤其是仅基于晶体液的指南，并不能完全补充这种早期的液体丢失。因此在烧伤后的最初 12 ～ 16 h 内，患者可能处于可控的低血容量状态。组织水肿在损伤后 24 ～ 48 h 达到最大，此后增加的液体量缓慢地回到循环中并以尿液的形式排出，根据损伤的严重程度通常持续到烧伤后 7 ～ 14 d[26]。这也是液体重吸收形成高血容量导致肺功能障碍的时间。

液体丢失的重要介质

许多介质被认为在烧伤液体丢失的潜在机制中起重要作用，可能有几种介质以不同的方式发挥作用。最重要的介质是：5- 羟色胺、一氧化氮、血栓素、前列腺素，及其他一些物质如活性氧分子和促炎因子[27]。但分子介质并不是唯一参与渗透效应的物质，白细胞相关效应也被提出[28-29]。凝血和补体级联反应的早期激活起着重要作用。人们之所以对介质及其在液体丢失中可能的作用有兴趣，是希望找到一种能够阻止或减少这一过程的治疗方法。为此已经进行了一些尝试，其中最成功的是使用高剂量维生素 C（作为氧自由基的清除剂），在动物和人类的随机试验中，该疗法均减少了治疗组的液体丢失[30-31]。此外，注射维生素 C 能直接影响负吸胀压力[32]。

血流动力学改变

烧伤休克可导致显著的血流动力学改变并伴有器官功能障碍。严重烧伤休克本质上是分布性和低血容量性休克。增加的全身性血管阻力（SVR）（由于儿茶酚胺、抗利尿激素的释放和血液浓缩）加重了休克期的不良反应。

在严重的热损伤时心输出量减少常常发生，甚至是在可察觉的血浆容量减少之前，或在低血容量症已缓解时还会继续发生[33]。心脏功能障碍的特征是等容舒张期减慢、收缩力受损和左心室舒张期顺应性减低，通常持续 24 ～ 36 h[34-35]。与烧伤有关的左心室收缩和舒张障碍会随着烧伤面积的增加而增加，40% TBSA 烧伤的达到最低点[36]。这种心脏功能障碍是导致多器官功能障碍综合征（MODS）和死亡率增加的主要原因。

烧伤 48 ～ 72 h 后会出现高动力和高代谢状态，

表现为血管通透性下降、心率增加、SVR下降，导致心输出量增加。烧伤后3～4 d，心输出量通常增加到非烧伤健康患者的1.5倍以上。代谢率增加，大约是正常基础代谢率的1.5倍[37]。这种心输出量的增加与肝和肾血流量的增加有关，这意味着对血流依赖性药物清除会有影响，包括一些抗生素和麻醉药。脓毒症的发生可能进一步增加心输出量、降低SVR。

吸入性损伤

病理生理学

除了年龄和烧伤程度，吸入性损伤是烧伤后发病率和死亡率的主要预后因素。吸入性损伤可分为三个亚类：对上呼吸道的直接热损伤；对下呼吸道（声门下）甚至肺泡的化学刺激；以及由特定的有毒化学物质引起的全身化学或代谢性损伤，或者这些因素的综合[38]。对上呼吸道直接的热和蒸汽损伤可导致面部、舌头、会厌和声门口的明显肿胀，从而引起上呼吸道阻塞。由于气道肿胀可能不会立即发生，而且可能会在几小时内发展（特别是同时进行液体复苏，会使情况变复杂），因此必须高度警惕并反复重新评估呼吸状态。会厌的烫伤可能会有类似会厌炎的症状[39]。

由于口咽和鼻咽高效的热交换系统、蒸汽的低比热，及刺激引起的喉部关闭反射，下呼吸道的热损伤是不常见的。吸入烟雾对下呼吸道和肺实质的损害往往是化学性的，而不是热性的。烟雾中的毒性物质损伤气道的上皮和毛细血管内皮细胞，导致炎症介质的释放，血管通透性增加，远端支气管和肺泡水肿。之前列出的许多介质也与此有关。受损的黏膜细胞产生大量富含蛋白质和坏死碎片的渗出物。烟雾中的化学物质促进中性粒细胞来源的氧自由基的形成从而导致炎症。气道纤毛运输功能的破坏和损伤导致管型积聚、气道堵塞、细菌和碎片清除障碍[40]。由于失去表面活性物质的产生或黏膜碎片堵塞小气道，可发生肺泡塌陷和肺不张。随着时间的推移，这些变化可导致支气管痉挛、气道梗阻、肺不张和肺炎，引起通气血流比例失调、气体交换功能受损和肺顺应性降低。吸入性损伤的严重程度可能与单独暴露于烟雾的程度不成正比。确切地说，损伤的严重性可能是由吸入物质和燃烧物质的组成、加上个体反应的差异性，及皮肤烧伤的叠加影响共同决定。

在没有吸入性损伤的情况下，严重的皮肤烧伤也可能导致呼吸道和肺的损伤。其机制包括来自烧伤部位炎症介质的作用，以及液体复苏和感染的影响。例如，没有烟雾暴露的烫伤患者可能发生急性肺损伤，其支气管镜下的特征类似烟雾引起的气道损伤[41-42]。

虽然烟雾中的气相成分不会对呼吸道造成直接伤害，但是它们会产生全身性的影响。其中最毒的气相成分是一氧化碳（CO）和氰化物，可导致很高的发病率和死亡率。CO是一种无色无味的气体，与血红蛋白相同结合位点的亲和力比氧气高200倍[43]。CO使氧合血红蛋白解离曲线左移并改变其形状。此外，CO结合细胞色素氧化酶，损害线粒体功能和减少三磷酸腺苷（ATP）的生产。因此，CO降低了血液携氧能力和组织水平上的氧解离能力，同时破坏了细胞氧化呼吸作用。当碳氧血红蛋白（HbCO）水平超过15%时，就会出现CO中毒的临床表现[44]。这些症状表现为典型的组织缺氧，最明显的是神经功能障碍和心肌功能障碍（最易受缺氧影响的器官系统）。没有一组症状的组合可用于证实或排除CO中毒的诊断。中毒的临床表现的强度各不相同并且不与HbCO水平密切相关。早期症状往往是神经系统的。中枢神经系统（CNS）损伤可导致进行性和永久性损伤。严重的心肌功能障碍可能发生，特别是先前存在冠状动脉病变的患者。临床诊断HbCO中毒应证实其水平升高。HbCO水平升高表明大量暴露于烟雾中，这表明有可能发生化学性气道损伤。低HbCO水平并不总是意味着小剂量的接触，因为在早期阶段的氧疗可以降低转运到急诊室时患者的HbCO水平。CO中毒引起的低氧血症不能通过脉搏血氧仪或氧分压（PaO_2）测量检测到，患者可能出现“樱桃红”而不是紫绀。做出诊断需要测量碳氧饱和度。CO与血红蛋白的结合是稳定的，人吸空气时的半衰期为4 h[45]。增加动脉血氧分压可加速血红蛋白分子中的CO置换，在大气压下给予100%的氧气可使半衰期缩短到平均74 min[46]。高压氧疗法被推荐用于减少因CO毒性导致的神经系统后遗症的治疗。高压氧疗法排除CO的速度更快，对长时间暴露于CO的病例可能更有效，因为长时间暴露使结合细胞色素系统（例如，线粒体）的毒素更难被置换。高压氧治疗的缺点是在烧伤患者血流动力学和肺部情况不稳定的关键时期，需要将其转移到配备有高压氧舱的治疗机构。由于这些原因，只有严重神经系统受累和HbCO水平大于50%、没有大面积烧伤或严重肺损伤、即使高流量氧疗后症状也没有改善的患者才考虑高压氧疗。在许多三级医疗中心，高压氧设备的缺乏也阻碍了它的应用。

氰化物（CN）是由含氮化合物燃烧释放的，这些含氮化合物存在于塑料、织物和纸张中。CN通过与细胞色素氧化酶结合发挥作用，从而抑制线粒体呼吸链、细胞代谢和组织 ATP 的产生，从而造成细胞性缺氧和代谢性酸中毒。CN 毒性可与 CO 产生协同作用导致组织缺氧。大于 20 ppm 的 CN 浓度被认为是危险的，而 100 ppm 的浓度会导致癫痫发作、昏迷、呼吸衰竭和死亡[47]。对 CN 中毒的快速诊断测试尚未广泛使用；所以 CN 中毒的治疗通常基于临床怀疑。任何有烟雾吸入史，并且在氧输送明显充足的情况下还存在阴离子间隙代谢型酸中毒的患者均应怀疑 CN 中毒。阴离子间隙高的乳酸性酸中毒，由于线粒体不能使用组织氧，动静脉氧饱和度差小于 10 毫米汞柱均提示 CN 中毒[48]。然而，烧伤患者的乳酸性酸中毒可能是由于多种原因引起的，对氰化物中毒并没有特异性。CN 在血液中的半衰期短（约 1 h），使得难以准确判定为 CN 中毒，并且因血液采样延迟受到阻碍[49]。血液中的 CO 浓度与 CN 水平高度相关，因此可以作为 CN 中毒的指标。经验性治疗涉及高流量氧疗。提倡使用特定的解毒剂，尤其是羟基钴胺素，它可与 CN 结合且相对无毒；但是必须立即给药才能发挥作用[50]。CN 的有害作用也可以通过注射硫代硫酸盐来中和，硫代硫酸盐可以将 CN 转化为硫代氰酸盐，并通过尿液排出体外。外源性硫代硫酸盐起效比羟基钴胺素慢[51]。通过使用亚硝酸盐（例如亚硝酸戊酯）来治疗 CN 毒性已引起争议，因为这种治疗本身可能很危险[52]。亚硝酸盐诱导高铁血红蛋白血症，与 HbCO 一起可能会干扰氧气运输从而导致缺氧。

吸入性损伤的诊断

吸入性损伤的诊断是基于临床发现如患者的病史、体格检查和 HbCO 水平的综合判断。患者的病史应包括暴露的时间，如患者是否是在封闭空间发现的，现场有无意识，是否有广泛的皮肤烧伤。体征包括面部烧伤、鼻毛烧焦、上呼吸道损伤的体征（声音嘶哑、喘鸣、碳质痰、红斑和口咽肿胀）和下呼吸道受累的体征（呼吸困难、呼吸急促、喘息、氧饱和度降低）。喘鸣、呼吸困难、呼吸费力和发绀只有在严重气道狭窄时才会出现。

虽然胸片在早期诊断吸入性损伤时缺乏必要的敏感性，但是它们作为基线有助于明确未来的变化[53]。纤维支气管镜（FOB）提供了一种评估吸入性损伤严重程度的潜在方法，尽管它可能低估了实质性疾病的存在，并对可见黏膜损伤的严重程度是否可以预测临床结局的意义存在争议[54]。如果不太可能发生声门下异常则不需要 FOB。对于临床体征提示热损伤的患者，FOB 尽管不能显示肺泡损伤，但正常的内镜下表现可以令人放心。可以每隔一段时间或临床情况恶化时重复进行 FOB 检查。烟尘、黏膜水肿，黏膜充血和分泌物的存在均提示吸入性损伤，并提示需要密切观察并反复评估；更糟糕的体征包括喉入口狭窄、黏膜糜烂、溃疡和渗出[55]。虚拟支气管镜检查是诊断吸入性损伤的替代方法，但是这种方法并未得到广泛应用[56]。其他诊断方法包括氙气扫描、肺功能检查和计算机断层扫描（CT）[57-58]。吸入性损伤影响的最可靠指标是复苏开始后动脉血氧分压和吸入氧浓度之比（PaO_2/FiO_2）[59]。

喉损伤在烧伤患者中很常见，并且可能与远期的发病率有关[60-63]。对喉损伤的早期识别和专科医师的会诊可以影响治疗的选择（例如气管切开术）并降低发病率。由于麻醉科医师最有可能看到急性烧伤患者的喉部，因此无论在复苏还是全身麻醉的诱导过程中，喉部检查都必须作为初始插管检查的一部分。任何病理性喉镜检查结果都应记录下来。

治疗

烟雾吸入造成的上呼吸道烧伤的治疗包括观察和监测。

如果气道通畅性受到威胁，则需要行气管插管或气管切开术。口腔和声门上结构的热损伤可以导致水肿；严重的损伤情况下，上呼吸道水肿可以导致气道梗阻。临床上明显的梗阻也可以发生在液体复苏后，最明显的水肿通常出现在损伤后最初的数小时并持续数天。没有什么可以替代有经验的麻醉科医师的耐心和反复的气道评估，同时通过直立体位和避免过多的液体治疗以减少水肿的形成。一般来说，如果有指征，早期插管比发生气道肿胀后冒险困难插管更安全。虽然对吸入性损伤患者预先气管插管可以挽救生命，但必须有明确的适应证时才能操作。气管插管的原因包括：保护可预期的气道肿胀，治疗因肺损伤导致的氧合受损和（或）通气受损，在缺氧或 CO 中毒伴有神经损伤的情况下提供气道保护和最佳氧合。肺实质损伤的治疗本质上比皮肤烧伤的治疗更加复杂。坏死的皮肤可以切除，愈合部位可以直接观察。对比之下，受损的肺组织需要采取措施来防止进一步的损伤，允许宿主自身修复受伤的组织。肺部损伤的愈合是通过血气分析和 X 线片 /CT 扫描来间接观察的。必须维持足够的氧合并保持支气管卫生。在无常见禁忌证的情况下，一些患者可受益于无创通气[64]。如果患者呼吸做功增加或气体交换功能减弱，则可能需要气管内插管。

同时合并皮肤烧伤和吸入性损伤的患者可能比没有吸入性损伤的患者需要更多的液体来复苏[65]。为了保持足够的尿量［一般认为 0.5 ～ 1 ml/（kg · h）］，超过滴定的液体输入量，采取额外的液体复苏措施是不必要的，至少理论上应保持肺部“干燥”以优化气体交换[66]。

明智且关键的标准做法就是适度抬高床头，通过重力促进静脉和淋巴回流来帮助减轻气道水肿。患者应通过面罩供氧，以维持足够的动脉血氧饱和度。应吸引以清除气道内的碎片和分泌物，保持呼吸道通畅。由于儿童气道较小，气道梗阻的风险更大，颈部环形烧伤的患者同样风险很大。呼吸功能障碍的其他早期迹象和症状可能提示吸入性损伤很严重。

呼吸衰竭是吸入性损伤的结果；然而，严重烧伤患者往往有多种机制导致肺损伤，如烧伤损伤导致的全身炎症反应、液体复苏导致的肺水肿和脓毒症等。因此，吸入性损伤对烧伤患者预后的影响程度很难与其他影响肺部的损伤驱动因素区分开来。呼吸衰竭的处理通常包括机械通气和有效重复的肺清理。有大量的通气策略，但关于吸入性损伤患者最合适的通气方式，尚未达成共识[67]。在所有病例中，机械通气的目的应是优化氧合和通气，同时尽量减少潜在的呼吸机相关性肺损伤。呼吸机相关性肺损伤的机制包括：高气道压力导致的气压伤、肺泡过度膨胀导致的容量损伤、肺泡反复打开和关闭导致肺萎陷伤，及由促炎细胞因子释放引起的肺部炎症造成的生物创伤[68]。如果需要有创通气，推荐使用肺保护通气策略（例如潮气量为 5 ～ 8 ml/kg、平台压限制在 28 cmH_2O 以下、使用足够的呼气末正压以维持肺泡开放和足够的氧合）作为初始方法。研究表明，低潮气量的肺保护性通气可降低 ARDS 患者的死亡率，因此也推荐用于烧伤患者[69]。在其他危重患者中，俯卧位已被证明可改善烧伤伴严重 ARDS 患者的氧合[70]。采用允许性高碳酸血症，即血二氧化碳分压（$PaCO_2$）允许适度增加（< 60 mmHg）以限制平台压，除非患者合并神经功能损伤并怀疑有颅内高压。一般认为这些肺保护通气策略也适用于儿童患者，尽管还存在一些证据挑战这一假设[72-74]。有些烧伤中心用于管理吸入性损伤的其他策略包括使用高频冲击通气或高频振荡通气，这两种方法均可促进气道碎片和分泌物的清除[75-76]。高频冲击通气和高频振荡通气被认为是非常严重肺部疾病的“拯救模式”，尽管其效果仍未被证实。体外膜氧合（ECMO）越来越多地被用作难治低氧血症患者的抢救治疗，但目前没有足够的证据支持其在吸入性损伤中具有有利之处[78-79]。

机械通气的共识推荐以及预防呼吸机相关性肺炎的策略同样适用于该类患者[80]。发生支气管痉挛时，可使用支气管扩张剂来帮助优化通气。支气管镜检查可以通过清除分泌物和脱落的上皮细胞来改善患者的肺内洁净程度和预后。虽然还没有常规在临床使用，有几个实验性药物制剂有望解决与吸入性损伤相关的生理变化。雾化外消旋肾上腺素可作为支气管扩张剂、血管收缩剂和黏液溶解剂，以减轻化学性气管支气管炎引起的喘息和支气管痉挛[81-82]。雾化 N- 乙酰半胱氨酸 / 肝素联合制剂作为氧自由基清除剂和黏液溶解剂，也已成功地用于患有吸入性损伤的儿童和成人[83-85]。吸入型一氧化氮可选择性地舒张通气肺段血管，并可改善氧合和肺血流动力学的稳定[86-87]。

无创正压通气（NIV）已被成功地用于患有轻度吸入性损伤且几乎没有水肿迹象的患者，从而避免气管插管，或作为拔管后的呼吸支持策略[88, 88a]。NIV 的潜在好处有很多，包括允许患者自由交流，镇静程度轻，允许咳嗽和分泌物咳出，避免插管的其他潜在并发症，如口咽损伤、黏膜溃疡和呼吸机相关性肺炎。然而，必须严格选择病例。NIV 要求患者能咳嗽并具备保护自己气道的能力，在有气道梗阻风险患者中不能使用，由于需要紧扣面罩，因此有面部烧伤的患者也不能使用 NIV。此外，需要担心的是在吸入性损伤情况中 NIV 可能会隐藏呼吸道进行性阻塞的迹象。烧伤患者经常需要使用阿片类药物和镇静药物，由于其呼吸抑制作用，这些药物的使用可能使 NIV 的使用更加复杂。

高流量鼻导管给氧是一种呼吸支持模式，越来越多地用于急性呼吸衰竭的管理。该模式通过鼻导管以超过分钟通气的流速输送湿化气体。好处包括通过消除鼻咽无效腔减少呼吸做功，从而改善气体交换；减少湿化和加热呼吸气体所需的能量；并提供一定程度的正膨胀压力。关于它在吸入性损伤患者中应用的报道很少[89]。

急性期管理

患者评估

烧伤患者的最佳管理从受伤现场开始，持续到急诊科和转移到专门的烧伤病房。初步调查应采用一种系统的方法，首先根据高级创伤生命支持（ATLS）和高级烧伤生命支持（ABLS）指南确定对生命的最大威胁[90, 90a]。这种方法需要联合气道评估和保护、开始复苏，及对并存损伤进行评估的综合策略。保护热损伤患者的气道是最重要的。早期插管适用于有症状的吸入性损伤患者，或任何面部、口腔或口咽部的热损伤会威胁气道通畅性（喘鸣、喉镜下肿胀、上呼吸道损伤、精神状态改变和呼吸窘迫）的患者[91]。目前院前插管的标准受到质疑，因为过度插管和入院后早期拔管的发生率很高[92]。尽管如此，气管插管和到达医院后调整治疗方法似乎比长时间转运途中遭受气道窘迫更安全。口咽部烧伤可迅速引起梗阻；严重呼吸衰竭的其他原因，如昏迷，需要立即诊断和治疗。一旦呼吸道安全，需要马上进行呼吸评估。听诊呼吸音以及确定呼吸频率和深度对于评估肺、胸壁和膈的状态，以及评估患者是否具备充分通气和氧合的能力是至关重要的。躯干或颈部的环形烧伤可能损害呼吸，需要在床旁进行焦痂切开术。连续监测心率、血压、脉搏血氧饱和度；临床评估未烧伤的皮肤颜色，应作为评价循环状态的参数。成人烧伤后，一定程度的心率增快（100 ～ 120 次 / 分钟）被认为在正常范围内；更高的心率应该怀疑是否存在低血容量、其他创伤和疼痛管理不足。循环评估需要评估所有四肢的灌注情况，尤其要注意环状烧伤的肢体。如果灌注不足，则建议行焦痂切开。静脉通路应通过外周、中心和（或）骨内途径获得，必要时可通过烧伤组织安全放置。辅助检查如超声可能有助于放置外周静脉导管。大口径外周通路是首选，特别是在较大的烧伤中，因为较小的留置针不允许液体快速的输注。

一旦完成了损伤的总体评估，就应该根据体重和烧伤面积来进行液体管理。遭受热损伤的患者往往表现为精神状态的改变，并可能出现相关损伤、药物使用、缺氧、吸入性损伤或先前存在疾病需要处理的情况。与创伤患者一样，格拉斯哥昏迷量表（Glasgow Coma Scale）利用语言、运动和睁眼反应来测量基线精神状态。为烧伤患者提供足够的环境温度至关重要，因为他们失去了调节自身温度的能力。患者必须完全暴露，以评估损伤程度并清除任何可能延长化学品或热源接触时间的污染物。温暖的环境和立即用干净的毯子覆盖可以尽可能避免检查期间的低体温。烧伤中心超过 5% 的患者还遭受非热性创伤[93]。因此，所有烧伤患者一开始都应视为多发外伤患者。当怀疑有相关损伤时，应进行全身 CT 检查并在超声心动图检查中进行重点评估。

此时应完成影像学检查、实验室分析和辅助措施如放置导尿管和鼻胃管等。必须快速完成初步评估，并立即纠正发现任何的问题。一旦完成这些步骤，接着可能要做一个更彻底的热损伤评估。患者的完整病史采集应包括：损伤机制的探察，考虑虐待的可能性，身高和体重，CO 中毒的可能性和面部烧伤。此外，如有可能，应获取既往史（过敏史、用药史、既往病史和事件）。

一旦初级和二级评估已经确保热损伤患者的稳定，就可以开始将患者转运到能够为烧伤患者提供必须医疗支持的医疗中心。美国烧伤协会有转诊到专门烧伤中心的标准，包括患者和烧伤特征，如烧伤面积大小、深度和病因（框 87.1）[94]。患者部分皮层烧伤（Ⅱ度）面积大于 10%TBSA；面部、手、脚、生殖器、会阴或跨过主要关节有烧伤患者；以及任何大小的全层（Ⅲ度）烧伤均应转到更高级别的烧伤中心。有证据表明，烧伤患者如果及早转诊到能够提供高级烧伤处理的医疗中心，预后会得到改善[95-96]。因此，重要的是要准确地识别哪些患者是严重到需要转诊的，以使其预后得到优化。

建立烧伤中心是为了规范和优化烧伤患者的整体护理质量[97]。烧伤中心通过多学科团队提供急救处理，团队包括烧伤外科医师、烧伤亚专业的麻醉科医师、重症监护室医师、受过烧伤培训的护士、理疗师和职业治疗师、药剂师和营养师。此外，烧伤幸存者的长期功能和心理预后以及生活质量的改善，是烧伤病区将理疗师、康复设施，及烧伤心理学家和运动治疗师整合在一起的结果。由于功能恢复的一个重要部分是重返工作或学校，烧伤团队的新成员还包括职业

框 87.1 美国烧伤协会烧伤中心转诊标准

- 年龄＜ 10 岁或年龄＞ 50 岁的患者中Ⅱ度、Ⅲ度烧伤＞ 10%TBSA
- 其他年龄组中，Ⅱ、Ⅲ度烧伤＞ 20%TBSA
- 包括面部、手、脚、生殖器、会阴和主要关节的Ⅱ、Ⅲ度烧伤
- 任何年龄组，Ⅲ度烧伤＞ 5%TBSA
- 电烧伤，包括闪电击伤
- 化学烧伤
- 吸入损伤
- 烧伤患者既往存在可能使治疗复杂化、延长康复期或影响死亡率的内科疾病
- 任何烧伤及伴随创伤（如骨折）的患者，其中烧伤使发病率或死亡率的风险增加最为显著；如果创伤造成更大的直接风险，患者可以先在创伤中心接受治疗，直到病情稳定后再转移到烧伤中心
- 没有合格的人员或设备来处理烧伤儿童的医院应将患者转诊到具有这些能力的烧伤中心
- 烧伤患者需要特殊的社会 / 情感和（或）长期康复支持，包括涉嫌虐待儿童和滥用药物

TBSA，总体表面积

顾问、娱乐治疗师、儿童生活专家和教师等。

烧伤面积和深度的估计

烧伤的严重程度根据涉及的总体表面积百分比（%TBSA）、烧伤深度，及是否存在吸入性损伤进行分类。需要准确估算烧伤程度以指导初始复苏策略，确定是否转诊至烧伤中心、是否需要手术，及评估预后[98]。尽管在第二次调查中对热损伤程度进行了详细评估，而在初步调查中需要对烧伤的面积和深度进行早期估计，以计算循环支持所需的初始复苏液体量。估计 %TBSA 最常用的三种方法是"九分法"、手掌法和朗-布劳德（Lund-Browder）图。"九分法"适用于成人，在儿童中不够准确。该方法将人体分为数个 9% 的体表面积（头部、各上肢、躯干前部、躯干后部、各下肢前部、各下肢后部）[99]。患者手掌（不包括手指）的表面积约为 TBSA 的 0.5%，用于估计轻度烧伤（＜ 10%TBSA）[100]。然而，这种方法对于较大面积的烧伤是不准确的。如果使用正确，Lund-Browder 图被认为是最准确的（图 87.2）[101]。它考虑到身体比例随年龄的变化，尤其适用于儿童。计算机化方法已得到发展，并显示出高度的相关性和可重复性[102]。

烧伤深度也被认为是决定预后的一个重要因素。Ⅰ度烧伤局限于皮肤的外层或表皮。皮肤通常呈现红色和干燥，触摸有疼痛，痊愈需要 3 ～ 5 d。Ⅱ度烧伤又分为浅表和深部部分皮层烧伤。浅表部分皮层度烧伤延伸至浅表乳头状真皮，呈红色，伴有明显的渗液和水疱。当施加压力时，它也会变白，通常不到两周的时间可以痊愈。深部部分皮层烧伤延伸到网状真皮，表现为黄色或白色，干燥，往往非常疼痛；然而，在某些情况下，深Ⅱ度烧伤的感觉可能会减弱。全层或Ⅲ度烧伤贯穿整个真皮层。这些皮肤可能看起来干燥、坚韧、黑色或白色，因为神经和末梢被破坏了，通常无疼痛，按压不会变白。虽然最初无疼痛感觉，但与皮肤深层烧伤相关的皮下炎症往往比皮肤表层烧伤更痛[103]。"Ⅳ度烧伤"指的是更深部结构的损伤，包括肌肉、筋膜和骨骼等。深Ⅱ度、Ⅲ度和Ⅳ度烧伤需要手术清创和植皮，而浅层烧伤则不需要。初始损伤后的前 2 ～ 3 d，由于凝血和缺血的影响，损伤区域可能会进一步发展，因此随后检查时，估计的烧伤深度可能比初始评估时更大。可能需要密切的重新评估，以确定实际烧伤的面积大小和深度。

液体复苏

现在的液体疗法是以 20 世纪获得的知识为基础的。Underhill 在 20 世纪 20 年代详细描述了烧伤患者的病理生理学，在液体管理方面取得了重大突破[104]。1940 年，在马萨诸塞州波士顿的椰子林夜总会灾难之后，第一次尝试用静脉输液来治疗一大批烧伤患者，结果死亡率大大低于预期。1953 年，Evans 提出了基于烧伤面积和患者体重的第一个液体公式[105]。目前使用最广泛的公式是 1974 年由 Charles Baxter 发表的，当时他在德克萨斯州达拉斯的帕克兰纪念医院（Parkland Memorial Hospital）工作。帕克兰公式要求在第一个 24 h 内给予 4 ml/（kg・TBSA%）乳酸林格液，其中一半在受伤后最初的 8 h 内给予[106]。帕克兰公式的主要优点是使用的液体（乳酸林格液体）容易获得，成本低，治疗策略也容易开始和遵循。多年来已报告了若干其他公式，但没有一种公式具有帕克兰公式的全球影响力。表 87.1 中列出了一些比较常见的公式[107-108]。

现在在欧洲或美国，除了最初的帕克兰公式，很少有中心使用其他公式[109]。应根据患者的情况迅速采取适当的复苏措施，避免过度或过少的复苏措施。延迟或不充分的液体补充会导致低血容量、组织灌注不足、低血容量休克和多器官衰竭。与过度复苏相关的并发症包括肺水肿、间隔综合征（肌肉间室、腹部和眼眶），甚至脑水肿。通常情况下，少于 15%TBSA 的烧伤可以通过口服或以 1.5 倍维持速度进行静脉输液来处理（框 87.2），并仔细注意水化状态。含葡萄糖的维持液体应加入小儿患者复苏液中，因为小儿禁食 12 ～ 14 h 肝糖原储备就会耗尽[110]。

而后，当胰岛素抵抗和相关的高血糖症出现时，应调整葡萄糖输液。胶体有可能增加胶体渗透压，从而减少液体转移和丢失。关于在烧伤复苏中开始胶体治疗的理想时间仍存在争议。现在普遍的趋势是比以前推荐的 24 h 更早开始使用胶体[109]。所有指导复苏的公式的目标都是维持尿量达到成年人 0.5 ml/（kg・h）和儿童 1.0 ml/（kg・h）。使用每小时尿量的原因是它很容易测量（一旦放置了 Foley 导尿管），它反映了肾小球滤过率和肾血流量，它是终末器官灌注的指标，并与心脏输出量间接相关。

液体治疗终点

无论使用哪个公式，都只能作为一个指南，液

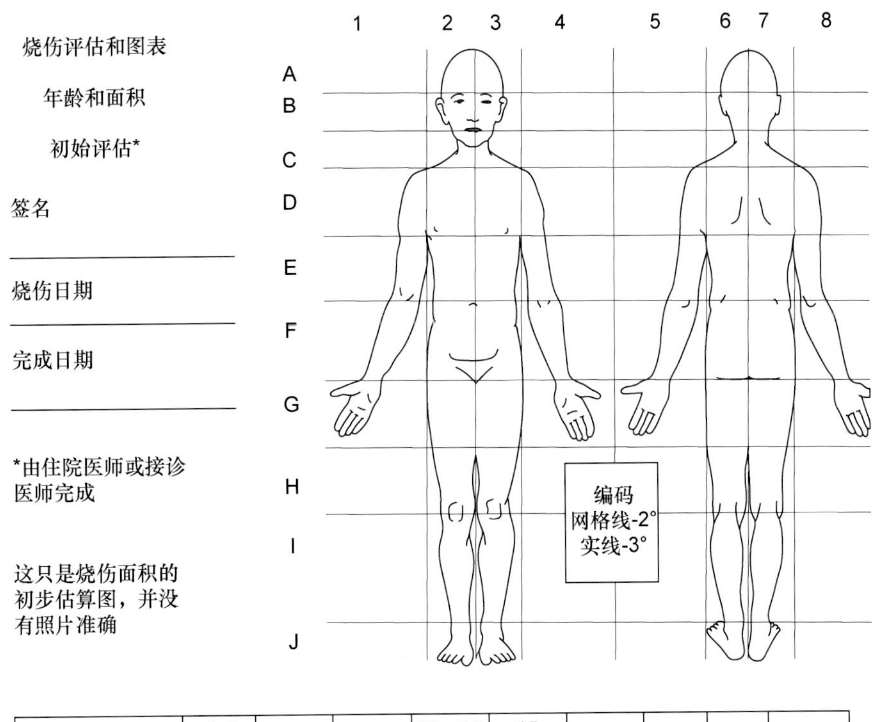

面积	出生～1岁	1～4岁	5～9岁	10～14岁	15岁	成年	2°	3°	总和
头	19	17	13	11	9	7			
颈	2	2	2	2	2	2			
前躯干	13	13	13	13	13	13			
后躯干	13	13	13	13	13	13			
右臀	2.5	2.5	2.5	2.5	2.5	2.5			
左臀	2.5	2.5	2.5	2.5	2.5	2.5			
生殖器	1	1	1	1	1	1			
右上臂	4	4	4	4	4	4			
左上臂	4	4	4	4	4	4			
右下臂	3	3	3	3	3	3			
左下臂	3	3	3	3	3	3			
右手	2.5	2.5	2.5	2.5	2.5	2.5			
左手	2.5	2.5	2.5	2.5	2.5	2.5			
右大腿	5.5	6.5	8	8.5	9	9.5			
左大腿	5.5	6.5	8	8.5	9	9.5			
右小腿	5	5	5.5	6	6.5	7			
左小腿	5	5	5.5	6	6.5	7			
右脚	3.5	3.5	3.5	3.5	3.5	3.5			
左脚	3.5	3.5	3.5	3.5	3.5	3.5			
** 只有 2°和3°烧伤包含在总体表面积烧伤百分比中									

图 87.2　**Lund-Browder 烧伤图表**。Lund-Browder 烧伤图和表格显示了不同年龄人群的不同体表面积比例。在初始评估时，应仔细填写烧伤图，包括伤口大小、位置和估计的烧伤深度。儿科患者可应用朗-布劳德烧伤图表，因为体表面积关系随年龄变化。TBSA，总体表面积

体复苏应滴定到生理终点。然而，烧伤患者的初始复苏最佳血流动力学目标仍不清楚。虽然传统指标如血压、尿量、心输出量等有一定的帮助，但不能充分反映局部灌注和微循环的充足性。即使大循环指标在治疗目标内，但组织灌注不足的迹象仍可能持续存在[112]。而且，在严重烧伤的患者中发现了微循环的改变，而这些改变的严重性与预后不良有关[113]。

为了解决局部灌注和微循环的不足，进行了“目标导向”复苏的临床试验，试验中增加液体使酸中毒恢复正常或达到正常的心输出量或氧利用水平[114-115]。这一方法最初似乎有效，但在随后的分析中，并没有证明优于传统的复苏方法，并导致输液量和相关并发症增加。这一经验证实了早期的研究结果，即无论采用何种复苏策略，烧伤后的心输出量和其他参数需要 18 ～ 24 h 才能恢复正常[116]。因此，最佳的复苏策略似乎是将烧伤患者维持在可控的低血容量状态，目标

表 87.1 液体治疗的公式

公式	包含
帕克兰	乳酸林格液 2 ～ 4 ml/（kg · TBSA%） 前 8 h 内给予液体容量的一半，剩下的在接下来的 16 h 给完
修改版布鲁克	乳酸林格液 2 ～ 4 ml/（kg · TBSA%）
布鲁克	乳酸林格液 1.5 ml/（kg · TBSA%）＋胶体 0.5 ml/kg ＋ 5% 葡萄糖溶液 2000 ml/24 h。PICCO 仪器测定的胶体可为白蛋白或新鲜冰冻血浆
高渗性溶液	
莫纳福	乳酸林格液含钠 250 mmol/L。容量足以产生 30 ml/h 尿量。因高渗效应不常使用

框 87.2 儿童液体维持量

- 低于 10 kg，100 ml/kg
- 体重在 10 kg 以上，在 11 ～ 20 kg 的范围内，加 50 ml/kg
- 体重在 20 kg 以上，每公斤加 20 ml/kg

例：28 kg 儿童的液体维持量：1000 ml ＋ 500 ml ＋ 160 ml，即共 1660 ml/24 h

是使成人的尿量保持在 30 ～ 50 ml/h。中心循环变量，如使用脉搏指示连续心输出量监测（PiCCO，Pulsion 医疗系统，德国）系统时获取的胸腔内血容量指数（ITBVI）、使用肺动脉导管时获取的楔压或超声心动图显示的每搏量 / 心输出量，应表明在这一特定时期的低血量。PiCCO 仪器通过热稀释法测量心输出量和血管外肺水含量。因此，在吸入性损伤造成的肺漏气和通气灌注异常期间，可能不能做出正确的心输出量和血管外肺水含量的估计。当在损伤后 18 个小时评估循环时，这些心脏充盈和功能的中心循环变量将通过复苏策略恢复正常[116]。

在过去的几年中，有迹象表明，烧伤患者复苏不足的情况可能正在增加[118]。此外，最近对欧洲复苏策略的一项调查表明，在烧伤患者中使用血管收缩药和强心药以及早期使用胶体的情况有所增加[119]。虽然这些变化的影响仍然不明确，但利用这种战略有两个重要问题。首先，皮肤作为烧伤受损的器官，在其血管床具有极高密度的 α_1 受体；其次，此间隙接受很大一部分体液复苏提供的液体量，从而大大增加了烧伤创面从Ⅱ度进展到Ⅲ度的风险。有科学证据支持液体复苏后，在水肿组织里有皮肤缺血，这可能是加深烧伤损伤的一个重要风险[120]。

液体蠕变 / 复苏失败

一小部分患者对传统的液体复苏没有反应。复苏失败的迹象包括排尿量少，反复出现低血压或需要使用血管升压药，碱剩余情况恶化，或在最初 24 h 内输液超过预期的复苏需要量[121]。当液体需要量超过帕克兰公式的计算量时，通常建议使用白蛋白或血浆（胶体抢救治疗）代替晶体或与晶体联合使用，以降低间隔综合征的风险[122]。当体液量超过 250 ml/（kg · 24 h）时，发生腹腔间隔综合征（ACS）的风险明显增加[123]。

如果每 24 h 总液体量超过 6 ml/（kg · TBSA%），建议获取更多关于血管内容量和心脏功能的信息。这种情况通常发生在超越真皮的极深度烧伤。获取心功能信息的血流动力学监测方法包括经胸和（或）经食管超声心动图，测量心脏前负荷或液体反应性（例如每搏量变异度、ITBVI 或肺动脉楔压、心脏指数），氧气输送和（或）消耗的测量［例如中心静脉氧饱和度（$ScvO_2$）］，血清标志物（如碱剩余、乳酸），和细胞代谢的测量（如胃张力测定法）。这些措施未被证实是烧伤人群复苏的有效目标终点，且多个目标终点可能导致液体输注过量，限制了它们在所有液体复苏中的常规使用。

在大容量复苏时，应定期监测腹部、眼部和肢体筋膜室的压力。最常用的监测腹腔内压力的方法是通过插入膀胱的导管测量膀胱内压力进行监测。正常的腹内压范围小于 5 ～ 12 mmHg。大于 25 mmHg 通常需要干预，而介于 12 ～ 25 mmHg 之间的数值则需要密切观察[124-125]。ACS 被定义为持续的腹腔内压力超过 25 mmHg 并伴有新发的器官衰竭，如少尿或肺顺应性下降。不仅在严重烧伤的患者中，在那些接受液体复苏量远远超过基于体重和烧伤大小预测量的患者中也应高度警惕 ACS 的发生。对于有症状的腹腔内压升高或 ACS，需要通过穿刺、腹腔镜或剖腹手术减压。

“液体蠕变”是指烧伤患者过度复苏的趋势[126]。过于激进的液体输注可能导致肺水肿、间隔综合征、多器官衰竭、院内感染、死亡率增加，及由于局部水肿导致的烧伤创伤范围延展[127]。造成“液体蠕变”的因素包括过高估计烧伤面积，强调实现超生理血流动力学目标［如碱剩余、乳酸、心脏指数和（或）心输出量，以及替代指标，如每搏量变异度］，以及增加阿片类药物的使用量（阿片类药物蠕变）[128-129]。对于有充分组织灌注证据的患者，如成人尿量大于 0.5 ml/h 或儿童尿量大于 1.0 ml/kg 的患者，做出降低液体输注速度的决策似乎也在液体蠕变中起作用[130]。计算机化的决策支持工具可能有助于减少晶体的输入量，从而减少液体蠕变及其并发症的发生率。当尿量足够时，这样的系统通过快速下调滴定液体容量来减少过度复苏。

限制液体蠕变的策略可能包括在早期复苏时给予白蛋白，更常见的是在烧伤后的早期（12 ～ 24 h）开始“胶体抢救”治疗，这时毛细血管的完整性被认为是可以恢复的。高渗盐水在限制液体量方面也可能是有益的，但需要仔细监测，因为高钠血症与急性肾衰竭的发展有关[132-133]。大剂量抗坏血酸（维生素 C）可有效减少严重烧伤患者的复苏液体量和完成复苏的时间。由于对渗透性利尿、肾衰竭，及与假性高血糖相关性的顾虑，它的应用还没有得到广泛的关注。有研究者尝试过换血疗法（血浆置换），但目前未应用[137]。

电损伤

电烧伤占烧伤中心入院人数的 4%[138]。电烧伤后损伤的严重程度取决于电压（V）、电流、电流类型（交流电或直流电）、电流路径、接触时间、相关组织的电阻和个体的敏感性[139]。小于 1000 V 为低压电损伤，可损伤接触部位的组织。高压损伤的特征是超过 1000 V，可使损伤延伸到周围组织，特别是长骨周围的肌肉。暴露于产生的电流还能通过将电能转换成热能而造成皮肤损伤。损伤范围从局部红斑到全层烧伤。由闪电引起的烧伤很常见，但由于电源与受害者之间的接触时间很短，因此通常损伤很表浅[140]。

电损伤应作为多系统损伤来处理。应该对相关的创伤损伤进行评估，尤其是脊髓损伤，包括与事件相关的胸部或腹部钝性创伤的评估[141-142]。高压损伤患者也应评估横纹肌溶解综合征。四肢应评估是否存在需要筋膜切开术的间隔综合征。对于这些并发症的治疗，患者可在受伤后 24 h 内来到手术室。在高压电损伤中，紧急手术可能是挽救生命的，是保肢机会最大所必需的。烧伤创面初步切除后，可能需要进一步清创，以确保在重建前切除足够的坏死组织。高压损伤的创面处理通常需要分阶段清创，因为早期往往难以确定肌坏死的程度，而且随着时间的推移，肌坏死可能会延伸。伤口闭合通常需要使用局部或远端皮瓣移植。高压电损伤严重的可以导致截肢。持续的电刺激引起的肌肉强直性收缩可能导致包括椎体骨折在内的骨损伤。

电损伤通过直接引起心肌坏死和诱发心律失常来影响心血管系统[143]。最常见的节律紊乱是窦性心动过速，常伴有非特异性 ST 段和 T 波改变。传导缺陷，如心脏传导阻滞也很常见。心脏停跳和心室颤动是电损伤最严重的心脏并发症。就诊时心电图没有改变的患者不太可能发生危及生命的心律失常[144]。电击后的心肌损伤表现更像心脏挫伤而不是心肌梗死，一般血流动力学影响很小。心脏损伤的酶标志物可能会引起误判，因为血液循环中正常的酶浓度并不能排除传导系统损伤导致节律紊乱的可能性[145]。

重度电烧伤患者应进行个性化液体复苏。深部组织损伤，包括外溢进入血管外腔的内脏损伤，由于表面烧伤只是所有损伤的一部分，因此基于公式的复苏通常是不充分的[146]。此外，电流引起的肌肉损伤可导致横纹肌溶解和肌红蛋白释放，它可以沉淀在肾小管引起急性肾损伤。因此，如果存在肌红蛋白尿，尿量应保持在 1 ～ 2 ml/（kg · h），直到尿液不再显色，此时尿量可滴定至 1 ml/（kg · h）[147]。用碳酸氢钠、甘露醇和速尿辅助治疗可促进肌红蛋白排泄，防止肾小管损伤。患有严重电烧伤的患者遭受长期的神经心理后遗症的情况并不少见，如慢性疼痛和需要在长期的康复过程中需要处理的抵抗治疗的心理症状等[148]。

化学烧伤

化学烧伤仅占烧伤中心入院人数的 3%，但是发病率的一个重要来源[138]。中等或高收入国家的大多数化学烧伤发生在工作场所，部分继发于攻击，特别是对面部的攻击。与热烧伤相比，化学损伤有一些重要的生化差异。在热损伤中，由于不可逆的交联反应，组织蛋白会迅速凝固，而在化学烧伤中，由于水解机制，蛋白破坏持续的时间更长[150]。只要致病因子的痕迹存在，这些机制就会延长，尤其是在皮肤的深层。此外，一些化学制剂可产生全身毒性。化学物质与皮肤接触的时间是决定损伤严重程度的主要因素。化学烧伤的严重程度还取决于化学剂的浓度、化学剂的组织渗透性和作用机制[150]。

任何化学品暴露的初始管理是在不污染医护的情况下迅速去除有毒化学品。去除有毒化学物质包括脱掉衣服和用水彻底冲洗[152]。在大多数情况下，中和化学物质是禁忌的，因为额外产生的热量会进一步导致组织损伤[153]。因此治疗的关键是稀释而不是中和有毒物质。有两个情况例外：氢氟酸（用 10% 葡萄糖酸钙的痂下注射）和白磷（用 1% 或 2% 硫酸铜浸泡在水中）。敌腐特灵是一种新的螯合剂，已显示出初步有望用于化学烧伤的治疗[155]。一些化学损伤的潜在危害是使损伤能够长时间地进展，以致最初看起来很浅的伤口最终需要手术治疗。在较大的化学事故中，特别需要注意的是，不要让可疑化学物质污染急诊科。最初清洗化学物质是在医院外进行的，这些程序应在《医院灾害管理规程》中有执行计划[156]。

烧伤患者的一般支持和护理包括液体复苏，使用尿量监测评估器官灌注充分性。全身中毒患者会发生体内酸碱紊乱[153]。应进行血气和电解质分析，直到代谢紊乱得到治疗和控制。在冲洗和清创术后，化学烧伤可用局部抗菌药物和敷料治疗。尽管在评估这些损伤的烧伤深度时存在明显的困难，但早期切除和移植可能是必需的。如果化学品被雾化，也可能发生和存在吸入性损伤，这种损伤的处理同烟雾吸入性损伤。

冻伤

当组织暴露在冰点以下（通常为－0.55℃）一段时间时，就会发生冻伤[158]。损伤的严重程度取决于许多因素，包括绝对温度、暴露时间、湿冷或干冷、浸泡和患者的合并症，如周围血管疾病、神经病变、吸烟、精神健康问题和药物滥用等[159]。

冻伤最常发生在远端肢体或面部暴露部位。它可以导致广泛的损伤范围，从可完全消除的小损伤到需要截肢的大损伤。冻伤的进程是随着时间的推移而演变的。伤口最初可能表现为水疱，看起来并不深。在几天到几周的时间里，由于对微血管系统的损伤，可以发展到全层缺损；脚趾和手指可能会在很长一段时间后变干瘪。

到达医院后，在治疗冻伤的四肢之前，必须评估和处理潜在的不稳定的合并症、创伤或低体温。应使中度或重度低体温患者的核心温度纠正至35℃以上再开始复温冻疮。四肢复温时会变得非常疼痛，所以应该使用止痛剂[160]。理想情况下，使用温度范围为37℃～39℃的漩涡浴设备，可以减少患者的疼痛，虽然会稍微减慢复温的时间。可以一直持续复温，直到皮肤出现红色/紫色，并且肢体组织变得柔韧。长时间的正常体温后仍感觉丧失是预后很差的一个指标[158]。

如果缺血的冰冻肢体在复温后不能再灌注，早期血管造影、溶栓和抗凝治疗可能是必要的[162-163]。静脉血管扩张剂（硝化甘油或罂粟碱）与溶栓联合使用可能有效，以治疗经常伴随冻伤的血管痉挛。磁共振血管造影可能有助于预后，因为它可以直接显示闭塞的血管和周围的组织，并可以显示出更清晰的缺血组织的界限[163]。伤口处理一般是保守治疗，允许缺血组织在切除前显出边界。伤口闭合通常需要皮肤和局部或远端皮瓣移植。由于冻伤本身不是容易产生破伤风的伤口，因此不建议预防性使用抗生素。

史蒂文斯-约翰逊综合征/中毒性表皮坏死松解症

中毒性表皮坏死松解综合征（Toxic epidermal necrolysis syndrome，TENS）和史蒂文斯-约翰逊综合征（Stevens-Johnson syndrome，SJS）是由免疫反应引起的严重的皮肤和底层结构脱落的疾病，通常由药物或病毒综合征引起[165]。引起SJS和TENS的常见诱因是暴露于抗惊厥药物、抗生素和别嘌呤醇[166]。这两种综合征的区别在于疾病的严重程度，以表皮脱落和黏膜糜烂的程度为特征。SJS中涉及的TBSA小于10%，SJS-TENS中涉及的TBSA介于10%～30%，TENS中涉及的TBSA大于30%。患者结局因累及的TBSA和年龄的不同而不同。TENS死亡率约为15%，而SJS的死亡率小于5%[167]。与热烧伤一样，年龄也是影响这些患者预后的主要因素[168]。引起死亡的主要原因是感染和多器官衰竭。因为烧伤中心有专门的人员来处理热损伤导致的皮肤缺损，所以它经常收治SJS和TENS的患者。初始治疗先停用任何可疑药物，还包括必要的气道保护、液体复苏、营养支持和密切监测感染并发症和眼睛护理[169]。应用局部抗菌药物可防止伤口干燥和重复感染，也可考虑有选择地使用伤口贴膜。在治疗TENS中已尝试了许多其他辅助治疗，包括皮质类固醇、环孢素、环磷酰胺、血浆置换、戊硫氧嘧啶、n-乙酰半胱氨酸、乌司他丁、英夫利昔单抗和粒细胞集落刺激因子（如果存在TENS相关性白细胞减少）；然而，它们的有效性还不确定[170]。

特别注意事项

小儿

儿童烧伤的治疗不同于成人，包括气道管理、液体复苏和药物治疗[171]。儿童的体表面积与体重之比比成人大，导致液体复苏的需求量增加（基于体重），蒸发的水分更多，使他们更容易体温过低。此外，儿童的皮肤更薄，这可能导致在较低的温度下深度烧伤的风险。较薄的皮肤使最初的烧伤深度评估变得困难，因为烧伤最初可能表现为部分深度，但实际上可能是全层损伤，或可能发展为全层损伤。

婴儿和儿童的循环系统也不同于成人。婴儿心脏收缩力有限，依靠心率增加心输出量。此外，如果没有把所有输注的液体（冲洗液、药物、载液）考虑在内，尤其是年幼的儿童更容易出现液体超负荷。在外科手术过程中，皮下注射的液体容量是供皮区和烧伤区肿胀的重要原因。小婴儿的肾浓缩能力较弱。小儿静脉留置针的长度短和患者活动频繁可引起外渗，出现烧伤后水肿。儿童的中心静脉可能会影响四肢的血液循环，需要额外的监护。由于导管错位或脱落、或针头插入部位周围的液体泄漏会引起间隔综合征，骨内输液可导致截肢。

应密切监测儿童的体温，并提高检查室的环境温度，防止低体温。在这种情况下，加温静脉输液和加温毯是有用的辅助疗法。基于液体的对流加热床垫会特别有效。应避免湿冷敷料和静脉输注冰冷液体，以减少身体热量的损失。

儿童气道和肺部的注意事项包括他们的气道小，如出现气道水肿可迅速受损，导致气流受阻。婴幼儿的肺储备也不及大孩子和成人。烫伤儿童，即使没有吸入性损伤，在液体复苏期间和之后，也可以发生呼吸衰竭[172]。喘鸣和吸气性凹陷应作为气道损伤和需要气管插管的征象。哮喘在儿童中普遍存在，吸入烟雾可能会加重病情。支气管痉挛，常见于儿童吸入性损伤，应及早积极治疗。

儿童易患与复苏相关的脑水肿，可导致癫痫发作或脑疝[173-174]。有实验室证据表明，在严重烧伤后，儿童的血脑屏障可能更容易被破坏，从而可能导致更大的神经功能障碍的风险。

评估儿童的疼痛和焦虑是一项挑战，因为许多儿童无法用语言表达他们的诉求。与成年人相比，在幼儿中阿片类药物耐受似乎发展得更快[175]。应根据年龄特异性的疼痛和焦虑量表指导护理。一般来说，孩子在烧伤后应该会伤心和哭泣。一个奄奄一息或反应迟钝的孩子很可能处于休克状态，需要立即关注。在伤口护理和换药过程中，孩子们常常不配合。在此期间，应给予适当剂量的抗焦虑药物和止痛药，包括氯胺酮和苯二氮䓬类药物。然而，一旦刺激停止，就需要特别注意儿童是否会过度镇静，因为药物的半衰期比痛苦的换药过程持续时间更长。

多达 20% 的儿童烧伤是由于虐待或忽视造成的。对于有烧伤的儿童，应始终考虑虐待问题，特别是当伤害模式与所提供的病史不符时，存在不同时期的多重损伤时，或有证据表明延误寻求治疗时。体检指标包括烧伤深度一致，边缘锐利；对称孤立的下肢及臀部损伤；保留皮褶；无飞溅痕迹；联合无关损害；一个被动的、内向的、害怕的孩子也应该引起怀疑，并由专门的虐待儿童小组筛查。

老年人

老年人更容易受到烧伤损害，当烧伤发生时，他们的代偿能力也更弱[176-177]。年龄是除 TBSA 外最重要的预后因素。与此同时，死亡率和并发症的严重程度在这组患者中更为明显。老年患者的烧伤倾向可能是灵活度和行动能力受损、视力受损、协调能力下降的结果，这也削弱了他们面临危险时迅速反应和到达安全区域的能力。

老年人往往有更多合并症，因此服用多种药物，这会减弱他们对烧伤的生理应激反应，并增加并发症的风险。共存心肺疾病可以导致与液体复苏相关的并发症，包括肺水肿、充血性心力衰竭和肺炎。在液体复苏期间，应严密监测老年人的呼吸和心血管参数。对于大面积皮肤烧伤的老年患者，尤其在有吸入性损伤的情况下，应该仔细权衡复苏决定，因为其死亡率可超过 90%[178]。应尽早查阅预嘱，咨询医疗代理人和家属。老年烧伤患者由于肺功能储备的减少，在治疗过程中需求呼吸机支持的门槛较低。既往的肾病可导致患者对肾毒性药物更敏感。老年患者的免疫应答也发生了改变且有所受损，从而更易发生感染[179]。

老年患者的皮肤较薄，更容易成为深度烧伤。此外，真皮和表皮再生能力受损，因此，由于伤口愈合不良，供皮的采集尤其是重复采集不太可能实现。在正常情况下，老年患者的静息代谢率较低，在烧伤后可能无法在代谢反应上产生足够的增长。即使是轻微的烧伤，他们也可能受益于营养支持，且可能在外科治疗前的营养康复中获益[180]。肠内营养有误吸的危险，尤其在神志不清的老年烧伤患者中，应予以注意。老年患者在烧伤后的疼痛缓解往往是不充分的，且疼痛随着年龄的增长会有所减轻的假设是没有根据的[181]。最后，老年患者可能独自生活或其配偶不能提供出院后所需的护理，包括伤口护理、转运和提供支持。

肥胖患者

对病态肥胖患者的管理提出了许多临床挑战，包括准确测量烧伤面积、复苏需求、机械通气设置、药物剂量、活动及有效的营养目标。在复苏过程中，肥胖烧伤患者需要更长的时间才能达到复苏目标，使代谢紊乱恢复正常[182]。这一发现与肥胖人群的创伤文献报道一致[183]。这类患者在复苏阶段可能存在持续性代谢性酸中毒，并且有更大风险发展为更严重的多器官功能衰竭[182]。这些因素可能导致病态肥胖烧伤患者更高的死亡风险[182, 185]。目前还不清楚是实际体重还是理想体重适合用来准确估计液体需要量。根据复苏公式，使用实际体重来给予复苏液体量可能会导致这些患者过度复苏[187]。然而，实际体重和 TBSA 提供了一个合理的起始用量，在此之后，每小时的体液输注率应该逐渐降低以满足个体需求，同时防止烧伤休克或其他并发症。不知为何，与病态肥胖相比，轻度肥胖患者似乎更容易存活[188]。

感染控制

感染是烧伤患者发病和死亡的主要原因，由于各种机制导致他们对感染的易感性增加，包括免疫力的改变、皮肤完整的物理屏障的丧失、吸入损伤对呼吸道内膜的损害、肠道通透性的改变，及侵入性设备。这些设备含气管内导管（ETTs）、血管内导管和导尿管，它们绕过了机体正常的防御机制。可引起医院获得性感染的微生物来源包括患者的内源性菌群、外源性环境来源和医护人员的传播。肺炎、中心静脉导管和烧伤伤口是血源性感染最常见的来源，通常在受伤后一周内发生。

预防感染的措施对烧伤患者至关重要，包括早期切除烧伤焦痂以改善局部灌注和防止微生物定殖、谨慎使用侵入性设备、应用抗菌烧伤敷料，并严格依从感染控制措施。为了避免耐药性菌群的产生，不应预防性使用广谱抗生素[189]。对于有明确感染的患者，应以药敏培养为指导抗生素使用。了解特定病原体菌群的发病率和敏感性将有助于更准确地根据经验使用抗生素。剂量应根据器官功能的改变进行调整。规律监测抗生素水平非常重要，因为有证据表明，许多患者并未达到推荐的抗生素治疗浓度。

局部抗菌剂由多种制剂组成，旨在通过控制伤口表面的微生物污染来降低伤口感染的发生率。局部抗菌治疗的一个优点是能够在局部形成活性物质的高浓度。全身用药在治疗局部感染方面不太成功，由于血管微血栓的形成和伤口水肿，大部分药物通常不能到达烧伤创面形成高浓度。应该平衡焦痂渗透、安全性、预期抗菌谱、患者耐受程度，及预计治疗时长[190]。硝酸银、磺胺嘧啶银和银基敷料是最常用的敷料。银的作用很快，且可能具有最广泛的抗菌谱，包括革兰氏阳性菌、革兰氏阴性菌和真菌。磺胺米隆是一种替代的局部制剂，对深度烧伤的焦痂渗透有额外益处。尽管少见，但磺胺类药物过敏的患者对磺胺米隆可发生不良反应，碳酸酐酶抑制引起的代谢性酸中毒也有报道[191]。

早期发现和治疗脓毒症可以减少并发症的发生率，提高生存率。鉴于对烧伤的高动力性、高代谢和促炎反应，识别脓毒症具有挑战性。全身炎症反应综合征的诊断标准与烧伤患者感染的相关性较差，90% 以上患者符合诊断标准，而无论临床稳定性或感染情况如何[192-193]。烧伤患者的脓毒症及感染相关的诊断标准于十多年前制定[194]。烧伤患者关于脓毒症的特异性标准包括（有明确感染且包含以下三项）：体温高于 39℃或低于 36.5℃，心率大于 110 次 / 分钟或超过 2 个年龄标准偏差，进行性呼吸困难（自主呼吸：频率＞ 25 次 / 分钟或需行机械通气），无糖尿病时高血糖（血糖≥ 230 mg/ml），血小板减少（在首次复苏后 3 d 内此项不适用；血小板数≤ 100 000 μ/L），以及无法行肠内营养超过 24 h。脓毒症的其他临床指标可能包括液体需求量增加、低血压、精神状态改变和肾状况恶化。在临床上诊断比较困难的情况下，使用多种脓毒症指标可能会提高脓毒症早期诊断的敏感性和特异性[195]。

烧伤的伤口已知特别容易感染破伤风。已经接种疫苗情况的患者不需要进一步治疗，而接种疫苗情况不明或不充分的患者除接种破伤风免疫球蛋白外，还应接种破伤风类毒素[196-197]。

代谢因素

烧伤后的高代谢反应比任何其他形式的创伤更为严重和持久。烧伤患者的静息能量消耗增加，心肌耗氧量增加，明显心动过速，体温升高，糖酵解、蛋白水解、脂解增加，底物循环无效[198]。儿茶酚胺、糖皮质激素、胰高血糖素和多巴胺的显著且持续分泌增加被认为启动了一系列事件，导致急性高代谢反应和随后的分解代谢状态。DAMPS 在这种高分解代谢状态中的作用还没有被阐明[199]。大于 40%TBSA 烧伤患者入院时代谢率可超过非烧伤水平的 180%，创面完全愈合时代谢率可超过 150%[200]。此外，烧伤后的高代谢反应远远超出了伤口闭合的范围，代谢和炎症变化可延续至损伤后 3 年内，尤其是在严重烧伤的儿童中[201]。这种高代谢需求和能量消耗导致了瘦肌肉组织的分解代谢，这对整个恢复过程可能有重要的不利影响[198]。

烧伤后高代谢和炎症效应的相关性包括胰岛素抵抗延长、骨折风险增加、脂肪变性导致的肝体积增加、发育障碍、心脏做功增加和功能障碍、蛋白质分解代谢状态、肌肉力量受损、激素异常和感染风险增加。因此，严重烧伤不是一种急性疾病，而是一个慢性健康问题。许多策略已被用来修正这一灾难性反应，包括早期切除和移植、体温调节和早期积极的肠内营养。有几种已证实的药理学方法可以减轻烧伤的高代谢时期。肾上腺素能受体阻滞剂（最常见的非选择性 β 受体阻滞剂，普萘洛尔）有利于影响心率、静息能量消耗、耗氧量和净肌肉蛋白平衡[203]。胰岛素治疗能维持肌肉细胞群和改善供体部位的愈合，而不增加肝三酰甘油的合成。它还能减弱炎症反应[204-206]。氧化甲基双氢睾酮是一种合成的雄激素，已经被证明可以增加肌肉蛋白的合成和肌肉力量以及提高骨骼矿物质含量，现今在烧伤治疗指南中被推荐使用[207]。尽管有这些药物治疗，烧伤引起的肌肉萎缩仍会持续数年。需要更多的研究来更好地处理这些功能性缺陷。

营养

营养对烧伤患者至关重要。据估计，患者的基础能量需求受益可高达200%[208]。营养支持不仅部分减轻高代谢反应和减轻肌肉蛋白损失，而且调节应激激素水平，改善肠黏膜完整性，促进伤口愈合，降低应激性溃疡的风险。越来越多的证据表明，早期营养是安全有效的，并带来更好的结局。此外，有证据表明，延迟肠内营养会导致肠黏膜萎缩、微生物易位，从而导致脓毒症和多器官功能衰竭。早期营养的潜在缺点是，当患者从烧伤休克中复苏过来时，并发症的风险更高。胃肠梗阻在早期并不少见，进食可能导致较高的误吸风险。此外，还有一种顾虑，即仍处于休克状态的烧伤患者如果进食，可能有肠坏死的风险。

肠内营养支持应优先于肠外营养支持。肠外营养应给那些有长期肠梗阻和肠内营养不耐受的患者。经口进食优于肠内进食（通过鼻肠管给予液体配方），因为既降低了成本，又减少了并发症。然而，严重受伤的人不能吃进足够的食物来满足高代谢反应。虽然营养不足可能导致并发症，但重要的是要认识到，过度的营养支持几乎没有提供额外的好处，可能是有害的。过量进食会导致体液和电解质失衡、高血糖和肝脂肪变性。虽然存在预测总热量需求的公式，但这些公式往往导致在能量利用率最高的时期营养不足，在治疗过程的后期过度喂养。由于个体间也有很大的差异，实际的热量需求应该通过间接测热法测量静息热量消耗来确定[209]。

大面积烧伤的患者往往要在全身麻醉的情况下进行多次手术。既往来看，进行全身麻醉要求患者在择期手术日前的午夜期间开始进行禁食（不经口进食任何东西，NPO）。这种做法可能会导致烧伤患者在热量支持上的空白。在整个手术过程中持续肠内营养的可行性和安全性已经有研究涉及[210]。使用幽门后管的肠内营养已经成功，前提是通过气管插管或气管切开术（以防止胃内容物误吸）来保证气道安全[211-212]。然而，当有可能使腹部压力增加（如俯卧位或腹部手术）或需要进行气管切开等气道操作时，应谨慎地进行肠内营养。

麻醉管理

术前评估

在烧伤的早期阶段患者经常转运至手术室，这时他们正在经历明显的体液分布，并伴有相应的心血管不稳定性和（或）呼吸功能不全。早期切除死亡 / 坏死组织并暂时或永久覆盖开放区域，对于减轻创面定殖负荷和全身性脓毒症很重要。除了标准的术前评估外，烧伤患者的病史和体格检查有其特定的特点，值得进一步关注。特点包括烧伤的时间和程度、气道评估、吸入损伤的存在、接受的液体量、目前的复苏方案和患者的反应、血管通路 / 部位、肠内营养的耐受性和 NPO 状态（框 87.3）。与外科医师和重症监护团队的沟通对于与重症监护病房（ICU）治疗目标相符合的方式实施围术期的管理至关重要。手术计划的细节，包括手术的范围和预期的持续时间，对于估计出血量、设计适当的血管通路、有创监测、

框 87.3　烧伤患者围术期主要注意事项

- 患者年龄
- 烧伤程度（全身体表面积、深度和部位）
- 损伤机制
- 损伤经过时间
- 合并伤
- 吸入性损伤和 / 或肺功能障碍
- 复苏充分性
- 共存疾病
- 气道通畅性
- 血管通路建立困难
- 胃潴留
- 药物反应改变
- 精神状态改变
- 疼痛 / 焦虑
- 存在器官功能障碍
- 存在感染
- 易受感染
- 血液系统问题（贫血、凝血障碍）
- 手术级别

体温调节和配置适当的血液制品也至关重要。与照顾患者的护士交谈将提供有关患者目前状况的有价值的信息。

术中管理

气道管理

气道管理在烧伤患者可能具有挑战性，需要特别考虑（图 87.2）。气道评估的主要特征包括既往存在的气道异常、当前的气道损伤（即吸入性损伤），及声门梗阻的征象。气道异常的类型可能因损伤的阶段而异。在急性烧伤的情况下，下颌骨的活动度和张口度可能会因水肿或之后进展为挛缩而受到限制。麻醉前评估气道的通畅性和软组织的顺应性是至关重要的。触诊颈部和下颌下间隙可能发现张力，这将限制舌头和软组织移入到下颌下区域，使喉镜暴露具有挑战性。敷料和鼻胃管可能使面罩密封困难。面部伤口可能会疼痛，渗出物和局部抗生素可能会导致皮肤表面光滑，难以固定面罩。已经过了急性阶段的烧伤患者，可能有明显的脸、面部、鼻孔、颈部和胸部的瘢痕和挛缩，导致气道管理非常困难[213-214]。烧伤、吸入性损伤或气管切开术的气道后遗症还包括声门下狭窄、气管软化、肉芽肿形成、鼻孔阻塞和颈部屈曲固定等。如果怀疑患者难以进行面罩通气，明智的做法是在使用停止呼吸的药物之前确认面罩可以通气，或在整个诱导和插管过程中保持自主呼气。传统改善面罩通气的工具方法，如口咽通气道、鼻咽通气道、托颌法、举颏法和双手面罩通气等，在烧伤患者中的应用可能受到限制。对于有小口畸形的患者，可能难以插入口咽通气道，对于有鼻孔瘢痕的患者，可能难以插入鼻咽通气道。由于瘢痕和挛缩可能会限制颈部的伸展和下颌的前移位，抬头举颏法和托颌法可能无效。

喉罩通气（LMA）是一种声门上气道装置，已成功地用于替代气管插管或者作为烧伤患者的抢救气道装置（图 87.3）[215]。使用 LMA 进行气道管理可能有助于避免气管插管引起的进一步喉损伤，也可以作为纤支镜插管的一种辅助。然而，挛缩引起的小口畸形和颈部屈曲固定会限制其应用。小口畸形会影响 LMA 进入口咽。颈部屈曲固定使其插入困难，因为 LMA 的远端紧靠胸壁。严重病例可能需要在插管前于局部麻醉下行手术以解除颈部挛缩。

如果术前检查发现上呼吸道通畅、活动度或面罩

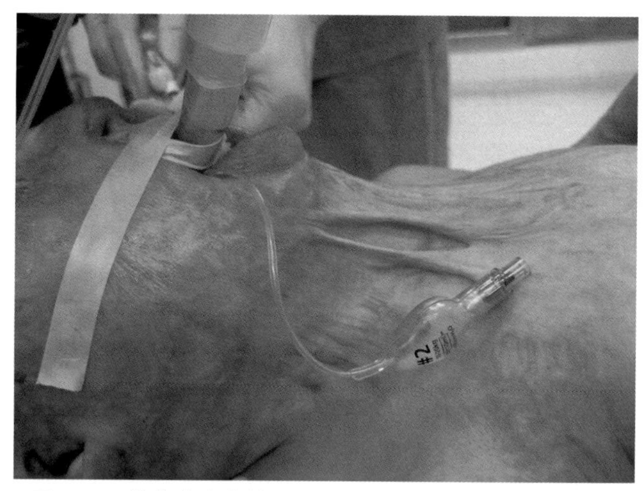

图 87.3 烧伤患者合并严重颈部挛缩用喉罩进行全身麻醉

通气存在问题，应考虑在维持自主通气的同时进行纤维支气管镜引导插管。如果患者不配合，吸入诱导或使用氯胺酮保留自主通气可能允许纤支镜的进入。重要的是要在纤支镜插管时避免干呕和喉痉挛。传统的预防干呕表面麻醉气道的方法包括诱导前使用雾化利多卡因或利多卡因漱口液和诱导后经纤支镜直接将利多卡因喷洒于声带。视频喉镜是一种替代的插管工具，也可以评估下咽和声门解剖。对于儿童，清醒插管不是一个合适的选择。氯胺酮诱导镇静 / 麻醉维持咽肌张力，可用于儿童纤支镜插管。完全在局部麻醉下做气管切开术有时也是可行的选择（彩图 87.4）。当处理可预料的困难气道患者有任何问题时，能够进行潜在困难气管切开术的外科医师应在旁待命。扭曲的解剖结构可能使外科气管切开手术在择期或紧急情况下都很困难。

胃排空在烧伤患者中可能延迟，也可能不延迟[216]。脓毒症、肠道水肿和阿片类药物可减慢胃排空，增加

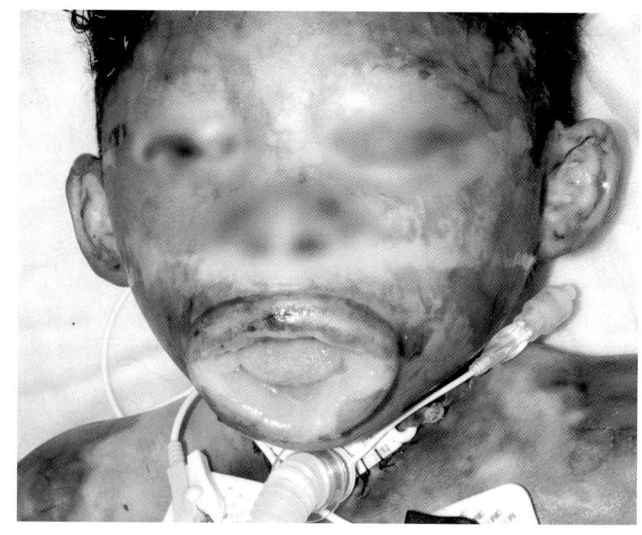

彩图 87.4 **面部及颈部烧伤患儿**。患者因气管严重肿胀而接受早期气管切开术

误吸的风险。如果考虑有肠梗阻，一般需要快速顺序诱导。在胸部或腹部顺应性降低的情况下使用 LMA，可导致通气容积从肺重新定向到胃。在这些情况下，胃内容物的反流会使手术严重复杂化。

固定好 ETT 以避免意外拔管是非常重要的。传统的用胶带或绑带固定的方法不适合面部烧伤患者，因为胶带或绑带穿过烧伤区域会刺激伤口或造成移植物损伤。在患者头部周围打一个环形绑带，用丝线把管子固定在牙齿上，或使用拱形杆都可以使管子安全固定[217-220]。

无论是在手术室还是在重症监护室，在小儿烧伤群体中推荐使用带套囊的 ETTs，无论儿童年龄大小[221]。由于喉部、气管和支气管的水肿，在患者住院的整个急性过程中，气道直径会有相当大的波动。随着气道直径的波动，ETT 套囊可能需要重新调整，以方便没有漏气的机械通气，也要防止因套囊压力过高导致气管软化。

严重烧伤患者可能需要进行气管切开，因为长时间经喉气管插管行机械通气可能会出现并发症。气管切开的最佳时机和适应证尚未确定[222]。一般来说，如果预期会延长机械通气时间（吸入性损伤、高龄、慢性肺部疾病、其他重要的全身合并症和大面积烧伤），则应考虑早期气管切开。并发症可能会发生，尤其是在非可选择条件下，通过烧伤组织或存在水肿的情况下行气管切开时。气管切开相关的吞咽困难、发声困难和其他喉部疾病在烧伤患者中已有描述[223]。

血管通路

烧伤患者的血管通路建立具有挑战性。经典的建立血管通路部位的解剖结构会被烧伤损伤所扭曲，而且在急性损伤的情况下，患者可能会出现低血容量，使得静脉通路在技术上难以建立。此外，复苏可导致水肿。在儿科患者中，这项任务可能更加困难。可能需要通过烧伤组织或伤口放置血管导管。有时，可能需要外科医师在放置血管导管之前进行清创。如果没有静脉通路，任何年龄的患者都可以安全放置临时骨内插管。这项技术避免了静脉切开的需要，可以在紧急情况下使用。由于复苏液体与药物、血液和高营养的需求不相容，大面积烧伤患者通常需要多孔中心静脉导管。当难以建立时，超声引导下的血管定位可用于放置周围和中心导管[224]。

由于烧伤患者在住院期间要经历多次手术治疗，因此通路需要多次使用。中心静脉导管可以在不更换的情况下放置超过 7 ～ 14 d，前提是在插入和使用过程中要进行严格的无菌操作。当需要新的导管时，置管部位可以在颈静脉、锁骨下静脉和股静脉中做轮换。对于切除和移植手术，在手术开始前确保足够的血管通路是必要的，因为失血可能是快速和大量的。

呼吸机管理

由于烧伤产生的炎症介质、液体复苏的影响和感染，吸入性损伤引起严重烧伤后，呼吸衰竭很常见。在术中提供机械通气时，必须遵循 ICU 中使用的相同注意事项以避免气压伤。虽然这一概念还没有在这一人群中进行测试，但越来越多的证据支持即使在手术室中也要施行肺保护性通气策略。在高代谢状态（烧伤后 48 ～ 72 h 开始），氧消耗和二氧化碳的产生可以显著增加。因此，对于大面积烧伤的成人患者，分钟通气量可超过 20 L/min。

广泛的切除和移植手术可能会导致明显生理障碍以至术后需要机械通气。术中肿胀液的再吸收以及手术导致的细菌和细胞因子的释放可加重肺功能障碍。术后决定停止机械通气和拔管的指征与非烧伤患者相同。当血流动力学不稳定、代谢紊乱、体温过低、脓毒症或肺功能恶化时，不应拔除导管。拔管前的评估应包括评估上呼吸道和声门的水肿情况。气管内套囊放气后是否存在良好的漏气，可间接判断是否有足够的声门开口。在手术室内进行有计划地脱机拔管前，可以使用直接喉镜或可弯曲的 FOB 直视下进行。

监测

与任何多器官功能障碍的患者一样，烧伤患者的术中监护取决于患者的生理状态和计划手术的大小。当标准位置被烧伤或在手术区域时，损伤本身就使放置这些监测器具有挑战性。由于受伤部位渗出的液体或外用抗生素药膏的存在，黏贴标准心电图电极可能会遇到困难。使用针电极或手术钉固定电极是有效的。或者，将电极置于背部或相关部位，以固定电极。放置脉搏血氧饱和度探头也可能是困难的，可能需要放置在替代位置，如耳朵、鼻子或舌头。对于大面积烧伤的患者，可能需要将血压计袖带直接套在受伤或新近植皮的组织上。在这种情况下，应极为小心以保护其下区域且应使用无菌袖带。如果预期快速或大量出血，应考虑动脉置管进行连续血压监测和采血。此外，动脉压波形及其与呼吸相关的变化提供了关于液体反应性和心输出量的连续血流动力学信息，并可用于指导容量和血管活性治疗[225]。体温监测是必要的，因为这些患者容易发生低体温且不能耐受低温。监测体温对术中输血反应（体温升高2℃）的监测也很有用。接受神经肌肉阻断药物的患者需要进行神经肌肉功能监测，因为剂量需求可以显著改变。然而，在烧伤手术中很少需要持续使用肌肉松弛剂。多孔中心静脉导管可同时监测中心静脉压力和输注药物和液体。应仔细注意防止所有现有或计划使用的导管被外源性物质所污染。

药物因素

烧伤会引起心血管、肺、肾和肝系统的病理生理变化，以及由于内源性介质的释放而引起的循环血浆蛋白浓度的变化，而所使用的激素和外源性配体会影响受体的可塑性。这些变化导致许多药物的药动学和药效学反应的改变，这些反应可能因烧伤的严重程度和受伤后经过的时间而异[226-227]。

烧伤后心血管和代谢反应的两个不同阶段对药动学的影响是不同的。在急性损伤期（0～48 h），血管内的液体快速流失，导致心脏输出量减少、流向器官和组织的血液减少。尽管有足够的复苏，患者的心输出量和肝肾血流量可能会继续减少。在这个阶段，肾和肝会减少一些药物的排出。由于肠道血流量减少，口服药物的吸收也会延迟。复苏阶段后，高动力阶段开始，其特征是心输出量增加、流向肾和肝的血流增加。依赖于器官血流量的药物将会有更高的清除率；药物剂量可能必须相应地向上调整。

两个主要药物结合蛋白，白蛋白和α1-酸性糖蛋白（AAG），在烧伤后以相反的方式改变[227]。白蛋白主要与酸性和中性药物结合，在烧伤患者中白蛋白的浓度降低，而与阳离子药物结合的AAG是一种急性期反应物，其浓度在这些患者中增加了两倍或更多[229]。阳离子类药物（利多卡因、普萘洛尔、肌肉松弛剂和一些阿片类药物）与AAG结合，导致游离药物百分比下降。很可能与白蛋白水平下降和从烧伤伤口和（或）复苏液中液体持续渗漏有关，几乎所有研究药物（丙泊酚、芬太尼、肌肉松弛剂）的分布容积都增加了。此外，靶器官药效学的变化改变了药物受体之间的相互作用，导致对药物的反应发生多变和有时不可预测的变化。因此，为了确保疗效、患者安全或避免毒性，可能需要改变药物的常用剂量或完全不用其他药物（如琥珀酰胆碱）。

肝高度摄取的药物的清除主要依赖于肝血流，对蛋白结合的改变相对不敏感。因此，高度摄取药物（如丙泊酚、芬太尼）的清除可能在烧伤后早期由于低血容量和低血压导致的低灌注而减少，随后在肝血流增加的高动力期增加[230, 231]。在高代谢期，肾血流量和肾小球滤过率增加。因此，某些药物［抗生素（庆大霉素、头孢菌素）和H_2受体拮抗剂（雷尼替丁）］的肾清除将会增强[232-233]。相反，肝摄取系数低的药物的清除不受肝血流变化的影响，但对血浆蛋白水平的变化敏感，因为是未结合部分参与药物代谢。烧伤患者的肝酶活性似乎也发生了变化[226]。Ⅰ期反应，包括氧化、还原、羟基化和去甲基化，在烧伤后受损（如地西泮）。涉及偶联、硫脲化和硫酸化的Ⅱ期反应似乎相对不受影响（如劳拉西泮）[235]。此外，全身性用药可能会通过烧伤伤口漏出，手术期间的失血可能会增大药物的消除。

麻醉药物

许多吸入和静脉药物已成功地用于烧伤患者麻醉的诱导和维持[230]。药物的选择应基于患者的血流动力学和肺的状态以及在保护患者气道方面的潜在困难。由于七氟烷起效快，刺激性小，对于气道不正常的儿童或成人，或没有静脉通路的患者，七氟烷具有提供顺畅吸入诱导的优点。挥发性麻醉药的选择似乎不影响这些患者的预后。长期重复麻醉的后遗症在儿科患者是未知的。

丙泊酚的清除和容量分布在严重烧伤患者的高动力阶段是增加的[230]。因此，与非烧伤患者相比，严重烧伤患者可能需要更大剂量的丙泊酚和（或）更高的输注速度来达到或维持治疗性血浆药物浓度。注意大剂量丙泊酚会引起血流动力学的改变是肯定的。

阿片类药物

阿片类药物是这个群体患者镇痛的基石，因为①它们是强有力的镇痛药物；②大部分医护人员熟悉使用这些药物的益处和风险；③它们提供剂量依赖的镇静作用，这对缓解伤口护理过程中引起的痛苦和焦虑是有益的[238]。可供临床使用的广谱阿片类药物提供了给药的灵活性（即不同的给药途径、生效时间、镇痛持续时间），可以针对疼痛特点和背景用药。例如，延迟全身吸收的口服阿片类药物（如吗啡缓释、芬太尼贴剂）或延长终末半衰期的口服阿片类药物（如美沙酮）对治疗背景疼痛有效。相反，起效快的短效药物（如静脉注射芬太尼、阿芬太尼）更适合于手术疼痛的缓解。在急性损伤阶段，强效阿片类药物如硫酸吗啡、氢吗啡酮和芬太尼应静脉注射，并根据患者反应滴定。目前还不清楚哪一种阿片类药物的副作用会比另一种更少。

许多患者在手术前接受阿片类药物和镇静剂的持续输注。这些输注维持已达到稳定的效果，不应停止。术中止痛可通过增加这些输注或使用其他药物来实现。芬太尼在手术室中常用作止痛剂，在烧伤治疗病房中常用作镇静剂。烧伤后芬太尼的分布容积和清除增加，部分解释了该药物剂量需求增加的原因[239-240]。据报道，在烧伤患者中吗啡的分布容积和清除减少，预计消除半衰期增加[241]。然而，其他文献表明，在有烧伤和无烧伤的成年人之间，吗啡的药动学没有显著差异[242]。

经静脉注射阿片类药物的患者自控镇痛（PCA）已被证明是一种安全有效的阿片类药物给药方法，可用于儿童和成人烧伤患者的急性或手术相关疼痛的治疗[243, 246]。PCA 也提供了好处，允许患者保留对其医疗护理的某种程度的控制权。

阿片类药物的镇痛效果随时间的延长而降低，需要增加剂量才能达到相同的效果。阿片类药物耐受是患者在反复接触阿片类药物后阿片类药物镇痛效果减弱现象，可早在不间断使用阿片类药物 1 周后出现[175]。常见这些患者表现出阿片类药物耐受需要的剂量远远超过标准教科书的建议[248]。对烧伤动物的研究表明是因为内在的阿片受体的药效学发生了改变。这些改变包括 μ 受体的脱敏和下调，蛋白质激酶 C-γ 和天门冬氨酸（NMDA）受体的上调[249]。鉴于 NDMA 在烧伤后的上调，麻醉患者氯胺酮的需要量在烧伤后也有所增加就不奇怪了[250]。阿片类药物的副作用，包括呼吸抑制、急性阿片类药物耐受和痛觉过敏，特别是需要迅速增加剂量的情况下，已引起对多模式策略的更多关注。有学者发现可乐定、右美托咪定、氯胺酮和美沙酮可以有效治疗对吗啡耐受度极高的患者的疼痛[251-252]。

各种非阿片类镇痛药可以有效治疗烧伤疼痛，它们的益处和副作用与阿片类镇痛药不同（表 87.2）。

非甾体抗炎药

对乙酰氨基酚和非甾体抗炎药（NSAIDs）是有效治疗轻度烧伤的一线止痛剂[253]。然而，NSAIDs 和对乙酰氨基酚在剂量-反应关系中表现出天花板效应，使它们不能作为治疗严重烧伤疼痛的单一药物。NSAIDs 也会产生有害的影响，包括出血风险、胃肠道、心血管和肾并发症。因此，NSAIDs 通常被避免用于严重烧伤的患者。

α2 受体激动剂

可乐定或右美托咪定（α2- 受体激动剂）可以有效镇痛而不会引起呼吸抑制[254]。然而，高剂量 α2- 受体激动剂可引起低血压和低血容量，因此，这些药物不应该用于血流动力学不稳定的患者。右美托咪定已被用于为烧伤患者提供镇静镇痛和减少阿片类药物的需求[255]。然而，α2- 受体激动剂被报道提高了热敏感皮肤痛觉受器的兴奋性，但这一发现在烧伤患者的临床意义尚不清楚[256]。最近报道右美托咪定用于 ICU 镇静时可降低发生谵妄的风险，特别是与苯二氮䓬类药物相比[257]。

抗焦虑药

人们认识到焦虑会加剧急性疼痛，因此增加了抗焦虑药物和阿片类镇痛药的联合使用。伤口护理前联合应用苯二氮䓬类药物和阿片类药物对减少患者与操作相关的预期焦虑尤其有效。最可能从这种联合治疗中获益的患者是那些在手术时高度焦虑或基线疼痛评分较高的患者[258]。长期服用苯二氮䓬类药物咪达唑仑似乎增大了对阿片类药物的耐受性[259]。

表 87.2 镇静镇痛治疗指南

损伤阶段	背景性焦虑	背景性疼痛	操作性焦虑	操作性疼痛
急性烧伤期机械通气	咪达唑仑输注或右美托咪定输注 抗精神病药物 丙泊酚输注	吗啡输注	咪达唑仑单次给药 右美托咪定高速输注 抗精神病药 丙泊酚单次给药	吗啡单次给药 注射氯胺酮静
急性烧伤期非机械通气	按计划口服或静脉氯硝西泮或右美托咪定	按计划口服或注射吗啡	口服或静注劳拉西泮	口服或静注吗啡
慢性急性烧伤	按计划劳拉西泮或抗精神病药物（口服）	按计划给予吗啡或美沙酮	劳拉西泮或抗精神病药物（口服）	口服吗啡或羟考酮

加巴喷丁

加巴喷丁是一种抗惊厥药，越来越多地用于治疗慢性和神经性疼痛，并作为一种辅助止痛药，可能在调节中枢敏化和痛觉过敏方面发挥作用。几项研究表明加巴喷丁作为这类人群阿片类镇痛疗法的补充治疗是有益的[260-261]。

氯胺酮

氯胺酮是一种分离性麻醉剂，能引起迅速而深度的镇静、镇痛和遗忘。它导致边缘系统和皮质系统之间的功能性分离，产生一种恍惚的木僵状态，影响对疼痛刺激和记忆的感觉识别。此外，作为一种非竞争性的NMDA受体拮抗剂，它被认为可以防止中枢痛觉敏化的诱发和“上扬”（windup）现象，从而减少阿片类药物耐受性和痛觉过敏的发生和维持。氯胺酮是一种在所有烧伤阶段广泛使用的止痛剂，作为主要或者其他止痛方案的辅助用药[262]。静脉注射氯胺酮通常用于需要深度镇静的操作，如换药和拆线，因为它起效快，作用时间短，这是由于迅速重新分布导致的。氯胺酮静脉输注可以在ICU转出后继续在病房中安全使用。氯胺酮也可长期使用，但会随着时间的推移而产生耐受性。另一个优点是，即使在长期使用后，也能迅速停用而不产生不良后果[263]。

氯胺酮在烧伤患者麻醉的诱导和维持方面有许多潜在的优势[264]。氯胺酮与血流动力学稳定性、保留对低氧和高碳酸反应能力以及降低气道阻力有关。氯胺酮对烧伤和脓毒症患者可发挥有益的抗炎作用。此外，氯胺酮可引起周围血管收缩，对有低体温风险的患者可能是有利的[265]。严重烧伤患者是否会发生外周血管收缩，是否会导致失血减少，目前尚不清楚。尽管氯胺酮可引起儿茶酚胺的释放，但大剂量氯胺酮仍可引起某些烧伤患者的低血压，这一点很重要。这是因为这些患者的儿茶酚胺水平居高不下，导致β受体的脱敏和下调[266]。因此，氯胺酮的直接心肌抑制作用得以凸显。

氯胺酮的另一个重要特点是，与其他麻醉剂不同，它保留了肌肉张力和气道保护性反射。因此，如果想要避免辅助通气，氯胺酮可能是一个的选择（例如，在放置新的面部移植物后，用于取出支架或敷料，或用于简单的操作如换药或拆线，或用于青少年患者）。

氯胺酮给药会导致一系列副作用，包括恶心和呕吐、幻觉、情绪变化、怪异的梦和出现谵妄。当氯胺酮作为单一药物使用时，大剂量或快速使用时，往往会出现谵妄。苯二氮䓬与氯胺酮联用已被证明可降低苏醒期反应出现的频率和严重程度[267]。

区域麻醉

区域麻醉针对烧伤疼痛的特定方面具有优势。最简单的形式是局部麻醉，可以在取皮前注射到供皮区，也可以采取皮下导管灌注、周围神经阻滞或中枢椎管内阻滞的形式[268-271]。虽然区域麻醉可以作为外科烧伤护理的主要麻醉管理手段，但它也经常被用作镇痛辅助手段，节俭阿片类药物并改善术后镇痛。操作时必须考虑到皮肤供皮区和损伤区往往位于不同的解剖位置，而且患者厚皮片供皮区术后的疼痛往往比植皮的烧伤创面更为强烈。

中枢椎管内神经技术（蛛网膜下腔、硬膜外）作为主要麻醉技术和术后辅助用药手段效果良好[272-274]。然而，由于对感染菌密集定殖的患者发生颅内感染的担忧，医师不愿在烧伤的组织上进行麻醉穿刺，以及手术解剖的不兼容性（例如，需要植皮到下肢，但供体位置在上肢或躯干）可能限制了它们的使用。没有报道表明硬膜外脓肿在烧伤患者中更常见，但有报道表明，如果将血管内导管放置在烧伤组织或其附近，则更容易感染[275]。通过硬膜外导管给予局部麻醉药［和（或）阿片类药物］对下肢烧伤患者似乎有好处，可用于背景和手术镇痛，以及引起自主交感神经阻滞和周围血管扩张。

躯干阻滞［椎旁和腹横平面（TAP）阻滞］可以非常有效地为供皮区的取皮提供镇痛作用，而且这两种阻滞技术也适用于放置导管以延长术后镇痛时间[276]。至于中枢椎管内导管，理论上在这类患者有放置异物（即导管）会增加感染的顾虑，但此类感染尚未见报道。而且理论上椎旁或TAP导管感染可能比中枢椎管内导管（如硬膜外脓肿）感染的后果轻。

股外侧皮神阻滞经特别适用于烧伤患者，因为它是支配区域内（外侧大腿）唯一的感觉神经，这也是常用的厚皮片移植供皮区[277-278]。有时因为取皮的范围，需要覆盖大腿前侧和内侧，因此也可以进行髂筋膜阻滞。

烧伤患者局部麻醉药的药理学可能会因肝功能、蛋白结合和容量分布的变化而改变[279]。局部麻醉药的副作用发生率或耐受性在烧伤患者本身并没有发生改变，但在危重症烧伤患者使用这些潜在的神经或心脏毒性药物时，建议谨慎。近年来随着局部麻醉药的发展，如脂质体包裹的利多卡因和布比卡因，可能提供更长的持续时间和更大的安全性（比如局麻药仅在局部起效），但是针对烧伤患者的专门研究还没有完成[280]。

肌松剂

肌松药的药理学在烧伤后发生了显著而持续的改变[281]。烧伤患者使用琥珀酰胆碱可导致严重的高血钾反应，可以引起心跳骤停。目前的建议是避免在烧伤后 48 ～ 72 h 给予琥珀酰胆碱[282-283]。在用琥珀酰胆碱去极化过程中，神经肌肉接头外的乙酰胆碱受体释放钾的数量增加是高钾血症的原因。高血钾反应的持续时间很可能随着损伤的严重程度和伴随的危重疾病以及肌肉恢复的程度而变化。加重因素的出现，如失用性挛缩、因长期卧床而无法活动、营养不足，及可能的 ICU 肌病也可能导致这些变化，并可能使高钾血症的发生率增加[281]。与琥珀酰胆碱导致的高钾血症相平行，伴随的是对非去极化肌肉松弛剂（NDMRs）的神经肌肉效应敏感性降低。据报道，烧伤 463 d 后的儿童患者对 NDMRs 耐药，这表明琥珀酰胆碱的高血钾反应也可能持续一年以上[284]。虽然可见琥珀酰胆碱引起的高血钾反应，但如此长时间后是否会达到致死水平仍是未知数。对于可能用于治疗喉痉挛的小剂量（0.1 mg/kg）琥珀酰胆碱，高钾血症发生是否减少的研究还不够充分[285]。

NDMRs 是烧伤患者的首选松弛剂。然而，达到有效肌松所需的剂量和起效时间会大幅增加，而肌松的持续时间则缩短。NDMRs 反应性改变的原因是多方面的：①乙酰胆碱受体表达上调，包括胚胎的和 α7（神经元类型）乙酰胆碱受体在肌肉膜的表达上调；②与 AAG 的结合增加，增加 NDMRs 在肾上腺和肝的清除[286-287]。抗 NDMR 程度与烧伤的程度和烧伤后的时间高度相关[288]。

由于烧伤患者使用琥珀酰胆碱存在禁忌，需要肌松迅速起效时罗库溴铵是首选药物。推荐高剂量的罗库溴铵 1.2 ～ 1.5 mg/kg 用于重度烧伤患者的快速顺序诱导[289-290]。然而需要注意的是，即使罗库溴铵的剂量为 1.5 mg/kg，烧伤患者肌松起效时间约为 90 s，而非烧伤患者剂量为 0.9 mg/kg，肌松起效时间不到 60 s（图 87.5）。即使在较高的剂量下，罗库溴铵的作用时间也可能有很大的变化；因此，在重度烧伤患者中，监测神经肌肉功能对于明确重度烧伤患者的剂量需求和肌力恢复的充分性至关重要。初步证据表明，舒更葡糖钠是一种改进的环糊精，用于逆转罗库溴铵和维库溴铵诱导的非去极化肌肉阻滞，可用于烧伤患者，其肌肉活动恢复时间与其他类型的患者相似[291]。

阿曲库铵，被与肝肾无关的途径（如霍夫曼消除）分解，在烧伤患者应用中也表现出神经肌肉阻滞效应的降低[292]。表明耐 NDMRs 的主要原因本质上是药代动力学。目前还没有研究专门指出顺式阿曲库铵在烧伤后的作用。然而，可以推断顺阿曲库铵可能也有一个变化的药代动力学，并因此需要相应的调整剂量。对烧伤患者用乙酰胆碱酯酶抑制剂（如新斯的明）逆转神经肌肉阻滞的药理学没有引起特殊问题[283]。已观察到在血清浓度下神经肌肉阻滞的恢复会在未烧伤患者中 100% 引起抽搐抑制。

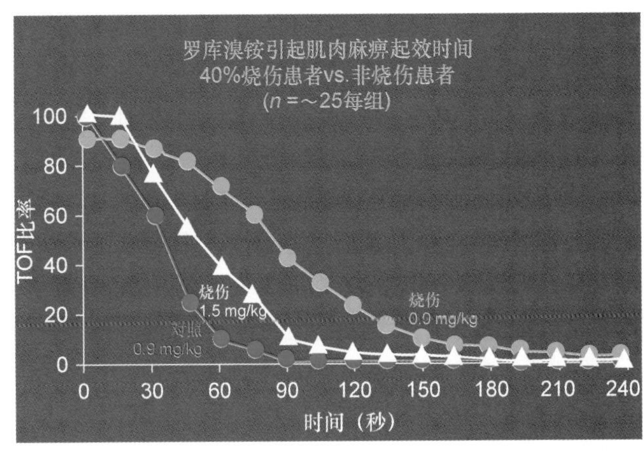

图 87.5　**成人烧伤和非烧伤患者罗库溴铵剂量-反应曲线和达到最大效应时间。**平均 40%TBSA 烧伤患者和对照组患者，烧伤后至少 1 周进行研究罗库溴铵剂量与时间对抽搐抑制百分比。在未烧伤的患者中，罗库溴铵剂量为 0.9 mg/kg，引起 95% 的抽搐抑制时间≤ 60 s。在重大烧伤后，同样剂量罗库溴铵大于 120 s 的开始引起 95% 的抽搐抑制。增加罗库溴铵剂量使剂量-反应曲线向左移动。然而，即使在 1.5 mg/kg 剂量下，95% 的抽搐抑制开始时间仍然＞ 90 s。TOF 值是指 2 Hz 神经刺激肌肉过程中记录的四个成串刺激的比率

切除手术术中液体管理和失血

术中液体输注必须谨慎优化，避免复苏不足或复苏过度，这两种情况都可能导致术后并发症的发生。术中液体管理应考虑包括烧伤面积切除的大小（大面积切除导致更多的失血）、烧伤的深度（Ⅱ度烧伤切除比Ⅲ烧伤切除或筋膜切除有更多的失血）、具体使用的止血技术（例如局部或皮下肾上腺素），及给予肿胀液的量。应尽量减少向幼儿患者烧伤处或供体部位注射肿胀液的量，因为几小时后肿胀液逐渐吸收可导致肺水肿[294]。

麻醉诱导前必须纠正血管内容量。手术和麻醉团队之间的良好沟通、限制手术时间和切除范围可以防止此类问题的发生。在开始切除大面积烧伤前，应准备好输血。

外科手术切除烧伤往往伴有大量出血。高心排状

态和炎症性充血加重了失血。有文献报道，烧伤切除手术的失血量为每切除 1%TBSA 对应 3.5% ～ 5% 的血容量[295]。手术医师如此迅速地切除焦痂以致患者出现低血容量和低血压的情况并不少见。有时出血增加是因为组织弥漫性出血是切除手术的目标，这提示该组织是可存活的。在烧伤切除过程中很难估计失血量，因为吸引器桶无法有效收集失血，止血海绵可能被止血剂预先浸泡，大量出血可能被大块敷料遮挡而无法发现。与最初的液体复苏一样，在补液滴定治疗时没有单一的生理终结点可依赖。临床判断仍然是一个重要的组成部分，使用低氧血症、灌注（碱剩余、血清乳酸）、红细胞总数、凝血和脉搏或动脉波形作为关键的评估工具。临床实践中，在正常血容量患者一般通过连续血红蛋白值决定术中输血的必要性。与其只关注单一的输血阈值因素，血液成分治疗应该留给有明显生理需要的患者使用。预期持续失血可能就需要输血以防严重的贫血，而不是等它发生时再治疗。

最近关于大量出血的住院患者和部队战伤的治疗经验表明，早期更加积极地使用新鲜冷冻血浆可降低死亡率[296]。大量出血的标准包括 24 h 内失血达总血容量，1 h 内输 4 U 红细胞，或每分钟持续失血超过 150 ml，这在大面积烧伤患者的创面切除手术中并不罕见。虽然烧伤患者接受液体复苏的临床经验并不完全等同于非烧伤创伤患者的失血性休克，但可以合理地假设，更积极地使用新鲜冷冻血浆来预防凝血功能异常，也可能同样适用于经历大量失血的烧伤患者。大量的失血可能需要输注血小板，但输血的终点仍不清楚。利用血栓弹力图对凝血障碍进行有针对性的校正可以减少烧伤创面手术切除时的输血需求，因为它可以指导输注血制品的种类[297]。

在切除烧伤创面过程中应减少外科出血，以减少并发症，维持血流动力学稳定，减少输血次数。输血量的增加与预后较差相关。减少出血有几种方法，包括局部应用或皮下注射稀释的肾上腺素在烧伤伤口和供皮区，进行肢体手术时四肢抬高和使用止血带，使用压缩敷料，局部应用凝血酶和纤维蛋白原。此外，较快的手术进程对于止血是很有帮助的。

体温管理

严重烧伤患者的体温调节能力受损，因此需要严密监测体温。麻醉导致的血管扩张和使用乙醇进行手术准备可能加剧热量的丢失。大面积烧伤引起的炎症反应使下丘脑体温调定值升高，代谢率增加以维持这一升高的温度。因此，机体很难耐受低体温，因为它会导致氧耗的过度增加，并加剧机体对损伤的分解代谢反应。在烧伤创面切除术中体温过低的后果还包括心输出量减少、心律失常、缺氧性肺血管收缩消失、血红蛋白解离曲线左移、干扰正常的凝血机制、肝肾功能下降，及正性肌力作用下降等影响。术中体温过低（＜ 36.0℃）与烧伤手术中大量失血、伤口感染和急性肺损伤有关[298-299]。术后体温过低的后果包括寒战、药物清除障碍和掩盖低血容量。此外，寒战会使皮瓣移位，耗氧量增加 500%，导致心肺系统需求增加和营养需求改变[300]。

维持这类患者的体温是一项挑战。在手术室可以采用多种方法保持体温，包括使用充气式加温毯、水加温床垫、输血输液加温器、尽量减少皮肤表面暴露，及用塑料或热绝缘材料包裹头部和四肢[298]。从效能的角度来看，水加温床垫提供对流加热，具有显著优势[302]。手术室的温度通常保持在 27℃～ 38℃，这取决于患者年龄和烧伤严重程度。虽然炎热的手术室可能会让手术室的工作人员感到不适，但它通常是保持患者体温的必要条件。诱导前环境温度也应保持在正常水平以上，患者在转运时应盖上温暖的毯子。儿童的体表面积与体重之比更大，导致热量流失更快。

手术相关注意事项

麻醉科医师应对烧伤患者的手术处理有一个大致的了解，这对于烧伤患者的计划和围术期处理是非常重要的。合适的手术计划应考虑到烧伤的程度、部位和深度；患者的一般身体情况；以及治疗患者的团队资源。一般情况下，第一次切除手术将在受伤后 72 h 内进行（早期切除）。早期切除严重烧伤患者的坏死组织可减少并发症，包括降低感染率、改善心功能、减少输血总量、减少高代谢反应和降低总死亡率。然而，在某些情况下，为了稳定患者病情和（或）确定有多少烧伤会二期愈合而不需要手术，手术可能要推迟进行。第一次切除手术的主要目的是切除和覆盖大部分的深度烧伤，并选择可以安全切除的最大区域。通常，这些区域是躯干的前部或后部或四肢的大片区域。对于某些患者，显著减少失血和体温降低的前提下，一次手术可安全切除多达 50% 的 TBSA。然而，对于有基础疾病或全身情况不稳定的患者，最安全的治疗方式通常是适度范围、间隔几天重复手术切除，直到全部Ⅲ度烧伤被切除（分阶段切除）。计划切除的范围应充分利用自体或异体移植皮瓣，以便烧伤切除后伤口能立即闭合。充分的伤口闭合也能促进术后达到最佳的止血效果。外科医师必须持续监控整个过程，以防患者情况变得不稳定，必要时暂停手术，这就需要与麻醉科医师进行密切沟通。

烧伤焦痂切除最重要的目的是切除创面直到只剩下可存活组织的程度。烧伤创面的切除可分为削痂切除或筋膜切除[303]。削痂切除以连续方式去除烧痂至可接受植皮可存活组织的深度，这允许尽可能多地保留可存活组织，通常提供比筋膜切除更好的美容效果。筋膜切除术涉及切除皮肤的全层和皮下组织深至肌肉筋膜的水平。筋膜切除术通常用于需要快速切除危及生命的大面积烧伤，这在老年人群中并不少见。与削痂切除相比，筋膜切除的优点包括：易于剥离，更少的失血，以及血管化良好的筋膜层适合植皮。缺点包括轮廓畸形，永久失去所有皮肤感觉和切除淋巴管导致远端淋巴水肿。

在烧伤伤口的切除或清创术后，至关重要的是要覆盖伤口床，因为它为侵入性感染创造了一个潜在的开放门户。此外，大量的液体、电解质和蛋白质可能从清创后的烧伤伤口丢失。自体皮瓣移植是最理想的覆盖方式；然而，在大面积烧伤中，可以使用同种异体移植或皮肤替代物来临时覆盖伤口床，直到自体移植供皮位置可用。暂时的皮肤替代物提供短暂的生理上的伤口愈合，保护伤口免受机械损伤，减少水分的蒸发和热量的损失，并作为隔离细菌的物理屏障。这些皮肤替代物也可以作为供体部位的敷料以减少疼痛、增强上皮化，在等待其下网状自体移植皮瓣愈合的同时为供皮区提供临时的封闭。目前还没有理想的永久性皮肤替代物，尽管有许多技术正在使用，包括培养的上皮细胞和真皮类似物[306-307]。

术后护理

烧伤患者术后的重要考虑因素包括是否在手术室拔管，是否可以安全转移到 ICU，与 ICU 人员交接以及术后镇痛。手术结束之前应提前打电话给烧伤病房，让护理团队有足够的时间来提高病房温度，准备必要的用品和设备（如输液、呼吸机）等待患者到达烧伤病房。患者进出手术室需要一个系统的方案，以保障患者的生理状态安全。监测患者的生理状态、运输途中氧气供应与适当的呼吸支持、保持患者体温、足够的转运人员、复苏药物和一个适合的静脉给药途径都是安全转运的必要条件。转运过程中需要机械通气的患者至少需要两名麻醉科人员或一名麻醉科医师和另一名临床医师来管理通气、观察监护仪并在运输过程中给药。由于转移过程中患者的躁动和拔管可能是灾难性的，因此在医院内转移和将患者转移到床上或从床上转移到担架上或转移到手术台上时，提供足够的镇静和镇痛是至关重要的。运输过程中应尽量减少低体温。

与术前相比，烧伤患者术后的生理稳定性较差。持续出血可能被敷料掩盖，患者更容易出现低体温，苏醒期可能出现谵妄，并且镇痛需求量更大。在这个生理极其不稳定的时期，将监护仪、呼吸机和血流动力学支持设备转移到 ICU 时，尤其需要保持警惕。患者应该在一个预热过的房间里恢复，因为在运输过程中会产生相当大的热量损失。辐射加热器、液体加热器和保温毯在保持正常体温方面很有用。

手术室拔管的标准要点应含有针对烧伤患者的注意事项，包括评估气道通畅程度、代谢状况、术中液体量、持续出血的可能性，以及患者何时会再次手术。术后机械通气一般适用于术前就接受机械通气的患者，以及在面部或颈部进行精细整片植皮的患者，以尽量减少术后最初几天的体动和植皮被破坏。

疼痛和焦虑不全控制会对术后护理产生不利影响，增加血流动力学不稳定，导致呼吸机人机对抗，影响伤口愈合，对心理健康产生负面影响。存在新近切除组织和供皮区，疼痛非常明显。随着时间的推移，烧伤患者对镇静剂和镇痛药的耐受性越来越强，因此可能需要比正常大得多的剂量，特别是在术后[308]。静脉单次注射氯胺酮（大约 0.25 mg/kg），有时可以很好地缓解术后似乎对阿片类药物没有反应的持续性疼痛[309]。皮下注射的液体和血管加压素在术后被缓慢吸收，有可能会导致高血压和肺水肿的出现。

疼痛管理

与烧伤有关的疼痛管理是极具挑战性的，在愈合的多个阶段，疼痛的强度和性质随之改变[310]。与活动性疼痛相比，静息疼痛通常不是一个很大的挑战。烧伤护理的所有方面（如换药、切除和移植手术、物理治疗和通路置入）都与疼痛有关。可能有持续的静息疼痛，周期性爆发痛，与操作相关的疼痛，最终可能形成慢性疼痛[311]。此外，无论是成人还是儿童，烧伤引起的疼痛总是得不到足够的治疗，特别是当换药和伤口护理时[312-313]。疼痛可与瘙痒合并发生并不罕见[314]。

烧伤本身的疼痛和痛苦的创伤过程往往导致患者的恐惧和焦虑，这可能使他们的急症治疗和康复复杂化，并可能导致发病率、死亡率和住院时间的增加。据报道，焦虑和疼痛的治疗不足导致的创伤后应激障碍在严重烧伤患者中发生率高达 30%。疼痛治疗不足也可能导致慢性疼痛的发生。

烧伤患者疼痛的发病机制是多因素的，涉及炎症级联反应和通路，构成组织和神经损伤后病理生理过程的一部分[315]。过量产生的介质，包括降钙素基因相关肽和P物质，以及NMDA受体的激活可以引起A-delta和C感觉神经纤维的敏化[316]。由于这些过程，患者可能发展为原发性和继发性痛觉过敏，引起对疼痛刺激的敏感性改变或增加[317]。即使是正常的皮肤也会产生异常的敏感性。重复的组织创伤和疼痛刺激，例如在切除和植皮过程中，以及在频繁换药过程中，结合炎症过程和感染，可导致中枢神经系统的神经可塑性适应，特别是导致脊髓背角的过度兴奋。疼痛传入的感觉冲动经过促进和放大到一个预定的刺激，导致慢性或持续性疼痛的产生和维持。此外，这些患者往往表现出不同的药效和药代动力学药物反应，需要高度个性化的疼痛管理计划，有效的管理往往需要结合多种镇痛模式。

为了给患者提供合适持续的舒适状态，标准化的疼痛和焦虑指南被许多烧伤中心采用[318-319]。基于指南的疼痛和焦虑治疗方法的有效性已经得到很好的证实。这些指南常常采用多模式的方法包括使用阿片类和非阿片类止痛药，个体化滴定，明确推荐药物选择、剂量和增加剂量，使用一致的、准确的、适龄的疼痛评估工具，有限的配方以促进员工熟悉药物使用和持续评估指南本身。在伤口急性期和康复期，非药物技术可以作为辅助手段，减少疼痛和焦虑。这些方法包括认知行为疗法、注意力转移、放松技巧、虚拟现实和催眠[320, 321]。

麻醉人员在制定和完善镇痛指南、协调多学科疼痛管理团队和辅助烧伤病房工作人员和患者教育方面起着至关重要的作用。关于疼痛评估、疼痛控制、药物治疗和不良反应的教育可以采取会诊主导的疼痛查房、教学会议和（或）轮科培训计划的形式，这些已被证明在改善疼痛评估和提供镇痛方面是有效的[322]。

随着烧伤创面愈合，疼痛刺激减少，对镇痛药的需求也逐渐减少。当患者需要停药时，应逐渐减少阿片类药物和其他镇静剂的剂量，以防止戒断症状，同时仍能提供足够的镇痛和抗焦虑[323]。患者即使接受阿片类药物注射，仍可安全拔管。瘙痒是这些患者在治疗过程中常见且苦恼的问题[324]。可以导致患者衰弱和干扰睡眠及日常生活，并可能因为搔痒抓挠新生的上皮组织或移植的皮瓣从而导致损伤和进一步的疼痛[325]。搔痒的原因是多因素的，经常被阿片类药物、热、身体活动和压力引发或加剧。瘙痒通常随时间逐渐减少，但有时在伤口完全愈合后仍会持续。有多种方法可以控制瘙痒，包括全身抗组胺药、保湿乳液和穿着宽松的衣服。中枢作用的药物如加巴喷丁和普瑞巴林也可能对改善瘙痒症状有益[326]。

结论

烧伤患者对急诊和围术期医疗处理提出了多方面的挑战。尽管在治疗策略方面取得了重大进展，例如改善复苏、提高伤口覆盖率、适当的感染控制和改善吸入性损伤的治疗，严重烧伤仍然是几乎影响每个器官系统的破坏性损伤，并有着很高的发病率和死亡率。发达国家烧伤发生率的下降减少了医师对于烧伤患者的接触，凸显出对急诊和围术期管理医护人员进行烧伤培训的必要性。在烧伤患者的住院治疗中，麻醉科医师经常被邀请进行协助治疗，包括急性呼吸道管理和复苏、术中麻醉管理、重症监护和术后疼痛的处理。要最优化治疗这一具有挑战性的患者群体，需要了解、鉴别和预测烧伤患者独特的术前、术中和术后的问题，这些问题促成了烧伤患者的高发病率和死亡率。

参考文献

1. World Health Organization. Burns: Fact sheet. http://www.who.int/en/news-room/fact-sheets/detail/burns. (Last accessed 7/28/2018)
2. American Burn Association Fact Sheet. http://ameriburn.org/wp-content/uploads/2017/04/nbaw-fact-sheet-rev.pdf. (Last accessed 7/28/2018)
3. Hundeshagen G, et al. *Lancet Child Adolesc Health*. 2017;1(4):293–301.
4. Duke JM, et al. *Burns*. 2017;43(2):273–281.
5. Browne AL, et al. *Clin J Pain*. 2011;27(2):136–145.
6. Tevlin R, et al. *Burns*. 2017;43(6):1141–1148.
7. Jeschke MG, et al. *Crit Care Med*. 2015;43(4):808–815.
8. Cuthbertson DP. *Lancet*. 1942;239:433–437.
9. Rani M, et al. *Burns*. 2017;43(2):297–303.
10. Lund T, et al. *Am J Physiol*. 1989;256(4 Pt 2):H940–H948.
11. Lund T, et al. *Am J Physiol*. 1988;255(5 Pt 2):H1069–H1074.
12. Lund T, et al. *Acta Physiol Scand*. 1987;129(3):433–435.
13. Soussi S, et al. *Anesthesiology*. 2018. [Epub ahead of print].
14. Nielson CB, et al. *J Burn Care Res*. 2017;38(1):e469–e481.
15. Demling RH. *J Burn Care Rehabil*. 2005;26(3):207–227.
16. Arturson G. *Acta Chir Scand Suppl*. 1961;(suppl 274):1–135.
17. Lund T, et al. *Am J Physiol*. 1988;255(5 Pt 2):H1069–H1074.
18. Kinsky MP, et al. *J Burn Care Rehabil*. 1998;19(1 Pt 1):1–9.
19. Deleted in proofs.
20. Demling RH. *J Burn Care Rehabil*. 2005;26(3):207–227.
21. Deleted in proofs.
22. Atiyeh BS, et al. *Ann Burns Fire Disasters*. 2012;25(2):59–65.
23. Hahn RG. *Anesthesiology*. 2010;113(2):470–481.
24. Sjoberg F. *Acta Anaesthesiol Scand*. 2008;52(6):725–726.
25. Bak Z, et al. *J Trauma*. 2009;66(2):329–336.
26. Zdolsek HJ, et al. *Intensive Care Med*. 2001;27(5):844–852.
27. Evers LH, et al. *Exp Dermatol*. 2010;19(9):777–783.
28. Johansson J, et al. *Burns*. 2009;35(8):1185–1187.
29. Johansson J, et al. *J Burn Care Res*. 2015;36(4):484–492.
30. Tanaka H, et al. *Burns*. 1999;25(7):569–574.
31. Tanaka H, et al. *Arch Surg*. 2000;135:326–331.
32. Matsuda T, et al. *J Burn Care Rehabil*. 1992;13(5):560–566.
33. Bak Z, et al. *Burns*. 2008;34(5):603–609.

34. Adams HR, et al. *Am Heart J*. 1984;108(6):1477e87.
35. Abu-Sittah GS, et al. *Ann Burns Fire Disasters*. 2012;25(1):26e37.
36. Barber RC, et al. *Shock*. 2008;30(4):388–393.
37. Nielson CB, et al. *J Burn Care Res*. 2017;38(1):e469–e481.
38. Foncerrada G, et al. *Ann Plast Surg*. 2018;80(3 Suppl 2):S98–S105.
39. Kudchadkar SR, et al. *J Emerg Med*. 2014;46(2):e43–e46.
40. Enkhbaatar P, et al. *Lancet*. 2016;388(10052):1437–1446.
41. Bittner EA, et al. *Anesthesiology*. 2015;122(2):448–464.
42. Zak AL, et al. *J Burn Care Rehabil*. 1999;20:391–399.
43. Rodkey FL, et al. *Clin Chem*. 1974;20:83–84.
44. Winter PM, Miller JN. *JAMA*. 1976;236:1502.
45. Ernst A, Zibrak JD. *N Engl J Med*. 1998;339(22):1603–1608.
46. Weaver LK, et al. *Chest*. 2000;117(3):801–808.
47. Weiss SM. *Clin Chest Med*. 1994;15(1):103–116.
48. Hsiao PJ, et al. *Intern Med*. 2015;54:1901–1904.
49. Baud FJ, et al. *N Engl J Med*. 1991;325:1761–1766.
50. MacLennan L, Moiemen N. *Burns*. 2015;41:18–24.
51. Hall AH, et al. *Ann Emerg Med*. 2007;49(6):806–813.
52. Petrikovics I, et al. *World J Methodol*. 2015;5(2):88–100.
53. Putman CE, et al. *Am J Roentgenol*. 1977;129(5):865–870.
54. Spano S, et al. *J Burn Care Res*. 2016;37(1):1–11.
55. Ikonomidis C, et al. *Burns*. 2012;38:513–519.
56. Kwon HP, et al. *Burns*. 2014;40(7):1308–1315.
57. Yamamura H, et al. *Crit Care*. 2013;17(3):R95.
58. Walker PF, et al. *Crit Care*. 2015;19:351.
59. Ryan CM, et al. *Crit Care Med*. 2012;40:1345–1346.
60. Fang-Gang N, et al. *Burns*. 2015;41(6):1340–1346.
61. Gaissert HA, et al. *Ann Surg*. 1993;218:672–678.
62. Cobley TD, et al. *Burns*. 1999;25:361–363.
63. Casper JK, et al. *J Burn Care Rehabil*. 2002;23:235–243.
64. Endorf FW, Dries DJ. *J Burn Care Res*. 2010;31:217–228.
65. Dai NT, et al. *Burns*. 1998;24(7):671–675.
66. Saffle JI. *J Burn Care Res*. 2007;28(3):382–395.
67. Chung KK, et al. *J Burn Care Res*. 2016;37(2):e131–e139.
68. Slutsky AS, Ranieri VM. *N Engl J Med*. 2013;369(22):2126–2136.
69. ISBI Practice Guidelines for Burn Care. *Burns*. 2016;42(5):953–1021.
70. Hale DF, et al. *J Trauma Acute Care Surg*. 2012;72(6):1634–1639.
71. Sheridan RL, et al. *J Trauma*. 1995;39(5):854–859.
72. Erickson S, et al. *Pediatr Crit Care Med*. 2007;8:317–323.
73. Sousse LE, et al. *J Am Coll Surg*. 2015;220:570–578.
74. Khemani RG, et al. *Intensive Care Med*. 2009;35:1428–1437.
75. Chung KK, et al. *Crit Care Med*. 2010;38(10):1970–1977.
76. Greathouse ST, et al. *J Burn Care Res*. 2012;33(3):425–435.
77. Walia G, et al. *J Burn Care Res*. 2011;32(1):118–123.
78. Asmussen S, et al. *Burns*. 2013;39(3):429–435.
79. Nelson J, et al. *J Burn Care Res*. 2009;30(6):1035–1038.
80. Deutsch CJ, et al. *Burns*. 2018;44(5):1040–1051.
81. Lopez E, et al. *Crit Care Med*. 2016;44(2):e89–e96.
82. Lange M, et al. *Crit Care Med*. 2011;39:718–724.
83. Desai MH, et al. *J Burn Care Rehabil*. 1998;19:210–212.
84. Miller AC, et al. *J Burn Care Res*. 2009;30:249–256.
85. Elsharnouby NM, et al. *J Crit Care*. 2014;29:182. e181-184.
86. Musgrave MA, et al. *J Burn Care Rehabil*. 2000;21:551–557.
87. Sheridan RL, et al. *J Trauma*. 1997;42:629–634.
88. Endorf FW, Dries DJ. *J Burn Care Res*. 2010;31:217–228.
88a. Warner P. *J Burn Care Res*. 2009;30:198–199.
89. Byerly FL, et al. *Burns*. 2006;32(1):121–125.
90. ATLS Subcommittee; American College of Surgeons' Committee on Trauma; International ATLS working group. *J Trauma Acute Care Surg*. 2013;74(5):1363–1366.
90a. Advanced Burn Life Support Course Provider Manual https://evidencebasedpractice.osumc.edu/Documents/Guidelines/ABLSProviderManual_20101018.pdf.
91. Badulak JH, et al. *Burns*. 2018;44(3):531–538.
92. Cai AR, et al. *J Burn Care Res*. 2017;38(1):e23–e29.
93. Rosenkranz KM, Sheridan R. *Burns*. 2002;28(7):665–669.
94. American Burn Association. Burn Center Referral Criteria. http://ameriburn.org/wp-content/uploads/2017/05/burncenterreferralcriteria.pdf. Last accessed 7/30/2018.
95. Sheridan R, et al. *J Burn Care Rehabil*. 1999;20:347–350.
96. Palmieri TL, et al. *Pediatr Crit Care Med*. 2015;16(4):319–324.
97. Dimick AR, et al. *J Burn Care Rehabil*. 1993;14:284–299.
98. Jeschke MG, et al. *Crit Care Med*. 2015;43(4):808–815.
99. Knaysi GA, et al. *Plast Recon Surg*. 1968;41:560–563.
100. Sheridan RL, et al. *J Burn Care Rehabil*. 1995;16:605–606.
101. Lund C, Browder N. *Surg Gynecol Obstet*. 1944;79:352–359.
102. Benjamin NC, et al. *J Burn Care Res*. 2017;38(1):e254–e260.
103. Atchison NE, et al. *Pain*. 1991;47(1):41–45.
104. Underhill FP. *JAMA*. 1930;95:852–857.
105. Evans EI, et al. *Ann Surg*. 1952;135:804.
106. Baxter CR, Shires T. *Ann N Y Acad Sci*. 1968;150:874–894.
107. Herndon D. *Total Burn Care*. 5th ed.; 2018. Edinburgh, London, New York, Oxford, Philadelphia, St Louis, Sidney.
108. Jeschke MG, Kamholz LP, Sjöberg F, Wolf SE. *Handbook of Burns 1*. 2nd ed. Wien: Springer; 2018. Vol. (in Press).
109. Greenhalgh DG. *Burns*. 2010;36(2):176–182.
110. Romanowski KS, Palmieri TL. *Burns Trauma*. 2017;5:26.
111. Deleted in proofs.
112. Soussi S, Legrand M. *Best Pract Res Clin Anaesthesiol*. 2016;30(4):437–443.
113. Lorente JA, et al. *Crit Care Med*. 2000;28(6):1728e35.
114. Barton RG, et al. *J Burn Care Rehabil*. 1997;18(1 Pt 1):1–9.
115. Holm C, et al. *Burns*. 2004;30(8):798–807.
116. Bak Z, et al. *J Trauma*. 2009;66(2):329–336.
117. Deleted in proofs.
118. Soussi S, et al. *Ann Intensive Care*. 2016;6(1):87.
119. Soussi S, et al. *Crit Care*. 2018;22(1):194.
120. Samuelsson A, et al. *Crit Care*. 2006;10(6):R172.
121. Brownson EG, et al. *Crit Care Clin*. 2016;32(4):567–575.
122. Saffle JR. *Crit Care Clin*. 2016;32(4):587–598.
123. Oda J, et al. *Burns*. 2006;32(2):151–154.
124. Kirkpatrick AW, et al. *World J Surg*. 2009;33(6):1142–1149.
125. Malbrain ML, et al. *Best Pract Res Clin Anaesthesiol*. 2013;27(2):249–270.
126. Pruitt Jr BA. *J Trauma*. 2000;49(3):567–568.
127. Klein MB, et al. *Ann Surg*. 2007;245(4):622–628.
128. Saffle JR. *Crit Care Clin*. 2016;32(4):587–598.
129. Sullivan SR, et al. *Burns*. 2004;30(6):583–590.
130. Cancio LC, et al. *J Trauma*. 2004;56(2):404–413.
131. Salinas J, et al. *Crit Care Med*. 2011;39(9):2031–2038.
132. Belba MK, et al. *Am J Emerg Med*. 2009;27(9):1091–1096.
133. Huang PP, et al. *Ann Surg*. 1995;221(5):543–554.
134. Tanaka H, et al. *Arch Surg*. 2000;135:326–331.
135. Lentz CW, et al. *J Burn Care Res*. 2014;46:S107.
136. Sartor Z, et al. *J Burn Care Res*. 2015;36(1):50–56.
137. Klein MB, et al. *J Burn Care Res*. 2009;30(2):243–248.
138. American Burn Association. Burn Incidence Fact Sheet. http://ameriburn.org/who-we-are/media/burn-incidence-fact-sheet/. Last accessed 7/31/2018.
139. Sheridan RL, Greenhalgh D. *Surg Clin North Am*. 2014;94(4):781–791.
140. Arnoldo BD, et al. *J Burn Care Rehabil*. 2004;25:479–484.
141. Arévalo JM, et al. *Burns*. 1999;25(5):449–452.
142. Foris LA, Huecker MR. *Electrical Injuries. StatPearls [Internet]*. Treasure Island (FL): StatPearls Publishing; 2018.
143. Fineschi V, et al. *Int J Cardiol*. 2006;111(1):6–11.
144. Waldmann V, et al. *BMJ*. 2017;357:j1418.
145. Deleted in proofs.
146. Culnan DM, et al. *Ann Plast Surg*. 2018;80(3 suppl 2):S113–S118.
147. Culnan DM, et al. *Ann Plast Surg*. 2018;80(3 suppl 2):S113–S118.
148. Andrews CJ, Reisner AD. *Neural Regen Res*. 2017;12(5):677–686.
149. American Burn Association. Burn Incidence Fact Sheet. http://ameriburn.org/who-we-are/media/burn-incidence-fact-sheet/. (Last accessed 7/31/2018).
150. Palao R, et al. *Burns*. 2010;36(3):295–304.
151. Deleted in proofs.
152. Tan T, Wong DS. *Burns*. 2015;41(4):761–763.
153. Palao R, et al. *Burns*. 2010;36(3):295–304.
154. Cartotto RC, et al. *Can J Surg*. 1996;39(3):205–211.
155. Lewis CJ, et al. *J Plast Reconstr Aesthet Surg*. 2017;70(5):563–567.
156. Clarke SF, et al. *Prehosp Disaster Med*. 2008;23(2):175–181.
157. Deleted in proofs.
158. Handford C, et al. *Extrem Physiol Med*. 2014;3:7.
159. Handford C, et al. *Emerg Med Clin North Am*. 2017;35(2):281–299.
160. Cheung SS. *Temperature (Austin)*. 2015;2(1):105–120.
161. Deleted in proofs.
162. Sheridan RL, et al. *N Engl J Med*. 2009;361(27):2654–2662.
163. Heil K, et al. *Br Med Bull*. 2016;117(1):79–93.
164. Deleted in proofs.
165. Cartotto R. *Clin Plast Surg*. 2017;44(3):583–595.
166. Mockenhaupt M, et al. *J Invest Dermatol*. 2008;128:35–44.
167. Hsu DY, et al. *J Invest Dermatol*. 2016;136(7):1387–1397.
168. Finkelstein Y, et al. *Pediatrics*. 2011;128(4):723–728.
169. Dodiuk-Gad RP, et al. *Am J Clin Dermatol*. 2015;16(6):475–493.
170. Schneider JA, Cohen PR. *Adv Ther*. 2017;34(6):1235–1244.
171. Palmieri TL. *Crit Care Clin*. 2016;32(4):547–559.
172. Rocourt DV, et al. *J Pediatr Surg*. 2011;46(9):1753–1758.
173. McManus WF, et al. *J Trauma*. 1974;14(5):396–401.

174. Flierl MA, et al. *Crit Care*. 2009;13(3):215.
175. Anand KJ, et al. *Pediatrics*. 2010;125(5):e1208–e1225.
176. Jeschke MG, et al. *EBioMedicine*. 2015;2(10):1536–1548.
177. Abu-Sittah GS, et al. *Ann Burns Fire Disasters*. 2016;29(4). 249-245.
178. Ryan CM, et al. *N Engl J Med*. 1998;338(6):362–366.
179. Agarwal S, Busse PJ. *Ann Allergy Asthma Immunol*. 2010;104(3): 183–190.
180. Prelack K, et al. *Burns*. 2007;33(1):14–24.
181. Sigakis MJ, Bittner EA. *Crit Care Med*. 2015;43(11):2468–2478.
182. Rae L, et al. *J Burn Care Res*. 2013;34(5):507–514.
183. Winfield RD, et al. *Crit Care Med*. 2010;38(1):51–58.
184. Deleted in proofs.
185. Sayampanathan AA. *Burns*. 2016;42(8):1634–1643.
186. Deleted in proofs.
187. Liu NT, et al. *J Trauma Acute Care Surg*. 2017;83(1 suppl 1):S112–S119.
188. Jeschke MG, et al. *Ann Surg*. 2013;258(6):1119–1129.
189. Ramos G, et al. *J Hosp Infect*. 2017;97(2):105–114.
190. Hill DM, et al. *Clin Plast Surg*. 2017;44(3):521–534.
191. Lee JJ, et al. *J Burn Care Rehabil*. 1988;9(6):602–605.
192. Lavrentieva A, et al. *Burns*. 2007;33(2):189–194.
193. Hogan BK, et al. *J Burn Care Res*. 2012;33(3):371–378.
194. Greenhalgh DG, et al. *J Burn Care and Research*. 2007;28:776–790.
195. Greenhalgh DG. *J Burn Care Res*. 2017;38(6):e990–e991.
196. Karyoute SM, Badran IZ. *Burns Incl Therm Inj*. 1988;14(3):241–243.
197. Rhee P, et al. *J Trauma*. 2005;58(5):1082–1088.
198. Porter C, et al. *Lancet*. 2016;388(10052):1417–1426.
199. Rani M, et al. *Burns*. 2017;43(2):297–303.
200. Hart DW, et al. *Surgery*. 2000;128:312–319.
201. Jeschke MG, et al. *PLoS One*. 2011;6(7)e21245.
202. Deleted in proofs.
203. Flores O, et al. *J Trauma Acute Care Surg*. 2016;80(1):146–155.
204. Jeschke MG, et al. *Am J Respir Crit Care Med*. 2010;182:351–359.
205. Varon DE, et al. *J Burn Care Res*. 2017;38(5):299–303.
206. Gore DC, et al. *JPEN J Parenter Enteral Nutr*. 2002;26:271–277.
207. Rousseau AF, et al. *Clin Nutr*. 2013;32(4):497–502.
208. Pereira CT, et al. *J Burn Care Rehabil*. 2005;26:194–199.
209. Núñez-Villaveirán T, et al. *Nutr Hosp*. 2014;29(6):1262–1270.
210. Jenkins ME, et al. *J Burn Care Rehabil*. 1994;15(2):199–205.
211. Imeokparia F, et al. *Burns*. 2018;44(2):344–349.
212. Varon DE, et al. *J Burn Care Res*. 2017;38(5):299–303.
213. Prakash S, Mullick P. *Burns*. 2015;41(8):1627–1635.
214. Han TH, et al. *Int J Burns Trauma*. 2012;2(2):80–85.
215. McCall JE, et al. *Paediatr Anaesth*. 1999;9(6):515–520.
216. Hu OY, et al. *Crit Care Med*. 1993;21:527–531.
217. Gray RM, Rode H. *Burns*. 2010;36(4):572–575.
218. Rooney KD, Poolacherla R. *Burns*. 2010;36:e143–e144.
219. Davis C. *Plast Reconstr Surg*. 2004;113:982–984.
220. Fleissig Y, et al. *Int J Oral Maxillofac Surg*. 2014;43:1257–1258.
221. Dorsey DP, et al. *Burns*. 2010;36(6):856–860.
222. Aggarwal S, et al. *Burns*. 2009;35(7):962–966.
223. Clayton N, et al. *Burns*. 2010;36(6):850–855.
224. Sheridan RL, et al. *J Burn Care Rehabil*. 1997;18:156–158.
225. Lavrentieva A, Palmieri T. *Burns*. 2011;37:196–202.
226. Jaehde U, Sörgel F. *Clin Pharmacokinet*. 1995;29(1):15–28.
227. Blanchet B, et al. *Clin Pharmacokinet*. 2008;47(10):635–654.
228. Deleted in proofs.
229. Martyn JA, et al. *Clin Pharmacol Ther*. 1984;35(4):535–539.
230. Han TH, et al. *J Clin Pharmacol*. 2009;49(7):768–772.
231. Han T, et al. *J Clin Pharmacol*. 2007;47(6):674–680.
232. Martyn JA, et al. *Clin Pharmacol Ther*. 1992;51(4):408–414.
233. Udy AA, et al. *Adv Drug Deliv Rev*. 2018;123:65–74.
234. Deleted in proofs.
235. Martyn J, Greenblatt DJ. *Clin Pharmacol Ther*. 1988;43:250–255.
236. Cancio LC, et al. *Int J Burns Trauma*. 2013;3(2):108–114.
237. Deleted in proofs.
238. Wiechman Askay S, et al. *Int Rev Psychiatry*. 2009;21(6):522–530.
239. Deleted in proofs.
240. Kaneda K, Han TH. *Burns*. 2009;35(6):790–797.
241. Furman WR, et al. *J Burn Care Rehabil*. 1990;11:391–394.
242. Perreault S, et al. *Ann Pharmacother*. 2001;35(12):1588–1592.
243. Choiniere M, et al. *Anaesthesia*. 1992;47(6):467–472.
244. MacPherson RD, et al. *Clin J Pain*. 2008;24(7):568–571.
245. Prakash S, et al. *Anesth Analg*. 2004;99(2):552–555.
246. McDonald J, Cooper MG. *Burns*. 1991;17(5):396–399.
247. Deleted in proofs.
248. Bittner EA, et al. *Anesthesiology*. 2015;122(2):448–464.
249. Wang S, et al. *Pain Med*. 2011;12:87–98.
250. Cancio LC, et al. *Int J Burns Trauma*. 2013;3(2):108–114.
251. Griggs C, et al. *Clin Plast Surg*. 2017;44(3):535–540.
252. Holtman Jr JR, Jellish WS. *J Burn Care Res*. 2012;33(6):692–701.
253. Richardson P, Mustard L. *Burns*. 2009;35:921–926.
254. Scibelli G, et al. *Transl Med UniSa*. 2017;16:1–10.
255. Asmussen S, et al. *Burns*. 2013;39(4):625–631.
256. Drummond PD. *Eur J Pain*. 2009;13(3):273–279.
257. Keating GM, et al. *Drugs*. 2015;75(10):1119–1130.
258. Patterson DR, et al. *Pain*. 1997;72:367–374.
259. Song L, et al. *Brain Res*. 2014;1564:52–61.
260. Rimaz S, et al. *Arch Trauma Res*. 2012;1(1):38–43.
261. Gray P, et al. *Pain*. 2011;152(6):1279–1288.
262. McGuinness SK, et al. *Pain Med*. 2011;12(10):1551–1558.
263. White MC, Karsli C. *Paediatr Anaesth*. 2007;17(11):1102–1104.
264. Ceber M, Salihoglu T. *J Burn Care Res*. 2006;27(5):760–762.
265. Ikeda T, et al. *Anesth Analg*. 2001;93:934–938.
266. Wang C, Martyn JA. *Crit Care Med*. 1996;24(1):118–124.
267. Sener S, et al. *Ann Emerg Med*. 2011;57(2):109–114.e2.
268. Gupta A, et al. *Burns*. 2007;33(1):87–91.
269. Bussolin L, et al. *Anesthesiology*. 2003;99:1371–1375.
270. Hernandez JL, et al. *J Burn Care Res*. 2013;34:e257–e262.
271. Shank ES, et al. *J Burn Care Res*. 2016;37(3):e213–e217.
272. Sen IM, Sen RK. *Arch Trauma Res*. 2012;1(3):135–136.
273. Mayhew JF, et al. *Paediatr Anaesth*. 2009;19(7):715.
274. Arqués Teixidor P. *Rev Esp Anestesiol Reanim*. 1989;36:288–290.
275. Tao L, et al. *Burns*. 2015;41(8):1831–1838.
276. Bittner EA, et al. *Anesthesiology*. 2015;122(2):448–464.
277. Shteynberg A, et al. *Burns*. 2013;39(1):146–149.
278. Deleted in proofs.
279. Fruncillo RJ, DiGregorio GJ. *J Pharm Sci*. 1984;73(8):1117–1121.
280. Dissanaike S, et al. *Clin Case Rep*. 2017;6(1):129–135.
281. Martyn JAJ, et al. *Int Anesth Clin*. 2006;44:123–143.
282. Martyn J, et al. *Anesthesiology*. 1999;91:321–322.
283. Bittner EA, et al. *Anesthesiology*. 2015;122(2):448–464.
284. Martyn JA, et al. *AnesthAnalg*. 1982;61:614–617.
285. Martyn J, Ritchfeld M. *Anesthesiology*. 2006;104:158–169.
286. Deleted in proofs.
287. Lee S, et al. *Anesthesiology*. 2014;120:76–85.
288. Marathe PH, et al. *Anesthesiology*. 1989;70:752.
289. Han T, et al. *Anesth Analg*. 2004;99(2):386–392.
290. Han TH, Martyn JA. *Br J Anaesth*. 2009;102(1):55–60.
291. Rodríguez Sánchez ME, et al. *Braz J Anesthesiol*. 2015;65(4):240–243.
292. Dwersteg JF, et al. *Anesthesiology*. 1986;65(5):517–520.
293. Deleted in proofs.
294. Fuzaylov G, Fidkowski CW. *Paediatr Anaesth*. 2009;19(3):202–211.
295. Housinger TA, et al. *J Trauma*. 1993;34:262–263.
296. Bhangu A, et al. *Injury*. 2013;44(12):1693–1699.
297. Schaden E, et al. *Br J Anaesth*. 2012;109(3):376–381.
298. Rizzo JA, et al. *J Burn Care Res*. 2017;38(1):e277–e283.
299. Oda J, et al. *J Trauma*. 2009;66(6):1525–1529.
300. Alfonsi P. *Minerva Anestesiol*. 2003;69(5):438–442.
301. Deleted in proofs.
302. Kjellman BM, et al. *Ann Surg Innov Res*. 2011;5(1):4.
303. Daugherty THF, et al. *Clin Plast Surg*. 2017;44(3):619–625.
304. Desai MH, et al. *Ann Surg*. 1990;211(6):753–759.
305. Ong YS, et al. *Burns*. 2006;32(2):145–150.
306. Rowan MP, et al. *Crit Care*. 2015;19:243.
307. Nyame TT, et al. *Surg Clin North Am*. 2014;94(4):839–850.
308. Summer GJ, et al. *J Pain*. 2007;8(7):533–548.
309. Weinbroum AA, et al. *Anesth Analg*. 2003;96(3):789–795.
310. Griggs C, et al. *Clin Plast Surg*. 2017;44(3):535–540.
311. Wiechman Askay S, et al. *Int Rev Psychiatry*. 2009;21(6):522–530.
312. McGarry S, et al. *Burns*. 2014;40:606–615.
313. Deleted in proofs.
314. Bell L, et al. *J Burn Care Rehabil*. 1988;9:305–308.
315. Herndon DN, et al. *Pain Med*. 2018;19(4):641.
316. Laycock H, et al. *Eur J Pharmacol*. 2013;716(1-3):169–178.
317. Holtman Jr JR, Jellish WS. *J Burn Care Res*. 2012;33(6):692–701.
318. Gamst-Jensen H, et al. *Burns*. 2014;40(8):1463–1469.
319. Faucher L, Furukawa K. *J Burn Care Res*. 2006;27(5):659–668.
320. de Jong AE, et al. *Burns*. 2007;33(7):811–827.
321. Morris LD, et al. *Clin J Pain*. 2009;25(9):815–826.
322. Richardson P, Mustard L. *Burns*. 2009;35:921–936.
323. Brown C, et al. *Am Surg*. 2000;66(4):367–370; discussion 370-1.
324. Bell PL, Gabriel V. *J Burn Care Res*. 2009;30(1):55–61.
325. Bell L, et al. *J Burn Care Rehabil*. 1988;9:305–308.
326. Kaul I, et al. *Burns*. 2018;44(2):414–422.

88 职业安全、感染控制和药物滥用

CHRISTOPHER CHOUKALAS，MARILYN MICHELOW，MICHAEL FITZSIMONS
都义日 石海霞 曹珑璐 雍芳芳 杜伟 译 于建设 贾慧群 容俊芳 审校

要 点

- 临床工作中不可避免地会暴露于麻醉废气。在美国，废气暴露的标准极限（界值）由国家职业安全与健康研究所（国家职业安全卫生研究所）（the National Institute for Occupational Safety and Health，NIOSH）设定，其中氧化亚氮推荐标准为时间加权平均值 25 ppm，挥发性麻醉气体最高限度为 2 ppm。
- 尽管各种研究对暴露于低于 NIOSH 规定界值浓度的麻醉气体是否影响健康或身体状况的结论不一致，但在临床工作中是经常超过这些界值的。如果能闻到麻醉气体的味道，说明暴露量已高出安全界值数倍。
- 放射线的职业暴露主要来自于患者和周围设备的 X 线散射。建议与患者保持 3 英尺的距离，以尽量减少职业暴露的生理伤害；与患者保持 6 英尺的距离，相当于 2.5 毫米铅板提供的保护。
- 手术时产生的烟雾越来越被意识到是潜在的感染源和致癌物质；在产生烟流的地方应该使用排空设备。
- 疾病可以通过直接接触、飞沫或空气悬浮颗粒传播。有些疾病仅在直接接触宿主血液或体液才会传播。应根据疑似感染类型选择适当的个人防护设备以防止职业性疾病的传播。
- 为减少职业性病原体暴露，应始终采取基本标准防护。插管时适当的防护措施包括眼部防护、外科口罩和手套。
- 为防止暴露于血源性病原体，应注意锐器的安全使用，包括使用安全的可缩回针头和无针系统。
- 导致人类免疫缺陷病毒（HIV）、乙型和丙型肝炎病毒（HBV 和 HCV）职业暴露的最常见原因是经皮损伤。此类疾病传播的风险通常很低，但是如果被中空的针头损伤，或者针头上可见血污染，或者暴露于高病毒滴度的患者，则传播风险极大。
- 建议在职业暴露于 HIV 或 HBV 后进行暴露后预防（postexposure prophylaxis，PEP）。PEP 的推荐指南可在疾病控制和预防中心网站上获得。拨打临床咨询中心 PEP 电话服务（1-888-448-4911）可获得 PEP 的免费专家指导。
- 偏爱和易获得强效阿片类药物是麻醉科医师群体中药物滥用发生率高的原因。麻醉科医师药物相关死亡率超内科医师两倍。
- 尽管很多康复的麻醉科医师重返工作岗位，但有明显的复发率。如果医师在职业生涯早期即对强效麻醉性镇痛药成瘾，则复发的概率极高。成功康复需要有终身接受治疗的决心。在某些病例，改变专业是唯一的解决方法。
- 睡眠剥夺会对医师的情绪、认知功能、反应时间和警觉性产生不良影响。虽然睡眠剥夺和疲劳会对临床工作状态产生不利影响，但尚不能确定是否会全面影响患者的预后。

相较于其他医学专业，麻醉专业人员有许多特殊的暴露风险。有些风险是可以感知的或是身体上的，如麻醉废气和传染性疾病，而另一些风险则更加隐蔽，如压力、疲劳和药物滥用问题。每一种风险都能被减轻，但可能无法完全消除。

针对身体上的暴露，如麻醉废气，辐射和血源性感染，在目前的麻醉实践中已通过广泛使用有效的废气清除系统、铅防护、防刺伤静脉输液针、标准预防措施（standard precautions，SP）和暴露后预防（postexposure prophylaxis，PEP）方案来预防。越不容易感知的风险，越难降低其造成的危害。限制工作时长可能会减轻住院医师的疲劳，但是这种做法可能不利于改善患者预后，尤其是当这样的限定未应用于实习医师时。药物滥用由多种因素导致，目前仍无明确解决方案。本章将逐一阐述与以上环境危害相关的风险，并对如何避免这些风险的措施加以综述。

身体暴露

吸入麻醉药

挥发性吸入麻醉药是麻醉工作中不可或缺的一部分，但也有可能对患者和使用这些药物的医师造成伤害。考虑到挥发性吸入麻醉药物可能影响患者健康，如幼儿神经发育、成人术后认知功能障碍，及对各年龄段患者的免疫抑制作用[1]，人们自然会对这些化合物是否会对每天接触他们的医务工作者造成伤害产生疑虑。

这一疑问目前依然没有明确的答案。由于很难将暴露进行随机化，以往认为暴露于麻醉废气与不孕症以及其他健康问题相关的研究在方法学上存在严重缺陷。关于暴露对认知能力和对健康的影响的话题，仍是疑问远多于答案。

如果没有麻醉废气清除系统，氧化亚氮（N_2O）和吸入麻醉药的浓度可分别高达 3000 ppm 和 50 ppm[2]。此处涉及安全实践指南，指南曾提出的暴露界值远低于上述数值（如 N_2O 低于 25 ppm，任何吸入麻醉药都低于 2 ppm）[3]。虽然适当的麻醉废气清除系统可以有效控制麻醉废气浓度，但在日常实践中麻醉废气浓度仍经常超过 NIOSH 的推荐限值[4-5]。由于儿科麻醉中经常使用面罩诱导和无套囊气管导管，因此儿科麻醉的麻醉气体暴露更为常见。但随着喉罩通气道用于麻醉，可能导致成人麻醉手术室的废气暴露增加。一项关于成人使用七氟烷和 N_2O 吸入诱导及维持的研究发现，超过一半时间的麻醉废气浓度均高于 NIOSH 标准[6]。

对麻醉实施者健康的影响

20 世纪 70 年代，Bruce 和 Bach 的实验是最早研究亚麻醉浓度的吸入麻醉药对认知能力影响的实验之一。他们发现在低至 50 ppm N_2O，复合或不复合 1 ppm 氟烷的实验室中，健康志愿者的智力操作能力均下降。同一研究还表明，25 ppm N_2O 联合 0.5 ppm 氟烷则不会产生这种效应[3, 7]。随后，另外三组研究人员在实验室中对志愿者进行研究，却无法证实先前的发现。由于调查人员之间未达成共识，导致一些观点认为："在实验室中的研究不能令人信服地证明未安装废气清除设备的手术室中的麻醉药浓度会对健康个体智力操作性能产生影响[8]。"一项对手术室内从事正常临床工作的志愿者的研究发现，N_2O 和氟烷的痕量浓度分别在 0 ～ 2300 ppm 和 0 ～ 37 ppm，志愿者的智力操作能力未受影响[9]。另一些研究结论正好相反，暴露于亚麻醉浓度的 N_2O、异氟烷和七氟烷的健康志愿者的智力操作能力降低。有些研究还提示，在 N_2O 浓度低至 10% 和七氟烷浓度低至 0.4% 时，健康志愿者的智力操作能力的降低呈剂量依赖性[10-12]。通过对比，10% 的 N_2O 相当于 100 000 ppm，显著高于推荐的安全界值，也明显高于 Bruce 和 Bach 研究的暴露浓度。这些研究方法是否能高度模拟临床实践中的职业暴露是值得商榷的，但是必须承认，正如后面讨论得那样，职业暴露可能远远超过了可接受的安全水平。

对胎儿健康的影响

麻醉药与癌症、自然流产、基因和发育异常的发生有关。20 世纪 60 年代末，俄罗斯的 Vaisman 报道麻醉药可能的伤害：女麻醉科医师流产率增高，31 例妊娠中有 18 例发生流产，人们才开始充分意识到长期暴露于麻醉废气可能会对健康造成不良影响[13]。在这份初次报道之后，又有很多回顾性研究。其中，20 世纪 70 年代和 80 年代在美国和英国进行的三项大规模研究都得出结论，女麻醉科医师流产的发生率要高于在手术室外工作的女医师[14-17]。同一时期的研究还表明，男、女麻醉科医师的子女中先天畸形的发生率也明显高于对照组的医师[18-20]。除了对生育的影响外，综合 6 项早期研究进行荟萃分析，结果显示麻醉气体暴露与男性麻醉科医师的肝病发生[21]，以及女性麻醉科医师宫颈癌、肝病、肾病的发生有关[22]。

许多采用相似方法学的研究未能发现暴露与健康之间的关系[23-25]。尽管这些早期的研究在方法学上有很大的局限性[14-15, 21]，1997 年的一篇文章对 1984 ～ 1992 年期间完成的 19 项以上研究进行了荟萃分析，结果显示暴露于麻醉气体的女性流产的相对风险为 1.48［置信区间（CI）95%，1.4-1.58］[26]。

美国麻醉科医师协会（ASA）手术室工作人员职业健康委员会痕量麻醉气体专题调查组分析了所有可获得的流行病学研究数据。研究中的方法学缺陷使得工作组难以得出麻醉废气职业暴露与不良健康影响之间的关系。他们的报告发表于 2002 年[27-28]，引用了来自 11 500 名英国女医师的一份前瞻性调查数据，记录了她们的职业、工作实践、生活方式、医疗和产科病史，接触麻醉废气的时长和是否使用净化设备等。报告显示，女麻醉科医师不孕症、自然流产和先天性儿童畸形的发生率与其他医师无差异[29]。ASA 的观点是“没有证据表明痕量浓度的麻醉废气会对已安装麻醉废气清除系统场所的工作人员健康产生不利影响”和“一般说来当前使用的麻醉剂……没有致突变的可能性”[27-28]。考虑到这些证据，以及临床实践中的暴露通常都是超过健康和管理部门认为的安全水平，所以这一再次保证也几乎没有起到安慰作用[4-5]。工作组的文件还总结了职业安全与健康管理局（Occupational Safety and Health Administration，OSHA）同期提出的建议：建议从雇员的“知情权”出发，“暴露于麻醉废气有可能会产生不良后果，如自然流产和儿童先天性畸形[27-28]”。

随后，又有几项研究支持宫内效应的可能性。一项对加拿大护士的分析发现，同工作环境暴露于麻醉废气可能性较低的护士相比，那些暴露于麻醉废气的护士的后代发生先天畸形的概率更大[30]。随后的研究使用染色体和分子 DNA 分析确定了暴露和基因毒性效应之间的相关性（例如，姐妹染色单体交换、DNA 断裂和染色体异常）[31-33]，但没有检查后代的临床转归。然而，这些最新的流行病学和遗传学研究并没有量化暴露程度，而是从认为存在暴露的环境中选择认为已经发生暴露的医护人员。

因为研究的局限性、缺乏共识或更新的 ASA 指南，及经常超过吸入麻醉药安全水平的事实，所以必须意识到发生危害的可能性。麻醉工作站制造商、卫生保健系统和临床医师必须对此保持警惕以降低其风险。

减轻对健康的影响

可以通过建立麻醉废气清除系统，确定安全暴露水平，监察暴露水平，并在麻醉气体暴露的区域（如手术室、准备间和恢复区）强制按推荐的频率进行空气交换，减轻麻醉气体职业暴露对健康的潜在影响。

虽然废气清除系统的全面使用对当今麻醉工作的安全至关重要，但它会导致手术室人员产生错误的安全感。Kanmura 等[34]调查了 402 例在麻醉过程中发现环境中 N_2O 浓度异常增高的病例，其中 42% 是面罩通气所致，19.2% 是未连接废气清除系统，12.5% 是小儿气管导管周围泄漏，11.5% 是设备漏气。研究中所有废气清除系统未连接均是人为失误而非设备故障所致[34]。由于大多数麻醉机没有配备自动识别清除系统断开的相关设备（大多数现代麻醉机已经纠正了这一错误），因此旧机器上的系统故障可能不会被及时发现。精心维护和全面了解废气清除系统，才能遵守 NIOSH 标准，减少手术室废气暴露。新的证据显示各种活性碳化合物可以吸收麻醉蒸汽[35]，但是这些技术尚处于实验阶段，目前还未上市。

一些政府机构制定了有关工作场所安全的规章制度和建议。OSHA 是美国劳工部下属的国家机构，负责制定和实施相关规定以确保“安全和健康的工作环境”。疾病控制和预防中心（Centers for Disease Control and Prevention，CDC）和 NIOSH 都是研究健康和工作场所安全并提出建议的联邦机构。与 OSHA 不同，CDC 和 NIOSH 不是监管机构。州和地方卫生部门以及医院感染控制部门也承担制定和执行医疗工作场所安全标准的任务。

20 世纪 70 年代，NIOSH 提出了氧化亚氮和氟烷的暴露界值，规定“任何工作人员都不应接触浓度超过 2 ppm 的卤代麻醉药或 25 ppm 的氧化亚氮[3]”。然而这些暴露界值至今没有更新，也没有加入新的挥发性麻醉药。这些暴露界值是根据当时已知的可引发副作用（50 ppm N_2O 或 1 ppm 氟烷会对牙科专业学生造成认知障碍）的最低浓度[36]以及在临床中特别容易达到的浓度确定[37]。随后，意识到这些数据来源于对镇静药物可能更为敏感的摩门教徒，可能不具有概括性[38]；近期的一项小样本研究结果显示，50 ppm 的 N_2O 会导致认知障碍[39]，这是研究中经常被发现的水平[4-5, 40-41]，也远远高于 NIOSH 的暴露标准。氟烷的感知阈值从小于 3 ppm 到大于 100 ppm 不等[2]。如果可以闻到麻醉药的气味，那么其浓度肯定已经超出 NIOSH 推荐的暴露界值数倍。

职业暴露并不局限于手术室工作人员，因为患者在术后 5 ～ 8 小时内继续呼出痕量的 N_2O[42]。Sessler 和 Badgwell 使用翻领剂量计测量恢复室护士的麻醉废气暴露浓度，这些护士护理吸入麻醉结束后一小时内的患者。研究结果显示，37% 接受异氟烷、87% 接受地氟烷和 53% 接受 N_2O 麻醉的患者，其呼出麻醉浓度均超过 NIOSH 推荐值[43]。最近一项相似的研究报道了加拿大的 PACU 麻醉恢复期患者呼吸区域的 N_2O 平均浓度要低得多（3.1 ppm）[42]，但仍高于推荐的安全暴露水平。这些研究都证明了 PACU 适当通风的重要性。虽然 Sessler 和 Badgwell 都报导了 PACU 房间的空气交换为每小时 8 倍房间容量，但是大部分空气是再循环的。如果空气交换每小时达到 20 倍房间容量，且每次交换更新 25% 的新鲜气体，则 N_2O 的浓度就可以降低到检测不出的水平[27]。虽然 OSHA 目前没有关于 N_2O 和吸入麻醉药暴露的规定，但提供了减少职业暴露的指南，包括适当的安装和监测废气清除系统、探查和纠正机器漏气、安装有效的通风系统[44]。手术室内推荐的空气交换率为每小时至少 15 倍房间容量，而且至少有 3 倍是室外空气交换。根据所测得的暴露数值分析，层流优于湍流[4]。在 PACU，推荐每小时至少 6 倍空气交换，而且至少有 2 倍是室外空气交换。OSHA 建议每年两次空气采样，对麻醉废气进行测量，记录空气采样的方法、位置、日期、测量的浓度以及麻醉机漏气试验的结果，且保存 20 年。虽然 OSHA 是一个政府机构，但这些建议并无法律效应[27-28]。

总之，临床实践中经常接触到的麻醉废气浓度可能导致人体机能和健康方面的缺陷，必需谨慎对待，应尽可能避免临床医师的职业暴露。

辐射

麻醉科医师经常暴露于电离和非电离的电磁辐射。前者主要是 X 射线，偶尔是放射性核素释放的伽马射线，后者来源于激光。而接触放射性核素释放的 α 和 β 射线较为少见。电离辐射有足够的能量，能破坏组织中电子的稳定轨道，在组织中产生自由基和离子化的分子。如果辐射暴露足够严重，会造成组织破坏或染色体变异而引发恶性增殖。非电离辐射可以激发电子在分子内从基态移动到更高的轨道，但电子仍留在分子中。此时，吸收辐射后产生的热量可能会对组织造成损害。

电离辐射：X 射线

在过去，大部分在手术室内接触的辐射都是由于使用便携式透视和 X 射线机。相对于传统的手术室病例，随着血管内手术、杂交心脏手术、电生理学研究和其他成像手术的发展，麻醉人员暴露于电离辐射的机会显著增加[45]。由于辐射不能被人体察觉，所以了解其特征会减少个体的暴露。

西沃特（Sv）用于测量辐射对所有组织造成的生物损害[46]。1Sv 等于 100 雷姆（roentgen equivalents man，rem）。自然界的辐射暴露剂量各不相同，主要取决于地理位置。美国的平均水平为每年 0.8 到 2 mSv［80 ～ 200 毫西沃（mrem）］。自然辐射主要来自宇宙射线（海平面大约 0.4 mSv，每增加 1000 英尺增加 0.1 mSv），以及在土壤、砖和混凝土中发现的放射性化合物。大多数医师接触的职业辐射量不超过自然辐射量。OSHA 规定了职业暴露（以 rem 表示）的限值，各个身体部位不同；手的允许限值高于全身、性腺或身体造血部位[47]。一个简单的近似法则是每年 5 rem（50 mSv），每个季度不超过 1.25 rem（12.5 mSv）。2007 年，国际非营利性组织国际辐射防护委员会（International Commission on Radiological Protection）提出了比 OSHA 更严格的暴露限值（表 88.1），两者都同意孕妇的界值应该更低[48-49]。

辐射职业暴露主要来自患者和周围设备散射的 X 射线，而不是 X 射线机本身[50]。一次胸片，患者接触约 25 mrem 的射线；需要多次拍片时，有时会接触 1 rem 以上的射线。在透视过程中产生的辐射量取决于 X 线束的长度。就像光遇到物体表面发生反射一样，X 射线遇到物体后也会发生反射，而这种散射是职业暴露的主要原因。研究发现麻醉工作者的典型暴露程度各不相同，但多数研究显示暴露程度较低[45, 51-53]。最近的研究比较了麻醉科医师的工作位置及 X 线束照射位置的风险。使用假想患者和麻醉科医师模型进行模拟照射研究，证明床头附近（相对于床两侧而言）暴露剂量更大，或射线从侧面照射时暴露剂量更大（如经床侧位像）[54]。在进行经导管主动脉瓣置换手术时，实时监测经食管超声心动图（TEE）检查操作医师，发现其接受的辐射是其他临床医师的 5 倍[55]。此外，使用倾斜角度照射时暴露增加。值得注意的是，通过使用额外的屏蔽设备（如安装在天花板上的丙烯酸铅屏蔽层），可以将暴露减少 80% 以上。

表 88.1 X 射线的相关暴露限值

	OSHA*		ICRP†	
部位	rem	mSv	rem	mSv
头，眼睛，性腺	5	50	2	20
手，手腕	75	750	50	500
全身皮肤	30	300	50	500
孕妇	0.5	5	0.1	1

* 职业安全和健康管理局[47]
† 国际放射防护委员会[48]

减轻对健康的影响

针对辐射暴露，放疗科医师建议患者和医师遵循“满足治疗的最低剂量”的指导原则。而成像技术和工业设计领域的技术创新也可能会进一步限制暴露[56-57]。

因为散射辐射的强度与距发射源距离的平方成反比，所以最好的保护措施是物理隔离。一般建议医师与患者距离至少 3 英尺（0.91 m）。6 英尺（1.83 m）的空气可以提供相当于 9 英寸（22.86 cm）的混凝土或 2.5 mm 的铅的保护作用[58]。最近的一项系统性综述发现，使用实时放射性测量计和假想患者进行模拟研究时，距离 X 射线源 4.9 英寸（1.5 m）时，只能检测到背景辐射暴露[51]。这一结果已经在部分临床研究中得到证实[45, 52]。因此，上述综述的作者开始质疑麻醉科医师穿戴铅衣的必要性，然而这一观点与 OSHA 的建议相矛盾[59]。尽管可能穿着并不舒适，但是含有 0.25 ～ 0.5 mm 厚度铅层的铅衣可以有效阻挡大多数散射辐射，推荐在任何有暴露风险情况下穿戴[60]。铅衣未覆盖的区域，如眼睛的晶状体，仍有受伤的风险。而且眼睛受到的辐射剂量会因手术类型、麻醉医师相对于与患者及 X 射线场的位置而不同[54, 61]。OSHA 建议在“直接 X 射线场”中的医护人员使用不透明的护目镜[59]。

非电离辐射：激光

激光（laser）是 light amplification by stimulated emission of radiation 的缩写，意思是受激辐射式光频放大器。激光可以产生红外线、可见光或紫外线。手术用激光可产生高强度聚焦电磁辐射，用于切割或损毁组织。尽管来自激光的辐射不会导致电离，但由于激光的强度以及治疗过程中从组织里释放的物质，激光仍具有潜在的危险性。

在临床常用的激光器中，二氧化碳和钕：钇铝石榴石（Nd：YAG）激光器分别发出远红外和近红外波长的光，氩和可调谐染料激光器则发出可见光[62]。

对于在激光器附近工作的人员而言，眼睛受伤是最大的威胁。基于当前的认识，已经制定了严格的保护标准，但这一标准需要定期修订。直接暴露和反射辐射均可引起眼部损害，包括角膜和视网膜灼伤、黄斑或视神经损害以及白内障形成。特别设计的护目镜可过滤特定类型的激光，同时保证视野清晰。例如，透明塑料镜片可阻挡二氧化碳激光器产生的远红外（10 600 nm）辐射，但对钕：钇铝石榴石（Nd：YAG）激光器产生的近红外（1064 nm）辐射没有任何保护作用。特定的过滤片所提供的保护类型在护目镜的镜框上都有标注，使用前应仔细检查。有划痕的过滤片不能继续使用。由于特定的过滤片可能会阻挡部分可见光，所以在手术前应确认可以通过护目镜看清患者的监护仪。建议所有的暴露人员都佩戴护目镜，因为反射辐射与直接辐射同样危险；并且，不同于 X 射线辐射，在普通手术室中反射辐射的强度并不会因为传播距离的增加而明显降低[62]。

除了激光的直接损害，医师也要避免激光产生的烟雾[63-65]。在实验条件下，已经从激光照射的烟雾中检测到了活菌[66]，以及致癌物和环境毒素[63]。在激光治疗跖疣和生殖器尖锐湿疣产生的烟雾中[67-68]以及治疗医师的手套上[69]，已经检测到完整的人乳头瘤病毒（HPV）的 DNA。在人类免疫缺陷病毒（HIV）阳性细胞培养物的激光蒸发烟雾中找到了 HIV 前病毒 DNA[70]。虽然这些使用组织培养物的实验并非常规临床环境的复制，但是强调了严格清除烟雾的重要性。模拟实验证实了无论房间的通风情况如何，在操作范围附近，激光产生的颗粒物浓度都高于房间内的其他位置，有时可以高达 4 倍[64]。

举一个极端的例子，有报道称一位激光外科医师感染了喉乳头状瘤。这位医师以前治疗过几例感染了肛门湿疣的患者，但在治疗过程中均未使用激光除烟设备[71]。该医师的喉部肿瘤组织中含有 HPV DNA 6 型和 11 型——这与肛门-生殖器湿疣中常见的病毒类型相同。因此，清除所有汽化碎屑至为重要。

手术烟雾

暴露于电刀和超声刀产生的手术烟雾对健康的影响日益引发关注[72]。数据提示尽管电刀产生的烟雾量很少，但含有具有传染性的细胞和恶性细胞，以及致癌物[73]。超声刀产生的烟雾中含有活细胞，研究发现，如果将其中的恶性细胞注射入小鼠体内，随后可进展为癌症[74]。

NIOSH 针对医护人员的调查数据显示，大多数手术室工作人员没有常规使用局部通风排气设备（例如术野的排烟器）[75]。受访者还表示，缺少相关保护策略的原因在于缺乏制度规范、认为暴露量极小或无关紧要。麻醉科医师都非常熟悉手术操作中的各种常见气味，因此，如果嗅到电刀烧灼皮肉的气味，手术室内的人员应该意识到他们正暴露于潜在的有害物质之中。

减轻暴露于手术烟雾的影响是一项关键的举措。大多数标准外科口罩只能阻挡最大的烟雾颗粒[76]，而且，标准外科口罩显然不能过滤激光产生的颗粒[77-78]。

即便是激光专用口罩，其清除烟雾颗粒的效率也比对照组（防护等级为 FFP 2 级的防灰尘和细颗粒口罩）低很多倍[77]。在手术期间获取的烟雾样本中，烟雾颗粒的直径中值为 0.31 μm（范围为 0.1 ～ 0.8 μm）。即便过滤掉直径大于 0.5 μm 的颗粒，使用二氧化碳激光器治疗的组织中排出的烟雾仍可在实验动物中引起肺部病变。如果清除了所有直径大于 0.1 μm 的颗粒，则不会造成肺损伤，因此强调认真清除烟雾的重要性[70, 79]——这一举措也是 CDC、OSHA 和围术期注册护士协会共同倡导的做法。

使用专门为清除这类烟雾而设计的排烟及过滤设备可降低手术室工作人员被激光散布的 HPV 的 DNA 污染的可能性[67]。不过，无论何时使用激光，医师都应佩戴激光专用外科口罩；医疗机构也应经常评估在术野使用排烟器的情况（表 88.2）。

感染性暴露

了解感染控制的基本原则对安全非常重要，也是麻醉工作的职责所在。

感染预防

在过去的 50 年中，随着洗手规范的引入、个人防护设备（personal protective equipment，PPE）的应用、环境控制措施的实行，及安全锐器设备的落实，感染控制标准已发生了巨大的变化。

从 1985 年起，为应对 HIV/AIDS 的流行，CDC 向所有暴露于血液或体液的医护人员发布了关于“通用预防措施”的建议，该建议不区分患者是否感染[80]。1996 年，这些建议被延伸为“标准预防措施（standard precautions，SP）”的概念，适用于任何情况下的任何患者。同时，针对经特定途径传播的疾病，CDC 还引入了基于空气传播、飞沫传播、接触传播的预防指南[80]。

标准预防措施

标准预防措施（SP）包括每一次接触患者时、无菌操作前，及接触体液后的手部卫生。手部卫生包括流水下使用普通肥皂或抗菌肥皂洗手，以及使用无水的乙醇凝胶清洁手。除非双手被明显弄脏，乙醇凝胶清洁手一般有着更强的抗菌效果，优于肥皂和流水[81]。估计每例麻醉至少涉及 25 次手部清洁的时机和上百次与患者或麻醉操作环境的接触，但麻醉科医师仅在 1% ～ 10% 的时间内遵循手部卫生方面的建议[82-83]。重要的是，不能因为佩戴手套而忽略手部卫生，因为 1% ～ 2% 的检查手套有微孔，细菌可以通过这些微孔进入手套[84]。

标准预防措施还包括在可能使医护人员接触到患者血液或分泌物的护理过程中适当应用 PPE，例如隔离衣、手套、口罩或护目镜。对 PPE 的需求因面临的具体任务不同而不同。在插管过程中，建议麻醉科医师提前进行手部消毒，并佩戴手套、口罩和护目镜[85]。一项研究显示，在插管、拔管、静脉置管过程中，主治麻醉科医师使用手套的频率仅占 10%，而实习麻醉科医师也仅达到 50%[86]。

表 88.2 职业暴露、风险和安全措施

暴露	来源	潜在风险	保护方法
吸入麻醉剂	游离气体 面罩诱导麻醉 使用 LMA 麻醉剂泄漏 清除不足	不孕症 精神运动能力下降 癌症 自发性流产 肝疾病 先天性畸形	清除设备 通风换气 正确进行面罩诱导麻醉 活性炭过滤器
电离辐射	可移动式透视设备 多功能复合手术室介入治疗室	癌症 眼损伤 不孕症	距离辐射源 3 英尺以上 铅衣 铅板 铅手术帽 定期检查辐射设备
非电离辐射	激光	眼损伤 细菌或病毒汽化	护目镜 激光手术专用口罩
烟雾中的微小碎片	电刀 超声刀	暴露于细菌、病毒和致癌物	手术烟雾清除器 FFP 2 级防微粒口罩

当患者确诊或疑似患有通过特定途径传播（如接触传播、空气传播或飞沫传播）的传染病时，除了标准预防措施，还应采取针对该传播方式的相应预防措施。这些措施将在后文详细讨论。

转运需要针对传播方式采取相应预防措施的患者时，要对患者具有传染性的区域进行隔离。例如，患有经空气传播的活动性结核病的患者应佩戴 N95 型或更高防护级别的口罩；应使用隔离衣、床单遮盖患有接触性传播疾病的患者，参与转运人员也应在转运过程中穿戴洁净的 PPE[80]。

环境控制

环境控制是用于防止经空气传播的传染性颗粒扩散的附加安全措施，如医院中管理通风的工程系统（如负压病房）、高效微粒空气（HEPA）过滤装置、高频率的空气交换，及在房间上部或通风管道中对空气进行紫外线照射[87-88]。相对于走廊而言，手术室保持正压（防止将感染性颗粒引入无菌区），所以应推迟患有活动性结核病或其他经空气传播疾病患者的择期手术。如果无法推迟手术，则应在建有缓冲前室的手术室中进行手术[89]。应在 Y 型连接器后的回路中安装 HEPA 过滤器，以防麻醉机被污染。

针刺伤和锐器安全

通用预防和标准预防的一个关键因素是防止锐器和安全注射操作导致的伤害。据 CDC 估计，2000 年医护人员全年遭受针刺伤和其他皮肤破损超过 600 000 次[90]。OSHA 已经制定了防止卫生保健人员暴露于血源性传染病病原体的标准。这些标准在《2000 年联邦针刺安全和预防法案》获得通过后，于 2001 年进行了更新[91]。OSHA 标准要求用人单位配备安全的锐器设备，安全的锐器处置方法，适当的 PPE；向接触了潜在的传染性体液的卫生保健人员提供免费的乙型肝炎病毒（HBV）疫苗；对接触了血源性传染病病原体的卫生保健人员进行医学评估并提供 PEP[92]。随着安全锐器设备的使用，与 2000 年前比较，2004 年后总体针刺伤害率已经明显下降，在一些研究中甚至下降了 50% 以上[93]。

锐器伤的风险与医学专业和临床经验有关。杜克健康和安全监测系统研究对各类卫生保健人员因皮肤破损而暴露于患者体液的风险进行了量化。在这项研究中，每 100 名麻醉住院医师每年会发生 19 次针刺伤；但对于全部麻醉科医师群体，每 100 名每年只出现 6.9 次针刺伤，而每 100 名全职雇员每年仅出现 3.9 次针刺伤[94]。另外，夜班和持续 24 小时以上的轮班会增加针刺伤发生率[95]。

中空针头所造成的伤害占锐器伤的一半以上[90]。使用锐器期间和之后均可能发生皮肤损伤。佩戴手套或双层手套，避免使用双手回套针帽等方法可以降低针刺伤的风险[90, 96]。另外，使用带有持针器的弯形缝合针比使用手持式直形缝合针更安全[97]。

意外针刺伤事件的实际例数要多于报告例数，CDC 估计仅有约 54% 的经皮肤暴露上报给职业健康部门，这其中的原因或许是担心报告会耗费时间或不够保密[98]。所有的职业针刺伤和暴露均应向医院的职业健康管理部门报告，以便进行评估、检测并提供可行的 PPE。

疫苗可预防的疾病

CDC 免疫接种顾问委员会建议所有的医疗机构针对各种可疫苗预防的疾病提供疫苗，以降低职业暴露和病原体传播的风险（表 88.3）。

表 88.3 推荐卫生保健人员采取的免疫接种

传染病	卫生保健人员面临的风险	免疫接种	特殊注意点
乙型肝炎	皮肤或黏膜接触到传染性血液/体液	0、1、6 个月连续 3 针剂	约 1% 的接种者在完成 3 针接种后不能建立完全免疫
流行性感冒	飞沫传播	每年接种 1 次	免疫效果逐年而异
麻疹，流行性腮腺炎，风疹	飞沫传播，空气传播	2 针剂麻腮风三联疫苗（通常已在婴幼儿时期接种）	1% 的卫生保健人员可在接种后失去免疫力
百日咳	接触传播，飞沫传播	每 10 年接种 1 次（通常为百白破疫苗）	已建立起免疫的卫生保健人员仍需要暴露后预防
水痘	接触传播，空气传播	连续 2 针剂（既往感染过水痘可不接种）	

Information from Immunization of health-care personnel, recommendations of the Advisory Committee on Immunization Practices (ACIP), Centers for Disease Control and Prevention 2011-REF 20.

可从 CDC 官网上获取最新的感染控制指南[99]。ASA 职业健康委员会感染控制工作组已经发布针对麻醉操作的感染控制建议[6]。

传染性病原体的传播

麻醉人员暴露于多种传染性病原体，包括细菌、病毒、真菌、寄生虫，及朊病毒。病原体传播的三条主要途径有接触传播、飞沫传播和空气传播。HIV、HBV 等血源性传染病病原体可能通过经皮肤损伤、破损的皮肤或黏膜直接接触带有感染物的血液或其他体液而传播给医护人员（表 88.4）[100-101]。

接触传播

接触传播是最常见的传播途径[80]，既可以通过与被感染者直接接触的方式传播，又可以通过接触手术室里被污染的媒介（如手术室喉镜手柄）等间接接触的方式传播[102]。当患者患有可通过接触传播的感染时，医护人员应当全程执行接触预防措施。这些措施包括使该患者和相邻病床的患者保持至少 3 英尺的距离，接触患者时穿戴隔离衣和手套。常见的通过接触传播的微生物包括呼吸道合胞病毒、单纯疱疹病毒、金黄色葡萄球菌（包括耐甲氧西林金黄色葡萄球菌）和疥螨[80]。

在医疗机构中，艰难梭菌是流行病学上一种重要的接触传播病原体。它是一种革兰氏阳性有芽孢厌氧菌，可引起腹泻和假膜性结肠炎。广谱抗生素，例如头孢菌素、克林霉素，及万古霉素的使用，可能与艰难梭菌感染有关。需要注意的是乙醇手消毒液不能杀死艰难梭菌的芽孢。因此如果医务人员接触疑有艰难梭菌感染的患者时需全程使用接触预防，并在接触后用水和肥皂洗手[80]。

诺如病毒是一种单链 RNA 病毒，主要通过接触传播，是医疗机构中急性胃肠炎的最常见原因[103]。卫生保健人员只要在与出现腹泻症状的患者接触时，就应按照标准的传染病接触流程，采取接触预防措施。感染诺如病毒的医护人员应遵守医疗机构的感染控制制度，并要求感染的医护人员在症状消除后至少 24 小时内不参与工作[103]。

虱子和疥疮引起的寄生性皮肤病也通过接触传播。麻醉科医师应意识到这些疾病的高度传染性，与患有未经诊断的皮疹或怀疑携带寄生虫的患者进行接触时应穿隔离衣和戴手套。通常不常规推荐暴露后预防[104]。

飞沫传播

飞沫传播是指病原体离开传染源的呼吸道，经过一个短的距离，直接到达易感者的黏膜表面[80]。气管插管、气道吸引，及患者咳嗽或打喷嚏时，可能发生飞沫传播[105]。距离感染者 3 英尺以内飞沫传播的风险最大。因此，面对具有飞沫传播风险的感染者，应采取相应的预防措施：包括与患者保持至少 3 英尺的距离，并要求所有密切接触者佩戴口罩。

通过飞沫传播的微生物通常包括流感病毒和其他呼吸道病毒、A 组链球菌和脑膜炎奈瑟菌[80]。

甲型和乙型流感病毒会导致人类轻度到重度呼吸系统疾病（甲型流感通常会导致更严重的疾病）。甲型流感病毒的亚型以其表面抗原命名：H（血凝素）和 N（神经氨酸酶）。这些表面抗原会随时间发生变化（称为抗原漂移），使得先前获得的免疫力部分丢失。更为罕见的是，如果表面抗原发生显著改变（抗原转移），由于人群对新病毒株没有免疫力，可引起疾病大流行。2009 年的甲型流感毒株 H1N1 大流行，导致约 6000 万美国人患病[106]。

由于流感病毒亚型每年都在变化，因此 CDC 建议所有年龄大于 6 个月的个体每年均应接种疫苗[107]。接种流感疫苗不会引起流感感染[107]。麻醉科医师由于密切接触鼻咽分泌物，因此特别容易感染流感。越来越多的医疗保健组织将每年的流感疫苗接种作为医学认证的强制性条件[108]。

百日咳由百日咳鲍特菌引起，侵袭性脑膜炎球菌病由脑膜炎奈瑟菌引起，两者都是呼吸道疾病，均经飞沫传播，因此推荐暴露医疗人员进行暴露后预防[80, 105]。由于插管和吸入被认为是这些感染的高风险暴露因素，因此如果参与感染患者的医疗活动，即使接种了疫苗的麻醉科医师也应注意药物预防的必要性[24]。CDC 建议百日咳暴露后使用大环内酯类药物 5 ～ 7 天，侵袭性脑膜炎球菌病[109-110]暴露后采用单剂量口服环丙沙星或肌内注射头孢曲松。

若腰穿过程中医务人员不佩戴口罩，口腔菌群从医疗人员经飞沫传播到达患者，被认为是引起细菌性脑膜炎的原因[80, 111-113]。麻醉科医师在进行有创操作如穿刺和放置导管（包括穿刺蛛网膜下腔、硬膜外或中心静脉）时应戴口罩，以降低传染性病原体经飞沫传播的风险。

空气传播

传染性颗粒被携带进入空气中，随时间和距离变化仍保持传染性，例如当被感染的液滴干燥变成更

表 88.4　特定传染病的感染预防措施 *

传染病	感染预防措施类型	特殊注意点
艾滋病	标准预防	标准预防措施包括针刺伤预防 一些接触需要进行暴露后预防
曲霉病	标准预防	
艰难梭菌	接触传播预防	接触患者后必须洗手（乙醇凝胶不能去除手上的芽孢）
体表寄生虫（例如虱子、疥螨）	接触传播预防	
肠胃炎	标准预防	对于感染轮状病毒、使用尿布或失禁的患者，还需采取接触传播预防
肝炎（甲乙丙丁戊型）	标准预防	经皮肤接触乙肝病毒需要进行暴露后预防
单纯疱疹病毒 严重原发性黏膜皮肤感染 所有其他感染（包括脑炎）	接触传播预防	
标准预防	直至病损干燥、结痂	
带状疱疹（水痘-带状疱疹） 局部 播散	标准预防 空气传播预防，接触传播预防	如果已建立免疫的医护人员人手充足，未建立免疫的医护人员不应进入病房
流行性感冒	飞沫传播预防	某些情况下需要进行暴露后预防
麻疹	空气传播预防	如果已建立免疫的医护人员人手充足，未建立免疫的医护人员不应进入病房
流行性脑脊髓膜炎	飞沫传播预防	某些情况下需要进行暴露后预防
流行性腮腺炎	飞沫传播预防	如果已建立免疫的医护人员人手充足，未建立免疫的医护人员不应进入病房
多药耐药微生物（包括 MRSA、VRE、ESBLs）	标准预防或接触传播预防	建议在有持续传播迹象的病区、急救病区或伤口无法被敷料覆盖的环境中采取接触预防措施
百日咳	飞沫传播预防	某些情况下需要进行暴露后预防
朊病毒病	标准预防	对污染的手术器械按照特殊程序进行灭菌
呼吸道合胞病毒	接触传播预防	根据标准预防措施，建议咳嗽频繁的患者佩戴口罩
鼻病毒	飞沫传播预防	
风疹	飞沫传播预防	如果已建立免疫的医护人员人手充足，未建立免疫的医护人员不应进入病房
严重急性呼吸综合征（SARS）	空气传播预防 飞沫传播预防 接触传播预防	
金黄色葡萄球菌（不包括 MRSA） 严重的引流伤口 小伤口或感染	接触传播预防 标准预防	
链球菌（A 族）	飞沫传播预防 接触传播预防（仅针对严重伤口）	严重的感染（包括呼吸道感染）需要采取飞沫传播预防措施； 轻度或局限性感染则采取标准预防措施
结核病（活动性） 肺部 肺外	空气传播预防 气溶胶传播预防，接触传播预防 *	如果存在活动性引流病变，则另需采取接触传播预防措施
病毒性出血热（包括埃博拉出血热、马尔堡出血热和拉沙热）	飞沫传播预防 接触传播预防 空气传播预防	

* 摘自附录 A。针对特定传染病和情况建议采取的预防措施类型和持续时间。疾病控制与预防中心（CDC）2007 年隔离预防措施指南：在医疗机构中防止传染病病原体传播[80]。

MRSA，耐甲氧西林金黄色葡萄球菌

为细小的粒子，称为液滴核，或产生小的传染性粒子（即孢子）时，就会发生空气传播。这些小颗粒（< 5 μm 颗粒）更容易进入下呼吸道并引起严重感染。应将疑有空气传播感染的患者安置在具有特定空气过滤要求的负压房间内。所有照看患者的人员需采取空气传播预防措施，均应佩戴 N95 或更高级别的呼吸过滤器[80, 87]。这些呼吸过滤器需可过滤≥ 0.3 μm 的颗粒且过滤效率不低于 95%。口罩的密封性对口罩的正常功能至关重要，因此，医疗机构必须对医护人员定期开展关于呼吸器密封性能测试[88]的培训。

通过空气传播途径传播的微生物包括结核分枝杆菌、风疹病毒（引起麻疹）和水痘带状疱疹病毒（引起水痘）[80]。

TB（tuberculosis，TB）是由结核分枝杆菌感染所致，结核分枝杆菌是耐酸细菌，其导致人体致病已有 4000 多年的历史。当人体吸入细小的、具有感染性的、含细菌的空气颗粒时，就会发生结核分枝杆菌感染。这些称为飞沫核的颗粒大小为 1 ～ 5 μm，可在空气中存活很长一段时间，并在整个房间或建筑物中播散[88]。感染结核分枝杆菌的风险与接触感染源的距离以及时间长短有关。麻醉科医师面临的结核病暴露风险特别高，据报道，支气管镜检查和气管插管是两种导致卫生部门工作人员皮肤测试转阳的最高风险操作[89, 114]。

感染结核分枝杆菌的健康个体，通常在感染后 2 ～ 12 周内产生免疫反应，此时结核病的免疫学检查呈阳性[88]，但是细菌可以在体内保留多年，这种情况称为潜伏性结核病。潜伏性结核无症状，无传染性。感染结核分枝杆菌的患者中有 5% ～ 10% 会在其后续生命中发展为活动性结核病[115]。免疫系统受损的患者，感染结核分枝杆菌后发展为活动性 TB 的风险要高得多，例如，患有艾滋病、糖尿病或接受免疫抑制治疗的患者[88]。尽管大多数结核病如能得到妥善治疗是可治愈的，但未经治疗的结核病可能在 5 年内导致 50% 以上的病例死亡[35]。目前，世界卫生组织估计有 17 亿人，即世界上约四分之一的人口感染了结核分枝杆菌[115]。其中 95% 的感染病例和死亡病例发生在发展中国家。

美国 2016 年报告了 9287 例新的结核病病例，发病率为 2.9/10[116]。TB 在 20 世纪 90 年代激增之后，由于 CDC 实施相关感染控制措施到位，美国结核病发病率持续下降[88]。所有医疗机构必须制定结核病感染控制计划，以识别和治疗结核病患者，教育和筛查有感染结核病风险的医护人员，制定环境控制措施，例如建立隔离房间和负压通风系统，完善呼吸保护计划以减少医护人员的暴露风险[88]。

常用的结核菌素皮肤试验（纯化蛋白衍生物）提供了结核病暴露的定性指标。现有一种较新的结核病定量检测方法，可以检测非典型的生物体，但需要血液样本[88]。所有存在结核病高危暴露风险的医疗人员在从业时均应进行皮肤检测，并且每年重新进行一次检测以确定是否有新的暴露。对于先前检查或结核暴露后 1 年以上仍呈阴性的人员，建议进行两步检查，因为潜在的 TB 感染会因迟发型超敏反应减弱而导致最初的假阴性结果。对于真正暴露者来说，第一次检测将“增强”反应，导致第二次检测得到阳性结果[88]。

结核菌素皮肤试验阳性的医疗人员需要进行临床评估和胸部 X 线检查。如果活动性结核病诊断成立，应立即按照推荐的指南开始治疗。根据《传染病报告法》，通常要求在 24 小时内通知当地或国家疾控部门。如果排除了活动性结核病，建议由专业的卫生人员与传染病医师进行会诊，对潜伏性结核的医疗人员进行药物治疗。治疗潜伏性结核的标准药物疗法是 6 ～ 9 个月的异烟肼或 4 个月的利福平[88]，但对有肝损伤史的潜伏性结核感染患者应慎重。潜伏性结核病即使不进行治疗也不会传染，因此麻醉科医师通常不需要终止正常医疗活动。

复合传播

微生物通常通过多种途径传播。例如，呼吸道合胞病毒最常通过接触传播，也可通过飞沫传播[80, 117]，医疗人员必须使用防护设备来预防这两种形式的传播。通常采用的呼吸支持疗法，例如无创正压通气，已经显示与呼吸道疾病（如流感）的气溶胶播散有关。

发生在 2003 ～ 2004 年之间的严重急性呼吸综合征（severe acute respiratory syndrome，SARS）病毒暴发，传染颗粒通常通过飞沫气溶胶传播或接触传播是其特征。SARS 是一种呼吸系统疾病，报道的死亡率为 6%[80]。在某些中心，高达 50% 的 SARS 病例是护理 SARS 患者的卫生保健人员[25]。气管插管、气管内吸引和护理无创正压通气的患者被认为是卫生保健人员感染的危险因素[80, 105, 118]。

血液传播

麻醉科医师经常面临针刺或其他锐器伤的风险，或者不完整的皮肤或黏膜表面接触患者的血液或其他血清衍生体液的风险。意外暴露于血液或体液会导致传染病传播，根据暴露类型（经皮风险最高）、暴露设备（中空针比实心缝合针的风险更高）、针刺深度、病原体类型，及所接触的传染颗粒数量，感染的风险不同。职业暴露后，应使用肥皂和清水清洗暴露区域。尚未证明使用杀菌液或试图挤出伤口部位的体液能有效降低感染率[119]。建议采用暴露后预防措施降低血清转化的风险。HBV、丙型肝炎病毒（hepatitis C virus，HCV）和 HIV 是对麻醉科医师构成最大职业风险的三种血液传播病原体（表 88.5）[85]。

HBV 是急性病毒性肝炎的病因，可通过经皮或黏膜接触被感染的血液或体液而获得。重要的是，HBV 可以在体外存活长达 7 天，甚至没有任何可见血液的针头也可能具有感染性[119-120]。在未接种疫苗的个体中，根据传染源的传染性和与血清的接触类型，经皮接触 HBV 后发生血清转化的风险在 6% ～ 30% 之间[121-122]。超过 50% 的急性感染是无症状的，但急性感染的体征包括发热、黄疸、疲劳和腹痛。虽然非常罕见，但急性乙肝病毒感染也会导致暴发性肝炎。在成年人中，初次感染后高达 95% 的病例会完全清除病毒[120]。但是，慢性 HBV 会引起肝硬化和肝细胞癌。在慢性感染 HBV 的人群中，有 25% 的人死于肝病[120]。

在美国，每年大约有 2 万例新的 HBV 感染病例，估计有 85 万～ 220 万人患有慢性乙型肝炎[123]。全球每年有近 90 万例与 HBV 相关的死亡。在 20 世纪 80 年代引入乙型肝炎疫苗之前，乙肝病毒对麻醉科医师而言是一种重大的职业危害。一项 20 世纪 80 年代对麻醉科住院医师进行的多中心研究发现，在 267 名接受测试的住院医师中，17.8% 表现出暴露于 HBV 的血清学证据[124]。疫苗在极大程度上改变了 HBV 的流行病学和职业风险。1982—2010 年，医护人员 HBV 感染人数下降了 98%[119]。

强烈鼓励卫生保健人员完成三次序贯乙肝疫苗注射。OSHA 要求卫生保健机构免费提供疫苗[125]。拒绝乙肝疫苗接种的人员必须签署拒绝接种疫苗的声明。由于免疫力会随着时间的延长而减弱，且某些个体对该疫苗完全不产生应答，因此，如果没有免疫力，则在疫苗接种和再次接种后进行抗乙肝表面抗原的血清学检测，可能是许多医院职业健康策略的一部分[119]。

表 88.5　血源性病原体

	经皮暴露后发生血清转化的风险 *	进展为慢性病
HBV	6% ～ 30%**	5% 具有免疫能力的成年人
HCV	0.5% ～ 2%	75% ～ 85%
HIV	0.3%	100%

* 风险取决于暴露类型和宿主的传染性。
** 在无血清免疫的人群中。
血清转化的风险与以下因素有关：暴露深度，患者病毒载量，暴露类型（中空的针头为最高风险），针头上有可见血液

如果发生意外暴露，应根据有关知情同意的法律对感染源患者（如果已知）进行 HBV 检测。对完成三剂疫苗序贯接种且通过血清学检测证明具有免疫力的医疗保健人员，无须对感染源患者进行 HBV 检测，也无须进行暴露后管理[119]。如果医疗保健人员没有血清免疫的证据，应对其进行免疫检测。在没有免疫力和未接种疫苗的人员中，可以给予乙肝免疫球蛋白（hepatitis B immune globulin，HBIG）进行暴露后预防，如果有指征，可同时接种乙肝疫苗[119]。HBIG 能提供暂时性保护，在 3 ～ 6 个月内免受 HBV 感染[119]。

HCV 与 HBV 一样，是一种血液传播的病毒，可引起急性病毒性肝炎。但是，与 HBV 不同，HCV 不能通过经皮暴露于感染的血液而有效传播。意外经皮接触 HCV 后血清转化的发生率在 0.5% ～ 2% 之间[126]。在接触 HCV 并发展为急性感染的人员中，只有 15% ～ 25% 的病例可以清除感染[126]。大多数 HCV 感染会演变为慢性病程，经过长期发展，有 5% ～ 20% 的感染会导致肝硬化[126]。

在美国，2016 年报告了 2967 例急性 HCV 病例。美国有 300 万～ 400 万人患有慢性 HCV[123]。遗憾的是，目前尚无 HCV 疫苗或有效的 HCV 暴露后预防方法，但却有有效的治疗方法，如应用具有直接作用的抗病毒药物，可使 90% 以上治疗者完全清除感染[127]。

HCV 是可以治疗的，所以意外接触 HCV 的医护人员应在接触后 48 小时内进行 HCV 抗体检测。从首次接触开始至 3 周或更长时间内，要对无先前暴露证据的人员重复进行 HCV RNA 检测。如果有 HCV 感染的证据，并且原发感染没有清除，推荐对这些医疗保健人员进行专业的监测和治疗。

许多医疗机构相关的 HBV 和 HCV 传播暴发事件，都与把一支大剂量安瓿药物分给多个患者使用有关，特别是丙泊酚安瓿。在 2006 年一件引人注目的案例中，发现 5 例 HBV 和 6 例 HCV 感染都与一名内镜检查中心的麻醉科医师有关，该医师被发现曾使用接触过慢性感染患者的注射器多次接触丙泊酚安瓿，从而污染了安瓿[128]。随后给其他患者使用该安瓿内的丙泊酚，导致了 HBV 和 HCV 的传播。安全注射方法是标准感染预防措施的一部分。CDC 建议，切勿将

使用过的注射器再次插入安瓿，即使使用新的针头或套管针也无济于事。当前患者治疗区域内的药物应始终保持单次使用[80, 85]。

HIV是一种RNA反转录病毒，可以通过血液或体液传播。HIV一旦进入宿主体内，就会与带有CD4＋表面抗原的细胞（例如辅助T淋巴细胞）结合，通过将其病毒DNA整合到宿主细胞DNA中而进行复制，形成持续性感染[129]。根据联合国艾滋病毒/艾滋病联合规划署的统计，2016年约有3670万人感染艾滋病毒，其中感染最严重的地区是撒哈拉以南非洲。HIV大多通过无防护措施的肛门或阴道性交在人与人之间传播。艾滋病毒也可以通过母婴传播，和艾滋病患者共用针头、或意外暴露于被艾滋病毒污染的针头而传播。

如果医护人员经皮暴露于艾滋病毒，其感染的风险很低，约为0.3%。黏膜暴露后传播的风险（例如感染的血液溅入眼睛或口中）更低（约0.09%）[130]。患者病毒载量较高、中空针头损伤，及较深的损伤更可能导致HIV传播。

HIV感染的急性期发生于暴露后3～6周，表现为非特异性发热性病毒综合征，类似于流感感染或单核细胞增多症，持续2～6周[129]。之后，感染进入无症状期，可持续数年，直至出现免疫缺陷症状。在初次感染后的8周内，大多数患者的HIV抗体筛查测试呈阳性[129]。

卫生保健人员高风险暴露于HIV感染患者之后，应立即联系当地职业卫生部门，进行暴露后管理。临床医师咨询中心暴露后预防电话服务（the Clinician Consultation Center PEP line service）有临床医师提供免费的疾病传播风险评估和暴露后预防建议[130]。意外职业暴露后，在遵守当地有关HIV测试知情同意的法规的前提下，应使用快速HIV检测检查感染源患者的感染状态。CDC认为快速艾滋病毒检测具有较高的敏感性和特异性，无须进行其他检测，即可确定是否需要进行暴露后预防[131]。

暴露后预防应使用抗反转录病毒药物，越早使用效果越好，通常在72小时内使用[50]。是否采用暴露后预防必须慎重，是否预防取决于暴露的可能性（如已知感染源是艾滋病毒感染者，强烈建议使用暴露后预防；相反，若感染源状况不确定或感染源来自锐器盒，则需慎重）。暴露后预防应尽快启动且应持续，直至获得更多信息或专家会诊后方可中止。暴露后预防的整个疗程通常为28天，使用替诺福韦、恩曲他滨和拉替拉韦（或多替拉韦）三种抗反转录病毒药物。暴露后预防最常见的副作用是胃肠道不适、疲劳、头痛和失眠，这些副作用也是暴露后预防依从性差的原因。替诺福韦可能引发肾毒性，肾功能受损的患者相对禁用。

无论是否启用PEP，CDC都建议在72小时内重新对被感染的卫生保健人员进行评估，并至少在接触后6周、12周和6个月对被感染者进行后续艾滋病毒检测[131]。一项对PEP的系统回顾发现，在接触HIV后接受PEP的动物感染HIV的风险比未接受PEP的动物低89%[132]。一项针对暴露于艾滋病毒的卫生保健工作者单独使用叠氮胸苷（zidovudine，ZDV）进行PEP的小型回顾研究表明，使用PEP可使艾滋病毒血清转化的风险降低81%[133]。

新出现的疾病

一些情况下，可能出现新的病原体、以前无害的传染病病原体发生变异或变得更具致病性，这些会引发公共和卫生保健部门的焦虑和不确定性。在出现这种疫情暴发的情况下，医疗中心必须有针对传染源、工作人员教育和保护工作人员不受感染的预案和流程。

朊病毒病由异常致病因子引起，可使大脑中正常细胞蛋白异常折叠，导致不可治愈的进行性神经退行性疾病，通常在出现症状后一年内死亡。克雅病（CJD），2016年在美国造成约500人死亡，95%的病例是散发性或家族性的[134]。然而，也出现了医源性传播克雅病的情况，主要通过人源性生长激素、硬脑膜和角膜移植，及使用受污染的神经外科设备[80]。幸运的是，自从完善了常规消毒措施以来，美国没有发生与设备有关的病例[135]，也没有病例与经皮暴露或经血传播有关[80]。变异型疯牛病（vCJD）是一种单独的退行性疾病，由引起牛海绵状脑病（疯牛病）的同一病原体引起。vCJD的传播在很大程度上与英国人摄入受污染的肉类有关；然而，有2例血源性vCJD传播的报导[80]。在看护疑似或确诊朊病毒病的患者时，应使用SP。世界卫生组织对用于治疗朊病毒患者手术设备的再处理有专门的指南。

埃博拉病毒是引起病毒性出血热综合征的一组病毒之一，这些病毒包括马尔堡病毒、拉沙病毒、登革热和黄热病[80]。2014年至2016年期间及2018年，西非爆发了埃博拉病毒（Ebola virus disease，EVD），至少有28 652例埃博拉病例和11 325例疑似死亡病例[135a]。EVD可通过直接接触（通过破损的皮肤或黏膜，例如眼睛、鼻子或口腔）受感染者的血液或体液而感染，但不通过气溶胶飞沫传播[80]，容易传播给卫生保健人员。疾病控制中心建议所有照顾EVD患者的人员除采取全面接触和飞沫预防措施外，还应使用 N95 或更高级别的口罩，以防止黏膜意外接触到受污染的体液。照顾病毒性出血热患者的卫生保健工作者应接受穿脱防护装备方面的特殊培训，并由训练有素的观察员监督，确保设备安全移除而不污染周围区域。

药物滥用问题

医务人员每天都要治疗因为使用药物而致精神障碍（substance use disorders，SUDs）的患者。这种疾病导致明显的精神和社会影响。如果伴发 HCV、HIV、菌血症和心内膜炎，还需要最高级别的护理。卫生保健工作者也不能逃脱这一类疾病。毕业后医学教育认证委员会（The Accreditation Council for Graduate Medical Education，ACGME）共同项目需求指出，麻醉科住院医师理解这些药物会导致伤害；但是，Warner 等最近的研究表明，这个问题实际上可能正在加剧，每年都有前途大好的年轻医师因为药物滥用而失去生命[136-137]。导致卫生保健人员发生 SUDs 的因素包括：接触强效药物、暴露于高压力的环境、长时间工作、频繁倒班，及自我药物治疗的传统。发现 SUDs 是较困难的，因为工作可能是最后一个受影响的区域。自我监督一直是检测的主要方式，但各个组织目前正在纳入更客观的检测措施，如监督医疗记录和进行药物检测。当怀疑一个人受到伤害，特别是有 SUDs 时，会威胁到住院医师和患者的安全，此时及时和富有同情心的干预是至关重要的。对于被诊断为 SUD 的患者，综合治疗至关重要。

流行病学

麻醉人员中包括乙醇滥用在内的 SUDs 的发病率与普通人群相同，为 10% ～ 20%。长久以来，麻醉科医师滥用或依赖除乙醇以外的药物的比率一直保持在 1% ～ 2% 之间[138-141]。一项来自加拿大住院医师指导项目的调查显示了相似的比例，为 1.6%。Bell 等调查了 2500 名执业麻醉科护士，发生率为 9.8%[143]。研究员的比率较低（0.4%）。麻醉人员中的 SUDs 问题不仅限于美国，澳大利亚、新西兰和巴西的研究[144]也有类似的结果[145-147]。

多项研究发现（表 88.6）[137-140, 145-147]，麻醉人员最常见的滥用药物是阿片类药物。在过去的几年里，其他药物的滥用有所增加，包括丙泊酚、氯胺酮、瑞芬太尼，及挥发性麻醉药[148]。

自 1986 年丙泊酚上市以来，丙泊酚的滥用发生率似乎有所增加。在 2007 年一项对 126 个学术型麻醉学培训项目的调查中，Wischmeyer 等[149]回顾了 25 例丙泊酚滥用，并确定了每 10 年的发生率为 0.1%，比 Booth 等先前的一项研究增加了 5 倍[140]。死亡发生率为 28%。滥用丙泊酚的卫生保健人员往往是女性，她们接受过麻醉科医师或麻醉科护士的培训，在手术室工作[150]。往往在丙泊酚滥用的早期就会发生令人印象深刻的事件，如机动车事故或急性中毒导致其他的身体损伤。

氯胺酮占滥用药品的 2% ～ 4%[137, 139]。氯胺酮有幻觉和镇静效应[148, 151]。氯胺酮滥用人群的死亡相关风险可能低于阿片类药物，但妄想、精神错乱和混乱的急性效应有可能导致损伤。长期影响包括记忆障碍、注意力障碍、耐受性和致幻性。

吸入麻醉药滥用约占麻醉科医师滥用药物的 2% ～ 5%[137, 139, 146, 148]。2008 年的一项调查显示，22% 的麻醉培训项目中至少有一人因吸入麻醉药而受到伤害，其中 26% 的被伤害者死亡[152]。N_2O 是最常见的滥用药物，其次是挥发性麻醉药。只有 22% 滥用吸入麻醉药的人最终能够重返工作岗位。报告指出，只有 7% 的麻醉科有存放吸入麻醉药的药房。

麻醉科医师可能会滥用苯二氮䓬类药物来缓解压力和治疗失眠[148]。SUD 的麻醉科医师中，有 5% ～ 15% 首选苯二氮䓬类药物，是 SRNAs 受损的首选药物[137, 139, 143, 145-146]。瑞芬太尼是 1997 年引入临床的阿片类药物，起效快，降解速度快。瑞芬太尼具有典型的阿片效应，但与芬太尼相比，其活性持续时间明显缩短，使其较芬太尼的滥用概率降低。Baylon 等认为瑞芬太尼不太可能“在街头”使用，但如果获得药物和输液泵的机会增加，成瘾表现不明显，滥用可能会增加[153]。有报导一名住院医师在滥用阿片类药物之前曾尝试使用瑞芬太尼[154]。

病因学

麻醉人员应该更清楚地意识到 SUDs 的风险，他们的 SUDs 潜在病因仍未明确。没有研究能明确指出个体化的因素，而那些经常被引用的因素并不是麻醉学科的特异因素。SUDs 的危险因素可能包括生物的、心理的或职业的[155]。

根据动物研究，Hiroi 和 Agatsuma 推测某些个体在遗传上易受外界影响，他们更有可能从药物使用发展成依赖[156]。

此外，SUDs 的家族史也被确定为成瘾者复发的风险[157]。在美国接受医疗教育人群的发病率高于其

表 88.6 最常见的滥用药物

研究（年份）	群体（年份）	最常用的药物
Ward（1980）	美国 289 个麻醉学项目 1970—1980 年	哌替啶 芬太尼 吗啡 地西泮 其他如乙醇
Menk（1990）	美国 159 个麻醉学项目 1975—1989 年	注射用阿片类药物 地西泮 乙醇 吸入麻醉剂
Weeks（1993）	澳大利亚和新西兰的麻醉学培训项目 1981—1991 年	阿片类药物 大麻 可卡因 乙醇 苯二氮䓬类 巴比妥酸盐
Bell（1999）	2500 名美国注册护士麻醉科医师 1999 年	苯二氮䓬类 丙泊酚 吸入麻醉剂 阿片类药物 分离性药物（氯胺酮）
Booth（2002）	学术麻醉学项目 1990 年 7 月—1996 年 7 月（居民） 1990 年 7 月—1996 年 6 月（工作人员）	芬太尼 瑞芬太尼 可卡因 氧化亚氮 哌替啶 咪达唑仑 地西泮 氯胺酮 氟烷 丙泊酚 其他
Fry（2005）	澳大利亚和新西兰的麻醉科医师（128 个麻醉科） 1994 年—2003 年	阿片类药物 诱导剂 苯二氮䓬类 乙醇 吸入麻醉剂
Palhares-Alves（2012）	在巴西接受参考治疗的麻醉科医师 2002 年—2009 年	阿片类药物 苯二氮䓬类 乙醇 大麻 安非他命 可卡因
Warner（2013）	来自 ABA，DANS，NDI 的麻醉学训练记录 1975 年—2010 年	阿片类药物 乙醇 大麻 / 可卡因 苯二氮䓬类 丙泊酚
Fry（2015）	澳大利亚和新西兰的麻醉实习生 1981 年—2013 年	阿片类药物 丙泊酚 苯二氮䓬类 乙醇 娱乐性毒品
Zuleta-Alarcon（2017）	Pubmed 上 2016 年 4 月 11 日前的文献检索。 Ovid medline 上检索 1946—2016 年 4 月麻醉护理员。 Pubmed 关键词：麻醉学，麻醉人员，药物相关障碍。 Ovid 关键词：麻醉学，或 OR 麻醉，或 OR 麻醉护士，或麻醉护理提供者，或 OR 围术期护理，和药物相关疾病	非阿片类麻醉药 丙泊酚 苯二氮䓬类 吸入性麻醉药 氯胺酮

美国董事会协会（American Board Association，ABA）；纪律处分通知机构（Disciplinary Action Notification Service，DANS）；国家死亡指数（National Death Index，NDI）；手术室（operating room，OR）

（Table，Study Characteristics）Modified from Zuleta-Alarcon，A，Coffman JC，Soghomonyan S，et al. Non-opioid anesthetic drug abuse among anesthesia care providers：a narrative view. Can J Anesth/J Can Anesth. 2017；64：169-184.

他国家[158]。

性格可能在 SUDs 中发挥作用。Trinkoff 和 Storr 研究了护士中 SUDs 的发生率，发现急诊和危重护理人员的发生率高于其他科室[159]。这些部门的工作和麻醉科医师的工作类似。

麻醉科医师可以直接获取药物并给患者用药。佐治亚州医学会受伤害医师计划回顾了因 SUDs 接受治疗的麻醉科医师的数据，发现该计划中 85% 的住院医师选择麻醉是因为可以获得药物[160]。急诊和危重症护士[159]、药剂师也有机会获得药物，SUDs 比例也很高[161]。

麻醉科医师和其他医师一样，经常自我治疗，而不是向其他医师寻求恰当的治疗。Christie 等报道在 1998 年，接受培训医师开具的处方有 50% 以上是开给自己的[162]。缺乏接触医疗服务者的机会[162-163]、没有计划、容易获得药物和了解医疗条件被认为是这种行为的潜在原因[159]。幸运的是，一项研究表明，自我治疗的发生率可能正在下降[164]。

影响

患有 SUDs 的卫生保健人员通常将药物从其工作的医疗场所中转移。国家药物转移调查人员协会将药物转移定义为"将处方药从制造商到患者的预定路径上移除的任何犯罪行为或不良行为。这可能包括彻底盗窃毒品，各种欺骗形式，如医师购药、伪造处方、假药和内部走私[165]"。

SUDs 会影响卫生保健人员的福利、职业和家庭。SUDs 者离婚率高，婚姻不和。康复和后续护理费用昂贵。医疗注册也经常出现问题。此外，SUDs 个体会因感到耻辱而受到伤害。患有 SUDs 的麻醉科医师的死亡率为 9% ～ 15%[138-139，158]。

人们普遍认为，SUDs 的影响在很大程度上仅限于患有这种疾病的个人，但有越来越多的关于患者受到伤害的报道。Shaefer 和 Perz 报道了由于医务人员滥用药物使医院中传染性疾病暴发，如丙型肝炎、乙型肝炎和其他生物感染，使患者处于危险之中[166]。出现这种情况的原因是医务人员将工作药品转为己用。

预防和检测

在卫生保健人员预防 SUDs 发生，长期依赖采用的方法主要是教育，让他们懂得药物滥用带来的影响。包括播放视频，展示一名有前途的年轻住院医师的死亡和对其家庭的影响。经常邀请有 SUDs 病史的人分享他们药物滥用、发现和康复的故事。经常邀请州医师卫生服务部门的成员展示其材料来支持医师。Lutsky 等报道，1993 年只有 15% 的麻醉科医师报告在住院医师期间接受了一些伤害教育[167]。Booth 等报道，在他们整个研究过程中，教育增加了，但 SUDs 的发病率并未下降[140]。

传统上依赖于同事观察和报告可能提示 SUDs 的行为特征（表 88.7）来发现 SUDs。然而，许多医务人员不会报告，或者不会为受到伤害的同事寻求帮助。在一项对报告行为的调查中，只有 64% 的医师同意以下陈述："医师应该向他们的职业协会、医院、诊所或相关部门报告所有明显受到伤害或不能胜任工作的同事。"[168]有人列举了不愿意报告的多种原因，包括认为报告不是他的责任或害怕受到报复。由于已证明依靠同事观察和报告是不可靠的，而且死亡经常是 SUDs 的最初表现，所以一些机构开始使用新的措施，包括麻醉记录监督、严格控制和检查返回的药物、对医务人员进行药物检测。

医疗记录监督是将麻醉记录与发给患者的药物进行对比。药剂师或其他医护人员人工检查记录，对比文件记录和返还药量；如果不一致就可能发生了药物转移。通过监视记录也能发现使用过程中的不一致性。Epstein 等回顾了一项商业药物分配系统的医疗记录，以评估可能提示发生药品转移的不一致性[169]。阿片类药物使用率高、药物浪费过多和取消手术后药物处理延迟都不意味着药物转移，但病例完成后处理较晚和处理发生在非用药地点与转移有关。作者认为，实时监控计划可能比传统的行为观察和报告方法更早地识别转移事件，其后来的前瞻性研究也证实了这一论断[170]。

大多数机构对管制药物采用见证处理的做法。一例手术结束后，第二个人要观察和记录残留的管控药物。这个系统依赖于下述几个步骤的完整性：销毁所有药物，两个工作人员都是诚实的，并且销毁药物的浓度适当。梅奥诊所的领导者意识到了这种做法的潜在弱点，发明了一个强有力的系统来防止转移。该系统要求将所有未使用的药物放回一个安全的、上锁的盒子。盒子要退回药房，并根据发药记录和麻醉记录进行审核。定期随机抽样进行毒理学分析。此过程在视频监控下进行，以防止药剂科转移药物[141]。目前，这个系统已成功识别多起卫生保健人员和其他人员的药物转移。

两个主要事件导致了尿液药检的广泛使用，以减少 SUDs 的发生。20 世纪 80 年代初，在美国"尼米兹"

表 88.7 可能指示药物滥用疾病的行为和征象

工作中的潜在征象	在家中的潜在征象	体格表现
行为的变化（广泛的情绪波动，愤怒，欣快，别人的流言蜚语）	远离家人和朋友的行为改变	针尖瞳孔扩散
麻醉用于麻醉管理的逐渐增加	情绪波动，愤怒	出汗，震颤
与药物有关的经常性文书错误	频繁，不明原因的疾病	有酒味
喜欢独自工作	风险行为-赌博，婚外情	体重减少
经常要求上厕所	性欲下降	穿着长袖长袍（以隐藏针迹或防止退缩寒战）
不寻常的愿意为他人提供休息或工作额外的轮班 / 呼叫	在家里发现毒品和注射器	
没有值班时，经常出现在医院	增加乙醇的使用	
在手术室的查房中睡着	增加与使用非法药物的和人的互动	
无法解释的缺席		
无法随叫随到		
患者术后过度疼痛		
直接观察使用情况		
突然死亡		

号飞机发生事故后进行的一次调查中发现，近 50% 的地勤人员非法药物检测呈阳性[171]。此外，1988 年通过的《无毒品工作场所法》要求所有联邦的契约商和联邦的受让人建立无毒品工作场所，同美国政府签订合同[172]。该法规定，从事安全敏感职业的个人要接受药物检测。麻省总医院（Massachusetts General Hospital，MGH）的麻醉、重症监护和疼痛医学科于 2008 年首次报道了对麻醉科医师进行药物测试的可行性[173]。在实施检测前，所有住院医师 SUDs 的发生率为 1%，在检测后第一年为 2.2%。在方案实施的前 4 年内，虽然检测结果没有统计学意义，但没有关于 SUDs 的报道。2010 年，Tetzlaff 等报道了他们在克利夫兰诊所麻醉研究所开发 SUDs 预防方案的经验[174]。该诊所实施了一项全面的药物滥用预防方案，包括随机尿检和在行为能力明显下降时进行的“有原因的”测试。对此预防方案的评估正在进行中。

药物检测计划的实施并非没有挑战和担忧。高级医师可能会认为，他们多年来没有问题，说明他们没有风险，不应该无缘无故地接受侵入性检查。虽然 Alexander 等报道麻醉科医师中 SUDs 最高发生率发生在医学院毕业后的前 5 年内，但这种风险永远不会消除，一直持续到个人职业生涯的高级阶段[175]。有些人认为，如果药物检测不符合合同上的条件，那么就不能要求去检测。最初，参加麻省总医院的药物检测计划是自愿的，但在 2005 年，所有医师都必须参加检测。

假阳性结果对受检者和项目管理者来说都是一个合理的担忧。例如，在麻省总医院的两次假阳性结果中，有一次可能是由于在测试当天早上吃的百吉饼中含有罂粟籽。研究发现，吗啡的测试阈值（300 ng/dl）远低于联邦规定的 2000 ng/dl 的水平[176]。在第二个事件中，最初的酶联免疫吸附试验报告说存在氯胺酮，而确认性气相色谱 / 质谱法报告的结果是不确定的。政策规定，在原检测时要采集第二份样本。第二个样本被送到另一个认证实验室，结果是“阴性”[176]。有些检测结果可能是阳性的，原因是个人持有有效处方的合法用药。经认证的、公正的、按照卫生和人类服务药物滥用和精神健康服务管理中心预防药物滥用标准培训的医疗审查官应对所有结果进行审查[177]。

干预、治疗、预后和再就业

SUDs 缩短了麻醉科医师充满前途的职业生涯，甚至每年都会夺走一些生命[175]。研究表明，9%～16% 的病例最初表现即为死亡[138-139，178]。与没有 SUD 的同事相比，在培训期间有 SUD 的住院医师培训结束后的死亡风险明显增加[141]。

当发现或怀疑同时患有 SUD 时，要关心和同情他们，目的是帮助他们防止自身伤害以及对患者造成伤害。建立一个有组织的、有安排的、支持性的计划来关心受到伤害的个体是至关重要的。这样的“干预”比“冲突”更容易保持受伤害个体的信心，因为在“冲突”的过程中，个人感觉他被认定有罪[179]。在麻省总医院建议的方法是，组建一个稳定的包括 SUD 预防计划的主任、另外部门的领导和一个指定的熟悉 SUD 的精神病学家的干预团队，团队所有成员都应熟悉该部门的政策。如果需要还可包括其他人，如导师或认证的注册麻醉护士（CRNA）领导。干预团队在与每个个体会面之前都要进行讨论。以保密的方式解除被伤害个体的临床职责。干预团队以支持性和非冲突性的方式提出所关注的问题。如果有指征需要进行额外的药物检测，要有人陪同其进行检测。如果已入院或已证明 SUD，则需要治疗。如果个体拒绝接受治疗，要立即向医学注册委员会报告。当不确定 SUD 是否是表现不佳的原因时，在完成评估和测试之前要给予病假。在调查结果出来之前，在任何情况下都应限制其接触受管制药物和进入手术室。

因为“受伤害”的麻醉科医师不一定是“成瘾”的麻醉科医师[180]，所以考虑其他非 SUD 因素也是非常关键的。其他可引起不适当的或不安全的表现的疾病包括抑郁症、焦虑症、经济困难、家庭内部争斗和患其他疾病，这些表现都和 SUD 类似。对于那些每天都要接触滥用药物的专业人员来说，诊断为 SUD 后的治疗和康复非常复杂。加州医师分流计划[181]的一份报道中的数据表明，麻醉科医师占加州医师的 5%，但该项目中麻醉科医师占 17.4%。麻醉科医师康复率为 69%，且大多数都能重新开始麻醉工作（96%）。使用阿片类药物者的复发率为 16%。Paris 和 Canavan 的研究将麻醉科医师与其他专科医师进行了比较[182]。麻醉科医师复发率很高（40.6%），但与其他专业一样，当麻醉科医师进入其他专业后，复发的可能性较小。在对 1995 年至 2001 年间参加医师健康计划（physician health programs，PHPs）的医师进行的一项为期 5 年的纵向研究中，对 904 名医师中的 102 名麻醉科医师进行了亚群独立分析[183]。麻醉科医师主要因阿片类药物滥用而参加康复项目，而其他医师最常见的是乙醇。与其他医师相比，麻醉科医师在康复期间的死亡率、复发率或纪律处分率都不高。由于缺乏资源或监管不允许，48 个医师健康计划中只有 16 个参加了此研究，因此该研究的结论受到限制。还没有研究出与医师复发风险增加相关的特异性因素。Domino 等在 2005 年回顾了华盛顿医师健康计划中医师的危险因素[157]。在参加该计划的 292 名卫生专业人员的队列研究中，74 人至少有一次复发（25%）。有家族 SUD 史、滥用药物主要为阿片类药物，且同时存在精神障碍的个体，复发的风险较高。具有全部三个风险因素——家族史、并发精神疾病和滥用药物主要为阿片类药物的个体，复发风险最高。

国家、医院和部门经常依靠医师健康计划的帮助来指导受到各种伤害的医师的康复，尤其是 SUDs。医师健康计划不是成瘾计划，但确实提供积极的个案管理，并指导诊断、治疗、康复和重返社会整个过程。患有 SUDs 的个体必须与医师健康计划签署合同，并同意在康复期间进行治疗（通常是住院）、随访、监测和其他规定。医师健康计划在管理的初始阶段提供了一个临时的避风港。医师健康计划与国家医疗委员会密切合作，以确保医师遵守全面康复程序的要求[184]。

治疗患有 SUDs 医师的专家已经确定了 6 条经验，似乎可以通过医师健康计划促进长期康复[185]：①成功的计划提倡对任何乙醇或其他非医疗原因用药的使用实行零容忍政策；②对个人的评估应该是完整的、全面的和以患者为中心的，而不仅仅是对每个患者重复同样的做法；③经常对乙醇和毒品进行随机抽查，可以时刻提醒个体接受治疗的义务；④医师健康计划利用与医疗委员会、医院和医疗集团之间的杠杆作用，起到遏制复发的作用；⑤医师健康计划定义了什么是复发，并迅速而肯定地采取有意义的行动；⑥最后，那些通过医师健康计划进行康复的人通常必须参与 12 步计划，如戒酒匿名会或戒麻醉品匿名会。

使用纳曲酮可能会减少麻醉科医师在康复中复发的概率。佛罗里达州规定，根据合同要求，因阿片类药物障碍的麻醉科医师必须使用纳曲酮 2 年[186]。纳曲酮的副作用有头痛、疲劳、失眠、焦虑、紧张等，这些情况都会影响患者表现。在一项小型前瞻性研究中，11 名接受纳曲酮治疗的麻醉科医师与 11 名对照组进行了比较：在纳曲酮治疗方案中，只有 1 人复发，而未治疗组中 11 人有 8 人（72%）复发。纳曲酮治疗的个体重返麻醉工作的比率也较高。

患有药物使用障碍的麻醉专业的住院医师是否重回培训项目，还是接受其他专业或其他职业的再培训，这个问题争议更大。在对接受治疗的药物依赖的住院医师的结果审查中，大多数项目主任（80%）至少有一个受损害的学员，19% 的项目主任报告了治疗前的死亡事件[187]。试图重返麻醉工作的学员比例很高（92%），但最终只有 46% 完成了培训。死亡率为 9%。对 2007 年麻醉学住院医师培训项目的调查显示，近 2/3 的项目主任至少有一名住院医师需要 SUDs 治疗[188]。治疗后复发率是 29%，死亡率为 10%。尽管有这些统计数据，43% 的人认为应该允许住院医师继续他们的培训。Bryson 和 Levine 进行了一个为期 12 个月的强化治疗后计划，使用一个麻醉模拟器，让治疗后的医师逐步重新开始麻醉临床实践[189]。5 名住院医师参加了该项目，有 3 人（60%）顺利完成了培训计划。其中 2 人在 3 年和 6 年后仍在康复中，1 人在 9 年后复发。

很难决定是返回还是再培训，具体情况因人而异。与已培训毕业的医师相比，住院医师往往缺乏社会和经济支持，他们接触风险药物的时间或许超过 40 年。此外，他们的年轻可能使他们倾向于否认这种疾病。

麻醉医师中的 SUDs 仍然是一个问题。应继续加强教育和药物管控措施。还应在其他方面，如药物测试，进行探索。当个人被怀疑或发现有 SUDs 时，需要及时、富有同情心和专业的干预，以确保个体和患者的安全。

疲劳

由于睡眠不足、身体疾病或其他原因造成的过度劳累会导致疲劳。一般来说，由于患者护理或工作结构导致医师工作环境的特殊性，很难补偿他们不足的睡眠或让其完全从疾病中恢复。疲劳可能会将患者置于危险的境地，也影响麻醉科医师的健康和安全。接受培训人员的疲劳已成为公众关注的问题，这与一项涉及 Libby Zion 的案件有关。法庭裁定这名年轻妇女的不幸死亡与为她提供护理的医师已连续工作 36 小时有关。医师应该了解疲劳的原因、对患者和自身的影响，及如何在困难和不可预测的工作环境中应对不断出现的挑战。

发生率和影响

很少有关于疲劳对麻醉工作人员影响的研究。Gravenstein 等对麻醉科医师、住院医师和注册麻醉护士进行了一项调查，其中住院医师和麻醉护士指出，他们偶尔会超越身体极限进行工作，而且他们也会犯和过度疲劳有关的错误[190]。10 年后，Cao 等评估了住院医师在白班和夜班的表现差异。住院医师在值夜班的时候情绪比较消极，虽然两班的工作量评分和警报反应时间没有区别[191]。最近，Husby 等研究了中短期院内呼叫电话对麻醉师的影响[192]。值班时间超过 18 小时后，反应时间明显变差，而较短值班时间后则没有变化。不良事件的发生概率在当天晚些时候更高，发生率最低的是上午 9 点，最高的是下午 4 点[193]。

疲劳对医师自身安全的影响可能是显著的。实习生工作时间的延长与经皮损伤的增加有关[194]。注意力不集中和疲劳是最常见的原因。夜班比白班更容易受伤。抑郁、疲劳和嗜睡与住院医师机动车事故发生率较高有关[195]。睡眠不足和疲劳也可能会影响接受培训者的个人生活和幸福感。对五个学术医疗中心的 149 名住院医师的研究显示，许多住院医师认为，睡眠不足和疲劳严重影响了他们的个人生活，如个人和社会活动被推迟或延误[196]。

ACGME（毕业后医学教育认证委员会）已经尝试限制工作时间。限制工作时间的好处尚不清楚，但可能会对患者护理和教育产生负面影响。关于限制值班时长影响的早期研究表明，当睡眠剥夺的情况减少时，医疗差错也减少，患者住院时间和进行实验室检查的需求也减少[197]，但这项发现并不具有一致性，而且限制值班时间和护理质量之间的关系仍然存在争议[198]。

指南

对住院医师的培训需要平衡患者和住院医师自身的安全，同时也要保证达到最佳的教育效果。2003 年，ACGME 对受训者实施了工作时长限制，并在 2011 年对此进行了更新。这些限制的核心内容包括每周工作 80 小时，两班之间休息 10 小时，连续工作不超过 24 小时，6 小时就要进行护理和教育轮换[199]。预计会有许多潜在的好处，包括改善患者护理效果，提高住院患者的生活和健康质量，并降低因疲劳所致人身伤害的风险[200]。在实施限制工作时间这项举措时，许多医师预想到会有几种非计划的情况发生，包括护理中断，主治医师工作负担加重，对专业精神和职业观念造成负面影响，在独立执业时临床准备不充分，接受教育机会减少，以及重大的经济影响（表 88.8）。

对这些变化所造成的影响已进行了多项研究。Ahmed 等系统性回顾了限制值班时间对外科的影响[201]。患者的医疗安全并没有得到显著提升。他们分析发现，在 2003 年的指南实施后，医师健康状况有所提高，疲劳和倦怠有所减少，但在 2011 年修改指南后，并没有看到进一步的改善。对教育和培训的影响不是变糟就是没有改变，外科的笔试成绩没有改变，但口试测验通过率有所下降。

需求和建议

ACGME 麻醉学毕业后医学教育项目要求包括公开的努力教育全体教师和住院医师识别疲劳、警觉性管理，及如何缓解疲劳。该项目还要求提供充足的休息设施和下班后安全可行的交通方式[202]。专业睡眠协会睡眠障碍委员会（The Association of Professional Sleep Societies' Committee）关于大灾难、睡眠及公共政策协会制定了一份共识报告，认为人类在凌晨 1 点到 8 点之间表现最脆弱，下午 2 点到 6 点之间次之（表 88.9）[203]。另外，睡眠时间少于 7 小时会影响到包括警惕性、注意力、快速反应速度和工作记忆在内的认知表现，建议每晚至少睡 7 ～ 8 小时[204]。睡眠不足及与慢性睡眠剥夺相类似的情形会引起更多身体机能的损伤。建议见表 88.9。

梅奥诊所的科研人员研究了对住院医师管理的患者数量设置上限是否会改善他们对工作量的看法[205]。这些变化改善了住院医师对工作量合适程度的评分以及会议出勤率。违反值班时间规定的情形有所减少，患者重新入院的情况也减少，但其他安全结果，如快速反应团队和“医疗急救（code bule）”事件的等级没有改变。

鸣谢

编辑、出版商和 Christopher Choukalas 博士感谢 Theodora Nicholau 博士在本著作上一版中对本章的贡献。它是本章的基础。

表 88.8 ACGME 对值班时间的规定和修改

2003 年 ACGME 工作时间标准	2017 年 ACGME 临床经历与教育修订
每周小于 80 小时（平均 4 周以上）	在家完成的临床工作必须计入每周 80 小时的工作上限
两次轮班之间休息 10 小时（建议）	所有住院医师在完成 24 小时临床工作后，必须有至少 14 小时的休息
连续值班不超过 24 小时加上 6 小时实习过渡期	所有住院医师连续临床工作时间不得超过 24 小时
7 天中有 1 天无须承担任何义务	
每 3 个晚上最多 1 次值班电话	
某些情形下可选择要求另外增加 8 小时	基于合理的教育需要，RRC 最多可破例批准临床工作时长 88 小时
	移交工作的住院医师在特殊情况下可灵活地进行工作，以利于患者治疗。时数必须计入每周 80 小时的工作时间内

ACGME，毕业后医学教育认证委员会；RRC，住院医师考核委员会

表 88.9 专业睡眠学会委员会给出的建议

观察	建议
凌晨 1 点至 8 点，是人类医疗和行为更有可能发生严重问题的时间段。下午 2 点至 6 点是第二个脆弱期，但不太明显	提高认识是必要的。敦促决策者考虑到可能会影响人类行为表现的睡眠生理学中的相关问题
睡眠不足，即使只少 1 ～ 2 小时，也会极大增加脆弱期出现错误的概率	应制订方案，识别在车辆驾驶时与睡眠相关的错误的症状，特别是那些有责任减少事故和为了公共健康和安全而努力的行业
	影响公共安全的行业和服务机构应强调劳动者的生理需求
	应注意辨别那些最不适宜的轮班工作时间表，并实施促进健康和安全的工作时间表

Modified from Mitler MM，Carskadon MA，Czeisler CA，et al. Catastrophes，sleep，and public policy：consensus report. Sleep. 1988；11：00-109.

参考文献

1. Yuki K, Eckenhoff RG. *Anesth Analg*. 2016;123(2):326.
2. Barker JP, Abdelatti MO. *Anaesthesia*. 1997;52(11):1077.
3. National Institute for Occupational Safety and Health. *Criteria for a Recommended Standard: Occupational Exposure to Anesthetic Gases and Vapors*; 1977.
4. Herzog-Niescery J, et al. *Anesth Analg*. 2015;121(6):1519.
5. Chaoul MM, et al. *Inflamm Res*. 2015;64(12):939.
6. Hoerauf KH, et al. *Anesth Analg*. 1999;88(4):925.
7. Bruce DBM. *Br J Anaesth*. 1976;48:871.
8. Smith G, Shirley AW. *Br J Anaesth*. 1978;50(7):701.
9. Gambill AF, et al. *Anesth Analg*. 1979;58(6):475.
10. Zacny JP, et al. *Anesth Analg*. 1996;82(1):153.
11. Janiszewski DJ, et al. *Anesth Analg*. 1999;88(5):1149.
12. Beckman NJ, et al. *Drug Alcohol Depend*. 2006;81(1):89.
13. Vaisman AI. *Eksp Khir Anesteziol*. 1967;12(3):44.
14. Spence AA, et al. *JAMA*. 1977;238(9):955.
15. Tannenbaum TN, Goldberg RJ. *J Occup Med*. 1985;27(9):659.
16. Spence AA, Knill-Jones RP. *Br J Anaesth*. 1978;50(7):713.
17. Vessey MP. *Anaesthesia*. 1978;33(5):430.
18. Knill-Jones RP, et al. *Lancet*. 2:807.
19. Cohen EN, et al. *Anesthesiology*. 1971;35:343.
20. Rosenberg P, Kirves A. *Acta Anaesth Scand Suppl*. 1973;53:37.
21. Buring JE, et al. *Anesthesiology*. 1985;62(3):325.
22. Burm AG. *Best Pract Res Clin Anaesthesiol*. 2003;17(1):147.
23. Rosenberg PH, Vanttinnen H. *Acta Anaesthesiologica Scandinavica*. 1973;22:202.
24. Axelsson G, Rylander R. *Int J Epidemiol*. 1982;11:250.
25. Tannenbaum TN, Goldberg RJ. *J Occup Med*. 1985;27:659.
26. Boivin JF. *Occup Environ Med*. 1997;54(8):541.
27. McGregor DG, et al. *Anesth Analg*. 1999;89(2):472.
28. McGregor DG. *ASA Newsletter*.
29. Maran NK-JRSA. *Br J Anaesth*. 1996;76(581P).
30. Teschke K, et al. 54:118.
31. Serkan Y, Çalbayram NÇ. *J Clin Anesth*. 2016;35(C):326.
32. Szyfter K, et al. *J Appl Genet*. 2016;57(3):1.
33. Santovito A, et al. *J Biochem Mol Toxicol*. 2015;29(5):234.
34. Kanmura Y, et al. *Anesthesiology*. 1999;90(3):693.
35. Mehrata M, et al. *J Environ Sci Health A Tox Hazard Subst Environ Eng*. 2016;51(10):805.
36. Bruce DL, et al. *Anesthesiology*. 1974;40(5):453.
37. Bruce DL. *Anesthesiology*. 1991;74(6):1160.
38. Bruce DL, Stanley TH. *Anesth Analg*. 1983;62(6):617.
39. Scapellato ML, et al. *Neurotoxicology*. 2008;29(1):116.
40. Trevisan A, Gori GP. *Am J Ind Med*. 1990;17(3):357.
41. Wiesner G, et al. *Int Arch Occup Environ Health*. 2001;74(1):16.
42. Nayebzadeh A. *Industrial Health*. 2006;45:334.
43. Sessler DI, Badgwell JM. *Anesth Analg*. 1998;87(5):1083.
44. Occupational Safety and Health Administration. *Directorate of Technical Support and Emergency Management*. Washington D.C.: Anesthetic Gases: Guidelines for Workplace Exposures; 2000.
45. Maghshoudi B, et al. *J Biomed Phys Eng*. 2017;7(3):1.
46. Voelz GL. *Occup Health Saf*. 1982;51(7):34.
47. Occupationl Safety and Health Administration. Occupational safety and health standards: Toxic and hazardous substances, ionizing radiation. https://www.osha.gov/pls/oshaweb/owadisp.show_document?p_table=STANDARDS&p_id=10098.
48. Wrixon AD. *J Radiol Prot*. 2008;28.
49. Bushong SC. *Radiologic Science for the Technologist: Physics, Biology, and Protection*. 4th ed. St. Louis: Mosby; 1988.
50. Dagal A. *Curr Opin Anesthesio*. 2011;24(4):445.
51. Rhea EB, et al. *Anaesthesia*. 2016;71(4):455.
52. Arii T, et al. *Anaesthesia*. 2014;70(1):47.
53. Kiviniitty K, et al. *Health Physics*. 1980;38(3):419.
54. Kong Y, et al. *Radiat Prot Dosim*. 2015;163(2):181.
55. Crowhurst JA, et al. *JAC*. 2018;71(11):1246.
56. Athwal GS, et al. *J Hand Surg*. 2005;30(6):1310.
57. Norbash A, et al. *J Neurointerv Surg*. 2011;3(3):266.
58. Barker D. *Radiography*. 1978;44(518):45.
59. OSHA Technical Manual. Washington DC. https://www.osha.gov/dts/osta/otm/otm_vi/otm_vi_1.html.
60. Mohr H. *Med Biol Eng*. 1973;11(4):396.
61. Vaes B, et al. 2017;31(2):303.
62. Holmes JA. A summary of safety considerations for the medical and surgical practitioner. In: Apfelberg DB, ed. *Evaluation and Installation of Laser Systems*. New York: Springer-Verlag; 1987:69.
63. Chuang GS, et al. *JAMA Dermatol*. 2016;152(12):1320.
64. Lopez R, et al. *J Occup Environ Hyg*. 2015;12(5):309.
65. Lippert1 JF, et al. *J Occup Environ Hyg*. 2013;11(6):D69.
66. Byrne PO, et al. *J Hosp Infect*. 1987;9(3):265.
67. Ferenczy A, et al. *Obstet Gynecol*. 1990;75(1):114.
68. Garden JM, et al. *JAMA*. 1988;259(8):1199.
69. Ilmarinen T, et al. *Eur Arch Otorhinolaryngol*. 2012;269(11):2367.
70. Baggish MS, et al. *Lasers Surg Med*. 1991;11(3):197.
71. Hallmo P, Naess O. *Eur Arch Otorhinolaryngol*. 1991;248(7):425.
72. Okoshi K, et al. *Surg Today*. 2014;45(8):957.
73. Mowbray N, et al. *Surg Endosc*. 2013;27(9):3100.
74. In SM, et al. *Br J Surg*. 2015;102(12):1581.
75. Steege AL, et al. *Am J Ind Med*. 2016;59(11):1020.
76. Nezhat C, et al. *Lasers Surg Med*. 1987;7(4):376.
77. Derrick JL, et al. *J Hosp Infect*. 2006;64(3):278.
78. Kunachak S, Sobhon P. *J Med Assoc Thai*. 1998;81(4):278.
79. Baggish MS, et al. *Lasers Surg Med*. 1988;8(3):248.
80. Siegel JD, et al. *AJIC: Am J Infect Control*. 2007;35(10):S164.
81. Boyce John M, Pittet Didier. *MMWR Recomm Rep*. 2002;51 (RR-16):1.
82. Scheithauer S, et al. *Am J Infect Control*. 2013;41(11):1001.
83. Silvia Munoz-Price L, et al. *Infect Control Hosp Epidemiol*. 2014;35(8):1056.
84. World Health Organization. *WHO Guidelines on Hand Hygiene in Health Care*; 2009. http://www.who.int/iris/handle/10665/44102.
85. ASA Committee on Occupational Health Task Force on Infection Control: Recommendations for infection control for the practice of anesthesiology (third edition). https://www.asahq.org/~/media/sites/asahq/files/public/resources/asa%20committees/recommendations%20for%20infection%20control%20for%20the%20practice%20of%20anesthesiology.pdf?la=en. Accessed December 28, 2017.
86. Goudra B. *AANA J*. 2014;82(5):363.
87. Lynne S, Chinn Raymond YW. *MMWR Recomm Rep*. 2003;52(RR-10):1.
88. Jensen Paul A, Lambert Lauren A. *MMWR Recomm Rep*. 2005;54(RR-17):1.
89. Tait AR. *Anesth. Analg*. 1997;85(2):444.
90. NIOSH ALERT. *Connecticut Nursing News*. 2000;73(1):8.
91. U.S. Department of Labor. *Occupational Safety and Health Administration: Occupational Exposure to Bloodborne Pathogens; Needlestick and Other Sharps Injuries; Final Rule: (29 CFR, Part 1910)*; 2001.
92. American College of Physicians. *OSHA Bloodborne Pathogens Requirement*; 2014. www.acponline.org/running_practice.
93. Jagger J, et al. *J Infect Public Health*. 2008;1(2):62.
94. Dement JM, et al. *Am J Ind Med*. 2004;46(6):637.
95. Ayas NT, et al. *JAMA*. 2006;296(9):1055.
96. Tanner J, Parkinson H. *Cochrane Database Syst Rev*. 2006;3:CD003087.
97. Centers for Disease Control and Prevention. 1997;46(2):25.
98. Schillie S, et al. *MMWR Recomm Rep*. 2013;62(RR-10):1.
99. https://www.cdc.gov/infectioncontrol/guidelines/index.html. Accessed Jan 2018.
100. Shefer Abigail, et al. *MMWR Recomm Rep*. 2011;60(7):1.
101. Bolyard Elizabeth A, et al. *Infect Control Hosp Epidemiol*. 1998;19(6):407.
102. Williams D, et al. *J Hosp Infect*. 2010;74(2):123.
103. MacCannell T, et al. *Infect Control Hosp Epidemiol*. 2011;32(10):939.
104. Weber DJ. *Crit Care Med*. 2010;38(suppl 1):S314.
105. Fowler RA, et al. *Am J Respir Crit Care Med*. 2004;169(11):1198.
106. Grohskopf L, et al. Chapter 12: influenza. In: Hamborsky J, Kroger A, Wolfe S, eds. *Epidemiology and Prevention of Vaccine-Preventable Diseases*. 13th ed. Washington D.C.: Centers for Disease Control and Prevention; 2015:187.
107. Grohskopf LA, et al. *MMWR Recomm Rep*. 2017;66(2):1.
108. Talbot TR, et al. *Infect Control Hosp Epidemiol*. 2010;31(10):987.
109. Tiwari T, et al, CDC National Immunization Program. *MMWR Recomm Rep*. 2005;54(RR-14):1.
110. Cohn AC, et al. *MMWR Recomm Rep*. 2013;62(RR-2):1.
111. Trautmann M, et al. *Eur J Clin Microbiol Infect Dis*. 2002;21(1):43.
112. Couzigou C, et al. *J Hosp Infect*. 2003;53(4):313.
113. Baer ET. *Clin Infect Dis*. 2000;31(2):519.
114. Catanzaro A. *Am Rev Respir Dis*. 1982;125(5):559.
115. World Health Organization. Global Tuberculosis Report 2017. Geneva. Licence: CC BY-NCSA 3.0 IGO.
116. Schmit KM, et al. *MMWR Morb Mortal Wkly Rep*. 2017;66(11):289.
117. Leclair JM, et al. *N Engl J Med*. 1987;317(6):329.

118. Hui DSC, et al. *Hong Kong Med J*. 2014;20(suppl 4):9.
119. Schillie S, et al. *MMWR Morb Mortal Wkly Rep*. 2013;62(10):1.
120. Centers for Disease Control and Prevention. Chapter 10: Hepatitis B. In: Hamborsky J, Kroger A, Wolfe S, eds. *Epidemiology and Prevention of Vaccine-Preventable Diseases*. Washington D.C.: Public Health Foundation; 2015:149–174.
121. Gerberding JL. *N Engl J Med*. 1995;332(7):444.
122. Díaz JC, Johnson LA. *Am J Infect Control*. 2016;44(12):1738.
123. Centers for Disease Control and Prevention. *Surveillance for Viral Hepatitis – United States*; 2015.
124. Berry AJ, et al. *Anesth Analg*. 1985;64(7):672.
125. Occupational Safety and Health Administration, Final rule. *Federal Register*. 2001;66(12):5318.
126. U S Public Health Service. *MMWR Recomm Rep*. 2001;50(RR-11):1.
127. Chung RT, et al. *Hepatology*. 2015;62(3):932.
128. Gutelius B, et al. *Gastroenterology*. 2010;139(1):163.
129. German Advisory Committee on Blood, Subgroup 'Assessment of Pathogens Transmissible by Blood'. *Transfus Med Hemother*. 2016;43(3):203.
130. http://nccc.ucsf.edu/clinical-resources/pep-resources/pep-quick-guide/. Accessed in January 2018.
131. Kuhar DT, et al. *Infect Control Hosp Epidemiol*. 2013;34(9):875.
132. Irvine C, et al. *Clin Infect Dis*. 2015;60(suppl 3):165.
133. Cardo DM, et al. *N Engl J Med*. 1997;337(21):1485.
134. Centers for Disease Control and Prevention. https://www.cdc.gov/prions/cjd/occurrence-transmission.html
135. Rutala WA, Weber DJ. *Infect Control Hosp Epidemiol*. 2010;31(2):107.
135a. Centers for Disease Control and Prevention. https://www.cdc.gov/vhf/ebola/outbreaks/2014-west-africa/index.html. Updated 6/22/2016. Accessed 3/6/2018.
136. www.acgme.org. Accessed August 25, 2014.
137. Warner DO, et al. *JAMA*. 2013;310:2289.
138. Ward CF, et al. *JAMA*. 1983;250:922.
139. Menk EJ, et al. *JAMA*. 1990;263:3060.
140. Booth JV, et al. *Anesth Analg*. 2002;95:1024.
141. Berge KH, et al. *Mayo Clin Proceed*. 2012;87:674.
142. Boulis S, et al. *Can J Anesth*. 2015;62:964.
143. Bell DM, et al. *AANA J*. 1999;67:133.
144. Palhares-Alves HN, et al. *Rev Bras Anestesiol*. 2012;62:356.
145. Weeks AM, et al. *Anaesth Intensive Care Med*. 1993;21:151.
146. Fry RA. *Anaesth Intensive Care*. 2005;43:111.
147. Fry RA, et al. *Anaesth Intensive Care*. 2015;43:530.
148. Zuleta-Alarcon A, et al. *Can J Anaesth*. 2017;64:169.
149. Wischmeyer PE, et al. *Anesth Analg*. 2007;105:1066.
150. Earley PH, Finver T. *J Addict Med*. 2013;7:169.
151. Moore NN, Bostwick JM. *Psychosomatics*. 1999;40:356.
152. Wilson JE, et al. *Anaesthesia*. 2008;63:616.
153. Baylon GJ, et al. *J Clin Pharm*. 2000;20:597.
154. Levine AI, Bryson AO. *Anesth Analg*. 2010;110:52405.
155. Wright EL, et al. *AANA J*. 2012;80:120.
156. Hiroi N, Agatsuma S. *Mol Psychiatry*. 2005;10:336.
157. Domino KB, et al. *JAMA*. 2005;293:1453.
158. Warner DO, et al. *Anesthesiology*. 2015;123:929.
159. Trinkoff AM, Storr CL. *Am J Public Health*. 1998;88:581.
160. Gallegos KV, et al. *Qual Rev Bull*. 1988;14:116.
161. Kenna GA, Wood MD. *Am J Health-Syst Pharm*. 2004;61:921.
162. Christie JD, et al. *JAMA*. 1998;280:1253.
163. Gross CP, et al. *Arch Intern Med*. 2000;160:3209.
164. Guille C, Sen S. *Arch Intern Med*. 2012;172:371.
165. National Association of Drug Diversion Investigators. httpp://www.naddi.org
166. Schaefer MK, Perz JF. *Mayo Clin Proceed*. 2014;89:878.
167. Lutsky I, et al. *Can J Anaesth*. 1993;40:915.
168. DesRoches CM, et al. *JAMA*. 2010;304:187.
169. Epstein RH, et al. *Anesth Analg*. 2007;105:1053.
170. Epstein RH, et al. *Anesth analg*. 2011;113(1):160.
171. Reinhold R. New York Times; 1981.
172. http://www.dol.gov/elaws/asp/drugfree/require.htm.
173. Fitzsimons MG, et al. *Anesth Analg*. 2008;107:630.
174. Tetzlaff J, et al. *J Clin Anesth*. 2010;22:143.
175. Alexander BH, et al. *Anesthesiology*. 2000;93:922.
176. Fitzsimons MG, et al. *J Clin Anesth*. 2013;25:669.
177. Department of Health and Human Services. Medical Review Officer Guidance Manual for Federal Workplace Drug Testing Programs. www.Samhsa.gov. Accessed February 27, 2018.
178. Gravenstein JS, et al. *Anesth Analg*. 1983;62:467.
179. Skipper GE. *Mayo Clin Proc*. 2009;84:1040.
180. Rose GL, Brown RE. *J Clin Anesth*. 2010;22:379.
181. Pelton C, Ikeda RM. *J Psychoactiv Drugs*. 1991;23:427.
182. Paris RT, Canavan DI. *J Addict Disease*. 1999;18:1.
183. Skipper GE, et al. *Anesth Analg*. 2009;109:891.
184. DuPont RL, et al. *J Subst Abuse Treat*. 2009;36:159.
185. DuPont RL, Skipper GE. *J Psychoactive Drugs*. 2012;44:72.
186. Merlo LJ, et al. *J Addict Med*. 2011;5:279.
187. Collins GB, et al. *Anesth Analg*. 2005;101:1457.
188. Bryson EO. *J Clin Anesth*. 2009;21:508.
189. Bryson EO, Levine A. *J Clin Anesth*. 2008;20:397.
190. Gravenstein JS, et al. *Anesthesiology*. 1990;72:737.
191. Cao CG, et al. *Hum Factors*. 2008;50:276.
192. Husby T, et al. *Acta Anaesthesiol Scand*. 2014;58:177.
193. Wright MC, et al. *Qual Saf Health Care*. 2006;15:258.
194. Ayas NT, et al. *JAMA*. 2006;296:1055.
195. West CP, et al. *Mayo Clin Proc*. 2012;87:1138.
196. Papp KK, et al. *Acad Med*. 2004;79:394.
197. Gottlieb DJ, et al. *Arch Intern Med*. 1991;151:2065.
198. Bolster L, Rourke L. *J Grad Med Educ*. 2015;7(3):349.
199. www.acgme (Duty hours reference).
200. Peets A, Ayas N. *Crit Care Med*. 2012;40:960.
201. Ahmed N, et al. *Ann Surg*. 2014;259:1041.
202. www.asahq.org. Accessed August 25, 2014.
203. Milter MM, et al. *Sleep*. 1988;11:100.
204. Watson NF, et al. *Sleep*. 2015;38:1161.
205. Thanarajasingam U, et al. *Mayo Clin Pro*. 2012;87:320.

89 临床研究

KATE LESLIE，COR J. KALKMAN，DUMINDA N. WIJEYSUNDERA
雷翀 译 熊利泽 审校

要 点

- 临床研究针对人类疾病和损伤的特征与机制，研究药物、设备、诊断方法和干预措施，目的是提供高质量的证据用于指导临床实践，改善患者的生活。
- 研究者由于只能根据受试的患者、医疗人员或医疗系统得出结论，而不能根据整体的相关人群得出结论，这就会产生随机、系统性和设计性误差，从而影响到内部和外部的有效性。
- 观察性（或非实验性）研究允许按照自然病程或临床实际医疗情况进行，而不会因为研究的需要进行任何重大调整。然而，非实验性设计容易出现系统错误，如选择和信息偏倚。
- 在实验研究中，研究者不让疾病按照自然病程（或临床实际的诊疗方式）发展，而是通过积极干预来测试新的干预方法。随机化和盲法减少了实验研究中随机和系统错误的风险，但可推广性是有限的。
- 系统综述使用所有读者都可以复制和更新的透明搜索策略综合分析医学文献，同时通过荟萃分析对治疗效果进行总体估计。
- 精心设计的方案是所有临床研究的基础，便于项目的审查、实施和最终发表。预先规划样本量和统计分析策略是必要的。
- 合理的伦理、注册和监管，财务、数据和人力资源管理，患者安全监测和数据整合方案，发表结果和共享数据的方案，对于临床研究的产出至关重要。
- 形成一个包含反思、反馈和借鉴的指导方案用于提高研究质量是很有益的。让患者有机会对他们参与的研究发表评论，能够为研究者提供新的见解并开辟新的研究方向。

衡量一个科学思想的伟大之处，在于它在多大程度上激发了人们的思考和开辟新的研究领域。

PAUL A.M. DIRAC

引言

研究是为了创造公识而进行的系统性探索。临床研究针对人类疾病和损伤的特征与机制，研究药物、设备、诊断方法和干预措施。临床研究还包括调查医疗卫生专业人员、学生和其他利益相关者与医疗卫生保健和医疗卫生教育系统的相互关系。大多数研究关注医疗或教育质量的一个方面，如安全性、有效性、患者的中心地位、及时性、效率和公平性[1]。

《米勒麻醉学》参考了数以万计的临床研究。本章的主要目的是描述这些研究是如何设计和实施的。本章与第 91 章直接相关，阐述了如何解读和使用证据进行临床决策。其他相关的章节包括第 1 章、第 2 章、第 4 章、第 5 章、第 8 章和第 30 章。我们的目的是描述如何开展临床研究，并激励读者创造和使用高质量的证据，这对于指导改善患者生存的临床实践至关重要。

关键原则

研究者希望获得对临床医生改善患者生活有意义的结果。但由于得出的结论只能基于受试者人群而不是整体的研究对象，因此有所限制[2]。通过研究一个样本产生的随机、系统和设计误差会影响结果的信度，研究中发现的相关性可能真正代表暴露和结局的因果效应（“内部有效性”）和影响将结果外推至取样人群和整个目标人群（“外部有效性”）[3-4]。在此将简要讨论这些误差，并将在本章的后续部分着重描述。

随机误差

暴露和结局之间的随机误差（或“偶然性”）是由研究的个体之间和个体随时间的变化，以及研究中测量值之间和测量值内部的变化引入的[5-6]。随机误差导致错误接受或者错误拒绝零假设（即无效假设）的概率相同。得出错误结论的风险随着样本量的减少和统计测试的增加而增加。

系统误差

系统误差（或“偏倚”）对于明确暴露与结局之间真正的因果关系也会产生影响。可因自然（混杂）、研究的选择特征（选择偏倚），或研究的测量特征（信息偏倚）产生。随机误差可能双向影响研究结果，与其不同的是，系统误差对结果的影响是单向的（即，接受或拒绝假设）。

混杂

混杂是一种偏倚，当暴露和结局之间的关联没有考虑到与其相关的第三个因素（“混杂因素”）时就会出现[5-6]。混杂因素可以是风险因素、预防因素或结局的另一个原因的替代标志，但它们不能是暴露和结局产生的中间步骤。它们可能是已知的可测量的（“已知的已知”），已知的不可测量的（“已知的未知”），或者未知的不可测量的（“未知的未知”）[7]。在观察性研究中，设计（如，抽样限制、匹配）和分析（如，统计校正）选项只处理可测量的混杂因素。随机化将可测量和不可测量的混杂因素平均分配至不同的组（更大的研究信度增加）[8]。隐瞒分配可防止选择性纳入，当分组可改变医疗或行为过程时盲法可以防止混杂[9]。

混杂的重要性因研究类型而不同。在关注因果关系的研究（如，是否吸烟导致肺癌）中，研究者试图收集和管理所有可能的混杂因素，但他们必须时刻注意剩余的混杂或使用随机和盲法确保已知和未知的混杂因素在组间得到平衡。在关注预后的研究（如，预测患者接受计划手术后存活可能性的研究）中，任何可能改善预测的变量都应用于预测模型[10]。

选择偏倚

通过选择目标人群、确认和取样受试人群、招募和纳入患者，以及分享研究结果都可产生偏倚[4]。观察性研究在选择暴露和未暴露的患者或病例和对照时容易产生偏倚。患者和治疗团队基于暴露和结局决定参与或不参与研究也可引入偏倚。前瞻性队列研究和随机研究失访存在差异时容易产生偏倚[2]。研究方案和统计分析方案没有预先计划和公开的研究容易产生偏倚，因为容易选择结局来报告（偏向选择组间存在统计学显著性差异的结局），首要指标在组间没有发现差异的（“阴性”研究）研究可能导致“发表偏倚”，那就是，可能不投稿或者杂志编辑选择不发表[11]。

信息偏倚

此类偏倚可由测量不准确或对暴露、结局和其他测量变量的错误分类产生。当调查工具和诊断测试无效或不可靠时可出现此误差，对不同组的影响可能有差异（组间影响不同）或无差异（组间影响相似）[2]。当回忆暴露史时，患者可能因为是否出现了结局事件而产生回忆偏倚。当受试者根据他们对调查者和社会期望来回答时，就会产生社会期望反应偏倚。未能评估患者的首要观察指标（即，其信息“丢失”）时可造成随机或系统误差，可通过敏感性分析进行评估[12]。

设计误差

设计误差因影响研究的普适性，即使研究没有随机和系统误差，对临床医生而言其应用也存在一定的限制[3]。此类设计误差的例子包括研究昂贵或难以实施的暴露因素；将新疗法与安慰剂或较弱的疗法、而与不是现行最佳疗法进行比较；评估与患者和社区无关的结局；试图证明新疗法优于旧疗法，而实际上证明其等效或非劣效更有用[3]。

统计推断

P 值是“在特定的统计模型下，数据的统计结果（例如，两组之间的样本均值差异）相等或更极端的概率”[13]。例如，$P = 0.05$ 表示在零假设下，观察到的结果有 5% 的概率至少和研究中的一样极端[14]。P 值可表示数据与特定统计模型间的不相容程度，但不能度量研究假设为真或数据仅由随机误差产生的概率[13]。置信区间比 P 值更适合反映治疗效果的大小和精度：95% 置信区间是指，如果相同的研究重复很多次，每次按照相同的方法计算置信区间，95% 的区间将包括真正的治疗效果[14]。在评估置信区间时，最小临床重要差异很重要。如果置信区间的下限不包括最小临床重要差异，那么治疗的效果很可能是重要的[14]。贝叶斯推断克服了 P 值和置信区间的一些限制[15]。贝叶斯推断并没有解释现象的频率，而是将先前的证据、生物学上的合理性和先前存在理念融入到治疗效果概率计算中[14]。

研究设计

图 89.1 和框 89.1 中概述了临床研究中采用的研究设计。本章，我们使用术语“回顾性”和“前瞻性”来描述测量暴露和结果的时间与研究开始之间的相关性，而不是描述研究探寻的方向（即，结局→暴露或暴露→结局）。我们使用美国国家卫生部对临床试验的定义（“任何前瞻性地分配受试者或者受试者人群进入一种或多种与医疗卫生相关的干预，以评估对医疗健康结局的效应”）[16]。

观察性研究

观察性（或非实验性）研究包括允许自然或临床医疗自然发生，根据临床实践常规进行干预，而不

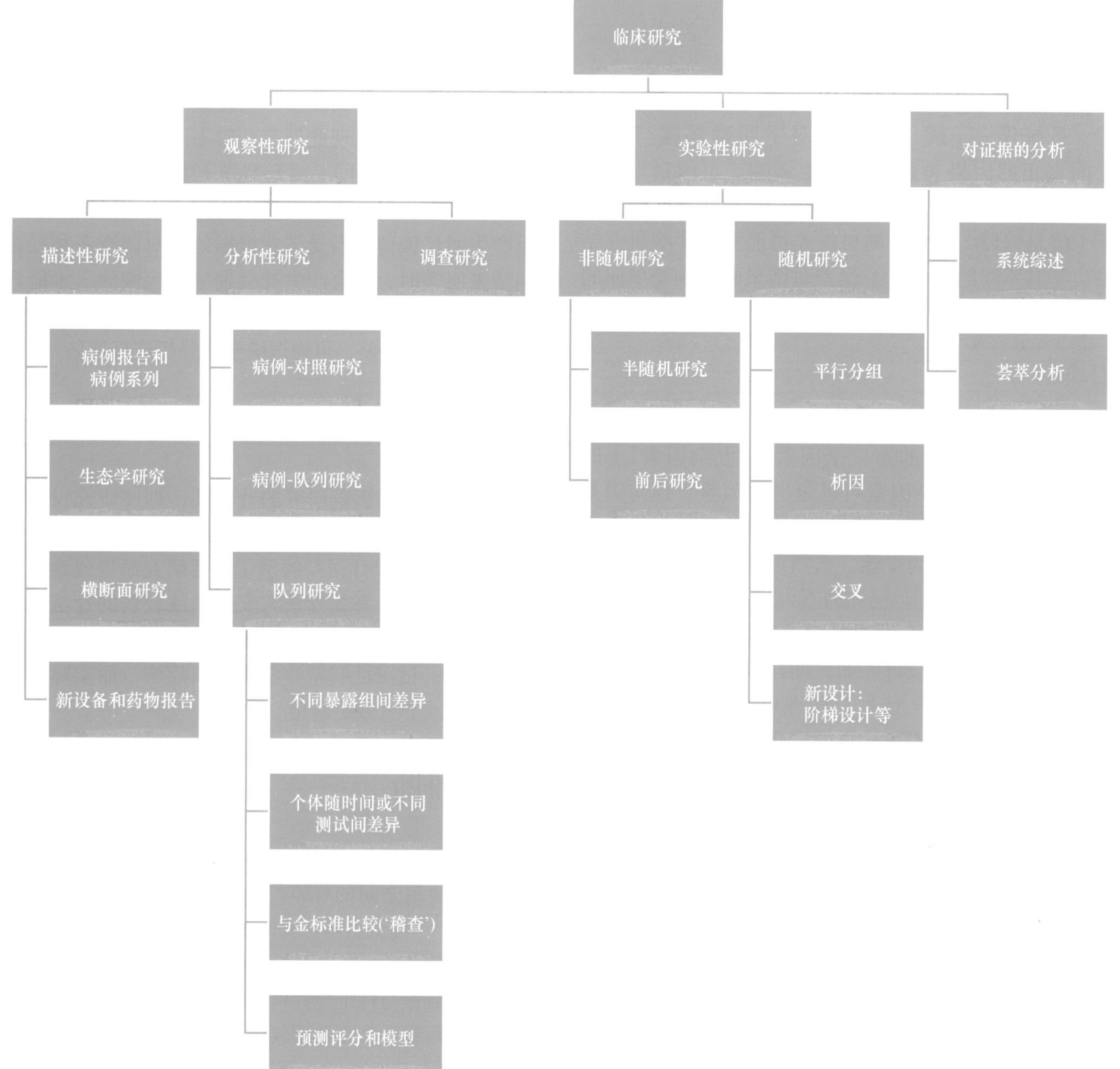

图 89.1 临床研究设计

框 89.1 临床研究设计：麻醉深度和术中知晓

病例研究报道一例浅麻醉患者发生术中知晓。
生态研究报道院内每例患者吸入麻醉药物用量低或高时术中知晓的发生率。
调查研究询问麻醉医生在其常规临床实践中浅麻醉和深麻醉术中知晓的发生率。
病例-对照研究确定发生术中知晓患者，用没有发生术中知晓的患者进行匹配，明确患者的麻醉深度是浅麻醉还是深麻醉。
病例-队列研究确定接受浅麻醉患者，匹配深麻醉患者，明确是否发生术中知晓。
回顾性队列研究检查已有病历记录确定接受浅麻醉和深麻醉患者术中知晓的发生率。
前瞻性队列研究纳入接受全身麻醉患者，随访患者确定接受浅麻醉和深麻醉术中知晓的发生率。
患者内对照两次 EEG 监测的结果确定每次监测结果预测术中知晓的能力。
稽查比较现行的临床实践和国家循证指南对全身麻醉中术中知晓的预防。
预测研究报告根据大样本接受浅麻醉和深麻醉患者队列建立术中知晓的风险评分。
前后研究纳入一个接受麻醉但未进行 EEG 监测的患者队列，然后纳入另一接受麻醉同时行 EEG 监测的患者队列，比较术中知晓的发生率。
随机对照研究随机将患者分配至浅麻醉或深麻醉组，然后比较每组患者术中知晓的发生率。
系统综述搜索研究浅麻醉和深麻醉与术中知晓关系的临床试验，然后进行**荟萃分析**确定接受浅麻醉和深麻醉患者术中知晓发生的合并风险。

EEG，脑电图

因研究相关程序，如招募或数据收集，进行任何重大修改[17]。观察性研究不是临床试验，因此避免使用矛盾的术语“观察性试验”。出于伦理和实际情况的考虑通常意味着观察性设计是回答研究问题的唯一方法。例如，由于将吸烟作为干预进行分配是不符合伦理标准的[18]，大部分评估吸烟对肺癌的影响的研究采用非实验性方法[18]。总体而言，观察性研究可发现暴露和结局之间的相关性，但是不能证明两者之间的因果关系。必须仔细考虑很多因素，包括多个高质量研究结果的一致性、生物学合理性，及暴露与结局之间是否存在明确的剂量-反应和时间关系[19]。吸烟就是这样的例子：观察性研究的重要性最终确定吸烟是导致肺癌的一个原因[18]。

由于大多数生物医学研究在设计上是观察性的，已经采取了一些措施来改进研究的实施和报告。例如，《加强流行病学观察性研究报告》(Strengthening the Reporting of Observational Studies in Epidemiology，STROBE) 声明对报告三种具体类型的观察性研究，即横断面研究、病例-对照研究和队列研究提出了建议[20]。但缺乏强有力的证据显示这些工具改善了观察性研究的设计和报告[21]。

描述性研究

描述性研究是描述样本中患者的特征，比如基线特征（如，年龄、性别、并存疾病），医疗过程（如，麻醉类型），和结局（如，死亡率，脑卒中）。不像分析性研究，描述性研究的目的不是寻找这些特征之间的关系。

病例报告和病例系列 病例报告描述个体患者的暴露和结局，而病例系统提供一组患者的信息。病例报告和系列适用于描述新发现的不常见的暴露和结局，如药物相关的不良反应[22]。由于这些研究的重点是有特定暴露或结局的个体，不能与未暴露或没有发生结局的个体进行直接比较。除外这些局限性，病例报告和病例系列对医学发展有重要的贡献。例如，一项病例报告首次明确脂肪乳能成功治疗局麻药物心脏毒性[23]和一个病例系列因为报道了一个家庭中发生的麻醉相关死亡病例从而首次证实了药物遗传性疾病恶性高热[24]。

描述新的干预 此类研究是属于病例报告和病例系列的一种亚类，描述新的干预（如，药物、设备、诊断产品、监测、医疗套餐、调查工具、指南），不与对照组进行比较。此类研究为医学发展提供了有价值的信息。重要的实例包括第一次使用非去极化肌松剂[25]和最初使用喉罩的临床经验[26]。至于诊断测试，“测试研究”确定测试本身的性质（即，敏感性、特异性、似然比、阳性预测值和阴性预测值）。但预测值尤其依赖于研究人群中结局的发生率。一种更好的方法（“诊断研究”）确定与现有的诊断标准相比，增加新的诊断测试可以在多大程度上提高正确诊断的可能性[27]。诊断测试应该始终使用这两种方法进行评估，特别是如果新的测试比现有的测试更简单、更便宜、对患者的侵入性更小或负担更轻[28]。

分析性研究

分析性研究为了明确暴露和结局的相关性。与描述性研究中所有患者都有特定的暴露（如，喉罩气道[26]）和（或）结局（如，局麻药心脏毒性后成功复苏[23]）不同，分析性研究中需要有和没有目标暴露（如，童年早期暴露于麻醉）和目标结局（如，学习表现不佳）的患者，目的是为了评估那些偶然之外的相关性[29]。

生态学研究 生态学研究或“聚合风险研究”将

暴露状态和结局状态作为不同群体的平均值进行测量。特别适用于在人群中常规测量的暴露和结局。这个方法的主要局限性是暴露状态和结局状态可能在个体水平不相关，产生“生态学谬误”，而群体水平单位内发生目标结局的个体可能不是存在目标暴露的个体。一项院内使用椎管内麻醉行髋部骨折手术的研究明确显示了这种偏倚的可能性[30]。更高的院内椎管内麻醉率与较低的总体死亡率相关，但没有证据显示该相关性在个体水平依然存在。实际上，椎管内麻醉率更高的医院，所有髋部骨折手术患者无论采取何种麻醉方式，术后预后都更好，提示医院水平的影响而非椎管内麻醉的使用是该因果关系的因素。

横断面研究 横断面研究在同一时间（或在一个短的稳定的时间段）从个体水平评估暴露状态和结局状态。适用于暴露不随时间发生变化的情况，如基因决定的特征或慢性稳定的健康状态。横断面方法用于确定胫神经超声是否能发现糖尿病外周神经病变[31]和是否术前筛查问卷能发现阻塞性睡眠呼吸暂停[32]。大部分问卷（见后）调查是横断面研究，因为填写问卷者通常在一个时间点完成问卷。横断面研究不适合建立因果联系，因为“因果关系困境”（即，不能清晰地描述假定暴露和结局之间的时间联系）。例如，对接受口腔治疗的儿童和陪伴的父母进行焦虑的检测，发现 40% 儿童和 60% 父母术前存在焦虑，但是研究者不能确定这些焦虑状态是否与结局相关，而且如果存在相关，也不明确产生了怎样的影响[33]。

病例-对照研究 病例-对照研究根据结局将受试者分组，即，发生结局的患者（病例）和未发生结局的患者（对照）。分组后回顾患者的暴露状态（图 89.2A）。病例-对照研究花费低，可快速实施，适于研究罕见结局，如术后脑卒中[34]和缺血性视神经病变[35]。然而，易于发生选择偏倚，特别是对照患者的选择应该从与病例相同的人群中选择[36]。因此，假设一项心脏手术后脑卒中的研究，在行复杂主动脉弓手术的人群中选择病例和在冠状动脉旁路移植手术人群中选择对照是不合适的。研究者可根据重要的预后相关特征（如，年龄、性别）将病例与多达 5 个对照进行匹配，通过多个对照组、严格测量病例和对照的暴露状态（避免信息偏倚）等方法进一步减少选择偏倚。

队列研究 队列研究根据受试者的暴露因素分组，然后随访患者是否出现结局事件。暴露和结局应该都比较常见，这样可以使队列研究的样本量不会特别大。队列研究可以是前瞻性和回顾性的。前瞻性研究，在实验开始时将受试者分组并随访至将来（图 89.2B）。这样研究者可以仔细测量暴露状态（不会因已知的结局出现回忆偏倚）；明确暴露和结局的先后关系；可实施标准随访。当结局可能出现遗漏或基线特征可能影响结局的监测时，标准化随访尤为重要。例如，发现心肌梗死和损伤需要标准的肌钙蛋白测定，因为这些结局可能无症状，且一些患者不太可能去检查（如，女性，低风险患者）[37]。前瞻性队列研究比病例-对照研究和回顾性队列研究花费更高，完成研究所需的时间也更长。

在回顾性队列研究中，队列的分组和随访都发生在过去（图 89.2C）。大型数据库可以提供罕见的暴露因素和结局，适合于该设计。研究所需的数据（即，患者特征，医疗过程和结果）可以从一个或多个已经

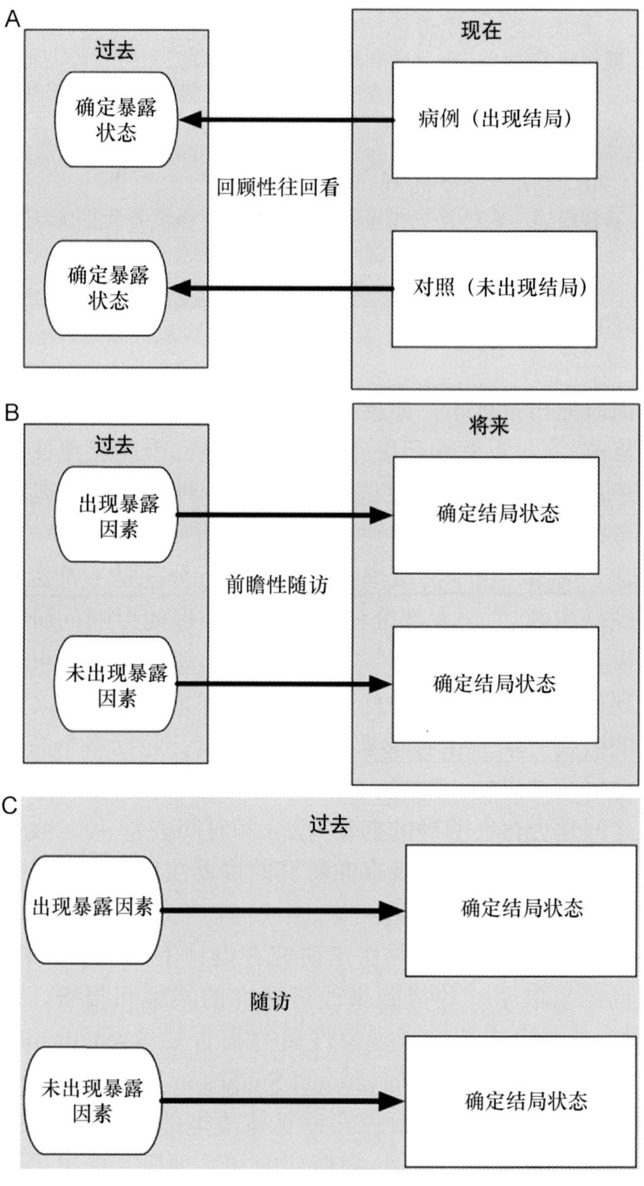

图 89.2 **观察性设计**

存在的数据源中获取，包括纸质和电子医疗记录、行政和法律数据库、政府和临床登记，及为研究目的而建立的数据库。在麻醉界，越来越方便地获取这些数据源促进了此类研究的发展[38-40]。与前瞻性队列研究相比，回顾性队列研究所需时间和花费更少，但也因为数据源而受到限制，数据源在完整性和精确度上存在差异且受随访的影响较大。例如，采用标准化监测的前瞻性研究和使用常规临床实践中的登记信息进行的回顾性研究所报道的术后心肌梗死发生率差异非常大[37, 39]。

病例-队列研究　病例-队列研究是队列研究中的一种类型，将暴露的患者与未暴露的患者匹配，然后随访并测量结局。可以是前瞻性或回顾性的，也适于研究罕见的暴露。匹配可减少重要预后相关特征（如，年龄，合并状态）在暴露和未暴露个体中存在差异带来的影响。例如，回顾性队列研究评估童年早期接受麻醉对学习结局的影响，根据出生时的孕周、母亲生产时年龄、年龄、性别和居住地等特征将暴露和未暴露的儿童进行匹配[29]。匹配大量的基线特征通常不可行，这样确定合适的个体将非常困难。在这种情况下可以进行倾向性评分匹配，产生暴露和未暴露个体在基线特征上非常相似的匹配队列[41]。但重要的是，倾向性评分匹配不能去除因组间不可测定混杂因素不平衡产生的偏倚[41]。

研究评估个体变化或差异　一些研究对个体进行一系列的测量，从而评估其随时间的变化。实例包括麻醉药物的药代动力学和药效动力学[42-43]或术后急性疼痛病程[44]。这些研究属于队列研究的子类型，在结局测量时整合了纵向重复测量。这些数据的统计分析必须考虑个体随时间的相关测量[45]。其他研究在个体进行平行测量评估这些测量的差异。实例包括比较手术时不同凝血测定方法[46]或术后残疾评分工具[47]。当比较测试时，Bland-Altman 分析法测试研究者评定一致性的差异是一种合适的分析技术[48]，而量表通常使用效度、可靠性和响应性等指标的相关性进行比较[49]。这些研究中的一部分也可以被描述成“实验性”（见后），因为研究者控制干预。

评估比较临床实践和金标准的研究（“稽查”）　稽查是队列研究的变体，通过纳入一个患者队列并确定临床实践是否符合外部标准。“稽查”一词有时被不准确地用来描述那些检测临床实践是否达到某种标准的研究（即，评估），或将临床实践与研究者制定的标准进行比较（即，研究）。可以根据不同的暴露来比较符合标准的程度。稽查的实例包括评估静脉血栓[50]和手术部位感染[51]的预防措施是否符合国家指南。此类研究一个重要的问题是确定外部标准在更广的范围内是合理有效和被接受的。

建立和验证预测工具的研究　此类研究的目的是开发可准确预测个体患者预后结局的工具（如，评分、预测模型、风险计算器）。好的临床预测工具使用简单，展现出良好的辨识度（即，工具正确地将更高的预测风险赋予发生结局个体的程度），显示出可接受的校准度（即，观察到结局事件发生率与工具预测事件发生率的一致性程度）[52]。此类研究首次在一个患者队列中用统计学方法评估暴露（如，基线特征，医疗过程）和结局之间的相关性；利用结果建立评分系统或预测模型；然后在另一个患者队列中进行验证[52]。倾向于使用队列研究的数据集作为建模队列，因为随机对照研究的数据集推广性不强[53]。不同的统计方法用于建立这些评分和模型，包括对分类变量结局的逻辑回归模型[54]，将时间-事件结局用 Cox 比例风险模型[55]，分类决策（即，决策树分析）[56]，和机器学习技术（如，人工神经网络）[52]。围术期实例如在加泰罗尼亚手术患者评估呼吸风险（Assess Respiratory Risk in Surgical Patients in Catalonia，ARISCAT）评分预测术后肺部并发症[57]，美国外科医师学会国家外科质量改进计划（National Surgical Quality Improvement，NSQIP）用于预测手术风险的计算器[58]，和急性生理和慢性健康评估（Acute Physiology and Chronic Health Evaluation，APACHE）评分用于预测危重患者的院内死亡率[59]。

调查

调查是从个体（患者、家庭、员工、学生）或组织（医院、大学、雇主）获取有关事实和态度的信息[60]。大多数横断面研究在同一时间评估暴露和结局。事实调查需要信息或测试。态度调查会询问态度、信仰和意图。调查可以是描述性（描述整个群体的反应）或分析性的（对比亚组的反应）。调查必须仔细规划和执行，以保护参与者并提供可靠的结论[60-61]。响应偏倚（无响应、不正确的响应或不真实的响应）是调查研究中的一个特殊问题，在调查设计和报告中必须明确考虑[61-63]。系统性回顾发表在 6 本麻醉学杂志的 240 项调查研究发现，研究报告并不一致，特别是在阐明假设、描述设计、计算样本大小、提供置信区间，及对无应答者的解释方面尤为突出[64]。遵从设计和报告核对清单可能提高调查研究的质量[20, 61-62]。

健康服务研究

健康服务研究（也称为健康系统研究或健康政策和系统研究）定义为“多学科的科学调查，研究社会因素、经费系统、组织架构和程序、医疗卫生技术和个人行为如何影响医疗的获取、医疗卫生保健的质量和成本，并最终影响我们的健康。其研究范畴包含个体、家庭、组织、机构、社区和人群[65]。”典型的临床研究关注与特定疾病（如，缺血性心脏病、术后呼吸衰竭）相关的流行病学、风险因素、预后和干预，健康服务研究关注于提供医疗卫生保健。健康服务研究和临床研究的关注点不同的，但是其研究方法有很多重叠之处（即，为回答特定的研究问题如何进行研究设计）。因此，健康服务研究也采用调查、观察性设计（如前述）和实验性设计（将在下一节阐述）。此外，也采用定性研究方法，如个别访谈和关注小组的主题分析。定性方法特别适合于在医疗卫生行业中识别临床医生和患者行为可能的潜在原因。围术期健康服务研究的例子包括一项回顾性队列研究评估大手术术前医疗会诊率的变化[66]、一项关于大手术后重症监护使用的前瞻性队列研究[67]、混合定性-定量方法研究标准化手术室与重症监护病房交接过程[68]，和阶梯设计整群随机试验多层面实施围术期安全指南[69]。

实验性研究

在实验性研究中，研究者不会让患者按照自然病程（或临床医疗步骤）进行，而是通过主动干预来测试新的干预方法。实验性研究绝大多数情况下是平行设计，研究者将患者或整群患者分配至干预或对照治疗组（即，安慰剂、常规治疗、或现行最佳实践），然后测量结局（表89.1）。新的设计包括整群随机、

表89.1 对照研究设计的优缺点

资料收集时间	分配 随机	非随机
干预后	任何基线差异都可能对结果产生偏倚	不同科室和机构在基线上的差异可能成为比较的混杂因素
干预之前和之后	允许对任何基线差异的净改变进行特定比较。允许在变化最多和最少之间进行比较	可能控制基线差异。与横断面研究相比，其资料受到的混杂因素影响较少

Modified from Brown C, Lilford R. Evaluating service delivery interventions to enhance patient safety. BMJ. 2008; 337: a2764.

析因、阶梯和适应性研究。

非随机研究

如果研究者以一种非随机的方式将研究患者分配至干预或对照组，这就引入了选择偏倚，并可能造成组间基线不平衡，从而影响首要观察指标[70]，还可能高估或低估真实的治疗效应。

半随机研究 半随机研究（或半实验性）试图以一种不那么明显但仍然非随机的方式选择患者进入干预或对照组，例如，用手术专科、星期几、生日，或某些特征的截断值作为分组因素。半随机设计在当代临床研究中很少能够被接受，因为它很难隐藏分组，很难预防选择偏倚，也很难确保盲法。一些半随机设计可能允许对因果关系进行有限的推断（如，为了建立可比性在干预组和对照组中进行预测试）。有时随机化是不可能的，半随机化设计可能是解决研究问题的唯一方法[70]。干预的非随机研究偏倚风险（the risk of bias in non-randomized studies of interventions，ROBINS-I）工具帮助读者评估那些未采用随机方法观察干预措施效应的观察性研究的质量[71]。

前后对比研究是一种简单而有吸引力的研究设计，几个世纪以来一直用于比较使用新的干预治疗前后患者的状况。例如，John Snow 比较了伦敦附近地区拆除当地水泵把手前后霍乱发病率[72]。现代研究中，此类研究可以是完全前瞻性、部分前瞻性（干预“后”组）、部分回顾性（干预“前”组），或完全回顾性[73]。干预“前”通常是现行的治疗方法而干预“后”通常为新的治疗方法。例如，结肠癌切除患者术后加速康复路径与传统的方法相比可减少阿片类药物用量，早期恢复肠道功能，减少住院时间[74]。该方法学的挑战是时间的影响：这些改善可能是由于新的方法或由于患者混杂的或未测量的同步发生的其他医疗改进带来的影响。如果由于同步发生的改进措施效应足够大，甚至可能掩盖新方法实际上对患者预后产生的较坏影响。双重差分方法可用于处理结局中时间相关的影响。这些方法假设两组中与暴露无关的趋势是相同的[75]。前后对比研究非常容易发生 Hawthorne 效应（即，人们知道自己被观察时，表现得会更好）。前面已经阐述了对于观察性研究设计，个体患者的数据要在干预发生前后收集。

交叉研究 交叉研究是另一种更有说服力的前后研究设计。每例患者接受所有的干预和对照治疗，每次治疗中间有洗脱期用于消除前次治疗的效应[76]。交叉研究非常适于长期用药的患者（如，治疗慢性疼

痛的镇痛药[77]）。交叉设计的主要优点在于患者是自身的对照，消除了在平行分组设计中混杂因素的影响。患者接受干预或对照治疗的顺序可以非随机和随机决定（后者消除时间效应）。此外，可通过盲法隐藏给予的干预或对照治疗，消除安慰剂和无安慰剂效应[78]。

随机研究

大型简单随机试验是麻醉、重症监护和疼痛医学中最有力的初级研究形式，其优势根源在于循证医学发展[79]。高质量的随机对照试验的主要特点是成功的随机化和盲法和足够的样本量，以揭示临床治疗对以患者为中心结局的重要影响。

随机 许多观察性研究和非随机实验性研究的方法学问题都可以归结为混杂因素对其的影响（见上文）[80]。随机分配的目的是确保所有混杂因素（已知和未知的）在基线时平均分布到干预组和对照组。随机化能否成功地均匀分布这些特征，关键取决于研究的样本量。在成功随机化后，其余的基线特征差异都是由偶然概率产生的，干预组和对照组的患者发生首要结局的概率相同。研究因随机和系统性误差改变结果的可能性很小。这就是大样本随机研究被认为是医学实验性研究金标准的主要原因[79]。随机计划可通过简单、区组、分层或协变量修正技术产生[81]。隐藏分配是避免选择偏倚（即，知道下一例研究患者将使用何种治疗方式而纳入该患者）的关键步骤[82]。

盲法 随机可有效消除混杂，但不足以确保结果不发生偏倚。仅仅了解治疗分配就可以影响研究者的行为、随后的临床管理，甚至是患者的症状，这会在混杂因素中产生新的不平衡，从而抵消随机化带来的优势。此时的解决方法是盲法：对收集研究资料的观察者、患者，和（或）治疗团队隐藏治疗分配[83]。在Ⅲ期和Ⅳ期药物试验中（框89.2），对观察者、患者和治疗团队成员实施盲法是标准程序，因为用盲法匹配实验药物和对照药物很容易（尽管不便宜）生产[84]。其他干预较难实施（如，静脉白蛋白溶液[85]）或无法实施盲法（如，对慢性疼痛患者给予硬膜外局麻药物[86]）。这种情况下，应尽可能隐藏分组从而防止因为知晓分配信息对治疗程序产生的影响。在随机研究中应尽各种努力对结局的观测者实施盲法。

优效性、等效性和非劣效性 随机研究通常是为了展示干预组比对照组获得更好的结局（“优效性”）[87]。

框 89.2 临床研究分期

Ⅰ期

Ⅰ期临床试验在小样本的参与者中首次测试新的干预，评估安全性。

Ⅱ期

Ⅱ期临床试验纳入较多的参与者研究新干预的有效性和进一步评价安全性。

Ⅲ期

Ⅲ期临床试验在大的人群中通过与其他干预或常规治疗比较，研究新干预的有效性和监测不良反应。

Ⅳ期

Ⅳ期临床试验在干预上市后在整体人群中研究干预的有效性，收集不良反应信息，研究在不同条件下或与其他治疗联合的应用情况

但随机研究设计也可以展示两项治疗产生相同的结果（“等效”）[88]或一种治疗至少和另一种治疗一样好（“非劣效”）[89]。等效和非劣效设计在新干预措施比现行治疗更简单、安全，和（或）便宜时有用，证实等效性或非劣效性足以改变临床实践。

析因设计 析因设计可以在一个临床试验中测试多个干预[90]。与对每个干预和每个组合进行单独的随机试验不同，在析因研究中患者被分别随机分为两个或多个不同的干预组（即，他们没有接受任何、部分或全部实验干预）。该设计有效且允许比较不同干预措施之间的相互作用。例如，在一项析因设计中比较6种干预对于防治术后恶心呕吐的作用，4000例患者随机进入6种止吐剂形成的64个组合之一[91]。此设计使研究者得出结论，这些止吐剂同样有效，并且独立起作用。另一个例子，5784例患者随机接受阿司匹林或安慰剂，在一项部分析因设计中，这些患者中的4662例也随机进入氨甲环酸或安慰剂[92-93]。此研究中，研究者确定对于死亡、血栓性并发症后严重出血而言，干预方法之间没有相互作用。

整群随机设计 大多数研究在患者水平进行随机。当在患者水平进行随机无法实现或在方法上不合理时，需要整群随机试验设计。在治疗干预过程中尤其如此，因为干预的准确性依赖于治疗团队的执行，而盲法常常是不可能实现的[94]。实例如，在重症监护患者中选择性清理肠道的交叉整群随机试验（即使仅对随机至治疗组的患者实施干预，但对细菌定殖特性的改变将扩展到病区的所有患者）[95]和引入医疗急救团队治疗院内病情恶化的患者的随机试验[96]。

阶梯设计 整群随机意味着一些医院或者临床区

域实施新干预，另一些维持现行的医疗模式。研究前后受时间因素的影响，交叉整群随机试验的缺点是先被随机到新干预方案的群体必须恢复到现有的医疗模式。阶梯设计通过确保每个集群都接受对照干预然后交叉至新干预措施，从而避免了这些伦理和方法上的问题（图 89.3）[97-98]。这可改善中心和患者招募。这些周期的持续时间因每个集群而异，但在研究期结束时，对照期和干预期的数据量相同。这最大程度消除了时间因素的影响。阶梯设计最初用于疫苗研究，利用疫苗接种计划不可能在很短的时间内在整个地区推广的自然局限性[99]。它们被认为是复杂干预随机试验的替代方案，前提是干预产生积极效果的可能性很高，危害的风险非常低[97]。

分析发表的研究

系统综述

医学知识的爆炸式增长和对紧急临床问题的快速回答的要求意味着对医学文献进行可靠的综合性分析是无价的。传统的叙事性综述容易发生作者偏倚（有时甚至是更彻底的利益冲突），因为作者可以"挑选"支持自己观点的文献。系统性综述提出一个明确的研究问题，采用公开的透明检索策略，这一策略每个读者都可以复制和更新[100]。系统综述和荟萃分析优选报告项目（Preferred Reporting Items for Systematic Reviews and Meta-Analysis，PRISMA）声明可用于指导撰写系统综述的作者[101]。然而，综述报告的质量和方法学的质量仍然良莠不齐[102]。

荟萃分析

当多个随机试验研究相似的问题、干预措施和结果时，结果可以在荟萃分析中进行数学整合[100]，其目标是评估干预的聚合效应。虽然荟萃分析的结果可能不一定与随后的大规模试验一致，但对大量高质量的随机研究进行高质量的荟萃分析是指导临床实践的最高等级的证据[103]。Cochrane 合作组织致力于实施系统综述和荟萃分析以指导临床实践。合作组织的软件工具（"RevMan"和"Covidence"）生成有关纳入研究质量的分析、图像和指标[104-105]。治疗效果对研究精度的漏斗图用于检测治疗效应大研究（通常为小样本研究）的发表偏倚（图 89.4）。

个体患者荟萃分析

荟萃分析一个更有力的形式整合个体患者的数据，而非使用纳入研究的整合数据[106-107]。该方法的优势是更好地描述结果和可能实施新的亚组分析。这种方法的挑战有：获得原始数据（有篇文章报道只有 25% 的荟萃分析提取了所有个体患者的数据[108]）和可靠地将包含原始资料试验数据库与新的聚合数据库进行合并。标准的聚合数据荟萃分析将显示是否个体患者数据荟萃分析能获得足够的新信息，值得花费额外的时间和精力。

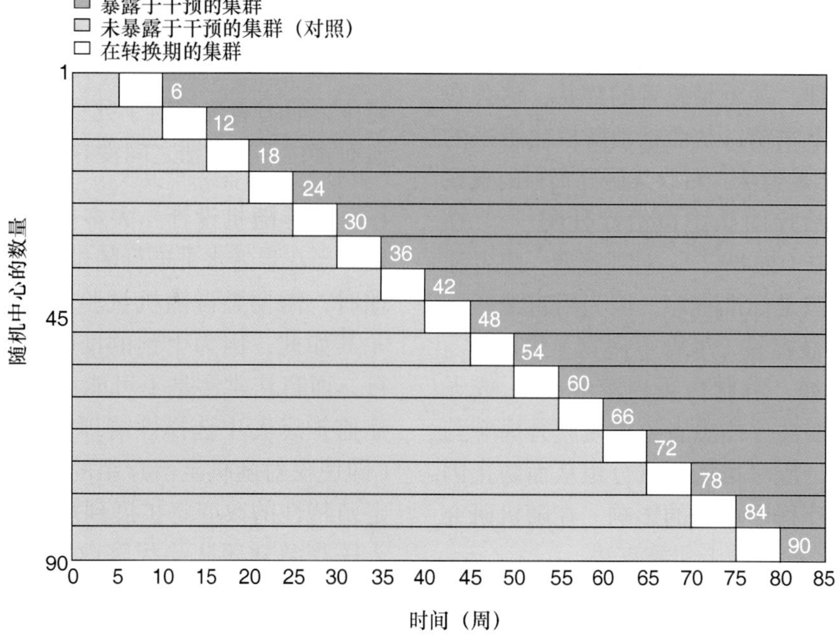

图 89.3 **阶梯设计**

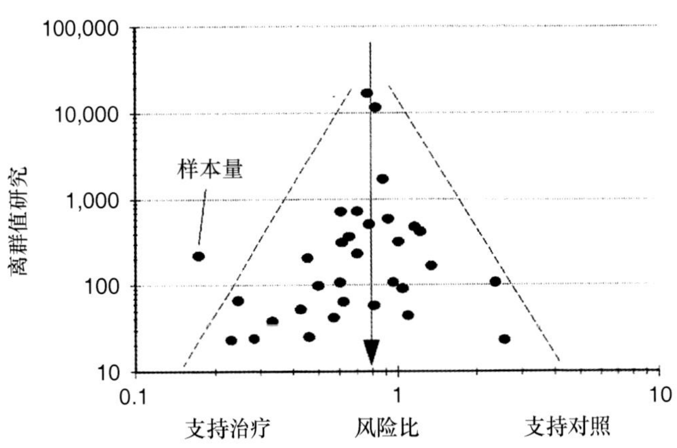

图 89.4 **漏斗图显示发表偏倚：小样本资料显示大治疗效应的比例过高**

研究方案

精心设计的方案是所有临床研究的基础，便于回顾、实施和最终发表研究（图 89.5）[109]。但研究方法常不完整，且与相应发表文章中报告不相符[110-111]。为此，世界卫生组织[112]、国际协调理事会[113]、国家研究基金机构[114]和赤道网络（标准方案项目：干预试验建议［the Standard Protocol Items：Recommendations for Interventional Trials，SPIRIT］声明[115-116]）制定了模板。模板对改善方案质量的效果有待确定。临床研究方案的修正必须经过协调中心的机构审查委员会（人类研究伦理委员会）批准，且必须在试验注册上有所体现。国际医学期刊编辑委员会建议在任何结果发表之前公开研究方案，例如在机构网站上发布或在同行评议的期刊上发表[117]。

假说

所有的临床研究——从病例报告到定量和观察性项目到多中心临床试验——都始于研究问题。这些问题来源多样：现有的文献，研究者之前的工作，与同事的互动，在临床工作中的观察，与患者和他们的家人的讨论。一个格式良好的研究问题可指导文献综述（确定研究的需要）；为研究设计、方法和样本量提供信息；并限制可能的误查和偏倚[118]。人群-干预-对比物-结局-时间界限-场景（population-intervention-comparator-outcome-time frame-setting，PICOTS）格式是在临床研究者中最常用的框架[119]，可提升研究问题的质量[118]。在观察性研究中，“干预”和“对比物”可以是以患者为基础（如，存在或不存在术中低血压）或以治疗为基础（如，在大城市或乡村医院接受治疗）。在临床试验中，干预和对比物是随机的。在建立方案的过程中，研究问题转化成正式的假说。假说的结构取决于研究者是否能预测某一组的结局优于、等效于或非劣效于其他组。不考虑预测结果，优选双侧假设检验，那就是考虑标准治疗更优或治疗效应不等同的可能性[120]。

人群

受试者的选择取决于研究目的和环境，这是解释性和实效性研究的关键区分因素[121-122]。解释性（效力）研究，如新药和设备的观察性研究或Ⅰ至Ⅲ期临床试验，包括在高度控制的条件下纳入经过高度选择的患者，以减少患者间的变异和获得最大的治疗效应，因此解释性研究的外推性受到限制。实效性（效果）研究，如Ⅳ期临床试验，包括接受真实世界治疗的典型患者[123]。通过接触所有有治疗适应证和准备接受治疗的患者进行随机抽样。但实际上，只能接触一部分患者。进一步的非随机选择发生于当患者拒绝参与或无法完成数据采集时[122]。尽管国家提倡应该让参与者具有多样性[124]，在临床研究中纳入的儿童、老年人、孕妇和哺乳期妇女（实际上所有妇女）、其他文化和语言人群，及残疾人仍然不足[125-127]。另一个因素是无法确定招募的受试者中比例比较低的人群情况（如，跨性别者）[128]。理想研究应该是有足够的检验效能允许对主要亚组效应进行分析[124，126]。

干预和对比物

几乎所有的临床研究都包含干预（如，药物、设备、程序、诊断测试、成套治疗等）。在观察性研究中干预作为常规治疗的一部分，而在实验性研究中干预由研究者给予。许多包含干预的研究也包含对比物（如，安慰剂、常规治疗，或现行最佳实践）[129]。对比物应该是被证明的最好的干预，除非不存在这种干预[109]。这种情况下，就应该使用安慰剂。需要在开始时对常规治疗进行定义，并对随时间变化的情况进行监测。需要在研究过程中确定现行最佳实践并获得指南支持[129]。一项符合伦理的研究，就必须保证专家群体不确定干预措施和对比物的相对优点，且研究设计必须解决这一问题（临床平衡）[130]。围术期复杂的干预和对比物在实效性研究中不能完全或适当地实施，这一差异可能是非随机的。因此，患者通常根

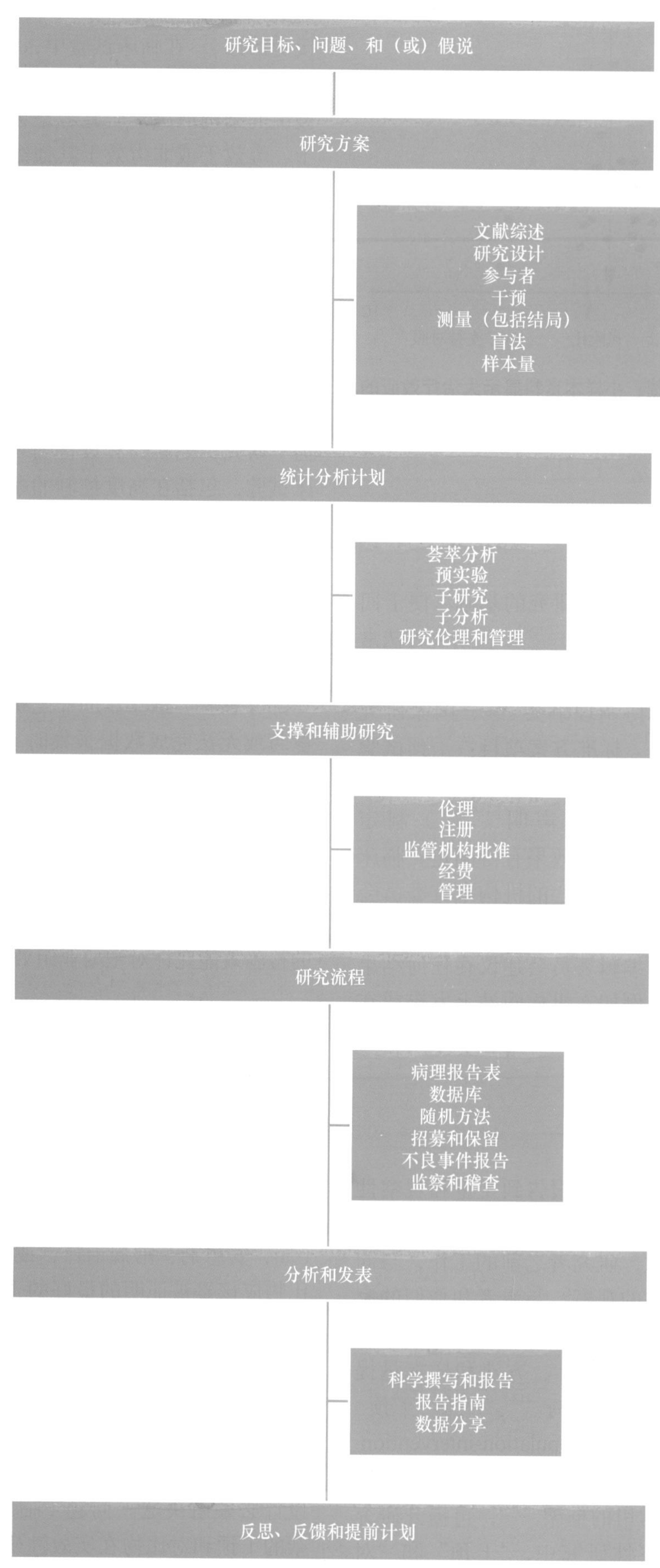

图 89.5 **临床研究项目的生命周期**

据他们被分配进入的组别进行分析（意向性分析）。

结局

结局是研究的干预导致的或与研究干预相关的事件。理想情况下，临床研究的结局可能会影响临床医生的医疗行为和患者的选择[131]。虽然患者报告的结果是主观的，但如果适当鼓励和应用可极大地增强研究的影响力[132-133]。以概率表示的二元结果比连续结果更容易解读，连续结果可以通过定义一个适当的截断值转换为二元结果[131]。复合结局可能是评估事件或干预的有用方法，但如果组成成分在频率、幅度、效果的方向或重要性等方面不同，则可能产生误导[134]。替代结局发生在事件或干预和真实结局之间，用于得出关于真实结局的结论。该方法在替代和真实结局之间的关系必须明确定义时才有效[135]。有时，替代结局说明干预效应对真实结局的方向和幅度（如，抗心律失常药物对室性异位搏动和心肌梗死后猝死的效果[136]）。首要结局是研究的关注点和样本量计算的依据。次要和安全性结局应该反映事件或干预的重要益处和不良反应。仔细定义结局和结局测量的时机是建立方案的基础。

样本量

研究需要足够数量的参与者提供有关特定结局和治疗效应的可靠结论。若研究参与者数量太少，研究者可能得出无治疗效应的不正确结论[137]。若研究参与者的数量太大，可能推迟获得对患者治疗非常重要的信息。两种情况都造成资源的浪费和将患者置于不必要的风险。因此样本量的计算应该在所有研究的设计阶段进行。在定量和观察性研究，研究者需要证明选择抽样框的理由（从中抽取样本的人群）[20]。这应基于可获得的受访者或适当格式的相关数据，或研究者对合格参与者数量的预期和（或）他们围绕首要结局发生率可接受的 95% 置信区间的估计[138]。在对比研究中，样本量的计算应该根据不同组间首要观察指标差异（效应大小）、效应大小的变异度（连续变量），和研究者可以接受结果为假阳性（α，1 类错误）和假阴性（β；2 类错误）的风险[139-140]。效应大小和变异度可通过文献、预实验、统计方法，或最小临床重要差异进行估计[141]。计划的样本量也取决于分组的数量、预计脱落的数量，和计划的统计分析方法。方案应该提供足够的信息允许重复定量样本量计算[138, 140]。在麻醉文献中通常情况并非如此[142]。用试验结果事后计算统计效能是不适当的；首要结局置信区间的宽度是体现结果可靠性更好的指标[140]。

数据分析方案

数据分析的细节超出了本章的范围，而且逐渐超出了临床研究者和综述者的范围[143]。为了达到监管机构、资助者和期刊所要求的卓越的统计水平，通常需要接受统计培训以及与生物统计学家或定性数据分析方面的专家或合作。在临床研究计划中统计输入是至关重要的，特别是在样本量计算方面。研究方案还应包括描述首要和次要结局的数据和分析、亚组和校正分析、敏感性分析，中期分析和终止规则，和适用的方案依从性的计划[115-116, 144-146]。针对大型观察性研究和临床试验的详细统计分析计划通常在揭盲数据之前发表，并且至少应该预先确定[147]。同行评审的期刊可能要求与文稿一起提交统计分析计划，要求提供统计核对表，并雇用统计编辑团队协助对文稿进行评估[143, 146]。

支撑研究

可行性和预研究

大多临床研究受之前某种研究的启发。然而，越来越多的前期工作被专门用来证明未来大规模观察或实验研究的可行性[148-149]。可行性研究测试将来的研究是否可行[150]，检查临床实践者的知识和兴趣、合格患者的可获取性、患者参与研究的意愿、实施干预和收集数据的便易性、首要结局的质量、研究的资源需求。预研究是可行性研究的一类，测试将来研究提出的假说，研究规模不足以测试干预的效果或相关的强度[130]。预研究通常用于为将来研究样本量的计算提供信息，虽然这一过程可能存在缺陷[151]。可行性研究本身样本量应该符合可行性目标，但不需要涉及正式的样本量计算[150]。预研究与最终研究需要遵守相同的伦理和监管要求。

子研究

子研究是使用大型临床试验中收集的参与者亚组的数据调查额外研究问题的有效方法。与主研究遵守相同的伦理和监管要求，理想情况是同时计划子研究与主研究。子研究可以调查与随机干预相关的其他结果，在这种情况下可被认为是嵌套随机试验[152-153]。子研究可以调查其他的非随机暴露（如，生物标志物）

与相同结局的相关性，在这种情况下被认为是嵌套队列研究[152, 154]。最后，子研究可以调查额外的非随机暴露与额外结果之间的关系：这些也是嵌套队列研究，是特定队列的有效使用[152, 155]。额外随机暴露的影响更适合用析因研究设计来评估。子研究主要的设计考虑因素包括足够的样本量和限制研究者和患者负担。

子分析

子分析是在一项大型临床研究中，针对一个额外的研究问题采用部分受试者的数据进行分析的有效方法。一些子分析在主要研究开始前就计划好了（如，人群的亚组分析）。其他的子分析是在数据收集后或主要研究已经发表后才计划的，可以分析意外的事件和发现。无论什么情况，统计分析方案应该在分析开始前就完成[147]。子分析可研究非随机暴露（如，基线特征、治疗过程、测量的变量）与首要和次要结局的相关性[156-157]，或随机干预对次要结局的具体效应[158-159]。倾向性评分方法越来越多地使用到测量受试者在特定基线特征的情况下接受非随机治疗的概率，并通过分层、匹配、加权或根据倾向评分进行调整来弥补[156, 160-161]。然而，这些方法很大程度依赖于收集适当和完整的基线数据，并且不能减少未测量或未知因素的混杂（如，麻醉师选择特定技术或维持特定血压的原因）[160-161]。

伦理和监管注意事项

伦理批准

所有关于人类的研究都必须确保参与者的安全和隐私[109, 113, 162-166]。这个体系可以是地方的、国家级或多国参与的。审查的严格程度取决于潜在的风险、不适、不便、负担和对隐私的威胁。根据管辖的范围，低风险的研究（例如，稽查和调查）可能不需要接受伦理审查[164, 166]。非低风险研究需要通过医院审查委员会的批准。委员会可能会同意知情同意的获取流程，对于风险较低的研究可能会豁免或有限的批准知情同意[109, 113, 162-165]。在一些对于急症治疗研究的审查中，延迟同意也是有可能的[166]。在手术的当天告知患者关于研究的内容对患者而言也是可以接受的[167-168]，但与手术前一天告知相比，患者的参与率更低一些[169]。

注册

为了应对发表偏倚和选择性报告等问题引入临床研究注册[170]。注册的目的还包括减少不必要的重复研究所造成的浪费，以及提高患者参与临床试验的可能性和临床结果[171]。初始的工作包括在纳入第一个患者前强制登记一小部分研究方案信息[117, 172]。随后的工作还要求公开汇总的试验结果，包括那些阴性或非结论性的结果[16, 109, 172-174]。这些工作没有完全成功[171]。例如，在一项有关麻醉研究注册的报告中，尽管注册率自2007年以后有所改善，但2015年发表于6个专业期刊杂志的62%临床试验注册仍不完善[175]。需要进一步改变资助方、机构审查委员会、研究者和出版商对注册的认识[171, 176]。鼓励观察性研究进行注册[177]，但目前是自愿的，部分原因是担心注册可能扼杀探索性分析[178]。

监管机构批准

联邦、国家和州政府相关机构监管药品和医疗器械的生产、进出口、供应、销售和监督，目的是优化对安全和有效治疗产品的获取。各级政府之间有一些协调[179-180]。

未获批准的治疗产品进行临床试验（Ⅰ～Ⅲ期试验）或在目前批准之外正进行的适应证试验（Ⅳ期试验）需要获得监管授权[181]。主办方、机构审查委员会和监管机构合作共同保护临床试验中暴露于尚未批准治疗产品的患者。对于国际研究者发起的临床试验，这种合作保护机制可能特别复杂，必须在规划阶段仔细考虑。

数据分享

从科学、经济和伦理的角度来看，分享临床试验的患者数据符合公众利益[182]。第三方可能希望证实试验结果、纠正误差、探索新的假说，或使用个体患者数据进行荟萃分析[175]。资助机构、出版方、研究者和制药工业发布了关于数据分享的立场声明[182-185]。国际医学期刊编辑委员会（International Committee of Medical Journal Editors）最初提议强制数据共享[186]，但后来做出让步，目前要求研究人员在试验注册时加入数据共享方案，并在原始文稿中加入数据共享声明[184]。这些声明和方案中必须明确是否共享数据，以及什么数据将如何与谁共享等信息。目前缺乏保护患者和研究者利益的政策、资源和文化[184]。为了有效和负责任，必须从临床试验一开始就制订数据共享方案，因为它涉及在患者知情同意时告知该内容，构建适当的数据管理系统，并确保足够的资金[185，187]。

研究管理

经费管理

良好的临床试验要求研究者和发起者对研究的经费方面进行记录并达成一致[113]。批准预算和合同是研究管理流程的一部分。所有的临床研究都是有成本的：即使病例报告也需要检索病历、准备插图和投入研究人员的时间。研究成本随着临床研究规模和复杂性增加。同时，医疗服务吸纳与患者治疗不直接相关的费用的能力正在下降。因此，研究者必须从其他来源获取经费，包括政府机构、商业企业、慈善组织。这个过程耗时费力[188]。研究表明试验主要负责人为了申请国家资助，需要花费 34 个工作日的时间才能准备一项新的研究提案[189]，而且其中只有 20% 的方案被资助。精简和灵活的申请程序，以及出台如何重新提交未能成功资助的研究方案的相关规定，可能会减少工作量和增加成功率[188-189]。

数据管理

方案中应该列出需要收集的数据、数据来源和数据测量时机[115]。伦理审查程序检查提出的数据收集方案是否满足了隐私和数据安全要求[113]。如Ⅰ～Ⅲ期临床试验等探索性研究中，收集的数据量可能很大，而实效性研究数据收据可能仅限于重要的测量值[190]。数据收集有三个主要选择：①病例报告表；②从现有的来源（如医疗记录、注册和管理数据库）进行数据提取；和③混合方法[190]。病例报告表可以是打印或者电子版，电子版能够确保数据完全和准确录入[191]。数据然后被转移到为研究专门建立的数据库中。越来越多的麻醉研究方案要求将患者个人或群体记录数据与研究不相关的数据库连接起来，这样可能需要医疗卫生信息学家的参与，并产生患者隐私和数据安全问题[192]。

人类资源管理

与临床研究相关的人力资源包括研究者、试验协调员、进行治疗的临床医生和患者。伦理和监管是为了明确这些人员的合法利益和权利在研究中是否得到保护[113]。研究者和试验协调员应具备研究相应的资格、经验和能力，理想情况下应具有国际协调会临床试验质量管理规范 E6 的认证（International Council for Harmonisation E6 Good Clinical Practice certification）[113]（某些经费资助方的要求[193]）。临床试验之间的广泛交流对于从业者的职业发展和促进合作方面具有重要作用。参与治疗的临床医生需要知道他们在方案实施中的作用，并应该努力确保研究的成功。这在需要医生长期参与的麻醉[194]和 ICU[85]相关研究中尤为重要。麻醉和重症治疗研究招募患者困难，因为受到时间的限制，以及可能需要优先考虑其他因素。一项关于招募策略的系统综述发现，采用开放而非盲法进行分组，书面邀请后再电话询问能显著改善招募的情况[195]。麻醉和重症治疗研究失访率很低，因为数据收集的时间范围短，且大部分或全部研究中的患者都在手术室或者医院里[85，156，194]。关于在门诊环境下如何保留受试者的系统综述显示，只有金钱激励才能提高受试者的保留率[196]。

不良事件报告

不良事件报告是确保临床研究参与者安全的关键步骤（框 89.3）[197]。不良事件是指与药物使用有关的任何不利和意外事件，无论是否与该药物有关。不良事件可根据严重程度（强度）、严重性（对患者结局的影响）、可预见性（之前观察到的）和因果关系（药物的可归因性）进行分类[197]。迅速向监管机构和机构审查委员会报告不良事件是Ⅰ至Ⅲ期试验的重要内容[172，198]。对于Ⅳ期试验，一般性安全问题和意外不良事件从试验数据报告并由安全监测委员会定期报告。只有在常规临床治疗过程中出现的严重意外事件才应该立即报告给监管机构和审查委员会。临床试验的主要报告应根据系统和（或）严重程度列出不良事件列表[172,198]。不良事件报告的工作繁重且花费昂贵，因此应该与药物产品对患者安全的风险相一致[199-201]。

监察和稽查

监察是“监督临床研究进程的行为”[113]。所有的临床研究需要某种程度的监察，确保参与者受到保护；研究按照已批准的方案实施；数据是完整、准确和可验证的[113]。监察内容包括从研究者发起的简单核查到资助者或机构对研究中心的监察。为了寻找数据和完整性的问题，集中监查用得越来越多[202]。稽查是“对试验相关活动和文件进行系统和独立的检

框 89.3 临床研究不良事件定义

不良事件：与人类使用某种药物有关的任何不愉快的医学事件，无论是否被认为与药物有关。
疑似不良反应：任何有合理可能由药物引起的不良事件。
意外：研究者手册（或一般调查计划）中未列出的任何不良事件或疑似不良反应，或已观察到的特异性或严重性不良反应中也未列出的情况。
严重不良事件或疑似不良反应：任何不良事件或疑似不良反应导致下列结局：死亡、危及生命的不良事件、住院治疗或延长现有住院治疗、持续或明显无能或进行正常生活能力受到显著影响，或先天性异常 / 出生缺陷。
危及生命：使患者或受试者立即面临死亡风险的不良事件或疑似不良反应。不包括更严重的形式或已经导致死亡的不良事件或疑似不良反应

查”[113]。稽查由机构审查委员会、监管机构、和资助者实施，有时是在对研究产生顾虑后进行。在临床研究中，质量管理是数据和安全监管委员会的责任。委员会可以回顾非盲的数据和不良事件报告，评估研究中疗效和风险之间的平衡变化。委员会和委员会的成员都是独立的，他们越来越需要相关的培训从而承担重的学术、法律和伦理责任[203]。

研究报告

文稿

准确、完整、及时报告研究结果有助于体现研究的完整性和意义。报告指南广泛适用于各类研究方案和人群，一些期刊要求遵守这些指南并完成检查表和流程图[107, 204]。例如，STROBE 和报告试验的综合标准（Consolidated Standards of Reporting Trials，CONSORT）旨在改善观察性研究和随机试验的报告质量[20, 138-140]。报告随机对照试验的质量随时间已经得到提升，但是不确定是否是因为 CONSORT 声明[205]。一项研究期刊支持 CONSORT 声明对报告质量改善效果的系统综述发现，在 27 个项目中只有 5 个项目的报告有显著改善[206]，突出了研究要遵守指南的必要性[207]。只有在研究者与目标受众有效沟通的情况下研究才有用。除了报告指南[204]和期刊编辑的说明外[117]，建议研究者参考资料，学习如何写出清晰优美的文章。

署名

研究者可参与临床研究概念提出、设计、资助、监管、管理、数据收集、分析，和（或）结果报告。国际医学杂志编辑委员会推荐作者署名应该根据对研究的实际贡献、文稿提交，及对各方面工作的负责程度[117]。因此，禁止对贡献未达到推荐要求的人给予荣誉署名（如，该工作所在科室的领导人或文稿的编辑人）。署名的标准和致谢非作者的贡献应该在研究开始时就确定下来，并在投稿时再次核实[117, 208]。随着作者数量、研究团队，及数据分享等情况在增加，致谢这种方法正在快速发展[208-210]。

发表

研究者应该仔细选择目标期刊，考虑研究的主题和潜在的影响，资助者对开放获取出版物的要求，以及目标期刊的信誉。合法的出版商应遵守公认的出版道德标准[117, 211]。在传统订阅期刊和合法开放获取期刊中，开放获取选项是收费的。所谓的“掠夺性”开放获取期刊通过“垃圾”邮件积极寻求投稿，不符合道德标准，并可能收取了高额费用而没有提供开放获取或实际上根本没有出版[212-213]。有很多资源可以帮助作者识别掠夺性期刊，但由于合法期刊和掠夺性期刊的数量都在增加，这些资源并不完善[212-214]。

研究诚信

研究诚信是“负责任的研究实践必须积极遵守伦理原则和专业标准”[215]。研究不端行为包括编造、造假、剽窃、误导性报道、重复发表、滥用作者身份、利益冲突侵权、资金侵权、同行评审过程中的欺诈行为以及不符合伦理的研究（特别是关于患者知情同意和保护的研究）[216-218]。研究不端行为损害了科学和科学工作者的名誉，威胁患者安全。一项系统综述关注了提升研究诚信的措施，结论表明这些措施有效的证据很少，质量很差，而且主要集中在短期结果上[219]。研究不端的行为中最常见的形式是剽窃[221]，其范围从粗心大意的窃取到自我剽窃（不是严格意义上的剽窃，但可能是重复发表）[220]。培训可以减少剽窃[219]，使用文本匹配软件进行常规筛查可以减少论文中的剽窃。

反思、反馈和提前计划

目前临床实践和医学教育的主流是持续的质量提升[222]。鼓励临床实践者和医学生对他们的经历进行反思；注意到在那些方面做得好和哪里可以改进；与老师或者导师讨论反思的结果；给同事或老师关于工

作环境质量或学习环境的反馈。在这个周期结束时，制定未来的计划。研究者可以从相似的反思、反馈和提前计划周期中获益。虽然包括《米勒麻醉学》在内的许多资源都提供了关于临床研究设计和实施相关的有用信息和培训，但每个研究人员都有独特的想法且在独特的环境下工作。我们建议研究人员将每个研究项目记录下来，在项目完成时反思自己的经历，并与同伴和资历较低的同事分享成功的策略。最后，让患者有机会参与研究设计的同时，也让患者有机会评论他们参与研究的结果，这可能给研究者新的见解并开辟新的研究途径。

参考文献

1. Institute of Medicine. Washington: National Academy Press; 2001.
2. Coggon D, et al. http://www.bmj.com/about-bmj/resources-readers/publications/epidemiology-uninitiated.
3. Keus F, et al. *BMC Med Res Methodol*. 2010;10:90.
4. Schwartz S, et al. *Epidemiology*. 2015;26:216.
5. Sessler DI, Imrey PB. *Anesth Analg*. 2015;121:1034.
6. Vetter TR, Mascha EJ. *Anesth Analg*. 2017;125.
7. Short T, Leslie K. *Br J Anaesth*. 2014;113:897.
8. Chu R, et al. *PLoS One*. 2012;7:e36677.
9. Zhao W. *Contemp Clin Trials*. 2013;36:263.
10. Moons KG, et al. *BMJ*. 2009;338:b606.
11. Song F, et al. *Health Technol Assess*. 2010;14:1.
12. Akl EA, et al. *BMJ Open*. 2015;5:e008431.
13. Wasserstein R, Lazar N. *Am Stat*. 2016;70:129.
14. Wijeysundera DN, et al. *J Clin Epidemiol*. 2009;62:13. e15.
15. Ioannidis JPA. *JAMA*. 2018 (in press).
16. World Health Organization. International clinical trials registry platform. international standards for clinical trial registries. http://apps.who.int/iris/bitstream/10665/76705/1/9789241504294_eng.pdf?ua=1&ua=1.
17. Sessler DI, Imrey PB. *Anesth Analg*. 2015;121:1043.
18. Doll R, Hill AB. *BMJ*. 1950;2:739.
19. Hill AB. *Proc R Soc Med*. 1965;58:295.
20. von Elm E, et al. *PLoS Med*. 2007;4:e296.
21. Rao A, et al. *PLoS One*. 2016;11:e0155078.
22. Kruger BD, et al. *Anesth Analg*. 2017;125:1898.
23. Rosenblatt MA, et al. *Anesthesiology*. 2006;105:217.
24. Denborough MA, et al. *Br J Anaesth*. 1962;34:395.
25. Griffith H, Johnson E. *Anesthesiology*. 1942;3:418.
26. Brain AI. *Br J Anaesth*. 1983;55:801.
27. Rodseth RN, et al. *J Am Coll Cardiol*. 2011;58:522.
28. Moons KG, et al. *Clin Chem*. 2004;50:473.
29. O'Leary JD, et al. *Anesthesiology*. 2016;125:272.
30. McIsaac DI, et al. *Anesthesiology*. 2018;128:480.
31. Riazi S, et al. *Diabetes Care*. 2012;35:2575.
32. Chung F, et al. *Anesthesiology*. 2008;108:812.
33. Busato P, et al. *Sao Paulo Med J*. 2017;135:116.
34. Bijker JB, et al. *Anesthesiology*. 2012;116:658.
35. Nuttall GA, et al. *Anesth Analg*. 2001;93:1410.
36. Wacholder S, et al. *Am J Epidemiol*. 1992;135:1019.
37. Devereaux PJ, et al. *JAMA*. 2017;317:1642.
38. Wijeysundera DN, et al. *Lancet*. 2008;372:562.
39. Liu JB, et al. *Anesthesiology*. 2018;128:283.
40. Ladha K, et al. *BMJ*. 2015;351:h3646.
41. Rubin DB. *Stat Med*. 2007;26:20.
42. Minto C, et al. *Anesthesiology*. 1997;86:10.
43. Schnider T, et al. *Anesthesiology*. 1999;90:1502.
44. Kannampallil T, et al. *Pain*. 2016;157:2739.
45. Ma Y, et al. *Reg Anesth Pain Med*. 2012;37:99.
46. Reynolds PS, et al. *Anesth Analg*. 2016;123:1400.
47. Shulman M, et al. *Anesthesiology*. 2015;122:524.
48. Abu-Arafeh A, et al. *Br J Anaesth*. 2016;117:569.
49. Fitzpatrick R, et al. *Health Technol Assess*. 1998;2(i–iv):1.
50. Hunt TD, et al. *BMJ Open*. 2012;2:e000665.
51. Hooper TD, et al. *Anaesth Intensive Care*. 2015;43:461.
52. Wijeysundera DN. *Can J Anaesth*. 2016;63:148.
53. Rathore SS, et al. *Circulation*. 2003;107:811.
54. Kalkman CJ, et al. *Pain*. 2003;105:415.
55. Sheth T, et al. *BMJ*. 2015;350:h1907.
56. Goldman L, et al. *N Engl J Med*. 1982;307:588.
57. Canet J, et al. *Anesthesiology*. 2010;113:1338.
58. Bilimoria KY, et al. *J Am Coll Surg*. 2013;217:833.
59. Zimmerman JE, et al. *Crit Care Med*. 2006;34:1297.
60. American Statistical Association. What is a survey? www.amstat.org/sections/srms/whatsurvey.html.
61. Jones D, et al. *Anaesth Intensive Care*. 2006;34:245.
62. Tait AR, Voepel-Lewis T. *Paediatr Anaesth*. 2015;25:656.
63. Klabunde CN, et al. *Eval Health Prof*. 2012;35:477.
64. Story DA, et al. *Anesth Analg*. 2011;113:591.
65. Lohr KN, Steinwachs DM. *Health Services Research*. 2002;37:7.
66. Wijeysundera DN, et al. *Anesthesiology*. 2012;116:25.
67. Moonesinghe SR, et al. *BMJ Open*. 2017;7:e017690.
68. Lane-Fall MB, et al. *BMC Surgery*. 2014;14:96.
69. Emond YE, et al. *Implement Sci*. 2015;10:3.
70. Harris AD, et al. *Clin Infect Dis*. 2004;38:1586.
71. Sterne JA, et al. *BMJ*. 2016;355:i4919.
72. Paneth N, Fine P. *Lancet*. 2013;381:1267.
73. Ho AMH, et al. *Anesth Analg*. 2017.
74. Alvarez MP, et al. *Surg Endosc*. 2015;29:2506.
75. Streeter AJ, et al. *J Clin Epidemiol*. 2017;87:23.
76. Wellek S, Blettner M. *Dtsch Arztebl Int*. 2012;109:276.
77. Niesters M, et al. *Br J Anaesth*. 2013;110:1010.
78. Colloca L, Miller FG. *Psychosomatic Med*. 2011;73:598.
79. Sackett DL, Rosenberg WM. . *J R Soc Med*. 1995;88:620.
80. Roberts C, Torgerson D. *BMJ*. 1998;317:1301.
81. Suresh K. *J Hum Reprod Sci*. 2011;4:8.
82. Torgerson DJ, Roberts C. *BMJ*. 1999;319:375.
83. Wartolowska K, et al. *F1000Res*. 2017;6:1663.
84. Candiotti KA, et al. *Anesth Analg*. 2008;107:445.
85. Finfer S, et al. *N Engl J Med*. 2004;350:2247.
86. van Wijck AJ, et al. *Lancet*. 2006;367:219.
87. Mascha EJ. *Anesthesiology*. 2010;113:779.
88. Davidson AJ, et al. *Lancet*. 2016;387:239.
89. Connolly SJ, et al. *N Engl J Med*. 2009;361:1139.
90. Sessler DI, Imrey PB. *Anesth Analg*. 2015;121:1052.
91. Apfel C, et al. *N Engl J Med*. 2004;350:2441.
92. Myles PS, et al. *N Engl J Med*. 2017;376:136.
93. Myles PS, et al. *N Engl J Med*. 2016;374:728.
94. Brown C, Lilford R. *BMJ*. 2008;337:a2764.
95. de Smet AM, et al. *N Engl J Med*. 2009;360:20.
96. Hillman K, et al. *Lancet*. 2005;365:2091.
97. Hemming K, et al. *BMJ*. 2015;350:h391.
98. Ellenberg SS. *JAMA*. 2018;319:607.
99. The Gambia Hepatitis Study Group. *Cancer Res*. 1987;47:5782.
100. Moller AM, Myles PS. *Br J Anaesth*. 2016;117:428.
101. Moher D, et al. *PLoS Med*. 2009;6:e1000097.
102. Pussegoda K, et al. *Syst Rev*. 2017;6:131.
103. Sivakumar H, Peyton PJ. *Br J Anaesth*. 2016;117:431.
104. The Cochrane Collaboration. RevMan5. London. http://www.cochrane.org.
105. The Cochrane Collaboration. Covidence. London. http://community.cochrane.org/tools/review-production-tools/covidence.
106. Debray TP, et al. *Res Synth Methods*. 2015;6:293.
107. Thomas D, et al. *BMC Med Res Methodol*. 2014;14:79.
108. Nevitt SJ, et al. *BMJ*. 2017;357:j1390.
109. World Medical Association. www.wma.net/en/30publications/10policies/b3/index.html. Accessed March 8 2018.
110. Pildal J, et al. *BMJ*. 2005;330:1049.
111. Hrobjartsson A, et al. *J Clin Epidemiol*. 2009;62:967.
112. World Health Organization. http://www.who.int/rpc/research_ethics/format_rp/en/. Accessed April 8 2018.
113. ICH Expert Working Group. https://www.ich.org/fileadmin/Public_Web_Site/ICH_Products/Guidelines/Efficacy/E6/E6_R2__Addendum_Step2.pdf. Accessed April 8 2018.
114. National Institutes of Health and Food and Drug Agency. https://grants.nih.gov/grants/guide/notice-files/NOT-OD-17-064.html. Accessed March 6 2018.
115. Chan AW, et al. *Ann Intern Med*. 2013;158:200.
116. Chan AW, et al. *BMJ*. 2013;346:e7586.
117. International Committee of Medical Journal. In: *Recommendations for the Conduct, Reporting, Editing, and Publication of Scholarly work in Medical Journals*. 2017. http://www.icmje.org/icmje-recommendations.pdf. Accessed April 7 2018.

118. Rios LP, et al. *BMC Med Res Methodol.* 2010;10:11.
119. Haynes RB. *J Clin Epidemiol.* 2006;59:881.
120. Nizamuddin SL, et al. *J Cardiothorac Vasc Anesth.* 2017;31:1878.
121. Loudon K, et al. *BMJ.* 2015;350:h2147.
122. Oude Rengerink K, et al. *J Clin Epidemiol.* 2017;89:173.
123. Sackett DL. *Pol Arch Med Wewn.* 2011;121:259.
124. National Institutes of Health. https://grants.nih.gov/grants/guide/notice-files/NOT-OD-18-014.html.
125. Geller SE, et al. *J Womens Health (Larchmt).* 2011;20:315.
126. Spong CY, Bianchi DW. *JAMA.* 2018;319:337.
127. Hughson JA, et al. *Trials.* 2016;17:263.
128. Reisner SL, et al. *Lancet.* 2016;388:412.
129. Zuidgeest MGP, et al. *J Clin Epidemiol.* 2017;90:92.
130. Freedman B. *N Engl J Med.* 1987;317:141.
131. Welsing PM, et al. *J Clin Epidemiol.* 2017;90:99.
132. Kyte D, et al. *PLoS One.* 2014;9:e110229.
133. Calvert M, et al. *JAMA.* 2018;319:483.
134. Myles PS, Devereaux PJ. *Anesthesiology.* 2010;113:776.
135. Baker SG. *Stat Med.* 2018;37:507.
136. The CAST Investigators. *N Engl J Med.* 1989;321:406.
137. Halpern SD, et al. *JAMA.* 2002;288:358.
138. Vandenbroucke JP, et al. *PLoS Med.* 2007;4:e297.
139. Schulz KF, et al. *Trials.* 2010;11:32.
140. Moher D, et al. *J Clin Epidemiol.* 2010;63:e1–37.
141. Cook JA, et al. *Health Technol Assess.* 2014;18:1.
142. Abdulatif M, et al. *Br J Anaesth.* 2015;115:699.
143. Mascha EJ, Vetter TR. *Anesth Analg.* 2017;124:719.
144. ICH Expert Working Group. http://www.ich.org/fileadmin/Public_Web_Site/ICH_Products/Guidelines/Efficacy/E9/Step4/E9_Guideline.pdf.
145. Thomas L, Peterson ED. *JAMA.* 2012;308:773.
146. Lang TA, Altman DG. *Int J Nurs Stud.* 2015;52:5.
147. Eisenach JC, et al. *Anesthesiology.* 2016;124:998.
148. Thabane L, et al. *Trials.* 2011;12:48.
149. Story D. et al. *Anaesth Intensive Care.* 2018.
150. Eldridge SM, et al. *BMJ.* 2016;355:i5239.
151. Kraemer HC. et al. *Arch Gen Psychiatry.* 2006;63:484.
152. Kirkegaard H, et al. *JAMA.* 2017;318:341.
153. Bro-Jeppesen J, et al. *Circ Cardiovasc Interv.* 2014;7:663.
154. Frydland M, et al. *Am J Cardiol.* 2016;118:998.
155. Gilje P, et al. *Resuscitation.* 2016;107:156.
156. Devereaux P, et al. *N Engl J Med.* 2014;370:1504.
157. Sessler DI, et al. *Anesthesiology.* 2018;128:317.
158. Devereaux P, et al. *N Engl J Med.* 2014;370:1494.
159. Eikelboom JW, et al. *Anesthesiology.* 2016;125:1121.
160. Elze MC, et al. *J Am Coll Cardiol.* 2017;69:345.
161. Leslie K, et al. *Br J Anaesth.* 2013;111:382.
162. Department of Health and Human Services. https://www.hhs.gov/ohrp/regulations-and-policy/regulations/index.html. Accessed April 7 2018.
163. Canadian Institutes of Health Research. http://www.pre.ethics.gc.ca/pdf/eng/tcps2-2014/TCPS_2_FINAL_Web.pdf. Accessed April 7 2018.
164. Health Research Authority. https://www.hra.nhs.uk/planning-and-improving-research/policies-standards-legislation/uk-policy-framework-health-social-care-research/. Accessed March 8 2018.
165. Australian Government. https://www.nhmrc.gov.au/book/national-statement-ethical-conduct-human-research. Accessed April 7 2018.
166. European Commission. https://ec.europa.eu/health/sites/health/files/files/clinicaltrials/2012_07/proposal/2012_07_proposal_en.-pdf. Accessed April 7 2018.
167. Australian Government. https://www.nhmrc.gov.au/_files_nhmrc/publications/attachments/e111_ethical_considerations_in_quality_assurance_140326.pdf. Accessed April 7 2018.
168. Murphy GS, et al. *Anesthesiology.* 2016;124:1246.
169. Chludzinski A, et al. *Mayo Clin Proc.* 2013;88:446.
170. Simes RJ. *J Clin Oncol.* 1986;4:1529.
171. Zarin DA, et al. *N Engl J Med.* 2017;376:383.
172. US Department of Health and Human Services. https://www.fda.gov/downloads/Drugs/GuidanceComplianceRegulatoryInformation/Guidances/UCM227351.pdf. Accessed April 7 2018.
173. European Federation of Pharmaceutical Industries and Associations. https://www.ifpma.org/wp-content/uploads/2010/11/Joint-Position-on-Disclosure-of-CT-Info-via-CT-Registries-Revised-Oct2017-vF.pdf. Accessed April 8 2018.
174. European Commission. Commission Guideline. https://ec.europa.eu/health//sites/health/files/files/eudralex/vol-10/2012_302-03/2012_302-03_en.pdf. Accessed April 8 2018.
175. Jones PM, et al. *Anesth Analg.* 2017;125:1292.
176. Nizamuddin J, et al. *Anesth Analg.* 2017;125:1098.
177. Loder E, et al. *BMJ.* 2010;340:c950.
178. Sorensen HT, Rothman KJ. *BMJ.* 2010;340:c703.
179. European Medicines Agency. Clinical trials in human medicines. http://www.ema.europa.eu/ema/index.jsp?curl=pages/special_topics/general/general_content_000489.jsp&mid=WC0b01ac058060676f. Accessed March 6 2018.
180. ICH Expert Working Group. http://www.ich.org/fileadmin/Public_Web_Site/ICH_Products/Guidelines/Quality/Q11/Q11_Step_4.pdf. Accessed April 8 2018.
181. Absalom AR, et al. *Anesth Analg.* 2016;122:70.
182. Institute of Medicine (IOM). http://nationalacademies.org/hmd/reports/2015/sharing-clinical-trial-data.aspx. Accessed March 6 2018.
183. Pharmaceutical Research and Manufacturers of America, European Federation of Pharmaceutical Industries and Associations. http://phrma-docs.phrma.org/sites/default/files/pdf/PhRMAPrinciplesForResponsibleClinicalTrialDataSharing.pdf. Accessed April 8 2018.
184. Taichman DB, et al. *BMJ.* 2017;357:j2372.
185. Ohmann C, et al. *BMJ Open.* 2017;7:e018647.
186. Taichman DB, et al. *N Engl J Med.* 2016;374:384.
187. Tudur Smith C, et al. *Trials.* 2017;18:319.
188. Herbert DL, et al. *BMJ Open.* 2014;4:e004462.
189. Herbert DL, et al. *BMJ Open.* 2013;3.
190. Meinecke AK, et al. Series: Pragmatic trials and real world evidence: paper 8. Data collection and management. *J Clin Epidemiol.* 2017;91:13.
191. Bellary S, et al. *Perspect Clin Res.* 2014;5:159.
192. Morgan DJ, Ho KM*Anaesth Intensive Care.* 2016;44:237.
193. National Institutes of Health. https://grants.nih.gov/policy/clinical-trials/good-clinical-training.htm. Accessed April 8 2018.
194. Pearse RM, Harrison DA, MacDonald N, et al. *JAMA.* 2014; 311:2181–2190.
195. Treweek S, et al. *Cochrane Database Syst Rev.* 2018;2:MR000013.
196. Brueton VC, et al. *Cochrane Database Syst Rev.* 2013:MR000032.
197. ICH Expert Working Group. https://www.ich.org/fileadmin/Public_Web_Site/ICH_Products/Guidelines/Efficacy/E2A/Step4/E2A_Guideline.pdf. Accessed April 8 2018.
198. ICH Expert Working Group. http://www.ich.org/fileadmin/Public_Web_Site/ICH_Products/Guidelines/Efficacy/E2F/Step4/E2F_Step_4.pdf. Accessed April 8 2018.
199. Reith C, et al. *N Engl J Med.* 2013;369:1061.
200. Wallace S, et al. *Med J Aust.* 2016;204:231.
201. European Medicines Agency, Heads of Medicines Agencies. http://www.ema.europa.eu/docs/en_GB/document_library/Regulatory_and_procedural_guideline/2017/08/WC500232767.pdf. Accessed April 8 2018.
202. Pogue JM, et al. *Clin Trials.* 2013;10:225.
203. Fleming TR, et al. *Clin Trials.* 2017;14:115.
204. EQUATOR Network. http://www.equator-network.org/. Accessed April 8 2018.
205. Dechartres A, et al. *BMJ.* 2017;357:j2490.
206. Turner L, et al. *Cochrane Database Syst Rev.* 2012;11:MR000030.
207. Blanco D, et al. *BMJ Open.* 2017;7:e017551.
208. Fontanarosa P, et al. *JAMA.* 2017;318:2433–2437.
209. Bierer BE, et al. *N Engl J Med.* 2017;377:402.
210. US National Library of Medicine. http://www.nlm.nih.gov/bsd/authors1.html. Accessed April 8 2018.
211. Committee on Publication Ethics (COPE). Core practices. Washington. https://publicationethics.org/core-practices. Accessed March 6 2018.
212. Shen C, Bjork BC. *BMC Med.* 2015;13:230.
213. Moher D, et al. *Nature.* 2017;549:23.
214. Directory of Open Access Journals. Accessed April 8 2018.
215. Korenman SG. https://ori.hhs.gov/education/products/ucla/chapter1/page02.htm. Accessed April 8 2018.
216. Office of Science and Technology Policy. 2000;65:76260–76264.
217. A consensus statement on research misconduct in the UK. *BMJ.* 2012;344:e1111.
218. Haug CJ. Peer-review fraud - hacking the scientific publication process. *N Engl J Med.* 2015;373:2393–2395.
219. Marusic A, et al. *Cochrane Database Syst Rev.* 2016;4:MR000038.
220. Shafer SL. *Anesth Analg.* 2016;122:1776–1780.
221. Moylan EC, et al. *BMJ Open.* 2016;6:e012047.
222. Horsley T, et al. *BMJ Open.* 2016;6:e010368.

90 解读医学文献

ELIZABETH L. WHITLOCK，CATHERINE L. CHEN
陈园　张重　译　郭曲练　审校

要　点

- 医学文献可通过多种方式获取，从在 PubMed 等资源中检索的原始文献，到面向医学专业人员的资源，及通过普通出版社和社交媒体获取的资源。
- 医学文献的质量差异很大，据此解读和提炼而成的二手信息的质量也是如此。
- 医学知识发展迅速，传统的“证据金字塔”不再能有效反映医学知识的多样性和对临床治疗的影响。
- 理解研究的设计对于理解其结论的强度及含义至关重要。
- 不同的研究设计具有不同的评价工具（由 EQUATOR 网络维护）以协助评估研究的质量。
- 统计分析在原始研究手稿中很常见，但是对统计结果的解释（尤其是概率或“*P* 值”）被广泛误解和误用。
- 尽管原始医学文献经历了严格的同行评议过程以保证研究质量，但仍存在一些可能难以察觉的严重陷阱，包括掠夺性期刊以及审稿人的不端行为。

引言

对每一位执业的麻醉科医师，阅读和解释医学文献都是一项关键技能。过去几十年取得了许多科学进展，这使得麻醉科医师必须了解如何阅读、解释医学文献，并在日常实践的临床场景中加以应用。严格评价，这一概念最早出现于 20 世纪 80 年代初期[1]，指的是“对研究进行细致和系统的审查，以判断其可信度以及在特定背景下的价值和相关性的过程”[2]。“临床医生应该以一种将研究证据与临床技能、患者价值观和偏好相结合的方式来行医”，这种想法导致了一种治疗患者的新方式即“循证医学”，该词最早是由 McMaster 大学的 Gordon Guyatt 在 1990 年代初期创造[3]。

这种新的患者治疗方法认为最新发表的证据能取代常规方法（如医生资历、直觉或者以前治疗类似患者的经验）用于支持临床决策。为了回应这种新的措施，《美国医学协会杂志》（*Journal of the American Medical Association*）在 20 世纪 90 年代早期发表了一系列题为《医学文献的“用户”指南》（Users’ Guides to the Medical Literature）的文章，这些文章现已经被编纂成同名教科书[4-5]。对于那些有兴趣将医学证据的系统评价纳入日常临床实践的人而言，本文是一个极好的资源。目前已有提供给非专业读者的资源，我们并不打算同它们一样用整个章节来描写怎样解读医学文献。

但是，本章旨在提供一些关于医学证据是如何创建和发表的基本信息、用于评价医学文献的有用工具，并强调一些在整理长篇累牍的信息时要避免的陷阱，无论这些信息是供医师还是供非专业公众使用。上一章节介绍了应用于临床研究的不同实验设计，以及它们的相对优势和劣势。本章节目的在于把上一章节提出的要点应用于麻醉科医生对研究结果的解释和应用中。

本章的目的

本章的目的是：①简要概述一份研究手稿是如何从提交到最终发表的；②提供实用的指南，指导怎样获取医学文献、评估医学文献的质量，及怎样应用从中获取的知识；③识别并避免不加选择地使用或误用已发表的证据。

出版过程

期刊类型

随着互联网的出现，研究者及读者在投稿和阅读原创工作时，有大量期刊可以选择。期刊的重点和目标读者各有不同。一些期刊被称为综合医学期刊，因其包含医学中许多不同领域的文章。例如《新英格兰医学杂志》(*The New England Journal of Medicine*, *NEJM*)[6]《美国医学会杂志》(*Journal of the American Medical Association*, *JAMA*)[7]《英国医学杂志》[*BMJ* (*formerly known as the British Medical Journal*)][8]和《柳叶刀》(*The Lancet*)[9]。然而大部分期刊专注于特定的医学专业，或强调特定的主题，例如研究方法或健康政策。

可以通过期刊的印刷本和合订本获取期刊论文，也可以通过指定的网址获取论文，这些网址有免费或需要付费阅读的文献以供选择，这两种获取文献的方式也经常结合起来使用。不同期刊的质量和声誉可能相差很大——一些期刊仅需要极少的甚至无须同行评议，而且要预先付款以换取稿件的快速在线发表，这些稿件质量可疑（掠夺性期刊，见后文）。而其他期刊则在稿件接收和编辑审查方面保持着很高的标准。现在，一些有着悠久历史的传统印刷出版物以网络形式呈现，如果一篇论文在这些期刊上发表通常标志着这些论文已经通过了同行评议，并对医学文献做出了有价值的贡献。

许多麻醉学专业协会都出版了麻醉学相关的同行评议期刊，其中包括领域内一些最具声誉的期刊，如美国麻醉科医师协会（麻醉学，*Anesthesiology*）[10]，英国皇家麻醉科医师学院 / 爱尔兰麻醉科医师学院 / 中国香港麻醉科医师学院（英国麻醉学杂志，*British Journal of Anaesthesia*）[11]和国际麻醉研究学会（麻醉与镇痛，*Anesthesia & Analgesia*）[12]。

期刊论文的类型

尽管每本期刊的内容重点可能会有所不同，但大多数情况下，各期刊会发表几种类型相似的论文，可以分为以下几大类型：原始研究、综述、简报 / 读者来信、病例报告和社论。

原始研究是发表论文中最熟悉和最常见的类型。原始研究通常为一篇科学稿件，报告了一项研究的完整结果，并可以呈现任何类型的研究设计，这些科研设计见第 89 章。

综述是对某一既定主题现有科学研究的概括，是读者快速熟悉某一研究领域最新证据的一种好方法。综述文章内容全面，通常由该领域的专家所写，并且常由期刊编辑征集。作者通常会总结自己的在该领域所做的工作与他人同期所做的工作，并对该课题目前和未来的发展进行总结和展望。

简报和读者来信提供简要的研究报告以及时解决一个问题。如果在完整的原始研究手稿投稿之前发表简报和读者来信，还可促进进一步的研究。读者信件也给读者机会提出自己的论点，以扩展或反驳先前在该期刊上发表的文章。

病例报告研究让研究人员或临床医生分享某一个患者的罕见或意外临床发现，可这能会使更广大的读者获益。病例系列与病例报告类似，但描述了多个患者间类似的临床现象。

社论是包含作者对某个问题的观点（通常与主题相关），或强调同期刊上某篇原研论文的重要科学贡献的短文。与综述文章类似，社论通常由期刊编辑征集，由该领域的专家撰写，并提供研究重要的来龙去脉，梳理原始研究文章。

同行评议过程

同行评议过程是发表原始研究的一个重要组成部分。无论是网络期刊还是传统印刷的期刊，大多数受推崇的期刊都建立了健全的同行评议过程。一旦作者提交了原始研究手稿，期刊编辑通常会迅速确定研究主题是否适合其读者，然后将通知作者，其投稿未经外审已被拒稿，或者已将稿件发送给至少两位该领域的专家进行审阅。审稿人要对稿件的各个方面进行评分，包括可读性、创新性、方法、结果的有效性，及对该领域的潜在影响。他们通常给作者提出建设性的反馈意见，使研究得到充分改善。然后，审稿人将对期刊编辑推荐该研究应该被接收、修改、重新提交或拒稿。在最终决定稿件的处理时，编辑将考虑审稿人的意见。

尽管不同的期刊的最终决定可能有不同的术语，但总体而言分为以下几类：书面接收、有条件的接收（即小修或大修后接收）、修改并重新投稿或拒稿。不经任何修改而接收的稿件是极为罕见的。有条件的接收，虽然通常被认为是积极的结果，但并不能保证接收。除非稿件作者能令人满意地解决一审结果信件中提出的所有重要问题，否则编辑仍将保留拒绝稿件的权利。更常见的决定是修改和重新提交。编辑可能会要求对原稿进行大量更改，并且通常需要提交一份新的稿件，并在文中清楚地标注出针对一审结果信件所做出的更改。大多数情况下，作者还要同时提交一份文件，对同行评议过程中编辑和审稿人提出的每点意见作出回复。最后，编辑将稿件送出审阅后，仍然可决定拒稿。

一旦稿件通过了同行评议并被认为可以被接收发表，期刊就会将整个稿件进行格式修改，以符合期刊风格。这通常包括对原稿提交的表格和图形进行重新创作和重定格式，以及对语法、标点符号和清晰度进行详细编辑。修改格式后的文章校样将发送给作者以获得最终批准，校样将展示文章最终印刷时的实际效果。同时，期刊将选择出版期号，以凸显被接收稿件的特色，并决定是否一同发表社论。然而从原始文章的接收到真正发表，印刷版期刊通常需要几个月的时间，期刊通常会设定一个较早的在线出版日期，通常被称为“e-pub ahead of print”。通过电子方式在期刊网站上发表论文能加快原始研究成果的传播，使读者能够尽早获得感兴趣和及时的研究成果。

医学文献的获取

原始文献

过去，读者需要订阅期刊或访问医学图书馆才能阅读发表的文章。在这种情况下，主治医师通常会复印重要文章并将其分发给学生们。与许多其他领域一样，随着互联网的到来获取研究论文的方式也发生了变化，并且现在可以通过期刊网站或搜索引擎轻松地在线访问大多数论文。原始文献指的是由做实验的研究人员自行撰写并发表在同行评议期刊上的原始研究论文[13]。

大多数读者可能都熟悉 PubMed[14]，它是由位于美国国立卫生研究院[17]的国家医学图书馆[16]国家生物技术信息中心[15]维护的免费资源。通过 PubMed 可访问 MEDLINE[18]，MEDLINE 是一个在线数据库，包含了超过 2800 万篇生命科学期刊文章引文，重点在生物医学方面。该数据库包含自 1966 年以来发表的医学文献以及来自世界各地约 40 种语言的 5200 多个期刊上的引文，并且每天都会增加新的文章。搜索结果包含一个带有电子版全文链接（如果有全文）的引文列表。尽管 PubMed 最常被用于访问原始文献，但是它对于访问二次文献也很有帮助，这将在后续部分中进行介绍。PubMed 的检索（包括 PubMed Central 全文文库）是免费的，无须订阅期刊，不是学术机构的读者也可阅读许多文章。PubMed 也提供了各种方式来访问在互联网上不能免费获得的文章，但可能需要付费。

二次文献

除了原始文献外，医生们还可以依靠其他资源来了解其领域的最新进展。“二次文献”一词是指原始文献的书面总结，这有助于综合或评估原始文献，以传播循证医学证据并将其应用于临床[13]。这些文章根据其研究目的，对原始文献进行不同程度和不同质量的总结。系统综述和荟萃分析本身被认为是高质量的研究，并且对医学文献具有重要贡献。例如，系统综述的 Cochrane 数据库[19]是著名的、备受重视的医疗系统综述资源。然而，读者应该注意，叙述性综述不同于系统综述，因为它们不一定提供公正的信息以反映现有知识的整体。但叙述性综述同样是有用的，也是有效的信息来源，尤其是其作者对现有文献有着专业性的掌握时。叙述性综述与系统综述在本质上有所不同，因为叙述性综述在筛选文献时不如系统综述严格和全面，在理解它们时必须考虑到这一点。综述和荟萃分析的类型在第 89 章进一步讨论。

临床实践指南也属于二次文献。这些通常是由专业团体或政府机构撰写，以帮助指导临床医师决策，并通常会指出支持这些实践建议的证据水平。同时还有更多对现有研究筛选后的提炼（仍为循证的研究），可以指导临床医师的床旁决策，包括 UptoDate[20]和 WebMD[21]等网站。

传统媒体和社交媒体

最后，医学文献可以通过传统媒体和社交媒体间接获取。传统媒体包括由作者所在机构发布或由印刷期刊协调发布的新闻稿，以使一项重要科学进展的影响力和新闻价值最大化。如果这些新闻稿对普通公众具有吸引力，主流新闻报纸或新闻杂志可能发表文章并且提及原始论文。然而，传统媒体也可能无意或有意地将文章的结论以不准确或耸人听闻的方式呈现出来，并可能不会被研究局限所调和。媒体报道同行评议文章时不一定是与文章作者合作撰写，即使引用了新闻稿和其他来源，媒体报道的结论也可能是失实的。如果要将一个外行对科学发现的理解用于临床实践，那我们必须比较他展示的结论和原始文献，验证是否准确。

现在，许多科学家和临床医师通过 Twitter[22]和 Facebook[23]等社交媒体网站或个人博客更新最新证据，顶级科学家、研究人员和临床医师可以在其中关联原始文献，并就最近发表研究的相对优缺点提出自己的陈述或评论。其他不太可靠但容易获取的资源包括众包网站，例如 Wikipedia[24]。然而，在个人博客或众包网站上显示的信息质量很大程度上取决于信息提供者的个人资质。尽管医学文献的民主化加速了新研究向科学受众和公众的传播，但对于每个临床医师而言，了解如何独立处理文献，从而区分宣传与研究本身的实际优缺点，仍然是十分重要的。

评估研究的方法学

理解一项研究的目的和具体方案，对于该理解该研究如何与医学科学进展相契合至关重要。临床研究的质量取决于实验设计的选择，而这些选择远远早于招募第一个患者或收集第一个数据记录；熟悉各种临床研究方法学将帮助医学专业人士批判性地评估已发表研究的结果是否适用于自己的实践决策。

首先，最容易做的事情是将研究设计分为两类：观察性和干预性，各自包括多种亚类和变体，它们对研究质量产生重要影响。此外，某些研究如荟萃分析，融合了这两种分类各自的某些的特点。与研究解读的旧观念相反，随机试验产生的证据并不总是比观察性（队列）研究更好，且荟萃分析也远非“证据等级的巅峰”，其好坏是由荟萃分析采用的证据质量决定。

“证据金字塔”以及其演变

以前对研究质量评价感兴趣的人经常会参考“证据金字塔”，而金字塔每上一个台阶都意味着与事实（或质量，或最佳证据）更为接近[25]（图 90.1）。

金字塔是一种醒目的视觉展示方式，强调了专家意见和观察性病例报道的不足之处（以及相对丰富的数量）、随机对照试验的重要性，及最近发展起来的总结性方法（包括构成证据质量顶点的系统综述和荟萃分析）的首要位置。但是，当今世界患者情况复杂，可能出现许多交叉的疾病，因此这种“金字塔”有些过于简化了。金字塔未标记的 y 轴可能被认为是“偏倚风险”或“内部真实性”，而不是靠近“真理”的过程，因此应进行修改[26]。

图 90.2A 和 B 是两种改进金字塔的尝试。图 90.2A 强调了单个类型研究设计中质量的可变性，以及总结性方法（如系统综述）对现有证据的依赖性[26]，

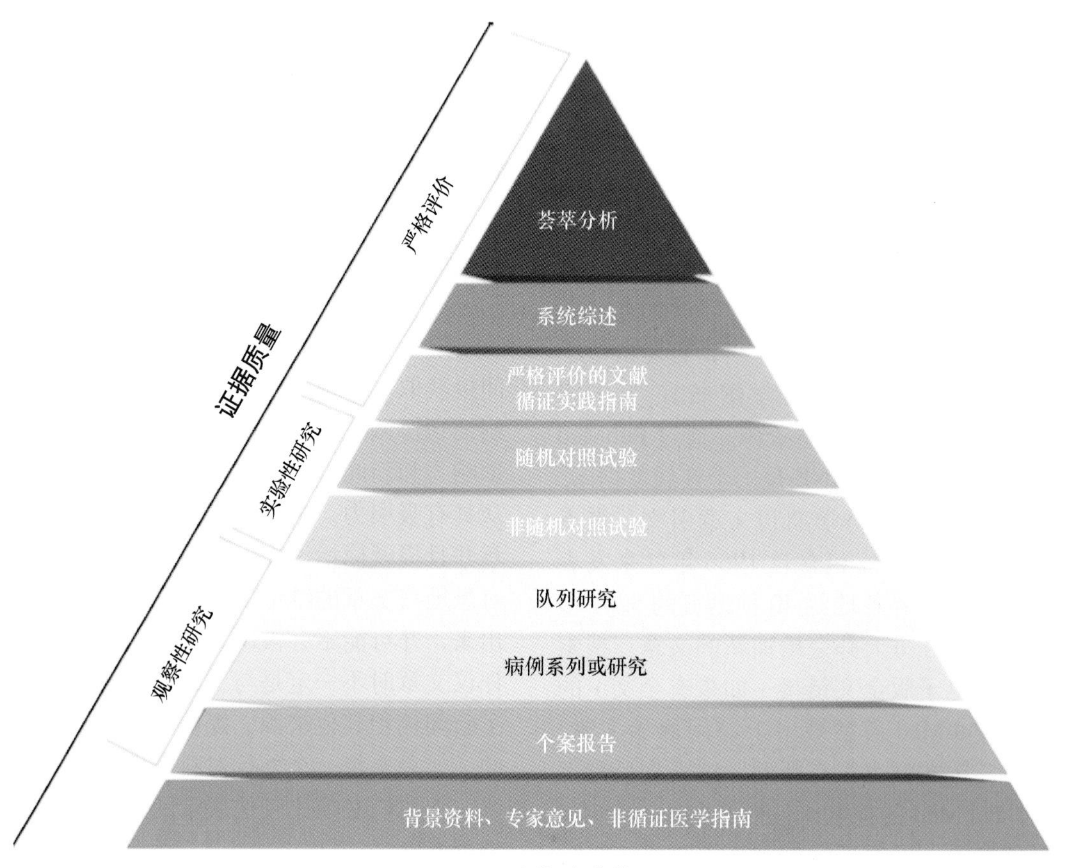

图 90.1 证据金字塔

图 90.2B 则完全回避了层次结构，强调数据必然来源于不同的方法，这可为科学知识提供坚实的基础[27]。2006 年 Walach 和同事对科学证据的形成方法提出了另一种图形再概念化的描述（图 90.2C），并且最近更新为“矩阵”概念：他们的“方法圈”提供了更颗粒化的分类，以区分效力及有效性，这是医学知识向“改变广大患者群体治疗”的演化过程中的一个重要概念[28]。

也许问题在于，没有任何一种单一图形能概括医学科学发展所依赖的常见实验设计的独特优势和局限性。完美的研究应当没有偏倚，并且外部真实性高，反映一些普遍适用的科学真理，但这大概是不可能的。相反，在不同的临床研究设计之间进行选择时，研究人员需要在内部和外部效度、可行性（包括成本）和偏倚风险之间进行诸多权衡（图 90.3）。

基础研究设计

观察性和干预性设计之间的权衡将在第 89 章进行更充分的讨论。简单地说，传统的观察性研究包括队列研究、病例对照研究和横断面研究，这些研究因其非干预性的特点而归为一类。这会导致偏倚风险，通过合理的实验设计和分析选择可以降低偏倚风险（但不能消除）。干预性试验是生成数据以证明因果关系的最常用方法。观察性研究容易被各种观察到或未观察到的变量所混杂，但干预性试验可利用以下特点

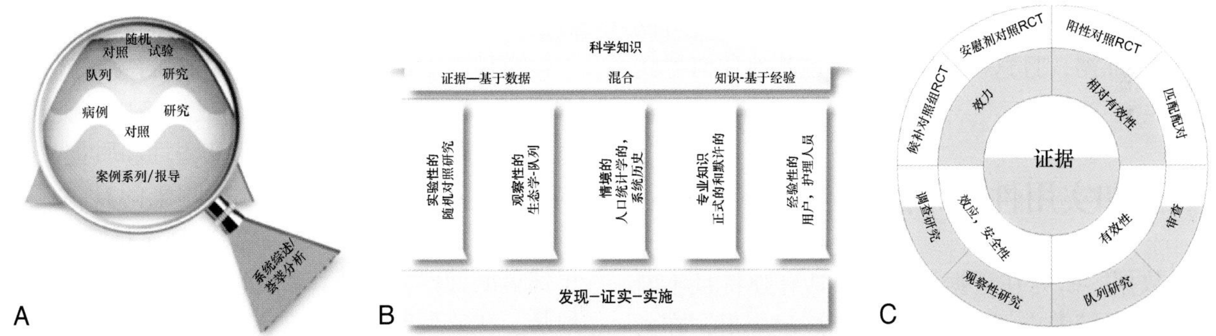

图 90.2 “证据金字塔”的改良提议，反映了科学界对于如何直观地概述证据产生方法之间的关系缺乏共识。（A）Murad 和他的同事提出的一个改进；（B）希腊神庙模型；（C）方法圈（[A]，Redrawn from Murad MH，Asi N，Alsawas M，Alahdab F. New evidence pyramid. Evid Based Med. 2016；21（4）：125-127.［B］Redrawn from Salvador-Carulla L，Lukersmith S，Sullivan W. From the EBM pyramid to the Greek temple：a new conceptual approach to guidelines as implementation tools in mental health. Epidemiol Psychiatr Sci. 2017；26（2）：105-114.［C］，Redrawn from Tugwell P，Knottnerus JA. Is the evidence pyramid now dead? J Clin Epidemiol. 2015；68（11）：1247-1250.）

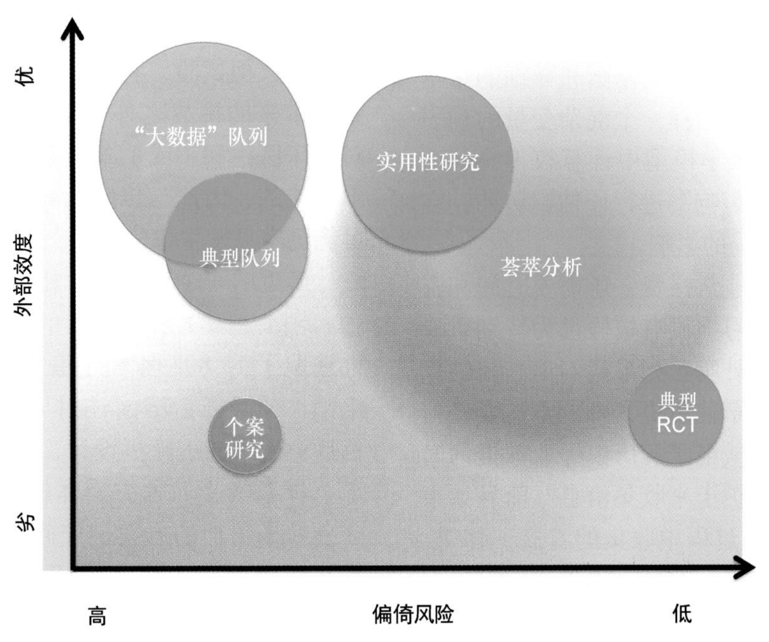

图 90.3 样本量（通常意味着更高的成本）、外部效度和偏倚风险之间的关系使得进行研究设计时需要权衡。此图中气泡大小与特定类型研究中典型的参与者人数成正比（气泡越大表示参与者越多）

将偏倚最小化：使用对照、随机化和盲法。理解实验设计在这三个方面进行选择的意义（在第 89 章中讨论），将加强我们对试验质量的评价。

如本章前文所述，总结性研究（系统综述和荟萃分析等）为客观地总结可用证据提供了另一种方法，第 89 章对此进行了进一步讨论。面向非专业人士的新闻站点上展示的对医学证据的总结，我们必须加以谨慎对待。同样，荟萃分析或系统回顾纳入的研究在质量和方法学上可能存在重要的差异，但这些问题可被证据的总结所掩盖，并且荟萃分析或系统回顾的质量高度依赖于作者的技巧和思维缜密程度[29]。如同它所总结的那些研究一样，生成证据的总结性方法中也有着诸多陷阱，并不是理解文献中的“科学真理”的简单方法。然而，如果是由熟练的分析人员完成，并选取了正确的分析材料，系统综述和荟萃分析可以提供重要的证据，且这些证据无法通过其他任何方式产生。

大数据和实用性临床试验

“大数据”研究在证据连续体中具有独特且不断上升的地位。随着电子病历的出现和广泛应用，在常规临床治疗过程中，每天都会记录大量数据。这导致了临床研究的两个主要进展：大型二级数据队列研究和它的干预性相关物：实效性临床试验。

传统上，前瞻性队列研究的数据收集取决于研究问题本身：例如，一项随时间推移的肺功能研究将收集每年一次的正式肺功能检测，以及所有预期的必要变量，包括身高、体重、肺功能结果、胸部 X 片检查、用药清单、锻炼习惯、尘螨暴露和详细的烟草使用史。从这些变量中，将选择一个混杂变量的列表（变量可能很广泛）并在数学模型中计算权重，从而对主要预测因子的“独立影响”进行评估，例如，空气污染的暴露对肺功能结局的影响。

然而，收集大量数据非常昂贵，还需要时间和资源。如果尘螨暴露和锻炼习惯没有被假设为特别重要的因素，可以将其排除在外吗？如果我们用当前的烟草使用情况替代全面的烟草使用史，可以不需要任何成本，只需要花费分析师从电子病历中提取数据的时间，而不用雇用临床研究护士来收集信息？而且如果我们觉得在正常临床治疗过程中收集的身高、体重、肺功能测试和吸烟史的质量足够高，也许我们可以根据患者与主干道的接近程度评估空气污染暴露水平，由于不必直接收集研究人群的任何具体数据，我们的目标人群可以扩展到我们电子病历系统中的所有人，只要他们有这些变量有效值。于是，“大数据”研究应运而生。

“大数据”的更通用的术语是“二次数据”：出于研究人员预期问题之外的目的而收集的数据。传统队列研究与在“大数据”研究方法之间存在重要的根本性区别。折中的本质是从对每个参与者的详细和具体的特征转移到对个体参与者特征的更分散的印象，以及从较小的（可能是特定的）总体（损害外部有效性）转变为庞大且可归纳的群体。有些现象不能通过其他任何方法进行研究，因为它们涉及微妙的影响或罕见的结果，这需要研究大量人群来发现相关性，但这种相关性的强度不确定性超出了我们目前可接受的范畴——因此被称为“大数据”。某些现象特别适合使用此方法进行研究，因为（可接受的）高保真度的数据是在常规临床治疗过程中收集的。研究术后呼吸不良事件与术中机械通气参数之间的关联就是这样一个例子。医疗卫生的流行病学或经济成本研究，在很大程度上取决于二级数据的可获得性和质量。

人们逐渐认识到用于数据收集的日常医疗服务基础设施也可以用于大规模实用临床试验。尽管对实用性试验的原理描述比电子病历的广泛使用更早[30]，但是二次数据的增加极大程度上推动了实用临床试验研究。与典型的随机对照试验相反，一项实用性试验恰恰要避免严格的纳入标准以及高度流程化的治疗，从而更贴切地再现向个体患者提供医疗的真实方式。它们通常被归类为有效性试验，而不是效力试验。这意味着研究结果可能具有出色的外部效度（适用于更广泛的患者群体和环境）。但是，由于缺乏流程化可能会在治疗中引入随机或非随机变异，因此这些试验通常是大型试验，有成千上万参与者。除了使用二级数据带来的挑战之外（如前所述），在实用性试验中对临床医生和（或）参与者采用盲法可能是不现实或不可能的，因此与传统的随机试验相比，实用性试验可能更容易发生偏倚风险。

最近的一个与麻醉学相关的实用性试验是发表在《新英格兰医学杂志》上的 SMART 试验。该试验随机选取了 15 802 名重症患者接受生理盐水（0.9% 氯化钠）或平衡盐溶液注射[31]。该试验的实用性特征包括：采用群组随机设计，患者在哪个 ICU 内治疗决定了患者接受何种方液体输注（而不是个体随机化，这会带来附加的方案遵守问题）；使用电子病历来提示开医嘱的医生们考虑相对禁忌证，如果没有禁忌证则遵循方案（而不是仅由研究人员给予研究干预措施）；并通过电子病历收集结果和调节变量（即使用二次数据）。重要的是，这两种干预措施（需要静脉注射晶体液时使用生理盐水或平衡溶液）都是治疗的标准方案，因此，在该试验中，无须获取参与者的知情同意。不到 2 年该研究即达到了目标样本量，并且从注册完成到发表不到 1 年。同时，研究者还进行了第二个补充性试验，比较在急诊科接受生理盐水或平衡晶体液静脉输液的非重症成人（SALT-ED 试验），使用类似的随机方案和数据收集方法招募了 13 000 多名患者[32]。这两项试验为解决长期以来困扰医学界的争论做出了很大的贡献，是实用性临床试验的典范。

基于以其他目的收集的数据来评价一个研究的质量既复杂且具有挑战性，这超出了本章的范围。偏倚、普遍性，甚至主要研究结果的根本差异可能是由较小的，甚至无法察觉的设计或分析选择造成的，例如地理上或社会经济受限的人群；由于激励措施不统一导致数据质量差异的系统性问题；关键混杂变量的表达包含或排除（通过选择或由于不可获得）；出现缺失数据及其处理；统计编码错误等。然而，二次数据研究支持的初步假设引发了无数的研究调查，使人类健康得到重大改善；使我们能够确定当今医疗服务的范围和成本；一些问题因为成本或伦理障碍完全无法加以研究，而通过二次数据研究，我们才得到解决这些问题的机会；在“个性化医疗”迅速发展的时代，二次数据研究有着巨大的前景。

确保研究质量的工具

认识研究报告标准的需求

研究论文是对数月或数年工作的极大简化，这些工作包含数千个乃至数百万个选择，被压缩成 3000 个或更少的单词。充分揭示研究的所有细节既不切实际也不可取；当前公认的标准是文章应当提供足够的细节，以便另一位研究人员能重复该研究。人们越来越认识到，即使发表的论文符合传统标准，但仍存在质量可疑的情况，这些论文往往缺乏足够的细节来解释研究结论的潜在偏倚和局限性。因此，为了实现系统化、基于清单的重要方法学呈现，报告指南从用于随机试验的报告试验的合并标准（Consolidated Standards of Reporting Trials，CONSORT）声明，发展到增强卫生研究的质量和透明（Enhancing the QUAlity and Transparency Of health Research，EQUATOR）网络[34]，该网络是确定各种研究类型报告指南的中心节点。

报告指南摘要

所有主要期刊出版社都迅速采用了这些指南，证实了人们对医学文献质量参差不齐（并且有时较差）的担忧[35-36]，而标准化报告则提高了研究的质量和透明度，因此也提高了医学研究的可信度和价值。表 90.1 列出了几种主要研究类型的相关指南。

重要的是，即使作者没有使用研究质量工具来构建自己的手稿，读者仍可以使用这些指南来了解哪些地方省略了重要信息，并自行判断报告的结果是否可靠（框 90.1）。

临床试验注册和研究方案

指南对评价已完成和已发表研究的质量虽然有所帮助，但并未解决所有的偏倚。越来越多的人进行临床试验注册（以防止选择性地发表特定的、偏好性假设的结果，或防止更改试验方案使得研究结果含糊或无效），此外，观察性研究方案的注册也在增加。进行注册的前瞻性队列研究比回顾性研究更多。2014 年，PLOS Medicine 进行了更新，要求观察性研究必须遵守适当的 EQUATOR 清单和数据共享要求；明确假设和分析方案，记录实际分析方法，并解释分析方案和实际分析方法之间的任何差异；并分享任何前瞻性研究的方案[37]。诸如此类的严格要求尚未普及，削弱了医学文献的质量。

表 90.1　研究类型及其相应的报告指南

研究类型	报告指南
随机试验	CONSORT
观察性研究	STROBE
系统综述	PRISMA
个案报告	CARE
定性研究	SRQR
诊断 / 预后研究	STARD
预测模型	TRIPOD
质量改进研究	SQUIRE
经济学研究	CHEERS
临床前动物研究	ARRIVE
研究方案	SPIRIT
系统综述和荟萃分析的方案	PRISMA-P
临床实践指南	AGREE

From equator-network.org：Reporting guidelines for main study types

框 90.1 确保发表高质量研究的步骤

出版前

鼓励将研究的报告方式统一（常见报告标准）

加强研究方式的透明度（研究注册、发布研究方案或在数据分析、共享过程中持续更新方法学注释）

预印：在提交至同行评议前，存放在资料库中以收集公众意见（和批评）

评议过程中

鼓励审稿人进行批判性和建设性的评审（开放式同行评议，审稿意见与完整手稿同时出版）

鼓励期刊根据方法学的严谨性而不是其研究发现来发表研究，其研究结果在接收时是未知的或未披露的（"注册报告"）

出版后

继续在公开论坛接受公众评论（例如：PubPeer）

公开标记正在接受调查的文章，并立即撤回那些后续发现未遵守严格规范的文章

鼓励与原始工作相关的重复研究

如果论文的发现是由方法学错误造成的、无法重复时，要减少作者识别和撤回自己文章的阻碍因素（即合理化做法）

研究分析的解读

许多人会快速浏览一项定量研究中的"统计分析"部分，然后将目光锁定在更感兴趣的结果和讨论部分。在某些情况下（如分析方法简单直接、高度标准化，或简单随机对照研究），这可能是一种可接受的省时的做法。然而作者的经验是，即便仔细阅读论文，读者通常也不能很好地理解较为复杂的统计分析方案。事实上，对大多数医学文献读者来说，通过培训得心应手地做到这一点也是不现实的，因此责任就落在期刊审稿人身上，他们要确保已发表文章中使用了合适的统计分析方案（参见出版过程）。在此，我们希望提供一些简短的入门知识，帮助读者理解研究设计中的共同点。

对 $P<0.05$ 的担忧

以前，对许多基于定量的医学研究而言"$P<0.05$"生死攸关，但现在人们逐渐认为"$P<0.05$"是一个武断的阈值，几乎与临床意义无关，与某项发现是由偶然因素引起的可能性也无关。随着对 P 值滥用担忧的增加，美国统计学会（American Statistical Society）采取了异乎寻常的举措，于 2016 年 3 月发表声明[38]，以帮助引领科学进入"后 $P<0.05$ 时代"[39]。

该声明涉及六项关键原则（表 90.2），指导对 P 值的理解。有兴趣的读者可以参考 Greenland 及同事发布的更全面的列表，该表列出了非统计学家可能遇到的 25 种误读 P 值的形式，帮助他们理解 P 值背后的哲学[40]。

表 90.2 美国统计学会关于 P 值的声明

6 项原则	解释
P 值可以表明数据与特定统计模型的不匹配程度	如果模型明显不匹配，P 值通常会很小（例如，因为不满足模型假设）。P 值小并不意味着所选模型与数据相关
P 值不能衡量所研究的假设的正确概率，也不能衡量数据仅由随机巧合产生的概率	潜在的分析选择（可能极其复杂）与模型选择和报告的统计检验一样，对分析的相关性产生很大影响
科学结论和商业或政策决策不应仅基于 P 值是否超过特定阈值	在 $P=0.04$ 和 $P=0.06$ 时结论的正确性是一样的；阈值是任意的
正确的推论需要完整的报告和透明度	P 值是统计分析方案和数据本身的产物；因此，所有假设的检验结果都应完整展示（包括那些被认为是"不显著"的 P 值），以防止选择性地或有偏倚地报告具有统计学意义的发现
P 值，或统计学显著性，并不能衡量效应量或结果的重要性	细微的、与临床无关的差异可能产生很小的 P 值，特别是在高精度测量和（或）样本量较大的情况下。如果测量不精确或样本量较小，临床上重要的差异可能是"不显著的"。统计学显著性不是反映临床相关性的指标
仅靠 P 值不能很好地提供衡量一个模型或假设的证据	P 值与其方法学的细节密不可分，如果没有上下文，效应量和不确定度的信息不足，则无法解释 P 值

统计检验的报告至少应包括 P 值和效应值的度量（如 OR 值或绝对差值）以及不确定度（如置信区间）。衡量绝对或相对差异可得出效应最可能的幅度和作用方向（基于模型选择和假设）。置信区间可以表示估计的精确程度。甚至不用借助 P 值，读者也可以理解测量中的效应大小和不确定度，并可以自行决定统计结果是否有助于理解特定的现象。人们可能很快就不再谈及 P 值。

在研究设计中减少偏倚

一项研究的统计方案首先取决于选择的研究设计。简而言之，某些研究设计（例如随机对照试验），通过随机化来处理对照组和实验组之间基线差异带来的潜在偏倚，而其他研究类型必须以其他方式控制这种偏倚。

前瞻性试验用随机分组来控制两个或多个比较组

之间的偏倚，这在本书其他章节将进行更深入的讨论（参见第 89 章）。在其理想的应用中，它可以使两组的已测的和未测因素获得平衡，这样唯一的区别就是参与者是否接受干预处理。随机化是唯一可以明确解决未测量混杂因素的设计，这解释了为什么将随机对照视为高证据标准的设计。

然而，随机化并不完美。本质上，某些协变量可能（随机地）在组间并没有被很好地平衡。测量的协变量存在不平衡也意味着那些未知协变量中也存在不可测量的不平衡。在小规模试验中，这往往是一个更大的问题，因为样本量较小无法代偿随机变异。一种可能的选择是进行分层随机化，首先根据一个重要的临床预测因素（如吸烟状况）对试验参与者进行分层，然后随机化以确保各组保持吸烟状况的平衡。

如果某项“治疗”或特征不能进行随机分配（例如，童年时期的社会经济地位），研究人员可以设计一个配对研究，将每个参与者与另一位参与者进行匹配，使两者仅在是否接受治疗方面存在不同，但在其他方面相似，如年龄相近，性别相同，相似的医学合并症。这种平衡两组的方法用于配对队列研究和倾向评分配对中（即计算接受某种治疗的概率，并根据参与者是否接受治疗，将具有相似治疗概率的参与者进行匹配）。缺点是即使完美平衡了被测的混杂因子，也不能保证未测量的混杂因子能完美平衡，而这可能造成严重偏倚。

越来越多更复杂的统计方法可用于从数学上校正所测混杂因子的个体影响，并针对那些所测的混杂因子最终产生一个校正的效应值估计。与任何其他统计方法一样，必须满足一系列的假设（有些显而易见，有些微妙）模型才能得出准确的结果。然而与匹配一样，校正也不能解决未测混杂因子，并且研究人员在模型选择（如包含哪些变量以及建立模型的策略）时还有一层额外的复杂性，它对效应值的估计、是否出现统计学意义，甚至效应方向都具有深远的影响，但这在稿件中鲜有讨论。常用的校正方法是线性回归和逻辑回归。

随机化区别于其他避免偏倚的方法在于理论上随机化能避免未测量混杂因素。因此，观察性研究（通常只能用匹配或数学校正解决混杂因素）极少能得到因果关系的有力证据。观察性研究可以证明一种关联或相关性，也就是说，经过某种治疗后某种结局出现得更加频繁，但无法证明此结局是由该治疗引起的。这对于能够（或应该）用何种语言来描述研究发现具有重大影响，然而遗憾的是，大众传媒在“翻译”发现了相关性的研究时，常常将相关性和因果混为一谈。

相关性和因果关系

更幽默的是，一个致力于说明相关性并不意味着因果关系的网站已经明确许多事件之间存在难以置信的数学上的关联，例如，非商业性航天发射的数量和美国授予的社会学博士学位数量相关（图 90.4）[41]。理解什么时候适合使用因果性的语言、什么时候事物之间的关系只会被视为相关性是很重要的，这个网站的荒谬例子更加强调了其重要性。此外，生成这些相关性的潜在机制就是多重比较的机制：作者使用公开的数据源和基于计算机的数据挖掘算法测试了数百万个相关性，并识别出具有“统计意义”的相关性。不幸的是，他的做法和那些不道德地关注 P 值的研究人员如出一辙。

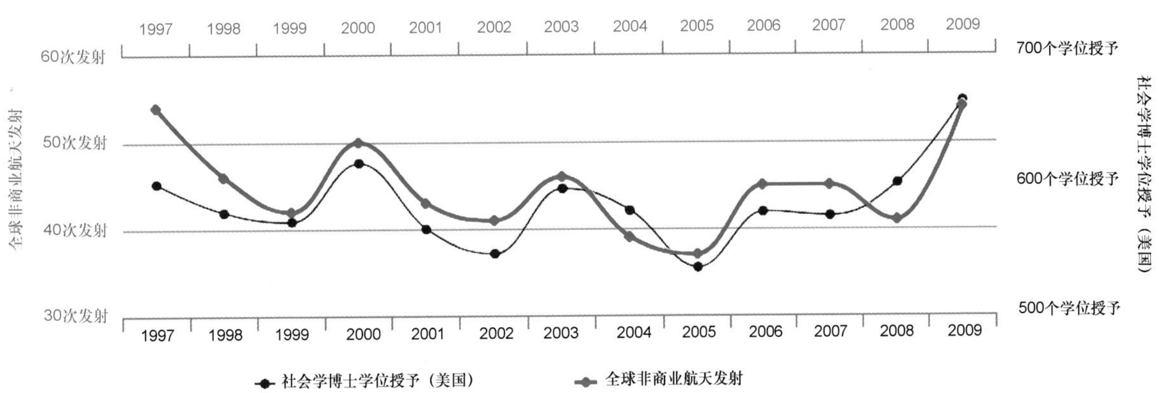

图 90.4 强大但虚假的相关性（From Vigen T. Spurious Correlations. New York：Hachette Books；2015.）

数据驱动的分析方法

由假设驱动的对医疗效果的研究是医学研究的基础。了解医学研究方法和潜在假设使我们能区分哪些已发表的研究是假设驱动的，哪些不是（通常被轻视为“数据挖掘”）。然而，数据驱动分析学是一门新兴学科，源于计算机科学而不是传统的流行病学或医学，它在管理临床工作中收集的海量数据并提出见解方面大有前途。许多分析方法只是寻找数据的模式，而不考虑已知的临床假设或生理上可能的相关性。传统的统计关注点，如统计效能、多重比较的校正、非随机缺失或错误数据，及对“统计上有希望的”相关性的选择性追求，都难以纳入这种新兴方法学的框架。

人工智能（AI）、机器学习和深度学习都是指结合了学习算法的数据驱动分析方法：这种学习算法会根据接收到的数据进行更改[42]。这些方法固有的复杂性和“学习性”（即算法随着时间改变，初始程序会根据所接收的数据发生演变）使得评估采用这些分析技术的研究质量变得极其困难。诸如 P 值、置信区间和点估计值之类的通用参数可能不再适用。理解传统“研究质量”的指标不再适用，但是随着人们逐渐接受这些技术，麻醉学必须继续发展对这些数据驱动方法提供的信息的理解。

医学文献的阴暗面

2005 年，John Ioannidis 发表了一篇开创性的论文，标题简洁而具有煽动性，题为《为什么大多数发表的研究结果都是错误的》（Why Most Published Research Findings Are False）[43]，这刺激了上文中旨在提高研究出版物质量的方案的激增（参见“确保研究质量的工具”）。20 年后，我们做得如何了？一项研究试图重复 2008 年在三份心理学期刊上发表的 100 篇知名研究论文，其结论令人沮丧，只有 39% 的论文可以重复[44]。心理学以外的学科也是一样。Ioannidis 博士的论文认为，大多数已发表研究的发现显然都是错误的[43]。

发表低质量研究的动机

对研究人员

研究人员的动机似乎显而易见。高学术产出（即论文发表）被明确地或隐晦地视为获得持续资助、晋升、终身任期和补偿金的条件。在低质量研究没被察觉（因为有意或无意地排除不符合某项假设的结果，未披露或未发觉偏倚，成功掩盖的科研造假等）的情况下，已发表论文的数量和论文发表的期刊质量成为一种快速判断研究人员专业性的方法。

但除了学术声望之外，一些国家还明确对在《科学》[45]和《自然》[46]等知名期刊上发表的论文给予现金奖励。政府资助的现金奖励与 46% 的《科学》论文投稿数量增加有关，尽管研究的作者推断，由于接收率较低，现金奖励也鼓励了低质量研究的投稿[47]。最近对中国货币奖励制度的一项调查揭示了这些潜在奖励的规模：在最负盛名的期刊上发表论文所获得的现金奖励可能高达大学教授年薪的 20 倍[48]。

另一个动机与研究本身的结论以及发表的可能性有关。强大而令人惊讶的关联往往更容易在顶级期刊上发表，而微妙的、不足为奇的，或复杂 / 相互依赖的发现更有可能被降级至较小的期刊，从而减少研究者的回报。“令人惊讶”的关联意味着根据我们在研究之前的认知，它的验前概率（即找到这种相关性的可能性）是很低的。但是，正如 Ioannidis 展示得那样，由于新发现的关联很可能是由于偶然和（或）偏倚所导致的，这种“令人惊讶”的关联只是增加了一些不太可能的关联的验后概率[43]。这项发现可能是错误的，特别是如果使用了灵活的数据分析方法，并且作者有意或无意地做出了选择性披露。尽管如此，新颖而具有统计学意义的结果可能会在期刊上找到一席之地，而数学建模研究向我们展示了如何通过看似可信的数据将虚假的结果“推崇”为事实而得以发表。由于人们对阴性研究结果发表持有偏见，使得论文发表的可能性取决于研究结果为阳性还是阴性[49]。

此外，以低偏倚风险进行有足够检验效能的实验需要人们付出努力。而小型试验工作量较低（具有较高的偏倚风险），反而更有可能产生新颖的阳性结果，而新颖的阳性结果更有可能得到发表。即便没有有意识的偏倚，低投入的方式也能产生学术成功的外界印象，但对可重复且有意义的医学研究没有帮助。

对医学期刊

1980 年，具有重要影响的《新英格兰医学杂志》上刊登了一封 101 字的给编辑的信，题为《使用麻醉药物治疗的患者罕见成瘾》（Addiction Rare in Patients Treated with Narcotics）。该报告未披露方法细节，也未提供纳入患者的信息，并使用了“有合理证据证明成瘾”的“非标准”解释，报告在接受麻醉处方治疗的大约 1.2 万名患者中有 4 人成瘾。这封信被持续引用了 600 多次，并且可能为阿片类药物制造商的宣传提供了基本支持，误导了开处方的医生、阿片类药物的使用者和监管者[50]。NEJM 网站上现在有一篇原始信件，编辑在信件上进行了标注，指出“出于公共健康的原因，读者应该知晓，这封信作为阿片类药物治疗很少会引起成瘾的证据，曾被‘大量且不加批判地引用’”[51]。

即使是糟糕的科学研究，仍可以通过提高影响因子（一种饱受批评但仍然普遍使用的“最佳”期刊排名方法）来使其发表期刊得到回报，特别是论文支持的立场被后续工作频繁引用后。影响因子是两年内每篇论文的平均被引次数，因此频繁被引用的论文会增加期刊的影响因子。相反，重复性研究很少被引用，因此期刊缺乏发表它们的动力。期刊的影响因子是一个平均值，它显然并不直接反映单篇论文的质量，既不能用来从爆炸性领域内轰动性工作中筛选出高质量的研究，也不能区别论文的引用是否来自出版后研究界内提出的合理批评（如上文提到的 NEJM 信件的例子，在本章中我们特意避免引用）。

出版过程中的不端行为

通过互联网交流研究成果的方式彻底改变了学术出版行业，但其基本组成（严格的同行评议、编辑决策和出版服务）大致保持不变。在适当的同行评议后，仅以线上模式发表良好的研究，这是完全有可能甚至是可取的。并且，对于开放获取的出版物来说，收取费用以支撑评审和出版过程的开销以及期刊运营（开放获取期刊不收订阅费）也是完全恰当的。然而，也存在着对开放获取运动的利用行为：掠夺性期刊（通常为“开放获取”期刊），利用了合法开放获取期刊所需的出版费用（有时约为数千美元），在没有经过适当同行评议或编辑监督的情况下“发表”文章。期刊可能会承诺其同行评议过程异常迅速（当没有进行同行评议时这很容易完成），提供较低的出版门槛（例如豁免部分出版费用），在稿件被接收后才提及出版费用，或向作者约稿社论或综述，但没有特定的主题。

然而，仅仅依靠这些特点很难区分期刊的质量，因为合法期刊可能会进行快速同行评议（激励审稿人在短时间内审回稿件），在特定情况下豁免版面费，并就各种各样的主题发出约稿邀请。人们已经在尝试建立一份掠夺性期刊的列表和鉴别标准[52]。不幸的是，这种鉴别并不是非黑即白的，鉴别标准的列表可能有所帮助，比如 thinkchecksubmit.org 网站[53]，这是个由学术组织联盟（包括生物医学 BioMed Central[54] 和出版伦理委员会[55]）建立的网站，提供期刊列表以帮助论文作者识别受信赖的期刊。从根本上说，医学文献读者必须意识到，在许多此类掠夺性期刊上发表的文章并未通过任何的同行评议。

在评议过程中也存在一些明显的不当行为的潜在来源，因此出版伦理委员会主张用详细的流程表协助期刊编辑应对不端行为的指控，如剽窃、重复出版、数据编造、“代笔”或“赠与”作者身份，及审稿人剽窃作者的想法[56]。这些不道德行为已被详细描述，并且还在继续升级：审稿人欺骗是最近一种“新的”不端行为，即作者推荐审稿人时采用真实的科学家姓名或使用假名，但列出的却是虚假的电子邮件地址，因此出版社会将审稿邮件发送给作者的同事或本人。然后，作者完成了“同行评议”，建议最低限度的修改或不进行修改。同其他“欺骗系统”的方式一样，此类欺诈行为极难被发现。自 2014 年《自然》杂志首次曝光以来，“欺骗系统”的方法无疑已进一步演变[57]。

2017 年，一个名为 Neuroskeptic 的《发现》杂志博客（a Discover Magazine blog）发表了一篇帖子，曝光一篇关于“星球大战”主题的恶搞稿件在掠夺性期刊的黑暗世界中大获成功[58]。这篇荒谬的论文与迷地原虫（一种虚构的细胞器，与绝地力量的传播密切相关）有关，用作者的话说它是“一堆荒谬的、与事实不符的错误、剽窃和电影语录”。论文被《美国医学和生物学研究杂志》（*American Journal of Medical and Biological Research*）接收（尽管随后被要求在出版之前付费，但博主并未支付），并在《国际分子生物学杂志：开放获取》（*International Journal of Molecular Biology*：*Open Access*）《奥斯汀药理学和治疗学杂志》（*Austin Journal of Pharmacology and Therapeutics*）和《美国生物科学研究杂志》（*American Research Journal of Biosciences*）发表。恶搞被曝光后，这些论文被撤回。

哪怕是粗略地阅读一下这篇论文，不熟悉《星球大战》的人也足以发现这篇论文没有重点，内容不清晰，使用怪异的俗语；当然，它也描写了一个虚构的细胞器，但任何对细胞生物学有一定经验的审稿人都应该能立即发现。即便如此，论文不仅在三家期刊上成功发表，稿件的第一作者 Lucas McGeorge 博士不久后还收到了加入另一家研究期刊编辑委员会[58]的主动邀请。这件奇闻令人痛心地证明了这些无德期刊的存在，以及医学文献是如何被轻易歪曲的。

检测研究不端行为的机制改进

我们该如何在稿件准备、评审和出版后过程中调整激励机制，以检查已出版的低质量研究的数量[59]？目前，医学文献的所谓“自我校正”的性质受到质疑[60]。要解决这个问题，可能需要从根本上改变医学界对研究产生和使用的看法，但拒绝改变将破坏公众对这个庞大的、有意义的、必要的事业的信任。

2012年，一段长达近20年、建立在捏造之上的麻醉学研究生涯被曝光[61]，此时距离作者的论文第一次被公开质疑已经过去了10年[62]。曝光者通过统计学方法比较了藤井善隆（Yoshitaka Fujii）及其同事进行的168个随机试验与其他作者的类似试验。尽管使用的可能不是最佳的统计分析方法，但Carlisle证明Fujii报告的参与者特征分布在自然界中基本上不可能被观察到，这些数值过于稳定地接近于群体平均值，没有显示出应有的变异度[63]。Fujii所在的机构进行了调查，发现了普遍存在的数据造假现象，最终得出结论，“这就像一个人坐在桌子前，写了一本关于研究想法的小说”[64]。

结果，藤井善隆的172篇论文被撤回。其欺诈行为涉及的范围广泛，而不端行为的持续时间则更为惊人：他的造假行为持续了至少10年，其后的10年间，他的研究也遭到公开的质疑，但这些质疑并没有取得切实的成果。这种不当行为的著名案件促使人们呼吁广泛采用自动化方法在出版前后识别可疑的研究结果[65]。然而，出于统计和道德考虑，这些呼吁同样遭到强烈的抵制，抵制的重点在于，该方法未充分考虑研究参与者基线变量间存在可预期的相互依赖，以及其他方法学问题，并强调如果质疑学术诚信的方式不够细致入微，可能会污蔑诚实的研究人员[66-67]。最终，就像剽窃检查软件（在医学出版中广泛使用）一样，在这些技术的逐渐完善和被广泛接受的过程中，细致而冷静的人工解读将成为必要。

结论

医学知识的发展速度比以往任何时候都快。了解如何从研究设计到结论质量的各方面解读已发表的研究，对于从个人和系统水平改善医疗水平都是必要的。对不完整或不准确信息的已知预测因子保持警觉，将帮助临床医生和科学家继续创造有用的知识，并提供最佳的、循证的麻醉管理。

参考文献

1. Sackett DL. *Can Med Assoc J*. 1982;126(12):1373.
2. Burls A. What is critical appraisal? *What is...? Series*. 2009:1–8.
3. Smith R, Rennie D. *JAMA*. 2014;311(4):365–367. https://doi.org/10.1001/jama.2013.286182.
4. Oxman AD, et al. *JAMA*. 1993;270(17):2093–2095.
5. Gordon G, et al. *Users' Guides to the Medical Literature: A Manual for Evidence-Based Clinical Practice*. 3rd ed. McGraw-Hill Education; 2015.
6. The new england journal of medicine. https://www.nejm.org/.
7. Journal of the american medical association. https://jamanetwork.com/journals/jama/currentissue.
8. The BMJ. https://www.bmj.com/. Accessed May 8, 2018.
9. The lancet. https://www.thelancet.com/. Accessed May 8, 2018.
10. Anesthesiology. http://anesthesiology.pubs.asahq.org/journal.aspx. Accessed May 8, 2018.
11. British Journal of Anaesthesia. https://bjanaesthesia.org/. Accessed May 8, 2018.
12. Anaesthesia & Analgesia. https://journals.lww.com/anesthesia-analgesia/pages/default.aspx. Accessed May 8, 2018.
13. University of Illinois at Chicago's Library of the Health Sciences at Peoria. Evidence based medicine: levels of evidence. https://researchguides.uic.edu/c.php?g=252338&p=3950157. Accessed May 7, 2018.
14. PubMed. https://www.ncbi.nlm.nih.gov/pubmed/. Accessed May 8, 2018.
15. National center for biotechnology information. https://www.ncbi.nlm.nih.gov/. Accessed May 8, 2018.
16. U.S. National library of medicine. https://www.nlm.nih.gov/. Accessed May 8, 2018.
17. National institutes of health. https://www.nih.gov/. Accessed May 8, 2018.
18. MEDLINE: description of the database. https://www.nlm.nih.gov/bsd/medline.html. Accessed May 8, 2018.
19. Cochrane database of systematic reviews. http://www.cochranelibrary.com/cochrane-database-of-systematic-reviews/index.html. Accessed May 8, 2018.
20. UptoDate. https://www.uptodate.com/home. Accessed May 8, 2018.
21. WebMD. https://www.webmd.com/. Accessed May 8, 2018.
22. Twitter. https://www.twitter.com. Accessed May 8, 2018.
23. Facebook. https://www.facebook.com/. Accessed May 8, 2018.
24. Wikipedia. https://www.wikipedia.org/. Accessed May 8, 2018.
25. Evidence-based medicine: resources by levels of evidence. https://libguides.cmich.edu/cmed/ebm/pyramid. Accessed May 8, 2018.
26. Murad MH, et al. *Evid Based Med*. 2016;21(4):125–127.
27. Salvador-Carulla L, et al. *Epidemiol Psychiatr Sci*. 2017;26(2):105–114.
28. Walach H, et al. *BMC Med Res Methodol*. 2006;6:29.
29. Berlin JA, Golub RM. *JAMA*. 2014;312(6):603–605.
30. Roland M, Torgerson DJ. *BMJ*. 1998;316(7127):285.
31. Semler MW, et al. *N Engl J Med*. 2018;378(9):829–839.
32. Self WH, et al. *N Engl J Med*. 2018;378(9):819–828.
33. Consort statement. http://www.consort-statement.org/. Accessed May 8, 2018.
34. Enhancing the QUAlity and transparency of health research. http://www.equator-network.org/. Accessed May 8, 2018.
35. Thakur A, et al. *J Pediatr Surg*. 2001;36(8):1160–1164.
36. Chan AW, Altman DG. *Lancet*. 2005;365(9465):1159–1162.
37. PLOS Medicine Editors. *PLoS Med*. 2014;11(8):e1001711.
38. Wasserstein RL, Lazar NA. *The American Statistician*. 2016;70(2):129–133.
39. American Statistical Organization. www.amstat.org/asa/files/pdfs/P-ValueStatement.pdf. Accessed May 8, 2018.
40. Greenland S, et al. *Eur J Epidemiol*. 2016;31(4):337–350.
41. Vigen T. Spurious correlations. http://www.tylervigen.com/spurious-correlations. Accessed May 8, 2018.
42. LeCun Y, et al. *Nature*. 2015;521(7553):436–444.
43. Ioannidis JP. *PLoS Med*. 2005;2(8):e124.
44. Open Science Collaboration. *Science*. 2015;349(6251):aac4716. https://doi.org/10.1126/science.aac4716.
45. Science. http://www.sciencemag.org/. Accessed May 8, 2018.
46. Nature. https://www.nature.com/nature/. Accessed May 8, 2018.
47. Franzoni C, et al. *Science*. 2011;333(6043):702–703.
48. Quan W, et al. *Aslib Journal of Info Mgmt*. 2017;69(5):486–502.
49. Nissen SB, et al. *Elife*. 2016;5.
50. Leung PTM, et al. *N Engl J Med*. 2017;376(22):2194–2195.
51. Addiction rare in patients treated with narcotics, with editor's note. https://www.nejm.org/doi/10.1056/NEJM198001103020221. Accessed May 8, 2018.
52. Beall J. Criteria for determining predatory open-access publishers. https://scholarlyoa.files.wordpress.com/2012/11/criteria-2012-2.pdf. Accessed August 5, 2019.
53. Think Check. Submit. https://thinkchecksubmit.org/. Accessed May 8, 2018.
54. BioMed central. https://www.biomedcentral.com/. Accessed May 8, 2018.

55. Committee on Publication Ethics (COPE). https://publicationethics.org/. Accessed May 8, 2018.
56. Committee on publication ethics flowcharts. https://publicationethics.org/resources/flowcharts. Accessed May 8, 2018.
57. Ferguson C, et al, Oransky I. *Nature*. 2014;515(7528):480–482.
58. Neuroskeptic. *Predatory Journals hit by 'Star Wars' Sting*. 2017.
59. Gorman DM, et al. *Sci Eng Ethics*. 2017.
60. Allison DB, et al. *Nature*. 2016;530(7588):27–29.
61. Carlisle JB. *Anaesthesia*. 2012;67(5):521–537.
62. Kranke P, et al. *Anesth Analg*. 2000;90(4):1004–1007.
63. Carlisle JB, et al. *Anaesthesia*. 2015;70(7):848–858.
64. Anesthesiologist fabricates 172 papers. https://www.the-scientist.com/?articles.view/articleNo/32312/title/Anesthesiologist-Fabricates-172-Papers/. Accessed May 7, 2018.
65. Loadsman JA, McCulloch TJ. *Anaesthesia*. 2017;72(8):931–935.
66. Kharasch ED, Houle TT. *Anesthesiology*. 2017;127(5):733–737.
67. Mascha EJ, et al. *Anesth Analg*. 2017;125(4):1381–1385.

索 引

C

D

E

F

G

H

I

J

K

L

M

N

O

P

Q

R

S

T

X

Y

Z

彩 图

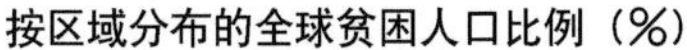

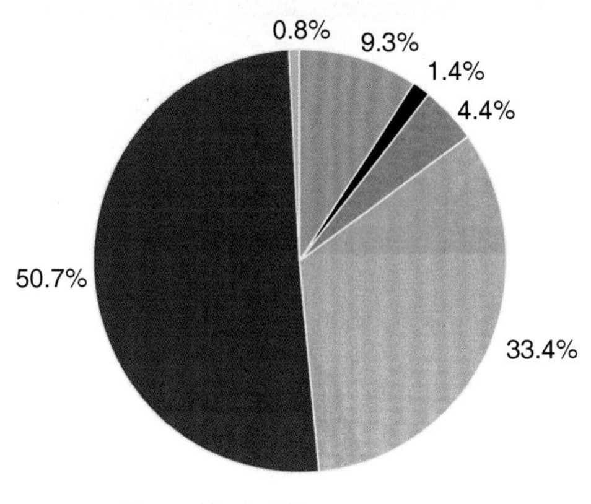

彩图 2.10　全球贫困人口生活在哪里？ 2013 年按区域分布的全球贫困人口（Source：Most recent estimates，based on 2013 data using Povcal-Net [online analysis tool]，World Bank，Washington，DC，http://iresearch.worldbank.org/PovcalNet/. [Figure originally appeared in The World Bank Group. Taking on Inequality，Poverty and Shared Prosperity 2016. Copyright © 2016 The World Bank. This image is reproduced under the CC BY 4.0 license.]）

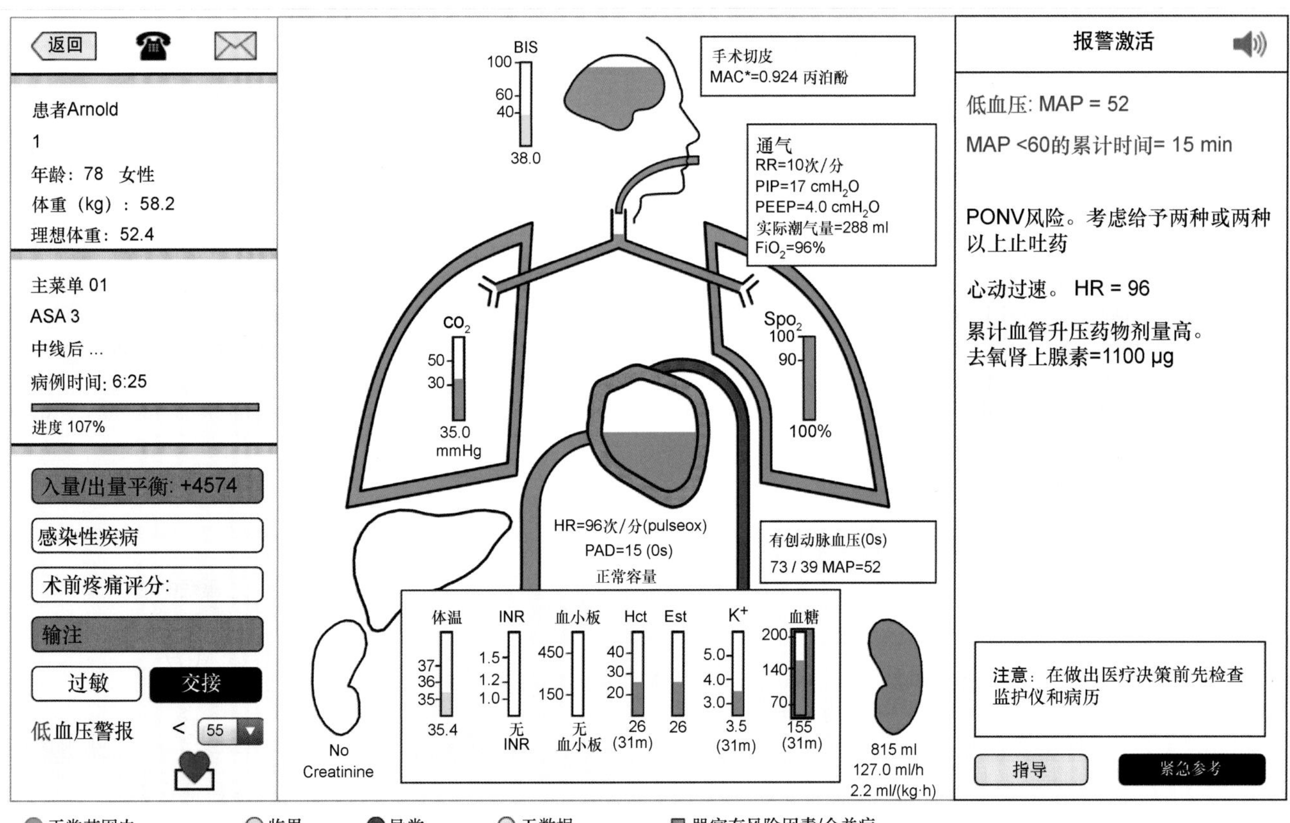

彩图 4.5　Alterwatch OR（Alterwatch，Ann Arbor，MI）多参数决策支持系统，显示了麻醉下患者的生理状态。它整合了生理监护仪和电子病历元素。根据预先指定的规则，它会提示医务人员考虑某特定操作或者给出指示患者状态的额外标记。* 表示计算所得的吸入药物、丙泊酚和右美托咪定注射液的累积 MAC 值

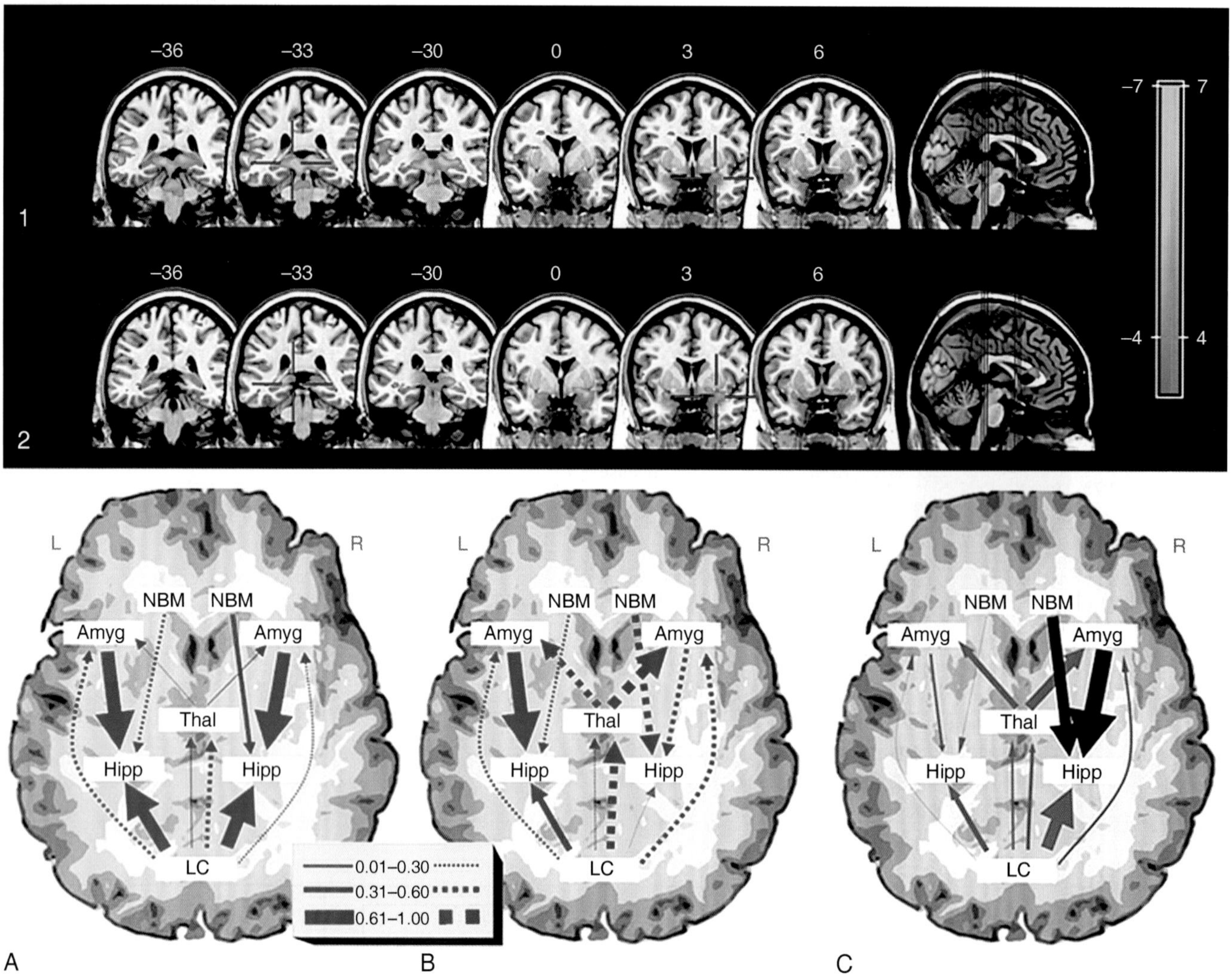

彩图 9.5 麻醉对情绪记忆系统的影响。(上图)杏仁核(0，3，6)和海马(－30，－33，－36)的功能性磁共振冠状位扫描成像显示消极事物与中性事物的唤起反应的不同。控制组(上排)显示杏仁核和海马对含有情绪信息的反应增强，而丙泊酚组(下排)仅有杏仁核的反应增强，海马不增强。(下图)静息状态下的连接路径图，实线表示某一区域对另一个区域产生积极影响，虚线表示消极影响，线宽表示影响程度。(A)在对照组中，双侧杏仁核对海马体具有显著正向影响。(B)0.25% 的七氟烷阻断行为上的情绪调节，并消除右侧杏仁核和麦氏基底核对海马的积极影响。(C)路径权重的数值差异表明，与七氟烷状态相比，上述两种路径在清醒状态下对网络模型的贡献更大。Amyg，杏仁核；Hipp，海马；LC，蓝斑；NBM，麦氏基底核；Thal，丘脑([A] Modified from Pryor KO，Root JC，Mehta M，et al. Effect of propofol on the medial temporal lobe emotional memory system：a functional magnetic resonance imaging study in human subjects. Br J Anaesth. 2015；115 [suppl 1]：i104-i113，Figure 3；[B] Modified from Alkire MT，Gruver R，Miller J，et al. Neuroimaging analysis of an anesthetic gas that blocks human emotional memory. Proc Natl Acad Sci U S A. 2008；105 [5]：1722-1727，Figure 5.)

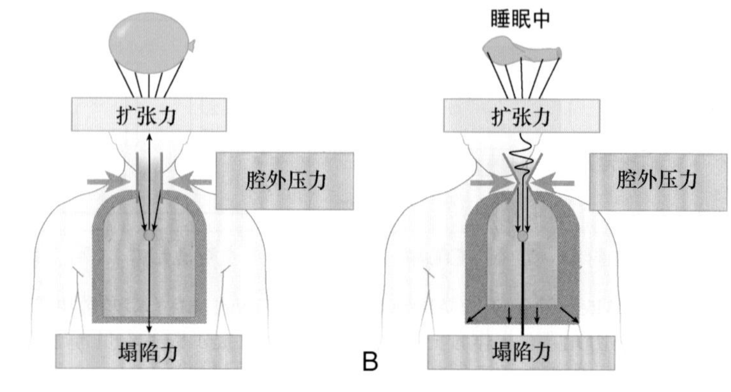

彩图 10.8 上呼吸道开放与呼吸泵活动的关系。(A)清醒时，上呼吸道扩张肌(绿色气球，扩张力)抵消了由腔外压力以及呼吸动力肌产生的吸气负压带来的塌陷力[橙色，对抗力(塌陷力)]。在阻塞性睡眠呼吸暂停中，(B)入睡(蓝点)导致扩张力减少，引起上呼吸道通畅性降低(Modified from Sasaki N，Meyer MJ，Eikermann M. Postoperative respiratory muscle dysfunction：pathophysiology and preventive strategies. Anesthesiology. 2013；118：961-978.)

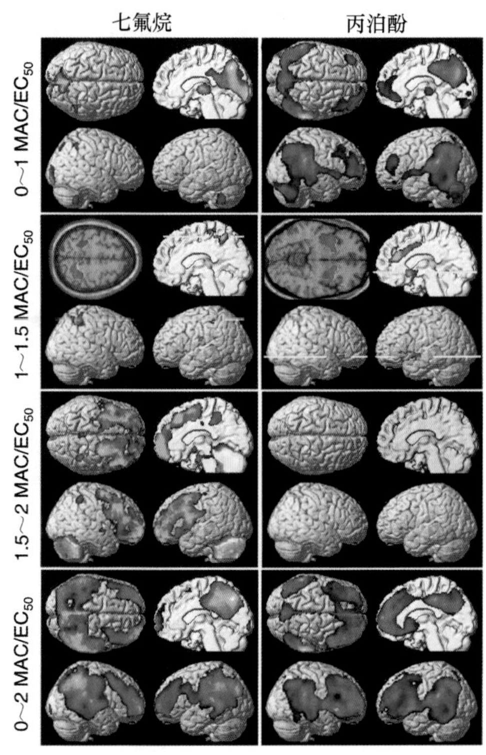

彩图 11.15 在人类中与剂量相关的脑血流量（CBF）再分布。PET 扫描证实七氟烷（左）和丙泊酚（右）麻醉引起剂量相关的 CBF 下降。七氟烷麻醉时，引起剂量依赖性的 CBF 减少（蓝色表示）。七氟烷从 1.5 MAC 增加到 2.0 MAC，导致小脑内 CBF 增加（黄色表示）。随七氟烷麻醉浓度的增加，平均动脉压（MAP）逐渐下降，未对 MAP 进行干预。如果使 MAP 维持在正常范围内，CBF 增加更明显。因此本图显示的 CBF 比七氟烷麻醉时真正的 CBF 低。给予 EC_{50} 剂量丙泊酚定义为预防 50% 的患者对中等大小手术产生体动的血浆浓度。丙泊酚血浆靶浓度为 0 μg/ml、6 μg/ml、9 μg/ml 和 12 μg/ml。丙泊酚麻醉时 CBF 在大脑各部位均一下降，且没有观察到 CBF 的再分布（Modified from Kaisti K，Metsähonkala L，Teräs M，et al. Effects of surgical levels of propofol and sevoflurane anesthesia on cerebral blood flow in healthy subjects studied with positron emission tomography. Anesthesiology. 2002；96：1358-1370.）

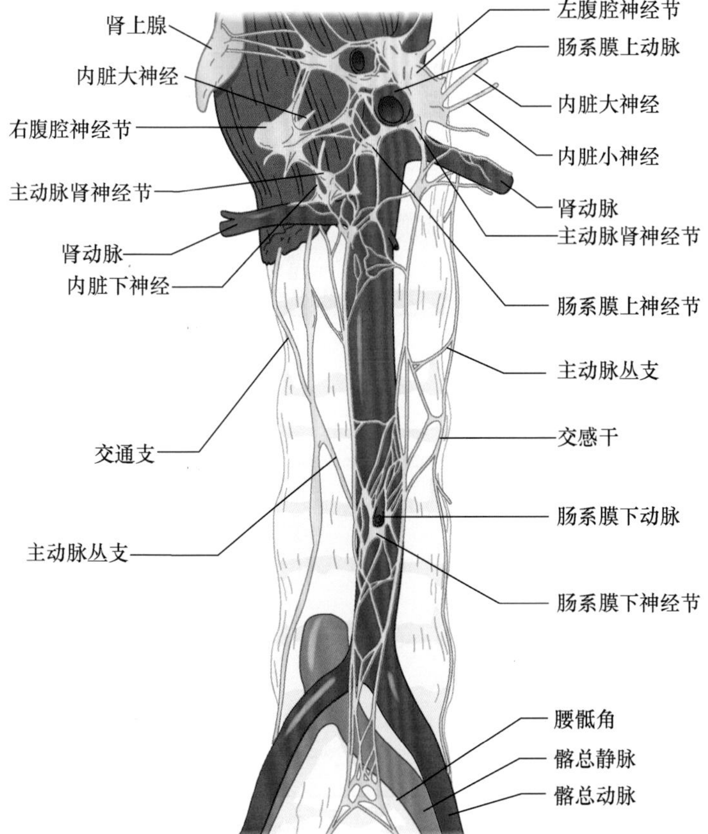

彩图 15.2 腹腔交感干的解剖（Redrawn from http://commons.wikimedia.org/wiki/File：Gray847.png#mediaviewer.）

彩图 17.3 **肾小球**。入球小动脉（A）进入肾小球，并分成许多毛细血管（C），与肾小球基底膜（GBM）相邻。肾小囊腔内衬的鳞状上皮细胞（S）连接具有刷状缘的立方形近曲小管（PCT）。E，内皮细胞核；M，系膜；N，系膜细胞核（From Young B，Woodford P，O'Dowd G. Urinary system. In：Wheaton's Functional Histology. A Text and Colour Atlas. 6th ed. Philadelphia：Elsevier Churchill Livingstone；2014.）

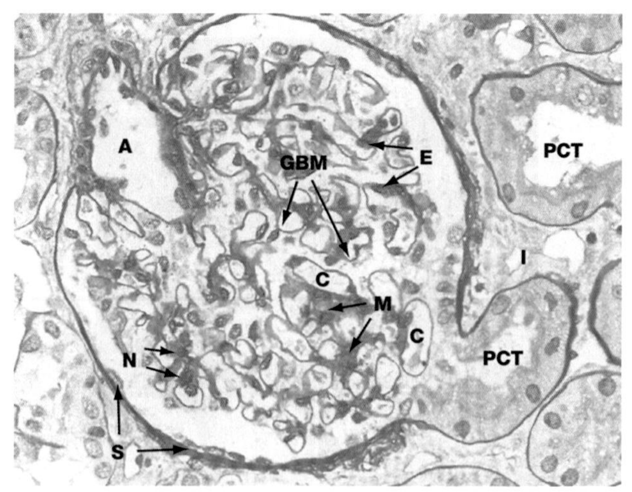

彩图 17.7 致密斑（箭头所示）。致密斑细胞是远端小管的一个特殊部分，该部分与球旁器相 邻（From Genitourinary and male genital tract. In：Lindberg MR，Lamps LW，eds. Diagnostic Pathology：Normal Histology. 2nd ed. Philadelphia：Elsevier；2018.）

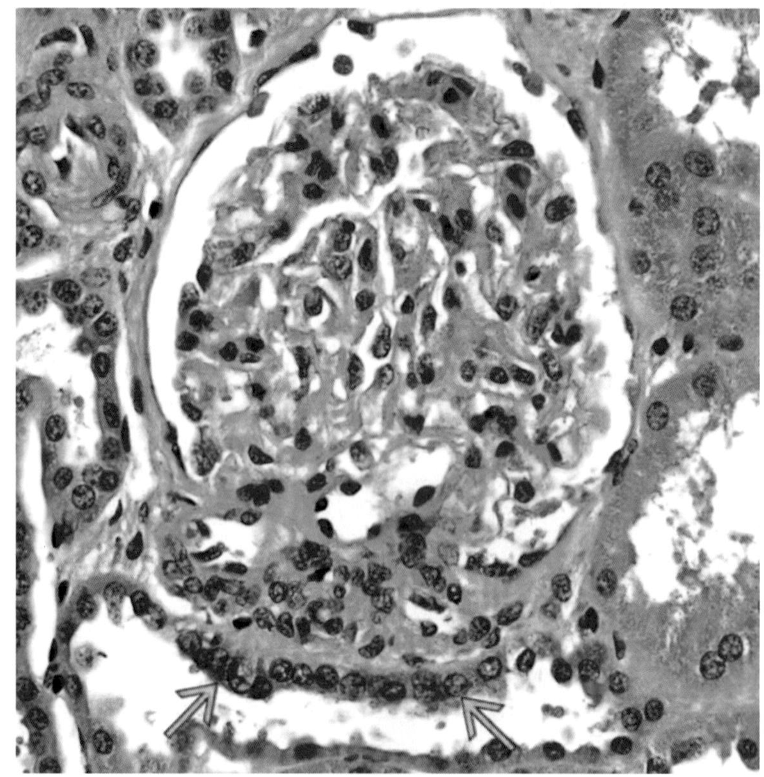

彩图 18.28 等效线示意图。红、绿、蓝线分别代表药物 X 与 Y 的协同作用的 5%（译者按）、50% 和 95% 等效线。等效线是产生同等效应的浓度组合。5%、50%、95% 的等效线描述了引起某个特定作用，药物 X 与 Y 浓度组合的药效范围。与单个药物的量效曲线一样，理想的浓度配伍应该在 95% 等效线的附近

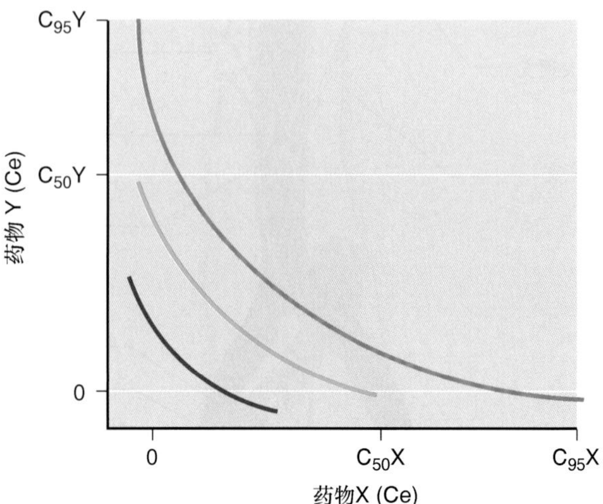

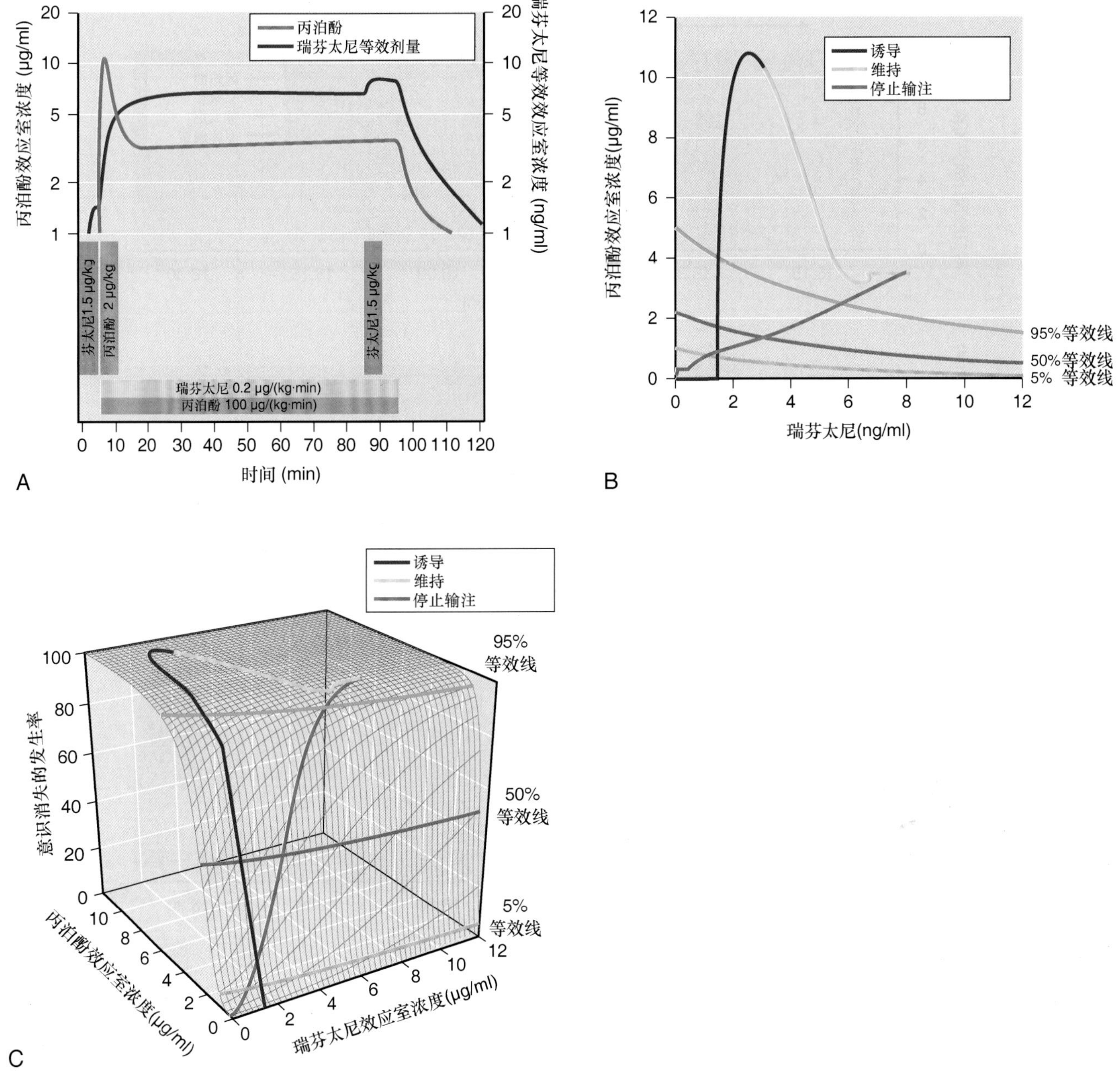

彩图 18.30 模拟负荷剂量（2 μg/kg），维持量［100 μg/（kg·min）］的丙泊酚与维持量［0.2 μg/（kg·min）］的瑞芬太尼，间断追加（1.5 μg/kg）芬太尼复合应用 90 min。**图 A**，最终的效应室浓度 Ce。**图 B**，预测意识消失的地形图（俯视图）。**图 C**，三维反应平面图。浅蓝色、紫色和绿色线条分别代表 5%、50% 和 95% 等效线。每条等效线都是能够产生相同效应的丙泊酚-瑞芬太尼的组合。所有等效线都是向内的弓形，说明药物间为相互协同作用。等效线相互靠近，表示从有意识到意识消失的快速转变

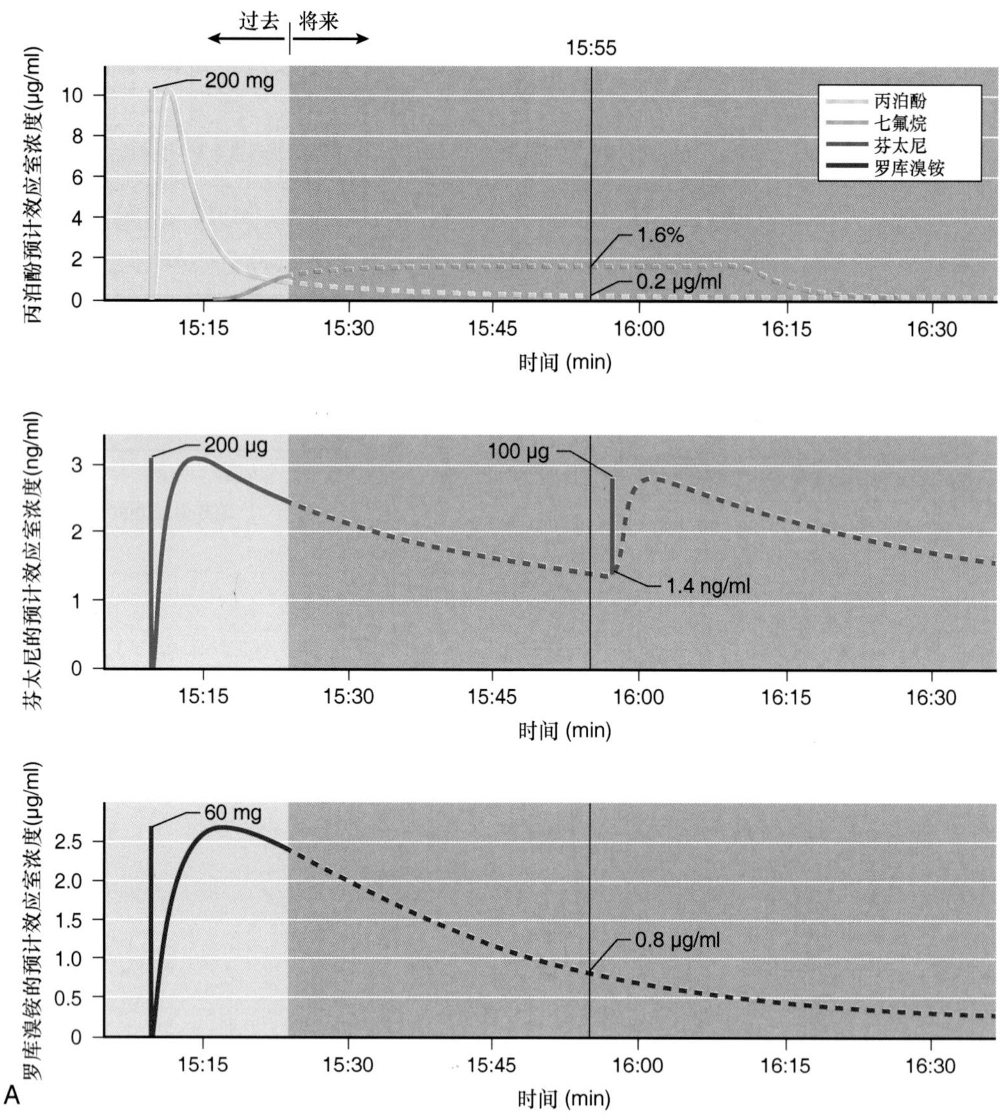

彩图 18.31 （A）药物显示举例。本例显示了复合应用芬太尼（2 μg/kg）、丙泊酚（2 mg/kg）、罗库溴铵（0.6 mg/kg）单次注射，七氟烷（2%）和单次注射芬太尼（1 μg/kg）维持的预计效应室浓度（A）和药物效应（B）。假设患者为男性，30 岁，体重 100 kg，身高 183 cm，心排血量及肺通气正常。（A）预计效应室浓度分别为丙泊酚（浅黄色线）、七氟烷（深橙色线）、芬太尼（蓝色线）、罗库溴铵（红线）。垂线代表负荷剂量，药物剂量标记在线旁。过去的预计值用实线表示，将来值用虚线表示。黑色的垂线代表 15:55 的预计效应室浓度，并记录浓度

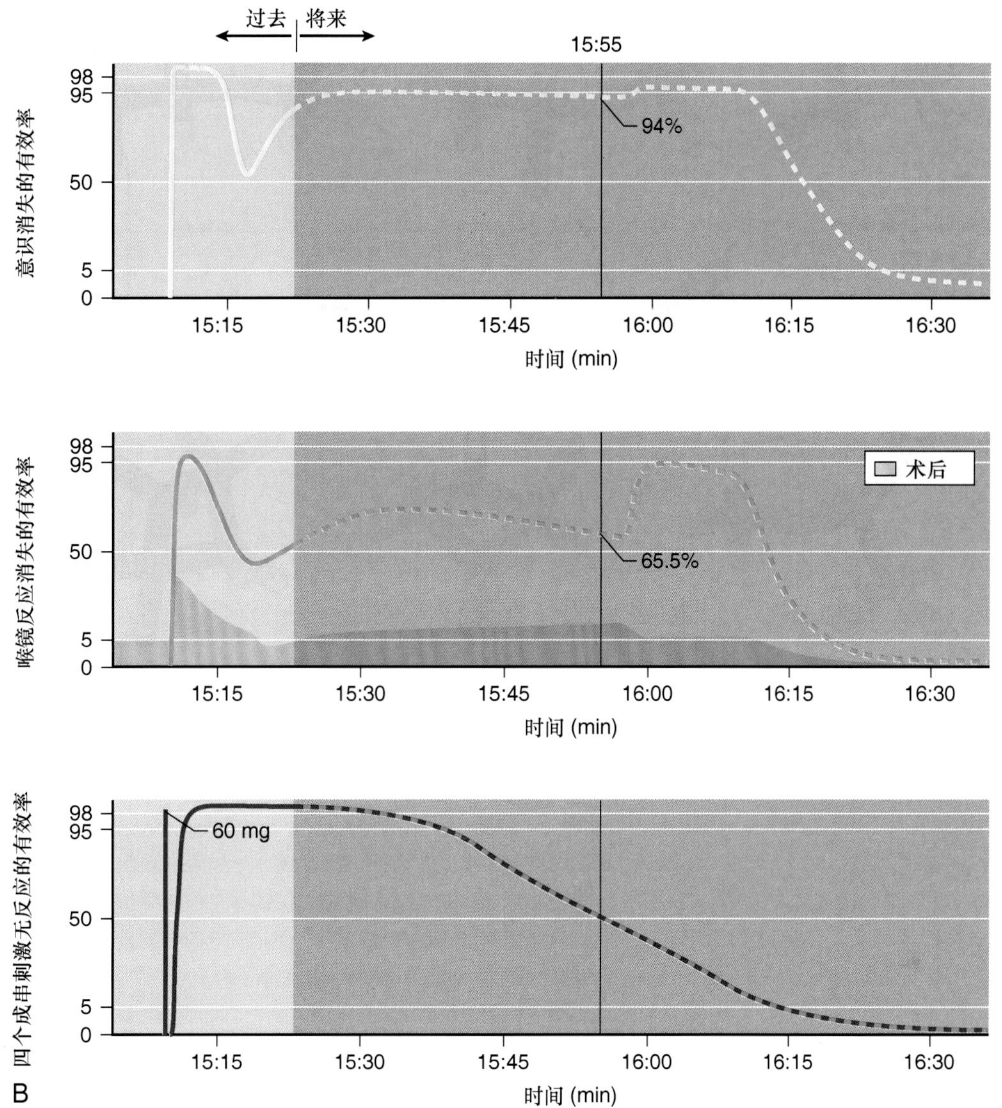

彩图 18.31 续 （B）预计药物效应。利用综合技术，评估意识消失的有效率（黄线）、喉镜反应消失的有效率（蓝线）、四个成串刺激无反应的有效率（红线）。水平的白线分别代表有效率达到 5%、50%、95% 和 98%。垂直的黑线代表 15:55 预计的药物效应［（A）From Applied Medical Visualizations，Salt Lake City，Utah.］

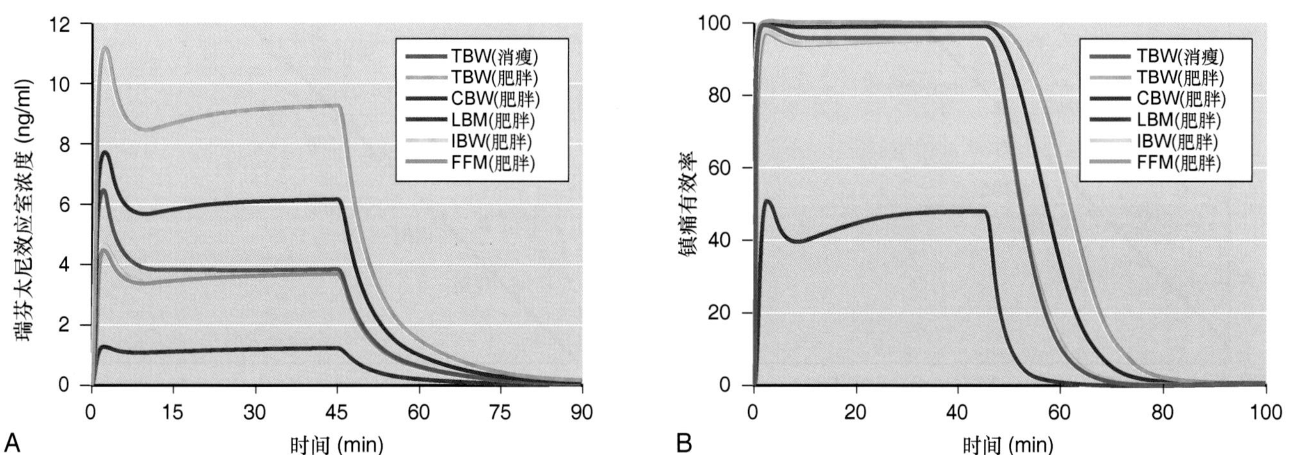

彩图 18.35 身高 176 cm 的 40 岁男性患者，给予 1 μg/kg 的负荷剂量并按 0.15 μg/（kg · min）的速度持续输注 60 min 后，所获得的瑞芬太尼效应室浓度（A）和镇痛有效率（B）。包括以下体重指标：68 kg 和 185 kg 的总体重（TBW）（体重指数分别为 22 和 60），185 kg 的换算体重包括 Servin 修正体重（CBW）、瘦体重（LBM）、理想体重（IBW）以及去脂体重（FFM）。使用已发表的药代动力学模型估计瑞芬太尼效应室浓度和镇痛效能［From Minto CF，Schnider TW，Egan TD，et al. Influence of age and gender on the pharmacokinetics and pharmacodynamics of remifentanil. I. Model development. Anesthesiology. 1997；86（1）：10-23.］

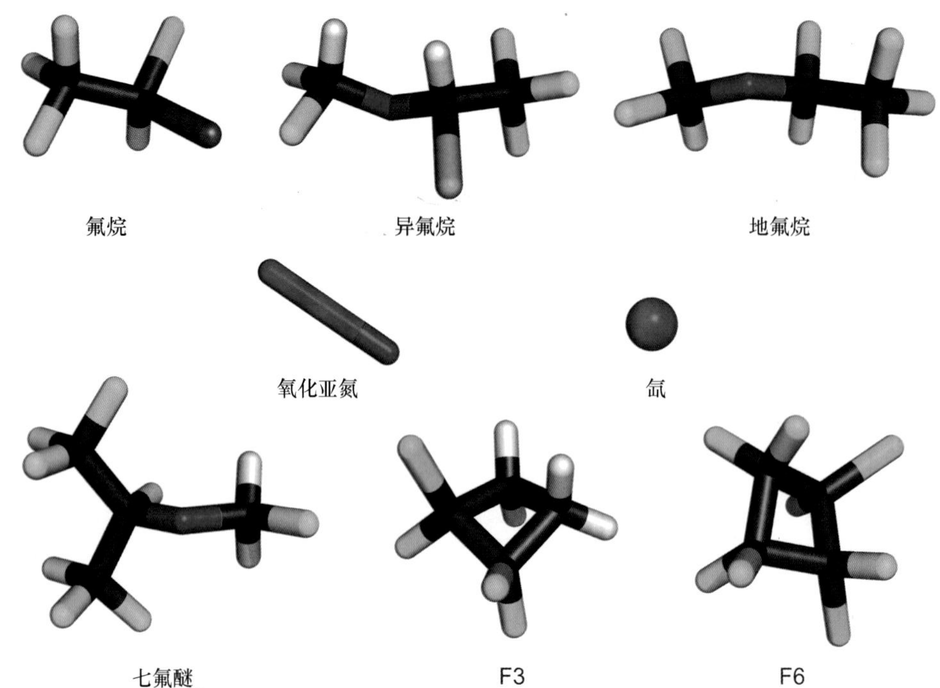

彩图 19.1 一些典型的全身麻醉药和非制动剂的结构（F6）。颜色有溴（棕色）、碳（黑色）、氯（绿色）、氟（青色）、氢（灰色）、氮（蓝色）、氧（红色）和氙（品红）。请注意，氟烷、异氟烷、地氟烷和 F3 都含有手性碳；因此它们都以两个镜像对映体存在（仅示出一个对映体）。此外，非制动剂 F6 含有两个手性碳，以两个反式对映体和一个顺式立体异构体的形式存在（仅示出一个对映体）

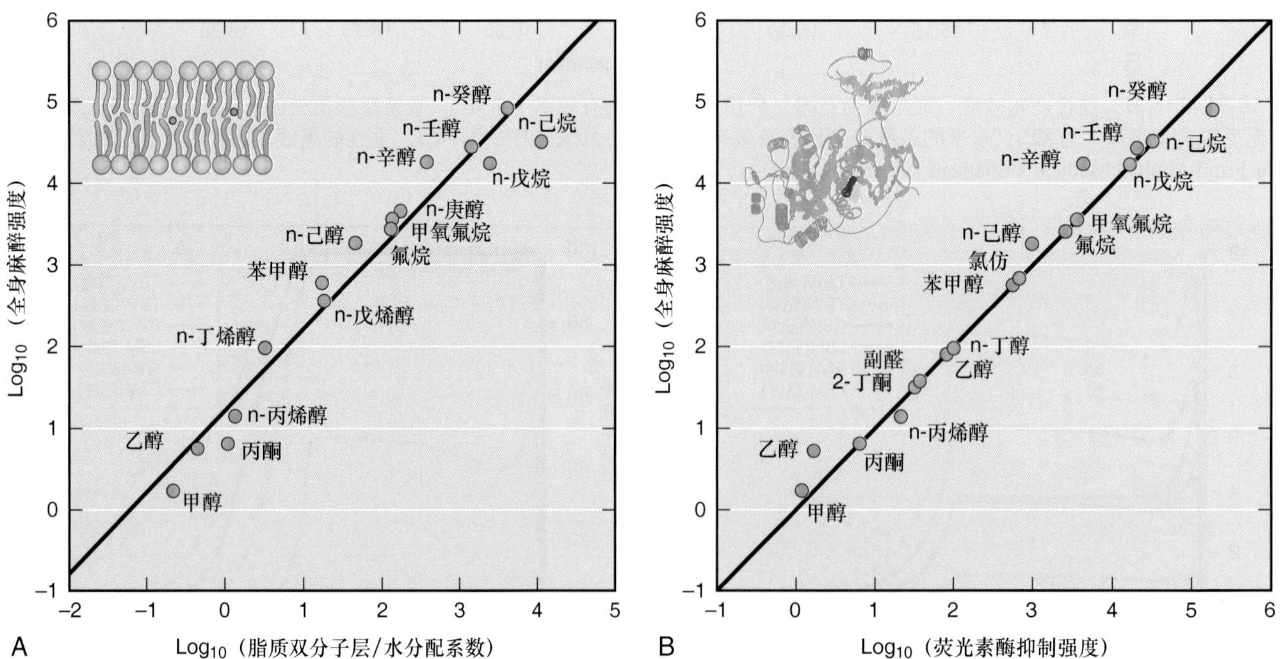

彩图 19.2 全身麻醉药通过与蛋白质直接结合产生作用。（A）研究麻醉药强度与脂 / 水分配系数相关性的 Meyer-Overton 相关曲线（c.1900）最初被描绘成神经外膜脂类是麻醉药主要作用位点的证据。（B）20 世纪的研究进展证明全身麻醉药的强度同样与其抑制可溶性荧光素酶的活性相关，它本身不是生理相关性麻醉靶点，但可作为结合麻醉药的脂质游离模型蛋白质。插图中，荧光素酶的晶体结构[110]与麻醉药绑定（红色）（Reprinted with permission from Franks NP，Lieb WR. Molecular and cellular mechanisms of general anesthesia. Nature. 1994；367：607-614.）

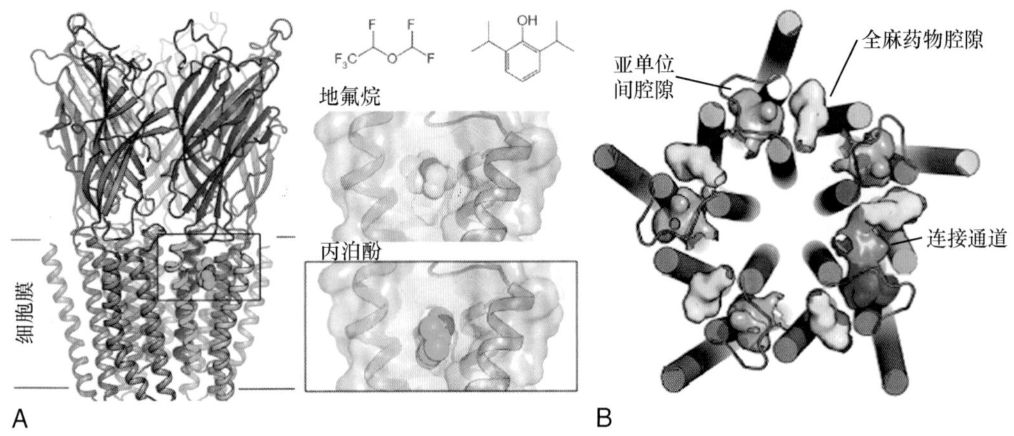

彩图 19.6　丙泊酚和地氟烷结合的五聚体配体门控离子通道的 X 射线结构。(A)，结合全身麻醉药分子的哺乳类五聚体配体门控离子通道细菌同源物［无类囊体蓝藻（GLIC）］的膜平面卡通视图。(B)，五聚体通道上全麻药分子表面，亚单位内腔（黄色）及邻近的亚单位间腔隙（粉色）(Modified from Nury H，Van Renterghem C，Weng Y，et al. X-ray structure of general anaesthetics bound to a pentameric ligand-gated ion channel. Nature. 2011；469：428-433.)

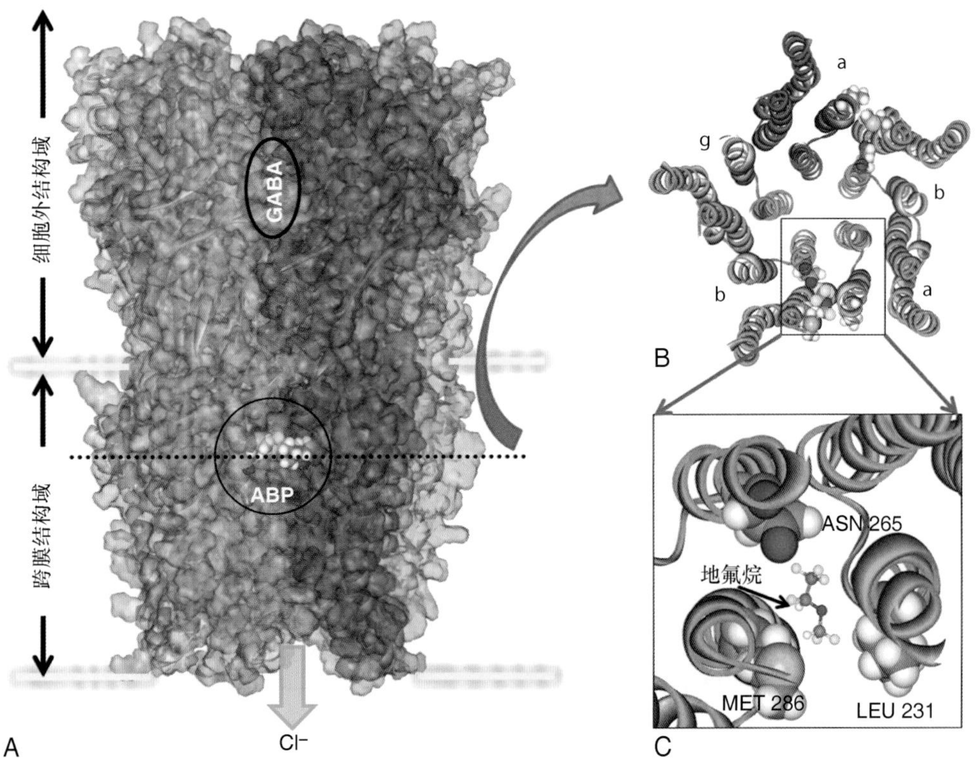

彩图 19.7　$GABA_A$ 受体上假定的麻醉药结合位点的分子模型。(A) 应用计算化学优化和分子对接的同源建模技术建立的鼠 $GABA_A$ 受体分子模型。氨基酸骨架通过条带框架及透明可溶的分子表面展示出来。五个亚基分别用不同的颜色标明。GABA 结合位点位于胞外结构域，具有增强作用的假定的麻醉药结合槽（ABP），在和亚基间的跨膜结构域外三分之一处。图中显示两个结合位点，但仅一处结合了地氟烷。(B) A 图中虚线处横断面水平显示，五聚体亚基方向关于中心离子核对称。(C) 从 B 图截取的亚基间麻醉药结合靶点的放大图，显示了同地氟烷相互作用（同一标尺的球棒框架）的相关氨基酸位点（在空间填充的框架中）(Courtesy the Bertaccini laboratory，Stanford University，Stanford，CA.)

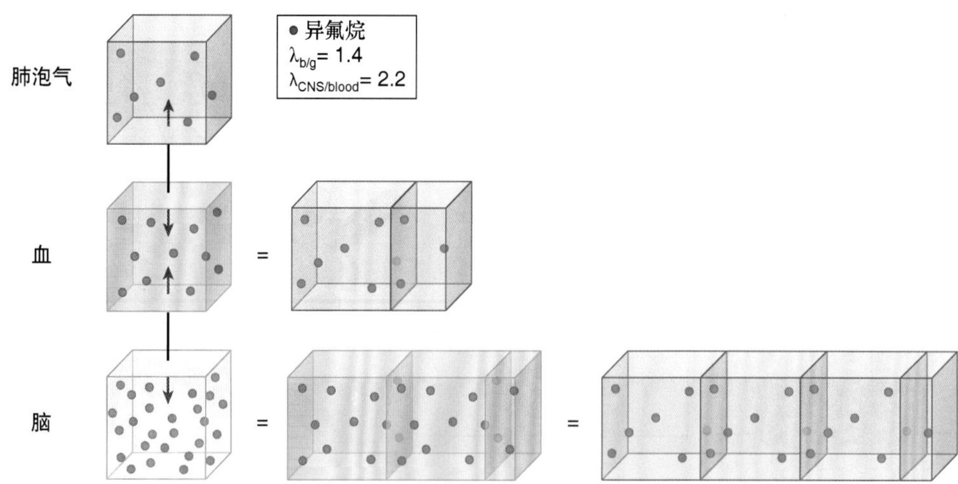

彩图 20.1 不同生物相间麻醉气体的分配。左：描述了异氟烷在气相（蓝）、血液（红）和脑（黄）之间的分配，异氟烷的血/气分配系数（$\lambda_{b/g}$）是 1.4，脑/血分配系数（$\lambda_{CNS/blood}$）是 2.2（表 20.2），即达到平衡时所有房室中异氟烷分压相等，1 体积血液所含异氟烷相当于相同体积肺泡气所含异氟烷的 1.4 倍；1 体积脑组织所含异氟烷相当于相同体积血液所含异氟烷的 2.2 倍。右：我们也用两相间有效（平衡）体积来描述分配系数。比如 1 体积血液所含异氟烷与 1.4 倍体积肺泡气相等，而 1 倍体积脑组织所含异氟烷与 2.2 倍体积血液或 3.1 倍体积气体相等

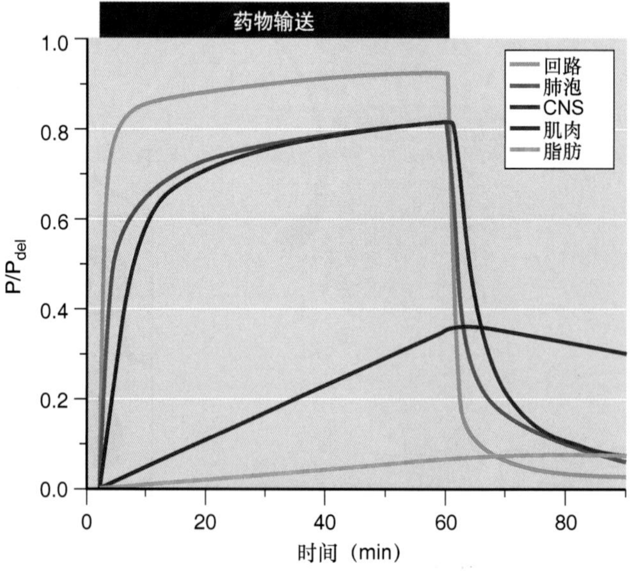

彩图 20.9 不同组织房室中麻醉药分压升高的速率。曲线代表以 6 L/min 新鲜气流量输送七氟烷，通气量 5 L/min，心排血量为 5 L/min 时的模型。虽然当 P_{alv} 快速升高或降低时会出现几分钟的滞后，中枢神经系统（CNS，紫色线）、一部分血管丰富组织的麻醉药分压能和 P_{alv}（蓝色线）快速达到平衡。麻醉药分压在肌肉（红线）和脂肪（橘红色线）中升高或降低要慢得多，因为肌肉和脂肪房室的有效容量要大得多（图 20.2），而且，血流量明显低于血管丰富组织。值得注意的是只要肺泡（和动脉血）中麻醉药分压比脂肪房室中分压高，脂肪中的麻醉药分压在麻醉药停止输送后仍会继续升高

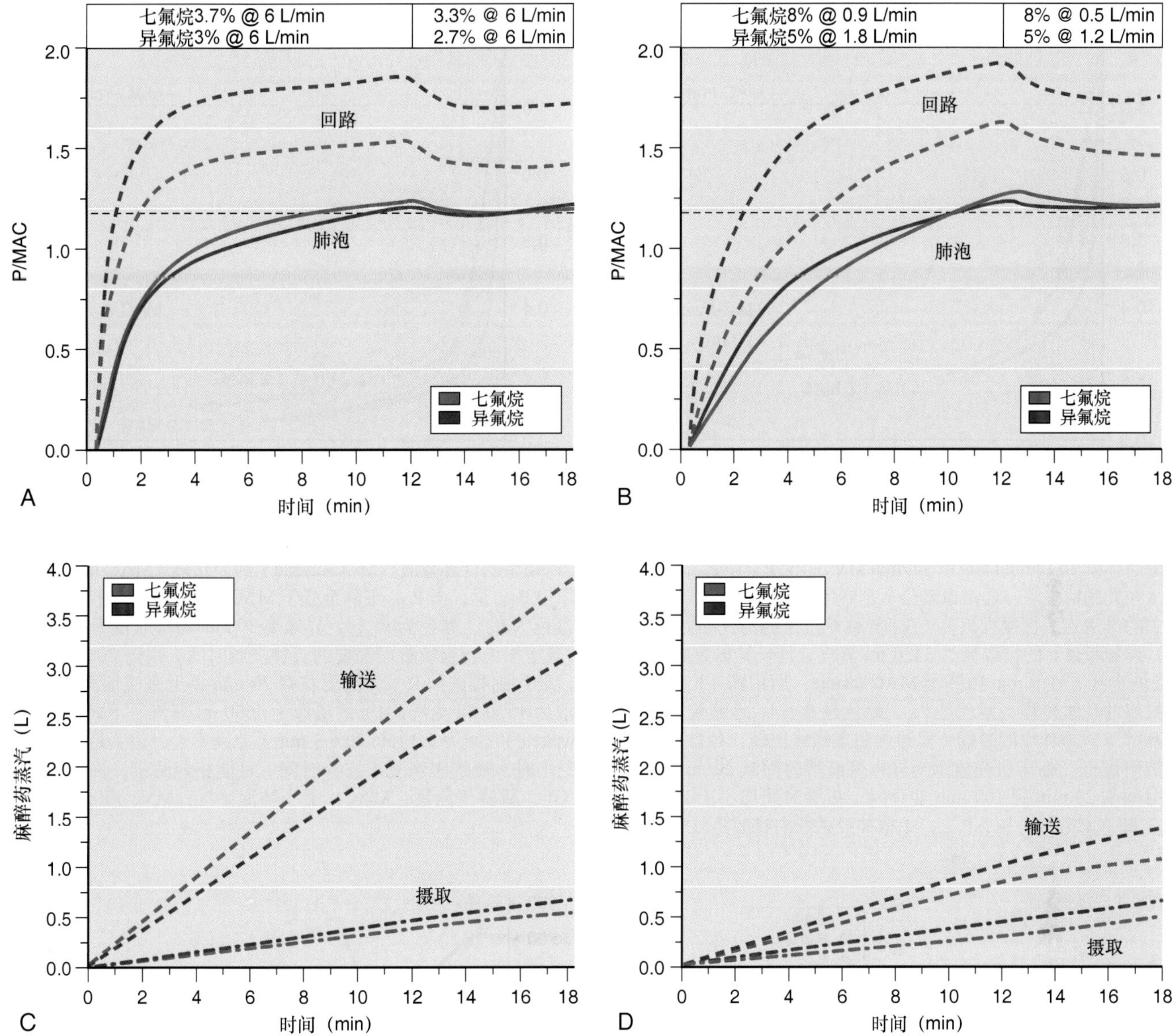

彩图 20.10 麻醉诱导技术对吸入麻醉药摄取和输送的影响。（A）用中等新鲜气流量（6 L/min）和适度过压（2～3 倍）的七氟烷（蓝色）和异氟烷（紫色）进行吸入麻醉诱导时，回路（点线）和肺泡内（实线）的麻醉药分压 P_{alv} 达到 1.2 MAC 约需 12 min，将蒸发罐设定下调 10% 也可保持 P_{alv} 在目标水平附近，为了保持住 P_{alv} 水平可能需要下调蒸发罐设定或新鲜气流量，或者两者都下调。（B）吸入麻醉诱导期间应用低新鲜气流量（小于 2 L/min）以及七氟烷（蓝色）和异氟烷（紫色）过压的最大值（4 倍）时的麻醉药分压。（C）A 框患者模型中接受的麻醉药蒸汽和麻醉药摄取的总和。值得注意的是，麻醉药输送远远大于麻醉药摄取，在低溶解度麻醉药（七氟烷）中更是如此。（D）B 框患者模型中接受的麻醉药蒸汽和麻醉药摄取的总和。值得注意的是，摄取过程与 C 框患者相似，输送的麻醉药更少。在低溶解度麻醉药（如七氟烷）中应用低 FGF 技术比在高溶解度麻醉药（如异氟烷）更加能够减少废气排放。MAC，最小肺泡浓度；P_{alv}，肺泡麻醉药分压

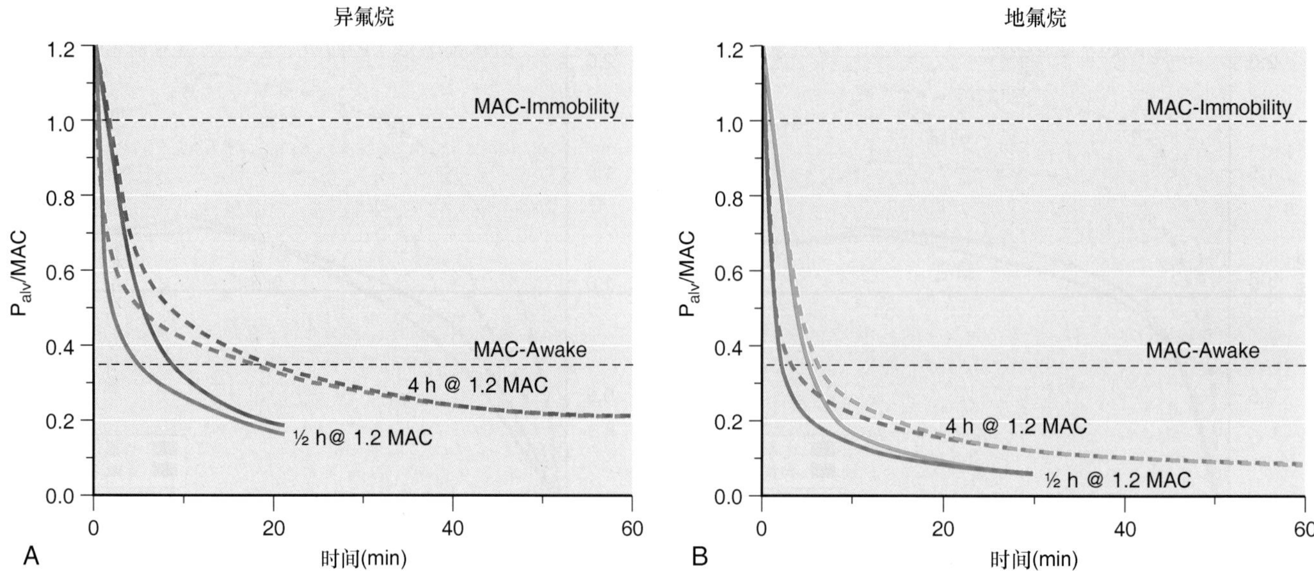

彩图 20.13　吸入麻醉药洗出及唤醒时间取决于麻醉时程。图框描述在 1.2×MAC-immobility 进行 30 min（实线）或 4 h（虚线）麻醉后，以 10 L/min FGF 和 5 L/min MV 洗出，P_{alv} 和 P_{CNS} 恢复至 MAC 时模型的计算数值。MAC-awake（约为 0.34×MAC-immobility）提示在此阈值之下，通常患者会从全麻中恢复知觉意识。虽然 P_{alv} 下降较 P_{CNS} 早，当 P_{CNS} 下降至低于 MAC-awake 时可以预测与临床相关的结束点（恢复意识）。（A）异氟烷洗出的药代动力学模型（橘红色为 P_{alv}，紫色为 P_{CNS}）。异氟烷 30 min 的摄取量为 990 ml 蒸汽，异氟烷 4 h 的摄取量为 3420 ml 蒸汽。延长异氟烷麻醉时间可明显增加为达到唤醒而需要的药物洗脱时间。用药 30 min，P_{CNS}（紫色实线）在 9 min 内降至 MAC-awake，而用药 4 h（紫色点线），要达到相同的 P_{CNS}，需要花费 20 min 以上来洗脱药物。（B）地氟烷的洗脱模型（蓝色是 P_{alv}，绿色是 P_{CNS}）。地氟烷 30 min 的摄取为 1530 ml 蒸汽，4 h 的摄取为 4600 ml 蒸汽。不同时程地氟烷麻醉下，预计唤醒时间（实绿线和虚绿线比较，各自到达 MAC-awake 的时间为 5.2 min 和 6.3 min）差别不大，因为地氟烷的血液溶解度低。临床研究显示当异氟烷麻醉时间从 20 min 到 75 min 变化时，唤醒和恢复（拔管时间）可能相差两倍，而地氟烷麻醉时间从 20 min 到 100 min 变化时，拔管时间均小于 10 min[63]。FGF，新鲜气流量；MAC，最小肺泡浓度；MV，每分通气量；P_{alv}，肺泡麻醉药分压；P_{CNS}，中枢神经系统内麻醉药分压

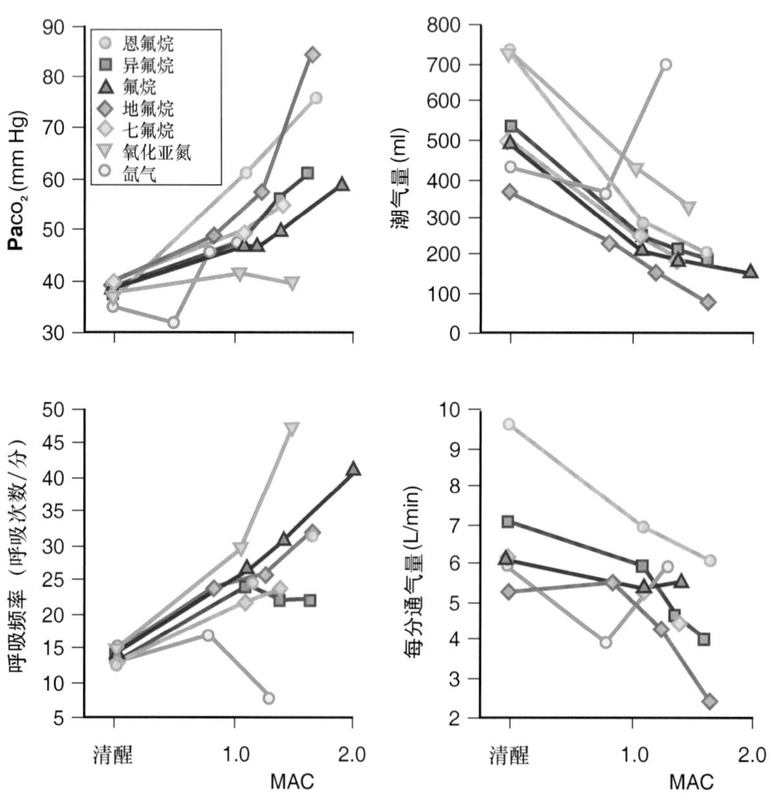

彩图 21.18　比较不同吸入麻醉药对患者静息 $PaCO_2$、潮气量、呼吸频率和每分通气量的平均变化。大多数挥发性麻醉药引起剂量依赖性呼吸增快，每分通气量和潮气量下降伴 $PaCO_2$ 升高。MAC，最低肺泡有效浓度，N_2O，氧化亚氮[189-194]。注：氙气的数据已从参考文献中推断出来[195-198]

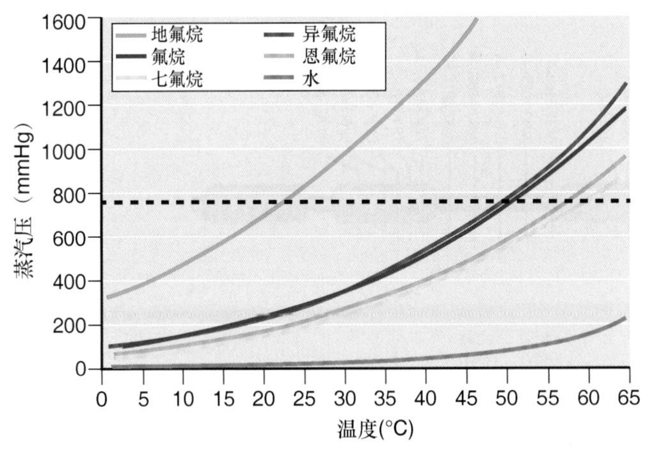

彩图 22.16 地氟烷、异氟烷、氟烷、恩氟烷、七氟烷和水的蒸气压-温度曲线。注意地氟烷的曲线与其他吸入麻醉药明显不同，且所有吸入麻醉药比水更易挥发。虚线表示气压在 1 atm（760 mmHg）时，海平面的沸点（正常沸点）(From inhaled anesthetic package insert equations and Susay SR，Smith MA，Lockwood GG. The saturated vapor pressure of desflurane at various temperatures. Anesth Analg. 1996；83：864-866.）

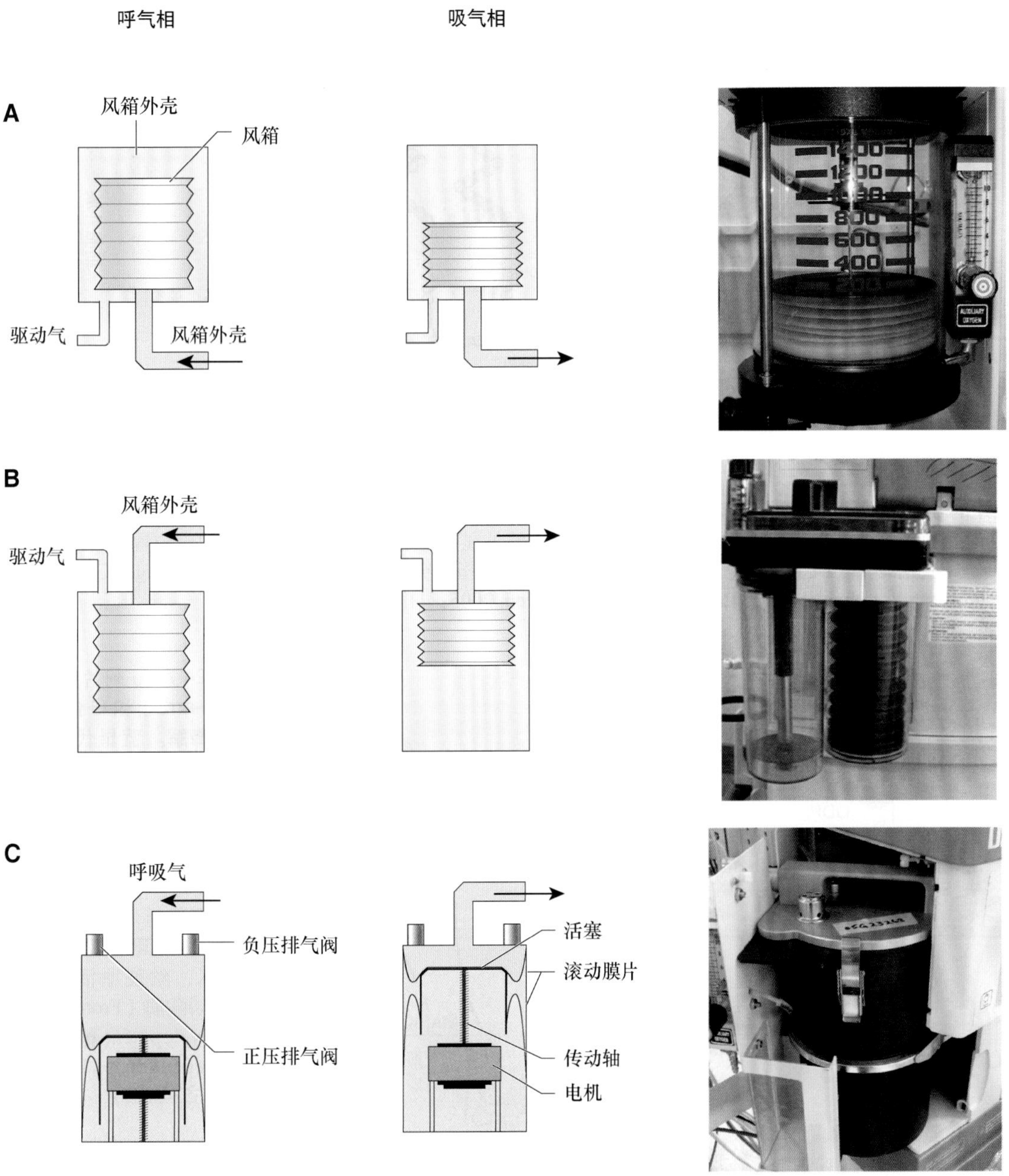

呼气相
吸气相

A
风箱外壳
风箱
驱动气
风箱外壳

B
风箱外壳
驱动气

C
呼吸气
负压排气阀
正压排气阀
活塞
滚动膜片
传动轴
电机

彩图 22.43 **三种类型的麻醉通气机位于呼气相（左）、吸气相（中）和实物照片（右）。**为实现呼出气体复吸入并节约麻醉气体，麻醉工作站通气机必须具备一个容器来贮存患者呼出气体，这与手动通气或自主呼吸时使用的呼吸囊作用相似。此为麻醉工作站通气机的特殊要求。与之相反，ICU 通气机将呼出气体排至大气环境中。在图中，呼吸气为绿色。通气机驱动气为黄色。（A）上升式风箱。（B）下降式（悬挂式）风箱。（C）活塞式通气机。具体内容详见正文（Piston ventilator diagram modified from Yoder M. Ventilators. In：Understanding Modern Anesthesia Systems. Telford，PA：Dräger Medical；2009.）

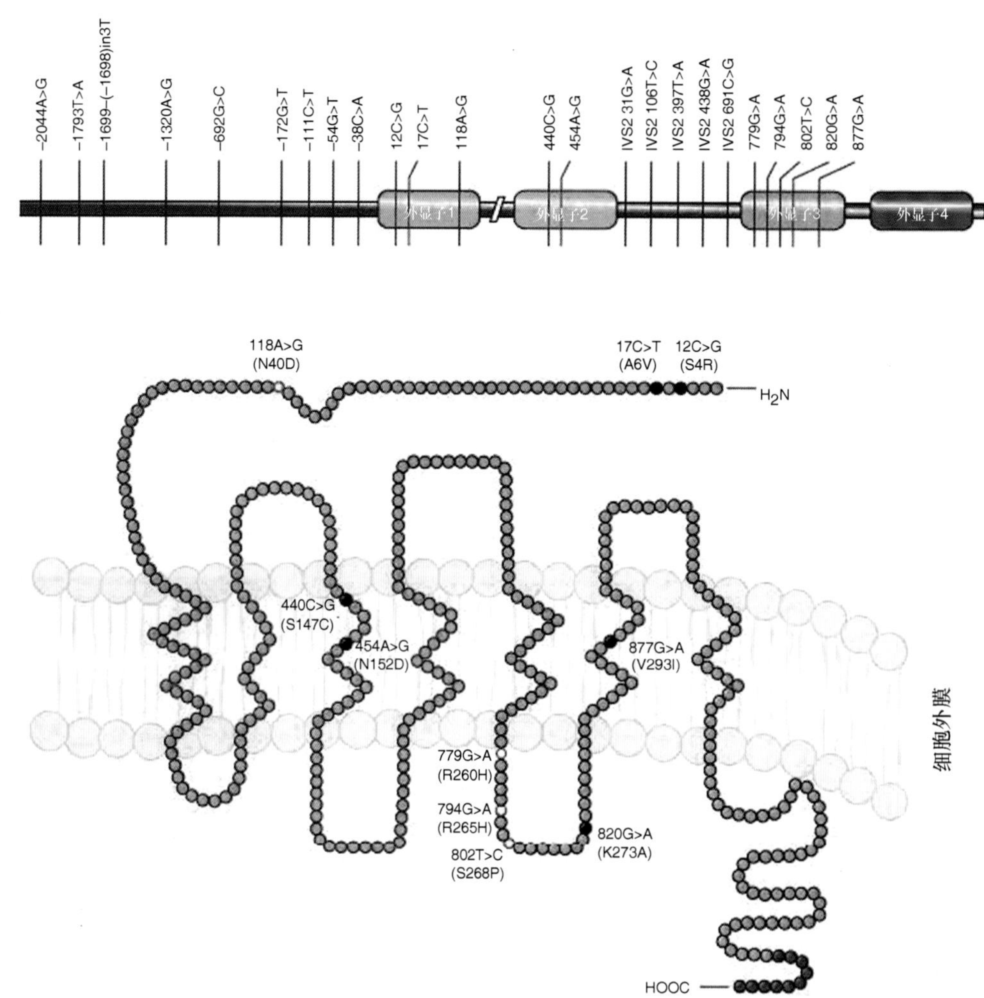

彩图 24.5 **报道的 μ 阿片受体的突变与该基因的外显子组织有关。**该基因中显示了经常发生突变（> 1%）或被提议具有功能性后果的 24 个氨基酸交换的突变。氨基酸用圆圈表示，根据其编码的外显子着色。黑色圆圈表示在相应位置的自然发生的突变，红色圆圈表示在分子水平显示功能改变的突变。核苷酸交换和氨基酸交换指示突变（From Lötsch J，Geisslinger G. Are μ-opioid receptor polymorphisms important for clinical opioid therapy? Trends Mol Med. 2005；11：82.89.）

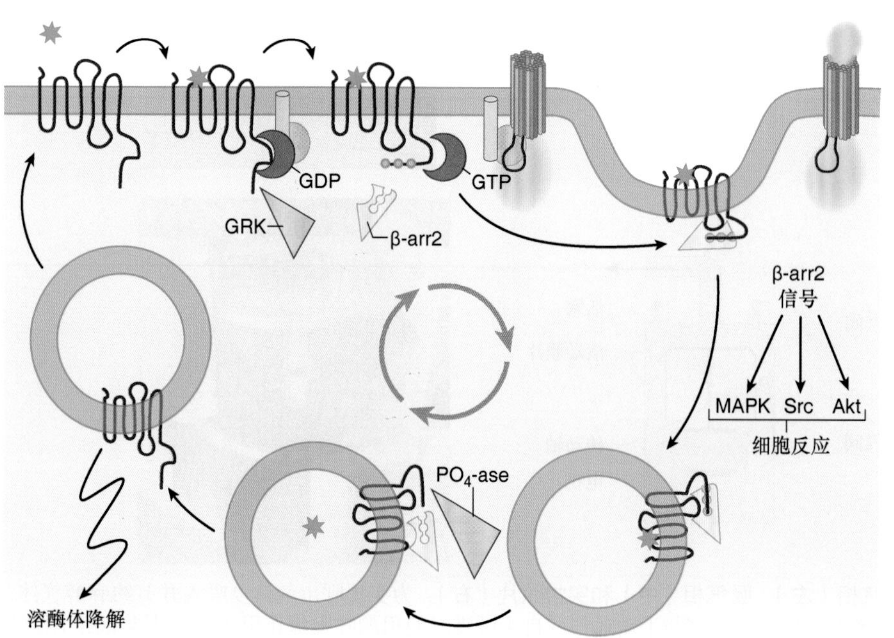

彩图 24.7 **μ 阿片受体中 β 抑制蛋白 2（β-arr2）和 G 蛋白的循环、信号通路和降解。**蓝星代表阿片激动剂。三聚体膜复合物由棕色和绿色标注，G-蛋白的 α、β、γ 亚基分别由蓝色标注。α 亚基与鸟苷二磷酸（GDP；休眠状态）或鸟苷三磷酸（GTP；激活状态）相连。βγ 二聚体直接与电压依赖性钙通道反应抑制钙离子内流（黄色标注）。GRK，G 蛋白偶联受体激酶；MAPK，丝裂原活化蛋白激酶；PO_4-ase，磷酸酶（From Hales TG. Arresting the development of morphine tolerance and dependence. Br J Anaesth. 2011；107：653-655.）

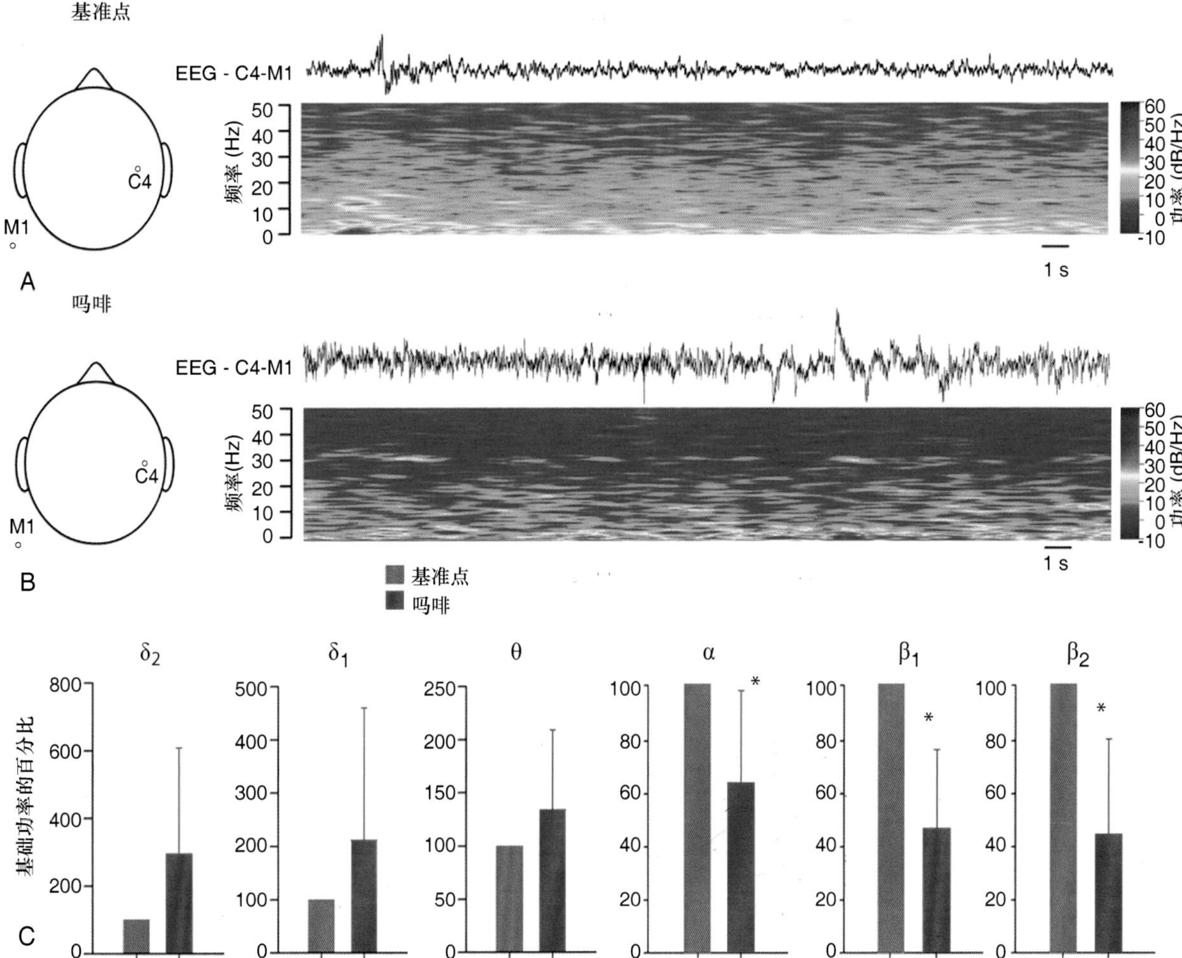

彩图 24.10 **吗啡对脑电频谱含量的影响。**基线和吗啡给药后 30 s 时的脑电图活动和 C4-M1（C4 = 中心电极；M1 = 乳突电极）衍生的功率谱图。在有代表性的患者（a）和分析组数据（B 和 C）中，吗啡降低了高频功率（α、β_1 和 β_2）。10 例患者的平均数据显示吗啡降低了 α（$P = 0.039$，$n = 10$）、β_1（$P = 0.003$，$n = 10$）和 β_2（$P = 0.020$，$n = 10$）的功率，但没有改变 δ_2（$P = 0.375$，$n = 10$）、δ_1（$P = 0.922$，$n = 10$）和 θ（$P = 0.331$，$n = 10$）的功率。数据显示为平均值 ±95% 置信区间。* 平均值与基线有显著性差异，$P < 0.05$（From Montandon G，Cushing SL，Campbell F，et al. Distinct cortical signatures associated with sedation and respiratory rate depression by morphine in a pediatric population. Anesthesiology. 2016；125：889-903.）

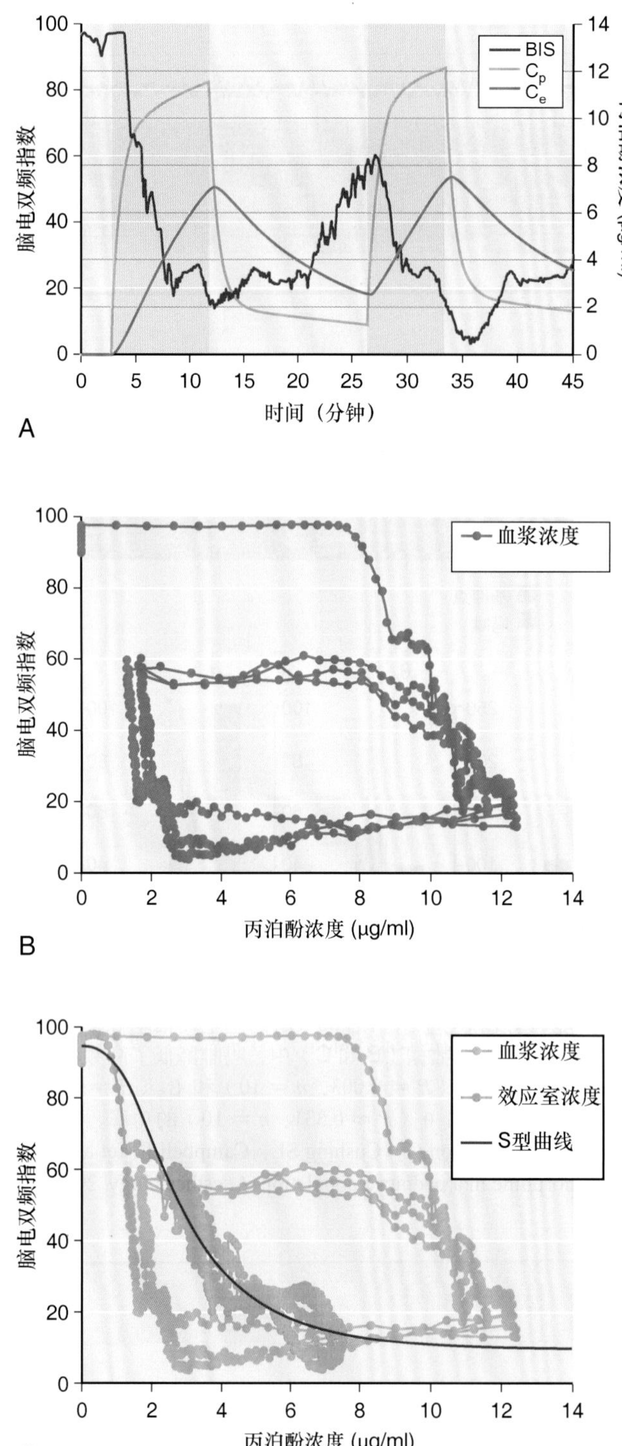

彩图 26.7 （A）显示血浆药物浓度（Cp）和脑电双频指数（BIS）监测的催眠镇静效果之间迟滞现象的时间过程。丙泊酚在阴影部分恒定输注，产生了血浆浓度（Cp）（橙线）和效应室浓度（Ce）（蓝线）。相关的 BIS 值由红色实线表示。（B）Cp 和 BIS 之间的关系反映了迟滞回路。（C）重新建模以后，效应室和 BIS 之间的迟滞现象达到最小化［（A）Modified from Soehle M，Kuech M，Grube M，et al. Patient state index vs bispectral index as measures of the electroencephalographic effects of propofol. Br J Anaesth. 2010；105：172-178. Used with permission；（B and C）Courtesy M. Soehle，Bonn，Germany.］

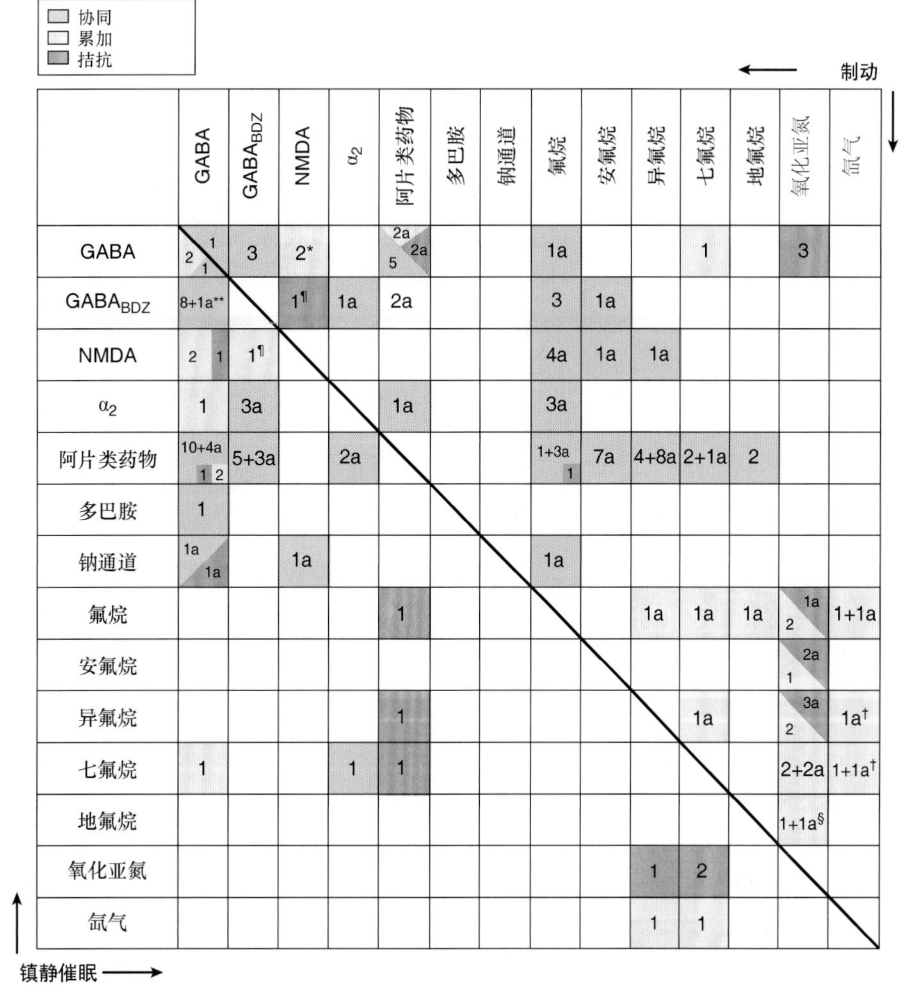

	GABA	$GABA_{BDZ}$	NMDA	α_2	阿片类药物	多巴胺	钠通道	氟烷	安氟烷	异氟烷	七氟烷	地氟烷	氧化亚氮	氙气
GABA	1 / 2 1	3	2*		2a 2a 5			1a			1		3	
$GABA_{BDZ}$	8+1a**		1¶	1a	2a			3	1a					
NMDA	2 1	1¶						4a	1a	1a				
α_2	1	3a			1a			3a						
阿片类药物	10+4a 1 2	5+3a		2a				1+3a 1	7a	4+8a	2+1a	2		
多巴胺	1													
钠通道	1a 1a		1a					1a						
氟烷					1					1a	1a	1a	1a 2	1+1a
安氟烷													2a 1	
异氟烷					1						1a		3a 2	1a†
七氟烷	1			1	1								2+2a	1+1a†
地氟烷													1+1a§	
氧化亚氮										1	2			
氙气										1	1			

彩图 26.10　表格总结了人和动物在不同药物相互作用下达到镇静催眠和制动时的实验数据。药物根据药理学分为：激活 γ- 氨基丁酸（GABA）的药物（丙泊酚、硫苯妥钠、美索比妥和依托咪酯），作用于苯二氮草 -GABA 受体（$GABA_{BDZ}$）的药物（咪达唑仑、地西泮），作用于 N- 甲基 -*D*- 天冬氨酸盐（NMDA）受体的拮抗剂（氯胺酮），肾上腺素 α_2 受体激动剂（右美托咪定、可乐定），阿片类药物（吗啡、阿芬太尼、芬太尼、舒芬太尼和瑞芬太尼），多巴胺受体拮抗剂（氟哌利多、胃复安），钠通道阻断剂（利多卡因、布比卡因）和吸入麻醉药。表格的右上部分（粗黑体线以上）总结了药物在达到制动时的相互作用，表格的左下部分（粗黑体线以下）总结的是药物在达到催眠镇静时的相互作用。协同作用由绿色代表，累加作用由黄色代表，拮抗作用由深橘色代表。数字代表的是达到特定相互作用的研究例数。如果一个研究描述了两个作用（如异氟烷同时与芬太尼和阿芬太尼作用），则分开计算。动物实验在数字后带有后缀 a，人体实验没有后缀。* 重新分析：丙泊酚-氯胺酮在人体相互作用达到制动时的作用为拮抗。** 重新分析：硫苯妥钠-咪达唑仑在人体相互作用达到催眠镇静时作用为相加。† 由于猪的氙气 MAC 值不确定，因此没有纳入猪的数据。¶ 重新分析：氯胺酮-咪达唑仑在人体相互作用达到催眠镇静时作用为拮抗，在达到制动作用时作用为累加。§ 地氟烷与氧化亚氮在一组小样本的 18 ～ 30 岁左右的患者中作用为拮抗（From Hendrickx JF，Eger EI 2nd，Sonner JM，et al. Is synergy the rule？A review of anesthetic interactions producing hypnosis and immobility. Anesth Analg. 2008；107：494-506. Used with permission.）

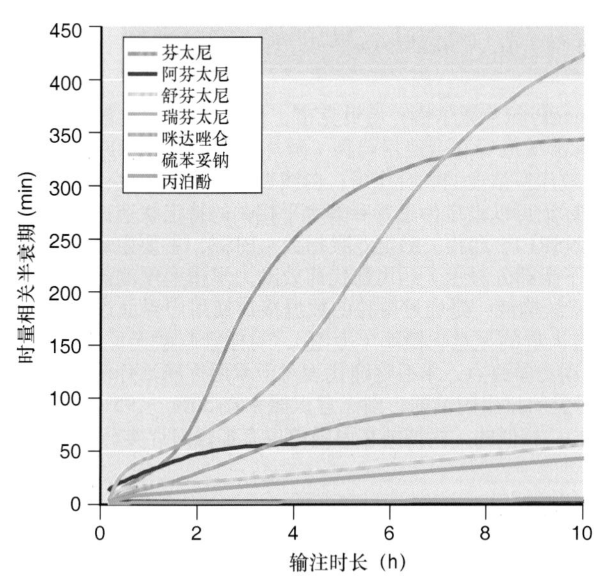

彩图 26.20　在芬太尼、舒芬太尼、阿芬太尼、丙泊酚、咪达唑仑和硫苯妥钠药代动力学模型中用时量相关半衰期作为输注时间（时量）的函数（From Hughes MA，Glass PSA，Jacobs JR. Context-sensitive half-time in multicompartment pharmacokinetic models for intravenous anesthetic drugs. Anesthesiology. 1992；76：334-341.）

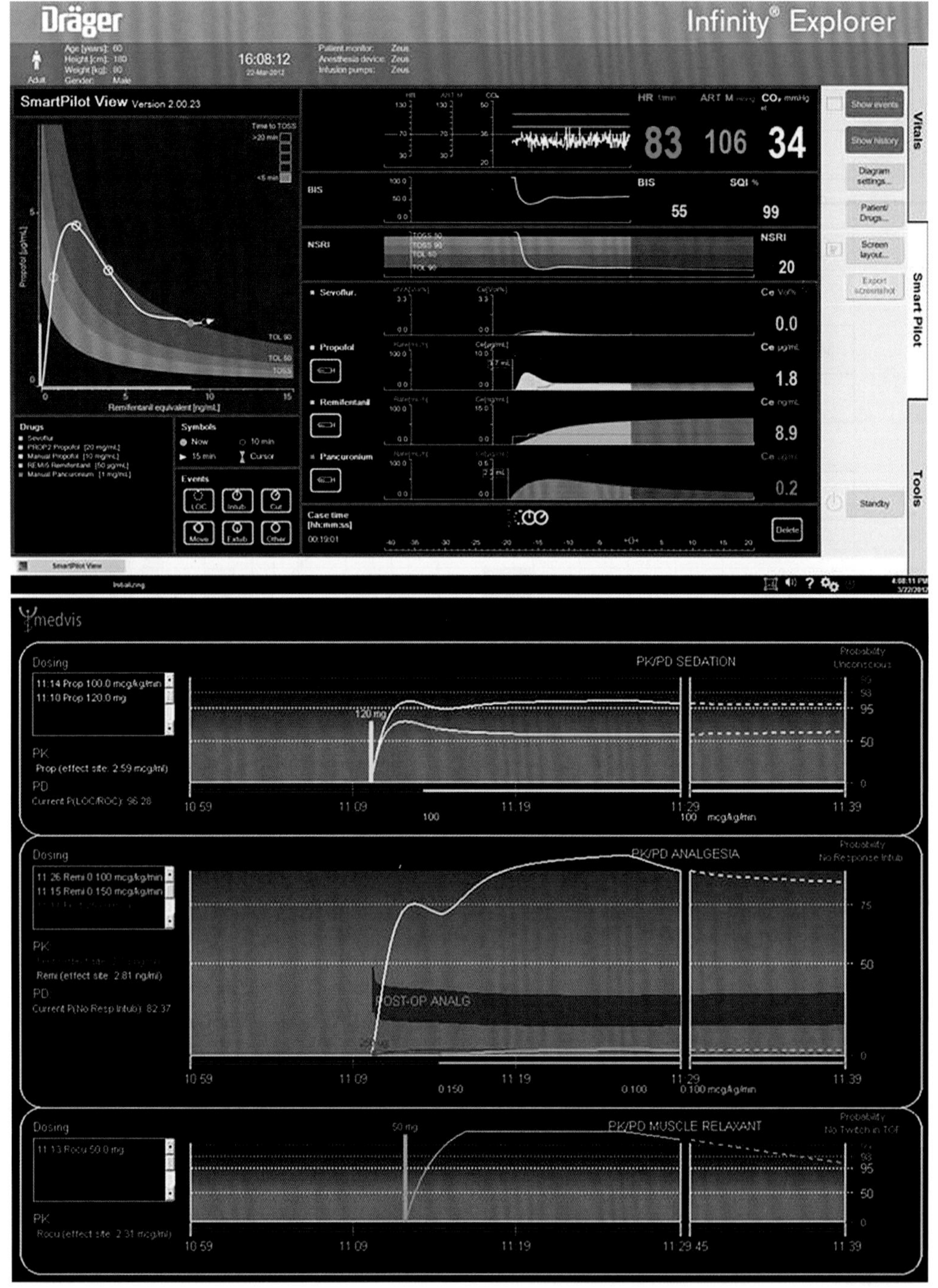

彩图 26.25 在线查询显示包括了药物特性和药物相互作用特性。SmartPilot（德尔格，吕贝克市，德国）（图上半部分显示）是一个二维显示器，显示了基于药代动力学模型，药效动力学模型以及麻醉效应等联合使用药物（阿片类药物和静脉或吸入催眠镇静药）的效应室药物浓度。灰暗色区域显示麻醉不同水平；黄色点表示效应室浓度的联合作用；白线表示回顾性浓度；黑色点和箭头表示根据现在的输注情况计算出来的 10 和 15 min 后的预测值。事件标记可以设定为患者麻醉水平相关的特定状态：实时曲线，趋势和单一药物的效应室浓度预测，麻醉效果［伤害性刺激反应指数（NSRI）］和相关脑电双频指数（BIS），主要生命体征，事件标记作为解释的参考。Medvis 显示器（Medvis，盐湖城，犹他州）（图下半部分显示）运用药代药效动力学模型预测药物在过去、现在和 10 min 以后的效应室浓度以及药效。药物剂量，如单次注射和持续输液，是通过单独的数据接口或用户界面进行管理的。药物分为镇静药（上图）、镇痛药（中图）和肌松剂（下图）。药效通过人群的无意识概率（上图）、对插管刺激无反应概率（中图）和对四个强制性刺激无反应概率（下图）描述。除此之外，第二药代动力学终点，术后疼痛代表对于术后疼痛治疗窗的指南。镇静催眠药和镇痛类药物的协同作用由图中的白色曲线表示。例如，上图显示只用丙泊酚，则无意识概率在 50% ~ 95%（黄色曲线），但当丙泊酚联合阿片类药物使用时，无意识概率大于 95%（白色曲线）。相似的，丙泊酚在中图中也有加强阿片类药物的作用

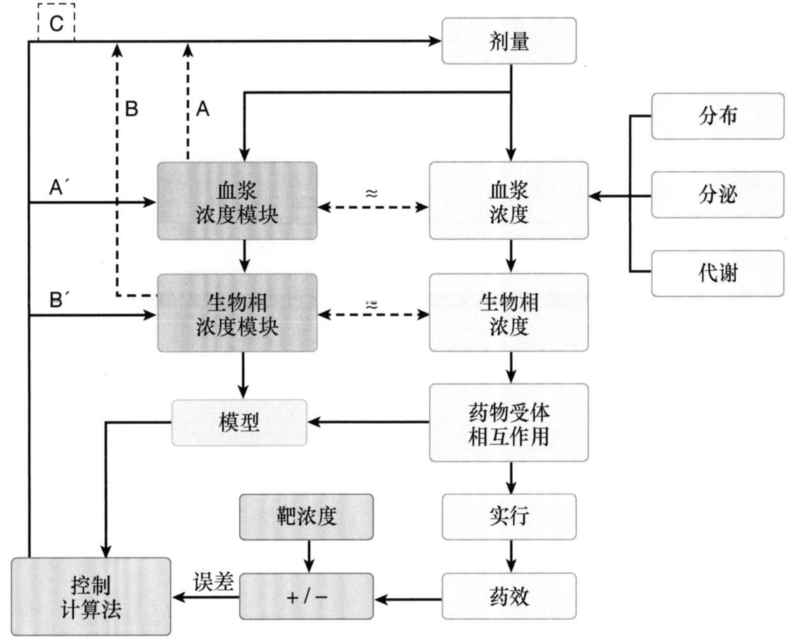

彩图 26.26　决定给药剂量和药效（黄色）关系的药代药效动力学过程示意图。药代动力学因素如再分步，代谢和（或）分泌等决定了药物剂量和药物在生物相浓度的关系。在生物相，药物与受体结合达到药效。靶控输注（TCI）利用模型估算血浆或生物相药物浓度（红色），计算需要达到靶控血浆浓度（A）或效应室浓度（B）的药物剂量。电脑控制闭环反馈通过测量实际药效和预测药效之间的误差来控制药物的输注（蓝色）。更好的闭环系统不是采用剂量作为直接执行器，而是利用 TCI 系统的模拟变量作为执行器变量（A/A′，B/B′）。TCI 系统减少了剂量-效应关系的复杂性。高级控制计算法将考虑到持续更新的相互作用模型（浅绿色）（Modified from Struys M，de Smet T. Principles of drug actions：target-controlled infusions and closed-loop administration. In：Evers AS，Maze M，Kharasch ED，eds. Anesthetic Pharmacology：Basic Principles and Clinical Practice. Cambridge：Cambridge University Press；2011：103-122. Used with permission.）

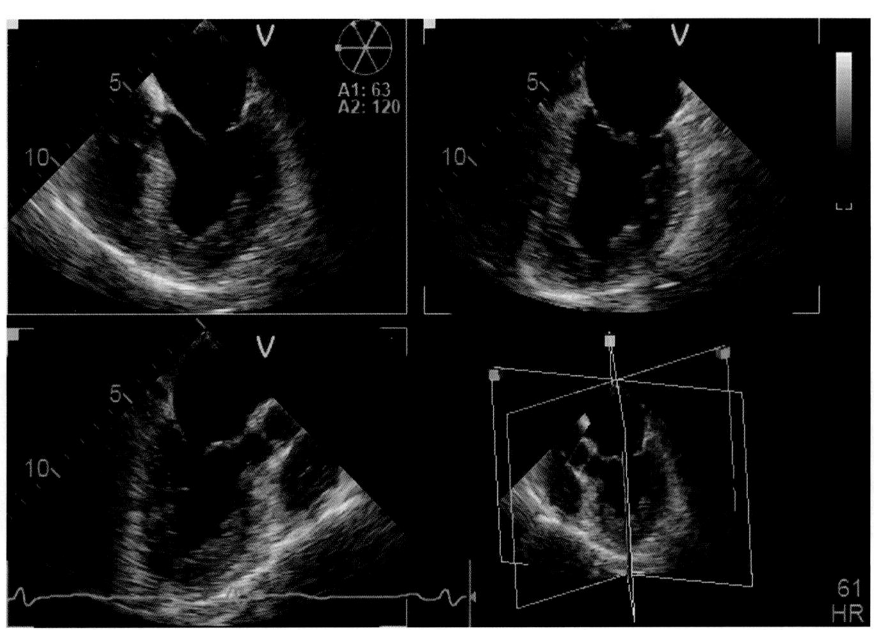

彩图 37.2　**多平面成像同时显示多个二维扫描平面。**左上方切面（黄色切面）显示主要参考影像平面。此切面中的圆形图标提示次要影像平面的位置。次要平面的影像在右上方（白色切面）和左下方（绿色切面）显示。右下方显示了影像平面及其角度的三维表现

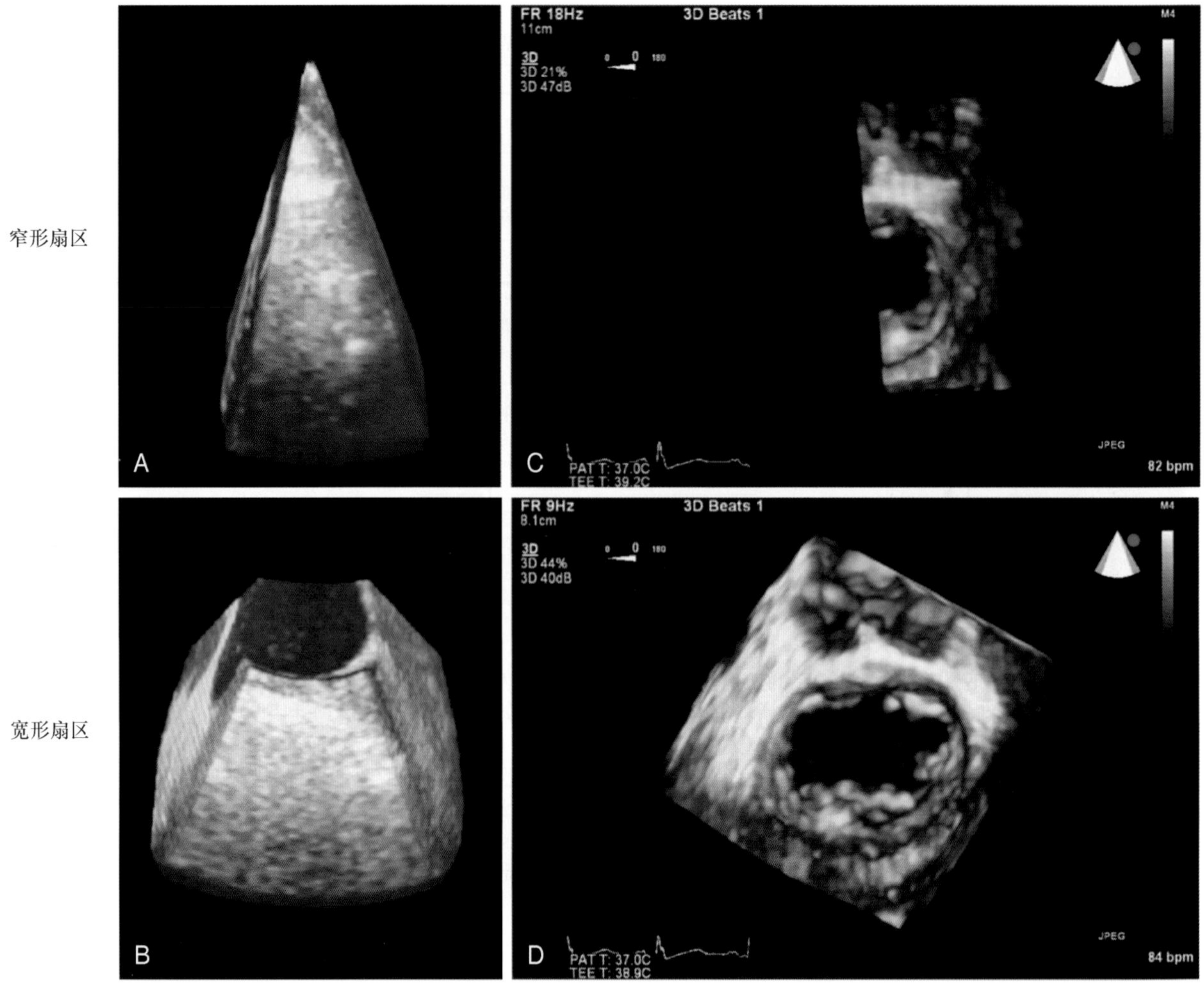

窄形扇区

宽形扇区

彩图 37.3 使用窄形扇区（上）和宽形扇区（下）模式的三维实时影像。(A) 窄形扇区影像显示狭窄的锥形容积。(B) 宽形扇区影像显示从较大的锥形容积中选择的界定目标区域。(C) 裁切和旋转后的二尖瓣窄形扇区影像。只有部分二尖瓣结构可见。(D) 裁切和旋转后的二尖瓣宽形扇区影像。整个二尖瓣结构可见，但以降低空间和时间分辨率为代价

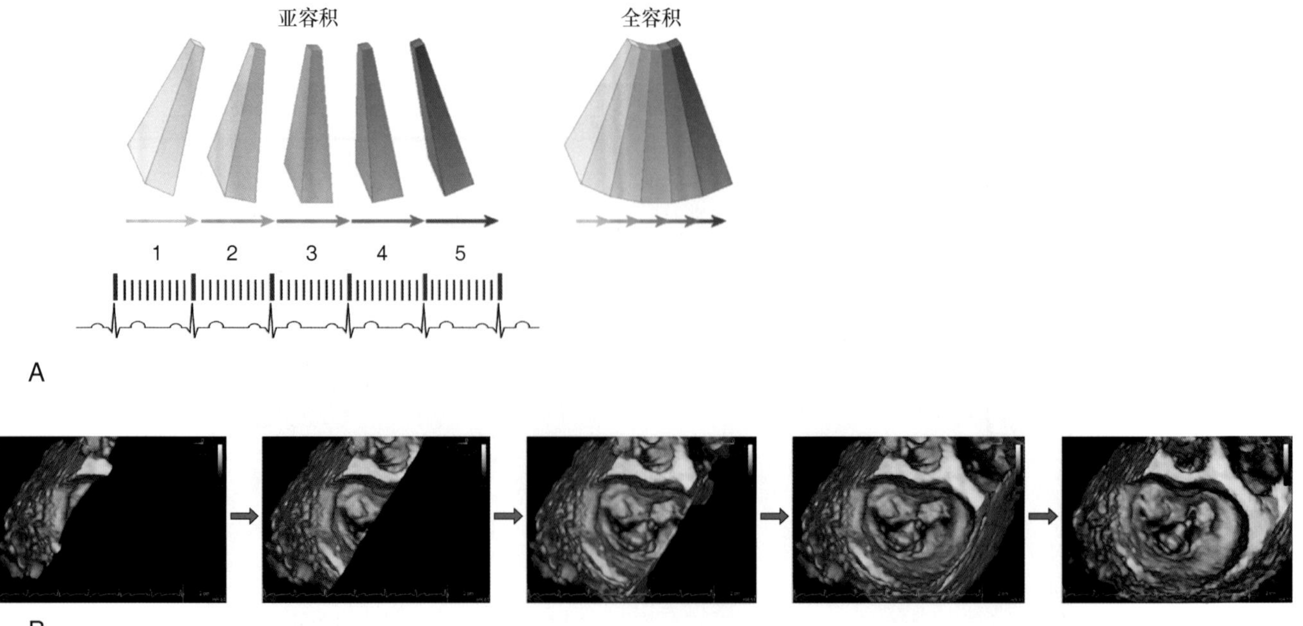

彩图 37.4 (A) 多次心跳门控全容积影像采集示意图。亚容积采集受心电图的 R 波门控。在此示例中，亚容积采集发生在连续五次心跳中。然后将各个亚容积同步“拼接”在一起，以创建更大的全容积三维影像。(B) 由狭窄的亚容积创建三维全容积影像 (Modified from Desjardins G. Perioperative echocardiography. In：Miller R，ed. Miller's Anesthesia. 8th ed. Philadelphia，PA：Elsevier/Saunders；2015：1396-1428.)

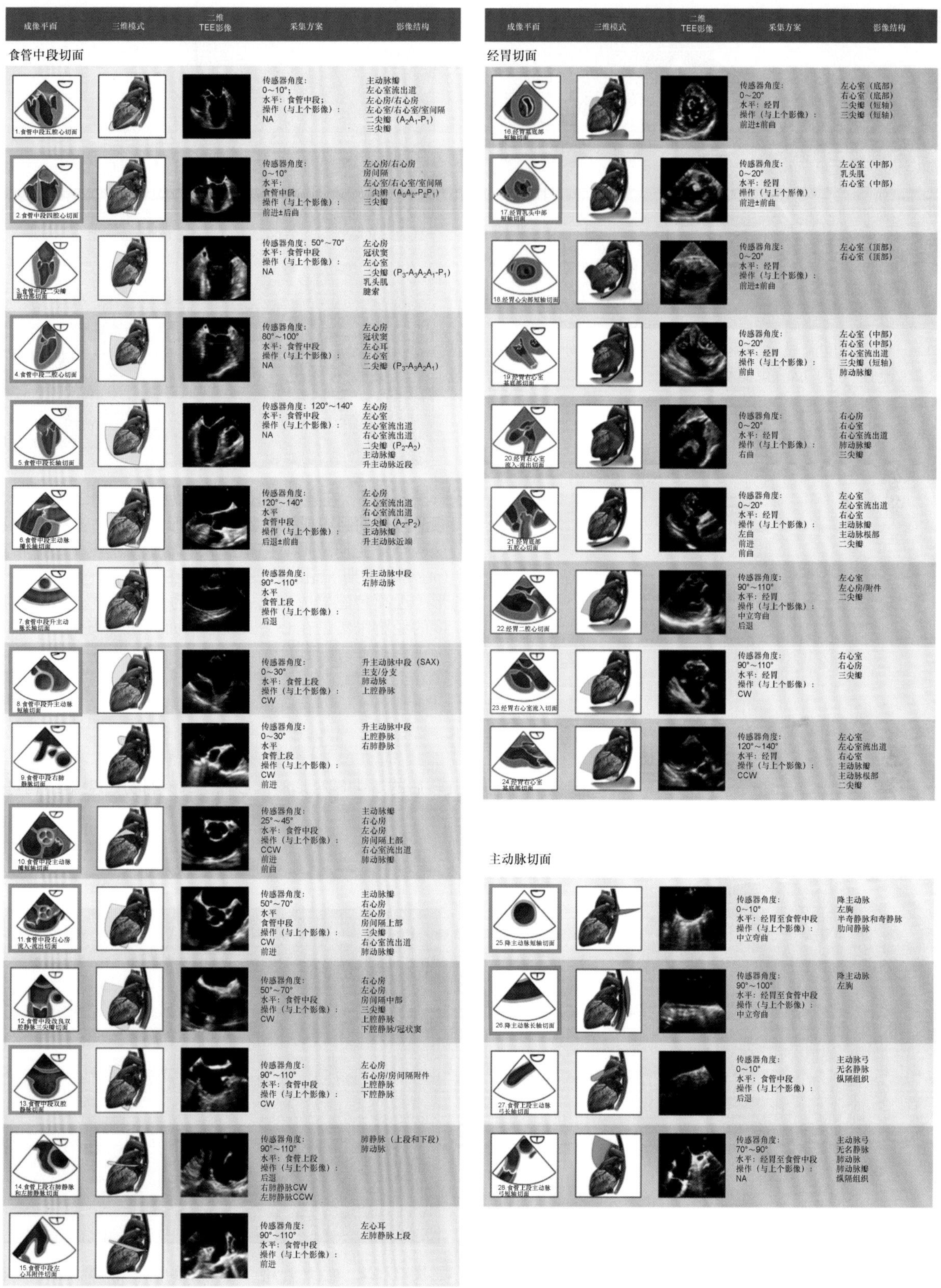

成像平面	三维模式	二维TEE影像	采集方案	影像结构
食管中段切面				
1.食管中段五腔心切面			传感器角度： 0～10°； 水平：食管中段； 操作（与上个影像）： NA	主动脉瓣 左心室流出道 左心房/右心房 左心室/右心室/室间隔 二尖瓣（A_2A_1-P_1） 三尖瓣
2.食管中段四腔心切面			传感器角度： 0～10° 水平： 食管中段 操作（与上个影像）： 前进±后曲	左心房/右心房 房间隔 左心室/右心室/室间隔 二尖瓣（A_1A_2-P_2P_1） 三尖瓣
3.食管中段二尖瓣联合部切面			传感器角度：50°～70° 水平：食管中段 操作（与上个影像）： NA	左心房 冠状窦 左心室 二尖瓣（P_3-$A_3A_2A_1$-P_1） 乳头肌 腱索
4.食管中段二腔心切面			传感器角度： 80°～100° 水平：食管中段 操作（与上个影像）： NA	左心房 冠状窦 左心耳 左心室 二尖瓣（P_3-$A_3A_2A_1$）
5.食管中段长轴切面			传感器角度：120°～140° 水平：食管中段 操作（与上个影像）： NA	左心房 左心室 左心室流出道 右心室流出道 二尖瓣（P_2-A_2） 主动脉瓣 升主动脉近段
6.食管中段主动脉瓣长轴切面			传感器角度： 120°～140° 水平 食管中段 操作（与上个影像）： 后退±前曲	左心房 左心室流出道 右心室流出道 二尖瓣（A_2-P_2） 主动脉瓣 升主动脉近端
7.食管中段升主动脉长轴切面			传感器角度： 90°～110° 水平 食管上段 操作（与上个影像）： 后退	升主动脉中段 右肺动脉
8.食管中段升主动脉短轴切面			传感器角度： 0～30° 水平：食管上段 操作（与上个影像）： CW	升主动脉中段（SAX） 主支/分支 肺动脉 上腔静脉
9.食管中段右肺静脉切面			传感器角度： 0～30° 水平 食管上段 操作（与上个影像）： CW 前进	升主动脉中段 上腔静脉 右肺静脉
10.食管中段主动脉瓣短轴切面			传感器角度： 25°～45° 水平：食管中段 操作（与上个影像）： CCW 前进 前曲	主动脉瓣 右心房 左心房 房间隔上部 右心室流出道 肺动脉瓣
11.食管中段右心房流入-流出切面			传感器角度： 50°～70° 水平 食管中段 操作（与上个影像）： CW 前进	主动脉瓣 右心房 左心房 房间隔上部 三尖瓣 右心室流出道 肺动脉瓣
12.食管中段改良双腔静脉三尖瓣切面			传感器角度： 50°～70° 水平：食管中段 操作（与上个影像）： CW	右心房 左心房 房间隔中部 三尖瓣 上腔静脉 下腔静脉/冠状窦
13.食管中段双腔静脉切面			传感器角度： 90°～110° 水平：食管中段 操作（与上个影像）： CW	左心房 右心房/房间隔附件 上腔静脉 下腔静脉
14.食管上段右肺静脉和左肺静脉切面			传感器角度： 90°～110° 水平：食管上段 操作（与上个影像）： 后退 右肺静脉CW 左肺静脉CCW	肺静脉（上段和下段） 肺动脉
15.食管中段左心耳附件切面			传感器角度： 90°～110° 水平：食管中段 操作（与上个影像）： 前进	左心耳 左肺静脉上段

成像平面	三维模式	二维TEE影像	采集方案	影像结构
经胃切面				
16.经胃基底部短轴切面			传感器角度： 0～20° 水平：经胃 操作（与上个影像）： 前进±前曲	左心室（底部） 右心室（底部） 二尖瓣（短轴） 三尖瓣（短轴）
17.经胃乳头中部短轴切面			传感器角度： 0～20° 水平：经胃 操作（与上个影像）： 前进±前曲	左心室（中部） 乳头肌 右心室（中部）
18.经胃心尖部短轴切面			传感器角度： 0～20° 水平：经胃 操作（与上个影像）： 前进±前曲	左心室（顶部） 右心室（顶部）
19.经胃右心室基底部切面			传感器角度： 0～20° 水平：经胃 操作（与上个影像）： 前曲	左心室（中部） 右心室（中部） 右心室流出道 三尖瓣（短轴） 肺动脉瓣
20.经胃右心室流入-流出切面			传感器角度： 0～20° 水平：经胃 操作（与上个影像）： 右曲	右心房 右心室 右心室流出道 肺动脉瓣 三尖瓣
21.经胃底部五腔心切面			传感器角度： 0～20° 水平：经胃 操作（与上个影像）： 左曲 前进 前曲	左心室 左心室流出道 右心室 主动脉瓣 主动脉根部 二尖瓣
22.经胃二腔心切面			传感器角度： 90°～110° 水平：经胃 操作（与上个影像）： 中立弯曲 后退	左心室 左心房/附件 二尖瓣
23.经胃右心室流入切面			传感器角度： 90°～110° 水平：经胃 操作（与上个影像）： CW	右心室 右心房 三尖瓣
24.经胃右心室基底部切面			传感器角度： 120°～140° 水平：经胃 操作（与上个影像）： CCW	左心室 左心室流出道 右心室 主动脉瓣 主动脉根部 二尖瓣
主动脉切面				
25.降主动脉短轴切面			传感器角度： 0～10° 水平：经胃至食管中段 操作（与上个影像）： 中立弯曲	降主动脉 左胸 半奇静脉和奇静脉 肋间静脉
26.降主动脉长轴切面			传感器角度： 90°～100° 水平：经胃至食管中段 操作（与上个影像）： 中立弯曲	降主动脉 左胸
27.食管上段主动脉弓长轴切面			传感器角度： 0～10° 水平：食管中段 操作（与上个影像）： 后退	主动脉弓 无名静脉 纵隔组织
28.食管上段主动脉弓短轴切面			传感器角度： 70°～90° 水平：经胃至食管中段 操作（与上个影像）： NA	主动脉弓 无名静脉 肺动脉 肺动脉瓣 纵隔组织

彩图 37.6 经食管超声心动图（TEE）全面检查的 28 张建议切面。每张切面按三维影像、相应成像平面和二维影像显示。后面栏中列出了采集方案和每张切面中的影像结构。绿色框表示 11 张基本 TEE 检查的切面（Modified from Hahn RT, Abraham T, Adams MS, et al. Guidelines for performing a comprehensive transesophageal echocardiographic examination: recommendations from the American Society of Echocardiography and the Society of Cardiovascular Anesthesiologists. J Am Soc Echocardiogr. 2013; 26 (9): 921-964.)

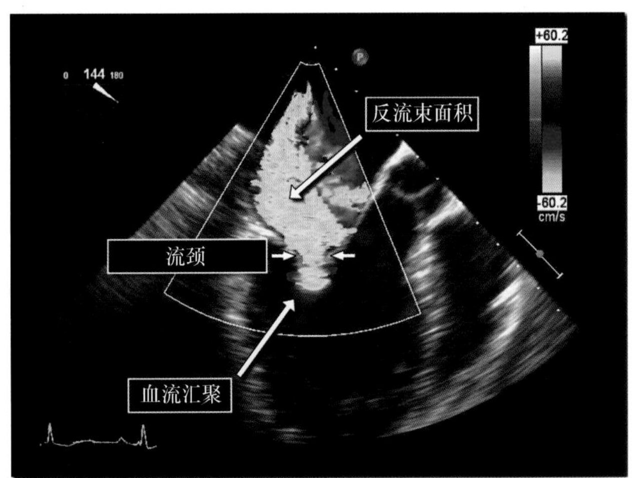

彩图 37.15 二尖瓣反流显示瓣膜反流的三个组成部分:(1)血流汇聚;(2)流颈;(3)反流束面积

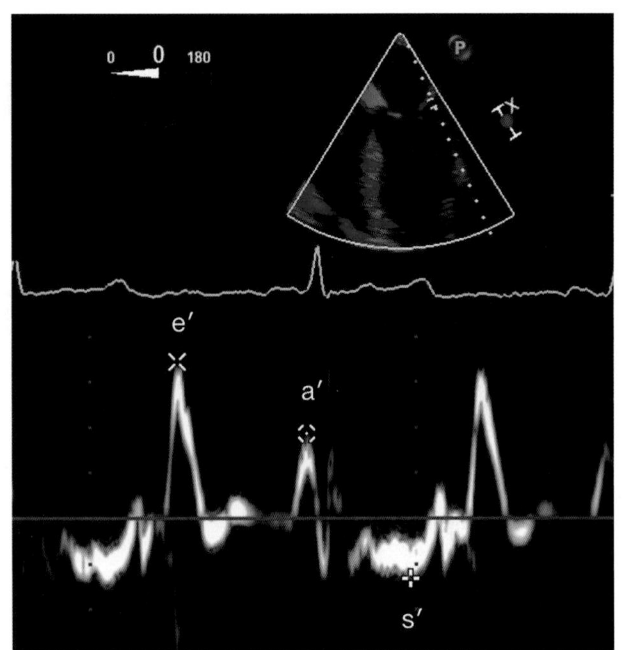

彩图 37.17 **在食管中段四腔心切面的外侧二尖瓣瓣环处获得频谱多普勒组织成像。**收缩期波形(s′)对应于收缩组织速度。这两个舒张期波形对应于舒张早期组织速度(e′)和舒张晚期(心房收缩期)组织速度(a′)。在 TEE 的采集中，s′为负向波形(远离传感器方向)，e′和 a′为正向波形。二尖瓣瓣环的速度的经胸采集是在心尖四腔心切面。在 TTE 的采集中，s′波形为正，e′和 a′波形为负

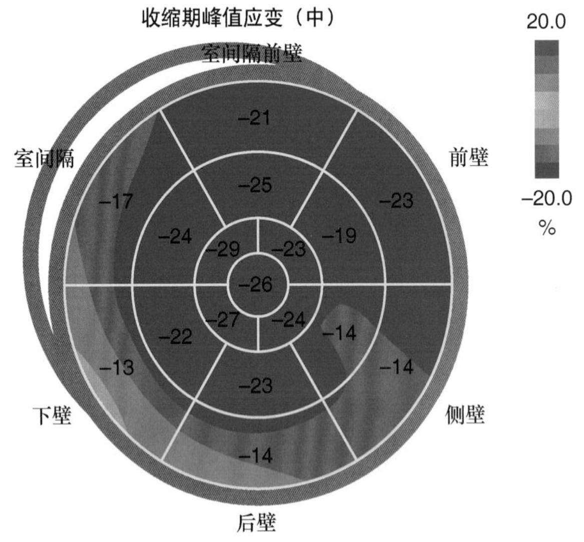

彩图 37.18 经胸超声心动图采集、源于斑点追踪的整体纵向应变的经胸“靶心”图。该图描绘了左心室的 17 个节段以及每个节段的节段性收缩期峰值应变。暗红色区域代表正常应变，浅红色和粉红色区域代表异常应变。在此示例中，整体纵向应变的平均值正常(−20.8%，图中未显示)

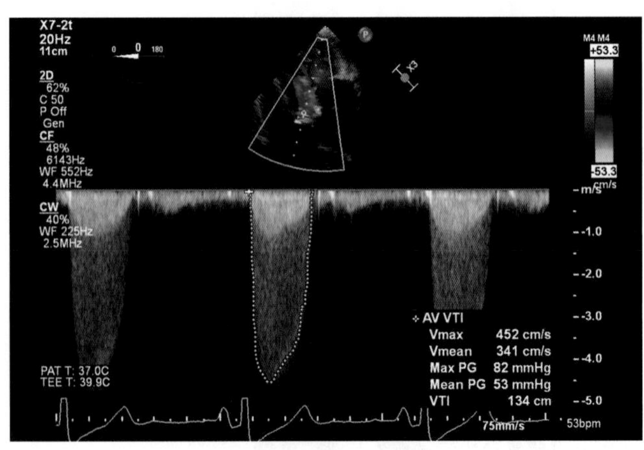

彩图 37.22 经食管超声心动图的经胃底部切面，通过连续波多普勒估算狭窄主动脉瓣的跨瓣压力梯度。通过简化的伯努利方程，从频谱多普勒信号的峰值速度算出峰值梯度。平均梯度是整个收缩期瞬时峰值速度的平均值，可通过追踪多普勒包络线获得。超声系统根据示踪图自动计算平均压力梯度。本例的测量结果与重度主动脉瓣狭窄一致

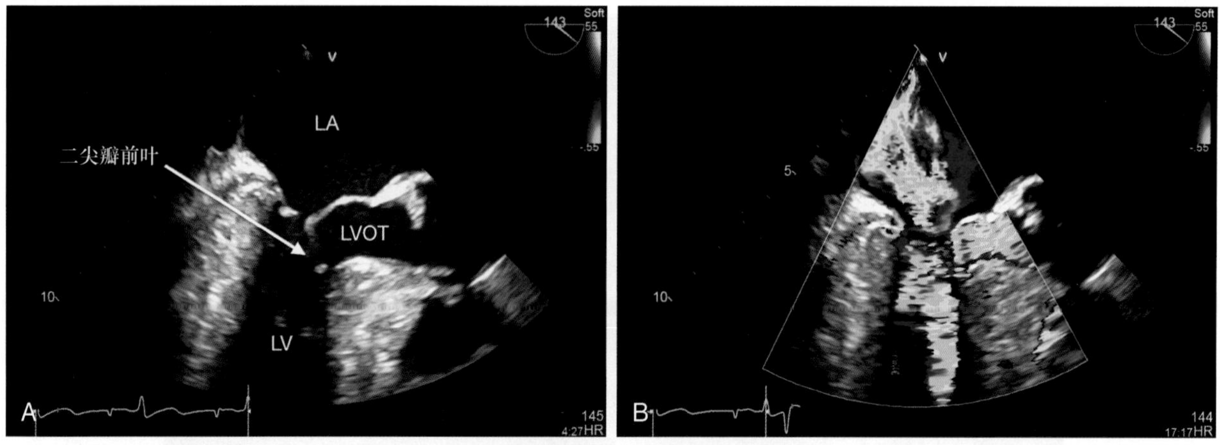

彩图 37.26 食管中段长轴切面伴（A）或不伴（B）彩色扫描显示收缩期二尖瓣前向运动（SAM）。（A）与正常接合不同，二尖瓣前叶（箭头）在收缩期移入左心室流出道（LVOT）。这缩小了有效的流出道，可导致血流的动态性梗阻。（B）彩色多普勒在LVOT 外可显影湍流。在该例存在严重的二尖瓣反流伴 SAM。LA，左心房；LV，左心室

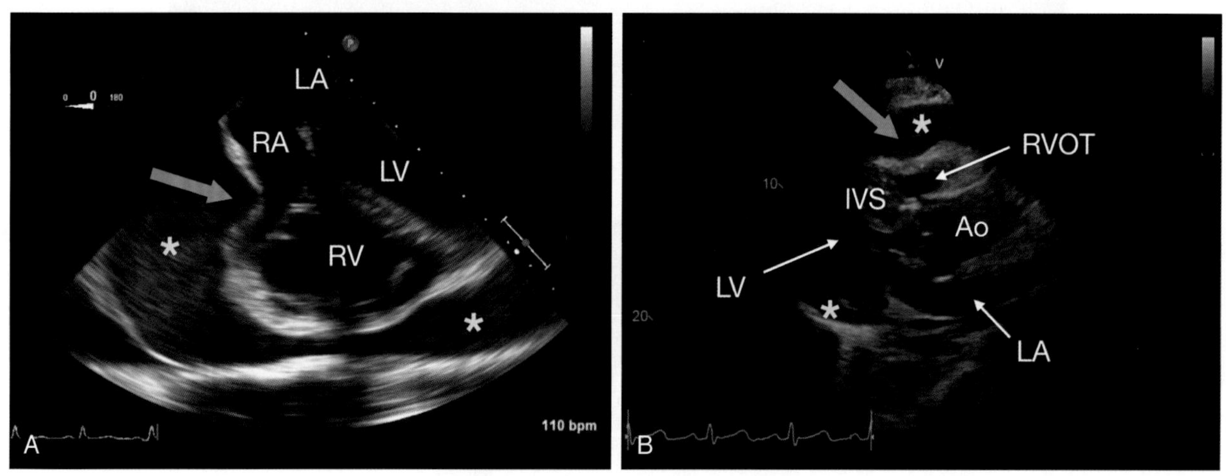

彩图 37.27 **超声心动图支持心脏压塞临床诊断的特征。**（A）经食管超声心动图食管中段四腔心切面显示大量透声性心包积液（*）。心室收缩期出现右心房塌陷（蓝色箭头）（注意 ECG 上 R 波后面的红色标记）。（B）经胸胸骨旁长轴切面显示大量心包积液（*）。舒张期出现右心室塌陷（绿色箭头）（注意 ECG 上 P 波后面的红色标记）。右心室塌陷诊断心脏压塞比右心房塌陷更有特异性。Ao，升主动脉；IVS，室间隔；LA，左心房；LV，左心室；RA，右心房；RV，右心室

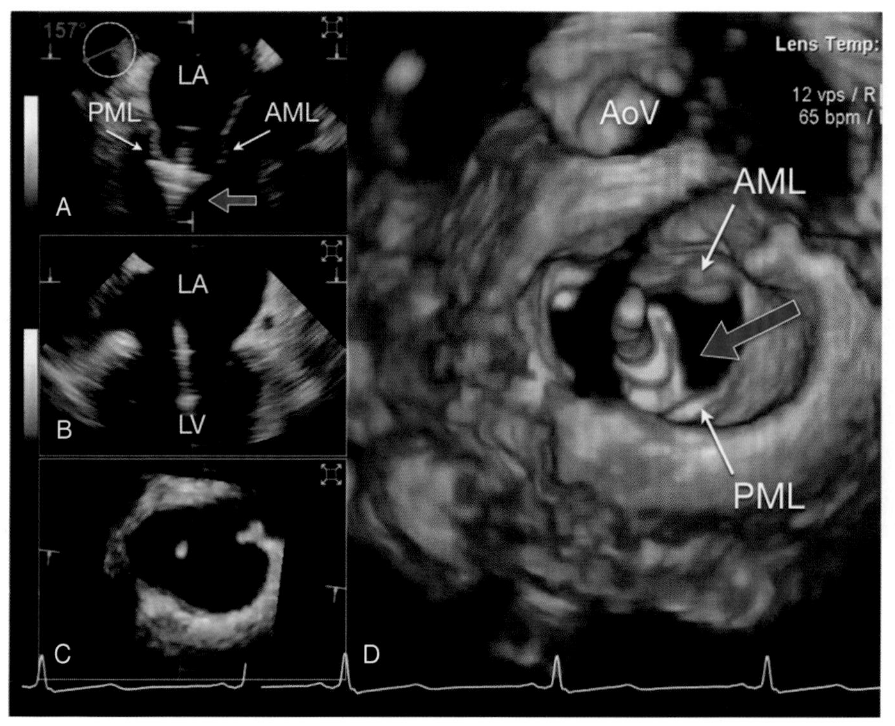

彩图 37.30 在二尖瓣夹合术中同时实时显示二维参考切面（图 A-C）和三维容积（图 D）。夹子（蓝色箭头）应与二尖瓣对合线垂直对齐。实时成像通过提供导管和装置位置改变后的视觉反馈，有助于调整装置的最佳位置。AML，二尖瓣前叶；AoV，主动脉瓣；LA，左心房；LV，左心室；PML，二尖瓣后叶

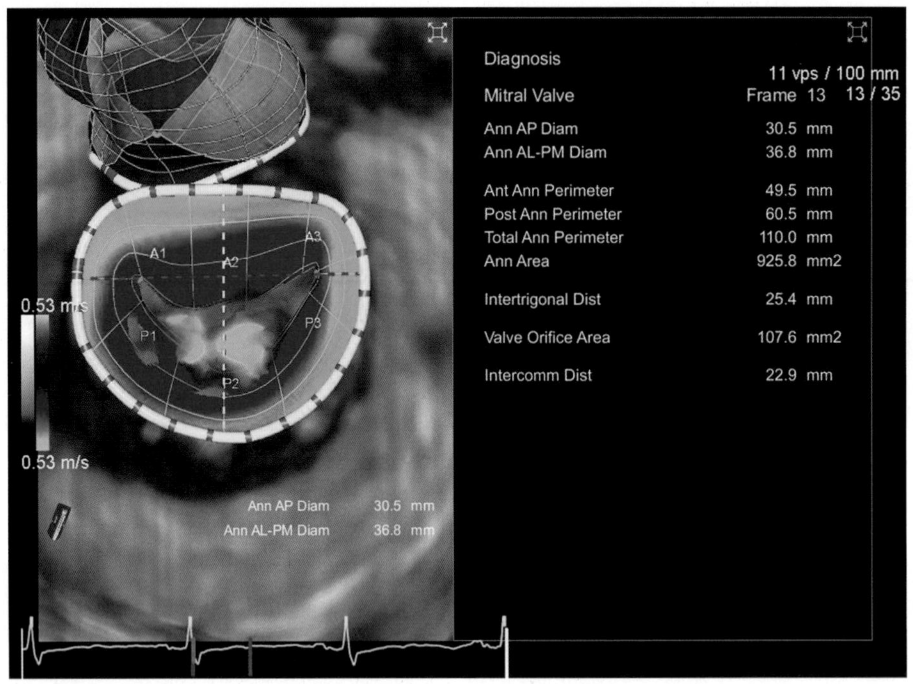

彩图 37.31 **人工智能进行瓣膜分析程序示例**。整个心动周期内动态测量二尖瓣环的几何形状

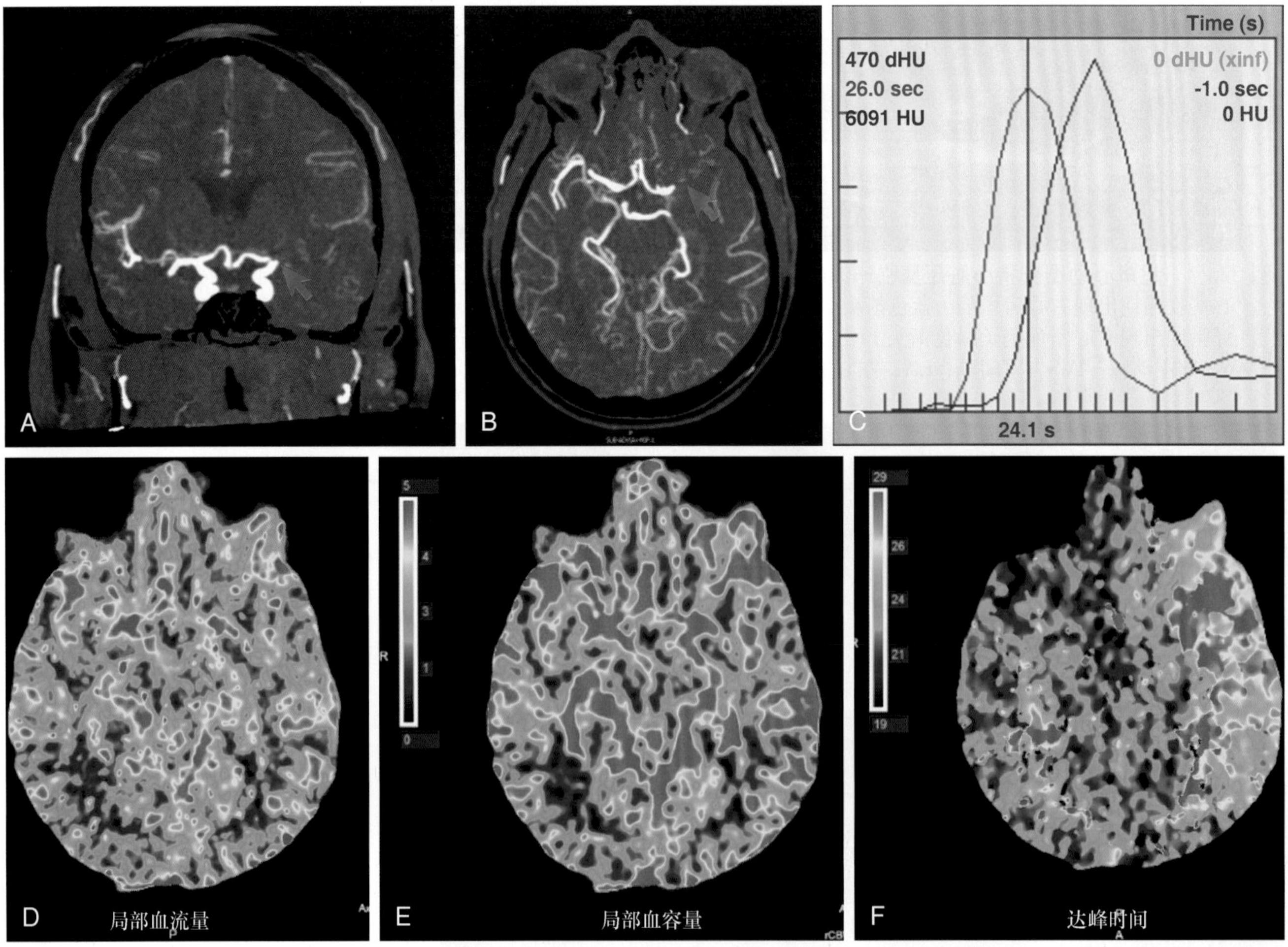

彩图 39.1 血管内示踪剂测定脑血流。图示患者左大脑中动脉卒中发作 90 min 后的计算机断层图像。红色箭头标记冠状（A）和轴向（B）平面中的阻塞部位。图 C 显示了分别通过代表动脉和静脉区域的体积元素（体素）进行不透光造影的重复成像而得出的动脉流入功能和静脉流出功能。通常选择前脑动脉的 A2 段作为动脉流入功能的体素，上矢状窦作为静脉流出功能的体素。基于这些功能，可以为图像的其他区域计算血流、血容量和血流动力学。脑血流图（D）显示两个半球的对称血流，较暖的颜色表示与灰质一致的血流较多的区域。血容量（E）是对称的，但是受卒中影响的大脑达到造影剂峰值浓度的时间（F）明显延迟

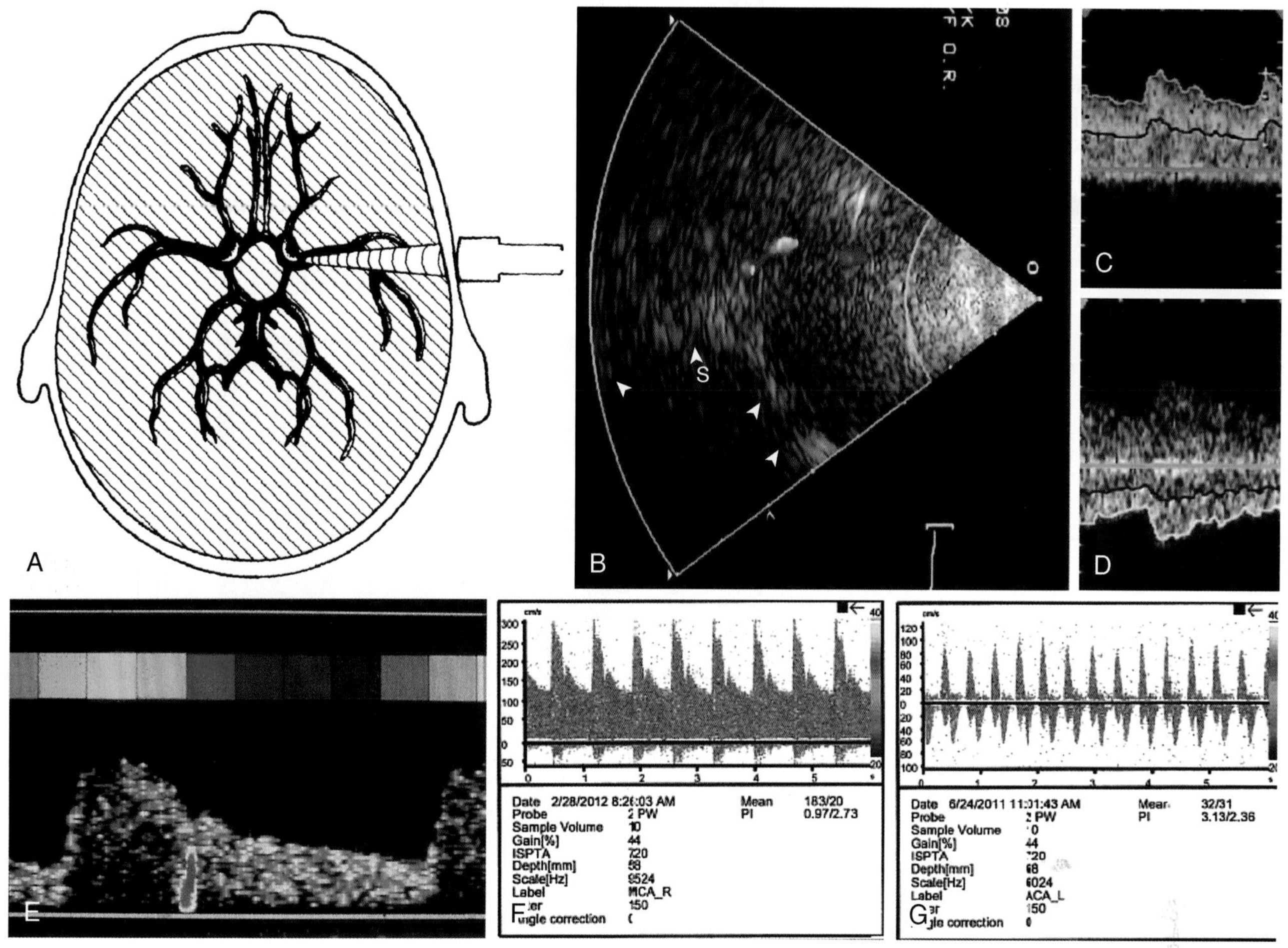

彩图 39.2 （A）TCD 通过较薄的颞骨探测脑内基底部动脉声波。（B）使用探头成像技术，可以看见一些颅内结构，如大脑脚（白色箭头）或鞍区复合体（标记“S”的白色箭头）。多普勒信号来自大脑右中动脉、右前动脉和左前动脉。（C）大脑中央动脉的正常多普勒图谱。按照惯例，流向探头的流量以高于基线的波形显示。（D）颈内动脉的终末分支进入大脑中央动脉（血流朝向探头）和大脑前动脉（血流远离探头）的多普勒图谱。如果按照图 A 所示放置传感器，可以得到流动的信号。（E-G）三种多普勒临床应用的示例。（E）栓子是高回声波并显示为高强度瞬间信号，在音频输出端，栓子很容易被捕获到，显示为短促的嘟嘟或唧唧声报警信号。（F）动脉瘤蛛网膜下腔出血患者，大脑中动脉严重痉挛的多普勒图谱（与图 C 比较）。（G）经颅多普勒检查符合颅内循环停止，主要显示为收缩期短暂的血液流入和舒张期血液回流

彩图 39.13 阻断颈内动脉后的半球缺血。顶部面板显示了每个半球的三个脑电图（EEG）通道。右侧通道（底部三个轨迹）显示由于缺血而几乎抑制了脑电活动。底部面板显示了相应的密度频谱阵列，其中每个频率的 EEG 功率都用彩色编码，红色表示更大的功率。最旧的数据位于每个字段的顶部，最新的数据位于底部。三个密度频谱阵列（DSA）面板的下一行对应于右侧 EEG 电极。中途从面板上可以看出，钳夹放置后，脑电功率显著降低。底部光谱对应于顶部面板中显示的原始 EEG 示踪图（Image courtesy of Reza Gorji，MD.）

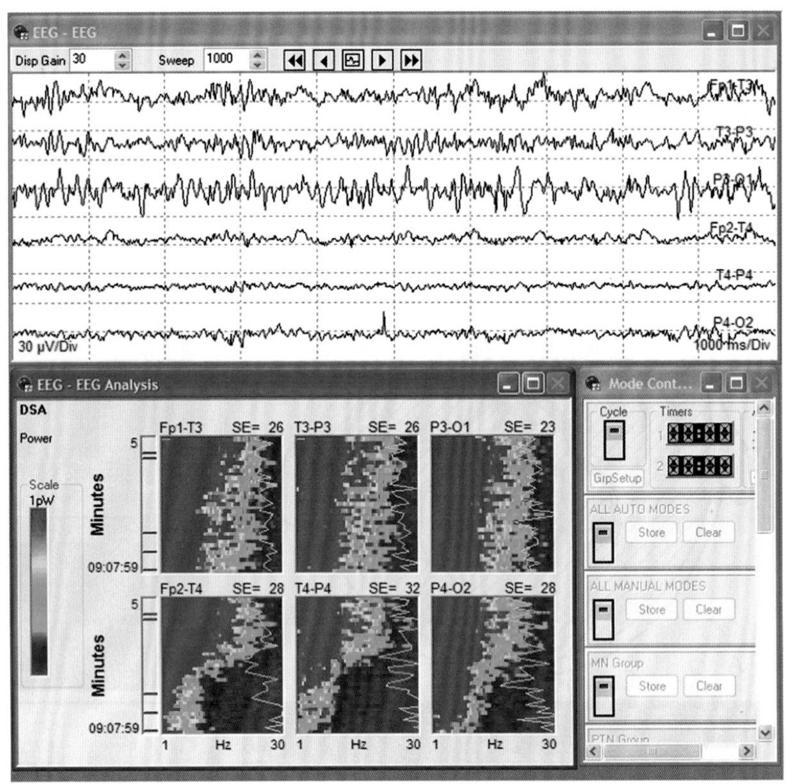

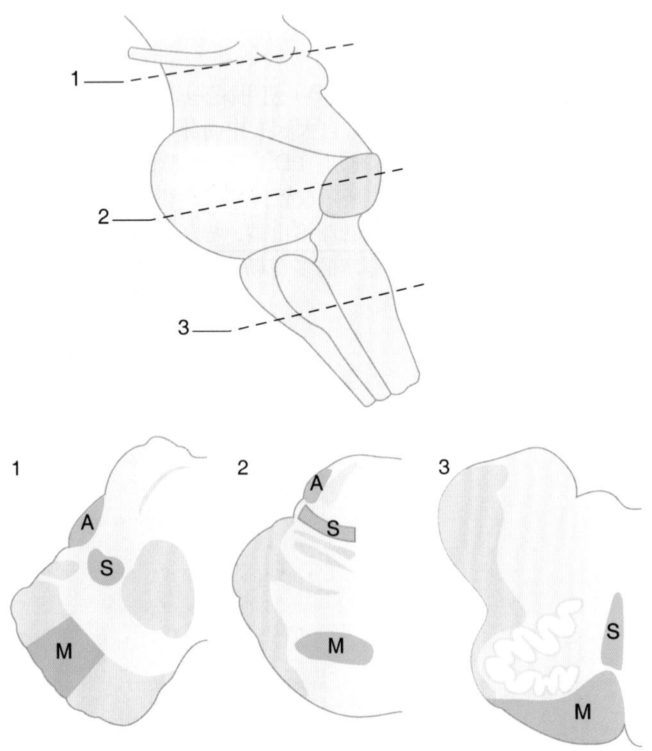

彩图 39.16 脑干诱发电位的监测。诱发电位监测包绕脑干特定区域的神经束，显示为三个横断面的示意图。被监测的区域标为蓝色，标注 M（运动），S（感觉）和 A（听觉）。脑干其余部位的功能完整性可以通过监测区域推论得出

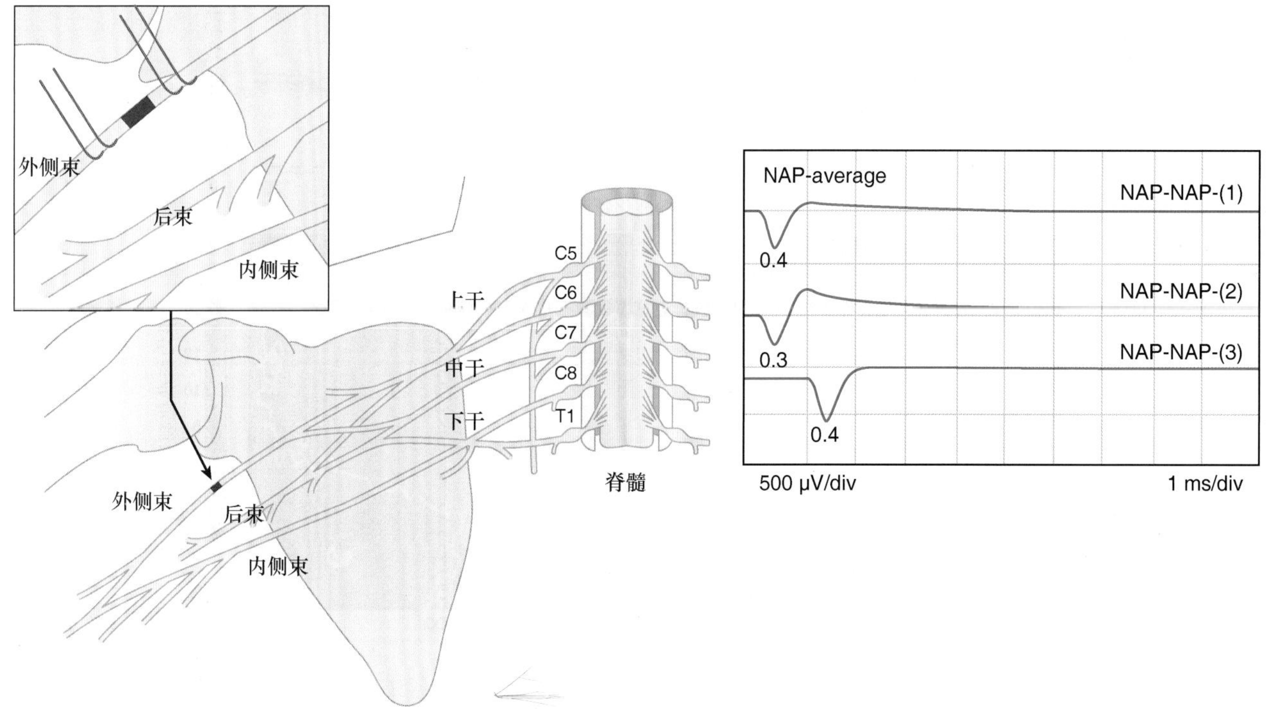

彩图 39.17　在臂丛探查术中记录神经动作电位（NAP）。外侧束上的受损部位，用红色表示，如插图所示，手术者在神经的暴露部位两端放置了钩状电极。如果是轴索断伤，近端电刺激将产生远端 NAP，如右图中所示。第三条轨迹中反应的延迟是由技术设置的变化引起的

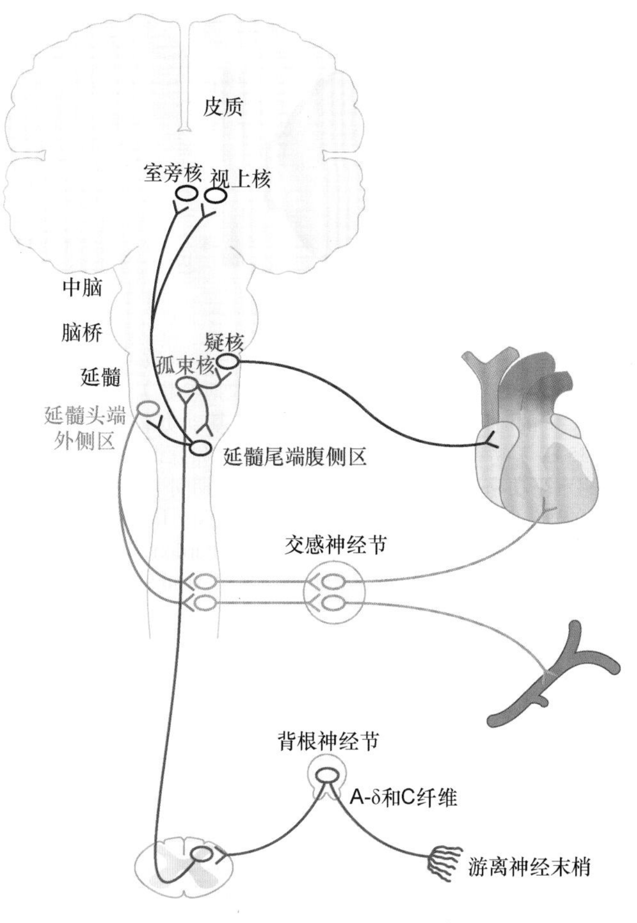

彩图 40.1　**伤害性感受-延髓-自主神经回路。**伤害性感受（疼痛）上行通路起自外周传入神经 C 纤维和 A δ 纤维，它们在脊髓背角与投射神经元（projection neurons，PN）形成突触联系。投射神经元的神经纤维越过中线继续上行，在脑内与延髓孤束核（nucleus of the tractus solitarius，NTS）等多个核团形成突触联系。NTS 通过增强交感信号输出，介导对伤害性刺激的自主神经反应，交感信号经延髓头端腹外侧区（rostral ventral lateral medulla，RVLM）和延髓尾端腹外侧区（caudal ventral lateral medulla，CVLM）传向胸腰交感神经节，并最终传至周围血管和心脏。副交感冲动由疑核（nucleus ambiguous，NA）介导，经迷走神经传至心脏的窦房结。NTS 发出的神经纤维还投射至下丘脑的视上核（supraoptic nucleus，SON）和室旁核（periventricular nucleus，PVN）。NMA 回路解释了为何麻醉科医师能用心率加快和血压升高作为伤害性刺激增强和全身麻醉深度不足的标志（Redrawn from Brown EN，Lydic R，Schiff ND. General anesthesia，sleep，and coma. N Engl J Med. 2010；363：2638-2650.）

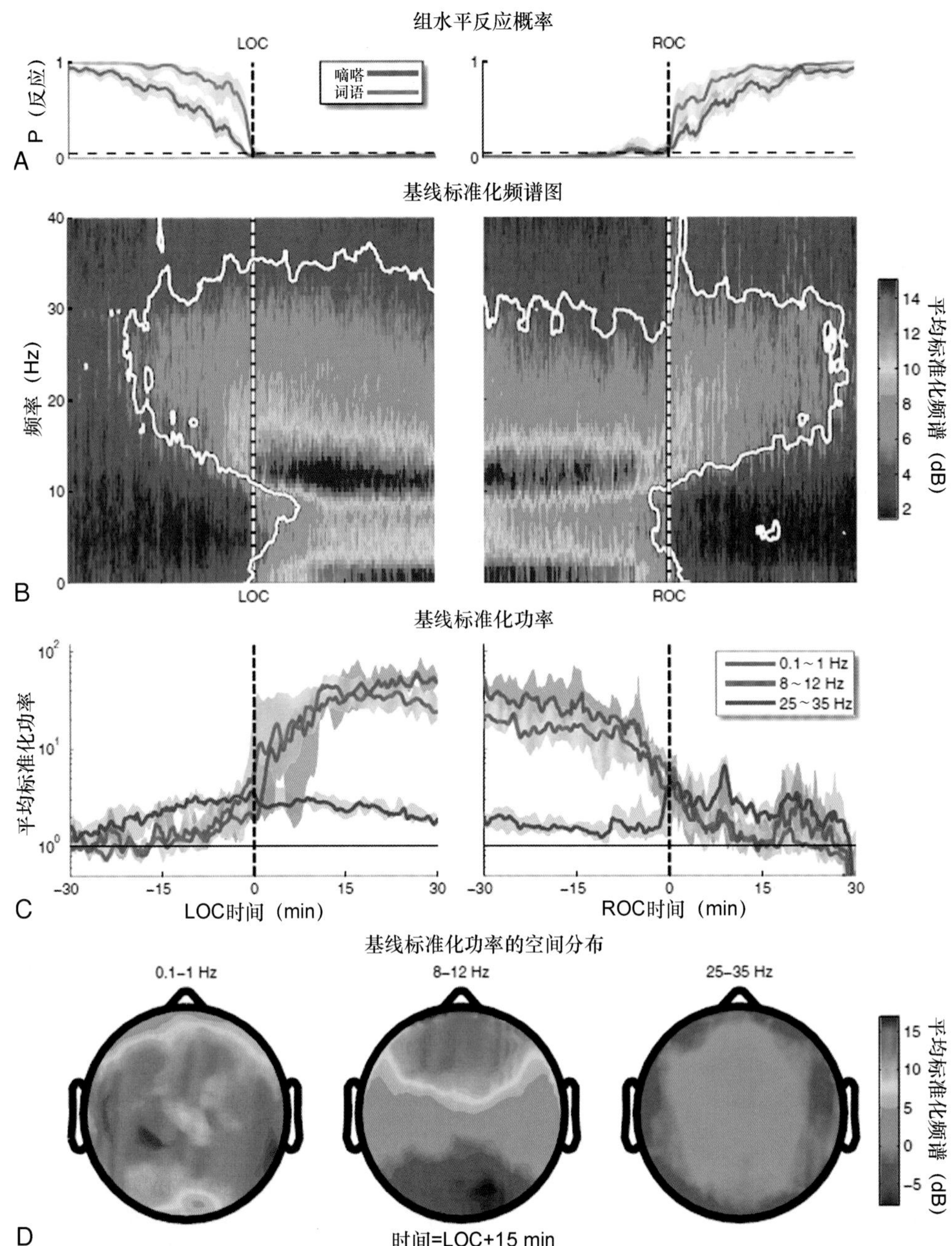

彩图 40.6　**丙泊酚相关的意识消失和意识恢复的行为学和 EEG 变化。**（A）组水平（10 例被试者）嘀嗒声或隐性刺激（蓝色，$P_{嘀嗒}$）和词语或显性刺激（红色，$P_{词语}$）的反应–概率曲线。（B）经前额电极（相当于 Fz 电极，用最近的邻拉普拉斯参数）基线标准化处理的组频谱图，不同被试者之间按意识消失（loss of consciousness，LOC）的时间排列。白线内的区域与基础功率有显著性差异（$P < 0.05$，符号检验），从慢波频段（0.1～1 Hz）到 γ 波频段（25～35 Hz）功率显著增加。（C）按 LOC 和意识恢复（recovery of consciousness，ROC）排列的慢波、α 波（8～12 Hz）和 γ 波频段的组水平功率–时间曲线。（D）意识消失期间（LOC + 15 min）慢波、α 波和 γ 波组水平功率的空间分布。前额 α 波功率增加称为“前置”（anteriorization）。分析结果表明：LOC 之前和 ROC 之后，宽带谱 γ 波 /β 波功率随行为改变而改变，而 LOC 和 ROC 期间慢波和 α 波功率发生了改变（From Purdon PL，Pierce ET，Mukamel EA，et al. Electroencephalogram signatures of loss and recovery of consciousness from propofol. Proc Natl Acad Sci U S A. 2013；110：E1142-E1151.）

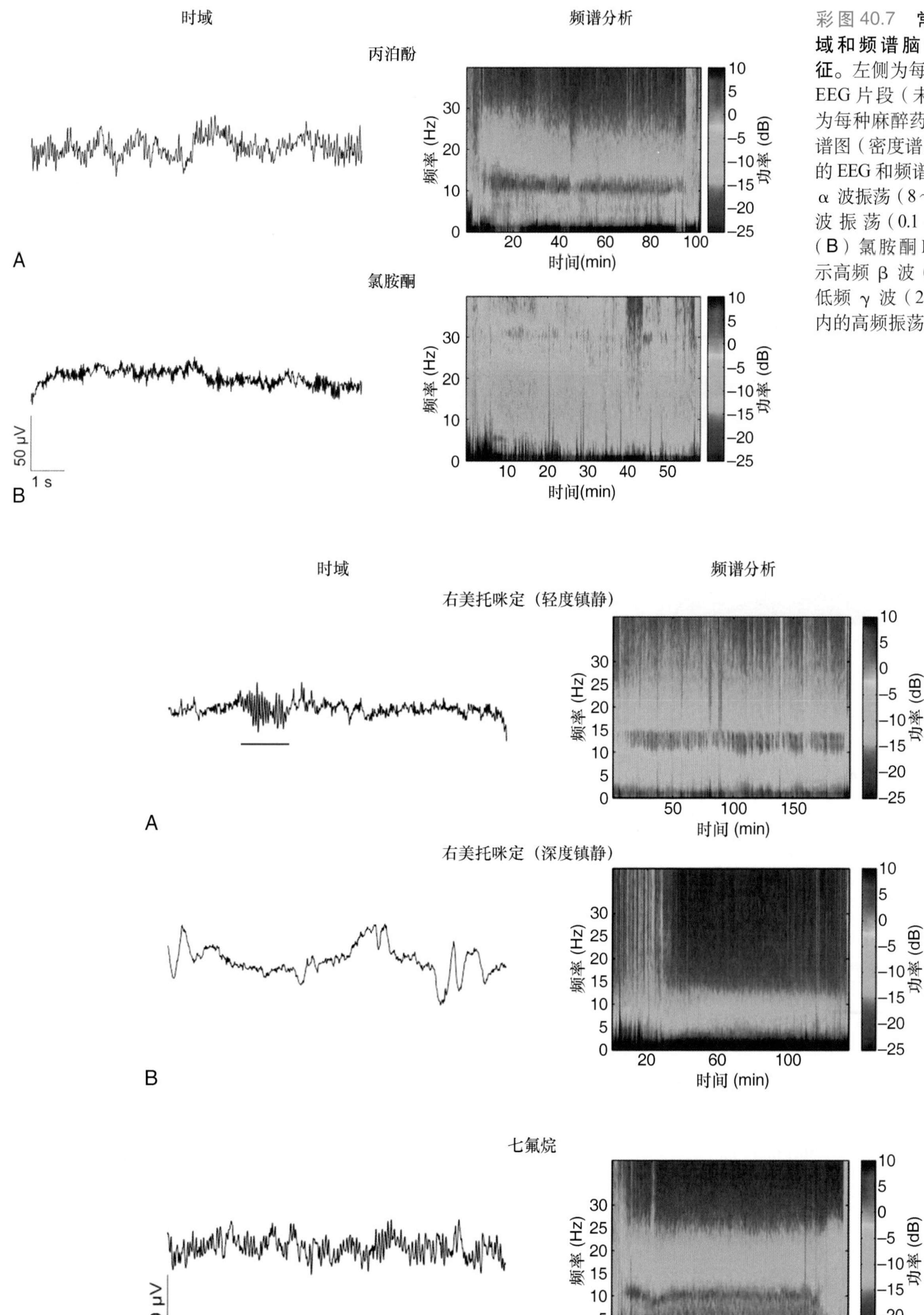

彩图 40.7 **常用麻醉药的时域和频谱脑电图（EEG）特征**。左侧为每种麻醉药 10 s 的 EEG 片段（未经处理）。右侧为每种麻醉药数分钟的 EEG 频谱图（密度谱阵）。（A）丙泊酚的 EEG 和频谱图显示特征性的 α 波振荡（8～12 Hz）和慢 - δ 波振荡（0.1～4 Hz）模式。（B）氯胺酮 EEG 和频谱图显示高频 β 波（20～24 Hz）和低频 γ 波（25～35 Hz）范围内的高频振荡

彩图 40.8 **常用麻醉药的时-域特征和脑电图频谱特征**。左侧为每种麻醉药 10 s 的 EEG 片段（未经处理）。右侧为每种麻醉药数分钟的 EEG 频谱图（密度谱阵）。（A）轻度镇静时右美托咪定的 EEG 和频谱图显示纺锤波（9～15 Hz）振荡以及与 NREM 睡眠第二阶段 EEG 相似的慢波振荡（0.1～1 Hz）和 δ 波振荡（1～4 Hz）。在未经处理的 EEG 上呈明显的纺锤波（下方红线提示），纺锤波呈间隙性，密度小于丙泊酚的 α 波振荡。（B）右美托咪定深度镇静时，EEG 和频谱图可无纺锤波，而以慢波和 δ 波为主（类似于 NREM 睡眠第三阶段的慢波，称为“慢波睡眠”）。（C）七氟烷频谱图与丙泊酚频谱图类似，此外还增加了 4～8 Hz 的 θ 波振荡活动

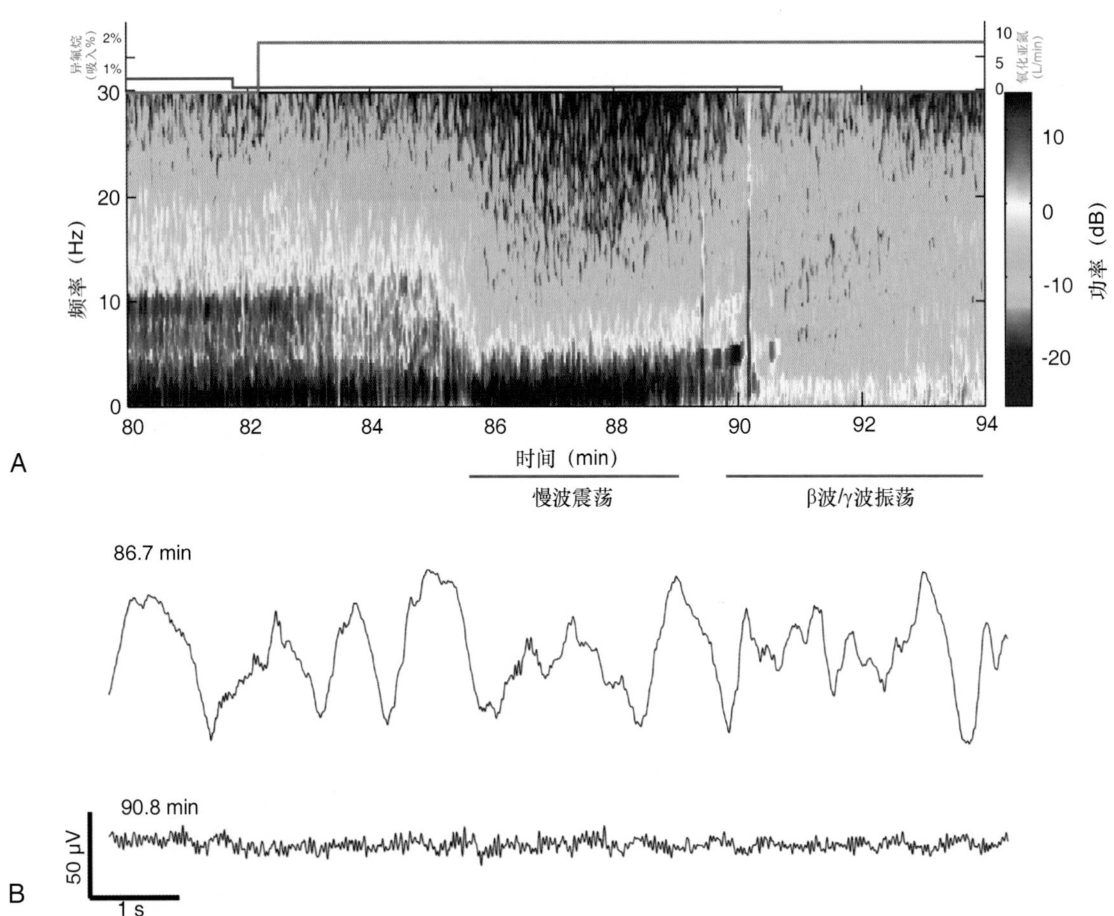

彩图 40.9 **氧化亚氮诱导的慢 δ 波和 β 波 - γ 波振荡的频谱图**。（A）为加快苏醒，把麻醉维持时的 3 L/min 的 0.5% 异氟烷和 58% 氧气混合气体，改为 7 L/min 的 75% 氧化亚氮和 24% 氧气的混合气体。83 ～ 85 min 之间，慢 δ 波、θ 波和 α 波振荡功率下降。从 86 min 开始，β 波和 θ 波段功率明显减小，而慢 δ 波振荡功率显著上升。至 90 min，慢 δ 波振荡功率明显下降，β 波 - γ 波振荡开始出现。（B）86.7 min 可记录到慢 δ 波振荡，90.8 min 可记录到 γ 波振荡。每段脑电图时长 10 s

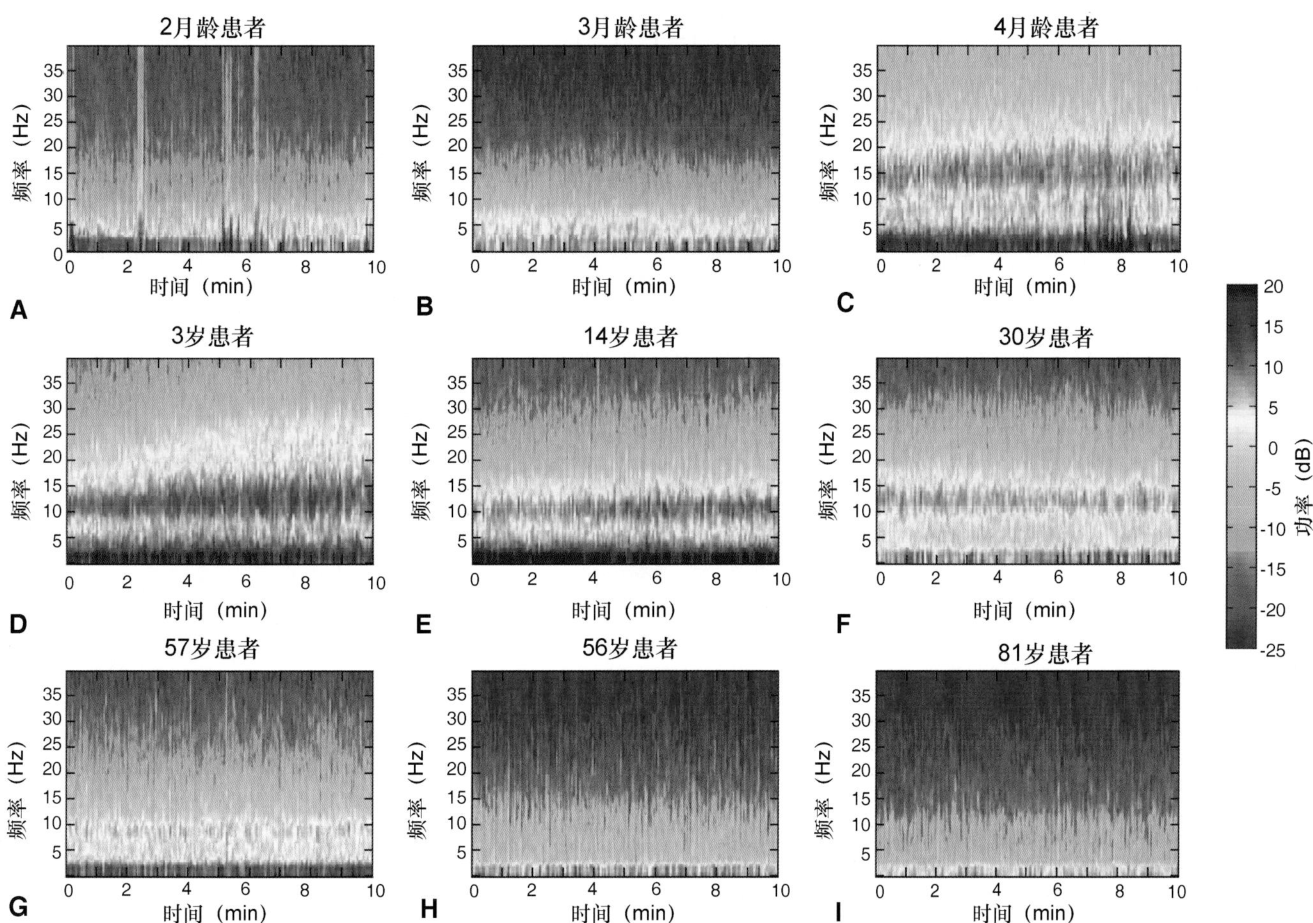

彩图 40.10　**丙泊酚随年龄变化的频谱图特征。**每幅子图是一段 10 min 的脑电图，采自丙泊酚麻醉的无意识患者。所有图的频谱功率标尺均相同。(A) 2 月龄患者；(B) 3 月龄患者；(C) 4 月龄患者；(D) 3 岁患者；(E) 14 岁患者；(F) 30 岁患者；(G) 57 岁患者；(H) 56 岁患者；(I) 81 岁患者。小于 4 个月的儿童只可见慢 δ 波振荡。α 波振荡出现在 4 个月时。虽然 > 4 月的儿童和 18 ～ 55 岁的成年人在丙泊酚麻醉时均表现出慢 δ 波和 α 波振荡模式，但 α 波振荡的频率范围和功率均随年龄的改变而改变。老年患者的 α 波振荡往往有明显减少，甚至消失

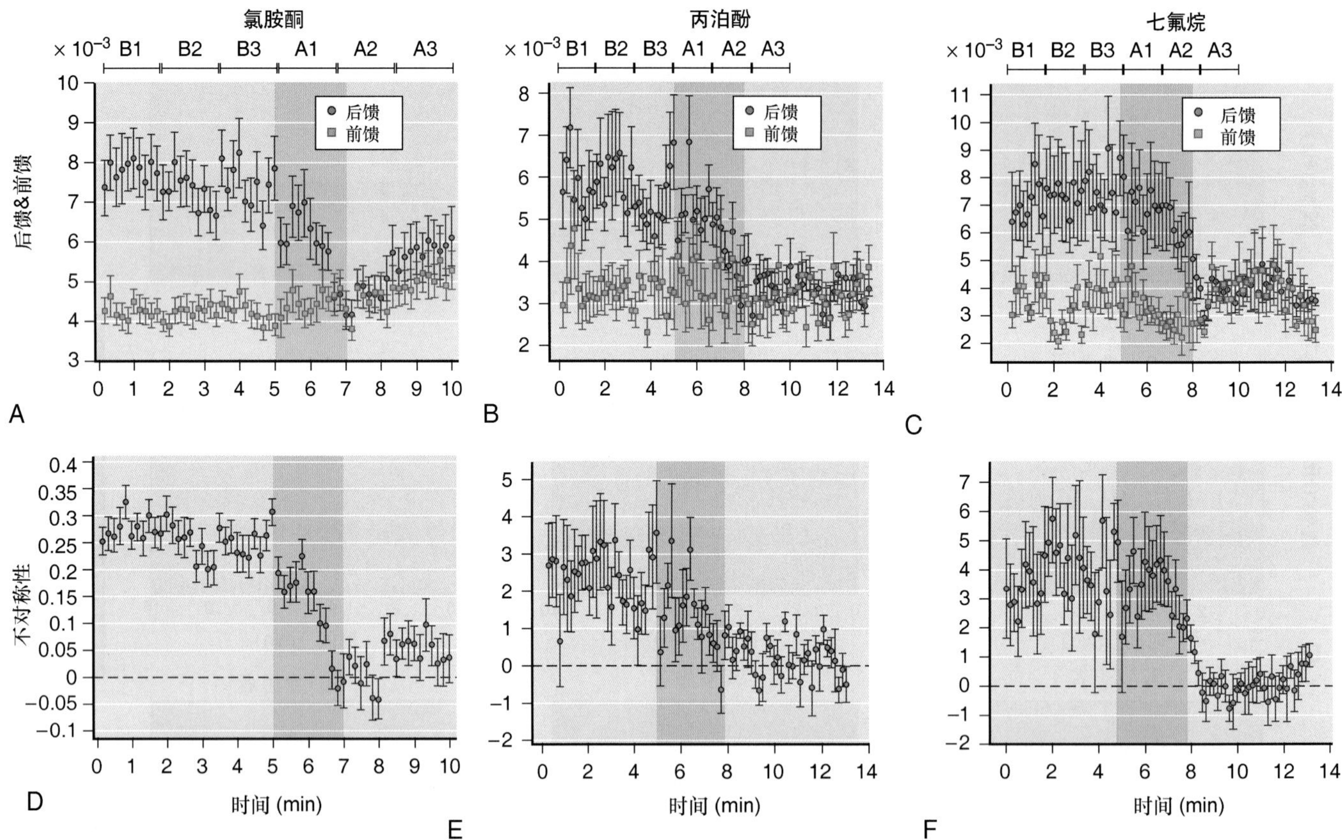

彩图 40.11 **标准化符号转移熵。**用标准化符号转移熵分析氯胺酮、丙泊酚和七氟烷诱导的意识消失。三种全麻药均可见前馈和后馈连接变化的不对称性。额-顶叶前馈连接（蓝色）/后馈连接（红色）（A～C）及其相应的不对称性（D～F），A 和 D 为氯胺酮、B 和 E 为丙泊酚、C 和 F 为七氟烷。绿色高亮部分为全身麻醉诱导期。B1 至 B3 为基础状态。A1 至 A3 为麻醉状态。氯胺酮组、丙泊酚组和七氟烷组分别纳入 30、9 和 9 例被试。意识消失时，三种全身麻醉药额-顶叶的后馈失连接程度均显著大于前馈失连接（Redrawn from Lee U，Ku S，Noh G，et al. Disruption of frontal-parietal communication by ketamine，propofol，and sevoflurane. Anesthesiology 2013；118：1264-1275.）

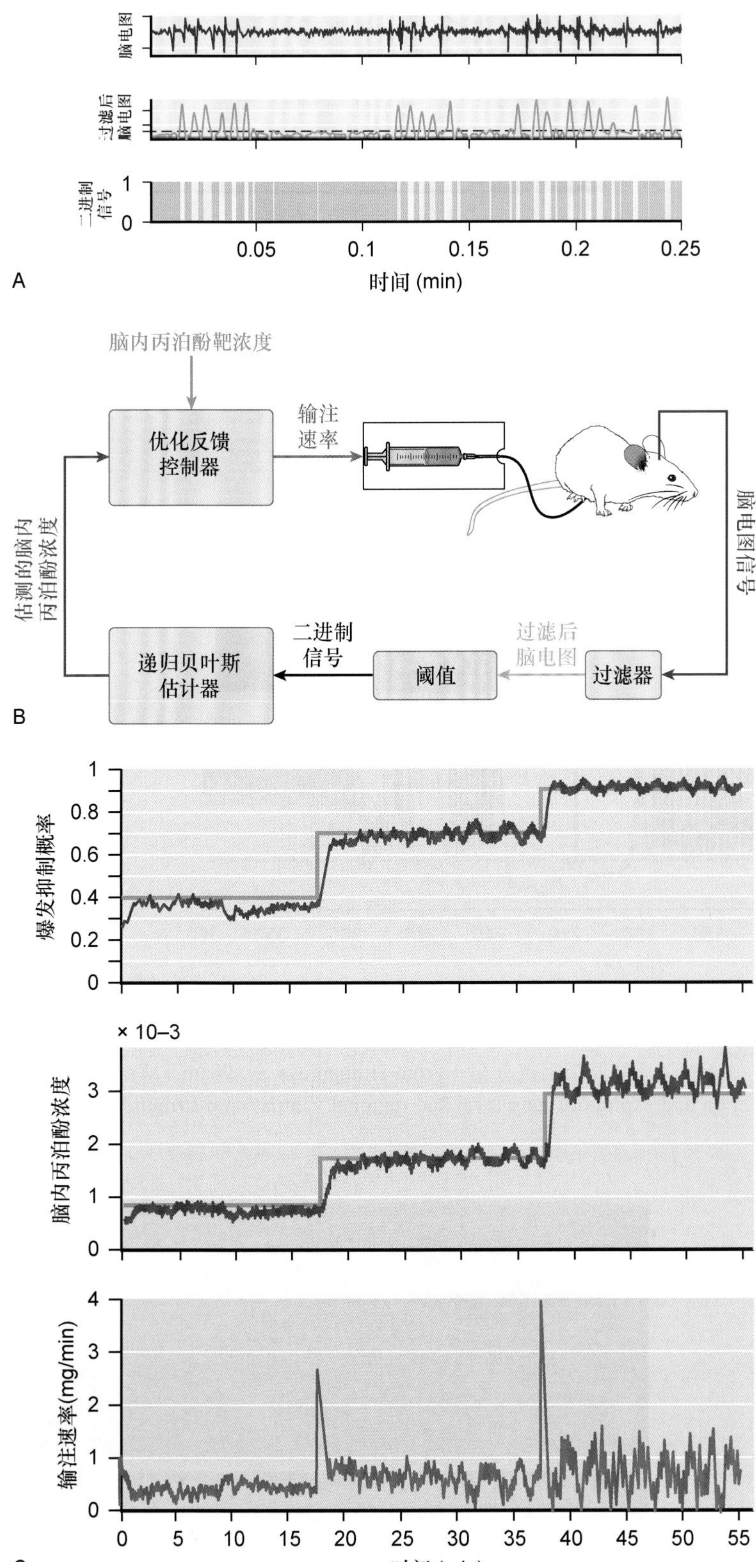

彩图 40.12 **通过控制爆发抑制维持医学昏迷的闭环麻醉给药系统的实验。**（A）大鼠脑电图（EEG）中的爆发抑制信号经过过滤和设定阈值后，转换成二进制数据（即爆发为 0，抑制为 1）。（B）通过指定爆发抑制概率来设定脑内丙泊酚的靶浓度。贝叶斯算法根据 EEG 估测脑内丙泊酚浓度。控制器通过比较丙泊酚估测浓度和靶浓度的差别，每秒调整一次输注速率，以维持设定的目标爆发抑制概率或相应的脑内丙泊酚靶浓度。（C）上方的图显示将目标爆发抑制概率（绿线）维持在 0.4，持续 20 min，而后改为 0.7，持续 20 min，最后改为 0.9，持续 15 min。估测的爆发抑制概率（紫线）与目标水平紧密贴合。中间的图显示相应的脑内丙泊酚靶浓度（绿线）与估测的丙泊酚浓度（紫线）紧密贴合。下方的图显示控制器如何即刻改变输注速率以维持爆发抑制目标水平。该研究验证了实时控制爆发抑制以及其他全身麻醉状态的可行性（Redrawn from Shanechi M，Chemali JJ，Liberman M，et al. A brain-machine interface for control of medically-induced coma. PLoS Comput Biol. 2013；9：e1003284.）

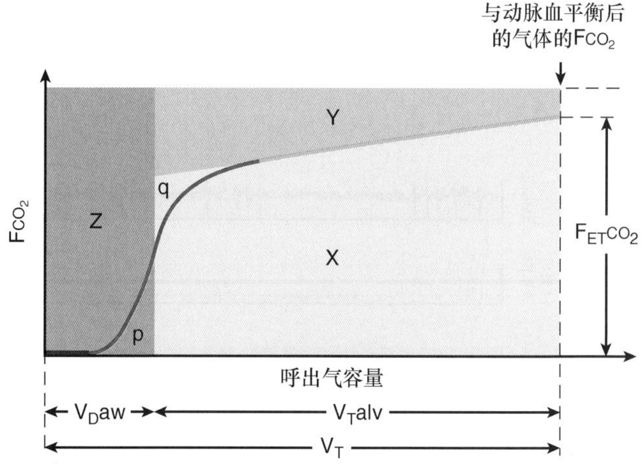

彩图 41.13 容量二氧化碳描记图是呼出气中 CO_2 分数（FCO_2）相对呼出气容量的作图。与时间二氧化碳描记图相似，它也分为三相：解剖无效腔（Ⅰ相，红色）、过渡期（Ⅱ相，蓝色）和肺泡（Ⅲ相，绿色）的气样。容量二氧化碳描记图可通过作一条垂线将总潮气量（V_T）区分为无效腔量（V_Daw）和有效肺泡潮气量（V_Talv），该垂线位于Ⅱ相内，能使图中两个三角形区域（p 区和 q 区）的面积大致相等。图中Ⅱ相的斜率还能定量测量肺泡通气的异质性（不均匀性）。图中水平线以下的区域（代表与动脉血平衡后的气体中的 FCO_2）明显可以分为三个不同的区域：X、Y 和 Z 区。X 区对应的是一次完整呼吸的潮气量中呼出的 CO_2 总容量。该数值可以用以计算 CO_2 产出量（$\dot{V}_{CO_2}$）；或者将呼出气 CO_2 容量除以呼出潮气量得到的值用于 Bohr 等式（等式 41.15）计算中所需要的混合呼出气 CO_2 分数或分压。Y 区代表的是肺泡无效腔造成的无效通气，Z 区代表的是解剖无效腔（V_Daw）造成的无效通气。Y 区＋Z 区代表的是生理无效腔的总容量。容量二氧化碳描记图也可以用 PCO_2 相对呼出气容量进行作图。$F_{ET}CO_2$，呼气末二氧化碳分数（Modified from Fletcher R，Jonson B，Cumming G，et al. The concept of deadspace with special reference to the single breath test for carbon dioxide. Br J Anaesth. 1981；53：77-88.）

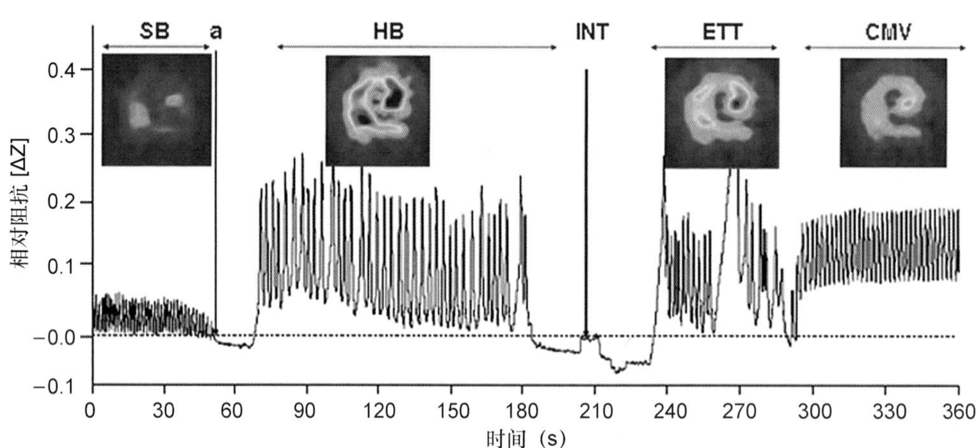

彩图 41.29 儿童麻醉诱导期五个关键阶段的相对阻抗信号图。（a）自主呼吸（SB）阶段，随着肌松作用的增强，出现微弱的阻抗信号。有效的手控通气（HB）产生高强度的信号，在气管内插管（INT）操作时该信号减为零。图中还显示了气管内插管后经气管内导管（ETT）进行手控通气以及采用常规机械通气（CMV）后的局部阻抗分布（From Humphreys S，Pham TM，Stocker C，Schibler A. The effect of induction of anesthesia and intubation on end-expiratory lung level and regional ventilation distribution in cardiac children. Paediatr Anaesth. 2011；21：887-893.）

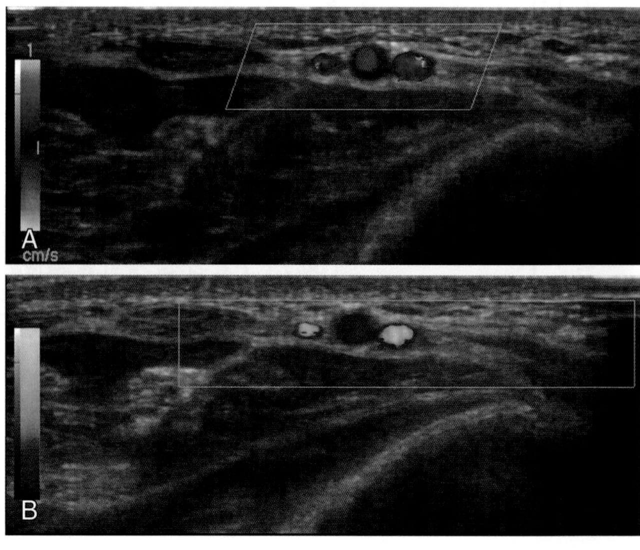

彩图 46.9 **多普勒频移超声图像说明**。A. 在彩色多普勒中，彩色编码基于平均频移。B. 在功率多普勒中，编码基于功率谱

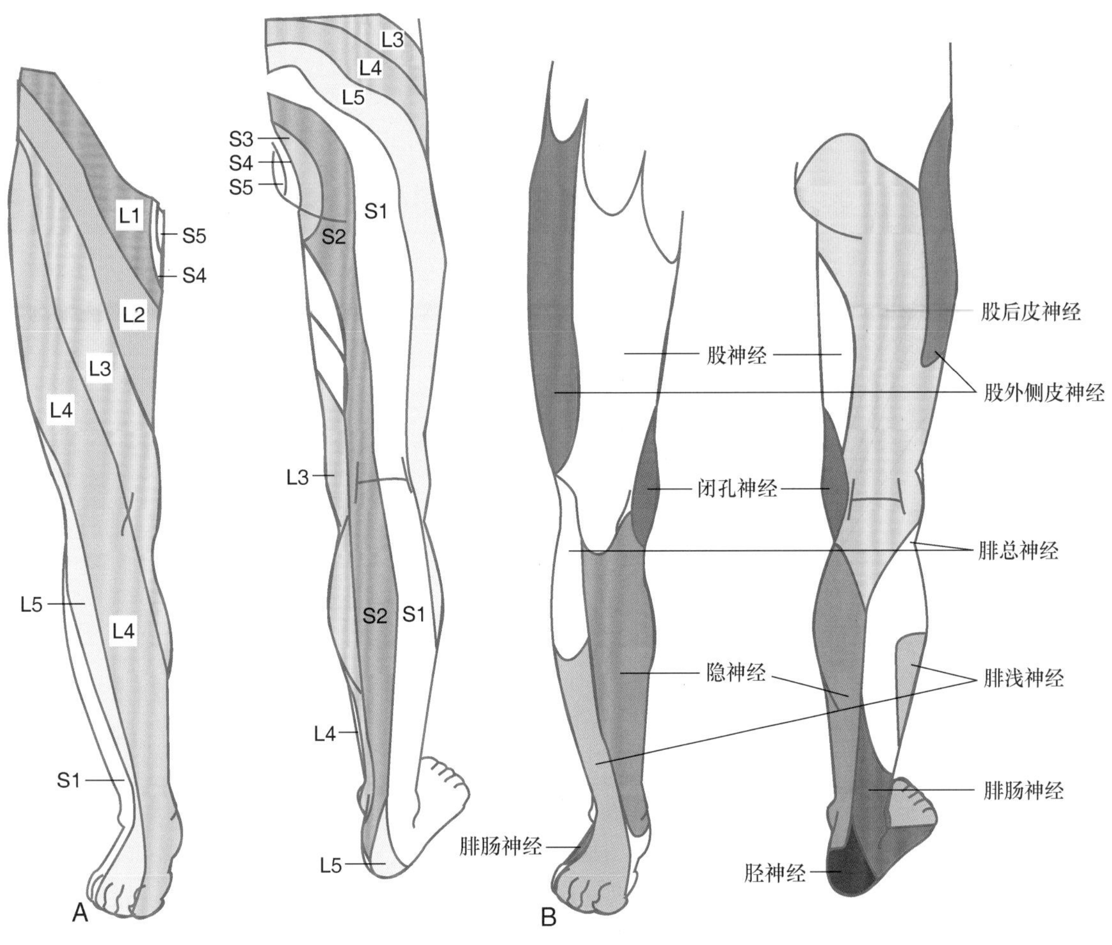

彩图 46.27 A. 腰骶神经的皮肤分布。B. 下肢周围神经的皮肤分布

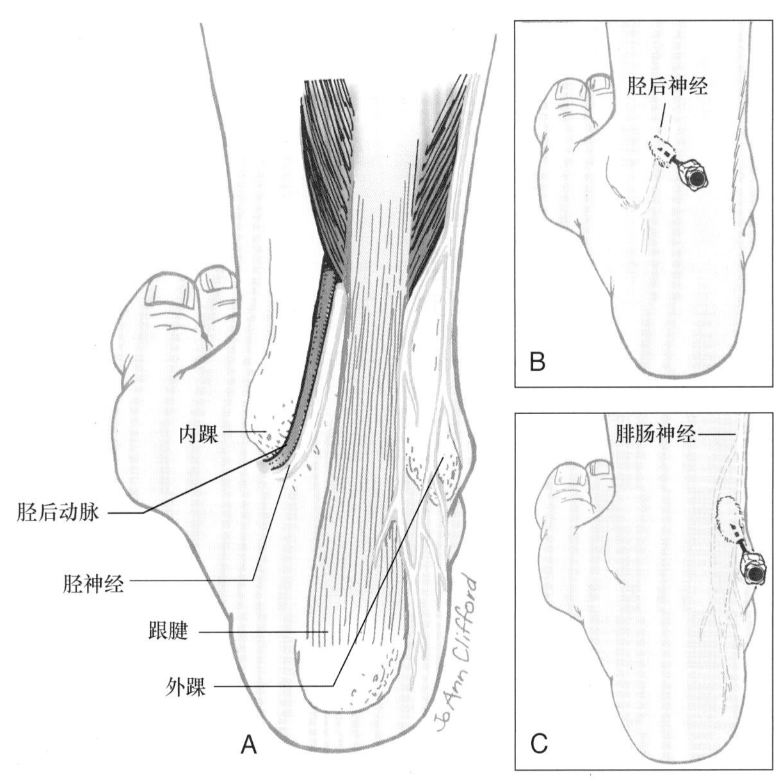

彩图 46.33 A. 阻滞踝部胫后神经和腓肠神经的解剖标志。B. 踝部胫后神经和进针方法。C. 踝部腓肠神经和进针方法

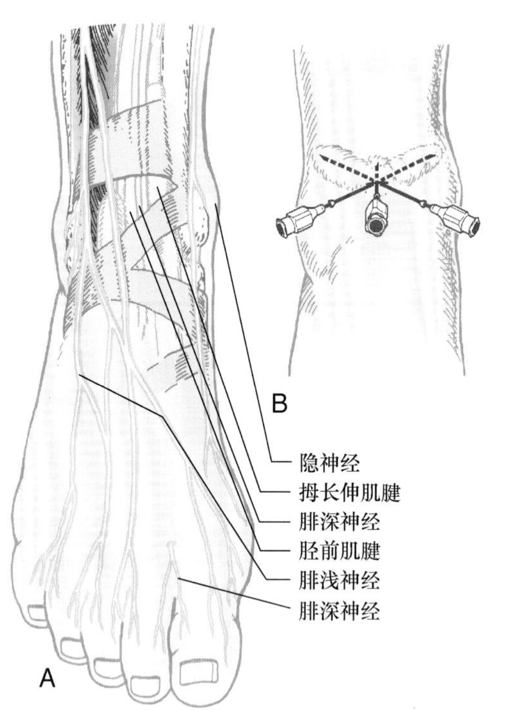

彩图 46.35 A. 踝部腓深神经、腓浅神经和隐神经阻滞的解剖标志。B. 经单针入路阻断腓深神经、腓浅神经和隐神经的穿刺方法

彩表 47.4 毛细血管的特点

毛细血管类型	位置	大的孔隙	基底膜	糖萼层	功能注记
无窗孔型（连续的）	肌肉、结缔组织、肺和神经组织	无	连续的	连续的	细胞间裂隙为液体滤过的主要途径。其中部分被有许多断裂的连接处阻断。在血脑屏障处这些断裂很小（1 nm）且不常见（闭锁小带紧密连接），允许最小的非脂质溶质分子通过。在其他组织中该断裂较大（5 ～ 8 nm）而且较常见（闭锁斑松散连接）
窗孔型	内分泌腺、肠黏膜、脉络丛和淋巴结	在内皮细胞内孔隙直径为 6 ～ 12 nm	连续的	连续的	窗孔允许毛细血管由组织间液重吸收液体，与其他毛细血管类型相反
	肾小球	内皮的孔隙大小可达 65 nm	连续的	孔隙上不连续，有效孔隙减小	肾小球毛细血管的许多空隙允许大量滤过。有效空隙的大小通过足细胞连接进一步减至 6 nm，因此通常不滤过蛋白质
窦状的	肝、脾和骨髓	细胞间大的孔隙可达 120 nm	不连续的	因内皮细胞摄取透明质酸，故无糖萼层	大的窗孔允许大分子（脂蛋白和乳糜微粒）在血浆与组织间液之间穿梭。结果导致无胶体渗透压来对抗滤过，而且这些组织的组织间液是血浆容量的有效组成部分。因为存在纤维囊并且通过淋巴管返回，因此大量滤过到此处的组织间液不能通过组织扩张来调节（例如，肝淋巴液生成量占体内淋巴液生成总量的 50%）

：基底膜 / 细胞外结构
：内皮细胞
：糖萼层
：红细胞

Modified from Woodcock TE，Woodcock TM. Revised Starling equation and the glycocalyx model of transvascular fluid exchange：an improved paradigm for prescribing intravenous fluid therapy. Br J Anaesth. 2012；108：384.

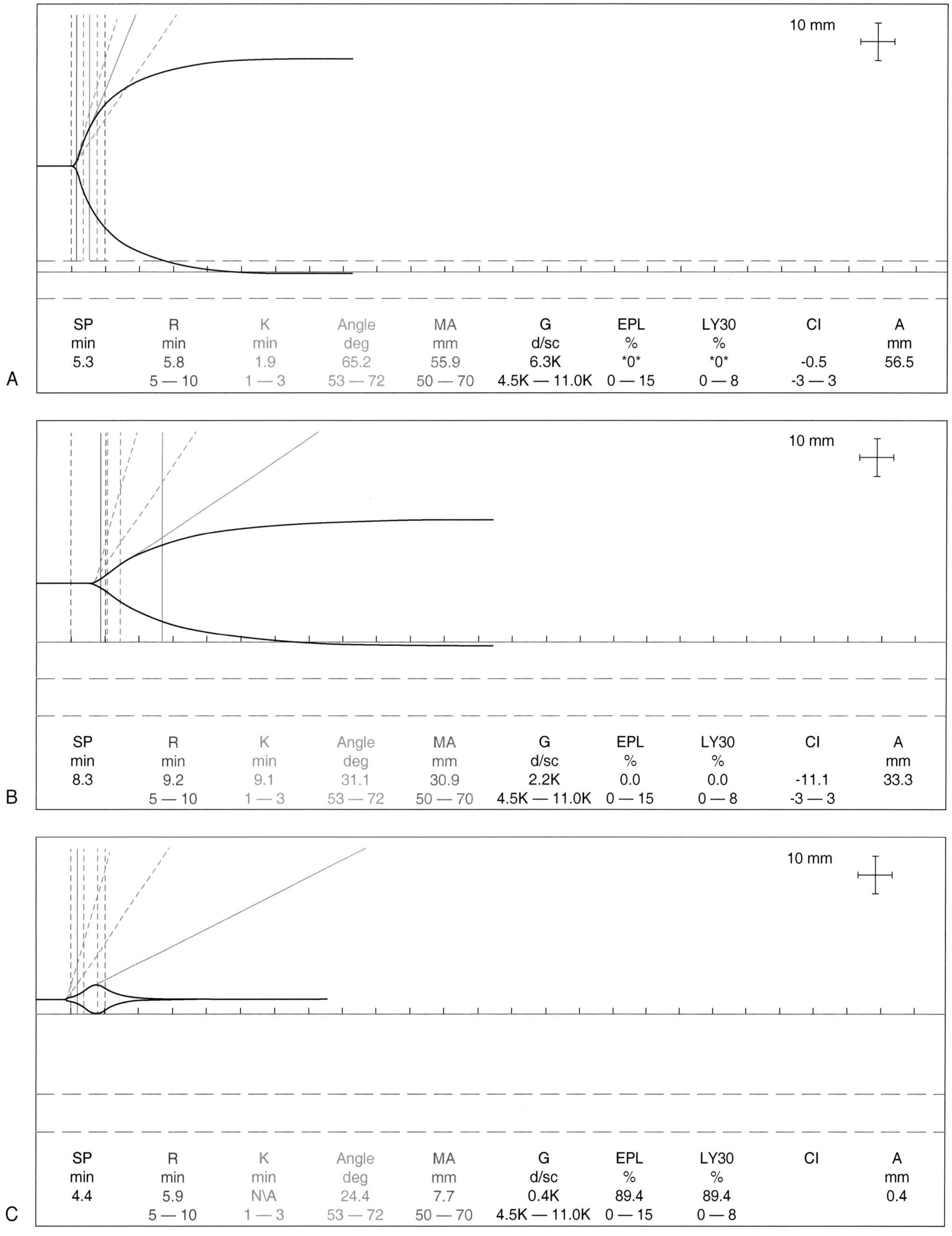

彩图 50.5 TEG 5000 系统分析高岭土活化标本产生的弹力血栓图（A）正常凝血、（B）低纤维蛋白原血症以及（C）纤溶亢进

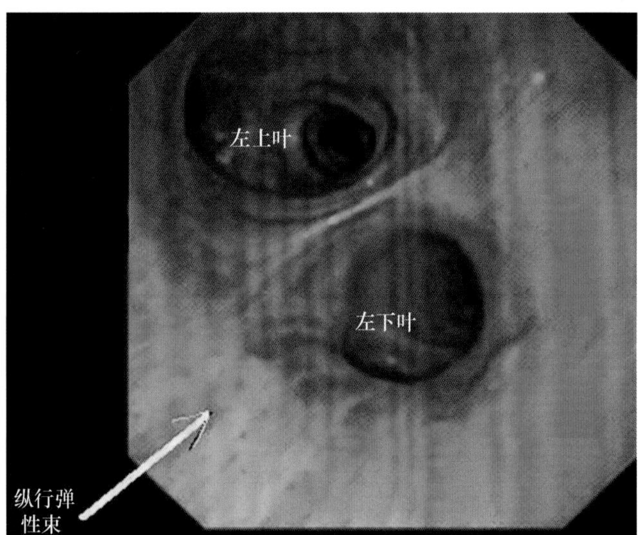

彩图 53.20 准确定位的左侧 DLT 支气管腔远端视图。左上叶（LUL）和左下叶（LLL）开口均可确认。注意纵行弹性条束（LEB，箭头所示），其向下延伸至气管和主支气管黏膜后壁。是支气管镜检医师确定前后方向的有用标志。在左主支气管内，可延伸入左下叶，且是区分下叶与上叶的有用标志

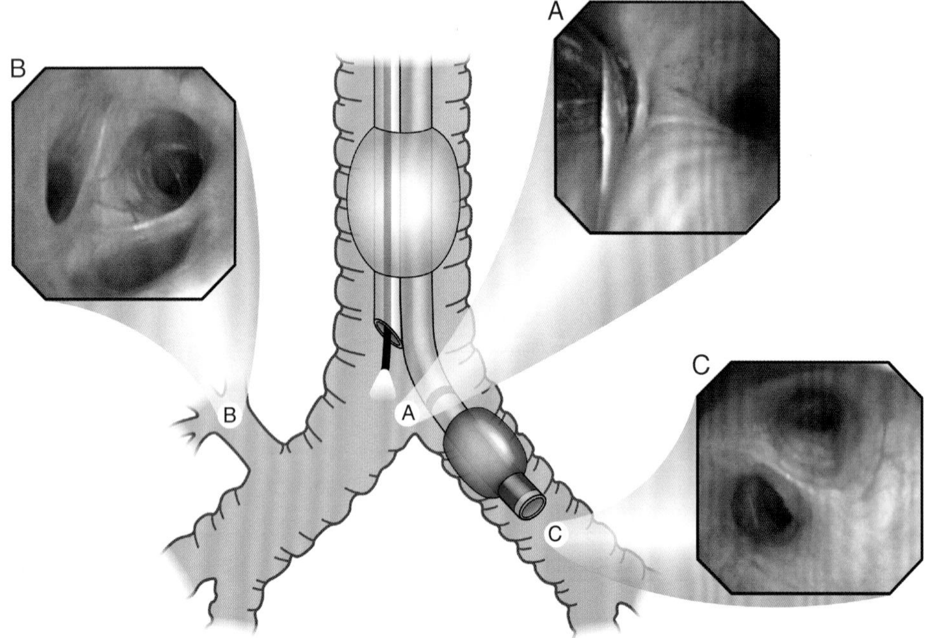

彩图 53.21 Mallinckrodt 左侧 DLT 的纤维支气管镜检查。（A）当纤维支气管镜通过气管腔时，可见左主支气管入口周围的支气管套囊边缘。气管隆嵴上方可见一白线标记。（B）右上叶支气管和三个开口的清晰图像：尖段、前段与后段。（C）左侧 DLT 处于最佳位置时，纤维支气管镜通过支气管内腔的支气管分叉（左下叶与左上叶支气管）清晰图像（Reproduced with permission from Slinger P. Principles and Practice of Anesthesia for Thoracic Surgery. New York：Springer；2011.）

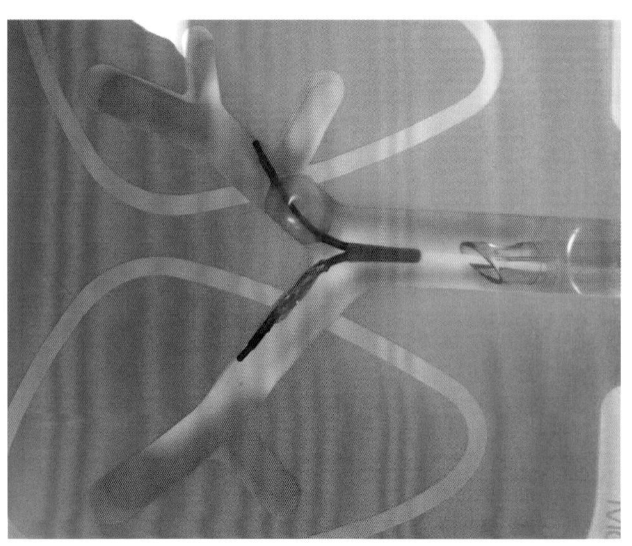

彩图 53.24 EZ 堵塞导管（Rusch，Teleflex）有两个带气囊的远端分支，可以进入每个主支气管并固定在隆嵴部位。两个分支有彩色涂层（蓝色和黄色），相应颜色的外部充气阀对应相应颜色的堵塞气囊

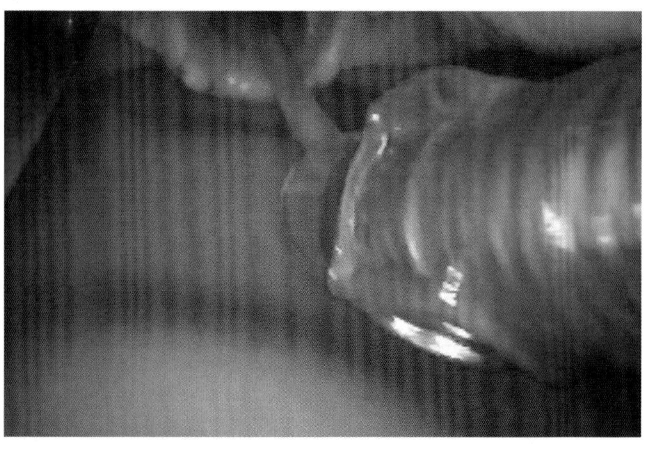

彩图 53.25 通过交换导管在可视喉镜指导下放置 DLT。绿色的交换导管（Cook Critical Care，Bloomington，Ind）最初通过单腔管放置，而单腔管已经被拔除（在这张照片拍摄前），然后交换导管通过 DLT 管腔抽出，而 DLT 是在直视下通过声门插入。照片中的 DLT（Fuji，Phycon，Vitaid，Lewinston，NY）在远端支气管开口处为斜面且具有一个可弯曲的支气管腔，有助于这项操作

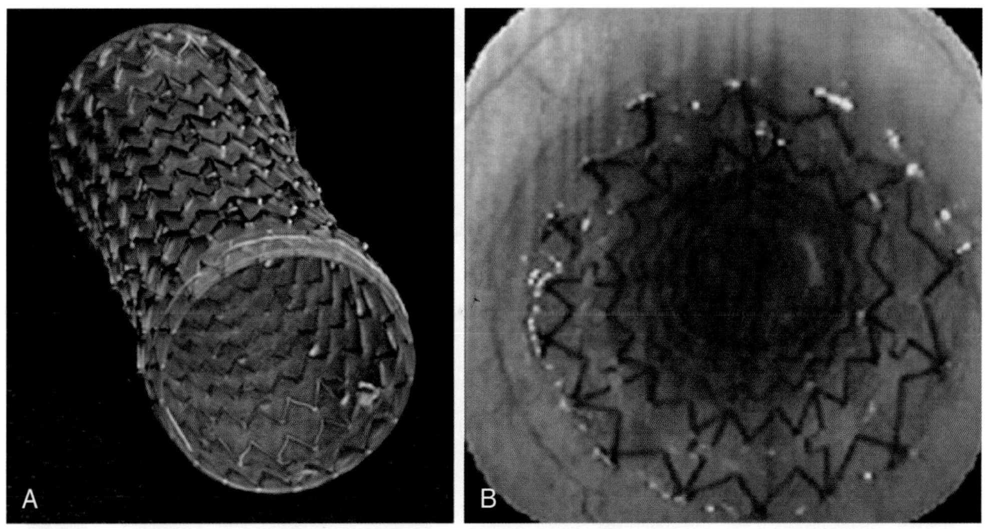

彩图 53.42 （A）自膨式柔性金属气管支架；（B）纤维支气管镜视野下自膨式柔性金属气管支架近端

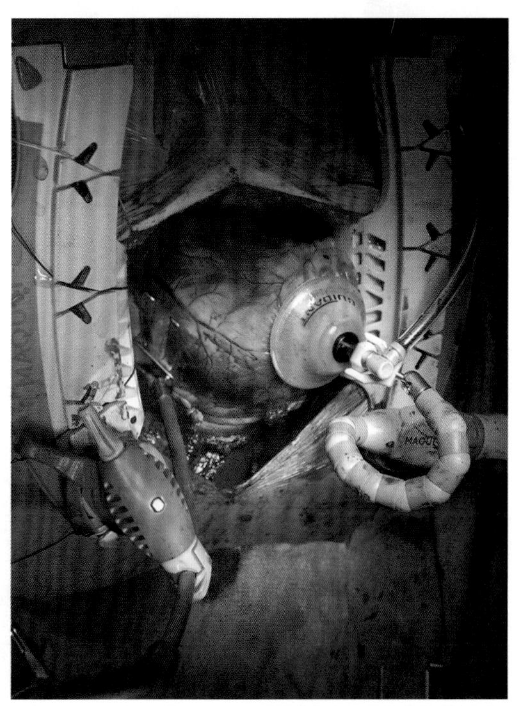

彩图 54.23　本图显示 OPCAB 时第一钝缘支（OM1）与大隐静脉移植血管吻合。视角来自患者头端。可见已经完成的左侧内乳动脉与左冠状动脉前降支吻合。Maquet 接入设备（MAQUET，Wayne，NJ）凭借其吸附力使心脏位置"垂直化"，易于对冠状动脉的回旋支进行操作（Courtesy Alexander Mittnacht，MD，Mount Sinai School of Medicine，New York；From Mittnacht AJC，Weiner M，London MJ，et al. Anesthesia for myocardial revascularization. In：Kaplan JA，Reich DL，Savino JS，eds. Kaplan's Cardiac Anesthesia：The Echo Era. 6th ed. St. Louis：Saunders；2011：524.）

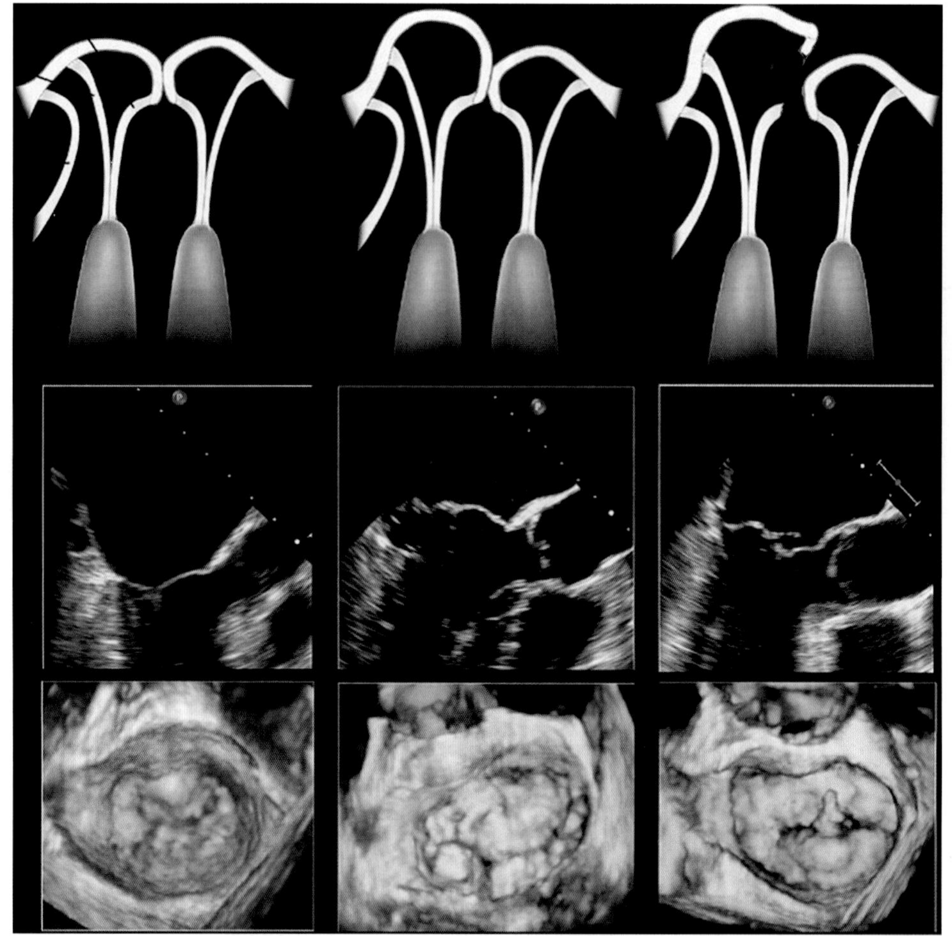

彩图 54.27 术中 2D 和 3D TEE 描述的二尖瓣脱垂和瓣叶连枷（From O'Gara P，Sugeng L，Lang R，et al. The role of imaging in chronic degenerative mitral regurgitation. JACC Cardiovasc Imaging. 2008；1［2］：221-237.）

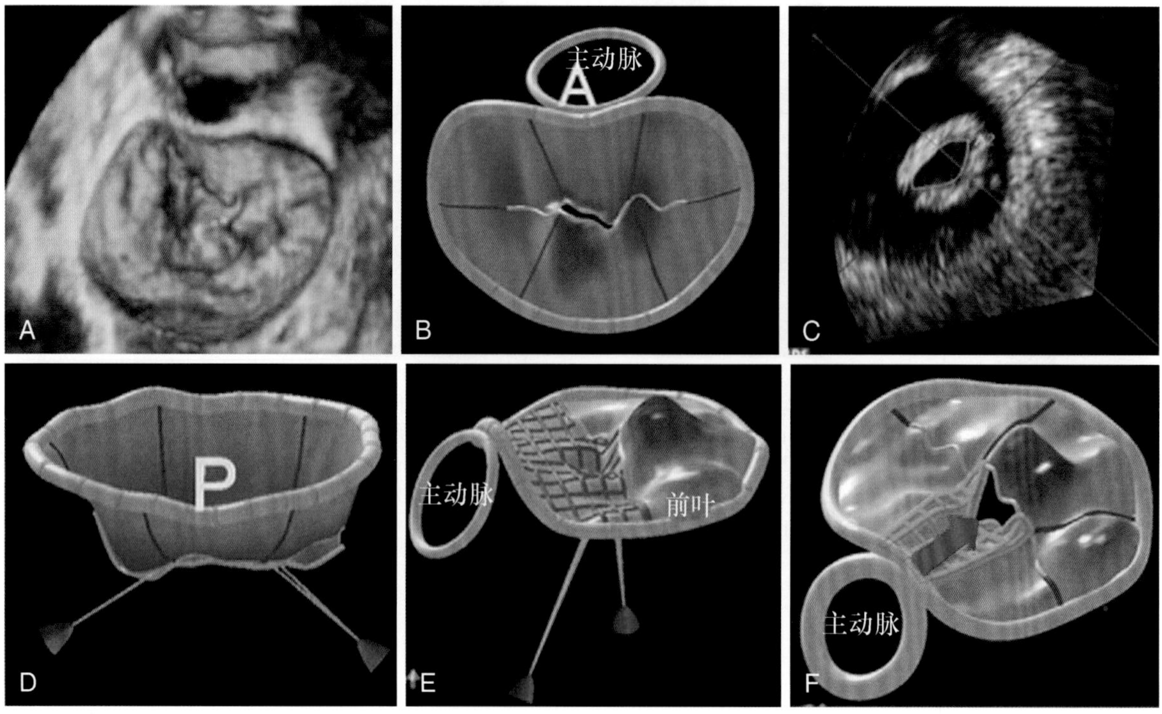

彩图 54.28 三维超声心动图下的二尖瓣叶的组成。A，二尖瓣的心房面，可以看到 P2 区的脱垂。B，二尖瓣三维重建显示红色的 P2 区。C，二尖瓣的心室面。D，二尖瓣三维重建的侧面视图，可见腱索。E，二尖瓣前外侧交界视角，红色为脱垂的区域。F，瓣膜心房视角显示脱垂区域和瓣叶闭合不全导致的反流

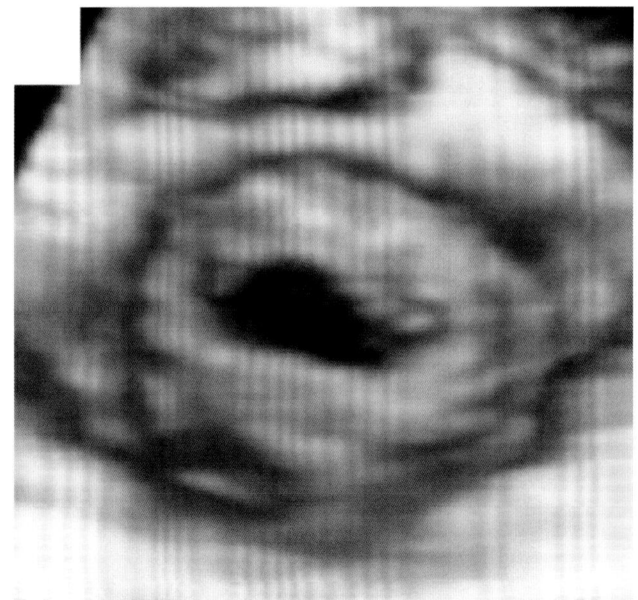

彩图 54.30 左心房视角下狭窄二尖瓣的三维图像（From Lang RM，Tsang W，Weinert L，et al. Valvular heart disease：the value of 3-dimensional echocardiography. J Am Coll Cardiol. 2011；58：1933-1944.）

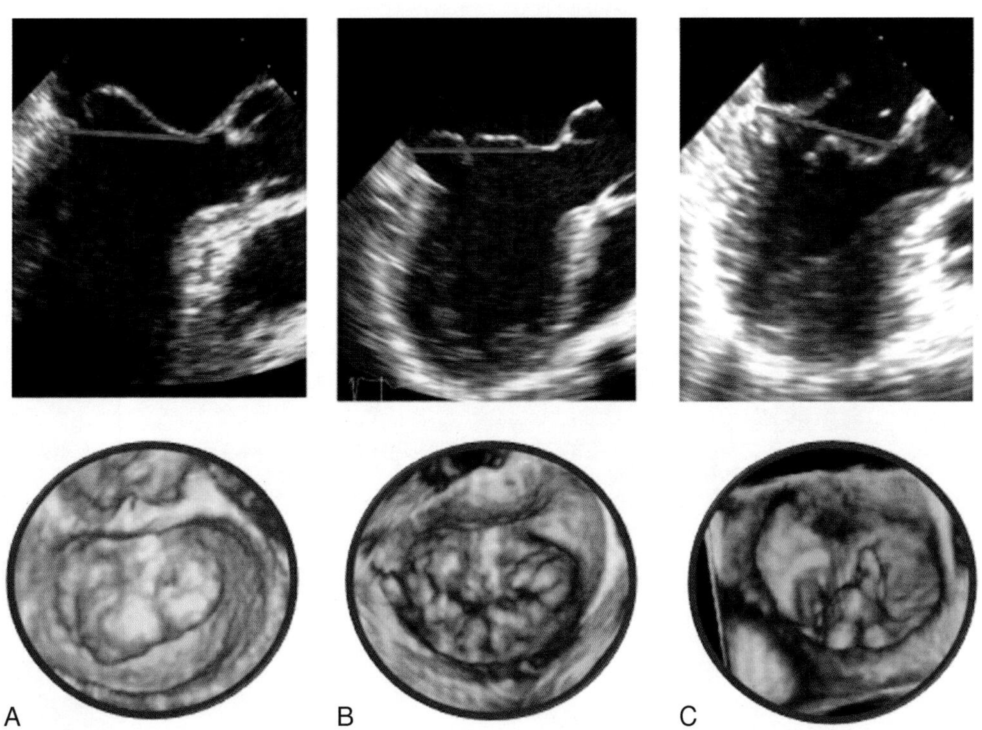

彩图 54.33 **二尖瓣脱垂的鉴别诊断**。二维（2D）食管超声心动图（TEE）长轴切面显示前瓣脱垂（A，顶部），从左心房面观察的三维（3D）食管超声的示意图（A，底部）。当瓣叶游离缘在收缩期超过二尖瓣瓣环平面时应诊断二尖瓣脱垂。2D TEE 长轴切面显示腱索伸长导致二尖瓣脱垂，两个瓣叶呈波浪状（B，顶部），从左心房面观察的 3D TEE 示意图（B，底部）。由于瓣叶组织过多，在收缩期瓣体突入左心房，瓣叶游离缘仍低于二尖瓣环平面，诊断为瓣叶涌出（leaflet billowing）。2D TEE 长轴切面显示由于腱索破裂，出现连枷样瓣叶（C，顶部），从左心房面观察 P2 连枷的 3D TEE 示意图（C，底部）（From Lang RM，Tsang W，Weinert L，et al. Valvular heart disease：the value of 3-dimensional echocardiography. J Am Coll Cardiol. 2011；58：1933-1944.）

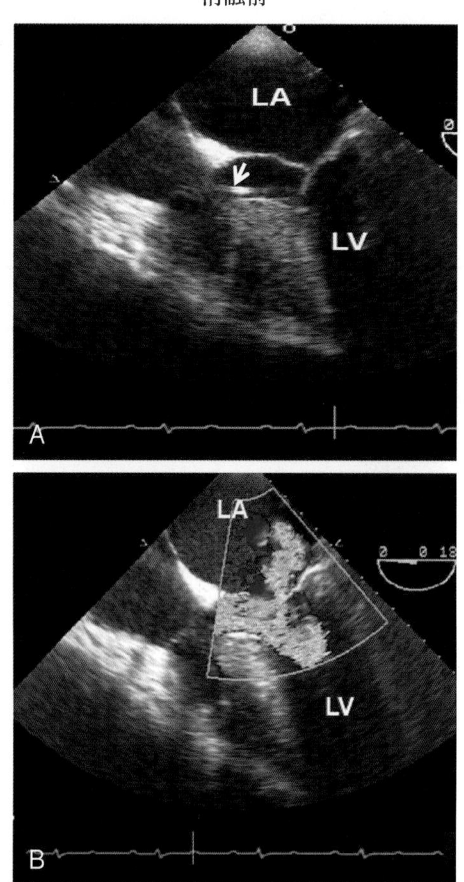

彩图 54.36 **食管超声心动图的图像。**（A）二维图像显示左心室流出道狭窄，合并瓣叶收缩期前移（箭头）。（B）彩色多普勒图像显示高速血流信号呈马赛克样色彩交替镶嵌，二尖瓣偏心反流位于后外侧。LA，左心房；LV，左心室（From Naguch SF，Bierig M，Budoff MJ，et al. American Society of Echocardiography clinical recommendations for multimodality cardiovascular imaging of patients with hypertrophic cardiomyopathy. J Am Soc Echocardiogr. 2011；24：473-498.）

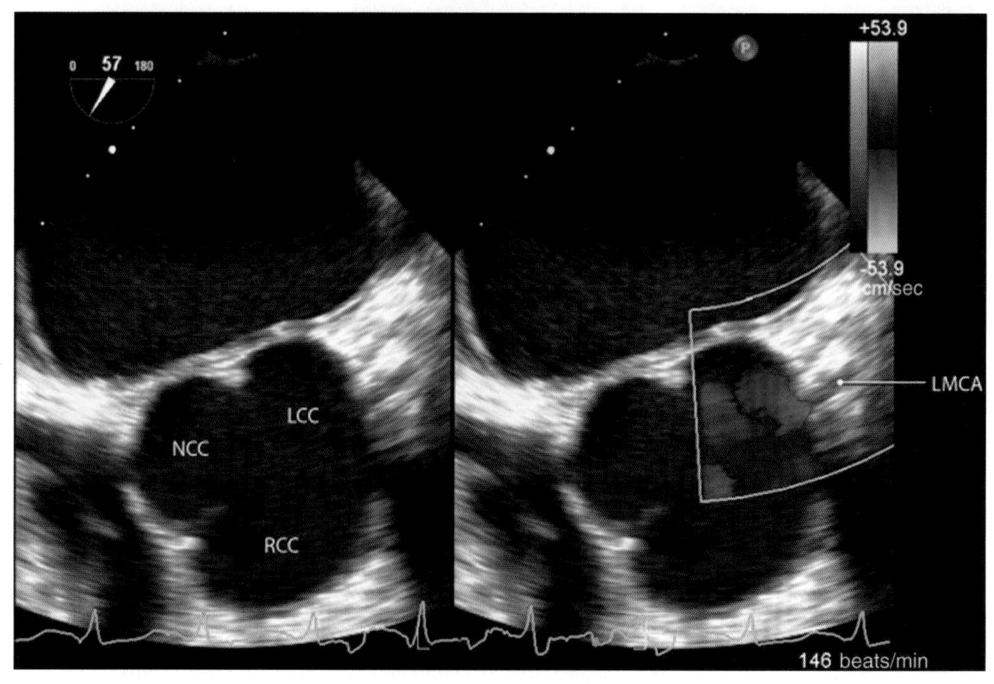

彩图 54.43 **食管中段主动脉短轴切面。** LCC，左冠瓣；LMCA，左冠状动脉主干；NCC，无冠瓣；RCC，右冠瓣（From Virtual TE：< http://pie.med.utoronto.ca/tee >.）

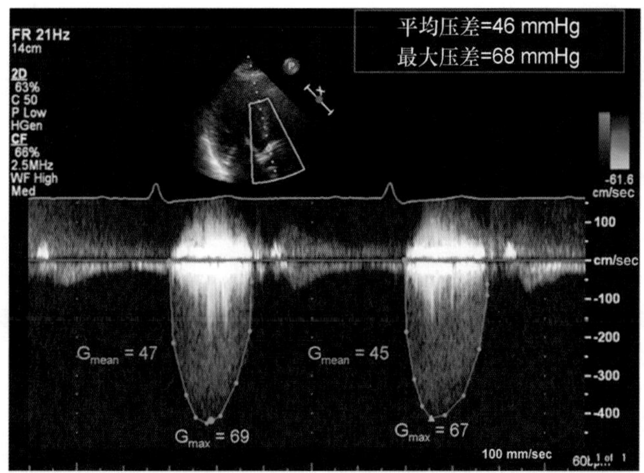

彩图 54.44 **连续多普勒超声定量主动脉的狭窄程度**。G_{max}，最大压差；G_{mean}，平均压差（From http://web.stanford.edu/group/ccm_echocardio/cgi-bin/media wiki/index.php/Aortic_stenosis_assessment. Accessed August 21，2014.）

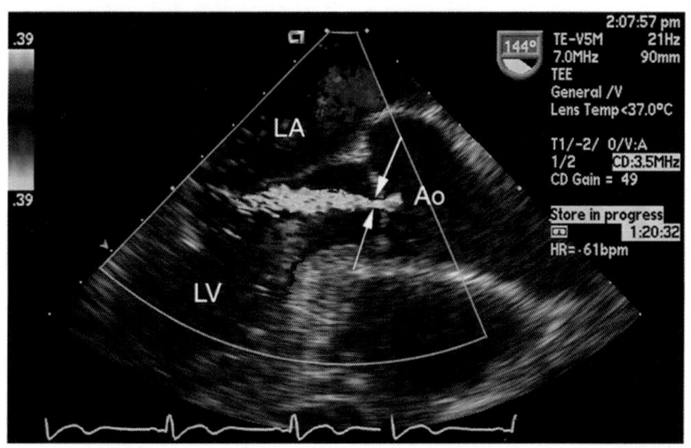

彩图 54.47 **缩流颈**。卡尺测量主动脉反流束最窄的部分，这相当于反流口近似面积。Ao，主动脉；LA，左心房；LV，左心室（From Perino AC，Reeves ST，eds. A Practical Approach to Transesophageal Echocardiography. 2nd ed. Philadelphia；Lippincott Williams & Wilkins；2008：232.）

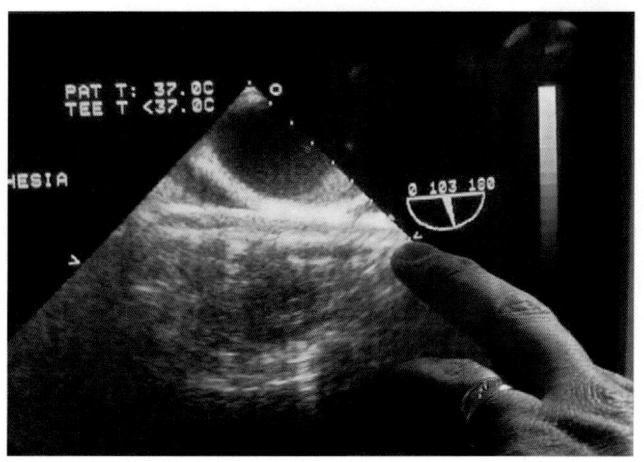

彩图 54.48 静脉插管经下腔静脉-右心房进入上腔静脉

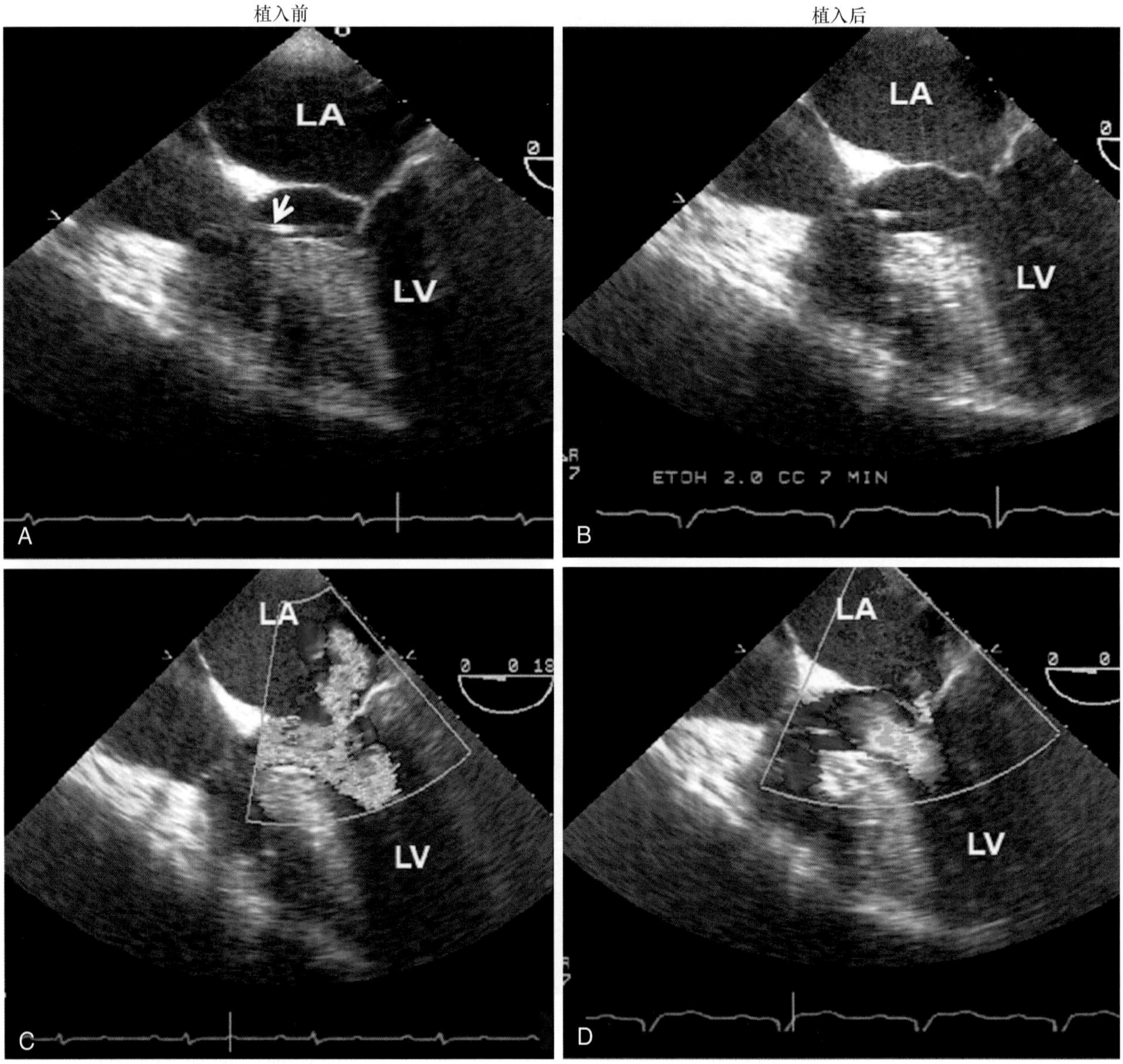

植入前　植入后

彩图 54.51 经胸超声心动图（TTE）显示功能性二尖瓣反流患者 MitraClip 植入前后的图像。四腔心切面显示 MitraClip 植入前（A）和植入后（B）的二尖瓣反流情况；两腔心切面显示 MitraClip 植入前（C）和植入后（D）的二尖瓣反流情况。LA，左心房；LV，左心室（From Kothandan H，Vui KH，Khung KY，et al. Anesthesia management for MitraClip device implantation. Ann Card Anaesth. 2014；17［1］：17-22.）

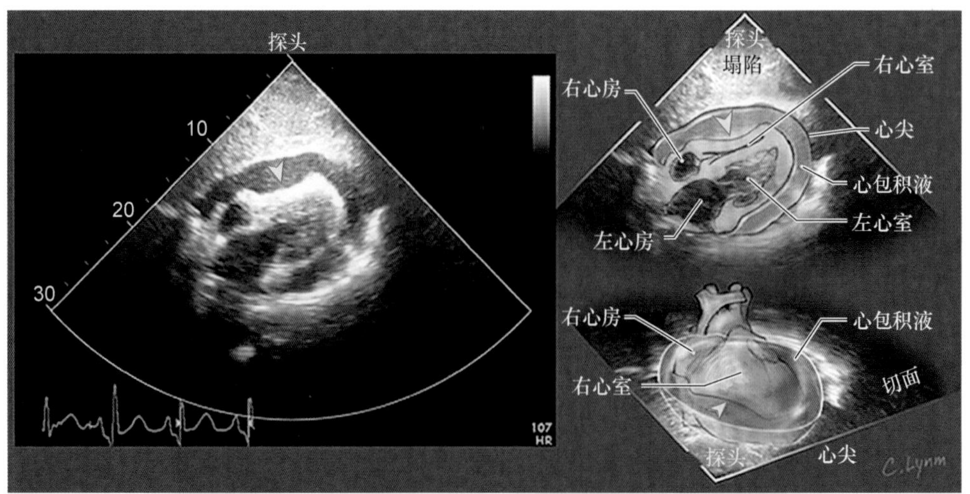

彩图 54.57 心包积液导致心脏压塞的超声表现。舒张早期的剑突下切面显示大量的环绕心脏的心包积液导致右心室完全萎陷（箭头）（From Roy CL，Minor MA，Brookhart MA，et al. Does this patient with a pericardial effusion have cardiac tamponade? JAMA. 2007；297：1810-1818.）

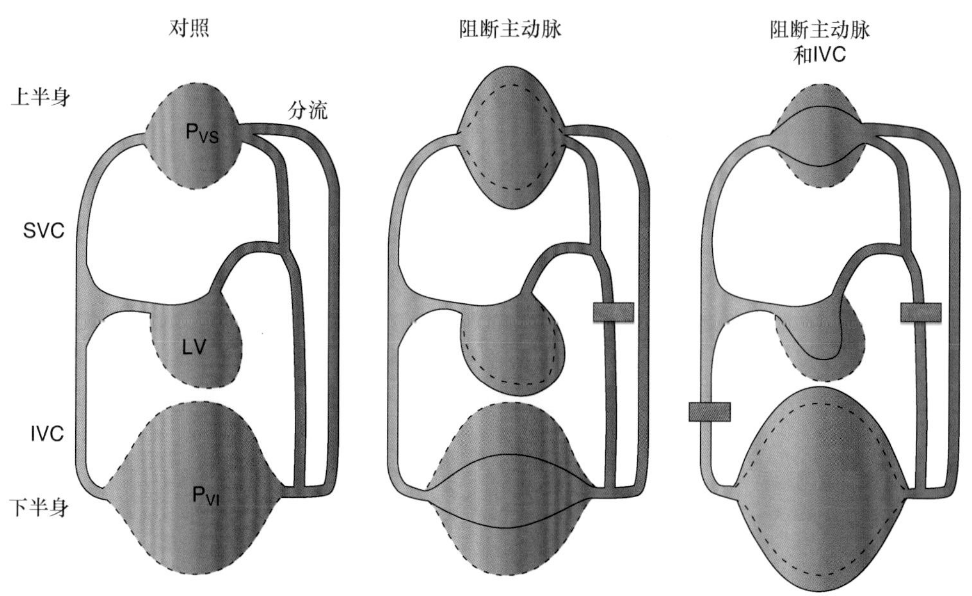

彩图 56.3　**不同阻断方式导致的顺应区变化示意图。**上半身、下半身和左心室顺应区；用虚线表示；左图为对照组，不行任何阻断，中图表示仅阻断主动脉，右图表示主动脉和下腔静脉同时阻断。IVC，上腔静脉；LV，左心室；PVS，上半身顺应性压力；PVI，下半身顺应性压力；SVC，下腔静脉

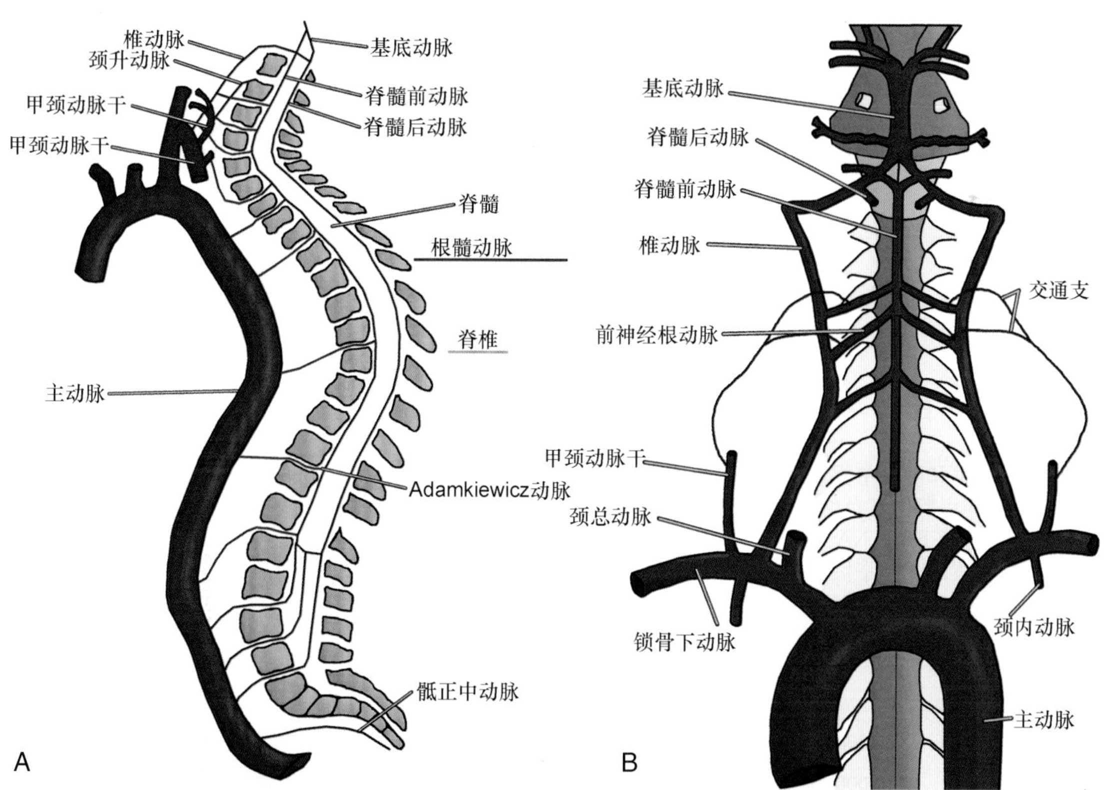

彩图 56.15　**概述脊髓和颈脊髓的血液供应以及脊髓前动脉的起源。**（A）脊髓血液供应概述。脊髓主要接收来自颅颈交界处的三个动脉的血液。这些动脉沿脊髓纵轴延伸，止于脊髓尾端。三个动脉分别为脊髓前动脉和一对脊髓后动脉，其血液供应主要来自椎动脉，颈升动脉，甲颈动脉干的分支。甲颈动脉干还通过多支前、后神经根髓质动脉为颈椎脊髓供血。这些动脉不与脊髓动脉（前和后）吻合；相反，它们沿水平方向进入椎管直接供应脊髓。随着脊髓延伸，尾部血液供应变少。来自胸主动脉和腹主动脉根髓动脉持续直接供应脊髓，但直至位于下胸部或腰椎水平 Adamkiewicz 的动脉水平时，脊髓动脉才接受新的吻合。腰部和骶部脊髓同时从骶部前正中动脉接受血液。紫红色线代表根髓动脉，黄色方框代表椎骨。（B）颈髓和脊髓前动脉的起源。脊髓前动脉起源于颅颈交界处的椎动脉，此外脊髓前动脉从前根神经根动脉（椎动脉分支）和颈升动脉（甲颈动脉干的分支）接收血液，脊髓前动脉无其他吻合支，直至下胸部和腰椎区域与 Adamkiewicz 的动脉吻合（未显示）。脊髓前动脉向脊髓前部供应大量的含氧血液（From Hoehmann CL，Hitscherich K，Cuoco JA. The artery of Adamkiewicz：vascular anatomy，clinical significance and surgical considerations. J Cardiovasc Res. 2016；5：6.）

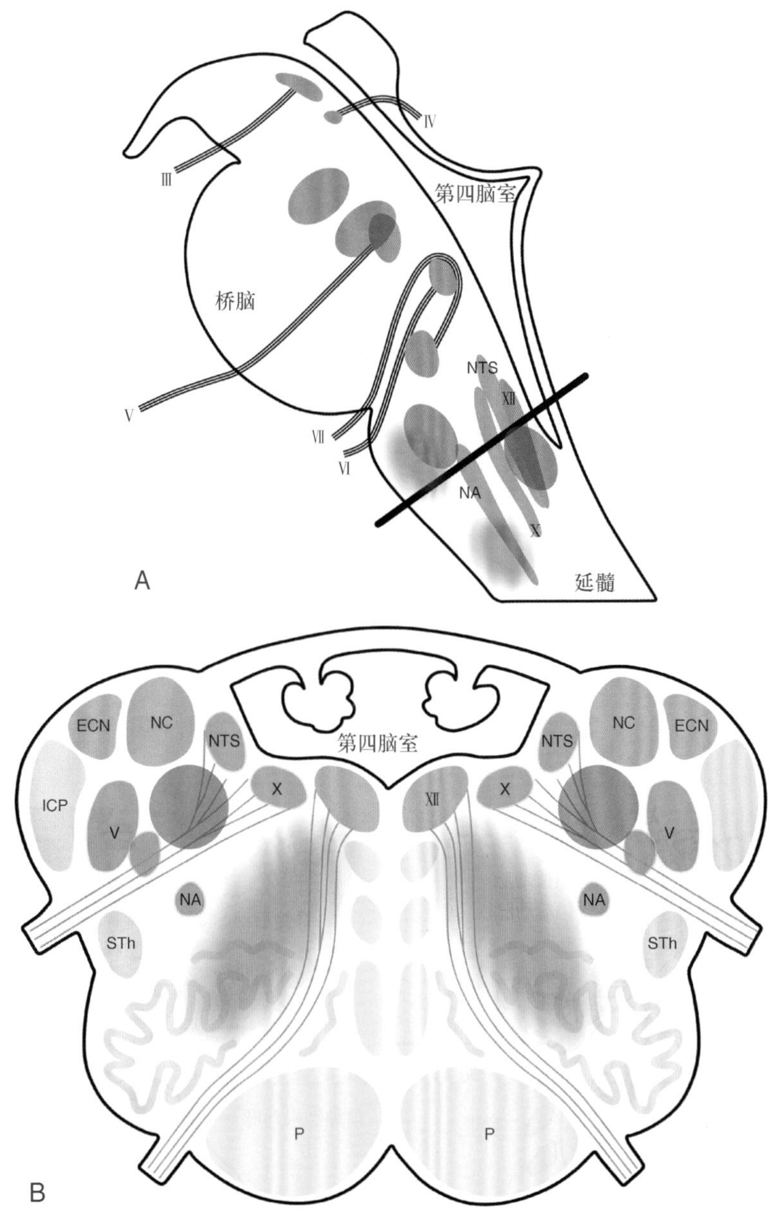

彩图 57.17 **血管舒缩中枢和呼吸中枢**。矢状面（A）和轴向面（B）显示第四脑室底附近的血管舒缩中心（红色）和呼吸中枢（蓝色）。轻微的脑干操作引起的红色结构区域的刺激可导致显著的心血管反应，包括高血压、低血压、心动过缓和心动过速。ECN，外楔形核；ICP，小脑下角；NA，疑核，NC，楔状核；NTS，孤束核；P，锥体；STH，脊髓丘脑束；Ⅴ，三叉神经脊核和束；Ⅹ，迷走神经运动背核；Ⅻ，舌下神经核

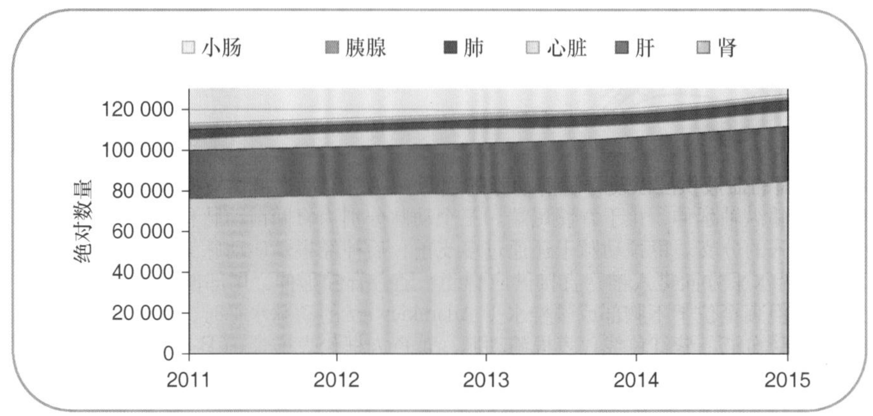

彩图 60.1 **2011—2015 年全球各种器官移植的数量**（From http://www.transplant-observatory.org/organ-donation-transplantation-activities-2015-report-2/. Accessed June 25，2018.）

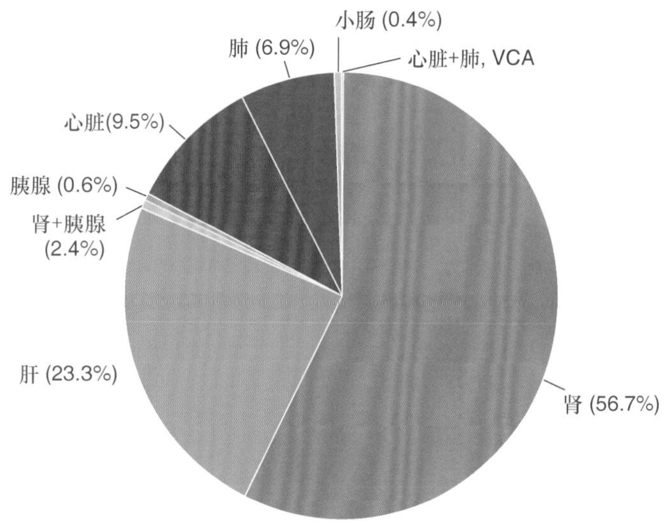

彩图 60.2 **2016 年美国各种器官移植的比例**（From https://unos.org/about/annual-report/2016-annual-report/. Accessed June 25，2018.）

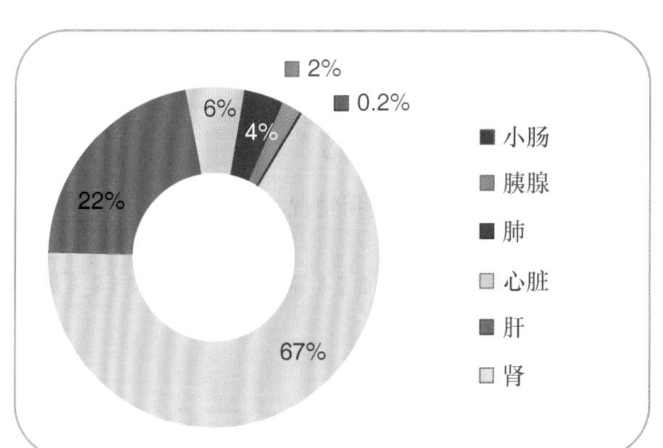

彩图 60.3 **2015 年全球各种器官移植的比例**（From http://www.transplant-observatory.org/organ-donation-transplantation-activities-2015-report-2/. Accessed June 25，2018.）

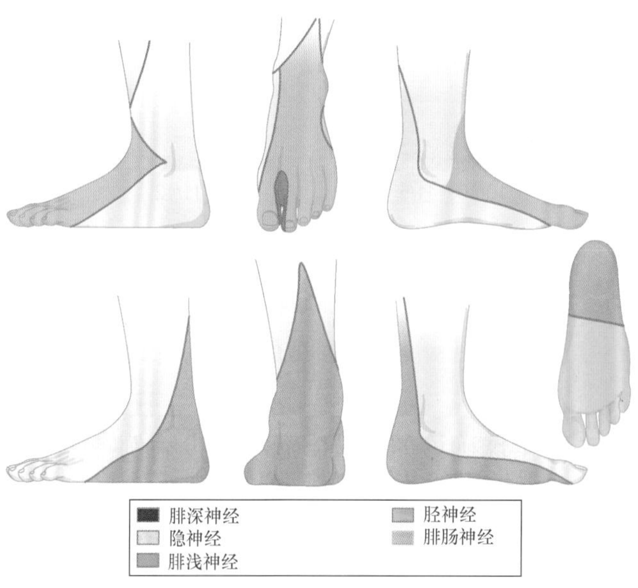

彩图 64.11 踝部神经阻滞的皮肤分布（From Carron H, Korborn GA，Rowlingson JC. Regional Anesthesia：Techniques and Clinical Applications. New York：Grune & Stratton；1984.）

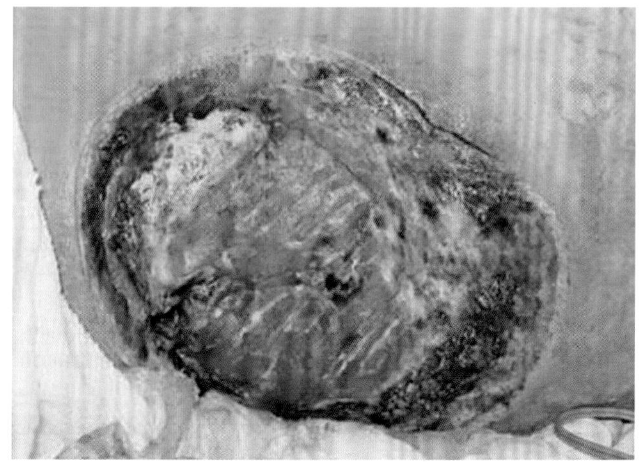

彩图 68.4 **乔普林，MO 龙卷风后患者侧腹区域的坏死性皮肤毛霉菌病**（From Neblett Fanfair R，Benedict K，Bos J，et al. Necrotizing cutaneous mucormycosis after a tornado in Joplin，Missouri，in 2011. N Engl J Med. 2012；367［23］：2214-2215. Published by the Massachusetts Medical Society.）

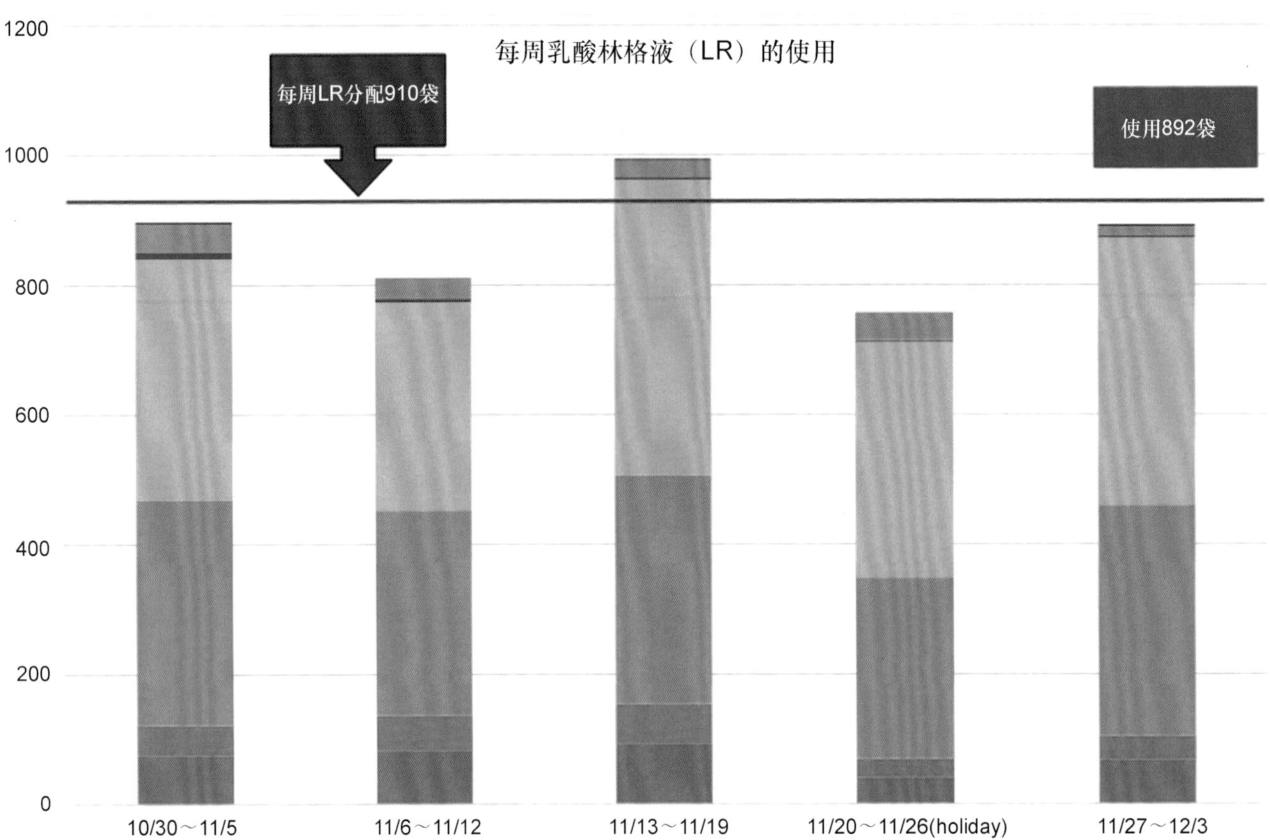

彩图 68.9 UNMC 跟踪 Maria 飓风后晶体液缺乏期间乳酸林格液的使用情况

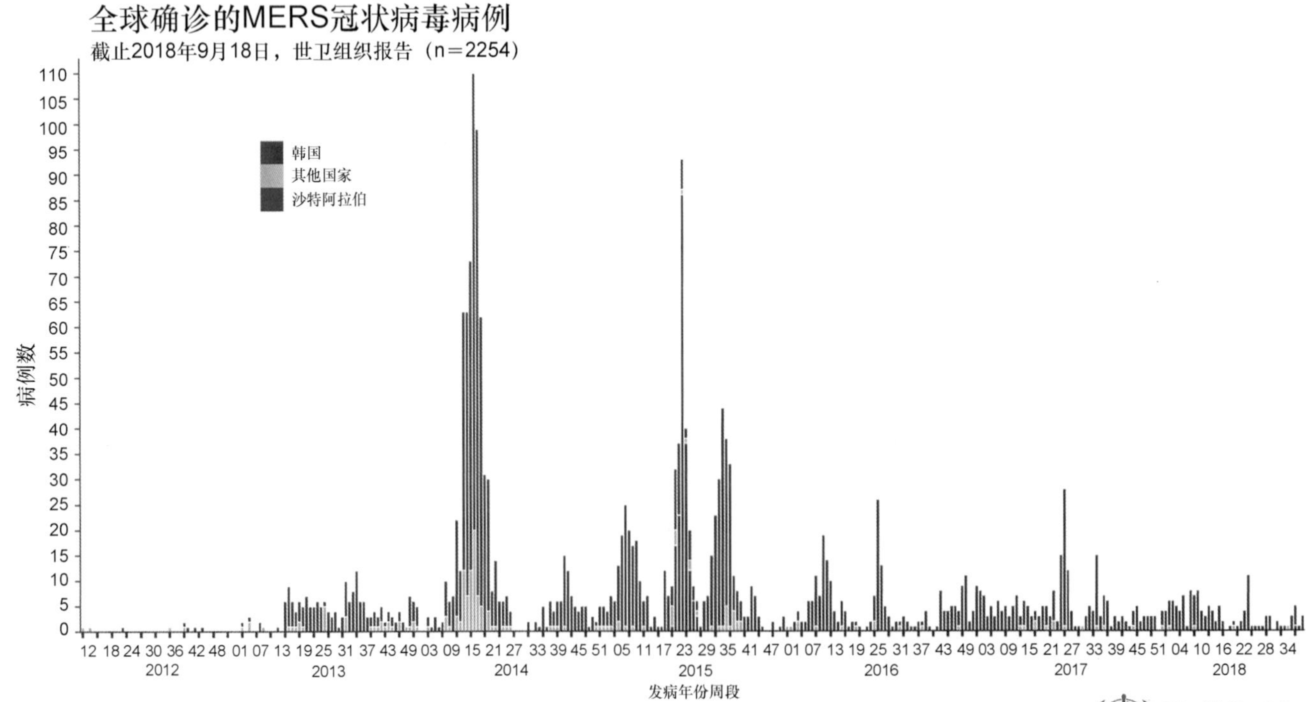

彩图 68.18 **中东呼吸综合征的全球分布情况**（Data from World Health Organization. Available from http://www.who.int/eme rgencies/mers-cov/epi-18-september-2018.png? ua = 1.）

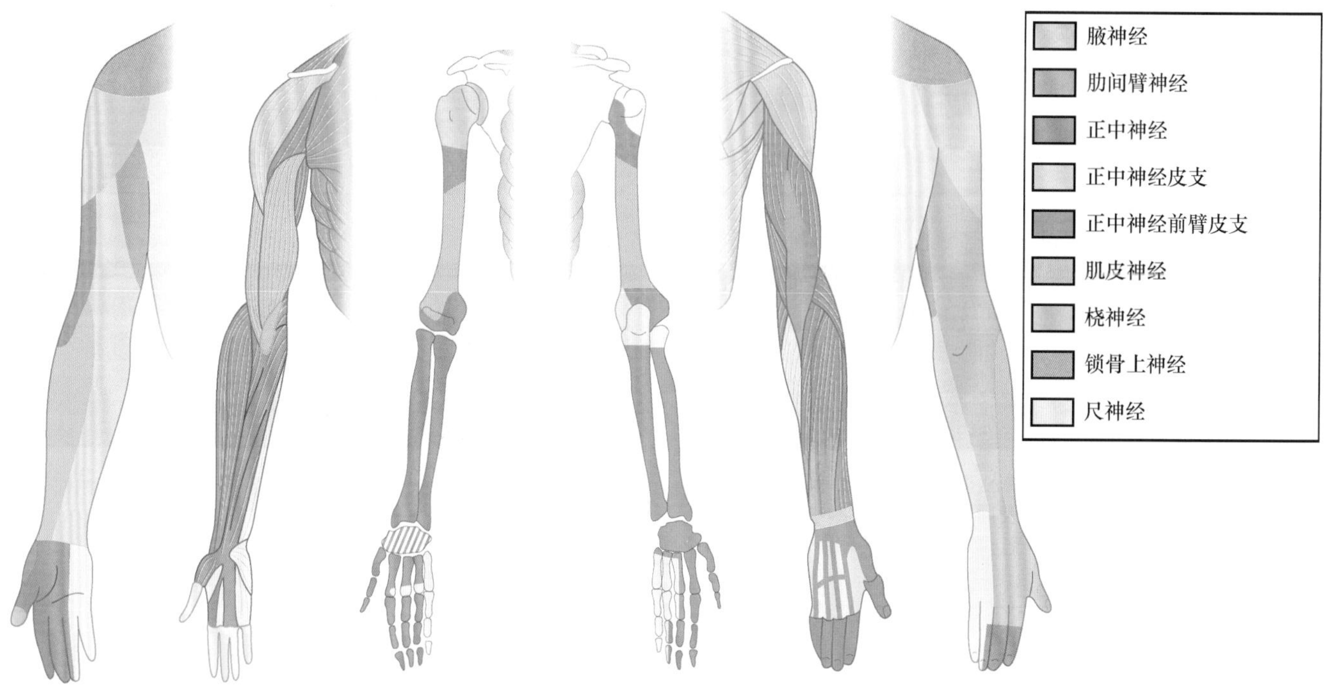

彩图 76.11 上肢皮肤、肌肉及骨骼的神经支配

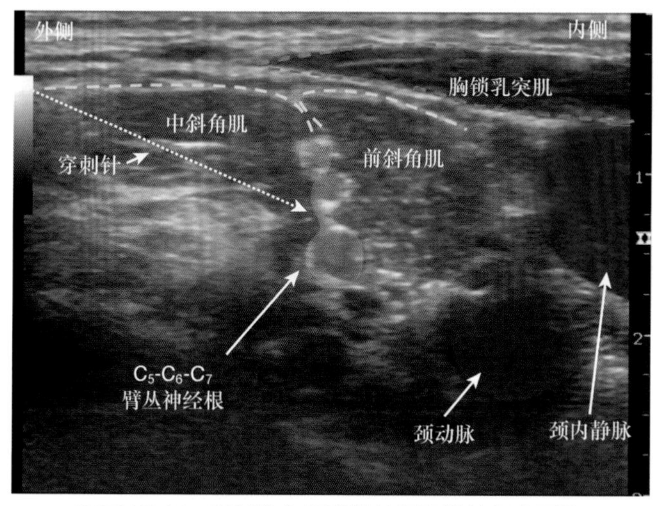

彩图 76.14 肌间沟入路臂丛神经阻滞的超声图像

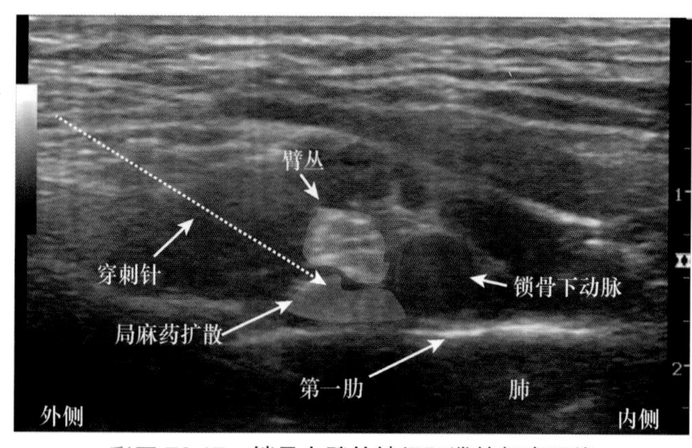

彩图 76.17 锁骨上臂丛神经阻滞的超声图像

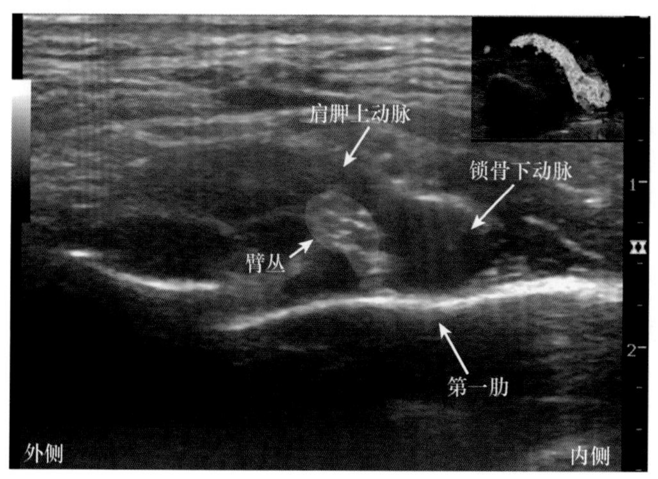

彩图 76.18 彩色多普勒下锁骨上臂丛神经阻滞的超声图像及周围血管影

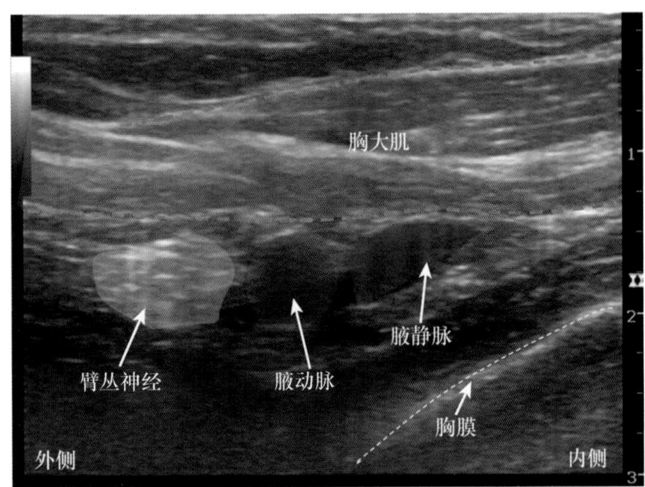

彩图 76.20 **超声引导锁骨下臂丛神经阻滞，近端法。**在该阻滞平面，胸大肌是血管神经束表面可视的主要肌肉，胸小肌位于远端。血管神经束中，腋静脉位于最内侧，动脉在中间，最外侧为臂丛神经

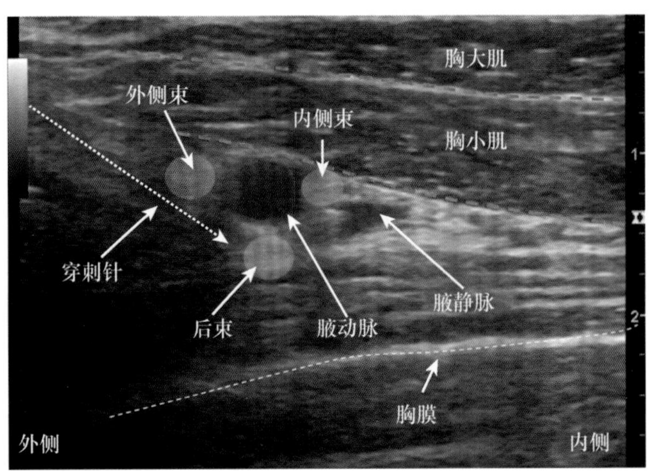

彩图 76.22 超声引导下喙突旁入路锁骨下臂丛神经阻滞超声图像

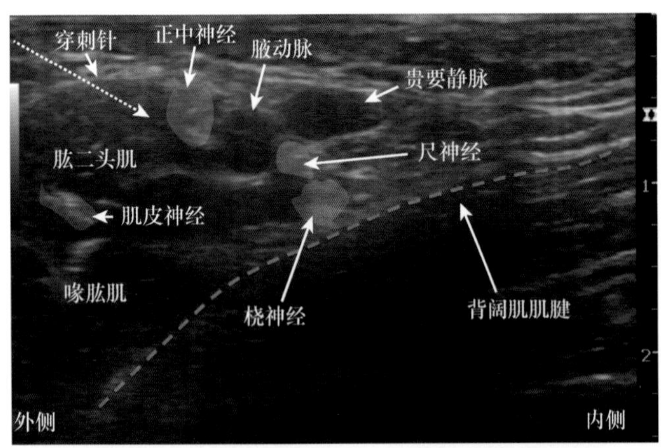

彩图 76.24 **超声引导下腋路臂丛神经阻滞超声图像**

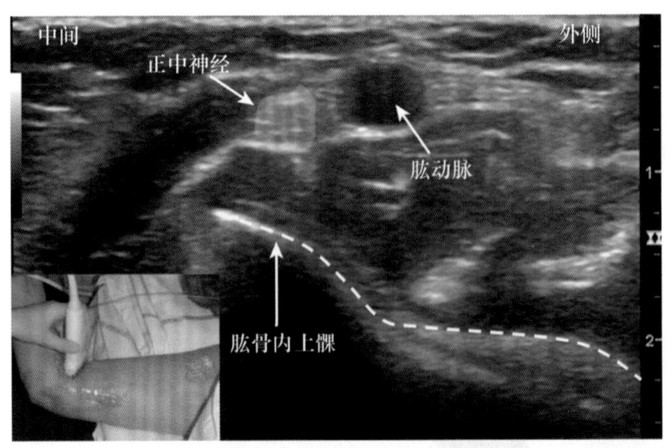

彩图 76.25 **肘部正中神经超声图像**

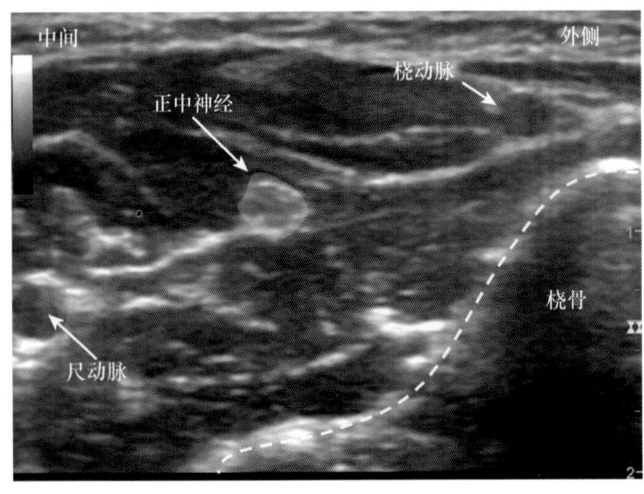

彩图 76.26 **前臂正中神经超声图像**

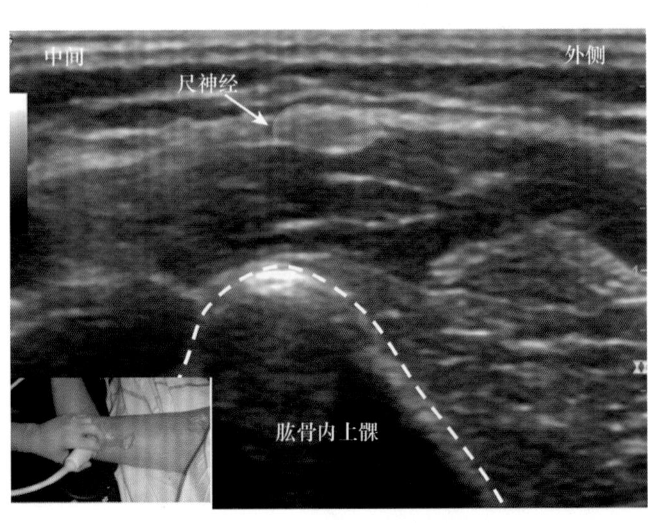

彩图 76.27 **肘部尺神经超声图像**

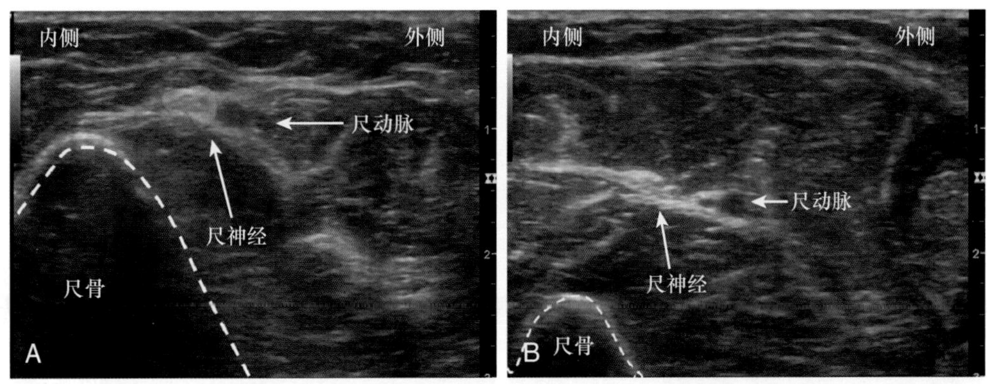

彩图 76.28 腕部（A）和前臂（B）尺神经超声图像

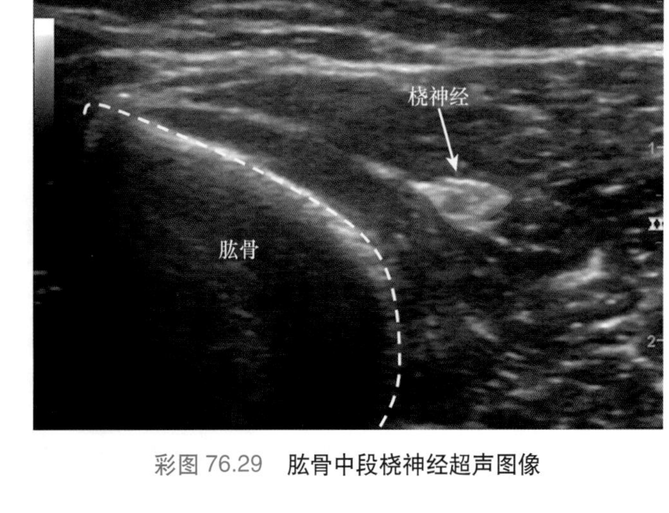

彩图 76.29 **肱骨中段桡神经超声图像**

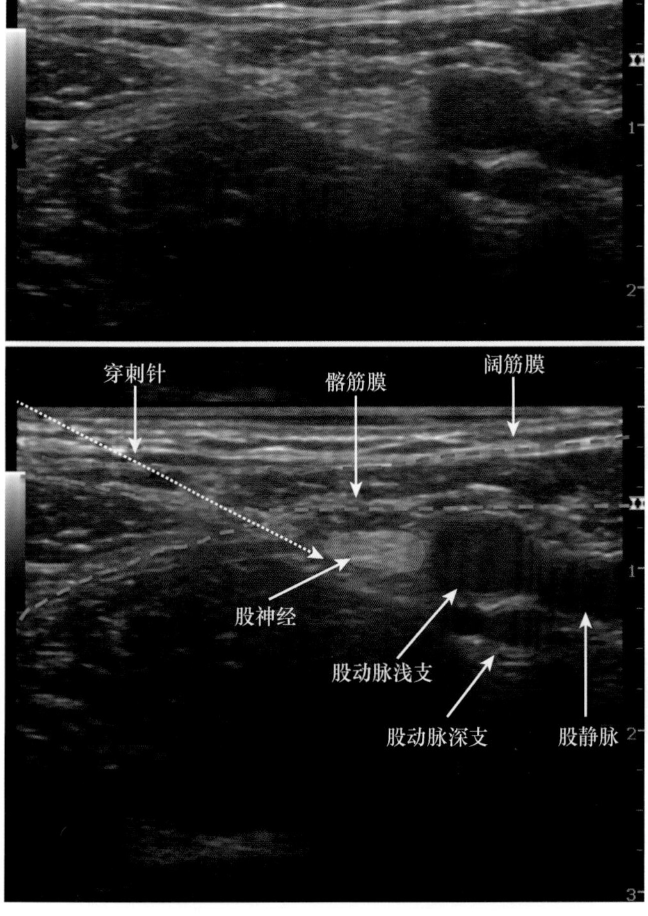

彩图 76.34 **股神经阻滞操作的超声图像**

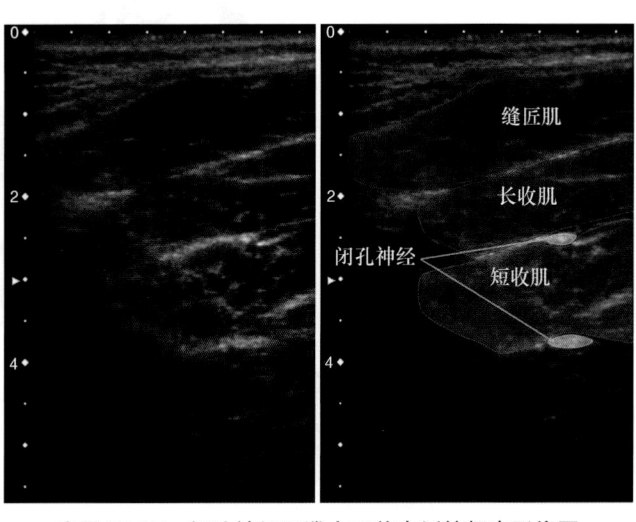

彩图 76.37 **闭孔神经阻滞大腿前内侧的超声影像图**

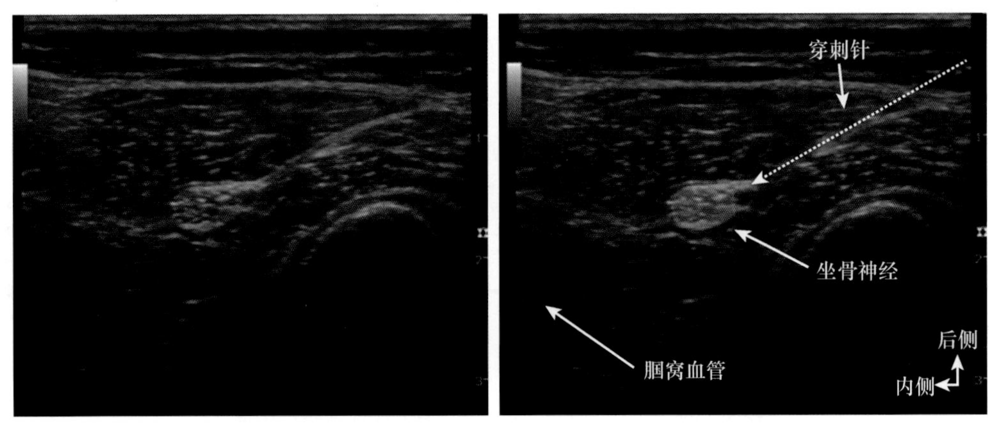

彩图 76.41 **腘窝坐骨神经的超声图像。**坐骨神经一般走行于腘动脉的外侧，位置比动脉浅

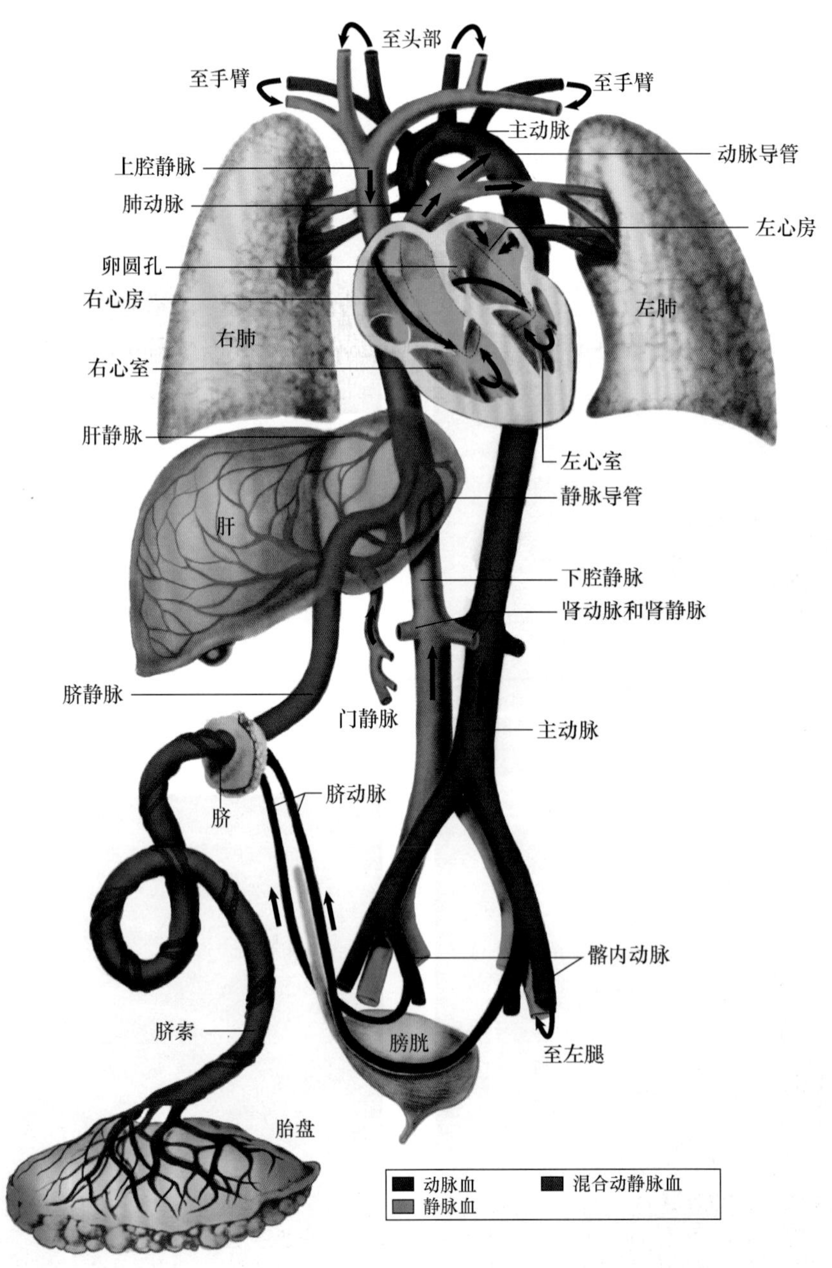

彩图 78.1 **妊娠后期胎儿循环过程。**注意经卵圆孔和动脉导管的选择性血流模式

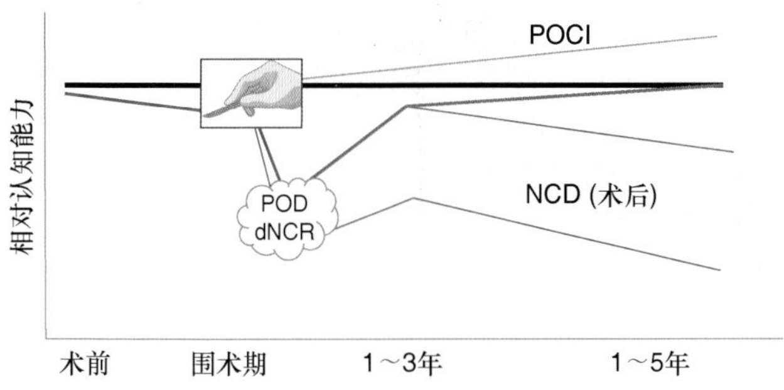

彩图 82.1　**围术期认知功能变化趋势**。围术期患者接受手术时认知轨迹稳定（黑色）或下降（红色）。手术后大部分患者认知功能没有变化（黑色），小部分患者显示术后认知功能改善（POCI，绿色），一些患者术后认知急性下降为 POD 或 dNCR，大部分可以恢复（绿色）。其中的一小部分稍后会再次下降，也许符合他们的术前轨迹。底部的红色轨迹表明，一小部分围术期患者无法完全康复，如果他们没有做手术，下降趋势会更陡峭。线的粗细旨在大致反映遵循指示轨迹的概率，其他轨迹也是可能的。dNCR，神经认知恢复延迟；NCD，神经认知障碍；POD，术后谵妄

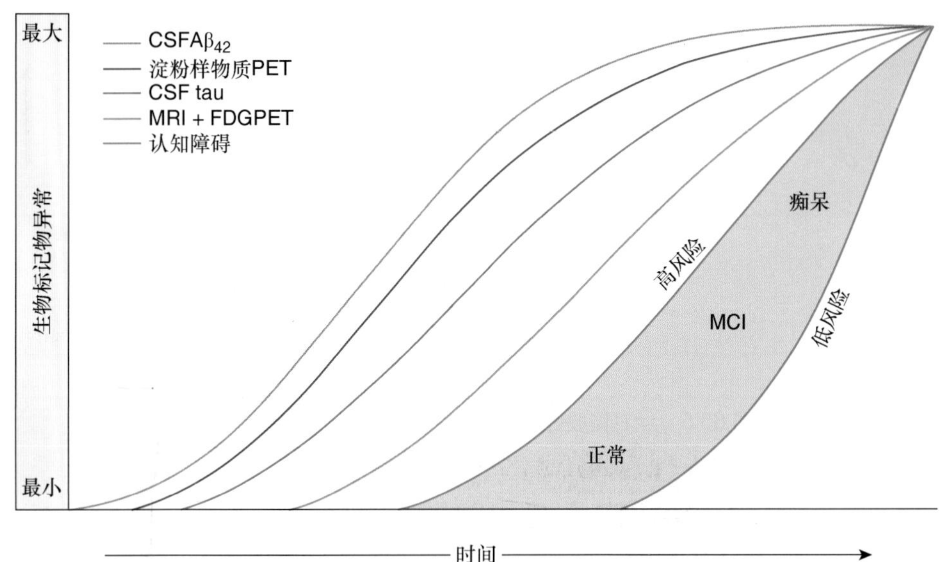

彩图 82.2　**神经退行性变和认知进展模型**。脑脊液（CSF）A β 42（紫色）和淀粉样蛋白沉积在 PET 上成像（红色）最早发生，CSF 中 Tau 蛋白（蓝色）升高，Tau 蛋白聚集可能在 PET 成像（尚无数据）随后发生。分别通过 FDG PET 和结构磁共振成像（MRI，黄色）测量神经变性，轻度认知障碍（MCI）或痴呆症功能变化曲线。根据定义，所有曲线都汇合于右上角，即最大异常点（而非水平）。横轴是时间，差异很大，大约为几十年。在正常和 MCI 之间画一条垂直线近似于大部分接受手术的老年患者，意味着许多患者在手术时会有明显的神经病理学表现（From Jack C，Knopman，DS，Jagust WJ，et al. Tracking pathophysiological processes in Alzheimer’s disease：an updated hypothetical model of dynamic biomarkers. Lancet Neurol. 2013；12：207-216.）

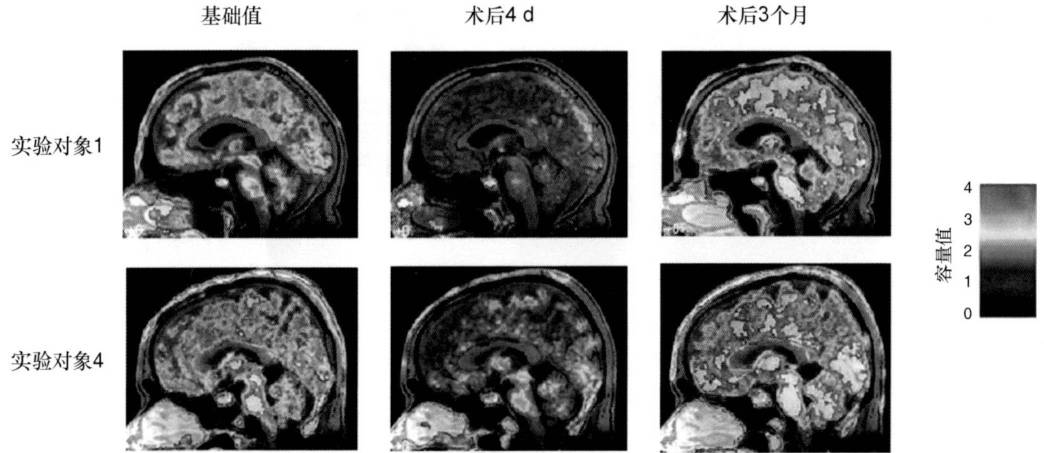

彩图 82.3　**术后神经炎症 PET 成像**。使用靶向活化神经胶质的 PET 配体［（^{11}C）PBR28］扫描了接受腹部手术的两位患者，普遍认为可反映大脑免疫活化程度。手术前的扫描是基线，手术后 4 d 的扫描可清楚地显示出免疫抑制作用。至少在这两位患者中，“3 个月”扫描显示其激活程度大于基线，这与他们的认知分析有关。术后第 4 天的抑制可能是出现在术后第 1 天或第 2 天的急性激活（From Forsberg et al.，Ann Neurol. 2017；81：572-582.）

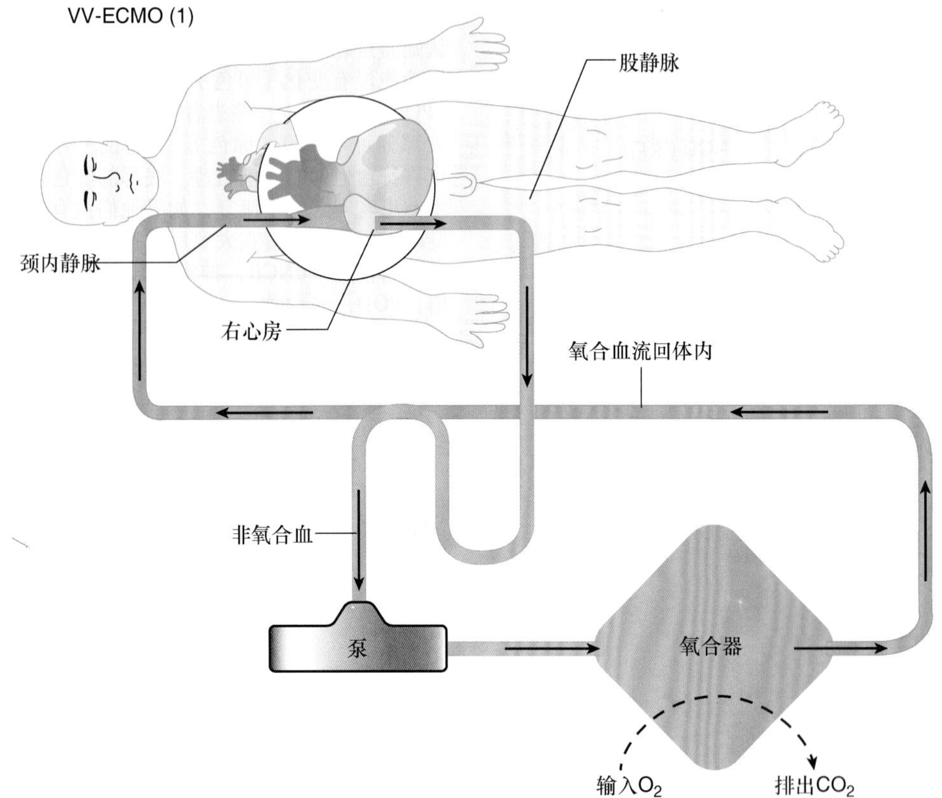

彩图 85.5　经右侧股静脉-颈内静脉 VV ECMO 模式示意图

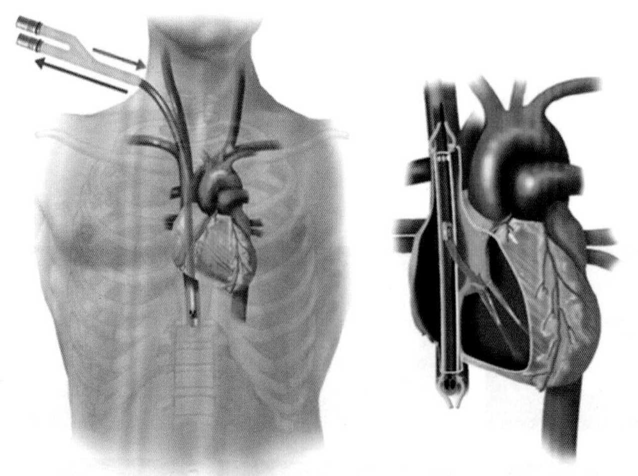

彩图 85.6　**使用 Maquet Inc 的 Avalon 套管进行 VV ECMO 插管**。将双腔导管放置在右颈内静脉中，静脉血从上下腔静脉（蓝色箭头）抽取到体外膜肺氧合环路中，血液在其中被氧合并顺着三尖瓣（红色箭头）方向抽回到右心房（Courtesy MAQUET Cardiovascular，LLC，Wayne，NJ.）

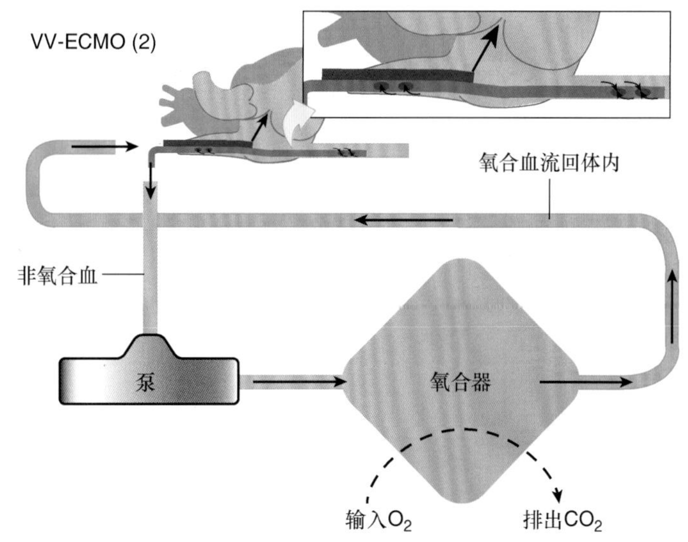

彩图 85.7　**采用 Avalon 套管（Maquet Inc.）的单静脉 VV ECMO 模式示意图**

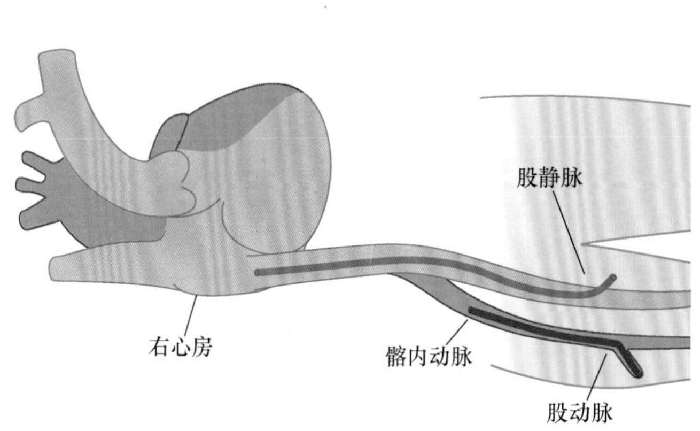

彩图 85.8　**经股动脉插管的 VA ECMO 模式示意图**。静脉套管（深蓝色）置入下腔静脉和右心房的交界处，然后连接至环路的泵流入侧；动脉套管（红色）置入髂动脉，并连接至环路的氧合器 / 泵流出侧

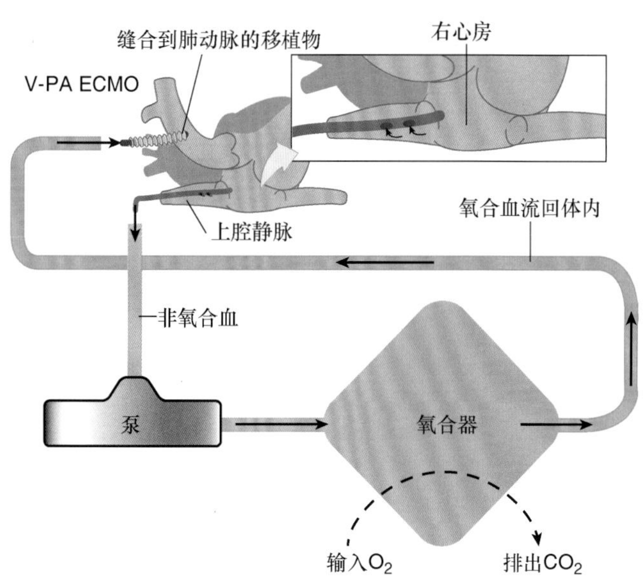

彩图 85.9　静脉-肺动脉 ECMO 回路显示静脉套管通过颈内静脉放置到右心房，而动脉套管放置在缝合到肺动脉的移植物中

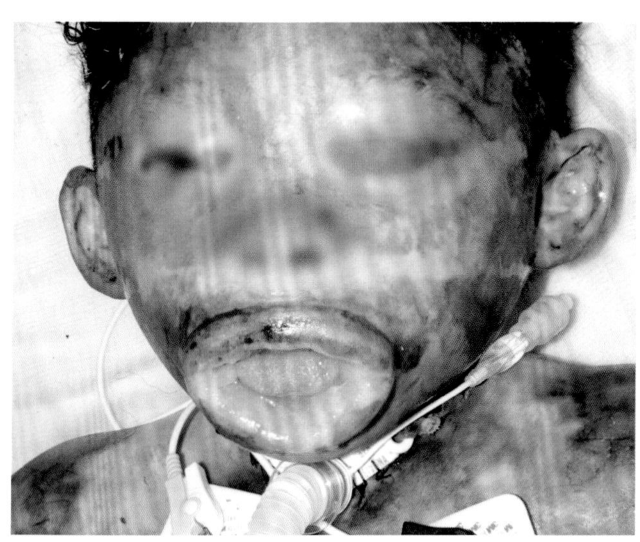

彩图 87.4　**面部及颈部烧伤患儿**。患者因气管严重肿胀而接受早期气管切开术